Spri

P. Reuter

Springer Kompaktwörterbuch Medizin

Concise Medical Dictionary

Deutsch-Englisch
English-German

2. vollständig überarbeitete und erweiterte Auflage

 Springer

PETER REUTER, Dr. med.
Fort Myers
Florida, USA
reutermedical@comcast.net

ISBN 3-540-23780-1 Springer Berlin Heidelberg New York

Bibliografische Information Der Deutschen Bibliothek

Die Deutsche Bibliothek verzeichnet diese Publikation in der Deutschen Nationalbibliografie; detaillierte bibliografische Daten sind im Internet unter *http://dnb.ddb.de* abrufbar

Springer ist ein Unternehmen von Springer Science+Business Media

springer.de

© Springer-Verlag Berlin Heidelberg 2005
Printed in Germany

Planung: Thomas Mager, Heidelberg
Redaktion: Sylvia Blago, Heidelberg
Herstellung: Frank Krabbes, Heidelberg
Umschlaggestaltung: KünkelLopka GmbH, Heidelberg
Satz: wiskom e.K., Friedrichshafen
Gedruckt auf säurefreiem Papier   SPIN: 11326595   14/2109fk - 5 4 3 2 1 0

Vorwort zur 2. Auflage

Preface to the 2nd Edition

Der deutsch-englische Lexikonteil basiert erneut auf dem **Springer Taschenwörterbuch Medizin** 2. Auflage, d.h., er enthält mehr als 3.000 neue Stichwörter. Alle Stichwörter wurden aktualisiert und Inhalt, Eintragsstruktur und Seitenlayout an die anderen Werke der Wörterbuch-Reihe angepasst.

Der englisch-deutsche Teil enthält ebenfalls mehr als 3.000 neue Stichwörter. Der Anhang wurde überarbeitet, aktualisiert und durch 14 anatomische Tafeln ergänzt.

Trotz aller Bemühungen erhebt auch die 2. Auflage keinen Anspruch auf Vollständigkeit oder Fehlerfreiheit. Für Hinweise auf Versäumnisse oder notwendige Korrekturen sowie Ergänzungsvorschläge sind wir weiterhin dankbar.

Mein besonderer Dank gilt allen, die uns durch positives oder kritisches Feedback in unserer Arbeit unterstützt haben, sowie allen, die durch ihre Empfehlung die erste Auflage so erfolgreich machten.

Fort Myers, Florida
im Januar 2005

The German-English part is again based on the **Springer Taschenwörterbuch Medizin** 2nd Edition, i.e. it contains more than 3,000 new entries. All entries have been revised and updated, and page layout and design have been improved.

The English-German part also contains more than 3,000 new entries. The appendix has been revised and updated and 14 anatomical plates were added.

Despite all our efforts this second edition does not claim to be comprehensive and still contains inevitable errors. Therefore, we are looking forward to receiving comments as well as critical and positive feedback from our readers.

I would like to thank all readers who have provided us with feedback so far. Special thanks also to those who helped make the first book such a great success by recommending it to others.

Peter Reuter

Vorwort zur 1. Auflage

Preface to the 1st Edition

Das Kompaktwörterbuch wurde in mehrere Teile mit unterschiedlichem Aufbau und unterschiedlicher Struktur untergliedert, damit alle Benutzer ein Maximum an Information und Nutzen erhalten. Der deutsch-englische Lexikonteil basiert auf dem **Springer Taschenwörterbuch Medizin**, d.h., er enthält ca. 25.000 Stichwörter mit Definitionen und Übersetzung des Stichwortes. Als Zielsprache für die Übersetzungen wurde amerikanisches Englisch gewählt. Die Rechtschreibreform wurde bei der Bearbeitung berücksichtigt und die anatomischen Termini basieren auf der neuesten „Terminologia Anatomica".

Der englisch-deutsche Teil besteht aus ca. 25.000 Stichwörtern, Untereinträgen und Anwendungsbeispielen mit mehr als 60.000 Übersetzungen. Neben der Aussprache und der Silbentrennung von Hauptstichwörtern werden unregelmäßige Pluralformen aufgeführt.

Der Anhang enthält Umrechnungstabellen für Maße, Gewichte und Temperaturen. Dazu kommt eine Tabelle mit Normalwerten klinisch wichtiger Parameter sowie ein Abkürzungsverzeichnis.

Verlag und Autor wollen sich an dieser Stelle bei allen Benutzern der anderen Springerwörterbücher, die uns durch ihre positive und konstruktive Resonanz in unserer Arbeit unterstützt haben, bedanken. Wir hoffen, dass wir auch in Zukunft auf aktive und kritische Benutzer vertrauen können.

Mein besonderer Dank gilt erneut Herrn Dr. Mager und seinen Mitarbeiter(innen) für die beispielhafte Zusammenarbeit und Unterstützung bei der Umsetzung des Projektes.

Fort Myers, Florida
im Juni 2002

In order to provide users with as much information as possible the book has been divided into subsections with different structure and content. The German-English part is based on the **Springer Taschenwörterbuch Medizin**, i.e. it has some 25,000 entries with definitions and translations. American English was chosen as the working language for the translations. The German terms were checked for compliance with the new guidelines on spelling and syllabification and anatomical terms were based on the current "International Anatomical Terminology".

The English-German A-Z vocabulary consists of some 25,000 entries, subentries, and illustrative phrases with more than 60,000 translations. Most main entries give syllabification and irregular plural forms as well as the pronunciation.

The appendix contains conversion tables for weights, measures, and temperature. There is also a table with Laboratory Reference Range Values as well as a list of "Abbreviations and Acronyms"

We would like to take the opportunity to thank all users of other Springer dictionaries who have helped us in our task with their positive and constructive response to our first dictionaries. We are looking forward to receiving even more helpful and encouraging letters from critical users.

Again, my special thanks go to Dr. Mager and his team for their outstanding help and cooperation during compilation and editing of this dictionary.

Peter Reuter

Inhaltsverzeichnis/
Table of Contents

Hauptstichwörter werden auf der Grundlage eines Buchstaben-für-Buchstaben-Systems eingeordnet. Bei mehrsilbigen Stichwörtern [Ausnahme: Komposita] wird die Silbentrennung angezeigt.

Main entries are alphabetized using a letter-for-letter system. For entries of more than one syllable syllabification is given. However, this does not apply to compound entries.

Haupteinträge erhalten eine Wortartangabe [siehe auch „Abkürzungsverzeichnis"].

Main entries are given a part-of-speech label [see also 'List of Abbreviations'].

Umlaute werden bei der Alphabetisierung nicht berücksichtigt, d.h., ä, ö, ü werden als a, o bzw. u eingeordnet. Kursiv geschriebene Vorsilben, numerische und chemische Präfixe, sowie griechische Buchstaben werden ebenfalls nicht beachtet.

Umlauts are ignored in alphabetization and ä, ö, ü are treated as a, o, u, respectively. Italic and chemical prefixes, numbers, and Greek letters are ignored in alphabetization.

Mehrworteinträge erscheinen in der Regel als Untereinträge zu einem logischen Überbegriff. Untereinträge werden genauso wie Hauptstichwörter alphabetisch eingeordnet. Die Pluralform wird bei der Einordnung nicht berücksichtigt. Das Gleiche gilt für Präpositionen, Konjunktionen und Artikel.

As a rule multiple-word terms are given as subentries under the appropriate main entry. They are alphabetized letter by letter just like the main entries. Plural forms, prepositions, conjunctions, and articles are always disregarded in alphabetization of subentries.

Folgende Schriftarten und Farben werden zur Gliederung der Einträge eingesetzt:

The following colors and styles of type are used for different categories of information:

Halbfett für den Haupteintrag

boldface for the main entry

Auszeichnungsschrift für Untereinträge

lightface for subentries

Grundschrift für die Definition

plainface for the definition

Kursiv für Verweise, grammatische Angaben und bestimmende Zusätze

italic for cross-references and part-of-speech and restrictive labels

blau für die englischen Übersetzung(en)

blue for the English translation(s)

Bestimmende Zusätze (z.B. Sachgebietsangaben) werden dazu verwendet, Einträge zu kennzeichnen, die in ihrer Gesamtheit oder in Teilbedeutungen Einschränkungen unterliegen.

Restrictive labels (e.g. subspecialty labels) are used to mark entries or part of entries that are limited (in whole or in part) to a particular meaning or level of usage.

Verweise innerhalb des Lexikonteils werden durch Pfeile [→] gekennzeichnet.

Cross-references within the A-Z vocabulary are indicated by an arrow [→].

Stichwörter, die eine Definition inhaltlich ergänzen, sind mit einem [*] versehen.

[*] refers to a term with further information about the entry.

Hinweise zur Benutzung des englisch-deutschen Teils

Notes on the Use of the English-German Part

Hauptstichwörter werden auf der Grundlage eines Buchstaben-für-Buchstaben-Systems eingeordnet. Bei mehrsilbigen Stichwörtern [Ausnahme: Komposita] wird die Silbentrennung angezeigt.

Main entries are alphabetized using a letter-for-letter system. For entries of more than one syllable syllabification is given. However, this does not apply to compound entries.

Umlaute werden bei der Alphabetisierung nicht berücksichtigt, d.h., ä, ö, ü werden als a, o bzw. u eingeordnet. Kursive, numerische und chemische Präfixe, sowie griechische Buchstaben werden ebenfalls nicht beachtet.

Umlauts are ignored in alphabetization and ä, ö, ü are treated as a, o, u, respectively. Italic and chemical prefixes, numbers, and Greek letters are ignored in alphabetization, too.

Mehrworteinträge erscheinen in der Regel als Untereinträge zu einem logischen Überbegriff. Untereinträge werden genauso wie Hauptstichwörter alphabetisch eingeordnet. Die Pluralform wird bei der Einordnung nicht berücksichtigt. Das Gleiche gilt für Präpositionen, Konjunktionen und Artikel.

As a rule multiple-word terms are given as subentries under the appropriate main entry. They are alphabetized letter by letter just like the main entries. Plural forms, prepositions, conjunctions, and articles are always disregarded in alphabetization of subentries.

Zur Gliederung der Einträge werden verschiedene Schriftarten und Farben verwendet:

Different colors and styles of type are used for different categories of information:

Halbfett für Hauptstichwörter

boldface for the main entry

Auszeichnungsschrift für Anwendungsbeispiele und Untereinträge

lightface for illustrative phrases, idiomatic expressions and subentries

Grundschrift für die Übersetzung

plainface for the translation

Kursiv für grammatische Angaben, bestimmende Zusätze und Verweise

italic for part-of-speech and restrictive labels and cross references

Haupteinträge, mit Ausnahme von Komposita, erhalten eine Wortartangabe [siehe auch „Abkürzungsverzeichnis"]. Hat das Stichwort mehrere grammatische Bedeutungen, werden die einzelnen Wortarten durch römische Ziffern unterschieden. Die Wortartbezeichnung steht unmittelbar hinter der jeweiligen römischen Ziffer.

Main entries, apart from compound entries, are given a part-of-speech label [see also "List of Abbreviations"]. For entry words that are used in more than one grammatical form the various parts of speech are distinguished by Roman numerals. The appropriate part-of-speech label is given immediately after the Roman numeral.

Verschiedene Bedeutungsfacetten eines Eintrags werden durch arabische Ziffern unterschieden. Diese fortlaufende Numerierung ist unabhängig von der Verwendung der oben genannten römischen Ziffern.

Various meanings of an entry are distinguished by use of Arabic numerals. This consecutive numbering is independent of the use of Roman numerals mentioned above.

Bestimmende Zusätze (z.B. Sachgebietsangaben) werden dazu verwendet, Einträge oder Eintragsteile zu kennzeichnen, die in ihrer Gesamtheit oder in Teilbedeutungen Einschränkungen unterliegen.

Verweise innerhalb des Lexikonteils werden durch Pfeile [→] gekennzeichnet.

Restrictive labels (e.g. subspecialty labels) are used to mark entries or part of entries that are limited (in whole or in part) to a particular meaning or level of usage.

Cross-references within the A-Z vocabulary are indicated by an arrow [→].

Hinweise zur Benutzung der Lautschrift

A Guide to Pronunciation

Lautschriftsymbole und Betonungsakzente

Phonetic Symbols and Stress Marks

Die in diesem Wörterbuch angegebenen Aussprachen benutzen die Zeichen der 'International Phonetic Association (IPA)'.

The pronunciation in this dictionary is indicated by the alphabet of the 'International Phonetic Association (IPA)'.

['] zeigt den Hauptakzent an. Die auf das Zeichen folgende Silbe wird stärker betont als die anderen Silben des Wortes.

['] indicates primary stress. The syllable following it is pronounced with greater prominence than other syllables in the word.

[,] zeigt den Nebenakzent an. Eine Silbe, die mit diesem Symbol gekennzeichnet ist, wird stärker betont als nicht markierte Silben aber schwächer als mit einem Hauptakzent markierte Silben.

[,] indicates secondary stress. A syllable marked for secondary stress is pronounced with greater prominence than those bearing no stress mark at all but with less prominence than syllables marked for primary stress.

Vokale und Diphthonge

Vowels and Diphthongs

Die lange Betonung eines Vokals wird durch [:] angezeigt

The long pronunciation of a vowel is indicated by [:].

[æ]	hat	[hæt]	[ɔ:]	raw	[rɔ:]
[e]	red	[red]	[ʊ]	sugar	['ʃʊgər]
[eɪ]	rain	[reɪn]	[u:]	super	['su:pər]
[a]	got	[gat]	[ʊə]	crural	['krʊərəl]
[ɑ:]	car	[cɑ:r]	[ʌ]	cut	[kʌt]
[eə]	chair	[tʃeər]	[aʊ]	out	[aʊt]
[i:]	key	[ki:]	[ɜ]	hurt	[hɜrt]
[ɪ]	in	[ɪn]	[əʊ]	focus	['fəʊkəs]
[ɪə]	fear	[fɪər]	[ɔɪ]	soil	[sɔɪl]
[aɪ]	eye	[aɪ]	[ə]	hammer	['hæmər]

Konsonanten

Consonants

Die Verwendung der Konsonanten [b] [d] [g] [h] [k] [l] [m] [n] [p] [t] ist im Deutschen und Englischen gleich.

The use of the consonants [b] [d] [g] [h] [k] [l] [m] [n] [p] [t] is the same in English and German pronunciation.

[r]	arm	[ɑ:rm]	[dʒ]	bridge	[brɪdʒ]
[s]	salt	[sɔ:lt]	[ŋ]	pink	[pɪŋk]
[v]	vein	[veɪn]	[ʃ]	shin	[ʃɪn]
[w]	wave	[weɪv]	[ʒ]	vision	['vɪʒn]
[z]	zoom	[zu:m]	[θ]	throat	[θrəʊt]
[tʃ]	chief	[tʃi:f]	[ð]	there	[ðeər]
[j]	yoke	[jəʊk]	[x]	loch	[lɑx]

Zusätzliche Symbole für Stichwörter aus anderen Sprachen

[a]	natif	[na'tɪf]
[ɛ]	lettre	['lɛtrə]
[i]	iris	[i'ris]
[o]	dos	[do]
[y]	dureé	[dy're]
[ɔ]	note	[nɔt]
[u]	nourrir	[nu'riːr]
[œ]	neuf	[nœf]
[ɥ]	cuisse	[kɥis]
[ø]	feu	[fø]
[ɲ]	baigner	[bɛ'ɲe]
[œj]	feuille	[fœj]
[ɑːj]	tenailles	[tə'nɑːj]
[ij]	cochenille	[koʃ'nij]
[ɛj]	sommeil	[sɔ'mɛj]
[aj]	maille	[maj]
[ç]		

Additional Symbols used for Entries from other Languages

Backe	[bakə]
Bett	[bɛt]
Titan	[ti'taːn]
Hotel	[ho'tel]
mürbe	['myrbə]
toll	[tɔl]
mutieren	[mu'tiːrən]
Mörser	['mœrzər]
Ödem	[ø'deːm]
Becher	['bɛçər]

Abkürzungsverzeichnis/
List of Abbreviations

Adjektiv	adj	adjective
anatomisch	anatom.	anatomical
biochemisch	biochem.	biochemical
biologisch	biolog.	biological
beziehungsweise	bzw.	respectively, or
circa	ca.	approximately
chemisch	chem.	chemical
chirurgisch	chirurg.	surgical
dermatologisch	dermatol.	dermatologic
embryologisch	embryolog.	embryologic
eventuell	evtl.	possibly, perhaps
femininum, weiblich	f	feminine
genetisch	genet.	genetic
gynäkologisch	gynäkol.	gynecologic
hämatologisch	hämatolog.	hematologic
histologisch	histolog.	histologic
Hals-Nasen-Ohrenheilkunde	HNO	ear, nose and throat (ENT)
in der Regel	i.d.R.	as a rule
im eigentlichen Sinne	i.e.S.	in a narrower sense, in the true sense
immunologisch	immunolog.	immunologic
jemand, jemandem, jemanden, jemandes	jd., jdm., jdn., jds.	someone, to someone, someone, of someone
kardiologisch	kardiol.	cardiologic
masculinum, männlich	m	masculine
mathematisch	mathemat.	mathematical
mikrobiologisch	mikrobiolog.	microbiological
neurologisch	neurol.	neurologic
neutrum, sächlich	nt	neuter
augenheilkundlich, ophthalmologisch	ophthal.	ophthalmologic
kinderheilkundlich, pädiatrisch	pädiat.	pediatric
pathologisch	patholog.	pathologic
pharmakologisch	pharmakol.	pharmacologic
physikalisch	physik.	physical
physiologisch	physiolog.	physiologic
Plural, Mehrzahl	pl	plural
Präfix, Vorsilbe	präf.	prefix
psychiatrisch	psychiat.	psychiatric
psychologisch	psychol.	psychologic
radiologisch	radiolog.	radiologic
sich	s.	oneself
siehe unter	s.u.	see under
so genannt	sog.	so called
statistisch	statist.	statistical

Suffix, Nachsilbe	suf.	suffix
unter anderem; und andere	u.a.	among others; and others
und ähnliche(s)	u.ä.	and similar
unter Umständen	u.U.	possibly, perhaps
urologisch	urolog.	urologic
und so weiter	usw.	and so forth
Verb	v	verb
vor allem	v.a.	especially
intransitives Verb	vi	intransitive verb
transitives Verb	vt	transitive verb
zum Beispiel	z.B.	for example
zum Teil	z.T.	partially

Deutsch – Englisch

A

alba**k**te**ri**e**ll** adj: frei von Bakterien, bakterienfrei; (*Krankheit*) nicht von Bakterien verursacht; Ⓔ *abacterial*

A**l**ba**ro**i**gno**i**sis** f: Verlust des Gewichtssinns; Ⓔ *abarognosis*

A**l**ba**l**sie f: Gehunfähigkeit; Ⓔ *abasia*

Abbé-Zählkammer f: Zählkammer für Blutkörperchen; Ⓔ *Abbé-Zeiss counting cell*

Ab**l**bruch**l**blu**l**tung f: Menstruationsblutung ohne vorhergehende Ovulation; Ⓔ *withdrawal bleeding*

Ab**l**do**l**men nt: Bauch, Unterleib; Ⓔ *abdomen*

akutes Abdomen: klinische Bezeichnung für ein akut einsetzendes, massives Krankheitsbild mit den Leitsymptomen Leibschmerzen, Erbrechen, Meteorismus, Bauchdeckenspannung und evtl. Kreislaufstörung und Schock; Ⓔ *acute abdomen*

ab**l**do**l**mi**l**nal adj: Abdomen/Bauch(höhle) betreffend; Ⓔ *abdominal*

Ab**l**do**l**mi**l**nal**l**a**l**or**l**ta f: unterhalb des Zwerchfells liegender Teil der Aorta; teilt sich in die rechte und linke Arteria* iliaca communis; Ⓔ *abdominal aorta*

Ab**l**do**l**mi**l**nal**l**at**l**mung f: Bauchatmung; Ⓔ *abdominal breathing*

Ab**l**do**l**mi**l**nal**l**gie f: Bauchschmerzen, Leibschmerzen, Abdominalschmerzen; Ⓔ *abdominalgia*

Ab**l**do**l**mi**l**nal**l**gra**l**vi**l**di**l**tät f: Einnistung der Frucht in der Bauchhöhle; Ⓔ *abdominal pregnancy*

Ab**l**do**l**mi**l**nal**l**la**l**vage f: Bauchhöhlenspülung; Ⓔ *peritoneoclysis*

Ab**l**do**l**mi**l**nal**l**schwan**l**ger**l**schaft f: →*Abdominalgravidität*

ab**l**do**l**mi**l**nell adj: →*abdominal*

Abdomino-, abdomino- *präf.*: Wortelement mit der Bedeutung „Bauch(höhle)/Unterleib"

Ab**l**do**l**mi**l**no**l**hys**l**te**l**ro**l**to**l**mie f: Gebärmuttereröffnung durch den Bauchraum; Ⓔ *abdominal hysterotomy*

ab**l**do**l**mi**l**no**l**in**l**gu**l**i**l**nal adj: Bauch und Leistenregion betreffend oder verbindend; Ⓔ *ventroinguinal*

ab**l**do**l**mi**l**no**l**kar**l**di**l**al adj: Bauch und Herz betreffend; Ⓔ *abdominocardiac*

ab**l**do**l**mi**l**no**l**pel**l**vin adj: Bauchhöhle und Beckenhöhle/Cavitas pelvis betreffend oder verbindend; Ⓔ *abdominopelvic*

ab**l**do**l**mi**l**no**l**pe**l**ri**l**ne**l**al adj: Bauch und Damm/Perineum betreffend oder verbindend; Ⓔ *abdominoperineal*

ab**l**do**l**mi**l**no**l**tho**l**ra**l**kal adj: Bauch und Brust(korb)/Thorax betreffend oder verbindend; Ⓔ *abdominothoracic*

ab**l**do**l**mi**l**no**l**va**l**gi**l**nal adj: Bauch und Scheide/Vagina betreffend oder verbindend; Ⓔ *abdominovaginal*

ab**l**do**l**mi**l**no**l**ve**l**si**l**kal adj: Bauch und Harnblase/Vesica urinaria betreffend oder verbindend; Ⓔ *abdominovesical*

Ab**l**do**l**mi**l**no**l**zen**l**te**l**se f: Punktion der Bauchhöhle, Bauchpunktion, Bauchhöhlenpunktion; Ⓔ *abdominocentesis*

Ab**l**du**l**cens m: →*Abduzens*

Ab**l**duk**l**ti**l**on f: Wegbewegung von der Längsachse; Ⓔ *abduction*

Ab**l**duk**l**ti**l**ons**l**mus**l**kel m: →*Abduktor*

Ab**l**duk**l**tor m: Muskel, der eine Abduktion bewirkt; Ⓔ *abductor*

Ab**l**du**l**zens m: den Musculus* rectus lateralis versorgender Hirnnerv; Ⓔ *abducens*

Ab**l**du**l**zens**l**läh**l**mung f: →*Abduzensparese*

Ab**l**du**l**zens**l**pa**l**re**l**se f: Lähmung des Nervus* abducens; führt zum Sehen von Doppelbildern und Schielen des betroffenen Auges; Ⓔ *abducens paralysis*

ab**l**du**l**zie**l**rend adj: von der Längsachse wegbewegend; Ⓔ *abducent*

ab**l**er**l**rant adj: **1.** an atypischer Stelle liegend, atypisch gebildet **2.** anomal, von der Norm abweichend; Ⓔ **1.–2.** *aberrant*

Ab**l**er**l**ra**l**ti**l**on f: **1.** Abweichung, Lageanomalie, Formanomalie **2.** Abbildungsfehler, durch den ein Bild verzerrt dargestellt wird oder von einem farbigem Randsaum umgeben ist; Ⓔ **1.–2.** *aberration*

Ab**l**e**l**ta**l**li**l**po**l**pro**l**te**l**in**l**ä**l**mie f: rezessiv vererbter Mangel an β-Lipoproteinen im Serum; Ⓔ *abetalipoproteinemia*

Ab**l**führr**l**mit**l**tel**l**ab**l**usus m: zu häufige Einnahme von Abführmitteln; führt u.A. zu Störungen des Elektrolythaushaltes und dadurch bedingter Verstopfung; Ⓔ *laxative abuse*

Ab**l**führr**l**mit**l**tel**l**miss**l**brauch m: →*Abführr-*

mittelabusus

Ablilolgelnelse f: (*biolog.*) Entstehung von Leben aus toter Materie; ⒺＥ *abiogenesis*

Abilolse f: Abwesenheit von Leben; oft gleichgesetzt mit Abiotrophie*; ⒺＥ *abiosis*

Abliloltrolphie f: progressiver Vitalitätsverlust von Organen; ⒺＥ *abiotrophy*

Ablklatschlmeltasltalse f: durch direkten Kontakt entstandene Metastase; ⒺＥ *contact metastasis*

Abllakltaltilon f: Abstillen; ⒺＥ *ablactation*

Abllakltaltilonsldyslpeplsie f: Verdauungsstörung des Säuglings nach dem Abstillen; ⒺＥ *weaning dyspepsia*

Abllaltio f: **1.** Ablösung, Abtrennung, Abhebung, Ablation **2.** (operative) Entfernung, Abtragung, Amputation; **1.–2.** *ablation*

Ablatio mammae: klassische Brustentfernung mit Entfernung der Pektoralmuskeln und Achsellymphknoten; ⒺＥ *Halsted's operation*

Ablatio placentae: vorzeitige Lösung der Plazenta; ⒺＥ *premature detachment of the placenta*

abllaltiv adj: (*chirurg.*) entfernend, amputierend; ⒺＥ *ablative*

Ablleplhalrie f: angeborenes oder erworbenes Fehlen des Augenlids; ⒺＥ *ablephary*

ABNull-Blutgruppen pl: klassisches Blutgruppensystem, das vier Hauptgruppen [A, B, 0, AB] und mehrere Untergruppen hat; ⒺＥ *ABO blood groups*

ABNull-Inkompatibilität f: Unverträglichkeit zwischen den verschiedenen ABNull-Blutgruppen; ⒺＥ *ABO incompatibility*

ABO-Blutgruppen pl: → *ABNull-Blutgruppen*

ABO-Inkompatibilität f: → *ABNull-Inkompatibilität*

abloltrad adj: vom Mund weg (führend); ⒺＥ *aboard*

abloltral adj: vom Mund entfernt (liegend), mundfern; ⒺＥ *aboral*

Albort m: → *Abortus*

Albortlilfallcilens nt, pl **-enlzilen, -enltilen:** → *Abortivum*

Albortlinldukltilon f: Einleitung eines Schwangerschaftsabbruches; ⒺＥ *induction of an abortion*

abloltiv adj: **1.** eine Fehlgeburt verursachend **2.** unfertig, unvollständig entwickelt, verkümmert, zurückgeblieben **3.** abgekürzt (verlaufend), vorzeitig,

verfrüht, gemildert; ⒺＥ **1.** *abortive* **2.** *aborted* **3.** *aborted*

Albortlivlei nt: Ei, das keine Keimanlage enthält oder sich nur für wenige Wochen weiterentwickelt; ⒺＥ *blighted ovum*

Albortlivlmitltel nt: → *Abortivum*

Albortlivlum nt: zur Einleitung eines Schwangerschaftsabbruches verwendete Substanz; ⒺＥ *abortifacient*

Albortlus m: Fehlgeburt, Abgang; ⒺＥ *miscarriage*

Abortus artificialis: künstlich herbeigeführte Fehlgeburt; ⒺＥ *artificial abortion*

Abortus completus: Abort mit vollständiger Ausstoßung der abgestorbenen Frucht; ⒺＥ *complete abortion*

Abortus habitualis: wiederholt auftretende Frühgeburten; ⒺＥ *habitual abortion*

Abortus imminens: drohender Abort; ⒺＥ *imminent abortion*

Abortus incipiens: beginnender Abort; ⒺＥ *incipient abortion*

Abortus incompletus: Abort, bei dem die Frucht nur unvollständig ausgestoßen wird; ⒺＥ *incomplete abortion*

Abortus spontaneus: Fehlgeburt, Spontanabort, Abgang; ⒺＥ *miscarriage*

ABO-System nt: → *ABNull-Blutgruppen*

ABO-Unverträglichkeit f: → *ABNull-Inkompatibilität*

Albralchie f: angeborenes Fehlen der Arme; ⒺＥ *abrachia*

Ablralsio f: (Haut-)Abschürfung, Ablederung; ⒺＥ *abrasion*

Ablrisslfrakltur f: Abriss von Knochenteilen am Ansatz von Sehnen oder Bändern; ⒺＥ *avulsion fracture*

Ablrupltio f: Lösung, Ablösung; ⒺＥ *abruption*

Abruptio placentae: vorzeitige Plazentalösung; ⒺＥ *ablatio placentae*

Ablscesslsus m, pl **-sus:** → *Abszess*

Ablschällungslfrakltur f: → *Abscherfraktur*

Ablscheildungslthromlbus m: an der geschädigten Gefäßwand entstehender Thrombus*, der außen von einer weißgrauen Leukozytenschicht umgeben ist; ⒺＥ *washed clot*

Ablscherlfrakltur f: Absprengung eines schalenförmigen Fragments im Gelenkbereich; ⒺＥ *shearing fracture*

Ablsence f: plötzlich einsetzender, kurzzeitiger Bewusstseinsverlust mit Amnesie*; ⒺＥ *absence*

Ablsieldellung f: → *Metastase*

Ablsorlbens nt: saugfähiger Stoff, absorbierende Substanz; ⒺⒺ *absorbent*

Abⅼsorⅼber *m*: → *Absorbens*

Abⅼsorpⅼtiⅼon *f*: **1.** Aufnahme, Aufsaugen von Gasen/Flüssigkeiten durch eine Grenzfläche **2.** Aufnahme von Substanzen über die Haut oder Schleimhaut **3.** Schwächung von Strahlung, Licht oder Wellen; Ⓔ **1.–3.** *absorption*

Abⅼstillⅼdysⅼpepⅼsie *f*: Verdauungsstörung des Säuglings nach dem Abstillen; Ⓔ *ablactation dyspepsia*

absⅼtiⅼnent *adj*: enthaltsam; Ⓔ *abstinent*

Absⅼtiⅼnenz *f*: Enthaltung, Enthaltsamkeit; Ⓔ *abstinence*

Absⅼtiⅼnenzⅼerⅼscheiⅼnunⅼgen *pl*: → *Abstinenzsyndrom*

Absⅼtiⅼnenzⅼsynⅼdrom *nt*: Bezeichnung für die beim Entzug eines Suchtmittels auftretende körperliche Symptomatik; Ⓔ *withdrawal syndrome*

Abⅼstoßung *f*: → *Abstoßungsreaktion*

Abⅼstoßungsⅼreⅼakⅼtiⅼon *f*: Abstoßung eines Transplantates durch den Wirt; Ⓔ *rejection*

Abⅼstrich *m*: Entnahme von Probematerial von der Oberfläche von Haut oder Schleimhaut; Ⓔ *smear*

absⅼzeⅼdieⅼrend *adj*: einen Abszess bildend; Ⓔ *abscess-forming*

Absⅼzess *m*: abgekapselte Eiteransammlung in einem durch Gewebeeinschmelzung entstanden Hohlraum [Abszesshöhle]; Ⓔ *abscess*

hämatogener Abszess: durch hämatogene Streuung von Erregern entstandener Abszess; Ⓔ *hematogenous abscess*

heißer Abszess: durch Eitererreger hervorgerufener akuter Abszess; Ⓔ *hot abscess*

kalter Abszess: meist durch Mycobacterium* tuberculosis verursachter chronischer Abszess; Ⓔ *cold abscess*

metastatischer Abszess: bei Pyämie* entstehender Abszess durch i.d.R. hämatogene Streuung der Erreger; Ⓔ *metastatic abscess*

metastatisch-pyämischer Abszess: → *pyogener Abszess*

perforierender Abszess: in das umliegende Gewebe infiltrierender Abszess oder Durchbruch in eine Körperhöhle; Ⓔ *perforating abscess*

pyämischer Abszess: Abszessbildung bei Pyämie*; Ⓔ *pyemic absess*

pyogener Abszess: durch Absiedlung aus einem Eiterherd entstandener Abszess; Ⓔ *pyogenic abscess*

steriler Abszess: Abszess aus dem kein Erreger isoliert werden kann; Ⓔ *sterile abscess*

tuberkulöser Abszess: Abszessbildung im Rahmen einer Tuberkulose*; meist gleichgesetzt mit kaltem Abszess; Ⓔ *tuberculous abscess*

verkäsender Abszess: i.d.R. tuberkulöser Abszess mit Verkäsung des nekrotischen Gewebes; Ⓔ *caseous abscess*

Absⅼzessⅼfisⅼtel *f*: von einem Abszess ausgehende Fistel; Ⓔ *abscess fistula*

Abt-Letterer-Siwe-Krankheit *f*: bevorzugt Kleinkinder betreffende, generalisierte Variante der Histiozytose* mit Granulomen in Haut, Milz, Lymphknoten, Leber, Lunge und Knochen; akuter Verlauf mit hoher Sterberate [90 %]; Ⓔ *Letterer-Siwe disease*

Abⅼtreiⅼbeⅼmitⅼtel *nt*: → *Abortivum*

Abⅼtreiⅼbung *f*: künstlich herbeigeführte Fehlgeburt; Ⓔ *abortion*

Abⅼuⅼsus *m*: Missbrauch, missbräuchliche Anwendung; Ⓔ *abuse*

Acantho-, acantho- *präf*.: Wortelement mit der Bedeutung „Stachel/Dorn"

Aⅼcanⅼtholⅼma *nt*: gutartige Hyperplasie* der Epidermis* und Hautpapillen; Ⓔ *acanthoma*

Aⅼcanⅼtholⅼsis *f*: Verdickung der Stachelzellschicht der Haut; Ⓔ *acanthosis*

Aⅼcaⅼri *pl*: allgemeiner Begriff für Milben und Zecken; Ⓔ *acaridians*

Acaro-, acaro- *präf*.: Wortelement mit der Bedeutung „Milbe"

Aⅼcaⅼroⅼderⅼmaⅼtiⅼtis *f*: durch Milben hervorgerufene Dermatitis*; Ⓔ *acarodermatitis*

Aⅼcaⅼrus scabⅼiei *m*: Milbenart, deren Weibchen die Krätze* verursachen; Ⓔ *Acarus scabiei*

Acⅼceⅼleⅼraⅼtorⅼgloⅼbuⅼlin *nt*: → *Akzeleratorglobulin*

Acⅼcreⅼtio *f*: pathologische Verwachsung, Verklebung; Ⓔ *accretion*

ACE-Hemmer *pl*: zur Senkung des Blutdruckes verwendete Hemmer des Angiotensin-Converting-Enzyms; Ⓔ *ACE inhibitors*

Aⅼceⅼtalⅼbuⅼlum *nt, pl* **-la:** Gelenkpfanne des Hüftgelenks; Ⓔ *acetabulum*

Aⅼceⅼtat *nt*: Salz der Essigsäure; Ⓔ *acetate*

Aⅼceⅼton *nt*: farblose, mit Wasser mischbare Flüssigkeit; einfachstes Keton; wird im Stoffwechsel aus Acetoacetat gebildet und über den Zitratzyklus abgebaut; bei gestörtem Kohlenhydratstoffwechsel [u.A. Diabetes* mellitus] vermehrt in der Leber gebildet; Ⓔ *acetone*

A|ce|ton|ä|mie *f*: erhöhter Ketonkörpergehalt des Blutes; Ⓔ *acetonemia*

A|ce|ton|kör|per *pl*: → *Ketonkörper*

A|ce|ton|u|rie *f*: Ausscheidung von Aceton bzw. Ketonkörpern* im Urin; Ⓔ *acetonuria*

A|ce|tum *nt*: Essig; Ⓔ *acetum*

A|ce|tyl|a|mei|sen|säu|re *f*: Ketokarbonsäure; wichtiges Zwischenprodukt des Kohlenhydrat- und Aminosäurestoffwechsels; Ⓔ *pyruvic acid*

A|ce|tyl|cho|lin *nt*: Cholinester der Essigsäure; Neurotransmitter im ZNS und in cholinergen Synapsen; Ⓔ *acetylcholine*

A|ce|tyl|cho|lin|es|te|ra|se *f*: die Spaltung von Acetylcholin in Cholin und Acetat katalysierendes Enzym; Ⓔ *acetylcholinesterase*

A|ce|tyl|cho|lin|es|te|ra|se|hem|mer *pl*: Pharmaka, die die Aktivität der Acetylcholinesterase hemmen und eine (toxische) Anreicherung von Acetylcholin bewirken; Ⓔ *acetylcholinesterase inhibitors*

A|ce|tyl|cho|lin|es|te|ra|se|in|hi|bi|tor *m*: → *Acetylcholinesterasehemmer*

Acetyl-CoA *nt*: → *Acetylcoenzym A*

A|ce|tyl|co|en|zym A *nt*: energiereiche Thioverbindung von Essigsäure und Coenzym A; zentraler Metabolit des Stoffwechsels der Zelle; Ⓔ *acetyl coenzyme A*

A|ce|tyl|sa|li|cyl|säu|re *f*: Salicylsäureester mit antipyretischer, analgetischer, antiphlogistischer und thrombozytenaggregationshemmender Wirkung; Ⓔ *acetylsalicylic acid*

A|chal|a|sie *f*: Störung des unteren Speiseröhrensphinkters mit fehlender oder ungenügender Erschlaffung während des Schluckaktes; Ⓔ *achalasia*

A|chei|lie *f*: angeborenes Fehlen einer oder beider Lippen; Ⓔ *acheilia*

A|chei|rie *f*: angeborenes Fehlen einer oder beider Hände; Ⓔ *acheiria*

A|chil|ie *f*: → *Acheilie*

A|chil|les|seh|ne *f*: die Sehne des Musculus* triceps surae; Ⓔ *Achilles tendon*

A|chil|les|seh|nen|re|flex *m*: Dorsalflexion des Fußes bei Schlag auf die Achillessehne; Ⓔ *Achilles jerk*

A|chil|lo|dy|nie *f*: Schmerzen in der Achillessehne; Ⓔ *achillodynia*

A|chil|lor|rha|phie *f*: **1.** Achillessehnennaht **2.** Achillessehnenraffung; Ⓔ **1.–2.** *achillorrhaphy*

A|chil|lo|te|no|to|mie *f*: Achillessehnendurchtrennung; Ⓔ *achillotenotomy*

A|chei|rie *f*: → *Acheirie*

A|chlor|hy|drie *f*: absoluter Mangel an Magensäure; Ⓔ *achlorhydria*

A|cho|lie *f*: fehlende Gallenausscheidung; Ⓔ *acholia*

A|cho|lu|rie *f*: Fehlen von Gallenpigment im Harn; Ⓔ *acholuria*

A|chon|dro|pla|sie *f*: autosomal-dominantes Fehlbildungssyndrom mit großem Kopf, Sattelnase, Verkürzung der langen Röhrenknochen, kleinen Händen und Füßen; normale Intelligenzentwicklung; Ⓔ *achondroplasia*

A|chro|mat|in *nt*: im Ruhekern der Zelle nicht anfärbbares Chromatin; Ⓔ *achromatin*

a|chro|ma|tisch *adj*: **1.** unbunt, farblos **2.** nicht oder schwer anfärbbar; Ⓔ **1.** *achromatic* **2.** *not staining*

a|chro|ma|to|phil *adj*: schwer anfärbend, achromatophil; Ⓔ *achromatophil*

A|chro|ma|top|sie *f*: → *Achromatopsie*

A|chro|ma|top|sie *f*: (totale) Farbenblindheit; Ⓔ *achromatopsy*

A|chro|ma|to|sis *f*: fehlendes Färbevermögen von Zellen; Ⓔ *achromatosis*

A|chro|ma|tu|rie *f*: Ausscheidung eines farblosen Harns; Ⓔ *achromaturia*

A|chro|mo|re|ti|ku|lo|zyt *m*: → *Achromozyt*

A|chro|mo|zyt *m*: bei Anämien vorkommender, halbmondförmiger Zellschatten; Ⓔ *achromocyte*

Ach|sel|drü|sen|abs|zess *m*: → *Achselhöhlenabszess, apokriner*

Ach|sel|höh|len|abs|zess, apokriner *m*: meist chronisch rezidivierende, eitrige Schweißdrüsenentzündung; Ⓔ *apocrinitis*

Ach|sen|zy|lin|der *m*: → *Axon*

A|chy|lia *f*: Fehlen der Verdauungssekrete; Ⓔ *achylia*

A|ci|dum *nt*: Säure; Ⓔ *acid*

A|ci|nus *m*: traubenförmiges Endstück von Drüsen; Ⓔ *acinus*

Ac|ne *f*: → *Akne*

acquired immunodeficiency syndrome *nt*: → *AIDS*

Acro-, acro- *präf.*: Wortelement mit der Bedeutung „Spitze/Extremität/Gipfel"

Ac|ro|der|ma|ti|tis *f*: Dermatitis* der Extremitäten; Ⓔ *acrodermatitis*

Ac|ro|ke|ra|to|sis *f*: → *Akrokeratose*

Ac|ro|mi|on *nt*: → *Akromion*

Ac|ro|scle|ro|sis *f*: Unterform der Sklerodermie* mit hauptsächlichem Befall der Akren* und des Nackens; Ⓔ *acrosclerosis*

Ac|tin nt: → Aktin

Actino-, actino- präf.: Wortelement mit der Bedeutung „Strahl/Strahlung"

Ac|ti|no|my|ces m: Gattung gramnegativer, unbeweglicher Fadenbakterien; ⒺE actinomyces

Actinomyces israelii: Erreger der Aktinomykose*; ⒺE Actinomyces israelii

Al|cyl|gly|ce|rin nt: → Glyzerid

A|dak|ty|lie f: angeborenes Fehlen von Finger(n) oder Zehe(n); ⒺE adactylia

A|dal|man|tin nt: emailleartige, transparente, äußere Zahnschicht; härteste Substanz des menschlichen Körpers; ⒺE adamantine layer

Adamanto-, adamanto- präf.: Wortelement mit Bezug auf „Zahnschmelz/Enamelum"

A|dams|ap|fel m: Vorwölbung des Schildknorpels; beim Mann stärker ausgeprägt als bei der Frau; ⒺE Adam's apple

Adams-Stokes-Synkope f: durch Herzrhythmusstörungen hervorgerufene akute, lebensbedrohliche Bewusstlosigkeit mit durch Minderdurchblutung des Gehirns; ⒺE Adams-Stokes disease

A|dap|ta|ti|ons|hy|per|pla|sie f: Hyperplasie* eines Organs oder Muskels als Anpassung an eine Belastung; ⒺE adaptation hyperplasia

A|dap|ta|ti|ons|syn|drom nt: Bezeichnung für die Gesamtheit der Reaktionen des Körpers zur Anpassung an Umweltreize; ⒺE adaptation syndrome

a|dap|tiv adj: auf Adaptation beruhend; anpassungsfähig; ⒺE adaptive

A|dap|to|me|ter nt: Gerät zur Messung der Dunkelanpassung des Auges; ⒺE adaptometer

Addison-Anämie f: durch einen Vitamin B_{12}-Mangel hervorgerufene megaloblastäre Anämie*; ⒺE Addison's anemia

Addison-Krankheit f: durch eine fehlende oder verminderte Hormonproduktion der Nebennierenrinde ausgelöstes Krankheitsbild; ⒺE Addison's disease

ad|di|tiv adj: zusätzlich, hinzukommend; ⒺE additive

Ad|duk|ti|on f: Hinbewegung zur Längsachse; ⒺE adduction

Ad|duk|tor m: Muskel, der eine Adduktion bewirkt; ⒺE adductor

Ad|duk|to|ren|ka|nal m: Kanal an der medialen Seite des Oberschenkels in dem Arteria und Vena femoralis verlaufen; ⒺE adductor canal

Ad|duk|to|ren|läh|mung f: Lähmung der Musculi arytenoideus obliquus und transversus mit Weitstellung der Stimmritze; ⒺE adductor paresis

Ad|duk|to|ren|re|flex m: Adduktion des Oberschenkels bei Schlag auf die mediale Femurkondyle; ⒺE adductor reflex

ad|du|zie|rend adj: zur Längsachse hinbewegend; ⒺE adductive

a|den|dri|tisch adj: ohne Dendriten; ⒺE adendritic

A|de|nek|to|mie f: Drüsenentfernung; ⒺE adenectomy

A|de|nin nt: Purinbase; Baustein von Nukleinsäuren und Coenzymen; ⒺE adenine

Adenin-Arabinosid f: gegen Herpesviren und Varicella-Zoster-Virus wirksames topisches Virostatikum*; ⒺE adenine arabinoside

A|de|ni|tis f: 1. Drüsenentzündung 2. Lymphknotenentzündung; ⒺE 1. adenitis 2. lymphadenitis

Adeno-, adeno- präf.: Wortelement mit der Bedeutung „Drüse"

A|de|no|car|ci|no|ma nt: von Drüsengewebe ausgehendes Karzinom*; ⒺE adenocarcinoma

A|de|no|dy|nie f: Drüsenschmerz(en); ⒺE adenodynia

a|de|no|gen adj: von Drüsengewebe abstammend; ⒺE adenogenous

A|de|no|gra|fie, -gra|phie f: Röntgendarstellung einer oder mehrerer Drüsen; ⒺE adenography

a|de|no|gra|fisch, -gra|phisch adj: Adenografie betreffend, mittels Adenografie; ⒺE adenographic

a|de|no|hy|po|phy|sär adj: Adenohypophyse betreffend; ⒺE adenohypophysial

A|de|no|hy|po|phy|se f: vorderer Teil der Hypophyse*; bildet u.A. **Somatotropin, ACTH** und **follikelstimulierendes Hormon**; ⒺE adenohypophysis

a|de|no|id adj: drüsenähnlich, von drüsenähnlichem Aufbau; ⒺE adenoid

A|de|no|i|de pl: im Kindesalter häufige Wucherung der Rachenmandel, die zu Atembeschwerden, krankhafter Mundatmung, Mundgeruch und Mittelohrbeschwerden führen kann; ⒺE adenoids

A|de|no|id|ek|to|mie f: → Adenotomie

A|de|no|i|di|tis f: Entzündung des lymphatischen Gewebes des Nasopharynx*; ⒺE adenoiditis

A|de|no|kar|zi|nom nt: von Drüsengewebe ausgehendes Karzinom*; ⒺE adenocarcinoma

A|de|no|lym|phom nt: gutartiger Mischtumor der Ohrspeicheldrüse aus drüsigem und lymphatischem Gewebe; Ⓔ *adenolymphoma*

Aldelnom nt: von Drüsengewebe ausgehender gutartiger Tumor; Ⓔ *adenoma*

Aldelnolma nt: → *Adenom*

Aldelnolmaltolse f: durch die Entwicklung multipler Adenome* gekennzeichnete Erkrankung; Ⓔ *adenomatosis*

Aldelnolmaltolsis f: durch die Entwicklung multipler Adenome* gekennzeichnete Erkrankung; Ⓔ *adenomatosis*

Adenomatosis coli: mit einem hohen Entartungsrisiko behaftete, familiäre Adenomatose mit Ausbildung zahlreicher Dickdarmpolypen; Ⓔ *adenomatosis of the colon*

Aldelnolmelgallie f: Drüsenvergrößerung, Drüsenschwellung; Ⓔ *adenomegaly*

Aldelnolmylom nt: gutartiger Mischtumor aus Drüsengewebe und glatter Muskulatur; Ⓔ *adenomyoma*

Aldelnolmylolmaltolse f: durch multiple Adenomyome* in der Uteruswand hervorgerufene Erkrankung; Ⓔ *adenomyomatosis*

Aldelnolmylolrhabldolsarlkom der Niere nt: bösartiger Tumor der Nieren, der drüsige und sarkomatöse Anteile enthält; tritt oft schon im Kindesalter auf; Ⓔ *adenomyosarcoma of kidney*

Aldelnolmylolsarlkom nt: bösartiger Mischtumor aus Drüsengewebe und quergestreifter Muskulatur; Ⓔ *adenomyosarcoma*

Aldelnolmylolse f: Endometriosis* genitalis interna mit Sitz in der Gebärmuttermuskulatur; Ⓔ *adenomyosis*

Aldelnolmylolsis interlna f: → *Adenomyose*

Aldelnolpalthie f: allgemeine Bezeichnung für eine Erkrankung endokriner oder exokriner Drüsen; Ⓔ *adenopathy*

multiple endokrine Adenopathie: durch eine Adenombildung in verschiedenen endokrinen Düsen gekennzeichnetes Syndrom; Ⓔ *pluriglandular adenomatosis*

Aldelnolphalrynlgiltis f: Entzündung der Adenoide* und des Pharynx*; Ⓔ *adenopharyngitis*

aldelnös adj: Drüse betreffend, drüsig, drüsenartig; Ⓔ *adenous*

Aldelnolsarlkom nt: bösartiger Mischtumor aus drüsigen und sarkomatösen Anteilen; Ⓔ *adenosarcoma*

Aldelnolse f: degenerative Drüsenerkrankung; oft gleichgesetzt mit Adenopathie*; Ⓔ *adenosis*

sklerosierende Adenose: mit Sklerosierung* der Drüsen einhergehende Form der Mastopathie*; Ⓔ *sclerosing adenosis*

Aldelnolsin nt: aus Adenin* und Ribose* aufgebautes Nukleosid*; Baustein der Nukleinsäuren; Ⓔ *adenosine*

Aldelnolsinldilphoslphat nt: im Stoffwechsel aus Adenosinmonophosphat oder Adenosintriphosphat gebildet; stellt zusammen mit Adenosintriphosphat eine Schlüsselsubstanz des Energiestoffwechsels dar; Ⓔ *adenosine diphosphate*

Aldelnolsinlmolnolphoslphat nt: Monophosphorsäureester des Adenosins; Ⓔ *adenosine monophosphate*

Adenosin-3′,5′-Phosphat, zyklisches nt: aus Adenosintriphosphat* gebildete Ringverbindung, die als extra- und intrazelluläre Botensubstanz von Bedeutung ist; Ⓔ *cyclic adenosine monophosphate*

Aldelnolsinltrilphoslphat nt: wichtigster Energielieferant des Stoffwechsels; Ⓔ *adenosine triphosphate*

Aldelnoltolmie f: operative Entfernung der Rachenmandel; Ⓔ *adenotomy*

Aldelnoltonlsilllekltolmie f: operative Entfernung von Adenoiden und Rachenmandel; Ⓔ *adenotonsillectomy*

aldelnoltrop adj: aus Drüsen einwirkend; Ⓔ *adenotropic*

Aldelnolzelllulliltis f: Entzündung einer Drüse und des umliegenden Gewebes; Ⓔ *adenocellulitis*

Aldelnyllsäulre f: → *Adenosinmonophosphat*

Aldelrlhaut f: gefäß- und pigmentreicher hinterer Abschnitt der mittleren Augenhaut; Ⓔ *choroid*

Aldelrlhautlentlzünldung f: → *Chorioiditis*

Aldelrllass m: künstliche Eröffnung eines Blutgefäßes zur Blutentnahme; Ⓔ *bloodletting*

Aldelrlmolgelnelse f: unvollständige Hautentwicklung; Ⓔ *adermogenesis*

adlhälrent adj: (an-)klebend, (an-)haftend; verklebt, verwachsen; Ⓔ *adherent*

Adlhälsilollylse f: → *Adhäsiotomie*

Adlhälsilon f: **1.** (An-)Kleben, (An-)Haften, Adhärenz **2.** Verklebung, Verwachsung; Ⓔ **1.-2.** *adhesion*

Adlhälsiloltolmie f: Durchtrennung von Verwachsungen; Ⓔ *adhesiotomy*

Aldilaldolcholkilnelse f: Unfähigkeit, koordinierte Bewegungen schnell abwechselnd auszuführen; Ⓔ *adiadochokine-*

sia

a|dia|ther|man *adj*: wärmeundurchlässig; ⒺⒹ *adiathermal*

Adipo-, adipo- *präf.*: Wortelement mit der Bedeutung „Fett"

A|di|po|ki|ne|se *f*: Fettmobilisation im Gewebe; ⒺⒹ *adipokinesis*

A|di|po|ne|cro|sis *f*: meist das Unterhautgewebe betreffende Nekrose* des Fettgewebes; ⒺⒹ *adiponecrosis*

a|di|pös *adj*: **1.** fetthaltig, fettig **2.** fett, fettleibig; ⒺⒹ **1.** *fat* **2.** *obese*

A|di|pos|al|gie *f*: ätiologisch ungeklärte, meist Frauen in der Menopause befallende, lokalisierte, schmerzhafte Fettgewebsvermehrung; ⒺⒹ *adiposalgia*

A|di|po|si|tas *f*: übermäßige Vermehrung des Gesamtfettgewebes; i.d.R. durch zu hohe Kalorienzufuhr und zu geringen Energieverbrauch bedingt; krankheitsbedingte oder idiopathische Formen sind selten; ⒺⒹ *obesity*

A|di|pos|ogi|gan|tis|mus *m*: Riesenwuchs kombiniert mit Pubertätsfettsucht; ⒺⒹ *adiposogenital puberal obesity*

A|di|po|su|rie *f*: Fett-/Lipidausscheidung im Harn; ⒺⒹ *adiposuria*

A|di|po|zele *f*: Eingeweidebruch mit Fettgewebe im Bruchsack; ⒺⒹ *adipocele*

a|di|po|zel|lu|lär *adj*: aus Bindegewebe und Fett bestehend; ⒺⒹ *adipocellular*

A|di|po|zyt *m*: Fettspeicherzelle, Fettzelle; ⒺⒹ *adipocyte*

A|dip|sie *f*: Durstlosigkeit, mangelndes Durstgefühl; ⒺⒹ *adipsia*

A|di|tus *m*: Zugang, Eingang; ⒺⒹ *aditus*

Aditus laryngis: Kehlkopfeingang; ⒺⒹ *aperture of larynx*

A|di|u|re|tin *nt*: im Hypothalamus* gebildetes Hormon, das die Rückresorption von Wasser in der Niere reguliert; ⒺⒹ *antidiuretic hormone*

Ad|ju|vans *nt*: Stoff, der die Wirkung eines anderen verstärkt oder steigert; Hilfsmittel; ⒺⒹ *adjuvant*

ad|ju|vant *adj*: helfend, förderlich, unterstützend; ⒺⒹ *adjuvant*

Ad|nek|to|mie *f*: operative Entfernung einer Adnexe; ⒺⒹ *adnexectomy*

Ad|ne|xe *f*: Anhangsgebilde; ⒺⒹ *adnexa*

Ad|nex|ek|to|mie *f*: → *Adnektomie*

a|do|les|zent *adj*: Adoleszenz betreffend, jugendlich; ⒺⒹ *adolescent*

A|do|les|zen|ten|al|bu|min|u|rie *f*: Eiweißausscheidung im Harn während der Pubertät; ohne pathologischen Wert; ⒺⒹ *adolescent albuminuria*

A|do|les|zen|ten|pro|tein|u|rie *f*: → *Adoleszentenalbuminurie*

A|do|les|zen|ten|skol|li|o|se *f*: sich in der Adoleszenz herausbildende skoliotische Veränderung der Wirbelsäule; ⒺⒹ *adolescent scoliosis*

A|do|les|zenz *f*: Jugendalter; Zeitraum zwischen Beginn der Pubertät und Erwachsenenalter [11.–18. Lebensjahr]; ⒺⒹ *adolescence*

A|don|tie *f*: völlige Zahnlosigkeit; ⒺⒹ *anodontia*

ad|o|ral *adj*: in der Nähe des Mundes (liegend), zum Mund hin; ⒺⒹ *adoral*

ad|re|nal *adj*: die Nebenniere(n) betreffend; ⒺⒹ *adrenal*

Ad|re|nal|ek|to|mie *f*: Nebennierenentfernung, Nebennierenresektion; ⒺⒹ *adrenalectomy*

Ad|re|nal|in *nt*: im Nebennierenmark und den Paraganglien der Grenzstrangkette gebildetes Hormon; ⒺⒹ *adrenaline*

Ad|re|nal|in|äl|mie *f*: erhöhter Adrenalingehalt des Blutes; ⒺⒹ *adrenalinemia*

Ad|re|nal|in|an|tal|go|nist *m*: → *Adrenorezeptorenblocker*

Ad|re|nal|in|u|rie *f*: Adrenalinausscheidung im Harn; ⒺⒹ *adrenalinuria*

Ad|re|nal|i|tis *f*: Entzündung der Nebenniere; ⒺⒹ *adrenalitis*

ad|re|nal|o|trop *adj*: auf die Nebenniere(n) einwirkend; ⒺⒹ *adrenalotropic*

Ad|ren|ar|che *f*: Beginn der erhöhten Androgenbildung in der Nebennierenrinde am Anfang der Pubertät; ⒺⒹ *adrenarche*

ad|ren|erg *adj*: durch Adrenalin bewirkt, Adrenalin ausschüttend, auf Adrenalin ansprechend; ⒺⒹ *adrenergic*

Adreno-, adreno- *präf.*: Wortelement mit der Bedeutung „Nebenniere"

ad|re|no|cor|ti|co|trop *adj*: auf die Nebennierenrinde einwirkend; ⒺⒹ *adrenocorticotropic*

ad|re|no|gen *adj*: durch die Nebenniere(n) verursacht, von ihr ausgelöst oder ausgehend; ⒺⒹ *adrenogenic*

ad|re|no|ki|ne|tisch *adj*: die Nebenniere stimulierend; ⒺⒹ *adrenokinetic*

ad|re|no|kor|ti|kal *adj*: Nebennierenrinde betreffend, von ihr ausgehend; ⒺⒹ *adrenocortical*

ad|re|no|kor|ti|ko|mi|me|tisch *adj*: mit ähnlicher Wirkung wie Nebennierenrindenhormone; ⒺⒹ *adrenocorticomimetic*

ad|re|no|kor|ti|ko|trop *adj*: → *adrenocorticotropin*

Ad|re|no|kor|ti|ko|tro|pin *nt*: in der Hypophyse* gebildetes, glandotropes Polypeptidhormon; regt die Synthese und Freisetzung von Glucocorticoiden in der Nebennierenrinde an; Ⓔ *adrenocorticotropin*

Ad|re|no|ly|ti|kum *nt*: die Wirkung von Adrenalin aufhebende Substanz; Ⓔ *adrenolytic*

ad|re|no|ly|tisch *adj*: die Wirkung von Adrenalin aufhebend; Ⓔ *adrenolytic*

ad|re|no|me|dul|lo|trop *adj*: das Nebennierenmark stimulierend; Ⓔ *adrenomedullotropic*

Adlre|no|me|gallie *f*: Nebennierenvergrößerung; Ⓔ *adrenomegaly*

Adlre|no|mi|me|ti|kum *nt*: das sympathische System anregende Substanz; Ⓔ *adrenomimetic*

ad|re|no|mi|me|tisch *adj*: das sympathische System anregend, mit stimulierender Wirkung auf das sympathische System; Ⓔ *adrenomimetic*

ad|re|no|priv *adj*: durch einen Mangel an Nebennierenhormonen bedingt; Ⓔ *adrenoprival*

ad|re|no|re|zep|tiv *adj*: auf adrenerge Transmitter ansprechend; Ⓔ *adrenoceptive*

Adlre|no|re|zep|to|ren|blo|cker *pl*: Substanzen, die durch Blockade der Adrenorezeptoren die Wirkung von Adrenalin und Noradrenalin hemmen; Ⓔ *antiadrenergic*

ad|re|no|stal|tisch *adj*: die Nebennierenfunktion hemmend; Ⓔ *adrenostatic*

ad|re|no|trop *adj*: auf die Nebenniere(n) einwirkend, mit besonderer Affinität zur Nebenniere; Ⓔ *adrenotropic*

Adlre|no|zep|tor|al|go|nist *m*: → *Adrenomimetikum*

Adlre|no|zep|tor|ant|al|go|nist *m*: → *Adrenomimetikum*

Adlrilal|my|cin *nt*: von **Streptomyces penceticus** gebildetes zytostatisches Antibiotikum; Ⓔ *doxorubicin*

Ad|sor|bens *nt*: adsorbierende Substanz; Ⓔ *adsorbent*

Ad|sor|ber *m*: → *Adsorbens*

Ad|sorp|ti|on *f*: Bindung an die Oberfläche, Anreicherung auf der Oberfläche; Ⓔ *adsorption*

Ad|strin|gens *nt*: durch Zusammenziehung der Blutgefäße wirksames, blutstillendes Mittel; Ⓔ *astringent*

ad|strin|gie|rend *adj*: **1.** zusammenziehend **2.** blutstillend, hämostyptisch, styptisch; Ⓔ **1.** *astringent* **2.** *hematostatic*

a|dult *adj*: erwachsen; Ⓔ *adult*

adult respiratory distress syndrome *nt*: im Rahmen von Sepsis, Trauma oder Schock auftretendes akutes Lungenversagen mit alveolärer Hypoventilation* und Hypoxämie*; Ⓔ *adult respiratory distress syndrome*

Ad|ven|ti|tia *f*: äußere Bindegewebsschicht von Gefäßen und Organen; Ⓔ *adventitia*

Aleldes *f*: weitverbreitete Wald- und Wiesenstechmücke, die Krankheiten übertragen kann; Ⓔ *Aedes*

Aedes aegypti: in tropischen und subtropischen Gebieten Überträger des Gelbfiebers; Ⓔ *yellow-fever mosquito*

Aler|ä|mie *f*: Bildung von Gasbläschen im Blut bei plötzlicher Dekompression [Caissonkrankheit*]; Ⓔ *aeremia*

Aero-, aero- *präf*.: Wortelement mit der Bedeutung „Luft/Gas/Nebel"

alelrob *adj*: (*biolog.*) mit Sauerstoff lebend, auf Sauerstoff angewiesen; (*chem.*) in Gegenwart von Sauerstoff ablaufend, auf Sauerstoff angewiesen; Ⓔ *aerobic*

Aelrolbiler *m*: Mikroorganismus, der auf Sauerstoff angewiesen ist; Ⓔ *aerobe*

Aelrolbillie *f*: Vorkommen von Luft/Gas in der Galle; Ⓔ *aerobilia*

Aelrolbilont *m*: → *Aerobier*

Aelrolem|bollislmus *m*: Freisetzung von Gasblasen in Blut und Körpergeweben bei Druckabfall; Ⓔ *aeroembolism*

alelrolgen *adj*: **1.** gasbildend, luftbildend **2.** (*Erreger*) durch die Luft übertragen; Ⓔ **1.** *aerogenic* **2.** *air-borne*

Aelrolmolnas *f*: Gattung gramnegativer Stäbchenbakterien; Ⓔ *Aeromonas*

Aelrololtiltis *f*: durch eine (plötzliche) Luftdruckänderung hervorgerufene Mittelohrentzündung; Ⓔ *aero-otitis*

Aelrolpalthie *f*: durch eine Luftdruckänderung hervorgerufener pathologischer Zustand [z.B. Aerootitis*]; Ⓔ *aeropathy*

Aelrolphalgie *f*: (krankhaftes) Luft(ver)-schlucken; Ⓔ *aerophagy*

alelrolphil *adj*: mit Sauerstoff lebend, auf Sauerstoff angewiesen; Ⓔ *aerophilic*

Aelrolpholbie *f*: **1.** krankhafte Angst vor frischer Luft **2.** krankhafte Angst vor dem Fliegen; Ⓔ **1.** *aerophobia* **2.** *irrational fear of flying*

Aelrolsilnulsiltis *f*: durch eine (plötzliche) Luftdruckänderung hervorgerufene Entzündung der Nasennebenhöhlen; Ⓔ *areosinusitis*

Aelrolsol *nt*: in einem Gas schwebende feinverteilte feste [**Staub**] oder flüssige [**Nebel**] Teilchen; Ⓔ *aerosol*

Aelrolsolltheiralpie f: Inhalationstherapie mit vernebelten Medikamenten; ⒺⓃ *aerosol therapy*

alelroltollelrant adj: in Anwesenheit von Sauerstoff wachsend; sauerstofftolerant; ⒺⓃ *aerotolerant*

Alelrolzelle f: lufthaltige Zyste; ⒺⓃ *aerocele*

Aeslitilvolaultuminallfielber nt: → *Malaria tropica*

Aelther m: → *Äther*

A-Fasern pl: markhaltige Nervenfasern mit hoher Leitungsgeschwindigkeit; ⒺⓃ *A fibers*

alfeblril adj: ohne Fieber verlaufend; ⒺⓃ *afebrile*

Aflfekt m: Gemütsbewegung, Stimmung; ⒺⓃ *affect*

Aflfektlentizugslsynldrom nt: durch die Trennung von Bezugspersonen hervorgerufenes Depressionssyndrom bei Kindern; ⒺⓃ *anaclitic depression*

aflfekltiv adj: Affekt betreffend, emotional, affektbetont, gefühlsbetont; ⒺⓃ *affective*

Aflfektllalbilliltät f: Unausgeglichenheit des Gefühlslebens; ⒺⓃ *labile affect*

Aflfektlpsylcholse f: Psychose* mit erheblicher, anhaltender Verstimmung; ⒺⓃ *affective psychosis*

Aflfenlhand f: meist durch eine Medianuslähmung ausgelöste Unfähigkeit den Daumen zu opponieren; ⒺⓃ *ape hand*

Aflfenlkopf m: Entwicklungsanomalie mit affenähnlichem Schädel; ⒺⓃ *cebocephaly*

Aflfenllülcke f: physiologische Lücke zwischen oberem Schneidezahn und Eckzahn im Milchgebiss; ⒺⓃ *true distema*

aflfelrent adj: (*Nerv, Gefäß*) hinführend, zuführend; ⒺⓃ *afferent*

Aflfilniltät f: Neigung; ⒺⓃ *affinity*

aflfilziert adj: befallen; betroffen, berührt; ⒺⓃ *affected*

Alfilbrilnolgenlälmie f: absoluter Mangel an Fibrinogen; ⒺⓃ *afibrinogenemia*

Afllaltolxilne pl: von Pilzen der Gattung Aspergillus* gebildete Toxine, die in hoher Konzentration tödlich sein können; wirken in niederiger Dosierung krebserregend; ⒺⓃ *aflatoxins*

After m: → *Anus*

Afterlentlzünldung f: → *Anusitis*

Afterlkalnal m: unterer Abschnitt des Mastdarms; ⒺⓃ *anal canal*

Afterltolnus nt: Kraftaufwand der Herzmuskulatur zur Überwindung der Widerstände in der Ausstrombahn des linken Ventrikels und des peripheren Kreislaufs; ⒺⓃ *afterload*

After-Mastdarm-Fistel f: innere Analfistel mit Mündung in das Rektum; ⒺⓃ *anorectal fistula*

Afterlplasltik f: → *Anoplastik*

Algallakltie f: fehlende Milchsekretion; ⒺⓃ *agalactia*

Algallakltolsulrie f: Fehlen von Galaktose im Harn; ⒺⓃ *agalactosuria*

Algamlmalglolbullinlälmie f: angeborener oder erworbener vollständiger Mangel an Gammaglobulin; ⒺⓃ *agammaglobulinemia*

Bruton-Typ der Agammaglobulinämie: → *kongenitale Agammaglobulinämie*

kongenitale Agammaglobulinämie: X-chromosomal-rezessiv vererbtes Antikörpermangelsyndrom mit Fehlen aller Immunglobulinklassen; führt bereits im Säuglingsalter zu schweren (meist bakteriellen) Infektionen; ⒺⓃ *congenital agammaglobulinemia*

Schweizer-Typ der Agammaglobulinämie: autosomal-rezessiv vererbter schwerer Immundefekt mit Fehlen der Immunglobuline und hochgradiger Hypoplasie der lymphatischen Gewebe; ohne Knochenmarkstransplantation meist tödlicher Verlauf im 1. Lebensjahr; ⒺⓃ *Swiss type agammaglobulinemia*

alganlglilolnär adj: ohne Ganglien; ⒺⓃ *aganglionic*

Algar m/nt: aus Rotalgen gewonnenes Polysaccharid, das als Geliermittel für Nährböden verwendet wird; ⒺⓃ *agar*

Agar-Agar m/nt: → *Agar*

Algarlnährlbolden m: mit Agar* gelierter Nährboden, der spezifische Nährstoffe enthält; ⒺⓃ *agar medium*

Algasltrie f: Fehlen des Magens; ⒺⓃ *agastria*

Algelnelsie f: vollständiges Fehlen einer Organ- oder Gewebeanlage; ⒺⓃ *agenesis*

Algens nt, pl **-enlzilen**: wirksames Mittel, wirksame Substanz; ⒺⓃ *agent*

Algeulsie f: Geschmacksverlust, Geschmackslähmung; ⒺⓃ *ageusia*

aglglultilnalbel adj: agglutinierbar; ⒺⓃ *agglutinable*

Aglglultilnaltilonslrelakltilon f: auf einer Antigen-Antikörper-Reaktion und Agglutination der Komplexe beruhender Labortest; ⒺⓃ *agglutination assay*

Aglglultilnin nt: spezifische [**Antikörper**] oder unspezifische [**Lektin**] Substanz, die korpuskuläre Antigene agglutiniert; Ⓔ *agglutinin*

Ag|gra|va|ti|on *f*: Verschlimmerung, Erschwerung, Verschärfung; Ⓔ *aggravation*

Ag|gre|ga|ti|ons|hem|mer *pl*: Substanzen, die die Zusammenballung von Blutplättchen verhindern oder hemmen; Ⓔ *aggregation inhibitors*

Ag|gres|si|ne *pl*: von Bakterien gebildete Enzyme, die die Interzellulärsubstanz des Bindegewebes andauen; Ⓔ *aggressins*

a|gi|tiert *adj*: aufgeregt, erregt, unruhig; Ⓔ *agitated*

a|glan|du|lär *adj*: ohne Drüsen, drüsenlos; Ⓔ *eglandular*

A|glos|sie *f*: angeborenes Fehlen der Zunge; Ⓔ *aglossia*

A|glu|kos|lä|mie *f*: → *Aglykämie*

a|glu|kos|u|risch *adj*: ohne Glukosurie (verlaufend); Ⓔ *aglycosuric*

A|glyk|ä|mie *f*: absoluter Zuckermangel des Blutes; Ⓔ *aglycemia*

A|gna|thie *f*: angeborenes Fehlen von Ober- oder Unterkiefer; Ⓔ *agnathia*

A|gno|sie *f*: Nichterkennen von wahrgenommenen Sinnesreizen; Ⓔ *agnosia*

A|gom|phi|a|sis *f*: völlige Zahnlosigkeit, Fehlen aller Zähne; Ⓔ *agomphiasis*

a|go|na|dal *adj*: ohne Keimdrüsen/Gonaden; Ⓔ *agonadal*

A|go|na|dis|mus *m*: angeborenes oder erworbenes Fehlen der Keimdrüsen; Ⓔ *agonadism*

a|go|nal *adj*: Agonie betreffend; Ⓔ *agonal*

A|go|nie *f*: Todeskampf; Ⓔ *agony*

A|go|nist *m*: **1.** Substanz mit gleicher Wirkung **2.** Muskel mit gleicher Funktion; Ⓔ **1.–2.** *agonist*

A|go|ra|pho|bie *f*: krankhafte Angst vor öffentlichen Plätzen; Ⓔ *agoraphobia*

A|gra|fie, -gra|phie *f*: Unfähigkeit zu schreiben; Ⓔ *agraphia*

a|gra|fisch, -gra|phisch *adj*: Agrafie betreffend; Ⓔ *agraphic*

A|gram|ma|tis|mus *m*: Sprachstörung mit ausgeprägten grammatischen Fehlern; Ⓔ *agrammatism*

a|gra|nu|lär *adj*: ohne Granula; glatt; Ⓔ *agranular*

A|gra|nu|lo|zy|to|se *f*: allergische oder toxische, hochgradige Verminderung der Granulozyten*; Ⓔ *agranulocytosis*

A|gy|rie *f*: angeborenes Fehlen der Großhirnwindungen; Ⓔ *agyria*

A|gy|ris|mus *m*: → *Agyrie*

A|horn|rin|den|krank|heit *f*: durch den Schimmelpilz **Coniosporium** verur-

sachte exogen allergische Alveolitis* bei Holzarbeitern; Ⓔ *coniosporosis*

A|horn|rin|den|schäl|er|krank|heit *f*: → *Ahornrindenkrankheit*

Ahornsirup-Syndrom *nt*: autosomal-rezessiv vererbte Störung des Stoffwechsels der verzweigtkettigen Aminosäuren Valin, Leucin und Isoleucin; führt zu Ernährungs- und Entwicklungsstörungen sowie geistiger Retardierung; charakteristisch ist der Uringeruch nach Ahornsirup; Ⓔ *maple syrup urine disease*

Aich|mo|pho|bie *f*: krankhafte Angst vor spitzen oder scharfen Gegenständen; Ⓔ *aichmophobia*

AIDS *nt*: durch das HIV-Virus hervorgerufenes Immunmangelsyndrom [acquired immunodeficiency syndrome] mit rezidivierenden Infektionen durch opportunistische Erreger und Bildung spezifischer Tumoren [Kaposi-Sarkom]; Ⓔ *AIDS*

AIDS-Demenz *f*: durch die AIDS-Enzephalopathie hervorgerufenes Nachlassen der geistigen Leistungsfähigkeit; Ⓔ *AIDS-related dementia*

AIDS-Enzephalopathie *f*: subakut verlaufende Enzephalitis*, die im Spätstadium zu einer AIDS-Demenz führt; Ⓔ *AIDS-related encephalopathy*

AIDS-Phobie *f*: krankhafte Angst an AIDS zu erkranken; Ⓔ *AIDS phobia*

Aids-Virus *nt*: → *HIV-Virus*

Ai|lu|ro|pho|bie *f*: krankhafte Angst vor Katzen; Ⓔ *ailurophobia*

Air-Block-Syndrom *nt*: Kombination von Atemnot und Zyanose bei Kompression der Vena cava durch Luftansammlung im Mediastinum und Lungengewebe; Ⓔ *air block*

Air-block-Technik *f*: Vorinjektion von Luft bei einer Varizenverödung; Ⓔ *air-block technique*

A|kal|ku|lie *f*: Unfähigkeit zu rechnen; Ⓔ *acalculia*

Akan|tho-, akan|tho- *präf.*: Wortelement mit der Bedeutung „Stachel/Dorn"

Akan|tho|ly|se *f*: Auflösung des epidermalen Zellverbandes mit Spalt- und Blasenbildung; Ⓔ *acantholysis*

Akan|thom *nt*: gutartige Hyperplasie* von Epidermis* und Hautpapillen; Ⓔ *acanthoma*

Akan|tho|se *f*: Verdickung der Stachelzellschicht der Haut; Ⓔ *acanthosis*

Akan|tho|zyt *m*: stechapfelförmiger Erythrozyt; Ⓔ *acanthocyte*

Akan|tho|zy|to|se *f*: (vermehrtes) Auftreten von Akanthozyten* im Blut; meist bei Abetalipoproteinämie*; ⒺⒺ *acanthocytosis*

Al|ka|p|nie *f*: verminderter Kohlendioxidgehalt des Blutes; ⒺⒺ *acapnia*

Al|kar|die *f*: angeborenes Fehlen des Herzens; ⒺⒺ *acardia*

Al|ka|ri|no|se *f*: → *Akariosis*

Al|ka|ri|o|sis *f*: durch Milben* [meist Acarus] hervorgerufene Hauterkrankung; oft gleichgesetzt mit Skabies*; ⒺⒺ *acariasis*

al|ka|ri|zid *adj*: milbenabtötend; ⒺⒺ *acaricide*

Akaro-, akaro- *präf.*: Wortelement mit der Bedeutung „Milbe"

Al|ka|ro|der|ma|ti|tis *f*: durch Milben hervorgerufene Dermatitis*; ⒺⒺ *acarodermatitis*

Al|ka|thi|sie *f*: Unvermögen ruhig zu sitzen; ⒺⒺ *akathisia*

Al|ki|ne|se *f*: → *Akinesie*

Al|ki|ne|sie *f*: Bewegungslosigkeit, Bewegungsarmut; ⒺⒺ *akinesia*

Al|ki|no|sper|mie *f*: Unbeweglichkeit der Spermien; ⒺⒺ *necrozoospermia*

Ak|kom|mo|da|ti|on *f*: Einstellung, Angleichung, Anpassung, z.B. des Auges an Fern- oder Nahsehen; ⒺⒺ *accommodation*

Ak|kom|mo|da|ti|ons|brei|te *f*: Bereich der Akkommodationsfähigkeit des Auges; ⒺⒺ *amplitude of accommodation*

Ak|kom|mo|da|ti|ons|krampf *m*: Krampf des Ziliarmuskels mit bleibender Naheinstellung und evtl. Schielen; ⒺⒺ *accommodation spasm*

Ak|kom|mo|da|ti|ons|läh|mung *f*: Lähmung des Ziliarmuskels; ⒺⒺ *paralysis of accommodation*

Ak|kom|mo|da|ti|ons|re|flex *m*: automatische Veränderung der Pupillengröße beim Übergang von Fernsehen zu Nahsehen; ⒺⒺ *accommodation reflex*

Ak|ku|mu|la|ti|on *f*: Ansammlung, Aufhäufung, Anhäufung; Speicherung; ⒺⒺ *accumulation*

Ak|me *f*: Höhepunkt, Kulminationspunkt; ⒺⒺ *acme*

Ak|ne *f*: Oberbegriff für Erkrankungen der Talgdrüsenfollikel mit Knötchen- und Pustelbildung; ⒺⒺ *acne*

Akne aestivalis: meist Frauen betreffende Akne sonnenexponierter Hautareale; ⒺⒺ *Mallorca acne*

Akne cosmetica: durch Kosmetika verursachte Kontaktakne; ⒺⒺ *acne cosmetica*

Akne mechanica: durch mechanische

Reizung verschlimmerte Akne vulgaris; ⒺⒺ *mechanical acne*

Akne neonatorum: bei Neugeborenen auftretende leichte Akneform, die spontan abheilt; ⒺⒺ *neonatal acne*

Akne occupationalis: berufsbedingte Kontaktakne; ⒺⒺ *occupational acne*

Akne rosacea: bevorzugt die Haut von Stirn, Wange, Kinn und Nase befallende chronische Dermatose* unklarer Genese mit fleckiger Rötung und kleinlamellärer Schuppung; ⒺⒺ *rosacea*

Akne vulgaris: durch verschiedene Faktoren ausgelöste häufige Akne mit Seborrhoe*, Mitessern*, entzündlichen Pusteln und evtl. Abszessbildung; ⒺⒺ *common acne*

ak|ne|gen *adj*: Akne verursachend oder auslösend; ⒺⒺ *acnegenic*

Ak|ne|phal|sko|pie *f*: Schwäche des Dämmerungssehens; ⒺⒺ *twilight blindness*

ak|ni|form *adj*: Akne ähnlich, akneförmig; ⒺⒺ *acneform*

Al|ko|rie *f*: **1.** angeborenes oder erworbenes Fehlen der Pupille **2.** Heißhunger; ⒺⒺ **1.** *acorea* **2.** *acoria*

ak|ral *adj*: die Akren betreffend; ⒺⒺ *acral*

Al|kra|nie *f*: angeborenes Fehlen des knöchernen Schädels; ⒺⒺ *acrania*

Al|kren *pl*: hervorstehende Körperteile, z.B. Nase, Kinn, Finger(spitzen); ⒺⒺ *acral parts*

Al|kri|nie *f*: Fehlen der Drüsensekretion; ⒺⒺ *acrinia*

Akro-, akro- *präf.*: Wortelement mit der Bedeutung „Spitze/Extremität/Gipfel"

Al|kro|an|läs|the|sie *f*: Empfindungslosigkeit in den Akren; ⒺⒺ *acroanesthesia*

Al|kro|an|gi|o|der|ma|ti|tis *f*: an ein Kaposi*-Sarkom erinnernde, bräunlich-livide Flecken an Unterschenkel und Füßen; ⒺⒺ *pseudo-Kaposi sarcoma*

Al|kro|bra|chy|ze|phal|lie *f*: kombinierter Kurzschädel [**Brachyzephalie**] und Spitzschädel [**Akrozephalie**]; ⒺⒺ *acrobrachycephaly*

Al|kro|ce|phal|lie *f*: anomale Schädelform mit turmartigem Wachstum; meist durch einen vorzeitigen Verschluss der Kranznaht bedingt; ⒺⒺ *acrocephaly*

Al|kro|chor|don *nt*: harmlose, faden- oder stielförmige Hautfibrome, v.a. am Hals, in den Achselhöhlen und unter der Brust; ⒺⒺ *acrochordon*

Al|kro|der|ma|ti|tis *f*: Dermatitis* der Extremitäten; ⒺⒺ *acrodermatitis*

Al|kro|der|ma|to|se *f*: auf die Haut der Extremitäten begrenzte Dermatose*; ⒺⒺ

acrodermatosis

Alkrolkelraltolse f: auf die Haut der Extremitäten begrenzte, zu Verhornung führende Erkrankung; Ⓔ *acrokeratosis*

Alkrolmelgallie f: durch einen erhöhten Wachstumshormonspiegel verursachte Vergrößerung der Akren nach dem Abschluss des Wachstumsalters; Ⓔ *acromegaly*

alkrolmelgalloid adj: einer Akromegalie ähnlich; Ⓔ *acromegaloid*

Alkrolmellallgie f: ätiologisch ungeklärte, anfallsartige Hyperämie* der Akren nach Wärmeexposition; Ⓔ *acromelalgia*

alkrolmilal adj: Akromion betreffend; Ⓔ *acromial*

Alkrolmiklrie f: abnorme Kleinheit der Akren; Ⓔ *acromikria*

alkrolmilolhulmelral adj: Akromion und Oberarmknochen/Humerus betreffend oder verbindend; Ⓔ *acromiohumeral*

alkrolmiloklalvilkullar adj: Akromion und Schlüsselbein/Klavikula betreffend oder verbindend; Ⓔ *acromioclavicular*

Alkrolmiloklalvilkullarlgellenk nt: Gelenk zwischen Acromion und Schlüsselbein; Ⓔ *acromioclavicular joint*

Alkrolmilon nt: äußeres Ende der Spina scapulae; Ⓔ *acromion*

alkrolmiloslkalpullar adj: Akromion und Schulterblatt betreffend oder verbindend; Ⓔ *acromioscapular*

alkrolmiloltholralkal adj: Akromion und Brust(korb)/Thorax betreffend oder verbindend; Ⓔ *acromiothoracic*

Alkrolneulrolse f: durch eine Störung der Vasomotorik hervorgerufene Durchblutungsstörungen der Akren; Ⓔ *acroneurosis*

Alkrolpalrallylse f: Extremitätenlähmung; Ⓔ *acroparalysis*

Alkrolparläslthelsie f: Empfindungsstörung [Kribbeln, Taubheitsgefühl, Pelzigkeit] an Händen und Füßen bei peripherer Nervenschädigung oder vasomotorischer Störung; Ⓔ *acroparesthesia*

Alkrolpholbie f: Angst- oder Schwindelgefühl bei großen Höhenunterschieden; oft gleichgesetzt mit Höhenangst*; Ⓔ *acrophobia*

Alkrolsklelrolderlmie f: → Akrosklerose

Alkrolsklelrolse f: Unterform der Sklerodermie* mit hauptsächlichem Befall der Akren* und des Nackens; oft gleichgesetzt mit Sklerodaktylie*; Ⓔ *acrosclerosis*

Alkrolsom nt: Kopfkappe des Spermiums; Ⓔ *acrosome*

Alkroltie f: Pulslosigkeit; Ⓔ *acrotism*

Alkroltrolpholneulrolse f: durch eine Störung der Vasomotorik* hervorgerufene Durchblutungs- und Ernährungsstörungen der Akren; Ⓔ *acrotrophoneurosis*

Alkrolzelphallie f: → Akrocephalie

Alkrolzelphallolsynldaktyllie f: Oberbegriff für Fehlbildungssyndrome mit den Leitsymptomen Akrozephalie* und Syn- oder Polydaktylie*; Ⓔ *acrocephalosyndactylia*

Alkrolzylalnolse f: durch Störung der Mikrozirkulation hervorgerufene zyanotische Verfärbung der Akren; Ⓔ *acrocyanosis*

Akltin nt: Muskelprotein, das für die Muskelkontraktion von Bedeutung ist; Ⓔ *actin*

akltilnisch adj: Strahlen/Strahlung betreffend, durch Strahlen/Strahlung bedingt; Ⓔ *actinic*

Aktino-, aktino- präf.: Wortelement mit der Bedeutung „Strahl/Strahlung"

Akltilnolderlmaltiltis f: durch Sonnen-/ Wärme-/Röntgenstrahlung hervorgerufene Dermatitis*; Ⓔ *actinodermatitis*

Akltilnolderlmaltolse f: → Aktinodermatitis

Akltilnolkarldilolgralfie, -gralphie f: Registrierung der Herzrandbewegung und der Bewegung der großen Gefäße bei der Röntgendurchleuchtung; Ⓔ *electrokymography*

Akltilnolmylkolse f: durch Infektion mit Actinomyces* hervorgerufene Erkrankung; Ⓔ *actinomycosis*

Akltilnolmylzet m: → Actinomyces

Akltilonslpoltenltilal, -zilal nt: kurzzeitige Änderung des Membranpotenzials bei Erregung; Ⓔ *action potential*

Akltilonslstrom m: durch Spannungsänderung der Nerven-/Muskelmembran erzeugter Strom; Ⓔ *action current*

Akltilvaltor m: 1. (chem.) Stoff, der die Katalysatorwirkung verstärkt, ohne selbst als Katalysator zu wirken 2. kieferorthopädisches Behandlungsgerät zur Kieferregulierung; Ⓔ 1.–2. *activator*

Akltilviltätslhylperltrolphie f: durch eine Belastung ausgelöste Vergrößerung eines Organs oder Muskels; Ⓔ *work hypertrophy*

Akltilviltätslinldex m: Index zur Bewertung des Allgemeinbefindens von Patienten; ⒠ *Karnofsky performance index*

Ak|tiv|koh|le *f*: aus pflanzlichen Substanzen gewonnene Kohle, die gelöste Teilchen absorbiert; ⒠ *activated charcoal*

Ak|to|my|o|sin *nt*: aus Aktin und Myosin bestehendes Muskelprotein, das für die Muskelkontraktion von Bedeutung ist; ⒠ *actomyosin*

A|ku|pres|sur *f*: traditionelle chinesische Therapie, bei der Druck auf definierte Körperpunkte ausgeübt wird; ⒠ *acupressure*

A|ku|punk|tur *f*: traditionelle chinesische Therapie, bei der Nadeln an definierten Körperpunkten eingestochen werden; ⒠ *acupuncture*

A|kus|ti|kus *m*: veraltet für →*Nervus vestibulocochlearis*

A|kus|ti|kus|neu|ri|nom *nt*: vom Nervus* vestibulocochlearis ausgehendes Neurinom im Kleinhirn-Brücken-Winkel; ⒠ *acoustic neurinoma*

Akute-Phase-Proteine *pl*: Eiweiße, die bei akut entzündlichen Prozessen gebildet werden; ⒠ *acute-phase proteins*

Akute-Phase-Reaktion *f*: unspezifische Reaktion des Körpers bei akut entzündlichen Prozessen, z.B. Fieber, Appetitlosigkeit, Krankheitsgefühl; ⒠ *acute-phase reaction*

Akut|pha|sen|pro|te|i|ne *pl*: →*Akute-Phase-Proteine*

Ak|ze|le|ra|ti|on *f*: **1.** Beschleunigung **2.** beschleunigtes und vermehrtes Längenwachstum in den Entwicklungsländern; ⒠ **1.–2.** *acceleration*

Ak|ze|le|ra|tor *m*: Substanz, die den Ablauf einer chemischen Reaktion beschleunigt; ⒠ *accelerant*

Ak|ze|le|ra|tor|glo|bu|lin *nt*: thermolabiler Blutgerinnungsfaktor; ist an der Umwandlung von Prothrombin zu Thrombin beteiligt; ⒠ *accelerator globulin*

ak|ze|le|rie|rend *adj*: beschleunigend; ⒠ *accelerant*

Ak|zep|tor *m*: aufnehmende Substanz, z.B. Protonenakzeptor; ⒠ *acceptor*

ak|zes|so|risch *adj*: zusätzlich, begleitend, ergänzend; ⒠ *accessory*

Ak|zes|so|ri|us|läh|mung *f*: Lähmung des Nervus* accesorius; einseitige Lähmung führt zu Kopfneigung und Schiefhals; ⒠ *accessory nerve palsy*

ak|zi|den|tell *adj*: zufällig (hinzukommend oder eintretend), versehentlich; ⒠ *accidental*

ak|zi|den|ti|ell *adj*: zufällig (hinzukommend oder eintretend), versehentlich; ⒠ *accidental*

Ala *f*: Flügel, flügelförmige Struktur; ⒠ *ala*

Ala nasi: Nasenflügel; ⒠ *nasal wing*

Ala ossis ilii: Beckenschaufel, Darmbeinschaufel; ⒠ *ala of ilium*

Ala major, minor: großer und kleiner Keilbeinflügel; ⒠ *greater and lesser wing of sphenoid bone*

A|la|lie *f*: gestörte Lautbildung, z.B. bei angeborener Taubheit; ⒠ *alalia*

A|la|nin *nt*: natürlich vorkommende, nicht-essentielle Aminosäure; ⒠ *alanine*

A|la|nin|a|mi|no|trans|fe|ra|se *f*: Aminotransferase*, die die Umwandlung von Glutamat und Pyruvat zu L-Alanin und Alphaketoglutarat katalysiert; ⒠ *alanine aminotransferase*

A|la|nin|trans|a|mi|na|se *f*: →*Alaninaminotransferase*

A|larm|re|ak|ti|on *f*: die erste Phase des allgemeinen Anpassungssyndroms; ⒠ *alarm reaction*

A|las|trim *nt*: meldepflichtige Pockenkrankheit durch das **Alastrimvirus**; der Verlauf ist mild und ohne Narbenbildung; ⒠ *alastrim*

A|laun *m*: Doppelsalz mit blutstillender Wirkung; ⒠ *alum*

Albers-Schönberg-Krankheit *f*: angeborene Störung der normalen Knochenbildung mit generalisierter Sklerose und Verhärtung der Knochen; ⒠ *Albers-Schönberg disease*

Al|bi|du|rie *f*: Ausscheidung von weißem Harn; ⒠ *albiduria*

Al|bi|nis|mus *m*: angeborener Pigmentmangel von Augen, Haut und Haaren; ⒠ *albinism*

Albright-Syndrom *nt*: ätiologisch ungeklärtes Syndrom mit polyostotischer fibröser Dysplasie langer Röhrenknochen, Hautpigmentierung [Café-au-lait-Flecken] und endokinen Störungen; ⒠ *Albright's syndrome*

Al|bu|gi|nea *f*: bindegewebige Hodenhülle; ⒠ *albuginea*

Al|bu|gi|ne|o|to|mie *f*: Eröffnung der Tunica* albuginea; ⒠ *albugineotomy*

Al|bu|gi|ni|tis *f*: Entzündung der Tunica* albuginea; ⒠ *albuginitis*

Al|bu|go *f*: weißer Hornhautfleck; ⒠ *albugo*

Al|bu|men *nt*: Hühnereiweiß, Eiweiß; ⒠ *albumen*

Al|bu|min *nt*: wasserlösliches, globuläres

15

Eiweiß; wichtigstes Eiweiß des Blutplasmas; ⒺＥＤ *albumin*

Al|bu|mi|nat|u|rie *f*: Albuminatausscheidung im Harn; Ⓔ *albuminaturia*

Al|bu|mi|no|cho|lie *f*: Vorkommen von Albumin in der Galle; Ⓔ *albuminocholia*

al|bu|mi|no|id *adj*: eiweißähnlich, eiweißartig, albuminähnlich, albuminartig; Ⓔ *albuminoid*

Al|bu|mi|no|ly|se *f*: Albuminspaltung; Ⓔ *albuminolysis*

Al|bu|mi|nor|rhoe *f*: übermäßige Albuminausscheidung im Harn; Ⓔ *albuminorrhea*

al|bu|mi|nös *adj*: eiweißhaltig, albuminhaltig; serös; Ⓔ *albuminous*

al|bu|min|u|re|tisch *adj*: Albuminurie betreffend oder fördernd; Ⓔ *albuminuretic*

Al|bu|min|u|rie *f*: Albuminausscheidung im Harn; meist gleichgesetzt mit Proteinurie; Ⓔ *albuminuria*

Al|ca|li|ge|nes *m*: gramnegative, bewegliche Stäbchen- oder Kugelbakterien; obligate Erreger von Harnwegsinfektionen; Ⓔ *Alcaligenes*

Al|co|ho|lus *m*: → *Alkohol*

Al|de|hyd *m*: chemische Verbindung, die die Aldehydgruppe [-CHO] enthält; Ⓔ *aldehyde*

Al|de|hyd|de|hy|dro|ge|na|se *f*: in der Leber vorkommendes Enzym, das Aldehyde zu Säuren oxidiert; Ⓔ *aldehyde dehydrogenase*

Al|de|hyd|ly|a|se *f*: → *Aldolase*

Al|do|la|se *f*: Schlüsselenzym des Embden-Meyerhof-Wegs*; katalysiert die Umwandlung von Fructose-1,6-diphosphat zu Dihydroxyacetonphosphat und D-Glycerinaldehyd-3-phosphat; Ⓔ *aldolase*

Al|do|la|se|man|gel *m*: autosomal-rezessive Enzymopathie* mit Störung der Gluconeogenese*; Ⓔ *aldolase deficiency*

Al|do|se *f*: Einfachzucker [Monosaccharid] mit terminaler Aldehydgruppe; Ⓔ *aldose*

Al|dos|te|ron *nt*: zu den Mineralokortikoiden zählendes Hormon der Nebennierenrinde; hat wesentlichen Einfluss auf den Wasser- und Elektrolythaushalt; Ⓔ *aldosterone*

Al|dos|te|ro|nis|mus *m*: übermäßige Aldosteronproduktion; Ⓔ *aldosteronism*

Al|dos|te|ron|u|rie *f*: Aldosteronausscheidung im Harn; Ⓔ *aldosteronuria*

al|lek|tisch *adj*: Alexie betreffend, durch sie bedingt; Ⓔ *alexic*

al|leu|klä|misch *adj*: ohne typische Leukämiezeichen (verlaufend); Ⓔ *aleukemic*

Al|leu|kie *f*: seltenes Krankheitsbild mit Fehlen der Granulozyten und Lymphozyten; Ⓔ *aleukia*

al|leu|ko|zy|tär *adj*: ohne Leukozyten; Ⓔ *aleukocytic*

Al|leu|ko|zy|to|se *f*: absoluter Leukozytenmangel; oft gleichgesetzt mit Leukopenie*; Ⓔ *aleukocytosis*

Al|le|xie *f*: Unfähigkeit zu lesen; Ⓔ *alexia*

Al|le|xi|thy|mie *f*: Unvermögen, Gefühle wahrzunehmen oder zu beschreiben; Ⓔ *alexithymia*

al|le|zi|thal *adj*: ohne Dotter, dotterlos; Ⓔ *alecithal*

Alg-, alg- *präf.*: Wortelement mit der Bedeutung „Schmerz"

Al|gen|pil|ze *pl*: zu den echten Pilze gehörende Pilze; u.A. Erreger von Mukormykose* und Phykomykose*; Ⓔ *algal fungi*

Algesi-, algesi- *präf.*: → *Algesio-*

Algesio-, algesio- *präf.*: Wortelement mit der Bedeutung „Schmerz"

Al|ge|si|o|lo|gie *f*: Lehre von Schmerzentstehung und Schmerztherapie; Ⓔ *algesiology*

al|ge|tisch *adj*: schmerzhaft, schmerzend; Ⓔ *algetic*

-algie *suf.*: Wortelement mit der Bedeutung „Schmerz"

-algisch *suf.*: in Adjektiven verwendetes Wortelement mit der Bedeutung „schmerzhaft/schmerzend"

Algo-, algo- *präf.*: Wortelement mit der Bedeutung „Schmerz"

Al|go|dys|tro|phie *f*: → *Algodystrophie-Syndrom*

Algodystrophie-Syndrom *nt*: idiopathische oder sekundäre, schmerzhafte Funktionseinschränkung der oberen oder unteren Extremitäten durch vasomotorische oder trophische Störungen; Ⓔ *algodystrophy*

al|go|gen *adj*: Schmerz(en) verursachend; Ⓔ *algogenic*

Al|go|lag|nie *f*: sexuelle Lust am Zufügen oder Erleiden von Schmerzen oder Demütigungen; Ⓔ *algolagnia*

Al|go|par|eu|nie *f*: schmerzhafter Geschlechtsverkehr/Koitus; Ⓔ *dyspareunia*

Al|go|pho|bie *f*: krankhafte Angst vor Schmerzen; Ⓔ *algophobia*

Al|gor *m*: Kälte; Ⓔ *cold*

Algor mortis: Leichenkälte; ⒠ *death chill*

Allglu|rie *f*: schmerzhaftes Wasserlassen; ⒠ *alginuresis*

Alibert-Bazin-Krankheit *f*: zu den T-Zell-Lymphomen gehörende, chronisch-progrediente Erkrankung, die von der Haut ausgeht und meist auch darauf beschränkt bleibt; ⒠ *Alibert's disease*

Allibibildilnie *f*: chronisches Fehlen des Geschlechtstriebs; ⒠ *chronic lack of sexual desire*

Alilelnaltilon *f*: Entfremdung; ⒠ *alienation*

Alilelnie *f*: angeborenes Fehlen der Milz; ⒠ *alienia*

allilmenltär *adj*: durch die Nahrung bedingt, mit der Nahrung aufgenommen, ernährungsbedingt; ⒠ *alimentary*

Allimenltaltilon *f*: Ernährung; ⒠ *alimentation*

alilpolgen *adj*: nicht fettbildend; ⒠ *alipogenic*

alilpoltrop *adj*: ohne Einfluss auf den Fettstoffwechsel; ⒠ *alipotropic*

Alliquorlrhoe *f*: Fehlen des Liquor* cerebrospinalis; ⒠ *aliquorrhea*

Allkallälmie *f*: Erhöhung des pH-Wertes des Blutes; Alkalivermehrung im Blut; ⒠ *alkalemia*

allkallesizent *adj*: leicht alkalisch; ⒠ *alkalescent*

Allkalli *nt*: Hydroxid* eines Alkalimetalls; ⒠ *alkali*

Allkallilälmie *f*: → *Alkalämie*

Allkallilgenles *m*: → *Alcaligenes*

Allkallilmeltall *nt*: Element der ersten Hauptgruppe des Periodensystems; ⒠ *alkali metal*

Allkallilmeltrie *f*: quantitative Bestimmung des Basengehalts einer Lösung durch Titration* mit Säure; ⒠ *alkalimetry*

Allkallilrelserlve *f*: Kohlendioxidbindungsvermögen des arteriellen Blutes; ⒠ *alkali reserve*

allkallisch *adj*: Alkali(en) enthaltend, basisch reagierend; ⒠ *alkaline*

Allkalliltät *f*: basischer Zustand; ⒠ *alkalinity*

Allkallilulrie *f*: Ausscheidung von alkalischem Harn; ⒠ *alkaluria*

allkallolid *adj*: alkaliähnlich; ⒠ *alkaloid*

Allkallolilde *pl*: stickstoffhaltige Pflanzenbasen, die als Genuss-, Rausch- und Heilmittel verwendet werden; ⒠ *alkaloids*

Allkallolse *f*: durch einen Anstieg des Blut-pH-Wertes auf mehr als 7,44 charakterisierte Störung des Säure-Basen-Haushalts; ⒠ *alkalosis*

metabolische Alkalose: Alkalose durch Stoffwechselstörungen; ⒠ *metabolic alkalosis*

respiratorische Alkalose: Alkalose als Folge einer Hyperventilation*; ⒠ *respiratory alkalosis*

Allkallulrie *f*: → *Alkaliurie*

Allkalnol *nt*: → *Alkohol*

Allkaplton *nt*: schwarz-braunes Abbauprodukt der Homogentisinsäure; ⒠ *alkapton*

Allkaplton|ulrie *f*: Alkaptonausscheidung im Harn; ⒠ *alkaptonuria*

Allkolhol *m*: Kohlenwasserstoff mit einer oder mehreren Hydroxylgruppen; je nach Anzahl der OH-Gruppen unterscheidet man **einwertige, zweiwertige, dreiwertige** Alkohole usw.; oft gleichgesetzt mit Äthylalkohol*; ⒠ *alcohol*

absoluter Alkohol: wasserfreier Alkohol; ⒠ *absolute alcohol*

denaturierter Alkohol: durch Zusatz schlecht schmeckender oder riechender Substanzen ungenießbar gemachter Alkohol; ⒠ *denatured alcohol*

vergällter Alkohol: → *denaturierter Alkohol*

Allkolhollablhänlgiglkeit *f*: → *Alkoholismus*

Allkolhollablulsus *m*: Alkoholmissbrauch; ⒠ *alcohol abuse*

Allkolholldelhyldrolgelnalse *f*: Dehydrogenase* in u.A. Leber und Hefe, die Alkohol oxidiert; ⒠ *alcohol dehydrogenase*

Allkolholldellir *nt*: Entzugssyndrom bei chronischem Alkolkonsum; ⒠ *alcoholic delirium*

Allkolhollemlbrylolpalthie *f*: → *Alkoholembryopathiesyndrom*

Allkolhollemlbrylolpalthielsynldrom *nt*: durch chronischen Alkoholgenuss der Mutter hervorgerufene Schädigung mit Fruchttod [30–50 %], Minderwuchs, Mikrozephalus, Muskelhypotonie, Gesichtsfehlbildung und geistiger Retardierung; ⒠ *fetal alcohol syndrome*

Allkolhollhalllulzilnolse *f*: bei langjährigem, chronischem Alkoholismus* auftretende Psychose* mit starken Halluzinationen, v.a. Dermatozoenwahn*; ⒠ *alcoholic hallucinosis*

Allkolhollhelpaltiltis *f*: durch Alkoholabusus* hervorgerufene (chronische) Leberentzündung; ⒠ *alcoholic hepatitis*

Al|ko|hol|in|to|xi|ka|ti|on f: → Alkoholver-
giftung
Al|ko|ho|lis|mus m: chronischer Alkohol-
missbrauch mit oder ohne Suchter-
scheinungen; Ⓔ alcoholism
Al|ko|hol|krank|heit f: → Alkoholismus
Al|ko|hol|pan|kre|a|ti|tis f: in ihrem Patho-
mechanismus noch ungeklärte Ent-
zündung der Bauchspeicheldrüse bei
langjährigem, schwerem Alkoholabusus; Ⓔ alcoholic pancreatitis
Al|ko|hol|psy|cho|se f: Psychose* bei chro-
nischem Alkoholabusus*; häufigste
Formen sind Delirium* tremens, Al-
koholhalluzinose* und Alkoholpara-
noia; Ⓔ alcoholic psychosis
Al|ko|hol|rausch m: → Alkoholvergiftung
Al|ko|hol|schmerz m: bei Patienten mit
Lymphogranulomatose* auftretende
Schmerzen in Lymphknoten und anderen befallenen Geweben; Ⓔ alco-
hol-induced pain
Al|ko|hol|syn|drom, em|bry|o|fe|ta|les nt:
→ Alkoholembryopathiesyndrom
Al|ko|hol|ver|gif|tung f: akute Vergiftung
durch einen überhöhten Alkoholkon-
sum; Ⓔ alcohol intoxication
Al|ko|hol|wahn|sinn m: → Alkoholhalluzi-
nose
Al|ko|hol|zir|rho|se f: durch einen chro-
nischen Alkoholabusus* hervorgerufene
(häufigste) Form der Leberzirrhose*;
Ⓔ alcoholic cirrhosis
Al|ky|lan|zi|en pl: als Zytostatika und Im-
munsuppressiva verwendete Substanz-
gruppe mit hemmender Wirkung auf
die Zellteilung; Ⓔ alkylating agents
All-, all- präf.: → Allo-
Al|lan|ti|a|sis f: Lebensmittelvergiftung
durch Botulinustoxine in Fleisch- oder
Wurstwaren; Ⓔ allantiasis
Al|lan|to|in nt: Endprodukt des Purinab-
baus bei verschiedenen Säugetieren;
Ⓔ allantoin
Al|lan|to|in|u|rie f: Allantoinausscheidung
im Harn; Ⓔ allantoinuria
Al|lan|to|is f: embryonaler Harnsack; Ⓔ
allantois
al|lel adj: Allel(e) betreffend; Ⓔ allelic
Al|le|lie f: Vorkommen verschiedener
Allele bzw. die dadurch bedingten verschiedenen Zustandsformen; Ⓔ allelism
Al|le|lo|morph nt: → Allel
Al|le|lo|phis|mus m: → Allelie
Allen-Spitz-Nävus m: v.a. bei Kindern auftretender benigner Nävuszellnävus*,
der histologisch an ein malignes Melanom erinnert; Ⓔ Spitz-Allen nevus

al|ler|gen adj: eine Allergie verursa-
chend, als Allergen wirkend; Ⓔ aller-
genic
Al|ler|gie f: durch eine Überempfindlich-
keit(sreaktion) gegen ein Allergen ausgelöstes Krankheitsbild; Ⓔ allergy
Al|ler|go|se f: durch eine allergische Über-
empfindlichkeit hervorgerufene Erkrankung; Ⓔ allergosis
All|ge|mein|an|läs|the|sie f: durch Narkoti-
ka herbeigeführte reversible, künstliche Bewusstlosigkeit und Schmerzlosigkeit; Ⓔ general anesthesia
All|ge|mein|in|fek|ti|on f: den ganzen Kör-
per befallende Infektion; Ⓔ systemic
infection
All|ge|mein|nar|ko|se f: → Allgemeinanäs-
thesie
Allo-, allo- präf.: Wortelement mit der
Bedeutung „anders/verschieden"
Al|lo|an|ti|gen nt: Antigen* von einem
Individuum der gleichen Spezies; Ⓔ
alloantigen
Al|lo|chei|rie f: → Allochirie
Al|lo|che|zie f: Entleerung anderer Mas-
sen als Stuhl aus dem After; Stuhlent-
leerung durch eine pathologische oder
künstlich angelegte Fistel; Ⓔ allo-
chezia
Al|lo|chi|rie f: Sensibilitätsstörung mit
Projektion von Reizen auf die andere
Hand; Ⓔ allocheiria
Al|lo|cor|tex m: die stammesgeschichtlich
alten Hirnrindenteile; Ⓔ allocortex
Al|lo|dy|nie f: Schmerzempfindung bei
leichter Berührung; Ⓔ allodynia
Al|lo|en|do|pro|the|se f: Prothese* aus kör-
perfremdem Material; Ⓔ alloplasty
al|lo|gen adj: von derselben Species
stammend; Ⓔ allogenic
al|lo|im|mun adj: mit Immunität gegen
ein Alloantigen*; Ⓔ alloimmune
Al|lo|im|mu|ni|sie|rung f: durch ein Allo-
antigen* ausgelöste Antikörperbildung;
Ⓔ isoimmunization
Al|lo|ki|ne|se f: unbeabsichtigte Bewe-
gung eines Gliedes anstelle eines anderen; Ⓔ allokinesis
Al|lo|kor|tex m: → Allocortex
Al|lo|me|trie f: unharmonisches Wachs-
tum von Körperteilen; Ⓔ allometry
al|lo|morph adj: in verschiedenen For-
men vorkommend, mit verschiedenen
Formen; Ⓔ allomorphic
Al|lo|pa|thie f: Bezeichnung für die Ver-
wendung von Heilmitteln, die den
Krankheitssymptomen entgegenwir-
ken; Gegenbegriff zu Homöopathie*;
Ⓔ allopathy

Al|lo|pla|sie f: atypisches Gewebewachstum mit Umwandlung in ein anderes Gewebe; ⒺE *alloplasia*

Al|lo|plas|tik f: **1.** Ersatz eines Körperteils durch körperfremdes Material [Prothese] **2.** Prothese* aus körperfremdem Material; Alloendoprothese; ⒺE **1.–2.** *alloplasty*

al|lo|plas|tisch adj: aus körperfremdem Material bestehend; ⒺE *alloplastic*

Al|lo|psy|cho|se f: Psychose* mit Verfälschung der Auffassung von der Außenwelt; ⒺE *allopsychosis*

Al|lo|rhyth|mie f: Herzrhythmusstörung mit regelmäßigen Extrasystolen; ⒺE *allorhythmia*

Al|lo|sen|si|bi|li|sie|rung f: Sensibilisierung durch Alloantigene; ⒺE *allosensitization*

Al|lo|to|pie f: Gewebeverlagerung; oft gleichgesetzt mit Ektopie; ⒺE *allotopia*

Al|lo|trans|plan|ta|ti|on f: plastische Operation mit Übertragung von homologem Gewebe; ⒺE *allotransplantation*

Al|lo|trio|pha|gie f: Essen ungewöhnlicher Stoffe, z.B. Erde, Glas; ⒺE *allotriophagy*

Al|lo|ty|pie f: durch allele Gene hervorgerufener Strukturunterschied von Proteinketten bei Individuen einer Species; ⒺE *allotypy*

Alo|pe|cia f: angeborener oder erworbener, nur Teile des Körpers oder den ganzen Körper betreffender Verlust der Behaarung; ⒺE *alopecia*

Alopecia androgenetica: autosomal vererbte Neigung zur Glatzenbildung bei Männern, die durch Androgene ausgelöst wird; bei Frauen [androgenetische Alopezie der Frau] liegt meist ein erhöhter Androgenspiegel [adrenogenitales Syndrom*, Androgentherapie] oder eine erhöhte Testosteronempfindlichkeit der Haarfollikel vor; ⒺE *male pattern alopecia*

Alopecia areata: kreisrunder Haarausfall; ⒺE *Jonston's arc*

Alopecia climacterica: eondokrin bedingter Haarausfall bei Frauen im Klimakterium; ⒺE *climacteric alopecia*

Alopecia hereditaria: autosomal-rezessiver Haarausfall, der oft schon in der Kindheit beginnt; ⒺE *patternal alopecia*

Alopecia medicamentosa: diffuser, meist reversibler Haarausfall durch z.B. Zytostatika; ⒺE *drug-induced alopecia*

Alopecia postpartualis: reversibler Haarausfall nach der Geburt; ⒺE *postpartum alopecia*

Alo|pe|zie f: → *Alopecia*

androgenetische Alopezie: → *Alopecia androgenetica*

Alpha-Adrenorezeptorenblocker pl: → *Alphablocker*

alpha-Aminobenzylpenicillin nt: → *Ampicillin*

Al|pha|a|my|la|se f: von Ohr- und Bauchspeicheldrüse gebildete Amylase*, die Polysaccharide innerhalb des Moleküls spaltet; ⒺE *alpha-amylase*

alpha$_1$-Antitrypsin nt: in der Leber gebildeter Proteinasehemmer; ⒺE *alpha$_1$-antitrypsin*

alpha$_1$-Antitrypsinmangel m: genetisch bedingter Mangel an alpha$_1$-Antitrypsin im Serum; führt zu Entwicklung einer Leberzirrhose oder eines Lungenemphysems; ⒺE *alpha$_1$-antitrypsin deficiency*

Al|pha|blo|cker pl: die Alpharezeptoren blockierende Substanzen; ⒺE *alphablocker*

Al|pha|fe|to|pro|te|in nt: Glykoproteid, das v.a. in fetalem Gewebe gebildet wird; erhöhte Blutspiegel werden bei gewissen Erkrankungen und Tumoren gefunden; ⒺE *alpha-fetoprotein*

Al|pha|glo|bu|lin nt: erste Plasmaeiweißfraktion bei der Elektrophorese; ⒺE *alpha globulin*

Al|pha|hä|mo|ly|se f: durch Ausbildung einer grünen Zone um die Kolonie gekennzeichnetes Bakterienwachstum mit Hämolyse auf Blutagar; ⒺE *alphahemolysis*

Al|pha|mi|me|ti|kum nt: alpharezeptorenstimulierendes Mittel; ⒺE *alphamimetic*

al|pha|mi|me|tisch adj: alpharezeptorenstimulierend; ⒺE *alphamimetic*

Al|pha|re|zep|to|ren pl: auf Adrenalin und andere Catecholamine ansprechende Rezeptoren des sympathischen Nervensystems; ⒺE *alpha receptors*

Al|pha|re|zep|to|ren|blo|cker pl: → *Alphablocker*

Al|pha|strah|len pl: aus Alphateilchen* bestehende Korpuskularstrahlung; ⒺE *alpha rays*

Al|pha|strah|lung f: → *Alphastrahlen*

Al|pha|sym|pa|tho|mi|me|ti|kum nt: → *Alphamimetikum*

Al|pha|teil|chen pl: aus zwei Protonen und zwei Neutronen bestehende, zweifach positive Teilchen; entsprechen dem Heliumkern; ⒺE *alpha particles*

Allphalwelllen *pl*: normale Wellenform im Elektroenzephalogramm; ⒺE *alpha waves*

Alpha-Zelladenokarzinom *nt*: → *Alpha-Zelladenom*

Alpha-Zelladenom *nt*: von den A-Zellen der Langerhans*-Inseln ausgehender bösartiger Tumor der Bauchspeicheldrüse; ⒺE *alpha cell adenoma*

Allphalzelllen *pl*: **1.** Glukagon-bildende Zellen der Langerhans*-Inseln der Bauchspeicheldrüse **2.** azidophile Zellen des Hypophysenvorderlappens, in denen STH gebildet wird; ⒺE **1.–2.** *alpha cells*

Allphalzerlfall *m*: radioaktiver Zerfall, bei dem Alphateilchen frei werden; ⒺE *alpha decay*

Alport-Syndrom *nt*: familiäre Nephropathie* mit Innenohrtaubheit und Augenfehlbildungen; ⒺE *Alport's syndrome*

Allteiralltilon *f*: Änderung, Veränderung, Abänderung, Umänderung; ⒺE *alteration*

allterlnielrend *adj*: abwechselnd, wechselweise, wechselseitig; ⒺE *alternate*

Allterslamlylolildolse *f*: durch AS-Amyloid hervorgerufene Amyloidose* mit Schädigung von Herzmuskel und Gehirn; ⒺE *senile amyloidosis*

Allterslaltrolphie *f*: physiologischer Abbau von Organen und Geweben im Alter; ⒺE *senile atrophy*

Alltersldelmenz *f*: Abnahme der geistigen Leistungsfähigkeit im Alter; ⒺE *presbyophrenia*

Alltersldilalbeltes *m*: nicht-insulinabhängiger Diabetes* mellitus; ⒺE *adult-onset diabetes*

Allterslflelcke *pl*: durch eine Pigmentvermehrung verursachte physiologische Fleckung der Haut; ⒺE *senile lentigo*

Allterslhaut *f*: physiologische Abnahme der Hautelastizität und Atrophie der Haut ab dem 4. Lebensjahrzehnt; ⒺE *geroderma*

Allterslhylperlthylrelolse *f*: Hyperthyreose* im höheren Lebensalter; ⒺE *senile hyperthyroidism*

Allterslhylpolthylrelolse *f*: Hypothyreose* im höheren Lebensalter; ⒺE *senile hypothyroidism*

Allterslosltelolpolrolse *f*: physiologische, im Rahmen der allgemeinen Altersatrophie* auftretende Osteoporose*; ⒺE *senile osteoporosis*

Allterslpiglmenltielrunlgen *pl*: im Alter vermehrt auftretende Pigmentflecke der Haut; ⒺE *senile lentigo*

Allterslschwerlhölrigllkeit *f*: physiologische Abnahme des Hörvermögens im Alter; betrifft v.a. die höheren Frequenzen; ⒺE *presbycusis*

Allterslsichltigllkeit *f*: → *Presbyopie*

Allterslstar *m*: häufigste Form der Katarakt*; ⒺE *senile cataract*

Allterslulllkus des Magens *m*: durch arteriosklerotische Veränderungen von Magengefäßen hervorgerufenes, ausgedehntes Magengeschwür, das relativ symptomlos verläuft; ⒺE *senile gastric ulcer*

Allterslwarlze *f*: im höheren Alter gehäuft auftretender gutartiger, verruköser Tumor mit schmutzig-grauer zerklüfteter Oberfläche; ⒺE *senile wart*

Allterslweitlsichltigllkeit *f*: → *Presbyopie*

Altlrulislmus *m*: Nächstenliebe, Selbstlosigkeit, Uneigennützigkeit; ⒺE *altruism*

Allulmen *nt*: → *Alaun*

Allulmilnilum *nt*: zu den Erdmetallen gehörendes Leichtmetall; ⒺE *aluminum*

Allulmilnilumllunlge *f*: durch langjähriges Einatmen von Aluminiumstaub hervorgerufene Pneumokoniose*; ⒺE *aluminosis*

Allulmilnilumlstaubllunlge *f*: → *Aluminiumlunge*

Allulmilnolse *f*: → *Aluminiumlunge*

Allvelolbronlchilolliltis *f*: Entzündung von Lungenbläschen/Alveolen und Bronchien; ⒺE *alveobronchiolitis*

allvelolllär *adj*: **1.** mit Hohlräumen versehen **2.** Lungenalveolen betreffend **3.** Zahnalveolen betreffend; ⒺE **1.** *alveolate* **2.–3.** *alveolar*

Allvelolllarldruck *m*: Druck innerhalb der Lungenalveolen; ⒺE *alveolar pressure*

Allvelolllarlepilthellzelllen *pl*: → *Alveolarzellen*

Allvelolllarlgas *nt*: → *Alveolarluft*

Allvelolllarlluft *f*: Gasgemisch der Lungenalveolen; enthält mehr Kohlendioxid als die eingeatmete Luft; ⒺE *alveolar gas*

Allvelolllarlsäcklchen *pl*: blinde Enden der Alveolargänge, von denen die Lungenbläschen ausgehen; ⒺE *air saccules*

Allvelolllarlzelllen *pl*: Epithelzellen der Lungenbläschen; ⒺE *alveolar cells*

Allvelolllarlzelllenlkarlzilnom *nt*: → *Alveolarzellkarzinom*

Allvelolllarlzelllkarlzilnom *nt*: seltenes Adenokarzinom* der Lunge; trotz frühzeitiger hämatogener Metastasierung* ist die Prognose relativ gut; ⒺE *alveolar* cell carcinoma

Allvelolle f: → Alveolus

Allvelollekltolmie f: operative (Teil-)Entfernung von Zahnalveolen; ⒺⒺ alveolectomy

Allvelollenlsäcklchen pl: → Alveolarsäckchen

Allvelolliltis f: 1. Entzündung der Lungenbläschen/Alveoli pulmonales 2. Entzündung der Zahnfächer/Alveoli dentales; ⒺⒺ 1.–2. alveolitis

exogen allergische Alveolitis: durch organische Staubpartikel hervorgerufene allergische Reaktion der Lungenalveolen; ⒺⒺ allergic alveolitis

Allvelollolbronlchilolliltis f: Entzündung von Lungenbläschen und Bronchien; ⒺⒺ alveobronchiolitis

allvelollolden|tal adj: Zahnfach und Zahn/Dens betreffend oder verbindend; ⒺⒺ alveolodental

allvelollollalbilal adj: Alveolarfortsatz und Lippen/Labia betreffend; ⒺⒺ alveololabial

allvelollolpallaltal adj: Alveolarfortsatz und Gaumen/Palatum betreffend oder verbindend; ⒺⒺ alveolopalatal

Allvelollus m, pl -li: Alveole, kleine sackähnliche Ausbuchtung; ⒺⒺ alveolus

Alveoli dentales: Zahnfächer der Alveolarfortsätz von Unter- und Oberkiefer; ⒺⒺ dental alveoli

Alveoli pulmonis: Lungenbläschen, Alveolen; ⒺⒺ pulmonary alveoli

Allym|pho|pla|sie f: fehlende Lymphozytenbildung im Knochenmark; ⒺⒺ alymphoplasia

Allym|pho|zy|to|se f: absoluter Lymphozytenmangel im Blut; ⒺⒺ alymphocytosis

Alzheimer-Krankheit f: multifaktoriell bedingte, präsenile [meist 5.–6. Lebensjahrzehnt] Atrophie der Großhirnrinde mit typischem pathohistologischem Bild [**Alzheimer-Fibrillen, Alzheimer-Plaques**]; im Laufe der Krankheit kommt es zum fortschreitenden geistigen und körperlichen Verfall der Patienten; ⒺⒺ Alzheimer's disease

Almallgam nt: Legierung von Quecksilber mit anderen Metallen; in der Zahnmedizin als Füllungsmaterial verwendet; ⒺⒺ amalgam

Almalnilta f: Pilzgattung mit zahlreichen giftigen Arten; ⒺⒺ Amanita

Almalniltin nt: im **grünen Knollenblätterpilz** [Amanita phalloides] enthaltenes hochgiftiges Mykotoxin*, das zu Leberzellverfettung und -nekrose führt; ⒺⒺ amanitine

Almasltie f: angeborenes, ein- oder beidseitiges Fehlen der Brustdrüse; ⒺⒺ amastia

Amaltholpholbie f: krankhafte Angst vor Staub oder Schmutz; ⒺⒺ amathophobia

Amaltolxilne pl: in Amanita*-Arten enthaltene Lebergifte; ⒺⒺ amatoxins

Almaulrolse f: vollständige, durch eine amaurotische Pupillenstarre* gekennzeichnete Erblindung bei Ausfall sämtlicher optischer Funktionen; ⒺⒺ amaurosis

diabetische Amaurose: Erblindung als Endstadium einer Retinopathia* diabetica; häufigste Erblindung in den industrialisierten Ländern; ⒺⒺ diabetic amaurosis

Almaulrolsis f: → Amaurose

Amaurosis fugax: nur kurz andauernde, vollständig reversible Erblindung; ⒺⒺ amaurosis fugax

Ambi-, ambi- präf.: Wortelement mit der Bedeutung 1. „beide/beidseitig" 2. „um ...herum"

ambildexter adj: mit beiden Händen, beidhändig; ⒺⒺ ambidexter

ambillalteral adj: beide Seiten betreffend; ⒺⒺ ambilateral

Am|bilse|xua|li|tät f: sexuelle Neigung zu beiden Geschlechtern; ⒺⒺ bisexuality

Ambiltenldenz f: Ambivalenz* des Wollens; gleichzeitiges Bestehen gegensätzlicher Wünsche und Triebe; ⒺⒺ ambitendency

Am|bilver|si|on f: gleichzeitiges Vorkommen von Introversion und Extroversion in einer Person; ⒺⒺ ambiversion

Ambly-, ambly- präf.: Wortelement mit der Bedeutung „stumpf/abgestumpft"

Amblylolpie f: angeborene oder erworbene Schwachsichtigkeit ohne erkennbare organische Ursache; ⒺⒺ weaksightedness

toxische Amblyopie: durch chronischen Alkohol- oder Nikotingenuss verursachte Amblyopie*; ⒺⒺ toxic amblyopia

Am|boss m: mittleres Gehörknöchelchen, das mit Hammer und Steigbügel verbunden ist; ⒺⒺ anvil

Amboss-Steigbügel-Gelenk nt: gelenkige Verbindung zwischen Amboss und Steigbügel im Mittelohr; ⒺⒺ incudostapedial joint

amlbullant adj: ohne stationäre Aufnahme, während einer Sprechstunde; ⒺⒺ

21

A

ambulant

Almeilsenllaulfen *nt*: Hautkribbeln als Störung der normalen Empfindung; ⒺⒺ *formication*

Almeilsenlsäulre *f*: einfachste Monokarbonsäure; ⒺⒺ *formic acid*

Almellalnolse *f*: selten gebrauchte Bezeichnung für einen Melaninmangel der Haut oder anderer Gewebe; Ⓔ *amelanosis*

Almellie *f*: angeborenes Fehlen einer oder mehrerer Gliedmaße; Ⓔ *amelia*

Amelo-, amelo- *präf.*: Wortelement mit Bezug auf „Zahnschmelz/Enamelum"

Almellolblast *m*: den Zahnschmelz bildende Zelle; Ⓔ *ameloblast*

Almellolgelnelsis *f*: Zahnschmelzbildung; Ⓔ *amelogenesis*

Amelogenesis imperfecta: angeborene Störung der Zahnschmelzbildung mit unterschiedlicher Ausprägung; Ⓔ *amelogenesis imperfecta*

Almelnorlrhoe *f*: Ausbleiben der Monatsblutung; Ⓔ *amenorrhea*

ernährungsbedingte/nutritive Amenorrhoe: durch eine Mangelernährung verursachte Amenorrhoe; Ⓔ *nutritional amenorrhea*

Almenltia *f*: leichte Bewusstseinseinschränkung mit Zusammenhangslosigkeit des Denkens, Desorientiertheit und Halluzinationen; Ⓔ *amentia*

Almenz *f*: → *Amentia*

Almeltrolpie *f*: Fehlsichtigkeit [Hyperopie*, Myopie*] durch Brechungsanomalien des Auges; Ⓔ *ametropia*

Almid *nt*: Ammoniakverbindung, in der ein Wasserstoffatom durch ein Metallatom [**Metallamid**] oder einen Säurerest [**Säureamid**] ersetzt ist; Ⓔ *amide*

Almildalse *f*: Hydrolase*, die Säureamide spaltet; Ⓔ *amidase*

-ämie *suf.*: Wortelement mit der Bedeutung „erhöhter (Blut-)Spiegel"

almilkrolbilell *adj*: nicht von Mikroben verursacht; Ⓔ *amicrobic*

Almilmie *f*: Verlust der Mimik, z.B. bei Parkinson*-Krankheit [Maskengesicht]; Ⓔ *amimia*

Almin *nt*: Ammoniakverbindung, in der ein oder mehrere Wasserstoffatome durch einen organischen Rest ersetzt sind; je nach der Anzahl der ersetzten H-Atome unterscheidet man **primäre, sekundäre** und **tertiäre Amine**; Ⓔ *amine*

biogenes Amin: natürliches, in Pflanzen oder Tieren vorkommendes Amin mit Bedeutung für den Stoffwechsel; Ⓔ *biogenic amine*

Almilnolkollpiltis *f*: Besiedlung der Scheide mit **Gardnerella vaginalis** und anderen Bakterien [Staphylokokken, Streptokokken, Escherichia coli], die zu grau-weißem Ausfluss mit fischähnlichem Geruch führt; Ⓔ *bacterial vaginosis*

Almilnolalzidlälmie *f*: erhöhter Aminosäuregehalt des Blutes; Ⓔ *aminoacidemia*

Almilnolalzidlulrie *f*: gesteigerte Aminosäureausscheidung im Harn; Ⓔ *aminoaciduria*

Almilnolbenlzol *nt*: → *Anilin*

Almilnolbernlsteinlsäulre *f*: → *Asparaginsäure*

Almilnoleslsiglsäulre *f*: einfachste Aminosäure; Bestandteil vieler Gerüsteiweiße; Ⓔ *aminoacetic acid*

Almilnolglulcolse *f*: Aminozuckerderivat der Glucose*; Baustein komplexer Polysaccharide*

Aminoglykosid-Antibiotikum *nt*: aus Aminozucker aufgebaute Antibiotika mit meist breitem Wirkungsspektrum; Ⓔ *aminoglycoside antibiotic*

Almilnolgruplpe *f*: die aus Ammoniak durch Substitution eines Wasserstoffatoms erhaltene NH_2-Gruppe; Ⓔ *amino radical*

δ-Aminolävulinsäure *f*: Zwischenprodukt der Porphyrinsynthese; wird bei Bleivergiftung und Porphyrie vermehrt im Harn ausgeschieden; Ⓔ *δ-aminolevulinic acid*

Almilnolpeptildalse *f*: Hydrolase*, die die N-terminale Aminosäure von Proteinen abspaltet; Ⓔ *aminopeptidase*

Almilnolprolpilonlsäulre *f*: → *Alanin*

Almilnolptelrin *nt*: Folsäureantagonist, der als Zytostatikum* verwendet wird; Ⓔ *aminopterin*

6-Aminopurin *nt*: → *Adenin*

Almilnolsäulreldilalbeltes *m*: genetisch bedingte Ausscheidung von Aminosäuren und Zucker im Harn; Ⓔ *amino acid diabetes*

Almilnolsäulren *pl*: Karbonsäuren, bei denen ein H-Atom durch eine Amingruppe ersetzt wurde; einfachste Bausteine der Eiweiße; Ⓔ *amino acids*

essentielle Aminosäuren: Aminosäuren, die mit der Nahrung aufgenommen werden müssen; Ⓔ *essential amino acids*

glucogene/glucoplastische Aminosäuren: Aminosäuren, die in Zucker umgewandelt werden können; Ⓔ *glucogenic/glucoplastic amino acids*

ketogene/ketoplastische Aminosäuren: Aminosäuren, die Ketonkörper bilden; Ⓔ *ketoplastic amino acids*

nicht-essentielle Aminosäuren: Aminosäuren, die nicht mit der Nahrung aufgenommen werden müssen; Ⓔ *nonessential amino acids*

A|mi|no|säu|re|o|xi|da|ti|on *f*: oxidativer Aminosäureabbau; Ⓔ *amino acid oxidation*

A|mi|no|su|rie *f*: → *Aminurie*

A|mi|no|trans|fe|ra|se *f*: Enzym, das die Aminogruppe von einer Substanz auf eine andere überträgt; Ⓔ *aminotransferase*

A|mi|no|zu|cker *m*: Einfachzucker, in dem die OH-Gruppe durch die NH_2-Gruppe ersetzt ist; Ⓔ *amino sugar*

A|min|u|rie *f*: gesteigerte Aminausscheidung im Harn; Ⓔ *aminuria*

-ämisch *suf.*: in Adjektiven verwendetes Wortelement mit der Bedeutung „mit erhöhtem (Blut-)spiegel"

Am|men|phä|no|men *nt*: stärkeres Wachstum von Bakterien [z.B. Haemophilus] im Hämolysehof von Staphylococcus* aureus; Ⓔ *satellite phenomenon*

Am|men|wachs|tum *nt*: → *Ammenphänomen*

Am|men|zel|len *pl*: pyramidenförmige Zellen des Hodens, die für die Ernährung der Samenzellen von Bedeutung sind; Ⓔ *nurse cells*

Am|mon|ä|mie *f*: erhöhter Ammoniakgehalt des Blutes; Ⓔ *ammonemia*

Am|mo|ni|ak *nt*: farbloses, stechend riechendes Gas; leicht löslich in Wasser [Salmiakgeist]; Ⓔ *ammonia*

am|mo|ni|a|ka|lisch *adj*: Ammoniak enthaltend; (*Urin, Ausfluss*) nach Ammoniak riechend; Ⓔ *ammoniacal*

Am|mo|ni|ä|mie *f*: → *Ammonämie*

Am|mo|ni|o|ge|ne|se *f*: Bildung von Ammoniumionen in der Niere; Ⓔ *ammonigenesis*

Am|mo|ni|um *nt*: in wässriger Lösung aus Ammoniak entstehendes einwertiges Kation, das sich wie ein Metall verhält; Ⓔ *ammonium*

Am|mo|ni|u|rie *f*: Ammoniakausscheidung im Harn; Ⓔ *ammoniuria*

Am|mo|no|ly|se *f*: Ammoniakspaltung; Ⓔ *ammonolysis*

Am|ne|sie *f*: Erinnerungsstörung, Gedächtnisstörung; Ⓔ *amnesia*

anterograde Amnesie: Amnesie für die Zeit nach dem auslösenden Ereignis; Ⓔ *anterograde amnesia*

kongrade Amnesie: Amnesie für die

Zeit einer Bewusstlosigkeit; Ⓔ *congrade amnesia*

psychogene Amnesie: Amnesie durch eine unbewusste Verdrängung unangenehmer Erinnerungen; Ⓔ *psychogenic amnesia*

retrograde Amnesie: Amnesie für die Zeit vor dem auslösenden Ereignis; Ⓔ *retrograde amnesia*

Am|ni|o|fe|to|gra|fie, -gra|phie *f*: → *Amniografie*

Am|ni|o|ge|ne|se *f*: Amnionentwicklung; Ⓔ *amniogenesis*

Am|ni|o|gra|fie, -gra|phie *f*: bildgebendes Verfahren zur Darstellung von Plazenta und Fetus unter Verwendung von Kontrastmittel*; Ⓔ *amniography*

am|ni|o|gra|fisch, -gra|phisch *adj*: Amniografie betreffend, mittels Amniografie; Ⓔ *amniographic*

Am|ni|on *nt*: dünne innere Haut der Fruchtblase, deren Epithel das Fruchtwasser bildet; Ⓔ *amnion*

Am|ni|on|in|fek|ti|ons|syn|drom *nt*: bakterielle Infektion des Fruchtwassers im letzten Schwangerschaftsdrittel; meist nach vorzeitigem Blasensprung; Ⓔ *amniotic infection syndrome*

Am|ni|on|in|fu|si|ons|syn|drom *nt*: durch Eindringen von Fruchtwasser in den mütterlichen Kreislauf verursachte Embolie*; Ⓔ *amniotic fluid infusion*

Am|ni|o|ni|tis *f*: Entzündung des Amnions; Ⓔ *amnionitis*

Am|ni|on|punk|ti|on *f*: Fruchtblasenpunktion; Ⓔ *amniocentesis*

Am|ni|on|rup|tur *f*: → *Blasensprung*

Am|ni|or|rhoe *f*: Aussickern von Fruchtwasser; Ⓔ *amniorrhea*

Am|ni|o|sko|pie *f*: direkte Betrachtung der Fruchtblase mit einem Amnioskop; Ⓔ *amnioscopy*

am|ni|o|tisch *adj*: Amnion betreffend, vom Amnion abstammend; Ⓔ *amniotic*

Am|ni|o|to|mie *f*: Eröffnung der Fruchtblase zur Geburtseinleitung; Ⓔ *amniotomy*

Am|ni|o|zen|te|se *f*: Fruchtblasenpunktion, Amnionpunktion; Ⓔ *amniocentesis*

A|mö|ben *pl*: zu den Wurzelfüßern gehörende Einzeller, die sich durch Formveränderung und Ausbildung von Scheinfüßchen [Pseudopodien] fortbewegen; Ⓔ *amebas*

A|mö|ben|dy|sen|te|rie *f*: → *Amöbenruhr*

A|mö|ben|ruhr *f*: in den Tropen weitverbreitete, oft schwere Durchfallerkran-

23

kung durch Entamoeba* histolytica oder (selten) Dientamoeba* fragilis; Ⓔ *amebic dysentery*

Amöbilalsis f: durch Entamoeba* histolytica hervorgerufene Infektionskrankheit der Tropen und Subtropen; meist gleichgesetzt mit intestinaler Amöbiasis; Ⓔ *amebiasis*

extraintestinale Amöbiasis: meist die Leber [**Amöbenhepatitis**], Lunge oder Haut betreffende Form; Ⓔ *extraintestinal amebiasis*

intestinale Amöbiasis: in den Tropen weitverbreitete, oft schwere Durchfallerkrankung durch Entamoeba* histolytica oder (selten) Dientamoeba* fragilis; Ⓔ *intestinal amebiasis*

almölbisch adj: Amöben betreffend, durch Amöben verursacht; Ⓔ *amebic*

almölbilzid adj: amöbenabtötend; Ⓔ *amebicidal*

almölbolid adj: amöbenähnlich oder amöbenartig (*in Form oder Bewegung*); Ⓔ *ameboid*

Almölbulrie f: Amöbenausscheidung im Harn; Ⓔ *ameburia*

Almoelba f: → Amöben

Almorlbolgen m: der geschwungene Bogen des Oberlippenrots; Ⓔ *Cupid's bow*

almorph adj: gestaltlos, formlos, strukturlos; (*chem.*) nicht kristallin; Ⓔ *amorphous*

Amloxlilcilllin nt: halbsynthetisches Penicillin* mit breitem Wirkspektrum; Ⓔ *amoxicillin*

Amlpere nt: SI-Einheit der elektrischen Stromstärke; Ⓔ *ampere*

Amlpheltalmin nt: dem Adrenalin verwandtes Sympathomimetikum mit hohem Suchtpotenzial; Ⓔ *amphetamine*

Amphi-, amphi- präf.: Wortelement mit der Bedeutung „zweifach/doppelt/beide/um...herum"

Amlphilarlthrolse f: von straffen Bändern zusammengehaltenes Gelenk mit nur geringer Beweglichkeit [z.B. Iliosakralgelenk*]; Ⓔ *amphiarthrosis*

Ampho-, ampho- präf.: → Amphi-

amlpholchrolmaltolphil adj: mit sauren und basischen Farbstoffen färbend; Ⓔ *amphochromatophil*

Amlphollyt m: chemische Verbindung, die sowohl sauer als auch basisch reagieren kann; Ⓔ *ampholyte*

Amlpholrenlatlmen nt: → Amphorophonie

amlpholrisch adj: (*Schall*) hohl klingend; Ⓔ *amphoric*

Amlpholrolpholnie f: über großen Lun-

genkavernen hörbares, hohl-klingendes Atemgeräusch; Ⓔ *amphorophony*

amlpholter adj: teils sauer, teils basisch reagierend; Ⓔ *amphoteric*

Amlpilcilllin nt: säurestabiles, halbsynthetisches Penicillin* mit breitem Wirkspektrum; Ⓔ *ampicillin*

AMP-Kinase f: Enzym, das im Muskel die Reaktion ATP + AMP → 2 ADP katalysiert; Ⓔ *AMP kinase*

Amlpulla f, pl **-lae**: bauchige Aufweitung eines Hohlorgans; Ⓔ *ampulla*

Ampulla ductus deferentis: ampullärer Endabschnitt des Samenleiters; Ⓔ *ampulla of deferent duct*

Ampulla hepatopancreatica: Endstück des Ductus* choledochus; Ⓔ *hepatopancreatic ampulla*

Ampulla membranacea: Bogengangsampulle; Ⓔ *membranaceous ampulla*

Ampulla ossea: knöcherne Bogengangsampulle; Ⓔ *osseous ampulla*

Ampulla recti: Mastdarmausbuchtung; Ⓔ *ampulla of rectum*

Ampulla tubae uterinae: Ampulle des Eileiters; Ⓔ *ampulla of (uterine) tube*

amlpulllär adj: eine Ampulle betreffend; bauchig aufgetrieben oder erweitert; Ⓔ *ampullar*

Amlpulle f: → Ampulla

Amlpulllenlstelnolse f: Stenose* der Ampulla hepaticopancreatica; Ⓔ *ampullary stenosis*

Amlpulllitis f: Entzündung der Samenleiterampulle; Ⓔ *ampullitis*

Amlpultaltion f: operative Abnahme eines Körperteils; Ⓔ *amputation*

almylel adj: Amyelie betreffend, rückenmarkslos, ohne Rückenmark; Ⓔ *amyelic*

Almylellenlzelphallie f: angeborenes Fehlen von Hirn und Rückenmark; Ⓔ *amyelencephalia*

Almylellie f: angeborenes Fehlen des Rückenmarks; Ⓔ *amyelia*

almyellilnisch adj: ohne Myelin, myelinlos, myelinfrei; Ⓔ *amyelinic*

Almyellotlrolphie f: Rückenmarkatrophie; Ⓔ *amyelotrophy*

Amlyllaslälmie f: Amylasenerhöhung im Blut; Ⓔ *amylasemia*

Amlyllase f: Enzym, das Stärke und Glykogen abbaut; Ⓔ *amylase*

α-Amylase: von Ohr- und Bauchspeicheldrüse gebildete Amylase, die Polysaccharide innerhalb des Moleküls spaltet; Ⓔ *alpha-amylase*

β-Amylase: in Pflanzen und Mikroorganismen vorkommende Amylase, die schrittweise Maltose abspaltet; ⒠ *beta-amylase*

γ-Amylase: in den Lysosomen von Leber und Niere vorkommende Amylase, die Betaglucose abspaltet; ⒠ *gamma-amylase*

Almyllaslulrie *f*: gesteigerte Amylaseausscheidung im Harn; ⒠ *amylasuria*

Almyllin *nt*: → *Amylopektin*

Amylo-, amylo- *präf.*: Wortelement mit der Bedeutung „Stärke/Amylum"

almyllolgen *adj*: stärkebildend; ⒠ *amylogenic*

Amylo-1,6-Glucosidase *f*: u.A. in Leber und Muskel vorkommende Glykosidhydrolase; Mangel oder Fehlen verursacht hepatorenale Glykogenspeicherkrankheiten*; ⒠ *amylo-1,6-glucosidase*

Almyllolhyldrollylse *f*: Stärkehydrolyse, Stärkespaltung; ⒠ *amylohydrolysis*

almyllolid *adj*: stärkeähnlich; ⒠ *amyloid*

Almyllolidlkörlper *pl*: u.A. in Prostata, Gehirn und Gelenken auftretende, konzentrische Körperchen; ⒠ *amyloid bodies*

Almyllolidlnelphrolse *f*: durch Amyloidablagerung in den Glomeruli entstehende, sekundäre Nierenamyloidose; ⒠ *amyloid nephrosis*

Almyllolildolse *f*: Oberbegriff für durch die Ablagerung von Amyloid hervorgerufene Krankheiten; ⒠ *amyloidosis*

idiopathische Amyloidose: ätiologisch unklare Amyloidose mit Befall multipler Organe; ⒠ *primary amyloidosis*

kutane Amyloidose: durch Ablagerung von Amyloid in die Haut hervorgerufene Erkrankung; ⒠ *cutaneous amyloidosis*

sekundäre Amyloidose: im Rahmen chronisch entzündlicher Erkrankungen [z.B. Osteomyelitis*, Tuberkulose*] entstehende Amyloidose; ⒠ *secondary amyloidosis*

senile Amyloidose: Amyloidose mit Schädigung des Herzmuskels und des Gehirns; ⒠ *senile amyloidosis*

systemische Amyloidose: Amyloidose mit Ablagerung von Amyloid in mehreren Organen oder Organsystemen; ⒠ *systemic amyloidosis*

Almyllollylse *f*: → *Amylohydrolyse*

Almyllolpekltin *nt*: verzweigtkettiger, wasserunlöslicher Teil der Stärke; ⒠ *amylopectin*

Almyllolpekltilnolse *f*: durch Fehlen der Amylo-1,6-Glucosidase* hervorgeru-

fene Glykogenspeicherkrankheit mit schlechter Prognose; klinisch stehen Leberzirrhose*, Splenomegalie* und Minderwuchs im Vordergrund; ⒠ *amylopectinosis*

almyllolplasltisch *adj*: stärkebildend; ⒠ *amyloplastic*

Almyllorlrhoe *f*: erhöhte Stärkeausscheidung im Stuhl; ⒠ *amylorrhea*

Almyllolse *f*: aus D-Glucose* aufgebautes Polysaccharid*; Bestandteil der Stärke; ⒠ *amylose*

Almyllolslulrie *f*: Stärkeausscheidung im Harn; ⒠ *amylosuria*

Almyllolsynlthelse *f*: Stärkeaufbau, Stärkesynthese; ⒠ *amylosynthesis*

Almyllum *nt*: aus Amylose* und Amylopektin* aufgebautes Polysaccharid; wichtigstes Speicherkohlenhydrat; ⒠ *amylum*

Almyllulrie *f*: → *Amylosurie*

Almylolplalsie *f*: angeborene Fehlbildung oder Unterentwicklung eines Muskels; ⒠ *amyoplasia*

Almylosltalsia *f*: Störung der Muskelkoordination; ⒠ *amyostasia*

Almyloltolnie *f*: verringerter oder fehlender Muskeltonus; ⒠ *amyotonia*

Almyloltrolphie *f*: Muskelschwund, Muskelatrophie; ⒠ *amyotrophy*

alnalbaltisch *adj*: (auf-)steigend, sich verstärkend; ⒠ *anabatic*

alnalbol *adj*: Anabolismus betreffend, aufbauend; ⒠ *anabolic*

Alnalbollilkum *nt*: Substanz, die den Aufbaustoffwechsel anregt; ⒠ *anabolic*

alnalbollisch *adj*: → *anabol*

Alnalbollislmus *m*: Aufbaustoffwechsel des Körpers; ⒠ *anabolism*

Alnalcholrelse *f*: **1.** (*psychiat.*) Abkapselung von der Außenwelt **2.** (*patholog.*) Absiedlung von Erregern an einem sanierten Fokus; ⒠ **1.–2.** *anachoresis*

Alnlaelmia *f*: → *Anämie*

Anaemia perniciosa: durch Vitamin B_{12}-Mangel hervorgerufene megaloblastäre Anämie*; ⒠ *pernicious anemia*

alnlaelrob *adj*: ohne Sauerstoff lebend, nicht auf Sauerstoff angewiesen; ⒠ *anaerobic*

Alnlaelrolbiler *m*: Mikroorganismus, der ohne Sauerstoff oder nur bei Abwesenheit von Sauerstoff leben kann; ⒠ *anaerobe*

Anlaelrolbilont *m*: → *Anaerobier*

anlalelrolgen *adj*: wenig oder kein Gas bildend; die Gasbildung unterdrückend; ⒠ *anaerogenic*

A|na|gen|haar *nt*: wachsendes Haar ohne Wurzelscheide; ⒺED *anagen hair*

An|ak|li|se *f*: emotionale Abhängigkeit von einem Partner; ⒺED *anaclisis*

An|a|ku|sis *f*: (vollständige) Taubheit; ⒺED *anakusis*

a|nal *adj*: After/Anus betreffend, zum After/Anus gehörend; ⒺED *anal*

A|nal|a|tre|sie *f*: angeborenes Fehlen der Afteröffnung; ⒺED *anal atresia*

A|nal|bu|min|ä|mie *f*: vollständiges Fehlen von Albuminen im Blut; ⒺED *analbuminemia*

A|nal|ek|zem *nt*: meist juckendes, akutes oder chronisches Ekzem im Analbereich; ⒺED *perianal eczema*

A|nal|lep|ti|kum *nt*: Reizmittel, Stimulans; ⒺED *analeptic*

a|nal|lep|tisch *adj*: belebend, anregend, stärkend; mit analeptischer Wirkung; ⒺED *analeptic*

A|nal|fal|ten *pl*: nach perianalen Thrombosen zurückbleibende Hautfalten am äußeren Anus; ⒺED *anal tags*

A|nal|fis|sur *f*: schmerzhafter Einriss im Bereich des Afters; ⒺED *anal fissure*

A|nal|fis|tel *f*: vom Anus ausgehende Fistel, die in andere Darmteile oder Organe mündet [**innere Analfistel**] oder nach außen führt [**äußere Analfistel**]; ⒺED *anal fistula*

An|al|ge|sie *f*: Aufhebung der Schmerzempfindlichkeit; ⒺED *analgesia*

patientengesteuerte Analgesie: Form der Schmerztherapie, bei der der Patient die zugeführte Schmerzmittelmenge regulieren kann; ⒺED *on-demand analgesia*

Analgetika-Asthma *f*: durch verschiedene Schmerzmittel [z.B. Acetylsalicylsäure] ausgelöstes Asthma* bronchiale; ⒺED *analgesic asthma*

An|al|ge|ti|kum *nt*: schmerzstillendes Medikament; ⒺED *analgetic*

an|al|ge|tisch *adj*: schmerzstillend; schmerzunempfindlich; ⒺED *analgetic*

An|al|gie *f*: Schmerzlosigkeit; ⒺED *analgia*

A|nal|ka|nal *m*: unterer Abschnitt des Mastdarms; ⒺED *anal canal*

A|nal|kar|zi|nom *nt*: bösartige Geschwulst des Afters; ⒺED *anal carcinoma*

A|nal|kryp|ten *pl*: Krypten der Afterschleimhaut; ⒺED *anal crypts*

a|na|log *adj*: entsprechend, ähnlich; ähnlich, gleichartig; vergleichbar; ⒺED *analog*

A|nal|pa|pil|len *pl*: → *Analsäulen*

A|nal|phal|li|po|pro|te|in|ä|mie *f*: autosomal-rezessive vererbtes Fehlen der Alpha₁-Lipoproteine; ⒺED *analphalipoproteinemia*

A|nal|po|lyp *m*: von den Analsäulen ausgehender Polyp; ⒺED *anal polyp*

A|nal|pro|laps *m*: Vorfall der Analschleimhaut [**inkompletter Analprolaps**] oder aller Wandschichten [**kompletter Analprolaps, Rektumprolaps**]; ⒺED *anal prolaps*

A|nal|pru|ri|tus *m*: Afterjucken; ⒺED *anal itching*

A|nal|re|flex *m*: Kontraktion des äußeren Afterschließmuskels bei Berührung; ⒺED *anal reflex*

A|nal|rha|gal|den *pl*: oberflächliche Defekte der Afterschleimhaut; ⒺED *anal rhagades*

A|nal|säu|len *pl*: Längsfalten der Mastdarmschleimhaut; ⒺED *anal columns*

An|ä|mie *f*: Verminderung von Hämoglobinkonzentration, Erythrozytenzahl und/oder Hämatokrit unter die alters- und geschlechtsspezifischen Normwerte; ⒺED *anemia*

achrestische Anämie: an eine perniziöse Anämie erinnernde megaloblastäre Anämie, die aber nicht auf einem Vitamin B₁₂-Mangel beruht; ⒺED *achrestic anemia*

akute hämorrhagische Anämie: akute, durch einen massiven Blutverlust hervorgerufene Anämie; ⒺED *acute posthemorrhagic anemia*

alimentäre Anämie: Anämie durch unzureichende Zufuhr eines oder mehrerer essentieller Nährstoffe; ⒺED *deficiency anemia*

aplastische Anämie: Anämie als Folge einer Blutbildungsstörung; ⒺED *aplastic anemia*

aregenerative Anämie: → *aplastische Anämie*

autoimmunhämolytische Anämie: durch Autoimmunantikörper gegen Erythrozyten hervorgerufene Anämie; ⒺED *autoimmune hemolytic anemia*

ernährungsbedingte Anämie: → *alimentäre Anämie*

essentielle Anämie: nicht durch eine äußere Ursache hervorgerufene Anämie; ⒺED *primary anemia*

hämolytische Anämie: Anämie durch einen pathologisch erhöhten Zerfall von Erythrozyten; ⒺED *hemolytic anemia*

hämotoxische Anämie: durch toxische Substanzen hervorgerufene Anämie durch Störung der Blutbildung oder

Schädigung der Erythrozyten; ⒺⒺ *hemotoxic anemia*

hyperchrome Anämie: Anämie mit erhöhtem Hämoglobingehalt der Erythrozyten; Ⓔ *hyperchromic anemia*

hypochrome Anämie: Anämie mit vermindertem Hämoglobingehalt der Erythrozyten; Ⓔ *hypochromic anemia*

hypoplastische Anämie: Anämie durch eine unzureichende Erythrozytenbildung; Ⓔ *hypoplastic anemia*

idiopathische Anämie: → *essentielle Anämie*

immunhämolytische Anämie: durch Antikörper gegen Erythrozyten hervorgerufene hämolytische Anämie; Ⓔ *immune hemolytic anemia*

makrozytäre Anämie: Anämie mit Makrozyten im Blutausstrich; Ⓔ *macrocytic anemia*

megaloblastäre Anämie: hyperchrome Anämie mit Megaloblasten im Knochenmark und im peripheren Blut; Ⓔ *megaloblastic anemia*

mikrozytäre Anämie: Anämie mit Bildung von Mikrozyten; Ⓔ *microcytic anemia*

molekuläre Anämie: Anämie durch pathologisches Hämoglobin [z.B. Sichelzellenanämie*]; Ⓔ *molecular anemia*

nephrogene Anämie: Anämie durch Erythropoetinmangel bei chronischer Niereninsuffizienz; Ⓔ *renal anemia*

normochrome Anämie: Anämie mit normalem Hämoglobingehalt der Erythrozyten; Ⓔ *normochromic anemia*

normozytäre Anämie: Anämie mit normal geformten und gefärbten Erythrozyten; Ⓔ *normocytic anemia*

nutritive Anämie: → *alimentäre Anämie*

perniziöse Anämie: durch Vitamin B₁₂-Mangel hervorgerufene megaloblastäre Anämie; Ⓔ *pernicious anemia*

physiologische Anämie: im dritten Monat nach der Geburt auftretende Anämie der Säuglinge, die ohne Behandlung wieder verschwindet; Ⓔ *physiological anemia*

posthämorrhagische Anämie: Anämie im Anschluss an einen akuten oder chronischen Blutverlust; Ⓔ *posthemorrhagic anemia*

renale Anämie: → *nephrogene Anämie*

sideroachrestische Anämie: Anämie durch eine angeborene oder erworbene Eisenverwertungsstörung; Ⓔ *sideroachrestic anemia*

sideroblastische Anämie: → *sidero-* *achrestische Anämie*

sideropenische Anämie: hypochrome Anämie durch einen angeborenen oder erworbenen Eisenmangel; häufigste Anämieform; Ⓔ *sideropenic anemia*

toxische Anämie: → *hämotoxische Anämie*

Alnamlnelse f: Vorgeschichte, Krankengeschichte; Ⓔ *anamnesis*

Alnanlkaslmus m: Neurose*, die von Zwangsgedanken/-handlungen/-impulsen beherrscht wird; Ⓔ *anancasm*

alnalphyllakltisch adj: Anaphylaxie betreffend, durch sie bedingt; Ⓔ *anaphylactic*

alnalphyllakltolid adj: anaphylaxieähnlich, mit den Symptomen einer Anaphylaxie; Ⓔ *anaphylactoid*

Alnalphyllaltolxin nt: zum Komplementsystem gehörende Substanz, die u.A. eine Kontraktion der glatten Muskulatur bewirkt; Ⓔ *anaphylatoxin*

Alnalphyllalxie f: Allergie* nach wiederholter Antigeninjektion; kann zur Ausbildung eines **allergischen** oder **anaphylaktischen Schocks** mit akuter Lebensgefahr führen; Ⓔ *anaphylaxis*

Alnalplalsie f: rückläufige Zellentwicklung mit Verlust der Differenzierung; Ⓔ *anaplasia*

Anlarlthrie f: Störung der Lautbildung; Ⓔ *anarthria*

Alnalsarlka f: Flüssigkeitsansammlung im Gewebe; Ⓔ *anasarca*

Alnalspaldie f: Mündung der Harnröhre auf dem Penisrücken; Ⓔ *anaspadias*

Anläslthelsie f: 1. Zustand absoluter Unempfindlichkeit durch neurologische Erkrankungen oder im Rahmen einer Narkose 2. medikamentöse Betäubung/Narkose; Ⓔ 1.–2. *anesthesia*

Anläslthelsilollolgie f: Lehre von der Schmerzausschaltung; Ⓔ *anesthesiology*

Anläslthelltilkum nt: Betäubungsmittel, Narkosemittel; Ⓔ *anesthetic*

anläslthelltisch adj: Anästhesie betreffend oder auslösend, narkotisch, betäubend; Ⓔ *anesthetic*

anlaslitglmalltisch adj: nicht-astigmatisch; Ⓔ *anastigmatic*

Alnalstolmolse f: 1. natürliche Verbindung zweier Hohlorgane, Gefäße oder Nerven 2. operativ hergestellte Verbindung von Hohlorganen, Gefäßen oder Nerven; Ⓔ 1.–2. *anastomosis*

arteriovenöse Anastomose: physiologische [Anastomosis* arteriovenosa] oder künstlich angelegte Verbindung zwischen Arterien und Venen; Ⓔ *arteriovenous anastomosis*

portokavale Anastomose: operative Verbindung von Pfortader/Vena portae und Vena* cava inferior; Ⓔ *portosystemic anastomosis*

refluxverhindernde Anastomose: bei vesikoureteralem Reflux* angewandte Technik; meist handelt es sich um eine submuköse Verlagerung des Harnleiters; Ⓔ *antireflux anastomosis*

A|nas|to|mo|sen|abs|zess *m*: sich im Bereich einer Anastomose bildender Abszess*; Ⓔ *anastomotic abscess*

A|nas|to|mo|sen|fis|tel *f*: meist durch eine Nahtinsuffizienz hervorgerufene (äußere) Fistel*; Ⓔ *anastomotic leak*

A|nas|to|mo|sen|ge|schwür *nt*: → *Anastomosenulkus*

A|nas|to|mo|sen|in|suf|fi|zi|enz *f*: meist von Fistel- [Anastomosenfistel*] oder Abszessbildung [Anastomosenabszess*] begleitete Nahtinsuffizienz einer Anastomose; Ⓔ *anastomotic breakdown*

A|nas|to|mo|sen|kar|zi|nom *nt*: im Bereich der Anastomose entstehendes Karzinom des Magenstumpfes; Ⓔ *anastomotic cancer*

A|nas|to|mo|sen|leck *nt*: → *Anastomoseninsuffizienz*

A|nas|to|mo|sen|re|zi|div *nt*: Tumor- oder Ulkusrezidiv im Bereich einer Anastomose; Ⓔ *suture line recurrence*

A|nas|to|mo|sen|strik|tur *f*: durch Narbenbildung oder andere Prozesse [Anastomosenrezidiv*] bedingte Einengung oder Stenose einer Anastomose; Ⓔ *anastomotic stricture*

A|nas|to|mo|sen|ul|kus *nt*: Dünndarmgeschwür im Bereich einer gastrointestinalen Anastomose; Ⓔ *anastomotic ulcer*

A|nas|to|mo|sis *f*: natürliche Verbindung zweier Hohlorgane, Gefäße oder Nerven; Ⓔ *anastomosis*

Anastomosis arteriolovenularis/arteriovenosa: physiologische Verbindung von Arterien und Venen; Ⓔ *arteriovenous anastomosis*

Anastomosis arteriovenosa glomeriformis: in die Unterhaut eingebettete kleine Gefäßknäuel; wahrscheinlich von Bedeutung für die Hautdurchblutung und Wärmesteuerung; Ⓔ *glomiform body*

A|na|to|mie *f*: Wissenschaft von Bau des Körpers, seiner Organe und Gewebe; Ⓔ *anatomy*

A|na|to|xin *nt*: durch Formaldehyd entgiftetes Toxin, das aber noch als Antigen wirkt; Ⓔ *anatoxin*

an|a|tro|phisch *adj*: Atrophie verhindernd, einer Atrophie vorbeugend; Ⓔ *anatrophic*

an|a|zid *adj*: ohne Säure; Ⓔ *anacid*

An|a|zi|di|tät *f*: Säuremangel des Magens, Magensäuremangel; Ⓔ *anacidity*

An|a|zi|do|ge|ne|se *f*: Unfähigkeit der Niere, freie Wasserstoffionen auszuscheiden; Ⓔ *anacidogenesis*

An|crod *nt*: fibrinspaltendes Enzym der Grubenotter **Agkistrodon rhodostoma**; Ⓔ *ancrod*

Ancylo-, ancylo- *präf.*: Wortelement mit der Bedeutung „gekrümmt"

An|cy|lo|sto|ma *nt*: blutsaugende Hakenwürmer der Familie **Ancylostomatidae**; Ⓔ *Ancylostoma*

Ancylostoma duodenale: in Europa und Asien vorkommender Hakenwurm; häufiger Erreger der Ankylostomiasis*; Ⓔ *hookworm*

Andersen-Krankheit *f*: durch Fehlen der Amylo-1,6-Glucosidase* hervorgerufene Glykogenspeicherkrankheit mit schlechter Prognose; klinisch stehen Leberzirrhose*, Splenomegalie* und Minderwuchs im Vordergrund; Ⓔ *Andersen's disease*

Andro-, andro- *präf.*: Wortelement mit der Bedeutung „Mann/männlich"

an|dro|gen *adj*: in der Art eines Androgens, mit androgener Wirkung; Ⓔ *androgenic*

an|dro|ge|ne|tisch *adj*: durch Androgene bedingt; Ⓔ *androgenetic*

An|dro|gen|hem|mer *m*: Arzneimittel, das die Wirkung von Androgenen am Erfolgsorgan hemmt; Ⓔ *antiandrogen*

An|dro|ge|ni|sa|ti|on *f*: → *Androgenisierung*

An|dro|ge|ni|sie|rung *f*: Vermännlichung von Frauen durch eine vermehrte Androgenwirkung; Ⓔ *androgenization*

An|dro|gen|re|sis|tenz *f*: fehlende oder abgeschwächte Wirkung von Androgenen durch einen Defekt der Rezeptoren; Ⓔ *androgen insensitivity (syndrome)*

An|dro|gy|nie *f*: **1.** chromosomal (XY) männliche Patienten mit äußeren weiblichen Geschlechtsorganen **2.** Zweigeschlechtlichkeit, Zwittertum; Ⓔ **1.–2.** *androgyny*

an|dro|id *adj*: einem Mann ähnlich, vermännlicht; Ⓔ *android*

An|dro|lo|gie *f*: Lehre von Aufbau, Funktion und Erkrankung der männlichen Geschlechtsorgane; ⒠ *andrology*

Anldrolmalnie f: Mannstollheit; ⒠ *nymphomania*

anldrolmilmeltisch adj: mit androgenähnlicher Wirkung; ⒠ *andromimetic*

Anldrolpholbie f: krankhafte Angst vor Männern; ⒠ *androphobia*

Anldrosltenldilon nt: schwach androgenes Hormon der Nebennierenrinde und des Eierstocks; ⒠ *androstenedione*

Anldroslteiron nt: im Harn ausgeschiedenes Stoffwechselprodukt von Testosteron*; ⒠ *androsterone*

Anldroltrolpie f: gehäuftes Auftreten von Erkrankungen bei Männern; ⒠ *androtropism*

Anldroltrolpislmus m: → *Androtropie*

Anldroizyt m: männliche Geschlechts-/ Keimzelle; ⒠ *androcyte*

Anleljalkullaltilon f: Fehlen des Samenergusses beim Höhepunkt; ⒠ *aspermatism*

Anlenlzelphallie f: angeborenes Fehlen des Gehirns; ⒠ *anencephaly*

Anleolsilnolphillie f: Fehlen der eosinophilen Granulozyten im peripheren Blut; ⒠ *eosinopenia*

Alnelphrie f: angeborenes Fehlen der Nieren; ⒠ *renal agenesis*

Anlerlgie f: 1. Energielosigkeit, Energiemangel; Inaktivität 2. verminderte Ansprechbarkeit des Serums auf Antigene; ⒠ 1.–2. *anergy*

anlerloid adj: keine Flüssigkeit enthaltend, ohne Flüssigkeit; ⒠ *aneroid*

Anlelrylthrolplalsie f: fehlende Erythrozytenbildung; ⒠ *anerythroplasia*

Anlelrylthrolpolelse f: → *Anerythroplasie*

Anlelrylthrolplielse f: → *Anerythroplasie*

Anleulploilldie f: Abweichung von der normalen Chromosomenzahl durch Überzähligkeit oder Fehlen von Chromosomen; ⒠ *aneuploidy*

Alneulrin nt: → *Vitamin B₁*

Anleulryslma nt: umschriebene Wandererweiterung einer Arterie oder des Herzens; ⒠ *aneurysm*

arteriovenöses Aneurysma: → *Aneurysma arteriovenosum*

Aneurysma arteriovenosum: meist traumatische Fistel zwischen einer Arterie und einer Vene; ⒠ *arteriovenous aneurysm*

Aneurysma dissecans: durch Spaltenbildung der Arterienwand entstehendes Aneurysma; ⒠ *dissecting aneurysm*

echtes Aneurysma: Aneurysma, das alle Wandschichten erfasst; ⒠ *true aneurysm*

falsches Aneurysma: mit einem Gefäß verbundenes traumatisches Hämatom*, das ein Aneurysma vortäuscht; ⒠ *false aneurysm*

Aneurysma spurium: → *falsches Aneurysma*

Aneurysma verum: → *echtes Aneurysma*

Anleulryslmorlrhalphie f: Naht eines Aneurysmas; ⒠ *aneurysmorrhaphy*

Anleulryslmoltolmie f: Eröffnung eines Aneurysmas; ⒠ *aneurysmotomy*

Anlfallslleilden nt: Krankheit, die durch das Auftreten von Anfällen gekennzeichnet ist; meist gleichgesetzt mit Epilepsie*; ⒠ *seizure disorder*

Angi-, angi- präf.: → *Angio-*

Anlgilallgie f: Gefäßschmerz(en); ⒠ *angialgia*

Anlgilekltalsie f: angeborene oder erworbene Gefäßerweiterung; ⒠ *angiectasis*

Anlgilekltolmie f: Gefäßentfernung; ⒠ *angiectomy*

Anlgilitis f: Entzündung der Gefäßwand; ⒠ *angiitis*

Anlgilna f: 1. Enge, Beklemmung 2. Halsentzündung, Mandelentzündung, Tonsillitis 3. → *Angina pectoris*; ⒠ 1. *angina* 2. *sore throat* 3. → *Angina pectoris*

Angina abdominalis: kolikartige Leibschmerzen mit Symptomen des akuten Abdomens bei Einschränkung der Darmdurchblutung durch eine Arteriosklerose der Mesenterialgefäße; ⒠ *abdominal angina*

Angina cruris: durch eine periphere arterielle Durchblutungsstörung verursachte heftige Wadenschmerzen, die zu vorübergehendem Hinken führen oder den Patienten zum Stehenbleiben zwingen; ⒠ *angina cruris*

Angina decubitus: instabile Angina pectoris, die v.a. im Liegen auftritt; ⒠ *angina decubitis*

Angina follicularis: akute Tonsillitis* mit Belägen in den Kryptenmündungen; ⒠ *spotted sore throat*

Angina herpetica: durch Coxsackievirus* A verursachte fieberhafte Entzündung des Rachens mit Bläschenbildung; ⒠ *herpangina*

Angina intestinalis: → *Angina abdominalis*

Angina lacunaris: → *Angina follicularis*

Angina pectoris: durch eine akute Ischämie der Herzmuskulatur hervorgerufene anfallsartige Schmerzen in der

Herzgegend mit charakteristischem Beengungsgefühl; wird i.d.R. durch eine körperliche oder seelische Belastung ausgelöst; ⓔ *angina pectoris*

Angina ulceromembranacea/ulcerosa: →*ulzeromembranöse Angina*

ulzeromembranöse Angina: Fusoborreliose* durch Fusobacterium* fusiforme und Borrelia* vincenti; meist einseitige ulzeröse Mandelentzündung mit Schluckbeschwerden und evtl. Zahnfleischbefall; i.d.R. kein Fieber und nur leichtes Krankheitsgefühl; ⓔ *Vincent's angina*

vasospastische Angina: Sonderform der Angina pectoris, bei der kurzdauernde Krämpfe der Koronararterien auftreten; ⓔ *Prinzmetal's angina*

An|gi|no|pho|bie f: krankhafte Angst vor dem Ersticken oder einem Angina* pectoris-Anfall; ⓔ *anginophobia*

an|gi|nös adj: Angina pectoris betreffend, an ihr leidend, mit den Symptomen einer Angina pectoris; ⓔ *anginose*

Angio-, angio- präf.: Wortelement mit der Bedeutung „Gefäß"

An|gi|o|blas|tom nt: von der Gefäßwand ausgehender gutartiger Tumor; ⓔ *angioblastoma*

An|gi|o|cho|li|tis f: Entzündung der Gallenwege/Gallengänge; ⓔ *angiocholitis*

An|gi|o|der|ma|ti|tis f: Entzündung von Hautgefäßen; ⓔ *angiodermatitis*

An|gi|o|dy|nie f: →*Angialgie*

An|gi|o|dys|pla|sie f: fehlerhafte Gefäßbildung/Gefäßentwicklung; ⓔ *angiodysplasia*

an|gi|o|fol|li|ku|lar adj: Lymphfollikel und Blutgefäße betreffend; ⓔ *angiofollicular*

An|gi|o|ge|ne|se f: Blutgefäßbildung; ⓔ *angiogenesis*

An|gi|o|gra|fie, -gra|phie f: Kontrastmitteldarstellung von Gefäßen; ⓔ *angiography*

renale Angiografie: Angiografie der Nierenarterien; ⓔ *renal angiography*

selektive Angiografie: Angiografie spezifischer Gefäße über eine direkte Injektion; ⓔ *selective angiography*

an|gi|o|gra|fisch, -gra|phisch adj: Angiografie betreffend, mittels Angiografie; ⓔ *angiographic*

An|gi|o|gramm nt: Kontrastmittelbild von Gefäßen; ⓔ *angiogram*

An|gi|o|gra|nu|lom nt: gutartiger Gefäßtumor mit Granulationsgewebe; ⓔ *angiogranuloma*

An|gi|o|hä|mo|phi|lie f: durch einen Mangel oder Defekt an von Willebrand-Faktor* hervorgerufene Blutungsneigung; ⓔ *angiohemophilia*

An|gi|o|kar|di|o|gra|fie, -gra|phie f: Kontrastmitteldarstellung des Herzens und der großen Gefäße; ⓔ *angiocardiography*

an|gi|o|kar|di|o|gra|fisch, -gra|phisch adj: Angiokardiografie betreffend, mittels Angiokardiografie; ⓔ *angiocardiographic*

An|gi|o|kar|di|o|gramm nt: Kontrastmittelbild von Herz und großen Gefäßen; ⓔ *angiocardiogram*

An|gi|o|kar|di|o|pa|thie f: Erkrankung oder Fehlbildung des Herzens und der großen Gefäße; ⓔ *angiocardiopathy*

An|gi|o|kar|di|tis f: Entzündung des Herzens und der großen Blutgefäße; ⓔ *angiocarditis*

An|gi|o|ke|ra|tom nt: gutartiger Gefäßtumor mit warzenförmiger Hyperkeratose*; ⓔ *angiokeratoma*

An|gi|o|ke|ra|to|ma nt, pl **-ma|ta:** →*Angiokeratom*

An|gi|o|ky|mo|gra|fie, -gra|phie f: kymografische Darstellung der Strömungsverhältnisse in den Arterien; ⓔ *angiokymography*

An|gi|o|lei|o|my|o|li|pom nt: gutartiger Mischtumor mit Gefäßen, Fettgewebsanteil und glattem Muskelgewebe; ⓔ *angioleiomyolipoma*

An|gi|o|li|pom nt: Lipom* mit zahlreichen Blutgefäßen; ⓔ *angiolipoma*

An|gi|o|lo|gie f: Lehre von den Gefäßen und ihren Erkrankungen; ⓔ *angiology*

An|gi|o|lo|pa|thi|en pl: Erkrankungen der terminalen Arterien; ⓔ *angiolopathies*

An|gi|o|lu|po|id nt: gutartiger, blauroter Knoten am Nasenrücken; Hautmanifestation der Sarkoidose*; ⓔ *angiolupoid*

An|gi|o|lymph|an|gi|om nt: Angiom* aus Blut- und Lymphgefäßen; ⓔ *angiolymphangioma*

An|gi|om nt: tumortartige Gefäßneubildung oder Gefäßfehlbildung; ⓔ *angioma*

An|gi|o|me|gal|lie f: Gefäßvergrößerung, Gefäßerweiterung; ⓔ *angiomegaly*

An|gi|o|my|om nt: Myom* mit zahlreichen Blutgefäßen; ⓔ *angiomyoma*

An|gi|o|my|o|sar|kom nt: bösartiger Mischtumor mit angiomatösen und sarkomatösen Anteilen; ⓔ *angiomyosarcoma*

An|gi|o|ne|kro|se f: Nekrose* der Wand von Blut- oder Lymphgefäßen; ⒺⒺ *angionecrosis*

An|gi|o|neur|al|gie f: neuralgischer Gefäßschmerz, Gefäßneuralgie; ⒺⒺ *angioneuralgia*

An|gi|o|neu|ro|pa|thie f: durch eine nervale Dysregulation hervorgerufene Durchblutungsstörung; ⒺⒺ *angioneuropathy*

An|gi|o|ö|dem nt: durch eine allergische Reaktion hervorgerufene subkutane Schwellung von Haut und Schleimhaut; ⒺⒺ *angioedema*

An|gi|o|pa|ra|ly|se f: → *Angioparese*

An|gi|o|pa|re|se f: Gefäßlähmung durch Störung der nervalen Versorgung; ⒺⒺ *angioparesis*

An|gi|o|pa|thia f: → *Angiopathie*

Angiopathia diabetica: → *diabetische Angiopathie*

An|gi|o|pa|thie f: Gefäßerkrankung; ⒺⒺ *angiopathy*

diabetische Angiopathie: Langzeitschaden bei schlecht eingestelltem Diabetes* mellitus; **die diabetische Makroangiopathie** betrifft hauptsächlich Gehirn, Herz, Nieren und periphere Gefäße; **die diabetische Mikroangiopathie** ist die Ursache von u.A. Retinopathia* diabetica, diabetischer Glomerulosklerose* und diabetischer Neuropathie*; ⒺⒺ *diabetic angiopathy*

An|gi|o|plas|tie f: Aufdehnung verengter Gefäßabschnitte mit einem Ballonkatheter; ⒺⒺ *angioplasty*

An|gi|o|plas|tik f: Gefäßplastik, plastische Gefäßoperation; ⒺⒺ *angioplasty*

An|gi|o|pe|le|se f: Gefäßbildung, Gefäßneubildung; ⒺⒺ *angiopoiesis*

An|gi|o|re|ti|ku|lo|ma|to|se f: früher nur sporadisch auftretendes [**klassisches/ sporadisches Kaposi-Sarkom**] Sarkom*, als Komplikation einer HIV-Infektion [**epidemiches Kaposi-Sarkom**] aber von zunehmender Bedeutung; initial braunrot-livide knotige Effloreszenzen der Haut und Schleimhaut mit Tendenz zur Ulzeration; im weiteren Verlauf Befall von Lymphknoten und Organen [Leber, Herz, Lunge]; ⒺⒺ *angioreticuloendothelioma*

An|gi|o|re|zep|to|ren pl: Gefäßrezeptoren, z.B. Chemorezeptoren; ⒺⒺ *vascular receptors*

An|gi|or|rha|phie f: Gefäßnaht; ⒺⒺ *angiorrhaphy*

An|gi|o|sar|kom nt: von den Gefäßen ausgehender bösartiger Tumor; ⒺⒺ *angiosarcoma*

An|gi|o|skle|ro|se f: Verdickung und Verhärtung der Wand von Blut- oder Lymphgefäßen; ⒺⒺ *angiosclerosis*

An|gi|o|sko|pie f: direkte Betrachtung oberflächlicher Kapillaren mit einem Kapillarmikroskop; ⒺⒺ *angioscopy*

An|gi|o|spas|mus m: Gefäßkrampf; ⒺⒺ *angiospasm*

An|gi|o|ste|no|se f: Einengung (des Lumens) von Blut- oder Lympfgefäßen; ⒺⒺ *angiostenosis*

An|gi|o|ten|si|na|se f: Enzym, das Angiotensin II spaltet; ⒺⒺ *angiotensinase*

Angiotensin-II-Blocker pl: Substanzen, die mit Angiotensin II am Rezeptor konkurrieren; wirken blutdrucksenkend; ⒺⒺ *angiotensin II antagonists*

Angiotensin-Converting-Enzym nt: Peptidase*, die Angiotensin I in Angiotensin II umwandelt; ⒺⒺ *angiotensin converting enzyme*

Angiotensin-Converting-Enzym-Hemmer m: zur Senkung des Blutdruckes verwendeter Hemmer des Angiotensin-Converting-Enzyms; ⒺⒺ *ACE inhibitor*

An|gi|o|ten|si|ne pl: Gewebehormone mit Polypeptidstruktur; das inaktive **Angiotensin I** wird vom Angiotensin-Converting-Enzym in **Angiotensin II** umgewandelt, das eine starke vasokonstriktorische und blutdrucksteigernde Wirkung hat; ⒺⒺ *angiotensins*

An|gi|o|ten|si|no|gen nt: inaktive Muttersubstanz der Angiotensine*; ⒺⒺ *angiotensinogen*

Angiotensin-II-Rezeptorantagonisten pl: → *Angiotensin-II-Blocker*

An|gi|o|to|mie f: Gefäßeröffnung; ⒺⒺ *angiotomy*

An|gi|o|to|nus m: Gefäßtonus; ⒺⒺ *angiotonia*

an|gi|o|tro|phisch adj: gefäßernährend; ⒺⒺ *angiotrophic*

Angst f: nicht auf bestimmte Objekte oder Situationen bezogenes, subjektives Bedrohungsgefühl mit auffälligen klinischen Symptomen [Blässe, Schweißausbruch, Zittern, Herzklopfen, Blutdruckanstieg]; im täglichen Gebrauch nicht von Furcht* abgegrenzt und oft auch als Synonym für Phobie* verwendet; ⒺⒺ *fear*

Angst|er|war|tung f: krankhafte Angst vor (der Entwicklung) einer Phobie; ⒺⒺ *irrational fear of developing a phobia*

Angst|neu|ro|se f: neurotisches Krankheitsbild mit Angst als führendem Symptom; nicht immer klar von pho-

A

Anlgullus m: Winkel; E angle

Angulus infectiosus oris: schmerzhaftes, akutes oder chronisches Ekzem* des Mundwinkels; E angular cheilitis

Angulus infrasternalis: Winkel zwischen rechtem und linkem Rippenbogen; E infrasternal angle

Angulus iridocornealis: Winkel zwischen Hornhaut und Iris in der vorderen Augenkammer; E iridocorneal angle

Angulus mandibulae: Winkel zwischen Corpus und Arcus mandibulae; E mandibular angle

Angulus oculi lateralis, medialis: äußerer/seitlicher und innerer/medialer Augenwinkel; E lateral and medial angle of eye

Angulus oris: Mundwinkel; E angle of mouth

Angulus subpubicus: Winkel zwischen den beiden Schambeinen; E subpubic angle

Angulus venosus: Winkel zwischen Vena jugularis interna und Vena subclavia; auf der linken Seite Mündungsort des Ductus* thoracicus; E venous angle

Anlhidrolse f: generalisiertes oder lokalisiertes Fehlen oder starke Verminderung der Schweißabsonderung; E anhidrosis

Anlhyldrällmie f: Wassermangel im Blut, Bluteindickung; E anhydremia

Anildrolse f: → Anhidrose

anlikltelrisch adj: ohne Gelbsucht/Ikterus (verlaufend); E anicteric

Alnillin nt: einfachstes aromatisches Amin; Grundsubstanz für Farbstoffe und Medikamente; E aniline

Alnillinlcltus m: → Anilingus

Alnillinlgus m: orale Stimulation des Anus; E anilingus

Alnillinlkrebs m: Blasenkrebs bei Anilinarbeitern; E aniline cancer

Alnilma f: Seele; E anima

alnilmallisch adj: von Tieren stammend, animalisch, tierisch; tierisch, triebhaft; E animal

Anllilon nt: negatives Ion*; E anion

Anlilrildie f: Fehlen der Regenbogenhaut; E aniridia

Alnilsalkilalsis f: durch den Heringswurm [Anisakis marina] hervorgerufene Darmerkrankung; E anisakiasis

Anlilseilkolnie f: ungleiche Größe der beiden Netzhautbilder; E aniseikonia

Aniso-, aniso- präf.: Wortelement mit der Bedeutung „ungleich/verschieden"

anlilsolchrolmaltisch adj: von unterschiedlicher Farbe, uneinheitlich gefärbt; E anisochromatic

Anlilsolchrolmie f: unterschiedliche Anfärbbarkeit von Erythrozyten; E anisochromia

Anlilsoldakltyllie f: asymmetrisches Wachstum von Fingern oder Zehen; E anisodactyly

Anlilsoldonltie f: Gebiss mit unterschiedlich großen Zähnen; E anisodontia

Anlilsolgalmie f: Fortpflanzung durch Vereinigung ungleicher Gameten [z.B. Spermium und Eizelle]; E anisogamy

Anlilsolkolrie f: unterschiedliche Pupillenweite; E anisocoria

Anlilsolmasltie f: unterschiedliche Größe der Brüste; E anisomastia

Anlilsolmellie f: asymmetrisches Wachstum von Armen oder Beinen; E anisomelia

anlilsolmer adj: nicht-isomer; E anisomeric

Anlilsolmeltrolpie f: ungleiche Brechkraft beider Augen; E anisometropia

Anlilsolpie f: ungleiche Sehschärfe beider Augen; E anisopia

Anlilsolpoilkilloizlyltolse f: Vorhandensein unterschiedlich großer und unterschiedlich geformter Erythrozyten* im Blut(bild); E anisopoikilocytosis

anlilsolton adj: nicht-isoton; E anisotonic

anlilsoltrop adj: Doppelbrechung betreffend oder zeigend, doppelbrechend, doppelrefraktär; E anisotropic

Anlilsolzyltolse f: 1. ungleiche Form gleichartiger Zellen 2. Vorhandensein unterschiedlich geformter Erythrozyten* im Blut(bild); E 1.–2. anisocytosis

Ankylo-, ankylo- präf.: Wortelement mit der Bedeutung „gekrümmt"

Anlkylloible|pha|ron nt: Lidverwachsung; E ankyloblepharon

Anlkylloicheillie f: Lippenverwachsung; E ankylocheilia

Anlkylloichillie f: Lippenverwachsung; E ankylocheilia

Anlkylloidakltyllie f: Verwachsung von Fingern oder Zehen; E ankylodactyly

Anlkylloiglositson nt: Zungenverwachsung; E ankyloglossia

Anlkyllotse f: Einschränkung der Gelenkbeweglichkeit; E ankylosis

knöcherne Ankylose: durch Verwachsung der gelenkbildenden Knochen entstehende Versteifung; ⒠ *bony ankylosis*

anikyloisieirend *adj*: Ankylose verursachend, versteifend; ⒠ *ankylosing*

Anikyloistoima *nt*: → *Ancylostoma*

Anikyloistoimaltildoise *f*: → *Ankylostomiasis*

Anikyloistoimiaisis *f*: meist durch Ancylostoma* duodenale oder Necator* americanus hervorgerufene Erkrankung mit Anämie*, Magen-Darm-Symptomen und evtl. Herzinsuffizienz*; ⒠ *ancylostomiasis*

anikylloitisch *adj*: Ankylose betreffend, von ihr betroffen oder durch sie bedingt; ⒠ *ankylotic*

Anikyloitoimie *f*: **1.** Durchtrennung ankylotischer Verwachsungen eines Gelenks **2.** Durchtrennung eines angewachsenen Zungenbändchens; ⒠ **1.** *ankylotomy* **2.** *frenotomy*

Anilehinungsidelpresisilon *f*: durch die Trennung von Bezugspersonen verursachtes Depressionssyndrom bei Kindern; ⒠ *anaclitic depression*

Aninelilida *pl*: Würmerstamm, zu dem u.A. die Blutegel gehören; ⒠ *Annelida*

Ano-, ano- *präf*: Wortelement mit der Bedeutung **1.** „After/Anus" **2.** „Ring"

Anioide *f*: positive Elektrode, positiver Pol; ⒠ *anode*

Anioidonitie *f*: völlige Zahnlosigkeit, Fehlen aller Zähne; ⒠ *anodontia*

Anioidyinum *nt*: schmerzlinderndes Mittel, Schmerzmittel; ⒠ *anodyne*

anolkoklzylgelal *adj*: After und Steißbein/Os coccygis betreffend oder verbindend; ⒠ *anococcygeal*

Anolmailoiskop *nt*: Gerät zur Diagnostik von Farbsinnesstörungen; ⒠ *anomaloscope*

Anionyichie *f*: → *Anonychosis*

Anionyicholsis *f*: partielles oder vollständiges Fehlen der Finger- und/oder Zehennägel; ⒠ *anonychia*

anolpeiriineial *adj*: After und Damm/Perineum betreffend oder verbindend; ⒠ *anoperineal*

Anilophielles *f*: weltweit verbreitete Stechmückenart, die Malaria und andere Infektionskrankheiten überträgt; ⒠ *Anopheles*

Aniophithalimie *f*: → *Anophthalmus*

Aniophithalimus *m*: Fehlen des Augapfels; ⒠ *anophthalmos*

Anioipie *f*: Funtionsausfall der Augen; ⒠ *anopia*

Anolplasitik *f*: Plastik des Afterschließmuskels; ⒠ *anoplasty*

Anioiplulra *pl*: flügellose blutsaugende Insekten; medizinisch wichtig sind die **Menschenläuse** [Pediculidae]; ⒠ *Anoplura*

Anioipsie *f*: → *Anopie*

Aniorichildie *f*: → *Anorchie*

Aniorichie *f*: Fehlen der Hoden; ⒠ *anorchia*

Aniorichisimus *m*: → *Anorchie*

alnolrekital *adj*: After und Mastdarm/Rektum betreffend oder verbindend; ⒠ *anorectal*

Alnolrekitalifisitel *f*: innere Analfistel mit Mündung in das Rektum; ⒠ *anorectal fistula*

Anolrekitilkum *nt*: Appetitzügler, Appetithemmer; ⒠ *anorectic*

anolrekitisch *adj*: Anorexia betreffend; Appetitlosigkeit verursachend, appetithemmend; ⒠ *anorectic*

Anolrekitiitis *f*: Entzündung von After und Mastdarm; ⒠ *anorectitis*

Aniolrelxia *f*: Appetitlosigkeit; ⒠ *anorexia*

Anorexia nervosa: fast ausschließlich Mädchen im Alter von 12–21 Jahren betreffende, psychisch bedingte Essstörung mit extremer Abmagerung und Zeichen allgemeiner Körperschwäche und Fehlernährung; oft kombiniert mit periodischer Bulimie* [**Anorexie-Bulimie-Syndrom**]; ⒠ *anorexia nervosa*

Aniolrelxilkum *nt*, *pl* **-ka**: → *Anorektikum*

anlorlgalnisch *adj*: (*chem.*) nicht organisch, mineralisch; unbelebt; ⒠ *inorganic*

Anlorlgasimie *f*: Ausbleiben des Orgasmus beim Geschlechtsverkehr oder bei der Masturbation; ⒠ *anorgasmy*

Anlolsigimoildolskolpie *f*: endoskopische Untersuchung von Anus und Colon sigmoideum; ⒠ *anosigmoidoscopy*

Anolskolpie *f*: endoskopische Untersuchung des Analkanals; ⒠ *anoscopy*

Anlosimie *f*: Fehlen des Geruchsinnes; ⒠ *anosmia*

alnolspinal *adj*: After und Rückenmark/Medulla spinalis betreffend; ⒠ *anospinal*

Anloisteloiplaisie *f*: fehlerhafte Knochenbildung; ⒠ *anosteoplasia*

Anloitie *f*: ein- oder beidseitiges Fehlen der Ohrmuschel; ⒠ *anotia*

alnolvalgilnal *adj*: After und Scheide/Vagina betreffend oder verbindend; ⒠ *anovaginal*

Anloivairie *f*: ein- oder beidseitiges Fehlen der Eierstöcke; ⒠ *anovarism*

a|no|ve|si|kal *adj*: After und Harnblase/ Vesica urinaria betreffend oder verbindend; Ⓔ *anovesical*

an|o|vul|la|to|risch *adj*: ohne eine Ovulation/Eisprung; Ⓔ *anovulatory*

An|ox|ä|mie *f*: Sauerstoffmangel des Blutes; Ⓔ *anoxemia*

An|o|xie *f*: (starker) Sauerstoffmangel; Ⓔ *anoxia*

anämische Anoxie: Anoxie bei Anämie; Ⓔ *anemic anoxia*

ischämische Anoxie: durch eine Minderdurchblutung hervorgerufene Anoxie; Ⓔ *ischemic hypoxia*

An|o|xy|bi|ont *m*: → *Anaerobier*

An|o|xy|hä|mie *f*: → *Anoxämie*

An|pas|sungs|hy|per|pla|sie *f*: → *Adaptationshyperplasie*

An|pas|sungs|syn|drom, all|ge|mei|nes *nt*: → *Adaptationssyndrom*

An|rei|che|rungs|kul|tur *f*: Kultur zur selektiven Anreicherung von Mikroorganismen; Ⓔ *enrichment culture*

An|sa *f*, *pl* **-sae**: Schlinge, Schleife; Ⓔ *ansa*

Ansa cervicalis: Schlinge von Fasern des Nervus* hypoglossus am Hals; Ⓔ *cervical ansa*

Ansa subclavia: Nervenschlinge um die Arteria* subclavia; Ⓔ *subclavian loop*

An|satz|al|po|neu|ro|se *f*: Aponeurose* am Ansatzpunkt eines Muskels; Ⓔ *aponeurosis of insertion*

An|stren|gungs|al|bu|min|u|rie *f*: → *Anstrengungsproteinurie*

An|stren|gungs|asth|ma *nt*: durch eine körperliche Belastung ausgelöstes Asthma* bronchiale; Ⓔ *exercise-induced asthma*

An|stren|gungs|pro|te|in|u|rie *f*: Form der orthostatischen Proteinurie nach längerer Anstrengung [z.B. Marschieren]; Ⓔ *effort proteinuria*

Ant|a|ci|dum *nt*, *pl* **-da**: → *Antazidum*

An|ta|go|nis|mus *m*: Gegensatz; gegeneinander gerichtete Wirkungsweise von Muskeln oder Stoffen; Ⓔ *antagonism*

An|ta|go|nist *m*: 1. Muskel, der mit einem entgegengesetzt wirkenden Muskel zusammenarbeitet 2. durch Besetzung eines Membranrezeptors wirksame Substanz; Ⓔ **1.–2.** *antagonist*

an|ta|go|nis|tisch *adj*: Antagonismus betreffend, gegenwirkend, entgegengesetzt wirkend; Ⓔ *antagonistic*

ant|a|zid *adj*: säureneutralisierend; Ⓔ *antacid*

Ant|a|zi|dum *nt*: (Magen-)Säure-neutralisierende Substanz; Ⓔ *antacid*

Ante-, ante- *präf*: Wortelement mit der Bedeutung „vor/voran/vorher"

An|te|bra|chi|um *nt*: Unterarm, Vorderarm; Ⓔ *antebrachium*

An|te|fle|xio u|te|ri *f*: physiologische Vorwärtsbeugung der Gebärmutter; Ⓔ *anteflexion (of the uterus)*

an|te|he|pa|tisch *adj*: vor der Leber/Hepar (liegend); Ⓔ *antehepatic*

an|te|kol|lisch *adj*: vor dem Kolon (liegend); Ⓔ *antecolic*

An|te|me|ti|kum *nt*, *pl* **-ka**: → *Antiemetikum*

an|te|na|tal *adj*: vor der Geburt oder während der Schwangerschaft (auftretend oder entstehend); Ⓔ *antenatal*

an|te|par|tal *adj*: unmittelbar vor der Entbindung/Geburt (auftretend oder entstehend); Ⓔ *antepartal*

An|te|po|si|tio u|te|ri *f*: Vorwärtsverlagerung der Gebärmutter; Ⓔ *forward displacement of the uterus*

an|te|ri|or *adj*: vorne liegend; nach vorne gelegen, vorderer; ventral; Ⓔ *anterior*

Antero-, antero- *präf*: Wortelement mit der Bedeutung „vorderer/erster"

an|te|ro|grad *adj*: nach vorne oder vorwärts (gerichtet/verlaufend); Ⓔ *anterograde*

an|te|ro|in|fe|ri|or *adj*: vorne und unten (liegend); Ⓔ *anteroinferior*

an|te|ro|la|te|ral *adj*: vorne und seitlich (liegend); Ⓔ *anterolateral*

An|te|ro|la|te|ral|in|farkt *m*: Myokardinfarkt* der Vorder- und Seitenwand; Ⓔ *anterolateral myocardial infarction*

an|te|ro|me|di|al *adj*: vorne und zur Mitte hin (liegend); Ⓔ *anteromedial*

an|te|ro|me|di|an *adj*: vorne und zur Medianebene hin (liegend); Ⓔ *anteromedian*

an|te|ro|pos|te|ri|or *adj*: von vorne nach hinten (gerichtet oder verlaufend); Ⓔ *anteroposterior*

an|te|ro|sep|tal *adj*: vor dem Kammerseptum (liegend); Ⓔ *anteroseptal*

an|te|ro|su|pe|ri|or *adj*: vorne und oben (liegend); Ⓔ *anterosuperior*

Anteversio-anteflexio uteri *f*: physiologische Vorwärtsbeugung und Vorwärtsneigung der Gebärmutter; Ⓔ *anteflexion of the uterus*

An|te|ver|sio u|te|ri *f*: physiologische Vorwärtsneigung der Gebärmutter; Ⓔ *anteversion of the uterus*

Ant|hel|min|ti|kum *nt*: Wurmmittel; Ⓔ *anthelmintic*

ant|hel|min|tisch *adj*: gegen Würmer wirkend, wurmtötend; ⓔ *anthelmintic*

Antihelion *nt*: im Magen-Darm-Trakt gebildetes Gewebshormon, das die Magensaftbildung hemmt; ⓔ *entero-anthelone*

Antihidrotikum *nt*: → *Antiperspirant*

antihidrotisch *adj*: die Schweißbildung/Schweißsekretion hemmend; ⓔ *antihidrotic*

Anthracolsis *f*: Gewebepigmentierung durch Einlagerung exogener Ruß- oder Kohlepartikel; meist gleichgesetzt mit Anthracosis pulmonum; ⓔ *anthracosis*

Anthracosis pulmonum: zu den Pneumokoniosen* zählende, durch langjährige Einatmung von Kohlenstaub hervorgerufene Erkrankung; die Ablagerung in den Alveolen führt zur Ausbildung eines Lungenemphysems*; ⓔ *pulmonary anthracosis*

anthrakoloid *adj*: milzbrandähnlich, anthraxähnlich; ⓔ *anthracoid*

Anthrakolse *f*: → *Anthracosis*

Anthrakolsillilkolse *f*: zu den Berufskrankheiten* gerechnete Pneumokoniose* durch langjähriges Einatmen kieselsäurehaltigen Kohlenstaubs; ⓔ *anthracosilicosis*

Anthralsillilkolse *f*: → *Anthrakosilikose*

Anthrax *m*: meldepflichtige Infektionskrankheit durch Bacillus* anthracis, die vom Tier auf den Menschen übertragen wird; ⓔ *anthrax*

Anthraxpneumonie *f*: durch Einatmen von Bacillus* anthracis hervorgerufene Lungenform des Milzbrandes; ⓔ *inhalational anthrax*

Anthropolgelnelse *f*: Entwicklung der menschlichen Rasse; ⓔ *anthropogenesis*

anthropoid *adj*: menschenähnlich; ⓔ *anthropoid*

Anthropollolgie *f*: Wissenschaft vom Menschen und den Menschenrassen; ⓔ *anthropology*

Anthropolmorphismus *m*: Menschwerdung, Vermenschlichung; ⓔ *anthropomorphism*

Anthropolnolse *f*: nur bei Menschen vorkommende Erkrankung; ⓔ *anthroponosis*

Anthropolpholbie *f*: Angst vor bestimmten Menschen oder Menschengruppen; ⓔ *anthropophobia*

anthropolzentrisch *adj*: den Menschen in den Mittelpunkt stellend; ⓔ *anthropocentric*

Anthropolzololnolse *f*: von Tieren auf Menschen übertragene Erkrankung; ⓔ *anthropozoonosis*

Anti-, anti- *präf.*: Wortelement mit der Bedeutung „gegen"

antiadrenerg *adj*: die Wirkung von Adrenalin aufhebend; das sympathische System hemmend; ⓔ *antiadrenergic*

Antiadrenerglikum *nt*: → *Adrenorezeptorenblocker*

Antialbumin *nt*: Antikörper gegen Albumin; ⓔ *antialbumin*

Antialllerglikum *nt*: Arzneimittel mit Wirkung gegen Allergie oder allergische Symptome; ⓔ *antiallergic*

antialllerlgisch *adj*: gegen Allergie gerichtet; ⓔ *antiallergic*

antialnalbol *adj*: den Anabolismus hemmend; ⓔ *antianabolic*

antialnälmisch *adj*: gegen Anämie gerichtet; ⓔ *antianemic*

antialnalphyllakltisch *adj*: gegen Anaphylaxie gerichtet; ⓔ *antianaphylactic*

Antialndrolgen *nt*: Arzneimittel, das die Wirkung von Androgenen am Erfolgsorgan hemmt; ⓔ *antiandrogen*

Anti-Antikörper *m*: Antikörper* gegen einen anderen Antikörper; ⓔ *antiantibody*

antialpolplekltisch *adj*: Apoplexie verhindernd, die Symptome von Apoplexie mildernd; ⓔ *antiapoplectic*

Antilarlrhythlmilkum *nt*: Arzneimittel mit Wirkung gegen Herzrhythmusstörungen; ⓔ *antiarrhythmic*

antilarlrhythlmisch *adj*: mit Wirkung gegen Arrhythmien, Arrhythmien verhindernd; ⓔ *antiarrhythmic*

Antialtellekltalselfakltor *f*: in den Lungenalveolen vorhandene oberflächenaktive Substanz, die die Oberflächenspannung herabsetzt; ⓔ *surfactant*

antialthelrolgen *adj*: die Atherombildung hemmend; ⓔ *antiatherogenic*

Antialzildum *nt, pl* -da: → *Antazidum*

Antilbalbylpillle *f*: oraler Ovulationshemmer zur hormonalen Empfängnisverhütung; ⓔ *birth-control pill*

antilbakltelrilell *adj*: gegen Bakterien (wirkend); ⓔ *antibacterial*

Antibasalmembran-Antikörper *m*: gegen die Basalmembran gerichtete Autoantikörper*; ⓔ *anti-GBM antibody*

Antibasalmembran-Glomerulonephritis *f*: durch gegen die Basalmembran gerichtete Autoantikörper* hervorgerufene Glomerulonephritis*; ⓔ *anti-GBM glomerulonephritis*

Antilbilolgramm *nt*: Testung der Antibiotikaresistenz von Bakterien oder Pilzen; Ⓔ *antibiogram*

An|ti|bi|o|ti|ka|pro|phy|la|xe *f*: Krankheitsverhütung durch frühzeitige Antibiotikagabe [z.B. präoperativ]; Ⓔ *antibiotic prophylaxis*

An|ti|bi|o|ti|ka|re|sis|tenz *f*: natürliche oder erworbene Widerstandsfähigkeit von Mikroorganismen gegen Antibiotika; Ⓔ *antibiotic resistance*

An|ti|bi|o|ti|kum *nt, pl* **-ka**: Arzneimittel, das Mikroorganismen abtötet [Bakterizidie*] oder in ihrem Wachstum hemmt [Bakteriostase*]; Ⓔ *antibiotic*

an|ti|bi|o|tisch *adj*: **1.** Antibiose betreffend **2.** wachstumshemmend, keimhemmend oder -abtötend; Ⓔ **1.–2.** *antibiotic*

an|ti|cho|lin|erg *adj*: die Wirkung von Acetylcholin hemmend; das parasympathische System hemmend; Ⓔ *anticholinergic*

An|ti|con|vul|si|vum *nt, pl* **-va**: → *Antikonvulsivum*

an|ti|de|pres|siv *adj*: Depression(en) verhindernd oder lindernd; Ⓔ *antidepressant*

An|ti|de|pres|si|vum *nt*: Arzneimittel mit Wirkung gegen Depressionen; Ⓔ *antidepressant*

An|ti|di|a|be|ti|kum *nt*: Arzneimittel mit Wirkung gegen Diabetes* mellitus; Ⓔ *antidiabetic*

an|ti|di|a|be|tisch *adj*: gegen Diabetes* mellitus wirkend, den Blutzuckerspiegel senkend; Ⓔ *antidiabetic*

an|ti|di|a|be|to|gen *adj*: die Diabetesentwicklung verhindernd; Ⓔ *antidiabetogenic*

An|ti|di|ar|rhoi|kum *nt*: Arzneimittel mit Wirkung gegen Durchfall/Diarrhö; Ⓔ *antidiarrhetic*

an|ti|di|ar|rho|isch *adj*: gegen Durchfall/Diarrhö wirkend, Durchfallsymptome lindernd; Ⓔ *antidiarrhetic*

Anti-D-Immunglobulin *nt*: Antikörper* gegen das D-Antigen des Rhesussystems; wird in der Anti-D-Prophylaxe* eingesetzt; Ⓔ *anti-D immune globulin*

An|ti|di|u|re|se *f*: Einschränkung der Harnbildung in der Niere durch Hemmung der Wasserausscheidung oder Erhöhung der Reabsorption von Wasser; Ⓔ *antidiuresis*

An|ti|dot *nt*: Gegengift, Gegenmittel; Ⓔ *antidote*

Anti-D-Prophylaxe *f*: Prophylaxe der Rhesus-Sensibilisierung von rh-negativen Müttern durch Gabe von Anti-D-Immunglobulin*; Ⓔ *anti-D prophylaxis*

an|ti|drom *adj*: gegenläufig; Ⓔ *antidromic*

an|ti|dys|en|te|risch *adj*: Dysenterie verhütend oder lindernd oder heilend; Ⓔ *antidysenteric*

An|ti|e|me|ti|kum *nt*: Arzneimittel mit Wirkung gegen Übelkeit und Erbrechen; Ⓔ *antiemetic*

an|ti|e|me|tisch *adj*: gegen Übelkeit und Erbrechen wirksam; Ⓔ *antiemetic*

An|ti|en|zym *nt*: Antikörper gegen ein spezifisches Enzym; Ⓔ *antienzyme*

an|ti|en|zy|ma|tisch *adj*: gegen ein Enzym wirkend, ein Enzym hemmend; Ⓔ *antizymotic*

An|ti|e|pi|lep|ti|kum *nt*: Arzneimittel mit Wirkung gegen Epilepsie oder epileptische Anfälle; Ⓔ *antiepileptic*

an|ti|e|pi|lep|tisch *adj*: mit Wirkung gegen Epilepsie, epileptische Anfälle verhindernd; Ⓔ *antiepileptic*

an|ti|fe|bril *adj*: fiebersenkend; Ⓔ *antifebrile*

An|ti|fi|bril|lans *nt*: Arzneimittel mit Wirkung gegen Vorhof- oder Kammerflimmern; Ⓔ *antifibrillatory*

an|ti|fi|bril|lant *adj*: gegen Herzflimmern wirksam; Ⓔ *antifibrillatory*

An|ti|fi|bril|lan|ti|um *nt, pl* **-lan|zi|en, -lan|ti|en**: → *Antifibrillans*

An|ti|fi|bri|no|ly|sin *nt*: körpereigener Fibrinolysinhemmer; Ⓔ *antifibrinolysin*

An|ti|fi|bri|no|ly|ti|kum *nt*: die Fibrinolyse hemmende Substanz; Ⓔ *antifibrinolytic*

an|ti|fi|bri|no|ly|tisch *adj*: die Fibrinolyse hemmend; Ⓔ *antifibrinolytic*

an|ti|fun|gal *adj*: gegen Pilze/Fungi wirkend; Ⓔ *antifungal*

komplettes Antigen: Antigen, das zur Immunisierung führen kann; Ⓔ *complete antigen*

kreuzreagierendes Antigen: eine Kreuzreaktion* auslösendes Antigen; Ⓔ *cross-reacting antigen*

unvollständiges Antigen: niedermolekulares Antigen, das erst nach Bindung an einen Carrier eine Antikörperbildung auslöst; Ⓔ *half-antigen*

an|ti|gen *adj*: Antigeneigenschaften besitzend, als Antigen wirkend; Ⓔ *antigenic*

Antigen-Antikörper-Komplex *m*: im Rahmen der **Antigen-Antikörper-Reaktion** entstehender Komplex; im Blut zirkulierende Antigen-Antikörper-Komplexe können Ursache diverser

Krankheiten sein; ⒠ *antigen-antibody complex*

An|ti|gen|drift *f*: partielle Veränderung der Antigenstruktur; führt evtl. zu einer Abschwächung der Wirksamkeit von Antikörpern; ⒠ *antigenic drift*

Anti|gen|shift *m*: plötzliche, starke Veränderung der Antigenstruktur; führt zur Bildung eines neuen Subtyps; ⒠ *antigenic shift*

Anti|ges|tal|ge|ne *pl*: Substanzen, die mit Progesteron am Rezeptor konkurrieren; ⒠ *gestagen inhibitors*

Anti|glo|bulin *nt*: Antikörper* gegen Serumglobuline; ⒠ *antiglobulin*

anti|go|na|do|trop *adj*: gonadotrope Hormone hemmend; ⒠ *antigonadotropic*

Anti|gramm *nt*: grafische Darstellung eines Antikörpersuchtests; ⒠ *antigram*

anti|hä|mo|ly|tisch *adj*: gegen Hämolyse wirkend, eine Hämolyse verhindernd; ⒠ *antihemolytic*

anti|hä|mo|phil *adj*: gegen Hämophilie wirkend, Hämophilie verhindernd; ⒠ *antihemophilic*

Anti|hä|mo|phi|lie|fak|tor *m*: in der Leber gebildeter Faktor der Blutgerinnung; Mangel oder Fehlen führt zu Hämophilie* A; ⒠ *antihemophilic factor (A)*

Anti|hä|mor|rha|gi|kum *nt*: blutstillendes Mittel; ⒠ *antihemorrhagic*

anti|hä|mor|rha|gisch *adj*: blutstillend; ⒠ *antihemorrhagic*

Anti|he|pa|rin *nt*: in den Blutplättchen enthaltene Substanz, die die Wirkung von Heparin hemmt; ⒠ *antiheparin*

Anti|hi|dro|ti|kum *nt*: → *Antiperspirant*

anti|hi|dro|tisch *adj*: die Schweißbildung/ Schweißsekretion hemmend; ⒠ *antihidrotic*

Anti|his|ta|min *nt*: → *Antihistaminikum*

Anti|his|ta|mi|ni|kum *nt*: Arzneimittel, die die Wirkung von Histamin durch Blockade der Histaminrezeptoren abschwächen oder aufheben; ⒠ *antihistaminic*

anti|his|ta|mi|nisch *adj*: die Wirkung von Histamin abschwächend, Histaminrezeptoren blockend; ⒠ *antihistaminic*

Anti|hor|mon *nt*: die Wirkung eines Hormons hemmende oder aufhebende Substanz; ⒠ *antihormone*

Anti|hy|per|li|pä|mi|kum *nt*: → *Antilipidämikum*

anti|hy|per|ten|siv *adj*: blutdrucksenkend; ⒠ *antihypertensive*

Anti|hy|per|ten|si|vum *nt*: Arzneimittel mit Wirkung gegen erhöten Blutdruck,

blutdrucksenkendes Mittel; ⒠ *antihypertensive*

Anti|hy|per|to|ni|kum *nt*: → *Antihypertensivum*

an|ti|ik|te|risch *adj*: Gelbsucht/Ikterus lindernd oder verhindernd; ⒠ *antiicteric*

anti|in|fek|ti|ös *adj*: infektionsverhindernd; ⒠ *anti-infectious*

anti|ka|ri|ös *adj*: gegen Karies wirkend, Karies vorbeugend; ⒠ *anticarious*

anti|kar|zi|no|gen *adj*: die Tumorentstehung hemmend, einer Tumorentwicklung vorbeugend; ⒠ *anticarcinogenic*

anti|ke|to|gen *adj*: die Ketonkörperbildung hemmend; ⒠ *antiketogenic*

Anti|ko|ag|gul|lans *nt*: gerinnungshemmende Substanz; ⒠ *anticoagulant*

Anti|ko|ag|gu|lan|ti|um *nt*, *pl* **-lan|zi|en, -lan|ti|en**: → *Antikoagulans*

anti|ko|ag|gu|lie|rend *adj*: die Blutgerinnung hemmend, gerinnungshemmend; ⒠ *anticoagulant*

anti|ko|ag|gu|liert *adj*: mit Antikoagulantien versetzt; ⒠ *anticoagulated*

an|ti|kon|vul|siv *adj*: krampflösend, krampfverhindernd; ⒠ *anticonvulsive*

Anti|kon|vul|si|vum *nt*: krampflösendes/ krampfverhinderndes Mittel; ⒠ *anticonvulsant*

Anti|kon|zep|ti|on *f*: Methoden zur Verhinderung der Konzeption oder der Einnistung der Frucht in der Gebärmutter; ⒠ *contraception*

anti|kon|zep|ti|o|nell *adj*: empfängnisverhütend; ⒠ *anticonceptive*

Anti|kör|per *m*: vom Immunsystem gebildete Eiweißkörper, die spezifisch gegen ein Antigen* gerichtet sind; oft gleichgesetzt mit Immunglobulin*; ⒠ *antibody*

agglutinierender Antikörper: → *kompletter Antikörper*

antimitochondriale Antikörper: Antikörper gegen Bestandteile der Mitochondrienmembran; ⒠ *antimitochondrial antibodies*

antinukleäre Antikörper: Antikörper gegen Zellkernbestandteile; ⒠ *antinuclear antibodies*

bivalenter Antikörper: Antikörper mit zwei Antigenbindungsstellen; ⒠ *bivalent antibody*

blockierender Antikörper: → *inkompletter Antikörper*

inkompletter Antikörper: Antikörper, der sich an ein Antigen bindet ohne Agglutination auszulösen; ⒠ *incom-*

plete antibody

irregulärer Antikörper: durch nachweisbare Immunisierung induzierter Antikörper; Ⓔ *immune antibody*

komplementbindender Antikörper: Antikörper, der Komplement aktiviert und damit zur Zellauflösung führt; Ⓔ *complement-fixing antibody*

kompletter Antikörper: Antikörper, der in Kochsalzlösung zu Agglutination führt; Ⓔ *complete antibody*

konglutinierender Antikörper: →*inkompletter Antikörper*

kreuzreagierender Antikörper: Antikörper, der mit mehr als einem Antigen reagiert; Ⓔ *cross-reacting antibody*

monoklonaler Antikörper: von einem Zellklon gebildeter Antikörper; Ⓔ *monoclonal antibody*

natürlicher Antikörper: →*regulärer Antikörper*

nichtagglutinierender Antikörper: →*inkompletter Antikörper*

polyklonale Antikörper: von mehreren Zellklonen gebildete Antikörper; Ⓔ *polyclonal antibodies*

regulärer Antikörper: ohne nachweisbare Immunisierung vorhandener Antikörper; Ⓔ *natural antibody*

zytolytischer Antikörper: →*zytotoxischer Antikörper*

zytotoxischer Antikörper: Antikörper, der über eine Aktivierung des Komplementsystems zur Auflösung der Zelle führt; Ⓔ *cytotoxic antibody*

An|ti|kör|per|man|gel|syn|drom *nt*: angeborener oder erworbener Immundefekt* mit klinischer Symptomatik; Ⓔ *antibody deficiency syndrome*

An|ti|kör|per|such|test *m*: serologischer Test auf irreguläre Antikörper; Ⓔ *antibody screening test*

an|ti|leu|ko|zy|tär *adj*: gegen Leukozyten gerichtet oder wirkend; Ⓔ *antileukocytic*

An|ti|li|pi|dä|mi|kum *nt*: Arzneimittel mit Wirkung gegen erhöhte Blutlipidspiegel; Ⓔ *antilipemic*

an|ti|li|pid|ä|misch *adj*: den Lipidspiegel senkend; Ⓔ *antilipemic*

An|ti|lu|e|ti|kum *nt*: Arzneimittel mit Wirkung gegen Syphilis; Ⓔ *antisyphilitic*

an|ti|lu|e|tisch *adj*: gegen Syphilis wirkend; Ⓔ *antisyphilitic*

An|ti|lym|pho|zy|ten|glo|bu|lin *nt*: gegen Lymphozyten gerichtetes Immunglobulin; Ⓔ *antilymphocyte globulin*

An|ti|lym|pho|zy|ten|se|rum *nt*: Antiserum gegen Lymphzyten zur Unterdrückung der Transplantatabstoßung oder Behandlung von zellvermittelten Autoimmunerkrankungen; Ⓔ *antilymphocyte serum*

An|ti|me|tab|o|lit *m*: Substanz, die einen Stoffwechselweg hemmt und damit zytostatisch oder zytotoxisch wirkt; Ⓔ *antimetabolite*

an|ti|mi|kro|bi|ell *adj*: gegen Mikroorganismen wirkend; Ⓔ *antimicrobial*

An|ti|mi|to|chon|dri|en|an|ti|kör|per *pl*: Antikörper gegen Bestandteile der Mitochondrienmembran; Ⓔ *antimitochondrial antibodies*

An|ti|mi|to|ti|kum *nt*: die Mitose hemmendes Gift; therapeutisch zur Chemotherapie maligner Tumoren verwendet; Ⓔ *antimitotic*

an|ti|mi|to|tisch *adj*: die Mitose hemmend; Ⓔ *antimitotic*

An|ti|mu|ta|gen *nt*: Substanz, die die spontane oder induzierte Mutationsrate verringert; Ⓔ *antimutagen*

An|ti|my|ko|ti|kum *nt*: gegen Pilze/Fungi wirkende Substanz; Ⓔ *antifungal*

an|ti|my|ko|tisch *adj*: gegen Pilze/Fungi wirkend; Ⓔ *antimycotic*

An|ti|ne|o|plas|ti|kum *nt*: Arzneimittel mit Wirkung gegen Neoplasmen/Tumoren; Zytostatikum; Ⓔ *antineoplastic*

an|ti|ne|o|plas|tisch *adj*: gegen (maligne) Neoplasmen wirksam; zytostatisch; Ⓔ *antineoplastic*

an|ti|ne|phri|tisch *adj*: gegen Nephritis wirkend; Ⓔ *antinephritic*

an|ti|neur|al|gisch *adj*: gegen Neuralgie wirksam; Ⓔ *antineuralgic*

an|ti|neu|ri|tisch *adj*: gegen Neuritis wirkend; Ⓔ *antineuritic*

an|ti|nu|kle|är *adj*: gegen den Zellkern oder Zellkernteile gerichtet; Ⓔ *antinuclear*

An|ti|ös|tro|gen *nt*: Substanz, die die Wirkung von Östrogen an den Erfolgsorganen hemmt; Ⓔ *antiestrogen*

an|ti|o|vu|la|to|risch *adj*: ovulationshemmend; Ⓔ *antiovulatory*

An|ti|o|xy|dans *nt*: Substanz, die die Oxidation oder Autooxidation anderer Substanzen verhindert; Ⓔ *antioxidant*

an|ti|pa|rally|tisch *adj*: einer Lähmung/Paralyse vorbeugend, Paralyse lindernd; Ⓔ *antiparalytic*

an|ti|pa|ral|si|tisch *adj*: gegen Parasiten wirkend; Ⓔ *antiparasitic*

An|ti|pe|di|ku|lo|sum *nt*: Arzneimittel mit Wirkung gegen Läuse; Ⓔ *antipediculotic*

An|ti|pe|ris|tal|tik f: rückläufige Peristaltik; ⒠ antiperistalsis

An|ti|pers|pi|rant nt: die Schweißsekretion hemmendes Mittel, schweißhemmende Substanz; ⒠ antiperspirant

an|ti|pha|go|zy|tär adj: gegen Phagozyten gerichtet; ⒠ antiphagocytic

An|ti|phlo|gis|ti|kum nt: entzündunghemmendes Mittel, Entzündungshemmer; ⒠ antiphlogistic

an|ti|phlo|gis|tisch adj: entzündungshemmend; ⒠ antiphlogistic

An|ti|plas|min nt: körpereigener Fibrinolysinhemmer; ⒠ antiplasmin

An|ti|pro|ges|te|ro|ne pl: Substanzen, die mit Progesteron am Rezeptor konkurrieren; ⒠ gestagen inhibitors

An|ti|pro|to|zo|li|kum nt: gegen Protozoen wirkendes Mittel; ⒠ antiprotozoan

an|ti|pru|ri|gi|nös adj: gegen Juckreiz wirkend; ⒠ antipruritic

An|ti|pso|ri|kum nt: Arzneimittel mit Wirkung bei Psoriasis; ⒠ antipsoriatic

An|ti|psy|cho|ti|kum nt: Substanz mit angstlösender, beruhigender und sedierender Wirkung; ⒠ antipsychotic

an|ti|psy|cho|tisch adj: gegen Psychosen wirkend; ⒠ antipsychotic

an|ti|py|o|gen adj: die Eiterbildung verhindernd; ⒠ antipyogenic

An|ti|py|re|ti|kum nt: fiebersenkendes Mittel; ⒠ antipyretic

an|ti|py|re|tisch adj: fiebersenkend; ⒠ antithermic

An|ti|py|ro|ti|kum nt: Mittel zur Behandlung von Brandwunden; ⒠ antipyrotic

an|ti|ra|chi|tisch adj: gegen Rachitis wirksam, Rachitis vorbeugend oder verhindernd; ⒠ antirachitic

An|ti|re|flux|plas|tik f: Operation zur Refluxverhinderung; ⒠ antireflux operation

An|ti|rheu|mal|ti|kum nt: gegen rheumatische Erkrankungen wirkendes Mittel; ⒠ antirheumatic

an|ti|rheu|mal|tisch adj: gegen rheumatische Erkrankungen wirkend; ⒠ antirheumatic

Anti-Rh-Serum nt: in der Anti-D-Prophylaxe* verwendetes Immunserum; ⒠ anti-RH immune serum

an|ti|se|bor|rho|isch adj: gegen Seborrhoe wirkend; ⒠ antiseborrheic

an|ti|se|kre|to|risch adj: sekretionshemmend; ⒠ antisecretory

An|ti|sep|sis f: Maßnahmen zur Verhinderung oder Bekämpfung von Infektionen; ⒠ antisepsis

An|ti|sep|tik f: → Antisepsis

An|ti|sep|ti|kum nt: antiseptisches Mittel; ⒠ antiseptic

an|ti|sep|tisch adj: Antisepsis betreffend oder herbeiführend; ⒠ antiseptic

An|ti|se|rum nt: Antikörper* enthaltendes Serum, das zur passiven Immunisierung und in der Serodiagnostik verwendet wird; ⒠ antiserum

An|ti|spas|mo|di|kum nt: Arzneimittel mit Wirkung gegen Krämpfe der glatten Muskulatur; ⒠ antispasmodic

an|ti|spas|tisch adj: krampflösend, Muskelkrämpfe verhindernd oder lindernd; ⒠ antispastic

An|ti|sym|pa|tho|to|ni|kum nt: Arzneimittel, das den zentralen oder peripheren Sympathikotonus herabsetzt; als Mittel gegen hohen Blutdruck eingesetzt; ⒠ antisympathetic

an|ti|sy|phi|li|tisch adj: gegen Syphilis wirkend; ⒠ antisyphilitic

An|ti|throm|bin nt: Substanz, die Thrombin inaktiviert oder hemmt; ⒠ antithrombin

Antithrombin III: in der Leber und dem Gefäßendothel gebildeter Enzymhemmer, der verschiedene Faktoren der Blutgerinnung hemmt; ⒠ antithrombin III

An|ti|throm|bin|zeit f: Gerinnungstest zur Kontrolle der zweiten Phase der Blutgerinnung; ⒠ thrombin time

An|ti|throm|bo|ti|kum nt: gerinnungshemmende Substanz; ⒠ antithrombotic

an|ti|throm|bo|tisch adj: eine Thrombose oder Thrombusbildung verhindernd oder erschwerend; auch im Sinne von gerinnungshemmend verwendet; ⒠ antithrombotic

an|ti|thy|re|o|id adj: gegen die Schilddrüse gerichtet oder wirkend; ⒠ antithyroid

an|ti|thy|re|o|to|xisch adj: gegen Hyperthyreose wirksam; ⒠ antithyrotoxic

An|ti|to|xin nt: 1. Gegengift, Antidot 2. gegen ein Toxin gerichteter Antikörper*; ⒠ 1.–2. antitoxin

an|ti|to|xisch adj: Antitoxin betreffend, mit antitoxischer Wirkung; ⒠ antitoxic

An|ti|trans|pi|rant nt: → Antiperspirant

an|ti|tu|ber|ku|lös adj: gegen Tuberkelbakterien wirkend; ⒠ antituberculous

An|ti|tu|ber|ku|lo|ti|kum nt: Arzneimittel mit Wirkung gegen Tuberkelbakterien, antituberkulöse Substanz; ⒠ antitu-

berculotic

an|ti|tu|mo|ri|gen *adj*: die Tumorbildung hemmend; ⒠ *antitumorigenic*

an|ti|tus|siv *adj*: hustenstillend; ⒠ *antitussive*

An|ti|tus|si|vum *nt*: hustenstillendes Mittel, Hustenmittel; ⒠ *antitussive*

an|ti|ty|phös *adj*: Typhus verhindernd, gegen Typhus wirkend; ⒠ *antityphoid*

an|ti|vi|ral *adj*: gegen Viren gerichtet, Viren abtötend [viruzid] oder im Wachstum hemmend [virustatisch]; ⒠ *antiviral*

An|ti|vit|a|min *nt*: die Wirkung eines Vitamins aufhebende Substanz; meist eine strukturanaloge Substanz ohne Vitaminwirkung; ⒠ *antivitamin*

an|ti|zi|pa|to|risch *adj*: vorgreifend, vorwegnehmend, erwartend; ahnungsvoll, vorausahnend; ⒠ *anticipatory*

an|tral *adj*: Antrum betreffend; ⒠ *antral*

An|trek|to|mie *f*: operative Entfernung des Antrum* pyloricum; ⒠ *antrectomy*

An|tri|tis *f*: Entzündung des Antrum* mastoideum; ⒠ *antritis*

An|tro|at|ti|ko|to|mie *f*: → *Attikoantrotomie*

An|tro|du|o|de|nek|to|mie *f*: operative Entfernung von Antrum* pyloricum und Teilen des Duodenums; ⒠ *antroduodenectomy*

An|tro|nal|gie *f*: Schmerzen in der Kieferhöhle; ⒠ *antronalgia*

an|tro|na|sal *adj*: Kieferhöhle/Sinus maxillaris und Nase betreffend oder verbindend; ⒠ *antronasal*

An|tro|sko|pie *f*: endoskopische Untersuchung der Kieferhöhle; ⒠ *antroscopy*

An|tro|sto|mie *f*: operative Eröffnung der Kieferhöhle; ⒠ *antrostomy*

An|tro|to|mie *f*: operative Eröffnung eines Antrums; ⒠ *antrotomy*

an|tro|tym|pa|nisch *adj*: Antrum mastoideum und Paukenhöhle/Tympanum betreffend oder verbindend; ⒠ *antrotympanic*

An|tro|tym|pa|ni|tis *f*: Entzündung von Paukenhöhle und Antrum* mastoideum; ⒠ *antrotympanitis*

An|tro|zel|le *f*: zystenartige Flüssigkeitsansammlung in der Kieferhöhle; ⒠ *antrocele*

An|trum *nt*: Höhle, Hohlraum; ⒠ *antrum*

Antrum mastoideum: größter Hohlraum des Warzenfortsatzes; ⒠ *mastoid antrum*

Antrum pyloricum: präpylorischer Magenabschnitt, Antrum; ⒠ *pyloric antrum*

An|trum|gas|tri|tis *f*: auf das Antrum* pyloricum begrenzte Magenschleimhautentzündung; ⒠ *antrum gastritis*

An|trum|re|sek|ti|on *f*: → *Antrektomie*

a|nu|kle|är *adj*: kernlos, ohne Kern; ⒠ *anuclear*

a|nul|lär *adj*: ringförmig, zirkulär; ⒠ *annular*

A|nul|lo|rha|phie *f*: Naht des Afterschließmuskels; ⒠ *annulorrhaphy*

A|nul|lus *m*, *pl* **-li**: Ring, ringförmige Struktur; ⒠ *annulus*

Anulus fibrosus: Faserring der Bandscheiben; ⒠ *fibrous annulus*

Anulus inguinalis profundus, superficialis: innerer und äußerer Leistenring; ⒠ *deep and superficial inguinal ring*

A|nu|re|se *f*: fehlende Harnabsonderung durch eine Abflussbehinderung oder -störung der Blase; ⒠ *anuresis*

A|nu|rie *f*: fehlende oder nur minimale Urinausscheidung; ⒠ *anuria*

echte Anurie: Anurie durch eine Nierenschädigung oder -insuffizienz; ⒠ *true anuria*

falsche Anurie: Anurie durch eine Harnabflussbehinderung; ⒠ *false anuria*

renale Anurie: → *echte Anurie*

A|nus *m*: unteres, auf dem Damm mündendes Darmende; ⒠ *anus*

Anus praeter(naturalis): künstlich angelegter Darmausgang; ⒠ *preternatural anus*

A|nus|la|pla|sie *f*: → *Aproktie*

A|nu|si|tis *f*: Entzündung des Afters; ⒠ *anusitis*

Anus-Rektum-Fistel *f*: innere Analfistel mit Mündung in das Rektum; ⒠ *anorectal fistula*

A|nus|ste|no|se *f*: angeborene [Analatresie*] oder erworbene Einengung des Afters; ⒠ *proctostenosis*

An|xi|o|ly|ti|kum *nt*: angstlösendes Mittel; ⒠ *anxiolytic*

an|xi|o|ly|tisch *adj*: angstlösend; ⒠ *anxiolytic*

An|zapf|syn|drom *nt*: durch Umleitung oder Ableitung von Blut hervorgerufene Symptomatik; ⒠ *steal phenomenon*

A|or|ta *f*: die aus der linken Herzkammer entspringende große Körperschlagader; ⒠ *aorta*

Aorta abdominalis: unterhalb des

Zwerchfells liegender Teil der Aorta; teilt sich in die rechte und linke Arteria* iliaca communis; ⒺⒺ *abdominal aorta*

Aorta ascendens: aufsteigende Aorta; ⒺⒺ *ascending aorta*

Aorta descendens: absteigende Aorta; ⒺⒺ *descending aorta*

Aorta thoracica: Aortenabschnitt zwischen Aortenisthmus und Zwerchfell; ⒺⒺ *thoracic aorta*

ao|ral *adj*: Hauptschlagader/Aorta betreffend; ⒺⒺ *aortic*

Ao|ral|gie *f*: Aortenschmerz; ⒺⒺ *aortalgia*

Ao|rek|to|mie *f*: Teilentfernung der Aorta; ⒺⒺ *aortectomy*

Ao|ren|an|eu|rys|ma *nt*: angeborene oder erworbene Aussackung der Aorta; ⒺⒺ *aortic aneurysm*

Ao|ren|ar|ka|de *f*: von den Sehnenbögen des Zwerchfells gebildete Arkade über dem Hiatus* aorticus; ⒺⒺ *aortic arcade*

Ao|ren|bi|fur|ka|tion *f*: → *Aortengabel*

Ao|ren|bi|fur|ka|ti|ons|syn|drom *nt*: durch einen Verschluss der Aortengabel hervorgerufene Minderdurchblutung der Beine und die damit entstehenden Symptome; ⒺⒺ *aorticoiliac occlusive disease*

Ao|ren|bo|gen *m*: zwischen aufsteigender und absteigender Aorta liegender Bogen, von dem der Truncus* brachiocephalicus und die Arteriae carotis communis und subclavia sinistra abgehen; ⒺⒺ *aortic arch*

Ao|ren|bo|gen|an|gi|o|gra|fie, -gra|phie *f*: angiografische Darstellung des Aortenbogens und der abgehenden Gefäße; ⒺⒺ *aortic arch angiography*

Ao|ren|bul|bus *m*: ausgebuchteter Anfangsteil der Aorta*; ⒺⒺ *aortic bulb*

Ao|ren|dis|sek|ti|on *f*: Aneurysma* dissecans der Aorta; ⒺⒺ *aortic dissection*

Ao|ren|en|ge *f*: → *Aortenisthmus*

Ao|ren|ga|bel *f*: Teilung der Aorta* in rechte und linke Arteria* iliaca communis in Höhe des 4. Lendenwirbels; ⒺⒺ *bifurcation of aorta*

Ao|ren|herz *nt*: typische Form des Herzens im Röntgenbild bei Erweiterung des linken Ventrikels; ⒺⒺ *boat shaped heart*

Ao|ren|in|suf|fi|zi|enz *f*: → *Aortenklappeninsuffizienz*

Ao|ren|isth|mus *m*: Einengung der Aorta* zwischen Aortenbogen und absteigender Aorta; ⒺⒺ *aortic isthmus*

Ao|ren|isth|mus|ste|no|se *f*: relativ häufige, angeborene Verengung des Aortenisthmus; ⒺⒺ *aortic isthmus stenosis*

Ao|ren|klap|pe *f*: aus drei Taschenklappen bestehende Klappe am Ausgang der linken Herzkammer in die Aorta; ⒺⒺ *aortic valve*

Ao|ren|klap|pen|in|suf|fi|zi|enz *f*: Herzklappenfehler mit unvollständigem Verschluss der Aortenklappe*; führt zu Rückfluss von Blut in die linke Herzkammer während der Diastole*; ⒺⒺ *aortic regurgitation*

Ao|ren|klap|pen|ste|no|se *f*: angeborene oder erworbene [rheumatische oder bakterielle Endokarditis*] Verengung der Aortenklappenöffnung; die Druckbelastung des linken Ventrikels führt zu Linksherzhypertrophie* und Linksherzinsuffizienz*; ⒺⒺ *aortic stenosis*

Ao|ren|kon|fi|gu|ra|ti|on *f*: → *Aortenherz*

Ao|ren|skle|ro|se *f*: die Aorta betreffende, zu Verkalkung führende Arteriosklerose*; ⒺⒺ *aortosclerosis*

Ao|ren|ste|no|se *f*: angeborene oder erworbene Verengung der Aorta oder der Aortenklappe [Aortenklappenstenose*]; ⒺⒺ *aortic stenosis*

ao|ri|ko|pul|mo|nal *adj*: Aorta und Lungenschlagader/Truncus pulmonalis betreffend oder verbindend; ⒺⒺ *aorticopulmonary*

ao|ri|ko|re|nal *adj*: Aorta und Niere(n)/Ren betreffend; ⒺⒺ *aorticorenal*

ao|risch *adj*: → *aortal*

Ao|ri|tis *f*: Entzündung der Aorta bzw. der Aortenwand; ⒺⒺ *aortitis*

Aorto-, aorto- *präf*: Wortelement mit der Bedeutung „Hauptschlagader/Aorta"

Ao|rto|gra|fie, -gra|phie *f*: Röntgenkontrastdarstellung der Aorta und ihrer Äste; ⒺⒺ *aortography*

ao|rto|gra|fisch, -gra|phisch *adj*: Aortografie betreffend, mittels Aortografie; ⒺⒺ *aortographic*

Ao|rto|gramm *nt*: Röntgenkontrastaufnahme der Aorta und ihrer Äste; ⒺⒺ *aortogram*

ao|rto|kar|di|al *adj*: Aorta und Herz/Cardia betreffend oder verbindend; ⒺⒺ *cardioaortic*

ao|rto|ko|ro|nar *adj*: Aorta und Kranzarterien/Koronargefäße betreffend oder verbindend; ⒺⒺ *aortocoronary*

ao|rto|pul|mo|nal *adj*: → *aortikopulmonal*

ao|rto|re|nal *adj*: → *aortikorenal*

Ao|rto|rrha|phie *f*: Aortennaht; ⒺⒺ *aortorrhaphy*

Ao|rto|to|mie *f*: Eröffnung der Aorta,

Aortenschnitt; ⒺＥ *aortotomy*

alpalllisch *adj*: durch einen Ausfall des Palliums bedingt oder gekennzeichnet; ⒺＥ *apallic*

alpanlkrelaltisch *adj*: ohne Pankreas, durch ein Fehlen des Pankreas bedingt; ⒺＥ *apancreatic*

alpalrallyltisch *adj*: ohne Lähmung/Paralyse (verlaufend); ⒺＥ *aparalytic*

Alpalralthylrelose *f*: Fehlen der Nebenschilddrüsen; ⒺＥ *aparathyreosis*

alpaltholgen *adj*: (*Mikroorganismen*) nicht krankheitserregend; ⒺＥ *nonpathogenic*

Alpaltit *nt*: fluorhaltiger Kalziumphosphatkristall; mineralischer Baustein von Knochen und Zähnen; ⒺＥ *apatite*

Alpelrilens *nt*: mildes Abführmittel; ⒺＥ *aperient*

Alpelrilenltilum *nt, pl* **-enlzilen, -enltilen**: → *Aperiens*

Alpelrislталltik *f*: Peristaltikmangel, Peristaltikschwäche; ⒺＥ *aperistalsis*

Alperltulra *f*: Öffnung, Eingang, Spalt, Loch, Schlitz, Apertur; ⒺＥ *aperture*

Apertura lateralis ventriculi quarti: beidseitige seitliche Öffnung des IV. Ventrikels; ⒺＥ *lateral aperture of fourth ventricle*

Apertura mediana ventriculi quarti: Öffnung des IV. Ventrikels in die Cisterna* cerebellomedullaris; ⒺＥ *median aperture of fourth ventricle*

Apertura piriformis: vordere Öffnung der (knöchernen) Nasenhöhle; ⒺＥ *piriform aperture*

Apertura sinus frontalis: Stirnhöhlenmündung im mittleren Nasengang; ⒺＥ *aperture of frontal sinus*

Alpex *m*: Spitze, Gipfel, Scheitel; ⒺＥ *apex*

Apex cordis: Herzspitze; ⒺＥ *apex of heart*

Apex vesicae: Harnblasenspitze, Blasenspitze; ⒺＥ *apex of bladder*

Alpexlkarldilolgralfie, -gralphie *f*: Form der Mechanokardiografie* mit Messung über der Herzspitze; ⒺＥ *apexcardiography*

alpexlkarldilolgralfisch, -gralphisch *adj*: Apexkardiografie betreffend, mittels Apexkardiografie; ⒺＥ *apexcardiographic*

Alpexlkarldilolgramm *nt*: über der Herzspitze erfasstes Mechanokardiogramm*; ⒺＥ *apexcardiogram*

Apfellsilnenlhaut *f*: → *Apfelsinenschalenhaut*

Apfellsilnenlschallenlhaut *f*: v.a. Frauen betreffende Veränderung des Unterhautfettgewebes [Zellulitis*] mit typischem Erscheinungsbild; ⒺＥ *orange skin*

Apgar-Index *m*: Punktsystem zur Beurteilung der Vitalität von Neugeborenen; ⒺＥ *Apgar scale*

Alphalgie *f*: Unvermögen zu schlucken; ⒺＥ *aphagia*

Alphalgolpralxie *f*: → *Aphagie*

alphak *adj*: linsenlos, ohne Linse; ⒺＥ *aphakic*

Alphalsie *f*: durch eine Hirnschädigung bedingte Sprachstörung bei intaktem Gehör und Sprachapparat; ⒺＥ *aphasia*

Alphelmie *f*: → *Aphasie*

Alpholnie *f*: Stimmlosigkeit, Stimmverlust; ⒺＥ *aphonia*

Alphotläslthelsie *f*: verminderte Empfindlichkeit der Netzhaut auf Lichtreize nach übermäßiger Sonneneinstrahlung; ⒺＥ *aphotesthesia*

Alphralsie *f*: Unfähigkeit, Sätze zu bilden oder zu verstehen; ⒺＥ *aphrasia*

Alphrodilsilalkum *nt*: den Geschlechtstrieb anregendes oder steigerndes Mittel; ⒺＥ *aphrodisiac*

alphroldilsisch *adj*: den Geschlechtstrieb anregend oder steigernd; ⒺＥ *aphrodisiac*

Aphlthen *pl*: rundliche Erosionen der Schleimhaut des Mundes und der Genitalregion, die von einem entzündlichen Randsaum umgeben sind; ⒺＥ *aphthae*

aphlthoid *adj*: aphthenähnlich, aphthenförmig; ⒺＥ *aphthoid*

aphlthös *adj*: aphthenartig; ⒺＥ *aphthous*

Aphltholse *f*: durch multiple Aphthen* gekennzeichnete Erkrankung der Mundschleimhaut; ⒺＥ *aphthosis*

Aphltholsis *f*: durch multiple Aphthen* gekennzeichnete Erkrankung der Mundschleimhaut; ⒺＥ *aphthosis*

Aphthosis epizootica: relativ selten auf den Menschen übertragene Viruskrankheit von Wiederkäuern und Schweinen; oft schwer von einer Stomatitis* aphthosa zu unterscheiden; ⒺＥ *epizootic aphthae*

alpilkal *adj*: Spitze/Apex betreffend, an der Spitze liegend; ⒺＥ *apical*

Alpilkekltolmie *f*: operative Entfernung einer Organspitze; ⒺＥ *apicectomy*

Apiko-, apiko- *präf*: Wortelement mit der Bedeutung „Gipfel/Spitze/Apex"

Alpilkolekltolmie *f*: **1.** operative Entfernung einer Organspitze **2.** → *Apikotomie*; ⒺＥ **1.–2.** *apicoectomy*

Alpilkollylse *f*: operative Lösung der Lungenspitze; ⒠ *apicolysis*

Alpilkoltolmie *f*: Entfernung/Resektion der Zahnwurzelspitze; ⒠ *apicotomy*

Alpilnelallislmus *m*: angeborenes oder erworbenes Fehlen der Zirbeldrüse; ⒠ *apinealism*

Alpilzlitis *f*: Entzündung einer (Organ-, Knochen-)Spitze; ⒠ *apicitis*

Alplalsie *f*: fehlende Entwicklung eines Organs oder Gewebes aus einer vorhandenen Anlage; ⒠ *aplasia*

Alpleulrie *f*: unvollständige Entwicklung einzelner oder mehrerer Rippen; ⒠ *apleuria*

alpneulmaltisch *adj*: luftfrei; unter Luftausschluss; ⒠ *apneumatic*

Alpneulmaltolse *f*: angeborene Lungenatelektase*; ⒠ *apneumatosis*

Alpneulmie *f*: unvollständige Entwicklung der Lunge; ⒠ *apneumia*

Alpnoe *f*: Atemstillstand; ⒠ *apnea*

Apo-, apo- *präf.*: Wortelement mit der Bedeutung „weg/ab"

Alpolcrilnilitis *f*: (eitrige) Schweißdrüsenentzündung; ⒠ *apocrinitis*

alpoldal *adj*: ohne Fuß/Füße, fußlos; ⒠ *apodal*

Alpoldie *f*: angeborene Fußlosigkeit; ⒠ *apodia*

Alpolenlzym *nt*: Proteinanteil eines komplexen Enzyms; ⒠ *apoenzyme*

Alpolferlrilitin *nt*: Eiweiß, das im Darm zusammen mit Eisen Ferritin* bildet; eisenfreier Teil des Ferritins; ⒠ *apoferritin*

alpolkrin *adj*: (Sekretion) mit Ausscheidung des apikalen Teils der Drüse; ⒠ *apocrine*

Alpollilpolprolteiln *nt*: Proteinanteil eines Lipoproteins; ⒠ *apolipoprotein*

Alpolneulreklctolmie *f*: → *Aponeurosektomie*

Alpolneulrorlrhalphie *f*: Aponeurosennaht; ⒠ *aponeurorrhaphy*

Alpolneulrolse *f*: breite, flächenhafte Sehne; ⒠ *aponeurosis*

Alpolneulroslekltolmie *f*: (Teil-)Entfernung einer Aponeurose; ⒠ *aponeurectomy*

Alpolneulrolsis *f*: breite, flächenhafte Sehne; ⒠ *aponeurosis*

Aponeurosis bicipitalis: Aponeurose des Bizepsmuskels; ⒠ *bicipital aponeurosis*

Aponeurosis linguae: Zungenaponeurose; ⒠ *lingual aponeurosis*

Aponeurosis palmaris: Palmaraponeurose; ⒠ *palmar aponeurosis*

Aponeurosis plantaris: Fußsohlenaponeurose, Plantaraponeurose; ⒠ *plantar aponeurosis*

Alpolneulrolsiltis *f*: Entzündung einer Aponeurose*; ⒠ *aponeurositis*

Alpolneulroltolmie *f*: Aponeurosenspaltung; ⒠ *aponeurotomy*

Alpolphylse *f*: aus eigenständigen Knochenkernen entstehende Knochenvorsprünge; meist Ansatz von Muskelsehnen; ⒠ *apophysis*

Alpolphylsenlnelkrolse *f*: → *Apophyseonekrose*

Alpolphylselollylse *f*: traumatische Apophysenlösung, Apophysenabriss; ⒠ *apophyseal fracture*

Alpolphylselolnelkrolse *f*: zu den aseptischen Knochennekrosen* gehörende Apophysenerkrankung; ⒠ *apophysitis*

Alpolphylselolositelolnelkrolse *f*: → *Apophyseonekrose*

Alpolphylselolse *f*: Verknöcherungsstörung der Apophyse; ⒠ *apophyseopathy*

Alpolphylsiltis *f*: Entzündung einer Apophyse*; ⒠ *apophysitis*

Apophysitis calcanei: Entzündung der Fersenbeinapophyse; ⒠ *calcaneal apophysitis*

alpolpleklitilform *adj*: in der Art einer Apoplexie, apoplexieartig, apoplexieähnlich; ⒠ *apoplectiform*

alpolpleklitisch *adj*: Apoplexie betreffend, durch sie bedingt; ⒠ *apoplectic*

Alpolplelxia *f*: → *Apoplexie*

Apoplexia cerebri: durch eine akute Ischämie* oder Hirnblutung verursachte, zentrale Ausfallssymptomatik; je nach Schwere und Dauer der Symptome unterscheidet man: **1. transitorische ischämische Attacke** [TIA] mit Rückbildung der Symptome innerhalb von 24 Stunden **2. prolongiertes reversibles ischämisches neurologisches Defizit** [PRIND] bzw. **reversibles ischämisches neurologisches Defizit** [RIND] mit vollständig reversibler Symptomatik, die länger als 24 Stunden anhält **3. partiell reversible ischämische neurologische Symptomatik** [PRINS], die sich langsam entwickelt und nicht oder nur teilweise reversibel ist **4. persistierender Hirninfarkt** mit bleibenden neurologischen Schäden; ⒠ *cerebrovascular accident*

Apoplexia spinalis: Rückenmarkeinblutung, die u.U. zu Querschnittslähmung führt; ⒠ *spinal apoplexy*

Apoplexia uteroplacentaris: schwere

Form der vorzeitigen Plazentalösung mit Blutung in die Uteruswand und u.U. Schockentwicklung; Ⓔ *uteroplacental apoplexy*

Apʘoʘpleʘxie *f*: **1.** pötzliche Durchblutungsstörung eines Organs **2.** → *Apoplexia cerebri*; Ⓔ **1.** *apoplexy* **2.** *cerebrovascular accident*

Apʘoʘproʘteʘin *nt*: Eiweißanteil zusammengesetzer Proteine; Ⓔ *apoprotein*

Apʘoʘtoʘsis *f*: kontinuierliche Abstoßung und Phagozytose* einzelner Zellen eines Gewebeverbandes; Ⓔ *apoptosis*

Apʘpaʘraʘtus *m*: System, Trakt, Apparat; Organsystem; Ⓔ *apparatus*

Apparatus digestorius: Verdauungsapparat, Digestitionssystem; Ⓔ *digestive apparatus*

Apparatus respiratorius: Atmungsorgane, Atemwege, Respirationstrakt; Ⓔ *respiratory apparatus*

Apparatus urogenitalis: Urogenitalsystem, Urogenitaltrakt, Harn- und Geschlechtsorgane; Ⓔ *genitourinary apparatus*

apʘpaʘrent *adj*: sichtbar, manifest; offensichtlich, ersichtlich, klar; Ⓔ *apparent*

Apʘpenʘdalʘgie *f*: Schmerzen in der Blinddarmgegend; Ⓔ *appendalgia*

Apʘpenʘdekʘtoʘmie *f*: operative Entfernung des Wurmfortsatzes, Blinddarmoperation; Ⓔ *appendectomy*

Apʘpenʘdiʘciʘtis *f*: Entzündung des Wurmfortsatzes/der Appendix* vermiformis; Ⓔ *appendicitis*

Appendicitis perforans: Appendicitis mit Perforation* in Nachbarorgane oder in die Bauchhöhle; Ⓔ *perforated appendicitis*

Appendicitis purulenta: Appendicitis mit Eiterbildung und eitriger Infiltration der Appendixwand; Ⓔ *purulent appendicitis*

Appendico-, appendico- *präf.*: Worteleement mit der Bedeutung **1.** „Anhang/Appendix" **2.** „Wurmfortsatz/Appendix"

Appendiko-, appendiko- *präf.*: Wortelement mit der Bedeutung **1.** „Anhang/Appendix" **2.** „Wurmfortsatz/Appendix"

Apʘpenʘdiʘkoʘenʘteʘroʘstoʘmie *f*: operative Verbindung von Wurmfortsatz und Darm; Ⓔ *appendicoenterostomy*

Apʘpenʘdiʘkoʘliʘthiʘaʘsis *f*: Vorkommen von Steinen/Kalkuli im Wurmfortsatz; Ⓔ *appendicolithiasis*

Apʘpenʘdiʘkoʘlyʘse *f*: operative Lösung der Appendix* vermiformis; Ⓔ *appendi-*

colysis

Apʘpenʘdiʘkoʘpalʘthie *f*: nicht-entzündliche Wurmfortsatzerkrankung; Ⓔ *appendicopathy*

Apʘpenʘdiʘkoʘstoʘmie *f*: Anlegen einer äußeren Appendixfistel; Ⓔ *appendicostomy*

Apʘpenʘdiʘkoʘzäʘkoʘstoʘmie *f*: operative Verbindung von Wurmfortsatz und Zäkum; Ⓔ *appendicocecostomy*

Apʘpenʘdiʘkoʘzelʘle *f*: Eingeweidebruch mit dem Wurmfortsatz im Bruchsack; Ⓔ *appendicocele*

Apʘpenʘdix *f*, *pl* **-diʘces**: Anhang, Anhängsel, Ansatz, Fortsatz; Ⓔ *appendix*

Appendix ventriculi laryngis: kleiner, nach oben gerichteter Blindsack des Morgagni*-Ventrikels; Ⓔ *appendix of ventricle of larynx*

Appendix vermiformis: am unteren Blinddarmende liegender, wurmförmiger Fortsatz; wird oft als Blinddarm bezeichnet; Ⓔ *vermiform appendage*

Apʘpenʘdiʘziʘtis *f*: → *Appendicitis*

Apʘperʘzepʘtiʘon *f*: bewusste Wahrnehmung äußerer und innerer Reize; Ⓔ *apperception*

Apʘpeʘtitʘzügʘler *m*: Substanz, die das Hungergefühl unterdrückt; Ⓔ *appetite suppressant*

Apʘplaʘnaʘtiʘonsʘtoʘnoʘmeʘter *nt*: Gerät zur Messung des Augeninnendrucks; Ⓔ *applanation tonometer*

Apʘpliʘkaʘtiʘon *f*: Verabreichung eines Medikamentes; Ⓔ *application*

apʘpreʘhenʘsiv *adj*: empfindlich, empfindsam; besorgt, ängstlich; Ⓔ *apprehensive*

Apʘproʘbaʘtiʘon *f*: Zulassung als Arzt oder Zahnarzt; Ⓔ *license to practise medicine*

apʘproʘbiert *adj*: als Arzt oder Zahnarzt zugelassen; Ⓔ *licensed*

apʘproʘxiʘmal *adj*: annähernd, ungefähr; Ⓔ *approximal*

Apʘraʘxie *f*: Störung des Handelns und von Bewegungsabläufen bei erhaltener Wahrnehmungs- und Bewegungsfähigkeit; Ⓔ *apraxia*

Aʘprokʘtie *f*: unvollständige oder fehlerhafte Anusentwicklung; Ⓔ *aproctia*

Aʘproʘtiʘnin *nt*: Proteinasehemmer, der verschiedene Komponenten der Gerinnungskaskade hemmt; Ⓔ *aprotinin*

Apʘselʘaphʘeʘsie *f*: Verminderung oder Fehlen des Tastsinnes; Ⓔ *apselaphesia*

Apʘsiʘthyʘrie *f*: psychogener Stimmverlust; Ⓔ *apsithyria*

A|pty|a|lis|mus *m*: → *Asialie*

A|pu|dom *nt*: von APUD-Zellen des neuroendokrinen Systems gebildeter Tumor; Ⓔ *apudoma*

APUD-Zelle *f*: von der Neuralleiste abstammende helle Zellen, die Amine und deren Vorstufen aufnehmen und dekarboxylieren können [amin precursor uptake and decarboxylation]; Ⓔ *APUD cell*

a|pu|trid *adj*: nicht-eitrig, ohne Eiter; Ⓔ *apyous*

a|py|o|gen *adj*: nicht durch Eiter verursacht; Ⓔ *apyogenous*

a|py|re|tisch *adj*: ohne Fieber verlaufend; Ⓔ *apyretic*

a|py|ro|gen *adj*: nicht fiebererzeugend; Ⓔ *apyrogenic*

Aqua *f*: Wasser; Ⓔ *water*
Aqua destillata: destilliertes Wasser; Ⓔ *distilled water*

A|quä|dukt|stel|no|se *f*: zur Entwicklung eines Hydrozephalus* führende Einengung des Aqueductus* cerebri; Ⓔ *aqueductal stenosis*

A|qua|pho|bie *f*: krankhafte Angst vor Wasser; Ⓔ *aquaphobia*

A|que|duc|tus *m*: Aquädukt; Ⓔ *aqueduct*
Aqueductus cerebri/mesencephalici: Verbindungsgang zwischen III. und IV. Ventrikel; Ⓔ *aqueduct of mesencephalon*

Äqui-, äqui- *präf.*: Wortelement mit der Bedeutung „gleich"

ä|qui|ka|lo|risch *adj*: mit gleichem kalorischen Wert; Ⓔ *equicaloric*

Ä|qui|li|bri|um *nt*: Gleichgewicht, Equilibrium; Ⓔ *equilibrium*

ä|qui|po|ten|zial *adj*: mit gleichem Potenzial; Ⓔ *equipotential*
kalorisches Äquivalent: Energiemenge, die bei der Oxidation einer definierten Menge einer Substanz freigesetzt wird; Ⓔ *caloric equivalent*

ä|qui|va|lent *adj*: gleichwertig, entsprechend; Ⓔ *equivalent*

Ä|qui|va|lent|do|sis *f*: Maß für die biologische Wirksamkeit von ionisierenden Strahlen; Ⓔ *equivalent dose*

A|quo|co|bal|amin *nt*: Hydroxyderivat von Cobalamin [Vitamin B$_{12}$]; Ⓔ *aquocobalamin*

Ara-A *nt*: gegen Herpesviren und Varicella-Zoster-Virus wirksames topisches Virostatikum*; Ⓔ *adenine arabinoside*

A|ra|bi|no|se *f*: zu den Aldopentosen gehörender Zucker, der in Kulturmedien verwendet wird; Ⓔ *arabinose*

A|ra|bi|no|su|rie *f*: Arabinoseausscheidung im Harn; Ⓔ *arabinosuria*

A|ra|chi|don|säu|re *f*: vierfach ungesättigte, essentielle C$_{20}$-Fettsäure; Ausgangssubstanz für Leukotriene und Prostaglandine; Ⓔ *arachidonic acid*

A|ra|chi|don|säu|re|de|ri|va|te *pl*: von der Arachidonsäure abgeleitete Derivate, z.B. Prostaglandine und Prostazykline; Ⓔ *arachidonic acid derivatives*

A|rach|ni|da *pl*: Spinnentiere; Ⓔ *Arachnida*

A|rach|ni|dis|mus *m*: Vergiftung durch den Biss giftiger Spinnen; Ⓔ *arachnidism*

A|rach|ni|tis *f*: Entzündung der Arachnoidea; Ⓔ *arachnitis*

A|rach|no|dak|ty|lie *f*: grazil verlängerte Finger; Ⓔ *arachnodactyly*

a|rach|no|id *adj*: Arachnoidea betreffend; Ⓔ *arachnoid*

A|rach|no|i|dal|zot|ten *pl*: bindegewebige Wucherungen der Arachnoidea unbekannter Funktion; Ⓔ *arachnoidal villi*

A|rach|no|i|dal|zys|te *f*: zystenartige Flüssigkeitsansammlung in der Arachnoidea; Ⓔ *arachnoid cyst*

A|rach|no|i|dea *f*: äußeres Blatt der weichen Hirn- und Rückenmarkhaut; Ⓔ *arachnoid*

A|rach|no|i|di|tis *f*: Entzündung der Arachnoidea; Ⓔ *arachnoiditis*

A|rach|no|pho|bie *f*: krankhafte Angst vor Spinnen; Ⓔ *arachnophobia*

Ar|beits|hy|per|tro|phie *f*: durch eine Belastung ausgelöste Vergrößerung eines Organs oder Muskels; Ⓔ *work hypertrophy*

Ar|beits|leu|ko|zy|to|se *f*: durch körperliche Anstrengung hervorgerufene Erhöhung der Leukozytenzahl; Ⓔ *work leukocytosis*

ar|bi|trär *adj*: willkürlich, nach Ermessen; Ⓔ *arbitrary*

Ar|bor *f*: Baum, baumartige Struktur; Ⓔ *tree*
Arbor bronchialis: Gesamtheit der sich verzweigenden Bronchialäste; Ⓔ *bronchial tree*
Arbor vitae: Markkörper des Kleinhirns; Ⓔ *arbor vitae of vermi*

Ar|bo|ri|sa|ti|ons|block *m*: Herzblock durch eine Störung der Erregungsleitung in den Ästen der Tawara*-Schenkel; Ⓔ *arborization block*

Ar|bo|ri|sa|ti|ons|phä|no|men *nt*: charakteristische Form des getrockneten Zervixschleims; am ausgeprägtesten kurz vor der Ovulation; Ⓔ *fern phenome-*

non
Ar|bo|vi|ren *pl*: von blutsaugenden Zecken und Mücken [**arthropode-bor**ne] übertragene Viren; Ⓔ *arboviruses*
Arch-, arch- *präf.*: Wortelement mit der Bedeutung **1.** „ur../früher" **2.** „uralt/alt" **3.** „erster/haupt.."
Ar|chä|bak|te|ri|en *pl*: → *Archaebacteria*
Ar|chae|bac|te|ria *pl*: stammesgeschichtlich alte Bakterien ohne Murein in der Wand; leben i.d.R. in extremen Ökosystemen; Ⓔ *Archaeobacteria*
Ar|chae|o|ce|re|bel|lum *nt*: → *Archicerebellum*
Ar|chae|o|cor|tex *m*: → *Archicortex*
Archäo-, archäo- *präf.*: Wortelement mit der Bedeutung „uralt/alt"
Ar|chä|o|bak|te|ri|en *pl*: → *Archaebacteria*
Arche-, archi- *präf.*: Wortelement mit der Bedeutung **1.** „ur../früher" **2.** „erster/haupt.."
Ar|che|o|ce|re|bel|lum *nt*: → *Archicerebellum*
Ar|che|o|cor|tex *m*: → *Archicortex*
Ar|che|typ *m*: (*psychiat.*) Urtyp, Urform, Urbild; Ⓔ *archetype*
Archi-, archi- *präf.*: → *Arche-*
Ar|chi|ce|re|bel|lum *nt*: stammesgeschichtlich ältester Teil des Kleinhirns; Ⓔ *archaeocerebellum*
Ar|chi|cor|tex *m*: stammesgeschichtlich alte Teile der Großhirnrinde; Ⓔ *archicortex*
Ar|chi|pal|li|um *nt*: stammesgeschichtlich ältester Teil des Hirnmantels; Ⓔ *archaeocerebellum*
Ar|cus *m, pl* **-cus**: Bogen, Wölbung, Gewölbe; Ⓔ *arch*
Arcus aortae: zwischen aufsteigender und absteigender Aorta liegender Bogen, von dem der Truncus* brachiocephalicus und die Arterie carotis communis und subclavia sinistra abgehen; Ⓔ *aortic arch*
Arcus costalis: Rippenbogen; Ⓔ *costal arch*
Arcus dentalis inferior: Unterkieferzahnreihe, mandibuläre Zahnreihe; Ⓔ *inferior dental arch*
Arcus dentalis superior: Oberkieferzahnreihe, maxilläre Zahnreihe; Ⓔ *superior dental arch*
Arcus inguinalis: Leistenband; Ⓔ *inguinal ligament*
Arcus lipoides juvenilis: weißliche, ringförmige Hornhauttrübung; angeboren bei Neugeborenen oder bei Jugendlichen im Zusammenhang mit Hyperlipoproteinämie; Ⓔ *arcus lipoi-*

des
Arcus palatoglossus: vorderer Gaumenbogen; Ⓔ *palatoglossal arch*
Arcus palatopharyngeus: hinterer Gaumenbogen; Ⓔ *palatopharyngeal arch*
Arcus pubicus: von den unteren Schambeinästen und der Symphyse gebildeter Bogen; Ⓔ *pubic arch*
Arcus senilis: weißliche, ringförmige Hornhauttrübung durch Lipoideinlagerung; Ⓔ *embryotoxon*
Arcus vertebrae: Wirbelbogen; Ⓔ *vertebral arch*
Arcus zygomaticus: Jochbogen; Ⓔ *zygomatic arch*
A|re|fle|xie *f*: Reflexlosigkeit, Fehlen normaler Reflexe; Ⓔ *areflexia*
a|re|ge|ne|ra|tiv *adj*: ohne Regeneration oder regenerative Prozesse ablaufend; in der Hämatologie gleichgesetzt mit aplastisch; Ⓔ *aregenerative*
A|re|na|vi|ri|dae *pl*: Familie pleomorpher RNA-Viren, die beim Menschen u.A. Lassa-Fieber und lymphozytäre Choriomeningitis verursachen; Ⓔ *Arenaviridae*
A|re|o|la *f*: **1.** (kleiner) Hof, kleiner (Haut-) Bezirk **2.** Gewebsspalte, Gewebsfissur; Ⓔ **1.–2.** *areola*
Areola mammae: Warzenvorhof der Brustwarze; Ⓔ *areola of mammary gland*
a|re|o|lar *adj*: **1.** Areola betreffend **2.** netzförmig, netzartig; Ⓔ **1.** *areolar* **2.** *netshaped*
A|re|o|li|tis *f*: Entzündung des Warzenvorhofs; Ⓔ *areolitis*
Ar|ga|si|dae *pl*: zu den Acari* gehörende Familie blutsaugender Zecken, die verschiedene Bakterien, Viren und Helminthen auf Tiere und Menschen übertragen können; Ⓔ *Argasidae*
ar|gen|taf|fin *adj*: durch ammoniakalische Silberlösung färbbar; Ⓔ *argentaffin*
Ar|gen|taf|fi|nom *nt*: meist maligner, aus argentaffinen Zellen bestehender Tumor des Magen-Darm-Taktes; Ⓔ *argentaffinoma*
Ar|gi|na|se *f*: vorwiegend in der Leber lokalisiertes Schlüsselenzym der Harnstoffsynthese; spaltet L-Arginin in Harnstoff und L-Ornithin; Ⓔ *arginase*
Ar|gi|na|se|man|gel *m*: autosomal-rezessiver Mangel an Arginase* mit Block des Harnstoffzyklus; führt zu erhöhten Blutspiegeln von Arginin und Ammoniak, Argininurie*, epileptiformen Krämpfen und Hirnschäden; Ⓔ *argi-*

nase deficiency

Arlginin nt: natürliche, für den Erwachsenen nicht-essentielle Aminosäure; Zwischenprodukt der Harnstoffsynthese; ⒠ *arginine*

Arlgininlälmie f: → *Arginasemangel*

Arlgininlulrie f: Argininausscheidung im Harn; ⒠ *argininuria*

Arlgonllalser m: Laser* mit Argonfüllung; ⒠ *argon laser*

Argyll Robertson-Pupille f: Pupillenengstellung und Pupillenstarre bei zentralnervösen Erkrankungen [z.B. Neurosyphilis]; ⒠ *Argyll Robertson pupil*

arlgylrolphil adj: mit besonderer Affinität zu Silber oder Silberverbindungen; ⒠ *argyrophil*

Arhinenzephalie-Syndrom nt: angeborenes Fehlen des Riechhirns, meist zusammen mit einer Lippen-Kiefer-Gaumenspalte; ⒠ *arhinencephaly*

Alrhilnie f: angeborenes Fehlen der Nase; ⒠ *arrhinia*

Alrithlmalsthelnie f: Rechenschwäche; ⒠ *dyscalculia*

Alrithlmolmalnie f: zwanghaftes Zählen oder Rechnen bei Zwangsneurose*; ⒠ *arithmomania*

Armlgelflecht m: → *Armplexus*

Armlplelxus m: von den vorderen Ästen der Spinalnerven C_5-Th_1 gebildeter Plexus, aus dem u.A. die Nervi* musculocutaneus, medianus, radialis und ulnaris hervorgehen; ⒠ *brachial plexus*

Armlplelxuslanlälslthelsie f: Anästhesie* der oberen Extremität durch Blockade des Armplexus; ⒠ *brachial plexus anesthesia*

Armlplelxusllählmung f: Lähmung des Armplexus; ⒠ *brachial palsy*

Armlvorlfall m: Vorfall eines Arms unter der Geburt; meist bei Schräg- oder Querlage; ⒠ *prolapse of the arm*

Armlvorllielgen nt: regelwidrige Armlage vor dem Blasensprung; u.U. Vorstufe des Armvorfalls; ⒠ *low lying arm*

Alrolmaltalse f: die Umwandlung von Androgenen in Östrogene katalysierendes Enzym; ⒠ *aromatase*

Alrolmaltalselhemlmer m: zur Behandlung von Prostatahypertrophie und -tumoren eingesetzte Hemmstoffe der intraprostatischen Aromatase*; ⒠ *aromatase inhibitor*

Alrolmalthelralpie f: therapeutische Anwendung natürlicher Aromastoffe, v.a. ätherischer Öle, zur Heilung und Linderung diverses Erkrankungen); ⒠

aromatherapy

Alrolmaltilkum nt: aromatisches Mittel, aromatische Substanz; ⒠ *aromatic*

Arlrhythlmie f: **1.** unregelmäßiger oder fehlender Rhythmus **2.** Störung des normalen Herzrhythmus; ⒠ **1.–2.** *arrhythmia*

absolute Arrhythmie: Arrhythmie des Herzschlags ohne erkennbare Grundfrequenz; ⒠ *perpetual arrhythmia*

arlrhythlmisch adj: ohne Rhythmus; ⒠ *arrhythmic*

arlrhythlmolgen adj: Arrhythmie verursachend oder fördernd; ⒠ *arrhythmogenic*

Arlrolsilon f: Annagen/Anfresssen von Organen [insbesondere Gefäße] und Knochen durch Entzündung oder Geschwürsbildung; ⒠ *erosion*

Arlsen nt: zur Stickstoffgruppe gehörendes Halbmetall; bei beruflicher Exposition kann Arsen zu akuter oder chronischer Vergiftung führen; ⒠ *arsenic*

Arltelfakt m: Kunstprodukt, artifizielle Veränderung; ⒠ *artefact*

Arltelria f, pl -rilae: Gefäß, das Blut vom Herzen wegführt; im Körperkreislauf führen Arterien sauerstoffreiches Blut, im Lungenkreislauf sauerstoffarmes Blut; ⒠ *artery*

Arteria axillaris: Achselschlagader; ⒠ *axillary artery*

Arteria basilaris: Basisarterie des Hirnstamms; ⒠ *basilar artery*

Arteria brachialis: Armschlagader, Oberarmschlagader; ⒠ *brachial artery*

Arteria carotis communis: Halsschlagader, gemeinsame Kopfschlagader, Karotis communis; ⒠ *common carotid artery*

Arteria carotis externa: äußere Kopfschlagader, Karotis externa; ⒠ *external carotid artery*

Arteria carotis interna: innere Kopfschlagader, Karotis interna; ⒠ *internal carotid artery*

Arteriae cerebrales: Hirnarterien; ⒠ *cerebral arteries*

Arteria colica dextra, media, sinistra: rechte, mittlere und linke Kolonschlagader; ⒠ *right, middle and left colic artery*

Arteria coronaria dextra: die rechte Kammer und Teile des Kammerseptums und der linken Kammer versorgende Koronararterie; ⒠ *right coronary artery of heart*

Arteria coronaria sinistra: die linke

Kammer und Teile des Kammerseptums und der rechten Kammer versorgende Koronararterie; ⒠ *left coronary artery of heart*

Arteria cystica: Gallenblasenarterie; ⒠ *cystic artery*

Arteriae digitales: Finger- und Zehenarterien; ⒠ *digital arteries*

Arteria dorsalis pedis: Fußrückenarterie, Fußrückenschlagader; ⒠ *dorsal artery of foot*

Arteria epigastrica inferior, superficialis, superior: untere, oberflächliche und obere Bauchdeckenarterie; ⒠ *inferior epigastric artery*

Arteria facialis: Gesichtsschlagader; ⒠ *facial artery*

Arteria femoralis: Oberschenkelschlagader, Oberschenkelarterie, Femoralis; ⒠ *femoral artery*

Arteria hepatica communis: gemeinsame Leberarterie; Ast der Truncus* coeliacus, aus dem die Arteria hepatica propria hervorgeht; ⒠ *common hepatic artery*

Arteria hepatica propria: Leberarterie, Hepatika, Hepatica propria; ⒠ *proper hepatic artery*

Arteria iliaca communis: in der Bifurcatio* aortae entstehender rechter und linker Endast der Aorta*; teilt sich in Arteria iliaca externa und Arteria iliaca interna; ⒠ *common iliac artery*

Arteriae intestinales: Darmarterien; ⒠ *intestinal arteries*

Arteria lienalis: Milzschlagader, Milzarterie; ⒠ *splenic artery*

Arteria lingualis: Zungenschlagader, Zungenarterie; ⒠ *lingual artery*

Arteria maxillaris: Oberkieferschlagader; ⒠ *maxillary artery*

Arteria mesenterica inferior: Ast der Bauchaorta; versorgt den linken Teil des Kolons, das Sigma und Teile des Rektums; ⒠ *inferior mesenteric artery*

Arteria mesenterica superior: Ast der Bauchaorta; versorgt den größten Teil von Dickdarm und Dünndarm; ⒠ *superior mesenteric artery*

Arteria ophthalmica: Augenschlagader; ⒠ *ophthalmic artery*

Arteria ovarica: Eierstockarterie; ⒠ *ovarian artery*

Arteria poplitea: Kniekehlenarterie, Poplitea; ⒠ *popliteal artery*

Arteria profunda femoris: tiefe Oberschenkelarterie, Profunda femoris; ⒠ *deep femoral artery*

Arteria pulmonalis dextra: aus dem Truncus* pulmonalis entspringende Arterie zur rechten Lunge; ⒠ *right pulmonary artery*

Arteria pulmonalis sinistra: aus dem Truncus* pulmonalis entspringende Arterie zur linken Lunge; ⒠ *left pulmonary artery*

Arteria radialis: Speichenschlagader, Radialis; kann am unteren Speichenende gefühlt werden [Radialispuls]; ⒠ *radial artery*

Arteria rectalis inferior, media, superior: untere, mittlere und obere Rektumarterie; ⒠ *inferior rectal artery*

Arteria renalis: Nierenarterie, Nierenschlagader; ⒠ *renal artery*

Arteria splenica: Milzschlagader, Milzarterie; ⒠ *splenic artery*

Arteria subclavia: rechts aus dem Truncus* brachiocephalicus, links aus dem Aortenbogen entspringender Arterienstamm; geht in die Arteria axillaris über; ⒠ *subclavian artery*

Arteria sublingualis: Unterzungenschlagader, Sublingualis; ⒠ *sublingual artery*

Arteria tibialis anterior, posterior: vordere und hintere Schienbeinschlagader; ⒠ *anterior tibial artery*

Arteria ulnaris: Ellenschlagader; ⒠ *ulnar artery*

Arteria umbilicalis: Nabelarterie, Umbilikalarterie; ⒠ *umbilical artery*

Arteria uterina: Gebärmutterschlagader; ⒠ *uterine artery*

Arteria vertebralis: Wirbelarterie; ⒠ *vertebral artery*

Arteria-basilaris-Thrombose f: Thrombose der Arteria* basilaris; ⒠ *basilar artery thrombosis*

Ar|te|rie f: → *Arteria*

Ar|te|ri|ek|ta|sie f: diffuse Arterienerweiterung; ⒠ *arteriectasis*

Ar|te|ri|ek|to|mie f: (Teil-)Entfernung einer Arterie, Arterienresektion; ⒠ *arteriectomy*

ar|te|ri|ell adj: Arterien betreffend; ⒠ *arterial*

Ar|te|ri|en|ent|zün|dung f: → *Arteriitis*

Ar|te|ri|en|ge|räusch nt: Strömungsgeräusch über einer Arterie; ⒠ *arterial murmur*

Ar|te|ri|en|skle|ro|se f: → *Arteriosklerose* **zerebrale Arteriensklerose:** vorwiegend die Hirnarterien betreffende Arteriosklerose*; führt zu Schwindel, (geistiger) Leistungsminderung und evtl. Demenz*; mit einem erhöhten Risiko eines Schlaganfalls* verbunden;

ⓔ *cerebral arteriosclerosis*

Ar|te|ri|en|ste|no|se f: Lumenverengung einer Arterie; ⓔ *arteriostenosis*

Ar|te|ri|en|ver|kal|kung f: →*Arteriosklerose*

Ar|te|ri|itis f: Entzündung einer Arterie; ⓔ *arteritis*

Arteriitis allergica cutis: zu den Immunkomplexkrankheiten* zählende Gefäßentzündung, die durch Medikamente, bakterielle und virale Infekte ausgelöst wird oder idiopathisch auftritt; ⓔ *allergic vasculitis*

Arterio-, arterio- *präf.*: Wortelement mit der Bedeutung „Schlagader/Arterie"

Ar|te|ri|o|gra|fie, -gra|phie f: Röntgenkontrastdarstellung von Arterien und ihren Ästen; ⓔ *arteriography*

selektive Arteriografie: Darstellung einer spezifischen Arterie unter Verwendung eines Katheters zur selektiven Injektion des Kontrastmittels; ⓔ *selective arteriography*

ar|te|ri|o|gra|fisch, -gra|phisch *adj*: Arteriografie betreffend, mittels Arteriografie; ⓔ *arteriographic*

Ar|te|ri|o|gramm nt: Röntgenkontrastaufnahme von Arterien und deren Ästen; ⓔ *arteriogram*

Ar|te|ri|ole f: kleine Arterie; ⓔ *arteriole*

Ar|te|ri|ol|en|skle|ro|se f: →*Arteriolosklerose*

Ar|te|ri|o|li|itis f: Entzündung einer Arteriole bzw. der Arteriolenwand; ⓔ *arteriolitis*

Ar|te|ri|ol|o|skle|ro|se f: mit fibrösen Veränderungen und Sklerose* einhergehende Schädigung der Arteriolenwand; ⓔ *arteriolosclerosis*

Ar|te|ri|o|ne|kro|se f: Nekrose* der Arterienwand; ⓔ *arterionecrosis*

Ar|te|ri|o|pa|thie f: Arterienerkrankung; ⓔ *arteriopathy*

hypertensive Arteriopathie: durch eine arterielle Hypertonie* verursachte Arteriopathie; ⓔ *hypertensive arteriopathy*

ar|te|ri|o|re|nal *adj*: Arterie(n) und Niere betreffend oder verbindend; ⓔ *arteriorenal*

Ar|te|ri|or|rha|phie f: Arteriennaht; ⓔ *arteriorrhaphy*

Ar|te|ri|or|rhe|xis f: Arterienruptur, Arterienriss; ⓔ *arteriorrhexis*

Ar|te|ri|o|skle|ro|se f: häufigste systemische Arterienerkrankung mit fibrösen Veränderungen von Intima* und Media*, die zu Verhärtung, Verdickung, Elastizitätsverlust und Lumeneinengung führt; die wichtigsten Risikofaktoren sind Bluthochdruck, Nikotinabusus, Übergewicht, Bewegungsmangel, Stoffwechselerkrankungen [Diabetes* mellitius, Hyperlipoproteinämie]; ⓔ *arteriosclerosis*

hypertensive Arteriosklerose: Arteriosklerose bei bestehendem Bluthochdruck; ⓔ *hypertensive arteriosclerosis*

Ar|te|ri|o|to|mie f: operative Arterieneröffnung; ⓔ *arteriotomy*

ar|te|ri|o|ve|nös *adj*: Arterie(n) und Vene(n) betreffend oder verbindend; ⓔ *arteriovenous*

Arthr-, arthr- *präf.*: → *Arthro-*

Ar|thr|al|gra nt/f: Gelenkgicht; ⓔ *arthragra*

Ar|thr|al|gie f: Gelenkschmerz(en); ⓔ *arthralgia*

Ar|thr|ek|to|mie f: Gelenkentfernung; ⓔ *arthrectomy*

Ar|thri|tis f: Entzündung eines oder mehrerer Gelenke; ⓔ *arthritis*

Arthritis gonorrhoica: bakterielle Infektarthritis* im Rahmen einer Gonorrhö*; ⓔ *gonorrheal arthritis*

hämophile Arthritis: chronisches Gelenkleiden bei Hämophilie* mit fortschreitender Deformierung und Bewegungseinschränkung; ⓔ *hemophilic arthropathy*

Arthritis psoriatica: → *Arthropathia psoriatica*

rheumatoide Arthritis: durch Immunreaktionen ausgelöste Polyarthritis* mit Befall großer und kleiner Gelenke und extraartikulärer Strukturen; ⓔ *rheumatoid arthritis*

venerische Arthritis: durch die Trias Arthritis, Urethritis* und Konjunktivitis* gekennzeichnete, reaktiv entzündliche Systemerkrankung, die wahrscheinlich durch Bakterien (Chlamydien) hervorgerufen wird; ⓔ *venereal arthritis*

Arthro-, arthro- *präf.*: Wortelement mit der Bedeutung 1. „Gelenk" 2. „Glied"

Ar|thro|chon|dri|tis f: Gelenkknorpelentzündung; ⓔ *arthrochondritis*

Ar|thro|de|se f: operative Gelenkversteifung; ⓔ *arthrodesis*

Ar|thro|di|al|ge|lenk nt: Gelenk mit ebenen Gelenkflächen; ⓔ *arthrodial joint*

ar|thro|gen *adj*: von einem Gelenk ausgehend, gelenkbedingt; ⓔ *arthrogenic*

Ar|thro|gra|fie, -gra|phie f: Röntgenkontrastdarstellung eines Gelenks; ⓔ *arthrography*

ar|thro|gra|fisch, -gra|phisch *adj*: Arthrografie betreffend, mittels Arthrografie; ⒺⒺ *arthrographic*

Arlthrolgramm *nt*: Röntgenkontrastaufnahme eines Gelenks; ⒺⒺ *arthrogram*

Arlthrolgrylpolse *f*: Gelenkkontraktur; ⒺⒺ *arthrogryposis*

Arlthrollith *m*: Gelenkstein, Gelenkkörper; ⒺⒺ *arthrolith*

Arlthrollylse *f*: operative Gelenkmobilisierung; ⒺⒺ *arthrolysis*

Arlthrolmeltrie *f*: Bestimmung der Gelenkbeweglichkeit; ⒺⒺ *arthrometry*

Arlthrolpalthie *f*: → *Arthropathie*

Arthropathia haemophilica: chronisches Gelenkleiden bei Hämophilie* mit fortschreitender Deformierung und Bewegungseinschränkung; ⒺⒺ *hemophilic arthropathy*

Arthropathia psoriatica: chronische Gelenkerkrankung mit Knochenbeteiligung im Rahmen einer Psoriasis*; ⒺⒺ *psoriatic arthropathy*

Arlthrolpalthie *f*: Oberbegriff für entzündliche und degenerative Gelenkerkrankungen; ⒺⒺ *arthropathy*

diabetische Arthropathie: durch eine diabetische Angiopathie* verursachte Gelenkerkrankung; ⒺⒺ *diabetic arthropathy*

Arlthrolplasltik *f*: plastische Gelenkoperation, Gelenkplastik; ⒺⒺ *arthroplasty*

Arlthrolpolden *pl*: formenreicher Tierstamm, zu dem u.A. die Spinnentiere [**Arachnida**] und Insekten [**Insecta**] gehören; als Krankheitsüberträger oder Parasiten von Bedeutung; ⒺⒺ *Arthropoda*

Arlthrolse *f*: chronisch degenerative Gelenkveränderung; oft gleichgesetzt mit Osteoarthrose*; ⒺⒺ *arthrosis*

Arlthrolsis *f*: → *Arthrose*

Arthrosis deformans: meist bei älteren Menschen auftretende, vorwiegend die Gelenke der unteren Extremität [Hüfte, Knie] betreffende, chronische Erkrankung, die zu Zerstörung der Gelenkknorpel und -knochen] führt; ⒺⒺ *osteoarthritis*

Arlthrolskolpie *f*: endoskopische Untersuchung der Gelenkhöhle; ⒺⒺ *arthroscopy*

Arlthroltolmie *f*: operative Gelenkeröffnung; ⒺⒺ *arthrotomy*

arlthroltrop *adj*: besonders die Gelenke betreffend, mit besonderer Affinität zu den Gelenken; ⒺⒺ *arthrotropic*

Arlthrolzelle *f*: Gelenkschwellung; ⒺⒺ *arthrocele*

Arlthrolzenltelse *f*: Gelenkpunktion; ⒺⒺ *arthrocentesis*

Arthus-Phänomen *nt*: Immunkomplex-vermittelte Überempfindlichkeitsreaktion mit lokaler Entzündung nach intradermaler Applikation eines Antigens; ⒺⒺ *Arthus phenomenon*

Arltilcullaltio *f*, *pl* **-tilolnes**: Gelenk, Verbindung, Artikulation; ⒺⒺ *articulation, joint*

Articulatio acromioclavicularis: Gelenk zwischen Acromion und Schlüsselbein; ⒺⒺ *acromioclavicular joint*

Articulationes carpi: Gelenke zwischen den Handwurzelknochen; ⒺⒺ *carpal joints*

Articulationes carpometacarpales: Gelenke zwischen Handwurzel- und Mittelhandknochen; ⒺⒺ *carpometacarpal joints*

Articulatio coxae: Gelenk zwischen Oberschenkelknochen/Femur und Hüftpfanne; ⒺⒺ *hip joint*

Articulatio coxofemoralis: → *Articulatio coxae*

Articulatio cubiti: aus drei Teilen [Articulatio humeroradialis, Articulatio humeroulnaris, Articulatio radioulnaris proximalis] bestehendes Gelenk zwischen Oberarm und Unterarm; ⒺⒺ *elbow joint, elbow*

Articulatio genus: Gelenk zwischen Femur und Tibia; ⒺⒺ *knee joint*

Articulatio glenohumeralis: Gelenk zwischen Humerus und Cavitas glenoidalis des Schulterblatts; ⒺⒺ *shoulder joint*

Articulatio humeri: → *Articulatio glenohumeralis*

Articulatio humeroradialis: Gelenk zwischen Humerus und Radius; Teil des Ellenbogengelenks; ⒺⒺ *humeroradial joint*

Articulatio humeroulnaris: Gelenk zwischen Humerus und Ulna; Teil des Ellenbogengelenks; ⒺⒺ *humeroulnar joint*

Articulationes intercarpales: Gelenke zwischen den Handwurzelknochen; ⒺⒺ *intercarpal joints*

Articulationes intermetatarsales: Gelenke zwischen den Mittelfußknochen; ⒺⒺ *intermetatarsal joints*

Articulationes interphalangeae: Gelenke zwischen den Finger- oder Zehengliedern; ⒺⒺ *interphalangeal joints*

Articulationes metacarpophalangeae: Gelenke zwischen Mittelhand und Fingern; ⒺⒺ *metacarpophalangeal joints*

Articulationes metatarsophalangeae: Gelenke zwischen Mittelfuß und Zehen; ⒠ *metatarsophalangeal joints*

Articulatio radiocarpalis: Gelenk zwischen Radius und Carpus; ⒠ *radiocarpal joint*

Articulatio radioulnaris distalis: Drehgelenk zwischen unteren Ende von Radius und Ulna; ⒠ *distal radioulnar joint*

Articulatio radioulnaris proximalis: Drehgelenk zwischen oberem Ende von Radius und Ulna; Teil des Ellenbogengelenks; ⒠ *proximal radioulnar joint*

Articulatio sacroiliaca: Gelenk zwischen Kreuzbein und Darmbein; ⒠ *sacroiliac joint*

Articulatio sternoclavicularis: Gelenk zwischen Schlüsselbein und Brustbein; ⒠ *sternoclavicular joint*

Articulatio subtalaris: Gelenk zwischen den hinteren Gelenkflächen von Talus und Kalkaneus; ⒠ *subtalar joint*

Articulatio talocruralis: Gelenk zwischen unterem Ende von Schienbein und Wadenbein und dem Sprungbein/Talus; ⒠ *talocrural joint*

Articulatio tarsi transversa: Gelenklinie innerhalb der Fußwurzelknochen; von Bedeutung für Fußamputationen; ⒠ *transverse tarsal joint*

Articulationes tarsometatarsales: Gelenke zwischen Fußwurzel- und Mittelfußknochen; ⒠ *tarsometatarsal joints*

Articulatio temporomandibularis: Gelenk zwischen dem Unterkieferköpfchen und der Gelenkgrube des Schläfenbeins; ⒠ *temporomandibular joint*

Articulatio tibiofibularis: straffes Gelenk zwischen Wadenbein(köpfchen) und Schienbein; ⒠ *tibiofibular joint*

ar|ti|fi|zi|ell *adj*: künstlich, nicht natürlich; ⒠ *artificial*

ar|ti|ku|lär *adj*: ein Gelenk betreffend; ⒠ *articular*

Ar|ti|ku|la|ti|on *nt*: **1.** Gelenk, Verbindung, Articulatio **2.** Gleitbewegung der Zahnreihen aufeinander **3.** (deutliche) Aussprache; ⒠ **1.** *joint* **2.–3.** *articulation*

ar|ti|ku|la|to|risch *adj*: Artikulation betreffend; ⒠ *articulatory*

a|ry|e|pi|glot|tisch *adj*: Aryknorpel und Kehldeckel/Epiglottis betreffend; ⒠ *aryepiglottic*

A|ry|knor|pel *pl*: auf der Ringknorpelplatte sitzende Knorpel, die die Spannung der Stimmbänder regulieren; ⒠ *arytenoid cartilage*

a|ry|tä|no|id *adj*: Gießbecken-/Aryknor-

pel betreffend; ⒠ *arytenoid*

A|ry|tä|no|id|ek|to|mie *f*: Aryknorpelentfernung, Aryknorpelresektion; ⒠ *arytenoidectomy*

A|ry|tä|no|idi|tis *f*: Entzündung des/der Aryknorpel*; ⒠ *arytenoiditis*

A|ry|tä|no|ido|pe|xie *f*: operative Anheftung der Aryknorpel; ⒠ *arytenoidopexy*

Arz|nei|ex|an|them *nt*: → Arzneimittelallergie

Arz|nei|mit|tel *nt*: zu Diagnostik, Therapie und Prophylaxe verwendete natürliche oder synthetische Substanz oder Mischung von Substanzen; ⒠ *medicine, drug*

Arz|nei|mit|tel|ab|hän|gig|keit *f*: → Arzneimittelsucht

Arz|nei|mit|tel|al|ler|gie *f*: durch Arzneimittel verursachte Allergie; ⒠ *drug allergy*

Arz|nei|mit|tel|der|ma|ti|tis *f*: → Arzneimittelexanthem

Arz|nei|mit|tel|ex|an|them *nt*: Hautausschlag, der durch ein Arzneimittel hervorgerufen wird; meist Ausdruck einer Arzneimittelallergie; ⒠ *drug eruption*

Arz|nei|mit|tel|in|ter|ak|ti|on *pl*: Wechselwirkung von zwei oder mehreren Medikamenten; es kann sowohl zu einer Abschwächung, als auch einer Verstärkung der Wirkung kommen; ⒠ *drug interaction*

Arz|nei|mit|tel|in|ter|fe|renz *f*: gegenseitige Beeinflussung der Wirkung von zwei oder mehreren Medikamenten; es kann sowohl zu einer Abschwächung, als auch einer Verstärkung der Wirkung kommen; ⒠ *drug interference*

Arz|nei|mit|tel|sucht *f*: Abhängigkeit von freierhältlichen oder verschreibungspflichtigen Arzneimitteln; ⒠ *drug addiction*

Arz|nei|mit|tel|über|emp|find|lich|keit *f*: → Arzneimittelallergie

Arz|nei|mit|tel|wech|sel|wir|kun|gen *pl*: → Arzneimittelinteraktion

Arz|nei|mit|tel|wirkung, unerwünschte *f*: therapeutisch nicht erwünschte Wirkung eines Arzneimittels, die zu Änderung oder Absetzen der Therapie führen kann; ⒠ *side effect*

Arz|nei|stoff *m*: → Arzneimittel

As|best *m*: Sammelbegriff für faserförmige silikathaltige Mineralien, die u.A. wegen ihrer Temperaturbeständigkeit in vielen Industrieprodukten eingesetzt wurden; die Gefahr von Asbestose* und Krebsentwicklung führt zunehmend zu einem Ersatz durch andere Stoffe; ⒠ *asbestos*

As|best|grind *m*: meist im Rahmen anderer Erkrankungen [Seborrhoe*, endogenes Ekzem*] auftretende asbestartige, weiß-schimmernde Schuppen; ⒠ *asbestos-like tinea*

As|bes|to|se *f*: zur Gruppe der Silikatosen* gehörende Pneumokoniose* durch Asbeststaub; neben einer diffusen interstitiellen Lungenfibrose* treten gehäuft Adenokarzinome* der Lunge und Mesotheliome* der Pleura auf; ⒠ *asbestosis*

As|bes|to|sis pul|mo|num *f*: → Asbestose

As|best|staub|lun|ge *f*: → Asbestose

As|ca|ris *f*: Spulwurmgattung mit zahlreichen Dünndarmparasiten von Menschen und Tieren; ⒠ *Ascaris*

Ascaris lumbricoides: im Dünndarm des Menschen parasitierender Erreger der Askariasis*; ⒠ *lumbricoid*

A|schel|min|thes *pl*: zu den Fadenwürmern zählende Parasiten; zu ihnen gehören u.A. die Klassen Nematodes* und Acanthocephala*; ⒠ *Aschelminthes*

Aschner-Dagnigni-Bulbusreflex *m*: Druck auf den Augapfel führt zu Bradykardie, Hautblässe und Brechreiz; ⒠ *Aschner's reflex*

Aschoff-Tawara-Knoten *m*: → Atrioventrikularknoten

As|ci|tes *m*: → Aszites

As|co|my|ce|tes *pl*: zu den echten Pilzen gehörende größte Klasse der Pilze; vermehrt sich sexuell [Askosporen*] und asexuell [Konidiosporen*]; ⒠ *Ascomycetes*

As|cor|bin|säu|re *f*: wasserlösliches, leicht oxidierbares Vitamin, das in vielen Früchten und Gemüsen vorkommt; Vitamin C-Mangel betrifft v.a. Knochen, Knorpel und Zähne; ⒠ *ascorbic acid*

a|se|kre|to|risch *adj*: ohne Sekretion; ⒠ *asecretory*

A|sel|mie *f*: → Asymbolie

A|sep|sis *f*: 1. Keimfreiheit 2. Herbeiführen von Keimfreiheit; ⒠ 1.–2. *asepsis*

A|sep|tik *f*: 1. Sterilisation, Sterilisierung; Herbeiführen von Keimfreiheit 2. keimfreie Wundbehandlung; ⒠ 1. *sterilization* 2. *asepsis*

a|sep|tisch *adj*: 1. Asepsis betreffend, keimfrei; steril 2. (*Entzündung*) ohne Erregerbeteiligung; avaskulär; ⒠ 1.–2. *aseptic*

a|se|xu|ell *adj*: 1. (*biolog.*) geschlechtslos,

ungeschlechtlich, nicht geschlechtlich 2. (*Beziehung*) ohne Sexualverkehr, platonisch; ⒠ 1.–2. *asexual*

A|si|al|lie *f*: fehlende Speichelsekretion; ⒠ *asialia*

A|si|de|ro|se *f*: Eisenmangel; ⒠ *asiderosis*

As|ka|ri|a|sis *f*: durch Befall mit Ascaris lumbricoides hervorgerufene Erkrankung; ⒠ *ascariasis*

As|ka|ri|do|se *f*: → Askariasis

As|ka|ri|o|se *f*: → Askariasis

as|ka|ri|zid *adj*: askariden(ab)tötend, spulwurmtötend; ⒠ *ascaricidal*

As|ko|my|zel|ten *pl*: → Ascomycetes

As|kor|bin|säu|re *f*: → Ascorbinsäure

A|som|nie *f*: Schlaflosigkeit; ⒠ *insomnia*

As|pa|ra|gin *nt*: nicht-essentielle Aminosäure; Monoamid der Asparaginsäure; ⒠ *asparagine*

As|pa|ra|gin|a|mi|da|se *f*: → Asparaginase

As|pa|ra|gi|na|se *f*: zur Behandlung von Lymphomen und Leukämien verwendetes Zytostatikum*; wichtig für Diagnose; ⒠ *asparaginase*

As|pa|ra|gin|säu|re *f*: nicht-essentielle Aminosäure; ⒠ *aspartic acid*

As|par|tam *nt*: synthetischer Süßstoff, der wesentlich süßer schmeckt als Zucker [ca. 200mal]; ⒠ *aspartame*

As|par|tat|a|mi|no|trans|fe|ra|se *f*: u.A. in der Leber vorkommendes Enzym, das die Umwandlung von L-Aspartat in Oxalacetat katalysiert; wichtig für Diagnose und Verlaufskontrolle von Leber- und Muskelerkrankungen sowie Herzinfarkt; ⒠ *aspartate aminotransferase*

As|par|tat|trans|a|mi|na|se *f*: → Aspartataminotransferase

As|per|gil|lo|se *f*: durch Aspergillus-Species hervorgerufene, durch typische Granulome [Aspergillome] gekennzeichnete Mykose* mit Befall von Haut, Schleimhäuten, Ohr und Lunge; ⒠ *aspergillosis*

As|per|gil|lus *m*: Schimmelpilz mit kolbigen Konidien; z.T. Krankheitserreger [Aspergillose*], z.T. Toxinbildner [Aspergillustoxikose*]; ⒠ *aspergillus*

As|per|gil|lus|my|ko|se *f*: → Aspergillose

As|per|gil|lus|to|xi|ko|se *f*: durch Aspergillus-Species hervorgerufene Form der Mykotoxikose*; ⒠ *aspergillustoxicosis*

As|per|ma|tie *f*: fehlender Samenerguss beim Höhepunkt; ⒠ *aspermatism*

As|per|ma|tis|mus *m*: → Aspermatie

As|per|mie *f*: Fehlen von Samenzellen im Ejakulat; ⒠ *aspermia*

Asphygmie f: vorübergehende Pulslosigkeit; ⒺD asphygmia

asphyktisch adj: Asphyxie betreffend, durch sie bedingt; ⒺD asphyctic

Asphyxie f: durch Störung der Atmung oder Herzkreislauffunktion verursachte Atemdepression oder Atemstillstand mit Pulsschwäche oder Pulslosigkeit; ⒺD asphyxia

Aspirat nt: durch Aspiration gewonnene Flüssigkeit; ⒺD aspirate

Aspiration f: 1. Fremdstoffeinatmung in die Lunge 2. Ansaugen, Absaugen, Aufsaugen; (Gelenk) Punktion; ⒺD 1.–2. aspiration

Aspirationspneumonie f: durch Einatmung von Fremdstoffen [Blut, Erbrochenes, Fremdkörper] hervorgerufene Lungenentzündung; ⒺD aspiration pneumonia

Asplenie f: Fehlen der Milz; ⒺD asplenia

asporogen adj: nicht-sporebildend; ⒺD asporogenous

Assay m: Analyse, Test, Probe, Nachweisverfahren, Bestimmung; ⒺD assay

Assimilation f: 1. (biochem.) Aufnahme von Nahrungsstoffen und Einbau oder Umwandlung in körpereigene Stoffe 2. (psychol.) Angleichung, Anpassung an die Umwelt; ⒺD 1.–2. assimilation

assimilierbar adj: durch Assimilation in den Körper aufnehmbar; ⒺD assimilable

assistiert adj: gestützt, unterstützt, mit Hilfe von; ⒺD assisted

Assmann-Herd m: bei der Tuberkulose* vorkommender Herd im Lungenoberlappen; ⒺD Assmann's focus

Assoziationsversuch m: psychologisches Testverfahren, bei dem Probanden spontan auf ein Reizwort antworten; ausgewertet werden Inhalt und Reaktionszeit; ⒺD association test

assoziativ adj: auf Assoziation beruhend, mittels Assoziation; ⒺD associative

Astasie f: Unfähigkeit zu stehen; ⒺD astasia

Astiblock m: Herzblock durch eine Störung der Erregungsleitung in den Ästen der Tawara*-Schenkel; ⒺD arborization (heart) block

Asteatose f: durch extrem trockene Haut hervorgerufenes chronisches Ekzem* durch Sebostase* bei älteren Menschen [**seniles/geriatrisches Ekzem**], bei übermäßiger Reinigung und Entfettung der Haut [**angewaschenes Ekzem**] oder durch Wettereinflüsse [Wind, Kälte]; ⒺD asteatosis

Astereognosis f: Unfähigkeit, Gegenstände durch Betasten zu erkennen; ⒺD stereoagnosis

Asterixis f: grobschlägiger Tremor* im präkomatösen Zustand bei verschiedenen Erkrankungen; ⒺD asterixis

Asthenie f: Kraftlosigkeit, Energielosigkeit, Schwäche; ⒺD asthenia

Asthenokorie f: Trägheit der Pupillenreaktion; ⒺD asthenocoria

Asthenopie f: Schwachsichtigkeit durch Überbeanspruchung des Auges; ⒺD asthenopia

Asthenospermie f: verminderte Beweglichkeit oder Bewegungslosigkeit der Spermien im Ejakulat; ⒺD asthenospermia

Asthenozoospermie f: →Asthenospermie

Asthenurie f: Unvermögen der Niere den Harn zu konzentrieren; ⒺD asthenuria

-ästhesie suf.: Wortelement mit der Bedeutung „Empfindung/Gefühl/Sensibilität"

Ästhesio-, ästhesio- präf.: Wortelement mit der Bedeutung „Empfindung/Wahrnehmung/Gefühl"

Asthma nt: anfallsweise Atemnot; meist gleichgesetzt mit Asthma bronchiale; ⒺD asthma

Asthma bronchiale: durch exogene oder endogene Faktoren ausgelöste anfallsweise Atemnot mit Bronchialverengung und vorwiegend exspiratorischer Ventilationsbehinderung; ⒺD bronchial asthma

Asthma cardiale: meist in der Nacht auftretende Atemnot durch eine Lungenstauung bei Linksherzinsuffizienz; ⒺD cardial asthma

Asthmabronchitis f: durch eine Bronchitis ausgelöstes Asthma bronchiale; ⒺD bronchitic asthma

asthmatoid adj: asthmaähnlich, asthmaartig, mit den Symptomen von Asthma; ⒺD asthmatiform

asthmogen adj: asthmaverursachend, asthmaauslösend; ⒺD asthmogenic

Astigmatismus m: Refraktionsanomalie des Auges, bei der das Licht nicht in einem Punkt, sondern nur als Linie fokussiert werden kann; ⒺD astigmatism

Astigmatograf, -graph m: Gerät zur Bestimmung des Astigmatismus; ⒺD astigmatograph

Astigmatometrie f: Messung des Astigmatismus; ⒺD astigmatometry

Astigmatoskopie f: →Astigmatometrie

A

Alstiglmollgraf, -graph *m*: → *Astigmatograf*

Älstilvolaultuminallfielber *nt*: → *Malaria tropica*

Alstolmie *f*: angeborenes Fehlen des Mundes; ⒺＥ *astomia*

Alstralgallus *m*: Sprungbein, Talus; ⒺＥ *astragalus*

asltral *adj*: sternförmig, stellar; ⒺＥ *astral*

Alstralpholbie *f*: krankhafte Angst vor Gewittern; ⒺＥ *astraphobia*

A-Streptokokken *pl*: Streptokokken, die in der Kultur Betahämolyse* zeigen; u.A. Erreger von Atemwegserkrankungen, Scharlach* und Erysipel*; wichtig sind auch die im Anschluss an die Akuterkrankungen auftretenden Folgeerkrankungen, z.B. rheumatisches Fieber*; ⒺＥ *group A streptococci*

Astro-, astro- *präf.*: Wortelement mit der Bedeutung „Stern"

Alstrolcyltolma *nt, pl* **-malta**: → *Astrozytom*

Alstrolglia *f*: aus Astrozyten bestehende, großzellige Glia*; ⒺＥ *astroglia*

Alstrolzyt *m*: sternenförmige Zelle der Neuroglia*; ⒺＥ *astrocyte*

Alstrolzyltom *nt*: primär gutartiger, aus Astrozyten aufgebauter Hirntumor, der zu Rezidiven und maligner Entartung neigt; ⒺＥ *astrocytoma*

Astrup-Methode *f*: indirekte Bestimmung des Kohlendioxidpartialdruckes im arteriellen Blut oder Kapillarblut; ⒺＥ *Astrup procedure*

Alsyllalbie *f*: Unvermögen zur Silbenerkennung oder -bildung; ⒺＥ *asyllabia*

Alsymlbollie *f*: Störung im Gebrauch und der Erkennung von Zeichen und Symbolen; ⒺＥ *asymboly*

alsympltolmaltisch *adj*: ohne Symptome (verlaufend), symptomlos, symptomarm; ⒺＥ *asymptomatic*

Alsylnerlgie *f*: meist durch Kleinhirnstörungen verursachte Ataxie* durch Störung der Koordination der Einzelbewegungen der verschiedenen Muskeln; ⒺＥ *asynergy*

Alsynlkliltislmus *m*: Abweichung der Pfeilnaht des kindlichen Kopfes von der Beckenführungslinie bei der Geburt als Anpassungsvorgang an ein enges Becken; ⒺＥ *asynclitism*

Alsystollie *f*: durch Ausbleiben der Herzmuskelkontraktion ausgelöster Herz-Kreislaufstillstand; ⒺＥ *asystole*

aslzenldielrend *adj*: (auf-, an-)steigend, nach oben strebend; ⒺＥ *ascending*

Alszites *m*: Ansammlung von Flüssigkeit in der freien Bauchhöhle; ⒺＥ *ascites*

At-, at- *präf.*: Wortelement mit der Bedeutung „zu../hinzu../an.."

altakltisch *adj*: **1.** Ataxie betreffend, durch Ataxie bedingt **2.** ungleichmäßig, unregelmäßig, ungeordnet, unkoordiniert; ⒺＥ **1.–2.** *atactic*

Altalrakltilkum *nt*: Beruhigungsmittel; ⒺＥ *ataractic*

altalrakltisch *adj*: Ataraxie betreffend oder bewirkend, beruhigend; ⒺＥ *ataractic*

Altalxie *f*: gestörte Bewegungskoordination durch eine zentralnervöse Störung; ⒺＥ *ataxia*

Altellekltalse *f*: verminderter oder fehlender Luftgehalt der Lungenbläschen mit Kollaps der betroffenen Lungenteile; ⒺＥ *atelectasis*

Altellie *f*: unvollständige Entwicklung eines Organs oder Gewebes; ⒺＥ *atelia*

Altellolcarldie *f*: unvollständige Entwicklung des Herzens; ⒺＥ *atelocardia*

Altellolcheillie *f*: unvollständige Entwicklung der Lippe(n); ⒺＥ *atelocheilia*

Altellolcheilrie *f*: unvollständige Entwicklung der Hände; ⒺＥ *atelocheiria*

Altellolchillie *f*: → *Atelocheilie*

Altellolchilrie *f*: → *Atelocheirie*

Altellolenlzelphallie *f*: unvollständige Entwicklung des Gehirns; ⒺＥ *ateloencephalia*

Altellolglosisie *f*: unvollständige Entwicklung der Zunge; ⒺＥ *ateloglossia*

Altellolgnalthie *f*: unvollständige Entwicklung des Ober- oder Unterkiefers; ⒺＥ *atelognathia*

Altellolkelphallie *f*: unvollständige Entwicklung des Schädels; ⒺＥ *atelocephaly*

Altellolmyellie *f*: unvollständige Entwicklung des Rückenmarks; ⒺＥ *atelomyelia*

Altellolpoldie *f*: unvollständige Entwicklung der Füße; ⒺＥ *atelopodia*

Altellolprolsolpie *f*: unvollständige Entwicklung des Gesichts; ⒺＥ *ateloprosopia*

Altellolstolmie *f*: unvollständige Entwicklung des Mundes; ⒺＥ *atelostomia*

Altemlälqilvallent *nt*: Verhältnis von Atemminutenvolumen zu Sauerstoffaufnahme; ist z.B. bei körperlicher Arbeit erhöht; ⒺＥ *ventilation equivalent*

Altemlbeultel *m*: luftdichter, elastischer Gummibeutel zur Handbeatmung; ⒺＥ *breathing bag*

Altemldelprelsisilon *f*: i.d.R. zentral-bedingte Abflachung der Atmung, z.B. durch Narkotika oder Schädelhirnverletzungen; ⒺＥ *respiratory depression*

Atem|de|pres|si|ons|zu|stand des Neugeborenen *m*: unmittelbar nach der Geburt einsetzende Atemdepression und Asphyxie durch Unreife der Gehirnzentren; Ⓔ *asphyxia of the newborn*

Atem|fre|quenz *f*: Anzahl der Atemzüge pro Minute; Ⓔ *respiratory frequency*

Atem|gas|anal|ly|se *f*: Messung der Sauerstoff- und Kohlendioxidkonzentration in der Atemluft; Ⓔ *analysis of respiratory gases*

Atem|ge|räusch *nt*: durch die einströmende und ausströmende Luft verursachtes Geräusch über Lunge, Bronchien und Luftröhre; Ⓔ *breath sound*

bronchiales Atemgeräusch: normales Atemgeräusch über den Bronchien; Ⓔ *bronchial breathing*

vesikuläres Atemgeräusch: normales Atemgeräusch, das durch die Ausdehnung der Lungenalveolen entsteht; Ⓔ *vesicular breathing*

Atem|grenz|wert *m*: maximales Atemminutenvolumen* bei willkürlicher Hyperventilation; Ⓔ *maximal breathing capacity*

Atem|hilfs|mus|keln *pl*: → *Atemhilfsmuskulatur*

Atem|hilfs|mus|ku|la|tur *f*: Muskeln, die willkürlich zur Steigerung der Ein- und/oder Ausatmung aktiviert werden können; Ⓔ *accessory respiratory muscles*

Atem|hub|vo|lu|men *nt*: → *Atemzugvolumen*

Atem|luft|mi|nu|ten|vo|lu|men *nt*: → *Atemminutenvolumen*

Atem|mi|nu|ten|vo|lu|men *nt*: das in einer Minute ein- und ausgeatmete Luftvolumen; Ⓔ *minute ventilation*

Atem|mus|keln *pl*: Muskeln, die aktiv an der äußeren Atmung durch eine Verkleinerung [Ausatmung] oder Vergrößerung [Einatmung] des Thoraxvolumens mitwirken; Ⓔ *respiratory musculature*

Atem|mus|ku|la|tur *f*: → *Atemmuskeln*

Atem|not|syn|drom des Neugeborenen *nt*: durch eine Lungenunreife oder Erkrankungen der Atemwege hervorgerufener Komplex von Zyanose* und Dyspnoe*; Ⓔ *respiratory distress syndrome (of the newborn)*

Atem|re|ser|ve *f*: Differenz von Atemgrenzwert* und Atemminutenvolumen* in Ruhe; Ⓔ *breathing reserve*

Atem|spen|de *f*: direkte künstliche Beatmung, z.B. Mund-zu-Mund-Beatmung, Mund-zu-Nase-Beatmung; Ⓔ *kiss of life*

Atem|still|stand *m*: Apnoe*; Ⓔ *respiratory arrest*

Atem|stoß|test *m*: Bestimmung der Luftmenge, die nach tiefer Einatmung in einer Sekunde ausgeatmet werden kann; Ⓔ *forced expiratory volume*

Atem|vo|lu|men *nt*: → *Atemzugvolumen*

Atem|weg|wi|der|stand *m*: Widerstand der Atemwege gegen den Luftstrom, der bei der Atmung überwunden werden muss; Ⓔ *airway resistance*

Atem|zeit|vo|lu|men *nt*: das pro Zeiteinheit ein- und ausgeatmete Luftvolumen; Ⓔ *minute ventilation*

Atem|zen|trum *nt*: in der Medulla* oblongata liegendes Nervenzentrum, das Rhythmus und Automatie der Atmung beeinflusst; Ⓔ *respiratory center*

Atem|zug|tie|fe *f*: → *Atemzugvolumen*

Atem|zug|vo|lu|men *nt*: die mit einem Atemzug eingeatmete Luftmenge; Ⓔ *tidal air*

Äl|tha|nol *m*: bei der Gärung von Kohlenhydraten entstehender Alkohol, der mit Wasser mischbar ist; Ⓔ *ethanol*

Al|thellie *f*: angeborenes Fehlen der Brustwarze(n); meist kombiniert mit Amastie*; Ⓔ *athelia*

Älther *m*: **1.** chemische Verbindung mit der allgemeinen Formel $R_1–O–R_2$, wobei R für Alkylrest steht **2.** durch Wasserabspaltung aus zwei Äthylalkoholmolekülen gewonnene klare, berauschende Flüssigkeit, die früher als Narkosemittel verwendet wurde; Ⓔ **1.** *ether* **2.** *ethyl ether; ether*

äl|the|risch *adj*: ätherhaltig, leicht flüchtig; Ⓔ *ethereal*

al|ther|man *adj*: wärmeundurchlässig, nicht durchlässig für Wärmestrahlen; Ⓔ *athermanous*

Al|the|ro|em|bol|lus *m*: durch Ablösung von atheromatösem Material gebildeter Embolus*; Ⓔ *atheroembolus*

al|the|ro|gen *adj*: die Atherombildung fördernd, zur Atherombildung führend; Ⓔ *atherogenic*

Al|the|rom *nt*: **1.** Haarbalgtumor der Haut **2.** in der Gefäßwand auftretende beetförmige atherosklerotische Veränderungen; Ⓔ **1.** *atheromatous cyst* **2.** *atheroma*

echtes Atherom: meist multiple, prallelastische, gelbe Tumoren durch versprengtes Epithelgewebe ohne Ausführungsgang; Ⓔ *atheromatous cyst*

falsches Atherom: meist multipel auftretende Retentionszysten der Haut mit punktförmiger Follikelmündung; gleicht dem echten Atherom*; ℰ *steatoma*

athelrolmaltös adj: Atheromatose betreffend, durch sie bedingt; ℰ *atheromatous*

Athelrolmaltose f: Bezeichnung für die degenerativen Veränderungen an der Arterienintima bei einer Arteriosklerose*; ℰ *atheromatosis*

Athelrolsklelrolse f: Bezeichnung für die durch atheromatöse Plaques* und sklerotische Veränderungen gekennzeichnete Intimaverkalkung bei Arteriosklerose*; ℰ *atherosclerosis*

atheltolid adj: athetosenähnlich, an eine Athetose erinnernd; ℰ *athetoid*

Atheltolse f: durch Störung des extrapyramidal-motorischen Systems hervorgerufene Erkrankung mit typischen unwillkürlichen, unregelmäßigen, langsamen, verkrampft wirkenden Bewegungen mit Hyperflexion oder -extension von Gelenken; ℰ *athetosis*

Älthyllallkolhol m: → *Äthanol*

Älthyllenlolxid nt: farbloses Gas, das zur Sterilization hitzeempfindlicher Produkte verwendet wird; ℰ *ethylene oxide*

Älthyllislmus m: → *Alkoholismus*

Althylmie nt: angeborenes Fehlen des Thymus; ℰ *athymia*

Althylrelolse f: angeborenes Fehlen der Schilddrüse; ℰ *athyreosis*

Ältilollolgie f: **1.** Lehre von den Krankheitsursachen **2.** (Gesamtheit der) Ursachen einer spezifischen Erkrankung; ℰ **1.–2.** *etiology*

Atlanto-, atlanto- präf.: Wortelement mit der Bedeutung „erster Halswirbel/Atlas"

atllanltolalxilal adj: Atlas und Axis betreffend oder verbindend; ℰ *atlantoaxial*

Atllanltolalxilallgellenk nt: Gelenk zwischen 1. und 2. Halswirbel; ℰ *atlantoaxial joint*

atlanto-odontoid adj: Atlas und Dens axis betreffend oder verbindend; ℰ *atlanto-odontoid*

atlanto-okzipital adj: Atlas und Hinterhauptsbein/Os occipitale betreffend; ℰ *atlanto-occipital*

Atllanltoloklzilpiltallgellenk nt: Gelenk zwischen Atlas und Os occipitale; ℰ *atlanto-occipital joint*

Atllas m: erster Halswirbel; ℰ *atlas*

Atllaslaslsilmillaltilon f: angeborene Verschmelzung des ersten Halswirbels [Atlas] mit dem Hinterhauptsbein; ℰ

atlanto-occipital fusion

Atlas-Axisgelenk nt: → *Atlantoaxialgelenk*

Atllaslfrakltur f: Fraktur des I. Halswirbels; ℰ *atlas fracture*

Atlmen nt: **1.** Atmung **2.** Atemgeräusch; ℰ **1.** *breathing* **2.** *breathing sound*

amphorisches Atmen: über großen Lungenkavernen hörbares, hohl-klingendes Atemgeräusch; ℰ *amphoric respiration*

bronchiales Atmen: normales Atemgeräusch über den Bronchien; ℰ *bronchial respiration*

bronchovesikuläres/vesikobronchiales Atmen: kombiniert bronchiales und vesikuläres Atemgeräusch; ℰ *bronchovesicular breathing*

vesikuläres Atmen: normales Atemgeräusch, das durch die Ausdehnung der Lungenalveolen entsteht; ℰ *vesicular breathing*

Atlmolgraf, -graph m: Gerät zur Registrierung der Atembewegungen; ℰ *atmograph*

Atlmung f: der aus **innerer** und **äußerer** Atmung bestehende Gasaustausch im Körper; ℰ *respiration*

äußere Atmung: Gesamtheit von Gastransport in die Lunge [Inspiration], Diffusion der Atemgase durch die alveoläre Membran und Abtransport der Gase [Exspiration]; ℰ *external respiration*

innere Atmung: Gasaustausch der Zellen mit der Umgebung und Oxidation von Brennstoffen zur Energiegewinnung; ℰ *internal respiration*

paradoxe Atmung: bei Instabilität der Brustwand [Rippenserienfraktur] auftretende Einziehung der Brustwand während der Einatmung; ℰ *flail chest*

Atlmungslenlzylme pl: die Enzyme der Atmungskette*; ℰ *respiratory enzymes*

Atlmungslinlsuflfilzilenz f: Störung des Gasaustauches, die zu einer mangelhaften Sauerstoffversorgung führt; ℰ *respiratory insufficiency*

Atlmungslketlte f: in den Mitochondrien der Zelle lokalisiertes Multienzymsystem, das stufenweise Wasserstoff mit Sauerstoff zu Wasser oxidiert; die gewonnene Energie wird als Wärme freigesetzt oder in energiereichen Verbindungen gespeichert; ℰ *respiratory chain*

Altom nt: aus Kern [**Atomkern**] und Hülle [**Elektronenhülle**] bestehender kleinster Baustein eines Elements; ℰ

atom
a|to|mar *adj*: Atom betreffend; ⒺⒹ *atomic*

A|tom|mas|sen|ein|heit *f*: → *Dalton*

A|to|nie *f*: Schwäche, Schlaffheit, Erschlaffung, Tonusmangel eines Gewebes oder Organs; ⒺⒹ *atony*

A|to|pen *nt*: eine atopische Erkrankung auslösendes Allergen*; ⒺⒹ *atopen*

A|to|pie *f*: Oberbegriff für anlagebedingte allergische Erkrankungen mit Überempfindlichkeit gegen Umweltstoffe; klassische Beispiele sind endogenes Ekzem* und Asthma* bronchiale; ⒺⒹ *atopy*

a|to|pisch *adj*: **1.** Atopen oder Atopie betreffend **2.** ursprungsfern, an atypischer Stelle liegend oder entstehend, (nach außen) verlagert, heterotopisch, ektop, ektopisch; ⒺⒹ **1.** *atopic* **2.** *ectopic*

a|to|xisch *adj*: ungiftig, nicht-giftig; nicht durch Gift verursacht; ⒺⒹ *atoxic*

ATP|ase *f*: Enzym, das Adenosintriphosphat in Adenosindiphosphat und anorganisches Phosphat spaltet; ⒺⒹ *ATPase*

a|trau|ma|tisch *adj*: (*Nadel, Technick*) nicht-gewebeschädigend; ⒺⒹ *atraumatic*

A|trep|sie *f*: chronische Gedeihstörung von Säuglingen durch z.B. Fehlernährung oder chronische Infekte; ⒺⒹ *atrepsy*

A|tre|sie *f*: **1.** angeborenes Fehlen oder Verschluss einer natürlichen Körperöffnung **2.** Rückbildung eines Organs oder einer Organstruktur; ⒺⒹ **1.–2.** *atresia*

a|tri|al *adj*: Vorhof/Atrium betreffend; ⒺⒹ *atrial*

A|tri|al|gal|lopp *m*: Galopprhythmus mit dumpfem Vorhofton [4. Herzton]; ⒺⒹ *atrial gallop*

A|tri|chie *f*: vollständiges Fehlen der Haare; ⒺⒹ *atrichia*

A|tri|cho|se *f*: → *Atrichie*

Atrio-, atrio- *präf.*: Wortelemente mit der Bedeutung „Vorhof/Atrium"

A|tri|o|me|gal|lie *f*: Vergrößerung des Herzvorhofes; ⒺⒹ *atriomegaly*

A|tri|o|pep|tid *nt*: in Myozyten des linken Vorhofs und anderen Geweben gebildetes Hormon mit Einfluss auf die Wasser- und Natriumdiurese; ⒺⒹ *atriopeptide*

A|tri|o|pep|tin *nt*: → *Atriopeptid*

A|tri|o|sep|to|sto|mie *f*: operative Durchtrennung des Vorhofseptums; ⒺⒹ *atrioseptostomy*

A|tri|o|to|mie *f*: operative Vorhoferöffnung; ⒺⒹ *atriotomy*

a|tri|o|ven|tri|ku|lär *adj*: Vorhof und Herzkammer/Ventrikel betreffend oder verbindend; ⒺⒹ *atrioventricular*

A|tri|o|ven|tri|ku|lar|klap|pe *f*: segelförmige Herzklappe zwischen Vorhof und Kammer; ⒺⒹ *atrioventricular valve*

A|tri|o|ven|tri|ku|lar|kno|ten *m*: an der Vorhofkammergrenze liegender Knoten aus spezifischen Muskelfasern, der die Erregung vom Vorhof auf die Kammer überträgt; übernimmt bei Ausfall des Sinusknoten als sekundäres Erregungsbildungszentrum die Schrittmacherfunktion; ⒺⒹ *atrioventricular node*

A|tri|o|ven|tri|ku|lar|rhyth|mus *m*: vom Atrioventrikularknoten* ausgehender Ersatzrhythmus; ⒺⒹ *atrioventricular rhythm*

A|tri|o|ven|tri|ku|lar|ve|nen *pl*: Venen an der Vorhof-Kammer-Grenze; ⒺⒹ *atrioventricular veins*

A|tri|um *nt, pl* **A|tria, A|tri|en**: **1.** Vorhof **2.** Herzvorhof, Vorhof, Kammervorhof, Atrium cordis; ⒺⒹ **1.–2.** *atrium*

Atrium cordis dextrum: nimmt das aus dem Körperkreislauf kommende venöse Blut auf und pumpt es während der Diastole* durch die Trikuspidalklappe* in die rechte Herzkammer; ⒺⒹ *right atrium*

Atrium cordis sinistrum: nimmt das aus den Lungenvenen kommende sauerstoffreiche Blut auf und pumpt es während der Diastole* durch die Mitralklappe* in die linke Herzkammer; ⒺⒹ *left atrium*

A|tri|um|sep|tum|de|fekt *m*: angeborener Herzfehler mit Lückenbildung in der Scheidewand zwischen den beiden Vorhöfen; ⒺⒹ *atrial septal defect*

A|tro|pa bel|la|don|na *f*: zu den Nachtschattengewächsen gehörende Pflanze; enthält zahlreiche Alkaloide [z.B. Atropin*]; ⒺⒹ *deadly nightshade*

A|tro|phie *f*: Gewebs- oder Organschwund, Rückbildung, Verkümmerung; ⒺⒹ *atrophy*

postmenopausale Atrophie: durch das Fehlen von Hormonen verursachte Atrophie der Haut und anderer Organe nach der Menopause*; ⒺⒹ *postmenopausal atrophy*

senile Atrophie: physiologische Atrophie von Organen und Geweben im Alter; ⒺⒹ *senile atrophy*

a|tro|phiert *adj*: geschrumpft, verkümmert; ⒺⒹ *atrophic*

A|tro|pho|der|ma *f*: Hautatrophie; ⒺⒹ *atrophoderma*

Altrolpholderlmaltolse f: chronische, zu Atrophie führende Hauterkrankung; Ⓔs *atrophodermatosis*

Altrolpin nt: in Nachtschattengewächsen wie **Tollkirsche** [Atropa belladonna], **Stechapfel** [Datura stramonium] und **Bilsenkraut** [Hyoscyamus niger] vorkommendes sehr giftiges Alkaloid mit parasympatholytischer Wirkung; Ⓔs *atropine*

atltelnuliert adj: verdünnt, vermindert, (ab-)geschwächt; Ⓔs *attenuated*

Atltelnulielrung f: (*Viren, Bakterien*) Abschwächung, Verminderung der Virulenz; Ⓔs *attenuation; weakening; diluting*

Atltiklanltroltolmie f: → *Attikoantrotomie*

Atltikolanltroltolmie f: operative Eröffnung von Attikus* und Antrum* mastoideum; Ⓔs *atticoantrotomy*

Atltikoltolmie f: operative Kuppelraumeröffnung; Ⓔs *atticotomy*

Atltilkus m: kuppelartige Ausbuchtung an der Decke der Paukenhöhle; Ⓔs *attic*

Atltilziltis f: Entzündung des Kuppelraums der Paukenhöhle; Ⓔs *atticitis*

Atltolniltät f: völlige Bewegungslosigkeit, Starre; Ⓔs *atonity*

Atltrakltant m: Lockstoff; Ⓔs *attractant*

Atltriltilon f: Abrieb, Reibung; (physiologische) Abnutzung, Abreibung, Verschleiß; Ⓔs *attrition*

Ätzlgasltriltis f: durch Säuren oder Laugen hervorgerufene Magenschleimhautentzündung; Ⓔs *corrosive gastritis*

Ätzung f: gezielte Anwendung von Ätzmitteln; Ⓔs *cauterization*

Audi-, audi- präf.: → *Audio-*

Auldilmultiltas f: fehlende oder verzögerte Sprachentwicklung; Ⓔs *audimutism*

Audio-, audio- präf.: Wortelement mit der Bedeutung „Hören/Gehör"

auldilolgen adj: durch Schall/Töne verursacht oder ausgelöst; Ⓔs *audiogenic*

Auldilolgramm nt: bei der Audiometrie* gewonnene grafische Darstellung; Ⓔs *audiogram*

Auldilolmeltrie f: Prüfung der Hörfunktion durch elektroakustisch erzeugte Töne; Ⓔs *audiometry*

auldilolvilsulell adj: Hören und Sehen betreffend; Ⓔs *audiovisual*

aulditiv adj: Gehör oder Hören betreffend; Ⓔs *auditive*

Auerbach-Plexus m: vegetativer Plexus der Darmwand, der die Peristaltik* reguliert; Ⓔs *Auerbach's plexus*

Auflfrilschungsldolsis f: Antigenmenge zur Auffrischung der Immunreaktion bei einer Auffrischungsimpfung; Ⓔs *booster dose*

Auflpfroplfgesltolse f: Gestose*, die sich auf eine vorbestehende Erkrankung [Diabetes* mellitus, Hypertonie*] aufpropft; Ⓔs *superimposed preeclampsia*

Auflsätltilgungsldolsis f: erste, meist höhere Dosis zu Beginn eines Therapiezyklus; Ⓔs *loading dose*

Auflwachlepilleplsie f: meist in den Morgenstunden oder während des Aufwachens auftretende generalisierte Epilepsie*; Ⓔs *matutinal epilepsy*

Auflwachltemlpelraltur f: Körpertemperatur beim Aufwachen; Ⓔs *basal body temperature*

Auglaplfellprelllung f: stumpfe Verletzung des Augapfels; kann zur Ausbildung eines Wundstars führen; Ⓔs *contusion of the eyeball*

Aulgenlablstand m: Abstand zwischen der Pupillenmitte der beiden Augen; Ⓔs *interocular distance*

Aulgenlachlse, anatomische f: äußere Verbindungslinie von vorderem und hinterem Augenpol; Ⓔs *external axis of eye*

Aulgenlachlse, äußere f: → *Augenachse, anatomische*

Aulgenlachlse, optische f: Linie durch den Mittelpunkt der Hornhaut zur Fovea* centralis der Netzhaut; Ⓔs *optic axis of eye*

Aulgenlbinlnenldruck m: → *Augeninnendruck*

Aulgenlhornlhaut f: vorderer durchsichtiger Teil der Augapfelhülle [Tunica fibrosa bulbi], der am Limbus* corneae in die weiße Augenhaut [Sklera*] übergeht; Ⓔs *cornea*

Aulgenlinlnenldruck m: Druck im Augeninneren; bei Glaukom* erhöht; Ⓔs *intraocular pressure*

Aulgenllidlekltrolpilum nt: Umstülpung des Augenlids nach außen; Ⓔs *ectropion*

Aulgenllidlentlzünldung f: → *Blepharitis*

Aulgenlmilgrälne f: heftige, meist einseitige Migräne mit visuellen Symptomen; Ⓔs *ophthalmic migraine*

Aulgenlmuslkelllählmung f: → *Augenmuskelparese*

Aulgenlmuslkellpalrelse f: zu Sehstörungen [Doppelbilder, Schielen] führende Lähmung eines oder mehrerer äußerer Augenmuskeln; Ⓔs *eye-muscle paralysis*

Aulgenlspielgellung f: Betrachtung des Augenhintergrundes mit einem Augenspiegel; ⒠ *ophthalmoscopy*

Aulgenltriplper *m*: → *Gonoblennorrhö*

Aulgenlwinlkellbleplhalriltis *f, pl* **-tilden**: → *Blepharitis angularis*

Aulgenlwurm *m*: in Afrika vorkommender parasitärer Fadenwurm, der durch Bremsen übertragen wird; ⒠ *eye worm*

Aulgenlzahn *m*: oberer Eckzahn; ⒠ *eye tooth*

Aulgenlzitltern *nt*: → *Nystagmus*

Auglmenltaltionslplasltik *f*: operative Vergrößerung eines Organs oder Körperteils, z.B. Brustvergrößerung; ⒠ *augmentation technique*

Aulra *f*: Bezeichnung für die einem epileptischen Anfall vorausgehenden sensorischen, vegetativen oder psychischen Wahrnehmungen; ⒠ *aura*

aulral *adj*: Ohr(en) oder Gehör betreffend; ⒠ *aural*

Aulranltilalsis cutis *f*: durch eine Erhöhung der Carotine* hervorgerufene Gelbfärbung der Haut; relativ häufig bei Säuglingen durch Karotten verursacht; ⒠ *aurantiasis*

Aulrilalsis *f*: meist durch therapeutische Goldapplikation hervorgerufene irreversible Einlagerung von Goldpartikeln in die Haut und Schleimhaut, aber auch Lederhaut und Bindehaut des Auges [**Chrysosis corneae**]; ⒠ *auriasis*

Aulrilcula *f*: Ohrmuschel; ⒠ *auricle* Auricula atrii dextra, sinistra: rechtes und linkes Herzohr; ⒠ *right and left auricle*

Aulrilkel *f*: → *Auricula*

aulrilkullär *adj*: Ohr oder ohrförmige Struktur betreffend, ohrförmig; ⒠ *auricular*

Aulrilkullarlgallopp *m*: Galopprhythmus mit dumpfem Vorhofton [4. Herzton]; ⒠ *atrial gallop*

aulrilkullolnalsal *adj*: Ohr und Nase betreffend oder verbindend; ⒠ *aurinasal*

aulrilkulloltemlpolral *adj*: Ohrmuschel und Schläfenregion/Regio temporalis betreffend; ⒠ *auriculotemporal*

Aulris *f*: Ohr; ⒠ *ear*

Aulrilskop *nt*: Ohrenspiegel; auch Endoskop für die Spiegelung des Gehörganges; ⒠ *auriscope*

Auro-, auro- *präf*: Wortelement mit der Bedeutung „Gold/Aurum"

Aulrolthelralpie *f*: Behandlung mit goldhaltigen Substanzen; ⒠ *aurotherapy*

Aulrolthilolglulcolse *f*: zur Therapie der rheumatischen Arthritis verwendetes goldhaltiges Antiphlogistikum*; ⒠ *aurothioglucose*

Aulrum *nt*: Gold*; ⒠ *gold*

Auslgusslstein *m*: geweihförmiger, das Nierenbecken ausfüllender Nierenstein; ⒠ *staghorn calculus*

Auslkulltaltion *f*: Abhören/Abhorchen der im Körper entstehenden Geräusche mit dem Ohr, Hörrohr oder Stethoskop; ⒠ *auscultation*

Auslrisslfrakltur *f*: → *Abrissfraktur*

Auslsaat *f*: Ausbreitung von Erregern oder Tumorzellen im Körper; ⒠ *spread*
bronchogene Aussaat: über die Bronchien erfolgende Aussaat; ⒠ *bronchogenic spread*
hämatogene Aussaat: Aussaat über den Blutweg; ⒠ *hematogenous spread*
lymphogene Aussaat: Ausbreitung über die Lymphgefäße; ⒠ *lymphatic spread*

Auslsatz *m*: → *Lepra*

Auslschällplasltik *f*: Eröffnung einer Arterie und Ausschälung eines alten Thrombus; ⒠ *endarterectomy*

Auslscheilder *m*: Person, die vorübergehend oder permanent Erreger ausscheidet, ohne selbst krank zu sein; ⒠ *secretor; carrier*

Auslscheildungslpyellolgralfie, -gralphie *f*: Röntgenkontrastdarstellung* der Nierenbecken; meist im Rahmen einer Urografie*; ⒠ *excretion pyelography*

Auslscheildungslulrolgralfie, -gralphie *f*: Röntgenkontrastdarstellung der ableitenden Harnwege; ⒠ *excretion urography*

Auslscheildungslulrolgramm *nt*: Röntgenkontrastaufnahme der ableitenden Harnwege; ⒠ *excretion urography*

Auslscheildungslzysltolgralfie, -gralphie *f*: Röntgenkontrastdarstellung* der Harnblase; ⒠ *voiding cystography*

Auslscheildungslzysltolulrelthrolgralfie, -graphie *f*: Röntgenkontrastdarstellung* der Harnblase und Harnröhre; ⒠ *voiding cystourethrography*

Auslschlusslchrolmaltolgralfie, -gralphie *f*: → *Gelchromatografie*

Auslschlussldialgnolse *f*: Krankheitsdiagnose durch Ausschluss anderer, mit den selben Symptomen einhergehender Erkrankungen; ⒠ *diagnosis by exclusion*

Auslspritlzungslgang *m*: Endabschnitt des Samenleiters in der Prostata; ⒠ *ejaculatory duct*

Ausltauschltranslfulsilon *f*: Bluttransfusion mit gleichzeitiger Entnahme von Empfängerblut; ⒠ *exchange transfu-*

sion

Aus|tausch|trans|port *m*: Austauschvorgang durch die Zellmembran, bei dem Substanzen in entgegengesetzter Richtung transportiert werden; ⒺⒺ *exchange transport*

Austin Flint-Geräusch *nt*: Herzgeräusch bei Aorteninsuffizienz* durch die begleitende funktionelle Mitralstenose*; Ⓔ *Austin Flint phenomenon*

Aus|tra|li|a|an|ti|gen *nt*: auf der Oberfläche von Hepatitis B-Viren auftretendes Antigen mit Bedeutung für Diagnostik und Verlaufsbeobachtung; Ⓔ *Australia antigen*

Aus|trei|bungs|frak|ti|on *f*: Auswurfleistung des Herzens, d.h. der während der Systole ausgeworfene Anteil der Blutmenge im linken Ventrikel; Ⓔ *ejection fraction*

Aus|trei|bungs|ge|räu|sche *pl*: über dem Herzen auskultierbare Geräusche während der Austreibungsphase; Ⓔ *ejection sounds*

Aus|trei|bungs|pe|ri|o|de *f*: **1.** die Zeit vom Durchtritt des kindlichen Kopfes durch den Muttermund bis zur Geburt **2.** die zweite Hälte der Systole, während der das Blut aus dem Herzen in den großen und kleinen Kreislauf strömt; Ⓔ **1.** *expulsive stage* **2.** *ejection period*

Aus|trei|bungs|pha|se *f*: → *Austreibungsperiode*

Aus|trei|bungs|tö|ne *pl*: → *Austreibungsgeräusche*

Aus|tritts|do|sis *f*: Bezeichnung für die an der Austrittsseite des Körpers gemessene Ionendosis; Ⓔ *exit dose*

Aus|trock|nungs|ek|zem *nt*: durch extrem trockene Haut hervorgerufenes chronisches Ekzem* durch Sebostase* bei älteren Menschen [**seniles/geriatrisches Ekzem**]bei übermäßiger Reinigung und Entfettung der Haut [**angewaschenes Ekzem**] oder durch Wettereinflüsse [Wind, Kälte]; Ⓔ *xerotic eczema*

Aus|wurf|frak|ti|on *f*: Auswurfleistung des Herzens, d.h. der während der Systole ausgeworfene Anteil der Blutmenge im linken Ventrikel; Ⓔ *ejection fraction*

Au|tis|mus *m*: Rückzug von der Außenwelt durch Einkapselung in eine eigene Ideen- und Vorstellungswelt; Ⓔ *autism*

Auto-, auto- *präf*: Wortelement mit der Bedeutung „selbst/eigen"

Au|to|ag|glu|ti|na|ti|on *f*: Agglutination von Blutkörperchen durch das eigene Serum; Ⓔ *autoagglutination*

Au|to|ag|gres|si|ons|krank|heit *f*: → *Autoimmunkrankheit*

au|to|ag|gres|siv *adj*: gegen den eigenen Körper oder eigene Organe oder Gewebe gerichtet; autoimmun; Ⓔ *autoaggressive*

Au|to|a|na|ly|se *f*: → *Autopsychoanalyse*

Au|to|a|nam|ne|se *f*: Eigenanamnese des Patienten; Ⓔ *autoanamnesis*

Au|to|an|ti|gen *nt*: die Bildung von Autoantikörpern anregendes körpereigenes Antigen; Ⓔ *autoantigen*

Au|to|an|ti|kör|per *pl*: Antikörper gegen körpereigene Antigene; Ⓔ *autoantibody*

au|toch|thon *adj*: an Ort und Stelle entstanden, eingeboren, bodenständig; Ⓔ *autochthonous*

Au|to|des|truk|ti|on *f*: Selbstzerstörung; Ⓔ *autodestruction*

Au|to|di|ges|ti|on *f*: Selbstverdauung; Ⓔ *autodigestion*

au|to|di|ges|tiv *adj*: Autodigestion betreffend, durch sie bedingt, selbstverdauend; Ⓔ *autodigestive*

Au|to|e|ro|tik *f*: Oberbegriff für Onanie* und Narzissmus*; oft gleichgesetzt mit Autoerotismus; Ⓔ *autoeroticism*

Au|to|e|ro|tis|mus *m*: sexuelle Erregung ohne direkte oder indirekte äußere Reize; Ⓔ *autoerotism*

au|to|gen *adj*: **1.** von selbst entstehend **2.** im Organismus selbst erzeugt **3.** → *autogenetisch*; Ⓔ **1.–2.** *autogenic* **3.** *autogenetic*

au|to|ge|ne|tisch *adj*: von der selben Person stammend; Ⓔ *autogenetic*

Au|to|hä|mag|glu|ti|na|ti|on *f*: Agglutination von körpereigenen Blutkörperchen; Ⓔ *autohemagglutination*

Au|to|hä|mo|ly|se *f*: Hämolyse der körpereigenen Blutkörperchen; Ⓔ *autohemolysis*

Au|to|hä|mo|the|ra|pie *f*: unspezifische Reiztherapie, bei der kleine Mengen von patienteneigenem Blut intramuskulär injiziert werden; Ⓔ *autohemotherapy*

Au|to|his|to|ra|di|o|gra|fie, -gra|phie *f*: → *Autoradiografie*

Au|to|hyp|no|se *f*: durch Autosuggestion* erzeugte Hypnose*; Ⓔ *autohypnosis*

au|to|im|mun *adj*: Autoimmunität betreffend; Ⓔ *autoimmune*

Au|to|im|mun|er|kran|kung *f*: → *Autoimmunkrankheit*

Au|to|im|mu|ni|sie|rung *f*: Sensibilisierung gegen körpereigenes Gewebe; Ⓔ *au-*

toimmunization

Au|to|im|mu|ni|tät f: Immunreaktion gegen körpereigene Zellen, Gewebe oder Stoffe; ⒺⒼ *autoimmunity*

Au|to|im|mun|krank|heit f: durch die Bildung von Antikörpern gegen körpereigene Gewebe oder Substanzen [Autoantikörper] hervorgerufene Erkrankung; ⒺⒼ *autoimmune disease*

Au|to|im|mu|no|pa|thie f: → *Autoimmunkrankheit*

Au|to|im|mun|thy|re|o|i|di|tis f: Autoimmunkrankheit* der Schilddrüse mit organspezifischen Autoantikörpern*; ⒺⒼ *autoimmune thyroiditis*

Au|to|in|fek|ti|on f: Selbstinfizierung mit im Körper lebenden Keimen; ⒺⒼ *autoinfection*

Au|to|in|fu|si|on f: relative Vermehrung der Blutmenge im großen Kreislauf durch Hochlegen und evtl. Bandagieren der Beine zur Schockbehandlung; ⒺⒼ *autoinfusion*

Au|to|in|o|ku|la|ti|on f: spontane Verbreitung von Erregern oder Tumorzellen im Körper durch hämatogene oder lymphogene Verbreitung; ⒺⒼ *autoinoculation*

Au|to|in|to|xi|ka|ti|on f: durch Stoffwechselprodukte oder Autotoxine verursachte Vergiftung; ⒺⒼ *autointoxication*

Au|to|ki|ne|se f: willkürliche Bewegung, Willkürmotorik; ⒺⒼ *autokinesis*

au|to|log adj: von der selben Person stammend; ⒺⒼ *autologous*

Au|to|ly|se f: Selbstauflösung; Selbstverdauung, Autodigestion; ⒺⒼ *autolysis*

Au|to|ly|sin nt: gegen körpereigene Zellen gerichtetes Lysin*; ⒺⒼ *autolysin*

au|to|ly|tisch adj: Autolyse betreffend, selbstauflösend; selbstverdauend; ⒺⒼ *autolytic*

au|to|ma|tisch adj: spontan, unwillkürlich, zwangsläufig; selbsttätig, selbstgesteuert; ⒺⒼ *involuntary*

Au|to|ma|tis|mus m: automatische/unwillkürliche Handlung oder Reaktion; ⒺⒼ *automatism*

Au|to|mu|ti|la|ti|on f: Selbstverstümmelung; ⒺⒼ *self-mutilation*

au|to|nom adj: unabhängig, selbständig, selbstgesteuert; vegetativ; ⒺⒼ *autonomous*

Au|to|no|mie f: Selbständigkeit, Unabhängigkeit; ⒺⒼ *autonomy*

Au|to|pa|thie f: Erkrankung ohne erkennbare Krankheitsursache; ⒺⒼ *autopathy*

Au|to|phalgie f: **1.** Auflösung von Zellteilen innerhalb der Zelle **2.** krankhaftes

Verlangen Teile des eigenen Körpers zu verzehren; ⒺⒼ **1.** *autophagy* **2.** *autophagia*

Au|to|pho|nie f: Resonanz der eigenen Stimme, z.B. bei Mittelohrkatarrh; ⒺⒼ *autophony*

Au|to|plas|tik f: plastische Operation unter Verwendung körpereigener Gewebe oder Organteile; ⒺⒼ *autoplasty*

Au|top|sie f: Leicheneröffnung; ⒺⒼ *autopsy*

au|to|psy|chisch adj: die eigene Psyche betreffend; ⒺⒼ *autopsychic*

Au|to|psy|cho|a|na|ly|se f: Psychoanalyse* der eigenen Person; ⒺⒼ *autoanalysis*

Au|to|psy|cho|se f: Psychose* mit einer verfälschten Vorstellung von der eigenen Person; ⒺⒼ *autopsychosis*

Au|to|ra|di|o|gra|fie, -gra|phie f: Radiografie* mit Hilfe von gespeicherten oder eingebauten radioaktiven Markern; ⒺⒼ *autoradiography*

au|to|ra|di|o|gra|fisch, -gra|phisch adj: Autoradiografie betreffend, mittels Autoradiografie; ⒺⒼ *autoradiographic*

Au|to|rhyth|mie f: Fähigkeit, rhythmische Erregung oder Reize zu erzeugen; ⒺⒼ *autorhythmicity*

Au|to|sen|si|bi|li|sie|rung f: Sensibilisierung* gegen körpereigenes Gewebe; Grundprinzip der Autoimmunkrankheiten*; ⒺⒼ *autosensitization*

Au|to|sep|sis f: Sepsis* durch im Körper lebende Erreger [z.B. Darmbakterien]; ⒺⒼ *autosepticemia*

Au|to|se|ro|the|ra|pie f: Behandlung mit aus dem eigenen Blut gewonnenem Serum; ⒺⒼ *autoserotherapy*

Au|to|se|rum nt: aus dem eigenen Blut gewonnenes Serum; ⒺⒼ *autoserum*

Au|to|sko|pie f: direkte Kehlkopfspiegelung; ⒺⒼ *autoscopy*

au|to|so|mal adj: Autosom(en) betreffend, durch autosomale Gene bedingt; ⒺⒼ *autosomal*

Au|to|so|men pl: alle Chromosomen, außer den Geschlechtschromosomen; ⒺⒼ *autosomes*

Au|to|sug|ges|ti|on f: Selbstbeeinflussung; ⒺⒼ *autosuggestion*

au|to|sug|ges|tiv adj: Autosuggestion betreffend, mittels Autosuggestion; ⒺⒼ *autosuggestive*

Au|to|the|ra|pie f: Selbstheilung; ⒺⒼ *autotherapy*

Au|to|throm|bin nt: während der Thrombinbildung entstehende Prothrombinderivate; ⒺⒼ *autoprothrombin*

Au|to|to|pa|gno|sie f: Unfähigkeit, Hautreize am eigenen Körper zu lokalisieren; Ⓔ *autotopagnosia*

Au|tolto|xlä|mie f: → *Autotoxikose*

Au|tolto|xi|kolse f: durch körpereigene Stoffwechselprodukte entstandene Selbstvergiftung, z.B. bei verminderter Ausscheidung [Leberinsuffizienz*, Niereninsuffizienz*]; Ⓔ *autotoxicosis*

Au|tolto|xin nt: **1.** im Körper entstandenes Toxin **2.** gegen körpereigene Zellen gerichtetes Toxin; Ⓔ **1.** *autotoxin* **2.** *autocytotoxin*

au|tolto|xisch adj: Autointoxikation betreffend; Ⓔ *autotoxic*

Au|toltrans|fulsi|on f: **1.** Eigenbluttransfusion **2.** Vermehrung der Blutmenge im großen Kreislauf durch Hochlegen und Bandagieren der Beine zur Schockbehandlung; Ⓔ **1.** *autohemotransfusion* **2.** *autotransfusion*

Au|toltrans|plan|tat nt: vom eigenen Körper stammendes Transplantat; Ⓔ *autotransplant*

Au|toltrans|plan|ta|ti|on f: Transplantation von körpereigenem Gewebe; Ⓔ *autotransplantation*

Au|tolva|ki|zi|ne f: Eigenimpfstoff, Eigenvakzine; Ⓔ *autovaccine*

au|tum|nal adj: im Herbst vorkommend oder auftretend, herbstlich; Ⓔ *autumnal*

Au|xa|nolgralfie, -gralphie f: Erstellung eines Wachstumsbildes von Bakterien auf verschiedenen Nährböden; Ⓔ *auxanography*

au|xalnolgralfisch, -gralphisch adj: Auxanografie betreffend, mittels Auxanografie; Ⓔ *auxanographic*

Au|xi|li|arlat|mung f: forcierte Atmung durch Einsatz der Atemhilfsmuskeln; Ⓔ *auxiliary breathing*

alvallvullär adj: ohne Klappe(n), klappenlos; Ⓔ *avalvular*

AV-Anastomose f: physiologische Verbindung von Arterien und Venen; Ⓔ *av anastomosis*

alvaslkullär adj: **1.** ohne Blutgefäße, gefäßlos **2.** ohne Erregerbeteiligung, aseptisch; Ⓔ **1.** *avascular* **2.** *aseptic*

AV-Block m: Verlängerung der atrioventrikulären Überleitungszeit; Ⓔ *a-v block*

kompletter AV-Block: vollständige Unterbrechung der Erregungsleitung mit atrioventrikulärer Dissoziation; Ⓔ *third degree heart block*

AV-Dissoziation f: unabhängige Schlagfrequenz von Vorhöfen und Kammer; Ⓔ *atrioventricular dissociation*

AV-Fistel f: Verbindung einer Arterie mit einer Vene; Ⓔ *arteriovenous fistula*

alvilrullent adj: nicht-virulent, nicht-ansteckungsfähig; Ⓔ *avirulent*

Alvilrullenz f: Mangel an Ansteckungsfähigkeit; Ⓔ *avirulence*

Alvit|alminolse f: durch einen absoluten Vitaminmangel hervorgerufene Erkrankung; Ⓔ *avitaminosis*

AV-Knoten m: → *Atrioventrikularknoten*

AV-Knotenrhythmus m: → *AV-Rhythmus*

AV-Knotentachykardie f: Tachykardie* mit Ursprung im Atrioventrikularknoten; Ⓔ *A-V nodal tachycardia*

AV-Rhythmus m: vom Atrioventrikularknoten* ausgehender Ersatzrhythmus; Ⓔ *AV rhythm*

alxilfulgal adj: von der Achse weg (gerichtet); Ⓔ *axifugal*

Alxilla f: Achsel; Achselhöhle; Ⓔ *axilla*

alxillar adj: Achsel(höhle) betreffend; Ⓔ *axillary*

Alxillarlanläslthelsie f: → *Axillarisblock*

Alxillalrislblock m: Block des Nervus* axillaris; Ⓔ *axillary block*

alxilpetal adj: zur Achse hin; Ⓔ *axipetal*

Alxis f, pl **Alxes: 1.** zweiter Halswirbel, Epistropheus **2.** (Körper-, Gelenk-, Organ-)Achse; Ⓔ **1.–2.** *axis*

Alxislfrak|tur f: Fraktur des II. Halswirbels; Ⓔ *axis fracture*

Axo-, axo- präf.: Wortelement mit der Bedeutung „Achse"

axo-axonal adj: zwei Axone verbindend, von Axon zu Axon; Ⓔ *axoaxonic*

alxoldendriltisch adj: Axon und Dendrit verbindend; Ⓔ *axodendritic*

Alxollemm nt: Zellmembran des Axons; Ⓔ *axolemma*

Alxollyse f: Degeneration und Zerfall eines Axons; Ⓔ *axolysis*

Alxon nt: am **Axonhügel** des Zellleibs der Nervenzelle entspringender, bis zu 1 m langer Fortsatz, der die Nervenzelle mit anderen Zellen verbindet; Ⓔ *axon*

Alxon|relflex m: rückläufige Impulsübertragung in einem sensorischen Nerv; kein Reflex im klassischen Sinn, weil keine Synapse beteiligt ist; Ⓔ *axon reflex*

Alxolplasma nt: Zytoplasma des Axons; Ⓔ *axoplasm*

A-Zell|alde|nolkar|zi|nom nt: → *A-Zelladenom*

A-Zelladenom nt: von den A-Zellen der Langerhans*-Inseln ausgehender bösartiger Tumor der Bauchspeicheldrüse; ⒠ *alpha cell adenoma*

A-Zellen *pl*: Glukagon-bildende Zellen der Langerhans*-Inseln der Bauchspeicheldrüse; ⒠ *A cells*

alzelllulllär *adj*: zellfrei, nicht aus Zellen bestehend, ohne Zellen; ⒠ *acellular*

alzelnltrisch *adj*: nicht im Zentrum (liegend), nichtzentral; ⒠ *acentric*

Alzelphallie *f*: angeborenes Fehlen des Kopfes; ⒠ *acephaly*

alzeltalbulllär *adj*: Hüftgelenkspfanne/ Azetabulum betreffend; ⒠ *acetabular*

Alzeltalbullekltolmie *f*: (Teil-)Entfernung der Hüftpfanne; ⒠ *acetabulectomy*

Alzeltalbulloplalstik *f*: plastische Operation der Hüftgelenkspfanne; ⒠ *acetabuloplasty*

Alzeltalbullum *nt, pl* **-la**: Gelenkpfanne des Hüftgelenks; ⒠ *acetabulum*

Alzeltat *nt*: Salz der Essigsäure; ⒠ *acetate*

Alzeltesllsiglsäulre *f*: Zwischenprodukt beim Abbau von Fettsäuren und ketoplastischen Aminosäuren; wird bei gestörtem Kohlenhydratstoffwechsel [u.A. Diabetes* mellitus] vermehrt in der Leber gebildet; ⒠ *acetoacetic acid*

Alzeltolalzeltat *nt*: Salz der Azetessigsäure; ⒠ *acetoacetate*

Alzelton *nt*: farblose, mit Wasser mischbare Flüssigkeit; einfachstes Keton; wird im Stoffwechsel aus Acetoacetat gebildet und über den Zitratzyklus abgebaut; wird bei gestörtem Kohlenhydratstoffwechsel [u.A. Diabetes* mellitus] vermehrt in der Leber gebildet; ⒠ *acetone*

Alzeltonlälmie *f*: erhöhter Ketonkörpergehalt des Blutes; ⒠ *acetonemia*

Alzeltyllcholin *nt*: Cholinester der Essigsäure; Neurotransmitter im ZNS und in cholinergen Synapsen; ⒠ *acetylcholine*

Alzeltyllcolenlzym A *nt*: →*Acetylcoenzym A*

Alzeltyllsallilzyllsäulre *f*: →*Acetylsalicylsäure*

Alzildälmie *f*: Blut-pH unter 7,36; ⒠ *acidemia*

Alzildiltät *f*: Säuregrad, Säuregehalt; ⒠ *acidity*

alzildolgen *adj*: säurebildend; ⒠ *acidogenic*

Alzildolgelnelse *f*: Ausscheidung von Wasserstoffionen durch die Niere; ⒠ *acidogenesis*

alzildolphil *adj*: **1.** (*biolog.*) auf sauren Nährböden wachsend **2.** mit sauren Farbstoffen färbbar; ⒠ **1.–2.** *acidophilic*

Alzildolse *f*: Störung des Säure-Basenhaushalts mit einem Abfall des Blut-pH-Werts unter 7,36; ⒠ *acidosis*

dekompensierte Azidose: nach Ausschöpfung der Kompensationsmechanismen eintretende Azidose; ⒠ *acidemia*

diabetische Azidose: metabolische Azidose bei schlecht eingestelltem und entgleistem Diabetes* mellitus; ⒠ *diabetic acidosis*

kompensierte Azidose: Azidose mit normalem pH-Wert durch Kompensation [Abatmung von Kohlendioxid bzw. vermehrter Säureausscheidung über die Niere]; ⒠ *compensated acidosis*

metabolische Azidose: durch eine vermehrte Bildung von Säure [z.B. Ketoazidose*] oder erhöhte Bikarbonatverluste [Subtraktionsazidose*] hervorgerufene Azidose; ⒠ *metabolic acidosis*

renal-tubuläre Azidose: durch Störung der Tubulusfunktion hervorgerufene Azidose mit begleitender Hyperchlorämie* und Hypokaliämie*; ⒠ *renal tubular acidosis*

respiratorische Azidose: Azidose mit Erhöhung des CO_2-Partialdrucks bei gestörtem alvolärem Gasaustausch oder Hypoventilation*; ⒠ *respiratory acidosis*

Alzildolselatlmung *f*: vertiefte und beschleunigte Atmung bei Azidose*; ⒠ *Kussmaul breathing*

Alzildolthylmildin *nt*: →*Zidovudin*

Alzildlulrie *f*: Ausscheidung eines sauren Harns; ⒠ *aciduria*

alzilnär *adj*: Azinus betreffend; beerenförmig; ⒠ *acinar*

Alzilnus *m*: traubenförmiges Endstück von Drüsen; ⒠ *acinus*

Alzololsperlmie *f*: Fehlen von Spermien im Ejakulat; ⒠ *azoospermia*

Alzotlälmie *f*: Erhöhung der stickstoffhaltigen Stoffwechselprodukte im Blut; ⒠ *azotemia*

Alzotlhälmie *f*: →*Azotämie*

Alzoltorlrhoe *f*: vermehrte Stickstoffausscheidung im Stuhl; ⒠ *azotorrhea*

Alzotlulrie *f*: übermäßige Stickstoffausscheidung im Harn; ⒠ *azoturia*

Alzylallnolbleplsie *f*: Farbenfehlsichtigkeit für Blau; ⒠ *tritanopia*

alzylalnoltisch *adj*: ohne Zyanose (verlaufend); ⒠ *acyanotic*

Alzylgolgralfie, -gralphie *f*: Röntgenkontrastdarstellung der Vena* azygos; ⒠

azygography
A|zy|go|gramm *nt*: Röntgenkontrastaufnahme der Vena* azygos; Ⓔ *azygogram*
A|zy|gos *f*: große Vene, die auf der rechten Seite der Wirbelkörper zur oberen Hohlvene zieht; Ⓔ *azygos*
a|zy|klisch *adj*: **1.** (*chem.*) offenkettig; aliphatisch **2.** nicht periodisch; Ⓔ **1.–2.** *acyclic*
A|zy|mie *f*: Enzymmangel; Ⓔ *azymia*

B

Balbelsia f: durch Schildzecken* übertragene Sporozoen, die als Parasiten in roten Blutkörperchen leben; Ⓔ *Babesia*

Babès-Knötchen pl: bei Tollwut vorkommende lymphozytäre Knötchen in Gehirn und Rückenmark; Ⓔ *Babès' nodes*

Balcamlpilcillin nt: vom Ampicillin* abgeleitetes Breitbandpenicillin; Ⓔ *bacampicillin*

Balcillalceae pl: Familie grampositiver, stäbchenförmiger Sporenbildner; enthält u.A. die Gattungen Bacillus* und Clostridium*; Ⓔ *Bacillaceae*

Bacille-Calmette-Guérin m: → *Bacillus Calmette-Guérin*

Balcillus m, pl -li: grampositive, meist bewegliche, stäbchenförmige Bakteriengattung der Familie Bacillaceae*; Ⓔ *Bacillus*

Bacillus anthracis: ubiquitär vorkommender Erreger des Milzbrands; bildet extrem haltbare Sporen; Ⓔ *Bacillus anthracis*

Bacillus Calmette-Guérin: attenuierte Variante von Mycobacterium* bovis; wird als Lebendimpfstoff für die Tuberkuloseschutzimpfung [BCG-Impfung] verwendet; Ⓔ *Bacillus Calmette-Guérin*

Balciltralcin nt: Antibiotikum mit Wirkung gegen grampositive Bakterien, Gono- und Meningokokken; Ⓔ *bacitracin*

Bälckerlasthlma nt: allergisches Asthma* bronchiale durch Mehlstaub, Kleie oder Backzusatzstoffe; Ⓔ *miller's asthma*

Bälckerlkalriles f: atypischer Kariesbefall durch Einatmung kohlenhydrathaltiger Stäube; Ⓔ *bakers' decay*

Bälckerlkranklheit f: → *Bäckerasthma*

Baclterilolcin nt: Stoffwechselprodukt von Bakterien mit antibiotischer Wirkung gegen verwandte Bakterien; Ⓔ *bacteriocin*

Baclterilolidalceae pl: Familie gramnega-

tiver, anaerober Stäbchenbaktieren; enthält u.A. Bacteroides* und Fusobacterium*; Ⓔ *Bacteroidaceae*

Baclterolildes m: Gattung unbeweglicher Stäbchen der Familie Bacteroidaceae*; nur wenige menschenpathogene Arten; Ⓔ *Bacteroides*

Baldelkrätlze f: durch Zerkarien hervorgerufene Dermatitis* mit Juckreiz und Quaddelbildung; Ⓔ *swimmer's itch*

Bäfverstedt-Syndrom nt: polyätiologische [u.A. Lyme-Disease*], gutartige, tumoröse Proliferation der Haut von Gesicht [v.a. Ohrläppchen], Nacken, Achselhöhlen und Genitalbereich; Ⓔ *Bäfverstedt's syndrome*

Bainbridge-Reflex m: Erhöhung der Herzfrequenz und Anstieg des Blutdrucks bei Druckerhöhung im rechten Vorhof; Ⓔ *Bainbridge reflex*

Baker-Zyste f: Ausstülpung der Kniegelenkssynovialis in die Kniekehle; Ⓔ *Baker's cyst*

Baklterilälmie f: Vorkommen von Bakterien im Blut; Ⓔ *bacteriemia*

Bakltelrilcholie f: Bakterienausscheidung in der Galle; Ⓔ *bactericholia*

bakltelrilell adj: Bakterien betreffend; durch Bakterien verursacht, bakteriogen; Ⓔ *bacterial*

Bakltelrilen pl: einzellige Mikroorganismen ohne echten Kern, die sich i.d.R. durch Spaltung vermehren; Bakterien kommen in vielen verschiedenen Formen vor; nur eine kleiner Bruchteil der Bakterien lösen beim Menschen Erkrankungen aus; Ⓔ *bacteria*

Bakltelrilenlchrolmolsom nt: ringförmige, doppelsträngige DNS-Struktur; Ⓔ *bacterial chromosome*

Bakltelrilenlemlbollie f: Embolie* durch Bakterienhaufen in der Blutbahn; Ⓔ *bacterial embolism*

Bakltelrilenlfillter nt: Mikrofilter zur Abtrennung von Bakterien aus Flüssigkeiten und Gasen; Ⓔ *bacterial filter*

Bakltelrilenlflolra f: Bezeichnung für die physiologisch vorhandenen Bakterien auf der Haut oder Schleimhaut; Ⓔ *flora*

Bakltelrilenlgift nt: → *Bakteriotoxin*

Bakltelrilenlratltenlbisslfielber nt: durch Rattenbisse oder verdorbene Lebensmittel übertragene Infektionskrankheit durch **Streptobacillus moniliformis**; verläuft hochfieberhaft mit Befall mehrerer Gelenke; Ⓔ *rat-bite fever*

Bakltelrilenlruhr f: durch von **Shigella**-Species produzierte Toxine verursach-

65

B

te schwere Infektionskrankheit des Dickdarms mit blutig-schleimigem Durchfall, Exsikkation und evtl. tödlichem Verlauf; Ⓔ *bacillary dysentery*

Bak|te|ri|en|to|xin *nt*: → *Bakteriotoxin*

Bak|te|ri|en|zy|lin|der *pl*: im Harn ausgeschiedene Pseudozylinder* aus Bakterienhaufen; Ⓔ *bacterial cast*

Bakterio-, bakterio- *präf.*: Wortelement mit der Bedeutung „Bakterium/Bakterien"

bak|te|ri|ol|gen *adj*: durch Bakterien verursacht, bakteriell; Ⓔ *bacteriogenic*

bak|te|ri|o|lid *adj*: bakterienähnlich, bakterienförmig; Ⓔ *bacterioid*

Bak|te|ri|o|ly|se *f*: Auflösung von Bakterien(zellen); Ⓔ *bacteriolysis*

Bak|te|ri|o|se *f*: durch Bakterien hervorgerufene Erkrankung; Ⓔ *bacteriosis*

Bak|te|ri|o|sta|se *f*: Hemmung des Bakterienwachstums; Ⓔ *bacteriostasis*

Bak|te|ri|o|sta|ti|kum *nt*: bakteriostatisches Mittel, Antibiotikum mit bakteriostatischer Wirkung; Ⓔ *bacteriostatic*

Bak|te|ri|o|to|xin *nt*: von Bakterien gebildetes Endo- oder Ektotoxin*; Ⓔ *bacteriotoxin*

bak|te|ri|o|to|xisch *adj*: bakterienschädigend, bakterientoxisch; Ⓔ *bacteriotoxic*

Bak|te|ri|o|zin *nt*: → *Bacteriocin*

Bak|te|ri|um *nt*, *pl* **-ri|en**: → *Bakterien*

Bak|te|ri|u|rie *f*: Bakterienausscheidung im Harn; Ⓔ *bacteriuria*

bak|te|ri|zid *adj*: bakterienabtötend; Ⓔ *bactericidal*

bak|te|ro|id *adj*: bakterienähnlich, bakterienförmig; Ⓔ *bacterioid*

Ba|la|ni|tis *f*: Entzündung der Eichel/Glans* penis; Ⓔ *balanitis*

Balano-, balano- *präf.*: Wortelement mit der Bedeutung „Eichel"

Ba|la|no|blen|nor|rhoe *f*: Balanitis* mit eitrigem Ausfluss; meist bei Gonorrhoe*; Ⓔ *balanoblennorrhea*

Ba|la|no|pos|thi|tis *f*: Entzündung von Eichel und Vorhaut; Ⓔ *balanoposthitis*

Ba|la|nor|rhoe *f*: Balanitis* mit Eiterausfluss; eitrige Balanitis; Ⓔ *balanoblennorrhea*

Ba|la|nos *f*: Eichel, Glans* penis; Ⓔ *glans*

Ba|lan|ti|den|kol|li|tis *f*: durch Balantidium* coli hervorgerufene Dickdarmentzündung; Ⓔ *balantidial colitis*

Ba|lan|ti|di|en|ruhr *f*: → *Balantidenkolitis*

Ba|lan|ti|di|o|se *f*: → *Balantidenkolitis*

Ba|lan|ti|di|um coli *nt*: durch kontami-

nierte Nahrungsmittel vom Schwein auf den Menschen übertragenes, zilientragendes Protozoon; Ⓔ *Balantidium coli*

Ball|bu|ti|es *f*: Stottern; Ⓔ *stutter*

Bal|kan|fie|ber *nt*: → *Balkangrippe*

Bal|kan|grip|pe *f*: meldepflichtige, weltweit vorkommende Infektionskrankheit durch Coxiella* burnetii; die Übertragung erfolgt durch kontaminierte Staubpartikel; Ⓔ *Q fever*

Bal|kan|ne|phri|tis *f*: im Balkan auftretende endemisch chronische Nierenentzündung unbekannter Genese; Ⓔ *Balkan nephritis*

Bal|kan|ne|phro|pa|thie *f*: → *Balkannephritis*

Bal|ken|bla|se *f*: stark erweiterte Blase mit Hypertrophie* der Blasenwandmuskulatur; Ⓔ *trabecular bladder*

Ballantyne-Runge-Syndrom *nt*: durch eine Übertragung des Säuglings hervorgerufene Störungen [reduziertes Fettpolster, Fehlen der Käseschmiere, Grünfärbung der Haut]; Ⓔ *Ballantyne-Runge syndrome*

Bal|last|stof|fe *pl*: unverdauliche Nahrungsbestandteile, die dem Stuhl Volumen verleihen und damit die Darmperistaltik anregen; Ⓔ *roughage*

Bal|len|groß|ze|he *f*: X-förmige Abknickung der Großzehe im Grundgelenk; durch zu enges Schuhwerk gefördert; Ⓔ *hallux valgus*

Bal|lis|mus *m*: durch blitzartige Schleuderbewegungen charakterisierte extrapyramidale hyperkinetische Bewegungsstörung; Ⓔ *ballism*

Bal|lis|to|kar|di|o|graf, -graph *m*: Gerät für die Ballistokardiografie; Ⓔ *ballistocardiograph*

Bal|lis|to|kar|di|o|gra|fie, -gra|phie *f*: Ableitung und Aufzeichnung der ballistischen Kräfte von Herz und Aorta; Ⓔ *ballistocardiography*

bal|lis|to|kar|di|o|gra|fisch, -gra|phisch *adj*: Ballistokardiografie betreffend, mittels Ballistokardiografie; Ⓔ *ballistocardiographic*

Bal|lis|to|kar|di|o|gramm *nt*: bei der Ballistokardiografie gewonnene grafische Darstellung; Ⓔ *ballistocardiogram*

Bal|lon|an|gi|o|plas|tik *f*: Gefäßaufdehnung mittels Ballonkatheter; Ⓔ *balloon angioplasty*

Bal|lon|di|la|ta|ti|on *f*: Aufdehnung eines Gefäßes oder Hohlorgans mittels Ballonkatheter; Ⓔ *balloon dilatation*

bal|lo|niert *adj*: ballonförmig (aufgetrieben), aufgebläht; ⒠ *balloon*

Balllolnielrung *f*: akute Blähung der Lungen, akutes Emphysem; ⒠ *ballooning*

Balllonlkaltheiter *m*: Gummi- oder Kunststoffkather mit, meist endständigem, aufblasbarem Ballon; ⒠ *balloon-tipped catheter*

Balllonlsonlde *f*: Sonde mit endständigem, aufblasbarem Ballon; ⒠ *balloon catheter*

Balllonlvallvulloplaslie *f*: Sprengung einer Herzklappenstenose mittels Ballonkatheter*; ⒠ *balloon valvuloplasty*

Ballnelollolgie *f*: Bäderkunde, Heilquellenkunde; ⒠ *balneology*

Ballnelolthelralpie *f*: Heilbäderbehandlung, Bäderbehandlung; ⒠ *balneotherapy*

Ballsam *m*: **1.** → *Balsamum* **2.** heilendes oder linderndes Mittel; ⒠ **1.–2.** *balm*

Ballsalmum *nt*: natürliche vorkommende, dickflüssige Mischung von Harzen und ätherischen Ölen; ⒠ *balm*

Band *nt*: Ligament, Ligamentum; ⒠ *band*

gelbe Bänder: elastische Bänder zwischen den Wirbelbögen; ⒠ *yellow ligaments*

Bänldellung *f*: operative Drosselung eines Gefäßes, i.d.R. der Arteria pulmonalis; ⒠ *banding*

Bänldellungslolpelraltilon *f*: → *Bändelung*

Bandlhaft *f*: bandartige Verbindung zweier Knochen durch kollagenes oder elastisches Bindegewebe; ⒠ *syndesmosis*

Bandl-Kontraktionsring *m*: unter der Geburt tastbare starke Einziehung der Gebärmuttermuskulatur an der Isthmus-Korpus-Grenze; ⒠ *Bandl's ring*

Bandlscheilbe *f*: aus einem gallertartigen Kern [**Nucleus pulposus**] und einem Faserknorpelring [**Anulus fibrosus**] aufgebaute Scheibe zwischen den Wirbelkörpern; ⒠ *intervertebral disk*

Bandlscheilbenlentlzünldung *f*: → *Discitis*

Bandlscheilbenlherlnie *f*: → *Bandscheibenprolaps*

Bandlscheilbenlolpelraltilon *f*: (Teil-)Entfernung des Bandscheibenkerns [Nucleus* pulposus] bei Bandscheibenprolaps*; ⒠ *disk surgery*

Bandlscheilbenlprollaps *m*: hernienartiger Vorfall des Bandscheibenkerns; die klinische Symptomatik hängt von Größe und Lokalisation des Prolaps ab; ⒠ *disk prolapse*

Bandlscheilbenlsynldrom *nt*: Bezeichnung für die durch einen Bandscheibenpro-

laps* ausgelöste neurologische Symptomatik; ⒠ *disk syndrome*

Bandlscheilbenlvorlfall *m*: → *Bandscheibenprolaps*

Bandlverlbinldung *f*: Verbindung von Knochen durch straffes Bindegewebe; ⒠ *fibrous joint*

Bandlwürlmer *pl*: aus dem Kopfteil [**Scolex**] und einer, aus einzelnen Gliedern [**Proglottiden**] bestehenden Körperkette [**Strobila**] aufgebaute, bis zu 15 m lange, ubiquitär verbreitete Parasiten von Tier und Mensch; Bandwürmer haben keinen Darm, sondern nehmen Nahrung mittels Osmose* auf; medizinisch wichtige Gattungen sind u.A. Taenia*, Echinococcus*, Diphyllobothrium*; ⒠ *tapeworms*

Bang-Bazillus *m*: Erreger der Rinderbrucellose* und von Brucellosen* des Menschen; ⒠ *Bang's bacillus*

Bang-Krankheit *f*: **1.** durch **Brucella abortus**-Arten hervorgerufene Brucellose* des Menschen mit undulierendem Fieber **2.** auf den Menschen übertragbare, primär Rinder, Pferde und Schafe betreffende Infektionskrankheit durch **Brucella abortus**-Arten, die zu Fehlgeburten führt; ⒠ **1.** *Bang's disease* **2.** *bovine brucellosis*

Barlalglnolsis *f*: Verlust des Gewichtssinns; ⒠ *baragnosis*

Bárány-Kalorisation *f*: kalorische Prüfung der Labyrinthfunktion; ⒠ *Bárány's symptom*

Barläslthelsie *f*: Drucksinn, Gewichtssinn; ⒠ *baresthesia*

Barlba *f*: Bart; ⒠ *barba*

Barlbiltal *nt*: zuerst verwendetes Barbiturat* mit langanhaltender Wirkung; ⒠ *barbital*

Barlbiltulralte *pl*: als Schlaf-, Beruhigungs- und Narkosemittel eingesetzte Derivate der Barbitursäure; ⒠ *barbiturates*

Barlbiltulrislmus *m*: (chronische) Barbituratvergiftung; ⒠ *barbituism*

Barlbiltulrlsäulre *f*: nicht hypnotisch wirkender, wasserlöslicher Grundbaustein der Barbiturate; ⒠ *barbituric acid*

Barlboltalge *f*: wiederholte Liquoransaugung bei Spinalanästhsie zur besseren Verteilung des Anästhetikums; ⒠ *barbotage*

Barlilumlbrei *m*: aus hochreinem Bariumsulfat [**Barium sulfuricum purissimum**] hergestellter Brei für die Kontrastmitteldarstellung des Magen-Darm-Trakts; ⒠ *barium meal*

B

Ba|ri|um|kon|trast|ein|lauf *m*: Darmeinlauf mit bariumhaltiger Flüssigkeit zur Doppelkontrastdarstellung; ⓔ *barium contrast enema*

Ba|ri|um|staub|lun|ge *f*: → *Barytose*

Ba|ri|um|sul|fat *nt*: unlösliches und damit ungiftiges Bariumsalz, das als Röntgenkontrastmittel eingesetzt wird; ⓔ *barium sulfate*

Barlow-Syndrom *nt*: ätiologisch unklare, meist Frauen betreffende, ballonartige Vorwölbung der Mitralklappensegel in den linken Vorhof; verläuft meist asymptomatisch; ⓔ *Barlow syndrome*

Baro-, baro- *präf.*: Wortelement mit der Bedeutung „Druck/Schwere/Gewicht"

Ba|rog|no|sis *f*: Gewichtssinn; ⓔ *barognosis*

Ba|ro|o|ti|tis *f*: → *Barotitis*

Ba|ro|re|zep|tor *m*: auf eine Druck- oder Volumenänderung ansprechender Rezeptor; ⓔ *baroreceptor*

Ba|ro|sen|sor *m*: → *Barorezeptor*

Ba|ro|si|nu|si|tis *f*: durch eine (plötzliche) Luftdruckänderung hervorgerufene Entzündung der Nasennebenhöhlen; ⓔ *barosinusitis*

Ba|ro|ti|tis *f*: durch eine (plötzliche) Luftdruckänderung hervorgerufene Mittelohrentzündung; ⓔ *barotitis*

Ba|ro|trau|ma *nt*: durch eine plötzliche Druckänderung verursachte Schädigung; ⓔ *barotrauma*

Barr-Körper *m*: bei Frauen in der Nähe der Kernmembran liegender Chromatinkörper, der vom inaktivierten X-Chromosom gebildet wird; ⓔ *Barr body*

Bartholin-Drüse *f*: muköse Drüse im unteren Drittel der kleinen Schamlippen; ⓔ *Bartholin's gland*

Bar|tho|li|ni|tis *f*: Entzündung der Bartholin*-Drüse; ⓔ *bartholinitis*

Ba|ru|rie *f*: Ausscheidung eines konzentrierten Harns; ⓔ *baruria*

Ba|ry|to|se *f*: durch chronisches Einatmen von Bariumsulfatstaub entstehende gutartige, nicht zu Einschränkungen der Lungenfunktion führende Staublunge*; ⓔ *barytosis*

Ba|ryt|staub|lun|ge *f*: → *Barytose*

ba|sal *adj*: an der Basis liegend, Basis betreffend; fundamental, grundlegend; den Ausgangswert bezeichnend; ⓔ *basal*

basal acid output *nt*: → *Basalsekretion*

Ba|sal|fi|bro|id *nt*: → *Basalfibrom*

Ba|sal|fi|brom *nt*: lokal wachsender Tumor des Nasenrachens, der meist zwischen dem 10. und 20. Lebensjahr auftritt; ⓔ *juvenile angiofibroma*

Ba|sal|fre|quenz *f*: Herzfrequenz des Feten in der Wehenpause; ⓔ *baseline heart rate*

Ba|sal|gan|gli|en *pl*: zum extrapyramidalmotorischen System gehörende Endhirn- und Zwischenhirnkerne mit Bedeutung für die Motorik; ⓔ *basal ganglia*

Ba|sal|i|om *nt*: von den Basalzellen der Epidermis ausgehender, häufigster bösartiger Hauttumor; wächst lokal infiltrierend und destruierend ohne Metastasenbildung; ⓔ *basalioma*

Ba|sal|i|o|ma *nt*: → *Basaliom*

Ba|sal|is *f*: Basalschicht der Gebärmutterhaut, die nicht abgestoßen wird; ⓔ *basal layer of endometrium*

Ba|sal|is|schicht *f*: → *Basalis*

Ba|sal|la|mi|na *f*: → *Basalmembran*

Ba|sal|mem|bran *f*: Grenzschicht zwischen Epithel und Bindegewebe; ⓔ *basal membrane*

Ba|sal|me|nin|gi|tis *f*: Hirnhautentzündung an der Hirnbasis; ⓔ *basilar meningitis*

basal metabolic rate *nt*: Stoffwechselumsatz unter Ruhebedingungen; ⓔ *basal metabolic rate*

Ba|sal|schicht *f*: → *Basalzellschicht*

Ba|sal|se|kre|ti|on *f*: die pro Stunde sezernierte Menge an Magensäure bei Ausschaltung aller Reize [Nüchternsekretion]; ⓔ *basal acid output*

Ba|sal|tem|pe|ra|tur *f*: die morgens nach dem Aufwachen gemessene Körpertemperatur; ⓔ *basal body temperature*

Ba|sal|um|satz *m*: Stoffwechselumsatz unter Ruhebedingungen; ⓔ *basal metabolic rate*

Ba|sal|zell|a|de|nom *nt*: gutartiger Tumor der Ohrspeicheldrüse bei älteren Patienten; ⓔ *basal cell adenoma*

Ba|sal|zel|len *pl*: teilungsaktive zylindrische Zellen der Basalzellschicht der Haut; ⓔ *basal cells*

Ba|sal|zel|len|a|de|nom *nt*: → *Basalzelladenom*

Ba|sal|zel|len|kar|zi|nom *nt*: → *Basaliom*

Ba|sal|zell|e|pi|the|li|om *nt*: → *Basaliom*

Ba|sal|zell|kar|zi|nom *nt*: → *Basaliom*

Ba|sal|zell|schicht *f*: Wachstumsschicht der Haut; ⓔ *basal layer of epidermis*

Ba|se *f*: chemische Verbindung, die in Wasser alkalisch reagiert und mit Säuren unter Wasserabspaltung Salze bildet; ⓔ *base*

Basedow-Krankheit *f*: Autoimmunerkrankung der Schilddrüse mit Hyperthyreose* und evtl. Struma* und Exophthalmus*; ⒠ *Graves' disease*

Base excess nt: → Basenüberschuss

Baselline nt: → Basalfrequenz

Balsenldelfizit nt: negativer Basenüberschuss, d.h. Mangel an Pufferbase; ⒠ *base deficit*

Balsenlexlzess m: → Basenüberschuss

Balsenlpaarlrung f: Paarung komplementärer Basen bei der DNA-Synthese; ⒠ *base pairing*

Balsenlselquenz f: die Reihenfolge der Basen Adenin*, Guanin*, Cytosin*, Thymin* und Uracil* in der DNA- und RNA-Kette; ⒠ *base sequence*

Balsenlülberlschuss m: Basenkonzentration des Blutes in mmol/l unter Standardbedingungen; ⒠ *base excess*

negativer Basenüberschuss: → Basendefizit

Balsildilolmylceltes pl: zu den Eumycetes* gehörende Unterklasse der Pilze, die essbare und giftige Arten enthält; ⒠ *Basidiomycetes*

balsilfalzilal adj: die untere Gesichtshälfte betreffend; ⒠ *basifacial*

balsillär adj: die Schädelbasis betreffend, an der Schädelbasis (liegend); ⒠ *basilar*

Balsillalrislinlsuflfilzilenz f: Durchblutungsstörung im Versorgungsgebiet der Arteria* basilaris; ⒠ *basilar insufficiency*

Balsillarlsthromlbolse f: Thrombose der Arteria* basilaris; ⒠ *basilar artery thrombosis*

balsillalterlal adj: Basis und Seite(n) betreffend; ⒠ *basilateral*

balsilpeltal adj: in Richtung zur Basis (gerichtet/verlaufend); ⒠ *basipetal*

Balsis f: untere Fläche oder Grundfläche eines Organs; Sockel, Fuß; (*pharmakol.*) Grundbestandteil, Hauptbestandteil, Grundstoff; ⒠ *base*

Basis cordis: Herzbasis; ⒠ *base of heart*

Basis cranii: äußere [**Basis cranii externa**] oder innere [**Basis cranii interna**] Schädelbasis; ⒠ *cranial base*

balsisch adj: Alkali(en) enthaltend, basisch reagierend; ⒠ *basic*

Balsislfrelquenz f: → Basalfrequenz

Balsisltolnus m: Grundspannung eines Gefäßes oder Hohlorgans; ⒠ *basal tone*

Baslketlballlferlse f: Blutergüsse über der Ferse bei wiederholter traumatischer Belastung; ⒠ *black heel*

Balsolpelnie f: Verminderung der basophilen Leukozyten im peripheren Blut; ⒠ *basophilic leukopenia*

balsolphil adj: **1.** mit basischen Farbstoffen anfärbbar **2.** aus basophilen Zellen oder Strukturen bestehend; ⒠ **1.–2.** *basophilic*

Balsolphilenlleuklälmie f: seltene Form der akuten myeloischen Leukämie* mit Erhöhung der basophilen Leukozyten; ⒠ *basophilic leukemia*

Balsolphillie f: **1.** Anfärbbarkeit mit basischen Farbstoffen **2.** Vermehrung der basophilen Leukozyten im Blut; ⒠ **1.–2.** *basophilia*

Balsolzyltolse f: Vermehrung der basophilen Leukozyten im Blut; ⒠ *basocytosis*

Bassini-Operation f: Leistenbruchoperation mit Verstärkung der Hinterwand des Leistenkanals; ⒠ *Bassini's operation*

bathlmoltrop adj: die Reizschwelle des Herzmuskelgewebes verändernd; ⒠ *bathmotropic*

Balthylanläslthelsie f: Verlust der Tiefensensibilität; ⒠ *bathyanesthesia*

Balthyläslthelsie f: Tiefensensibilität; ⒠ *bathesthesia*

Balthylkarldie f: Herztiefstand, meist in Verbindung mit einer Enteroptose*; ⒠ *bathycardia*

Balthylpnoe f: vertiefte Atmung; ⒠ *bathypnea*

Batltalrislmus m: überstürzte, polternde Sprache; ⒠ *tachyphemia*

Battered-child-Syndrom nt: Bezeichnung für die sichtbaren Verletzungszeichen bei körperlicher Kindesmisshandlung; ⒠ *battered child syndrome*

Battered-parents-Syndrom nt: Bezeichnung für die sichtbaren Verletzungszeichen bei körperlicher Misshandlung der Eltern durch ihre Kinder; ⒠ *battered parents syndrome*

Bauchlalorlta f: → Bauchschlagader

Bauchlatlmung f: Atmung, bei der sich das Zwerchfell bei der Einatmung anspannt und bei der Ausatmung entspannt und nach oben gedrückt wird; ⒠ *abdominal breathing*

Bauchlbruch m: → Bauchwandhernie

Bauchldelckenlfisltel f: auf der Bauchdecke mündende Fistel; meist eine äußere Darmfistel*; ⒠ *abdominal fistula*

Bauchlfelllablszess m: verkapselte Peritonitis* mit Abszessbildung; ⒠ *peritoneal abscess*

Bauchlfisltel f: auf der Bauchdecke mündende Fistel [**äußere Bauchfistel**] oder Fistel zwischen zwei Bauchorganen [**innere Bauchfistel**]; ⓔ *abdominal fistula*

Bauch|her|nie f: → *Bauchwandhernie*

Bauch|ho|den pl: Form des Maldescensus* testis, bei der die Hoden im Bauchraum bleiben; ⓔ *abdominal testis*

Bauch|höh|len|schwan|ger|schaft f: Einnistung der Frucht in der Bauchhöhle; ⓔ *abdominal pregnancy*

Bauch|netz nt: Bauchfellduplikatur, in der Blut-, Lymphgefäße und Nerven verlaufen; ⓔ *omentum*

Bauch|pres|se f: Erhöhung des Drucks im Bauchraum durch Kontraktion der Bauchmuskeln bei festgestelltem Zwerchfell; ⓔ *Heimlich maneuver*

Bauch|schlag|ader f: unterhalb des Zwerchfells liegender Teil der Aorta; teilt sich in rechte und linke Arteria* iliaca communis; ⓔ *abdominal aorta*

Bauch|so|no|gramm nt: Sonogramm* des Bauchraums; ⓔ *abdominal sonogram*

Bauch|spei|chel|drü|se f: → *Pancreas*

Bauch|spei|chel|drü|sen|ent|zün|dung f: → *Pankreatitis*

Bauch|spie|ge|lung f: endoskopische Untersuchung der Bauchhöhle; ⓔ *laparoscopy*

Bauch|ty|phus m: durch Salmonella* typhi verursachte, melde- und isolierpflichtige Infektionskrankheit; klinisch stehen Fieber, Milzschwellung, Bewusstseinseintrübung und massive Durchfälle [Erbsenbreistühle] im Vordergrund; ⓔ *abdominal typhoid*

Bauch|wand|bruch m: → *Bauchwandhernie*

Bauch|wand|fis|tel f: → *Bauchdeckenfistel*

Bauch|wand|her|nie f: Eingeweidebruch der Bauchwand; ⓔ *abdominal hernia*

Bauch|was|ser|sucht f: → *Aszites*

Bau|fett nt: Fett, das am Aufbau von Zellen und Geweben beteiligt ist, z.B. Membranlipid; ⓔ *structural fat*

Bauhin-Klappe f: Klappe an der Einmündung des Ileums in das Zäkum; ⓔ *Bauhin's valve*

Baum|woll|fie|ber nt: → *Baumwollstaubpneumokoniose*

Baum|woll|pneu|mo|ko|ni|o|se f: → *Baumwollstaubpneumokoniose*

Baum|woll|staub|pneu|mo|ko|ni|o|se f: zu den Berufskrankheiten* gehörende Pneumokoniose* durch Einatmen von Baumwollstaubpartikeln; ⓔ *cottonmill fever*

Bazex-Syndrom nt: im Rahmen einer Malignomerkrankung [meist Plattenepithelkarzinom*] auftretende, plattenförmige Hyperkeratose* der Akren; ⓔ *Bazex's syndrome*

Bazill-, bazill- präf.: → *Bazillo-*

Ba|zil|lä|mie f: Vorkommen von Bazillen im Blut; ⓔ *bacillemia*

ba|zil|lär adj: Bazillen betreffend; bazillenförmig, stäbchenförmig, bazilliform; ⓔ *bacillar*

Ba|zil|len|ruhr f: → *Bakterienruhr*

Ba|zil|len|sep|sis f: → *Bazillämie*

ba|zil|li|form adj: bazillenförmig, stäbchenförmig; bazillär; ⓔ *bacilliform*

Bazillo-, bazillo- präf.: Wortelement mit der Bedeutung „Bazillen"

Ba|zil|lu|rie f: Bazillenausscheidung im Harn; ⓔ *bacilluria*

Ba|zil|lus m, pl -li: Bacillus*; auch allgemeine Bezeichnung für ein stäbchenförmiges Bakterium; ⓔ *bacillus*

Ba|zi|tra|zin nt: → *Bacitracin*

BCG-Impfung f: s.u. Bacillus Calmette-Guérin; ⓔ *BCG vaccination*

Bearn-Kunkel-Slater-Syndrom nt: zu den Autoimmunkrankheiten* gehörende Sonderform der chronisch-agressiven Hepatitis* mit positivem L.E.-Phänomen und plasmazellulärem Infiltrat; ⓔ *Bearn-Kunkel-Slater syndrome*

Be|at|mung f: künstliche Belüftung der Lunge; ⓔ *artificial respiration*

assistierte Beatmung: Beatmung, die eine noch vorhandene, aber unzureichende Spontanatmung ergänzt; ⓔ *assisted respiration*

kontrollierte Beatmung: vollständige künstliche Beatmung; ⓔ *controlled respiration*

Be|cher|zel|len pl: schleimbildende, becherförmige Zellen intraepithelialer Drüsen; ⓔ *beaker cells*

Bechterew-Krankheit f: chronische degenerative Entzündung des Achsenskeletts und der Extremitäten; typisch ist eine Versteifung [Ankylosierung] des Iliosakralgelenkes und der Wirbelsäule; ⓔ *Bekhterev's disease*

Be|cken nt: aus Kreuzbein, Steißbein und den beiden Hüftbeinen bestehendes knöchernes Gerüst; das weibliche Becken ist niedriger, breiter und weiter als das männliche Becken; ⓔ *pelvis*

Be|cken|aus|gang m: untere Öffnung des Beckens; ⓔ *pelvic outlet*

Be|cken|aus|guss|stein m: geweihförmiger, das Nierenbecken ausfüllender Nierenstein; ⓔ *pelvic cast calculus*

Be|cken|bauch|fell|ent|zün|dung f: → Pelvioperitonitis

Be|cken|bo|den m: von Muskeln und Sehnen gebildeter Boden des kleinen Beckens, der den Beckenausgang verschließt; Ⓔ *pelvic diaphragm*

Be|cken|bruch m: → Beckenfraktur

Be|cken|ein|gang m: obere Öffnung des Beckens; Ⓔ *pelvic inlet*

Be|cken|end|la|ge f: Längslage des Kindes, bei der das Beckenende vorausgeht; Ⓔ *pelvic presentation*

Be|cken|frak|tur f: Bruch des knöchernen Beckens; je nach Lage der Fraktur unterscheidet man **Beckenrandfraktur**, **Beckenpfeilerfraktur** und **Beckenringfraktur**; Ⓔ *pelvic fracture*

Be|cken|kamm m: oberer Rand der Darmbeinschaufel; Ⓔ *iliac crest*

Be|cken|kamm|punk|ti|on f: Knochenmarkentnahme aus dem Beckenkamm; Ⓔ *iliac crest puncture*

Be|cken|nei|gung f: Neigungswinkel zwischen Beckeneingangsebene und der Horizontalen; bei der Frau größer [60°] als beim Mann [55°]; Ⓔ *pelvic incline*

Be|cken|nie|re f: angeborener Tiefstand der Niere im Becken; Ⓔ *pelvic kidney*

Be|cken|ring|lo|cke|rung f: physiologische Lockerung der Iliosakralgelenke und der Beckensymphyse während der Schwangerschaft; Ⓔ *pelvic ring relaxation*

Be|cken|ring|os|te|o|to|mie f: Durchtrennung des Beckenrings, z.B. zur Geburtserleichterung; Ⓔ *pelvic osteotomy*

Be|cken|schief|stand m: meist durch eine einseitige Beinverkürzung oder Wirbelsäulenskoliose bedingte Schiefstellung des Beckens; Ⓔ *pelvic obliquity*

Be|cken|so|no|gra|fie, -gra|phie f: Sonografie* der Beckenorgane; Ⓔ *pelvic sonography*

Be|cken|ve|nen|throm|bo|se f: gehäuft postoperativ oder postpartal auftretende Thrombose* der großen Beckenvenen; Ⓔ *pelvic venous thrombosis*

Becker-Muskeldystrophie f: langsam progrediente Form der progressiven Muskeldystrophie* mit primärem Befall der Becken- und Beinmuskulatur; Ⓔ *Becker's (muscular) dystrophy*

Béclard-Knochenkern m: schon beim Neugeborenen vorhandener Verknöcherungskern in der distalen Femurepiphyse; Ⓔ *Béclard's nucleus*

Bec|que|rel nt: SI-Einheit der Radioaktivität; Ⓔ *becquerel*

Be|darfs|schritt|ma|cher m: Herzschrittmacher, der über die Herzstromkurve gesteuert wird und nur bei Bedarf einspringt; man unterscheidet dabei **kammergesteuerte** und **vorhofgesteuerte** Herzschrittmacher; Ⓔ *demand pacemaker*

Bednar-Aphthen pl: Sauggeschwüre an der Wangen- und Gaumenschleimhaut von Säuglingen; Ⓔ *Bednar's aphthae*

Bee|ren|ge|schwulst f: → Staphylom

Be|feuch|ter|lun|ge f: allergische Alveolitis* durch Inhalation von Bakterien- oder Schimmelallergenen aus Klimaanlagen; Ⓔ *humidifier lung*

Be|fruch|tung f: zusammenfassender Begriff für **Imprägnation** [Eindringen des Spermiums in das Ei] und **Konjugation** [Verschmelzung der beiden Zellkerne]; Ⓔ *insemination*

Be|geh|rens|neu|ro|se f: sich im Anschluss an eine Schädigung, Verletzung oder Krankheit halbbewusst oder unbewusst entwickelndes, übertriebenes Begehren nach (finanzieller) Entschädigung; Ⓔ *compensation neurosis*

Be|geh|rungs|neu|ro|se f: → Begehrensneurose

Be|gleit|ar|thri|tis f: Gelenkentzündung im Rahmen einer Allgemeinerkrankung; Ⓔ *concomitant arthritis*

Be|gleit|o|ti|tis f: im Kleinkindalter häufig auftretende Mittelohrentzündung als Begleiterscheinung bei anderen Erkrankungen; Ⓔ *symptomatic otitis*

Be|gleit|schie|len nt: Schielen, bei dem ein Auge das andere begleitet; Ⓔ *concomitant strabismus*

Bei|kost f: zur Deckung des Vitamin- und Mineralbedarfs des Säuglings zusätzlich verabreichte Kost; Ⓔ *supplementary food*

Bei|nah|rung f: → Beikost

Bein|ge|schwür nt: → Ulcus cruris

Bein|ve|nen|throm|bo|se f: meist die tiefen Beinvenen betreffende Thrombose*; Ⓔ *phlebothrombosis of the leg*

Belastungs-EKG nt: → Belastungselektrokardiografie

Be|las|tungs|e|lek|tro|kar|di|o|gra|fie, -gra|phie f: Aufzeichnung eines EKGs vor, während und nach einer definierten Belastung; Ⓔ *exercise electrocardiography*

Be|las|tungs|in|kon|ti|nenz f: unwillkürlicher Harnabgang bei Erhöhung des intraabdominellen Drucks; Ⓔ *stress incontinence*

Be|las|tungs|in|suf|fi|zi|enz f: s.u. Herzinsuffizienz; ⓔ *exertional insufficiency*

Belleg|knolchen *pl*: Knochen, die aus Bindegewebe entstehen; ⓔ *membrane bone*

Bellleglzelllen *pl*: salzsäurebildende Zellen der Magenschleimhaut; ⓔ *parietal cells*

Bellaldonlina *f*: zu den Nachtschattengewächsen gehörende Pflanze; enthält zahlreiche Alkaloide [z.B. Atropin*]; ⓔ *belladonna*

Bell-Lähmung *f*: einseitige, periphere Fazialisparese*; ⓔ *Bell's palsy*

Bellocq-Tamponade *f*: hintere Nasentamponade bei Nasenbluten mit Blutungsquelle in hinteren Teil der Nase; ⓔ *Bellocq's technique*

Bell-Spasmus *m*: unwillkürliches Zucken der vom Nervus* facialis versorgten Gesichtsmuskeln; ⓔ *Bell's spasm*

Bence-Jones-Eiweißkörper *pl*: aus Paraprotein der Leichtketten von Immunglobulinen [**Bence-Jones-Eiweiß**] bestehende Eiweißkörper im Urin von Patienten mit Plasmozytom*; ⓔ *Bence-Jones bodies*

Bence-Jones-Krankheit *f*: Variante des Plasmozytoms mit Bildung von Bence-Jones-Eiweiß, Proteinurie und Nierenschädigung; ⓔ *Bence-Jones myeloma*

belnigline *adj*: (*Tumor*) gutartig, nicht maligne; nicht rezidivierend; (*Verlauf*) günstig, vorteilhaft; ⓔ *benign*

Bennett-Luxationsfraktur *f*: Luxationsfraktur* des 1. Mittelhandknochens; ⓔ *Bennett's fracture*

Benzathin-Benzylpenicillin *nt*: schwerlösliches Depotpenicillin zur intramuskulären Injektion; ⓔ *penicillin G benzathine*

Benzathin-Penicillin G *nt*: schwerlösliches Depotpenicilin zur intramuskulären Injektion; ⓔ *penicillin G benzathine*

Benlzen *nt*: → *Benzol*

B-Enzephalitis, japanische *f*: primär im ostasiatischen Raum auftretende Arbovirus-Enzephalitis*; ⓔ *Japanese B encephalitis*

Benlzildin *nt*: kanzerogene organische Base; Ausgangssubstanz für wichtige Farbstoffe [z.B. Kongorot]; ⓔ *benzidine*

Benzolcalin *nt*: Lokalanästhetikum*; ⓔ *benzocaine*

Benlzoldilalzelpinldelrilvalte *pl*: → *Benzodiazepine*

Benlzoldilalzelpilne *pl*: zur Gruppe der Tranquilizer* gehörende Psychopharmaka mit angstlösender, sedativer, an-

tikonvulsiver und muskelrelaxierender Wirkung; ⓔ *benzodiazepines*

Benlzolelsäulre *f*: fungizides und bakterizides Konservierungsmittel, Antiseptikum und Desinfektionsmittel; ⓔ *benzoic acid*

Benlzol *nt*: einfachster aromatischer Alkohol; Grundkörper der aromatischen Verbindungen; ⓔ *benzene*

Benlzollhelxalchlolrid *nt*: äußerlich gegen Hautparasiten [Läuse] angewandtes toxisches Insektizid*; ⓔ *benzene hexachloride*

Benlzollinltolxilkaltilon *f*: → *Benzolismus*

Benlzollislmus *m*: akute Benzolvergiftung mit Übelkeit, Erbrechen, Rauschzustand, Bewusstlosigkeit und u.U. Tod durch Kreislaufschwäche; ⓔ *benzolism*

Benlzollrausch *m*: → *Benzolismus*

Benzothiadiazin-Derivate *pl*: → *Benzothiadiazine*

Benlzolthilaldilalzilne *pl*: Saluretika*, die durch Hemmung der Rückresorption von Na^+ und Cl^- zur Wasserausscheidung führen; ⓔ *thiazides*

Benlzolyllperlolxid *nt*: zur Aknebehandlung verwendetes Keratolytikum und Antiseptikum*; ⓔ *benzoyl peroxide*

Benlzolyllsulperlolxid *nt*: → *Benzoylperoxid*

Benzlpylren *nt*: in Teer, Tabakrauch und Abgasen vorkommendes Karzinogen*; ⓔ *3,4-benzpyrene*

Benlzyllallkolhol *m*: zur Haut- und Händedesinfektion verwendetes Antiseptikum; ⓔ *benzyl alcohol*

Benlzyllpelnilcilllin *nt*: gegen grampositive Bakterien und Kokken wirksames penicillinaselabiles Penicillin*; ⓔ *benzyl penicillin*

Benzylpenicillin-Benzathin *nt*: Depotform von Benzylpenicillin*; ⓔ *benzylpenicillin benzathine*

Berger-Effekt *m*: Veränderung der Alphawellen im EEG beim Öffnen oder Schließen der Augen; ⓔ *Berger's effect*

Berger-Rhythmus *m*: Bezeichnung für Alpha-Wellen im Elektroenzephalogramm; ⓔ *Berger's rhythm*

Berglflachsllunlge *f*: zur Gruppe der Silikatosen* gehörende Pneumokoniose* durch Asbeststaub; neben einer diffusen interstitiellen Lungenfibrose* treten gehäuft Adenokarzinome* der Lunge und Mesotheliome* der Pleura auf; ⓔ *asbestosis*

Berglkranklheit *f*: durch Sauerstoffmangel hervorgerufene körperliche und geistige Leistungsminderung; ⒠ *mountain sickness*

akute Bergkrankheit: akutes Syndrom mit Kopfschmerzen, Übelkeit, Erbrechen, Schwindel und Atemnot; evtl. Entwicklung eines **Höhenlungenödems** und Bewusstlosigkeit [**Höhenkollaps**]; ⒠ *acute mountain sickness*

Be|ri|be|ri f: durch einen Mangel an Vitamin B₁ verursachte Vitaminmangelkrankheit mit Ödemen, neurologischen Störungen und Herzinsuffizienz; ⒠ *beriberi*

Berliner-Blau-Reaktion f: Nachweis von Eisen in Zellen oder Geweben durch Behandlung mit Kaliumferrocyanid und Bildung eines blauen Komplexes; ⒠ *Berlin blue reaction*

Berlin-Netzhautödem nt: durch eine Augapfelprellung verursachte vorübergehende Netzhauttrübung; ⒠ *Berlin's edema*

Bernard-Soulier-Syndrom nt: autosomalrezessive Bildungsstörung von Thrombozyten verbunden mit Purpura*; ⒠ *Bernard-Soulier syndrome*

Bers|tungs|bruch m: Schädelbruch durch von zwei oder mehreren Seiten einwirkende Kräfte; ⒠ *bursting fracture*

Bers|tungs|frak|tur f: → Berstungsbruch

Bertin-Säulen pl: die Nierenpyramiden umschließende Rindensubstanz; ⒠ *Bertin's columns*

Be|rufs|ak|ne f: berufsbedingte Kontaktakne; ⒠ *occupational acne*

Be|rufs|krank|heit f: meist chronische Krankheit, die durch schädigende (physikalische, chemische, u.ä.) Einwirkungen während der Arbeit hervorgerufen wird; ⒠ *occupational disease*

Be|ryl|li|o|se f: durch Inhalation oder Kontakteinwirkung von Berylliumverbindungen hervorgerufene Erkrankung der Lunge [**Berylliosis pulmonum**] oder Haut [**Beryllium-Geschwür**, **Beryllium-Granulom**]; ⒠ *berylliosis*

Be|ryl|li|um nt: zu den Erdalkalimetallen gehörendes leichtes Metall; ⒠ *beryllium*

Be|ryl|li|um|ver|gif|tung f: → Berylliose

Be|ryl|lo|se f: → Berylliose

Be|schäf|ti|gungs|the|ra|pie f: therapeutischer Ansatz, der sinnvolle handwerkliche oder künstlerische Betätigungen umfasst; ⒠ *occupational therapy*

Be|schnei|dung f: operative Kürzung der Vorhaut; ⒠ *circumcision*

Be|sen|rei|ser pl: → Besenreiservarizen

Be|sen|rei|ser|va|ri|zen pl: feinverzweigte kleinste Venen unter der Haut; ⒠ *spider-bursts*

Be|sin|nungs|lo|sig|keit f: → Bewusstlosigkeit

Besnier-Boeck-Schaumann-Krankheit f: → Boeck-Sarkoid

Besnier-Flechte f: chronische Dermatose* mit follikulären Keratosen und schuppendem Erythem*; ⒠ *pityriasis rubra pilaris*

Bes|nier Pru|ri|go f: chronisch-rezidivierende, entzündliche Erkrankung mit trockener, stark juckender Haut; die verschiedenen Manifestationsformen [**ekzematoide**, **lichenifizierte** oder **pruriginöse Form**] treten nebeneinander und/oder nacheinander auf; ätiologisch spielen erbliche Disposition, Allergien und Stressreaktionen eine Rolle; ⒠ *Besnier's prurigo*

Beta-Adrenorezeptorenblocker pl: → Betablocker

Be|ta|blo|cker pl: die β-Rezeptoren blockierende Arzneimittel; ⒠ *beta-blocker*

Be|ta|glo|bu|lin nt: Plasmaprotein, das in der Elektrophorese zwischen α- und γ-Globulin liegt; ⒠ *beta globulin*

Be|ta|hä|mol|ly|se f: vollständige Hämolyse der Erythrozyten bei Bakterienwachstum auf Blutagar; ⒠ *beta-hemolysis*

Be|ta|lac|ta|ma|se f: → β-Lactamase

Betalaktam-Antibiotika pl: Antibiotika, die einen β-Laktamring im Molekül haben, z.B. Penicilline*, Cephalosporine*; ⒠ *β-lactam antibiotics*

Be|ta|lak|ta|ma|se|in|hi|bi|to|ren pl: Substanzen, die β-Lactamase* hemmen; ⒠ *β-lactamase inhibitors*

Be|ta|li|po|pro|te|in nt: Fraktion der Serumlipoproteine mit geringer Dichte; ⒠ *beta-lipoprotein*

Be|ta|mi|me|ti|ka pl: → Betasympathomimetika

Be|ta|re|zep|to|ren pl: Rezeptoren, die auf adrenerge Transmitter im sympathischen System ansprechen; werden unterteilt in **β₁-Rezeptoren** [Herz, Niere] und **β₂-Rezeptoren** [Bronchien, Gefäße, Fettgewebe]; ⒠ *beta receptors*

Beta-Rezeptorenblocker pl: → Betablocker

Be|ta|strah|lung f: aus Kernteilchen bestehende Strahlung [**Korpuskularstrahlung**], die beim Betazerfall von Radionukliden abgestrahlt wird; ⒠ *beta radiation*

Be|ta|sym|pa|tho|ly|ti|ka pl: → Betablocker

Be|ta|sym|pa|tho|mi|me|ti|ka pl: Substan-

B

zen, die die Betarezeptoren* anregen; E *β-sympathomimetics*

beta-Wellen *pl*: im Elektroenzephalogramm auftretende relativ schnelle Wellen (14–30/Sek.); E *beta waves*

Beltalzellen *pl*: **1.** insulinbildende Zellen der Langerhans*-Inseln der Bauchspeicheldrüse **2.** in der Adenohypophyse vorkommende Zellen, die TSH bilden; E **1.–2.** *beta cells*

Beta-Zelltumor *m*: von den Betazellen* der Langerhans*-Inseln ausgehender Insulin-produzierender Tumor; E *B cell tumor*

Beta-Zerfall *m*: radioaktiver Zerfall mit Emission von Betateilchen aus dem Kern; E *beta decay*

Bettlnäslsen *nt*: durch verschiedene Ursachen auslösbarer, unwillkürlicher Harnabgang im Schlaf; E *bedwetting*

Bettlwanlze *f*: **1.** zur Familie **Cimicidae** gehörende Gattung blutsaugender Wanzen **2.** in den gemäßigten Zonen heimische Wanze, deren Speichelsekret eine urtikarielle Reaktion [Cimicosis*] hervorruft; E **1.** *bedbug* **2.** *common bedbug*

Beulgelkonltrakltur *f*: Kontraktur* in Beugestellung; E *flexion contracture*

Beulger *m*: → *Musculus flexor*

Belwelgungslkranklheit *f*: Oberbegriff für durch Reizung des Vestibularapparats ausgelöste Erkrankungen; typisch sind Schwindel, Schweißausbrüche, Übelkeit, Erbrechen, Hypotonie und Kopfschmerzen; E *motion sickness*

Belwelgungslschielne *f*: Schiene zur postoperativen Frühmobilisierung von Gelenken; E *dynamic splint*

Belwelgungslthelralpie *f*: Behandlung durch wiederholte aktive oder passive Bewegung; E *physical therapy*

Belwusstllolsiglkeit *f*: Verlust des Bewusstsein; oft gleichgesetzt mit Ohnmacht; E *unconsciousness*

Belwusstlsein *nt*: geistige Klarheit, Besinnung; E *consciousness*

Belzielhungslwahn *m*: Wahn*, bei dem alle Ereignisse auf die eigene Person bezogen werden; E *delusion of reference*

Belzolar *m*: sich im Magen bildender Klumpen aus Fasern und anderen unverdaulichen Substanzen; bei Verkrustung entsteht ein **Bezoarstein**; E *bezoar*

Bezold-Jarisch-Reflex *m*: Verringerung der Herzfrequenz und Weitstellung der Blutgefäße bei Stimulation bestimmter

Herzmuskelrezeptoren; wirkt als **Schonreflex** bei Herzinfarkt; E *Bezold-Jarisch reflex*

B-Fasern *pl*: markarme Nervenfasern, z.B. viszerale Nervenfasern; E *B fibers*

Bi-, bi- *präf.*: Wortelement mit der Bedeutung „zwei/zweifach/doppelt"

bilarltilkullär *adj*: zwei Gelenke betreffend, mit zwei Gelenken versehen; E *biarticular*

Bilcarlbolnat *nt*: saures Salz der Kohlensäure; E *bicarbonate*

Bilcarlbolnatlälmie *f*: Erhöhung der Bicarbonatkonzentration im Blut; E *bicarbonatemia*

Bilcarlbolnatlpuflfer *m*: → *Bicarbonatpuffersystem*

Bilcarlbolnatlpuflferlsysltem *nt*: das im Blut vorhandene Puffersystem aus Bicarbonat und Kohlensäure; wichtig für die Erhaltung des Säure-Basen-Gleichgewichts; E *bicarbonate buffer*

Bichat-Wangenfettpfropf *m*: Fettkörper in der Wange von Säuglingen, der das Einfallen der Wangen beim Saugen verhindert; E *fatty ball of Bichat*

Bilcuslpildallis *f*: → *Mitralklappe*

Bielgungslbruch *m*: durch Biegungsbeanspruchung entstandener Bruch langer Röhrenknochen; E *bending fracture*

Bielgungslfrakltur *f*: → *Biegungsbruch*

Bierlherz *nt*: durch exzessiven Bierkonsum verursachte Kardiomegalie*; E *beer heart*

Biermer-Anämie *f*: durch Vitamin B_{12}-Mangel hervorgerufene megaloblastäre Anämie*; E *Biermer's anemia*

Biermer-Schallwechsel *m*: Änderung des Perkussionsschalls über großen Lungenkavernen bei Lageänderung des Patienten; E *Biermer's sign*

Bilfildolbacltelrilum *nt*: zur normalen Darmflora [**Bifidusflora**] gehörendes apathogenes Stäbchenbakterium; E *Bifidobacterium*

Bifidobacterium bifidum: im Stuhl von gestillten Säuglingen nachweisbares Bakterium, das im Darm die überschüssige Milchsäure vergärt; E *Bifidobacterium bifidum*

Bifidus-Bakterium *nt*: → *Bifidobacterium bifidum*

bilfolkal *adj*: zwei Brennpunkte besitzend, mit zwei Brennpunkten; E *bifocal*

Bilfolkallgläser *pl*: Brillengläser mit zwei verschiedenen Brennweiten; i.d.R. oben für Fernsehen, unten für Nahsehen; E *bifocals*

Bi|fo|kal|lin|sen pl: → Bifokalgläser

Bi|fur|ca|tio f: Gabelung, Gabel; ⓔ bifurcation

Bifurcatio aortae: Teilung der Aorta* in rechte und linke Arteria* iliaca communis in Höhe des 4. Lendenwirbels; ⓔ bifurcation of aorta

Bifurcatio carotidis: Teilung der Arteria* carotis communis in Arteria* carotis interna und externa; ⓔ carotid bifurcation

Bifurcatio tracheae: Aufgabelung der Luftröhre in die beiden Hauptbronchien in Höhe des 4. Brustwirbels; ⓔ bifurcation of trachea

Bi|fur|ka|ti|on f: → Bifurcatio

Bi|fur|ka|ti|ons|pro|the|se f: Gefäßprothese der Aortengabel; ⓔ bifurcated prosthesis

Bi|gel|mi|nus m: Herzrhythmusstörung mit doppeltem Puls [**Bigeminuspuls**] durch Extrasytolen nach jedem Herzschlag; ⓔ bigeminus

bi|kap|su|lär adj: mit zwei Kapseln; ⓔ bicapsular

Bi|kar|bo|nat nt: → Bicarbonat

bi|klo|nal adj: aus zwei Klonen stammend, mit zwei Klonen; ⓔ biclonal

bi|kon|kav adj: mit konkaver Krümmung der Vorder- und Hinterfläche; ⓔ biconcave

Bi|kon|trast|me|tho|de f: Röntgenkontrastdarstellung von Hohlorganen, Körperoder Gelenkhöhlen unter gleichzeitiger Anwendung von Kontrastmittel und Gas; ⓔ double-contrast barium technique

bi|kon|vex adj: mit konvexer Krümmung der Vorder- und Hinterfläche; ⓔ biconvex

bi|kus|pi|dal adj: (Herzklappe) zweizipf(e)lig; (Zahn) zweihöckerig; ⓔ bicuspid

Bi|kus|pi|dal|klap|pe f: → Mitralklappe

Bil|hä|mie f: Vorkommen von Galle im Blut; ⓔ cholemia

Bil|har|zia f: in den Tropen und Subtropen vorkommende Gattung von Saugwürmern; Erreger der Bilharziose*; ⓔ bilharzia worm

Bil|har|zi|o|se f: tropische Infektionskrankheit durch Pärchenegel [**Bilharzia**]; ⓔ bilharziasis

Bili-, bili- präf.: → Bilio-

bi|li|är adj: Galle oder Gallenblase oder Gallengänge betreffend; ⓔ biliary

Bi|li|är|fis|tel f: von der Gallenblase oder den Gallengängen ausgehende innere oder äußere Fistel; ⓔ biliary fistula

bi|li|fer adj: galleleitend; ⓔ biliferous

Bi|li|fus|cin nt: Abbauprodukt des Hämstoffwechsels; Hauptfarbstoff des Stuhls; ⓔ bilifuscin

bi|li|gen adj: gallenbildend; ⓔ biligenic

Bi|li|ge|ne|se f: Gallenbildung, Gallenproduktion; ⓔ biligenesis

Bilio-, bilio- präf.: Wortelement mit der Bedeutung „Galle/Gallenflüssigkeit"

bi|li|o|di|ges|tiv adj: Gallenblase und Verdauungskanal/Canalis digestivus betreffend oder verbindend; ⓔ bilidigestive

bi|li|o|ku|tan adj: Gallenblase oder Gallengänge und Haut verbindend; ⓔ biliary-cutaneous

bi|li|ös adj: → biliär

Bi|li|ru|bin nt: beim Hämoglobinabbau entstehender gelber Gallenfarbstoff; wird über die Galle in den Darm abgeben, wo es weiter abgebaut [Urobilin, Stercobilin] wird; zum Teil erfolgt auch Rückresorption [enterohepatischer Kreislauf]; bei Ausscheidungsstörung oder erhöhter Produktion kommt es zu Bilirubinämie und evtl. Ikterusbildung; ⓔ bilirubin

direktes Bilirubin: wasserlösliches und damit über die Niere ausscheidbares Bilirubin; ⓔ direct bilirubin

indirektes Bilirubin: wasserunlösliches, in der Peripherie gebildetes Bilirubin, das an Albumin gebunden zur Leber transportiert wird; ⓔ indirect bilirubin

Bi|li|ru|bin|ä|mie f: Erhöhung der Bilirubinkonzentration im Blut; oft gleichgesetzt mit Hyperbilirubinämie*; ⓔ bilirubinemia

Bi|li|ru|bin|en|ze|phal|o|pa|thie f: ZNS-Schädigung durch eine Hyperbilirubinämie*; ⓔ bilirubin encephalopathy

Bi|li|ru|bin|u|rie f: Bilirubinausscheidung im Harn; ⓔ bilirubinuria

Bi|lis f: Galle; ⓔ bile

Bi|li|ver|din nt: blau-grüner Gallenfarbstoff; Vorstufe des Bilirubins; ⓔ biliverdin

Bi|li|xan|thin nt: durch Oxidation von Bilirubin entstehender gelber Farbstoff; ⓔ bilixanthine

Billings-Ovulationsmethode f: unzuverlässige natürliche Empfängnisverhütung durch Bestimmung der fruchtbaren Tage; ⓔ Billing's method

Billroth-Magenresektion f: klassische Methode der Magenteilentfernung mit Bildung einer Anastomose von Magen und Duodenum [**Billroth I**] oder einer Seit-zu-Seit-Anastomose von Restmagen und hochgezogener Jejunumschlinge [Billroth II]; Ⓔ *Billroth's operation*

bilolbär *adj*: aus zwei Lappen bestehend; Ⓔ *bilobate*

bilolbullär *adj*: aus zwei Läppchen/Lobuli bestehend; Ⓔ *bilobular*

bilmallelollär *adj*: zwei Knöchel betreffend; Ⓔ *bimalleolar*

bilmalnulell *adj*: beide Hände betreffend oder mit beiden Händen durchgeführt; Ⓔ *bimanual*

bilmalxilllär *adj*: beide Hälften des Oberkiefers betreffend; oft auch Oberkiefer und Unterkiefer betreffend; Ⓔ *bimaxillary*

bilmeltalllisch *adj*: auf zwei Metalle bezogen, aus zwei Metallen bestehend; Ⓔ *bimetallic*

bilmollelkulllar *adj*: aus zwei Molekülen bestehend; Ⓔ *bimolecular*

bilnär *adj*: aus zwei Teilen/Elementen bestehend; Ⓔ *binary*

binlaulral *adj*: beide Ohren betreffend, mit beiden Ohren, für beide Ohren; Ⓔ *binaural*

Binldelgelwelbe *nt*: aus dem mittleren Keimblatt hervorgehendes Gewebe, das Organe umhüllt, stützt oder voneinander trennt; je nach Aufbau und Struktur unterscheidet man u.A. **elastisches**, **straffes**, **lockeres**, **retikuläres**, **gallertiges** und **kollagenfaseriges** Bindegewebe; Ⓔ *connective tissue*

Binldelgelwebslgelschwulst *f*: → Fibrom

Binldelgelwebslknolchen *pl*: Knochen, die aus Bindegewebe entstehen; Ⓔ *fibrous bone*

Binldelgelwebslknorlpel *m*: Knorpel mit kollagenen Fasern; kommt u.A. in den Bandscheiben vor; Ⓔ *fibrocartilage*

Binldelgelwebslnälvus *m*: angeborene Fehlbildung des Bindegewebes der Haut mit überschießender Bildung kollagener und elastischer Fasern; Ⓔ *connective tissue nevus*

Binldelgelwebslschäldel *m*: Teil des Schädels, der aus Belegknochen entsteht; Ⓔ *desmocranium*

Binldelhautlentlzünldung *f*: → Konjunktivitis

Binldelhautlkaltarrh *m*: katarrhalische Bindehautentzündung; Ⓔ *catarrhal conjunctivitis*

Bing-Horton-Syndrom *nt*: streng halbseitig auftretende Schmerzattacken im Augen-Stirn-Schläfen-Bereich mit Rötung des Auges, Tränenfluss und anderen Symptomen; Ⓔ *Horton's syndrome*

binlolkulllar *adj*: **1.** beide Augen betreffend **2.** mit zwei Okularen versehen, zum Sehen für beide Augen geeignet; Ⓔ **1.–2.** *binocular*

Binlolkullluslverlband *m*: Verband über beide Augen; Ⓔ *binocular dressing*

binlolvullär *adj*: zwei weibliche Eizellen/Ova betreffend; Ⓔ *binovular*

Binswanger-Enzephalopathie *f*: arteriosklerotisch-ischämisch bedingter Hirnschaden mit multiplen Mikronekrosen; Ⓔ *Binswanger's encephalopathy*

Bio-, bio- *präf*.: Wortelement mit der Bedeutung „Leben"

Bilolaklkulmullaltion *f*: Anreicherung von chemischen Stoffen in Zellen oder Geweben; wichtig ist die Bioakkumulation innerhalb der Nahrungskette; Ⓔ *bioaccumulation*

bilolakltiv *adj*: biologisch aktiv; Ⓔ *bioactive*

Bilolalmin *nt*: natürliches, in Pflanzen oder Tieren vorkommendes Amin mit Bedeutung für den Stoffwechsel; Ⓔ *bioamine*

Bilolälquilvallenz *f*: Übereinstimmung der Bioverfügbarkeit zweier Präparate eines Wirkstoffs; Ⓔ *bioequivalence*

Bilolchelmie *f*: Chemie der Stoffwechselvorgänge lebender Organismen; Ⓔ *biochemistry*

Bilolenlgilneelring *f*: Technologie zur Nutzung oder Veränderung biologischer Vorgänge; Ⓔ *bioengineering*

bilolgen *adj*: von organischer Substanz oder Lebewesen abstammend; mit Bedeutung für Entstehung und Entwicklung von Leben; Ⓔ *biogenic*

Bilolkomlpaltilbilliltät *f*: Verträglichkeit von körperfremdem Stoffen mit Körpergewebe; Ⓔ *biocompatibility*

Bilollolgie *f*: Lehre vom Leben und den Lebensvorgängen; Ⓔ *biology*

Bilolmelchalnik *f*: Anwendung von Methoden und Erkenntnissen der Mechanik auf den Körper und Körperbewegungen; Ⓔ *biomechanics*

Bilolphylsik *f*: Grenzbereich von Biologie und Physik; Ⓔ *biophysics*

Bilolprolthelse *f*: aus natürlichem Gewebe bestehende oder hergestellte Prothese; Ⓔ *bioprosthesis*

Bilolpsie *f*: Gewebeentnahme am Lebenden durch Punktion oder Exzision; Ⓔ *biopsy*

bilorlbiltal *adj*: beide Augenhöhlen betreffend; Ⓔ *biorbital*

Bilolrhythlmus *m*: durch äußere [Tag-Nacht-Wechsel] oder innere Faktoren [biologische Uhr*] beeinflusste rhythmische Schwankung verschiedener Körperfunktionen; ⒠ *biorhythm*

Bi|o|sko|pie f: intravitale Untersuchung oder Betrachtung von Organen oder Geweben (z.B. Endoskopie); ⒠ *bioscopy*

Bi|o|syn|the|se f: Bildung chemischer Substanzen im Körper oder künstlich durch Anwendung biochemischer Methoden; ⒠ *biosynthesis*

Biot-Atmung f: regelmäßige Atmung mit plötzlichen Atempausen, z.B. bei Meningitis* oder Hirnödem; ⒠ *Biot's respiration*

Bi|o|tin nt: durch Darmbakterien gebildetes Vitamin, das als Coenzym von Bedeutung ist; ⒠ *biotin*

bi|o|tisch adj: Leben oder lebende Materie betreffend; ⒠ *biotic*

Bi|o|trans|for|ma|ti|on f: Umwandlung eines Stoffes durch Stoffwechselvorgänge; ⒠ *biotransformation*

Bi|o|var nt: sich durch biochemische Unterschiede auszeichnende Stämme derselben Bakterienart; ⒠ *biovar*

Bi|o|ver|füg|bar|keit f: Geschwindigkeit und Ausmaß, mit der der therapeutisch wirksame Anteil eines Medikamentes freigesetzt, resorbiert und am Wirkort zur Verfügung gestellt wird; ⒠ *bioavailability*

bi|o|zid adj: Pflanzen oder Tieren abtötend, mit biozider Wirkung; ⒠ *biocidal*

Bi|o|zy|klus m: der sich wiederholende Ablauf von Vorgängen im Körper (z.B. Menstrualzyklus); ⒠ *biocycle*

bi|pa|ren|tal adj: beide Elternteile betreffend; ⒠ *biparental*

bi|pa|ri|e|tal adj: beide Teile des Scheitelbeins/Os parietale betreffend; ⒠ *biparietal*

bi|pe|disch adj: beide Füße betreffend, mit zwei Füßen; ⒠ *biped*

bi|po|lar adj: mit zwei Polen versehen; ⒠ *bipolar*

bi|re|frak|tär adj: (*physik.*) doppelbrechend; ⒠ *birefractive*

Bis|mut|is|mus f: → *Bismutose*

Bis|mut|o|se f: durch chronische Wismutaufnahme hervorgerufene Intoxikation, die meist das Zahnfleisch [**Wismutstomatitis**] oder die Nieren [**Wismutnephropathie**] betrifft; ⒠ *bismuthosis*

bi|sphä|risch adj: mit sphärischer Krümmung beider Seiten; ⒠ *bispherical*

Biss|a|no|ma|lie f: Abweichung von der

normalen Verzahnung der Zahnreihen beim Schlussbiss; ⒠ *malocclusion*

Biss|e|be|ne f: Ebene, in der die Zahnreihen bei Schlussbiss aufeinander treffen; ⒠ *bite plane*

Biss|hö|he f: Abstand zwischen Ober- und Unterkiefer in Schlussbissstellung; ⒠ *vertical dimension*

Biss|la|ge f: Lagebeziehung des Unterkiefers zum Oberkiefer; ⒠ *bite*

Biss|sper|re f: Unfähigkeit, die Zahnreihen in eine Schlussbissstellung zu bringen; ⒠ *locked bite*

Bitot-Flecken pl: bei Vitamin A-Mangel auftretende weißliche Flecken der Augenbindehaut; ⒠ *Bitot's patches/spots*

bi|tro|chan|tär adj: beide Trochanter betreffend; ⒠ *bitrochanteric*

bi|va|lent adj: zweiwertig, divalent; doppelchromosomig; ⒠ *bivalent*

bi|ven|tri|ku|lär adj: zwei oder beide Kammern/Ventrikel betreffend; ⒠ *biventricular*

bi|zel|lu|lär adj: aus zwei Zellen bestehend; ⒠ *bicellular*

Bi|zeps m: **1.** zweiköpfiger Muskel **2.** → *Bizeps brachii*; ⒠ **1.** *biceps* **2.** *biceps brachii (muscle)*

Bizeps brachii: zweiköpfiger Oberarmmuskel, der den Unterarm im Ellenbogengelenk beugt; ⒠ *biceps brachii (muscle)*

Bizeps femoris: zweiköpfiger Oberschenkelmuskel; bewirkt eine Beugung im Kniegelenk und eine Streckung im Hüftgelenk; ⒠ *biceps femoris (muscle)*

Bi|zeps|re|flex m: → *Bizepssehnenreflex*

Bi|zeps|seh|nen|re|flex m: Beugung des Unterarms bei Beklopfen der Sehne des Bizeps* brachii; ⒠ *biceps jerk*

Bjerrum-Skotom nt: vom blinden Fleck ausgehendes bogenförmiges Skotom* als Frühzeichen eines Glaukoms; ⒠ *Bjerrum's scotoma*

Blackfan-Diamond-Anämie f: autosomal-rezessive, hypo- oder aplastische, normochrome Anämie mit isolierter Störung der Erythropoese; ⒠ *Blackfan-Diamond anemia*

Black|out nt: kurzer plötzlicher Funktionsausfall; kurze Ohnmacht, Bewusstlosigkeit; ⒠ *blackout*

Blalock-Taussig-Anastomose f: operative Anastomosierung von Arteria subclavia und Arteria pulmonalis bei angeborenen Herzfehlern; ⒠ *Blalock-Taussig anastomosis*

bland adj: ruhig verlaufend; nicht-entzündlich; (*Heilmittel*) beruhigend, mild;

(*Kost*) leicht; ⒺⒷ *bland*

Blandin-Drüse f: Speicheldrüse der Zungenspitze; ⒺⒷ *Blandin's gland*

Bläs|chen|at|men nt: normales Atemgeräusch, das durch die Ausdehnung der Lungenalveolen entsteht; ⒺⒷ *vesicular breathing*

Bläs|chen|drü|se f: zwischen Blasengrund und Rektum liegende blinddendende Aussackung; bildet ein alkalisches, fruktosereiches Sekret, das über den Ductus excretorius in den Samenleiter abgegeben wird; ⒺⒷ *vesicular gland*

Bla|se f: 1. Hautblase, Bulla 2. Harnblase, Vesica urinaria; ⒺⒷ 1. *blister* 2. *bladder*

autonome Blase: Störung der Blaseninnervation bei Ausfall des Blasenzentrums im Sakralmark; ⒺⒷ *autonomous bladder*

neurogene Blase: erworbene Blasenatonie bei Störung der motorischen Innervation; ⒺⒷ *neurogenic bladder*

Bla|sen|a|to|nie f: angeborene oder erworbene Atonie der Blasenmuskulatur; ⒺⒷ *atonic bladder*

Bla|sen|au|to|ma|tie f: sich unwillkürlich entleerende Blase bei Störung der willkürlichen Entleerungsfunktion, z.B. bei Querschnittslähmung [**Querschnittsblase**]; ⒺⒷ *reflex neurogenic bladder*

Bla|sen|au|to|no|mie f: Störung der Blaseninnervation bei Ausfall des Blasenzentrums im Sakralmark; ⒺⒷ *autonomic neurogenic bladder*

Bla|sen|band|wurm m: 3–6 mm langer Bandwurm, der bei Hunden und anderen Caniden vorkommt; beim Menschen [Fehlzwischenwirt] Erreger der Echinokokkose*; ⒺⒷ *hydatid tapeworm*

Bla|sen|bil|har|zi|o|se f: durch Schistosoma* haematobium hervorgerufene Erkrankung der Blase und ableitenden Harnwege mit Zystitis* und terminaler Hämaturie*; selten Entwicklung eines Blasenkarzinoms; ⒺⒷ *vesical schistosomiasis*

Bla|sen|bruch m: → *Blasenhernie*

Bla|sen|di|ver|ti|kel nt: meist erworbene Wandschwäche der Blase mit sackartiger Ausstülpung; ⒺⒷ *bladder diverticulum*

Bla|sen|drai|na|ge f: künstliche Harnableitung aus der Blase; ⒺⒷ *bladder drainage*

Bla|sen|drei|eck nt: von den beiden Harnleitermündungen und dem Harnröhrenabgang gebildetes Dreieck am Boden der Harnblase; ⒺⒷ *vesical trigone*

Bla|sen|ek|tro|phie f: Blasenfehlbildung mit fehlendem Verschluss der Blasenvorderwand; ⒺⒷ *bladder exstrophy*

Bla|sen|ek|to|pie f: angeborene Verlagerung der Blase; ⒺⒷ *bladder ectopia*

Bla|sen|ent|zün|dung f: → *Cystitis*

Bla|sen|ex|stro|phie f: → *Blasenekstrophie*

Bla|sen|fis|tel f: 1. von der Blase ausgehende Fistel, die in andere Organe mündet [**innere Blasenfistel**] oder nach außen führt [**äußere Blasenfistel**] 2. operativ angelegte äußere Blasenfistel, Blasenfistelung; ⒺⒷ 1. *vesical fistula* 2. *cystostomy*

Bla|sen|ge|schwür nt: Geschwür der Blasenschleimhaut; meist als kleines Geschwür bei Frauen [**Ulcus simplex vesicae**]; ⒺⒷ *bladder ulceration*

Bla|sen|grund m: unterer, breiter Teil der Blasenwand mit den Einmündungen der Harnleiter; ⒺⒷ *fundus of bladder*

Bla|sen|hals m: Übergang von der Blase in die Harnröhre; ⒺⒷ *neck of bladder*

Bla|sen|hals|a|de|nom nt: gutartige Vergrößerung der Prostata; führt zu Einengung der Harnröhre und Miktionsbeschwerden; ⒺⒷ *adenomatous prostatic hypertrophy*

Bla|sen|hals|kropf m: → *Prostatahypertrophie*

Bla|sen|her|nie f: Vorfall der Harnblasenwand durch eine Bruchpforte; ⒺⒷ *hernia of bladder*

Bla|sen|in|kon|ti|nenz f: Unfähigkeit, Harn in der Blase zurückzuhalten; ⒺⒷ *urinary incontinence*

Bla|sen|in|stil|la|ti|on f: Einbringen von Medikamenten in die Blase; ⒺⒷ *bladder irrigation*

Bla|sen|kar|zi|nom nt: v.a. ältere Männer betreffender, vom Blasenepithel ausgehender, bösartiger Tumor; ⒺⒷ *bladder carcinoma*

Bla|sen|ka|tarr m: → *Blasenkatarrh*

Bla|sen|ka|tarrh m: akute katarrhalische Blasenentzündung; ⒺⒷ *catarrhal cystitis*

Bla|sen|ka|the|ter m: Katheter zur Harnblasenkatheterisierung und Harnableitung; ⒺⒷ *urinary catheter*

Bla|sen|krebs m: → *Blasenkarzinom*

Bla|sen|läh|mung f: Lähmung der Blasenwandmuskulatur; ⒺⒷ *cystoplegia*

Bla|sen|ma|no|me|trie f: Messung des Blaseninnendrucks und des Miktionsdrucks beim Urinieren; ⒺⒷ *cystometry*

Bla|sen|mo|le f: Entartung der Plazentazotten mit Bildung traubengroßer heller Bläschen; kann zu einem Chorionkarzinom entarten; ⒺＥ *hydatid mole*

Bla|sen|schleim|haut|ent|zün|dung f: → *Endocystitis*

Bla|sen|spal|te f: Entwicklungsstörung der Blase mit Spaltbildung; ⒺＥ *cystoschisis*

Bla|sen|spie|ge|lung f: endoskopische Untersuchung der Harnblase; ⒺＥ *cystoscopy*

Bla|sen|spren|gung f: Eröffnung der Fruchtblase zur Geburtseinleitung; ⒺＥ *breaking of the waters*

Bla|sen|sprung m: spontane Ruptur der Fruchtblase mit Abgang von Fruchtwasser; ⒺＥ *amniorrhexis*

Bla|sen|stein f: Harnstein* in der Blase; kann in der Blase entstehen oder aus den oberen Harnwegen stammen; ⒺＥ *bladder stone*

Bla|sen|stein|schnitt m: operative Blasensteinentfernung; ⒺＥ *lithocystotomy*

Bla|sen|stot|tern nt: schmerzhafte Unterbrechungen des Harnflusses, z.B. durch kleine Harnsteine; ⒺＥ *stuttering urination*

Bla|sen|sucht f: → *Pemphigus*

Bla|sen|tam|po|na|de f: vollständige Ausfüllung der Blase mit geronnenem Blut; ⒺＥ *bladder tamponade*

Bla|sen|vor|fall m: 1. Vorfall der Harnblasenwand durch eine Bruchpforte 2. Vorfall der Harnblase in die Scheide bei Scheidensenkung; ⒺＥ 1. *vesicocele* 2. *cystocele*

Blast m: unreife Zellvorstufe; ⒺＥ *blast*

-blast suf: Wortelement mit der Bedeutung „Keim/Urzelle"

Blas|te|mal|to|pa|thie f: → *Blastopathie*

Blas|te|mal|to|se f: → *Blastopathie*

Blas|ten|kri|se f: exzessive Vermehrung von Myeloblasten in der Endphase der Erkrankung bei chronisch myeloischer Leukämie*; ⒺＥ *blast crisis*

Blas|ten|pha|se f: → *Blastenkrise*

Blas|ten|schub m: → *Blastenkrise*

Blasto-, blasto- präf.: Wortelement mit der Bedeutung „Keim/Spross"

Blas|to|derm nt: den Embryo bildender Teil des Ovums; ⒺＥ *blastoderm*

Blas|to|dis|kus m: → *Keimscheibe*

blas|to|gen adj: Keimzelle oder Keimentwicklung betreffend, keimgebunden; ⒺＥ *blastogenic*

Blas|to|ge|ne|se f: 1. (embryolog.) Keimentwicklung 2. (hämatolog.) Blastenbildung; ⒺＥ 1.–2. *blastogenesis*

Blas|tom nt: echte Geschwulst aus körpereigenen Zellen oder parasitärem Gewebe; ⒺＥ *blastoma*

blas|to|mo|gen adj: tumorbildend; ⒺＥ *blastomogenic*

Blas|to|my|ces m: inhomogene Pilzgattung, die mehrere menschenpathogene Pilze enthält; ⒺＥ *Blastomyces*

Blas|to|my|ko|se f: durch hefeartige Pilze [Blastomyces*-Species] hervorgerufene, i.d.R. systemische Mykose*; ⒺＥ *blastomycosis*

europäische Blastomykose: durch Cryptococcus* neoformans hervorgerufene Mykose* der Lunge, Meningen, Leber und seltener der Haut; tritt meist bei Patienten mit geschwächter Abwehrlage [Frühgeborene, Tumoren, HIV-Infektion] auf; ⒺＥ *European blastomycosis*

Blas|to|pa|thie f: angeborener Entwicklungsfehler durch Störung des Blastogenese; ⒺＥ *blastopathy*

Blas|to|zy|tom nt: → *Blastom*

Blat|tern pl: → *Pocken*

Blau|blind|heit f: Farbenfehlsichtigkeit für Blau; ⒺＥ *blue blindness*

Blau|säu|re f: extrem giftige, wässrige Lösung von Cyanwasserstoff; ⒺＥ *cyanhydric acid*

Blau|säu|re|ver|gif|tung f: durch rosiges Aussehen, Bittermandelgeruch des Atems und Atemnot gekennzeichnete Vergiftung; evtl. Erstickung durch Hemmung der intrazellulären Atemenzyme; ⒺＥ *hydrocyanism*

Blau|schwä|che f: Farbsehschwäche für Blau; ⒺＥ *blue blindness*

Blau|se|hen nt: erworbene Störung des Farbensehens mit Blautönung aller Farben; ⒺＥ *blue vision*

Blau|sucht f: durch eine Abnahme der Sauerstoffsättigung des Blutes hervorgerufene bläulich-livide Verfärbung von Haut und Schleimhaut; ⒺＥ *cyanosis*

Blei nt: blaugraues, weiches Schwermetall der Kohlenstoffgruppe; ⒺＥ *lead*

Blei|saum m: blau-grauer Zahnfleischsaum bei Bleivergiftung; ⒺＥ *lead line*

Blei|stift|kot m: dünner Stuhl bei Verengung [Stenose, Striktur] des Afters; ⒺＥ *ribbon stool*

Blei|ver|gif|tung f: i.d.R. chronische Vergiftung durch Inhalation von bleihaltigem Staub oder Aufnahme über Haut und Schleimhaut; betrifft u.A. die blutbildenden Organe [**Bleianämie**], innere Organe [**Bleiniere**] und das periphere [**Bleineuropathie**] und zentrale Nervensystem [**Bleienzephalopathie**]; ⒺＥ *lead poisoning*

Blen|na|de|ni|tis f: Entzündung schleimbildender Drüsen; ⒺⒷ blennadenitis

Blenno-, blenno- präf.: Wortelement mit der Bedeutung „Schleim"

Blen|nor|rhal|gie f: starke Blennorrhö*; ⒺⒷ blennorrhagia

Blen|nor|rhoe f: **1.** eitrige Schleimhautentzündung **2.** Bindehauteiterung, eitrige Bindehautentzündung; ⒺⒷ **1.** blennorrhoea **2.** ophthalmoblennorrhoe

Blen|nu|rie f: Schleimabsonderung im Harn; ⒺⒷ blennuria

Ble|phar|a|de|ni|tis f: Entzündung der Lidranddrüsen; ⒺⒷ blepharadenitis

Ble|phar|ek|to|mie f: operative Lidknorpelentfernung; ⒺⒷ blepharectomy

Ble|pha|ris|mus m: Lidkrampf; ⒺⒷ blepharism

Ble|pha|ri|tis f: Entzündung der Augenlider; ⒺⒷ blepharitis

Blepharitis angularis: Augenwinkelentzündung, Lidwinkelentzündung; ⒺⒷ angular blepharitis

Blepharitis marginalis: Lidrandentzündung; ⒺⒷ marginal blepharitis

Blepharo-, blepharo- präf.: Wortelement mit der Bedeutung „Lid/Augenlid"

Ble|pha|ro|a|de|ni|tis f: Entzündung der Lidranddrüsen; ⒺⒷ blepharoadenitis

Ble|pha|ro|chal|a|sis f: Atrophie* und Erschlaffung des Oberlids; ⒺⒷ blepharochalasis

Ble|pha|ro|ke|ra|to|kon|junk|ti|vi|tis f: Entzündung von Augenlid, Horn- und Bindehaut; ⒺⒷ blepharokeratoconjunctivitis

Ble|pha|ro|klo|nus m: Blinzelkrampf; ⒺⒷ blepharoclonus

Ble|pha|ro|kon|junk|ti|vi|tis f: Entzündung von Augenlid und Bindehaut; ⒺⒷ blepharoconjunctivitis

Ble|pha|ro|phi|mo|se f: → Blepharostenose

Ble|pha|ro|plas|tik f: Lidplastik; ⒺⒷ blepharoplasty

Ble|pha|ro|ple|gie f: Lidlähmung; ⒺⒷ blepharoplegia

Ble|pha|rop|to|se f: Herabhängen des Oberlids; ⒺⒷ blepharoptosis

Ble|pha|ro|py|or|rhoe f: eitrige Augenentzündung; ⒺⒷ blepharopyorrhea

Ble|pha|ror|rha|phie f: Vernähung von Ober- und Unterlid; ⒺⒷ blepharorrhaphy

Ble|pha|ro|spas|mus m: Lidkrampf; ⒺⒷ blepharospasm

Ble|pha|ro|sphink|ter|ek|to|mie f: Teilentfernung von Fasern des Musculus* orbitalis bei Blepharospasmus*; ⒺⒷ blepharosphincterectomy

Ble|pha|ro|stat m: Lidhalter; ⒺⒷ blepharostat

Ble|pha|ro|ste|no|se f: Verengung der Lidspalte; ⒺⒷ blepharostenosis

Ble|pha|ro|syn|e|chie f: Verwachsung/Verklebung von Lid und Bindehaut; ⒺⒷ blepharosynechia

Ble|pha|ro|to|mie f: Durchtrennung der Lidplatte; ⒺⒷ blepharotomy

Blick|feld nt: maximal mit den Augen erfassbarer Raum; ⒺⒷ visual field

Blick|läh|mung f: Störung oder Aufhebung der koordinierten Blickbewegungen der Augen; ⒺⒷ paralysis of gaze

Blind|darm m: sackförmiger Anfangsteil des Dickdarms im rechten Unterbauch; am blinden Ende liegt der Wurmfortsatz [Appendix* vermiformis]; ⒺⒷ blind intestine

Blind|darm|ent|zün|dung f: **1.** Entzündung des Blinddarms/Zäkums; klinisch nicht von einer Appendizitis* zu unterscheiden **2.** Entzündung der Wurmfortsatzes/der Appendix* vermiformis; ⒺⒷ **1.** typhlitis **2.** appendicitis

Blind|heit f: angeborene oder erworbene hochgradige Sehschwäche; i.e.S. die totale Blindheit [Amaurose*] beider Augen; ⒺⒷ blindness

Blind-loop-Syndrom nt: durch chronische Stauung von Darminhalt in einer nebengeschlossenen Darmschlinge entstehende Beschwerden [u.A. Völlegefühl, Durchfall, Anämie]; ⒺⒷ blind loop syndrome

Blindsack-Syndrom nt: → Blind-loop-Syndrom

Blind|schlin|gen|syn|drom nt: → Blind-loop-Syndrom

Blin|zel|re|flex m: Lidschluss bei Berührung der Hornhaut; ⒺⒷ blink reflex

Blitz-Nick-Salaam-Krämpfe pl: Form der Petit-mal-Epilepsie* mit charakteristischem Anfallsmuster [Kopfnicken, Nachvorneschleudern von Armen und Beinen, Vorbeugen des Rumpfs]; ⒺⒷ salaam spasms

Blitz|star m: Linsentrübung durch Blitzschlag oder Starkstromeinwirkung; ⒺⒷ electric cataract

Block m: **1.** Störung oder Unterbrechung der normalen Erregungsleitung des Herzens **2.** Unterbrechung der Nervenleitung **3.** Blockierung, Verstopfung eines Gefäßes; ⒺⒷ **1.** heart block **2.** nerve block **3.** block

atrioventrikulärer Block: Verlängerung der atrioventrikulären Überleitungszeit; ⒺⒷ atrioventricular block

intraatrialer Block: Block des Erregungsimpulses innerhalb des Vorhofs; ⒺⒻ *intra-atrial block*

intraventrikulärer Block: Block des Erregungsimpulses im Kammermyokard; ⒺⒻ *intraventricular (heart) block*

neuromuskulärer Block: Blockierung der Erregungsübertragung an der motorischen Endplatte; ⒺⒻ *neuromuscular blockade*

sinuatrialer Block: Unterbrechung der Erregungsleitung vom Sinusknoten* zum Vorhof; ⒺⒻ *sinuatrial block*

Blolcker *m*: die Wirkung einer anderen Substanz blockierender Stoff; ⒺⒻ *blocker*

Blocklwirlbel *pl*: angeborene oder erworbene Verschmelzung von zwei oder mehr Wirbeln; ⒺⒻ *block vertebrae*

Blow-out-Fraktur *f*: Bruch des Bodens der Augenhöhle durch Gewalteinwirkung auf Auge und Orbita; ⒺⒻ *blow-out fracture*

blue baby *nt*: Bezeichnung für Säuglinge mit Blaufärbung der Haut bei angeborenen Herzfehlern mit Rechts-Links-Shunt* oder bei Methämoglobinämie*; ⒺⒻ *blue baby*

blue bloater *m*: durch Zyanose*, Dyspnoe* und Polyglobulie* gekennzeichneter Patient mit bronchitischem Lungenemphysem*; ⒺⒻ *blue bloater*

Blumberg-Symptom *nt*: Loslassschmerz im rechten Unterbauch bei Appendizitis; ⒺⒻ *Blumberg's sign*

Blut *nt*: aus Zellen und Plasma bestehendes flüssiges Organ, das ungefähr 8 % der Körpermasse ausmacht; ⒺⒻ *blood*

arterielles Blut: in den Arterien fließendes Blut; im Körperkreislauf ist es sauerstoffreich, im Lungenkreislauf sauerstoffarm; ⒺⒻ *arterial blood*

sauerstoffarmes Blut: meist gleichgesetzt mit venösem Blut; ⒺⒻ *deoxygenated blood*

sauerstoffreiches Blut: meist gleichgesetzt mit arteriellem Blut; ⒺⒻ *oxygenated blood*

venöses Blut: in den Venen fließendes Blut; im Lungenkreislauf ist es sauerstoffreich, im Körperkreislauf sauerstoffarm; ⒺⒻ *venous blood*

Blutlarlmut *f*: Anämie*; ⒺⒻ *anemia*

Blutlausltausch *m*: → *Blutaustauschtransfusion*

Blutlausltauschltranslfulsilon *f*: Bluttransfusion mit gleichzeitiger Entnahme von Empfängerblut; ⒺⒻ *exchange transfusion*

Blutlbild *nt*: quantitative Bestimmung der Blutbestandteile; ⒺⒻ *blood count*

großes Blutbild: Auszählung der roten und der weißen Blutzellen, der Thrombozyten und Bestimmung des Hämoglobins; ⒺⒻ *complete blood count*

rotes Blutbild: Auszählung der roten Blutzellen und Bestimmung des Hämoglobins; ⒺⒻ *red cell count*

weißes Blutbild: Auszählung der weißen Blutzellen; ⒺⒻ *white cell count*

zentrales Blutbild: quantitative Auswertung der Zellen im Knochenmarkausstrich; ⒺⒻ *myelogram*

Blutlbilldung, extramedulläre *f*: Blutbildung außerhalb des Knochenmarks; ⒺⒻ *extramedullary hemopoiesis*

Blutlbilldung, meldulläre *f*: Blutbildung im Knochenmark; ⒺⒻ *medullary hemopoiesis*

Blutlbruch *m*: Blutansammlung in einem physiologischen Hohlraum oder einer Gewebsspalte; ⒺⒻ *hematocele*

Blutlbrust *f*: Blutansammlung im Pleuraraum; ⒺⒻ *hemothorax*

Blutldruck *m*: der in den Gefäßen des großen und kleinen Kreislaufs herrschende Druck; durch die rhythmische Herztätigkeit schwankt der Wert für den Blutdruck zwischen hohen Werten für den **systolischen Blutdruck** und niedrigeren Werten für den **diastolischen Blutdruck**; der **arterielle Blutdruck** unterscheidet sich wesentlich vom **venösen Blutdruck**; ⒺⒻ *blood pressure*

Blutldrucklkrilse *f*: anfallsartiger Anstieg des systolischen und diastolischen Blutdrucks; ⒺⒻ *hypertensive crisis*

Blutlerlguss *m*: traumatisch bedingte Blutansammlung im Gewebe oder einem Hohlraum; ⒺⒻ *bruise*

Blulterlkranklheit *f*: X-chromosomal-rezessiv vererbte Blutgerinnungsstörung; ⒺⒻ *hemophilia*

Blutlerlsatz *m*: wässrige Lösung von Salzen oder organischen Stoffen zur Volumenauffüllung bei Hypovolämie; ⒺⒻ *blood substitute*

Blutlerlsatzlflüslsiglkeit *f*: → *Blutersatz*

Blutlfarblstoff *m*: Hämoglobin*; ⒺⒻ *blood pigment*

Blutlgaslalnallylse *f*: quantitative Bestimmung der im arteriellen oder venösen Blut vorhandenen Gase; ⒺⒻ *blood gas analysis*

Blutlgelrinnlsel *nt*: bei der Blutgerinnung entstehendes Fibrinnetz mit eingelagerten Erythrozyten; ⒺE *blood clot*

Blut|ge|rin|nung *f*: komplexer Reaktionsablauf, der den Körper vor Blutverlusten bei Schädigung der Blutgefäße schützt; Ⓔ *blood coagulation*

Blut|ge|rin|nungs|fak|tor *m*: die Blutgerinnungskaskade hat insgesamt 13 Faktoren [Faktor* I-XIII], die alle für einen regelrechten Ablauf nötig sind; Ⓔ *blood clotting factor*

Blut|ge|rin|nungs|zeit *f*: Zeitspanne zwischen Blutentnahme und Bildung von festem Fibrin; Ⓔ *clotting time*

Blut|grup|pe *f*: durch spezifische Antigene der Erythrozytenmembran bedingte Eigenschaften, die mit Hilfe spezifischer Antikörper nachgewiesen werden können; die wichtigsten Blutgruppen sind **ABNull-Blutgruppe** [Blutgruppen A, AB, B, O], **Rhesus-Blutgruppe** und **MNSs-Blutgruppe**; Ⓔ *blood group*

Blut|grup|pen|an|ti|kör|per *pl*: spezifische, gegen die Blutgruppenantigene gerichtete Antikörper, die eine Blutgruppeninkompatibilität hervorrufen; Ⓔ *blood-group antibody*

Blut|grup|pen|in|kom|pa|ti|bi|li|tät *f*: Unverträglichkeit von Blutgruppen; Ⓔ *blood group incompatibility*

Blut|grup|pen|un|ver|träg|lich|keit *f*: →*Blutgruppeninkompatibilität*

Blut-Hirn-Schranke *f*: selektive Schranke zwischen Blutgefäßen und Gehirn, die nur bestimmte Substanzen durchlässt; Ⓔ *blood-brain barrier*

Blut|hoch|druck *m*: →*Hypertonie*

Blut|ka|pil|la|re *f*: kleinste Blutgefäße, die zwischen arteriellem und venösem Schenkel des Kreislaufs liegen; Ⓔ *capillary*

Blut|ko|a|gu|lum *nt, pl* **-la**: →*Blutgerinnsel*

Blut|kon|ser|ve *f*: mit Stabilisatoren versetztes Spenderblut, das als **Vollblutkonserve** oder als spezielle Präparation [**Plasmakonserve, Blutkörperchenkonzentrat***] verwendet werden kann; Ⓔ *banked blood*

Blut|kör|per|chen *pl*: Sammelbegriff für die im Blut enthaltenen Zellen, d.h. **rote Blutkörperchen** [Erythrozyten], **weiße Blutkörperchen** [Leukozyten] und **Blutplättchen** [Thrombozyten] sowie ihre Vorstufen; Ⓔ *blood cells*

Blut|kör|per|chen|sen|kung *f*: Bestimmung der Sedimentationsgeschwindigkeit von Erythrozyten in ungerinnbar gemachtem Blut; die Blutkörperchensenkung ist ein unspezifischer Parameter,

der bei Entzündungen und Tumoren erhöht sein kann; Ⓔ *erythrocyte sedimentation rate*

Blut|kör|per|chen|sen|kungs|ge|schwin|dig| keit *f*: →*Blutkörperchensenkung*

Blut-Liquor-Schranke *f*: selektive Schranke zwischen Blutgefäßen und Liquorraum, die nur bestimmte Substanzen durchlässt; Ⓔ *blood-CSF barrier*

Blut|mast|zel|len *f*: basophile Granulozyten mit Heparin und Histamin in den Granula; Ⓔ *blood mast cells*

Blutmastzell-Leukämie *f*: →*Basophilenleukämie*

Blut|mo|le *f*: verhaltener Abort*, bei dem es nach Absterben des Embryos zu einer Organisation des Abortiveis kommt; entwickelt sich weiter zur lachsfarbenen **Fleischmole** [Mola carnosa] oder (seltener) **Steinmole**; Ⓔ *blood mole*

Blut|plas|ma *nt*: zellfreie Blutflüssigkeit; Ⓔ *plasma*

Blut|plätt|chen *pl*: kleine, kernlose, scheibenförmige Blutkörperchen, die von Megakaryozyten im Knochenmark gebildet werden; Thrombozyten sind von wesentlicher Bedeutung für die Blutgerinnung; Ⓔ *blood platelets*

Blut|schwamm *m*: meist schon bei der Geburt vorhandenes flach-gewölbtes subkutanes Hämangiom*; Ⓔ *simple hemangioma*

Blut|sen|kung *f*: →*Blutkörperchensenkung*

Blut|se|rum *nt*: fibrinfreies und damit nicht-gerinnbares Blutplasma; Ⓔ *serum*

Blut|spie|gel *m*: Konzentration einer Substanz in Blut(plasma); Ⓔ *blood level*

Blut|stamm|zel|len *pl*: pluripotente Zellen im Knochenmark, aus denen sich die Blutzellen entwickeln; Ⓔ *hemopoietic stem cells*

Blut|sta|tus *m*: →*Blutbild*

Blut|stil|lung *f*: **1.** vom Körper iniziierte Mechanismen zum Schutz vor Blutverlusten **2.** Maßnahmen zur Stillung einer traumatischen oder chirurgischen Blutung; **1.–2.** *hemostasis*

Blut|stuhl *m*: sichtbare Blutbeimengung zum Stuhl; färbt das Blut den Stuhl schwarz, spricht man von **Teerstuhl** [Melaena]; **okkultes Blut** im Stuhl ist nur durch Tests nachweisbar; Ⓔ *bloody stooll*

Blut|sturz *m*: →*Hämatorrhö*

Blut|trans|fu|si|on *f*: Übertragung von Blut oder Blutbestandteilen von einem

Spender auf einen Empfänger; Ⓔ *blood transfusion*

Blut|über|tra|gung *f*: → *Bluttransfusion*

Blu|tung *f*: Blutaustritt aus einem Gefäß; Ⓔ *bleeding, hemorrhage*

Blu|tungs|an|ä|mie *f*: durch einen akuten oder chronischen Blutverlust hervorgerufene Anämie; Ⓔ *posthemorrhagic anemia*

Blu|tungs|schock *m*: durch einen massiven Blutverlust ausgelöster Schockzustand; Ⓔ *hemorrhagic shock*

Blu|tungs|zeit *f*: Zeit zwischen dem Setzen einer Stichinzision und der Blutstillung; Ⓔ *bleeding time*

Blut|ver|gif|tung *f*: generalisierte Erkrankung mit dem Auftreten von Krankheitserregern [Bakterien, Viren, Pilzen] oder ihren Toxinen im Blut; oft gleichgesetzt mit Sepsis*; Ⓔ *blood poisoning*

Blut|vo|lu|men *nt*: Gesamtblutmenge des Körpers; beträgt ca. 4–6 l; Ⓔ *blood volume*

Blut|wä|sche *f*: → *Hämodialyse*

Blut|zel|len *pl*: → *Blutkörperchen*

Blut|zu|cker *m*: → *Blutzuckerspiegel*

Blut|zu|cker|spie|gel *m*: Glucosegehalt der Blutes; Ⓔ *blood glucose level*

B-Lymphozyten *pl*: immunkompetente Zellen, die zuerst im Knochenmark und später in lymphatischen Geweben gebildet werden; Ⓔ *B-lymphocytes*

BNS-Krämpfe *pl*: → *Blitz-Nick-Salaam-Krämpfe*

Bobath-Methode *f*: krankengymnastische Behandlungsmethode bei z.B. Hemiplegie, Zerebralparese; Ⓔ *Bobath method*

body mass index *m*: Quotient aus Körpergewicht und dem Quadrat der Körpergröße zur Bestimmung des Normalgewichts; Ⓔ *body mass index*

Boeck-Sarkoid *nt*: ätiologisch ungeklärte, familiär gehäuft auftretende Systemerkrankung mit Granulomen der Haut, innerer Organe [Milz, Leber, Lunge] sowie mediastinaler und peripherer Lymphknoten; Ⓔ *Boeck's sarcoid*

Boerhaave-Syndrom *nt*: oft durch heftiges Erbrechen verursachte Spontanzerreißung der Speiseröhre; Ⓔ *Boerhaave's syndrome*

Bo|gen|gangs|ap|pa|rat *m*: aus den knöchernen und membranösen Bogengängen bestehender Teil des Gleichgewichtsorgans; Ⓔ *kinetic labyrinth*

Boh|nen|krank|heit *f*: nach Verzehr von Favabohnen auftretende hämolytische

Krise bei vorbestehendem Glucose-6-Phosphatdehydrogenasemangel; Ⓔ *favism*

Bohr-Effekt *m*: Abhängigkeit der Sauerstoffaufnahme und -abgabe des Blutes vom pH-Wert und der Kohlendioxidkonzentration; Ⓔ *Bohr effect*

Bol|lus|ob|struk|ti|on *f*: Verlegung von Kehlkopf und/oder Speiseröhre durch einen Fremdkörper; Ⓔ *bolus obstruction*

Bol|lus|tod *m*: Erstickungstod bei Verlegung von Kehlkopf und/oder Speiseröhre durch einen Fremdkörper; Ⓔ *bolus death*

Bombay-Blutgruppe *f*: seltenen Variante des ABNull-Blutgruppensystems; Ⓔ *Bombay blood group*

Boos|ter|do|sis *f*: Antigenmenge zur Auffrischung der Immunreaktion bei einer Auffrischungsimpfung; Ⓔ *booster dose*

Booster-Effekt *m*: beschleunigte und vermehrte Antikörperbildung bei wiederholtem Antigenkontakt; Ⓔ *booster effect*

Bor|bo|ryg|mus *m*: durch die Darmperistaltik hervorgerufenes Bauchknurren; Ⓔ *borborygmus*

Borderline-Hypertonie *f*: klinische Bezeichnung für einen nur mäßig erhöhten Blutdruck; Ⓔ *borderline hypertension*

Borderline-Läsion *f*: → *Borderline-Tumor*

Borderline-Psychose *f*: → *Borderline-Schizophrenie*

Borderline-Schizophrenie *f*: nicht eindeutig definierte Schizophrenieform mit sowohl psychotischer als auch neurotischer Symptomatik; Ⓔ *prepsychotic schizophrenia*

Borderline-Syndrom *nt*: Persönlichkeitsstörung an der Grenze zwischen Neurose* und Psychose*; Ⓔ *borderline syndrome*

Borderline-Tumor *m*: Epithelveränderung, die an der Grenze zur Malignität liegt; Ⓔ *borderline tumor*

Bor|de|tel|la *f*: gramnegative Bakteriengattung aus unbeweglichen kurzen Stäbchen; Ⓔ *Bordetella*

Bordetella parapertussis: Erreger eine keuchhustenartigen Erkrankung [**Parapertussis**]; Ⓔ *Bordetella parapertussis*

Bordetella pertussis: Erreger des Keuchhustens; Ⓔ *Bordetella pertussis*

Bor|ken|krät|ze *f*: v.a. Patienten mit geschwächter Immunabwehr [AIDS, Zytostatikatherapie] befallende seltene Form der Skabies* mit massivem Milbenbefall; ⒺⒺ *norwegian scabies*

Borlrellia *f*: große, schraubenförmige, bewegliche Bakterien der Familie Spirochaetaceae; enthält zahlreiche für Mensch oder Tier pathogene Arten; ⒺⒺ *Borrelia*

Borrelia burgdorferi: durch Zecken übertragener Erreger des Lyme-Disease*; ⒺⒺ *Borrelia burgdorferi*

Borrelia recurrentis: durch die Menschenlaus [Pediculus humanus] übertragener Erreger des Läuserückfallfiebers*; ⒺⒺ *Borrelia recurrentis*

Borlrellienlinlfekltilon *f*: → *Borreliose*

Borlrelliolse *f*: Bezeichnung für eine durch Borrelia*-Species hervorgerufene Infektionskrankheit; ⒺⒺ *borreliosis*

Borlsäulre *f*: schwache Säure, die als Antiseptikum* eingesetzt wird; ⒺⒺ *boric acid*

Boten-RNA *f*: Einzelstrang-RNA, die bei der Proteinsynthese als Vorlage dient; ⒺⒺ *messenger ribonucleic acid*

Bolthrilolcelphallolsis *f*: durch den Fischbandwurm Bothriocephalus* latus hervorgerufene Infektionskrankheit mit Befall des Dünndarms; langfristig kommt es zu Vitamin-B_{12}-Mangelerscheinungen; ⒺⒺ *bothriocephaliasis*

Bolthrilolcelphallus *m*: Bandwurmgattung, die als Parasiten im Darm von Menschen und Tieren lebt; ⒺⒺ *Bothriocephalus*

Bothriocephalus latus: Darmparasit des Menschen, der bis zu 10 m lang werden kann; Erreger der Bothriocephalosis*; ⒺⒺ *broad fish tapeworm*

Bolthrilolzelphallolse *f*: → *Bothriocephalosis*

Boltrylolmylkom *nt*: → *Botryomykose*

Boltrylolmylkolse *f*: gutartige, chronisch-eitrige, granulomatöse Erkrankung der Mundschleimhaut und der Haut von Gesicht, Händen und Zehen; tritt meist nach traumatischer Hautschädigung auf; ⒺⒺ *botryomycosis*

boltullilnolgen *adj*: Botulinustoxin bildend; ⒺⒺ *botulinogenic*

Boltullilnumltolxin *nt*: → *Botulinustoxin*

Boltullilnuslanltiltolxin *nt*: zu Prophylaxe und Therapie des Botulismus verwendetes Antiserum; ⒺⒺ *botulinus antitoxin*

Boltullilnuslbalzilllus *m*: peritrich begeißeltes Stäbchenbakterium, das ein extrem giftiges Ektotoxin [Botulinustoxin] bildet; Botulismus*-Erreger; ⒺⒺ

Clostridium botulinum

Boltullilnuslselrum, anltiltolxilsches *nt*: → *Botulinusantitoxin*

Boltullilnusltolxin *nt*: von Clostridium* botulinum unter anaeroben Bedingungen gebildetes Neurotoxin*; ⒺⒺ *botulinus toxin*

Boltulllislmus *m*: Lebensmittelvergiftung durch Botulinustoxin; ⒺⒺ *botulism*

Botulismus-Serum *nt*: → *Botulinusantitoxin*

Bouchard-Arthrose *f*: Arthrose* der Mittelgelenke der Finger mit spindelförmiger Auftreibung [Bouchard-Knoten]; ⒺⒺ *Bouchard's nodes*

Bouchet-Gsell-Krankheit *f*: weltweit auftretende, akute Infektionskrankheit durch Leptospira* pomona; der Verlauf ist klinisch durch Kopf- und Muskelschmerzen, Meningismus* (evtl. sogar Meningitis*) und Leberbeteiligung [Ikterus*] gekennzeichnet; ⒺⒺ *Bouchet-Gsell disease*

Boulgie *f*: Dehnsonde; ⒺⒺ *bougie*

Boulgielren *nt*: Aufdehnen mit Hilfe einer Dehnsonde; ⒺⒺ *bougienage*

Boulgielrung *f*: → *Bougieren*

Bouillaud-Krankheit *f*: infektallergische Entzündung der Herzklappen nach einer Infektion mit beta-hämolysierenden A-Streptokokken*; ⒺⒺ *Bouillaud's disease*

Bouillaud-Syndrom *nt*: rheumatische Endo- und Perikarditis*; ⒺⒺ *Bouillaud's syndrome*

Bouilllon *f*: flüssiger Nährboden für Bakterien oder Pilze; ⒺⒺ *bouillon*

Bouveret-Syndrom *nt*: vorübergehende Tachykardie* ohne Extrasystolen; ⒺⒺ *Bouveret's syndrome*

bolvin *adj*: das Rind betreffend, vom Rind stammend, Rinder-; ⒺⒺ *bovine*

Bowen-Krankheit *f*: intraepidermal wachsende Präkanzerose* der Haut lichtexponierter Areale [Gesicht, Hände, Nacken]; kann in ein Bowen-Karzinom übergehen; ⒺⒺ *Bowen's disease*

Bowman-Membran *f*: vordere Basalmembran der Hornhaut unter dem Hornhautepithel; ⒺⒺ *Bowman's membrane*

Bowman-Spüldrüsen *pl*: unter der Riechschleimhaut liegende seröse Drüsen; ⒺⒺ *Bowman's glands*

Bolxerlenlzelphalllolpalthie *f*: durch wiederholte Gehirnerschütterungen ausgelöste Schädigung des Gehirns; ⒺⒺ *boxer's encephalopathy*

Boyd-Venen *pl*: Perforansvenen am Unterschenkel; ⒺⒺ *Boyd´s communica-*

ting perforating veins

bra|chi|al *adj*: (Ober-)Arm betreffend, zum Arm gehörend, Arm-; Ⓔ *brachial*

Bra|chi|al|gie *f*: meist durch Irritation des Armplexus ausgelöster Armschmerz; Ⓔ *brachialgia*

Bra|chi|al|lis|block *m*: Lokalanästhesie* des Plexus* brachialis; Ⓔ *brachial anesthesia*

Bra|chi|al|lis|läh|mung *f*: Lähmung des Plexus* brachialis; Ⓔ *brachial paralysis*

Brachio-, brachio- *präf.*: Wortelement mit der Bedeutung „Arm"

bra|chi|o|kar|pal *adj*: Unterarm oder Radius und Handwurzel/Karpus betreffend oder verbindend; Ⓔ *brachiocarpal*

bra|chi|o|ku|bi|tal *adj*: Oberarm und Ell(en)bogen oder Oberarm und Unterarm betreffend oder verbindend; Ⓔ *brachiocubital*

Bra|chi|o|ra|di|a|lis *m*: → *Musculus brachioradialis*

Bra|chi|um *nt*: Arm; Oberarm; Ⓔ *brachium*

Brachmann-de-Lange-Syndrom *nt*: angeborenes Entwicklungsstörungssyndrom mit Störung der körperlichen und geistigen Entwicklung; Ⓔ *Brachmann-de Lange syndrome*

Bracht-Handgriff *m*: Technik zur Entwicklung eines Kindes aus Beckenendlage; Ⓔ *Bracht's maneuver*

Brachy-, brachy- *präf.*: Wortelement mit der Bedeutung „kurz"

Bra|chy|dak|ty|lie *f*: pathologische Kurzheit von Fingern oder Zehen; Ⓔ *brachydactyly*

Bra|chy|ge|nie *f*: Unterentwicklung des Unterkiefers; Ⓔ *microgenia*

Bra|chy|gna|thie *f*: angeborene Kleinheit des Oberkiefers; Ⓔ *brachygnathia*

Bra|chy|me|nor|rhoe *f*: verkürzte Monatsblutung; Ⓔ *brachymenorrhea*

Bra|chy|öl|so|pha|gus *m*: angeborene oder erworbene Kurzheit der Speiseröhre; Ⓔ *brachyesophagus*

Bra|chy|phal|an|gie *f*: Kurzheit von Finger- oder Zehengliedern; Ⓔ *brachyphalangia*

Bra|chy|the|ra|pie *f*: Strahlentherapie, bei der die Strahlenquelle in unmittelbarer Nähe des bestrahlten Feldes ist; Ⓔ *brachytherapy*

Bra|chy|ze|phal|lie *f*: runde Kopfform mit Abflachung des Hinterkopfs, z.B. bei Down-Syndrom; Ⓔ *brachycephaly*

Brady-, brady- *präf.*: Wortelement mit der Bedeutung „langsam/verlangsamt"

Bra|dy|al|ku|sie *f*: vermindertes Hörvermögen; Schwerhörigkeit; Ⓔ *bradyacusia*

Bra|dy|ar|rhyth|mie *f*: langsame, total Arrhythmie* des Herzens; Ⓔ *bradyarrhythmia*

Bra|dy|lar|thrie *f*: → *Bradylalie*

Bra|dy|di|a|sto|lie *f*: verlangsamte Diastole*; Ⓔ *bradydiastole*

Bra|dy|glos|sie *f*: → *Bradylalie*

Bra|dy|kar|die *f*: zu langsamer Herzschlag [Pulsfrequenz unter 60/min]; Ⓔ *bradycardia*

Bradykardie-Tachykardie-Syndrom *nt*: durch eine Funktionsstörung des Sinusknotens ausgelöste Herzrhythmusstörung, die abwechselnd zu Bradykardie* und Tachykardie* führt; Ⓔ *bradytachycardia*

Bra|dy|ki|nin *nt*: zu den Kininen gehörendes Gewebehormon, das zur Kontraktion der glatten Muskulatur führt, den Blutdruck senkt und die Kapillarpermeabilität steigert; Ⓔ *bradykinin*

bra|dy|krot *adj*: pulsreduzierend, pulsverlangsamend; Ⓔ *bradycrotic*

Bra|dy|la|lie *f*: verlangsamtes Sprechtempo, Skandieren; Ⓔ *bradylalia*

Bra|dy|me|nor|rhoe *f*: verlängerte Menstruation; Ⓔ *bradymenorrhea*

Bra|dy|me|ta|bo|lis|mus *m*: verlangsamter Stoffwechsel; Ⓔ *bradymetabolism*

Bra|dy|phe|mie *f*: verlangsamte Sprache; Ⓔ *bradyphemia*

Bra|dy|phre|nie *f*: Verlangsamung der Denkprozesse, schnelle geistige Ermüdbarkeit; Ⓔ *bradyphrenia*

Bra|dy|pnoe *f*: verlangsamte Atmung, verminderte Atemfrequenz; Ⓔ *bradypnea*

Bra|dy|sphyg|mie *f*: Pulsverlangsamung, verminderte Pulsfrequenz; Ⓔ *bradysphygmia*

Bra|dy|stal|tik *f*: verlangsamte Peristaltik*; Ⓔ *slow peristalsis*

Bra|dy|to|kie *f*: Wehenschwäche; Ⓔ *bradytocia*

Bra|dy|tro|phie *f*: herabgesetzer Gewebestoffwechsel, z.B. in Knorpelgewebe, Augenhornhaut; Ⓔ *bradytrophia*

Bra|dy|u|rie *f*: verlangsamte Harnentleerung; Ⓔ *bradyuria*

bran|chi|al *adj*: Kiemen(bögen) betreffend, von den Kiemen(bögen) ausgehend; Ⓔ *branchial*

Bran|ching|en|zym *nt*: an der Glykogensynthese beteiligtes Enzym; Ⓔ *branching enzyme*

bran|chi|o|gen *adj*: → *branchial*

85

Brand m: Gewebsuntergang mit Nekrose, Autolyse und schwärzlicher Verfärbung; Ⓔ *gangrene*

Brand|bla|se f: bei einer Verbrennung II. Grades entstehende Blase; Ⓔ *blister*

bran|dig adj: nekrotisch; Ⓔ *necrotic*

Braun-Anastomose f: Anastomose von zuführender und abführender Darmschlinge zur Vermeidung eines **Syndroms der zuführenden Schlinge** bei Gastroenterostomie*; Ⓔ *Braun's anastomosis*

Braun-Schiene f: Schiene zur funktionsgerechten Lagerung von Bein und Fuß; Ⓔ *Braun's splint*

Brech|durch|fall m: durch Viren oder Bakterien verursachte choleraähnliche Erkrankung; Ⓔ *diarrhea and vomiting*

Brech|kraft f: Kehrwert der Brennweite in Luft; wird in Dioptrie angegeben; Ⓔ *refractivity*

Brech|kraft|ein|heit f: Maßeinheit für die Brechkraft optischer Systeme; Ⓔ *diopter*

Brech|ruhr f: → *Brechdurchfall*

Bre|chungs|feh|ler m: Abweichung von der normalen Brechkraft des Auges; Ⓔ *refraction anomaly*

Bre|chungs|kraft f: → *Brechkraft*

Breg|ma nt: **1.** Schnittpunkt von Sagittal- und Koronarnaht **2.** Vorderkopf; Ⓔ **1.–2.** *bregma*

Breisky-Krankheit f: durch Atrophie der Vulvahaut und Schwund von Schamlippen und Klitoris gekennzeichnete Form des Lichen* sclerosus et atrophicus; Ⓔ *Breisky's disease*

Breit|band|an|ti|bi|o|ti|ka pl: Antibiotika mit Wirkung gegen eine Vielzahl von Erregern; Ⓔ *broad-spectrum antibiotics*

Breite, therapeutische f: Verhältnis der für den Erreger schädlichen Konzentration eines Chemotherapeutikums, zu der für den Wirt verträglichen Konzentration; je größer der Wert, desto weniger Nebenwirkungen und Schäden können erwartet werden; Ⓔ *therapeutic index*

Breit|köp|fig|keit f: runde Kopfform mit Abflachung des Hinterkopfs, z.B. bei Down-Syndrom; Ⓔ *brachycephaly*

Breit|spekt|rum|an|ti|bi|o|ti|ka pl: → *Breitbandantibiotika*

Brenneman-Syndrom nt: klinische Bezeichnung für eine pseudoappendizitische Symptomatik durch eine Entzündung und Schwellung mesenterialer Lymphknoten; Ⓔ *Brenneman's syndrome*

Brenner-Tumor m: meist einseitiger, gutartiger Eierstocktumor; Ⓔ *Brenner's tumor*

Brenn|fleck m: in einer Röntgenröhre die Stelle auf der Anode, die von den Kathodenstrahlen getroffen wird; Ⓔ *focus*

Brenn|punkt|lo|sig|keit f: Refraktionsanomalie des Auges, bei der das Licht nicht in einem Punkt, sondern nur als Linie fokussiert werden kann; Ⓔ *astigmatism*

Brenn|wert m: der bei der Oxidation von 1 Gramm eines Nahrungsmittels im Körper freigesetzte Energiebetrag; Ⓔ *caloric value*

Brenz|trau|ben|säu|re f: wichtiges Zwischenprodukt des Kohlenhydrat- und Aminosäurestoffwechsels; Ⓔ *pyruvic acid*

Brenz|trau|ben|säu|re|schwach|sinn m: autosomal-rezessive Enzymopathie*, die unbehandelt zu geistiger Behinderung und Störung der körperlichen Entwicklung führt; Ⓔ *phenylketonuria*

Breschet-Hiatus m: Verbindung von Scala* tympani und vestibuli an der Schneckenspitze; Ⓔ *Breschet's hiatus*

Brevi-, brevi- präf.: Wortelement mit der Bedeutung „kurz"

Bricker-Blase f: künstliche Blase aus einer Ileumschlinge mit Ausleitung des Harns über ein Ileostoma; Ⓔ *Bricker's ileal conduit*

Bri|de f: Verwachsungsstrang in der Bauchhöhle; Ⓔ *adhesive band*

Bri|den|il|le|us m: durch Verwachsungsstränge verursachter Ileus*; Ⓔ *adhesive strangulation of intestines*

Bril|len|hä|ma|tom nt: Bluterguss in die Ober- und Unterlider; Ⓔ *bilateral periorbital hematoma*

Brill-Symmers-Syndrom nt: zu den Non-Hodgkin-Lymphomen* gerechnete Lymphknotenerkrankung mit Leber- und Milzschwellung, Aszites* und Schwellung im Bereich der Ohrspeicheldrüse; Ⓔ *Brill-Symmers disease*

Brill-Zinsser-Krankheit f: Spätrezidiv des epidemischen Fleckfiebers; Ⓔ *Brill-Zinsser disease*

Brinton-Krankheit f: diffus-infiltrierende, alle Magenwandschichten erfassende entzündliche Veränderung, die meist als Symptom eines szirrhös wachsenden Magenkarzinoms* zu sehen ist; Ⓔ *Brinton's disease*

Brilselment nt: operative Gelenkmobilisierung; Ⓔ brisement

Broca-Aphasie f: durch Schädigung des motorischen Sprachzentrums hervorgerufenes Sprachversagen; Ⓔ Broca's aphasia

Brocq-Krankheit f: chronische, an eine Psoriasis* erinnernde Erkrankung mit disseminierten, geröteten Herden und Schuppung; Ⓔ Brocq's disease

Bromlakine f: durch Langzeitbehandlung mit Brompräparaten hervorgerufene Akne*; Ⓔ bromide acne

Brolmalltik f: → Bromatologie

Brolmaltolgralfie, -gralphie f: → Bromatologie

Brolmaltollolgie f: Lehre von der Zubereitung von Nahrungsmitteln; Ⓔ bromatology

Brolmaltoltolxin nt: in Lebensmittel enthaltenes oder entstandenes Toxin, z.B. Botulinustoxin*; Ⓔ bromatotoxin

Bromlfinlne f: → Bromakne

Bromlhildrolse f: → Bromidrosis

Brolmildrolsis f: Ausscheidung eines übelriechenden Schweißes mit unangenehmem Körpergeruch; Ⓔ bromhidrosis

Bronchlaldelniltis f: Entzündung der Bronchialdrüsen; Ⓔ bronchadenitis

Bronchlallvelollitis f: Entzündung von Bronchien und Lungenalveolen; Ⓔ bronchoalveolitis

Bronchi-, bronchi- präf.: → Broncho-

bronlchilal adj: Bronchus/Bronchien oder Bronchialsystem betreffend; Ⓔ bronchial

Bronlchilallaldelnom nt: von der Bronchialwand ausgehendes Adenom; kann zum Bronchusverschluss führen; Ⓔ bronchial adenoma

Bronlchilallarltelrilen pl: Bronchialäste der Aorta* thoracica; Ⓔ bronchial arteries

Bronlchilallasthlma nt: durch exogene oder endogene Faktoren ausgelöste anfallsweise Atemnot mit Bronchialverengung und vorwiegend exspiratorischer Ventilationsbehinderung; Ⓔ bronchial asthma

Bronlchilallatlmen nt: normales Atemgeräusch über den Bronchien; Ⓔ bronchial breathing

Bronlchilallbaum m: Gesamtheit der sich verzweigenden Bronchialäste; Ⓔ bronchial tree

Bronlchilalldrülsen pl: seromuköse Drüsen der Bronchialschleimhaut; Ⓔ bronchial glands

Bronlchilallfrelmiltus m: fühlbares Schwirren der Thoraxwand bei Rasselgeräuschen* der Lunge; Ⓔ bronchial fremitus

Bronlchilallkarlzilnom nt: vom Epithel der Bronchien ausgehender bösartiger Tumor, der v.a. durch Rauchen und Luftverunreinigungen ausgelöst wird; meist gleichgesetzt mit Lungenkrebs*; Ⓔ bronchogenic carcinoma

Bronlchilallkrebs m: → Bronchialkarzinom

Bronlchilalllalvalge f: therapeutische oder diagnostische Spülung der Bronchien; Ⓔ bronchial lavage

Bronlchilalllymphlknoltenltulberlkullolse f: Tuberkulose* der Lymphknoten im Lungenhilus; Ⓔ hilar tuberculosis

Bronlchilallöldem nt: Ödem der Bronchialschleimhaut; Ⓔ bronchoedema

Bronlchilallpollyp m: von der Bronchialschleimhaut ausgehender Polyp; kann zum Bronchusverschluss führen; Ⓔ bronchial polyp

Bronlchilallspaslmus m: → Bronchospasmus

Bronlchilallstein m: → Broncholith

Bronlchilallstimlme f: → Bronchophonie

Bronlchilallsyslstem nt: → Bronchialbaum

Bronlchilekltalse f: durch eine Wandschwäche hervorgerufene irreversible Erweiterung von Bronchien oder Bronchialästen; Ⓔ bronchiectasis

Bronlchilekltalsie f: → Bronchiektase

Bronlchilen pl: s.u. Bronchus; Ⓔ bronchi

Bronlchilollen pl: → Bronchioli

Bronlchilollenlentlzünldung f: → Bronchiolitis

Bronlchilolli pl: kleinere Verzweigungen der Bronchien, **Bronchioli respiratorii** und **Bronchioli terminales**; Ⓔ bronchioles

Bronlchilollitis f: Entzündung der Bronchiolen; Ⓔ bronchiolitis

Bronlchiltis f: Entzündung der Bronchialschleimhaut; Ⓔ bronchitis

Broncho-, broncho- präf.: Wortelement mit der Bedeutung „Bronchus/Bronchie"

Bronlcholaldelniltis f: Entzündung der Bronchialdrüsen; Ⓔ bronchoadenitis

bronlcholallvelollär adj: Bronchiole(n) und Lungenbläschen/Alveolen betreffend oder verbindend; Ⓔ bronchoalveolar

Bronlcholallvelollitis f: Entzündung von Bronchien und Lungenalveolen; Ⓔ bronchoalveolitis

Bronlcholblenlnorlrhoe f: Schleimabsonderung aus den Bronchien; Ⓔ bronchoblennorrhea

Bron|cho|di|la|ta|ti|on f: Erweiterung der Bronchien; ⓔ *bronchodilatation*

Bron|cho|di|la|ta|tor m: → *Broncholytikum*

Bron|cho|fi|ber|en|do|sko|pie f: Bronchoskopie* mit einem flexiblen Bronchoskop; ⓔ *bronchofibroscopy*

bron|cho|gen adj: von den Bronchien ausgehend; ⓔ *bronchogenic*

Bron|cho|gra|fie, -gra|phie f: Röntgenkontrastdarstellung des Bronchialbaums; ⓔ *bronchography*

bron|cho|gra|fisch, -gra|phisch adj: Bronchografie betreffend, mittels Bronchografie; ⓔ *bronchographic*

Bron|cho|gramm nt: mittels Bronchografie gewonnenes Röntgenbild; ⓔ *bronchogram*

Bron|cho|kon|strik|ti|on f: Verengung der Bronchien; ⓔ *bronchoconstriction*

bron|cho|kon|strik|tiv adj: die Bronchien zusammenziehend; ⓔ *bronchoconstrictor*

Bron|cho|lith m: durch Verkalkung von Gewebe-, Schleim- oder Bakterienmassen entstandenes Konkrement in den Bronchien; ⓔ *broncholith*

Bron|cho|ly|ti|kum nt: Arzneimittel, des den Tonus der Bronchialmuskulatur herabsetzt und damit zur Erweiterung von Bronchien und Bronchiolen führt; ⓔ *bronchodilator*

Bron|cho|ma|la|zie f: meist angeborene Schwäche der Bronchien- und Bronchiolenwand; ⓔ *bronchomalacia*

Bron|cho|my|ko|se f: Pilzerkrankung [Mykose*] der Bronchien (meist unter Mitbeteiligung der Lunge); ⓔ *bronchomycosis*

bron|cho|ö|so|pha|ge|al adj: Bronchus/ Bronchien und Speiseröhre/Ösophagus betreffend oder verbindend; ⓔ *bronchoesophageal*

bron|cho|pan|kre|a|tisch adj: Bronchien und Bauchspeicheldrüse/Pankreas betreffend oder verbindend; ⓔ *bronchopancreatic*

Bron|cho|pa|thie f: Bronchialerkrankung; ⓔ *bronchopathy*

Bron|cho|pho|nie f: bei der Auskultation hörbare Fortleitung der Stimme des Patienten über verdichtetem Lungengewebe; ⓔ *bronchophony*

Bron|cho|ple|gie f: Bronchuslähmung; ⓔ *bronchoplegia*

bron|cho|pleu|ral adj: Bronchien und Brustfell/Pleura betreffend oder verbindend; ⓔ *bronchopleural*

Bron|cho|pleu|ro|pneu|mo|nie f: kombinierte Bronchopneumonie* und Pleuritis*; ⓔ *bronchopleuropneumonia*

Bron|cho|pneu|mo|nie f: sich nicht an anatomische Grenzen haltende, herdförmige Lungenentzündung, die meist aus einer Bronchitis* oder Tracheobronchitis* hervorgeht; ⓔ *bronchopneumonia*

Bron|cho|pneu|mo|pa|thie f: Erkrankung von Bronchien und Lunge(ngewebe); ⓔ *bronchopneumopathy*

bron|cho|pul|mo|nal adj: Bronchien und Lunge(n)/Pulmones betreffend; ⓔ *bronchopulmonary*

Bron|cho|ra|di|o|gra|fie, -gra|phie f: → *Bronchografie*

Bron|chor|rha|gie f: Bronchialblutung; ⓔ *bronchorrhagia*

Bron|chor|rha|phie f: Bronchusnaht; ⓔ *bronchorrhaphy*

Bron|chor|rhoe f: Schleimabsonderung aus den Bronchien; ⓔ *bronchorrhea*

Bron|cho|si|nu|si|tis f: Sinusitis* mit folgender Bronchitis* oder Bronchopneumonie*; ⓔ *bronchosinusitis*

Bron|cho|skop nt: Endoskop zur direkten Betrachtung des Bronchialbaums und zur Entnahme von Gewebeproben oder Entfernung von Fremdkörpern (Erdnüsse!) oder Tumoren; ⓔ *bronchoscope*

Bron|cho|spas|mo|ly|ti|kum nt: → *Broncholytikum*

Bron|cho|spas|mus m: u.U. zu lebensbedrohlicher Atemnot führender Krampf der Bronchialmuskulatur; ⓔ *bronchospasm*

Bron|cho|sta|xis f: Blutung aus der Bronchuswand/Bronchialschleimhaut; ⓔ *bronchostaxis*

Bron|cho|sto|mie f: Anlegen einer äußeren Bronchusfistel; ⓔ *bronchostomy*

Bron|cho|to|mie f: operative Bronchuseröffnung; ⓔ *bronchotomy*

bron|cho|tra|che|al adj: Bronchien und Luftröhre/Trachea betreffend oder verbindend; ⓔ *bronchotracheal*

Bron|cho|tra|che|o|sko|pie f: Spiegelung von Luftröhre und Bronchien; ⓔ *bronchotracheoscopy*

bron|cho|ve|si|ku|lär adj: → *bronchoalveolär*

Bron|cho|ze|le f: (lokalisierte) Bronchuserweiterung; ⓔ *bronchocele*

Bron|chus m, pl **-chi, -chi|en**: aus der Luftröhre hervorgehende Äste, die sich immer weiter verteilen und verkleinern und in ihrer Gesamtheit den Bronchialbaum bilden; ⓔ *bronchus*

Bronchus lobaris: aus den Stammbronchien entstehende Lappenbronchien für die Lappen des rechten und linken Lungenflügels; Ⓔ *lobar bronchus*

Bronchus principalis: noch außerhalb der Lunge entstehender rechter und linker Stammbronchus; Ⓔ *principal bronchus*

Bronchus segmentalis: aus den Lappenbronchien hervorgehende kleinere, die Lungensegment versorgende Bronchien; Ⓔ *segment bronchus*

Bron|chus|ab|riss *m*: → *Bronchusriss*

Bron|chus|blo|cka|de *f*: Blockade eines Bronchus mit einem Ballonkatheter; Ⓔ *bronchial blockage*

Bron|chus|blo|ckie|rung *f*: → *Bronchusblockade*

Bron|chus|ein|en|gung *f*: → *Bronchusstenose*

Bron|chus|fis|tel *f*: vom Bronchialbaum ausgehende Fistel; Ⓔ *bronchial fistula*

Bron|chus|kon|strik|ti|on *f*: → *Bronchokonstriktion*

Bron|chus|la|va|ge *f*: → *Bronchiallavage*

Bron|chus|riss *m*: v.a. im Kindesalter vorkommender Abriss eines Bronchus bei stumpfem Thoraxtraume; Ⓔ *bronchial rupture*

Bron|chus|rup|tur *f*: → *Bronchusriss*

Bron|chus|ste|no|se *f*: Einengung der Bronchuslichtung; Ⓔ *bronchial stenosis*

Bron|chus|tu|ber|ku|lo|se *f*: hämatogene oder bronchogene Tuberkulose* der Bronchien; Ⓔ *bronchial tuberculosis*

Bron|to|pho|bie *f*: krankhafte Angst vor Donner; Ⓔ *brontophobia*

Bron|ze|di|a|be|tes *m*: chronische Speicherkrankheit* mit erhöhter Eisenresorption und Hämosiderinablagerung in verschiedenen Organen [Leber, Bauchspeicheldrüse]; Ⓔ *bronze diabetes*

Bron|ze|haut|krank|heit *f*: durch eine fehlende oder verminderte Hormonproduktion der Nebennierenrinde ausgelöstes Krankheitsbild; Ⓔ *bronzed disease*

Bron|ze|krank|heit *f*: → *Bronzehautkrankheit*

Brot|ein|heit *f*: Maßeinheit zur Angabe des Kohlenhydratgehaltes von Lebensmitteln; 1 Broteinheit entspricht 12 Gramm Glucose; Ⓔ *bread exchange unit*

Bru|cel|la *f*: Gattung gramnegativer, unbeweglicher, ellipsoider Aerobier; Ⓔ *Brucella*

Brucella melitensis: Erreger des Maltafiebers* und der Bang-Krankheit* bei Schafen und Ziegen; Ⓔ *Brucella melitensis*

Brucella suis: Erreger der Brucellose* des Menschen und der Schweinebrucellose*; Ⓔ *Brucella suis*

Bru|cel|lo|se *f*: durch Brucella*-Species hervorgerufene Anthropozoonose [Mittelmeerfieber, Bang-Krankheit*, Schweinebrucellose*]; Ⓔ *brucellosis*

Bruch *m*: 1. → *Knochenbruch* 2. → *Hernie*; Ⓔ 1. *fracture* 2. *hernia*

Bruch|ein|klem|mung *f*: Einklemmung einer Hernie* in der Bruchpforte; kann zur Entwicklung eines akuten Abdomens führen; Ⓔ *hernia incarceration*

Bruch|kal|lus *m*: nach einem Knochenbruch entstehende, den Knochen umgebende Scheide, von der der Heilungsprozess ausgeht; Ⓔ *fracture callus*

Bruch|ka|nal *m*: → *Bruchpforte*

Bruch-Membran *f*: innere Schicht der Aderhaut des Auges; Ⓔ *Bruch's membrane*

Bruch|o|pe|ra|ti|on *f*: operative Beseitigung einer Hernie*; Ⓔ *herniotomy*

Bruch|pfor|te *f*: angeborene oder erworbene Lücke oder Schwachstelle der Bauchwand, durch die der Bruch hervortritt; Ⓔ *hernial canal*

Bruch|sack *m*: den Bruch umgebende Bauchfellaussackung; Ⓔ *hernial sac*

Bruit *m*: Geräusch; Ⓔ *murmur*

Brunhilde-Virus *nt*: häufigster Erreger von Poliomyelitis*-Epidemien und der paralytischen Form der Kinderlähmung; Ⓔ *Brunhilde virus*

Brunner-Drüsen *pl*: in der Submukosa des Zwölffingerdarms liegende mukoide Drüsen; Ⓔ *Brunner's glands*

Brun|ne|ri|om *nt*: Adenom* der Brunner-Drüsen; häufigster [90 %] benigner Tumor des Zwölffingerdarms; Ⓔ *brunneroma*

Brushfield-Flecken *pl*: weiße Flecken der Regenbogenhaut bei Down-Syndrom; Ⓔ *Brushfield's spots*

Brust|at|mung *f*: flacher Atmungstyp, bei dem nur die Brustmuskeln eingesetzt werden; Ⓔ *thoracic respiration*

Brust|bein|punk|ti|on *f*: Knochenmarkentnahme aus dem Brustbein; Ⓔ *sternal puncture*

Brust|drü|sen|ent|zün|dung *f*: → *Mastitis*

Brust|drü|sen|krebs *m*: → *Brustkrebs*

Brust|en|ge *f*: → *Angina pectoris*

Brust|ent|zün|dung *f*: → *Mastitis*

Brust|fell *nt*: → *Pleura*

Brust|fell|ent|zün|dung *f*: → *Pleuritis*

Brust|kar|zi|nom nt: → Brustkrebs
Brust|krebs m: v.a. nach dem 40. Lebensjahr auftretender bösartiger Tumor der Brustdrüse, der meist vom oberen äußeren Quadranten ausgeht; häufig ist eine familiäre Häufung zu finden; ⓔ breast cancer
Brust|mark m: Brustabschnitt des Rückenmarks; ⓔ thoracic part of spinal cord
Brust|milch|gang m: Hauptlymphstamm des Körpers, der die Lymphe der unteren Körperhälfte und der linken Seite von Kopf und Oberkörper aufnimmt; mündet in den linken Venenwinkel; ⓔ thoracic duct
Brust|ner|ven pl: Spinalnerven des Brustmarks; ⓔ thoracic nerves
Brust|schlag|ader f: Aortenabschnitt zwischen Aortenisthmus und Zwerchfell; ⓔ thoracic aorta
Brust|seg|men|te pl: → Brustmark
Brust|wand|ab|lei|tun|gen pl: EKG-Ableitung von der äußeren Brustwand; ⓔ chest leads
Brust|wand|flat|tern nt: bei Instabilität der Brustwand [Rippenserienfraktur] auftretende Einziehung der Brustwand während der Einatmung; ⓔ flail chest
Brust|war|zen|ent|zün|dung f: → Mamillitis
Brust|was|ser|sucht f: → Hydrothorax
Brust|wir|bel pl: die 12 Wirbel der Brustwirbelsäule; ⓔ thoracic vertebrae
Bruton-Syndrom nt: X-chromosomal-rezessiv vererbtes Antikörpermangelsyndrom mit Fehlen aller Immunglobulinklassen; führt bereits im Säuglingsalter zu schweren (meist bakteriellen) Infektionen; ⓔ Bruton's agammaglobulinemia
Bru|xis|mus m: (unwillkürliches) Zähneknirschen; ⓔ bruxism
Bru|xo|ma|nie f: Pressen und Knirschen der Zähne während des Tages; ⓔ bruxomania
Bru|zel|lo|se f: → Brucellose
B-Streptokokken pl: meist Tiere, seltener auch den Menschen befallende Streptokokken, die Wundinfektionen, Meningitis [Neugeborene] und Entzündungen des Nasenrachens hervorrufen können; ⓔ Streptococcus agalactiae
Bulbo m, pl **Bulboines, Bulboinen**: entzündlich-vergrößerter Lymphknoten (in der Leistenbeuge); ⓔ bubo
Bubo indolens: schmerzlose Leistenlymphknotenschwellung bei verschiedenen Infektionskrankheiten [meist Syphilis*]; ⓔ indolent bubo

klimatischer Bubo: durch Chlamydia* trachomatis hervorgerufene meldepflichtige Geschlechtskrankheit*; kennzeichnend ist die ausgeprägte Schwellung der Leistenlymphknoten; ⓔ tropical bubo
Bul|bo|no|ze|le f: inkompletter Leistenbruch*; ⓔ bubonocele
Buc|ca f: Wange; ⓔ bucca
Büdinger-Ludloff-Läwen-Syndrom nt: oft beide Kniescheiben betreffende Knorpelerweichung bei Jugendlichen; ⓔ chondromalacia patellae
Bul|kar|die f: extrem vergrößertes Herz; ⓔ bucardia
buk|kal adj: Wange/Bucca betreffend; ⓔ buccal
Buk|kal|drü|sen pl: Speicheldrüsen der Wangenschleimhaut; ⓔ buccal glands
Bukko-, bukko- präf.: Wortelement mit der Bedeutung „Backe/Wange"
buk|ko|gin|gi|val adj: Wange und Zahnfleisch/Gingiva betreffend oder verbindend; ⓔ buccogingival
buk|ko|la|bi|al adj: Wange und Lippe/Labium betreffend oder verbindend; ⓔ buccolabial
buk|ko|lin|gu|al adj: Wange und Zunge/Lingua betreffend; ⓔ buccolingual
buk|ko|ma|xil|lär adj: Wange und Oberkiefer/Maxilla betreffend oder verbindend; ⓔ buccomaxillary
buk|ko|pha|ryn|ge|al adj: Wange oder Mund und Rachen/Pharynx betreffend oder verbindend; ⓔ buccopharyngeal
buk|ko|zer|vi|kal adj: Wange und Hals/Zervix betreffend oder verbindend; ⓔ buccocervical
bul|bär adj: Bulbus betreffend; Medulla oblongata betreffend; ⓔ bulbar
Bul|bär|pa|ra|ly|se f: Ausfall motorischer Hirnnervenkerne in der Medulla* oblongate; ⓔ progressive bulbar paralysis
bul|bi|form adj: knollenförmig, zwiebelförmig; ⓔ bulbiform
Bulbo-, bulbo- präf.: Wortelement mit der Bedeutung „Bulbus"
bul|bo|a|tri|al adj: Bulbus* cordis und Herzvorhof/Atrium betreffend; ⓔ bulboatrial
Bul|bo|ca|ver|no|sus|re|flex m: → Bulbospongiosusreflex
bul|bo|spi|nal adj: Markhirn und Rückenmark/Medulla spinalis betreffend oder verbindend; ⓔ bulbospinal
Bul|bo|spon|gi|o|sus m: → Musculus bulbospongiosus
Bul|bo|spon|gi|o|sus|re|flex m: Kontrak-

tion des Musculus* bulbospongiosus bei Reizung der Penishaut; ⒺⒹ *bulbocavernous reflex*

bul|bo|u|re|thral *adj*: Bulbus* penis und Harnröhre/Urethra betreffend; ⒺⒹ *bulbourethral*

Bul|bo|u|re|thral|drü|sen *pl*: Gleitmittel für den Sexualverkehr produzierende paarige Drüse, die in den hinteren Teil der Harnröhre mündet; ⒺⒹ *bulbourethral glands*

Bul|bus *m*: zwiebel-/knollenförmige Struktur; ⒺⒹ *bulb*

Bulbus aortae: ausgebuchteter Anfangsteil der Aorta*; ⒺⒹ *aortic bulb*

Bulbus medullae spinalis: zwischen Rückenmark und Mittelhirn liegender unterster Teil des Gehirns; ⒺⒹ *medulla oblongata*

Bulbus oculi: Augapfel; ⒺⒹ *ball of the eye*

Bul|bus|druck|re|flex *m*: Druck auf den Augapfel führt zu Bradykardie, Hautblässe und Brechreiz; ⒺⒹ *eyeball compression reflex*

Bul|bus|druck|ver|such *m*: → Bulbusdruckreflex

Bu|li|mal|re|xie *f*: → Bulimia nervosa

Bu|li|mia *f*: übermäßiges Essen, das nicht von einem Hungergefühl ausgelöst wird; ⒺⒹ *bulimia*

Bulimia nervosa: isoliert oder zusammen mit **Anorexia nervosa** auftretende Essstörung, die durch abwechselndes exzessives Essen [**Fressattacke**] und selbst herbeigeführtes Erbrechen charakterisiert ist; ⒺⒹ *bulimia nervosa*

Bul|la *f*: 1. (*anatom.*) blasenähnliche Struktur, Höhle 2. Blase; Hautblase; ⒺⒹ **1.–2.** *bulla*

bul|lös *adj*: 1. mit Blasen besetzt, mit Blasenbildung einhergehend 2. durch Bullae gekennzeichnet, (groß-)blasig 3. aufgebläht, aufgeblasen; ⒺⒹ **1.** *bullous* **2.** *bullate* **3.** *bloated*

Bunt|licht|the|ra|pie *f*: Bestrahlung mit Licht einer bestimmten Wellenlänge, z.B. Rotlichttherapie; ⒺⒹ *chromophototherapy*

Bunt|ze|cken *pl*: Schildzeckengattung, die häufig Erreger überträgt; ⒺⒹ *Amblyomma*

Bun|ya|vi|ri|dae *pl*: weltweit vorkommende RNA-Viren, die durch Zecken und Mücken übertragen werden; ⒺⒹ *Bunyaviridae*

Buph|thal|mus *m*: ein- oder beidseitige Vergrößerung des Augapfels durch Erhöhung des Augeninnendrucks; ⒺⒹ *buphthalmus*

Bür|ger-Grütz-Syn|drom *nt*: familiäre Lipidspeicherkrankheit mit Neigung zu Atherosklerose*, Hepatosplenomegalie* und zentralnervösen Störungen; ⒺⒹ *Bürger-Grütz syndrome*

Bur|kitt-Lym|phom *nt*: hoch-malignes Non-Hodgkin-Lymphom*, das wahrscheinlich durch das Epstein-Barr*-Virus ausgelöst wird; ⒺⒹ *Burkitt's lymphoma*

Bur|nett-Syn|drom *nt*: durch übermäßige Alkalienzufuhr [Milch] hervorgerufene Stoffwechselstörung mit Kalkablagerung in Geweben; ⒺⒹ *Burnett's syndrome*

Bur|sa *f, pl* **-sae**: Beutel, Tasche; ⒺⒹ *bursa*

Bursa Fabricii: bei Vögeln vorkommendes lymphoretikuläres Organ im Enddarm, in dem die B-Lymphozyten gebildet werden; ⒺⒹ *bursa of Fabricius*

Bursa omentalis: von der restlichen Bauchhöhle abgegrenzter Raum zwischen Magen und Bauchspeicheldrüse; ⒺⒹ *omental bursa*

Bursa synovialis: Schleimbeutel; ⒺⒹ *synovial bursa*

Bursa-Äquivalent *nt*: für den Menschen postuliertes Organ, in dem die Ausreifung der B-Lymphozyten erfolgen soll; ⒺⒹ *bursa-equivalent*

Bur|sek|to|mie *f*: Schleimbeutelentfernung, Schleimbeutelresektion; ⒺⒹ *bursectomy*

Bur|si|tis *f*: akute oder chronische Entzündung eines Schleimbeutels; ⒺⒹ *bursitis*

Bur|so|pa|thie *f*: Schleimbeutelerkrankung; ⒺⒹ *bursopathy*

Bur|so|to|mie *f*: Schleimbeuteleröffnung; ⒺⒹ *bursotomy*

Bürs|ten|ab|strich *m*: Gewinnung von Abstrichmaterial aus Hohlorganen mittels Kunststoff- oder Stahlbürste; ⒺⒹ *brush biopsy*

Bürs|ten|bi|op|sie *f*: → Bürstenabstrich

Bus|se-Buschke-Krank|heit *f*: durch Cryptococcus* neoformans hervorgerufene Mykose* der Lunge, Meningen, Leber und seltener der Haut; tritt meist bei Patienten mit geschwächter Abwehrlage [Frühgeborene, Tumoren, HIV-Infektion] auf; ⒺⒹ *Busse-Buschke disease*

By|pass *m*: operativ angelegte Umgehung von Gefäßen oder Darmabschnitten; ⒺⒹ *bypass*

aortofemoraler Bypass: operative Verbindung von Aorta und Arteria femoralis; ⒺⒹ *aortofemoral bypass*

aortokoronarer Bypass: operative Verbindung von Aorta und Koronararterie(n); ⓔ *aortocoronary bypass*

arteriovenöser Bypass: operative Verbindung einer Arterie und einer Vene; ⓔ *arteriovenous shunt*

femoropoplitealer Bypass: operative Verbindung von Arteria femoralis und Arteria poplitea; ⓔ *femoropopliteal bypass*

Bys|si|no|se *f*: zu den Berufskrankheiten* gehörende Pneumokoniose* durch Einatmen von Baumwollstaubpartikeln; ⓔ *byssinosis*

B-Zellen *pl*: **1.** zum Immunsystem gehörende Zellen, die zuerst im Knochenmark und später in lymphatischen Geweben gebildet werden **2.** insulinbildende Zellen der Langerhans*-Inseln der Bauchspeicheldrüse; ⓔ **1.** *B-lymphocytes.* **2.** *beta cells (of pancreas)*

B-Zel|len|lym|phom *nt*: von B-Lymphozyten ausgehendes Non-Hodgkin-Lymphom*; ⓔ *B-cell lymphoma*

B-Zellen-Tumor *m*: → *B-Zelltumor*

B-Zell|lym|phom *nt*: → *B-Zellenlymphom*

B-Zell|tu|mor *m*: von den B-Zellen der Langerhans*-Inseln ausgehender Insulin-produzierender Tumor; ⓔ *beta cell tumor*

C

Ca-Blocker m: → *Calciumkanalblocker*

Calchecltin nt: in zwei Formen vorkommendes Zytokin*; Mediator der Entzündungs- und Immunreaktion; ⒠ *cachectin*

Cachlelxia f: Auszehrung, starke Abmagerung mit Kräftezerfall; ⒠ *cachexia*

Caldulca f: Schwangerschaftsendometrium; ⒠ *caduca*

Caelciltas f: Blindheit; ⒠ *blindness*

Caelcum nt: sackförmiger Anfangsteil des Dickdarms im rechten Unterbauch; am blinden Ende liegt der Wurmfortsatz [Appendix* vermiformis]; ⒠ *cecum*

Caelrullolplaslmin nt: kupferbindendes und -transportierendes Eiweiß, das als Oxidase wirkt; ⒠ *ceruloplasmin*

Café-au-lait-Flecken pl: angeborene, gelbbraune, hyperpigmentierte Hautflecken, die u.U. auf eine generalisierte Erkrankung hinweisen können; ⒠ *café au lait spots*

Caislsonlkranklheit f: durch die Entwicklung von Gasblasen im Blut entstehende Krankheit bei zu schnellem Druckabfall; ⒠ *caisson sickness*

Ca-Kanal m: → *Calciumkanal*

Calcaneo-, calcaneo- präf.: Wortelement mit der Bedeutung „Ferse/Fersenbein/Calcaneus"

Calcalnelus m: Fersenbein; ⒠ *calcaneus*

Callcalria chlorata f: → *Chlorkalk*

Calci-, calci- präf.: Wortelement mit der Bedeutung „Kalk/Kalkstein/Calcium"

Callcildilol nt: in der Leber gebildeter aktiver Metabolit von Vitamin D₃; ⒠ *calcidiol*

Callcifeldilol nt: → *Calcidiol*

Callcilfelrol nt: Gruppe fettlöslicher Vitamine, die für die Regulation des Calciumspiegels bedeutend sind; ⒠ *calciferol*

Callcilnolsis f: Speicherkrankheit mit Calciumablagerung in Geweben; ⒠ *calcinosis*

Callcilcltolnin nt: in der Schilddrüse gebildetes Proteohormon, das den Calcium-

spiegel des Blutes senkt; ⒠ *calcitonin*

Callciltolninlälmie f: erhöhter Calcitoningehalt des Blutes; ⒠ *hypercalcitoninemia*

Callciltrilol nt: in der Niere aus Calcidiol gebildeter wirksamster Vitamin D-Metabolit; ⒠ *calcitriol*

Callcilum nt: weiches, hoch reaktives Erdalkalimetall; für den menschlichen Körper von essentieller Bedeutung; ⒠ *calcium*

Callcilumlanltalgolnist m: → *Calciumkanalblocker*

Callcilumlblolcker m: → *Calciumkanalblocker*

Callcilumlchlolridlhylpolchlolrit nt: → *Chlorkalk*

Callcilumlkalnal m: von Proteinen gebildeter Kanal der Zellmembran, durch den Ca-Ionen in die Zelle einströmen; ⒠ *calcium channel*

Callcilumlkalnallblolcker m: Arzneimittel, das den langsamen transmembranösen Calciumeinstrom in die Zelle hemmt; ⒠ *calcium antagonist*

Callcilumlphoslphat nt: Calciumsalz der Phosphorsäure; wichtiger Teil des Apatits*; ⒠ *calcium phosphate*

Calcium/Phosphor-Quotient m: Verhältnis der Plasmaspiegel von Calcium und Phosphor; bei Rachitis erhöht; ⒠ *calcium/phosphorus ratio*

Callcilumlpumlpe f: aktives Transportsystem für Ca-Ionen in der Wand des sarkoplasmatischen Retikulums der Muskelzelle; ⒠ *calcium pump*

Callcilumlurlatlstein m: harter röntgendichter Harnstein bei Übersättigung des Harns mit Harnsäure; ⒠ *calcium urate calculus*

Callcullolsis f: Oberbegriff für Erkrankungen durch eine Stein- oder Konkrementbildung; ⒠ *calculosis*

Callcullus m, pl -li: Steinchen, Stein; ⒠ *calculus*

Calculus biliaris: Gallenstein ⒠ *biliary calculus*

Calculus dentalis: Zahnstein; ⒠ *dental calculus*

Calculus felleus: Gallenstein; ⒠ *biliary calculus*

Calculus renalis: Nierenstein; ⒠ *renal calculus*

Calculus vesicae: Blasenstein; ⒠ *bladder calculus*

Callilcilvirus nt: Gattung von RNA-Viren; zum Teil humanpathogen [**Norwalk-Virus**]; ⒠ *Calicivirus*

Callilcullus gusltaltolrilus m: auf der Zunge

sitzendes epitheliales Sinnesorgan aus Geschmackszellen und Stützzellen; ⒺD *taste bud*

California-Enzephalitis f: durch das **California-Enzephalitisvirus** hervorgerufene Arbovirus-Enzephalitis*; ⒺD *California encephalitis*

Ca|lix m, pl **-li|ces**: Kelch; ⒺD *calix*

Calices renales: 8–10 kelchförmige Ausstülpungen des Nierenbeckens, in die die Nierenpyramiden den Harn abgeben; ⒺD *renal calices*

Cal|li|pho|ri|dae pl: metallisch glänzende große Fliegen, die als Myiasiserreger und Vektoren medizinische Bedeutung haben; ⒺD *Calliphoridae*

Cal|lo|si|tas f: →Callus

Cal|lus m: **1.** Schwielenbildung, Schwiele, Hornschwiele **2.** nach einem Knochenbruch entstehende, den Knochen umgebende Scheide, von der der Heilungsprozess ausgeht; ⒺD **1.–2.** *callus*

Callus luxurians: übermäßige Kallusbildung bei mangelhafter Ruhigstellung der Frakturenden; ⒺD *hypertrophic callus*

Cal|mo|dul|in nt: Rezeptorprotein für Ca-Ionen im sarkoplasmatischen Retikulum; wichtig für die Muskelkontraktion; ⒺD *calmodulin*

Cal|or m: Wärme; klassisches Entzündungszeichen; ⒺD *calor*

Cal|va|ria f: knöchernes Schädeldach; ⒺD *calvaria*

Cal|vi|ties f: Kahlheit, Haarausfall, Haarlosigkeit; ⒺD *calvities*

Calvities hippocratica: autosomal vererbte Neigung zur Glatzenbildung bei Männern, die durch Androgene ausgelöst wird; ⒺD *male pattern alopecia*

Calx f: Ferse, Fersenregion; ⒺD *calx*

Ca|me|ra f: Kammer; ⒺD *chamber*

Camera anterior bulbi oculi: vordere Augenkammer; Raum zwischen Hornhaut und Regenbogenhaut; ⒺD *anterior chamber of eye*

Camera posterior bulbi oculi: hintere Augenkammer; Raum zwischen Rückfläche der Regenbogenhaut, Linse und Ziliarkörper; ⒺD *posterior chamber of eye*

Camper-Kreuzung f: Überkreuzung der Beugersehnen über dem Fingergrundglied; ⒺD *Camper's chiasm*

Cam|py|lo|bac|ter m: gramnegative, mikroaerophile Stäbchenbakterien der Familie Spirillaceae; ⒺD *Campylobacter*

Campylobacter coli: Erreger von Durch-

fallerkrankungen; ⒺD *Campylobacter coli*

Campylobacter jejuni: häufige Ursache schwerer bakterieller Gastroenteritiden bzw. Enterokolitiden; ⒺD *Campylobacter jejuni*

Campylobacter-Enteritis f: durch Campylobacter* jejuni hervorgerufene Darmentzündung; ⒺD *Campylobacter enteritis*

Ca|na|li|cul|lus m, pl **-li**: kleiner Kanal, Kanälchen; ⒺD *canaliculus*

Canaliculus lacrimalis: leitet die Tränenflüssigkeit vom Tränenpünktchen zum Tränensack; ⒺD *lacrimal canaliculus*

Ca|na|lis m: Gang, Röhre, Kanal; ⒺD *canal*

Canalis carpi: zwischen den Handwurzelknochen und dem Retinaculum flexorum liegender Kanal, durch den u.A. der Nervus* medianus zieht; ⒺD *carpal canal*

Canalis centralis medullae spinalis: Zentralkanal des Rückenmarks; ⒺD *central canal (of spinal cord)*

Canalis cervicis uteri: Kanal durch den Gebärmutterhals; ⒺD *cervical canal (of uterus)*

Canalis inguinalis: Spaltraum in der vorderen Bauchwand, durch den der Samenstrang verläuft; ⒺD *inguinal canal*

Canalis opticus: Kanal im kleinen Keilbeinflügel, durch den Nervus opticus und Arteria ophthalmica ziehen; ⒺD *optic canal*

Canalis radicis dentis: Wurzelkanal des Zahns; ⒺD *root canal*

Canalis sacralis: Kreuzbeinabschnitt des Wirbelkanals; ⒺD *sacral canal*

Canalis vertebralis: von den Wirbelkörpern und -bögen gebildeter Kanal, in dem das Rückenmark liegt; ⒺD *vertebral canal*

Can|cer m: Krebs, Karzinom; ⒺD *cancer*

Can|de|la f: SI-Einheit der Lichtstärke; ⒺD *candela*

Can|di|da f: zu den imperfekten Pilzen gehörende Gattung von Sprosspilzen mit zahlreichen menschenpathogenen Arten; ⒺD *Candida*

Candida albicans: häufigster Erreger der Candidose*; ⒺD *Candida albicans*

Can|di|da|gra|nu|lom nt: Granulom* bei Candidose der Mundschleimhaut; ⒺD *candida granuloma*

Candida-Hämagglutinationstest m: Hämagglutinationstest zum Nachweis von

Candida albicans-Antigen; ⒺⒺ *candida precipitin test*

Canʼdiʼdiʼälʼmie *f*: Vorkommen von Candida-Species im Blut; ⒺⒺ *candidemia*

Candida-Mykid *nt*: → *Candidid*

Canʼdiʼdalʼmyʼkoʼse *f*: → *Candidose*

Canʼdiʼdaʼvulʼvoʼvaʼgiʼniʼtis *f*: durch Candida (albicans) hervorgerufene Vulvovaginitis*; ⒺⒺ *candidal vulvovaginitis*

Canʼdiʼdid *nt*: Mykid* bei Candidamykose; ⒺⒺ *candidid*

Canʼdiʼdoʼse *f*: lokalisierte oder systemische Mykose* durch Candida*-Species [meist Candida albicans]; ⒺⒺ *candidiasis*

Canʼdiʼduʼrie *f*: Candidaausscheidung im Harn; ⒺⒺ *candiduria*

Calʼniʼcolʼlaʼfieʼber *nt*: primär Hunde betreffende, selten auf den Menschen übertragene Leptospirose; verläuft milder als die Leptospirosis* icterohaemorrhagica; ⒺⒺ *canicola fever*

Calʼniʼnus *m*: Eckzahn, Reißzahn, Dens caninus; ⒺⒺ *canine tooth*

Calʼniʼties *f*: Grauhaarigkeit, Weißhaarigkeit; ⒺⒺ *canities*

Canʼnaʼbis inʼdiʼca *f*: → *Cannabis sativa*

Canʼnaʼbis saʼtiʼva *f*: Wild- und Kulturpflanze, deren weibliche Form zahlreiche Wirkstoffe [**Cannabinoide**] mit psychotroper Wirkung enthält; ⒺⒺ *cannabis sativa*

Canʼthiʼtis *f*: Entzündung im Bereich des Lidwinkels; ⒺⒺ *canthitis*

Canʼthus *m*: Augenwinkel; ⒺⒺ *canthus*

Capdepont-Zahndysplasie *f*: autosomal-dominant vererbte Strukturanomalie des Dentins mit atypischem Dentin und leicht splitterndem Schmelz; ⒺⒺ *Capdepont's disease*

Calʼpilʼlaʼriʼtis *f*: Entzündung einer Kapillare; ⒺⒺ *capillaritis*

Capillaritis alba: schmerzhafte Kapillarentzündung bei venöser Insuffizienz*; ⒺⒺ *white atrophy*

Calʼpilʼli *pl*: Kopfhaare; ⒺⒺ *capilli*

Calʼpilʼliʼtiʼum *nt*: die behaarte Kopfhaut; ⒺⒺ *capillitium*

Calʼpilʼlus *m*: Kopfhaar; ⒺⒺ *capillus*

Calʼpisʼtraʼtio *f*: **1.** Abschnürung der Eichel durch Einklemmung der zu engen Vorhaut hinter dem Eichelkranz **2.** meist erworbene [Trauma, Entzündung] Verengung der Vorhaut, die nicht über die Eichel zurückgeschoben werden kann; ⒺⒺ **1.** *paraphimosis* **2.** *phimosis*

Calʼpisʼtrum *nt*: Verbandstechnik für Kopfverbände; ⒺⒺ *hammock bandage*

Calʼpilʼtulʼlum *nt*: Knochenkopf, Knochenköpfchen; ⒺⒺ *capitulum*

Capitulum humeri: kleines Köpfchen am unteren Ende des Oberarmknochens/Humerus; ⒺⒺ *capitellum*

Caplan-Syndrom *nt*: zu den Pneumokoniosen* gehörendes, meist bei Bergleuten auftretendes Syndrom von Silikose* und rheumatoider Arthritis*; ⒺⒺ *Caplan's syndrome*

C-II-Apoproteinmangel, familiärer *m*: familiäre Lipidspeicherkrankheit mit Neigung zu Atherosklerose*, Hepatosplenomegalie* und zentralnervösen Störungen; ⒺⒺ *familial apolipoprotein C-II deficiency*

Capʼreʼloʼmyʼcin *nt*: von **Streptomyces capreolus** gebildetes tuberkulostatisches Antibiotikum; ⒺⒺ *capreomycin*

Capʼsaʼiʼcin *nt*: scharf schmeckende Substanz aus Paprikaarten [**Capsicum**]; ⒺⒺ *capsaicin*

Capʼsid *nt*: aus Untereinheiten [**Capsomeren**] aufgebaute Proteinhülle des Virions; ⒺⒺ *capsid*

Capʼsuʼla *f*, *pl* **-lae**: Kapsel; ⒺⒺ *capsule*

Capsula articularis: Gelenkkapsel; ⒺⒺ *joint capsule*

Capsula lentis: Linsenkapsel; ⒺⒺ *lens capsule*

Capsula prostatica: Prostatakapsel; ⒺⒺ *capsule of prostate*

Capsula splenica: fibröse Milzkapsel; ⒺⒺ *fibrous capsule of spleen*

Capsula tonsillae/tonsillaris: Mandelkapsel; ⒺⒺ *tonsillar capsule*

Ca-Pumpe *f*: aktives Transportsystem für Ca-Ionen in der Wand des sarkoplasmatischen Retikulums der Muskelzelle; ⒺⒺ *calcium pump*

Calʼput *m*: Kopf; ⒺⒺ *head*

Caput costae: Rippenköpfchen; ⒺⒺ *head of rib*

Caput femoris: Femurkopf, Oberschenkelkopf, Hüftkopf; ⒺⒺ *head of femur*

Caput fibulae: Wadenbeinköpfchen, Fibulaköpfchen; ⒺⒺ *head of fibula*

Caput humeri: Humeruskopf, Oberarmkopf; ⒺⒺ *head of humerus*

Caput mandibulae: Gelenkkopf des Unterkiefers; ⒺⒺ *head of mandible*

Caput musculi: Muskelkopf; ⒺⒺ *head of muscle*

Caput ossis metacarpi: Metakarpalköpfchen; ⒺⒺ *head of metacarpal bone*

Caput ossis metatarsi: Metatarsalköpfchen; ⒺⒺ *head of metatarsal bone*

Caput pancreatis: Pankreaskopf; ⒺⒺ *head of pancreas*

Caput radii: Speichenkopf, Radiuskopf; ⒺⒹ *head of radius*

Caput ulnae: Ellenköpfchen, Ulnaköpfchen; ⒺⒹ *head of ulna*

Car|bal|mid *nt*: im Harn ausgeschiedenes, stickstoffhaltiges Endprodukt des Eiweißstoffwechsels; ⒺⒹ *carbamide*

Car|bal|mo|lyl|phos|phat *nt*: →*Carbamylphosphat*

Car|bal|mo|lyl|phos|phat|syn|the|ta|se *f*: →*Carbamylphosphatsynthetase*

Car|bal|myl|phos|phat *nt*: energiereiches Zwischenprodukt im Harnstoffzyklus; ⒺⒹ *carbamoyl phosphate*

Car|bal|myl|phos|phat|syn|the|ta|se *f*: Enzym, das die Bildung von Carbamylphosphat im Harnstoffzyklus katalysiert; ⒺⒹ *carbamoyl-phosphate synthetase*

Car|bo *m*: Kohle; ⒺⒹ *carbo*

Carbo medicinalis: aus pflanzlichen Substanzen gewonnene Kohle, die gelöste Teilchen absorbiert; ⒺⒹ *activated charcoal*

Carbo-, carbo- *präf.*: Wortelement mit der Bedeutung „Kohle/Kohlenstoff"

Car|bol|an|hy|dra|se *f*: zinkhaltiges Enzym, das in Erythrozyten, der Magenschleimhaut und den Nierentubuli die Bildung von Kohlensäure aus Wasser und Kohlendioxid katalysiert; ⒺⒹ *carbonic anhydrase*

Car|bol|an|hy|dra|se|hem|mer *m*: Substanz, die die Carboanhydrase hemmt und damit die Wasser- und Kohlendioxidausscheidung steigert; ⒺⒹ *carbonic anhydrase inhibitor*

Car|bol|an|hy|dra|se|in|hi|bi|tor *m*: →*Carboanhydrasehemmer*

Car|bol|hä|mie *f*: Kohlendioxidüberschuss des Blutes; ⒺⒹ *carbohemia*

Car|bol|nat *nt*: Salz der Kohlensäure; ⒺⒹ *carbonate*

Car|bon|säu|re *f*: organische Säure, die eine oder mehrere Carboxylgruppen [-COOH] enthält; ⒺⒹ *carboxylic acid*

Car|bol|xyl|la|se *f*: →*Carboxylase*

Car|bol|xy|hä|mol|glo|bin *nt*: durch Anlagerung von Kohlenmonoxid entstandenes hellrotes Hämoglobinderivat; ⒺⒹ *carboxyhemoglobin*

Car|bol|xyl|la|se *f*: Enzym, das die Einführung von Kohlendioxid in organische Verbindungen katalysiert; ⒺⒹ *carboxylase*

Carcíno-, carcino- *präf.*: Wortelement mit der Bedeutung „Krebs/Karzinom"

Car|ci|nol|ma *nt*: bösartiger, vom Epithel von Haut, Schleimhaut und Organen ausgehender Tumor; häufigste maligne Geschwulst [ca. 80 %]; ⒺⒹ *carcinoma*

Carcinoma avenocellulare: kleinzelliges Bronchialkarzinom* mit typischen Zellen; ⒺⒹ *oat cell carcinoma*

Carcinoma basocellulare: von den Basalzellen der Epidermis ausgehender, häufigster bösartiger Hauttumor; wächst lokal infiltrierend und destruierend ohne Metastasenbildung; ⒺⒹ *basal cell carcinoma*

Carcinoma cervicis uteri: früher häufigstes Karzinom des Genitalbereichs, heute ebenso häufig wie das Korpuskarzinom; ⒺⒹ *cervical carcinoma*

Carcinoma corporis uteri: vom Endometrium ausgehender, vorwiegend Frauen in der Menopause betreffender Krebs, der in den letzten Jahren an Bedeutung gewonnen hat; ⒺⒹ *corpus carcinoma*

Carcinoma in situ: Karzinom von Haut oder Schleimhaut, das die Basalmembran noch nicht durchbrochen hat; ⒺⒹ *carcinoma in situ*

Carcinoma mammae: v.a. nach dem 40. Lebensjahr auftretender bösartiger Tumor der Brustdrüse, der meist vom oberen äußeren Quadranten ausgeht; häufig ist eine familiäre Häufung zu finden; ⒺⒹ *breast cancer*

Car|ci|no|sar|co|ma *nt*: bösartiger Mischtumor mit karzinomatösen und sarkomatösen Anteilen; ⒺⒹ *carcinosarcoma*

Car|ci|no|sis *f*: diffuser Befall des gesamten Körpers, eines Organs oder einer Körperhöhle mit Karzinommetastasen; ⒺⒹ *carcinosis*

Card-, card- *präf.*: →*Cardio-*

Car|dia *f*: Mageneingang, Magenmund; ⒺⒹ *cardia*

Cardio-, cardio- *präf.*: Wortelement mit der Bedeutung 1. „Herz" 2. „Magenmund/Kardia"

Car|di|o|li|pin *nt*: im Herzmuskel auftretendes Phospholipid*; ⒺⒹ *cardiolipin*

Car|di|tis *f*: Herzentzündung; ⒺⒹ *carditis*

Ca|ries *f*: Knochenkaries, Knochenfraß, Knochenschwund; ⒺⒹ *caries*

Caries dentium: Zahnkaries, Zahnfäule, Zahnfäulnis; ⒺⒹ *decay*

Car|mi|na|ti|vum *nt*: Mittel gegen Blähungen; ⒺⒹ *carminative*

Car|no|sin *nt*: im Muskel vorkommendes Protein; ⒺⒹ *carnosine*

Car|no|sin|ä|mie *nt*: Erhöhung des Carnosinspiegels im Blut; ⒺⒹ *carnosinemia*

Ca|ro|tin *nt*: Gruppe von Pflanzenfarbstoffen, die im Körper in Vitamin* A umgewandelt werden; ⒺＥ *carotene*

Ca|ro|tin|ä|mie *f:* erhöhter Carotingehalt des Blutes; ⒺＥ *carotenemia*

Ca|ro|tin|gelb|sucht *f:* → *Carotinosis*

Ca|ro|tin|ik|te|rus *m:* → *Carotinosis*

Ca|ro|tin|o|der|mie *f:* → *Carotinosis*

Ca|ro|tin|o|sis *f:* durch eine Erhöhung der Carotine* hervorgerufene Gelbfärbung der Haut; relativ häufig bei Säuglingen durch Karotten verursacht; ⒺＥ *carotenodermia*

Car|pa|lia *pl:* Handwurzelknochen; ⒺＥ *carpal bones*

Car|pus *m:* Handwurzel; ⒺＥ *wrist*

Car|ri|er *m:* **1.** Träger, Trägersubstanz **2.** Infektionsträger, Keimträger, Vektor; ⒺＥ **1.** *carrier* **2.** *vector*

Car|ti|la|go *f, pl* **-la|gi|nes:** Knorpel; Knorpelgewebe; ⒺＥ *cartilage*

Cartilago articularis: Gelenkknorpel; ⒺＥ *articular cartilage*

Cartilago arytenoidea: auf der Ringknorpelplatte sitzende Knorpel, die die Spannung der Stimmbänder regulieren; ⒺＥ *arytenoid cartilage*

Cartilago costalis: Rippenknorpel; ⒺＥ *costal cartilage*

Cartilago cricoidea: Ringknorpel des Kehlkopfs; ⒺＥ *cricoid cartilage*

Cartilago epiglottica: knorpeliges Kehldeckelskelett; ⒺＥ *epiglottic cartilage*

Cartilago epiphysialis: Epiphysenknorpel, Epiphysenfugenknorpel; ⒺＥ *epiphyseal cartilage*

Cartilagines nasi: Nasenknorpel; ⒺＥ *nasal cartilages*

Cartilagines nasi accessoriae: akzessorische Nasenknorpel; ⒺＥ *accessory nasal cartilages*

Cartilago septi nasi: Scheidewandknorpel, Septumknorpel, Knorpel des Nasenseptums; ⒺＥ *cartilage of nasal septum*

Cartilago thyroidea: Schildknorpel; ⒺＥ *thyroid cartilage*

Cartilagines tracheales: Knorpelspangen der Luftröhre, Trachealknorpel; ⒺＥ *tracheal cartilages*

Ca|run|cu|la *f, pl* **-lae:** (warzenförmiges) Weichteilhöckerchen; ⒺＥ *caruncle*

Ca|se|in *nt:* inhomogene Gruppe von Milcheiweißen; ⒺＥ *casein*

Castellani-Lösung *f:* Lösung zur äußerlichen Behandlung von mikrobiellen und ekzematösen Hauterkrankungen; ⒺＥ *Castellani's paint*

Castle-Faktor *m:* von den Belegzellen der Magenschleimhaut gebildetes Glyko-protein, das Vitamin B_{12} bindet und damit die Absorption im Darm ermöglicht; ⒺＥ *Castle's factor*

Castleman-Lymphozytom *nt:* gutartige Lymphknotenvergrößerung mit Plasmazellvermehrung; ⒺＥ *Castleman's lymphocytoma*

Ca|ta|rac|ta *f:* angeborene oder erworbene Linsentrübung; ⒺＥ *cataract*

Cataracta calorica: durch Infrarotstrahlen hervorgerufene Linsentrübung; ⒺＥ *infrared cataract*

Cataracta senilis: häufigste Form der Katarakt; ⒺＥ *senile cataract*

Cataracta totalis: vollständig ausgeprägte Katarakt mit Verlust der Sehkraft; ⒺＥ *complete cataract*

Ca|te|chol|amin *nt:* von Brenzkatechin abgeleitetes biogenes Amin, z.B. Adrenalin, Noradrenalin; ⒺＥ *catecholamine*

Cat|gut *nt:* resorbierbares Nahtmateriel aus Rinder- oder Hammeldarm; ⒺＥ *catgut*

cat-scratch-disease *nt:* durch Katzen übertragene, regionale Lymphknotenentzündung durch verschiedene Bakterien; ⒺＥ *cat-scratch disease*

Cau|da *f:* Schwanz, Schweif; ⒺＥ *cauda*

Cauda equina: aus den Wurzeln der unteren Lendennerven und der Kreuzbein- und Sakralnerven gebildetes Nervenbündel am Ende des Rückenmarks; ⒺＥ *cauda equina*

Cauda pancreatis: Pankreasschwanz; ⒺＥ *tail of pancreas*

Cauda-equina-Syndrom *nt:* → *Caudasyndrom*

Cau|da|syn|drom *nt:* durch eine Schädigung der Cauda* equina [Bandscheibenvorfall, Trauma] hervorgerufene neurologische Symptomatik; ⒺＥ *cauda equina syndrome*

Ca|ver|na *f, pl* **-nae:** Hohlraum, Höhle; ⒺＥ *cavern*

Cavernae corporis spongiosi: Kavernen des Harnröhrenschwellkörpers; ⒺＥ *caverns of spongy body*

Cavernae corporum cavernosorum: Schwellkörperkavernen; ⒺＥ *caverns of cavernous bodies*

Ca|ver|ni|tis *f:* Entzündung der Penisschwellkörper; ⒺＥ *cavernitis*

Ca|vi|tas *f:* Höhle, Höhlung, Raum; ⒺＥ *cavity*

Cavitas abdominis/abdominalis: Bauchhöhle; ⒺＥ *abdominal cavity*

Cavitas articularis: Gelenkhöhle, Gelenkraum, Gelenkspalt; ⒺＥ *joint cavity*

Cavitas coronae: Kronenabschnitt der

Zahnhöhle; ⒺＣＯＲ coronal cavity

Cavitas cranii: Schädelhöhle; Ⓔ *cranial cavity*

Cavitas dentis: Zahnhöhle, Pulpahöhle; Ⓔ *dental cavity*

Cavitas medullaris: Knochenmarkhöhle, Markhöhle; Ⓔ *bone marrow cavity*

Cavitas nasi: Nasenhöhle; Ⓔ *nasal cavity*

Cavitas orbitalis: Augenhöhle; Ⓔ *orbital cavity*

Cavitas oris: Mundhöhle; Ⓔ *oral cavity*

Cavitas pelvis: Beckenhöhle; Ⓔ *pelvic cavity*

Cavitas pharyngis: Schlundhöhle, Rachenhöhle; Ⓔ *pharyngeal cavity*

Cavitas pulparis: → *Cavitas dentis*

Cavitas thoracica/thoracis: Brusthöhle, Thoraxhöhle; Ⓔ *thoracic cavity*

Cavitas tympani: die Gehörknöchelchen enthaltende Paukenhöhle des Mittelohrs; Ⓔ *tympanic cavity*

Cavitas uteri: Gebärmutterhöhle, Uterushöhle; Ⓔ *uterine cavity*

Calvum *nt:* Höhle, Höhlung, Raum; Ⓔ *cavity*

Celbolzelphallie *f:* Entwicklungsanomalie mit affenähnlichem Schädel; Ⓔ *cebocephaly*

-cele *suf.:* Wortelement mit der Bedeutung **1.** „Bruch/Hernie" **2.** „Geschwulst"

CellloIhelxolse *f:* → *Glucose*

Cellulla *f, pl* **-lae:** Zelle; kleine Zelle; Ⓔ *cellule*

Cellulae ethmoidales: lufthaltige Zellen des Siebbeins; Ⓔ *ethmoidal cells*

Cellulae mastoideae: lufthaltige Zellen des Warzenfortsatzes; Ⓔ *mastoid cells*

Celllullite *nt:* konstitutionell bedingte, nicht-entzündliche Veränderung des subkutanen Fettgewebes im Oberschenkel- und Gesäßbereich bei Frauen; Ⓔ *cellulite*

Celllulliltis *f:* **1.** Entzündung des Unterhautbindegewebes **2.** konstitutionell bedingte, nicht-entzündliche Veränderung des subkutanen Fettgewebes im Oberschenkel- und Gesäßbereich bei Frauen; Ⓔ **1.** *cellulitis* **2.** *cellulite*

Cellmenltum *nt:* knochenähnliche Substanz des Zahnes; Ⓔ *cement*

Centi-, centi- *präf.:* Wortelement mit der Bedeutung „hundertster Teil/Hundert"

Central European Encephalitis *f:* durch das FSME-Virus verursachte Arbovirus-Enzephalitis* Mitteleuropas, die meist unter Mitbeteiligung der Hirnhaut verläuft; Ⓔ *Central European encephalitis*

Cenltrum *nt:* Zentrum; Ⓔ *center*

Centrum ossificationis: Ossifikationszentrum im Knorpel, von dem die Verknöcherung ausgeht; Ⓔ *ossification center*

Cephal-, cephal- *präf.:* → *Cephalo-*

Celphallaea *f:* Kopfschmerz(en), Kopfweh; Ⓔ *cephalea*

Cephalaea histaminica: streng halbseitig auftretende Schmerzattacken im Augen-Stirn-Schläfen-Bereich mit Rötung des Auges, Tränenfluss und anderen Symptomen; Ⓔ *histamine cephalalgia*

Celphallallgia *f:* Kopfschmerz(en), Kopfweh; Ⓔ *cephalalgia*

Celphallea *f:* Kopfschmerz(en), Kopfweh; Ⓔ *cephalea*

Celphallgia *f:* Kopfschmerz(en), Kopfweh; Ⓔ *cephalgia*

Celphallin *nt:* Phospholipid* mit Colamin oder Serin; Ⓔ *cephalin*

Cephalo-, cephalo- *präf.:* Wortelement mit der Bedeutung „Kopf/Schädel"

Celphallolspolrin *nt:* dem Penicillin* verwandtes β-Laktamantibiotikum mit bakterizider Wirkung gegen grampositive und gramnegative Bakterien in der Wachstumsphase; Ⓔ *cephalosporin*

Celphallolspolrilnalse *f:* den β-Laktamring von Cephalosporinen spaltendes Enzym; Ⓔ *cephalosporinase*

-ceps *suf.:* Wortelement mit der Bedeutung „Kopf"

Celralmid *nt:* einfachstes Sphingolipid; Ⓔ *ceramide*

Celralmildalselmanlgel *m:* autosomal-rezessiv vererbte Enzymopathie* mit Ceramidablagerung in praktisch allen Körpergeweben; meist tödlicher Verlauf im Kindes- oder Jugendalter; Ⓔ *ceramidase deficiency*

Cerlcalria *f:* infektiöses Entwicklungsstadium [1. Larvenstadium] von Trematoden; Ⓔ *cercaria*

Cerlclalge *f:* Kreisnaht, Umschlingung [z.B. des Muttermundes]; Ⓔ *cerclage*

Cerebell-, cerebell- *präf.:* → *Cerebello-*

celrelbelllar *adj:* Kleinhirn/Cerebellum betreffend, zum Kleinhirn gehörend, aus dem Kleinhirn stammend; Ⓔ *cerebellar*

Celrelbellliltis *f:* Kleinhirnentzündung; Ⓔ *cerebellitis*

Cerebello-, cerebello- *präf.:* Wortelement mit der Bedeutung „Kleinhirn/Cerebellum"

Ce|re|bel|lum nt: in der hinteren Schädelgrube liegender Hirnteil; fungiert als Zentrum für die Willkürmotorik, für Bewegungsautomatie und -koordination, Gleichgewicht und Tiefensensibilität; ⒺD *cerebellum*

Cerebr-, cerebr- präf.: → *Cerebro-*

ce|re|bral adj: Großhirn/Cerebrum betreffend, zum Großhirn gehörend; ⒺD *cerebral*

Ce|re|bri|tis f: Großhirnentzündung; ⒺD *cerebritis*

Cerebro-, cerebro- präf.: Wortelement mit der Bedeutung „Hirn/Gehirn/Großhirn/Zerebrum"

Ce|re|bro|sid nt: zu den Glykosphingolipiden gehörendes komplexes Lipid*, das u.A. im Myelin* enthalten ist; ⒺD *cerebroside*

Ce|re|brum nt: der aus den Großhirnhemisphären, Fornix* cerebri und Kommissuren bestehende Teil des Gehirns; ⒺD *cerebrum*

Ce|ru|men nt: Ohrenschmalz; ⒺD *cerumen*

Cerumen obturans: Ohrenschmalzpfropf im äußeren Gehörgang; ⒺD *impacted cerumen*

Cer|vi|cal|lia pl: Halsabschnitt des Rückenmarks; ⒺD *cervical part of spinal cord*

Cer|vi|ci|tis f: Entzündung (der Schleimhaut) der Cervix* uteri; ⒺD *cervicitis*

Cer|vix f: Hals, halsförmige Struktur; ⒺD *cervix*

Cervix dentis: Zahnabschnitt zwischen Krone und Wurzel; ⒺD *neck of tooth*

Cervix uteri: Gebärmutterhals, Uterushals; ⒺD *cervix of uterus*

ces|to|cid adj: gegen Bandwürmer wirkend, cestoden(ab)tötend; ⒺD *cestocidal*

Ces|to|da pl: → *Bandwürmer*

Chagas-Krankheit f: durch Raubwanzen übertragene Infektionskrankheit durch **Trypanosoma cruzi**; anfangs stehen Hautsymptome [**Chagom**] im Vordergrund, langfristig kommt es aber zu Befall und Schädigung innerer Organe [Myokarditis*, Herzinsuffizienz, Achalasie*, Megakolon*]; ⒺD *Chagas' disease*

Cha|la|zi|on nt: Vergrößerung einer oder mehrerer Meibohm*-Drüsen bei chronischer granulierender Entzündung; ⒺD *chalazion*

Cha|la|zo|der|mie f: inhomogene Krankheitsgruppe, die durch eine von der Unterlage abhebbare, schlaffe, in Falten hängende Haut gekennzeichnet ist; ⒺD *chalazodermia*

Chal|col|sis f: durch Ablagerung von Kupfer(salzen) entstandene Speicherkrankheit*; ⒺD *chalcosis*

Chal|li|col|sis f: durch Ablagerung von Kalksalzen entstandene Speicherkrankheit*; ⒺD *chalicosis*

Chalicosis pulmonum: durch Einatmen von Kalkpartikeln hervorgerufene gutartige Pneumokoniose*; ⒺD *chalicosis*

Chal|li|ko|se f: → *Chalicosis pulmonum*

Chal|ki|tis f: durch Messingpartikel hervorgerufene Augenentzündung; ⒺD *chalkitis*

Chal|ko|se f: → *Chalcosis*

Chal|o|der|mie f: → *Chalazodermie*

Chalon nt: Mitosegift; therapeutisch zur Chemotherapie maligner Tumoren verwendet; ⒺD *chalone*

Chan|kro|id nt: v.a. in Afrika, Asien und Südamerika vorkommende, meldepflichtige Geschlechtskrankheit durch Haemophilus* ducrey; ⒺD *chancroid*

Cha|rak|ter|neu|ro|se f: durch eine Veränderung der Persönlichkeit [z.B. hysterisch, zwangsgsneurotisch] gekennzeichnete Persönlichkeitsstörung*; oft gleichgesetzt mit Kernneurose*; ⒺD *personality disorder*

Cha|rak|te|ro|se f: → *Charakterneurose*

Charcot-Leyden-Kristalle pl: spitze Kristalle im Sputum bei Asthma* bronchiale; ⒺD *Charcot-Leyden crystals*

Charcot-Marie-Krankheit f: erbliche bedingte, fortschreitende Muskeldystrophie der Bein- und Fußmuskeln; ⒺD *Charcot-Marie type*

Charcot-Syndrom nt: durch eine periphere arterielle Durchblutungsstörung verursachte heftige Wadenschmerzen, die zu vorübergehendem Hinken führen oder den Patienten zum Stehenbleiben zwingen; ⒺD *Charcot's syndrome*

Charcot-Weiss-Baker-Syndrom nt: durch Schlag oder Druck auf die Karotissinus ausgelöste Bradykardie*; evtl. auch Hypotonie oder Bewusstlosigkeit; ⒺD *Charcot-Weiss-Baker syndrome*

Char|rière nt: Maßeinheit für die Dicke von Kathetern und Dehnsonden; 1 Charrière = 1/3 mm; ⒺD *Charrière*

Chassaignac-Lähmung f: durch eine Subluxation des Radiusköpfchens hervorgerufene schmerzhafte Scheinlähmung; meist durch plötzliches Hochreißen von Kleinkindern bedingt; ⒺD *nursemaid's elbow*

Chauffard-Ramon-Still-Syndrom *nt*: schon im Kindesalter einsetzende Form der chronischen Polyarthritis*; ⒺE *Chauffard-Still syndrome*

Cheil-, cheil- *präf.*: → *Cheilo-*

Cheillallgie *f*: Lippenschmerz(en); ⒺE *cheilalgia*

Cheillekltolmie *f*: **1.** operative Lippenentfernung, Lippenexzision **2.** operative Abtragung einer Gelenklippe; ⒺE **1.** *cheilectomy* **2.** *removal of articular lip*

Cheilliltis *f*: akute oder chronische Entzündung der Lippen; ⒺE *cheilitis*

Cheilitis actinica: Lippenentzündung durch Lichteinwirkung; ⒺE *actinic cheilitis*

Cheilitis angularis: schmerzhaftes, akutes oder chronisches Ekzem* des Mundwinkels; ⒺE *angular cheilitis*

Cheilo-, cheilo- *präf.*: Wortelement mit der Bedeutung „Lippe"

Cheillolgnaltholpallaltolschilsis *f*: angeborene Hemmungsfehlbildung mit Spalte der seitlichen Oberlippe, des Oberkiefers und des harten und weichen Gaumens; ⒺE *cheilognathopalatoschisis*

Cheillolgnaltholschilsis *f*: häufigste angeborene Hemmungsfehlbildung mit Spalte der seitlichen Oberlippe und des Oberkiefers; ⒺE *cheilognathoschisis*

Cheillolphalgie *f*: Lippenbeißen; ⒺE *cheilophagia*

Cheilloplasltik *f*: Lippenplastik; ⒺE *cheiloplasty*

Cheillorlrhalphie *f*: Lippennaht; ⒺE *cheilorrhaphy*

Cheillolschilsis *f*: angeborene, ein- oder beidseitige Spaltenbildung der Oberlippe; meist zusammen mit Kieferspalte [Cheilognathoschisis*]; ⒺE *cheiloschisis*

Cheillolsis *f*: Rötung und Schwellung der Lippe mit Rhagadenbildung; oft gleichgesetzt mit Cheilitis* angularis; ⒺE *cheilosis*

Cheilloltolmie *f*: Lippeninzision; ⒺE *cheilotomy*

Cheir-, cheir- *präf.*: → *Cheiro-*

Cheirlallgia *f*: Handschmerz(en); ⒺE *cheiralgia*

Cheiralgia paraesthetica: schmerzhafte Parästhesie* des Daumens und der Radialseite des Handrückens bei Schädigung oder Reizung [Armbanduhr] des Nervus radialis; ⒺE *cheiralgia paresthetica*

Cheirlislmus *m*: → *Chirospasmus*

Cheiro-, cheiro- *präf.*: Wortelement mit der Bedeutung „Hand"

Cheirolmelgallie *f*: pathologische Vergrößerung der Hand, z.B. bei Akromegalie*; ⒺE *cheiromegaly*

Cheirolplasltik *f*: (plastische) Handchirurgie; ⒺE *cheiroplasty*

Cheirolpodlallgie *f*: Schmerzen in Händen und Füßen; ⒺE *cheiropodalgia*

Cheirolpoldolpomlphollyx *f*: großblasiges Ekzem* an Händen und Füßen bei gestörter Schweißbildung [Dyshidrose]; ⒺE *cheiropodopompholyx*

Cheirolskop *nt*: Gerät zum Training der Augen-Hand-Koordination bei Schielamblyopie; ⒺE *cheiroscope*

Chellatlbildlner *pl*: Verbindungen, die mit Metallen Chelatkomplexe bilden; werden zur Dekontamination von Metallionen eingesetzt; ⒺE *chelating agent*

Chellolne *pl*: → *Chelatbildner*

Chelmie *f*: Wissenschaft von den chemischen Elementen und Verbindungen und ihren Reaktionen; ⒺE *chemistry*

physiologische Chemie: Chemie der Stoffwechselvorgänge lebender Organismen; ⒺE *physiological chemistry*

Chelmillulmilneslzenz *f*: → *Chemolumineszenz*

Chemo-, chemo- *präf.*: Wortelement mit der Bedeutung „Chemie"

Chelmolablraldielrung *f*: → *Chemoabrasion*

Chelmolablralsilon *f*: Entfernung der oberflächlichen Haut (z.B. Narbengewebe) durch Chemikalien; ⒺE *chemabrasion*

Chelmolchilrurlgie *f*: therapeutische Gewebeauflösung durch Chemikalien, z.B. Chemonukleolyse; ⒺE *chemosurgery*

Chelmolemlbollilsaltilon *f*: Embolisation* durch Chemikalien; ⒺE *chemoembolization*

Chelmolkilne *pl*: Zytokine* mit chemotaktischer Wirkung; ⒺE *chemokines*

Chelmolkolalgullaltilon *f*: durch Chemikalien [Ätzmittel] verursachte Koagulation; ⒺE *chemocoagulation*

Chelmollilthollylse *f*: Auflösung von Steinen oder Konkrementen durch Chemikalien oder Medikamente; ⒺE *chemolitholysis*

Chelmollulmilneslzenz *f*: durch eine chemische Reaktion hervorgerufene Lumineszenz*; ⒺE *chemoluminescence*

Chelmollylse *f*: Auflösung durch chemische Substanzen; ⒺE *chemolysis*

Chelmolnulklelollylse *f*: chemisch-enzymatische Auflösung des prolabierten Bandscheibenkerns bei Bandscheibenschäden; ⒠ *chemonucleolysis*

Chemo|pro|phy|la|xe f: Infektionsprophylaxe durch Chemotherapeutika; ⒠ *chemoprophylaxis*

Chemo|re|flex m: durch Erregung eines Chemorezeptors ausgelöster Reflex, z.B. Atemreflex; ⒠ *chemoreflex*

Chemo|re|sis|tenz f: Resistenz von Bakterien gegen Chemotherapeutika; ⒠ *chemoresistance*

chemo|re|zep|tiv adj: Chemorezeption oder Chemorezeptor betreffend, chemische Reize aufnehmend; ⒠ *chemoreceptive*

Chemo|re|zep|tor m: auf chemische Reize spezialisierter Rezeptor; ⒠ *chemoreceptor*

Chemo|se f: ödematöse Schwellung der Bindehaut des Auges; ⒠ *conjunctival edema*

chemo|sen|si|bel adj: anfällig für Änderungen der chemischen Zusammensetzung; ⒠ *chemosensitive*

chemo|sen|si|tiv adj: → *chemosensibel*

Chemo|sis f: ödematöse Schwellung der Bindehaut des Auges; ⒠ *chemosis*

Chemo|sup|pres|sion f: prophylaktische Gabe von Antibiotika während der Inkubationsphase zur Unterdrückung des Krankheitsausbruchs oder Abschwächung des Verlaufs; ⒠ *chemosuppression*

chemo|tak|tisch adj: Chemotaxis betreffend, durch sie bedingt, auf ihr beruhend; ⒠ *chemotactic*

Chemo|ta|xis f: durch chemische Substanzen ausgelöste Bewegung einer Zelle; ⒠ *chemotaxis*

Chemo|the|ra|peu|ti|kum nt: natürliche oder synthetische Substanzen, die weitgehend selektiv Krankheitserreger oder Tumorzellen abtöten oder das Wachstum hemmen; ⒠ *chemotherapeutic*

chemo|the|ra|peu|tisch adj: Chemotherapie betreffend, mittels Chemotherapie; ⒠ *chemotherapeutic*

Chemo|the|ra|pie f: Verwendung von Chemotherapeutika zur Bekämpfung von Erregern oder Tumoren; heute i.d.R. gleichgesetzt mit Zytostatikatherapie; ⒠ *chemotherapy*

neoadjuvante Chemotherapie: präoperative Chemotherapie zur Verkleinerung der Tumormasse oder Verhütung von Metastasenbildung; ⒠ *neoadjuvant chemotherapy*

palliative Chemotherapie: Chemotherapie zur Milderung von Symptomen und Verbesserung der Lebensqualität bei fortgeschrittenen Tumorerkrankungen; ⒠ *palliative chemotherapy*

regionale Chemotherapie: selektive Chemotherapie durch Einbringung der Zytostatika in die Blutgefäße des Tumors oder der Metastase; ⒠ *regional chemotherapy*

Chemo|trans|mit|ter m: chemischer Bote, chemische Botensubstanz; ⒠ *chemotransmitter*

Chemo|zep|tor m: → *Chemorezeptor*

Chen|o|des|oxy|chol|lat nt: Salz der Chenodesoxycholsäure; ⒠ *chenodeoxycholate*

Chen|o|des|oxy|chol|säu|re f: natürliche Gallensäure, die die Cholesterinbildung in der Leber hemmt; ⒠ *chenodeoxycholic acid*

Chester-Erdheim-Erkrankung f: Xanthomatose* langer Röhrenknochen mit Spontanfrakturen; ⒠ *Chester-Erdheim disease*

Chester-Erkrankung f: → *Chester-Erdheim-Erkrankung*

Cheyne-Stokes-Atmung f: Atemrhythmus mit zu- und abnehmender Atemtiefe und evtl. Atempausen; ⒠ *Cheyne-Stokes respiration*

Chias|ma nt: 1. X-förmige (Über-)Kreuzung 2. Überkreuzung von Chromosomen während der Reifeteilung; ⒠ 1.–2. *chiasma*

Chiasma opticum: Überkreuzung der beiden Sehnerven; ⒠ *optic chiasm*

Chiasma tendinum digitorum manus: Überkreuzung der Beugersehnen über dem Fingergrundglied; ⒠ *chiasm of digits of hand*

Chias|ma|bil|dung f: partieller Chromosomenaustausch zwischen gepaarten Chromosomen während der Meiose*; ⒠ *chiasmatypy*

Chil-, chil- präf.: → *Chil-*

Chilaiditi-Syndrom nt: Verlagerung des Kolons zwischen Leber und Zwerchfell; ⒠ *Chilaiditi's syndrome*

Chil|al|gie f: Lippenschmerz(en); ⒠ *chilalgia*

Chilblain-Lupus m: Form des Lupus* erythematodes mit bläulichen Knoten an den kälteexponierten Akren; ⒠ *chilblain lupus*

Chilo-, chilo- präf.: Wortelement mit der Bedeutung „Lippe"

Chilo|mas|tix f: birnenförmiges Geißeltierchen, das im Darm vieler Tiere und des Menschen gefunden wird; **Chilomastix mesnili** ist der Erreger einer

Durchfallerkrankung mit wässrigen Stühlen; ⒺChilomastix

Chinarestaurant-Syndrom nt: durch Natrium-L-glutamat (als Geschmacksverstäker verwendet) ausgelöstes Hitze- und Engegefühl, das von alleine nachlässt; Ⓔ Chinese restaurant syndrome

Chinalrinlde f: getrocknete Rinde von Cinchona-Arten [**Chinarindenbäume**] die zahlreiche Chinaalkaloide [z.B. Chinin, Chinidin] enthält; Ⓔ cinchona bark

Chilnildin nt: aus der Chinarinde gewonnenes Alkaloid; zur Therapie von Herzarrhythmien verwendet; Ⓔ quinidine

Chilnin nt: aus der Chinarinde gewonnenes Alkaloid; zur Malariatherapie verwendet; Ⓔ quinine

Chilnolliline pl: vom Chinolin abgeleitete Malariamittel [Chloroquin, Primaquin]; Ⓔ quinolines

Chilnollonlanltilbiloltilka pl: → Chinolone

Chilnollolne pl: das Enzym Gyrase* hemmende Antibiotika mit breitem Wirkungsspektrum; Ⓔ quinolones

Chir-, chir- präf.: → Chiro-

Chirlalgra nt/f: Gicht in den Handgelenken; Ⓔ chiragra

Chirlallgie f: → Cheiralgia

Chiro-, chiro- präf.: Wortelement mit der Bedeutung „Hand"

Chilrolmelgallie f: → Cheiromegalie

Chilrolplasltik f: → Cheiroplastik

Chilrolpodlallgie f: → Cheiropodalgie

Chilrolpoldolpomlphollyx f: → Cheiropodopompholyx

Chilrolplakltik f: → Chirotherapie

Chilrolspaslmus m: Handmuskelkrampf, Schreibkrampf; Ⓔ chirospasm

Chilrolthelralpie f: Diagnostik und Therapie reversibler Funktionsstörungen des Stütz- und Bewegungsapparates; Ⓔ osteopathy

Chilrurlgie f: Teilgebiet der Medizin, das sich mit der operativen Therapie von angeborenen und erworbenen Erkrankungen, Fehlbildungen und Veränderungen beschäftigt; auch Bezeichnung für einen chirurgischen Eingriff; Ⓔ surgery

ästhetische Chirurgie: Chirurgie zur Behebung oder Verbesserung angeborener oder erworbener Beeinträchtigungen der äußeren Erscheinung; Ⓔ esthetic surgery

kosmetische Chirurgie: operativer Eingriff zur Verbesserung der äußeren Erscheinung; Ⓔ cosmetic surgery

minimal invasive Chirurgie: chirurgische Technik, bei der möglichst schonend und mit kleiner Inzision gearbeitet wird, z.B. endoskopische Chirurgie; Ⓔ minimal invasive surgery

plastische Chirurgie: wiederherstellende Chirurgie, die versucht Strukturen wieder aufzubauen oder durch künstliche Strukturen oder Plastiken zu ersetzen; Ⓔ plastic surgery

Chlalmyldia f: kleine, obligate Zellparasiten; Ⓔ Chlamydia

Chlamydia pneumoniae: Erreger einer akuten Pneumonie des Erwachsenenalters; Ⓔ Chlamydia pneumoniae

Chlamydia psittaci: Erreger der Psittakose*; Ⓔ Chlamydia psittaci

Chlamydia trachomatis: Erreger von Trachom*, Einschlusskonjunktivitis* und Lymphogranuloma* inguinale; Ⓔ Chlamydia trachomatis

Chlalmyldilenlinlfekltilon f: → Chlamydiose

Chlalmyldilolse f: durch Chlamydia*-Species hervorgerufene Infektionskrankheiten; klinisch wichtig sind Ornithose*, Trachom*, Lymphogranuloma* venereum; Ⓔ chlamydiosis

Chlolaslma nt: erworbene, umschriebene Hypermelanose von sonnenlichtexponierten Hautbezirken; Ⓔ chloasma

Chlor nt: i.d.R. als gelbgrünes, molekulares Gas (Cl_2) vorliegendes Element der Halogengruppe; Ⓔ chlorine

Chlor-, chlor- präf.: → Chloro-

Chlorlaklne f: akneartige Veränderungen der Haut von Gesicht und Extremitäten durch Kontakt mit chlorhaltigen Naphthalinen; Ⓔ chloracne

Chlorlamlbulcil nt: alkylierendes Zytostatikum*; Ⓔ chlorambucil

Chlorlamlphelnilcol nt: gegen grampositive und gramnegative Bakterien, Rickettsien, Chlamydien und Mykoplasmen wirksames Breitbandantibiotikum; Ⓔ chloramphenicol

Chlorlanlälmie f: schwere Eisenmangelanämie bei Achlorhydrie*; Ⓔ achlorhydric anemia

Chlorlarlyllaklne f: → Chlorakne

Chlorlhelxildin nt: Antiseptikum und Desinfektionsmittel mit breitem Wirkspektrum; Ⓔ chlorhexidine

Chlolrid nt: Salz der Salzsäure; Ⓔ chloride

Chlorid-Diarrhoe f: autosomal-rezessive Chloridabsorptionsstörung, die zu osmotisch-bedingten Durchfällen und Gedeihstörung führt; Ⓔ chloridorrhea

Chlolridlulrie f: übermäßige Chloridaus-

scheidung im Harn; ⒠ *chloriduria*
Chlor|ig *adj*: dreiwertiges Chlor enthaltend, z.B. **chlorige Säure**; ⒠ *chlorous*
Chlor|kalk *f*: zur Wasser- und Oberflächendesinfektion verwendetes weißes, nach Chlor riechendes Pulver; ⒠ *chlorinated lime*
Chloro-, chloro- *präf*.: Wortelement mit der Bedeutung „grün/grünlich"
Chlor|o|don|tie *f*: Grünfärbung von Milchzähnen als Folge von Ikterus* gravis neonatorum; ⒠ *green teeth*
Chlo|ro|form|nar|ko|se *f*: heute nicht mehr gebräuchliche akute Form der Inhalationsnarkose* durch Chloroformdämpfe; ⒠ *chloroformism*
Chlo|ro|leuk|ä|mie *f*: 1. durch eine grünliche Färbung der Infiltrate gekennzeichnete akute Form der myeloischen Leukämie* 2. → *Chlorom*; ⒠ 1. *chloroleukemia* 2. *chloroma*
Chlo|ro|leu|ko|se *f*: → *Chloroleukämie*
Chlo|ro|lym|phom *nt*: von Lymphoblasten gebildetes Chlorom*; ⒠ *chlorolymphosarcoma*
Chlo|ro|lym|pho|sar|kom *nt*: → *Chlorolymphom*
Chlo|rom *nt*: bei akuter Leukämie* auftretende seltene, grün gefärbte Infiltrate aus Myeloblasten; ⒠ *chloroma*
Chlo|ro|my|e|lo|blas|tom *nt*: → *Chloromyelom*
Chlo|ro|my|e|lom *nt*: meist im Rahmen einer Chloroleukämie* auftretende Sonderform des Chloroms* mit Überwiegen der Myeloblasten*; ⒠ *chloromyeloma*
Chlo|ro|pe|nie *f*: Chloridmangel des Körpers; ⒠ *chloropenia*
Chlo|ro|pe|xie *f*: Chlorbindung im Gewebe; ⒠ *chloropexia*
Chlo|ro|pie *f*: → *Chloropsie*
chlo|ro|priv *adj*: durch Chlor- oder Chloridmangel bedingt; ⒠ *chloroprivic*
Chlo|rop|sie *f*: erworbene Störung des Farbensehens [z.B. Digitalisvergiftung] mit Grüntönung aller Farben; ⒠ *chloropsia*
Chlo|ro|quin *nt*: wichtiges Mittel der Malariaprophylaxe und -therapie; auch bei systemischem Lupus* erythematodes und rheumatoider Arthritis* wirksam; führt u.U. zu irreversiblen Netzhautschädigungen; ⒠ *chloroquine*
Chlo|ro|sar|kom *nt*: → *Chlorom*
Chlo|ro|zyt *m*: blasser, hämoglobinarmer Erythrozyt; ⒠ *chlorocyte*
Chlor|u|re|se *f*: → *Chloridurie*
Chlor|was|ser *nt*: Desinfektionsmittel für

Wunden, Schleimhaut und Hände; ⒠ *chlorine water*
Cho|a|na *f*: hintere Öffnung der Nasenhöhle; ⒠ *choana*
Cho|a|nal|a|tre|sie *f*: angeborener Verschluss der hinteren Nasenöffnung; ⒠ *choanal atresia*
Cho|a|nal|po|lyp *m*: von der Nasenschleimhaut ausgehender Polyp, der die Choane vollständig verschließen und bis in den Epipharynx reichen kann; ⒠ *choanal polyp*
Cho|a|nal|tam|po|na|de *f*: hintere Nasentamponade bei Nasenbluten mit Blutungsquelle in hinteren Teil der Nase; ⒠ *Bellocq's technique*
Cho|a|ne *f*: → *Choana*
Chol-, chol- *präf*.: → *Chole-*
chol|a|gog *adj*: den Gallenfluss anregend, galletreibend; ⒠ *cholagogue*
Chol|a|go|gum *nt*: galletreibendes Mittel, den Gallenfluss anregendes Mittel; ⒠ *cholagogue*
Chol|ä|mie *f*: Vorkommen von Galle oder Gallenpigmenten im Blut; ⒠ *cholemia*
Cho|lan *nt*: zu den Steroiden gehörende Verbindung; Grundgerüst der Gallensäuren; ⒠ *cholane*
Chol|an|e|re|se *f*: erhöhte Gallensäureausscheidung; ⒠ *cholaneresis*
Cholangi-, cholangi- *präf*.: → *Cholangio-*
Chol|an|gi|itis *f*: Entzündung der Gallenwege/Gallengänge; ⒠ *cholangitis*
Cholangio-, cholangio- *präf*.: Wortelement mit der Bedeutung „Gallengang"
Chol|an|gi|o|chol|e|zys|to|cho|le|doch|ek|to|mie *f*: operative Entfernung von Gallenblase, Gallenblasengang und Choledochus*; ⒠ *cholangiocholecysto-choledochectomy*
Chol|an|gi|o|du|o|de|nos|to|mie *f*: operative Verbindung von Gallengang und Zwölffingerdarm; ⒠ *cholangioduodenostomy*
Chol|an|gi|o|ek|ta|sie *f*: Gallengangserweiterung, Gallengangsdilatation; ⒠ *cholangiectasis*
Chol|an|gi|o|en|te|ro|sto|mie *f*: operative Verbindung von Gallengang und (Dünn-)Darm; ⒠ *cholangioenterosto-my*
Chol|an|gi|o|gas|tro|sto|mie *f*: operative Verbindung von Gallenwegen und Magen; ⒠ *cholangiogastrostomy*
chol|an|gi|o|gen *adj*: von den Gallengängen ausgehend; ⒠ *cholangiogenous*
Chol|an|gi|o|gra|fie, -gra|phie *f*: Kontrastmitteldarstellung der Gallengänge; ⒠

cholangiography

endoskopische retrograde Cholangiografie: Cholangiografie mit direkter endoskopischer Kontrastmittelfüllung; ⒺE *endoscopic retrograde cholangiography*

perkutane transhepatische Cholangiografie: Cholangiografie mit Leberpunktion und direkter Kontrastmittelfüllung; ⒺE *percutaneous transhepatic cholangiography*

perkutane transjugulare Cholangiografie: Cholangiografie durch Zugang über die Vena jugularis externa; ⒺE *percutaneous transjugular cholangiography*

chol|an|gi|o|gra|fisch, -gra|phisch *adj*: Cholangiografie betreffend, mittels Cholangiografie; ⒺE *cholangiographic*

Chol|an|gi|o|gramm *nt*: Röntgenkontrastaufnahme der Gallengänge; ⒺE *cholangiogram*

Chol|an|gi|o|he|pa|ti|tis *f*: Entzündung der intrahepatischen Gallengänge; ⒺE *cholangiohepatitis*

Chol|an|gi|o|he|pa|tom *nt*: von den Leberzellen und den Gallengängen ausgehendes Karzinom; ⒺE *cholangiohepatoma*

Chol|an|gi|o|je|ju|no|sto|mie *f*: operative Verbindung von Gallengang und Jejunum; ⒺE *cholangiojejunostomy*

Chol|an|gi|o|len *pl*: kleinste Gallengänge der Leber; ⒺE *cholangioles*

Chol|an|gi|o|len|ent|zün|dung *f*: → *Cholangiolitis*

Chol|an|gi|o|li|tis *f*: Entzündung der Gallenkapillaren und intrahepatischen Gallengänge; ⒺE *cholangiolitis*

Chol|an|gi|om *nt*: vom Epithel der Gallengänge ausgehende Geschwulst; ⒺE *cholangioma*

Chol|an|gi|o|ma|no|me|trie *f*: Druckmessung in den Gallenwegen; ⒺE *biliary manometry*

Chol|an|gi|o|pan|kre|a|ti|ko|gra|fie, -gra|phie *f*: Kontrastmitteldarstellung der Gallenwege und der Bauchspeicheldrüse/des Pankreas; ⒺE *cholangiopancreatography*

endoskopische retrograde Cholangiopankreatikografie: Cholangiopankreatikografie mit direkter endoskopischer Kontrastmittelfüllung; ⒺE *endoscopic retrograde cholangiopancreatography*

chol|an|gi|o|pan|kre|a|ti|ko|gra|fisch, -gra|phisch *adj*: Cholangiopankreatikografie betreffend, mittels Cholangiopankrea-

tikografie; ⒺE *cholangiopancreatographic*

Chol|an|gi|o|pan|kre|a|to|gra|fie, -gra|phie *f*: → *Cholangiopankreatikografie*

Chol|an|gi|o|pan|kre|a|to|gramm *nt*: Röntgenkontrastaufnahme von Gallenwegen und Bauchspeicheldrüse/Pankreas; ⒺE *cholangiopancreatogram*

Chol|an|gi|o|pa|thie *f*: Erkrankung der Gallenwege; ⒺE *cholangiopathy*

Chol|an|gi|o|skolpie *f*: endoskopische Betrachtung der Gallenwege; entweder als **intraoperative** oder als **endoskopische retrograde Cholangioskopie**; ⒺE *cholangioscopy*

Chol|an|gi|o|sto|mie *f*: Gallengangsfistelung; äußere Gallengangsfistel; ⒺE *cholangiostomy*

Chol|an|gi|o|to|mie *f*: operative Gallengangseröffnung; ⒺE *cholangiotomy*

Chol|an|gi|tis *f*: Entzündung der Gallenwege/Gallengänge; ⒺE *cholangitis*

Cho|las|kos *nt*: Austritt von Galle in die Bauchhöhle; biliärer Aszites*; ⒺE *cholascos*

Chole-, chole- *präf.*: Wortelement mit der Bedeutung "Galle/Gallenflüssigkeit"

Chole|cal|ci|fe|rol *nt*: mit der Nahrung [Butter, Milch, Eier, Fischöle] aufgenommenes Vitamin D; ⒺE *cholecalciferol*

Chole|cys|ti|tis *f*: Entzündung der Gallenblase; ⒺE *cholecystitis*

Cholecysto-, cholecysto- *präf.*: Wortelement mit der Bedeutung "Gallenblase"

Chole|cys|to|en|te|ro|sto|mie *f*: operative Verbindung von Gallenblase und Darm; ⒺE *cholecystoenterostomy*

Chole|cys|to|gas|tro|sto|mie *f*: operative Verbindung von Gallenblase und Magen; ⒺE *cholecystogastrostomy*

Chole|cys|to|ki|nin *nt*: → *Cholezystokinin*

Chole|cys|to|ko|lo|sto|mie *f*: operative Verbindung von Gallenblase und Kolon; ⒺE *cholecystocolostomy*

Choledoch-, choledoch- *präf.*: → *Choledocho-*

Chole|doch|ek|to|mie *f*: Choledochusentfernung, Choledochusresektion; ⒺE *choledochectomy*

Chole|do|chi|tis *f*: Entzündung des Ductus* choledochus; ⒺE *choledochitis*

Choledocho-, choledocho- *präf.*: Wortelement mit der Bedeutung "Hauptgallengang/Choledochus"

Chole|do|cho|cho|le|do|cho|a|na|sto|mo|se *f*: → *Choledochocholedochostomie*

Chole|do|cho|cho|le|do|cho|sto|mie *f*: Vereinigung zweier Choledochusabschnitte nach Resektion eines Zwischenstücks; ⒠ *choledochocholedochostomy*

Cholledolcholenltelrolalnalstolmolse f: → *Choledochoenterostomie*

Cholledolcholenltelrolstolmie f: operative Verbindung von Choledochus und (Dünn-)Darm; ⒠ *choledochoenterostomy*

Cholledolcholgralfie, -gralphie f: Kontrastmitteldarstellung des Gallengangs/Ductus choledochus; ⒠ *choledochography*

cholledolcholgralfisch, -gralphisch adj: Choledochografie betreffend, mittels Choledochografie; ⒠ *choledochographic*

Cholledolcholgramm nt: Röntgenkontrastaufnahme des Gallengangs/Ductus choledochus; ⒠ *choledochogram*

Cholledolchollith m: im Choledochus liegender Gallenstein; kann zu Choledochusverlegung führen; ⒠ *choledocholith*

Cholledolchollilthloltolmie f: Choledochussteinentfernung; ⒠ *choledocholithotomy*

Cholledolchollilthloltriplsie f: Zerstörung von Choledochussteinen; ⒠ *choledocholithotripsy*

Cholledolchorlrhalphie f: Choledochusnaht; ⒠ *choledochorrhaphy*

Cholledolcholskolpie f: endoskopische Untersuchung des Choledochus; meist intraoperativ [**intraoperative Choledochoskopie**] oder als **endoskopische retrograde Choledochoskopie** durch den Darm; ⒠ *choledochoscopy*

Cholledolcholstolmie f: Anlegen einer äußeren Choledochusfistel zur Gallendrainage; ⒠ *choledochostomy*

Cholledolcholtolmie f: Choledochuseröffnung; ⒠ *choledochotomy*

Cholledolcholzelle f: angeborene Erweiterung des Endteils des Choledochus mit Vorwölbung in das Duodenum; ⒠ *choledochocele*

Cholledolchus m: durch die Vereinigung von Ductus* cysticus und Ductus* hepaticus entstehender Gang, der an der Papilla* duodeni major in den Zwölffingerdarm mündet; ⒠ *choledochus*

Cholledolchuslentlzünldung f: → *Choledochitis*

Cholledolchuslkarlzilnom nt: vom Ductus choledochus ausgehendes Karzinom; häufigster maligner Tumor der Gallenwege; ⒠ *carcinoma of common bile duct*

Cholledolchuslplasltik f: plastische Operation des Ductus* choledochus; ⒠

choledochoplasty

Cholledolchuslstein m: → *Choledocholith*

Cholledolchuslstelnolse f: erworbene Einengung des Ductus* choledochus; meist im Bereich der Papilla* duodeni major [**Papillenstenose***]; ⒠ *stenosis of the choledochus*

Cholledolchuslzyslte f: angeborene zystische Erweiterung des Choledochus; führt oft zu rezidivierenden Entzündungen von Gallenblase und Pankreas; ⒠ *choledochal cyst*

Cholleglolbin nt: im ersten Schritt des Hämoglobinabbaus entstehendes grünes Pigment; ⒠ *choleglobin*

Chollelgralfie, -gralphie f: Oberbegriff für alle Methoden zur Röntgenkontrastdarstellung der Gallenwege und der Gallenblase; ⒠ *cholangiography*

Chollelkallzilfelrol nt: → *Cholecalciferol*

Chollelkilneltilkum nt: die Gallenentleerung förderndes Mittel; ⒠ *cholecystagogue*

chollelkilneltisch adj: die Gallenentleerung fördernd, Gallenblase und Gallenwege anregend; ⒠ *cholecystokinetic*

Chollellith m: → *Gallenstein*

Chollellilthilalsis f: Vorhandensein eines oder mehrerer Gallensteine im Gallengangssystem; betrifft ca. 15 % aller Erwachsenen [Frauen, Übergewichtige, Diabetiker]; ⒠ *cholelithiasis*

Cholelitho-, choelitho- präf.: Wortelement mit der Bedeutung „Gallenstein/Cholelith"

Chollellilthollylse nt: medikamentöse Auflösung von Gallensteinen; ⒠ *cholelitholysis*

Chollellilthloltolmie f: Gallensteinentfernung; ⒠ *cholelithotomy*

Chollellilthloltriplsie f: Gallensteinzertrümmerung; heute meist durch **extrakorporale Stoßwellenlithotripsie**; ⒠ *cholelithotripsy*

Chollelmelsis f: Galleerbrechen; ⒠ *cholemesis*

Chollelpalthie f: Gallenwegserkrankung, Gallenwegsleiden; ⒠ *cholepathia*

Chollelpelriltolnelum nt: Austritt von Galle in die Bauchhöhle; ⒠ *choleperitoneum*

Chollelpelriltolniltis f: durch Gallenaustritt in die Bauchhöhle hervorgerufene Bauchfellentzündung/Peritonitis; ⒠ *choleperitonitis*

Chollelpolelse f: die in der Leber ablaufende Gallenbildung; ⒠ *cholepoiesis*

Chollelra f: schwere, mit Durchfällen und

Erbrechen einhergehende Darmerkrankung; meist gleichgesetzt mit klassischer Cholera; ⒺR *cholera*

Cholera gravis: perakut verlaufende Cholera mit meist tödlichem Ausgang; ⒺR *cholera gravis*

Cholera infantum: Brechdurchfall der Säuglinge; ⒺR *cholera infantum*

klassische Cholera: durch das kommaförmige Bakterium Vibrio* cholera hervorgerufene Infektionskrankheit mit profusen wässrigen Durchfällen [**Reiswasserstühle**], Erbrechen, Exsikkose und Elektrolytverlust und hoher Letalität; ⒺR *classic cholera*

pankreatische Cholera: durch einen endokrinaktiven Tumor der Bauchspeicheldrüse verursachtes Syndrom mit wässrigen Durchfällen, Hypokaliämie* und Achlorhydrie*; ⒺR *pancreatic cholera*

Cholera|di|ar|rhö f: milde Verlaufsform der Cholera; ⒺR *cholerine*

Cholera|ty|phoid nt: typhusähnliches Stadium der Cholera; ⒺR *typhoid cholera*

Cholera|vi|bri|o|nen pl: → *Vibrio cholerae*

Cho|le|re|se f: Gallenbildung und -sekretion durch die Leberzellen; ⒺR *choleresis*

Cho|le|re|ti|kum nt: die Cholerese anregendes Mittel; ⒺR *choleretic*

cho|le|ri|form adj: choleraähnlich, choleraartig, an eine Cholera erinnernd; ⒺR *choleriform*

Cho|le|ri|ne f: → *Choleradiarrhö*

Cho|ler|rha|gie f: (übermäßiger) Gallenfluss; ⒺR *cholerrhagia*

Cho|les|tan nt: aus Cholesterin entstehende Stammverbindung der Sterine*; ⒺR *cholestane*

Cho|les|ta|se f: durch intrahepatische oder extrahepatische Störung des Gallenabflusses aus der Leber hervorgerufenes Krankheitsbild mit Retention von Gallensäuren, Bilirubin [Ikterus*] und anderen Bestandteilen der Galle; ⒺR *cholestasis*

Cho|les|ta|se|syn|drom nt: → *Cholestase*

Cho|les|te|a|tom nt: chronische Epithelproliferation im Bereich des Trommelfells mit destruktivem Wachstum; ⒺR *cholesteatoma*

Cho|les|te|a|to|se f: Ablagerung von Cholesterinestern im Gewebe [**Lipoidflecken**]; ⒺR *cholesteatosis*

Cho|les|te|ra|se f: → *Cholesterinesterase*

Cho|les|te|rin nt: in freier und veresterter Form im Körper vorkommende Steroidalkohol; Grundsubstanz der Steroidhormone und Gallensäuren; wird über die Galle ausgeschieden und zum großen Teil resorbiert [**enterohepatischer Kreislauf**]; ⒺR *cholesterol*

Cho|les|te|ri|na|se f: → *Cholesterinesterase*

Cho|les|te|rin|em|bo|lie f: → *Cholesterinkristallembolie*

Cho|les|te|rin|es|ter pl: im Körper vorkommende Ester von Cholesterin und höheren Fettsäuren; ⒺR *cholesterol ester*

Cho|les|te|rin|es|te|ra|se f: im Pankreas gebildetes Enzym, das Cholesterinester spaltet und damit resorbierbar macht; ⒺR *cholesterolase*

Cho|les|te|rin|kris|tall|em|bo|lie f: kleinere Arterien und Kapillaren betreffende Embolie* durch Cholesterinkristalle; ⒺR *cholesterol embolism*

Cho|les|te|ri|no|se f: Ablagerung von Cholesterin in Geweben; ⒺR *cholesterolosis*

Cho|les|te|rin|pig|ment|kalk|stein m: häufigste Gallensteinform, die neben einem Cholesterinkern auch Gallenfarbstoffe und Kalk enthält; ⒺR *cholesterolpigment-calcium calculus*

Cho|les|te|rin|stein m: fast ausschließlich aus Cholesterin bestehender Gallenstein; ⒺR *cholesterol calculus*

Cholesterin-Synthese-Enzym-Hemmer m: als Lipidsenker verwendeter Hemmer der HMG-CoA-reduktase; ⒺR *HMG-CoA reductase inhibitor*

Cho|les|te|rin|u|rie f: Cholesterinausscheidung im Harn; ⒺR *cholesteroluria*

Cho|les|te|rol nt: → *Cholesterin*

Cho|les|ty|r|amin nt: Anionenaustauscherharz, das im Darm Gallensäuren bindet; ⒺR *cholestyramine*

Cho|le|szin|ti|gra|fie, -gra|phie f: Szintigrafie* der Gallenwege; ⒺR *cholescintigraphy*

cho|le|szin|ti|gra|fisch, -gra|phisch adj: Choleszintigrafie betreffend, mittels Choleszintigrafie; ⒺR *cholescintigraphic*

Cho|le|szin|ti|gramm nt: Szintigramm* der Gallenwege; ⒺR *cholescintigram*

Cho|le|tho|rax m: gallenhaltiger Pleuraerguss*; ⒺR *cholothorax*

Cholezyst-, cholezyst- präf.: → *Cholezysto-*

Cho|le|zys|tal|gol|gum nt: → *Cholekinetikum*

Cho|le|zys|tal|gie f: Gallenblasenschmerz; ⒺR *cholecystalgia*

Cho|le|zys|ta|to|nie f: Gallenblasenatonie; ⒺR *cholecystatony*

Cho|le|zyst|chol|an|gi|o|gra|fie, -gra|phie f: → *Cholezystcholangiografie*

Chollelzyst|chollan|gilo|gramm *nt*: → *Cholezystocholangiogramm*

Chollelzyst|ek|ta|sie *f*: Gallenblasenausweitung, Gallenblasenektasie, z.B. bei Abflussbehinderung; ⒠ *cholecystectasia*

Chollelzyst|ek|to|mie *f*: Gallenblasenentfernung; ⒠ *cholecystectomy*

Chollelzyst|en|te|ro|a|na|sto|mo|se *f*: → *Cholezystoenteroanastomose*

Chollelzyst|en|te|ro|en|te|ro|sto|mie *f*: → *Cholezystoenteroanastomose*

Chollelzyst|en|te|ro|sto|mie *f*: → *Cholezystoenterostomie*

Chollelzys|ti|tis *f*: Entzündung der Gallenblase; ⒠ *cholecystitis*

Cholezysto-, cholezysto- *präf.*: Wortelement mit der Bedeutung „Gallenblase"

Chollelzys|to|chollan|gilo|gra|fie, -gra|phie *f*: Kontrastmitteldarstellung der Gallenblase und der Gallenwege; ⒠ *cholecystocholangiography*

Chollelzys|to|chollan|gilo|gramm *nt*: Röntgenkontrastaufnahme von Gallenblase und Gallenwege; ⒠ *cholecystocholangiogram*

Chollelzys|to|chollan|gilo|pa|thie *f*: Erkrankung der Gallenblase und der Gallenwege; ⒠ *cholecystocholangiopathy*

Chollelzys|to|en|te|ro|a|nas|to|mo|se *f*: operative Verbindung von Gallenblase und Darm; ⒠ *cholecystenteroanastomosis*

Chollelzys|to|en|te|ro|en|te|ro|sto|mie *f*: → *Cholezystoenteroanastomose*

Chollelzys|to|en|te|ror|rha|phie *f*: Gallenblasenfistelung durch direkte Vernähung von Gallenblase und Darm; ⒠ *cholecystenterorrhaphy*

Chollelzys|to|en|te|ro|sto|mie *f*: operative Verbindung von Gallenblase und Darm; ⒠ *cholecystoenterostomy*

Chollelzys|to|gas|tro|a|nas|to|mo|se *f*: → *Cholezystogastrostomie*

Chollelzys|to|gas|tro|sto|mie *f*: operative Verbindung von Gallenblase und Magen; ⒠ *cholecystogastrostomy*

Chollelzys|to|gra|fie, -gra|phie *f*: Kontrastmitteldarstellung der Gallenblase; ⒠ *cholecystography*

chollelzys|to|gra|fisch, -gra|phisch *adj*: Cholezystografie betreffend, mittels Cholezystografie; ⒠ *cholecystographic*

Chollelzys|to|gramm *nt*: Röntgenkontrastaufnahme der Gallenblase; ⒠ *cholecystogram*

intravenöses Cholezystogramm: Cholezystogramm mit intravenöser Kontrastmittelapplikation; ⒠ *intravenous cholecystogram*

orales Cholezystogramm: Cholezystogramm mit oraler Kontrastmittelgabe; ⒠ *oral cholecystogram*

chollelzys|to|in|tes|ti|nal *adj*: Gallenblase und Darm/Intestinum betreffend oder verbindend; ⒠ *cholecystointestinal*

Chollelzys|to|ki|nin *nt*: vom APUD-System der Darmschleimhaut gebildetes Hormon, das die Sekretion von Galle und Pankreasspeichel anregt und die Darmmotilität erhöht; ⒠ *cholecystokinin*

Chollelzys|to|li|thi|a|sis *f*: auf die Gallenblase beschränkte Cholelithiasis*; ⒠ *cholecystolithiasis*

Chollelzys|to|li|tho|trip|sie *f*: Zerstörung von Gallensteinen in der Gallenblase; ⒠ *cholecystolithotripsy*

Chollelzys|to|pa|thie *f*: Gallenblasenerkrankung; ⒠ *cholecystopathy*

Chollelzys|to|pe|xie *f*: Gallenblasenanheftung bei mobiler Gallenblase; ⒠ *cholecystopexy*

Chollelzys|tor|rha|phie *f*: Gallenblasennaht; ⒠ *cholecystorrhaphy*

Chollelzys|to|so|no|gra|fie, -gra|phie *f*: Sonografie* der Gallenblase; ⒠ *cholecystosonography*

Chollelzys|to|sto|mie *f*: Gallenblasenfistelung; ⒠ *cholecystostomy*

Chollelzys|to|to|mie *f*: Gallenblaseneröffnung; ⒠ *cholecystotomy*

Chollin *nt*: über die Nahrung aufgenommener Baustein von Acetylcholin* und Lecithin*; ⒠ *choline*

Chollin|alce|tyl|la|se *f*: die Synthese von Acetylcholin katalysierendes Enzym; ⒠ *choline acetylase*

Chollin|alce|tyl|trans|fe|ra|se *f*: → *Cholinacetylase*

chollin|erg *adj*: durch Acetylcholin wirkend, auf Acetylcholin ansprechend; ⒠ *cholinergic*

Chollin|er|gi|kum *nt*: Arzneimittel mit aktivierender Wirkung auf das parasympathische Nervensystem; ⒠ *cholinergic*

chollin|er|gisch *adj*: → *cholinerg*

Chollin|es|te|ra|se *f*: Enzym, das Acetylcholin in Essigsäure und Cholin spaltet; ⒠ *cholinesterase*

echte Cholinesterase: die Spaltung von Acetylcholin in Cholin und Acetat katalysierendes Enzym; ⒠ *true cholinesterase*

unspezifische Cholinesterase: in Serum, Darmschleimhaut und Pankreas vorkommendes Enzym, das außer Acetylcholin auch andere Cholinester spaltet; ⒠ *nonspecific cholinesterase*

Cho|lin|es|te|ra|se|hem|mer *m*: Pharmaka, die die Aktivität der Acetylcholinesterase hemmen und eine (toxische) Anreicherung von Acetylcholin bewirken; ⒠ *cholinesterase inhibitor*

Cho|lin|es|te|ra|se|in|hi|bi|tor *m*: → *Cholinesterasehemmer*

Cho|li|no|ly|ti|kum *nt*: die Wirkung von Acetylcholin* aufhebendes Mittel; ⒠ *cholinolytic*

cho|li|no|ly|tisch *adj*: die Wirkung von Acetylcholin* aufhebend; ⒠ *cholinolytic*

Cho|li|no|re|zep|tor *m*: Rezeptor für Acetylcholin* oder Substanzen mit cholinerger Wirkung; ⒠ *cholinoreceptor*

Cho|li|no|re|zep|to|ren|blo|cker *pl*: cholinerge Rezeptoren hemmende Mittel; ⒠ *cholinergic blockers*

Cho|li|no|zep|tor *m*: → *Cholinorezeptor*

Cho|lin|phos|pho|gly|ce|rid *nt*: aus Cholin, Glycerin, Phosphorsäure und Fettsäuren bestehender Grundbaustein der Zellmembran; ⒠ *choline phosphoglyceride*

Cholo-, cholo- *präf*: → *Chole-*

Chol|or|rhoe *f*: übermäßiger Gallenfluss; ⒠ *cholorrhea*

Chol|os|tal|se *f*: → *Cholestase*

Chol|säu|re *f*: eine Gallensäure, die als Laxans, Choleretikum und Cholagogum verwendet wird; ⒠ *cholic acid*

Chol|u|rie *f*: Ausscheidung von Gallenfarbstoffen im Harn; ⒠ *choluria*

Chondr-, chondr- *präf*: → *Chondro-*

chon|dral *adj*: Knorpel betreffend, aus Knorpel bestehend, knorpelig, knorplig; ⒠ *chondral*

Chon|dral|gie *f*: → *Chondrodynie*

Chon|dral|lo|pla|sie *f*: → *Chondrodystrophie*

Chon|drek|to|mie *f*: Knorpelentfernung, Knorpelresektion; ⒠ *chondrectomy*

Chondri-, chondri- *präf*: → *Chondro-*

Chon|dri|o|som *nt*: im Zellplasma aller Körperzellen [außer Erythrozyten] liegende Organelle, die der Hauptort des Energiestoffwechsels aller aeroben Zellen ist; ⒠ *chondriosome*

Chon|dri|tis *f*: Knorpelentzündung; ⒠ *chondritis*

Chondro-, chondro- *präf*: Wortelement mit der Bedeutung „Knorpel/Knorpelgewebe"

Chon|dro|al|lo|pla|sie *f*: → *Chondrodystrophie*

Chon|dro|blast *m*: knorpelbildende Zelle; ⒠ *chondroblast*

Chon|dro|cal|ci|no|sis *f*: → *Chondrokalzinose*

Chon|dro|cra|ni|um *nt*: → *Chondrokranium*

Chon|dro|der|mat|i|tis *f*: Entzündung von Haut und Knorpel; ⒠ *chondrodermatitis*

Chon|dro|dy|nie *f*: Knorpelschmerz; ⒠ *chondrodynia*

Chon|dro|dys|pla|sie *f*: Knorpelbildungsstörung; ⒠ *chondrodysplasia*

Chon|dro|dys|tro|phie *f*: Störung der enchondralen Ossifikation* mit Beeinträchtigung des Längenwachstums der Knochen; ⒠ *chondrodystrophy*

Chon|dro|ek|to|der|mal|dys|pla|sie *f*: Syndrom mit Mikromelie*, Polydaktylie*, Hypodontie und anderen Fehlbildungen; ⒠ *chondroectodermal dysplasia*

Chon|dro|en|do|the|li|om *nt*: gutartiger Bindegewebstumor mit chondromatösen und endotheliomatösen Anteilen; ⒠ *chondroendotheloma*

chon|dro|e|pi|phy|sär *adj*: Epiphysen(fugen)knorpel/Cartilago epiphysialis betreffend; ⒠ *chondroepiphyseal*

Chon|dro|e|pi|phy|si|tis *f*: Entzündung des Epiphysenknorpels; ⒠ *chondroepiphysitis*

chon|dro|gen *adj*: knorpelbildend, knorpelformend; ⒠ *chondrogenous*

Chon|dro|ge|ne|se *f*: Knorpelbildung; ⒠ *chondrogenesis*

chon|dro|id *adj*: wie Knorpel, knorpelartig, knorpelähnlich, knorpelförmig, knorpelig, knorplig; ⒠ *chondroid*

Chon|dro|i|tin|sul|fa|te *pl*: zu den Mukopolysacchariden gehörende Sulfate der Chondoitinschwefelsäure; ihre drei Formen [**Chondroitinsulfat A, B, C**] sind die Hauptbestandteile des Knorpels und kommen auch in Haut, Sehnen und Herzklappen vor; ⒠ *chondroitin sulfates*

Chon|dro|kal|zi|no|se *f*: durch Ablagerung von Calciumpyrophosphatdihydrat in einem [meist Kniegelenk] oder mehreren Gelenken hervorgerufene Arthropathie*; ⒠ *chondrocalcinosis*

Chondrokalzinose-Arthropathie *f*: → *Chondrokalzinose*

Chondrokalzinose-Syndrom *nt*: → *Chondrokalzinose*

Chon|dro|kar|zi|nom *nt*: Karzinom* mit Knorpelanteil; ⒠ *chondrocarcinoma*

Chon|dro|klast *m*: Knorpel abbauende Zelle; ⒠ *chondroclast*

chon|dro|kos|tal *adj*: Rippenknorpel/Cartilago costalis betreffend; ⒠ *chondro-*

costal

Chon|dro|kra|ni|um nt: knorpelig vorgebildete Teile des Schädels [v.a. Schädelbasis], die später durch Knochen ersetzt werden; Ⓔ *chondrocranium*

Chon|dro|ly|se f: Knorpelauflösung; Ⓔ *chondrolysis*

Chon|drom nt: von Knorpelgewebe ausgehender Tumor; Ⓔ *chondroma*

Chon|dro|ma nt, pl -ma|ta: → Chondrom

Chon|dro|mal|a|cia f: Knorpelerweichung; Ⓔ *chondromalacia*

Chondromalacia patellae: oft beide Kniescheiben betreffende Knorpelerweichung bei Jugendlichen; Ⓔ *chondromalacia patellae*

chon|dro|ma|tös adj: Chondrom betreffend, in der Art eines Chondroms (wachsend); Ⓔ *chondromatous*

Chon|dro|ma|tol|se f: durch multiple, gutartige Knorpelgeschwulste [Chondrome*] gekennzeichnete Arthropathie*; Ⓔ *chondromatosis*

Chon|dro|mul|ko|id nt: Grundsubstanz des hyalinen Knorpels; Ⓔ *chondromucoid*

Chon|dron nt: aus Knorpelzellen und dem sie umschließenden Hof bestehende Grundeinheit des Knorpels; Ⓔ *chondrone*

Chon|dro|ne|kro|se f: Nekrose* von Knorpel(gewebe); Ⓔ *chondronecrosis*

chondro-ossär adj: aus Knorpel- und Knochengewebe bestehend; Ⓔ *chondro-osseous*

Chon|dro|os|te|ol|dys|tro|phie f: Störung der Knochen- und Knorpelbildung; Ⓔ *chondro-osteodystrophy*

Chon|dro|pal|thie f: (degenerative) Knorpelerkrankung; Ⓔ *chondropathy*

Chon|dro|pla|sie f: Knorpelbildung; Ⓔ *chondroplasia*

Chon|dro|plast m: → Chondroblast

Chon|dro|plas|tik f: Knorpelplastik; Ⓔ *chondroplasty*

Chon|dro|po|ro|se f: Hohlraumbildung im Knorpel; Ⓔ *chondroporosis*

Chon|dro|sal|min nt: Amin der Galaktose*; Ⓔ *chondrosamine*

Chon|dro|sar|kom nt: bösartiger Tumor des Knorpelgewebes; Ⓔ *chondrosarcoma*

Chon|dro|se f: degenerative Knorpelerkrankung; Ⓔ *chondrosis*

Chon|dro|to|mie f: Knorpeldurchtrennung; Ⓔ *chondrotomy*

chon|dro|xi|pho|id adj: Schwertfortsatz/Processus xiphoideus betreffend; Ⓔ *chondroxiphoid*

Chon|dro|zyt m: reife Knorpelzelle; Ⓔ

chondrocyte

Chopart-Amputation f: Fußamputation in der Chopart-Gelenklinie; Ⓔ *Chopart's amputation*

Chopart-Gelenklinie f: Gelenklinie innerhalb der Fußwurzelknochen; Ⓔ *Chopart's joint*

Chor|da f: (anatom.) Schnur, Strang, Band; Ⓔ *chorda*

Chordae tendineae cordis: Sehnenfäden der Papillarmuskeln; Ⓔ *tendinous cords of heart*

Chorda tympani: Fasern des Nervus* facialis, die durch die Paukenhöhle zur Zungen ziehen; Ⓔ *chorda tympani*

Chorda umbilicalis: Nabelstrang, Nabelschnur; Ⓔ *umbilical cord*

Chord|ek|to|mie f: Stimmbandteilresektion, Stimmbandausschneidung; Ⓔ *chordectomy*

Chor|di|tis f: Entzündung eines oder beider Stimmbänder; Ⓔ *chorditis*

Chor|do|pel|xie f: Stimmbandfixierung; Ⓔ *chordopexy*

Chor|do|to|mie f: **1.** Stimmlippendurchtrennung **2.** Durchtrennung der Schmerzbahn im Rückenmark; Ⓔ **1.–2.** *chordotomy*

Chor|do|zen|te|se f: Punktion der Nabelschnurgefäße; Ⓔ *chordocentesis*

Cho|rea f: Oberbegriff für extrapyramidale Bewegungsstörungen mit unwillkürlichen, nicht unterdrückbaren Bewegungen [Hyperkinesen] und allgemeiner Muskelhypotonie; Ⓔ *chorea*

Chorea Huntington: autosomal-dominante Form, die meist im 4. Lebensjahrzehnt einsetzt; neben choreatischen Symptomen imponiert der progressive geistige Verfall; Ⓔ *Huntington's chorea*

Chorea minor: v.a. Mädchen betreffende Choreaform, die im Anschluss an Streptokokkenerkrankungen zusammen mit rheumatischem Fieber auftritt; Ⓔ *Sydenham's chorea*

cho|re|al|ti|form adj: choreaähnlich, in der Art einer Chorea; Ⓔ *choreiform*

cho|re|i|form adj: → choreatiform

Cho|re|o|al|the|tol|se f: Bewegungsunruhe [Hyperkinese*] mit kombiniert choreatischer und athetotischer Symptomatik; Ⓔ *choreoathetosis*

Cho|res|tom nt: → Choristom

cho|ri|al adj: die mittlere Eihaut/Chorion betreffend; Ⓔ *chorial*

Chorio-, chorio- präf.: Wortelement mit der Bedeutung „Zottenhaut/Chorion"

Cho|ri|o|lam|ni|o|ni|tis f: Entzündung von

Chorion* und Amnion*; ⓔ *chorio-amnionitis*

Cho|ri|o|blas|tom *nt*: → *Chorionepitheliom*

Cho|ri|o|ca|pil|la|ris *f*: aus einem dichten Gefäßnetz bestehende Aderhautschicht; ⓔ *choriocapillaris*

Cho|ri|o|e|pi|the|li|om *nt*: → *Chorionepitheliom*

Cho|ri|o|ge|ne|se *f*: Chorionentwicklung; ⓔ *choriogenesis*

Cho|ri|o|i|dea *f*: → *Choroidea*

Cho|ri|o|i|dea|skle|ro|se *f*: altersbedingte Sklerose der Aderhaut; ⓔ *choroidal sclerosis*

Cho|ri|o|i|de|pi|the|li|om *nt*: vom Plexus* choroideus ausgehender gutartiger Tumor; ⓔ *plexus papilloma*

Cho|ri|o|i|di|tis *f*: Entzündung der Aderhaut, Aderhautentzündung; ⓔ *choroiditis*

Cho|ri|o|i|do|i|ri|tis *f*: Entzündung von Aderhaut und Regenbogenhaut; ⓔ *choroidoiritis*

Cho|ri|o|i|do|se *f*: Bezeichnung für degenerative, evtl. auch entzündliche Veränderungen der Aderhaut; oft gleichgesetzt mit Chorioiditis*; ⓔ *choroidosis*

Cho|ri|o|i|do|zy|kli|tis *f*: Entzündung von Aderhaut und Ziliarkörper; ⓔ *choroidocyclitis*

Cho|ri|o|id|pa|pil|lom *nt*: → *Chorioidepitheliom*

Cho|ri|o|i|ri|tis *f*: Entzündung von Aderhaut und Regenbogenhaut; ⓔ *choroidoiritis*

Cho|ri|o|me|nin|gi|tis *f*: Entzündung von Hirnhaut und Plexus* choroideus; ⓔ *choriomeningitis*

Cho|ri|on *nt*: mittlere Eihaut; ⓔ *chorion*

Cho|ri|on|al|de|nol|ma des|tru|ens *nt*: → *Chorionepitheliom*

Cho|ri|on|bi|op|sie *f*: → *Chorionzottenbiopsie*

Cho|ri|on|ent|zün|dung *f*: → *Chorionitis*

Cho|ri|on|e|pi|thel *nt*: Chorionepithel; bildet u.A. Choriongonadotropin; ⓔ *chorionic epithelium*

Cho|ri|on|e|pi|the|li|om *nt*: aus einer Blasenmole* hervorgehender maligner Tumor des Chorionepithels; ⓔ *chorionepithelioma*

Cho|ri|on|go|na|do|tro|phin *nt*: → *Choriongonadotropin*

Cho|ri|on|go|na|do|tro|pin *nt*: von den Trophoblasten der Plazenta gebildetes Hormon, das den Gelbkörper erhält und seine Umwandlung in den Schwangerschaftsgelbkörper bewirkt; ⓔ *cho-*

riogonadotropin

Cho|ri|o|ni|tis *f*: Entzündung des Chorions*; ⓔ *chorionitis*

Cho|ri|on|kar|zi|nom *nt*: → *Chorionepitheliom*

Cho|ri|on|so|mal|to|mam|mo|tro|pin *nt*: in den Chorionzellen der Plazenta gebildetes Hormon unklarer Funktion; ⓔ *chorionic somatomammotropin*

Cho|ri|on|zot|ten|bi|op|sie *f*: Probeentnahme aus dem Chorion in der Frühschwangerschaft zur Diagnose genetischer Erkrankungen; ⓔ *chorionic villus biopsy*

cho|ri|o|re|ti|nal *adj*: Aderhaut und Netzhaut/Retina betreffend oder verbindend; ⓔ *chorioretinal*

Cho|ri|o|re|ti|ni|tis *f*: Entzündung von Aderhaut und Netzhaut; ⓔ *chorioretinitis*

Cho|ri|o|re|ti|no|pa|thie *f*: Erkrankung von Aderhaut und Netzhaut; ⓔ *chorioretinopathy*

Cho|ris|tie *f*: Versprengung von Gewebe in der Embryonalphase; ⓔ *chorista*

Cho|ris|tom *nt*: von versprengtem Embryonalgewebe ausgehender Tumor; ⓔ *choristoma*

Cho|ro|i|dea *f*: gefäß- und pigmentreicher hinterer Abschnitt der mittleren Augenhaut; versorgt das Pigmentepithel und die Stäbchen-Zapfen-Schicht; ⓔ *choroid*

Cho|ro|i|dek|to|mie *f*: operative Entfernung des Plexus* choroideus der Seitenventrikel; ⓔ *choroidectomy*

Cho|ro|i|de|pi|the|li|om *nt*: → *Chorioidepitheliom*

Cho|ro|i|di|tis *f*: → *Chorioiditis*

Cho|ro|id|pa|pil|lom *nt*: → *Chorioidepitheliom*

Christmas-Faktor *m*: Vitamin K-abhängig in der Leber synthetisierter Faktor der Blutgerinnung; Mangel führt zu Hämophilie* B [**Christmas-Krankheit**]; ⓔ *Christmas factor*

Chrom *nt*: hartes, beständiges Metall; essentielles Spurenelement; berufliche Exposition kann zu Allergien und Lungenerkrankungen führen; ⓔ *chrome*

Chrom-, chrom- *präf.*: → *Chromo-*

-chrom *suf.*: Wortelement mit der Bedeutung „Farbe/Farbstoff"

chrom|af|fin *adj*: leicht mit Chromsalzen färbbar; ⓔ *chromaffin*

Chrom|af|fi|no|pa|thie *f*: Erkrankung des chromaffinen Systems; ⓔ *chromaffinopathy*

chrom|ar|gen|taf|fin *adj*: mit Chrom- und

Silbersalzen färbbar; ⓔ *chromargentaffin*

Chromat-, chromat- *präf.*: →*Chromat-*

Chrolmaltilde *f*: Längshalfte eines Chromosoms; ⓔ *chromatid*

Chrolmaltin *nt*: im wesentlichen aus DNA*, Protein [Histone*, Nichthistone] und RNA* bestehende spezifisch anfärbbare Kernsubstanz; in der Teilungsphase entstehen aus ihm die sichtbaren Chromosomen; ⓔ *chromatin*

chrolmaltinlnelgaltiv *adj*: ohne Geschlechtschromatin; ⓔ *chromatin-negative*

chrolmaltinlpolsiltiv *adj*: mit Geschlechtschromatin; ⓔ *chromatin-positive*

chrolmaltisch *adj*: Farbe betreffend, farbig, anfärbbar; ⓔ *chromatic*

Chromato-, chromato- *präf.*: Wortelement mit der Bedeutung „Farbe/Farbstoff"

Chrolmaltolderlmaltolse *f*: durch eine Vermehrung oder Verminderung der Pigmentierung gekennzeichnete Hauterkrankung; ⓔ *chromatodermatosis*

Chrolmaltoldsyslolpie *f*: Störung des normalen Farbensehens, z.B. Rotschwäche, Grünschwäche; ⓔ *dyschromatopsia*

Chrolmaltoldyslolpsie *f*: →*Chromatodysopie*

chrolmaltolgen *adj*: farbstoffbildend; ⓔ *chromatogenous*

Chrolmaltolgralfie, -gralphie *f*: Analysenmethode zur Auftrennung von Lösungen oder Gasen durch Ausnutzung der unterschiedlichen Wanderungsgeschwindigkeit; ⓔ *chromatography*

chrolmaltolgralfisch, -gralphisch *adj*: Chromatografie betreffend, mittels Chromatografie; ⓔ *chromatographic*

chrolmaltolid *adj*: sich wie Chromatin färbend, chromatinartig; ⓔ *chromatoid*

chrolmaltolphil *adj*: leicht färbbar; ⓔ *chromatophil*

Chrolmaltolphor *nt*: Pigmentzelle von Haut, Iris oder Choroidea; ⓔ *chromatophore*

Chrolmaltolpie *f*: →*Chromatopsie*

Chrolmaltolpsie *f*: 1. Farbensehen, Farbsinn 2. Sehstörung, bei der alle Gegenstände in einem Farbton erscheinen, z.B. Gelbsehen [Xanthopsie]; ⓔ 1. *chromatic vision* 2. *chromatopsia*

Chrolmaltopltolmeltrie *f*: Messung des Farbensehens; ⓔ *chromatoptometry*

Chrolmaltorlrhelxis *f*: Chromatinauflösung, Chromatinfragmentation; ⓔ *chromatinorrhexis*

Chrolmaltolse *f*: →*Chromatodermatose*

Chrolmatlulrie *f*: Ausscheidung eines pathologisch gefärbten Harns; ⓔ *chromaturia*

Chromlcatlgut *nt*: mit Chromsalzen behandeltes Catgut*; wird langsamer resorbiert als normales Catgut; ⓔ *chromic catgut*

Chromlhidlrolse *f*: Ausscheidung eines gefärbten Schweißes; ⓔ *chromhidrosis*

Chromlkatlgut *nt*: →*Chromcatgut*

Chromo-, chromo- *präf.*: Wortelement mit der Bedeutung „Farbe/Farbstoff"

Chrolmolblast *m*: Vorläuferzelle von Pigmentzellen; ⓔ *chromoblast*

Chrolmolblasltolmylkolse *f*: →*Chromomykose*

Chrolmoldilalgnosltik *f*: Funktionsprüfung innerer Organe [z.B. Niere] unter Verwendung von Farbstoffen; ⓔ *chromodiagnosis*

Chrolmolgelnelse *f*: Farbstoffbildung; ⓔ *chromogenesis*

Chrolmolmylkolse *f*: durch Schwärzepilze hervorgerufene Mykose* der Haut und des Unterhautgewebes mit Befall von Hand, Unterschenkel und Fuß [**Moos-Fuß**]; ⓔ *chromomycosis*

Chrolmolperltulbaltion *f*: Füllung der Eileiter mit Farbstoff zur Testung der Durchgängigkeit; ⓔ *chromopertubation*

Chrolmolpelxie *f*: Pigmentfixierung, Pigmentbindung; ⓔ *chromopexy*

chrolmolphil *adj*: leicht färbbar; ⓔ *chromophilic*

chrolmolphob *adj*: schwer anfärbbar; ⓔ *chromophobe*

chrolmolphor *adj*: farbgebend; farbtragend; ⓔ *chromophoric*

Chrolmolpholtolthelralpie *f*: Bestrahlung mit Licht einer bestimmten Wellenlänge, z.B. Rotlichttherapie; ⓔ *chromophototherapy*

Chrolmolprolteinlnielre *f*: durch Auftreten von **Chromoproteinzylindern** charakterisierte Schockniere im Anschluss an eine massive Hämolyse* und Myolyse*; ⓔ *chromoproteinuric nephrosis*

Chrolmolprolteinlulrie *f*: Ausscheidung von pigmentierten Eiweißzylindern im Harn; ⓔ *chromoproteinuria*

Chrolmolplsie *f*: →*Chromatopsie*

Chrolmolreltinolgralfie, -gralphie *f*: Farbfotografie der Netzhaut; ⓔ *chromoretinography*

Chrolmolskolpie *f*: →*Chromodiagnostik*

Chrolmolsom *nt*: während der Mitose*

sichtbare Träger der Erbinformation; der Mensch hat insgesamt 46 Chromosomen, 44 Autosomen* und 2 Geschlechtschromosomen (XX bei der Frau, XY beim Mann); ⓔ *chromosome*

Chrolmolsolmenlablerlraltilon f: Abweichung von der normalen Chromosomenzahl oder Struktur der Chromosomen; ⓔ *chromosome aberration*

Chrolmolsolmenlalnolmallie f: Abweichung von der normalen Chromosomenzahl oder -form; ⓔ *chromosomal anomaly*

Chrolmolsolmenlbanlde f: mit Hilfe von Spezialfärbungen erzeugte Querstreifung von Chromosomen; ⓔ *chromosome band*

Chrolmolsolmenldelleltilon f: Verlust eines Chromosomenabschnitts; ⓔ *chromosome deletion*

Chrolmolsolmenldisljunkltilon f: Auseinanderweichen der Chromosomen während der Anaphase; ⓔ *disjunction*

Chrolmolsolmenlinlverlsilon f: Umkehrung von Chromosomenteilen; ⓔ *inversion of chromosome*

Chrolmolsolmenlmultaltilon f: bleibende Strukturveränderung von Chromosomen; ⓔ *chromosomal mutation*

Chrolmolsolmenlsatz m: Gesamtzahl der Chromosomen; ⓔ *chromosome complement*

Chrolmolsolmenltransllolkaltilon f: Verlagerung eines Chromosomenteils auf ein anderes Chromosom; ⓔ *translocation*

chrolmoltolxisch adj: Hämoglobin zerstörend; durch Hämoglobinzerstörung hervorgerufen; ⓔ *chromotoxic*

Chrolmoltrilchie f: Haarfarbe, Haarfärbung, pigmentiertes Haar; ⓔ *chromotrichia*

Chrolmolzenltren pl: stark anfärbbare Chromatinverdichtungen im Ruhekern; ⓔ *chromocenters*

Chrolmolzyt m: pigmenthaltige/pigmentierte Zelle; ⓔ *chromocyte*

Chromlulrie f: Ausscheidung von Farbstoffen im Harn; ⓔ *chromaturia*

chronic fatigue syndrome nt: ätiologisch ungeklärtes Syndrom, das durch anhaltende oder rezidivierende Müdigkeit, Konzentrationsschwäche, Depressionen, Nachtschweiß u.ä. gekennzeichnet ist; ⓔ *chronic fatigue syndrome*

chrolnisch adj: sich langsam entwickelnd, langsam verlaufend, (an-)dauernd, anhaltend, langwierig; ⓔ *chronic*

Chrolnilziltät f: langsam schleichender Verlauf; chronischer Zustand; ⓔ *chronicity*

Chrono-, chrono- präf.: Wortelement mit der Bedeutung „Zeit"

Chrolnolpharlmalkollolgie f: Anwendung chronobiologischer Erkenntnisse auf Dosierung und Verabreichungsrhythmus von Arzneimitteln; ⓔ *chronopharmacology*

Chrolnolphylsilollolgie f: Lehre vom zeitlichen Ablauf physiologischer Vorgänge; ⓔ *chronophysiology*

chrolnoltrop adj: den zeitlichen Ablauf beeinflussend; (*Herz*) die Schlagfrequenz beeinflussend; ⓔ *chronotropic*

Chryso-, chryso- präf.: Wortelement mit der Bedeutung „Gold"

Chrylsolderlma nt: → Chrysosis

Chrylsolmia f: → Chrysomyia

Chrylsolmyia f: Schmeißfliegengattung; ihre Larven sind Erreger der Myiasis*; ⓔ *Chrysomyia*

Chrylsops m: blutsaugende Bremsengattung; in den Tropen Krankheitsüberträger [Loiasis*, Tularämie*]; ⓔ *Chrysops*

Chrylsolsis f: meist durch therapeutische Goldapplikation hervorgerufene irreversible Einlagerung von Goldpartikeln in die Haut und Schleimhaut, aber auch Lederhaut und Bindehaut des Auges [Chrysosis corneae]; ⓔ *chrysiasis*

Chrylsolspolrilum nt: Schimmelpilzgattung, die Hautpilzerkrankungen verursachen kann; ⓔ *Chrysosporium*

Chrylsolthelralpie f: Behandlung mit goldhaltigen Substanzen; ⓔ *chrysotherapy*

Chvostek-Fazialisphänomen nt: mechanische Übererregbarkeit des Nervus* facialis bei Tetanie*; ⓔ *Chvostek's sign*

Chyl-, chyl- präf.: → Chylo-

Chyllälmie f: Vorkommen von Chylus* im Blut; auch gleichgesetzt mit Chylomikronämie*; ⓔ *chylemia*

Chyllanlgilekltalsie f: zystische Erweiterung von Lymphgefäßen des Darms; ⓔ *chylangiectasia*

Chyllaslkos m: → Chyloperitoneum

Chyllaslziltes m: → Chyloperitoneum

Chyllekltalsie f: → Chylangiektasie

Chylo-, chylo- präf.: Wortelement mit der Bedeutung „Saft/milchige Flüssigkeit"

Chyllollilpulrie f: → Chylurie

Chyllolmeldilasltinlum nt: chylöser Erguss im Mediastinalraum; ⓔ *chylomediastinum*

Chyllolmilkron nt: in der Darmschleim-

haut gebildete Lipoid-Protein-Partikel als Transportform für Fette im Blut; ⒠ *chylomicron*

Chyllolmilkronlälmie f: Erhöhung der Chylomikronen im Blut; ⒠ *chylomicronemia*

Chyllolpelrilkard nt: chylöser Erguss im Herzbeutel; ⒠ *chylopericardium*

Chyllolpelrilkarldiltis f: Herzbeutelentzündung durch einen chylösen Erguss; ⒠ *chylopericarditis*

Chyllolpelriltolnelum nt: chylöser Erguss in der Bauchhöhle; ⒠ *chyloperitoneum*

Chyllolpneulmoltholrax m: kombinierter Chylo- und Pneumothorax*; ⒠ *chylopneumothorax*

Chyllolpolelse f: Chylusbildung; ⒠ *chylopoiesis*

Chyllorlrhoe f: 1. Austritt von chylöser Flüssigkeit aus geschädigten Lymphgefäßen 2. chylöser Durchfall; ⒠ 1. *chylorrhea* 2. *chylous diarrhea*

chyllös adj: Chylus betreffend, aus Chylus bestehend; chylusähnlich, chylusartig; ⒠ *chylous*

Chylloltholrax m: chylöser Erguss in der Pleurahöhle; ⒠ *chylothorax*

Chyllolzelle f: Hydrozele* durch Chylusstauung; ⒠ *chylocele*

Chyllulrie f: Chylusausscheidung im Harn; chylöser Urin; ⒠ *chyluria*

Chyllus m: von den Dünndarmzotten kommende milchig-trübe Darmlymphe, die via Truncus* lymphaticus und Ductus* lymphaticus in die venöse Blutbahn geleitet wird; ⒠ *chyle*

Chylluslkorn nt: → *Chylomikron*

Chylluslträpflchen nt: → *Chylomikron*

Chylluslzylste f: → *Chylangiektasie*

Chylmilfilkaltilon f: Chymusbildung im Magen; ⒠ *chymification*

chyllmös adj: Chymus betreffend, chymusartig; ⒠ *chymous*

Chylmoltrylpsin nt: für die Eiweißverdauung im Darm wichtiges Enzym; wird im Darmlumen aus der Vorstufe **Chymotrypsinogen** aktiviert; ⒠ *chymotrypsin*

Chylmus m: der im Magen gebildete, aus vorverdauter Nahrung bestehende Speisebrei; ⒠ *chyme*

Cilcaltrix f: Narbe, Narbengewebe; ⒠ *cicatrix*

Cilclolspolrin nt: stark wirksames Immunsuppressivum*, das zur Behandlung von Autoimmunkrankheiten und bei Transplantatabstoßung eingesetzt wird; ⒠ *ciclosporin*

Cillia pl: 1. Augenwimpern, Wimpern, Zilien, Cilien 2. → *Cilium*; ⒠ 1. *cilia* 2. → *Cilium*

Cillilalta pl: → *Ciliophora*

Cillilen pl: → *Cilia*

Cilio-, cilio- präf.: Wortelement mit der Bedeutung „Wimper/Zilie/Cilium"

Cillilolpholra pl: teilweise oder vollständig bewimperte Einzeller, die in Süß- und Salzwasser vorkommen; zum Teil Parasiten oder Krankheitserreger des Menschen [z.B. Balantidium* coli]; ⒠ *Ciliophora*

Cillilum nt, pl **Cillia:** 1. feines Haar des Flimmerepithels 2. Flimmerhaar der Wimpertierchen/Ciliophora*; ⒠ 1.–2. *cilium*

Cilllolsis f: spastisches Oberlidzittern; ⒠ *cillosis*

Cilmex m: Gattung blutsaugender Wanzen; ⒠ *Cimex*

Cimex lectularius: in den gemäßigten Zonen heimische Wanze, deren Speichelsekret eine urtikarielle Reaktion [Cimicose*] hervorruft; ⒠ *Cimex lectularius*

Cilmilcildae pl: Familie flügelloser, blutsaugender Insekten, die die Bettwanzen und verwandte Gattungen enthält; ⒠ *Cimicidae*

Cilmilcolsis f: in Mitteleuropa selten gewordene Hautreaktion [**Urticaria cimicina**] auf Bettwanzenbisse; ⒠ *cimicosis*

Cilmilkolse f: → *Cimicosis*

Cinlgullum nt: Gürtel, gürtelförmige Struktur; ⒠ *girdle*

Cingulum pectorale: Schultergürtel; ⒠ *pectoral girdle*

Cingulum pelvicum: Beckengürtel; ⒠ *pelvic girdle*

Cilolniltis f: Entzündung des Gaumenzäpfchens; ⒠ *cionitis*

cirlcaldilan adj: über den ganzen Tag (verteilt), ungefähr 24 Stunden dauernd oder umfassend, tagesrhythmisch; ⒠ *circadian*

Cirlcullus m: Kreis, Ring; ⒠ *circle*

Circulus arteriosus cerebri: an der Gehirnbasis liegende Anastomose* von Arteria basilaris und Arteria carotis interna; ⒠ *arterial circle of cerebrum*

Circulus vasculosus: Gefäßkranz; ⒠ *vascular circle*

Circum-, circum- präf.: Wortelement mit der Bedeutung „um...herum"

Cirrhose cardiaque f: durch eine Rechtsherzinsuffizienz* hervorgerufene Leberstauung mit Verbreiterung der Periportalsepten; keine Zirrhose* im pathologisch-anatomischen Sinn; ⓔ *cardiac cirrhosis*

Cir|rho|sis f: chronisch-entzündliche, evtl. von Nekrose* begleitete Organerkrankung mit fortschreitender Verhärtung und Schrumpfung des Gewebes; ⓔ *cirrhosis*

Cirrhosis alcoholica: durch chronischen Alkoholabusus* hervorgerufene häufigste Form der Leberzirrhose*; ⓔ *alcoholic cirrhosis*

Cirrhosis biliaris: von den Gallengängen ausgehende Leberzirrhose*; ⓔ *biliary cirrhosis*

Cirrhosis hepatis: Oberbegriff für alle chronischen Lebererkrankungen, die durch Entzündung, Parenchymuntergang, Regeneration und Ausbildung von Bindegewebssepten zu einer Veränderung der Leberarchitektur und damit zu einer Beeinträchtigung von Durchblutung und Leberfunktion führen; ⓔ *liver cirrhosis*

Cir|sek|to|mie f: Teilentfernung von Krampfadern; ⓔ *cirsectomy*

Cis|pla|tin nt: Platinkomplex mit zytostatischer Wirkung; ⓔ *cisplatin*

Cis|ter|na f, pl **-nae:** Flüssigkeitsreservoir, Zisterne; ⓔ *cistern*

Cisterna cerebellomedullaris posterior: größte Erweiterung des Subarachnoidalraums zwischen Kleinhirn und verlängertem Mark; ⓔ *posterior cerebellomedullary cistern*

Cisterna chyli: Erweiterung am Zusammenfluss von Truncus* intestinalis und Trunci* lumbales; ⓔ *chyle cistern*

Cisterna magna: → *Cisterna cerebellomedullaris posterior*

Cisterna nucleolemmae: Flüssigkeitsraum um den Zellkern; ⓔ *cistern of nuclear envelope*

Cisternae subarachnoideae: liquorhaltige Erweiterungen des Subarachnoidalraums; ⓔ *subarachnoidal cisterns*

cis-trans Isomerie f: Isomerie, bei der durch eine Doppelbindung getrennte Substituenten entweder auf derselben Seite des Moleküls [**cis-Form**] oder auf entgegengesetzten Seiten stehen [**trans-Form**]; ⓔ *cis-trans isomerism*

Cis|tron nt: Genabschnitt, der die Bildung eines Produktes [RNA, Protein] kodiert; ⓔ *cistron*

Ci|trat nt: Salz der Citronensäure; ⓔ *citrate*

Ci|trat|blut nt: durch Citratzusatz unge-

rinnbar gemachtes Blut; ⓔ *citrated blood*

Ci|trat|plas|ma nt: durch Citratzusatz ungerinnbar gemachtes Plasma; ⓔ *citrated plasma*

Ci|trat|zy|klus m: → *Zitratzyklus*

Ci|tro|nen|säu|re f: Tricarbonsäure, wichtiges Zwischenprodukt des Intermediärstoffwechsels; ⓔ *citric acid*

Citronensäurezyklus m: → *Citratzyklus*

Citrovorum-Faktor m: von Leuconostoc citrovorum gebildete aktive Form der Folsäure*; ⓔ *citrovorum factor*

Ci|trul|lin|ä|mie f: autosomal-rezessive Enzymopathie*, die zur Anhäufung von Ammoniak im Körper führt; gekennzeichnet durch Erbrechen, epileptiforme Anfälle, geistige Retardierung und Gedeihstörung; ⓔ *citrullinemia*

C3-Konvertase f: Schlüsselenzym der Komplementaktivierung; ⓔ *C3 convertase*

Cla|do|spo|ri|um nt: Schimmelpilzgattung mit Erregern [**C. carrionii, C. mansoni, C. werneckii**] von Hautpilzerkrankungen; ⓔ *Cladosporium*

Cla|po|te|ment nt: Plätschergeräusch des Magens; ⓔ *clapotement*

Clarke-Säule f: Ganglienzellgruppe in der Hintersäule des Rückenmarks; ⓔ *Clarke's column*

Clau|di|ca|tio f: Hinken; ⓔ *claudication*

Claudicatio intermittens: durch eine periphere arterielle Durchblutungsstörung verursachte heftige Wadenschmerzen, die zu vorübergehendem Hinken führen oder den Patienten zum Stehenbleiben zwingen; ⓔ *intermittent claudication*

Claudicatio intermittens abdominalis: kolikartige Leibschmerzen mit Symptomen des akuten Abdomens bei Einschränkung der Darmdurchblutung durch eine Arteriosklerose der Mesenterialgefäße; ⓔ *intestinal angina*

Claus|tro|pho|bie f: Angst vor geschlossenen Räumen; oft gleichgesetzt mit Platzangst; ⓔ *claustrophobia*

Cla|vi|ceps pur|pu|rea f: auf Gräsern, v.a. Roggen, wachsender Pilz, dessen sporenbildende Dauerform [**Mutterkorn, Secale cornutum**] zahlreiche Alkaloide [**Mutterkornalkaloide**] enthält; ⓔ *Claviceps purpurea*

Cla|vi|cu|la f, pl **-lae:** Schlüsselbein; ⓔ *clavicle*

Cla|vi|ko|to|mie f: Schlüsselbeindurchtrennung; ⓔ *clavicotomy*

Cla|vul|an|säu|re f: von **Streptomyces cla-**

vuligerus gebildete Substanz, die die Empfindlichkeit von Bakterien gegen verschiedene Antibiotika erhöht; Ⓔ *clavulanic acid*

Clavus *m*: durch chronischen Druck hervorgerufene Hornverdickung mit zentralem Zapfen; Ⓔ *clavus*

Clearance *f*: Bezeichnung für die Plasmamenge, die pro Zeiteinheit von einer bestimmten Substanzmenge gereinigt wird; Ⓔ *clearance*

renale Clearance: Klärleistung der Niere; Ⓔ *renal clearance*

Cleid-, cleid- *präf.*: Wortelement mit der Bedeutung „Schlüsselbein/Klavikula"

Click *m*: hochfrequenter Extraton des Herzens, z.B. zwischen I. und II. Herzton; Ⓔ *click*

Clifford-Syndrom *nt*: durch eine Übertragung des Säuglings hervorgerufene Störungen [reduziertes Fettpolster, Fehlen der Käseschmiere, Grünfärbung der Haut]; Ⓔ *Clifford's syndrome*

Clilmaciter *m*: → *Climacterium*

Clilmacterilum *nt*: Übergangsphase von der vollen Geschlechtsreife zum Senium, die von Hitzewallungen, unregelmäßiger Menstruation, Stimmungsschwankungen, Schlafstörungen, Kreislaufbeschwerden u.ä. gekennzeichnet ist; Ⓔ *climacteric*

Climacterium praecox: vor dem 40. Lebensjahr einsetzendes Klimakterium; Ⓔ *precocious climacteric*

Climacterium tardum: nach dem 58. Lebensjahr einsetzendes Klimakterium; Ⓔ *delayed climacteric*

Climacterium virile: durch das Absinken der Androgenbildung hervorgerufener Symptomenkomplex, der dem Klimakterium der Frau ähnelt; Ⓔ *male climacteric*

Cliimax *m*: **1.** → *Climacterium* **2.** (sexueller) Höhepunkt **3.** Höhepunkt einer Krankheit; Ⓔ **1.** *climacteric* **2.** *orgasm* **3.** *climax*

Cliitolris *f*: erektiles weibliches Sexualorgan am vorderen Ende der kleinen Schamlippen; Ⓔ *clitoris*

Cliitolriitis *f*: Entzündung der Clitoris; Ⓔ *clitoritis*

Clon *m*: **1.** genetisch identische Nachkommen einer Mutterzelle oder eines Organismus **2.** multiple Kopien eines Moleküls; Ⓔ **1.–2.** *clone*

Clonlorlchilalsis *f*: durch Leberegel [Clonorchis*, Opisthorchis*] hervorgerufene Erkrankung der Gallengänge, der Gallenblase und evtl. des Pankreasgangs; Ⓔ *clonorchiasis*

Clonlorlchilolse *f*: → *Clonorchiasis*

Clonlorlchis *m*: zu den Trematoden gehörige Gattung von Leberegeln; Ⓔ *Clonorchis*

Clolnus *m*: rhythmisch krampfende Muskelkontraktion; Ⓔ *clonus*

Clonus uteri: dicht aufeinanderfolgende krampfartige Wehen, die in einen Wehensturm übergehen können; Ⓔ *uterine clonus*

Closltrildie *f*: → *Clostridium*

Closltrildilum *nt*: ubiquitär vorkommende, anaerobe, grampositive Sporenbildner; Ⓔ *Clostridium*

Clostridium botulinum: peritrich begeißeltes Stäbchenbakterium, das ein extrem giftiges Ektotoxin [**Botulinustoxin**] bildet; Botulismus*-Erreger; Ⓔ *Clostridium botulinum*

Clostridium difficile: exotoxinbildendes Stäbchen; Erreger der Antibiotika-assoziierten Kolitis*; Ⓔ *Clostridium difficile*

Clostridium histolyticum: gefährlicher Gasbrand*-Erreger, der 9 verschiedene Toxine bilden kann; Ⓔ *Clostridium histolyticum*

Clostridium novyi: Gasbrand*-Erreger; Ⓔ *Clostridium novyi*

Clostridium perfringens: unbewegliches Stäbchen; bildet thermoresistente Sporen; häufigster Gasbrand*-Erreger; Ⓔ *Clostridium perfringens*

Clostridium septicum: Gasbrand*-Erreger bei Tier und Mensch; Ⓔ *Clostridium septicum*

Clostridium tetani: extrem widerstandsfähige [bis zu 100° feuchte Hitze] Sporen bildendes, bewegliches Stäbchen mit typischer **Trommelschlegelform**; bildet zwei Toxine, das neurotoxische **Tetanospasmin** und das hämolytische **Tetanolysin**; Ⓔ *Clostridium tetani*

Clot-observation-Test *m*: Globaltest zur Beurteilung der Gerinnungsfunktion des Blutes; Ⓔ *clot observation test*

Cloltrilmalzol *nt*: Antimykotikum* mit breiter Wirkung gegen Dermatophyten, Hefen und Schimmelpilze; Ⓔ *clotrimazole*

Cloxalcilllin *nt*: gegen grampositive und gramnegative Keime wirkendes bakterizides Antibiotikum; Ⓔ *cloxacillin*

Clulnes *pl*: Gesäß, Hinterbacken; Ⓔ *clunes*

cluster headache *nt*: streng halbseitig auftretende Schmerzattacken im Augen-Stirn-Schläfen-Bereich mit Rö-

C

tung des Auges, Tränenfluss und anderen Symptomen; ⒺⒸ *cluster headache*

Cluster-Kopfschmerz *m*: →*cluster headache*

Clysma *nt*: Einlauf, Darmeinlauf; ⒺⒸ *clysma*

Co-, co- *präf.*: Wortelement mit der Bedeutung „zusammen/verbunden"

Coagulase *f*: eine Gerinnung bewirkendes Enzym; ⒺⒸ *coagulase*

Coarctatio *f*: Verengung, Verengerung, Striktur, Koarktation; ⒺⒸ *coarctation*

Coarctatio aortae: →*Aortenisthmusstenose*

Cobalamin *nt*: Cobalt-haltiges, in der Leber gespeichertes wasserlösliches Vitamin; ein Mangel führt langfristig zur Entwicklung einer perniziösen Anämie*; ⒺⒸ *cobalamin*

Cobalt *nt*: Schwermetall der Eisengruppe; essentielles Spurenelement; Zentralatom in Vitamin B_{12} [Cobalamin*]; **radioaktive Cobaltisotope** werden in der Strahlentherapie [**Cobaltbestrahlung**] eingesetzt; ⒺⒸ *cobalt*

Cocain *nt*: unter das Betäubungsmittelgesetz fallendes, in Cocablättern enthaltenes Alkaloid, das nur noch als Lokalanästhetikum verwendet wird; ⒺⒸ *cocain*

Cocainisierung *f*: lokale Anwendung einer Kokainlösung zur Schleimhautanästhesie; ⒺⒸ *cocainization*

Coccidia *pl*: parasitäre Protozoen mit Generationswechsel und meist auch Wirtswechsel; leben zum Teil im Gewebe [Toxoplasma*], zum Teil im Blut [Plasmodium*] der Wirte; ⒺⒸ *Coccidia*

Coccidioides-Mykose *f*: →*Coccidioidomycose*

Coccidioidomycose *f*: in den USA vorkommende, systemische Mykose* durch **Coccidioides immitis** mit Lungenbefall und hämatogener Streuung in verschiedene Organe; ⒺⒸ *coccidioidomycosis*

Coccobacillus ducreyi *m*: Erreger des Ulcus* molle; ⒺⒸ *Ducrey's bacillus*

Coccus *m*: Bezeichnung für kugelförmige Bakterien, z.B. Staphylococcus*, Streptococcus*; ⒺⒸ *coccus*

Coccygea *pl*: Steißbeinabschnitt des Rückenmarks; ⒺⒸ *coccygeal part of spinal cord*

coccygeal *adj*: Steißbein/Os coccygis betreffend; ⒺⒸ *coccygeal*

Coccygo-, coccygo- *präf.*: Wortelement mit der Bedeutung „Steißbein/Coccyx"

Coccygodynie *f*: Steißbeinschmerz; ⒺⒸ *coccygodynia*

Coccyx *f*: Steißbein; ⒺⒸ *coccyx*

Cochle-, cochle- *präf.*: Wortelement mit der Bedeutung „Schnecke/Cochlea"

Cochlea *f*: die aus Schneckenspindel und Schneckenkanal bestehende Innenohrschnecke; Teil des Hörorgans; ⒺⒸ *cochlea*

Cochlear implant *nt*: elektronisches Gerät zur Verbesserung der Innenohrschwerhörigkeit; ⒺⒸ *cochlear implant*

Cochlearimplantat *nt*: →*Cochlear implant*

Cochleitis *f*: →*Cochlitis*

Cochlitis *f*: Entzündung der Innenohrschnecke; ⒺⒸ *cochlitis*

Cockayne-Touraine-Syndrom *nt*: autosomal-dominante Blasenbildung von Haut und Schleimhaut mit Narbenbildung; ⒺⒸ *Cockayne-Touraine syndrome*

Cockett-Venen *pl*: Perforansvenen an der Wade; ⒺⒸ *Cockett's veins*

Code, genetischer *m*: auf Basentripletts [**Codons**] beruhende Verschlüsselung der Erbinformation; ⒺⒸ *genetic code*

Codein *nt*: in Opium vorkommendes Morphinderivat mit antitussiver und analgetischer Wirkung; ⒺⒸ *codeine*

Codman-Tumor *m*: gutartige Geschwulst des Epiphysenknopfels; ⒺⒸ *Codman's tumor*

Coeliotomia *f*: operative Eröffnung der Bauchhöhle; ⒺⒸ *celiotomy*

Coenzyme *pl*: niedermolekulare, organische Substanzen, die für die Wirkung eines Enzyms essentiell sind; locker gebundene Coenzyme werden als **Cosubstrate** bezeichnet, fest gebundene als **prosthetische Gruppe**; ⒺⒸ *coenzymes*

Coenzym A: in allen lebenden Zellen vorkommendes Coenzym der Acylierungsreaktion; ⒺⒸ *coenzyme A*

Coenzym Q: in den Mitochondrien vorkommender Elektronenüberträger der Atmungskette; ⒺⒸ *coenzym Q*

Coeruloplasmin *nt*: kupferbindendes und -transportierendes Eiweiß, das als Oxidase wirkt; ⒺⒸ *ceruloplasmin*

Cofaktor *m*: für die Wirkung eines Enzyms wichtige Substanz, die aber im Gegensatz zu Coenzymen nicht an das Enzym gebunden wird; ⒺⒸ *cofactor*

Coffein *nt*: in verschiedenen Kaffee- und Teearten enthaltene Purinbase mit zentralstimulierender Wirkung; ⒺⒸ *caffeine*

Coffey-Mayo-Operation *f*: Umgehung der

Blase durch Einpflanzung der Harnleiter in Sigma oder Rektum; ⒺColffey operation

CO-Hämoglobin nt: durch Anlagerung von Kohlenmonoxid entstandenes hellrotes Hämoglobinderivat; Ⓔ carboxyhemoglobin

Colhyldralse I f: →Nicotinamid-adenindinucleotid

CO-Intoxikation f: →Kohlenmonoxidvergiftung

Colitus m: Geschlechtsverkehr, Beischlaf; Ⓔ coitus

Coitus condomatus: Geschlechtsverkehr unter Verwendung eines Kondoms; Ⓔ intercourse with a condom

Coitus interruptus: Unterbrechung des Geschlechtsverkehrs vor dem Samenerguss; Ⓔ coitus interruptus

Coitus oralis: Oralverkehr; Ⓔ oral coitus

Collchilcin nt: aus **Colchicum autumnale** [Herbstzeitlose] gewonnenes starkes Mitosegift; wird zur Gichtbehandlung und als Zytostatikum* verwendet; Ⓔ colchicine

Collelcallcilfelrol nt: →Cholecalciferol

Collesltylralmin nt: Anionenaustauscherharz, das im Darm Gallensäuren bindet; Ⓔ colestyramine

Collilbakltelrilen pl: Bezeichnung für physiologische im Darm vorkommende gramnegative, stäbchenförmige Bakterien der Familie **Enterobacteriaceae**; Ⓔ coliform bacteria

Collilbakltelrilum nt: →Escherichia coli

Collilbalzilllenlinlfekltilon f: →Colibazillose

Collilbalzilllolse f: Infektion mit Escherichia* coli; Ⓔ colibacillosis

Collilbalzilllus m: →Escherichia coli

Collilca f: intermittierende, krampfartige Schmerzen, Kolik; Ⓔ colic

colliform adj: an Escherichia* coli erinnernd, koliähnlich, koliform; Ⓔ coliform

Collilphalge m: Escherichia* coli befallender Bakteriophage*; Ⓔ coliphage

Collisltin nt: von **Bacillus colistinus** und **Bacillus polymyxa** gebildetes Antibiotikum mit Wirkung gegen gramnegative Bakterien; Ⓔ colistin

Collitis f: Schleimhautentzündung des Dickdarms; Ⓔ colitis

Antibiotika-assoziierte Colitis: nach Antibiotikaeinnahme auftretende oft pseudomembranöse (Dick-)Darmentzündung; Ⓔ antibiotic-associated colitis

Colitis pseudomembranacea: Antibiotika-assoziierte Colitis mit Bildung von Pseudomembranen; Ⓔ pseudomembranous colitis

Colitis regionalis: Enteritis* regionalis Crohn des Dickdarms; Ⓔ regional colitis

Colitis ulcerosa: ätiologisch ungeklärte, chronisch rezidivierende Dickdarmzündung mit Ulzerationen und pseudopolypösen Schleimhautinseln; Ⓔ ulcerative colitis

Collitoxllälmie f: durch enterotoxische Escherichia* coli-Arten verursachte Toxämie*; Ⓔ colitoxemia

Collitoxllilkolse f: durch enterotoxische Escherichia* coli-Arten verursachte Toxikose*; Ⓔ colitoxicosis

Collitolxin nt: von enterotoxischen Escherichia* coli-Arten gebildetes Toxin*; Ⓔ colitoxin

Colles-Fraktur f: typische Radiusfraktur 1–3 cm über dem Handgelenk; Ⓔ Colles' fracture

Collilcullitis f: Entzündung des Samenhügels/Colliculus seminalis; Ⓔ colliculitis

Collilcullus m: kleiner Hügel oder Vorsprung; Ⓔ colliculus

Colliculus seminalis: durch die Mündung von rechtem und linkem Ductus* ejaculatorius in den Prostataabschnitt der Harnröhre verursachte Vorwölbung; Ⓔ seminal colliculus

Collum nt: 1. Hals, halsförmige Struktur; Zervix, Cervix, Kollum 2. Gebärmutterhals, Uterushals; Ⓔ 1. neck 2. cervix of uterus

Collum anatomicum humeri: enge Stelle des Oberarmknochens direkt unter dem Kopf; Ⓔ anatomical neck of humerus

Collum chirurgicum humeri: unter dem anatomischer Humerushals liegender Bereich, der häufig Sitz einer Fraktur ist; Ⓔ surgical neck of humerus

Collum femoris: Oberschenkelhals, Schenkelhals; Ⓔ neck of femur

Collulnalrilum nt: Nasendusche, Nasenspülung; Ⓔ collunarium

Collultolrilum nt: Mundwasser; Ⓔ collutorium

Collylrilum nt: Augenwasser; Ⓔ collyrium,

Colo-, colo- präf.: Wortelement mit der Bedeutung „Dickdarm/Kolon"

Collolbom nt: angeborene oder erworbene Spaltbildung; Ⓔ coloboma

Collon nt: Hauptteil des Dickdarms, mit

117

dem es oft gleichgesetzt wird; besteht aus 4 Abschnitten **Colon ascendens** [aufsteigendes Kolon], **Colon transversum** [Querkolon], **Colon descendens** [absteigendes Kolon] und **Colon sigmoideum** [Sigma]; Ⓔ *colon*

Colon irritabile: durch ein Reihe von Faktoren [postinfektös, allergisch, psychogen] hervorgerufene Stuhlregulationsstörung; klinisch auffällig sind krampfartige Leibschmerzen, Durchfälle (meist abwechselnd mit Verstopfung), Völlegefühl und Blähungen; Ⓔ *irritable colon*

Collo|pto|sis *f:* v.a. das Colon* transversum betreffende Senkung des Dickdarms; meist im Rahmen einer Enteroptose*; Ⓔ *coloptosis*

color index *nt:* → *Färbeindex*

Col|los|trum *nt:* schon während der Schwangerschaft gebildete Milch, die nach der Geburt durch reife Muttermilch ersetzt wird; Ⓔ *colostrum*

Colp-, colp- *präf.:* → *Kolpo-*

Col|pi|tis *f:* Entzündung der Scheide/Vagina; Ⓔ *colpitis*

Col|por|rha|phia *f:* 1. Scheidennaht, Vaginalnaht 2. Scheidenraffung; Ⓔ 1.–2. *colporrhaphy*

Col|um|na *f, pl* **-nae:** Säule, Pfeiler; Ⓔ *column*

Columnae anales: Längsfalten der Mastdarmschleimhaut; Ⓔ *anal columns*

Columna anterior: Vordersäule (des Rückenmarks); Ⓔ *anterior column (of spinal cord)*

Columnae rugarum: Längswülste der Scheidenwand; Ⓔ *columns of vaginal rugae*

Columna vertebralis: die aus Hals-, Brust-, Lendenwirbel, Kreuz- und Steißbein bestehende Wirbelsäule; Ⓔ *vertebral column*

Com-, com- *präf.:* Wortelement mit der Bedeutung „zusammen/verbunden"

Co|ma *nt:* 1. tiefe Bewusstlosigkeit 2. Asymmetriefehler, Linsenfehler; Ⓔ 1.–2. *coma*

Coma alcoholicum: Koma bei Alkoholvergiftung; Ⓔ *alcoholic coma*

Coma apoplecticum: Koma nach einem Schlaganfall; Ⓔ *apoplectic coma*

Coma basedowicum: sich aus einer thyreotoxischen Krise entwickelndes Koma; Ⓔ *thyrotoxic coma*

Coma cerebrale: durch einen Prozess im Großhirn ausgelöstes Koma; Coma apoplecticum; Ⓔ *cerebral coma*

Coma diabeticum: durch einen entgleisten Diabetes* mellitus verursachtes Koma mit Hyperglykämie*, Hyperketonämie* und Kussmaul-Atmung*; Ⓔ *diabetic coma*

Coma hepaticum: durch eine Störung der Leberfunktion hervorgerufenes Koma; Ⓔ *hepatic coma*

Coma hyperglycaemicum: → *Coma diabeticum*

Coma hyperosmolare: durch eine Hyperosmolarität* des Blutes verursachtes Koma, z.B. bei diabetischem Koma; Ⓔ *hyperosmolar nonketotic coma*

Coma hypoglycaemicum: komatöser Zustand bei Hypoglykämie*; Ⓔ *hypoglycemic coma*

Coma uraemicum: komatöser Zustand bei Urämie*; Ⓔ *uremic coma*

Com|bus|tio *f:* Verbrennung; Ⓔ *burn*

Com|e|do *m, pl* **-do|nes:** Mitesser; Ⓔ *comedo*

Com|mis|su|ra *f:* Naht, Verbindung, Kommissur; Ⓔ *commissure*

Commissura labiorum oris: Verbindung von Ober- und Unterlippe im Mundwinkel; Ⓔ *commissure of lips*

Commissura lateralis, medialis palpebrarum: äußere und innere Augenlidkommissur; Ⓔ *lateral and medial palpebral commissure*

Com|mo|tio *f:* Organerschütterung durch eine stumpfe Gewalteinwirkung; Ⓔ *concussion*

Commotio cerebri: Gehirnerschütterung; vollständig reversible, vorübergehende Einschränkung der Hirnfunktion nach einem Trauma; Ⓔ *cerebral concussion*

Commotio retinae: durch eine Augapfelprellung verursachte vorübergehende Netzhauttrübung; Ⓔ *concussion of the retina*

Com|pac|ta *f:* oberflächliche kompakte Schicht des Stratum* functionale endometrii; Ⓔ *compacta*

Com|pli|ance *f:* 1. Bereitschaft des Patienten zur Mit- und Zusammenarbeit 2. Weitbarkeit, Dehnbarkeit von Hohlorganen oder Hohlräumen 3. **pulmonale Compliance** Dehnbarkeit von Lunge und Thorax; Ⓔ 1.–3. *compliance*

composite graft *nt:* → *Mehrorgantransplantat*

Com|po|si|tum *nt:* Kombinationspräparat; Ⓔ *compound*

Com|pu|ter|to|mo|gra|fie, -gra|phie *f:* computergesteuertes, bildgebendes Schichtaufnahmeverfahren* mit oder ohne Verwendung von Kontrastmittel; Ⓔ

computerized tomography

com|pu|ter|to|mo|gra|fisch, -gra|phisch *adj*: Computertomografie betreffend, mittels Computertomografie; Ⓔ *computerized tomographic*

Com|pu|ter|to|mo|gramm *nt*: bei der Computertomografie gewonnenes Bild; Ⓔ *CT image*

Con-, con- *präf.*: Wortelement mit der Bedeutung „zusammen/verbunden"

Con|cep|tio *f*: Empfängnis, Befruchtung; Ⓔ *conception*

Con|cha *f, pl* **-chae**: Muschel, muschelförmige Struktur; Ⓔ *concha*

Concha auriculae: Ohrmuschel; Ⓔ *concha of auricle*

Concha nasalis: muschelförmiger mit Schleimhaut überzogener Fortsatz der Nasenwand; Ⓔ *nasal concha*

Con|chi|tis *f*: Entzündung einer Nasenmuschel oder der Ohrmuschel; Ⓔ *conchitis*

Con|cre|tio *f*: Zusammenwachsen, Verwachsung von Organen oder Organteilen; Ⓔ *concretion*

Concretio pericardii: Verwachsung der Herzbeutelblätter bei chronischer Perikarditis*; Ⓔ *pericardial concretion*

Con|cus|sio *f*: Erschütterung; Ⓔ *concussion*

Con|duit *m*: künstliche angelegter, kanalförmiger Ausgang; Ⓔ *conduit*

Con|dy|lo|ma *nt*: warzen- oder papillenförmige Hyperplasie von Plattenepithel; Ⓔ *condyloma*

Condyloma acuminatum: v.a. durch Geschlechtsverkehr übertragene Viruserkrankung mit Ausbildung spitzer, warzenartiger Papillome im Genitalbereich; Ⓔ *acuminate wart*

Condyloma latum/syphiliticum: im Sekundärstadium der Syphilis* auftretende, breite Papeln in den Hautfalten und im Anogenitalbereich; Ⓔ *broad condyloma*

Con|dy|lus *m*: Gelenkkopf, Knochenende; Ⓔ *condyle*

Condylus humeri: Gelenkkopf am unteren Ende des Oberarmknochens für das Ellenbogengelenk; Ⓔ *condyle of humerus*

Condylus lateralis, medialis femoris: äußere und innere Kondyle am unteren Femurende für das Kniegelenk; Ⓔ *lateral and medial condyle of femur*

Condylus lateralis, medialis tibiae: äußere und innere Kondyle am oberen Tibiakopf für das Kniegelenk; Ⓔ *lateral and medial condyle of tibia*

Condylus occipitalis: Gelenkkopf des Hinterhauptsbeines für das Atlantookzipitalgelenk; Ⓔ *occipital condyle*

Con|fa|bu|la|tio *f*: Ausfüllung von Gedächtnislücken durch erfundene Vorgänge; Ⓔ *confabulation*

Con|flu|ens si|nu|um *f*: Zusammenfluss der Hirnsinus am Hinterhaupt; Ⓔ *confluence of sinuses*

Con|gel|la|tio *f*: lokale Gewebeschädigung durch Kälteeinwirkung; Ⓔ *congelation*

Con|ges|tio *f*: Stauung, Blutstauung; Ⓔ *congestion*

Con|glu|ti|na|tio *f*: durch Konglutinine* verursachte Zusammenballung von roten Blutkörperchen; Ⓔ *conglutination*

Conio-, conio- *präf.*: Wortelement mit der Bedeutung „Staub"

Co|nio|fi|bro|sis *f*: Bezeichnung für Pneumokoniosen* mit überwiegender Fibrosierung des interstitiellen Lungengewebes; Ⓔ *coniofibrosis*

Con|ju|ga|ta *f*: Beckenlängsdurchmesser; Ⓔ *conjugate*

Con|junc|ti|va *f*: Bindehaut des Auges; Ⓔ *conjunctiva*

Con|junc|ti|vi|tis *f*: Entzündung der Augenbindehaut; Ⓔ *conjunctivitis*

Conjunctivitis actinica: Bindehautentzündung durch energiereiche Strahlung; Ⓔ *actinic conjunctivitis*

Conjunctivitis allergica: meist im Rahmen einer Atopie* auftretende allergische Bindehautentzündung; Ⓔ *allergic conjunctivitis*

Conjunctivitis gonorrhoica: durch Gonokokken* hervorgerufene eitrige Bindehautentzündung; Ⓔ *gonorrheal conjunctivitis*

Conjunctivitis granulosa: → *Conjunctivitis trachomatosa*

Conjunctivitis trachomatosa: durch Chlamydia* trachomatis hervorgerufene Bindehautentzündung mit Trachombildung und Vernarbung; Ⓔ *trachomatous conjunctivitis*

Con|junc|ti|vo|ma *nt*: Bindehauttumor, Konjunktivaltumor; Ⓔ *conjunctivoma*

Con|ter|gan-Syndrom *nt*: durch Einnahme des Schlafmittels Thalidomid hervorgerufene Embryopathie mit Extremitäten- oder Ohrmuschelfehlbildungen und Fazialisparese; Ⓔ *thalidomide embryopathy*

Con|ti|nua *f*: gleichbleibend hohes Fieber; Ⓔ *continuous fever*

Con|tul|sio *f*: Prellung, Quetschung; Ⓔ *contusion*

Contusio bulbi: stumpfe Verletzung

des Augapfels; kann zur Ausbildung eines Wundstars führen; Ⓔ *contusion of the eyeball*

Contusio cerebri: gedeckte Hirnverletzung bei stumpfem Schädeltrauma; die Symptomatik hängt von der Schwere der Gewebequetschung ab; Ⓔ *cerebral contusion*

Contusio cordis: durch stumpfe Gewalteinwirkung auf die Brustwand verursachte Herzschädigung; Ⓔ *cardiac contusion*

Contusio spinalis: Zerstörung von Rückenmarkgewebe durch direkte oder indirekte Gewalteinwirkung; Ⓔ *contusion of the spinal cord*

Contusio thoracis: durch stumpfe Gewalteinwirkung [Verkehrsunfall] verursachte Prellung des knöchernen Thorax; kann von Rippenfrakturen und Schäden der Brustorgane begleitet sein; Ⓔ *bruised ribs*

Co|nus *m, pl* **-ni:** kegel-/zapfenförmiges Gebilde, Zapfen, Konus; Ⓔ *cone*

Conus arteriosus: Übergang von rechter Herzkammer in den Truncus* pulmonalis; Ⓔ *arterial cone*

Conus elasticus: Membran zwischen Ringknorpel und Stimmbändern; Ⓔ *elastic cone (of larynx)*

Conus medullaris: kegelförmiges Ende des Rückenmarks in Höhe des 2. Lendenwirbels; Ⓔ *medullary cone*

Conus myopicus: von der Sehnervenpapille ausgehende, konische Atrophie von Aderhaut und Netzhaut bei Myopie*; Ⓔ *myopic conus*

Con|vul|sio *f:* Krampf, Zuckung, Konvulsion; Ⓔ *convulsion*

Cooley-Anämie *f:* Thalassämieform mit hohem Hämoglobin F-Gehalt bei Erwachsenen, Erythroblastose*, hämolytischem Ikterus*, Leber- und Milzvergrößerung; Ⓔ *Cooley's anemia*

Coombs-Test *m:* serologischer Nachweis inkompletter Erythrozytenantikörper mittels Antiglobulin; Ⓔ *Coombs test*

CO_2-Partialdruck *m:* Partialdruck des Kohlendioxids in einem Gasgemisch; Ⓔ *pCO_2 partial pressure*

Copro-, copro- *präf.:* Wortelement mit der Bedeutung „Kot/Schmutz"

Cor *nt:* Herz; Ⓔ *heart*

Cor bovinum: extrem vergrößertes Herz; Ⓔ *bovine heart*

Cor pulmonale: akute [**Cor pulmonale acutum**] oder chronische [**Cor pulmonale chronicum**] Druckbelastung des rechten Ventrikels; Ⓔ *cor pulmonale*

Cor villosum: bei Fibrinablagerung im Herzbeutel [Pericarditis* fibrinosa] entstehende raue Herzoberfläche; Ⓔ *hairy heart*

Cor-, cor- *präf.:* Wortelement mit der Bedeutung „zusammen/verbunden"

Core *nt:* Innenkern von Viren; Ⓔ *core*

Cori-Ester *m:* → *Glucose-1-phosphat*

Cori-Krankheit *f:* autosomal-rezessiver Mangel an Amylo-1,6-Glucosidase; dadurch kommt es zur Ablagerung eines pathologischen Glykogens in Leber, Herz und Skelettmuskulatur; klinisch auffällig sind Muskelschwäche, Hypotonie* und Kardiohepatomegalie*; Ⓔ *Cori's disease*

Col|ri|lum *nt: s.u. Cutis;* Ⓔ *corium*

Cori-Zyklus *m:* Abbau von Glykogen zu Lactat im Muskel und Glykogensynthese aus Lactat in der Leber; Ⓔ *Cori cycle*

Cor|nea *f:* vorderer durchsichtiger Teil der Augapfelhülle [Tunica fibrosa bulbi], der am Limbus* corneae in die weiße Augenhaut [Sklera*] übergeht; Ⓔ *cornea*

Cornelia de Lange-Syndrom *nt:* angeborenes Entwicklungsstörungssyndrom mit Störung der körperlichen und geistigen Entwicklung; Ⓔ *Cornelia de Lange syndrome*

Cor|nu *nt:* Horn, hornförmige Struktur; Ⓔ *horn*

Cornu ammonis: Längswulst am Unterhorn des Seitenventrikels; Ⓔ *Ammon's horn*

Cornu anterius medullae spinalis: Vorderhorn des Rückenmarks; Ⓔ *anterior horn of spinal cord*

Cornu anterius ventriculi lateralis: Vorderhorn des Seitenventrikels; Ⓔ *anterior horn of lateral ventricle*

Cornu posterius medullae spinalis: Hinterhorn des Rückenmarks; Ⓔ *posterior horn of spinal cord*

Cornu posterius ventriculi lateralis: Hinterhorn des Seitenventrikels; Ⓔ *posterior horn of lateral ventricle*

Cornu temporale ventriculi lateralis: Unterhorn des Seitenventrikels; Ⓔ *temporal horn of lateral ventricle*

Col|ro|na *f:* kranzförmiges Gebilde; Scheitel, Wirbel (des Kopfes); Ⓔ *corona*

Corona ciliaris: Strahlenkranz des Ziliarkörpers; Ⓔ *ciliary crown*

Corona clinica dentis: klinische Zahnkrone; Ⓔ *clinical crown*

Corona dentis: anatomische Zahnkrone; Ⓔ *crown of tooth*

Corona glandis penis: Randwulst der Eichel; Ⓔ *corona of glans*

Colrolnalvilrildae *pl*: RNA-Viren, die nur selten milde Atemwegsinfekte verursachen; Ⓔ *Coronaviridae*

Corlpus *nt, pl* **-polra:** Körper; Ⓔ *body*
Corpus adiposum: Fettkörper; Ⓔ *fat body*
Corpus adiposum buccae: Fettkörper in der Wange von Säuglingen, der das Einfallen der Wangen beim Saugen verhindert; Ⓔ *fat body of cheek*
Corpus alienum: Fremdkörper; Ⓔ *foreign body*
Corpus cavernosum clitoridis: Klitorisschwellkörper; Ⓔ *cavernous body of clitoris*
Corpus cavernosum penis: Penisschwellkörper; Ⓔ *cavernous body of penis*
Corpus ciliare: Abschnitt der mittleren Augenhaut, der den Ziliarmuskel enthält und das Kammerwasser bildet; Ⓔ *ciliary body*
Corpus liberum: freier Gelenkkörper; Ⓔ *joint mouse*
Corpus luteum: nach dem Eisprung aus dem Follikel entstehender hormonproduzierender [Progesteron, Östrogen] Körper, der durch Fetttröpfchen gelb gefärbt ist; Ⓔ *yellow body (of ovary)*
Corpus pineale: hormonproduzierende Drüse an der Hinterwand des III. Ventrikels; Ⓔ *pineal gland*
Corpus spongiosum penis: Harnröhrenschwellkörper; Ⓔ *spongy body of penis*
Corpus uteri: Gebärmutterkörper, Uteruskörper, Korpus; Ⓔ *body of uterus*
Corpus vertebrae: Wirbelkörper; Ⓔ *vertebral body*
Corpus vitreum: Glaskörper des Auges; Ⓔ *vitreous body*

Corlpuslcullum *nt, pl* **-la:** Körperchen, Korpuskel; Ⓔ *corpuscle*

Corpus-luteum-Hormon *nt*: vom Gelbkörper des Eierstocks während des Genitalzyklus und der Plazenta während der Schwangerschaft gebildetes Hormon, das u.A. die Uterusschleimhaut für die Einnistung vorbereitet und die Schwangerschaft erhält; Ⓔ *corpus luteum hormone*

Corpus-luteum-Insuffizienz *f*: Funktionsschwäche des Gelbkörpers mit verminderter Progesteronproduktion; häufigste Ursache weiblicher Unfruchtbarkeit; Ⓔ *corpus luteum deficiency syndrome*

Corlrilgens *nt*: → *Corrigentium*

Corlrilgenltilum *nt*: Arzneimitteln zugesetzter Stoff zur Geschmacksverbesserung, Geschmacksverbesserer; Ⓔ *corrigent*

Corltex *m*: Rinde, äußerste Schicht; Ⓔ *cortex*
Cortex cerebelli: Kleinhirnrinde; Ⓔ *cerebellar cortex*
Cortex cerebri: Großhirnrinde, Hirnrinde; Ⓔ *cerebral cortex*
Cortex glandulae suprarenalis: Nebennierenrinde; Ⓔ *suprarenal cortex*
Cortex lentis: Linsenrinde; Ⓔ *cortex of lens*
Cortex nodi lymphoidei: Lymphknotenrinde; Ⓔ *cortex of lymph node*
Cortex renalis: Nierenrinde; Ⓔ *renal cortex*

Corltelxollon *nt*: Vorstufe des Cortisons; Ⓔ *cortexolone*

Corltelxon *nt*: in der Nebenniere gebildetes Mineralocorticoid*; Ⓔ *cortexone*

Cortico-, cortico- *präf.*: Wortelement mit der Bedeutung „Rinde/Schale/Kortex"

Corltilcollilbelrin *nt*: im Hypothalaums gebildetes Peptid, das die Freisetzung von Corticotropin bewirkt; Ⓔ *corticoliberin*

Corltilcolstelrolid *nt*: Sammelbezeichnung für in der Nebennierenrinde gebildete Steroidhormone; Ⓔ *corticosteroid*

Corltilcolstelron *nt*: in der Nebennierenrinde gebildetes Hormon; Ⓔ *corticosterone*

corltilcoltrop *adj*: auf die Nebennierenrinde einwirkend; Ⓔ *adrenocorticotropic*

Corltilcoltrolphin *nt*: in der Hypophyse* gebildetes, glandotropes Polypeptidhormon, das die Synthese und Freisetzung von Glucocorticoiden in der Nebennierenrinde anregt; Ⓔ *corticotrophin*

Corltilcoltrolphilnum *nt*: → *Corticotrophin*
Corltilcoltrolpin *nt*: → *Corticotrophin*

corticotropin releasing hormone *nt*: → *Corticoliberin*

Corti-Organ *nt*: auf der Lamina basalis der Innenohrschnecke sitzendes Sinnesepithel, das aus Hör- und Stützzellen besteht; Ⓔ *Corti's organ*

Corltilsol *nt*: in der Nebennierenrinde aus Cholesterin gebildetes wichtigstes Glucocorticoid*; Ⓔ *cortisol*

Corltilson *nt*: im Blut nicht nachweisbares Oxidationsprodukt des Cortisols; Ⓔ *cortisone*

Coritilsonlglaulkom nt: Augendrucksteigerung bei Cortisonanwendung; ⒺⒸ *corticosteroid-induced glaucoma*

Colrylnelbacltelrilum nt: Gattung grampositiver, nichtsporenbildender, unbeweglicher Stäbchenbakterien, die zahlreiche pathogene Arten enthält; Ⓔ *Corynebacterium*

Corynebacterium acnes: häufig in Aknepusteln gefundenes Bakterium; Ⓔ *Corynebacterium acnes*

Corynebacterium diphtheriae: fakultativ anaerobes Stäbchenbakterium, das in vielen verschiedenen Formen vorkommt [Polymorphie]; Erreger der Diphtherie*; Ⓔ *Corynebacterium diphtheriae*

Colrylza f: s.u. Rhinitis; Ⓔ *coryza*

Colsita f, pl -tae: Rippe; Ⓔ *rib*

Costa cervicalis/colli: stummelartige Rippe im Halsbereich; kann zu Skoliose der Halswirbelsäule und Einengung des Brustkorbausgangs führen; Ⓔ *cervical rib*

Costae fluctuantes: Lendenrippen, die nicht mit dem Brustbein verbunden sind; Ⓔ *floating ribs*

Costae spuriae: nur indirekt mit dem Brustbein verbundene Rippen; Ⓔ *false ribs*

Costae verae: direkt mit dem Brustbein verbundene Rippen; Ⓔ *true ribs*

Costen-Syndrom nt: vom Kiefergelenk ausgehende neuralgiforme Beschwerden; Ⓔ *Costen's syndrome*

Colsublstralte pl: → *Coenzyme*

Coltranslmittler m: in synaptischen Vesikeln enthaltener Transmitter außer dem Haupttransmitter; die funktionelle Bedeutung ist ungeklärt; Ⓔ *cotransmitter*

Coltrans|port m: gleichzeitiger Transport zweier Substanzen durch die Zellmembran, wobei eine Substanz mit und die andere gegen ein Konzentrazionsgefälle transportiert wird; Ⓔ *cotransport*

Coltrimloxlazol nt: Kombination der Antibiotika Trimethoprim und Sulfamethoxazol; Ⓔ *co-trimoxazole*

Cotton-wool-Herde pl: kleine helle Exsudatherde im Augenhintergund bei verschiedenen Augenerkrankungen; Ⓔ *cotton wool spots*

Cotunnius-Flüssigkeit f: Lymphe des Innenohrlabyrinths; Ⓔ *Cotunnius's liquid*

Coltylleldo f: Zottenbüschel des Chorions, Plazentalappen; Ⓔ *cotyledon*

Coullomb nt: SI-Einheit der elektrischen Ladung; Ⓔ *coulomb*

Councilman-Körperchen pl: hyaline Körperchen bei Leberzellnekrose; Ⓔ *Councilman's bodies*

Counlterltranslport m: Austauschvorgang durch die Zellmembran, bei dem Substanzen in entgegengesetzter Richtung transportiert werden; Ⓔ *countertransport*

Couvelaire-Syndrom nt: schwere Form der vorzeitigen Plazentalösung mit Blutung in die Uteruswand und u.U. Schockentwicklung; Ⓔ *Couvelaire syndrome*

CO-Vergiftung f: → *Kohlenmonoxidvergiftung*

Cowper-Drüse f: Gleitmittel für den Sexualverkehr produzierende paarige Drüse, die in den hinteren Teil der Harnröhre mündet; Ⓔ *Cowper's gland*

Cowlpelriltis f: Entzündung der Cowper-Drüse*; Ⓔ *cowperitis*

Cox-, cox- präf: Wortelement mit der Bedeutung „Hüfte/Hüftgelenk/Coxa"

Colxa f: Hüfte, Hüftregion; Ⓔ *hip*

Coxlallgia f: Hüftschmerz, Hüftgelenkschmerz; Ⓔ *coxalgia*

Coxlarlthrilltis f: → *Coxitis*

Coxlarlthrolsis f: Arthrosis* deformans des Hüftgelenks; Ⓔ *coxarthrosis*

Colxiltis f: Entzündung des Hüftgelenks; Ⓔ *coxitis*

Coxsackie-Enzephalitis f: durch Coxsackieviren hervorgerufene Virusenzephalitis*; Ⓔ *Coxsackie encephalitis*

Coxlsalckielvilrus nt: in zwei Subgruppen [A und B] unterteilte, weltweit vorkommende Picornaviren*, die u.A. Herpangina*, Atemwegsinfektionen, Virusmeningitis* und Virusenzephalitis* verursachen können; Ⓔ *Coxsackie virus*

Cramlpus m: Muskelkrampf; Ⓔ *cramp*

Cralnilallia pl: Schädelknochen; Ⓔ *cranial bones*

Cralnilum nt: der von den Schädelknochen gebildete knöcherne Schädel; Ⓔ *cranium*

Craulrolsis f: zu Atrophie und Schrumpfung führende Erkrankung der Halbschleimhaut der Genitalregion; Ⓔ *kraurosis*

Crelaltin nt: in der Leber gebildeter Metabolit des Stoffwechsels, der als Creatinphosphat* ein Energiespeicher der Muskelzelle ist; Ⓔ *creatine*

Crelaltinlämie f: vermehrter Creatingehalt des Blutes; Ⓔ *creatinemia*

Crelaltilnin nt: harngängige Ausscheidungsform des Creatins; Ⓔ *creatinine*

Cre|a|ti|nin|clea|rance f: in der Nierenfunktionsdiagnostik verwendetes Maß für die Ausscheidung von Creatinin durch die Niere; Ⓔ *creatinine clearance*

Cre|a|tin|ki|na|se f: intrazelluläres Enzym, das die reversible Reaktion von Creatin und ATP zu Creatinphosphat und ADP katalysiert; kommt in drei Isoformen vor: CK-BB [**Hirntyp**], CK-MM [**Skelettmuskeltyp**] und CK-MB [**Herzmuskeltyp**]; CK-MB wird zur Diagnose und Verlaufsbeobachtung des Herzinfarkts verwendet; Ⓔ *creatine kinase*

Cre|a|tin|phos|phat nt: energiereiche Phosphatverbindung, die im Muskel als Energiespeicher dient; Ⓔ *creatine phosphate*

Cre|a|tin|phos|pho|ki|na|se f: → *Creatinkinase*

Cre|a|tin|u|rie f: vermehrte Creatinausscheidung im Harn; Ⓔ *creatinuria*

Credé-Handgriff m: Methode zur manuellen Plazentalösung; Ⓔ *Credé's maneuver*

Cre|dé|li|sie|ren nt: → *Credé-Prophylaxe*

Credé-Prophylaxe f: vorbeugende Behandlung gegen Gonoblennorrhoe* des Neugeborenen durch Einträpfeln von Silbernitratlösung in den Bindehautsack; heute werden meist Erythromycintropfen verwendet; Ⓔ *Credé's method*

Cre|mas|ter m: → *Musculus cremaster*

Cre|na analis/ani f: Gesäßspalte, Afterfurche; Ⓔ *anal cleft*

Cre|pi|ta|tio f: 1. (*Lunge*) Knistern, Knisterrasseln 2. (*Fraktur*) Reiben, Reibegeräusch; Ⓔ 1. *crepitation* 2. *bony crepitus*

Cre|pi|tus m: → *Crepitatio*

Creutzfeldt-Jakob-Erkrankung f: durch Prionen* verursachte seltene Erkrankung des ZNS mit fortschreitender Degeneration und tödlichem Ausgang; in den letzten Jahren gab es eine neue Variante mit kürzerer Inkubationszeit, die durch Übertragung der bovinen spongiformen Enzephalopathie der Rinder auf den Menschen entstand; Ⓔ *Creutzfeldt-Jakob disease*

Cri-du-chat-Syndrom nt: durch Verlust des kurzen Armes von Chromosom 5 verursachtes Fehlbildungssyndrom mit Gesichts- und Schädelfehlbildungen und charakteristischem katzenähnlichen Schreien der Kinder; Ⓔ *cri-du-chat syndrome*

Crigler-Najjar-Syndrom nt: familiärer,

nicht-hämolytischer Ikterus* des Neugeborenen durch einen Mangel an Glucuronyltransferase; Ⓔ *Crigler-Najjar syndrome*

Cri|nis m: Haar; Ⓔ *hair*

Cris|ta f, pl -tae: Leiste, Kamm; Ⓔ *crest*

Cristae cutis: genetisch determiniertes Leistenmuster der Haut; Ⓔ *dermal ridges*

Crista iliaca: oberer Rand der Darmbeinschaufel; Ⓔ *iliac crest*

Crista supraventricularis: supraventrikuläre Muskelleiste der rechten Herzkammer, die Einflussbahn und Ausflussbahn trennt; Ⓔ *supraventricular crest*

Crohn-Krankheit f: multifaktoriell bedingte (u.A. immunologisch, genetisch) alle Wandschichten betreffende granulomatöse Entzündung, die meist die unteren Ileumabschnitte (evtl. auch höhere Darmbezirke und auch das Kolon) befällt; Ⓔ *Crohn's disease*

Cro|mo|gli|cin|säu|re f: → *Cromoglycinsäure*

Cro|mo|gly|cin|säu|re f: zur Behandlung allergischer Reaktionen und zur Asthmaprophylaxe verwendetes Antiallergikum; Ⓔ *cromoglycic acid*

Cro|mo|lyn nt: → *Cromoglycinsäure*

Crossing-over nt: partieller Chromosomenaustausch zwischen gepaarten Chromosomen während der Meiose; Ⓔ *crossing-over*

Cross-match nt: Test auf das Vorhandensein von Antikörpern im Serum des Empfängers gegen Lymphozyten des Spenders; Ⓔ *crossmatch*

Croup m: durch eine fibrinös-pseudomembranöse Entzündung der Atemwege hervorgerufene Kehlkopfenge mit Atemnot, inspiratorischem Stridor* und meist bellendem Husten [**Krupphusten**]; Ⓔ *croup*

Cru|or san|gu|i|nis m: Blutgerinnsel, Blutkuchen, Blutklumpen; Ⓔ *blood clot*

Crus nt: Schenkel; Ⓔ *crus; leg*

Crus cerebri: Hirnschenkel; Ⓔ *crus of cerebral peduncle*

Crus clitoridis: Klitorisschenkel; Ⓔ *crus of clitoris*

Crus dextrum fasciculi atrioventricularis: rechter Tawara-Schenkel; Ⓔ *right bundle branch*

Crus penis: Schwellkörperschenkel des Penis; Ⓔ *crus of penis*

Crus sinistrum fasciculi atrioventricularis: linker Tawara-Schenkel; Ⓔ *left bundle branch*

Crush fracture nt: Kompressionsfraktur

eines Wirbelkörpers; ⒺⒹ *crush fracture*

Crush-Niere f: → *Crush-Syndrom*

Crush-Syndrom nt: durch einen massiven Zerfall von Muskelgewebe verursachte akute Niereninsuffizienz; ⒺⒹ *crush syndrome*

Cruslta f: Kruste, Borke, Grind, Schorf; ⒺⒹ *crust*

Crusta lactea: Frühform des seborrhoischen Ekzems*, die u.A. durch Allergene [Milcheiweiß] ausgelöst wird; beginnt meist im 1. oder 2. Monat an den Wangen und breitet sich langsam auf Gesicht, Kopfhaut und Hals aus; aus den ursprünglich kleinen Papeln und Papulovesikeln entwickeln sich nässende, verkrustende Herde, die oft Sekundärinfektionen zeigen; das Ekzem kann abheilen oder in ein endogenes Ekzem* übergehen; ⒺⒹ *milk crust*

Cryplta f, pl **-tae**: seichte (Epithel-)Grube; ⒺⒹ *crypt*

Cryptae tonsillares tonsillae palatinae: Gaumenmandelkrypten; ⒺⒹ *tonsillar crypts of palatine tonsil*

Cryptae tonsillares tonsillae pharyngeae: Rachenmandelkrypten; ⒺⒹ *tonsillar crypts of pharyngeal tonsil*

Crypto-, crypto- präf.: Wortelement mit der Bedeutung „verborgen/versteckt"

Crypltolcoclcalceae pl: Familie imperfekter Hefen, zu der u.A. die Gattungen Cryptococcus*, Torulopsis*, Pityrosporum* und Candida* gehören; ⒺⒹ *Cryptococcaceae*

Crypltolcoclcolse f: durch Cryptococcus* neoformans hervorgerufene Mykose* der Lunge, Meningen, Leber und seltener der Haut; tritt meist bei Patienten mit geschwächter Abwehrlage [Frühgeborene, Tumoren, HIV-Infektion] auf; ⒺⒹ *cryptococcosis*

Crypltolcoclcus m: Gattung imperfekter Hefen der Familie Cryptococcaceae*; ⒺⒹ *cryptococcus*

Cryptococcus-Mykose f: → *Cryptococcose*

Crypltolspolrildilolsis f: durch Cryptosporidium verursachte, mild verlaufende tropische Diarrhoe*; bei Immunsuppression* oder AIDS* Entwicklung einer chronischen, schwer verlaufenden Durchfallerkrankung mit Allgemeinsymptomen; ⒺⒹ *cryptosporidiosis*

CSE-Hemmer m: als Lipidsenker verwendeter Hemmer der HMG-CoA-reduktase; ⒺⒹ *HMG-CoA reductase inhibitor*

CT-Technik f: → *Computertomografie*

Culbiltus m: Ellenbogen; ⒺⒹ *elbow*

Cullilcildae pl: Mückenfamilie, deren Weibchen Blutsauger sind und damit Krankheitserreger übertragen können; wichtige Gattungen sind Anopheles*, Aedes* und Culex*; ⒺⒹ *Culicidae*

Cullilcolildes pl: zu den **Gnitzen** gehörende Mückengattung, Überträger verschiedener Filarien; ⒺⒹ *Culicoides*

Cullen-Phänomen nt: Blaufärbung der Haut um den Nabel bei Blutung in die Bauchhöhle; ⒺⒹ *Cullen's sign*

Culmalrin nt: zur Synthese von Antikoagulanzien [Cumarinderivate*] und Antibiotika verwendetes Glykosid, das in vielen Pflanzen vorkommt; ⒺⒹ *coumarin*

Culmalrinldelrilvalte pl: vom Cumarin abgeleitete Hemmstoffe der Blutgerinnung [Antikoagulanzien]; durch ihre Strukturähnlichkeit mit Vitamin K hemmen sie die Bildung Vitamin K-abhängiger Gerinnungsfaktoren; ⒺⒹ *coumarin derivatives*

Cumarin-Embryopathie f: Schädigung des Embryos bei Warfarin*-Therapie während der Schwangerschaft; ⒺⒹ *warfarin embryopathy*

Culmullus ololpholrus m: in den Bläschenfollikel vorspringende Verdickung des Follikelepithels, die die Eizelle enthält; ⒺⒹ *ovarian cumulus*

Cunlnillinlgus m: orale Stimulation der weiblichen Scham; ⒺⒹ *cunnilingus*

Cunlnus m: Vulva*; ⒺⒹ *cunnus*

Culpulla pleulrae f: Pleurakuppel; ⒺⒹ *cupula of pleura*

Culralre nt: Oberbegriff für Pfeilgifte südamerikanischer Indianer, die eine muskelrelaxierende Wirkung haben; ⒺⒹ *curare*

culralrelmilmeltisch adj: curareähnlich wirkend, mit curareähnlicher Wirkung; ⒺⒹ *curaremimetic*

Culretltalge f: Ausschabung oder Auskratzung mit einer Kürette*; ⒺⒹ *curettage*

Curschmann-Spiralen pl: gedrillte Schleimfäden im Sputum bei Asthma* bronchiale; ⒺⒹ *Curschmann's spirals*

Curlvaltulra f: Krümmung, Wölbung; ⒺⒹ *curvature*

Curvatura major, minor gastrica: große und kleine Magenkurvatur; ⒺⒹ *greater and lesser gastric curvature*

culshinlgolid adj: Cushing-ähnlich, mit Cushing-ähnlicher Symptomatik; ⒺⒹ *cushingoid*

Cushing-Syndrom nt: **1.** durch eine Erhöhung der Glucocorticoide im Körper verursachtes Syndrom mit u.A. Vollmondgesicht, Stammfettsucht, Büffelhöcker des Nackens, Osteoporose*, Muskelschwäche, Steroiddiabetes **2.** neurologische Ausfallerscheinungen durch einen Tumor im Kleinhirn-Brückenbereich; Ⓔ **1.–2.** *Cushing's syndrome*

Cus\|pis *f*: Spitze, Zipfel; Ⓔ *cusp*
  Cuspis dentis: Zahnhöcker; Ⓔ *dental cusp*

Cu\|ti\|cul\|la *f*: Häutchen, hauchdünner Überzug von Epithelzellen; Ⓔ *cuticle*

Cu\|tis *f*: aus Oberhaut [Epidermis] und Lederhaut [Dermis, Corium, Korium] bestehende äußere Schicht der Haut; oft gleichgesetzt mit Haut; Ⓔ *cutis*
  Cutis hyperelastica: überdehnbare, in Falten abhebbare Haut, z.B. bei Ehlers-Danlos-Syndrom; Ⓔ *cutis hyperelastica*
  Cutis marmorata: blaurote, netzförmige Hautzeichnung bei Abkühlung der Haut; Ⓔ *marble skin*

Cutis-laxa-Syndrom *f*: inhomogene Krankheitsgruppe, die durch von der Unterlage abhebbare, schlaffe, in Falten hängende Haut gekennzeichnet ist; Ⓔ *cutis laxa*

Cy\|an\|hä\|mo\|glo\|bin\|me\|tho\|de *f*: Bestimmung der Hämoglobinkonzentration nach Umwandlung in **Cyanmethämoglobin**; Ⓔ *cyanmethemoglobin method*

Cy\|an\|hi\|dro\|sis *f*: Blaufärbung des Schweißes; Ⓔ *cyanhidrosis*

Cy\|a\|nid *nt*: Salz der Blausäure; Ⓔ *cyanide*

Cy\|a\|nid\|ver\|gif\|tung *f*: durch rosiges Aussehen, Bittermandelgeruch des Atems und Atemnot gekennzeichnete Vergiftung; evtl. Erstickung durch Hemmung der intrazellulären Atemenzyme; Ⓔ *cyanide poisoning*

Cy\|an\|kal\|li\|um *nt*: Kaliumsalz der Blausäure; Ⓔ *potassium cyanide*

Cyano-, cyano- *präf*.: Wortelement mit der Bedeutung „blau/schwarzblau/blau gefärbt"

Cy\|a\|no\|co\|bal\|amin *nt*: eine Cyano-Gruppe enthaltende Form des Cobalamins* [Vitamin B₁₂]; Ⓔ *cyanocobalamin*

Cy\|a\|no\|sis *f*: durch eine Abnahme der Sauerstoffsättigung des Blutes hervorgerufene bläulich-livide Verfärbung von Haut und Schleimhaut; Ⓔ *cyanosis*

Cycl-, cycl- *präf*.: → Cyclo-

Cy\|cla\|mat *nt*: als Ersatz für Kohlenhydrate verwendeter kalorienfreier Süßstoff; Ⓔ *cyclamate*

Cy\|cli\|tis *f*: Entzündung des Ziliarkörpers; Ⓔ *cyclitis*

Cyclo-, cyclo- *präf*.: Wortelement mit der Bedeutung „Ring/Kreis/Zyklus"

Cyclo-AMP *nt*: aus Adenosintriphosphat* gebildete Ringverbindung, die als extra- und intrazelluläre Botensubstanz von Bedeutung für den Stoffwechsel ist; Ⓔ *cyclic AMP*

Cy\|clo\|o\|xi\|ge\|na\|se *f*: Schlüsselenzym der Prostaglandin- und Prostazyklinsynthese; wird von Acetylsalicylsäure gehemmt; Ⓔ *cyclooxygenase*

Cy\|clo\|phos\|pha\|mid *nt*: zu den Alkylanzien zählendes Zytostatikum*; Ⓔ *cyclophosphamide*

Cy\|clo\|se\|rin *nt*: aus Streptomyces*-Species gewonnenes Antibiotikum* und Tuberkulostatikum*; Ⓔ *cycloserine*

Cy\|clo\|spo\|rin *nt*: Antibiotikum mit immunsuppressiver Wirkung; Ⓔ *cyclosporine*

Cyst\|ade\|no\|car\|ci\|no\|ma *nt, pl* **-ma\|ta**: → Cystadenokarzinom

Cyst\|ade\|no\|kar\|zi\|nom *nt*: Adenokarzinom* mit Zystenbildung; häufiger Tumor des Eierstocks; Ⓔ *cystadenocarcinoma*

Cyst\|ade\|no\|ma *nt*: Adenom* mit zystischer Erweiterung der Drüsenlichtungen; Ⓔ *cystadenoma*

Cys\|ta\|thi\|o\|nin *nt*: Zwischenprodukt beim Abbau von Homocystein; Ⓔ *cystathionine*

Cys\|te\|a\|min *nt*: aus Cystein* entstehendes biogenes Amin; Bestandteil von Coenzym* A; Ⓔ *cysteamine*

Cys\|te\|in *nt*: schwefelhaltige Aminosäure; Ⓔ *cysteine*

Cysti-, cysti- *präf*.: → Cysto-

Cys\|ti\|cer\|co\|se *f*: durch Bandwurmfinnen [Cysticercus*] hervorgerufene Erkrankung mit Befall verschiedener Organe; Ⓔ *cysticercosis*

Cys\|ti\|cer\|cus *m*: Bandwurmfinne (Blase mit Kopfteil/Scolex und Halszone), aus der im Endwirt der Bandwurm entsteht; Ⓔ *Cysticercus*
  Cysticercus bovis: Finne des Rinderbandwurms (Taenia* saginata); Ⓔ *Cysticercus bovis*
  Cysticercus cellulosae: Finne des Schweinebandwurms (Taenia* solium); Ⓔ *Cysticercus cellulosae*

Cys\|tin *nt*: aus zwei Molekülen Cystein* entstandene schwefelhaltige Aminosäure, deren Disulfidbrücken die Tertiärstruktur von Eiweißen stabilisieren; Ⓔ *cystine*

Cys|tin|ä|mie f: Vorkommen von Cystin im Blut; Ⓔ *cystinemia*

Cys|ti|no|se f: zu den lysosomalen Speicherkrankheiten* gehörende, autosomal-rezessiv vererbte Erkrankung mit Cystinspeicherung in u.A. Kornea, Konjunktiva, Knochenmark, Niere, Lymphozyten; Ⓔ *cystinosis*

Cys|tin|u|rie f: Cystinausscheidung im Harn; Ⓔ *cystinuria*

Cys|tis f: Blase; Harnblase; Ⓔ *bladder*

Cys|ti|tis f: Entzündung der Harnblase, Blasenentzündung; Ⓔ *cystitis*

Cysto-, Cysto- präf.: Wortelement mit der Bedeutung „Blase/Harnblase/Zyste"

Cys|to|car|ci|no|ma nt: Karzinom* mit Zystenbildung; Ⓔ *cystocarcinoma*

Cys|to|ce|le f: 1. Vorfall der Harnblasenwand durch eine Bruchpforte 2. Vorfall der Harnblase in die Scheide bei Scheidensenkung; Ⓔ 1.–2. *cystocele*

Cys|to|sar|co|ma phyl|lo|i|des nt: langsam wachsendes Sarkom* der Brustdrüse, das extrem groß werden kann; Ⓔ *cystosarcoma phyllo(i)des*

Cyt-, cyt- präf.: → *Cyto-*

Cyt|a|ra|bin nt: zu den Antimetaboliten gehörendes Zytostatikum*; Ⓔ *cyt-arabine*

Cy|ti|din nt: Ribonukleosid* aus Cytosin* und Ribose*; bildet mit Phosphorsäure Nukleotide [**Cytidinmonophosphat, Cytidindiphosphat, Cytidintriphosphat**], die für Biosynthese von Phosphatiden* von Bedeutung sind; Ⓔ *cytidine*

Cy|ti|sin nt: giftiges Alkaloid im **Goldregen** [Laburnum anagyroides]; Vergiftungsursache bei Kindern; Ⓔ *cytisine*

Cyto-, cyto- präf.: Wortelement mit der Bedeutung „Zelle"

Cy|to|chro|me pl: zu den Hämoproteinen gehörende Oxidoreduktasen, die eine zentrale Rolle in der Atmungskette spielen; Ⓔ *cytochromes*

Cy|to|me|ga|lie|vi|rus nt: → *Zytomegalievirus*

Cy|to|sin nt: Pyrimidinbase*, Baustein der Nukleinsäuren; Ⓔ *cytosine*

Cy|to|sin|a|ra|bin|o|sid nt: → *Cytarabin*

C-Zellen pl: 1. blasse Zellen der Langerhans*-Inseln der Bauchspeicheldrüse, in denen Somatostatin gebildet wird 2. Calcitonin-produzierende Zellen der Schilddrüse; Ⓔ 1. *C cells* 2. *parafollicular cells*

D

Da|carb|a|zin *nt*: Zytostatikum* der Alkylanziengruppe; Ⓔ *dacarbazine*

Dac|ti|no|my|cin *nt*: zytostatisches Antibiotikum von Streptomyces*-Species; Ⓔ *dactinomycin*

Dactylo-, dactylo- *präf.*: Wortelement mit der Bedeutung „Finger/Zehe"

Dakry-, dakry- *präf.*: →*Dakryo-*

Da|kry|a|de|nek|to|mie *f*: operative Tränendrüsenentfernung; Ⓔ *dacryoadenectomy*

Da|kry|a|go|gum *nt*: tränentreibende Substanz; Ⓔ *dacryagogue*

Dakryo-, dakryo- *präf.*: Wortelement mit der Bedeutung „Träne"

Da|kry|o|a|de|nal|gie *f*: Schmerzen in einer Tränendrüse; Ⓔ *dacryoadenalgia*

Da|kry|o|a|de|nek|to|mie *f*: →*Dakryadenektomie*

Da|kry|o|a|de|ni|tis *f*: Entzündung der Tränendrüse; Ⓔ *dacryoadenitis*

Da|kry|o|blen|nor|rhoe *f*: chronischer Tränenfluss bei Tränendrüsenentzündung; Ⓔ *dacryoblennorrhea*

Da|kry|o|ca|nal|li|cu|li|tis *f*: →*Dakryokanalikulitis*

Da|kry|o|el|ko|se *f*: →*Dakryohelkose*

Da|kry|o|gra|fie, -gra|phie *f*: Röntgenkontrastdarstellung der Tränenwege; Ⓔ *dacryography*

Da|kry|o|hä|mor|rhoe *f*: blutiger Tränenfluss; Ⓔ *dacryohemorrhea*

Da|kry|o|hel|ko|se *f*: Geschwür des Tränensacks oder des Tränenröhrchens; Ⓔ *dacryohelcosis*

Da|kry|o|ka|na|li|ku|li|tis *f*: Entzündung der Tränenröhrchen; Ⓔ *dacryocanaliculitis*

Da|kry|o|lith *m*: Stein in den Tränenwegen; Ⓔ *dacryolith*

Da|kry|om *nt*: **1.** Stauung und Schwellung des Tränenkanals **2.** →*Dakryops*; Ⓔ **1.** *dacryoma* **2.** *dacryops*

Da|kry|ops *m*: Retentionszyste der Tränendrüse; Ⓔ *dacryops*

Da|kry|o|pyor|rhoe *f*: eitriger Tränenfluss; Ⓔ *dacryopyorrhea*

Da|kry|o|py|o|sis *f*: eitrige Entzündung der Tränenwege; Ⓔ *dacryopyosis*

Da|kry|o|rhi|no|sto|mie *f*: Anastomosierung von Tränensack und mittlerem Nasengang bei Verlegung der Tränenwege; Ⓔ *dacryorhinocystotomy*

Da|kry|or|rhoe *f*: übermäßiger Tränenfluss; Ⓔ *dacryorrhea*

Da|kry|o|si|nu|si|tis *f*: Entzündung von Tränenröhrchen und Sinus* ethmoidalis; Ⓔ *dacryosinusitis*

Da|kry|o|so|le|ni|tis *f*: Entzündung eines Tränenröhrchens; Ⓔ *dacryosolenitis*

Da|kry|o|ste|no|se *f*: Einengung des Tränenganges; Ⓔ *dacryostenosis*

Da|kry|o|szin|ti|gra|fie, -gra|phie *f*: Szintigrafie* der Tränenwege; Ⓔ *dacryoscintigraphy*

da|kry|o|szin|ti|gra|fisch, -gra|phisch *adj*: Dakryoszintigrafie betreffend, mittels Dakryoszintigrafie; Ⓔ *dacryoscintigraphic*

Da|kry|o|ze|le *f*: Tränensackbruch; Ⓔ *dacryocele*

Da|kry|o|zyst|al|gie *f*: Tränensackschmerz; Ⓔ *dacryocystalgia*

Da|kry|o|zyst|ek|ta|sie *f*: Tränensackdilatation, Tränensackerweiterung; Ⓔ *dacryocystectasia*

Da|kry|o|zyst|ek|to|mie *f*: Tränensackentfernung, Tränensackresektion; Ⓔ *dacryocystectomy*

Da|kry|o|zys|ti|tis *f*: Entzündung des Tränensacks; Ⓔ *dacryocystitis*

Da|kry|o|zys|ti|to|mie *f*: Tränenröhrcheninzision, Tränenröhrchenschnitt; Ⓔ *dacryocystitomy*

Da|kry|o|zys|to|blen|nor|rhoe *f*: chronisch eitrige Tränensackentzündung, Tränensackeiterung; Ⓔ *dacryocystoblennorrhea*

Da|kry|o|zys|to|gra|fie, -gra|phie *f*: Röntgenkontrastdarstellung der Tränenwege; Ⓔ *dacryocystography*

da|kry|o|zys|to|gra|fisch, -gra|phisch *adj*: Dakryozystografie betreffend, mittels Dakryozystografie; Ⓔ *dacryocystographic*

Da|kry|o|zys|to|gramm *nt*: Röntgenkontrastaufnahme der Tränenwege; Ⓔ *dacryocystogram*

Da|kry|o|zys|to|rhi|no|ste|no|se *f*: Verlegung des Tränennasenganges; Ⓔ *dacryocystorhinostenosis*

Da|kry|o|zys|to|ste|no|se *f*: Stenose des Tränensacks; Ⓔ *dacryocystostenosis*

Da|kry|o|zys|to|to|mie *f*: Tränensackeröffnung, Tränensackinzision; Ⓔ *dacryocystotomy*

Da|kry|o|zys|to|ze|le *f*: →*Dakryozele*

127

Daktyl-, daktyl- *präf.:* → *Daktylo-*

Dakltyllallgie *f:* Fingerschmerz; Ⓔ *dactylalgia*

Dakltyllitis *f:* Entzündung eines Fingers oder einer Zehe; Ⓔ *dactylitis*

Daktylo-, daktylo- *präf.:* Wortelement mit der Bedeutung „Finger/Zehe"

Dakltyllolldylnie *f:* Fingerschmerz; Ⓔ *dactylodynia*

Dakltyllollgramm *nt:* Fingerabdruck; Ⓔ *dactylogram*

Dakltyllollgrylpolse *f:* permanente Verkrümmung von Fingern oder Zehen; Ⓔ *dactylogryposis*

Dakltyllolkampslolldylnie *f:* schmerzhafte Finger- oder Zehenverkrümmung; Ⓔ *dactylocampsodynia*

Dakltyllolmelgallie *f:* übermäßige Größe von Fingern oder Zehen; Ⓔ *dactylomegaly*

Dakltyllollspaslmus *m:* Finger- oder Zehenkrampf; Ⓔ *dactylospasm*

Dallton *nt:* Einheit der relativen Atommasse; 1 Dalton ist ein Zwölftel der Masse des Kohlenstoffatoms C^{12}; Ⓔ *dalton*

Dalltolnislmus *m:* angeborene Farbsinnesstörung, bei der Rot und Grün als Grautöne gesehen werden; Ⓔ *daltonism*

Damm *m:* Körperregion zwischen Steißbein und äußeren Genitalien; wird unterteilt in **Vorderdamm** [zwischen äußerem Genitale und After] und **Hinterdamm** [zwischen After und Steißbein]; Ⓔ *perineum*

Dammlbruch *m:* Bruch von Baucheingeweide durch den Damm; Ⓔ *perineal hernia*

Dämlmelrungslselhen *nt:* durch die Stäbchenzellen der Netzhaut ermöglichtes Sehen bei niedriger Lichtintensität; Ⓔ *twilight vision*

Dämlmerlzulstand *m:* nach Anfällen auftretender Zustand mit eingeengtem Bewusstsein; Ⓔ *twilight state*

Dammlfisltel *f:* auf dem Damm mündende Fistel; Ⓔ *perineal fistula*

Dammlgelgend *f:* → *Dammregion*

Dammlnaht *f:* Vernähung eines Dammrisses oder eines Dammschnitts; Ⓔ *perineorrhaphy*

Dammlrelgilon *f:* Körperregion zwischen Steißbein und äußeren Genitalien; Ⓔ *perineal region*

Dammlriss *m:* Riss des Damms unter der Geburt; je nach Ausdehnung und Tiefe unterscheidet man **Dammriss 1°** [nur die Dammhaut], **Dammriss 2°** [Riss von Haut und Dammmuskulatur] oder **Dammriss 3°** [Mitbeteiligung des Afterschließmuskels]; Ⓔ *perineal laceration*

Dammlschnitt *m:* **1.** → *Episiotomie* **2.** Dammdurchtrennung; Ⓔ **1.–2.** *episiotomy*

Dammlschutz *m:* Handgriffe zur Verhinderung eines Dammrisses; Ⓔ *perineal support*

Dampflstelrillilsaltilon *f:* Sterilisation in einem Autoklaven mit gespanntem und gesättigtem Wasserdampf; Ⓔ *steam sterilization*

Dämplfung *f:* verkürzter Klopfschall über Hohlräumen; Ⓔ *damping*

Dana-Operation *f:* Durchtrennung der hinteren Spinalnervenwurzel zur Behandlung unstillbarer Schmerzen; Ⓔ *Dana's operation*

Dane-Partikel *nt:* veraltet für → *Hepatitis-B-Virus*

Danlos-Syndrom *nt:* Oberbegriff für insgesamt neun Syndrome mit angeborener Kollagendysplasie; auffällig sind Hyperelastizität der Haut [Cutis* hyperelastica], Überstreckbarkeit der Gelenke sowie eine Anfälligkeit für Hautverletzungen mit schlechter Heilungstendenz; Ⓔ *Danlos' syndrome*

Daplson *nt:* Antibiotikum mit Wirksamkeit gegen den Lepraerreger Mycobacterium* leprae; Ⓔ *dapsone*

Darling-Krankheit *f:* Befall und Infektion mit Histoplasma* capsulatum; nach Einatmung von Sporen kommt es primär zu einer Infektion der Atemwege und der Lunge, die klinisch kaum von Tuberkulose zu unterscheiden ist; Ⓔ *Darling's disease*

Darm *m:* der aus Dünndarm und Dickdarm bestehende Abschnitt des Magen-Darm-Trakts zwischen Magenausgang und After; Ⓔ *bowel(s)*

Darmlalnasltolmolse *f:* operative Verbindung von Darmabschnitten; Ⓔ *bowel anastomosis*

Darmlaltolnie *f:* Tonusmangel der Darmmuskulatur mit herabgesetzter Peristaltik*; kann zur Entwicklung eines paralytischen Ileus* führen; Ⓔ *intestinal atonia*

Darmlaltrelsie *f:* angeborener Verschluss der Darmlichtung; Ⓔ *intestinal atresia*

Darmlbein *nt:* Teil des Hüftbeins; bildet den oberen Teil der Hüftpfanne; Ⓔ *iliac bone*

Darmlbeinlkamm *m:* oberer Rand der

Darmbeinschaufel; ⒺⒺ *iliac crest*

Darm-Blasen-Fistel f: innere Darmfistel* mit Einmündung in die Blase; Ⓔ *enterovesical fistula*

Darm|brand m: nekrotisierende Enteritis* durch Clostridium* perfringens; Ⓔ *necrotizing enteritis*

Darm|bruch m: Hernie* mit Darmteilen im Bruchsack; Ⓔ *enterocele*

Darm|di|ver|ti|kel pl: meist den Dickdarm betreffende, i.d.R. asymptomatische Divertikel* der Darmwand; Ⓔ *intestinal diverticulum*

Darm|em|phy|sem nt: →*Darmwandemphysem*

Darm|ent|zün|dung f: →*Enteritis*

Darm|fis|tel f: vom Darm ausgehende Fistel, die entweder in einen anderen Teil des Darms oder ein anderes Organ einmündet [**innere Darmfistel**] oder nach außen führt [**äußere Darmfistel**]; Ⓔ *intestinal fistula*

Darm|flo|ra f: Gesamtheit der physiologisch im Darm vorkommenden Mikroorganismen; Ⓔ *intestinal flora*

Darm|gas nt: aus verschluckter Luft und von Darmbakterien gebildetem Gas bestehende Gasmischung; pro Tag werden zwischen 400 und 1200 ml Gas gebildet; Ⓔ *flatus*

Darm|ge|räu|sche pl: durch die Verdauungstätigkeit des Darms bedingte physiologische Geräusche; Ⓔ *bowel sounds*

Darm|grip|pe f: Magen-Darm-Beteiligung bei einer Grippe*; oft auch als Bezeichnung für Virusinfekte des Magen-Darms mit grippeähnlicher Symptomatik verwendet; Ⓔ *intestinal influenza*

Darm|hor|mo|ne pl: im Magen-Darm-Trakt gebildete Hormone, z.B. Gastrin, Cholezystokinin; Ⓔ *gastrointestinal hormones*

Darm|in|farkt m: durch akute Unterbrechung der Durchblutung hervorgerufene Infarzierung von Darmabschnitten; Ⓔ *intestinal infarction*

Darm|ka|tarrh m: →*Enteritis*

Darm|kon|kre|ment nt: →*Darmstein*

Darm|kon|ti|nenz f: Fähigkeit den Stuhl zurückzuhalten; Ⓔ *fecal continence*

Darm|läh|mung f: völliger Verlust des Darmtonus und der Peristaltik; führt zur Entwicklung eines paralytischen Ileus*; Ⓔ *enteroparesis*

Darm|lö|sung f: Lösung von Darmverwachsungen; Ⓔ *enterolysis*

Darm|luft f: →*Darmgas*

Darm|milz|brand m: durch den Genuss infizierter Nahrungsmittel hervorgerufener Milzbrand* von Dünn- und Dickdarm; Ⓔ *intestinal anthrax*

Darm|ner|ven|sys|tem nt: Gesamtheit der sympathischen und parasympathischen Nerven des Darms; Ⓔ *enteric nervous system*

Darm|obs|truk|ti|on f: Einengung der Darmlichtung durch Prozesse im Darm oder Druck von außen; kann zum Darmverschluss* führen; Ⓔ *intestinal obstruction*

Darm|per|fo|ra|ti|on f: Durchbruch der Darmwand durch entzündliche oder nekrotische Prozesse; Ⓔ *bowel perforation*

Darm|po|lyp m: von der Darmschleimhaut ausgehender gutartiger Tumor; Ⓔ *intestinal polyp*

Darm|rohr nt: weiches Gummirohr zum Einführen in den Mastdarm; Ⓔ *intestinal canal*

Darm|sen|kung f: angeborene oder erworbene Senkung der Baucheingeweide; klinisch auffällig sind eine chronische Obstipation* und Rücken- oder Kreuzschmerzen beim Stehen; Ⓔ *enteroptosis*

Darm|spie|ge|lung f: endoskopische Untersuchung des Darms; Ⓔ *enteroscopy*

Darm|stei|fung f: durch die Bauchwand tastbare Versteifung einzelner Darmschlingen oberhalb eines Darmverschlusses; Ⓔ *bowel rigidity*

Darm|stein m: durch Verkrustung von Kotsteinen* entstandenes Konkrement im Darm; Ⓔ *intestinal calculus*

Darm|ste|no|se f: Einengung der Darmlichtung mit Behinderung der Darmpassage und evtl. Entwicklung eines Darmverschlusses [Ileus*]; Ⓔ *intestinal stenosis*

Darm|tri|chi|ne f: →*Trichinella spiralis*

Darm|tu|ber|ku|lo|se f: meist sekundärer Befall des Darms im Rahmen einer Lungentuberkulose; nur selten als Primärerkrankung durch verseuchte Kuhmilch; Ⓔ *intestinal tuberculosis*

Darm|ver|schlin|gung f: meist Säuglinge betreffende Verdrehung und Verschlingung von Dünndarmteilen; kann zur Ausbildung eines Ileus* führen; Ⓔ *intestinal volvulus*

Darm|ver|schluss m: vollständige Unterbrechung der Darmpassage durch Verschluss der Darmlichtung oder Darmlähmung; Ⓔ *bowel obstruction*

Darmvirus nt, pl **-ren**: →*Enterovirus*

Darm|vor|fall m: Vorfall von Anus oder

129

Rektum; ⒺⒹ *bowel prolapse*

Darm|wand|bruch *m*: Hernie* mit Einklemmung der Darmwand in der Bruchpforte; ⒺⒹ *parietal hernia*

Darm|wand|em|phy|sem *nt*: ätiologisch ungeklärte Emphysembildung der Darmwand, die i.d.R. asymptomatisch verläuft; ⒺⒹ *intestinal pneumatosis*

Darm|wand|ent|zün|dung *f*: → *Enteritis*

Darm|wand|her|nie *f*: → *Darmwandbruch*

Darm|wand|per|fo|ra|ti|on *f*: → *Darmperforation*

Darm|zot|ten *pl*: fingerförmige Ausstülpungen der Dünndarmschleimhaut, die die Nahrung resorbieren; ⒺⒹ *intestinal villi*

Dau|er|aus|schei|der *m*: klinisch gesunder Träger eines Erregers, der nach Überstehen der Krankheit das Agens vorübergehend [**temporärer Dauerausscheider**] oder langfristig [**permanenter** oder **chronischer Dauerausscheider**] ausscheidet; ⒺⒹ *chronic carrier*

Dau|er|be|at|mung *f*: künstliche Beatmung von mehr als 48 Stunden; ⒺⒹ *long-term ventilation*

Dau|er|ge|biss *nt*: Gesamtheit der permanenten Zähne; ⒺⒹ *permanent teeth*

Dau|er|ka|the|ter *m*: über längere Zeit belassener Blasen- oder Nierenkatheter bei Harnabflussstörung; ⒺⒹ *indwelling catheter*

Dau|er|kul|tu|ren *pl*: Fortzüchtung von Reinkulturen über einen längeren Zeitraum; ⒺⒹ *long-term culture*

Dau|er|spi|nal|an|äs|the|sie *f*: fortlaufende Spinalanästhesie über einen liegenden Katheter; ⒺⒹ *continuous spinal anesthesia*

Dau|er|trä|ger *m*: klinisch asymptomatischer chronischer Träger eines Erregers; kann als Dauerausscheider* fungieren; ⒺⒹ *chronic carrier*

Dau|er|tropf *m*: kontinuierliche Tropfinfusion von Flüssigkeit, Elektrolyten und energieliefernden Substanzen; ⒺⒹ *drip*

Dau|er|tropf|in|fu|si|on *f*: → *Dauertropf*

Dau|no|my|cin *nt*: → *Daunorubicin*

Dau|no|ru|bi|cin *nt*: zytostatisch wirkendes Antibiotikum verschiedener Streptomyces*-Species; ⒺⒹ *daunorubicin*

De-, de- *präf.*: Wortelement mit der Bedeutung „weg/von...weg/herab"

Dead-fetus-Syndrom *nt*: Verbrauchskoagulopathie* durch Retention eines abgestorbenen Fetus; ⒺⒹ *dead fetus syndrome*

De|af|fe|ren|zie|rung *f*: Ausschaltung der afferenten Impulse durch Krankheiten, Operation oder Arzneimittel; ⒺⒹ *deafferentation*

De|al|ler|gi|sie|rung *f*: Herabsetzung der Allergiebereitschaft durch Injektion oder Inhalation ansteigender Allergendosen; ⒺⒹ *deallergization*

De|ar|te|ri|a|li|sa|ti|on *f*: Umwandlung von arteriellem Blut in venöses Blut durch Sauerstoffverbrauch; ⒺⒹ *dearterialization*

De|bi|li|tas *f*: → *Debilität*

De|bi|li|tät *f*: **1.** Schwäche, Kraftlosigkeit; Schwächezustand, Erschöpfungszustand **2.** leichte geistige Behinderung; ⒺⒹ **1.–2.** *debility*

Dé|bri|de|ment *nt*: Wundtoilette, Wundreinigung; ⒺⒹ *débridement*

De|bul|king *nt*: partielle Geschwulstverkleinerung; i.d.R. vor einer Chemooder Strahlentherapie; ⒺⒹ *debulking*

Deca-, deca- *präf.*: Wortelement mit der Bedeutung „zehn"

Dé|ca|nu|le|ment *nt*: Kanülenentfernung, Dekanülierung; ⒺⒹ *decannulation*

De|carb|o|xy|la|se *f*: Lyase*, die Kohlendioxid aus der Carboxylgruppe von Carbonsäuren abspaltet; ⒺⒹ *decarboxylase*

Deci-, deci- *präf.*: Wortelement mit der Bedeutung „Zehntel"

De|ci|dua *f*: Schwangerschaftsendometrium; ⒺⒹ *decidua*

De|ci|dua|li|itis *f*: → *Deciduitis*

De|ci|du|i|tis *f*: Entzündung der Decidua* während der Schwangerschaft; ⒺⒹ *deciduitis*

Deck|biss *m*: Kieferfehlbildung mit steilgestellten und verlängerten oberen Schneidezähnen, die die unteren Schneidezähne überdecken; ⒺⒹ *overbite*

Deck|kno|chen *pl*: Knochen, die aus Bindegewebe entstehen; ⒺⒹ *membrane bone*

Deck|plat|te *f*: den Wirbelkörper bedeckende Abschlussplatte; ⒺⒹ *roof plate*

Deck|zel|len *pl*: flache Epithelzellen an der Oberfläche seröser Häute; ⒺⒹ *cover cells*

Dé|col|le|ment *nt*: flächenhafte Hautablederung; ⒺⒹ *décollement*

De|cre|men|tum *nt*: Abnahme, Verringerung; ⒺⒹ *decrement*

De|cu|bi|tus *m*: (meist superinfizierte) Nekrose- und Geschwürbildung bei längerer Bettlägrigkeit durch chronische Druckeinwirkung und lokale Minderdurchblutung; ⒺⒹ *decubitus*

De|cus|sa|tio *f*: Kreuzung, Überkreuzung;

ⓔ *decussation*

Delcussaltio pylramidum: Kreuzung der Pyramidenbahn* in der Medulla* oblongata; ⓔ *pyramidal decussation*

Delfälkaltilon *f:* Darmentleerung, Stuhlgang; ⓔ *defecation*

Delfaltilgaltio *f:* (extreme) Ermüdung, Übermüdung, Erschöpfung; ⓔ *defatigation*

Delfektldyslproltelinlälmie *f:* → *Defektproteinämie*

Delfektlheillung *f:* Abheilung mit Fortbestehen eines organischen oder funktionellen Restschadens; ⓔ *incomplete healing*

Delfektlimlmulnolpalthie *f:* Störung der normalen Immunreaktion des Körpers; ⓔ *immunodeficiency*

Delfektlpaltholprolteinlälmie *f:* → *Defektproteinämie*

Delfektlprolteinlälmie *f:* Störung der Eiweißzusammensetzung des Plasmas durch vollständiges oder teilweises Fehlen von Eiweißen; ⓔ *dysproteinemia*

Delfelmilnilsielrung *f:* Verlust der weiblichen Merkmale und Entwicklung körperlicher und seelischer Merkmale des männlichen Geschlechts; ⓔ *defeminization*

Delfelrenltekltolmie *f:* (Teil-)Entfernung oder Unterbrechung des Samenleiters; ⓔ *deferentectomy*

Delfelrenltiltis *f:* Entzündung des Samenleiters/Ductus deferens; ⓔ *deferentitis*

Delfelrenltolgralfie, -gralphie *f:* Röntgenkontrastdarstellung der Samenwege; ⓔ *vasography*

Delferlolxalmin *nt:* bei Eisenüberladung des Körpers verwendeter Chelatbildner aus **Streptomyces pilosus**; ⓔ *deferoxamine*

Delferlveslzenz *f:* Entfieberung; ⓔ *defervescence*

Delfibrilllaltion *f:* pharmazeutische, mechanische oder elektrische Behandlung von Kammerflimmern; ⓔ *defibrillation*

Delfibrillaltor *m:* Gerät zur elektrischen Defibrillation; ⓔ *defibrillator*

Delfibrilnaltion *nt:* Fibrinentfernung aus dem Blut; ⓔ *defibrination*

Delfibrilnaltionslsynldrom *nt:* verstärkte Blutungsneigung bei Fibrinmangel oder übermäßigem Fibrinabbau; ⓔ *defibrination syndrome*

Delfibrilnielren *nt:* → *Defibrination*

Delfibrilnilsielrungslsynldrom *nt:* → *Defi-*

brinationssyndrom

Delfilniltivlwirt *m:* Wirt, der die geschlechtsreife Form eines Parasiten beherbergt; ⓔ *definitive host*

Delfilzit *nt:* Mangel, Fehlen; ⓔ *deficit*

prolongiertes reversibles ischämisches neurologisches Defizit: *s.u. Apoplexia cerebri*

reversibles ischämisches neurologisches Defizit: *s.u. Apoplexia cerebri*

Delflelxilonsllalgen *pl:* Kindslagen, bei denen der Kopf von der normalen Beugehaltung abweicht [Vorderhauptlage, Stirnlage, Gesichtslage]; ⓔ *deflexion abnormalities*

Delflolraltilon *f:* Entjungferung; ⓔ *defloration*

Delgelnelraltilon *f:* Entartung von Zellen, Geweben oder Funktionen; Verfall, Verkümmerung, Rückbildung; ⓔ *degeneration*

amyloide Degeneration: Oberbegriff für durch die Ablagerung von Amyloid* hervorgerufene Krankheiten; ⓔ *amyloid degeneration*

fettige Degeneration: 1. Degeneration mit anfangs reversibler Einlagerung von Fetttröpfchen in die Zelle **2.** degenerative Verfettung von Zellen, Geweben oder Organen; ⓔ **1.** *fatty degeneration* **2.** *adipose degeneration*

hepatolentikuläre Degeneration: autosomal-rezessive Störung des Kupferstoffwechsels mit Ablagerung von Kupfer in den Geweben und erhöhter Ausscheidung im Harn; führt zu Leberzirrhose* und Hirnschäden; ⓔ *hepatolenticular degeneration*

verkäsende Degeneration: Koagulationsnekrose* mit Bildung käseartiger Massen von zäher, gelblicher Konsistenz; häufig bei Tuberkulose*; ⓔ *caseous degeneration*

delgelnelriert *adj:* zurückgebildet, verfallen; entartet; ⓔ *degenerate*

Delglultiltilon *f:* Schluckakt, Schlucken, Hinunterschlucken; ⓔ *deglutition*

Delglultiltilonslalpnoe *f:* Apnoe* während des Schluckaktes; ⓔ *deglutition apnea*

Delhislzenz *f:* Klaffen, Auseinanderweichen (einer Naht, Wunde etc.); ⓔ *dehiscence*

Dehlnungsllählmung *f:* durch Dehnung eines Nervens verursachte Lähmung, z.B. Geburtslähmung; ⓔ *hyperextension paralysis*

Dehlnungslrelflex *m:* Reflex als Reaktion auf einen Dehnungsreiz; ⓔ *stretch reflex*

De|hy|dra|ta|se f: wasserabspaltende Lyase*; ⒺⒺ *dehydratase*

De|hy|dra|ta|ti|on f: **1.** (*chem.*) Wasserabspaltung aus einem Molekül **2.** Wasserentzug; Entwässerungstherapie **3.** Wassermangel der Körper; Ⓔ **1.–3.** *dehydration*

De|hy|dra|ti|on f: Wassermangel der Körpers; Ⓔ *dehydration*

7-De|hy|dro|cho|les|te|rin nt: im Körper aus Cholesterin gebildetes Provitamin, das in der Haut von UV-Strahlen in Vitamin D₃ umgewandelt wird; Ⓔ *7-dehydrocholesterol*

11-De|hy|dro|cor|ti|col|ste|ron nt: in der Nebenniere gebildetes Glucocorticoid*; Ⓔ *11-dehydrocorticosterone*

De|hy|dro|e|pi|an|dros|te|ron nt: Androgen* aus Nebennierenrinde, Ovar und Testis; Ⓔ *dehydroepiandrosterone*

De|hy|dro|ge|na|se f: Oxidoreduktase*, die den Transfer von Wasserstoff katalysiert; Ⓔ *dehydrogenase*

De|hy|dro|i|so|an|dros|te|ron nt: →*Dehydroepiandrosteron*

3-De|hy|dro|re|ti|nol nt: Vitamin A₂; *s.u. Vitamin A*; Ⓔ *(3-)dehydroretinol*

De|i|o|ni|sie|rung f: Entfernung von Ionen; Ⓔ *deionization*

Deiters-Stützzellen pl: Stützzellen im Corti-Organ des Innenohrs; Ⓔ *Deiters' supporting cells*

Déjà-vu-Erlebnis nt: Eindruck, etwas gerade Gesehenes schon einmal gesehen zu haben; Ⓔ *déjà vu*

Deka-, deka- *präf.*: Wortelement mit der Bedeutung „zehn"

De|kal|zi|fi|ka|ti|on f: Entkalkung; Ⓔ *decalcification*

De|kal|zi|fi|zie|rungs|syn|drom nt: multiple Spontanfrakturen durch eine Entkalkung der Knochen bei Störungen des Kalziumstoffwechsel oder als idiopathische Form; Ⓔ *Looser-Milkman syndrome*

De|ka|nü|lie|rung f: Kanülenentfernung, Décanulement; Ⓔ *decannulation*

De|kap|sul|la|ti|on f: Entfernung einer Organkapsel, Kapselentfernung; Ⓔ *decapsulation*

De|kar|bo|xy|la|se f: →*Decarboxylase*

De|kom|pen|sa|ti|on f: nicht mehr ausreichende Kompensation, Entgleisung; Ⓔ *decompensation*

de|kom|pen|siert *adj*: nicht ausgeglichen, entgleist; Ⓔ *decompensated*

De|kom|pres|si|on f: Druckentlastung; Ⓔ *decompression*

De|kon|ges|ti|ons|mit|tel nt: abschwellen-

des Mittel; Ⓔ *decongestant*

De|kon|ta|mi|na|ti|on f: Entgiftung, Entgasung, Entseuchung, Entstrahlung; Ⓔ *decontamination*

De|kon|ta|mi|nie|rung f: →*Dekontamination*

De|kor|ti|ka|ti|on f: operative Entrindung, Rindenentfernung; Ⓔ *decortication*

de|kre|pit *adj*: (alters-)schwach, (körperlich) heruntergekommen, hinfällig; Ⓔ *decrepit*

De|kru|des|zenz f: Abnahme eines Symptoms; Ⓔ *decrudescence*

De|krus|tie|ren nt: chirurgische Krustenentfernung, Krustenbeseitigung; Ⓔ *decrustation*

de|ku|bi|tal *adj*: Dekubitus betreffend; Ⓔ *decubital*

De|ku|bi|tal|ge|schwür nt: →*Dekubitus*

De|ku|bi|tal|ul|kus nt: →*Dekubitus*

De|ku|bi|tus m: (meist superinfizierte) Nekrose- und Geschwürbildung bei längerer Bettlägrigkeit durch chronische Druckeinwirkung und lokale Minderdurchblutung; Ⓔ *decubitus*

De|ku|bi|tus|pro|phy|la|xe f: Maßnahmen zur Vorbeugung eines Dekubitus*; Ⓔ *decubitus prophylaxis*

del Castillo-Syndrom nt: Aspermie* durch ein angeborenes Fehlen des Keimepithels der Hodenkanälchen; Ⓔ *Del Castillo syndrome*

de|le|tär *adj*: (gesundheits-)schädlich, schädigend, zerstörend; Ⓔ *deleterious*

De|le|ti|on f: Verlust eines Chromosomenabschnitts; Ⓔ *deletion*

De|lir nt: →*Delirium*

de|li|rant *adj*: an Delirium leidend, mit Symptomen des Delirs; Ⓔ *delirious*

De|li|ri|um nt: rückbildungsfähiges akutes Psychosyndrom mit Desorientiertheit, Verwirrtheit, (optischen) Halluzinationen, ängstlicher Erregung und motorischer Unruhe; Ⓔ *delirium*

Delirium acutum: akut auftretendes Delir, z.B. bei Vergiftungen oder Fieber; Ⓔ *acute delirium*

Delirium alcoholicum: Entzugssyndrom bei chronischem Alkolkonsum; Ⓔ *alcoholic delirium*

Delirium tremens: **1.** durch Entzug eines Suchtmittels hervorgerufene delirante Entzugssymptomatik **2.** →*Delirium alcoholicum*; Ⓔ **1.** *delirium tremens* **2.** *alcoholic delirium*

de|li|rös *adj*: →*delirant*

Dell|war|ze f: durch Viren [**Molluscum contagiosum-Virus**] verursachte gutartige Hauterkrankung mit typischen zentral eingedellten Knötchen; ⒺＥ *molluscum contagiosum*

Delltalalgens *nt*: defektes RNA-Virus, das ein Helfervirus [Hepatitis B-Virus] benötigt; Erreger der Hepatitis* D; Ⓔ *delta virus*

Delltalalminolllälvulllinlsäulre *f*: Zwischenprodukt der Porphyrinsynthese; wird bei Bleivergiftung und Porphyrie vermehrt im Harn ausgeschieden; Ⓔ *δ-aminolevulinic acid*

Delltalhelpaltiltis *f*: durch das Hepatitis-D-Virus* hervorgerufene Virushepatitis*; Ⓔ *delta hepatitis*

Delltalmuslkel *m*: → *Musculus deltoideus*

Delltalwelllen *pl*: niederfrequente Wellen im Elektroenzephalogramm; Ⓔ *delta waves*

Delta-Zelle *f*: Somatostatin*-bildende Zelle der Langerhans*-Inseln der Bauchspeicheldrüse; Ⓔ *delta cell*

Demand-Herzschrittmacher *m*: → *Demand-Pacemaker*

Demand-Pacemaker *m*: ein EKG-gekoppelter Herzschrittmacher, der nur bei Bedarf einspringt; Ⓔ *demand pacemaker*

Demand-Schrittmacher *m*: → *Demand-Pacemaker*

Delmarlkaltilon *f*: Abgrenzung eines Prozesses oder eines Gewebes; Ⓔ *demarcation*

delmarlkiert *adj*: (klar) abgegrenzt; Ⓔ *demarcated*

Delmaslkullilnilsaltilon *f*: Rückbildung männlicher Geschlechtsmerkmale und Entwicklung weiblicher Geschlechtsmerkmale; Ⓔ *demasculinization*

Delmenltia *f*: → *Demenz*

Delmenz *f*: geistiger Verfall, der zum Abbau der geistigen und körperlichen Leistungsfähigkeit führt; Ⓔ *dementia*

Demenz vom Alzheimer-Typ: multifaktoriell bedingte, präsenile [meist 5.–6. Lebensjahrzehnt], fortschreitende Atrophie der Großhirnrinde mit typischem pathohistologischem Bild [Alzheimer-Plaques, Alzheimer-Fibrillen]; im Laufe der Krankheit kommt es zum geistigen und körperlichen Verfall der Patienten; Ⓔ *presenile dementia*

senile Demenz: Abnahme der geistigen Leistungsfähigkeit im Alter; oft als Altersschwachsinn bezeichnet; Ⓔ *senile dementia*

Demi-, demi- *präf.*: Wortelement mit der Bedeutung „halb/teilweise"

Delmilnelrallilsaltilon *f*: Verarmung an Mineralien, z.B. Kalkverlust der Knochen oder Zähne; Ⓔ *demineralization*

Delmylellinllilsaltilon *f*: Myelinverlust der Nervenscheide; Ⓔ *demyelinization*

Delnaltulrielren *nt*: **1.** meist irreversible Änderung der Struktur einer Verbindung **2.** durch schlecht schmeckende oder riechende Zusätze ungenießbar machen; Ⓔ **1.–2.** *denaturation*

Dendlrit *m*: kurzer Zellfortsatz der Nervenzelle; Ⓔ *dendrite*

Delnerlvaltilon *f*: Ausfall/Unterbrechung der nervalen Versorgung; Ⓔ *denervation*

Delnerlvaltilonslaltrolphie *f*: durch Ausfall der nervalen Versorgung bedingte Atrophie; Ⓔ *trophoneurotic atrophy*

Delnerlvielrung *f*: → *Denervation*

Dengue *nt*: → *Dengue-Fieber*

Dengue-Fieber *nt*: relativ gutartiges hämorrhagisches Fieber der Tropen und Subtropen; Ⓔ *dengue fever*

Denman-Selbstentwicklung *f*: Methode zur Entwicklung der Frucht bei Querlage; Ⓔ *Denman's spontaneous evolution*

Dens *m, pl* **Denltes**: **1.** Zahn **2.** → *Dens axis*; Ⓔ **1.** *tooth* **2.** → *Dens axis*

Dens axis: Zahn des II. Halswirbels; Ⓔ *dens axis*

Dens caninus: Eckzahn, Reißzahn; Ⓔ *canine*

Dentes decidui: die ab dem 6.–7. Lebensmonat durchbrechenden 20 Zähne des Milchgebisses; Ⓔ *deciduous teeth*

Dens incisivus: Schneidezahn; Ⓔ *incisor tooth*

Dens molaris: Mahlzahn, großer Backenzahn; Ⓔ *molar tooth*

Dens molaris tertius: Weisheitszahn; Ⓔ *third molar (tooth)*

Dentes permanentes: die 32 Zähne des bleibenden Gebisses; Ⓔ *permanent teeth*

Dens premolaris: vorderer/kleiner Backenzahn; Ⓔ *premolar tooth*

Dens serotinus: → *Dens molaris tertius*

Denslalplalsie *f*: angeborenes Fehlen des Dens* axis; Ⓔ *odontoid aplasia*

Densi-, densi- *präf.*: Wortelement mit der Bedeutung „dicht/Dichte"

Denlsilmeltrie *f*: Dichtemessung, Dichtebestimmung; Ⓔ *densitometry*

Dent-, dent- *präf.*: → *Dento-*

Denltalgra *nt/f*: → *Dentalgie*

denltal *adj*: Zahn oder Zähne betreffend; zahnärztlich, zahnheilkundlich; Ⓔ *dental*

Denltalfluolrolse *f*: durch eine langfristig

erhöhte Fluorzufuhr hervorgerufene fleckige Störung der Zahnschmelzbildung; ⓔ *dental fluorosis*

Den|tal|gie *f*: Zahnschmerz(en); ⓔ *dentalgia*

Den|ti|cul|lus *m, pl* **-li**: → *Dentikel*

den|ti|form *adj*: zahnförmig; ⓔ *dentiform*

Den|ti|fri|ci|um *nt*: Zahnreinigungsmittel, Zahnreinigungspulver; Zahnsteinentfernungsmittel; ⓔ *dentifrice*

Den|ti|kel *m*: Hartgewebekörper in der Zahnpulpa; ⓔ *denticle*

Den|tin *nt*: zwischen Zahnpulpa und Schmelz liegende Hauptmasse des Zahns; ⓔ *dentin*

Den|ti|nal|kan|ä|l|chen *pl*: von der Pulpa zur Peripherie ziehende Kanälchen; ⓔ *dentinal tubule*

Den|ti|nal|kör|n|chen *nt*: → *Dentikel*

Den|ti|no|blast *m*: das Dentin bildende Zahnzelle; ⓔ *dentinoblast*

Den|ti|no|ge|ne|sis *f*: Zahnbeinbildung, Dentinbildung; ⓔ *dentinogenesis*

Dentinogenesis imperfecta hereditaria: autosomal-dominant vererbte Strukturanomalie des Dentins mit atypischem Dentin und leicht splitterndem Schmelz; ⓔ *dentinal dysplasia*

den|ti|no|id *adj*: dentinähnlich, dentinförmig; ⓔ *dentinoid*

Den|ti|num *nt*: → *Dentin*

Den|ti|tio *f*: Zahnen, Zahndurchbruch; ⓔ *dentition*

Dentitio difficilis: erschwerter Zahndurchbruch; ⓔ *difficult dentition*

Dentitio praecox: vorzeitiger Zahndurchbruch; ⓔ *precocious dentition*

Dentitio tarda: verzögerter Zahndurchbruch; ⓔ *delayed dentition*

Den|ti|ti|on *f*: → *Dentitio*

Den|ti|ti|ons|ge|schwür *nt*: während der Zahnung auftretende Geschwüre oder Aphthen* der Mundschleimhaut; ⓔ *dentition ulcer*

Den|ti|ti|ons|zys|te *f*: Zyste über dem noch nicht durchgebrochenen Zahn; ⓔ *eruption cyst*

Dento-, dento- *präf.*: Wortelement mit der Bedeutung „Zahn"

den|to|al|ve|o|lär *adj*: Zahn und Zahnfach/Alveolus betreffend oder verbindend; ⓔ *dentoalveolar*

den|ti|buk|kal *adj*: Zähne und Wange/Bucca betreffend oder verbindend; ⓔ *dentibuccal*

den|to|gen *adj*: **1.** von den Zähnen ausgehend **2.** zahnbildend; ⓔ **1.–2.** *odontogenic*

den|to|id *adj*: zahnförmig, zahnähnlich; ⓔ *dentoid*

den|to|la|bi|al *adj*: Zähne und Lippen/Labia betreffend; ⓔ *dentilabial*

den|to|lin|gu|al *adj*: Zähne und Zunge/Lingua betreffend; ⓔ *dentilingual*

De|nu|da|ti|on *f*: operative Freilegung von Strukturen; ⓔ *denudation*

de|nu|kle|iert *adj*: entkernt, kernlos; ⓔ *denucleated*

Denver-Klassifikation *f*: internationale Einteilung der Chromosomen; ⓔ *Denver classification*

De|pen|den|ce *f*: Abängigkeit; Substanzabhängigkeit, Sucht; ⓔ *dependence*

De|pen|denz *f*: → *Dependence*

De|per|so|nal|fi|sa|ti|on *f*: Gefühl der Fremdheit der eigenen Person oder des eigenen Körpers; ⓔ *depersonalization*

De|per|so|nal|fi|sa|ti|ons|syn|drom *nt*: psychisches Krankheitsbild mit Vorherrschen von Depersonalisationserscheinungen und Illusionen; ⓔ *depersonalization syndrome*

De|phos|pho|ry|lie|rung *f*: Entfernung der Phosphatgruppe aus einem Molekül; ⓔ *dephosphorylation*

De|pig|men|tie|rung *f*: Pigmentverlust, Pigmentmangel, Pigmentschwund; ⓔ *depigmentation*

De|pi|la|ti|on *f*: Enthaarung; ⓔ *depilation*

De|pi|la|to|ri|um *nt*: Enthaarungsmittel; ⓔ *depilatory*

De|po|la|ri|sa|ti|ons|block *m*: Muskelrelaxation durch Depolarisationsblocker*; ⓔ *depolarization block*

De|po|la|ri|sa|ti|ons|blo|cker *pl*: Substanzen, die eine anhaltende Depolarisierung der Muskelmembran verursachen; ⓔ *depolarizing muscle relaxants*

De|pot|fett *nt*: vom Körper angelegte Speicher im Fettgewebe; ⓔ *depot fat*

De|pot|in|su|lin *nt*: Depotpräparat von Insulin* mit einer Wirkungsdauer von 12–24 Stunden; ⓔ *depot insulin*

De|pot|pe|ni|cil|li|ne *pl*: Penicilline, deren Resorption durch Bildung schwerlöslicher Salze verzögert wird; ⓔ *depot penicillins*

De|pot|prä|pa|ra|te *pl*: Arzneimittelformen mit verlängerter Wirkung durch eine Verzögerung der Resorption oder Verwendung inaktiver Vorstufen, die im Körper aktiviert werden müssen; je nach Applikationsart unterscheidet man **Depotinjektion, Depottabletten, Depotkapseln** usw.; Ⓔ *depot preparations*

De|pra|va|ti|on f: (*Zustand*) Verschlechterung; Ⓔ *depravation*

De|pres|si|on f: unspezifische Bezeichnung für depressive Verstimmungszustände; Ⓔ *depression*

agitierte Depression: von Angst und Unruhe gekennzeichnete Depression; Ⓔ *agitated depression*

endogene Depression: depressive Verstimmung aus endogener Ursache; Ⓔ *endogenous depression*

exogene Depression: Depression als Folge einer körperlichen Erkrankung; Ⓔ *exogenous depression*

larvierte Depression: Depression, bei der körperliche Beschwerden im Vordergrund stehen und die depressive Symptomatik nur schwer erkennbar ist; Ⓔ *larvate depression*

neurotische Depression: i.d.R. durch einen verdrängten neurotischen Konflikt hervorgerufene ängstlich-traurige Verstimmung; Ⓔ *neurotic depression*

pharmakogene Depression: durch Arzneimittel, v.a. Neuroleptika, hervorgerufene Depression; Ⓔ *drug-induced depression*

postpartale Depression: depressives Zustandsbild bei Wochenbettpsychose★; Ⓔ *postpartum depression*

reaktive Depression: durch äußere Ereignisse ausgelöste Depression, die nach Verschwinden der Ursache wieder abklingt; Ⓔ *situational depression*

De|pres|si|ons|zu|stand des Neugeborenen m: unmittelbar nach der Geburt einsetzende Atemdepression und Asphyxie durch Unreife der Gehirnzentren; Ⓔ *neonatal asphyxia*

de|pres|siv adj: an Depression(en) leidend, schwermütig; Ⓔ *depressive*

De|pres|sor m: **1.** Depressor, Depressorsubstanz; depressorischer Nerv **2.** Musculus depressor; Ⓔ **1.** *depressor* **2.** *depressor muscle*

De|pres|sor|re|flex m: von den Pressorezeptoren ausgehender Reflex, der über eine Herabsetzung des Arterientonus den Blutdruck reguliert; Ⓔ *depressor reflex*

de|pri|miert adj: niedergeschlagen, bedrückt; Ⓔ *depressed*

De|pri|miert|heit f: Niedergeschlagenheit; Ⓔ *low-spiritedness*

De|pri|va|ti|on f: Entzug, Entziehung; Mangel; Ⓔ *deprivation*

De|pri|va|ti|ons|syn|drom nt: Bezeichnung für die psychischen Störungen bei Kindern, die ohne Bezugspersonen [z.B. in Waisenhäusern] aufwachsen; Ⓔ *deprivation syndrome*

De|pro|te|i|nie|rung f: Eiweißentfernung; Ⓔ *deproteinization*

De|pu|rans nt: Abführmittel; Ⓔ *depurant*

De Quervain-Krankheit f: chronisch entzündliche Reizung der gemeinsam verlaufenden Sehnen von Musculus★ abductor pollicis longus und Musculus★ extensor pollicis brevis; Ⓔ *de Quervain's disease*

De|re|a|li|sa|ti|on f: Zustand, bei dem die Umwelt als fremd und unwirklich empfunden wird; Ⓔ *derealization*

De|re|is|mus m: unlogisches, realitätsfernes Denken, das keine Rücksicht auf Fakten nimmt; Ⓔ *dereism*

De|ri|van|ti|um nt, pl -van|zi|en, -van|ti|en: →*Derivat*

De|ri|vat nt: von einer anderen Substanz abgeleitete Verbindung; Ⓔ *derivative*

Derm-, derm- präf.: Wortelement mit der Bedeutung „Haut/Dermis"

-derma suf.: →*-dermie*

Derm|ab|ra|sio f, pl -si|o|nes: →*Dermabrasion*

Derm|ab|ra|si|on f: Abschleifen der obersten Hautschichten; Ⓔ *dermabrasion*

Der|ma|cen|tor m: zu den Schildzecken★ gehörende Zeckenart, die als Krankheitsüberträger eine Rolle spielt; Ⓔ *Dermacentor*

der|mal adj: Haut/Derma betreffend, zur Haut gehörend; Ⓔ *dermal*

Der|ma|nys|si|dae pl: Milbenfamilie, deren Arten stark juckende Exantheme hervorrufen können; Ⓔ *Dermanyssidae*

Dermat-, dermat- präf.: →*Dermato-*

Der|ma|tal|gie f: Schmerzhaftigkeit der Haut, Hautschmerz; Ⓔ *dermatalgia*

Der|ma|ti|tis f: akute oder chronische Entzündung der Haut; im angloamerikanischen Bereich oft mit Ekzem★ gleichgesetzt; Ⓔ *dermatitis*

Dermatitis ammoniacalis: flächenhafte irritative Hautentzündung im Windelbereich; Ⓔ *diaper rash*

Dermatitis glutaealis infantum: →*Dermatitis ammoniacalis*

Dermatitis herpetiformis Duhring: chronisch-rezidivierende Autoimmunerkrankung★ mit herpetiformer Anordnung der Effloreszenzen★; Ⓔ

D

D

Duhring's disease

Dermatitis hypostatica: ekzematisierte Dermatitis bei venöser Insuffizienz; Ⓔ *stasis eczema*

Dermatitis intertriginosa: rote, meist juckende Hautveränderung der Körperfalten; Ⓔ *eczema intertrigo*

Dermatitis statica/varicosa: → *Dermatitis hypostatica*

Dermato-, dermato- präf.: Wortelement mit der Bedeutung „Haut/Dermis"

Der|ma|to|au|to|plas|tik f: autologe Haut(lappen)plastik, Hautautotransplantation; Ⓔ *dermatoautoplasty*

Der|ma|to|cel|lu|li|tis f: Entzündung der Haut und des Unterhautbindegewebes; Ⓔ *dermatocellulitis*

Der|ma|to|chal|a|sis f: inhomogene Krankheitsgruppe, die durch von der Unterlage abhebbare, schlaffe, in Falten hängende Haut gekennzeichnet ist; Ⓔ *dermatochalasis*

Der|ma|to|chon|dri|tis f: Entzündung von Haut und Knorpel; Ⓔ *chondrodermatitis*

Der|ma|to|dy|nie f: → *Dermatalgie*

Der|ma|to|fi|bro|sis f: durch eine Fibrosierung gekennzeichnete Hautkrankheit; Ⓔ *dermatofibrosis*

der|ma|to|gen adj: von der Haut ausgehend; Ⓔ *dermatogenic*

Der|ma|to|gly|phen pl: Tastleisten der Haut; Ⓔ *dermatoglyphics*

der|ma|to|id adj: hautähnlich, hautartig; Ⓔ *dermoid*

Der|ma|to|ko|ni|o|se f: durch Staubexposition hervorgerufene Dermatitis* oder Dermatose*; Ⓔ *dermatoconiosis*

Der|ma|to|kon|junk|ti|vi|tis f: Entzündung der Bindehaut und der periokulären Haut; Ⓔ *dermatoconjunctivitis*

Der|ma|to|lo|gie f: Teilgebiet der Medizin, das sich mit Diagnostik und Therapie von Hauterkrankungen befasst; Ⓔ *dermatology*

Der|ma|tom nt: 1. Hautsegment eines Spinalnerven 2. Instrument zur Entnahme von Hautlappen für freie Hauttransplantation; Ⓔ 1.–2. *dermatome*

Der|ma|to|me|gal|ie f: → *Dermatochalasis*

Der|ma|to|my|co|sis f: oberflächliche oder tiefe Pilzerkrankung der Haut durch Dermatophyten*, Hefe- oder Schimmelpilze; Ⓔ *dermatomycosis*

Der|ma|to|my|i|a|sis f: durch Maden hervorgerufene Hauterkrankung; Ⓔ *dermatomyiasis*

Der|ma|to|my|ko|se f: → *Dermatomycosis*

Der|ma|to|my|o|si|tis f: durch typische lilafarbene ödematöse Erytheme* gekennzeichnete Autoimmunkrankheit* mit Beteiligung von Haut und Muskulatur; Ⓔ *dermatomyositis*

Der|ma|to|pa|thie f: Hauterkrankung, Hautleiden; Ⓔ *dermatopathy*

Der|ma|to|pha|go|i|des m: Gattung der Hausstaubmilben*, die eine Hausstauballergie auslösen können; Ⓔ *dermatophagoides*

Der|ma|to|phil|lus pe|ne|trans m: weltweit verbreiteter Floh; Befall verursacht Tungiasis*; Ⓔ *sand flea*

Der|ma|to|phy|ten pl: Sammelbegriff für Pilze, die Hautpilzerkrankungen hervorrufen können; Ⓔ *cutaneous fungi*

Der|ma|to|phy|tie f: durch Dermatophyten* hervorgerufene Hautpilzerkrankung; oft gleichgesetzt mit Tinea*; Ⓔ *dermatophytosis*

Der|ma|to|phy|to|se f: → *Dermatophytie*

Der|ma|to|plas|tik f: Hautplastik, Hautlappenplastik; Ⓔ *dermatoplasty*

der|ma|to|plas|tisch adj: Dermatoplastik betreffend, mittels Dermatoplastik; Ⓔ *dermatoplastic*

Der|ma|tor|rha|gie f: Hautblutung, Hauteinblutung; Ⓔ *dermatorrhagia*

Der|ma|tor|rhe|xis f: Ruptur der Hautkapillaren; Ⓔ *dermatorrhexis*

Der|ma|to|se f: Oberbegriff für entzündliche und nichtentzündliche Erkrankungen der Haut unabhängig von der Genese; oft gleichgesetzt mit Dermatitis*; Ⓔ *dermatosis*

neurogene Dermatose: chronisch-rezidivierende, entzündliche Erkrankung mit trockener, stark juckender Haut; die verschiedenen Manifestationsformen [**ekzematoide Form, lichenifizierte Form, pruriginöse Form**] treten nebeneinander und/oder nacheinander auf; ätiologisch spielen erbliche Disposition, Allergien und Stressreaktionen eine Rolle; Ⓔ *atopic dermatitis*

Der|ma|to|skle|ro|se f: Hautatrophie mit Straffung und Verhärtung; Ⓔ *dermatosclerosis*

Der|ma|to|the|ra|pie f: Behandlung von Hautkrankheiten; Ⓔ *dermatotherapy*

der|ma|to|trop adj: mit besonderer Affinität zur Haut, mit Wirkung auf die Haut; Ⓔ *dermatotropic*

Der|ma|to|zel|lu|li|tis f: Entzündung der Haut und des Unterhautbindegewebes; Ⓔ *dermatocellulitis*

Der|ma|to|zo|en|wahn m: wahnhafte Vorstellung an einer parasitären Hautkrankheit zu leiden; häufig bei senilen und präsenilen Patienten und bei chronischem Alkoholismus*; Ⓔ *dermatozoic delusion*

Derlmaltolzolon *nt*: Hautparasit, Hautschmarotzer; Ⓔ *dermatozoon*

Derlmaltrolphie *f*: Hautatrophie; Ⓔ *dermatrophy*

-dermie *suf.*: Wortelement mit der Bedeutung „Haut"

Derlmis *f*: *s.u. Cutis*; Ⓔ *dermis*

Dermo-, dermo- *präf.*: Wortelement mit der Bedeutung „Haut/Dermis"

Derlmaltolgraf, -graph *m*: Instrument zur Hautschrifttestung; Ⓔ *dermatograph*

Derlmolgralfie, -gralphie *f*: → *Dermographismus*

Derlmolgralfislmus *m*: → *Dermographismus*

Derlmolgralphislmus *m*: nach mechanischer Reizung sichtbare Reaktion der Haut; Ⓔ *dermatographism*

Dermographismus albus: Ablassung der Haut beim Bestreichen; u.A. bei endogenem Ekzem* und Hypothyreose*; Ⓔ *white dermatographism*

Dermographismus ruber: physiologische Rötung der Haut nach mechanischer Reizung; Ⓔ *red dermatographism*

derlmolid *adj*: → *dermatoid*

Derlmolidlekltolmie *f*: Dermoidentfernung, Dermoidexzision; Ⓔ *dermoidectomy*

Derlmolidlzyslte *f*: → *Dermoid*

Derlmolmeltrie *f*: Messung des Hautwiderstandes gegen Gleichstrom; Ⓔ *dermometry*

derlmolneulroltrop *adj*: mit besonderer Affinität zu Haut und Nervengewebe; Ⓔ *dermoneurotropic*

Derlmolpanlnilcullolsis delforlmans *f*: konstitutionell bedingte, nicht-entzündliche Veränderung des subkutanen Fettgewebes im Oberschenkel- und Gesäßbereich bei Frauen; Ⓔ *cellulite*

Derlmolrelakltilon *f*: Testung der Hautreaktion auf Allergene; Ⓔ *dermoreaction*

Derlmoltolxin *nt*: die Haut schädigendes Agens; Ⓔ *dermotoxin*

derlmoltrop *adj*: mit besonderer Affinität zur Haut, mit Wirkung auf die Haut; Ⓔ *dermotropic*

derlmolvaslkullär *adj*: Haut(blut)gefäße betreffend; Ⓔ *dermovascular*

Delroltaltionsloslteloltolmie *f*: operative Beseitigung der Rotationsfehlstellung eines Knochen; Ⓔ *derotation*

Des-, des- *präf.*: Wortelement mit der Bedeutung „weg/von...weg/herab"

Delsallilnaltilon *f*: Salzentzug, Entsalzung; Ⓔ *desalination*

Deslallerlgilsielrung *f*: → *Desensibilisierung*

Deslamilnalse *f*: Hydrolase*, die die Abspaltung von Ammoniak aus zyklischen Amiden katalysiert; Ⓔ *deaminase*

Deslanltilgelnilsielrung *f*: Abschwächung der Antigenität eines Eiweißes durch Denaturierung; Ⓔ *de-antigenation*

Desault-Verband *m*: Bindenverband zur Ruhigstellung von Oberarm und Schultergelenk; Ⓔ *Desault's dressing*

Deslcelmeltiltis *f*: Entzündung der Descemet*-Membran; Ⓔ *descemetitis*

Descemet-Membran *f*: Basalmembran zwischen Hornhautsubstanz und hinterem Hornhautepithel; Ⓔ *Descemet's membrane*

Deslcenlsus *m*: Senkung oder Vorfall eines Organs oder von Organteilen; Ⓔ *descent*

Descensus uteri: Absenkung der Gebärmutter, meist unter Beteiligung der Nachbarorgane [Blase, Rektum]; durch Beckenbodenschwäche bzw. Schwäche des Aufhängeapparates nach Geburten und im Alter begünstigt; häufig Übergang zu einem Gebärmuttervorfall; Ⓔ *falling of the womb*

Descensus uteri et vaginae: Senkung von Gebärmutter und Scheide; Ⓔ *prolapse of the uterus*

Descensus vaginae: Tiefertreten der Scheide; Ⓔ *falling of the vagina*

Delsenlsilbillilsielrung *f*: **1.** psychotherapeutisches Verfahren zum Abbau von Phobien **2.** Abbau der Sensibilität gegen spezifische Allergene durch stufenweise Applikation in die Haut; Ⓔ **1.–2.** *desensitization*

Deslferlrilolxalmin *nt*: → *Deferoxamin*

Delsiklkans *nt*: Trockenmittel; Ⓔ *desiccant*

Deslinlfekltans *nt*: Desinfektionsmittel; Ⓔ *disinfectant*

Deslinlfekltilon *f*: Abtötung oder Inaktivierung aller Keime; Ⓔ *disinfection*

Deslinlfekltor *m*: Desinfektionsapparat; Ⓔ *disinfector*

Deslinlfesltaltilon *f*: Abtötung oder Inaktivierung von Parasiten; Ⓔ *disinfestation*

Deslinlfilzilens *nt*: Desinfektionsmittel; Ⓔ *disinfectant*

deslinlfilzielrend *adj*: keim(ab)tötend, mit keimabtötender Wirkung; Ⓔ *dis-*

infectant

Des|in|fi|zie|rung f: → *Desinfektion*

Des|in|sek|ti|on f: Ungezieferbekämpfung; ⒠ *disinsectization*

Des|in|to|xi|ka|ti|on f: Entgiftung; meist im Sinne von Entgiftung des Körpers von Suchtmitteln, d.h. Entzug, verwendet; ⒠ *detoxification*

Des|in|val|gi|na|ti|on f: operative oder konservative [Einlauf] Beseitigung einer Invagination; ⒠ *disinvagination*

Desjardins-Punkt m: Druckschmerzpunkt über der Mündung des Ductus* pancreaticus bei Pankreatitis*; ⒠ *Desjardins' point*

des|krip|tiv adj: beschreibend, schildernd, darstellend, erläuternd; ⒠ *descriptive*

des|mal adj: Band/Ligament betreffend, von einem Band ausgehend; ⒠ *ligamental*

Des|mal|gie f: Schmerzen in einem Band/Ligament; ⒠ *desmalgia*

Des|mi|tis f: Entzündung von Bändern oder Sehnen; ⒠ *desmitis*

Desmo-, desmo- präf.: Wortelement mit der Bedeutung „Band/Ligament/Bindegewebe"

Des|mo|cra|ni|um nt: Teil des Schädels, der aus Belegknochen entsteht; ⒠ *desmocranium*

Des|mo|dont nt: → *Desmodontium*

Des|mo|don|ti|um nt: Periost* der Zahnwurzel; ⒠ *desmodontium*

Des|mo|dy|nie f: → *Desmalgie*

Des|mo|fi|brom nt: → *Desmoid*

des|mo|gen adj: von einem Band ausgehend; auf bindegewebiger Grundlage (entstanden); ⒠ *desmogenous*

des|mo|id adj: bindegewebsartig, bandartig, sehnenartig; ⒠ *desmoid*

Des|mo|kra|ni|um nt: → *Desmocranium*

Des|mor|rhe|xis f: Sehnenruptur, Bänderriss; ⒠ *desmorrhexis*

Des|mo|som nt: elektronenmikroskopisch dichte Zellverbindung; ⒠ *desmosome*

Des|mo|to|mie f: Sehnendurchtrennung, Bänderdurchtrennung; ⒠ *desmotomy*

Des|ob|li|te|ra|ti|on f: Wiederherstellung der Durchgängigkeit von verschlossenen Gefäßen, z.B. durch eine Ausschälplastik; ⒠ *desobliteration*

des|ori|en|tiert adj: verwirrt, orientierungslos; ⒠ *disorientated*

Des|oxy|ade|no|sin nt: Purinnukleosid aus Adenin* und Desoxyribose*; ⒠ *deoxyadenosine*

Des|oxy|ade|no|sin|mo|no|phos|phat nt: in DNA vorkommendes Monophosphat

von Desoxyadenosin; ⒠ *deoxyadenosine monophosphate*

5'-Des|oxy|ade|no|syl|col|bal|amin nt: Coenzymform von Vitamin B_{12}; ⒠ *5'-deoxyadenosylcobalamin*

Des|oxy|ade|nyl|säu|re f: → *Desoxyadenosinmonophosphat*

Des|oxy|chol|säu|re f: natürliche Gallensäure*; ⒠ *deoxycholic acid*

Des|oxy|cor|ti|cos|te|ron nt: in der Nebenniere gebildetes Mineralocorticoid*; ⒠ *desoxycorticosterone*

Des|oxy|cor|ton nt: in der Nebenniere gebildetes Mineralocorticoid*; ⒠ *deoxycortone*

Des|oxy|cy|ti|din nt: Purinnukleosid aus Cytosin* und Desoxyribose*; ⒠ *deoxycytidine*

Des|oxy|cy|ti|din|mo|no|phos|phat nt: in DNA vorkommendes Monophosphat von Desoxycytidin*; ⒠ *deoxycytidine monophosphate*

Des|oxy|cy|ti|dyl|säu|re f: → *Desoxycytidinmonophosphat*

6-Desoxy-L-Galaktose f: beim Menschen in den Blutgruppensubstanzen A, B und O sowie in der Muttermilch vorkommender Desoxyzucker*; ⒠ *fucose*

Des|oxy|ge|na|ti|on f: Sauerstoffentzug; ⒠ *deoxygenation*

Des|oxy|gua|no|sin nt: Purinnukleosid aus Guanin* und Desoxyribose*; ⒠ *deoxyguanosine*

Des|oxy|gua|no|sin|mo|no|phos|phat nt: in DNA vorkommendes Monophosphat von Desoxyguanosin*; ⒠ *deoxyguanosine monophosphate*

Des|oxy|gua|nyl|säu|re f: → *Desoxyguanosinmonophosphat*

Des|oxy|hä|mo|glo|bin nt: in der Peripherie durch Desoxygenation* aus Oxyhämoglobin* gebildetes sauerstoffarmes Hämoglobin; ⒠ *deoxyhemoglobin*

Des|oxy|he|xo|se f: Desoxyzucker* mit sechs C-Atomen; ⒠ *deoxyhexose*

Des|oxy|my|o|glo|bin nt: sauerstoffarmes Myoglobin; ⒠ *deoxymyoglobin*

Des|oxy|nuk|le|o|tid|yl|trans|fe|ra|se f: die endständige Anlagerung von Desoxyribonukleotiden an DNA-Sequenzen katalysierendes Enzym; ⒠ *DNA nucleotidylexotransferase*

Des|oxy|pen|to|se f: Desoxyzucker* mit fünf C-Atomen; ⒠ *deoxypentose*

Des|oxy|ri|bo|nuc|le|a|se f: Nuklease*, die spezifisch die Phosphatesterbindung in DNA spaltet; ⒠ *deoxyribonuclease*

Des|oxy|ri|bo|nuc|le|in|säu|re f: Makromoleküle, in denen Desoxyribonucleoside* über 3'-5'-Phosphodiesterbrücken miteinander verknüpft sind; die Reihenfolge der Basen Adenin*, Cytosin*, Guanin* und Thymin* kodiert die Geninformation aller Lebewesen mit Ausnahme der RNA-Viren; ⒠ *deoxyribonucleic acid*

Deslolxylrilbolnulclelolsid *nt*: aus einer Base (Adenin*, Cytosin*, Guanin* oder Thymin*) und 2-Desoxyribose gebildetes Nucleosid; Vorstufe der Desoxyribonucleinsäure; ⒠ *deoxyribonucleoside*

Deslolxylrilbolnulklelalse *f*: → *Desoxyribonuclease*

Deslolxylrilbolnulkleinlsäulre *f*: → *Desoxyribonucleinsäure*

Deslolxylrilbolnulklelolsid *nt*: → *Desoxyribonucleosid*

Deslolxylrilbolse *f*: Desoxypentose*; Kohlenhydratkomponente der Desoxyribonukleinsäure*; ⒠ *deoxyribose*

Deslolxylrilbolsid *nt*: → *Desoxyribonucleosid*

Deslolxylthylmildinlmolnolphoslphat *nt*: in DNA vorkommendes Monophosphat von Desoxythymidin; ⒠ *deoxythymidine monophosphate*

Deslolxylthylmildyllsäulre *f*: → *Desoxythymidinmonophosphat*

Deslolxylzulcker *m*: Zucker, bei dem eine oder mehrere Hydroxylgruppen durch Wasserstoff ersetzt sind; ⒠ *deoxy sugar*

Deslqualmaltilon *f*: Abschuppung/Abschilferung der obersten Schichten von Haut oder Schleimhaut; ⒠ *desquamation*

Deslqualmaltilonslkaltarr *m*: → *Desquamationskatarrh*

Deslqualmaltilonslkaltarrh *m*: akute katarrhalische Blasenentzündung; ⒠ *desquamative catarrhal cystitis*

Deslqualmaltilonslphalse *f*: Phase des Menstruationszyklus, während der die oberste Schicht der Gebärmutterschleimhaut abgestoßen wird; ⒠ *desquamative phase*

deslqualmaltiv *adj*: Desquamation betreffend, abschuppend, abschilfernd; ⒠ *desquamative*

Deslqualmaltivlkaltarr *m*: → *Desquamationskatarrh*

Deslqualmaltivlkaltarrh *m*: → *Desquamationskatarrh*

Desltilllaltilon *f*: Trennung von Flüssigkeitsgemischen durch Verdampfen und getrenntes Kondensieren; ⒠ *distillation*

Desltilllielren *nt*: → *Destillation*

Deslstruklatilonslluxlaltilon *f*: Luxation* durch eine nicht-traumatische Schädigung des Gelenks; ⒠ *pathologic dislocation*

desltruklтiv *adj*: zerstörend, zerstörerisch, destruierend, schädlich; ⒠ *destructive*

Deslzenldent *m*: Nachkomme, Abkömmling; ⒠ *descendant*

deslzenldielrend *adj*: absteigend, nach unten führend; ⒠ *descending*

Deslzenlsus *m, pl* -**sus**: → *Descensus*

Delterlgens *nt*: oberflächenaktives/grenzflächenaktives Mittel, Netzmittel; Reinigungsmittel, Waschmittel; ⒠ *detergent; surface-active agent*

Delterlilolraltilon *f*: (*Zustand*) Verschlechterung, Verschlimmerung; ⒠ *deterioration*

Delterlilolrilsielrung *f*: → *Deterioration*

delterlmilnant *adj*: entscheidend, bestimmend; ⒠ *determinant*

Delterlmilnanlte *f*: Teil des Antigens, der mit dem Antikörper reagiert und damit die Spezifität des Antikörpers bestimmt; ⒠ *determinant*

delterlmilnaltiv *adj*: bestimmend, eingrenzend, festlegend; ⒠ *determinative*

delterlmilniert *adj*: fest(gelegt), bestimmt; ⒠ *determined*

Deltolnaltilonsltraulma *nt*: durch eine explosionsartige Druckerhöhung hervorgerufene Schädigung; ⒠ *blast injury*

Deltolxilkaltilon *f*: Entgiftung; meist im Sinne von Entgiftung des Körpers von Suchtmitteln, d.h. Entzug verwendet; ⒠ *detoxication*

Deltrliltus *m*: (Gewebe-, Zell-)Trümmer, Geröll, Schutt; ⒠ *detritus*

Deltrliltuslzyslte *f*: gelenknahe Knochenzyste mit Knochenresten und proliferierendem Bindegewebe; ⒠ *ganglionic cyst*

Detrusor-Sphinkter-Dyssynergie *f*: Blasenentleerungsstörung durch eine fehlende Koordination von Blasenmuskel und Blasensphinkter; ⒠ *detrusor sphincter dyssynergia*

Deltrulsor veslsilcae *m*: Blasenwandmuskulatur; ⒠ *detrusor vesicae (muscle)*

Deltulmeslzenz *f*: Abschwellen; ⒠ *detumescence*

Deut-, deut- *präf*: Wortelement mit der Bedeutung „zweiter/später/nächster"

Deulterlalnolmallie *f*: Farbsehschwäche für Grün; ⒠ *deuteranomaly*

Deulterlanlolpie *f*: Farbenfehlsichtigkeit

für Grün; Ⓔ *deuteranopia*

Deutero-, deutero- *präf.*: Wortelement mit der Bedeutung „zweiter/später/nächster"

Deulterolmylceltes *pl*: Pilze, die keine sexuellen Sporen, sondern nur so genannte **Nebenfruchtformen** [asexuelle Sporen] bilden; die Einteilung erfolgt nach der Form der Sporen; Ⓔ *Deuteromycetes*

Deulterolmylcoltilna *pl*: → *Deuteromycetes*

Deulterolmylzelten *pl*: → *Deuteromycetes*

Deulterolpalthie *f*: Sekundärleiden, Sekundärerkrankung; Ⓔ *deuteropathy*

Deuto-, deuto- *präf.*: Wortelement mit der Bedeutung „zweiter/später/nächster"

Deutsches Arzneibuch *nt*: amtliche Vorschriften für die Herstellung von und den Umgang mit Azneimitteln; Ⓔ *German Pharmacopoeia*

Deutschländer-Fraktur *f*: Spontanfraktur von Mittelfußknochen durch Überbelastung; Ⓔ *Deutschländer's disease*

Delvalgilnaltilon *f*: → *Desinvagination*

Delvaslkulalrilsaltilon *f*: durch operative Eingriffe oder tramatisch/pathologische Prozesse verursachte Unterbindung der Blutzufuhr; Ⓔ *devascularization*

Delvaslkulalrilsielrung *f*: → *Devaskularisation*

delvilant *adj*: vom normalen Verhalten abweichend; Ⓔ *deviant*

Delvilanz *f*: von der Norm abweichendes Verhalten; Ⓔ *deviance*

Delvilaltilon *f*: Abweichung, Abweichen von der Norm; Ⓔ *deviation*

Delvilaltilonslwinkel *m*: Winkel zwischen den Sehlinien von gesundem und schielendem Auge bei Fernblick; Ⓔ *angle of deviation*

Devic-Syndrom *nt*: akute disseminierte Rückenmarksschädigung mit begleitender Sehnervenentzündung und Erblindung; wahrscheinlich eine Sonderform der multiplen Sklerose*; Ⓔ *Devic's disease*

Delvilolmelter *nt*: Gerät zur Bestimmung des Schielwinkels; Ⓔ *deviometer*

Delvislzelraltilon *f*: Eingeweideentfernung; Ⓔ *devisceration*

delviltal *adj*: leblos, ohne Zeichen von Leben; Ⓔ *devitalized*

Delviltallilsaltilon *f*: **1.** Schädigung von Zellen mit Verlust der Teilungsfähigkeit; Abtöten **2.** Abtötung der Zahnpulpa; Ⓔ **1.–2.** *devitalization*

Delviltallilsielrung *f*: → *Devitalisation*

Delxalmelthalson *nt*: stark wirksames, synthetisches Glucocorticoid; Ⓔ *dexamethasone*

Delxlpanlthelnol *nt*: zur Vitamin B-Gruppe gehörender Alkohol der Pantothensäure; regt die Epithelialisierung der Haut an; Ⓔ *dexpanthenol*

dexlter *adj*: rechts; Ⓔ *dexter*

Dextr-, dextr- *präf.*: Wortelement mit der Bedeutung „rechts"

Dextlralliltät *f*: Rechtshändigkeit; Ⓔ *dextrality*

Dextlran *nt*: wasserlösliches Polysaccharid*; wird als Plasmaexpander* eingesetzt; Ⓔ *dextran*

Dextlrin *nt*: bei Stärkehydrolyse entstehende, chemisch nicht definierte Polysaccharide; Ⓔ *dextrin*

Dextrin-1,6-Glucosidase *f*: u.A. in Leber und Muskel vorkommende Glykosidhydrolase; Mangel oder Fehlen verursacht hepatorenale Glykogenspeicherkrankheiten*; Ⓔ *dextrin-1,6-glucosidase*

Dextlrinlulrie *f*: Dextrinausscheidung im Harn; Ⓔ *dextrinuria*

Dextro-, dextro- *präf.*: Wortelement mit der Bedeutung „rechts"

Dextlrolgasltrie *f*: Rechtsverlagerung des Magens; Ⓔ *dextrogastria*

Dextlrolgramm *nt*: Röntgenkontrastbild der rechten Herzhöhlen; Ⓔ *dextrogram*

Dextlrolkarldie *f*: Rechtsverlagerung des Herzens; Ⓔ *dextrocardia*

Dextlrolkarldilolgralfie, -gralphie *f*: Elektrokardiografie* der rechten Herzhälfte; Ⓔ *dextrocardiography*

Dextlrolkarldilolgramm *nt*: **1.** Elektrokardiogramm der rechten Herzhälfte **2.** → *Dextrogramm*; Ⓔ **1.** *dextrocardiogram* **2.** *dextrogram*

Dextlrolpolsiltilon *f*: Rechtsverlagerung von Organen, die normalerweise auf der linken Körperseite sind; Ⓔ *dextroposition*

Dextlrolse *f*: Glucose*; Ⓔ *dextrose*

Dextlroltorlsilon *f*: Verdrehung/Torsion nach rechts; meist gleichgesetzt mit Dextroversion*; Ⓔ *dextrotorsion*

Dextlrolverlsio *f*: → *Dextroversion*

Dextlrolverlsilon *f*: Rechtsdrehung, z.B. Blickwendung nach rechts, Rechtsdrehung des Herzens [**Dextroversio cordis**]; Ⓔ *dextroversion*

Delzellelraltilon *f*: Verlangsamung, Verzögerung, Geschwindigkeitsabnahme; (*gynäkol.*) Verlangsamung der Herzschlagfrequenz des Kindes unter der Geburt; Ⓔ *deceleration*

De|zel|le|ra|ti|ons|trau|ma *nt*: durch plötzliches Abbremsen des Körpers [z.B. Autounfall] hervorgerufene Verletzung; ⓔ *deceleration injury*

Dezi-, dezi- *präf.*: Wortelement mit der Bedeutung „Zehntel"

De|zi|bel *nt*: dimensionslose Maßeinheit für den Schallpegel; ⓔ *decibel*

De|zi|dua *f*: → *Decidua*

De|zi|du|a|ent|zün|dung *f*: → *Deciduitis*

de|zi|du|al *adj*: Dezidua betreffend; ⓔ *decidual*

D-Fruc|to|se *f*: → *Fructose*

D-Ga|lak|to|se *f*: → *Galaktose*

D-Glu|co|se *f*: → *Glucose*

d'Herelle-Phänomen *nt*: Zerstörung von Bakterien durch Bakteriophagen; ⓔ *d'Herelle phenomenon*

Dia-, dia- *präf.*: Wortelement mit der Bedeutung „hindurch/auseinander/zwischen"

Di|al|be|tes *m*: Oberbegriff für Erkrankungen mit verstärkter Harnausscheidung; meist gleichgesetzt mit Diabetes* mellitus; ⓔ *diabetes*

Diabetes insipidus: Störung des Wasserstoffwechsels mit Polyurie*, Polydipsie* und Dehydratation*; ⓔ *diabetes insipidus*

renaler Diabetes insipidus: Diabetes insipidus bei angeborener oder erworbener Resistenz der Nierentubuli auf antidiuretisches Hormon*; ⓔ *nephrogenic diabetes insipidus*

zentraler Diabetes insipidus: Diabetes insipidus durch eine Störung von Bildung oder Ausschüttung von antidiuretischem Hormon*; ⓔ *central diabetes insipidus*

juveniler Diabetes: → *insulinabhängiger Diabetes mellitus*

maturity-onset diabetes of youth: autosomal-dominant vererbter, nicht-insulinabhängiger Diabetes mellitus, der schon im Jugendalter einsetzt; ⓔ *maturity-onset diabetes of youth*

Diabetes mellitus: chronische Störung der Verwertung von Glucose im Stoffwechsel, der auf einem relativen oder absoluten Insulinmangel oder einer Insulinverwertungsstörung beruht; die dadurch ausgelösten Veränderungen im Kohlenhydrat-, Eiweiß- und Fettstoffwechsel führen u.A. zu Glukosurie*, Polydipsie*, Polyurie*, Leistungsminderung, Gewichtsabnahme; langfristig kommt es v.a. zu Veränderungen an den Gefäßen [Arteriosklerose] und dadurch bedingte Schäden von Organen und Geweben; ⓔ *diabetes mellitus*

insulinabhängiger Diabetes mellitus: primärer Insulinmangeldiabetes, der wahrscheinlich durch Autoantikörper verursacht wird; führt zum Teil schon im Kindesalter zur Diabetesmanifestation; ⓔ *insulin-dependent diabetes*

medikamentöser Diabetes mellitus: sekundärer Diabetes mellitus durch Anwendung verschiedener Arzneimittel [Corticoide, Diuretika]; ⓔ *drug-induced diabetes mellitus*

nicht-insulinabhängiger Diabetes mellitus: durch eine Insulinresistenz verschiedener Gewebe [Muskel, Leber] und eine verminderte Insulinbildung hervorgerufener Diabetes, dessen Entwicklung auch durch Übergewicht begünstigt wird; ⓔ *adult-onset diabetes*

subklinischer Diabetes mellitus: Bezeichnung für einen Zustand mit normalem Glukosestoffwechsel, aber pathologischer Glukosetoleranz*; 30–60 % der Patienten entwickeln innerhalb von 10 Jahren einen klinisch manifesten Diabetes; ⓔ *latent diabetes mellitus*

Diabetes renalis: autosomal-rezessiv vererbte Störung der Glukoserückresorption mit konstanter Glukosurie; ⓔ *renal glycosuria*

Typ-I-Diabetes: → *insulinabhängiger Diabetes mellitus*

Typ-II-Diabetes: → *nicht-insulinabhängiger Diabetes mellitus*

di|al|be|tisch *adj*: Diabetes betreffend, an Diabetes leidend, zuckerkrank; durch Diabetes bedingt oder verursacht; diabetogen; ⓔ *diabetic*

di|al|be|to|gen *adj*: **1.** durch Diabetes bedingt oder ausgelöst oder verursacht; diabetisch **2.** Diabetes verursachend oder auslösend; ⓔ **1.** *diabetic* **2.** *diabetogenic*

Di|a|ce|tyl|mor|phin *nt*: halbsynthetisches Morphinderivat mit starker Wirkung und großem Abhängigkeitspotenzial; ⓔ *diacetylmorphine*

Di|a|do|cho|ki|ne|se *f*: geordneter, rhythmischer Ablauf antagonistischer Bewegungen; ⓔ *diadochokinesia*

di|a|do|cho|ki|ne|tisch *adj*: Diadochokinese betreffend; ⓔ *diadochokinetic*

Di|a|gno|se *f*: Erkennung und Benennung einer gesundheitlichen Störung; ⓔ *diagnosis*

Di|a|gnos|tik *f*: Gesamtheit der Maßnahmen zur Erkennung von krankhaften

Veränderungen; ⒠ *diagnostics*

dilalgnosltisch *adj*: Diagnose oder Diagnostik betreffend; ⒠ *diagnostic*

Dilalgramm *nt*: grafische Darstellung, Schema; Schaubild, Kurvenbild; ⒠ *diagram*

dilakltin *adj*: aktinische Strahlen durchlassend; ⒠ *diactinic*

dilallylsallbel *adj*: dialysierbar; ⒠ *dialyzable*

Dilallylsaltor *m*: Gerät für die Dialyse; ⒠ *dialyzer*

Dilallylse *f*: Trennung löslicher Stoffe durch Diffusion durch semipermeable Membranen; ⒠ *dialysis*

extrakorporale Dialyse: →*Hämodialyse*

intrakorporale Dialyse: Hämodialyse* im Körper, z.B. Peritonealdialyse*; ⒠ *intracorporeal dialysis*

Dilallylseloslteolpalthie *f*: bei Langzeitdialyse auftretende Osteopathie* mit Osteomalazie*, Hyperphosphatämie* und Hyperkalzämie*; ⒠ *dialysis osteopathy*

Dilalmelter *m*: Durchmesser; ⒠ *diameter*

Diameter obliqua pelvis: schräger Beckendurchmesser; ⒠ *oblique diameter of pelvis*

Diameter transversa pelvis: Beckenquerdurchmesser, querer/transverser Beckendurchmesser; ⒠ *transverse diameter of pelvis*

Dilalmin *nt*: Verbindung mit zwei Amingruppen; ⒠ *diamine*

Dilalminloldilphenyllsullfon *nt*: →*Dapson*

Dilalminlolxildalse *f*: →*Diaminoxidase*

Dilalminlolxildalse *f*: Enzym, das eine Aminogruppe aus Diaminen abspaltet; ⒠ *histaminase*

Diamond-Blackfan-Syndrom *nt*: autosomal-rezessive, hypo- oder aplastische, normochrome Anämie mit isolierter Störung der Erythropoese*; ⒠ *Diamond-Blackfan syndrome*

Dilalmorlphin *nt*: →*Diacetylmorphin*

Dilalpeldelse *f*: Wanderung/Emigration von Zellen durch die Kapillarwand; ⒠ *diapedesis*

Dilalphalnolskolpie *f*: Durchleuchten eines Körperteils oder Organs mit einer starken Lichtquelle; ⒠ *diaphanoscopy*

Dilalpholrelse *f*: Schweißsekretion, Schwitzen; ⒠ *diaphoresis*

Dilalpholreltilkum *nt*: schweißtreibendes Mittel; ⒠ *diaphoretic*

dilalpholreltisch *adj*: die Schweißsekretion fördernd oder anregend, schweißtreibend; ⒠ *diaphoretic*

Dilalphraglma *nt*: **1.** (halbdurchlässige) Scheidewand oder Membran, Blende **2.** Zwerchfell **3.** →*Diaphragmapessar*; ⒠ **1.** *diaphragm* **2.** *diaphragm* **3.** *diaphragm pessary*

Dilalphraglmallgie *f*: Zwerchfellschmerz; ⒠ *diaphragmalgia*

Dilalphraglmalpeslsar *nt*: Gummikappe, die als mechanisches Verhütungsmittel den Muttermund bedeckt; ⒠ *diaphragm pessary*

dilalphraglmaltisch *adj*: Diaphragma oder Zwerchfell betreffend; ⒠ *diaphragmatic*

Dilalphraglmaltiltis *f*: Zwerchfellentzündung; ⒠ *diaphragmatitis*

Dilalphraglmiltis *f*: →*Diaphragmatitis*

Dilalphylse *f*: Knochenschaft; ⒠ *diaphysis*

Dilalphylseklto lmie *f*: Diaphysenentfernung, Diaphysenresektion; ⒠ *diaphysectomy*

Dilalphylsiltis *f*: Diaphysenentzündung; ⒠ *diaphysitis*

dilalplalzenltar *adj*: durch die Plazenta hindurch; ⒠ *diaplacental*

Dilarlrhö *f*: häufige Ausscheidung wässriger oder breiiger Stühle; ⒠ *diarrhea*

Dilarlrholea *f*: →*Diarrhö*

Diarrhoea paradoxa: Entleerung von festem und dünnflüssigem Stuhl; ⒠ *paradoxical diarrhea*

dilarlthrisch *adj*: zwei Gelenke betreffend; ⒠ *diarthric*

Dilarlthrolse *f*: **1.** aus Gelenkkapsel, Gelenkhöhle, Gelenkflächen und Verstärkungsapparat (Bänder, Menisci) bestehendes Gelenk **2.** →*Arthrose*; ⒠ **1.** *diarthrodial joint* **2.** →*Arthrose*

Dilalschilsis *f*: plötzlich einsetzendes, reversibles Querschnittssyndrom; oft als spinaler Schock bezeichnet; ⒠ *diaschisis*

Dilalskop *nt*: Glasplättchen, Glasspatel zur Diaskopie*; ⒠ *diascope*

Dilalskolpie *f*: **1.** Untersuchung entzündlicher Hautinfiltrate durch Wegdrücken mit einem Glasspatel **2.** Röntgendurchleuchtung; ⒠ **1.** *diascopy* **2.** *diaphanoscopy*

Dilaslstalse *f*: **1.** aus Malz gewonnene Enzymmischung, die Stärke zu Einfachzuckern abbaut **2.** Auseinanderklaffen, Auseinanderweichen von Muskeln, Knochen etc. **3.** langsame Füllungsphase des Herzens am Ende der Diastole*; ⒠ **1.–3.** *diastasis*

Dilaslstellma *nt*: **1.** Lücke, Spalte **2.** (angeborene) Zahnlücke; ⒠ **1.** *diastema*

2. *diastema*

Dilalstelmalltolmylellie f: → *Diastomyelie*

Dilalstolle f: die auf die Herzkontraktion [Systole*] folgende Erschlaffungsphase, während der das Blut aus den Vorhöfen in die Kammern fließt [Füllungsphase]; Ⓔ *diastole*

Dilalstollilkum nt: diastolisches Herzgeräusch; Ⓔ *diastolic murmur*

Dilalstolmylellie f: angeborene Aufspaltung des Rückenmarks in zwei Stränge; Ⓔ *diastomyelia*

Dilät f: Bezeichnung für jede, von der normalen Ernährung abweichende Kostform, z.B. Schonkost, Astronautenkost; Ⓔ *diet*

Dilältleltik f: Lehre von der gesunden Lebensweise; Lehre von der Zusammensetzung der Nahrung; Ⓔ *dietetics*

dilältleltisch adj: Diät betreffend, auf einer Diät aufbauend; Ⓔ *dietetic*

Dilaltherlmie f: Gewebeanwärmung durch hochfrequente elektromagnetische Schwingungen; Ⓔ *diathermy*

chirurgische Diathermie: punktförmige Gewebekoagulation durch Hochfrequenzstrom; Ⓔ *surgical diathermy*

Dilalthelse f: angeborene oder erworbene Neigung/Bereitschaft/Disposition; Ⓔ *diathesis*

allergische Diathese: angeborene Bereitschaft zur Entwicklung von Allergien; Ⓔ *allergic diathesis*

hämorrhagische Diathese: erhöhte Blutungsneigung; Ⓔ *hemorrhagic diathesis*

spasmophile Diathese: Neigung zu Krämpfen; Ⓔ *spasmophilic diathesis*

thrombophile Diathese: angeborene oder erworbene Neigung zur Thrombosebildung durch Störungen der Blutgerinnung oder Veränderungen der Blutzellen oder Gefäßwände; Ⓔ *thrombotic tendency*

uratische Diathese: angeborene Disposition zur Entwicklung einer Gicht*; Ⓔ *uric acid diathesis*

Dilälthyllälther m: → *Diethylether*

Dilälthyllbarlbiltulsäulre f: zuerst verwendetes Barbiturat* mit langanhaltender Wirkung; Ⓔ *diethylbarbituric acid*

Dilälthyllstilblösltrol nt: synthetisches Östrogen* mit karzinogener Wirkung; Ⓔ *diethylstilbestrol*

Dilältlehlre f: → *Diätetik*

Dilältolthelralpie f: Krankheitsbehandlung durch eine spezifisch zusammengestellte Ernährung; Ⓔ *dietotherapy*

Dilalzelpam nt: unter dem Handelsnamen Valium bekanntes Benzodiazepinderivat; Ⓔ *diazepam*

Dilalzetlälmie f: Vorkommen von Azetessigsäure im Blut; Ⓔ *diacetemia*

Dilalzetlulrie f: Azetessigsäureausscheidung im Harn; Ⓔ *diaceturia*

Dilbenlzolyllperlolxid nt: zur Aknebehandlung verwendetes Keratolytikum* und Antiseptikum*; Ⓔ *benzoyl peroxide*

Dilbolthrilolcelphallus m: → *Diphyllobothrium*

Dilcarlbonlsäulre f: Carbonsäure mit zwei Carboxylgruppen; Ⓔ *dicarboxylic acid*

Dilcelphallie f: Fehlbildungssyndrom mit Ausbildung von zwei Köpfen; Ⓔ *dicephaly*

dilcholtom adj: zweiteilig, zweigeteilt; Ⓔ *dichotomous*

Dilcholtolmie f: (Auf-)Spaltung, (Zwei-)Teilung, gabelartige Verzweigung; Ⓔ *dichotomy*

dilchrom adj: zwei Farben betreffend; Ⓔ *dichromic*

dilchrolmaltisch adj: zweifarbig; Ⓔ *dichromatic*

Dilchrolmaltoplsie f: Farbenfehlsichtigkeit mit Ausfall einer Farbe; Ⓔ *dichromatopsia*

dilchrolmolphil adj: mit zwei Farbstoffen färbbar; Ⓔ *dichromophil*

Dichltelhemlmung f: Wachstumshemmung von Zellen bei Kontakt mit Nachbarzellen; bei Tumorzellen aufgehoben; Ⓔ *density inhibition*

Dickldarm m: ca. 1,5 m langer Darmabschnitt von der Ileozäkalklappe bis zur Aftermündung; besteht aus Caecum*, Colon* und Rektum*; meist gleichgesetzt mit Colon; Ⓔ *large bowel*

Dickldarmldilverltilkel pl: echte oder falsche Divertikel* der Dickdarmwand, die meist asymptomatisch sind, aber auch Ursache einer Divertikulitis* sein können; Ⓔ *colonic diverticulum*

Dickldarmldilverltilkullolse f: Vorhandensein multipler Dickdarmdivertikel*; meist symptomlos; Ⓔ *colonic diverticulosis*

Dickldarmlentlzünldung f: → *Kolitis*

Dickldarmlfisltel f: 1. vom Dickdarm ausgehende Fistel 2. operativ angelegte Dickdarmfistel; Ⓔ 1. *colonic fistula* 2. *colostomy*

Dickldarmlfisltellung f: Anlegen einer äußeren Dickdarmfistel mit Bildung eines Dickdarmafters [Kolostoma]; Ⓔ *colostomy*

D

Dick|darm|haus|tren pl: halbkugelige Ausbuchtungen der Dickdarmwand; ⓔ haustra of colon

Dick|darm|kar|zi|nom nt: meist im unteren Kolonbereich [**kolorektales Karzinom**] lokalisiertes dritthäufigstes Karzinom; verläuft anfangs symptomlos, kann aber bei der Krebsvorsorge [digitale Rektumexploration, Test auf okkultes Blut, Koloskopie] entdeckt werden; ⓔ colon carcinoma

Dick|darm|krebs m: → Dickdarmkarzinom

Dick|darm|mel|a|no|se f: meist durch Laxantienabusus hervorgerufene Braunfärbung der Dickdarmschleimhaut; ⓔ brown colon

Dick|darm|polyp m: meist von der Kolonschleimhaut ausgehender Polyp; evtl. multiples Auftreten bei Dickdarmpolypose; ⓔ colonic polyp

Dick|darm|sen|kung f: v.a. das Colon* transversum betreffende Senkung des Dickdarms; meist im Rahmen einer Enteroptose*; ⓔ coloptosis

Di|clo|xa|cil|lin nt: Penicillinase-festes Penicillin*; ⓔ dicloxacillin

Di|coul|ma|rol nt: als Rattengift verwendetes Cumarin*-Derivat; ⓔ dicoumarin

Di|cul|ma|rol nt: → Dicoumarol

Di|cys|te|in nt: aus zwei Molekülen Cystein* entstandene schwefelhaltige Aminosäure, deren Disulfidbrücken die Tertiärstruktur von Eiweißen stabilisieren; ⓔ dicysteine

Di|dak|ty|lie f: Fehlbildung mit nur zwei Zehen oder Fingern; ⓔ didactylism

Di|da|no|sin nt: zur Behandlung von HIV-Infektionen verwendeter Hemmer der reversen Transkriptase; ⓔ didanosine

Di|de|o|xy|cy|ti|din nt: zur Behandlung von HIV-Infektionen verwendeter Hemmer der reversen Transkriptase; ⓔ dideoxycytidine

Di|de|o|xy|li|no|sin nt: → Didanosin

Di|dy|mi|tis f: Entzündung eines oder beider Hoden; ⓔ didymitis

Di|dy|mus m: 1. Hoden 2. Zwilling, Zwillingsmissbildung; ⓔ 1. testicle 1. twin

Dieffenbach-Methode f: Verschiebeplastik zur Deckung von Hautdefekten im Gesichtsbereich; ⓔ Dieffenbach's method

di|e|lek|trisch adj: nichtleitend, isolierend; ⓔ dielectric

Di|en|ce|pha|lon nt: zwischen Endhirn und Mittelhirn liegender Abschnitt, umfasst u.A. Hypothalamus* und III.

Ventrikel; ⓔ diencephalon

Di|ent|a|mo|e|ba f: i.d.R. apathogene Protozoengattung; ⓔ Dientamoeba

Dientamoeba fragilis: Darmparasit, der gelegentlich eine milde Amöbenruhr* verursachen kann; ⓔ Dientamoeba fragilis

di|en|ze|phal adj: Zwischenhirn/Diencephalon betreffend; ⓔ diencephalic

di|en|ze|phal|o|hy|po|phy|si|al adj: Zwischenhirn und Hirnanhangsdrüse/Hypophyse betreffend; ⓔ diencephalo-hypophysial

Di|en|ze|pha|lon nt: → Diencephalon

Di|e|thyl|bar|bi|tur|säu|re f: → Diäthylbarbitursäure

Di|e|thyl|ether m: durch Wasserabspaltung aus zwei Äthylalkoholmolekülen gewonnene, klare, berauschende Flüssigkeit, die früher als Narkosemittel [**Aether pro narcosi**] verwendet wurde; ⓔ diethyl ether

Di|e|thyl|stil|bes|trol nt: → Diäthylstilböstrol

Dieulafoy-Ulkus nt: Magenschleimhautgeschwür mit massiver Blutung aus einer Arterienanomalie; ⓔ Dieulafoy's erosion

Dif-, dif- präf.: → Dis-

Dif|fe|ren|ti|al|blut|bild nt: Blutbild mit Auszählung der verschiedenen Leukozytenformen; ⓔ differential count

Dif|fe|ren|ti|al|di|a|gno|se f: Bezeichnung für alle im Rahmen einer diagnostischen Abklärung in Frage kommenden Krankheiten; ⓔ differential diagnosis

Dif|fe|ren|ti|al|di|a|gnos|tik f: Diagnostik zur Abgrenzung und Identifizierung klinisch ähnlicher Krankheiten; ⓔ differential diagnosis

Dif|fe|ren|ti|al|fär|bung f: Färbung mit mehreren Farbstoffen zur besseren Differenzierung unterschiedlicher Strukturen; ⓔ differential stain

Dif|fe|ren|ti|al|me|di|um nt: Spezialnährboden zur Differenzierung unterschiedlicher Keime; ⓔ differential medium

Dif|fe|ren|zi|al|blut|bild nt: → Differentialblutbild

Dif|fe|ren|zi|al|di|a|gno|se f: → Differentialdiagnose

Dif|fe|ren|zi|al|di|a|gnos|tik f: → Differentialdiagnostik

Dif|fe|ren|zi|al|fär|bung f: → Differentialfärbung

Dif|fe|ren|zi|al|me|di|um nt: → Differentialmedium

Dif|fe|ren|zie|rungs|nähr|bo|den m: Nährboden zur Unterscheidung von Bakterien durch Zusatz von biochemischen Indikatoren; Ⓔ *differential culture medium*

Diflfulsilonslatlmung *f*: Sauerstoffaustausch zwischen Lungenalveolen und Blut durch Diffusion; Ⓔ *diffusion respiration*

Diflfulsilonslhylpolxie *f*: Hypoxie durch Abfall der Sauerstoffkonzentration bei Ausleitung einer Lachgasnarkose; Ⓔ *diffusion hypoxia*

Diflfulsilonslkalpalziltät *f*: Maß für die pro Zeiteinheit aus den Lungenalveolen ins Blut diffundierende Sauerstoffmenge; Ⓔ *diffusing capacity*

Diflfulsilonslstölrung *f*: Störung der Gasdiffusion in den Lungenalveolen; Ⓔ *disturbance of diffusion*

Diflfulsilonsltest *m*: Test zur Bestimmung der bakteriostatischen oder bakteriziden Wirksamkeit von Antibiotika auf einen bestimmten Erreger; Ⓔ *agar diffusion test*

dilgasltrisch *adj*: Musculus* digastricus betreffend; zweibäuchig; Ⓔ *digastric*

DiGeorge-Syndrom *nt*: angeborenes Fehlen oder starke Unterentwicklung des Thymus*; meist kombiniert mit anderen Fehlbildungen; Ⓔ *DiGeorge syndrome*

dilgesltierlbar *adj*: durch Verdauung abbaubar, verdaulich, verdaubar; Ⓔ *digestible*

Dilgesltilon *f*: Verdauung; Ⓔ *digestion*

Dilgesltilonslmitltel *nt*: → *Digestivum*

dilgesltiv *adj*: die Verdauung betreffend oder fördernd, verdauungsfördernd; Ⓔ *digestive*

Dilgesltilvum *nt*: die Verdauung förderndes oder anregendes Mittel; Ⓔ *digestive*

dilgiltal *adj*: **1.** Zehe/Finger betreffend, mit den Finger, fingerähnlich **2.** in Ziffern dargestellt, mittels Ziffern, diskret; Ⓔ **1.–2.** *digital*

Dilgiltallis *f*: Pflanzengattung, deren Arten zum Teil herzwirksame Glykoside bilden; Ⓔ *digitalis*

Dilgiltallislglylkolsilde *pl*: aus Digitalis*-Arten und anderen Pflanzen gewonnene Glykoside, die die Kontraktionskraft des Herzens erhöhen; Ⓔ *digitalis glycosides*

dilgiltallolid *adj*: digitalisähnlich, mit digitalisähnlicher Wirkung; Ⓔ *digitaloid*

Dilgiltolgelnin *nt*: Digitalisglykosid*; Ⓔ *digitogenin*

Dilgiltolnin *nt*: Digitalisglykosid*; Ⓔ *digitonin*

Dilgiltolxilgelnin *nt*: Digitalisglykosid*; Ⓔ *digitoxigenin*

Dilgiltolxin *nt*: Digitalisglykosid*; Ⓔ *digitoxin*

Dilgiltus *m*, *pl* **-ti**: Finger, Zehe; Ⓔ *digit*

Digitus anularis: Ringfinger; Ⓔ *ring finger*

Digiti hippocratici: bei verschiedenen Erkrankungen vorkommende rundliche Auftreibung der Endglieder der Finger; oft zusammen mit Uhrglasnägeln*; Ⓔ *hippocratic fingers*

Digiti manus: Finger; Ⓔ *fingers*

Digitus medius: Mittelfinger; Ⓔ *middle finger*

Digitus minimus manus: Kleinfinger; Ⓔ *little finger*

Digitus minimus pedis: Kleinzehe; Ⓔ *little toe*

Digiti pedis: Zehen; Ⓔ *toes*

Digitus primus manus: Daumen; Ⓔ *thumb*

Digitus primus pedis: Großzehe; Ⓔ *big toe*

Digitus quartus: → *Digitus anularis*

Digitus quintus manus: → *Digitus minimus manus*

Digitus quintus pedis: → *Digitus minimus pedis*

Digitus secundus: Zeigefinger; Ⓔ *index finger*

Digitus tertius: → *Digitus medius*

Dilgolxilgelnin *nt*: Digitalisglykosid*; Ⓔ *digoxigenin*

Dilgolxin *nt*: Digitalisglykosid*; Ⓔ *digoxin*

Di Guglielmo-Krankheit *f*: Frühform der akuten myeloischen Leukämie* mit atypischen unreifen Erythroblasten im peripheren Blut; entweder Übergang in ein Erythroleukämie* oder reine Leukämie*; Ⓔ *Di Guglielmo disease*

dilhylbrid *adj*: für zwei Gene heterozygot; Ⓔ *dihybrid*

Dilhyldrolcallcilfelrol *nt*: zur Vitamin D-Gruppe gehörende Verbindung; Ⓔ *dihydrocalciferol*

Dilhyldrolcoldelin *nt*: halbsynthetisches Morphinderivat mit hustenstillender Wirkung; Ⓔ *dihydrocodeine*

Dilhyldrolerlgolcorlnin *nt*: vasodilatorisches Mutterkornalkaloid; Ⓔ *dihydroergocornine*

Dilhyldrolerlgolcrisltin *nt*: vasodilatorisches Mutterkornalkaloid; Ⓔ *dihydroergocristine*

Dilhyldrolerlgoltalmin *nt*: halbsynthetisches vasokonstriktorisches Mutterkornalkaloid; ⒺＥ *dihydroergotamine*

Diｈyｄroｌerｇoｌtoｌxin *nt*: als Sympatholytikum* und Vasokonstriktor* verwendetes Gemisch verschiedener Mutterkornalkaloide* [Dihydroergocristin, Dihydroergocryptin, Dihydroergocornin]; Ｅ *dihydroergotoxine*

Diｈyｄroｌfoｌlaｌtreｌdukｌtaｌse *f*: Enzym des Folsäurestoffwechsels, das Dihydrofolat zu Tetrahydrofolat reduziert; Ｅ *dihydrofolate reductase*

Diｈyｄroｌfoｌlaｌtreｌdukｌtaｌseｌmanｌgel *m*: zur Ausbildung einer megaloblastären Anämie führender Mangel an Dihydrofolatreduktase*; Ｅ *dihydrofolate reductase deficiency*

Diｈyｄroｌfolｌsäuｌre *f*: aus Tetrahydrofolsäure entstehend; bildet mit ihr ein Redoxsystem; Ｅ *dihydrofolic acid*

Diｈyｄroｌtaｌchyｌsteｌrin *nt*: → *Dihydrotachysterol*

Diｈyｄroｌtaｌchyｌsteｌrol *nt*: durch UV-Strahlung aus Ergosterin entstehendes Vitamin D-Derivat mit Bedeutung für den Calciumstoffwechsel; Ｅ *dihydrotachysterol*

Diｈyｄroｌtesｌtoｌsteｌron *nt*: biologisch wirksame Form des Testosterons*; Ｅ *dihydrotestosterone*

Diｈyｄroｌxyｌaｌceｌtonｌphosｌphat *nt*: Zwischenprodukt der Gluconeogenese* und der Glykolyse*; Ｅ *dihydroxyacetone phosphate*

Diｈyｄroｌxyｌbenｌzoｌeｌsäuｌre *f*: Salicylsäurederivat mit antipyretischer, analgetischer und antiphlogistischer Wirkung; Ｅ *2,5-dihydroxybenzoic acid*

1,25-Diｈyｄroｌxyｌchoｌleｌcalｌcifｌeｌrol *nt*: in der Niere aus Calcidiol gebildeter wirksamster Vitamin D-Metabolit; Ｅ *1,25-dihydroxycholecalciferol*

Diｌiodｌthyｌroｌnin *nt*: → *Dijodthyronin*

Diｌiodｌtyｌroｌsin *nt*: → *Dijodtyrosin*

Diｌjodｌthyｌroｌnin *nt*: Zwischenprodukt der Thyroxinsynthese in der Schilddrüse; Ｅ *3,5-diiodothyronine*

Diｌjodｌtyｌroｌsin *nt*: Vorstufe von Triiodthyronin* und Thyroxin*; Ｅ *3,5-diiodotyrosine*

Diｌkarｌbonｌsäuｌre *f*: → *Dicarbonsäure*

Diｌkaｌryｌont *m*: Zelle mit zwei haploiden Kernen; Ｅ *dikaryote*

Diｌkaｌryｌot *m*: → *Dikaryont*

Diｌkeｌphaｌlie *f*: Fehlbildungssyndrom mit Ausbildung von zwei Köpfen; Ｅ *dicephaly*

Diｌkroｌtie *f*: Doppelgipfligkeit der peripheren Pulswelle; Ｅ *dicrotism*

diｌlaｌtaｌbel *adj*: (aus-)dehnbar, dilatierbar; Ｅ *dilatable*

Diｌlaｌtaｌtiｌon *f*: Erweiterung, Dehnung, Aufdehnung; Ｅ *dilatation*

linksventrikuläre Dilatation: Erweiterung der linken Herzkammer als Zeichen einer Linksherzinsuffizienz*; Ｅ *left heart dilatation*

rechtsventrikuläre Dilatation: Erweiterung der rechten Herzkammer als Zeichen einer Rechtsherzinsuffizienz*; Ｅ *right heart dilatation*

Diｌlaｌtaｌtiｌonsｌkaｌtheｌter *m*: Katheter zur Aufdehnung von Stenosen; Ｅ *dilation catheter*

Diｌlaｌtaｌtor *m*: **1.** (*anatom.*) erweiternder Muskel, Musculus dilatator **2.** → *Dilatorium*; Ｅ **1.** dilatator **2.** dilator

Diｌlaｌtoｌriｌum *nt*: Instrument zur Aufdehnung/Erweiterung von Eingängen oder Lichtungen; Ｅ *dilator*

Diｌlaｌzeｌraｌtiｌon *f*: Zerreißung; Ｅ *dilaceration*

Diｌluｌens *nt*: Verdünner, Verdünnungsmittel; Ｅ *diluent*

Diｌluｌent *m*: → *Diluens*

Diｌluｌtiｌon *f*: Verdünnung einer Lösung; verdünnte Lösung; Ｅ *dilution*

Diｌmeｌlie *f*: Fehlbildung mit Verdoppelung einer Extremität; Ｅ *dimelia*

diｌmer *adj*: aus zwei Molekülen bestehend; Ｅ *dimeric*

Diｌmerｌcapｌrol *nt*: zur Behandlung von Schwermetallvergiftungen verwendeter Komplexbildner; Ｅ *dimercaprol*

Diｌmerｌcapｌtoｌproｌpanｌsulｌfonｌsäuｌre *f*: zur Behandlung von Schwermetallvergiftungen verwendeter Komplexbildner; Ｅ *dimercaptopropanoyl sulfonic acid*

Diｌmeｌthylｌkeｌton *nt*: farblose, mit Wasser mischbare Flüssigkeit; einfachste Keton; wird im Stoffwechsel aus Acetoacetat gebildet und über den Zitratzyklus abgebaut; bei gestörtem Kohlenhydratstoffwechsel [u.A. Diabetes* mellitus] vermehrt in der Leber gebildet; Ｅ *dimethylketone*

3,4-Diｌmeｌthylｌhyｄroｌxyｌpheｌnyｌlesｌsigｌsäuｌre *f*: beim Parkinson*-Syndrom im Harn ausgeschiedenes Stoffwechselprodukt; Ｅ *3,4-dimethoxyphenylethylamine*

Diｌmeｌthylｌsulｌfoｌxid *nt*: lokal angewendetes Antiphlogistikum* und Antiseptikum*; Ｅ *dimethyl sulfoxide*

diｌmorph *adj*: in zwei verschiedenen Formen auftretend, zweigestaltig; Ｅ *dimorphous*

Diｌmorｌphie *f*: → *Dimorphismus*

Diｌmorｌphisｌmus *m*: Fähigkeit, in zwei

verschiedenen Formen vorzukommen; ℰ *dimorphism*

Diilnolprost *nt*: als Wehenmittel verwendetes Prostaglandin*; ℰ *dinoprost*

Diilnolproslton *nt*: als Wehenmittel verwendetes Prostaglandin*; ℰ *dinoprostone*

Diilnulkleloltid *nt*: Molekül aus zwei Nukleotiden; ℰ *dinucleotide*

Diilopltolmelter *nt*: Gerät zur Messung der Brechkraft der Augen; ℰ *dioptometer*

Diiloptlrie *f*: Maßeinheit für die Brechkraft optischer Systeme; ℰ *diopter*

Diiloxlilne *pl*: hochgifte Substanzen, die bei der Herstellung und Verbrennung polychlorierter aromatischer Verbindungen anfallen; ℰ *dioxins*

Diiloxylgelnalse *f*: sauerstoffübertragendes Enzym; ℰ *dioxygenase*

Dip *m*: Absinken der Herzfrequenz bei gleichzeitiger Änderung des Wehentyps im Cardiotokogramm; ℰ *dip*

Diilpalrelse *f*: beidseitige Parese*; ℰ *bilateral paresis*

diilphalsisch *adj*: mit zwei Phasen, aus zwei Phasen bestehend, zweiphasisch; ℰ *diphasic*

Diilphelnyllldilalmin *nt*: kanzerogene organische Base; Ausgangssubstanz für wichtige Farbstoffe [z.B. Kongorot]; ℰ *p-diaminodiphenyl*

Diilphelnyllhyldanltolin *nt*: Antiepileptikum* mit antikonvulsiver Wirkung; ℰ *diphenylhydantoin*

Diilphoslphaltildyllglylcelrin *nt*: im Herzmuskel auftretendes Phospholipid*; ℰ *diphosphatidylglycerol*

1,3-Diilphoslpholglylcelrat *nt*: energiereiches Zwischenprodukt der Glykolyse; ℰ *1,3-diphosphoglycerate*

2,3-Diilphoslpholglylcelrat *nt*: in hoher Konzentration in Erythrozyten vorkommender energiereicher Ester; bei Mangel kommt es zu hämolytischer Anämie*; ℰ *2,3-diphosphoglycerate*

Diilphoslpholpylrildinlnulcleloltid *nt*: in allen Zellen vorkommendes Coenzym zahlreicher Oxidoreduktasen*, das reversibel Wasserstoff anlagern kann; ℰ *nicotinamide-adenine dinucleotide*

Diphlthelrie *f*: durch Corynebacterium* diphtheriae verursachte akute, meldepflichtige Infektionskrankheit; verläuft meist primär als Rachendiphtherie*, kann aber durch Toxinausschüttung zu systemischen Symptomen [Myokarditis*, Lähmungen, Herz-Kreislaufversagen] führen; ℰ *diphtheria*

Diphlthelrielalnaltolxin *nt*: → *Diphtherietoxoid*

Diphlthelrielanltiltolxin *nt*: Antikörper gegen Diphtherietoxin*; ℰ *diphtheria antitoxin*

Diphlthelrielbakltelrilum *nt, pl* -rilen: → *Diphtheriebazillus*

Diphlthelrielbalzilllus *m*: Corynebacterium* diphtheriae; ℰ *diphtheria bacillus*

Diphlthelrielforlmolltolxolid *nt*: → *Diphtherietoxoid*

Diphlthelrielselrum *nt*: Serum mit Antikörpern gegen Diphtherietoxix; ℰ *diphtheria immune serum*

Diphlthelrieltolxin *nt*: von Diphtheriebakterien gebildetes Ektotoxin; wirkt auf Herz, Leber, Niere, Nebenniere und periphere Nerven; ℰ *diphtherotoxin*

Diphlthelrieltolxolid *nt*: durch Einwirkung von Formalin auf Diphtherietoxin* hergestellter Impfstoff zur aktiven Immunisierung gegen Diphtherie; ℰ *diphtheria toxoid*

diphlthelrisch *adj*: Diphtherie betreffend, durch sie bedingt; ℰ *diphtheric*

diphlthelrolid *adj*: diphtherieähnlich; ℰ *diphtheroid*

Diphlthonlgie *f*: Doppeltönigkeit der Stimme, z.B. beim Stimmbruch; ℰ *diphthongia*

Diphltholnie *f*: → *Diphthongie*

Diilphylllolbolthrilolse *f*: durch den Fischbandwurm [Diphyllobothrium* latum] hervorgerufene Infektionskrankheit mit Befall des Dünndarms; langfristig kommt es zu Vitamin-B$_{12}$-Mangelerscheinungen; ℰ *diphyllobothriasis*

Diilphylllolbolthrilum *nt*: Bandwurmgattung, die als Parasit im Darm von Menschen und Tieren lebt; ℰ *Diphyllobothrium*

Diphyllobothrium latum: Darmparasit des Menschen, der bis zu 10 m lang werden kann; Erreger der Diphyllobothriose*; ℰ *Diphyllobothrium latum*

Diilphyloldonltie *f*: doppelte Zahnung, Zahnwechsel; ℰ *diphyodontia*

Dipl-, dipl- *präf*: → *Diplo-*

Diilplelgie *f*: doppelseitige Lähmung, Lähmung gleicher Körperteile auf beiden Seiten; ℰ *diplegia*

Diplo-, diplo- *präf*: Wortelement mit der Bedeutung „zweifach/doppelt"

Diilplolbakltelrilum *nt*: als verbundenes Paar auftretendes Bakterium; ℰ *diplobacterium*

Diilplolbalzilllenlkonljunkltilvilitis *f*: durch Moraxella* lacunata verursachte Bindehautentzündung mit Beteiligung des

Lidwinkels; ⒺⒺ *diplobacillary conjunctivitis*

Diplolbalzilllus *m*, *pl* -li: →*Diplobakterium*

Diplolcoclcus *m*: veraltete Gattungsbezeichnung für kokkenförmige Diplobakterien; ⒺⒺ *Diplococcus*

Diplococcus pneumoniae: von einer Polysaccharidkapsel umgebene, lanzettförmige Diplokokke; klassischer Erreger der Pneumonie*; ⒺⒺ *Diplococcus pneumoniae*

Diploë *f*: Spongiosa* des Schädeldaches; ⒺⒺ *diploe*

Dilplolëlkalnälle *pl*: Schädeldachkanäle für die Diploëvenen; ⒺⒺ *diploic canals*

Diplolfolnie *f*: →*Diphthongie*

Diplolgelnelse *f*: Entwicklung siamesischer Zwillinge; ⒺⒺ *diplogenesis*

diplolid *adj*: mit doppeltem Chromosomensatz; ⒺⒺ *diploid*

Diplolilidie *f*: Vorhandensein von zwei vollständigen Chromosomensätzen; ⒺⒺ *diploidy*

Diplolkoklkus *m*, *pl* -ken: →*Diplococcus*

Diplolmylellie *f*: angeborene Verdoppelung des Rückenmarks; ⒺⒺ *diplomyelia*

diplolneulral *adj*: (*Muskel*) zweifach innerviert; ⒺⒺ *diploneural*

Diplolpholnie *f*: →*Diphthongie*

Diplolpie *f*: Doppelsehen, Doppeltsehen; ⒺⒺ *diplopia*

binokuläre Diplopie: durch Abbildung des Objektes auf verschiedene Stellen der beiden Netzhäute entstehendes Doppelbild; ⒺⒺ *binocular diplopia*

monokuläre Diplopie: Diplopie durch doppelte Abbildung desselben Objektes auf zwei Punkten der Netzhaut; ⒺⒺ *monocular diplopia*

Diplolltän *nt*: erste Phase der Meiose*; ⒺⒺ *diplotene*

Diplsolmalnie *f*: periodisch auftretende Trunksucht; ⒺⒺ *dipsomania*

Diplteira *pl*: Ordnung der Insekten, zu der u.A. Fliegen und Mücken gehören; ⒺⒺ *Diptera*

Dilpyllildilum *nt*: selten den Menschen befallende Bandwurmgattung; ⒺⒺ *Dipylidium*

Dipylidium caninum: v.a. Hunde, seltener auch den Menschen befallender Bandwurm; ⒺⒺ *Dipylidium caninum*

Dilrolfillalria *nt*: Gattung parasitärer Fadenwürmer; ⒺⒺ *Dirofilaria*

Dirofilaria immitis: bei Hunden, Katzen und Füchsen in der Herzmuskulatur gefundener Parasit, der selten auf den Menschen übertragen wird; ⒺⒺ *Filaria immitis*

Dis-, dis- *präf*.: Wortelement mit der Bedeutung „auseinander/zwischen/gegensätzlich"

Dilsaclchalrid *nt*: aus zwei Einfachzuckern bestehendes Molekül; ⒺⒺ *disaccharide*

Dilsaclchalrildalse *f*: Disaccharide spaltendes Enzym; ⒺⒺ *disaccharidase*

Dilsaclchalridlinltollelranz *f*: Unverträglichkeit von Disacchariden bei Mangel an spezifischer Disaccharidase [Disaccharidasemangel]; führt i.d.R. zu Disaccharidmalabsorption und Diarrhoe durch Vergärung der Disaccharide im Dickdarm; ⒺⒺ *disaccharide intolerance*

Dislcilsio *f*, *pl* -silolnes: →*Diszision*

Dislciltis *f*: 1. Entzündung eines Discus* 2. Entzündung einer Bandscheibe; ⒺⒺ 1.–2. *discitis*

Disco-, disco- *präf*.: Wortelement mit der Bedeutung „Scheibe/Diskus/Bandscheibe"

Discoid-Lupus erythematosus *m*: häufigste Form des Lupus* erythematodes der Haut mit scharf begrenzten schuppenden Erythemen des Gesichts, selten auch von Rumpf und Extremitäten; ⒺⒺ *discoid lupus erythematosus*

Dislcus *m*: Scheibe; ⒺⒺ *disk*

Discus articularis: Gelenkzwischenscheibe, Gelenkscheibe; ⒺⒺ *articular disk*

Discus interpubicus: Gelenkscheibe des Beckensymphyse; ⒺⒺ *interpubic disk*

Discus intervertebralis: aus einem gallertartigen Kern [Nucleus pulposus] und einem Faserknorpelring [Anulus fibrosus] aufgebaute Scheibe zwischen den Wirbelkörpern; ⒺⒺ *intervertebral disk*

Discus nervi optici: Erhebung an der Austrittsstelle der Sehnervenfasern aus der Netzhaut; ⒺⒺ *optic nerve disk*

Dislinlhilbiltilon *f*: Enthemmung; ⒺⒺ *disinhibition*

Dislinlsekltilon *f*: →*Desinsektion*

Disljunkltilon *f*: 1. Auseinanderweichen der Chromosomen während der Anaphase 2. Disjunktion der Blickkoordination; ⒺⒺ 1.–2. *disjunction*

Dislkekltolmie *f*: Bandscheibenentfernung, Bandscheibenresektion; ⒺⒺ *diskectomy*

Dislklulsilon *f*: gestörte Okklusion*; ⒺⒺ *disclusion*

Disko-, disko- *präf.*: Wortelement mit der Bedeutung „Scheibe/Diskus/Bandscheibe"

dis|ko|gen *adj*: von den Bandscheiben ausgehend, durch sie verursacht; ⒺE *discogenic*

Dis|ko|gra|fie, -gra|phie *f*: Röntgenkontrastdarstellung der Bandscheiben; ⒺE *diskography*

dis|ko|gra|fisch, -gra|phisch *adj*: Diskografie betreffend, mittels Diskografie; ⒺE *diskographic*

Dis|ko|gramm *nt*: Röntgenkontrastaufnahme einer Bandscheibe; ⒺE *diskogram*

dis|ko|id *adj*: scheibenförmig; ⒺE *discoid*

dis|kon|ti|nu|ier|lich *adj*: unzusammenhängend; unterbrochen, mit Unterbrechungen; ⒺE *discontinuous*

Dis|kon|ti|nu|i|täts|zo|nen *pl*: durch das schubweise Wachstum des Linsenkerns entstandene sichtbare Schichten; ⒺE *zones of discontinuity*

Dis|ko|pa|thie *f*: Bandscheibenerkrankung, Bandscheibenschaden; ⒺE *discopathy*

dis|kor|dant *adj*: gegenteilig, gegensinnig, unterschiedlich, nicht übereinstimmend; ⒺE *discordant*

Dis|kor|danz *f*: Nichtübereinstimmung; ⒺE *discordance*

dis|kret *adj*: getrennt, einzeln; aus einzelnen Teilen bestehend; unstetig; ⒺE *discrete*

Dis|kri|mi|na|ti|on *f*: **1.** getrennte Wahrnehmung zweier simultan verabreichter Hautreize **2.** Unterscheidung von Wörtern in der Sprachaudiometrie; ⒺE **1.–2.** *discrimination*

Dis|kus|her|nie *f*: → *Bandscheibenprolaps*

Dis|kus|pro|laps *m*: → *Bandscheibenprolaps*

Dis|lo|ka|ti|on *f*: **1.** Verlagerung, Lageanomalie, Lagetypie **2.** Verlust oder Verlagerung von Chromosomensegmenten **3.** Verschiebung von Bruchfragmenten, Fragmentverschiebung; ⒺE **1.–3.** *dislocation*

Di|so|mie *f*: Vorhandensein von zwei homologen Chromosomen; ⒺE *disomy*

dis|pa|rat *adj*: ungleich(artig), grundverschieden, unvereinbar; ⒺE *disparate*

Dis|pa|ra|ti|on *f*: Unterschiede in der Abbildung von Objekten auf der Netzhaut; führt zu räumlichem Sehen; ⒺE *disparity*

Di|sper|mie *f*: Befruchtung des Ovums durch zwei Spermien; ⒺE *dispermy*

Di|spi|rem *nt*: Knäuelbildung der Chromosomen in den Tochterkernen während der Telophase; ⒺE *dispirem*

Dis|pol|si|ti|on *f*: Veranlagung, angeborene Anfälligkeit; ⒺE *disposition*

dis|pro|por|ti|o|niert *adj*: unverhältnismäßig (groß oder klein), in keinem Verhältnis stehend; ⒺE *disproportionate*

Dis|rup|ti|on *f*: embryonale Fehlentwicklung durch exogene Schädigung; ⒺE *disruption*

Dis|sec|tio *f, pl* **-ti|o|nes**: → *Dissektion*

Dis|sek|ti|on *f*: Zerschneidung, Zergliederung, Zerlegung; Präparieren, Darstellen; Ausräumung, Resektion; ⒺE *dissection*

Dis|se|mi|na|ti|on *f*: Streuung/Aussaat von Tumorzellen oder Erregern; ⒺE *dissemination*

Disse-Raum *m*: Raum zwischen den Leberepithelzellen und der Wand der intralobulären Kapillaren; ⒺE *Disse's space*

dis|se|zie|rend *adj*: trennend, spaltend; ⒺE *dissecting*

dis|si|mi|lär *adj*: ungleich(artig), unähnlich; verschieden; ⒺE *binovular*

Dis|si|mu|la|ti|on *f*: Verbergen oder Verheimlichen von Krankheitssymptomen; ⒺE *dissimulation*

Dis|sol|vens *nt*: Lösungsmittel; ⒺE *dissolvent*

dis|so|nant *adj*: gegenteilig, gegensinnig, unterschiedlich, nicht übereinstimmend; ⒺE *dissonant*

Dis|so|zi|a|ti|on *f*: **1.** (Ab-)Trennung, Auflösung, Loslösung **2.** Spaltung von Molekülen durch Lösungsmittel oder elektrischen Strom **3.** Aufhebung koordinierter Bewegungen; ⒺE **1.–3.** *dissociation*

albuminozytologische Dissoziation: starke Erhöhung der Eiweißkonzentration im Liquor* cerebrospinalis bei normaler oder kaum erhöhter Zellzahl, z.B. bei Guillain-Barré-Syndrom; ⒺE *albiminocytologic dissociation*

atrioventrikuläre Dissoziation: unabhängige Schlagfrequenz von Vorhöfen und Kammer; ⒺE *atrioventricular dissociation*

dis|so|zi|ier|bar *adj*: durch Dissoziation aufspaltbar; ⒺE *dissociable*

dis|so|zi|iert *adj*: (in Ionen) zerfallen, aufgespalten; ⒺE *dissociated*

dis|tal *adj*: vom Mittelpunkt/von der Körpermitte entfernt (liegend); ⒺE *distal*

Dis|tal|biss *m*: durch eine Rückverlagerung des Unterkiefers verursachte Ökklusionsanomalie; ⒺＥ *distoclusion*

Dis|tal|ok|klu|si|on f: → *Distalbiss*

Dis|tanz|ge|räusch nt: lautes Herzgeräusch, das ohne Aufsetzen des Stethoskops gehört werden kann; ⒺＥ *distant murmur*

Dis|ten|si|on f: (Aus-, Über-)Dehnung, (Auf-)Blähung; ⒺＥ *distention*

Dis|ten|si|ons|lu|xa|ti|on f: Luxation* durch Überdehnung des Bandapparates; ⒺＥ *hyperdistention dislocation*

Dis|tich|ia|sis f: angeborene Fehlbildung der Lidränder mit doppelter Wimpernreihe; Gefahr einer Hornhautläsion durch mechanische Reizung; ⒺＥ *distichiasis*

Dis|tick|stoff|mon|ol|xid nt: Lachgas; ⒺＥ *dinitrogen monoxide*

Dis|tick|stoff|o|xid nt: → *Lachgas*

Dis|to|mie f: Fehlbildung mit Verdopplung des Mundes; ⒺＥ *distomia*

Dis|to|mol|lar m: überzähliger Backenzahn am Ende der Zahnreihe; ⒺＥ *distomolar*

Dis|tor|si|on f: Gelenkverstauchung, Verstauchung, Verrenkung; ⒺＥ *distortion*

Dis|trak|ti|on f: Streckung einer gebrochenen Gliedmaße zum Auseinanderziehen und Wiedereinrichtung der frakturierten Knochenteile; ⒺＥ *distraction*

Dis|tri|chi|a|sis f: Wachstum von zwei Haaren aus einem Haarfollikel; ⒺＥ *districhiasis*

Di|sul|fid|bin|dung f: Bindung zwischen zwei Schwefelatomen; Disulfidbindungen zwischen zwei Molekülen führt zur Bildung von **Disulfidbrücken**, die u.A. die Tertiärstruktur von Proteinen stabilisieren; ⒺＥ *disulfide bond*

Di|sul|fi|ram nt: in der Alkoholentzugstherapie verwendetes Mittel, das bei Alkoholgenuss zu schweren Unverträglichkeitserscheinungen [Antabussyndrom] mit Übelkeit, Kopfschmerz, Erbrechen, Hypotonie] führt; ⒺＥ *disulfiram*

di|syn|ap|tisch adj: zwei Synapsen betreffend; ⒺＥ *disynaptic*

dis|zi|form adj: scheibenförmig; ⒺＥ *disciform*

Dis|zi|si|on f: **1.** operative Spaltung/Eröffnung/Durchtrennung **2.** Eröffnung der Linsenkapsel; ⒺＥ **1.–2.** *discission*

Dis|zi|tis f: **1.** Entzündung eines Discus* **2.** Entzündung einer Bandscheibe; ⒺＥ **1.–2.** *discitis*

Di|u|re|se f: Harnausscheidung; ⒺＥ *diuresis*

forcierte Diurese: willkürlich gesteigerte Harnausscheidung, z.B. bei Vergiftung mit harnpflichtigen Substanzen oder bei Lungenödem; ⒺＥ *forced diuresis*

osmotische Diurese: durch osmotisch wirksame Substanzen verursachte Diurese; ⒺＥ *osmotic diuresis*

Di|u|re|ti|kum nt: harntreibendes Mittel; ⒺＥ *diuretic*

kaliumsparendes Diuretikum: Diuretikum, das zur Steigerung der Natrium-, Chlorid- und Bikarbonatausscheidung führt, ohne die Kaliumausscheidung zu erhöhen; ⒺＥ *potassiumsparing diuretic*

osmotisches Diuretikum: Substanz, die nicht aus dem Glomerulumfiltrat reabsorbiert wird und damit zur Flüssigkeitsausscheidung führt; ⒺＥ *osmotic diuretic*

di|u|re|tisch adj: die Diurese betreffend oder anregend, harntreibend, diuresefördernd, diureseanregend; ⒺＥ *diuretic*

Di|u|rie f: tägliche Harnfrequenz; ⒺＥ *diuria*

di|ur|nal adj: am Tage, tagsüber, täglich; tageszyklisch; ⒺＥ *diurnal*

Di|va|ga|ti|on f: Weitschweifigkeit von Gedanken oder Sprache; ⒺＥ *divagation*

di|va|lent adj: zweiwertig; ⒺＥ *divalent*

di|ver|gent adj: auseinanderstrebend, auseinanderlaufend, auseinandergehend; ⒺＥ *divergent*

Di|ver|ti|cu|lum nt, pl **-la**: → *Divertikel*

Di|ver|ti|kel nt: umschriebene, i.d.R. sackförmige Ausstülpung einer Organwand; beim **echten Divertikel** sind alle Wandschichten betroffen, beim **falschen Divertikel** nur die Schleimhaut; ⒺＥ *diverticulum*

Di|ver|ti|kel|ent|zün|dung f: → *Divertikulitis*

Di|ver|ti|kel|kar|zi|nom nt: von einem Divertikel ausgehendes Karzinom; ⒺＥ *diverticular carcinoma*

Di|ver|ti|kel|re|sek|ti|on f: → *Divertikulektomie*

Di|ver|ti|ku|lek|to|mie f: Divertikelentfernung, Divertikelabtragung; ⒺＥ *diverticulectomy*

Di|ver|ti|ku|li|tis f: Entzündung eines Divertikels; ⒺＥ *diverticulitis*

Di|ver|ti|ku|lo|pe|xie f: Divertikelanheftung, Divertikelfixierung; ⒺＥ *diverticulopexy*

Di|ver|ti|ku|lo|se f: Bezeichnung für das Auftreten multipler Divertikel; meist als symptomarme Dickdarmdivertikulose*; ⒠ *diverticulosis*

di|zen|trisch *adj*: mit zwei Zentren, zwei Zentren betreffend; ⒠ *dicentric*

Di|ze|pha|lie *f*: Doppelmissbildung mit zwei Köpfen; ⒠ *dicephaly*

di|zy|got *adj*: (Zwillinge) binovulär, dissimilär, erbungleich, heteroovulär, zweieiig; ⒠ *dizygotic*

di|zy|klisch *adj*: aus zwei Ringstrukturen bestehend; ⒠ *dicyclic*

DMF-Index *m*: Index, der die Summe der kariösen [decayed], fehlenden [missing] und gefüllten [filled] Zähne [DMF-T-Index] oder Zahnflächen [DMF-S-Index] angibt; ⒠ *DMF caries index*

DNA *f*: [engl. deoxyribonucleic acid] → *Desoxyribonukleinsäure*

DNAase *f*: → *Desoxyribonuclease*

DNA-Fingerprint-Methode *f*: Untersuchung von DNA-Bereichen zur Feststellung genetischer Unterschiedlichkeit oder Identität; ⒠ *DNA fingerprinting*

DNA-Klonierung *f*: Übertragung von DNA auf Zellen und anschließende Klonierung; ⒠ *DNA cloning*

DNA-Nukleotidyltransferase *f*: Polymerase, die an einer DNA-Matrize DNA-Stränge aus Desoxyribonukleotiden synthetisiert; ⒠ *DNA nucleotidyltransferase*

DNA-Polymerase *f*: Polymerase, die DNA-Stränge aus Desoxyribonukleotiden synthetisiert; ⒠ *DNA polymerase*

DNA-abhängige DNA-Polymerase: → *DNA-Nukleotidyltransferase*

RNA-abhängige DNA-Polymerase: Enzym, das in RNA-Viren die Transkription von RNA zu DNA katalysiert; ⒠ *RNA-directed DNA polymerase*

DNA-Profiling *nt*: → *DNA-Fingerprint-Methode*

DNase *f*: → *Desoxyribonuclease*

DNA-Typing *nt*: → *DNA-Fingerprint-Methode*

DNA-Viren *pl*: Viren mit DNA als Genmaterial; ⒠ *DNA viruses*

DNSase *f*: → *Desoxyribonuclease*

DNS-Polymerase *f*: → *DNA-Polymerase*

DNS-Viren *pl*: → *DNA-Viren*

Dodd-Venen *pl*: Perforansvenen am Oberschenkel; ⒠ *Dodd's perforating veins*

Döderlein-Stäbchen *pl*: grampositive, unbewegliche Milchsäurebakterien, die physiologisch in der Scheide vorkommen; ⒠ *Döderlein's bacillus*

Döhle-Körperchen *pl*: wahrscheinlich durch eine Reifestörung entstehende basophile Einschlusskörperchen in neutrophilen Leukozyten; ⒠ *Döhle's inclusion bodies*

dol|lent *adj*: schmerzhaft; ⒠ *painful*

Dolicho-, dolicho- *präf.*: Wortelement mit der Bedeutung „lang/länglich"

do|li|cho|fa|zi|al *adj*: langgesichtig; ⒠ *dolichofacial*

Do|li|cho|ke|pha|lie *f*: Langköpfigkeit, Langschädel; ⒠ *dolichocephaly*

Do|li|cho|ko|lon *nt*: abnorm langes Kolon; ⒠ *dolichocolon*

Do|li|cho|ö|so|pha|gus *m*: verlängerte und geschlängelte Speiseröhre; ⒠ *dolichoesophagus*

Do|li|cho|ste|no|me|lie *f*: grazil verlängerte Finger; ⒠ *dolichostenomelia*

Do|lor *m*: Schmerz; klassisches Entzündungszeichen; ⒠ *pain*

do|lo|rös *adj*: schmerzhaft, schmerzend; ⒠ *painful*

Do|mä|ne *f*: abgegrenzter Bereich auf Makromolekülen, z.B. Immunglobulinen; ⒠ *domain*

do|mi|nant *adj*: Dominanz betreffend, (im Erbgang) dominierend; ⒠ *dominant*

Do|mi|nan|te *f*: dominantes Allel oder Gen; ⒠ *dominant*

Do|mi|nanz *f*: Vorherrschen eines Merkmals/Gens über ein anderes Merkmal/Gen; ⒠ *dominance*

Donath-Landsteiner-Antikörper *m*: biphasische Kälteantikörper*, die in der kühlen Körperperipherie Komplement bilden und bei Erwärmung im Kernbereich zu Hämolyse führen; ⒠ *Donath-Landsteiner cold autoantibody*

Donath-Landsteiner-Reaktion *f*: Test zum Nachweis von Donath-Landsteiner-Antikörpern; ⒠ *Donath-Landsteiner test*

Donders-Druck *m*: Differenz zwischen Luftdruck und dem Druck im Pleuraspalt; ⒠ *Donders' pressure*

Donné-Körperchen *pl*: fettbeladene Leukozyten in der Vormilch; ⒠ *Donné's corpuscles*

Do|nor *m*: **1.** (Blut-, Organ-)Spender **2.** (chem.) Substanz, die einen Teil von sich an eine andere Substanz abgibt; ⒠ **1.** *donor* **2.** *donator*

Do|no|va|nia gra|nu|lo|ma|tis *f*: gramnegativer, fakultativer Anaerobier; Erreger der Donovanosis*; ⒠ *Donovania granulomatis*

Do|no|va|ni|o|sis *f*: in den Tropen und Subtropen auftretende, sexuell übertragene [keine Geschlechtskrankheit!], chro nisch granulomatöse Erkrankung der Genitalregion durch Donovania* granulomatosis; ⒺⒺ *donovanosis*

Dolpaldelcarlbolxyllalse *f*: Enzym, das DOPA in Dopamin* und 5-Hydroxytryptophan in Serotonin* umwandelt; ⒺⒺ *dopa decarboxylase*

L-Dopa *nt*: bei Parkinson*-Krankheit verwendetes Dopaminergikum; ⒺⒺ *L-dopa*

Dolpalmin *nt*: als Neurotransmitter* verwendetes Katecholamin*; Zwischenprodukt der Adrenalin- und Noradrenalinsynthese; ⒺⒺ *dopamine*

dolpalminlerg *adj*: von Dopamin aktiviert oder übertragen, durch Dopaminfreisetzung wirkend; ⒺⒺ *dopaminergic*

Dolping *nt*: Versuch der Leistungssteigerung mit nicht zugelassenen Substanzen oder Methoden; ⒺⒺ *doping*

Dolpipellballlonlsonlde *f*: dreiläufige Sonde mit zwei getrennt aufblasbaren Ballons; ⒺⒺ *double balloon-tipped tube*

Dolpipellbelfruchltung *f*: Befruchtung des Ovums durch zwei Spermien; ⒺⒺ *dispermy*

Dolpipellbinldung *f*: ungesättigte Bindung in Molekülen, die zwei Valenzen enthält; ⒺⒺ *double bond*

Dolpipellblindlstuldie *f*: → *Doppelblindversuch*

Dolpipellblindlverlsuch *m*: Studie, bei der weder Proband noch Untersucher wissen, welches Präparat die aktive Substanz enthält; ⒺⒺ *double-blind trial*

Dolpipellfehllbilldung *f*: → *Doppelmissbildung*

Dolpipellhellix *f*: von Watson und Crick beschriebene, doppelt wendelförmige Struktur der Desoxyribonukleinsäure; ⒺⒺ *double helix*

Doppelhelix-DNA *f*: als Doppelhelixstruktur vorliegende DNA; ⒺⒺ *double-stranded DNA*

Dolpipellhellixlstruklltur *f*: → *Doppelhelix*

Dolpipellknäulel *m/nt*: Knäuelbildung der Chromosomen in den Tochterkernen während der Telophase; ⒺⒺ *dispireme*

Dolpipellkonltrastlarlthrolgralfie, -gralphie *f*: Röntgendarstellung eines Gelenks in der Doppelkontrastmethode*; ⒺⒺ *double-contrast arthrography*

Dolpipellkonltrastldarlstelllung *f*: → *Doppelkontrastmethode*

Dolpipellkonltrastlmelltholde *f*: Röntgenkontrastdarstellung von Hohlorganen, Körper- oder Gelenkhöhlen unter gleichzeitiger Anwendung von Kontrastmit-

tel und Gas; ⒺⒺ *double-contrast radiography*

Dolpipellliplpe *f*: angeborene Schleimhautfalte der Oberlippe, die den Anschein einer Lippenverdopplung gibt; ⒺⒺ *labium duplex*

Dolpipelllulmenltulbus *m*: Spezialtubus zur unabhängigen Beatmung der beiden Lungenflügel; ⒺⒺ *double-lumen tube*

Dolpipellmilkrolskop *nt*: Mikroskop mit zwei Binokularen zum beidäugigen Sehen; ⒺⒺ *binocular microscope*

Dolpipellmisslbilldung *f*: durch eine Verdopplung und unvollständige Trennung von Embryonalanlagen entstandenes Individuum; ⒺⒺ *double malformation*

Dolpipellnielre *f*: ein- oder beidseitige Nierenfehlbildung mit doppeltem Nierenbecken; ⒺⒺ *kidney duplication*

Dolpipellselhen *nt*: → *Diplopie*

Doppelstrang-DNA *f*: → *Doppelhelix-DNA*

dolpipellstränlgig *adj*: aus zwei Strängen bestehend; ⒺⒺ *double-stranded*

Dolpipelltlselhen *nt*: → *Diplopie*

Doppler-Effekt *m*: Änderung der Wellenfrequenz in Abhängigkeit von der Bewegung von Sender und Empfänger; bewegen sie sich aufeinander zu, nimmt die Frequenz zu, entfernen sie sich voneinander, nimmt die Frequenz ab; ⒺⒺ *Doppler effect*

Doppler-Sonografie *f*: auf dem Doppler-Effekt* beruhende Ultraschalldiagnostik der Gefäße und des Herzens; ⒺⒺ *Doppler ultrasonography*

Doppler-Verschiebung *f*: → *Doppler-Effekt*

dorlmant *adj*: (*Zelle*) ruhend; ⒺⒺ *dormant*

Dorlmanz *f*: (*Zelle*) Wachstumsruhe; ⒺⒺ *dormancy*

Dormia-Schlinge *f*: körbchenförmige Drahtschlinge zur Stein- oder Fremdkörperextraktion; ⒺⒺ *Dormia basket*

Dornlfortlsatz *m*: → *Processus spinosus vertebrae*

Dornlwarlze *f*: nach innen wachsende, gewöhnliche Warze [Verruca vulgaris] der Fußsohle; ⒺⒺ *plantar verruca*

dorlsad *adj*: zum Rücken hin, rückenwärts; ⒺⒺ *dorsad*

dorlsal *adj*: zum Rücken/zur Rückseite hin (liegend), zum Rücken gehörig, am Rücken; ⒺⒺ *dorsal*

Dorlsallflelxilon *f*: Beugung nach rückwärts/in Richtung der Rückseite; ⒺⒺ *dorsiflexion*

Dorlsallgie *f*: Rückenschmerz(en); ⒺⒺ *dorsalgia*

Dor|sal|zys|ten pl: durch eine Dauerreizung verursachte, gallertige Pseudozysten auf der Streckseite der Finger und Zehen; ⓔ *mucoid dorsal cyst*

Dorso-, dorso- präf.: Wortelement mit der Bedeutung „Rücken/Rückseite/Dorsum"

dor|so|la|te|ral adj: hinten und auf der Seite (liegend); ⓔ *dorsolateral*

dor|so|lum|bal adj: Rücken und Lendengegend/Regio lumbalis betreffend oder verbindend; ⓔ *dorsolumbar*

dor|so|me|di|al adj: hinten und in der Mitte (liegend); ⓔ *dorsomedial*

dor|so|spi|nal adj: Rücken und Wirbelsäule/Columna vertebralis betreffend oder verbindend; ⓔ *dorsispinal*

dor|so|ven|tral adj: vom Rücken zum Bauch (gerichtet oder verlaufend); ⓔ *dorsoventral*

Dor|sum nt: Rücken, Rückseite; ⓔ *dorsum*

Dorsum linguae: Zungenrücken; ⓔ *dorsum of tongue*

Dorsum manus: Handrücken; ⓔ *dorsum of hand*

Dorsum nasi: Nasenrücken; ⓔ *dorsum of nose*

Dorsum pedis: Fußrücken; ⓔ *dorsum of foot*

Do|si|me|trie f: quantitative Messung ionisierender Strahlung in Luft oder in bestrahlten Objekten mit Hilfe von Dosimetern; ⓔ *dosimetry*

Do|sis f: **1.** verabreichte oder verordnete Menge eines Arzneimittels; oft verwendet im Sinne von Arzneigabe **2.** Menge der verabreichten (ionisierenden) Strahlung; ⓔ **1.** *dosage* **2.** *dose*

Dosis curativa: zur Heilung führende Dosis; ⓔ *curative dose*

Dosis effectiva: effektiv wirksame Arzneimittelmenge; ⓔ *effective dose*

Dosis effectiva media: Dosis, bei der innerhalb einer vorgegeben Zeit bei 50 % der Patienten eine Wirkung eintritt; ⓔ *median effective dose*

Dosis infectiosa: Menge pathogener Organismen, die bei Probanden oder in Testsystemen einen Effekt hervorruft; ⓔ *infective dose*

Dosis infectiosa media: infektiöse Dosis, die bei 50 % der Probanden oder Testsysteme einen Effekt erzielt; ⓔ *median infective dose*

kumulierte Dosis: Bezeichnung für die durch wiederholte Strahlenbelastung erzielte Gesamtdosis; ⓔ *cumulative dose*

Dosis letalis: tödliche Menge eines Arzneimittels oder einer Strahlendosis; ⓔ *lethal dose*

Dosis letalis media: für 50 % der Patienten oder Versuchstiere tödliche Dosis; ⓔ *median lethal dose*

Dosis letalis minima: kleinste tödliche Dosis; ⓔ *minimal lethal dose*

Dosis maximalis: im Deutschen Arzneibuch festgelegte Höchstmenge; ⓔ *maximum dose*

Dosis refracta: Einzeldosis bei fraktionierter Dosierung; ⓔ *refractive dose*

Dosis therapeutica: zur Erzielung eines therapeutischen Effekts notwendige Dosis; ⓔ *therapeutic dose*

Dosis tolerata: maximal zulässige (Gesamt-)Dosis, die ohne Schädigung vertragen wird; ⓔ *tolerance dose*

Dosis toxica: mit erheblichen Nebenwirkungen belastete (Gesamt-)Dosis; ⓔ *toxic dose*

Do|sis|äl|qui|va|lent f: Maß für die biologische Wirksamkeit von ionisierenden Strahlen; ⓔ *equivalent dose*

Do|sis|leis|tung f: Dosis pro Zeiteinheit; ⓔ *dose rate*

Dot|ter m: Nährsubstanz der Eizelle für den Embryo; ⓔ *yolk*

Dot|ter|gang m: embryonaler Gang, der Darm und Dottersack verbindet; ⓔ *omphalomesenteric duct*

Dot|ter|gangs|fis|tel f: am Nabel mündende, von einem fortbestehenden Dottergang ausgehende Fistel; ⓔ *omphalo-mesenteric fistula*

Dot|ter|gangs|zys|te f: angeborene Zyste als Rest des Dottergangs; ⓔ *vitelline cyst*

Dot|ter|sack|gang m: → *Dottergang*

Dou|gla|si|tis f: Entzündung des Douglas*-Raums; ⓔ *douglasitis*

Douglas-Punktion f: Punktion des Douglas*-Raums; ⓔ *culdocentesis*

Douglas-Raum m: zwischen Uterus und Rektum liegender Raum; tiefster Punkt der Bauchhöhle bei der Frau; ⓔ *Douglas's cul-de-sac*

Douglas-Selbstentwicklung f: Selbstentwicklung bei Querlage des Frucht; ⓔ *Douglas' spontaneous evolution*

Doug|las|sko|pie f: Endoskopie des Douglas*-Raums mit einem **Kuldoskop**; ⓔ *culdoscopy*

Down-Syndrom nt: durch eine Trisomie* von Chromosom 21 verursachtes Syndrom mit variabler geistiger Behinderung und körperlichen Fehlbildungen [Minderwuchs, Brachyzephalie*, tiefsitzende Ohren, Epikanthus*]; häufig-

D

ste Chromosomenaberration, die mit dem Alter der Mutter bei der Geburt korreliert; ℰ *Down's syndrome*

Dolxolrulbilcin nt: zytostatisches Antibiotikum; ℰ *doxorubicin*

Drahtlexltenlsilon f: Form der Extension* mit einem Draht oder Nagel im Knochen; ℰ *wire extension*

Drahtlosltelolsynlthelse f: Fixierung von Knochenfragmenten mit chirurgischem Draht; ℰ *wire fixation*

Drain m: Hilfsmittel [dünner Schlauch, Röhrchen] zur Ableitung von Flüssigkeit aus dem Körper; ℰ *drain*

Drailnalge f: Ableitung von Flüssigkeit aus dem Körper; ℰ *drainage*

Drailnielren nt: →*Drainage*

Drän m: →*Drain*

Drälnalge f: →*Drainage*

Dranglinlkonltilnenz f: zwanghafter, nichtunterdrückbarer Harndrang; ℰ *urge incontinence*

Drälnielren nt: →*Drainage*

Drasltilkum nt: starkes Abführmittel; ℰ *drastic*

Drehlbruch m: durch Drehkräfte verursachte Fraktur langer Röhrenknochen; ℰ *torsion fracture*

Drehlgellenk nt: sich um eine Achse drehendes Gelenk; ℰ *rotary joint*

Dreileckslbein nt: dreieckiger Handwurzelknochen; ℰ *triquetral bone*

Dreilfarlbenlthelolrie f: →*Young-Helmholtz-Dreifarbentheorie*

Dreilgläslerlprolbe f: Auffangen von Harn in drei getrennten Fraktionen; das erste Glas enthält Urin aus der Harnröhre, das zweite [Mittelstrahlurin] aus der Blase und das dritte aus der Prostata [nach Prostatamassage]; ℰ *three-glass test*

Drei-Monats-Anämie f: im dritten Monat nach der Geburt auftretende Anämie der Säuglinge, die ohne Behandlung wieder verschwindet; ℰ *physiological anemia*

Dreilmolnatslkollik f: Bauchkolik bei Säuglingen beim Umstieg von Milch auf feste Nahrung; ℰ *three month colics*

Dreilmolnatslspritlze f: hormonale Kontrazeption durch Depotinjektion von Gestagen; ℰ *every-three-month injection*

Dreilstärlkenlglas nt: →*Dreistärkenlinse*

Dreilstärlkenllinlse f: Linse mit drei verschiedenen Zonen mit verschiedenen optischen Eigenschaften; ℰ *trifocal lens*

Dreilstulfenlpille f: Antibabypille, die den

normalen Hormonrhythmus imitiert; ℰ *phased oral contraceptive*

Dreiltalgelfielber nt: wahrscheinlich virusbedingte Kleinkinderkrankheit [4 Monate – 2 Jahre], die durch ein plötzlich einsetzendes hohes Fieber [40°] gekennzeichnet ist; nach drei Tagen kommt es zu Entfieberung und Auftreten eines flüchtigen hellroten Ausschlages [Exanthem*]; ℰ *exanthema subitum*

Drei-X-Syndrom nt: Trisomie* mit drei X-Chromosomen; klinisch meist unauffällig; ℰ *triple-X*

Dreilzacklhand f: Verformung der Hand mit vergrößertem Abstand zwischen dem 3. und 4. Finger; ℰ *trident hand*

Drelpalnolzyltolse f: →*Sichelzellenanämie*

Dresbach-Syndrom f: autosomal-dominant vererbte Erythrozytenanomalie mit Bildung ovaler oder elliptischer Formen; i.d.R. leichter Verlauf ohne klinische Symptome; ℰ *Dresbach's syndrome*

Drelscherlkranklheit f: exogen allergische Alveolitis* durch Inhalation von Pilzsporen in Heustaub; ℰ *farmer's lung*

Dreschlfielber nt: →*Drescherkrankheit*

Dressler-Syndrom nt: Tage bis Wochen nach einem Herzinfarkt auftretender Komplex von Brustschmerzen, Fieber, Perikarditis* und Pleuritis*; ℰ *Dressler's syndrome*

Drift f: langsame allmähliche Änderung; ℰ *drift*

Drillingslnerv m: →*Nervus trigeminus*

Dritter-Ton-Galopp m: Galopprhythmus mit kräftigem 3. Herzton am Anfang der Diastole*; ℰ *protodiastolic gallop*

Drolge f: 1. ursprünglich Bezeichnung für getrocknete Pflanzen oder Pflanzenteile, aus denen Arzneimittel gewonnen oder hergestellt werden 2. heute meist für zu Abhängigkeit führende Suchtmittel und Alkohol gebraucht; ℰ *1.–2. drug*

Drolgenlablhänlgiglkeit f: durch regelmäßigen Konsum eines Suchtmittels hervorgerufene physische und/oder psychische Abhängigkeit; ℰ *drug dependence*

Drolgenlikltelrus m: durch Arzneimittel oder Drogen verursachte Gelbsucht; ℰ *drug-induced jaundice*

Drolgenlmisslbrauch m: Gebrauch von Drogen ohne ärztliche Anordnung und i.d.R. in übermäßiger Dosierung; chronischer Drogenmissbrauch kann zu Drogenabhängigkeit führen; ℰ *drug* *abuse*

Drolgenlpsylcholse f: durch Medikamente oder Drogen hervorgerufene Intoxikationspsychose*; Ⓔ *drug psychosis*

Drolgenlsucht f: → *Drogenabhängigkeit*

Drolmeldarlkurlve f: zweigipflige Fieberkurve; Ⓔ *dromedary curve*

Drolmeldarltylpus m: → *Dromedarkurve*

Drolmolgraf, -graph m: Gerät zur Flussmessung, z.B. des Blutstroms; Ⓔ *dromograph*

Drolmolgramm nt: Aufzeichnung der Blutstromgeschwindigkeit mit einem Dromografen; Ⓔ *dromogram*

Drolmolleplsie f: Epilepsie* mit Bewusstseinseinschränkung und Bewegungsautomatismen; Ⓔ *cursive epilepsy*

Drolmolmalnie f: krankhafter Lauftrieb; Ⓔ *dromomania*

drolmoltrop adj: die Erregungsleitungsgeschwindigkeit im Herzen beeinflussend; Ⓔ *dromotropic*

Droslsellungslhochldruck m: Bluthochdruck bei Drosselung der Nierenarterie; Ⓔ *Goldblatt hypertension*

Droslsellvelne f: Vena jugularis; Ⓔ *jugular*

Druck m: Kraft pro Flächeneinheit; Ⓔ *pressure*

hydrostatischer Druck: allseitig ausgeübter Druck innerhalb einer Flüssigkeit; Ⓔ *hydrostatic pressure*

intraabdomineller Druck: Druck in der Bauchhöhle; Ⓔ *intraabdominal pressure*

intraalveolärer Druck: Druck in den Lungenalveolen; Ⓔ *intra-alveolar pressure*

intrakranieller Druck: Druck im Schädelinneren; Ⓔ *intracranial pressure*

intraokulärer Druck: Druck im Augeninneren; bei Glaukom* erhöht; Ⓔ *intraocular pressure*

intrapleuraler Druck: der physiologisch negative Druck im Pleuraspalt; Ⓔ *intrapleural pressure*

intrapulmonaler Druck: → *intraalveolärer Druck*

intrathorakaler Druck: Druck im Brustkorb; Ⓔ *intrathoracic pressure*

intravesikaler Druck: Blasendruck; Ⓔ *intravesical pressure*

kolloidosmotischer Druck: durch Makromoleküle bedingter osmotischer Druck kolloidaler Lösungen; ist wegen der Größe der Moleküle relativ klein; Ⓔ *colloid osmotic pressure*

onkotischer Druck: → *kolloidosmotischer Druck*

osmotischer Druck: durch Osmose bedingter hydrostatischer Druck; Ⓔ *osmotic pressure*

zentralvenöser Druck: Druck im rechten Vorhof oder der oberen Hohlvene; Ⓔ *central venous pressure*

Drucklatlmung f: → *Druckbeatmung*

Drucklaltrolphie f: durch eine chronische Druckbelastung ausgelöste Atrophie*; Ⓔ *pressure atrophy*

Drucklbelatlmung f: künstliche Beatmung mit Lufteinblasung über einen Tubus; Ⓔ *pressure breathing*

Druckldollenz f: Druckschmerzhaftigkeit; Ⓔ *pain on palpation*

Drucklfalllkranklheit f: → *Druckluftkrankheit*

Drucklgelschwür nt: → *Dekubitus*

Drucklkamlmer f: Kammer zur Behandlung mit Luft oder Sauerstoff unter Überdruck; Ⓔ *pressure chamber*

Drucklählmung f: durch Druckschädigung eines Nerven verursachte Lähmung; Ⓔ *pressure paralysis*

Drucklluftlkranklheit f: durch die Entwicklung von Gasblasen im Blut entstehende Krankheit bei zu schnellem Druckabfall; Ⓔ *compressed-air disease*

Drucklnelkrolse f: durch Druckeinwirkung hervorgerufene Nekrose*; Ⓔ *pressure necrosis*

Drucklosltelolsynlthelse f: stabile Osteosynthese* durch Aufeinanderpressen der Bruchenden mit Schrauben, Druckplatten usw.; Ⓔ *compression osteosynthesis*

Drucklpuls m: langsamer, gespannter Puls bei intrakranieller Druckerhöhung; Ⓔ *pressure pulse*

Drucklpunklte pl: für bestimmte Erkrankungen typische Körperpunkte mit erhöhter Druckempfindlichkeit; Ⓔ *pressure points*

Drucklverlband m: festsitzender Verband zur Blutstillung; Ⓔ *pressure bandage*

Drumlstick nt: trommelschlegelförmiger Chromatinanhang des Kerns von neutrophilen Granulozyten; kommt bei Frauen häufiger vor als bei Männern; Ⓔ *drumstick*

Drüse f: Zelle oder mehrzelliges Organ, das eine spezifische Flüssigkeit absondert; Ⓔ *gland*

endokrine Drüsen: Drüsen, die ihr Sekret direkt in das Blut abgeben; Ⓔ *endocrine glands*

exokrine Drüse: Drüse, die ihr Sekret auf eine freie Oberfläche [Haut, Schleimhaut] abgibt; Ⓔ *exocrine gland*

D

seromuköse Drüse: Drüse mit wässrig-schleimigem Sekret; Ⓔ *seromucous gland*

seröse Drüse: Drüse mit dünnflüssigem Sekret; Ⓔ *serous gland*

Drulsen *pl:* **1.** (*biolog.*) aus Fäden bestehende Vegetationsform bestimmter Pilze und Bakterien, z.B. Strahlenpilzdrusen **2.** bei verschiedenen Erkrankungen auftretende Eiweißplaques im Hirngewebe; Ⓔ **1.–2.** *drusen*

Drülsenlentlzünldung *f:* → *Adenitis*

Drülsenlfielber *nt:* → *Mononucleosis infectiosa*

D₁-Trisomiesyndrom *nt:* Trisomie* mit Fehlbildungen des Skeletts, des Auges und innerer Organe; Ⓔ *trisomy D syndrome*

DuBois-Formel *f:* Formel zur Berechnung der Körperoberfläche; Ⓔ *DuBois's formula*

Dubreuilh-Krankheit *f:* aus einem Altersfleck entstehendes, langsam wachsendes malignes Melanom*; unbehandelt Übergang in ein Lentigo-maligna Melanom; Ⓔ *precancerous melanosis of Dubreuilh*

Duchenne-Aran-Syndrom *nt:* im Erwachsenenalter [20.–40. Lebensjahr] beginnende, langsam progrediente Atrophie der Handmuskeln und später der Schultergürtelmuskulatur; Ⓔ *Duchenne-Aran disease*

Duchenne-Landouzy-Atrophie *f:* leichte Form der progressiven Muskeldystrophie, die Gesichts- und Schultergürtelmuskulatur befällt; Ⓔ *Duchenne-Landouzy dystrophy*

Duchenne-Muskeldystrophie *f:* häufigste und bösartigste Form der progressiven Muskeldystrophie; X-chromosomalrezessiv vererbt; Ⓔ *Duchenne muscular dystrophy*

Duchenne-Typ der progressiven Muskelatrophie/Muskeldystrophie *m:* → *Duchenne-Muskeldystrophie*

Ducrey-Streptobakterium *nt:* Erreger des Ulcus* molle; Ⓔ *Ducrey's bacillus*

Ducltullus *m, pl* -li: kleiner Gang, Kanälchen; Ⓔ *ductule*

Ductuli efferentes testis: Ausführungsgänge der Hoden; Ⓔ *efferent ductules of testis*

Ductuli excretorii glandulae lacrimalis: Ausführungsgänge der Tränendrüse; Ⓔ *excretory ductules of lacrimal gland*

Ductuli prostatici: Ausführungsgänge der Prostatadrüsen; Ⓔ *prostatic duc-*

tules

Ducltus *m:* Gang, Kanal; Ⓔ *duct*

Ductus arteriosus: im fetalen Kreislauf die Verbindung zwischen Truncus pulmonalis und Aortenbogen; schließt sich nach der Geburt; Ⓔ *ductus arteriosus*

Ductus arteriosus apertus: Offenbleiben des Ductus arteriosus nach der Geburt; häufigste angeborene Angiokardiopathie*; Ⓔ *patent ductus arteriosus*

Ductus biliaris: → *Ductus choledochus*

Ductus choledochus: durch die Vereinigung von Ductus cysticus und Ductus hepaticus entstehender Gang, der an der Papilla* duodeni major in den Zwölffingerdarm mündet; Ⓔ *choledochus*

Ductus cysticus: Ausführungsgang der Gallenblase; vereinigt sich mit dem Ductus hepaticus zum Ductus choledochus; Ⓔ *cystic duct*

Ductus deferens: Fortsetzung des Nebenhodenganges; zieht im Samenstrang zur Prostata; Ⓔ *deferent duct*

Ductus ejaculatorius: Endabschnitt des Samenleiters in der Prostata; Ⓔ *ejaculatory duct*

Ductus epididymidis: 4–5 m langer Epithelschlauch, der zusammengeknäult Kopfteil, Körper und Schwanz des Nebenhodens bildet; geht in den Samenleiter über; Ⓔ *duct of epididymis*

Ductus excretorius: Ausführungsgang des Samenbläschens; Ⓔ *excretory duct of seminal vesicle*

Ductus hepaticus communis: gemeinsamer Gallengang der Leberlappen; vereinigt sich mit dem Ductus cysticus zum Ductus choledochus; Ⓔ *common hepatic duct*

Ductus lactiferi: Milchgänge der Brustdrüse; Ⓔ *lactiferous ducts*

Ductus lymphaticus dexter: durch Vereinigung der Lymphstämme des rechten Oberkörpers entstehender Lymphgang, der im rechten Venenwinkel mündet; Ⓔ *right lymphatic duct*

Ductus nasolacrimalis: Abflussgang der Tränen aus dem Tränensack in den unteren Nasengang; Ⓔ *nasolacrimal duct*

Ductus pancreaticus: Ausführungsgang der Bauchspeicheldrüse, der zusammen mit dem Ductus choledochus auf der Papilla* duodeni major in den Zwölffingerdarm mündet; Ⓔ *pancre-*

atic duct

Ductus pancreaticus accessorius: zusätzlicher Ausführungsgang der Bauchspeicheldrüse; mündet auf der Papilla* duodeni minor in den Zwölffingerdarm; Ⓔ *accessory pancreatic duct*

Ductus parotideus: Ausführungsgang der Ohrspeicheldrüse; Ⓔ *parotid duct*

Ductus sublingualis major: Ausführungsgang der großen Unterzungendrüse; Ⓔ *greater sublingual duct*

Ductus submandibularis: Ausführungsgang der Unterkieferdrüse; Ⓔ *submandibular duct*

Ductus thoracicus: Hauptlymphstamm des Körpers, der die Lymphe der unteren Körperhälfte und der linken Seite von Kopf und Oberkörper aufnimmt; mündet in den linken Venenwinkel; Ⓔ *thoracic duct*

Ductus thoracicus dexter: → *Ductus lymphaticus dexter*

Ductus venosus: im Fetalkreislauf Anastomose von Nabelvene und unterer Hohlvene; verödet nach der Geburt; Ⓔ *ductus venosus*

Duffy-Blutgruppe *f*: Blutgruppensystem, dessen Antigene Auslöser eines schweren Morbus* haemolyticus neonatorum oder Ursache eines Transfusionszwischenfalles sein können; Ⓔ *Duffy blood group*

Duhring-Krankheit *f*: chronisch-rezidivierende Autoimmunerkrankung* mit herpetiformer Anordnung der Effloreszenzen*; Ⓔ *Duhring's disease*

Duke-Methode *f*: Bestimmung der Blutungszeit durch Einstich ins Ohrläppchen und Abwischen des austretenden Blutes mit Fließpapier bis zur Blutstillung; Ⓔ *Duke's method*

Dukes-Einteilung *f*: klassische Einteilung der Dickdarmkarzinome; Ⓔ *Dukes' classification*

Dukt-, dukt- *präf.:* → *Dukto-*

duk|tal *adj*: Gang/Ductus betreffend; Ⓔ *ductal*

Duk|tek|ta|sie *f*: Gangaufweitung, Gangektasie; Ⓔ *ductal ectasia*

duk|til *adj*: dehnbar, streckbar; biegsam; Ⓔ *ductile*

Dukto-, dukto- *präf.:* Wortelement mit der Bedeutung „Gang/Duktus"

Duk|to|gra|fie, -graphie *f*: Röntgenkontrastdarstellung der Milchgänge der Brust; Ⓔ *ductography*

Dul|cit *nt*: sechswertiger Alkohol, der bei Diabetes und Galaktoseintoleranz im Harn auftritt; Ⓔ *dulcite*

Dum|ping|syn|drom *nt*: nach Magenresektion und Vagotomie auftretende intestinale Beschwerden mit Hypoglykämie*, Tachykardie* und Schwächegefühl; Ⓔ *dumping (syndrome)*

Dun|kel|ad|ap|ta|ti|on *f*: Anpassung des Auges an die Dunkelheit; Ⓔ *dark adaptation*

Dun|kel|an|pas|sung *f*: → *Dunkeladaptation*

Dun|kel|feld|mi|kro|sko|pie *f*: mikroskopische Technik, die die Untersuchungsobjekte hell vor dunklem Hintergrund darstellt; Ⓔ *dark-field microscopy*

Dünn|darm *m*: 3–4 m langer Abschnitt des Darms zwischen Magenausgang und Dickdarm; besteht aus Zwölffingerdarm [Duodenum*], Leerdarm [Jejunum*] und Krummdarm [Ileum*]; im Dünndarm wird die aufgenommene Nahrung verdaut und resorbiert; Ⓔ *small bowel*

Dünn|darm|bla|se *f*: künstliche Blase aus einer Ileumschlinge mit Ausleitung des Harns über ein Ileostoma; Ⓔ *ileouretostomy*

Dünn|darm|di|ver|ti|kel *nt*: meist asymptomatische, falsche Divertikel der Dünndarmschleimhaut; Ⓔ *small bowel diverticulum*

Dünn|darm|ein|lauf *m*: hoher Einlauf; Ⓔ *high enema*

Dünn|darm|ent|zün|dung *f*: → *Enteritis*

Dünn|darm|er|satz|ma|gen *m*: Ersatzmagen aus Dünndarm, meist Jejunum; Ⓔ *small bowel interposition*

Dünn|darm|fis|tel *f*: vom Dünndarm ausgehende Fistel, die in andere Darmteile oder Organe einmündet [**innere Dünndarmfistel**] oder nach außen führt [**äußere Dünndarmfistel**]; Ⓔ *small intestinal fistula*

Dünn|darm-Gallenblasen-Fistelung *f*: operative Verbindung zwischen Dünndarm und Gallenblase; Ⓔ *enterocholecystostomy*

Dünn|darm|ge|krö|se *nt*: Verdoppelung des Bauchfells [Peritoneum*], die Jejunum* und Ileum* an der hinteren Bauchwand befestigt; Ⓔ *mesentery*

Dünn|darm|ge|schwür *nt*: → *Dünndarmulkus*

Dünn|darm|il|le|us *m*: → *Dünndarmverschluss*

Dünn|darm|re|sek|ti|on *f*: operative Entfernung eines Dünndarmabschnitts; Ⓔ *small bowel resection*

Dünn|darm|ul|kus *nt*: Geschwür der Dünndarmschleimhaut; meist ein peptisches Zwölffingerdarmgeschwür; Ⓔ

duodenal ulcer

Dünn|darm|ver|schluss *m*: meist akut verlaufender Verschluss mit Schmerzen, Erbrechen, Meteorismus, Kollaps und Fieber; ⒠ *small bowel obstruction*

Dünn|schicht|chro|ma|tol|gra|fie, -gra|phie *f*: Chromatografie* unter Verwendung dünner, auf Glas oder Kunststoff aufgebrachter Schichten von Sorptionsmittel; ⒠ *thin-layer chromatography*

Duoden-, duoden- *präf.*: → *Duodeno-*

du|o|de|nal *adj*: Zwölffingerdarm/Duodenum betreffend; ⒠ *duodenal*

Du|o|de|nal|a|tre|sie *f*: angeborener Verschluss des Zwölffingerdarms; ⒠ *duodenal atresia*

Du|o|de|nal|di|ver|ti|kel *nt*: meist asymptomatisches Divertikel*; i.d.R. auf der Konkavseite des absteigenden Teils liegend; ⒠ *duodenal diverticulum*

Du|o|de|nal|fis|tel *f*: → *Duodenumfistel*

Du|o|de|nal|fle|xur *f*: obere [Flexura duodeni superior] und untere [Flexura duodeni inferior] Krümmung des Zwölffingerdarms; ⒠ *duodenal flexure*

Du|o|de|nal|pa|pil|le, große *f*: Schleimhautpapille an der Mündung des Ductus* choledochus und Ductus* pancreaticus in den Zwölffingerdarm; ⒠ *major duodenal papilla*

Du|o|de|nal|pa|pil|le, kleine *f*: Schleimhautpapille an der Mündung des Ductus* pancreaticus minor in den Zwölffingerdarm; ⒠ *minor duodenal papilla*

Du|o|de|nal|saft *m*: Gemisch aus Galle, Pankreassekret und Magenspeichel; i.e.S. das Sekret der Duodenaldrüsen*; ⒠ *duodenal juice*

Du|o|de|nal|son|de *f*: langer, dünner Gummischlauch zur Gewinnung von Duodenalsaft; ⒠ *duodenal tube*

Du|o|de|nal|ste|no|se *f*: Einengung der Lichtung des Zwölffingerdarms; meist durch Druckeinwirkung von außen; ⒠ *duodenal stenosis*

Du|o|de|nal|ul|kus *nt*: häufigstes Geschwür des Magen-Darm-Traktes; meist mit Überproduktion von Magensäure und Helicobacter-pylori-Infektion des Magens; typisch sind Nüchternschmerz und Druckschmerz im Oberbauch; ⒠ *duodenal ulcer*

Du|o|de|nal|ver|schluss *m*: Kompression und evtl. Verschluss des Duodenums durch die Arteria mesenterica superior; ⒠ *superior mesenteric artery syndrome*

Du|o|de|nek|to|mie *f*: Zwölffingerdarm-

entfernung, Duodenum(teil)entfernung, Duodenumresektion; ⒠ *duodenectomy*

Du|o|de|ni|tis *f*: Entzündung der Duodenalschleimhaut; ⒠ *duodenitis*

Duodeno-, duodeno- *präf.*: Wortelement mit der Bedeutung „Zwölffingerdarm/Duodenum"

Du|o|de|no|chol|an|gi|tis *f*: Entzündung von Duodenum und Ductus* choledochus; ⒠ *duodenocholangitis*

Du|o|de|no|chol|le|do|cho|to|mie *f*: Eröffnung von Duodenum und Ductus* choledochus; ⒠ *duodenocholedochotomy*

Du|o|de|no|chol|le|zys|to|sto|mie *f*: operative Verbindung von Zwölffingerdarm und Gallenblase; ⒠ *duodenocholecystostomy*

Du|o|de|no|du|o|de|no|sto|mie *f*: Anastomose* von zwei Duodenumabschnitten; ⒠ *duodenoduodenostomy*

Du|o|de|no|en|te|ro|chol|an|gi|tis *f*: → *Duodenocholangitis*

Du|o|de|no|en|te|ro|sto|mie *f*: operative Verbindung von Zwölffingerdarm und anderen Darmabschnitten; ⒠ *duodenoenterostomy*

Du|o|de|no|gra|fie, -gra|phie *f*: Röntgenkontrastdarstellung des Zwölffingerdarms; ⒠ *duodenography*

du|o|de|no|gra|fisch, -gra|phisch *adj*: Duodenografie betreffend, mittels Duodenografie; ⒠ *duodenographic*

Du|o|de|no|gramm *nt*: Röntgenkontrastaufnahme des Zwölffingerdarms; ⒠ *duodenogram*

Du|o|de|no|i|le|o|sto|mie *f*: operative Verbindung von Zwölffingerdarm und Ileum; ⒠ *duodenoileostomy*

du|o|de|no|je|ju|nal *adj*: Zwölffingerdarm und Leerdarm/Jejunum betreffend oder verbindend; ⒠ *duodenojejunal*

Du|o|de|no|je|ju|nal|fal|te *f*: Bauchfellfalte am Übergang von Duodenum und Jejunum; ⒠ *duodenojejunal fold*

Du|o|de|no|je|ju|nal|fle|xur *f*: Flexur am Übergang von Duodenum und Jejunum; ⒠ *duodenojejunal flexure*

Du|o|de|no|je|ju|no|sko|pie *f*: Endoskopie* von Zwölffingerdarm und Jejunum; ⒠ *duodenojejunoscopy*

Du|o|de|no|ly|se *f*: operative Duodenummobilisation; ⒠ *duodenolysis*

Du|o|de|no|pan|kre|a|tek|to|mie *f*: operative Entfernung von Duodenum, Teilen des Magens und des Pankreaskopfes bei Tumoren des Duodenums oder der Bauchspeicheldrüse; ⒠ *duodenopan-*

createctomy

Du|o|de|nor|rha|phie f: Duodenalnaht, Duodenumnaht; ⒠ *duodenorrhaphy*

Du|o|de|no|sko|pie f: Endoskopie* des Zwölffingerdarms; ⒠ *duodenoscopy*

Du|o|de|no|sto|mie f: operative Anlage einer äußeren Duodenalfistel; ⒠ *duodenostomy*

Du|o|de|no|to|mie f: Zwölffingerdarmeröffnung, Duodenaleröffnung, Duodenumeröffnung; ⒠ *duodenotomy*

Du|o|de|nol|zys|to|stol|mie f: → *Duodenocholezystostomie*

Du|o|de|num nt: etwa 30 cm langer, hufeisenförmiger Dünndarmabschnitt zwischen Magenausgang und Jejunum; die Ausführungsgänge von Galle und Bauchspeicheldrüse münden ins Duodenum; ⒠ *duodenum*

Du|o|de|num|a|tre|sie f: → *Duodenalatresie*

Du|o|de|num|di|ver|ti|kel nt: → *Duodenaldivertikel*

Du|o|de|num|fis|tel f: **1.** vom Duodenum ausgehende Fistel **2.** operativ angelegte Duodenumfistel; ⒠ **1.** *duodenal fistula* **2.** *duodenal fistula*

Duodenum-Gallenblasen-Fistel f: → *Duodenocholezystostomie*

Duodenum-Gallenblasen-Fistelung f: → *Duodenocholezystostomie*

Duplex-DNA f: → *Doppelhelix-DNA*

Du|pli|ci|tas f: durch eine Verdopplung und unvollständige Trennung von Embryonalanlagen entstandenes Individuum; ⒠ *duplicitas*

Du|pli|ka|tur f: Verdoppelung/Doppelbildung einer anatomischen Struktur; ⒠ *duplication*

Dupuytren-Erkrankung f: → *Dupuytren-Kontraktur*

Dupuytren-Kontraktur f: ätiologisch ungeklärte, häufig beidseitige, lokalisierte, bindegewebige Verhärtung der Palmaraponeurose mit Beugekontraktur eines oder mehrerer Finger; ⒠ *Dupuytren's disease*

Dupuytren-Kontraktur der Plantarfaszie f: der palmaren Fibromatose entsprechende, manchmal auch gleichzeitig auftretende, bindegewebige Verhärtung der Palmaraponeurose mit Beugekontraktur von Zehen; ⒠ *Dupuytren's disease of the foot*

Du|ra f: → *Dura mater*

Dura mater: äußere harte Haut von Gehirn und Rückenmark; ⒠ *dura mater*

Dura mater cranialis: harte Hirnhaut; ⒠ *dura mater of brain*

Dura mater encephali/spinalis: harte Rückenmarkshaut; ⒠ *dura mater*

Dura-Entzündung f: Entzündung der harten Hirn- oder Rückenmarkhaut/Dura mater; ⒠ *pachymeningitis*

Dura mater-Entzündung f: → *Dura-Entzündung*

Du|ra|plas|tik f: Verschluss einer Duralücke; ⒠ *duraplasty*

Du|ra|si|nus pl: venöse Sinus der Dura mater encephali, die Blut aus Gehirn und Hirnhäuten zur Vena jugularis interna führen; ⒠ *dural sinuses*

Durch|blutungs|stö|rung f: verminderte Durchblutung eines Organs oder Gewebes; ⒠ *impaired perfusion*

kardiale/koronare Durchblutungsstörung: → *Koronarinsuffizienz*

zerebrale Durchblutungsstörung: meist durch eine Arteriosklerose der Hirngefäße verursachte Minderdurchblutung des Gehirns; ⒠ *impaired cerebral blood flow*

Durch|fall m: → *Diarrhö*

Durch|fall|krank|heit f: → *Diarrhö*

Durch|gangs|syn|drom m: unspezifisches, körperlich begründbares psychotisches Syndrom ohne Bewusstseinseinschränkung; die Rückbildung erfolgt innerhalb von Stunden oder Tagen; ⒠ *transitory syndrome*

Durch|leuch|tung f: **1.** direkte Beurteilung von Röntgenaufnahmen auf einem Bildschirm **2.** → *Diaphanoskopie*; ⒠ **1.** *fluoroscopy* **2.** *diaphanoscopy*

Durch|schlaf|stö|rung f: Unfähigkeit, die ganze Nacht durchzuschlafen; ⒠ *dysphylaxia*

Durch|wan|de|rungs|pe|ri|to|ni|tis f: durch Erregereinwanderung aus benachbarten Organen hervorgerufene Bauchfellentzündung; ⒠ *permeation peritonitis*

Du|ro|a|rach|ni|tis f: Entzündung von Dura* mater und Arachnoidea*; ⒠ *duroarachnitis*

Durst|fie|ber nt: meist Säuglinge betreffende Hyperthermie* bei Wasserverlust oder Salzüberschuss im Körper; ⒠ *dehydration fever*

-dymus suf.: Wortelement mit der Bedeutung „Doppel-/Zwillingsfehlbildung"

Dynamo-, dynamo- präf.: Wortelement mit der Bedeutung „Kraft"

Dy|na|mo|graf, -graph m: Gerät zur Registrierung der Kraftentwicklung von Muskeln; ⒠ *dynamograph*

Dy|na|mo|gra|fie, -gra|phie f: Messung der

Kraftentwicklung von Muskeln; ⒠ *dynamography*

-dynie *suf.*: Wortelement mit der Bedeutung „Schmerz"

Dys-, dys- *präf.*: Wortelement mit der Bedeutung „schwierig/mangelhaft/schlecht"

Dys|ad|ap|ta|ti|on *f*: mangelhafte/ungenügende Adaptation; ⒠ *dysadaptation*

Dys|ad|re|na|lis|mus *m*: Fehlfunktion der Nebenniere; ⒠ *dysadrenalism*

Dys|al|ku|sis *f*: 1. Störung der Gehörempfindung, Gehörabnahme 2. akustische Überempfindlichkeit; ⒠ 1. *dysacusis* 2. *acoustic dysesthesia*

Dys|ä|mie *f*: fehlerhafte Blutzusammensetzung; ⒠ *dysemia*

Dys|an|ag|no|sie *f*: Dyslexie*, bei der bestimmte Worte nicht erkannt werden; ⒠ *dysanagnosia*

Dys|an|til|gra|fie, -gra|phie *f*: Unfähigkeit, einen Text abzuschreiben; ⒠ *dysantigraphia*

Dys|a|phie *f*: Tastsinnstörung; ⒠ *dysaphia*

Dys|ä|qui|li|bri|um|syn|drom *nt*: während oder nach Hämodialyse* auftretende Hirnsymptome; ⒠ *dialysis disequilibrium syndrome*

Dys|ar|thrie *f*: Störung der klaren Aussprache, Artikulationsstörung; ⒠ *dysarthria*

Dys|ar|thro|se *f*: Fehlbildung oder Fehlstellung eines Gelenks; ⒠ *dysarthrosis*

Dys|äs|the|sie *f*: veränderte Wahrnehmung von äußeren Reizen; meist werden normale Reize als unangenehm oder schmerzhaft empfunden; ⒠ *dysesthesia*

Dys|au|to|no|mie *f*: autosomal-rezessives Syndrom mit Störung des vegetativen Nervensystems; ⒠ *dysautonomia*

Dys|ba|sie *f*: Gehstörung; ⒠ *dysbasia*

Dys|bo|lis|mus *m*: abnormer Stoffwechsel; ⒠ *dysbolism*

Dys|bu|lie *f*: Störung der Willensbildung, Willenshemmung; ⒠ *dysbulia*

Dys|che|zie *f*: erschwerte/gestörte Defäkation; ⒠ *dyschezia*

Dys|cho|lie *f*: Störung der Gallenzusammensetzung; ⒠ *dyscholia*

Dys|chon|dro|pla|sie *f*: Knorpelbildungsstörung; ⒠ *dyschondroplasia*

Dys|chro|ma|to|pie *f*: angeborene oder erworbene Störung des normalen Farbensehens, z.B. Rotschwäche, Grünschwäche; ⒠ *dyschromatopsia*

Dys|chro|ma|top|sie *f*: → *Dyschromatopie*

Dys|chy|lie *f*: gestörte Funktion von Speichel- und Schleimdrüsen; ⒠ *dyschylia*

Dys|di|al|do|cho|ki|ne|se *f*: gestörte Diadochokinese*; ⒠ *dysdiadochokinesia*

Dys|dip|sie *f*: Störung der normalen Durstempfindung; ⒠ *dysdipsia*

Dys|em|bry|o|pla|sie *f*: embryonale/pränatale Fehlbildung/Malformation; ⒠ *dysembryoplasia*

Dys|en|ce|pha|lia *f*: fehlerhafte Gehirnentwicklung; ⒠ *dysencephalia*

Dys|en|te|rie *f*: schwere Infektionskrankheit des Dickdarms mit blutig-schleimigem Durchfall, Exsikkation und evtl. tödlichem Verlauf durch von **Shigella**-Species produzierte Toxine; ⒠ *bacillary dysentery*

dys|en|te|ri|form *adj*: dysenterieähnlich, dysenterieartig; ⒠ *dysenteriform*

dys|en|te|risch *adj*: Dysenterie betreffend; ⒠ *dysenteric*

Dys|fi|bri|no|gen *nt*: nicht-gerinnbares Fibrinogen; ⒠ *dysfibrinogen*

Dys|fi|bri|no|gen|ä|mie *f*: Auftreten von Dysfibrinogen* im Blut; ⒠ *dysfibrinogenemia*

Dys|fo|nie *f*: → *Dysphonie*

Dys|funk|ti|on *f*: Funktionsstörung, Fehlfunktion; ⒠ *dysfunction*

erektile Dysfunktion: fehlende oder unzureichende Erektion des Penis; kann psychisch oder organisch bedingt sein; ⒠ *erectile dysfunction*

Dys|gam|ma|glo|bu|lin|ä|mie *f*: Störung der Gammaglobulinzuammensetzung des Plasmas; ⒠ *dysgammaglobulinemia*

Dys|ge|ne|sie *f*: Fehlentwicklung, fehlerhafte Entwicklung; ⒠ *dysgenesis*

Dys|ge|ni|ta|lis|mus *m*: Fehlentwicklung der Geschlechtsorgane; ⒠ *dysgenitalism*

Dys|geu|sie *f*: Störung des Geschmacksempfindens; ⒠ *dysgeusia*

Dys|glo|bu|lin|ä|mie *f*: Störung der Globulinzusammensetzung des Plasmas; ⒠ *dysglobulinemia*

Dys|glos|sie *f*: Sprachstörung; ⒠ *dyslalia*

Dys|gna|thie *f*: Kieferfehlentwicklung; ⒠ *dysgnathia*

Dys|gno|sie *f*: Intelligenzdefekt, Störung der geistigen Leistungsfähigkeit; ⒠ *dysgnosia*

Dys|gra|fie, -gra|phie *f*: Schreibstörung; ⒠ *dysgraphia*

Dys|gram|ma|tis|mus *m*: Sprachstörung mit Fehlern in Grammatik und Syntax;

D

Ⓔ *dysgrammatism*

Dys|hä|mo|po|e|se *f*: fehlerhafte Blutbildung/Hämopoese; Ⓔ *dyshematopoiesis*

Dys|hid|rie *f*: → *Dyshidrose*

Dys|hid|ro|se *f*: Störung der Schweißdrüsentätigkeit; Ⓔ *dyshidrosis*

Dys|hor|mo|no|ge|ne|se *f*: fehlerhafte Hormonbildung; Ⓔ *dyshormonogenesis*

Dys|id|ro|se *f*: → *Dyshidrose*

Dys|kal|kul|ie *f*: Rechenstörung; Ⓔ *dyscalculia*

Dys|ka|ry|o|se *f*: Bezeichnung für Kernatypien mit Formveränderungen; Ⓔ *dyskaryosis*

Dys|ke|phal|ie *f*: Schädelfehlbildung; Ⓔ *dyscephaly*

Dys|ke|ra|tom *nt*: dyskeratotischer Tumor; Ⓔ *dyskeratoma*

Dys|ke|ra|to|se *f*: Oberbegriff für Verhornungsstörungen der Haut; Ⓔ *dyskeratosis*

Dys|ki|ne|se *f*: motorische Fehlfunktion, Störung der motorischen Funktion; Ⓔ *dyskinesia*

biliäre Dyskinese: Störung der Gallenblasenentleerung; kann zur Entwicklung einer Gallenkolik* führen; Ⓔ *biliary dyskinesia*

Dys|koi|me|sis *f*: Einschlafstörung; Ⓔ *dyskoimesis*

Dys|ko|rie *f*: 1. Entrundung und Verlagerung der Pupille 2. abnorme Pupillenreaktion; Ⓔ 1.–2. *dyscoria*

Dys|kra|nie *f*: Fehlbildung des knöchernen Schädels; Ⓔ *dyscrania*

Dys|kra|sie *f*: fehlerhafte Zusammensetzung von Blut und Körpersäften; Ⓔ *dyscrasia*

Dys|kri|nie *f*: Störung der Bildung und Absonderung von Sekreten; Ⓔ *dyscrinia*

Dys|la|lie *f*: Unfähigkeit, Vokale und/oder Konsonanten deutlich auszusprechen; Ⓔ *dyslalia*

Dys|le|xie *f*: Lesestörung, Leseschwäche; Ⓔ *dyslexia*

Dys|li|pi|do|se *f*: Störung des Fettstoffwechsels; Ⓔ *dyslipidosis*

Dys|li|po|pro|te|in|äl|mie *f*: Auftreten abnormaler Lipoproteine im Blut; Ⓔ *dyslipoproteinemia*

Dys|lo|gie *f*: Einschränkung der Logik bei beeinträchtigter Hirnfunktion; Ⓔ *dyslogia*

dys|ma|tur *adj*: (*Gewebe*) unreif; (*Säugling*) unreif, hypotroph, hypoplastisch; Ⓔ *dysmature*

Dys|ma|tu|ri|tät *f*: (*Gewebe*) Reifestörung;

(*Säugling*) pränatale Dystrophie*; Ⓔ *dysmaturity*

Dys|mal|tu|ri|täts|syn|drom *nt*: durch eine Übertragung des Säuglings hervorgerufene Störungen [reduziertes Fettpolster, Fehlen der Käseschmiere, Grünfärbung der Haut]; Ⓔ *Ballantyne-Runge syndrome*

Dys|me|gal|lop|sie *f*: Sehstörung mit Vergrößerung der Objekte; Ⓔ *dysmegalopsia*

Dys|mel|ie *f*: Gliedmaßenfehlbildung; Ⓔ *dysmelia*

Dys|me|nor|rhö *f*: schmerzhafte Regelblutung/Menorrhoe; Ⓔ *dysmenorrhea*

Dys|me|tal|bol|lis|mus *m*: Stoffwechselstörung, fehlerhafter Stoffwechsel; Ⓔ *dysmetabolism*

Dys|me|trie *f*: Zielunsicherheit bei Bewegungen; Ⓔ *dysmetria*

Dys|me|trop|sie *f*: Sehstörung mit Fehleinschätzung der Objektgröße; Ⓔ *dysmetropsia*

Dys|mi|mie *f*: Störung der Mimik/Gestik; Ⓔ *dysmimia*

Dys|mne|sie *f*: Gedächtnisstörung; Ⓔ *dysmnesia*

Dys|mor|phie *f*: Gestaltanomalie, Deformität, Fehlbildung; Ⓔ *dysmorphism*

Dys|mor|phop|sie *f*: Verzerrtsehen; Ⓔ *dysmorphopsia*

Dys|mye|li|no|ge|ne|se *f*: Störung der Myelinscheidenbildung; Ⓔ *dysmyelination*

Dys|odon|tie *f*: 1. Fehlentwicklung der Zahnanlage 2. verzögerte/erschwerte/fehlerhafte Zahnung; Ⓔ 1.–2. *dysodontiasis*

Dys|on|to|ge|ne|se *f*: Störung der Fruchtentwicklung; Ⓔ *dysontogenesis*

Dys|on|to|ge|nie *f*: → *Dysontogenese*

Dys|op|sie *f*: Sehstörung; Ⓔ *dysopsia*

Dys|o|re|xie *f*: Appetitstörung; Ⓔ *dysorexia*

Dys|os|mie *f*: Störung des Geruchssinns; Ⓔ *dysosmia*

Dys|os|phre|sie *f*: → *Dysosmie*

Dys|os|te|o|ge|ne|se *f*: → *Dysostose*

Dys|os|to|se *f*: durch eine fehlerhaft Knochenentwicklung oder Knochenbildung gekennzeichnete Erkrankung; Ⓔ *dysostosis*

Dys|par|eu|nie *f*: schmerzhafter Geschlechtsverkehr/Koitus; Ⓔ *dyspareunia*

Dys|pep|sie *f*: 1. Verdauungsstörung 2. unspezifische Bezeichnung für Oberbauchbeschwerden; Ⓔ 1. *dyspepsia* 2. *indigestion*

Dys|pha|gie f: Schluckstörung; Ⓔ *dysphagia*

Dys|pha|go|zy|to|se f: angeborener oder erworbener Defekt der Phagozytose*; Ⓔ *dysphagocytosis*

Dys|pha|sie f: Sprachstörung, Störung der normalen Sprache; Ⓔ *dysphasia*

Dys|phe|mie f: Stottern; Ⓔ *dysphemia*

Dys|pho|nie f: Stimmstörung, Stimmbildungsstörung; Ⓔ *dysphonia*

Dys|phy|la|xie f: Durchschlafstörung; Ⓔ *dysphylaxia*

Dys|pla|sie f: Fehlbildung, Fehlentwicklung eines Gewebes oder Organs; Ⓔ *dysplasia*

Dys|pnoe f: erschwerte Atmung, Atemnot, Kurzatmigkeit; Ⓔ *dyspnea*

exspiratorische Dyspnoe: Dyspnoe bei Verengung der Atemwege während der Ausatmung, z.B. bei Asthma; Ⓔ *expiratory dyspnea*

inspiratorische Dyspnoe: erschwerte Einatmung bei Verlegung oder Einengung der Atemwege; Ⓔ *inspiratory dyspnea*

kardiale Dyspnoe: Dyspnoe bei Linksherzinsuffizienz*; Ⓔ *cardiac dyspnea*

pulmonale Dyspnoe: durch Veränderungen oder Erkrankungen der Lunge verursachte Dyspnoe; Ⓔ *pulmonary dyspnea*

Dys|pro|te|in|äl|mie f: abweichende Zusammensetzung der Plasmaeiweiße; Ⓔ *dysproteinemia*

Dys|pro|throm|bin|äl|mie f: autosomal-rezessive Bildungsstörung von Prothrombin*, die zu unterschiedlich ausgeprägter Blutungsneigung führt; Ⓔ *dysprothrombinemia*

Dys|re|fle|xie f: Reflexstörung; Ⓔ *dysreflexia*

Dys|rha|phie|syn|dro|me nt: durch einen unvollständigen Schluss des Neuralrohrs während der Embryonalperiode hervorgerufene Störungen; Ⓔ *dysraphia syndromes*

Dys|rhyth|mie f: Rhythmusstörung; Ⓔ *dysrhythmia*

Dys|se|bal|cea f: Störung der Talgdrüsensekretion; Ⓔ *dyssebacea*

Dys|som|nie f: Schlafstörung; Ⓔ *dyssomnia*

Dys|sper|ma|tis|mus m: fehlerhafte Entwicklung der Spermien; Ⓔ *dysspermatism*

dys|sper|ma|to|gen adj: durch Störung der Spermatogenese* bedingt; Ⓔ *dysspermatogenic*

Dys|sta|sie f: Störung des Stehens; Beschwerden beim Stehen; Ⓔ *dysstasia*

Dys|ste|al|to|sis f: Störung der Talgdrüsensekretion; Ⓔ *dyssebacia*

Dys|syl|la|bie f: Silbenstottern; Ⓔ *dyssyllabia*

Dys|sym|bo|lie f: Störung der Konzeptbildung mit Unfähigkeit Gedanken oder Ideen klar auszudrücken; Ⓔ *dyssymboly*

Dys|sy|ner|gie f: Störung des Zusammenwirkens synergistischer Funktionen, Synergiestörung; Ⓔ *dyssynergia*

Dys|tel|ek|ta|se f: vermindert Belüftung oder Entfaltung eines Lungenabschnitts; Ⓔ *dystelectasis*

Dys|ther|mie f: Fehlregulation der Körpertemperatur; Ⓔ *dysthermia*

Dys|thy|mie f: Beeinträchtigung der Stimmung im Sinne einer Depression; Ⓔ *dysthymia*

Dys|thy|re|o|se f: Störung der Schilddrüsenfunktion; Ⓔ *dysthyreosis*

Dys|to|kie f: abnormaler/gestörter/erschwerter Geburtsverlauf; Ⓔ *dystocia*

Dys|to|nie f: mangelhafter/fehlerhafter Spannungszustand; Ⓔ *dystonia*

biliäre Dystonie: Störung der Gallenblasenentleerung; kann zur Entwicklung einer Gallenkolik* führen; Ⓔ *biliary dyskinesia*

Dys|to|pie f: Gewebeverlagerung; Ⓔ *dystopy*

dys|troph adj: Dystrophie betreffend, durch sie bedingt; Ⓔ *dystrophic*

Dys|tro|phia f: → *Dystrophie*

Dystrophia adiposogenitalis: bei Kindern auftretende plötzliche Fettsucht in Kombination mit Minderwuchs und Hypogonadismus*; Ⓔ *adiposogenital degeneration*

Dystrophia musculorum progressiva: Oberbegriff für Erkrankungen, die zu einem fortschreitenden Abbau von Muskeln führen; Ⓔ *progressive muscular dystrophy*

Dystrophia musculorum progressiva Duchenne: häufigste und bösartigste Form der progressiven Muskeldystrophie; X-chromosomal-rezessiv vererbt; Ⓔ *Duchenne muscular dystrophy*

Dystrophia musculorum progressiva Erb: autosomal-dominant vererbte, gutartige Verlaufsform der progressiven Muskeldystrophie mit fast normaler Lebenserwartung; Ⓔ *Erb's atrophy*

Dystrophia myotonica: autosomal-dominante Muskeldystrophie, die in vier Formen [kongenitale, kindliche, juvenile und Erwachsenenform] vorkommt;

Ⓔ *myotonic dystrophy*

Dys|tro|phie *f*: durch Mangel- oder Fehlernährung hervorgerufene Störung des gesamten Körpers, einzelner Organe oder Gewebe; Ⓔ *dystrophy*

Dys|u|rie *f*: schmerzhafte Miktion, schmerzhaftes Wasserlassen; Ⓔ *dysuria*

Dys|vit|a|mi|no|se *f*: Bezeichnung für Erkrankungen, die durch einen Vitaminmangel [Hypovitaminose*, Avitaminose*] oder Vitaminüberschuss [Hypervitaminose*] verursacht werden; Ⓔ *dysvitaminosis*

Dys|ze|pha|lie *f*: Schädelfehlbildung; Ⓔ *dyscephaly*

Dys|zo|o|sper|mie *f*: Störung der Spermatozoenbildung; Ⓔ *dyszoospermia*

D-Zelle *f*: Somatostatin*-bildende Zelle der Langerhans*-Inseln der Bauchspeicheldrüse; Ⓔ *D cell*

E

E-, e- *präf.*: Wortelement mit der Bedeutung „aus/heraus"

Ebner-Drüsen *pl*: seröse Drüsen der Wallpapillen der Zunge; Ⓔ *Ebner's glands*

Ebner-Halbmond *m*: halbmondförmiges Endstück der gemischten Mundspeicheldrüsen; Ⓔ *serous crescent*

Ebola-Fieber *nt*: → *Ebolaviruskrankheit*

E|bo|la|vi|rus|krank|heit *nt*: durch das Ebola-Virus verursachte tropische Infektionskrankheit mit hoher Letalität; Ⓔ *Ebola virus disease*

Ebstein-Anomalie *f*: angeborener Herzfehler mit Verlagerung der fehlgebildeten Trikuspidalklappe* in den rechten Ventrikel; Ⓔ *Ebstein's anomaly*

E|bur|ne|a|ti|on *f*: übermäßige Knochenbildung mit elfenbeinartiger Verdichtung; Ⓔ *eburnation*

E|bur|ni|fi|ka|ti|on *f*: → *Eburneation*

E|bur|ni|sa|ti|on *f*: → *Eburneation*

EB-Virus *nt*: → *Epstein-Barr-Virus*

Ec|ce|ma *nt*: → *Ekzem*

  Eccema herpeticatum: meist bei Patienten mit endogenem Ekzem* auftretende disseminierte Aussaat von Herpes-simplex-Bläschen; Ⓔ *eczema herpeticum*

  Eccema infantum: an den Wangen beginnende Frühform des seborrhoischen Ekzems, die abheilen oder in ein endogenes Ekzem übergehen kann; Ⓔ *milk tetter*

Ec|chy|mo|sis *f*: kleinflächige Hautblutung; Ⓔ *ecchymosis*

-echie *suf.*: Wortelement mit der Bedeutung „Halten/Zusammenhalten/Zurückhalten"

E|chi|no|coc|cus *m*: **1.** Gattung der Bandwürmer **2.** Bandwurmfinne; Ⓔ **1.–2.** *Echinococcus*

  Echinococcus alveolaris: Finne von Echinococcus multilocularis; Ⓔ *Echinococcus alveolaris*

  Echinococcus cysticus: Finne von Echinococcus granulosus; Ⓔ *Echinococcus cysticus*

  Echinococcus granulosus: 3–6 mm langer Bandwurm, der bei Hunden und anderen Caniden vorkommt; Ⓔ *Echinococcus granulosus*

  Echinococcus multilocularis: 1–4 mm langer Bandwurm des Rotfuchses; Ⓔ *Echinococcus multilocularis*

E|chi|no|kok|ken|bla|se *f*: → *Echinokokkenzyste*

E|chi|no|kok|ken|in|fek|ti|on *f*: → *Echinokokkose*

E|chi|no|kok|ken|zys|te *f*: von Echinococcus* cysticus im Körper gebildete flüssigkeitsgefüllte Blase; Ⓔ *echinococcus cyst*

E|chi|no|kok|ko|se *f*: nach peroraler Aufnahme der Eier des Hundebandwurms entstehende Erkrankung; Ⓔ *echinococcosis*

  alveoläre Echinokokkose: durch Echinococcus* alveolaris hervorgerufene Erkrankung mit Bildung multipler traubenartiger Zysten in Leber, Milz und Lunge; Ⓔ *alveolar hydatid disease*

  zystische Echinokokkose: durch die Bildung solitärer, zum Teil kindskopfgroßer Zysten in Leber (60 %) und Lunge (40 %) gekennzeichnete Erkrankung durch Echinococcus* cysticus; Ⓔ *unilocular hydatid disease*

E|chi|no|kok|kus|zys|te *f*: → *Echinokokkenzyste*

E|chi|no|zyt *m*: in hyperosmolarer Lösung entstehende stechapfelförmige Erythrozytenform; Ⓔ *echinocyte*

Echo-, echo- *präf.*: Wortelement mit der Bedeutung „Schall/Widerhall/Ton"

E|cho|en|ze|phal|o|graf, -graph *m*: Ultraschallgerät zur Echoenzephalografie; Ⓔ *echoencephalograph*

E|cho|en|ze|phal|o|gra|fie, -gra|phie *f*: Ultraschalluntersuchung des Schädelinneren, insbesondere des Gehirns; Ⓔ *echoencephalography*

e|cho|en|ze|phal|o|gra|fisch, -gra|phisch *adj*: Echoenzephalografie betreffend, mittels Echoenzephalografie; Ⓔ *echoencephalographic*

E|cho|en|ze|phal|o|gramm *nt*: bei der Echoenzephalografie gewonnene Aufnahme; Ⓔ *echoencephalogram*

E|cho|fo|no|kar|di|o|gra|fie, -gra|phie *f*: → *Echophonokardiografie*

E|cho|graf, -graph *m*: Ultraschallgerät; Ⓔ *echograph*

E|cho|gra|fie, -gra|phie *f*: **1.** Ultraschalluntersuchung, Sonografie* **2.** Wiederholung von Worten beim Abschreiben; Ⓔ **1.** *echography* **2.** *echographia*

E|cho|gramm *nt*: Sonogramm*; Ⓔ *echo-*

gram

E|cho|kar|di|o|gra|fie, -gra|phie *f*: Ultraschalluntersuchung des Herzens; ⒺⒸ *echocardiography*

e|cho|kar|di|o|gra|fisch, -gra|phisch *adj*: Echokardiografie betreffend, mittels Echokardiografie; ⒺⒸ *echocardiographic*

E|cho|kar|di|o|gramm *nt*: bei der Echokardiografie gewonnene Aufnahme; ⒺⒸ *echocardiogram*

E|cho|pho|no|kar|di|o|gra|fie, -gra|phie *f*: kombinierte Echokardiografie* und Phonokardiografie*; ⒺⒸ *echophonocardiography*

ECHO-Viren *nt*: kleine RNA-Viren [enteric, cytopathic, human, orphan], die Infektionen der Atemwege, des Magen-Darm-Traktes und des ZNS hervorrufen können; ⒺⒸ *ECHO viruses*

Echt-Zeit-Verfahren *nt*: Ultraschalltechnik, bei der Vorgänge direkt am Monitor beobachtet werden können; ⒺⒸ *real-time technique*

Ect-, ect- *präf*.: → *Ekto-*

-ectasia *suf*.: → *-ektasie*

Ec|thy|ma *nt*: durch Streptokokken oder Staphylokokken verursachtes eitriges Hautgeschwür; ⒺⒸ *ecthyma*

Ecto-, ecto- *präf*.: → *Ekto-*

-ectomia *suf*.: → *-ektomie*

E|de|tin|säu|re *f*: → *Ethylendiamintetraessigsäure*

Edwards-Syndrom *nt*: durch eine Trisomie* von Chromosom 18 verursachtes Fehlbildungssyndrom mit Schädel- und Knochenfehlbildungen, Skoliose und körperlicher und geistiger Unterentwicklung; ⒺⒸ *Edwards' syndrome*

Ef-, ef- *präf*.: Wortelement mit der Bedeutung „aus/heraus"

Ef|fek|tiv|do|sis *f*: effektiv wirksame Arzneimittelmenge; ⒺⒸ *effective dose*

ef|fe|rent *adj*: zentrifugal; wegführend, herausführend, herausleitend, ableitend; ⒺⒸ *efferent*

Ef|flo|res|zenz *f*: sichtbare Hautveränderung, z.B. Fleck, Knötchen, Quaddel; ⒺⒸ *efflorescence*

Ef|flu|vi|um *nt*: **1.** Ausfall, Entleerung, Erguss **2.** Haarausfall; ⒺⒸ **1.–2.** *effluvium*

androgenetisches Effluvium: Haarausfall vom männlichen Typ, männliche Glatzenbildung; ⒺⒸ *androgenetic effluvium*

telogenes Effluvium: diffuser, nicht vernarbender Haarausfall, z.B. bei Säuglingen oder im Alter; ⒺⒸ *telogen effluvium*

Effort-Syndrom *nt*: belastungsunabhängig auftretende Symptomatik mit Herzschmerzen, Hyperventilation*, Tachykardie* und Engegefühl; ⒺⒸ *effort syndrome*

E|gel *m*: Sammelbezeichnung für Würmer der Gattung Hirudinea* und verschiedene Trematodengattungen; ⒺⒸ *fluke*

E|gres|si|on *f*: (*Zahn*) Verlängerung; ⒺⒸ *extrusion*

Ehlers-Danlos-Syndrom *nt*: Oberbegriff für Syndrome mit angeborener Kollagendysplasie; auffällig ist die Hyperelastizität der Haut [Cutis* hyperelastica]; ⒺⒸ *Ehlers-Danlos syndrome*

Ei|chel|ent|zün|dung *f*: → *Balanitis*

Eichstedt-Krankheit *f*: häufige, oberflächliche Hautmykose durch **Malassezia furfur** mit variablem Krankheitsbild; ⒺⒸ *pityriasis versicolor*

Ei|co|sa|no|i|de *pl*: → *Eikosanoide*

Ei|dot|ter *m*: Nährsubstanz der Eizelle für den Embryo; ⒺⒸ *yolk*

Ei|er|stock|en|do|me|tri|o|se *f*: Form der Endometriosis* mit einseitigem (seltener beidseitigem) Eierstockbefall; evtl. Ausbildung einer Schokoladenzyste*; ⒺⒸ *ovarian endometriosis*

Ei|er|stock|gra|vi|di|tät *f*: → *Eierstockschwangerschaft*

Ei|er|stock|schwan|ger|schaft *f*: Einnistung der Frucht im Eierstock; ⒺⒸ *ovarian pregnancy*

Ei|er|stock|zys|te *f*: Flüssigkeitsansammlung in einem erweiterten Follikel oder Gelbkörper; ⒺⒸ *ovarian cyst*

Ei|gelb *nt*: → *Eidotter*

Ei|ge|lenk *nt*: Gelenk mit eiförmigen Gelenkflächen; ⒺⒸ *ellipsoidal joint*

Ei|gen|blut|trans|fu|si|on *f*: Transfusion von patienteneigenem Blut; ⒺⒸ *autotransfusion*

Ei|gen|re|flex *m*: Reflex, bei dem Reizort und Erfolgsorgan identisch sind; ⒺⒸ *proprioceptive reflex*

Ei|gen|se|rum *nt*: aus dem eigenen Blut gewonnenes Serum; ⒺⒸ *autoserum*

Ei|gen|se|rum|be|hand|lung *f*: Behandlung mit aus dem eigenen Blut gewonnenem Serum; ⒺⒸ *autoserum therapy*

Ei|häu|te *pl*: die Fetus und Fruchtwasser umhüllenden drei Häute: Schafshaut [Amnion], Zottenhaut [Chorion] und Siebhaut [Dezidua]; ⒺⒸ *fetal membranes*

Ei|hü|gel *m*: in den Bläschenfollikel vorspringende Verdickung des Follikelepithels, die die Eizelle enthält; ⒺⒸ *proligerous disk*

Ei|hül|le f: von den Follikelzellen gebildete Umhüllung der Eizelle; ⒠ *oolemma*

Ei|ko|sa|no|li|de pl: von der Arachidonsäure abgeleitete Derivate, z.B. Prostaglandine; ⒠ *eicosanoids*

Ei|lei|ter m: → *Tuba uterina*

Ei|lei|ter|ent|zün|dung f: → *Salpingitis*

Ei|lei|ter|schwan|ger|schaft f: Einnistung der Frucht im Eileiter; ⒠ *fallopian pregnancy*

ein|fach|un|ge|sät|tigt adj: mit einer Doppelbindung; ⒠ *monounsaturated*

Ein|fall|do|sis f: Strahlendosis in der Eingangsebene in den Körper; ⒠ *entry dose*

Ein|fluss|stau|ung f: **1.** venöse Einflussstauung mit Behinderung des Blutstroms in die rechte Herzhälfte **2.** Harnstauung bei Einflussbehinderung in die Harnblase; ⒠ **1.** *venous congestion* **2.** *urinary obstruction*

Ein|ge|wei|de|bruch m: Verlagerung von Baucheingeweiden in eine angeborene oder erworbene Ausstülpung des Bauchfells; ⒠ *splanchnocele*

Ein|ge|wei|de|sen|kung f: Senkung der Baucheingeweide; klinisch auffällig sind eine chronische Obstipation* und Rücken- oder Kreuzschmerzen beim Stehen; ⒠ *enteroptosis*

Ein|ge|wei|de|wür|mer pl: → *Helminthes*

Ein|näs|sen nt: unwillkürlicher Harnabgang; ⒠ *enuresis*

nächtliches Einnässen: durch verschiedene Ursachen auslösbarer unwillkürlicher Harnabgang im Schlaf; ⒠ *nocturnal enuresis*

Ein|schluss|kon|junk|ti|vi|tis f: durch Chlamydia*-Species hervorgerufene Bindehautentzündung mit Einschlusskörperchen; ⒠ *inclusion conjunctivitis*

Ein|schluss|kör|per|chen pl: bei Virusinfektionen in der Zelle nachweisbare Körperchen; ⒠ *inclusion body*

Ein|schluss|kör|per|krank|heit, zy|to|me|ga|le f: → *Zytomegalie*

Ein|schwemm|ka|the|ter m: Katheter, der nach Einführen in die Vene mit dem Blutstrom zum Herzen geführt wird; ⒠ *flow-directed catheter*

Ein-Sekundenkapazität f: Bestimmung der Luftmenge, die nach tiefer Einatmung in einer Sekunde ausgeatmet werden kann; ⒠ *forced expiratory volume*

Ein|stel|lungs|a|no|ma|li|en pl: von der normalen Kindslage abweichende Lagen, z.B. tiefer Querstand; ⒠ *fetal postural abnormalities*

Einthoven-Ableitungen pl: EKG-Ableitungen nach Einthoven; ⒠ *Einthoven's leads*

Ein|zel|do|sis f: Arzneimitteldosis für eine Gabe; ⒠ *single dose*

Ein|zel|ma|xi|mal|do|sis f: maximal zulässige Einzeldosis*; ⒠ *maximum single dose*

Ei|sen nt: für den Menschen unentbehrliches Spurenelement; Bestandteil von u.A. Hämoglobin* und Myoglobin*; ⒠ *iron*

Ei|sen|bahn|nys|tag|mus m: optokinetischer Nystagmus* beim Blick aus einem fahrenden Zug; ⒠ *railroad nystagmus*

Ei|sen|bin|dungs|ka|pa|zi|tät f: Bindungsvermögen des Transferrins* für Eisen; ⒠ *iron-binding capacity*

Ei|sen|lun|ge f: benigne, rückbildungsfähige Pneumokoniose* durch Ablagerung von Eisenstaub; ⒠ *pulmonary siderosis*

Ei|sen|man|gel|an|ä|mie f: hypochrome Anämie* durch Eisenmangel; häufigste Anämieform; ⒠ *iron deficiency anemia*

Eisenmenger-Tetralogie f: angeborener Herzfehler mit Ventrikelseptumdefekt, überreitender Aorta, pulmonaler Hypertonie und Rechtsherzvergrößerung; ⒠ *Eisenmenger's tetralogy*

Ei|sen|o|xid|staub|lun|ge f: → *Eisenlunge*

Ei|sen|spei|cher|krank|heit f: chronische Speicherkrankheit* mit erhöhter Eisenresorption und Hämosiderinablagerung in verschiedenen Organen [Leber, Bauchspeicheldrüse]; ⒠ *iron storage disease*

Ei|sen|staub|lun|ge f: → *Eisenlunge*

Ei|sprung m: Ruptur des reifen Follikels um den 14. Tagen des Zyklus; die Eizelle wird vom Eileiter aufgefangen und in Richtung Gebärmutter transportiert; ⒠ *ovulation*

Ei|ter m: aus weißen Blutkörperchen, Zelltrümmern und Serum bestehendes entzündliches Exsudat; ⒠ *pus*

Ei|ter|aus|schlag m: durch Eitererreger [Staphylokokken, Streptokokken] verursachte Hautkrankheit; ⒠ *pyoderma*

Ei|ter|beu|le f: → *Furunkel*

Ei|ter|harn m: Ausscheidung von eitrigem Harn; ⒠ *pyuria*

Ei|ter|kok|ken pl: eitererregende Kokken; ⒠ *pyococci*

Ei|weiß|drü|se f: Drüse mit dünnflüssigem Sekret; ⒠ *serous gland*

Ei|wei|ße pl: aus Aminosäuren aufgebaute Naturstoffe, die neben Fetten und Kohlenhydraten zu den wichtigsten Bau-

E

steinen lebender Organismen gehören; ⒺＥ *proteins*

Eiweißfäulnis *f*: im Dickdarm stattfindende Vergärung von Eiweißen; ⒺＥ *protein fermentation*

Eiweißgärung *f*: → *Eiweißfäulnis*

Eiweißkörper *pl*: → *Eiweiße*

Eiweißmangelanämie *m*: Anämie* bei schwerem Eiweißmangel und dadurch verursachter Störung der Hämoglobinbildung; ⒺＥ *protein deficiency anemia*

Eiweißmangeldystrophie *m*: Entwicklungsstörung durch ungenügende Eiweißzufuhr mit der Nahrung; ⒺＥ *protein-calorie malnutrition*

Eiweißmangelsyndrom *nt*: → *Eiweißmangeldystrophie*

Eiweißminimum *nt*: Eiweißmenge, die täglich dem Körper zugeführt werden muss, um die Stickstoffverluste durch den Harn auszugleichen; ⒺＥ *minimal protein intake*

Eiweißquotient *m*: Verhältnis von Albumin zu Globulin im Serum; ⒺＥ *albumin-globulin ratio*

Eiweißstoffwechsel *m*: Gesamtheit von Resorption, Verdauung und Synthese von Eiweißen im Körper; ⒺＥ *protein metabolism*

Eiweißverlustsyndrom *nt*: ätiologisch ungeklärte Erkrankung mit Eiweißausscheidung in den Magen-Darm-Trakt; ⒺＥ *protein-losing syndrome*

Ejaculatio *f*: Samenerguss; ⒺＥ *ejaculation*

Ejaculatio praecox: vorzeitiger Samenerguss; ⒺＥ *premature ejaculation*

Ejaculatio retardata: verspäteter Samenerguss; ⒺＥ *delayed ejaculation*

Ejakulat *nt*: bei der Ejakulation ausgespritzte Samenflüssigkeit; ⒺＥ *ejaculate*

Ejakulation *f*: Samenerguss; ⒺＥ *ejaculation*

Ejakulationsgang *m*: Endabschnitt des Samenleiters in der Prostata; ⒺＥ *ejaculatory duct*

Ejakulationsstörung *f*: sexuelle Funktionsstörung durch anomale Ejakulation, z.B. vorzeitiger oder verzögerter Samenerguss; ⒺＥ *dysfunctional ejaculation*

Ejektionsfraktion *f*: Auswurfleistung des Herzens, d.h. der während der Systole ausgeworfene Anteil der Blutmenge im linken Ventrikel; ⒺＥ *ejection fraction*

Ejektionsklick *m*: Herzton am Anfang der Austreibungsphase; ⒺＥ *ejection click*

Ek-, ek- *präf.*: Wortelement mit der Bedeutung "aus/heraus"

Ekchymose *f*: kleinflächige Hautblutung; ⒺＥ *ecchymosis*

ekkrin *adj*: (Drüse) nach außen absondernd; ⒺＥ *eccrine*

Eklampsie *f*: stärkste Form der Spätgestose* kurz vor der Geburt; i.d.R. kommt es nach Prodromalsymptomen zu Krampfanfällen mit darauffolgendem komatösem Schlaf; ⒺＥ *eclampsia*

eklamptogen *adj*: Eklampsie verursachend; ⒺＥ *eclamptogenic*

Ekstrophie *f*: angeborene Fehlbildung, bei der ein inneres Organ nach außen verlagert und die Schleimhaut (zum Teil) nach außen gestülpt ist; ⒺＥ *exstrophy*

Ekt-, ekt- *präf.*: → *Ekto-*

-ektasie *suf.*: Wortelement mit der Bedeutung "Erweiterung/Ausdehnung"

-ektatisch *suf.*: in Adjektiven verwendetes Wortelement mit der Bedeutung "erweiternd/streckend"

Ekthyma *nt*: durch Streptokokken oder Staphylokokken verursachtes eitriges Hautgeschwür; ⒺＥ *ecthyma*

Ekto-, ekto- *präf.*: Wortelement mit der Bedeutung "außerhalb/außen"

Ektoblast *nt*: → *Ektoderm*

Ektocardia *f*: angeborene Verlagerung des Herzens aus dem Brustkorb; ⒺＥ *ectocardia*

Ektoderm *nt*: äußeres Keimblatt, aus dem sich Haut, Hautanhangsgebilde, Nervensystem und Sinnesepithelien bilden; ⒺＥ *ectoderm*

Ektoenzym *nt*: von der Zelle nach außen abgegebenes Enzym; ⒺＥ *ectoenzyme*

Ektokardie *f*: → *Ektocardia*

-ektomie *suf.*: Wortelement mit der Bedeutung "Ausschneidung/Entfernung"

ektonukleär *adj*: außerhalb des Zellkerns (liegend); ⒺＥ *ectonuclear*

ektop *adj*: **1.** ursprungsfern, an atypischer Stelle liegend oder entstehend, (nach außen) verlagert **2.** Ektopie betreffend, von ihr betroffen oder gekennzeichnet; ⒺＥ **1.–2.** *ectopic*

Ektoparasit *m*: s.u. Parasit; ⒺＥ *ectoparasite*

Ektopia *f*: angeborene Gewebs- oder Organverlagerung; ⒺＥ *ectopy*

Ektopia portionis: Ausstülpung der Zervixschleimhaut; ⒺＥ *cervical ectropion*

ektoplasmatisch *adj*: Ektoplasma betreffend; ⒺＥ *ectoplasmatic*

Ektotoxin *nt*: von der Zelle nach außen

abgegebenes Toxin*; ⒠ *ectotoxin*

ek|to|zy|tär *adj*: außerhalb der Zelle (liegend); ⒠ *ectocytic*

Ek|tro|me|lie *f*: angeborene Fehlbildung der Gliedmaßen; ⒠ *ectromelia*

Ek|tro|pi|on *nt*: → *Ektropium*

Ek|tro|pi|um *nt*: **1.** Umstülpung des Augenlids nach außen **2.** Ausstülpung der Zervixschleimhaut; ⒠ **1.–2.** *ectropium*

Ek|zem *nt*: nicht-infektiöse, entzündliche Hautkrankheit mit Juckreiz; ⒠ *eczema*

atopisches Ekzem: → *endogenes Ekzem*
endogenes Ekzem: chronisch-rezidivierende, entzündliche Erkrankung mit trockener, stark juckender Haut; die verschiedenen Manifestationsformen [**ekzematoide Form, lichenifizierte Form, pruriginöse Form**] treten nebeneinander und/oder nacheinander auf; ätiologisch spielen erbliche Disposition, Allergien und Stressreaktionen eine Rolle; ⒠ *endogenous eczema*

Ek|ze|ma *nt, pl* **-ma|ta:** → *Ekzem*

ek|ze|mal|to|gen *adj*: ekzemverursachend, ekzemauslösend; ⒠ *ectematogenic*

frühexsudatives Ekzematoid: an den Wangen beginnende Frühform des seborrhoischen Ekzems*, die abheilen oder in ein endogenes Ekzem* übergehen kann; ⒠ *milk tetter*

ek|ze|ma|to|id *adj*: → *ekzematös*

ek|ze|ma|tös *adj*: ekzemähnlich, ekzemartig; ⒠ *eczematoid*

El|as|tance *f*: Dehnbarkeit von Lunge und Brustkorb; ⒠ *elastance*

El|as|ti|ca *f*: aus elastischen Fasern bestehende Schicht der Arterienwand; ⒠ *elastica*

El|as|tin *nt*: Gerüsteiweiß der elastischen Fasern; ⒠ *elastin*

El|as|to|i|do|sis *f*: an eine Elastose* erinnernde Hautveränderungen; ⒠ *elastoidosis*

El|as|to|ly|se *f*: Abnahme oder Verlust der Elastizität des elastischen Bindegewebes; ⒠ *elastolysis*

El|as|tor|rhe|xis *f*: Zerfall elastischer Fasern; ⒠ *elastorrhexis*

El|as|to|se *f*: **1.** durch Einlagerung veränderter elastischer Fasern in die Gefäßwand verursachte Angiopathie* **2.** durch eine Veränderung der elastischen Fasern hervorgerufene Änderung der Hautstruktur; ⒠ **1.–2.** *elastosis*

aktinische/senile Elastose: durch eine Degeneration der elastischen und kollagenen Fasern hervorgerufene Verdickung und Vergröberung der Haut lichtexponierter Areale [Gesicht, Nacken]; Teilaspekt der Altershaut*; ⒠ *actinic elastosis*

el|lek|tiv *adj*: wahlweise, Wahl-; ⒠ *elective*

El|lek|tiv|nähr|bö|den *pl*: Nährböden zur Anreicherung spezifischer Keime; ⒠ *elective culture media*

Elektra-Komplex *m*: übermäßige Bindung der Tochter an den Vater; ⒠ *Electra complex*

Elektro-, elektro- *präf*.: Wortelement mit der Bedeutung „elektrischer Strom/Elektrizität"

El|lek|tro|a|ku|punk|tur *f*: Akupunktur* mit Verwendung von Elektroden; ⒠ *electroacupuncture*

El|lek|tro|a|tri|o|gramm *nt*: Aufzeichnung der Erregungsausbreitung in den Vorhöfen; ⒠ *electroatriogram*

El|lek|tro|chi|rur|gie *f*: operativer Eingriff mit Hochfrequenzstrom; ⒠ *electrosurgery*

El|lek|tro|chol|le|zys|tek|to|mie *f*: elektrochirurgische Gallenblasenentfernung; ⒠ *electrocholecystectomy*

El|lek|tro|di|ag|nos|tik *f*: Prüfung von Muskeln und Nerven mit elektrischem Strom; ⒠ *electrodiagnostics*

El|lek|tro|en|ze|phal|lo|graf, -graph *m*: Gerät zur Elektroenzephalografie*; ⒠ *electroencephalograph*

El|lek|tro|en|ze|phal|lo|gra|fie, -gra|phie *f*: Registrierung und grafische Darstellung der hirnelektrischen Aktivität; ⒠ *electroencephalography*

el|lek|tro|en|ze|phal|lo|gra|fisch, -gra|phisch *adj*: Elektroenzephalografie betreffend, mittels Elektroenzephalografie; ⒠ *electroencephalographic*

El|lek|tro|en|ze|phal|lo|gramm *nt*: die bei Elektroenzephalografie* gewonnene Aufzeichnung; ⒠ *electroencephalogram*

isoelektrisches Elektroenzephalogramm: Elektroenzephalogramm ohne jede Aktivität bei Hirntod; ⒠ *isoelectric electroencephalogram*

El|lek|tro|gas|tro|gra|fie, -gra|phie *f*: Registrierung und grafische Darstellung der Potenziale der Magenmuskulatur; ⒠ *electrogastrography*

El|lek|tro|gas|tro|gramm *nt*: die bei Elektrogastrografie* gewonnene Aufzeichnung; ⒠ *electrogastrogram*

el|lek|tro|gen *adj*: eine elektrische Spannung erzeugend; ⒠ *electrogenic*

El|lek|tro|gym|nas|tik *f*: Anregung gelähmter Muskeln mit elektrischem Strom; ⒺⒺ *electrogymnastics*

Ellekltrolhyslterolgraf, -graph *m*: Gerät zur Elektrohysterografie*; Ⓔ *electrohysterograph*

Ellekltrolhyslterolgralfie, -gralphie *f*: Aufzeichnung der Aktionspotenziale der Gebärmuttermuskulatur; Ⓔ *electrohysterography*

ellekltrolhyslterolgralfisch, -gralphisch *adj*: Elektrohysterografie betreffend, mittels Elektrohysterografie: Ⓔ *electrohysterographic*

Ellekltrolhyslterolgramm *nt*: bei der Elektrohysterografie* gewonnene Aufzeichnung; Ⓔ *electrohysterogram*

Ellekltrolkarldilolgraf, -graph *m*: Gerät zur Elektrokardiografie*; Ⓔ *electrocardiograph*

Ellekltrolkarldilolgralfie, -gralphie *f*: Aufzeichnung der Aktionspotenziale der Herzmuskulatur; Ⓔ *electrocardiography*

telemetrische Elektrokardiografie: drahtlose Elektrokardiografie mit Übermittlung der Messwerte durch einen Sender; Ⓔ *telelectrocardiography*

ellekltrolkarldilolgralfisch, -gralphisch *adj*: Elektrokardiografie betreffend, mittels Elektrokardiografie; Ⓔ *electrocardiographic*

Ellekltrolkarldilolgramm *nt*: bei der Elektrokardiografie* gewonnene Aufzeichnung; Ⓔ *electrocardiogram*

Ellekltrolkarldilolpholnolgralfie, -gralphie *f*: kombinierte Elektrokardiografie* und Phonokardiografie; Ⓔ *electrocardiophonography*

Ellekltrolkarldilolskolpie *f*: direkte Darstellung der EKG-Kurve auf einem Sichtgerät; Ⓔ *electrocardioscopy*

Ellekltrolkaulter *m*: elektrisches Brenneisen zur Durchtrennung oder Verschorfung von Gewebe; Ⓔ *electrocautery*

Ellekltrolkaulterilsaltilon *f*: →*Elektrokoagulation*

Ellekltrolkolalgullaltilon *f*: punktförmige Gewebekoagulation durch Hochfrequenzstrom; Ⓔ *electrocoagulation*

Ellekltrolkochllelolgraf, -graph *m*: Gerät zur Elektrokochleografie*; Ⓔ *electrocochleograph*

Ellekltrolkochllelolgralfie, -gralphie *f*: Aufzeichnung der Aktionspotenziale in der Innenohrschnecke; Ⓔ *electrocochleography*

ellekltrolkochllelolgralfisch, -gralphisch *adj*: Elektrokochleografie betreffend, mittels Elektrokochleografie; Ⓔ *electro-*

cochleographic

Ellekltrolkochllelolgramm *nt*: bei der Elektrokochleografie* gewonnene Aufzeichnung; Ⓔ *electrocochleogram*

Ellekltrolkorltilkolgralfie, -gralphie *f*: Aufzeichnung der Aktionspotenziale der Hirnrinde; Ⓔ *electrocorticography*

ellekltrolkorltilkolgralfisch, -gralphisch *adj*: Elektrokortikografie betreffend, mittels Elektrokortikografie; Ⓔ *electrocorticographic*

Ellekltrolkorltilkolgramm *nt*: bei der Elektrokortikografie* gewonnene Aufzeichnung; Ⓔ *electrocorticogram*

Ellekltrolkylmolgralfie, -gralphie *f*: Registrierung der Herzrandbewegung und der Bewegung der großen Gefäße bei der Röntgendurchleuchtung; Ⓔ *electrokymography*

ellekltrolkylmolgralfisch, -gralphisch *adj*: Elektrokymografie betreffend, mittels Elektrokymografie; Ⓔ *electrokymographic*

Ellekltrolkylmolgramm *nt*: bei der Elektrokymografie* gewonnene Aufzeichnung; Ⓔ *electrokymogram*

Ellekltrollilthollylse *f*: elektrische Steinauflösung; Ⓔ *electrolithotrity*

Ellekltrollylse *f*: **1.** Auflösung einer Substanz durch elektrischen Strom **2.** Entfernung von Warzen, Haaren u.ä. durch eine Elektronadel; Ⓔ **1.–2.** *electrolysis*

ellekltrollylsierlbar *adj*: mittels Elektrolyse zersetzbar; Ⓔ *electrolyzable*

Ellekltrollylte *pl*: Stoffe, die in wässriger Lösung in Anionen und Kationen zerfallen und damit den elektrischen Strom leiten; Ⓔ *electrolytes*

Ellekltrollytlkolma *nt*: komatöser Zustand bei Störungen des Elektrolythaushaltes; Ⓔ *electrolyte coma*

Ellekltrolmylolgraf, -graph *m*: Gerät zur Elektromyografie*; Ⓔ *electromyograph*

Ellekltrolmylolgralfie, -gralphie *f*: Aufzeichnung der Aktionspotenziale von Muskeln; Ⓔ *electromyography*

ellekltrolmylolgralfisch, -gralphisch *adj*: Elektromyografie betreffend, mittels Elektromyografie; Ⓔ *electromyographic*

Ellekltrolmylolgramm *nt*: bei der Elektromyografie* gewonnene Aufzeichnung; Ⓔ *electromyogram*

Ellekltron *nt*: negativ geladenes Elementarteilchen; Ⓔ *electron*

Ellekltrolnarlkolse *f*: in Deutschland nur selten praktiziertes Verfahren der Betäubung mittels elektrischem Strom;

Ⓔ *electronarcosis*

e|lek|tro|ne|ga|tiv *adj*: negativ elektrisch; Ⓔ *electronegative*

E|lek|tro|nen|hül|le *f*: den Atomkern umgebende Hülle von Elektronen; Ⓔ *electron shell*

E|lek|tro|nen|lin|se *f*: elektromagnetisches Feld, das Elektronenstrahlen ablenkt; Ⓔ *electromagnetic lense*

E|lek|tro|nen|mi|kro|skop *nt*: Mikroskop, das Elektronenstrahlen durch ultradünne Schnitte schickt und damit ein hohes Auflösungsvermögen erreicht; Ⓔ *electron microscope*

E|lek|tro|nen|ras|ter|mi|kro|skop *nt*: Elektronenmikroskop, bei dem die Probe von oben mit einem Elektronenstrahl abgetastet wird; dadurch entsteht eine große Plastizität der Bilder; Ⓔ *scanning electron microscope*

E|lek|tro|nen|the|ra|pie *f*: Strahlentherapie mit schnellen Elektronen; Ⓔ *electron radiation therapy*

E|lek|tro|neu|ro|gra|fie, -gra|phie *f*: Messung der Nervenleitgeschwindigkeit peripherer Nerven; Ⓔ *electroneurography*

E|lek|tro|neu|ro|ly|se *f*: Zerstörung von Nervengewebe mittels elektrischem Strom; Ⓔ *electroneurolysis*

E|lek|tro|neu|ro|my|o|gra|fie, -gra|phie *f*: Aufzeichnung der Aktionspotenziale eines Muskels bei gleichzeitiger Stimulation des versorgenden Nervens; Ⓔ *electroneuromyography*

e|lek|tro|nisch *adj*: Elektron(en) betreffend; Ⓔ *electronic*

E|lek|tro|nys|tag|mo|graf, -graph *m*: Gerät zur Elektronystagmografie*; Ⓔ *electronystagmograph*

E|lek|tro|nys|tag|mo|gra|fie, -gra|phie *f*: Nystagmusregistrierung durch Messung der korneoretinalen Potenziale; Ⓔ *electronystagmography*

e|lek|tro|nys|tag|mo|gra|fisch, -gra|phisch *adj*: Elektronystagmografie betreffend, mittels Elektronystagmografie; Ⓔ *electronystagmographic*

E|lek|tro|nys|tag|mo|gramm *nt*: durch Elektronystagmografie* erhaltene Aufzeichnung; Ⓔ *electronystagmogram*

E|lek|tro|o|ku|lo|gra|fie, -gra|phie *f*: Registrierung der Augapfelbewegungen durch Messung der korneoretinalen Potenziale; Ⓔ *electro-oculography*

e|lek|tro|o|ku|lo|gra|fisch, -gra|phisch *adj*: Elektrookulografie betreffend, mittels Elektrookulografie; Ⓔ *electro-oculographic*

E|lek|tro|o|ku|lo|gramm *nt*: durch Elektrookulografie* erhaltene Aufzeichnung; Ⓔ *electro-oculogram*

E|lek|tro|ol|fak|to|gra|fie, -gra|phie *f*: Registrierung der Aktionspotenziale von Riechfasern; Ⓔ *electro-olfactography*

e|lek|tro|ol|fak|to|gra|fisch, -gra|phisch *adj*: Elektroolfaktografie betreffend, mittels Elektroolfaktografie; Ⓔ *electro-olfactographic*

E|lek|tro|ol|fak|to|gramm *nt*: durch Elektroolfaktografie* erhaltene Aufzeichnung; Ⓔ *electro-olfactogram*

E|lek|tro|phe|ro|gramm *nt*: bei der Elektrophorese erhaltenes Diagramm; Ⓔ *electropherogram*

e|lek|tro|phil *adj*: Elektronen suchend, mit besonderer Affinität zu Elektronen; Ⓔ *electrophil*

E|lek|tro|pho|re|se *f*: zur Auftrennung von Substanzgemischen eingesetzte Wanderung elektrisch geladener Teilchen in flüssigen Medien im elektrischen Feld; Ⓔ *electrophoresis*

e|lek|tro|po|si|tiv *adj*: positiv elektrisch; Ⓔ *electropositive*

E|lek|tro|punk|tur *f*: Entfernung von Warzen, Haaren u.ä. durch eine Elektronadel; Ⓔ *electropuncture*

E|lek|tro|re|sek|ti|on *f*: operative Entfernung mittels elektrochirurgischer Methoden; Ⓔ *electroresection*

E|lek|tro|re|ti|no|graf, -graph *m*: Gerät zur Elektroretinografie*; Ⓔ *electroretinograph*

E|lek|tro|re|ti|no|gra|fie, -gra|phie *f*: Aufzeichnung der bei Lichteinfall auftretenden Potenzialschwankungen der Netzhaut; Ⓔ *electroretinography*

e|lek|tro|re|ti|no|gra|fisch, -gra|phisch *adj*: Elektroretinografie betreffend, mittels Elektroretinografie; Ⓔ *electroretinographic*

E|lek|tro|re|ti|no|gramm *nt*: bei der Elektroretinografie* erhaltene Kurve; Ⓔ *electroretinogram*

E|lek|tro|schock *nt*: durch einen elektrischen Strom ausgelöster Schock; Ⓔ *electroshock*

E|lek|tro|spi|no|gra|fie, -gra|phie *f*: Aufzeichnung der Aktionspotenziale des Rückenmarks; Ⓔ *electrospinography*

E|lek|tro|sti|mu|la|ti|ons|an|al|ge|sie *f*: Hemmung der Schmerzempfindung durch elektrische Reizung von Nervenfasern; Ⓔ *electrical nerve stimulation*

E|lek|tro|sti|xis *f*: → *Elektropunktur*

E|lek|tro|the|ra|pie *f*: therapeutische Anwendung von elektrischen Strömen

E

und elektromagnetischen Feldern; ⒠ *electrotherapy*

E|lek|tro|to|mie *f*: Gewebedurchtrennung mit einem elektrischen Skalpell [**Elektrotom**]; ⒠ *electrotomy*

E|lek|tro|to|nus *m*: die Veränderung von Gewebestrukturen beim Durchfluss von elektrischem Gleichstrom; ⒠ *electrotonus*

E|lek|tro|un|fall *m*: Unfall, bei dem elektrischer Strom durch den Körper fließt; ⒠ *electrical accident*

E|lek|tro|u|re|te|ro|gra|fie, -gra|phie *f*: Aufzeichnung der Aktionspotenziale der Harnleiter; ⒠ *electroureterography*

E|lek|tro|u|re|te|ro|gramm *nt*: bei der Elektroureterografie* erhaltene Aufzeichnung; ⒠ *electroureterogram*

E|lek|tro|u|rol|gra|fie, -gra|phie *f*: Aufzeichnung der Aktionspotenziale der Harnblasenmuskulatur; ⒠ *electrocystography*

E|lek|tro|va|go|gramm *nt*: Aufzeichnung der Aktivität des Nervus* vagus; ⒠ *electrovagogram*

E|lek|tro|ven|tri|ku|lo|gramm *nt*: Abschnitt des Elektrokardiogramms, der sich auf die Erregungsausbreitung in den Kammern bezieht; ⒠ *electroventriculogram*

E|lek|tro|zys|to|gra|fie, -gra|phie *f*: Aufzeichnung der Aktionspotenziale der Harnblasenmuskulatur; ⒠ *electrocystography*

E|le|ment *nt*: Grundstoff, chemisches Element; ⒠ *element*

E|le|men|tar|bün|del *pl*: benachbarte Rückenmarkssegmente verbindende Faserbündel; ⒠ *fundamental columns*

E|le|men|tar|kör|per|chen *pl*: bei Virusinfektionen in der Zelle nachweisbare Körperchen; ⒠ *elementary bodies*

E|le|men|tar|teil|chen *pl*: kleinste Bausteine der Materie, z.B. Elektron, Proton, Neutron; ⒠ *elementary particles*

E|le|phan|ti|a|sis *f*: durch eine Lymphabflussstörung hervorgerufene monströse Schwellung eines Körperabschnitts; ⒠ *elephantiasis*

E|le|va|to|ri|um *nt*: stumpfes Instrument zum Abheben der Knochenhaut usw.; ⒠ *elevator*

El|fen|bein|wir|bel *m*: Wirbel mit diffus verdichteter Struktur; ⒠ *ivory vertebra*

e|li|mi|nier|bar *adj*: ausscheidbar; ⒠ *eliminable*

El|len|bo|gen|ge|lenk *nt*: aus drei Teilen [Articulatio humeroradialis, Articula-tio humeroulnaris, Articulatio radioul-naris proximalis] bestehendes Gelenk zwischen Oberarm und Unterarm; ⒠ *elbow joint*

El|len|nerv *m*: → *Nervus ulnaris*

El|lip|so|id|ge|lenk *nt*: Gelenk mit eiförmigen Gelenkflächen; ⒠ *ellipsoidal joint*

El|lip|to|zy|ten|an|ä|mie *f*: → *Elliptozytose*

El|lip|to|zy|to|se *f*: autosomal-dominant vererbte Erythrozytenanomalie mit Bildung ovaler oder elliptischer Formen; i.d.R. leichter Verlauf ohne klinische Symptome; ⒠ *elliptocytosis*

E|lon|ga|ti|on *f*: (*Zahn*) Verlängerung; ⒠ *elongation*

Em-, em- *präf.*: Wortelement mit der Bedeutung „innerhalb/hinein"

Embden-Meyerhof-Weg *m*: Abbauweg für Glucose in den Körperzellen; ⒠ *Embden-Meyerhoff pathway*

Embol-, embol- *präf.*: → *Embolo-*

Em|bol|ek|to|mie *f*: operative Embolusentfernung; ⒠ *embolectomy*

Em|bo|lie *f*: plötzlicher Verschluss eines Gefäßes durch einen Embolus*; ⒠ *embolism*

arterielle Embolie: embolischer Verschluss einer Arterie; ⒠ *arterial embolism*

paradoxe Embolie: arterielle Embolie des großen Kreislaufs durch einen Embolus aus dem venösen System; ⒠ *paradoxical embolism*

venöse Embolie: embolischer Verschluss einer Vene; ⒠ *venous embolism*

em|bo|li|form *adj*: embolusähnlich, pfropfenförmig; ⒠ *emboliform*

Embolo-, embolo- *präf.*: Wortelement mit der Bedeutung „Embolus/Embolie"

Em|bo|lo|my|ko|se *f*: Embolie* durch einen Pilzpropf bei Pilzsepsis* oder massivem Pilzeinbruch in die Blutbahn; ⒠ *embolomycosis*

Em|bo|lus *m, pl* **-li**: im Blutkreislauf auftretender, nicht löslicher Körper, der bei Verschluss des Gefäßes eine Embolie auslöst; ⒠ *embolus*

Em|bry|ek|to|mie *f*: Entfernung eines Embryos bei Extrauteringravidität; ⒠ *embryectomy*

Em|bry|o *m*: Keimling bis zum Ende des dritten Monats; ⒠ *embryo*

Embryo-, embryo- *präf.*: Wortelement mit der Bedeutung „Keim/Embryo/Fetus"

Em|bry|o|fe|to|pa|thia *f*: Schädigung des ungeborenen Kindes während der Embryonal- oder Fetalperiode; ⒠ *embryopathy*

Embryofetopathia alcoholica: → *Em-*

bryopathia alcoholica

Embryofetopathia diabetica: bei Diabetes* mellitus der Mutter auftretende Schädigung des Kindes, z.B. Herzfehler, Polydaktylie*, Syndaktylie*, Klumpfüße; Ⓔ *diabetic fetopathy*

em|bry|o|gen *adj*: **1.** Embryogenese betreffend **2.** einen Embryo bildend; Ⓔ **1.** *embryogenic* **2.** *embryogenic*

Em|bry|o|ge|ne|se *f*: Entwicklung des Embryos während der Embryonalperiode; Ⓔ *embryogenesis*

em|bry|o|id *adj*: einem Embryo ähnlich, embryoähnlich; Ⓔ *embryonoid*

em|bry|o|nal *adj*: Embryo oder Embryonalstadium betreffend, vom Embryonalstadium stammend; Ⓔ *embryonal*

Em|bry|o|nal|kern *m*: zentraler Teil der Augenlinse; Ⓔ *embryonic nucleus of lens*

Em|bry|o|nal|pe|ri|o|de *f*: Zeitraum von der Befruchtung bis zum Abschluss der Organogenese am Ende des dritten Schwangerschaftsmonats; Ⓔ *embryonal period*

Em|bry|o|nal|zeit *f*: → *Embryonalperiode*

Em|bry|o|nen|im|plan|ta|ti|on *f*: → *Embryonentransfer*

Em|bry|o|nen|trans|fer *m*: Übertragung eines durch In-vitro-Fertilisation erzeugten Embryos in die Gebärmutter; Ⓔ *embryo transfer*

Em|bry|o|nen|über|tra|gung *f*: → *Embryonentransfer*

em|bry|o|niert *adj*: Embryo(nen) enthaltend; befruchtet; bebrütet, angebrütet; Ⓔ *embryonated*

Em|bry|o|pa|thie *f*: → *Embryopathie*

Embryopathia alcoholica: durch chronischen Alkoholgenuss der Mutter hervorgerufene Schädigung mit Fruchttod [30–50 %], Minderwuchs, Mikrozephalus, Muskelhypotonie, Gesichtsfehlbildung; Ⓔ *fetal alcohol syndrome*

Embryopathia diabetica: → *diabetische Embryopathie*

Embryopathia rubeolosa: Schädigung des Embryos durch eine intrauterine Rötelninfektion; die Art der Schädigung hängt vom Zeitpunkt der Infektion ab; Ⓔ *rubella embryopathy*

Em|bry|o|pa|thie *f*: Schädigung der Leibesfrucht während der ersten drei Schwangerschaftsmonate; Ⓔ *embryopathy*

diabetische Embryopathie: bei Diabetes* mellitus der Mutter auftretende Schädigung des Kindes, z.B. Herzfehler, Polydaktylie*, Syndaktylie*, Klump-

füße; Ⓔ *diabetic fetopathy*

Em|bry|o|to|mie *f*: Zerstückelung des abgestorbenen Embryos; Ⓔ *embryotomy*

em|bry|o|to|xisch *adj*: den Embryo schädigend; Ⓔ *embryotoxic*

Em|bry|o|to|xon *nt*: weißliche, ringförmige Hornhauttrübung; angeboren bei Neugeborenen oder bei Jugendlichen im Zusammenhang mit Hyperlipoproteinämie; Ⓔ *embryotoxon*

Em|ei|o|zy|to|se *f*: aktive Ausscheidung von Substanzen aus der Zelle; Umkehrung der Pinozytose*; Ⓔ *emiocytosis*

Em|e|sis *f*: vom Brechzentrum gesteuerte rückläufige Entleerung des Magens; Ⓔ *emesis*

Emesis gravidarum: meist frühmorgens auftretendes Erbrechen in der Frühphase der Schwangerschaft; Ⓔ *vomiting of pregnancy*

Eme|ti|kum *nt*: Brechmittel; Ⓔ *emetic*

eme|tisch *adj*: Brechreiz oder Erbrechen auslösend; Ⓔ *emetic*

eme|to|gen *adj*: durch Erbrechen bedingt oder ausgelöst; Ⓔ *emetogenic*

Eme|to|kat|har|ti|kum *nt*: kombiniertes Abführ- und Brechmittel; Ⓔ *emetocathartic*

Emi|gra|ti|on *f*: Zellwanderung; Diapedese*; Ⓔ *emigration*

Emi|nen|tia *f*: Vorsprung, Erhöhung, Höcker; Ⓔ *eminence*

Eminentia hypothenaris: Kleinfingerballen; Ⓔ *hypothenar eminence*

Eminentia thenaris: Daumenballen; Ⓔ *thenar eminence*

Emis|sa|ri|um *nt*: innere und äußere Schädelvenen verbindende Vene; Ⓔ *emissary*

Emis|si|on *f*: Ausstoß; Ausstrahlung, Abstrahlung; Absonderung, Ausscheidung; Ⓔ *emission*

Emis|sions|com|pu|ter|to|mo|gra|fie, -gra|phie *f*: computergesteuerte Szintigrafie* zur Gewinnung von Schichtaufnahmen; Ⓔ *emission computed tomography*

Em|me|tro|pie *f*: Normalsichtigkeit; Ⓔ *emmetropia*

Emol|li|ens *nt*: erweichendes Mittel; Ⓔ *emollient*

Emol|li|en|ti|um *nt*: erweichendes Mittel; Ⓔ *emollient*

emo|tiv *adj*: gefühlsbedingt; gefühlsbetont; gefühlvoll; Ⓔ *emotive*

Em|pe|ri|po||le|sis *f*: Eindringen von Zellen [Plasmazellen, Lymphozyten] in andere Zellen; Ⓔ *emperipolesis*

Emp|fäng|nis f: Verschmelzung von Eizelle und Spermium; ⒺⒺ *conception*

Emp|fäng|nis|ver|hü|tung f: Methoden zur Verhinderung der Konzeption oder der Einnistung der Frucht in der Gebärmutter; Ⓔ *contraception*

Em|phy|sem nt: **1.** Luft-/Gasansammlung in Geweben, die normalerweise luft-/gasfrei sind [z.B. Hautemphysem] **2.** übermäßige Luft-/Gasansammlung in einem lufthaltigen Gewebe oder Organ [z.B. Lungenemphysem]; Ⓔ **1.–2.** *emphysema*

Em|phy|sel|ma nt: →*Emphysem*

Emphysema pulmonum: meist erworbene [Raucher], irreversible Überblähung der Lungenalveolen mit Veränderung oder Zerstörung des Lungengewebes; Ⓔ *pulmonary emphysema*

em|phy|sel|mal|tös adj: emphysemartig; Ⓔ *emphysematous*

em|pi|risch adj: auf Erfahrung beruhend; Ⓔ *empiric*

Em|plas|trum nt: Pflaster; Ⓔ *emplastrum*

Em|py|em nt: Eiteransammlung in einer natürlichen Körperhöhle; Ⓔ *empyema*

En-, En- präf.: Wortelement mit der Bedeutung „innerhalb/hinein"

El|nal|mel|lum nt: emailleartige, transparente äußere Zahnschicht; härteste Substanz des menschlichen Körpers; Ⓔ *enamel*

El|nan|them nt: Schleimhautausschlag; Ⓔ *enanthema*

En|ar|thron nt: Fremdkörper in einem Gelenk; Ⓔ *joint body*

En|ar|thro|se f: Variante des Kugelgelenks*, bei dem die Gelenkpfanne den Kopf zu mehr als der Hälfte umfasst; trifft beim Menschen nur auf das Hüftgelenk* zu; Ⓔ *enarthrosis*

En|ar|thro|sis sphe|ro|il|dea f: →*Enarthrose*

En-Bloc-Exstirpation f: →*En-Bloc-Resektion*

En-Bloc-Resektion f: radikale Resektion eines befallenen Organs zusammen mit Nachbarstrukturen; Ⓔ *en bloc resection*

En|ce|phal|li|tis f: Gehirnentzündung; Ⓔ *encephalitis*

En|ce|phal|li|to|zo|on nt: Toxoplasma-ähnlicher Parasit; Erreger von Zoonosen*, die nur selten auf den Menschen übertragen werden; Ⓔ *Encephalitozoon*

Encephalo-, encephalo- präf.: Wortelement mit der Bedeutung „Hirn/Gehirn/Enzephalon"

En|ce|phal|lo|en|te|ri|tis a|cul|ta f: schwere, durch toxische Symptome gekennzeichnete Form der Dyspepsie*; Ⓔ *infantile gastroenteritis*

En|ce|phal|lo|mal|la|cia f: Hirnerweichung; Ⓔ *encephalomalacia*

En|ce|phal|lo|mel|nin|gi|tis f: Entzündung von Gehirn und Hirnhäuten; Ⓔ *encephalomeningitis*

En|ce|phal|lo|my|el|li|tis f: Entzündung von Gehirn und Rückenmark; Ⓔ *encephalomyelitis*

Encephalomyelitis disseminata: chronisch-progrediente, in Schüben verlaufende demyelinisierende Erkrankung unklarer Genese (Slow-virus-Infektion*, Autoimmunkrankheit*?); Ⓔ *multiple sclerosis*

Encephalomyelitis postvaccinalis: nach einer Impfung (Masern, Röteln) auftretende akute oder subakute Entzündung, die auf einer Immunreaktion beruht; Ⓔ *postvaccinal encephalitis*

En|ce|phal|lo|my|el|lo|ra|di|cul|li|tis f: Entzündung von Gehirn, Rückenmark und Spinalnervenwurzeln; Ⓔ *encephalomyeloradiculitis*

En|ce|phal|lo|my|lo|car|di|tis f: durch das EMC-Virus hervorgerufene Entzündung von Gehirn und Herzmuskel; Ⓔ *encephalomyocarditis*

En|ce|phal|lon nt: Gehirn; Ⓔ *encephalon*

En|ce|phal|lo|pa|thie f: nicht-entzündliche Gehirnerkrankung; Ⓔ *encephalopathy*

Encephalopathia traumatica: durch wiederholte Gehirnerschütterungen und -traumen verursachte Hirnschädigung; Ⓔ *traumatic encephalopathy*

En|ce|phal|lo|ra|di|cul|li|tis f: Entzündung von Gehirn und Spinalnervenwurzeln; Ⓔ *encephaloradiculitis*

en|chon|dral adj: →*endochondral*

En|chon|drom nt: von Knorpelgewebe ausgehender Tumor; Ⓔ *enchondroma*

En|chon|dro|ma nt, pl **-ma|ta:** →*Enchondrom*

End|an|gi|i|tis f: Entzündung der Gefäßinnenwand; Ⓔ *endangiitis*

Endangiitis obliterans: meist bei Rauchern (Männer, 20–40 Jahre) auftretende arterielle Verschlusskrankheit mit Befall kleiner und mittelgroßer Arterien der Extremitäten; oft mit begleitender Phlebitis* oder Thrombophlebitis*; Ⓔ *Winiwarter-Buerger disease*

end|an|gi|i|tisch adj: Endangiitis betreffend, von ihr betroffen oder gekennzeichnet; Ⓔ *endangiitic*

End|an|gi|itis f: →*Endangiitis*

E

End|a|or|ti|tis f: Entzündung der Aorten-intima; ⒺⒺ *endaortitis*

End|ar|te|ri|ek|to|mie f: Eröffnung einer Arterie und Ausschälung eines alten Thrombus; ⒺⒺ *endarterectomy*

end|ar|te|ri|ell adj: in einer Arterie (liegend); ⒺⒺ *endarterial*

End|ar|te|ri|en pl: Endäste einer Arterie, die nicht mit anderen Arterien kommunizieren; ⒺⒺ *end arteries*

End|ar|te|ri|i|tis f: → *Endarteritis*

End|ar|te|ri|tis f: Entzündung der Arterieneintima; ⒺⒺ *endarteritis*

Endarteritis obliterans: → *Endangiitis obliterans*

end|au|ral adj: im Ohr (liegend); ⒺⒺ *endaural*

End|bäum|chen nt: feinste Endverzweigungen des Achsenzylinders; ⒺⒺ *endbrush*

End|darm m: letzter Abschnitt des Dickdarms vor dem After; ⒺⒺ *rectum*

end|di|a|stol|lisch adj: am Ende der Diastole (auftretend); ⒺⒺ *end-diastolic*

En|de|mie f: regional begrenzt auftretende Krankheit; ⒺⒺ *endemic disease*

En|de|mo|e|pi|de|mie f: primär endemische Krankheit, die gelegentlich als Epidemie* auftreten kann; ⒺⒺ *endemoepidemic*

en|der|mal adj: in der Haut (befindlich), in die Haut (eingeführt); ⒺⒺ *endermic*

end|ex|spi|ra|to|risch adj: am Ende der Ausatmung/Exspiration; ⒺⒺ *endexpiratory*

End|hirn nt: aus den beiden Großhirnhälften und ihren Verbindungen bestehender Teil des Gehirns; ⒺⒺ *endbrain*

Endo-, endo- präf.: Wortelement mit der Bedeutung „innen/innerhalb"

en|do|ab|do|mi|nal adj: im Bauch(raum)/Abdomen auftretend oder liegend, in den Bauchraum hinein; ⒺⒺ *endoabdominal*

En|do|an|eu|rys|mor|rha|phie f: Spaltung und Ausräumung eines Aneurysmas mit abschließender Vernähung; ⒺⒺ *endoaneurysmorrhaphy*

En|do|an|gi|i|tis f: → *Endangiitis*

En|do|ap|pen|di|zi|tis f: Entzündung der Schleimhaut der Appendix* vermiformis; ⒺⒺ *endoappendicitis*

En|do|ar|te|ri|i|tis f: → *Endarteritis*

En|do|blast|tu|mor m: → *Endotheliom*

En|do|bra|chy|ö|so|pha|gus m: durch narbige Abheilung und Stenose von Geschwüren der unteren Ösophagusschleimhaut verursachte Schleimhautschrumpfung; Präkanzerose des Öso-phaguskarzinoms; ⒺⒺ *Barrett's esophagus*

en|do|bron|chi|al adj: in den Bronchien auftretend oder ablaufend; ⒺⒺ *endobronchial*

En|do|bron|chi|al|an|äs|the|sie f: → *Endobronchialnarkose*

En|do|bron|chi|al|nar|ko|se f: Vollnarkose* unter Verwendung eines Endobronchialtubus; ⒺⒺ *endobronchial anesthesia*

En|do|bron|chi|al|tu|bus m: doppellumiger Tubus zur selektiven Intubation und Belüftung eines Lungenflügels; ⒺⒺ *endobronchial tube*

En|do|bron|chi|tis f: Entzündung der Bronchialschleimhaut; ⒺⒺ *endobronchitis*

En|do|car|di|tis f: Entzündung der Herzinnenhaut [Endokard]; in der Regel mit Beteiligung der Herzklappen; ⒺⒺ *endocarditis*

Endocarditis lenta: protrahiert verlaufende, symptomarme Endocarditis mit Schädigung der Herzklappen; ⒺⒺ *subacute bacterial endocarditis*

Endocarditis thrombotica: abakterielle Endocarditis bei Lupus* erythematodes visceralis mit Befall der Atrioventrikularklappen; ⒺⒺ *nonbacterial thrombotic endocarditis*

Endocarditis thromboulcerosa: perakute Endocarditis mit Ulzeration* der Herzklappen und Thrombusbildung; ⒺⒺ *thromboulcerative endocarditis*

Endocarditis ulcerosa: perakute Endocarditis mit Ulzeration* der Herzklappen; ⒺⒺ *ulcerative endocarditis*

Endocarditis verrucosa: Endocarditis mit Bildung wärzchenförmiger Thromben auf den geschädigten Herzklappen; ⒺⒺ *verrucous endocarditis*

En|do|car|di|um nt: innerste Herzwandschicht; ⒺⒺ *endocardium*

En|do|cer|vi|ci|tis f: Entzündung der Schleimhaut der Cervix* uteri; ⒺⒺ *endocervicitis*

en|do|chon|dral adj: in Knorpel/Cartilago entstehend oder liegend oder auftretend; ⒺⒺ *endochondral*

En|do|co|li|tis f: → *Endokolitis*

En|do|cra|ni|um nt: → *Endokranium*

En|do|cys|ti|tis f: Entzündung der Blasenschleimhaut; ⒺⒺ *endocystitis*

En|do|des|o|xy|ri|bo|nu|kle|a|se f: s.u. *Endonuklease*; ⒺⒺ *endodeoxyribonuclease*

En|do|en|te|ri|tis f: Entzündung der Darmschleimhaut; ⒺⒺ *endoenteritis*

en|do|e|pi|der|mal adj: in der Oberhaut/Epidermis (liegend); ⒺⒺ *endoepidermal*

en|do|e|pi|the|li|al *adj*: im Deckgewebe/Epithel (liegend); ⒠ *endoepithelial*

en|do|gan|gli|o|när *adj*: innerhalb eines Nervenknotens/Ganglions (liegend); ⒠ *endoganglionic*

en|do|gas|tral *adj*: im Magen/Gaster (liegend); ⒠ *endogastric*

En|do|gas|trek|to|mie *f*: operative Entfernung der Magenschleimhaut; ⒠ *endogastrectomy*

En|do|gas|tri|tis *f*: Entzündung der Magenschleimhaut; ⒠ *endogastritis*

en|do|gen *adj*: 1. im Innern entstehend oder liegend, nicht von außen zugeführt 2. aus innerer Ursache, von innen kommend, anlagebedingt; ⒠ 1.–2. *endogenous*

en|do|glo|bu|lär *adj*: in den Blutkörperchen liegend oder ablaufend; ⒠ *endoglobar*

En|do|in|to|xi|ka|ti|on *f*: durch körpereigene Stoffwechselprodukte entstandene Selbstvergiftung, z.B. bei verminderter Ausscheidung [Leberinsuffizienz*, Niereninsuffizienz*]; ⒠ *endointoxication*

en|do|kal|pil|lär *adj*: in einer Kapillare (liegend); ⒠ *endocapillary*

En|do|kard *f*: innerste Herzwandschicht; ⒠ *endocardium*

En|do|kard|fi|bro|e|las|to|se *f*: ätiologisch ungeklärte, massive Verdickung des Endokards insbesondere des linken Ventrikels; häufig Mitbeteiligung von Mitral- und Aortenklappe; ⒠ *endocardial fibroelastosis*

En|do|kard|fi|bro|se *f*: zu fibrotischer Verdickung des Endokards führende Erkrankung; ⒠ *endocardial fibrosis*

en|do|kar|di|al *adj*: 1. innerhalb des Herzens (liegend), ins Herz hinein 2. Endokard betreffend; ⒠ 1.–2. *endocardial*

En|do|kar|di|tis *f*: Entzündung der Herzinnenhaut [Endokard]; i.d.R. mit Beteiligung der Herzklappen; ⒠ *endocarditis*

En|do|kar|do|pa|thie *f*: Endokarderkrankung; ⒠ *endocardiopathy*

En|do|ko|a|gu|la|ti|on *f*: endoskopische Blutstillung durch Elektrokoakulation; ⒠ *endoscopic coagulation*

En|do|ko|li|tis *f*: Entzündung der Kolonschleimhaut; ⒠ *endocolitis*

En|do|kol|pi|tis *f*: Entzündung der Scheidenschleimhaut; ⒠ *endocolpitis*

en|do|kor|pus|ku|lär *adj*: in den Blutkörperchen liegend oder ablaufend; ⒠ *endocorpuscular*

en|do|kra|ni|al *adj*: 1. im Schädel/Crani-

um (liegend) 2. Endokranium betreffend; ⒠ 1.–2. *endocranial*

En|do|kra|ni|tis *f*: Entzündung des Endokraniums; ⒠ *endocranitis*

En|do|kra|ni|um *nt*: Periost* der Schädelinnenseite; ⒠ *endocranium*

en|do|krin *adj*: 1. mit innerer Sekretion 2. endokrines System/Endokrinum betreffend; ⒠ 1.–2. *endocrine*

En|do|kri|no|pa|thie *f*: Erkrankung endokriner Drüsen mit Störungen des Hormonhaushaltes; ⒠ *endocrinopathy*

en|do|kri|no|trop *adj*: mit besonderer Affinität zu endokrinen Drüsen; ⒠ *endocrinotropic*

en|do|la|ryn|ge|al *adj*: innerhalb des Kehlkopfes/Larnyx (liegend); ⒠ *endolaryngeal*

en|do|lu|mi|nal *adj*: im Lumen (liegend); ⒠ *endoluminal*

En|do|lym|phe *f*: lymphartige Flüssigkeit im häutigen Labyrinth des Innenohrs; ⒠ *endolymph*

en|do|me|tri|al *adj*: Gebärmutterschleimhaut/Endometrium betreffend, vom Endometrium ausgehend; ⒠ *endometrial*

en|do|me|tri|o|id *adj*: endometriumähnlich; ⒠ *endometrioid*

En|do|me|tri|o|se *f*: →*Endometriosis*

En|do|me|tri|o|sis *f*: Vorkommen von Gebärmutterschleimhaut außerhalb der Schleimhautschicht der Gebärmutterhöhle; ⒠ *endometriosis*

En|do|me|tri|tis *f*: Entzündung der Gebärmutterschleimhaut; ⒠ *endometritis*

En|do|me|tri|um *nt*: Gebärmutterschleimhaut, Uterusschleimhaut; ⒠ *endometrium*

En|do|me|tri|um|ent|zün|dung *f*: →*Endometritis*

En|do|me|tri|um|kar|zi|nom *nt*: vom Endometrium ausgehender, vorwiegend Frauen in der Menopause betreffender Krebs, der in den letzten Jahren an Bedeutung gewonnen hat; ⒠ *endometrial carcinoma*

En|do|me|tri|um|sar|kom *nt*: von der Gebärmutterschleimhaut ausgehendes Sarkom*; ⒠ *endometrial sarcoma*

En|do|mi|to|se *f*: Chromosomenvermehrung ohne Zellvermehrung; führt zu Riesenkernen und Endopolyploidie*; ⒠ *endomitosis*

En|do|mor|phi|ne *pl*: vom Körper gebildete Peptide, die an Opiatrezeptoren angreifen und als endogene Schmerzmittel wirken; ⒠ *endorphins*

En|do|my|ko|se *f*: Pilzerkrankung mit

hauptsächlichem Befall innerer Organe; ⒺⒸ *deep mycosis*

En|do|my|o|kard|fi|bro|se *f*: ätiologisch ungeklärte, massive Verdickung des Endokards insbesondere des linken Ventrikels; häufig Mitbeteiligung von Mitral- und Aortenklappe; ⒸⒺ *endomyocardial fibrosis*

en|do|my|o|kar|di|al *adj*: Endokard und Herzmuskulatur/Myokard betreffend; ⒸⒺ *endomyocardial*

En|do|my|o|kar|di|tis *f*: Entzündung von Endokard* und Myokard*; ⒸⒺ *endomyocarditis*

En|do|my|o|kar|do|se *f*: → *Endomyokardfibrose*

En|do|my|o|me|tri|tis *f*: auf die Gebärmuttermuskulatur übergreifende Entzündung der Gebärmutterschleimhaut; ⒸⒺ *endomyometritis*

En|do|my|o|pe|ri|kar|di|tis *f*: Entzündung aller Herzwandschichten (Endokard*, Myokard*, Perikard*); ⒸⒺ *endoperimyocarditis*

En|do|my|si|um *nt*: Hüllgewebe der Muskelfaser; ⒸⒺ *endomysium*

en|do|na|sal *adj*: in der Nasenhöhle (liegend); ⒸⒺ *endonasal*

en|do|neu|ral *adj*: in einem Nerv (liegend), in einen Nerv hinein; ⒸⒺ *endoneural*

En|do|neu|ri|tis *f*: Entzündung des Endoneuriums*; ⒸⒺ *endoneuritis*

En|do|neu|ri|um *nt*: bindegewebige Hülle der Nervenfasern; ⒸⒺ *endoneurium*

En|do|neu|ri|um|ent|zün|dung *f*: → *Endoneuritis*

en|do|nu|kle|är *adj*: im Zellkern/Nukleus (liegend); ⒸⒺ *endonuclear*

en|do|nu|kle|är *adj*: im Zellkern/Nukleus; ⒸⒺ *endonuclear*

En|do|nu|kle|a|se *f*: Enzym, das DNA [**En-dodesoxyribonuklease**] oder RNA [**En-doribonuklease**] im Molekül spaltet; ⒸⒺ *endonuclease*

En|do|ö|so|pha|gi|tis *f*: Entzündung der Ösophagusschleimhaut; ⒸⒺ *endoesophagitis*

En|do|pa|ra|sit *m*: s.u. *Parasit*; ⒸⒺ *endoparasite*

en|do|pel|vin *adj*: im Becken/in der Pelvis (liegend); ⒸⒺ *endopelvic*

En|do|pep|ti|da|se *f*: Enzym, das im Molekül liegende Peptidbindungen spaltet; ⒸⒺ *endopeptidase*

en|do|pe|ri|kar|di|al *adj*: **1.** Endokard und Perikard betreffend **2.** in der Perikardhöhle (liegend); ⒸⒺ **1.–2.** *endopericardial*

En|do|pe|ri|kar|di|tis *f*: Entzündung von Endokard* und Perikard*; ⒸⒺ *endopericarditis*

En|do|pe|ri|my|o|kar|di|tis *f*: → *Endomyoperikarditis*

En|do|pe|ri|neu|ri|tis *f*: Entzündung von Endoneurium* und Perineurium*; ⒸⒺ *endoperineuritis*

en|do|pe|ri|to|ne|al *adj*: innerhalb des Bauchfells/Peritoneums (liegend); ⒸⒺ *endoperitoneal*

En|do|phle|bi|tis *f*: Entzündung der Veneninnenwand; ⒸⒺ *endophlebitis*

Endophlebitis portalis: Pfortaderentzündung; ⒸⒺ *pylephlebitis*

En|do|pho|rie *f*: latentes Einwärtsschielen; ⒸⒺ *esophoria*

End|oph|thal|mi|tis *f*: Entzündung der Augeninnenräume; ⒸⒺ *endophthalmitis*

en|do|phy|tisch *adj*: nach innen wachsend; ⒸⒺ *endophytic*

en|do|pol|y|plo|id *adj*: Endopolyploidie betreffend, von ihr betroffen; ⒸⒺ *endopolyploid*

En|do|pro|te|a|se *f*: Enzym, das im Molekül liegende Peptidbindungen spaltet; ⒸⒺ *endopeptidase*

En|do|pro|the|se *f*: Prothese* zur Einpflanzung im Körper, z.B. Hüftgelenksprothese; ⒸⒺ *endoprosthesis*

En|do|ri|bo|nu|kle|a|se *f*: s.u. *Endonuklease*; ⒸⒺ *endoribonuclease*

En|dor|phi|ne *pl*: vom Körper gebildete Peptide, die an Opiatrezeptoren angreifen und als endogene Schmerzmittel wirken; ⒸⒺ *endorphins*

En|do|sal|pin|gi|tis *f*: Entzündung der Eileiterschleimhaut; ⒸⒺ *endosalpingitis*

En|do|sal|pinx *f*: Eileiterschleimhaut; ⒸⒺ *endosalpinx*

en|do|se|kre|to|risch *adj*: innere/endokrine Sekretion betreffend; ⒸⒺ *endosecretory*

En|do|sep|sis *f*: Sepsis* durch im Körper lebende Erreger [z.B. Darmbakterien]; ⒸⒺ *endosepsis*

En|do|skop *nt*: mit Lichtquelle und optischem System ausgestattetes, starres oder flexibles Rohr zur Endoskopie*; ⒸⒺ *endoscope*

En|do|sko|pie *f*: direkte Betrachtung von Hohlorganen, Körperhöhlen oder Gelenken mit einem Endoskop*; ⒸⒺ *endoscopy*

En|do|so|no|gra|fie, -gra|phie *f*: Kombination von Endoskopie* und Sonografie*; ⒸⒺ *endosonography*

End|ost *nt*: innere Knochenhaut; ⒸⒺ *endosteum*

endlosital adj: **1.** innere Knochenhaut/Endost betreffend **2.** im Knochen liegend oder auftretend; ⒠ **1.–2.** endosteal

Endlosltolse nt: nach innen gerichtete, überschießende Knochenbildung; ⒠ enostosis

Enldolthel nt: einschichtige Auskleidung von Gefäßen und Hohlorganen; ⒠ endothelium

Enldolthellline pl: v.a. vom Endothel* gebildete vasoaktive Polypeptide; ⒠ endothelins

enldolthellilolid adj: endothelähnlich; ⒠ endothelioid

enldolthellilollyltisch adj: endothelzerstörend, endothelauflösend; ⒠ endotheliolytic

Enldolthellilom nt: vom Endothel ausgehender Tumor; ⒠ endothelioma

Enldolthellilolse f: Erkrankung des retikuloendothelialen Systems; ⒠ endotheliosis

enldolthelliloltrop adj: mit besonderer Affinität zum Endothel; ⒠ endotheliotropic

Enldolthellitis f: Endothelentzündung; ⒠ endotheliitis

Enldolthellilum nt: → Endothel

Endothelium corneae: inneres Korneaepithel, Epithel der Hornhauthinterfläche; ⒠ corneal endothelium

enldolthollralkal adj: im Brustkorb/Thorax (liegend); ⒠ endothoracic

Enldoltolxlälmie f: Vorkommen von Endotoxinen im Blut; ⒠ endotoxemia

Enldoltolxilkolse f: durch Endotoxine* hervorgerufene Erkrankung; ⒠ endotoxicosis

Enldoltolxin nt: **1.** in der Zelle enthaltenes Toxin*, das erst bei Zellzerstörung frei wird **2.** im Körper entstandenes Toxin; ⒠ **1.–2.** endotoxin

Enldoltolxinlschock nt: durch massives Auftreten von Endotoxinen verursachter septischer Schock*; ⒠ endotoxic shock

enldoltralchelal adj: in der Luftröhre/Trachea (liegend), in die Luftröhre hinein; ⒠ endotracheal

Enldoltralchelallanlläslthelsie f: → Endotrachealnarkose

Enldoltralchelallnarlkolse f: Vollnarkose* mit endotrachealer Intubation; ⒠ endotracheal anesthesia

Enldoltralchelalltulbus m: Tubus zur Einführung in die Luftröhre; ⒠ endotracheal tube

Enldoltralchelitis f: Entzündung der Luftröhrenschleimhaut; ⒠ endotracheitis

enldollulrelthral adj: in der Harnröhre/Urethra (liegend); ⒠ endourethral

enldollultelrin adj: in der Gebärmutter/im Uterus liegend oder ablaufend, in die Gebärmutter hinein; ⒠ endouterine

enldolzerlvilkal adj: **1.** Zervikalkanal/Endozervix betreffend **2.** im Zervikalkanal (liegend); ⒠ **1.–2.** endocervical

Enldolzerlvix f: **1.** Halskanal der Zervix, Zervikalkanal **2.** Schleimhaut des Zervikalkanals; ⒠ **1.–2.** endocervix

Enldolzerlvilzilitis f: Entzündung der Schleimhaut der Cervix* uteri; ⒠ endocervicitis

Enldolzysltiltis f: Entzündung der Blasenschleimhaut; ⒠ endocystitis

Enldolzyltolse f: Stoffaufnahme in die Zelle durch aktiven Transport in Membranvesikeln; ⒠ endocytosis

Endlplatlte, motorische f: Endorgan für die Übertragung der Erregung der motorischen Nervenfasern auf die Muskelfasern; ⒠ motor end-plate

Endlproldukthemlmung f: Hemmung einer biochemischen Reaktion(skette) durch das Endprodukt; ⒠ end-product inhibition

Endlstromlbahn f: Gesamtheit der Arteriolen, Kapillaren und postkapillaren Venen, die die Mikrozirkulation der Gewebe bewirken; ⒠ terminal vascular bed

endlsysltollisch adj: am Ende der Systole (auftretend); ⒠ end-systolic

Endlwirt m: Wirt, der die geschlechtsreife Form eines Parasiten beherbergt; ⒠ definitive host

Elnerlgieläqulvallent nt: Energiemenge, die bei der Oxidation einer definierten Menge einer Substanz freigesetzt wird; ⒠ energy equivalent

Elnerlgieldolsis f: von Strahlung übertragener Energiebetrag pro Masseneinheit des bestrahlten Stoffs oder Körpers; ⒠ absorbed dose

Elnerlgielquoltilent m: Quotient von Energiezufuhr und Körpergewicht; ⒠ energy ratio

Elnerlgielstofflwechlsel m: Gesamtheit aller energieliefernden und -verbrauchenden Reaktionen des Körpers; ⒠ energy metabolism

Elnerlgielumlsatz m: Energieproduktion pro Zeiteinheit; ⒠ energy turnover

Elnerlgielwert m: der bei der Oxidation von 1 Gramm eines Nahrungsmittels im Körper freigesetzte Energiebetrag; ⒠ caloric value

Elner|val|ti|on f: → Denervation

Elner|vie|rung f: → Denervation

En-face-Nische f: Abbildung eines Magen- oder Darmgeschwürs als runder Fleck in der Kontrastmittelaufnahme; ⒺⒺ en face niche

En|gramm nt: im Gehirn hinterlassene Gedächtnisspur, die die Wiedererinnerung ermöglicht; ⒺⒺ engram

Eng|win|kel|glau|kom, akutes m: anfallsartige starke Erhöhung des Augeninnendrucks durch Verlegung des Kammerwinkels; ⒺⒺ narrow-angle glaucoma

En|hance|ment nt: Steigerung, Erhöhung, Vergrößerung, Verstärkung; ⒺⒺ enhancement

En|kel|ge|ne|ra|ti|on f: durch Kreuzung der Tochtergeneration erhaltene zweite Filialgeneration; ⒺⒺ second filial generation

En|ke|pha|li|ne pl: Polypeptide, die wie die Endorphine* an Opiatrezeptoren wirken; ⒺⒺ enkephalins

En|ko|pre|sis nt: Einkoten; ⒺⒺ encopresis

En|oph|thal|mie f: → Enophthalmus

En|oph|thal|mus m: Zurücksinken des Augapfels; ⒺⒺ enophthalmos

En|os|to|se f: im Innern eines Knochens liegende Hyperostose*; **solitäre Enostosen** werden als **Knocheninseln** bezeichnet; ⒺⒺ enostosis

Ent|a|moe|ba f: Amöbengattung, die kommensal oder parasitisch lebt; ⒺⒺ Entamoeba

Entamoeba histolytica: Erreger der Amöbenruhr*; ⒺⒺ Entamoeba histolytica

Ent|dif|fe|ren|zie|rung f: Umwandlung normaler Zellen in atypische Zellen; ⒺⒺ dedifferentiation

En|ten|form f: typische Form des Herzens im Röntgenbild bei Erweiterung des linken Ventrikels; ⒺⒺ boat shaped heart

En|ten|gang m: typischer Gang bei Lähmung des großen Gesäßmuskels; ⒺⒺ waddling gait

Enter-, enter- präf.: → Entero-

en|te|ral adj: Darm betreffend, im Darm (liegend), durch den Darm; ⒺⒺ enteral

En|ter|al|gie f: Darmschmerz(en); ⒺⒺ enteralgia

En|te|rek|to|mie f: Darment(teil)fernung; ⒺⒺ enterectomy

en|te|risch adj: Dünndarm betreffend; ⒺⒺ enteric

En|te|ri|tis f: Entzündung der Darmwand; meist gleichgesetzt mit Dünndarmentzündung; ⒺⒺ enteritis

pseudomembranöse Enteritis: schwerste Form der Antibiotika-assoziierten Kolitis* mit Nekrose* und Bildung von Pseudomembranen*; ⒺⒺ pseudomembranous enteritis

Enteritis regionalis Crohn: multifaktoriell bedingte (u.A. immunologisch, genetisch), alle Wandschichten betreffende granulomatöse Entzündung, die meist die unteren Ileumabschnitte (evtl. auch höhere Darmbezirke und das Kolon) befällt; ⒺⒺ Crohn's disease

Entero-, entero- präf.: Wortelement mit der Bedeutung „Darm/Eingeweide"

En|te|ro|a|nas|to|mo|se f: operative Verbindung von Darmabschnitten; ⒺⒺ enteroanastomosis

En|te|ro|bac|ter m: gramnegative, peritrich begeißelte Bakterien; selten Erreger von Harnwegsinfekten oder Meningitis*; ⒺⒺ Enterobacter

En|te|ro|bac|te|ri|a|ceae pl: gramnegative, fakultativ anaerobe Familie von Darmbakterien, zu der u.A. Salmonella*, Shigella* und Enterobacter* gehören; ⒺⒺ Enterobacteriaceae

En|te|ro|bak|te|ri|en pl: Bezeichnung für alle physiologisch im Darm vorkommende Bakterien; ⒺⒺ enteric bacteria

En|te|ro|bi|a|sis f: Befall und Erkrankung durch Enterobius* vermicularis; klinische Symptome sind Stuhldrang, Afterjucken, nervöse Störungen; ⒺⒺ enterobiasis

en|te|ro|bi|li|är adj: Dünndarm/Enteron und Gallenwege betreffend; ⒺⒺ enterobiliary

En|te|ro|bi|lo|se f: → Enterobiasis

En|te|ro|bi|us|in|fek|ti|on f: → Enterobiasis

En|te|ro|bi|us ver|mi|cu|la|ris m: im unteren Dünndarm und Dickdarm vorkommender parasitischer Wurm; ⒺⒺ Enterobius vermicularis

En|te|ro|cho|le|zys|to|to|mie f: Eröffnung von Darm und Gallenblase; ⒺⒺ enterocholecystotomy

En|te|ro|coc|cus m: Gattung kokkenförmiger Darmbakterien, die u.A. Harnwegserkrankungen und Perikarditis* verursachen können; ⒺⒺ enterococcus

En|te|ro|co|li|tis f: → Enterokolitis

en|te|ro|en|te|risch adj: zwei Darmabschnitte miteinander verbindend; ⒺⒺ enteroenteric

En|te|ro|en|te|ro|sto|mie f: operative Verbindung von Darmabschnitten; ⒺⒺ enteroenterostomy

En|te|ro|e|pi|plo|ze|le f: Hernie* mit Darmnetz im Bruchsack; ⒺⒺ enteroepiplo-

cele

en|te|ro|gas|tral *adj*: Darm und Magen/ Gaster betreffend; ⓔ *enterogastric*

En|te|ro|gas|tron *nt*: im Magen-Darm-Trakt gebildetes Gewebehormon, das die Magensaftbildung hemmt; ⓔ *enterogastrone*

en|te|ro|gen *adj*: im (Dünn-)Darm entstehend oder entstanden; ⓔ *enterogenous*

En|te|ro|glu|ca|gon *f*: im Magen-Darm-Trakt Magen-Darm-Traktes gebildetes Gewebehormon, das ähnlich wie Glucagon* wirkt; ⓔ *enteroglucagon*

En|te|ro|gra|fie, -gra|phie *f*: Aufzeichnung der Darmbewegungen; ⓔ *enterography*

en|te|ro|he|pa|tisch *adj*: Darm/Intestinum und Leber/Hepar betreffend; ⓔ *enterohepatic*

En|te|ro|he|pa|ti|tis *f*: Entzündung von Leber und Darm; ⓔ *enterohepatitis*

En|te|ro|hor|mo|ne *pl*: in der Darmschleimhaut gebildete Gewebshormone; ⓔ *gastrointestinal hormones*

En|te|ro|ki|ne|se *f*: → *Peristaltik*

En|te|ro|klys|ma *nt*: Dünndarmeinlauf, hoher Einlauf; ⓔ *enteroclysis*

En|te|ro|kok|kus *m, pl* -ken: → *Enterococcus*

En|te|ro|kol|ek|to|mie *f*: Teilentfernung von Dünndarm und Kolon; ⓔ *enterocolectomy*

en|te|ro|kol|lisch *adj*: Dünndarm und Kolon bzw. Dickdarm betreffend; ⓔ *enterocolic*

En|te|ro|kol|li|tis *f*: Schleimhautentzündung von Dünn- und Dickdarm; ⓔ *enterocolitis*

pseudomembranöse Enterokolitis: schwere Form der Antibiotika-assoziierten Kolitis mit Nekrose* und Bildung von Pseudomembranen*; ⓔ *pseudomembranous enterocolitis*

En|te|ro|ko|lo|sto|mie *f*: operative Verbindung von Dünndarm und Dickdarm; ⓔ *enterocolostomy*

en|te|ro|ku|tan *adj*: Darm und Haut betreffend oder verbindend; ⓔ *enterocutaneous*

En|te|ro|kys|tom *nt*: → *Enterozyste*

En|te|ro|lith *m*: durch Verkrustung von Kotsteinen* entstandes Konkrement im Darm; ⓔ *enterolith*

En|te|ro|ly|se *f*: Lösung von Darmverwachsungen; ⓔ *enterolysis*

En|te|ro|me|gal|lie *f*: Darmvergrößerung; ⓔ *enteromegaly*

En|te|ron *nt*: Darm; v.a. Dünndarm; ⓔ *enteron*

En|te|ro|pa|raly|ly|se *f*: → *Enteroparese*

En|te|ro|pa|re|se *f*: völliger Verlust des Darmtonus und der Peristaltik; führt zur Entwicklung eines paralytischen Ileus*; ⓔ *enteroparesis*

En|te|ro|pa|thie *f*: Darmerkrankung; ⓔ *enteropathy*

eiweißverlierende/exsudative Enteropathie: ätiologisch ungeklärte Erkrankung mit Eiweißausscheidung in den Magen-Darm-Trakt; ⓔ *exudative enteropathy*

En|te|ro|pe|xie *f*: operative Darmanheftung; ⓔ *enteropexy*

En|te|ro|plas|tik *f*: Darmplastik; ⓔ *enteroplasty*

En|te|ro|pto|se *f*: Senkung der Baucheingeweide; klinisch auffällig sind eine chronische Obstipation* und Rücken- oder Kreuzschmerzen beim Stehen; ⓔ *enteroptosis*

en|te|ro|re|nal *adj*: Darm und Niere(n)/ Ren(es) betreffend oder verbindend; ⓔ *enterorenal*

En|te|ror|rha|gie *f*: Blutung in das Darmlumen; ⓔ *enterorrhagia*

En|te|ror|rha|phie *f*: Darmnaht; ⓔ *enterorrhaphy*

En|te|ror|rhe|xis *f*: Darmriss; ⓔ *enterorrhexis*

En|te|ro|sep|sis *f*: den Darmkanal betreffende oder aus dem Darmkanal entstehende Sepsis*; ⓔ *enterosepsis*

En|te|ro|sko|pie *f*: endoskopische Untersuchung des Darms; Darmspiegelung; ⓔ *enteroscopy*

En|te|ro|spas|mus *m*: Krampf der Darmmuskulatur; ⓔ *enterospasm*

En|te|ro|ste|no|se *f*: Einengung der Darmlichtung mit Behinderung der Darmpassage und evtl. Entwicklung eines Darmverschlusses [Ileus*]; ⓔ *enterostenosis*

En|te|ro|sto|mie *f*: **1.** operative Darmausleitung, Anlegen einer äußeren Darmfistel **2.** operative Verbindung von zwei Darmabschnitten; ⓔ **2.** *enterostomy* **2.** *enteroanastomosis*

En|te|ro|to|mie *f*: Darmschnitt, Darmeröffnung; ⓔ *enterotomy*

En|te|ro|tox|lä|mie *f*: → *Enterotoxinämie*

en|te|ro|to|xi|gen *adj*: enterotoxinbildend; ⓔ *enterotoxigenic*

En|te|ro|to|xin|lä|mie *f*: Vorkommen von Enterotoxinen im Blut; ⓔ *enterotoxemia*

En|te|ro|to|xi|ne *pl*: auf den Darm einwirkende Bakteriengifte; ⓔ *enterotoxins*

en|te|ro|trop adj: mit besonderer Affinität zum Darm; ⒠ enterotropic

en|te|ro|val|gi|nal adj: Darm und Scheide/Vagina betreffend oder verbindend; ⒠ enterovaginal

en|te|ro|ve|si|kal adj: Darm und Harnblase/Vesica urinaria betreffend oder verbindend; ⒠ enterovesical

en|te|ro|vi|ral adj: Enteroviren betreffend, durch Enteroviren verursacht; ⒠ enteroviral

En|te|ro|vi|rus nt: Gattung säurestabiler RNA-Viren, die v.a. Infektionen des Darms verursachen, aber auch Bronchitis*, Lungenentzündung und Meningoenzephalitis* hervorrufen können; ⒠ enterovirus

En|te|ro|ze|le f: Hernie* mit Darmteilen im Bruchsack; ⒠ enterocele

En|te|ro|zen|te|se f: Darmpunktion; ⒠ enterocentesis

en|te|ro|zep|tiv adj: innere/körpereigene Reize aufnehmend; ⒠ interoceptive

En|te|ro|zys|te f: angeborene Zyste als Rest des Dottergangs; ⒠ enterocyst

En|te|ro|zys|tom nt: → Enterozyste

Ent|frem|dungs|psy|cho|se f: zu den zykloiden Psychosen* gehörende Erkrankung mit (zahlreichen) Entfremdungserlebnissen; ⒠ mental alienation

Ent|hir|nung f: Ausfall des Großhirns durch Trauma oder Tumor; führt zu **Enthirnungsstarre**; ⒠ decerebration

Ent|kei|mung f: Abtötung oder Inaktivierung aller Keime; ⒠ disinfection; sterilization

Ent|las|tungs|hy|per|ä|mie f: reaktive Hyperämie* nach Wegfall einer örtlichen Zirkulationsbehinderung; ⒠ decompression hyperemia

Ent|las|tungs|syn|drom nt: Kreislaufstörungen bei plötzlicher körperlicher Entlastung; ⒠ post-stress disorder

Ent|mar|kung f: Myelinverlust der Nervenscheide; ⒠ demyelination

Ent|mar|kungs|krank|hei|ten pl: Erkrankungen des ZNS mit Zerstörung von Markscheiden; ⒠ demyelinating diseases

Ento-, ento- präf.: Wortelement mit der Bedeutung „innen/innerhalb"

En|to|blast m: → Entoderm

En|to|derm nt: inneres Keimblatt, von dem sich u.A. die Epithelien des Verdauungs- und Respirationstraktes ableiten; ⒠ entoderm

ent|op|tisch adj: im Augeninnern (entstanden oder liegend); ⒠ entoptic

Ent|op|to|sko|pie f: Untersuchung der brechenden Medien des Auges; ⒠ entoptoscopy

ent|o|tisch adj: im Ohr (entstanden oder liegend); ⒠ entotic

En|tro|pi|on nt, pl -pia, -pien: → Entropium

En|tro|pi|um nt: Einwärtsstülpung des freien Lidrandes; ⒠ entropion

Ent|schä|di|gungs|neu|ro|se f: Begehrensneurose* mit hartnäckigem Streben nach einer Rente als Entschädigung für eine Krankheit oder eine Verletzung nach einem Unfall; ⒠ compensation neurosis

Ent|seu|chung f: Abtötung oder Inaktivierung aller Keime; ⒠ disinfection

Ent|weib|li|chung f: Verlust der weiblichen Merkmale und Entwicklung körperlicher und seelischer Merkmale des männlichen Geschlechts; ⒠ defeminization

Ent|we|sung f: Abtötung oder Inaktivierung von Parasiten; ⒠ disinfestation

Ent|wur|ze|lungs|de|pres|si|on f: reaktive Depression bei einschneidenden Veränderungen, wie z.B. Deportation; ⒠ uprooting depression

Ent|zie|hung f: kontrollierter Entzug von Suchtmitteln mit dem Ziel der Entwöhnung; ⒠ withdrawal

Ent|zie|hungs|er|schei|nun|gen pl: → Entziehungssyndrom

Ent|zie|hungs|syn|drom nt: die beim Entzug eines Suchtmittels auftretende körperliche Symptomatik; ⒠ withdrawal syndrome

Ent|zü|gel|lungs|hoch|druck m: Bluthochdruck und Tachykardie* bei Ausfall der nervalen Regulationsmechanismen; ⒠ neurogenic hypertension

Ent|zugs|blu|tung f: nach Absetzen von Hormonen [Östrogene] einsetzende Blutung aus der Gebärmutterschleimhaut; ⒠ hormone-withdrawal bleeding

Ent|zugs|de|lir nt: → Entzugssyndrom

Ent|zugs|er|schei|nun|gen pl: → Entzugssyndrom

Ent|zugs|syn|drom nt: durch Entzug eines Suchtmittels hervorgerufene delirante Entzugssymptomatik; ⒠ withdrawal syndrome

Ent|zün|dung f: durch die klassischen Entzündungszeichen Rötung [Rubor], Schwellung [Tumor], Wärme [Calor] und Schmerz [Dolor] charakterisierte Reaktion des Körpers auf schädigende Reize; ⒠ inflammation

Ent|zün|dungs|hem|mer m: Antiphlogistikum*; ⒠ anti-inflammatory

Elnulklelaltilon *f*: operative Ausschälung einer Struktur, z.B. des Auges; Ⓔ *enucleation*

Enlulrelsis *f*: unwillkürlicher Harnabgang; Ⓔ *enuresis*

Enuresis nocturna: durch verschiedene Ursachen auslösbarer unwillkürlicher Harnabgang im Schlaf; Ⓔ *nocturnal enuresis*

Enlvellope *nt*: äußere Hülle des Virions; Ⓔ *envelope*

Enzephal-, enzephal- *präf.*: → *Enzephalo-*

Enlzelphallitis *f*: Gehirnentzündung; Ⓔ *encephalitis*

Enzephalo-, enzephalo- *präf.*: Wortelement mit der Bedeutung „Hirn/Gehirn/Enzephalon"

Enlzelphallolarltelriloglralfie, -gralphie *f*: Röntgenkontrastdarstellung der Hirngefäße; Ⓔ *encephalo-arteriography*

Enlzelphallolenltelriltis *f*: schwere, durch toxische Symptome gekennzeichnete Form der Dyspepsie*; Ⓔ *infantile gastroenteritis*

Enlzelphallolgralfie, -gralphie *f*: Oberbegriff für die verschiedenen Verfahren zur Darstellung der Hirnstruktur und -funktion; Ⓔ *encephalography*

enlzelphallolid *adj*: gehirnähnlich, gehirnsubstanzähnelnd; Ⓔ *encephaloid*

Enlzelphallolmallalzie *f*: Hirnerweichung; Ⓔ *encephalomalacia*

Enlzelphallolmelgallie *f*: Gehirnvergrößerung; Ⓔ *megalencephaly*

Enlzelphallolmelninlgiltis *f*: Entzündung von Gehirn und Hirnhäuten; Ⓔ *encephalomeningitis*

Enlzelphallolmelninlgolpalthie *f*: Erkrankung von Gehirn und Hirnhäuten; Ⓔ *encephalomeningopathy*

Enlzelphallolmelninlgolzelle *f*: Vorfall von Hirnhaut und Hirnsubstanz durch eine Lücke im Schädel; Ⓔ *encephalomeningocele*

Enlzelphallolmylelliltis *f*: Entzündung von Gehirn und Rückenmark; Ⓔ *encephalomyelitis*

Enlzelphallolmylellolraldilkulliltis *f*: Entzündung von Gehirn, Rückenmark und Spinalnervenwurzeln; Ⓔ *encephalomyeloradiculitis*

Enlzelphallolmylellolzelle *f*: Vorfall von Hirnhaut, Hirnsubstanz und Rückenmark durch eine Fehlbildung von Schädel und Halswirbelsäule; Ⓔ *encephalomyelocele*

Enlzelphallolmylolkarldiltis *f*: durch das **EMC-Virus** hervorgerufene Entzündung von Gehirn und Herzmuskel; Ⓔ

encephalomyocarditis

Enlzelphallon *nt*: Gehirn; Ⓔ *encephalon*

Enlzelphallolpalthie *f*: nicht-entzündliche Gehirnerkrankung; Ⓔ *encephalopathy*

subakute spongiforme Enzephalopathie: durch Prionen* verursachte seltene Erkrankung des ZNS mit fortschreitender Degeneration und tödlichem Ausgang; in den letzten Jahren gab es eine neue Variante mit kürzerer Inkubationszeit, die durch Übertragung der **bovinen spongiformen Enzephalopathie** der Rinder auf den Menschen entstand; Ⓔ *subacute spongiform encephalopathy*

Enlzelphallolraldilkulliltis *f*: Entzündung von Gehirn und Spinalnervenwurzeln; Ⓔ *encephaloradiculitis*

Enlzelphallorlrhalgie *f*: Hirnblutung; Ⓔ *encephalorrhagia*

Enlzelphallolse *f*: Oberbegriff für alle nicht-entzündlichen Hirnschädigungen bzw. degenerativen Hirnerkrankungen; Ⓔ *encephalosis*

Enlzelphallolsklelrolse *f*: Oberbegriff für zu Verhärtung und evtl. Entmarkung des Gehirns führende Erkrankungen; Ⓔ *encephalosclerosis*

enlzelphallolspinal *adj*: Gehirn und Rückenmark/Medulla spinalis betreffend oder verbindend; Ⓔ *encephalospinal*

Enlzelphalloltolmie *f*: Hirnschnitt; Ⓔ *encephalotomy*

Enlzelphallolzelle *f*: angeborener oder erworbener Vorfall von Hirngewebe durch eine Lücke im Schädel; Ⓔ *encephalocele*

Enlzelphallolzysltolmelninlgolzelle *f*: Enzephalomeningozele* mit Beteiligung des Liquorräume; Ⓔ *encephalocystomeningocele*

Enlzelphallolzysltolzelle *f*: Enzephalozele* mit Beteiligung des Liquorräume; Ⓔ *encephalocystocele*

Enlzololnolse *f*: bei Tieren endemisch auftretende Erkrankung; Ⓔ *enzootic disease*

enlzylmaltisch *adj*: Enzym(e) betreffend, durch Enzyme bewirkt; Ⓔ *enzymic*

Enlzymldelfekt *m*: angeborene oder erworbene, verminderte oder fehlende Aktivität eines Enzyms; Ⓔ *enzymatic defect*

Enlzymldilalgnosltik *f*: Bestimmung der Enzymaktivität in Probenmaterial; Ⓔ *enzyme diagnostics*

Enlzylme *pl*: Proteine, die biochemische Reaktionen katalysieren, ohne das Gleichgewicht zu verschieben; Ⓔ *en-*

zymes

extrazelluläres Enzym: von der Zelle nach außen abgegebenes Enzym; Ⓔ *extracellular enzyme*

En|zym|ein|heit f: die Enzymmenge, die die Umwandlung von einem Millimol Substrat pro Minute katalysiert; Ⓔ *enzyme unit*

En|zym|hem|mung f: → Enzyminhibition

Enzym-Immunoassay m: → Enzymimmunoassay

En|zym|im|mu|no|as|say m: Immunoassay unter Verwendung von mit Enzymen markierten Antigenen; Ⓔ *enzyme immunoassay*

En|zym|in|hi|bi|ti|on f: reversible oder irreversible Hemmung der Wirkung eines Enzyms; Ⓔ *enzyme inhibition*

En|zym|man|gel|krank|heit f: → Enzymopathie

En|zym|mus|ter f: → Enzymprofil

En|zym|o|pa|thie f: angeborener, genetisch bedingter Mangel oder Fehlen eines spezifischen Enzyms; Ⓔ *enzymopathy*

En|zym|pro|fil nt: für Zellen oder Gewebe typische Zusammensetzung der Enzyme; Ⓔ *enzyme profile*

en|zys|tiert adj: verkapselt; Ⓔ *encysted*

E|o|si|no|pe|nie f: Verminderung der eosinophilen Leukozyten im peripheren Blut; Ⓔ *eosinopenia*

e|o|si|no|phil adj: **1.** mit Eosin färbend **2.** eosinophile Leukozyten oder Eosinophilie betreffend; Ⓔ **1.–2.** *eosinophilic*

E|o|si|no|phil|ä|mie f: Erhöhung der eosinophilen Leukozyten im peripheren Blut; Ⓔ *eosinophilia*

E|o|si|no|phi|len|leuk|ä|mie f: Form myeloischen Leukämie* mit Erhöhung der eosinophilen Leukozyten; Ⓔ *eosinophilocytic leukemia*

E|o|si|no|phi|lie f: **1.** Neigung zu eosinophilen Farbstoffen **2.** Erhöhung der eosinophilen Leukozyten im peripheren Blut; Ⓔ **1.–2.** *eosinophilia*

E|o|si|no|ta|xis f: Leukotaxis* eosinophiler Leukozyten; Ⓔ *eosinotaxis*

Ep-, ep- präf.: → Epi-

E|pars|al|gie f: Schmerzen bei Überbelastung; Ⓔ *eparsalgia*

ep|a|xi|al adj: hinter oder über einer Achse; Ⓔ *epaxial*

E|pen|dym nt: Epithel der Hirnventrikel und des Zentralkanals des Rückenmarks; Ⓔ *ependyma*

E|pen|dy|mi|tis f: Ependymentzündung; Ⓔ *ependymitis*

E|pen|dy|mo|e|pi|thel|i|om nt: → Ependy-

E|pen|dy|mom nt: vom Ependym* ausgehender Hirntumor; Ⓔ *ependymoma*

E|pen|dy|mo|pa|thie f: Ependymerkrankung; Ⓔ *ependymopathy*

E|pen|dy|mo|zy|tom nt: → Ependymom

E|pen|dym|zys|te f: vom Ependym der Hirnventrikel gebildete Zyste; Ⓔ *ependymal cyst*

Eph-, eph- präf.: → Epi-

e|phe|bisch adj: Jugend oder Pubertät(speriode) betreffend; Ⓔ *ephebic*

E|phe|bo|ge|ne|se f: körperliche Veränderung von Männern während der Pubertät; Ⓔ *ephebogenesis*

E|phe|li|den pl: Sommersprossen; Ⓔ *ephelides*

EPH-Gestose f: im letzten Schwangerschaftsdrittel auftretende Gestose* mit Ödemen (engl. edemas), Proteinurie und Hypertonie; Ⓔ *preeclampsia*

Epi-, epi- präf.: Wortelement mit der Bedeutung „auf/darüber/darauf"

E|pi|ble|pha|ron nt: angeborene Hautfalte am Lidrand, die ein Entropium* verursachen kann; Ⓔ *epiblepharon*

e|pi|bul|bär adj: auf dem Augapfel/Bulbus oculi (liegend); Ⓔ *epibulbar*

E|pi|can|thus m: → Epikanthus

E|pi|car|di|um nt: → Epikard

E|pi|con|dyl|i|tis f: Entzündung einer Epikondyle; Ⓔ *epicondylitis*

E|pi|con|dy|lus m: Gelenkhöcker; Ⓔ *epicondyle*

E|pi|de|mie f: räumlich und zeitlich begrenztes massenhaftes Auftreten einer Krankheit; Ⓔ *epidemic*

e|pi|der|mal adj: Oberhaut/Epidermis betreffend; Ⓔ *epidermal*

epidermal growth factor m: → Epidermiswachstumsfaktor

E|pi|der|mal|zys|te f: → Epidermoid

E|pi|der|mis f: s.u. Cutis; Ⓔ *epidermis*

E|pi|der|mis|ent|zün|dung f: → Epidermitis

E|pi|der|mis|läpp|chen nt: → Epidermislappen

E|pi|der|mis|lap|pen m: aus Epidermis bestehender Hautlappen zur freien Hauttransplantation; Ⓔ *epidermic graft*

E|pi|der|mis|plas|tik f: plastische Operation unter Verwendung von Epidermislappen; Ⓔ *epidermatoplasty*

E|pi|der|mis|wachs|tums|fak|tor m: Faktor, der zu einer Proliferation von epithelialen und epidermalen Zellen führt; Ⓔ *epidermal growth factor*

E|pi|der|mis|zys|te f: → Epidermoid

E|pi|der|mi|tis f: Entzündung der Oberhaut; Ⓔ *epidermitis*

Elpilderlmolid *nt*: meist multiple, prall-elastische, gelbe Tumoren durch versprengtes Epithelgewebe ohne Ausführungsgang; ⒺＥ *epidermoid*

Elpilderlmolidlzyslte *f*: → *Epidermoid*

Elpilderlmollylsis *f*: Ablösung der Oberhaut unter Blasenbildung; ⒺＥ *epidermolysis*

Epidermolysis toxica acuta: durch Bakterientoxine von Staphylococcus* aureus hervorgerufene flächenhafte Hautablösung; ⒺＥ *staphylococcal scalded skin syndrome*

Elpilderlmolmylkolse *f*: durch Dermatophyten* hervorgerufene Hautpilzerkrankung; oft gleichgesetzt mit Tinea*; ⒺＥ *epidermomycosis*

Elpilderlmolphyt *m*: auf der Haut lebender Parasit; ⒺＥ *epiphyte*

Elpilderlmolphyltie *f*: durch Dermatophyten* hervorgerufene Hautpilzerkrankung; oft gleichgesetzt mit Tinea*; ⒺＥ *epidermophytosis*

Elpilderlmolphylton floclcolsum *nt*: Erreger der Fußpilzerkrankung; ⒺＥ *epidermolysis bullosa*

Elpilderlmolzolollpholbie *f*: wahnhafte Vorstellung an einer parasitären Hautkrankheit zu leiden; häufig bei senilen und präsenilen Patienten und bei chronischem Alkoholismus*; ⒺＥ *dermatozoic delusion*

elpildildylmal *adj*: Epididymis/Nebenhoden betreffend; ⒺＥ *epididymal*

Elpildildylmlekltolmie *f*: Nebenhodenentfernung; ⒺＥ *epididymectomy*

Elpildildylmis *f*: Nebenhoden; Abschnitt der ableitenden Samenwege, in dem die Spermien ausreifen; ⒺＥ *epididymis*

Elpildildylmiltis *f*: Nebenhodenentzündung; ⒺＥ *epididymitis*

Elpildildylmoldelfelrenltiltis *f*: Entzündung von Nebenhoden und Samenstrang; ⒺＥ *epididymodeferentitis*

Elpildildylmolfulnilkulliltis *f*: → *Epididymodeferentitis*

Elpildildylmolorlchiltis *f*: Entzündung von Nebenhoden und Hoden; ⒺＥ *epididymo-orchitis*

Elpildildylmoltolmie *f*: Nebenhodeneröffnung; ⒺＥ *epididymotomy*

Elpildildylmolvaslekltolmie *f*: Nebenhodenentfernung mit (teilweiser) Samenstrangresektion; ⒺＥ *epididymovasectomy*

elpildulral *adj*: auf der Dura mater (liegend); ⒺＥ *epidural*

Elpildulrallablszess *m*: Abszess im Epiduralraum; meist kommt es zur Entwick-

lung einer Meningitis*; ⒺＥ *epidural abscess*

Elpildulrallanläslthelsie *f*: Anästhesie* durch Injektion von Anästhetikum in den Periduralraum; ⒺＥ *epidural anesthesia*

Elpildulrallblultung *f*: Blutung in den Epiduralraum*; ⒺＥ *epidural bleeding*

Elpildulralle *f*: → *Epiduralanästhesie*

Elpildulrallraum *m*: Raum zwischen dem äußeren und dem inneren Blatt der Dura* mater des Rückenmarks; ⒺＥ *epidural space*

Elpildulrallspalt *m*: → *Epiduralraum*

Elpildulrolgralfie, -gralphie *f*: Röntgenkontrastdarstellung des Epiduralraums; ⒺＥ *epidurography*

elpilfaslzilal *adj*: auf einer Faszie (liegend); ⒺＥ *epifascial*

Elpilgasltrallgie *f*: Oberbauchschmerz(en), Schmerzen im Epigastrium; ⒺＥ *epigastralgia*

elpilgasltrisch *adj*: Epigastrium betreffend, im Epigastrium; ⒺＥ *epigastric*

Elpilgasltrilum *nt*: Oberbauch, Oberbauchgegend; ⒺＥ *epigastrium*

elpilgelneltisch *adj*: durch die Gene und die Umwelt beeinflusst oder bedingt; ⒺＥ *epigenetic*

Elpilglotltekltolmie *f*: Kehldeckelentfernung, Epiglottisentfernung; ⒺＥ *epiglottectomy*

Elpilglotltildekltolmie *f*: → *Epiglottektomie*

Elpilglotltildiltis *f*: → *Epiglottitis*

Elpilglotltitis *f*: aus weichem Knorpel bestehende Platte, die beim Schlucken den Kehlkopfeingang verschließt; ⒺＥ *epiglottis*

Elpilglotltislentlzünldung *f*: → *Epiglottitis*

Elpilglotltiltis *f*: Entzündung des Kehldeckels; ⒺＥ *epiglottitis*

elpilhylal *adj*: auf oder über dem Zungenbein/Os hyoideum (liegend); ⒺＥ *epihyal*

Elpilkanlthus *m*: sichelförmige Hautfalte am inneren Rand des Oberlids; ⒺＥ *epicanthus*

Elpilkard *nt*: viszerales Perikard; ⒺＥ *epicardium*

Elpilkarldekltolmie *f*: Epikardresektion; ⒺＥ *epicardiectomy*

elpilkarldilal *adj*: Epikard betreffend; ⒺＥ *epicardial*

Elpilkonldyllallgie *f*: Epikondylenschmerz; ⒺＥ *epicondylalgia*

Elpilkonldylle *f*: Gelenkhöcker; ⒺＥ *epicondyle*

elpilkolralkolid *adj*: auf oder über dem Processus coracoideus (liegend); ⒺＥ epicoracoid

E|pi|kor|ne|al|skle|ri|tis f: oberflächliche Entzündung von Hornhaut/Kornea und Lederhaut/Sklera; ⓔ *epicorneascleritis*

e|pi|kos|tal adj: auf oder über einer Rippe/Costa (liegend); ⓔ *epicostal*

e|pi|kra|ni|al adj: **1.** auf dem Schädel/Kranium (liegend) **2.** Epikranium betreffend; ⓔ **1.–2.** *epicranial*

E|pi|kri|se f: zusammenfassender, kritischer Abschlussbericht des Arztes; ⓔ *epicrisis*

e|pi|la|mel|lär adj: auf oder über der Basalmembran (liegend); ⓔ *epilamellar*

E|pi|la|ti|on f: Enthaarung, Haarentfernung; ⓔ *epilation*

E|pi|lep|sie f: Oberbegriff für Erkrankungen, die durch wiederholtes Auftreten von vom Großhirn ausgehenden Anfällen gekennzeichnet sind; ⓔ *epilepsy*

fokale Epilepsie: von einem Rindenbezirk ausgehende Epilepsie mit Beschränkung auf eine Muskelgruppe; ⓔ *focal epilepsy*

generalisierte Epilepsie: Epilepsie mit von beiden Gehirnhälften ausgehenden Anfällen, die beide Körperseiten betreffen; ⓔ *generalized epilepsy*

psychomotorische Epilepsie: Epilepsie mit psychischen Störungen und motorischen Bewegungsautomatismen; ⓔ *psychomotor epilepsy*

symptomatische Epilepsie: auf einer nachweisbaren Gehirnerkrankung oder -schädigung beruhende Epilepsie; ⓔ *symptomatic epilepsy*

e|pi|lep|ti|form adj: in der Art eines epileptischen Anfalls; ⓔ *epileptiform*

e|pi|lep|to|gen adj: einen epileptischen Anfall auslösend; ⓔ *epileptogenous*

e|pi|man|di|bu|lär adj: auf oder über dem Unterkiefer(knochen) (liegend); ⓔ *epimandibular*

E|pi|me|nor|rhal|gie f: zu häufige und zu starke Regelblutung; ⓔ *epimenorrhagia*

E|pi|me|nor|rhoe f: zu häufige Regelblutung; ⓔ *epimenorrhea*

E|pi|my|si|o|to|mie f: Durchtrennung der Muskelscheide; ⓔ *epimysiotomy*

E|pi|my|si|um nt: Muskelscheide; ⓔ *epimysium*

E|pi|ne|phrek|to|mie f: Nebennierenentfernung, Nebennierenresektion; ⓔ *adrenalectomy*

E|pi|ne|phrin nt: im Nebennierenmark und den Paraganglien der Grenzstrangkette gebildetes Hormon; ⓔ *epinephrine*

E|pi|ne|phri|tis f: Entzündung der Nierenkapsel und umliegender Strukturen; ⓔ *paranephritis*

E|pi|ne|phron nt: Nebenniere; ⓔ *suprarenal*

e|pi|neu|ral adj: auf einem Wirbelbogen/Arcus vertebralis (liegend); ⓔ *epineural*

E|pi|neu|ri|um nt: Bindegewebshülle der Nerven; ⓔ *epineurium*

e|pi|o|tisch adj: auf oder über dem Ohr (liegend); ⓔ *epiotic*

e|pi|pe|ri|kar|di|al adj: auf dem Herzbeutel/Perikard (liegend), um das Perikard herum; ⓔ *epipericardial*

e|pi|pha|ryn|ge|al adj: Nasenrachen/Epipharynx betreffend; ⓔ *Epipharyngeal*

E|pi|pha|ryn|gi|tis f: Entzündung des Nasenrachens/Epipharynx; ⓔ *epipharyngitis*

E|pi|pha|ryn|go|sko|pie f: Nasenhöhlenspiegelung vom Nasenrachen aus; ⓔ *posterior rhinoscopy*

E|pi|pha|rynx m: Nasenrachen; Raum zwischen Nasenhöhle und Rachen; ⓔ *epipharynx*

E|pi|pho|ra f: übermäßiger Tränenfluss; ⓔ *epiphora*

e|pi|phre|nal adj: auf oder über dem Zwerchfell (liegend); ⓔ *epiphrenal*

e|pi|phy|sär adj: Epiphyse betreffend, zur Epiphyse gehörend; ⓔ *epiphysial*

E|pi|phy|se f: **1.** → *Epiphysis* **2.** → *Epiphysis cerebri*

E|pi|phy|sen|dys|pla|sie f: Fehlentwicklung der Knochenepiphyse; ⓔ *epiphyseal dysplasia*

E|pi|phy|sen|ent|zün|dung f: → *Epiphysitis*

E|pi|phy|sen|fu|ge f: knorpelige Schicht zwischen Epiphyse* und Diaphyse* der langen Röhrenknochen; Wachstumsschicht der Knochen; ⓔ *epiphysial disk*

E|pi|phy|sen|li|nie f: → *Epiphysenfuge*

E|pi|phy|sen|ne|kro|se f: zu Nekrose von Knorpel und Knochen führende Erkrankung der Epiphyse; ⓔ *epiphyseal necrosis*

E|pi|phy|sen|schluss m: das Ende des Knochenlängenwachstums darstellende Verknöcherung der Epiphysenfuge; ⓔ *epiphysial closure*

E|pi|phy|se|o|de|se f: operative Fixierung der Epiphysenfuge bei Abrutschen der Epiphyse oder zur Wachstumshemmung; ⓔ *epiphyseodesis*

E|pi|phy|se|o|ly|se f: → *Epiphyseolysis*

E|pi|phy|se|o|ly|sis f: Lösung der Wachstumsfuge, Epiphysenlösung; ⒠ *epiphysiolysis*

E|pi|phy|se|o|ne|kro|se f: → *Epiphysennekrose*

E|pi|phy|si|o|ly|se f: → *Epiphyseolysis*

E|pi|phy|si|o|ly|sis f: → *Epiphyseolysis*

E|pi|phy|sis f: das Gelenkende eines Röhrenknochens; ist über die Epiphysenfuge mit dem Mittelstück verbunden; ⒠ *epiphysis*

Epiphysis cerebri: hormonproduzierende Drüse an der Hinterwand des III. Ventrikels; ⒠ *pineal body*

E|pi|phy|si|tis f: Entzündung der Knochenepiphyse oder der Epiphysenfuge; ⒠ *epiphysitis*

E|pi|phyt m: auf der Haut lebender Parasit; ⒠ *epiphyte*

e|pi|phy|tisch adj: Epiphyt(en) betreffend, durch Epiphyten hervorgerufen; ⒠ *epiphytic*

e|pi|pi|al adj: auf der Pia mater (liegend); ⒠ *epipial*

Epiplo-, epiplo- präf.: Wortelement mit der Bedeutung „Netz/Bauchnetz/Omentum"

E|pi|plo|ek|to|mie f: Bauchnetzentfernung, Omentumresektion; ⒠ *epiploectomy*

E|pi|plo|en|te|ro|ze|le f: Eingeweidebruch mit Bauchnetz und Darmteilen im Bruchsack; ⒠ *epiploenterocele*

e|pi|plo|isch adj: Bauchnetz/Epiploon betreffend; ⒠ *omental*

E|pi|plo|i|tis f: Entzündung des Bauchnetzes; ⒠ *epiploitis*

E|pi|plom|phal|o|ze|le f: Nabelbruch* mit Bauchnetz im Bruchsack; ⒠ *epiplomphalocele*

E|pi|plo|on nt: Bauchfellduplikatur, in der Blut-, Lymphgefäße und Nerven verlaufen; ⒠ *epiploon*

E|pi|plo|pe|xie f: operative Anheftung des Bauchnetzes; ⒠ *epiplopexy*

E|pi|plo|ze|le f: Eingeweidebruch mit Bauchnetz im Bruchsack; ⒠ *epiplocele*

Episio-, episio- präf.: Wortelement mit der Bedeutung „Scham/Schamgegend/Vulva"

E|pi|sio|pe|ri|ne|o|plas|tik f: Vulva-Damm-Plastik, z.B. nach Dammriss; ⒠ *episioperineoplasty*

E|pi|sio|pe|ri|ne|or|rha|phie f: Vulva-Damm-Naht, z.B. nach Dammriss; ⒠ *episioperineorrhaphy*

E|pi|si|o|plas|tik f: Vulvaplastik; ⒠ *episioplasty*

E|pi|si|or|rha|phie f: Naht einer Episiotomie*; ⒠ *episiorrhaphy*

E|pi|si|o|ste|no|se f: Verengung des Scheideneingangs; ⒠ *episiostenosis*

E|pi|si|o|to|mie f: zur Verhütung eines Dammrisses oder zur Erleichterung der Geburt durchgeführte Durchtrennung des Damms mit einer Schere; ⒠ *episiotomy*

E|pi|skle|ra f: auf der Sklera* aufliegende gefäßreiche Schicht; ⒠ *episclera*

e|pi|skle|ral adj: 1. Episklera betreffend 2. auf der Lederhaut/Sclera (liegend); ⒠ 1.–2. *episcleral*

E|pi|skle|ri|tis f: Entzündung der Episklera oder oberflächliche Entzündung der Lederhaut/Sklera; ⒠ *episcleritis*

E|pi|so|de f: vorübergehende, vollständig rückbildbare psychische Störung; ⒠ *episode*

E|pi|spa|die f: obere Harnröhrenspalte; ⒠ *epispadias*

E|pi|spas|ti|kum nt: Zugmittel, Hautreizmittel; ⒠ *epispastic*

e|pi|spi|nal adj: auf oder über der Wirbelsäule oder dem Rückenmark (liegend); ⒠ *epispinal*

E|pi|sple|ni|tis f: Entzündung der Milzkapsel; ⒠ *episplenitis*

E|pi|sta|se f: Unterdrückung der phänotypischen Ausbildung eines Gens durch ein anderes; ⒠ *epistasis*

E|pi|sta|xis f: (starkes) Nasenbluten; ⒠ *epistaxis*

e|pi|ster|nal adj: auf oder über dem Brustbein/Sternum (liegend); ⒠ *episternal*

E|pi|stro|phe|us m: zweiter Halswirbel; ⒠ *epistropheus*

e|pi|thal|a|misch adj: 1. oberhalb des Thalamus (liegend) 2. Epithalamus betreffend; ⒠ 1.–2. *epithalamic*

E|pi|thal|a|mus m: auf dem Thalamus* liegender Hirnabschnitt; ⒠ *epithalamus*

E|pi|thel nt: die äußere Oberfläche von Organen oder Strukturen bedeckende Zellschicht, die auch Hohlorgane und Körperhöhlen auskleidet; ⒠ *epithelium*

E|pi|thel|ge|we|be nt: → *Epithel*

E|pi|thel|i|al|ge|we|be nt: → *Epithel*

E|pi|thel|i|a|li|sie|rung f: → *Epithelisierung*

E|pi|thel|i|i|tis f: → *Epithelitis*

Epithelio-, epithelio- präf.: Wortelement mit der Bedeutung „Deckgewebe/Epithel"

E|pi|thel|i|o|ly|se f: Ablösung des Epithel, Epithelabhebung; ⒠ *epitheliolysis*

E|pi|thel|i|om nt: vom Epithel ausgehender Tumor; ⒠ *epithelioma*

E|pi|thel|i|o|sis f: 1. Proliferation des Bindehautepithels des Auges bei Conjunctivitis* trachomatosa **2.** Proliferation des Gangepithels der Brustdrüse bei Mastopathie* **3.** Vorkommen multipler Epitheliome*; ⒠ **1.–3.** *epitheliosis*

E|pi|the|li|sal|ti|on *f*: → *Epithelisierung*

E|pi|the|li|sie|rung *f*: Epithelbildung über einer Wunde; ⒠ *epithelization*

E|pi|the|li|i|tis *f*: Epithelentzündung; ⒠ *epitheliitis*

E|pi|the|li|um *nt*: → *Epithel*

Epithelium anterius corneae: äußeres Hornhautepithel, Epithel der Hornhautvorderfläche; ⒠ *anterior epithelium of cornea*

Epithelium lentis: Linsenepithel; ⒠ *epithelium of lens*

Epithelium posterius corneae: inneres Hornhautepithel, Epithel der Hornhauthinterfläche; ⒠ *posterior epithelium of cornea*

Epithelium squamosum: aus flachen Zellen bestehendes Epithel* der äußeren Haut und Schleimhaut; kann einschichtig oder mehrschichtig, verhornt oder unverhornt sein; ⒠ *squamous epithelium*

E|pi|thel|kör|per|chen *nt*: etwa erbsengroße, hinter der Schilddrüse liegende endokrine Drüsen, die über das Parathormon* den Kalzium- und Phosphathaushalt regulieren; ⒠ *epithelial body*

e|pi|thel|o|id *adj*: epithelähnlich; ⒠ *epithelioid*

E|pi|thel|o|id|zel|len *pl*: epithelartige Zellen; ⒠ *epithelioid cells*

E|pi|thel|o|id|zell|nä|vus *m*: v.a. bei Kindern auftretender benigner Nävuszellnävus*, der histologisch an ein malignes Melanom erinnert; ⒠ *epithelioid cell nevus*

E|pi|thel|per|len *pl*: Schleimretentionszysten beidseits der Gaumennaht bei Neugeborenen; ⒠ *pearly bodies*

E|pi|the|se *f*: Prothese* zur Deckung äußerer Organdefekte; ⒠ *epithesis*

E|pi|top *nt*: Teil des Antigens, der mit dem Antikörper reagiert und damit die Spezifität des Antikörpers bestimmt; ⒠ *epitope*

e|pi|tym|pa|nal *adj*: **1.** Kuppelraum/Epitympanum betreffend **2.** oberhalb der Paukenhöhle/des Tympanums liegend; ⒠ **1.–2.** *epitympanic*

E|pi|tym|pa|num *nt*: kuppelartige Ausbuchtung an der Decke der Paukenhöhle; ⒠ *epitympanum*

E|pi|typh|li|tis *f*: Entzündung des den Blinddarm umgebenden Bindegewe-bes; ⒠ *epityphlitis*

E|pi|zo|on *nt*: Hautschmarotzer, Hautparasit; ⒠ *epizoon*

E|pi|zo|o|no|se *f*: durch einen Hautschmarotzer hervorgerufene Hautkrankheit; ⒠ *epizootic disease*

E|pi|zo|o|tie *f*: → *Epizoonose*

e|pi|zo|o|tisch *adj*: durch Hautschmarotzer verursacht; ⒠ *epizootic*

E|pi|zys|to|to|mie *f*: suprapubischer Blasenschnitt; ⒠ *epicystotomy*

E|po|e|tin *nt*: → *Erythropoetin*

e|po|ny|chi|al *adj*: Eponychium betreffend; ⒠ *eponychial*

E|po|ny|chi|um *nt*: **1.** Nagelhäutchen **2.** Nagelhaut; ⒠ **1.–2.** *eponychium*

E|po|o|pho|rek|to|mie *f*: Nebeneierstockentfernung; ⒠ *epoophorectomy*

E|po|o|pho|ron *nt*: Nebeneierstock; liegt unter dem Eileiter zwischen den Blättern des Ligamentum* latum uteri; ⒠ *epoophoron*

Epstein-Barr-Virus *nt*: zu den Herpesviridae* gehörendes DNA-Virus; Erreger der Mononucleosis* infectiosa und lymphoproliferativer Erkrankungen; Kofaktor bei der Entstehung des Burkitt*-Lymphoms; ⒠ *Epstein-Barr virus*

E|pu|lis *f*: Granulationsgeschwulst auf dem Zahnfleisch; ⒠ *epulis*

e|pu|lo|id *adj*: epulisähnlich, epulisartig; ⒠ *epuloid*

E|qua|tor *m*: Äquator; ⒠ *equator*

Equator bulbi oculi: Augapfeläquator; ⒠ *equator of eyeball*

Equator lentis: Linsenrand; ⒠ *equator of lens*

E|ra|di|ka|ti|on *f*: Vernichtung/Ausrottung eines Erregers; ⒠ *eradication*

E|ra|di|ka|ti|ons|the|ra|pie *f*: Eradikation* von Helicobacter* pylori durch eine Kombination von Antibiotika, H_2-Blocker und Säurehemmer; ⒠ *eradication therapy*

Erb|an|la|ge *f*: Gen*; ⒠ *gene; anlage*

Erb|bild *nt*: Gesamtheit der Erbanlagen eines Organismus; ⒠ *genotype*

Erb|cho|rea *f*: autosomal-dominante Form der Chorea*, die meist im 4. Lebensjahrzehnt einsetzt; neben choreatischen Symptomen imponiert der progressive geistige Verfall; ⒠ *hereditary chorea*

Erb-Duchenne-Lähmung *f*: die oberen Anteile $[C_{4-6}]$ des Armplexus betreffende Lähmung; ⒠ *Erb-Duchenne paralysis*

Erb|fak|tor *m*: Gen*; ⒠ *gene*

Erb|gang *m*: Vererbung eines genetischen Merkmals von den Eltern auf die Kinder; die Übertragung kann über Autosomen* [**autosomaler Erbgang**] oder Gonosomen* [**gonosomaler Erbgang**] erfolgen; je nach dem, ob das Gen auf beiden Chromosomen vorhanden sein muss oder nur auf einem, spricht man von **autosomal-rezessivem** [auf beiden Genen] oder **autosomal-dominantem** [nur auf einem Gen] Erbgang; Ⓔ *hereditary transmission*

Erb-Goldflam-Krankheit *f*: → *Myasthenia gravis pseudoparalytica*

Erb|grind *m*: → *Favus*

Erb|krank|heit *nt*: familiär gehäuft auftretende Krankheit; Ⓔ *hereditary disease*

Erb-Lähmung *f*: die oberen Anteile [C_{4-6}] des Armplexus betreffende Lähmung; Ⓔ *Erb's palsy*

Erb|lei|den *nt*: → *Erbkrankheit*

Erb|blin|dung *f*: hochgradige Sehschwäche; i.e.S. die totale Blindheit [Amaurose*] beider Augen; Ⓔ *blindness*

Erb-Muskeldystrophie *f*: autosomal-dominant vererbte, gutartige Verlaufsform der progressiven Muskeldystrophie mit fast normaler Lebenserwartung; Ⓔ *Erb's atrophy*

Erb-Oppenheim-Goldflam-Syndrom *nt*: → *Myasthenia gravis pseudoparalytica*

Erb|sen|bein *nt*: erbsenförmiger Handwurzelknochen; Ⓔ *pisiform bone*

Erb-Syndrom *nt*: → *Erb-Muskeldystrophie*

Erd|al|kali|me|tal|le *pl*: Bezeichnung für die Elemente der II. Hauptgruppe des Periodensystems; Ⓔ *alkaline earth metals*

Erd|beer|zun|ge *f*: für Scharlach* charakteristische hochrote Schleimhaut der Zunge; Ⓔ *strawberry tongue*

e|rek|til *adj*: erigibel, schwellfähig, erektionsfähig; Ⓔ *erectile*

E|rek|ti|on *f*: Anschwellung und Aufrichtung von Penis, Klitoris oder Brustwarzen; Ⓔ *erection*

E|rek|ti|ons|stö|rung *f*: fehlende oder unzureichende Erektion des Penis; kann psychisch oder organisch bedingt sein; Ⓔ *erectile dysfunction*

E|rek|tor spi|nae *m*: → *Musculus erector spinae*

E|re|thie *f*: → *Erethismus*

E|re|this|mus *m*: (krankhaft) gesteigerte Erregbarkeit, Übererregbarkeit; Ⓔ *erethism*

Erg-, erg- *präf.*: → *Ergo-*

-erg *suf.*: → *-ergisch*

Er|gas|to|plas|ma *nt*: raues endoplasmati-

sches Retikulum*; Ⓔ *ergastoplasm*

-ergie *suf.*: Wortelement mit der Bedeutung „Arbeit/Leistung"

-ergisch *suf.*: in Adjektiven verwendetes Wortelement mit der Bedeutung „wirkend/tätig/arbeitend"

Ergo-, ergo- *präf.*: Wortelement mit der Bedeutung „Arbeit/Leistung"

Er|go|cal|ci|fe|rol *nt*: durch UV-Lichteinwirkung aus 7-Dehydrocholesterin in der Haut entstehendes aktives Vitamin D; Ⓔ *ergocalciferol*

Er|go|dy|na|mo|graf, -graph *m*: Gerät zur Aufzeichnung von Muskelkraft und geleisteter Arbeit; Ⓔ *ergodynamograph*

Er|go|graf, -graph *m*: Gerät zur Aufzeichnung von geleisteter Arbeit; Ⓔ *ergograph*

Er|go|gra|fie, -gra|phie *f*: Aufzeichnung vom Muskel geleisteter körperlicher Arbeit; Ⓔ *ergography*

er|go|gra|fisch, -gra|phisch *adj*: Ergografie betreffend; Ⓔ *ergographic*

Er|go|gramm *nt*: bei der Ergografie* erhaltene Kurve; Ⓔ *ergogram*

Er|go|kar|dio|gra|fie, -gra|phie *f*: Aufzeichnung der vom Herzmuskel geleisteten Arbeit; Ⓔ *ergocardiography*

Er|go|kar|dio|gramm *nt*: bei der Ergokardiografie* erhaltene Kurve; Ⓔ *ergocardiogram*

Er|go|me|ter *nt*: Gerät zur Messung körperlicher Arbeit; Ⓔ *ergometer*

Er|go|me|trie *f*: Messung der Arbeitsleistung und dabei auftretender physiologischer Veränderungen; Ⓔ *ergometry*

Er|go|pep|ti|ne *pl*: → *Ergotalkaloide*

Er|go|som *nt*: aus mehreren Ribosomen und einem Molekül Messenger-RNA* bestehender aktiver Eiweißsynthesekomplex der Zelle; Ⓔ *ergosome*

Er|gos|te|rin *nt*: Vorstufe von Ergocalciferol*; Ⓔ *ergosterol*

Er|got|al|ka|lo|ide *pl*: aus Mutterkorn [Secale cornutum] gewonnene Alkaloide, die sich chemisch von der Lysergsäure ableiten; Ⓔ *ergot alkaloids*

Er|got|a|min *nt*: Mutterkornalkaloid mit kontrahierender Wirkung auf die glatte Muskulatur; wird als Gebärmuttertonikum und in der Migränebehandlung verwendet; Ⓔ *ergotamine*

Er|got|a|mi|ne *pl*: → *Ergotalkaloide*

Er|go|the|ra|pie *f*: therapeutischer Ansatz, der sinnvolle handwerkliche oder künstlerische Betätigungen umfasst; Ⓔ *ergotherapy*

Er|go|tis|mus *m*: Vergiftung durch Mutterkornalkaloide; ⒺⒺ *ergotism*

erlgoltrop adj: leistungssteigernd, kraftentfaltend; ⒺⒺ *ergotropic*

Erlguss m: Flüssigkeitsansammlung in einer Körperhöhle; ⒺⒺ *effusion*

Erlhaltungsldolsis f: zur Aufrechterhaltung eines angestrebten (Blut-, Gewebe-)Spiegels notwendige Arzneimitteldosis; ⒺⒺ *maintenance dose*

elrilgilbel adj: schwellfähig, erektionsfähig, erektil; ⒺⒺ *erectile*

Erlinlnelrungslrelaktilon f: beschleunigte und vermehrte Antikörperbildung bei wiederholtem Antigenkontakt; ⒺⒺ *booster effect*

Erlkälltung f: meist nach Kälteexposition auftretende katarrhalische Erkrankung der oberen Luftwege; i.d.R. durch Viren [Schnupfenviren] verursacht; ⒺⒺ *cold*

Erlkranlkung f: durch subjektive oder objektive Symptome gekennzeichnete körperliche, geistige oder seelische Veränderung oder Störung; ⒺⒺ *disease*
rheumatische Erkrankungen: Erkrankungen des Bewegungsapparates mit fließenden, ziehenden Schmerzen; ⒺⒺ *rheumatic disease*

Erlmüldungslbruch m: Knochenbruch durch Langzeitbelastung; ⒺⒺ *fatigue fracture*

Erlmüldungslfrakltur f: → *Ermüdungsbruch*

Erlmüldungslsynldrom, chrolnilsches nt: → *Erschöpfungssyndrom, chronisches*

Erlnählrung f: durch die Zufuhr von Nahrungsmitteln gewährleistete Versorgung des Körpers mit den benötigten Nähr- und Wirkstoffen; ⒺⒺ *nutrition*
enterale Ernährung: künstliche Ernährung durch direktes Einbringen in den Darm, z.B. über eine Darmsonde; ⒺⒺ *enteral alimentation*
parenterale Ernährung: künstliche Ernährung unter Umgehung des Darms, z.B. als intravenöse Infusion; ⒺⒺ *parenteral alimentation*

Ernltelkrältze f: durch Milben der Gattung Trombicula verursachte, heftig juckende Dermatose* mit Quaddelbildung; ⒺⒺ *trombidiosis*

Erlöffnungslpelrilolde f: Zeitraum vom Wehenbeginn bis zur vollständigen Eröffnung des Muttermundes; ⒺⒺ *stage of dilatation*

Erlöffnungslwelhen pl: sich langsam steigernde Wehen während der Eröffnungsperiode*; ⒺⒺ *dilating pains*

Elrolsio f, pl -silolnes: → *Erosion*

Elrolsilon f: oberflächlicher Haut- oder Schleimhautdefekt; ⒺⒺ *erosion*

Elroltolmalnie f: übermäßig gesteigerter Sexualtrieb; ⒺⒺ *erotomania*

Elroltolpholbie f: krankhafte Angst vor körperlicher Liebe oder Sexualität; ⒺⒺ *erotophobia*

erlraltisch adj: (im Körper) umherwandernd; ⒺⒺ *erratic*

Erlreigerlwechlsel m: Auftreten eines anderen Erregers im Verlauf einer Infektionskrankheit; ⒺⒺ *change of pathogens*

Erlreigungslbilldungslstölrung f: Störung der normalen Erregungsbildung im Sinusknoten*; ⒺⒺ *excitation disturbance*

Erlreigungslleiltungslstölrung f: den Herzrhythmus beeinträchtigende Störung des Erregungsleitungssystems des Herzens; ⒺⒺ *disturbance in conduction*

Erlreigungslleiltungslsylstem nt: spezifisches Gewebe der Herzmuskulatur, in dem die Erregung entsteht und auf die anderen Teile des Herzmuskels übertragen wird; ⒺⒺ *conducting system*

Erlsatzlknolchen pl: Knochen, die durch Verknöcherung von korpeligen Vorläufern entstehen; ⒺⒺ *replacement bone*

Erlsatzlmutlter f: Frau, die ein künstlich befruchtetes Ei einer anderen Frau austrägt; ⒺⒺ *surrogate mother*

Erlsatzlrhythlmus m: Herzrhythmus bei Ausfall des Sinusknotens; ⒺⒺ *escape rhythm*

Erlsatzlsysltolle f: bei Ausfall des Sinusrhythmus auftretende Extrasystole*; ⒺⒺ *escaped beat*

Erlschöplfungsldelpreslsilon nt: depressive Reaktion bei extremer körperlicher oder psychischer Erschöpfung; ⒺⒺ *exhaustion depression*

Erlschöplfungslsynldrom, chronisches nt: ätiologisch ungeklärtes Syndrom, das durch anhaltende oder rezidivierende Müdigkeit, Konzentrationsschwäche, Depressionen, Nachtschweiß u.ä. gekennzeichnet ist; ⒺⒺ *chronic fatigue syndrome*

Erlstilckung f: Tod durch Unterbrechung der Sauerstoffzufuhr; je nach Ursache unterscheidet man **äußere Erstickung** [Verlegung der Atemwege, Sauerstoffmangel] und **innere Erstickung** [Blockade der Atmungskette bei Vergiftung]; ⒺⒺ *suffocation*

Elrukltaltilon f: Aufstoßen, Rülpsen; ⒺⒺ *eructation*

189

E

Elrupltilon f: **1.** Ausbruch, Hervortreten, Hervorbrechen **2.** Zahndurchbruch **3.** Ausschlag, Hautausschlag; ⒠ **1.–3.** *eruption*

Elrupltilonslzylste f: Zyste über dem noch nicht durchgebrochenen Zahn; ⒠ *eruption cyst*

elrupltiv adj: ausbrechend; von einem Ausschlag begleitet; ⒠ *eruptive*

Erlwachlselnenlhälmolglolbin nt: normales Hämoglobin* des Erwachsenen; besteht aus zwei Unterformen [Hämoglobin A_1, Hämoglobin A_2]; ⒠ *hemoglobin A*

Erlwarltungslangst f: Angst vor einem bestimmten Ereignis in der Zukunft; ⒠ *anticipatory anxiety*

Erlweilchungslnelkrolse f: Nekrose* mit Verflüssigung des Gewebes; ⒠ *liquefaction necrosis*

Erlylsilpel f: durch β-hämolytische Streptokokken* verursachte akute Infektion der oberen Hautschichten mit Rötung und evtl. Blasenbildung; manchmal Entwicklung einer Phlegmone* oder einer Gangrän*; ⒠ *erysipelas*

Erlylsilpellas f: → *Erysipel*

elrylsilpellolid adj: erysipelähnlich, in der Art einer Erysipel; ⒠ *erysipeloid*

Erlylthem nt: (entzündliche) Hautrötung; ⒠ *erythema*

Erlylthelmaltolides m: → *Lupus erythematodes*

Erlylthermlallgie f: → *Erythromelalgie*

Erlylthrallgie f: → *Erythromelalgie*

Erlylthrälmie f: myeloproliferative Erkrankung mit Vermehrung der roten Blutkörperchen im peripheren Blut; ⒠ *erythremia*

Erlylthraslma nt: durch **Corynbacterium minutissimum** verursachte intertriginöse, braunrote Plaques mit feiner Schuppung; ⒠ *erythrasma*

Erythro-, erythro- präf.: Wortelement mit der Bedeutung „rot/rötlich"

Erlylthrolblast m: kernhaltige Vorstufe der Erythrozyten; ⒠ *erythroblast*

Erlylthrolblastlälmie f: Auftreten von Erythroblasten im peripheren Blut; ⒠ *erythroblastemia*

Erlylthrolblaslten|anlälmie f: mild verlaufende heterozygote Form der β-Thalassämie* mit Überproduktion von Hb A_2; ⒠ *familial erythroblastic anemia*

Erlylthrolblaslto|pelnie f: Verminderung der Erythroblasten im Knochenmark; ⒠ *erythroblastopenia*

Erlylthrolblaslto|lphthilse f: → *Erythroblastopenie*

Erlylthrolblasltolse f: Auftreten von Erythroblasten im peripheren Blut; ⒠ *erythroblastosis*

fetale Erythroblastose: immunhämolytische Anämie* von Feten oder Neugeborenen durch mütterliche Antikörper gegen die kindlichen Erythrozyten; meist [85 %] besteht eine ABO- oder Rhesusinkompatibilität; ⒠ *fetal erythroblastosis*

Erlylthrolderlmie f: großflächige entzündliche Rötung der Haut; ⒠ *erythrodermia*

Erlylthroldonltie f: rot-braune Färbung der Zähne bei Porphyrie*; ⒠ *erythrodontia*

elrylthrolgen adj: **1.** ein Erythem verursachend **2.** erythrozytenbildend; ⒠ **1.** *erythemogenic* **2.** *erythrogenic*

Erlylthrolgelnelse f: → *Erythropoese*

Erlylthrolklalsie f: Erythrozytenfragmentierung; ⒠ *erythroclasis*

Erlylthrolleuklälmie f: akute Leukämie* mit starker Vermehrung der erythrozytopoetischen Zellen im Knochenmark; ⒠ *erythroleukemia*

Erlylthrolleulkolblasltolse f: → *Erythroleukose*

Erlylthrolleulkolse f: durch das Auftreten unreifer Vorstufen, sowohl der erythrozytären als auch der leukozytären Reihe, gekennzeichnete Erkrankung; oft gleichgesetzt mit Erythroleukämie*; ⒠ *erythroleukosis*

Erlylthrollylse f: Auflösung der roten Blutkörperchen, Erythrozytenauflösung; ⒠ *erythrolysis*

Erlylthrolmellallgie f: ätiologisch ungeklärte, anfallsartige Hyperämie* der Akren mit Wärmeexposition; ⒠ *erythromelalgia*

Erlylthrolmellie f: blau-scharze Färbung der Haut der Akren bei atrophischer Dermatitis*; ⒠ *erythromelia*

Erlylthrolmylcin nt: von Makrolid-Antibiotikum mit begrenztem Wirkungsspektrum; ⒠ *erythromycin*

Erlylthrolmylelllolse f: durch das Auftreten von Erythroblasten und Myeloblasten im peripheren Blut gekennzeichnete Erkrankung; ⒠ *erythremic myelosis*

Erlylthrolnelolzyltolse f: Auftreten unreifer Erythrozytenvorstufen im peripheren Blut; Linksverschiebung des roten Blutbildes; ⒠ *erythroneocytosis*

Erlylthrolpalthie f: Erkrankung mit Auftreten pathologischer Erythrozytenformen; ⒠ *erythropathy*

Erlylthrolpelnie f: Verminderung der Erythrozyten im peripheren Blut, Erythrozytenmangel; Ⓔ *erythropenia*

E|ry|thro|pha|gen *pl*: Erythrozyten abbauende Makrophagen; Ⓔ *erythrophages*

E|ry|thro|pha|gie *f*: → *Erythrophagozytose*

E|ry|thro|pha|go|zy|to|se *f*: Erythrozytenabbau durch spezialisierte Makrophagen [Erythrophagen]; physiologisch im Rahmen der Erythrozytenmauserung aber auch verstärkt bei z.B. immunhämolytischer Anämie*; Ⓔ *erythrophagocytosis*

e|ry|thro|phil *adj*: mit besonderer Affinität zu roten Farbstoffen; Ⓔ *erythrophil*

E|ry|thro|pie *m*: → *Erythropsie*

E|ry|thro|pla|kia por|ti|o|nis *f*: → *Erythroplakie*

E|ry|thro|pla|kie *f*: roter Schleimhautfleck am Muttermund; Ⓔ *erythroplakia*

E|ry|thro|pla|sie Queyrat *f*: als Präkanzerose* aufgefasste Veränderung der Mund- oder Lippenschleimhaut oder der Haut von Penis und Vulva; Ⓔ *erythroplasia of Queyrat*

E|ry|thro|po|e|se *f*: Bildung der roten Blutkörperchen, Erythrozytenbildung; Ⓔ *erythropoiesis*

E|ry|thro|po|e|tin *nt*: in der Niere gebildetes Zytokin*, das die Bildung der roten Blutkörperchen anregt; Ⓔ *erythropoietin*

E|ry|thro|po|ie|se *f*: → *Erythropoese*

E|ry|thro|po|ie|tin *nt*: → *Erythropoetin*

e|ry|thro|po|ie|tisch *adj*: Erythropoese betreffend oder stimulierend; Ⓔ *erythropoietic*

E|ry|thro|pros|o|pal|gie *f*: streng halbseitig auftretende Schmerzattacken im Augen-Stirn-Schläfen-Bereich mit Rötung des Auges, Tränenfluss und anderen Symptomen; Ⓔ *erythroprosopalgia*

E|ry|throp|sie *f*: Form der Chromatopsie*, bei der alle Gegenstände rot erscheinen; Ⓔ *erythropsia*

E|ry|thror|rhe|xis *f*: Ruptur von Erythrozyten; Ⓔ *erythrorrhexis*

E|ry|thro|se *f*: Aldotetrose*, deren Phosphatderivat [**Erythrose-4-phosphat**] als Zwischenprodukt im Pentosephosphatzyklus* auftritt; Ⓔ *erythrose*

E|ry|thro|sis *f*: flächenhafte, rötliche Hautverfärbung; Ⓔ *erythrosis*

E|ry|thro|zy|ten *pl*: scheibenförmige kernlose Blutzellen, die Hämoglobin enthalten und den Sauerstoff von der Lunge zu den Geweben transportieren; Ⓔ

erythrocytes

E|ry|thro|zy|ten|re|sis|tenz *f*: Widerstandsfähigkeit der Erythrozyten, z.B. gegen mechanische Belastung; Ⓔ *erythrocyte resistance*

E|ry|thro|zy|ten|sen|kungs|re|ak|tion *f*: Bestimmung der Sedimentationsgeschwindigkeit von Erythrozyten in ungerinnbar gemachtem Blut; die Blutkörperchensenkung ist ein unspezifischer Parameter, der bei Entzündungen und Tumoren erhöht sein kann; Ⓔ *erythrocyte sedimentation rate*

E|ry|thro|zy|ten|vo|lu|men *nt*: Gesamtvolumen der Erythrozyten im zirkulierenden Blut; Ⓔ *red cell volume*

E|ry|thro|zy|ten|zahl *f*: Bestimmung der Anzahl von Erythrozyten in einem bestimmten Blutvolumen; Ⓔ *red blood count*

E|ry|thro|zy|ten|zäh|lung *f*: → *Erythrozytenzahl*

E|ry|thro|zyt|hä|mie *f*: Anstieg der Erythrozytenzahl auf Werte außerhalb des Normalbereichs; Ⓔ *erythrocythemia*

E|ry|thro|zy|to|blast *m*: kernhaltige Vorstufe der Erythrozyten; Ⓔ *erythrocytoblast*

e|ry|thro|zy|to|gen *adj*: erythrozytenbildend; Ⓔ *erythrocytopoietic*

E|ry|thro|zy|to|ge|ne|se *f*: → *Erythropoese*

E|ry|thro|zy|to|ly|se *f*: → *Erythrolyse*

E|ry|thro|zy|to|pa|thie *f*: Erkrankung mit Auftreten pathologischer Erythrozytenformen; Ⓔ *erythropathy*

E|ry|thro|zy|to|pe|nie *f*: Verminderung der Erythrozyten im peripheren Blut, Erythrozytenmangel; Ⓔ *erythrocytopenia*

E|ry|thro|zy|to|pha|gen *pl*: Erythrozyten abbauende Makrophagen; Ⓔ *erythrophages*

E|ry|thro|zy|to|po|e|se *f*: → *Erythropoese*

E|ry|thro|zy|tor|rhe|xis *f*: Ruptur von Erythrozyten; Ⓔ *erythrocytorrhexis*

E|ry|thro|zy|to|se *f*: Anstieg der Erythrozytenzahl auf Werte außerhalb des Normalbereichs; Ⓔ *erythrocytosis*

E|ry|thro|zyt|u|rie *f*: Erythrozytenausscheidung im Harn; Ⓔ *erythrocyturia*

Eryth|ru|rie *f*: Ausscheidung von rötlichem Harn; Ⓔ *erythruria*

Es|cha|ro|to|mie *f*: Inzision von Verbrennungsschorf; Ⓔ *escharotomy*

Es|che|ri|chia *f*: Gattung gramnegativer Stäbchenbakterien der Familie Enterobacteriaceae*; Ⓔ *Escherichia*

Escherichia coli: plumpe, peritrich begeißelte Stäbchen, die zur normalen Darmflora gehören; serologisch lassen sich vier Stämme unterscheiden: **ente-rohämorrhagische**, **enteroinvasive**, **enteropathogene** und **enterotoxische** Escherichia coli; Ⓔ *Escherichia coli*

Es|march-Blutleere f: Ausstreichen des Blutes und Abbindung der Blutzufuhr einer Extremität zur Erzielung von Blutleere; Ⓔ *Esmarch's method*

Es|march-Handgriff m: → *Esmarch-Heiberg-Handgriff*

Es|march-Heiberg-Handgriff m: Anheben und Vorschieben des Unterkiefers zur Freimachung der Atemwege; Ⓔ *Heiberg-Esmarch maneuver*

Eso-, eso- präf.: Wortelement mit der Bedeutung „nach innen/hinein"

E|so|pho|rie f: latentes Einwärtsschielen; Ⓔ *esophoria*

E|so|tro|pie f: Einwärtsschielen; Ⓔ *esotropia*

Ess-Brech|sucht f: isoliert oder zusammen mit **Anorexia nervosa** auftretende Essstörung, die durch abwechselndes exzessives Essen [**Fressattacke**] und folgendes selbst herbeigeführtes Erbrechen charakterisiert ist; Ⓔ *bulimia*

es|sen|ti|ell adj: → *essenziell*

es|sen|zi|ell adj: **1.** wesentlich, lebensnotwendig **2.** ohne erkennbare Ursache (entstanden), unabhängig von anderen Krankheiten; Ⓔ **1.–2.** *essential*

Es|sig|säu|re f: organische Säure; wichtiges Zwischenprodukt des Kohlenhydrat- und Fettstoffwechsels; Ⓔ *acetic acid*

Es|ter m: organische Verbindung, die durch Wasserabspaltung aus Alkohol und Säure gebildet wird; Ⓔ *ester*

Es|te|ra|se f: Hydrolase*, die die Esterbindung spaltet; Ⓔ *esterase*

Es|ter|hy|dro|la|se f: → *Esterase*

Es|tra|di|ol nt: im Eierstock gebildetes, stärkstes natürliches Östrogen; Ⓔ *estradiol*

Es|tri|ol nt: nur schwach wirksames Zwischen- und Ausscheidungsprodukt von Estradiol* und Estron*; Ⓔ *estriol*

Es|tron nt: neben Estradiol* zweitwichtigstes, natürliches Östrogen; Ⓔ *estrone*

E|ta|gen|naht f: schichtweises Vernähen einer Operationswunde; Ⓔ *closure in (anatomic) layers*

E|tham|bu|tol nt: wichtiges Tuberkulostatikum*; Ⓔ *ethambutol*

E|tha|nol m: bei der Gärung von Kohlenhydraten entstehender Alkohol, der mit Wasser mischbar ist; Ⓔ *ethanol*

E|than|säu|re f: → *Essigsäure*

E|ther m: **1.** chemische Verbindung mit der allgemeinen Formel $R_1{-}O{-}R_2$, wobei R für Alkylrest steht; meist leicht flüchtige Substanzen, die als Lösungsmittel verwendet werden **2.** durch Wasserabspaltung aus zwei Ethylalkoholmolekülen gewonnene, klare, berauschende Flüssigkeit, die früher als Narkosemittel [**Aether pro narcosi**] verwendet wurde; Ⓔ **1.** *ether* **2.** *diethyl ether*

E|thi|nyl|es|tra|di|ol nt: hochwirksames synthetisches Östrogen; Ⓔ *ethinyl estradiol*

eth|mo|fron|tal adj: Siebbein und Stirnbein/Os frontale betreffend oder verbindend; Ⓔ *ethmofrontal*

Eth|mo|id nt: Os ethmoidale; Ⓔ *ethmoid*

eth|mo|i|dal adj: Siebbein/Os ethmoidale betreffend; Ⓔ *ethmoidal*

Eth|mo|id|ek|to|mie f: Siebbeinausräumung; Ⓔ *ethmoidectomy*

Eth|mo|i|di|tis f: **1.** Entzündung des Siebbeins/Os ethmoidale **2.** Entzündung der Siebbeinzellen/Cellulae ethmoidales; Ⓔ **1.–2.** *ethmoiditis*

Eth|mo|i|do|to|mie f: operative Eröffnung der Siebbeinzellen; Ⓔ *ethmoidotomy*

E|thyl|al|ko|hol m: → *Ethanol*

E|thy|len|di|a|min|tet|ra|es|sig|säu|re f: organische Säure, die als Chelatbildner im Labor und bei Schwermetallvergiftungen verwendet wird; Ⓔ *ethylenediaminetetraacetic acid*

E|thy|len|i|mi|ne pl: zu den alkylierenden Substanzen gehörende Zytostatika; Ⓔ *ethyleneimines*

E|thy|len|o|xid nt: farbloses Gas, das zur Sterilization hitzeempfindlicher Produkte verwendet wird; Ⓔ *ethylene oxide*

E|to|po|sid nt: zu den Mitosegiften gehörendes Zytostatikum; Ⓔ *etoposide*

Eu-, eu- präf.: Wortelement mit der Bedeutung „gut/gesund/normal/regelrecht"

Eu|chlor|hy|drie f: normale Säurebildung im Magen; Ⓔ *euchlorhydria*

Eu|cho|lie f: normale Zusammensetzung der Galle; Ⓔ *eucholia*

Eu|chro|mal|sie f: normales Farbensehen, trichromatisches Sehen; Ⓔ *euchromatopsy*

Eu|chro|ma|tin nt: im Ruhekern der Zelle nicht anfärbbares Chromatin; Ⓔ *euchromatin*

Eu|chro|ma|to|pie f: → *Euchromatopsie*

Eu|chro|ma|top|sie f: normales Farbensehen; Ⓔ *euchromatopsy*

Eu|chro|mo|so|men pl: alle Chromoso-

men, außer Geschlechtschromosomen;
ⒺⒺ *euchromosomes*

Eu|ge|nik *f*: Erbhygiene; Ⓔ *eugenics*

Eu|glyk|ämie *f*: normaler Blutzuckerspiegel; Ⓔ *euglycemia*

Eu|gna|thie *f*: normaler Schlussbiss der Zahnreihen; Ⓔ *eugnathia*

eu|go|nal|do|trop *adj*: mit normaler Keimdrüsenfunktion; Ⓔ *eugonadotropic*

eu|go|nisch *adj*: üppig wachsend, mit üppigem Wachstum; Ⓔ *eugonic*

Eu|ka|ry|on *nt*: von einer Kernmembran umgebener Zellkern; Ⓔ *eukaryon*

Eu|ka|ry|ont *m*: → *Eukaryot*

Eu|ka|ry|o|se *f*: Vorhandensein eines echten Kerns; kennzeichnend für Eukaryoten*; Ⓔ *eukaryosis*

eu|ka|ry|ot *adj*: Eukaryon oder Eukaryot betreffend; Ⓔ *eukaryotic*

Euler-Liljestrand-Reflex *m*: Druckanstieg in der Arteria* pulmonalis bei einem Abfall des alveolären Sauerstoffpartialdruckes; Ⓔ *Euler-Liljestrand reflex*

Eu|me|nor|rhoe *f*: normale/regelrechte Monatsblutung; Ⓔ *eumenorrhea*

Eu|my|ce|tes *pl*: echte Pilze; *s.u. Fungi*; Ⓔ *Eumycetes*

Eu|nuch *m*: vor der Pubertät kastrierter Mann; Ⓔ *eunuch*

eu|nu|cho|id *adj*: einem Eunuchen ähnlich; Ⓔ *eunuchoid*

Eu|nu|cho|i|dis|mus *m*: charakteristische, an einen Eunuchismus erinnernde Veränderung des Körperbaus bei Hypogonadismus*; Ⓔ *eunuchoidism*

eu|plo|id *adj*: mit einem vollständigen Chromosomensatz; Ⓔ *euploid*

Eu|pnoe *f*: normale/freie/ungestörte Atmung, normale Ruheatmung; Ⓔ *eupnea*

Eury-, eury- *präf*.: Wortelement mit der Bedeutung „breit/weit"

eu|ry|som *adj*: (*Konstitution*) breitwüchsig; Ⓔ *eurysomatic*

Eustachio-Klappe *f*: Falte an der Einmündung der unteren Hohlvene in den rechten Vorhof; Ⓔ *eustachian valve*

Eustach-Röhre *f*: Verbindung zwischen Paukenhöhle und Rachen; Ⓔ *eustachian tube*

Eu|thal|na|sie *f*: 1. leichter/schmerzloser Tod 2. Sterbehilfe; Ⓔ 1.–2. *euthanasia*

eu|therm *adj*: bei optimaler Temperatur; Ⓔ *euthermic*

Eu|thy|re|o|se *f*: normale Schilddrüsenfunktion; Ⓔ *euthyroidism*

Eu|to|kie *f*: normale Entbindung; Ⓔ *eutocia*

eu|ton *adj*: mit Normaltonus; Ⓔ *eutonic*

eu|top *adj*: am regelrechten Ort (liegend oder entstanden); Ⓔ *eutopic*

Eu|tro|phie *f*: guter Ernährungszustand; gute/ausreichende Ernährung; Ⓔ *eutrophy*

E|va|cu|an|ti|um *nt*: Abführmittel; Ⓔ *evacuant*

E|va|cu|a|ti|o u|te|ri *f*: → *Evakuation*

E|va|gi|na|ti|on *f*: 1. Ausstülpung eines Organs 2. → *Devagination*; Ⓔ 1. *evagination* 2. → *Devagination*

E|va|ku|a|ti|on *f*: (Vakuum-)Kürettage, Gebärmutterausräumung; Ⓔ *evacuation*

E|ven|te|ra|ti|on *f*: (Bauch-)Eingeweidevorfall; Ⓔ *eventration*

E|ver|si|on *f*: 1. Auswärtsdrehung, Auswärtskehrung; Ausstülpung, Verlagerung nach außen 2. angeborene Gewebs- oder Organverlagerung; Ⓔ 1.–2. *eversion*

E|ver|si|ons|frak|tur *f*: Knöchelfraktur durch Auswärtsdrehung des Fußes; Ⓔ *eversion fracture*

E|vi|de|ment *nt*: Ausräumung, Ausschabung, Auskratzung, Kürettage; Ⓔ *evidement*

E|vis|ze|ra|ti|on *f*: 1. Eingeweideentfernung 2. Ausweidung des Augapfels; Ⓔ 1.–2. *evisceration*

E|vo|lu|ti|on *f*: 1. (schrittweise) Entwicklung 2. Selbstentwicklung/Drehung der Frucht im Mutterleib; Ⓔ 1.–2. *evolution*

e|vo|ziert *adj*: durch einen Reiz ausgelöst; Ⓔ *evoked*

Ewing-Knochensarkom *nt*: vom Knochenmark ausgehender extrem bösartiger Tumor, der v.a. bei Kindern auftritt; Ⓔ *Ewing's sarcoma*

Ex-, ex- *präf*.: Wortelement mit der Bedeutung „aus/heraus"

Ex|a|cer|ba|tio *f*: Verschlimmerung, Verschärfung, Steigerung; Ⓔ *exacerbatio*

Ex|a|nie *f*: Mastdarmvorfall, Rektumprolaps; Ⓔ *exania*

Ex|an|them *nt*: Hautausschlag; Ⓔ *exanthema*

Ex|an|the|ma *nt*: → *Exanthem*

Exanthema subitum: wahrscheinlich virusbedingte Kleinkinderkrankheit [4 Monate – 2 Jahre], die durch ein plötzlich einsetzendes hohes Fieber [40°] gekennzeichnet ist; nach drei Tagen kommt es zu Entfieberung und Auftreten eines flüchtigen hellroten Ausschlages; Ⓔ *exanthema subitum*

exan|the|ma|tös *adj*: Exanthem betreffend, exanthemartig; Ⓔ *exanthematous*

Ex|ar|ti|ku|la|ti|on *f*: Amputation/Absetzung einer Gliedmaße im Gelenk; Ⓔ *exarticulation*

Ex|a|zer|ba|ti|on *f*: → *Exacerbatio*

Ex|ca|va|tio *f*: Aushöhlung, Ausbuchtung, Höhle, Vertiefung, Exkavation; Ⓔ *excavation*

Excavatio disci: Vertiefung der Sehnervenpapille; Eintrittsstelle von Arteria und Vena centralis retinae; Ⓔ *optic cup*

Excavatio rectouterina: zwischen Uterus und Rektum liegender Raum; tiefster Punkt der Bauchhöhle bei der Frau; Ⓔ *rectouterine excavation*

Excavatio rectovesicalis: Bauchfelltasche zwischen Blase und Rektum; beim Mann tiefste Stelle der Peritonealhöhle; Ⓔ *rectovesical excavation*

Excimer-Laser *m*: Laser mit einem Edelgas-Halogen-Gemisch, das präzises Ätzen kleinster Strukturen ermöglicht; Ⓔ *Excimer laser*

Ex|coch|le|a|tio *f*: Auslöffeln, Auskratzen; Ⓔ *excochleation*

Ex|co|ri|a|tio *f*: Hautabschürfung; Ⓔ *excoriation*

Ex|cre|tum *nt, pl* **-ta**: → *Exkret*

Ex|en|te|ra|tio *f*: Ausweidung, Eingeweideentfernung, Organentfernung; Ⓔ *exenteration*

Exenteratio bulbi: Ausweidung des Augapfels; Ⓔ *evisceration*

Exenteratio orbitae: operative Entfernung aller Strukturen in der Augenhöhle; Ⓔ *orbital exenteration*

Ex|en|ze|pha|lie *f*: angeborene Fehlbildung mit Lage des Gehirns außerhalb des Schädels; Ⓔ *exencephaly*

Ex|fo|li|a|tio *f, pl* **-ti|o|nes**: → *Exfoliation*

Ex|fo|li|a|ti|on *f*: Abblättern, Abschälen; Ⓔ *exfoliation*

Ex|fo|li|a|tiv|zy|to|lo|gie *f*: Entnahme und Untersuchung oberflächlicher Zellen; Ⓔ *exfoliative cytology*

Ex|hai|re|se *f*: (Teil-)Entfernung, Herausziehen, z.B. von Nerven; Ⓔ *exeresis*

Ex|ha|la|tio *f*: Ausatmen; Ausatmung; Ⓔ *exhalation*

Ex|hu|mie|rung *f*: Wiederausgrabung einer Leiche; Ⓔ *exhumation*

Ex|it|do|sis *f*: die an der Austrittsseite des Körpers gemessene Ionendosis; Ⓔ *exit dose*

Ex|i|tus *m*: Tod, Exitus letalis; Ⓔ *death*

Ex|ka|va|ti|on *f*: → *Excavatio*

Ex|koch|le|a|ti|on *f*: Auslöffeln, Auskratzen; Ⓔ *excochleation*

Ex|ko|ri|a|ti|on *f*: Hautabschürfung; Ⓔ *excoriation*

Ex|kre|ment *nt*: Ausscheidung; Stuhl, Kot; Ⓔ *excrement*

Ex|kret *f*: ausgeschiedene Substanz; Ⓔ *excretion*

Ex|kre|ti|on *f*: Ausscheidung, Absonderung; Ⓔ *excretion*

Exo-, exo- *präf.*: Wortelement mit der Bedeutung „außen/außerhalb"

Ex|o|en|zym *nt*: von der Zelle nach außen abgegebenes Enzym; Ⓔ *exoenzyme*

ex|o|gen *adj*: **1.** von außen zugeführt oder stammend oder wirkend, durch äußere Ursachen entstehend **2.** an der Außenfläche/Oberfläche ablaufend; Ⓔ **1.** *exogenous* **2.** *on the outside*

ex|o|krin *adj*: (*Drüse*) nach außen absondernd oder ausscheidend; Ⓔ *exocrine*

Ex|om|phal|os *m*: → *Exomphalozele*

Ex|om|pha|lo|ze|le *f*: **1.** angeborener oder erworbener Bauchwandbruch durch den Nabelring **2.** durch eine Verschlussstörung der Bauchwand verursachter Bruch, der Darmteile und Leber in einer Hülle von Amnionepithel enthält; Ⓔ **1.–2.** *exomphalos*

Ex|on *nt*: DNA-Segment, das Information für die RNA-Synthese kodiert; Ⓔ *exon*

ex|o|nu|kle|är *adj*: außerhalb des Zellkerns (liegend); Ⓔ *ectonuclear*

Ex|o|pa|thie *f*: durch äußere Ursachen hervorgerufene Krankheit; exogene Krankheit; Ⓔ *exopathy*

Ex|o|pho|rie *f*: latentes Auswärtsschielen; Ⓔ *exophoria*

Ex|oph|thal|mie *f*: → *Exophthalmus*

ex|oph|thal|misch *adj*: Exophthalmus betreffend, durch Exophthalmus gekennzeichnet; Ⓔ *exophthalmic*

ex|oph|thal|mo|gen *adj*: einen Exophthalmus verursachend oder auslösend; Ⓔ *exophthalmogenic*

Ex|oph|thal|mos *m*: → *Exophthalmus*

Ex|oph|thal|mus *m*: ein- oder beidseitiges Hervortreten des Augapfels aus der Augenhöhle; kann durch Tumoren der Augenhöhle oder andere raumfordernde Prozesse verursacht werden; klassisch bei Basedow*-Krankheit; Ⓔ *exophthalmos*

ex|o|phy|tisch *adj*: nach außen wachsend; Ⓔ *exophytic*

Ex|o|sep|sis *f*: durch eine äußere Infektion hervorgerufene Sepsis*; Ⓔ *exosepsis*

e|xo|sep|tisch *adj*: Exosepsis betreffend, von ihr betroffen durch sie bedingt; Ⓔ *exoseptic*

Ex|os|to|se *f*: nach außen wachsende benigne Hyperplasie* von Knochengewebe; Ⓔ *exostosis*

E|xo|to|xin *nt*: von der Zelle nach außen abgegebenes Toxin*; Ⓔ *exotoxin*

E|xo|tro|pie *f*: Auswärtsschielen; Ⓔ *exotropia*

e|xo|zel|lu|lär *adj*: außerhalb der Zelle (liegend); Ⓔ *exocellular*

e|xo|zy|tär *adj*: außerhalb der Zelle (liegend); Ⓔ *ectocytic*

E|xo|zy|to|se *f*: aktive Stoffausscheidung aus der Zelle mittels Vesikelbildung; Ⓔ *exocytosis*

ex|pan|siv *adj*: (*Wachstum*) verdrängend; Ⓔ *expansive*

Ex|pek|to|rans *nt*: schleimlösendes/auswurfförderndes Mittel; Ⓔ *expectorant*

Ex|pek|to|ra|ti|on *f*: Auswurf; Ⓔ *expectoration*

Ex|phal|la|ti|on *f*: Penisentfernung, Penisamputation; Ⓔ *phallectomy*

Ex|plan|ta|ti|on *f*: Entnahme von Geweben oder Organen zur Züchtung oder Transplantation; Ⓔ *explantation*

Ex|plo|ra|ti|on *f*: Untersuchung, Erkundung, Ausforschung; Anamneseerhebung; Ⓔ *exploration*

ex|plo|ra|tiv *adj*: untersuchend, Probe-; Ⓔ *explorative*

Ex|plo|ra|tiv|la|pa|ro|to|mie *f*: Eröffnung der Bauchhöhle zur Abklärung eines Zustandes; Ⓔ *explorative laparotomy*

Ex|plo|si|ons|trau|ma *nt*: durch eine explosionsartige Druckerhöhung hervorgerufene Schädigung; Ⓔ *blast injury*

Ex|po|si|ti|on *f*: das Ausgesetztsein der Wirkung von Umwelteinflüssen, Strahlen, Erregern usw.; Ⓔ *exposure*

Ex|pres|si|on *f*: Herausdrücken der Frucht aus der Gebärmutter; Ⓔ *expression*

Ex|pres|si|vi|tät *f*: Grad der Ausprägung einer Erbanlage; Ⓔ *expressivity*

Ex|pri|mie|ren *nt*: → *Expression*

Ex|sik|kans *nt*: Trockenmittel; Ⓔ *exsiccant*

Ex|sik|ka|ti|on *f*: → *Exsikkose*

Ex|sik|ka|ti|ons|der|ma|ti|tis *f*: → *Exsikkationsekzem*

Ex|sik|ka|ti|ons|ek|zem *nt*: durch extrem trockene Haut hervorgerufenes Ekzem* bei älteren Menschen [meist durch Sebostase*], bei übermäßiger Reinigung und Entfettung der Haut [angewaschenes Ekzem] oder durch

Wettereinflüsse; Ⓔ *asteatotic eczema*

Ex|sik|ka|ti|ons|ek|ze|ma|tid *nt*: → *Exsikkationsekzem*

ex|sik|ka|tiv *adj*: austrocknend; Ⓔ *exsiccant*

Ex|sik|ko|se *f*: Austrocknung des Körpers durch Abnahme des Gesamtkörperwassers; Ⓔ *exsiccation*

ex|spek|ta|tiv *adj*: (*Behandlung*) abwartend; Ⓔ *expectant*

Ex|spi|ra|tio *f, pl* -ti|o|nes: → *Exspiration*

Ex|spi|ra|ti|on *f*: Ausatmen, Ausatmung; Ⓔ *expiration*

Ex|spi|ri|um *nt*: → *Exspiration*

Ex|stir|pa|ti|on *f*: (vollständige) Entfernung; Ⓔ *extirpation*

Ex|stro|phie *f*: → *Ekstrophie*

Ex|su|dat *nt*: bei einer Entzündung ausgeschwitzte Flüssigkeit; Ⓔ *exudate*

Ex|ten|si|on *f*: mechanische Streckung einer Extremität zur Fraktureinrenkung oder Entlastung; Ⓔ *traction*

Ex|ten|si|ons|ver|band *m*: Verband, z.B. Pflasterzugverband, zur Dauerextension von Extremitäten; Ⓔ *extension bandage*

Ex|ten|sor *m*: Streckmuskel, Musculus extensor; Ⓔ *extensor*

ex|te|ri|or *adj*: auf der Außenseite (liegend), äußerlich, äußere(r, s); Ⓔ *exterior*

ex|te|ro|fek|tiv *adj*: auf äußere Reize reagierend; Ⓔ *exterofective*

ex|te|ro|re|zep|tiv *adj*: äußere Reize aufnehmend; Ⓔ *exteroceptive*

Extra-, extra- *präf*: Wortelement mit der Bedeutung „außen/außerhalb"

ex|tra|ad|re|nal *adj*: außerhalb der Nebenniere/Glandula adrenalis (liegend); Ⓔ *extra-adrenal*

ex|tra|ar|ti|ku|lär *adj*: außerhalb eines Gelenks (liegend); Ⓔ *extra-articular*

ex|tra|au|ral *adj*: außerhalb des Ohres (liegend); Ⓔ *extra-aural*

ex|tra|bi|li|är *adj*: außerhalb der Gallenblase/Vesica biliaris (liegend); Ⓔ *extracystic*

ex|tra|bron|chi|al *adj*: außerhalb der Bronchien (liegend); Ⓔ *extrabronchial*

ex|tra|bul|bär *adj*: außerhalb eines Bulbus (liegend); Ⓔ *extrabulbar*

ex|tra|chro|mo|so|mal *adj*: außerhalb eines Chromosoms/der Chromosomen (liegend); Ⓔ *extrachromosomal*

ex|tra|du|ral *adj*: außerhalb der Dura mater (liegend); Ⓔ *extradural*

ex|tra|em|bry|o|nal *adj*: außerhalb des Embryos (liegend); Ⓔ *extraembryonic*

195

ex|tra|e|pi|phy|sär *adj*: außerhalb der Epiphyse (liegend), nicht mit der Epiphyse verbunden; ⓔ *extraepiphysial*

ex|tra|fu|sal *adj*: außerhalb einer Muskelspindel (liegend); ⓔ *extrafusal*

ex|tra|ge|ni|tal *adj*: außerhalb der Geschlechtsorgane (liegend), nicht von den Geschlechtsorganen stammend, unabhängig von den Geschlechtsorganen; ⓔ *extragenital*

ex|tra|glan|du|lär *adj*: außerhalb einer Drüse (liegend); ⓔ *extraglandular*

ex|tra|glo|bu|lär *adj*: außerhalb einer roten Blutzelle/eines Erythrozyten; ⓔ *ectoglobular*

ex|tra|he|pa|tisch *adj*: nicht in der Leber (liegend oder ablaufend); ⓔ *extrahepatic*

Ex|tra|hie|ren *nt*: 1. (*Zahn*) Ziehen 2. (*chirurg.*) Herausziehen, Entfernen; ⓔ 1.–2. *extraction*

ex|tra|hy|po|tha|la|misch *adj*: außerhalb des Hypothalamus (liegend); ⓔ *extrahypothalamic*

ex|tra|in|tes|ti|nal *adj*: außerhalb des Darms/Darmtrakts (liegend); ⓔ *extraintestinal*

ex|tra|ka|pil|lär *adj*: außerhalb einer Kapillare (liegend); ⓔ *extracapillary*

ex|tra|kap|su|lär *adj*: außerhalb der (Gelenk-, Organ-)Kapsel (liegend); ⓔ *extracapsular*

ex|tra|kar|di|al *adj*: außerhalb des Herzens (liegend); ⓔ *extracardial*

ex|tra|kor|po|ral *adj*: außerhalb des Körpers (liegend oder ablaufend), nicht mit dem Körper verbunden; ⓔ *extracorporal*

ex|tra|kor|pus|ku|lär *adj*: außerhalb der Blutkörperchen (ablaufend); ⓔ *extracorpuscular*

ex|tra|kra|ni|al *adj*: außerhalb der Schädelhöhle (liegend); ⓔ *extracranial*

Ex|trakt *m*: aus Pflanzen oder Tieren gewonnener, wässriger oder alkoholischer Auszug; ⓔ *extract*

Ex|trak|ti|on *f*: 1. (*Zahn*) Ziehen 2. (*chirurg.*) Herausziehen, Entfernen 3. Herausziehen des Kindes; ⓔ 1.–3. *extraction*

ex|trak|tiv *adj*: durch Extraktion (erfolgend); ⓔ *extractive*

ex|tra|li|ga|men|tär *adj*: außerhalb eines Bandes/Ligaments (liegend), nicht mit einem Band/Ligament verbunden; ⓔ *extraligamentous*

ex|tra|me|dul|lär *adj*: 1. außerhalb des (Knochen-, Rücken-)Marks (liegend), nicht mit dem Mark verbunden 2. außerhalb des Markhirns/Medulla oblongata (liegend); ⓔ 1.–2. *extramedullary*

ex|tra|me|nin|ge|al *adj*: außerhalb der Meningen (liegend oder ablaufend); ⓔ *extrameningeal*

ex|tra|mi|to|chond|ri|al *adj*: außerhalb der Mitochondrien (liegend); ⓔ *extramitochondrial*

ex|tra|mu|ral *adj*: außerhalb der (Organ-)Wand (liegend oder ablaufend); ⓔ *extramural*

ex|tra|nu|kle|lär *adj*: außerhalb des (Zell-)Kerns (liegend); ⓔ *extranuclear*

ex|tra|o|ral *adj*: außerhalb der Mundhöhle (liegend); ⓔ *extraoral*

ex|tra|os|sär *adj*: außerhalb des Knochens (liegend); ⓔ *extraosseous*

ex|tra|par|en|chy|mal *adj*: außerhalb des Parenchyms liegend oder gebildet, unabhängig vom Parenchym; ⓔ *extraparenchymal*

ex|tra|pel|vin *adj*: außerhalb des Beckens/Pelvis (liegend); ⓔ *extrapelvic*

ex|tra|pe|ri|kar|di|al *adj*: außerhalb des Herzbeutels/Pericardium (liegend); ⓔ *extrapericardial*

ex|tra|pe|ri|ne|al *adj*: nicht am Damm/Perineum (liegend); ⓔ *extraperineal*

ex|tra|pe|ri|os|tal *adj*: außerhalb der Knochenhaut/Periosteum (liegend); ⓔ *extraperiosteal*

ex|tra|pe|ri|to|ne|al *adj*: außerhalb der Bauchfellhöhle/Peritonealhöhle (liegend); ⓔ *extraperitoneal*

Ex|tra|pe|ri|to|ne|al|raum *m*: Raum außerhalb der Peritonealhöhle; ⓔ *extraperitoneal space*

ex|tra|plan|tar *adj*: an oder auf der Außenseite der Fußsohle (liegend); ⓔ *extraplantar*

ex|tra|pla|zen|tar *adj*: außerhalb der Plazenta (liegend), nicht mit der Plazenta verbunden; ⓔ *extraplacental*

ex|tra|pleu|ral *adj*: außerhalb des Brustfells/der Pleura oder der Pleurahöhle (liegend); ⓔ *extrapleural*

ex|tra|pro|sta|tisch *adj*: außerhalb der Vorsteherdrüse/Prostata (liegend), unabhängig von der Prostata; ⓔ *extraprostatic*

ex|tra|pul|mo|nal *adj*: außerhalb der Lunge(n)/Pulmo (liegend), nicht mit der Lunge verbunden; ⓔ *extrapulmonary*

ex|tra|py|ra|mi|dal *adj*: außerhalb der Pyramidenbahn (liegend); ⓔ *extrapyramidal*

ex|tra|re|nal *adj*: außerhalb der Niere (liegend), nicht von der Niere ausgehend; Ⓔ *extrarenal*

Ex|tra|schlag *m*: → *Extrasystole*

ex|tra|so|ma|tisch *adj*: außerhalb des Körpers (liegend oder ablaufend), nicht mit dem Körper verbunden; Ⓔ *extrasomatic*

Ex|tra|sys|to|le *f*: außerhalb des normalen Rhythmus vorkommende, vorzeitige Herzmuskelkontraktion; nach dem Ursprungsort unterscheidet man **supraventrikuläre Extrasystolen** [vom Vorhof ausgehend] und **ventrikuläre Extrasystolen** [mit Ursprung in der Kammermuskulatur]; Ⓔ *extrasystole*

Ex|tra|sys|to|lie *f*: gehäuftes Auftreten von Extrasystolen; Ⓔ *multiple extrasystoles*

ex|tra|tho|ra|kal *adj*: außerhalb des Brustkorbs/Thorax (liegend); Ⓔ *extrathoracic*

Ex|tra|tö|ne *pl*: zusätzlich zu den normalen Herztönen auftretende Töne, z.B. 3. Herzton; Ⓔ *additional heart sounds*

ex|tra|tra|che|al *adj*: außerhalb der Luftröhre/Trachea (liegend); Ⓔ *extratracheal*

ex|tra|tu|bal *adj*: **1.** außerhalb einer Tube (liegend) **2.** außerhalb des Eileiters/der Tuba uterina (liegend) **3.** außerhalb der Ohrtrompete/der Tuba auditiva (liegend); Ⓔ **1.–3.** *extratubal*

ex|tra|tym|pa|nal *adj*: außerhalb der Paukenhöhle/Tympanum (liegend); Ⓔ *extratympanic*

ex|tra|u|te|rin *adj*: außerhalb der Gebärmutter/Uterus (liegend); Ⓔ *extrauterine*

Ex|tra|u|te|rin|gra|vi|di|tät *f*: → *Extrauterinschwangerschaft*

Ex|tra|u|te|rin|schwan|ger|schaft *f*: Einnistung der Frucht außerhalb der Gebärmutter; Ⓔ *ectopic pregnancy*

ex|tra|va|gi|nal *adj*: außerhalb der Scheide/Vagina (liegend); Ⓔ *extravaginal*

ex|tra|va|sal *adj*: außerhalb der (Blut-)Gefäße (liegend oder erfolgend); Ⓔ *extravascular*

Ex|tra|va|sat *nt*: aus einem Gefäß ausgetretene Flüssigkeit; Ⓔ *extravasate*

ex|tra|ven|tri|ku|lär *adj*: außerhalb einer Kammer/eines Ventrikels (liegend oder ablaufend), insbesondere außerhalb der Herzkammer; Ⓔ *extraventricular*

Ex|tra|ver|si|on *f*: **1.** Auswärtsdrehung, Auswärtswendung **2.** Öffnung zu Außenwelt; offenes, entgegenkommendes Verhalten; Ⓔ **1.–2.** *extraversion*

ex|tra|ver|tiert *adj*: **1.** (*anatom.*) nach außen gedreht **2.** (*psychol.*) nach außen gewandt, welt-offen, aufgeschlossen; Ⓔ **1.–2.** *extroverted*

ex|tra|ve|si|kal *adj*: außerhalb der (Harn-)Blase (liegend); Ⓔ *extracystic*

ex|tra|zel|lu|lär *adj*: außerhalb der Zelle (liegend); Ⓔ *extracellular*

Ex|tra|zel|lu|lär|flüs|sig|keit *f*: außerhalb der Zelle befindliche Flüssigkeit; Ⓔ *extracellular fluid*

Ex|tra|zel|lu|lär|raum *m*: Gesamtheit der Extrazellulärflüssigkeit enthaltenden Räume des Körpers; Ⓔ *extracellular space*

ex|tra|ze|re|bel|lar *adj*: außerhalb des Kleinhirns/Zerebellum (liegend); Ⓔ *extracerebellar*

ex|tra|ze|re|bral *adj*: außerhalb des Gehirns/Zerebrum (liegend); Ⓔ *extracerebral*

Ex|tre|mi|tas *f*: äußeres Ende, Endstück, Spitze; Gliedmaße, Glied; Ⓔ *extremity*

Ex|tre|mi|tä|ten *pl*: Gliedmaße, Arme und Beine; Ⓔ *extremities*

Ex|tre|mi|tä|ten|ab|lei|tung *f*: EKG-Ableitung von den Extremitäten nach Einthoven oder Goldberger; Ⓔ *limb lead*

ex|trin|sic *adj*: → *extrinsisch*

ex|trin|sisch *adj*: von außen (kommend oder wirkend), äußerlich, äußere(r, s); Ⓔ *extrinsic*

Ex|tro|phie *f*: → *Ekstrophie*

Ex|tro|ver|si|on *nt*: → *Extraversion*

Ex|tru|si|on *f*: **1.** (*Sekret*) Ausschleusung **2.** (*Zahn*) Verlängerung; Ⓔ **1.–2.** *extrusion*

Ex|tu|ba|ti|on *f*: Tubusentfernung, Extubieren; Ⓔ *extubation*

Ex|ul|ce|ra|tio *f*, *pl* -**ti|o|nes**: → *Exulzeration*

Ex|ul|ze|ra|ti|on *f*: Geschwürbildung, Ulzeration; Ⓔ *ulceration*

Ex|zi|si|on *f*: Ausschneidung, Entfernung; Ⓔ *excision*

ex|zi|ta|bel *adj*: erregbar, reizbar; Ⓔ *excitable*

Ex|zi|tans *nt*: Reizmittel, Stimulans; Ⓔ *excitant*

Ex|zi|tan|ti|um *nt*, *pl* -**tan|zi|en**, -**tan|ti|en**: → *Exzitans*

Ex|zi|ta|ti|on *f*: Anregung, Reizung; Reiz; Erregung; Ⓔ *excitation*

ex|zi|to|mo|to|risch *adj*: Bewegung oder Motorik anregend; Ⓔ *excitomotor*

F

Faber-Anämie f: schwere Eisenmangelanämie bei Achlorhydrie*; Ⓔ *Faber's anemia*

Fab-Fragment nt: antigen-bindender Teil der Immunglobuline; Ⓔ *Fab fragment*

Fabismus m: nach Verzehr von Favabohnen auftretende hämolytische Krise bei vorbestehendem Glucose-6-Phosphatdehydrogenasemangel; Ⓔ *favism*

Facies f: 1. Gesicht 2. Außenfläche, Vorderseite; Ⓔ 1. *face* 2. *surface*

Facies adenoidea: typischer Gesichtsausdruck bei adenoiden Vegetationen; Ⓔ *adenoid facies*

Facies articularis: Gelenkfläche von Knorpel oder Knochen; Ⓔ *articular surface*

Facies gastrica: typischer Gesichtsausdruck mit tiefer Nasolabialfalte bei Magenkrankheiten; Ⓔ *gastric surface of spleen*

Facies hippocratica: spitzes, blasses Gesicht mit eingefallenen Augen und Wangen des Sterbenden; Ⓔ *hippocratic facies*

Facies leontina: durch eine Verdickung der Schädelknochen hervorgerufenes löwenartiges Gesicht; Ⓔ *leonine facies*

Facies lunata: volles, rundes Gesicht; Ⓔ *moon face*

Facies mitralis: blasses Gesicht mit bläulichen Lippen bei schwerer Mitralstenose; Ⓔ *mitral facies*

Facies myopathica: typischer Gesichtsausdruck bei Muskeldystrophie; Ⓔ *myopathic facies*

Facies paralytica: fehlende Mimik bei Fazialislähmung*; Ⓔ *facies paralytica*

Faldengranulom nt: Fremdkörpergranulom* als Reaktion auf Nahtmaterial; Ⓔ *suture granuloma*

Faldenpilze pl: hyphenbildende Pilze; Ⓔ *hyphal fungi*

Faldenwürmer pl: fadenförmige, runde Würmer, die sich i.d.R. durch Eier ver-

mehren, zum Teil auch lebendgebährend; wichtige Gattungen sind u.A. Ankylostoma*, Ascaris*, Trichinella*, Onchocerca*; Ⓔ *Nematoda*

Faeces pl: → *Fäzes*

Faex f: Hefe; Ⓔ *yeast*

Faex medicinalis: gereinigte Bierhefe [Saccharomyces cerevisiae]; Ⓔ *medicinal yeast*

fäkal adj: Kot/Fäzes betreffend, aus Fäkalien bestehend, kotig; Ⓔ *fecal*

Fäkalappendizitis f: durch Kotsteine hervorgerufene Appendizitis*; Ⓔ *stercoral appendicitis*

Fäkalien pl: → *Fäzes*

Fäkalstase f: Kotstauung, Kotverhaltung; Ⓔ *fecal impaction*

Fäkalurie f: Kotausscheidung im Harn; Ⓔ *fecaluria*

Faktor m: (maßgebender) Umstand, bestimmendes Element; Ⓔ *factor*

antinukleäre Faktoren: Antikörper* gegen Zellkernbestandteile; Ⓔ *antinuclear antibodies*

atrialer natriuretischer Faktor: in Myozyten des linken Vorhofs und anderen Geweben gebildetes Hormon mit Einfluss auf die Wasser- und Natriumdiurese; Ⓔ *atrial natriuretic factor*

erythropoetischer Faktor: in der Niere gebildetes Zytokin*, das die Bildung der roten Blutkörperchen anregt; Ⓔ *erythropoietic stimulating factor*

Faktorenaustausch m: partieller Chromosomenaustausch zwischen gepaarten Chromosomen während der Meiose; Ⓔ *crossing-over*

Faktorenserum nt: Testserum, das Antikörper gegen einen Antigenfaktor enthält; Ⓔ *monovalent antiserum*

Faktor-IX-Mangelkrankheit f: durch einen angeborenen Mangel an Faktor IX bedingte Blutgerinnungsstörung; Ⓔ *factor IX deficiency*

Faktor-I-Mangel m: verminderter Fibrinogengehalt des Blutes; Ⓔ *factor I deficiency*

Faktor-II-Mangel m: erblicher Mangel an Blutgerinnungsfaktor II; führt zu erhöhter Blutungsneigung; Ⓔ *factor II deficiency*

Faktor-V-Mangel m: autosomal-rezessiver Mangel an Blutgerinnungsfaktor V; führt zu erhöhter Blutungsneigung; Ⓔ *factor V deficiency*

Faktor-VII-Mangel m: erblicher Mangel an Blutgerinnungsfaktor VII; führt zu erhöhter Blutungsneigung; Ⓔ *factor VII deficiency*

Faktor-VIII-Mangel *m*: durch einen Mangel an Blutgerinnungsfaktor VIII verursachte klassische Blutgerinnungsstörung mit mikrotraumatischen Blutungen in Gelenke und Muskeln; Ⓔ *classical hemophilia*

Faktor-XI-Mangel *m*: durch einen autosomal-rezessiv vererbten Mangel an Faktor XI bedingte erbliche Blutungsneigung; Ⓔ *factor XI deficiency*

Faktor-XII-Mangel *m*: autosomal-rezessiver Mangel an Faktor XIII der Blutgerinnung; klinisch unauffällig; Ⓔ *factor XII deficiency*

Faktor-XIII-Mangel *m*: autosomal-rezessiver Mangel an Faktor XII der Blutgerinnung; kann zu Wundheilungsstörungen und Nachblutungen führen; Ⓔ *factor XIII deficiency*

fälkullent *adj*: kotig, kotartig, stuhlartig, stuhlähnlich; Ⓔ *feculent*

Fälkullom *nt*: durch die Bauchdecke tastbare Masse aus verhärtetem Stuhl im Dickdarm; Ⓔ *fecaloma*

falkullltaltiv *adj*: freigestellt, wahlweise; Ⓔ *facultative*

fallciform *adj*: sichelförmig; Ⓔ *falciform*

Falciparum-Malaria *f*: → *Malaria tropica*

Fallhand *nt*: Herabhängen der Hand bei Radialislähmung*; Ⓔ *drop hand*

Fallot-Tetralogie *f*: angeborener Herzfehler mit hochsitzendem Ventrikelseptumdefekt, Pulmonalstenose, überreitender Aorta und Hypertrophie des rechten Ventrikels; Ⓔ *Fallot's tetrad*

Fallsucht *f*: Epilepsie*; Ⓔ *falling sickness*

Falschlgellenk *nt*: bei fehlender Ausheilung einer Fraktur entstehendes echtes Gelenk [Nearthrose] oder bindegewebig-fibröse Knochenverbindung; Ⓔ *false joint*

Faltenlzunlge *f*: tiefe Furchung der Zunge; Ⓔ *fissured tongue*

Falx *f*: Sichel, sichelförmige Struktur; Ⓔ *falx*

Falx cerebelli: schmaler Fortsatz der Dura* mater zwischen den beiden Kleinhirnhemisphären; Ⓔ *falx of cerebellum*

Falx cerebri: sichelförmiger, bindegewebiger Fortsatz der Dura* mater zwischen den beiden Großhirnhemisphären; Ⓔ *falx of cerebrum*

Falmilllilenlanltilgelne *pl*: seltene, nur in einer oder wenigen Familien gefundene Antigene; Ⓔ *private antigens*

Fanconi-Anämie *f*: vererbte Blutbildungsstörung, die alle Zellreihen des Knochenmarks betrifft; Ⓔ *Fanconi's anemia*

Fanlgo *m*: Mineralschlamm aus heißen Quellen, der u.A. für Bäder und Packungen verwendet wird; Ⓔ *fango*

Falrad *nt*: abgeleitete SI-Einheit der elektrischen Kapazität; Ⓔ *farad*

Falraldilsaltilon *f*: Behandlung mit faradischem Strom; Ⓔ *faradization*

Falraldolthelralpie *f*: → *Faradisation*

Färlbelinldex *m*: aus Hämoglobin und Erythrozytenzahl bestimmter Quotient; heute ersetzt durch Färbekoeffizient*; Ⓔ *color index*

Färlbelkoleflfilzilent *m*: Hämoglobingehalt des einzelnen Erythrozyten; Ⓔ *mean corpuscular hemoglobin*

Farlbenlamlblylolpie *f*: vermindertes Farbenunterscheidungsvermögen; Ⓔ *color amblyopia*

Farlbenlalnolmallie *f*: → *Farbensinnstörung*

Farlbenlalsthelnolpie *f*: vermindertes Farbenunterscheidungsvermögen bei Ermüdung der Augen; Ⓔ *color asthenopia*

Farlbenlblindlheit *f*: Achromatopsie*; Ⓔ *color blindness*

Farlbenlfehllsichltiglkeit *f*: → *Farbensinnstörung*

Farlbenlhelmilalnoplsie *f*: nur das Farbensehen betreffende Hemianopsie*; Ⓔ *color hemianopsia*

Farlbenlschwälche *f*: → *Farbensinnstörung*

Farlbenlselhen *nt*: Sehstörung, bei der alle Gegenstände in einem Farbton erscheinen, z.B. Gelbsehen [Xanthopsie]; Ⓔ *color vision*

Farlbenlsinnlstölrung *f*: Störung des normalen Farbensehens, z.B. Rotschwäche, Grünschwäche; Ⓔ *color anomaly*

Farber-Krankheit *f*: autosomal-rezessiv vererbte Enzymopathie* mit Zeramidablagerung in praktisch allen Körpergeweben; meist tödlicher Verlauf im Kindes- oder Jugendalter; Ⓔ *Farber's syndrome*

Farblskoltom *nt*: umschriebener Gesichtsfeldausfall für Farben; Ⓔ *color scotoma*

Farblstoflflverldünlnunglslmelthol de *f*: Methode zur Bestimmung von Blutvolumina, z.B. Herzzeitvolumen; Ⓔ *dye dilution method*

Farlmerlhaut *f*: durch Wettereinflüsse hervorgerufene Hautalterung, die z.T. als Präkanzerose betrachtet wird; Ⓔ *farmer's skin*

F

Far|mer|lun|ge f: exogen allergische Alveolitis* durch Inhalation von Pilzsporen in Heustaub; Ⓔ *farmer's lung*

Farn|kraut|phä|no|men nt: charakteristische Form des getrockneten Zervixschleims; am ausgeprägtesten kurz vor der Ovulation; Ⓔ *fern phenomenon*

Farn|test m: → *Farnkrautphänomen*

Fas|cia f, pl -ci|ae: bindegewebige Hülle um Muskeln oder Muskelgruppen; Ⓔ *fascia*

Fascia abdominis: Bauchfaszie; Ⓔ *abdominal fascia*

Fascia antebrachii: Unterarmfaszie; Ⓔ *antebrachial fascia*

Fascia brachii: Oberarmfaszie; Ⓔ *brachial fascia*

Fascia cervicalis/colli: Halsfaszie; Ⓔ *cervical fascia*

Fascia dorsalis manus: Handrückenfaszie; Ⓔ *dorsal fascia of hand*

Fascia dorsalis pedis: Fußrückenfaszie; Ⓔ *dorsal fascia of foot*

Fascia lata: Oberschenkelfaszie; Ⓔ *fascia lata*

Fascia nuchae: Nackenfaszie; Ⓔ *nuchal fascia*

Fascia pectoralis: Pektoralisfaszie; Ⓔ *pectoral fascia*

Fascia pelvis: Beckenfaszie; Ⓔ *pelvic fascia*

Fascia thoracolumbalis: Rückenfaszie; Ⓔ *thoracolumbar fascia*

Fas|ci|cul|lus m, pl -li: Faserbündel, Faserstrang, Strang; Ⓔ *fascicle*

Fasciculus atrioventricularis: vom Atrioventrikularknoten ausgehendes Faserbündel des Erregungsleitungssystems; spaltet sich im Kammerseptum in die Tawara-Schenkel; Ⓔ *atrioventricular bundle*

Fasciculi plexus brachialis: Faserbündel des Plexus* brachialis, aus denen die verschiedenen Nerven entstehen; Ⓔ *secondary cords of cervical plexus*

Fas|ci|li|tis f: Faszienentzündung; Ⓔ *fasciitis*

Fascio-, fascio- präf.: Wortelement mit der Bedeutung „Band/Faszie"

Fasciola-hepatica-Infektion f: → *Fascioliasis*

Fas|ci|ol|li|a|sis f: Befall durch **Fasciola hepatica** mit Entwicklung einer Gallengangsobstruktion [evtl. Ikterus*] und schmerzhafter Hepatomegalie; Ⓔ *fascioliasis*

Fa|ser f: Bindegewebsfaser; Nervenfaser; Ⓔ *fiber*

elastische Faser: aus Elastin und Koh-

lenhydraten aufgebaute Bindegewebsfaser; Ⓔ *elastic fiber*

kollagene Fasern: hauptsächlich aus Kollagen bestehende Stützfasern faseriger Bindegewebe; Ⓔ *collagen fibers*

markhaltige Fasern: von einer Myelinscheide* umgebene Nervenfasern; Ⓔ *myelinated fibers*

marklose Fasern: nicht von einer Myelinscheide* umgebene Nervenfasern; Ⓔ *nonmyelinated fibers*

retikuläre Fasern: argyrophile Fasern, die an der Grenzfläche von Geweben gitterförmige Netze bilden; Ⓔ *reticular fibers*

Fa|ser|en|do|skop nt: → *Fiberendoskop*

Fa|ser|knor|pel m: Knorpel mit kollagenen Fasern; kommt u.A. in den Bandscheiben vor; Ⓔ *fibrous cartilage*

Fass|tho|rax m: typische Thoraxform bei Lungenemphysem*; Ⓔ *barrel chest*

Fas|zie f: bindegewebige Hülle um Muskeln oder Muskelgruppen; Ⓔ *fascia*

Fas|zi|ek|to|mie f: Faszienentfernung; Ⓔ *fasciectomy*

Fas|zi|i|tis f: Faszienentzündung; Ⓔ *fasciitis*

Fas|zi|kel m: → *Fasciculus*

fas|zi|ku|lär adj: Faszikel betreffend; büschelförmig; Ⓔ *fasciculate*

Fas|zi|ku|la|ti|on f: regellose, blitzartige Muskelzuckungen; Ⓔ *fasciculation*

Faszio-, faszio- präf.: Wortelement mit der Bedeutung „Band/Faszie"

fas|zi|o|gen adj: von einer Faszie ausgehend, durch eine Faszie bedingt; Ⓔ *fasciogen*

Fas|zi|o|lo|se f: → *Fascioliasis*

Fas|zi|or|rha|phie f: Fasziennaht; Ⓔ *fasciorrhaphy*

Fas|zi|o|to|mie f: Faszienschnitt, Faszienspaltung; Ⓔ *fasciotomy*

Fau|ces pl: Schlund, Schlundenge; Ⓔ *fauces*

Fau|ci|tis f: Entzündung der Rachenenge; Ⓔ *faucitis*

Faul|le|cken pl: schmerzhaftes Ekzem* des Mundwinkels; Ⓔ *perlèche*

Fa|vis|mus m: nach Verzehr von Favabohnen auftretende hämolytische Krise bei vorbestehendem Glucose-6-Phosphatdehydrogenasemangel; Ⓔ *favism*

Fa|vus m: Dermatomykose* durch Trichophyton* schoenleinii; typisch sind die Bildung von schildförmigen Schuppen [Scutula*] und ein penetranter, an Mäuseurin erinnernder Geruch; Ⓔ *favus*

Fä|zes pl: aus unverdauten Nahrungsresten, Abfallprodukte des Stoffwechsels, Wasser und Mikroorganismen bestehende, meist breiige oder feste Masse; die durchschnittliche tägliche Menge beträgt ca. 200–250 Gramm; Ⓔ *feces*

Fazi-, fazi- *präf.*: → *Fazio-*

falzilal *adj*: Gesicht betreffend, zum Gesicht gehörend; Ⓔ *facial*

Falzilallis *m*: Nervus* facialis; Ⓔ *facial nerve*

Falzilallislählmung *f*: → *Fazialisparese*

Falzilallislpalreise *f*: Lähmung des Nervus* facialis und der von ihm versorgten Gesichtsmuskeln; Ⓔ *facial palsy*

Fazialis-Tic *m*: unwillkürliches Zucken der vom Nervus* facialis versorgten Gesichtsmuskeln; Ⓔ *facial spasm*

Fazio-, fazio- *präf.*: Wortelement mit der Bedeutung „Gesicht/Facies"

falzilolbralchial *adj*: Gesicht und Arm/Brachium betreffend; Ⓔ *faciobrachial*

falzilollinlgual *adj*: Gesicht und Zunge/Lingua betreffend; Ⓔ *faciolingual*

Falzilolplelgie *f*: → *Fazialisparese*

Falzilolstelnolse *f*: Entwicklungsstörung des Gesichts mit Fehlbildung; Ⓔ *faciostenosis*

falzilolzerlvilkal *adj*: Gesicht und Hals/Zervix betreffend oder verbindend; Ⓔ *faciocervical*

Fc-Fragment *nt*: Teil der Immunglobuline [fragment crystalline], das die Bindung an Komplement oder Gewebe vermittelt; Ⓔ *Fc fragment*

Felbrilcula *f*: virales Erkältungsfieber im Herbst und Winter; Ⓔ *febricula*

felbril *adj*: mit Fieber (verbunden), fieberhaft, fiebernd, fiebrig; Ⓔ *febrile*

Felbris *f*: Fieber; fieberhafte Erkrankung; Ⓔ *fever*

Febris aphthosa: → *Maul- und Klauenseuche*

Febris continua: gleichbleibend hohes Fieber; Ⓔ *continuous fever*

Febris intermittens: Fieber mit Temperaturschwankungen; Ⓔ *intermittent fever*

Febris mediterranea: → *Mittelmeerfieber*

Febris puerperalis: Kindbettfieber*; Ⓔ *childbed fever*

Febris quartana: jeden vierten Tag auftretendes Fieber bei Malaria* quartana; Ⓔ *quartan fever*

Febris quotidiana: tägliche Fieberschübe bei Malaria* tropica; Ⓔ *quotidian fever*

Febris recurrens: Fieber mit regelmä-

ßigen Fieberanfällen und fieberfreien Intervallen; Ⓔ *recurrent fever*

Febris remittens: Fieber mit Temperaturschwankungen; Ⓔ *remittent fever*

Febris rheumatica: → *rheumatisches Fieber*

Febris tertiana: jeden dritten Tag auftretendes Fieber bei Malaria* tertiana; Ⓔ *tertian fever*

Febris typhoides: Typhus*; Ⓔ *typhoid fever*

Felcunldaltio *f*: Befruchtung; Ⓔ *fecundation*

Feedback-Hemmung *f*: Hemmung einer biochemischen Reaktion durch das Endprodukt; Ⓔ *feedback inhibition*

Fehllbilldungslsynldrom *nt*: durch angeborene Fehlbildungen gekennzeichnetes Syndrom; Ⓔ *malformation syndrome*

Fehldilaglnolse *f*: fehlerhafte Diagnose, die zu falscher Therapie oder zum Verzicht auf eine Therapie und zum Stellen einer Fehlprognose führen kann; Ⓔ *misdiagnosis*

Fehllgelburt *f*: Abort*; Ⓔ *miscarriage*

Fehllharlnen *nt*: schmerzhafte Miktion, schmerzhaftes Wasserlassen; Ⓔ *dysuria*

Fehllwirt *m*: Wirt, in dem die Entwicklung eines Parasiten nicht zum Abschluss gelangen kann; Ⓔ *accidental host*

Feiglwarlze *f*: v.a. durch Geschlechtsverkehr übertragene Viruserkrankung mit Ausbildung spitzer, warzenartiger Papillome im Genitalbereich; Ⓔ *fig wart*

Feinlnaldellcholanlgilolgralfie, -gralphie *f*: Cholangiografie* mit transhepatischer Injektion von Kontrastmittel mittels einer dünnen Hohlnadel; Ⓔ *fine-needle cholangiography*

Feilung *f*: aktive Immunisierung*; Ⓔ *active immunization*

stille Feiung: Immunisierung durch eine asymptomatische Erkrankung; Ⓔ *occult immunization*

Fel *nt*: Galle; Ⓔ *bile*

Feldlblock *m*: Infiltrationsanästhesie des Operationsgebietes; Ⓔ *field block*

Fellilnolse *f*: vermutlich durch Bakterien [Chlamydia*?] hervorgerufene, durch Katzen übertragene regionale Lymphknotenentzündung; Ⓔ *cat-scratch fever*

Felllaltio *f*: Oralverkehr; Ⓔ *fellatio*

Fellsenlbein *nt*: das Innenohr enthaltender Teil des Schläfenbeins; Ⓔ *petrosal* *bone*

Fel|sen|ge|birgs|fie|ber *nt*: von Schildzecken [Dermacentor* andersoni] übertragene Infektionskrankheit durch Rickettsia* rickettsii; ⒠ *Rocky Mountain spotted fever*

fe|mi|nin *adj*: weiblich; ⒠ *feminine*

fe|mo|ral *adj*: Femur/Oberschenkel betreffend; ⒠ *femoral*

Fe|mo|ra|lis|läh|mung *f*: Lähmung des Nervus* femoralis; ⒠ *femoral palsy*

Femoro-, femoro- *präf.*: Wortelement mit der Bedeutung „Oberschenkel/Femur"

fe|mo|ro|ab|do|mi|nal *adj*: Oberschenkel(knochen) und Bauch/Abdomen betreffend oder verbindend; ⒠ *femoroabdominal*

fe|mo|ro|pa|tel|lar *adj*: Oberschenkel(knochen) und Kniescheibe/Patella betreffend oder verbindend; ⒠ *femoropatellar*

fe|mo|ro|pop|li|te|al *adj*: **1.** Oberschenkel und Kniekehle betreffend oder verbindend **2.** Arteria femoralis und Arteria poplitea verbindend; ⒠ **1.–2.** *femoropopliteal*

fe|mo|ro|ti|bi|al *adj*: Oberschenkel(knochen) und Schienbein/Tibia betreffend oder verbindend; ⒠ *femorotibial*

Femur *m*: Oberschenkelknochen; ⒠ *femur*

Fe|mur|frak|tur *f*: Bruch des Oberschenkelknochens; ⒠ *femoral fracture*

Fe|mur|hals|frak|tur *f*: Femurfraktur* im Bereich des Oberschenkelhalses; ⒠ *fractured neck of femur*

Fe|mur|kopf|ne|kro|se *f*: Osteochondrose* des Hüftkopfs; führt i.d.R. zu Deformierung; ⒠ *necrosis of the femoral head*

avaskuläre Femurkopfnekrose: einseitig oder beidseitig [50 %] auftretende, meist Männer zwischen 20 und 50 Jahren betreffende aseptische Knochennekrose des Hüftkopfes; ⒠ *osteochondrosis dissecans of the femoral head*

Fe|mur|schaft|frak|tur *f*: Fraktur des Oberschenkelschaftes; ⒠ *femoral shaft fracture*

Fe|nes|tra *f*: (*anatom.*) Fenster; ⒠ *fenestra*

Fenestra cochleae: durch die Membrana* tympanica secundaria verschlossene Öffnung zwischen Mittelohr und Innenohr; ⒠ *cochlear window*

Fenestra vestibuli: durch die Steigbügelplatte verschlossene Öffnung zwischen Mittelohr und Innenohr; ⒠ *vestibular window*

Fe|nes|tra|ti|on *f*: Fensterung, Fensterungsoperation; ⒠ *fenestration*

fe|nes|triert *adj*: mit Fenster(n)/Löchern (versehen), gefenstert; ⒠ *fenestrate*

Fens|ter *nt*: (*anatom.*) Fenestra; ⒠ *window*

ovales Fenster: → *Fenestra vestibuli*

rundes Fenster: → *Fenestra cochleae*

Fer|ment *nt*: nur noch selten verwendeter Begriff für Enzym*; ⒠ *ferment*

fer|men|ta|tiv *adj*: Gärung betreffend oder bewirkend, gärend, enzymatisch; ⒠ *fermentative*

Fer|mo|se|rum *nt*: enzymatisch angedautes Immunserum; ⒠ *fermoserum*

Fern|be|strah|lung *f*: Bestrahlung mit großem Fokus-Haut-Abstand; ⒠ *teleradiotherapy*

Fern|di|a|gno|se *f*: Diagnose* einer Erkrankung ohne direkten Patientenkontakt auf der Basis übermittelter Daten und Informationen; ⒠ *telediagnosis*

Fern|lap|pen|plas|tik *f*: → *Fernplastik*

Fern|me|tas|ta|sen *pl*: fern des Primärtumors wachsende Metastasen*; ⒠ *distant metastases*

Fern|plas|tik *f*: Hauttransplantation, bei der das Transplantat in einem oder mehreren Schritten an den Zielort verpflanzt wird; ⒠ *distant flap*

Fern|punkt *m*: Punkt, auf den das Auge bei voller Erschlaffung des Akkommodationsapparates eingestellt ist; ⒠ *far point*

Ferri-, ferri- *präf.*: → *Ferro-*

Ferriferrocyanid-Reaktion *f*: Nachweis von Eisen in Zellen oder Geweben durch Behandlung mit Kaliumferrocyanid und Bildung eines blauen Komplexes; ⒠ *Berlin blue reaction*

Fer|ri|hä|mo|glo|bin *nt*: oxidierte Form von Hämoglobin* mit dreiwertigem Eisen; ⒠ *ferrihemoglobin*

Fer|ri|tin *nt*: aus einer Proteinkomponente [**Apoferritin**] und Eisen bestehendes Eisenspeicherprotein; ⒠ *ferritin*

Ferro-, ferro- *präf.*: Wortelement mit der Bedeutung „Eisen/Ferrum"

Fer|ro|che|la|ta|se *f*: mitochondriales Enzym der Hämsynthese, das den Einbau von Eisen in Protoporphyrin katalysiert; ⒠ *ferrochelatase*

Fer|ro|ki|ne|tik *f*: Eisenstoffwechsel; ⒠ *ferrokinetics*

Fer|ro|zyt *m*: Erythrozyt* oder Retikulozyt* mit Eisengranula; ⒠ *siderocyte*

Fer|rum *nt*: → *Eisen*

Fer|sen|bein|ent|zün|dung *f*: → *Kalkaneitis*

Fer|sen|bein|höcker m: hinterer Teil des Fersenbeins; E *tuberosity of calcaneus*

fer|til adj: fruchtbar, zeugungsfähig, fortpflanzungsfähig; E *fertile*

Fer|ti|li|tät f: Fruchtbarkeit; E *fertility*

Fest|fre|quenz|schritt|ma|cher m: kaum noch verwendeter Herzschrittmacher mit konstanter Frequenz; E *fixed-rate pacemaker*

Fet m: → *Fetus*

fe|tal adj: Fetus oder Fetalperiode betreffend; E *fetal*

Fe|tal|blut|a|na|ly|se f: Mikroblutanalyse des Feten unter der Geburt; E *fetal blood assay*

Fe|tal|pe|ri|o|de f: Zeitraum vom Beginn des vierten Schwangerschaftsmonats bis zur Geburt; E *fetal period*

fe|tid adj: übelriechend, stinkend; E *fetid*

Fe|ti|schis|mus m: abweichendes Sexualverhalten, bei dem sexuelle Erregung beim Anblick oder Berühren von Gegenständen einer anderen Person empfunden wird; E *fetishism*

fe|ti|zid adj: den Fetus schädigend oder abtötend; E *feticide*

Feto-, feto- präf.: Wortelement mit der Bedeutung „Leibesfrucht/Fetus"

Fe|to|ge|ne|se f: Entwicklung des Fetus vom Ende der Embryonalperiode bis zur Geburt; E *fetogenesis*

Fe|to|gra|fie, -gra|phie f: kaum noch durchgeführte Röntgenkontrastdarstellung des Feten nach Injektion von Kontrastmittel in die Amnionhöhle; E *fetography*

fe|to|ma|ter|nal adj: Fetus und Mutter betreffend oder verbindend; E *fetomaternal*

Fe|to|pa|thie f: Schädigung der Leibesfrucht zwischen dem Anfang des 4. Monats und der Geburt; E *fetopathy*

diabetische Fetopathie: bei Diabetes* mellitus der Mutter auftretende Schädigung des Kindes, z.B. Herzfehler, Polydaktylie*, Syndaktylie*, Klumpfüße*; E *diabetic fetopathy*

fe|to|pla|zen|tar adj: Fetus und Mutterkuchen/Plazenta betreffend oder verbindend; E *fetoplacental*

α₁-Fetoprotein nt: Glykoprotein, das v.a. in fetalem Gewebe gebildet wird; erhöhte Blutspiegel bei gewissen Erkrankungen und Tumoren; E *α-fetoprotein*

Fe|to|sko|pie f: direkte Betrachtung des Fetus mit einem speziellen Endos-

kop*; E *fetoscopy*

Fett nt: Ester* von Glyzerin und gesättigten oder ungesättigten Fettsäuren; oft gleichgesetzt mit Lipid*; E *fat; lipid*

Fett|as|pi|ra|ti|ons|pneu|mo|nie f: durch Inhalation öl- oder fetthaltiger Substanzen verursachte Pneumonie*; E *oil-aspiration pneumonia*

Fett|bruch m: Eingeweidebruch mit Fettgewebe im Bruchsack; E *fat hernia*

Fett|di|ar|rhoe f, pl -rhoen: → *Fettdurchfall*

Fett|durch|fall f: erhöhte Fettausscheidung im Stuhl bei mangelhafter Verdauung oder Aufnahme durch den Darm; E *fatty diarrhea*

Fett|em|bo|lie f: Embolie* durch Fetttröpfchen in der Blutbahn, z.B. nach Knochenbruch und Ausschwemmung von Fett aus dem Knochenmark; E *fat embolism*

Fett|ge|we|be nt: aus Gitterfasern und Fettzellen bestehendes lockeres Bindegewebe; E *fat tissue*

Fett|ge|webs|bruch m: Vorfall von Fettgewebe oder eines Fetttumors in das Unterhautgewebe; E *fat hernia*

Fett|ge|webs|ent|zün|dung f: → *Panniculitis*

Fett|ge|webs|ne|kro|se f: meist das Unterhautfettgewebe betreffende Nekrose* des Fettgewebes; E *fat tissue necrosis*

Fett|le|ber m: übermäßiger Fettgehalt der Leberzellen bei vermehrtem Fettangebot aus der Nahrung oder Störungen des Fettabbaus; E *fatty liver*

Fett|le|ber|he|pa|ti|tis f: klinisch unauffällige, chronisch entzündliche Leberschädigung; E *fatty (liver) hepatitis*

Fett|lei|big|keit f: → *Fettsucht*

Fett|mark nt: nicht-blutbildendes, fetthaltiges Knochenmark; E *fatty marrow*

Fett|ne|kro|se f: → *Fettgewebsnekrose*

subkutane Fettnekrose der Neugeborenen: durch eine geburtstraumatische Schädigung hervorgerufene Fettgewebsnekrose im Bereich von Schulter, Wange und Gesäß; E *pseudosclerema*

Fett|pha|ne|ro|se f: Sichtbarwerden intrazellulärer Fetteinlagerungen; E *fat phanerosis*

Fett|säu|ren pl: in Fetten vorkommende organische Säuren; nach der Kettenlänge unterscheidet man **kurzkettige,** **mittelkettige** und **langkettige Fettsäuren;** Fettsäuren mit Doppelbindungen im Molekül werden als **ungesättigte**

Fettsäuren, Säuren ohne Doppelbindung als **gesättigte Fettsäuren** bezeichnet; Ⓔ *fatty acids*

Fett|skle|ro|se *f*: zu Sklerosierung* führende entzündliche Fettgewebserkrankung; Ⓔ *fat tissue sclerosis*

symmetrische Fettsklerose: durch eine geburtstraumatische Schädigung hervorgerufene Fettgewebsnekrose* im Bereich von Schulter, Wange und Gesäß; Ⓔ *pseudosclerema*

Fett|spei|cher|zel|le *f*: → *Fettzelle*

Fett|stuhl *m*: lehmartiger Stuhl mit hohem Fettgehalt; Ⓔ *fatty stool*

Fett|sucht *f*: übermäßige Vermehrung des Gesamtfettgewebes; i.d.R. durch zu hohe Kalorienzufuhr und zu geringen Energieverbrauch bedingt; krankheitsbedingte oder idiopathische Formen sind selten; Ⓔ *obesity*

Fett|tu|mor *m*: → *Lipom*

Fett|zel|le *f*: fettspeichernde Zellen; **uni-vakuoläre Fettzellen** des weißen Fettgewebes enthalten nur ein Fetttröpfchen, **plurivakuoläre Fettzellen** des braunen Fettgewebes mehrere Tröpfchen; Ⓔ *fat cell*

Fett|zir|rho|se *f*: sich auf dem Boden einer Fettleber* entwickelnde Leberzirrhose*; Ⓔ *fatty cirrhosis*

Fe|tus *m*: das Ungeborene vom Beginn des 4. Schwangerschaftsmonats bis zur Geburt; Ⓔ *fetus*

Feucht|war|ze *f*: → *Feigwarze*

Feu|er|mal *nt*: großer tiefroter Gefäßnävus, der oft mit anderen Gefäßneubildungen oder -fehlbildungen assoziiert ist; Ⓔ *flammeous nevus*

Feu|er|star *m*: durch Infrarotstrahlen hervorgerufene Linsentrübung; Ⓔ *infrared cataract*

F₁-Generation *f*: erste Generation von Nachkommen; Ⓔ *filial generation 1*

F₂-Generation *f*: durch Kreuzung der Tochtergeneration erhaltene zweite Filialgeneration; Ⓔ *filial generation 2*

Fi|ber|en|do|skop *nt*: flexibles Endoskop* mit Kaltlichtfaseroptik; Ⓔ *fiberscope*

Fibr-, fibr- *präf.*: Wortelement mit der Bedeutung „Faser/Fibra/Fiber"

Fi|bra *f, pl* **-brae**: Faser, faserähnliche Struktur; Nervenfaser; Ⓔ *fiber*

Fibrae associationis: verschiedene Hirnrindengebiete miteinander verbindende Fasern; Ⓔ *association fibers*

Fibrae commissurales: markhaltige Nervenfasern, die die beiden Großhirnhälften miteinander verbinden; Ⓔ *commissural fibers*

Fibrae lentis: Linsenfasern; Ⓔ *lens fibers*

Fibra projectionis: Großhirnrinde und Hirnstamm oder Rückenmark verbindende Nervenfaser; Ⓔ *projecting fiber*

Fibrae zonulares: Aufhängefasern der Linse; Ⓔ *zonular fibers*

fi|bril|lär *adj*: Fibrille(n) betreffend, aus Fibrillen bestehend, (fein-)faserig; Ⓔ *fibrillar*

Fi|bril|la|ti|on *f*: ungeordnete, schnell aufeinander folgende Muskelkontraktionen; Ⓔ *fibrillation*

Fi|bril|le *f*: kleine oder dünne Faser; Ⓔ *fibril*

Fi|bril|lie|ren *nt*: → *Fibrillation*

Fi|brin *nt*: hochmolekulares, wasserunlösliches Protein; entsteht bei der Blutgerinnung aus Fibrinogen; Ⓔ *fibrin*

Fi|brin|ä|mie *f*: Vorkommen von Fibrin im Blut; Ⓔ *fibrinemia*

Fi|brin|de|gra|da|ti|ons|pro|duk|te *pl*: → *Fibrinspaltprodukte*

Fi|brin|ge|rinn|sel *nt*: bei der Blutgerinnung entstehendes netzförmiges Gerinnsel; Ⓔ *fibrin clot*

Fi|brin|kle|ber *m*: in der Chirurgie eingesetzter Gewebekleber aus einem Fibrinogenpräzipitat, aus dem Fibrin freigesetzt wird; Ⓔ *fibrin glue*

fi|bri|no|gen *adj*: fibrinbildend; Ⓔ *fibrinogenous*

Fi|bri|no|gen|ä|mie *f*: erhöhter Fibrinogengehalt des Blutes; Ⓔ *fibrinogenemia*

Fi|bri|no|gen|de|gra|da|ti|ons|pro|duk|te *pl*: → *Fibrinspaltprodukte*

Fi|bri|no|gen|man|gel *m*: → *Faktor-I-Mangel*

Fi|bri|no|ge|no|ly|se *f*: Fibrinogenauflösung, Fibrinogenspaltung, Fibrinogeninaktivierung; Ⓔ *fibrinogenolysis*

Fi|bri|no|ge|no|pe|nie *f*: → *Faktor-I-Mangel*

Fi|bri|no|gen|spalt|pro|duk|te *pl*: → *Fibrinspaltprodukte*

fi|bri|no|id *adj*: fibrinähnlich, fibrinartig; Ⓔ *fibrinoid*

Fi|bri|no|ly|se *f*: enzymatische Aufspaltung von Fibrin oder Fibringerinnsel; Ⓔ *fibrinolysis*

Fi|bri|no|ly|se|in|hi|bi|to|ren *pl*: Substanzen, die die Fibrinolyse hemmen; Ⓔ *antifibrinolytics*

Fi|bri|no|ly|sin *nt*: → *Plasmin*

Fi|bri|no|ly|ti|kum *nt*: Substanz, die direkt oder über eine Aktivierung des körpereigenen Fibrinolysesystems intravasale Thromben auflöst; Ⓔ *fibrinolytic*

fi|bri|no|ly|tisch *adj*: Fibrinolyse betreffend oder verursachend, fibrinspaltend; ⒠ *fibrinolytic*

Fi|bri|no|pe|nie *f*: → *Faktor-I-Mangel*

fi|bri|nös *adj*: Fibrin betreffend oder enthaltend, fibrinartig, fibrinhaltig, fibrinreich; ⒠ *fibrinous*

fi|bri|no|zel|lu|lär *adj*: aus Fibrin und Zellen bestehend; ⒠ *fibrinocellular*

Fibrin|spalt|pro|duk|te *pl*: Abbauprodukte von Fibrin und Fibrinogen, die z.T. eine hemmende Wirkung auf die Blutgerinnung ausüben; ⒠ *fibrinolytic split products*

Fibrin|spal|tung *f*: → *Fibrinolyse*

Fi|bri|nu|rie *f*: Fibrinausscheidung im Harn; ⒠ *fibrinuria*

Fibro-, fibro- *präf.*: Wortelement mit der Bedeutung „Faser/Fibra/Fiber"

Fi|bro|ade|nom *nt*: Mischtumor aus Drüsen- und Bindegewebe; ⒠ *fibroadenoma*

Fi|bro|ade|no|ma *nt, pl* **-ma|ta**: → *Fibroadenom*

Fi|bro|blast *m*: juvenile Bindegewebszelle; ⒠ *fibroblast*

Fi|bro|car|ti|la|go *m*: → *Faserknorpel*

fi|bro|chon|dral *adj*: Faserknorpel betreffend, aus Faserknorpel bestehend; ⒠ *fibrocartilaginous*

Fi|bro|chon|dri|tis *f*: Faserknorpelentzündung; ⒠ *fibrochondritis*

fi|bro|elas|tisch *adj*: aus Kollagen und elastischen Fasern bestehend; ⒠ *fibroelastic*

Fi|bro|elas|tol|se *f*: → *Fibroelastose*

Fi|bro|elas|to|sis *f*: durch eine übermäßige Bildung fibrös-elastischen Bindegewebes gekennzeichnete Erkrankung; ⒠ *fibroelastosis*

Fi|bro|epi|thel|iom *nt*: Mischtumor aus Binde- und Epithelgewebe; ⒠ *fibroepithelioma*

Fi|bro|epi|thel|io|ma Pinkus *nt*: semimaligner Hauttumor; nicht-invasive Form des Basalzellkarzinoms*; ⒠ *Pinkus tumor*

fi|bro|gen *adj*: die Faserbildung induzierend; ⒠ *fibrogenic*

Fi|bro|ge|ne|se *f*: Fasersynthese, Faserbildung; ⒠ *fibrogenesis*

fi|bro|his|tio|zy|tär *adj*: sowohl faserig/fibrös als auch histiozytär; ⒠ *fibrohistiocytic*

fi|bro|id *adj*: aus Fasern oder fibrösem Bindegewebe bestehend; ⒠ *fibroid*

Fi|bro|idek|to|mie *f*: → *Fibromektomie*

fi|bro|kar|ti|la|gi|när *adj*: → *fibrochondral*

Fi|bro|li|pom *nt*: Mischtumor aus Binde- und Fettgewebe; ⒠ *fibrolipoma*

Fi|brom *nt*: vom Bindegewebe ausgehender Tumor; ⒠ *fibroma*

Fi|bro|ma *nt, pl* **-ma|ta**: → *Fibrom*

Fi|bro|ma|to|se *f*: lokalisierte oder diffuse, i.d.R. benigne Bindegewebsproliferation; ⒠ *fibromatosis*

Fi|bro|mek|to|mie *f*: Fibromentfernung, Fibromexzision; ⒠ *fibromectomy*

fi|bro|mem|bra|nös *adj*: fibrös und membranös, fibrös-membranös; ⒠ *fibromembranous*

fi|bro|mus|ku|lär *adj*: sowohl faserig/fibrös als auch muskulär; fibröses Bindegewebe und Muskelgewebe betreffend; ⒠ *fibromuscular*

Fi|bro|my|al|gie *f*: → *Fibrositis-Syndrom*

Fi|bro|my|o|si|tis *f*: chronisch fibrosierende Muskelentzündung; ⒠ *fibromyositis*

Fi|bro|nec|tin *nt*: → *Fibronektin*

Fi|bro|nek|tin *nt*: Plasmaprotein mit opsonierender Wirkung; ⒠ *fibronectin*

Fi|bro|pla|sie *f*: vermehrte Bildung von Bindegewebsfasern; ⒠ *fibroplasia*

retrolentale Fibroplasie: Netzhauterkrankung von untergewichtigen Frühgeborenen, die vermutlich durch die toxische Wirkung von Sauerstoff im Brutkasten verursacht wird; in schweren Fällen kommt es zur Erblindung; ⒠ *retrolental fibroplasia*

fi|brös *adj*: faserig, faserreich; ⒠ *fibrous*

Fi|bro|sa *f*: fibröse Außenschicht der Gelenkkapsel; ⒠ *fibrous membrane of articular capsule*

Fi|bro|sar|co|ma *nt, pl* **-ma|ta**: → *Fibrosarkom*

Fi|bro|sar|kom *nt*: Sarkom* mit reichlich Kollagenfasern; ⒠ *fibrosarcoma*

Fi|bro|se *f*: krankhafte Vermehrung des Bindegewebes; oft gleichgesetzt mit Sklerose; ⒠ *fibrosis*

zystische Fibrose: autosomal-rezessiv vererbtes Syndrom mit generalisierter Dysfunktion exokriner Drüsen und fortschreitender zystischer Fibrose von Lunge und Bauchspeicheldrüse; oft kommt es schon bei Säuglingen zum Mekoniumileus*; ⒠ *cystic fibrosis*

fi|bro|se|rös *adj*: sowohl faserig/fibrös als auch serös; ⒠ *fibroserous*

fi|bro|si|tisch *adj*: Fibrositis betreffend, von ihr betroffen oder gekennzeichnet; ⒠ *fibrositic*

Fibrositis-Syndrom *nt*: Oberbegriff für chronische, nicht-rheumatische Erkrankungen mit typischen extraartikulären Schmerzen [Muskulatur, Skelettweichteile]; ⒠ *fibrositis*

Fi|bro|skop *nt*: → *Fiberendoskop*

Fi|bro|zyt *m*: Bindegewebszelle; ⒠ *fibrocyte*

Fi|bu|la *f*: Wadenbein; ⒠ *fibula*

Fi|bu|la|frak|tur *f*: Wadenbeinfraktur, Wadenbeinbruch; ⒠ *fibula fracture*

Fi|bu|la|ris|läh|mung *f*: Lähmung des Nervus* peroneus profundus; ⒠ *peroneal paralysis*

fi|bu|lo|kal|ka|ne|al *adj*: Wadenbein und Fersenbein/Kalkaneus betreffend oder verbindend; ⒠ *fibulocalcaneal*

fi|bu|lo|ti|bi|al *adj*: Wadenbein und Schienbein/Tibia betreffend; ⒠ *tibiofibular*

Fie|ber *nt*: **1.** Erhöhung der Körpertemperatur über den Normalwert **2.** fieberhafte Erkrankung; Erkrankung mit Fieber als Leitsymptom; ⒠ **1.–2.** *fever*

aseptisches Fieber: Fieber ohne nachweisbare Infektion, z.B. nach Operationen; ⒠ *aseptic fever*

Ebola hämorrhagisches Fieber: durch das Ebola-Virus verursachte tropische Infektionskrankheit mit hoher Letalität; ⒠ *Ebola fever*

hämorrhagisches Fieber: fieberhafte Erkrankung mit ausgeprägter Blutungsneigung; ⒠ *hemorrhagic fever*

intermittierendes Fieber: Fieber mit Temperaturschwankungen; ⒠ *intermittent fever*

rheumatisches Fieber: zu den Poststreptokokkenerkrankungen gehörende, akute Entzündung der großen Gelenke; charakteristisch sind u.A. Fieber, Herzbeteiligung und Weichteilschwellungen; ⒠ *rheumatic fever*

undulierendes Fieber: Fieber mit wellenförmigem Verlauf; ⒠ *undulant fever*

Fie|ber|al|bu|min|u|rie *f*: → *Fieberproteinurie*

Fie|ber|bläs|chen *pl*: Herpes* simplex der Lippen; ⒠ *cold sore*

Fie|ber|krampf *m*: Krampfanfall bei Kleinkindern bei Fieber oder infektiösen Erkrankungen; ⒠ *febrile convulsion*

Fie|ber|pro|te|in|u|rie *f*: Eiweißausscheidung im Harn bei fieberhaften Erkrankungen; ⒠ *febrile proteinuria*

Fiesinger-Rendu-Syndrom *nt*: akut auftretendes, durch verschiedene Faktoren [Arzneimittel, Infektionen] hervorgerufenes Exanthem mit scheibenförmigen, rötlich-lividen Effloreszenzen und schwerer Störung des Allgemeinbefindens; ⒠ *Johnson-Stevens disease*

Fi|la|ri|en *pl*: meist in den Tropen und Subtropen vorkommende Fadenwürmer; wichtige Gattungen sind u.A. Wuchereria, Onchocerca, Brugia; ⒠ *filariae*

fi|la|ri|form *adj*: filarienähnlich, filarienartig; ⒠ *filariform*

fi|la|ri|zid *adj*: filarien(ab)tötend; ⒠ *filaricidal*

Fi|li|al|ge|ne|ra|ti|on *f*: auf eine Elterngeneration folgende Generation, z.B. Tochtergeneration, Enkelgeneration; ⒠ *filial generation*

Fi|li|a|li|sie|rung *f*: Absiedlung von Tumorzellen aus dem Ausgangstumor; ⒠ *metastatic disease*

fi|li|form *adj*: fadenförmig, faserig, faserartig; ⒠ *filiform*

Fi|lo|vi|ri|dae *pl*: fadenförmige RNA-Viren, zu denen u.A. das Ebola-Virus gehört; ⒠ *Filoviridae*

Fi|lum *nt*, *pl* **-la**: Faden, fadenförmige Struktur; ⒠ *filum*

Fila olfactoria: marklose Nervenfasern, die zusammen den Riechnerv [Nervus olfactorius] bilden; ⒠ *olfactory fibers*

Fila radicularia: Wurzelfasern der Spinalnerven; ⒠ *root filaments of spinal nerves*

Filz|laus *f*: v.a. die Schamhaare, aber auch Bart und u.U. Kopfhaare befallender Blutsauger, der durch direkten Kontakt [Geschlechtsverkehr] übertragen wird; ⒠ *crab louse*

Filz|laus|be|fall *m*: Phthiriasis*; ⒠ *phthiriasis*

Fim|bria *f*, *pl* **-bri|ae, -bri|en**: Franse; ⒠ *fimbria*

Fimbria ovarica: längste Tubenfimbrie, Ovarialfimbrie; ⒠ *ovarian fimbria*

Fimbriae tubae uterinae: Tubenfimbrien, Eileiterfransen; ⒠ *fimbriae of uterine tube*

Fim|bri|ek|to|mie *f*: Fimbrienentfernung; ⒠ *fimbriectomy*

Fim|bri|en|plas|tik *f*: plastische Operation der Eileiterfransen; ⒠ *fimbrioplasty*

Fim|bri|o|ly|se *f*: Lösung der Eileiterfransen, Fimbrienlösung; ⒠ *fimbriolysis*

Fim|bri|o|zel|le *f*: Eingeweidebruch mit Tubenfimbrien im Bruchsack; ⒠ *fimbriocele*

Fin|ger|ag|no|sie *f*: Unfähigkeit, die Finger der Hand zu unterscheiden, zu benennen oder vorzuzeigen; ⒠ *finger agnosia*

Finger-Finger-Versuch *m*: Test zur Prüfung der Koordination; Ⓔ *finger-to-finger test*

Fin|ger|grund|ge|len|ke pl: Gelenke zwischen Mittelhand und Fingern; Ⓔ *knuckle joints*

Fin|ger|knö|chel|pols|ter pl: Verdickung der Haut über den Mittel- und Endgelenken der Finger; Ⓔ *knuckle pads*

Finger-Nase-Versuch m: Test zur Prüfung der Koordination; Ⓔ *finger-nose test*

Fin|ger|streck|seh|nen|ab|riss m: Abriss der Strecksehnen vom Endglied [**Hammerfinger**] oder Mittelglied [**Knopflochdeformität**]; Ⓔ *rupture of the extensor tendon*

Fin|ne f: Larvenstadium von Bandwürmern*; Ⓔ *cysticercus*

Fin|nen|aus|schlag m: → *Akne*

First-pass-Effekt m: Abbau von oralen Medikamenten in der Leber vor dem Erreichen des Wirkungsortes; Ⓔ *first pass effect*

Fisch|band|wurm, breiter m: Darmparasit des Menschen, der bis zu 10 m lang werden kann; Ⓔ *broad fish tapeworm*

Fisch|band|wurm|in|fek|ti|on f: durch den breiten Fischbandwurm* hervorgerufene Infektionskrankheit mit Befall des Dünndarms; langfristig kommt es zu Vitamin-B_{12}-Mangelerscheinungen; Ⓔ *diphyllobothriasis*

Fisch|händ|ler|rot|lauf m: → *Fischrose*

Fisch|maul|ste|no|se f: i.d.R. erworbene, meist postendokarditische Verengung einer Herzklappe; am häufigsten betroffen sind Aorten- und Mitralklappe; Ⓔ *fishmouth stenosis*

Fisch|ro|se f: durch **Erysipelothrix rhusiopathiae** verursachte, meist die Finger/Hände betreffende schmerzlose, livide Entzündung; Ⓔ *rose disease*

Fisch|schup|pen|krank|heit f: autosomaldominant vererbte Retentionshyperkeratose* mit symmetrischem Befall der Streckseiten der Extremitäten unter Aussparung der Handteller, Fußsohlen und Gelenkbeugen; auffällig oft [50 %] ist eine Kombination mit Atopien*; Ⓔ *ichthyosis*

Fisch|wir|bel|bil|dung f: bei Osteoporose* häufige zentral Wirbeleindellung; Ⓔ *cod fish vertebra*

fis|si|par adj: (biolog.) sich durch Teilung vermehrend; Ⓔ *fissiparous*

Fis|su|ra f, pl **-rae**: Spalt, Spalte, Furche, Rinne, Fissur; Ⓔ *fissure*

Fissura ani: schmerzhafter Einriss im Bereich des Afters; Ⓔ *anal fissure*

Fissurae cerebelli: Kleinhirnfurchen;

Ⓔ *cerebellar fissures*

Fis|su|rek|to|mie f: Entfernung einer Fissur; Ⓔ *fissurectomy*

Fis|tel f: 1. spontan entstandene gangförmige Verbindung eines Organs mit der Körperoberfläche [**äußere Fistel**] oder einem anderen Organ [**innere Fistel**] 2. operativ angelegte Verbindung eines Organs mit der Körperoberfläche oder einem anderen Organ; Ⓔ 1.–2. *fistula*

arteriovenöse Fistel: 1. Verbindung einer Arterie mit einer Vene 2. operative Verbindung einer Arterie und einer Vene; Ⓔ 1. *arteriovenous fistula* 2. *arteriovenous shunt*

blinde Fistel: → *inkomplette Fistel*

inkomplette Fistel: unvollkommene, blind endende Fistel; Ⓔ *incomplete fistula*

komplette Fistel: Fistel mit zwei Mündungen; Ⓔ *complete fistula*

Fis|tel|fül|lung f: → *Fistulografie*

Fis|tel|kar|zi|nom f: vom Epithel einer Fistel ausgehendes Karzinom*; Ⓔ *fistula cancer*

Fis|tel|spal|tung f: → *Fistulotomie*

Fis|tu|la f, pl **-lae**: → *Fistel*

Fis|tul|ek|to|mie f: komplette operative Entfernung eines Fistelgangs; Ⓔ *fistulectomy*

Fis|tu|lo|en|te|ro|sto|mie f: Ableitung einer Fistel in den Darm; Ⓔ *fistuloenterostomy*

Fis|tu|lo|gra|fie, -gra|phie f: Röntgenkontrastdarstellung einer Fistel*; Ⓔ *fistulography*

Fis|tu|lo|to|mie f: operative Eröffnung einer Fistel und Umwandlung in ein Geschwür; Ⓔ *fistulotomy*

Fi|xa|teur ex|ter|ne m: Apparat zur äußeren Fixierung von Knochenfragmenten; Ⓔ *external fixator*

Fi|xa|teur in|ter|ne m: Apparat zur inneren Fixierung von Knochenfragmenten; Ⓔ *internal fixator*

Fi|xa|ti|on f: → *Fixierung*

Fi|xie|rung f: 1. (chirurg.) Befestigung 2. Einstellung des Auges auf einen Punkt 3. Konservierung von Zellen oder Geweben und Aufbringen auf einen Objektträger 4. (psychiat.) Festlegung auf bestimmte Personen oder Objekte; Ⓔ 1.–4. *fixation*

Flac|ci|da f: schlaffer oberer Abschnitt des Trommelfells; Ⓔ *flaccida*

Flach|rü|cken m: meist durch Schäden der Wirbelsäule verursachte Fehlhaltung; Ⓔ *flat back*

Flach|wir|bel m: Abflachung eines oder

mehrerer Wirbel; ⒠ *flat vertebra*

Fla|gel|la|ta *pl*: beim Menschen als Parasiten auftretende Einzeller mit einer oder mehreren Geißeln; ⒠ *Flagellata*

Fla|gel|la|ten *pl*: → *Flagellata*

Fla|gel|la|ti|on *f*: Geißelung als Mittel der sexuellen Erregung; ⒠ *flagellation*

Fla|gel|lum *nt*: peitschenförmiges Fortbewegungsorgan von Zellen; ⒠ *flagellum*

Flapping-Tremor *m*: → *Flattertremor*

Flat|ter|tre|mor *m*: grobschlägiger Tremor* im präkomatösen Zustand bei verschiedenen Erkrankungen; ⒠ *flapping tremor*

Fla|tu|lenz *f*: Geblähtsein, Blähung(en); ⒠ *flatulence*

Fla|tus *m*: Wind, Blähung; Darmluft, Darmgas; ⒠ *flatus*

Flatus vaginalis: hörbares Entweichen von Luft aus der Scheide; ⒠ *flatus vaginalis*

Flaum|haar *nt*: Lanugo; ⒠ *lanugo*

Fla|vek|to|mie *f*: Teilentfernung des Ligamentum* flavum; ⒠ *flavectomy*

Fla|vin|a|de|nin|di|nuk|le|o|tid *nt*: Dinukleotid aus Flavinmononukleotid* und Adenosinmonophosphat; prosthetische Gruppe vieler Flavinenzyme; ⒠ *flavin adenine dinucleotide*

Fla|vi|ne *pl*: Derivate des Isoalloxazins, z.B. Riboflavin, Laktoflavin; ⒠ *flavins*

Fla|vin|en|zy|me *pl*: Enzyme, die Flavinnukleotide* enthalten; ⒠ *flavin enzyme*

Fla|vi|vi|ri|dae *pl*: RNA-Viren, zu denen Flavivirus* und das Hepatitis C-Virus gehören; ⒠ *Flaviviridae*

Fla|vi|vi|rus *nt*: Gattung der Flaviviridae* mit mehr als 20 menschenpathogenen Arten, die meist durch Mücken oder Zecken übertragen werden; ⒠ *flavivirus*

Flavo-, flavo- *präf*: Wortelement mit der Bedeutung „gelb/gelblich"

Fla|vol|pro|te|i|ne *pl*: → *Flavinenzyme*

Flech|te *f*: unspezifische Bezeichnung für eine Reihe chronischer Hautkrankheiten; ⒠ *lichen*

Flech|ten|grind *m*: → *Favus*

Fleck, blinder *m*: Eintrittsstelle des Sehnervs in die Netzhaut; ⒠ *blind spot*

Fleck|fie|ber *nt*: durch Rickettsia-Species hervorgerufene fieberhafte Erkrankung mit fleckigem Hautausschlag; ⒠ *spotted fever; typhus*

epidemisches Fleckfieber: weltweit verbreitete Infektionskrankheit; der Erreger **Rickettsia prowazeki** wird v.a. durch die Kleiderlaus* von Mensch zu Mensch übertragen; neben hohem Fieber und einem charakteristischem fleckförmigem Hautausschlag imponiert die Erkrankung durch Bewusstseinseintrübung und neurologische Schäden; ⒠ *epidemic typhus*

Fleck, gelber *m*: gelblicher Netzhautfleck neben der Sehnervenpapille; ⒠ *yellow spot*

Fleck|ty|phus *m*: → *epidemisches Fleckfieber*

Fleisch|flie|ge *f*: Fliegengattung, deren Larven Erreger der Myiasis* sind; ⒠ *Sarcophaga*

Fleisch|ver|gif|tung *f*: Lebensmittelvergiftung durch verdorbenes Fleisch; ⒠ *meat poisoning*

Fleisch|wärz|chen (der Scheide) *pl*: Reste des Jungfernhäutchens am Scheideneingang; ⒠ *hymenal caruncles*

Fle|xi|ons|hal|tung *f*: → *Flexionslage*

Fle|xi|ons|la|ge *f*: Beugung des Kindskopfes auf die Brust; ⒠ *flexion*

Fle|xio ute|ri *f*: Abwinkelung des Gebärmutterkörpers gegen den Hals; ⒠ *flexion (of uterus)*

Fle|xor *m*: Musculus flexor; ⒠ *flexor*

Fle|xur *f*: → *Flexura*

Fle|xu|ra *f*: Biegung, Beugung, Krümmung; ⒠ *flexure*

Flexura coli dextra, sinistra: rechte und linke Kolonflexur am Anfang und Ende des Querkolons; ⒠ *right and left colic flexure*

Flexura duodeni inferior, superior: obere und untere Krümmung des Zwölffingerdarms; ⒠ *inferior and superior duodenal flexure*

Flexura duodenojejunalis: Flexur am Übergang von Duodenum und Jejunum; ⒠ *duodenojejunal flexure*

Fließ|gleich|ge|wicht *nt*: Gleichgewichtszustand eines offenen Systems; ⒠ *steady state*

Flim|mer|e|pi|thel *nt*: Epithel mit Flimmerhärchen an der Oberfläche; ⒠ *ciliated epithelium*

Flim|mer|frel|quenz, kri|ti|sche *f*: → *Flimmerfusionsfrequenz*

Flim|mer|fu|si|ons|frel|quenz *f*: Bildfrequenz, bei der die Einzelbilder zu einem flimmerfreien Bild verschmelzen; ⒠ *flicker-fusion frequency*

Flim|mer|haa|re pl: kleinste, haarähnliche Zellfortsätze, die aktiv bewegt werden; Ⓔkinocilia

Flim|mer|lar|ve f: bewimpertes erstes Larvenstadium verschiedener Bandwürmer; Ⓔ coracidium

Flim|mer|sko|tom nt: anfallsweises Augenflimmern bei Durchblutungsstörungen des Gehirns; Ⓔ scintillating scotoma

Flint-Geräusch nt: Herzgeräusch bei Aorteninsuffizienz* durch die begleitende funktionelle Mitralstenose*; Ⓔ Flint's murmur

Flo|ckungs|re|ak|tion f: Reaktion, die zur Ausflockung der Probe führt; Ⓔ flocculation reaction

Floh|e pl: kleine blutsaugende Insekten, die wichtige Krankheitsüberträger sind; Ⓔ fleas

Floh|fleck|fie|ber nt: durch Flöhe [Pestfloh, Katzenfloh] übertragenes Fleckfieber durch **Rickettsia typhi**; Ⓔ flea-borne typhus

Floppy-Valve-Syndrom nt: ätiologisch unklare, meist Frauen betreffende, ballonartige Vorwölbung der Mitralklappensegel in den linken Vorhof; verläuft meist asymptomatisch; Ⓔ floppy mitral valve syndrome

Flo|ra f: Gesamtheit der Bakterien in einem Organ oder Körperbereich, z.B. **Flora intestinalis** [Darmflora]; Ⓔ flora

flo|ri|de adj: blühend, stark entwickelt oder ausgeprägt; Ⓔ florid

flot|tie|rend adj: frei beweglich, wandernd, fluktuierend; Ⓔ floating

Flow m: Fluss, Strom, Strömung von Flüssigkeiten oder Gasen; Ⓔ flow

Flow|me|ter nt: Durchflussmesser, Strömungsmesser; Ⓔ flowmeter

Flucht|re|flex m: angeborener Reflex, der Gliedmaßen vom schädigenden Reiz wegbewegt; Ⓔ escape reflex

Flu|clo|xa|cil|lin nt: halbsynthetisches, penicillinase-festes Penicillin; Ⓔ flucloxacillin

Flu|co|na|zol nt: Antimykotikum zur systemischen Behandlung von Candidainfektionen; Ⓔ fluconazole

Flügel|bein nt: in der Mitte der Schädelbasis liegender Knochen; Ⓔ alar bone

Flügel|fell nt: → Pterygium

flu|id adj: flüssig, fließend; Ⓔ fluid

fluk|tu|ie|rend adj: frei beweglich, wandernd, flottierend; Ⓔ fluctuant

Flu|or m: 1. (chem.) Element der Halogengruppe; wichtiger Bestandteil des Zahnschmelzes 2. (patholog.) Ausfluss;

Ⓔ 1. fluorine 2. discharge

Fluor albus: weißlicher Ausfluss aus der Scheide; Ⓔ leukorrhea

Flu|o|res|ze|in nt: fluoreszierender Xanthinfarbstoff; Ⓔ fluorescein

Flu|o|res|zenz|an|gi|o|gra|fie, -gra|phie f: Angiografie* des Augenhintergrundes nach Fluoreszeininjektion; Ⓔ fluorescence angiography

Flu|o|res|zenz|mi|kro|sko|pie f: mikroskopische Untersuchung mit UV-Licht zur Untersuchung von Primärfluoreszenz oder Sekundärfluoreszenz durch fluoreszierende Farbstoffe; Ⓔ fluorescence microscopy

Fluoreszenz-Treponemen-Antikörpertest m: Syphilistest durch indirekte Immunofluoreszenz; Ⓔ fluorescent treponemal antibody absorption test

Flu|o|ro|kar|di|o|gra|fie, -gra|phie f: Registrierung der Herzrandbewegung und der Bewegung der großen Gefäße bei der Röntgendurchleuchtung; Ⓔ electrokymography

Flu|o|ro|se f: durch eine erhöhte Zufuhr von Fluor oder Fluorverbindungen verursachte chronische Vergiftung; Ⓔ fluorosis

Flu|o|ro|sko|pie f: Sichtbarmachung von Strahlen auf einem Leuchtschirm; Ⓔ fluoroscopy

Flu|or|u|ra|cil nt: zu den Antimetaboliten gehörendes Zytostatikum*; Ⓔ fluorouracil

Flush|syn|drom nt: durch ein Karzinoid* ausgelöste Symptome eines Hyperserotoninismus [Durchfälle, anfallsweise Blutwallungen]; Ⓔ carcinoid syndrome

Flüs|sig|keits|ho|mö|o|sta|se f: Konstanz des Flüssigkeitshaushaltes; Ⓔ isorrhea

Fo|cus m: 1. Brennpunkt 2. Herd; Ⓔ 1.–2. focus

Foet m: → Fetus

Foe|tor m: schlechter Geruch; Ⓔ fetor

Foetor ex ore: Mundgeruch; Ⓔ bad breath

Foetor hepaticus: charakteristischer Mundgeruch bei Lebererkrankungen; Ⓔ liver breath

Foetor uraemicus: urinöser Mundgeruch bei Urämie*; Ⓔ uremic fetor

Foe|tus m: → Fetus

fo|kal adj: 1. Brennpunkt/Fokus betreffend, im Brennpunkt 2. von einem Herd/Fokus ausgehend; Ⓔ 1.–2. focal

Fo|kal|block m: auf einen kleineren Bezirk beschränkter Herzblock; Ⓔ focal block

Fo|kal|in|fek|ti|on f: von einem Herd/Fokus ausgehende Infektion; ⒺⒻ *focal in-fection*

Folkus m: **1.** Brennpunkt **2.** Herd; ⒺⒻ **1.–2.** *focus*

Folia celrelbelli pl: Kleinhirnwindungen; ⒺⒻ *cerebellar folia*

Folllilculin nt: → *Follikulin*

Folllilculliitis f: Entzündung des Haarfollikels; ⒺⒻ *folliculitis*

Folllilcullus m, pl **-li**: bläschenförmiges Gebilde, Follikel; ⒺⒻ *follicle*

Folliculi glandulae thyroideae: Speicherfollikel der Schilddrüse; ⒺⒻ *thyroid follicles*

Folliculi ovarici: Eierstockfollikel, Ovarialfollikel; ⒺⒻ *ovarian follicles*

Folllilkel m: → *Folliculus*

Folllilkellaltrelsie f: Untergang eines Eierstockfollikels ohne Erreichung der Reifestufe; ⒺⒻ *follicular atresia*

Folllilkellperlsisltenz f: Bestehenbleiben des Follikels über den Zeitpunkt der Ovulation hinaus; ⒺⒻ *persistency of follicle*

Folllilkellreilfung f: Entwicklung eines Follikels bis zum Eisprung; ⒺⒻ *follicle maturation*

Folllilkellreilfungslhorlmon nt: → *Follitropin*

Folllilkellreilfungslphalse f: Phase des Menstrualzyklus [5.–15. Tag], während der die Gebärmutterschleimhaut unter dem Einfluss von Östrogen proliferiert; ⒺⒻ *follicle-maturation phase*

Folllilkellreltenltilonslzyslte f: meist multipel auftretende Retentionszysten der Haut mit punktförmiger Follikelmündung; ⒺⒻ *steatoma*

Folllilkellsprung m: Ruptur des reifen Follikels um den 14. Tagen des Zyklus; die Eizelle wird vom Eileiter aufgefangen und in Richtung Gebärmutter transportiert; ⒺⒻ *follicular rupture*

Folllilkellzyslte f: Retentionszyste* einer Talgdrüse durch Verlegung des Ausführungsgangs; ⒺⒻ *follicular cyst*

folllilkullar adj: Follikel betreffend, von einem Follikel (ab-)stammend oder ausgehend, follikelähnlich; ⒺⒻ *follicular*

Folllilkullin nt: neben Östradiol* zweitwichtigstes, natürliches Östrogen; ⒺⒻ *folliculin*

Folllilkullliitis f: → *Folliculitis*

Fölling-Krankheit f: autosomal-rezessive Enzymopathie*, die unbehandelt zu geistiger Behinderung und Störung der körperlichen Entwicklung führt; ⒺⒻ *Folling's disease*

Follliltrolpin nt: im Hypophysenvorderlappen gebildetes Hormon, das die Follikelreifung fördert; ⒺⒻ *follitropin*

Follsäulre f: essentieller, zum Vitamin B-Komplex gehörender Nahrungsbestandteil; Mangel führt zu neurologischen Störungen und Anämie*; ⒺⒻ *folic acid*

Follsäulrelanltalgolnislten pl: zur Behandlung von akuten Leukämien und maligner Tumoren verwendete Antimetaboliten; ⒺⒻ *folic acid antagonists*

Follsäulrelmanlgellanlälmie f: megaloblastäre Anämie* bei ungenügender Folsäurezufuhr, Resorptionsstörung im Darm oder erhöhtem Bedarf [Schwangerschaft]; ⒺⒻ *folic acid deficiency anemia*

Folnolanlgilolgralfie, -gralphie f: → *Phonoangiografie*

Folnolkarldilolgraf, -graph m: → *Phonokardiograf*

Folnolkarldilolgralfie, -gralphie f: → *phonokardiografie*

Folnolmylolgralfie, -gralphie f: → *phonomyografie*

Fonltalnelle f: → *Fonticulus*

Fonltilcullus m: angeborene, physiologische Schädellücke, die sich im Laufe der Entwicklung schließt; ⒺⒻ *fontanelle*

Fonticulus anterior: rautenförmige Fontanelle am vorderen Ende der Pfeilnaht; ⒺⒻ *anterior fontanelle*

Fonticulus posterior: dreieckige Fontanelle am hinteren Ende der Pfeilnaht; ⒺⒻ *posterior fontanelle*

Folralmen nt: Öffnung, Loch; ⒺⒻ *foramen*

Foramen apicis dentis: Wurzelspitzenöffnung; ⒺⒻ *apical foramen (of tooth)*

Foramen epiploicum: → *Foramen omentale*

Foramen interventriculare: Öffnung zwischen III. Ventrikel und Seitenventrikel; ⒺⒻ *interventricular foramen*

Foramen intervertebrale: Öffnung zwischen zwei übereinander liegenden Wirbeln; Austrittsstelle der Spinalnerven aus dem Spinalkanal; ⒺⒻ *intervertebral foramen*

Foramen jugulare: Öffnung in der hinteren Schädelgrube; Durchtrittsstelle für Vena jugularis interna, Nervus glossopharyngeus, Nervus vagus und Nervus accessorius; ⒺⒻ *jugular foramen*

Foramen magnum: Übergang der Schädelgrube in den Wirbelkanal; ⒺⒻ *fora-*

211

men magnum

Foramen omentale: Eingang in die Bursa omentalis; Ⓔ *omental foramen*

Foramen vertebrale: von Wirbelkörper und Wirbelbogen begrenztes Loch für das Rückenmark und seine Häute; Ⓔ *vertebral foramen*

Fo|ra|mi|no|to|mie f: operative Erweiterung eines Foramen* intervertebrale; Ⓔ *foraminotomy*

Forbes-Syndrom nt: autosomal-rezessiver Mangel an Amylo-1,6-Glucosidase; dadurch kommt es zur Ablagerung eines pathologischen Glykogens in Leber, Herz und Skelettmuskulatur; klinisch auffällig sind Muskelschwäche, Hypotonie* und Kardiohepatomegalie*; Ⓔ *Forbes' disease*

Fordyce-Drüsen pl: vereinzelt oder multipel vorkommende Talgdrüsen, v.a. an der Mundschleimhaut; Ⓔ *Fordyce's granules*

fo|ren|sisch adj: gerichtlich, Gerichts-, Rechts-; Ⓔ *forensic*

Form|al|de|hyd m: vom Methan abgeleitetes, stechend riechendes, farbloses Gas; Ⓔ *formaldehyde*

Form|al|de|hyd|sol|ut|io al|quo|sa nt: → *Formalin*

Form|al|de|hyd|lö|sung f: → *Formalin*

For|ma|lin nt: wässrige Formaldehydlösung; Ⓔ *formaldehyde solution*

for|ma|tiv adj: gestaltend, bildend, formend; Ⓔ *formative*

For|mi|ca|tio f: Ameisenlaufen, Hautkribbeln; Ⓔ *formication*

For|mol|to|xo|id nt: durch Formaldehyd entgiftetes Toxin, das aber noch als Antigen wirkt; Ⓔ *formol toxoid*

For|nix m: Gewölbe, Kuppel, Dach, Bogen; Ⓔ *fornix*

Fornix cerebri: Hirngewölbe; Ⓔ *fornix of cerebrum*

Fornix gastricus: Magenkuppel; Ⓔ *fornix of stomach*

Fornix vaginae: Scheidengewölbe; Ⓔ *fornix of vagina*

For|zeps f: Zange, Klemme, Forceps; Ⓔ *forceps*

Fos|sa f, pl **Fos|sae:** Grube, Höhle, Mulde, Nische; Ⓔ *fossa*

Fossa axillaris: Achselhöhle, Achselhöhlengrube; Ⓔ *axillary fossa*

Fossa cranii anterior, media, posterior: vordere, mittlere und hintere Schädelgrube; Ⓔ *anterior, middle, posterior cranial fossa*

Fossa epigastrica: Magengrube; Ⓔ *epigastric fossa*

Fossa poplitea: Kniekehle; Ⓔ *popliteal fossa*

Fossa rhomboidea: rautenförmiger Boden des IV. Ventrikels; Ⓔ *rhomboid fossa*

Fossa supraclavicularis major: oberhalb des Schlüsselbeins liegende seichte Grube; Ⓔ *greater supraclavicular fossa*

Fossa supraclavicularis minor: kleine Schlüsselbeingrube; Ⓔ *lesser supraclavicular fossa*

Fos|sula f, pl **-lae:** Grübchen; Ⓔ *fossula*

Fossulae tonsillares tonsillae palatini, pharyngealis: Mandelkryptenöffnungen der Gaumen- und Rachenmandel; Ⓔ *tonsillar fossulae*

Föt-, föt- präf.: → *Föto-*

fö|tal adj: Fötus oder Fetalperiode betreffend; Ⓔ *foetal*

Fö|tal|pe|ri|o|de f: Zeitraum vom Beginn des vierten Schwangerschaftsmonats bis zur Geburt; Ⓔ *fetal period*

fö|tid adj: übelriechend, stinkend; Ⓔ *fetid*

Foto-, foto- präf.: Wortelement mit der Bedeutung „Licht"

Föto-, föto- präf.: Wortelement mit der Bedeutung „Leibesfrucht/Fetus"

Fo|to|der|ma|ti|tis f: → *Photodermatitis*

Fo|to|e|lek|tro|nys|tag|mo|gra|fie, -gra|phie f: → *Photoelektronystagmographie*

Fö|to|ge|ne|se f: → *Fetogenese*

Fo|to|ko|a|gu|la|ti|on f: Koagulation* von Netzhautteilen durch konzentrierte Lichtbündel [Laser]; Ⓔ *photocoagulation*

Fo|to|the|ra|pie f: Behandlung mit natürlichem oder künstlichem Licht; Ⓔ *phototherapy*

Fö|tus m: → *Fetus*

foud|roy|ant adj: schlagartig einsetzend, fulminant; Ⓔ *foudroyant*

Fo|vea f, pl **-velae:** kleine Grube oder Vertiefung; Ⓔ *fovea*

Fovea centralis: zentrale Grube im gelben Fleck [Macula lutea] der Netzhaut; Stelle des schärfsten Sehens; Ⓔ *central fovea of retina*

Fo|ve|o|la f, pl **-lae:** Grübchen, winzige Vertiefung; Ⓔ *foveola*

Foveolae gastricae: Grübchen in der Magenschleimhaut; Mündungsort der Magendrüsen; Ⓔ *gastric foveolae*

fo|ve|o|lär adj: Foveola betreffend; eingedellt, eingedrückt; Ⓔ *foveolar*

Frac|tu|ra f: → *Fraktur*

Fraenkel-Gasbazillus m: → *Clostridium perfringens*

fra|gil *adj*: zerbrechlich, brüchig, gebrechlich; ⒺE *fragile*

Fragiles-X-Syndrom *nt*: v.a. das männliche Geschlecht betreffendes Syndrom mit Gesichtsfehlbildungen, Hyperaktivität und verzögerter körperlicher und geistiger Entwicklung; ⒺE *fragile X syndrome*

Fra|gi|li|tät *f*: Zerbrechlichkeit, Brüchigkeit, Sprödigkeit; ⒺE *fragility*

Fra|gi|lo|zy|to|se *f*: Vorkommen von **Fragilozyten**, d.h. Erythrozyten* mit verminderter osmotischer Resistenz, im Blut; ⒺE *fragilocytosis*

Frag|ment *nt*: Bruchstück, Bruchteil; ⒺE *fragment*

Frag|men|to|zyt *m*: kleiner, fehlgebildeter Erythrozyt; ⒺE *helmet cell*

Frak|tur *f*: durch äußere Gewalteinwirkung entstandene Unterbrechung der Gewebekontinuität des Knochens mit oder ohne Verschiebung der Knochenfragmente; ⒺE *fracture*

direkte Fraktur: durch direkte Gewalteinwirkung entstandene Fraktur; ⒺE *direct fracture*

dislozierte Fraktur: Fraktur mit Verschiebung/Dislokation der Bruchenden; ⒺE *displaced fracture*

extraartikuläre Fraktur: Fraktur ohne Gelenkbeteiligung; ⒺE *extra-articular fracture*

geschlossene Fraktur: Fraktur ohne Verbindung zur Körperoberfläche; ⒺE *closed fracture*

indirekte Fraktur: Fraktur durch indirekte Gewalteinwirkung; ⒺE *indirect fracture*

inkomplette Fraktur: Fraktur ohne vollständige Durchtrennung des Knochens (z.B. Grünholzfraktur*); ⒺE *incomplete fracture*

intraartikuläre Fraktur: Knochenbruch innerhalb eines Gelenks; ⒺE *intra-articular fracture*

komplette Fraktur: Fraktur mit vollständiger Durchtrennung des Knochens; ⒺE *complete fracture*

komplizierte Fraktur: Knochenbruch mit Weichteilverletzung; ⒺE *compound fracture*

offene Fraktur: Knochenbruch mit Weichteilverletzung und offener Verbindung zur Körperoberfläche; ⒺE *open fracture*

pathologische Fraktur: nicht durch traumatische Schädigung hervorgerufene Fraktur eines bereits krankhaft veränderten Knochens; ⒺE *pathologic fracture*

traumatische Fraktur: durch Einwirkung auf einen gesunden Knochen entstandene Fraktur (Gegensatz: pathologische Fraktur); ⒺE *traumatic fracture*

unkomplizierte Fraktur: Fraktur ohne Weichteilverletzung oder Verbindung zur Körperoberfläche; ⒺE *simple fracture*

unvollständige Fraktur: → *inkomplette Fraktur*

vollständige Fraktur: → *komplette Fraktur*

Frak|tur|dis|lo|ka|ti|on *f*: Fraktur mit Luxation* der Fragmente oder eines angrenzenden Knochens; ⒺE *fracture-dislocation*

Frak|tur|kal|lus *m*: nach einem Knochenbruch entstehende, den Knochen umgebende Scheide, von der der Heilungsprozess ausgeht; ⒺE *fracture callus*

Francis-Krankheit *f*: → *Tularämie*

Fränkel-Pneumokokkus *m*: von einer Polysaccharidkapsel umgebene, lanzettförmige Diplokokke; klassischer Erreger der Pneumonie*; ⒺE *pneumococcus*

Franklin-Syndrom *nt*: monoklonale Paraproteinämie* mit Bildung schwerer Ketten der Immunglobuline G [**Gamma-Ketten-Krankheit**], M [**M-Ketten-Krankheit**], oder A [**Alpha-Ketten-Krankheit**]; ⒺE *Franklin's disease*

Fremd|a|nam|ne|se *f*: Anamnese* durch Befragung von Familie und Freunden des Patienten; ⒺE *foreign anamnesis*

Fremd|kör|per *m*: in den Körper eingebrachter lebender oder unbelebter Stoff, der eine Fremdkörperreaktion auslöst; ⒺE *foreign body*

Fremd|kör|per|as|pi|ra|ti|on *m*: Einatmung eines Fremdkörpers in die Atemwege [Erdnüsse!], kann zur Verlegung eines Bronchus führen; ⒺE *foreign-body aspiration*

Fremd|kör|per|em|bo|lie *f*: durch einen in den Blutkreislauf eingedrungenen Fremdkörper [Kanüle, Katheterteile] ausgelöste Embolie*; ⒺE *foreign-body embolism*

Fremd|kör|per|gra|nu|lom *nt*: Granulationsgewebe um einen Fremdkörper; ⒺE *foreign-body granuloma*

Fremd|kör|per|rie|sen|zel|len *pl*: sich um Fremdsubstanzen bildende vielkernige Riesenzellen; ⒺE *foreign body giant cells*

Fremd|re|flex *m*: Reflex, bei dem Reizort

F

und Erfolgsorgan nicht identisch sind; ⒠ *extrinsic reflex*

Frelmiltus m: tastbares oder hörbares Vibrieren, Vibration, Schwirren; ⒠ *fremitus*

Fremitus bronchialis: fühlbares Schwirren der Thoraxwand bei Rasselgeräuschen* der Lunge; ⒠ *bronchial fremitus*

Fremitus pectoralis: Übertragung von Stimmlauten auf die Thoraxwand; ⒠ *pectoral fremitus*

French nt: Maßeinheit für die Dicke von Kathetern und Dehnsonden; 1 French = 1/3 mm; ⒠ *French*

Frelnekltolmie f: operative Entfernung des Zungenbändchens; ⒠ *frenectomy*

Frelnolplasltik f: Zungenbändchenplastik; ⒠ *frenoplasty*

Frelnoltolmie f: Zungenbändchendurchtrennung; ⒠ *frenotomy*

Frelnullekltolmie f: → Frenektomie

Frelnulloplasltik f: → Frenoplastik

Frelnuloltolmie f: → Frenotomie

Frelnullum nt: Bändchen; ⒠ *frenulum*

Frenulum labii inferioris: Unterlippenbändchen; ⒠ *inferior labial frenulum*

Frenulum labii superioris: Oberlippenbändchen; ⒠ *superior labial frenulum*

Frenulum linguae: Zungenbändchen; ⒠ *lingual frenulum*

Frenulum preputii: Vorhautbändchen; ⒠ *frenulum of prepuce (of penis)*

Fresslsucht f: übermäßiges Essen, das nicht von einem Hungergefühl ausgelöst wird; ⒠ *hyperorexia*

Friderichsen-Waterhouse-Syndrom nt: perakute Sepsis* bei Meningokokkenbefall mit Kreislaufschock und Ausfall der Nebennierenrinde; ⒠ *Friderichsen-Waterhouse syndrome*

Friedländer-Bacillus m: gramnegatives Bakterium mit zahlreichen Antigentypen; Erreger der Friedländer*-Pneumonie und von Harnwegsinfektionen; ⒠ *Friedländer's bacillus*

Friedländer-Pneumonie f: häufig bei älteren und abwehrgeschwächten Patienten auftretende bakterielle Lungenentzündung durch den Friedländer*-Bacillus; ⒠ *Friedländer's pneumonia*

Friedreich-Ataxie f: autosomal-rezessive Kleinhirn-Rückenmarkserkrankung mit u.A. Sensibilitätsstörungen, Sprachstörungen, Ataxie*, Spastik; ⒠ *Friedreich's ataxia*

Frischlblutlkonlserlve f: Vollblutkonserve,

die nicht älter als drei Tage ist; ⒠ *fresh blood*

Frons f: Stirn; ⒠ *frons*

fronltal adj: stirnwärts, stirnseitig; Stirn oder Stirnbein betreffend; ⒠ *frontal*

Fronto-, fronto- präf.: Wortelement mit der Bedeutung „Stirn/Stirnbein/Frons"

fronltolmalxilllär adj: Stirn oder Stirnbein und Oberkiefer/Maxilla betreffend oder verbindend; ⒠ *frontomaxillary*

fronltolnalsal adj: Stirn oder Stirnhöhle und Nase betreffend oder verbindend; ⒠ *frontonasal*

fronltolokIziIpiltal adj: Stirn und Hinterhaupt/Okziput betreffend; ⒠ *frontooccipital*

fronltoltemlpolral adj: Stirnbein und Schläfenbein/Os temporale betreffend oder verbindend; ⒠ *frontotemporal*

Frontlzählne f: Schneide- und Eckzähne; ⒠ *anterior teeth*

Froschlgelschwulst f: → Ranula

Frostlbeullen pl: Pernio*; ⒠ *chilblains*

Frost, urämischer m: Ausscheidung von Harnstoff und Harnsäure im Schweiß bei Urämie*; ⒠ *urhidrosis*

Frucht f: Embryo, Fetus; ⒠ *embryo, fetus*

Fruchtlblalse f: von den Eihäuten gebildeter Sack, in dem die Frucht heranwächst; ⒠ *bag of waters*

Fruchtlschmielre f: aus Epidermiszellen und Talgdrüsensekret bestehende Schmiere auf der Haut von Säuglingen, die das Herausgleiten bei der Geburt erleichtert; ⒠ *vernix caseosa*

Fruchtlwaslser nt: in der Fruchtblase enthaltene Amnionflüssigkeit; ⒠ *amniotic fluid*

Fruchtlwaslserlaslpilraltilon nt: Aspiration von Fruchtwasser durch den Säugling unter der Geburt; ⒠ *amniotic fluid aspiration*

Fruchtlwaslserldilalgnosltik f: Untersuchung des Fruchtwassers; ⒠ *amniotic fluid diagnosis*

Fruchtlwaslserlemlbolie f: durch Eindringen von Fruchtwasser in den mütterlichen Kreislauf verursachte Embolie; ⒠ *amniotic fluid embolism*

Fruchtlwaslserlspielgellung f: direkte Betrachtung der Fruchtblase mit einem Amnioskop; ⒠ *amnioscopy*

Fruchtlzulcker f: → Fructose

Frucltolkilnalse f: Kinase, die Fructose in Fructose-6-phosphat umwandelt; ⒠ *fructokinase*

Fructoslälmie f: → Fruktosämie

Frucltolse f: in Früchten, Honig u.ä. vorkommender, süßester natürlicher Zucker; wichtig als Energielieferant für Spermatozoen; bei Diabetes* mellitus wird Fructose als Süßmittel eingesetzt; ⒺⒾ *fructose*

Frucltolselbislphoslphatlaldollalse f: Schlüsselenzym des Embden-Meyerhof-Wegs*; katalysiert die Umwandlung von Fructose-1,6-diphosphat zu Dihydroxyacetonphosphat und D-Glycerinaldehyd-3-phosphat; ⒺⒾ *fructose bisphosphate aldolase*

Fructose-1,6-diphosphat nt: bei der Glykolyse* auftretendes Zwischenprodukt; ⒺⒾ *fructose-1,6-diphosphate*

Frucltolseldilphoslphatlaldollalse f: →*Fructosebisphosphataldolase*

Fructose-1,6-diphosphatase f: die Spaltung von Fructose-1,6-diphosphat im Rahmen der Gluconeogenese* katalysierende Hydrolase*; ⒺⒾ *fructose-1,6-diphosphatase*

Fructose-1-phosphat nt: Zwischenprodukt des Fructosestoffwechsels; ⒺⒾ *fructose-1-phosphate*

Fructose-6-phosphat nt: Zwischenprodukt des Embden-Meyerhof-Wegs*; ⒺⒾ *fructose-6-phosphate*

Fructolsulrie f: →*Fructosurie*

Frühlalbort m: Abort* vor der 16. Schwangerschaftswoche; ⒺⒾ *early abortion*

Frühldilalgnolse f: die für Therapie und Prognose, aber auch für die Erkennung und Eindämmung von Epidemien wichtige, möglichst frühzeitige Diagnose* einer Erkrankung; ⒺⒾ *early diagnosis*

Frühlgelbolrelnenlreltilnolpalthie f: Netzhauterkrankung von untergewichtigen Frühgeborenen, die vermutlich durch die toxische Wirkung von Sauerstoff im Brutkasten verursacht wird; in schweren Fällen kommt es zur Erblindung; ⒺⒾ *retinopathy of prematurity*

Frühlgelbolrelnes nt: vor der 37. Schwangerschaftswoche geborener Säugling; ⒺⒾ *premature*

Frühlgelburt f: Geburt zwischen der 28. und der 37. Schwangerschaftswoche; ⒺⒾ *premature delivery*

Frühlgelstolse f: in der Frühphase der Schwangerschaft (1. Drittel) auftretende, schwangerschaftstypische Erkrankung mit Übelkeit und Brechreiz; schwerste Form ist die Hyperemesis* gravidarum; ⒺⒾ *pre-eclampsia*

Frühljahrslaklne f: meist Frauen betreffende Akne* sonnenexponierter Hautareale; ⒺⒾ *Mallorca acne*

Frühljahrslkaltarrh m: →*Frühjahrskonjunktivitis*

Frühljahrslkonljunkltilviltis f: allergische Bindehautentzündung/Konjunktivitis mit Häufung im Frühjahr/Frühsommer; ⒺⒾ *spring conjunctivitis*

Frühlkarlzilnom nt: echtes Karzinom*, das durch die Basalmembran in die Submukosa* eingewachsen ist; ⒺⒾ *early cancer*

Frühsommer-Enzephalitis f: durch das FSME-Virus verursachte Arbovirus-Enzephalitis* Mitteleuropas, die meist unter Mitbeteiligung der Hirnhaut verläuft; ⒺⒾ *Central European encephalitis*

russische Frühsommer-Enzephalitis: durch Zecken übertragene Virusenzephalitis [RSSE-Virus, RFSE-Virus] mit endemischen Herden in Mittel- und Osteuropa; ⒺⒾ *Russian spring-summer encephalitis*

Frühlsterbllichlkeit f: Säuglingssterblichkeit bis zum 7. Tag nach der Geburt; ⒺⒾ *early infant mortality*

Frühlsylphillis f: Sammelbegriff für das Primär- und Sekundärstadium der Syphilis*; ⒺⒾ *early syphilis*

Frukltolslälmie f: Vorkommen von Fructose im Blut; ⒺⒾ *fructosemia*

Fruktolse f: →*Fructose*; ⒺⒾ *fructose*

Fruklto̱lselinltollelranz f: →*Fruktoseintoleranzsyndrom*

Fruklto̱lselinltollelranzlsynldrom nt: autosomal-rezessiv vererbter komplexer Enzymdefekt, der bei Fructosezufuhr zu Fruktosämie*, Hypoglykämie, Erbrechen und Leberschäden führt; ⒺⒾ *fructose intolerance*

Fruklto̱slulrie f: Fruktoseausscheidung im Harn; ⒺⒾ *fructosuria*

FTA-Test m: →*Fluoreszenz-Treponemen-Antikörpertest*

Fuchslbandlwurm m: 1–4 mm langer Bandwurm des Rotfuchses; beim Menschen [Fehlzwischenwirt] Erreger der Echinokokkose*; ⒺⒾ *Echinococcus multilocularis*

Fuchlsin nt: in der Histologie verwendeter roter Farbstoff; ⒺⒾ *fuchsin*

fuchlsilnolphil adj: mit Fuchsin färbend; ⒺⒾ *fuchsinophil*

Fulcolse f: beim Menschen in den Blutgruppensubstanzen A, B und O sowie in der Muttermilch vorkommender Desoxyzucker*; auch Bestandteil verschiedener Glykoside* und Antibiotika*; ⒠ *fucose*

fulgax *adj*: flüchtig, vergänglich, kurzlebig, vorübergehend; ⒠ *fleeting*

Fulkolse *f*: → *Fucose*

Fullgulraltilon *f*: Blitzeinschlag, Blitzeinwirkung; ⒠ *fulguration*

Füllungslphalse *f*: s.u. *Diastole*; ⒠ *filling period*

fullmilnant *adj*: plötzlich oder schlagartig (auftretend), foudroyant; ⒠ *fulminant*

Fulmarlsäulre *f*: Zwischenprodukt des Zitronensäurezyklus; ⒠ *fumaric acid*

Fundektomie *f*: operative Entfernung eines Fundus, z.B. Magenfundus, Fundusresektion; ⒠ *fundectomy*

Fundo-, fundo- *präf*.: Wortelement mit der Bedeutung „Grund/Boden/Fundus"

Fundolpelxie *f*: operative Anheftung eines Organfundus, z.B. des Magenfundus an die Speiseröhre; ⒠ *fundopexy*

Fundolplilcaltio *f*: manschettenartige Umnähung des Magenfundus um die untere Speiseröhre; ⒠ *fundoplication*

Fundolplilkaltilon nach Nissen *f*: → *Fundoplicatio*

Fundus *m*: (Hinter-)Grund, Boden, Bodenteil; ⒠ *fundus*

Fundus arterioscleroticus: Veränderung des Augenhintergrundes bei Arteriosklerose; ⒠ *fundus arterioscleroticus*

Fundus gastricus: oberster Teil des Magens; ⒠ *fundus of stomach*

Fundus hypertonicus: Veränderung des Augenhintergrundes bei benigner Hypertonie*; ⒠ *fundus hypertonicus*

Fundus uteri: oberster Teil der Gebärmutter; ⒠ *fundus of uterus*

Funduslkamelra *f*: Kamera zur Fotografie des Augenhintergrundes; ⒠ *retinograph*

Fundulskop *nt*: Instrument zur direkten Untersuchung des Augenhintergrundes; ⒠ *funduscope*

funlgal *adj*: Pilz/Fungus betreffend; ⒠ *fungal*

Funglälmie *f*: Vorkommen von Pilzen im Blut; ⒠ *fungemia*

Funlgi *pl*: echte Pilze, die sexuelle Sporen bilden; Erreger von Mykosen bei Tieren und Menschen; ⒠ *fungi*

Fungi imperfecti: Pilze, die keine sexuellen Sporen bilden, sondern nur so genannte **Nebenfruchtformen** [asexuelle Sporen] bilden; die Einteilung erfolgt nach der Form der Sporen; ⒠ *imperfect fungi*

funlgilform *adj*: pilzförmig, schwammförmig; ⒠ *fungiform*

Funlgilstaltilkum *nt*: das Pilzwachstum hemmendes Mittel, fungistatisches Mittel; ⒠ *fungistat*

funlgilstaltisch *adj*: das Pilzwachstum hemmend; ⒠ *fungistatic*

funlgilzid *adj*: Pilze abtötend; ⒠ *fungicidal*

funlgolid *adj*: pilzartig, schwammartig; ⒠ *fungoid*

Funlgus *m, pl* -gi: s.u. *Fungi* **2.** schwammige/pilzartige Geschwulst; ⒠ **1.–2.** *fungus*

Fungus articuli: Gelenkauftreibung bei Gelenktuberkulose; ⒠ *fungal arthritis*

Fulnilculliltis *f*: → *Funikulitis*

Fulnilcullus *m, pl* -li: kleiner (Gewebe-) Strang, strangartiges Gebilde; ⒠ *funiculus*

Funiculus spermaticus: Samenstrang, aus dem Samenleiter und Blut- und Lymphgefäßen bestehender Strang, der vom oberen Hodenpol zum inneren Leistenring zieht; ⒠ *spermatic cord*

Funiculus umbilicalis: Nabelstrang, Nabelschnur; ⒠ *umbilical cord*

fulnilkullär *adj*: bandartig, strangartig; ⒠ *funicular*

Fulnilkulliltis *f*: **1.** Entzündung des Samenstrangs/Funiculus spermaticus **2.** Entzündung der Spinalnervenwurzel; ⒠ **1.** *spermatitis* **2.** *funiculitis*

Fulnilkullolelpildildylmiltis *f*: Entzündung von Samenstrang und Nebenhoden; ⒠ *funiculoepididymitis*

Fulnilkullolpelxie *f*: operative Anheftung des Samenstranges; ⒠ *funiculopexy*

Funkltilolnallis *f*: oberflächliche Schicht der Gebärmutterschleimhaut, die während der Proliferationsphase* an Dicke zunimmt und in der Menstruation abgestoßen wird; in der Schwangerschaft dient sie der Einnistung des befruchteten Eies; ⒠ *functionalis*

Fulralnolse *f*: durch eine Halbacetalbildung und Verknüpfung der C-Atome 1 und 4 entstehende Ringform von Monosacchariden* mit 5 C-Atomen; ⒠ *furanose*

Furlchenlkelraltiltis *f, pl* -tiltilden: → *Herpes-simplex-Keratitis*

Furcht *f*: sich auf ein bestimmtes Objekt oder eine bestimmte Situation beziehende Angst*; wird heute meist mit Angst* gleichgesetzt; ⒠ *fear*

Furlchung *f*: mitotische Teilung der Zygote*; ⒺⓄ *cleavage*

fulrilbund *adj*: wütend, rasend, tobsüchtig; ⒺⓄ *raging*

Fulror *m*: Wut, Raserei, Tobsucht; ⒺⓄ *furor*

Fulrolselmid *nt*: Schleifendiuretikum* mit starker Wirkung; zur Therapie von (Hirn-, Lungen-)Ödemen und zur forcierten Diurese* bei Vergiftungen eingesetzt; ⒺⓄ *frusemide*

Fulrunlcullolsis *f*: → *Furunkulose*

Fulrunlcullus *m*: → *Furunkel*

Fulrunlkel *m*: eitrige Haarbalgentzündung durch Staphylococcus* aureus oder andere Staphylokokken; ⒺⓄ *boil*

fulrunlkullös *adj*: Furunkel betreffend; ⒺⓄ *furuncular*

Fulrunlkullolse *f*: wiederholtes Auftreten multipler Furunkel an zum Teil unterschiedlichen Körperteilen; ⒺⓄ *furunculosis*

fulsilform *adj*: spindelförmig; ⒺⓄ *fusiform*

Fulsilon *f*: **1.** Zell-, Chromosomenverschmelzung **2.** Verschmelzung der beiden Bildeindrücke zu einem Bild; Grundlage des binokulären Sehens; ⒺⓄ **1.–2.** *fusion*

Fulsilonslnielre *f*: angeborene Verschmelzung der beiden Nieren; ⒺⓄ *fused kidney*

Fulsolbacltelrilum *nt*: gramnegative, anaerobe Stäbchenbakterien; ⒺⓄ *Fusobacterium*

Fusobacterium fusiforme: zusammen mit Borrelia* vincenti Erreger der Fusospirillose*; ⒺⓄ *Fusobacterium fusiforme*

Fulsolborlrellilolse *f*: durch eine gemeinsames Vorkommen von Fusobacterium*-Species und Spirochäten [**fusospirilläre Symbiose**] auf der Haut oder Schleimhaut hervorgerufene Erkrankung; ⒺⓄ *fusospirochetosis*

Fulsolspilrilllolse *f*: Fusoborreliose* durch Fusobacterium* fusiforme und Borrelia* vincenti; meist einseitige ulzeröse Mandelentzündung mit Schluckbeschwerden und evtl. Zahnfleischbefall; i.d.R. kein Fieber und nur leichtes Krankheitsgefühl; ⒺⓄ *Vincent's disease*

Fulsolspilrolchältolse *f*: → *Fusoborreliose*

Fußllalge *f*: Beckenendlage* mit Vorliegen eines [**unvollkommene Fußlage**] oder beider Füße [**vollkommene Fußlage**]; ⒺⓄ *foot presentation*

Fußlmylkolse *f*: → *Fußpilz*

Fußlpilz *m*: durch Dermatophyten* hervorgerufene Pilzerkrankung; häufigste Pilzerkrankung überhaupt; je nach Form findet man Erosionen und Rhagaden der Zehenzwischenräume [**intertriginöser Typ**], schuppende Hyperkeratosen der Fußränder und Ferse [**squamös-hyperkeratotischer Typ**] oder Rötung der Zehenzwischenräume zusammen mit feinlamellärer Schuppung der Fußränder [**oligosymptomatischer Typ**]; ⒺⓄ *athlete's foot*

Fußlpilzlerlkranlkung *f*: → *Fußpilz*

Fußlsohllenlwarlze *f*: nach innen wachsende gewöhnliche Warze [Verruca vulgaris] der Fußsohle; ⒺⓄ *plantar verruca*

Fußlzelllen *pl*: pyramidenförmige Zellen des Hodens, die für die Ernährung der Samenzellen von Bedeutung sind; ⒺⓄ *foot cells*

Fuslzin *nt*: **1.** gelb-brauner Farbstoff im Pigmentepithel der Choroidea **2.** beim Hämoglobinabbau entstehendes braunes Pigment; ⒺⓄ **1.–2.** *fuscin*

fultil *adj*: sinnlos, zwecklos, nutzlos, wirkungslos; ⒺⓄ *futile*

F-Wellen *pl*: Flatter- oder Flimmerwellen im EKG; ⒺⓄ *F waves*

G

GABAerg *adj*: auf Gammaaminobuttersäure ansprechend; Ⓔ *GABAergic*

Galbellmülcke *f*: weltweit verbreitete Stechmückenart, die Malaria und andere Infektionskrankheiten überträgt; Ⓔ *Anopheles*

Gallacltit *nt*: → *Galaktit*

Galacto-, galacto- *präf.*: Wortelement mit der Bedeutung „Milch"

Gallacltolse *f*: → *Galaktose*

Galakt-, galakt- *präf.*: → *Galakto-*

Gallakltalgolgum *nt*: den Milchfluss förderndes Mittel; Ⓔ *galactagogue*

Gallakltälmie *f*: Lipidämie* mit milchigtrübem Plasma; Ⓔ *galactemia*

Gallakltit *nt*: sechswertiger Alkohol, der bei Diabetes und Galaktoseintoleranz im Harn auftritt; Ⓔ *galactitol*

Galakto-, galakto- *präf.*: Wortelement mit der Bedeutung „Milch"

gallakltolbol *adj*: die Milchsekretion fördernd; Ⓔ *galactobolic*

gallakltolgen *adj*: die Milchbildung fördernd, milchbildend; Ⓔ *galactogenous*

Gallakltolgralfie, -gralphie *f*: Röntgenkontrastdarstellung der Milchgänge der Brust; Ⓔ *galactography*

Gallakltolkilnalse *f*: Kinase, die Galaktose in Galaktose-1-phosphat umwandelt; Ⓔ *galactokinase*

Gallakltolkilnalselmanlgel *m*: → *Galaktosediabetes*

Gallakltolpholriltis *f*: Entzündung der Milchgänge; Ⓔ *galactophoritis*

Gallakltolpolelse *f*: Milchbildung; Ⓔ *galactopoiesis*

Gallakltorlrhoe *f*: unwillkürlicher Milchabgang während der Stillphase; Ⓔ *galactorrhea*

Galaktorrhoe-Amenorrhoe-Syndrom *nt*: Erkrankung mit endokrin bedingter Erhöhung des Prolaktinspiegels [Hyperprolaktinämie] und dadurch bedingter Galaktorrhoe und Amenorrhoe; Ⓔ *galactorrhea-amenorrhea syndrome*

Gallakltoslälmie *f*: **1.** erhöhter Galaktose

gehalt des Blutes **2.** → *hereditäre Galaktosämie*; Ⓔ **1.** *galactosemia* **2.** → *hereditäre Galaktosämie*

hereditäre Galaktosämie: autosomalrezessive Enzymopathie* durch Mangel an Galaktosekinase; führt zu Galaktosämie, Galaktosurie und Glaukomentwicklung; Ⓔ *galactose diabetes*

klassische Galaktosämie: autosomalrezessiv vererbter Mangel an **Galaktose-1-phosphat-uridyltransferase**, der schon bei Säuglingen zu Hypoglykämie*, Krampfanfällen, Gedeihstörung und Hepatosplenomegalie* führt; später Ausbildung einer Katarakt* und auffällige psychomotorische Retardierung*; Ⓔ *classic galactosemia*

Gallakltolse *f*: in Gangliosiden*, Cerebrosiden*, Glykolipiden*, Mukopolysacchariden* u.A. vorkommende Aldohexose; Stereoisomer der Glucose*; Ⓔ *galactose*

Gallakltolseldilalbeltes *m*: → *hereditäre Galaktosämie*

Gallakltolselintollelranz *f*: → *hereditäre Galaktosämie*

Galaktose-1-phosphat *nt*: Zwischenprodukt des Kohlenhydratstoffwechsels; Ⓔ *galactose-1-phosphate*

Gallakltolseltollelranzltest *m*: Leberfunktionstest durch orale Galaktosegabe und Bestimmung der Spiegel in Blut oder Urin; Ⓔ *galactose tolerance test*

Gallakltolselunlverlträglichlkeit *f*: → *klassische Galaktosämie*

β-Galaktosidase *f*: Disaccharidase* der Dünndarmschleimhaut, die Milchzucker spaltet; Ⓔ *β-galactosidase*

Gallakltolstalse *f*: Milchstauung; Ⓔ *galactostasis*

Gallakltolsulrie *f*: Galaktoseausscheidung im Harn; Ⓔ *galactosuria*

Gallakltolzelle *f*: **1.** durch Milchstau hervorgerufene Zyste der Brustdrüse **2.** Hydrozele* mit milchigem Inhalt; Ⓔ **1.–2.** *galactocele*

Gallaktlulrie *f*: Chylusausscheidung im Harn; chylöser Urin; Ⓔ *galacturia*

Gallea apolneulroltilca *f*: mit der Kopfhaut fest verbundene Sehnenplatte des Kopfes; Ⓔ *galea aponeurotica*

Galeazzi-Fraktur *f*: distale Radiusfraktur* mit (Sub-)Luxation des Ellenköpfchens; Ⓔ *Galeazzi's fracture*

Galen-Vene *f*: in den Sinus* rectus mündende größte Hirnvene; Ⓔ *Galen's vein*

Galle *f*: **1.** in der Leber gebildetes Sekret, das direkt in den Darm abgegeben

[**Lebergalle**] oder erst in der Gallenblase gespeichert und eingedickt wird [**Blasengalle**]; enthält außer Gallensäuren* auch Cholesterin, Farbstoffe und Elektrolyte **2.** Kurzbezeichnung für → *Gallenblase*; Ⓔ **1.** *gall* **2.** *gallbladder*

Galllelfisltel f: → *Gallenfistel*

Galllenlblalse f: an der Leberunterfläche liegende birnenförmige Struktur, die die in der Leber gebildete Gallenflüssigkeit speichert und bei Bedarf in den Darm abgibt; Ⓔ *gallbladder*

Galllenlblalsenlalplalsie f: unvollständige Entwicklung der Gallenblase; Ⓔ *gallbladder aplasia*

Galllenlblalsenlbett nt: bauchfellfreie Fläche an der Unterseite des rechten Leberlappens; Ⓔ *gallbladder bed*

Galllenlblalsenldyslkilnelsie f: Störung der Gallenblasenentleerung; kann zur Entwicklung einer Gallenkolik* führen; Ⓔ *biliary dyskinesia*

Galllenlblalsenlemlpylem nt: Eiteransammlung in der Gallenblase; Ⓔ *gallbladder empyema*

Galllenlblalsenlentlzünldung f: → *Cholecystitis*

Galllenlblalsenlfisltel f: Cholezystostomie*; Ⓔ *cholecystostomy*

Galllenlblalsenlgang m: Ausführungsgang der Gallenblase; vereinigt sich mit dem Ductus* hepaticus zum Ductus* choledochus; Ⓔ *cystic duct*

Galllenlblalsenlgrulbe f: → *Gallenblasenbett*

Galllenlblalsenlhyldrops m: Vergrößerung der Gallenblase bei einem Verschluss des Ductus* cysticus; Ⓔ *hydrops of gallbladder*

Galllenlblalsenlhylpolplalsie f: angeborene Kleinheit der Gallenblase; Ⓔ *gallbladder hypoplasia*

Galllenlblalsenlkarlzilnom nt: vom Epithel der Gallenblase ausgehender bösartiger Tumor; Ⓔ *gallbladder carcinoma*

Galllenlblalsenlkuplpel f: abgerundetes Ende der Gallenblase; Ⓔ *fundus of gallbladder*

Galllenlblalsenlperlfolraltilon f: → *Gallenblasenruptur*

Galllenlblalsenlrupltur f: Perforation der Gallenblase bei Gallenblasenempyem* oder Gallensteinen; Ⓔ *gallbladder rupture*

Galllenldyslsylnerlgie f: → *Gallenblasendyskinesie*

Galllenlentlzünldung f: → *Cholecystitis*

Galllenlfarblstoflfe f: beim Abbau von Hämoglobin entstehende farbige Verbindungen (z.B. Bilirubin, Biliverdin), die mit der Galle ausgeschieden werden; Ⓔ *bile pigments*

Galllenlfisltel f: von der Gallenblase oder den Gallengängen ausgehende innere oder äußere Fistel; Ⓔ *biliary fistula*

Galllenlgangslalnasltolmolse f: operative Verbindung von Gallengängen; Ⓔ *biliary duct anastomosis*

Galllenlgangslalplalsie f: unvollständige Entwicklung der Gallengänge; Ⓔ *biliary aplasia*

Galllenlgangslaltrelsie f: angeborener Verschluss der intra- und/oder extrahepatischen Gallengänge; Ⓔ *biliary atresia*

Galllenlgangslentlzünldung f: → *Cholangitis*

Galllenlgangslfisltel f: → *Cholangiostomie*

Galllenlgangslfisltelllung f: → *Cholangiostomie*

Galllenlgangslhylpolplalsie f: unvollständige Entwicklung der Gallengänge; Ⓔ *biliary hypoplasia*

Galllenlgangslkarlzilnom nt: von den intrahepatischen Gallengängen ausgehender bösartiger Tumor; Ⓔ *cholangiocellular carcinoma*

Galllenlgangsltulmor m: → *Cholangiom*

Galllenlgrieß m: kleinste Gallensteine*; Ⓔ *biliary calculi*

Galllenlkollik f: meist durch Gallensteine oder Gallenblasenentzündung hervorgerufene akute Symptomatik mit heftigen Schmerzen im rechten Oberbauch; Ⓔ *biliary colic*

Galllenlsäulren pl: in der Leber aus Cholesterin gebildete Stoffwechselprodukte, die in der Gallenblase gespeichert und bei Bedarf in den Darm abgegeben werden; im Darm wichtig für die Fettverdauung und -resorption; Ⓔ *bile acids*

Galllenlstein m: einzelne [**Solitärstein**] oder multiple Konkremente in der Gallenblase oder den Gallengängen; je nach Zusammensetzung unterscheidet man **Cholesterinsteine** (90 % aller Steine), **Pigmentsteine** und **Calciumbilirubinatsteine** (meist postoperativ); Ⓔ *biliary calculus*

Galllenlsteinlillelus m: Darmverschluss durch einen Gallenstein; Ⓔ *gallstone ileus*

Galllenlsteinlleilden nt: Vorhandensein eines oder mehrerer Gallensteine im Gallengangsystem; betrifft ca. 15 % aller Erwachsenen [Frauen, Übergewichtige, Diabetiker]; Ⓔ *gallstone disease*

Gallen|stein|pan|kre|a|titis f: meist durch zahlreiche, kleine Gallensteine begünstigte, akute Pankreatitis*; Ⓔ *gallstone pancreatitis*

Gallen|wegs|szin|ti|gra|fie, -gra|phie f: → *Choleszintigrafie*

Gallen|wegs|szin|ti|gramm nt: → *Choleszintigramm*

Gallen|zy|lin|der pl: → *Gallethromben*

Galle|pe|ri|to|ni|tis f: durch Gallenaustritt in die Bauchhöhle hervorgerufene Peritonitis*; Ⓔ *bile peritonitis*

Gal|lert|bauch m: Ansammlung gallertartiger Massen in der Bauchhöhle bei Ruptur von gallertartigen Kystomen von Eierstock oder Appendix; Ⓔ *gelatinous ascites*

Gal|lert|kar|zi|nom nt: → *Gallertkrebs*

Gal|lert|kern m: gallertartiger Kern der Bandscheibe*; Ⓔ *gelatinous nucleus*

Gal|lert|krebs m: schleimproduzierendes Adenokarzinom*, meist mit Siegelringzellen; Ⓔ *gelatiniform cancer*

Gal|lert|struma f: Struma* mit Einlagerung von Kolloid in Follikel; Ⓔ *colloid goiter*

Gal|le|stau|ung f: → *Cholestase*

Galle|throm|ben pl: durch Eiweiße eingedickte Galle in den Gallenkapillaren bei Cholestase*; Ⓔ *bile thrombi*

Gal|le|zy|lin|der pl: → *Gallethromben*

Gallopp m: durch einen zusätzlichen Ton hervorgerufener auskultatorischer Dreierrhythmus; Ⓔ *gallop*

Gallopp|rhyth|mus m: → *Galopp*

Gal|va|no|kau|ter m: elektrisches Brenneisen zur Durchtrennung oder Verschorfung von Gewebe; Ⓔ *galvanocautery*

Gal|va|no|punk|tur f: Entfernung von Warzen, Haaren u.ä. durch eine Elektronadel; Ⓔ *electrolysis*

-gam suf.: in Adjektiven verwendetes Wortelement mit Bezug auf „Verschmelzung/Fortpflanzung"

Gal|ma|sid|io|lis f: durch blutsaugende Milben [**Dermanyssus avium, Dermanyssus gallinae**] hervorgerufene flüchtige Urtikaria mit heftigem Juckreiz; Ⓔ *gamasoidosis*

Gal|met m: reife Keimzelle, Geschlechtszelle; Ⓔ

Gal|me|ten|ver|schmel|zung f: → *Syngamie*

Gameto-, gameto- präf.: Wortelement mit Bezug auf „Geschlechtszelle/Gamet"

Gal|me|to|ge|ne|se f: Gametenbildung, Gametenentwicklung; Ⓔ *gametoge-*

nesis

Gal|me|to|pal|thie f: endogene oder exogene Schädigung der Keimzellen; Ⓔ *gametopathy*

-gamie suf.: Wortelement mit Bezug auf „Verschmelzung/Fortpflanzung"

Gam|ma|glo|bu|li|ne pl: überwiegend aus Immunglobulinen bestehende Fraktion der Plasmaglobuline; Ⓔ *gamma globulins*

Gam|ma|glo|bu|lin|man|gel m: verminderter Gammaglobulingehalt des Blutes; Säuglinge durchlaufen eine physiologische Hypogammaglobulinämie zwischen dem 2. und 6. Monat; Ⓔ *hypogammaglobulinemia*

Gam|ma|glu|ta|myl|trans|fe|ra|se f: membranständiges Enzym, dessen Blutspiegel bei Leber- und Gallenerkrankungen ansteigt; Ⓔ *γ-glutamylcyclotransferase*

Gam|ma|glu|ta|myl|trans|pep|ti|da|se f: → *Gammaglutamyltransferase*

Gam|ma|hä|mo|ly|se f: nicht-hämolytisches Wachstum, Wachstum ohne Hämolyse; Ⓔ *gamma hemolysis*

Gam|ma|strah|lung f: energiereiche Strahlung, die beim radioaktiven Zerfall freigesetzt wird; Ⓔ *gamma radiation*

Gam|mo|pal|thie f: Erkrankung mit monoklonaler [**monoklonale Gammopathie**] oder polyklonaler [**polyklonale Gammopathie**] Immunglobulinvermehrung; Ⓔ *gammopathy*

Gal|mo|ge|ne|se f: geschlechtliche Fortpflanzung; Ⓔ *gamogenesis*

Gal|mo|go|nie f: → *Gamogenese*

Gal|mo|zyt m: → *Gamet*

Gamstorp-Syndrom nt: autosomal-dominante Erkrankung mit anfallsweiser schlaffer Lähmung der Muskeln von Stamm und Extremitäten; Ⓔ *Gamstorp's disease*

Gan|ci|clo|vir nt: gegen das Zytomegalievirus* wirksames Virustatikum*; Ⓔ *ganciclovir*

Gan|gl|a|ta|xie f: Ataxie* mit ausgeprägter Gangstörung bei Beteiligung der Rumpf- und Gliedmaßenmuskulatur; Ⓔ *ataxia of gait*

Gangli-, gangli- präf.: → *Ganglio-*

Gan|gli|ek|to|mie f: → *Ganglionektomie*

Gan|gli|en|blo|cka|de f: Unterbrechung der Erregungsübertragung in den vegetativen Ganglien; Ⓔ *ganglionic blockade*

Gan|gli|en|blo|cker m: Substanz, die die Erregungsübertragung in den vegetativen Ganglien unterbricht; Ⓔ *gan-*

glion-blocking agent

Ganglilenlentlzünldung f: → Ganglionitis

Ganglilenlzelle nt: Nervenzelle im Ganglion; Ⓔ *ganglion cell*

Ganlglililtis f: → Ganglionitis

Ganglio-, ganglio- präf.: Wortelement mit der Bedeutung „Knoten/Nervenknoten/Ganglion"

Ganglilon nt, pl **-glia, -glilen: 1.** mukoide Zystenbildung einer Gelenkkapsel oder des Sehnengleitgewebes **2.** Ansammlung von Nervenzellen im peripheren Nervensystem; Ⓔ **1.–2.** *ganglion*

Ganglion autonomicum: vegetatives/autonomes Grenzstrangganglion; Ⓔ *autonomic ganglion*

Ganglion craniospinale sensorium: Spinalganglion der Hirn- und Rückenmarksnerven; Ⓔ *craniospinal ganglion*

Ganglion parasympathicum: parasympathisches Ganglion, Parasympathikusganglion; Ⓔ *parasympathetic ganglion*

Ganglion sympathicum: sympathisches Ganglion, Sympathikusganglion; Ⓔ *sympathetic ganglion*

Ganglia trunci sympathetici: Kette sympathischer Ganglien, die durch Verbindungsäste zum Grenzstrang verbunden werden; Ⓔ *sympathetic trunk ganglia*

ganlglilolnär adj: Ganglion betreffend; Ⓔ *ganglionic*

Ganglilolnekltolmie f: **1.** Entfernung eines Überbeins/Ganglions **2.** Entfernung eines Nervenganglions; Ⓔ **1.–2.** *ganglionectomy*

Ganglilonlentlzünldung f: → Ganglionitis

Ganlglilolniltis f: Entzündung eines Nervenganglions; Ⓔ *ganglionitis*

Ganglilolplelgilkum nt: → Ganglienblocker

ganlglilolplelgisch adj: ganglienblockend; Ⓔ *ganglionoplegic*

Ganglilolside pl: in der weißen und grauen Hirnsubstanz vorkommende Sphingolipide* mit Aminozuckern und Sialinsäure; Ⓔ *gangliosides*

Ganglilolsildolse f: zu den Sphingolipidosen* gehörende Speicherkrankheit* mit Einlagerung von Gangliosiden in das Zentralnervensystem und andere Organe; Ⓔ *gangliosidosis*

Ganglilolzyt m: → Ganglienzelle

Ganglilolzytom nt: von Ganglienzellen ausgehender gutartiger Tumor; Ⓔ *gangliocytoma*

Ganlgraelna f: → Gangrän

Ganlgrän f: Gewebsuntergang mit Nekrose*, Autolyse* und schwärzlicher Verfärbung; Ⓔ *gangrene*

Ganzlkörlperlszinltilgralfie, -gralphie f: Szintigrafie* des gesamten Körpers, z.B. bei der Tumordiagnostik; Ⓔ *total body scintigraphy*

Ganzlkörlperltolmolgralfie, -gralphie f: Computertomografie* des gesamten Körpers; Ⓔ *whole body tomography*

Gardlnerlbeiß m: durch Milben der Gattung Trombicula verursachte, heftig juckende Dermatose* mit Quaddelbildung; Ⓔ *trombidiosis*

Gardlnelrellla valgilnallis f: gramnegatives oder gramlabiles Stäbchenbakterium, das bei Entzündungen der Scheide und Harnröhre gefunden wird; Ⓔ *Gardnerella vaginalis*

Garlgoyllislmus m: typische Gesichtsveränderung, z.B. beim Pfaundler-Hurler-Syndrom; Ⓔ *gargoylism*

Garlrullitas vullvae f: hörbares Entweichen von Luft aus der Scheide; Ⓔ *flatus vaginalis*

Gärtner-Bazillus m: Erreger einer akuten Gastroenteritis; Ⓔ *Gärtner's bacillus*

Gaslbrand m: durch Clostridium* perfringens und andere Clostridienarten verursachte, meldepflichtige schwere Wundinfektion, die durch hochgradige Toxämie und ausgedehnte Ödem- und/oder Gasbildung gekennzeichnet ist; Ⓔ *gas gangrene*

Gaslbrandlbalzillen pl: Clostridium* perfringens und andere Clostridienarten, die Gasbrand verursachen; Ⓔ *gas bacillus*

Gaslbrust f: → Pneumothorax

Gaslchrolmaltolgralfie, -gralphie f: Form der Chromatografie* bei der Gase oder leicht flüchtige Flüssigkeiten mit Hilfe eines inerten Trägergases über die Trennsäule geleitet werden; je nach Sorptionsmittel unterscheidet man **Gas-Adsorptionschromatografie** [festes Adsorptionsmittel] und **Gas-Flüssigkeitschromatografie** [flüssiges Sorptionsmittel]; Ⓔ *gas chromatography*

Gaslemlbollie f: durch Luft-/Gasbläschen hervorgerufene Embolie*; Ⓔ *gas embolism*

Gaslganlgrän f: → Gasbrand

Gaslöldem nt: → Gasbrand

Gaslöldemlbalzillen pl: → Gasbrandbazillen

Gaslphleglmolne f: → Gasbrand

Gasser-Ganglion nt: am Felsenbein liegendes sensibles Ganglion des Nervus* trigeminus; Ⓔ *Gasser's ganglion*

Gasser-Syndrom *nt*: vorwiegend im Kindesalter auftretende Mikroangiopathie* der Nierengefäße mit Niereninsuffizienz; Ⓔ *Gasser's syndrome*

Gaslter *f*: Magen; Ⓔ *stomach*

Gastr-, gastr- *präf.*: → Gastro-

Gasltralldelniltis *f*: Entzündung der Magendrüsen; Ⓔ *gastradenitis*

gasltral *adj*: Magen betreffend; Ⓔ *gastric*

Gasltralllgie *f*: Magenschmerz(en); Ⓔ *gastralgia*

Gasltrekltalsie *f*: Magenerweiterung; Ⓔ *gastrectasia*

Gasltrekltolmie *f*: Magenentfernung, totale Magenresektion; Ⓔ *gastrectomy*

Gasltrin *nt*: in der Antrumschleimhaut gebildetes Gewebehormon, das die Salzsäuresekretion des Magens reguliert; Ⓔ *gastrin*

Gasltrilnom *nt*: Gastrin bildender Tumor des Magen-Darm-Traktes; Ⓔ *gastrinoma*

gasltrisch *adj*: → gastral

Gasltriltis *f*: Entzündung der Magenschleimhaut; Ⓔ *gastritis*

akute Gastritis: auf die Schleimhautoberfläche begrenzte akute Entzündung unterschiedlicher Genese (Alkohol, Medikamente, Viren, Bakterien); Ⓔ *acute gastritis*

chronisch-atrophische Gastritis: meist im Antrum beginnende, chronische Magenentzündung mit Atrophie der Schleimhaut; Helicobacter* pylori-Eradikation soll die Prognose verbessern; Ⓔ *chronic atrophic gastritis*

Gastro-, gastro- *präf.*: Wortelement mit der Bedeutung „Bauch/Magen/Gaster"

Gasltrolaldelniltis *f*: → Gastradenitis

Gasltrolalnasltolmolse *f*: → Gastrogastrostomie

Gasltrolaltolnie *f*: Tonusverlust der Magenmuskulatur; Ⓔ *gastric atonia*

gasltroldilalphraglmal *adj*: Magen und Zwerchfell/Diaphragma betreffend oder verbindend; Ⓔ *gastrophrenic*

gasltrolduldelnal *adj*: Magen und Zwölffingerdarm/Duodenum betreffend oder verbindend; Ⓔ *gastroduodenal*

Gasltrolduldelnekltolmie *f*: (Teil-)Entfernung von Magen und Duodenum; Ⓔ *gastroduodenectomy*

Gasltrolduldelniltis *f*: Entzündung (der Schleimhaut) von Magen und Duodenum; Ⓔ *gastroduodenitis*

Gasltrolduldelnolskolpie *f*: endoskopische Untersuchung von Magen und Duodenum; Ⓔ *gastroduodenoscopy*

Gasltroldulldelnolstolmie *f*: operative Verbindung von Magen und Duodenum; Ⓔ *gastroduodenostomy*

Gasltroldylnie *f*: → Gastralgie

gasltrolenltelral *adj*: Magen und Darm/Intestinum betreffend; Ⓔ *gastrointestinal*

Gasltrolenltelriltis *f*: Entzündung (der Schleimhaut) von Magen und Dünndarm; Ⓔ *gastroenteritis*

Gasltrolenltelrolalnasltolmolse *f*: → Gastroenterostomie

Gasltrolenltelrolkolliltis *f*: Entzündung (der Schleimhaut) von Magen, Dünnund Dickdarm; Ⓔ *gastroenterocolitis*

Gasltrolenltelrolkollolstolmie *f*: operative Verbindung von Magen, Dünn- und Dickdarm; Ⓔ *gastroenterocolostomy*

Gasltrolenltelrolpalthie *f*: Magen-Darm-Erkrankung; Ⓔ *gastroenteropathy*

exsudative Gastroenteropathie: ätiologisch ungeklärte Erkrankung mit Eiweißausscheidung in den Magen-Darm-Trakt; Ⓔ *protein-losing enteropathy*

Gasltrolenltelrolplasltik *f*: plastische Operation von Magen und Darm, Magen-Darm-Plastik; Ⓔ *gastroenteroplasty*

Gasltrolenltelrolptolse *f*: Senkung von Magen und Darm; meist im Rahmen einer allgemeinen Baucheingeweidesenkung [Enteroptose*]; Ⓔ *gastroenteroptosis*

Gasltrolenltelrolstolmie *f*: operative Verbindung von Magen und Darm; Ⓔ *gastroenterostomy*

Gasltrolenltelroltolmie *f*: operative Eröffnung von Magen und Dünndarm; Ⓔ *gastroenterotomy*

gasltrolelpilplolisch *adj*: Magen und Bauchnetz/Epiploon betreffend oder verbindend; Ⓔ *gastroepiploic*

Gasltrolgasltrolstolmie *f*: operative Verbindung zweier Magenabschnitte; Ⓔ *gastrogastrostomy*

gasltrolgen *adj*: vom Magen ausgehend, aus dem Magen stammend; Ⓔ *gastrogenic*

gasltrolhelpaltisch *adj*: Magen und Leber/Hepar betreffend oder verbindend; Ⓔ *gastrohepatic*

gasltrolillelal *adj*: Magen und Ileum betreffend oder verbindend; Ⓔ *gastroileal*

Gasltrolillelliltis *f*: Entzündung (der Schleimhaut) von Magen und Ileum*; Ⓔ *gastroileitis*

Gasltrolillelolstolmie *f*: operative Verbindung von Magen und Ileum; Ⓔ *gas-*

G

troileostomy

gas|tro|in|tes|ti|nal adj: → *gastroenteral*

Gas|tro|in|tes|ti|nal|trakt m: Gesamtheit des Verdauungstraktes vom Mageneingang bis zum After; ⒠ *gastrointestinal canal*

gas|tro|je|ju|nal adj: Magen und Jejunum betreffend oder verbindend; ⒠ *gastrojejunal*

Gas|tro|je|ju|no|sto|mie f: operative Verbindung von Magen und Jejunum; ⒠ *gastrojejunostomy*

gas|tro|kar|di|al adj: Magen und Herz betreffend; ⒠ *gastrocardiac*

Gas|tro|ki|ne|to|graf, -graph m: Gerät zur Aufzeichnung der Magenmotilität; ⒠ *gastrokinetograph*

gas|tro|ko|lisch adj: Magen und Kolon betreffend oder verbindend; ⒠ *gastrocolic*

Gas|tro|ko|li|tis f: Entzündung (der Schleimhaut) von Magen und Kolon; ⒠ *gastrocolitis*

Gas|tro|ko|lo|pto|se f: Senkung von Magen und Kolon; meist im Rahmen einer allgemeinen Baucheingeweidesenkung [Enteroptose*]; ⒠ *gastrocoloptosis*

Gas|tro|ko|lo|sto|mie f: operative Verbindung von Magen und Kolon; ⒠ *gastrocolostomy*

Gas|tro|ko|lo|to|mie f: operative Eröffnung von Magen und Kolon; ⒠ *gastrocolotomy*

gas|tro|ku|tan adj: Magen und Haut/Cutis betreffend oder verbindend; ⒠ *gastrocutaneous*

gas|tro|li|e|nal adj: Magen und Milz/Lien betreffend oder verbindend; ⒠ *gastrolineal*

Gas|tro|lith m: aus unverdauten Nahrungsresten [Haare, Fasern] gebildetes Konkrement im Magen; ⒠ *gastrolith*

Gas|tro|ly|se f: operative Magenlösung, Magenmobilisierung; ⒠ *gastrolysis*

Gas|tro|me|ga|lie f: Magenvergrößerung; ⒠ *gastromegaly*

Gas|tro|myo|to|mie f: operative Durchtrennung der Magenwandmuskulatur; ⒠ *gastromyotomy*

gas|tro|o|men|tal adj: → *gastroepiploisch*

gas|tro|ö|sol|pha|ge|al adj: Magen und Speiseröhre/Ösophagus betreffend oder verbindend; ⒠ *gastroesophageal*

Gas|tro|ö|sol|pha|gi|tis f: Entzündung (der Schleimhaut) von Magen und Speiseröhre; ⒠ *gastroesophagitis*

Gas|tro|pan|kre|a|ti|tis f: Entzündung von Magen und Bauchspeicheldrüse; ⒠

gastropancreatitis

Gas|tro|pa|ral|ly|se f: → *Gastroplegie*

Gas|tro|pa|re|se f: → *Gastroplegie*

Gas|tro|pa|thie f: Magenerkrankung, Magenleiden; ⒠ *gastropathy*

Gas|tro|pe|ri|to|ni|tis f: Entzündung von Magen und Bauchfell/Peritoneum; ⒠ *gastroperitonitis*

Gas|tro|pe|xie f: operative Magenanheftung; ⒠ *gastropexy*

gas|tro|phre|nisch adj: → *gastrodiaphragmal*

Gas|tro|plas|tik f: Magenplastik; ⒠ *gastroplasty*

Gas|tro|ple|gie f: zu Magenatonie* und -überdehnung führende Lähmung der Magenwandmuskulatur; ⒠ *gastroplegia*

Gas|tro|pli|ka|ti|on f: operative Magenverengung durch Raffnähte; ⒠ *gastroplication*

Gas|tro|pto|se f: Senkung des Magens; meist zusammen mit einer Senkung des Darms [Gastoenteroptose*] im Rahmen einer allgemeinen Baucheingeweidesenkung [Enteroptose*]; ⒠ *gastroptosis*

gas|tro|pul|mo|nal adj: Magen und Lunge(n)/Pulmo betreffend; ⒠ *gastropulmonary*

Gas|tro|py|lor|ek|to|mie f: operative Entfernung der Pars pyloria des Magens; ⒠ *gastropylorectomy*

gas|tro|py|lo|risch adj: Magen und Magenpförtner/Pylorus betreffend; ⒠ *gastropyloric*

gas|tro|re|nal adj: Magen und Niere(n) betreffend; ⒠ *nephrogastric*

Gas|tror|rha|gie f: Magenblutung, Blutung aus dem Magen; ⒠ *gastrorrhagia*

Gas|tror|rha|phie f: Magennaht, Naht der Magenwand; ⒠ *gastrorrhaphy*

Gas|tror|rhe|xis f: Magenruptur; ⒠ *gastrorrhexis*

Gas|tror|rhoe f: Hypersekretion des Magens; ⒠ *gastrorrhea*

Gas|tro|schi|sis f: angeborener Vorfall von Darmschlingen bei unvollständigem Verschluss der Bauchwand; ⒠ *gastroschisis*

gas|tro|sel|lek|tiv adj: nur auf den Magen wirkend; ⒠ *gastroselective*

Gas|tro|sko|pie f: Magenspiegelung, endoskopische Untersuchung des Magens; ⒠ *gastroscopy*

Gas|tro|spas|mus m: Magenkrampf; ⒠ *gastrospasm*

Gas|tro|sta|xis f: Sickerblutung aus der

Magenschleimhaut; Ⓔ *gastrostaxis*

Gas|tro|ste|no|se f: Einengung des Magenlumens; Ⓔ *gastrostenosis*

Gas|tro|sto|ma nt: operativ angelegte äußere Magenfistel; Ⓔ *gastrostoma*

Gas|tro|sto|mie f: Anlegen einer äußeren Magenfistel, Magenfistelung; Ⓔ *gastrostomy*

Gas|tro|to|mie f: operative Eröffnung des Magens; Ⓔ *gastrotomy*

gas|tro|trop adj: mit besonderer Affinität zum Magen; Ⓔ *gastrotropic*

Gas|tro|ze|le f: **1.** Eingeweidebruch mit Magenteilen im Bruchsack **2.** meist asymptomatisches Divertikel* der Magenwand; Ⓔ **1.–2.** *gastrocele*

Gaul|men|man|del f: zwischen den Gaumenbögen liegende Tonsille; Ⓔ *palatine tonsil*

Gaul|men|re|flex m: Anheben des Gaumensegels bei Berührung des Zäpfchens; Ⓔ *palatal reflex*

Gaul|men|se|gel nt: weicher Gaumen; Ⓔ *soft palate*

Gaul|men|spal|te f: angeborene Spaltbildung des Gaumens; Ⓔ *cleft palate*

Gaul|men|zäpf|chen|ent|zün|dung f: → *Staphylitis*

Ga|ze f: für Verbände verwendetes weitmaschiges Baumwollgewebe; Ⓔ *gauze*

Ge|bär|mut|ter f: Uterus, Metra; Ⓔ *womb*

Ge|bär|mut|ter|a|pla|sie f: unvollständige Gebärmutterentwicklung; Ⓔ *uterine aplasia*

Ge|bär|mut|ter|a|tre|sie f: angeborener Verschluss der Gebärmutterhöhle; Ⓔ *hysteratresia*

Ge|bär|mut|ter|a|tro|phie f: Atrophie* der Gebärmutter nach der Menopause; Ⓔ *uterine atrophy*

Ge|bär|mut|ter|ent|zün|dung f: → *Metritis*

Ge|bär|mut|ter|fun|dus m: oberster Teil der Gebärmutter; Ⓔ *fundus of uterus*

Ge|bär|mut|ter|hals|ka|nal m: Kanal durch den Gebärmutterhals; Ⓔ *cervical canal (of uterus)*

Ge|bär|mut|ter|hals|krebs m: früher häufigster Krebs des Genitalbereichs, heute ebenso häufig wie das Korpuskarzinom*; Vorsorgeuntersuchungen [Abstrich, Kolposkopie] können einen Großteil der Tumoren schon in der Frühphase [epitheliale Dysplasie, Carcinoma in situ] entdecken; Ⓔ *cervical carcinoma*

Ge|bär|mut|ter|hy|po|pla|sie f: angeborene Kleinheit der Gebärmutter; Ⓔ *uterine hypoplasia*

Ge|bär|mut|ter|isth|mus m: zwischen Gebärmutterhals und -körper liegender enger Abschnitt; Ⓔ *isthmus of uterus*

Ge|bär|mut|ter|kör|per|krebs m: vom Endometrium* ausgehender, vorwiegend Frauen in der Menopause betreffender Krebs, der in den letzten Jahren an Bedeutung gewonnen hat; Ⓔ *corpus carcinoma*

Ge|bär|mut|ter|krampf m: dicht aufeinanderfolgende krampfartige Wehen, die in einen Wehensturm übergehen können; Ⓔ *hysterospasm*

Ge|bär|mut|ter|krebs m: von der Gebärmutter ausgehender bösartiger Tumor; Ⓔ *uterine carcinoma*

Ge|bär|mut|ter|sen|kung f: Absenkung der Gebärmutter, meist unter Beteiligung der Nachbarorgane [Blase, Rektum] und -strukturen [Vagina]; durch Beckenbodenschwäche bzw. Schwäche des Aufhängeapparates nach Geburten und im Alter begünstigt; Ⓔ *falling of the womb*

Ge|bär|mut|ter|spie|ge|lung f: endoskopische Untersuchung der Gebärmutter; Ⓔ *hysteroscopy*

Ge|biss nt: Zähne des Ober- und Unterkiefers; Ⓔ *dentition*

Ge|biss|a|no|ma|lien pl: Abweichungen von der normalen Gebissform; Ⓔ *dental anomaly*

Ge|burt f: Ausstoßung der Frucht aus der Gebärmutter; Ⓔ *labor*

Ge|burts|ge|schwulst f: blutig-seröse Schwellung des bei der Geburt vorangehenden Teils; Ⓔ *cephalhematoma*

Ge|burts|hin|der|nis nt: alle Faktoren, die einem normalem Geburtsablauf im Wege stehen; Ⓔ *obstructed labor*

Ge|burts|läh|mung f: durch eine Verletzung während der Geburt hervorgerufene Lähmung des Kindes; Ⓔ *birth palsy*

Ge|burts|schä|den pl: unter der Geburt erworbene Schäden; Ⓔ *birth traumas*

Ge|burts|ter|min m: errechneter, wahrscheinlicher Termin der Geburt; Ⓔ *expected date of delivery*

Ge|burts|trau|ma nt: → *Geburtsschäden*

Ge|dächt|nis|spur f: Engramm*; Ⓔ *memory trace*

Ge|dächt|nis|zel|len pl: nach dem Erstkontakt mit einem Antigen entstehende Zellen, die beim Zweitkontakt eine Beschleunigung der Immunantwort bewirken; Ⓔ *memory cells*

Ge|fah|ren|zu|stand, fetaler m: Oberbegriff für alle Gefahren, die dem Fetus während der letzten Schwangerschafts-

G

monate, unter der Geburt und unmittelbar nach der Geburt drohen; E *fetal distress*

Ge|fäß|bänd|chen nt: Keratitis* mit Bildung eines zur Hornhautmitte wandernden Infiltrats [Wanderphlyktäne], das Gefäße bandförmig mit sich zieht; E *fascicular keratitis*

Ge|fäß|dar|stel|lung f: Angiographie*; E *angiography*

Ge|fäß|ent|zün|dung f: Angiitis*; E *angiitis*

Ge|fäß|ge|räusch nt: auskultatorisch hörbares Strömungsgeräusch über Gefäßen; E *vascular murmur*

Ge|fäß|in|jek|ti|on f: Sichtbarwerden von Gefäßen, z.B. bei Blutüberfüllung; E *injection*

Ge|fäß|pro|the|se f: aus Kunststoff gefertigter Gefäßersatz; E *vascular prosthesis*

Ge|fäß|spin|ne f: v.a. im Gesicht auftretende, stecknadelkopfgroße Papel mit radiären feinen Gefäßreisern; E *spider nevus*

Ge|fäß|ste|no|se f: Einengung (des Lumens) von Blut- oder Lympfgefäßen; E *angiostenosis*

Ge|fäß|tu|mor m: → *Angiom*

Ge|fäß|wand|ent|zün|dung f: 1. → *Angiitis* 2. → *Thrombangiitis*

Ge|flü|gel|züch|ter|lun|ge f: exogen allergische Alveolitis* durch Inhalation von Kot- oder Federstaub von Vögeln; E *bird-breeder's lung*

Ge|frier|schnitt m: Schnitt von tiefgefrorenem Gewebe; E *frozen section*

Ge|frier|trock|nung f: schonendes Trocknungsverfahren, bei dem Proben tiefgefroren und dann im Vakuum getrocknet werden; E *freeze-drying*

Ge|gen|an|zei|ge f: → *Gegenindikation*

Ge|gen|gift nt: Antidot*; E *antidote*

Ge|gen|in|di|ka|ti|on f: Umstände, die die Anwendung eines Arzneimittels oder einer diagnostischen oder therapeutischen Maßnahme verbieten; E *contraindication*

Ge|gen|über|tra|gung f: s.u. *Übertragung*; E *countertransference*

Ge|hirn nt: der im Schädel liegende Teil des zentralen Nervensystems; besteht aus **Endhirn** [Telencephalon], **Zwischenhirn** [Diencephalon], **Mittelhirn** [Mesencephalon], **Hinterhirn** [Metencephalon] und **Nachhirn** [Myelencephalon]; E *brain*

Ge|hirn|er|schüt|te|rung f: vollständig reversible, vorübergehende Einschrän-

kung der Hirnfunktion nach einem Trauma; E *cerebral concussion*

Ge|hirn|kon|tu|si|on f: → *Hirnprellung*

Ge|hirn|prel|lung f: → *Hirnprellung*

Ge|hirn|schlag m: durch eine akute Ischämie* oder Hirnblutung verursachte zentrale Ausfallssymptomatik; nach Schwere und Dauer der Symptome unterscheidet man: 1. **transitorische ischämische Attacke** [TIA] mit Rückbildung der Symptome innerhalb von 24 Stunden 2. **prolongiertes reversibles ischämisches neurologisches Defizit** [PRIND] bzw. **reversibles ischämisches neurologisches Defizit** [RIND] mit vollständig reversibler Symptomatik, die länger als 24 Stunden anhält 3. **partiell reversible ischämische neurologische Symptomatik** [PRINS], die sich langsam entwickelt und nicht oder nur teilweise reversibel ist 4. **persistierender Hirninfarkt** mit bleibenden neurologischen Schäden; E *cerebrovascular accident*

Ge|hör|gang, äußerer m: Gang von der äußeren Ohröffnung bis zum Trommelfell; E *external auditory canal*

Ge|hör|gang|ent|zün|dung f: → *Otitis externa*

Ge|hör|gang, innerer m: im Felsenbein liegender Kanal, durch den Nervus facialis, Nervus vestibulocochlearis und Arteria und Vena labyrinthi verlaufen; E *internal auditory canal*

Ge|hör|gangs|fu|run|kel m: umschriebene, schmerzhafte Schwellung des knorpeligen Gehörgangs; E *furuncular otitis*

Ge|hör|gangs|my|ko|se f: oft chronisch rezidivierende, auf den äußeren Gehörgang beschränkte Pilzinfektion; i.d.R. mit Juckreiz verbunden, meist aber schmerzlos; E *otomycosis*

Ge|hör|knö|chel|chen pl: die drei Knöchelchen des Mittelohrs [Hammer, Amboss, Steigbügel]; E *auditory ossicles*

Ge|hör|lo|sig|keit f: angeborener [Rötelnembryopathie*] und erworbener [Innenohrschaden nach Entzündung oder Trauma], einseitiger oder beidseitiger Verlust der Hörempfindung; E *deafness*

Gei|ßel f: peitschenförmiges Fortbewegungsorgan von Zellen; E *flagellum*

Gei|ßel|an|ti|gen nt: Antigen* der Geißel von Mikroorganismen; E *flagellar antigen*

Gei|ßel|in|fu|so|ri|en pl: → *Geißeltierchen*

Gei|ßel|tier|chen pl: beim Menschen als Parasiten auftretende Einzeller mit

G

einer oder mehreren Geißeln; ⒺⒺ *Flagellata*

Gelkröse *nt*: Verdoppelung des Bauchfells [Peritoneum*], die Jejunum* und Ileum* an der hinteren Bauchwand befestigt; Ⓔ *mesentery*

Gel *nt*: halbfeste, formelastische Dispersion; Ⓔ *gel*

Gellasma *nt*: zwanghaftes/hysterisches Lachen, Lachkrampf; Ⓔ *gelasmus*

gellaltilnös *adj*: gelartig, gallertartig, gelatineartig; Ⓔ *gelatinous*

Gelblfielber *nt*: in den Tropen und Subtropen auftretendes Virusfieber [**Gelbfiebervirus**] mit Leberschwellung, Gelbsucht und Hämaturie; Ⓔ *yellow fever*

Gelblkörlper *m*: nach dem Eisprung aus dem Follikel entstehender hormonproduzierender [Progesteron, Östrogen] Körper, der durch Fetttröpfchen gelb gefärbt ist; Ⓔ *yellow body of ovary*

Gelblkörlperlholrmon *nt*: vom Gelbkörper des Eierstocks während des Genitalzyklus und von der Plazenta während der Schwangerschaft gebildetes Hormon, das u.A. die Uterusschleimhaut für die Einnistung vorbereitet und die Schwangerschaft erhält; Ⓔ *corpus luteum hormone*

Gelblkörlperlphalse *f*: zweite Phase des Menstruationszyklus; die Zeit vom Eisprung bis zur Monatsblutung; Ⓔ *luteal phase*

Gelblsucht *f*: → *Ikterus*

Gellchrolmaltolgralfie, -gralphie *f*: Chromatografie* mit Gel als stationärer Phase; Ⓔ *gel-filtration chromatography*

Geldlrolllenlbilldung *f*: Aggregation von Erythrozyten in Form geldrollenförmiger Ketten bei Änderung der Plasmaproteinzusammensetzung; Ⓔ *rouleaux formation*

Gellelgenlheitslkrämpfe *pl*: einmalig auftretende Krämpfe, z.B. Fieberkrämpfe; Ⓔ *incidental convulsions*

Gellenk *nt*: bewegliche oder unbewegliche Verbindung von zwei oder mehreren Knochen; Ⓔ *joint*

echtes Gelenk: aus Gelenkkapsel, Gelenkhöhle, Gelenkflächen und Verstärkungsapparat (Bänder, Menisci) bestehendes Gelenk; Ⓔ *diarthrosis*

straffes Gelenk: von Bändern zusammengehaltenes Gelenk mit nur geringer Beweglichkeit [z.B. Iliosakralgelenk*]; Ⓔ *amphiarthrosis*

Gellenklarlthrolse *f*: meist bei älteren Menschen auftretende, vorwiegend die Gelenke der unteren Extremität [Hüfte, Knie] betreffende chronische Erkrankung, die zu Zerstörung der Gelenkflächen [Gelenkknorpel und -knochen] führt; Ⓔ *osteoarthritis*

Gellenkleitelrung *f*: → *Gelenkempyem*

Gellenklemlpylem *nt*: durch Bakterien und selten auch Pilze hervorgerufene, eitrige Gelenkentzündung; Ⓔ *suppurative synovitis*

Gellenklentlzünldung *f*: → *Arthritis*

Gellenklerlguss *m*: Flüssigkeitsansammlung im Gelenk; Ⓔ *joint effusion*

Gellenklerlkranlkung *f*: Arthropathie*; Ⓔ *joint disease*

degenerative Gelenkerkrankung: → *Gelenkarthrose*

Gellenklhyldrops *m*: → *Gelenkerguss*

Gellenklliplpe *f*: knorpelige Lippe am Rand von Gelenkpfannen; Ⓔ *articular lip*

Gellenklmaus *f*: freier Gelenkkörper; Ⓔ *joint mouse*

Gellenklmuslkel *m*: an der Gelenkkapsel ansetzender Muskel; Ⓔ *articular muscle*

Gellenklplasltik *f*: → *Arthroplastik*

Gellenklprolthelse *f*: Prothese* zum vollständigen [**Endoprothese**] oder teilweisen Ersatz [**Hemiprothese**] eines Gelenkes; Ⓔ *arthroplasty*

Gellenklrelsekltilon *f*: vollständige oder partielle Entfernung von Gelenkstrukturen; Ⓔ *arthrectomy*

Gellenklrheulmaltislmus *m*: rheumatische Erkrankung der Gelenke; Ⓔ *articular rheumatism*

akuter Gelenkrheumatismus: zu den Poststreptokokkenerkrankungen gehörende, akute Entzündung der großen Gelenke; charakteristisch sind u.A. Fieber, Herzbeteiligung und Weichteilschwellungen; Ⓔ *rheumatic fever*

Gellenklschmielre *f*: Synovia*; Ⓔ *synovia*

Gellenklspielgellung *f*: endoskopische Untersuchung einer Gelenkhöhle; Ⓔ *arthroscopy*

Gellfiltlraltilon *f*: → *Gelchromatografie*

Gellfiltlraltilonslchrolmaltolgralfie, -gralphie *f*: → *Gelchromatografie*

Gellollelpsie *f*: → *Geloplegie*

Gellolplelgie *f*: plötzlicher Tonusverlust der Halte- und Streckmuskulatur bei starker affektiver Belastung [Schreck, unkontrolliertes Lachen]; Ⓔ *cataplexis*

Gelmilni *pl*: Zwillinge; Ⓔ *twins*

Gemlma gusltaltolria *f*: auf der Zunge sit-

227

zendes epitheliales Sinnesorgan aus Geschmackszellen und Stützzellen; Ⓔ *gustatory bud*

Gen *nt*: funktionelle Einheit der Chromosomen, die die Information für ein Genprodukt enthält; Ⓔ *gene*

-gen *suf.*: → -genetisch

Gelna *f*: Backe, Wange; Ⓔ *cheek*

Gelnelrallilsielrung *f*: Ausbreitung einer Krankheit auf den ganzen Körper; Ⓔ *generalization*

Gelnelraltilonslwechlsel *m*: Wechsel von sexueller und asexueller Fortpflanzung; Ⓔ *alternation of generations*

gelnelraltiv *adj*: Zeugung oder Fortpflanzung betreffend; geschlechtlich; Ⓔ *generative*

Generic name *m*: internationaler Freiname einer Substanz; Ⓔ *generic name*

Gelnelrilka *pl*: Fertigarzneimittel, die unter einem Generic name auf dem Markt sind; Ⓔ *generics*

gelnelrisch *adj*: Geschlecht oder Gattung betreffend; Ⓔ *generic*

-genese *suf.*: Wortelement mit der Bedeutung „Entstehung/Entwicklung/Erzeugung"

-genesie *suf.*: → -genese

Gelnelsung *f*: Erholung von einer Krankheit; Ⓔ *recovery*

Gelneltic enlgilneelring *nt*: → Genmanipulation

Gelneltik *f*: Lehre von der Vererbung; Ⓔ *genetics*

-genetisch *suf.*: in Adjektiven verwendetes Wortelement mit der Bedeutung „entstehend/erzeugend"

Genlexlpreslsilon *f*: Ausbildung der durch ein Gen übertragenen Information; Ⓔ *gene expression*

Genlfrelquenz *f*: Häufigkeit einzelner Gene in der Bevölkerung; Ⓔ *gene frequency*

Genlhäulfiglkeit *f*: → Genfrequenz

-genie *suf.*: → -genese

Gelnilkullatumlneurallgie *f*: schmerzhafte Gürtelrose* mit besonderer Beteiligung der Ohrmuschel, des äußeren Gehörgangs und des Innenohrs; kann zu Schwerhörigkeit oder Ertaubung führen; Ⓔ *geniculate neuralgia*

Genio-, genio- *präf.*: Wortelement mit der Bedeutung „Kinn"

Gelnilolgloslsus *m*: → Musculus genioglossus

Gelnilolhylolildelus *m*: → Musculus genioglossus

Gelnilolplaistik *f*: Kinnplastik; Ⓔ *genioplasty*

Gelniltalle *pl*: → Genitalien

Gelniltallfluior *m*: Scheidenausfluss; Ⓔ *genital discharge*

Gelniltallilen *pl*: Geschlechtsorgane, Genitalorgane; Ⓔ *genitalia*

Gelniltallzylklus *m*: wiederkehrender Zyklus vom ersten Tag einer Monatsblutung bis zum letzten Tag vor der nächsten Blutung; Ⓔ *menstrual cycle*

gelniltolfelmolral *adj*: Genitale oder Genitalregion und Oberschenkel/Femur betreffend oder verbindend; Ⓔ *genitofemoral*

gelniltolkrulral *adj*: → genitofemoral

Genllolkus *m*: Lage eines Gens auf einem Chromosom; Ⓔ *locus*

Genlmalnilpullaltilon *f*: Veränderung des Genoms von Pflanzen, Tieren oder Menschen zur Erforschung der Gene und zur Entwicklung neuer Arznei- und Nahrungsmittel oder Therapien; Ⓔ *genetic engineering*

Genlmultaltilon *f*: nur eine Gen betreffende Mutation*; Ⓔ *gene mutation*

Geno-, geno- *präf.*: Wortelement mit der Bedeutung „Geschlecht/Stamm"

Gelnolderlmaltolse *f*: genetisch determinierte Hauterkrankung, die aber erst durch innere oder äußere Reize ausgelöst werden muß; Ⓔ *genodermatosis*

Gelnolderlmie *f*: → Genodermatose

Gelnom *nt*: Gesamtheit der Gene eines Organismus; Ⓔ *genome*

Gelnomlmultaltilon *nt*: Mutation* der Chromosomenzahl; Ⓔ *genomic mutation*

Genlort *m*: → Genlokus

Gelnoltyp *m*: Gesamtheit der Erbanlagen eines Organismus; Ⓔ *genotype*

Genltechlnollolgie *f*: → Genmanipulation

Genlthelralpie *f*: Korrektur von genetischen Defekten oder Veränderung von Genen einer Zelle, z.B. zur Krebstherapie; Ⓔ *gene therapy*

genltialnolphil *adj*: leicht mit Gentianaviolett färbend; Ⓔ *gentianophil*

genltialnolphob *adj*: nicht mit Gentianaviolett färbend; Ⓔ *gentianophobic*

Gelnu *nt*: Knie; Abknickung; Ⓔ *genu*

Genu recurvatum: Überstreckbarkeit des Kniegelenks; Ⓔ *genu recurvatum*

Genu valgum: X-Bein; Ⓔ *knock-knee*

Genu varum: O-Bein; Ⓔ *bow leg*

Geo-, geo- *präf.*: Wortelement mit der Bedeutung „Erde"

Geloltrilcholse *f*: Infektion durch **Geotrichum candidum**; Befall der Haut, v.a. aber der Lunge mit Kavernenbildung, peribronchitischen Infiltraten und evtl. Abszessbildung; Ⓔ *geotrichosis*

Geloltrilchumlinlfekltilon f: → *Geotrichose*

Ger-, ger- *präf.*: → *Gero-*

Gelräusch *nt*: bei der Auskultation wahrgenommenes Schallereignis; Ⓔ *sound*

diastolisches Geräusch: während der Diastole* auftretendes Geräusch; Ⓔ *diastolic murmur*

holosystolisches Geräusch: während der gesamten Systole* hörbares Geräusch; Ⓔ *holosystolic murmur*

pansystolisches Geräusch: → *holosystolisches Geräusch*

präsystolisches Geräusch: vor der Systole* auftretendes Geräusch; Ⓔ *presystolic murmur*

respiratorisches Geräusch: durch die einströmende und ausströmende Luft verursachtes Geräusch über Lunge, Bronchien und Luftröhre; Ⓔ *respiratory sound*

spät-diastolisches Geräusch: → *präsystolisches Geräusch*

systolisches Geräusch: während der Systole* auftretendes Geräusch; Ⓔ *systolic murmur*

Gerhardt-Schallwechsel *m*: Änderung des Perkussionsschalls über großen Lungenkavernen bei Lageänderung des Patienten; Ⓔ *Gerhardt's sign*

Gelrilaltrie f: Altersheilkunde, Greisenheilkunde; Ⓔ *geriatrics*

Gelrilaltrilka *pl*: Arzneimittel, die die geistige und körperliche Leistungsfähigkeit älterer Menschen steigern; Ⓔ *geriatric agents*

gelrilaltrisch *adj*: Alter oder Geriatrie betreffend; Ⓔ *geriatric*

Gelrinnlsel *nt*: → *Blutgerinnsel*

Gelrinlnung f: Blutgerinnung; Ⓔ *coagulation*

disseminierte intravasale Gerinnung: erhöhte Blutungsneigung durch einen erhöhten Verbrauch an Gerinnungsfaktoren und Thrombozyten; Ⓔ *disseminated intravascular coagulation*

Gelrinlnungslfakltor *m*: die Blutgerinnungskaskade hat insgesamt 13 Faktoren [Faktor* I–XIII], die alle für einen regelrechten Ablauf nötig sind; Ⓔ *coagulation factor*

Gelrinlnungslthromlbus *m*: durch rasche Blutgerinnung entstehender Thrombus*, der durch Erythrozyten rotgefärbt ist; Ⓔ *red thrombus*

gerlmilnal *adj*: Keim oder Keim(bahn)-zellen betreffend; Ⓔ *germinal*

Gerlmilnallalplalsie f: → *Germinalzellaplasie*

Gerlmilnallzelllalplalsie f: Aspermie* durch ein angeborenes Fehlen des Keimepithels der Hodenkanälchen; Ⓔ *Sertoli-cell-only syndrome*

gerlmilnaltiv *adj*: → *germinal*

Gerlmilnolblast *m*: unreife Vorstufe der B-Lymphozyten in den Keimzentren der Lymphknoten; Ⓔ *germinoblast*

Gerlmilnom *nt*: bösartiger Tumor des Keimgewebes; Ⓔ *germinoma*

Gerlmilnolzyt *m*: B-Lymphozyt in den Keimzentren der Lymphknoten; Ⓔ *germinocyte*

gerlmilzid *adj*: keim(ab)tötend; Ⓔ *germicide*

Gero-, gero- *präf.*: Wortelement mit der Bedeutung „Greis/Alter"

Gelrolderlma *nt*: dünne Altershaut des Greisenalters; Ⓔ *geroderma*

Gelrölllzyslte f: gelenknahe Knochenzyste mit Knochenresten und proliferierendem Bindegewebe; Ⓔ *ganglionic cyst*

Geronto-, geronto- *präf.*: Wortelement mit der Bedeutung „Greis/Alter"

Gelronltolphillie f: sexuelle Zuneigung zu älteren Personen; Ⓔ *gerontophilia*

Gelronltolxon *nt*: weißliche, ringförmige Hornhauttrübung durch Lipoideinlagerung; Ⓔ *gerontotoxon*

Gersltenlkorn *nt*: Abszess der Liddrüsen; Ⓔ *hordeolum*

Gerslten|krätlze f: Milbendermatitis durch Kontakt mit Stroh oder Getreide; Ⓔ *grain itch*

Gelrüstleilweilße *pl*: wasserunlösliche, fibrilläre Eiweiße, die im Körper als Stütz- und Gerüstsubstanzen dienen; Ⓔ *structural proteins*

Gelrüstlprolteilline *pl*: → *Gerüsteiweiße*

Gelsamtlalzildiltät f: Summe der sauren Substanzen im Magensaft; Ⓔ *total acidity*

Gelsamtldolsis f: **1.** Gesamtsumme der bei fraktionierter Bestrahlung gegebenen Einzeldosen **2.** die im Rahmen einer Therapie verabreichtete Gesamtmenge eines Arzneimittels; Ⓔ **1.–2.** *total dose*

Gelsamtleilweiß *nt*: Eiweißkonzentration im Blutplasma; Ⓔ *total serum protein*

Gelsamtlherdldolsis f: Gesamtsumme der bei fraktionierter Bestrahlung gegebenen Einzeldosen; Ⓔ *total dose*

Gelsamtlkörlperlwaslser *nt*: gesamtes, im Körper vorhandenes Wasser; Ⓔ *total body water*

Gelsamtlilpilde *pl*: Konzentration von Lipiden im Blutplasma; Ⓔ *total lipid*

Ge|samt|pro|te|in *nt*: → *Gesamteiweiß*

Ge|samt|säu|re *f*: → *Gesamtazidität*

ge|sät|tigt *adj*: (*chem.*) ohne Doppel- oder Dreifachbindung; ⒺⒹ *saturated*

Ge|schlechts|chro|ma|tin *nt*: bei Frauen in der Nähe der Kernmembran liegender Chromatinkörper, der vom inaktivierten X-Chromosom gebildet wird; ⒺⒹ *sex chromatin*

Ge|schlechts|chro|mo|so|men *pl*: das Geschlecht bestimmende Chromosomen; beim Mann je ein X- und ein Y-Chromosom, bei der Frau zwei X-Chromosome; ⒺⒹ *sex chromosomes*

Ge|schlechts|drü|sen *pl*: Keimdrüsen, Gonaden; Hoden und Eierstöcke; ⒺⒹ *gonads*

Ge|schlechts|hor|mo|ne *pl*: Oberbegriff für alle Hormone, die an der Ausbildung der primären und sekundären Geschlechtsmerkmale beteiligt sind und die Einfluss auf die Sexualfunktion haben; ⒺⒹ *sex hormones*

Ge|schlechts|krank|heit *f*: durch Sexualkontakt übertragbare Krankheit; ⒺⒹ *venereal disease*

Ge|schlechts|merk|male *pl*: geschlechtsspezifische Merkmale, die die beiden Geschlechter unterscheiden; ⒺⒹ *sex characters*

Ge|schlechts|or|ga|ne *pl*: → *Genitalien*

Ge|schmacks|au|ra *f*: unmittelbar vor einem epileptischen Anfall auftretende unangenehme Geschmacksempfindung; ⒺⒹ *gustatory aura*

Ge|schmacks|knos|pe *f*: auf der Zunge sitzendes epitheliales Sinnesorgan aus Geschmackszellen und Stützzellen; ⒺⒹ *taste bud*

Ge|schwulst *f*: Tumor; Schwellung; ⒺⒹ *tumor, swelling*

Ge|schwür *nt*: lokale Entzündung von Haut oder Schleimhaut mit in die Tiefe gehendem Substanzverlust; ⒺⒹ *ulcer*

Ge|schwürs|krank|heit *f*: → *Geschwürsleiden*

Ge|schwürs|leiden *nt*: chronisch rezidivierendes Ulkus* von Magen oder Dünndarm; ⒺⒹ *helcosis*

Ge|sichts|a|tro|phie *f*: Schwund der Gesichtsmuskulatur; ⒺⒹ *facial atrophy*

Ge|sichts|feld *nt*: Bereich, in dem mit dem unbewegten Auge Gegenstände wahrgenommen werden können; ⒺⒹ *visual field*

Ge|sichts|feld|aus|fall *m*: Ausfall eines Teils des normalen Gesichtsfeldes; ⒺⒹ *visual-field defect*

Ge|sichts|krampf *m*: Krampf der Gesichtsmuskulatur, z.B. bei Tetanus; ⒺⒹ *facial spasm*

Ge|sichts|la|ge *f*: Schädellage mit dem Gesicht als führendem Teil; ⒺⒹ *face presentation*

Ge|sichts|läh|mung *f*: Lähmung des Nervus* facialis und der von ihm versorgten Gesichtsmuskeln; ⒺⒹ *facial palsy*

Ge|sichts|neu|ral|gie *f*: neuralgische Schmerzen im Gesicht, z.B. bei Trigeminusneuralgie*; ⒺⒹ *faciocephalalgia*

Ge|sichts|schwin|del *m*: durch eine Augenmuskellähmung* hervorgerufenes Schwindelgefühl; ⒺⒹ *ocular vertigo*

Ge|sichts|zu|cken *nt*: unwillkürliches Zucken der vom Nervus* facialis versorgten Gesichtsmuskeln; ⒺⒹ *mimic tic*

ges|ta|gen *adj*: Gestagene betreffend; ⒺⒹ *gestagenic*

Ges|ta|ge|ne *pl*: synthetische Hormone, die ähnlich wie Progesteron* wirken; ⒺⒹ *gestagens*

Ges|ta|tio *f*: Gesamtheit von Schwangerschaft, Geburt und Wochenbett; ⒺⒹ *gestation*

Ges|ta|ti|ons|di|a|be|tes *m*: während der Schwangerschaft bestehende diabetische Stoffwechsellage; ⒺⒹ *gestational diabetes*

Ges|ta|ti|ons|to|xi|ko|se *f*: → *Gestose*

Ges|to|se *f*: Oberbegriff für Erkrankungen, die nur im Zusammenhang mit einer Schwangerschaft auftreten; je nach dem Zeitpunkt des Auftretens unterscheidet man Frühgestose* und Spätgestose*; ⒺⒹ *gestosis*

Ge|sund|heit *nt*: subjektives Wohlbefinden ohne Zeichen einer körperlichen, geistigen oder seelischen Störung; ⒺⒹ *health, wellness*

Ge|trei|de|krät|ze *f*: Milbendermatitis durch Kontakt mit Stroh oder Getreide; ⒺⒹ *grain itch*

Ge|we|be *nt*: aus Zellen gleicher Art bestehender Zellverband; ⒺⒹ *tissue*

Ge|we|be|at|mung *f*: Gasaustausch der Zellen mit der Umgebung und Oxidation von Brennstoffen zur Energiegewinnung; ⒺⒹ *tissue respiration*

Ge|we|be|di|ag|no|se *f*: Diagnose durch Untersuchung von Gewebeproben; ⒺⒹ *histodiagnosis*

Ge|we|be|do|sis *f*: ein bestimmtes Gewebe betreffende Strahlendosis; ⒺⒹ *tissue dose*

Ge|we|be|ein|dring|tie|fe *nt*: Eindringtiefe ionisierender Strahlen in Gewebe; ⒺⒹ *tissue penetration*

Ge|we|be|hor|mon *nt*: im Gewebe gebilde-

G

tes Hormon; ⒺE *tissue hormone*

Ge|we|be|kul|tur f: Züchtung von gesunden oder erkrankten Geweben; ⒺE *tissue culture*

Ge|we|be|mast|zel|len pl: im Bindegewebe vorkommende Mastzellen mit reichlich basophilen Granula; ⒺE *tissue mast cells*

Ge|we|be|spie|gel f: die Konzentration eines Stoffes in einem Gewebe; ⒺE *tissue level*

Ge|we|be|throm|bo|ki|na|se f: → *Gewebethromboplastin*

Ge|we|be|throm|bo|plas|tin nt: aus verschiedenen Komponenten [u.A. aktivierter Faktor V, Faktor X] bestehender Komplex, der Prothrombin [Faktor II] in Thrombin umwandelt; ⒺE *tissue thromboplastin*

Ge|we|be|un|ver|träg|lich|keit f: → *Histoinkompatibilität*

Ge|we|be|ver|träg|lich|keit f: Verträglichkeit/Kompatibilität von körperfremdem Stoffen mit Körpergewebe; ⒺE *tissue tolerance*

Ge|webs|ma|kro|phag m: amöboid-bewegliche Bindegewebszelle; ⒺE *tissue macrophage*

Ghon-Herd m: Primärherd bei Lungentuberkulose*; ⒺE *Ghon focus*

Gi|ar|di|a|sis f: asymptomatische oder als Durchfallerkrankung imponierende Dünndarminfektion durch **Gardia lamblia/Lamblia intestinalis**; ⒺE *giardiasis*

Gib|bus m: stärkste Ausprägung einer Kyphose* mit spitzwinkliger Abknickung; meist als Folge einer tuberkulösen Spondylitis* [Pott-Buckel]; ⒺE *gibbus*

Gicht f: in Schüben verlaufende Erkrankung mit Erhöhung der Harnsäurekonzentration im Blut; ⒺE *gout*

Gicht|ar|thri|tis f: anfallsweise akute Gelenkentzündung im Rahmen der Gicht; ⒺE *gouty arthritis*

Gicht|ne|phro|pa|thie f: Nierenerkrankung und -schädigung bei chronischer Gicht; ⒺE *gout nephropathy*

Gicht|nie|re f: → *Gichtnephropathie*

Giemsa-Färbung f: histologische Differenzialfärbung; ⒺE *Giemsa stain*

Gierke-Krankheit f: durch einen autosomal-rezessiven Defekt der Glucose-6-phosphatase kommt es zur Ablagerung normalen Glykogens in Leber und Niere; klinisch auffällig sind schwere Hypoglykämie*, Hyperlipämie* und Minderwuchs*; ⒺE *Gierke's disease*

Gieson-Färbung f: histologische Färbung mit Hämatoxylin-Pikrinsäure-Säure-fuchsin; ⒺE *van Gieson's stain*

Gieß|be|cken|knor|pel pl: auf der Ringknorpelplatte sitzende Knorpel, die die Spannung der Stimmbänder regulieren; ⒺE *arytenoid cartilage*

Gie|ßer|fie|ber nt: durch Zinkdämpfe hervorgerufenes, vorübergehendes Fieber mit Muskelschmerzen und Abgeschlagenheit; ⒺE *zinc chill*

Gieß|fie|ber nt: → *Gießerfieber*

Giga-, giga- präf.: Wortelement mit der Bedeutung „milliardenfach"

Gi|gan|tis|mus m: Riesenwuchs; ⒺE *gigantism*

Giganto-, giganto- präf.: Wortelement mit der Bedeutung „Riese/Gigant"

Gi|gan|to|me|lie f: übermäßige Vergrößerung einer oder mehrerer Gliedmaßen; ⒺE *gigantomelia*

Gi|gan|to|zyt m: extrem großer Erythrozyt*; ⒺE *large megalocyte*

Gilbert-Meulengracht-Syndrom nt: hereditäre Hyperbilirubinämie*, die v.a. Männer unter 25 Jahren betrifft; ⒺE *Gilbert's disease*

Gin|gi|va f: Zahnfleisch; ⒺE *gingiva*

Gin|gi|va|hy|per|pla|sie f: generalisierte oder umschriebene Verdickung des Zahnfleisches; ⒺE *gingival hyperplasia*

Gin|gi|vek|to|mie f: Zahnfleischabtragung; ⒺE *gingivectomy*

Gin|gi|vi|tis f: Entzündung der Gingiva, Zahnfleischentzündung; ⒺE *gingivitis*

Gingivitis simplex: unspezifische Zahnfleischentzündung mit Schwellung, Rötung und evtl. Blutungsneigung; ⒺE *catarrhal gingivitis*

Gingivo-, gingivo- präf.: Wortelement mit der Bedeutung „Zahnfleisch/Gingiva"

Gin|gi|vo|ek|to|mie f: → *Gingivektomie*

Gin|gi|vo|glos|si|tis f: Entzündung von Zahnfleisch und Zunge; ⒺE *gingivoglossitis*

gin|gi|vo|la|bi|al adj: Zahnfleisch und Lippe(n) betreffend oder verbindend; ⒺE *gingivolabial*

Gin|gi|vo|pe|ri|o|don|ti|tis f: Entzündung von Zahnfleisch und Wurzelhaut/Periodontium; ⒺE *gingivoperiodontitis*

Gin|gi|vo|plas|tik f: Zahnfleischplastik; ⒺE *gingivoplasty*

Gin|gi|vo|sto|ma|ti|tis f: Entzündung von Zahnfleisch und Mundschleimhaut; ⒺE *gingivostomatitis*

Gingivostomatitis herpetica: akut verlaufende Entzündung durch Herpes* simplex mit schmerzhaften, stecknadelkopfgroßen Aphthen*; ⒺE *herpetic*

G

stomatitis

Ginlglylmus *m*: Gelenk, das nur Bewegungen in einer Ebene erlaubt; ⒠ *gingly-mus*

Gips *m*: wasserarmes Kalziumsulfat, das bei Wasserzusatz schnell zu einer festen Masse erhärtet; ⒠ *gypsum*

Gipslverlband *m*: aus Gipsbinden gefertigter starres Verband zur Ruhigstellung von Gliedmaßen und Gelenken; ⒠ *cast*

Gitlterlfalsern *pl*: argyrophile Fasern, die an der Grenzfläche von Geweben gitterförmige Netze bilden; ⒠ *reticular fibers*

Gitlterlkelraltiltis *f, pl* -tilden: → *Herpes-simplex-Keratitis*

Gitlterltranslplanltat *nt*: → *Mesh graft*

Glalbellla *f*: unbehaarte Stelle zwischen den Augenbrauen; ⒠ *glabella*

glanldoltrop *adj*: auf Drüsen einwirkend; ⒠ *glandotropic*

Glanldulla *f, pl* -lae: Drüse; ⒠ *gland*
  Glandula adrenalis: → *Nebenniere*
  Glandulae endocrinae: Drüsen, die ihr Sekret direkt in das Blut abgeben; Drüsen mit innerer Sekretion; ⒠ *endo-crine glands*
  Glandula lacrimalis: Tränendrüse; ⒠ *lacrimal gland*
  Glandula mammaria: Brustdrüse; ⒠ *mammary gland*
  Glandula parathyroidea: etwa erbsengroße, hinter der Schilddrüse liegende endokrine Drüsen [**Glandula parathyroidea inferior, superior**], die über das Parathormon* den Kalzium- und Phosphathaushalt regulieren; ⒠ *parathyroid gland*
  Glandula parotidea: Ohrspeicheldrüse, Parotis; ⒠ *parotid gland*
  Glandula pituitaria: Hypophyse*; ⒠ *pituitary*
  Glandula sudorifera: Schweißdrüse; ⒠ *sudoriferous gland*
  Glandula suprarenalis: Nebenniere*; ⒠ *suprarenal*
  Glandula thyroidea: Schilddrüse*; ⒠ *thyroid*

glanldulllär *adj*: **1.** Drüse/Glandula betreffend **2.** Glans* clitoridis oder Glans* penis betreffend; ⒠ **1.** *glandular* **2.** *glanular*

Glanldullolgralfie, -gralphie *f*: Röntgenkontrastdarstellung von Drüsen; ⒠ *adenography*

Glans cliltolridis *f*: Klitorisspitze, Clitorisspitze; ⒠ *glans of clitoris*

Glans pelnis *f*: Eichel; ⒠ *glans*

Glanzlhaut *f*: papierdünne, glatte Haut bei neurotrophischer Atrophie*; ⒠ *glossy skin*

Glaslbläslerlstar *m*: durch Infrarotstrahlen hervorgerufene Linsentrübung; ⒠ *glassblower's cataract*

Glaser-Spalte *f*: Austrittsstelle der Chorda tympani aus dem Schädel; ⒠ *gla-serian fissure*

Glaslkörlper *m*: glasklarer Gallertkörper im Inneren des Auges; ⒠ *vitreous body*

Glaslkörlperlglitlzern *nt*: Vorkommen glitzernder Cholesterinkristalle im Glaskörper; ⒠ *spintherism*

Glaslkörlperlmemlbran *f*: den Glaskörper umgebende glasklare Membran; ⒠ *vitreous membrane*

Glaslkörlperltrülbunlgen *pl*: das Sehvermögen einschränkende Trübungen des Glaskörpers; ⒠ *vitreous opacity*

Glaslzählne *pl*: autosomal-dominant vererbte Strukturanomalie des Dentins mit atypischem Dentin und leicht splitterndem Schmelz; ⒠ *Capdepont's dis-ease*

Glattlform *f*: Bakterienstamm, der Kolonien mit glatter Oberfläche bildet; ⒠ *smooth strain*

Glaulcolma *nt*: → *Glaukom*

Glaulkom *nt*: Augenerkrankung mit vorübergehender oder permanenter Erhöhung des Augeninnendrucks; führt langfristig zu Atrophie des Sehnervens und Erblindung; ⒠ *glaucoma*

Glaulkomlanlfall *m*: anfallsartige starke Erhöhung des Augeninnendrucks durch Verlegung des Kammerwinkels; ⒠ *acute glaucoma*

glaulkolmaltös *adj*: Glaukom betreffend; ⒠ *glaucomatous*

Glaulkolse *f*: Bezeichnung für eine Erblindung als Folgeerscheinung eines Glaukoms*; ⒠ *glaucosis*

Gleichlgelwichtslorlgan *nt*: der Vestibularapparat des Innenohrs; ⒠ *organ of equilibrium*

Gleichlstrom *m*: elektrischer Strom mit konstanter Flussrichtung; ⒠ *direct current*

Gleitlbruch *m*: → *Gleithernie*

Gleitlherlnie *f*: **1.** Hernie, bei der ein mit Bauchfell überzogenes Organ durch eine Bruchpforte hin und her gleitet **2.** → *gleitende Hiatushernie*; ⒠ **1.** *sliding hernia* **2.** → *gleitende Hiatushernie*

Gleitlholden *m*: Form des Maldescensus* testis, bei der sich der Hoden in das Skrotum drücken lässt, dann aber wieder nach oben gleitet; ⒠ *retractile testis*

gle|no|hu|me|ral *adj*: Gelenkpfanne/Cavitas glenoidalis und Oberarmknochen/Humerus betreffend; ⒠ *glenohumeral*

gle|no|i|dal *adj*: höhlenartig, höhlenförmig; ⒠ *glenoid*

Glia *f*: interstitielles (Stütz-)Gewebe des Zentralnervensystems, das den Raum zwischen den Nervenzellen ausfüllt; ⒠ *glia*

Gli|a|din *nt*: als Allergen* wirkende Fraktion des Glutens*; **Gliadinunverträglichkeit** ist die Ursache der Zöliakie*; ⒠ *gliadin*

Glie|der|fü|ßer *pl*: formenreicher Tierstamm, zu dem u.A. die Spinnentiere [**Arachnida**] und Insekten [**Insecta**] gehören; als Krankheitsüberträger oder Parasiten von Bedeutung; ⒠ *Arthropoda*

Glied|er|satz *m*: Prothese; ⒠ *prosthesis*

Glie|der|spo|ren *pl*: durch Zerfall von Pilzhyphen entstehende Sporenform; ⒠ *arthrospores*

Glie|der|wür|mer *pl*: Würmerstamm, zu dem u.A. die Blutegel gehören; ⒠ *Annelida*

Glied|maßen *pl*: Extremitäten, Arme und Beine; ⒠ *extremities, limbs*

Glied|spo|ren *pl*: → *Gliedersporen*

Gli|o|blas|tom *nt*: von den Gliazellen ausgehender bösartiger Hirntumor; ⒠ *glioblastoma*

Gli|o|blas|to|ma mul|ti|for|me *nt*: schnell wachsendes Glioblastom mit polymorpen Zellen; ⒠ *glioblastoma multiforme*

gli|o|gen *adj*: von Gliazellen gebildet; ⒠ *gliogenous*

Gli|om *nt*: von den Gliazellen ausgehender Hirntumor; ⒠ *glioma*

Gli|o|ma|to|se *f*: Bezeichnung für eine diffuse Gliaproliferation mit Gliombildung; ⒠ *gliomatosis*

Gli|o|se *f*: meist nach primärer Schädigung von Nervengewebe auftretende Vermehrung und Wucherung der Glia*; ⒠ *gliosis*

Glisson-Kapsel *f*: Bindegewebskapsel der Leber; ⒠ *Glisson's capsule*

Glisson-Krankheit *f*: Rachitis*; ⒠ *Glisson's disease*

Glisson-Schlinge *f*: Zugvorrichtung zur Behandlung von Wirbelsäulenverletzungen, Bandscheibenvorfall etc.; ⒠ *Glisson's sling*

Glo|bal|in|suf|fi|zi|enz *f*: s.u. *Herzinsuffizienz*; ⒠ *total heart failure*

Glo|bin *nt*: Eiweißkomponente des Hämoglobins*; ⒠ *globin*

glo|bo|id *adj*: kugelförmig, sphärisch, globulär, kugelig; ⒠ *globoid*

Globoidzellen-Leukodystrophie *f*: autosomal-rezessiv vererbter Defekt der **Galaktosylceramidase** mit Entmarkungsarealen und Ablagerung von Zerebrosiden in Riesenzellen [**Globoidzellen**]; ⒠ *globoid cell leukodystrophy*

glo|bu|lär *adj*: → *globoid*; ⒠ *globular*

Glo|bu|lin *nt*: Oberbegriff für kugelförmige Eiweiße; ⒠ *globulin*

α-Globulin: erste Plasmaeiweißfraktion bei der Elektrophorese; ⒠ *α-globulin*

β-Globulin: Plasmaprotein, das in der Elektrophorese zwischen α- und γ-Globulin liegt; ⒠ *β-globulin*

γ-Globuline: überwiegend aus Immunglobulinen bestehende Fraktion der Plasmaglobuline; ⒠ *γ-globulins*

Globulin/Albumin-Quotient *m*: Verhältnis von Albumin zu Globulin im Serum; ⒠ *albumin-globulin ratio*

Glo|bu|lin|u|rie *f*: Globulinausscheidung im Harn; ⒠ *globulinuria*

glo|bu|li|zid *adj*: Erythrozyten zerstörend; ⒠ *globulicidal*

Glo|bus|ge|fühl *nt*: Fremdkörpergefühl im Hals, Kloß im Hals; ⒠ *lump in the throat*

Glo|bus|symp|tom *nt*: → *Globusgefühl*

Glo|man|gi|om *nt*: langsam wachsender, von einem Glomus* ausgehender bösartiger Tumor; ⒠ *glomangioma*

Glo|mek|to|mie *f*: Glomus-Entfernung; Glomus-caroticum-Entfernung; ⒠ *glomectomy*

glo|me|ru|lär *adj*: Glomerulus/Glomerulum betreffend; ⒠ *glomerular*

Glo|me|ru|li|tis *f*: Entzündung der Glomeruli; meist im Rahmen einer Glomerulonephritis*; ⒠ *glomerulitis*

Glomerulo-, glomerulo- *präf*: Wortelement mit der Bedeutung „Knäuel/Glomerulus/Glomerulum"

Glo|me|ru|lo|neph|ri|tis *f*: verlaufende Entzündung des Nierengewebes mit primärem Befall der Glomeruli; ⒠ *glomerulonephritis*

membranoproliferative Glomerulonephritis: zu Niereninsuffizienz* führende i.d.R. chronische progressive Glomerulonephritis mit Mesangiumproliferation und Verdickung der Basalmembran; ⒠ *membranoproliferative glomerulonephritis*

membranöse Glomerulonephritis: klassische Immunkomplexnephritis*

G

mit Ablagerung von Immunkomplexen auf der Basalmembran; im Kindesalter ist eine spontane Ausheilung häufig; bei Erwachsenen kommt es meist zu chronischer Niereninsuffizienz*; Ⓔ *membranous glomerulonephritis*

minimal proliferierende Glomerulonephritis: durch eine Diskrepanz von histologischem Bild (nur minimale Veränderungen) und klinischen Symptomen (nephrotisches Syndrom*) gekennzeichnete Erkrankung; Ⓔ *minimal change glomerulonephritis*

Glo|me|ru|lo|ne|phro|pa|thie f: → *Glomerulonephrose*

Glo|me|ru|lo|ne|phro|se f: Oberbegriff für degenerative oder nicht-entzündliche Schädigungen der Nierenglomeruli; nicht exakt zu Glomerulonephritis* oder Glomerulopathie* abgegrenzt; Ⓔ *glomerulonephropathy*

Glo|me|ru|lo|pa|thie f: nicht-entzündliche Erkrankung der Nierenglomeruli; Ⓔ *glomerulopathy*

Glo|me|ru|lo|skle|ro|se f: Fibrosierung und Vernarbung der Glomeruli gekennzeichnete Erkrankung; Ⓔ *glomerulosclerosis*

diabetische Glomerulosklerose: im Rahmen des Diabetes* mellitus auftretende Schädigung der Glomeruli und Nierentubuli, die langfristig zu Niereninsuffizienz* führt; die außerhalb der Niere entstehenden Gefäßschäden manifestieren sich u.A. in einer Retinopathia* diabetica; Ⓔ *diabetic glomerulosclerosis*

Glo|me|ru|lum nt: → *Glomerulus*

Glo|me|ru|lum|ent|zün|dung f: → *Glomerulitis*

Glo|me|ru|lus m, pl -li: kleine Kapillarschleifen der Nierenrinde, die das Glomerulusfiltrat* bildet; Ⓔ *glomerulus*

Glo|me|ru|lus|fil|trat nt: in den Nierenglomeruli gebildeter **Vorharn**; Ⓔ *glomerular filtrate*

glo|mo|id adj: glomusähnlich, glomusartig; Ⓔ *glomoid*

Glo|mus nt: Gefäßknäuel, Nervenknäuel; Ⓔ *glomus*

Glomus caroticum: Paraganglion der Karotisgabel; spricht auf Änderungen des Sauerstoffpartialdruckes und des pH-Wertes an; Ⓔ *carotid glomus*

Glo|mus|or|gan nt: in die Unterhaut eingebettete kleine Gefäßknäuel; wahrscheinlich von Bedeutung für die Hautdurchblutung und Wärmesteuerung; Ⓔ *glomus organ*

Glo|mus|tu|mor m: → *Glomangiom*

Gloss-, gloss- präf.: → *Glosso-*

Glos|sa f: Zunge; Ⓔ *tongue*

Glos|sal|gie f: → *Glossodynie*

Glos|sek|to|mie f: (Teil-)Amputation der Zunge; Ⓔ *glossectomy*

Glos|si|na f: in Afrika verbreitete Fliege; Überträger der Schlafkrankheit; Ⓔ *Glossina*

Glos|si|tis f: Entzündung der Zunge/Zungenschleimhaut; Ⓔ *glossitis*

Glosso-, glosso- präf.: Wortelement mit der Bedeutung „Zunge/Glossa"

Glos|so|dy|nie f: Zungenbrennen, Zungenschmerz(en); Ⓔ *glossodynia*

glos|so|e|pi|glot|tisch adj: Zunge und Kehldeckel/Epiglottis betreffend oder verbindend; Ⓔ *glossoepiglottic*

glos|so|hy|al adj: Zunge und Zungenbein/Os hyoideum betreffend oder verbindend; Ⓔ *glossohyal*

glos|so|pa|la|ti|nal adj: Zunge und Gaumen/Palatum betreffend oder verbindend; Ⓔ *palatoglossal*

Glos|so|pa|thie f: Zungenerkrankung; Ⓔ *glossopathy*

glos|so|pha|ryn|ge|al adj: Zunge und Rachen/Pharynx betreffend oder verbindend; Ⓔ *glossopharyngeal*

Glos|so|pha|ryn|ge|us m: Nervus* glossopharyngeus; Ⓔ *glossopharyngeal nerve*

Glos|so|pha|ryn|ge|us|krampf m: Krampf der vom Nervus* glossopharyngeus versorgten Schlundmuskulatur; Ⓔ *pharyngospasm*

Glos|so|pha|ryn|ge|us|pa|re|se f: Lähmung des Nervus* glossopharyngeus; Ⓔ *glossopharyngeal palsy*

Glos|so|phy|tie f: durch Nicotinsäureamidmangel, chemische Reize, Bakterien oder Pilze hervorgerufene grauschwarze Hyperkeratose der filiformen Zungenpapillen; Ⓔ *glossophytia*

Glos|so|plas|tik f: Zungenplastik; Ⓔ *glossoplasty*

Glos|so|ple|gie f: Zungenlähmung; Ⓔ *glossoplegia*

Glos|sop|to|se f: Zurücksinken der Zunge, z.B. bei Bewusstlosigkeit oder unter Narkose; Gefahr der Erstickung; Ⓔ *glossoptosis*

Glos|so|py|rie f: Parästhesie* der Zungenschleimhaut mit Brennen, Jucken und Schmerzreiz ohne erkennbare Schädigung; Ⓔ *glossopyrosis*

Glos|sor|rha|phie f: Zungennaht; Ⓔ *glossorrhaphy*

Glos|so|schi|sis f: angeborene Längsspaltung der Zunge; Ⓔ *schistoglossia*

G

Glos|sol|spas|mus *m*: Zungenkrampf; Ⓔ *glossospasm*

Glos|sol|to|mie *f*: Zungenschnitt, Zungendurchtrennung; Ⓔ *glossotomy*

Glos|sol|tri|chie *f*: Hypertrophie* der filiformen Zungenpapillen; Ⓔ *glossotrichia*

Glos|sol|zel|le *f*: **1.** Herausquellen einer vergrößerten Zunge [Makroglossie*] aus dem Mund **2.** zystische Zungengeschwulst; Ⓔ **1.–2.** *glossocele*

Glott-, glott- *präf.*: Wortelement mit der Bedeutung „Zunge/Glossa"

Glotltis *f*: Stimmapparat der Kehlkopfes; zum Teil nur Bezeichnung für die Stimmritze; Ⓔ *glottis*

Glot|tis|krampf *m*: Stimmritzenkrampf; Ⓔ *glottic spasm*

Glot|tis|öldem *nt*: akutes Kehlkopfödem mit Verschluss der Stimmritze; Ⓔ *glottic edema*

Glot|ti|tis *f*: Entzündung der Glottis; Ⓔ *glottitis*

Glul|ca|gon *nt*: in den A-Zellen der Langerhans*-Inseln der Bauchspeicheldrüse gebildetes Hormon, das als Gegenspieler von Insulin* wirkt; Ⓔ *glucagon*

Glul|ca|gol|nom *nt*: → *Glukagonom*

Glücks|haulbe *f*: Eihautreste, die den Kindskopf bei der Geburt bedecken; Ⓔ *caput galeatum*

Gluco-, gluco- *präf.*: Wortelement mit der Bedeutung „Zucker/Glucose/Glykose"

Glul|col|cor|ti|col|ide *pl*: in der Nebennierenrinde gebildete Steroidhormone, die den Zuckerhaushalt beeinflussen, die Immunantwort unterdrücken und eine antiphlogistische Wirkung ausüben; Ⓔ *glucocorticoids*

glul|col|gen *adj*: Glucose bildend; Ⓔ *glucogenic*

glul|col|kil|neltisch *adj*: Glucose aktivierend; Ⓔ *glucokinetic*

Glul|col|nel|ol|gel|nel|se *f*: Neubildung von Glucose aus Nicht-Kohlenhydraten [Aminosäuren] u.A. in Leber und Niere; Ⓔ *gluconeogenesis*

Glul|col|salmin *nt*: Aminozuckerderivat der Glucose; Baustein komplexer Polysaccharide*; Ⓔ *glucosamine*

Glul|colse *f*: zu den Aldohexosen* gehörender Einfachzucker (Monosaccharid*), von zentraler Bedeutung für Kohlenhydratstoffwechsel und Energiehaushalt des Körpers; Ⓔ *glucose*

Glucose-Alanin-Zyklus *m*: Abwandlung des Glucose-Lactat-Zyklus, bei dem Alanin aus dem Muskelgewebe für die Gluconeogenese in der Leber verwendet wird; Ⓔ *glucose-alanine cycle*

Glul|col|sel|car|ri|ler *m*: Glucose-transportierendes Molekül; Ⓔ *glucose carrier*

Glucose-1,6-diphosphat *nt*: Zwischenprodukt des Kohlenhydratstoffwechsels; Ⓔ *glucose-1,6-diphosphate*

Glucose-Insulin-Kalium-Lösung *f*: Lösung zur intravenösen Infusion bei Coma* diabeticum; Ⓔ *glucose-insulin-kalium solution*

Glucose-Lactat-Zyklus *m*: Abbau von Glykogen zu Lactat im Muskel und Glykogensynthese aus Lactat in der Leber; Ⓔ *glucose-lactate cycle*

Glul|col|sel|ol|xi|dal|se *f*: Oxidoreduktase*, die die Oxidation von Glucose unter gleichzeitiger Bildung von Wasserstoffperoxid* katalysiert; zum Nachweis von Glucose eingesetzt [**Glukoseoxidaseteststreifen**]; Ⓔ *glucose oxidase*

Glucose-1-phosphat *nt*: Zwischenprodukt des Kohlenhydratstoffwechsels; Ⓔ *glucose-1-phosphate*

Glucose-6-phosphat *nt*: zentrales Zwischenprodukt des Kohlenhydratstoffwechsels; Ⓔ *glucose-6-phosphate*

Glucose-6-phosphatase *f*: im endoplasmatischen Retikulum* von Leber, Niere und Darm vorkommende Hydrolase*, die die Umwandlung von Glucose-6-Phosphat in Glucose katalysiert; Ⓔ *glucose-6-phosphatase*

Glucose-6-phosphatdehydrogenase *f*: Enzym des Pentosephosphatzyklus, das Glucose-6-phosphat zu 6-Phosphogluconolakton oxidiert; Ⓔ *glucose-6-phosphate dehydrogenase*

Glucose-6-Phosphatdehydrogenasemangel *m*: X-chromosomal-ressesiv vererbte, häufigste Stoffwechselerkrankung [100 Millionen Menschen], die überwiegend Farbige und Bewohner der Mittelmeergegend betrifft; klinisch kommt es zu einer akuten oder chronischen hämolytischen Anämie*, die durch oxidativ wirkende Substanzen [Phenacetin*, Sulfonamide*, Favabohnen] ausgelöst werden kann; Ⓔ *glucose-6-phosphate dehydrogenase deficiency*

Glul|col|sel|phos|phat|il|sol|mel|ral|se *f*: Isomerase*, die die reversible Konversion von Glucose-6-phosphat und Fructose-6-Phosphat katalysiert; ein Defekt führt zu hämolytischer Anämie*; Ⓔ *glucose-6-phosphate isomerase*

Glul|col|stel|rol|ide *pl*: → *Glucocorticoide*

Glul|cul|ron|säul|re *f*: → *Glukuronsäure*

Gluk-, gluk- *präf.*: → Gluko-
Glu|kal|gon *nt*: in den A-Zellen der Langerhans*-Inseln der Bauchspeicheldrüse gebildetes Hormon, das als Gegenspieler von Insulin* wirkt; Ⓔ *glucagon*
Glu|ka|go|nom *nt*: von den A-Zellen der Langerhans*-Inseln ausgehender Glukagon-bildender Tumor der Bauchspeicheldrüse; Ⓔ *glucagonoma*
Gluko-, gluko- *präf.*: Wortelement mit der Bedeutung „Zucker/Glucose/Glykose"
glu|ko|gen *adj*: → glucogen; Ⓔ *glucogenic*
Glu|ko|ge|ne|se *f*: Glucosebildung; Ⓔ *glucogenesis*
Glu|ko|ki|na|se *f*: Kinase*, die Glucose zu Glucose-6-phosphat phosphoryliert; Ⓔ *glucokinase*
Glu|ko|kor|ti|ko|i|de *pl*: → Glucocorticoide; Ⓔ *glucocorticoids*
Glu|ko|pe|nie *f*: Zuckermangel im Gewebe; Ⓔ *glucopenia*
Glu|kos|ä|mie *f*: pathologische Blutzuckererhöhung; Ⓔ *hyperglycosemia*
Glu|ko|se *f*: → Glucose; Ⓔ *glucose*
Glu|ko|se|bel|las|tung *f*: → Glukosetoleranztest*
Glu|ko|se|bil|dung *f*: 1. → Glucogenese 2. → Gluconeogenese
Glukose-Doppelbelastung *f*: oraler Glukosetoleranztest* mit zweimaliger Glukosezufuhr im Abstand von 90 Minuten; Ⓔ *Staub-Traugott test*
Glu|ko|se|man|gel *m*: Mangel an Glucose im Gewebe [Glukopenie*] oder Blut [Hypoglykämie*]; Ⓔ *glucopenia*
Glu|ko|se|schwel|le *f*: Bezeichnung für die Glukosekonzentration des Plasmas [10 mmol/l], bei der die maximale Rückresorptionskapazität der Niere überschritten wird und es zur Ausscheidung von Glucose im Harn kommt; Ⓔ *glucose threshold*
Glu|ko|se|spie|gel *m*: Glucosegehalt der Blutes; Ⓔ *glucose level*
Glu|ko|se|to|le|ranz *f*: Fähigkeit des Organismus eine zugeführte Glucosemenge physiologisch zu verarbeiten; Ⓔ *glucose tolerance*
pathologische Glukosetoleranz: erhöhte, aber nicht eindeutig einen Diabetes* mellitus beweisende Blutzuckerwerte im Glukosetoleranztest*; 30–60 % der Patienten entwickeln innerhalb von 10 Jahren einen klinisch manifesten Diabetes; Ⓔ *impaired glucose tolerance*
Glu|ko|se|to|le|ranz|test *m*: Test zur Be-

stimmung der Glukostoleranz bei Verdacht auf Diabetes* mellitus; Ⓔ *glucose tolerance test*
Glu|ko|ste|ro|i|de *pl*: → Glucocorticoide
Glu|ko|su|rie *f*: Zuckerausscheidung im Harn; Ⓔ *glucosuria*
renale Glukosurie: autosomal-rezessiv vererbte Störung der Glukoserückresorption mit konstanter Glukosurie; Ⓔ *renal glycosuria*
Glu|ku|re|se *f*: → Glukosurie
Glu|ku|ro|ni|de *pl*: in der Leber durch Konjugation von Glukuronsäure* mit exogenen und endogenen Substanzen entstandene, wasserlösliche Entgiftungsprodukte, die mit der Galle ausgeschieden werden; Ⓔ *glucuronides*
Glu|ku|ron|säu|re *f*: durch enzymatische Oxidation aus Glucose* entstehende Säure, die in der Leber mit exogenen und endogenen Substanzen konjugiert wird; Ⓔ *glucuronic acid*
glu|tä|al *adj*: Gesäß oder Gesäßmuskulatur betreffend; Ⓔ *gluteal*
Glu|tal|mat|o|xal|a|ce|tat|trans|a|mi|na|se *f*: u.A. in der Leber vorkommendes Enzym, das die Umwandlung von L-Aspartat in Oxalacetat katalysiert; wichtig für Diagnose und Verlaufskontrolle von Leber- und Muskelerkrankungen sowie Herzinfarkt; Ⓔ *glutamic-oxaloacetic transaminase*
Glu|ta|min *nt*: nicht-essentielle, aus Glutaminsäure gebildete Aminosäure; Ⓔ *glutamine*
Glu|ta|min|säu|re *f*: nicht-essentielle Aminosäure, die eine wichtige Rolle im Zitronensäurezyklus und Aminosäureabbau spielt; Ⓔ *glutamic acid*
Glu|ta|myl|cys|te|in|gly|cin *nt*: → Glutathion
γ-Glu|ta|myl|trans|fe|ra|se *f*: → Gammaglutamyltransferase
Glu|ta|thi|on *nt*: in Erythrozyten enthaltenes Tripeptid, das die Membran vor Oxidation schützt; Ⓔ *glutathione*
Glu|ten *nt*: aus Prolaminen und Glutelinen bestehende Eiweißmischung; Ⓔ *gluten*
glu|te|o|in|gu|i|nal *adj*: Gesäß(muskulatur) und Leistengegend/Regio inguinalis betreffend oder verbindend; Ⓔ *gluteo-inguinal*
Glu|ti|tis *f*: Entzündung der Gesäßmuskulatur; Ⓔ *glutitis*
gly|cin|erg *adj*: auf Glycin ansprechend; Ⓔ *glycinergic*
Gly|co|ly|se *f*: → Glykolyse
Glyk-, glyk- *präf.*: → Glyko-
Glyk|ä|mie *f*: Zuckergehalt des Blutes, Blut-

zucker; Ⓔ *glycemia*

Glyko-, glyko- *präf.*: Wortelement mit der Bedeutung „Zucker/Glucose/Glykose"

Glylkolchelnoldeslolxylcholllsäulre *f*: Gallensäure*; Ⓔ *glycochenodeoxycholic acid*

Glylkolcholllsäulre *f*: Gallensäure*; Ⓔ *glycocholic acid*

Glylkolgen *nt*: aus Glucose aufgebautes verzweigtkettiges Polysaccharid*; Speicherform für Kohlenhydrat im Körper; Ⓔ *glycogen*

Glylkolgelnelse *f*: Glucosebildung; Ⓔ *glycogenesis*

Glylkolgelnollylse *f*: Glykogenabbau, Glykogenspaltung; Ⓔ *glycogenolysis*

Glylkolgelnolsen *pl*: Störungen des Glykogenstoffwechsels, bei denen es durch einen Enzymdefekt zu vermehrter Ablagerung von normalem oder pathologischem Glykogen in verschiedenen Organen kommt; Ⓔ *glycogenosis*

Glylkolhälmolglolbin *nt*: glykosyliertes Hämoglobin*; Ⓔ *glycohemoglobin*

Glylkolkallyx *f*: Kohlenhydratsaum an der Außenfläche der Zellmembran; Ⓔ *glycocalix*

Glylkolkoll *nt*: → *Glyzin*

Glylkolliplide *pl*: Lipide* mit einem Kohlenhydratanteil; Ⓔ *glycolipids*

Glylkollylse *f*: Abbauweg für Glucose in den Körperzellen; Ⓔ *glycolysis*

Glylkolnelolgelnelse *f*: → *Gluconeogenese*

Glylkolpelnie *f*: Zuckermangel im Gewebe; Ⓔ *glycopenia*

glylkolpriv *adj*: durch Glucosemangel bedingt oder hervorgerufen; Ⓔ *glycoprival*

Glylkolproltelilde *pl*: → *Glykoproteine*

Glylkolproltelilne *pl*: Proteine* mit einem Kohlenhydratanteil; Ⓔ *glucoproteins*

Glylkolptylallislmus *m*: → *Glykosialie*

Glylkoslalmilnolglylkalne *pl*: aus Aminozucker, Glukuronsäure und Galakturonsäure bestehende Proteoglykane, z.B. Heparin*, Chondroitinsulfat*; Ⓔ *glycosaminoglycans*

Glylkolse *f*: → *Glucose*

Glylkolsilallie *f*: Glucoseausscheidung im Speichel; Ⓔ *glycosialia*

Glylkolsphinlgolliplide *pl*: Sphingolipide* mit einem Kohlenhydratanteil; Ⓔ *glycosphingolipid*

Glylkolsulrie *f*: → *Glukosurie*

glylkoltrop *adj*: eine Hyperglykämie* verursachend; Ⓔ *glycotropic*

Glylkulrie *f*: → *Glukosurie*

Glylkulronlsäulre *f*: → *Glukuronsäure*

Glylolxallin *nt*: heterozyklische Verbin-

dung; Grundgerüst von u.A. Histamin, Histidin; Ⓔ *glyoxaline*

Glylzelrid *nt*: Ester* aus Glyzerin und Fettsäuren; Ⓔ *glyceride*

Glylzelrin *nt*: einfachster dreiwertiger Alkohol; bildet mit Fettsäuren Glyzeride; Ⓔ *glycerol*

Glylzin *nt*: einfachste Aminosäure; Bestandteil vieler Gerüsteiweiße; Ⓔ *glycine*

Glylzinlulrie *f*: Glyzinausscheidung im Harn; Ⓔ *glycinuria*

Gnalthallgie *f*: Kieferschmerz(en); Ⓔ *gnathalgia*

Gnatho-, gnatho- *präf.*: Wortelement mit der Bedeutung „Kinn/Kiefer"

Gnaltholdylnie *f*: → *Gnathalgie*

gnaltholgen *adj*: vom Kiefer ausgehend oder stammend; Ⓔ *gnathogenic*

Gnaltholplaslik *f*: plastische Kieferoperation, Kieferplastik; Ⓔ *gnathoplasty*

Gnaltholschilsis *f*: angeborene Spaltbildung des Oberkiefers; Ⓔ *gnathoschisis*

Gnitlzen *pl*: kleine, behaarte Mücken; Ⓔ *Ceratopogonidae*

-gnose *suf.*: Wortelement mit der Bedeutung „Kenntnis/Wissen"

-gnosie *suf.*: → *-gnose*

-gnosis *suf.*: → *-gnose*

Gold *nt*: Schwermetall der Kupfergruppe; zur Behandlung rheumatischer Erkrankungen und für Zahnfüllungen verwendet; Ⓔ *gold; aurum*

Goldlauslschlag *f*: meist durch therapeutische Goldapplikation hervorgerufene irreversible Einlagerung von Goldpartikeln in die Haut und Schleimhaut, aber auch Lederhaut und Bindehaut des Auges [**Chrysosis corneae**]; Ⓔ *chrysoderma*

Goldberger-Ableitungen *pl*: EKG-Ableitung von den Extremitäten; Ⓔ *Goldberger's augmented limb leads*

Goldlseeds *pl*: zur Karzinombehandlung verwendete kleine Kugeln aus **Radiogold** [Gold-198]; Ⓔ *gold seeds*

Goldlthilolglulcolse *f*: zur Therapie der rheumatischen Arthritis verwendetes goldhaltiges Antiphlogistikum*; Ⓔ *gold thioglucose*

Golflspiellerlelllenlbolgen *m*: Entzündung des Epicondylus* medialis humeri; Ⓔ *golf arm*

Golgi-Apparat *m*: in der Nähe des Zellkerns liegender Komplex aus flachen Membransäckchen [**Diktyosomen**] und Vesikeln; von Bedeutung für die Kondensation und Verpackung von Sekre-

G

ten; ⒺↃ *Golgi complex*

Goll-Strang *m*: im Hinterstrang des Rückenmarks verlaufende Fasern der Tast- und Tiefensensibilität der unteren Körperhälfte; ⒺↃ *Goll's fasciculus*

Gomipholsis *f*: **1.** Einkeilung/Einstauchung von Frakturenden **2.** als Begriff für die Verankerung des Zahns im Zahnfach verwendet; ⒺↃ **1.** *impaction* **2.** *gomphosis*

Gon-, gon- *präf.*: Wortelement mit der Bedeutung „Knie"

Gonad-, gonad- *präf.*: → *Gonado-*

golnaldal *adj*: Keimdrüse(n)/Gonade(n) betreffend; ⒺↃ *gonadal*

Golnadlarlche *f*: Beginn der endokrinen Keimdrüsenproduktion in der Pubertät; ⒺↃ *gonadarche*

Golnadlekltolmie *f*: operative Entfernung der Keimdrüsen, Gonadenentfernung; ⒺↃ *gonadectomy*

Golnalden *pl*: Keimdrüsen, Geschlechtsdrüsen; Hoden und Eierstöcke; ⒺↃ *gonads*

Golnaldenlalgelnelsie *f*: angeborenes Fehlen der Gonaden; ⒺↃ *gonadal agenesia*

Golnaldenlalplaisie *f*: fehlende Entwicklung der Gonaden; ⒺↃ *gonadal aplasia*

Golnaldenldyslgelnelsie *f*: Funktionsunfähigkeit der Gonaden; ⒺↃ *gonadal dysgenesis*

Golnaldenlschutz *m*: Schutz der Gonaden bei Belastung mit ionisierender Strahlung; ⒺↃ *gonadal shield*

Gonado-, gonado- *präf.*: Wortelement mit der Bedeutung „Geschlechtsdrüse/Gonade"

Golnaldolgelnelse *f*: Entwicklung der Keimdrüsen, Gonadenentwicklung; ⒺↃ *gonadogenesis*

Golnaldollilbelrin *nt*: im Hypothalamus gebildetes Neurohormon, das die Freisetzung von Gonadotropinen aus dem Hypophysenvorderlappen regelt; ⒺↃ *gonadoliberin*

Golnaldolpalthie *f*: Erkrankung der Keimdrüsen, Gonadenerkrankung; ⒺↃ *gonadopathy*

Golnaldolrellin *nt*: synthetisches Gonadoliberin*; ⒺↃ *gonadorelin*

golnaldoltrop *adj*: auf die Gonaden wirkend; ⒺↃ *gonadotropic*

Golnaldoltrolpilne *pl*: im Hypophysenvorderlappen gebildete Hormone, die auf die Gonaden wirken; ⒺↃ *gonadotropins*

Gonadotropin-releasing-Faktor *m*: → *Gonadoliberin*

Gonadotropin-releasing-Hormon *nt*: → *Go-*

nadoliberin

Golnallgie *f*: Schmerzen im Knie(gelenk), Knieschmerz; ⒺↃ *gonalgia*

Gonlarlthriltis *f*: Entzündung des Knie (-gelenks); ⒺↃ *gonarthritis*

Gonlarlthrolse *f*: Arthrose* des Kniegelenks; ⒺↃ *gonarthrosis*

Gonlarlthroltolmie *f*: operative Eröffnung des Kniegelenks; ⒺↃ *gonarthrotomy*

Golnelcyslitis *f*: → *Samenbläschen*

Gonio-, gonio- *präf.*: Wortelement mit der Bedeutung „Ecke/Winkel"

Golnilolplasltik *f*: Plastik des Kammerwinkels zur Verbesserung des Kammerwasserabflusses; ⒺↃ *trabeculoplasty*

Golnilolskolpie *f*: Untersuchung des Kammerwinkels des Auges; ⒺↃ *gonioscopy*

Golnilloltolmie *f*: Durchtrennung von fehlgebildeten Trabekeln im Kammerwinkel bei verschiedenen Glaukomformen; ⒺↃ *goniotomy*

Golnilloltralbelkulloltolmie *f*: → *Goniotomie*

Golnilitis *f*: Entzündung des Knie(gelenks); ⒺↃ *gonitis*

Gono-, gono- *präf.*: Wortelement mit der Bedeutung „Abstammung/Geschlecht/Samen"

Golnolblenlnorlrhö *f*: durch Gonokokken* hervorgerufene eitrige Bindehautentzündung; ⒺↃ *gonoblennorrhea*

Golnolcoclcus *m*: unbewegliche Diplokokken; Erreger der Gonorrhoe*; ⒺↃ *gonococcus*

Golnolkoklkälmie *f*: Vorkommen von Gonokokken* im Blut; ⒺↃ *gonococcemia*

Golnolkoklkus *pl*: → *Gonococcus*

Golnolkoklkenlarlthriltis *f*: bakterielle Infektarthritis* im Rahmen einer Gonorrhö*; ⒺↃ *gonococcal arthritis*

Golnolkoklkenlkonljunklti:viltis *f*: → *Gonoblennorrhö*

Golnolkoklkenlproklti:tis *f*: durch Gonokokken hervorgerufene Mastdarmentzündung; ⒺↃ *gonococcal proctitis*

Golnolkoklkenlseplsis *f*: → *Gonokokkämie*

Golnolkoklkus *m*, *pl* **-ken**: → *Gonococcus*

Golnorlrhoe *f*: durch Neisseria gonorrhoeae hervorgerufene, meldepflichtige Geschlechtskrankheit, die bevorzugt die Schleimhäute von Harnröhre [Urethritis gonorrhoica], Gebärmutterhals [Gonokokkenzervitis], Rektum [Gonokokkenproktitis], Rachen und Augenbindehaut [Gonoblennorrhö] befällt; ⒺↃ *gonorrhea*

Golnolsolmen *pl*: das Geschlecht bestimmende Chromosomen; beim Mann je ein X- und ein Y-Chromosom, bei der

Frau zwei X-Chromosome; ⒺⓁ *gonosomes*

Go|no|zel|le *f:* mit Sperma gefüllte Retentionszyste; meist im Nebenhoden; ⒺⓁ *gonocele*

Goodpasture-Syndrom *nt:* Autoimmunerkrankung mit Glomerulonephritis* und Lungenblutungen; ⒺⓁ *Goodpasture's syndrome*

Gopalan-Syndrom *nt:* durch verschiedene Ursachen [Vitaminmangel, Lebererkrankungen, Diabetes] hervorgerufenes schmerzhaftes Brennen der Füße während der Nacht; ⒺⓁ *Gopalan's syndrome*

G-6-PDH-Mangel *m:* → *Glucose-6-Phosphatdehydrogenasemangel*

G₁-Phase *f:* s.u. *Zellzyklus;* ⒺⓁ *G₁ phase*

G₂-Phase *f:* s.u. *Zellzyklus;* ⒺⓁ *G₂ phase*

Graaf-Follikel *pl:* ausgreifte Eifollikel vor der Ovulation; ⒺⓁ *graafian follicles*

Gra|ding *nt:* histologische Differentierung der Malignität von Tumoren; ⒺⓁ *grading*

-grafisch *suf.:* → *-graphisch*

Graft-versus-Host-Reaktion *f:* Abstoßungsreaktion, bei der das transplantierte Gewebe eine Immunreaktion gegen Wirtsgewebe zeigt; ⒺⓁ *graft-versus-host reaction*

Graham Steell-Geräusch *nt:* frühdiastolisches Herzgeräusch bei relativer Pulmonalisinsuffizienz*; ⒺⓁ *Graham Steell's murmur*

Gram-Färbung *f:* wichtigste Differenzialfärbung von Bakterien, die sich Unterschiede im Wandaufbau zu Nutze macht; gramnegative Bakterien färben sich rot, grampositive blau; ⒺⓁ *Gram's method*

-gramm *suf.:* Wortelement mit der Bedeutung „(schriftliche/bildliche) Darstellung/Aufzeichnung"

Gram|ka|lo|rie *f:* s.u. *Kalorie;* ⒺⓁ *gram calorie*

Gram-negativ *adj:* (*Bakterien*) nicht mit Gramfärbung färbend; ⒺⓁ *Gram-negative*

Gram-positiv *adj:* (*Bakterien*) mit Gramfärbung färbend; ⒺⓁ *Gram-positive*

Grand mal *nt:* generalisierte Epilepsie* mit tonisch-klonischen Krampfanfällen; ⒺⓁ *grand mal*

gra|nu|lär *adj:* körnig, gekörnt, granuliert; ⒺⓁ *granular*

Gra|nu|la|ti|on *f:* **1.** körnchenähnliche Struktur **2.** → *Granulationsgewebe;* ⒺⓁ **1.** *granulation* **2.** → *Granulationsgewebe*

Gra|nu|la|ti|ons|a|no|ma|lie *f:* Veränderung

---

der Leukozytengranulation; ⒺⓁ *anomalous granulation*

Gra|nu|la|ti|ons|ge|schwulst *f:* → *Granulom*

Gra|nu|la|ti|ons|ge|we|be *nt:* bei Verletzung und Entzündung auftretendes zellreiches Gewebe, das vom Gefäßbindegewebe entspringt; durch Einlagerung von Kollagenfasern entsteht Narbengewebe; ⒺⓁ *granulation tissue*

Granulo-, granulo- *präf.:* Wortelement mit der Bedeutung „Körnchen/körnig"

Gra|nu|lom *nt:* aus Granulationsgewebe bestehende knötchenartige Veränderung; ⒺⓁ *granuloma*

Gra|nu|lo|ma *nt, pl* **-ma|ta:** → *Granulom*

Gra|nu|lo|ma|to|se *f:* Vorkommen multipler Granulome*; ⒺⓁ *granulomatosis*

Gra|nu|lo|pe|nie *f:* → *Granulozytopenie*

Gra|nu|lo|po|e|se *f:* Granulozytenbildung; ⒺⓁ *granulopoiesis*

Gra|nu|lo|sa|zel|len *pl:* Epithelzellen der Graaf*-Follikel; ⒺⓁ *granulosa cells*

Gra|nu|lo|sa|zell|tu|mor *m:* meist gutartiger Tumor der Granulosazellen*; ⒺⓁ *granulosa cell tumor*

Gra|nu|lo|zyt *m:* polymorphkernige weiße Blutzelle mit anfärbbaren Granula; ⒺⓁ *granulocyte*

basophiler Granulozyt: mit basischen Farbstoffen anfärbbarer granulozytärer Leukozyt; ⒺⓁ *basophilic granulocyte*

eosinophiler Granulozyt: mit Eosin anfärbbarer granulozytärer Leukozyt; ⒺⓁ *eosinophilic granulocyte*

neutrophiler Granulozyt: mit neutralen Farbstoffen anfärbbarer granulozytärer Leukozyt; häufigste Granulozytenform; ⒺⓁ *neutrophilic granulocyte*

stabkernige Granulozyten: jugendliche Granulozyten mit einem stabförmigen Kern; ⒺⓁ *stab cell*

segmentkernige Granulozyten: reife Granulozyten mit segmentiertem Kern; ⒺⓁ *segmented granulocytes*

Gra|nu|lo|zy|ten|kon|zen|trat *nt:* durch Blutzellseparation gewonnenes Konzentrat, das zur **Granulozytentransfusion** verwendet wird; ⒺⓁ *leukocyte concentrate*

Gra|nu|lo|zy|to|pe|nie *f:* Verminderung der Granulozyten im peripheren Blut; ⒺⓁ *granulocytopenia*

Gra|nu|lo|zy|to|pe|se *f:* → *Granulopoese*

Gra|nu|lo|zy|to|se *f:* Erhöhung der Granulozytenzahl im peripheren Blut; ⒺⓁ *granulocytosis*

Gra|nu|lum *nt, pl* **-la:** Körnchen; ⒺⓁ *granule*

Graph-, graph- *präf.:* → *Grapho-*

Graph|äs|the|sie f: Fähigkeit, auf die Haut geschriebene Zeichen zu erkennen; ⒠ *graphesthesia*

-graphie suf.: Wortelement mit der Bedeutung „Schreiben/Darstellung/Aufzeichnung"

-graphisch suf.: in Adjektiven verwendetes Wortelement mit der Bedeutung „aufzeichnend/darstellend"

Grapho-, grapho- präf.: Wortelement mit der Bedeutung „Schrift/Schreiben"

Gra|pho|spas|mus m: durch Überbelastung der Handmuskeln beim Schreiben auftretender Krampf; ⒠ *graphospasm*

Gratiolet-Sehstrahlung f: Teil der Sehbahn; ⒠ *radiation of Gratiolet*

Grau|syn|drom nt: → Grey-Syndrom

Gravi-, gravi- präf.: Wortelement mit der Bedeutung „schwer"

gra|vid adj: schwanger; ⒠ *gravid*

Gra|vi|da f: Schwangere; ⒠ *gravida*

Gra|vi|di|tas f: Schwangerschaft; ⒠ *pregnancy*

Graviditas extrauterina: Einnistung der Frucht außerhalb der Gebärmutter; ⒠ *extrauterine pregnancy*

Graviditas tubaria: Eileiterschwangerschaft*; ⒠ *fallopian pregnancy*

Gra|vi|di|tät f: Schwangerschaft; ⒠ *pregnancy*

Gra|vi|di|täts|di|a|be|tes m: während der Schwangerschaft bestehende diabetische Stoffwechsellage; ⒠ *gestational diabetes*

Grawitz-Tumor m: durch helle Zellen charakterisierter, häufigster bösartiger Nierentumor, der Männer häufiger befällt als Frauen; ⒠ *Grawitz's tumor*

Gray nt: SI-Einheit der Energiedosis; ⒠ *gray*

Greenwald-Ester m: in hoher Konzentration in Erythrozyten vorkommender energiereicher Ester; bei Mangel kommt es zu hämolytischer Anämie*; ⒠ *2,3-diphosphoglycerate*

Gregg-Syndrom nt: → Embryopathia rubeolosa

Grei|sen|bo|gen m: → Gerontoxon

Grei|sen|füße, heiße pl: durch verschiedene Ursachen [Vitaminmangel, Lebererkrankungen, Diabetes] hervorgerufenes schmerzhaftes Brennen der Füße während der Nacht; ⒠ *burning feet syndrome*

Grei|sen|haut f: dünne Altershaut des Greisenalters; ⒠ *gerodermia*

Grenz|do|sis f: zur Erzielung eines Effekts notwendige minimale Strahlendosis; ⒠ *threshold dose*

Grenz|fall|lä|si|on f: Epithelveränderung, die an der Grenze zur Malignität liegt; ⒠ *borderline tumor*

Grenz|nä|vus m: Nävuszellnävus* im Übergangsbereich von Dermis* und Epidermis*; ⒠ *junction nevus*

Grenz|strah|len pl: ultraweiche Röntgenstrahlen; ⒠ *Bucky's rays*

Grenz|strang m: aus den Grenzstrangganglien und ihren Verbindungsfasern bestehender Teil des Sympathikus*, zu beiden Seiten der Wirbelsäule; ⒠ *sympathetic trunk*

Grenz|strang|blo|cka|de f: Ausschaltung eines Teils des Grenzstranges durch Lokalanästhetika; ⒠ *sympathetic block*

Grenz|strang|gan|gli|en pl: Kette sympathischer Ganglien, die durch Verbindungsäste [Rami interganglionares] zum Grenzstrang verbunden werden; ⒠ *sympathetic trunk ganglia*

Grenz|strang|re|sek|ti|on f: teilweise oder vollständige Entfernung von Grenzstrangganglien; ⒠ *sympathectomy*

Grenz|wert|hy|per|to|nie f: klinische Bezeichnung für einen nur mäßig erhöhten Blutdruck; ⒠ *borderline hypertension*

Grey-Syndrom nt: durch Chloramphenicol ausgelöstes toxisches Syndrom bei Neugeborenen; ⒠ *gray syndrome*

Grimm|darm m: → Colon

Grind m: Wundschorf; Hautausschlag mit Krusten- und Borkenbildung; ⒠ *scab*

Grind|flech|te f: durch Eitererreger [Staphylokokken, Streptokokken] hervorgerufene Hauterkrankung mit eitriger Blasen- und Pustelbildung; ⒠ *crusted tetter*

grip|pal adj: Grippe betreffend, grippeartig, grippeähnlich; ⒠ *grippal*

Grip|pe f: akute Allgemeinerkrankung durch Grippeviren; kann endemisch, epidemisch oder pandemisch auftreten; ⒠ *flu*

Grip|pe|en|an|them nt: Rötung der Mund- und Rachenschleimhaut mit flohstichartigen Blutungen; ⒠ *influenza enanthema*

Grip|pe|en|ze|phal|i|tis f: Enzephalitis* als relativ seltene Komplikation einer Influenza; ⒠ *influenzal encephalitis*

Grip|pe|ex|an|them nt: v.a. bei Kindern vorkommender Hautausschlag, der an Scharlach oder Masern erinnert; ⒠ *influenza rash*

Grip|pe|o|ti|tis f: meist durch einen kombinierten Infekt von Haemophilus* influenzae und Grippevirus ausgelöste, akute hämorrhagische Mittelohrentzündung mit Blasenbildung auf dem Trommelfell; Ⓔ *influenzal otitis*

Grip|pel|vi|rus *nt*: in drei Subtypen [Influenza A-Virus, Influenza B-Virus, Influenza C-Virus] vorkommendes Virus; auf der Virushülle lokalisierte Antigene [Neuraminidase, Hämagglutinin] führen über Veränderungen der Antigenstruktur [Antigendrift*, Antigenshift*] zur Bildung neuer Serovarianten, die neue Epidemien auslösen können; Ⓔ *influenza virus*

Gri|se|ol|ful|vin *nt*: orales Antimykotikum*; Ⓔ *griseofulvin*

Groß|hirn *nt*: aus den Großhirnhemisphären, Fornix* cerebri und Kommissuren bestehender Teil des Gehirns; Ⓔ *upper brain*

Groß|hirn|si|chel *f*: sichelförmiger, bindegewebiger Fortsatz der Dura* mater zwischen den beiden Großhirnhemisphären; Ⓔ *falx of cerebrum*

Grüb|chen|nä|gel *pl*: grübchenförmige, kleine Nageldefekte, z.B. bei Psoriasis; Ⓔ *pitted nails*

Gru|ben|gas *nt*: Methan*; Ⓔ *methane*

Gru|ben|wurm *m*: in Europa und Asien vorkommender Hakenwurm; häufiger Erreger der Ankylostomiasis*; Ⓔ *Old World hookworm*

Gruber-Widal-Reaktion *f*: Agglutination von Bakterien mit Antiseren; Ⓔ *Gruber-Widal test*

Grün|blind|heit *f*: Farbenfehlsichtigkeit für Grün; Ⓔ *green blindness*

Grund|sub|stanz *f*: der ungeformte Teil der Interzellulärsubstanz; Ⓔ *ground substance*

Grund|um|satz *m*: Stoffwechselumsatz unter Ruhebedingungen; Ⓔ *basal metabolic rate*

Grün|holz|frak|tur *f*: unvollständiger Bruch langer Röhrenknochen bei Kindern, bei dem das Periost unversehrt erhalten bleibt; Ⓔ *greenstick fracture*

Grün|schwä|che *f*: Farbsehschwäche für Grün; Ⓔ *green blindness*

Grütz|beu|tel *m*: Haarbalgtumor der Haut; Ⓔ *epidermoid*

Gu|a|jak|pro|be *f*: qualitativer Blutnachweis mit Guajakharz; Ⓔ *guaiac test*

Gu|la|nin *nt*: Purinbase*, die mit Ribose* Guanosin bildet; Ⓔ *guanine*

Gu|a|no|sin *nt*: Nukleosid* aus Guanin und Ribose*; Baustein der RNA; Ⓔ *guanosine*

Gu|a|no|sin|di|phos|phat *nt*: an der Energieübertragung im Stoffwechsel beteiligtes Nukleotid*; Ⓔ *guanosine diphosphate*

Guanosin-3′,5′-Phosphat, zyklisches *nt*: als Neurotransmitter und Mediator der Histaminfreisetzung vorkommende Ringform von Guanosinmonophosphat; Ⓔ *guanosine 3′,5′-cyclic phosphate*

Gu|a|no|sin|tri|phos|phat *nt*: energiereiches Triphosphat; wichtiger Energie- und Phosphatdonor des Stoffwechsels; Ⓔ *guanosine triphosphate*

Guérin-Fraktur *f*: Form der Oberkieferfraktur; Ⓔ *Guérin's fracture*

Guillain-Barré-Syndrom *nt*: aufsteigende Entzündung und Lähmung von Spinalnerven und ihrer Wurzeln im Anschluss an Virusentzündungen; Ⓔ *Guillain-Barré syndrome*

Gum|ma *f*: gummiartige Granulationsgeschwulst; v.a. bei Syphilis; Ⓔ *gumma*

Gum|me *f*: → *Gumma*

Gum|mi|ge|schwulst *f*: → *Gumma*

Gum|mi|haut *f*: überdehnbare, in Falten abhebbare Haut; Ⓔ *cutis hyperelastica*

Gum|mi|kno|ten *m*: → *Gumma*

Gumprecht-Kernschatten *pl*: Reste zerquetschter Leukozyten im Blutausstrich; Ⓔ *Gumprecht's shadows*

Gür|tel|pla|zen|ta *f*: ringförmige Plazenta*; Ⓔ *annular placenta*

Gür|tel|ro|se *f*: akute, schmerzhafte Erkrankung durch ein Rezidiv einer vorausgegangenen Infektion [Windpocken*] mit dem Varicella-Zoster-Virus*; meist gürtelförmige Ausbreitung im Versorgungsgebiet eines Spinalnervens; Ⓔ *shingles*

gus|ta|to|risch *adj*: Geschmackssinn betreffend; Ⓔ *gustatory*

gut|ar|tig *adj*: benigne*; Ⓔ *benign*

Guthrie-Hemmtest *m*: Screeningtest zum Ausschluss von Phenylketonurie* bei Neugeborenen; Ⓔ *Guthrie test*

gut|tu|ral *adj*: 1. Kehle/Guttur betreffend, kehlig 2. (*Stimme*) rauh, heiser, kehlig; Ⓔ 1.–2. *guttural*

GvH-Reaktion *f*: → *Graft-versus-Host-Reaktion*

Gynäko-, gynäko- *präf*: Wortelement mit der Bedeutung „Frau/weiblich"

gy|nä|ko|id *adj*: frauenähnlich, frauenartig; Ⓔ *gynecoid*

Gy|nä|ko|mas|tie *f*: Vergrößerung der männlichen Brustdrüse; Ⓔ *gynecomastia*

Gy|nä|ko|pa|thie *f*: Frauenkrankheit; Ⓔ

241

gynecopathy

Gyn|nand|rie *f*: Patientin mit chromosomal weiblichem Geschlecht und männlichen oder gemischten Geschlechtsmerkmalen; Ⓔ *gynandria*

Gyn|and|ris|mus *m*: → *Gynandrie*

Gyn|a|tre|sie *f*: Oberbegriff für angeborene Verschlüsse im weiblichen Geschlechtstrakt; Ⓔ *gynatresia*

Gyno-, gyno- *präf*.: Wortelement mit der Bedeutung „Frau/weiblich"

Gyn|o|pal|thie *f*: → *Gynäkopathie*

Gyn|o|plas|tik *f*: Chirurgie der weiblichen Geschlechtsorgane; Ⓔ *gynoplasty*

Gy|ra|se *f*: Bakterienenzym, das die Ausbildung der Tertiärstruktur der Bakterien-DNA steuert; Ⓔ *gyrase*

Gy|ra|se|hem|mer *pl*: das Enzym Gyrase* hemmende Antibiotika mit breitem Wirkungsspektrum; Ⓔ *gyrase inhibitors*

Gy|rek|to|mie *f*: (Teil-)Entfernung einer Kleinhirnwindung; Ⓔ *gyrectomy*

gy|ren|ze|phal *adj*: (*Gehirn*) mit vielen Windungen versehen; Ⓔ *gyrencephalic*

Gy|rus *m, pl* **-ri**: Kreis, Windung, Hirnwindung; Ⓔ *gyrus*

Gyri cerebelli: Kleinhirnwindungen; Ⓔ *convolutions of cerebellum*

Gyri cerebri: Hirnwindungen, Großhirnwindungen; Ⓔ *convolutions of cerebrum*

G-Zellen *pl*: gastrinbildende Magenzellen; Ⓔ *G cells*

G

H

Haab-Reflex *m*: Engstellung der Pupille bei Konzentration auf ein Objekt in der Peripherie des Gesichtsfeldes; Ⓔ *Haab's reflex*

Haarlauflrichlter *m*: glatter Muskel, der bei Kontraktion das Haar aufrichtet; Ⓔ *arrector muscles of hair*

Haarlbalg *m*: → *Haarfollikel*

Haarlbalglknötlchen *nt*: → *Trichoepitheliom*

Haarlbalglmuslkel *m*: → *Haaraufrichter*

Haarlball *m*: aus verschluckten Haaren gebildeter Magen- oder Darmstein; Ⓔ *hairball*

Haarlbruch *m*: kleinste Knochenfraktur ohne typische Fraktursymptome; Ⓔ *hair-line fracture*

Haarlfollikel *m*: sackförmige, bindegewebige Haarwurzelscheide; Ⓔ *hair follicle*

Haarlgelfäße *pl*: kleinste Blutgefäße, die zwischen arteriellem und venösem Schenkel des Kreislaufs liegen; Ⓔ *capillaries*

Haarlknötlchenlkranklheit *f*: 1. Pilzinfektion des Haarschaftes mit zahlreichen Knoten 2. Trichorrhexis* mit knötchenförmiger Auftreibung und pinselförmiger Auffaserung der Haarenden; Ⓔ 1. *knotted hair* 2. *trichorrhexis nodosa*

Haarlleulkolplalkie *f*: bei HIV-Infektionen auftretende Leukoplakie* durch das Epstein-Barr-Virus; Ⓔ *hairy leukoplakia*

Haarlmuslkel *m*: → *Haaraufrichter*

Haarlnestlgrüblchen *nt*: durch Eindringen von Haaren in die Subkutis oder als Hemmungsfehlbildung entstandene Taschenbildung über der Steißbeinspitze; Ⓔ *pilonidal sinus*

Haarlzelllen *pl*: 1. Sinneszellen im Corti-Organ des Innenohrs 2. duch haarförmige Fortsätze charakterisierte B-Lymphozyten; Ⓔ 1.–2. *hair cells*

Haarlzelllenlleuklälmie *f*: seltenes, langsam fortschreitendes Non-Hodgkin-Lymphom mit Haarzellen* im Blutausstrich; Ⓔ *hairy cell leukemia*

Haarlzunlge *f*: Hypertrophie* der filiformen Zungenpapillen; Ⓔ *hairy tongue*

schwarze Haarzunge: durch Nicotinsäureamidmangel, chemische Reize, Bakterien oder Pilze hervorgerufene grauschwarze Hyperkeratose der filiformen Zungenpapillen; Ⓔ *black hairy tongue*

halbiltulal *adj*: → *habituell*

Halbiltulaltilon *f*: 1. Anpassung des Körpers an immer höhere Mengen einer Substanz; erster Schritt der Suchtentwicklung 2. Entwicklung einer automatischen Verhaltensweise durch ständige bewusste oder unbewusste Wiederholung; Ⓔ 1.–2. *habituation*

halbiltulell *adj*: gewohnheitsmäßig, wiederholt auftretend, rezidivierend; Ⓔ *habitual*

Halbiltus *m*: Körperbau, Konstitution; Körperhaltung, Körperstellung; Ⓔ *habitus*

Halckenlfuß *m*: Fußfehlstellung in Dorsalflexion; Ⓔ *talipes calcaneus*

Halckenlhohllfuß *m*: Fußfehlstellung mit Abknickung des Vorfußes und Steilstellung des Fersenbeins; Ⓔ *talipes calcaneocavus*

Haldernlkranklheit *f*: → *Lungenmilzbrand*

Haem-, haem- *präf.*: Wortelement mit der Bedeutung „Blut"

Haelmaldiplsa *f*: blutsaugender Landegel in Asien; Ⓔ *Haemadipsa*

Haelmanlgilolma *nt*: → *Hämangiom*

Haelmalphylsallis *f*: parasitäre Schildzecken-Gattung; Überträger von u.A. Q-Fieber, Zeckenbissfieber, Tularämie; Ⓔ *Haemaphysalis*

Haemato-, haemato- *präf.*: Wortelement mit der Bedeutung „Blut"

Haelmaltolcelle *f*: Blutansammlung in einem physiologischen Hohlraum oder einer Gewebsspalte; Ⓔ *hematocele*

Haelmaltolma *nt*: → *Hämatom*

Haelmatluria *f*: → *Hämaturie*

Haelmenltelria oflfilcilnallis *f*: in Mexiko vorkommender Blutegel; Ⓔ *Haementeria officinalis*

-haemia *suf.*: → *-ämie*

Haemo-, haemo- *präf.*: Wortelement mit der Bedeutung „Blut"

Haelmolglolbinlulria *f*: → *Hämoglobinurie*

Haelmolphilia *f*: → *Hämophilie*

Haelmolphillus *m*: gramnegative, fakultativ anaerobe Stäbchenbakterien, die keine Sporen bilden; wachsen nur auf bluthaltigen Medien; Ⓔ *Haemophilus*

Haemophilus aegypticus: Erreger ei-

243

ner eitrigen Konjunktivitis* in tropischen und subtropischen Gebieten; Ⓔ *Haemophilus aegyptius*

Haemophilus ducreyi: Erreger des Ulcus* molle; Ⓔ *Haemophilus ducreyi*

Haemophilus influenzae: Erreger von eitriger Laryngitis*, Konjunktivitis*, Endokarditis*, Meningitis* und atypischer Pneumonie*; Ⓔ *Haemophilus influenzae*

Haemophilus-influenzae-Meningitis f: meist bei Kindern auftretende, akut eitrige Hirnhautentzündung mit hoher Mortalität im Neugeborenenalter; Ⓔ *Haemophilus influenzae meningitis*

Haelmorlrhalgia f: → Hämorrhagie

Halferlzellenlkarlzilnom nt: kleinzelliges/ kleinzellig-anaplastisches Bronchialkarzinom* mit typischen Zellen; Ⓔ *oat cell carcinoma*

Haftlplatlte f: elektronenmikroskopisch dichte Zellverbindung; Ⓔ *desmosome*

Haftlzelcken pl: blutsaugende Zecken von Vögeln, Säugetieren und Menschen, deren Körper mit chitinhaltigen Schilden bedeckt ist; Ⓔ *hard ticks*

Haftlzolne f: Form der Zellverbindung, bei der das Plasma entlang der Membran verdichtet ist; Ⓔ *zonula adherens*

Halgellkorn nt: Vergrößerung einer oder mehrerer Meibohm*-Drüsen bei granulierender Entzündung; Ⓔ *chalazion*

Hageman-Faktor m: im retikulohistiozytären System gebildeter Blutgerinnungsfaktor; Ⓔ *Hageman factor*

Hageman-Syndrom nt: autosomal-rezessiver Mangel an Faktor XII der Blutgerinnung; klinisch unauffällig; Ⓔ *Hageman factor deficiency*

Haglund-Ferse f: Exostose* des Tuber* calcanei mit schmerzhafter Weichteilschwellung; Ⓔ *Haglund's deformity*

Hahlnenlkamm m: vom Siebbein ausgehende Ansatzleiste der Falx* cerebri; Ⓔ *cock's comb*

Hailey-Hailey-Krankheit f: chronisch verlaufende, rezidivierende Dermatose* mit typischen, nässenden Erosionen und Schuppenkrusten der großen Körperfalten; Ⓔ *Hailey-Hailey disease*

Halkenlbein nt: hakenförmiger Handwurzelknochen; Ⓔ *hamate bone*

Halkenlwurm m: Ancylostoma*; Ⓔ *hookworm*

Halkenlwurmlbelfall m: Ankylostomiasis*; Ⓔ *hookworm disease*

Halblanltilgen nt: niedermolekulares An-

tigen, das erst nach Bindung an einen Carrier eine Antikörperbildung auslöst; Ⓔ *half-antigen*

Halblchrolmolsom nt: Längshalfte eines Chromosoms; Ⓔ *chromatid*

Halberstädter-Prowazek-Körperchen pl: Einschlusskörperchen der Bindehautzellen bei Trachom*; Ⓔ *Halberstaedter-Prowazek bodies*

Halblmondlkörlper m: bei Anämien vorkommender, halbmondförmiger Zellschatten; Ⓔ *crescent body*

Halblmond, seröser m: halbmondförmiges Endstück der gemischten Mundspeicheldrüsen; Ⓔ *serous crescent*

Halblseiltenlblindlheit f: Erblindung auf einem Auge; Ⓔ *hemianopia*

Halblseiltenllählmung f: auf eine Körperseite beschränkte Lähmung; Ⓔ *hemiplegia*

Halblwertlzeit f: Zeitraum, in dem ein radioaktiver Stoff die Hälfte seiner Strahlenwirksamkeit abgibt; Ⓔ *half-life*

biologische Halbwertzeit: Zeitraum, in dem die Hälfte eines Stoffes abgebaut oder ausgeschieden wird; Ⓔ *biological half-live*

effektive Halbwertzeit: Zeitraum, in dem der Aktivität eines Stoffes durch radioaktiven Zerfall und Ausscheidung auf die Hälfte abgeklingt; Ⓔ *effective half-live*

Hali-, hali- präf.: Wortelement mit der Bedeutung „Salz"

Hallilstelrelse f: Schwund/Verlust der Mineralsalze des Knochens; Ⓔ *halisteresis*

Halliltolse f: Bezeichnung für schlechten Mundgeruch, unabhängig von der Genese; Ⓔ *halitosis*

Haller-Gefäßkranz m: Arterienkranz an der Eintrittstelle des Sehnervs in die Sklera; Ⓔ *circle of Haller*

Haller-Membran f: Gefäßschicht der Aderhaut; Ⓔ *Haller's membrane*

Halllux m: Großzehe; Ⓔ *hallux*

Hallux malleus: Hammerbildung der Großzehe; Ⓔ *hallux malleus*

Hallux rigidus: Versteifung des Großzehengrundgelenkes; Ⓔ *stiff toe*

Hallux valgus: X-förmige Abknickung der Großzehe im Grundgelenk; durch zu enges Schuhwerk gefördert; Ⓔ *hallux valgus*

Halllulzilnaltilon f: Sinnestäuschung; Ⓔ *hallucination*

halllulzilnaltiv adj: auf Halluzinationen beruhend; Ⓔ *hallucinative*

halllulzilnolgen adj: Halluzinationen aus-

H

lösend; Ⓔ *hallucinogenic*

Hal|lu|zi|no|se *f*: psychopathologische Erkrankung mit dominierenden Halluzinationen bei unbeeinträchtigtem Bewusstsein; Ⓔ *hallucinosis*

Halo-, halo- *präf.*: Wortelement mit der Bedeutung **1.** „Salz" **2.** „Ring/Hof/Lichthof"

Hallolgelne *nt*: die Elemente der VII. Hauptgruppe des Periodensystems; Ⓔ *halogens*

hallolgelniert *adj*: halogenhaltig, mit Halogen verbunden; Ⓔ *halogenated*

hallolid *adj*: salzähnlich; Ⓔ *haloid*

Halo-Nävus *m*: Nävuszellnävus* mit hellem Hof; kommt v.a. bei Jugendlichen vor; Ⓔ *halo nevus*

hallolphil *adj*: (*biolog.*) salzliebend; Ⓔ *halophile*

Hallolthan *nt*: als Allgemeinanästhetikum verwendeter halogenierter Kohlenwasserstoff; Ⓔ *halothane*

Halsldislsekltilon *f*: Ausräumung der Halslymphknoten und Entfernung von Muskel- und Gefäßstrukturen; Ⓔ *neck dissection*

Halslgelflecht *nt*: von den vorderen Ästen der Zervikalnerven C$_{1-4}$ gebildeter Plexus, aus dem Hautäste für den Kopf- und Halsbereich und Muskeläste [u.A. Nervus* phrenikus] entspringen; Ⓔ *cervical plexus*

Halslgrenzlstranglblolckalde *f*: Blockade der zervikalen Grenzstrangganglien durch Lokalanästhetika; Ⓔ *stellate block*

Halslmark *nt*: Halsabschnitt des Rückenmarks; Ⓔ *cervical cord*

Halslnerlven *pl*: Spinalnerven des Halsmarks; Ⓔ *cervical nerves*

Halslplelxus *m*: → *Halsgeflecht*

Halslriplpe *f*: stummelartige Rippe im Halsbereich; kann zu Skoliose der Halswirbelsäule und Einengung des Brustkorbausgangs führen; Ⓔ *cervical rib*

Halslriplpenlsynldrom *nt*: Kompression der Arteria subclavia und des Plexus brachialis durch Halsrippen; Ⓔ *cervical rib syndrome*

Halslseglmenlte *pl*: → *Halsmark*

Halsted-Operation *f*: klassische Brustentfernung mit Entfernung der Pektoralmuskeln und Achsellymphknoten; Ⓔ *Halsted's mastectomy*

Halslwirlbel *pl*: die 7 Wirbel der Halswirbelsäule; Ⓔ *cervical vertebrae*

Häm-, häm- *präf.*: Wortelement mit der Bedeutung „Blut"

Hämladlsorpltilon *f*: Festhaften von roten Blutkörperchen; Ⓔ *hemadsorption*

Hämlagglglultilnaltilon *f*: durch Hämagglutinine* ausgelöste Blutverklumpung; Ⓔ *hemagglutination*

Hämlagglglultilnaltionslhemmltest *m*: serologischer Test zum Nachweis von Antikörpern oder Antigenen; Ⓔ *hemagglutination-inhibition assay*

hämlagglglultilnaltiv *adj*: Hämagglutination betreffend oder verusachend; Ⓔ *hemagglutinative*

Hämlagglglultilnilne *pl*: Substanzen, die zur Verklumpung von Erythrozyten führen; Ⓔ *hemagglutinins*

Hämlallaun *nt*: Gemisch aus Hämatoxylin* und Alaun*; Ⓔ *hemalum*

Hämlalnallylse *f*: → *Hämoanalyse*

Hämlanlgilolblasltom *nt*: von der Gefäßwand ausgehender gutartiger Tumor; Ⓔ *hemangioblastoma*

Hämlanlgilolenldolthellilom *nt*: vom Endothel der Blutgefäße ausgehender Tumor; Ⓔ *hemangioendothelioma*

Hämlanlgilom *nt*: gutartiger Gefäßtumor, der bei der Geburt vorhanden ist oder in den ersten Lebensmonaten entsteht; Ⓔ *hemangioma*

Hämlanlgilolmaltolse *f*: Vorkommen multipler Hämangiome*; Ⓔ *hemangiomatosis*

Hämangiom-Thrombopenie-Syndrom *nt*: Syndrom mit Riesenhämangiomen, Thrombopenie* und Blutungsneigung; Ⓔ *hemangioma-thrombocytopenia syndrome*

Hämlanlgilolsarlkom *nt*: malignes Hämangioendotheliom*; Ⓔ *hemangiosarcoma*

Hämlalphelrelse *f*: Abtrennung von Blutbestandteilen und Reinfusion des Restblutes; Ⓔ *hemapheresis*

Hämlarlthros *m*: → *Hämarthrose*

Hämlarlthrolse *f*: blutige Ergussbildung in einem Gelenk als Traumafolge oder bei Hämophilie*; Ⓔ *hemarthrosis*

Halmarltom *nt*: von einer embryonalen Gewebefehlbildung ausgehender Tumor; Ⓔ *hamartoma*

Hämlaslkos *m*: blutiger Aszites*; Ⓔ *hemorrhagic ascites*

Hämat-, hämat- *präf.*: → *Hämato-*

Hämlaltelmelsis *f*: Erbrechen von hellem oder dunkelbraunem [**Kaffeesatzerbrechen**] Blut; Ⓔ *hematemesis*

Hämlathidlrolsis *f*: → *Hämhidrose*

Hämato-, hämato- *präf.*: Wortelement mit der Bedeutung „Blut"

Hämlaltolbillie *f*: Blutausscheidung in der

245

Galle; ⒺBA *hematobilia*

Hälmaltolchelzie f: sichtbare Blutbeimengung zum Stuhl; färbt das Blut den Stuhl schwarz, spricht man von **Teerstuhl** [Melaena]; ⒺBA *hematochezia*

Hälmaltolchyllulrie f: kombinierte Hämaturie* und Chylurie*; ⒺBA *hematochyluria*

hälmaltolgen adj: 1. im Blut entstanden, aus dem Blut stammend 2. durch Blut übertragen, über den Blutweg; ⒺBA 1. *hematogenous* 2. *blood-borne*

hälmaltolid adj: blutähnlich, blutartig; ⒺBA *hematoid*

Hälmaltoilildin nt: beim Hämoglobinabbau entstehender eisenfreier Farbstoff; ⒺBA *hematoidin*

Hälmaltolkollpolmetlra f: Blutansammlung in Scheide und Gebärmutter; ⒺBA *hematocolpometra*

Hälmaltolkollpos m: Blutansammlung in der Scheide; ⒺBA *hematocolpos*

Hälmaltolkrit m: Anteil der Blutzellen am Gesamtblutvolumen; ⒺBA *hematocrit*

Hälmaltom nt: traumatisch bedingte Blutansammlung im Gewebe oder einem Hohlraum; ⒺBA *hematoma*
epidurales Hämatom: Bluterguss im Epiduralraum; ⒺBA *epidural hematoma*
subdurales Hämatom: Bluterguss im Subduralraum; ⒺBA *subdural hematoma*

Hälmaltolmetlra f: Blutansammlung in der Gebärmutter; ⒺBA *hematometra*

Hälmaltomlphallolzele f: Nabelhernie* mit Einblutung; ⒺBA *hematomphalocele*

Hälmaltolmyellie f: als Folge einer Rückenmarkseinblutung auftretende, meist mehrere Rückenmarksegmente betreffende Schädigung; ⒺBA *hematomyelia*

Hälmaltolmyellilitis f: 1. akute hämorrhagische Rückenmarkentzündung 2. →*Hämatomyelie*; ⒺBA 1. *hematomyelitis* 2. →*Hämatomyelie*

Hälmaltolmyellolgramm nt: grafische Darstellung der Auswertung eines Knochenmarkausstriches; ⒺBA *myelogram*

Hälmaltolnelphrolse f: →*Hämatopelvis*

Hälmaltolpellvis f: Blutansammlung im Nierenbecken; ⒺBA *hematonephrosis*

Hälmaltolpelnie f: Verminderung des Blutvolumens, Blutmangel; ⒺBA *hematopenia*

Hälmaltolpelrilkard nt: Blutansammlung im Herzbeutel; ⒺBA *hemopericardium*

Hälmaltolpelriltolnelum nt: Blutansammlung in der Bauchhöhle; ⒺBA *hemoperitoneum*

Hälmaltolpholbie f: krankhafte Angst vor

Blut; ⒺBA *hematophobia*

hälmaltolplasltisch adj: blutbildend; ⒺBA *hematoplastic*

Hälmaltolpneulmoltholrax m: Blut- und Luftansammlung im Pleuraraum; ⒺBA *hemopneumothorax*

Hälmaltolpolelse f: →*Hämopoese*

Hälmaltolpoilelse f: →*Hämopoese*

Hälmaltolpoileltin nt: →*Hämopoietin*

Hälmaltolporlphylrin nt: beim Hämoglobinabbau entstehendes Porphyrin*; ⒺBA *hemoporphyrin*

Hälmaltorlrhalchis f: Rückenmarkeinblutung, die u.U. zu Querschnittslähmung führt; ⒺBA *hemorrhachis*

Hälmaltorlrhö f: massive Blutung, Massenblutung; ⒺBA *hematorrhea*

Hälmaltolsallpinx f: Blutansammlung im Eileiter; ⒺBA *hemosalpinx*

Hälmaltoschelolzele f: Blutansammlung im Hodensack/Skrotum; ⒺBA *hematoscheocele*

Hälmaltolsepisis f: generalisierte Erkrankung mit dem Auftreten von Krankheitserregern [Bakterien, Viren, Pilzen] oder ihren Toxinen im Blut; ⒺBA *hematosepsis*

Hälmaltolselroltolhorax m: Blut- und Flüssigkeitsansammlung im Pleuraraum; ⒺBA *hemoserothorax*

Hälmaltolspekltrolskolpie f: spektroskopische Untersuchung des Blutes; ⒺBA *hematospectroscopy*

Hälmaltolspermaltolzele f: Blutansammlung im Samenbläschen; ⒺBA *hematospermatocele*

Hälmaltolsperlmie f: Blut in der Samenflüssigkeit; ⒺBA *hemospermia*

hälmaltolstaltisch adj: 1. Hämostase betreffend, blut(ungs)stillend 2. Blutstauung/Hämostase betreffend; ⒺBA 1.–2. *hemostatic*

Hälmaltoltherlapie f: therapeutische Transfusion von Blut oder Blutbestandteilen; ⒺBA *hemotherapy*

Hälmaltoltholrax m: Blutansammlung im Pleuraraum; ⒺBA *hemothorax*

Hälmaltoltolxilkolse f: toxische Schädigung des hämopoetischen Systems; ⒺBA *hematotoxicosis*

hälmaltoltolxisch adj: Blutzellen schädigend; ⒺBA *hematotoxic*

hälmaltoltrop adj: mit besonderer Affinität zu Blut oder Blutzellen; ⒺBA *hematotropic*

Hälmaltoltymlpalnon nt: Bluterguss in die Paukenhöhle; ⒺBA *hemotympanum*

Hälmaltolxyllin nt: aus Hämatoxylinum campechianum gewonnener Farbstoff;

Ⓔ *hematoxylin*

Hä|mal|to|zel|le f: **1.** Blutansammlung in einem physiologischen Hohlraum oder einer Gewebsspalte **2.** Einblutung in eine Körperhöhle **3.** Blutansammlung in der Tunica vaginalis des Hodens; Ⓔ **1.–2.** *hematocele* **3.** *testicular hematocele*

Hä|mal|to|zo|on nt: (ein- oder vielzelliger) Blutparasit; Ⓔ *hematozoon*

Hä|mal|to|zy|tol|ly|se f: → *Hämolyse*

Hä|mal|to|zy|tul|rie f: Ausscheidung von Erythrozyten im Harn; Ⓔ *hematocyturia*

Hal|ma|tum nt: Hakenbein*; Ⓔ *hamate bone*

Hä|mat|ul|rie f: Blutausscheidung im Harn; Ⓔ *hematuria*

   makroskopische Hämaturie: mit bloßem Auge sichtbare Hämaturie*; Ⓔ *macroscopic hematuria*

   mikroskopische Hämaturie: nur unter dem Mikroskop erkennbare Hämaturie*; Ⓔ *microscopic hematuria*

Häm|hid|rol|se f: Ausscheidung von bluthaltigem Schweiß; Ⓔ *hematidrosis*

-hämie suf: → *-ämie*

Hä|mil|glo|bin nt: oxidierte Form von Hämoglobin* mit dreiwertigem Eisen; Ⓔ *methemoglobin*

Hä|min nt: Komplex aus dreiwertigem Eisen und Porphyrin*; Ⓔ *hemin*

Ham|mer m: mit dem Trommelfell verbundenes Gehörknöchelchen; überträgt die Trommelfellschwingungen auf den Amboss; Ⓔ *mallet finger*

Ham|mer|fin|ger m: s.u. *Fingerstrecksehnenabriss*; Ⓔ *mallet finger*

Ham|mer|ze|he f: meist erworbene Beugekontraktur der End- und Mittelgelenke der Zehen mit Überstreckung im Grundgelenk; Ⓔ *hammer toe*

Hämo-, hämo- präf: Wortelement mit der Bedeutung „Blut"

Hä|mol|al|nal|ly|se f: Blutuntersuchung, Blutanalyse; Ⓔ *hemanalysis*

Hä|mol|bi|lie f: → *Hämatobilie*

Hä|mol|blas|to|se f: Oberbegriff für diffuse, maligne Erkrankungen des blutbildenden Systems; Ⓔ *hemoblastosis*

Hä|mol|chrol|mal|to|se f: chronische Speicherkrankheit* mit erhöhter Eisenresorption und Hämosiderinablagerung in verschiedenen Organen [Leber, Bauchspeicheldrüse]; klinisch auffällig sind Leberzirrhose*, Diabetes* mellitus und eine blau-braun-bronzefarbene Hautpigmentierung; Ⓔ *hemochromatosis*

Hä|mol|cul|prel|in nt: in Erythrozyten vorhandenes Enzym, das Superoxid-Ionen abbaut; Ⓔ *hemocuprein*

Hä|mol|dial|fil|tral|ti|on f: Kombination von Hämodialyse* und Hämofiltration*; Ⓔ *hemodiafiltration*

Hä|mol|di|al|ly|se f: künstliche Entfernung von harnpflichtigen Abfallprodukten und Wasser aus dem Blut; Ⓔ *hemodialysis*

Hä|mol|dil|lul|ti|on f: durch eine Erhöhung des Flüssigkeitsanteils oder eine Verringerung der roten Blutkörperchen verursachte Verdünnung des Blutes; Ⓔ *hemodilution*

Hä|mol|dy|na|mik f: Lehre von den Bewegungen des Blutes im Kreislauf; Ⓔ *hemodynamics*

Hä|mol|fil|tral|ti|on f: Blutreinigung durch Abfiltration von Stoffen und Zellfragmenten; Ⓔ *hemofiltration*

Hä|mol|fus|zin nt: aus Hämosiderin* entstehendes eisenfreies Pigment; Ⓔ *hemofuscin*

Hä|mol|glol|bin nt: in den roten Blutkörperchen enthaltener Blutfarbstoff, der aus einem Globinanteil und einer eisenhaltigen Gruppe [Häm] besteht; Hämoglobin transportiert Sauerstoff von der Lunge zum Gewebe und Kohlendioxid vom Gewebe zur Lunge; Ⓔ *hemoglobin*

   Hämoglobin A: normales Hämoglobin des Erwachsenen; besteht aus zwei Unterformen [Hämoglobin A_1, Hämoglobin A_2]; Ⓔ *hemoglobin A*

   Hämoglobin A_{1c}: → *glykosyliertes Hämoglobin*

   desoxygeniertes Hämoglobin: → *reduziertes Hämoglobin*

   Hämoglobin F: normales Hämoglobin des Feten, das eine höhere Sauerstoffaffinität hat; wird nach der Geburt durch Hämoglobin A ersetzt; Ⓔ *hemoglobin F*

   fetales Hämoglobin: → *Hämoglobin F*

   glykosyliertes Hämoglobin: Hämoglobin mit kovalent gebundener Glucose; tritt bei Diabetes* mellitus vermehrt auf; Ⓔ *glycosylated hemoglobin*

   oxygeniertes Hämoglobin: sauerstoffhaltiges Hämoglobin; Ⓔ *oxygenated hemoglobin*

   reduziertes Hämoglobin: in der Peripherie durch Desoxygenation* gebildetes sauerstoffarmes Hämoglobin; Ⓔ *reduced hemoglobin*

Hä|mol|glol|bin|äl|mie f: Vorkommen von freiem Hämoglobin im Blut; Ⓔ *hemo-*

globinemia

Hämoglobin-C-Krankheit *f*: erbliche hämolytische Anämie* mit Bildung von anomalem Hämoglobin C; ⒺⒸⒺ *hemoglobin C disease*

Hämoglobin-C-Thalassämie *f*: kombinierte Heterozygotie für Hämoglobin C und β-Thalassämie* mit schwerer Anämie; ⒺⒸⒺ *hemoglobin C-thalassemia*

Hämoglobin-E-Krankheit *f*: erbliche Anämie* mit Bildung von anomalem Hämoglobin E; ⒺⒸⒺ *hemoglobin E disease*

Hämoglobin-E-Thalassämie *f*: kombinierte Heterozygotie für Hämoglobin E und β-Thalassämie* mit schwerer Anämie; ⒺⒸⒺ *hemoglobin E-thalassemia*

Hä|mo|glo|bi|no|cho|lie *f*: Hämoglobinausscheidung in der Galle; ⒺⒸⒺ *hemoglobinocholia*

Hä|mo|glo|bi|no|ly|se *f*: Hämoglobinabbau, Hämoglobinspaltung; ⒺⒸⒺ *hemoglobinolysis*

Hä|mo|glo|bi|no|pa|thie *f*: erbliche Erkrankung mit Bildung von anomalen Hämoglobinformen; ⒺⒸⒺ *hemoglobinopathy*

Hä|mo|glo|bin|quo|ti|ent *m*: heute ersetzt durch Färbekoeffizient*; ⒺⒸⒺ *blood quotient*

Hä|mo|glo|bin|u|rie *f*: Hämoglobinausscheidung im Harn; ⒺⒸⒺ *hemoglobinuria*

Hä|mo|gramm *nt*: quantitative Bestimmung der Blutbestandteile; ⒺⒸⒺ *hemogram*

Hä|mo|ki|ne|se *f*: Blutfluss, Blutzirkulation; ⒺⒸⒺ *hemokinesis*

Hä|mo|kol|pos *m*: Blutansammlung in der Scheide; ⒺⒸⒺ *hemocolpos*

Hä|mo|ly|se *f*: Auflösung der roten Blutkörperchen, Erythrozytenauflösung, Erythrozytenzerstörung, Erythrozytenabbau; ⒺⒸⒺ *hemolysis*

α-Hämolyse: durch Ausbildung einer grünen Zone um die Kolonie gekennzeichnetes Bakterienwachstum mit Hämolyse auf Blutagar; ⒺⒸⒺ *α-hemolysis*

β-Hämolyse: vollständige Hämolyse der Erythrozyten bei Bakterienwachstum auf Blutagar; ⒺⒸⒺ *β-hemolysis*

γ-Hämolyse: Wachstum ohne Hämolyse; ⒺⒸⒺ *γ-hemolysis*

kolloid-osmotische Hämolyse: Hämolyse durch eine Änderung des kolloidosmotischen Drucks; ⒺⒸⒺ *colloid osmotic hemolysis*

Hä|mo|ly|se|dys|ä|qui|li|b|ri|um *nt*: während oder nach Hämodialyse* auftretende Hirnsymptome; ⒺⒸⒺ *dialysis disequilibrium syndrome*

Hä|mo|ly|se|plaque|tech|nik *f*: Nachweis antikörperbildender Zellen unter Verwendung von Schaferythrozyten; ⒺⒸⒺ *hemolytic plaque assay*

Hä|mo|ly|sin *nt*: **1.** hämolyseverursachendes Toxin, Hämolysegift **2.** hämolyseauslösender Antikörper; ⒺⒸⒺ **1.–2.** *hemolysin*

hä|mo|ly|tisch *adj*: Hämolyse betreffend, durch sie bedingt, Hämolyse auslösend; ⒺⒸⒺ *hemolytic*

Hä|mo|me|di|as|ti|num *nt*: Blutansammlung im Mediastinalraum; ⒺⒸⒺ *hemomediastinum*

Hä|mo|me|t|ra *f*: Blutansammlung in der Gebärmutter; ⒺⒸⒺ *hemometra*

Hä|mo|pa|thie *f*: Erkrankung des Blutes oder der blutbildenden Gewebe; ⒺⒸⒺ *hemopathy*

Hä|mo|per|fu|si|on *f*: Modifikation der Hämodialyse*, bei der adsorbierende Stoffe [Aktivkohle] verwendet werden; ⒺⒸⒺ *hemoperfusion*

Hä|mo|pe|ri|kard *nt*: Blutansammlung im Herzbeutel; ⒺⒸⒺ *hemopericardium*

Hä|mo|pe|ri|to|ne|um *nt*: Blutansammlung in der Bauchhöhle; ⒺⒸⒺ *hemoperitoneum*

Hä|mo|pha|go|zy|to|se *f*: Abbau von Blutzellen durch spezialisierte Makrophagen [Hämophagen]; physiologisch im Rahmen der Blutmauserung; ⒺⒸⒺ *hemophagocytosis*

Hä|mo|phe|re|se *f*: → *Hämapherese*

hä|mo|phil *adj*: **1.** (*biolog.*) blutliebend **2.** Bluterkrankheit/Hämophilie betreffend, von ihr betroffen oder gekennzeichnet; ⒺⒸⒺ **1.** *hemophil* **2.** *hemophilic*

Hä|mo|phi|lie *f*: X-chromosomal-rezessiv vererbte Blutgerinnungsstörung; ⒺⒸⒺ *hemophilia*

Hämophilie A: durch einen Mangel an Blutgerinnungsfaktor VIII verursachte klassische Blutgerinnungsstörung mit mikrotraumatischen Blutungen in Gelenke und Muskeln; ⒺⒸⒺ *hemophilia A*

Hämophilie B: durch einen angeborenen Mangel an Faktor IX bedingte Blutgerinnungsstörung; ⒺⒸⒺ *hemophilia B*

Hämophilie C: Blutungsneigung durch autosomal-rezessiv vererbten Mangel an Faktor XI; ⒺⒸⒺ *hemophilia C*

Hä|mo|pho|bie *f*: krankhafte Angst vor Blut; ⒺⒸⒺ *hemophobia*

Hä|moph|thal|mus *m*: Bluterguss ins Auge; ⒺⒸⒺ *hemophthalmus*

Hä|mo|pneu|mo|pe|ri|kard *nt*: Luft- und Blutansammlung im Herzbeutel; ⒺⒸⒺ

hemopneumopericardium

Hä|mo|pneu|mo|tho|rax *m*: Luft- und Blutansammlung im Pleuraraum; ⒺⒺ *hemopneumothorax*

Hä|mo|po|e|se *f*: Bildung der zellulären Blutelemente; Ⓔ *hemopoiesis*

Hä|mo|po|e|tin *nt*: in der Niere gebildetes Zytokin*, das die Bildung der roten Blutkörperchen anregt; Ⓔ *hemopoietin*

Hä|mo|ptoe *f*: → *Hämoptyse*

Hä|mo|pty|se *f*: Bluthusten, Blutspucken; Ⓔ *hemoptysis*

Hä|mor|rha|gie *f*: Blutung, Einblutung; Ⓔ *hemorrhage, bleeding*

hä|mor|rho|i|dal *adj*: Hämorrhoiden betreffend; hämorrhoidenähnlich; Ⓔ *hemorrhoidal*

Hä|mor|rho|i|dal|throm|bo|se *f*: akute Thrombosierung von Hämorrhoiden*; Ⓔ *thrombosed hemorrhoids*

Hä|mor|rho|i|dal|zo|ne *f*: unterster Abschnitt des Mastdarms; Ⓔ *hemorrhoidal zone*

Hä|mor|rho|i|dek|to|mie *f*: operative Entfernung von Hämorrhoiden, Hämorrhoidenexzision; Ⓔ *hemorrhoidectomy*

Hä|mor|rho|i|den *pl*: krampfaderähnliche Erweiterung des Mastdarmschwellkörpers; Ⓔ *hemorrhoids*

Hä|mor|ri|dek|to|mie *f*: → *Hämorrhoidektomie*

Hä|mo|si|de|rin *nt*: wasserunlöslicher Eisen-Eiweißkomplex; Speicherform von Eisen in Geweben; Ⓔ *hemosiderin*

Hä|mo|si|de|rin|u|rie *f*: Hämosiderinausscheidung im Harn; Ⓔ *hemosiderinuria*

Hä|mo|si|de|ro|se *f*: Hämosiderinablagerung in verschiedenen Organen und der Haut [Hämosiderosis cutis] bei übermäßigem lokalisiertem oder generalisiertem Eisengehalt; Ⓔ *hemosiderosis*

Hä|mo|sper|mie *f*: Blut in der Samenflüssigkeit; Ⓔ *hemospermia*

Hä|mo|sta|se *f*: Blutstillung, vom Körper iniziierte Mechanismen zum Schutz vor Blutverlusten; Ⓔ *hemostasis*

Hä|mo|sta|ti|kum *nt*: Blutstillungsmittel, blutstillendes Mittel; Ⓔ *hematostatic*

Hä|mo|styp|ti|kum *nt*: Blutstillungsmittel, blutstillendes Mittel; Ⓔ *hemostyptic*

Hä|mo|the|ra|pie *f*: → *Hämatotherapie*

Hä|mo|tho|rax *m*: Blutansammlung im Pleuraraum; Ⓔ *hemothorax*

hä|mo|to|xisch *adj*: Blutzellen schädigend; Ⓔ *hemotoxic*

hä|mo|trop *adj*: mit besonderer Affinität

zu Blut oder Blutzellen; Ⓔ *hemotropic*

Hä|mo|tym|pa|non *nt*: Bluterguss in die Paukenhöhle; Ⓔ *hemotympanum*

Hä|mo|zo|on *nt*: (ein- oder vielzelliger) Blutparasit; Ⓔ *hemozoon*

Hä|mo|zy|ten *pl*: Sammelbegriff für die im Blut enthaltenen Zellen, d.h. **rote Blutkörperchen** [Erythrozyten], **weiße Blutkörperchen** [Leukozyten] und **Blutplättchen** [Thrombozyten] sowie ihre Vorstufen; Ⓔ *hemocytes*

Hä|mo|zy|to|blast *m*: Blutstammzelle im Knochenmark; Ⓔ *hemocytoblast*

Hä|mo|zy|to|ly|se *f*: → *Hämolyse*

Hä|mo|zy|to|pha|gie *f*: Abbau von Blutzellen durch spezialisierte Makrophagen [Hämophagen]; physiologisch im Rahmen der Blutmauserung; Ⓔ *hemocytophagia*

Hand-Fuß-Syndrom *f*: bei Sichelzellanämie* auftretende schmerzhafte Schwellung von Händen und Füßen; Ⓔ *hand-and-foot syndrome*

Hand|wur|zel|ka|nal *m*: zwischen den Handwurzelknochen und dem Retinaculum flexorum liegender Kanal, durch den u.A. der Nervus* medianus zieht; Ⓔ *carpal tunnel*

Hand|wur|zel|kno|chen *pl*: Ossa carpi; Ⓔ *carpal bones*

Hand|wur|zel|tun|nel *m*: → *Handwurzelkanal*

Hanf|fie|ber *nt*: → *Hanfstaublunge*

Hanf, indischer *m*: Wild- und Kulturpflanze, deren weibliche Form zahlreiche Wirkstoffe [Cannabinoide] mit psychotroper Wirkung enthält; Ⓔ *cannabis (sativa)*

Hanf|staub|lun|ge *f*: durch Hanfstaub ausgelöste Form der Byssinose*; Ⓔ *hemp fever*

Hanot-Zirrhose *f*: vermutlich zu den Autoimmunerkrankungen gehörende, nicht-eitrige destruierende Entzündung der intrahepatischen Gallengänge; 90 % der Fälle betreffen Frauen im mittleren Lebensalter; fast immer [95 % der Fälle] finden sich antimitochondriale Antikörper*; Ⓔ *Hanot's cirrhosis*

Hansen-Krankheit *f*: → *Lepra*

Han|se|no|sis *f*: → *Lepra*

H-Antigen *nt*: Antigen der Geißel von Mikroorganismen; Ⓔ *H antigen*

Haplo-, haplo- *präf.*: Wortelement mit der Bedeutung „einmal/einfach"

hap|lo|id *adj*: mit einfachem Chromosomensatz; Ⓔ *haploid*

Hap|ten *nt*: niedermolekulares Antigen,

das erst nach Bindung an einen Carrier eine Antikörperbildung auslöst; Ⓔ *hapten*

hapltisch *adj*: Tastsinn betreffend; Ⓔ *haptic*

Hapltolglolbin *nt*: in der Leber gebildetes Globulin; Ⓔ *haptoglobin*

Harllelkinlfeltus *m*: autosomal-rezessiv vererbte, schwerste Form der kongenitalen Ichthyosen*; schon intrauterin kommt es zur Ausbildung dunkler panzerartiger Hornplatten sowie einer Ektropionierung von Lippen, Lidern und Genitalschleimhaut und Entwicklung einer Plattnase; Ⓔ *harlequin fetus*

Harn *m*: in der Niere gebildete Flüssigkeit zur Ausscheidung harnpflichtiger Stoffwechselprodukte; Ⓔ *urine*

Harnlblalse *f*: muskulöses Hohlorgan; sammelt den aus den Nieren kommenden Harn; Ⓔ *bladder*

Harnlblalsenlaltolnie *f*: angeborene oder erworbene Atonie der Blasenmuskulatur; Ⓔ *bladder atony*

Harnlblalsenlaltrolphie *f*: Atrophie* der Blasenmuskulatur bei chronischer Überdehnung; Ⓔ *cystatrophia*

Harnlblalsenlbruch *m*: → *Blasenhernie*

Harnlblalsenldilverltilkel *nt*: meist erworbene Wandschwäche der Blase mit sackartiger Ausstülpung; Ⓔ *bladder diverticulum*

Harnlblalsenldreileck *nt*: von den beiden Harnleitermündungen und dem Harnröhrenabgang gebildetes Dreieck am Boden der Harnblase; Ⓔ *vesical trigone*

Harnlblalsenlentlzünldung *f*: → *Cystitis*

Harnlblalsenlfisltel *f*: → *Blasenfistel*

Harnlblalsenlgrund *m*: unterer, breiter Teil der Blasenwand mit den Einmündungen der Harnleiter; Ⓔ *fundus of bladder*

Harnlblalsenlhals *m*: Übergang von der Harnblase in die Harnröhre; Ⓔ *neck of urinary bladder*

Harnlblalsenlherlnie *f*: → *Blasenhernie*

Harnlblalsenlkarlzilnom *nt*: v.a. ältere Männer betreffender, vom Blasenepithel ausgehender bösartiger Tumor; Ⓔ *bladder carcinoma*

Harnlblalsenlkaltarrh *m*: akute katarrhalische Blasenentzündung; Ⓔ *catarrhal cystitis*

Harnlblalsenlkrebs *m*: → *Harnblasenkarzinom*

Harnlblalsenlählmung *f*: vollständige oder teilweise Lähmung der Blasenwandmuskulatur; Ⓔ *cystoplegia*

Harnlblalsenlpalpilllom *f*: von der Blasenschleimhaut ausgehender gutartiger Tumor, der zu schmerzloser Hämaturie* führen kann; Ⓔ *bladder papilloma*

Harnlblalsenlspielgellung *f*: endoskopische Untersuchung der Harnblase; Ⓔ *cystoscopy*

Harnldrang, imperativer *m*: zwanghafter nicht-unterdrückbarer Harndrang; Ⓔ *precipitant urination*

Harnlfielber *nt*: akutes Fieber bei Keimverschleppung beim Katheterisieren oder Eingriffen an der Harnröhre; Ⓔ *urinary fever*

Harnlfisltel *f*: harnführende Fistel des Urogenitaltraktes; Ⓔ *urinary fistula*

Harnlglulcolse *f*: Glucosegehalt des Harns; Ⓔ *urinary glucose*

Harnlgrieß *m*: keine Harnkonkremente; Ⓔ *gravel*

Harnlinlkonltilnenz *f*: Unfähigkeit, Harn in der Blase zurückzuhalten; Ⓔ *urinary incontinence*

Harnlkonlkrelmenlte *pl*: unterschiedlich große Steinchen in den Harnwegen; Ⓔ *urinary calculi*

Harnlleilter *m*: Kanal vom Nierenbecken zur Blase; Ⓔ *ureter*

Harnlleilterlfisltel *f*: **1.** vom Harnleiter ausgehende Fistel, die in andere Organe mündet [**innere Harnfistel**] oder nach außen führt [**äußere Harnfistel**] **2.** operativ angelegte äußere Harnleiterfistel; Ⓔ **1.** *ureteral fistula* **2.** *ureterostoma*

Harnlleilterlfisltellung *f*: Anlegen einer äußeren Harnleiterfistel zur Harnableitung; Ⓔ *ureterostomy*

Harnleiter-Sigma-Fistel *f*: operative Verbindung von Harnleiter und Sigma zur Harnableitung; Ⓔ *ureterosigmoidostomy*

Harnlleilterlstein *m*: Harnstein im Harnleiter; Ⓔ *ureterolith*

Harnlleilterlstelnolse *f*: angeborene oder erworbene Einengung des Harnleiterlumens; Ⓔ *ureterostenosis*

Harnlleilterlverlenlgung *f*: → *Harnleiterstenose*

Harnlreltenltilon *f*: Unvermögen, die Blase spontan zu entleeren; Ⓔ *urinary retention*

Harnlröhlre *f*: Urethra; Ⓔ *urethra*

Harnlröhlrenlaltrelsie *f*: angeborener Verschluss der Harnröhre; Ⓔ *atreturethria*

Harnlröhlrenlentlzünldung *f*: → *Urethritis*

Harnlröhlrenlprollaps *m*: → *Harnröhren-*

schleimhautprolaps

Harn|röh|ren|schleim|haut|pro|laps *m*: fast nur bei Frauen vorkommender Vorfall der Schleimhaut; ⒠ *urethral prolapse*

Harn|röh|ren|spal|te *f*: angeborene Spaltbildung der Harnröhre mit aberranter Mündung; ⒠ *urethroschisis*

Harn|röh|ren|spie|ge|lung *f*: endoskopische Untersuchung der Harnröhre; ⒠ *urethroscopy*

Harn|röh|ren|stei|no|se *f*: meist erworbene [Entzündung, Tumor, Prostatahypertrophie, Verletzung (Katheterismus!)] Einengung des Harnröhrenlumens; ⒠ *urethrostenosis*

Harn|röh|ren|strik|tur *f*: → *Harnröhrenstenose*

Harn|röh|ren|ver|en|gung *f*: → *Harnröhrenstenose*

Harn|säu|re *f*: beim Menschen als Endprodukt des Purinabbaus auftretende, in Wasser schwerlösliche organische Säure; ⒠ *uric acid*

Harn|se|di|ment *nt*: die im Harn enthaltenen organischen [Zellen, Bakterien] und kristallinen [Salze] Bestandteile; ⒠ *urine sediment*

Harn|sep|sis *f*: von den Harnwegen ausgehende Sepsis*; ⒠ *urosepsis*

Harn|sper|re *f*: Anurie* durch eine Harnabflussbehinderung; ⒠ *urinary obstruction*

Harn|star|re *f*: Ausscheidung von Harn mit konstantem spezifischem Gewicht; ⒠ *isosthenuria*

Harn|stau|ung *f*: Stauung des Harns in den Harnwegen; ⒠ *urinary retention*

Harn|stau|ungs|nie|re *f*: sackartige Ausweitung des Nierenhohlsystems und evtl. der Harnleiter [Hydroureteronephrose*]; ⒠ *uronephrosis*

Harn|stei|ne *pl*: unterschiedlich große Steinchen in den Harnwegen; ⒠ *urinary calculi*

Harn|stoff *m*: im Harn ausgeschiedenes, stickstoffhaltiges Endprodukt des Eiweißstoffwechsels; ⒠ *urea*

Harn|stoff|zy|klus *m*: in den Lebermitochondrien ablaufender Zyklus, der Harnstoff aus Ammoniak und Kohlendioxid bildet; ⒠ *Krebs urea cycle*

Harn|stot|tern *nt*: schmerzhafte Unterbrechungen des Harnflusses, z.B. durch kleine Harnsteine; ⒠ *stuttering urination*

Harn|träu|feln *nt*: unwillkürlicher, tropfenweiser Harnabgang; ⒠ *urinary dribbling*

Harn|ver|gif|tung *f*: → *Urämie*

Harn|ver|halt *m*: fehlende Harnabsonderung durch eine Abflussbehinderung oder -störung der Blase; ⒠ *urinary retention*

Harn|ver|hal|tung *f*: → *Harnretention*

Harn|zu|cker *m*: Zuckergehalt des Harns; ⒠ *urinary glucose*

Harn|zwang *m*: schmerzhafter Harndrang; ⒠ *stranguria*

Harn|zy|lin|der *pl*: im Harn vorkommende Tubulusabgüsse aus Eiweiß, Zellaggregaten u.ä.; ⒠ *urinary cast*

Harrington-Operation *f*: Aufrichtung der Wirbelsäule durch Versteifung mit **Harrington-Stäben**; ⒠ *Harrington instrumentation*

Hart|me|tall|lun|ge *f*: Lungenfibrose* durch eingeatmete Hartmetallstäube; ⒠ *heavy metal pneumoconiosis*

Hart|spann *m*: knotenartige Verhärtung der Muskulatur mit Druck- und Spontanschmerz; meist durch Fehlbelastung oder entzündliche Prozesse bedingt; ⒠ *myogelosis*

Ha|schisch *nt*: aus indischem Hanf* gewonnenes Harz, das als Rauchgift gekaut oder geraucht wird; ⒠ *hashish*

Ha|sen|au|ge *nt*: Unfähigkeit, bei erweiterter Lidspalte das Auge zu schließen; ⒠ *lagophthalmos*

Ha|sen|pest *f*: → *Tularämie*

Ha|sen|schar|te *f*: angeborene, ein- oder beidseitige Spaltenbildung der Oberlippe; meist zusammen mit Kieferspalte; ⒠ *harelip*

Hashimoto-Thyreoiditis *f*: Autoimmunkrankheit* der Schilddrüse mit organspezifischen Autoantikörpern*; ⒠ *Hashimoto's disease*

Hasner-Klappe *f*: Schleimhautfalte an der Mündung des Tränennasengangs in den unteren Nasengang; ⒠ *Hasner's valve*

Hau|ben|me|nin|gi|tis *f*: haubenförmige eitrige Hirnhautentzündung der oberen Hirnwölbung; ⒠ *helmet meningitis*

Haupt|bron|chus *m*: noch außerhalb der Lunge entstehender rechter und linker Stammbronchus; ⒠ *main bronchus*

Haupt|gal|len|gang *m*: → *Choledochus*

Haupt|his|to|kom|pa|ti|bi|li|täts|kom|plex *m*: Genkomplex auf dem Chromosom 6, der die Leukozytenantigene der Histokompatibilität kodiert; ⒠ *major histocompatibility complex*

Haupt|lymph|gang, rech|ter *m*: → *Ductus lymphaticus dexter*

Haupt|wirt *m*: von einem Parasiten bevorzugter Wirt; ⒺE *host of predilection*

Hauptizellen pl: Pepsinogen* bildende Zellen der Magenschleimhaut; ⒺE *chief cells*

Hausistaubimilben pl: im Hausstaub vorkommende Milben; erzeugen Allergene, die Hausstauballergie und Asthma* bronchiale auslösen; ⒺE *house dust mites*

Hausitra colli pl: halbkugelige Ausbuchtungen der Dickdarmwand; ⒺE *haustra of colon*

Haut f: das aus Kutis* und Subkutis* bestehende, die äußere Körperoberfläche bedeckendes Organ; ⒺE *skin*

Hautiausischlag m: Exanthem*; ⒺE *rash*

Hautiblüte f: → *Effloreszenz*

Hautidolsis f: die aus Einfalldosis und Streustrahlendosis bestehende Teilkörperdosis der Haut; ⒺE *skin dose*

Hautiemiphyisem nt: Luft- und Gasansammlung im subkutanen Gewebe; ⒺE *subcutaneous emphysema*

Hautientizünidung f: → *Dermatitis*

Hautierikrankung f: Dermatose*; Dermatitis*; ⒺE *skin disease*

Hautifiibrom nt: derber gutartiger Hauttumor; ⒺE *dermatofibroma*

Hautiflora f: die physiologisch auf der Haut lebenden Mikroorganismen; ⒺE *skin flora*

Hautigrieß m: bis stecknadelkopfgroße, weißliche, subepitheliale Zysten v.a. im Gesicht; ⒺE *whitehead*

Hautihorn nt: hornförmige, verhornende Hautwucherung; ⒺE *cutaneous horn*

Hautijuicken nt: Pruritus*; ⒺE *itching*

Hautikaliziinoise f: lokalisierte oder diffuse Ablagerung von Kalziumsalzen in der Haut; ⒺE *skin stones*

Hautikariziinom nt: von der Epidermis* ausgehender bösartiger Tumor; ⒺE *skin cancer*

Hautikrankiheit f: Dermatose*; Dermatitis*; ⒺE *skin disease*

Hautikrebs m: → *Hautkarzinom*

Hautikrebs, schwarzer m: → *malignes Melanom*

Hautilapipenplasitik f: → *Hautplastik*

Hautileisiten pl: genetisch determiniertes Leistenmuster der Haut; ⒺE *skin ridges*

Hautimauliwurf m: durch Larven hervorgerufene stark juckende Dermatitis* mit typischen geröteten Gangstrukturen in der Haut; ⒺE *larva migrans*

Hautimilzibrand m: durch Milzbrandbazillen hervorgerufene Infektionskrankheit; häufigste Milzbrandform; ⒺE *cutaneous anthrax*

Hautimusikel m: in die Haut einstrahlender Muskel; ⒺE *cutaneous muscle*

Hautineikroise f: i.d.R. alle Hautschichten umfassende Hautschädigung mit Nekrose* und Narbenbildung; ⒺE *cutaneous necrosis*

Hautiöidem nt: Ödem von Lederhaut und Unterhaut; ⒺE *anasarca*

Hautipalpilien pl: Papillen der Lederhaut, die die Papillarleisten bilden; ⒺE *dermal papillae*

Hautipilz m: → *Hautpilzerkrankung*

Hautipilze pl: Sammelbegriff für Pilze, die Hautpilzerkrankungen hervorrufen können; ⒺE *cutaneous fungi*

Hautipilzieriankung f: oberflächliche oder tiefe Pilzerkrankung der Haut durch Dermatophyten, Hefepilze oder Schimmelpilze; ⒺE *dermatomycosis*

Hautiplasitik f: plastische Deckung von Hautdefekten unter Verwendung von Hautlappen, d.h. Haut mit Unterhautfettgewebe; ⒺE *dermatoplasty*

Hautischmaroitzer m: auf der Haut lebender Parasit; ⒺE *(tierischer) dermatozoon; (pflanzlicher) epiphyte*

Hautispaltiliinien pl: Spannungslinien der Haut, die bei der Schnittführung beachtet werden müssen; ⒺE *Langer's lines*

Hautisteiine pl: durch subkutane Ablagerung von Kalziumphosphatsteinen gekennzeichnete Erkrankung unbekannter Genese; ⒺE *Profichet's disease*

Hautitest m: Allergietestung durch Aufbringen des Allergens auf [**Epikutantest**] oder in die Haut [**Intrakutantest**]; ⒺE *skin test*

Hautitransiplanitat nt: frei verpflanztes Hautstück; ⒺE *skin graft*

Hautitransiplanitaitiion f: Verpflanzung von freien Hauttransplantaten, d.h. Hautstücken ohne Gefäßversorgung; ⒺE *skin grafting*

Hautiturigor m: Eigenspannung der Haut, die primär vom Wassergehalt bestimmt wird; ⒺE *skin turgor*

Hautiwolf m: rote, meist juckende Hautveränderung der Körperfalten; ⒺE *intertrigo*

Hautizysiten pl: echte, mit ektodermalen Anteilen ausgekleidete Zysten, die u.A. von der Epidermis, den Talgdrüsen oder den Schweißdrüsen ausgehen; ⒺE *cutaneous cysts*

Haverhill-Fieber nt: durch Rattenbisse oder verdorbene Lebensmittel übertragene Infektionskrankheit durch

Streptobacillus moniliformis; verläuft hochfieberhaft mit Befall mehrerer Gelenke; ⒠ *Haverhill fever*

Havers-System *nt*: aus Knochenlamellen bestehende Baueinheit des Knochens; ⒠ *haversian system*

HbC-Thalassämie *f*: → *Hämoglobin-C-Thalassämie*

HbE-Thalassämie *f*: → *Hämoglobin-E-Thalassämie*

HB$_s$-Antigen *nt*: → *Hepatitis B-Oberflächenantigen*

HbS-Thalassämie *f*: kombinierte Heterozygotie für Hämoglobin S und Thalassämie*; imponiert klinisch als Sichelzellenanämie* mit Symptomen der Thalassämie; ⒠ *sickle cell-thalassemia disease*

Head-Zonen *pl*: durch den metameren Aufbau der Körpers bedingter Zusammenhang von Hautzonen und inneren Organen aus dem gleichen Segment; ⒠ *Head's zones*

Helbelphrelnie *f*: meist schon im Jugendalter beginnende, zu hochgradiger Persönlichkeitszerstörung führende Schizophrenieform; ⒠ *hebephrenia*

Heberden-Polyarthrose *f*: idiopathische Arthrose* der Interphalangealgelenke mit Bildung von Heberden-Knoten; ⒠ *Heberden's rheumatism*

Helbeltolmie *f*: Durchtrennung des Beckenrings, z.B. zur Geburtserleichterung; ⒠ *pubiotomy*

Helbeltudo *f*: Stumpfheit, Abstumpfung der Sinne; ⒠ *hebetude*

Helboltolmie *f*: → *Hebetomie*

Heerfordt-Syndrom *nt*: von Iridozyklitis* und chronischer Parotitis* gekennzeichnete Sonderform der Sarkoidose*; ⒠ *Heerfordt's disease*

Helfelmylkolsen *pl*: von unechten Hefen* verursachte Pilzerkrankungen; ⒠ *mycoses caused by yeasts*

Helfen *pl*: einzellige Pilze, die sich durch Spaltung und/oder Sprossung vermehren; ⒠ *yeasts*

echte Hefen: Hefen, die sich auch geschlechtlich vermehren; ⒠ *perfect yeasts*

unechte Hefen: Hefen, die sich nur ungeschlechtlich vermehren; ⒠ *imperfect yeasts*

Hegar-Stifte *pl*: Metallstifte zur Erweiterung des Zervikalkanals; ⒠ *Hegar bougies*

Heidenhain-Azanfärbung *f*: histologische Färbung mit Azokarmin und Anilinblau-Goldorange; ⒠ *Heidenhain's azan*

stain

Heidenhain-Halbmond *m*: halbmondförmiges Endstück der gemischten Mundspeicheldrüsen; ⒠ *demilune of Heidenhain*

Heillanlzeilge *f*: allgemein anerkannter Grund für eine bestimmte Therapie oder Maßnahme; ⒠ *indication*

Heillmitltel *pl*: alle Mittel zur Behandlung von Krankheiten; ⒠ *remedy*

Heillung *f*: Wiederherstellung der Gesundheit oder des Zustandes vor der Erkrankung/Verletzung; ⒠ *healing*

p.p.-Heilung: → *Heilung per primam intentionem*

Heilung per primam intentionem: direkte Wundheilung durch Verkleben der Wundränder und Ausfüllung des Defektes mit Bindegewebe; ⒠ *healing by first intention*

Heilung per secundam intentionem: verzögerte Wundheilung mit Granulationsgewebe und Narbenbildung; ⒠ *healing by second intention*

p.s.-Heilung: → *Heilung per secundam intentionem*

Heine-Medin-Krankheit *f*: durch das Poliomyelitis-Virus hervorgerufene Viruskrankheit, die durch die Entwicklung schlaffer Lähmungen, v.a. der Beine, gekennzeichnet ist; ⒠ *Heine-Medin disease*

Heinz-Innenkörperchen *pl*: in Erythrozyten gefundene Körnchen aus denaturiertem Hämoglobin; ⒠ *Heinz-Ehrlich bodies*

Heißlhunlger *f*: → *Hyperorexie*

Heister-Klappe *f*: glatte Muskelfasern enthaltende Schleimhautfalte des Ductus* cysticus; ⒠ *Heister's valve*

Hekto-, hekto- *präf.*: Wortelement mit der Bedeutung „hundertfach"

Helfer-T-Zellen *pl*: → *Helferzellen*

Hellferlzellen *pl*: T-Lymphzyten, die beim Zweitkontakt die Antikörperbildung durch Aktivierung der Memory-Zellen fördern; ⒠ *helper cells*

Hellilcolbacter pylori *m*: Erreger chronischer Magenschleimhautentzündungen und wichtiger pathogenetischer Faktor für die Entstehung von Geschwüren von Magen und Zwölffingerdarm; ⒠ *Helicobacter pylori*

Hellicoltrelma *nt*: Verbindung von Scala* tympani und vestibuli an der Schneckenspitze; ⒠ *helicotrema*

hellilkal *adj*: in der Art einer Helix; ⒠ *helical*

Heliko-, heliko- *präf.*: Wortelement mit

der Bedeutung „Windung/Spirale/Helix"

Helio-, helio- *präf.*: Wortelement mit der Bedeutung „Sonne"

He|li|o|en|ze|phal|i|tis *f*: im Rahmen eines massiven Sonnenstichs* auftretende Enzephalitis*; ℰ *heliencephalitis*

He|li|o|pa|thie *f*: durch Sonnenlicht hervorgerufene Erkrankung; ℰ *heliopathy*

He|li|o|sis *f*: durch übermäßige Sonnenbestrahlung des Kopfes ausgelöstes Krankheitsbild mit Erbrechen, Kopfschmerzen, und Schwindelgefühl; evtl. Übergang in einen Hitzschlag*; ℰ *heliosis*

He|li|o|the|ra|pie *nt*: Behandlung mit Sonnenlicht; ℰ *heliotherapy*

He|lix *f*: äußerstes Rand der Ohrmuschel; ℰ *helix*

hel|ko|gen *adj*: aus einem Geschwür entstanden; ℰ *helcogenic*

Hel|ko|plas|tik *f*: Geschwürplastik, Geschwürversorgung, Ulkusplastik; ℰ *helcoplasty*

Hel|ko|sis *f*: Geschwürsleiden; ℰ *helcosis*

Hell|ad|ap|ta|ti|on *f*: Anpassung des Sehapparates an Helligkeit; ℰ *light adaptation*

Heller-Operation *f*: Längsdurchtrennung der Kardiamuskulatur bei Achalasie*; ℰ *Heller's operation*

Helle-Zellen *pl*: **1.** Zellen mit hellem Zytoplasma, z.B. in der Haut oder der Niere **2.** veraltete Bezeichnung für die Zellen des APUD-Systems; ℰ **1.–2.** *clear cells*

Hell|zel|len *pl*: → *Helle-Zellen*

Hell|zel|len|akan|thom *nt*: gutartiger Epidermistumor aus hellen Zellen; ℰ *clear cell acanthoma*

Hel|min|then *pl*: → *Helminthes*

Hel|min|thes *pl*: parasitische Würmer; werden in zwei Klassen unterteilt: **1.** Plattwürmer [Plathelminthes*] und **2.** Fadenwürmer [Nemathelminthes*]; ℰ *helminths*

Hel|min|thi|a|sis *f*: Erkrankung durch Befall und Infektion mit parasitierenden Würmern; ℰ *helminthiasis*

hel|min|tho|id *adj*: wurmähnlich; ℰ *helminthoid*

Hel|min|tho|se *f*: → *Helminthiasis*

Hel|o|se *f*: Vorkommen mehrerer Hühneraugen; ℰ *helosis*

He|lo|to|mie *f*: operative Entfernung von Hornhautschwielen oder Hühneraugen; ℰ *helotomy*

He|mer|al|o|pie *f*: eingeschränktes Dämmerungssehen durch eine herabgesetzte Dunkelanpassung; ℰ *night blindness*

Hemi-, hemi- *präf.*: Wortelement mit der Bedeutung „halb/teilweise"

He|mi|a|chro|mat|op|sie *f*: nur das Farbensehen betreffende Hemianopsie*; ℰ *hemiachromatopsia*

He|mi|al|gie *f*: auf eine Körperseite begrenzter Schmerz, Halbseitenschmerz; ℰ *hemialgia*

He|mi|an|a|ku|sis *f*: einseitige Taubheit; ℰ *hemianacusia*

He|mi|an|äs|the|sie *f*: halbseitige Empfindungslosigkeit; ℰ *hemianesthesia*

He|mi|an|o|pie *f*: Halbseitenblindheit; ℰ *hemianopia*

He|mi|a|pla|sie *f*: halbseitige Aplasie*; ℰ *hemiaplasia*

He|mi|ar|thro|plas|tik *f*: teilweiser Ersatz eines Gelenks; Teilprothese; ℰ *hemiarthroplasty*

He|mi|a|sol|ma|tog|no|sie *f*: auf eine Körperseite beschränkter Verlust der Sinnesempfindungen; ℰ *Anton's syndrome*

He|mi|a|ta|xie *f*: halbseitige Ataxie*; ℰ *hemiataxia*

He|mi|a|the|to|se *f*: nur eine Körperhälfte betreffende Athetose*; ℰ *hemiathetosis*

He|mi|a|tro|phie *f*: einseitige Atrophie*; ℰ *hemiatrophy*

He|mi|a|zy|gos *f*: parallel zur Vena* azygos verlaufende Vene, in die sie auch mündet; ℰ *hemiazygos vein*

He|mi|block *m*: Unterbrechung eines Faszikels der Tawara-Schenkel; ℰ *hemiblock*

He|mi|cho|rea *f*: einseitige Chorea*; ℰ *hemichorea*

He|mi|chrom|at|op|sie *f*: → *Hemiachromatopsie*

He|mi|cra|nia *f*: Halbseitenkopfschmerz, einseitiger Kopfschmerz; ℰ *hemicrania*

He|mi|dro|sis *f*: → *Hemihidrose*

He|mi|e|pi|lep|sie *f*: einseitige Epilepsie*; ℰ *hemiepilepsy*

hemi|fa|zi|al *adj*: nur eine Gesichtshälfte betreffend; ℰ *hemifacial*

He|mi|gas|trek|to|mie *f*: operative Entfernung einer Magenhälfte; ℰ *hemigastrectomy*

He|mi|gi|gan|tis|mus *m*: Halbseitenriesenwuchs; ℰ *hemigigantism*

hemi|glos|sal *adj*: nur eine Zungenhälfte betreffend; ℰ *hemiglossal*

He|mi|glos|sek|to|mie *f*: operative Entfernung einer Zungenhälfte; Ⓔ *hemiglossectomy*

He|mi|he|pa|tek|to|mie *f*: operative Entfernung einer Leberhälfte; Ⓔ *hemihepatectomy*

He|mi|hid|ro|se *f*: halbseitige Anhidrose*; Ⓔ *hemihidrosis*

He|mi|hy|per|hid|ro|se *f*: auf eine Körperhälfte beschränkte Steigerung der Schweißsekretion; Ⓔ *hemihyperhidrosis*

He|mi|hy|per|tro|phie *f*: einseitige Hypertrophie*; Ⓔ *hemihypertrophy*

He|mi|ko|lek|to|mie *f*: operative Entfernung einer Kolonhälfte; bei der **rechtsseitigen Hemikolektomie** Entfernung von aufsteigendem Kolon und rechtem Drittel des Querkolons, bei **linksseitiger Hemikolektomie** Entfernung von absteigendem Kolon und linker Hälfte des Querkolons; Ⓔ *hemicolectomy*

He|mi|kor|ti|kek|to|mie *f*: operative Entfernung der Rinde einer Großhirnhälfte; Ⓔ *hemicorticectomy*

He|mi|kra|nie *f*: → *Hemicrania*

He|mi|kra|ni|ek|to|mie *f*: operative Entfernung einer Schädelhälfte; Ⓔ *hemicraniectomy*

He|mi|kra|ni|o|se *f*: ätiologisch ungeklärte Hyperostose* einer Schädelhälfte; Ⓔ *hemicraniosis*

He|mi|kra|ni|o|to|mie *f*: → *Hemikraniektomie*

He|mi|la|mi|nek|to|mie *f*: halbseitige Entfernung eines oder mehrerer Wirbelbögen der Wirbelsäule; Ⓔ *hemilaminectomy*

He|mi|la|ryn|gek|to|mie *f*: operative Entfernung einer Kehlkopfhälfte; Ⓔ *hemilaryngectomy*

he|mi|la|te|ral *adj*: nur eine Seite betreffend; Ⓔ *hemilateral*

He|mi|ne|phrek|to|mie *f*: operative Entfernung eines Teils einer Niere oder der Hälfte einer Verschmelzungsniere; Ⓔ *heminephrectomy*

He|mi|pa|re|se *f*: Halbseitenschwäche, leichte Halbseitenlähmung; Ⓔ *hemiparesis*

He|mi|pel|vek|to|mie *f*: Amputation eines Beines und der entsprechenden Beckenhälfte; Ⓔ *hemipelvectomy*

He|mi|pha|lan|gek|to|mie *f*: Teilamputation eines Finger- oder Zehenglieds; Ⓔ *hemiphalangectomy*

He|mi|ple|gie *f*: (vollständige) Halbseitenlähmung; Ⓔ *hemiplegia*

He|mi|pro|the|se *f*: → *Hemiarthroplastik*

He|mi|rha|chi|schi|sis *f*: unvollständige Wirbelsäulenspalte; Ⓔ *hemirhachischisis*

He|mi|sphä|re *f*: → *Hemispherium*

He|mi|sphä|rek|to|mie *f*: operative Entfernung einer Kleinhirnhemisphäre; Ⓔ *hemispherectomy*

He|mi|sphe|ri|um *nt*: Hemisphäre; Ⓔ *hemisphere*

Hemispherium cerebelli: Kleinhirnhälfte, Kleinhirnhemisphäre; Ⓔ *cerebellar hemisphere*

Hemispherium cerebri: Großhirnhälfte, Endhirnhälfte, Großhirnhemisphäre, Endhirnhemisphäre; Ⓔ *cerebral hemisphere*

He|mi|stru|mek|to|mie *f*: operative Verkleinerung einer Struma*; Ⓔ *hemistrumectomy*

He|mi|sys|to|lie *f*: Halbseitenkontraktion des Herzmuskels; Ⓔ *hemisystole*

He|mi|thy|re|o|id|ek|to|mie *f*: operative Entfernung einer Schilddrüsenhälfte; Ⓔ *hemithyroidectomy*

he|mi|zy|got *adj*: mit nur einem Gen; Ⓔ *hemizygous*

Hemm|kör|per|hä|mo|phi|lie *f*: Hämophilie* durch Antikörper gegen Faktor VIII; Ⓔ *antigen-induced hemophilia*

Hemm|ungs|fehl|bil|dung *f*: Fehlbildung durch Hemmung der Entwicklung; Ⓔ *arrested development malformation*

He|pad|na|vi|ren *pl*: → *Hepadnaviridae*

He|pad|na|vi|ri|dae *pl*: DNA-Viren; bekanntester Vertreter ist das Hepatitis-B-Virus*; Ⓔ *hepadnaviruses*

He|par *nt*: Leber*; Ⓔ *liver*

He|pa|rin *nt*: u.A. in Mastzellen vorkommende, gerinnungshemmende Substanz, die therapeutisch als Antikoagulans Verwendung findet; Ⓔ *heparin*

He|pa|rin|ä|mie *f*: Vorkommen von Heparin im Blut; Ⓔ *heparinemia*

He|pa|ri|no|li|de *pl*: Mukopolysaccharide mit heparinartiger Wirkung; Ⓔ *heparinoids*

He|pa|rin|o|zy|ten *pl*: Bezeichnung für die heparinhaltigen Gewebsmastzellen; Ⓔ *tissue mast cells*

He|pa|rin|re|kal|zi|fi|zie|rungs|zeit *f*: globaler Gerinnungstest, der das endogene Gerinnungssystem und die Thrombozytenfunktion testet; Ⓔ *recalcification time*

Hepat-, hepat- *präf*: → *Hepato-*

He|pat|al|gie *f*: Schmerzen in der Leber, Leberschmerz; Ⓔ *hepatalgia*

He|pa|tek|to|mie *f*: operative Entfernung der Leber oder eines Teils der Leber,

255

Leberentfernung, Leberresektion; ⒺÜ *hepatectomy*

Hepatica-Porta-Fistel *f*: operativ angelegte Fistel zwischen Arteria hepatica und Vena portae; Ⓔ *hepatic artery-portal venous fistula*

Hepatiko-, hepatiko- *präf.*: Wortelement mit der Bedeutung „Hepatikus/Ductus hepaticus"

He|pa|ti|ko|chol|an|gi|o|en|te|ro|sto|mie *f*: operative Verbindung von Ductus* hepaticus und Dündarm; Ⓔ *hepaticocholangioenterostomy*

He|pa|ti|ko|chol|e|do|cho|sto|mie *f*: operative Verbindung von Ductus* hepaticus und Ductus* choledochus; Ⓔ *hepaticocholedochostomy*

He|pa|ti|ko|do|cho|to|mie *f*: operative Eröffnung von Ductus* hepaticus und Ductus* choledochus; Ⓔ *hepaticodochotomy*

He|pa|ti|ko|en|te|ro|sto|mie *f*: → *Hepatikocholangioenterostomie*

He|pa|ti|ko|li|tho|to|mie *f*: operative Eröffnung des Ductus* hepaticus und Entfernung von Gallensteinen; Ⓔ *hepaticolithotomy*

He|pa|ti|ko|sto|mie *f*: Anlegen einer äußeren Ductus* hepaticus-Fistel zur Gallenableitung; Ⓔ *hepaticostomy*

He|pa|ti|ko|to|mie *f*: operative Eröffnung des Ductus* hepaticus; Ⓔ *hepaticotomy*

He|pa|ti|sa|ti|on *f*: bei Pneumonie* vorkommende leberähnliche Beschaffenheit des Lungengewebes durch Ausfüllung der Alveolen mit Exsudat; je nach der Beschaffenheit unterscheidet man **gelbe, rote** und **graue Hepatisation**; Ⓔ *hepatization*

he|pa|tisch *adj*: Leber/Hepar betreffend, zur Leber gehörig; Ⓔ *hepatic*

He|pa|ti|tis *f*: Entzündung des Leberparenchyms; Ⓔ *hepatitis*

Hepatitis A: durch das Hepatitis-A-Virus* hervorgerufene akute Hepatitis [Inkubationszeit 15–45 Tage], die oft anikterisch verläuft und meist innerhalb von 4–8 Wochen ausheilt; Ⓔ *hepatitis A*

akute Hepatitis: meist durch Hepatitisviren hervorgerufene akut verlaufende Leberentzündung, die durch Ikterus*, gastrointestinale Symptome und einen Anstieg der Serumtransaminasen gekennzeichnet ist; Ⓔ *acute hepatitis*

anikterische Hepatitis: Hepatitis ohne klinisch manifeste Gelbsucht; Ⓔ *anicteric hepatitis*

autoimmune Hepatitis: durch Autoantikörper* hervorgerufene Leberentzündung; Ⓔ *autoimmune hepatitis*

Hepatitis B: Virushepatitis [Erreger: Hepatitis-B-Virus*] mit langer Inkubationszeit [45–160 Tage], die vor allem durch direkten Kontakt mit Blut oder Serum übertragen wird; die klassische akute B-Hepatitis verläuft klinisch auffälliger als eine Hepatitis A, führt aber in den meisten Fällen zur Ausheilung; 5–10 % der Patienten entwickeln eine chronische Hepatitis; Ⓔ *hepatitis B*

Hepatitis C: parenteral übertragene, häufigste Form der Posttransfusionshepatitis* [Erreger: Hepatitis-C-Virus*]; etwa die Hälfte der Patienten entwickelt eine mild verlaufende chronische Hepatitis; Ⓔ *hepatitis C*

chronisch-aggressive Hepatitis: meist als Folge einer Virushepatitis [Hepatitis B, Non-A-Non-B-Hepatitis*] auftretende chronische Hepatitis mit typischen pathohistologischen Veränderungen [Mottenfraßnekrose*]; eine Ausheilung ist auch nach Jahren noch möglich, häufiger kommt es aber zur Entwicklung einer Leberzirrhose*; Ⓔ *chronic aggressive hepatitis*

chronische Hepatitis: Bezeichnung für chronisch verlaufende [mindestens 6 Monate] Hepatitiden; Ⓔ *chronic hepatitis*

chronisch-persistierende Hepatitis: chronische Hepatitis auf viraler oder medikamentös-toxischer Grundlage; i.d.R. gute Ausheilungstendenz und nur selten Übergang [10 %] in eine chronisch-aggressive Form; Ⓔ *chronic persistent hepatitis*

Hepatitis D: durch das Hepatitis-D-Virus* hervorgerufene Virushepatitis; Ⓔ *hepatitis D*

Hepatitis E: durch das Hepatitis-E-Virus hervorgerufene epidemische Hepatitisform; Ⓔ *hepatitis E*

epidemische Hepatitis: → *Hepatitis A*

ikterische Hepatitis: Hepatitis mit klinisch manifester Gelbsucht*; Ⓔ *icterohepatitis*

lupoide Hepatitis: zu den Autoimmunkrankheiten* gehörende Sonderform der chronisch-aggressiven Hepatitis mit positivem L.E.-Phänomen und plasmazellulärem Infiltrat; Ⓔ *lupoid hepatitis*

Hepatitis-A-Virus *nt*: weltweit verbreitetes Heparvirus, das v.a. fäkal-oral übertragen wird; Ⓔ *hepatitis A virus*

Hepatitis B-Oberflächenantigen *nt*: auf der Oberfläche von Hepatitis B-Viren auftretendes Antigen mit Bedeutung für Diagnostik und Verlaufsbeobachtung; Ⓔ *hepatitis B surface antigen*

Hepatitis B surface-Antigen *nt*: → *Hepatitis B-Oberflächenantigen*

Hepatitis-B-Virus *nt*: DNA-Virus, das v.a. parenteral übertragen wird; Ⓔ *hepatitis B virus*

he|pa|ti|tisch *adj*: Leberentzündung/Hepatitis betreffend; Ⓔ *hepatitic*

Hepatitis-C-Virus *nt*: RNA-haltiges Flavivirus; wird v.a. parenteral übertagen; Ⓔ *hepatitis C virus*

Hepatitis-Delta-Virus *nt*: defektes RNA-Virus, das ein Helfervirus [Hepatitis B-Virus] benötigt; Erreger der Hepatitis* D; Ⓔ *hepatitis delta virus*

Hepatitis-D-Virus *nt*: → *Hepatitis-Delta-Virus*

Hepato-, hepato- *präf.*: Wortelement mit der Bedeutung „Leber/Hepar"

he|pa|to|bi|li|är *adj*: Leber und Galle oder Gallenblase betreffend oder verbindend; Ⓔ *hepatobiliary*

he|pa|to|bron|chi|al *adj*: Leber und Bronchus betreffend oder verbindend; Ⓔ *hepatobronchial*

He|pa|to|chol|an|gi|o|en|te|ro|sto|mie *f*: operative Verbindung von Gallenwegen und Dünndarm; Ⓔ *hepatocholangioenterostomy*

He|pa|to|chol|an|gi|o|kar|zi|nom *nt*: von den Leberzellen und den Gallengängen ausgehendes Karzinom*; Ⓔ *hepatocholangiocarcinoma*

He|pa|to|chol|an|gi|o|sto|mie *f*: Anlegen einer äußeren Gallenwegsfistel zur Gallenableitung; Ⓔ *hepatocholangiostomy*

He|pa|to|chol|an|gi|tis *f*: Entzündung von Leber und Gallengängen; Ⓔ *hepatocholangitis*

he|pa|to|di|a|phrag|mal *adj*: Leber und Zwerchfell/Diaphragma betreffend oder verbindend; Ⓔ *phrenohepatic*

he|pa|to|du|o|de|nal *adj*: Leber und Zwölffingerdarm/Duodenum betreffend oder verbindend; Ⓔ *hepatoduodenal*

He|pa|to|dy|nie *f*: → *Hepatalgie*

he|pa|to|en|te|ral *adj*: Leber und Darm/Intestinum betreffend oder verbindend; Ⓔ *hepatoenteric*

He|pa|to|en|te|ro|sto|mie *f*: → *Hepatocholangioenterostomie*

he|pa|to|fu|gal *adj*: von der Leber wegfließend oder wegführend; Ⓔ *hepatofugal*

he|pa|to|gas|tral *adj*: Leber und Magen/Gaster betreffend oder verbindend; Ⓔ *hepatogastric*

he|pa|to|gen *adj*: **1.** Lebergewebe bildend **2.** von der Leber ausgehend, in der Leber entstanden; Ⓔ **1.–2.** *hepatogenic*

He|pa|to|gra|fie, -gra|phie *f*: Röntgenkontrastdarstellung der Leber; Ⓔ *hepatography*

He|pa|to|gramm *nt*: Röntgenkontrastaufnahme der Leber; Ⓔ *hepatogram*

he|pa|to|id *adj*: leberähnlich, leberartig; Ⓔ *hepatoid*

he|pa|to|in|tes|ti|nal *adj*: → *hepatoenteral*

he|pa|to|ju|gu|lär *adj*: Leber und Jugularvene betreffend; Ⓔ *hepatojugular*

he|pa|to|kar|di|al *adj*: Leber und Herz/Cardia betreffend; Ⓔ *cardiohepatic*

he|pa|to|kol|lisch *adj*: Leber und Kolon betreffend oder verbindend; Ⓔ *hepatocolic*

he|pa|to|len|ti|ku|lär *adj*: Leber und Linsenkern/Nucleus lenticularis betreffend; Ⓔ *hepatolenticular*

he|pa|to|li|e|nal *adj*: Leber und Milz/Lien betreffend oder verbindend; Ⓔ *hepatolienal*

He|pa|to|li|e|no|gra|fie, -gra|phie *f*: → *Hepatosplenografie*

He|pa|to|lith *m*: intrahepatischer Gallenstein; Ⓔ *hepatolith*

He|pa|to|ly|se *f*: Leberzellzerstörung; Ⓔ *hepatolysis*

He|pa|to|ly|sin *nt*: Leberzellen-zerstörendes Zytolysin*; Ⓔ *hepatolysin*

He|pa|tom *m*: (primärer) Lebertumor; Ⓔ *hepatoma*

He|pa|to|mal|a|zie *f*: Lebererweichung; Ⓔ *hepatomalacia*

He|pa|to|me|ga|lie *f*: Lebervergrößerung, Leberschwellung; Ⓔ *hepatomegaly*

He|pa|to|me|la|no|se *f*: Dunkelfärbung der Leber durch Pigmenteinlagerung; Ⓔ *hepatomelanosis*

He|pa|to|me|trie *f*: Bestimmung der Lebergröße; Ⓔ *hepatometry*

He|pa|tom|pha|lo|ze|le *f*: Nabelschnurbruch* mit Teilen der Leber im Bruchsack; Ⓔ *hepatomphalocele*

He|pa|to|ne|phri|tis *f*: gleichzeitige Entzündung von Leber und Niere(n); Ⓔ *hepatonephritis*

He|pa|to|ne|phro|me|ga|lie *f*: Vergrößerung von Leber und Niere(n); Ⓔ *hepatonephromegaly*

He|pa|to|m|pha|los *m*: → *Hepatomphalozele*

he|pa|to|pan|kre|a|tisch adj: Leber und Bauchspeicheldrüse/Pancreas betreffend oder verbindend; Ⓔ *hepatopancreatic*

He|pa|to|pa|thie f: Lebererkrankung, Leberleiden; Ⓔ *hepatopathy*

he|pa|to|pe|tal adj: zur Leber hinfließend oder hinführend; Ⓔ → *Hers-Leberanheftung*

He|pa|to|pe|xie f: operative Leberfixierung, Leberanheftung; Ⓔ *hepatopexy*

He|pa|to|phle|bi|tis f: Entzündung der Lebervenen; Ⓔ *hepatophlebitis*

He|pa|to|phle|bo|gra|fie, -gra|phie f: Röntgenkontrastdarstellung der Lebervenen; Ⓔ *hepatophlebography*

He|pa|to|phos|pho|ry|la|se|man|gel m: → *Hers-Glykogenose*

he|pa|to|pleu|ral adj: Leber und Pleura oder Pleurahöhle betreffend oder verbindend; Ⓔ *hepatopleural*

he|pa|to|por|tal adj: Leberpforte oder Pfortader(system) betreffend; Ⓔ *hepatoportal*

He|pa|top|to|se f: Tiefstand der Leber; meist im Rahmen einer Enteroptose*; Ⓔ *hepatoptosis*

he|pa|to|pul|mo|nal adj: Leber und Lunge(n)/Pulmo betreffend oder verbindend; Ⓔ *hepatopulmonary*

he|pa|to|re|nal adj: Leber und Niere/Ren betreffend oder verbindend; Ⓔ *hepatorenal*

He|pa|tor|rha|gie f: Leberblutung, Lebereinblutung; Ⓔ *hepatorrhagia*

He|pa|tor|rha|phie f: Lebernaht; Ⓔ *hepatorrhaphy*

He|pa|tor|rhe|xis f: Leberriss, Leberruptur; Ⓔ *hepatorrhexis*

He|pa|to|se f: Bezeichnung für nicht-entzündliche Lebererkrankungen; Ⓔ *hepatosis*

He|pa|to|sko|pie f: direkte Leberuntersuchung; Ⓔ *hepatoscopy*

He|pa|to|sple|ni|tis f: gleichzeitige Entzündung von Leber und Milz; Ⓔ *hepatosplenitis*

He|pa|to|sple|no|gra|fie, -gra|phie f: Röntgenkontrastdarstellung von Leber, Pfortader und Milz; Ⓔ *hepatosplenography*

He|pa|to|sple|no|me|ga|lie f: Vergrößerung von Leber und Milz; Ⓔ *hepatosplenomegaly*

He|pa|to|sple|no|pa|thie f: kombinierte Erkrankung von Leber und Milz; Ⓔ *hepatosplenopathy*

He|pa|to|sto|mie f: Anlegen einer äußeren Leberfistel; Ⓔ *hepatostomy*

He|pa|to|the|ra|pie f: 1. Behandlung von Leberkrankheiten 2. Behandlung mit Leberpräparaten; Ⓔ 1.–2. *hepatotherapy*

He|pa|to|to|mie f: Durchtrennung der Leber oder von Lebergewebe, Leberschnitt; Ⓔ *hepatotomy*

He|pa|to|tox|ä|mie f: Autotoxikose* bei Leberversagen; Ⓔ *hepatotoxemia*

He|pa|to|to|xin nt: Lebergift, hepatotoxische Substanz; Ⓔ *hepatotoxin*

he|pa|to|to|xisch adj: leberschädigend, leberzellschädigend; Ⓔ *hepatotoxic*

He|pa|to|to|xi|zi|tät f: Lebergiftigkeit, Leberschädlichkeit; Ⓔ *hepatotoxicity*

he|pa|to|trop adj: auf die Leber einwirkend, Lebergewebe bevorzugend; Ⓔ *hepatotropic*

He|pa|to|vi|rus nt: Gattung der Picornaviridae*; enthält u.A. des Hepatitis-A-Virus; Ⓔ *Hepatovirus*

He|pa|to|ze|le f: Eingeweidebruch mit Teilen der Leber im Bruchsack; Ⓔ *hepatocele*

he|pa|to|zel|lu|lär adj: Leberzelle(n) betreffend, von Leberzellen ausgehend; Ⓔ *hepatocellular*

he|pa|to|ze|re|bral adj: Leber und Gehirn/Zerebrum betreffend; Ⓔ *hepatocerebral*

He|pa|to|zyt m: Leberzelle; Ⓔ *hepatocyte*

Hepta-, hepta- präf: Wortelement mit der Bedeutung „sieben"

Hep|tal|dak|ty|lie f: Polydaktylie* mit sieben Fingern oder Zehen; Ⓔ *heptadactyly*

hep|ta|va|lent adj: siebenwertig; Ⓔ *heptavalent*

Her|ba f: (Heil-)Kraut; Ⓔ *herb*

Her|bi|zid nt: Unkrautvertilgungsmittel; Ⓔ *herbicide*

Herbst|bei|ße f: → *Heukrätze*

Herbst|krät|ze f: → *Heukrätze*

Herd|do|sis f: die an einem (Kankheits-)Herd wirksame Energiedosis*; Ⓔ *focal dose*

Herd|in|fek|ti|on f: von einem Herd/Fokus ausgehende Infektion; Ⓔ *focal infection*

Herd|pneu|mo|nie f: Bronchopneumonie*; Ⓔ *focal pneumonia*

he|re|di|tär adj: ererbt, vererbt, erblich, erbbedingt; angeboren; Ⓔ *hereditary*

He|re|di|tät f: Erblichkeit, Vererbbarkeit; Ⓔ *heredity*

He|re|do|a|ta|xie f: hereditäre Ataxie*; Ⓔ *heredoataxia*

He|re|do|pa|thie f: familiär gehäuft auftretende Krankheit; Ⓔ *heredopathia*

Hering-Blutdruckzügler m: Ast des Nervus* glossopharyngeus zum Sinus caroticus; Ⓔ *Hering's sinus nerve*

Helrings|wurm|krank|heit *f*: durch den Heringswurm **Anisakis marina** hervorgerufene Darmerkrankung mit Ausbildung eosinophiler Granulome und Abszesse; Ⓔ *herring-worm disease*

Herm|alphro|dis|mus *m*: → *Hermaphroditismus*

Herm|alphro|di|tis|mus *m*: Entwicklungsstörung mit Merkmalen beider Geschlechter im selben Indivuum; Ⓔ *hermaphroditism*

Hermaphroditismus verus: Intersexualität mit Vorkommen von Hoden- und Eierstockgewebe in einem Organ oder getrennt an verschiedenen Orten; Ⓔ *true hermaphroditism*

Her|ni|al|til|on *f*: Ausbildung einer Hernie; Ⓔ *herniation*

Her|nie *f*: Verlagerung von Bauchorganen [**Bruchinhalt**] in eine sackartige Ausstülpung des Bauchfells [**Bruchsack**], die ganz oder teilweise durch eine angeborene oder erworbene Lücke in der Bauchwand [**Bruchpforte**] hervortritt; Ⓔ *hernia*

Her|ni|en|bil|dung *f*: Ausbildung einer Hernie; Ⓔ *herniation*

Her|ni|en|plas|tik *f*: → *Hernioplastik*

Hernio-, hernio- *präf.*: Wortelement mit der Bedeutung „Bruch/Hernie"

Her|ni|o|la|pa|ro|to|mie *f*: Bruchoperation mit Eröffnung des Bauchraums; Ⓔ *herniolaparotomy*

Her|ni|o|plas|tik *f*: Bruchoperation mit Deckung der Bruchpforte; Ⓔ *hernioplasty*

Her|ni|o|to|mie *f*: Bruchoperation, Hernienoperation; Ⓔ *herniotomy*

Herniotomie nach Bassini: Leistenbruchoperation mit Verstärkung der Hinterwand des Leistenkanals; Ⓔ *Bassini's procedure*

Helro|in *nt*: halbsynthetisches Morphinderivat mit starker Wirkung und großem Abhängigkeitspotenzial; Ⓔ *heroin*

Herp|an|gi|na *f*: durch **Coxsackievirus A** verursachte fieberhafte Entzündung des Rachens mit Bläschenbildung; Ⓔ *herpangina*

Her|pes *m*: Hautausschlag mit Bläschenbildung; heute meist gleichgesetzt mit Herpes* simplex; Ⓔ *herpes*

Herpes corneae: → *Herpeskeratitis*

Herpes febrilis: → *Herpes labialis*

Herpes genitalis: Haut-Schleimhautinfektion des Genitaltraktes durch Herpes-simplex-Virus Typ II; wird primär durch Geschlechtsverkehr übertragen; Ⓔ *genital herpes*

Herpes labialis: Herpes* simplex der Lippen; Ⓔ *cold sore*

Herpes menstrualis: Herpes* simplex während der Monatsblutung; Ⓔ *herpes menstrualis*

Herpes simplex: durch das Herpes-simplex-Virus* ausgelöste Infektionskrankheit, die lokalisiert [Lippen, Genitalbereich] oder generalisiert auftreten kann; lokale Herpes simplex-Fälle neigen zu Rezidiven, die durch körperliche [Menstruation, fiebrige Infekte] oder psychische Belastungen ausgelöst werden; bei Patienten mit geschwächter Abwehrlage [HIV-Infektion, Leukämien, Immunsuppression] kann es zu schwersten Verläufen und Sepsis kommen; Ⓔ *oral herpes*

Herpes zoster: akute, schmerzhafte Erkrankung durch ein Rezidiv einer vorausgegangenen Infektion [Windpocken*] mit dem Varicella-Zoster-Virus*; meist gürtelförmige Ausbreitung im Versorgungsgebiet eines Spinalnervens; Ⓔ *herpes zoster*

Herpes zoster ophthalmicus: Herpes zoster des Nervus* ophthalmicus mit halbseitigen Kopfschmerzen, Lidödem und evtl. Hornhautbeteiligung [Herpeskeratitis*, Herpeskeratokonjunktivitis*]; Ⓔ *ophthalmic zoster*

Herpes zoster oticus: schmerzhafte Gürtelrose* mit Beteiligung der Ohrmuschel, des äußeren Gehörgangs und des Innenohrs; kann zu Schwerhörigkeit oder Ertaubung führen; Ⓔ *herpes zoster oticus*

Her|pes|en|ze|phal|litis *f*: durch das Herpes-simplex-Virus* hervorgerufene, rasch progrediente Virusenzephalitis* mit schlechter Prognose; Ⓔ *herpes encephalitis*

Her|pes|gin|gi|vi|tis *f*: hauptsächlich die Mundschleimhaut betreffende Form des Herpes* simplex; Ⓔ *herpetic gingivitis*

Her|pes|ke|ra|ti|tis *f*: meist einseitige herpetische Infektion der Hornhaut, die als oberflächliche Form [Keratitis* dendrica] oder als tiefe Form [Keratitis* interstitialis herpetica; Keratitis* disciformis] verläuft; Ⓔ *herpetic keratitis*

Her|pes|ke|ra|to|kon|junk|ti|vi|tis *f*: zu Rezidiven neigende herpetische Entzündung von Bindehaut und Hornhaut mit oberflächlicher [Keratitis* dendrica] und tiefer Form [Keratitis* interstitialis herpetica; Keratitis* disciformis]; ⒠ *herpetic keratoconjunctivitis*

Her|pes|me|nin|go|en|ze|pha|li|tis f: schwere, rasch progredient verlaufende hämorrhagische Meningoenzephalitis* mit schlechter Prognose; ⒠ *herpetic meningoencephalitis*

Herpes-simplex-Enzephalitis f: → *Herpesenzephalitis*

Herpes-simplex-Keratitis f: häufig rezidivierende, oberflächliche Form der Herpeskeratitis*, die klinisch durch graue Epithelflecken [Keratitis superficialis punctata] oder geweihartige verzweigte Effloreszenzen [Keratitis dendrica] imponiert; häufigste Ursache für Hornhautvernarbung mit Sehstörungen; ⒠ *dendriform keratitis*

Herpes-simplex-Virus nt: in zwei Typen vorkommendes DNA-Virus mit weltweiter Verbreitung; **Herpes-simplex-Virus Typ I** Erreger von Herpes* labialis und generalisierten Herpesinfektionen; **Herpes-simplex-Virus Typ II** meist durch Geschlechtsverkehr übertragener Erreger von Herpes* genitalis und Infektionen des Darms; ⒠ *herpes simplex virus*

Her|pes|vi|ren pl: → *Herpesviridae*

Her|pes|vi|ri|dae pl: weltweit verbreitete DNA-Viren, zu denen u.A. Herpessimplex-Virus, Varicella-Zoster-Virus gehören; ⒠ *Herpesviridae*

Her|pes|vi|rus ho|mi|nis nt: → *Herpes-simplex-Virus*

Her|pes|vi|rus va|ri|cel|lae nt: DNA-Virus; Erreger der Windpocken* [Varicella] und der Gürtelrose* [Zoster]; ⒠ *varicella-zoster virus*

Herpes-zoster-Virus nt: → *Herpesvirus varicellae*

her|pe|ti|form adj: herpesähnlich, herpesartig; ⒠ *herpetiform*

her|pe|tisch adj: Herpes oder Herpesviren betreffend, durch sie verursacht; ⒠ *herpetic*

Herrick-Syndrom nt: → *Sichelzellenanämie*

Hers-Glykogenose f: relativ gutartiger, autosomal-rezessiver Mangel an Leberphosphorylase, der zur Anreicherung von normalem Glykogen in der Leber führt; dadurch kommt es zu Hepatomegalie* und Hypoglykämie*; ⒠ *Hers' disease*

Hertz nt: Einheit der Frequenz; ⒠ *hertz*

Herz nt: aus vier Kammern [rechter und linker Vorhof, rechter und linker Ventrikel] bestehendes muskulöses Hohlorgan; Zentralorgan des Kreislaufs, das sauerstoffreiches Blut über die Arterien in die Gewebe und Organe pumpt; ⒠ *heart*

Herz|a|my|loi|do|se f: zu Kardiomyopathie* und chronischer Herzinsuffizienz* führende, idiopathische oder hereditäre Amyloidose*; ⒠ *myocardial amyloidosis*

Herz|an|eu|rys|ma nt: Aussackung der Herzwand; ⒠ *cardiac aneurysm*

Herz|angst f: krankhafte Angst vor einem Herzanfall durch eine bestehende oder angenommene Herzerkrankung; ⒠ *cardiophobia*

Herz|angst|syn|drom nt: klinischer Symptomenkomplex [Schwindelgefühl, starkes Herzklopfen, Übelkeit, Beklemmungsgefühl, Todesangst] als Ausdruck einer Herzangst; ⒠ *cardiophobia syndrome*

Herz|asth|ma nt: meist in der Nacht auftretende Atemnot durch eine Lungenstauung bei Linksherzinsuffizienz; ⒠ *cardiac asthma*

Herz|aus|kul|ta|tion f: Auskultation der Herztöne und -geräusche; ⒠ *cardiac auscultation*

Herz|au|to|ma|tis|mus m: Automatie der Herzerregung und des -rhythmus; ⒠ *normal cardiac rhythm*

Herz|beu|tel m: Perikard*; ⒠ *pericardial sac*

Herz|beu|tel|kar|zi|no|se f: zu (hämorrhagischem) Erguss und evtl. Herzbeuteltamponade führende Karzinose* des Herzbeutels; ⒠ *pericardial carcinomatosis*

Herz|beu|tel|tam|po|na|de f: Auffüllung des Herzbeutels mit Blut oder Exsudat; führt zur Einschränkung der Beweglichkeit der Muskulatur; ⒠ *pericardial tamponade*

Herz|beu|tel|was|ser|sucht f: → *Hydroperikard*

Herz|block m: Störung oder Unterbrechung der normalen Erregungsleitung des Herzens; ⒠ *heart block*

Herz|bräu|ne f: → *Angina pectoris*

Herz|bu|ckel m: Vorwölbung der Brustwand bei Hypertrophie* des Herzens; ⒠ *heart hump*

Herz|di|la|ta|tion f: Erweiterung der Herzinnenräume; ⒠ *cardiectasis*

Herz|er|kran|kung, koronare f: Oberbegriff für alle Formen der Koronarinsuffizienz*, die auf einer stenosierenden Einengung der Koronargefäße beru-

H

hen [Angina* pectoris, Herzinfarkt*, Linksherzinsuffizienz*]; Ⓔ *coronary heart disease*

Herz|fehler *m*: angeborene oder erworbene Fehlbildung des Herzens oder der Herzklappen; Ⓔ *heart defect*

Herz|fehler|zellen *pl*: bei herzbedingter Lungenstauung im Sputum auftretende, mit Hämosiderin beladene Alveolarmakrophagen; Ⓔ *heart-failure cells*

Herz|fibro|se *f*: → *Herzmuskelsklerose*

Herz|fre|quenz *f*: Zahl der Herzschläge pro Minute; entspricht normalerweise der Pulsrate; Ⓔ *heart rate*

Herz|ge|räu|sche *pl*: zwischen den Herztönen* auftretende Geräusche, die durch Strömungsturbulenzen des Blutes verursacht werden; Ⓔ *heart murmurs*

Herz|gly|ko|si|de *pl*: aus Digitalis*-Arten und anderen Pflanzen gewonnene Glykoside, die die Kontraktionskraft des Herzens erhöhen; Ⓔ *cardiac glycosides*

Herz|hy|per|tro|phie *f*: Dickenzunahme der Herzmuskulatur; Ⓔ *cardiac hypertrophy*

Herz|in|dex *m*: Herzminutenvolumen pro Quadratmeter Körperoberfläche; Ⓔ *cardiac index*

Herz|in|farkt *m*: → *Myokardinfarkt*

Herz|in|suf|fi|zi|enz *f*: Unfähigkeit des Herzens, eine ausreichende Leistung zu vollbringen; die Insuffizienz kann auf bestimmte Teile der Herzens beschränkt sein [**Linksherzinsuffizienz**, **Rechtsherzinsuffizienz**] oder das ganze Herz betreffen [**Globalinsuffizienz**, **globale Herzinsuffizienz**]; nach der Schwere der Insuffizienz unterscheidet man **Belastungsinsuffizienz** und **Ruheinsuffizienz**; wenn die Kompensationsmechanismen des Körpers erschöpft sind, kommt es zum klinischen Bild der **dekompensierten Herzinsuffizienz**; Ⓔ *heart failure*

Herz|ja|gen *pl*: → *Tachykardie*

Herz|ka|the|te|ri|sie|rung *f*: Einführung eines dünnen Katheters in die Herzhöhlen nach Punktion einer Vene [**Rechtsherzkatheter**] oder Arterie [**Linksherzkatheter**]; Ⓔ *cardiac catheterization*

Herz|klap|pen *pl*: klappenförmige Strukturen an den Öffnungen zwischen den Vorhöfen und Kammern und an den Ausgängen der Kammern in die großen Gefäße; Ⓔ *heart valves*

Herz|klap|pen|an|eu|rys|ma *nt*: sackartige

Vorwölbung an den Herzklappen bei Entzündung oder Degeneration; Ⓔ *cardiac valve aneurysm*

Herz|klap|pen|er|satz *m*: → *Herzklappenprothese*

Herz|klap|pen|feh|ler *m*: Fehlbildung einer Herzklappe, die zu Verschlussunfähigkeit [**Herzklappeninsuffizienz**] oder Verengung [**Herzklappenstenose**] führen kann; Ⓔ *valvular defect*

Herz|klap|pen|in|suf|fi|zi|enz *f*: s.u. *Herzklappenfehler*; Ⓔ *valvular regurgitation*

Herz|klap|pen|pro|the|se *f*: aus alloplastischem oder biologischem Material hergestellte künstliche Herzklappe; Ⓔ *prosthetic valve*

Herz|klap|pen|skle|ro|se *f*: zu Herzklappeninsuffizienz* führende fibrotische Verdickung; am häufigsten wird die Mitralklappe* befallen; Ⓔ *valvular sclerosis*

Herz|klap|pen|ste|no|se *f*: zu einer Einengung des Öffnungsdurchmessers führende Herzklappenerkrankung; bei einer **relativen** oder **funktionellen Herzklappenstenose** liegt ein Missverhältnis von Durchflussvolumen und Öffnungsdurchmesser vor; Ⓔ *valvular stenosis*

Herz|kon|tu|si|on *f*: → *Herzprellung*

Herz|krank|heit, koronare *f*: Oberbegriff für alle Formen der Koronarinsuffizienz*, die auf einer stenosierenden Einengung der Koronargefäße beruhen [Angina* pectoris, Herzinfarkt*, Linksherzinsuffizienz*]; Ⓔ *coronary heart disease*

Herz|kranz|ar|te|rie *f*: → *Herzkranzgefäß*

Herz|kranz|fur|che *f*: Furche an der Vorhof-Kammer-Grenze, in der die Herzkranzgefäße verlaufen; Ⓔ *coronary sulcus of heart*

Herz|kranz|ge|fäß *nt*: die Herzmuskulatur versorgendes Arterie; Ⓔ *coronary artery*

Herz-Kreislauf-Kollaps *m*: Kreislaufinsuffizienz ausgelöster Kollaps; Ⓔ *cardiovascular collapse*

Herz-Kreislauf-Stillstand *m*: Zustand, bei dem keine Blutzirkulation stattfindet; kann durch einen Herzstillstand [Asystolie], aber auch Kammerflimmern* bedingt sein; Ⓔ *cardiac arrest*

Herz-Lungen-Wiederbelebung *f*: Wiederbelebung bei Herz-Kreislauf-Stillstand*; Ⓔ *cardiopulmonary resuscitation*

Herz|mas|sa|ge *m*: rhythmische Kompression des Herzens zur Aufrechterhaltung oder Wiederherstellung eines Blutkreislaufs; entweder durch Druck auf die Brustwand [**extrathorakale Herzmassage**] oder durch direkte Kompression [**intrathorakale Herzmassage**] nach Eröffnung des Brustkorbs; ⒠ *cardiac massage*

Herz|mi|nu|ten|vo|lu|men nt: pro Minute ausgeworfenes Blutvolumen; ⒠ *minute volume*

Herz|mus|kel|a|my|lo|i|do|se f: → *Herzamyloidose*

Herz|mus|kel|ent|zün|dung f: → *Myokarditis*

Herz|mus|kel|fi|bro|se f: → *Herzmuskelsklerose*

Herz|mus|kel|hy|per|tro|phie f: → *Herzhypertrophie*

Herz|mus|kel|in|farkt m: → *Myokardinfarkt*

Herz|mus|kel|ne|kro|se f: i.d.R. lokalisierte Nekrose* des Herzmuskels; meist als ischämische Nekrose* bei einem Myokardinfarkt*; ⒠ *myocardial necrosis*

Herz|mus|kel|schwä|che f: → *Herzinsuffizienz*

Herz|mus|kel|si|de|ro|se f: durch Eisenablagerung im Rahmen einer Siderose* hervorgerufene Erkrankung; führt zu Kardiomyopathie* und Herzinsuffizienz*; ⒠ *myocardial siderosis*

Herz|mus|kel|skle|ro|se f: zu Herzinsuffizienz* führende Fibrose* und Verhärtung des Herzmuskelgewebes; ⒠ *cardiosclerosis*

Herz|mus|ku|la|tur nt: Muskelschicht der Herzwand; ist im linken Ventrikel besonders stark ausgeprägt; ⒠ *cardiac muscle*

Herz|ne|kro|se f: → *Herzmuskelnekrose*

Herz|neu|ro|se f: zu den Organneurosen* gehörendes Krankheitsbild mit belastungsunabhängigen kardialen Symptomen, kombiniert mit Ängstlichkeit und Selbstunsicherheit; ⒠ *cardiac neurosis*

Herz|pol|yp m: dem Endokard* aufsitzender organisierter Thrombus*; ⒠ *cardiac polyp*

Herz|prel|lung f: durch stumpfe Gewalteinwirkung auf die Brustwand verursachte Herzschädigung; ⒠ *cardiac contusion*

Herz|rhyth|mus|stö|rung f: Störung des normalen Herzrythmus; ⒠ *arrhythmia*

Herz|rup|tur f: Riss der Herzwand durch Trauma oder bei ausgedehntem Myo-

kardinfarkt*; ⒠ *rupture of the myocardial wall*

Herz|schlag m: **1.** Herzaktion **2.** plötzlicher Herztod; ⒠ **1.** *heartbeat* **2.** *sudden cardiac death*

Herz|schlag|fre|quenz f: → *Herzfrequenz*

Herz|schlag|vo|lu|men nt: das pro Herzschlag ausgestoßene Blutvolumen; ⒠ *stroke volume*

Herz|schritt|ma|cher m: **1.** der Sinusknoten* im Herzvorhof **2.** Gerät zur künstlichen Anregung des Herzmuskels; ⒠ **1.** *cardiac pacemaker* **2.** *pacemaker*

bedarfsgesteuerter Herzschrittmacher: Schrittmacher, der über die Herzstromkurve gesteuert wird und nur bei Bedarf einspringt; ⒠ *demand pacemaker*

Herz|schwie|le f: Herzmuskelnarbe nach Gewebezerstörung [Herzinfarkt]; ⒠ *myocardial scar*

Herz|sen|kung f: Herztiefstand; meist in Verbindung mit einer Enteroptose*; ⒠ *drop heart*

Herz|sep|tum nt: die beiden Herzkammern bzw. -vorhöfe trennendes Septum; ⒠ *ventricular septum*

Herz|skle|ro|se f: → *Herzmuskelsklerose*

Herz|so|no|gra|fie, -gra|phie f: Ultraschalluntersuchung des Herzens; ⒠ *echocardiography*

Herz|spit|zen|stoß f: über der Herzspitze fühlbares Anstoßen des Herzens an die Brustwand; ⒠ *apex beat*

Herz|still|stand m: durch Ausbleiben der Herzmuskelkontraktion ausgelöster Herz-Kreislaufstillstand; ⒠ *cardiac arrest*

Herz|stol|pern nt: vom Patienten empfundene Rhythmusunregelmäßigkeit; ⒠ *allodromy*

Herz|stoß m: → *Herzspitzenstoß*

Herz|strom|kur|ve f: bei der Elektrokardiographie* gewonnene Aufzeichnung; ⒠ *electrocardiogram*

Herz|tod m: Tod durch Herzstillstand; ⒠ *cardiac death*

akuter Herztod: innerhalb weniger Sekunden eintretender Herztod; ⒠ *sudden cardiac death*

Herz|tö|ne pl: physiologisch auftretende Töne, die durch Bewegung des Muskels und der Klappen entstehen; ⒠ *heart sounds*

Herz|tra|bel|kel pl: netzförmige Muskelbälkchen an der Innenfläche der Herzkammern; ⒠ *muscular trabeculae of heart*

Herz|trans|plan|ta|ti|on f: Ersatz eines erkrankten Herzens durch das Herz eines verstorbenen Spenders; ⒺE *heart transplantation*

Herz|ver|pflan|zung f: → *Herztransplantation*

Herz|ver|sa|gen nt: → *Herzinsuffizienz*

Herz|vi|ti|um nt: → *Herzfehler*

Herz|wand|an|eu|rys|ma nt: → *Herzaneurysma*

Herz|wir|bel m: wirbelförmige Anordnung der Herzmuskelfasern über der Herzspitze; ⒺE *vortex of heart*

Herz|wurm m: bei Hunden, Katzen und Füchsen in der Herzmuskulatur gefundener Parasit, der selten auf den Menschen übertragen wird; ⒺE *heartworm*

Herz|zeit|vo|lu|men nt: ausgestoßenes Blutvolumen pro Zeiteinheit; ⒺE *cardiac output*

Herz|zy|klus m: der sich rhythmisch wiederholende Vorgang von Muskelkontraktion [Systole] und Muskelerschlaffung [Diastole]; ⒺE *cardiac cycle*

Hetero-, hetero- *präf.*: Wortelement mit der Bedeutung „anders/verschieden"

He|te|ro|an|ti|kör|per m: Antikörper gegen ein artfremdes Antigen*; ⒺE *heteroantibody*

he|te|ro|blas|tisch adj: von mehreren Geweben abstammend; ⒺE *heteroblastic*

he|te|ro|chrom adj: verschiedenfarbig, heterochromatisch; ⒺE *heterochromous*

He|te|ro|chro|ma|tin nt: stark kondensiertes Chromatin*, das in allen Mitosephasen anfärbbar ist; ⒺE *heterochromatin*

he|te|ro|chro|ma|tisch adj: verschiedenfarbig, heterochrom; ⒺE *heterochromatic*

He|te|ro|chro|mie f: 1. unterschiedliche Färbung von i.d.R. gleichfarbigen Strukturen 2. Vorkommen verschiedener Haarfärbungen bei einer Person, z.B. Farbunterschiede zwischen Kopf- und Barthaaren 3. unterschiedliche Färbung der Regenbogenhaut des Auges; tritt als primäre [z.B. Heterochromiezyklitis Fuchs] oder sekundäre Form [Siderose*, metallene Fremdkörper] auf; ⒺE 1. *heterochromia* 2. *heterotrichosis*

He|te|ro|chro|mo|so|men pl: → *Heterosomen*

he|te|ro|chron adj: zeitlich versetzt oder verschoben; ⒺE *heterochronous*

He|te|ro|don|tie f: Gebiss mit unterschiedlich großen Zähnen; ⒺE *heterodontia*

he|te|ro|drom adj: in entgegengesetzter Richtung (ablaufend); ⒺE *heterodromous*

he|te|ro|e|zisch adj: (biolog.) wirtswechselnd; ⒺE *heteroecious*

he|te|ro|gam adj: Heterogamie betreffend; ⒺE *heterogamous*

He|te|ro|gal|mie f: Fortpflanzung durch Vereinigung ungleicher Gameten [z.B. Spemium und Eizelle]; ⒺE *heterogamy*

he|te|ro|gen adj: 1. uneinheitlich, ungleichartig, verschiedenartig 2. von verschiedener Herkunft, von einer anderen Art (stammend); ⒺE 1. *heterogenic* 2. *xenogeneic*

he|te|ro|ge|ne|tisch adj: von verschiedener Herkunft, von einer anderen Art (stammend); ⒺE *heterogenetic*

He|te|ro|gly|ka|ne pl: aus verschiedenen Monosacchariden bestehende Polysaccharide; ⒺE *heteroglycans*

He|te|ro|hyp|no|se f: Hypnose durch eine fremde Person; Gegensatz zu Autohypnose*; ⒺE *heterohypnosis*

he|te|ro|im|mun adj: Heteroimmunität betreffend; ⒺE *heteroimmune*

He|te|ro|im|mu|ni|tät f: Vorhandensein heterophiler Antikörper; ⒺE *heteroimmunity*

He|te|ro|ke|ra|to|plas|tik f: Keratoplastik* unter Verwendung von heterologem Material; ⒺE *heterokeratoplasty*

he|te|ro|kla|disch adj: Endäste verschiedener Gefäße betreffend; ⒺE *heterocladic*

he|te|ro|krin adj: (Drüse) mehr als ein Sekret absondernd; ⒺE *heterocrine*

He|te|ro|la|lie f: Ersetzen von vergessenen Worten mit anderen, nicht sinngemäßen Begriffen; ⒺE *heterolalia*

he|te|ro|la|te|ral adj: auf der anderen Seite (liegend), die andere (Körper-)Seite betreffend; ⒺE *heterolateral*

he|te|ro|log adj: 1. abweichend, nicht übereinstimmend 2. artfremd; ⒺE 1.–2. *heterologous*

He|te|ro|ly|sin nt: Heteroantikörper*, der eine Zellauflösung bewirkt; ⒺE *heterolysin*

he|te|ro|morph adj: von verschiedener Gestalt, verschiedengestaltig; ⒺE *heteromorphous*

He|te|ro|mor|pho|se f: Ersatz eines Gewebes durch ein anderes, ortsfremdes Gewebe; ⒺE *heteromorphosis*

he|te|ro|nom adj: unselbständig, von fremden Gesetzen abhängig; ⒺE *heteronomous*

he|te|ro|nym adj: ungleichnamig, sich

H

nicht entsprechend; Ⓔ *heteronymous*

He|te|ro|o|vu|lär *adj*: (*Zwillinge*) zweieiig, dizygot; Ⓔ *hetero-ovular*

He|te|ro|pa|thie *f*: abnorme/abnormale Reizempfindlichkeit; Ⓔ *heteropathy*

He|te|ro|pha|sie *f*: → *Heterolalie*

he|te|ro|phil *adj*: mit Affinität zu fremden Antigenen; Ⓔ *heterophile*

he|te|ro|phor *adj*: zum Schielen neigend; Ⓔ *heterophoric*

He|te|ro|pho|rie *f*: Neigung zum Schielen; Ⓔ *heterophoria*

He|te|ro|pie *f*: ungleiches Sehvermögen der Augen; Ⓔ *heteropsia*

He|te|ro|pla|sie *f*: atypisches Gewebewachstum mit Umwandlung in ein anderes Gewebe; Ⓔ *heteroplasia*

He|te|ro|plas|tik *f*: plastische Operation mit Übertragung von artfremdem Gewebe; Ⓔ *heteroplasty*

he|te|ro|plas|tisch *adj*: Heteroplasie oder Heteroplastik betreffend; Ⓔ *heteroplastic*

he|te|ro|plo|id *adj*: Heteroploidie betreffend, mit abweichender Chromosomenzahl; Ⓔ *heteroploid*

He|te|ro|plo|i|die *f*: Abweichung vom normalen Chromosomensatz; Ⓔ *heteroploidy*

He|te|ro|pro|te|i|ne *pl*: Proteine, die von ihrer normalen Struktur abweichen; Ⓔ *heteroproteins*

He|te|ro|psie *f*: → *Heteropie*

He|te|ro|pte|ra *pl*: Wanzen*; Ⓔ *Heteroptera*

He|te|ro|se|rum *nt*: Serum einer anderen Tierart oder ein Serum mit heterologen Antikörpern; Ⓔ *heterologous serum*

He|te|ro|se|xu|a|li|tät *f*: auf das andere Geschlecht gerichtete sexuelle Wünsche und Verhaltensweisen; hauptsächlich als Gegenbegriff zu Homosexualität* verwendet; Ⓔ *heterosexuality*

He|te|ro|sko|pie *f*: **1.** Bestimmung des Schielwinkels **2.** → *Heteropie*; Ⓔ **1.** *heteroscopy* **2.** → *Heteropie*

He|te|ro|so|men *pl*: das Geschlecht bestimmende Chromosomen; beim Mann je ein X- und ein Y-Chromosom, bei der Frau zwei X-Chromosomen; Ⓔ *heterosomes*

he|te|ro|therm *adj*: wechselwarm; Ⓔ *heterothermic*

he|te|ro|ton *adj*: mit schwankendem Tonus; Ⓔ *heterotonic*

He|te|ro|to|pie *f*: ursprungsferne/atypische Lage von Geweben oder Organen; Ⓔ *heterotopy*

he|te|ro|to|pisch *adj*: ursprungsfern, an atypischer Stelle liegend oder entstehend, (nach außen) verlagert; Ⓔ *heterotopic*

He|te|ro|trans|plan|ta|ti|on *f*: → *Heteroplastik*

He|te|ro|tri|cho|sis *f*: Vorkommen verschiedener Haarfärbungen bei einer Person, z.B. Farbunterschiede zwischen Kopf- und Barthaaren; Ⓔ *heterotrichosis*

He|te|ro|tro|phie *f*: Ernährungsfehler, Ernährungsstörung; Ⓔ *heterotrophy*

He|te|ro|tro|pie *f*: Schielen; Ⓔ *heterotropy*

He|te|ro|vak|zi|ne *f*: Impfstoff aus krankheitsfremden Erregerantigenen; Ⓔ *heterovaccine*

he|te|ro|xen *adj*: (*biolog.*) mehrwirtig; Ⓔ *heteroxenous*

he|te|ro|zel|lu|lär *adj*: aus verschiedenen Zellen bestehend; Ⓔ *heterocellular*

He|te|ro|zy|go|tie *f*: Vererbung durch zwei verschiedene Allele eines Gens; Ⓔ *heterozygosity*

he|te|ro|zyk|lisch *adj*: (*Ringmolekül*) nicht nur aus Kohlenstoffatomen bestehend; Ⓔ *heterocyclic*

Heubner-Herter-Krankheit *f*: angeborene Unverträglichkeit von Gliadin*, die schon im Kleinkindalter zu Verdauungsinsuffizienz und Gedeihstörung führt; macht die lebenslange Einhaltung einer glutenfreien Diät nötig; Ⓔ *Heubner-Herter disease*

Heu|fie|ber *nt*: durch eine Pollenallergie ausgelöste Entzündung der Nasenschleimhaut, die auf die oberen Luftwege übergreifen kann; Ⓔ *hay fever*

Heu|krät|ze *f*: durch Milben [Trombicula] verursachte, heftig juckende Dermatose* mit Quaddelbildung; Ⓔ *trombidiosis*

Heu|schnup|fen *m*: → *Heufieber*

Hexa-, hexa- *präf.*: Wortelement mit der Bedeutung „sechs/sechsfach"

He|xa|chlor|cy|clo|he|xan *nt*: äußerlich gegen Hautparasiten [Läuse] angewandtes toxisches Insektizid*; Ⓔ *hexachlorocyclohexane*

He|xa|dak|ty|lie *f*: Polydaktylie* mit sechs Fingern oder Zehen; Ⓔ *hexadactyly*

he|xa|va|lent *adj*: sechswertig; Ⓔ *hexavalent*

He|xen|milch *f*: milchähnliche Flüssigkeit der Brustdrüse Neugeborener; Ⓔ *hexenmilch*

Hexo-, hexo- *präf.*: → *Hexa-*

He|xo|ki|na|se *f*: Kinase, die Hexosen zu Hexosephosphat phosphoryliert; Ⓔ

hexokinase

Helxolse *f*: Monosaccharid* mit 6 C-Atomen; liegt entweder als Aldose* [Glucose*, Galaktose*, Mannose*] oder Ketose* [Fructose*] vor; ⒺE *hexose*

Helxolseldilphoslphaltalse *f*: die Spaltung von Fructose-1,6-diphosphat im Rahmen der Gluconeogenese* katalysierende Hydrolase*; ⒺE *hexose diphosphatase*

Helxolselmolnolphoslphat *nt*: für den Energiestoffwechsel wichtiger Monophosphorsäureester von Hexosen*; ⒺE *hexose monophosphate*

Helxolselmolnolphoslphatlweg *m*: im Zytosol ablaufende, direkte Oxidation von Glucose-6-Phosphat zu Pentose-5-phosphat unter Bildung von NADPH; ⒺE *hexose monophosphate shunt*

Helxolselmolnolphoslphatlzylklus *m*: → Hexosemonophosphatweg

Helxolselphoslphat *nt*: → Hexosemonophosphat

Helxolselphoslphaltalse *f*: die Umwandlung von Hexosephosphat zu Hexose katalysierende Hydrolase*; ⒺE *hexosephosphatase*

Hilaltus *m*: Spalt, Spalte, Ritze, schmale Öffnung; ⒺE *hiatus*

Hiatus aorticus: Öffnung des Zwerchfells für den Durchtritt der Aorta*; ⒺE *aortic hiatus*

Hiatus leucaemicus: bei Leukämien auftretende Lücke im Blutbild durch das Fehlen von Zwischenstufen der Granulozytenbildung; ⒺE *leukemic hiatus*

Hiatus maxillaris: Öffnung der Kieferhöhle in die Nasenhöhle; ⒺE *maxillary hiatus*

Hiatus oesophageus: Öffnung des Zwerchfells für den Durchtritt der Speiseröhre; ⒺE *esophageal hiatus*

Hiatus sacralis: untere Öffnung des Kreuzbeinkanals; ⒺE *sacral hiatus*

Hilatuslanläslthelsie *f*: Periduralanästhesie* mit Injektion des Lokalanästhetikums durch den Hiatus sacralis in den Sakralkanal; ⒺE *sacral block*

Hilatuslherlnie *f*: Hernie mit teilweiser oder vollständiger Verlagerung des Magens durch den Hiatus* oesophageus in das Mediastinum*; ⒺE *hiatal hernia*

gleitende Hiatushernie: Hernie, bei der der Magen durch die Bruchpforte hoch und runter gleitet; ⒺE *sliding hiatal hernia*

Hidr-, hidr- *präf.*: Wortelement mit der Bedeutung „Schweiß/Schwitzen"

Hidlraldelniltis *f*: Schweißdrüsenentzündung; ⒺE *hidradenitis*

Hidlraldelnom *nt*: benignes Adenom* der Schweißdrüsen; ⒺE *hidradenoma*

Hidlraldelnolma *nt, pl* **-malta**: → Hidradenom

Hidro-, hidro- *präf.*: Wortelement mit der Bedeutung „Schweiß/Schwitzen"

Hidlroa *f*: durch Lichteinwirkung hervorgerufene Dermatose* mit juckenden Bläschen; ⒺE *hidroa*

Hidlrolkysltom *nt*: → Hidrozystom

Hidlrolpolelse *f*: Schweißbildung; ⒺE *hidropoiesis*

Hidlrolsaldelniltis *f*: → Hidradenitis

Hidlrolse *f*: Schweißabsonderung; ⒺE *hidrosis*

Hidlroltilkum *nt*: schweißtreibendes Mittel; ⒺE *hidrotic*

hidlroltisch *adj*: Hidrose betreffend, schweißabsondernd; ⒺE *hidrotic*

Hidlrolzysltom *nt*: bläschenförmige Auftreibung des Ausführungsganges einer Schweißdrüse; ⒺE *hidrocystom*

high density lipoprotein *nt*: je zur Hälfte aus Protein und Lipid bestehendes Lipoprotein, das in der Darmschleimhaut und der Leber gebildet wird; dient dem Transport von Cholesterin; ⒺE *high-density lipoprotein*

hillär *adj*: Hilum betreffend; ⒺE *hilar*

Hilliltis *f*: **1.** Entzündung im Bereich eines Hilus **2.** Lymphknotenentzündung im Lungenhilus; ⒺE **1.–2.** *hilitis*

Hillum *nt*: Eintritts- und Austrittstelle von Nerven und Gefäßen; ⒺE *hilum*

Hilum nodi lymphoidei: Lymphknotenhilus; ⒺE *hilum of lymph node*

Hilum pulmonis: Lungenhilus; ⒺE *hilum of lung*

Hillus *m*: → Hilum

Hillusltulberlkulllolse *f*: Tuberkulose* der Lymphknoten im Lungenhilus; ⒺE *hilar tuberculosis*

Himlbeerlzunlge *f*: für Scharlach* charakteristische hochrote Schleimhaut der Zunge; ⒺE *raspberry tongue*

Hinlken, intermittierendes *nt*: durch eine periphere arterielle Durchblutungsstörung verursachte heftige Wadenschmerzen, die zu vorübergehendem Hinken führen oder den Patienten zum Stehenbleiben zwingen; ⒺE *intermittent claudication*

Hinlterlhauptslbein *nt*: größter Teil der hinteren Schädelgrube; umschließt das Foramen* magnum; ⒺE *occipital bone*

Hinlterlhauptslfonltalnelle *f*: dreieckige Fontanelle am hinteren Ende der Pfeil-

H

naht; ⒺE *occipital fontanelle*

Hin|ter|haupts|kon|dy|le *f*: Gelenkkopf des Hinterhauptsbeines für das Atlantookzipitalgelenk; ⒺE *occipital condyle*

Hin|ter|haupts|la|ge *f*: Schädellage*, bei der das Hinterhaupt führt; ist der Rücken nach vorne gedreht spricht man von **vorderer Hinterhauptslage**, ansonsten von **hinterer Hinterhauptslage**; ⒺE *vertex presentation*

Hin|ter|haupts|loch, großes *nt*: Öffnung am Übergang der Schädelgrube in den Wirbelkanal; ⒺE *great occipital foramen*

Hin|ter|strang|a|ta|xie *f*: Ataxie* bei Störung der sensiblen Hinterstrangbahnen des Rückenmarks; ⒺE *spinal ataxia*

Hin|ter|wand|in|farkt *m*: Myokardinfarkt* im Bereich der Herzhinterwand; ⒺE *posterior myocardial infarction*

Hin|ter|wur|zel *f*: hintere, sensible Spinalnervenwurzel; ⒺE *dorsal root*

Hip|po|kam|pus *m*: Längswulst am Unterhorn des Seitenventrikels; Teil des limbischen Systems; ⒺE *hippocampus*

Hippokrates-Reposition *f*: Methode zur Einrenkung des Schultergelenks; ⒺE *Hippocrates manipulation*

Hip|pur|säu|re *f*: aus Glycin und Benzoesäure entstehende Verbindung, die nur in Spuren im Harn vorhanden ist; ⒺE *hippuric acid*

Hip|pus (pu|pil|lae) *m*: durch eine zentralnervöse Schädigung hervorgerufenes Zittern der Pupille; ⒺE *hippus*

Hir|ci *pl*: Achselhaare; ⒺE *hirci*

Hirn *nt*: der im Schädel liegende Teil des zentralen Nervensystems; besteht aus **Endhirn** [Telencephalon], **Zwischenhirn** [Diencephalon], **Mittelhirn** [Mesencephalon], **Hinterhirn** [Metencephalon] und **Nachhirn** [Myelencephalon]; ⒺE *brain*

Hirn|abs|zess *m*: Abszess im Hirngewebe; ⒺE *brain abscess*

Hirn|an|eu|rys|ma *nt*: i.d.R. angeborenes Aneurysma* von Hirnarterien; ⒺE *brain aneurysm*

Hirn|an|gio|gra|fie, -gra|phie *f*: Röntgenkontrastdarstellung der Hirngefäße; ⒺE *cerebral angiography*

Hirn|an|hang|drü|se *f*: →*Hypophyse*

Hirn|a|tro|phie *f*: umschriebener oder diffuser Schwund von Hirngewebe; führt langfristig zu neurologischen Ausfallserscheinungen und Verlust der geistigen Leistungsfähigkeit; ⒺE *brain atrophy*

Hirn|blu|tung *f*: Einblutung in das Ge-

hirn; ⒺE *brain hemorrhage*

Hirn|bruch *m*: Vorfall von Hirngewebe durch eine Lücke im Schädel; ⒺE *cerebral hernia*

Hirn|druck *m*: Druck im Schädelinneren; ⒺE *intracranial pressure*

Hirn|durch|blu|tungs|stö|rung *f*: meist durch Arteriosklerose* der Hirngefäße verursachte Minderdurchblutung des Gehirns; ⒺE *cerebrovascular insufficiency*

Hirn|em|bo|lie *f*: Embolie* von Hirnarterien; führt meist zu Hirnschlag* oder Hirnerweichung; ⒺE *cerebral embolism*

Hirn|er|schüt|te|rung *f*: →*Gehirnerschütterung*

Hirn|haut *f*: die äußere Haut des Gehirns; s.u. Meninges; ⒺE *meninx*

Hirn|haut|bruch *m*: Meningozele* der Hirnhaut durch einen Schädeldefekt; ⒺE *cranial meningocele*

Hirn|haut|ent|zün|dung *f*: →*Meningitis*

Hirn|her|nie *f*: →*Hirnbruch*

Hirn|in|farkt *m*: Untergang von Hirngewebe; ⒺE *cerebral infarction*

anämischer Hirninfarkt: durch einen Sauerstoffmangel [**Hirnischämie**] verursachte Infarzierung von Hirngewebe; ⒺE *anemic cerebral infarct*

embolischer Hirninfarkt: durch eine Hirnembolie* ausgelöste Infarzierung; ⒺE *embolic apoplexy*

hämorrhagischer Hirninfarkt: Hirninfarkt durch Einblutung in das Gewebe; ⒺE *hemorrhage cerebral infarction*

thrombotischer Hirninfarkt: Apoplexie* durch Thrombose eines Hirngefäßes; ⒺE *thrombotic apoplexy*

Hirn|kam|mer *f*: →*Hirnventrikel*

Hirn|kom|pres|si|on *f*: →*Hirnquetschung*

Hirn|kon|tu|si|on *f*: →*Hirnprellung*

Hirn|me|tas|ta|sen *nt*: solitär oder multipel vorkommende Tochtergeschwülste von Tumoren mit Sitz außerhalb des Gehirns; am häufigsten verursacht von Bronchial- und Brustkrebs und malignem Melanom; ⒺE *brain metastases*

Hirn|nerv *m*: Kopfnerv, Nervus cranialis; ⒺE *cranial nerve*

I. Hirnnerv: Nervus* olfactorius; ⒺE *olfactory nerve*

II. Hirnnerv: Nervus* opticus; ⒺE *optic nerve*

III. Hirnnerv: Nervus* oculomotorius; ⒺE *oculomotor nerve*

IV. Hirnnerv: Nervus* trochlearis; ⒺE *trochlear nerve*

V. Hirnnerv: Nervus* trigeminus; ⒺE

trigeminal nerve

VI. Hirnnerv: Nervus* abducens; Ⓔe *abducent nerve*

VII. Hirnnerv: Nervus* facialis; Ⓔ *facial nerve*

VIII. Hirnnerv: Nervus* vestibulocochlearis; Ⓔ *acoustic nerve*

IX. Hirnnerv: Nervus* glossopharyngeus; Ⓔ *glossopharyngeal nerve*

X. Hirnnerv: Nervus* vagus; Ⓔ *vagus nerve*

XI. Hirnnerv: Nervus* accessorius; Ⓔ *accessory nerve*

XII. Hirnnerv: Nervus* hypoglossus; Ⓔ *hypoglossal nerve*

Hirnlölldem nt: Flüssigkeitseinlagerung in das Hirngewebe; Ⓔ *cerebral edema*

Hirnlprelllung f: gedeckte Hirnverletzung bei stumpfem Schädeltrauma; die Symptomatik hängt von der Schwere der Gewebequetschung ab; Ⓔ *cerebral contusion*

Hirnlprollaps m: Vorfall von Hirngewebe nach außen [**äußerer Hirnprolaps, Hirnbruch**] oder nach unten unter das Tentorium; Ⓔ *cerebral prolapse*

Hirnlpurlpulra f: petechiale Blutungen durch Schädigung der Hirnkapillaren, z.B. bei Fettembolie; Ⓔ *brain purpura*

Hirnlquetlschung f: durch intra- oder extrakranielle Prozesse hervorgerufene Kompression und Schädigung der Hirngewebe; Ⓔ *cerebral compression*

Hirn-Rückenmark-Flüssigkeit f: →*Liquor cerebrospinalis*

Hirnlschäldel m: der Teil des Schädels, der das Gehirn bedeckt; Ⓔ *braincase*

Hirnlschlag m: Schlaganfall*; Ⓔ *apoplectic stroke*

Hirnlsilchel f: sichelförmiger, bindegewebiger Fortsatz der Dura* mater zwischen den beiden Großhirnhemisphären; Ⓔ *falx of cerebrum,*

Hirnlsilnus pl: venöse Sinus der Dura* mater encephali, die Blut aus Gehirn und Hirnhäuten zur Vena* jugularis interna führen; Ⓔ *sinuses of dura mater*

Hirnlskleirolse f: Sklerose* der Hirngefäße, v.a. der Arterien [Zerebralarteriensklerose*]; Ⓔ *encephalosclerosis*

Hirnlstamm m: verlängertes Mark, Brücke und Mittelhirn umfassender Hirnabschnitt; Ⓔ *brain stem*

Hirnlströlme pl: die im Elektroenzephalogramm* dargestellten Aktionsströme des Gehirns; Ⓔ *brain waves*

Hirnltod m: Tod durch einen irreversiblen Ausfall aller Hirnfunktionen; die Kreislauffunktionen können weiterhin erhalten sein; Ⓔ *brain death*

Hirnltyp m: s.u. Creatinkinase; Ⓔ *brain type*

Hirnlvelnenlthromlbolse f: Thrombose* eines venösen Hirnsinus; Ⓔ *sinus thrombosis*

Hirnlventlrilkel m: mit Liquor* cerebrospinalis gefüllter physiologischer Hohlraum des Gehirns; Ⓔ *ventricle of brain*

Hirnlzislterlnenlpunkltilon f: Punktion der Cisterna* cerebellomedullaris zur Entnahme von Liquor* cerebrospinalis oder Applikation von Chemotherapeutika; Ⓔ *suboccipital puncture*

Hirschlgelweihlstein m: geweihförmiger, das Nierenbecken ausfüllender Nierenstein; Ⓔ *staghorn calculus*

Hirschsprung-Krankheit f: angeborenes Megakolon*, das durch einen engen Kolonabschnitt ohne Nervenversorgung verursacht wird; Ⓔ *Hirschsprung's disease*

Hirlsulties f: →*Hirsutismus*

Hirlsultislmus m: männlicher Behaarungstyp bei Frauen; Ⓔ *hirsutism*

Hilruldin nt: im Speichel der Blutegel enthaltender Hemmstoff der Blutgerinnung; Ⓔ *hirudin*

Hilruldo meldilcilnallis f: sowohl von der Schulmedizin als auch der Alternativmedizin verwendeter Blutegel; Ⓔ *Hirudo medicinalis*

His-, his- präf.: →*Histio-*

Hisltalmin nt: bei der Dekarboxylierung von Histidin entstehendes biogenes Amin; wichtigster Mediator der allergischen Entzündungsreaktion; Ⓔ *histamine*

Hisltalminlanltalgolnist m: Arzneimittel, das die Wirkung von Histamin durch Blockade der Histaminrezeptoren abschwächt oder aufhebt; je nach Rezeptorart unterscheidet man **H_1-Antihistaminika** [H_1-Rezeptorenblocker], die zur Allergietherapie und -prophylaxe eingesetzt werden, und **H_2-Antihistaminika** [H_2-Rezeptorenblocker], die die Magensäureproduktion hemmen

His-Bündel nt: vom Atrioventrikularknoten* ausgehendes Faserbündel des Erregungsleitungssystems; spaltet sich im Kammerseptum in die Tawara-Schenkel; Ⓔ *His' bundle*

His-Bündel-Elektrokardiografie f: intrakardiale Ableitung der Erregungsausbreitung im His-Bündel*; Ⓔ *His bundle electrocardiography*

H

und in der Ulkustherapie Verwendung finden; ⒺE *histamine blocker*

His|tal|mi|nal|se f: Enzym, das eine Aminogruppe aus Diaminen abspaltet; ⒺE *histaminase*

his|tal|min|erg adj: auf Histamin als Transmitter ansprechend; ⒺE *histaminergic*

Histamin-H₁-Rezeptorenblocker pl: s.u. *Histaminantagonist*; ⒺE *H₁ antihistamines*

Histamin-H₂-Rezeptorenblocker pl: s.u. *Histaminantagonist*; ⒺE *H₂ antihistamines*

His|tal|min|kel|phal|gie f: → *Histaminkopfschmerz*

His|tal|min|kopf|schmerz m: streng halbseitig auftretende Schmerzattacken im Augen-Stirn-Schläfen-Bereich mit Rötung des Auges, Tränenfluss und anderen Symptomen; ⒺE *histamine headache*

His|tal|min|re|zep|to|ren|blo|cker m: → *Histaminantagonist*

His|tal|min|ul|rie f: Histaminausscheidung im Harn; ⒺE *histaminuria*

His|ti|din nt: halbessentielle Aminosäure, die in tierischen und pflanzlichen Eiweißen vorkommt; ⒺE *histidine*

Histio-, histio- präf.: Wortelement mit der Bedeutung „Gewebe"

His|ti|o|cy|to|sis f: → *Histiozytose*

His|ti|o|gel|ne|se f: → *Histogenese*

His|ti|o|zyt m: amöboid-bewegliche Bindegewebszelle; ⒺE *histiocyte*

His|ti|o|zy|tom nt: → *Hautfibrom*

His|ti|o|zy|to|mal|to|se f: Oberbegriff für generalisierte Erkrankungen des retikuloendothelialen Systems [z.B. Histiozytose*]; ⒺE *histiocytomatosis*

His|ti|o|zy|to|se f: durch eine Proliferation von Histiozyten hervorgerufene lokalisierte oder systemische Erkrankung; ⒺE *histiocytosis*

Histo-, histo- präf.: Wortelement mit der Bedeutung „Gewebe"

His|to|di|al|gno|se f: Diagnose durch Untersuchung von Gewebeproben; ⒺE *histodiagnosis*

his|to|gen adj: vom Gewebe gebildet, aus dem Gewebe stammend; ⒺE *histogenous*

His|to|gel|ne|se f: Gewebebildung; ⒺE *histogenesis*

his|to|gel|ne|tisch adj: Histogenese betreffend, gewebebildend; ⒺE *histogenetic*

his|to|hä|mal|to|gen adj: von Gewebe und Blut gebildet; ⒺE *histohematogenous*

his|to|id adj: gewebeartig, gewebeähnlich; ⒺE *histoid*

His|to|in|kom|pal|ti|bi|li|tät f: Unverträglichkeit von Spender- und Empfängergewebe bei Transplantation oder Transfusion; ⒺE *histoincompatibility*

his|to|klas|tisch adj: gewebeabbauend; ⒺE *histoclastic*

His|to|kom|pal|ti|bi|li|tät f: Verträglichkeit von Spender- und Empfängergewebe bei Transplantation oder Transfusion; ⒺE *histocompatibility*

His|to|kom|pal|ti|bi|li|täts|an|ti|ge|ne pl: genetisch festgelegte Oberflächenantigene biologischer Membranen; ⒺE *histocompatibility antigens*

His|to|ly|se f: Gewebeauflösung; ⒺE *histolysis*

his|to|me|tal|plas|tisch adj: Gewebemetaplasie auslösend; ⒺE *histometaplastic*

His|to|ne pl: im Zellkern enthaltene basische Proteine; ⒺE *histones*

his|to|phag adj: (biolog.) gewebefressend; ⒺE *histophagous*

His|to|plas|ma nt: Pilzgattung, die abwechselnd in Hefe- oder Myzelform auftritt; ⒺE *Histoplasma*

His|to|plas|mo|se f: Befall und Infektion mit **Histoplasma capsulatum**; nach Einatmung von sporenhaltigem Staub kommt es primär zu einer Infektion der Atemwege und der Lunge, die klinisch kaum von Tuberkulose zu unterscheiden ist; später evtl. lymphogene Aussaat und Entwicklung einer Systemmykose*; ⒺE *histoplasmosis*

his|to|to|xisch adj: gewebeschädigend; ⒺE *histotoxic*

his|to|trop adj: mit besonderer Affinität zu Gewebe oder Gewebezellen; ⒺE *histotropic*

his|to|zo|isch adj: (biolog.) im Gewebe lebend; ⒺE *histozoic*

Hitz|el|blat|tern pl: → *Hitzepickel*

Hitz|el|ery|them nt: durch Wärmeeinwirkung verursachtes Erythem*; ⒺE *erythema caloricum*

Hitz|el|krämp|fe pl: durch Wasser- und Elektrolytverluste ausgelöste Muskelkrämpfe; ⒺE *heat cramps*

Hitz|el|mel|al|no|se f: Braunfärbung der Haut nach lokaler Hitzeinwirkung; ⒺE *heat melanosis*

Hitz|el|pi|ckel pl: meist juckender Hautausschlag bei starkem Schwitzen; ⒺE *heat spots*

Hitz|el|syn|kol|pe f: → *Hitzschlag*

Hitz|el|wal|lun|gen pl: im Klimakterium auftretende fliegende Hitze; ⒺE *hot flushes*

Hitz|schlag m: durch Kreislaufversagen

und extreme Temperaturerhöhung charakterisierter schwerster Hitzeschaden; Ⓔ *heat stroke*

HIV-Enzephalopathie f: → *AIDS-Enzephalopathie*

HIV-Virus nt: zu den Retroviren* gehörendes Virus [human immunodeficiency virus], das in zwei Varianten [HIV-1, HIV-2] vorkommt; Erreger der erworbenen Immunschwäche AIDS*; Ⓔ *HIV virus*

H-Ketten-Krankheit f: → *H-Krankheit*

H-Krankheit f: monoklonale Paraproteinämie* mit Bildung schwerer Ketten der Immunglobuline G [**Gamma-Ketten-Krankheit**], M [**M-Ketten-Krankheit**], oder A [**Alpha-Ketten-Krankheit**]; Ⓔ *heavy-chain disease*

HLA-Antigene pl: → *Histokompatibilitätsantigene*

HLA-Genkomplex m: → *Hauptthistokompatibilitätskomplex*

HLA-System nt: auf Oberflächenantigenen von Leukozyten [human leukocyte antigen] und anderen Zellen aufgebautes System, das von Bedeutung für die Regulation des Immunsystems ist; Ⓔ *HLA system*

HMG-CoA-Reduktase f: Enzym, das in der Cholesterinsynthese HMG-CoA zu Mevalonsäure reduziert; Ⓔ *β-hydroxy-β-methylglutaryl-CoA reductase*

HMG-CoA-Reduktase-Hemmer m: als Lipidsenker verwendeter Hemmer der HMG-CoA-reduktase; Ⓔ *HMG-CoA reductase inhibitor*

Hochdruck m: → *arterielle Hypertonie*

Hochdruck|krank|heit f: dauernde Erhöhung des Blutdrucks im arteriellen System auf Werte von >140 mm Hg systolisch und >90 mm Hg diastolisch; Ⓔ *high-blood pressure*

Hochdruck|kri|se f: anfallsartiger Anstieg des systolischen und diastolischen Blutdrucks; Ⓔ *hypertensive crisis*

Hoch|fre|quenz|dia|ther|mie f: Gewebeerwärmung durch hochfrequente elektromagnetische Schwingungen; Ⓔ *short-wave diathermy*

Hoch|fre|quenz|wär|me|the|ra|pie f: → *Hochfrequenzdiathermie*

Ho|den m: männliche Keimdrüse; Ort der Spermabildung; Ⓔ *testicle*

Ho|den|a|tro|phie f: fokale oder diffuse Atrophie des Hodens, die zu Verkleinerung des Hodens und Verlust der Spermienbildung führt; Ⓔ *testicular atrophy*

Ho|den|bruch m: bis in den Hodensack

reichender Leistenbruch; Ⓔ *scrotal hernia*

Ho|den|dys|to|pie f: → *Hodenektopie*

Ho|den|ek|to|pie f: angeborene Verlagerung des Hodens; Ⓔ *dislocation of the testis*

Ho|den|ent|zün|dung f: → *Orchitis*

Ho|den|hül|len|ent|zün|dung f: → *Periorchitis*

Ho|den|in|suf|fi|zi|enz f: Unfähigkeiten der Hoden Spermatozyten [**exkretorische Hodeninsuffizienz**] oder Hormone [**inkretorische Hodeninsuffizienz**] zu bilden; Ⓔ *testicular insufficiency*

Ho|den|re|flex m: Hochheben des Hodens durch Kremasterkontraktion bei Berührung der Innenseite des Oberschenkels; Ⓔ *cremasteric reflex*

Ho|den|re|ten|ti|on f: Fehlen des Hodens im Hodensack bei Bauch- oder Leistenhoden; Ⓔ *retained testicle*

Ho|den|sack m: Skrotum; Ⓔ *scrotum*

Ho|den|schei|den|ent|zün|dung f: → *Periorchitis*

Ho|den|tor|si|on f: Drehung von Hoden und Samenstrang; Ⓔ *testicular torsion*

Hodge-Pessar nt: Pessar* zur Aufrichtung der Gebärmutter; Ⓔ *Hodge's pessary*

Hodgkin-Lymphom nt: vom lymphatischen Gewebe ausgehende maligne Erkrankung; die Prognose hängt von der histologischen Form, dem Krankheitsstadium und dem Vorhandensein von Begleitsymptomen [z.B. Nachtschweiß] ab; Ⓔ *Hodgkin's lymphoma*

Hodgkin-Zelle f: einkernige Riesenzelle bei Hodgkin-Lymphom*; Ⓔ *Hodgkin cell*

Hoffa-Fettkörper m: Fettkörper unterhalb der Kniescheibe; Ⓔ *infrapatellar fat body*

Höh|en|krank|heit f: durch Sauerstoffmangel hervorgerufene körperliche und geistige Leistungsminderung; Ⓔ *high-altitude sickness*

akute Höhenkrankheit: akutes Syndrom mit Kopfschmerzen, Übelkeit, Erbrechen, Schwindel und Atemnot; evtl. Entwicklung eines **Höhenlungenödems** und Bewusstlosigkeit [**Höhenkollaps**]; Ⓔ *acute mountain sickness*

Höh|en|schie|len nt: Strabismus, bei dem ein Auge nach oben abwandert; Ⓔ *vertical strabismus*

Höh|len|at|men nt: über großen Lungenkavernen hörbares, hohl-klingendes Atemgeräusch; Ⓔ *amphoric respira-*

H

tion

Hohlfuß *m*: angeborene Überhöhung des Fußlängsgewölbes; ⒺⒹ *talipes cavus*

Hohllnagel *m*: Nägel mit muldenförmiger Eindellung der Nagelplatte; ⒺⒹ *spoon nail*

Hohllvelne, obere *f*: → *Vena cava superior*

Hohllvelne, untere *f*: → *Vena cava inferior*

Hohllwarlze *f*: eingezogene Brustwarze; ⒺⒹ *inverted nipple*

Hol-, hol- *präf.*: → *Holo-*

hollanldrisch *adj*: an das Y-Chromosom gebunden; ⒺⒹ *holandric*

Hollarlthritlis *f*: gleichzeitige Entzündung aller Gelenke; oft gleichgesetzt mit Polyarthritis*; ⒺⒹ *holarthritis*

hollisltisch *adj*: das Ganze betreffend, die Gesamtheit der Person betrachtend, Ganzheits-; ⒺⒹ *holistic*

Holo-, holo- *präf.*: Wortelement mit der Bedeutung „ganz/völlig"

holloldilalstollisch *adj*: während der ganzen Diastole; ⒺⒹ *holodiastolic*

hollolgyn *adj*: nur bei weiblichen Nachkommen auftretend; ⒺⒹ *hologynic*

hollolkrin *adj*: (Drüse) vollständig sezernierend; ⒺⒹ *holocrine*

hollolsysltollisch *adj*: während der ganzen Systole; ⒺⒹ *holosystolic*

holloltrich *adj*: völlig mit Zilien bedeckt; ⒺⒹ *holotrichous*

Holt-Oram-Syndrom *nt*: autosomal-dominante Fehlbildung des Daumens kombiniert mit einem Vorhofseptumdefekt*; ⒺⒹ *Holt-Oram syndrome*

Holzlbock *m*: in Europa weit verbreitete Zeckenart, die zahlreiche Krankheitserreger [Rickettsia*] übertragen kann; ⒺⒹ *castor bean tick*

Holzknecht-Raum *m*: Raum zwischen Herz und Wirbelsäule; ⒺⒹ *Holzknecht's space*

Holzlschuhlherz *nt*: typische Herzform bei Fallot*-Tetralogie; ⒺⒹ *woodenshoe heart*

holmilnid *adj*: menschenartig, menschenähnlich; ⒺⒹ *hominid*

Homo-, homo- *präf.*: Wortelement mit der Bedeutung „gleich/gleichartig"

Homö-, homö- *präf.*: → *Homöo-*

holmolalxilal *adj*: mit gleichlangen Achsen; ⒺⒹ *homaxial*

Holmolcarlnolsilnolse *f*: → *Homokarnosinose*

holmolchron *adj*: in derselben Generation auftretend; ⒺⒹ *homochronous*

Holmolcysltelin *nt*: schwefelhaltige Aminosäure; ⒺⒹ *homocysteine*

Holmolcysltin *nt*: aus zwei Molekülen Homocystein entstehende Aminosäure; ⒺⒹ *homocystine*

Holmolcysltinlälmie *f*: erhöhter Homocystingehalt des Blutes; ⒺⒹ *homocystinemia*

Holmolcysltinlulrie *f*: Homocystinausscheidung im Harn; ⒺⒹ *homocystinuria*

holmoldrom *adj*: in die gleiche Richtung (ablaufend); ⒺⒹ *homodromous*

holmolgen *adj*: von einheitlicher Beschaffenheit, von gleicher Struktur; ⒺⒹ *homogeneous*

Holmolgelnat *nt*: → *Homogenisat*

Holmolgelnilsat *nt*: zerkleinertes Gewebe, Gewebebrei; ⒺⒹ *homogenate*

Holmolgenltilsinlsäulre *f*: Zwischenprodukt beim Tyrosinabbau; ⒺⒹ *homogentisic acid*

Holmolgenltilsinlulrie *f*: Homogentisinsäureausscheidung im Harn; ⒺⒹ *homogentisuria*

Holmolglylkalne *pl*: aus einem Monosaccharid* aufgebaute Polysaccharide*; ⒺⒹ *homoglycans*

Homoio-, homoio- *präf.*: → *Homöo-*

Holmoilolplasltik *f*: → *Homoplastik*

Holmoilolstalse *f*: → *Homöostase*

Holmolkarlnolsilnolse *f*: Speicherkrankheit* mit Einlagerung von Homokarnosin ins ZNS; führt zu Schwachsinn, spastischer Paraplegie und Retinitis* pigmentosa; ⒺⒹ *homocarnosinosis*

Holmolkelraltolplasltik *f*: Keratoplastik* unter Verwendung von homologem Material; ⒺⒹ *homokeratoplasty*

holmolklaldisch *adj*: Endäste eines Gefäßes betreffend; ⒺⒹ *homocladic*

holmollaltelral *adj*: dieselbe (Körper-) Seite betreffend, an derselben Seite (liegend); ⒺⒹ *homolateral*

holmollog *adj*: **1.** entsprechend, übereinstimmend, ähnlich, artgleich **2.** von derselben Species stammend **3.** (*chem.*) gleichliegend, gleichlaufend; ⒺⒹ **1.** *homologous* **2.** *homogenous*

holmolmorph *adj*: gleichgestaltig; ⒺⒹ *homomorphous*

holmolnom *adj*: von gleicher Funktion, von gleichem Bau; ⒺⒹ *homonomous*

holmolnym *adj*: gleichnamig; ⒺⒹ *homonymous*

Homöo-, homöo- *präf.*: Wortelement mit der Bedeutung „ähnlich/gleichartig"

holmölollmorph *adj*: von gleicher Form und Struktur; ⒺⒹ *homeomorphous*

Holmölollpalthie *f*: auf der Lehre von Samuel Hahnemann aufgebautes Behandlungssystem, das bei Erkrankung

H

hochverdünnte Lösungen von Stoffen verwendet, die bei einem gesunden Patienten die selben Krankheitssymptome hervorrufen, wie die Krankheit selbst; ⓔ *homeopathy*

Ho|mö|o|pla|sie f: Gewebeneubildung mit gewebetypischer Struktur; ⓔ *homeoplasia*

Ho|mö|o|plas|tik f: → *Homoplastik*

Ho|mö|o|sta|se f: Konstanz des inneren Milieus eines Organismus; ⓔ *homeostasis*

Ho|mö|o|sta|sie f: → *Homöostase*

Ho|mö|o|the|ra|pie f: Behandlung mit homöopathischen Mitteln; ⓔ *homeotherapy*

ho|mö|o|typ adj: aus gleichen Zellen bestehend; ⓔ *homotypic*

Ho|mö|o|phi|lie f: → *Homosexualität*

Ho|mo|plas|tik f: plastische Operation mit Übertragung von homologem Gewebe; ⓔ *homoplasty*

ho|mo|plas|tisch adj: **1.** Homoplastik betreffend **2.** von derselben Species stammend; ⓔ **1.** *homoplastic* **2.** *homogenous*

Ho|mo|se|xu|a|li|tät f: auf Partner/Partnerinnen des gleichen Geschlechts gerichtete sexuelle Wünsche und Verhaltensweisen; hauptsächlich als Gegenbegriff zu Heterosexualität* verwendet; ⓔ *homosexuality*

ho|mo|top adj: am richtigen Ort (liegend); ⓔ *homotopic*

Ho|mo|trans|plan|ta|ti|on f: plastische Operation mit Übertragung von homologem Gewebe; ⓔ *homotransplantation*

ho|mo|typ adj: → *homöotyp*

Ho|mo|va|nil|lin|säu|re f: Abbauprodukt von Katecholaminen*; ⓔ *homovanillic acid*

ho|mo|zel|lu|lär adj: aus gleichartigen Zellen bestehend; ⓔ *homocellular*

ho|mo|zen|trisch adj: einen gemeinsamen Mittelpunkt habend; ⓔ *homocentric*

ho|mo|zy|got adj: mit gleichen Erbanlagen versehen; ⓔ *homozygous*

Ho|mo|zy|go|tie f: durch zwei identische Allele eines Gens vererbt; ⓔ *homozygosis*

ho|mo|zy|klisch adj: (Ringmolekül) nur aus Atomen eines Elements bestehend; ⓔ *homocyclic*

Ho|mo|zys|te|in nt: → *Homocystein*

Ho|mo|zys|tin nt: → *Homocystin*

Ho|mo|zys|tin|ä|mie f: → *Homocystinämie*

Ho|mo|zys|tin|u|rie f: → *Homocystinurie*

ho|mo|zy|to|trop adj: mit Affinität für Zellen einer Species; ⓔ *homocytotropic*

Hoppe-Goldflam-Syndrom nt: Autoimmunkrankheit mit einer Blockierung der Acetylcholinrezeptoren an der motorischen Endplatte durch Autoantikörper; führt zu schneller Ermüdbarkeit der Muskulatur; ⓔ *Hoppe-Goldflam disease*

Hor|de|o|lum nt: Abszess der Liddrüsen mit Durchbruch nach außen [**Hordeolum externum**] oder innen [**Hordeolum internum**]; ⓔ *hordeolum*

Hormo-, hormo- präf.: → *Horm-*

Hor|mon nt: vom Körper gebildete Substanz, die auf dem Blut- oder Lymphweg zu einem Erfolgsort gelangt und dort den Stoffwechsel beeinflusst; ⓔ *hormone*

adrenocorticotropes Hormon: Kortikotropin*; ⓔ *adrenocorticotropic hormone*

antidiuretisches Hormon: im Hypothalamus* gebildetes Hormon, das die Rückresorption von Wasser in der Niere reguliert; ⓔ *antidiuretic hormone*

corticotropes Hormon: → *Kortikotropin*

follikelstimulierendes Hormon: im Hypophysenvorderlappen gebildetes Hormon, das die Follikelreifung fördert; ⓔ *follicle stimulating hormone*

glandotropes Hormon: auf eine Drüse einwirkendes Hormon; ⓔ *glandotropic hormone*

gonadotrope Hormone: im Hypophysenvorderlappen gebildete Hormone, die auf die Gonaden wirken; ⓔ *gonadotropic hormones*

Interstitialzellen-stimulierendes Hormon: beim Mann vorkommende Variante des luteinisierenden Hormons*, das die Leydig*-Zwischenzellen des Hodens und die Androgenbildung anregt; ⓔ *interstitial cell stimulating hormone*

laktogenes Hormon: Prolaktin*; ⓔ *lactogenic hormone*

luteinisierendes Hormon: im Hypophysenvorderlappen gebildetes gonadotropes Hormon, das bei der Frau an Follikelreifung, Ovulation und der Gelbkörperbildung teilnimmt; ⓔ *luteinizing hormone*

melanozytenstimulierendes Hormon: im Hypophysenzwischenlappen gebildetes Hormon, das die Melaninsynthese in Melanozyten steuert; ⓔ *melanocyte stimulating hormone*

östrogene Hormone: im Eierstock und der Plazenta gebildete Hormone, die für die Ausprägung der weiblichen Geschlechtsmerkmale und den Menstruationszyklus von entscheidender Bedeutung sind; ⒠ *estrogens*

somatotropes Hormon: Wachstumshormon*; ⒠ *somatotropic hormone*

thyreotropes Hormon: im Hypophysenvorderlappen gebildetes Hormon, das die Schilddrüse stimuliert; ⒠ *thyrotropic hormone*

hor|mo|nal *adj:* → *hormonell*

Hor|mon|an|ta|go|nist *m:* → *Hormonblocker*

Hor|mon|blo|cker *m:* die Wirkung eines Hormons hemmende oder aufhebende Substanz; ⒠ *hormone blocker*

hor|mo|nell *adj:* Hormon(e) betreffend, durch Hormone bedingt; ⒠ *hormonal*

Hor|mon|ent|zugs|blu|tung *f:* nach Absetzen von Hormonen [Östrogene] einsetzende Blutung aus der Gebärmutterschleimhaut; ⒠ *hormone-withdrawal bleeding*

Hormono-, hormono- *präf.:* Wortelement mit der Bedeutung „Hormon"

Hor|mo|no|gen *nt:* Hormonvorläufer, aus dem das aktive Hormon freigesetzt wird; ⒠ *hormonogenic*

hor|mon|sen|si|tiv *adj:* auf Hormone ansprechend, durch Hormone anregbar; ⒠ *hormone-sensitive*

Horn|haut *f:* vorderer durchsichtiger Teil der Augapfelhülle [Tunica fibrosa bulbi], der am Limbus* corneae in die weiße Augenhaut [Sklera*] übergeht; ⒠ *cornea*

Horn|haut|a|stig|ma|tis|mus *m:* durch Unregelmäßigkeiten in der Hornhaut verursachte Stabsichtigkeit*; ⒠ *corneal astigmatism*

Horn|haut|dys|tro|phie *f:* erworbene Degeneration der Hornhaut, die oft zu Sehstörungen führt; ⒠ *corneal dystrophy*

Horn|haut|ent|zün|dung *f:* → *Keratitis*

Horn|haut|e|ro|si|on *f:* Epitheldefekt der Augenhornhaut; ⒠ *corneal erosion*

Horn|haut|ge|schwür *nt:* bei viraler Entzündung der Hornhaut auftretendes Geschwür; ⒠ *corneal ulcer*

Horn|haut|ke|gel *m:* ätiologisch unklare Hornhautvorwölbung bei normalem Augeninnendruck; ⒠ *conical cornea*

Horn|haut|re|flex *m:* **1.** Spiegelung der Umwelt auf der Hornhaut **2.** Lidschluss bei Berührung der Hornhaut; ⒠ **1.–2.** *corneal reflex*

Horn|haut|sta|phy|lom *nt:* meist trauma-

tisch bedingte Vorwölbung der Kornea*; ⒠ *corneal staphyloma*

Horn|schicht *f:* oberste Schicht der Epidermis*; ⒠ *horny layer of epidermis*

Horn|zel|le *f:* keratinbildende Zelle der Haut; ⒠ *keratinocyte*

Hör|schlauch *m:* spezielles Hörrohr zur Auskultation von Nasengeräuschen; ⒠ *phonendoscope*

Hör|stumm|heit *f:* fehlende oder verzögerte Sprachentwicklung; ⒠ *audimutism*

Hör|sturz *m:* i.d.R. einseitige, plötzliche Innenohrschwerhörigkeit; ⒠ *sudden deafness*

Horton-Syndrom *nt:* streng halbseitig auftretende Schmerzattacken im Augen-Stirn-Schläfen-Bereich mit Rötung des Auges, Tränenfluss und anderen Symptomen; ⒠ *Horton's headache*

Hör|zel|len *pl:* Sinneszellen im Corti-Organ des Innenohrs; ⒠ *hair cells*

Hos|pi|ta|lis|mus *m:* Bezeichnung für alle körperlichen und psychischen Schäden, die durch oder während eines Aufenthaltes in einem Krankenhaus, Sanatorium, Heim usw., entstehen; ⒠ *hospitalism*

Hos|pi|tal|kei|me *pl:* i.d.R. antibiotikaresistente Keime, die nosokomiale Infekte hervorrufen; ⒠ *nosocomial germs*

Host-versus-Graft-Reaktion *f:* Abstoßungsreaktion, bei der das Immunsystem des Empfängers gegen das transplantierte Organ oder Gewebe reagiert; ⒠ *host-versus-graft reaction*

H₁-Rezeptorenblocker *m:* s.u. *Histaminantagonist*; ⒠ H_1 *receptor-blocking agent*

H₂-Rezeptorenblocker *m:* s.u. *Histaminantagonist*; ⒠ H_2 *receptor-blocking agent*

HSV-Enzephalitis *f:* → *Herpesenzephalitis*

Hübener-Thomsen-Friedenreich-Phänomen *nt:* enzymatische Freilegung der T-Antigene* führt zu Agglutination der Erythrozyten durch im Serum vorhandene Antikörper; ⒠ *Hübener-Thomsen-Friedenreich phenomenon*

Hueck-Band *nt:* bindegewebiges Balkennetz zwischen Sinus* venosus sclerae und vorderer Augenkammer; ⒠ *Hueck's ligament*

Huf|ei|sen|nie|re *f:* angeborene Nierenfehlbildung mit hufeisenförmiger Verschmelzungsniere; ⒠ *horseshoe kidney*

Hüft|an|ky|lo|se *f:* Versteifung des Hüftgelenks nach Entzündungen; ⓔ *ankylosis of the hip*

Hüft|ar|thro|plas|tik *f*: Hüftgelenkplastik; ⓔ *hip arthroplasty*

Hüft|ar|thro|se *f*: → *Hüftgelenkarthrose*

Hüft|bein *nt*: aus drei Knochen [Darmbein, Sitzbein, Schambein] bestehender, seitlicher Beckenknochen; ⓔ *hipbone*

Hüft|dys|pla|sie, kongenitale *f*: angeborene, unvollständige Entwicklung des Hüftgelenks; ⓔ *congenital dysplasia of the hip*

Hüf|te *f*: Coxa; ⓔ *hip*

Hüft|en|do|pro|the|se *f*: künstliche Hüfte; ⓔ *hip prosthesis*

Hüft|ge|lenk *nt*: Gelenk zwischen Oberschenkelknochen/Femur und Hüftpfanne; ⓔ *hip joint*

Hüft|ge|lenk|ar|thro|se *f*: Arthrosis* deformans des Hüftgelenks; ⓔ *osteoarthritis of hip joint*

Hüft|ge|lenk|dys|pla|sie, kon|ge|ni|ta|le *f*: → *Hüftdysplasie, kongenitale*

Hüft|ge|lenk|ent|zün|dung *f*: → *Coxitis*

Hüft|ge|lenk|lu|xa|ti|on *f*: Verrenkung des Hüftgelenks; ⓔ *dislocation of (the) hip*

Hüft|ge|lenk|pro|the|se *f*: künstliche Hüfte; ⓔ *hip replacement*

Hüft|ge|lenks|lu|xa|ti|ons|frak|tur *f*: Fraktur der Hüftgelenkspfanne mit Luxation* des Oberschenkels; ⓔ *fracture-dislocation of the hip*

Hüft|ge|lenk|so|no|gra|fie, -gra|phie *f*: Ultraschalluntersuchung des Hüftgelenks; v.a. zur Beurteilung der angeborenen Hüftgelenksdysplasie; ⓔ *hip joint sonography*

Hüft|ge|lenks|pfan|ne *f*: → *Hüftpfanne*

Hüft|ge|lenks|plas|tik *f*: Ersatz des Hüftgelenks durch eine Prothese; ⓔ *hip arthroplasty*

Hüft|kno|chen *m*: → *Hüftbein*

Hüft|kopf|ne|kro|se *f*: Osteochondrose* des Hüftkopfs; führt i.d.R. zu Deformierung; ⓔ *necrosis of the femoral head*

Hüft|kopf|pro|the|se *f*: Prothese* zum Ersatz des Oberschenkelkopfes; ⓔ *femoral head prosthesis*

Hüft|nerv *m*: → *Nervus ischiadicus*

Hüft|pfan|ne *f*: Gelenkpfanne des Hüftgelenks; ⓔ *socket of hip joint*

Hüft|pfan|nen|dys|pla|sie *f*: angeborene Entwicklungsstörung der Hüftgelenkspfanne; ⓔ *acetabular dysplasia*

Hüft|to|tal|en|do|pro|the|se *f*: künstliche Hüfte; ⓔ *total hip replacement*

Hühn|er|au|ge *nt*: durch chronischen Druck hervorgerufene Hornverdickung mit zentralem Zapfen; ⓔ *corn*

Hühn|er|brust *f*: Brustkorbfehlbildung mit kielartigem Vorspringen des Brustbeins; ⓔ *chicken breast*

Huhner-Test *m*: Untersuchung von Zervixschleim nach dem Beischlaf zur Beurteilung der männlichen Zeugungsfähigkeit; ⓔ *Huhner test*

Hüll|pro|te|i|ne *pl*: Proteine der Virushülle; ⓔ *coat proteins*

hu|man *adj*: **1.** den Menschen betreffend, im Menschen vorkommend, vom Menschen stammend **2.** menschlich, menschenfreundlich, menschenwürdig; ⓔ **1.** *human* **2.** *humane*

Hu|man|cho|ri|on|go|na|do|tro|pin *nt*: von den Trophoblasten der Plazenta gebildetes Hormon, das den Gelbkörper erhält und seine Umwandlung in den Schwangerschaftsgelbkörper bewirkt; ⓔ *choriogonadotropin*

Hu|man|in|su|lin *nt*: synthetisch hergestelltes Insulin, das von der Struktur her dem Insulin des Körpers entspricht; ⓔ *human insulin*

hu|me|ral *adj*: Oberarm oder Oberarmknochen/Humerus betreffend; ⓔ *humeral*

Humero-, humero- *präf.*: Wortelement mit der Bedeutung „Oberarmknochen/Humerus"

hu|me|ro|ra|di|al *adj*: Humerus und Radius betreffend oder verbindend; ⓔ *humeroradial*

Hu|me|ro|ra|di|al|ge|lenk *nt*: Gelenk zwischen Humerus und Radius; Teil des Ellenbogengelenks; ⓔ *humeroradial joint*

hu|me|ro|ska|pu|lar *adj*: Oberarmknochen und Schulterblatt/Skapula betreffend oder verbindend; ⓔ *humeroscapular*

hu|me|ro|ul|nar *adj*: Humerus und Ulna betreffend oder verbindend; ⓔ *humeroulnar*

Hu|me|ro|ul|nar|ge|lenk *nt*: Gelenk zwischen Humerus und Ulna; Teil des Ellenbogengelenks; ⓔ *humeroulnar joint*

Hu|me|rus *m*: Oberarmknochen; ⓔ *humerus*

Hu|me|rus|frak|tur *f*: Oberarmbruch, Oberarmfraktur; ⓔ *fracture of the humerus*

Hu|me|rus|hals, anatomischer *m*: enge Stelle des Oberarmknochens direkt unter dem Kopf; ⓔ *anatomical neck of hu-*

merus

Hu|me|rus|hals, chirurgischer *m*: unter dem anatomischer Humerushals liegender Bereich, der häufig Sitz einer Fraktur ist; Ⓔ *surgical neck of humerus*

Hu|me|rus|kon|dy|le *f*: Gelenkkopf am unteren Ende des Oberarmknochens für das Ellenbogengelenk; Ⓔ *condyle of humerus*

Hu|me|rus|köpf|chen *nt*: kleines Köpfchen am unteren Ende des Oberarmknochens; Ⓔ *capitellum*

Hu|me|rus|schaft|frak|tur *f*: Bruch des Oberarmknochens im Schaft; kann zu Gefäß- und Nervenschäden [Nervus* radialis] führen; Ⓔ *humeral shaft fracture*

Hu|mor *m*: (Körper-)Flüssigkeit; Ⓔ *humor*

Humor aquosus: vom Epithel des Ziliarkörpers gebildete Flüssigkeit der vorderen und hinteren Augenkammer; Ⓔ *aqueous humor*

Humor vitreus: wasserreiche Gallerte im Glaskörper des Auges; Ⓔ *vitreous humor*

hu|mo|ral *adj*: (Körper-)Flüssigkeit(en) betreffend; Ⓔ *humoral*

Hun|de|band|wurm *m*: 3–6 mm langer Bandwurm, der bei Hunden und anderen Caniden vorkommt; beim Menschen [Fehlzwischenwirt] Erreger der Hydatidose*; Ⓔ *dog tapeworm*

Hun|de|band|wurm|krank|heit *f*: → *Hydatidose*

Hun|de|spul|wurm *m*: selten auf den Menschen übertragener Erreger von Toxocariasis* und Larva* migrans; Ⓔ *Toxocara canis*

Hun|ger|al|zi|do|se *f*: metabolische Azidose* bei ungenügender Kohlenhydratzufuhr; Ⓔ *starvation acidosis*

Hun|ger|öl|dem *nt*: Ödem durch Eiweißmangel bei Unterernährung; Ⓔ *hunger edema*

Hun|ger|os|te|o|pa|thie *f*: Osteopathie* bei Fehl- oder Unterernährung; Ⓔ *hunger osteopathy*

Hun|ger|os|te|o|po|ro|se *f*: bei Fehl- oder Unterernährung entstehende Osteoporose*, Teilaspekt der Hungerosteopathie*; Ⓔ *starvation osteoporosis*

Hun|ger|ty|phus *m*: weltweit verbreitete, durch schlechte hygienische Bedingungen geförderte Infektionskrankheit; der Erreger **Rickettsia** prowazeki wird v.a. durch die Kleiderlaus* von Mensch zu Mensch übertragen; neben hohem Fieber und einem charakteristischem fleckförmigem Hautausschlag imponiert die Erkrankung durch Bewusstseinseintrübung und neurologische Schäden; Ⓔ *classic typhus*

Hunner-Zystitis *f*: vorwiegend Frauem im mittleren Alter betreffende chronisch unspezifische Blasenentzündung unklarer Genese; Ⓔ *chronic interstitial cystitis*

Hunter-Glossitis *f*: atrophische Glossitis* als Begleiterscheinung von Anämien oder Lebererkrankungen; Ⓔ *Hunter's glossitis*

Hunter-Schanker *m*: primäres Hautgeschwür bei Syphilis*; Ⓔ *hunterian chancre*

Hurler-Scheie-Variante *f*: nur mit leichter Einschränkung der Intelligenz verbundene Variante der Mukopolysaccharidose*; Ⓔ *Hurler-Scheie type*

Hurler-Syndrom *nt*: autosomal-rezessiv vererbte Speicherkrankheit durch einen Mangel an α-L-Iduronidase; typisch sind Knochenwachstumsstörungen [disproportionierter Zwergwuchs*, Lendenkyphose], Deformität des Gesichtsschädels [Wasserspeiergesicht*], Hepatosplenomegalie* sowie Hornhauttrübungen und evtl. eine geistige Retardierung; Ⓔ *Hurler's disease*

Hürthle-Tumor *m*: von den **Hürthle-Zellen** ausgehender Schilddrüsentumor, der nur selten maligne entartet; Ⓔ *Hürthle cell tumor*

Hus|ten|schlag *m*: durch einen starken Hustenanfall ausgelöste krisenhafte Hirnischämie mit Schwindel oder Bewusstseinseintrübung; Ⓔ *tussive syncope*

Hus|ten|syn|ko|pe *f*: → *Hustenschlag*

Hutchinson-Gilford-Syndrom *nt*: autosomal-rezessive Entwicklungsstörung mit Minderwuchs, hochgradiger Vergreisung, Knochen-, Gelenk- und Zahnfehlbildungen; Ⓔ *Hutchinson-Gilford syndrome*

HVL-Insuffizienz *f*: → *Hypophysenvorderlappeninsuffizienz*

HWS-Schleudertrauma *nt*: Verletzung der Halswirbelsäule durch plötzliche Überstreckung und nachfolgendes Nachvorneschleudern bei Auffahrunfällen; Ⓔ *whiplash*

Hyal-, hyal- *präf*.: → *Hyalo-*

hy|al|in *adj*: 1. Hyalin betreffend 2. transparent, durchscheinend; glasartig, glasig; Ⓔ 1. *hyaline* 2. *glassy*

Hy|a|lin|knor|pel *m*: druckfester, durchsichtiger Knorpel; kommt v.a. als Gelenkknorpel und Rippenknorpel vor; Ⓔ *hyaline cartilage*

Hy|al|i|no|se *f*: durch eine intrazelluläre Hyalineinlagerung in Gewebe und/oder Organe gekennzeichnete Erkrankung; Ⓔ *hyalinosis*

Hy|al|in|ur|ie *f*: Ausscheidung von Hyalin oder Hyalinzylindern im Harn; Ⓔ *hyalinuria*

Hy|al|i|tis *f*: Glaskörperentzündung; Ⓔ *hyalitis*

Hyalo-, hyalo- *präf.*: Wortelement mit der Bedeutung „Glas/gläsern"

hy|al|o|id *adj*: transparent, durchscheinend; glasartig, glasig; Ⓔ *hyaloid*

Hy|al|o|id|i|tis *f*: → *Hyalitis*

Hy|al|o|mer *nt*: glasklare Randschicht der Thrombozyten*; Ⓔ *hyalomere*

Hy|al|o|plas|ma *nt*: fast glasklares, lichtmikroskopisch homogenes Grundplasma der Zelle; Ⓔ *hyaloplasm*

Hy|al|o|se|ro|si|tis *f*: von Hyalinose* gekennzeichnete Entzündung seröser Deckhäute; Ⓔ *hyaloserositis*

Hy|al|u|ron|i|da|se *nt*: Hyaluronsäure spaltendes Enzym; Ⓔ *hyaluronidase*

Hy|al|u|ron|i|da|se|an|ta|go|nist *m*: → *Hyaluronidasehemmer*

Hy|al|u|ron|i|da|se|hem|mer *m*: Antikörper* gegen Hyaluronidase*; Ⓔ *antihyaluronidase*

Hy|al|u|ron|säu|re *f*: hochviskoses, stark wasserbindendes Glykosaminoglykosan aus Glukuronsäure und Acetylglucosamin; kommt u.A. in Synovialflüssigkeit, Glaskörper, Haut und Knochen vor; Ⓔ *hyaluronic acid*

hyb|rid *adj*: durch Kreuzung zweier genetisch unterschiedlicher Eltern erhalten; Ⓔ *hybrid*

Hy|bri|de *f/m*: durch Kreuzung zweier genetisch unterschiedlicher Eltern erhaltener Nachkömmling; Ⓔ *hybrid*

Hy|bri|di|sa|ti|on *f*: 1. Kreuzung zweier genetisch unterschiedlicher Eltern 2. Methode zur DNA-Analyse durch Einbau markierter Nukleinsäuren; **1.–2.** *hybridization*

Hy|bri|di|sie|rung *f*: → *Hybridisation*

Hy|dan|to|i|ne *nt*: von **Hydantoin** [Glykolylharnstoff] abgeleitete Antikonvulsiva; Ⓔ *hydantoins*

Hy|dan|to|in|syn|drom, embryopathisches *nt*: durch die Einnahme verschiedener Antiepileptika verursachtes Fehlbildungssyndrom mit Gesichtsanomalien, Herzfehler und Wachstumsstörungen; Ⓔ *antiepileptic fetopathy*

Hyd|arth|ros *m*: → *Hydrarthrose*

Hyd|arth|ro|se *f*: Flüssigkeitsansammlung im Gelenk; Ⓔ *hydrarthrosis*

Hy|da|ti|de *f*: von Echinococcus* cysticus im Körper gebildete flüssigkeitsgefüllte Blase; Ⓔ *hydatid*

Hy|da|ti|den|krank|heit *f*: → *Hydatidose*

Hy|da|ti|den|zys|te *f*: → *Hydatide*

hy|da|ti|di|form *adj*: hydatidenähnlich, hydatidenartig, hydatidenförmig; Ⓔ *hydatidiform*

Hy|da|ti|do|se *f*: nach peroraler Aufnahme der Eier des Hundebandwurms entstehende Erkrankung; Ⓔ *hydatidosis*

Hy|da|ti|do|ze|le *f*: Hodenbruch* durch eine vergrößerte Appendix* epididymidis*; Ⓔ *hydatidocele*

Hydr-, hydr- *präf.*: → *Hydro-*

Hyd|rä|mie *f*: Volumenzunahme des Blutes durch erhöhte Wasserzufuhr; Ⓔ *hydremia*

Hyd|ram|ni|on *nt*: übermäßige Fruchtwassermenge; Ⓔ *hydramnion*

Hyd|rar|gy|rie *f*: Quecksilbervergiftung; Ⓔ *hydrargyrism*

Hyd|rar|gy|rum *nt*: → *Quecksilber*

Hyd|rar|thro|se *f*: → *Hydarthrose*

Hyd|ra|ta|se *f*: wasserabspaltende Lyase*; Ⓔ *hydratase*

Hyd|ra|ta|ti|on *f*: 1. Wasseranlagerung, Hydratbildung 2. Wasseraufnahme; Ⓔ **1.–2.** *hydration*

Hyd|ra|ti|on *f*: → *Hydratation*

Hyd|ri|a|trie *f*: therapeutische Anwendung von Wasser; Ⓔ *hydriatrics*

Hydro-, hydro- *präf.*: Wortelement mit der Bedeutung „Wasser/Feuchtigkeit/Wasserstoff"

Hyd|roa *f*: durch Lichteinwirkung hervorgerufene Dermatose* mit juckenden Bläschen; Ⓔ *hydroa*

Hyd|ro|ce|le *f*: Wasser-/Exsudatansammlung in einer serösen Höhle; Ⓔ *hydrocele*

Hyd|ro|ce|phal|lus *m*: angeborene oder erworbene Erweiterung der Liquorräume im Gehirn, die zu einer sichtbaren Vergrößerung des Schädels führen kann; Ⓔ *hydrocephaly*

Hyd|ro|cho|le|re|se *f*: Ausscheidung einer wässrigen Galle; Ⓔ *hydrocholeresis*

Hyd|ro|cor|ti|son *nt*: in der Nebennierenrinde aus Cholesterin gebildetes wichtigstes Glucocorticoid*; Ⓔ *hydrocortisone*

Hyd|ro|di|u|re|se *f*: durch Wasseraufnahme ausgelöste Erhöhung der Harnausscheidung; Ⓔ *hydrodiuresis*

Hyd|ro|en|ze|phal|lo|ze|le *f*: Enzephaloze-

H

le* mit Beteiligung des Liquorräume; Ⓔ *hydroencephalocele*

Hy|dro|hä|ma|to|ne|phro|se f: Hydronephrose* mit Blutbeimengung; Ⓔ *hydrohematonephrosis*

Hy|dro|hä|mo|ne|phro|se f: → *Hydrohämatonephrose*

Hy|dro|kal|y|ko|se f: meist asymptomatische Auftreibung mehrerer Nierenkelche; Ⓔ *hydrocalycosis*

Hy|dro|kar|die f: → *Hydroperikard*

Hy|dro|kol|pos m: Flüssigkeitsansammlung in der Scheide bei Verschluss des Scheideneingangs; Ⓔ *hydrocolpos*

Hy|dro|la|se f: Enzym, das die Hydrolyse* einer Verbindung katalysiert; Ⓔ *hydrolase*

Hy|dro|ly|se f: Spaltung einer chemischen Verbindung durch Wasser; Ⓔ *hydrolysis*

hy|dro|ly|sier|bar adj: durch Hydrolyse auflösbar; Ⓔ *hydrolyzable*

Hy|dro|me|nin|gi|tis f: seröse Meningitis*; Ⓔ *hydromeningitis*

Hy|dro|me|nin|go|zel|le f: hernienartiger Vorfall der Hirnhaut durch einen Schädeldefekt; Ⓔ *hydromeningocele*

Hy|dro|my|e|lie f: angeborene Erweiterung des Zentralkanals des Rückenmarks; Ⓔ *hydromyelia*

Hy|dro|my|e|lo|me|nin|go|zel|le f: hernienartiger Vorfall von Rückenmarkshaut und Rückenmark durch einen Wirbelsäulendefekt; Ⓔ *hydromyelomeningocele*

Hy|dro|my|e|lo|zel|le f: Hydromyelomeningozele* mit zystischer Auftreibung des Rückenmarkkanals; Ⓔ *hydromyelocele*

Hy|dro|ne|phro|se f: sackartige Ausweitung des Nierenhohlsystems und evtl. der Harnleiter [Hydroureteronephrose*]; Ⓔ *hydronephrosis*

Hy|dro|ni|um|i|on nt: positives Wasserstoffion; Ⓔ *hydronium ion*

Hy|dro|pel|ri|car|di|um nt: → *Hydroperikard*

Hy|dro|pe|ri|kard nt: Wasseransammlung im Herzbeutel; Ⓔ *hydropericardium*

Hy|dro|pe|ri|kar|di|tis f: mit Ergussbildung [Hydroperikard*] einhergehende Herzbeutelentzündung; Ⓔ *hydropericarditis*

Hy|dro|per|tu|ba|ti|on f: Durchspülung der Eileiter; Ⓔ *hydropertubation*

Hy|dro|pe|xie f: Wasserbindung, Wassereinlagerung, Wasserfixierung; Ⓔ *hydropexy*

hy|dro|phil adj: wasserliebend, Wasser/

Feuchtigkeit aufnehmend, Wasser anziehend; Ⓔ *hydrophilic*

hy|dro|phob adj: 1. wasserabstoßend; nicht in Wasser löslich oder mit Wasser mischbar 2. Wasserscheu betreffend, mit einer krankhaften Abneigung gegen Wasser; Ⓔ 1.–2. *hydrophobic*

Hy|dro|pho|bie f: 1. Unlöslichkeit in oder Nichtmischbarkeit mit Wasser 2. krankhafte Abneigung gegen Wasser; charakteristisches Zeichen bei Tollwut*; Ⓔ 1.–2. *hydrophobia*

Hy|droph|thal|mus m: ein- oder beidseitige Vergrößerung des Augapfels durch Erhöhung des Augeninnendrucks; Ⓔ *hydrophthalmos*

hy|dro|pisch adj: Hydrops betreffend, von ihm betroffen oder gekennzeichnet, mit Hydrops einhergehend; Ⓔ *hydropic*

Hy|dro|plas|mie f: → *Hydrämie*

Hy|dro|pneu|ma|to|sis f: kombiniertes Emphysem* und Ödem*; Ⓔ *hydropneumatosis*

Hy|dro|pneu|mo|pe|ri|kard nt: Luft- und Flüssigkeitsansammlung im Herzbeutel; Ⓔ *hydropneumopericardium*

Hy|dro|pneu|mo|pe|ri|to|ne|um nt: Luft- und Flüssigkeitsansammlung in der Bauchhöhle; Ⓔ *hydropneumoperitoneum*

Hy|dro|pneu|mo|tho|rax m: Luft- und Flüssigkeitsansammlung im Pleuraraum; Ⓔ *hydropneumothorax*

Hy|drops m: Flüssigkeitsansamlung in einer Körperhöhle oder im interstitiellen Raum; Ⓔ *hydrops*

Hydrops fetalis: schwerste Form des Morbus* haemolyticus neonatorum mit allgemeinem Ödem, Aszites* und Leberinsuffizienz; Ⓔ *fetal hydrops*

Hy|dro|py|o|ne|phro|se f: eitrige Hydronephrose*; Ⓔ *hydropyonephrosis*

Hy|dror|rhoea f: wässriger/seröser Ausfluss; Ⓔ *hydrorrhea*

Hy|dro|sal|pinx f: Flüssigkeitsansammlung im Eileiter; Ⓔ *hydrosalpinx*

Hy|dro|sar|ko|ze|le f: kombinierte Hydrozele* und Sarkozele*; Ⓔ *hydrosarcocele*

Hy|dro|sy|rin|go|my|e|lie f: angeborene Höhlenbildung im Rückenmark; Ⓔ *hydrosyringomyelia*

Hy|dro|the|ra|pie f: therapeutische Anwendung von Wasser; Ⓔ *hydrotherapeutics*

Hy|dro|tho|rax m: Ansammlung von Flüssigkeit im Pleuraspalt; Ⓔ *hydrothorax*

Hy|dro|u|re|ter m: Flüssigkeitsansammlung im Eileiter; ⒺＥ *hydroureter*

Hy|dro|u|re|te|ro|ne|phro|se *f*: kombinierte Erweiterung von Harnleiter [Hydroureter*] und Nierenhohlsystem [Hydronephrose*]; ⒺＥ *hydroureteronephrosis*

Hy|dro|xi|al|pa|tit *nt*: → *Hydroxylapatit*

Hy|dro|xid *nt*: Verbindung von Anionen mit Hydroxidionen [OH⁻]; ⒺＥ *hydroxide*

Hy|dro|xo|co|bal|a|min *nt*: Hydroxyderivat von Cobalamin* [Vitamin B₁₂]; ⒺＥ *hydroxocobalamin*

Hy|dro|xo|ni|um|i|on *nt*: → *Hydroniumion*

Hy|dro|xy|al|kan *nt*: → *Alkohol*

Hy|dro|xy|al|pa|tit *nt*: → *Hydroxylapatit*

25-Hy|dro|xy|chol|e|cal|ci|fe|rol *nt*: in der Leber gebildeter aktiver Metabolit von Vitamin D₃; ⒺＥ *25-hydroxycholecalciferol*

5-Hydroxyindolessigsäure *f*: im Harn ausgeschiedenes Abbauprodukt von Serotonin; ⒺＥ *5-hydroxyindoleacetic acid*

Hy|dro|xy|la|pa|tit *nt*: mineralischer Hauptbestandteil von Zahnschmelz und Knochen; ⒺＥ *hydroxyapatite*

Hy|dro|xy|la|se *f*: Oxygenase*, die die Hydroxylierung* von Verbindungen katalysiert; ⒺＥ *hydroxylase*

Hy|dro|xy|lie|rung *f*: Einführung der Hydroxylgruppe [OH⁻] in ein Molekül; ⒺＥ *hydroxylation*

Hy|dro|xy|ly|sin *nt*: v.a. im Kollagen enthaltene Aminosäure; ⒺＥ *hydroxylysine*

Hy|dro|xy|pro|lin *nt*: v.a. im Kollagen enthaltene essentielle Aminosäure; ⒺＥ *hydroxyproline*

Hy|dro|xy|säu|re *f*: Karbonsäure mit einer oder mehrerer Hydroxylgruppen; ⒺＥ *hydroxy acid*

5-Hy|dro|xy|tryp|ta|min *nt*: aus Tryptophan* entstehendes biogenes Amin, das eine Vorstufe von Melatonin* ist; Neurotransmitter; ⒺＥ *5-hydroxytryptamine*

Hy|dro|xy|ty|ra|min *nt*: als Neurotransmitter* verwendetes Katecholamin*; Zwischenprodukt der Adrenalin- und Noradrenalinsynthese; ⒺＥ *hydroxytyramine*

Hy|dro|zel|le *f*: **1.** Wasser-/Exsudatansammlung in einer serösen Höhle **2.** Wasserbruch des Hodens mit Flüssigkeitsansammlung in der Tunica vaginalis; ⒺＥ **1.–2.** *hydrocele*

hy|dro|ze|phal *adj*: Hydrozephalus betreffend; ⒺＥ *hydrocephalic*

hy|dro|ze|phal|o|id *adj*: hydrozephalusähnlich; ⒺＥ *hydrocephaloid*

Hy|dro|ze|phal|lus *m*: → *Hydrocephalus*

Hy|dro|zys|te *f*: durch Flüssigkeitsansammlung entstandene Zyste; ⒺＥ *hydrocyst*

Hy|dru|rie *f*: Ausscheidung eines hellen, wenig konzentrierten Harns; ⒺＥ *hydruria*

Hy|gi|e|ne *f*: Gesundheitslehre, Gesundheitsfürsorge; ⒺＥ *hygiene*

hy|gi|e|nisch *adj*: Hygiene betreffend, der Gesundheit dienend; sauber, frei von Verschmutzung; ⒺＥ *hygienic*

Hygro-, hygro- *präf.*: Wortelement mit der Bedeutung „Feuchtigkeit/Wasser"

Hy|grom *nt*: durch Flüssigkeitseinlagerung verursachte Schwellung von Schleimbeuteln und Sehnenscheiden; ⒺＥ *hygroma*

hy|gro|ma|tös *adj*: Hygrom betreffend, hygromartig; ⒺＥ *hygromatous*

Hy|gro|me|ter *nt*: Luftfeuchtigkeitsmesser; ⒺＥ *hygrometer*

hy|gro|sko|pisch *adj*: Wasser oder (Luft-)Feuchtigkeit anziehend oder aufnehmend; ⒺＥ *hygroscopic*

Hy|men *m*: Jungfernhäutchen; ⒺＥ *hymen*

Hy|men|al|a|tre|sie *f*: angeborenes Fehlen der Öffnung des Jungfernhäutchens; ⒺＥ *hymenal atresia*

Hy|men|al|ka|run|keln *pl*: Reste des Jungfernhäutchens am Scheideneingang; ⒺＥ *hymenal caruncles*

Hy|men|ek|to|mie *f*: operative Entfernung des Jungfernhäutchens; ⒺＥ *hymenectomy*

Hy|me|ni|tis *f*: Hymenentzündung; ⒺＥ *hymenitis*

hy|me|no|id *adj*: hymenähnlich, hymenartig; ⒺＥ *hymenoid*

Hy|me|no|le|pi|a|sis *f*: Befall und Infektion mit **Hymenolepis nana**; führt v.a. bei Kindern zu Leibschmerzen, Durchfall und Pruritus* ani; ⒺＥ *hymenolepiasis*

Hy|me|no|le|pi|do|se *f*: → *Hymenolepiasis*

Hy|men|or|rha|phie *f*: Naht des Jungfernhäutchens, Hymennaht; ⒺＥ *hymenorrhaphy*

Hy|me|no|to|mie *f*: Hymendurchtrennung, Hymendurchschneidung, Hymenspaltung; ⒺＥ *hymenotomy*

hy|o|e|pi|glot|tisch *adj*: Zungenbein/Os hyoideum und Kehldeckel/Epiglottis betreffend; ⒺＥ *hyoepiglottic*

Hyp-, hyp- *präf.*: → *Hypo-*

Hyp|ad|re|nal|in|ä|mie *f*: verminderter Adrenalingehalt des Blutes; ⒺＥ *hypoepinephrinemia*

Hyp|a|ku|sis *f*: Hörschwäche; ⒺＥ *hypacusis*

Hyp|al|bu|min|ä|mie *f*: verminderter Al-

H

277

bumingehalt des Blutes; Ⓔ *hypalbuminemia*

Hyp|al|ge|sie f: verminderte Schmerzempfindung; Ⓔ *hypalgesia*

Hyp|al|gie f: → *Hypalgesie*

hyp|al|kallisch adj: mit verminderter Alkalität; Ⓔ *hypoalkaline*

Hyp|äs|the|sie f: verminderte Reizempfindlichkeit; Ⓔ *hypesthesia*

Hyp|al|zi|di|tät f: Säuremangel des Magens; Ⓔ *hypoacidity*

Hyp|al|zot|u|rie f: verminderte Stickstoffausscheidung im Harn; Ⓔ *hypazoturia*

Hyp|el|lek|tro|lyt|ä|mie f: verminderter Elektrolytgehalt des Blutes; Ⓔ *hypoelectrolytemia*

Hyper-, hyper- präf.: Wortelement mit der Bedeutung „über/oberhalb"

Hy|per|a|del|nie f: → *Hyperadenosis*

Hy|per|a|de|no|sis f: allgemeine Bezeichnung für eine gesteigerte Drüsentätigkeit oder für ein vermehrtes Vorkommen von Drüsengewebe; Ⓔ *hyperadenosis*

Hy|per|ad|re|na|lin|ä|mie f: erhöhter Adrenalingehalt des Blutes; Ⓔ *hyperepinephrinemia*

hy|per|ak|tiv adj: übermäßig aktiv; hyperkinetisch; Ⓔ *hyperactive*

Hy|per|ak|ti|vi|tät f: Bewegungsunruhe; Ⓔ *hyperactivity*

Hy|per|a|ku|sis f: krankhafte Feinhörigkeit; Ⓔ *hyperacusis*

hy|per|a|kut adj: (Verlauf, Reaktion) extrem akut, perakut; Ⓔ *hyperacute*

Hy|per|al|bu|min|ä|mie f: erhöhter Albumingehalt des Blutes; Ⓔ *hyperalbuminemia*

Hy|per|al|dos|te|ron|ä|mie f: erhöhter Aldosterongehalt des Blutes; Ⓔ *hyperaldosteronemia*

Hy|per|al|dos|te|ro|nis|mus m: übermäßige Aldosteronproduktion; Ⓔ *hyperaldosteronism*

Hy|per|al|dos|te|ron|u|rie f: erhöhte Aldosteronausscheidung im Harn; Ⓔ *hyperaldosteronuria*

Hy|per|al|ge|sie f: Schmerzüberempfindsamkeit, gesteigerte Schmerzempfindlichkeit; Ⓔ *hyperalgesia*

Hy|per|al|gie f: → *Hyperalgesie*

Hy|per|a|li|men|ta|ti|on f: chronische Überernährung; Ⓔ *hyperalimentation*

Hy|per|a|li|men|ta|ti|ons|syn|drom nt: durch eine chronische Überernährung ausgelöste Erkrankung; Ⓔ *hyperalimentosis*

Hy|per|ä|mie f: vermehrte Blutfülle in einem Organ- oder Körperabschnitt; Ⓔ *congestion*

arterielle Hyperämie: Hyperämie bei Weitstellung der Arterien; Ⓔ *active congestion*

reaktive Hyperämie: Hyperämie durch lokale Reaktion und Weitstellung der Gefäße; Ⓔ *reactive hyperemia*

venöse Hyperämie: Hyperämie durch eine Abflussbehinderung im venösen Schenkel; Ⓔ *venous congestion*

Hy|per|a|mi|no|a|zid|ä|mie f: erhöhter Aminosäuregehalt des Blutes; Ⓔ *hyperaminoacidemia*

Hy|per|a|mi|no|a|zid|u|rie f: erhöhte Aminosäureausscheidung im Harn; Ⓔ *hyperaminoaciduria*

hy|per|ä|mi|sie|rend adj: eine Hyperämie herbeiführend; Ⓔ *rubefacient*

Hy|per|am|mon|ä|mie f: erhöhter Ammoniakgehalt des Blutes; Ⓔ *hyperammonemia*

Hy|per|am|mo|ni|ä|mie f: → *Hyperammonämie*

Hy|per|am|mon|u|rie f: erhöhte Ammoniakausscheidung im Harn; Ⓔ *hyperammonuria*

Hy|per|ar|gi|nin|ä|mie f: autosomal-rezessiver Mangel an Arginase* mit Block des Harnstoffzyklus; führt zu erhöhten Blutspiegeln von Arginin und Ammoniak, Argininurie*, epileptiformen Krämpfen und Hirnschäden; Ⓔ *hyperargininemia*

Hy|per|äs|the|sie f: Überempfindlichkeit für Berührungsreize; Ⓔ *hyperesthesia*

hy|per|a|zid adj: übermäßig sauer; Ⓔ *hyperacid*

Hy|per|a|zi|di|tät f: Übersäuerung des Magensaftes; Ⓔ *hyperacidity*

Hy|per|a|zot|ä|mie f: → *Azotämie*

Hy|per|a|zot|u|rie f: erhöhte Stickstoffausscheidung im Harn; Ⓔ *hyperazoturia*

hy|per|bar adj: unter/mit Überdruck, mit erhöhtem Druck; Ⓔ *hyperbaric*

hy|per|ba|so|phil adj: extrem basophil*; Ⓔ *hyperbasophilic*

Hy|per|be|ta|li|po|pro|te|in|ä|mie f: erhöhter β-Liopoproteingehalt des Blutes; Ⓔ *hyperbetalipoproteinemia*

Hy|per|bi|kar|bo|nat|ä|mie f: erhöhter Bikarbonatgehalt des Blutes; Ⓔ *hyperbicarbonatemia*

Hy|per|bi|li|ru|bin|u|rie f: erhöhte Bilirubinausscheidung im Harn; Ⓔ *hyperbilirubinuria*

Hy|per|ce|men|to|se f: diffuse oder umschriebene Verdickung des Zahnwurzelzements; Ⓔ *hypercementosis*

Hy|per|chlor|ä|mie f: erhöhter Chloridgehalt des Blutes; Ⓔ *hyperchloremia*

Hy|per|chlor|hy|drie *f*: erhöhte Salzsäureproduktion des Magens; Ⓔ *hyperchlorhydria*

Hy|per|chlo|rid|ä|mie *f*: → *Hyperchlorämie*

Hy|per|chlor|u|rie *f*: erhöhte Chloridausscheidung im Harn; Ⓔ *hyperchloruria*

Hy|per|cho|les|te|rin|ä|mie *f*: erhöhter Cholesteringehalt des Blutes; Ⓔ *hypercholesterolemia*

Hy|per|cho|lie *f*: übermäßige Galleproduktion oder Gallensekretion; Ⓔ *hypercholia*

hy|per|chrom *adj*: (*Erythrozyten*) mit erhöhtem Hämoglobingehalt; Ⓔ *hyperchromic*

Hy|per|chro|ma|sie *f*: 1. erhöhter Hämoglobingehalt der Erythrozyten 2. erhöhte Färbbarkeit von Zellen oder Zellstrukturen; Ⓔ 1.–2. *hyperchromemia*

hy|per|chro|ma|tisch *adj*: verstärkt anfärbbar; Ⓔ *hyperchromic*

Hy|per|chro|ma|to|se *f*: erhöhter Farbstoff- oder Pigmentgehalt eines Gewebes; Ⓔ *hyperchromatosis*

Hy|per|chro|mie *f*: 1. erhöhter Farbstoff- oder Pigmentgehalt eines Gewebes 2. erhöhte Hämoglobingehalt der Erythrozyten 3. erhöhte Färbbarkeit von Zellen oder Zellstrukturen; Ⓔ 1.–3. *hyperchromemia*

Hy|per|chy|lie *f*: übermäßige Magensaftsekretion; Ⓔ *hyperchylia*

Hy|per|chy|lo|mi|kron|ä|mie *f*: Erhöhung der Chylomikronen im Blut; Ⓔ *hyperchylomicronemia*

Hy|per|dak|ty|lie *f*: angeborene Überzahl von Fingern oder Zehen; Ⓔ *hyperdactyly*

hy|per|dens *adj*: (*Film*) mit erhöhter Dichte; Ⓔ *hyperdense*

hy|per|di|plo|id *adj*: diploid* mit einem überzähligen Chromosom; Ⓔ *hyperdiploid*

Hy|per|don|tie *f*: Überzahl von Zähnen; Ⓔ *hyperodontia*

Hy|per|dy|na|mie *f*: übermäßige Muskelaktivität; Ⓔ *hyperdynamia*

Hy|per|e|lek|tro|lyt|ä|mie *f*: Erhöhung der Elektrolytkonzentration im Blut; Ⓔ *hyperelectrolytemia*

Hy|per|e|me|sis *f*: übermäßiges Erbrechen; Ⓔ *hyperemesis*

Hy|per|en|zym|ä|mie *f*: erhöhte Enzymaktivität im Blut; Ⓔ *hyperenzymemia*

Hy|per|en|zy|mie *f*: → *Hyperenzymämie*

Hy|per|e|o|si|no|phi|lie *f*: extreme Eosinophilie*; Ⓔ *hypereosinophilia*

Hy|per|er|gie *f*: gesteigerte Empfindlichkeit, verstärkte Reaktion(sbereitschaft); Ⓔ *hyperergy*

Hy|per|e|ry|thro|zyt|hä|mie *f*: pathologische Erhöhung der Erythrozytenzahl; Ⓔ *hypererythrocythemia*

hy|per|ex|kre|to|risch *adj*: durch Übersekretion gekennzeichnet; Ⓔ *hyperexcretory*

Hy|per|ex|ten|di|bi|li|tät *f*: (*Gelenk*) Überstreckbarkeit; Ⓔ *hyperextendibility*

hy|per|ex|zi|ta|bel *adj*: übererregbar; Ⓔ *hyperexcitable*

Hy|per|ex|zi|ta|bi|li|tät *f*: Übererregbarkeit; Ⓔ *hyperexcitability*

Hy|per|fi|brin|ä|mie *f*: erhöhter Fibringehalt des Blutes; Ⓔ *fibrinemia*

Hy|per|fi|bri|no|gen|ä|mie *f*: erhöhter Fibrinogengehalt des Blutes; Ⓔ *hyperfibrinogenemia*

Hy|per|fi|bri|no|ly|se *f*: Steigerung der Fibrinolyse* durch Freisetzung von Plasminogen*; Ⓔ *hyperfibrinolysis*

Hy|per|fi|brin|u|rie *f*: erhöhte Fibrinausscheidung im Harn; Ⓔ *fibrinuria*

Hy|per|ga|lak|tie *f*: übermäßige Milchsekretion; Ⓔ *hypergalactia*

Hy|per|gam|ma|glo|bu|lin|ä|mie *f*: erhöhter Gammaglobulingehalt des Blutes; Ⓔ *hypergammaglobulinemia*

Hy|per|ge|ni|ta|lis|mus *m*: übermäßige oder vorzeitige Entwicklung der primären und sekundären Geschlechtsmerkmale; Ⓔ *hypergenitalism*

Hyp|er|gie *f*: verminderte Reaktivität; Ⓔ *hypoergia*

Hy|per|glo|bu|lie *f*: Vermehrung der roten Blutkörperchen im peripherem Blut; Ⓔ *hyperglobulia*

Hy|per|glo|bu|lin|ä|mie *f*: erhöhter Globulingehalt des Blutes; Ⓔ *hyperglobulinemia*

Hy|per|glu|ka|gon|ä|mie *f*: erhöhter Glukagongehalt des Blutes; Ⓔ *hyperglucagonemia*

Hy|per|gly|ce|rid|ä|mie *f*: erhöhter Glyceridgehalt des Blutes; Ⓔ *hyperglyceridemia*

Hy|per|gly|cin|ä|mie *f*: erhöhter Glycingehalt des Blutes; Ⓔ *hyperglycinemia*

Hy|per|gly|kä|mie *f*: pathologische Blutzuckererhöhung; Ⓔ *hyperglycemia*

Hy|per|gly|ko|su|rie *f*: stark erhöhte Zuckerausscheidung im Harn; Ⓔ *hyperglycosuria*

Hy|per|gly|zin|ä|mie *f*: → *Hyperglycinämie*

Hy|per|go|na|dis|mus *m*: Gonadenüberfunktion; Ⓔ *hypergonadism*

hy|per|go|na|do|trop *adj*: durch einen Gonadotropinüberschuss bedingt oder verursacht; ℰ *hypergonadotropic*

Hy|per|hä|mo|glo|bin|ä|mie f: extreme Hämoglobinämie*; ℰ *hyperhemoglobinemia*

Hy|per|he|pa|rin|ä|mie f: erhöhter Heparingehalt des Blutes; ℰ *hyperheparinemia*

Hy|per|hid|ro|se f: vermehrte Schweißsekretion; ℰ *hyperhidrosis*

Hy|per|hy|dra|ta|ti|on f: übermäßiger Wassergehalt des Körpers, Überwässerung; ℰ *hyperhydration*

Hy|per|hy|dro|pe|xie f: übermäßige Wassereinlagerung im Gewebe; ℰ *hyperhydropexy*

hy|per|im|mun adj: mit hoher Antikörperkonzentration; ℰ *hyperimmune*

Hy|per|im|mun|glo|bu|lin|ä|mie f: erhöhter Immunglobulingehalt des Blutes; ℰ *hyperimmunoglobulinemia*

Hy|per|im|mu|ni|sie|rung f: wiederholte Immunisierung mit dem gleichen Antigen; ℰ *hyperimmunization*

Hy|per|in|su|lin|ä|mie f: erhöhter Insulingehalt des Blutes; ℰ *hyperinsulinemia*

Hy|per|in|su|li|nis|mus m: vermehrte Insulinsekretion; ℰ *hyperinsulinism*

Hy|per|in|vo|lu|ti|on f: übermäßige Organrückbildung/Involution; ℰ *hyperinvolution*

Hy|per|io|d|ä|mie f: erhöhter Jodgehalt des Blutes; ℰ *hyperiodemia*

Hy|per|jod|ä|mie f: → *Hyperiodämie*

Hy|per|ka|l|ä|mie f: erhöhter Kaliumgehalt des Blutes; ℰ *hyperkalemia*

Hy|per|ka|li|ä|mie f: → *Hyperkalämie*

Hy|per|kal|z|ä|mie f: erhöhter Kalziumgehalt des Blutes; ℰ *hypercalcemia*

Hy|per|kal|zi|ä|mie f: → *Hyperkalzämie*

Hy|per|kal|zi|pe|xie f: übermäßige Kalziumeinlagerung im Gewebe; ℰ *hypercalcipexy*

Hy|per|kal|zi|to|nin|ä|mie f: erhöhter Kalzitoningehalt des Blutes; ℰ *hypercalcitoninemia*

Hy|per|kal|zi|u|rie f: vermehrte Kalziumausscheidung im Harn; ℰ *hypercalciuria*

Hy|per|kal|zu|rie f: → *Hyperkalziurie*

Hy|per|kap|nie f: Erhöhung der arteriellen Kohlendioxidspannung; ℰ *hypercapnia*

Hy|per|kar|bie f: → *Hyperkapnie*

Hy|per|ka|ro|tin|ä|mie f: erhöhter Karotingehalt des Blutes; ℰ *hypercarotenemia*

Hy|per|ke|ra|to|se f: Verdickung der Hornhaut durch vermehrte Proliferation der Hornzellen [**Proliferationshyperkera-** tose] oder verminderte Abschilferung der Oberfläche [**Retentionshyperkera-** tose]; ℰ *hyperkeratosis*

Hy|per|ke|ton|ä|mie f: extreme Ketonämie*; ℰ *hyperketonemia*

Hy|per|ke|ton|u|rie f: stark erhöhte Ketonkörperausscheidung im Harn; ℰ *hyperketonuria*

Hy|per|ke|to|se f: übermäßige Ketonkörperbildung; ℰ *hyperketosis*

Hy|per|ki|ne|se f: 1. übermäßige Bewegungsaktivität, gesteigerte Spontanmotorik 2. Bewegungsunruhe; ℰ 1. *hyperkinesis* 2. *hyperactivity*

Hy|per|ko|a|gu|la|bi|li|tät f: erhöhte Gerinnbarkeit des Blutes; ℰ *hypercoagulability*

Hy|per|kor|ti|sol|ä|mie f: erhöhter Kortisolgehalt des Blutes; ℰ *hypercortisolemia*

Hy|per|kor|ti|zis|mus m: Überfunktion der Nebennierenrinde; ℰ *hypercorticalism*

Hy|per|krea|tin|ä|mie f: erhöhter Kreatingehalt des Blutes; ℰ *hypercreatinemia*

Hy|per|kri|nie f: übermäßige Sekretion; ℰ *hypercrinia*

Hy|per|lac|taz|id|ä|mie f: → *Hyperlaktazidämie*

Hy|per|lak|taz|id|ä|mie f: pathologisch erhöhte Lactatkonzentration des Blutes; ℰ *hyperlactacidemia*

Hy|per|leu|ko|zy|to|se f: extreme Leukozytose* mit einer Erhöhung der Leukozytenzahl auf Werte über 20.000/µl und starker Linksverschiebung*; ℰ *hyperleukocytosis*

Hy|per|lip|ä|mie f: vermehrter Neutralfettgehalt des Blutes; ℰ *hyperlipemia*

Hy|per|li|pa|zid|ä|mie f: Erhöhung der freien Fettsäuren im Blut; ℰ *lipacidemia*

Hy|per|li|pid|ä|mie f: vermehrter Gesamtlipidgehalt des Blutes, Erhöhung der Serumlipide; ℰ *hyperlipidemia*

Hy|per|li|po|pro|te|in|ä|mie f: vermehrter Lipoproteingehalt des Blutes; ℰ *hyperlipoproteinemia*

Hy|per|lith|ä|mie f: erhöhter Lithiumgehalt des Blutes; ℰ *hyperlithemia*

Hy|per|lith|u|rie f: vermehrte Harnsäureausscheidung; ℰ *hyperlithuria*

Hy|per|lor|do|se f: extreme Lordose*; ℰ *hyperlordosis*

Hy|per|ly|sin|ä|mie f: erhöhter Lysingehalt des Blutes; ℰ *hyperlysinemia*

Hy|per|mag|ne|si|ä|mie f: erhöhter Magnesiumgehalt des Blutes; ℰ *hypermagnesemia*

Hy|per|mas|tie f: Brusthypertrophie, Brustdrüsenhypertrophie; ⒺⒺ *hypermastia*

Hy|per|mel|la|no|se f: übermäßige Melaninablagerung; ⒺⒺ *hypermelanosis*

Hy|per|me|nor|rhoe f: übermäßig starke Menstruation(sblutung); ⒺⒺ *hypermenorrhea*

Hy|per|me|ta|bol|lis|mus m: gesteigerter Stoffwechsel; ⒺⒺ *hypermetabolism*

Hy|per|me|ta|pla|sie f: pathologisch erhöhte Metaplasie*; ⒺⒺ *hypermetaplasia*

Hy|per|me|tro|pie f: Übersichtigkeit, Weitsichtigkeit; ⒺⒺ *hypermetropia*

Hy|per|mne|sie f: übersteigertes Erinnerungsvermögen, abnorme Gedächtnisstärke; ⒺⒺ *hypermnesia*

Hy|per|mo|ti|li|tät f: übermäßige Bewegungsaktivität, gesteigerte Spontanmotorik; ⒺⒺ *hypermotility*

Hy|per|na|tri|ä|mie f: erhöhter Natriumgehalt des Blutes; ⒺⒺ *hypernatremia*

hy|per|ne|phro|id adj: der Nebennierenrinde ähnlich; ⒺⒺ *hypernephroid*

Hy|per|ne|phrom nt: durch helle Zellen charakterisierter, häufigster bösartiger Nierentumor, der Männer häufiger befällt als Frauen; ⒺⒺ *hypernephroma*

hy|per|nor|mal adj: übermäßig, übernormal; ⒺⒺ *hypernormal*

Hy|per|o|don|tie f: angeborene Überzahl von Zähnen; ⒺⒺ *hyperodontia*

Hy|per|o|ny|chie f: Nagelhypertrophie; ⒺⒺ *hyperonychia*

Hy|per|o|pie f: Übersichtigkeit, Weitsichtigkeit; ⒺⒺ *hyperopia*

Hy|per|o|re|xie f: übermäßiges Essen, das nicht von einem Hungergefühl ausgelöst wird; ⒺⒺ *hyperorexia*

Hy|per|os|mie f: pathologisch gesteigertes Geruchsvermögen; ⒺⒺ *hyperosmia*

hy|per|os|mo|lar adj: mit erhöhter Osmolarität; ⒺⒺ *hyperosmolar*

Hy|per|os|mo|la|ri|tät f: erhöhte Osmolarität*; ⒺⒺ *hyperosmolarity*

Hy|per|os|to|se f: überschießende Knochenbildung, die nach außen [Exostose*] oder innen [Endostose*] gerichtet sein kann; ⒺⒺ *hyperostosis*

Hy|per|ös|tro|gen|ä|mie f: erhöhter Östrogengehalt des Blutes; ⒺⒺ *hyperestrogenemia*

Hy|per|o|xal|ä|mie f: erhöhter Oxalsäuregehalt des Blutes; ⒺⒺ *hyperoxalemia*

Hy|per|o|xal|u|rie f: erhöhte Oxalsäureausscheidung im Harn; ⒺⒺ *hyperoxaluria*

Hy|per|ox|ä|mie f: erhöhter Sauerstoffgehalt des Blutes; ⒺⒺ *hyperoxemia*

Hy|per|o|xid|dis|mu|tal|se f: in Erythrozyten vorhandenes Enzym, das Superoxid-Ionen abbaut; ⒺⒺ *superoxide dismutase*

Hy|per|o|xie f: erhöhte Sauerstoffspannung im Blut; erhöhter Sauerstoffgehalt im Gewebe; ⒺⒺ *hyperoxia*

Hy|per|pa|ra|thy|re|o|i|dis|mus m: Nebenschilddrüsenüberfunktion; ⒺⒺ *hyperparathyroidism*

Hy|per|pa|ra|thy|re|o|se f: → *Hyperparathyreoidismus*

Hy|per|phal|an|gie f: Vorkommen überzähliger Finger- oder Zehenglieder; ⒺⒺ *hyperphalangia*

Hy|per|phe|nyl|al|a|nin|ä|mie f: erhöhter Phenylalaningehalt des Blutes; ⒺⒺ *hyperphenylalaninemia*

Hy|per|pho|rie f: latentes Höhenschielen; ⒺⒺ *hyperphoria*

Hy|per|phos|phat|ä|mie f: Vermehrung des anorganischen Phosphats im Blut; ⒺⒺ *hyperphosphatemia*

Hy|per|phos|phat|u|rie f: erhöhte Phosphataussscheidung im Harn; ⒺⒺ *hyperphosphaturia*

Hy|per|phos|phor|ä|mie f: erhöhter Gehalt an Phosphorverbindungen im Blut; ⒺⒺ *hyperphosphoremia*

Hy|per|pig|men|tie|rung f: vermehrte Pigmentierung; ⒺⒺ *hyperpigmentation*

Hy|per|pi|tu|i|ta|ris|mus m: Hypophysenüberfunktion; ⒺⒺ *hyperpituitarism*

Hy|per|pla|sie f: Vergrößerung eines Gewebes oder Organs durch Vermehrung der Zellen; ⒺⒺ *hyperplasia*

hy|per|plo|id adj: mit einem oder mehreren überzähligen Chromosomen; ⒺⒺ *hyperploid*

Hy|per|pnoe f: vertiefte Atmung; ⒺⒺ *hyperpnea*

Hy|per|prä|be|ta|li|po|pro|te|in|ä|mie f: Erhöhung der Präbetalipoproteine im Blut; ⒺⒺ *hyperprebetalipoproteinemia*

Hy|per|pro|lak|tin|ä|mie f: erhöhter Prolaktingehalt des Blutes; ⒺⒺ *hyperprolactinemia*

Hy|per|pro|se|xie f: pathologisch gesteigerte Aufmerksamkeit; ⒺⒺ *hyperprosexia*

Hy|per|pro|te|in|ä|mie f: Erhöhung der Plasmaproteine; ⒺⒺ *hyperproteinemia*

hy|per|py|re|tisch adj: Hyperpyrexie betreffend oder verursachend; ⒺⒺ *hyperpyretic*

Hy|per|py|re|xie f: hohes Fieber; ⒺⒺ *hyperpyrexia*

hy|per|re|ak|tiv adj: übermäßig stark reagierend; ⒺⒺ *hyperreactive*

Hy|per|re|fle|xie f: Reflexsteigerung; Ⓔͤͤ *hyperreflexia*

Hy|per|re|nin|äl|mie f: erhöhter Reningehalt des Blutes; Ⓔ *hyperreninemia*

Hy|per|re|nin|is|mus m: → *Hyperreninämie*

Hy|per|sal|äl|mie f: erhöhter Salzgehalt des Blutes; Ⓔ *hypersalemia*

Hy|per|sal|li|äl|mie f: → *Hypersalämie*

Hy|per|sal|lie f: → *Hypersalämie*

hy|per|sal|lin adj: übermäßig salzhaltig; Ⓔ *hypersaline*

Hy|per|sal|li|va|ti|on f: (übermäßiger) Speichelfluss; Ⓔ *hypersalivation*

Hy|per|se|kre|ti|on f: übermäßige Sekretion; Ⓔ *hypersecretion*

hy|per|sen|si|bel adj: überempfindlich; Ⓔ *hypersensitive*

Hy|per|sen|si|bi|li|tät f: Reizüberempfindlichkeit; Ⓔ *hypersensibility*

Hy|per|sen|si|ti|vi|täts|pneu|mo|ni|tis f: durch organische Staubpartikel hervorgerufene allergische Reaktion der Lungenalveolen; Ⓔ *hypersensitivity pneumonitis*

Hy|per|se|ro|ton|äl|mie f: → *Hyperserotoninämie*

Hy|per|se|ro|to|nin|äl|mie f: erhöhter Serotoningehalt des Blutes; Ⓔ *hyperserotonemia*

Hy|per|se|ro|to|nin|is|mus m: → *Hyperserotoninämie*

Hy|per|se|ro|to|nis|mus m: → *Hyperserotoninämie*

hy|per|som adj: Hypersomie betreffend, riesenwüchsig; Ⓔ *hypersomic*

Hy|per|so|ma|to|tro|pis|mus m: erhöhter Somatotropingehalt des Blutes; Ⓔ *hypersomatotropism*

Hy|per|so|mie f: Riesenwuchs; Ⓔ *hypersomia*

Hy|per|som|nie f: Schlafsucht; Ⓔ *hypersomnia*

hy|per|so|nisch adj: Hyperschall betreffend; Ⓔ *hypersonic*

Hy|per|sper|mie f: erhöhte Ejakulatmenge; Ⓔ *hyperspermia*

Hy|per|sple|nie f: → *Hypersplenismus*

Hy|per|sple|nis|mus m: Milzüberfunktion; Ⓔ *hypersplenism*

Hy|per|ste|a|to|se f: vermehrte Talgabsonderung der Haut; Ⓔ *hypersteatosis*

Hy|per|sthen|u|rie f: Ausscheidung eines konzentrierten Harns mit hoher Dichte [hochgestellter Harn]; Ⓔ *hypersthenuria*

Hy|per|tel|lie f: Überentwicklung; Ⓔ *hypertelia*

Hy|per|tel|lo|ris|mus m: Schädelanomalie

mit vergrößertem Augenabstand und verbreitertem Nasenrücken; Ⓔ *hypertelorism*

Hy|per|ten|si|on f: → *arterielle Hypertonie*

hy|per|ten|siv adj: Hypertonie/Hypertension betreffend, mit erhöhtem Blutdruck; Ⓔ *hypertensive*

Hy|per|the|col|sis o|va|rii f: → *Hyperthekose*

Hy|per|the|ko|se f: familiär auftretende Hyperplasie* der Thekazellen* des Eierstocks; Ⓔ *hyperthecosis*

Hy|per|thel|lie f: überzählige Brustwarzen; Ⓔ *hyperthelia*

Hy|per|ther|mie f: pathologische Erhöhung der Körpertemperatur, Überwärmung, Überhitzung; Ⓔ *hyperthermia*

Hy|per|throm|bin|äl|mie f: erhöhter Thrombingehalt des Blutes; Ⓔ *hyperthrombinemia*

Hy|per|thy|re|o|l|die f: → *Hyperthyreose*

Hy|per|thy|re|o|l|dis|mus m: → *Hyperthyreose*

Hy|per|thy|re|o|se f: Überfunktion der Schilddrüse mit gesteigerter Bildung und Abgabe von Schilddrüsenhormonen [Trijodthyronin*, Thyroxin*] in den Blutkreislauf; Ⓔ *hyperthyroidism*

Hy|per|thy|ro|xin|äl|mie f: erhöhter Thyroxingehalt des Blutes; Ⓔ *hyperthyroxinemia*

hy|per|ton adj: 1. mit erhöhter Spannung/erhöhtem Tonus 2. mit erhöhtem osmotischen Druck; Ⓔ 1.–2. *hypertonic*

Hy|per|to|nie f: 1. erhöhte Spannung, erhöhter Tonus 2. → *arterielle Hypertonie*; Ⓔ 1. *hypertonia* 2. *high-blood pressure*

arterielle Hypertonie: dauernde Erhöhung des Blutdrucks im arteriellen System auf Werte von >140 mm Hg systolisch und >90 mm Hg diastolisch; Ⓔ *high-blood pressure*

maligne Hypertonie: Hypertonie mit dauerhaften diastolischen Werten von >120 mm Hg; Ⓔ *malignant hypertension*

renale Hypertonie: durch eine Nierenerkrankung verursachte Hypertonie; kann durch die Nierenarterie [**renovaskuläre Hypertension**] oder das Parenchym [**renoparenchymale Hypertension**] bedingt sein; Ⓔ *renal hypertension*

hy|per|to|nisch adj: mit erhöhtem osmotischen Druck; Ⓔ *hypertonic*

Hy|per|to|nus m: 1. erhöhte Spannung, erhöhter Tonus 2. Erhöhung des arteriellen Blutdrucks, Bluthochdruck; Ⓔ

1. *hypertonicity* **2.** *high-blood pressure*

Hy|per|tri|chie *f*: übermäßige Behaarung; ⒠ *hypertrichosis*

Hy|per|tri|cho|se *f*: → *Hypertrichie*

Hy|per|tri|gly|ze|rid|ä|mie *f*: erhöhter Triglyzeridgehalt des Blutes; ⒠ *hypertriglyceridemia*

Hy|per|tro|phie *f*: Vergrößerung durch Volumenzunahme; ⒠ *hypertrophy*

Hy|per|tro|pie *f*: Strabismus*, bei dem ein Auge nach oben abwandert; ⒠ *hypertropia*

Hy|per|u|rik|äl|mie *f*: erhöhter Harnsäuregehalt des Blutes; ⒠ *hyperuricemia*

Hy|per|u|ri|kos|äl|mie *f*: → *Hyperurikämie*

Hy|per|u|ri|kos|u|rie *f*: erhöhte Harnsäureausscheidung; ⒠ *hyperuricuria*

Hy|per|u|ri|ku|rie *f*: → *Hyperurikosurie*

Hy|per|vas|ku|la|ri|sa|ti|on *f*: übermäßiger Gefäßreichtum; ⒠ *hypervascularity*

Hy|per|ven|ti|la|ti|on *f*: willkürlich [**forcierte Atmung**] oder unwillkürlich [psychogen, metabolisch] gesteigerte Lungenbelüftung über den Bedarf hinaus; ⒠ *hyperventilation*

Hy|per|ven|ti|la|ti|ons|syn|drom *nt*: bei anhaltender Hyperventilation* auftretende Symptome, z.B. Krämpfe [Hyperventilationstetanie*], Parästhesie*, Schwindel, Bewusstseinseintrübung; ⒠ *hyperventilation syndrome*

Hy|per|ven|ti|la|ti|ons|te|ta|nie *f*: durch die Abnahme der Kalziumkonzentration ausgelöste tetanische Krämpfe bei Hyperventilation*; ⒠ *hyperventilation tetany*

Hy|per|vis|ko|si|täts|syn|drom *nt*: durch eine erhöhte Viskosität des Blutes ausgelöste Symptome, wie z.B. Kopfschmerzen, Schwindel, Taubheit, Angina* pectoris; ⒠ *hypervascosity syndrome*

Hy|per|vi|ta|mi|no|se *f*: durch eine übermäßige Vitaminaufnahme hervorgerufene Erkrankung; ⒠ *hypervitaminosis*

Hy|per|vol|ä|mie *f*: vermehrtes Plasmavolumen, Erhöhung des zirkulierenden Blutvolumens; ⒠ *hypervolemia*

hy|per|zel|lu|lär *adj*: Hyperzellularität betreffend, von ihr gekennzeichnet; ⒠ *hypercellular*

Hy|per|zel|lu|la|ri|tät *f*: übermäßiger Zellreichtum; ⒠ *hypercellularity*

Hy|per|ze|men|to|se *f*: → *Hypercementose*

Hy|per|zo|o|sper|mie *f*: erhöhte Ejakulatmenge; ⒠ *hyperspermia*

hy|per|zy|a|no|tisch *adj*: extrem zyanotisch; ⒠ *hypercyanotic*

Hy|per|zyt|hä|mie *f*: → *Hypererythrozyt-*

hämie

Hy|per|zy|to|se *f*: Erhöhung der Zellzahl des Blutes; auch gleichgesetzt mit Polyglobulie* und Leukozytose*; ⒠ *hypercytosis*

Hy|phae|ma *nt*: Bluterguss in die vordere Augenkammer; ⒠ *hyphema*

Hy|phä|ma *f*: → *Hyphaema*

Hy|phe *f*: von Pilzen gebildete fadenförmige Zelle, die der Nahrungsaufnahme [**vegetative Hyphe**] oder Vermehrung [**fruktifizierende Hyphe**] dient; ⒠ *hypha*

Hy|pho|my|ce|tes *pl*: hyphenbildende Pilze; ⒠ *Hyphomycetes*

Hypn-, hypn- *präf*: → *Hypno-*

hyp|na|gog *adj*: schlaferzeugend, einschläfernd; ⒠ *hypnagogic*

Hyp|nal|go|gum *nt*: Schlafmittel; ⒠ *hypnotic*

Hyp|nal|gie *f*: im Schlaf auftretende Schmerzen, Schlafschmerz; ⒠ *hypnalgia*

Hypno-, hypno- *präf*: Wortelement mit der Bedeutung „Schlaf"

Hyp|no|an|läs|the|sie *f*: → *Hypnonarkose*

hyp|no|gen *adj*: schlaferzeugend, hypnoseerzeugend; ⒠ *hypnogenic*

Hyp|no|ge|ne|se *f*: Herbeiführen von Schlaf oder Hypnose; ⒠ *hypnogenesis*

hyp|no|id *adj*: hypnoseähnlich, schlafähnlich; ⒠ *hypnoid*

Hyp|no|ki|ne|ma|to|graf, -graph *m*: Gerät zur Aufzeichnung der Bewegungen im Schlaf; ⒠ *hypnocinematograph*

Hyp|no|nar|ko|se *f*: durch Hypnose* eingeleitete Narkose*; ⒠ *hypnosis anesthesia*

hyp|no|pomp *adj*: im Halbschlaf oder während der Aufwachphase auftretend; ⒠ *hypnopompic*

Hyp|no|se *f*: durch (verbale) Suggestion* hervorgerufene Einengung des Bewusstseins mit der Erzeugung eines schlafähnlichen Zustandes; wird u.A. zu therapeutischen Zwecken in der Psychiatrie [**Hypnotherapie***] und der Schmerztherapie eingesetzt; ⒠ *hypnosis*

Hyp|no|the|ra|pie *f*: **1.** Schlaftherapie **2.** Behandlung durch/unter Hypnose; ⒠ **1.–2.** *hypnotherapy*

Hyp|no|ti|kum *nt*: Schlafmittel; ⒠ *hypnotic*

hyp|no|to|id *adj*: hypnoseähnlich, schlafähnlich; ⒠ *hypnotoid*

Hypo-, hypo- *präf*: Wortelement mit der Bedeutung „unter/unterhalb"

Hy|po|ac|ce|le|rin|ä|mie *f*: → *Hypoproaccel-*

erinämie

Hy|po|ad|re|nal|in|ä|mie *f*: verminderter Adrenalingehalt des Blutes; Ⓔ *hypoepinephrinemia*

Hy|po|ad|re|no|kor|ti|zis|mus *m*: → *Hypokortizismus*

Hy|po|ak|ti|vi|tät *f*: verminderte Aktivität; Ⓔ *hypoactivity*

Hy|po|a|ku|sis *f*: Hörschwäche; Ⓔ *hypoacusis*

Hy|po|al|bu|min|ä|mie *f*: verminderter Albumingehalt des Blutes; Ⓔ *hypoalbuminemia*

Hy|po|al|do|ste|ron|ä|mie *f*: verminderter Aldosterongehalt des Blutes; Ⓔ *hypoaldosteronemia*

Hy|po|al|do|ste|ro|nis|mus *m*: Aldosteronmangel; Ⓔ *hypoaldosteronism*

Hy|po|al|do|ste|ron|u|rie *f*: verminderte Aldosteronausscheidung im Harn; Ⓔ *hypoaldosteronuria*

hy|po|al|ka|lisch *adj*: mit verminderter Alkalität; Ⓔ *hypoalkaline*

Hy|po|al|ka|li|tät *f*: verminderte Alkalität; Ⓔ *hypoalkalinity*

Hy|po|a|mi|no|a|zid|ä|mie *f*: verminderter Aminosäuregehalt des Blutes; Ⓔ *hypoaminoacidemia*

Hy|po|äs|the|sie *f*: → *Hypästhesie*

Hy|po|a|zi|di|tät *f*: → *Hypazidität*

hy|po|bar *adj*: (*Flüssigkeit*) von geringer Dichte; Ⓔ *hypobaric*

Hy|po|ba|ro|pa|thie *f*: Erkrankung durch Unterdruck; Ⓔ *hypobaropathy*

Hy|po|chlor|ä|mie *f*: Chloridmangel des Körpers; Ⓔ *hypochloremia*

Hy|po|chlor|hy|drie *f*: verminderte Salzsäuresekretion des Magens; Ⓔ *hypochlorhydria*

Hy|po|chlo|rid|ä|mie *f*: → *Hypochlorämie*

Hy|po|chlor|u|rie *f*: verminderte Chloridausscheidung im Harn; Ⓔ *hypochloruria*

Hy|po|cho|les|te|rin|ä|mie *f*: verminderter Cholesteringehalt des Blutes; Ⓔ *hypocholesterolemia*

Hy|po|cho|lie *f*: verminderte/mangelhafte Gallensekretion; Ⓔ *hypocholia*

Hy|po|chol|u|rie *f*: verminderte Gallenausscheidung im Harn; Ⓔ *hypocholuria*

Hy|po|chon|drie *f*: Krankheitswahn; Ⓔ *hypochondria*

Hy|po|chon|dri|um *nt*: unter dem Rippenbogen liegender Teil des Oberbauchs; Ⓔ *hypochondrium*

hy|po|chrom *adj*: (*Erythrozyten*) mit vermindertem Hämoglobingehalt; Ⓔ *hypochromic*

Hy|po|chro|mal|sie *f*: → *Hypochromatose*

hy|po|chro|mal|tisch *adj*: vermindert anfärbbar; Ⓔ *hypochromatic*

Hy|po|chro|mal|to|se *f*: verminderte Anfärbbarkeit des Zellkerns; Ⓔ *hypochromatosis*

Hy|po|chro|mie *f*: **1.** verminderte Anfärbbarkeit des Zellkerns **2.** verminderter Hämoglobingehalt der Erythrozyten **3.** verminderter Farbstoff- oder Pigmentgehalt eines Gewebes; Ⓔ **1.–3.** *hypochromia*

Hy|po|chy|lie *f*: verminderte Magensaftbildung; Ⓔ *hypochylia*

Hy|po|dak|ty|lie *f*: angeborenes Fehlen von Fingern oder Zehen; Ⓔ *hypodactyly*

hy|po|dens *adj*: (*Film*) mit niedriger Dichte; Ⓔ *hypodense*

hy|po|der|mal *adj*: unter der Haut (liegend), in der Unterhaut/Subkutis (liegend); Ⓔ *hypodermic*

Hy|po|dip|sie *f*: pathologisch verminderter Durst; Ⓔ *hypodipsia*

Hy|po|don|tie *f*: angeborenes Fehlen von Zähnen; Ⓔ *hypodontia*

hy|po|dy|nam *adj*: kraftlos, schwach, geschwächt; Ⓔ *hypodynamic*

Hy|po|e|lek|tro|lyt|ä|mie *f*: verminderter Elektrolytgehalt des Blutes; Ⓔ *hypoelectrolytemia*

Hy|po|fer|r|ä|mie *f*: verminderter Eisengehalt des Blutes; Ⓔ *hypoferremia*

Hy|po|fer|ti|li|tät *f*: verminderte Fruchtbarkeit; Ⓔ *hypofertility*

Hy|po|fi|bri|no|gen|ä|mie *f*: verminderter Fibrinogengehalt des Blutes; Ⓔ *hypofibrinogenemia*

Hy|po|ga|lak|tie *f*: verminderte/ungenügende Milchsekretion; Ⓔ *hypogalactia*

Hy|po|gam|ma|glo|bu|lin|ä|mie *f*: verminderter Gammaglobulingehalt des Blutes; Ⓔ *hypogammaglobulinemia*

hy|po|gas|trisch *adj*: **1.** unterhalb des Magens (liegend) **2.** Unterbauch/Hypogastrium betreffend **3.** Arteria iliaca interna betreffend; Ⓔ **1.–2.** *hypogastric*

Hy|po|gas|tri|um *nt*: Unterbauch, Scham, Schambeinregion; Ⓔ *hypogastrium*

Hy|po|ge|ne|se *f*: → *Hypogenesie*

Hy|po|ge|ne|sie *f*: Unterentwicklung, defekte Embryonalentwicklung; Ⓔ *hypogenesis*

Hy|po|ge|ni|ta|lis|mus *m*: Unterentwicklung der Geschlechtsorgane; Ⓔ *hypogenitalism*

Hy|po|geu|sie *f*: verminderte Geschmacksempfindung; ⒺＥ *hypogeusia*

Hy|po|glo|bul|lie *f*: Verminderung der Erythrozytenzahl im peripheren Blut; ⒺＥ *hypoglobulia*

Hy|po|glos|sus *m*: Nervus* hypoglossus; ⒺＥ *hypoglossal nerve*

Hypoglossus-Fazialis-Anastomose *f*: Verbindung von Nervus* hypoglossus und Nervus* facialis; ⒺＥ *glossal-facial anastomosis*

Hy|po|glu|ka|gon|äl|mie *f*: verminderter Glukagongehalt des Blutes; ⒺＥ *hypoglucagonemia*

Hy|po|glyk|äl|mie *f*: Verminderung des Blutzuckers unter Normalwerte; ⒺＥ *hypoglycemia*

Hy|po|gna|thie *f*: Unterentwicklung des Unterkiefers; ⒺＥ *hypognathia*

Hy|po|go|nal|dis|mus *m*: Unterfunktion der Keimdrüsen/Gonaden; ⒺＥ *hypogonadism*

hy|po|go|nal|do|trop *adj*: Gonadotropinmangel betreffend, durch Gonadotropinmangel verursacht; ⒺＥ *hypogonadotropic*

Hy|po|hi|dro|se *f*: verminderte Schweißsekretion; ⒺＥ *hypohidrosis*

Hy|po|hy|dra|ta|ti|on *f*: Wassermangel der Körpers; ⒺＥ *hypohydration*

Hy|po|i|dro|se *f*: → *Hypohidrose*

Hy|po|in|sul|in|äl|mie *f*: verminderter Insulingehalt des Blutes, Insulinmangel; ⒺＥ *hypoinsulinemia*

Hy|po|jod|äl|mie *f*: verminderter Jodgehalt des Blutes; ⒺＥ *hypoiodemia*

Hy|po|kal|äl|mie *f*: verminderter Kaliumgehalt des Blutes; ⒺＥ *hypokalemia*

Hy|po|ka|li|äl|mie *f*: → *Hypokalämie*

Hy|po|kal|zäl|mie *f*: verminderter Kalziumgehalt des Blutes; ⒺＥ *hypocalcemia*

Hy|po|kal|zi|zäl|mie *f*: → *Hypokalzämie*

Hy|po|kal|zi|fi|kal|ti|on *f*: → *Hypokalzifizierung*

Hy|po|kal|zi|fi|zie|rung *f*: verminderte/ mangelhafte Kalzifizierung; ⒺＥ *hypocalcification*

Hy|po|kal|zi|pe|xie *f*: verminderte/mangelhafte Kalziumeinlagerung; ⒺＥ *hypocalcipexy*

Hy|po|kal|zi|sie *f*: → *Hypokalzipexie*

Hy|po|kal|zi|u|rie *f*: verminderte Kalziumausscheidung im Harn; ⒺＥ *hypocalciuria*

Hy|po|kal|zu|rie *f*: → *Hypokalziurie*

Hy|po|kap|nie *f*: verminderte Kohlendioxidspannung des Blutes; ⒺＥ *hypocapnia*

Hy|po|kar|bie *f*: → *Hypokapnie*

Hy|po|ki|ne|se *f*: Bewegungsarmut, verminderte Spontanmotorik; ⒺＥ *hypokinesia*

Hy|po|ki|ne|sie *f*: → *Hypokinese*

Hy|po|ko|a|gu|la|bil|li|tät *f*: verminderte Gerinnbarkeit; ⒺＥ *hypocoagulability*

hy|po|kon|dyl|lär *adj*: unterhalb einer Kondyle (liegend); ⒺＥ *hypocondylar*

Hy|po|kor|ti|kal|lis|mus *m*: → *Hypokortizismus*

Hy|po|kor|ti|zis|mus *m*: verminderte Bildung von Nebennierenrindenhormonen; ⒺＥ *hypocorticism*

Hy|po|kup|rä|mie *f*: verminderter Kupfergehalt des Blutes; ⒺＥ *hypocupremia*

Hy|po|lip|äl|mie *f*: verminderter Lipidgehalt des Blutes; ⒺＥ *hypolipemia*

Hy|po|li|pid|äl|mie *f*: → *Hypolipämie*

Hy|po|li|po|pro|te|in|äl|mie *f*: verminderter Lipoproteingehalt des Blutes; ⒺＥ *hypolipoproteinemia*

Hy|po|li|quor|rhoe *f*: mangelhafte Bildung an Liquor cerebrospinalis, Liquormangel; ⒺＥ *hypoliquorrhea*

Hy|po|mag|ne|si|äl|mie *f*: verminderter Magnesiumgehalt des Blutes; ⒺＥ *hypomagnesemia*

Hy|po|mas|tie *f*: Unterentwicklung der Brustdrüse(n); ⒺＥ *hypomastia*

Hy|po|mel|la|no|se *f*: Pigmentmangel der Haut, der lokalisiert oder diffus auftreten kann; auch gleichgesetzt mit Hypopigmentierung* oder Leukodermie; ⒺＥ *hypomelanosis*

Hy|po|mel|nor|rhoe *f*: (zu) schwache Menstruationsblutung; ⒺＥ *hypomenorrhea*

Hy|po|me|tal|bol|lis|mus *m*: verminderter Stoffwechsel; ⒺＥ *hypometabolism*

Hy|po|mi|mie *f*: herabgesetzte Mimik, z.B. bei Parkinson*-Krankheit; ⒺＥ *hypomimesis*

Hy|po|mne|sie *f*: Gedächtnisstörung; ⒺＥ *hypomnesia*

Hy|po|mo|ti|li|tät *f*: → *Hypokinese*

Hy|po|na|trä|mie *f*: verminderter Natriumgehalt des Blutes; ⒺＥ *hyponatremia*

Hy|po|na|tri|äl|mie *f*: → *Hyponaträmie*

Hy|po|na|tri|u|rie *f*: verminderte Natriumausscheidung im Harn; ⒺＥ *hyponatruria*

hyp|on|ko|tisch *adj*: mit verringertem onkotischen Druck; ⒺＥ *hypo-oncotic*

hy|po|ny|chi|al *adj*: unter dem Nagel (liegend); ⒺＥ *hyponychial*

Hy|po|ny|chi|um *nt*: Nagelbettepithel; ⒺＥ *hyponychium*

hy|po|on|ko|tisch *adj*: → *hyponkotisch*

hy|po|os|mol|lar *adj*: mit verminderter Osmolarität; ⒺＥ *hypo-osmolar*

Hy|po|pa|ra|thy|re|o|i|dis|mus *m*: Unterfunktion der Nebenschilddrüsen; Ⓔ *hypoparathyroidism*

Hy|po|pa|ra|thy|re|o|se f: → *Hypoparathyreoidismus*

Hy|po|per|fu|si|on f: Minderdurchblutung, Mangeldurchblutung; Ⓔ *hypoperfusion*

Hy|po|pe|ris|tal|tik f: verminderte Peristaltik; Ⓔ *hypoperistalsis*

Hy|po|pha|ryn|go|sko|pie f: endoskopische Hypopharynxuntersuchung; Ⓔ *hypopharyngoscopy*

Hy|po|pha|rynx m: unterer Schlundbereich über und hinter dem Kehlkopf; Ⓔ *hypopharynx*

Hy|po|pha|rynx|kar|zi|nom nt: durch Risikofaktoren [Rauchen, Alkohol] begünstigter bösartiger Tumor, der v.a. älterer Männer betrifft; Ⓔ *hypopharyngeal sqamous cell carcinoma*

Hy|po|pho|nie f: Stimmschwäche; Ⓔ *hypophonesis*

Hy|po|pho|rie f: latentes Schielen nach unten; Ⓔ *hypophoria*

Hy|po|phos|phat|ä|mie f: verminderter Phosphatgehalt des Blutes; Ⓔ *hypophosphatemia*

Hy|po|phos|pha|ta|sie f: durch einen angeborenen Mangel an alkalischer Phosphatase* verursachte Störung des Kalzium- und Phosphatstoffwechsels; Ⓔ *hypophosphatasia*

Hy|po|phos|phat|u|rie f: verminderte Phosphatausscheidung im Harn; Ⓔ *hypophosphaturia*

hy|po|phre|nisch adj: unterhalb des Zwerchfells/Diaphragma (liegend); Ⓔ *hypophrenic*

Hy|po|phy|se f: in der Fossa der Sella turcica am Boden des Zwischenhirns liegende neuroendokrine Drüse, die histologisch und funktionell in einen vorderen [Hypophysenvorderlappen*] und hinteren Teil [Hypophysenhinterlappen*] unterteilt wird; Ⓔ *hypophysis*

Hy|po|phy|sek|to|mie f: operative Entfernung der Hypophyse*; Ⓔ *hypophysectomy*

Hy|po|phy|sen|a|de|no|me pl: gutartige Tumoren, die von den verschiedenen Zellarten der Hypophyse ausgehen; Ⓔ *pituitary adenomas*

Hy|po|phy|sen|a|pla|sie f: angeborene Unterentwicklung der Hypophyse; Ⓔ *apituitarism*

Hy|po|phy|sen|ent|zün|dung f: → *Hypophysitis*

Hy|po|phy|sen|hin|ter|lap|pen m: aus Neurallappen und Infundibulum bestehender hinterer Teil der Hypophyse*, in dem Hypothalamushormone gespeichert werden; Ⓔ *posterior lobe of hypophysis*

Hy|po|phy|sen|hor|mo|ne pl: die im Hypophysenvorderlappen* gebildeten Hormone und die im Hypophysenhinterlappen* gespeicherten Hypothalamushormone; Ⓔ *pituitary hormones*

Hy|po|phy|sen|in|suf|fi|zi|enz f: → *Hypophysenvorderlappeninsuffizienz*

Hy|po|phy|sen|mit|tel|lap|pen m: zwischen Hypophysenvorderlappen und -hinterlappen liegende Zone ohne Hormonbildung; Ⓔ *intermediate lobe (of hypophysis)*

Hy|po|phy|sen|ne|kro|se f: durch Zirkulationsstörungen oder Einblutung [**Hypophysenapoplexie**] hervorgerufene Nekrose; evtl. mit Ausbildung einer Hypophysenvorderlappeninsuffizienz*; Ⓔ *hypophysial necrosis*

Hy|po|phy|sen|stiel m: Fortsatz des Zwischenhirns, der Hypothalamus* und Hypophyse* verbindet; Ⓔ *hypophysial stalk*

Hy|po|phy|sen|vor|der|lap|pen m: aus drei Teilen [**Pars distalis, Pars tuberalis, Pars intermedia**] bestehender vorderer Teil der Hypophyse*; bildet u.A. die Hypophysenhormone Somatotropin, ACTH und follikelstimulierendes Hormon; Ⓔ *anterior lobe of hypophysis*

Hy|po|phy|sen|vor|der|lap|pen|in|suf|fi|zi|enz f: Unterfunktion der Hormonbildung im Hypophysenvorderlappen, die alle oder nur einzelne Hormone betreffen kann; Ⓔ *hypopituitarism*

hy|po|phy|se|o|priv adj: durch einen Mangel an Hypophysenhormonen bedingt; Ⓔ *hypophysioprivic*

hy|po|phy|se|o|trop adj: auf die Hypophyse wirkend; Ⓔ *hypophysiotropic*

Hy|po|phy|sis f: → *Hypophyse*

Hy|po|phy|si|tis f: Entzündung der Hirnanhangsdrüse; Ⓔ *hypophysitis*

Hy|po|pig|men|tie|rung f: mangelnde oder fehlende Pigmentierung; Ⓔ *hypopigmentation*

Hy|po|pi|tu|i|ta|ris|mus m: → *Hypophysenvorderlappeninsuffizienz*

Hy|po|pla|sie f: angeborene oder erworbene Unterentwicklung eines Organs oder Gewebes; Ⓔ *hypoplasia*

hy|po|plo|id adj: mit unvollständigem Chromosomensatz; Ⓔ *hypoploid*

Hy|po|pnoe f: flache langsame Atmung; Ⓔ *hypopnea*

H

Hy|po|pra|xie f: pathologisch verminderte Aktivität; ⒠ *hypopraxia*

Hy|po|pro|ac|ce|le|rin|ä|mie f: autosomal-rezessiver Mangel an Blutgerinnungsfaktor V; führt zu erhöhter Blutungsneigung; ⒠ *hypoproaccelerinemia*

Hy|po|pro|ak|ze|le|rin|ä|mie f: →*Hypoproaccelerinämie*

Hy|po|pro|con|ver|tin|ä|mie f: erblicher Mangel an Blutgerinnungsfaktor VII; führt zu erhöter Blutungsneigung ähnlich der Hämophilie*; ⒠ *hypoproconvertinemia*

Hy|po|pro|kon|ver|tin|ä|mie f: →*Hypoproconvertinämie*

Hy|po|pro|te|in|ä|mie f: verminderter Proteingehalt des Blutes; ⒠ *hypoproteinemia*

Hy|po|pro|te|in|o|se f: durch eine Hypoproteinämie* hervorgerufene Mangelerkrankung [z.B. Kwashiorkor*]; ⒠ *hypoproteinosis*

Hy|po|pro|throm|bin|ä|mie f: erblicher Mangel an Blutgerinnungsfaktor II; führt zu erhöhter Blutungsneigung; ⒠ *hypoprothrombinemia*

Hy|po|py|on nt: Eiteransammlung in der vorderen Augenkammer; ⒠ *hypopyon*

Hy|po|py|on|i|ri|tis f: Hypopyonbildung im Rahmen einer meist rezidivierenden Regenbogenhautentzündung; ⒠ *hypopyon iritis*

Hy|po|py|on|ke|ra|ti|tis f: i.d.R. nach einer traumatischen Hornhautschädigung entstehende bakterielle Entzündung mit Hypopyon* und typischem serpiginösem Hornhautulkus; ⒠ *hypopyon keratitis*

Hy|po|re|nin|ä|mie f: verminderter Reningehalt des Blutes; ⒠ *hyporeninemia*

Hy|po|sa|li|ä|mie f: verminderter Salzgehalt des Blutes; ⒠ *hyposalemia*

Hy|po|se|kre|ti|on f: verminderte Drüsensekretion; ⒠ *hyposecretion*

hy|po|sen|si|bel adj: vermindert reizempfindlich; ⒠ *hyposensitive*

Hy|po|sen|si|bi|li|sie|rung f: Herabsetzung der Allergiebereitschaft durch Injektion oder Inhalation ansteigender Allergendosen; ⒠ *hyposensitization*

Hy|po|se|xu|a|li|tät f: pathologische Verminderung des Sexualtriebs; ⒠ *hyposexuality*

Hy|po|si|de|rin|ä|mie f: verminderter Eisengehalt des Serums; ⒠ *hypoferremia*

hy|po|skle|ral adj: unter der Sklera (liegend); ⒠ *hyposcleral*

Hyp|os|mie f: vermindertes Geruchsvermögen; ⒠ *hyposmia*

Hy|po|spa|die f: untere Harnröhrenspalte; ⒠ *hypospadias*

Hy|po|sper|mie f: verminderte Ejakulatmenge; ⒠ *hypospermia*

Hy|po|sphag|ma nt: Punktblutung in die Augenbindehaut, z.B. bei Strangulation [Erstickungsblutung]; ⒠ *subconjunctival hemorrhage*

Hy|po|sta|se f: **1.** passive Blutfülle, Senkungsblutfülle **2.** Überdeckung eines Gens durch ein nicht-alleles Gen; ⒠ **1.–2.** *hypostasis*

Hy|po|sthe|nie f: allgemeine (Körper-, Muskel-)Schwäche; ⒠ *hyposthenia*

Hy|po|sthe|nu|rie f: verminderte Harnkonzentration, verminderte Konzentrationsleistung der Nieren; ⒠ *hyposthenuria*

Hy|pos|to|se f: mangelhafte Knochenentwicklung; ⒠ *hypostosis*

Hy|pös|tro|gen|ä|mie f: verminderter Östrogengehalt des Blutes; ⒠ *hypoestrogenemia*

Hy|po|sys|to|le f: unvollständige oder abgeschwächte Systole; ⒠ *hyposystole*

Hy|po|ten|si|on f: →*Hypotonie*

hy|po|ten|siv adj: Hypotonie betreffend, von ihr betroffen, durch sie bedingt; ⒠ *hypotensive*

Hy|po|thal|la|mus m: Teil des Zwischenhirns, der ein zentrales Organ für die Regulation vegetativer Funktionen [Nahrungs- und Wasseraufnahme, Wärmeregulation, Sexualität] ist und durch Neurohormone die Freisetzung anderer Hormone kontrolliert; ⒠ *hypothalamus*

Hy|po|thal|la|mus|hor|mo|ne pl: im Hypothalamus gebildete Neurohormone [antidiuretisches Hormon*, Oxytocin*], die zum Hypophysenhinterlappen* geleitet und dort bis zur Abgabe ins Blut gespeichert werden; ⒠ *hypothalamic hormones*

Hypothalamus-Hypophysen-System nt: Regelkreislauf, der die Bildung und Abgabe von Hypophysen- und Hypothalamushormonen kontrolliert; ⒠ *hypothalamic-pituitary system*

Hy|po|the|nar m: Kleinfingerballen; ⒠ *hypothenar*

hy|po|ther|mal adj: Hypothermie betreffend oder zeigend, (künstlich) unterkühlt; ⒠ *hypothermal*

Hy|po|ther|mie f: Unterkühlung; ⒠ *hypothermia*

Hy|po|throm|bin|ä|mie f: verminderter Thrombingehalt des Blutes; ⒠ *hypo-*

287

thrombinemia

Hy|po|thy|re|oi|dis|mus m: →*Hypothyreose*

Hy|po|thy|re|o|se f: Unterfunktion der Schilddrüse mit verminderter Bildung und Abgabe von Schilddrüsenhormonen [Trijodthyronin*, Thyroxin*] in den Blutkreislauf, mit oder ohne Struma*; Ⓔ *hypothyroidism*

Hy|po|thy|ro|i|dis|mus m: →*Hypothyreose*

Hy|po|thy|ro|xin|äl|mie f: verminderter Thyroxingehalt des Blutes; Ⓔ *hypothyroxinemia*

Hy|po|to|nie f: **1.** Druckverminderung, Tonusverminderung, Spannungsverminderung **2.** Absinken des Blutdrucks unter Werte von 105/60 mm Hg, niedriger Blutdruck; Ⓔ **1.** *hypotension* **2.** *low blood pressure*

Hy|po|to|nus m: →*Hypotonie*

Hy|po|tri|chia f: →*Hypotrichose*

Hy|po|tri|cho|se f: lokalisiertes oder diffuses, spärliches Haarwachstum; Ⓔ *hypotrichosis*

Hy|po|tro|phie f: Unterentwicklung durch Unterernährung oder Minderbelastung; Ⓔ *hypotrophy*

Hy|po|tro|pie f: Schielen nach unten; Ⓔ *hypotropia*

Hy|po|tym|pa|ni|cum nt: →*Hypotympanon*

Hy|po|tym|pa|non nt: unterster Teil der Paukenhöhle; Ⓔ *hypotympanum*

Hy|po|tym|pa|no|to|mie f: operative Eröffnung des Hypotympanons*; Ⓔ *hypotympanotomy*

Hy|po|ur|äl|mie f: verminderter Harnstoffgehalt des Blutes; Ⓔ *hypouremia*

Hy|po|u|rik|äl|mie f: verminderter Harnsäuregehalt des Blutes; Ⓔ *hypouricemia*

Hy|po|u|ri|ko|säl|mie f: →*Hypourikämie*

Hy|po|u|ri|ko|su|rie f: verminderte Harnsäureausscheidung; Ⓔ *hypouricuria*

Hy|po|u|ri|ku|rie f: →*Hypourikosurie*

Hy|po|ven|ti|la|ti|on f: alveoläre Minderbelüftung; Ⓔ *hypoventilation*

Hy|po|vit|al|mi|no|se f: durch eine unzureichende Vitaminzufuhr entstehende Erkrankung; Ⓔ *hypovitaminosis*

Hy|po|vol|äl|mie f: Verminderung der zirkulierenden Blutmenge; Ⓔ *hypovolemia*

Hyp|ox|äl|mie f: verminderter Sauerstoffgehalt des arteriellen Blutes; Ⓔ *hypoxemia*

Hy|po|xan|thin nt: Purinbase, die mit Ribose* Inosin* bildet; Ⓔ *hypoxanthine*

Hyp|ox|i|do|se f: Einschränkung der Zellfunktion bei Sauerstoffmangel; Ⓔ *hypoxidosis*

Hyp|ox|ie f: Sauerstoffmangel, Sauerstoffnot; Ⓔ *hypoxia*

Hyp|oxy|do|se f: →*Hypoxidose*

hy|po|zel|lu|lär adj: mit verminderter Zellzahl; Ⓔ *hypocellular*

Hy|po|zel|lu|la|ri|tät f: Zellarmut; Ⓔ *hypocellularity*

Hy|po|zit|rat|äl|mie f: verminderter Zitratgehalt des Blutes; Ⓔ *hypocitratemia*

Hy|po|zo|o|sper|mie f: →*Hypospermie*

Hy|po|zy|thäl|mie f: Verminderung der Erythrozytenzahl; Ⓔ *hypocythemia*

Hy|po|zy|to|se f: Verminderung der Blutzellzahl; auch gleichgesetzt mit Hypozythämie* oder Leukozytopenie*; Ⓔ *hypocytosis*

Hyps|ar|rhyth|mie f: für Blitz-Nick-Salaam-Krämpfe typische Spitzenpotenziale im EEG; Ⓔ *hypsarrhythmia*

Hyp|si|ze|phal|lie f: anomale Schädelform mit turmartigem Wachstum; meist durch einen vorzeitigen Verschluss der Kranznaht bedingt; Ⓔ *hypsicephaly*

Hypso-, hypso- präf: Wortelement mit der Bedeutung „Höhe/hoch"

Hyrtl-Anastomose f: schleifenförmige Anastomose von rechtem und linkem Nervus* hypoglossus; Ⓔ *Hyrtl's anastomosis*

Hyster-, hyster- präf.: →*Hystero-*

Hys|ter|al|gie f: Schmerzen in der Gebärmutter, Gebärmutterschmerz; Ⓔ *hysteralgia*

Hys|ter|ek|to|mie f: operative Gebärmutterentfernung; Ⓔ *hysterectomy*

radikale Hysterektomie: totale Gebärmutterentfernung mit Entfernung der angrenzenden Gewebe und der Beckenlymphknoten; Ⓔ *radical hysterectomy*

Hys|te|re|se f: **1.** verzögerter Wirkungseintritt, verzögerte Reaktion **2.** sekundäre Verfestigung von Kolloiden; Ⓔ **1.–2.** *hysteresis*

Hys|te|rie f: **1.** nur noch selten gebrauchter Begriff für Persönlichkeitsstörungen mit übertriebenem Geltungsbedürfnis und Selbstbezogenheit **2.** veraltet für →*Konversionshysterie* **3.** übertriebene Erregbarkeit, Erregtheit, grundlose Erregung; Ⓔ **1.** *hysteria* **2.** →*Konversionshysterie* **3.** *hysteria*

hys|te|ri|form adj: hysterieähnlich, hysterieförmig; Ⓔ *hysteriform*

Hystero-, hystero- präf.: Wortelement mit der Bedeutung „Gebärmutter/Uterus"

Hys|te|ro|dy|nie f: →*Hysteralgie*

Hys|te|ro|gra|fie, -gra|phie f: Röntgenkontrastdarstellung der Gebärmutterhöhle; Ⓔ *hysterography*

hys|te|ro|gra|fisch, -gra|phisch *adj*: Hysterografie betreffend, mittels Hysterografie; Ⓔ *hysterographic*

Hys|te|ro|gramm *nt*: Röntgenkontrastaufnahme der Gebärmutterhöhle; Ⓔ *hysterogram*

Hys|te|ro|klei|sis *f*: operativer Gebärmutterverschluss; Ⓔ *hysterocleisis*

Hys|te|ro|kol|pek|to|mie *f*: operative Entfernung von Gebärmutter und Scheide; Ⓔ *hysterocolpectomy*

Hys|te|ro|kol|po|sko|pie *f*: endoskopische Untersuchung von Scheide und Gebärmutter; Ⓔ *hysterocolposcopy*

Hys|te|ro|ly|se *f*: operative Gebärmutterlösung; Ⓔ *hysterolysis*

Hys|te|ro|ma|nie *f*: Mannstollheit; Ⓔ *nymphomania*

Hys|te|ro|my|o|mek|to|mie *f*: operative Entfernung eines Gebärmuttermyoms; Ⓔ *hysteromyomectomy*

Hys|te|ro|my|o|to|mie *f*: →*Hysterotomie*

Hystero-oophorektomie *f*: operative Entfernung von Gebärmutter und Eierstöcken; Ⓔ *hystero-oophorectomy*

Hys|te|ro|ol|va|ri|ek|to|mie *f*: →*Hysteroophorektomie*

Hys|te|ro|pa|thie *f*: Gebärmuttererkrankung, Uteruserkrankung; Ⓔ *hysteropathy*

Hys|te|ro|pe|xie *f*: Gebärmutterfixierung, Gebärmutteranheftung; Ⓔ *hysteropexy*

Hys|ter|op|to|se *f*: Absenkung der Gebärmutter, meist unter Beteiligung der Nachbarorgane [Blase, Rektum] und -strukturen [Vagina]; durch Beckenbodenschwäche bzw. Schwäche des Aufhängeapparates nach Geburten und im Alter begünstigt; häufig Übergang zu einem Gebärmuttervorfall; Ⓔ *hysteroptosis*

Hys|te|ror|rha|phie *f*: Gebärmutternaht, Uterusnaht; Ⓔ *hysterorrhaphy*

Hys|te|ror|rhe|xis *f*: Gebärmutterriss, Uterusriss; Ⓔ *hysterorrhexis*

Hys|te|ro|sal|pin|gek|to|mie *f*: operative Entfernung von Gebärmutter und Eileitern; Ⓔ *hysterosalpingectomy*

Hys|te|ro|sal|pin|gi|tis *f*: Entzündung von Gebärmutter und Eileiter(n); Ⓔ *metrosalpingitis*

Hys|te|ro|sal|pin|go|gra|fie, -gra|phie *f*: Röntgenkontrastdarstellung von Gebärmutterhöhle und Eileitern; Ⓔ *hysterosalpingography*

Hysterosalpingo-oophorektomie *f*: operative Entfernung von Gebärmutter, Eileitern und Eierstöcken; Ⓔ *hysterosalpingo-oophorectomy*

Hys|te|ro|sal|pin|go|ol|va|ri|ek|to|mie *f*: →*Hysterosalpingo-oophorektomie*

Hys|te|ro|sal|pin|gos|to|mie *f*: operative Verbindung von Gebärmutter und Eileiter(n); Ⓔ *hysterosalpingostomy*

Hys|te|ro|sko|pie *f*: endoskopische Untersuchung der Gebärmutter; Ⓔ *hysteroscopy*

Hys|te|ro|to|mie *f*: Gebärmutterschnitt, Gebärmuttereröffnung; Ⓔ *hysterotomy*

Hys|te|ro|tra|che|lo|plas|tik *f*: plastische Operation des Gebärmutterhalses; Ⓔ *hysterotracheloplasty*

Hys|te|ro|tu|bo|gra|fie, -gra|phie *f*: →*Hysterosalpingografie*

Hys|te|ro|ze|le *f*: Eingeweidebruch mit Teilen der Gebärmutter im Bruchsack; Ⓔ *hysterocele*

H

-iasis *suf.*: Wortelement mit der Bedeutung „Infektion/Befall durch Erreger"

-iatrie *suf.*: Wortelement mit der Bedeutung „Behandlung/Heilverfahren"

iatro-, iatro- *präf.*: Wortelement mit der Bedeutung „Arzt/Heilkunde/Heilverfahren"

ilaltrolgen *adj*: durch den Arzt hervorgerufen, durch ärztliche Einwirkung entstanden; ⒺⒺ *iatrogenic*

Ichlnolgramm *nt*: Aufzeichnung der Gehspur; ⒺⒺ *ichnogram*

Ichlthylislmus *m*: durch Fische oder Fischprodukte verursachte Lebensmittelvergiftung; ⒺⒺ *ichthyotoxism*

ichlthyloliod *adj*: fischähnlich, fischartig, fischförmig; ⒺⒺ *ichthyoid*

Ichlthylolse *f*: → *Ichthyosis*

ichlthylolsilform *adj*: einer Ichthyosis* ähnlich; ⒺⒺ *ichthyosiform*

Ichlthylolsis *f*: Oberbegriff für Dermatosen* mit fischschuppenartiger Haut; oft gleichgesetzt mit Ichthyosis vulgaris; ⒺⒺ *ichthyosis*

Ichlthylslmus *m*: → *Ichthyismus*

Icter-, icter- *präf.*: Wortelement mit der Bedeutung „Gelbsucht/Ikterus"

Icltelrus *m*: → *Ikterus*

Icterus neonatorum: physiologische Gelbsucht bei Neugeborenen durch Leberunreife und Anfall erhöhter Bilirubinmengen; ⒺⒺ *jaundice of the newborn*

Icterus neonatorum gravis: hämolytischer Ikterus bei Blutgruppenunverträglichkeit zwischen Mutter und Kind; ⒺⒺ *erythroleukoblastosis*

Icltus *m*: **1.** plötzlicher Anfall, Attacke, Synkope, plötzlich auftretendes Symptom **2.** Schlag, Stoß; ⒺⒺ **1.** *ictus* **2.** *beat*

-id *suf.*: Wortelement mit der Bedeutung „ähnlich/gleichen"

Idio-, idio- *präf.*: Wortelement mit der Bedeutung „selbst/eigen"

ildiloldylnalmisch *adj*: unabhängig aktiv; ⒺⒺ *idiodynamic*

Ildilolgelnelse *f*: idiopathische Krankheitsentstehung, Krankheitsentstehung ohne erkennbare Ursache; ⒺⒺ *idiogenesis*

Ildilolgramm *nt*: → *Karyogramm*

ildilolpalthisch *adj*: ohne erkennbare Ursache (entstanden), unabhängig von anderen Krankheiten; ⒺⒺ *idiopathic*

ildiloltrop *adj*: introvertiert; egozentrisch; ⒺⒺ *idiotropic*

Ildiloltyp *m*: → *Genotyp*

Ildiloltylpie *f*: genetisch bedingte Antigenvariation der variablen Abschnitte der Immunglobuline; ⒺⒺ *idiotypy*

ildilolventlrilkullär *adj*: nur den Ventrikel betreffend; ⒺⒺ *idioventricular*

Idlulronlsäulre *f*: in Chondroitinsulfat* und Heparin* vorkommendes Isomer der Glukuronsäure; ⒺⒺ *iduronic acid*

Ikter-, ikter- *präf.*: Wortelement mit der Bedeutung „Gelbsucht/Ikterus"

ikltelrisch *adj*: Gelbsucht/Ikterus betreffend, gelbsüchtig; ⒺⒺ *icteric*

ikltelrolgen *adj*: Gelbsucht/Ikterus verursachend; ⒺⒺ *icterogenic*

Ikltelrus *m*: durch eine Ablagerung von Bilirubin* in Haut, Schleimhaut und Sklera hervorgerufene Gelbfärbung bei Hyperbilirubinämie*; ⒺⒺ *icterus*

cholestatischer Ikterus: Ikterus durch eine Abflussbehinderung der Galle; ⒺⒺ *cholestatic jaundice*

extrahepatischer Ikterus: Gelbsucht, deren Ursache außerhalb der Leber liegt; ⒺⒺ *extrahepatic jaundice*

hämolytischer Ikterus: Gelbsucht durch eine vermehrte Auflösung von Erythrozyten; ⒺⒺ *hemolytic icterus*

hepatischer/hepatogener Ikterus: Ikterus durch eine unzureichende Funktion der Leberzellen; ⒺⒺ *hepatogenous jaundice*

Ikltelruslzyllinlder *pl*: gelbliche Harnzylinder bei Ikterus mit Bilirubinurie*; ⒺⒺ *bilirubin cast*

-ikum *suf.*: Wortelement mit der Bedeutung „Mittel/Arzneimittel"

illelal *adj*: Ileum betreffend; ⒺⒺ *ileal*

Illelekltolmie *f*: operative Entfernung des Ileums, Ileumresektion; ⒺⒺ *ileectomy*

Illeliltis *f*: Entzündung des Ileums oder der Ileumschleimhaut; ⒺⒺ *ileitis*

Ileitis regionalis/terminalis: → *Enteritis regionalis Crohn*

Ileo-, ileo- *präf.*: Wortelement mit der Bedeutung „Ileum"

Illelolcolliltis *f*: Entzündung von Ileum und Kolon; ⒺⒺ *ileocolitis*

Ileocolitis regionalis/terminalis: → *Enteritis regionalis Crohn*

illelolillelal *adj*: zwei Ileumabschnitte

verbindend; ⓔ *ileoileal*

Ilelolilelolalnalstolmolse f: → *Ileoileostomie*

Ilelolilelolstolmie f: operative Verbindung zweier Abschnitte des Ileums; ⓔ *ileoileostomy*

ileloljeljulnal adj: Ileum und Jejunum betreffend oder verbindend; ⓔ *jejunoileal*

Ileloljeljulniltis f: Entzündung von Ileum und Jejunum; ⓔ *ileojejunitis*

Ileloljeljulnolstolmie f: operative Verbindung von Ileum und Jejunum; ⓔ *ileojejunostomy*

ilelolkollisch adj: Ileum und Kolon betreffend oder verbindend; ⓔ *ileocolic*

Ilelolkolliltis f: Entzündung von Ileum und Kolon; ⓔ *ileocolitis*

Ilelolkollolstolmie f: operative Verbindung von Ileum und Kolon; ⓔ *ileocolostomy*

Ilelolkolloltolmie f: Eröffnung von Ileum und Kolon; ⓔ *ileocolotomy*

Ilelolpelxie f: operative Ileumfixierung, Ileumanheftung; ⓔ *ileopexy*

Ilelolprokltolstolmie f: operative Verbindung von Ileum und Rektum; ⓔ *ileoproctostomy*

ilelolrekltal adj: Ileum und Rektum betreffend oder verbindend; ⓔ *ileorectal*

Ilelolrekltolstolmie f: → *Ileoproktostomie*

Ilelorlrhalphie f: Ileumnaht; ⓔ *ileorrhaphy*

Ilelolsiglmolildolstolmie f: operative Verbindung von Ileum und Sigma; ⓔ *ileosigmoidostomy*

Ilelolstolmie f: Anlegen einer äußeren Ileumfistel, Ileumfistelung; ⓔ *ileostomy*

Ileloltolmie f: Ileumeröffnung, Ileumschnitt; ⓔ *ileotomy*

Ileloltranslverlsolstolmie f: operative Verbindung von Ileum und Querkolon; ⓔ *ileotransversostomy*

ilelolzälkal adj: Ileum und Zäkum betreffend oder verbindend; ⓔ *ileocecal*

Ilelolzälkallklaplpe f: Klappe an der Einmündung des Ileums in das Zäkum; ⓔ *ileocecal valve*

Ilelolzälkolstolmie f: operative Verbindung von Ileum und Zäkum; ⓔ *ileocecostomy*

ilelolzölkal adj: → *ileozäkal*

Ilelolzölkallklaplpe f: → *Ileozäkalklappe*

Ilelolzölkalltulberlkullolse f: Tuberkulose* des Ileozäkalbereichs; häufige Lokalisation der Darmtuberkulose; ⓔ *iliocecal tuberculosis*

Ilelolzysltolplasltik f: Ersatz oder Vergrö-

ßerung der Harnblase durch eine Ileumschlinge; ⓔ *ileocystoplasty*

Ilelolzysltolstolmie f: operative Verbindung von Blase und Ileum; ⓔ *ileocystostomy*

Illelum nt: letzter und längster Abschnitt des Dünndarms vor der Einmündung in den Blinddarm; ⓔ *ileum*

Illelumlaflter m: operativ angelegte äußere Ileumfistel; ⓔ *ileostomy*

Illelumlauslschalltung f: vorübergehende Ausschaltung des Ileums; ⓔ *jejunolileal shunt*

Illelumlblalse f: → *Ileum-Conduit*

Ileum-Conduit m: künstliche Blase aus einer Ileumschlinge mit Ausleitung des Harns über ein Ileostoma; ⓔ *ileal conduit*

Illelus m: vollständige Unterbrechung der Darmpassage durch Verschluss der Darmlichtung oder Darmlähmung; ⓔ *ileus*

illilalkal adj: Darmbein/Os ilium betreffend; ⓔ *iliac*

Ilio-, ilio- präf.: Wortelement mit der Bedeutung „Darmbein/Ilium"

illilolfelmolral adj: Darmbein und Oberschenkel/Femur betreffend oder verbindend; ⓔ *iliofemoral*

illilolkoklzylgelal adj: Darmbein/Os ilium und Steißbein/Os coccygis betreffend oder verbindend; ⓔ *iliococcygeal*

illilolkosltal adj: Darmbein/Os ilium und Rippen/Costae betreffend oder verbindend; ⓔ *iliocostal*

illilollumlbal adj: Darmbein/Os ilium und Lendenregion betreffend oder verbindend; ⓔ *iliolumbar*

illilolpekltilnelal adj: → *iliopubisch*

illilolpellvin adj: Darmbein/Os ilium und Becken/Pelvis betreffend oder verbindend; ⓔ *iliopelvic*

Illilolpsolas m: → *Musculus iliopsoas*

Illilolpsolaslsynldrom nt: schmerzhafte Anspannung des Musculus* iliopsoas bei Entzündungen im Bauchraum, z.B. Appendizitis, Adnexitis; ⓔ *iliopsoas syndrome*

illilolpulbisch adj: Darmbein/Os ilium und Schambein/Os pubis betreffend oder verbindend; ⓔ *iliopubic*

illilolsalkral adj: Darmbein und Kreuzbein/Os sacrum betreffend oder verbindend; ⓔ *iliosacral*

Illilolsalkrallgellenk nt: Gelenk zwischen Kreuzbein und Darmbein; ⓔ *iliosacral joint*

illilolspilnal adj: Darmbein/Os ilium und Rückenmark betreffend oder verbindend; ⒠ *iliospinal*

iliotibial *adj*: Darmbein/Os ilium und Schienbein/Tibia betreffend oder verbindend; ⒠ *iliotibial*

Ilium *nt*: Teil des Hüftbeins; bildet den oberen Teil der Hüftpfanne; ⒠ *ilium*

Im-, im- *präf.*: Wortelement mit der Bedeutung **1.** „hinein/in" **2.** „nicht"

Imerslund-Gräsbeck-Syndrom *nt*: angeborene Resorptionsstörung von Vitamin B_{12} mit megaloblastärer Anämie*; ⒠ *Imerslund-Graesbeck syndrome*

Imidazol *nt*: heterozyklische Verbindung; Grundgerüst von u.A. Histamin und Histidin; ⒠ *imidazole*

Imidazolylalanin *nt*: → *Histidin*

Immaturität *f*: Unreife des Frühgeborenen; ⒠ *immaturity*

Immigration *f*: Zelleinwanderung in ein Gewebe; ⒠ *immigration*

immobil *adj*: unbeweglich; bewegungslos; starr, fest; ⒠ *immobile*

Immobilisationsatrophie *f*: Knochen- und Muskelabbau bei längerer Ruhigstellung, z.B. im Gipsverband; ⒠ *plaster-of-Paris disease*

Immun-, immun- *präf.*: Wortelement mit der Bedeutung „unberührt/geschützt/verschont"

Immunabwehr *f*: Fähigkeit des Immunsystems eingedrungene Antigene zu bekämpfen; ⒠ *defense*

Immunagglutinin *nt*: spezifische [Antikörper] oder unspezifische [Lektin] Substanz, die korpuskuläre Antigene agglutiniert; ⒠ *immune agglutinin*

Immunantikörper *m*: durch nachweisbare Immunisierung induzierter Antikörper; ⒠ *immune antibody*

Immunantwort *f*: Gesamtheit der Reaktionen des Immunsystems auf ein eingedrungenes Antigen; ⒠ *immune response*

Immundefekt *m*: Oberbegriff für Störungen der normalen Immunreaktion des Körpers; ⒠ *immunodeficiency*

schwerer kombinierter Immundefekt: autosomal-rezessiv vererbter schwerer Immundefekt mit Fehlen der Immunglobuline und hochgradiger Hypoplasie der lymphatischen Gewebe; ohne Knochenmarkstransplantation meist tödlicher Verlauf im 1. Lebensjahr; ⒠ *severe combined immunodeficiency*

Immundefektsyndrom, erworbenes *nt*: durch das HIV-Virus hervorgerufenes erworbenes Immunmangelsyndrom [acquired immuno deficiency syndrome] mit rezidivierenden Infektionen durch opportunistische Erreger und Bildung spezifischer Tumoren [Kaposi-Sarkom]; ⒠ *acquired immunodeficiency syndrome*

Immundepression *f*: → *Immunsuppression*

Immundepressivum *nt*: → *Immunsuppressivum*

Immungenetik *f*: Genetik der Immunabwehr; ⒠ *immunogenetics*

Immunglobuline *pl*: von Plasmazellen gebildete Glykoproteine, die als Antikörper mit Antigenen reagieren; alle Immunglobuline bestehen aus zwei leichten [L-Ketten] und zwei schweren Ketten [H-Ketten]; enzymatische Spaltung liefert zwei antigenbindende Fragmente [Fab-Fragmente] und ein Fc-Fragment; ⒠ *immunoglobulins*

Immunglobulin A: auf die Schleimhäute sezerniertes Immunglobulin, das vor lokalen Infektion schützt; wird beim Stillen mit der Muttermilch vom Säugling aufgenommen; ⒠ *immunoglobulin A*

Immunglobulin D: als Antigenrezeptor auf der Membran von B-Lymphozyten sitzendes Immunogubulin; ⒠ *immunoglobulin D*

Immunglobulin E: in der Membran von Mastzellen und Basophilen vorkommendes Immunglobulin, das für allergische Reaktionen und die Abwehr von Parasiten wichtig ist; ⒠ *immunoglobulin E*

Immunglobulin G: mengenmäßig wichtigstes Immunglobulin, das Antigene beim Zweitkontakt neutralisiert; ⒠ *immunoglobulin G*

Immunglobulin M: beim Erstkontakt mit einem Antigen gebildetes Immunglobulin; ⒠ *immunoglobulin M*

Immunhämolyse *f*: Auflösung von roten Blutkörperchen durch Komplement-vermittelte Immunreaktionen; ⒠ *immunohemolysis*

immuninkompetent *adj*: immunologisch inkompetent; ⒠ *immunoincompetent*

Immunisation *f*: → *Immunisierung*

Immunisierung *f*: Herbeiführung einer Immunität*; ⒠ *immunization*

aktive Immunisierung: Immunisierung durch direkten Kontakt mit dem Antigen, z.B. bei Infektion oder Schutzimpfung; ⒠ *active immunization*

passive Immunisierung: Immunisierung durch Gabe von Immunglobulin [Immunserum]; ⒠ *passive immuni-*

zation

Im|mu|ni|tät f: Unempfänglichkeit des Organismus gegen ein Antigen* [Erreger, Toxine]; Ⓔ *immunity*

erworbene Immunität: nach einem Erstkontakt vorhandene Immunität gegen ein bestimmtes Antigen*; Ⓔ *acquired immunity*

humorale Immunität: Immunität durch in den Körperflüssigkeiten gelöste Substanzen [Immunglobuline]; Ⓔ *humoral immunity*

unspezifische Immunität: Immunität, die auf natürlichen Abwehrmechanismen [Schleimhautbarriere, antimikrobielle Enzyme] beruht; Ⓔ *unspecific immunity*

zelluläre/zellvermittelte Immunität: Immunität durch immunkompetente Zellen [T-Lymphozyten, Makrophagen]; Ⓔ *cellular immunity*

Im|mun|ko|a|gu|lo|pa|thi|en f: durch Antikörper gegen Gerinnungsfaktoren ausgelöste Störung der Blutgerinnung; Ⓔ *immunocoagulopathy*

im|mun|kom|pe|tent adj: immunologisch kompetent; Ⓔ *immunocompetent*

Im|mun|kom|plex m: im Rahmen der **Antigen-Antikörper-Reaktion** entstehender Komplex; Ⓔ *immunocomplex*

Im|mun|kom|plex|krank|hei|ten pl: durch zirkulierende Immunkomplexe* ausgelöste Erkrankungen; Ⓔ *immune-complex disorders*

Im|mun|kom|plex|pur|pu|ra f: autoimmun-allergische Gefäßentzündung mit Purpura* der Streckseiten der Extremitäten, Gelenk- und Leibschmerzen; Ⓔ *allergic vascular purpura*

Im|mun|man|gel|krank|heit f: Störung der normalen Immunreaktion des Körpers; Ⓔ *immunodeficiency disorder*

Im|mun|mo|du|la|ti|on f: Veränderung der Immunantwort; Ⓔ *immunomodulation*

Immuno-, immuno- präf.: Wortelement mit der Bedeutung „unberührt/verschont/geschützt"

Im|mu|no|de|pres|si|on f: → Immunsuppression

Im|mu|no|de|pres|si|vum nt, pl -va: → Immunsuppressivum

im|mu|no|gen adj: eine Immunität hervorrufend, eine Immunantwort auslösend; Ⓔ *immunogenic*

Im|mu|no|hä|mo|ly|se f: → Immunhämolyse

Im|mu|no|pa|thie f: Erkrankung des Immunsystems; Ⓔ *immunodeficiency disease*

im|mu|no|re|ak|tiv adj: eine Immunreaktion zeigend oder gebend; Ⓔ *immunoreactive*

Im|mu|no|sup|pres|si|on f: → Immunsuppression

Im|mu|no|sup|pres|si|vum nt, pl -va: → Immunsuppressivum

im|mu|no|sup|pri|miert adj: mit abgeschwächter Immunreaktion; Ⓔ *immunosuppressed*

Im|mu|no|zyt m: Zelle, die eine spezifische Funktion im Immunsystem wahrnimmt; Ⓔ *immunocyte*

Im|mu|no|zy|tom nt: nieder malignes Non-Hodgkin-Lymphom* aus B-Lymphozyten; Ⓔ *immunocytoma*

Im|mun|pa|ra|ly|se f: Lähmung der Immunantwort; Ⓔ *immune paralysis*

Im|mun|re|ak|ti|on f: Reaktion des Körpers auf ein eingedrungenes Antigen; Ⓔ *immune reaction*

Im|mun|se|rum nt: Antikörper enthaltendes Serum, das zur passiven Immunisierung und in der Serodiagnostik verwendet wird; Ⓔ *immune serum*

Im|mun|sti|mu|lans nt: immun(system)-stimulierende Substanz; Ⓔ *immunostimulant*

Im|mun|sup|pres|si|on f: Unterdrückung oder Abschwächung der Immunreaktion; Ⓔ *immunosuppression*

im|mun|sup|pres|siv adj: die Immunreaktion unterdrückend oder abschwächend; Ⓔ *immunosuppressive*

Im|mun|sup|pres|si|vum nt: Mittel zur Unterdrückung oder Abschwächung der Immunreaktion; Ⓔ *immunosuppressant*

Im|mun|sys|tem nt: aus Zellen, Geweben und Organen bestehendes System zur Abwehr von Antigenen und Eliminierung abnormer Körperzellen; Ⓔ *immune system*

Im|mun|szin|ti|gra|fie, -gra|phie f: Szintigrafie* unter Verwendung radioaktivmarkierter monoklonaler Antikörper; Ⓔ *immunoscintigraphy*

Im|mun|the|ra|pie f: Beeinflussung des Immunsystems durch Medikamente, Immunglobuline oder Schutzimpfung; Ⓔ *immunotherapy*

Im|mun|thy|re|o|i|di|tis f: Autoimmunkrankheit* der Schilddrüse mit organspezifischen Autoantikörpern*; Ⓔ *autoimmune thyroiditis*

Im|mun|to|le|ranz f: Ausbleiben der Immunreaktion gegen ein bestimmtes Antigen; Ⓔ *immunotolerance*

Im|mun|zel|le f: → Immunozyt

im|pak|tiert *adj*: eingekeilt, verkeilt; Ⓔ *impacted*

Im|pak|ti|on *f*: Einkeilung, Verkeilung; Ⓔ *impaction*

im|per|me|a|bel *adj*: undurchdringbar, undurchlässig; Ⓔ *impermeable*

im|per|zep|ti|bel *adj*: nicht wahrnehmbar, unmerklich; Ⓔ *imperceptible*

im|pe|ti|gi|nös *adj*: in der Art einer Impetigo, impetigoartig; Ⓔ *impetiginous*

Im|pe|ti|go *f*: durch Eitererreger [Staphylokokken, Streptokokken] hervorgerufene Hauterkrankung mit eitriger Blasen- und Pustelbildung; Ⓔ *impetigo*

Impf|en|ze|pha|li|tis *f*: nach einer Impfung (Masern, Röteln) auftretende akute oder subakute Enzephalitis*, die auf einer Immunreaktion beruht; Ⓔ *postvaccinal encephalitis*

Impf|en|ze|pha|lo|pa|thie *f*: → *Impfenzephalitis*

Impf|me|tas|ta|se *f*: → *Implantationsmetastase*

Impf|stoff *m*: aus abgetöteten [**Totimpfstoff**] oder lebenden [**Lebendimpfstoff**] Krankheitserregern, Teilen oder Stoffwechselprodukten von Krankheitserregern hergestellter Stoff zur aktiven Immunisierung; Ⓔ *vaccine*

Impf|ung *f*: Erzeugung einer Immunität* durch Impstoffe [**aktive Impfung, Schutzimpfung**] oder Immunglobuline [**passive Impfung**]; Ⓔ *vaccination*

Im|plan|ta|ti|on *f*: **1.** Einpflanzung, Verpflanzung, Überpflanzung **2.** Einnistung der Frucht; Ⓔ **1.–2.** *implantation*

Im|plan|ta|ti|ons|me|tas|ta|se *f*: durch direkten Kontakt oder unabsichtliche Übertragung [Chirurgie] implantierte Metastase; Ⓔ *implantation metastasis*

Im|po|ten|tia *f*: Unvermögen, Unfähigkeit; Ⓔ *impotence*

Impotentia coeundi: Unvermögen den Beischlaf auszuführen; Ⓔ *impotence*

Impotentia concipiendi: Unfähigkeit zu empfangen; Ⓔ *impotentia concipiendi*

Impotentia generandi: Zeugungsunfähigkeit; Sterilität; Ⓔ *inability to reproduce*

Impotentia gestandi: Unfähigkeit eine Schwangerschaft auszutragen; Ⓔ *impotentia gestandi*

Im|po|tenz *f*: **1.** Unvermögen, Unfähigkeit **2.** → *Impotentia coeundi*; Ⓔ **1.** *weakness* **2.** *impotence*

erektile Impotenz: fehlende oder unzureichende Erektion des Penis; kann psychisch oder organisch bedingt sein; Ⓔ *erectile impotence*

Im|präg|na|ti|on *f*: Befruchtung; Schwängerung; Ⓔ *impregnation*

In-, in- *präf.*: Wortelement mit der Bedeutung **1.** „hinein/in" **2.** „nicht"

In|ak|ti|vi|täts|os|te|o|po|ro|se *f*: Osteoporose* durch mangelnde Belastung; meist bei älteren Patienten und v.a. Patientinnen; Ⓔ *disuse osteoporosis*

in|ap|pa|rent *adj*: symptomlos, symptomarm, klinisch nicht in Erscheinung tretend, nicht sichtbar, nicht wahrnehmbar; Ⓔ *inapparent*

In|ap|pe|tenz *f*: **1.** fehlendes Verlangen nach Nahrung, Appetitlosigkeit **2.** Fehlen der sexuellen Appetenz; Ⓔ **1.** *inappetence* **2.** *lack of desire*

In|a|zi|di|tät *f*: Säuremangel des Magens, Magensäuremangel; Ⓔ *inacidity*

In|ci|su|ra *f*: Einschnitt, Einbuchtung; Ⓔ *incisure*

Incisura tentorii: Öffnung des Kleinhirnzeltes für den Durchtritt des Hirnstamms; Ⓔ *tentorial notch*

In|cli|na|tio pel|vis *f*: Neigungswinkel zwischen Beckeneingangsebene und der Horizontalen; bei der Frau größer [60°] als beim Mann [55°]; Ⓔ *pelvic inclination*

In|con|ti|nen|tia *f*: → *Inkontinenz*

Incontinentia alvi: Stuhlinkontinenz, Darminkontinenz; Ⓔ *rectal incontinence*

Incontinentia urinae: Harninkontinenz; Ⓔ *urinary incontinence*

In|cus *m*: mittleres Gehörknöchelchen, das mit Hammer und Steigbügel verbunden ist; Ⓔ *incus*

In|dex *m*: **1.** Zeigefinger, Digitus secundus **2.** aus mehreren Größen rechnerisch ermittelte Größe; Ⓔ **1.–2.** *index*

chemotherapeutischer/therapeutischer Index: Verhältnis der für den Erreger schädlichen Konzentration eines Chemotherapeutikums zu der für den Wirt verträglichen Konzentration; je größer der Wert, desto weniger Nebenwirkungen und Schäden können erwartet werden; Ⓔ *chemotherapeutic index*

In|di|ges|ti|on *f*: Verdauungsstörung; Magenverstimmung, verdorbener Magen; Ⓔ *indigestion*

In|di|kan *nt*: im Darm entstehendes Abbauprodukt tierischer Eiweiße; Ⓔ *indican*

in|di|ziert *adj*: (*Therapie*) angezeigt, angebracht; Ⓔ *indicated*

in|do|lent *adj*: (schmerz-)unempfindlich; schmerzlos; Ⓔ *indolent*

In|do|lenz *f*: (Schmerz-)Unempfindlichkeit; Schmerzlosigkeit; Ⓔ *indolence*

In|duk|tor *m*: **1.** Substanz, die Wachstum und Differenzierung embryonaler Gewebe und Organe induziert **2.** Stoff, der die Bildung eines anderen Stoffes anregt; Ⓔ **1.–2.** *inducer*

In|du|ra|tio *f, pl* **-tio|nes:** → *Induration*

In|du|ra|ti|on *f*: Verhärtung eines Gewebes; Ⓔ *induration*

In|er|tia ute|ri *f*: Wehenschwäche; Ⓔ *uterine inertia*

in|fan|til *adj*: **1.** Kind oder Kindheit betreffend, kindlich, im Kindesalter **2.** kindisch, zurückgeblieben, unterentwickelt; Ⓔ **1.–2.** *infantile*

In|farkt *m*: Gewebeuntergang [Nekrose*] durch akute Unterbrechung der Blutzufuhr; Ⓔ *infarct*

anämischer Infarkt: Infarkt mit blassem, trockenem, infarziertem Areal; Ⓔ *anemic infarct*

hämorrhagischer Infarkt: braunroter Infarkt durch Einblutung in das Gewebe; Ⓔ *hemorrhagic infarct*

in|faust *adj*: ungünstig, aussichtslos, ohne Aussicht auf Heilung; Ⓔ *infaust*

In|fekt *m*: → *Infektionskrankheit*

In|fekt|ar|thri|tis *f*: meist durch Bakterien und durch hämatogene Metastasierung* oder direkte Keimbesiedlung [Punktion, Injektion] hervorgerufene akute Gelenkentzündung; Ⓔ *infectious arthritis*

In|fek|ti|on *f*: **1.** Ansteckung mit einem Erreger **2.** → *Infektionskrankheit*; Ⓔ **1.** *infection* **2.** *infectious disease*

endogene Infektion: Infektion durch im Körper vorhandene Erreger, z.B. Darmbakterien; Ⓔ *endogenous infection*

exogene Infektion: Infektion durch von außen kommende Erreger; Ⓔ *exogenous infection*

hämatogene Infektion: auf dem Blutweg übertragene Infektion; Ⓔ *bloodborne infection*

nosokomiale Infektion: Infektion durch Nosokomialkeime*; Ⓔ *nosocomial infection*

In|fek|ti|ons|do|sis *f*: Menge pathogener Organismen, die bei Probanden oder in Testsystemen einen Effekt hervorruft; Ⓔ *infective dose*

mittlere Infektionsdosis: infektiöse Dosis, die bei 50 % der Probanden oder Testsysteme einen Effekt erzielt; Ⓔ *median infective dose*

In|fek|ti|ons|krank|heit *f*: durch Ansteckung mit einem Erreger hervorgerufene Krankheit; Ⓔ *infectious disease*

in|fek|ti|ös *adj*: ansteckungsfähig, ansteckend; übertragbar; Ⓔ *infectious*

In|fek|ti|o|si|tät *f*: Ansteckungsfähigkeit; Ⓔ *infectiousness*

In|fekt|krampf *m*: Krampfanfall bei Kleinkindern bei Fieber oder infektiösen Erkrankungen; Ⓔ *febrile convulsion*

in|fe|ri|or *adj*: tiefer oder weiter unten liegend, untere, nach unten gerichtet; Ⓔ *inferior*

in|fe|ro|la|te|ral *adj*: unten und außen (liegend); Ⓔ *inferolateral*

in|fe|ro|me|di|an *adj*: unten und in der Mittellinie (liegend); Ⓔ *inferomedian*

in|fe|ro|pos|te|ri|or *adj*: unten und hinten (liegend); Ⓔ *inferoposterior*

in|fer|til *adj*: unfruchtbar; Ⓔ *infertile*

In|fer|ti|li|tät *f*: Unfruchtbarkeit; Ⓔ *infertility*

In|fil|trat *nt*: in ein Gewebe eingedrungene Substanz [Flüssigkeit, Zellen]; Ⓔ *infiltrate*

In|fil|tra|ti|on *f*: **1.** Eindringen von Substanzen [Flüssigkeit, Zellen] in das Gewebe **2.** Injektion in das Gewebe; Ⓔ **1.** *infiltration; invasion* **2.** *injection*

In|fil|tra|ti|ons|an|äs|the|sie *f*: Anästhesie* durch Infiltration des Gewebes mit Lokalanästhetikum; Ⓔ *infiltration anesthesia*

In|flam|ma|tio *f*: Entzündung*, Inflammation; Ⓔ *inflammation*

In|flu|en|za *f*: akute Allgemeinerkrankung durch Grippeviren; kann endemisch, epidemisch oder pandemisch auftreten; Ⓔ *influenza*

In|flu|en|za|bak|te|ri|en *pl*: Haemophilus* influenzae; Ⓔ *influenza bacilli*

In|flu|en|za|bal|zil|len|me|nin|gi|tis *f, pl* **-tiden:** → *Haemophilus-influenzae-Meningitis*

In|flu|en|za|en|ze|phal|i|tis *f*: Enzephalitis* als relativ seltene Komplikation einer Influenza; Ⓔ *influenzal encephalitis*

In|flu|en|za|vi|rus *nt*: in drei Subtypen [Influenza A-Virus, Influenza B-Virus, Influenza C-Virus] vorkommendes Virus; auf der Virushülle lokalisierte Antigene [Neuraminidase, Hämagglutinin] führen über Veränderungen der Antigenstruktur [Antigendrift*, Antigenshift*] zur Bildung neuer Serovarianten, die neue Epidemien auslösen können; Ⓔ *influenza virus*

Infra-, infra- *präf.*: Wortelement mit der Bedeutung „unter/unterhalb"

in|fra|a|xil|lär *adj*: unterhalb der Achselhöhle/Axilla (liegend); ⒠ *infra-axillary*

in|fra|di|a|phrag|mal *adj*: unterhalb des Zwerchfells/Diaphragma (liegend); ⒠ *infradiaphragmatic*

in|fra|gle|no|i|dal *adj*: unterhalb der Cavitas glenoidalis (liegend); ⒠ *infraglenoid*

in|fra|glot|tisch *adj*: unterhalb der Glottis (liegend); ⒠ *infraglottic*

in|fra|hy|o|i|dal *adj*: unterhalb des Zungenbeins/Os hyoideum (liegend); ⒠ *infrahyoid*

In|fra|hy|o|i|dal|mus|keln *pl*: vom Zungenbein nach unten ziehende Muskeln; ⒠ *infrahyoid muscles*

in|fra|kar|di|al *adj*: unterhalb des Herzens oder der Herzebene (liegend); ⒠ *infracardiac*

in|fra|kla|vi|ku|lär *adj*: unterhalb des Schlüsselbeins/Klavikula (liegend); ⒠ *infraclavicular*

in|fra|kor|ti|kal *adj*: unterhalb der Rinde/Kortex (liegend); ⒠ *infracortical*

in|fra|kos|tal *adj*: unterhalb einer Rippe oder der Rippen (liegend); ⒠ *infracostal*

In|frak|ti|on *f*: Haarbruch, Knochenfissur; ⒠ *infraction*

In|frak|tur *f*: → *Infraktion*

in|fra|ma|mil|lär *adj*: unterhalb der Brustwarze/Mamille (liegend); ⒠ *inframamillary*

in|fra|mam|mär *adj*: unterhalb der Brust(-drüse)/Mamma (liegend); ⒠ *inframammary*

in|fra|man|di|bul|lär *adj*: unterhalb des Unterkiefers/Mandibula (liegend); ⒠ *inframandibular*

in|fra|mar|gi|nal *adj*: unterhalb einer Grenze/eines Randes (liegend); ⒠ *inframarginal*

in|fra|ma|xil|lär *adj*: unterhalb des Oberkiefers/Maxilla (liegend); ⒠ *inframaxillary*

in|fra|nu|kle|är *adj*: unterhalb eines Kerns/Nucleus (liegend); ⒠ *infranuclear*

in|fra|or|bi|tal *adj*: unterhalb der Augenhöhle/Orbita (liegend), auf dem Orbitaboden liegend; ⒠ *infraorbital*

In|fra|or|bi|ta|l|ka|nal *m*: Kanal am unteren Rand der Augenhöhle für Arteria, Vena und Nervus infraorbitalis; ⒠ *infraorbital canal*

in|fra|pa|tel|lar *adj*: unterhalb der Kniescheibe/Patella (liegend); ⒠ *infrapatellar*

in|fra|pul|mo|nal *adj*: unterhalb der Lungen (liegend); ⒠ *subpulmonary*

in|fra|rek|tal *adj*: unterhalb des Mastdarms/Rektums (liegend); ⒠ *subrectal*

In|fra|rot *nt*: jenseits des roten Lichts liegende elektromagnetischen Wärmestrahlung; ⒠ *infrared*

In|fra|rot|ka|ta|rakt *f*: durch Infrarotstrahlen hervorgerufene Linsentrübung; ⒠ *infrared cataract*

In|fra|rot|licht *nt*: → *Infrarot*

In|fra|rot|star *m*: → *Infrarotkatarakt*

in|fra|skap|ul|lär *adj*: unterhalb des Schulterblattes/Skapula (liegend); ⒠ *infrascapular*

in|fra|spi|nal *adj*: unter einem Dornfortsatz/Processus spinosus (liegend); ⒠ *infraspinous*

in|fra|ster|nal *adj*: unterhalb des Brustbeins/Sternum (liegend); ⒠ *infrasternal*

in|fra|tem|po|ral *adj*: unterhalb der Schläfe oder Schläfengrube/Fossa temporalis (liegend); ⒠ *infratemporal*

in|fra|ten|to|ri|al *adj*: unterhalb des Tentorium cerebelli (liegend); ⒠ *infratentorial*

in|fra|ton|sil|lär *adj*: unterhalb einer Mandel/Tonsille (liegend); ⒠ *infratonsillar*

in|fra|tra|che|al *adj*: unterhalb der Luftröhre/Trachea (liegend); ⒠ *infratracheal*

in|fra|um|bi|li|kal *adj*: unterhalb des Nabels/Umbilikus (liegend); ⒠ *infraumbilical*

in|fun|di|bu|lär *adj*: Infundibulum betreffend; ⒠ *infundibular*

In|fun|di|bul|ek|to|mie *f*: Ausschneidung des Infundidulums des Herzens; ⒠ *infundibulectomy*

In|fun|di|bu|lum *nt*: Übergang von rechter Herzkammer in den Truncus* pulmonalis; ⒠ *infundibulum*

Infundibulum hypophysis: Fortsatz des Zwischenhirns, der Hypothalamus* und Hypophyse* verbindet; ⒠ *infundibular stalk*

Infundibulum tubae uterinae: trichterförmiger Anfangsteil des Eileiters, der am Rand mit den Eileiterfransen besetzt ist; ⒠ *infundibulum of uterine tube*

In|fun|di|bu|lum|re|sek|ti|on *f*: → *Infundibulektomie*

In|fun|di|bu|lum|ste|no|se *f*: angeborene Verengung der Ausflussbahn des rechten Ventrikels; häufig zusammen mit Fallot-Tetralogie*; ⒠ *infundibular stenosis*

In|fu|si|on f: Flüssigkeitszufuhr in eine Vene [**intravenöse Infusion**], eine Arterie [**intraarterielle Infusion**], das Unterhautfettgewebe [**subkutane Infusion**] oder den Darm [**rektale Infusion**]; ⒠ *infusion*

In|fu|si|ons|cho|lan|gi|o|gra|fie, -gra|phie f: Cholangiografie* mit intravenöser Gabe von Kontrastmittel; ⒠ *infusion cholangiography*

In|fu|si|ons|cho|le|zys|to|cho|lan|gi|o|gra|fie, -gra|phie f: Cholezystocholangiografie* mit intravenöser Gabe von Kontrastmittel; ⒠ *infusion cholecystocholangiography*

In|fu|si|ons|u|ro|gra|fie, -gra|phie f: Urografie* mit intravenöser Gabe von Kontrastmittel; ⒠ *infusion urography*

In|gu|en nt: Leiste, Leistengegend, Leistenregion; ⒠ *groin*

in|gu|i|nal adj: Leiste oder Leistengegend/Regio inguinalis betreffend; ⒠ *inguinal*

In|gu|i|nal|her|nie f: → *Leistenbruch*

in|gu|i|no|ab|do|mi|nal adj: Leiste/Leistengegend und Bauch/Abdomen betreffend oder verbindend; ⒠ *inguinoabdominal*

in|gu|i|no|fe|mo|ral adj: Leiste/Leistengegend und Oberschenkel/Femur betreffend oder verbindend; ⒠ *inguinocrural*

in|gu|i|no|kru|ral adj: Leiste/Leistengegend und Oberschenkel/Femur betreffend oder verbindend; ⒠ *inguinocrural*

in|gu|i|no|la|bi|al adj: Leiste/Leistengegend und Schamlippe(n) betreffend oder verbindend; ⒠ *inguinolabial*

in|gu|i|no|skro|tal adj: Leiste/Leistengegend und Hodensack/Skrotum betreffend oder verbindend; ⒠ *inguinoscrotal*

In|ha|la|ti|on f: Einatmung, Einatmen; ⒠ *inhalation*

In|ha|la|ti|ons|an|äs|the|ti|kum nt: Narkosemittel, das als Gas oder Dampf eingeatmet wird; ⒠ *inhalation anesthetic*

In|ha|la|ti|ons|nar|ko|se f: Durchführung einer Allgemeinanästhesie* unter Verwendung eines Inhalationsanästhetikums; ⒠ *inhalation anesthesia*

In|ha|la|ti|ons|nar|ko|ti|kum nt, pl -ka: → *Inhalationsanästhetikum*

In|ha|la|ti|ons|tu|ber|ku|lo|se f: durch Einatmen von Tuberkelbazillen hervorgerufene Tuberkulose* der Atemwege und der Lunge; häufigster Infektionsmechanismus der Lungentuberkulose*; ⒠ *inhalation tuberculosis*

in|ha|lier|bar adj: einatembar; ⒠ *breathable*

Inhibiting-Faktor m: im Hypothalamus gebildetes Hormon, das die Bildung und/oder Freisetzung von Hypophysenvorderlappenhormonen hemmt; ⒠ *inhibiting factor*

Inhibiting-Hormon nt: → *Inhibiting-Faktor*

In|hi|bi|ti|on f: Hemmung; ⒠ *inhibition*

In|hi|bi|tor m: Hemmstoff, Hemmer; ⒠ *inhibitor*

in|hi|bi|to|risch adj: hemmend, hindernd; ⒠ *inhibitory*

in|ho|mo|gen adj: nichthomogen, ungleichmäßig; ⒠ *inhomogeneous*

INH-Polyneuropathie f: → *Isoniazidneuropathie*

I|ni|ti|al|do|sis f: erste, meist höhere Dosis zu Beginn eines Therapiezyklus; ⒠ *initial dose*

In|jek|ti|on f: **1.** Sichtbarwerden von Gefäßen, z.B. bei Blutüberfüllung **2.** schnelles Einspritzen von Flüssigkeit in den Körper; ⒠ **1.–2.** *injection*

intraarterielle Injektion: Injektion in eine Arterie; ⒠ *intra-arterial injection*

intrakutane Injektion: Injektion in die Haut; ⒠ *intracutaneous injection*

intramuskuläre Injektion: Injektion in einen Muskel; ⒠ *intramuscular injection*

intravenöse Injektion: Injektion in eine Vene; ⒠ *intravenous injection*

subkutane Injektion: Injektion in das Unterhautfettgewebe; ⒠ *hypodermic injection*

in|ji|ziert adj: blutüberfüllt; ⒠ *injected*

In|kar|ze|ra|ti|on f: Einklemmung, z.B. Brucheinklemmung; ⒠ *incarceration*

In|kom|pa|ti|bi|li|tät f: Unvereinbarkeit, Unverträglichkeit; ⒠ *incompatibility*

in|kom|pres|si|bel adj: nicht-komprimierbar; ⒠ *incompressible*

In|kon|ti|nenz f: Unvermögen den Harn oder Stuhl einzuhalten; ⒠ *incontinence*

In|kret nt: direkt in die Blutbahn abgegebenes Sekret; ⒠ *incretion*

In|kre|ti|on f: direkte Sekretion ins Blut; ⒠ *incretion*

In|ku|ba|ti|ons|zeit f: Zeit zwischen Infektion mit einem Erreger und dem Auftreten der ersten Krankheitszeichen; ⒠ *incubation period*

In|ku|dek|to|mie f: Ambossentfernung;

Ⓔ *incudectomy*

in|ku|do|malle|o|lar *adj*: (*Ohr*) Amboss/ Incus und Hammer/Malleus betreffend oder verbindend; Ⓔ *incudomalleal*

in|ku|do|sta|pe|di|al *adj*: (*Ohr*) Amboss/ Incus und Stapes betreffend oder verbindend; Ⓔ *incudostapedial*

in|ku|ra|bel *adj*: (*Krankheit*) unheilbar, nicht heilbar; Ⓔ *incurable*

In|nen|ohr *nt*: wandelt die durch den Schall hervorgerufenen Schwingungen in elektrische Impulse um, die dann zum Hörzentrum des Gehirns geleitet werden; Ⓔ *inner ear*

In|nen|ohr|schwer|hö|rig|keit *f*: Schwerhörigkeit durch eine Störung der Schallempfindung im Innenohr; Ⓔ *inner ear deafness*

In|nen|ohr|taub|heit *f*: → *Innenohrschwerhörigkeit*

In|ner|va|ti|on *f*: Versorgung mit Nerven (-reizen); Ⓔ *innervation*

Ino-, ino- *präf*: Wortelement mit der Bedeutung „Muskel/Faser"

In|o|ku|la|ti|on *f*: Einbringen eines Erregers in einen Nährboden oder Organismus; Ⓔ *inoculation*

In|o|ku|la|ti|ons|he|pa|ti|tis *f*: → *Hepatitis B*

in|o|ku|lier|bar *adj*: durch Inokulation/ Impfung übertragbar, impfbar; Ⓔ *inoculable*

In|o|sit *nt*: in Lebensmitteln vorkommendes Isomer von Glucose; Ⓔ *inositol*

In|o|si|tol *nt*: → *Inosit*

i|no|trop *adj*: die Muskelkraft beeinflussend; Ⓔ *inotropic*

In|sa|nia *f*: Geisteskrankheit, Irresein, Irrsinn, Wahnsinn; Ⓔ *insanity*

In|sek|ten|der|ma|ti|tis *f*: allergische Kontaktdermatitis* durch Raupenhaare [**Raupendermatitis**] oder Haare anderer Insekten; Ⓔ *insect dermatitis*

in|sek|ti|zid *adj*: Insekten (ab-)tötend; Ⓔ *insecticidal*

In|sel|hy|per|pla|sie *f*: Hyperplasie* der Langerhans*-Inseln der Bauchspeicheldrüse; Ⓔ *islet cell hyperplasia*

In|sel|or|gan *nt*: → *Langerhans-Inseln*

In|sel|trans|plan|ta|ti|on *f*: → *Inselzelltransplantation*

In|sel|zell|hy|per|pla|sie *f*: → *Inselhyperplasie*

In|sel|zell|kar|zi|nom *nt*: von den Langerhans*-Inseln der Bauchspeicheldrüse ausgehender bösartiger Tumor; Ⓔ *islet cell carcinoma*

In|sel|zell|trans|plan|ta|ti|on *f*: Transplan-

tation von Gewebe der Langerhans*-Inseln; Ⓔ *islet-cell transplantation*

In|se|mi|na|ti|on *f*: **1.** Eindringen des Samenfadens in die Eizelle **2.** künstliche Befruchtung mit Spendersamen [**heterologe Insemination**] oder Samen des Partners/Ehemannes [**homologe Insemination**]; Ⓔ **1.** *insemination* **2.** *artificial insemination*

In|ser|ti|ons|a|po|neu|ro|se *f*: Aponeurose* am Ansatzpunkt eines Muskels; Ⓔ *aponeurosis of insertion*

In|so|la|ti|on *f*: **1.** Sonnenbestrahlung **2.** Sonnenstich; Ⓔ **1.–2.** *insolation*

In|so|la|ti|ons|en|ze|phal|i|tis *f*: im Rahmen eines massiven Sonnenstichs* auftretende Enzephalitis*; Ⓔ *heliencephalitis*

In|so|la|ti|ons|en|ze|phal|i|tis *f*: im Rahmen eines massiven Sonnenstichs* auftretende Enzephalitis*; Ⓔ *heliencephalitis*

in|so|lu|bel *adj*: unlöslich; Ⓔ *insoluble*

In|som|nie *f*: Schlaflosigkeit, (pathologische) Wachheit; Ⓔ *insomnia*

In|spi|rat *nt*: eingeatmetes Gas, eingeatmete Luft; Ⓔ *inspirate*

In|spi|ra|ti|on *f*: Einatmung; Ⓔ *inspiration*

In|stil|la|ti|on *f*: Einträufelung; Tropfinfusion; Ⓔ *instillation*

In|suf|fi|ci|en|tia *f*: → *Insuffizienz*

Insufficientia cordis: → *Herzinsuffizienz*

In|suf|fi|zi|enz *f*: Funktionsschwäche eines Organs oder Organteils; Ⓔ *insufficiency*

respiratorische Insuffizienz: Störung des Gasaustausches, die zu einer mangelhaften Sauerstoffversorgung führt; Ⓔ *pulmonary insufficiency*

zerebrovaskuläre Insuffizienz: meist durch eine Arteriosklerose der Hirngefäße verursachte Minderdurchblutung des Gehirns; Ⓔ *cerebrovascular insufficiency*

In|suf|fla|ti|on *f*: Durchblasen der Eileiter zur Überprüfung der Durchgängigkeit bei Sterilität; Ⓔ *pertubation*

In|su|lin *nt*: in den Betazellen der Langerhans*-Inseln der Bauchspeicheldrüse gebildetes Hormon, das den Blutzuckerspiegel regelt; Ⓔ *insulin*

In|su|lin|ä|mie *f*: verminderter Insulingehalt des Blutes, Insulinmangel; Ⓔ *insulinemia*

In|su|lin|an|ta|go|nis|ten *pl*: Substanzen, die eine dem Insulin entgegengesetzte Wirkung haben; Ⓔ *insulin antago-*

nists

In|su|li|na|se *f*: Enzym, das Insulin im Gewebe abbaut; ⒺＥ *insulinase*

In|su|lin|ein|heit *f*: auf einen internationalen Standard bezogene Wirksamkeit von Insulin; Ⓔ *insulin unit*

In|su|lin|li|po|dys|tro|phie *f*: durch häufige Insulininjektion hervorgerufener lokaler Schwund des Unterhautfettgewebes; Ⓔ *insulinlipodystrophy*

In|su|lin|man|gel|di|a|be|tes *m*: insulinabhängiger Diabetes* mellitus; Ⓔ *insulin-dependent diabetes*

In|su|li|nom *nt*: von den B-Zellen der Langerhans*-Inseln ausgehender Insulin-produzierender Tumor; Ⓔ *insulinoma*

In|su|lin|re|sis|tenz *f*: durch Insulinantikörper hervorgerufener Mehrbedarf an zugeführtem Insulin; Ⓔ *insulin resistance*

In|su|lin|re|zep|to|ren *pl*: in der Zellmembran der Zielorgane und -gewebe vorhandene Rezeptoren für Insulin; Ⓔ *insulin receptors*

In|su|lin|schock *m*: durch überhöhte Insulingaben verursachter hypoglykämischer Schock*; Ⓔ *insulin shock*

In|su|lin|the|ra|pie *f*: therapeutische Gabe von Insulin bei insulinabhängigem Diabetes* mellitus; Ⓔ *insulin therapy*

In|su|li|tis *f*: Entzündung der Langerhans-Inseln* der Bauchspeicheldrüse; Ⓔ *insulitis*

In|sult *m*: Anfall, Attacke; Ⓔ *attack*
    apoplektischer Insult: →*Schlaganfall*

In|te|gu|men|tum com|mu|ne *nt*: Haut; das aus Kutis* und Subkutis* bestehende, die äußere Körperoberfläche bedeckendes Organ; Ⓔ *integument*

in|ten|diert *adj*: (*Bewegung*) beabsichtigt, geplant, absichtlich; Ⓔ *intended*

In|ten|ti|ons|tre|mor *m*: kurz vor dem Ende einer Zielbewegung auftretendes Zittern; Ⓔ *intention tremor*

Inter-, inter- *präf*.: Wortelement mit der Bedeutung „zwischen/in der Mitte"

In|ter|ak|ti|on *f*: gegenseitige Einwirkung, Wechselwirkung; Ⓔ *interaction*

in|ter|al|ve|o|lär *adj*: zwischen Alveolen (liegend); Ⓔ *interalveolar*

in|ter|an|u|lär *adj*: zwischen zwei ringförmigen Strukturen (liegend); Ⓔ *interannular*

in|ter|ar|ti|ku|lär *adj*: zwischen zwei Gelenken (liegend), zwischen Gelenkflächen (liegend); Ⓔ *interarticular*

in|ter|ary|tä|no|id *adj*: zwischen den Aryknorpeln (liegend); Ⓔ *interarytenoid*

in|ter|a|tri|al *adj*: (*Herz*) zwischen den Vorhöfen (liegend), die Vorhöfe verbindend; Ⓔ *interatrial*

in|ter|a|zi|när *adj*: (*Drüse*) zwischen Azini (liegend); Ⓔ *interacinar*

in|ter|chon|dral *adj*: zwischen Knorpeln (liegend), knorpelverbindend; Ⓔ *interchondral*

in|ter|cu|nei|form *adj*: die Keilbeine verbindend, zwischen den Keilbeinen (liegend); Ⓔ *intercuneiform*

in|ter|den|tal *adj*: zwischen den Zähnen (liegend), Zähne verbindend, das Interdentium betreffend; Ⓔ *interdental*

In|ter|den|tal|pa|pil|le *f*: Zahnfleischerhebung, die den Interdentalraum ausfüllt; Ⓔ *interdental papilla*

in|ter|di|gi|tal *adj*: zwischen Fingern oder Zehen (liegend), Finger oder Zehen verbindend, den Interdigitalraum betreffend; Ⓔ *interdigital*

In|ter|di|gi|tal|raum *m*: Zwischenraum zwischen Fingern oder Zehen; Ⓔ *interdigit*

in|ter|di|gi|tie|rend *adj*: miteinander verflochten; Ⓔ *interdigitating*

in|ter|fas|zi|ku|lär *adj*: zwischen Faserbündeln/Faszikeln (liegend); Ⓔ *interfascicular*

In|ter|fe|renz *f*: 1. Störung, Behinderung, Hemmung; Beeinträchtigung 2. (*physik.*) Überlagerung von Wellen 3. gegenseitige Vermehrungshemmung von Viren; Ⓔ *1.–3. interference*

In|ter|fe|ro|ne *pl*: von Zellen nach einer Virusinfektion gebildete Zytokine*, die den Körper vor anderen Viren schützen; je nach der Zellart, von der das Interferon gebildet wird, unterscheidet man das von Leukozyten gebildete **Leukozyteninterferon [α-Interferon]**, von Fibroblasten gebildetes **Fibroblasteninterferon [β-Interferon]** und von Lymphozyten stammende **Immuninterferon [γ-Interferon]**; Ⓔ *interferons*

in|ter|fib|ril|lär *adj*: zwischen Fibrillen (liegend); Ⓔ *interfibrillar*

in|ter|fib|rös *adj*: zwischen Fasern (liegend); Ⓔ *interfibrous*

in|ter|fi|la|men|tär *adj*: zwischen Filamenten (liegend); Ⓔ *interfilamentous*

in|ter|fron|tal *adj*: zwischen den Stirnbeinhälften (liegend); Ⓔ *interfrontal*

in|ter|gan|gli|o|när *adj*: zwischen Ganglien (liegend), Ganglien verbindend; Ⓔ *interganglionic*

in|ter|glo|bu|lär *adj*: zwischen Globuli (liegend); Ⓔ *interglobular*

in|ter|gy|ral *adj*: zwischen Hirnwindungen/Gyri (liegend); Ⓔⓘ *intergyral*

in|ter|he|mi|sphä|risch *adj*: zwischen den Hemisphären (liegend), die Hemisphären verbindend; Ⓔⓘ *interhemispheric*

in|ter|ka|liert *adj*: eingeschaltet, eingeschoben, eingekeilt; Ⓔⓘ *intercalary*

in|ter|ka|na|li|ku|lär *adj*: zwischen Kanälchen (liegend); Ⓔⓘ *intercanalicular*

in|ter|ka|pil|lär *adj*: zwischen Kapillaren (liegend), Kapillaren verbindend; Ⓔⓘ *intercapillary*

in|ter|kar|pal *adj*: zwischen den Handwurzelknochen/Karpalknochen (liegend), die Karpalknochen verbindend; Ⓔⓘ *intercarpal*

In|ter|kar|pal|ge|len|ke *f*: Gelenke zwischen den Handwurzelknochen; Ⓔⓘ *intercarpal joints*

in|ter|ka|ver|nös *adj*: zwischen Hohlräumen (liegend), Hohlräume verbindend; Ⓔⓘ *intercavernous*

in|ter|kla|vi|ku|lar *adj*: die Schlüsselbeine verbindend, zwischen den Schlüsselbeinen; Ⓔⓘ *interclavicular*

in|ter|kok|zy|ge|al *adj*: zwischen den Steißbeinsegmenten (liegend); Ⓔⓘ *intercoccygeal*

in|ter|ko|lum|nar *adj*: zwischen Kolumnen oder Pfeilern (liegend); Ⓔⓘ *intercolumnar*

in|ter|kon|dy|lär *adj*: zwischen Kondylen (liegend); Ⓔⓘ *intercondylar*

in|ter|kos|tal *adj*: zwischen Rippen/Costae (liegend), den Interkostalraum betreffend; Ⓔⓘ *intercostal*

In|ter|kos|tal|an|läs|the|sie *f*: Anästhesie* der Interkostalnerven durch Injektion von Lokalanästhetikum; Ⓔⓘ *intercostal block*

In|ter|kos|tal|blo|cka|de *f*: → *Interkostalanästhesie*

In|ter|kos|tal|mus|keln *pl*: die Rippen auf der Außen- bzw. Innenfläche verbindende, schräg verlaufende Muskulatur; Ⓔⓘ *intercostal muscles*

In|ter|kos|tal|mus|ku|la|tur *f*: → *Interkostalmuskeln*

In|ter|kos|tal|ner|ven *pl*: gemischte Bauchäste der thorakalen Spinalnerven, die die Interkostalmuskeln und die Haut der Rumpfwand versorgen; Ⓔⓘ *intercostal nerves*

In|ter|kos|tal|neur|al|gie *f*: gürtelförmige Schmerzen in einem oder mehreren Rippenzwischenräumen, z.B. bei Gürtelrose; Ⓔⓘ *intercostal neuralgia*

In|ter|kos|tal|raum *m*: Raum zwischen zwei Rippen; Ⓔⓘ *intercostal space*

In|ter|kri|ko|thy|re|o|to|mie *f*: Längsspaltung des Ligamentum cricothyroideum als Notfalleingriff bei Erstickungsgefahr; Ⓔⓘ *intercricothyrotomy*

In|ter|kri|ko|thy|ro|to|mie *f*: Kehlkopfspaltung durch Schnitt des Ligamentum cricothyroideum medianum; Ⓔⓘ *intercricothyrotomy*

in|ter|kri|tisch *adj*: zwischen zwei Krankheitsschüben; Ⓔⓘ *intercritical*

in|ter|kru|ral *adj*: zwischen zwei Schenkeln/Crura (liegend); Ⓔⓘ *intercrural*

in|ter|kur|rent *adj*: hinzukommend, dazwischentretend, zwischenzeitlich (auftretend); Ⓔⓘ *intercurrent*

in|ter|la|bi|al *adj*: zwischen den Lippen (liegend); Ⓔⓘ *interlabial*

in|ter|la|mel|lär *adj*: zwischen Lamellen (liegend); Ⓔⓘ *interlamellar*

In|ter|leu|ki|ne *pl*: von Leukozyten gebildete Zytokine*, die als Mediatoren des Immunsystems von Bedeutung sind; Ⓔⓘ *interleukins*

in|ter|li|ga|men|tär *adj*: zwischen Bändern/Ligamenten (liegend); Ⓔⓘ *interligamentary*

in|ter|lo|bär *adj*: zwischen Organlappen (liegend), Organlappen verbindend; Ⓔⓘ *interlobar*

In|ter|lo|bär|pleu|ri|tis *f*: auf einen oder mehrere Interlobärspalten begrenzte Lungenfellentzündung; Ⓔⓘ *interlobular pleurisy*

in|ter|lo|bu|lär *adj*: zwischen Organläppchen (liegend); Ⓔⓘ *interlobular*

in|ter|mal|le|o|lar *adj*: zwischen den Knöcheln (liegend); Ⓔⓘ *intermalleolar*

in|ter|ma|mil|lär *adj*: zwischen den Brustwarzen (liegend); Ⓔⓘ *intermamillary*

in|ter|mam|mär *adj*: zwischen den Brüsten (liegend); Ⓔⓘ *intermammary*

in|ter|ma|xil|lar *adj*: zwischen den Oberkieferknochen; innerhalb des Oberkiefers; Ⓔⓘ *intermaxillary*

in|ter|me|di|är *adj*: dazwischenliegend; verbindend, vermittelnd; Ⓔⓘ *intermediary*

In|ter|me|di|är|wirt *m*: Parasitenwirt, in dem ein Teil der Entwicklungsstadien des Parasiten abläuft; Ⓔⓘ *intermediate host*

In|ter|me|din *nt*: → *melanozytenstimulierendes Hormon*

in|ter|mem|bra|nös *adj*: zwischen Membranen (liegend oder auftretend); Ⓔⓘ *intermembranous*

in|ter|me|nin|ge|al *adj*: zwischen den Meningen (liegend); Ⓔⓘ *intermeningeal*

in|ter|mens|tru|al *adj*: zwischen zwei Monatsblutungen/Menstruationen; ⒠ *intermenstrual*

In|ter|mens|tru|al|in|ter|vall nt: →*Intermenstruum*

In|ter|mens|tru|al|phase f: →*Intermenstruum*

In|ter|mens|tru|al|schmerz m: etwa in der Mitte zwischen zwei Regelblutungen auftretender Schmerz, der wahrscheinlich durch den Eisprung bedingt ist; ⒠ *intermenstrual pain*

In|ter|mens|tru|al|sta|di|um nt: →*Intermenstruum*

in|ter|mens|tru|ell adj: →*intermenstrual*

In|ter|mens|tru|um nt: Zeitraum zwischen zwei Regelblutungen; ⒠ *intermenstruum*

in|ter|me|ta|kar|pal adj: zwischen den Mittelhandknochen (liegend), die Metakarpalknochen verbindend; ⒠ *intermetacarpal*

In|ter|me|ta|kar|pal|ge|len|ke pl: Gelenke zwischen den Mittelhandknochen; ⒠ *intermetacarpal joints*

in|ter|me|ta|tar|sal adj: zwischen den Mittelfußknochen (liegend), die Metatarsalknochen verbindend; ⒠ *intermetatarsal*

In|ter|me|ta|tar|sal|ge|len|ke pl: Gelenke zwischen den Mittelfußknochen; ⒠ *intermetatarsal joints*

In|ter|mis|si|on f: symptomfreie Phase im Krankheitsverlauf; ⒠ *intermission*

in|ter|mi|to|tisch adj: zwischen zwei Mitosen (auftretend); ⒠ *intermitotic*

in|ter|mit|tie|rend adj: (zeitweilig) aussetzend, mit Unterbrechungen, periodisch (auftretend), in Schüben verlaufend; ⒠ *intermittent*

in|ter|mo|le|ku|lar adj: zwischen Molekülen (liegend oder wirkend); ⒠ *intermolecular*

in|ter|mus|ku|lär adj: zwischen Muskeln (liegend), Muskeln verbindend; ⒠ *intermuscular*

in|ter|na|tal adj: zwischen den Gesäßbacken (liegend); ⒠ *internatal*

in|ter|no|dal adj: zwischen zwei Knoten (liegend); das Internodium betreffend; ⒠ *internodal*

In|ter|no|di|um nt: Nervenabschnitt zwischen zwei Ranvier-Schnürringen; ⒠ *internode*

in|ter|nu|kle|ar adj: zwischen Kernen (liegend), Kerne verbindend; ⒠ *internuclear*

in|ter|o|ku|lar adj: zwischen den Augen/ Oculi (liegend); ⒠ *interocular*

in|ter|or|bi|tal adj: zwischen den Augen-

höhlen (liegend); ⒠ *interorbital*

in|te|ro|re|zep|tiv adj: innere/körpereigene Reize aufnehmend; ⒠ *interoceptive*

in|ter|os|sär adj: zwischen Knochen/Ossa (liegend), Knochen verbindend; ⒠ *interosseous*

In|ter|os|sär|mus|keln pl: zwischen den Mittelhand- und Mittelfußknochen liegende Muskeln; ⒠ *interossei muscles*

in|ter|pal|pe|bral adj: zwischen den Augenlidern (liegend); ⒠ *interpalpebral*

in|ter|par|o|xys|mal adj: zwischen zwei Anfällen/Paroxysmen (auftretend); ⒠ *interparoxysmal*

in|ter|pha|lan|ge|al adj: zwischen Finger- oder Zehengliedern (liegend), Finger- oder Zehenglieder verbindend; ⒠ *interphalangeal*

In|ter|pha|lan|ge|al|ge|len|ke pl: Gelenke zwischen den Finger- oder Zehengliedern; ⒠ *interphalangeal joints*

distales Interphalangealgelenk: Endgelenk von Finger oder Zehe; ⒠ *distal interphalangeal joint*

In|ter|phase f: Phase des Zellzyklus zwischen zwei Zellteilungen; ⒠ *interphase*

in|ter|pial adj: zwischen zwei Schichten der Pia mater (liegend); ⒠ *interpial*

in|ter|pleu|ral adj: zwischen zwei Pleuraschichten (liegend); ⒠ *interpleural*

in|ter|po|lar adj: zwischen den Polen (liegend), die Pole verbindend; ⒠ *interpolar*

in|ter|po|niert adj: eingeschoben, zwischengeschaltet, zwischengesetzt; ⒠ *interposed*

In|ter|po|si|tio coli f: Verlagerung des Kolons zwischen Leber und Zwerchfell; ⒠ *hepatoptosis*

In|ter|po|si|ti|on f: Zwischenschaltung/ Zwischenlagerung eines Transplantats; ⒠ *interposition*

in|ter|pu|bisch adj: in der Mitte des Schambeins (liegend); ⒠ *interpubic*

in|ter|pu|pil|lar adj: zwischen den Pupillen/Pupillae (liegend); ⒠ *interpupillary*

in|ter|re|nal adj: zwischen den Nieren (liegend); ⒠ *interrenal*

in|ter|seg|men|tal adj: zwischen Segmenten (liegend), Segmente verbindend; ⒠ *intersegmental*

in|ter|sep|tal adj: zwischen Scheidewänden (liegend); ⒠ *interseptal*

In|ter|se|xu|a|li|tät f: Störung der Geschlechtsdifferenzierung mit Vorkommen von Geschlechtsmerkmalen beider Geschlechter; ⒠ *intersex*

in|ter|ska|pu|lär *adj*: zwischen den Schulterblättern (liegend); ⒠ *interscapular*

in|ter|spi|nal *adj*: zwischen Dornfortsätzen (liegend), Dornfortsätze verbindend; ⒠ *interspinal*

In|ter|sti|ti|al|zel|len *pl*: testosteronbildende Zellen im interstitiellen Gewebe der Hoden; ⒠ *interstitial cells*

in|ter|sti|ti|ell *adj*: im Interstitium; ⒠ *interstitial*

In|ter|sti|ti|um *nt*: Zwischenraum zwischen Organen, Geweben oder Zellen; ⒠ *interstice*

in|ter|tar|sal *adj*: zwischen den Fußwurzelknochen (liegend), die Tarsalknochen verbindend; ⒠ *intertarsal*

in|ter|tha|la|misch *adj*: zwischen beiden Hälften des Thalamus (liegend); innerhalb des Thalamus; ⒠ *interthalamic*

in|ter|trans|ver|sal *adj*: (*Wirbelsäule*) zwischen Querfortsätzen (liegend), Querfortsätze verbindend; ⒠ *intertransverse*

in|ter|tri|gi|nös *adj*: Intertrigo betreffend, in Form einer Intertrigo; ⒠ *intertriginous*

In|ter|tri|go *f*: rote, meist juckende Hautveränderung der Körperfalten; ⒠ *intertrigo*

in|ter|tro|chan|tär *adj*: zwischen den Trochanteren (liegend); ⒠ *intertrochanteric*

in|ter|tu|ber|ku|lär *adj*: zwischen Tuberkeln (liegend); ⒠ *intertubercular*

in|ter|tu|bu|lär *adj*: zwischen Kanälchen (liegend); ⒠ *intertubular*

in|ter|u|re|tär *adj*: zwischen den beiden Harnleitern (liegend); ⒠ *interureteric*

In|ter|vall *nt*: (zeitlicher oder räumlicher) Abstand; ⒠ *interval*

in|ter|val|vu|lär *adj*: zwischen Klappen (liegend); ⒠ *intervalvular*

in|ter|vas|ku|lär *adj*: zwischen (Blut-)Gefäßen (liegend); ⒠ *intervascular*

in|ter|ven|tri|ku|lär *adj*: zwischen zwei Kammern/Ventriculi (liegend), Ventrikel verbindend; ⒠ *interventricular*

In|ter|ven|tri|ku|lar|sep|tum *nt*: Scheidewand zwischen rechter und linker Herzkammer; ⒠ *interventricular septum*

in|ter|ver|te|bral *adj*: zwischen zwei Wirbeln/Vertebrae (liegend); ⒠ *intervertebral*

In|ter|ver|te|bral|an|ky|lo|se *f*: Versteifung der Intervertebralgelenke der Wirbelsäule, z.B. bei Spondylarthritis* ankylosans; ⒠ *intervertebral ankylosis*

In|ter|ver|te|bral|schei|be *f*: aus einem gallertartigen Kern [**Nucleus pulposus**] und einem Faserknorpelring [**Anulus fibrosus**] aufgebaute Scheibe zwischen den Wirbelkörpern; ⒠ *intervertebral disk*

in|ter|vil|lös *adj*: zwischen Zotten (liegend); ⒠ *intervillous*

in|ter|zel|lu|lär *adj*: zwischen den Zellen (liegend), Zellen verbindend, im Interzellularraum (liegend); ⒠ *intercellular*

In|ter|zel|lu|lar|sub|stanz *f*: aus geformten [Fasern] und ungeformten [Proteinen, Sacchariden] Elementen bestehende Substanz zwischen den Zellen des Binde- und Stützgewebes; ⒠ *intercellular substance*

in|ter|zen|tral *adj*: (*ZNS*) zwischen mehreren Zentren (liegend), mehrere Zentren verbindend; ⒠ *intercentral*

in|ter|ze|re|bral *adj*: zwischen den Hemisphären (liegend), die Hemisphären verbindend; ⒠ *intercerebral*

in|tes|ti|nal *adj*: Darm/Intestinum betreffend; ⒠ *intestinal*

Intestino-, intestino- *präf*: Wortelement mit der Bedeutung „Darm/Eingeweide"

intestino-intestinal *adj*: zwei (unterschiedliche) Teile des Darms/Intestinum betreffend oder verbindend; ⒠ *intestino-intestinal*

in|tes|ti|no|re|nal *adj*: Darm und Niere(n) betreffend oder verbindend; ⒠ *enterorenal*

In|tes|ti|num *nt*: Darm; ⒠ *intestine*

Intestinum caecum: Caecum*; ⒠ *blind intestine*

Intestinum colon: →*Colon*

Intestinum crassum: Dickdarm; ca. 1,5 m langer Darmabschnitt von der Ileozäkalklappe bis zur Aftermündung; besteht aus Caecum*, Colon* und Rektum*; meist gleichgesetzt mit Colon*; ⒠ *large intestine*

Intestinum duodenum: Duodenum*; ⒠ *duodenum*

Intestinum ileum: →*Ileum*

Intestinum jejunum: Jejunum*; ⒠ *jejunum*

Intestinum rectum: Rektum*; ⒠ *rectum*

Intestinum tenue: Dünndarm; 3–4 m langer Abschnitt des Darms zwischen Magenausgang und Dickdarm; besteht aus Zwölffingerdarm [Duodenum*], Leerdarm [Jejunum*] und Krummdarm [Ileum*]; im Dünndarm wird die aufgenommene Nahrung verdaut und resorbiert; ⒠ *small bowel*

In|ti|ma f: innerste Gefäßschicht; ⒠ *intima*

In|ti|ma|ent|zün|dung f: → *Intimitis*

In|ti|ma|ö|dem f: Flüssigkeitseinlagerung in die Intima*; ⒠ *intimal edema*

In|ti|ma|skle|ro|se f: primär die Intima* betreffende Arteriosklerose*; ⒠ *intimal arteriosclerosis*

In|tim|ek|to|mie f: Eröffnung einer Arterie und Ausschälung eines alten Thrombus; ⒠ *endarterectomy*

In|ti|mi|tis f: Entzündung der Gefäßintima; ⒠ *intimitis*

In|to|le|ranz f: Überempfindlichkeit; Unverträglichkeit; ⒠ *intolerance*

In|to|xi|ka|ti|on f: Vergiftung; ⒠ *intoxication*

In|to|xi|ka|ti|ons|am|bly|o|pie f: durch chronischen Alkohol- oder Nikotingenuss verursachte Amblyopie*; ⒠ *toxic amblyopia*

In|to|xi|ka|ti|ons|psy|cho|se f: durch verschiedene Giftstoffe [Arsen, Thallium, Pilzgifte], Medikamente, Alkohol oder Nikotin hervorgerufenes psychotisches Zustandsbild; ⒠ *toxic psychosis*

Intra-, intra- präf: Wortelement mit der Bedeutung „innerhalb/hinein"

in|tra|ab|do|mi|nell adj: im Bauch(raum)/Abdomen auftretend oder liegend, in den Bauchraum hinein; ⒠ *intra-abdominal*

in|tra|al|ve|o|lär adj: innerhalb einer Lungenalveole (liegend); ⒠ *intra-alveolar*

in|tra|ap|pen|di|ku|lär adj: innerhalb einer Appendix (liegend); ⒠ *intra-appendicular*

in|tra|ar|te|ri|ell adj: in einer Arterie oder in den Arterien (liegend), in eine Arterie hinein; ⒠ *intra-arterial*

in|tra|ar|ti|ku|lär adj: innerhalb eines Gelenks oder einer Gelenkhöhle (liegend); ⒠ *intra-articular*

in|tra|a|to|mar adj: innerhalb eines Atoms (liegend); ⒠ *intra-atomic*

in|tra|a|tri|al adj: (Herz) in einem oder beiden Vorhöfen/Atrien (liegend); ⒠ *intra-atrial*

in|tra|au|ral adj: im Ohr (liegend), im Inneren des Ohres; ⒠ *intra-aural*

in|tra|a|xo|nal adj: innerhalb eines Axons (liegend); ⒠ *intra-axonal*

in|tra|a|zi|när adj: innerhalb eines Azinus (liegend); ⒠ *intra-acinous*

in|tra|bron|chi|al adj: in den Bronchien auftretend oder ablaufend; ⒠ *intrabronchial*

in|tra|buk|kal adj: im Mund oder in der Wange (liegend); ⒠ *intrabuccal*

in|tra|chor|dal adj: in der Chorda dorsalis (liegend); ⒠ *intrachordal*

in|tra|der|mal adj: in der Haut/Dermis (liegend), in die Haut hinein; ⒠ *intradermal*

in|tra|de|zi|du|al adj: innerhalb der Dezidua (liegend); ⒠ *intradecidual*

in|tra|duc|tal adj: in einem Gang (liegend); ⒠ *intraductal*

in|tra|duk|tal adj: innerhalb eines Ductus (liegend); ⒠ *intraductal*

in|tra|du|o|de|nal adj: im Zwölffingerdarm/Duodenum (liegend); ⒠ *intraduodenal*

in|tra|du|ral adj: in der Dura mater (liegend), innerhalb der Durahöhle, von der Dura mater umgeben; ⒠ *intradural*

in|tra|du|ral|an|äs|the|sie f: Leitungsanästhesie* mit Injektion des Anästhetikums in den Duralsack; ⒠ *spinal anesthesia*

in|tra|em|bry|o|nal adj: innerhalb des Embryos (liegend); ⒠ *intraembryonic*

in|tra|e|pi|der|mal adj: in der Oberhaut/Epidermis (liegend); ⒠ *intraepidermal*

in|tra|e|pi|phy|sär adj: innerhalb einer Epiphyse (liegend); ⒠ *intraepiphyseal*

in|tra|e|pi|the|li|al adj: im Deckgewebe/Epithel (liegend); ⒠ *intraepithelial*

in|tra|e|ry|thro|zy|tär adj: innerhalb der roten Blutkörperchen/Erythrozyten liegend oder ablaufend; ⒠ *intraerythrocytic*

in|tra|fas|zi|ku|lär adj: innerhalb eines Faserbündels (liegend); ⒠ *intrafascicular*

in|tra|fis|su|ral adj: innerhalb einer Fissur (liegend); ⒠ *intrafissural*

in|tra|fis|tu|lär adj: in einer Fistel (liegend); ⒠ *intrafistular*

in|tra|fol|li|ku|lär adj: innerhalb eines Follikels (liegend); ⒠ *intrafollicular*

in|tra|fu|sal adj: innerhalb einer Muskelspindel (liegend); ⒠ *intrafusal*

in|tra|gan|gli|o|när adj: innerhalb eines Nervenknotens/Ganglions (liegend); ⒠ *endoganglionic*

in|tra|gas|tral adj: im Magen/Gaster (liegend); ⒠ *intragastric*

in|tra|glan|du|lär adj: innerhalb einer Drüse/Glandula (liegend), im Drüsengewebe (liegend); ⒠ *intraglandular*

in|tra|glos|sal adj: innerhalb der Zunge (liegend); ⒠ *intralingual*

in|tra|glu|tä|al adj: in die Gesäßmuskeln, innerhalb der Gesäßmuskeln (liegend); ⒠ *intragluteal*

in|tra|gy|ral adj: in einer Hirnwindung/Gyrus (liegend); ⒠ *intragyral*

in|tra|he|pa|tisch *adj*: innerhalb der Leber (liegend oder ablaufend); Ⓔ *intrahepatic*

in|tra|in|tes|ti|nal *adj*: im Darm/Intestinum (liegend); Ⓔ *intraintestinal*

in|tra|ju|gu|lar *adj*: **1.** im Processus jugularis oder im Foramen jugulare (liegend) **2.** in der Jugularvene (liegend); Ⓔ **1.–2.** *intrajugular*

in|tra|ka|na|li|kul|lär *adj*: in einem oder mehreren Kanälchen/Canaliculi (liegend); Ⓔ *intracanalicular*

in|tra|kap|sul|lär *adj*: innerhalb einer Kapsel/Capsula (liegend); Ⓔ *intracapsular*

in|tra|kar|di|al *adj*: innerhalb des Herzens (liegend), ins Herz hinein; Ⓔ *intracardiac*

in|tra|kar|pal *adj*: in der Handwurzel/im Carpus (liegend), zwischen den Handwurzelknochen (liegend); Ⓔ *intracarpal*

in|tra|kar|til|la|gi|när *adj*: in Knorpel/Cartilago entstehend oder liegend oder auftretend; Ⓔ *intracartilaginous*

in|tra|ka|vi|tär *adj*: in einer (Körper-, Organ-)Höhle oder Kavität (liegend); Ⓔ *intracavitary*

in|tra|kol|lisch *adj*: im Kolon (liegend); Ⓔ *intracolic*

in|tra|kon|dyl|lär *adj*: in einer Kondyle* (liegend); Ⓔ *intracondylar*

in|tra|kor|po|ral *adj*: im Körper (liegend oder ablaufend); Ⓔ *intracorporeal*

in|tra|kor|pus|kul|lär *adj*: in den Blutkörperchen liegend oder ablaufend; Ⓔ *intracorpuscular*

in|tra|kos|tal *adj*: auf der Innenseite der Rippen (liegend); auch zwischen den Rippen (liegend); Ⓔ *intracostal*

in|tra|kra|ni|al *adj*: im Schädel/Cranium (liegend); Ⓔ *intracranial*

in|tra|kul|tan *adj*: → *intradermal*

in|tra|la|mel|lär *adj*: innerhalb einer Lamelle (liegend); Ⓔ *intralamellar*

in|tra|la|mi|nar *adj*: innerhalb einer Lamina (liegend); Ⓔ *intralaminar*

in|tra|la|ryn|ge|al *adj*: innerhalb des Kehlkopfes/Larnyx (liegend); Ⓔ *intralaryngeal*

in|tra|leu|ko|zy|tär *adj*: innerhalb einer weißen Blutzelle/eines Leukozyten (liegend); Ⓔ *intraleukocytic*

in|tra|li|ga|men|tär *adj*: in einem Band/Ligament (liegend); Ⓔ *intraligamentous*

in|tra|lin|gual *adj*: innerhalb der Zunge/Lingua (liegend); Ⓔ *intralingual*

in|tra|lo|bär *adj*: in einem Lappen/Lobus (liegend); Ⓔ *intralobar*

in|tra|lo|bul|lär *adj*: in einem Läppchen/Lobulus (liegend); Ⓔ *intralobular*

in|tra|lum|bal *adj*: im Lumbalkanal (liegend), in den Lumbalkanal hinein; Ⓔ *intralumbar*

in|tra|lu|mi|nal *adj*: im Lumen (liegend); Ⓔ *intraluminal*

in|tra|mam|mär *adj*: in der Brust/Mamma (liegend); Ⓔ *intramammary*

in|tra|me|a|tal *adj*: im Gehörgang/Meatus acusticus (liegend); Ⓔ *intrameatal*

in|tra|me|dul|lär *adj*: **1.** im Rückenmark (liegend), in das Rückenmark hinein **2.** im Knochenmark (liegend), in das Knochenmark hinein **3.** in der Medulla oblongata (liegend); Ⓔ **1.–3.** *intramedullary*

in|tra|mem|bra|nös *adj*: innerhalb einer Membran (liegend oder auftretend); Ⓔ *intramembranous*

in|tra|me|nin|ge|al *adj*: innerhalb der Meningen (liegend), von den Meningen umschlossen; Ⓔ *intrameningeal*

in|tra|mi|to|chon|dri|al *adj*: innerhalb der Mitochondrien (liegend); Ⓔ *intramitochondrial*

in|tra|mo|le|ku|lar *adj*: innerhalb eines Moleküls; Ⓔ *intramolecular*

in|tra|mu|ral *adj*: innerhalb der (Organ-)Wand (liegend oder ablaufend); Ⓔ *intramural*

in|tra|mus|kul|lär *adj*: innerhalb eines Muskels (liegend), in den Muskel hinein; Ⓔ *intramuscular*

in|tra|myo|kar|di|al *adj*: innerhalb der Herzmuskulatur/des Myokard (liegend); Ⓔ *intramyocardial*

in|tra|myo|me|tri|al *adj*: innerhalb des Myometriums (liegend); Ⓔ *intramyometrial*

in|tra|na|sal *adj*: in der Nasenhöhle (liegend); Ⓔ *intranasal*

in|tra|neu|ral *adj*: in einem Nerv (liegend), in einen Nerv hinein; Ⓔ *intraneural*

in|tra|nuk|le|är *adj*: im Zellkern/Nukleus (liegend); Ⓔ *intranuclear*

in|tra|o|ku|lar *adj*: im Auge oder Augapfel (liegend); Ⓔ *intraocular*

in|tra|o|pe|ra|tiv *adj*: während einer Operation; Ⓔ *intraoperative*

in|tra|o|ral *adj*: im Mund oder in der Mundhöhle (liegend); Ⓔ *intraoral*

in|tra|or|bi|tal *adj*: in der Augenhöhle/Orbita (liegend); Ⓔ *intraorbital*

in|tra|os|sär *adj*: im Knochen (liegend oder auftretend); Ⓔ *intraosseous*

in|tra|o|va|ri|al *adj*: innerhalb des Eierstocks/Ovar (liegend); Ⓔ *intraovarian*

in|tra|o|vu|lär *adj*: im Ei/Ovum (liegend);

I

① *intraovular*

in|tra|par|en|chy|mal *adj*: innerhalb des Parenchyms (liegend); ① *intraparenchymatous*

in|tra|par|tal *adj*: während/unter der Geburt; ① *intrapartum*

intra partum *adj*: während/unter der Geburt; ① *intrapartum*

in|tra|pel|vin *adj*: im Becken/Pelvis (liegend); ① *intrapelvic*

in|tra|pe|ri|kar|di|al *adj*: in der Perikardhöhle/Cavitas pericardialis (liegend); ① *intrapericardial*

in|tra|pe|ri|ne|al *adj*: im Damm/Perineum (liegend); ① *intraperineal*

in|tra|pe|ri|to|ne|al *adj*: innerhalb des Bauchfells/Peritoneum (liegend); ① *intraperitoneal*

in|tra|pi|al *adj*: innerhalb der Pia mater (liegend); ① *intrapial*

in|tra|pla|zen|tar *adj*: innerhalb der Plazenta (liegend); ① *intraplacental*

in|tra|pleu|ral *adj*: innerhalb des Brustfells/der Pleura oder der Pleurahöhle (liegend); ① *intrapleural*

in|tra|pon|tin *adj*: in der Pons cerebri (liegend); ① *intrapontine*

in|tra|pro|sta|tisch *adj*: innerhalb der Vorsteherdrüse/Prostata (liegend); ① *intraprostatic*

in|tra|pro|to|plas|ma|tisch *adj*: im Protoplasma (liegend); ① *intraprotoplasmic*

in|tra|pul|mo|nal *adj*: innerhalb der Lunge/Pulmo (liegend), im Lungenparenchym (liegend); ① *intrapulmonary*

in|tra|rek|tal *adj*: im Mastdarm/Rektum (liegend), in das Rektum hinein; ① *intrarectal*

in|tra|re|nal *adj*: innerhalb der Niere/Ren (liegend); ① *intrarenal*

in|tra|re|ti|nal *adj*: innerhalb der Netzhaut/Retina (liegend); ① *intraretinal*

in|tra|seg|men|tal *adj*: innerhalb eines Segments (liegend); ① *intrasegmental*

in|tra|sel|lär *adj*: in der Sella turcica (liegend); ① *intrasellar*

in|tra|skle|ral *adj*: innerhalb der Lederhaut/Sklera (liegend); ① *intrascleral*

in|tra|skro|tal *adj*: im Hodensack/Skrotum (liegend); ① *intrascrotal*

in|tra|sphink|tär *adj*: innerhalb eines Schließmuskels/Sphinkters (liegend); ① *intrasphincteral*

in|tra|spi|nal *adj*: in der Wirbelsäule/Columna vertebralis oder im Wirbelkanal (liegend), in den Wirbelkanal hinein; ① *intraspinal*

in|tra|ster|nal *adj*: im Brustbein/Sternum (liegend), ins Sternum hinein; ① *intrasternal*

in|tra|syn|o|vi|al *adj*: innerhalb der Synovialis (liegend); ① *intrasynovial*

in|tra|tar|sal *adj*: zwischen den Fußwurzelknochen/Tarsalknochen (liegend), in der Fußwurzel; ① *intratarsal*

in|tra|ten|di|nös *adj*: innerhalb einer Sehne/Tendo (liegend), in eine Sehne hinein; ① *intratendinous*

in|tra|tes|ti|ku|lär *adj*: innerhalb des Hodens/Testis (liegend), in den Hoden; ① *intratesticular*

in|tra|tha|la|misch *adj*: innerhalb des Thalamus (liegend); ① *intrathalamic*

in|tra|the|kal *adj*: **1.** innerhalb des Liquorraumes (liegend) **2.** innerhalb einer Scheide (liegend); von einer Scheide umgeben; ① **1.–2.** *intrathecal*

in|tra|tho|ra|kal *adj*: im Brustkorb/Thorax (liegend); ① *intrathoracic*

in|tra|ton|sil|lar *adj*: in einer Mandel/Tonsilla (liegend); ① *intratonsillar*

in|tra|tra|be|ku|lär *adj*: in einer Trabekel (liegend); ① *intratrabecular*

in|tra|tra|che|al *adj*: in der Luftröhre/Trachea (liegend), in die Luftröhre hinein; ① *intratracheal*

in|tra|tu|bar *adj*: **1.** im Eileiter/in der Tuba uterina (liegend) **2.** in der Ohrtrompete/Tuba auditiva (liegend); ① **1.–2.** *intratubal*

in|tra|tu|bu|lär *adj*: in einem Tubulus (liegend); ① *intratubular*

in|tra|tym|pa|nal *adj*: in der Paukenhöhle/Tympanum (liegend); ① *intratympanic*

in|tra|u|re|tär *adj*: in einem Harnleiter/Ureter (liegend); ① *intraureteral*

in|tra|u|re|thral *adj*: in der Harnröhre/Urethra (liegend); ① *intraurethral*

in|tra|u|te|rin *adj*: in der Gebärmutter (-höhle)/Uterus liegend oder ablaufend, in die Gebärmutter hinein; ① *intrauterine*

In|tra|u|te|rin|pes|sar *nt*: in die Gebärmutter eingeführte, meist spiralförmige Struktur zur Verhinderung der Einnistung der Frucht; ① *intrauterine device*

in|tra|va|gi|nal *adj*: innerhalb der Scheide/Vagina (liegend); ① *intravaginal*

in|tra|va|sal *adj*: innerhalb eines Gefäßes (liegend), in ein Gefäß hinein; ① *intravascular*

in|tra|vas|ku|lär *adj*: → *intravasal*

in|tra|ve|nös *adj*: innerhalb einer Vene (liegend), in eine Vene hinein; ①

intravenous

in|tra|ven|tri|ku|lär *adj*: in einem Ventrikel (liegend); ⓔ *intraventricular*

in|tra|ve|si|kal *adj*: in der Harnblase/Vesica urinaria (liegend); ⓔ *intravesical*

in|tra|vil|lös *adj*: in einer Zotte/Villus (liegend); ⓔ *intravillous*

in|tra|vi|tal *adj*: während des Lebens (auftretend oder vorkommend), in lebendem Zustand; ⓔ *intravital*

intra vitam: → *intravital*

in|tra|vi|tre|al *adj*: innerhalb des Glaskörpers/Corpus vitreum (liegend); ⓔ *intravitreous*

in|tra|zel|lu|lär *adj*: innerhalb einer Zelle (liegend oder ablaufend); ⓔ *intracellular*

In|tra|zel|lu|lar|flüs|sig|keit *f*: Flüssigkeit in der Zelle; ⓔ *intracellular fluid*

In|tra|zel|lu|lar|raum *m*: Raum innerhalb der Zelle; Gesamtheit der intrazellulären Räume; ⓔ *intracellular space*

in|tra|ze|re|bel|lär *adj*: innerhalb des Kleinhirns/Zerebellum (liegend); ⓔ *intracerebellar*

in|tra|ze|re|bral *adj*: innerhalb des Gehirns/Zerebrum (liegend); ⓔ *intracerebral*

in|tra|zer|vi|kal *adj*: im Zervikalkanal/in der Endozervix (liegend); ⓔ *intracervical*

in|tra|zys|tisch *adj*: in einer Zyste (liegend); ⓔ *intracystic*

in|tra|zy|to|plas|ma|tisch *adj*: innerhalb des Zytoplasmas (liegend); ⓔ *intracytoplasmic*

Intrinsic-Faktor *m*: von den Belegzellen der Magenschleimhaut gebildetes Glykoprotein, das Vitamin B_{12} bindet und damit die Absorption im Darm ermöglicht; ⓔ *intrinsic factor*

in|trin|sisch *adj*: innere(r, s), von innen kommend oder wirkend, innewohnend, innerhalb; endogen; ⓔ *intrinsic*

Intro-, intro- *präf.*: Wortelement mit der Bedeutung „innerhalb/hinein"

In|tro|i|tus *m*: Eingang; ⓔ *introitus*

In|tro|ne *pl*: nicht-kodierende Abschnitte der DNA, die zwischen den Exonen liegen; ⓔ *introns*

In|tro|ver|sion *f*: nach innen gekehrtes Verhalten, das zu einer Abschottung von der Außenwelt führt; ⓔ *introversion*

In|tro|ver|tiert|heit *f*: → *Introversion*

In|tu|ba|ti|on *f*: Einführung eines Tubus in die Luftröhre; ⓔ *intubation*

In|tu|mes|zenz *f*: Anschwellung; ⓔ *intumescence*

In|tus|sus|zep|ti|on *f*: Einstülpung eines Darmabschnitts [**Intussuszeptum**] in einen anderen Darmteil [**Intussuszipiens**]; ⓔ *intussusception*

In|va|gi|na|ti|on *f*: **1.** Einstülpen, Einstülpung, Einfaltung **2.** Einstülpung eines Teils eines Hohlorgans [**Invaginat**] in einen anderen Teil [**Invaginans**] desselben Organs oder eines anderen Organs; ⓔ **1.–2.** *invagination*

in|va|gi|niert *adj*: eingestülpt, nach innen gefaltet; ⓔ *invaginate*

In|va|si|on *m*: (*Erreger*) Eindringen; (*Tumor*) Infiltration; ⓔ *invasion*

In|va|si|ons|test *m*: In-vitro-Test, bei dem geprüft wird, ob die Spermien durch das Zervixsekret gehemmt werden; ⓔ *Miller-Kurzrok test*

in|vers *adj*: umgekehrt, entgegengesetzt; ⓔ *inverse*

In|ver|si|on *f*: **1.** (*chem., physik.*) Umkehrung **2.** Umkehrung von Chromosomenteilen **3.** Umstülpung eines Hohlorgans; ⓔ **1.–3.** *inversion*

sexuelle Inversion: Homosexualität*; ⓔ *inversion*

In|ver|sio ute|ri *f*: Umstülpung der Gebärmutter unter der Geburt; ⓔ *inversion of uterus*

In|ver|to|se *f*: → *Invertzucker*

In|vert|zu|cker *m*: Gemisch aus gleichen Teilen von Glucose* und Fructose*; ⓔ *invert sugar*

in|ve|te|riert *adj*: (*Krankheit*) lange bestehend, hartnäckig, verschleppt; ⓔ *inveterate*

in|vi|si|bel *adj*: unsichtbar; ⓔ *invisible*

in vitro: im Reagenzglas; außerhalb des Körpers; ⓔ *in vitro*

In-vitro-Fertilisation *f*: künstliche Befruchtung außerhalb des Körpers mit Einpflanzung der befruchteten Eizelle [Embryonentransfer*]; ⓔ *in vitro fertilization*

in vivo: im lebenden Körper/Organismus; ⓔ *in vivo*

In|vo|lu|ti|on *f*: Rückbildung, Rückentwicklung; ⓔ *involution*

In|vo|lu|ti|ons|de|pres|si|on *f*: im Alter auftretende depressive Grundstimmung; ⓔ *involutional depression*

In|vo|lu|ti|ons|me|lan|cho|lie *f*: → *Involutionsdepression*

In|vo|lu|ti|ons|os|te|o|po|ro|se *f*: physiologische Osteoporose* des Alters; ⓔ *involutional osteoporosis*

In|vo|lu|ti|ons|psy|cho|se *f*: im 50.–60. Lebensjahr auftretende paranoide oder depressive Psychose*; ⓔ *involutional* *psychosis*

In|vo|lu|tio ute|ri *f*: Rückbildung der Ge-
bärmutter nach der Geburt; Ⓔ *involution of uterus*

In|zi|denz *f*: Auftreten, Vorkommen, Häu-
figkeit, Verbreitung; Ⓔ *incidence*

in|zi|pi|ent *adj*: beginnend, anfangend,
anfänglich; Ⓔ *incipient*

In|zi|si|on *f*: Einschnitt, Eröffnung; Ⓔ
incision

Iod *nt*: zu den Halogenen* gehörendes
chemisches Element; Ⓔ *iodine*

Io|die|rung *f*: → *Iodination*

Io|di|na|ti|on *f*: aktiver Transport von Iod
in die Schilddrüse; Ⓔ *iodination*

Iod|kal|li|um *nt*: zur Prophylaxe von Iod-
mangel und als Expektorans verwendetes Salz; Ⓔ *potassium iodide*

Iod|man|gel|stru|ma *m*: euthyreote Stru-
ma* bei Iodmangel; Ⓔ *endemic goiter*

Iod|op|sin *nt*: Farbstoff in den Zapfenzel-
len der Netzhaut; Ⓔ *iodopsin*

Io|nen *pl*: durch Elektronenabgabe oder
-aufnahme aus Atomen oder Molekü-
len entstandene geladene Teilchen; Ⓔ
ions

Io|nen|aus|tau|scher *pl*: feste, wasserun-
lösliche Polymere, die Ionen einer Lösung gegen Ionen auf ihrer Oberfläche
austauschen; Ⓔ *ion-exchanger*

**Io|nen|aus|tau|scher|chro|ma|to|gra|fie,
-gra|phie** *f*: Chromatografie* mit Ver-
wendung von Ionenaustauschern als
stationäre Phase; Ⓔ *ion-exchange
chromatography*

Io|nen|the|ra|pie *f*: → *Iontophorese*

io|nisch *adj*: Ion(en) betreffend; Ⓔ
ionic

Iono-, iono- *präf.*: Wortelement mit der
Bedeutung „Ion"

io|no|gen *adj*: durch Ionen entstanden,
auf Ionen beruhend; Ⓔ *ionogenic*

Ion|to|pho|re|se *f*: therapeutische An-
wendung von Gleichstrom zum Einbringen von Medikamenten durch die
Haut; Ⓔ *iontophoresis*

Ion|to|pho|re|tisch *adj*: Iontophorese be-
treffend; Ⓔ *iontophoretic*

-iose *suf.*: → *-iasis*

-iosis *suf.*: → *-iasis*

ip|si|la|te|ral *adj*: dieselbe (Körper-)Seite
betreffend, auf derselben Seite (liegend); Ⓔ *ipsilateral*

Ir-, ir- *präf.*: Wortelement mit der Bedeutung **1.** „nicht" **2.** „hinein/in"

Ir|id|al|gie *f*: Schmerzen in der Regenbo-
genhaut, Irisschmerz; Ⓔ *iridalgia*

Ir|id|ek|to|mie *f*: Iris(teil)entfernung; Ⓔ
iridectomy

Ir|id|en|klei|sis *f*: Glaukomoperation mit
Entfernung der Iris und Ableitung von
Kammerwasser in die Konjunktiva;
Ⓔ *iridencleisis*

Ir|id|e|re|mie *f*: → *Irisaplasie*

Irido-, irido- *präf.*: Wortelement mit der
Bedeutung „Regenbogenhaut/Iris"

Ir|id|o|cel|le *f*: → *Iridoptose*

Ir|id|o|cho|ri|o|i|di|tis *f*: Entzündung von
Regenbogenhaut und Aderhaut; Ⓔ
iridochoroiditis

Ir|id|o|di|a|gno|se *f*: Diagnose von Erkran-
kungen durch Veränderungen der Iris;
nicht als Teil der Schulmedizin aner-
kannt; Ⓔ *iridodiagnosis*

Ir|id|o|di|a|ly|se *f*: Irisablösung; Ⓔ *irido-
dialysis*

Ir|id|o|do|ne|sis *f*: Schlottern der Iris* nach
Linsenentfernung; Ⓔ *iridodonesis*

Ir|id|o|kap|sul|li|tis *f*: Entzündung von Re-
genbogenhaut und Linsenkapsel; Ⓔ
iridocapsulitis

Ir|id|o|ke|ra|ti|tis *f*: Entzündung von Re-
genbogenhaut und Hornhaut; Ⓔ *iri-
dokeratitis*

Ir|id|o|kor|ne|al|win|kel *m*: Winkel zwi-
schen Hornhaut und Iris in der vorderen Augenkammer; Ⓔ *iridocorneal
angle*

Ir|id|o|kor|ne|o|skle|rek|to|mie *f*: operative
Teilentfernung von Iris, Kornea und
Sklera; Ⓔ *iridocorneosclerectomy*

Ir|id|o|ly|se *f*: (operative) Irislösung; Ⓔ
corelysis

Ir|id|o|pa|re|se *f*: → *Iridoplegie*

Ir|id|o|pa|thie *f*: pathologische Verände-
rung der Regenbogenhaut; Ⓔ *iridop-
athy*

Ir|id|o|pe|ri|phal|ki|tis *f*: Entzündung der
Regenbogenhaut mit Befall der angrenzenden Linsenkapsel; Ⓔ *iridoperipha-
kitis*

Ir|id|o|ple|gie *f*: Irislähmung, Lähmung des
Musculus sphincter pupillae; Ⓔ *irido-
plegia*

Ir|id|op|sie *f*: für den akuten Glaukoman-
fall typisches Sehen von Farbringen
um Lichtquellen; Ⓔ *irisopsia*

Ir|id|op|to|se *f*: Vorwölbung eines Teils
der Regenbogenhaut durch einen ent-
standenen Defekt der Hornhaut; Ⓔ
iridoptosis

Ir|id|o|pul|pil|lär *adj*: Regenbogenhaut/Iris
und Pupille betreffend oder verbin-
dend; Ⓔ *iridopupillary*

Ir|id|or|rhe|xis *f*: Irisriss; Irisabriss; Ⓔ
iridorhexis

Ir|id|o|schi|sis *f*: meist im Alter auftreten-
de Ablösung der vorderen Irisanteile

von den hinteren; ⒺＥ *iridoschisis*

Iｒｉｄｏｓｋｌｅｒｉｔｉｓ *f*: Entzündung von Regenbogenhaut und Lederhaut; ⒺＥ *scleroiritis*

Iｒｉｄｏｓｋｌｅｒｏｔｏｍｉｅ *f*: Durchtrennung von Iris und Slera; ⒺＥ *iridosclerotomy*

Iｒｉｄｏｔｏｍｉｅ *f*: → *Iritomie*

Iｒｉｄｏｚｅｌｌｅ *f*: → *Iridoptose*

Iｒｉｄｏｚｙｋｌｅｋｔｏｍｉｅ *f*: operative Teilentfernung von Iris und Ziliarkörper; ⒺＥ *iridocyclectomy*

Iｒｉｄｏｚｙｋｌｉｔｉｓ *f*: Entzündung von Regenbogenhaut und Ziliarkörper; ⒺＥ *iridocyclitis*

Iｒｉｄｏｚｙｋｌｏｃｈｏｒｉｏｉｄｉｔｉｓ *f*: Entzündung von Regenbogenhaut, Aderhaut und Ziliarkörper; ⒺＥ *iridocyclochoroiditis*

Iｒｉｄｏｚｙｓｔｅｋｔｏｍｉｅ *f*: operative Teilentfernung von Iris und Linsenkapsel; ⒺＥ *iridocystectomy*

Iｒｉｓ *f*: vorderer Teil der mittleren Augenhaut [Uvea], der als Blende den Lichteinfall auf die Netzhaut reguliert; ⒺＥ *iris*

Iｒｉｓａｐｌａｓｉｅ *f*: angeborenes Fehlen der Regenbogenhaut; ⒺＥ *iridermia*

Iｒｉｓｂｌｉｎｚｅｌｎ *nt*: durch eine zentralnervöse Schädigung hervorgerufenes Zittern der Pupille; ⒺＥ *pupillary athetosis*

Iｒｉｓｅｉｎｋｌｅｍｍｕｎｇ *f*: → *Iridenkleisis*

Iｒｉｓｈｅｒｎｉｅ *f*: → *Iridoptose*

Iｒｉｓｐｒｏｌａｐｓ *m*: → *Iridoptose*

Iｒｉｓｓｃｈｌｏｔｔｅｒｎ *nt*: → *Iridodonesis*

Iｒｉｓｚｙｓｔｅ *f*: Zyste der Regenbogenhaut; ⒺＥ *iris cyst*

Iｒｉｔｉｓ *f*: Entzündung der Regenbogenhaut; ⒺＥ *iritis*

Iｒｉｔｏｍｉｅ *f*: Irisschnitt, Irisdurchtrennung; ⒺＥ *iritomy*

IR-Licht *nt*: → *Infrarot*

Iｒｒａｄｉａｔｉｏｎ *f*: (*Schmerz*) Ausstrahlung; (*Licht*) Ausstrahlung, Aussendung; ⒺＥ *irradiation*

iｒｒｅｐｏｎｉｂｅｌ *adj*: (*Hernie*) nicht reponierbar, (*Fraktur*) nicht einrenkbar; ⒺＥ *irreducible*

iｒｒｅｓｐｉｒａｂｅｌ *adj*: nicht einatembar; ⒺＥ *irrespirable*

iｒｒｅｖｅｒｓｉｂｅｌ *adj*: nicht umkehrbar, nur in einer Richtung verlaufend; nicht rückgängig zu machen; ⒺＥ *irreversible*

Iｒｒｉｇａｎｓ *nt*: (Spül-)Lösung; ⒺＥ *irrigation*

Iｒｒｉｇａｔｉｏｎ *f*: (Aus-, Durch-)Spülung, Spülen; ⒺＥ *irrigation*

iｒｒｉｔａｂｅｌ *adj*: reizbar, erregbar; ⒺＥ *irritable*

Iｒｒｉｔａｎｓ *nt*: Reizstoff, Reizmittel; ⒺＥ *irritant*

iｒｒｉｔａｔｉｖ *adj*: als Reiz wirkend, erregend; ⒺＥ *irritative*

Iｓｃｈ-, iｓｃｈ- *präf.*: → *Ischio-*

Iｓｃｈäｍｉｅ *f*: lokale Blutleere oder Minderdurchblutung durch eine Verminderung [**relative** oder **inkomplette Ischämie**] oder völlige Unterbindung [**absolute** oder **komplette Ischämie**] der arteriellen Blutzufuhr; ⒺＥ *ischemia*

Iｓｃｈäｍｉｅｔｏｌｅｒａｎｚ *f*: Fähigkeit eines Organs oder Gewebes eine vorübergehende akute Ischämie ohne Dauerschaden zu tolerieren; ⒺＥ *ischemic tolerance*

Iｓｃｈ-, iｓｃｈｉ- *präf.*: → *Ischio-*

Iｓｃｈｉａｌｇｉｅ *f*: von der Kreuzbeingegend ausgehende, bis in die Fußspitzen ausstrahlende Schmerzen im Versorgungsgebiet des Nervus* ischiadicus; ⒺＥ *ischialgia*

Iｓｃｈｉａｓ *f/m*: → *Ischialgie*

Iｓｃｈｉａｓｎｅｒｖ *m*: → *Nervus ischiadicus*

Iｓｃｈｉａｓｓｙｎｄｒｏｍ *nt*: → *Ischialgie*

iｓｃｈｉａｔｉｓｃｈ *adj*: Sitzbein betreffend, zum Sitzbein gehörend; ⒺＥ *ischiatic*

Iｓｃｈｉｏ-, iｓｃｈｉｏ- *präf.*: Wortelement mit der Bedeutung „Hüfte/Sitzbein/Ischium"

iｓｃｈｉｏａｎａｌ *adj*: Sitzbein und After/Anus betreffend oder verbindend; ⒺＥ *ischioanal*

iｓｃｈｉｏｂｕｌｂär *adj*: Sitzbein und Bulbus penis betreffend; ⒺＥ *ischiobulbar*

iｓｃｈｉｏｆｅｍｏｒａｌ *adj*: Sitzbein und Oberschenkel/Femur betreffend oder verbindend; ⒺＥ *ischiofemoral*

iｓｃｈｉｏｆｉｂｕｌäｒ *adj*: Sitzbein und Wadenbein/Fibula betreffend; ⒺＥ *ischiofibular*

iｓｃｈｉｏｋｏｋｚｙｇｅａｌ *adj*: Sitzbein und Steißbein/Os coccygis betreffend oder verbindend; ⒺＥ *ischiococcygeal*

iｓｃｈｉｏｐｅｒｉｎｅａｌ *adj*: Sitzbein und Damm/Perineum betreffend oder verbindend; ⒺＥ *ischioperineal*

iｓｃｈｉｏｒｅｋｔａｌ *adj*: Sitzbein und Mastdarm/Rektum betreffend oder verbindend; ⒺＥ *ischiorectal*

iｓｃｈｉｏｓａｋｒａｌ *adj*: Sitzbein und Kreuzbein/Os sacrale betreffend oder verbindend; ⒺＥ *ischiosacral*

iｓｃｈｉｏｖａｇｉｎａｌ *adj*: Sitzbein und Scheide/Vagina betreffend; ⒺＥ *ischiovaginal*

iｓｃｈｉｏｖｅｒｔｅｂｒａｌ *adj*: Sitzbein und Wirbelsäule/Columna vertebralis betreffend; ⒺＥ *ischiovertebral*

Iｓｃｈｉｏｚｅｌｅ *f*: Eingeweidebruch mit Foramen ischiadicum majus oder minus als Bruchpforte; ⒺＥ *ischiocele*

Is|chi|um *nt*: Teil des Hüftbeins*; bildet den seitlichen Teil der Hüftpfanne; Ⓔ *ischium*

Is|chu|rie *f*: Unvermögen, die Blase spontan zu entleeren; Ⓔ *ischuria*

Ishihara-Tafeln *pl*: Testtafeln zur Diagnose von Farbenfehlsichtigkeit; Ⓔ *Ishihara plates*

-ismus *suf.*: Wortelement mit der Bedeutung 1. „Leiden/Krankheit(skomplex)" 2. „Lehre/Lehrmeinung/Doktrin"

Iso-, iso- *präf.*: Wortelement mit der Bedeutung „gleich"

Iso|an|ti|gen *nt*: Antigen* von einem Individuum der gleichen Spezies; Ⓔ *isoantigen*

Iso|an|ti|kör|per *m*: Antikörper* gegen ein Isoantigen*; Ⓔ *isoantibody*

iso|bar *adj*: mit gleichem oder gleichbleibendem Druck; Ⓔ *isobaric*

iso|chor *adj*: bei oder mit konstantem Volumen; Ⓔ *isochoric*

iso|chrom *adj*: farbtonrichtig, gleichfarbig; gleichmäßig gefärbt; Ⓔ *isochromatic*

iso|chro|mal|tisch *adj*: → *isochrom*

iso|chron *adj*: gleich lang dauernd, von gleicher Dauer; Ⓔ *isochronous*

Iso|cor|tex *m*: aus sechs Schichten bestehender junger Teil der Großhirnrinde; Ⓔ *isocortex*

iso|dy|na|misch *adj*: mit gleicher Bewegungsenergie; Ⓔ *isodynamic*

iso|e|lek|trisch *adj*: bei oder mit gleichbleibendem elektrischem Potenzial; Ⓔ *isoelectric*

iso|e|ner|ge|tisch *adj*: mit gleicher Energie; Ⓔ *isoenergetic*

Iso|en|zy|me *pl*: Enzyme, die mit dem gleichen Substrat reagieren, sich aber in ihrer Struktur unterscheiden; Ⓔ *isoenzymes*

iso|gen *adj*: artgleich und genetisch identisch; Ⓔ *isogeneic*

Iso|hä|mo|ly|se *f*: Hämolyse* durch Isohämolysin*; Ⓔ *isohemolysis*

Iso|hä|mo|ly|sin *nt*: Isoantikörper*, der zur Auflösung von roten Blutkörperchen führt; Ⓔ *isohemolysin*

Iso|hy|drie *f*: Konstanz der Wasserstoffionenkonzentration; Ⓔ *isohydria*

Iso|im|mu|ni|sie|rung *f*: durch ein Isoantigen* ausgelöste Antikörperbildung; Ⓔ *isoimmunization*

Iso|im|mun|se|rum *nt*: → *Isoserum*

Iso|i|o|nie *f*: Konstanz der Ionenzusammensetzung; Ⓔ *normal electrolyte balance*

iso|i|o|nisch *adj*: mit gleicher Ionenzusammensetzung wie das Blut(plasma); Ⓔ *isoionic*

iso|ka|lo|risch *adj*: mit gleichem kalorischen Wert; Ⓔ *isocaloric*

Iso|ko|rie *f*: gleiche Pupillenweite beider Augen; Ⓔ *isochoria*

Iso|kor|tex *m*: → *Isocortex*

Iso|leu|cin *nt*: essentielle Aminosäure; Ⓔ *isoleucine*

iso|log *adj*: genetisch-identisch, artgleich; Ⓔ *isologous*

Iso|ly|se *f*: durch Isolysin* ausgelöste Zellauflösung; Ⓔ *isolysis*

Iso|ly|sin *nt*: eine Zellauflösung bewirkender Isoantikörper*; Ⓔ *isolysin*

Iso|mal|to|se *f*: aus zwei Glucose-Einheiten aufgebautes Disaccharid*; Bestandteil von Stärke*, Amylopektin* und Glykogen*; Ⓔ *isomaltose*

Iso|me|rie *f*: unterschiedliche Struktur von Molekülen mit gleicher Summenformel; Ⓔ *isomerism*

iso|me|trisch *adj*: bei konstanter Länge; Ⓔ *isometric*

Iso|me|tro|pie *f*: Gleichsichtigkeit beider Augen; Ⓔ *isometropia*

iso|morph *adj*: gleichgestaltig, von gleicher Form und Gestalt; Ⓔ *isomorphous*

Iso|ni|a|zid *nt*: Tuberkulostatikum* mit Wirkung auf schnell wachsende Tuberkulosebakterien; Ⓔ *isoniazid*

Iso|ni|a|zid|neu|ro|pa|thie *f*: meist mehrere Nerven betreffende Schädigung nach Therapie mit Isoniazid*; Ⓔ *isoniazid neuropathy*

Iso|ni|a|zid|pol|ly|neu|ro|pa|thie *f*: → *Isoniazidneuropathie*

Iso|ni|kol|tin|säu|re|hy|dra|zid *nt*: → *Isoniazid*

iso|on|ko|tisch *adj*: mit gleichem onkotischen Druck; Ⓔ *isoncotic*

iso|on|ko|tisch *adj*: → *isonkotisch*

iso|os|mol|tisch *adj*: mit gleichem osmotischen Druck; Ⓔ *iso-osmotic*

iso|pe|ris|tal|tisch *adj*: mit gleichgerichteter Peristaltik; Ⓔ *isoperistaltic*

iso|phän *adj*: mit gleichem äußeren Erscheinungsbild; Ⓔ *isophenic*

Iso|pie *f*: gleiche Sehschärfe beider Augen; Ⓔ *isopia*

Iso|pren *nt*: Grundkörper zahlreicher natürlicher und künstlicher Polymere [Kautschuk, Vitamin A]; Ⓔ *isoprene*

Iso|pro|pyl|al|ko|hol *m*: sekundärer Alkohol; als Lösungsmittel und zur Händedesinfektion verwendet; Ⓔ *isopropyl alcohol*

Iso|rrhoe *f*: Konstanz des Flüssigkeitshaushaltes; Ⓔ *isorrhea*

Ⅰⅰsolsenⅰsiⅰbiⅼⅼiⅼsieⅼrung f: Sensibilisierung durch Isoantigene★; Ⓔ *isosensitization*

Ⅰⅰsolselrum nt: Isoantikörper★ enthaltendes Antiserum; Ⓔ *isoserum*

iⅰsolselxulell adj: gleichgeschlechtlich; Ⓔ *isosexual*

islosⅼmolⅼtolse adj: → *isoosmotisch*

Ⅰⅰsolspolrolse f: seltene, meist nur in den Tropen oder bei AIDS-Patienten vorkommende Durchfallerkrankung durch **Isospora belli** oder **Isospora hominis**; Ⓔ *isosporosis*

Ⅰⅰsolstheⅼnulrie f: Ausscheidung von Harn mit konstantem spezifischem Gewicht; Ⓔ *isosthenuria*

Ⅰⅰsoltherⅼmie f: Konstanz der Körpertemperatur; Ⓔ *isothermia*

iⅰsolton adj: mit oder von gleichem osmotischen Druck (wie das Blut); Ⓔ *isotonic*

Ⅰⅰsoltolnie f: Konstanz des osmotischen Druckes; Ⓔ *isotonia*

iⅰsoltolnisch adj: → *isoton*

Ⅰⅰsoltolpe pl: Atome mit gleicher Ordnungszahl aber unterschiedlicher Neutronenzahl; Ⓔ *isotopes*

Ⅰⅰsoltransⅼplanⅼtat nt: artgleiches und genetisch identisches Transplantat, z.B. von eineiigen Zwillingen; Ⓔ *isotransplant*

iⅰsoltrop adj: einfachbrechend; Ⓔ *isotropic*

Ⅰⅰsolvollälmie f: von Körper angestrebte Konstanz des Blutvolumens; Ⓔ *isovolumia*

iⅰsolvollulmeltrisch adj: bei oder mit konstantem Volumen; Ⓔ *isovolumetric*

Ⅰⅰsolzylklisch adj: (*Ringmolekül*) nur aus Atomen eines Elements bestehend; Ⓔ *isocyclic*

Ⅰⅰsolzylme pl: → *Isoenzyme*

Ⅰⅰsolzyltolse f: Vorkommen gleich großer, normalgefärbter Erythrozyten★ im Blutbild; Ⓔ *isocytosis*

Isthm-, isthm- präf.: Wortelement mit der Bedeutung „Verengung/Isthmus"

Isthⅼmekⅼtolmie f: operative Entfernung eines Organisthmus; Ⓔ *isthmectomy*

Isthⅼmiltis f: Entzündung der Rachenenge [Isthmus faucium]; Ⓔ *isthmitis*

Isthⅼmolplelgie f: Schlundlähmung; Ⓔ *isthmoplegia*

Isthⅼmus m: schmale enge Verbindung,

Enge; Ⓔ *isthmus*

Isthmus aortae: Einengung der Aorta★ zwischen Aortenbogen und absteigender Aorta; Ⓔ *aortic isthmus*

Isthmus faucium: Engstelle am Übergang von Mund- und Rachenhöhle zwischen den Gaumenbögen; Ⓔ *isthmus of fauces*

Isthmus glandulae thyroideae: die beiden Schilddrüsenlappen verbindende Brücke vor der Luftröhre; Ⓔ *isthmus of thyroid (gland)*

Isthmus prostatae: die beiden Seitenlappen verbindender Mittelteil; Ⓔ *isthmus of prostate (gland)*

Isthmus tubae auditivae/auditoriae: engste Stelle der Ohrtrompete am Übergang vom knorpeligen zum knöchernen Abschnitt; Ⓔ *isthmus of auditory tube*

Isthmus tubae uterinae: enger Abschnitt des Eileiters vor dem Eintritt in die Gebärmutter; Ⓔ *isthmus of uterine tube*

Isthmus uteri: zwischen Gebärmutterhals und -körper liegender enger Abschnitt; Ⓔ *isthmus of uterus*

Isthⅼmusⅼsteⅼnolse f: → *Aortenisthmusstenose*

Ⅰsⅼulrie f: periodische Entleerung fast konstanter Harnmengen bei neurogenen Blasenstörungen; Ⓔ *isuria*

-itis suf.: Wortelement mit der Bedeutung „Entzündung "

-itisch suf.: in Adjektiven verwendetes Wortelement mit der Bedeutung „entzündlich/entzündet"

Ⅰxⅼoⅼdes m: Gattung der Schildzecken★; Ⓔ *Ixodes*

Ixodes ricinus: in Europa weit verbreitete Zeckenart, die zahlreiche Krankheitserreger [Rickettsia★] übertragen kann; Ⓔ *Ixodes ricinus*

Ⅰxⅼoⅼdiⅼalsis f: durch Zecken hervorgerufene Erkrankung; Zeckenbefall; Ⓔ *ixodiasis*

Ⅰxⅼoⅼdiⅼdae pl: blutsaugende Zecken von Vögeln, Säugetieren und Menschen, deren Körper mit chitinhaltigen Schilden bedeckt ist; Ⓔ *Ixodidae*

Ⅰxⅼoⅼdiⅼdes pl: blutsaugende Spinnentiere, die als Parasiten und Krankheitsüberträger wichtig sind; unterteilt in Schildzecken★ [Ixodidae] und Lederzecken★ [Argasidae]; Ⓔ *Ixodides*

J

Jalcketlkrolne *f*: aus keramischem Material gefertigte Zahnkrone, die dem alten Zahn aufgesetzt wird; Ⓔ *jacket crown*

Jackson-Epilepsie *f*: Epilepsieform mit partiellen Anfällen, die mit Zuckungen im distalen Teil einer Extremität beginnt, die sich langsam nach proximal ausbreiten [Jackson-Anfall]; das Bewusstsein der Patienten ist dabei unbeeinträchtigt; Ⓔ *jacksonian epilepsy*

Jacobson-Knorpel *m*: Knorpelstück zwischen Vomer* und Nasenseptum; Ⓔ *Jacobson's cartilage*

Jacltaltio *f*: rhythmisches Hin-und-Herwerfen, stereotype Schaukelbewegungen; Ⓔ *jactitation*

Jadassohn-Lewandowsky-Syndrom *nt*: angeborene Fehlbildung mit Verdickung der Nägel, Hyperhidrose* und Hyperkeratosen*; Ⓔ *Jadassohn-Lewandowsky syndrome*

Jakob-Creutzfeldt-Erkrankung *f*: durch Prionen verursachte seltene Erkrankung des ZNS mit fortschreitender Degeneration und tödlichem Ausgang; in den letzten Jahren gab es eine neue Variante mit kürzerer Inkubationszeit, die durch Übertragung der bovinen spongiformen Enzephalopathie der Rinder auf den Menschen entstand; Ⓔ *Jakob-Creutzfeldt disease*

Jakltaltion *f*: → *Jactatio*

James-Bündel *nt*: akzessorische Leitungsfasern im Vorhofmyokard; Ursache von Erregungsleitungsstörungen; Ⓔ *James fibers*

jeljulnal *adj*: Jejunum betreffend; Ⓔ *jejunal*

Jeljulnalflisltel *f*: → *Jejunostomie*

Jeljulnekltolmie *f*: operative Entfernung des Jejunums; Ⓔ *jejunectomy*

Jeljulniltis *f*: Entzündung des Jejunums; Ⓔ *jejunitis*

Jejuno-, jejuno- *präf.*: Wortelement mit der Bedeutung „Leerdarm/Jejunum"

jeljulnolilllelal *adj*: Jejunum und Ileum betreffend oder verbindend; Ⓔ *jeju-noileal*

Jeljulnolillleliltis *f*: Entzündung von Jejunum und Ileum*; Ⓔ *jejunoileitis*

Jeljulnolilllelolstolmie *f*: operative Verbindung von Ileum und Jejunum; Ⓔ *jejunoileostomy*

Jeljulnorlrhalphie *f*: Jejunumnaht; Ⓔ *jejunorrhaphy*

Jeljulnolstolmie *f*: operatives Anlegen einer äußeren Jejunumfistel; Ⓔ *jejunostomy*

Jeljulnoltolmie *f*: Jejunumeröffnung, Jejunumschnitt; Ⓔ *jejunotomy*

Jeljulnolzälkolstolmie *f*: operative Verbindung von Jejunum und Zäkum; Ⓔ *jejunocecostomy*

Jeljulnum *nt*: auf den Zwölffingerdarm folgender Dünndarmabschnitt; Ⓔ *jejunum*

Jeljulnumlentlzünldung *f*: → *Jejunitis*

Jeljulnumlfisltel *f*: → *Jejunostomie*

Jejunum-Ileum-Fistel *f*: → *Jejunoileostomie*

Jeljulnumlrelsekltilon *f*: → *Jejunektomie*

Jejunum-Zäkum-Fistel *f*: → *Jejunozäkostomie*

Jellinek-Zeichen *nt*: Pigmentierung der Augenlider bei Überfunktion der Schilddrüse; Ⓔ *Jellinek's sign*

Jerne-Technik *f*: Nachweis antikörperbildender Zellen unter Verwendung von Schaferythrozyten; Ⓔ *Jerne technique*

Jochlpillze *pl*: → *Zygomycetes*

Jod *nt*: → *Iod*

Joldielrung *f*: → *Iodination*

Joldilnaltion *f*: → *Iodination*

Jodloplsin *nt*: Farbstoff in den Zapfenzellen der Netzhaut; Ⓔ *iodopsin*

Johne-Bazillus *m*: zu den atypischen Mykobakterien gehörender Erreger einer chronischen Enteritis bei Rindern; Ⓔ *Johne's bacillus*

Jolly-Körperchen *pl*: Kernreste in Erythrozyten; Ⓔ *Jolly's bodies*

Joule *nt*: Einheit der Energie/Arbeit; 1 Joule = 0.239 Kalorien; 1 Kalorie = 4.18 Joule; Ⓔ *joule*

Jucklblatlterlsucht *f*: starkjuckende Hautkrankheit mit Knötchen- oder Knotenbildung; Ⓔ *prurigo*

Jucklreiz *m*: Pruritus*; Ⓔ *itch*

julgullar *adj*: Hals betreffend; Jugularvene betreffend; Ⓔ *jugular*

Julgullalris *f*: → *Vena jugularis*

Julgullarislpunkltilon *f*: Punktion der Vena* jugularis interna; Ⓔ *jugular puncture*

Julgullarlvelne *f*: → *Vena jugularis*

Juncltulra *f*: Verbindung, Verbindungsstelle; Gelenk; Naht, Fuge; Ⓔ *junctura*

Junctura fibrosa: ununterbrochene, starre Verbindung zweier Knochen; Oberbegriff für Synchondrose*, Syndesmose* und Synostose*; ⒺⒺ *synchondrodial joint*

Junctura synovialis: aus Gelenkkapsel, Gelenkhöhle, Gelenkflächen und Verstärkungsapparat (Bänder, Menisci) bestehendes Gelenk; Ⓔ *joint*

Jung|fern|häut|chen *nt*: → *Hymen*

ju|ve|nil *adj*: jugendlich, jung; unreif; Ⓔ *juvenile*

Juxta-, juxta- *präf.*: Wortelement mit der Bedeutung „nahe bei/daneben"

jux|ta|ar|ti|ku|lär *adj*: in der Nähe eines Gelenkes liegend; Ⓔ *juxta-articular*

jux|ta|e|pi|phy|sär *adj*: in Epiphysennähe (liegend); Ⓔ *juxtaepiphyseal*

jux|ta|glo|me|ru|lär *adj*: in Glomerulusnähe liegend; Ⓔ *juxtaglomerular*

jux|ta|in|tes|ti|nal *adj*: in der Nähe des Darms/Intestinums liegend; Ⓔ *juxtaintestinal*

jux|ta|kor|ti|kal *adj*: in der Nähe der Rinde/Kortex (liegend); Ⓔ *juxtacortical*

jux|ta|me|dul|lär *adj*: in Marknähe liegend; Ⓔ *juxtamedullary*

jux|ta|pa|pil|lär *adj*: in Papillennähe liegend; Ⓔ *juxtapapillary*

jux|ta|py|lo|risch *adj*: in der Nähe des Magenpförtners/Pylorus (liegend); Ⓔ *juxtapyloric*

jux|ta|spi|nal *adj*: in der Nähe der Wirbelsäule/Columna vertebralis (liegend); Ⓔ *juxtaspinal*

jux|ta|ve|si|kal *adj*: in der Nähe der Harnblase/Vesica urinaria (liegend); Ⓔ *juxtavesical*

J

K

Kalcheklitin nt: → Cachectin
Kachlelxie f: Auszehrung, starke Abmagerung mit Kräftezerfall; Ⓔ cachexia
Kaldalverltransplanltat nt: aus Leichen entnommenes Organ oder Gewebe zur Transplantation; Ⓔ cadaveric transplant
Kaldalverltransplanltaltilon f: Transplantation von Leichenorganen oder -geweben; Ⓔ cadaveric transplantation
Kafifeelsatzlerlbrelchen nt: durch Hämatin dunkelbraun gefärbtes Erbrochenes; Ⓔ coffee-ground vomit
Kahler-Krankheit f: von einem Zellklon ausgehende monoklonale Gammopathie* und Plasmazellvermehrung im Knochenmark; Ⓔ Kahler's disease
Kahnlbauch m: kahnförmiges Einsinken der Bauchwand, z.B. bei Bauchfellentzündung; Ⓔ scaphoid abdomen
Kahnlbein nt: 1. kahnförmiger Fußwurzelknochen 2. kahnförmiger Handwurzelknochen; Ⓔ 1. navicular bone 2. scaphoid bone
Kahnlschäldel m: bei vorzeitigem Verschluss der Schädelnähte entstehende schmale Kopfform mit kielförmiger Verjüngung des Schädeldaches; Ⓔ scaphocephaly
Kainlkomlplex m: neurotischer Komplex mit Rivalität, Neid und Abneigung gegen den eigenen Bruder oder die eigene Schwester; Ⓔ Cain complex
Kailserlschnitt m: operative Entbindung mit Eröffnung von Bauchraum und Gebärmutter; Ⓔ cesarean section
Kak-, kak- präf.: → Kako-
Kako-, kako- präf.: Wortelement mit der Bedeutung „schlecht/übel"
Kalkolchollie f: Abweichung von der normalen Gallenzusammensetzung; Ⓔ cacocholia
Kalkolchyllie f: anomale Zusammensetzung der Körpersekrete; Ⓔ cacochylia
Kalkolgelnelse f: fehlerhafte Entwicklung; Ⓔ cacogenesis
Kalkolgeulsie f: schlechter Geschmacksempfindung; Ⓔ cacogeusia

Kalkolmellie f: angeborene Extremitätenfehlbildung; Ⓔ cacomelia
Kalkolsmie f: unangenehme Geruchsempfindung; Ⓔ kakosmia
Kalkolstolmie f: Bezeichnung für Mundgeruch, unabhängig von der Genese; Ⓔ bad breat
Kala-Azar f: in subtropischen und tropischen Ländern sowie im Mittelmeerraum vorkommende chronische Erkrankung der Haut und des retikuloendothelialen Systems von Leber, Milz und Knochenmark durch Leishmania* donovani; Ⓔ kala-azar
Kalliälmie f: erhöhter Kaliumgehalt des Blutes; Ⓔ kalemia
Kalliekltalsie f: → Kalikektasie
Kallilkekltalsie f: Nierenkelcherweiterung, Nierenkelchdilatation; Ⓔ calicectasis
Kallilkekltolmie f: operative Nierenkelchentfernung; Ⓔ calicectomy
Kallilkolplasltik f: Nierenkelchplastik; Ⓔ calicoplasty
Kallilkoltolmie f: operative Nierenkelcheröffnung; Ⓔ calicotomy
Kallillaulge f: wässrige Lösung von Kaliumhydroxid; Ⓔ potash lye
Kallilolpelnie f: systemischer Kaliummangel; Ⓔ kaliopenia
Kallilum nt: weiches, extrem reaktionsfähiges Alkalimetall; Ⓔ potassium
Kallilumlchlolrid nt: therapeutisch verwendetes Kaliumsalz der Salzsäure; Ⓔ potassium chloride
Kallilumlioldid nt: zur Prophylaxe von Iodmangel und als Expektorans* verwendetes Salz; Ⓔ potassium iodide
Kallilumljoldid nt: → Kaliumiodid
Kallilumlkalnal m: Proteinkanal der Zellmembran, der selektiv Kaliumionen durchlässt; Ⓔ K channel
Kallilumlkalnallbllolcker m: Substanz, die den Einstrom von Kaliumionen durch Kaliumkanäle blockiert; Ⓔ potassium channel blocker
Kallilumlkalnallöffiner m: Substanz, die den Einstrom von Kaliumionen durch Kaliumkanäle fördert; Ⓔ potassium channel opener
Kallilumlperlmanlgalnat nt: als Antiseptikum* verwendetes Oxidationsmittel; Ⓔ potassium permanganate
Kallilulrelse f: Kaliumausscheidung im Harn; Ⓔ kaliuresis
kallkalnelal adj: Fersenbein/Kalkaneus betreffend; Ⓔ calcaneal
Kallkalneliltis f: Entzündung des Fersenbeins; Ⓔ calcaneitis

Kalkaneo-, kalkaneo- *präf.*: Wortelement mit der Bedeutung „Ferse/Fersenbein/Kalkaneus"

Kal|ka|ne|o|dy|nie *f*: Fersenschmerz; ⒺD *calcaneodynia*

kal|ka|ne|o|fi|bu|lar *adj*: Fersenbein und Wadenbein/Fibula betreffend oder verbindend; ⒺD *calcaneofibular*

kal|ka|ne|o|ku|bo|i|dal *adj*: Fersenbein und Würfelbein/Kuboid betreffend oder verbindend; ⒺD *calcaneocuboid*

Kal|ka|ne|o|ku|bo|id|ge|lenk *nt*: Fußwurzelgelenk zwischen Fersenbein und Würfelbein; ⒺD *calcaneocuboid joint*

kal|ka|ne|o|na|vi|ku|lar *adj*: Fersenbein und Kahnbein/Os naviculare betreffend oder verbindend; ⒺD *calcaneonavicular*

kal|ka|ne|o|plan|tar *adj*: Fersenbein und Fußsohle/Planta betreffend oder verbindend; ⒺD *calcaneoplantar*

kal|ka|ne|o|ti|bi|al *adj*: Fersenbein und Schienbein/Tibia betreffend oder verbindend; ⒺD *calcaneotibial*

Kal|ka|ne|us *m*: Fersenbein; ⒺD *calcaneus*

Kal|ka|ri|u|rie *f*: Ausscheidung von Kalksalzen im Harn; ⒺD *calcariuria*

Kalk|gicht *f*: durch subkutane Ablagerung von Kalziumphosphatsteinen gekennzeichnete Erkrankung; ⒺD *calcium gout*

Kalk|in|fil|tra|ti|on *f*: Kalkeinlagerung im Gewebe; ⒺD *calcareous infiltration*

Kalk|sei|fen|stuhl *m*: grau-weißer, faulig riechender Stuhl mit Kalkseifen; ⒺD *putty stool*

Kalk|star *f*: durch Kalksalzeinlagerung hervorgerufene Katarakt*; ⒺD *calcareous cataract*

Kalk|staub|lun|ge *f*: durch Einatmen von Kalkpartikeln hervorgerufene gutartige Pneumokoniose*; ⒺD *chalicosis*

Kal|ku|lus *m*: Steinchen, Stein; ⒺD *calculus*

Kal|li|din *nt*: Gewebshormon mit blutdrucksenkender Wirkung; ⒺD *kallidin*

Kal|li|di|no|gen *nt*: Vorstufe von Kallidin*; ⒺD *kallidinogen*

Kal|li|krein *nt*: Protease, die Kinine aus Kininogenen freisetzt; ⒺD *kallikrein*

Kal|li|krein|in|hi|bi|tor *m*: Eiweiß, das Kallikrein hemmt; ⒺD *kallikrein inhibitor*

Kallikrein-Kinin-System *nt*: Regelsystem für die schnelle Freisetzung von Kininen*; ⒺD *kallikrein-kinin system*

Kal|li|krei|no|gen *nt*: inaktive Vorstufe von Kallikrein*; ⒺD *kallikreinogen*

kal|lös *adj*: schwielig, verhärtet, verhornt; ⒺD *callous*

Kal|lus *m*: nach einem Knochenbruch entstehende, den Knochen umgebende Scheide, von der der Heilungsprozess ausgeht; ⒺD *callus*

Kal|mo|du|lin *nt*: Rezeptorprotein für Ca-Ionen im sarkoplasmatischen Retikulum; wichtig für die Muskelkontraktion; ⒺD *calmodulin*

Ka|lo|rie *f*: alte Maßeinheit der Kalorie; heute durch Joule* ersetzt; ⒺD *calorie*

ka|lo|ri|gen *adj*: Wärme oder Energie entwickelnd, Wärme- oder Energiebildung fördernd; ⒺD *calorigenic*

ka|lo|risch *adj*: Wärme betreffend; Kalorie(n) betreffend; ⒺD *caloric*

Kal|ot|te *f*: knöchernes Schädeldach; ⒺD *calvarium*

Käl|te|ag|glu|ti|ni|ne *pl*: komplette Antikörper*, die rote Blutkörperchen bei niedriger Temperatur, nicht aber bei Körpertemperatur agglutinieren; ⒺD *cold agglutinin*

Käl|te|ag|glu|ti|nin|krank|heit *f*: durch Kälteagglutination ausgelöstes Krankheitsbild mit hämolytischer Anämie*; ⒺD *cold agglutinin disease*

Käl|te|an|äs|the|sie *f*: Lokalanästhesie* durch Kältemittel; ⒺD *refrigeration anesthesia*

Käl|te|an|ti|kör|per *pl*: bei niedriger Temperatur wirkende Autoantikörper* gegen rote Blutkörperchen; ⒺD *cold antibody*

Käl|te|chi|rur|gie *f*: → *Kryochirurgie*

Käl|te|glo|bu|lin *nt*: im Blut enthaltenes Globulin, das bei Abkühlung ausfällt; ⒺD *cryoglobulin*

Käl|te|häm|ag|glu|ti|nin|krank|heit *f*: → *Kälteagglutininkrankheit*

Käl|te|hä|mo|ly|sin *nt*: Antikörper*, der bei niedriger Temperatur zur Auflösung von roten Blutkörperchen führt; ⒺD *cold hemolysin*

Käl|te|mar|mo|rie|rung *f*: blaurote, netzförmige Hautzeichnung bei Abkühlung der Haut; ⒺD *marble skin*

Käl|te|pro|te|in *nt*: Eiweiß, das bei Abkühlung des Blutes unter 37° ausfällt und bei Erwärmung wieder in Lösung geht; ⒺD *cryoprotein*

Käl|te|punkt *m*: → *Kaltpunkt*

Käl|te|son|de *f*: → *Kryosonde*

Käl|te|stab *m*: → *Kryosonde*

Käl|te|the|ra|pie *f*: → *Kryotherapie*

Käl|te|ur|ti|ka|ria *f*: durch Kälteeinwirkung hervorgerufene physikalische Urtikaria*; ⒺD *cold urticaria*

Kalt|kaus|tik *f*: punktförmige Gewebeko-

agulation durch Hochfrequenzstrom;
ⓔ *electrocoagulation*

Kalt|licht *nt*: Lichtausstrahlung nach Aufnahme von Energie; ⓔ *cold light*

Kalt|punkt *m*: umschriebener, kleiner Hautbezirk mit Rezeptoren für Kälte [Kälterezeptor]; ⓔ *cold point*

Kalzi-, kalzi- *präf.*: Wortelement mit der Bedeutung „Kalk/Kalkstein/Kalzium"

Kal|zi|bi|lie *f*: Vorkommen von Kalzium in der Galle; ⓔ *calcibilia*

Kal|zi|fi|ka|ti|on *f*: Kalkeinlagerung; ⓔ *calcification*

Kal|zi|ko|si|li|ko|se *f*: durch Einatmen von kalk- und quarzhaltigem Staub hervorgerufene gemischte Pneumokoniose*; ⓔ *calcicosilicosis*

Kal|zi|ko|sis *f*: gutartige Pneumokoniose* durch Einatmen von Kalkstäuben; ⓔ *calcicosis*

Kal|zi|no|se *f*: durch Kalziumablagerung in Geweben hervorgerufene Speicherkrankheit*; ⓔ *calcinosis*

Kal|zi|pe|nie *f*: systemischer Kalziummangel; ⓔ *calcipenia*

Kal|zi|pe|xie *f*: Kalziumeinlagerung im Gewebe; ⓔ *calcipexy*

Kal|zi|phy|la|xie *f*: Überempfindlichkeit für Kalziumsalze; ⓔ *calciphylaxis*

kal|zi|priv *adj*: durch Kalziummangel hervorgerufen oder bedingt; ⓔ *calciprivic*

Kal|zi|to|nin *nt*: in der Schilddrüse gebildetes Proteohormon, das den Kalziumspiegel des Blutes senkt; ⓔ *calcitonin*

Kal|zi|to|nin|ä|mie *f*: erhöhter Kalzitoningehalt des Blutes; ⓔ *hypercalcitoninemia*

Kal|zi|um *nt*: weiches, hoch reaktives Erdalkalimetall; ⓔ *calcium*

Kal|zi|um|an|ta|go|nist *m*: Arzneimittel, das den langsamen transmembranösen Kalziumeinstrom in die Zelle hemmt; ⓔ *calcium antagonist*

Kal|zi|um|ka|nal *m*: von Proteinen gebildeter Kanal der Zellmembran, durch den Ca-Ionen in die Zelle einströmen; ⓔ *calcium channel*

Kal|zi|um|kar|bo|nat|stein *m*: weicher, röntgendichter Harnstein aus Kalziumkarbonat; ⓔ *calcium carbonate calculus*

Kal|zi|um|phos|phat *nt*: Kalziumsalz der Phosphorsäure; wichtiger Teil des Apatits*; ⓔ *calcium phosphate*

Kal|zi|um|phos|phat|stein *m*: harter, röntgendichter Harnstein aus Kalziumphosphat; ⓔ *calcium phosphate calculus*

Kal|zi|um|pum|pe *f*: aktives Transportsystem für Ca-Ionen in der Wand des sarkoplasmatischen Retikulums der Muskelzelle; ⓔ *calcium pump*

Kal|zi|um|u|rat|stein *m*: harter, röntgendichter Harnstein bei Übersattigung des Harns mit Harnsäure; ⓔ *calcium urate calculus*

Kal|zi|u|rie *f*: Kalziumausscheidung im Harn; ⓔ *calciuria*

Kam|bi|um|schicht *f*: gefäßreiche Innenschicht der Knochenhaut, von der das Dickenwachstum des Knochens ausgeht; ⓔ *cambium layer*

Kam|mer|au|to|ma|tie *f*: Automatismus der Herzerregung mit Sitz des Automatiezentrums im Kammermyokard; ⓔ *idioventricular rhythm*

Kam|mer|flat|tern *nt*: Herzrhythmusstörung mit schnellen [220–350/min] und regelmäßigen Kontraktionen; ⓔ *ventricular flutter*

Kam|mer|flim|mern *nt*: asynchrones, extrem schnelles [300–500/min] Schlagen von Vorhöfen und Kammern; führt zu einem funktionellen Herz-Kreislauf-Stillstand; ⓔ *ventricular fibrillation*

Kam|mer|schei|de|wand *f*: → *Kammerseptum*

Kam|mer|sep|tum *nt*: Scheidewand zwischen rechter und linker Herzkammer; ⓔ *ventricular septum*

Kam|mer|ta|chy|kar|die *f*: Tachykardie* mit Erregungsursprung in den Tawara*-Schenkeln; ⓔ *ventricular tachycardia*

Kam|mer|vor|hof *m*: Herzvorhof, Vorhof, Atrium cordis; ⓔ *atrium*

Kam|mer|wand|an|eu|rys|ma *nt*: Aneurysma* der Herzwand; ⓔ *cardiac aneurysm*

Kam|mer|was|ser *nt*: vom Epithel des Ziliarkörpers gebildete Flüssigkeit der beiden Augenkammern; ⓔ *aqueous humor*

Kam|mer|win|kel *m*: Winkel zwischen Hornhaut und Iris in der vorderen Augenkammer; ⓔ *angle of chamber*

Kam|po|mel|lie *f*: → *Kamptomelie*

Kamp|to|mel|lie *f*: angeborene Gliedmaßenverkrümmung; ⓔ *camptomelia*

ka|na|li|ku|lär *adj*: Kanälchen betreffend, kanälchenähnlich; ⓔ *canalicular*

Ka|na|li|kul|or|hi|no|sto|mie *f*: operative Verbindung von Tränengang und Nasenhöhle; ⓔ *canaliculorhinostomy*

Kankro-, kankro- *präf.*: Wortelement mit der Bedeutung „Krebs/Karzinom"

kan|kro|id *adj*: krebsähnlich, an einen Krebs erinnernd; ⓔ *cancroid*

K

317

kan|ne|liert adj: geriffelt, gerieft, gerillt; ⒺR cannelated

Kanner-Syndrom nt: bereits im Säuglingsalter beginnende Kontaktstörung mit Sprachstörungen oder Sprachretardierung; ⒺR Kanner's syndrome

Kanth-, kanth präf.: Wortelement mit der Bedeutung „Augenwinkel/Kanthus"

Kan|tha|ri|a|sis f: durch Fliegen hervorgerufene Erkrankung; ⒺR canthariasis

Kan|thek|to|mie f: Lidwinkelresektion; ⒺR canthectomy

Kan|thi|tis f: Entzündung im Bereich des Lidwinkels; ⒺR canthitis

Kan|tho|plas|tik f: Augenwinkelplastik, Lidwinkelplastik; ⒺR canthoplasty

Kan|tho|to|mie f: Durchtrennung des äußeren Lidwinkles; ⒺR canthotomy

Kan|thus m: Augenwinkel; ⒺR canthus

Ka|nü|le f: Hohlnadel; ⒺR cannula

Kan|zer|ä|mie f: Auftreten von Krebszellen im Blut; ⒺR canceremia

kan|ze|rol|gen adj: krebserregend, krebsauslösend, krebserzeugend; ⒺR cancerogenic

Kan|ze|rol|ge|ne|se f: Krebsentstehung; ⒺR carcinogenesis

Kan|ze|rol|ge|ni|tät f: kanzerogene Potenz eines Stoffes; ⒺR cancerogenic property

Kan|ze|rol|pho|bie f: krankhafte Angst, an einem Karzinom zu erkranken; ⒺR cancerophobia

kan|ze|rös adj: Krebs betreffend, krebsig, krebsbefallen, krebsartig; ⒺR cancerous

Ka|o|lin|lun|ge f: → Kaolinose

Ka|o|li|no|se f: zu den Silikatosen* gehörende Pneumokoniose* durch langjähriges Einatmen von Kaolinstaub [Aluminiumsilikat]; ⒺR kaolinosis

Ka|o|lin|pneu|mo|ko|ni|o|se f: → Kaolinose

Ka|o|lin|staub|lun|ge f: → Kaolinose

Ka|pa|zi|ta|ti|on f: von Östrogen stimulierte Reifung des Spermienkopfes, die das Eindringen in die Eizelle ermöglicht; ⒺR capacitation

ka|pil|lar adj: Kapillare(n) betreffend, haarfein; ⒺR capillary

Ka|pil|lar|druck m: Blutdruck in den Kapillaren; ⒺR capillary pressure

Ka|pil|lar|ek|ta|sie f: Erweiterung von Kapillaren; ⒺR capillarectasia

Ka|pil|lar|em|bo|lie f: Embolie* von Kapillaren durch verschleppte Zellen oder Krankheitserreger; ⒺR capillary embolism

Ka|pil|la|ren pl: kleinste Blutgefäße, die zwischen arteriellem und venösem Schenkel des Kreislaufs liegen; ⒺR capillaries

Ka|pil|la|ri|tis f: Entzündung einer Kapillare; ⒺR capillaritis

Ka|pil|lar|mi|kro|sko|pie f: direkte Betrachtung oberflächlicher Kapillaren mit einem Mikroskop; ⒺR capillaroscopy

Ka|pil|lar|puls m: sichtbares Pulsieren von Kapillaren [z.B. Nagelpuls] bei Aorteninsuffizienz*; ⒺR capillary pulse

Ka|pil|lar|re|sis|tenz f: Widerstandsfähigkeit der Kapillarwand; ⒺR capillary resistance

Ka|pil|lar|throm|bus m: Mikrothrombus von Kapillaren; ⒺR microthrombus

Ka|pi|ta|tum nt: kopfförmiger Handwurzelknochen; ⒺR capitate

Ka|pi|tu|lum nt: Knochenkopf, Knochenköpfchen; ⒺR capitulum

Kap|no|gra|fie, -gra|phie f: Messung des Kohlendioxidgehaltes der Ausatemluft; ⒺR capnography

Kap|no|me|trie f: Messung des Kohlendioxidgehaltes; ⒺR capnometry

kap|no|phil adj: (biolog.) kohlendioxidliebend; ⒺR capnophilic

Kaposi-Dermatitis f: meist bei Patienten mit endogenem Ekzem* auftretende disseminierte Aussaat von Herpessimplex-Bläschen; ⒺR Kaposi's varicelliform eruption

Kaposi-Sarkom nt: früher nur sporadisch auftretendes [klassisches/sporadisches Kaposi-Sarkom] Sarkom*, als Komplikation einer HIV-Infektion [epidemisches Kaposi-Sarkom] aber von zunehmender Bedeutung; initial braunrot-livide knotige Effloreszenzen der Haut und Schleimhaut mit Tendenz zur Ulzeration; im weiteren Verlauf Befall von Lymphknoten und Organen [Leber, Herz, Lunge]; ⒺR Kaposi's sarcoma

Kap|pa|zis|mus m: Sprachstörung, bei der „k" durch „t" oder „d" ersetzt wird; ⒺR kappacism

Kap|sel|bak|te|ri|en pl: Bakterien, die eine Schleimkapsel bilden; ⒺR encapsulated bacteria

Kap|sel|bän|der pl: Bänder der Gelenkkapsel; ⒺR capsular ligaments

Kap|sel|flie|te f: Instrument zur Eröffnung der Linsenkapsel; ⒺR cystitome

Kap|sel|phleg|mo|ne f: diffus eitrige Entzündung der Gelenkkapsel; ⒺR capsular abscess

Kap|sel|span|ner m: an der Gelenkkapsel ansetzender Muskel; ⒺR articular muscle

Kapselstar *m*: unter der Kapsel liegende Linsentrübungen; ⓔ *capsular cataract*

Kapsid *nt*: aus Untereinheiten [Kapsomeren] aufgebaute Proteinhülle des Virions; ⓔ *capsid*

Kapsitis *f*: Entzündung der Linsenkapsel; ⓔ *capsitis*

kapsullär *adj*: Kapsel betreffend, kapselartig, kapselförmig; ⓔ *capsular*

Kapsullektolmie *f*: operative (Teil-)Entfernung einer Organkapsel; ⓔ *capsulectomy*

Kapsulitis *f*: Entzündung einer Organ- oder Gelenkkapsel; ⓔ *capsulitis*

kapsullollentilkullär *adj*: (*Auge*) Linse und Linsenkapsel betreffend; ⓔ *capsulolenticular*

Kapsullorlrhalphie *f*: Kapselnaht; ⓔ *capsulorrhaphy*

Kapsulloltolmie *f*: Kapseleröffnung, Kapselspaltung; ⓔ *capsulotomy*

Karb-, karb- *präf.*: → Karbo-

Karblamid *nt*: → Harnstoff

Karbo-, karbo- *präf.*: Wortelement mit der Bedeutung „Kohle/Kohlenstoff"

Karbolhälmie *f*: Kohlendioxidüberschuss des Blutes; ⓔ *carbohemia*

Karbolhyldratlulrie *f*: (erhöhte) Kohlenhydratausscheidung im Harn; ⓔ *carbohydraturia*

Karbollsäulre *f*: Benzolderivat mit antiseptischer Wirkung; ⓔ *carbolic acid*

Karbolnat *nt*: Salz der Kohlensäure; ⓔ *carbonate*

Karbolnatldelhyldraltalse *f*: zinkhaltiges Enzym, das in den Erythrozyten, der Magenschleimhaut und den Nierentubuli die Bildung von Kohlensäure aus Wasser und Kohlendioxid katalysiert; ⓔ *carbonate dehydratase*

Karbonlsäulre *f*: organische Säure, die eine oder mehrere Karboxylgruppen [-COOH] enthält; ⓔ *carboxylic acid*

Karbunlkel *m*: durch Staphylokokken* verursachte eitrige Entzündung mehrerer Haarfollikel; ⓔ *carbuncle*

karbunlkullös *adj*: karbunkelähnlich; ⓔ *carbuncular*

Karldia *f*: Mageneingang, Magenmund; ⓔ *cardia*

Kardia-, kardia- *präf.*: → Kardio-

Karldialalchallalsie *f*: Störung der Öffnungsfunktion der Kardia* mit Ausweitung der Speiseröhre und erhöhtem Krebsrisiko; ⓔ *cardiospasm*

Karldialinlsufflfilzilenz *f*: bei Hiatushernie* auftretende Insuffizienz* des Magenmundes; ⓔ *cardia insufficiency*

Karldialkarlzilnom *nt*: von der Kardiaschleimhaut ausgehendes Adenokarzinom*; ⓔ *cardia carcinoma*

Karldialkrampf *m*: → Kardiaachalasie

Karldialkum *nt*: Herzmittel; ⓔ *cardiac*

karldial *adj*: das Herz betreffend, zum Herz gehörend; ⓔ *cardiac*

Karldiallgie *f*: Herzschmerz; ⓔ *cardialgia*

Karldialplasltik *f*: Erweiterungsplastik der Kardia*; ⓔ *cardioplasty*

Karldialrelsekltilon *f*: → Kardiektomie

Karldialstelnolse *f*: Einengung des Mageneingangs; ⓔ *cardiostenosis*

Karldiekltolmie *f*: operative Entfernung der Kardia des Magens; ⓔ *cardiectomy*

Karldinallband *nt*: Verstärkungsband des breiten Mutterbandes; ⓔ *cardinal ligament*

Kardio-, kardio- *präf.*: Wortelement mit der Bedeutung 1. „Herz" 2. „Magenmund/Kardia"

karldilolalorltal *adj*: Herz und Aorta betreffend oder verbindend; ⓔ *cardioaortic*

Karldilolchallalsie *f*: bei Neugeborenen auftretende Störung der Verschlussfunktion der Kardia* mit Reflux in die Speiseröhre; ⓔ *cardiochalasia*

Karldiloldylnie *f*: → Kardialgie

karldilolgen *adj*: 1. aus dem Herz stammend, vom Herzen ausgehend 2. Kardiogenese betreffend; ⓔ 1.–2. *cardiogenic*

Karldilolgelnelse *f*: Herzentwicklung; ⓔ *cardiogenesis*

Karldilolgraf, -graph *m*: Gerät zur Kardiografie*; ⓔ *cardiograph*

Karldilolgralfie, -gralphie *f*: 1. Oberbegriff für Verfahren zur Darstellung oder Aufzeichnung der Herzstruktur oder -funktion 2. Röntgenkontrastdarstellung der Herzkammern; ⓔ 1.–2. *cardiography*

karldilolgralfisch, -gralphisch *adj*: Kardiografie betreffend, mittels Kardiografie; ⓔ *cardiographic*

Karldilolgramm *nt*: Röntgenkontrastaufnahme der Herzkammern; ⓔ *cardiogram*

karldilolhelpaltisch *adj*: Herz und Leber/ Hepar betreffend oder verbindend; ⓔ *cardiohepatic*

Karldilolhelpaltolmelgallie *f*: Vergrößerung von Herz und Leber; ⓔ *cardiohepatomegaly*

karldilolinlhilbiltolrisch *adj*: die Herztätigkeit hemmend; ⓔ *cardioinhibitory*

karldilolkilneltisch *adj*: die Herztätigkeit

K

319

stimulierend; ⒠ *cardiokinetic*

Karldildolkylmolgralfie, -gralphie f: Aufzeichnung der Herzbewegung mit einem Elektrokymografen; ⒠ *cardiokymography*

karldildolkylmolgralfisch, -gralphisch adj: Kardiokymografie betreffend, mittels Kardiokymografie; ⒠ *cardiokymographic*

Karldildollilpin f: → *Cardiolipin*

Karldildollylse f: operative Herzlösung, Herzmobilisierung; ⒠ *cardiolysis*

Karldildolmelgallie f: Herzvergrößerung; ⒠ *cardiomegaly*

karldildolmuslkullär adj: Herzmuskel/Myokard betreffend; ⒠ *cardiomuscular*

Karldildolmylolpalthie f: Erkrankung der Herzmuskulatur, die zu einer Hypertrophie* des Myokards führt; ⒠ *cardiomyopathy*

Karldildolmylolotolmie f: Längsdurchtrennung der Kardiamuskulatur bei Achalasie*; ⒠ *cardiomyotomy*

karldildolneulral adj: Herz und Nervensystem betreffend; ⒠ *cardioneural*

Karldildolpallmus m: verstärkte und beschleunigte Herzaktion, die als unangenehm empfunden wird; ⒠ *cardiopalmus*

Karldildolpalthie f: Herzerkrankung, Herzleiden; ⒠ *cardiopathy*

Karldildolpelrilkarldiltis f: gleichzeitige Entzündung von Herzmuskel und Herzbeutel; ⒠ *cardiopericarditis*

Karldildolpholbie f: krankhafte Angst vor einem Herzanfall durch eine bestehende oder angenommene Herzerkrankung; ⒠ *cardiophobia*

Karldildolplasltik f: → *Kardiaplastik*

Karldildolplelgie f: (künstlich induzierter) Herzstillstand; ⒠ *cardioplegia*

Karldildolptolse f: Herztiefstand, meist in Verbindung mit einer Enteroptose*; ⒠ *cardioptosis*

karldildolpullmolnal adj: Herz und Lunge(n)/Pulmo betreffend oder verbindend; ⒠ *cardiopulmonary*

karldildolrelnal adj: Herz und Niere(n)/Ren betreffend; ⒠ *cardiorenal*

karldildolrelspilraltolrisch adj: Herz und Atmung betreffend; ⒠ *cardiorespiratory*

Karldildorlrhalphie f: Herzmuskelnaht; ⒠ *cardiorrhaphy*

Karldildorlrhelxis f: Ruptur der Herwand, Herzwandruptur; ⒠ *cardiorrhexis*

karldildolsellekltiv adj: mit selektiver Wirkung auf das Herz; ⒠ *cardioselective*

Karldildolsklelrolse f: zu Herzinsuffizienz führende Fibrose* und Verhärtung des Herzmuskelgewebes; ⒠ *cardiosclerosis*

Karldildolskolpie f: direkte Darstellung der EKG-Kurve auf einem Sichtgerät; ⒠ *electrocardioscopy*

Karldildolspaslmus m: Störung der Öffnungsfunktion der Kardia* mit Ausweitung der Speiseröhre und erhöhtem Krebsrisiko; ⒠ *cardiospasm*

Karldildoltolkolgraf, -graph m: Gerät zur Kardiotokografie*; ⒠ *cardiotocograph*

Karldildoltolkolgralfie, -gralphie f: gleichzeitige Aufzeichnung von fetalem Herzschlag und Wehentätigkeit; ⒠ *cardiotocography*

karldildoltolkolgralfisch, -gralphisch adj: Kardiotokografie betreffend, mittels Kardiotokografie; ⒠ *cardiotocographic*

Karldildoltolkolgramm nt: Aufzeichnung der fetalen Herzfrequenz und Wehentätigkeit; ⒠ *cardiotocogram*

Karldioltolmie f: 1. Herzeröffnung, Herzschnitt 2. → *Kardiomyotomie*; ⒠ 1. *cardiotomy* 2. → *Kardiomyotomie*

karldiloltolnisch adj: die Herztätigkeit stärkend; ⒠ *cardiotonic*

karldildoltolxisch adj: das Herz schädigend; ⒠ *cardiotoxic*

Karldildolvallvulloltolmie f: Herzklappenspaltung; ⒠ *cardiovalvulotomy*

karldildolvaslkullär adj: Herz und Kreislauf oder Herz und Gefäße betreffend; ⒠ *cardiovascular*

Karldildolverlsion f: Normalisierung des Herzrhythmus durch Medikamente oder elektrischen Strom; ⒠ *cardioversion*

Karldildolzelle f: angeborene Verlagerung des Herzens aus dem Brustkorb, z.B. in den Bauchraum; ⒠ *cardiocele*

Karldildolzenltelse f: Herzpunktion; ⒠ *cardiocentesis*

Karldiltis f: Herzentzündung; ⒠ *carditis*

Kalriles f: 1. Knochenkaries, Knochenfraß, Knochenschwund 2. Zahnkaries, Zahnfäule, Zahnfäulnis; ⒠ 1. *caries* 2. *decay*

kalrilolgen adj: eine Kariesbildung fördernd oder auslösend; ⒠ *cariogenic*

Kalrilolgelnelse f: Kariesentstehung, Kariesbildung; ⒠ *cariogenesis*

kalrilös adj: von Karies betroffen oder befallen; ⒠ *carious*

karlmilnaltiv adj: gegen Blähungen wirkend; ⒠ *carminative*

Karlmilnaltivum nt: Mittel gegen Blähungen; ⒠ *carminative*

karlnilvor adj: (biolog.) fleischfressend;

ⓔ *carnivorous*

Karnofsky-Index *m*: Index zur Bewertung des Allgemeinbefindens von Patienten; ⓔ *Karnofsky performance index*

Ka|ro|tin *nt*: Gruppe von Pflanzenfarbstoffen, die im Körper in Vitamin* A umgewandelt werden; ⓔ *carotene*

β-Karotin: zur Provitamin A-Gruppe gehörende Substanz, die als Dermatikum verwendet wird; ⓔ *β-carotene*

Ka|ro|tin|ä|mie *f*: erhöhter Karotingehalt des Blutes; ⓔ *carotenemia*

Ka|ro|tin|gelb|sucht *f*: durch eine Erhöhung der Karotine* hervorgerufene Gelbfärbung der Haut; relativ häufig bei Säuglingen durch Karotten verursacht; ⓔ *carotenodermia*

Ka|ro|tin|ik|te|rus *m*: → Karotingelbsucht

Ka|ro|tin|o|der|mie *f*: → Karotingelbsucht

Ka|ro|tis *f*: Kurzbezeichnung für Arteria* carotis communis, externa oder interna; ⓔ *carotid*

Ka|ro|tis|an|gi|o|gra|fie, -gra|phie *f*: Röntgenkontrastdarstellung der Arteria* carotis (interna) und ihrer Äste; ⓔ *carotid angiography*

Ka|ro|tis|an|gi|o|gramm *nt*: Röntgenkontrastaufnahme der Arteria* carotis (interna) und ihrer Äste; ⓔ *carotid angiogram*

Ka|ro|tis|ar|te|ri|o|gra|fie, -gra|phie *f*: → Karotisangiografie

Ka|ro|tis|drei|eck *nt*: muskulär begrenztes Dreieck am Hals; Teilungsort der Arteria* carotis communis; ⓔ *carotid triangle*

Ka|ro|tis|drü|se *f*: Paraganglion der Karotisgabel; spricht auf Änderungen des Sauerstoffpartialdruckes und des pH-Wertes an; ⓔ *carotid gland*

Ka|ro|tis|ga|bel *f*: Teilung der Arteria* carotis communis in Arteria* carotis interna und externa; ⓔ *carotid bifurcation*

Ka|ro|tis|ka|nal *m*: Kanal für die Arteria carotis interna im Felsenbein; ⓔ *carotid canal*

Ka|ro|tis|puls *m*: am Hals fühlbarer Puls der Arteria* carotis communis; ⓔ *carotid pulse*

Ka|ro|tis|schei|de *f*: bindegewebige Scheide um die Halsgefäße; ⓔ *carotid sheath*

Ka|ro|tis|si|nus *m*: Erweiterung der Arteria* carotis communis an der Karotisgabel; ⓔ *carotid sinus*

Ka|ro|tis|si|nus|nerv *m*: Ast des Nervus* glossopharyngeus zum Sinus caroticus; ⓔ *carotid sinus nerve*

Ka|ro|tis|si|nus|re|flex *m*: Abfall von Blutdruck und Herzfrequenz bei Schlag auf den Karotissinus; ⓔ *carotid sinus reflex*

hyperaktiver Karotissinusreflex: → Karotissinussyndrom

Ka|ro|tis|si|nus|syn|drom *nt*: durch Schlag oder Druck auf den Karotissinus ausgelöste Bradykardie*; evtl. auch Hypotonie oder Bewusstlosigkeit; ⓔ *carotid sinus syndrome*

Ka|ro|tis|ste|no|se *f*: Stenose der Arteria* carotis communis [**Arteria-carotis-communis-Stenose**] oder Arteria* carotis interna [**Arteria-carotis-interna-Stenose**]; ⓔ *carotid stenosis*

Karp-, karp- *präf*: → Karpo-

kar|pal *adj*: Handwurzel(knochen) betreffend; ⓔ *carpal*

Kar|pal|ge|len|ke *pl*: → Interkarpalgelenke

Kar|pal|ka|nal *m*: → Karpaltunnel

Kar|pal|kno|chen *pl*: Handwurzelknochen; ⓔ *carpal bones*

Kar|pal|tun|nel *m*: zwischen den Handwurzelknochen und dem Retinaculum flexorum liegender Kanal, durch den u.A. der Nervus* medianus zieht; ⓔ *carpal tunnel*

Kar|pal|tun|nel|syn|drom *nt*: durch Druckschädigung des Nervus* medianus im Karpaltunnel* hervorgerufene Atrophie des Daumenballens; ⓔ *carpal tunnel syndrome*

Kar|pek|to|mie *f*: teilweise oder vollständige Amputation eines Mittelhandknochens; ⓔ *carpectomy*

Karpo-, karpo- *präf*: Wortelement mit der Bedeutung „Handwurzel/Carpus"

kar|po|kar|pal *adj*: zwischen den Handwurzelknochen (liegend), Karpalknochen verbindend; ⓔ *carpocarpal*

kar|po|me|ta|kar|pal *adj*: Handwurzel und Mittelhand betreffend; ⓔ *carpometacarpal*

Kar|po|me|ta|kar|pal|ge|len|ke *pl*: Gelenke zwischen Handwurzel- und Mittelhandknochen; ⓔ *carpometacarpal joints*

Kar|po|pe|dal|spas|men *pl*: bei Tetanie* auftretende typische Krämpfe von Händen [**Pfötchenstellung, Geburtshelferstellung**] und Füßen; ⓔ *carpopedal spasms*

kar|po|phal|an|ge|al *adj*: Handwurzel und Fingerglieder betreffend; ⓔ *carpophalangeal*

kar|po|ul|nar *adj*: Elle/Ulna und Handwurzel/Karpus betreffend oder verbindend; ⓔ *ulnocarpal*

K

karltilllalgilnär *adj*: Knorpel betreffend, aus Knorpel bestehend; ⒺⒹ *cartilagineous*

Karltoflfellnalse *f*: v.a. ältere Männer betreffende, allmählich zunehmende, unförmige Auftreibung der Nase durch eine Hyperplasie der Talgdrüsen; meist Teilaspekt der Rosacea*; ⒺⒹ *potato nose*

Kalrunlkel *f*: **1.** Schleimhauthöcker im inneren Augenwinkel **2.** Schleimhauthöcker an der Mündung von Ductus* sublingualis major und Ductus* submandibularis unter der Zunge; ⒺⒹ **1.** *lacrimal caruncle* **2.** *sublingual caruncle*

Karyo-, karyo- *präf.*: Wortelement mit der Bedeutung „Kern/Zellkern/Nukleus"

Kalrylolgalmie *f*: Verschmelzung der Kerne oder Chromosomen bei der Befruchtung; ⒺⒹ *karyogamy*

Kalrylolgelnelse *f*: Zellkernentwicklung; ⒺⒹ *karyogenesis*

Kalrylolgramm *nt*: Anordnung der Chromosomenpaare nach Größe der Chromosomen und Lage des Zentromers; ⒺⒹ *karyogram*

Kalrylolkilnelse *f*: Zellteilung mit erbgleicher Verteilung der Chromosomen; ⒺⒹ *karyokinesis*

Kalrylolklalsie *f*: Kernzerbrechlichkeit, Kernauflösung; ⒺⒹ *karyoklasis*

Kalrylollylse *f*: Zellkernauflösung, Kernauflösung; ⒺⒹ *karyolysis*

Kalrylolmelgallie *f*: Kernvergrößerung; ⒺⒹ *karyomegaly*

Kalrylolmiltolse *f*: mitotische Kernteilung; ⒺⒹ *karyomitosis*

Kalrylon *nt*: Zellkern; ⒺⒹ *karyon*

Kalrylolplaslma *nt*: Protoplasma* des Zellkerns; ⒺⒹ *karyoplasm*

Kalrylolpyklnolse *f*: Schrumpfung und Verdichtung des Zellkerns; ⒺⒹ *karyopyknosis*

Kalrylolrhelxis *f*: Zellkernzerfall, Kernzerfall; ⒺⒹ *karyorrhexis*

Kalrylolsolmen *pl*: Chromatinkernchen im Zellkern; ⒺⒹ *karyosomes*

Kalrylolthelka *f*: den Zellkern umgebende Membran; ⒺⒹ *karyotheca*

Kalryloltyp *m*: Gesamtheit der Chromosomen einer Zelle; ⒺⒹ *karyotype*

Karzino-, karzino- *präf.*: Wortelement mit der Bedeutung „Krebs/Karzinom"

karlzilnolgen *adj*: krebserregend, krebsauslösend, krebserzeugend; ⒺⒹ *carcinogenic*

Karlzilnolgelnelse *f*: Krebsentstehung; ⒺⒹ *carcinogenesis*

Karlzilnolgelniltät *f*: kanzerogene Potenz eines Stoffes; ⒺⒹ *carcinogenicity*

Karlzilnolid *nt*: semimaligner Tumor, der Serotonin* und andere Peptide produzieren kann; ⒺⒹ *carcinoid*

Karlzilnollylse *f*: Auflösung eines Karzinoms durch Antikörper oder Therapeutika; ⒺⒹ *carcinolysis*

Karlzilnom *nt*: bösartiger, vom Epithel von Haut, Schleimhaut und Organen ausgehender Tumor; häufigste maligne Geschwulst [ca. 80 %]; ⒺⒹ *carcinoma, cancer*

intraepitheliales Karzinom: → *präinvasives Karzinom*

kolorektales Karzinom: *s.u. Kolonkarzinom*

präinvasives Karzinom: Karzinom, das die Basalmembran noch nicht durchbrochen hat; ⒺⒹ *preinvasive carcinoma*

Karlzilnolmaltolse *f*: diffuser Befall des gesamten Körpers, eines Organs oder einer Körperhöhle mit Karzinommetastasen; ⒺⒹ *carcinomatosis*

karlzilnolphil *adj*: mit Affinität zu Karzinomen; ⒺⒹ *carcinophilic*

Karlzilnolpholbie *f*: → *Kanzerophobie*

Karlzilnolsarlkom *nt*: bösartiger Mischtumor mit karzinomatösen und sarkomatösen Anteilen; ⒺⒹ *carcinosarcoma*

Karlzilnolse *f*: diffuser Befall des gesamten Körpers, eines Organs oder einer Körperhöhle mit Karzinommetastasen; ⒺⒹ *carcinosis*

karlzilnolstaltisch *adj*: das Karzinomwachstum hemmend; ⒺⒹ *carcinostatic*

Kalsein *nt*: inhomogene Gruppe von Milcheiweißen; Hauptbestandteil der Milch; ⒺⒹ *casein*

Käselschmielre *f*: aus Epidermiszellen und Talgdrüsensekret bestehende Schmiere auf der Haut von Säuglingen, die das Herausgleiten bei der Geburt erleichtert; ⒺⒹ *vernix caseosa*

Käselverlgifltung *f*: bei Patienten mit Monoaminooxidasehemmern auftretende akute Hochdruckkrise nach Verzehr amin-reicher Käsesorten; ⒺⒹ *cheese poisoning*

Kasltraltilon *f*: Ausschaltung oder Entfernung der männlichen oder weiblichen Keimdrüsen; ⒺⒹ *castration*

Kasltrielrung *f*: → *Kastration*

Kalsulisltik *f*: Beschreibung von Krankheitsfällen; ⒺⒹ *casuistry*

Kat-, kat- *präf.*: → *Kata-*

Kata-, kata- *präf.*: Wortelement mit der Bedeutung „herab/hinunter/abwärts"

Katabolismus m: Abbaustoffwechsel; Ⓔ *catabolism*

Katal nt: Maßeinheit der Enzymaktivität; Ⓔ *katal*

Katalase f: Häminenzym, das die Spaltung von Wasserstoffperoxid in Wasser und Sauerstoff katalysiert; Ⓔ *catalase*

Katalepsie f: Verharren in einer einmal eingenommenen Körperstellung; Ⓔ *catalepsy*

kataleptiform adj: katalepsieähnlich; Ⓔ *cataleptiform*

Katalysator m: Substanz, die den Ablauf einer chemischen Reaktion beschleunigt; Ⓔ *catalyst*

Katalyse f: Beschleunigung einer chemischen Reaktion; Ⓔ *catalysis*

Katamnese f: Krankheitszusammenfassung und Stellung einer Prognose nach Abschluss der Behandlung; Ⓔ *catamnesis; follow-up history*

Kataphorese f: therapeutische Anwendung von Gleichstrom zum Einbringen von Medikamenten durch die Haut; Ⓔ *cataphoresis*

Kataplexie f: plötzlicher Tonusverlust der Halte- und Streckmuskulatur bei starker affektiver Belastung [Schreck, unkontrolliertes Lachen]; Ⓔ *cataplexy*

Katarakt f: angeborene oder erworbene Linsentrübung; Ⓔ *cataract*
metabolische Katarakt: stoffwechselbedingte Katarakt; Ⓔ *metabolic cataract*

kataraktogen adj: die Starentwicklung fördernd oder auslösend; Ⓔ *cataractogenic*

Katarr m: → *Katarrh*

Katarrh m: seröse Schleimhautentzündung; Ⓔ *catarrh*

Katathymie f: affekt-bedingte Verfälschung von Wahrnehmung und Erinnerung; plötzliche Stimmungsschwankung; Ⓔ *catathymia*

Katatonie f: psychische Erkrankung, bei der Störungen der Willkürmotorik im Vordergrund stehen; Ⓔ *catatonia*

Katecholamin nt: → *Katecholamin*

Katecholamin nt: von Brenzkatechin abgeleitetes biogenes Amin, z.B. Adrenalin, Noradrenalin; Ⓔ *catecholamine*

katecholaminerg adj: auf Katecholamine als Transmitter ansprechend; Ⓔ *catecholaminergic*

Katgut nt: resorbierbares Nahtmaterial aus Rinder- oder Hammeldarm; Ⓔ *catgut*

Katharsis f: seelische Reinigung, Läuterung, Abreaktion; Ⓔ *catharsis*

Katheter m: röhren- oder schlauchförmiges, starres oder flexibles Instrument zur Einführung in Hohlorgane oder Gefäße; Ⓔ *catheter*

Katheterangiografie, -graphie f: Angiografie* mit Kontrastmittelinjektion über einen Katheter; Ⓔ *catheter angiography*

Katheterarteriografie, -graphie f: Arteriografie* mit Kontrastmittelinjektion über einen Katheter; Ⓔ *catheter arteriography*

Katheterdilatation f: Gefäßerweiterung durch einen Ballonkatheter; Ⓔ *catheter dilatation*

Katheterembolie f: Embolie* durch einen abgebrochenen Katheterteil; Ⓔ *catheter embolism*

Katheterembolisation f: therapeutische Embolisation über einen Gefäßkatheter; Ⓔ *catheter embolization*

Katheterfieber nt: akutes Fieber bei Keimverschleppung beim Katheterisieren oder Eingriffen an der Harnröhre; Ⓔ *catheter fever*

Katheterisierung f: Einführung eines Katheters; Ⓔ *catheterization*

Katheterismus m: → *Katheterisierung*

Kathetersepsis f: Sepsis* bei Keimverschleppung beim Katheterisieren; Ⓔ *catheter sepsis*

Katheterurin m: mittels Blasenkatheter entnommener Harn; Ⓔ *catheter urine*

Kathode f: negativ geladene Elektrode; Ⓔ *cathode*

Kathodenstrahlen pl: von der Kathode ausgehende Elektronenstrahlen; Ⓔ *cathode rays*

Kation nt: positive geladenes Ion*; Ⓔ *cation*

Katode f: negativ geladene Elektrode; Ⓔ *cathode*

Katzenkratzkrankheit f: durch Katzen übertragene, regionale Lymphknotenentzündung durch verschiedene Bakterien; Ⓔ *cat-scratch disease*

Katzenräude f: von Katzen auf den Menschen übertragene Erkrankung mit stark juckenden Papeln; Ⓔ *cat mange*

Katzenschreisyndrom nt: durch Verlust des kurzen Armes von Chromosom 5 verursachtes Fehlbildungssyndrom mit Gesichts- und Schädelfehlbildungen und charakteristischem katzenähnlichen Schreien der Kinder; Ⓔ *cat's cry syndrome*

Kauda f: Schwanz, Schweif; Ⓔ *cauda*

kaudal adj: **1.** fußwärts/schwanzwärts

K

(gelegen), zum Schwanz hin, nach dem unterem Körperende hin **2.** Cauda equina betreffend; Ⓔ **1.–2.** *caudal*

Kau|dal|an|äs|the|sie *f*: Periduralanästhesie* mit Injektion des Lokalanästhetikums durch den Hiatus* sacralis in den Sakralkanal; Ⓔ *caudal anesthesia*

Kauda-Syndrom *nt*: neurologische Ausfälle nach Schädigung der Cauda* equina; Ⓔ *cauda equina syndrome*

kau|do|ke|phal *adj*: vom hinteren/unteren Ende zum Kopf (gerichtet oder verlaufend); Ⓔ *caudocephalad*

kau|sal *adj*: Ursache betreffend, auf die Ursache gerichtet, ursächlich; Ⓔ *causal*

Kau|sal|be|hand|lung *f*: gegen die Ursache einer Erkrankung gerichtete spezifische Behandlung; Ⓔ *causal treatment*

Kau|sal|gie *f*: nach einer Nervenverletzung auftretender, heftig brennender Schmerz, v.a. der Hände und Füße; Ⓔ *causalgia*

Kaus|tik *f*: Gewebezerstörung durch Ätzmittel oder elektrischen Strom; Ⓔ *cauterization*

Kaus|ti|kum *nt*: Mittel mit gewebezerstörender Wirkung; Ⓔ *caustic*

kaus|tisch *adj*: ätzend, beißend, brennend; Ⓔ *caustic*

Kau|te|ri|sal|ti|on *f*: → *Kaustik*

Kau|te|ri|sie|ren *nt*: → *Kaustik*

Kau|tsch|uk|haut *f*: überdehnbare, in Falten abhebbare Haut, z.B. bei Ehlers-Danlos-Syndrom; Ⓔ *cutis hyperelastica*

Kau|tschuk|kopf *m*: → *Kautschukschädel*

Kau|tschuk|schä|del *m*: durch Störung der Osteoblastenfunktion hervorgerufene Weichheit der Schädelknochen; Ⓔ *caoutchouc skull*

Ka|val|ka|the|ter *m*: meist über Arm- oder Jugularvenen eingeführter Katheter, der in der oberen oder unteren Hohlvene plaziert wird; Ⓔ *caval catheter*

Ka|ver|ne *f*: Hohlraum, Höhle; (*anatom.*) Caverna; Ⓔ *cavern*

Ka|ver|nen|er|öff|nung *f*: → *Kavernotomie*

Ka|ver|nen|jauch|zen *nt*: bei der Auskultation über einer Lungenkaverne hörbares grobes Giemen; Ⓔ *cavernous rales*

Ka|ver|ni|tis *f*: Entzündung der Penisschwellkörper; Ⓔ *cavernitis*

Ka|ver|nom *nt*: meist schon bei der Geburt vorhandenes, subkutanes Hämangiom* mit venösen Hohlräumen; Ⓔ *cavernoma*

ka|ver|nös *adj*: Kavernen enthaltend, porös, schwammig; Ⓔ *cavernous*

Ka|ver|no|skol|pie *f*: endoskopische Untersuchung einer Lungenkaverne; Ⓔ *cavernoscopy*

Ka|ver|no|so|gra|fie, -gra|phie *f*: Röntgenkontrastdarstellung der Penisschwellkörper; Ⓔ *cavernosography*

Ka|ver|no|sto|mie *f*: operative Eröffnung einer Lungenkaverne mit Schaffung einer äußeren Fistel; Ⓔ *cavernostomy*

Ka|ver|no|sus|throm|bo|se *f*: Thrombose* des Sinus* cavernosus; Ⓔ *cavernous sinus thrombosis*

Ka|ver|no|to|mie *f*: operative Eröffnung einer Lungenkaverne; Ⓔ *cavernotomy*

Ka|vi|tät *f*: **1.** kariöse Zahnhöhle **2.** zur Aufnahme einer Füllung präparierte kariöse Zahnhöhle; Ⓔ **1.–2.** *cavity*

Ka|vo|gra|fie, -gra|phie *f*: Röntgenkontrastdarstellung der Vena* cava (inferior); Ⓔ *cavography*

Ka|vo|gramm *nt*: Röntgenkontrastaufnahme der Vena* cava (inferior); Ⓔ *cavogram*

Kawasaki-Syndrom *nt*: ätiologisch ungeklärte, fieberhafte Erkrankung, v.a. des Kleinkindalters, mit Lymphknotenschwellung und Beteiligung multipler Organe; Ⓔ *Kawasaki syndrome*

Kayser-Fleischer-Kornealring *m*: kupferhaltiger Hornhautring, z.B. bei hepatolentikulärer Degeneration*; Ⓔ *Kayser-Fleischer ring*

Ke|bo|ze|phal|lie *f*: Entwicklungsanomalie mit affenähnlichem Schädel; Ⓔ *kebocephaly*

Kehl|de|ckel *m*: aus weichem Knorpel bestehende Platte, die beim Schlucken den Kehlkopfeingang verschließt; Ⓔ *epiglottis*

Kehl|kopf|diph|the|rie *f*: von Heiserkeit, Husten und Atemnot gekennzeichnete Diphtherie* des Kehlkopfs; Ⓔ *laryngeal diphtheria*

Kehl|kopf|ent|zün|dung *f*: → *Laryngitis*

Kehl|kopf|kar|zi|nom *nt*: häufigstes Karzinom im Halsbereich; wird v.a. durch chronischen Tabak- und Alkoholkonsum ausgelöst; Ⓔ *laryngeal carcinoma*

Kehl|kopf|läh|mung *f*: Lähmung der Kehlkopfmuskulatur; Ⓔ *laryngoparalysis*

Kehl|kopf|ödem *nt*: Ödem* der Kehlkopfschleimhaut; Ⓔ *laryngeal edema*

Kehl|kopf|pa|pil|lo|ma|to|se *f*: meist schon in der Kindheit beginnende Erkrankung mit Bildung multipler Kehlkopfpapillome; Präkanzerose*; Ⓔ *laryngeal papillomatosis*

Kehl|kopf|sen|kung *f*: meist altersbedingte Absenkung des Kehlkopfs; Ⓔ *la-*

ryngoptosis

Kehl|kopf|spie|ge|lung f: endoskopische Untersuchung des Kehlkopfes; Ⓔ *laryngoscopy*

Kehl|kopf|ste|no|se f: Einengung der Kehlkopflichtung durch z.B. Kehlkopfödem [häufige Intubationsfolge!] oder Tumoren der Stimmritze; Ⓔ *laryngeal stenosis*

Kehl|kopf|ta|sche f: seitliche Ausbuchtung des Kehlkopfinnenraumes zwischen Taschen- und Stimmfalte; Ⓔ *laryngeal ventricle*

Kehl|kopf|tu|ber|ku|lo|se f: meist im Zusammenhang mit einer Lungentuberkulose* auftretende tuberkulöse Kehlkopfentzündung; Ⓔ *laryngeal tuberculosis*

Kehl|kopf|ver|en|gung f: →*Kehlkopfstenose*

Keil|bein nt: 1. in der Mitte der Schädelbasis liegender Knochen 2. keilförmiger Fußwurzelknochen; Ⓔ 1. *sphenoid* 2. *cuneiform*

Keil|bein|fon|ta|nel|le f: zwischen Stirn- und Scheitelbein liegende Fontanelle; Ⓔ *sphenoidal fontanella*

Keil|bein|höh|len|ent|zün|dung f: →*Sphenoiditis*

Keil|os|te|o|to|mie f: keilförmige Ausschneidung von Knochenteilen zur Korrektur von Fehlstellungen oder -bildungen; Ⓔ *wedge osteotomy*

Keil|wir|bel m: Keilform eines Wirbels; führt zu Wirbelsäulenverkrümmung; Ⓔ *wedge shaped vertebra*

Keim|blät|ter pl: s.u. *Keimscheibe*; Ⓔ *germ layers*

Keim|dis|lo|kal|ti|on f: Versprengung embryonaler Anlagen; Ⓔ *chorista*

Keim|drü|sen pl: Gonaden, Geschlechtsdrüsen; Hoden und Eierstöcke; Ⓔ *gonads*

Keim|ge|we|be nt: durch Zusammenschluss von Stammzellen entstandenes, undifferenziertes Gewebe, aus dem im Laufe der Entwicklung differenzierte Gewebe hervorgehen; Ⓔ *germ tissue*

Keim|schei|be f: aus den **Keimblättern** bestehende Embryonalanlage; die **zweiblättrige Keimscheibe** besteht aus Ektoderm* und Entoderm*, bei der **dreiblättrigen Keimscheibe** kommt noch das Mesoderm* hinzu; Ⓔ *germ disk*

Keim|schild nt: →*Keimscheibe*

Keim|stoff m: →*Keimgewebe*

Keim|trä|ger m: 1. Person, die Erreger ausscheidet, ohne daran erkrankt zu sein 2. mit definierten Keimmengen beschichtete Träger zur Testung von Desinfektionsverfahren; Ⓔ 1. *carrier* 2. *germ carrier*

Keim|ver|spren|gung f: →*Keimdislokation*

Keim|zel|len pl: die in Eierstock bzw. Hoden gebildeten Gameten [Eizelle und Spermium]; Ⓔ *germ cells*

Keith-Flack-Knoten m: primäres Erregungszentrum des Herzens im rechten Vorhof; Ⓔ *Keith-Flack's node*

Kelly-Paterson-Syndrom nt: durch Vitamin- und Eisenmangel hervorgerufene Schluckbeschwerden, Zungenbrennen, Speiseröhrenkrämpfe und hypochrome Anämie*; Ⓔ *Paterson-Kelly syndrome*

Kelo-, kelo- präf.: Wortelement mit der Bedeutung „Geschwulst"

Kellloid nt: spontan oder nach Verletzung/Operation auftretende fibromartige Hautwucherung; Ⓔ *keloid*

Kel|vin nt: SI-Einheit der thermodynamischen Temperatur; Ⓔ *kelvin*

Kent-Bündel nt: akzessorisches Überleitungsbündel vom rechtem Vorhof zur rechten Kammer; führt zu Erregungsleitungsstörungen; Ⓔ *Kent's bundle*

Kephal-, kephal- präf.: →*Kephalo-*

Ke|phal|al|gie f: Kopfschmerz(en), Kopfweh; Ⓔ *cephalalgia*

Ke|phal|ea f: Kopfschmerz(en), Kopfweh; Ⓔ *cephalea*

Ke|phal|gie f: streng halbseitig auftretende Schmerzattacken im Augen-Stirn-Schläfen-Bereich mit Rötung des Auges, Tränenfluss und anderen Symptomen; Ⓔ *histamine cephalalgia*

Ke|phal|häl|ma|tom nt: Bluterguss zwischen Knochenhaut und Schädelknochen bei Neugeborenen; Ⓔ *cephalhematoma*

Ke|phal|häl|ma|to|zel|le f: Blutansammlung unter dem Periost des Schädels mit Kommunikation mit den Hirnsinus; Ⓔ *cephalhematocele*

ke|phal|isch adj: Kopf oder Kopfregion betreffend; kopfwärts (liegend); Ⓔ *cephalic*

Kephalo-, kephalo- präf.: Wortelement mit der Bedeutung „Kopf/Schädel"

Ke|phal|lo|gramm nt: Zusammenfassung kephalometrischer Maße; Ⓔ *cephalogram*

Ke|phal|lo|me|gal|lie f: Kopfvergrößerung; Ⓔ *cephalomegaly*

Ke|phal|lo|me|trie f: Schädelmessung; Ⓔ *cephalometry*

Ke|phal|lo|pa|gus m: Doppelfehlbildung mit Verwachsung im Schädelbereich;

K

Ⓔ *cephalopagus*

Ke|pha|lo|pa|thie *f*: Schädelerkrankung, Kopferkrankung; Ⓔ *cephalopathy*

ke|pha|lo|tho|ra|kal *adj*: Kopf und Brust (-korb)/Thorax betreffend oder verbindend; Ⓔ *cephalothoracic*

Ke|pha|lo|tho|ra|ko|pa|gus *m*: Doppelmissbildung mit Verwachsung im Kopf-Brustkorb-Bereich; Ⓔ *cephalothoracopagus*

Ke|pha|lo|ze|le *f*: Schädellücke mit Vorfall der Hirnhäute; Ⓔ *cephalocele*

Kerat-, kerat- *präf.*: → *Kerato-*

Ke|ral|tal|gie *f*: Hornhautschmerz; Ⓔ *keratalgia*

Ke|ra|tan|sul|fat *nt*: in Bindegewebe [Knorpel, Hornhaut] vorkommendes Mukopolysaccharid*; Ⓔ *keratan sulfate*

Ke|ra|tek|ta|sie *f*: Hornhautvorwölbung; Ⓔ *keratectasia*

Ke|ra|tek|to|mie *f*: operative Abtragung der Augenhornhaut, Hornhautentfernung; Ⓔ *keratectomy*

Ke|ra|tin *nt*: wasserunlösliches Strukturprotein von Haaren, Nägeln und Epidermis; Ⓔ *keratin*

Keratino-, keratino- *präf.*: → *Kerato-*

Ke|ra|ti|no|zyt *m*: keratinbildende Zelle der Haut; Ⓔ *keratinocyte*

Ke|ra|ti|tis *f*: Entzündung der Augenhornhaut, Hornhautentzündung; Ⓔ *keratitis*

Keratitis actinica: durch energiereiche Strahlung hervorgerufene Hornhautentzündung; Ⓔ *actinic keratitis*

Keratitis e lagophthalmo: durch einen unvollständigen Lidschluss [Narbenektropium, Fazialisparese*] hervorgerufene Hornhautschädigung mit Epitheldefekten und Ulkusgefahr; Ⓔ *desiccation keratitis*

Keratitis purulenta: eitrige Hornhautentzündung meist bakterieller Genese; oft gleichgesetzt mit Hypopyonkeratitis*; Ⓔ *purulent keratitis*

Kerato-, kerato- *präf.*: Wortelement mit der Bedeutung „Horn/Hornhaut"

Ke|ra|to|a|kan|thom *nt*: v.a. Hände und Gesicht befallender, gutartiger Hauttumor älterer Patienten, der sich spontan zurückbildet; Ⓔ *keratoacanthoma*

Ke|ra|to|con|junc|ti|vi|tis *f*: Entzündung von Hornhaut und Bindehaut; Ⓔ *keratoconjunctivitis*

Keratoconjunctivitis actinica: → *Keratoconjunctivitis photoelectrica*

Keratoconjunctivitis herpetica: → *Herpes-simplex-Keratitis*

Keratoconjunctivitis photoelectrica:

Keratoconjunctivitis durch energiereiche Strahlung; Ⓔ *actinic conjunctivitis*

Ke|ra|to|der|ma|ti|tis *f*: mit Verhornung einhergehende, entzündliche Hautveränderung; Ⓔ *keratodermatitis*

Ke|ra|to|der|ma|to|se *f*: **1.** → *Keratodermatitis* **2.** → *Keratodermie*

Ke|ra|to|der|mie *f*: übermäßige Verhornung der Haut; Ⓔ *keratodermatitis*

ke|ra|to|gen *adj*: Hornbildung oder Verhornung fördernd; Ⓔ *keratogenous*

Ke|ra|to|ge|ne|se *f*: Hornbildung; Ⓔ *keratogenesis*

Ke|ra|to|glo|bus *m*: kugelförmige Vorwölbung der Augenhornhaut; Ⓔ *keratoglobus*

Ke|ra|to|hel|ko|se *f*: Ulzeration* der Hornhaut des Auges; oft gleichgesetzt mit Hornhautgeschwür*; Ⓔ *keratohelcosis*

Ke|ra|to|hy|al|lin *nt*: weiche Vorstufe von Keratin*; Ⓔ *keratohyalin*

Ke|ra|to|i|ri|do|zy|kli|tis *f*: Entzündung von Hornhaut, Regenbogenhaut und Ziliarkörper; Ⓔ *keratoiridocyclitis*

Ke|ra|to|i|ri|tis *f*: Entzündung von Hornhaut und Regenbogenhaut; Ⓔ *keratoiritis*

Ke|ra|to|kon|junk|ti|vi|tis *f*: Entzündung von Hornhaut und Bindehaut; Ⓔ *keratoconjunctivitis*

Ke|ra|to|ko|nus *m*: ätiologisch unklare Hornhautvorwölbung bei normalem Augeninnendruck; Ⓔ *keratoconus*

Ke|ra|to|ly|se *f*: **1.** Ablösung der Hornschicht der Haut **2.** Auflösung/Erweichung der Hornsubstanz der Haut; Ⓔ *1.–2. keratolysis*

Ke|ra|to|ma *nt*: Verdickung der Hornschicht der Haut; Ⓔ *keratoma*

Ke|ra|to|ma|la|zie *f*: Erweichung der Augenhornhaut, z.B. bei Vitamin A-Mangel; Ⓔ *keratomalacia*

Ke|ra|to|me|trie *f*: Messung des Hornhautdurchmessers und der Hornhautkrümmung; Ⓔ *keratometry*

Ke|ra|to|my|ko|se *f*: Pilzinfektion der Hornhaut; Ⓔ *keratomycosis*

Ke|ra|to|no|se *f*: degenerative Hornhauterkrankung; Ⓔ *keratonosus*

Ke|ra|to|pa|thie *f*: nichtentzündliche Hornhauterkrankung; Ⓔ *keratopathy*

Ke|ra|to|plas|tik *f*: teilweiser oder vollständiger Ersatz der Augenhornhaut; Ⓔ *keratoplasty*

Ke|ra|to|pro|the|se *f*: aus Kunststoff gebildete künstliche Hornhaut; Ⓔ *keratoprosthesis*

Ke|ra|tor|rhe|xis *f*: Hornhautriss; ℰ *keratorrhexis*

Ke|ra|to|se *f*: → *Keratosis*

aktinische Keratose: → *Keratosis actinica*

Ke|ra|to|lis *f*: Verhornungsstörung der Haut; meist von Schuppenbildung begleitet; ℰ *keratosis*

Keratosis actinica: durch langfristige Lichteinwirkung an lichtexponierten Stellen [Stirn, Glatze, Nase, Handrücken] entstehende Dermatose*; ℰ *actinic keratosis*

Keratosis senilis/solaris: → *Keratosis actinica*

Ke|ra|to|sklelri|tis *f*: Entzündung von Hornhaut und Lederhaut/Sklera; ℰ *keratoscleritis*

Ke|ra|to|skop *nt*: runde Scheibe mit konzentrischen schwarzen Ringen und zentralem Loch für die Hornhautuntersuchung [Keratoskopie]; ℰ *keratoscope*

ke|ra|to|tisch *adj*: Keratose betreffend, durch sie bedingt; ℰ *keratotic*

Ke|ra|to|to|mie *f*: Hornhautschnitt, Hornhautdurchtrennung; ℰ *keratotomy*

Ke|ra|to|ze|le *f*: Vorwölbung der Descemet*-Membran; ℰ *keratocele*

Kerckring-Falten *pl*: in die Darmlichtung vortretende Falten der Dünndarmschleimhaut; ℰ *Kerckring's folds*

Ker|ek|ta|sie *f*: Hornhautvorwölbung; ℰ *keratectasia*

Ker|ek|to|mie *f*: → *Keratektomie*

Kern|hül|le *f*: → *Kernmembran*

Kern|ik|te|rus *m*: ZNS-Schädigung durch eine Hyperbilirubinämie*; ℰ *bilirubin encephalopathy*

Kern|la|dungs|zahl *f*: Anzahl der Protonen im Atomkern; ℰ *atomic number*

Kern|mem|bran *f*: den Zellkern umgebende Membran; ℰ *nuclear envelope*

Kern|neu|ro|se *f*: tiefere Schichten der Persönlichkeit betreffende Neurose*; ℰ *character neurosis*

Kern|pyk|no|se *f*: Schrumpfung und Verdichtung des Zellkerns; ℰ *karyopyknosis*

Kern|schrump|fung *f*: → *Kernpyknose*

Kern|spin|del *f*: während der Mitose sichtbarer Spindelapparat, der die Verteilung der Chromosomenhälften organisiert; ℰ *mitotic spindle*

Kern|spin|re|so|nanz *f*: Absorption und Emission von Energie durch Atomkerne in einem magnetischen Feld; ℰ *nuclear magnetic resonance*

Kern|spin|re|so|nanz|to|mo|gra|fie, -gra|phie

f: auf Kernspinresonanz beruhendes, nicht-invasives, computergesteuertes bildgebendes Verfahren mit hoher Auflösung; ℰ *magnet resonance imaging*

Kern|star *m*: Katarakt* des Linsenkerns; ℰ *nuclear cataract*

Kern|tei|lung *f*: Teilung des Zellkerns; ℰ *nuclear division*

indirekte Kernteilung: → *Mitose*

Kern|tem|pe|ra|tur *f*: → *Körperkerntemperatur*

Kern|ver|dich|tung *f*: → *Kernpyknose*

Kern|wand *f*: → *Kernmembran*

Ke|to|al|zid|ä|mie *f*: erhöhter Ketosäuregehalt des Blutes; ℰ *ketoacidemia*

Ke|to|al|zi|do|se *f*: durch eine Erhöhung der Ketonkörper* hervorgerufene metabolische Azidose*; ℰ *ketoacidosis*

diabetische Ketoazidose: Ketoazidose bei entgleistem Diabetes* mellitus; ℰ *diabetic ketoacidosis*

Ke|to|al|zid|u|rie *f*: Ketosäureausscheidung im Harn; ℰ *ketoaciduria*

ke|to|gen *adj*: Keton(körper) bildend; ℰ *ketogenic*

Ke|to|ge|ne|se *f*: Keto(n)körperbildung; ℰ *ketogenesis*

Ke|to|hep|to|se *f*: Ketozucker mit 7 C-Atomen; ℰ *ketoheptose*

Ke|to|he|xo|se *f*: Ketozucker mit 6 C-Atomen; ℰ *ketohexose*

Ke|to|kör|per *pl*: → *Ketonkörper*

Ke|to|ly|se *f*: Abbau/Spaltung von Keton (-körper); ℰ *ketolysis*

Ke|ton *nt*: organische Verbindung, die eine oder mehrere Ketogruppen [>C=O] enthält; ℰ *ketone*

Ke|ton|ä|mie *f*: erhöhter Ketonkörpergehalt des Blutes; ℰ *ketonemia*

Ke|ton|kör|per *pl*: Sammelbegriff für die bei gestörtem Kohlenhydratstoffwechsel [u.A. Diabetes* mellitus, Hunger] vermehrt in der Leber gebildeten Metaboliten Aceton, β-Ketobuttersäure und β-Hydroxybuttersäure; Erhöhung der Ketonkörper führt zu Azidose und Störungen des ZNS bis hin zur Bewusstlosigkeit; ℰ *ketone bodies*

Ke|ton|u|rie *f*: Ausscheidung von Aceton bzw. Ketonkörpern* im Urin; ℰ *ketonuria*

Ke|ton|zu|cker *m*: → *Ketozucker*

Ke|to|oc|to|se *f*: Ketozucker mit 8 C-Atomen; ℰ *keto-octose*

Ke|to|pen|to|se *f*: Ketozucker mit 5 C-Atomen; ℰ *ketopentose*

ke|to|plas|tisch *adj*: → *ketoplastisch*

Ke|to|se *f*: **1.** (*biochem.*) Monosaccharid* mit einer Ketogruppe **2.** (*patholog.*) er-

327

höhte Ketonkörperkonzentration im Blut und in Geweben; ⒺＥ **1.** *ketose* **2.** *ketosis*

Keltoslulrie *f*: Ketoseausscheidung im Harn; Ⓔ *ketosuria*

Keltoltelrolse *f*: Ketozucker mit 4 C-Atomen; Ⓔ *ketotetrose*

keltoltisch *adj*: Ketose betreffend, durch sie bedingt; Ⓔ *ketotic*

Keltoltrilolse *f*: Ketozucker mit 3 C-Atomen; Ⓔ *ketotriose*

Keltolzulcker *m*: Monosaccharid* mit einer Ketogruppe; Ⓔ *ketose*

Keuchlhuslten *m*: durch Bordetella* pertussis hervorgerufene Infektionskrankheit, deren klinisches Erscheinungsbild von andauernden Hustenanfällen geprägt ist; Ⓔ *whooping cough*

Kidd-Blutgruppen *pl*: Blutgruppensystem, das Unverträglichkeitsreaktionen bei Transfusion und in der Schwangerschaft auslösen kann; Ⓔ *Kidd blood groups*

Kielferlgellenk *nt*: Gelenk zwischen dem Unterkieferköpfchen und der Gelenkgrube des Schläfenbeins; Ⓔ *mandibular joint*

Kielferlhöhllenlentlzünldung *f*: → *Sinusitis maxillaris*

Kielferlhöhllenlfenslterung *f*: Eröffnung der Kieferhöhle; Ⓔ *antrostomy*

Kielferllulxaltilon *f*: Unterkieferverrenkung; Ⓔ *jaw dislocation*

Kielferlorltholpäldie *f*: Beseitigung von Zahnstellungsanomalien und Kieferdeformitäten; Ⓔ *orthodontics*

Kielferlspallte *f*: angeborene Spaltbildung des Oberkiefers; Ⓔ *cleft jaw*

Kielferlsperlre *f*: Unfähigkeit, die Zahnreihen in eine Schlussbissstellung zu bringen; Ⓔ *lockjaw*

Kiellbrust *f*: Brustkorbfehlbildung mit kielartigem Vorspringen des Brustbeins; Ⓔ *keeled chest*

Kielmenlbölgen *pl*: während der Embryonalentwicklung auftretende Mesenchymwülste am Hals; Ⓔ *branchial arches*

Kielmenlgänlge *pl*: → *Kiemenspalten*

Kielmenlspallten *pl*: während der Embryonalentwicklung auftretende seitliche Ausbuchtungen am Vorderarm des Embryos; Ⓔ *gill clefts*

Kienböck-Krankheit *f*: aseptische Osteonekrose* des Os* lunatum; Ⓔ *Kienböck's disease (of the lunate)*

Kielsellstaubllunlge *f*: durch Einatmen von quarzhaltigem Staub hervorgerufene Pneumokoniose* mit chronisch

progredienter Lungenfibrose*; Ⓔ *grinder's disease*

Kiesselbach-Ort *m*: gefäßreiche Region am vorderen Ende des Nasenknorpels; häufig Quelle von Nasenbluten; Ⓔ *Kiesselbach's area*

Killlerlzelllen *pl*: Sammelbezeichnung für Zellen mit zytotoxischer Wirkung; Ⓔ *killer cells*

natürliche Killerzellen: T-Lymphozyten*, die ohne vorherigen Antigenkontakt Zellen angreifen und auflösen können; Ⓔ *natural killer cells*

Kilo-, kilo- *präf*: Wortelement mit der Bedeutung „tausendfach"

Kimmelstiel-Wilson-Syndrom *nt*: im Rahmen des Diabetes* mellitus auftretende Schädigung der Glomeruli und Nierentubuli, die langfristig zu Niereninsuffizienz* führt; Ⓔ *Kimmelstiel-Wilson disease*

Kin-, kin- *präf.*: Wortelement mit der Bedeutung „Bewegung/bewegen"

Kinlanläslthelsie *f*: Verlust der Bewegungsempfindung; Ⓔ *kinanesthesia*

Kilnalse *f*: Enzym, das Phosphatgruppen von Nukleosidphosphaten auf andere Verbindungen überträgt; Ⓔ *kinase*

Kinläslthelsie *f*: Bewegungs- und Lagesinn, Muskelsinn, Bewegungsempfindung; Ⓔ *kinesthesia*

Kindlbettlfielber *nt*: durch Eindringen von Erregern in die Gebärmutter verursachte hochfieberhafte Erkrankung mit septischen Symptomen; Ⓔ *childbed fever*

Kinlderllählmung *f*: durch das **Poliomyelitis-Virus** hervorgerufene Viruskrankheit, die durch die Entwicklung schlaffer Lähmungen, v.a. der Beine, gekennzeichnet ist; Ⓔ *acute anterior poliomyelitis*

Kindsllalge *f*: Lage der Frucht in der Gebärmutter; Ⓔ *fetal presentation*

Kindslpech *m*: erster, dunkelgrüner Stuhl des Neugenorenen; Ⓔ *meconium*

Kindsltod, plötzllicher *m*: ätiologisch unklarer, plötzlicher Tod von Säuglingen; Ⓔ *cot death*

Kine-, kine- *präf.*: → *Kin-*

Kilnelanlgilolgraf, -graph *m*: Gerät zur Kineangiografie*; Ⓔ *cineangiograph*

Kilnelanlgilolgralfie, -gralphie *f*: Angiografie* mit Serienaufnahmen; Ⓔ *cineangiography*

Kilnelanlgilolkarldilolgralfie, -gralphie *f*: Angiokardiografie* mit Serienaufnahmen; Ⓔ *cineangiocardiography*

Kilnelmaltik *f*: Bewegungslehre; Ⓔ *kine-*

matics

Ki|ne|ma|to|gra|fie, -gra|phie *f*: → *Kineradiografie*

Ki|ne|ö|so|pha|go|gra|fie, -gra|phie *f*: Kineradiografie* der Speiseröhre; Ⓔ *cineesophagography*

Ki|ne|phle|bo|gra|fie, -gra|phie *f*: Phlebografie* mit Serienaufnahmen; Ⓔ *cinephlebography*

Ki|ne|plas|tik *f*: plastische Amputation; Ⓔ *kineplasty*

Ki|ne|ra|di|o|gra|fie, -gra|phie *f*: Serienaufnahmetechnik bei Röntgendurchleuchtung; Ⓔ *cineradiography*

Kines-, kines- *präf*.: → *Kinesio-*

Ki|nes|al|gie *f*: → *Kinesialgie*

-kinese *suf*: Wortelement mit der Bedeutung „Bewegung"

-kinesia *suf*.: → *-kinese*

Ki|ne|si|al|gie *f*: Muskelschmerzen bei Bewegung; Ⓔ *kinesialgia*

-kinesie *suf*.: → *-kinese*

Ki|ne|si|mel|ter *f*: Bewegungsmesser; Ⓔ *kinesimeter*

Ki|ne|si|neu|ro|se *f*: → *Kinesioneurose*

Kinesio-, kinesio- *präf*.: Wortelement mit der Bedeutung „Bewegung/bewegen"

Ki|ne|si|o|neu|ro|se *f*: sich durch Bewegungsstörungen ausdrückende, neurotische Erkrankung; Ⓔ *kinesioneurosis*

Ki|ne|si|o|the|ra|pie *f*: → *Kinesitherapie*

-kinesis *suf*.: → *-kinese*

Ki|ne|si|the|ra|pie *f*: Behandlung durch wiederholte, aktive oder passive Bewegung; Ⓔ *kinesitherapy*

Kinet-, kinet- *präf*.: → *Kineto-*

-kinetisch *suf*.: in Adjektiven verwendetes Wortelement mit der Bedeutung „bewegend"

Kineto-, kineto- *präf*.: Wortelement mit der Bedeutung „Bewegung/bewegen"

Ki|ne|to|chor *nt*: Einschnürung des Chromosoms; Ansatzstelle der Spindelfasern; Ⓔ *kinetochore*

ki|ne|to|gen *adj*: Bewegung auslösend; Ⓔ *kinetogenic*

Ki|ne|to|se *f*: Oberbegriff für durch Reizung des Vestibularapparats ausgelöste Erkrankungen; typisch sind Schwindel, Schweißausbrüche, Übelkeit, Erbrechen, Hypotonie und Kopfschmerzen; Ⓔ *kinetosis*

Ki|ne|to|skol|pie *f*: Serienaufnahmetechnik zur Begutachtung von Bewegungsabläufen; Ⓔ *kinetoscopy*

Ki|ne|u|rol|gra|fie, -gra|phie *f*: Kineradiografie* der ableitenden Harnwege; Ⓔ *cineurography*

Ki|ni|ne *pl*: Gewebshormone, die auf die glatte Muskulatur von Gefäßen, Gebärmutter, Bronchien u.ä. wirken; Ⓔ *kinins*

Ki|ni|no|ge|ne *pl*: Vorstufen der Kinine; Ⓔ *kininogens*

Kino-, kino- *präf*.: Wortelement mit der Bedeutung „Bewegung/bewegen"

Ki|no|zil|li|en *f*: kleinste, haarähnliche Zellfortsätze, die aktiv bewegt werden; Ⓔ *kinocilia*

Ki|o|ni|tis *f*: Entzündung des Gaumenzäpfchens; Ⓔ *cionitis*

Kitt|sub|stanz *f*: aus geformten [Fasern] und ungeformten [Proteinen, Sacchariden] Elementen bestehende Substanz zwischen den Zellen des Binde- und Stützgewebes; Ⓔ *cement substance*

Kitz|ler *m*: → *Klitoris*

K⁺-Kanal *m*: Proteinkanal der Zellmembran, der selektiv Kaliumionen durchlässt; Ⓔ *K channel*

Klap|pen|ent|zün|dung *f*: → *Valvulitis*

Klap|pen|feh|ler *m*: Fehlbildung einer Herzklappe, die zu Verschlussunfähigkeit [**Klappeninsuffizienz**] oder Verengung [**Klappenstenose**] führen kann; Ⓔ *valvular defect*

Klap|pen|skle|ro|se *f*: zu Herzklappeninsuffizienz* führende fibrotische Verdickung einer Herzklappe; am häufigsten wird die Mitralklappe* befallen; Ⓔ *valvular sclerosis*

Klap|pen|ste|no|se *f*: zu einer Einengung des Öffnungsdurchmessers führende Herzklappenerkrankung; bei einer **relativen** oder **funktionellen Klappenstenose** liegt ein Missverhältnis von Durchflussvolumen und Öffnungsdurchmesser einer gesunden Herzklappe vor; Ⓔ *valvular stenosis*

Klär|fak|tor *m*: → *Lipoproteinlipase*

Klä|rungs|re|ak|ti|on *f*: Reaktion, die zur Ausflockung der Probe führt; Ⓔ *flocculation test*

Klar|zel|len *pl*: **1.** allgemeine Bezeichnung für Zellen mit hellem Zytoplasma, z.B. in der Haut oder der Niere **2.** veraltete Bezeichnung für die Zellen des APUD-Systems; Ⓔ **1.–2.** *clear cells*

Klar|zel|len|kar|zi|nom *nt*: → *Klarzellkarzinom*

Klar|zell|kar|zi|nom *nt*: Plattenepithelkarzinom mit großen hellen Zellen; Ⓔ *clear cell carcinoma*

Klas|ma|to|se *f*: Abspaltung oder Abschnürung von Zellteilen; Ⓔ *clasmatosis*

-klast *suf*.: Wortelement mit der Bedeutung „Zerbrechen/Spalten/Aufspaltung"

klas|to|gen *adj*: Spaltung/Zerstörung bewirkend; ⒺⒺ *clastogenic*

Klau|en|fuß *m*: Fußdeformität mit Hohlfuß und Krallenstellung der Zehen; Ⓔ *clawfoot*

Klau|en|hand *f*: Handfehlbildung mit kurzen plumpen Fingern; Ⓔ *clawhand*

Klau|en|hohl|fuß *m*: → *Klauenfuß*

Klaus|tro|pho|bie *f*: Angst vor geschlossenen Räumen; oft gleichgesetzt mit Platzangst*; Ⓔ *claustrophobia*

Kla|vi|kel *f*: → *Klavikula*

Kla|vi|ku|la *f*: Schlüsselbein; S-förmiger Knochen, der Schulterblatt und Brustbein verbindet; Ⓔ *clavicle*

Kla|vi|ku|la|frak|tur *f*: Schlüsselbeinbruch, Schlüsselbeinfraktur; Ⓔ *fracture of the clavicle*

kla|vi|ku|lar *adj*: Schlüsselbein/Klavikula betreffend; Ⓔ *clavicular*

Kla|vi|ku|lar|drü|se *f*: → *Virchow-Drüse*

Kla|vus *m*: Hühnerauge; durch chronischen Druck hervorgerufene Hornverdickung mit zentralem Zapfen; Ⓔ *clavus*

Kle|ber|ei|weiß *nt*: aus Prolaminen und Glutelinen bestehende Eiweißmischung; Ⓔ *gluten*

Kleb|si|el|la *f*: gramnegative, anaerobe, unbewegliche Stäbchenbakterien; Ⓔ *Klebsiella*

Klebsiella pneumoniae: gram-negatives Bakterium mit zahlreichen Antigentypen; Erreger der Friedländer*-Pneumonie und von Harnwegsinfektionen; Ⓔ *Klebsiella pneumoniae*

Kleb|si|el|len|pneu|mo|nie *f*: häufig bei älteren und abwehrgeschwächten Patienten auftretende bakterielle Lungenentzündung durch **Klebsiella pneumoniae**; Ⓔ *Klebsiella pneumonia*

Klebs-Löffler-Bazillus *m*: Diphtherietoxin-bildendes, fakultativ anaerobes Stäbchenbakterium, das in vielen verschiedenen Formen vorkommt [Polymorphie]; Erreger der Diphtherie*; Ⓔ *Klebs-Löffler bacillus*

Klei|der|laus *f*: → *Pediculus humanus corporis*

Klei|der|laus|be|fall *m*: → *Pediculosis corporis*

Kleido-, kleido- *präf*: Wortelement mit der Bedeutung „Schlüsselbein/Klavikula"

klei|do|kra|ni|al *adj*: Schlüsselbein und Kopf betreffend; Ⓔ *cleidocranial*

Klei|do|to|mie *f*: Schlüsselbeindurchtren-

nung; Ⓔ *cleidotomy*

Klei|e|flech|te *f*: Oberbegriff für Dermatosen* mit kleieförmiger Schuppung; Ⓔ *pityriasis*

Klei|en|pilz|flech|te *f*: häufige, oberflächliche Hautmykose durch **Malassezia furfur** mit variablem Krankheitsbild; Ⓔ *tinea furfuracea*

Klein|hirn *nt*: in der hinteren Schädelgrube liegender Hirnteil, der aus den beiden **Kleinhirnhemisphären** und dem **Kleinhirnwurm** besteht; fungiert als Zentrum für Willkürmotorik, Bewegungsautomatie und -koordination, Gleichgewicht und Tiefensensibilität; Ⓔ *cerebellum*

Klein|hirn|si|chel *f*: schmaler Fortsatz der Dura* mater zwischen den beiden Kleinhirnhemisphären; Ⓔ *falx of cerebellum*

Klein|hirn|zelt *nt*: zwischen Kleinhirn und Hinterhauptslappen liegende Duraplatte; Ⓔ *tentorium of cerebellum*

Klep|to|ma|nie *f*: krankhafter Stehltrieb; Ⓔ *cleptomania*

Klick *m*: hochfrequenter Extraton des Herzens, z.B. zwischen I. und II. Herzton; Ⓔ *click*

Klick-Syndrom *nt*: ätiologisch unklare, meist Frauen betreffende, ballonartige Vorwölbung der Mitralklappensegel in den linken Vorhof; verläuft meist asymptomatisch; Ⓔ *click syndrome*

Kli|mak|te|ri|um *nt*: Wechseljahre; Übergangsphase von der vollen Geschlechtsreife zum Senium, die von Hitzewallungen, unregelmäßiger Menstruation, Stimmungsschwankungen, Schlafstörungen, Kreislaufbeschwerden u.ä. gekennzeichnet ist; Ⓔ *climacteric*

Klimakterium praecox: vor dem 40. Lebensjahr einsetzendes Klimakterium; Ⓔ *precocious climacteric*

Klimakterium tardum: nach dem 58. Lebensjahr einsetzendes Klimakterium; Ⓔ *delayed climacteric*

Klimakterium virile: durch das Absinken der Androgenbildung hervorgerufener Symptomenkomplex, der dem Klimakterium der Frau ähnelt; Ⓔ *male climacteric*

Kli|max *f*: **1.** → *Klimakterium* **2.** (sexueller) Höhepunkt **3.** Höhepunkt einer Krankheit; Ⓔ **1.** *climacteric* **2.** *orgasm* **3.** *climax*

Klinefelter-Syndrom *nt*: durch verschiedene Trisomien [meist 47,XXY] hervorgerufener Hypogonadismus* mit eunuchoidem Hochwuchs, Gynäkomastie*, weiblichem Behaarungstypus und Sterilität; Ⓔ *Klinefelter's syndrome*

Klilnik f: **1.** Krankenhaus **2.** Gesamtheit von Symptomatik und Verlauf einer Erkrankung; Ⓔ **1.** *hospital* **2.** *clinical picture*

Klilnoldakltyllie f: angeborene, seitliche Abknickung eines oder mehrere Finger; Ⓔ *clinodactyly*

Klilnolkelphallie f: Fehlentwicklung des Schädels mit Ausbildung einer Sattelform; Ⓔ *clinocephaly*

klilnolstaltisch adj: im Liegen (auftretend); Ⓔ *clinostatic*

Klippel-Feil-Syndrom nt: Fehlbildungssyndrom mit u.A. Spina* bifida, Kurzhals, Tiefstand der Ohren, Rundrücken, Zahnfehlbildungen und Gaumenspalte; Ⓔ *Klippel-Feil syndrome*

Klisltier nt: Einlauf, Darmeinlauf; Ⓔ *clyster*

Kliltolrildeklto mie f: Klitorisentfernung; Ⓔ *clitoridectomy*

Kliltolrildoltolmie f: weibliche Beschneidung; Ⓔ *clitoridotomy*

Kliltolris f: erektiles weibliches Sexualorgan am vorderen Ende der kleinen Schamlippen; Ⓔ *clitoris*

Kliltolrislekltolmie f: → *Klitoridektomie*

Kliltolrislentlzünldung f: → *Klitoritis*

Kliltolrislhylperltrolphie f: penisartige Vergrößerung der Klitoris; Ⓔ *clitoridauxe*

Kliltolrislmus m: **1.** penisartige Vergrößerung der Klitoris **2.** schmerzhafte Klitorisschwellung; Ⓔ **1.** *clitoridauxe* **2.** *clitorism*

Kliltolriltis f: Entzündung der Klitoris; Ⓔ *clitoritis*

Kliltolroltolmie f: Klitorisspaltung; Ⓔ *clitorotomy*

Klolalke f: **1.** gemeinsame Endung von Darm- und Urogenitalkanal während der Embryonalentwicklung **2.** Fistelgang bei Osteomyelitis*; Ⓔ **1.–2.** *cloaca*

Klon m: **1.** genetisch identische Nachkommen einer Mutterzelle oder eines Organismus **2.** multiple Kopien eines Moleküls; Ⓔ **1.–2.** *clone*

Klolnielrung f: Züchtung eines Zellklons; Ⓔ *cloning*

klolnisch adj: Klonus betreffend, in der Art eines Klonus; Ⓔ *clonic*

klonisch-tonisch adj: abwechselnd klonisch und tonisch; Ⓔ *clonicotonic*

klolnolgen adj: die Klonbildung anregend; Ⓔ *clonogenic*

Klolnus m: rhythmisch krampfende Mus-

kelkontraktion; Ⓔ *clonus*

Klosltrildie f: → *Clostridium*

Klumlpenlnielre f: klumpenförmige, angeborene Verschmelzungsniere; Ⓔ *cake kidney*

Klumplfuß m: angeborene Fußfehlstellung mit Spitzfußstellung im Sprunggelenk, Adduktion des Vorfußes und Innendrehung des Rückfußes; Ⓔ *clubfoot*

Klumpke-Lähmung f: die unteren Anteile $[C_7-Th_1]$ des Armplexus betreffende Lähmung; Ⓔ *Klumpke's palsy*

Klyslma nt: Einlauf, Darmeinlauf; Ⓔ *clysma*

Knalben lielbe f: → *Päderastie*

Knallltrauma nt: durch eine explosionsartige Druckerhöhung hervorgerufene Schädigung; Ⓔ *blast injury*

Knäulellalnasltolmolse f: in die Unterhaut eingebettete kleine Gefäßknäuel; wahrscheinlich von Bedeutung für die Hautdurchblutung und Wärmesteuerung; Ⓔ *glomiform body*

Knaus-Ogino-Methode f: natürliche Verhütungsmethode, die auf der Berechnung der empfängnisfähigen Tage mittels Menstruationskalender beruht; Ⓔ *Ogino-Knaus rule*

Knicklfuß m: angeborene Abknickung der Ferse nach außen; Ⓔ *talipes valgus*

Knicklhalckenlfuß m: Kombination von Knickfuß und Hackenfuß; Ⓔ *talipes calcaneovalgus*

Knicklplattlfuß m: Knickfuß mit Abflachung des Fußquergewölbes; Ⓔ *talipes planovalgus*

Knielentlzünldung f: → *Gonitis*

Knielgellenk nt: Gelenk zwischen Oberschenkelknochen/Femur und Schienbein/Tibia; Ⓔ *knee joint*

Knielgellenklanlkyllolse f: Versteifung des Kniegelenks; Ⓔ *gonycampsis*

Knielgellenklentlzünldung f: → *Gonitis*

Knielgellenklluxaltilon f: Verrenkung des Schienbeins im Kniegelenk; Ⓔ *dislocation of the knee joint*

Knielgellenkslarlthroldelse f: operative Versteifung des Kniegelenkes; Ⓔ *Albert's operation*

Knielgellenklverlsteilfung f: Versteifung des Kniegelenks durch Verwachsung der Knochenenden; Ⓔ *gonycampsis*

Kniellalge f: Beckenendlage*, bei der die Knie vor dem Steiß liegen; Ⓔ *knee presentation*

Kniellulxaltilon f: → *Kniegelenkluxation*

Knielscheilbe f: in die Sehne des Musculus* quadriceps femoris eingelassener, größter Sesamknochen des Körpers; ⒺⒺ *knee cap*

Knie|schei|ben|band *nt*: Endsehne des Musculus* quadriceps zwischen unterem Kniescheibenrand und der Tuberositas* tibiae; ⒺⒺ *patellar tendon*

Knis|tern *nt*: → *Knisterrasseln*

Knis|ter|ras|seln *nt*: feinblasige Rasselgeräusche über Lungeninfiltraten; ⒺⒺ *crepitation*

Knö|chel|bruch *m*: → *Knöchelfraktur*

Knöl|chel|frak|tur *f*: Fraktur eines oder beider Knöchel [**bimalleoläre Knöchelfraktur**]; meist kombiniert mit Zerreißung von Knöchelbändern; ⒺⒺ *malleolar fracture*

Knochen|al|ter *nt*: durch Bestimmung des Reifegrades des Skeletts festgelegtes Entwicklungsalter; ⒺⒺ *bone age*

Knochen|a|tro|phie *f*: Schwund der Knochensubstanz; ⒺⒺ *bone atrophy*

Knochen|bild|ner *pl*: → *Osteoblasten*

Knochen|bruch *m*: durch äußere Gewalteinwirkung entstandene Unterbrechung der Gewebekontinuität des Knochens mit oder ohne Verschiebung der Knochenfragmente; ⒺⒺ *fracture*

Knochen|brüchig|keit *f*: erhöhte Frakturanfälligkeit bei Ausdünnung der Mineralsubstanz des Knochens, z.B. bei Osteoporose*; ⒺⒺ *bone fragility*

Knochen|dich|te *f*: meist mittels Computertomographie bestimmte Dichte des Knochengewebes; ⒺⒺ *bone density*

Knochen|dys|tro|phie *f*: Störung der Knochenbildung; ⒺⒺ *osteodystrophy*

Knochen|ei|te|rung *f*: eitrige Knochentzündung; ⒺⒺ *suppurative osteitis*

Knochen|ent|zün|dung *f*: → *Ostitis*

Knochen|fi|bro|se *f*: Fibrosierung des Knochengewebes; meist im Rahmen einer Knochenmarkfibrose*; ⒺⒺ *osteofibrosis*

Knochen|fis|sur *f*: kleinste Knochenfraktur ohne typische Frakursymptome; ⒺⒺ *fissure fracture*

Knochen|frak|tur *f*: → *Knochenbruch*

Knochen|fu|ge *f*: ununterbrochene, starre Verbindung zweier Knochen; Oberbegriff für Synchondrose*, Syndesmose* und Synostose*; ⒺⒺ *synarthrosis*

Knochen|ger|webs|ent|zün|dung *f*: → *Ostitis*

Knochen|ge|wel|be *nt*: aus Zellen [Osteozyten], Fasern [Kollagenfasern] und Grundsubstanz [Mineralien, Proteine, Proteoglykane] bestehendes Stützgewebe; ⒺⒺ *bone tissue*

Knochen|haut *f*: dem Knochen außen aufliegende Bindegewebshaut, die Gefäße und Nerven enthält und für Knochenernährung und -wachstum von Bedeutung ist; ⒺⒺ *bone skin*

Knochen|haut|ent|zün|dung *f*: → *Periostitis*

Knochen|hy|per|pla|sie *f*: überschießende Knochenbildung, die nach außen [Exostose*] oder innen [Endostose*] gerichtet sein kann; ⒺⒺ *hyperostosis*

Knochen|hy|per|tro|phie *f*: → *Knochenhyperplasie*

Knochen|in|farkt *m*: durch eine akute Ischämie* hervorgerufene Knochennekrose; ⒺⒺ *bone infarct*

Knochen|kal|lus *m*: → *Kallus*

Knochen|kern *m*: Ossifikationszentrum im Knorpel, von dem die Verknöcherung ausgeht; ⒺⒺ *ossification center*

Knochen-Knorpel-Entzündung *f*: → *Osteochondritis*

Knochen|lei|tung *f*: Schallleitung in den Schädelknochen; ⒺⒺ *bone conduction*

Knochen|mark *m*: Medulla ossium; ⒺⒺ *bone marrow*

 fetthaltiges Knochenmark: → *gelbes Knochenmark*

 gelbes Knochenmark: nicht-blutbildendes Knochenmark; ⒺⒺ *yellow bone marrow*

 rotes Knochenmark: blutbildendes Knochenmark; ⒺⒺ *red bone marrow*

Knochen|mark|a|pla|sie *f*: Verminderung aller blutbildenden Elemente im Knochenmark; ⒺⒺ *bone marrow aplasia*

Knochen|mark|bi|op|sie *f*: Entnahme von Knochenmark; ⒺⒺ *bone marrow biopsy*

Knochen|mark|de|pres|si|on *f*: Hemmung der Blutbildung im Knochenmark; ⒺⒺ *myelosuppression*

Knochen|mark|fi|bro|se *f*: zur Gruppe der myeloproliferativen Syndrome gehörende Knochenmarkserkrankung mit Fibrose und Sklerose des Knochenmarks; in der Folge kommt es zu extramedullärer Blutbildung* in Leber und Milz mit Ausbildung einer Hepatosplenomegalie*; ⒺⒺ *osteomyelofibrosis*

Knochen|mark|hem|mung *f*: Hemmung der Blutbildung im Knochenmark; ⒺⒺ *myelosuppression*

Knochen|mark|punk|ti|on *f*: → *Knochenmarkbiopsie*

Knochen|marks|rie|sen|zel|le *f*: Blutplättchen-bildende, größte Knochenmarkzelle; ⒺⒺ *bone marrow giant cell*

Knochen|mark|trans|fu|si|on *f*: → *Knochenmarktransplantation*

K

Knolchen|mark|trans|plan|ta|ti|on f: Übertragung von Knochenmark, z.B. bei der Leukämietherapie; Ⓔ *bone marrow transplantation*

Knolchen|naht f: → *Sutura*

Knolchen|ne|krolse f: meist lokalisiertes Absterben von Knochengewebe; Ⓔ *bone necrosis*

aseptische Knochennekrosen: vorwiegend Kinder und Jugendliche betreffende Gruppe von Erkrankungen, die durch eine umschriebene ischämische Nekrose* von Knochen (und meist auch Knorpelgewebe) charakterisiert werden; Ⓔ *aseptic bone necrosis*

Knochen-Periost-Entzündung f: → *Osteoperiostitis*

Knolchen|sar|kom nt: vom Knochengewebe ausgehender bösartiger Tumor; Ⓔ *osteosarcoma*

Knolchen|sklelrolse f: Verhärtung des Knochengewebes; Ⓔ *bone sclerosis*

Knolchen|szin|ti|gralfie, -gralphie f: Szintigrafie* des Skeletts oder einzelner Knochen; Ⓔ *bone scanning*

Knolchen|szin|ti|gramm nt: Szintigramm* des Skeletts oder einzelner Knochen; Ⓔ *bone scan*

Knolchen|trans|plan|ta|ti|on f: Verpflanzung von Knochen zur Deckung von Defekten; Ⓔ *bone graft*

Knolchen|tulber|kullolse f: meist hämatogen entstehende Tuberkulose des Knochengewebes; neben einem Übergreifen auf benachbarte Gelenke [Gelenktuberkulose*], steht klinisch die Bildung von kalten Abszessen* im Vordergrund; Ⓔ *bone tuberculosis*

Knolchen|zyslte f: Hohlraumbildung im Knochen; keine Zyste im eigentlichen Sinn; Ⓔ *bone cyst*

Knollleninalse f: v.a. ältere Männer betreffende, allmählich zunehmende, unförmige Auftreibung der Nase durch eine Hyperplasie der Talgdrüsen; meist Teilaspekt der Rosacea*; Ⓔ *bulbous nose*

Knopfllochldelforlmiltät f: s.u. *Fingerstrecksehnenabriss*; Ⓔ *buttonhole deformity*

Knopfllochlstelnolse f: i.d.R. erworbene, meist postendokarditische Verengung einer Herzklappe; am häufigsten sind betroffen Aorten- und Mitralklappe; Ⓔ *buttonhole stenosis*

Knorlpel m: Cartilago; Ⓔ *cartilage*

elastischer Knorpel: Knorpel mit elastischen Fasern; kommt u.A. in Kehldeckel und Ohrmuschel vor; Ⓔ *elastic cartilage*

fibröser Knorpel: Knorpel mit kollagenen Fasern; kommt u.A. in den Bandscheiben vor; Ⓔ *fibrous cartilage*

hyaliner Knorpel: druckfester, durchsichtiger Knorpel; kommt v.a. als Gelenkknorpel und Rippenknorpel vor; Ⓔ *hyaline cartilage*

Knorlpellfresslzellle f: Zelle, die im Rahmen der Ossifikation* den Knorpel abbaut; Ⓔ *chondroclast*

Knorlpellfulge f: unbewegliche, knorpelige Verbindung zweier Knochen; Ⓔ *symphysis; synchondrosis*

Knorlpellhaft f: → *Knorpelfuge*

Knorlpellhaut f: für die Ernährung und das Wachstum von Knorpel zuständige äußere Haut; Ⓔ *perichondrium*

Knorlpellknolchen|ne|krolse f: zur Gruppe der aseptischen Knochennekrosen* zählende, spontan auftretende, unspezifische Erkrankung der Epiphyse*; Ⓔ *spontaneous osteonecrosis*

Knorlpellne|krolse f: Nekrose* von Knorpel(gewebe); Ⓔ *cartilage necrosis*

Knorlpellschäldel m: knorpelig vorgebildete Teile des Schädels [v.a. Schädelbasis], die später durch Knochen ersetzt werden; Ⓔ *chondrocranium*

Knötlchen nt: Nodulus; Ⓔ *nodule*

rheumatisches Knötchen: bei rheumatischem Fieber auftretendes, knötchenförmiges Granulom, v.a. im interstitiellen Herzmuskelgewebe; Ⓔ *Aschoff's nodules*

Knötlchen|flechlte f: ätiologisch unklare, chronische Entzündung der Haut und Schleimhaut mit juckenden Papeln; je nach Auslösefaktor und Lokalisation unterscheidet man eine Reihe von spezifischen Formen; Ⓔ *lichen planus*

Knolten m: **1.** (*anatom.*) Nodus **2.** (*patholog.*) knotenförmige Gewebsneubildung **3.** chirurgischer Knoten; **1.–2.** *node* **3.** *knot*

heißer Knoten: Struktur, die im Schilddrüsenszintigramm vermehrt Radioaktivität speichert; Ⓔ *hot nodule*

kalter Knoten: Struktur, die im Schilddrüsenszintigramm keine Radioaktivität speichert; Ⓔ *cold nodule*

Knolten|fillalrilolse f: durch Onchocerca* volvulus hervorgerufene Erkrankung mit Befall der Haut und der Augen; häufigste Erblindungsursache in Afrika und Mittelamerika; Ⓔ *blinding filarial disease*

Knolten|kropf m: → *Knotenstruma*

Knolten|rhythlmus m: vom Atrioventriku-

K

333

larknoten* ausgehender Ersatzrhythmus; ⓔ *nodal rhythm*

Knoten|ro|se *f*: infekt- oder medikamentenallergische Erkrankung mit Ausbildung schmerzhafter, subkutaner Knoten an den Streckseiten der Unterschenkel und evtl. der Arme; ⓔ *nodal fever*

Knoten|stru|ma *f*: euthyreote Struma* mit knotigen Hyperplasien; ⓔ *nodular goiter*

Knoten|ta|chy|kar|die *f*: Tachykardie* mit Erregungsursprung im Atrioventrikularknoten; ⓔ *nodal tachycardia*

Ko-, ko- *präf.*: Wortelement mit der Bedeutung „zusammen/verbunden"

Ko|a|gel *nt*: Blutgerinnsel, Gerinnsel; ⓔ *clot*

Koagul-, koagul- *präf.*: Wortelement mit der Bedeutung „Gerinnung/gerinnen"

ko|a|gu|la|bel *adj*: gerinnbar, gerinnungsfähig; ⓔ *coagulable*

Ko|a|gu|la|bi|li|tät *f*: Gerinnbarkeit; ⓔ *coagulability*

Ko|a|gu|lans *nt*: gerinnungsförderndes Mittel; ⓔ *coagulant*

Ko|a|gu|la|se *f*: eine Gerinnung bewirkendes Enzym; ⓔ *coagulase*

Ko|a|gu|la|ti|on *f*: Gerinnung; Blutgerinnung; ⓔ *coagulation*

disseminierte intravasale Koagulation: erhöhte Blutungsneigung durch einen erhöhten Verbrauch an Gerinnungsfaktoren und Thrombozyten; ⓔ *disseminated intravascular coagulation*

Ko|a|gu|la|ti|ons|fak|tor *m*: die Blutgerinnungskaskade hat insgesamt 13 Faktoren [Faktor* I-XIII], die alle für einen regelrechten Ablauf nötig sind; ⓔ *blood clotting factor*

Ko|a|gu|la|ti|ons|ne|kro|se *f*: durch eine Denaturierung und Gerinnung von Eiweißen gekennzeichnete Nekrose*; ⓔ *coagulation necrosis*

Ko|a|gu|lier|bar|keit *f*: Gerinnbarkeit; ⓔ *coagulability*

Ko|a|gu|lo|pa|thie *f*: Störung der Blutgerinnung, Gerinnungsstörung; ⓔ *coagulopathy*

Ko|a|gu|lum *nt*: → *Koagel*

Ko|ark|to|to|mie *f*: Strikturendurchtrennung; ⓔ *coarctotomy*

Ko|bal|a|min *nt*: Kobalt-haltiges, in der Leber gespeichertes, wasserlösliches Vitamin; ein Mangel führt langfristig zur Entwicklung einer perniziösen Anämie*; ⓔ *cobalamin*

Ko|balt *nt*: Schwermetall der Eisengruppe; essentielles Spurenelement; Zen-

tralatom in Vitamin B$_{12}$ [Kobalamin*]; **radioaktive Kobaltisotope** werden in der Strahlentherapie [**Kobaltbestrahlung**] eingesetzt; ⓔ *cobalt*

Koch-Bazillus *m*: → *Mycobacterium tuberculosis*

Kocher-Reposition *f*: Methode zur Reposition einer vorderen Schultergelenkluxation; ⓔ *Kocher's method*

Kochle-, kochle- *präf.*: → *Kochleo-*

Koch|lea *f*: die aus Schneckenspindel und Schneckenkanal bestehende Innenohrschnecke; Teil des Hörorgans; ⓔ *cochlea*

Koch|le|i|tis *f*: Entzündung der Innenohrschnecke; ⓔ *cochleitis*

Kochleo-, kochleo- *präf.*: Wortelement mit der Bedeutung „Schnecke/Kochlea"

koch|le|o|ves|ti|bu|lär *adj*: Gehörgangsschnecke und Innenohrvorhof/Vestibulum auris betreffend; ⓔ *cochleovestibular*

Koch|salz|an|ti|kör|per *m*: Antikörper*, der in Kochsalzlösung zu Agglutination führt; ⓔ *saline antibodies*

Koch|salz|hy|per|ther|mie *f*: bei Säuglingen auftretendes Fieber bei Wasserverlust oder Salzzufuhr; ⓔ *salt fever*

Kode, genetischer *m*: auf Basentripletts [**Kodons**] beruhende Verschlüsselung der Erbinformation; ⓔ *genetic code*

Ko|de|in *nt*: in Opium vorkommendes Morphinderivat mit antitussiver und analgetischer Wirkung; ⓔ *codeine*

Ko|do|mi|nanz *f*: gemeinsame Ausprägung mehrerer Allele eines Gens; ⓔ *codominance*

Ko|don *nt*: s.u. *Kode, genetischer*; ⓔ *codon*

Ko|en|zym *nt*: niedermolekulare, organische Substanz, die für die Wirkung eines Enzyms essentiell ist; locker gebundene Koenzyme werden als **Kosubstrate** bezeichnet, fest gebundene als **prosthetische Gruppe**; ⓔ *coenzyme*

Ko|fak|tor *m*: für die Wirkung eines Enzyms wichtige Substanz, die aber im Gegensatz zu Koenzymen nicht an das Enzym gebunden wird; ⓔ *cofactor*

Kof|fe|in *nt*: in verschiedenen Kaffee- und Teearten enthaltene Purinbase mit zentralstimulierender Wirkung; ⓔ *caffeine*

Kof|fe|i|nis|mus *m*: Koffeinvergiftung; ⓔ *caffeinism*

Kog|ni|ti|on *f*: Wahrnehmung, Erkennen, Verstehen; ⓔ *cognition*

kog|ni|tiv *adj*: auf Erkenntnis beruhend, erkenntnismäßig; ⓔ *cognitive*

K

Ko|hal|bit|lar|che f: erster Geschlechtsverkehr; ⒺＥ *first intercourse*

Ko|hal|bi|ta|ti|on f: Beischlaf, Koitus, Geschlechtsverkehr; ⒺＥ *cohabitation*

ko|hä|rent adj: (logisch) zusammenhängend; ⒺＥ *coherent*

Kohl|le, me|di|zi|ni|sche f: aus pflanzlichen Substanzen gewonnene Kohle, die gelöste Teilchen absorbiert; ⒺＥ *activated charcoal*

Koh|len|di|o|xid nt: farbloses, nicht-brennbares Gas; schwerer als Luft; Anhydrid der Kohlensäure; ⒺＥ *carbon dioxide*

Koh|len|di|o|xid|nar|ko|se f: durch eine Erhöhung des arteriellen Kohlendioxidpartialdrucks hervorgerufenes Koma*; ⒺＥ *carbon dioxide narcosis*

Koh|len|hy|dra|te pl: aus Wasserstoff, Kohlenstoff und Sauerstoff zusammengesetzte, organische Verbindungen mit der allgemeinen Summenformel $C_n(H_2O)_n$; je nach der Molekülgröße unterscheidet man **Monosaccharide**, **Oligosaccharide** und **Polysaccharide**; ⒺＥ *carbohydrates*

Koh|len|hy|drat|mal|ab|sorp|ti|on f: angeborene oder erworbene Störung der Kohlenhydratresorption im Darm; ⒺＥ *carbohydrate malabsorption*

Koh|len|mon|o|xid nt: farb- und geruchloses, brennbares Gas; extrem giftig; ⒺＥ *carbon monoxide*

Koh|len|mon|o|xid|hä|mo|glo|bin nt: durch Anlagerung von Kohlenmonoxid entstandenes hellrotes Hämoglobinderivat; ⒺＥ *carbon monoxide hemoglobin*

Koh|len|mon|o|xid|ver|gif|tung f: durch die Bildung von Kohlenmonoxidhämoglobin kommt es zu Sauerstoffmangel, Atemnot, rosiger Hautfarbe, Schwindel, Kopfschmerz und u.U. Bewusstlosigkeit; ⒺＥ *carbon monoxide poisoning*

Koh|len|o|xid nt: → *Kohlenmonoxid*

Koh|len|säu|re f: durch Lösung von Kohlendioxid in Wasser entstehende schwache Säure; ⒺＥ *carbonic acid*

Koh|len|säu|re|an|hy|dra|se f: → *Karbonatdehydratase*

Koh|len|säu|re|nar|ko|se f: durch eine Erhöhung des arteriellen Kohlendioxidpartialdrucks hervorgerufenes Koma*; ⒺＥ *carbon dioxide narcosis*

Koh|len|säu|re|schnee m: gefrorenes Kohlendioxid; ⒺＥ *carbon dioxide snow*

Koh|len|staub|lun|ge f: → *Kohlenstaubpneumokoniose*

Koh|len|staub|pneu|mo|ko|ni|o|se f: zu den Pneumokoniosen* zählende, durch langjährige Einatmung von Kohlenstaub hervorgerufene Erkrankung; die Ablagerung in den Alveolen führt zur Ausbildung eines Lungenemphysems*; ⒺＥ *pulmonary anthracosis*

Koh|len|stoff m: Nichtmetall, das in zwei Formen [Diamant, Graphit] vorkommt; ⒺＥ *carbon*

Kohlenstoff-14: radioaktives Kohlenstoffisotop mit einer biologischen Halbwertzeit im Knochen von 40 Tagen, bezogen auf den ganzen Körper von 10 Tagen; ⒺＥ *carbon-14*

Koh|len|was|ser|stof|fe pl: aus Kohlenstoff und Wasserstoff bestehende organische Verbindungen, die eine azyklische [Aliphaten] oder zyklische [Aromaten] Struktur haben; **Alkane** sind gesättigte Kohlenwasserstoffe, ungesättigte Kohlenwasserstoffe können Doppelbindungen [Alkene] oder Dreifachbindungen [Alkine] enthalten; ⒺＥ *hydrocarbons*

Köhler-Freiberg-Krankheit f: aseptische Knochennekrose der Köpfchen von Zwischenfußknochen; ⒺＥ *Köhler's second disease*

Köhler-Krankheit f: zu den aseptischen Knochennekrosen gehörende Erkrankung des Kahnbeins; tritt meist bei Jungen im Alter von 3–8 Jahren auf; ⒺＥ *Köhler's disease*

Kohlrausch-Falte f: mittlere Falte der Plicae* transversae recti; ⒺＥ *Kohlrausch's valve*

Koilo-, koilo- präf.: Wortelement mit der Bedeutung „hohl/ausgehöhlt"

Koi|lo|ny|chie f: Nägel mit muldenförmiger Eindellung der Nagelplatte; ⒺＥ *koilonychia*

ko|i|tal adj: Beischlaf/Koitus betreffend; ⒺＥ *coital*

Ko|i|tus m: Geschlechtsverkehr, Beischlaf; ⒺＥ *coitus*

Ko|kain nt: unter das Betäubungsmittelgesetz fallendes, in Cocablättern enthaltenes Alkaloid, das nur noch als Lokalanästhetikum verwendet wird; ⒺＥ *cocaine*

Ko|ka|i|ni|sie|rung f: lokale Anwendung einer Kokainlösung zur Schleimhautanästhesie; ⒺＥ *cocainization*

Ko|ka|i|nis|mus m: chronische Kokainvergiftung; Kokainmissbrauch, Kokainabusus, Kokainabhängigkeit; ⒺＥ *cocainism*

Ko|kar|den|zel|len pl: dünne, hypochrome Erythrozyten, die im Mikroskop einer Zielscheibe ähneln; ⒺＥ *target cells*

Ko|kar|zi|no|gen nt: Substanz, die die Wirkung eines Karzinogens* verstärkt,

K

ohne selbst karzinogen zu wirken; ⒺE
cocarcinogen

Kolkarlzilnolgelnelse f: durch ein Kokarzinogen* geförderte Karzinogenese*;
ⒺE *cocarcinogenesis*

Koklke f: →*Kokkus*

koklkolid adj: kokkenähnlich, kokkenartig; ⒺE *coccoid*

Koklkus m, pl **Koklken**: Bezeichnung für kugelförmige Bakterien, z.B. Staphylococcus*, Streptococcus*; ⒺE *coccus*

Koklzilditen pl: parasitäre Protozoen mit Generationswechsel und meist auch Wirtswechsel; leben zum Teil im Gewebe [Toxoplasma*], zum Teil im Blut [Plasmodium*] der Wirte; ⒺE *Coccidia*

Kokizildilenlbelfall m: →*Kokzidiose*

Kokizildilolse f: durch Kokzidien* hervorgerufene, meist mild verlaufende Erkrankung des Darmepithels; ⒺE *cocci-diosis*

Kokzyg-, kokzyg- präf.: →*Kokzygo-*

koklzylgelal adj: Steißbein/Os coccygis betreffend; ⒺE *coccygeal*

Koklzylgelallsegimenite pl: Steißbeinabschnitt des Rückenmarks; ⒺE *coccy-geal segments of spinal cord*

Koklzylgekltolmie f: Steißbeinentfernung, Steißbeinresektion; ⒺE *coccygectomy*

Kokzygo-, kokzygo- präf.: Wortelement mit der Bedeutung „Steißbein/Coccyx"

Koklzylgoldylnie f: Steißbeinschmerz; ⒺE *coccygodynia*

Koklzylgoltolmie f: operative Steißbeinlösung; ⒺE *coccygotomy*

Kolbenlfiniger pl: →*Trommelschlegelfinger*

Kolbenlschimlmel m: s.u. Aspergillus; ⒺE *Aspergillus*

Kollchilzin nt: aus **Colchicum autumnale** [Herbstzeitlose] gewonnenes starkes Mitosegift; wird zur Gichtbehandlung und als Zytostatikum* verwendet; ⒺE *colchicine*

Kollekltalsie f: Kolonerweiterung; ⒺE *colectasia*

Kollekltolmie f: Dickdarmentfernung, Kolonentfernung; ⒺE *colectomy*

Koleo-, koleo- präf.: Wortelement mit der Bedeutung „Scheide/Vagina"

Koli-, koli- präf.: →*Kolo-*

Kollilbakltelrilälmie f: Vorkommen von Escherichia* coli im Blut; ⒺE *colibacillemia*

Kollilbakltelrilen pl: Bezeichnung für physiologisch im Darm vorkommende gramnegative, stäbchenförmige Bakterien der Familie **Enterobacteriaceae**; ⒺE *coliform bacteria*

Kollilbalzilllälmie f: →*Kolibakteriämie*

Kollilbalzilllenlinlfekltilon f: →*Kolibazillose*

Kollilbalzilllolse f: Infektion mit Escherichia* coli; ⒺE *colibacillosis*

Kollilbalzilllulrie f: Escherichia coli-Ausscheidung im Harn; ⒺE *colibacilluria*

Kollilbalzilllus m: →*Escherichia coli*

Kollilenltelriltis f: meldepflichtige Darmentzündung durch enterotoxinbildende Escherichia* coli; bei Befall von Säuglingen als **Kolidyspepsie** bezeichnet; ⒺE *Escherichia coli enteritis*

kolliform adj: an Escherichia* coli erinnernd, koliähnlich; ⒺE *coliform*

Kollik f: intermittierende krampfartige Schmerzen; ⒺE *colic*

Kollilnelphriltis f: durch Kolibakterien* hervorgerufene Nierenentzündung; ⒺE *colinephritis*

kollisch adj: das Kolon betreffend; ⒺE *colic*

Kollilitis f: Schleimhautentzündung des Dickdarms; ⒺE *colitis*

Antibiotika-assoziierte Kolitis: nach Antibiotikaeinnahme auftretende, oft pseudomembranöse Dickdarmentzündung; ⒺE *antibiotic-associated colitis*

pseudomembranöse Kolitis: schwerste Form der Antibiotika-assoziierten Kolitis mit Nekrose* und Bildung von Pseudomembranen*; ⒺE *pseudomem-branous colitis*

Kollitoxlälmie f: durch enterotoxische Escherichia* coli-Arten verursachte Toxämie*; ⒺE *colitoxemia*

Kollitolxilkolse f: durch enterotoxische Escherichia* coli-Arten verursachte Toxikose*; ⒺE *colitoxicosis*

Kollitolxin nt: von enterotoxischen Escherichia* coli-Arten gebildetes Toxin*; ⒺE *colitoxin*

Kollilulrie f: Escherichia* coli-Ausscheidung im Harn, Kolibazillenausscheidung; ⒺE *coliuria*

Kollilzin nt: von Escherichia* coli und ähnlichen Bakterien gebildetes Bacteriocin*; ⒺE *colicin*

Kollilzysltiltis f: durch Kolibakterien* hervorgerufene Blasenentzündung; ⒺE *colicystitis*

Kollilzysltolpylelliltis f: durch Kolibakterien* hervorgerufene Entzündung von Harnblase und Nierenbecken; ⒺE *coli-cystopyelitis*

kolllalgen adj: aus Kollagen bestehend; ⒺE *collagenous*

Kolllalgelnalse f: kollagenspaltendes Enzym; ⒺE *collagenase*

Kolllalgenlfalsern pl: hauptsächlich aus

K

Kollagen bestehende Stützfasern faseriger Bindegewebe; ⓔ *collagen fibers*

Kol|la|gen|krank|heit *f*: → *Kollagenose*

Kol|la|ge|no|ly|se *f*: Kollagenabbau, Kollagenauflösung; ⓔ *collagenolysis*

Kol|la|ge|no|pa|thie *f*: → *Kollagenose*

Kol|la|ge|no|se *f*: Oberbegriff für systemische Erkrankungen mit Bindegewebsdegeneration; meist kommt es zur Bildung von Autoantikörpern* [Autoimmunerkrankung*]; ⓔ *collagenosis*

Kol|laps *m*: 1. (*physischer oder psychischer*) Zusammenbruch 2. Zusammenfallen eines Organs oder Organteils, z.B. Lungenkollaps 3. **kardiovaskulärer Kollaps** durch eine vorübergehende Kreislaufinsuffizienz ausgelöster Kollaps; ⓔ 1. *breakdown* 2. *collapse* 3. *cardiovascular collapse*

Kol|la|te|ral|kreis|lauf *m*: bei Durchblutungsstörung entstehender Umgehungskreislauf, über natürlich vorhandene Nebengefäße; ⓔ *collateral circulation*

Kol|li|ku|lek|to|mie *f*: Resektion des Samenhügels; ⓔ *colliculectomy*

Kol|li|ku|li|tis *f*: Entzündung des Samenhügels; ⓔ *colliculitis*

Kol|li|qua|ti|on *f*: Gewebeeinschmelzung, Gewebeverflüssigung; ⓔ *colliquation*

Kol|li|qua|ti|ons|ne|kro|se *f*: Nekrose* mit Verflüssigung des Gewebes; ⓔ *colliquative necrosis*

kol|li|qua|tiv *adj*: mit Verflüssigung einhergehend; ⓔ *colliquative*

Kol|li|si|ons|tu|mor *m*: Mischgewulst aus zwei unabhängig voneinander entstandenen Tumoren; ⓔ *collision tumor*

kol|lo|di|a|phy|sär *adj*: Oberschenkelhals und Schaft/Diaphyse betreffend; ⓔ *collodiaphyseal*

Kol|lo|id *nt*: 1. Lösung, in der ein Stoff [Kolloid] homogen in einem anderen Stoff gelöst ist 2. gallertartige, durchsichtige Substanz; ⓔ 1.–2. *colloid*

kol|lo|i|dal *adj*: im Kolloidzustand; ⓔ *colloidal*

Kol|lo|id|ent|ar|tung *f*: Umwandlung vom Zellen in eine kolloidartige Masse; ⓔ *colloid degeneration*

Kol|lo|id|kno|ten *m*: 1. große Kolloidfollikel bei Struma* colloides 2. → *Kolloidmilium*; ⓔ 1. *colloid nodule* 2. → *Kolloidmilium*

Kol|lo|id|mi|li|um *nt*: gallerthaltige Knötchen im Gesicht, am Hals und der Brust; ⓔ *colloid milium*

Kol|lo|id|stru|ma *f*: Struma* mit Einlagerung von Kolloid in große [**Struma col-**

loides macrofolliculares] oder kleine [**Struma colloides microfolliculares**] Follikel; ⓔ *colloid goiter*

Kol|lo|id|syn|drom *nt*: nach parenteraler Ernährung mit Fettinfusion auftretendes Syndrom mit Atemnot, Leibschmerzen, Schwindel, Blutdruckabfall und Zyanose; ⓔ *colloid syndrome*

Kol|lum *nt*: 1. Hals, halsförmige Struktur 2. Gebärmutterhals, Uterushals; ⓔ 1. *neck* 2. *cervix of uterus*

Kol|lum|kar|zi|nom *nt*: früher häufigstes Karzinom des Genitalbereichs, heute ebenso häufig wie das Korpuskarzinom*; Vorsorgeuntersuchungen [Abstrich, Kolposkopie] können einen Großteil der Tumoren schon in der Frühphase [epitheliale Dysplasie, Carcinoma in situ] entdecken; ⓔ *cervical carcinoma*

Köl|nisch-Was|ser-Der|ma|ti|tis *f*: durch ätherische Öle [Bergamottöl] verursachtes, phototoxisches Ekzem*; ⓔ *berlock dermatitis*

Kolo-, kolo- *präf.*: Wortelement mit der Bedeutung „Dickdarm/Kolon"

Ko|lo|bom *nt*: angeborene oder erworbene Spaltbildung; ⓔ *coloboma*

kol|lo|du|o|de|nal *adj*: Kolon und Zwölffingerdarm/Duodenum betreffend oder verbindend; ⓔ *duodenocolic*

Ko|lo|fi|xa|ti|on *f*: operative Kolonanheftung; ⓔ *colofixation*

Ko|lo|he|pa|to|pe|xie *f*: operative Anheftung des Kolons an die Leber; ⓔ *colohepatopexy*

Ko|lo|ko|lo|sto|mie *f*: operative Vereinigung zweier Kolonabschnitte; ⓔ *colocolostomy*

kol|lo|kul|tan *adj*: Kolon und Haut betreffend oder verbindend; ⓔ *colocutaneous*

Ko|lo|ly|se *f*: operative Kolonlösung; ⓔ *cololysis*

Ko|lon *nt*: Hauptteil des Dickdarms; besteht aus 4 Abschnitten **Colon ascendens** [aufsteigendes Kolon], **Colon transversum** [Querkolon], **Colon descendens** [absteigendes Kolon] und **Colon sigmoideum** [Sigma]; ⓔ *colon*

irritables Kolon: durch eine Reihe von Faktoren [postinfektös, allergisch, psychogen] hervorgerufene Stuhlregulationsstörung; klinisch auffällig sind krampfartige Leibschmerzen, Durchfälle (meist abwechselnd mit Verstopfung), Völlegefühl und Blähungen; ⓔ *irritable colon*

Ko|lon|al|gie *f*: Dickdarmschmerz, Kolonschmerz; ⒺⒺ *colonalgia*

Kolon|atre|sie *f*: unvollständige Entwicklung des Kolons mit Verschluss der Lichtung; ⒺⒺ *colonic atresia*

Kolon-Conduit *m*: künstliche Harnausleitung mit Bildung einer Ersatzblase aus einem ausgeschalteten Kolonabschnitt; ⒺⒺ *colon conduit*

Kolon|diver|tikel *pl*: echte oder falsche Divertikel★ der Dickdarmwand; ⒺⒺ *colonic diverticulum*

Kolon|diver|tiku|li|tis *f*: Entzündung von Kolondivertikeln★; kann Ursache eines akuten Abdomens sein; ⒺⒺ *colonic diverticulitis*

Kolon|diver|tiku|lo|se *f*: Vorhandensein multipler Kolondivertikel★; meist symptomlos; ⒺⒺ *colonic diverticulosis*

Kolon|ent|zün|dung *f*: → *Kolitis*

Kolon|fis|tel *f*: **1.** vom Dickdarm ausgehende Fistel, die in andere Darmteile oder Organe mündet [**innere Kolonfistel**] oder nach außen führt [**äußere Kolonfistel**] **2.** operativ angelegte Dickdarmfistel; ⒺⒺ **1.** *colonic fistula* **2.** *colostomy*

Kolon|fis|tel|lung *f*: → *Kolostomie*

Kolon|ge|krö|se *nt*: Verdoppelung des Bauchfells [Peritoneum★], das das Kolon an der hinteren Bauchwand befestigt; ⒺⒺ *mesocolon*

Kolon|haus|tren *pl*: halbkugelige Ausbuchtungen der Dickdarmwand; ⒺⒺ *haustra of colon*

Kolo|nie *f*: auf festen Nährböden wachsende, aus einem Keim entstehende, makroskopisch sichtbare Anhäufung eines Mikroorganismus [Bakterium, Pilz]; ⒺⒺ *colony*

Kolo|ni|sa|ti|on *f*: Besiedlung mit Mikroorganismen; ⒺⒺ *colonization*

Kolon|kar|zi|nom *nt*: meist im unteren Kolonbereich [**kolorektales Karzinom**] lokalisiertes Karzinom; verläuft anfangs symptomlos, kann aber bei der Krebsvorsorge [digitale Rektumexploration, Test auf okkultes Blut, Koloskopie] entdeckt werden; ⒺⒺ *colon carcinoma*

Kolon|klys|ma *nt*: Dickdarmeinlauf, Koloneinlauf; ⒺⒺ *coloclyster*

Kolon|kon|trast|ein|lauf *m*: Kolonröntgen nach retrograder Füllung mit Kontrastmittel und Lufteinblasung; ⒺⒺ *contrast enema*

Kolon|krebs *m*: → *Kolonkarzinom*

Kolon|la|vage *f*: Dickdarmspülung; ⒺⒺ *colonic irrigation*

Kolon|neu|ro|se *f*: durch ein Reihe von Faktoren [allergisch, psychogen] hervorgerufene Stuhlregulationsstörung; klinisch auffällig sind krampfartige Leibschmerzen, Durchfälle (meist abwechselnd mit Verstopfung), Völlegefühl und Blähungen; ⒺⒺ *irritable bowel syndrome*

Kolo|no|sko|pie *f*: → *Koloskopie*

Kolon|po|lyp *m*: meist von der Kolonschleimhaut ausgehender Polyp; ⒺⒺ *colonic polyp*

Kolon|re|sek|ti|on *f*: Kolonteilentfernung zur Wiederherstellung der Darmpassage bei Obstruktion oder Tumor; ⒺⒺ *colonic resection*

Kolon|sen|kung *f*: → *Koloptose*

Kolon-Sigma-Anastomose *f*: → *Kolosigmoidostomie*

Kolon-Sigma-Fistel *f*: → *Kolosigmoidostomie*

Kolon|tä|ni|en *pl*: aus glatter Muskulatur bestehende Längsstreifen des Kolons; ⒺⒺ *colic taeniae*

Kolo|pe|xie *f*: operative Kolonanheftung; ⒺⒺ *colopexy*

Kolo|pe|xo|to|mie *f*: Koloneröffnung und -fixierung; ⒺⒺ *colopexotomy*

Kolo|prok|tek|to|mie *f*: Resektion von Kolon und Rektum; ⒺⒺ *coloproctectomy*

Kolo|prok|ti|tis *f*: Entzündung von Kolon und Mastdarm/Rektum; ⒺⒺ *coloproctitis*

Kolo|pto|se *f*: v.a. das Colon★ transversum betreffende Senkung des Dickdarms; meist im Rahmen einer Enteroptose★; ⒺⒺ *coloptosis*

kolo|rek|tal *adj*: Kolon und Mastdarm/Rektum betreffend oder verbindend; ⒺⒺ *colorectal*

Kolo|rek|to|sto|mie *f*: operative Verbindung von Kolon und Rektum; ⒺⒺ *coloproctostomy*

Kolo|rek|tum *nt*: Kolon und Rektum; ⒺⒺ *colorectum*

kolo|re|nal *adj*: Kolon und Niere(n)/Ren betreffend; ⒺⒺ *nephrocolic*

Kolo|ri|me|trie *f*: quantitative Bestimmung gelöster Substanzen durch Messung der Farbstärke gegen Vergleichslösungen; ⒺⒺ *colorimetry*

Kolo|rit *nt*: Hautfarbe; Hautpigmentierung; ⒺⒺ *complexion*

Kolor|rha|gie *f*: Dickdarmblutung, Blutung aus dem Dickdarm; ⒺⒺ *colorrhagia*

Kolor|rha|phie *f*: Dickdarmnaht; ⒺⒺ *colorrhaphy*

Kolo|sig|moi|do|sto|mie *f*: operative Verbindung von proximalem Kolon und

Sigma; ⒠ *colosigmoidostomy*

Kol|los|kolpie *f*: Dickdarmspiegelung, Kolonspiegelung; ⒠ *coloscopy*

Kol|los|tolmie *f*: Anlegen einer äußeren Dickdarmfistel mit Bildung eines Dickdarmafters [**Kolostoma**]; ⒠ *colostomy*

Kol|los|trall|milch *f*: → *Kolostrum*

Kol|los|trum *nt*: schon während der Schwangerschaft gebildete Milch, die nach der Geburt durch reife Muttermilch ersetzt wird; ⒠ *colostrum*

Kol|los|trum|kör|per|chen *pl*: fettbeladene Leukozyten in der Vormilch; ⒠ *colostrum bodies*

Kol|lol|tolmie *f*: Dickdarmeröffnung, Koloneröffnung; ⒠ *colotomy*

Kol|lol|tyl|phus *nt*: primär das Kolon betreffende Form des Typhus* abdominalis; ⒠ *lower abdominal typhoid*

kollol|valgilnal *adj*: Kolon und Scheide/Vagina betreffend oder verbindend/⒠ *colovaginal*

kollol|velsilkal *adj*: Kolon und Harnblase/Vesica urinaria betreffend oder verbindend; ⒠ *colovesical*

Kol|lol|zäl|kol|stolmie *f*: operative Verbindung von Kolon und Zäkum; ⒠ *colocecostomy*

Kol|lol|zen|telse *f*: Kolonpunktion, Dickdarmpunktion; ⒠ *colocentesis*

Kolp-, kolp- *präf*: → *Kolpo-*

Kol|pi|al|gie *f*: Scheidenschmerz; ⒠ *colpalgia*

Kol|pek|tal|sie *f*: Scheidenerweiterung; ⒠ *colpectasis*

Kol|pek|tolmie *f*: Ausschneidung/Exzision der Scheidenwand; ⒠ *colpectomy*

Kol|piltis *f*: Entzündung der Scheide/Vagina; ⒠ *colpitis*

Kolpo-, kolpo- *präf*: Wortelement mit der Bedeutung „Scheide/Vagina"

Kol|pol|gralfie, -gralphie *f*: Röntgenkontrastdarstellung der Scheide; ⒠ *vaginography*

Kol|pol|hys|ter|ek|tolmie *f*: Gebärmutterentfernung durch die Scheide; ⒠ *colpohysterectomy*

Kol|pol|hys|tel|rol|pelxie *f*: Gebärmutterfixierung durch die Scheide; ⒠ *colpohysteropexy*

Kol|pol|kleilsis *f*: operativer Scheidenverschluss; ⒠ *colpocleisis*

Kol|pol|mylkolse *f*: Pilzerkrankung der Scheide; ⒠ *colpomycosis*

Kol|pol|mylol|mek|tolmie *f*: transvaginale Myomektomie*; ⒠ *colpomyomectomy*

Kol|pol|palthie *f*: Scheidenerkrankung; ⒠ *colpopathy*

Kol|pol|pel|rilnel|olplas|tik *f*: Scheidendamm-

plastik; ⒠ *colpoperineoplasty*

Kol|pol|pel|rilnel|or|rhalphie *f*: Scheidendammnaht; ⒠ *colpoperineorrhaphy*

Kol|pol|pelxie *f*: Scheidenanheftung; ⒠ *colpopexy*

Kol|pol|plas|tik *f*: Scheidenplastik; ⒠ *colpoplasty*

Kol|pol|polelse *f*: künstliche Scheidenbildung; ⒠ *colpopoiesis*

Kol|pol|ptolse *f*: schwerste Form der Scheidensenkung*, bei der die Scheidenwand, in Form einer Rektozele* oder Zystozele*, vor der Vulva* sichtbar wird; ⒠ *colpoptosis*

Kol|pol|rek|tol|pelxie *f*: operative Anheftung des Rektums an die Scheide; ⒠ *colporectopexy*

Kol|por|rhal|gie *f*: vaginale Blutung, Scheidenblutung; ⒠ *colporrhagia*

Kol|por|rhal|phie *f*: 1. Scheidennaht, Vaginalnaht 2. Scheidenraffung; ⒠ **1.–2.** *colporrhaphy*

Kol|por|rhelxis *f*: Scheidenriss; ⒠ *colporrhexis*

Kol|pol|skolpie *f*: direkte Betrachtung der Scheidenschleimhaut mit einer Lupe [**Kolposkop**] oder einem Mikroskop [**Kolpomikroskop**]; ⒠ *colposcopy*

Kol|pol|stelnolse *f*: Einengung der Scheidenlichtung; ⒠ *colpostenosis*

Kol|pol|tolmie *f*: Scheidenschnitt; ⒠ *colpotomy*

Kol|pol|zelle *m*: 1. Scheidenprolaps mit Vortreten der Scheide vor die Vulva 2. Dammbruch in Richtung zur Scheide; ⒠ **1.–2.** *colpocele*

Kol|pol|zöllilol|tolmie *f*: transvaginale Eröffnung der Bauchhöhle; ⒠ *colpoceliotomy*

Kol|pol|zöllilol|zen|telse *f*: transvaginale Bauchhöhlenpunktion; ⒠ *colpoceliocentesis*

Kol|pol|zys|tiltis *f*: Entzündung von Scheide und Harnblase; ⒠ *colpocystitis*

Kol|pol|zys|tol|plas|tik *f*: Scheiden-Blasen-Plastik; ⒠ *colpocystoplasty*

Kol|pol|zys|tol|tolmie *f*: Scheiden-Blasen-Schnitt; ⒠ *colpocystotomy*

Kol|pol|zys|tol|zelle *f*: kombinierter Scheiden- und Blasenvorfall; ⒠ *colpocystocele*

Kol|pol|zyl|tol|lolgie *f*: Beurteilung von Epithelabstrichen der Scheidenschleimhaut; ⒠ *colpocytology*

Kollum|nol|tolmie *f*: Osteotomie* der Wirbelsäule, z.B. zur Korrektur von Skoliose* oder Kyphose*; ⒠ *rachiotomy*

kollyl|pep|tisch *adj*: verdauungshemmend; ⒠ *colypeptic*

Kom-, kom- *präf.*: Wortelement mit der Bedeutung „zusammen/verbunden"

Kolma *nt*: **1.** tiefe Bewusstlosigkeit **2.** Asymmetriefehler, Linsenfehler; Ⓔ **1.–2.** *coma*

diabetisches Koma: durch einen entgleisten Diabetes* mellitus verursachtes Koma mit Hyperglykämie*, Hyperketonämie* und Kussmaul-Atmung*; Ⓔ *diabetic coma*

endogenes hepatisches Koma: →Leberzerfallskoma

exogenes hepatisches Koma: →Leberausfallskoma

hepatisches Koma: durch Störung der Leberfunktion hervorgerufenes Koma; Ⓔ *hepatic coma*

hyperglykämisches Koma: →diabetisches Koma

hyperosmolares Koma: durch eine Hyperosmolarität* des Blutes verursachtes Koma'; Ⓔ *hyperosmolar nonketotic coma*

hypoglykämisches Koma: komatöser Zustand bei Hypoglykämie*; Ⓔ *hypoglycemic coma*

thyreotoxisches Koma: sich aus einer thyreotoxischen Krise entwickelndes Koma; Ⓔ *thyrotoxic coma*

urämisches Koma: komatöser Zustand bei Urämie*; Ⓔ *uremic coma*

zerebrales Koma: durch einen Prozess im Großhirn ausgelöstes Koma, z.B. Coma apoplecticum; Ⓔ *cerebral coma*

Kolmalzyllinlder *pl*: bei diabetischem Koma auftretende granulierte Harnzylinder; Ⓔ *coma cast*

Komlbilnaltilonslanläslthelsie *f*: →Kombinationsnarkose

Komlbilnaltilonslbelhandllung *f*: Antibiotikabehandlung mit zwei oder mehreren Wirkstoffen; Ⓔ *combination therapy*

Komlbilnaltilonslchelmolthelralpie *f*: kombinierte Chemotherapie mit zwei oder mehreren Zytostatika*; Ⓔ *combination chemotherapy*

Komlbilnaltilonslimpflstoff *m*: mehrere Antigene enthaltender Impfstoff, zur Simultanimpfung gegen mehrere Erreger; Ⓔ *combination vaccine*

Komlbilnaltilonslnarlkolse *f*: Narkose* unter Verwendung mehrerer, gleichzeitig oder nacheinander eingesetzter Narkosemittel; Ⓔ *mixed anesthesia*

Komlbilnaltilonslprälpalrat *nt*: mehrere Wirkstoffe enthaltendes Präparat; Ⓔ *compound*

Komlbilnaltilonslthelralpie *f*: →Kombinationsbehandlung

Komlbilnaltilonslvaklzilne *f*: →Kombinationsimpfstoff

Kolmeldo *m*: Mitesser; mit Talg und Keratin gefüllter, erweiterter Haarfollikel; Ⓔ *comedo*

Kolmeldolkarlzilnom *nt*: Brustkrebs, bei dem komedoartige Pröpfe aus der Schnittfläche austreten; Ⓔ *comedocarcinoma*

Komma-Bazillus *m*: →Vibrio cholerae

Komlmenlsalle *m*: Organismus, der von Abfallprodukten oder überschüssiger Nahrung eines anderen Organismus lebt, ohne diesen zu schädigen [**Kommensalismus**]; Ⓔ *commensal*

Komlmilnultivlfrakltur *f*: Trümmerbruch, Splitterbruch; Ⓔ *comminuted fracture*

Komlmislsur *f*: Naht, Verbindung(sstelle); Ⓔ *commissure*

komlmislsulral *adj*: Kommissur betreffend; Ⓔ *commissural*

Komlmislsulrenlfalser *f*: markhaltige Nervenfaser, die die beiden Großhirnhälften miteinander verbindet; Ⓔ *commissural fiber*

Komlmislsulrorlrhalphie *f*: Raffung der Herzklappenkommissuren; Ⓔ *commissurorrhaphy*

Komlmislsulroltolmie *f*: Durchtrennung der Herzklappenkommissuren; Ⓔ *commissurotomy*

Komlmoltilon *f*: Organerschütterung durch eine stumpfe Gewalteinwirkung; Ⓔ *concussion*

Komlmoltilonslneulrolse *f*: nach einer Gehirnerschütterung auftretende Neurose*; Ⓔ *postconcussion neurosis*

Komlmoltilonslpsylcholse *f*: nach einer Gehirnerschütterung auftretende organische Psychose*; Ⓔ *postconcussional psychosis*

Komlmoltilonslsynldrom *nt*: vollständig reversible, vorübergehende Einschränkung der Hirnfunktion nach einem Trauma; Ⓔ *cerebral concussion*

Komlpaklta *f*: **1.** feste Außenzone des Knochens **2.** oberflächliche kompakte Schicht des Stratum* functionale endometrii; Ⓔ **1.** *compact layer of endometrium* **2.** *compact substance of bone*

Komlpartlmentlsynldrom *nt*: durch eine verletzungsbedingte Einblutung in eine Muskelloge verursachtes Syndrom mit neuromuskulären Ausfällen und Muskelnekrose; Ⓔ *compartment syndrome*

komlpeltiltiv *adj*: auf Konkurrenz/Wettbewerb beruhend; Ⓔ *competitive*

Komlplelment *nt*: der Abwehr von Erregern dienendes System von Serumeiweißen, dessen Aktivierung zur Zerstörung fremder Zellen führt; Ⓔ *complement*

Kom|ple|men|tär *adj*: ergänzend; Ⓔ *complementary*

Kom|ple|men|tär|ge|ne *pl*: Gene, die zur Ausprägung eines Phänotyps vorhanden sein müssen; Ⓔ *complementary genes*

Kom|ple|men|tär|luft *f*: Luftmenge, die nach normaler Einatmung noch zusätzlich eingeatmet werden kann; Ⓔ *inspiratory reserve volume*

Kom|ple|ment|bin|dungs|re|ak|ti|on *f*: serologischer Test zum Nachweis komplementbindender Antikörper; Ⓔ *complement fixation reaction*

Kom|ple|ment|fi|xa|ti|ons|re|ak|ti|on *f*: → Komplementbindungsreaktion

Kom|ple|ment|sys|tem *nt*: → Komplement

Kom|plex|bild|ner *pl*: Verbindungen, die mit Metallen Chelatkomplexe bilden; werden zur Dekontamination von Metallionen eingesetzt; Ⓔ *complexing agent*

Kom|ple|xo|ne *pl*: → Komplexbildner

Kom|po|si|tum *nt*: → Kombinationspräparat

Kom|pres|se *f*: feuchter Umschlag; kann warm oder kalt sein; Ⓔ *compress*

Kom|pres|si|ons|a|tel|ek|ta|se *f*: Lungenatelektase* durch Kompression des Gewebes, z.B. bei Pleuraerguss; Ⓔ *compression atelectasis*

Kom|pres|si|ons|bruch *m*: → Kompressionsfraktur

Kom|pres|si|ons|frak|tur *f*: Knochenbruch durch Stauchungskräfte; Ⓔ *compression fracture*

Kom|pres|si|ons|il|le|us *m*: Darmverschluss durch Druck von außen; Ⓔ *compression ileus*

Kom|pres|si|ons|läh|mung *f*: durch Druckschädigung eines Nerven verursachte Lähmung; Ⓔ *compression paralysis*

Kom|pres|si|ons|my|e|lo|pa|thie *f*: durch eine Druckeinwirkung hervorgerufene Rückenmarksschädigung; Ⓔ *compression myelopathy*

Kom|pres|si|ons|os|te|o|syn|the|se *f*: stabile Osteosynthese* durch Aufeinanderpressen der Bruchenden mit Schrauben, Druckplatten usw.; Ⓔ *compression osteosynthesis*

Kom|pres|si|ons|ver|band *m*: festsitzender Verband zur Blutstillung; Ⓔ *pressure pack*

Kom|pres|so|ri|um *nt*: Gefäßklemme, Arterienklemme; Ⓔ *compressor*

kom|pri|mier|bar *adj*: zusammendrückbar; verdichtbar; Ⓔ *compressible*

kom|pul|siv *adj*: zwanghaft, zwingend; Ⓔ *compulsive*

Kon-, kon- *präf*.: Wortelement mit der Bedeutung „zusammen/verbunden"

Kon|chek|to|mie *f*: operative Entfernung einer Nasenmuschel; Ⓔ *conchectomy*

Kon|chi|tis *f*: 1. Entzündung einer Nasenmuschel 2. Entzündung der Ohrmuschel; Ⓔ *1.–2. conchitis*

Koncho-, koncho- *präf*.: Wortelement mit der Bedeutung „Muschel/Koncha"

Kon|cho|to|mie *f*: Teilentfernung einer Nasenmuschel; Ⓔ *conchotomy*

kon|den|siert *adj*: verdichtet, komprimiert; konzentriert; Ⓔ *condensed*

kon|di|ti|o|niert *adj*: durch Konditionierung erzeugt oder bedingt; Ⓔ *conditioned*

Kon|di|ti|o|nie|rung *f*: Herbeiführen einer **konditionierten Reaktion** oder eines **bedingten Reflexes** durch Verknüpfen eines unspezifischen Reizes mit einem neutralen Reflexauslöser; Ⓔ *conditioning*

Kon|duk|tor *m*: Person, die ein Gen überträgt, ohne selbst erkrankt zu sein; Ⓔ *carrier*

Kon|dy|le *f*: Gelenkkopf, Knochenende; Ⓔ *condyle*

Kon|dy|lek|to|mie *f*: Kondylenabtragung, Kondylenresektion; Ⓔ *condylectomy*

Kon|dy|lom *nt*: warzen- oder papillenförmige Hyperplasie* von Plattenepithel; Ⓔ *condyloma*

breites Kondylom: im Sekundärstadium der Syphilis* auftretende, breite Papeln in den Hautfalten und im Anogenitalbereich; Ⓔ *flat condyloma*

spitzes Kondylom: v.a. durch Geschlechtsverkehr übertragene Viruserkrankung mit Ausbildung spitzer, warzenartiger Papillome im Genitalbereich; Ⓔ *acuminate condyloma*

Kon|dy|lo|to|mie *f*: Kondylendurchtrennung, Kondylenspaltung; Ⓔ *condylotomy*

Kon|fa|bu|la|ti|on *f*: Ausfüllung von Gedächtnislücken durch erfundene Vorgänge; Ⓔ *confabulation*

Kon|fa|bu|lo|se *f*: Psychose* mit ausgeprägten Konfabulationen; Ⓔ *confabulation*

Kon|flu|enz *f*: 1. (*anatom.*) Zusammenfließen, Zusammenfluss 2. Zusammenfließen/Konfluieren von z.B. Effloreszenzen; Ⓔ *1.–2. confluence*

K

kon|fo|kal *adj*: mit dem selben Brennpunkt; ⒠ *confocal*

kon|fus *adj*: (*Person, Gedanken*) verworren, wirr; (*Sprache*) undeutlich; ⒠ *confused*

Kon|ge|la|ti|on *f*: Erfrierung; ⒠ *congelation*

kon|ge|ni|al *adj*: gleichartig, (geistes-) verwandt; ⒠ *congenial*

kon|ge|ni|tal *adj*: angeboren, durch genetische Anlagen bedingt; ⒠ *congenital*

Kon|ges|ti|on *f*: Stauung, Blutstauung; ⒠ *congestion*

kon|ges|tiv *adj*: Kongestion betreffend, durch eine Stauung hervorgerufen; ⒠ *congestive*

kon|glo|biert *adj*: zusammengeballt, kugelig; ⒠ *conglobate*

Kon|glu|ti|na|ti|on *f*: durch Konglutinine* verursachte Zusammenballung von roten Blutkörperchen; ⒠ *conglutination*

Kon|glu|ti|na|ti|ons|throm|bus *m*: an der geschädigten Gefäßwand entstehender Thrombus*, der außen von einer weißgrauen Leukozytenschicht umgeben ist; ⒠ *conglutination-agglutination thrombus*

Kon|glu|ti|ni|ne *pl*: Proteine, die durch Bindung an Komplement zur Aggregation von roten Blutkörperchen mit fixierten Antikörpern führen; ⒠ *conglutinins*

Ko|ni|ko|to|mie *f*: → *Koniotomie*

Konio-, konio- *präf*: Wortelement mit der Bedeutung „Staub"

Ko|ni|o|fib|ro|se *f*: Bezeichnung für Pneumokoniosen* mit überwiegender Fibrosierung des interstitiellen Lungengewebes; ⒠ *coniofibrosis*

Ko|ni|o|se *f*: durch eine Staubablagerung im Gewebe hervorgerufene Erkrankung; wichtig sind v.a. die Pneumokoniosen*; ⒠ *coniosis*

Ko|ni|o|spo|ro|se *f*: durch den Schimmelpilz *Coniosporium* verursachte exogen-allergische Alveolitis* bei Holzarbeitern; ⒠ *coniosporosis*

Ko|ni|o|to|mie *f*: Längsspaltung des Ligamentum cricothyroideum als Notfalleingriff bei Erstickungsgefahr; ⒠ *coniotomy*

Ko|ni|o|to|xi|ko|se *f*: Pneumokoniose* mit direkter Gewebeschädigung; ⒠ *coniotoxicosis*

Ko|ni|sa|ti|on *f*: konusförmige Gewebeausschneidung aus der Portio* vaginalis zur Biopsieentnahme [**Konusbiopsie**] oder Therapie; ⒠ *conization*

kon|ju|gal *adj*: Ehe(gatten) betreffend,

ehelich; ⒠ *conjugal*

Kon|ju|ga|ti|on *f*: **1.** Chromosomenkonjugation **2.** benachbarte Lage von Doppelbindungen im einem Molekül **3.** Vereinigung der Kerne bei der Befruchtung; ⒠ **1.–3.** *conjugation*

Kon|junk|ti|va *f*: Bindehaut des Auges; ⒠ *conjunctiva*

Kon|junk|ti|val|drü|sen *pl*: Schleimdrüsen der Augenbindehaut; ⒠ *conjunctival glands*

Kon|junk|ti|val|ö|dem *f*: ödematöse Schwellung der Augenbindehaut; ⒠ *conjunctival edema*

Kon|junk|ti|val|pro|be *f*: → *Konjunktivaltest*

Kon|junk|ti|val|re|flex *m*: Lidschluss bei Berührung der Bindehaut; ⒠ *conjunctival reflex*

Kon|junk|ti|val|test *m*: Allergietest durch Einbringen des Allergens in den Bindehautsack; ⒠ *conjunctival test*

Kon|junk|ti|vi|tis *f*: Entzündung der Augenbindehaut; ⒠ *conjunctivitis*

Kon|junk|ti|vo|dak|ry|o|zys|to|sto|mie *f*: operative Verbindung von Tränensack und Bindehautsack; ⒠ *conjunctivodacryocystostomy*

Kon|junk|ti|vo|rhi|no|sto|mie *f*: operative Verbindung von Bindehautsack und Nasenhöhle; ⒠ *conjunctivorhinostomy*

kon|kav *adj*: nach innen gewölbt, vertieft, hohl; ⒠ *concave*

Kon|kav|lin|se *f*: nach innen gewölbte Linse, die Lichtstrahlen streut; ⒠ *concave lens*

kon|kav|o|kon|kav *adj*: mit konkaver Krümmung der Vorder- und Hinterfläche; ⒠ *concavoconcave*

Kon|kli|na|ti|on *f*: physiologisches Einwärtsrollen der Augen bei Blicksenkung; ⒠ *conclination*

kon|ko|mi|tie|rend *adj*: begleitend, gleichzeitig; ⒠ *concomitant*

kon|kor|dant *adj*: übereinstimmend; ⒠ *concordant*

Kon|kor|danz *f*: äußerliche Übereinstimmung von Merkmalen bei Zwillingen; ⒠ *concordance*

Kon|kre|ment *nt*: Steinchen, Stein; ⒠ *concrement*

kon|na|tal *adj*: bei der Geburt vorhanden, angeboren; ⒠ *connatal*

Kon|oph|thal|mus *m*: meist traumatisch bedingte Vorwölbung der Kornea*; ⒠ *conophthalmus*

Kon|san|gu|i|ni|tät *f*: Blutsverwandtschaft; ⒠ *consanguinity*

K

kon|sen|su|ell adj: gleichsinnig, übereinstimmend; ⒠ consensual

kon|ser|va|tiv adj: (Therapie) zurückhaltend, vorsichtig; ⒠ conservative

Kon|si|li|um nt: ärztliche Beratung, Konsultation; ⒠ consultation

kon|so|nie|rend adj: mitklingend; ⒠ consonating

Kon|sti|pa|ti|on f: Stuhlverstopfung, Verstopfung; ⒠ constipation

Kon|sti|tu|ti|on f: **1.** körperliche/seelische Struktur oder Verfassung; Gesamterscheinungsbild **2.** Anordnung der Atome im Molekül; ⒠ **1.–2.** constitution

kon|sti|tu|ti|o|nell adj: anlagebedingt, körperlich bedingt, naturgegeben; ⒠ constitutional

Kon|strik|ti|on f: Einengung, Einschnürung, Striktur; ⒠ constriction

kon|strik|tiv adj: zusammenziehend, einschnürend, einengend; ⒠ constrictive

Kon|sul|ta|ti|on f: ärztliche Beratung; ⒠ consultation

Kon|sump|ti|on f: Auszehrung (durch einen chronischen Krankheitsprozess); ⒠ consumption

Kon|tal|gi|on nt: eine Krankheit übertragendes Partikel; ⒠ contagion

kon|tal|gi|ös adj: (direkt) übertragbar, ansteckend; ⒠ contagious

Kon|tal|gi|o|si|tät f: Übertragbarkeit einer Krankheit, Ansteckungsfähigkeit eines Erregers; ⒠ contagiosity

Kon|tal|gi|um nt: → Kontagion

Kon|takt|al|ler|gen nt: Allergen, das durch Kontakt mit der Haut oder Schleimhaut eine Allergie hervorrufen kann; ⒠ contact allergen

Kon|takt|al|ler|gie f: allergische Reaktion durch ein Kontaktallergen*; ⒠ contact allergy

Kon|takt|der|ma|ti|tis f: durch Kontakt mit Fremdstoffen ausgelöstes exogenes Ekzem*; ⒠ contact dermatitis

nicht-allergische Kontaktdermatitis: Sammelbegriff für Kontaktekzeme, die durch nicht-allergische Prozesse ausgelöst werden [phototoxisches Ekzem*; toxisches Kontaktekzem*]; ⒠ irritant dermatitis

Kon|takt|ek|zem nt: durch Kontakt mit Fremdstoffen ausgelöstes exogenes Ekzem*; ⒠ contact eczema

toxisches Kontaktekzem: durch direkte toxische Wirkung ausgelöste Kontaktdermatitis; ⒠ toxic contact eczema

Kon|takt|glas nt: → Kontaktlinse

Kon|takt|hem|mung f: Wachstumshemmung von Zellen bei Kontakt mit Nachbarzellen; bei Tumorzellen aufgehoben; ⒠ contact inhibition

Kon|takt|in|fek|ti|on f: Krankheitsübertragung durch direkten Kontakt mit einem infizierten Menschen oder Tier [**direkte Kontaktinfektion**] oder durch Kontakt mit infizierten Gegenständen [**indirekte Kontaktinfektion**]; ⒠ contact infection

Kon|takt|lin|se f: der Hornhautkrümmung angepasste, durchsichtige, weiche [**weiche Kontaktlinse**] oder harte [**harte Kontaktlinse**] Kunststoffschale zur Korrektur von Sehfehlern; ⒠ contact lens

Kon|takt|me|tas|ta|se f: durch direkten Kontakt entstandene Metastase; ⒠ contact metastasis

Kon|takt|schale f: → Kontaktlinse

Kon|takt|ur|ti|ka|ria f: Quaddelbildung durch direkten Hautkontakt mit der auslösenden Substanz; ⒠ contact urticaria

kon|ti|nent adj: fähig Stuhl oder Harn zurückzuhalten; ⒠ continent

Kon|tor|si|on f: Verdrehung einer Gliedmaße; ⒠ contorsion

Kontra-, kontra- präf.: Wortelement mit der Bedeutung „gegen"

kon|tra|hie|ren v: (Muskel) zusammenziehen, verkürzen, verringern; (Pupille) verengen; verkleinern; ⒠ contract

Kon|tra|in|di|ka|ti|on f: Umstände, die die Anwendung eines Arzneimittels oder einer diagnostischen oder therapeutischen Maßnahme verbieten; ⒠ contraindication

kon|tra|in|di|ziert adj: nicht anwendbar, nicht zur Anwendung empfohlen; ⒠ contraindicated

kon|trak|til adj: zusammenziehbar, kontraktionsfähig; ⒠ contractile

Kon|trak|ti|li|tät f: Fähigkeit zur Kontraktion; ⒠ contractility

Kon|trak|ti|on f: Muskelkontraktion, Zuckung; (Pupille) Verengen; ⒠ contraction

Kon|trak|tur f: Dauerverkürzung eines Muskels mit daraus folgender Gelenkfehlstellung [**Gelenkkontraktur**]; ⒠ contracture

kon|tra|la|te|ral adj: auf der anderen Seite (liegend), die andere (Körper-)Seite betreffend; ⒠ contralateral

Kon|trär|se|xu|a|li|tät f: → Homosexualität

Kon|trast|ein|lauf m: Kolonröntgen nach

retrograder Füllung mit Kontrastmittel und Lufteinblasung; Ⓔ *contrast enema*

Kon|trast|fär|bung *f*: Färbung mit mehreren Farbstoffen zur besseren Sichtbarmachung von Strukturen; Ⓔ *counterstain*

Kon|trast|mit|tel *nt*: zur Verstärkung der Kontraste von Röntgenaufnahmen eingesetzte Mittel, die Röntgenstrahlen stärker [**positive Kontrastmittel**] oder schwächer [**negative Kontrastmittel**] absorbieren, als die benachbarten Gewebe; Ⓔ *contrast medium*

Kon|tra|zep|ti|on *f*: Methoden zur Verhinderung der Konzeption oder der Einnistung der Frucht in der Gebärmutter; Ⓔ *contraception*

Kon|tra|zep|ti|vum *nt*: Verhütungsmittel, empfängnisverhütendes Mittel; Ⓔ *contraceptive*

Kon|tu|si|on *f*: Prellung, Quetschung; Ⓔ *contusion*

Kon|tu|si|ons|ka|ta|rakt *f*: → *Kontusionsstar*

Kon|tu|si|ons|lun|ge *f*: v.a. durch Verkehrsunfälle verursachte, stumpfe Verletzung des Lungengewebes mit Einblutung; Ⓔ *lung contusion*

Kon|tu|si|ons|psy|cho|se *f*: organische Psychose* nach einer Hirnquetschung; Ⓔ *postconcussional organic psychosis*

Kon|tu|si|ons|star *m*: nach einer Augapfelprellung auftretender, irreversibler Star*; Ⓔ *contusion cataract*

Ko|nus|bi|op|sie *f*: Entnahme einer konusförmigen Gewebeprobe aus der Portio* vaginalis; Ⓔ *cone biopsy*

Ko|nus|ste|no|se *f*: angeborene Verengung der Ausflussbahn des rechten Ventrikels; häufig zusammen mit Fallot-Tetralogie*; Ⓔ *infundibular stenosis*

Ko|nus|syn|drom *nt*: durch Schädigung des Conus* medullaris verursachte neurologische Symptomatik; Ⓔ *medullary conus syndrome*

Kon|va|les|zenz *f*: Genesung, Rekonvaleszenz; Ⓔ *reconvalescence*

Kon|ver|genz *f*: Einwärtswendung der Augen beim Fixieren naher Gegenstände; Ⓔ *convergence*

Kon|ver|genz|läh|mung *f*: Störung oder Aufhebung der Konvergenz der Augen; Ⓔ *convergence paralysis*

Kon|ver|genz|re|ak|ti|on *f*: Engstellung der Pupille bei Konvergenz; Ⓔ *convergence response*

Kon|ver|si|on *f*: **1.** Umkehrung, Umwandlung einer Reaktion, z.B. von negativ auf positiv **2.** Umwandlung eines psychischen Konflikts in körperliche Beschwerden; Ⓔ **1.–2.** *conversion*

Kon|ver|si|ons|en|zym *nt*: Peptidase*, die Angiotensin I in Angiotensin II umwandelt; Ⓔ *angiotensin converting enzyme*

Kon|ver|si|ons|neu|ro|se *f*: primär durch Konversionssymptome [u.A. Schwerhörigkeit, Sprechstörungen, Schmerzen, Sehstörungen, Lähmung] gekennzeichnete Neurose*; häufigste Form ist die **Konversionshysterie**, mit der sie oft gleichgesetzt wird; Ⓔ *conversion reaction*

kon|vex *adj*: nach außen gewölbt; Ⓔ *convex*

Kon|vex|lin|se *f*: Linse, die Licht nach innen beugt und in einem Brennpunkt vereinigt; Ⓔ *convex lens*

Kon|vo|lut *nt*: Knäuel; Ⓔ *convolution*

Kon|vul|si|on *f*: Krampf, Zuckung; Ⓔ *convulsion*

Kon|vul|si|vum *nt*: krampfauslösendes Mittel; Ⓔ *convulsant*

Kon|zen|tra|ti|on *f*: Menge eines gelösten Stoffes pro Volumeneinheit oder Masseneinheit des Lösungsmittels; Ⓔ *concentration*

Kon|zep|ti|on *f*: Verschmelzung von Eizelle und Spermium; Ⓔ *conception*

Kon|zep|ti|ons|ver|hü|tung *f*: Methoden zur Verhinderung der Konzeption oder der Einnistung der Frucht in der Gebärmutter; Ⓔ *contraception*

Kopf|blut|ge|schwulst *f*: → *Kephalhämatom*

Kopf|ge|lenk, obe|res *m*: Gelenk zwischen Atlas und Hinterhauptsbein; Ⓔ *atlanto-occipital joint*

Kopf|ge|lenk, un|te|res *m*: seitliches Gelenk zwischen 1. und 2. Halswirbel; Ⓔ *lateral atlantoaxial joint*

Kopf|ge|schwulst *f*: Geburtsgeschwulst des Kopfes; Ⓔ *cephalhematoma*

Kopf|grind *m*: → *Favus*

Kopf|la|ge *f*: Kindslage, bei der der Kopf führt; häufigste Geburtslage; Ⓔ *cephalic presentation*

Kopf|laus *f*: Subspecies von Pediculus* humanus, die primär die Kopfhaare befällt; Ⓔ *head louse*

Kopf|laus|be|fall *m*: → *Pediculosis capitis*

Kopf|schup|pen *pl*: → *Pityriasis simplex capitis*

Kopf|schwar|te *f*: mit der Kopfhaut fest verbundene Sehnenplatte des Kopfes; Ⓔ *galea*

Kol|pho|sis *f*: Taubheit*; Ⓔ *deafness*

kol|pi|lös *adj*: reichlich, ausgiebig, massenhaft; ⒺⒹ *copious*

Koplik-Flecke *pl*: vor dem Ausschlag auftretende, weißliche Stippchen der Wangenschleimhaut bei Masern; ⒺⒹ *Koplik spots*

Kol|pra|gol|gum *nt*: den Stuhlgang förderndes Mittel; ⒺⒹ *copragogue*

Kol|pre|me|sis *f*: Koterbrechen; ⒺⒹ *copremesis*

Kopro-, kopro- *präf.*: Wortelement mit der Bedeutung „Kot/Schmutz"

Kol|pro|an|ti|kör|per *pl*: im Stuhl enthaltene Antikörper; ⒺⒹ *coproantibody*

Kol|pro|kul|tur *f*: Stuhlkultur; ⒺⒹ *coproculture*

Kol|pro|lith *m*: steinartig verhärtetes Kotkonkrement im Dickdarm; ⒺⒹ *coprolith*

Kol|prom *nt*: durch die Bauchdecke tastbare Masse aus verhärtetem Stuhl im Dickdarm; ⒺⒹ *coproma*

Kol|pro|por|phy|rie *f*: Vorkommen von Koproporphyrin im Stuhl; ⒺⒹ *coproporphyria*

Kol|pro|por|phy|rin *nt*: Gruppe isomerer Porphyrine*, die im Hämstoffwechsel anfallen und über Galle, Darm und Niere ausgeschieden werden; ⒺⒹ *coproporphyrin*

Kol|pro|por|phy|rin|u|rie *f*: Koproporphyrinausscheidung im Harn; ⒺⒹ *coproporphyrinuria*

Kol|pro|sta|nol *nt*: von Darmbakterien aus Cholesterin* gebildetes Sterol; ⒺⒹ *coprostanol*

Kol|pro|sta|se *f*: Kotstauung, Kotverhaltung; ⒺⒹ *coprostasis*

Kol|pro|ste|rin *nt*: →Koprostanol

kol|pro|zo|isch *adj*: in Kot lebend; ⒺⒹ *coprozoic*

Kol|pu|la|ti|on *f*: Geschlechtsverkehr, Beischlaf, Koitus, Coitus; ⒺⒹ *copulation*

Kor-, kor- *präf.*: Wortelement mit der Bedeutung „zusammen/verbunden"

kol|ra|ko|a|kro|mi|al *adj*: Processus coracoideus und Akromion betreffend oder verbindend; ⒺⒹ *coracoacromial*

kol|ra|ko|bra|chi|al *adj*: Processus coracoideus und Oberarm/Brachium betreffend oder verbindend; ⒺⒹ *coracobrachial*

kol|ra|ko|hu|me|ral *adj*: Processus coracoideus und Oberarmknochen/Humerus betreffend oder verbindend; ⒺⒹ *coracohumeral*

kol|ra|ko|id *adj*: Processus coracoideus betreffend; rabenschnabelförmig; ⒺⒹ *coracoid*

Kol|ra|ko|i|di|tis *f*: Entzündung des Processus* coracoideus; ⒺⒹ *coracoiditis*

kol|ra|ko|kla|vi|ku|lär *adj*: Processus coracoideus und Schlüsselbein/Klavikula betreffend oder verbindend; ⒺⒹ *coracoclavicular*

Kol|ral|len|stein *m*: geweihförmiger, das Nierenbecken ausfüllender Nierenstein; ⒺⒹ *coral calculus*

Korb|hen|kel|riss *m*: längsverlaufener Riss eines Kniegelenkmeniskus; ⒺⒹ *buckethandle tear*

Kore-, kore- *präf.*: →Koreo-

Kor|ek|ta|sie *f*: (pathologische) Pupillenerweiterung, Pupillendilatation; ⒺⒹ *corectasis*

Kor|ek|to|mie *f*: Iris(teil)entfernung; ⒺⒹ *corectomy*

Kor|ek|to|pie *f*: Pupillenverlagerung; ⒺⒹ *corectopia*

Kol|re|ly|se *f*: (operative) Irislösung; ⒺⒹ *corelysis*

Kol|re|mor|pho|se *f*: operative Bildung einer künstlichen Pupille; ⒺⒹ *coremorphosis*

Kor|en|kli|sis *f*: Glaukomoperation mit Entfernung der Iris und Ableitung von Kammerwasser in die Konjunktiva; ⒺⒹ *corenclisis*

Koreo-, koreo- *präf.*: Wortelement mit der Bedeutung „Pupille"

Kol|re|lo|pra|xie *f*: operative Pupillenbildung durch Lochbildung in der Regenbogenhaut; ⒺⒹ *corepraxy*

Kol|re|to|to|mie *f*: Irisdurchtrennung, Irisausschneidung; ⒺⒹ *coretomy*

Korio-, korio- *präf.*: →Koreo-

Kol|ri|lo|me|trie *f*: Pupillenmessung; ⒺⒹ *coreometry*

Kol|ri|um *nt*: s.u. Kutis; ⒺⒹ *corium*

Körn|chen|krank|heit *f*: →Körnerkrankheit

Kor|nea *f*: vorderer, durchsichtiger Teil der Augapfelhülle [Tunica fibrosa bulbi], der am Limbus* corneae in die weiße Augenhaut [Sklera*] übergeht; ⒺⒹ *cornea*

Kornea-, kornea- *präf.*: →Korneo-

Kor|ne|a|len|do|thel *nt*: inneres Korneaepithel, Epithel der Hornhauthinterfläche; ⒺⒹ *corneal endothelium*

Kor|ne|al|re|flex *m*: Lidschluss bei Berührung der Hornhaut; ⒺⒹ *corneal reflex*

Korneo-, korneo- *präf.*: Wortelement mit der Bedeutung „Hornhaut/Kornea"

Kor|ne|o|i|ri|tis *f*: Entzündung von Hornhaut und Regenbogenhaut; ⒺⒹ *corneoiritis*

Kor|ne|o|skle|ra *f*: Kornea und Sklera; ⒺⒹ

K

corneosclera

Kor|ne|o|skle|ri|tis f: Entzündung von Hornhaut und Lederhaut; Ⓔ *sclerokeratitis*

Kor|ne|o|to|mie f: → *Keratotomie*

Kör|ner|krank|heit f: Erkrankung der Haut oder Schleimhaut mit Bildung einer granulären Oberfläche; oft gleichgesetzt mit Trachom*; Ⓔ *granulosis*

kolro|nal adj: **1.** Corona betreffend, insbesondere den Schädelkranz **2.** Zahnkrone/Corona dentis betreffend; Ⓔ **1.–2.** *coronal*

kolro|nar adj: kranzartig, kronenähnlich; die Herzkranzgefäße/Koronararterien betreffend; Ⓔ *coronary*

Kolro|nar|an|gi|i|tis f: → *Koronaritis*

Kolro|nar|an|gi|o|gra|fie, -gra|phie f: Röntgenkontrastdarstellung der Koronargefäße; Ⓔ *coronary angiography*

Kolro|nar|an|gi|o|plas|tie f: Aufweitung verengter Koronararterien mittels Ballonkatheter; Ⓔ *coronary angioplasty*

Kolro|nar|ar|te|rie f: die Herzmuskulatur versorgende Arterie; Ⓔ *coronary artery*

Kolro|nar|ar|te|ri|en|ent|zün|dung f: → *Koronaritis*

Kolro|nar|ar|te|ri|en|skle|ro|se f: → *Koronarsklerose*

Kolro|nar|ar|te|ri|en|throm|bo|se f: → *Koronarthrombose*

Kolro|nar|ar|te|ri|en|ver|schluss m: zur Ausbildung eines Herzinfarktes führender, akuter Verschluss eines oder mehrerer Herzkranzgefäße; Ⓔ *coronary occlusion*

Kolro|nar|chi|rur|gie f: operativer Eingriff zur Verbesserung der Herzmuskeldurchblutung; Ⓔ *coronary surgery*

Kolro|nar|di|la|ta|ti|on f: → *Koronarangioplastie*

Kolro|nar|di|la|ta|tor m: die Herzkranzgefäße erweiternde Substanz; Ⓔ *coronary dilatator*

Kolro|nar|er|kran|kung, de|ge|ne|ra|ti|ve f: Oberbegriff für alle Formen der Koronarinsuffizienz*, die auf einer stenosierenden Einengung der Koronargefäße beruhen [Angina* pectoris, Herzinfarkt*, Linksherzinsuffizienz*]; Ⓔ *coronary heart disease*

Kolro|nar|rie f: → *Koronararterie*

Kolro|nar|ri|li|tis f: → *Koronaritis*

Kolro|nar|in|farkt m: → *Myokardinfarkt*

Kolro|nar|in|suf|fi|zi|enz f: durch absolute oder relative Mangeldurchblutung der Koronararterien verursachte Form der koronaren Herzkrankheit; bei akuter Koronarinsuffizienz kommt es zum Angina* pectoris-Anfall; Ⓔ *coronary insufficiency*

Kolro|na|ri|tis f: Entzündung der Herzkranzgefäße; Ⓔ *coronaritis*

Kolro|na|ro|gra|fie, -gra|phie f: → *Koronarangiografie*

Kolro|nar|re|ser|ve f: Differenz zwischen der, durch das Koronarblut zur Verfügung gestellten Sauerstoffmenge und dem Bedarf der Herzmuskulatur; Ⓔ *coronary reserve*

Kolro|nar|skle|ro|se f: Arteriosklerose* der Koronargefäße; häufigste Ursache der Koronarstenose; Ⓔ *coronary arteriosclerosis*

Kolro|nar|spas|mus m: Verkrampfung der Herzkranzarterien; löst einen Angina* pectoris-Anfall aus; Ⓔ *coronary spasm*

Kolro|nar|ste|no|se f: Einengung der Lichtung von Koronargefäßen; meist durch sklerotische Prozesse bedingt; Ⓔ *coronary stenosis*

Kolro|nar|throm|bo|se f: Thrombose* in den Koronargefäßen; Ⓔ *coronary thrombosis*

Kolro|nar|ver|schluss m: → *Koronararterienverschluss*

Kolro|sko|pie f: Methode zur objektiven Bestimmung des Fernpunktes des Auges; Ⓔ *koroscopy*

Kör|per m: Corpus*; Ⓔ *body*

Kör|per|an|ti|gen nt: auf der Körperoberfläche von Bakterien sitzendes Antigen; Ⓔ *somatic antigen*

Kör|per|kern|tem|pe|ra|tur f: die vom Körper konstant gehaltene Temperatur von Rumpf und Kopf; Ⓔ *core temperature (of body)*

Kör|per|kreis|lauf m: Teil des Blutkreislaufes, der sauerstoffreiches Blut zu den Geweben führt und sauerstoffarmes Blut zum Herzen transportiert; Ⓔ *systemic circulation*

Kör|per|laus f: → *Kleiderlaus*

Kör|per|laus|be|fall m: → *Pediculosis corporis*

Kör|per|mas|se|in|dex m: Quotient aus Körpergewicht und dem Quadrat der Körpergröße zur Bestimmung des Normalgewichts; Ⓔ *body mass index*

Kör|per|tem|pe|ra|tur, ba|sa|le f: die morgens nach dem Aufwachen gemessene Körpertemperatur; Ⓔ *basal body temperature*

Kör|per|was|ser nt: Gesamtmenge des im Körper enthaltenen Wassers; Ⓔ *total body water*

Kor|pus m: Gebärmutterkörper, Uterus-

K

körper; Ⓔ *corpus of uteri*

Korpusaldelnom *nt*: → *Korpuspolyp*

Korpuskarziinom *nt*: vom Endometrium* ausgehender, vorwiegend Frauen in der Menopause betreffender Krebs, der in den letzten Jahren an Bedeutung gewonnen hat; Ⓔ *corpus carcinoma*

Korpuskel *f*: (*physik.*) Masseteilchen, Elementarteilchen; Ⓔ *corpuscle*

Korpuskelstrahlung *f*: aus Teilchen bestehende Strahlung; Ⓔ *corpuscular radiation*

Korpuskularstrahlen *pl*: → *Korpuskelstrahlung*

Korpuspolyp *m*: Schleimhautpolyp des Gebärmutterkörpers; Ursache anhaltender Blutungen; Ⓔ *endometrial polyp*

korrektiv *adj*: korrigierend, verbessernd, berichtigend; Ⓔ *corrective*

Korrekturosteotolmie *f*: Osteotomie* zur Korrektur von Fehlbildungen oder Fehlstellungen; Ⓔ *corrective osteotomy*

Korresponidenz *f*: Übereinstimmung von einander entsprechenden Netzhautpunkten; Ⓔ *correspondence*

korresponidielrend *adj*: einander entsprechend oder zugeordnet, funktionell zusammengehörend, in Verbindung stehend; Ⓔ *corresponding*

Korrigens *nt*: Arzneimitteln zugesetzter Stoff zur Geschmacksverbesserung, Geschmacksverbesserer; Ⓔ *corrigent*

Korrolsion *f*: oberflächliche Gewebezerstörung durch z.B. Entzündung oder Verätzung; Ⓔ *corrosion*

Korsakow-Psychose *f*: durch eine Reihe von Pathomechanismen [Alkoholabusus, CO-Vergiftung] ausgelöstes Psychosyndrom mit Merkschwäche bei erhaltenem Altgedächtnis; Ⓔ *Korsakoff's psychosis*

Kortex *m*: 1. Rinde, äußerste Schicht 2. Großhirnrinde, Hirnrinde; Ⓔ 1.–2. *cortex*

Korti-, korti- *präf*: → *Kortiko-*

kortikal *adj*: Rinde/Kortex betreffend; Ⓔ *cortical*

Kortikalis *f*: dichte Knochenschicht unter dem Periost*; Ⓔ *cortical substance of bone*

Kortikektolmie *f*: spezifische Entfernung oder Ausschaltung von Hirnrindenarealen; Ⓔ *corticectomy*

Kortiko-, kortiko- *präf.*: Wortelement mit der Bedeutung „Rinde/Schale/Kortex"

kortikolbullbär *adj*: Hirnrinde und Medulla oblongata und/oder Hirnstamm

betreffend oder verbindend; Ⓔ *corticobulbar*

kortikoldilenizelphal *adj*: Hirnrinde und Zwischenhirn/Diencephalon betreffend oder verbindend; Ⓔ *corticodiencephalic*

kortikolfulgal *adj*: von der Rinde/dem Kortex weg(führend); Ⓔ *corticofugal*

Kortikoid *nt*: → *Kortikosteroid*

Kortikolibelrin *nt*: im Hypothalamus gebildetes Peptid, das die Freisetzung von Corticotropin bewirkt; Ⓔ *corticoliberin*

kortikolmeldullär *adj*: Rinde und Mark/Medulla betreffend; Ⓔ *corticomedullary*

kortikolmelsenicelphal *adj*: Hirnrinde und Mittelhirn/Mesencephalon betreffend oder verbindend; Ⓔ *corticomesencephalic*

kortikolpeltal *adj*: zur Rinde/zum Kortex hin(führend); Ⓔ *corticopetal*

kortikolpontin *adj*: Hirnrinde und Brücke/Pons cerebri betreffend oder verbindend; Ⓔ *corticopontine*

kortikolspilnal *adj*: Hirnrinde und Rückenmark/Medulla spinalis betreffend oder verbindend; Ⓔ *corticospinal*

Kortikolstelrolid *nt*: Bezeichnung für in der Nebennierenrinde gebildete Steroidhormone; Ⓔ *corticosteroid*

kortikolthallalmisch *adj*: Hirnrinde und Thalamus betreffend oder verbindend; Ⓔ *corticothalamic*

kortikoltrop *adj*: auf die Nebennierenrinde einwirkend; Ⓔ *corticotropic*

Kortikoltrolphin *nt*: → *Kortikotropin*

Kortikoltrolpin *nt*: in der Hypophyse* gebildetes, glandotropes Polypeptidhormon, das die Synthese und Freisetzung von Glucocorticoiden in der Nebennierenrinde anregt; Ⓔ *corticotrophin*

kortikolzelrelbellar *adj*: Hirnrinde und Kleinhirn/Zerebellum betreffend oder verbindend; Ⓔ *corticocerebellar*

Kortisol *nt*: in der Nebennierenrinde aus Cholesterin gebildetes wichtigstes Glucocorticoid*; Ⓔ *cortisol*

Kortison *nt*: Oxidationsprodukt des Cortisols; Ⓔ *cortisone*

Kortisonglaulkom *nt*: Augendrucksteigerung bei Kortisonanwendung; Ⓔ *corticosteroid-induced glaucoma*

Korundllunige *f*: → *Korundschmelzerlunge*

Korundschmelzerlunige *f*: durch Einatmen von Korunddämpfen verursachte Lungenfibrose*, die nicht von einer Aluminiumlunge* zu unterscheiden ist; ⓔ *corundum smelter's lung*

kolrymlbilform *adj*: gehäuft, gruppiert; ⓔ *corymbiform*

Kolrylnelbaklte!rilum *nt*: → *Corynebacterium*

kolrylnelform *adj*: keulenförmig; ⓔ *coryneform*

Kolrylza *f*: *s.u.* Rhinitis; ⓔ *coryza*

Kost-, kost- *präf.*: → *Kosto-*

kosltal *adj*: Rippe(n)/Costa(e) betreffend, zu den Rippen gehörend; ⓔ *costal*

Kosltallatlmung *f*: flacher Atmungstyp, bei dem nur die Brustmuskeln eingesetzt werden; ⓔ *breast breathing*

Kosltallgie *f*: Rippenschmerz; ⓔ *costalgia*

Kosltekltolmie *f*: Rippenresektion; ⓔ *costectomy*

Kosto-, kosto- *präf.*: Wortelement mit der Bedeutung „Rippe"

kosltolchondlral *adj*: Rippenknorpel/Cartilago costalis betreffend; ⓔ *costochondral*

Kosltolchondlriltis *f*: Rippenknorpelentzündung; ⓔ *costochondritis*

kosltoldilalphraglmal *adj*: Rippen und Zwerchfell/Diaphragma betreffend oder verbindend; ⓔ *costodiaphragmatic*

Kosltoldilalphraglmallsilnus *m*: Spaltraum zwischen Pleura costalis und Pleura diaphragmatica; ⓔ *costodiaphragmatic sinus*

Kosltoldilalphraglmallspallte *f*: → *Kostodiaphragmalsinus*

kosltolklalvilkullär *adj*: Rippen und Schlüsselbein/Klavikula betreffend oder verbindend; ⓔ *costoclavicular*

kosltolkolralkolid *adj*: Rippen und Processus coracoideus betreffend; ⓔ *costocoracoid*

Kosltolmeldilasltilnallsilnus *m*: Spaltraum zwischen Pleura costalis und Pleura mediastinalis; ⓔ *costomediastinal sinus*

Kosltolmeldilasltilnallspallte *f*: → *Kostomediastinalsinus*

kosltolpleulral *adj*: Rippen und Brustfell/Pleura betreffend; ⓔ *costopleural*

kosltolskalpullar *adj*: Rippen und Schulterblatt/Skapula betreffend; ⓔ *costoscapular*

kosltolspinal *adj*: Rippe(n) und Wirbelsäule betreffend oder verbindend; ⓔ *costispinal*

kosltolsterlnal *adj*: Rippen und Brustbein/Sternum betreffend oder verbindend; ⓔ *costosternal*

Kosltoltolmie *f*: Rippendurchtrennung; ⓔ *costotomy*

kosltoltranslverlsal *adj*: zwischen Rippen und Querfortsatz liegend; ⓔ *costotransverse*

kosltolverltelbral *adj*: Rippe(n) und Wirbel/Vertebra(e) betreffend; ⓔ *costovertebral*

Kosltolverltelbrallgellenlke *pl*: Gelenke zwischen Rippen und Wirbeln; ⓔ *costovertebral joints*

kosltolzerlvilkal *adj*: Rippe(n) und Hals betreffend oder verbindend; ⓔ *costicervical*

Kolsublstrat *nt*: → *Koenzym*

Kot *m*: aus unverdauten Nahrungsresten, Abfallprodukten des Stoffwechsels, Wasser und Mikroorganismen bestehende, meist breiige oder feste Masse; die durchschnittliche tägliche Menge beträgt ca. 200–250 Gramm; ⓔ *feces*

kotlarltig *adj*: fäkulent; ⓔ *feculent*

Kotlfisltel *f*: **1.** angeborene oder nach Darmverletzung entstehende, kotführende äußere Darmfistel **2.** → *Kunstafter*; ⓔ **1.** *fecal fistula* **2.** → *Kunstafter*

Kotlgelschwulst *nt*: → *Koprom*

Koltransmitlter *m*: in synaptischen Vesikeln neben dem Haupttransmitter enthaltener Transmitter; die funktionelle Bedeutung ist ungeklärt; ⓔ *cotransmitter*

Kotlstein *m*: → *Koprolith*

Koltylleldo *f*: Zottenbüschel des Chorions, Plazentalappen; ⓔ *cotyledon*

Koltylleldolne *f*: → *Kotyledo*

Kox-, kox- *präf.*: → *Koxo-*

Koxlallgie *f*: Hüftgelenksschmerz, Hüftschmerz; ⓔ *coxalgia*

Koxlarlthriltis *f*: → *Koxitis*

Koxlarlthrolpalthie *f*: Hüftgelenkserkrankung; ⓔ *coxarthopathy*

Koxlarlthrolse *f*: Arthrosis* deformans des Hüftgelenks; ⓔ *coxarthrosis*

Kolxiltis *f*: Entzündung des Hüftgelenks; ⓔ *coxitis*

Koxo-, koxo- *präf.*: Wortelement mit der Bedeutung „Hüfte/Hüftgelenk/Koxa"

kolxolfelmolral *adj*: Hüfte und Oberschenkel/Femur betreffend oder verbindend; ⓔ *coxofemoral*

Kralgenlknopflablslzess *m*: Abszess mit zwei Abszesskammern, die durch einen Gang verbunden sind; ⓔ *collarbutton abscess*

Kralllenlhand *f*: → *Klauenhand*

Kralllenlhohllfuß *m*: → *Klauenfuß*

Kralllenlnalgel *m*: krallenförmig Verkrümmung der Nägel mit Vergrößerung und Verdickung; betrifft meist

K

die Zehen; ⒠ *onychogryposis*

Kral|len|ze|he *f*: meist erworbene Beugekontraktur der End- und Mittelgelenke der Zehen mit Überstreckung im Grundgelenk; ⒠ *claw toe*

Krall|na|gel *m*: → *Krallennagel*

Krampf|a|der *m*: unregelmäßig erweiterte und geschlängelte oberflächliche Vene; ⒠ *varicose vein*

Krampf|a|der|bruch *m*: hochgradige Erweiterung und Schlängelung des Plexus* pampiniformis; ⒠ *varicocele*

Krampf|a|der|kno|ten *m*: → *Krampfader*

Krampf|an|fall *m*: Epilepsie; epileptischer Anfall; ⒠ *seizure*

Kram|pus *m*: Muskelkrampf; ⒠ *cramp*

Krani-, krani- *präf.*: → *Kranio-*

kra|ni|al *adj*: den (knöchernen) Schädel betreffend; kopfwärts (liegend); ⒠ *cranial*

Kra|ni|ek|to|mie *f*: Schädeleröffnung durch Ausschneiden eines Knochenstücks; ⒠ *craniectomy*

Kranio-, kranio- *präf.*: Wortelement mit der Bedeutung „Kopf/Schädel"

kra|ni|o|au|ral *adj*: Schädel und Ohr/Auris betreffend; ⒠ *cranioaural*

kra|ni|o|fal|zi|al *adj*: Schädel und Gesicht/Facies betreffend; ⒠ *craniofacial*

Kra|ni|o|ma|la|zie *f*: Schädelerweichung, Schädelknochenerweichung; ⒠ *craniomalacia*

Kra|ni|o|me|nin|go|ze|le *f*: bruchartige Vorwölbung der Hirnhaut durch einen Schädeldefekt; ⒠ *craniomeningocele*

Kra|ni|o|me|trie *f*: Schädelmessung; ⒠ *craniometry*

Kra|ni|o|pa|gus *m*: Doppelfehlbildung mit Verwachsung im Schädelbereich; ⒠ *craniopagus*

Kra|ni|o|pa|thie *f*: Schädelerkrankung, Schädelknochenerkrankung; ⒠ *craniopathy*

Kra|ni|o|plas|tik *f*: Schädelplastik; ⒠ *cranioplasty*

Kra|ni|or|rha|chi|schi|sis *f*: angeborene Schädel- und Wirbelsäulenspalte; ⒠ *craniorrhachischisis*

Kra|ni|o|schi|sis *f*: angeborene Schädelspalte, Spaltschädel; ⒠ *cranioschisis*

Kra|ni|o|skle|ro|se *f*: abnorme Verdickung der Schädelknochen; ⒠ *craniosclerosis*

kra|ni|o|spi|nal *adj*: Schädel und Wirbelsäule/Columna vertebralis betreffend; ⒠ *craniospinal*

Kra|ni|o|ste|no|se *f*: durch einen vorzeitigen Verschluss der Schädelnähte [Kraniosynostose*] hervorgerufene Fehlbildung des Schädels; ⒠ *craniostenosis*

Kra|ni|os|to|se *f*: → *Kraniosynostose*

Kra|ni|o|syn|os|to|se *f*: vorzeitiger, zum Teil schon angeborener Verschluss der Schädelnähte mit Entwicklung einer Schädelfehlbildung [Dyszephalie*]; ⒠ *craniosynostosis*

Kra|ni|o|to|mie *f*: Schädeleröffnung; ⒠ *craniotomy*

kra|ni|o|tym|pa|nal *adj*: Schädel und Paukenhöhle/Tympanum betreffend; ⒠ *craniotympanic*

kra|ni|o|ver|te|bral *adj*: Kopf und Wirbel/Vertebra(e) betreffend; ⒠ *craniovertebral*

Kra|ni|o|ze|le *f*: Vorfall von Hirngewebe durch eine Lücke im Schädel; ⒠ *craniocele*

kra|ni|o|ze|re|bral *adj*: Schädel und Großhirn/Zerebrum betreffend; ⒠ *craniocerebral*

Kra|ni|um *nt*: von den Schädelknochen gebildeter knöcherner Schädel; ⒠ *cranium*

Krank|heit *f*: durch subjektive oder objektive Symptome gekennzeichnete körperliche, geistige oder seelische Veränderung oder Störung; ⒠ *illness*

endemische Krankheit: regional begrenzt auftretende Krankheit; ⒠ *endemic disease*

epidemische Krankheit: räumlich und zeitlich begrenztes, massenhaftes Auftreten einer Krankheit; ⒠ *epidemic disease*

molekulare Krankheit: Krankheit, die durch eine Veränderung der genetischen Information und der Bildung fehlerhafter Proteine verursacht wird; ⒠ *molecular disease*

sexuell übertragene Krankheit: → *venerisch übertragene Krankheit*

venerisch übertragene Krankheit: durch Sexualkontakt übertragene Krankheit; ⒠ *sexually transmitted disease*

Krank|heits|wahn *m*: wahnhafte Überzeugung, an einer unheilbaren Erkrankung zu leiden; ⒠ *hypochondria*

Kranz|ar|te|rie *f*: → *Koronararterie*

Kranz|fur|che *f*: Furche an der Vorhof-Kammer-Grenze, in der die Herzkranzgefäße verlaufen; ⒠ *coronary sulcus of heart*

Kranz|ge|fäß *nt*: → *Koronararterie*

Kranz|naht *f*: Naht zwischen Stirn- und Scheitelbeinen; ⒠ *coronal suture*

Kranz|star *m*: Katarakt* mit kranzförmiger Trübung der Linsenrinde; ⒠ *coro-*

nary cataract

Krätlze f: durch die Krätzmilbe* verursachte, stark juckende Dermatose* mit Milbengängen in der Haut und Exanthem*; Ⓔe the itch

Krätzlmillbe f: Milbenart, deren Weibchen die Krätze* verursachen; Ⓔe itch mite

Kratzltest m: Intrakutantest, bei dem das Allergen in die Haut eingekratzt wird; Ⓔe scratch test

Kraulrolsis f: zu Atrophie und Schrumpfung führende Erkrankung der Halbschleimhaut der Genitalregion; Ⓔe kraurosis

Kraurosis penis: Kraurose von Vorhaut und Eichel; Ⓔe kraurosis penis

Kraurosis vulvae: durch Atrophie der Vulvahaut und Schwund von Schamlippen und Klitoris gekennzeichnete Kraurose; Ⓔe kraurosis vulvae

Krelaltin nt: in der Leber gebildeter Metabolit des Stoffwechsels, der als Kreatinphosphat* ein Energiespeicher der Muskelzelle ist; Ⓔe creatine

Krelaltinlälmie f: vermehrter Kreatingehalt des Blutes; Ⓔe creatinemia

Krelaltilnin nt: harngängige Ausscheidungsform des Kreatins; Ⓔe creatinine

Krelaltilninlclealrance f: in der Nierenfunktionsdiagnostik verwendetes Maß für die Ausscheidung von Kreatinin durch die Niere; Ⓔe creatinine clearance

Krelaltinlkilnalse f: intrazelluläres Enzym, das die reversible Reaktion von Kreatin und ATP zu Kreatinphosphat und ADP katalysiert; kommt in drei Isoformen vor: CK-BB [**Hirntyp**], CK-MM [**Skelettmuskeltyp**] und CK-MB [**Herzmuskeltyp**], CK-MB wird zur Diagnose und Verlaufsbeobachtung des Herzinfarktes verwendet; Ⓔe creatine kinase

Krelaltinlphoslphat nt: energiereiche Phosphatverbindung, die im Muskel als Energiespeicher dient; Ⓔe creatine phosphate

Krelaltinlphoslpholkilnalse f: → Kreatinkinase

Krelaltinlulrie f: vermehrte Kreatinausscheidung im Harn; Ⓔe creatinuria

Krelaltorlrhö f: Ausscheidung unverdauter Fleischfasern im Stuhl; Ⓔe creatorrhea

Krebs m: allgemein verwendete Bezeichnung für maligne Tumoren, insbesondere das Karzinom*; Ⓔe cancer

Krebslangst f: → Kanzerophobie

Krebslekizem der Brust nt: → Paget-Krebs

Krebs-Henseleit-Zyklus m: in den Lebermitochondrien ablaufender Zyklus, der Harnstoff aus Ammoniak und Kohlendioxid bildet; Ⓔe Krebs-Henseleit cycle

Krebslmilch f: milchartige Absonderung aus der Schnittfläche von Karzinomen; Ⓔe cancer milk

Krebslrelgislter f: Krankenregister zur Erfassung von Krebserkrankungen; Ⓔe cancer register

Krebs-Zyklus m: in den Mitochondrien der Zelle ablaufender Reaktionszyklus des Intermediärstoffwechsels; aus Kohlenhydraten, Eiweißen und Fettsäuren stammendes Acetyl-CoA wird oxidativ zur Energiegewinnung der Zelle abgebaut; Ⓔe Krebs cycle

Kreilsellgelräusch nt: Strömungsgeräusch über der Jugularvene, z.B. bei Anämie; Ⓔe humming-top murmur

Kreislauf m: Blutzirkulation im Körper bzw. das kardiovaskuläre System als funktionelle Gesamtheit von Herz und Blutgefäßen; Ⓔe circulation

großer Kreislauf: Teil des Blutkreislaufes, der sauerstoffreiches Blut zu den Geweben führt und sauerstoffarmes Blut zum Herzen transportiert; Ⓔe systemic circulation

kleiner Kreislauf: Teil des Blutkreislaufes, der sauerstoffarmes Blut vom Herzen in die Lunge transportiert und sauerstoffreiches Blut zurück zum Herzen führt; Ⓔe pulmonary circulation

Kreislaufkollaps m: durch eine vorübergehende Kreislaufinsuffizienz ausgelöster Kollaps; Ⓔe circulatory collapse

Kreislaufstillstand m: → Herz-Kreislauf-Stillstand

Kreislaufzentralilisaltion f: Drosselung der Durchblutung der Körperperipherie bei verschiedenen Schockzuständen; Ⓔe peripheral hypoperfusion

Krelmaslter m: → Musculus cremaster

Krelmaslterlreflex m: Hochheben des Hodens durch Kremasterkontraktion bei Berührung der Innenseite des Oberschenkels; Ⓔe cremasteric reflex

Krelpiltaltilon f: 1. (Lunge) Knistern, Knisterrasseln 2. (Fraktur) Reiben, Reibegeräusch; Ⓔe 1. crepitation 2. bony crepitus

Kreltilnislmus m: bei Mangel an Schilddrüsenhormon auftretende Entwicklungsstörung, die Skelett, Nervensystem und Gehörorgan betrifft; Ⓔe cretinism

Kreuz|al|ler|gie f: Allergie* gegen mehrere Antigene; ⓔ *allergic cross reactions*

Kreuz|bän|der pl: vorderes [**Ligamentum cruciatum anterius**] und hinteres [**Ligamentum cruciatum posterius**] Kreuzband des Kniegelenkes; ⓔ *cruciate ligaments of knee*

Kreuz|bein nt: durch Verschmelzung der fünf Sakralwirbel entstandener Teil der Wirbelsäule und des Beckenrings; ⓔ *sacral bone*

Kreuz|bein|a|pla|sie f: mangelhafte Ausbildung des Kreuzbeins; ⓔ *asacria*

Kreuz|bein|ka|nal m: Kreuzbeinabschnitt des Wirbelkanals; ⓔ *sacral canal*

Kreuz|bein|ner|ven pl: Spinalnerven des Sakralmarks; ⓔ *sacral nerves*

Kreuz|bein|ple|xus m: aus den vorderen Ästen der Spinalnerven L$_4$–S$_4$ gebildeter Plexus; ⓔ *sacral plexus*

Kreuz|bein|seg|men|te pl: Sakralabschnitt des Rückenmarks; ⓔ *sacral segments of spinal cord*

Kreuz|bein|wir|bel pl: → Kreuzwirbel

Kreuz|biss m: Bissanomalie, bei der sich obere und untere Zahnreihe in Okklusion kreuzen; ⓔ *crossbite*

Kreuz|blut nt: vom Empfänger einer Transfusion entnommenes Blut für die Kreuzprobe*; ⓔ *blood for cross-matching*

Kreuz|im|mu|ni|tät f: wechselseitige Immunität gegen das die Antikörperbildung auslösende Antigen [**homologes Antigen**] und andere Antigene, mit gleicher oder ähnlicher Determinante [**heterologe Antigene**]; ⓔ *cross-immunity*

Kreuz|in|fek|ti|on f: gegenseitiges Anstecken zweier Patienten mit unterschiedlichen Erregern; ⓔ *cross infection*

Kreuz|pro|be f: in vitro-Test zur Überprüfung der Verträglichkeit von Spender- und Empfängerblut vor einer Bluttransfusion; die **Majorprobe** testet die Kompatibilität von Spendererythrozyten und Empfängerserum, die **Minorprobe** die Verträglichkeit von Empfängererythrozyten und Spenderserum; ⓔ *crossmatch*

Kreuz|re|ak|ti|on f: Reaktion von spezifischen Antikörpern oder T-Lymphozyten mit Substanzen [**kreuzreagierendes Antigen**], die dem ursprünglichen Antigen ähneln; ⓔ *cross-reaction*

Kreuz|re|sis|tenz f: Resistenz eines Erregers gegen ein Antibiotikum und andere, meist verwandte Antibiotika; ⓔ *cross-resistance*

Kreuz|test m: → Kreuzprobe

Kreuz|to|le|ranz f: Immuntoleranz* gegen mehrere Antigene; ⓔ *cross-tolerance*

Kreuz|wir|bel pl: 5 zum Kreuzbein verschmolzene Wirbel; ⓔ *sacral vertebrae*

kri|bri|form adj: siebförmig, siebartig; ⓔ *cribriform*

Krie|bel|mü|cken pl: blutsaugende Mücken, die als Krankheitsüberträger von Bedeutung sind; ⓔ *Simuliidae*

kri|ko|a|ry|tä|no|id adj: Krikoidknorpel und Arykorpel betreffend oder verbindend; ⓔ *cricoarytenoid*

kri|ko|id adj: 1. ringförmig 2. Krikoidknorpel betreffend; ⓔ 1.–2. *cricoid*

Kri|ko|id|ek|to|mie f: Ringknorpelexzision; ⓔ *cricoidectomy*

Kri|ko|id|knor|pel m: Ringknorpel des Kehlkopfs; ⓔ *cricoid*

kri|ko|pha|ryn|ge|al adj: Ringknorpel und Rachen/Pharynx betreffend oder verbindend; ⓔ *cricopharyngeal*

kri|ko|thy|re|o|id adj: Ringknorpel und Schilddrüse oder Schildknorpel betreffend oder verbindend; ⓔ *cricothyroid*

Kri|ko|thy|re|o|to|mie f: Spaltung von Ring- und Schildknorpel; ⓔ *cricothyrotomy*

kri|ko|thy|ro|id adj: → krikothyreoid

Kri|ko|thy|ro|i|do|to|mie f: Spaltung des Ligamentum cricothyroideum medianum; ⓔ *cricothyroidotomy*

Kri|ko|to|mie f: Ringknorpelspaltung; ⓔ *cricotomy*

kri|ko|tra|che|al adj: Ringknorpel und Luftröhre/Trachea betreffend oder verbindend; ⓔ *cricotracheal*

Kri|ko|tra|cheo|to|mie f: Spaltung von Ringknorpel und Trachea; ⓔ *cricotracheotomy*

Krim|fie|ber nt: meldepflichtige, weltweit vorkommende Infektionskrankheit durch Coxiella* burnetii; ⓔ *Crimean hemorrhagic fever*

hämorrhagisches Krimfieber: auf der Krim und in Zentralafrika vorkommendes, hämorrhagisches Fieber durch das **Krimfieber-Virus**; ⓔ *Crimean hemorrhagic fever*

Kri|no|zy|to|se f: aktive Sekretabgabe nach außen; ⓔ *eccrine extrusion*

Krip|pen|tod m: ätiologisch unklarer, plötzlicher Tod von Säuglingen; ⓔ *crib death*

Kri|se f: plötzlich auftretende Störung oder Verschlimmerung eines chronischen Leidens; ⓔ *crisis*

hämolytische Krise: akut gesteigerte

K

Hämolyse* bei hämolytischer Anämie*; Ⓔng *hemolytic crisis*

hyperkalzämische Krise: akut lebensbedrohlicher Zustand mit Somnolenz* oder Koma*; Ⓔng *hypercalcemic crisis*

hypertensive Krise: anfallsartiger Anstieg des systolischen und diastolischen Blutdrucks; Ⓔng *hypertensive crisis*

thyreotoxische Krise: akute Exazerbation einer vorbestehenden Schilddrüsenüberfunktion; Ⓔng *thyrotoxic crisis*

kris|tal|lin *adj*: kristallartig, kristallinisch, kristallen; Ⓔng *crystalline*

kris|tal|lo|id *adj*: kristallähnlich; Ⓔng *crystalloid*

Kris|tal|punk|ti|on *f*: Knochenmarkentnahme aus dem Beckenkamm; Ⓔng *iliac crest puncture*

Kristeller-Handgriff *m*: Handgriff zur Austreibung der Frucht bei Wehenschwäche; Ⓔng *Kristeller's method*

Kro|nen|pul|pa *f*: in der Zahnkrone liegender Teil der Zahnpulpa; Ⓔng *coronal pulp*

Kropf *m*: Vergrößerung der gesamten Schilddrüse oder von Teilen der Schilddrüse; Ⓔng *goiter*

Kropf|asth|ma *nt*: Atemnot durch Einengung der Luftröhre durch einen Kropf; Ⓔng *goitrous asthma*

Kropf|brum|men *nt*: → *Kropfgeräusch*

Kropf|ent|zün|dung *f*: → *Strumitis*

Kropf|ge|räusch *nt*: niederfrequentes Gefäßgeräusch über einer hyperthyreoten Struma*; Ⓔng *thyroid bruit*

Krö|ten|haut *f*: durch Vitamin-A-Mangel hervorgerufene, follikuläre Hyperkeratose* mit trockener, asch-grauer Haut; Ⓔng *toadskin*

Krug|at|men *nt*: über großen Lungenkavernen hörbares, hohl-klingendes Atemgeräusch; Ⓔng *amphoric respiration*

Krukenberg-Tumor *m*: beidseitige Eierstockmetastasen eines Primärtumors des Magen-Darm-Traktes; Ⓔng *Krukenberg's tumor*

Krül|mel|nä|gel *pl*: krümelig zerfallende Finger- oder Zehennägel bei Psoriasis*; Ⓔng *dystrophic nails*

Krumm|na|gel *m*: → *Krallennagel*

Kru|or *m*: Blutgerinnsel, Blutkuchen, Blutklumpen; Ⓔng *blood clot*

Krupp *m*: durch eine fibrinös-pseudomembranöse Entzündung der Atemwege hervorgerufene Kehlkopfenge mit Atemnot, inspiratorischem Stridor* und meist bellendem Husten [**Krupphusten**]; Ⓔng *croup*

diphtherischer/echter Krupp: Krupp bei Diphtherie; Ⓔng *diphtheritic croup*

falscher Krupp: meist durch Virusinfekte der oberen Atemwege ausgelöste Symptomatik, die an einen echten Krupp erinnert; Ⓔng *subglottic laryngitis*

krup|pös *adj*: mit kruppartigen Symptomen, kruppartig, kruppähnlich; Ⓔng *croupous*

kru|ral *adj*: Schenkel/Crus betreffend; insbesondere den Unterschenkel; Ⓔng *crural*

Kruro-, kruro- *präf.*: Wortelement mit der Bedeutung „Schenkel/Unterschenkel/Crus"

Krus|ten|flech|te *f*: durch Eitererreger [Staphylokokken, Streptokokken] hervorgerufene Hauterkrankung mit eitriger Blasen- und Pustelbildung; Ⓔng *crusted tetter*

Kry-, kry- *präf.*: → *Kryo-*

Kry|al|ge|sie *f*: Kälteschmerz; Ⓔng *cryalgesia*

Kry|an|läs|the|sie *f*: → *Kälteanästhesie*

Kry|äs|the|sie *f*: **1.** Kälteempfindung **2.** Kälteüberempfindlichkeit; Ⓔng **1.–2.** *cryesthesia*

Kryo-, kryo- *präf.*: Wortelement mit der Bedeutung „Kälte/Frost"

Kry|o|an|läs|the|sie *f*: → *Kälteanästhesie*

Kry|o|chir|ur|gie *f*: chirurgische Eingriffe unter Verwendung von speziellen Kryosonden; Ⓔng *cryosurgery*

Kry|o|de *f*: → *Kryosonde*

Kry|o|ex|trak|ti|on *f*: Linsenextraktion mit einer speziellen Kryosonde [**Kryoextraktor**]; Ⓔng *cryoextraction*

kry|o|gen *adj*: kälteerzeugend; Ⓔng *cryogenic*

Kry|o|glo|bu|lin *nt*: im Blut enthaltenes Globulin, das bei Abkühlung ausfällt; Ⓔng *cryoglobulin*

Kry|o|hy|po|phy|sek|to|mie *f*: kryochirurgische Hypophysektomie*; Ⓔng *cryohypophysectomy*

Kry|o|kau|ter *m*: mit Kohlensäureschnee und Aceton gekühlte Kältesonde zur lokalen Gewebezerstörung; Ⓔng *cryocautery*

Kry|o|ko|ni|sa|ti|on *f*: Konisation* mit einer Kryosonde; Ⓔng *cryoconization*

Kry|o|pa|thie *f*: **1.** durch lokale oder allgemeine Unterkühlung hervorgerufener Kälteschaden **2.** durch Kryoglobuline, Kälteantikörper oder Kälteüberempfindlichkeit hervorgerufene Erkrankung; Ⓔng **1.–2.** *cryopathy*

Kry|o|pe|xie *f*: → *Kryoretinopexie*

Kry|o|pro|sta|tek|to|mie f: kryochirurgische Prostatektomie*; ⒠ *cryoprostatectomy*

Kry|o|pro|te|in nt: → *Kälteprotein*

Kry|o|re|ti|no|pe|xie f: Netzhautfixierung mittels Kryosonde; ⒠ *cryoretinopexy*

Kry|o|son|de f: meist durch flüssigen Stickstoff [-180° Celsius] gekühlte Sonde; ⒠ *cryoprobe*

Kry|o|stab m: → *Kryosonde*

Kry|o|the|ra|pie f: meist lokale, therapeutische Anwendung von Kälte; ⒠ *cryotherapy*

Krypt-, krypt- präf.: → *Krypto-*

Krypt|an|ti|ge|ne pl: maskierte Antigene der Erythrozytenoberfläche, die durch Neuraminidase freigelegt werden; ⒠ *cryptic antigens*

Kryp|te f: seichte (Epithel-)Grube; ⒠ *crypt*

Kryp|ten|abs|zess m: Abszess der Lieberkühn*-Krypten des Dickdarms; ⒠ *crypt abscess*

Kryp|ten|ton|sil|li|tis f: primär auf die Tonsillenkrypten beschränkte chronische Mandelentzündung; ⒠ *spotted sore throat*

kryp|tisch adj: verborgen, versteckt; okkult; ⒠ *cryptic*

Kryp|ti|tis f: Entzündung einer Krypte; ⒠ *cryptitis*

anale/rektale Kryptitis: lokalisierte Proktitis* mit Befall der Morgagni*-Krypten; ⒠ *anal cryptitis*

Krypto-, krypto- präf.: Wortelement mit der Bedeutung „verborgen/versteckt"

kryp|to|gen adj: verborgen, versteckt, aus unbekannter Ursache entstanden; manchmal gleichgesetzt mit idiopathisch, essentiell, genuin; ⒠ *cryptogenic*

Kryp|to|kok|ken pl: → *Cryptococcus*

Kryp|to|kok|ko|se f: durch Cryptococcus* neoformans hervorgerufene Mykose* der Lunge, Meningen, Haut und seltener der Haut; tritt meist bei Patienten mit geschwächter Abwehrlage [Frühgeborene, Tumoren, HIV-Infektion] auf; ⒠ *cryptococcosis*

Kryp|to|kok|kus m, pl -ken: → *Cryptococcus*

Kryp|to|kok|kus|my|ko|se f: → *Kryptokokkose*

Kryp|to|me|nor|rhoe f: nicht nach außen abfließende Monatsblutung bei Verschluss von Scheide oder Zervix; ⒠ *cryptomenorrhea*

Kryp|to|me|rie f: fehlende Ausprägung eines Gens durch Fehlen des Komplementärgens; ⒠ *cryptomerism*

Kryp|toph|thal|mus m: unvollständige Augenentwicklung bei Verschluss der Lidspalte; ⒠ *cryptophthalmos*

Kryp|tor|chis|mus m: Fehlen des Hodens im Hodensack bei Bauch- oder Leistenhoden; ⒠ *cryptorchism*

Kryp|to|spo|ri|di|o|se f: durch **Cryptosporidium** verursachte, mild verlaufende tropische Diarrhoe*; bei Immunsuppression* oder AIDS* Entwicklung einer chronischen schwer verlaufenden Durchfallerkrankung mit Allgemeinsymptomen; ⒠ *cryptosporidiosis*

Kryp|to|zo|o|sper|mie f: Verminderung der Spermienzahl unter 1 Million/ml Ejakulat; ⒠ *cryptozoospermia*

ku|bi|tal adj: Ellenbogen(gelenk) betreffend; ⒠ *cubital*

ku|bo|id adj: würfelförmig; ⒠ *cuboid*

Ku|chen|nie|re f: klumpenförmige, angeborene Verschmelzungsniere; ⒠ *cake kidney*

Kugelberg-Welander-Syndrom nt: meist autosomal-rezessive Form der spinalen Muskelatrophie; beginnt mit Atrophie* und Lähmung der rumpfnahen Beinmuskulatur und betrifft später auch Schultergürtel-, Arm- und Handmuskulatur; ⒠ *Kugelberg-Welander disease*

Ku|gel|ge|lenk nt: Gelenk mit kugelförmigen Gelenkkopf; ⒠ *ball-and-socket joint*

Ku|gel|lin|se f: kugelförmig gewölbte Linse; angeborene Fehlbildung; ⒠ *spherophakia*

Ku|gel|throm|bus m: meist im linken Herzvorhof sitzender, frei flottierender Thrombus*; ⒠ *ball thrombus*

Ku|gel|zell|an|ä|mie, konstitutionelle hämolytische f: häufigste erbliche hämolytische Anämie* in Europa mit meist autosomal-dominantem Erbgang; charakteristisch sind kugelförmige Erythrozyten [Kugelzellen] im Blutbild, Hämolyse*, Milzvergrößerung und Gelbsucht; ⒠ *hereditary spherocytosis*

Ku|gel|zel|len pl: bei verschiedenen Anämien* auftretende runde Erythrozyten*; ⒠ *spherocytes*

Ku|gel|zel|len|an|ä|mie, konstitutionelle f: → *Kugelzellanämie, konstitutionelle hämolytische*

Ku|gel|zel|len|ik|te|rus m: → *Kugelzellanämie, konstitutionelle hämolytische*

Kuh|milch|al|ler|gie f: Allergie* gegen Kuhmilcheiweiß; ⒠ *cow milk allergy*

Kuh|milch|an|ä|mie f: hypochrome Anämie* durch einen Eisen- und Kupfermangel bei Säuglingen, die nur mit Kuhmilch ernährt werden; Ⓔ *cow's milk anemia*

Kuh|po|cken *pl*: auf den Menschen übertragbare, milde Pockenerkrankung durch das **Kuhpockenvirus**; Ⓔ *cowpox*

Kul|do|sko|pie *f*: Endoskopie des Douglas*-Raums mit einem **Kuldoskop**; Ⓔ *culdoscopy*

Kul|do|to|mie *f*: operative Eröffnung des Douglas*-Raums; Ⓔ *culdotomy*

Kul|do|zen|te|se *f*: Punktion des Douglas*-Raums; Ⓔ *culdocentesis*

Kulenkampff-Plexusanästhesie *f*: Leitungsanästhesie des Plexus* brachialis oberhalb des Schlüsselbeins; Ⓔ *Kulenkampff's anaesthesia*

kul|ti|vier|bar *adj*: in einer Kultur züchtbar; Ⓔ *culturable*

Kul|ti|vie|rung *f*: Züchtung; Ⓔ *cultivation*

Kul|tur *f*: Züchtung von Mikroorganismen, Zellen oder Geweben auf oder in speziellen Nährmedien; Ⓔ *culture*

Ku|ma|rin *nt*: zur Synthese von Antikoagulanzien und Antibiotika verwendetes Glykosid, das in vielen Pflanzen vorkommt; Ⓔ *coumarin*

Ku|ma|rin|de|ri|va|te *pl*: vom Kumarin abgeleitete Hemmstoffe der Blutgerinnung; durch ihre Strukturähnlichkeit mit Vitamin K hemmen sie die Bildung Vitamin K-abhängiger Gerinnungsfaktoren; Ⓔ *coumarin derivatives*

Kümmell-Punkt *m*: Druckpunkt bei Appendizitis*; ca. 2 cm rechts vom Nabel; Ⓔ *Kümmell's point*

Kümmell-Verneuil-Krankheit *f*: oft erst Monate oder Jahre nach einem geringfügigen Trauma der Wirbelsäule auftretende Buckelbildung [**Kümmell-Buckel**]; Ⓔ *Kümmell-Verneuil disease*

Ku|mu|la|ti|on *f*: Häufung, Anhäufung, Kumulation, Anreicherung; Ⓔ *cumulation*

ku|mu|la|tiv *adj*: sich (an-)häufend, anwachsend; Ⓔ *cumulative*

Kuneo-, kuneo- *präf.*: Wortelement mit der Bedeutung „Keil/Keilbein"

ku|neo|ku|bo|id *adj*: Keilbein/Os cuneiforme und Würfelbein/Os cuboideum betreffend oder verbindend; Ⓔ *cuneocuboid*

ku|neo|na|vi|ku|lar *adj*: Keilbein/Os cuneiforme und Kahnbein/Os naviculare betreffend oder verbindend; Ⓔ *cuneonavicular*

Kun|ni|li|n|gus *m*: orale Stimulation der weiblichen Scham; Ⓔ *cunnilingus*

Kunst|af|ter *m*: künstlich angelegter Darmausgang; Ⓔ *preternatural anus*

Kunst|stoff|lin|se, intraokulare *f*: aus Kunststoff hergestellte künstliche Augenlinse; Ⓔ *intraocular lense*

Küntscher-Marknagelung *f*: Stabilisierung von Frakturen langer Röhrenknochen durch einen **Küntscher-Nagel**; Ⓔ *Küntscher nailing*

Kup|fer *nt*: weiches, rotgoldenes Metall; essentielles Spurenelement; Ⓔ *copper*

Kup|fer|draht|ar|te|ri|en *pl*: bei Fundus* hypertonicus typische, prall gefüllte und geschlängelte Netzhautarterien; Ⓔ *copper wire arteries*

Kup|fer|fin|nen *pl*: bevorzugt die Haut von Stirn, Wange, Kinn und Nase befallende chronische Dermatose* unklarer Genese mit fleckiger Rötung und kleinlamellärer Schuppung; Ⓔ *rosacea*

Kup|fer|star *m*: durch Kupferablagerung entstandene Verfärbung der Linse; Ⓔ *copper cataract*

Kupffer-Sternzellen *pl*: Endothelzellen der Lebersinusoide, die Stoffe aus dem Blut aufnehmen; Ⓔ *von Kupffer's cells*

Ku|pi|do|bo|gen *m*: der geschwungene Bogen des Oberlippenrots; Ⓔ *Cupid's bow*

Kup|pel|raum *m*: kuppelartige Ausbuchtung an der Decke der Paukenhöhle; Ⓔ *tympanic attic*

Kup|rä|mie *f*: erhöhter Kupfergehalt des Blutes; Ⓔ *cupremia*

Kup|ru|re|se *f*: vermehrte Kupferausscheidung im Harn; Ⓔ *cupruresis*

Ku|pu|lo|li|thi|a|sis *f*: pathologische Mobilität der Otolithen* des Innenohrs mit anfallsartigem Schwindel; Ⓔ *cupulolithiasis*

ku|ra|bel *adj*: heilbar; Ⓔ *curable*

Ku|ra|bi|li|tät *f*: Heilbarkeit; Ⓔ *curability*

Ku|ra|re *nt*: → *Curare*

Ku|ra|ri|sie|rung *f*: Behandlung mit Curare; Ⓔ *curarization*

ku|ra|tiv *adj*: heilend, auf Heilung ausgerichtet, heilungsfördernd; Ⓔ *curative*

Kü|ret|ta|ge *f*: Ausschabung/Auskratzung mit einer Kürette*; Ⓔ *curettage*

Kü|ret|te *f*: scharfer oder stumpfer Löffel zur Auskratzung eines Hohlorgans oder einer Höhlung; Ⓔ *curet*

Kü|ret|te|ment *nt*: → *Kürettage*

Kur|va|tur *f*: Krümmung, Wölbung; Ⓔ *curvature*

Kurzrok-Miller-Test *m*: In-vitro-Test, bei dem geprüft wird, ob die Spermien durch das Zervixsekret gehemmt werden; ℰ *Kurzrok-Miller test*

Kurz|wel|len|di|a|ther|mie *f*: Gewebeerwärmung durch hochfrequente elektromagnetische Schwingungen; ℰ *short-wave diathermy*

Kussmaul-Atmung *f*: rhythmische Atmung mit tiefen Atemzügen, z.B. bei metabolischer Azidose*; ℰ *Kussmaul breathing*

Kussmaul-Koma *nt*: durch einen entgleisten Diabetes* mellitus verursachtes Koma mit Hyperglykämie*, Hyperketonämie* und Kussmaul-Atmung*; ℰ *Kussmaul's coma*

ku|tan *adj*: Haut/Cutis betreffend, zur Haut gehörend; ℰ *cutaneous*

Ku|ti|ku|la *f*: Häutchen, hauchdünner Überzug von Epithelzellen; ℰ *cuticle*

Ku|tis *f*: aus **Oberhaut** [Epidermis] und **Lederhaut** [Dermis, Corium, Korium] bestehende, äußere Schicht der Haut; oft gleichgesetzt mit Haut; ℰ *cutis*

Kveim-Hauttest *m*: spezifischer Test auf Sarkoidose* mit **Kveim-Antigen**; ℰ *Kveim test*

Kwa|shi|or|kor *m*: Gedeihstörung von Säuglingen und Kleinkindern bei Eiweißmangel; ℰ *kwashiorkor*

Ky|mo|graf, -graph *m*: Gerät zur Kymografie*; ℰ *kymograph*

Ky|mo|gra|fie, -gra|phie *f*: fortlaufende Aufzeichnung von Bewegungsvorgängen [z.B. Muskelkontraktion] oder Zustandsänderungen [z.B. Blutdruck]; ℰ *kymography*

ky|mo|gra|fisch, -gra|phisch *adj*: Kymografie betreffend, mittels Kymografie; ℰ *kymographic*

Ky|mo|gramm *nt*: bei der Kymografie* erhaltene Kurve; ℰ *kymogram*

Kyn|u|ren|säu|re *f*: bei Pyridoxinmangel im Harn ausgeschiedenes Abbauprodukt von Tryptophan; ℰ *kynurenic acid*

Ky|pho|se *f*: anatomisch korrekte [Brustwirbelsäule] oder pathologische [Halswirbelsäule, Lendenwirbelsäule], rückwärts gerichtete Krümmung der Wirbelsäule; ℰ *kyphosis*

Ky|pho|sel|be|cken *nt*: verengtes Becken durch eine Kyphose der Lendenwirbelsäule; ℰ *kyphotic pelvis*

Ky|pho|skol|i|o|se *f*: gleichzeitiges Bestehen von Kyphose* und Skoliose* der Wirbelsäule; ℰ *scoliokyphosis*

Ky|pho|skol|i|o|sel|be|cken *nt*: unregelmäßig verengtes Becken; i.d.R. Folgeerscheinung einer rachitischen Kyphoskoliose*; ℰ *kyphoscoliotic pelvis*

Kyst-, Kyst- *präf.*: → Kysto-

Kyst|a|del|no|kar|zi|nom *nt*: Adenokarzinom* mit Zystenbildung; häufiger Tumor des Eierstocks; ℰ *cystadenocarcinoma*

Kys|te *f*: → Kystom

Kysto-, Kysto- *präf.*: Wortelement mit der Bedeutung „Blase/Harnblase/Zyste"

Kys|tom *nt*: sackartige Geschwulst mit Kapsel und flüssigkeitsgefülltem, ein- oder mehrkammerigem Hohlraum; ℰ *cystoma*

K-Zellen *pl*: Sammelbezeichnung für Zellen mit zytotoxischer Wirkung; ℰ *K cells*

K

L

la|bi|al *adj*: Lippe/Labium betreffend; lippenwärts, zur Lippe hin; ⓔ *labial*

Labio-, labio- *präf.*: Wortelement mit der Bedeutung „Lippe/Labium"

la|bi|o|al|ve|o|lär *adj*: Lippe(n) und Zahnfächer/Alveoli dentales betreffend; ⓔ *labioalveolar*

la|bi|o|den|tal *adj*: Lippe(n) und Zähne betreffend; ⓔ *labiodental*

la|bi|o|glos|sal *adj*: → *labiolingual*

la|bi|o|glos|so|la|ryn|ge|al *adj*: Lippen, Zunge/Lingua und Kehlkopf/Larynx betreffend; ⓔ *labioglossolaryngeal*

la|bi|o|glos|so|pha|ryn|ge|al *adj*: Lippen, Zunge/Lingua und Rachen/Pharynx betreffend; ⓔ *labioglossopharyngeal*

la|bi|o|lin|gu|al *adj*: Lippe(n) und Zunge/Lingua betreffend; ⓔ *labiolingual*

la|bi|o|men|tal *adj*: (Unter-)Lippe und Kinn/Mentum betreffend; ⓔ *labiomental*

la|bi|o|na|sal *adj*: Lippe(n) und Nase betreffend oder verbindend; ⓔ *labionasal*

La|bi|o|plas|tik *f*: Lippenplastik; ⓔ *labioplasty*

la|bi|o|vel|lar *adj*: Lippe(n) und Gaumen betreffend; ⓔ *labiovelar*

La|bi|um *nt, pl* -**bia, -bi|en**: Lippe, lippenähnliche Struktur; ⓔ *lip*

Labium inferius: Unterlippe; ⓔ *lower lip*

Labium majus pudendi: große Schamlippe; ⓔ *greater lip of pudendum*

Labium minus pudendi: kleine Schamlippe; ⓔ *lesser lip of pudendum*

Labium superius: Oberlippe; ⓔ *upper lip*

Lab|rum *nt*: lippenähnliche Struktur, Lippe; ⓔ *labrum*

Labrum acetabuli: Gelenklippe am Rand der Hüftpfanne; ⓔ *acetabular labrum*

Labrum glenoidale scapulae: Gelenklippe der Schultergelenkpfanne; ⓔ *glenoid labrum*

La|by|rinth *nt*: Innenohrlabyrinth; ⓔ *labyrinth*

La|by|rin|thek|to|mie *f*: operative Entfernung des Innenohrlabyrinths; ⓔ *labyrinthectomy*

La|by|rinth|ent|zün|dung *f*: → *Labyrinthitis*

La|by|rinth|ex|zi|si|on *f*: → *Labyrinthektomie*

La|by|rin|thi|tis *f*: Entzündung des Innenohrlabyrinths; ⓔ *labyrinthitis*

La|by|rin|tho|to|mie *f*: operative Eröffnung des Innenohrlabyrinths; ⓔ *labyrinthotomy*

La|by|rinth|schwer|hö|rig|keit *f*: Schwerhörigkeit durch eine Störung der Schallempfindung im Innenohr; ⓔ *inner ear deafness*

Lac *nt*: Milch; ⓔ *milk*

Lac mulierum: Muttermilch, Frauenmilch; ⓔ *mother's milk*

Lac neonatorum: milchähnliche Flüssigkeit der Brustdrüse Neugeborener; ⓔ *witch's milk*

La|chen, sardonisches *nt*: maskenartiges Grinsen durch eine Kontraktur der mimischen Muskulatur bei Wundstarrkrampf; ⓔ *sardonic laugh*

Lach|gas *nt*: farbloses Gas mit narkotisierender und berauschender Wirkung; ⓔ *laughing gas*

Lack|lip|pen *pl*: leuchtend rote, glänzende Lippen, z.B. bei Leberzirrhose*; ⓔ *glazed lips*

La|cri|ma *f*: Träne; ⓔ *lacrima*

Lact-, lact- *präf.*: → *Lacto-*

Lac|tal|bu|min *nt*: Eiweißbestandteil der Milch; ⓔ *lactalbumin*

β-Lactamantibiotika *pl*: Antibiotika, die einen β-Lactamring im Molekül haben, z.B. Penicilline*, Cephalosporine*; ⓔ *β-lactam antibiotics*

β-Lac|tam|a|se *f*: penicillinspaltendes Enzym [**Penicillinase**], das den Betalactamring aufbricht und damit Penicillin unwirksam macht; ⓔ *β-lactamase*

β-Lactamasehemmer *pl*: Substanzen, die β-Lactamase* hemmen; ⓔ *β-lactamase inhibitors*

Lac|ta|se *f*: Disaccharidase* der Dünndarmschleimhaut, die Milchzucker spaltet; ⓔ *lactase*

Lac|ta|se|man|gel *m*: → *Laktasemangel*

Lac|tat *nt*: Salz der Milchsäure; ⓔ *lactate*

Lac|tat|de|hy|dro|ge|na|se *f*: Enzym, das in der Glykolyse* die Reduktion von Pyruvat zu Lactat katalysiert; ⓔ *lactate dehydrogenase*

Lac|ta|zid|ä|mie *f*: → *Laktazidämie*

Lac|ta|zi|do|se *f*: → *Laktatazidose*

Lac|ta|zid|u|rie f: → *Laktazidurie*

Lacto-, lacto- *präf.*: Wortelement mit der Bedeutung „Milch"

Lac|to|bal|cil|lus m: grampositive, unbewegliche, sporenlose Stäbchenbakterien, die Glucose* zu Milchsäure vergären; Ⓔ *Lactobacillus*

Lactobacillus acidophilus: in der Mundhöhle vorkommendes Bakterium; spielt evtl. eine Rolle bei der Kariesentstehung; Ⓔ *Lactobacillus acidophilus*

Lac|to|bi|lo|se f: → *Lactose*

Lac|to|fer|rin nt: eisenbindendes Protein in der Milch; Ⓔ *lactoferrin*

Lac|to|flavin nt: → *Vitamin B₂*

Lac|to|glo|bu|lin nt: Globulin* der Milch; Ⓔ *lactoglobulin*

Lac|to|se f: in der Brustdrüse aus Galaktose und Glucose synthetisiertes Disaccharid*; wichtigstes Kohlenhydrat* der Muttermilch [6 g/100 ml] und der Kuhmilch [4,5 g/100 ml]; Ⓔ *lactose*

Lac|to|trans|fer|rin nt: → *Lactoferrin*

Lac|tu|lo|se f: als Laxans* und zur Verminderung der Ammoniakresorption bei hepatischer Enzephalopathie* verwendetes Disaccharid*; Ⓔ *lactulose*

La|cus lac|ri|ma|lis m: vom inneren Lidwinkel umfasster Raum, in dem sich die Tränen sammeln; Ⓔ *lacus lacrimalis*

Laennec-Zirrhose f: kleinknotige Leberzirrhose* auf dem Boden einer chronischen Alkoholhepatitis*; Ⓔ *Laennec cirrhosis*

Lae|vu|lo|se f: → *Fructose*

Lafora-Syndrom nt: autosomal-rezessive Epilepsie* mit ausgeprägten Muskelzuckungen; Ⓔ *Lafora's disease*

Lal|ge|nol|mal|li|en pl: von der normalen Schädellage abweichende Kindslagen; Ⓔ *posture anomalies*

Lag|oph|thal|mus m: Unfähigkeit, bei erweiterter Lidspalte das Auge zu schließen; Ⓔ *lagophthalmos*

Lagrange-Operation f: Teilentfernung von Sklera und Iris bei Glaukom*; Ⓔ *Lagrange's operation*

Lähmung f: **1.** Ausfall der motorischen [motorische Lähmung] oder sensiblen [sensible Lähmung] Funktion eines Nervens bzw. seines Erfolgsorgans **2.** Funktionsausfall eines Körperteils oder Organsystems; Ⓔ **1.–2.** *palsy*

myogene Lähmung: durch eine Muskelerkrankung verursachte motorische Lähmung; Ⓔ *myopathic paralysis*

neurogene Lähmung: durch eine Nervenschädigung verursachte Lähmung; Ⓔ *organic paralysis*

periphere Lähmung: durch Erkrankung/Schädigung eines peripheren Nervens verursachte Lähmung; Ⓔ *peripheral paralysis*

Läh|mungs|il|le|us m: Ileus* bei Darmlähmung; Ⓔ *paralytic ileus*

Läh|mungs|schie|len nt: durch Lähmung von Augenmuskeln verursachtes Schielen; Ⓔ *paralytic strabismus*

Laki-Lorand-Faktor m: in Leber und Thrombozyten gebildeter Blutgerinnungsfaktor; Ⓔ *Laki-Lorand factor*

la|kri|mal adj: Tränen oder Tränendrüse oder Tränenkanal betreffend; Ⓔ *lacrimal*

la|kri|mo|gen adj: die Tränensekretion fördernd; Ⓔ *lacrimatory*

La|kri|mo|to|mie f: Tränensackeröffnung, Tränengangseröffnung; Ⓔ *lacrimotomy*

Lakt-, lakt- *präf.*: → *Lakto-*

Lak|ta|go|gum nt: den Milchfluss förderndes Mittel; Ⓔ *lactagogue*

Lak|t|al|bu|min nt: Eiweißbestandteil der Milch; Ⓔ *lactalbumin*

β-Lak|ta|ma|se f: → *β-Lactamase*

Lak|ta|se f: → *Lactase*; Ⓔ *lactase*

Lak|ta|se|man|gel m: durch einen angeborenen Defekt verursachte Laktoseintoleranz; führt zu krampfartigen Leibschmerzen, Durchfällen und Gedeihstörung der Säuglinge; Ⓔ *lactase deficiency*

Lak|tat nt: → *Lactat*; Ⓔ *lactate*

Lak|tat|az|i|do|se f: metabolische Azidose* durch eine Erhöhung des Lactatspiegels im Blut bei Minderdurchblutung oder vermehrter Lactatbildung; Ⓔ *lactic acidosis*

Lak|tat|az|i|d|u|rie f: → *Laktazidurie*

Lak|ta|ti|on f: Milchsekretion; Ⓔ *lactation*

Lak|ta|ti|ons|a|me|nor|rhoe f: physiologische Amenorrhoe während der Stillphase; Ⓔ *lactation amenorrhea*

Lak|ta|ti|ons|hor|mon nt: Hypophysenvorderlappenhormon, das die Entwicklung der Brustdrüse und die Milchsekretion reguliert; Ⓔ *lactogenic hormone*

Lak|ta|ti|ons|pe|ri|o|de f: Periode der Milchbildung und Brustfütterung nach der Geburt; Ⓔ *lactation*

Lak|ta|ti|ons|zys|te f: durch Milchstau hervorgerufene Zyste der Brustdrüse; Ⓔ *lacteal cyst*

Lakt|az|id|ä|mie f: erhöhter Milchsäuregehalt des Blutes; Ⓔ *lactacidemia*

Lakt|az|id|o|se f: → *Laktatazidose*

L

Laktlalzidlulrie f: Milchsäureausscheidung im Harn; ⒠ *lactaciduria*
lakltielrend adj: Milch absondernd; ⒠ *lactescent*
lakltilfer adj: milchführend; ⒠ *lactiferous*
Lakto-, lakto- präf.: Wortelement mit der Bedeutung „Milch"
Lakltolbalzilllus m: → *Lactobacillus*
lakltolgen adj: Laktogenese betreffend oder fördernd, Milch bildend; ⒠ *lactogenic*
Lakltolgelnelse f: Milchbildung; ⒠ *lactogenesis*
Lakltolse f: → *Lactose*; ⒠ *lactose*
Lakltolselinltollelranz f: durch ein Fehlen oder einen Mangel an Lactase hervorgerufene Störung der Milchzuckerverwertung; ⒠ *lactose intolerance*
Lakltolselmallablsorpltilon f: → *Laktoseintoleranz*
Lakltoslulrie f: Laktoseausscheidung im Harn; ⒠ *lactosuria*
lakltoltrop adj: mit Affinität zu Milch; ⒠ *lactotropic*
lalkulnar adj: Lakune(n) betreffend, mit Lakunen versehen, höhlenartig; ⒠ *lacunar*
Lalo-, lalo- präf.: Wortelement mit der Bedeutung „Sprache/Sprechen"
Lallolpalthie f: Sprachstörung, Sprechstörung; ⒠ *lalopathy*
Lallolplelgie f: Sprachlähmung; ⒠ *laloplegia*
Lambldalnaht f: λ-förmige Naht zwischen dem Hinterhauptsbein und den Schläfenbeinen; ⒠ *lambdoid suture*
Lamblia-Infektion f: → *Lambliasis*
Lamblilalsis f: asymptomatische oder als Durchfallerkrankung imponierende Dünndarminfektion durch **Lamblia intestinalis**; ⒠ *lambliasis*
Lalmellla f: dünnes Plättchen, dünne Membran, Lamelle; ⒠ *lamella*
Lalmelllenlknolchen m: Knochengewebe mit lamellärer Schichtung der Interzellularsubstanz; ⒠ *lamellar bone*
Lalmelllenlkörlperlchen pl: Hautrezeptoren für Vibrationen; ⒠ *lamellar corpuscles*
lalmelllös adj: aus Lamellen bestehend; ⒠ *laminate*
Lalmilna f, pl **-nae**: dünne Platte, Blättchen; ⒠ *lamina*
Lamina arcus vertebrae: Endstück des Wirbelbogens mit dem Dornfortsatz; ⒠ *lamina of vertebral arch*
Lamina basalis: Basalschicht der Gebärmutterhaut, die nicht abgestoßen

wird; ⒠ *basal layer of endometrium*
Lamina cartilaginis cricoideae: Ringknorpelplatte; ⒠ *lamina of cricoid cartilage*
Lamina choroidocapillaris: aus einem dichten Gefäßnetz bestehende Aderhautschicht; ⒠ *choriocapillary lamina*
Lamina compacta: oberflächliche kompakte Schicht des Stratum* functionale endometrii; ⒠ *compact layer of endometrium*
Lamina functionalis: oberflächliche Schicht der Gebärmutterschleimhaut, die während der Proliferationsphase* an Dicke zunimmt und in der Menstruation abgestoßen wird; ⒠ *functional layer of endometrium*
Lamina limitans anterior corneae: vordere Basalmembran der Hornhaut unter dem Hornhautepithel; ⒠ *anterior limiting lamina*
Lamina limitans posterior corneae: Basalmembran zwischen Hornhautsubstanz und hinterem Hornhautepithel; ⒠ *posterior limiting lamina*
Lamina muscularis mucosae: dünne Muskelschicht der Schleimhaut des Magen-Darm-Traktes; ⒠ *muscular layer of mucosa*
Lamina spongiosa: schwammige Schicht der Gebärmutterschleimhaut; ⒠ *spongy layer of endometrium*
Lamina vasculosa: Gefäßschicht der Aderhaut; ⒠ *vascular lamina of choroid*
lalmilnar adj: aus Schichten bestehend, blätterig, lamellenförmig, lamellenartig; ⒠ *laminar*
Lalmilnekltolmie f: operative Entfernung eines Wirbelbogens; ⒠ *laminectomy*
Lalmilnoltolmie f: Wirbelbogendurchtrennung; ⒠ *laminotomy*
Landlkarltenlzunge f: gutartige Veränderung der Zunge mit flächenhafter Schleimhautabstoßung; ⒠ *geographic tongue*
Landlmannslhaut f: durch Wettereinflüsse hervorgerufene Hautalterung, die z.T. als Präkanzerose betrachtet wird; ⒠ *farmer's skin*
Landouzy-Typhobazillose f: meist tödlich verlaufende, akut generalisierte Tuberkulose* bei Abwehrschwäche des Organismus; ⒠ *septic tuberculosis*
Landry-Paralyse f: akut aufsteigende Rückenmarkslähmung, die zu Lähmung der Schluck- und Atemmuskulatur führen kann; ⒠ *Landry's palsy*
Langerhans-Inseln pl: aus verschiedenen

L

359

Zellarten [A-Zellen, B-Zellen, D-Zellen, PP-Zellen] bestehende Gewebeinseln, in denen die Pankreashormone [Insulin, Glucagon, Somatostatin, pankreatisches Polypeptid] gebildet werden; ⒠ *islets of Langerhans*

Langerhans-Zellen pl: Makrophagen der Epidermis, die Antigene aufnehmen und in regionären Lymphknoten den T-Lymphozyten präsentieren; ⒠ *Langerhans' cells*

Langer-Linien pl: Spannungslinien der Haut, die bei der Schnittführung beachtet werden müssen; ⒠ *Langer's lines*

Langhans-Zelle f: bei spezifischen Entzündungen [Tuberkulose, Sarkoidose] auftretende mehrkernige Riesenzelle; ⒠ *Langhans' cell*

Längsbruch m: Fraktur mit längsverlaufender Bruchlinie; ⒠ *longitudinal fracture*

Längslfrakltur f: → *Längsbruch*

Längsllalge f: Fruchtlage [Schädellage oder Beckenendlage], bei der die Achse des Fetus parallel mit der Gebärmutterachse läuft; ⒠ *longitudinal lie*

Langlzeitlbelatlmung f: künstliche Beatmung von mehr als 48 Stunden; ⒠ *long-term ventilation*

Langlzeitlellekltrolkarldilolgralfie, -gralphie f: kontinuierliche EKG-Aufzeichnung über 24–48 Stunden; ⒠ *long term electrocardiography*

lalnulgilnös adj: von Lanugohaaren bedeckt, lanugoartig; ⒠ *lanuginous*

Lalnulgo f: Haar des Fetus in der zweiten Schwangerschaftshälfte; ⒠ *lanugo*

Lalnulgolhaar nt: → *Lanugo*

Lanlzetltlkoklken pl: → *Streptococcus pneumoniae*

lanlzilnielrend adj: (Schmerz) bohrend, stechend, blitzartig; ⒠ *lancinating*

Lanz-Punkt m: Druckpunkt im rechten Unterbauch bei Appendizitis*; ⒠ *Lanz's point*

Lapar-, lapar- präf.: → *Laparo-*

Lalpalrekltolmie f: Teilentfernung der Bauchwand, Bauchwandexzision; ⒠ *laparectomy*

Laparo-, laparo- präf.: **1.** Wortelement mit der Bedeutung „Bauch/Bauchhöhle/Unterleib" **2.** Wortelement mit der Bedeutung „Bauchdecke/Bauchwand"

Lalpalrolenltelrolstolmie f: Anlegen eines künstlichen Darmausgangs [Anus* praeter] in der Bauchwand; ⒠ *laparo-enterostomy*

Lalpalrolenltelroltolmie f: Laparotomie* mit Eröffnung des Darms; ⒠ *laparo-*

enterotomy

Lalpalrolgasltrolstolmie f: Anlegen einer äußeren Magenfistel in der Bauchwand; ⒠ *laparogastrostomy*

Lalpalrolgasltroltolmie f: Laparotomie* mit Eröffnung des Magens; ⒠ *laparogastrotomy*

Lalpalrolhysltelrekltolmie f: Gebärmutterentfernung durch den Bauchraum; ⒠ *laparohysterectomy*

Laparohystero-oophorektomie f: Entfernung von Gebärmutter und Eierstöcken durch den Bauchraum; ⒠ *laparohystero-oophorectomy*

Laparohystero-ovariektomie f: → *Laparohystero-oophorektomie*

Lalpalrolhysltelrolpelxie f: transabdominelle Hysteropexie*; ⒠ *laparohysteropexy*

Laparohysterosalpingo-oophorektomie f: transabdominelle Entfernung von Gebärmutter, Eileitern und Eierstöcken; ⒠ *laparohysterosalpingo-oophorectomy*

Laparohysterosalpingo-ovariektomie f: → *Laparohysterosalpingo-oophorektomie*

Lalpalrolhysltelroltolmie f: Gebärmuttereröffnung durch den Bauchraum; ⒠ *laparohysterotomy*

Lalpalrolkollolstolmie f: Anlegen eines Dickdarmafters in der Bauchwand; ⒠ *laparocolostomy*

Lalpalrolmylolmekltolmie f: transabdominelle Myomektomie*; ⒠ *laparomyomectomy*

Lalpalrolmylolsiltis f: Entzündung der Bauchwandmuskulatur; ⒠ *laparomyositis*

Lalpalrorlrhalphie f: Bauchwandnaht; ⒠ *laparorrhaphy*

Lalpalrolsallpinlgekltolmie f: transabdominelle Eileiterentfernung; ⒠ *laparosalpingectomy*

Laparosalpingo-oophorektomie f: transabdominelle Entfernung von Eileiter und Eierstock; ⒠ *laparosalpingo-oophorectomy*

Laparosalpingo-ovariektomie f: → *Laparosalpingo-oophorektomie*

Lalpalrolsallpinlgoltolmie f: Laparotomie* mit Eileitereröffnung; ⒠ *laparosalpingotomy*

Lalpalrolskolpie f: Bauchspiegelung, endoskopische Untersuchung der Bauchhöhle; ⒠ *laparoscopy*

Lalpalroltolmie f: (operative) Bauchhöhleneröffnung; ⒠ *laparotomy*

explorative Laparotomie: Bauchhöhleneröffnung zur Diagnostik von Erkrankungen, z.B. akutes Abdomen*, Tumorstaging; ⒠ *explorative laparotomy*

La|pa|ro|zel|e f: → *Bauchwandhernie*

La|pa|ro|zys|tek|to|mie f: transabdominelle Blasenentfernung; ⒠ *laparocystectomy*

La|pa|ro|zys|to|to|mie f: transabdominelle Blaseneröffnung; ⒠ *laparocystotomy*

Lap|pen|bron|chus m, pl -chi|en: aus den Stammbronchien entstehende Bronchien für die Lappen des rechten linken Lungenflügels; ⒠ *lobar bronchus*

Lap|pen|plas|tik f: Deckung von Hautdefekten durch gestielte Hautlappen aus der Nachbarschaft; ⒠ *flap graft*

Lap|pen|pla|zen|ta f: aus zwei oder mehreren Lappen aufgebaute Plazenta; ⒠ *lobed placenta*

Lap|pen|pneu|mo|nie f: → *Lobärpneumonie*

Lap|pen|schnitt m: klassischer Amputationsschnitt mit Bildung eines Weichteillappens zur Stumpfdeckung; ⒠ *flap amputation*

Lärm|schwer|hö|rig|keit f: durch chronische Lärmeinwirkung verursachte Innenohrschwerhörigkeit; ⒠ *loud noise deafness*

Larrey-Spalte f: Spalte zwischen Pars costalis und Pars sternalis des Zwerchfells; Bruchpforte für die **Larrey-Hernie**; ⒠ *Larrey's space*

Lar|va f: Larve, Mückenlarve; ⒠ *larva*

lar|viert adj: (Krankheit, Symptom) versteckt, verkappt, maskiert; ⒠ *larvate*

lar|vi|zid adj: larven(ab)tötend; ⒠ *larvicidal*

La|ryn|gal|gie f: Kehlkopfschmerz, Larynxschmerz; ⒠ *laryngalgia*

la|ryn|ge|al adj: Kehlkopf/Larynx betreffend; ⒠ *laryngeal*

La|ryn|gek|to|mie f: Kehlkopfentfernung, Larynxentfernung; ⒠ *laryngectomy*

La|ryn|gi|tis f: Entzündung der Kehlkopfschleimhaut oder des Kehlkopfskeletts; ⒠ *laryngitis*

krup|pö|se Laryngitis: zu den Kruppsyndromen gehörige akute Kehlkopfentzündung mit Heiserkeit, Husten und inspiratorischem Stridor*; ⒠ *croupous laryngitis*

mem|bra|nö|se Laryngitis: Laryngitis mit Ausbildung pseudomembranöser Membranen; kann zu kruppöser Laryngitis führen; ⒠ *membranous laryngitis*

Laryngitis subglottica acuta: dramatisch verlaufende akute Entzündung und Schwellung der Kehlkopfschleimhaut; beginnt mit trockenem, bellendem Husten und zunehmendem inspiratorischem und exspiratorischem Stridor*, bis hin zu schwerster Atemnot; ⒠ *subglottic laryngitis*

Laryngo-, laryngo- präf.: Wortelement mit der Bedeutung „Kehle/Schlund/Larynx"

La|ryn|go|fis|sur f: mediane Kehlkopfspaltung; ⒠ *laryngofissure*

La|ryn|go|gra|fie, -gra|phie f: Röntgenkontrastdarstellung des Kehlkopfs; ⒠ *laryngography*

La|ryn|go|gramm nt: Röntgenkontrastaufnahme des Kehlkopfs; ⒠ *laryngogram*

La|ryn|go|ma|la|zie f: Kehlkopferweichung; ⒠ *laryngomalacia*

La|ryn|go|pa|ral|y|se f: → *Laryngoplegie*

La|ryn|go|pa|thie f: Kehlkopferkrankung; ⒠ *laryngopathy*

la|ryn|go|pha|ryn|ge|al adj: Kehlkopf und Rachen/Pharynx betreffend; ⒠ *laryngopharyngeal*

La|ryn|go|pha|ryn|gek|to|mie f: kombinierte Laryngektomie* und Pharyngektomie*; ⒠ *laryngopharyngectomy*

La|ryn|go|pha|ryn|gi|tis f: Entzündung von Kehlkopf und Rachen; ⒠ *laryngopharyngitis*

La|ryn|go|pha|rynx m: unterer Schlundbereich über und hinter dem Kehlkopf; ⒠ *laryngopharynx*

La|ryn|go|pho|nie f: über dem Kehlkopf auskultierbare Stimme; ⒠ *laryngophony*

La|ryn|go|ple|gie f: Kehlkopflähmung; ⒠ *laryngoplegia*

La|ryn|gop|to|sis f: meist altersbedingte Absenkung des Kehlkopfs; ⒠ *laryngoptosis*

La|ryn|go|py|o|ze|le f: mit Eiter gefüllte Laryngozele*; ⒠ *laryngopyocele*

La|ryn|gor|rha|gie f: Kehlkopfblutung; ⒠ *laryngorrhagia*

La|ryn|gor|rha|phie f: Kehlkopfnaht; ⒠ *laryngorrhaphy*

La|ryn|gor|rhoe f: Schleimabsonderung aus dem Kehlkopf; ⒠ *laryngorrhea*

La|ryn|go|sko|pie f: Untersuchung des Kehlkopfes; ⒠ *laryngoscopy*

di|rek|te Laryngoskopie: Laryngoskopie mit einem Endoskop*; ⒠ *direct laryngoscopy*

in|di|rek|te Laryngoskopie: Laryngoskopie mit einem Kehlkopfspiegel; ⒠ *indirect laryngoscopy*

L

Laryngospasmus

Lalrynlgolspaslmus m: Stimmritzenkrampf; ⒺⒺ *laryngeal spasm*

Lalrynlgolstelnolse f: Einengung der Kehlkopflichtung durch z.B. Kehlkopfödem [häufige Intubationsfolge!] oder Tumoren der Stimmritze; ⒺⒺ *laryngostenosis*

Lalrynlgolstolma nt: künstlich angelegte Kehlkopföffnung nach außen; ⒺⒺ *laryngostomy*

Lalrynlgolstolmie f: Anlegen einer Kehlkopffistel; ⒺⒺ *laryngostomy*

Lalrynlgolstrolbolskolpie f: stroboskopische Untersuchung der Stimmlippen; ⒺⒺ *laryngostroboscopy*

Lalrynlgoltolmie f: Kehlkopfspaltung; ⒺⒺ *laryngotomy*

lalrynlgoltralchelal adj: Kehlkopf und Luftröhre/Trachea betreffend oder verbindend; ⒺⒺ *laryngotracheal*

Lalrynlgoltralchelilitis f: Entzündung von Kehlkopf und Luftröhre; ⒺⒺ *laryngotracheitis*

Lalrynlgoltralchelolbronlchiltis f: Entzündung von Kehlkopf, Luftröhre und Bronchien; ⒺⒺ *laryngotracheobronchitis*

Lalrynlgoltralchelolbronlcholskolpie f: endoskopische Untersuchung von Kehlkopf, Luftröhre und Bronchien; ⒺⒺ *laryngotracheobronchoscopy*

Lalrynlgoltralchelolskolpie f: endoskopische Untersuchung von Kehlkopf und Luftröhre; ⒺⒺ *laryngotracheoscopy*

Lalrynlgoltralcheloltolmie f: Eröffnung von Kehlkopf und Luftröhre; ⒺⒺ *laryngotracheotomy*

Lalrynlgolvesltilbulliltis f: Entzündung von Kehlkopf und Vestibulum* laryngis; ⒺⒺ *laryngovestibulitis*

Lalrynlgolxelrolse f: pathologische Trockenheit der Kehlkopfschleimhaut; ⒺⒺ *laryngoxerosis*

Lalrynlgolzelle f: Aussackung des Ventriculus* laryngis; ⒺⒺ *laryngocele*

Lalrynlgolzenltelse f: Kehlkopfpunktion; ⒺⒺ *laryngocentesis*

Lalrynx m: Kehlkopf; ⒺⒺ *larynx*

Lalrynxldiphlthelrie f: von Heiserkeit, Husten und Atemnot gekennzeichnete Diphtherie des Kehlkopfs; ⒺⒺ *laryngeal diphtheria*

Lalrynxlentlzünldung f: → *Laryngitis*

Lalrynxlfrakltur f: Fraktur des knorpeligen Kehlkopfgerüstes; ⒺⒺ *laryngeal fracture*

Lalrynxlkarlzilnom nt: → *Kehlkopfkarzinom*

Lalrynxlknorlpellfrakltur f: → *Larynxfraktur*

Lalrynxlpalpilllolmaltolse f: meist schon in der Kindheit beginnende Erkrankung mit Bildung multipler Papillome; fakultative Präkanzerose*; ⒺⒺ *laryngeal papillomatosis*

Lalrynxlplasltik f: Kehlkopfplastik; ⒺⒺ *laryngoplasty*

Lalrynxlstelnolse f: → *Laryngostenose*

Lalrynxlverlenlgung f: → *Laryngostenose*

Lasègue-Zeichen nt: Schmerzen bei Dehnung des Nervus* ischiadicus bei Bandscheibenvorfall und Ischiassyndrom; ⒺⒺ *Lasègue's sign*

Lalser m: Technik zur Erzeugung von monochromatischem Licht mit fast parallelen Strahlen [light amplification by stimulated emission of radiation]; ⒺⒺ *laser*

Laser-Scan-Mikroskop nt: Mikroskop, bei dem das Objekt von einem Laserstrahl abgetastet wird; ⒺⒺ *laser microscope*

Lälsilon f: 1. Verletzung, Wunde, Schädigung 2. Funktionsstörung, Funktionsausfall; ⒺⒺ 1.–2. *lesion*

prämaligne Läsionen: Gewebeveränderungen die zur Entwicklung eines malignen Tumors führen können, aber nicht müssen; ⒺⒺ *precancerous lesion*

Laslsalfielber nt: in Westafrika vorkommendes hämorrhagisches Fieber durch das **Lassavirus**; ⒺⒺ *Lassa fever*

laltent adj: verborgen, inapparent, unsichtbar, versteckt; ⒺⒺ *latent*

Laltenzlphalse f: 1. Zeit zwischen Infektion mit einem Erreger und dem Auftreten der ersten Krankheitszeichen 2. Zeit zwischen dem Einwirken einer Schädigung und der Manifestation der ausgelösten Erkrankung; ⒺⒺ 1.–2. *latency stage*

Laltenzlzeit f: Zeit zwischen dem Einwirken einer Schädigung und der Manifestation der ausgelösten Erkrankung; ⒺⒺ *latency stage*

laltelral adj: an oder auf der Seite, zur Körperseite hin liegend; ⒺⒺ *lateral*

Lateral-, lateral- präf.: Wortelement mit der Bedeutung „Seite/seitlich"

Laltelrallinlfarkt m: Myokardinfarkt* an der Grenze von Vorder- und Hinterwand; ⒺⒺ *lateral myocardial infarction*

Laltelrallsklelrolse, almyloltrolphe f: meist Männer zwischen 40 und 65 Jahren befallende Systemerkrankung des Rückenmarks mit Muskelatrophie, Spastik und Krämpfen; im weiteren Verlauf Atembeschwerden und Bulbärparalyse*; ⒺⒺ *amyotrophic lateral sclerosis*

Laltelrallsklelrolse, almyloltrolphilsche f: → *Lateralsklerose, amyotrophe*

La|te|ral|skle|ro|se, my|a|tro|phi|sche *f*:
→ *Lateralsklerose, amyotrophe*

Latero-, latero- *präf*.: Wortelement mit der Bedeutung „Seite/seitlich"

la|te|ro|ab|do|mi|nal *adj*: die seitliche Bauchwand betreffend; ⒺＥ *lateroabdominal*

La|te|ro|pol|si|tio ute|ri *f*: Seitwärtsverlagerung der Gebärmutter; ⒺＥ *lateroposition*

La|te|ro|pul|si|on *f*: (unwillkürliche) Seitwärtsneigung, Seitwärtsbewegung; ⒺＥ *lateropulsion*

La|tex *m*: natürliche Emulsion aus Kautschuk und Pflanzenproteinen; wird als Grundmaterial für Gummiprodukte [Handschuhe, Kondome] und als Trägersubstanz in der Serologie/Immunologie verwendet; ⒺＥ *latex*

La|tex|ag|glu|ti|na|ti|ons|test *m*: → *Latextest*

Latex-Rheumafaktor-Test *m*: Latextest* zum Nachweis von Rheumafaktoren*; ⒺＥ *RF latex*

La|tex|test *m*: immunologischer Agglutinationstest mit Latexpartikeln, die mit Antigen oder Antikörper beladen sind; ⒺＥ *latex agglutination test*

La|thy|ris|mus *m*: Vergiftung durch Neurotoxine aus verschiedenen Erbsenarten; ⒺＥ *lathyrism*

Lathyrismus-Syndrom *nt*: → *Lathyrismus*

Lau|da|num *nt*: → *Opium*

Läu|se *pl*: flügellose blutsaugende Insekten; medizinisch wichtig sind die **Menschenläuse** [Pediculidae]; ⒺＥ *lice*

Läu|se|be|fall *m*: s.u. *Pediculosis*; ⒺＥ *lousiness*

Läu|se|fleck|fie|ber *nt*: weltweit verbreitete, durch schlechte hygienische Bedingungen geförderte Infektionskrankheit; der Erreger **Rickettsia prowazeki** wird v.a. durch die Kleiderlaus* von Mensch zu Mensch übertragen; ⒺＥ *louse-borne typhus*

Läu|se|rück|fall|fie|ber *nt*: durch Läuse übertragenes Rückfallfieber durch Borrelia* recurrentis; ⒺＥ *louse-borne relapsing fever*

La|va|ge *f*: Spülen, Ausspülen, Spülung, Ausspülung; ⒺＥ *lavage*

La|ve|ment *nt*: → *Lavage*

Lävo-, lävo- *präf*.: Wortelement mit der Bedeutung „links"

Lä|vo|gramm *nt*: → *Lävokardiogramm*

Lä|vo|kar|dio|gra|fie, -gra|phie *f*: Röntgenkontrastdarstellung des linken Herzens oder der linken Herzkammer und des Anfangs der Aorta; ⒺＥ *levocardio-*

graphy

Lä|vo|kar|di|o|gramm *nt*: Röntgenkontrastaufnahme des linken Herzens oder der linken Herzkammer und des Anfangs der Aorta; ⒺＥ *levocardiogram*

lä|vo|ro|ta|to|risch *adj*: (*chem.*) linksdrehend; ⒺＥ *levorotatory*

Lä|vu|lo|se *f*: → *Fructose*

La|xans *nt*, *pl* **-xan|zien**: Abführmittel; ⒺＥ *laxative*

La|xan|zi|en|ab|u|sus *m*: zu häufige Einnahme von Abführmitteln; führt u.A. zu Störungen des Elektrolythaushaltes und dadurch bedingter Verstopfung; ⒺＥ *laxative abuse*

La|xan|zi|en|miss|brauch *m*: → *Laxanzienabusus*

la|xa|tiv *adj*: den Darm reinigend, den Stuhlgang fördernd; ⒺＥ *laxative*

La|ze|ra|ti|on *f*: Zerreißen, Zerreißung; Risswunde, Kratzwunde, Platzwunde, Schnittwunde; ⒺＥ *laceration*

LDL-Rezeptordefekt *m*: Hyperlipoproteinämie* mit extrem hohen Cholesterinwerten und sehr hohem Arterioskleroserisiko; ⒺＥ *LDL-receptor disorder*

Le|bend|impf|stoff *m*: s.u. *Impfstoff*; ⒺＥ *live vaccine*

Le|bens|mit|tel|to|xin *nt*: in Lebensmittel enthaltenes oder entstandenes Toxin, z.B. Botulinustoxin*; ⒺＥ *bromatotoxin*

Le|bens|mit|tel|ver|gif|tung *f*: durch Verzehr von verunreinigter oder infizierter Nahrung hervorgerufene Erkrankung, durch chemische [Metalle], natürliche [Pilzvergiftung, Fischvergiftung] oder bakterielle [Salmonella, Staphylokokken, Clostridium] Toxine; ⒺＥ *food poisoning*

Le|ber *f*: im rechten Oberbauch liegende größte Drüse des menschlichen Körpers; Zentralorgan für den Kohlenhydrat-, Fett- und Eiweißstoffwechsel, die Entgiftung des Blutes [Bildung von Galle] und die Konstanthaltung der Homöostase des Körpers; ⒺＥ *liver*

Le|ber|atro|phie *f*: Schwund des Leberparenchyms mit Verkleinerung der Leber; ⒺＥ *liver atrophy*

Le|ber|aus|falls|ko|ma *nt*: durch eine akute Überlastung der vorgeschädigten Leber ausgelöster Ausfall der Leberfunktion mit Entwicklung eines Komas; ⒺＥ *exogenous hepatic coma*

Le|ber|band, rundes *nt*: bindegewebiger Rest der Nabelvene am freien Rand des Ligamentum* falciforme hepatis; ⒺＥ *round ligament of liver*

Le|ber|bett nt: bauchfellfreie Fläche an der Unterseite des rechten Leberlappens; Ⓔ *hepatic bed of gallbladder*

Le|ber|bruch m: Eingeweidebruch mit Teilen der Leber im Bruchsack; Ⓔ *hernia of liver*

Le|ber|dämp|fung f: Dämpfung des Klopfschalls über der Leber; Ⓔ *hepatic dullness*

Le|ber|dys|tro|phie f: Untergang von Lebergewebe; Ⓔ *hepatic dystrophy*

Le|ber|e|chi|no|kok|ko|se* der Leber; Ⓔ *hepatic echinococcosis*

Le|ber|e|gel|krank|heit f: Befall und Infektion mit **Fasciola hepatica** mit Entwicklung einer Gallengangsobstruktion [evtl. Ikterus*] und schmerzhafter Hepatomegalie; Ⓔ *fascioliasis*

Le|ber|ent|zün|dung f: → *Hepatitis*

Le|ber|e|pi|thel|ver|fet|tung f: reversible fettige Degeneration von Leberzellen bei gesteigerter Fettsynthese, Fettverwertungsstörung oder Störung des Fetttransports aus der Zelle; Ⓔ *fatty degeneration of liver*

Le|ber|fi|bro|se f: durch eine Schädigung und Nekrose von Leberparenchymzellen hervorgerufene bindegewebige Vernarbung; bei chronischen Prozessen Vorstufe der Leberzirrhose*; Ⓔ *hepatic fibrosis*

Le|ber|fleck m: angeborener oder erworbener Nävuszellnävus*; Ⓔ *liver spot*

Le|ber|hi|lum nt: Ein- und Austrittsstelle der Lebergefäße und -nerven zwischen Lobus quadratus und Lobus caudatus; Ⓔ *hepatic portal*

Le|ber|hi|lus m: → *Leberhilum*

Le|ber|in|farkt m: durch Anämie, Ischämie oder umschriebene Verfettung [Fettinfarkt] verursachte Infarzierung von Lebergewebe; Ⓔ *liver infarction*

Le|ber|in|suf|fi|zi|enz f: Versagen der Leberfunktion, das zum Leberkoma* führen kann; Ⓔ *liver failure*

Le|ber|kar|zi|nom nt: von den Leberzellen [Leberzellkarzinom*] oder Gallengängen [Gallengangskarzinom*] ausgehender bösartiger Tumor; Ⓔ *liver carcinoma*

Le|ber|ko|ma nt: durch Störung der Leberfunktion hervorgerufenes Koma; Ⓔ *hepatic coma*

endogenes Leberkoma: → *Leberzerfallskoma*

exogenes Leberkoma: → *Leberausfallskoma*

Le|ber|lo|bek|to|mie f: operative Entfer-

nung eines Leberlappens; Ⓔ *hepatic lobectomy*

Le|ber|me|tas|ta|sen pl: Absiedlungen von Tumoren aus dem Magen-Darm-Trakt [über die Pfortader] oder von Brust-, Schilddrüsen- und Bronchialkrebs [über die Arteria hepatica]; Ⓔ *metastatic liver tumor*

Le|ber|ne|kro|se f: Untergang von Leberparenchymzellen; Ⓔ *liver necrosis*

Leber-Optikusatrophie f: → *Leber-Syndrom*

Le|ber|par|en|chym|ent|zün|dung f: → *Hepatitis*

Le|ber|pfor|te f: → *Leberhilum*

Le|ber|phle|bo|gra|fie, -gra|phie f: Röntgenkontrastdarstellung der Lebervenen; Ⓔ *hepatophlebography*

Le|ber|phos|pho|ry|la|se|in|suf|fi|zi|enz f: relativ gutartiger, autosomal-rezessiver Mangel an Leberphosphorylase, der zur Anreicherung von normalem Glykogen in der Leber führt; dadurch kommt es zu Hepatomegalie* und Hypoglykämie*; Ⓔ *hepatic phosphorylase deficiency*

Le|ber|re|sek|ti|on f: Teilentfernung der Leber; Ⓔ *liver resection*

Le|ber|rup|tur f: Zerreißung der Leber bei stumpfer Gewalteinwirkung, v.a. Verkehrsunfällen; Ⓔ *liver rupture*

Le|ber|sen|kung f: Tiefstand der Leber; meist im Rahmen einer Enteroptose*; Ⓔ *floating liver*

Le|ber|si|de|ro|se f: Eisenablagerung bei Siderose mit Parenchymschädigung und Entwicklung einer Leberzirrhose; Ⓔ *hepatic siderosis*

Le|ber|stein m: intrahepatischer Gallenstein; Ⓔ *hepatolith*

Leber-Syndrom nt: rezessiv-geschlechtsgebundene, i.d.R. beidseitige Atrophie des Sehnervens mit Erblindung; Ⓔ *Leber's disease*

Le|ber|szin|ti|gra|fie, -gra|phie f: Szintigrafie* des Lebergewebes; Ⓔ *liver scanning*

Le|ber|szin|ti|gramm nt: Szintigramm* des Lebergewebes; Ⓔ *liver scan*

Le|ber|ve|nen|ent|zün|dung f: → *Hepatophlebitis*

Le|ber|ver|fet|tung f: → *Leberepithelverfettung*

Le|ber|zell|kar|zi|nom nt: von den Leberzellen ausgehendes Karzinom*; Ⓔ *liver cell carcinoma*

Le|ber|zell|ne|kro|se f: → *Lebernekrose*

Le|ber|zer|falls|ko|ma nt: durch Viren oder Toxine hervorgerufene Zerstörung des Leberparenchyms, die zur Einschränkung der Leberfunktion und damit zum Koma führt; ⓔ *endogenous hepatic coma*

Le|ber|zir|rho|se f: Oberbegriff für alle chronischen Lebererkrankungen, die durch Entzündung, Parenchymuntergang, Regeneration und Ausbildung von Bindegewebssepten zu einer Veränderung der Leberarchitektur und damit zu einer Beeinträchtigung von Durchblutung und Leberfunktion führen; ⓔ *cirrhosis of liver*

biliäre Leberzirrhose: von den Gallengängen ausgehende Leberzirrhose; ⓔ *biliary cirrhosis*

großknotige Leberzirrhose: durch unterschiedlich große [3 mm – 3 cm] Knoten gekennzeichnete Zirrhoseform; ⓔ *postnecrotic cirrhosis*

kleinknotige Leberzirrhose: Zirrhoseform mit kleinen, gleichmäßigen Knötchen auf der Schnittfläche; ⓔ *micronodular cirrhosis*

metabolische Leberzirrhose: durch Stoffwechselstörungen [z.B. Hämochromatose, Morbus Wilson, α_1-Antitrypsinmangel] hervorgerufene Leberzirrhose; ⓔ *metabolic cirrhosis*

primär biliäre Leberzirrhose: vermutlich zu den Autoimmunerkrankungen gehörende, nicht-eitrige, destruierende Entzündung der intrahepatischen Gallengänge; ⓔ *primary biliary cirrhosis*

toxische Leberzirrhose: durch Lebergifte [Alkohol, Medikamente] verursachte Zirrhose; ⓔ *toxic cirrhosis*

Le|ci|thin nt: aus Cholin, Glycerin, Phosphorsäure und Fettsäuren bestehender Grundbaustein der Zellmembran; ⓔ *lecithin*

Lecithin-Cholesterin-Acyltransferase f: in der Leber gebildetes Enzym, das die Bildung von Cholesterinestern katalysiert; ⓔ *lecithin-cholesterol acyltransferase*

Lec|ti|ne pl: → *Lektine*

Le|der|haut f: s.u. *Kutis*; ⓔ *corium*

Le|der|haut|ent|zün|dung f: → *Skleritis*

Le|der|knar|ren nt: auskultatorisches Reibegeräusch bei Pleuritis* sicca; ⓔ *pleural crackles*

Le|der|ze|cken pl: blutsaugender Zecken, die Bakterien, Viren und Würmer übertragen können; ⓔ *soft-bodied ticks*

Leer|auf|nah|me f: Röntgenaufnahme ohne Kontrastmittel; ⓔ *plain film*

Leer|darm m: Jejunum; ⓔ *empty intestine*

Le|gal|sthe|nie f: Lese-Rechtschreib-Schwäche; ⓔ *dyslexia*

Legg-Calvé-Perthes-Krankheit f: im Kindesalter auftretende aseptische Osteonekrose* des Hüftkopfs, die häufig zur Verformung des Kopfes und langfristig zu Koxarthrose* führt; ⓔ *Legg-Calvé-Perthes syndrome*

Le|gi|o|närs|krank|heit f: durch **Legionella pneumophila** hervorgerufene atypische Pneumonie*, die erstmals 1976 in Philadelphia auftrat; ⓔ *legionnaires' disease*

Le|gi|o|nel|la f: gramnegative, sporenlose Stäbchenbakterien, die v.a. in Kühltürmen, Klimaanlagen, Trinkwasserbehältern gefunden werden; ⓔ *Legionella*

Leib m: Körper; Bauch, Abdomen; ⓔ *body;* (Stamm*) trunk;* (Bauch*) belly*

Lei|bes|frucht f: Frucht; Embryo; Fetus; ⓔ *baby; embryo; fetus*

Leich|dorn m: durch chronischen Druck hervorgerufene Hornverdickung mit zentralem Zapfen; ⓔ *clavus*

Lei|chen|al|ka|lo|id nt: bei der Zersetzung von totem Gewebe entstehendes Alkaloid; ⓔ *cadaveric alkaloid*

Lei|chen|fle|cke pl: nach dem Tod auftretende Hauteinblutungen, die anfangs noch weggedrückt werden können; ⓔ *cadaveric ecchymoses*

Lei|chen|ge|rinn|sel nt: nach dem Tod entstehendes intravasales Blutgerinnsel; ⓔ *postmortem clot*

Lei|chen|gift nt: → *Leichenalkaloid*

Lei|chen|star|re f: langsam fortschreitende Muskelstarre, die sich später wieder in derselben Reihenfolge löst; ⓔ *death rigor*

Lei|chen|trans|plan|tat nt: aus Leichen entnommenes Organ oder Gewebe zur Transplantation; ⓔ *cadaveric transplant*

Lei|chen|tu|ber|kel nt: meist als Berufskrankheit auftretende postprimäre Tuberkulose* mit rundlichen, indolenten, verrukösen Papeln an Fingern, Händen, Ferse oder Füßen; ⓔ *necrogenic wart*

Leicht|ket|ten pl: leichte Ketten der Immunglobuline; ⓔ *light chains*

Leichtketten-Krankheit f: Variante des Plasmozytoms mit ausschließlicher Bildung von Bence-Jones-Eiweiß*, Bence-Jones-Proteinurie und Nierenschädigung; ⓔ *L-chain disease*

Leih|mut|ter f: Frau, die ein künstlich befruchtetes Ei einer anderen Frau austrägt; ⒠ *surrogate mother*

Leinöllsäulre *f*: → *Linolsäure*

Leio-, leio- *präf.*: Wortelement mit der Bedeutung „glatt/sanft"

Leilolderlma *f*: papierdünne, glatte Haut bei neurotrophischer Atrophie*; ⒠ *leiodermia*

Leilolmylom *nt*: gutartiger Tumor aus glatten Muskelfasern; ⒠ *leiomyoma*

Leilolmylolsarlcolma *nt, pl* -**mata**: → *Leiomyosarkom*

Leilolmylolsarlkom *nt*: bösartiger Tumor aus glatten Muskelfasern; ⒠ *leiomyosarcoma*

Leishlmalnia *f*: parasitäre Protozoen, die bei Wirbeltieren und Menschen in den Zellen des retikulohistiozytären Systems und in Monozyten leben; ⒠ *Leishmania*

Leishlmalnilalse *f*: durch Leishmania*-Species hervorgerufene Infektionskrankheit, die die Haut, Schleimhaut oder innere Organe befallen kann; tritt in Europa nur im Mittelmeerraum auf; ⒠ *leishmaniasis*

Leishlmalnie *f*: → *Leishmania*

Leishlmalnilenlinlfekltilon *f*: → *Leishmaniase*

Leishlmalnilolse *f*: → *Leishmaniase*

leishlmalnilzid *adj*: leishmanienabtötend; ⒠ *leishmanicidal*

Leishlmalnolid *nt*: leishmania-artige Erkrankung; ⒠ *leishmanoid*

Leisltenlbruch *m*: Eingeweidebruch durch den inneren [**direkter/gerader/innerer Leistenbruch**] oder äußeren Leistenring [**äußerer/indirekter/schräger Leistenbruch**]; ⒠ *inguinal hernia*

Leisltenlherlnie *f*: → *Leistenbruch*

Leisltenlholden *m*: Hodenfehllagerung, bei der ein oder beiden Hoden im Leistenkanal liegt/liegen; ⒠ *inguinal testis*

Leisltenlkalnal *m*: Spaltraum in der vorderen Bauchwand, durch den der Samenstrang verläuft; ⒠ *inguinal canal*

Leisltenlschäldel *m*: bei vorzeitigem Verschluss der Schädelnähte entstehende schmale Kopfform mit kielförmiger Verjüngung des Schädeldaches; ⒠ *sagittal synostosis*

Leiltungslanläslthelsie *f*: Schmerzausschaltung durch Anästhesie eines Nerven; ⒠ *conduction anesthesia*

Leiltungslblock *m*: → *Leitungsanästhesie*

Leiltungslstölrung *f*: den Herzrhythmus beeinträchtigende Störung des Erregungsleitungssystems des Herzens; ⒠ *conduction disturbance*

L.E.-Körper *pl*: → *Lupus erythematodes-Körper*

Lekltilne *pl*: in Pflanzen vorkommende Glykoproteine, die spezifisch mit Kohlenhydraten [z.B. Blutgruppensubstanzen] reagieren; ⒠ *lectins*

Lemming-Fieber *nt*: → *Tularämie*

Lenldenlbruch *m*: Eingeweidebruch* im Lendenbereich; ⒠ *lumbar hernia*

Lenldenllorldolse *f*: die natürliche Lordose* der Lendenwirbelsäule; ⒠ *lumbar lordosis*

Lenldenlmark *nt*: Lendenabschnitt des Rückenmarks; ⒠ *lumbar part of spinal cord*

Lenldenlnerlven *pl*: Spinalnerven des Lendenmarks; ⒠ *lumbar nerves*

Lenldenlplelxus *m*: von den vorderen Ästen der Lumbalnerven L_{1-4} gebildeter Plexus, aus dem u.A. die Nervi* ilioinguinalis, genitofemoralis und femoralis hervorgehen; ⒠ *lumbar plexus*

Lenldenlseglmenlte *pl*: → *Lendenmark*

Lenldenlskollilolse *f*: Skoliose* der Lendenwirbelsäule; ⒠ *lumbar scoliosis*

Lenldenlwirlbel *pl*: die 5 Wirbel der Lendenwirbelsäule; ⒠ *lumbar vertebrae*

Lennert-Lymphom *nt*: im höheren Alter auftretendes Non-Hodgkin-Lymphom*; ⒠ *Lennert's lymphoma*

Lens *f*: Augenlinse, Linse; ⒠ *lens*

Lenltalseplsis *f*: meist von einer Endocarditis* lenta ausgehende, schleichend verlaufende Sepsis*; ⒠ *sepsis lenta*

Lenltilcolnus *m*: kegelförmige Ausbuchtung der vorderen oder hinteren Linsenoberfläche; ⒠ *lenticonus*

lenltilform *adj*: linsenförmig; ⒠ *lentiform*

lenltilgilnös *adj*: Lentigo betreffend, in der Art einer Lentigo; ⒠ *lentiginous*

Lenltilgilnolse *f*: disseminiertes Vorkommen linsenartiger Pigmentflecke; ⒠ *lentiginosis*

Lenltilgo *f*: kleiner, rundlicher, brauner Pigmentfleck der Haut; ⒠ *lentigo*

Lentigo aestiva: Sommersprossen; ⒠ *freckles*

Lentigo maligna: aus einem Altersfleck entstehendes, langsam wachsendes malignes Melanom*; unbehandelt Übergang in ein Lentigo-maligna Melanom; ⒠ *lentigo maligna*

Lentigo senilis: Altersfleck, durch eine Pigmentvermehrung verursachte physiologische Fleckung der Haut; ⒠ *senile lentigo*

Lentigo-maligna-Melanom *nt*: malignes

Melanom*, das sich aus einer Lentigo* maligna entwickelt; Ⓔ *lentigo maligna melanoma*

Len|ti|kol|nus *m*: → *Lenticonus*

len|ti|ku|lär *adj*: linsenförmig; Ⓔ *lenticular*

Len|ti|tis *f*: Entzündung der Augenlinse; Ⓔ *phakitis*

Len|ti|vi|ri|nae *pl*: zu den Retroviren* gehörende Subfamilie mit z.T. jahrelanger Inkubationszeit; Ⓔ *Lentivirinae*

Len|to|ze||le *f*: Vorfall der Linse durch einen Defekt von Hornhaut oder Sklera; Ⓔ *phacocele*

Le|on|ti|a|sis *f*: durch eine Verdickung der Schädelknochen hervorgerufenes löwenartiges Gesicht; Ⓔ *leontiasis*

Le|o|par|den|haut *f*: bräunlich-fleckige Haut bei verschiedenen Dermatosen; Ⓔ *leopard skin*

Leopold-Handgriffe *pl*: vier Handgriffe zur Untersuchung der Schwangeren zur Beurteilung von Größe und Lage des Fetus; Ⓔ *Leopold's maneuvers*

Lepido-, lepido- *präf.*: Wortelement mit der Bedeutung „Schuppe"

Le|pi|do|sis *f*: Schuppenbildung; Ⓔ *lepidosis*

Lepore-Hämoglobin *nt*: anomales Hämoglobin* bei Thalassämie*; Ⓔ *hemoglobin Lepore*

Le|pra *f*: chronische Infektionskrankheit durch Mycobacterium* leprae, die durch sensible und trophische Störungen, Lähmungen und Verstümmelungen gekennzeichnet ist; Ⓔ *leprosy*

lepromatöse Lepra: extrem ansteckende Lepraform mit massiver Hautinfiltration und schlechter Prognose; Ⓔ *lepromatous leprosy*

tuberkuloide Lepra: gutartige Lepraform mit niedriger Kontagiosität und guter Prognose; Ⓔ *tuberculoid leprosy*

Le|pra|kno|ten *m*: → *Leprom*

Le|pre|chau|nis|mus *m*: angeborener Insulinrezeptordefekt mit u.A. Hyperinsulinämie, Minderwuchs, Gynäkomastie und herabgesetzter Infektionsresistenz; Ⓔ *leprechaunism*

Leprechaunismus-Syndrom *nt*: → *Leprechaunismus*

Le|prom *nt*: knotige Hautveränderung bei Lepra*; Ⓔ *leproma*

Le|pro|min *nt*: aus lepromatösem Gewebe gewonnene Antigensuspension; Ⓔ *lepromin*

Le|pro|min|test *m*: Intrakutantest zur Unterscheidung der Lepraarten; ist bei tuberkuloider Lepra positiv, bei lepro-

matöser Lepra negativ; Ⓔ *lepromin test*

le|prös *adj*: Lepra betreffend; Ⓔ *leprosy*

le|pro|sta|tisch *adj*: das Wachstum von Leprabazillen hemmend; Ⓔ *leprostatic*

-lepsie *suf.*: Wortelement mit der Bedeutung „Anfall"

-leptisch *suf.*: in Adjektiven verwendetes Wortelement mit Bezug auf „Anfall"

Lepto-, lepto- *präf.*: Wortelement mit der Bedeutung „dünn/zart/weich"

Lep|to|dak|ty|lie *f*: Schmalfingrigkeit; Ⓔ *leptodactyly*

lep|to|me|nin|ge|al *adj*: Leptomeninx betreffend; Ⓔ *leptomeningeal*

Lep|to|me|nin|gi|tis *f*: Entzündung der weichen Hirnhäute; Ⓔ *leptomeningitis*

Lep|to|me|nin|go|pa|thie *f*: Erkrankung der weichen Hirnhäute; Ⓔ *leptomeningopathy*

Lep|to|me|ninx *f*: weiche Hirn- u. Rückenmarkshaut; Ⓔ *leptomeninx*

Lep|to|pro|so|pie *f*: Schmalgesichtigkeit; Ⓔ *leptoprosopia*

lep|to|som *adj*: schmalwüchsig; Ⓔ *leptosomic*

Lep|to|spi|ra *f*: Gattung gramnegativer, schraubenförmig gewundener Bakterien; Ⓔ *Leptospira*

Lep|to|spi|ro|sis ic|te|ro|hae|mor|rha|gi|ca *f*: akute Infektionskrankheit durch **Leptospira interrogans**-Subspecies; Ⓔ *infectious spirochetal jaundice*

Lep|to|tri|cho|se *f*: Befall und Infektion mit **Leptotrichia buccalis**; Ⓔ *leptotrichosis*

Lep|to|zel|pha|llie *f*: Schmalköpfigkeit, Schmalschäd(e)ligkeit; Ⓔ *leptocephaly*

Lep|to|zy|ten *pl*: flache Erythrozyten*; Ⓔ *leptocytes*

Leriche-Syndrom *nt*: durch einen Verschluss der Aortengabel hervorgerufene Minderdurchblutung der Beine und die damit entstehenden Symptome; Ⓔ *Leriche's syndrome*

Léri-Weill-Syndrom *nt*: autosomal-dominante Störung der Knochen- und Knorpelbildung mit mikromelem Kleinwuchs; Ⓔ *Léri-Weill syndrome*

Lesch-Nyhan-Syndrom *nt*: X-chromosomal-rezessive Störung des Purinstoffwechsels mit Intelligenzstörung und Selbstverstümmelung; Ⓔ *Lesch-Nyhan syndrome*

le|tal *adj*: tödlich; Ⓔ *lethal*

Le|tal|do|sis *f*: tödliche Menge eines Arzneimittels oder einer Strahlendosis;

L

Ⓔ *lethal dose*

Leltallfakltor *m*: → *Letalgen*

Leltallgen *nt*: durch Mutation verändertes Gen, das zum Tod des Organismus vor dem Erreichen des fortpflanzungsfähigen Alters führt; Ⓔ *lethal gene*

Leltalliltät *f*: Tödlichkeit einer Erkrankung; Anzahl der an einer Erkrankung verstorbenen Patienten zur Gesamtzahl der Patienten; Ⓔ *lethality*

Letterer-Siwe-Krankheit *f*: v.a. Kleinkinder betreffende generalisierte Variante der Histiozytose* mit Granulomen in Haut, Milz, Lymphknoten, Leber, Lunge und Knochen; akuter Verlauf mit hoher Sterberate [90 %]; Ⓔ *Letterer-Siwe disease*

Leuc-, leuc- *präf.*: → *Leuco-*

Leulcin *nt*: essentielle Aminosäure; Ⓔ *leucine*

Leulcinlalminolpepltildalse *f*: Protease* des Eiweißstoffwechsels, die die Aminosäuren von Proteinen und Peptiden abspaltet; Ⓔ *leucine aminopeptidase*

Leulcinlalrylllalmildalse *f*: → *Leucinaminopeptidase*

Leulcilnolse *f*: 1. Erkrankung mit erhöhtem Leucinspiegel im Blut und Leucinurie 2. autosomal-rezessiv vererbte Störung des Aminosäurestoffwechsels mit Erhöhung der Blut- und Urinspiegel von Leucin, Isoleucin und Valin; auffällig ist ein Uringeruch nach Ahornsirup; Ⓔ 1. *leucinosis* 2. *maple syrup urine disease*

Leuco-, leuco- *präf.*: Wortelement mit der Bedeutung „weiß/glänzend"

Leulcolderlma *nt*: → *Leukoderm*

Leulcolenlcelphalliltis *f*: → *Leukenzephalitis*

Leulcolma *nt*: → *Leukom*

Leulcolvolrin *nt*: → *Leukovorin*

Leuk-, leuk- *präf.*: → *Leuko-*

Leuklälmie *f*: Sammelbegriff für maligne Erkrankungen des blutbildenden Systems, die von einer Erhöhung der weißen Blutkörperchen im peripheren Blut gekennzeichnet sind; Ⓔ *leukemia*

aleukämische Leukämie: Leukämie ohne typische Erhöhung der weißen Blutkörperchen im Blutbild; Ⓔ *aleukemic leukemia*

chronische Leukämien: Leukämieformen, die durch einen langsam progredienten Verlauf gekennzeichnet sind und meist erst im höheren Alter auftreten; Ⓔ *chronic leukemias*

lymphatische Leukämie: durch eine Proliferation von Zellen des lymphatischen Systems gekennzeichnete Leukämie; Ⓔ *lymphatic leukemia*

myeloische Leukämie: durch eine Proliferation von Zellen des myeloischen Systems gekennzeichnete Leukämie; Ⓔ *myelocytic leukemia*

leulkälmolgen *adj*: leukämieauslösend, leukämieverursachend; Ⓔ *leukemogenic*

leulkälmolid *adj*: leukämieartig, leukämieähnlich; Ⓔ *leukemoid*

Leuklalphelrelse *f*: Abtrennung der weißen Blutkörperchen; Ⓔ *leukapheresis*

Leulkenlzelphallitis *f*: Entzündung der weißen Hirnsubstanz; Ⓔ *leukencephalitis*

Leulkenlzelphallolpalthie *f*: → *Leukoenzephalopathie*

Leulkin *nt*: bakterizides Protein aus Granulozyten; Ⓔ *leukin*

Leuko-, leuko- *präf.*: Wortelement mit der Bedeutung „weiß/glänzend"

Leulkolblasltolse *f*: allgemeine Bezeichnung für ein Vermehrung der Leukozyten, insbesondere der Myeloblasten*; Ⓔ *leukoblastosis*

Leulkolcildin *nt*: → *Leukozidin*

Leulkolderm *nt*: umschriebener Pigmentverlust der Haut; Ⓔ *leukoderma*

Leulkolderlma *nt*: → *Leukoderm*

Leulkoldilalpeldelse *f*: aktive Wanderung von Leukozyten durch die Gefäßwand; Ⓔ *leukopedesis*

Leulkoldysltrolphie *f*: Oberbegriff für Erkrankungen, die zur Entmarkung der grauen Hirnsubstanz führen; Ⓔ *leukodystrophy*

Leulkolenlzelphallitis *f*: → *Leukenzephalitis*

Leulkolenlzelphallolpalthie *f*: krankhafte Veränderung der weißen Hirnsubstanz; Ⓔ *leukoencephalopathy*

leulkolelrylthrolblasltisch *adj*: sowohl Leukoblasten als auch Erythroblasten enthaltend; Ⓔ *leukoerythroblastic*

Leulkolelrylthrolblasltolse *f*: bei Verdrängung und Zerstörung des Knochenmarks [z.B. Osteomyelofibrose*] auftretende Anämie mit unreifen Erythrozyten- und Leukozytenvorstufen; Ⓔ *leukoerythroblastosis*

Leulkolgramm *nt*: Differenzialblutbild*; Ⓔ *leukogram*

Leulkolkelraltolsis *f*: → *Leukoplakie*

Leulkolkilnelse *f*: Bewegung von weißen Blutkörperchen im Blutstrom; Ⓔ *leukokinesis*

Leulkollylse *f*: Leukozytenauflösung; Ⓔ

leukolysis

Leu|kom *nt*: weißer Hornhautfleck; Ⓔ *leukoma*

Leu|ko|mel|al|gie *f*: anfallsweise Blässe und Kälte der Haut; Ⓔ *leukomelalgia*

Leu|ko|mye|li|tis *f*: Entzündung der weißen Rückenmarksubstanz; Ⓔ *leukomyelitis*

Leu|ko|mye|lo|pa|thie *f*: krankhafte Veränderung der weißen Rückenmarksubstanz; Ⓔ *leukomyelopathy*

Leu|ko|ny|chie *f*: Weißfärbung der Nägel; Ⓔ *leukonychia*

Leu|ko|pa|thie *f*: →*Leukoderm*

Leu|ko|pe|de|se *f*: →*Leukodiapedese*

Leu|ko|pe|nie *f*: verminderter Leukozytengehalt des Blutes; Ⓔ *leukopenia*

Leu|ko|pha|go|zy|to|se *f*: Leukozytenabbau durch Makrophagen*; Ⓔ *leukophagocytosis*

Leu|ko|phe|re|se *f*: →*Leukapherese*

Leu|ko|pla|kie *f*: Verhornungsstörung der Schleimhaut mit Bildung weißer Herde; Ⓔ *leukoplakia*

orale haarförmige Leukoplakie: bei HIV-Infektionen auftretende Leukoplakie* durch das Epstein-Barr-Virus; Ⓔ *hairy leukoplakia*

Leu|ko|po|e|se *f*: Leukozytenbildung; Ⓔ *leukopoiesis*

Leu|kor|rhal|gie *f*: starke Leukorrhoe*; Ⓔ *leukorrhagia*

Leu|kor|rhoe *f*: weißlicher Ausfluss aus der Scheide; Ⓔ *leukorrhea*

Leu|ko|se *f*: heute selten gebrauchte Bezeichnung für Leukämie*; Ⓔ *leukosis*

Leu|ko|ta|xis *f*: aktive Bewegung von weißen Blutkörperchen; Ⓔ *leukotaxis*

Leu|ko|to|xin *nt*: leukozytenschädigende Substanz; Ⓔ *leukotoxin*

leu|ko|to|xisch *adj*: leukozytenzerstörend, leukozytenschädigend; Ⓔ *leukotoxic*

Leu|ko|tri|chia *f*: →*Leukotrichosis*

Leu|ko|tri|cho|sis *f*: Weißfärbung aller Haare oder vereinzelter Haargruppen; Ⓔ *leukotrichia*

Leu|ko|tri|ene *pl*: aus Arachidonsäure gebildete Mediatoren von entzündlichen und allergischen Reaktionen; Ⓔ *leukotriene*

Leu|ko|vo|rin *nt*: von Leuconostoc citrovorum gebildete aktive Form der Folsäure*; Ⓔ *leucovorin*

Leu|ko|zi|din *nt*: die Leukozytenmembran schädigendes Exotoxin* von Staphylococcus* aureus; Ⓔ *leukocidin*

Leu|ko|zyt *m*: Oberbegriff für alle kernhaltigen Blutzellen, die kein Hämoglo-

bin enthalten; unterteilt in Granulozyten [**granulärer Leukozyten**], Lymphozyten* und Monozyten*; Ⓔ *leukocyte*

basophiler Leukozyt: mit basischen Farbstoffen anfärbbarer granulozytärer Leukozyt; Ⓔ *basophilic leukocyte*

eosinophiler Leukozyt: mit Eosin anfärbbarer granulozytärer Leukozyt; Ⓔ *eosinophilic leukocyte*

granulärer Leukozyt: polymorphkernige weiße Blutzelle mit abfärbbaren Granula; Ⓔ *granular leukocyte*

neutrophiler Leukozyt: mit neutralen Farbstoffen anfärbbarer granulozytärer Leukozyt; häufigste Granulozytenform; Ⓔ *neutrophilic leukocyte*

Leu|ko|zy|ten|an|ti|ge|ne *pl*: auf der Oberfläche von Leukozyten sitzende Antigene, die als Histokompatibilitätsantigen von Bedeutung sind; Ⓔ *leukocyte antigens*

Leu|ko|zy|ten|an|ti|kör|per *m*: gegen Leukozyten gerichtete Antikörper; Ⓔ *leukocyte antibodies*

Leu|ko|zy|ten|di|a|pe|de|se *f*: →*Leukodiapedese*

Leu|ko|zy|ten|man|schet|te *f*: Schicht aus Leukozyten und Thrombozyten an der Grenzschicht zwischen Plasma und Erythrozyten in Blutkonserven; Ⓔ *leukocyte cream*

Leu|ko|zy|to|ge|ne|se *f*: Leukozytenbildung; Ⓔ *leukocytogenesis*

leu|ko|zy|to|id *adj*: leukozytenartig, leukozytenähnlich, leukozytenförmig; Ⓔ *leukocytoid*

leu|ko|zy|to|klas|tisch *adj*: leukozytenauflösend; Ⓔ *leukocytoclastic*

Leu|ko|zy|to|ly|se *f*: Leukozytenauflösung; Ⓔ *leukocytolysis*

Leu|ko|zy|to|pe|nie *f*: →*Leukopenie*

Leu|ko|zy|to|pha|gie *f*: Leukozytenabbau durch Makrophagen*; Ⓔ *leukocytophagy*

Leu|ko|zy|to|po|e|se *f*: Leukozytenbildung; Ⓔ *leukocytopoiesis*

Leu|ko|zy|to|se *f*: Erhöhung der Leukozytenzahl im Blut; Ⓔ *leukocytosis*

absolute Leukozytose: Erhöhung der Leukozytenzahl auf Werte über 10.000/µl; Ⓔ *absolute leukocytosis*

extreme Leukozytose: Erhöhung der Leukozytenzahl auf Werte über 20.000/µl; Ⓔ *hyperleukocytosis*

physiologische Leukozytose: Anstieg der Leukozytenzahl in der Neugeborenenperiode oder auch postprandial; Ⓔ *physiologic leukocytosis*

relative Leukozytose: isolierte Erhöhung nur einer Leukozytenart bei normaler Leukozytenzahl; ⒠ *relative leukocytosis*

terminale Leukozytose: kurz vor dem Tod auftretende, terminale Erhöhung der Leukozyten; ⒠ *terminal leukocytosis*

toxische Leukozytose: Leukozytose im Rahmen einer Blutvergiftung; ⒠ *toxic leukocytosis*

Leulkolzyltoltalxis f: aktive Bewegung von weißen Blutkörperchen; ⒠ *leukocytaxis*

Leulkolzyltoltolxin nt: leukozytenschädigende Substanz; ⒠ *leukocytotoxin*

leulkolzyltoltolxisch adj: leukozytenzerstörend, leukozytenschädigend; ⒠ *leukotoxic*

leulkolzyltoltrop adj: mit besonderer Affinität für Leukozyten; ⒠ *leukocytotropic*

Leulkolzytlulrie f: Leukozytenausscheidung im Harn; ⒠ *leukocyturia*

Leuz-, leuz- präf.: Wortelement mit der Bedeutung "weiß/glänzend"

Leulzin nt: → *Leucin*

Lelvaltor m: → *Musculus levator*

Lelvaltorlwulst m: durch den Musculus* levator veli palatini hervorgerufener Wulst unter der Rachenmündung der Ohrtrompete; ⒠ *torus levatorius*

Levo-, levo- präf.: Wortelement mit der Bedeutung "links"

Lelvoldolpa nt: bei Parkinson*-Krankheit verwendetes Dopaminergikum; ⒠ *levodopa*

Lelvullolse f: → *Fructose*

Lewandowsky-Lutz-Syndrom nt: meist schon im Säuglings- oder Kindesalter beginnende, z.T. durch Viren [HP-Viren] hervorgerufene, z.T. familiär gehäuft auftretende generalisierte Warzenerkrankung mit hoher Wahrscheinlichkeit einer malignen Entartung; ⒠ *Lewandowsky-Lutz disease*

Lewis-Blutgruppen pl: Blutgruppensystem, dessen Antigene auch in Speichel und Blutplasma auftreten; kann zu Transfusionszwischenfällen führen; ⒠ *Lewis blood groups*

Leyden-Kristalle pl: → *Charcot-Leyden-Kristalle*

Leydig-Zelltumor m: i.d.R. gutartiger Tumor der Leydig*-Zwischenzellen; führt zu u.A. Gynäkomastie*; ⒠ *Leydig cell tumor*

Leydig-Zwischenzellen pl: testosteronbildende Zellen im interstitiellen Gewebe der Hoden; ⒠ *Leydig's cells*

L.e.-Zellen pl: → *Lupus erythematodes-Zellen*

Lelzilthin nt: → *Lecithin*

LGL-Syndrom nt: → *Lown-Ganong-Levine-Syndrom*

Lilbildo f: Geschlechtstrieb, Sexualtrieb; ⒠ *libido*

Libman-Sacks-Syndrom nt: abakterielle Endocarditis* bei Lupus* erythematodes visceralis mit Befall der Atrioventrikularklappen; ⒠ *Libman-Sacks syndrome*

Lilchen f: unspezifische Bezeichnung für eine Reihe chronischer Hautkrankheiten mit Knötchenbildung; ⒠ *lichen*

Lilchelnilfilkaltilon f: flächenhafte Verdickung und Vergröberung der Haut; ⒠ *lichenification*

Lilchelnilsaltilon f: → *Lichenifikation*

lilchelnolid adj: lichenartig, flechtenähnlich; ⒠ *lichenoid*

Lichtlauslschlag, polymorpher m: → *Lichtekzem*

Lichtlbelhandllung f: Behandlung mit natürlichem oder künstlichem Licht; ⒠ *solarization*

Lichtlderlmaltiltis f: → *Lichtdermatose*

Lichtlderlmaltolse f: entzündliche Hautveränderung durch eine photoallergische Reaktion [Photokontaktallergie] oder phototoxische Wirkung [Photokontaktdermatitis]; ⒠ *photodermatosis*

Lichtlekzem nt: ätiologisch ungeklärte, durch Sonnenlicht hervorgerufene Lichtdermatose*; die Art der Hautveränderung ist extrem variabel und wechselt oft von Mal zu Mal; ⒠ *light sensitive eruption*

Lichtlkolalgullaltilon f: Koagulation* von Netzhautteilen durch konzentrierte Lichtbündel [Laser]; ⒠ *photocoagulation*

Lichtlmilkrolskop nt: Mikroskop, das sichtbares Licht durch dünne Probeschnitte schickt und das gewonnene Bild über ein Linsensystem vergrößert; ⒠ *light microscope*

Lichtlrelalkltilon f: reflektorische Pupillenverengung bei Lichteinfall; ⒠ *light reflex*

Lichtlrelflex m: → *Lichtreaktion*

Lichtlscheu f: durch eine übermäßige Blendungsempfindlichkeit hervorgerufene Abneigung gegen Licht; ⒠ *photophobia*

Lichtlschrumpflhaut f: autosomal-rezessive Störung der DNA-Reparatur mit

Lichtüberempfindlichkeit; führt zur Entwicklung bösartiger Hauttumoren; Ⓔ *xeroderma pigmentosum*

Licht|the|ra|pie f: Behandlung mit natürlichem oder künstlichem Licht; Ⓔ *light therapy*

Licht|ur|ti|ka|ria f: akute Reaktion der Haut auf Sonnenlichteinstrahlung mit Rötung, Juckreiz und Quaddelbildung; Ⓔ *light urticaria*

Lid nt: Augenlid, Palpebra; Ⓔ *lid*

Lid|ek|tro|pi|um nt: Umstülpung des Augenlids nach außen; Ⓔ *ectropion*

Lid|ent|zün|dung f: → *Blepharitis*

Lid|hal|ter m: Gerät zur Spreizung der Lidspalte; Ⓔ *blepharostat*

Lid|knor|pel|ent|zün|dung f: → *Tarsitis*

Lid|ödem nt: Schwellung der Lidhaut, z.B. bei Herz-, Niereninsuffizienz; Ⓔ *lid edema*

Lid|pto|se f: Herabhängen des Oberlids; Ⓔ *palpebral ptosis*

Lid|schluss|re|flex m: reflektorischer Lidschluss bei Berührung der Hornhaut, der Haut um das Auge oder plötzlicher Blendung; Ⓔ *orbicularis phenomenon*

Lid|stel|no|se f: Verengung der Lidspalte; Ⓔ *blepharostenosis*

Lid|ver|en|ge|rung f: → *Lidstenose*

Lid|ver|kle|bung f: Verwachsung/Verklebung von Lid und Bindehaut; Ⓔ *blepharosynechia*

Lid|win|kel|ble|pha|ri|tis f, pl -**tiden**: → *Blepharitis angularis*

Lid|win|kel|ent|zün|dung f: → *Blepharitis angularis*

Lieberkühn-Drüsen pl: tubulöse Drüsen der Darmschleimhaut; Ⓔ *Lieberkühn's follicles*

Li|en m: Milz; Ⓔ *spleen*

Li|e|ni|tis f: Milzentzündung; Ⓔ *lienitis*

Lieno-, lieno- präf.: Wortelement mit der Bedeutung „Milz/Lien/Splen"

Li|e|no|gra|fie, -graphie f: Röntgenkontrastdarstellung der Milz; Ⓔ *splenography*

li|e|no|pan|kre|a|tisch adj: Milz und Bauchspeicheldrüse/Pankreas betreffend; Ⓔ *lienopancreatic*

li|e|no|re|nal adj: Milz und Niere/Ren betreffend; Ⓔ *lienorenal*

Li|en|te|rie f: Durchfall mit unverdauter Nahrung im Stuhl; Ⓔ *lientery*

Lieutaud-Dreieck nt: von den beiden Harnleitermündungen und dem Harnröhrenabgang gebildetes Dreieck am Boden der Harnblase; Ⓔ *Lieutaud's triangle*

Li|ga|ment nt: → *Ligamentum*

li|ga|men|tär adj: Band/Ligament betreffend, wie ein Band, bandartig; Ⓔ *ligamentous*

Li|ga|ment|ent|zün|dung f: → *Syndesmitis*

Li|ga|men|to|pe|xie f: operative Verkürzung und Anheftung der Mutterbänder; Ⓔ *ligamentopexy*

Li|ga|men|tum nt, pl -**ta**: Band; Ⓔ *ligament*

Ligamentum acromioclaviculare: Band vom Akromion zum äußeren Ende des Schlüsselbeins; Ⓔ *acromioclavicular ligament*

Ligamentum anulare radii: Ringband des Speichenkopfes im Ellenbogengelenk; Ⓔ *annular ligament of radius*

Ligamentum arteriosum: bindegewebiger Rest des Ductus✶ arteriosus; Ⓔ *ligamentum arteriosum*

Ligamenta capsularia: Bänder der Gelenkkapsel; Ⓔ *capsular ligaments*

Ligamentum collaterale: Seitenband, Kollateralband; Ⓔ *collateral ligament*

Ligamentum collaterale fibulare: Außenband des Kniegelenkes; Ⓔ *fibular collateral ligament*

Ligamentum collaterale tibiale: Innenband des Kniegelenkes; Ⓔ *tibial collateral ligament*

Ligamentum coracoacromiale: breites, das Schultergelenk überdachendes Band zwischen Processus coracoideus und Akromion; Ⓔ *coracoacromial ligament*

Ligamentum coracoclaviculare: Band zwischen Processus coracoideus und Schlüsselbein; Ⓔ *coracoclavicular ligament*

Ligamentum coracohumerale: Band zwischen Processus coracoideus und Oberarmknochen; Ⓔ *coracohumeral ligament*

Ligamentum cricoarytenoideum: elastisches Band zwischen Ringknorpelplatte und Aryknorpel; Ⓔ *cricoarytenoid ligament*

Ligamentum cricothyroideum medianum: Band zwischen Ringknorpelbogen und Schildknorpel; Teil des Conus✶ elasticus; Ⓔ *median cricothyroid ligament*

Ligamentum cricotracheale: Band vom Unterrand des Ringknorpels zur ersten Tracheaspange; Ⓔ *cricotracheal ligament*

Ligamentum cruciatum anterius, posterius: vorderes und hinteres Kreuzband des Kniegelenkes; Ⓔ *anterior and posterior cruciate ligament*

Ligamentum deltoideum: deltaförmi-

L

ges Band des Innenknöchels; Ⓔ *deltoid ligament*

Ligamentum denticulatum: zarte Verbindung von der Pia* mater zur Dura* mater des Rückenmarks; Aufhängevorrichtung des Rückenmarks im Wirbelkanal; Ⓔ *denticulate ligament*

Ligamenta flava: elastische Bänder zwischen den Wirbelbögen; Ⓔ *subflaval ligaments*

Ligamenta glenohumeralia: Verstärkungsbänder des Schultergelenkes; Ⓔ *glenohumeral ligaments*

Ligamentum iliofemorale: Y-förmiges Verstärkungsband des Hüftgelenkes zwischen Spina iliaca anterior inferior und Crista femoris; Ⓔ *iliofemoral ligament*

Ligamentum inguinale: Leistenband; Ⓔ *inguinal ligament*

Ligamenta interspinalia: Bänder zwischen den Dornfortsätzen der Wirbelsäule; Ⓔ *interspinal ligaments*

Ligamenta intertransversaria: Bänder zwischen den Querfortsätzen der Wirbelsäule; Ⓔ *intertransverse ligaments*

Ligamenta intracapsularia: intrakapsuläre Bänder, Bänder innerhalb der Gelenkkapsel; Ⓔ *intracapsular ligaments*

Ligamentum ischiofemorale: Verstärkungsband des Hüftgelenkes vom Sitzbeinkörper zum Oberschenkelknochen; Ⓔ *ischiofemoral ligament*

Ligamentum laterale: Außenband; Ⓔ *lateral ligament*

Ligamentum latum uteri: von der Seitenwand des Beckens zur Gebärmutter ziehende Bauchfellplatte; enthält Eileiter, Eierstock und rundes Mutterband; Ⓔ *broad ligament of uterus*

Ligamentum longitudinale anterius, posterius: vorderes und hinteres Längsband der Wirbelsäule; Ⓔ *anterior and posterior longitudinal ligament*

Ligamentum mediale: Innenband; Ⓔ *medial ligament*

Ligamentum nuchae: Nackenband; Ⓔ *nuchal ligament*

Ligamentum patellae: Endsehne des Musculus* quadriceps zwischen unterem Kniescheibenrand und der Tuberositas* tibiae; Ⓔ *patellar tendon*

Ligamentum pectinatum: bindegewebiges Balkennetz zwischen Sinus* venosus sclerae und vorderer Augenkammer; Ⓔ *pectinate ligament of iridocorneal angle*

Ligamentum pubofemorale: seitliches Verstärkungsband des Hüftgelenks vom oberen Schambeinast zum Trochanter* minor des Oberschenkelknochens; Ⓔ *pubofemoral ligament*

Ligamenta sacrococcygea: Kreuzbein und Steißbein verbindende Bänder; Ⓔ *anterior sacrococcygeal ligament*

Ligamenta sacroiliaca: das Iliosakralgelenk verstärkende Bänder zwischen Kreuzbein und Darmbein; Ⓔ *iliosacral ligaments*

Ligamentum sacrospinale: Band vom Kreuzbein zur Spina ischiadica; Ⓔ *sacrospinal ligament*

Ligamenta sternocostalia: Verstärkungsbänder zwischen Schlüsselbein und Rippenknorpel; Ⓔ *costosternal ligaments*

Ligamentum supraspinale: Band zwischen den Spitzen der Dornfortsätze der Brust-, Lenden- und Kreuzwirbelsäule; Ⓔ *supraspinal ligament*

Ligamentum suspensorium: Stützband, Halteband, Aufhängeband; Ⓔ *suspensory ligament*

Ligamentum talofibulare anterius, posterius: vorderes und hinteres Band zwischen Außenknöchel und Talus; Ⓔ *anterior and posterior talofibular ligament*

Ligamentum talonaviculare: Band vom Taluskopf zum Kahnbein; Ⓔ *talonavicular ligament*

Ligamentum teres uteri: rundes Halteband der Gebärmutter vom Tubenwinkel zu den großen Schamlippen; Ⓔ *round ligament of uterus*

Ligamentum thyroepiglotticum: Band vom Schildknorpel zum Kehldeckel; Ⓔ *thyroepiglottic ligament*

Ligamentum venosum: bindegewebiger Rest des verödeten Ductus* venosus; Ⓔ *venous ligament of liver*

Ligamentum vestibulare: Bindegewebszug zwischen Schildknorpel und Stellknorpel; Ⓔ *vestibular ligament*

Ligamentum vocale: in der Stimmlippe verlaufendes Band zwischen Schildknorpel und Stellknorpel; Ⓔ *vocal ligament*

Li|gan|din *nt*: in der Leber gebildetes Protein, das u.A. Bilirubin, Östrogene und Arzneimittel bindet; Ⓔ *ligandin*

Li|ga|se *f*: Enzym, das zwei Moleküle durch Bildung einer C-C-, C-O-, C-S- oder C-N-Bindung verbindet; Ⓔ *ligase*

Li|ga|tur *f*: Unterbindung/Abbindung eines Gefäßes oder Hohlorgans; Ⓔ *ligature*

Lignac-Fanconi-Krankheit f: autosomal-rezessiv vererbte Erkrankung mit Cystinspeicherung in u.A. Kornea, Konjunktiva, Knochenmark, Niere, Lymphozyten; Ⓔ *Lignac-Fanconi syndrome*

Lilalkrankheit f: durch typische lilafarbene, ödematöse Erytheme* gekennzeichnete Autoimmunkrankheit* mit Beteiligung der Haut und Muskulatur; Ⓔ *dermatomyositis*

Limlbus m: Saum, Rand, Kante; Ⓔ *limbus*

Limbus acetabuli: Rand der Hüftgelenkspfanne; Ⓔ *acetabular limbus*

lilmiltaltiv adj: begrenzend, einschränkend, beschränkend; Ⓔ *limitative*

Linlcolmylcin nt: bakteriostatisches Antibiotikum; Ⓔ *lincomycin*

Linldan nt: äußerlich gegen Hautparasiten [Läuse] angewandtes toxisches Insektizid*; Ⓔ *lindane*

Lindau-Tumor m: von der Gefäßwand ausgehender gutartiger Tumor; Ⓔ *Lindau's tumor*

Linlea f, pl **-nelae:** Linie; Ⓔ *line*

Linea alba: weißer Sehnenstreifen in der vorderen Medianlinie vom Brustbein bis zur Schamfuge; Ⓔ *white line*

Linea axillaris anterior, media, posterior: vordere, mittlere und hintere Axillarlinie; Ⓔ *axillary lines*

Linea epiphysialis: knorpelige Schicht zwischen Epiphyse* und Diaphyse* der langen Röhrenknochen; Wachstumsschicht der Knochen; Ⓔ *epiphysial line*

Linea terminalis: Grenzlinie zwischen großem und kleinem Becken; Ⓔ *terminal line of pelvis*

Linlgua f: Zunge; Ⓔ *tongue*

Linlgulaltullilalsis f: durch Zungenwürmer [meist Nasenwurm, **Linguatula serrata**] verursachte Erkrankung der Mund- und Nasenhöhle; Ⓔ *linguatuliasis*

Linguo-, linguo- präf.: Wortelement mit der Bedeutung „Zunge/Lingua"

linlguloldenltal adj: Zunge und Zähne/Dentes betreffend; Ⓔ *linguodental*

Linlgulolpalpillliltis f: Entzündung der Zungen(rand)papillen; Ⓔ *linguopapillitis*

Lilniment nt: → Linimentum

Lilnilmenltum nt: weiche, halbflüssige Salbe; Ⓔ *liniment*

Linliltis plasltilca f: diffus-infiltrierende, alle Magenwandschichten erfassende, entzündliche Veränderung; meist Symptom eines szirrhös wachsenden Magenkarzinoms*; Ⓔ *leather bottle stomach*

Linkslaplpenldiizilitis f: **1.** Appendizitis bei Situs* inversus **2.** Divertikelentzündung; Ⓔ **1.–2.** *left-sided appendicitis*

Linkslherzldilalaltaltilon f: Erweiterung der linken Herzkammer als Zeichen einer Linksherzinsuffizienz*; Ⓔ *left-ventricular dilatation*

Linkslherzlerlweiltelrung f: → Linksherzdilatation

Linkslherzlhylperltrolphie f: Hypertrophie* der linken Herzkammer; Ⓔ *left-ventricular hypertrophy*

Linksherzhypoplasie-Syndrom nt: angeborener Herzfehler mit Unterentwicklung des linken Ventrikels und meist auch der aufsteigenden Aorta; Ⓔ *hypoplastic left-heart syndrome*

Linkslherzlinlsufifiizilenz f: s.u. Herzinsuffizienz; Ⓔ *left-ventricular failure*

Linkslherzlkalthelter m: s.u. Herzkatheterisierung; Ⓔ *left cardiac catheter*

Links-Rechts-Shunt m: Shunt, bei dem Blut aus dem arteriellen Teil des Kreislaufs in den venösen Teil fließt; Ⓔ *left-to-right shunt*

Linkslschenlkellblock m: Blockierung der Erregungsleitung im linken Tawara-Schenkel*; Ⓔ *left bundle-branch (heart) block*

linkslventlriikullär adj: (Herz) den linken Ventrikel/die linke Kammer betreffend; Ⓔ *left-ventricular*

Linkslverlschielbung f: vermehrtes Auftreten unreifer Vorstufen der Granulozytopoese* im peripheren Blutbild; Ⓔ *deviation to the left*

Lilnollenlsäulre f: essentielle, dreifach ungesättigte Fettsäure; Ⓔ *linolenic acid*

Lilnollsäulre f: essentielle, zweifach ungesättigte Fettsäure; Ⓔ *linolic acid*

Linlse f: **1.** (physik.) lichtdurchlässiger Körper mit gekrümmten Oberflächen, der Lichtstrahlen bündelt [**Sammellinse**] oder streut [**Zerstreuungslinse**] **2.** Augenlinse, Lens; Ⓔ **1.–2.** *lens*

Linlsenlekltolpie f: angeborene Verlagerung der Augenlinse; Ⓔ *congenital dislocation of the lens*

Linlsenlentlzünldung f: → Lentitis

Linlsenlexltrakltilon f: operative Entfernung der Augenlinse, z.B. bei Katarakt; Ⓔ *phacoeresis*

Linlsenlfleck m: kleiner, rundlicher, brauner Pigmentfleck der Haut; Ⓔ *lentigo*

Linlsenlimlplanltaltilon f: Einsetzen einer künstlichen Linse nach Linsenextraktion*; Ⓔ *lens implantation*

L

Lin|sen|kap|sel|ent|zün|dung f: →Phakozystitis

Lin|sen|lu|xa|ti|on f: Verlagerung der Augenlinse; ⒺD dislocation of the lens

Lin|sen|mal nt: →Linsenfleck

Lin|sen|pro|the|se f: aus Kunststoff hergestellte künstliche Augenlinse; ⒺD lenticulus

Lin|sen|schlot|tern nt: abnorme Beweglichkeit der Augenlinse; ⒺD phacodonesis

Lin|sen|vor|fall m: Vorfall der Linse durch einen Defekt von Hornhaut oder Sklera; ⒺD phacocele

Lio-, lio- präf.: Wortelement mit der Bedeutung „glatt/sanft"

Li|o|der|ma f: →Leioderma

Lip-, lip- präf.: →Lipo-

Lip|al|gie f: ätiologisch ungeklärte, meist Frauen in der Menopause befallende, lokalisierte, schmerzhafte Fettgewebsvermehrung; ⒺD adiposalgia

Lip|ä|mie f: vermehrter Neutralfettgehalt des Blutes; ⒺD lipemia

Li|pa|ro|zel|le f: Eingeweidebruch mit Fettgewebe im Bruchsack; ⒺD liparocele

Li|pa|se f: fettspaltendes Enzym; ⒺD lipase

Li|pas|u|rie f: Lipaseausscheidung im Harn; ⒺD lipasuria

Lip|at|ro|phie f: Fettgewebsschwund, Fettgewebsatrophie; ⒺD Lawrence-Seip syndrome

Lip|a|zid|ä|mie f: Erhöhung der freien Fettsäuren im Blut; ⒺD lipacidemia

Lip|a|zid|u|rie f: Fettsäureausscheidung im Harn; ⒺD lipaciduria

Lip|ek|to|mie f: Fettentfernung, Fettgewebsentfernung; ⒺD lipectomy

Lip|id|ä|mie f: vermehrter Gesamtlipidgehalt des Blutes, Erhöhung der Serumlipide; ⒺD lipidemia

Li|pi|de pl: Sammelbezeichnung für Fette und fettähnliche Stoffe, die in Wasser unlöslich sind, sich aber gut in apolaren organischen Lösungsmitteln lösen; ⒺD lipids

Li|pid|ne|phro|se f: →Lipoidnephrose

Li|pi|do|ly|se f: Lipidspaltung, Lipidabbau; ⒺD lipidolysis

Li|pi|do|se f: Oberbegriff für Erkrankungen mit einer vermehrten Lipidspeicherung in Geweben; ⒺD lipidosis

Li|pid|pneu|mo|nie nt: durch Inhalation öl- oder fetthaltiger Substanzen verursachte Pneumonie*; ⒺD lipid pneumonia

Li|pid|sen|ker m: Arzneimittel mit Wirkung gegen erhöhte Blutlipidspiegel; ⒺD antilipemic

Li|pid|spei|cher|krank|heit f: →Lipidose

Li|pid|spei|cher|the|sau|ris|mo|se f: →Lipidose

Li|pid|u|rie f: →Lipurie

Lipo-, lipo- präf.: Wortelement mit der Bedeutung „Fett"

Li|po|a|de|nom nt: gutartiger Mischtumor aus Drüsen- und Fettgewebe; ⒺD lipoadenoma

Li|po|a|mid|de|hy|dro|ge|na|se f: Flavoenzym, das im Zitronensäurezyklus Wasserstoff auf NAD überträgt; ⒺD lipoamide dehydrogenase

Li|po|ar|thri|tis f: Entzündung des (peri-) artikulären Fettgewebes; ⒺD lipoarthritis

Li|po|a|tro|phie f: →Lipatrophie

Li|po|cal|ci|no|gra|nu|lo|ma|to|se f: familiär gehäufte Kalzinose* mit Ablagerung von Kalksalzen in Haut, Muskeln, Schleimbeuteln und Sehnenscheiden; ⒺD lipocalcigranulomatosis

Li|po|cal|ci|no|sis pro|gre|di|ens f: →Lipocalcinogranulomatose

Li|po|chon|dro|dys|tro|phie f: autosomalrezessiv vererbte Speicherkrankheit durch einen Mangel an α-L-Iduronidase; typisch sind Knochenwachstumsstörungen, Deformität des Gesichtsschädels, Hepatosplenomegalie* sowie Hornhauttrübungen und evtl. eine geistige Retardierung; ⒺD lipochondrodystrophy

Li|po|chro|me pl: fettlösliche, gelbe bis dunkelrote Farbstoffe; ⒺD lipochromes

Lip|öl|dem nt: ödematöse Schwellung des subkutanen Fettgewebes, v.a. an den Beinen von Frauen mittleren Alters; ⒺD lipedema

Li|po|dys|tro|phie f: Schwund des Fettgewebes, Fettgewebsschwund; ⒺD lipodystrophy

intestinale Lipodystrophie: bakterielle [Tropheryma whippelii] Darmerkrankung mit Fettresorptions- und Verdauungsstörung; ⒺD intestinal lipodystrophy

Li|po|fus|zin nt: bräunliches Pigmentgemisch, das beim Abbau von Zellbestandteilen anfällt und in der Zelle abgelagert wird; ⒺD lipofuscin

li|po|gen adj: Lipogenese betreffend, fettbildend; ⒺD lipogenic

Li|po|ge|ne|se f: Fettsynthese; ⒺD lipogenesis

Li|po|gra|nu|lom nt: durch Öl-/Fetttröpfchen hervorgerufenes Fremdkörpergranulom; ⒺD lipogranuloma

Li|po|gra|nu|lo|ma|to|se f: Vorkommen multipler Lipogranulome in Haut und Schleimhaut; Ⓔ *lipogranulomatosis*

Li|po|häm|ar|thro|se f: blutiger Gelenkerguss mit Fetttröpfchen bei intraartikulärer Fraktur; Ⓔ *lipohemarthrosis*

li|po|id adj: fettartig, fettähnlich; Ⓔ *lipoid*

Li|po|id|der|ma|to|ar|thri|tis f: multizentrische Histiozytose* mit Polyarthritis* und nodulären Histiozytomen in Haut und Schleimhaut; Ⓔ *lipoid dermatoarthritis*

Li|po|i|de pl: fettähnliche Substanzen, z.B. Wachse, Phosphatide; Ⓔ *lipoids*

Li|po|id|kal|zi|no|se f: familiär gehäufte Kalzinose* mit Ablagerung von Kalksalzen in Haut, Muskeln, Schleimbeuteln und Sehnenscheiden; Ⓔ *lipocalcigranulomatosis*

Li|po|id|kal|zi|no|se f: →*Lipokalzinogranulomatose*

Li|po|id|ne|phro|se f: durch eine Diskrepanz von histologischem Bild und klinischen Symptomen gekennzeichnete Glomerulonephritis*; Ⓔ *lipoid nephrosis*

Li|po|i|do|se f: →*Lipidose*

Li|po|id|pig|men|te pl: fettlösliche, gelbe bis dunkelrote Farbstoffe; Ⓔ *lipochrome pigments*

Li|po|id|spei|cher|krank|heit f: →*Lipidose*

Li|po|id|spei|cher|the|sau|ris|mo|se f: →*Lipidose*

Li|po|kal|zi|no|gra|nu|lo|ma|to|se nt: chronisch progrediente Erkrankung mit Ablagerung von Kalziumsalzen in Haut, Muskeln, Schleimbeuteln und Sehnenscheiden; Ⓔ *lipocalcigranulomatosis*

li|po|ka|ta|bol adj: den Fettabbau betreffend oder fördernd; Ⓔ *lipocatabolic*

li|po|ka|ta|bo|lisch adj: →*lipokatabol*

Li|po|li|po|i|do|se f: kombinierte Ablagerung von Lipiden und Neutralfetten; Ⓔ *lipolipoidosis*

Li|po|ly|se f: Fettspaltung, Fettabbau; Ⓔ *lipolysis*

Li|pom nt: vom Fettgewebe ausgehender Tumor; Ⓔ *lipoma*

Li|po|me|ta|bo|lis|mus m: Fettstoffwechsel, Fettmetabolismus; Ⓔ *lipometabolism*

Li|po|mi|kron nt: in der Darmschleimhaut gebildete Lipoid-Protein-Partikel als Transportform für Fette im Blut; Ⓔ *lipomicron*

Li|po|mu|ko|poly|sac|cha|ri|do|se f: autosomal-rezessiv vererbte Kombination von Mukopolysaccharidose* und Sulfatlipidose mit geistiger Retardierung, Optikusatrophie und Skelettverformung; Ⓔ *lipomucopolysaccharidosis*

Li|pon|säu|re f: Kofaktor bei der Pyruvatoxidation; Ⓔ *lipoic acid*

Li|po|pa|thie f: Fettstoffwechselstörung; Ⓔ *lipopathy*

Li|po|pe|nie f: Lipidmangel im Gewebe; Ⓔ *lipopenia*

Li|po|pe|xie f: Fettspeicherung/Fetteinlagerung im Gewebe; Ⓔ *lipopexia*

Li|po|pha|ne|ro|se f: Sichtbarwerden intrazellulärer Fetteinlagerungen; Ⓔ *lipophanerosis*

li|po|phil adj: mit Affinität zu Fett; in Fett löslich; Ⓔ *lipophilic*

Li|po|phi|lie f: 1. Fettlöslichkeit 2. Neigung zu Fettleibigkeit; Ⓔ 1.–2. *lipophilia*

Li|po|poly|sac|cha|rid nt: aus Lipid A und Polysacchariden aufgebauter Bestandteil der Zellwand gramnegativer Bakterien; Ⓔ *lipopolysaccharide*

Li|po|pro|te|in nt: aus einem Lipid- und einem Eiweißanteil bestehendes Molekül; Lipoproteine, werden in der Leber und Darmwand synthetisiert; ihre Hauptaufgabe ist der Transport von Cholesterin, Lipiden und fettlöslichen Vitaminen im Blut; Ⓔ *lipoprotein*

α-Lipoprotein: →*Lipoprotein mit hoher Dichte*

β-Lipoprotein: Fraktion der Serumlipoproteine mit geringer Dichte; Ⓔ *β-lipoprotein*

Lipoprotein mit geringer Dichte: →*β-Lipoprotein*

high-density lipoprotein: →*Lipoprotein mit hoher Dichte*

Lipoprotein mit hoher Dichte: je zur Hälfte aus Protein und Lipid bestehendes Molekül; wird in Darmschleimhaut und Leber gebildet; dient dem Transport von Cholesterin; Ⓔ *α-lipoprotein*

low-density lipoprotein: →*β-Lipoprotein*

Lipoprotein mit sehr geringer Dichte: v.a. in der Leber gebildetes Lipoprotein mit hohem Triglyzeridanteil; Ⓔ *very low-density lipoprotein*

very low-density lipoprotein: →*Lipoprotein mit sehr geringer Dichte*

Li|po|pro|te|in|ä|mie f: →*Hyperlipoproteinämie*

Li|po|pro|te|in|el|lek|tro|pho|re|se f: Elektrophorese* der Plasmalipoproteine; Ⓔ *lipoprotein electrophoresis*

Li|po|pro|te|in|li|pa|se f: Enzym, das Lipoproteine mit hoher Dichte und Lipoproteine mit sehr geringer Dichte abbaut; Ⓔ *lipoprotein lipase*

Li|po|sar|col|ma *nt, pl* -**ma|ta**: →*Liposarkom*

Li|po|sar|kom *nt*: vom Fettgewebe ausgehender bösartiger Tumor; Ⓔ *liposarcoma*

Li|po|suk|ti|on *f*: perkutane Absaugung von Fettgewebe; Ⓔ *liposuction*

li|po|trop *adj*: mit besonderer Affinität zu Fett; Ⓔ *lipotropic*

Li|po|tro|phie *f*: Vermehrung des Fettgewebes; Ⓔ *lipotrophy*

Li|po|zel|le *f*: →*Liparozele*

Li|po|zyt *m*: Fettspeicherzelle, Fettzelle; Ⓔ *lipocyte*

Lip|pen|ent|zün|dung *f*: →*Cheilitis*

Lip|pen|kar|zi|nom *nt*: vermehrt bei Pfeifenrauchern auftretendes Karzinom der Unterlippe, selten auch der Oberlippe; Ⓔ *carcinoma of the lip*

Lippen-Kiefer-Gaumen-Spalte *f*: angeborene Hemmungsfehlbildung mit Spalte der seitlichen Oberlippe, des Oberkiefers und des harten und weichen Gaumens; Ⓔ *cheilognathopalatoschisis*

Lippen-Kiefer-Spalte *f*: häufigste angeborene Hemmungsfehlbildung mit Spalte der seitlichen Oberlippe und des Oberkiefers; Ⓔ *cheilognathoschisis*

Lip|pen|spal|te *f*: angeborene, ein- oder beidseitige Spaltenbildung der Oberlippe; meist zusammen mit Kieferspalte [Lippen-Kiefer-Spalte*]; Ⓔ *cleft lip*

Lip|pi|tul|do *f*: Entzündung des Lidrandes; Ⓔ *lippitude*

Lip|u|rie *f*: Lipidausscheidung im Harn; Ⓔ *lipuria*

Li|que|fak|ti|on *f*: Verflüssigung; Ⓔ *liquefaction*

li|quid *adj*: flüssig; Ⓔ *liquid*

Li|quor *m*: Flüssigkeit; seröse Körperflüssigkeit; Ⓔ *liquor*

Liquor amnii: Fruchtwasser; Ⓔ *amniotic fluid*

Liquor cerebrospinalis: von den Plexus* choroidei gebildete wasserklare Flüssigkeit, die in den Liquorräumen von Gehirn und Rückenmark zirkuliert; Ⓔ *cerebrospinal fluid*

Li|quor|di|al|gnos|tik *f*: Untersuchung des Liquor* cerebrospinalis zur Diagnose von Erkrankungen des Zentralnervensystems; Ⓔ *CSF examination*

Li|quor|fis|tel *f*: meist als Unfallfolge [Schädelbasisfraktur] entstehende Verbindung der Liquorräume nach außen; führt i.d.R. zu Liquorrhoe*; Ⓔ *CSF fistula*

Li|quor|rhoe *f*: Abfluss von Liquor* cerebrospinalis über eine Liquorfistel*; Ⓔ *liquorrhea*

Li|quor|stop *m*: zur Hirndrucksteigerung führende Blockade der Liquorzirkulation; Ⓔ *spinal subarachnoid block*

Li|quor|xan|tho|chro|mie *f*: Gelbfärbung des Liquor* cerebrospinalis; Ⓔ *xanthochromia*

Lisfranc-Gelenk *f*: Gesamtheit der Tarsometatarsalgelenke; Ⓔ *Lisfranc's joint*

Lis|peln *nt*: fehlerhafte Bildung und Aussprache der Zischlaute S, Z, X, Sch; Ⓔ *lisp*

Lissauer-Bündel *nt*: Fasern zwischen der Hinterwurzel der Spinalnerven und dem Hinterhorn des Rückenmarks für Schmerz-, Tast- und Temperaturempfindung; Ⓔ *Lissauer's tract*

Lis|te|ria *f*: grampositive, peritrich begeißelte Stäbchenbakterien; Ⓔ *Listeria*

Lis|te|ri|en|in|fek|ti|on *f*: →*Listeriose*

Lis|te|ri|en|me|nin|go|en|ze|phal|li|tis *f*: durch **Listeria monocytogenes** hervorgerufene Entzündung der Hirnhaut und des angrenzenden Hirngewebes; Ⓔ *Listeria meningoencephalitis*

Lis|te|ri|o|se *f*: selten auf den Menschen [Tierärzte, Landwirte] übertragene Anthropozoonose* durch **Listeria monocytogenes**; beim Erwachsenen kommt es meist zu grippeartigen Infekten, aber auch zu Meningitis* oder Meningoenzephalitis*; bei diaplazentaren Infektion entwickelt sich eine Neugeborenenlisteriose*; Ⓔ *listeriosis*

li|te|ral *adj*: Buchstaben betreffend; Ⓔ *literal*

Li|thi|a|sis *f*: Oberbegriff für Erkrankungen durch eine Stein- oder Konkrementbildung; Ⓔ *lithiasis*

Li|thi|um *nt*: für den Menschen essentielles Alkalimetall; wird zur Therapie manisch-depressiver Erkrankungen eingesetzt; Ⓔ *lithium*

Litho-, litho- *präf*: Wortelement mit der Bedeutung „Stein"

Li|tho|chol|säu|re *f*: Gallensäure*; Ⓔ *lithocholic acid*

Li|tho|di|al|ly|se *f*: Steinauflösung; Ⓔ *lithodialysis*

Li|tho|frak|tor *m*: →*Lithotriptor*

li|tho|gen *adj*: die Steinbildung fördernd, steinbildend; Ⓔ *lithogenic*

Li|tho|ge|ne|se *f*: Steinbildung, Konkrementbildung; Ⓔ *lithogenesis*

Li|tho|kla|sie *f*: Steinzertrümmerung; Ⓔ *lithotripsy*

Li|tho|klast *m*: →*Lithotriptor*

Liﬢtholﬢkolniﬢlon nt: → Lithotriptor

Liﬢtholﬢlyﬢse f: Steinauflösung; ⒠ litholysis

Liﬢtholﬢtoﬢmie f: operative Entfernung eines Konkrements/Steins; ⒠ lithotomy

Liﬢtholﬢtripﬢsie f: Steinzertrümmerung; ⒠ lithotripsy

Liﬢtholﬢtripﬢter m: → Lithotriptor

Liﬢtholﬢtripﬢtor m: Instrument zur Steinzertrümmerung; ⒠ lithotriptor

Liﬢtholﬢzysﬢtoﬢtoﬢmie f: operative Blasensteinentfernung; ⒠ lithocystotomy

Liﬢthuﬢreﬢse f: Ausscheidung von Blasengrieß mit dem Harn, Blasengrießabgang; ⒠ lithuresis

Lithﬢluﬢrie f: übermäßige Harnsäureausscheidung; ⒠ lithuria

Little-Krankheit f: doppelseitige Form der spastischen Zerebralparese; ⒠ Little's disease

Littré-Drüsen pl: muköse Drüsen der Schleimhaut der männlichen Harnröhre; ⒠ Littre's glands

Littré-Hernie f: Hernie* mit Einklemmung der Darmwand in der Bruchpforte; ⒠ Littre's hernia

Litﬢtriﬢtis f: Entzündung der Littré-Drüsen der männlichen Harnröhre; ⒠ littritis

Liﬢvelﬢdo reﬢtiﬢculﬢlaﬢris f: blaurote, netzförmige Hautzeichnung bei Abkühlung der Haut; ⒠ marble skin

liﬢviﬢde adj: blassbläulich, fahl, bläulich verfärbt; ⒠ livid

Liﬢvor m, pl -voﬢres: fleckige, bleiblaue Hautverfärbung; ⒠ lividity

Livores mortis: nach dem Tod auftretende Hauteinblutungen, die anfangs noch weggedrückt werden können; ⒠ postmortem lividity

L-Ketten-Krankheit f: → Leichtketten-Krankheit

loﬢbär adj: (Organ-)Lappen/Lobus betreffend; ⒠ lobar

Loﬢbarﬢbronﬢchus m: → Lappenbronchus

Loﬢbärﬢpneuﬢmoﬢnie f: auf einen Lungenlappen begrenzte Lungenentzündung; ⒠ lobar pneumonia

Loﬢbekﬢtoﬢmie f: operative Entfernung eines Organlappens, Lappenresektion; ⒠ lobectomy

Loﬢboﬢmyﬢkoﬢse f: durch Loboa loboi hervorgerufene chronische Mykose* der Haut und Unterhaut mit keloid-ähnlichen Knoten; ⒠ lobomycosis

Lobstein-Krankheit f: autosomal-dominante Störung der Knochenbildung mit Knochenbrüchigkeit, Zahnfehlbildungen, Katarakt, blauer Sklera und

Innenohrschwerhörigkeit; ⒠ Lobstein's disease

Loﬢbulﬢlus m, pl -li: (Organ-, Drüsen-)Läppchen; ⒠ lobule

Lobulus auriculae: Ohrläppchen; ⒠ lobule of auricle

Loﬢbus m, pl -bi: (Organ-)Lappen; ⒠ lobe

Lobus anterior hypophysis: → Adenohypophyse

Lobus caudatus hepatis: kleiner Leberlappen an der Ventralfläche der Leber; ⒠ caudate lobe of liver

Lobi cerebri: Hirnlappen; ⒠ cerebral lobes

Lobus frontalis: Frontallappen, Stirnlappen; ⒠ frontal lobe

Lobus hepatis dexter, sinister: rechter und linker Leberlappen; ⒠ right and left lobe of liver

Lobus inferior pulmonis: Unterlappen der Lunge; ⒠ inferior pulmonary lobe

Lobus medius prostatae: Mittellappen der Prostata; ⒠ median lobe of prostate

Lobus medius pulmonis dextri: Mittellappen der rechten Lunge; ⒠ middle lobe of right lung

Lobus nervosus neurohypophysis: Neurallappen der Neurohypophyse; Neurohypophyse* im eigentlichen Sinn; ⒠ neural lobe of neurohypophysis

Lobus occipitalis: Okzipitallappen, Hinterhauptslappen; ⒠ occipital lobe

Lobus parietalis: Parietallappen, Scheitellappen; ⒠ parietal lobe

Lobus posterior hypophysis: aus Neurallappen und Infundibulum bestehender hinterer Teil der Hypophyse*, in dem Hypothalamushormone gespeichert werden; ⒠ posterior lobe of hypophysis

Lobus pulmonis: Lungenlappen; ⒠ lobe of lung

Lobus quadratus hepatis: kleiner Leberlappen zwischen Gallenblase und Leberpforte; ⒠ quadrate lobe of liver

Lobus temporalis: Temporallappen, Schläfenlappen; ⒠ temporal lobe

Loﬢchia pl: physiologischer Ausfluss nach der Geburt bis zur Abheilung der Gebärmutter; ⒠ lochia

Loﬢchiﬢoﬢmeﬢtra f: Lochienstauung in der Gebärmutter; ⒠ lochiometra

Loﬢchiﬢorﬢrhalﬢgie f: → Lochia

Loﬢchiﬢorﬢrhoe f: → Lochia

Loﬢcus m: Ort, Platz, Stelle; ⒠ locus

Löfﬢfelﬢhand f: Syndaktylie* mit Verwachsung aller Finger; ⒠ spoon-shaped hand

Löflfellnälgel pl: Nägel mit muldenförmiger Eindellung der Nagelplatte; Ⓔ spoon nails

Löffler-Bazillus m: Diphtherietoxin-bildendes, fakultativ anaerobes Stäbchenbakterium, das in vielen verschiedenen Formen vorkommt [Polymorphie]; Erreger der Diphtherie*; Ⓔ Löffler's bacillus

Löffler-Endokarditis f: akut verlaufende Endokarditis* mit vorwiegendem Befall der rechten Herzkammer; Ⓔ Löffler's endocarditis

Log-, log- präf.: → Logo-

-loge suf.: Wortelement mit der Bedeutung „Wissenschaftler/Forscher"

Lolgenlsynldrom nt: durch eine verletzungsbedingte Einblutung in eine Muskelloge verursachtes Syndrom mit neuromuskulären Ausfällen und Muskelnekrose; Ⓔ compartment syndrome

-logie suf.: Wortelement mit der Bedeutung „Wissenschaft/Kunde/Lehre von"

-logisch suf.: in Adjektiven verwendetes Wortelement mit der Bedeutung „forschend/lehrend"

Logo-, logo- präf.: Wortelement mit der Bedeutung „Sprache/Rede"

Lolgolpalthie f: Sprachstörung; Ⓔ logopathy

Lolgolplelgie f: Sprachlähmung; Ⓔ logoplegia

Lolgorlrhö f: ungehemmter Redefluss; Ⓔ logorrhea

Löhlein-Herdnephritis f: bei bakterieller Endokarditis* auftretende herdförmige Glomerulonephritis*; Ⓔ Löhlein's focal embolic nephritis

Lolkallanlälslthelsie f: lokale Schmerzausschaltung durch eine Blockierung der Schmerzrezeptoren oder der Erregungsleitung in den Nervenfasern; Ⓔ local anesthesia

Lolkallanlälsltheltilkum nt: Substanz zur Lokalanästhesie*; Ⓔ local anesthetic

Lolkolmoltilon f: Bewegung, Fortbewegung; Ⓔ locomotion

lonlgiltuldilnal adj: in Längsrichtung verlaufend, längs verlaufend; Ⓔ longitudinal

lolpholtrich adj: (Bakterium) mit büschelförmiger Geißel; Ⓔ lophotrichous

Lorldolse f: anatomisch korrekte, nach vorne gerichtete Krümmung der Hals- und Lendenwirbelsäule; Ⓔ lordosis

Lorldolsellbelcken nt: verengtes Becken bei Hyperlordose*; Ⓔ lordotic pelvis

Lorldolskollilolse f: Kombination von Lor-dose* und Skoliose*; Ⓔ lordoscoliosis

Losllassllschmerz m: → Blumberg-Symptom

Loltio f, pl -tilolnes: → Lotion

Loltilon f: wässrige Suspension von Arzneimitteln zur äußeren Anwendung; Ⓔ lotion

Low-dose-Heparin nt: niedrig dosierte Heparingaben zur perioperativen Thromboseprophylaxe oder bei langfristiger Immobilisation; Ⓔ low-dose heparin

Low-dose-Heparinisierung f: → Low-dose-Heparin

Low-dose-Heparinprophylaxe f: → Low-dose-Heparin

Löllwenlgelsicht nt: durch eine Verdickung der Schädelknochen hervorgerufenes löwenartiges Gesicht; Ⓔ leonine facies

Lowe-Syndrom nt: X-chromosomal-rezessives Fehlbildungssyndrom mit Intelligenzminderung, Katarakt und Nierenfehlbildungen; Ⓔ Lowe's disease

Lown-Ganong-Levine-Syndrom nt: Präexzitationssyndrom* mit normalem Kammerkomplex im EKG; Ⓔ Lown-Ganong-Levine syndrome

Lulbrilkans nt: Gleitmittel; Ⓔ lubricant

Lucey-Driscoll-Syndrom nt: Neugeborenengelbsucht, die eine Hemmung der Bilirubinkonjugation durch einen Faktor im mütterlichen Blut bedingt ist; Ⓔ Lucey-Driscoll syndrome

Ludwig-Angina f: Phlegmone des Mundbodens; Ⓔ Ludwig's angina

Lules f: → Syphilis

Luftlemlbollie f: durch Luftbläschen im arteriellen Kreislaufoder im venösen System hervorgerufene Embolie*; Ⓔ air embolism

Luftlharlnen nt: Ausscheidung von Luft im Harn, z.B. bei Blaseninfektion mit gasbildenden Bakterien; Ⓔ pneumaturia

Luftlhunlger m: rhythmische Atmung mit tiefen Atemzügen, z.B. bei metabolischer Azidose*; Ⓔ air hunger

Luftlröhlre f: erster Abschnitt der unteren Luftwege* vom Ringknorpel bis zur Aufspaltung an der Bifurcatio* tracheae; Ⓔ windpipe

Luftlröhlrenlast m: → Bronchus

Luftlröhlrenlbruch m: Ausstülpung der Luftröhrenschleimhaut durch eine angeborene Wandschwäche; Ⓔ tracheal hernia

Luftlröhlrenlentlzünldung f: → Tracheitis

LuftlröhlrenlfislteI f: von der Luftröhre

ausgehende Fistel, die in andere Organe mündet [**innere Luftröhrenfistel**] oder nach außen führt [**äußere Luftröhrenfistel**]; Ⓔ *tracheal fistula*

Luft|röh|ren|ga|be|lung f: Aufgabelung der Luftröhre in die beiden Hauptbronchien in Höhe des 4. Brustwirbels; Ⓔ *bifurcation of trachea*

Luft|röh|ren|schnitt m: Tracheotomie; Ⓔ *tracheotomy*

Luft|röh|ren|spie|ge|lung f: endoskopische Untersuchung der Luftröhre; Ⓔ *tracheoscopy*

Luft|sack m: → *Laryngozele*

Luft|we|ge pl: die **oberen Luftwege** umfassen Nase, Mund, Rachen und Kehlkopf; die **unteren Luftwege** Luftröhre und Bronchien; Ⓔ *air passages*

Luft|zys|te f: lufthaltige Zyste; Ⓔ *aerocele*

Lum|bal|gie f: → *Lumbalgie*

lum|bal adj: die Lenden betreffend; Ⓔ *lumbar*

Lum|bal|an|äs|the|sie f: Spinalanästhesie* durch Injektion im Lumbalbereich; Ⓔ *lumbar anesthesia*

Lum|bal|gie f: Hexenschuss; Ⓔ *lumbago*

Lum|bal|ple|xus m: → *Lendenplexus*

Lum|bal|punk|ti|on f: Entnahme von Liquor* cerebrospinalis durch Punktion des Durasacks im Lumbalbereich; Ⓔ *lumbar puncture*

Lum|bal|seg|men|te pl: → *Lendenmark*

Lum|bal|wir|bel pl: die 5 Wirbel der Lendenwirbelsäule; Ⓔ *lumbar vertebrae*

Lum|ba|ria pl: → *Lendenmark*

Lumbo-, lumbo- präf.: Wortelement mit der Bedeutung „Lende"

lum|bo|ab|do|mi|nal adj: Lende und Bauch/Abdomen betreffend oder verbindend; Ⓔ *lumboabdominal*

lum|bo|dor|sal adj: Lende(nregion) und Rückenfelder/Regiones dorsales betreffend; Ⓔ *lumbodorsal*

lum|bo|kos|tal adj: Lendenregion oder Lendenwirbel und Rippen/Kostae betreffend; Ⓔ *lumbocostal*

lum|bo|sak|ral adj: Lendenregion oder Lendenwirbel und Kreuzbein/Os sacrum betreffend; Ⓔ *lumbosacral*

Lum|bo|sak|ral|ge|lenk nt: Gelenk zwischen letztem Lendenwirbel und Kreuzbein; Ⓔ *lumbosacral joint*

lum|bo|tho|ra|kal adj: Lendenwirbelsäule und Brustkorb/Thorax betreffend; Ⓔ *thoracolumbar*

Lum|bus m: Lende; Ⓔ *loin*

Lu|men nt: **1.** SI-Einheit des Lichtstroms **2.** Lichtung, Hohlraum; Ⓔ **1.–2.** *lumen*

Lum|pek|to|mie f: Form der brusterhaltenden Tumorentfernung bei Brustkrebs, bei der nur der Tumor und angrenzendes Gewebe entfernt werden; Ⓔ *lumpectomy*

Lum|pen|sor|tie|rer|krank|heit f: → *Lungenmilzbrand*

Lu|nar|mo|nat m: in der Geburtshilfe und Gynäkologie verwendeter 28-Tage-Monat; Ⓔ *lunar month*

Lu|na|tum nt: Mondbein, Os* lunatum; Ⓔ *lunate bone*

Lu|na|tum|lu|xa|ti|on f: traumatische Verrenkung des Os lunatum; Ⓔ *dislocation of the lunate*

Lu|na|tum|mal|a|zie f: aseptische Osteonekrose* des Os lunatum; Ⓔ *Kienböck's disease (of the lunate)*

Lun|ge f: aus zwei Flügeln [rechter/linker Lungenflügel] bestehendes Organ des Brustraums, das dem Gasaustauch zwischen Körper und Umwelt dient; Ⓔ *lung*

Lun|gen|ade|no|ma|to|se f: seltenes Adenokarzinom* der Lunge; trotz frühzeitiger hämatogener Metastasierung* ist die Prognose relativ gut; Ⓔ *pulmonary adenomatosis*

Lun|gen|al|ve|o|len pl: → *Lungenbläschen*

Lun|gen|an|thra|ko|se f: zu den Pneumokoniosen* zählende, durch langjährige Einatmung von Kohlenstaub hervorgerufene Erkrankung; die Ablagerung in den Alveolen führt zur Ausbildung eines Lungenemphysems*; Ⓔ *pulmonary anthracosis*

Lun|gen|a|pla|sie f: unvollständige Entwicklung der Lunge; Ⓔ *apneumia*

Lun|gen|as|per|gil|lo|se f: meist sekundärer Befall der Lunge mit Aspergillus*-Species bei Tuberkulose* oder HIV-Infektion; Ⓔ *pulmonary aspergilloma*

Lun|gen|a|tel|ek|ta|se f: verminderter oder fehlender Luftgehalt der Lungenbläschen mit Kollaps der betroffenen Lungenteile; Ⓔ *atelectasis*

Lun|gen|at|mung f: Gesamtheit von Gastransport in die Lunge [Inspiration], Diffusion der Atemgase durch die alveoläre Membran und Abtransport der Gase [Exspiration]; Ⓔ *pulmonary respiration*

Lun|gen|blä|hung f: → *Lungenemphysem*

Lun|gen|bläs|chen pl: bläschenförmige Endabschnitte der Luftwege, in denen der Gasaustauch stattfindet; Ⓔ *pulmonary vesicles*

Lun|gen|brand m: → *Lungengangrän*

Lun|gen|can|di|do|se f: durch Candida*-Species hervorgerufener Pilzbefall der

L

379

Lunge; ⓔ *candidiasis of the lung*

Lun|gen|e|gel *m*: meist paarweise im Lungengewebe parasitierende Trematode; ⓔ *lung fluke*

Lun|gen|em|bo|lie *f*: Verschluss einer Lungenarterie durch einen Embolus*; ⓔ *pulmonary embolism*

Lun|gen|em|bo|lus *m*: eine Lungenembolie auslösender Embolus*; ⓔ *pulmonary embolus*

Lun|gen|em|phy|sem *nt*: meist erworbene [Raucher], irreversible Überblähung der Lungenalveolen mit Veränderung oder Zerstörung des Lungengewebes; ⓔ *pulmonary emphysema*

Lun|gen|ent|zün|dung *f*: Pneumonie*; ⓔ *pneumonia*

Lun|gen|fell *nt*: das die Lunge bedeckende Blatt des Brustfells; ⓔ *pulmonary pleura*

Lun|gen|fell|ent|zün|dung *f*: s.u. Pleuritis; ⓔ *pulmonary pleurisy*

Lun|gen|fi|bro|se *f*: bindegewebiger Umbau des Lungengewebes mit Entwicklung einer restriktiven Ventilationsstörung*; ⓔ *pulmonary fibrosis*

Lun|gen|fis|tel *f*: **1.** irrtümliche Bezeichnung für Bronchusfistel* **2.** →*arteriovenöse Lungenfistel*; ⓔ **1.** *pulmonary fistula* **2.** →*arteriovenöse Lungenfistel*

arteriovenöse Lungenfistel: angeborene Verbindung zwischen einer oder mehreren peripheren Lungenarterien und -venen; ⓔ *arteriovenous pulmonary aneurysm*

Lun|gen|gan|grän *f*: Gangrän des Lungengewebes, die als Sekundärinfektion von Bronchiektasen oder einem Abszess entsteht; ⓔ *necropneumonia*

Lun|gen|hä|mo|si|de|ro|se *f*: durch die Einlagerung von Eisenkomplexen gekennzeichnete Lungenerkrankung; ⓔ *pulmonary hemosiderosis*

Lun|gen|her|nie *f*: hernienartiger Vorfall von Lungengewebe durch einen Defekt in der Thoraxwand; ⓔ *pneumocele*

Lun|gen|hy|po|pla|sie *f*: Unterentwicklung der Lunge; ⓔ *pulmonary hypoplasia*

Lun|gen|in|du|ra|ti|on *f*: Verhärtung des Lungengewebes; ⓔ *pulmonary induration*

Lun|gen|in|farkt *m*: Infarzierung meist peripherer Lungenabschnitte durch eine Verlegung von Pulmonalarterienästen; i.d.R. handelt es sich um einen **hämorrhagischen Lungeninfarkt** [mit Einblutung], seltener um einen **anämischen Lungeninfarkt**; ⓔ *pulmonary infarction*

Lun|gen|in|fil|trat *nt*: Verdichtung von Lungengewebe durch Exsudat und Zelleinwanderung; ⓔ *pulmonary infiltration*

Lun|gen|ka|pa|zi|tät, totale *f*: in der Lunge vorhandenes Gasvolumen nach maximaler Einatmung; ⓔ *total lung capacity*

Lun|gen|kar|zi|nom *nt*: bösartiger Tumor der Lunge; i.e.S. das Bronchialkarzinom*; ⓔ *lung cancer*

Lun|gen|kon|tu|si|on *f*: v.a. durch Verkehrsunfälle verursachte, stumpfe Verletzung des Lungengewebes mit Einblutung; ⓔ *pulmonary contusion*

Lun|gen|krebs *m*: →*Lungenkarzinom*

Lun|gen|kreis|lauf *m*: Teil des Blutkreislaufes, der sauerstoffarmes Blut vom Herzen in die Lunge transportiert und sauerstoffreiches Blut zurück zum Herzen führt; ⓔ *pulmonary circulation*

Lun|gen|milz|brand *m*: durch Einatmen von Bacillus* anthracis hervorgerufene Lungenform des Milzbrandes; ⓔ *inhalational anthrax*

Lun|gen|my|ko|se *f*: Pilzerkrankung der Lunge; ⓔ *pneumomycosis*

Lun|gen|öl|dem *nt*: Flüssigkeitsansammlung im Lungengewebe [**interstitielles Lungenödem**] oder den Lungenbläschen [**intraalveoläres Lungenödem**]; die häufigste Ursach ist Linksherzinsuffizienz [**kardiales Lungenödem**; ⓔ *pulmonary edema*

Lun|gen|pest *f*: Pneumonie* durch Einatmung von Pesterregern oder Streuung aus Herden im Körper; ⓔ *pulmonic plague*

Lun|gen|phthi|se *f*: →*Lungenschwindsucht*

Lun|gen|prel|lung *f*: →*Lungenkontusion*

Lun|gen|quet|schung *f*: →*Lungenkontusion*

Lun|gen|rund|herd *m*: runder Verdichtungsherd im Lungenröntgenbild; ⓔ *coin lesion*

Lun|gen|schwind|sucht *f*: Lungentuberkulose* mit ausgeprägter Kachexie*; ⓔ *pulmonary phthisis*

Lun|gen|si|de|ro|se *f*: benigne, rückbildungsfähige Pneumokoniose* durch Ablagerung von Eisenstaub; ⓔ *pulmonary siderosis*

Lun|gen|si|li|ko|se *f*: durch Einatmen von quarzhaltigem Staub hervorgerufene Pneumokoniose* mit chronisch progredienter Lungenfibrose*; führt im Laufe der Zeit zu obstruktiver und res-

L

triktiver Ventilationsstörung*; Ⓔ *pneumosilicosis*

Lun|gen|skle|ro|se *f*: sklerosierende Verhärtung des interstitiellen Lungengewebes; Ⓔ *pulmonary sclerosis*

Lun|gen|spit|zen|tu|ber|ku|lo|se *f*: Befall der Lungenspitzen im Rahmen einer lokalisierten hämatogenen Streuung einer Lungentuberkulose*; Ⓔ *apical tuberculosis*

Lun|gen|stau|ung *f*: Abflussbehinderung des Blutes aus der Lunge; führt zur Entwicklung einer Stauungslunge; Ⓔ *pulmonary congestion*

Lun|gen|stein *m*: Steinbildung im Lungengewebe; Ⓔ *pneumolith*

Lun|gen|szin|ti|gra|fie, -gra|phie *f*: Szintigrafie* der Lungen zur Untersuchung der Perfusion [**Lungenperfusionsszintigrafie**] oder Ventilation [**Lungenventilationsszintigrafie**]; Ⓔ *pulmonary scan*

Lun|gen|tu|ber|ku|lo|se *f*: durch Mycobacterium* tuberculosis hervorgerufene, akute oder chronische granulomatöse Entzündung des Lungengewebes; häufigste Form der Tuberkulose*; führt durch eine hämatogene oder lymphogene Streuung zum Befall anderer Organe; Ⓔ *pulmonary tuberculosis*

offene Lungentuberkulose: infektiöse Form der Tuberkulose mit Ausscheidung von Erregern im Sputum; Ⓔ *open tuberculosis*

Lun|gen|ve|nen|trans|pol|si|ti|on *f*: angeborene Angiokardiopathie* mit Einmündung der Lungenvenen in den rechten Vorhof; Ⓔ *transposition of pulmonary veins*

Lun|gen|zir|rho|se *f*: Lungenfibrose* mit diffusem Befall des Interstitialgewebes; Ⓔ *pulmonary cirrhosis*

Lun|gen|zys|ten *pl*: angeborene [Zystenlunge] oder erworbene [Echinokokkose] Zysten im Lungengewebe; Ⓔ *pulmonary cysts*

Lu|nu|la *f*, *pl* **-lae**: halbmondförmige/sichelförmige Struktur; Ⓔ *lunula*

Lunula unguis: Nagelhalbmond; Ⓔ *lunula of nail*

Lunulae valvularum semilunarium: halbmondförmiger Randstreifen der Semilunarklappen; Ⓔ *lunulae of semilunar valves*

lu|po|id *adj*: in der Art eines Lupus, lupusähnlich; Ⓔ *lupoid*

Lu|pus *m*: Kurzbezeichnung für Lupus* erythematodes und Hauttuberkulose

[Lupus* vulgaris]; Ⓔ *lupus*

Lupus erythematodes: Autoimmunerkrankung der Haut und innerer Organe, bei der Antikörper gegen Zellkernantigene [**antinukleäre Antikörper**] gefunden werden; Ⓔ *lupus erythematosus*

systemischer Lupus erythematodes: → *Lupus erythematodes visceralis*

Lupus erythematodes visceralis: generalisierte Form des Lupus erythematodes mit Befall innerer Organe; bei der Auslösung spielen eine genetische Veranlagung und endogene [Hormone, Stress] und exogene [Medikamente, Traumen] Faktoren eine Rolle; Ⓔ *systemic lupus erythematosus*

Lupus pernio: Form des Lupus erythematodes mit bläulichen Knoten an den kälteexponierten Akren; Ⓔ *chilblain lupus*

Lupus vulgaris: v.a. das Gesicht betreffende, häufigste Form der Hauttuberkulose; Ⓔ *lupus vulgaris*

Lupus erythematodes-Körper *pl*: Einschlusskörper in Lupus erythematodes-Zellen; Ⓔ *LE bodies*

Lupus erythematodes-Zellen *pl*: typische neutrophile Granulozyten mit basophilen Einschlusskörpern bei Lupus* erythematodes; Ⓔ *lupus erythematosus cells*

Lu|pus|ne|phri|tis *f*: Immunkomplexnephritis* bei Lupus* erythematodes visceralis; Ⓔ *lupus nephritis*

Lu|pus|ne|phro|pa|thie *f*: → *Lupusnephritis*

Lu|pus|nie|re *f*: → *Lupusnephritis*

Luschka-Foramen *nt*: beidseitige, seitliche Öffnung des IV. Ventrikels; Ⓔ *foramen of Luschka*

lu|te|al *adj*: Corpus* luteum betreffend; Ⓔ *luteal*

Lu|te|al|pha|se *f*: zweite Phase des Menstruationszyklus; Zeit vom Eisprung bis zur Monatsblutung; Ⓔ *luteal phase*

Lu|te|i|ni|sie|rungs|hor|mon *nt*: im Hypophysenvorderlappen gebildetes gonadotropes Hormon, das bei der Frau an Follikelreifung, Ovulation und der Gelbkörperbildung teilnimmt; Ⓔ *luteinizing hormone*

Lu|te|i|nom *nt*: → *Luteom*

Lutembacher-Syndrom *nt*: angeborener Vorhofseptumdefekt* mit Mitralstenose*; Ⓔ *Lutembacher's disease*

Lu|te|o|hor|mon *nt*: → *Progesteron*

Lu|te|om *nt*: Progesteron-bildender Eierstocktumor; Ⓔ *luteoma*

Lutheran-Blutgruppen *pl*: Blutgruppen-

L

system, dessen Antigene eine milde Transfusionsreaktion auslösen können; E *Lutheran blood groups*

Lux nt: Einheit der Beleuchtungsstärke; E *lux*

Lulxaltio f, pl **-tilolnes**: → *Luxation*

Lulxaltilon f: Verrenkung, Ausrenkung; E *luxation*

Lulxaltilonslfrakltur f: Fraktur* mit Luxation* der Fragmente oder eines angrenzenden Knochens; E *fracture-dislocation*

Lylalse f: Enzym, das die Spaltung eines Moleküls katalysiert; E *lyase*

Lyell-Syndrom nt: durch Medikamente verursachte flächenhafte Nekrolyse der Epidermis* mit subepidermaler Blasenbildung; E *Lyell's disease*

Lyme-Borreliose f: → *Lyme-Disease*

Lyme-Disease nt: meist durch Zecken, selten auch durch Stechmücken übertragene Infektionskrankheit durch Borrelia* burgdorferi; i.d.R. kommt es zu unspezifischen Symptomen [Kopf-, Gliederschmerzen, Fieber, gastrointestinale Beschwerden], gefolgt von dermatologischen [Erythema chronicum migrans], orthopädischen [Arthritis, Arthralgie] oder neurologischen Krankheitsbildern; E *Lyme disease*

Lyme-Krankheit f: → *Lyme-Disease*

Lymph-, lymph- präf.: Wortelement mit der Bedeutung „Lymphe"

Lymlpha f: → *Lymphe*

Lymphladelnekltolmie f: Lymphknotenentfernung; E *lymphadenectomy*

Lymphladelnie f: Lymphknotenerkrankung; E *lymphadenopathy*

Lymphladelniltis f: entzündliche Lymphknotenvergrößerung; E *lymphadenitis*

Lymphladelnolgralfie, -gralphie f: Röntgenkontrastdarstellung von Lymphknoten; E *lymphadenography*

Lymphladelnolgramm nt: Röntgenkontrastaufnahme von Lymphknoten; E *lymphadenogram*

lymphladelnolid adj: lymphknotenähnlich; Lymphknoten betreffend, von Lymphknoten (ab-)stammend; E *lymphadenoid*

Lymphladelnom nt: Lymphknotenvergrößerung; Lymphom; E *lymphadenoma*

Lymphladelnolpalthie f: Lymphknotenerkrankung; E *lymphadenopathy*

angioimmunoblastische Lymphadenopathie: ätiologisch unklare, generalisierte Erkrankung mit Schwellung der Lymphknoten, Leber und Milz; zum Teil Ausheilung, zum Teil tödlicher Verlauf; E *immunoblastic lymphadenopathy*

Lymphlaldelnolpalthielsynldrom, alkultes felbrilles nt: → *Lymphknotensyndrom, mukokutanes*

Lymphladelnolse f: (chronische) Lymphknotenschwellung; E *lymphadenosis*

Lymphladelnoltolmie f: Lymphknoteneröffnung; E *lymphadenotomy*

Lymphlanlgilekltalsie f: Lymphgefäßerweiterung; E *lymphangiectasis*

Lymphlanlgilekltolmie f: Lymphgefäßentfernung, Lymphgefäßresektion; E *lymphangiectomy*

Lymphlanlgilliltis f: → *Lymphangitis*

Lymphlanlgilolgralfie, -gralphie f: Röntgenkontrastdarstellung von Lymphgefäßen; E *lymphangiography*

Lymphlanlgilolgramm nt: Röntgenkontrastaufnahme von Lymphgefäße; E *lymphangiogram*

Lymphlanlgilom nt: i.d.R. angeborener, gutartiger Tumor der Lymphgefäße; E *lymphangioma*

Lymphlanlgilolma nt, pl **-malta**: → *Lymphangiom*

Lymphlanlgilolpalthie f: Erkrankung der Lymphgefäße; E *lymphangiopathy*

Lymphlanlgilolphlelbiltis f: Entzündung von Lymphgefäßen und Venen; E *lymphangiophlebitis*

Lymphlanlgiltis f: Lymphgefäßentzündung; E *lymphangitis*

Lymlphaltilkolstolmie f: Anlegen einer Lymphfistel zur Lymphdrainage; E *lymphaticostomy*

lymlphaltisch adj: Lymphe oder lymphatisches Organ oder Lymphsystem betreffend; E *lymphatic*

Lymlphaltollylse f: Auflösung des lymphatischen Gewebes; E *lymphatolysis*

Lymphldrülse f: → *Lymphknoten*

Lymphe f: in den Lymphgefäßen enthaltene wasserklare Flüssigkeit und die darin transportierten Lymphozyten; E *lymph*

Lymphlfisltel f: meist innere, lymphabsondernde Fistel eines Lymphgefäßes; E *lymphatic fistula*

Lymphlflüslsiglkeit f: → *Lymphe*

Lymphlfolllilkel pl: rundliche Anhäufung von retikulärem Bindegewebe und lymphatischen Zellen in den Lymphknoten oder im Gewebe; E *lymph follicle*

Lymphlknötlchen pl: → *Lymphfollikel*

Lymphlknolten m: in die Lymphbahnen eingeschaltete bohnenförmige Körper, die aus Rindensubstanz, Mark und Kapsel bestehen; Lymphknoten filtern die Lymphe und entfernen Erreger, Toxine, Zellfragmente u.ä.; ⒠ *lymph node*

Lym|ph|kno|ten|ent|zün|dung f: →*Lymphadenitis*

Lymph|kno|ten|hy|per|pla|sie f: Lymphknotenvergrößerung; ⒠ *lymphoma*

Lymph|kno|ten|hy|per|tro|phie f: Lymphknotenvergrößerung; ⒠ *lymphadenhypertrophy*

Lymph|kno|ten|punk|ti|on f: meist Feinnadelpunktion zur Gewinnung von Zellen und Gewebe; ⒠ *lymph node biopsy*

Lymph|kno|ten|syn|drom, mu|ko|ku|ta|nes nt: ätiologisch ungeklärte, fieberhafte Erkrankung, v.a. des Kleinkindalters, mit Lymphknotenschwellung und Beteiligung multipler Organe; ⒠ *mucocutaneous lymph node syndrome*

Lympho-, lympho- präf.: Wortelement mit der Bedeutung „Lymphe"

Lym|pho|blast m: Stammzelle der Lymphozyten; ⒠ *lymphoblast*

Lym|pho|blas|ten|leuk|ä|mie f: Unterform der akuten myeloischen Leukämie*; ⒠ *lymphoblastic leukemia*

Lym|pho|blas|tom nt: aus Lymphoblasten bestehendes Lymphom*; lymphoblastisches Lymphom; ⒠ *lymphoblastoma*

Lym|pho|blas|to|se f: pathologische Vermehrung der Lymphoblasten im Blut; ⒠ *lymphoblastosis*

Lym|pho|cy|to|ma cutis nt: polyätiologische [u.A. Lyme-Disease*], gutartige, tumoröse Proliferation der Haut von Gesicht [v.a. Ohrläppchen], Nacken, Achselhöhlen und Genitalbereich; ⒠ *cutaneous lymphoplasia*

Lymph|öd|em nt: durch Störung des Lymphabflusses verursachtes Ödem*; ⒠ *lymphedema*

Lym|pho|di|a|pe|de|se f: aktive Wanderung von Lymphozyten durch die Gefäßwand; ⒠ *lymphodiapedesis*

Lym|pho|el|e|dema nt: →*Lymphödem*

Lym|pho|epi|the|li|om nt: in Afrika und Asien auftretendes Karzinom des Nasenrachens durch das Epstein-Barr*-Virus; ⒠ *lymphoepithelioma*

lym|pho|gen adj: aus Lymphe oder lymphatischen Gefäßen stammend; ⒠ *lymphogenous*

Lym|pho|ge|ne|se f: Lymphbildung; ⒠ *lymphogenesis*

Lym|pho|gra|fie, -gra|phie f: Röntgenkontrastdarstellung von Lymphgefäßen und Lymphknoten; ⒠ *lymphography*

Lym|pho|gramm nt: Röntgenkontrastaufnahme von Lymphgefäßen und Lymphknoten; ⒠ *lymphogram*

Lym|pho|gra|nu|lo|ma nt: granulomatöse Erkrankung des lymphatischen Gewebes; ⒠ *lymphogranuloma*

Lymphogranuloma inguinale: durch Chlamydia* trachomatis hervorgerufene meldepflichtige Geschlechtskrankheit*; kennzeichnend ist die ausgeprägte Schwellung der Leistenlymphknoten; ⒠ *lymphogranuloma venereum*

Lym|pho|gra|nu|lo|ma|to|se f: 1. →*maligne Lymphogranulomatose* 2. →*Lymphogranuloma*

maligne Lymphogranulomatose: vom lymphatischen Gewebe ausgehende maligne Erkrankung; die Prognose hängt von der histologischen Form, dem Krankheitsstadium und dem Vorhandensein von Begleitsymptomen [z.B. Nachtschweiß] ab; ⒠ *malignant lymphogranulomatosis*

lym|pho|hä|mal|to|gen adj: Lymph- und Blutgefäße betreffend; ⒠ *lymphohematogenous*

lympho-histiozytär adj: sowohl lymphozytär als auch histiozytär; ⒠ *lymphohistiocytic*

lym|pho|id adj: lymphartig, lymphähnlich; lymphozytenähnlich; das Lymphsystem betreffend; ⒠ *lymphoid*

Lym|pho|id|ek|to|mie f: operative Entfernung von lymphatischem Gewebe; ⒠ *lymphoidectomy*

Lym|pho|id|zel|len pl: morphologisch veränderte Lymphozyten, z.B. bei Mononukleose; ⒠ *atypical lymphocytes*

lym|pho|ka|pil|lär adj: Lymphkapillare betreffend; ⒠ *lymphocapillary*

Lym|pho|ki|ne pl: von Lymphozyten und anderen immunrelevanten Zellen gebildete Zytokine*, z.B. Interferone, Interleukine; ⒠ *lymphokines*

Lym|pho|ly|se f: Lymphozytenauflösung; ⒠ *lympholysis*

Lym|phom nt: Lymphknotenschwellung, Lymphknotentumor; ⒠ *lymphoma*

B-lymphoblastisches Lymphom: hoch malignes Non-Hodgkin-Lymphom*, das wahrscheinlich durch das Epstein-Barr*-Virus ausgelöst wird; ⒠ *Burkitt's lymphoma*

großfollikuläres Lymphom: Non-Hodgkin-Lymphom* mit Leber- und Milzschwellung, Aszites* und Schwellung im Bereich der Ohrspeicheldrüse; ⒠ *giant follicular lymphoma*

lymphoplasmozytisches Lymphom:

nieder malignes Non-Hodgkin-Lymphom* aus B-Lymphozyten; ⒺⒺ *plasmacytoid lymphocytic lymphoma*
plasmozytisches Lymphom: von einem Zellklon ausgehende monoklonale Gammopathie* und Plasmazellvermehrung im Knochenmark; ⒺⒺ *plasma cell myeloma*
lym|pho|ma|to|id *adj*: lymphomähnlich, lymphomartig; ⒺⒺ *lymphomatoid*
lym|pho|ma|tös *adj*: Lymphom betreffend, lymphomartig; ⒺⒺ *lymphomatous*
Lym|pho|no|dul|lus *m*: →*Lymphfollikel*
Lym|pho|no|dus *m*: →*Lymphknoten*
Lym|pho|pa|thie *f*: Erkrankung des lymphatischen Systems; ⒺⒺ *lymphopathy*
Lym|pho|pe|nie *f*: Verminderung der Lymphozytenzahl im peripheren Blut; ⒺⒺ *lymphopenia*
Lym|pho|phe|re|se *f*: Abtrennung der Lymphozyten aus dem Blut; ⒺⒺ *lymphocytapheresis*
Lym|pho|pla|sie *f*: Anhäufung lymphoretikulärer Zellen im Gewebe; ⒺⒺ *lymphoplasia*
Lym|pho|po|e|se *f*: →*Lymphozytopoese*
lym|pho|re|ti|ku|lär *adj*: Zellen und Gewebe des Lymphsystems und des retikuloendothelialen Systems betreffend; ⒺⒺ *lymphoreticular*
Lym|phor|rha|gie *f*: →*Lymphorrhö*
Lym|phor|rhö *f*: Lymphausfluss aus großen Lymphgefäßen; ⒺⒺ *lymphorrhea*
Lym|pho|sar|kom *nt*: bösartiger Lymphknotentumor; malignes Lymphom; ⒺⒺ *lymphosarcoma*
Lym|pho|sta|se *f*: Lymphstauung; ⒺⒺ *lymphostasis*
Lym|pho|szin|ti|gra|fie, -gra|phie *f*: Szintigrafie der Lymphgefäße und Lymphknoten; ⒺⒺ *lymphoscintigraphy*
lympho-vaskulär *adj*: Lymphgefäße betreffend; ⒺⒺ *lymph-vascular*
Lym|pho|zel|le *f*: mit Lymphe gefüllte Zyste oder ausgeweitetes Lymphgefäß; ⒺⒺ *lymphocele*
Lym|pho|zy|ten *pl*: aus zwei Gruppen [B-Lymphozyten* und T-Lymphozyten*] bestehende weiße Blutkörperchen, deren Hauptaufgabe die Abwehr von Erregern und Zerstörung von abnormalen Zellen ist; ⒺⒺ *lymphocytes*
Lym|pho|zy|ten|di|a|pe|de|se *f*: →*Lymphodiapedese*
Lym|pho|zy|ten|phe|re|se *f*: →*Lymphopherese*
Lym|pho|zy|ten|sturz *m*: massive Abnahme der Lymphozyten im peripheren

Blut; ⒺⒺ *acute lymphocytopenia*
Lym|pho|zyt|hä|lmie *f*: Vermehrung der Lymphozyten im Blut über den Normalbereich hinaus; ⒺⒺ *lymphocythemia*
Lym|pho|zy|to|blast *m*: Stammzelle der Lymphozyten; ⒺⒺ *lymphoblast*
Lym|pho|zy|to|ly|se *f*: →*Lympholyse*
Lym|pho|zy|tom *nt*: polyätiologische [u.A. Lyme-Disease*], gutartige, tumoröse Proliferation der Haut von Gesicht [v.a. Ohrläppchen], Nacken, Achselhöhlen und Genitalbereich; ⒺⒺ *lymphocytoma*
Lym|pho|zy|to|pe|nie *f*: →*Lymphopenie*
Lym|pho|zy|to|phe|re|se *f*: →*Lymphopherese*
Lym|pho|zy|to|po|e|se *f*: Lymphozytenbildung; ⒺⒺ *lymphocytopoiesis*
Lym|pho|zy|to|se *f*: Vermehrung der Lymphozyten im Blut über den Normalbereich hinaus; ⒺⒺ *lymphocytosis*
lym|pho|zy|to|to|xisch *adj*: Lymphozyten zerstörend; ⒺⒺ *lymphocytotoxic*
Ly|o|phi|li|sa|tion *f*: schonendes Trocknungsverfahren, bei dem Proben tiefgefroren und dann im Vakuum getrocknet werden; ⒺⒺ *lyophilization*
Ly|o|phi|li|sie|rung *f*: →*Lyophilisation*
ly|o|phob *adj*: schwer dispergierbar; ⒺⒺ *lyophobic*
Lys-, lys- *präf*.: →*Lyso-*
-lyse *suf*.: Wortelement mit der Bedeutung „Auflösung"
Lys|er|gid *nt*: →*Lysergsäurediäthylamid*
Lys|erg|säu|re *f*: Grundbaustein der Mutterkornalkaloide; ⒺⒺ *lysergic acid*
Lys|erg|säu|re|di|ä|thyl|a|mid *nt*: den Mutterkornalkaloiden verwandtes Rauschgift; ⒺⒺ *lysergic acid diethylamide*
Ly|sin *nt*: essentielle Aminosäure; ⒺⒺ *lysine*
Ly|sin|in|to|le|ranz *f*: →*Hyperlysinämie*
Lyso-, lyso- *präf*.: Wortelement mit der Bedeutung „Lösung/Auflösung/Lyse"
ly|so|gen *adj*: 1. Lyse verursachend 2. zur Lysogenie befähigt; ⒺⒺ 1.–2. *lysogenic*
Ly|so|ge|nie *f*: erbliche Disposition von Bakterien, spontan Phagen zu bilden und zu lysieren; ⒺⒺ *lysogeny*
Ly|so|som *nt*: im Golgi*-Apparat gebildete Zellorganelle, die Hydrolase enthält; ⒺⒺ *lysosome*
Ly|so|ty|pie *f*: Typendifferenzierung von Bakterien durch die von Phagen verursachte Auflösung; ⒺⒺ *phage typing*
Ly|so|zym *nt*: bakterizide Hydrolase*, die Murein* in Bakterienwänden spaltet; ⒺⒺ *lysozyme*

L

Lys|sa f: → Tollwut
Lysyl-Bradykinin nt: Gewebshormon mit blutdrucksenkender Wirkung; Ⓔ *lysyl-bradykinin*

-lytisch suf.: in Adjektiven verwendetes Wortelement mit der Bedeutung „auflösend"

M

Macro-, macro- *präf.*: Wortelement mit der Bedeutung „groß/lang/hoch"

Malcula *f, pl* **-lae**: Fleck, Verdickung; Ⓔ *macula*

Macula adhaerens: elektronenmikroskopisch dichte Zellverbindung; Ⓔ *macula adherens*

Macula lutea: gelblicher Netzhautfleck neben der Sehnervenpapille; Ⓔ *macula lutea*

Maldalroisis *f*: Verlust der Wimpern und Augenbrauen; Ⓔ *madarosis*

Madelung-Deformität *f*: angeborene Bajonettform der Hand durch eine Subluxation des Handgelenks; Ⓔ *Madelung's deformity*

Maldenlkranklheit *f*: → *Myiasis*

Maldenlwurmlinlfekltilon *f*: Befall und Erkrankung durch **Enterobius vermicularis**; selten Entwicklung einer Appendicitis* helminthica; Ⓔ *enterobiasis*

Maldonlnenlfinlger *pl*: schmale, lange Finger, z.B. bei Arachnodaktylie*; Ⓔ *Madonna fingers*

Maldulralfuß *m*: Maduramykose* des Fußes; Ⓔ *Madura foot*

Maldulralmylkolse *f*: durch verschiedene Pilzarten hervorgerufene, chronisch-granulomatöse Entzündung der Füße und anderer Körperregionen; Ⓔ *maduromycosis*

Malgen *m*: Gaster, Ventriculus; Ⓔ *stomach*

Malgenlaltolnie *f*: Tonusverlust der Magenmuskulatur; Ⓔ *gastric atonia*

Malgenlaltrelsie *f*: angeborener Verschluss des Mageneingangs; Ⓔ *atretogastria*

Malgenlbelzolar *m*: sich im Magen bildender Klumpen aus Fasern und anderen unverdaulichen Substanzen; Ⓔ *bezoar*

Magen-Darm-Entzündung *f*: → *Magen-Darm-Katarrh*

Magen-Darmgrippe *f*: Magen-Darm-Beteiligung bei einer Grippe*; oft auch als Bezeichnung für Virusinfekte des Magen-Darms mit grippeähnlicher Symptomatik verwendet; Ⓔ *gastrointestinal influenza*

Magen-Darm-Katarr *m*: → *Magen-Darm-Katarrh*

Magen-Darm-Katarrh *m*: Entzündung (der Schleimhaut) von Magen und Dünndarm; Ⓔ *gastroenteritis*

Magen-Darm-Senkung *f*: Senkung von Magen und Darm; meist im Rahmen einer allgemeinen Baucheingeweidesenkung [Enteroptose*]; Ⓔ *gastroenteroptosis*

Magen-Darm-Trakt *m*: Gesamtheit des Verdauungstraktes vom Mageneingang bis zum After; Ⓔ *gastrointestinal tract*

Magendie-Foramen *nt*: Öffnung des IV. Ventrikels in die Cisterna cerebellomedullaris; Ⓔ *Magendie's foramen*

Malgenldilverltilkel *nt*: meist asymptomatisches, echtes oder falsches Divertikel* der Magenwand; Ⓔ *gastrocele*

Malgenldrülsenlentlzünldung *f*: → *Gastradenitis*

Malgenlentlzünldung *f*: → *Gastritis*

Malgenlfisltel *f*: **1.** vom Magen ausgehende Fistel, die in ein anderes Organ mündet [**innere Magenfistel**] oder nach außen führt [**äußere Magenfistel**] **2.** operativ angelegte äußere Magenfistel; Ⓔ **1.** *gastric fistula* **2.** *gastrostomy*

Malgenlfluss *m*: Hypersekretion des Magens; Ⓔ *gastrorrhea*

Malgenlfrühlkarlzilnom *nt*: Magenkarzinom, das noch auf die Schleimhaut beschränkt ist; Ⓔ *early gastric carcinoma*

Malgenlfunldus *m*: oberster Teil des Magens; Ⓔ *fundus of stomach*

Malgenlgelschwür *nt*: v.a. Männer befallendes Geschwür der Magenschleimhaut, das durch Reflux von Darminhalt, Stress, Medikamente und Helicobacter* pylori verursacht werden kann; Ⓔ *gastric ulcer*

Malgenlgrüblchen *pl*: Grübchen in der Magenschleimhaut; Mündungsort der Magendrüsen; Ⓔ *gastric pits*

Malgenlgrund *m*: → *Magenfundus*

Malgenlherlnie *f*: Eingeweidebruch mit Magenteilen im Bruchsack; Ⓔ *gastric herniation*

Magen-Ileum-Anastomose *f*: → *Gastroileostomie*

Magen-Jejunum-Anastomose *f*: → *Gastrojejunostomie*

Malgenlkarlzilnom *nt*: v.a. bei älteren Patienten vorkommender bösartiger Tumor, der von der Magenschleimhaut ausgeht; Ⓔ *gastric cancer*

Malgenlkaltarrh *m*: → *Gastritis*

Magen-Kolon-Anastomose f: → Gastrokolostomie

Magen|krebs m: → Magenkarzinom

Magen|mund m: Kardia*; ⒺԷ *cardiac part of stomach*

Magen|per|fo|ra|ti|on f: Durchbruch der Magenwand; meist durch ein Magengeschwür* verursacht; ⒺԷ *stomach perforation*

Magen|re|sek|ti|on f: Teilentfernung des Magens; ⒺԷ *gastric resection*

Magen|saft m: von den Magendrüsen gebildetes Sekret, das primär aus Wasser, Salzsäure und Enzymen besteht; ⒺԷ *gastric juice*

Magen|sar|kom m: von der Magenwandmuskulatur ausgehender bösartiger Tumor; ⒺԷ *gastric sarcoma*

Magen|schleim|haut|ent|zün|dung f: → Gastritis

Magen|sen|kung f: meist angeborene, seltener erworbene Senkung des Magens; i.d.R. zusammen mit einer Senkung des Darms [Gastoenteroptose*] im Rahmen einer allgemeinen Baucheingeweidesenkung [Enteroptose*]; ⒺԷ *gastroptosis*

Magen|spei|chel m: → Magensaft

Magen|spie|ge|lung f: endoskopische Untersuchung des Magens; ⒺԷ *gastroscopy*

Magen|stein m: aus unverdauten Nahrungsresten [Haare, Fasern] gebildetes Konkrement im Magen; ⒺԷ *gastrolith*

Magen|ste|no|se f: meist durch eine entzündliche Schrumpfung hervorgerufene Einengung des Magenlumens; ⒺԷ *gastrostenosis*

Magen|stumpf|kar|zi|nom nt: Magenkarzinom*, das sich nach einer Teilentfernung am Stumpf entwickelt; ⒺԷ *gastric stump cancer*

Magen|szir|rhus m: diffus-infiltrierende, alle Magenwandschichten erfassende, entzündliche Veränderung; meist Symptom eines szirrhös wachsenden Magenkarzinoms*; ⒺԷ *gastric cirrhosis*

Magen|tor|si|on f: → Magenvolvulus

Magen|ul|kus nt: → Magengeschwür

Magen|ver|dau|ung f: erste Phase der Verdauung, bei der die Nahrung durch Pepsin u.A. Enzyme des Magens angedaut wird; ⒺԷ *gastric digestion*

Magen|ver|en|gung f: → Magenstenose

Magen|vol|vu|lus m: Verdrehung des Magens, z.B. bei einer Hiatushernie*; ⒺԷ *gastric volvulus*

Mager|sucht f: fast ausschließlich Mädchen im Alter von 12–21 Jahren betreffende, psychisch bedingte Essstörung mit extremer Abmagerung und Zeichen allgemeiner Körperschwäche und Fehlernährung; oft kombiniert mit periodischer Bulimie*; ⒺԷ *anorexia nervosa*

Mag|nes|ä|mie f: erhöhter Magnesiumgehalt des Blutes; ⒺԷ *magnesemia*

Mag|ne|si|um nt: essentielles Erdalkalimetall; für viele Enzymreaktionen unentbehrlich; ⒺԷ *magnesium*

Mag|ne|si|um|sul|fat nt: als Abführmittel und Antikonvulsivum* verwendetes Salz; ⒺԷ *magnesium sulfate*

Mag|ne|to|en|ze|phal|o|graf, -graph m: Gerät zur Magnetoenzephalografie*; ⒺԷ *magnetoencephalograph*

Mag|ne|to|en|ze|phal|o|gra|fie, -gra|phie f: Aufzeichnung der biomagnetischen Felder des Gehirns; ⒺԷ *magnetoencephalography*

Mag|ne|to|kar|di|o|graf, -graph m: Gerät zur Magnetokardiografie*; ⒺԷ *magnetocardiograph*

Mag|ne|to|kar|di|o|gra|fie, -gra|phie f: Aufzeichnung der biomagnetischen Felder des Herzens; ⒺԷ *magnetocardiography*

Mag|net|re|so|nanz f: Absorption und Emission von Energie durch Atomkerne in einem magnetischen Feld; ⒺԷ *magnetic resonance*

Mag|net|re|so|nanz|to|mo|gra|fie, -gra|phie f: auf Kernspinresonanz beruhendes, nicht-invasives, computergesteuertes, bildgebendes Verfahren mit hoher Auflösung; ⒺԷ *magnet resonance imaging*

mag|no|zel|lu|lär adj: aus großen Zellen bestehend; ⒺԷ *magnocellular*

Mahaim-Bündel nt: akzessorische Leitungsbahn des Erregungsleitungssystems; kann zu Präexzitation* führen; ⒺԷ *Mahaim fibers*

Mahl|zäh|ne pl: hintere Backenzähne, Molaren; ⒺԷ *molar teeth*

major histocompatibility complex m: Genkomplex auf dem Chromosom 6, der die Leukozytenantigene der Histokompatibilität kodiert; ⒺԷ *major histocompatibility complex*

Makro-, makro- präf.: Wortelement mit der Bedeutung „groß/lang/hoch"

Ma|kro|an|gio|pa|thie f: Erkrankung größerer Gefäße; ⒺԷ *macroangiopathy*

Ma|kro|blast m: kernhaltige Erythrozytenvorstufe; ⒺԷ *macroblast*

Ma|kro|chei|lie f: übermäßige Vergrößerung der Lippen; ⒺԷ *macrocheilia*

Ma|kro|chi|lie f: → Makrocheilie

Ma|kro|dak|ty|lie f: übermäßige Größe von Fingern oder Zehen; ⒺԷ *macrodactyly*

M

Ma|kro|den|tie f: übermäßige Größe der Zähne; Ⓔ *macrodontia*

Ma|kro|don|tie f: → *Makrodentie*

Ma|kro|en|ze|pha|lie f: → *Megalenzephalie*

Ma|kro|ge|ni|ta|lis|mus m: → *Makrogenitosomie*

Ma|kro|ge|ni|to|so|mie f: übermäßige Größe der Genitalorgane; Ⓔ *macrogenitosomia*

Ma|kro|glia f: aus Astrozyten bestehende großzellige Glia*; Ⓔ *macroglia*

Ma|kro|glo|bu|lin|ä|mie f: Erhöhung der Makroglobuline im Blut; Ⓔ *macroglobulinemia*

Makroglobulinämie Waldenström: malignes Lymphom* der B-Lymphozyten mit Bildung von monoklonalem Immunglobulin; Ⓔ *Waldenström's macroglobulinemia*

Ma|kro|glo|bu|li|ne pl: Globuline mit hohem Molekulargewicht; Ⓔ *macroglobulins*

Ma|kro|glos|sie f: Vergrößerung der Zunge; Ⓔ *macroglossia*

Ma|kro|gna|thie f: übermäßig großer Oberkiefer; Ⓔ *macrognathia*

Ma|kro|gra|fie, -gra|phie f: Form der Dysgrafie* mit abnormal großen Buchstaben; Ⓔ *macrography*

Ma|kro|hä|ma|tu|rie f: mit bloßem Auge sichtbare Hämaturie*; Ⓔ *macroscopic hematuria*

Ma|kro|ke|pha|lie f: → *Makrozephalie*

Makrolid-Antibiotikum nt: von Streptomyces*-Species gebildetes oder synthetisch hergestelltes Antibiotikum; Ⓔ *macrolide*

Ma|kro|lym|pho|zy|to|se f: Vorkommen einer erhöhten Zahl großer Lymphozyten im peripheren Blut; Ⓔ *macrolymphocytosis*

Ma|kro|ma|nie f: Größenwahn; Ⓔ *macromania*

Ma|kro|me|lie f: Vergrößerung einer oder mehrerer Gliedmaßen; Ⓔ *macromelia*

Ma|kro|mo|le|kül nt: Riesenmolekül aus mehr als 1000 Atomen; Ⓔ *macromolecule*

ma|kro|no|du|lär adj: von großen Knoten gekennzeichnet; Ⓔ *macronodular*

Ma|kro|ny|chie f: Vergrößerung eines oder mehrerer Finger- oder Zehennägel; Ⓔ *macronychia*

Ma|kro|pha|gen pl: amöboid bewegliche, in Blut und Gewebe vorkommende, einkernige Leukozyten, die zur Phagozytose befähigt sind; Ⓔ *macrophages*

Ma|kro|pla|sie f: übermäßiges Wachstum eines Organs oder Gewebes; Ⓔ *macroplasia*

Ma|krop|sie f: Sehstörung, bei der alle Objekte übergroß erscheinen; Ⓔ *macropsia*

Ma|kro|rhi|nie f: übermäßige Größe der Nase; Ⓔ *macrorhinia*

ma|kro|sko|pisch adj: mit bloßem Auge sichtbar; Ⓔ *macroscopic*

Ma|kro|so|mie f: Hochwuchs, Großwuchs; Ⓔ *macrosomia*

Ma|kro|sto|mie f: angeborene Vergrößerung der Mundspalte; Ⓔ *macrostomia*

ma|kro|zel|lu|lär adj: aus großen Zellen bestehend; Ⓔ *macrocellular*

Ma|kro|ze|pha|lie f: angeborene Vergrößerung des Schädels; Ⓔ *macrocephaly*

Ma|kro|zy|ten pl: große Erythrozyten; Ⓔ *macrocytes*

Ma|ku|la f: → *Macula lutea*

Ma|ku|la|de|ge|ne|ra|ti|on f: zu Sehstörungen oder Erblindung führende degenerative Veränderung der Makula; Ⓔ *macular degeneration*

ma|ku|lär adj: Makula betreffend, makulös; gefleckt, fleckig; Ⓔ *macular*

ma|ku|lo|pa|pu|lös adj: sowohl makulär als auch papulär; Ⓔ *maculopapular*

ma|ku|lös adj: Makula betreffend, makulär; gefleckt, fleckig; Ⓔ *macular*

ma|ku|lo|ze|re|bral adj: Macula lutea und Gehirn/Zerebrum betreffend; Ⓔ *maculocerebral*

Mal nt: → *Nävus*

Mal-, mal- präf.: Wortelement mit der Bedeutung „schlecht/schädlich/übel"

Ma|la f: Wange; Ⓔ *mala*

Mal|ab|sorp|ti|on f: Störung der Nahrungsresorption im Darm; Ⓔ *malabsorption*

-malacia suf.: → *-malazie*

Ma|la|ria f: v.a. in den Tropen und Subtropen vorkommende Infektionskrankheit durch den Blutparasiten Plasmodium*, der von Anophelesmücken übertragen wird; Ⓔ *malaria*

maligne Malaria: → *Malaria tropica*

perniziöse Malaria: → *Malaria tropica*

Malaria quartana: durch Plasmodium malaria verursachte benigne Malariaform, die durch ein alle 4 Tage auftretendes Fieber gekennzeichnet ist; Ⓔ *quartan malaria*

Malaria tertiana: durch jeden dritten Tag auftretende Fieberanfälle gekennzeichnete Malariaform durch Plasmodium vivax; gutartige Verlauf mit Rezidiven; Ⓔ *tertian malaria*

M

Malaria tropica: durch Plasmodium falciparum verursachte schwerste Form der Malaria; ⒠ *falciparum malaria*

Malariae-Malaria *f*: → *Malaria quartana*

Mallalrilalerlreiger *m*: → *Plasmodium*

Mallalrilalplaslmoldium *nt*: → *Plasmodium*

Mallasiselzia furlfur *f*: Hefepilz; Erreger der Pityriasis* versicolor; ⒠ *Malassezia furfur*

Mallasisilmillaltilon *f*: Oberbegriff für Malabsorption* und Maldigestion*; ⒠ *malassimilation*

-malazie *suf.*: Wortelement mit der Bedeutung „Erweichung"

Mallldeslcenlsus tesltis *m*: Fehlen des Hodens im Hodensack bei Bauch- oder Leistenhoden; ⒠ *retained testicle*

Malldilgesltilon *f*: ungenügende/unvollständige Verdauung; ⒠ *maldigestion*

Mallforlmaltilon *f*: Fehlbildung, Missbildung; ⒠ *malformation*

Mallilasimus *m*: auf den Menschen übertragbare, chronische Erkrankung von Pferden und Eseln durch **Pseudomonas mallei**; ⒠ *maliasmus*

Malign-, malign- *präf.*: Wortelement mit der Bedeutung „bösartig"

mallilgne *adj*: bösartig; ⒠ *malignant*

Mallilginiltät *f*: **1.** Bösartigkeit **2.** bösartige Geschwulst, Malignom; ⒠ **1.** *malignancy* **2.** *malignant tumor*

Mallilginom *nt*: allgemein verwendete Bezeichnung für maligne Tumoren, insbesondere das Karzinom*; ⒠ *malignant tumor*

malllelar *adj*: (*Ohr*) Hammer/Malleus betreffend; ⒠ *mallear*

malllelolinlkuldal *adj*: (*Ohr*) Hammer/Malleus und Amboss/Incus betreffend oder verbindend; ⒠ *malleoincudal*

malllelollar *adj*: Knöchel oder Knöchelregion betreffend; ⒠ *malleolar*

Malllelollarlfrakltur *f*: → *Knöchelfraktur*

Malllelollus *m, pl* **-li**: Knöchel, Fußknöchel; ⒠ *malleolus*

Malleolus lateralis: Außenknöchel; ⒠ *lateral malleolus*

Malleolus medialis: Innenknöchel; ⒠ *medial malleolus*

Mallleloltolmie *f*: operative Durchtrennung des Hammers im Rahmen der Tympanoplastik*; ⒠ *malleotomy*

Malllelus *m*: **1.** mit dem Trommelfell verbundenes Gehörknöchelchen; überträgt die Trommelfellschwingungen auf den Amboss **2.** → *Maliasmus*; ⒠ **1.** *malleus* **2.** → *Maliasmus*

Mallorca-Akne *f*: meist Frauen betreffende Akne sonnenexponierter Hautareale; ⒠ *Mallorca acne*

Mallory-Weiss-Syndrom *nt*: durch Schleimhautlazerationen am Übergang von Speiseröhre und Magen [**Mallory-Weiss-Risse**] verursachte massive Blutung; ⒠ *Mallory-Weiss syndrome*

Mallnultriltilon *f*: Fehlernährung, Mangelernährung, Unterernährung; ⒠ *malnutrition*

Malpighi-Zelle *f*: keratinbildende Zelle der Haut; ⒠ *malpighian cell*

Mallroltaltilon *f*: Störung der Darmdrehung während der Embryonalentwicklung; ⒠ *malrotation*

Malltalfielber *nt*: durch mit **Brucella melitensis** infizierte Milch übertragene Infektionskrankheit mit undulierendem Fieber, Hepatosplenomegalie* und Gliederschmerzen; ⒠ *Malta fever*

Maltafieber-Bakterium *nt*: Erreger des Maltafiebers* und der Bang-Krankheit* bei Schafen und Ziegen; ⒠ *Brucella melitensis*

Malltalse *f*: Enzym, das Maltose* spaltet; ⒠ *maltase*

Malltolse *f*: aus D-Glucose-Einheiten aufgebautes Disaccharid*; Grundbaustein von Stärke* und Glykogen*; ⒠ *maltose*

Malltoslulrie *f*: Maltoseausscheidung im Harn; ⒠ *maltosuria*

Malltoltrilolse *f*: beim Stärkeabbau anfallender Zucker aus drei Glucose-Einheiten; ⒠ *maltotriose*

Mallum *nt*: Leiden, Gebrechen, Krankheit; ⒠ *disorder*

Malzlarlbeilterllunige *f*: allergische Alveolitis* durch Aspergillussporen in Gerste; ⒠ *malt-worker's lung*

Malzlzulcker *m*: → *Maltose*

Mamill-, mamill- *präf.*: Wortelement mit der Bedeutung „Brust/Brustwarze"

Malmillla *f*: Brustwarze, Mamille; ⒠ *mamilla*

Malmillle *f*: Brustwarze, Mamille; ⒠ *mamilla*

Malmillenlplasltik *f*: Brustwarzenplastik; ⒠ *mammillaplasty*

Malmillliltis *f*: Entzündung der Brustwarze; ⒠ *mamillitis*

Mamlma *f, pl* **Mamlmae**: Brust; ⒠ *mamma*

akzessorische Mammae: Vorkommen zusätzlicher Brustdrüsen; ⒠ *polymastia*

Mamlmalamlpultaltilon *f*: klassische Brustentfernung mit Entfernung der Pektoralmuskeln und Achsellymphknoten; ⒠ *mastectomy*

Mamlmalalplalsie *f*: ein- oder beidseitiges

M

Fehlen der Brustdrüse; Ⓔ *amastia*

Mam|ma|aug|men|ta|ti|on f: Mammaplastik zur Brustvergrößerung; Ⓔ *breast augmentation*

Mam|ma|dys|pla|sie f: häufige, meist zwischen dem 35. und 50. Lebensjahr auftretende proliferative Veränderung des Brustgewebes mit Zystenbildung; wahrscheinlich durch ein Hormonungleichgewicht bedingt; Ⓔ *cystic disease of the breast*

Mam|ma|ent|zün|dung f: → *Mastitis*

Mam|ma|hy|per|tro|phie f: Überentwicklung der weiblichen Brust; Ⓔ *hypermastia*

Mam|ma|kar|zi|nom nt: v.a. nach dem 40. Lebensjahr auftretender bösartiger Tumor der Brustdrüse, der meist vom oberen äußeren Quadranten ausgeht; häufig ist eine familiäre Häufung zu finden; Ⓔ *breast cancer*

Mam|mo|ge|ne|se f: Brustdrüsenentwicklung; Ⓔ *mammogenesis*

Mam|mo|gra|fie, -gra|phie f: Röntgendarstellung der Brust (mit oder ohne Kontrastmittel) in drei Ebenen; Ⓔ *mammography*

Mam|mo|gramm nt: Röntgenaufnahme der Brust; Ⓔ *mammogram*

mam|mo|trop adj: auf die Brustdrüse wirkend; Ⓔ *mammotropic*

Mam|mo|tro|pin nt: → *Prolaktin*

Man|del f: → *Tonsilla*

Man|del|ent|zün|dung f: → *Tonsillitis*

Man|di|bu|la f: Unterkiefer; Ⓔ *mandible*

Man|di|bu|la|ris m: → *Nervus mandibularis*

Man|di|bul|ek|to|mie f: Unterkieferentfernung, Unterkieferresektion; Ⓔ *mandibulectomy*

man|di|bu|lo|pha|ryn|ge|al adj: Unterkiefer und Rachen/Pharynx betreffend; Ⓔ *mandibulopharyngeal*

man|di|bu|lo|tem|po|ral adj: Unterkiefer und Schläfenbein/Os temporale betreffend; Ⓔ *temporomandibular*

Man|drin m: Einlegedraht für Sonden und Kanülen; Ⓔ *mandrin*

Man|gan nt: Schwermetall; essentielles Spurenelement; Ⓔ *manganese*

Man|ga|nis|mus m: → *Manganose*

Man|ga|no|se f: zu den entschädigungspflichtigen Berufskrankheiten gehörende (chronische) Manganvergiftung, deren Symptome an Parkinsonismus erinnern; Ⓔ *manganism*

Man|gel|an|ä|mie f: Anämie* durch eine unzureichende Zufuhr eines oder mehrerer essentieller Nährstoffe; Ⓔ *deficiency anemia*

Man|gel|ge|bo|re|nes nt: nicht exakt definierte Bezeichnung für untergewichte oder unterentwickelte Neugeborene; Ⓔ *small-for-date baby*

Man|gel|ge|burt f: → *Mangelgeborenes*

-manie suf.: Wortelement mit der Bedeutung „Sucht/Wahnsinn/Besessenheit"

Ma|ni|pul|a|ti|on f: Handgriff, Verfahren; Ⓔ *manipulation*

Ma|ni|pul|a|ti|ons|the|ra|pie f: → *Manualtherapie*

-manisch suf.: in Adjektiven verwendetes Wortelement mit der Bedeutung „wahnsinnig/süchtig/besessen"

Man|nit nt: → *Mannitol*

Man|ni|tol nt: sechswertiger Alkohol; als Süßmittel verwendet; Ⓔ *mannitol*

Man|nos|a|min nt: Aminozucker* der Mannose*; Ⓔ *mannosamine*

Man|no|se f: mit Glucose* epimere Aldohexose; findet sich in den Oligosaccharidanteilen vieler Glykoproteine und Glykolipide; Ⓔ *mannose*

Ma|no|me|ter nt: Druckmesser; Ⓔ *manometer*

Man|so|nel|la f: Filarienart, deren Vertreter als Parasiten und Krankheitserreger in Erscheinung treten; Ⓔ *Mansonella*

Man|so|nel|li|a|sis f: durch Mansonella*-Species verursachte Filarieninfektion; Ⓔ *mansonelliasis*

Man|so|nel|lo|se f: → *Mansonelliasis*

Man|so|nia f: Stechmückengattung, die u.A. das Gelbfiebervirus überträgt; Ⓔ *Mansonia*

Ma|nu|al|the|ra|pie f: Diagnostik und Therapie reversibler Funktionsstörungen des Stütz- und Bewegungsapparates; Ⓔ *osteopathy*

ma|nu|brio|ster|nal adj: Manubrium und Brustbeinkörper/Corpus sterni betreffend oder verbindend; Ⓔ *manubriosternal*

Ma|nu|brio|ster|nal|ge|lenk nt: knorpelige Verbindung von Schwertgriff und Brustbeinkörper; Ⓔ *manubriosternal joint*

Ma|nu|bri|um nt: Griff; Ⓔ *manubrium*

Manubrium mallei: Hammergriff; Ⓔ *manubrium of malleus*

Manubrium sterni: Schwertgriff; Ⓔ *manubrium of sternum*

ma|nu|ell adj: mit der Hand oder den Händen; Ⓔ *manual*

Ma|nus m: Hand; Ⓔ *manus*

MAO-Hemmer pl: → *Monoaminoxidasehemmer*

M

Ma|ras|mus *m*: Verfall, Kräfteschwund; ⒺⒺ *marasmus*

Marchiafava-Micheli-Anämie *f*: chronisch hämolytische Anämie* mit nächtlicher Hämoglobinurie*, Gelbsucht und Milzvergrößerung; Ⓔ *Marchiafava-Micheli syndrome*

Marfan-Syndrom *nt*: autosomal-dominantes Syndrom mit skelettalen, okulären und kardiovaskulären Fehlbildungen; Ⓔ *Marfan's disease*

Mar|go *m, pl* **-gi|nes**: Rand, Saum, Kante; Ⓔ *margin*

Margo acetabuli: Rand der Hüftgelenkspfanne; Ⓔ *acetabular limbus*

Margo gingivalis: Zahnfleischrand; Ⓔ *gingival margin*

Margo liber ovarii: freier/konvexer Eierstockrand; Ⓔ *free margin of ovary*

Margo liber unguis: vorderer/freier Nagelrand; Ⓔ *free margin of nail*

Margo mesovaricus ovarii: Mesovarialrand/Vorderrand des Eierstocks; Ⓔ *mesovarial margin of ovary*

Margo occultus unguis: Hinterrand des Nagels; Ⓔ *hidden margin of nail*

Marie-Krankheit *f*: durch einen erhöhten Wachstumshormonspiegel verursachte Vergrößerung der Akren nach dem Abschluss des Wachstumsalters; Ⓔ *Marie's disease*

Marie-Strümpell-Krankheit *f*: chronische degenerative Entzündung des Achsenskeletts und der Extremitäten unklarer Genese; typisch ist die Versteifung [Ankylosierung] des Iliosakralgelenkes und der Wirbelsäule; Ⓔ *Marie-Strümpell disease*

Ma|ri|hu|a|na *nt*: getrocknete Pflanzenteile des indischen Hanfs; Ⓔ *marihuana*

Ma|ris|ken *pl*: nach perianalen Thrombosen zurückbleibende Hautfalten am äußeren Anus; Ⓔ *anal tags*

Mark *nt*: Medulla*; Ⓔ *medulla*

Marker-X-Syndrom *nt*: v.a. das männliche Geschlecht betreffendes Syndrom mit Gesichtsfehlbildungen, Hyperaktivität und verzögerter körperlicher und geistiger Entwicklung; Ⓔ *fragile X syndrome*

Mark|hirn *nt*: → *Medulla oblongata*

Mark|höh|le *f*: das Knochenmark enthaltende Hohlraum langer Knochen; Ⓔ *marrow cavity*

Mark|na|gel|lung *f*: Stabilisierung einer Fraktur langer Röhrenknochen [Femur, Tibia, Humerus] durch einen Knochennagel; Ⓔ *medullary nailing*

Mark|phleg|mo|ne *f*: eitrige Entzündung des Knochenmarks oder der Marksubstanz des Gehirns; Ⓔ *phlegmonous bone abscess; phlegmonous myelitis*

Mark|schei|de *f*: aus Myelin* aufgebaute Umhüllung der Axone; Ⓔ *myelin sheath*

Mark|schwamm|nie|re *f*: angeborene Nierenfehlbildung mit kleinen Zysten der Marksubstanz; Ⓔ *medullary sponge kidney*

Mark|sub|stanz *f*: aus markhaltigen Nervenfasern aufgebaute weiße Gehirn- und Rückenmarksubstanz; Ⓔ *medullary substance*

Mar|mor|kno|chen|krank|heit *f*: angeborene Störung der normalen Knochenbildung mit generalisierter Sklerose und Verhärtung der Knochen; Ⓔ *marble bones*

Mar|mor|wir|bel *m*: Wirbel mit diffus verdichteter Struktur; Ⓔ *eburnated vertebra*

Maroteaux-Lamy-Syndrom *nt*: im 2.–3. Lebensjahr beginnende Mukopolysaccharidose mit Wachstumsstörung, Knochendysplasie, Hornhauttrübung und Hepatomegalie*; anfänglich normale Intelligenzentwicklung, später aber Intelligenzabbau; Ⓔ *Maroteaux-Lamy syndrome*

Marsch|al|bu|min|u|rie *f*: → *Marschproteinurie*

Marsch|frak|tur *f*: Spontanfraktur von Mittelfußknochen durch Überbelastung; Ⓔ *march fracture*

Marsch|hä|ma|tu|rie *f*: Hämaturie nach längerer Anstrengung; Ⓔ *march hematuria*

Marsch|hä|mo|glo|bin|u|rie *f*: Hämoglobinurie* nach längerer Anstrengung; Ⓔ *march hemoglobinuria*

Marsch|pro|te|in|u|rie *f*: Form der orthostatischen Proteinurie* nach längerer Anstrengung; Ⓔ *effort proteinuria*

Martin-Bell-Syndrom *nt*: v.a. das männliche Geschlecht betreffendes Syndrom mit Gesichtsfehlbildungen, Hyperaktivität und verzögerter körperlicher und geistiger Entwicklung; Ⓔ *fragile X syndrome*

Martorell-Krankheit *f*: Entzündung des Truncus* brachiocephalicus am Abgang aus der Aorta; Ⓔ *Martorell's syndrome*

Ma|schen|trans|plan|tat *nt*: → *Mesh graft*

Ma|sern *pl*: stark kontagiöse Infektionskrankheit mit typischem Exanthem; hinterlässt nach Abheilung eine le-

M

benslange Immunität; ⒠ *measles*

Malsernlenlzelphalllitis f: meist 4–14 Tage nach Exanthemausbruch einsetzende, schwer verlaufende Enzephalitis [i.d.R. Defektheilung; Letalität* bis zu 40 %]; ⒠ *measles encephalitis*

Malsernlexlanlthem nt: durch eine Schädigung der Kapillarwand verursachtes fleckiges Exanthem, das etwa am 3. Tag hinter den Ohren begint und sich dann langsam über das Gesicht, den Stamm und die Extremitäten ausbreitet; ⒠ *measles rash*

Malsernloltiltis f: oft durch das allgemeine Krankheitsbild maskierte Innenohrentzündung, die zu Superinfektion* und Entwicklung einer eitrigen Mastoiditis* neigt; ⒠ *measles otitis*

Maslkenlgelsicht nt: mimische Starre, z.B. bei Parkinson*-Krankheit; ⒠ *masklike face*

Maslkenlnarlkolse f: Allgemeinanästhesie mit Verabreichung des Anästhetikums über eine Gesichtsmaske; ⒠ *mask anesthesia*

maslkiert adj: verdeckt, verborgen, larviert; ⒠ *masked*

maslkullin adj: männlich; vital, robust; kräftig, stark; ⒠ *masculine*

Maslkullilnielrung f: Vermännlichung von Frauen; ⒠ *masculinization*

Maslkullilnilsielrung f: → *Maskulinierung*

Malsolchislmus m: Variante des Sexualverhaltens mit Lustgewinn durch Schmerzen, Demütigung oder Misshandlung; ⒠ *masochism*

Maslsenlblultung f: massive Blutung aus einem rupturierten Gefäß; ⒠ *massive bleeding*

Mast-, mast- *präf.*: → *Masto-*

Masltaldelniltis f: → *Mastitis*

Masltallgie f: Schmerzen in der Brust (-drüse), schmerzhafte Brust(drüse); ⒠ *mastalgia*

Masltaltrolphie f: Brustdrüsenatrophie; ⒠ *mastatrophy*

Mastldarm m: letzter Abschnitt des Dickdarms vor dem After; ⒠ *straight intestine*

Mastldarmlaltrelsie f: angeborener Mastdarmverschluss mit Fehlen der Verbindung zum After; ⒠ *rectal atresia*

Mastdarm-Blasen-Fistel f: innere Mastdarmfistel mit Mündung in die Blase; ⒠ *rectovesical fistula*

Mastldarmlblultung f: Blutung aus dem After; ⒠ *rectal hemorrhage*

Mastldarmlbruch m: sich in das Rektum vorwölbender Dammbruch; ⒠ *proc-*

tocele

Mastldarmlfisltel f: vom Rektum ausgehende Fistel, die in andere Organe mündet [**innere Mastdarmfistel**] oder nach außen führt [**äußere Mastdarmfistel**]; ⒠ *rectal fistula*

Mastldarmlprollaps m: → *Mastdarmvorfall*

Mastdarm-Scheiden-Fistel f: innere Mastdarmfistel mit Mündung in die Scheide; ⒠ *rectovaginal fistula*

Mastldarmlspielgellung f: endoskopische Untersuchung des Mastdarms; ⒠ *proctoscopy*

Mastldarmlstelnolse f: angeborene [Analatresie*] oder erworbene Einengung des Afters; ⒠ *proctostenosis*

Mastldarmlvorlfall m: meist bei Frauen auftretender Vorfall der Mastdarmwand durch den After; ⒠ *prolapse of the rectum*

Masltekltolmie f: Brustentfernung, Brustdrüsenentfernung, Mammaamputation; ⒠ *mastectomy*

radikale Mastektomie: klassische Brustentfernung mit Entfernung der Pektoralmuskeln und Achsellymphknoten; ⒠ *radical mastectomy*

Masltilgolpholra pl: beim Menschen als Parasiten auftretende Einzeller, mit einer oder mehreren Geißeln; ⒠ *Mastigophora*

Masltilgolpholren pl: → *Mastigophora*

masltilkaltolrisch adj: Kauen oder Kauapparat betreffend; ⒠ *masticatory*

Masltitis f: Entzündung der Brust/Brustdrüse; ⒠ *mastitis*

Mastitis neonatorum: meist 4–6 Tage nach der Geburt auftretende, physiologische Brustdrüsenschwellung; ⒠ *mastitis in the newborn*

Mastitis puerperalis: meist in der 2.–4. Woche auftretende Mastitis der (stillenden) Wöchnerinnen; geht entweder von den Milchgängen [Stauungsmastitis*] oder von Vorhofrhagaden [interstitielle Mastitis] aus; ⒠ *puerperal mastitis*

Masto-, masto- *präf.*: Wortelement mit der Bedeutung „Brust/Brustdrüse/Mamma"

Masltoldylnie f: → *Mastalgie*

masltolid adj: brust(warzen)förmig, warzenähnlich; den Warzenfortsatz/Processus mastoideus betreffend; ⒠ *mastoid*

Masltolildallgie f: Schmerzen über dem Warzenfortsatz; ⒠ *mastoidalgia*

Masltolildekltomie f: operative Ausräu-

M

mung des Warzenfortsatzes; ⒠ *mastoidectomy*

Mas|to|i|di|tis *f*: Entzündung der Schleimhaut des Warzenfortsatzes; ⒠ *mastoiditis*

Mas|to|i|do|to|mie *f*: Eröffnung des Warzenfortsatzes; ⒠ *mastoidotomy*

masto-okzipital *adj*: Warzenfortsatz und Hinterhauptsbein/Os occipitale betreffend oder verbindend; ⒠ *masto-occipital*

mas|to|pa|ri|e|tal *adj*: Warzenfortsatz und Scheitelbein/Os parietale betreffend oder verbindend; ⒠ *mastoparietal*

Mas|to|pa|thie *f*: Brustdrüsenerkrankung; ⒠ *mastopathy*
fibrös-zystische Mastopathie: häufige, meist zwischen dem 35. und 50. Lebensjahr auftretende, proliferative Veränderung des Brustgewebes mit Zystenbildung; wahrscheinlich durch ein Hormonungleichgewicht bedingt; es ist noch unklar ob eine direkte Beziehung zur Entwicklung eines Brustkrebses besteht; ⒠ *fibrocystic disease*

Mas|to|pe|xie *f*: operative Straffung und Fixierung der Brust; ⒠ *mastopexy*

Mas|top|to|se *f*: meist beidseitige, weibliche Hängebrust; ⒠ *mastoptosis*

Mas|tor|rha|gie *f*: Blutung aus der Brust(-warze); ⒠ *mastorrhagia*

Mas|to|sto|mie *f*: Inzision der Brust zur Abszessdrainage; ⒠ *mastostomy*

Mas|to|to|mie *f*: Brustdrüsenschnitt; ⒠ *mastotomy*

Mas|to|zy|ten *pl*: → *Mastzellen*

Mastozytose-Syndrom *nt*: ätiologisch ungeklärte, kutane Vermehrung der Gewebsmastzellen mit bräunlichen Flecken und Urtikariabildung nach physikalischer Reizung; ⒠ *mastocytosis syndrome*

Mas|tur|ba|ti|on *f*: Selbstbefriedigung; ⒠ *masturbation*

Mast|zel|len *pl*: im Blut [**Blutmastzellen**] und Gewebe [**Gewebemastzellen**] auftretende basophile Granulozyten*, deren Granula Heparin*, Histamin* und Mediatoren der Entzündungsreaktion enthalten; ⒠ *mast cells*

Mast|zel|len|leuk|ä|mie *f*: → *Basophilenleukämie*

ma|ter|nal *adj*: Mutter/Mater betreffend, mütterlich; ⒠ *maternal*

ma|tri|kal *adj*: Matrix betreffend; ⒠ *matrical*

ma|tri|mo|ni|ell *adj*: Ehe betreffend, ehelich; ⒠ *matrimonial*

Mat|rix *f*: Nährsubstanz, Grundsubstanz;

Mutterboden; Grundgewebe, Ausgangsgewebe; ⒠ *matrix*

Matrizen-RNA *f*: Einzelstrang-RNA, die bei der Proteinsynthese als Vorlage dient; ⒠ *messenger RNA*

Matrizen-RNS *f*: → *Matrizen-RNA*

mat|ro|klin *adj*: von der mütterlichen Linie stammend; ⒠ *matroclinous*

Mat|ro|kli|nie *f*: Vererbung in der mütterlichen Linie; ⒠ *matrocliny*

Maul- und Klauenseuche *f*: relativ selten auf den Menschen übertragene Viruskrankheit von Wiederkäuern und Schweinen; oft schwer von einer Stomatitis* aphthosa zu unterscheiden; ⒠ *foot-and-mouth disease*

Maurer-Fleckung *f*: rote Tüpfelung von Erythrozyten bei Befall mit Plasmodium*; ⒠ *Maurer's clefts*

Mäu|se|band|wurm *m*: weltweit verbreiteter Dünndarmparasit von Nagetieren und Menschen; ⒠ *rat tapeworm*

Ma|xil|la *f*: Oberkiefer; Oberkieferknochen; ⒠ *maxilla*

Ma|xil|lek|to|mie *f*: Oberkieferentfernung; ⒠ *maxillectomy*

Ma|xil|li|tis *f*: Oberkieferentzündung; ⒠ *maxillitis*

ma|xil|lo|fa|zi|al *adj*: Kiefer und Gesicht(-sknochen) betreffend, die untere Gesichtshälfte betreffend; ⒠ *maxillofacial*

ma|xil|lo|ju|gal *adj*: Oberkiefer und Jochbein/Os zygomaticum betreffend oder verbindend; ⒠ *maxillojugal*

ma|xil|lo|la|bi|al *adj*: Oberkiefer und Lippe/Labium betreffend oder verbindend; ⒠ *maxillolabial*

ma|xil|lo|man|di|bul|lär *adj*: Oberkiefer und Unterkiefer/Mandibula betreffend oder verbindend; ⒠ *maxillomandibular*

ma|xil|lo|pa|la|ti|nal *adj*: Oberkiefer und Gaumen/Palatum betreffend oder verbindend; ⒠ *maxillopalatine*

ma|xil|lo|pha|ryn|ge|al *adj*: Oberkiefer und Rachen/Pharynx betreffend oder verbindend; ⒠ *maxillopharyngeal*

Ma|xil|lo|to|mie *f*: Oberkiefereröffnung; ⒠ *maxillotomy*

Ma|xi|mal|do|sis *f*: im Deutschen Arzneibuch festgelegte Höchstmenge; ⒠ *maximum dose*

May-Grünwald-Färbung *f*: Kontrastfärbung für Blutausstriche; ⒠ *May-Grünwald's stain*

Ma|ze|ra|ti|on *f*: Aufweichen, Erweichen, Aufquellen; ⒠ *maceration*

McArdle-Krankheit *f*: autosomal-rezessiver isolierter Mangel an Muskelphosphorylase mit Anreicherung von normalem Glykogen in der Skelettmuskulatur; die betroffenen Patienten [meist Erwachsene] klagen über Muskelschwäche und -krämpfe sowie rasche Erschöpfung; ⓔ *McArdle's disease*

McBurney-Punkt *m*: Druckpunkt zwischen Darmbeinschaufel und Nabel bei Appendizitis*; ⓔ *McBurney's point*

mean corpuscular hemoglobin *nt*: →*Färbekoeffizient*

mealtal *adj*: Meatus betreffend; ⓔ *meatal*

Meato-, meato- *präf*.: Wortelement mit der Bedeutung „Gang/Kanal/Meatus"

Melaltorlrhalphie *f*: Harnröhrennaht; ⓔ *meatorrhaphy*

Melaltolskolpie *f*: endoskopische Untersuchung der Harnröhrenöffnung; ⓔ *meatoscopy*

Melaltoltolmie *f*: Erweiterung der äußeren Harnröhrenmündung durch Inzision; ⓔ *meatotomy*

Melaltus *m*: Gang, Kanal, Öffnung; ⓔ *meatus*

Meatus acusticus externus: äußerer Gehörgang; ⓔ *external acoustic meatus*

Meatus acusticus internus: im Felsenbein liegender Kanal; ⓔ *internal acoustic meatus*

Meatus nasi communis: durch Vereinigung der drei Nasengänge entstehender gemeinsamer Nasengang; ⓔ *common nasal meatus*

Meatus nasi inferior, medius, superior: unterer, mittlerer und oberer Nasengang; ⓔ *inferior, middle and superior nasal meatus*

Melaltuslstelnolse *f*: Verengung der Harnröhrenöffnung; ⓔ *meatal stenosis*

Melchalnolkarldilolgralfie, -graphie *f*: Aufzeichnung mechanisch erfassbarer Herzfunktionen, z.B. Herzspitzenstoß; ⓔ *mechanocardiography*

Melchalnolkarldilolgramm *nt*: bei der Mechanokardiografie* erhaltene grafische Darstellung; ⓔ *mechanocardiogram*

Melchalnolrelzepltolren *pl*: Rezeptoren, die auf mechanische Reize ansprechen; ⓔ *mechanoreceptors*

melchalnolsenlsiltiv *adj*: auf mechanische Reize ansprechend; ⓔ *mechanosensitive*

Meckel-Divertikel *nt*: Divertikel, als Rest des embryonalen Dottergang; ⓔ *Meckel's diverticulum*

Meckel-Ganglion *nt*: parasympathisches Ganglion, das u.A. die Tränendrüse und die Drüsen der Nasen- und Gaumenschleimhaut versorgt; ⓔ *Meckel's ganglion*

Melcolnilum *nt*: **1.** erster, dunkelgüner Stuhl des Neugenorenen **2.** →*Opium*; ⓔ **1.** *meconium* **2.** →*Opium*

Meldia *f*: mittlere Gefäßschicht; ⓔ *media*

meldilal *adj*: in der Mitte (liegend), mittlere, zur Medianebene hin gelegen; ⓔ *medial*

meldilan *adj*: die Mittellinie betreffend, in der Medianebene (liegend), auf der Mittellinie; ⓔ *median*

Meldilalnelkrolse *f*: auf die mittlere Wandschicht [Tunica media] von Arterien begrenzte Nekrose*; ⓔ *medionecrosis*

Meldilalnus *m*: →*Nervus medianus*

Meldilalnuslkomlpreslsionslsynldrom *nt*: Atrophie des Daumenballens durch Druckschädigung des Nervus* medianus im Karpaltunnel*; ⓔ *tardy median palsy*

Meldilalsklelrolse *f*: herdförmige Verkalkung der mittleren Wandschicht [Tunica media] von Arterien; ⓔ *medial arteriosclerosis*

meldilasltilnal *adj*: Mediastinum betreffend, im Mediastinum; ⓔ *mediastinal*

Meldilasltilnallemlphylsem *nt*: Emphysem* des Mediastinalraums; ⓔ *mediastinal emphysema*

Meldilasltilnallfilbrolse *f*: Fibrose* im oberen Mediastinum mit Einengung der Vena* cava superior und evtl. der Bronchien und Pulmonalgefäße; ⓔ *mediastinal fibrosis*

Meldilasltilnallflatltern *nt*: atemsynchrone Pendelbewegungen des Mediastinums bei offenem Pneumothorax*; ⓔ *mediastinal flutter*

Meldilasltilnallpenldeln *nt*: →*Mediastinalflattern*

Meldilasltilnallraum *m*: →*Mediastinum*

Meldilasltilniltis *f*: Entzündung des Bindegewebes des Mediastinalraums; ⓔ *mediastinitis*

Meldilasltilnolgralfie, -graphie *f*: Röntgenkontrastdarstellung des Mediastinums; ⓔ *mediastinography*

Meldilasltilnolgramm *nt*: Röntgenkontrastaufnahme des Mediastinums; ⓔ *mediastinogram*

Meldilasltilnolpelrilkarldiltis *f*: Entzündung des Herzbeutels und des angrenzenden Bindegewebes des Mediastinal-

M

raums; ⒺⒾ *mediastinopericarditis*

Me|di|as|ti|no|sko|pie f: endoskopische Untersuchung des Mediastinalraums; ⒺⒾ *mediastinoscopy*

Me|di|as|ti|no|to|mie f: Mediastinumeröffnung; ⒺⒾ *mediastinotomy*

Me|di|as|ti|num nt: zwischen den beiden Pleurahöhlen liegender Raum der Brusthöhle; ⒺⒾ *mediastinum*

Mediastinum anterius: vor dem Herzbeutel liegender Teil des unteren Mediastinums; ⒺⒾ *anterior mediastinum*

Mediastinum inferius: unterhalb der Bifurcatio* tracheae liegender Teil des Mediastinums; ⒺⒾ *inferior mediastinum*

Mediastinum medium: vom Herzbeutel umschlossener Teil des unteren Mediastinums; ⒺⒾ *middle mediastinum*

Mediastinum posterius: hinter dem Herzbeutel liegender Teil des unteren Mediastinums; ⒺⒾ *posterior mediastinum*

Mediastinum superius: oberhalb der Bifurcatio* tracheae liegender Teil des Mediastinums; ⒺⒾ *superior mediastinum*

Me|di|a|tor m: von Zellen oder Geweben gebildete Substanz, die Reaktionen beeinflusst; ⒺⒾ *mediator*

Me|di|a|tor|sub|stanz f: → *Mediator*

Me|di|a|ver|kal|kung f: → *Mediasklerose*

Me|di|ka|ment nt: zu Diagnostik, Therapie und Prophylaxe verwendete natürliche oder synthetische Substanz oder Mischung von Substanzen; ⒺⒾ *medicine*

Me|di|ka|men|ten|ab|hän|gig|keit f: Abhängigkeit von freierhältlichen oder verschreibungspflichtigen Arzneimitteln; ⒺⒾ *drug dependence*

me|di|ka|men|tös adj: mit Hilfe von Medikamenten; ⒺⒾ *medicamentous*

Me|di|ka|ti|on f: Arzneimittelanwendung, Verabreichung; Verordnung, Verschreibung; ⒺⒾ *medication*

Me|di|o|kla|vi|ku|lar|li|nie f: senkrecht durch die Schlüsselbeinmitte verlaufende anatomische Hilfslinie; ⒺⒾ *medioclavicular line*

me|di|o|la|te|ral adj: in der Mitte und auf der Seite (liegend); die Medianebene und eine Seite betreffend; ⒺⒾ *mediolateral*

Me|di|zin f: **1.** Heilkunst, Heilkunde, ärztliche Wissenschaft **2.** Medikament, Heilmittel, Arzneimittel; ⒺⒾ **1.–2.** *medicine*

manuelle Medizin: → *Manualtherapie*

prophylaktische Medizin: Teilgebiet der Medizin, das sich mit der Verhütung von Krankheiten befasst; ⒺⒾ *preventive medicine*

me|di|zi|nal adj: Medizin betreffend, heilend, heilkräftig; ⒺⒾ *medicinal*

me|di|zi|nisch adj: Medizin betreffend, ärztlich; internistisch, nicht chirurgisch; ⒺⒾ *medical*

Me|dul|la f, pl **-lae:** Mark, markartige Substanz; ⒺⒾ *medulla*

Medulla glandulae suprarenalis: das von der Nebennierenrinde umgebene Nebennierenmark; bildet Adrenalin* und Noradrenalin*; ⒺⒾ *suprarenal medulla*

Medulla oblongata: zwischen Rückenmark und Mittelhirn liegender unterster Teil des Gehirns; ⒺⒾ *medulla oblongata*

Medulla ossium: Knochenmark; ⒺⒾ *bone marrow*

Medulla ossium flava: nicht-blutbildendes, fetthaltiges Knochenmark; ⒺⒾ *yellow bone marrow*

Medulla ossium rubra: rotes/blutbildendes Knochenmark; ⒺⒾ *red bone marrow*

Medulla renalis: Nierenmark, Marksubstanz der Niere; ⒺⒾ *renal medulla*

Medulla spinalis: Rückenmark; ⒺⒾ *spinal medulla*

Me|dul|lek|to|mie f: operative Entfernung des Organmarks, Markexzision; ⒺⒾ *medullectomy*

Medullo-, medullo- präf.: Wortelement mit der Bedeutung „Mark/Knochenmark"

Me|dul|lo|blas|tom nt: bösartiger Hirntumor der hinteren Schädelgrube aus undifferenzierten Embryonalzellen [**Medulloblasten**]; ⒺⒾ *medulloblastoma*

Me|dul|lo|gra|fie, -gra|phie f: Röntgenkontrastdarstellung der Knochenmarkshöhle; ⒺⒾ *osteomyelography*

Me|du|sen|haupt nt: Erweiterung und Schlängelung der Bauchdeckenvenen bei Abflussstörung im Pfortaderbereich; ⒺⒾ *Medusa's head*

Meg-, meg- präf.: → *Mega-*

Mega-, mega- präf.: Wortelement mit der Bedeutung „groß/lang/hoch"

Me|ga|cho|le|do|chus m: starke Erweiterung des Ductus* choledochus; ⒺⒾ *megacholedochus*

Me|ga|co|lon nt: → *Megakolon*

Me|ga|do|li|cho|co|lon nt: → *Megadolichokolon*

Me|ga|do|li|cho|ko|lon nt: Megakolon*

kombiniert mit überlangem Kolon; Ⓔ *megadolichocolon*

Me|gal|du|o|de|num nt: übermäßige Erweiterung des Zwölffingerdarms; Ⓔ *megaduodenum*

Me|ga|len|te|ron nt: Darmvergrößerung; Ⓔ *enteromegaly*

Me|gal|gas|trie f: → *Megalogastrie*

Me|ga|ka|ry|o|blast m: Vorstufe der Megakaryozyten*; Ⓔ *megakaryoblast*

Me|ga|ka|ry|o|zyt m: Blutplättchen bildende größte Knochenmarkzelle; Ⓔ *megakaryocyte*

Me|ga|ka|ry|o|zy|ten|leuk|äl|mie f: seltene Form der myeloischen Leukämie* mit klonaler Proliferation atypischer Megakaryozyten im Knochenmark; die Thrombozytenzahl ist i.d.R. erhöht; Ⓔ *megakaryocytic leukemia*

Me|ga|ka|ry|o|zy|to|po|e|se f: Megakaryozytenbildung im Knochenmark; Ⓔ *megakaryocytopoiesis*

Me|ga|kol|lon nt: übermäßige Erweiterung des Kolons; Ⓔ *megacolon*

aganglionäres Megakolon: angeborenes Megakolon, das durch einen engen Kolonabschnitt ohne Nervenversorgung verursacht wird; Ⓔ *aganglionic megacolon*

Megal-, megal- präf.: → *Megalo-*

Me|ga|len|ze|phal|lie f: Gehirnvergrößerung; Ⓔ *megalencephaly*

Me|ga|ler|y|them nt: meist Kinder unter 14 Jahren betreffende Viruskrankheit mit Krankheitsgefühl, Fieber und gitter- oder girlandenförmigen Erythemen der Extremitätenstreckseiten; Ⓔ *megalerythema*

Me|ga|ler|y|the|ma epidemicum/infectiosum nt: → *Megalerythem*

Megalo-, megalo- präf.: Wortelement mit der Bedeutung „groß/lang/hoch"

Me|ga|lo|blast m: große, kernhaltige abnormale Erythrozytenvorstufe; Ⓔ *megaloblast*

Me|ga|lo|dak|ty|lie f: → *Makrodaktylie*

Me|ga|lo|gas|trie f: übermäßige Magenerweiterung; Ⓔ *megalogastria*

Me|ga|lo|gra|fie, -gra|phie f: Form der Dysgrafie* mit abnormal großen Buchstaben; Ⓔ *megalographia*

Me|ga|lo|kel|phal|lie f: → *Makrokephalie*

Me|ga|lo|ma|nie f: Größenwahn; Ⓔ *megalomania*

Me|ga|lo|ny|chie f: Vergrößerung eines oder mehrerer Finger- oder Zehennägel; Ⓔ *megalonychia*

Me|ga|lop|sie f: → *Makropsie*

Me|ga|lo|sper|mie f: Vergrößerung der Spermien; Ⓔ *megalospermia*

Me|ga|lo|syn|dak|ty|lie f: angeborene Vergrößerung und Verwachsung von Fingern oder Zehen; Ⓔ *megalosyndactyly*

Me|ga|lo|ze|phal|lie f: → *Makrokephalie*

Me|ga|lo|zyt m: großer Erythrozyt, z.B. bei megaloblastärer Anämie; Ⓔ *megalocyte*

Me|ga|ö|so|phal|gus m: übermäßige Erweiterung der Speiseröhre; Ⓔ *megaesophagus*

Me|ga|py|el|on nt: angeborene Vergrößerung des Nierenbeckens; Ⓔ *megalopyelon*

Me|ga|sig|ma nt: übermäßig erweitertes Colon* sigmoideum; Ⓔ *megasigmoid*

Me|ga|sig|mol|i|de|lum nt: → *Megasigma*

Me|ga|ure|ter m: hochgradig erweiterter Harnleiter; Ⓔ *megaureter*

Me|ga|ve|si|ca f: hochgradige Erweiterung der Harnblase; Ⓔ *megacystis*

Me|ga|volt|the|ra|pie f: Strahlentherapie mit ultraharter Strahlung; Ⓔ *megavoltage therapy*

Me|ga|zä|kum nt: übermäßig großes Zäkum; Ⓔ *megacecum*

Me|ga|zys|tis f: hochgradige Erweiterung der Harnblase; Ⓔ *megacystis*

Mehl|asth|ma nt: → *Mehlstaubasthma*

Mehl|nähr|scha|den m: Eiweißmangeldystrophie bei Kindern, die in Notzeiten primär mit Mehlprodukten ernährt werden; Ⓔ *mehlnährschaden*

Mehl|staub|asth|ma nt: allergisches Asthma* bronchiale durch Allergene in Mehlstaub; Ⓔ *miller's asthma*

Mehr|fach|er|kran|kung f: Vorkommen mehrerer Erkrankungen bei einem Patienten; Ⓔ *polymorbidity*

Mehr|fach|lei|den nt: → *Mehrfacherkrankung*

Mehr|or|gan|trans|plan|tat nt: aus zwei oder mehreren Organen bestehendes Transplantat, z.B. Herz-Lungen-Transplantat; Ⓔ *composite transplant*

Meibom-Drüsen pl: Talgdrüsen der Lidplatte, die auf der hinteren Lidkante münden; Ⓔ *Meibom's glands*

Mei|bo|mi|tis f: Entzündung der Meibom-Drüsen; oft gleichgesetzt mit Hordeolum* externum; Ⓔ *meibomitis*

Mei|o|se f: in zwei Schritten ablaufende Zellteilung, die zu einer Reduktion der Chromosomenzahl auf 23 führt; Ⓔ *meiosis*

Meissner-Plexus m: vegetative Plexus in der Submukosa des Magen-Darm-Traktes; Ⓔ *Meissner's plexus*

Meissner-Tastkörperchen *pl*: Mechanorezeptoren in den Hautpapillen; ⒺⒺ *Meissner's tactile corpuscles*

Mekolnium *nt*: **1.** erster, dunkelgüner Stuhl des Neugenorenen **2.** →*Opium*; Ⓔ **1.** *meconium* **2.** →*Opium*

Mekolniumlillelus *m*: Darmverschluss bei Neugeborenen durch eingedicktes Mekonium; Ⓔ *meconium ileus*

Mekolniumlperliltolnitis *f*: aseptische Bauchfellentzündung, die meist im Rahmen eines Mekoniumileus* auftritt; Ⓔ *meconium peritonitis*

Mellaelna *f*: *s.u.* Blutstuhl; Ⓔ *melena*

Melaena neonatorum vera: Blutungsneigung von Neugeborenen bei Mangel an Vitamin K-abhängigen Gerinnungsfaktoren; Ⓔ *hemorrhagic disease of the newborn*

Mellallgie *f*: Gliederschmerz(en); Ⓔ *melalgia*

Mellanlälmie *f*: Vorkommen von Melanin im Blut; Ⓔ *melanemia*

Mellanlcholie *f*: Depression, Gemütskrankheit; Schwermut, Trübsinn; Ⓔ *melancholia*

Mellaniildrosis *f*: dunkelgefärbter Schweiß; Ⓔ *melanidrosis*

Mellalnin *nt*: braun-schwarzes Pigment von Haut, Haaren, Aderhaut etc.; Ⓔ *melanin*

Melano-, melano- *präf.*: Wortelement mit der Bedeutung „schwarz/dunkel"

Mellalnolblasltom *nt*: →*malignes Melanom*

Mellalnolblasltolsellsynldrom, neurokutanes *nt*: neuroektodermale Erkrankung mit multiplen angeborenen Nävuszellnävi, großen Pigmentnävi und leptomeningealer Melanose; Ⓔ *neurocutaneous melanosis*

Mellalnolblasltolsis *f*: durch Melanoblasten charakterisiertes Krankheitsbild; Ⓔ *melanoblastosis*

Mellalnolderlmaltiltis *f*: →*Melanodermitis*

Mellalnolderlmiltis *f*: mit Hyperpigmentierung* einhergehende Dermatitis*; Ⓔ *melanodermatitis*

Mellalnolgen *nt*: Vorstufe des Melanins; Ⓔ *melanogen*

Mellalnolgelnelse *f*: Melaninbildung; Ⓔ *melanogenesis*

Mellalnolgloslsie *f*: durch Nicotinsäureamidmangel, chemische Reize, Bakterien oder Pilze hervorgerufene, grauschwarze Hyperkeratose* der filiformen Zungenpapillen; Ⓔ *melanoglossia*

mellalnolid *adj*: melaninartig; Ⓔ *melanoid*

Mellalnolkarlzilnom *nt*: →*malignes Melanom*

Mellalnom *nt*: von den Melanozyten ausgehender gutartiger oder bösartiger Tumor; Ⓔ *melanoma*

amelanotisches Melanom: malignes Melanom ohne oder mit nur eingeschränkter Pigmentierung; Ⓔ *amelanotic melanoma*

benignes juveniles Melanom: v.a. bei Kindern auftretender benigner Nävuszellnävus*, der histologisch an ein malignes Melanom erinnert; Ⓔ *benign juvenile melanoma*

malignes Melanom: aus Melanozyten entstehender bösartiger Tumor der Haut, Schleimhaut, Aderhaut und Hirnhäuten; besitzt eine sehr starke und frühe Neigung zur Bildung von Tochtergeschwülsten; Ⓔ *malignant melanoma*

noduläres Melanom: aggressivste Form des malignen Melanoms; wächst von Anfang an in die Tiefe und metastasiert frühzeitig; Ⓔ *nodular melanoma*

superfiziell spreitendes Melanom: häufigste Form des malignen Melanoms, die primär horizontal wächst und damit eine relativ gute Prognose bei Früherkenung hat; Ⓔ *superficial spreading melanoma*

Mellalnolmallilgnom *nt*: →*malignes Melanom*

Mellalnolse *f*: angeborene oder erworbene, umschriebene oder diffuse Hyperpigmentierung von Haut und/oder Schleimhaut; Ⓔ *melanosis*

mellalnoltrop *adj*: mit Affinität für Melanin; Ⓔ *melanotropic*

Mellalnoltrolpin *nt*: im Hypophysenzwischenlappen gebildetes Hormon, das die Melaninsynthese in Melanozyten steuert; Ⓔ *melanophore stimulating hormone*

Mellalnolzyt *m*: Melanin enthaltende Zelle der Haut, Aderhaut und Hirnhaut; Ⓔ *melanocyte*

Mellalnolzyltolblasltom *nt*: →*malignes Melanom*

Mellalnolzyltolse *f*: durch vermehrt auftretende Melanozyten charakterisierte Erkrankung; Ⓔ *melanocytosis*

Mellanlulrie *f*: Ausscheidung eines schwarzgefärbten Harns; Ⓔ *melanuria*

Mellaslma *nt*: →*Chloasma*

Mellaltolnin *nt*: in der Hirnanhangsdrüse gebildetes Hormon, das eine wichtige Rolle im Tag-Nacht-Rhythmus spielt;

Ⓔ *melatonin*

-melie *suf.*: Wortelement mit Bezug auf „Glied/Extremität"

Mellitolse *f*: aus Glucose, Galaktose und Fructose bestehendes pflanzliches Trisaccharid; Ⓔ *melitose*

Melliltrilolse *f*: → *Melitose*

Mellitulrie *f*: → *Melliturie*

Mellkerlknolten *pl*: → *Melkerpocken*

Mellkerlpolcken *pl*: blau-rote, stark juckende Knoten an den Händen, die durch das **Melkerknotenvirus** verursacht werden; Abheilung innerhalb von 4–6 Wochen; Ⓔ *milker's node*

Mellliltulrie *f*: Zuckerausscheidung im Harn; Ⓔ *mellituria*

Mellolnolplasltik *f*: Wangenplastik; Ⓔ *melonoplasty*

Mellolplasltik *f*: Wangenplastik; Ⓔ *meloplasty*

Mellolschilsis *f*: angeborene Wangenspalte; Ⓔ *meloschisis*

Memlbran *f*: → *Membrana*

Memlbralna *f, pl* **-nae**: Häutchen, Membran, Membrane; Ⓔ *membrane*

Membrana cricovocalis: Membran zwischen Ringknorpel und Stimmbändern; Ⓔ *cricovocal membrane*

Membrana fibroelastica laryngis: (fibroelastische) Kehlkopfmembran; Ⓔ *fibroelastic membrane of larynx*

Membrana fibrosa: fibröse Außenschicht der Gelenkkapsel; Ⓔ *fibrous membrane of articular capsule*

Membrana synovialis: Innenschicht der Gelenkkapsel, die die Gelenkschmiere [Synovia] produziert; Ⓔ *synovial membrane (of articular capsule)*

Membrana tectoria: Membran zwischen Axis und großem Hinterhauptsloch; Ⓔ *tectorial membrane*

Membrana thyrohyoidea: flächenhaftes Band vom Zungenbein zum Schildknorpel; Ⓔ *thyrohyoid membrane*

Membrana tympanica: äußeres Ohr und Mittelohr trennende Membran; Ⓔ *tympanic membrane*

Membrana tympanica secundaria: Membran des Fenestra* cochleae; Ⓔ *secondary tympanic membrane*

Membrana vestibularis: dünne Haut zwischen Schneckengang und Scala* vestibuli; Ⓔ *vestibular membrane of cochlear duct*

Membrana vitrea: den Glaskörper umgebende glasklare Membran; Ⓔ *vitreous membrane*

Memlbranlanlgriffslkomlplex *m*: bei der Komplementaktivierung entstehender Enzymkomplex, der zur Auflösung der Membran von körperfremden Zellen führt; Ⓔ *membrane attack complex*

Memlbralnekltolmie *f*: Membranentfernung; Ⓔ *membranectomy*

memlbralnolid *adj*: membranartig, membranförmig; Ⓔ *membranoid*

memlbralnolkarltillalgilnär *adj*: sowohl membranös als auch knorpelig/kartilaginär, in Membran und im Knorpel entstanden; Ⓔ *membranocartilaginous*

Memlbralnollylse *f*: Membranauflösung; Ⓔ *membranolysis*

memlbralnös *adj*: Membran betreffend, häutig, membranartig; Ⓔ *membranous*

Memlbrum *nt*: Glied, Gliedmaße; Ⓔ *limb*

Membrum virile: männliches Glied, Penis; Ⓔ *virile member*

memory cells *pl*: → *Memory-Zellen*

Memory-Zellen *pl*: nach dem Erstkontakt mit einem Antigen entstehende Zellen, die beim Zweitkontakt eine Beschleunigung der Immunantwort bewirken; Ⓔ *memory cells*

Melnalchilnon *nt*: Vitamin K₂; *s.u. Vitamin K*; Ⓔ *menaquinone*

Melnaldilon *nt*: Vitamin K₃; *s.u. Vitamin K*; Ⓔ *menadione*

Menlarlche *f*: Zeitpunkt der ersten Menstruation*; Ⓔ *menarche*

Mendel-Mantoux-Probe *f*: weitverbreiteter intrakutaner Tuberkulintest*; Ⓔ *Mantoux test*

Ménétrier-Syndrom *nt*: zu Vergröberung des Faltenreliefs führende, chronische Entzündung der Magenschleimhaut unbekannter Genese; Ⓔ *Ménétrier's syndrome*

Menlhidlrolsis *f*: vermehrte Schweißsekretion während der Menstruation; Ⓔ *menhidrosis*

Ménière-Krankheit *f*: Hydrops* des membranösen Labyrinths mit akuten Drehschwindel, Ohrensausen und Hörsturz; Ⓔ *Ménière's disease*

Mening-, mening- *präf.*: Wortelement mit der Bedeutung „Hirnhaut"

melninlgelal *adj*: Hirnhäute/Meningen betreffend; Ⓔ *meningeal*

Melninlgelallalpolplelxie, spinale *f*: Rückenmarkeinblutung, die u.U. zu Querschnittslähmung führt; Ⓔ *spinal apoplexy*

Melninlgelallkarlzilnolse *f*: metastatischer Hirnhautbefall bei Generalisierung eines Karzinoms; Ⓔ *carcinomatous me-*

ningitis

Me|nin|gen *pl*: → *Meninges*

me|nin|ge|o|kor|ti|kal *adj*: Hirnhäute und Hirnrinde/Kortex betreffend; ⒺD *meningeocortical*

Me|nin|ge|om *nt*: langsam wachsender, gutartiger Tumor der Hirn- oder Rückenmarkshaut; ⒺD *meningeoma*

Me|nin|ge|o|sis leu|cae|mi|ca *f*: leukämische Infiltration der Hirnhaut; ⒺD *meningeal leukemia*

Me|nin|ges *pl*: aus zwei Schichten [Dura* mater und Leptomeninx*] bestehende äußere Haut von Gehirn und Rückenmark; ⒺD *meninges*

Me|nin|gi|om *nt*: → *Meningeom*

Me|nin|gis|mus *f*: durch eine Reizung der Hirnhäute entstehender Symptomenkomplex [Kopfschmerz, Nackensteife], der auch ohne eine Hirnhautentzündung auftreten kann; ⒺD *meningism*

Me|nin|gi|tis *f*: Entzündung der Hirn- oder Rückenmarkshäute; ⒺD *meningitis*

bakterielle Meningitis: meist als eitrige Hirnhautentzündung imponierende Infektion durch u.A. Staphylo-, Strepto-, Pneumo-, Meningokokken, Listeria und Haemophilus influenzae; ⒺD *bacterial meningitis*

basale Meningitis: Meningitis mit vorwiegender Ausbreitung im Bereich der Hirnbasis; ⒺD *basal meningitis*

Meningitis cerebralis: Hirnhautentzündung im eigentlichen Sinn; meist gleichgesetzt mit Leptomeningitis*; ⒺD *cerebral meningitis*

Meningitis cerebrospinalis: kombinierte Entzündung von Hirn- und Rückenmarkshäuten; ⒺD *cerebrospinal meningitis*

Meningitis cerebrospinalis epidemica: akute eitrige Hirnhautentzündung durch Neisseria* meningitidis; ⒺD *epidemic cerebrospinal meningitis*

lymphozytäre Meningitis: durch verschiedene Erreger [Pilze, Protozoen, Viren, Rickettsien] verursachte, nicht eitrige Hirnhautentzündung; ⒺD *lymphocytic meningitis*

Meningitis spinalis: Entzündung der Rückenmarkshäute; ⒺD *spinal meningitis*

Meningo-, meningo- *präf.*: Wortelement mit der Bedeutung „Hirnhaut"

Me|nin|go|coc|cus *m*: gramnegative Diplokokken; Erreger der Meningokokkenmeningitis*; ⒺD *meningococcus*

Me|nin|go|en|ze|phal|i|tis *f*: Entzündung von Gehirn und Hirnhäuten; ⒺD *meningoencephalitis*

Me|nin|go|en|ze|phal|o|mye|li|tis *f*: Entzündung von Gehirn, Hirnhaut und Rückenmarkshaut; ⒺD *meningoencephalomyelitis*

Me|nin|go|en|ze|phal|o|mye|lo|pa|thie *f*: Erkrankung von Gehirn, Hirnhäuten und Rückenmark; ⒺD *meningoencephalomyelopathy*

Me|nin|go|en|ze|phal|o|pat|hie *f*: Erkrankung von Gehirn und Hirnhäuten; ⒺD *meningoencephalopathy*

Me|nin|go|en|ze|phal|o|ze|le *f*: Vorfall von Hirnhaut und Hirnsubstanz durch eine Lücke im Schädel; ⒺD *meningoencephalocele*

me|nin|go|gen *adj*: von den Meningen ausgehend; ⒺD *meningogenic*

Me|nin|go|kokk|ä|mie *f*: Auftreten von Meningokokken im Blut; ⒺD *meningococcemia*

Me|nin|go|kok|ken *pl*: gramnegative Diplokokken; Erreger der Meningokokkenmeningitis*; ⒺD *meningococci*

Me|nin|go|kok|ken|kon|junk|ti|vi|tis *f*: akute eitrige Bindehautentzündung; ⒺD *meningococcus conjunctivitis*

Me|nin|go|kok|ken|me|nin|gi|tis *f*: akute eitrige Hirnhautentzündung; ⒺD *meningococcal meningitis*

Me|nin|go|kok|ko|se *f*: Erkrankung durch Meningokokken [Neisseria meningitidis]; ⒺD *meningococcosis*

Me|nin|go|my|e|li|tis *f*: Entzündung des Rückenmarks und der Rückenmarkshäute; ⒺD *meningomyelitis*

Me|nin|go|my|e|lo|ra|di|ku|li|tis *f*: Entzündung des Rückenmarks, der Rückenmarkshäute und der Spinalnervenwurzeln; ⒺD *meningomyeloradiculitis*

Me|nin|go|my|e|lo|ze|le *f*: hernienartiger Vorfall von Rückenmarkshaut und Rückenmark durch einen Wirbelsäulendefekt; ⒺD *meningomyelocele*

Me|nin|go|my|e|lo|zys|to|ze|le *f*: Meningomyelozele* mit zystischer Auftreibung des Rückenmarkskanals; ⒺD *meningomyelocele*

Me|nin|go|pa|thie *f*: Hirnhauterkrankung; ⒺD *meningopathy*

me|nin|go|ra|di|ku|lär *adj*: Hirnhäute und Spinalnervenwurzeln betreffend; ⒺD *meningoradicular*

Me|nin|go|ra|di|ku|li|tis *f*: Entzündung des Rückenmarks und der Spinalnervenwurzeln; ⒺD *meningoradiculitis*

Me|nin|gor|rha|gie *f*: Blutung aus Meningealgefäßen; ⒺD *meningorrhagia*

M

Me|nin|go|se f: **1.** nichtentzündliche Erkrankung der Meningen **2.** →*Meningismus*; ⒠ **1.** *meningosis* **2.** →*Meningismus*

me|nin|go|vas|ku|lär adj: Meningealgefäße betreffend; Hirnhäute und Blutgefäße betreffend; ⒠ *meningovascular*

Me|nin|go|ze|le f: hernienartiger Vorfall der Meningen durch einen Schädel- oder Wirbelsäulendefekt; ⒠ *meningocele*

me|nin|go|ze|re|bral adj: Hirnhäute und Gehirn/Zerebrum betreffend oder verbindend; ⒠ *meningorhachidian*

Me|nin|go|zys|to|ze|le f: Pseudozyste* bei Meningozele*; ⒠ *meningocystocele*

Me|ninx f: →*Meninges*

Me|nis|cus m: →*Meniscus articularis*

Meniscus articularis: sichelförmige Gelenk(zwischen)scheibe; ⒠ *articular meniscus*

Meniscus lateralis: Außenmeniskus des Kniegelenks; ⒠ *lateral meniscus of knee*

Meniscus medialis: Innenmeniskus des Kniegelenks; ⒠ *medial meniscus of knee*

Menisk-, menisk- präf.: Wortelement mit der Bedeutung „Meniskus"

Me|nis|kek|to|mie f: Meniskusentfernung, Meniskusexzision; ⒠ *meniscectomy*

Me|nis|ki|tis f: Entzündung eines Meniscus* articularis; meist einen Kniegelenkmeniskus betreffend; ⒠ *meniscitis*

me|nis|ko|lid adj: meniskusähnlich, meniskusförmig; ⒠ *meniscoid*

me|nis|ko|syn|o|vi|al adj: Meniskus und Membrana* synovialis betreffend; ⒠ *meniscosynovial*

Me|nis|kus m: **1.** →*Meniscus articularis* **2.** konkav-konvexe Linse; ⒠ **1.** →*Meniscus articularis* **2.** *meniscus*

Me|nis|kus|ent|zün|dung f: →*Meniskitis*

Me|nis|kus|riss m: Einriss des Innenmeniskus oder Außenmeniskus des Kniegelenks; ⒠ *meniscal tear*

Me|nis|zi|tis f: →*Meniskitis*

Meno-, meno- präf.: Wortelement mit der Bedeutung „Monat"

Me|no|ly|se f: Ausschaltung der Monatsblutung durch Bestrahlung oder Medikamente [Antigonadotropine]; ⒠ *iatrogenic menopause*

Me|no|me|tror|rha|gie f: kombinierte Menorrhagie* und Metrorrhagie*; ⒠ *menometrorrhagia*

Me|no|pau|se f: die letzte Regelblutung bzw. der Zeitraum um die letzte Regel-

blutung; ⒠ *menopause*

Me|no|pau|sen|syn|drom nt: Bezeichnung für die typische Trias von Hitzewallungen, Schwindel und Schweißausbrüchen in der Menopause; ⒠ *menopausal syndrome*

Me|nor|rha|gie f: verlängerte und verstärkte Monatsblutung; ⒠ *menorrhagia*

Me|nor|rhal|gie f: schmerzhafte Regelblutung; ⒠ *menorrhalgia*

Me|nor|rhoe f: (normale) Monatsblutung; ⒠ *menorrhea*

Me|no|sche|sis f: Unterdrückung der Menstruation; ⒠ *menoschesis*

Men|schen|laus f: Übertrager von Borrelia* recurrentis, dem Erreger des Läuserückfallfiebers*; ⒠ *human louse*

Men|ses pl: Monatsblutung, Periode, Regel; ⒠ *menses*

Mens|tru|al|zy|klus m: →*Menstruationszyklus*

Mens|tru|a|ti|on f: Monatsblutung, Periode, Regel; ⒠ *menstruation*

Mens|tru|a|ti|ons|zy|klus m: wiederkehrender Zyklus vom ersten Tag einer Monatsblutung bis zum letzten Tag vor der nächsten Blutung; ⒠ *menstrual cycle*

men|tal adj: **1.** (*anatom.*) Kinn/Mentum betreffend, zum Kinn gehörend **2.** Psyche betreffend, Geist oder Verstand betreffend, geistig; ⒠ **1.–2.** *mental*

Mento-, mento- präf.: Wortelement mit der Bedeutung „Kinn"

men|to|an|te|ri|or adj: (*Fetus*) mit dem Kinn nach vorne liegend; ⒠ *mentoanterior*

men|to|la|bi|al adj: Kinn und Lippe betreffend oder verbindend; ⒠ *mentolabial*

men|to|ok|zi|pi|tal adj: Kinn und Hinterhaupt/Okziput betreffend; ⒠ *mentooccipital*

Men|to|plas|tik f: Kinnplastik; ⒠ *mentoplasty*

men|to|pos|te|ri|or adj: (*Fetus*) mit dem Kinn nach hinten liegend; ⒠ *mentoposterior*

Men|tum nt: Kinn; ⒠ *chin*

Mer|al|gia f: Schmerzen im Oberschenkel, Oberschenkelschmerz(en); ⒠ *meralgia*

Merkel-Tastscheibe f: Mechanorezeptor in der Basalschicht der Epidermis; ⒠ *Merkel's tactile cell*

Mero-, mero- präf.: Wortelement mit der Bedeutung „Teil/teilweise"

Me|ro|kox|al|gie f: Schmerzen in Oberschenkel und Hüfte; ⒺＥ *merocoxalgia*

me|ro|krin *adj*: (Drüse) Ausscheidung von Sekret und Teilen der Zelle; ⒺＥ *merocrine*

Me|ro|mel|lie *f*: angeborener Gliedmaßendefekt; ⒺＥ *meromelia*

Mer|se|bur|ger Trias *f*: Exophthalmus*, Struma* und Tachykardie* bei Basedow*-Krankheit; ⒺＥ *Merseburg triad*

Mes-, mes- *präf.*: → *Meso-*

mes|an|gi|al *adj*: Mesangium betreffend; ⒺＥ *mesangial*

mes|an|gio|ka|pil|lar *adj*: Mesangium und Kapillaren betreffend; ⒺＥ *mesangiocapillary*

mes|an|gio|pro|li|fe|ra|tiv *adj*: zu einer Proliferation des Mesangiums führend; ⒺＥ *mesangioproliferative*

Mes|a|or|ti|tis *f*: Entzündung der Aortenmedia, Mediaentzündung der Aorta; ⒺＥ *mesaortitis*

Mes|ar|te|ri|tis *f*: Arterienentzündung mit vorwiegendem Befall der Media*; ⒺＥ *mesarteritis*

Mes|en|ce|phal|li|tis *f*: Entzündung des Mittelhirns/Mesencephalon; ⒺＥ *mesencephalitis*

Mes|en|ce|phal|lon *nt*: zwischen Diencephalon* und Metencephalon* liegender Teil des Gehirns, der vom Aqueductus* cerebri durchzogen wird; ⒺＥ *mesencephalon*

Mes|en|chym *nt*: embryonales Bindegewebe; ⒺＥ *mesenchyma*

Mes|en|te|rek|to|mie *f*: Mesenteriumentfernung, Mesenteriumresektion; ⒺＥ *mesenterectomy*

mes|en|te|ri|al *adj*: Mesenterium betreffend, zum Mesenterium gehörend; ⒺＥ *mesenteric*

Mes|en|te|ri|al|ar|te|ri|en|throm|bo|se *f*: meist akuter Verschluss der Arteria mesenterica superior oder inferior mit Infarzierung und Nekrose der Darmwand [**Mesenterialinfarkt**]; ⒺＥ *mesenteric arterial thrombosis*

Mes|en|te|ri|al|ge|fäß|throm|bo|se *f*: Thrombose eines oder mehrerer Mesenterialgefäße; bei Entwicklung eines **Mesenterialgefäßverschlusses** kann es zu einem **Mesenterialinfarkt** kommen; ⒺＥ *mesenteric vascular thrombosis*

Mes|en|te|ri|al|lymph|a|den|ni|tis *f*: spezifische oder unspezifische Entzündung der Mesenteriallymphknoten; ⒺＥ *mesenteric lymphadenitis*

Mes|en|te|ri|al|kol|gra|fie, -gra|phie *f*: selektive Angiografie* der Arteria* mesenterica superior oder inferior; ⒺＥ *celiac*

arteriography

Mes|en|te|ri|o|lpe|lxie *f*: operative Mesenteriumanheftung, Mesenteriumfixation; ⒺＥ *mesenteriopexy*

Mes|en|te|ri|or|rha|phie *f*: Mesenteriumnaht; ⒺＥ *mesenteriorrhaphy*

Mes|en|te|ri|tis *f*: Entzündung des Mesenteriums; ⒺＥ *mesenteritis*

Mes|en|te|ri|um *nt*: Verdoppelung des Bauchfells [Peritoneum*], die Jejunum* und Ileum* an der hinteren Bauchwand befestigt; ⒺＥ *mesentery*

Mes|en|ze|phal|li|tis *f*: Entzündung des Mittelhirns/Mesencephalon; ⒺＥ *mesencephalitis*

Mes|en|ze|phal|lon *nt, pl* -la: → *Mesencephalon*

Mes|en|ze|phal|lo|to|mie *f*: Durchtrennung von Schmerzfasern im Mittelhirn; ⒺＥ *mesencephalotomy*

Mesh graft *nt*: freies Hauttransplantat, das durch spezielle Dermatome eingeschlitzt wird und damit wie ein Maschengitter auseinandergezogen werden kann; ⒺＥ *mesh graft*

Mesh-Transplantat *nt*: → *Mesh graft*

me|si|al *adj*: in Richtung zur Zahnbogenmitte (liegend); ⒺＥ *mesial*

Meso-, meso- *präf.*: Wortelement mit der Bedeutung „mittlere/in der Mitte"

Me|so|ap|pen|dix *nt*: Bauchfellduplikatur zur Appendix* vermiformis; ⒺＥ *mesoappendix*

Me|so|ap|pen|di|zi|tis *f*: Entzündung der Mesoappendix; ⒺＥ *mesoappendicitis*

Me|so|bi|li|ru|bin *nt*: aus Bilirubin* entstehender Gallenfarbstoff; ⒺＥ *mesobilirubin*

Me|so|blast *m*: das mittlere Keimblatt; aus ihm entstehen u.A. Binde- und Stützgewebe und Muskeln; ⒺＥ *mesoblast*

Me|so|col|lon *nt*: Verdoppelung des Bauchfells [Peritoneum*], das das Kolon an der hinteren Bauchwand befestigt; ⒺＥ *mesocolon*

Me|so|derm *nt*: das mittlere Keimblatt; aus ihm entstehen u.A. Binde- und Stützgewebe und Muskeln; ⒺＥ *mesoderm*

me|so|dia|stol|lisch *adj*: in der Mitte der Diastole (auftretend); ⒺＥ *mesodiastolic*

Me|so|kar|die *f*: Lageanomalie des Herzens, bei der die Spitze zum Sternum zeigt; ⒺＥ *mesocardia*

me|so|ka|val *adj*: Mesenterialgefäße und Vena cava betreffend oder verbindend; ⒺＥ *mesocaval*

Me|so|kol|lon *nt*: → *Mesocolon*

Me|so|kol|lo|pe|xie f: operative Mesokolonanheftung, Mesokolonfixation; Ⓔ *mesocolopexy*

Me|so|me|tri|um nt: unterer Teil des breiten Mutterbandes; Ⓔ *mesometrium*

me|so|phil adj: (biolog.) bei gemäßigten Temperaturen wachsend; Ⓔ *mesophilic*

Me|so|phle|bi|tis f: Venenentzündung mit vorwiegendem Befall der Media*; Ⓔ *mesophlebitis*

Me|sor|rha|phie f: → *Mesenteriorrhaphie*

Me|so|sal|pinx f: oberer Teil des breiten Mutterbandes; Ⓔ *mesosalpinx*

me|so|sys|to|lisch adj: in der Mitte der Systole; Ⓔ *mesosystolic*

Me|so|ten|di|ne|um nt: Bindegewebe zwischen Vagina fibrosa und Vagina synovialis der Sehnenscheide; Ⓔ *mesotendineum*

Me|so|te|non nt: → *Mesotendineum*

Me|so|thel nt: einschichtiges Plattenepithel seröser Häute; Ⓔ *mesothelium*

Me|so|the|li|om nt: vom Mesothel ausgehender Tumor; Ⓔ *mesothelioma*

Me|so|tym|pa|ni|cum nt: → *Mesotympanum*

Me|so|tym|pa|num nt: Hauptraum der Paukenhöhle; Ⓔ *mesotympanum*

Me|so|va|ri|um nt: hinterer Teil des breiten Mutterbandes; Ⓔ *mesovarium*

me|so|ze|phal adj: mit mittellangem Kopf; Ⓔ *mesocephalic*

Messenger-RNA f: Einzelstrang-RNA, die bei der Proteinsynthese als Vorlage dient; Ⓔ *messenger RNA*

Messenger-RNS f: → *Messenger-RNA*

Meta-, meta- präf.: Wortelement mit der Bedeutung „zwischen/nach/hinter"

me|ta|bol|li|sier|bar adj: im Stoffwechsel abbaubar; Ⓔ *metabolizable*

Me|ta|bo|lis|mus m: Gesamtheit aller biochemischen Reaktionen im Körper; Ⓔ *metabolism*

Me|ta|bo|lit m: Stoffwechselprodukt, Stoffwechselzwischenprodukt; Ⓔ *metabolite*

Me|ta|car|pa|lia pl: → *Metakarpalknochen*

Me|ta|car|pus m: Mittelhand; Ⓔ *metacarpus*

me|ta|chro|ma|tisch adj: mit dem selben Farbstoff unterschiedlich färbend; Ⓔ *metachromatic*

me|ta|chron adj: zu verschiedenen Zeiten auftretend; Ⓔ *metachronous*

Me|ta|go|ni|mi|a|sis f: Darminfektion durch Befall mit dem Darmegel **Metagonimus yokogawai**; wird meist durch den Verzehr roher Fische aufgenommen; Ⓔ *metagonimiasis*

Me|ta|go|ni|mo|se f: → *Metagonimiasis*

me|ta|ik|te|risch adj: nach einer Gelbsucht auftretend; Ⓔ *metaicteric*

me|ta|in|fek|ti|ös adj: nach einer Infektion auftretend; Ⓔ *metainfective*

me|ta|kar|pal adj: Mittelhand(knochen)/Metakarpus betreffend; Ⓔ *metacarpal*

Me|ta|kar|pal|frak|tur f: Fraktur eines oder mehrerer Mittelhandknochen, Mittelhandbruch; Ⓔ *fracture of metacarpal bones*

Me|ta|kar|pal|kno|chen pl: Mittelhandknochen; Ⓔ *metacarpals*

Me|ta|kar|pal|räu|me pl: Räume zwischen den Metakarpalknochen; Ⓔ *interosseous spaces of metacarpus*

me|ta|kar|po|pha|lan|ge|al adj: Mittelhand(-knochen) und Finger betreffend oder verbindend; Ⓔ *metacarpophalangeal*

Me|ta|kar|po|pha|lan|ge|al|ge|len|ke pl: Gelenke zwischen Mittelhand und Fingern; Ⓔ *metacarpophalangeal joints*

Me|ta|ki|ne|se f: die gerichtete Bewegung der Chromosomen während der Kernteilung; Ⓔ *metakinesis*

Me|tall|dampf|fie|ber nt: durch Zinkdämpfe hervorgerufenes, vorübergehendes Fieber mit Muskelschmerzen und Abgeschlagenheit; Ⓔ *metal fume fever*

Me|tall|en|zym nt: Enzym, das ein Metallion enthält; Ⓔ *metalloenzyme*

Me|tall|klang m: metallischer Klang von Geräuschen über luftgefüllten Hohlräumen; Ⓔ *metallic tinkles*

Me|tall|o|en|zym nt: → *Metallenzym*

Me|ta|me|rie f: Gliederung des Körpers in aufeinanderfolgende, gleichartige Abschnitte; Ⓔ *metamerism*

Me|ta|mor|phop|sie f: Verzerrtsehen von Objekten; Ⓔ *metamorphopsia*

Me|ta|mor|pho|se f: Umgestaltung/Umformung/Umwandlung von Zellen, Geweben oder Organen; oft gleichgesetzt mit Degeneration; Ⓔ *metamorphosis*

Me|ta|mye|lo|zyt m: unreife Granulozytenvorstufe; Ⓔ *metamyelocyte*

Me|ta|pha|se f: Phase der Kernteilung während der Mitose; Ⓔ *metaphase*

Me|ta|phy|se f: Zone zwischen Epi- und Diaphyse, Knochenwachstumszone; Ⓔ *metaphysis*

Me|ta|phy|si|tis f: Entzündung der Metaphyse; Ⓔ *metaphysitis*

Me|ta|pla|sie f: (reversible) Gewebeumwandlung; Ⓔ *metaplasia*

me|ta|pneu|mo|nisch adj: im Anschluss

M

403

an eine Lungenentzündung/Pneumonie (auftretend); Ⓔ *metapneumonic*

Me|ta|sta|se f: Absiedelung von Tumorzellen oder Erregern aus einem primären Krankheitsherd; Tochtergeschwulst; Ⓔ *metastasis*

hämatogene Metastase: über den Blutweg entstandene Metastase; Ⓔ *hematogenous metastasis*

lokale Metastase: Metastase in der Nähe des Primärtumors; Ⓔ *local metastasis*

lymphogene Metastase: über den Lymphweg entstandene Metastase; Ⓔ *lymphatic metastasis*

regionäre Metastase: Metastase in den Lymphknoten in der Nähe des Tumors; Ⓔ *regional metastasis*

Me|ta|sta|sie|rung f: Absiedlung von Tumorzellen aus dem Ausgangstumor; Ⓔ *generalization*

me|ta|tar|sal adj: Mittelfuß(knochen) betreffend; Ⓔ *metatarsal*

Me|ta|tar|sal|frak|tur f: Fraktur eines oder mehrerer Mittelfußknochen, Mittelfußbruch; Ⓔ *metatarsal fracture*

Me|ta|tar|sal|gie f: Schmerzen im Mittelfuß, Mittelfußschmerz; Ⓔ *metatarsalgia*

Me|ta|tar|sa|lia pl: → Metatarsalknochen

Me|ta|tar|sal|kno|chen pl: Mittelfußknochen; Ⓔ *metatarsals*

Me|ta|tar|sal|räu|me pl: Räume zwischen den Metatarsalknochen; Ⓔ *interosseous spaces of metatarsus*

Me|ta|tar|sek|to|mie f: Amputation von Mittelfußknochen; Ⓔ *metatarsectomy*

me|ta|tar|so|pha|lan|ge|al adj: Mittelfuß(-knochen) und Zehen betreffend oder verbindend; Ⓔ *metatarsophalangeal*

Me|ta|tar|so|pha|lan|ge|al|ge|len|ke pl: Gelenke zwischen Mittelfuß und Zehen; Ⓔ *metatarsophalangeal joints*

Me|ta|tar|sus m: Mittelfuß; Ⓔ *metatarsus*

Me|ta|zo|en pl: Mehrzeller, Vielzeller; Ⓔ *Metazoa*

Met|en|ce|pha|lon nt: aus Brücke und Kleinhirn bestehender Teil des Gehirns; Ⓔ *metencephalon*

Me|te|o|ris|mus m: übermäßige Gasansammlung im Bauchraum; Ⓔ *meteorism*

-meter suf.: Wortelement mit Bezug auf 1. „Maß/Längenmaß" 2. „Messgerät/Messer"

Me|tha|don nt: synthetisches Opioid, das zur Schmerzbehandlung und zur Sub-

stitutionstherapie bei Heroinsucht verwendet wird; Ⓔ *methadone*

Met|hä|mo|glo|bin nt: oxidierte Form von Hämoglobin* mit dreiwertigem Eisen; Ⓔ *methemoglobin*

Met|hä|mo|glo|bin|ä|mie f: erhöhter Methämoglobingehalt des Blutes; Ⓔ *methemoglobinemia*

Met|hä|mo|glo|bin|u|rie f: Methämoglobinausscheidung im Harn; Ⓔ *methemoglobinuria*

Me|than nt: einfachstes Alkan; wird von Bakterien im Darm gebildet; Ⓔ *methane*

Me|tha|nal nt: → Formaldehyd

Me|tha|nol nt: einfachster Alkohol; farblose, brennbare Flüssigkeit; wesentlich giftiger als Äthanol, die tödliche Dosis liegt bei 30–50 ml; Ⓔ *methanol*

Me|thi|o|nin nt: essentielle Aminosäure; Ⓔ *methionine*

Me|thi|o|nin|mal|ab|sorp|ti|on nt: Malabsorption von Methionin und anderen Aminosäuren [Valin, Leuzin, Isoleuzin]; führt zu Krämpfen und geistiger Retardation; Ⓔ *methionine malabsorption syndrome*

Me|tho|tre|xat nt: als Zytostatikum* verwendeter Folsäureantagonist; Ⓔ *methotrexate*

Me|thyl|al|ko|hol m: → Methanol

Me|thy|len|blau nt: dunkelblauer Farbstoff; Ⓔ *methylene blue*

me|thy|le|no|phil adj: leicht mit Methylenblau anfärbbar; Ⓔ *methylenophilic*

Me|thyl|gly|cin nt: → Methylglykokoll

Me|thyl|gly|ko|koll nt: im Muskelgewebe vorkommende Aminosäure; Ⓔ *methylglycine*

Me|thyl|mor|phin nt: in Opium vorkommendes Morphinderivat mit antitussiver und analgetischer Wirkung; Ⓔ *methylmorphine*

Me|to|pod|y|nie f: frontale Kopfschmerzen; Ⓔ *metopodynia*

Metr-, metr- präf.: → Metro-

Me|tral|gie f: Schmerzen in der Gebärmutter, Gebärmutterschmerz; Ⓔ *metralgia*

-metrie suf.: Wortelement mit der Bedeutung „Messen/Messung"

-metrisch suf.: Wortelement mit Bezug auf „Messung/Maß/Messgerät"

Me|tri|tis f: Entzündung der Gebärmutter; meist gleichgesetzt mit Myometritis*; Ⓔ *metritis*

Metritis puerperalis: im Rahmen einer Puerperalsepsis* auftretende, meist eitrige Gebärmutterentzündung; Ⓔ

puerperal metritis

Metro-, metro- *präf.*: Wortelement mit der Bedeutung „Gebärmutter/Uterus"

Meltrolldylnie *f*: → *Metralgie*

Meltrolendolmeltrirtis *f*: Entzündung von Gebärmutter(wand) und Gebärmutterschleimhaut; Ⓔ *metroendometritis*

Meltrolmelnorlrhalgie *f*: → *Menometrorrhagie*

Meltrolnildalzol *nt*: Antibiotikum mit Wirkung gegen Trichomonaden und Amöben; Ⓔ *metronidazole*

Meltrolpalthie *f*: Gebärmuttererkrankung; Ⓔ *metropathy*

meltrolpelriltolnelal *adj*: Gebärmutter und Bauchfell/Peritoneum betreffend oder verbindend; Ⓔ *metroperitoneal*

Meltrolpelriltolnirtis *f*: Entzündung von Gebärmutter und angrenzendem Bauchfell; Ⓔ *metroperitonitis*

Meltrolphlelbirtis *f*: Entzündung der Gebärmuttervenen; Ⓔ *metrophlebitis*

Meltrolplasltik *f*: Gebärmutterplastik; Ⓔ *metroplasty*

Meltrolptolse *f*: Absenkung der Gebärmutter, meist unter Beteiligung der Nachbarorgane [Blase, Rektum] und -strukturen [Vagina]; durch Beckenbodenschwäche bzw. Schwäche des Aufhängeapparates nach Geburten und im Alter begünstigt; häufig Übergang zu einem Gebärmuttervorfall; Ⓔ *metroptosis*

Meltrorlrhalgie *f*: Gebärmutterblutung der Menstruation; Ⓔ *metrorrhagia*

Meltrorlrhelxis *f*: Gebärmutterruptur, Gebärmutterriss; Ⓔ *metrorrhexis*

Meltrorlrhoe *f*: Ausfluss aus der Gebärmutter; Ⓔ *metrorrhea*

Meltrolsallpinlgirtis *f*: Entzündung von Gebärmutter und Eileiter; Ⓔ *metrosalpingitis*

Meltrolsallpinlgolgralfie, -gralphie *f*: Röntgenkontrastdarstellung von Gebärmutterhöhle und Eileitern; Ⓔ *metrosalpingography*

Meltrolstelnolse *f*: Verengung oder Einengung der Gebärmutterhöhle; Ⓔ *metrostenosis*

Meltroltulbolgralfie, -gralphie *f*: → *Metrosalpingografie*

Meulengracht-Krankheit *f*: hereditäre Hyperbilirubinämie*, die v.a. Männer unter 25 Jahren betrifft; Ⓔ *Gilbert's disease*

MHC-Antigene *pl*: → *Histokompatibilitätsantigene*

Michaelis-Konstante *f*: Substratkonzentration, bei der die halbmaximale Reaktionsgeschwindigkeit einer enzymatischen Reaktion erreicht ist; Ⓔ *Michaelis constant*

Milcolnalzol *nt*: Antimykotikum* mit breiten Wirkungsspektrum; Ⓔ *miconazole*

Micro-, micro- *präf.*: Wortelement mit der Bedeutung „klein/gering/kurz"

Milcrolboldies *pl*: Zellorganellen, die Oxidasen und Katalasen enthalten; Ⓔ *microbodies*

Milcrolspolrum *nt*: Gattung der Fungi* imperfecti, die als Erreger von Mikrosporie*, Tinea* und Trichophytie* von Bedeutung sind; Ⓔ *Microsporum*

Micltio *f*: Harnen, Harnlassen, Blasenentleerung, Urinieren, Miktion; Ⓔ *micturition*

Milgralne *f*: → *Migräne*

Milgrälne *f*: anfallsartige Kopfschmerzattacken, die von neurologischen Symptomen, Licht- und Lärmscheu, Übelkeit und Erbrechen begleitet werden können; meist ist eine familiäre Häufung vorhanden; als Auslöser spielen u.A. psychische Belastungen, Genussmittel und Medikamente eine Rolle; Ⓔ *migraine*

milgraltolrisch *adj*: Migration betreffend, wandernd; Ⓔ *migratory*

Milkrenlzelphallie *f*: angeborene Kleinheit des Gehirns; Ⓔ *micrencephaly*

Mikro-, mikro- *präf.*: Wortelement mit der Bedeutung „klein/gering/kurz"

milkrolalelrolphil *adj*: (*biolog.*) bei verminderter Sauerstoffspannung wachsend; Ⓔ *microaerophil*

Milkrolanleulryslma *nt*: aneurysmatische Erweiterung kleinster Gefäße; Ⓔ *microaneurysm*

Milkrolanlgilolpalthie *f*: nicht-entzündliche Veränderung kleiner und kleinster Arterien, z.B. bei Diabetes* mellitus; Ⓔ *microangiopathy*

Milkrolbe *f*: mit den bloßen Auge nicht sichtbares Lebewesen; Ⓔ *microbe*

milkrolbilell *adj*: Mikrobe(n) betreffend, durch sie verursacht; Ⓔ *microbial*

Milkrolbilon *nt*: → *Mikrobe*

milkrolbilzid *adj*: mikrobenabtötend, entkeimend; Ⓔ *microbicidal*

Milkrolblelphalrie *f*: angeborene Kleinheit der Augenlider; Ⓔ *microblepharia*

Milkrolblelphalron *nt*: → *Mikroblepharie*

Milkrolbralchie *f*: angeborene Kleinheit eines Arms oder der Arme; Ⓔ *microbrachia*

Milkrolcheillie *f*: angeborene Kleinheit der Lippe(n); Ⓔ *microcheilia*

Mikro|chei|rie f: angeborene Kleinheit einer Hand oder beider Hände; Ⓔ *microcheiria*

Mikro|chi|lie f: → *Mikrocheilie*

Mikro|chi|rie f: → *Mikrocheirie*

Mikro|chi|rur|gie f: Chirurgie mittels Mikroskop und spezieller Instrumente; Ⓔ *microsurgery*

Mikro|dak|ty|lie f: angeborene Kleinheit von Fingern oder Zehen; Ⓔ *microdactyly*

Mikro|don|tie f: pathologische Kleinheit der Zähne; Ⓔ *microdontia*

Mikro|dre|pa|no|zy|ten|krank|heit f: kombinierte Heterozygotie für Hämoglobin S und Thalassämie*; imponiert klinisch als Sichelzellenanämie* mit Symptomen der Thalassämie*; Ⓔ *microdrepanocytic anemia*

Mikro|ele|men|te pl: essentielle Elemente, die in kleinsten Mengen im Körper vorhanden sind; Ⓔ *trace elements*

Mikro|em|bo|li|en pl: Embolien kleinster Gefäße; Ⓔ *microemboli*

Mikro|en|ze|pha|lie f: → *Mikrenzephalie*

Mikro|fi|la|rie f: Larvenstadium von Filarien* in Haut und Blut; Ⓔ *microfilaria*

Mikro|gas|trie f: angeborene Kleinheit des Magens; Ⓔ *microgastria*

Mikro|ge|ne|se f: angeborene Kleinheit eines Organs oder Körperteils; Ⓔ *microgenesis*

Mikro|ge|nie f: Unterentwicklung des Unterkiefers; Ⓔ *microgenia*

Mikro|glos|sie f: angeborene Kleinheit der Zunge; Ⓔ *microglossia*

Mikro|gna|thie f: angeborene Kleinheit des Oberkiefers; Ⓔ *micrognathia*

Mikro|gra|fie, -gra|phie f: Form der Dysgrafie* mit extrem kleiner Schrift; Ⓔ *micrography*

Mikro|hä|ma|tu|rie f: nur unter dem Mikroskop erkennbare Hämaturie*; Ⓔ *microscopic hematuria*

Mikro|kar|zi|nom nt: nur histologisch nachweisbares Zervixkarzinom*; Ⓔ *microcarcinoma*

Mikro|ke|pha|lie f: angeborene Kleinheit des Kopfes; Ⓔ *microcephaly*

Mikro|ko|rie f: angeborene Kleinheit der Pupille; Ⓔ *microcoria*

Mikro|mas|tie f: ein- oder beidseitige Kleinheit der Brust(drüse); Ⓔ *micromastia*

Mikro|me|lie f: angeborene Kleinheit der Gliedmaßen; Ⓔ *micromelia*

Mikro|or|ga|nis|mus m: mit den bloßen Auge nicht sichtbares Lebewesen; Ⓔ *microorganism*

Mikro|phal|lus m: abnorme Kleinheit des Penis; Ⓔ *microphallus*

Mikro|ph|thal|mie f: → *Mikrophthalmus*

Mikro|ph|thal|mus m: angeborene Kleinheit des Augapfels; Ⓔ *microphthalmos*

Mikro|pie f: → *Mikropsie*

Mikro|psie f: Sehstörung, bei der alle Objekte verkleinert erscheinen; Ⓔ *micropsia*

Mikro|ra|di|o|gra|fie, -gra|phie f: Röntgendarstellung von sehr dünnen Objekten, z.B. Gewebeschnitten; Ⓔ *microradiography*

Mikro|ra|di|o|gramm nt: bei der Mikroradiografie* gewonnene Abbildung; Ⓔ *microradiogram*

Mikror|chi|die f: abnorme Kleinheit der Hoden; Ⓔ *microrchidia*

Mikro|rhi|nie f: abnorme Kleinheit der Nase; Ⓔ *microrhinia*

Mikro|skop nt: optisches Vergrößerungsgerät zur Untersuchung kleinster Objekte; Ⓔ *microscope*

mikro|sko|pisch adj: Mikroskop betreffend, mittels Mikroskop; winzig klein, mit bloßem Auge nicht sichtbar; Ⓔ *microscopic*

Mikro|so|men pl: bei Zellfragmentierung anfallende Bruchstücke des endoplasmatischen Retikulums; Ⓔ *microsomes*

Mikro|so|mie f: Kleinwuchs, Minderwuchs; Ⓔ *microsomia*

Mikro|sto|mie f: angeborene Kleinheit der Mundspalte; Ⓔ *microstomia*

Mikro|the|lie f: angeborene Kleinheit der Brustwarze(n); Ⓔ *microthelia*

Mikro|throm|bo|se f: Thrombose* kleinster Gefäße, z.B. Kapillaren; Ⓔ *microthrombosis*

Mikro|tie f: angeborene Kleinheit des Ohres oder der Ohren; Ⓔ *microtia*

Mikro|tu|bu|li pl: röhrenförmige Strukturen in der Zelle; Teil des Zellskeletts; Ⓔ *microtubules*

Mikro|vil|li pl: kleinste, fingerartige Zellausstülpungen; Ⓔ *microvilli*

Mikro|ze|pha|lie f: angeborene Kleinheit des Kopfes; Ⓔ *microcephaly*

Mikro|zir|ku|la|ti|on f: Blutzirkulation in den Blutkapillaren; Ⓔ *microcirculation*

Mikro|zyt m: anomal kleiner Erythrozyt; Ⓔ *microcyte*

Mik|ti|on f: Harnlassen, Wasserlassen, Urinieren, Blasenentleerung; Ⓔ *micturition*

Mik|ti|ons|zys|to|gra|fie, -gra|phie f: → *Ausscheidungszystografie*

Mik|ti|ons|zys|to|u|re|thro|gra|fie, -gra|phie f: → *Ausscheidungszystourethrografie*

Mikulicz-Aphthen pl: solitär auftretende, rezidivierende Aphthen* der Mundschleimhaut; Ⓔ *Mikulicz's aphthae*

Mil|ben pl: meist kleine [unter 1 mm] Spinnentiere, die als Hautparasiten, Krankheitsüberträger und Erreger von Allergien von Bedeutung sind; Ⓔ *mites*

Mil|ben|fleck|fie|ber nt: von Milben übertragene, hoch fieberhafte Infektionskrankheit durch Rickettsia* tsutsugamushi; Ⓔ *mite-borne typhus*

Milch|al|ka|li|syn|drom nt: durch übermäßige Alkalienzufuhr [Milch] hervorgerufene Kalkstoffwechselstörung mit Kalkablagerung in Geweben; Ⓔ *milk-alkali syndrome*

Milch|brust|gang m: Hauptlymphstamm des Körpers, der die Lymphe der unteren Körperhälfte und der linken Seite von Kopf und Oberkörper aufnimmt; mündet in den linken Venenwinkel; Ⓔ *thoracic duct*

Milch|drü|se f: Brustdrüse; Ⓔ *mammary gland*

Milch|fis|tel f: → *Milchgangsfistel*

Milch|fluss m: unwillkürlicher Milchabgang während der Stillphase; Ⓔ *galactorrhea*

Milch|gän|ge pl: Ausführungsgänge der Brustdrüse; Ⓔ *milk ducts*

Milch|gang|ent|zün|dung f: → *Galactophoritis*

Milch|gang|kar|zi|nom nt: von den großen Milchgängen ausgehender Brustkrebs; Ⓔ *ductal breast carcinoma*

Milch|gangs|fis|tel f: traumatisch oder entzündlich entstandene Fistel, die nach dem Abstillen spontan verheilt; Ⓔ *lacteal fistula*

Milch|ge|biss nt: die Zähne der ersten Zahnung; Milchzähne*; Ⓔ *milk teeth*

Milch|hor|mon nt: Prolaktin*; Ⓔ *prolactin*

Milch|kaf|fee|fle|cken pl: angeborene, gelbbraune hyperpigmentierte Hautflecken, die u.U. auf eine generalisierte Erkrankung hinweisen können; Ⓔ *café au lait spots*

Milch|saft m: von den Dünndarmzotten kommende milchig-trübe Darmlymphe, die via Truncus* lymphaticus und Ductus* lymphaticus in die venöse Blutbahn geleitet wird; Ⓔ *chyle*

Milch|säu|re f: bei der Vergärung von Milch entstehende Säure; Ⓔ *lactic acid*

Milch|säu|re|a|zi|do|se f: metabolische Azidose* durch eine Erhöhung des Lactatspiegels im Blut bei Minderdurchblutung oder vermehrter Lactatbildung [Stoffwechselerkrankungen; Muskelarbeit]; Ⓔ *lactic acidosis*

Milch|säu|re|bak|te|ri|en pl: Bakterien, die Milchzucker zu Milchäure vergären; Ⓔ *lactic bacteria*

Milch|säu|re|gä|rung f: enzymatischer Abbau von Milchzucker zu Milchsäure; Ⓔ *lactic acid fermentation*

Milch|säu|re|stäb|chen pl: grampositive, unbewegliche, sporenlose Stäbchenbakterien, die Glucose* zu Milchsäure vergären; Ⓔ *Lactobacillus*

Milch|schorf m: Frühform des seborrhoischen Ekzems*, die u.A. durch Allergene [Milcheiweiß] ausgelöst wird; beginnt meist im 1. oder 2. Monat an den Wangen und breitet sich langsam auf Gesicht, Kopfhaut und Hals aus; das Ekzem kann abheilen oder in ein endogenes Ekzem* übergehen; Ⓔ *milk tetter*

Milch|zäh|ne pl: die ab dem 6.–7. Lebensmonat durchbrechenden 20 Zähne des Milchgebisses; Ⓔ *milk teeth*

Milch|zu|cker m: in der Brustdrüse aus Galaktose und Glucose synthetisiertes Disaccharid*; wichtigstes Kohlenhydrat* der Muttermilch [6 g/100 ml] und der Kuhmilch [4,5 g/100 ml]; Ⓔ *milk sugar*

Milch|zys|te f: durch Milchstau hervorgerufene Zyste der Brustdrüse; Ⓔ *milk cyst*

mi|li|ar adj: hirsekorngroß; Ⓔ *miliary*

Mi|li|a|ria pl: meist juckender Hautausschlag bei starkem Schwitzen; Ⓔ *miliaria*

Mi|li|ar|kar|zi|no|se f: durch die Bildung zahlreicher kleiner Metastasenherde gekennzeichnete Tumorstreuung; Ⓔ *miliary carcinosis*

Mi|li|ar|tu|ber|ku|lo|se f: v.a. bei abwehrgeschwächten Patienten [AIDS, Tumoren] auftretende generalisierte Tuberkulose* mit Bildung zahlreicher Miliartuberkel in verschiedenen Organen; Ⓔ *miliary tuberculosis*

Mi|lie f: bis stecknadelkopfgroße, weißliche, subepitheliale Zysten v.a. im Gesicht; Ⓔ *milium*

Mi|li|um nt: → *Milie*

Mil|li-, milli- präf: Wortelement mit der Bedeutung „tausend"

Milz f: tief im linken Oberbauch liegendes lymphatisches Organ, in dem geal-

M

terte Erythrozyten und Thrombozyten abgebaut werden; auch Bildungsort von Antikörpern und Proliferationsort von Lymphozyten; ⒺE *spleen*

Milz|bal|ken *pl*: Bindegewebsgerüst der Milz; ⒺE *splenic trabeculae*

Milz|brand *m*: meldepflichtige Infektionskrankheit durch Bacillus* anthracis, die vom Tier auf den Menschen übertragen wird; die drei Hauptformen sind **Darmmilzbrand, Lungenmilzbrand** und **Hautmilzbrand**; ⒺE *splenic fever*

Milz|brand|ba|zil|lus *m*: → *Bacillus anthracis*

Milz|fol|li|kel *pl*: Lymphfollikel der Milz; ⒺE *splenic follicles*

Milz|kap|sel|ent|zün|dung *f*: → *Perisplenitis*

Milz|kap|sel|hya|li|no|se *f*: bei einer chronischen Milzstauung entstehende knorpelartige Verdickung der Milzkapsel; ⒺE *splenic capsular hyalinosis*

Milz|knöt|chen *nt*: → *Milzfollikel*

Milz|rup|tur *f*: häufigste Organverletzung beim stumpfen Bauchtrauma; ⒺE *splenic rupture*

Milz|trai|bel|kel *pl*: → *Milzbalken*

Milz|ve|ne *f*: aus der Milz kommende Vene, die sich mit der Vena mesenterica superior zur Pfortader vereinigt; ⒺE *splenic vein*

mi|me|tisch *adj*: bewegend, erregend; ⒺE *mimetic*

Min|der|wuchs *m*: Verminderung des Längenwachstums mit einer Körpergröße unterhalb der 3. Perzentile der Wachstumskurve; ⒺE *nanosomia*

mi|ne|ra|lisch *adj*: (chem.) anorganisch; ⒺE *mineral*

Mi|ne|ra|lo|cor|ti|co|ide *pl*: → *Mineralokortikoide*

Mi|ne|ra|lo|kor|ti|ko|ide *pl*: in der Nebennierenrinde gebildete Hormone, die Einfluss auf den Wasser- und Mineralhaushalt haben; ⒺE *mineralocorticoids*

Minimal-change-Glomerulonephritis *f*: durch eine Diskrepanz von histologischem Bild (nur minimale Veränderungen der Mesangiumzellen und der Basalmembran) und klinischen Symptomen (nephrotisches Syndrom*) gekennzeichnete Glomerulonephritis; ⒺE *minimal change glomerulonephritis*

Mi|ni|mal|do|sis *f*: zur Erzielung eines Effekts notwendige Mindestdosis; ⒺE *minimal dose*

Mi|ni|mal|he|pa|ti|tis *f*: Sammelbegriff für diffuse oder herdförmige entzündliche Begleitreaktionen bei Lebererkran-

kungen unterschiedlicher Genese [Tumor*, Fettleber*]; ⒺE *minimal hepatitis*

Mi|ni|mal|lä|si|o|nen, glo|me|ru|lä|re *pl*: → *Minimal-change-Glomerulonephritis*

Mi|ni|mal|ver|än|de|run|gen, glo|me|ru|lä|re *pl*: → *Minimal-change-Glomerulonephritis*

Mi|ni|pil|le *f*: Antibabypille mit niedrigem Gestagengehalt; ⒺE *minipill*

Mi|ni|vi|rus, nack|tes *nt*: nur aus Ribonukleinsäure bestehendes infektiöses Agens; ⒺE *viroid*

Minkowski-Chauffard-Syndrom *nt*: häufigste erbliche hämolytische Anämie* in Europa mit meist autosomal-dominantem Erbgang; charakteristisch sind kugelförmige Erythrozyten [Kugelzellen] im Blutbild, Hämolyse*, Milzvergrößerung und Gelbsucht; ⒺE *Minkowski-Chauffard syndrome*

mi|nor *adj*: kleiner, geringer, weniger bedeutend; ⒺE *minor*

Mi|nu|ten|vo|lu|men *nt*: pro Minute ausgeworfenes Blutvolumen; ⒺE *minute volume*

Mi|nu|ten|vo|lu|men|hoch|druck *m*: Hypertonie* bei Steigerung des Herzminutenvolumens, z.B. bei Hyperthyreose*; ⒺE *cardiac-output hypertension*

Mi|o|pa|po|va|vi|rus *nt*, *pl* **-ren**: → *Polyomavirus*

Mi|o|sis *f*: Pupillenverengung, Pupillenengstellung; ⒺE *miosis*

Mi|o|ti|kum *nt*: pupillenverengendes Mittel; ⒺE *miotic*

Misch|in|fek|ti|on *f*: Infektion mit mehr als einem Erreger; ⒺE *mixed infection*

Misch|kol|la|ge|no|se *f*: meist Frauen im 4. Lebensjahrzent betreffendes Syndrom mit Symptomen von systemischem Lupus* erythematodes, Dermatomyositis* und progressiver systemischer Sklerodermie*; auffällig oft werden Antikörper gegen **extrahierbare nukleäre Antigene** [ENA] gefunden; ⒺE *mixed connective tissue disease*

Misch|tu|mor *m*: Tumor, der sich aus verschiedenen Geweben zusammensetzt; ⒺE *mixed tumor*

Mi|schungs|zy|a|no|se *f*: Zyanose* durch Mischung von venösem und arteriellem Blut bei Rechts-Links-Shunt; ⒺE *shunt cyanosis*

Mi|se|re|re *nt*: Koterbrechen bei Ileus*; ⒺE *copremesis*

Miss|bil|dungs|syn|drom *nt*: durch angeborene Fehlbildungen gekennzeichnetes Syndrom; ⒺE *malformation syn-*

drome

Miteslser *m*: mit Talg und Keratin gefüllter, erweiterter Haarfollikel; ℰ *blackhead*

Miltilgaltio *f*: Linderung, Milderung, Abschwächung; ℰ *mitigation*

miltilgielrend *adj*: lindernd, mildernd, abschwächend; ℰ *mitigatory*

miltilgiert *adj*: abgeschwächt, gemildert; ℰ *mitigated*

miltilzid *adj*: milben(ab)tötend; ℰ *miticidal*

Miltolchondlrie *f*: im Zellplasma aller Körperzellen [außer Erythrozyten] liegende Organelle, die der Hauptort des Energiestoffwechsels aller aeroben Zellen ist; ℰ *mitochondrion*

Miltolchondlrilum *nt, pl* **-chondlria, -chondlrilen**: → *Mitochondrie*

miltolgen *adj*: die Mitose von Zellen anregend, Mitose induzierend; ℰ *mitogenic*

Miltolse *f*: Zellteilung mit erbgleicher Verteilung der Chromosomen; während der Mitose kommt es zur Ausbildung einer Teilungsspindel und dem Sichtbarwerden der Chromosomen; ℰ *mitosis*

Miltolselhemlmer *m*: die Mitose hemmende Substanz; therapeutisch zur Chemotherapie maligner Tumoren verwendet; ℰ *antimitotic*

Miltolselphalse *f*: *s.u. Zellzyklus*; ℰ *phase of mitosis*

Miltolselspinldel *f*: der während der Mitose sichtbare Spindelapparat, der die Verteilung der Chromosomenhälften organisiert; ℰ *mitotic spindle*

miltral *adj*: **1.** (bischofs)mützenähnlich, mitralförmig **2.** Mitralklappe/Valvula mitralis betreffend; ℰ **1.–2.** *mitral*

Miltrallinlsuflfilzilenz *f*: Schlussunfähigkeit der Mitralklappe* mit Blutrückfluss in den linken Vorhof während der Systole; ℰ *mitral insufficiency*

Miltrallis *f*: → *Mitralklappe*

Miltrallklaplpe *f*: aus zwei Segelklappen bestehendes Ventilsystem zwischen linkem Herzvorhof und linker Kammer; verhindert während der Systole den Rückstrom von Blut in den Vorhof und lässt während der Diastole Blut aus dem Vorhof in die Kammer; ℰ *mitral valve*

Miltrallklaplpenlinlsuflfilzilenz *f*: → *Mitralinsuffizienz*

Mitralklappenprolaps-Syndrom *nt*: ätiologisch unklare, meist Frauen betreffende, ballonartige Vorwölbung der Mi-tralklappensegel in den linken Vorhof; verläuft meist asymptomatisch; ℰ *mitral valve prolapse syndrome*

Miltrallklaplpenlstelnolse *f*: Einengung der Mitralklappenöffnung; die Behinderung der diastolischen Füllung der linken Herzkammer führt zu Vergrößerung von linkem Vorhof, rechtem Ventrikel und Truncus pulmonalis mit Leistungseinschränkung; ℰ *mitral stenosis*

Miltrallstelnolse *f*: → *Mitralklappenstenose*

Mitltellblutung *f*: Zwischenblutung zur Zeit des Eisprungs; ℰ *midcycle bleeding*

Mitltellfell *nt*: → *Mediastinum*

Mitltellfelllraum *m*: → *Mediastinum*

Mitltellfuß *m*: Metatarsus; ℰ *midfoot*

Mitltellfußlbruch *m*: → *Metatarsalfraktur*

Mitltellhand *f*: Metacarpus; ℰ *metacarpus*

Mitltellhandlbruch *m*: → *Metakarpalfraktur*

Mitltellhirn *nt*: Mesencephalon*; ℰ *mesencephalon*

Mitltellmeerlanlälmie *f*: autosomal-dominant vererbte Störung der Bildung von Unterketten des Hämoglobins, die zur Entwicklung einer hämolytischen Anämie* führt; ℰ *thalassemia*

Mitltellmeerlfielber *f*: durch mit **Brucella melitensis** infizierte Milch übertragene Infektionskrankheit mit undulierendem Fieber, Hepatosplenomegalie* und Gliederschmerzen; ℰ *Mediterranean fever*

Mitltellohr *nt*: leitet den Schall vom Trommelfell weiter zum Innenohr; ℰ *middle ear*

Mitltellohrlentlzünldung *f*: → *Otitis media*

Mitltellohrlschwerlhölriglkeit *f*: Schwerhörigkeit durch Störung der Schallübermittlung zwischen Mittelohr und Gehörgang; ℰ *middle ear deafness*

Mitltellohrltaublheit *f*: → *Mittelohrschwerhörigkeit*

Mitltellschmerz *m*: zwischen zwei Regelblutungen auftretender Schmerz, der wahrscheinlich durch den Eisprung bedingt ist; ℰ *midpain*

Mitltellstrahllurlin *m*: *s.u. Dreigläserprobe*

MMR-Impfung *f*: Kombinationsimpfung gegen Masern*, Mumps* und Röteln*; ℰ *MMR vaccination*

MNSs-Blutgruppen *pl*: Blutgruppensystem, das nur selten Transfusionszwischenfälle oder einen Morbus* haemolyticus neonatorum auslöst; ℰ *MNSs blood group system*

409

M

Moldiloilus (cochleae) f: knöcherne Achse der Innenohrschnecke; Ⓔ *modiolus*

Moeller-Hunter-Glossitis f: atrophische Glossitis* als Begleiterscheinung von Anämien oder Lebererkrankungen; Ⓔ *Moeller's glossitis*

Moigilgralfie, -graiphie f: durch Überbelastung der Handmuskeln beim Schreiben auftretender Krampf; Ⓔ *mogigraphia*

Mol nt: Basiseinheit der Stoffmenge; Ⓔ *mole*

Molla f: → *Mole*

Mollalilität f: Konzentration eines Stoffes in Mol pro Kilogramm Lösungsmittel; Ⓔ *molality*

dritter Molar: Weisheitszahn; Ⓔ *third molar*

mollar adj: **1.** (chem.) Molarität betreffend **2.** Molar(en) betreffend; Ⓔ **1.–2.** *molar*

Mollalrität f: Konzentration eines Stoffes in Mol pro Liter Lösungsmittel; Ⓔ *molarity*

Molle f: entartete Frucht; Ⓔ *mole*

Mollelkül nt: aus zwei oder mehreren Atomen bestehende chemische Verbindung; Ⓔ *molecule*

Mollelkullarlkranklheit f: Krankheit, die durch eine Veränderung der genetischen Information und der Bildung fehlerhafter Proteine verursacht wird; Ⓔ *molecular disease*

Mollenlei nt: Ei, das keine Keimanlage enthält oder sich nur für wenige Wochen weiterentwickelt; Ⓔ *blighted ovum*

Moll-Drüsen pl: apokrine Schweißdrüsen am Lidrand; Ⓔ *Moll's glands*

Möller-Barlow-Krankheit f: Vitamin C-Mangel bei Kindern, der zu rachitis-artigen Symptomen führt; Ⓔ *Barlow's disease*

Mollluslcum nt: weicher Hauttumor; Ⓔ *molluscum*

Molluscum contagiosum: durch Molluscum contagiosum-Virus verursachte gutartige Hauterkrankung mit typischen, zentral eingedellten Knötchen; Ⓔ *molluscum contagiosum*

Monlarlthritis f: auf den Befall eines Gelenkes beschränkte Arthritis*; Ⓔ *monarthritis*

monlarltilkullär adj: nur ein Gelenk betreffend, auf ein Gelenk beschränkt; Ⓔ *monarticular*

Molnatslzylklus m: → *Menstruationszyklus*

monlaulral adj: nur ein Ohr oder das Gehör auf einer Seite betreffend; Ⓔ *monaural*

monlalxilal adj: einachsig, uniaxial; Ⓔ *monaxial*

Mönckeberg-Mediasklerose f: vorwiegend Männer und Patienten mit Diabetes* mellitus betreffende, spangenförmige Verkalkung der Tunica* media von Extremitätenarterien mit Ausbildung sog. **Gänsegurgelarterien**; Ⓔ *Mönckeberg's sclerosis*

Mondlbein nt: mondförmiger Handwurzelknochen; Ⓔ *lunate bone*

Mondlgelsicht nt: volles, rundes Gesicht; Ⓔ *moon face*

Monge-Krankheit f: chronische Höhenkrankheit*; Ⓔ *Monge's disease*

Monlgollislmus m: durch eine Trisomie* von Chromosom 21 verursachtes Syndrom mit variabler geistiger Behinderung und körperlichen Fehlbildungen [Minderwuchs, Brachyzephalie*, tiefsitzende Ohren, Epikanthus*]; häufigste Chromosomenaberration, die mit dem Alter der Mutter bei der Geburt korreliert; Ⓔ *Down's syndrome*

Molnillelthrilchie f: → *Monilethrix*

Molnillethrix f: angeborene Störung des Haarwachstums mit unregelmäßiger Verdickung und Verdünnung der Haare; Ⓔ *monilethrix*

Monilethrix-Syndrom nt: → *Monilethrix*

Molnillia f: → *Candida*

Molnilllilalsis f: lokalisierte oder systemische Mykose* durch Candida*-Species [meist Candida albicans]; Ⓔ *moniliasis*

Molnilllilolse f: → *Candidose*

Mono-, mono- präf.: Wortelement mit der Bedeutung „einzel/allein/einfach"

molnolalminlerg adj: auf Monoamine als Transmitter ansprechend; Ⓔ *monoaminergic*

Molnolalmiinoloxildalse f: → *Monoaminoxidase*

Molnolalminlolxildalse f: Enzym, das die Oxidation von primären, sekundären und tertiären Aminen katalysiert; Ⓔ *monoamine oxidase*

Molnolalminlolxildalselhemlmer pl: Substanzen, die die Monoaminoxidase und damit den Abbau von Noradrenalin, Dopamin und Serotonin hemmen; Ⓔ *monoamine oxidase inhibitors*

Molnolalminlulrie f: Monoaminausscheidung im Harn; Ⓔ *monoaminuria*

molnolarltilkullär adj: → *monartikulär*

Molnolbralchie f: Ausbildung von nur einem Arm, angeborene Einarmigkeit; Ⓔ *monobrachia*

mo|no|chrom *adj*: einfarbig; Ⓔ *monochromic*

Mo|no|chro|ma|sie *f*: (totale) Farbenblindheit; Ⓔ *monochromasy*

mo|no|chro|ma|tisch *adj*: einfarbig; Ⓔ *monochromatic*

Mon|o|cullus *m*: einseitiger Augenverband; Ⓔ *monoculus*

Mo|no|dak|tyl|lie *f*: angeborene Einfingrigkeit oder Einzehigkeit; Ⓔ *monodactyly*

mo|no|e|ner|ge|tisch *adj*: (*Strahlung*) von einer Wellenlänge; Ⓔ *monoenergetic*

mo|no|fak|to|ri|ell *adj*: nur durch einen Faktor bedingt; Ⓔ *monofactorial*

mo|no|fil *adj*: aus einem Faden bestehend, einfädig, nicht geflochten; Ⓔ *monofilament*

mo|no|gen *adj*: nur ein Gen betreffend, durch ein Gen bedingt; Ⓔ *monogenic*

mo|no|glan|du|lär *adj*: nur eine Drüse/Glandula betreffend; Ⓔ *uniglandular*

mo|no|hyb|rid *adj*: nur in einem Gen hybrid; Ⓔ *monohybrid*

Mo|no|in|fek|ti|on *f*: Infektion mit nur einem Erreger; Ⓔ *monoinfection*

Mo|no|kar|bon|säu|re *f*: Karbonsäure* mit einer Karboxylgruppe; Ⓔ *monocarboxylic acid*

Mo|no|kel|hä|mal|tom *nt*: einseitiges Brillenhämatom*; Ⓔ *eyeglass hemorrhage*

Mo|no|ki|ne *pl*: von Monozyten gebildete Zytokine*; Ⓔ *monokines*

mo|no|klo|nal *adj*: von einer Zelle oder einem Zellklon abstammend; Ⓔ *monoclonal*

mo|no|kon|dy|lär *adj*: nur eine Kondyle betreffend; Ⓔ *unicondylar*

mon|o|ku|lar *adj*: nur ein Auge betreffend, nur für ein Auge; Ⓔ *monocular*

Mo|no|me|re *nt*: Einzelmoleküle aus denen Oligo- und Polymere* entstehen; Ⓔ *monomers*

mo|no|morph *adj*: nur in einer Form vorliegend, gleichgestaltet; Ⓔ *monomorphic*

Mo|no|my|o|si|tis *f*: auf den Befall eines Muskels beschränkte Myositis*; Ⓔ *monomyositis*

Mo|no|nar|ko|se *f*: Allgemeinnarkose durch ein Anästhetikum*; Ⓔ *monoanesthesia*

mo|no|neu|ral *adj*: nur einen Nerv betreffend; Ⓔ *mononeural*

Mo|no|neur|al|gie *f*: auf einen Nerven beschränkte Neuralgie*; Ⓔ *mononeuralgia*

Mo|no|neu|ri|tis *f*: auf den Befall eines Nervens beschränkte Neuritis*; Ⓔ *mononeuritis*

Mo|no|neu|ro|pa|thie *f*: Erkrankung eines einzelnen Nerven; Ⓔ *mononeuropathy*

Mo|no|nu|cle|o|sis *f*: Erhöhung mononukleärer Leukozyten im peripheren Blut; Ⓔ *mononucleosis*

Mononucleosis infectiosa: durch das **Epstein-Barr-Virus** hervorgerufene, weltweit auftretende Infektionskrankheit; die Übertragung erfolgt durch Tröpfchen- oder Kontaktinfektion; Ⓔ *infectious mononucleosis*

mo|no|nu|kle|är *adj*: (*Blutzelle*) nur einen Kern/Nukleus besitzend; Ⓔ *mononuclear*

Mo|no|nu|kle|o|se *f*: 1. Erhöhung mononukleärer Leukozyten im peripheren Blut 2. → *Mononucleosis infectiosa*; Ⓔ 1. *mononucleosis* 2. *infectious mononucleosis*

Mo|no|pa|ral|ly|se *f*: → *Monoplegie*

Mo|no|pa|re|se *f*: motorische Schwäche einer Gliedmaße; Ⓔ *monoparesis*

Mo|no|ple|gie *f*: Lähmung einer Gliedmaße; Ⓔ *monoplegia*

Mo|no|po|die *f*: Missbildung mit nur einem Fuß; Ⓔ *monopodia*

mo|no|po|lar *adj*: (*Nervenzelle*) mit nur einem Pol versehen; Ⓔ *unipolar*

Mon|or|chi|die *f*: → *Monorchie*

Mon|or|chi|dis|mus *m*: → *Monorchie*

Mon|or|chie *f*: angeborenes Fehlen eines Hodens; Ⓔ *monorchism*

Mon|or|chis|mus *m*: → *Monorchie*

mo|no|re|nal *adj*: nur eine Niere betreffend; Ⓔ *mononephrous*

Mo|no|sac|cha|rid *nt*: einfacher, aus nur einem Molekül bestehender Grundkörper der Kohlenhydrate; Ⓔ *monosaccharide*

Mo|no|se *f*: → *Monosaccharid*

Mo|no|som *nt*: einzelnes Chromosom bei Monosomie; Ⓔ *monosome*

Mo|no|so|mie *f*: Chromosomenanomalie mit Fehlen eines Chromosoms; Ⓔ *monosomy*

mo|no|spe|zi|fisch *adj*: (*Antikörper*) nur mit einem Antigen reagierend; Ⓔ *monospecific*

mo|nos|to|tisch *adj*: nur einen Knochen betreffend, auf einen Knochen beschränkt; Ⓔ *monostotic*

mo|no|symp|to|ma|tisch *adj*: nur ein Symptom aufweisend; Ⓔ *monosymptomatic*

mo|no|sy|nap|tisch *adj*: nur eine Synapse

M

umfassend; Ⓔ *monosynaptic*

mo|no|ton adj: eintönig, (ermüdend) einförmig, gleichförmig; Ⓔ *monotonous*

mo|no|trich adj: (*biolog.*) mit nur einer Geißel; Ⓔ *monotrichous*

mo|no|va|lent adj: mit nur einer Valenz; Ⓔ *monovalent*

mon|o|vu|lär adj: (*Zwillinge*) aus einer Eizelle/einem Ovum entstanden; Ⓔ *monovular*

mo|no|zel|lu|lär adj: aus einer Zelle bestehend; Ⓔ *monocellular*

mo|no|zen|tral adj: nur ein Zentrum betreffend oder besitzend; Ⓔ *unicentral*

mo|no|zy|got adj: (*Zwillinge*) eineiig; Ⓔ *monozygotic*

mo|no|zy|klisch adj: mit nur einem Ring; Ⓔ *monocyclic*

Mo|no|zy|ten pl: große einkernige Leukozyten des peripheren Blutes, die zu Phagozytose* und Migration befähigt sind; die Monozytengranula sind reich an Hydrolasen und Peroxidasen; Ⓔ *monocytes*

Mo|no|zy|ten|an|gi|na f: meist als Initialphase der Mononucleosis* infectiosa auftretende Angina* mit Monozytenvermehrung; Ⓔ *monocytic angina*

Mo|no|zy|ten|leuk|ä|mie f: Unterform der akuten myeloischen Leukämie*; Ⓔ *monocytic leukemia*

Monozyten-Makrophagen-System nt: Oberbegriff für alle phagozytoseaktiven Zellen, die sich von den Monozyten ableiten; Ⓔ *mononuclear phagocyte system*

mo|no|zy|to|id adj: monozytenartig, monozytenförmig; Ⓔ *monocytoid*

Mo|no|zy|to|pe|nie f: Verminderung der Monozytenzahl im peripheren Blut; Ⓔ *monocytopenia*

Mo|no|zy|to|po|e|se f: Monozytenbildung; Ⓔ *monocytopoiesis*

Mo|no|zy|to|se f: Vermehrung der Monozyten im peripheren Blut; Ⓔ *monocytosis*

Monro-Foramen nt: Öffnung zwischen III. Ventrikel und Seitenventrikel; Ⓔ *Monro's foramen*

Mons pubis/veneris m: durch subkutanes Fettgewebe gebildeter Wulst vor und oberhalb der Beckensymphyse der Frau; Ⓔ *mons pubis*

Mons|tro|si|tas f: Missbildung, Missgeburt; Ⓔ *monster*

Mons|trum nt: → *Monstrositas*

Monteggia-Subluxationsfraktur f: proximale Ulnafraktur mit Luxation des Ra-

diusköpfchens; Ⓔ *Monteggia's fracture-dislocation*

Mon|te|zu|mas Ra|che f: meist durch kontaminierte Lebensmittel und Wasser übertragene bakterielle Durchfallerkrankung [Escherichia coli, Salmonellen, Shigellen], die Reisende in südliche Länder befällt; Ⓔ *traveler's diarrhea*

Montgomery-Knötchen pl: apokrine Schweißdrüsen im Warzenvorhof der Brust; Ⓔ *Montgomery's tubercles*

Mo|ra|xel|la la|cu|na|ta f: paarig auftretendes gramnegativer, unbeweglicher Stäbchen; Erreger der Diplobazillenkonjunktivitis*; Ⓔ *Morax-Axenfeld bacillus*

mor|bid adj: erkrankt, krankhaft, krank, pathologisch, kränklich; Ⓔ *morbid*

Mor|bi|di|tät f: Krankheitshäufigkeit, Erkrankungsrate; Ⓔ *morbidity*

Mor|bil|li pl: → *Masern*

mor|bil|li|form adj: masernähnlich; Ⓔ *morbilliform*

Mor|bil|li|vi|rus nt: weltweit verbreiteter Erreger der Masern*; Ⓔ *Morbillivirus*

Mor|bus m: Krankheit, Erkrankung; Ⓔ *disease*

Morbus Basedow: Autoimmunerkrankung der Schilddrüse mit Hyperthyreose und evtl. Struma und Exophthalmus; Ⓔ *Graves' disease*

Morbus Bechterew: chronische degenerative Entzündung des Achsenskeletts und der Extremitäten unklarer Genese; typisch ist die Versteifung [Ankylosierung] des Iliosakralgelenkes und der Wirbelsäule; Ⓔ *Bekhterev's arthritis*

Morbus Boeck: ätiologisch ungeklärte, familiär gehäuft auftretende Systemerkrankung mit Granulomen der Haut, innerer Organe [Milz, Leber, Lunge] und mediastinaler und peripherer Lymphknoten; Ⓔ *Boeck's disease*

Morbus Crohn: multifaktoriell bedingte (u.A. immunologisch, genetisch), alle Wandschichten betreffende granulomatöse Entzündung, die meist die unteren Ileumabschnitte (evtl. auch höhere Darmbezirke und auch das Kolon) befällt; Ⓔ *Crohn's disease*

Morbus Cushing: s.u. *Cushing-Syndrom*

Morbus haemolyticus fetalis: → *Morbus haemolyticus neonatorum*

Morbus haemolyticus neonatorum: immunhämolytische Anämie* von Feten oder Neugeborenen durch mütterliche Antikörper gegen die kindlichen Erythrozyten; meist [85 %] besteht eine ABO- oder Rhesusinkompatibilität; Ⓔ *hemolytic disease of the newborn*

Morbus haemorrhagicus neonatorum: Blutungsneigung von Neugeborenen bei Mangel an Vitamin K-abhängigen Gerinnungsfaktoren; Ⓔ *hemorrhagic disease of the newborn*

Morbus Hailey-Hailey: chronisch verlaufende, rezidivierende Dermatose* mit typischen, nässenden Erosionen und Schuppenkrusten der großen Körperfalten; Ⓔ *Hailey-Hailey disease*

Morbus Hansen: → *Lepra*

Morbus Hirschsprung: angeborenes Megakolon*, das durch einen engen Kolonabschnitt ohne Nervenversorgung verursacht wird; Ⓔ *Hirschsprung's disease*

Morbus Kahler: von einem Zellklon ausgehende monoklonale Gammopathie* und Plasmazellvermehrung im Knochenmark; Ⓔ *Kahler's disease*

Morbus Paget: 1. ätiologisch ungeklärte, chronisch-progrediente Knochendystrophie, die meist mehrere Knochen [Becken, Schädel] befällt; führt zu Verdickung und Verkrümmung der befallenen Knochen **2.** seltenes, ekzemartiges Karzinom der Brustwarze und des Vorhofs; Ⓔ **1.** *Paget's disease (of bone)* **2.** *Paget's disease of the breast*

Morbus Parkinson: idiopathische Degeneration der dopaminergen Neurone in der Substantia nigra, die zur klinischen Trias von Bewegungsarmut [Maskengesicht], Ruhetremor und Rigor führt; häufigste neurologische Erkrankung des Alters; Ⓔ *Parkinson's disease*

Morbus Perthes: im Kindesalter auftretende aseptische Osteonekrose* des Hüftkopfs, die häufig zur Verformung des Kopfes und damit langfristig zu Koxarthrose* führt; Ⓔ *Perthes' disease*

Morbus Ritter von Rittershain: durch Bakterientoxine von Staphylococcus* aureus hervorgerufene flächenhafte Hautablösung; Ⓔ *Ritter's disease*

Morbus Roger: meist von alleine abheilender, angeborener Ventrikelseptumdefekt*; Ⓔ *Roger's disease*

Morbus Schaudinn: → *Syphilis*

Morbus Scheuermann: sich in der Adoleszenz [11.–18. Lebensjahr] manifestierende, zur Ausbildung eines Rundrückens führende Erkrankung der Wirbelsäule unklarer Ätiologie; Ⓔ *Scheuermann's disease*

Morbus Still: schon im Kindesalter einsetzende Form der chronischen Polyarthritis*; Ⓔ *Chauffard-Still syndrome*

Morbus Waldenström: malignes Lymphom* der B-Lymphozyten mit Bildung von monoklonalem Immunglobulin; Ⓔ *Waldenström's macroglobulinemia*

Morgagni-Krypten *pl*: Krypten der Afterschleimhaut; Ⓔ *crypts of Morgagni*

Morgagni-Papillen *pl*: Längsfalten der Mastdarmschleimhaut; Ⓔ *columns of Morgagni*

Morgagni-Tasche *f*: → *Morgagni-Ventrikel*

Morgagni-Ventrikel *m*: seitliche Ausbuchtung des Kehlkopfinnenraumes zwischen Taschen- und Stimmfalte; Ⓔ *Morgagni's ventricle*

Morｌgenｌtemｌpeｌraｌtur *f*: Körpertemperatur beim Aufwachen; Ⓔ *basal body temperature*

moｌriｌbund *adj*: sterbend, im Sterben liegend; Ⓔ *moribund*

Moro-Reflex *m*: Umklammerungsreflex von Säuglingen; Ⓔ *Moro's reflex*

-morph *suf*.: in Adjektiven verwendetes Wortelement mit der Bedeutung „-gestaltig, -förmig"

-morphie *suf*.: Wortelement mit der Bedeutung „Form/Gestalt"

Morｌphin *nt*: aus Schlafmohn [Papaver somniferum] gewonnenes Opiumalkaloid mit starker analgetischer Wirkung; Ⓔ *morphine*

Morｌphiｌneｌum *nt*: → *Morphin*

Morｌphiｌnisｌmus *m*: Morphinsucht, Morphiumsucht; Ⓔ *morphinism*

Morｌphiｌum *nt*: → *Morphin*

Morpho-, morpho- *präf*.: Wortelement mit der Bedeutung „Form/Gestalt"

Morｌphoｌgeｌneｌse *f*: Gestalt- und Formentwicklung; Ⓔ *morphogenesis*

Morｌphoｌgeｌnie *f*: → *Morphogenese*

Morquio-Ullrich-Syndrom *nt*: im Kleinkindesalter auftretende, auf das Bindegewebe beschränkte Speicherkrankheit mit relativ leichter Symptomatik [Minderwuchs, Kielbrust, Hornhauttrübung] bei normaler Intelligenz; Ⓔ *Morquio-Ullrich disease*

Mors *f*: Tod; Ⓔ *death*

Mors subita infantum: ätiologisch unklarer, plötzlicher Tod von Säuglingen; Ⓔ *sudden infant death syndrome*

Morｌtaｌliｌtät *f*: Sterblichkeit; Ⓔ *mortality*

maternale Mortalität: Anzahl der ver-

413

storbenen Mütter bezogen auf 100.000 Lebendgeburten; ⒺⒷ *maternal mortality rate*

neonatale Mortalität: Sterblichkeit in der Neugeborenenperiode; ⒺⒷ *neonatal mortality rate*

perinatale Mortalität: Sterblichkeit in der Perinatalperiode; ⒺⒷ *perinatal mortality rate*

Mor|ta|li|täts|ra|te f: Anzahl der Sterbefälle in einem bestimmten Zeitraum pro 1000 Personen; ⒺⒷ *mortality rate*

Mor|ta|li|täts|zif|fer f: →*Mortalitätsrate*

Mo|sa|ik|war|zen pl: durch Zusammenfließen von Warzen entstehende Warzenbeete der Fußsohle; ⒺⒷ *mosaic warts*

Moschcowitz-Syndrom nt: ätiologisch unklare [evtl. Autoimmunerkrankung, Allergie] Purpura* mit multiplen Thrombosen, hämolytischer Anämie und neurologischen Ausfallserscheinungen; ⒺⒷ *Moschcowitz disease*

Mos|ki|tos pl: Mückenfamilie, deren Weibchen Blutsauger sind und damit Krankheitserreger übertragen können; wichtige Gattungen sind Anopheles, Aedes und Culex; ⒺⒷ *mosquitos*

Mo|ti|lin nt: Dünndarmhormon, das die Magenentleerung und Darmperistaltik anregt; ⒺⒷ *motilin*

Mo|to|rik f: willkürliche Bewegungsvorgänge; ⒺⒷ *motoricity*

Mo|to|the|ra|pie f: Bewegungstherapie; ⒺⒷ *mototherapy*

Mot|ten|fraß|ne|kro|se f: Bezeichnung für die Nekroseherde bei chronisch-aggressiver Hepatitis*; ⒺⒷ *piecemeal necrosis*

Mouches volantes pl: Mückensehen bei Glaskörpertrübungen; ⒺⒷ *floaters*

Mounier-Kuhn-Syndrom nt: angeborene Vergrößerung von Luftröhre und Bronchien; ⒺⒷ *Mounier-Kuhn syndrome*

MR-Tomografie f: auf Kernspinresonanz beruhendes, nicht-invasives, computergesteuertes, bildgebendes Verfahren mit hoher Auflösung; ⒺⒷ *magnet resonance imaging*

Muci-, muci- präf.: Wortelement mit der Bedeutung „Schleim/Schleimhaut"

Mu|ci|lag|i|no|sum nt: →*Mucilago*

Mu|ci|la|go f: schleimhaltiges Arzneimittel; ⒺⒷ *mucilago*

Mu|ci|no|sis f: Oberbegriff für Erkrankungen mit Anreicherung von schleimartigen Substanzen im kutanen Bindegewebe; ⒺⒷ *mucinosis*

Muco-, muco- präf.: Wortelement mit der Bedeutung „Schleim/Schleimhaut"

Mu|co|id nt: Schleimstoff in Schleimkapseln, Speichel etc.; ⒺⒷ *mucoid*

Mu|co|li|pi|do|sis f: →*Mukolipidose*

Mu|co|ly|ti|cum nt: →*Mukolytikum*

Mu|co|po|ly|sac|cha|ri|do|se f: →*Mukopolysaccharidose*

Mu|co|pro|te|id nt: →*Mukoprotein*

Mu|co|pro|te|in nt: →*Mukoprotein*

Mu|cor|my|ko|se f: durch Pilze der Gattung Mucor verursachte tiefe Mykose*; betrifft meist Patienten mit Diabetes* mellitus oder eingeschränkter Abwehrfunktion [AIDS, Tumoren, Verbrennungen]; ⒺⒷ *mucormycosis*

Mu|co|sa f: Schleimhaut; ⒺⒷ *mucous coat*

Mu|cus m: Schleim; ⒺⒷ *mucus*

Mü|dig|keits|syn|drom, chronisches nt: ätiologisch ungeklärtes Syndrom, das durch anhaltende oder rezidivierende Müdigkeit, Konzentrationsschwäche, Depressionen, Nachtschweiß u.ä. gekennzeichnet ist; ⒺⒷ *chronic fatigue syndrome*

Muko-, muko- präf.: Wortelement mit der Bedeutung „Schleim/Schleimhaut"

Mu|ko|epi|der|mo|id|tu|mor m: von den Zellen des Ausführungsgangs ausgehender Tumor der Ohrspeicheldrüse; ⒺⒷ *mucoepidermoid tumor*

mu|ko|fi|brös adj: aus Schleim/Mucus und fibrösem Bindegewebe bestehend; ⒺⒷ *mucofibrous*

mu|ko|id adj: **1.** Schleim/Mukus betreffend, schleimartig, schleimähnlich **2.** einen schleimartigen Stoff bildend; ⒺⒷ **1.–2.** *mucoid*

mu|ko|ku|tan adj: Haut und Schleimhaut betreffend; ⒺⒷ *mucocutaneous*

Mu|ko|li|pi|do|se f: Oberbegriff für autosomal-rezessiv vererbte Speicherkrankheiten mit Einlagerung von Oligosacchariden; ⒺⒷ *mucolipidosis*

Mu|ko|ly|ti|kum nt: schleimlösendes Mittel; ⒺⒷ *mucolytic*

mu|ko|ly|tisch adj: schleimlösend; ⒺⒷ *mucolytic*

Mu|ko|pep|tid nt: in der Bakterienzellwand vorkommende Substanz; ⒺⒷ *mucopeptide*

mu|ko|pe|ri|os|tal adj: Mukoperiost betreffend; aus Mukosa und Knochenhaut/Periost bestehend; ⒺⒷ *mucoperiosteal*

Mu|ko|pol|y|sac|cha|ri|de pl: aus Aminozucker, Glukuronsäure und Galakturonsäure bestehende Proteoglykane, z.B. Heparin, Chondroitinsulfat; ⒺⒷ *mucopolysaccharides*

Mu|ko|pol|y|sac|cha|ri|do|se f: Oberbegriff

M

für vererbte Speicherkrankheiten mit Einlagerung von Mukopolysacchariden in verschiedenen Organen; ⒺⒹ *mucopolysaccharidosis*

Mulkolpollylsaclchalridlulrie f: Mukopolysaccharidausscheidung im Harn; ⒺⒹ *mucopolysacchariduria*

Mulkolproltelid nt: → *Mukoprotein*

Mulkolproltelin nt: in Schleimstoffen vorkommendes oligosaccharidhaltiges Protein; ⒺⒹ *mucoprotein*

mulkolpulrullent adj: schleimig-eitrig; ⒺⒹ *mucopurulent*

Mulkorlmylkolse f: → *Mucormykose*

mulkös adj: 1. Schleim/Mukus betreffend, schleimig 2. schleimabsondernd, schleimbildend; ⒺⒹ 1.–2. *mucous*

Mulkolsa f: Auskleidung der Hohlorgane und des Magen-Darm-Traktes; ⒺⒹ *mucosa*

mulkolselrös adj: aus Schleim/Mukus und Serum bestehend, gemischt mukös und serös; ⒺⒹ *mucoserous*

Mulkolsiltis f: Schleimhautentzündung; ⒺⒹ *mucositis*

Mulkolsullfaltildolse f: autosomal-rezessiv vererbte Kombination von Mukopolysaccharidose* und Sulfatlipidose mit geistiger Retardierung, Optikusatrophie und Skelettverformung; ⒺⒹ *mucosulfatidosis*

Mulkolvislzildolse f: autosomal-rezessiv vererbtes Syndrom mit generalisierter Dysfunktion exokriner Drüsen und fortschreitender zystischer Fibrose von Lunge und Bauchspeicheldrüse; oft kommt es schon bei Säuglingen zum Mekoniumileus*; ⒺⒹ *mucoviscidosis*

Mulkolzelle f: schleimgefüllte Zyste; ⒺⒹ *mucocele*

mulkolzillilär adj: (Atemwege) Schleim/Mukus und Zilien der Epithelzellen betreffend; ⒺⒹ *mucociliary*

Müllerlasthlma nt: → *Mehlstaubasthma*

Müller-Muskel m: vordere, zirkulär-verlaufende Fasern des Ziliarmuskels; ⒺⒹ *Müller's muscle*

Multi-, multi- präf.: Wortelement mit der Bedeutung „viel"

mulltilarltilkullär adj: mehrere/viele Gelenke betreffend; ⒺⒹ *multiarticular*

mulltilalxilal adj: mit mehreren Achsen; ⒺⒹ *multiaxial*

Mulltilenlzymlkomlplex m: aus mehreren Enzymen zusammengesetzter Komplex, z.B. der Fettsäuresynthetasekomplex; ⒺⒹ *multienzyme complex*

mulltilfakltolrilell adj: durch viele Faktoren bedingt, aus mehreren Faktoren

bestehend; ⒺⒹ *multifactorial*

mullltilfolkal adj: mehrere Fokusse betreffend, von mehreren Fokussen ausgehend; ⒺⒹ *multifocal*

mullltilform adj: in vielen Erscheinungsformen/Gestalten vorkommend; ⒺⒹ *multiform*

mullltilglanldullär adj: mehrere Drüsen/Glandulae betreffend; ⒺⒹ *multiglandular*

Mullltilgralvilda f: Frau, die mehrere Schwangerschaften hinter sich hat; ⒺⒹ *multigravida*

Mullltilinlfarktldelmenz f: durch rezidivierende Hirninfarkte verursachte Demenz*; ⒺⒹ *multi-infarct dementia*

mullltilkaplsullär adj: mehrere Kapseln (besitzend); ⒺⒹ *multicapsular*

mullltillolbär adj: aus mehreren Lappen bestehend; ⒺⒹ *multilobar*

mullltillolbullär adj: aus mehreren Läppchen/Lobuli bestehend; ⒺⒹ *multilobular*

mullltillolkullär adj: 1. an vielen Stellen bestehend 2. aus vielen Kammern bestehend; ⒺⒹ 1.–2. *multilocular*

Mullltilmorlbildiltät f: Vorkommen mehrerer Erkrankungen bei einem Patienten; ⒺⒹ *polypathia*

mullltilnoldullär adj: aus mehreren Knötchen/Noduli bestehend; ⒺⒹ *multinodular*

mullltilnulklelar adj: mehrere Kerne/Nuclei enthaltend; ⒺⒹ *multinuclear*

Mullltilpalra f: Frau, die zwei oder mehr Schwangerschaften ausgetragen hat; ⒺⒹ *multipara*

mullltilpel adj: an vielen Stellen auftretend, mehrmals wiederholt auftretend; ⒺⒹ *multiple*

mullltilpollar adj: 1. mehr als zwei Pole besitzend, mehrpolig, vielpolig 2. (Nervenzelle) mehrere Fortsätze besitzend; ⒺⒹ 1.–2. *multipolar*

Mullltilpunklturltest m: Tuberkulintest*, bei dem das Tuberkulin mit einem speziellen Stempel in die Haut eingedrückt wird; ⒺⒹ *tine test*

Mullltilselmie f: vermehrte Ejakulatmenge; ⒺⒹ *multisemia*

mullltilsylnapltisch adj: mehrere Synapsen umfassend; ⒺⒹ *multisynaptic*

mullltilvallent adj: mit mehreren Valenzen; ⒺⒹ *multivalent*

mullltilzelllullär adj: aus vielen Zellen bestehend; ⒺⒹ *multicellular*

Mulmilfilkaltilon f: Gangrän* mit Eintrocknung und Schrumpfung des Gewebes; ⒺⒹ *mummification*

M

Mumifizierung f: → Mumifikation

Mumps f: durch das Mumpsvirus hervorgerufene, mit typischer Schwellung der Ohrspeicheldrüse(n) einhergehende Entzündung; häufigste Ursache einseitiger frühkindlicher Schwerhörigkeit; Ⓔ *mumps*

Mumps-Meningoenzephalitis f: Entzündung von Gehirn und Hirnhaut, die in etwa 1/3 der Fälle bleibende Schäden [Epilepsie*, Schwerhörigkeit*] hinterlässt; Ⓔ *mumps meningoencephalitis*

Mumps-Orchitis f: mit Gefahr von Hodenatrophie und Sterilität* einhergehende Hodenentzündung als Begleiterkrankung der Mumps; Ⓔ *mumps orchitis*

Münchhausen-Syndrom nt: neurotisches Syndrom, bei dem Erkrankungen und Beschwerden vorgetäuscht werden; Ⓔ *Munchausen syndrome*

Mundflora f: Gesamtheit der physiologisch im Mund vorhandenen Mikroorganismen; Ⓔ *oral flora*

Mundschleimhautentzündung f: → Stomatitis

Mundsoor m: vor allem die Zunge und Wangenschleimhaut betreffende Entzündung durch Candida* albicans; Ⓔ *thrush*

Mundwinkelcheilitis f: schmerzhaftes, akutes oder chronisches Ekzem* des Mundwinkels; Ⓔ *angular cheilitis*

Mundwinkelrhagaden pl: → Mundwinkelcheilitis

Munro-Abszesse pl: Granulozytenansammlungen in der Hornschicht der Haut bei Psoriasis*; Ⓔ *Munro abscesses*

Münzenklirren nt: schepperndes Perkussionsgeräusch über Lungenkavernen; Ⓔ *anvil sound*

mural adj: die Wand eines Hohlorgans betreffend; Ⓔ *mural*

Muramildase f: bakterizide Hydrolase*, die Murein* in Bakterienwänden spaltet; Ⓔ *muramidase*

Murein nt: Polysaccharid-Protein-Komplex in der Zellwand von Bakterien; bei gramnegativen Bakterien liegt ein einschichtiges Mureinnetz vor, bei grampositiven Bakterien ein mehrschichtiges Netzwerk; Ⓔ *murein*

murin adj: Mäuse oder Ratten betreffend; Ⓔ *murine*

Musca f: Fliege; Ⓔ *musca*

Musca domestica: Hausfliege, Stubenfliege; Ⓔ *Musca domestica*

Muscarin nt: in verschiedenen Pilzen [Fliegenpilz, Trichterlinge] vorkommendes Gift mit parasympathikomimetischer Wirkung; Ⓔ *muscarine*

Musculus m, pl -li: Muskel; Ⓔ *muscle*

Musculi abdominis: Bauchmuskeln, Bauchmuskulatur; Ⓔ *muscles of abdomen*

Musculus abductor: Abduktionsmuskel, Abduktor; Ⓔ *abductor muscle*

Musculus adductor: Adduktor, Adduktionsmuskel; Ⓔ *adductor (muscle)*

Musculus anconeus: Fortsetzung des mittleren Trizepskopfes; Spanner der Ellenbogenkapsel; Ⓔ *anconeus (muscle)*

Musculus arrector pili: glatter Muskel, der bei Kontraktion das Haar aufrichtet; Ⓔ *arrector muscles of hair*

Musculus articularis: an der Gelenkkapsel ansetzender Muskel; Ⓔ *articular muscle*

Musculus aryepiglotticus: den Kehlkopfeingang verengender Muskel; Ⓔ *aryepiglotticus (muscle)*

Musculus arytenoideus obliquus: schräger Kehlkopfmuskel, der die Stimmritze verengt; Ⓔ *arytenoideus obliquus (muscle)*

Musculus arytenoideus transversus: querer Kehlkopfmuskel, der die Stimmritze verengt; Ⓔ *arytenoideus transversus (muscle)*

Musculi auriculares: Ohrmuskeln; Ⓔ *auricular muscles*

Musculus biceps brachii: zweiköpfiger Oberarmmuskel, der den Unterarm im Ellenbogengelenk beugt; Ⓔ *biceps brachii (muscle)*

Musculus biceps femoris: zweiköpfiger Oberschenkelmuskel; bewirkt eine Beugung im Kniegelenk und eine Streckung im Hüftgelenk; Ⓔ *biceps femoris (muscle)*

Musculus brachialis: vom Humerus zur Ulna ziehender Muskel; beugt das Ellenbogengelenk; Ⓔ *brachialis (muscle)*

Musculus brachioradialis: vom Humerus zum Radius ziehender Muskel; beugt das Ellenbogengelenk und bringt den Unterarm in eine Mittelstellung; Ⓔ *brachioradialis (muscle)*

Musculus buccinator: der Wangenschleimhaut aufliegender Muskel; Ⓔ *buccinator muscle*

Musculus bulbospongiosus: Schwellkörpermuskel der Harnröhre; Ⓔ *bulbospongiosus (muscle)*

Musculi capitis: Kopfmuskeln, Kopfmuskulatur; Ⓔ *muscles of head*

Musculi cervicis: Halsmuskeln, Halsmuskulatur; ⒠ *cervical muscles*
Musculus chondroglossus: Muskel vom Zungenbein zur Zunge; zieht die Zunge nach oben und hinten; ⒠ *chondroglossus (muscle)*
Musculus ciliaris: glatter Muskel im Ziliarkörper; regelt die Linsenwölbung über die Zonulafasern; ⒠ *ciliaris (muscle)*
Musculi colli: Halsmuskeln, Halsmuskulatur; ⒠ *neck muscles*
Musculus constrictor pharyngis inferior, medius, superior: unterer, mittlerer und oberer Schlundschnürer; bewirken eine Verengung, Verkürzung und Hebung des Rachens beim Schluckakt; ⒠ *constrictor pharyngis (muscles)*
Musculus coracobrachialis: Muskel vom Processus* coracoideus zum Humerus; hebt und adduziert den Oberarm; ⒠ *coracobrachialis (muscle)*
Musculus cremaster: Fasern der Bauchmuskeln, die mit dem Samenstrang zum Hoden ziehen; ⒠ *cremaster (muscle)*
Musculus cricoarytenoideus lateralis: die Stimmritze verengender Muskel vom Ringknorpel zum Aryknorpel; ⒠ *cricoarytenoideus lateralis (muscle)*
Musculus cricoarytenoideus posterior: die Stimmritze erweiternder Muskel vom Ringknorpel zum Aryknorpel; ⒠ *cricoarytenoideus posterior (muscle)*
Musculus cricothyroideus: Muskel zwischen Ringkorpel und Schildknorpel; spannt die Stimmbänder; ⒠ *cricothyroideus (muscle)*
Musculus deltoideus: deltaförmiger Muskel auf der Außenfläche des Schultergelenks; abduziert den Arm bis zur Horizontalen; ⒠ *deltoideus (muscle)*
Musculus detrusor vesicae: Blasenwandmuskulatur; ⒠ *detrusor vesicae (muscle)*
Musculus dilatator pupillae: Pupillenöffner; ⒠ *dilator muscle of pupil*
Musculi dorsi: Rückenmuskeln, Rückenmuskulatur; ⒠ *back muscles*
Musculus erector spinae: Aufrichter der Wirbelsäule; ⒠ *erector spinae (muscle)*
Musculus extensor: Strecker, Streckmuskel; ⒠ *extensor (muscle)*
Musculi faciei: Gesichtsmuskulatur, mimische Muskulatur; ⒠ *facial muscles*
Musculus flexor: Beuger, Beugemuskel; ⒠ *flexor (muscle)*

Musculus gastrocnemius: kräftiger Wadenmuskel, der den Fuß im Sprunggelenk beugt; ⒠ *gastrocnemius (muscle)*
Musculus genioglossus: Herausstrecker der Zunge; ⒠ *genioglossus (muscle)*
Musculus geniohyoideus: vom Zungenbein zur Zunge ziehender Muskel; zieht das Zungenbein nach oben und vorne; ⒠ *geniohyoideus (muscle)*
Musculus gluteus maximus: großer oberflächlicher Muskel, der den Oberschenkel streckt und das Becken aufrichtet; ⒠ *gluteus maximus (muscle)*
Musculus gluteus medius: unter dem großen Gesäßmuskel liegend; abduziert den Oberschenkel und richtet das Becken auf; ⒠ *gluteus medius (muscle)*
Musculus gracilis: Muskel an der Innenseite des Oberschenkels; adduziert den Oberschenkel und beugt im Knie- und Hüftgelenk; ⒠ *gracilis (muscle)*
Musculus hyoglossus: vom Zungenbein kommender Muskel, der die Zunge nach hinten und oben zieht; ⒠ *hyoglossus (muscle)*
Musculus iliopsoas: aus Musculus iliacus, Musculus psoas major und Musculus psoas minor bestehender kräftiger Beugemuskel des Hüftgelenks; ⒠ *iliopsoas (muscle)*
Musculi infrahyoidei: vom Zungenbein nach unten ziehende Muskeln; ⒠ *infrahyoid muscles*
Musculi intercostales: die Rippen auf der Außen- bzw. Innenfläche verbindende schräg verlaufende Muskulatur; ⒠ *intercostal muscles*
Musculi interossei: zwischen den Mittelhand- und Mittelfußknochen liegende Muskeln; ⒠ *interossei muscles*
Musculi interspinales: zwischen den Dornfortsätzen der Wirbel verlaufende Muskeln, die die Wirbelsäule strecken; ⒠ *interspinal muscles*
Musculi intertransversarii: zwischen Querfortsätzen der Wirbel verlaufende Muskeln; ⒠ *intertransverse muscles*
Musculus ischiocavernosus: vom Beckenboden kommender Muskel, der beim Mann Erektion und Ejakulation unterstützt; ⒠ *ischiocavernosus (muscle)*
Musculi laryngis: Kehlkopfmuskulatur, Larynxmuskulatur; ⒠ *muscles of larynx*
Musculus latissimus dorsi: breiter Rückenmuskel, der den Oberarm anzieht, nach innen rollt und nach hinten führt;

M

ⒺⒹ *latissimus dorsi (muscle)*

Musculus levator: Heber, Hebemuskel, Levator; ⒺⒹ *levator (muscle)*

Musculi linguae: Zungenmuskeln, Zungenmuskulatur; ⒺⒹ *lingual muscles*

Musculus longissimus: langer medialer Teil des Musculus erector spinae; ⒺⒹ *longissimus (muscle)*

Musculus masseter: kräftiger Muskel, der den Unterkiefer nach oben hebt und vorne schiebt; ⒺⒹ *masseter (muscle)*

Musculi masticatorii: Kaumuskeln, Kaumuskulatur; ⒺⒹ *masticatory muscles*

Musculus obliquus internus abdominis: innerer schräger Bauchmuskel, dreht den Rumpf zur selben Seite; ⒺⒹ *obliquus internus abdominis (muscle)*

Musculus obliquus superior bulbi: oberer schräger Augenmuskel; dreht den Augapfel nach unten und innen; ⒺⒹ *obliquus superior (muscle)*

Musculus occipitofrontalis: aus zwei Teilen [Venter frontalis, Venter occipitalis] bestehender Muskel, der die Augenbraue hebt, die Stirn runzelt und die Galea* aponeurotica fixiert; ⒺⒹ *occipitofrontalis (muscle)*

Musculus omohyoideus: Unterzungenbeinmuskel, der das Zungenbein senkt; ⒺⒹ *omohyoid (muscle)*

Musculus orbicularis oculi: Ringmuskel des Auges; schließt die Lidöffnung; ⒺⒹ *orbicularis oculi (muscle)*

Musculus orbicularis oris: Ringmuskel des Mundes; schließt und spitzt die Lippen; ⒺⒹ *orbicularis oris (muscle)*

Musculus palatoglossus: vom weichen Gaumen zur Zungenwurzel ziehender Muskel; hebt die Zungenwurzel und senkt den weichen Gaumen; ⒺⒹ *palatoglossus (muscle)*

Musculus palatopharyngeus: Muskel vom weichen Gaumen zur Seitenwand des Rachens; hebt den Rachen beim Schluckakt; ⒺⒹ *palatopharyngeus (muscle)*

Musculus palmaris brevis, longus: kurzer und langer Spanner der Palmaraponeurose; ⒺⒹ *short and long palmar muscle*

Musculi papillares cordis: kegelförmige Muskeln der rechten und linken Herzkammer, an denen die Chordae* tendinae befestigt sind; ⒺⒹ *papillary muscles*

Musculus pectoralis major: großer Muskel der vorderen Brustwand, der den Oberarm anzieht, nach innen dreht und nach vorne zieht; ⒺⒹ *pectoralis major (muscle)*

Musculus pectoralis minor: am Schulterblatt ansetzender Brustmuskel, der den Schultergürtel senkt; ⒺⒹ *pectoralis minor (muscle)*

Musculi perinei: Dammmuskulatur, Dammmuskeln; ⒺⒹ *perineal muscles*

Musculus peroneus brevis: kurzer Wadenbeinmuskel, der den Fuß nach proniert; ⒺⒹ *peroneus brevis (muscle)*

Musculus peroneus longus: langer Wadenbeinmuskel, der den Fuß abduziert und proniert sowie das Fußgewölbe stützt; ⒺⒹ *peroneus longus (muscle)*

Musculus peroneus tertius: den Fuß abduzierender und pronierender Teil des langen Zehenstreckers; ⒺⒹ *peroneus tertius (muscle)*

Musculus piriformis: innerer Hüftmuskel, der das Bein abduziert und nach außen dreht; ⒺⒹ *piriformis (muscle)*

Musculus pronator quadratus: viereckiger Muskel am Unterarm, der die Hand proniert; ⒺⒹ *pronator quadratus (muscle)*

Musculus pronator teres: runder Muskel am Unterarm, der die Hand proniert; ⒺⒹ *pronator teres (muscle)*

Musculus pterygoideus lateralis: innerer Kaumuskel, der den Unterkiefer vorschiebt bzw. (einseitig) seitlich verschiebt; ⒺⒹ *pterygoideus lateralis (muscle)*

Musculus pterygoideus medialis: innerer Kaumuskel, der den Unterkiefer hebt; ⒺⒹ *pterygoideus medialis (muscle)*

Musculus pubococcygeus: Muskel vom Schambein zum Steißbein; Teil des muskulären Beckenbodens; ⒺⒹ *pubococcygeus (muscle)*

Musculus puboprostaticus: Muskel vom Schambein zur Prostata; ⒺⒹ *puboprostaticus (muscle)*

Musculus puborectalis: Muskel vom Schambein zum Rektum; Teil des muskulären Beckenbodens; ⒺⒹ *puborectalis (muscle)*

Musculus pubovaginalis: Muskel vom Schambein zur Scheide; ⒺⒹ *pubovaginalis (muscle)*

Musculus pubovesicalis: Muskel vom Schambein zur Blase; ⒺⒹ *pubovesicalis (muscle)*

Musculus quadriceps femoris: aus Musculus rectus femoris und den Musculi vastus intermedius, lateralis und medius bestehender vierköpfiger Oberschenkelmuskel, der mit dem Ligamentum* patellae am Schienbein ansetzt; streckt das Kniegelenk; Ⓔ *quadriceps femoris (muscle)*

Musculus rectus abdominis: gerader Muskel der vorderen Bauchwand; senkt die Rippen und hebt das Becken; Ⓔ *rectus abdominis (muscle)*

Musculus rectus femoris: Teil des Musculus* quadriceps femoris; Ⓔ *rectus femoris (muscle)*

Musculus rectus inferior bulbi: Augenmuskel; senkt und adduziert den Augapfel; Ⓔ *rectus inferior (muscle)*

Musculus rectus lateralis bulbi: Augenmuskel; abduziert den Augapfel; Ⓔ *rectus lateralis (muscle)*

Musculus rectus medialis bulbi: Augenmuskel; adduziert den Augapfel; Ⓔ *rectus medialis (muscle)*

Musculus rectus superior bulbi: Augenmuskel; dreht den Augapfel nach oben; Ⓔ *rectus superior (muscle)*

Musculus rhomboideus major, minor: rautenförmige Rückenmuskeln, die das Schulterblatt am Rumpf fixieren und innen oben ziehen; Ⓔ *greater and lesser rhomboid muscle*

Musculus rotator: Drehmuskel, Rotator; Ⓔ *rotator (muscle)*

Musculus sartorius: langer Muskel vom Darmbeinkamm zur Innenseite des Kniegelenks; beugt im Knie- und Hüftgelenk; Ⓔ *sartorius (muscle)*

Musculus scalenus anterior, posterior, minimus: von den Querfortsätzen der Halswirbel zu den Rippen ziehende Atemhilfsmuskeln; Ⓔ *scalenus muscles*

Musculus semimembranosus: vom Sitzbeinhöcker zur Innenseite des Schienbeins ziehender Muskel; streckt und adduziert den Oberschenkel und beugt das Kniegelenk; Ⓔ *semimembranosus (muscle)*

Musculus semispinalis capitis, cervicis, thoracis: von den Querfortsätzen der Wirbel zu den Dornfortsätzen ziehende Muskeln; Teil des Musculus erector spinae; Ⓔ *semispinalis (muscle)*

Musculus semitendinosus: vom Sitzbeinhöcker zum Pes* anserinus ziehender Muskel; streckt und adduziert den Oberschenkel und beugt das Kniegelenk; Ⓔ *semitendinosus (muscle)*

Musculus soleus: kräftiger Wadenmuskel, der den Fuß im Sprunggelenk beugt; Teil des Musculus triceps surae; Ⓔ *soleus (muscle)*

Musculus sphincter: Schließmuskel; Ⓔ *sphincter (muscle)*

Musculus sphincter ani externus: äußerer Afterschließmuskel; Ⓔ *sphincter ani externus (muscle)*

Musculus sphincter ani internus: innerer Afterschließmuskel; Ⓔ *sphincter ani internus (muscle)*

Musculus sphincter pupillae: Pupillenschließer; Ⓔ *muscle of pupil*

Musculus sphincter pyloricus: Schließmuskel des Magenausgangs; Ⓔ *sphincter pyloricus (muscle)*

Musculus sphincter urethrae: Harnröhrensphinkter, Urethralsphinkter; Ⓔ *sphincter muscle of urethra*

Musculus spinalis: benachbarte Dornfortsätze verbindende Muskelfasern; Teil des Musculus erector spinae; Ⓔ *spinalis (muscle)*

Musculus sternocleidomastoideus: Muskel von Brustbein und Schlüsselbein zum Warzenfortsatz; dreht und neigt den Kopf und zur selben Seite; Ⓔ *sternocleidomastoideus (muscle)*

Musculus sternohyoideus: Unterzungenmuskel vom Zungenbein zum Brustbein; senkt das Zungenbein; Ⓔ *sternohyoideus (muscle)*

Musculus sternothyroideus: Unterzungenmuskel vom Zungenbein zum Schildknorpel; zieht das Zungenbein nach unten und den Schildknorpel nach oben; Ⓔ *sternothyreoideus (muscle)*

Musculus styloglossus: vom Griffelfortsatz des Schläfenbeins entspringender Muskel, der die Zunge nach hinten oben zieht; Ⓔ *styloglossus (muscle)*

Musculus stylohyoideus: vom Griffelfortsatz des Schläfenbeins entspringender Muskel, der das Zungenbein nach hinten oben zieht; Ⓔ *stylohyoideus (muscle)*

Musculus stylopharyngeus: vom Griffelfortsatz des Schläfenbeins entspringender Schlundheber; Ⓔ *stylopharyngeus (muscle)*

Musculi subcostales: die Rippen senkende Muskeln im hinteren unteren Brustkorb; Ⓔ *subcostal muscles*

Musculus supinator: den Unterarm nach außen drehender Muskel; Ⓔ *supinator (muscle)*

Musculi suprahyoidei: vom Zungenbein nach oben ziehende Muskeln; Ⓔ *suprahyoid muscles*

Musculus supraspinatus: vom Schulterblatt zur Innenseite des Oberarms

M

ziehender Muskel; adduziert und dreht den Oberarm nach innen; ⒠ *supraspinatus (muscle)*

Musculus tarsalis superior: Oberlidheber; ⒠ *tarsalis superior (muscle)*

Musculus temporalis: in der Schläfengrube entspringender kräftiger Kaumuskel, der den Unterkiefer hebt und nach hinten zieht; ⒠ *temporalis (muscle)*

Musculus tensor fasciae latae: Spanner der Oberschenkelfaszie; ⒠ *tensor fasciae latae (muscle)*

Musculus tensor tympani: Trommelfellspanner; ⒠ *tensor tympani (muscle)*

Musculus tensor veli palatini: Spanner des Gaumensegels; ⒠ *tensor veli palatini (muscle)*

Musculi thoracis: Brustmuskeln, Brustmuskulatur, Brustkorbmuskeln, Brustkorbmuskulatur; ⒠ *thoracic muscles*

Musculus thyroarytenoideus: die Stimmritze verengender Muskel vom Schildknorpel zum Aryknorpel; ⒠ *thyroarytenoideus (muscle)*

Musculus thyroepiglotticus: Muskel vom Schildknorpel zur Epiglottis; zieht den Kehldeckel nach unten; ⒠ *thyroepiglotticus (muscle)*

Musculus thyrohyoideus: Muskel vom Schildknorpel zum Zungenbein; zieht den Schildknorpel nach oben und das Zungenbein nach unten; ⒠ *thyreohyoideus (muscle)*

Musculus tibialis anterior: Muskel auf der Vorderseite des Schienbeins; streckt den Fuß im Sprunggelenk; ⒠ *tibialis anterior (muscle)*

Musculus tibialis posterior: Muskel auf der Rückseite des Schienbeins; beugt den Fuß im Sprunggelenk; ⒠ *tibialis posterior (muscle)*

Musculus trachealis: glatte Muskulatur der Trachealknorpel; ⒠ *tracheal muscle*

Musculi transversospinales: Spinotransversalsystem des Musculus* erector spinae; ⒠ *transversospinal muscles*

Musculus transversus abdominis: querer Bauchmuskel; spannt die Bauchdecke bei der Bauchpresse; ⒠ *transversus abdominis (muscle)*

Musculus transversus perinei profundus, superficialis: tiefer und oberflächlicher querer Dammmuskel; Teil des muskulären Beckenbodens; ⒠ *deep and superficial transverse muscle of perineum*

Musculus trapezius: Kopf und Schultergürtel verbindender Muskel; hebt und senkt das Schulterblatt und dreht den Kopf zur Gegenseite; ⒠ *trapezius (muscle)*

Musculus triceps brachii: dreiköpfiger Oberarmmuskel; streckt den Unteram; ⒠ *triceps brachii (muscle)*

Musculus triceps surae: von Musculus* gastrocnemius und Musculus* soleus gebildeter dreiköpfiger Unterschenkelmuskel; ⒠ *triceps surae (muscle)*

Musculus vastus intermedius, lateralis, medialis: kräftige Oberschenkelmuskeln; Teil des Musculus* quadriceps femoris; ⒠ *vastus muscles*

Musculus vocalis: in der Stimmlippe liegender Muskel, der die Stimmbänder spannt und die Stimmritze verschließt; ⒠ *vocalis (muscle)*

Muskalrin nt: → *Muscarin*

Muskellatrolphie f: Verminderung der Muskelmasse, Muskelschwund; ⒠ *muscular atrophy*

spinale Muskelatrophie: angeborener, meist autosomal-rezessiv vererbter Muskelschwund; die verschiedenen Formen beginnen zu unterschiedlichen Zeiten [Kindesalter, Jugend, Erwachsenenalter] und zeigen einen progredienten Verlauf; ⒠ *spinal muscular atrophy*

Muskellbruch m: → *Myozele*

Muskelldysltrolphie f: Oberbegriff für Erbkrankheiten, die durch einen Muskelschwund gekennzeichnet sind; ⒠ *muscular dystrophy*

progressive Muskeldystrophie: Oberbegriff für Erkrankungen, die zu einem fortschreitenden Abbau von Muskeln führen; ⒠ *progressive muscular dystrophy*

Muskelleilgenlreilflex m: Reflex, bei dem Reizort und Erfolgsorgan identisch sind; ⒠ *proprioceptive reflex*

Muskellendlplatlte f: Endorgan für die Übertragung der Erregung der motorischen Nervenfasern auf die Muskelfasern; ⒠ *motor end-plate*

Muskellentlzünldung f: → *Myositis*

Muskellhälmolgloblin nt: → *Myoglobin*

Muskellhärlte f: knotenartige Verhärtung der Muskulatur mit Druck- und Spontanschmerz; meist bedingt durch Fehlbelastung oder entzündliche Prozesse; ⒠ *myogelosis*

Muskellhartlspann m: → *Muskelhärte*

Mus|kel|her|nie f: → Myozele

Mus|kel|hy|per|tro|phie f: Muskelvergrößerung bei Belastung; Ⓔ myohypertrophia

Mus|kel|phos|pho|fruc|to|ki|na|se|in|suf|fi|zi|lenz f: autosomal-rezessiver Mangel an Phosphofructokinase in der Skelettmuskulatur mit Ablagerung von normalem Glykogen; klinisch stehen Muskelkrämpfe und rasche Muskelerschöpfung sowie eine Myoglobinurie* im Vordergrund; Ⓔ muscle phosphofructokinase deficiency

Mus|kel|phos|pho|ry|la|se|man|gel m: autosomal-rezessiver, isolierter Mangel an Muskelphosphorylase mit Anreicherung von normalem Glykogen in der Skelettmuskulatur; die betroffenen Patienten [meist Erwachsene] klagen über Muskelschwäche und -krämpfe sowie rasche Erschöpfung; Ⓔ muscle phosphorylase deficiency

Mus|kel|re|la|xan|zi|en pl: Substanzen, die eine Muskelentspannung bewirken; Ⓔ muscle relaxants

depolarisierende Muskelrelaxanzien: Substanzen, die eine anhaltende Depolarisierung der Muskelmembran verursachen; Ⓔ depolarizing muscle relaxants

nicht-depolarisierende Muskelrelaxanzien: → stabilisierende Muskelrelaxanzien

periphere Muskelrelaxanzien: Oberbegriff für die an der motorischen Endplatte wirkenden stabilisierenden und depolarisierenden Muskelrelaxanzien; Ⓔ peripheral muscle relaxants

stabilisierende Muskelrelaxanzien: Substanzen, die Acetylcholin am Rezeptor verdrängen, aber keine Depolarisation verursachen; Ⓔ nondepolarizing muscle relaxants

zentrale Muskelrelaxanzien: Substanzen, die den Muskeltonus über eine zentrale Wirkung senken; Ⓔ central muscle relaxants

Mus|kel|re|la|xa|ti|on f: Muskelerschlaffung, Muskelentspannung; Ⓔ muscle relaxation

Mus|kel|rheu|ma|tis|mus m: Oberbegriff für chronische, nicht-rheumatische Erkrankungen mit typischen extraartikulären Schmerzen [Muskulatur, Skelettweichteile]; Ⓔ muscular rheumatism

Mus|kel|spin|del f: Dehnungsrezeptor der Muskeln, der für die Regulierung des Muskeltonus wichtig ist; Ⓔ muscle spindle

mus|ku|lär adj: Muskel(n) betreffend; Ⓔ muscular

Mus|ku|la|tur f: Gesamtheit der Muskeln einer Körperregion; Ⓔ musculature

mus|ku|lös adj: stark, kräftig; Ⓔ muscular

mu|ta|bel adj: mutationsfähig; Ⓔ mutable

mu|ta|gen adj: Mutation verursachend oder auslösend; Ⓔ mutagenic

Mu|ta|ge|ne|se f: Auslösung einer Mutation; Ⓔ mutagenesis

mu|tant adj: durch Mutation entstanden; Ⓔ mutant

Mu|ta|se f: Enzym, das die Übertragung einer funktionellen Gruppe innerhalb eines Moleküls katalysiert; Ⓔ mutase

Mu|ta|tio f: Stimmbruch; Ⓔ breaking of the voice

Mu|ta|ti|on f: 1. Veränderung des Erbguts durch endogene oder exogene Faktoren 2. Stimmbruch; Ⓔ 1. mutation 2. breaking of the voice

Mu|tis|mus m: bei verschiedenen Psychosen vorkommende Stummheit, die keine organische Ursache hat; Ⓔ mutism

Mu|ti|tas f: Stummheit; Ⓔ muteness

Mut|ter|band, breites nt: von der Seitenwand des Beckens zur Gebärmutter ziehende Bauchfellplatte; enthält Eileiter, Eierstock und rundes Mutterband; Ⓔ broad ligament of uterus

Mut|ter|band, rundes nt: rundes Halteband der Gebärmutter vom Tubenwinkel zu den großen Schamlippen; Ⓔ round ligament of uterus

Mut|ter|korn|al|ka|lo|i|de pl: aus Mutterkorn [Secale cornutum] gewonnene Alkaloide, die sich chemisch von der Lysergsäure ableiten; Ⓔ ergot alkaloids

Mut|ter|korn|ver|gif|tung f: Vergiftung durch Mutterkornalkaloide*; Ⓔ ergotism

Mut|ter|ku|chen m: → Placenta

Mut|ter|mal m: → Nävus

Mut|ter|milch f: Frauenmilch; Ⓔ mother's milk

Mut|ter|milch|ik|te|rus m: Neugeborenengelbsucht, die durch eine Hemmung der Bilirubinkonjugation durch einen Faktor im mütterlichen Blut bedingt ist; Ⓔ Lucey-Driscoll syndrome

Mut|ter|mund m: äußere [Ostium uteri] und innere [Isthmus uteri] Öffnung des Zervikalkanals; Ⓔ opening of uterus

Müt|ter|sterb|lich|keit f: Anzahl der verstorbenen Mütter bezogen auf 100.000 Lebendgeburten; Ⓔ maternal morta-

M

lity

multulell *adj*: gegenseitig, wechselseitig; Ⓔ *mutual*

Muzi-, muzi- *präf*: Wortelement mit der Bedeutung „Schleim/Schleimhaut"

mulzillalgilnös *adj*: schleimig, klebrig; Ⓔ *mucilaginous*

Mulzilne *pl*: Schleimstoffe, die Haut und Schleimhaut bedecken und als Schutz- und Gleitschicht wirken; Ⓔ *mucins*

mulzilnolgen *adj*: Schleim produzierend oder sezernierend; Ⓔ *mucigenous*

mulzilnös *adj*: **1.** Muzin betreffend **2.** Schleim/Mukus betreffend, schleimartig, schleimähnlich, schleimig; Ⓔ **1.–2.** *mucinous*

Mulzilnolse *f*: → *Mucinosis*

Mulzinlulrie *f*: Muzinausscheidung im Harn; Ⓔ *mucinuria*

My-, my- *präf*: → *Myo-*

Mylallgie *f*: Muskelschmerz(en); Muskelneuralgie; Ⓔ *myalgia*

Mylalsthelnia *f*: → *Myasthenie*

Myasthenia gravis pseudoparalytica: Autoimmunkrankheit mit einer Blockierung der Acetylcholinrezeptoren an der motorischen Endplatte durch Autoantikörper; führt zu schneller Ermüdbarkeit der Muskulatur; Ⓔ *myasthenia gravis*

Mylalsthelnie *f*: krankhafte Muskelschwäche; Ⓔ *myasthenia*

Mylaltolnie *f*: verringerter oder fehlender Muskeltonus; Ⓔ *myatonia*

Mylaltrolphie *f*: Muskelschwund, Muskelatrophie; Ⓔ *myatrophy*

Mylceltolma *nt*: → *Myzetom*

Myco-, myco- *präf*: Wortelement mit der Bedeutung „Pilz"

Mylcolbacltelrilalceae *pl*: Familie säurefester Bakterien, zu der u.A. Mycobacterium* gehört; Ⓔ *Mycobacteriaceae*

Mylcolbacltelrilum *nt*: Gattung säurefester, langsam wachsender Stäbchenbakterien; Ⓔ *Mycobacterium*

Mycobacterium bovis: Erreger der Rindertuberkulose und der bovinen Tuberkulose des Menschen; Ⓔ *Mycobacterium bovis*

Mycobacterium leprae: morphologisch von Mycobacterium tuberculosis nicht zu unterscheidender Erreger der Lepra*; Ⓔ *Mycobacterium leprae*

Mycobacterium tuberculosis: aerobes, extrem langsam-wachsendes Mykobakterium; Erreger der Tuberkulose* des Menschen und verschiedener Tiere [Affen, Hunde]; Ⓔ *Mycobacterium tuberculosis*

Mylcolplaslma *nt*: Gattung zellwandloser Bakterien, die Teil der normalen Körperflora sind; Ⓔ *Mycoplasma*

Mycoplasma pneumoniae: weltweit verbreiteter Erreger einer atypischen Pneumonie* und von Infekten der Atemwege und der Hirnhäute; Ⓔ *Mycoplasma pneumoniae*

Mylcolsis *f*: → *Mykose*

Mycosis fungoides: zu den T-Zell-Lymphomen gehörende chronisch-progrediente Erkrankung, die von der Haut ausgeht und meist auch darauf beschränkt bleibt; Ⓔ *mycosis fungoides*

Mydlrilalsis *f*: Pupillenweitstellung, Pupillenvergrößerung; Ⓔ *mydriasis*

Myldrilaltilcum *nt*: → *Mydriatikum*

Myldrilaltilkum *nt*: pupillenerweiternde Substanz; Ⓔ *mydriatic*

Mylekltolmie *f*: Muskel(teil)entfernung; Ⓔ *myectomy*

Myel-, myel- *präf*: → *Myelo-*

Mylellenlcelphallon *nt*: → *Medulla oblongata*

Mylellin *nt*: Lipoproteingemisch, das die Myelinscheide der Nervenfasern bildet; Ⓔ *myelin*

mylellinlarm *adj*: nur mit einer dünnen Myelinscheide, markarm, markscheidenarm; Ⓔ *poorly-myelinated*

mylellinlfrei *adj*: ohne eine Myelinscheide, markfrei, markscheidenfrei, myelinlos; Ⓔ *nonmyelinated*

Mylellinlilsaltion *f*: → *Myelogenese*

mylellinlilsiert *adj*: mit einer Myelinscheide, markhaltig; Ⓔ *myelinated*

mylellinlolgen *adj*: Myel(in)ogenese betreffend, myelinbildend; Ⓔ *myelinogenetic*

Mylellinlolgelnelse *f*: → *Myelogenese*

Mylellinlollylse *f*: Myelinauflösung; Ⓔ *myelinolysis*

Mylellinlolpalthie *f*: pathologische Veränderung der Myelinscheide oder der weißen Hirnsubstanz; Ⓔ *myelinopathy*

mylellinlreich *adj*: mit einer dicken Myelinscheide, markreich, markscheidenreich; Ⓔ *richly-myelinated*

Mylellinlscheilde *f*: aus Myelin* aufgebaute Umhüllung der Axone; Ⓔ *myelin sheath*

mylellinltolxisch *adj*: die Myelinscheide schädigend, myelinschädigend; Ⓔ *myelinotoxic*

Mylellitis *f*: **1.** Rückenmarkentzündung **2.** → *Osteomyelitis*; Ⓔ **1.** *medullitis* **2.** *osteomyelitis*

M

Myelo-, myelo- *präf.*: Wortelement mit der Bedeutung „Mark/Knochenmark/Rückenmark"

My|e|lo|blast|ä|mie *f*: Auftreten von Myeloblasten im peripheren Blut; ⒺⓇ *myeloblastemia*

My|e|lo|blas|ten *f*: jüngste Vorstufe der Granulozyten; Ⓔ *myeloblasts*

My|e|lo|blas|ten|kri|se *f*: → *Myeloblastenschub*

My|e|lo|blas|ten|leuk|ä|mie *f*: Unterform der akuten myeloischen Leukämie*; Ⓔ *myeloblastic leukemia*

My|e|lo|blas|ten|schub *f*: massives Auftreten von Myeloblasten in der Endphase der chronisch myeloischen Leukämie*; Ⓔ *myoblast crisis*

My|e|lo|blas|to|se *f*: Erhöhung der Myeloblasten im Blut; häufig gleichgesetzt mit Myeloblastenschub*; Ⓔ *myeloblastosis*

my|e|lo|de|pres|siv *adj*: das Knochenmark hemmend, knochenmarkhemmend; Ⓔ *myelosuppressive*

My|e|lo|dys|pla|sie *f*: Fehlbildung des Rückenmarks; Ⓔ *myelodysplasia*

My|e|lo|en|ze|phal|i|tis *f*: Entzündung von Gehirn und Rückenmark; Ⓔ *myeloencephalitis*

My|e|lo|fi|bro|se *f*: zur Gruppe der myeloproliferativen Syndrome gehörende Knochenmarkserkrankung mit Fibrose und Sklerose des Knochenmarks; in der Folge kommt es zu extramedullärer Blutbildung* in Leber und Milz mit Ausbildung einer Hepatosplenomegalie*; Ⓔ *myelofibrosis*

my|e|lo|fu|gal *adj*: vom Rückenmark wegführend; Ⓔ *myelofugal*

my|e|lo|gen *adj*: im Knochenmark entstanden, aus dem Knochenmark stammend; Ⓔ *myelogenous*

My|e|lo|ge|ne|se *f*: Markscheidenbildung, Markreifung; Ⓔ *myelogenesis*

My|e|lo|gra|fie, -gra|phie *f*: Röntgenkontrastdarstellung des Wirbelkanals; Ⓔ *myelography*

My|e|lo|gramm *nt*: 1. Röntgenkontrastaufnahme des Wirbelkanals 2. quantitative Auswertung der Zellen im Knochenmarksausstrich; Ⓔ 1.–2. *myelogram*

my|e|lo|id *adj*: 1. Knochenmark/Medulla ossium betreffend, vom Knochenmark stammend 2. Rückenmark/Medulla spinalis betreffend; Ⓔ 1. *myeloid* 2. *spinal*

my|e|lo|isch *adj*: 1. den Myelozyt(en) ähnlich 2. Knochenmark/Medulla ossium betreffend, vom Knochenmark stam-

mend; Ⓔ 1.–2. *myeloid*

My|e|lom *nt*: vom Knochenmark ausgehender Tumor; Ⓔ *myeloma*

multiples Myelom: von einem Zellklon ausgehende monoklonale Gammopathie* und Plasmazellvermehrung im Knochenmark; Ⓔ *multiple myeloma*

My|e|lo|ma|la|zie *f*: Rückenmarkserweichung; Ⓔ *myelomalacia*

My|e|lo|me|nin|gi|tis *f*: Entzündung des Rückenmarks und der Rückenmarkshäute; Ⓔ *myelomeningitis*

My|e|lo|me|nin|go|zele *f*: → *Meningomyelozele*

My|e|lo|mo|no|zy|ten|leuk|ä|mie *f*: Unterform der akuten myeloischen Leukämie*; Ⓔ *myelomonocytic leukemia*

My|e|lo|pa|thie *f*: Erkrankung des Rücken- oder Knochenmarks; Ⓔ *myelopathy*

my|e|lo|pe|tal *adj*: zum Rückenmark hinführend; Ⓔ *myelopetal*

My|e|lo|po|e|se *f*: Entwicklung des Rückenmarks oder der im Rückenmark gebildeten Zellen; Ⓔ *myelopoiesis*

my|e|lo|pro|li|fe|ra|tiv *adj*: durch eine Proliferation des Knochenmarks gekennzeichnet; Ⓔ *myeloproliferative*

My|e|lo|ra|di|kul|i|tis *f*: Entzündung von Rückenmark und Spinalnervenwurzeln; Ⓔ *myeloradiculitis*

My|e|lo|ra|di|ku|lo|dys|pla|sie *f*: Fehlbildung von Rückenmark und Spinalnervenwurzeln; Ⓔ *myeloradiculodysplasia*

My|e|lo|ra|di|ku|lo|pa|thie *f*: Erkrankung von Rückenmark und Nervenwurzeln; Ⓔ *myeloradiculopathy*

My|e|lo|se *f*: 1. degenerativer Rückenmarksprozess 2. Erhöhung der Myelozyten; oft gleichgesetzt mit myeloischer Leukämie*; Ⓔ 1.–2. *myelosis*

My|e|lo|skle|ro|se *f*: → *Myelofibrose*

My|e|lo|szin|ti|gra|fie, -gra|phie *f*: Szintigrafie* der Liquorräume des Rückenmarks; Ⓔ *myeloscintigraphy*

My|e|lo|szin|ti|gramm *nt*: Szintigramm* der Liquorräume des Rückenmarks; Ⓔ *myeloscintigram*

My|e|lo|to|mie *f*: Rückenmarksdurchtrennung; Ⓔ *myelotomy*

My|e|lo|to|mo|gra|fie, -gra|phie *f*: Tomografie* des Rückenmarks; Ⓔ *myelotomography*

my|e|lo|to|xisch *adj*: das Knochenmark/Medulla ossium schädigend, knochenmarkstoxisch, knochenmarkschädigend; Ⓔ *myelotoxic*

My|e|lo|ze|le *f*: hernienartiger Vorfall von

Rückenmark bei einem Defekt der Wirbelsäule; E *myelocele*

My|e|lo|zys|to|mel|nin|go|ze|le f: hernienartiger Vorfall von Rückenmark und Rückenmarkshäuten bei einem Defekt der Wirbelsäule; E *myelocystomeningocele*

My|e|lo|zys|to|ze|le f: hernienartiger Vorfall von Rückenmarkshäuten bei einem Defekt der Wirbelsäule; E *myelocystocele*

My|e|lo|zyt m: noch teilungsfähige Vorstufe der Granulozyten im Knochenmark; E *myelocyte*

My|e|lo|zyt|ä|mie f: Auftreten von Myelozyten im peripheren Blut; E *myelocythemia*

My|e|lo|zyt|häl|mie f: → *Myelozytämie*

My|e|lo|zy|to|se f: Erhöhung der Myelozytenzahl im Knochenmark; E *myelocytosis*

My|i|a|sis f: durch Fliegenmaden hervorgerufene Erkrankung der Haut oder innerer Organe; E *myiasis*

My|i|tis f: → *Myositis*

Myk|ä|mie f: Vorkommen von Pilzen im Blut; E *mycethemia*

My|kid nt: allergischer Hautausschlag im Rahmen einer Pilzinfektion; E *mycid*

Myko-, myko- präf.: Wortelement mit der Bedeutung „Pilz"

My|ko|bak|te|ri|o|se f: durch die atypischen Mykobakterien* hervorgerufene, meist tuberkuloseähnliche Krankheiten mit i.d.R. asymptomatischem Verlauf; E *mycobacteriosis*

My|ko|bak|te|ri|um nt: → *Mycobacterium*

My|ko|plas|ma nt: → *Mycoplasma*

My|ko|se f: 1. durch parasitäre Pilze hervorgerufene Infektionskrankheit 2. aus zwei Glucose-Einheiten aufgebautes Disaccharid*, das häufig bei Pilzen und anderen Mikroorganismen vorkommt; E 1. *mycosis* 2. *mycose*

dermale Mykose: → *subkutane Mykose*

kutane Mykose: oberflächliche oder tiefe Pilzerkrankung der Haut durch Dermatophyten*, Hefepilze oder Schimmelpilze; E *dermatomycosis*

subkutane Mykose: tiefere Hautschichten betreffende Pilzerkrankung; E *subcutaneous mycosis*

tiefe Mykose: Pilzerkrankung mit Befall innerer Organe; E *systemic mycosis*

viszerale Mykose: Pilzerkrankung mit Befall innerer Organe; E *systemic mycosis*

my|ko|tisch adj: Mykose betreffend, durch

sie bedingt; E *mycotic*

My|ko|to|xi|ko|se f: Vergiftung durch Pilzgifte; E *mycotoxicosis*

My|ko|to|xin nt: von Pilzen gebildetes Gift; E *mycotoxin*

Myo-, myo- präf.: Wortelement mit der Bedeutung „Muskel"

My|o|blas|ten|my|om nt: gutartiger Tumor der quergestreiften Muskulatur; E *myoblastomyoma*

My|o|blas|tom nt: → *Myoblastenmyom*

My|o|car|di|tis f: → *Myokarditis*

My|o|car|di|um nt: → *Myokard*

My|o|chor|di|tis f: Stimmmuskelentzündung; E *myochorditis*

My|o|chrom nt: → *Myoglobin*

My|o|dy|nie f: → *Myalgie*

My|o|dys|tro|phie f: Oberbegriff für Erbkrankheiten, die durch einen Muskelschwund gekennzeichnet sind; E *myodystrophy*

my|o|e|las|tisch adj: aus elastischen Fasern und glatten Muskelzellen bestehend; E *myoelastic*

My|o|en|do|kar|di|tis f: Entzündung von Myokard und Endokard*; E *myoendocarditis*

My|o|e|pi|thel|zel|len nt: kontraktile Zellen von Drüsenendstücken; E *myoepithelial cells*

My|o|fib|ril|le f: Muskelfaser; E *myofibril*

My|o|fib|ro|se f: Fibrose des Muskelgewebes; E *myofibrosis*

My|o|fib|ro|si|tis f: fibrosierende Muskelentzündung; E *myofibrositis*

My|o|gel|lo|se f: knotenartige Verhärtung der Muskulatur mit Druck- und Spontanschmerz; meist durch Fehlbelastung oder entzündliche Prozesse bedingt; E *myogelosis*

my|o|gen adj: vom Muskel(gewebe) ausgehend, in der Muskulatur entstehend; E *myogenic*

My|o|glo|bin nt: dem Hämoglobin verwandtes, sauerstoffbindendes Eiweiß des Muskelgewebes; E *myoglobin*

My|o|glo|bin|u|rie f: Myoglobinausscheidung im Harn; E *myoglobinuria*

My|o|graf, -graph m: Gerät zur Myografie*; E *myograph*

My|o|gra|fie, -gra|phie f: Aufzeichnung der mechanischen oder elektrischen Muskelaktivität; E *myography*

My|o|gramm nt: bei der Myografie* erhaltene grafische Darstellung; E *myogram*

My|o|hä|ma|tin nt: → *Myoglobin*

My|o|hy|per|pla|sia f: Muskelhyperplasie;

ⓔ *myohyperplasia*

mylolid *adj*: einem Muskel ähnlich, muskel(zellen)ähnlich; ⓔ *myoid*

Mylolkard *nt*: Muskelschicht der Herzwand; ist im linken Ventrikel besonders stark ausgeprägt; ⓔ *myocardium*

Mylolkardlamylolildolse *f*: zu Kardiomyopathie* und chronischer Herzinsuffizienz* führende, idiopathische oder hereditäre Amyloidose*; ⓔ *myocardial amyloidosis*

Mylolkardlaltrolphie *f*: Herzmuskelatrophie; ⓔ *myocardial atrophy*

Mylolkardlentlzünldung *f*: →*Myokarditis*

Mylolkardlfilbrolse *f*: zu Herzinsuffizienz* führende Fibrose* und Verhärtung des Herzmuskelgewebes; ⓔ *myocardial fibrosis*

Mylolkardlhylperltrolphie *f*: Herzmuskelhypertrophie; ⓔ *myocardial hypertrophy*

mylolkardlial *adj*: Herzmuskel/Myokard betreffend; ⓔ *myocardial*

Mylolkardlinlfarkt *m*: durch einen akuten Sauerstoffmangel ausgelöste Nekrose eines umschriebenen Bezirks der Herzmuskulatur; je nach der Tiefe des Infarktareals unterscheidet man **transmurale** [durch die ganze Wand] und **subendokardiale** Infarkte; ⓔ *myocardial infarction*

Mylolkardlinlsufifilzilenz *f*: →*Herzinsuffizienz*

Mylolkardidilolpalthie *f*: Erkrankung der Herzmuskulatur; ⓔ *myocardiopathy*

Mylolkardliltis *f*: Entzündung der Herzmuskulatur/des Herzmuskels; ⓔ *myocarditis*

infektallergische Myokarditis: durch eine Überempfindlichkeitsreaktion [Typ IV] ausgelöste Herzmuskelentzündung; ⓔ *infectious-allergic myocarditis*

infekttoxische Myokarditis: durch Erregertoxine hervorgerufene Herzmuskelschädigung; ⓔ *infectious-toxic myocarditis*

rheumatische Myokarditis: häufig im Rahmen eines rheumatischen Fiebers* [ca. 50 % der Patienten] auftretende, begleitende Herzmuskelentzündung; ⓔ *rheumatic myocarditis*

toxische Myokarditis: durch direkte Toxineinwirkung [Medikamente, Strahlung] hervorgerufene entzündliche Myokardschädigung; ⓔ *toxic myocarditis*

Mylolkardlnelkrolse *f*: i.d.R. lokalisierte Nekrose* des Herzmuskels; meist als ischämische Nekrose* bei einem Myo-

kardinfarkt*; ⓔ *myocardial necrosis*

Mylolkarldolse *f*: nichtentzündliche Herzmuskelerkrankung; ⓔ *myocardosis*

Mylolkardlsildelrolse *f*: durch Eisenablagerung im Rahmen einer Siderose* hervorgerufene Erkrankung; führt zu Kardiomyopathie* und Herzinsuffizienz*; ⓔ *myocardial siderosis*

Mylolkardlszinltilgralfie, -gralphie *f*: Szintigrafie* zur Beurteilung der Myokarddurchblutung; ⓔ *myocardial scanning*

Mylolkilnalse *f*: Enzym, das im Muskel die Reaktion ATP + AMP →2 ADP katalysiert; ⓔ *myokinase*

Mylolklolnus *m*: schnelles Muskelzucken; ⓔ *myoclonus*

Mylolklolnuslelpilleplsie *f*: autosomal-rezessive Epilepsie* mit ausgeprägten Muskelzuckungen; ⓔ *myoclonus epilepsy*

Mylolkollpiltis *f*: Entzündung der Scheidenmuskulatur; ⓔ *myocolpitis*

Mylollemm *nt*: Plasmalemm* der Muskelfaser; ⓔ *myolemma*

Mylollylse *f*: Muskeldegeneration, Muskelnekrose, Muskelauflösung; ⓔ *myolysis*

Mylom *nt*: von Muskelgewebe ausgehender gutartiger Tumor; ⓔ *myoma*

Mylolma *nt*, *pl* -malta: →*Myom*

Mylolmallalzie *f*: Muskelerweichung; ⓔ *myomalacia*

Mylomlelkltolmie *f*: Myomentfernung; ⓔ *myomectomy*

Mylomlelnulklelaltilon *nt*: Myomausschälung; ⓔ *myomectomy*

Mylolmeltriltis *f*: Entzündung der Gebärmuttermuskulatur; oft gleichgesetzt mit Metritis*; ⓔ *myometritis*

Mylolmeltrilum *nt*: Muskelschicht der Gebärmutter, Uterusmuskulatur; ⓔ *myometrium*

Mylolmeltrilumlentlzünldung *f*: →*Myometritis*

Mylolmoltolmie *f*: Inzision eines Myoms; ⓔ *myomotomy*

Mylolnelkrolse *f*: Muskelnekrose; ⓔ *myonecrosis*

mylolneulral *adj*: Muskel(n) und Nerv(en) betreffend oder verbindend, von Muskeln und Nerven ausgehend; ⓔ *myoneural*

mylop *adj*: Kurzsichtigkeit/Myopie betreffend, von ihr betroffen; ⓔ *myopic*

Mylolpalrallylse *f*: Muskellähmung; ⓔ *myoparalysis*

Mylolpalrelse *f*: unvollständige Muskellähmung, Muskelschwäche; ⓔ *myo-*

M

425

paresis

Mylolpalthie *f*: nicht-entzündliche Muskelerkrankung; ⒠ *myopathy*

Mylolpelrilkarldiltis *f*: Entzündung von Myokard und Perikard; ⒠ *myopericarditis*

Mylolphoslpholryllalselinlsuflfilzilenz *f*: autosomal-rezessiver, isolierter Mangel an Muskelphosphorylase mit Anreicherung von normalem Glykogen in der Skelettmuskulatur; die betroffenen Patienten [meist Erwachsene] klagen über Muskelschwäche und -krämpfe sowie rasche Erschöpfung; ⒠ *myophosphorylase deficiency*

Mylolpie *f*: Kurzsichtigkeit; ⒠ *myopia*

Mylolplasma *nt*: Plasma* der Muskelzelle; ⒠ *myoplasm*

Mylolplasltik *f*: Muskelplastik; plastische Operation unter Verwendung von Muskelgewebe; ⒠ *myoplasty*

Mylorlrhalphie *f*: Muskelnaht; ⒠ *myorrhaphy*

Mylorlrhelxis *f*: Muskelriss; ⒠ *myorrhexis*

Mylolsallpinlgiltis *f*: Entzündung der Muskelschicht des Eileiters; ⒠ *myosalpingitis*

Mylolsarlcolma *nt, pl* -malta: → *Myosarkom*

Mylolsarlkom *nt*: vom Muskelgewebe ausgehender bösartiger Tumor; ⒠ *myosarcoma*

Mylolsildelrin *nt*: beim Myoglobinzerfall freigesetztes Eisen, das als Pigment abgelagert wird; ⒠ *myosiderin*

Mylolsin *nt*: stabförmiges Muskeleiweiß, das eine wichtige Rolle bei der Muskelkontraktion spielt; ⒠ *myosin*

Mylolsinlulrie *f*: Myosinausscheidung im Harn; ⒠ *myosinuria*

Mylolsiltis *f*: Entzündung des Muskelgewebes; ⒠ *myositis*

Myositis trichinosa: im Rahmen einer Trichinose* auftretender, schmerzhafter Muskelbefall; ⒠ *trichinous myositis*

Mylolsklelrolse *f*: sklerotische Veränderung des Muskelgewebes, Muskelverhärtung; ⒠ *myosclerosis*

Mylolspaslmus *m*: Muskelkrampf; ⒠ *myospasm*

myloltaltisch *adj*: durch Muskeldehnung ausgelöst; ⒠ *myotatic*

Myloltenldilniltis *f*: kombinierte Muskel- und Sehnenentzündung; ⒠ *myotenositis*

Myloltelnoltolmie *f*: Inzision einer Muskelsehne; ⒠ *myotenotomy*

Myloltolmie *f*: Muskeldurchtrennung; ⒠ *myotomy*

Myloltolnie *f*: erhöhte Muskelspannung; tonischer Muskelkrampf; ⒠ *myotonia*

myloltrop *adj*: mit besonderer Affinität zu Muskelgewebe, auf die Muskulatur einwirkend; ⒠ *myotropic*

Mylolzelle *f*: Vortreten von Muskelgewebe durch eine Faszienlücke; ⒠ *myocele*

Mylolzyt *m*: Muskelzelle; ⒠ *myocyte*

Mylolzyltollylse *f*: Muskelfaserauflösung; ⒠ *myocytolysis*

Mylrinlgekltolmie *f*: Trommelfellentfernung; ⒠ *myringectomy*

Mylrinlgiltis *f*: Trommelfellentzündung; ⒠ *myringitis*

Myringo-, myringo- *präf.*: Wortelement mit der Bedeutung „Trommelfell"

Mylrinlgolderlmaltiltis *f*: meist mit Blasenbildung einhergehende Entzündung der äußeren Trommelfellhaut; ⒠ *myringodermatitis*

Mylrinlgolmylkolse *f*: Pilzinfektion des Trommelfells; ⒠ *myringomycosis*

Mylrinlgolplasltik *f*: Trommelfellplastik; ⒠ *myringoplasty*

Mylrinlgoltolmie *f*: Trommelfellschnitt; ⒠ *myringotomy*

Myxlaldelniltis *f*: Schleimdrüsenentzündung; ⒠ *myxadenitis*

Myxlaldelnom *nt*: Adenom* mit schleimiger Umwandlung der Grundsubstanz; ⒠ *myxadenoma*

Myxo-, myxo- *präf.*: Wortelement mit der Bedeutung „Schleim/Schleimhaut"

Myxlöldem *nt*: Hypothyreose*, bei der die teigige Veränderung der Hautstruktur im Vordergrund steht; ⒠ *myxedema*

Myxlolderlmie *f*: Oberbegriff für Erkrankungen mit Anreicherung von schleimartigen Substanzen im kutanen Bindegewebe; ⒠ *myxedema*

Myxloeldelma *nt*: → *Myxödem*

Mylxom *nt*: gutartige Bindegewebsgeschwulst mit schleimiger Grundsubstanz; ⒠ *myxoma*

Mylxolma *nt, pl* -malta: → *Myxom*

Mylxolmylceltes *pl*: → *Myxomyzeten*

Mylxolmylkolta *pl*: → *Myxomyzeten*

Mylxolmylzeten *pl*: Mikroorganismen, die in der vegetativen Phase als Amöben und in der reproduktiven Phase als Pilze vorliegen; ⒠ *Myxomycetes*

Mylxolphylta *pl*: → *Myxomyzeten*

Mylxorlrhoe *f*: übermäßige Schleimabsonderung, z.B. des Magens [**Myxorrhea gastrica**]; ⒠ *myxorrhea*

Mylxolsarlcolma *nt, pl* -malta: → *Myxosar-*

M

kom

My|xo|sar|kom *nt*: bösartiger Bindege-
webstumor mit Schleimproduktion;
Ⓔ *myxosarcoma*

My|xo|vi|ren *nt*: RNA-Viren mit Affinität
zu den Schleimhäuten; unterteilt in
Orthomyxoviridae* und Paramyxoviridae*; Ⓔ *myxoviruses*

My|xo|vi|rus in|flu|en|za *nt*: → *Influenzavi-
rus*

My|xo|zyt *m*: Schleimzelle, schleimbil-
dende Zelle; Ⓔ *myxocyte*

My|zel *nt*: Hyphengeflecht der Pilze; Ⓔ
mycelium

Myzet-, myzet- *präf*.: → *Myzeto-*

My|zet|ä|mie *f*: → *Mykämie*

My|ze|ten *pl*: → *Fungi*

My|zet|hä|mie *f*: → *Mykämie*

My|ze|tis|mus *m*: Vergiftung durch giftige
oder verdorbene Pilze; Ⓔ *mycetism*

Myzeto-, myzeto- *präf*.: Wortelement mit
der Bedeutung „Pilz"

my|ze|to|gen *adj*: durch Pilze verursacht;
Ⓔ *mycetogenetic*

My|ze|tom *nt*: durch verschiedene Pilzar-
ten hervorgerufene, chronisch-granulomatöse Entzündung; Ⓔ *mycetoma*

N

Na|bel|blu|tung f: Blutung aus der Nabelschnur oder Nabelwunde bei Neugeborenen; Ⓔ *omphalorrhagia*

Na|bel|bruch m: Bauchwandbruch durch den Nabelring; Ⓔ *umbilical hernia*

Na|bel|ent|zün|dung f: → *Omphalitis*

Na|bel|fis|tel f: angeborene Fistel zwischen Nabel und Ileum [Kotfistel] oder Nabel und Blase [Urinfistel]; Ⓔ *umbilical fistula*

Na|bel|gra|nu|lom nt: Granulationsgewebe am Nabel nach Abstoßen des Nabelschnurrestes; Ⓔ *umbilical granuloma*

Na|bel|her|nie f: → *Nabelbruch*

Na|bel|ring m: Faserring um den Nabel; Ⓔ *umbilical ring*

Na|bel|schnur m: Verbindung zwischen Plazenta und Frucht; Ⓔ *umbilical cord*

Na|bel|schnur|bruch m: durch eine Verschlussstörung der Bauchwand verursachter Bruch, der Darmteile und Leber in einer Hülle von Amnionepithel enthält; evtl. kombiniert mit anderen Fehlbildungen; Ⓔ *congenital umbilical hernia*

Na|bel|schnur|kno|ten pl: echte Nabelschnurknoten können sich unter der Geburt zuziehen; falsche Nabelschnurknoten sind nur eine Verdickung der Nabelschnur; Ⓔ *knot of umbilical cord*

Na|bel|schnur|schnitt m: Durchtrennung der Nabelschnur; Ⓔ *cutting of the cord*

Na|bel|schnur|vor|fall m: Vorfall eines Teils der Nabelschnur unter der Geburt; kann zu Komplikationen [Nabelschnurkompression] führen; Ⓔ *funis presentation*

Na|bel|ve|nen|ent|zün|dung f: → *Omphalophlebitis*

Na|bel|zys|te f: in der Umgebung des Nabels mündende Zyste; Ⓔ *umbilical cyst*

Naboth-Eier pl: Retentionszysten der Gebärmutterhalsdrüsen; Ⓔ *Naboth's vesicles*

Nach|be|las|tung f: → *Nachlast*

Nach|ge|burt f: die nach der Geburt des Kindes ausgestoßenen Reste von Mutterkuchen, Eihäuten und Nabelschnur; Ⓔ *afterbirth*

Nach|ge|burts|pe|ri|o|de f: die ersten zwei Stunden nach der Geburt des Kindes; Ⓔ *postnatal period*

Nach|hirn nt: aus Brücke und Kleinhirn bestehender Teil des Gehirn; Ⓔ *metencephalon*

Nach|last f: Kraftaufwand der Herzmuskulatur zur Überwindung der Widerstände in der Ausstrombahn des linken Ventrikels und des peripheren Kreislaufs; Ⓔ *afterload*

Nach|star m: nach einer Linsenextraktion auftretender Star durch Wachstum verbliebener Linsenzellen; Ⓔ *secondary cataract*

Nacht|blind|heit f: → *Hemeralopie*

Nacht|my|o|pie f: physiologische Kurzsichtigkeit beim Übergang zur Dunkelheit; Ⓔ *night myopia*

Nacht|se|hen nt: durch die Stäbchenzellen der Netzhaut ermöglichtes Sehen bei niedriger Lichtintensität; Ⓔ *night vision*

Nacht|sich|tig|keit f: Störung des Sehens bei Tageslicht; Ⓔ *night sight*

Nach|we|hen pl: Wehen in den ersten 2–3 Tagen nach der Geburt; durch Stillen verstärkt; Ⓔ *afterpains*

Nal|del|test m: Tuberkulintest*, bei dem das Tuberkulin mit einem speziellen Stempel in die Haut eingedrückt wird; Ⓔ *tine (tuberculin) test*

Naegele-Becken nt: verengtes Becken durch angeborenes Fehlen eines Kreuzbeinflügels; Ⓔ *Naegele's pelvis*

Naegele-Regel f: Daumenregel zur Errechnung des wahrscheinlichen Geburtstermins; Ⓔ *Naegele's rule*

Nae|vus m, pl -vi: → *Nävus*

Naevus flammeus: großer tiefroter Gefäßnävus, der oft mit anderen Gefäßneubildungen oder -fehlbildungen assoziiert ist; Ⓔ *flammeous nevus*

Naevus naevocellularis: gutartiger, pigmentierter Nävus aus Nävuszellen; häufig vorkommender Hauttumor mit nur geringer Tendenz zur Entartung; Ⓔ *nevus cell nevus*

Naevus pigmentosis: pigmentierter Nävuszellnävus*; Ⓔ *pigmented nevus*

Naevus pigmentosus et pilosus: dunkel pigmentierter, stark behaarter Nävus; Ⓔ *nevus pigmentosus et papillomatosus*

Naevus verrucosus: harter keratotischer Nävus mit dunkelbrauner, warziger Oberfläche, der schon bei der Geburt vorhanden sein kann; Ⓔ *verrucous nevus*

Nae␣vus␣zell␣nae␣vus␣syn␣drom, he␣re␣di␣tä␣res *nt*: → *Nävusdysplasie-Syndrom*

Na␣gel␣my␣ko␣se *f*: meist die Fußnägel betreffende Pilzinfektion mit Dermatophyten*; Ⓔ *onychomycosis*

Nagel-Patella-Syndrom *nt*: Fehlbildungssyndrom mit Unterentwicklung oder Fehlen von Finger- und Zehennägel und der Kniescheibe; Ⓔ *nail-patella syndrome*

Na␣gel␣puls *m*: s.u. *Kapillarpuls*; Ⓔ *nail pulse*

Na␣gel␣pest *f*: → *Tularämie*

Nah␣ein␣stel␣lungs␣re␣ak␣ti␣on *f*: → *Naheinstellungsreflex*

Nah␣ein␣stel␣lungs␣re␣flex *m*: automatische Veränderung der Pupillengröße beim Übergang von Fernsehen zu Nahsehen; Ⓔ *near-point reaction*

Nah␣punkt *m*: der dem Auge am nächsten gelegene Punkt, der bei maximaler Akkommodation noch scharf gesehen werden kann; Ⓔ *near point*

Nähr␣agar *m/nt*: durch Agarzusatz verfestigter Nährboden für Bakterien oder Pilze; Ⓔ *nutrient agar*

Nähr␣bö␣den *pl*: spezielle Substrate zur Züchtung von Bakterien oder Pilzen; Ⓔ *culture media*

Nähr␣bouil␣lon *f*: flüssiger Nährboden; Ⓔ *nutrient broth*

Nähr␣brü␣he *f*: → *Nährbouillon*

Nähr␣scha␣den *m*: durch fehlerhafte Nahrungszusammensetzung verursachte Gedeihstörung von Säuglingen und Kleinkindern; Ⓔ *chronic malnutrition*

Nah␣rungs␣mit␣tel␣al␣ler␣gie *f*: allergische Reaktion durch Bestandteile der Nahrung [meist Eiweiße]; Ⓔ *food allergy*

Naht *f*: 1. Knochennaht, Sutura 2. Wiedervereinigung von Geweben nach traumatischer oder operativer Durchtrennung mit speziellem Nahtmaterial; Ⓔ **1.–2.** *suture*

Naht␣kno␣chen *pl*: gelegentlich vorkommende Knochen innerhalb der Schädelnähte; Ⓔ *sutural bones*

Na⁺/K⁺-ATPase *f*: membrangebundenes Enzym, das Kaliumionen im Austausch gegen Natriumionen in die Zelle transportiert; Ⓔ *Na⁺-K⁺-ATPase*

NANA-Hepatitis *f*: → *Non-A-Non-B-Hepatitis*

Na␣nis␣mus *m*: → *Nanosomie*

Nan␣nis␣mus *m*: → *Nanosomie*

Nan␣no␣so␣mie *f*: → *Nanosomie*

Nano-, nano- *präf*.: Wortelement mit der Bedeutung 1. „klein/winzig" 2. „milliardstel"

Na␣no␣mel␣lie *f*: angeborene Kleinheit von Gliedmaßen; Ⓔ *nanomelia*

Na␣no␣so␣mie *f*: Verminderung des Längenwachstums mit einer Körpergröße unterhalb der 3. Perzentile der Wachstumskurve; Ⓔ *nanosoma*

Napf␣ge␣lenk *nt*: → *Nussgelenk*

Napf␣ku␣chen␣iris *f*: Vorwölbung der Iris bei Verklebung mit der Linse und Sekundärglaukom; Ⓔ *umbrella iris*

Narath-Hernie *f*: Schenkelhernie* mit Bruchsack in der Lacuna* vasorum; Ⓔ *Narath's hernia*

Nar␣be *f*: aus Granulationsgewebe entstehendes gefäßarmes, derbes Bindegewebe; Ⓔ *scar*

Nar␣ben␣bruch *m*: Bauchwandhernie im Bereich einer Operationsnarbe; Ⓔ *incisional hernia*

Nar␣ben␣her␣nie *f*: → *Narbenbruch*

Nar␣ben␣ke␣lo␣id *nt*: auf Narben entstehendes Keloid*; Ⓔ *cicatricial keloid*

Nar␣ben␣kon␣trak␣tur *f*: durch Narbenbildung bedingte Kontraktur*; Ⓔ *cicatricial contracture*

Nar␣ben␣sko␣li␣o␣se *f*: durch Narbenzug hervorgerufene Skoliose*; Ⓔ *cicatricial scoliosis*

Na␣res *pl*: Nasenlöcher; Ⓔ *nares*

Narko-, narko- *präf*.: Wortelement mit der Bedeutung „Lähmung/Erstarrung/Narkose/Betäubung"

Nar␣ko␣hyp␣no␣se *f*: Sonderform der Hypnose, bei der zuerst ein Narkotikum (Schlafmittel) verabreicht wird; Ⓔ *narcohypnosis*

Nar␣ko␣lep␣sie *f*: Erkrankung mit unüberwindlichem Schlafzwang am Tage; Ⓔ *narcolepsy*

Nar␣ko␣se *f*: durch Narkotika herbeigeführte reversible, künstliche Bewusstlosigkeit und Schmerzlosigkeit; Ⓔ *general anesthesia*

Nar␣ko␣ti␣kum *nt*: Betäubungsmittel, Narkosemittel; Ⓔ *anesthetic*

nar␣ko␣tisch *adj*: 1. Narkose betreffend, eine Narkose herbeiführend 2. berauschend, betäubend; Ⓔ **1.** *narcotic* **2.** *anesthetic*

na␣sal *adj*: Nase/Nasus betreffend; Ⓔ *nasal*

Na␣sen␣at␣mung *f*: physiologische Form der Atmung; Ⓔ *nasal breathing*

Na␣sen␣at␣re␣sie *f*: angeborener Verschluss des Nasengangs; Ⓔ *atretorrhinia*

N

Na|sen|gangs|a|tre|sie f: → *Nasenatresie*

Na|sen|höh|len|spie|ge|lung f: → *Nasenspiegelung*

Na|sen|hör|rohr nt: spezielles Hörrohr zur Auskultation von Nasengeräuschen; Ⓔ *phonendoscope*

Na|sen|ka|tarrh m: → *Rhinitis*

Nasen-Lid-Falte f: Hautfalte, die den inneren Lidwinkel verdeckt; Ⓔ *palpebronasal fold*

Na|sen|mu|schel f: → *Concha nasalis*

Na|sen|ne|ben|höh|len pl: luftgefüllte, mit Schleimhaut ausgekleidete Hohlräume, die mit der Nase in Verbindung stehen; Ⓔ *paranasal sinuses*

Na|sen|ne|ben|höh|len|ent|zün|dung f: → *Sinusitis*

Na|sen|ra|chen|ent|zün|dung f: → *Nasopharyngitis*

Na|sen|ra|chen|fi|brom nt: lokal wachsender Tumor des Nasenrachens, der meist zwischen dem 10. und 20. Lebensjahr auftritt; Ⓔ *nasopharyngeal fibroangioma*

Nasen-Rachen-Katarrh m: → *Rhinolaryngitis*

Na|sen|ra|chen|raum m: → *Nasopharynx*

Na|sen|schleim|haut|ent|zün|dung f: → *Rhinitis*

Na|sen|spe|ku|lum nt: Nasenspiegel; Ⓔ *rhinoscope*

Na|sen|spie|ge|lung f: direkte Untersuchung der Nasenhöhle mit einem Nasenspiegel oder Endoskop*; Ⓔ *rhinoscopy*

Na|sen|stein m: meist durch Fremdkörper [Erdnüsse] induzierte Steinbildung, die zu chronischer Reizung und meist einseitigem, eitrigem Ausfluss führt; Ⓔ *nasal calculus*

Naso-, naso- präf.: Wortelement mit der Bedeutung „Nase"

na|so|an|tral adj: Nase und Kieferhöhle/ Sinus maxillaris betreffend oder verbindend; Ⓔ *nasoantral*

Na|so|an|tri|tis f: Entzündung von Nase/ Nasenhöhle und Kieferhöhle; Ⓔ *nasoantritis*

na|so|fu|gal adj: von der Nase wegführend; Ⓔ *nasofugal*

na|so|la|bi|al adj: Nase und (Ober-)Lippe betreffend oder verbindend; Ⓔ *nasolabial*

Na|so|la|bi|al|fal|te f: → *Nasolabialfurche*

Na|so|la|bi|al|fur|che f: schräge Furche vom Nasenflügel zum Mundwinkel; Ⓔ *nasolabial sulcus*

na|so|la|kri|mal adj: Nase und Tränenapparat betreffend oder verbindend; Ⓔ *nasolacrimal*

na|so|ma|xil|lär adj: Nase und Oberkiefer/Maxilla betreffend oder verbindend; Ⓔ *nasomaxillary*

na|so|pe|tal adj: zur Nase hinführend; Ⓔ *nasopetal*

na|so|pha|ryn|ge|al adj: Nase und Rachen betreffend; Ⓔ *nasopharyngeal*

Na|so|pha|ryn|ge|al|tu|bus m: durch die Nase in den Rachen eingeführter Tubus zur Freihaltung der Atemwege; Ⓔ *nasopharyngeal tube*

Na|so|pha|ryn|gi|tis f: Entzündung des Nasenrachens; Ⓔ *nasopharyngitis*

Na|so|pha|ryn|go|la|ryn|go|skop nt: flexibles Endoskop* zur Untersuchung von Nasenrachen und Kehlkopf; Ⓔ *nasopharyngolaryngoscope*

Na|so|pha|ryn|go|skop nt: flexibles Endoskop* zur Untersuchung des Nasenrachens; Ⓔ *nasopharyngoscope*

Na|so|pha|rynx m: Raum zwischen Nasenhöhle und Rachen; Ⓔ *nasopharynx*

Na|so|pha|rynx|ent|zün|dung f: → *Nasopharyngitis*

na|so|tra|che|al adj: Nase und Luftröhre/ Trachea betreffend; (*Intubation*) durch die Nasenhöhle in die Luftröhre; Ⓔ *nasotracheal*

Na|so|tra|che|al|tu|bus m: durch die Nase in die Luftröhre eingeführter Tubus; Ⓔ *nasotracheal tube*

Nass|kei|me pl: Bakterien, die sich gut im feuchten Milieu vermehren; Ⓔ *water bacteria*

Na|sus f: Nase; Ⓔ *nose*

nas|zie|rend adj: entstehend, freiwerdend; Ⓔ *nascent*

na|tal adj: Geburt betreffend; Ⓔ *natal*

Na|tal|li|tät f: Geburtenziffer, Geburtenhäufigkeit; Ⓔ *natality*

Na|tes pl: Gesäß, Hinterbacken; Ⓔ *buttocks*

na|tiv adj: natürlich, unverändert; Ⓔ *native*

Na|tiv|auf|nah|me f: Röntgenaufnahme ohne Kontrastmittel; Ⓔ *plain film*

Na|tiv|prä|pa|rat nt: ungefärbtes und nicht-fixiertes Gewebepräparat; Ⓔ *native preparation*

Na|tri|um nt: extrem reaktionsfähiges Alkalimetall; wichtiges Metall des Körpers; Ⓔ *sodium*

Na|tri|um|chlo|rid nt: Kochsalz; Ⓔ *sodium chloride*

Na|tri|um|hy|dro|xid nt: stark alkalisches Ätzmittel; bildet beim Lösen in Wasser **Natronlauge**; Ⓔ *sodium hydroxide*

N

Na|tri|um|pum|pe f: physiologische Bezeichnung für die Na⁺/K⁺-ATPase*; ⓔ *sodium pump*

Na|tri|u|re|se f: Natriumausscheidung im Harn; ⓔ *natriuresis*

Na|tur|heil|kun|de f: Lehre von der Verwendung natürlicher Heilmittel [Wasser, Licht, Wärme, Heilpflanzen] zur Vorbeugung gegen und Behandlung von Krankheiten; ⓔ *naturopathy*

Nau|pa|thie f: Seekrankheit; ⓔ *naupathia*

Nau|sea f: Übelkeit, Brechreiz; ⓔ *nausea*

na|vi|ku|lar adj: bootförmig, kahnförmig; ⓔ *navicular*

Na|vi|ku|la|re nt: Kahnbein; kahnförmiger Fußwurzelknochen; ⓔ *navicular bone*

Na|vi|ku|lar|frak|tur f: Kahnbeinfraktur; ⓔ *scaphoid fracture*

Nävo-, nävo- präf.: Wortelement mit der Bedeutung „Mal/Muttermal/Nävus"

Nä|vo|blas|tom, ma|lig|nes nt: → *malignes Melanom*

nä|vo|id adj: nävusähnlich, nävusartig; ⓔ *nevoid*

Nä|vo|kar|zi|nom nt: → *malignes Melanom*

Nä|vo|zy|ten|nä|vus m: → *Nävuszellnävus*

nä|vo|zy|tisch adj: aus Nävuszellen bestehend; ⓔ *nevocytic*

Nä|vus m, pl **-vi**: unscharf definierte Bezeichnung für angeborene oder später auftretende Hautveränderungen mit Überentwicklung oder [selten] Unterentwicklung eines Teiles der Haut; meist gleichgesetzt mit Nävuszellnävus*; ⓔ *nevus*

amelanotischer Nävus: Nävuszellnävus* ohne Pigmenteinlagerung; ⓔ *amelanotic nevus*

hyperkeratotischer Nävus: harter keratotischer Nävus mit dunkelbrauner, warziger Oberfläche, der schon bei der Geburt vorhanden sein kann; ⓔ *verrucous nevus*

Nävus Ota: meist bei Frauen auftretender, kongenitaler melanozytärer Nävus, der selten maligne entartet; ⓔ *Ota's nevus*

Nävusdysplasie-Syndrom nt: autosomal-dominantes Auftreten dysplastischer Nävuszellnävi und maligner Melanome; ⓔ *FAMMM syndrome*

Nä|vus|zel|len|nä|vus m, pl **-vi**: → *Nävuszellnävus*

Nä|vus|zell|nä|vus m: gutartiger, pigmentierter Nävus; häufig vorkommender Hauttumor mit nur geringer Tendenz zur Entartung; ⓔ *nevus cell nevus*

Ne-, ne- präf.: → *Neo-*

Ne|ar|thro|se f: Gelenkneubildung, z.B. nach Fraktur oder Luxation; ⓔ *nearthrosis*

Ne|bel|se|hen nt: → *Nephelopsie*

Ne|ben|bauch|spei|chel|drü|se f: → *Nebenpankreas*

Ne|ben|ho|den m: Abschnitt der ableitenden Samenwege, in dem die Spermien ausreifen; ⓔ *epididymis*

Ne|ben|ho|den|gang m: 4–5 m langer Epithelschlauch, der zusammengeknäult Kopfteil, Körper und Schwanz des Nebenhodens bildet; ⓔ *duct of epididymis*

Ne|ben|höh|len pl: → *Nasennebenhöhlen*

Ne|ben|höh|len|ent|zün|dung f: → *Sinusitis*

Ne|ben|milz f: versprengtes Milzgewebe; ⓔ *accessory spleen*

Ne|ben|nie|re f: dem oberen Nierenpol aufsitzende endokrine Drüse, die in zwei unterschiedliche Teile [Nebennierenrinde*, Nebennierenmark*] unterteilt ist; ⓔ *adrenal*

Ne|ben|nie|ren|hy|per|pla|sie f: → *Nebennierenrindenhyperplasie*

Ne|ben|nie|ren|in|suf|fi|zi|enz f: → *Nebennierenrindeninsuffizienz*

Ne|ben|nie|ren|mark nt: das von der Nebennierenrinde umgebene Mark aus Ganglienzellen und Nervenfasern; bildet die Nebennierenhormone Adrenalin* und Noradrenalin*; ⓔ *adrenal marrow*

Ne|ben|nie|ren|rin|de f: äußere Schicht der Nebenniere, die die Nebennierenrindenhormone* bildet; ⓔ *adrenal cortex*

Ne|ben|nie|ren|rin|den|a|de|nom nt: gutartiger, endokrin aktiver Tumor der Nebennierenrinde; ⓔ *adrenocortical adenoma*

Ne|ben|nie|ren|rin|den|hor|mo|ne pl: in der Nebennierenrinde gebildete Steroidhormone [Glucocorticoide*, Mineralocorticoide*, androgene Hormone*]; ⓔ *adrenocortical hormones*

Ne|ben|nie|ren|rin|den|hy|per|pla|sie f: meist durch eine gesteigerte ACTH-Bildung in der Hypophyse hervorgerufene Vergrößerung der Nebennierenrinde; ⓔ *adrenocortical hyperplasia*

Ne|ben|nie|ren|rin|den|in|suf|fi|zi|enz f: verminderte Bildung von Nebennierenrindenhormen; ⓔ *adrenocortical insufficiency*

Ne|ben|pan|kre|as nt: gelegentlich vorkommendes, versprengtes Pankreasgewebe; ⒠ *accessory pancreas*

Ne|ben|plaizen|ta f: Plazentavariante mit getrennt von der Hauptplazenta sitzenden Kotyledonen; ⒠ *supernumerary placenta*

Ne|ben|po|cken pl: → *Melkerpocken*

Ne|ben|schild|drü|se f: etwa erbsengroße, hinter der Schilddrüse liegende endokrine Drüsen [**Glandula parathyroidea inferior, superior**], die über das Parathormon* den Kalzium- und Phosphathaushalt regulieren; ⒠ *parathyroid*

Ne|ben|schild|drü|sen|in|suf|fi|zi|enz f: Unterfunktion der Nebenschilddrüsen; ⒠ *hypoparathyroidism*

Ne|ben|wir|kung f: therapeutisch nicht erwünschte Wirkung eines Arzneimittels, die zur Änderung oder Absetzen der Therapie führen kann; ⒠ *side effect*

Ne|ben|wirt m: Wirt, der dem Parasiten keine optimalen Lebensbedingungen bietet; ⒠ *paratenic host*

Ne|ben|zel|len pl: schleimbildende Zellen der Magenschleimhaut; ⒠ *mucous neck cells*

Ne|bul|la f: leichte Hornhauttrübung; ⒠ *nebula*

neck dissection f: Ausräumung der Halslymphknoten und Entfernung von Muskel- und Gefäßstrukturen; ⒠ *neck dissection*

Neck-Odelberg-Syndrom nt: aseptische Nekrose* der Verbindung von Schambein und Sitzbein; ⒠ *Neck's disease*

Necro-, necro- präf.: Wortelement mit der Bedeutung „tot/gestorben/Leiche"

Negri-Körperchen pl: Einschlusskörperchen in Gehirnzellen bei Tollwut; ⒠ *Negri bodies*

Nehb-Ableitungen pl: Brustwandableitungen des EKGs; ⒠ *Nehb's leads*

Neis|se|ria f: Gattung gramnegativer Kugelbakterien; ⒠ *Neisseria*

Neisseria gonorrhoeae: unbewegliche Diplokokken; Erreger der Gonorrhoe*; ⒠ *Neisseria gonorrhoeae*

Neisseria meningitidis: gramnegative Diplokokken; Erreger der Meningokokkenmeningitis*; ⒠ *Neisseria meningitidis*

Neis|se|ri|a|celae pl: Familie gramnegativer Bakterien, zu der u.A. Neisseria* und Moraxella* gehören; ⒠ *Neisseriaceae*

Nekro-, nekro- präf.: Wortelement mit der Bedeutung „tot/gestorben/Leiche"

Ne|kro|bi|o|se f: Übergangsstadium von

Leben zu Zelltod; ⒠ *necrobiosis*

ne|kro|gen adj: in toter Materie lebend, aus toter Materie stammend; Nekrose hervorrufend; ⒠ *necrogenic*

Ne|kro|ly|se f: Gewebenekrose mit Auflösung; ⒠ *necrolysis*

ne|kro|phag adj: (biolog.) sich ausschließlich von toten Organismen ernährend; ⒠ *necrophagous*

Ne|kro|pha|ne|ro|se f: Auftreten sichtbarer Veränderungen bei Nekrose*; ⒠ *necrophanerosis*

ne|kro|phil adj: mit besonderer Affinität zu nekrotischem Gewebe; ⒠ *necrophilous*

Ne|krop|sie f: Leicheneröffnung; ⒠ *necropsy*

Ne|kro|se f: lokaler Zell- oder Gewebstod im lebenden Organismus; ⒠ *necrosis*

aseptische Nekrose: nicht durch Erreger hervorgerufene Nekrose; oft gleichgesetzt mit avaskulärer Nekrose; ⒠ *aseptic necrosis*

avaskuläre Nekrose: Nekrose als Folge von akutem oder chronischem Sauerstoffmangel; ⒠ *avascular necrosis*

ischämische Nekrose: durch Ischämie bedingte Nekrose; ⒠ *ischemic necrosis*

septische Nekrose: durch eine Bakterien- oder Pilzinfektion ausgelöste Nekrose; ⒠ *septic necrosis*

spontane Nekrose: → *avaskuläre Nekrose*

verkäsende Nekrose: Koagulationsnekrose* mit Bildung käseartiger Massen von zäher, gelblicher Konsistenz; häufig bei Tuberkulose*; ⒠ *caseous degeneration*

Ne|kro|sek|to|mie f: → *Nekrotomie*

Ne|kro|sper|mie f: → *Nekrozoospermie*

ne|kro|ti|sie|rend adj: in Nekrose übergehend, Nekrose auslösend, nekrotisch werden; ⒠ *necrotizing*

Ne|kro|to|mie f: Ausschneidung von totem Gewebe, Nekroseentfernung; ⒠ *necrotomy*

Ne|kro|zo|o|sper|mie f: Unbeweglichkeit aller Spermien im Ejakulat; ⒠ *necrozoospermia*

Nelson-Test m: Syphilistest, bei dem Syphiliserreger durch Antikörper im Testserum immobilisiert werden; ⒠ *TPI test*

Ne|mat|hel|min|thes pl: zu den Fadenwürmern zählende Parasiten; zu ihnen gehören u.A. die Klassen Nematodes* und Acanthocephala*; ⒠ *Nemathelminthes*

N

Ne|ma|to|da *pl*: fadenförmige, runde Würmer, die sich i.d.R. durch Eier vermehren, zum Teil auch lebendgebährend; wichtige Gattungen sind u.A. Ankylostoma, Ascaris, Dracunculus, Trichinella, Onchocerca; Ⓔ *Nematoda*

Ne|ma|to|den *pl*: → *Nematoda*

Ne|ma|to|den|in|fek|ti|on *f*: → *Nematosis*

Ne|ma|to|des *pl*: → *Nematoda*

Ne|ma|to|sis *f*: durch Fadenwürmer hervorgerufene Infektionskrankheit; Ⓔ *nematodiasis*

ne|ma|to|zid *adj*: nematoden(ab)tötend; Ⓔ *nematocide*

Neo-, neo- *präf.*: Wortelement mit der Bedeutung „neu/jung"

Ne|o|ce|re|bel|lum *nt*: stammesgeschichtlich jüngster Teil des Kleinhirns; Ⓔ *neocerebellum*

Ne|o|cor|tex *m*: stammesgeschichtlich jüngster Teil der Großhirnrinde; Ⓔ *neocortex*

Ne|o|ge|ne|se *f*: Neubildung, Regeneration von Gewebe oder Organen; Ⓔ *neogenesis*

Ne|o|kor|tex *m*: → *Neocortex*

ne|o|morph *adj*: neugeformt; Ⓔ *neomorphic*

ne|o|na|tal *adj*: die Neugeborenenperiode betreffend, in der Neugeborenenperiode auftretend; Ⓔ *neonatal*

Ne|o|na|tal|sterb|lich|keit *f*: Sterblichkeit in der Neugeborenenperiode; Ⓔ *neonatal mortality rate*

Ne|o|pla|sie *f*: Gewebeneubildung; Ⓔ *neoplasia*

multiple endokrine Neoplasie: durch eine Adenombildung in verschiedenen endokrinen Düsen gekennzeichnetes Syndrom; meist autosomal-dominant vererbt; Ⓔ *multiple endocrine neoplasia*

Ne|o|plas|ma *nt*: Neubildung; Tumor; meist gleichgesetzt mit bösartigem Tumor; Ⓔ *neoplasm*

Ne|o|vas|ku|la|ri|sa|ti|on *f*: (*Tumor*) Gefäßneubildung; Ⓔ *neovascularization*

Ne|o|ze|re|bel|lum *nt*: → *Neocerebellum*

Ne|o|zy|to|se *f*: Vorkommen unreifer Zellvorläufer im peripheren Blut; Ⓔ *neocytosis*

Ne|phel|op|sie *f*: durch Trübung der lichtbrechenden Medien des Auges verursachtes nebelhaftes Sehen; Ⓔ *cloudy vision*

Nephr-, nephr- *präf.*: → *Nephro-*

Ne|phral|gie *f*: Nierenschmerz(en); Ⓔ *nephralgia*

Ne|phrek|ta|sie *f*: Nierendilatation, Ausweitung des Nierenhohlsystems; Ⓔ *nephrectasis*

Ne|phrek|to|mie *f*: Nierenentfernung; Ⓔ *nephrectomy*

Ne|phri|tis *f*: Entzündung des Nierenparenchyms; Ⓔ *nephritis*

arteriosklerotische Nephritis: altersbedingte oder als Folge eines Hochdrucks entstehende Nierenentzündung mit progredienter Sklerosierung und Vernarbung; Ⓔ *arteriosclerotic nephritis*

chronische Nephritis: zu Niereninsuffizienz* führende Entzündung variabler histologischer Ausprägung; Ⓔ *Bright's disease*

Nephritis gravidarum: mit Hypertonie* und Proteinurie* einhergehende, durch die Erweiterung der Harnleiter und Nierenkelche [Pyelonephritis* gravidarum] geförderte Entzündung; Ⓔ *nephritis of pregnancy*

interstitielle Nephritis: i.d.R. symptomarme, primär auf das interstitielle Nierengewebe beschränkte Entzündung, die auch Glomeruli [Glomerulonephritis*] oder Nierentubuli betreffen kann; Ⓔ *interstitial nephritis*

ne|phri|to|gen *adj*: Nephritis verursachend; Ⓔ *nephritogenic*

Nephro-, nephro- *präf.*: Wortelement mit der Bedeutung „Niere/Nephros"

ne|phro|ab|do|mi|nal *adj*: Niere(n) und Bauch(wand)/Abdomen betreffend; Ⓔ *nephroabdominal*

Ne|phro|an|gi|o|pa|thie *f*: nicht-entzündliche Veränderung der Nierengefäße; Ⓔ *nephroangiopathy*

Ne|phro|an|gi|o|skle|ro|se *f*: Arteriosklerose* der Nierenarterien; Ⓔ *nephroangiosclerosis*

Ne|phro|blas|tom *nt*: bösartiger Tumor der Nieren, der drüsige und sarkomatöse Anteile enthält; tritt oft schon im Kindesalter auf; Ⓔ *nephroblastoma*

ne|phro|gen *adj*: aus der Niere stammend, von den Nieren ausgehend, durch die Niere bedingt; Ⓔ *nephrogenic*

Ne|phro|gra|fie, -gra|phie *f*: Röntgenkontrastdarstellung der Niere(n); Ⓔ *nephrography*

Ne|phro|gramm *nt*: Röntgenkontrastaufnahme der Niere(n); Ⓔ *nephrogram*

ne|phro|id *adj*: nierenförmig, nierenartig; Ⓔ *nephroid*

Ne|phro|kal|zi|no|se *f*: diffuse Verkalkung des Nierenparenchyms mit Entwicklung eines Nierenversagens; Ⓔ *nephro-*

calcinosis

Ne|phro|kap|su|lek|to|mie *f*: Entfernung der Nierenkapsel; ⓔ *nephrocapsectomy*

Ne|phro|li|be|ra|ti|on *f*: operative Nierenlösung; ⓔ *nephrolysis*

Ne|phro|lith *m*: Nierenstein; ⓔ *nephritic calculus*

Ne|phro|li|thi|a|sis *f*: durch Steinbildung und -ablagerung in Nierentubuli, Nierenbecken und ableitenden Harnwege hervorgerufenes akutes [Nierenkolik] oder chronisches Krankheitsbild; ⓔ *nephrolithiasis*

Ne|phro|li|tho|ly|se *f*: medikamentöse Auflösung von Nierensteinen; ⓔ *nephrolitholysis*

Ne|phro|li|tho|to|mie *f*: operative Nierensteinentfernung; ⓔ *nephrolithotomy*

Ne|phro|ly|se *f*: **1.** toxischer Zerfall von Nierenparenchym **2.** operative Nierenlösung; ⓔ *1.–2. nephrolysis*

Ne|phrom *nt*: Nierengeschwulst, Nierentumor; ⓔ *nephroma*

Ne|phro|ma|la|zie *f*: Nierenerweichung; ⓔ *nephromalacia*

Ne|phro|me|ga|lie *f*: Nierenvergrößerung; ⓔ *nephromegaly*

Ne|phron *nt*: kleinste funktionelle Einheit der Niere aus Glomerulus, Bowman-Kapsel und Harnkanälchen; dient der Harnbildung und -konzentration; ⓔ *nephron*

Ne|phro|pa|thie *f*: Nierenerkrankung, Nierenschädigung; ⓔ *nephropathy*

diabetische Nephropathie: im Rahmen des Diabetes* mellitus auftretende Schädigung der Glomeruli und Nierentubuli, die langfristig zu Niereninsuffizienz* führt; ⓔ *diabetic nephrosclerosis*

Ne|phro|pe|xie *f*: Nierenfixation, Nierenanheftung; ⓔ *nephropexy*

Ne|phro|pto|se *f*: meist die rechte Niere betreffende Senkung bei langem Gefäßstiel oder im Rahmen einer Enteroptose*; ⓔ *nephroptosis*

Ne|phro|py|e|lo|gra|fie, -gra|phie *f*: Röntgenkontrastdarstellung von Niere und Nierenbecken; ⓔ *nephropyelography*

Ne|phro|py|o|se *f*: Niereneiterung; ⓔ *nephropyosis*

Ne|phror|rha|gie *f*: Niereneinblutung; Nierenblutung; ⓔ *nephrorrhagia*

Ne|phror|rha|phie *f*: Nierennaht; ⓔ *nephrorrhaphy*

Ne|phro|se *f*: **1.** nur noch selten gebrauchte Bezeichnung für nichtentzündliche Nierenerkrankungen **2.** klinische Bezeichnung für nephrotisches Syndrom*; ⓔ *1. nephrosis* **2.** *nephrot-*

ic syndrome

Ne|phro|skle|ro|se *f*: Sklerose* der Arterien und Arteriolen der Niere(n); führt zu Entwicklung einer renalen Hypertonie* und Niereninsuffizienz*; ⓔ *nephrosclerosis*

diabetische Nephrosklerose: → *diabetische Nephropathie*

maligne Nephrosklerose: zu Niereninsuffizienz führende, rasch progrediente Nephrosklerose*; ⓔ *malignant nephrosclerosis*

Ne|phro|so|ne|phri|tis *f*: Nierenentzündung mit Begleitsymptomen eines nephrotischen oder nephritischen Syndroms; ⓔ *nephrosonephritis*

Ne|phro|sto|mie *f*: Anlegen einer äußeren Nierenfistel; ⓔ *nephrostomy*

Ne|phro|to|mie *f*: Inzision/Eröffnung der Niere; ⓔ *nephrotomy*

Ne|phro|to|mo|gra|fie, -gra|phie *f*: Tomografie* der Niere; ⓔ *nephrotomography*

Ne|phro|to|mo|gramm *nt*: Schichtaufnahme der Niere; ⓔ *nephrotomogram*

Ne|phro|to|xin *nt*: Nierengift; ⓔ *nephrotoxin*

ne|phro|to|xisch *adj*: nierenschädigend, nierengiftig; ⓔ *nephrotoxic*

Ne|phro|to|xi|zi|tät *f*: Nierenschädlichkeit, Nierengiftigkeit; ⓔ *nephrotoxicity*

ne|phro|trop *adj*: mit besonderer Affinität für Nierengewebe/zur Niere, auf die Niere einwirkend; ⓔ *nephrotropic*

Ne|phro|u|re|te|rek|to|mie *f*: operative Entfernung von Niere und Harnleiter; ⓔ *nephroureterectomy*

Ne|phro|u|re|te|ro|zys|tek|to|mie *f*: operative Entfernung von Niere, Harnleiter und Blase; ⓔ *nephroureterocystectomy*

Nerv *m*: aus parallel verlaufenden Nervenfasern und umhüllendem Bindegewebe aufgebaute Leitungsstrukturen des Nervensystems; je nach der Funktion unterscheidet man **motorische Nerven,** die Impulse zur Muskulatur leiten und **sensible** oder **sensorische Nerven,** die Reize in der Peripherie aufnehmen und zum ZNS leiten; **gemischte Nerven** enthalten motorische und sensible Fasern; ⓔ *nerve*

ner|val *adj*: Nerv(en) oder das Nervensystem betreffend, nervös (bedingt), vom Nervensystem ausgehend; ⓔ *nervous*

Ner|ven|bahn *f*: aus Nervenfasern mit gleicher oder ähnlicher Funktion bestehendes Bündel; **motorische Nervenbahnen** führen Impulse von Großhirn

N

und Kleinhirn zur Muskulatur; **sensible Nervenbahnen** leiten Impulse von Empfindungsrezeptoren aus dem Körper und der Körperoberfläche zum Gehirn; Ⓔ *pathway*

Ner|ven|block *m*: **1.** Unterbrechung der Nervenleitung **2.** Schmerzausschaltung durch Leitungsanästhesie eines Nerven; Ⓔ **1.–2.** *nerve block*

Ner|ven|fa|ser *f*: der Neurit* einer Nervenzelle in peripheren Nerven; Ⓔ *nerve fiber*

markhaltige Nervenfasern: von einer Myelinscheide* umgebene Nervenfasern; Ⓔ *myelinated fibers*

marklose Nervenfasern: nicht von einer Myelinscheide* umgebene Nervenfasern; Ⓔ *nonmyelinated fibers*

Ner|ven|filz *m*: → *Neuropil*

Ner|ven|kno|ten *m*: Ansammlung von Nervenzellen im peripheren Nervensystem; Ⓔ *ganglion*

Ner|ven|mark *nt*: Lipoproteingemisch, das die Myelinscheide* der Nervenfasern bildet; Ⓔ *myelin*

Ner|ven|schwä|che *f*: → *Neurasthenie*

Ner|ven|sys|tem *nt*: Gesamtheit der nervösen Strukturen; Ⓔ *nervous system*

autonomes Nervensystem: nicht dem Einfluss von Willen und Bewusstsein unterworfener Teil des Nervensystems; besteht aus sympathischem und parasympathischem Nervensystem* und intramuralen Nervenfasern; Ⓔ *autonomic nervous system*

Ner|ven|wur|zeln *pl*: die in Gehirn und Rückenmark ein- und austretenden Nervenfasern; Ⓔ *nerve roots*

Ner|ven|zel|le *f*: → *Neuron*

ner|vös *adj*: **1.** nervös, überreizt, übererregt, nervenschwach **2.** → *nerval*; Ⓔ **1.–2.** *nervous*

Ner|vus *m, pl* **-vi**: Nerv; Ⓔ *nerve*

Nervus abducens: den Musculus* rectus lateralis versorgender VI. Hirnnerv; Ⓔ *abducent nerve*

Nervus accessorius: die Musculi sternocleidomastoideus und trapezius versorgender XI. Hirnnerv; Ⓔ *accessory nerve*

Nervus acusticus: veraltet für → *Nervus vestibulocochlearis*

Nervi alveolares superiores: Oberkieferäste des Nervus* maxillaris und Nervus* infraorbitalis; Ⓔ *superior alveolar nerves*

Nervus alveolaris inferior: Ast des Nervus* mandibularis, der Unterkieferzähne, Zahnfleisch und die Haut

von Unterlippe und Kinn versorgt; Ⓔ *inferior alveolar nerve*

Nervus autonomicus: Eingeweidenerv, Viszeralnerv; Ⓔ *autonomic nerve*

Nervi cervicales: Spinalnerven des Halsmarks; Ⓔ *cervical nerves*

Nervus cochlearis: Hörnerv; Ⓔ *cochlear nerve*

Nervus cranialis: Kopfnerv, Hirnnerv; Ⓔ *cranial nerve*

Nervus cutaneus: Hautnerv; Ⓔ *cutaneous nerve*

Nervi encephalici: Kopfnerven, Hirnnerven; Ⓔ *encephalic nerves*

Nervus facialis: VII. Hirnnerv, der die mimischen Gesichtsmuskeln innerviert; die sekretorischen Fasern versorgen Tränen-, Nasen-, Gaumen- und Speicheldrüsen; führt Geschmacksfasern für die vorderen 2/3 der Zunge; Ⓔ *facial nerve*

Nervus femoralis: gemischter Nerv aus dem Plexus* lumbalis; versorgt motorisch die Musculi psoas major, psoas minor, iliacus, pectineus, sartorius und quadriceps femoris; sendet Hautäste zur Streckseite des Oberschenkels und Medialseite des Unterschenkels; Ⓔ *femoral nerve*

Nervus genitofemoralis: gemischter Ast des Plexus* lumbalis, der motorisch die Musculi cremaster und dartos [**Ramus genitalis**] und sensibel die Haut des Oberschenkels um den Hiatus saphenus [**Ramus femoralis**] versorgt; Ⓔ *genitofemoral nerve*

Nervus glossopharyngeus: IX. Hirnnerv, der motorisch die obere Schlundmuskulatur versorgt; führt Geschmacksfasern für das hintere Zungendrittel und sensible Fasern für Paukenhöhle, Ohrtrompete und Nasenrachen; Ⓔ *glossopharyngeal nerve*

Nervus hypoglossus: XII. Hirnnerv, der die gesamte Zungenmuskulatur innerviert; Ⓔ *hypoglossal nerve*

Nervus infraorbitalis: sensibler Endast des Nervus* maxillaris; versorgt die Schleimhaut von Kieferhöhle, Zahnfleisch und Wange; Ⓔ *infraorbital nerve*

Nervi intercostales: gemischte Bauchäste der thorakalen Spinalnerven, die die Interkostalmuskeln und die Haut der Rumpfwand versorgen; Ⓔ *intercostal nerves*

Nervus intermedius: von Nervus* facialis abgehender Hirnnerv, der parasympathische und sensorische Fasern

N

enthält; Ⓔ *intermediate nerve*

Nervus ischiadicus: gemischter Nerv aus dem Plexus* sacralis; versorgt motorisch u.A. die Musculi gemelli, semitendinosus und semimembranosus; Ⓔ *sciatic nerve*

Nervus laryngeus inferior: gemischter Endast des Nervus* laryngeus recurrens; innerviert alle Kehlkopfmuskeln, außer Musculus cricothyroideus sowie die Kehlkopfschleimhaut unterhalb der Stimmritze; Ⓔ *inferior laryngeal nerve*

Nervus laryngeus recurrens: gemischter Ast des Nervus* vagus; sein Endast ist der Nervus* laryngeus inferior; Ⓔ *recurrent laryngeal nerve*

Nervus laryngeus superior: gemischter Ast des Nervus* vagus; innerviert den Musculus* cricothyroideus sowie die Kehlkopfschleimhaut oberhalb der Stimmritze; Ⓔ *superior laryngeal nerve*

Nervus lingualis: sensibler Ast des Nervus* mandibularis für die vorderen 2/3 der Zunge; Ⓔ *lingual nerve*

Nervi lumbales: Spinalnerven des Lendenmarks; Ⓔ *lumbar nerves*

Nervus mandibularis: aus dem Ganglion* trigeminale abgehender gemischter Trigeminusast, aus dem u.A. die Nervi lingualis, alveolaris inferior, auriculotemporalis, massetericus und buccalis abgehen; Ⓔ *mandibular nerve*

Nervus maxillaris: aus dem Ganglion* trigeminale abgehender sensibler Trigeminusast, aus dem u.A. die Nervi zygomaticus, infraorbitalis und alveolares superiores abgehen; Ⓔ *maxillary nerve*

Nervus medianus: gemischter Nerv aus dem Plexus* brachialis; versorgt u.A. die Musculi brachialis und pronator quadratus, die Daumenballenmuskeln (außer Musculus adductor policis) und die Haut der 3½ radialen Finger; Ⓔ *median nerve*

Nervus mixtus: gemischter Nerv; Ⓔ *mixed nerve*

Nervus motorius: motorischer Nerv; Ⓔ *motor nerve*

Nervus musculocutaneus: gemischter Ast des Plexus* brachialis; versorgt u.A. die Musculi coracobrachialis, biceps brachii, brachialis und die Haut am Radialrand des Unterarms; Ⓔ *musculocutaneous nerve*

Nervus oculomotorius: III. Hirnnerv mit motorischen [Musculus levator palpebrae superior, äußere Augenmuskeln außer Musculus rectus lateralis, obliquus superior] und parasympathischen [Musculi sphincter pupillae, ciliaris] Fasern; Ⓔ *oculomotor nerve*

Nervus olfactorius: aus den Riechfäden* entstehender I. Hirnnerv, der zum Bulbus* olfactorius zieht; Ⓔ *olfactory nerve*

Nervus ophthalmicus: gemischter Nerv aus dem Ganglion* trigeminale; teilt sich in die Nervi lacrimalis, frontalis und nasociliaris; Ⓔ *ophthalmic nerve*

Nervus opticus: aus den Ganglienzellen der Netzhaut entspringender II. Hirnnerv, der vom Augapfel zum Chiasma* opticum zieht; Ⓔ *optic nerve*

Nervus phrenicus: gemischter Nerv aus dem Plexus* cervicalis; versorgt des Zwerchfell motorisch und sensibel den Herzbeutel und die Pleura; Ⓔ *phrenic nerve*

Nervus radialis: gemischter Nerv aus dem Plexus* brachialis; versorgt u.A. die Extensoren von Ober- und Unterarm und die Haut auf der Streckseite des Ober- und Unterarms; Ⓔ *radial nerve*

Nervi sacrales: Spinalnerven des Sakralmarks; Ⓔ *sacral nerves*

Nervus sensorius: sensibler/sensorischer Nerv; Ⓔ *sensory nerve*

Nervi spinales: vom Rückenmark abgehende Nerven; Ⓔ *spinal nerves*

Nervus sympathicus: →*Pars sympathica*

Nervi thoracici: Spinalnerven des Brustmarks; Ⓔ *thoracic nerves*

Nervus tibialis: gemischter Ast des Nervus* ischiadicus; versorgt die Beugemuskeln des Unterschenkels und die Haut über der Wade; Ⓔ *tibial nerve*

Nervus trigeminus: V. Hirnnerv, der sich im Ganglion trigeminale in die Nervi ophthalmicus, maxillaris und mandibularis teilt; Ⓔ *trigeminal nerve*

Nervus trochlearis: IV. Hirnnerv zum Musculus obliquus superior; Ⓔ *trochlear nerve*

Nervus ulnaris: gemischter Ast des Plexus* brachialis; versorgt u.A. die Musculi flexor carpi ulnaris, interossei und adductor pollicis sowie die Haut der 1½ ulnaren Finger; Ⓔ *ulnar nerve*

Nervus vagus: X. Hirnnerv mit motorischen, sensiblen und parasympathischen Fasern; innerviert u.A. die Muskulatur von Gaumen, Rachen, oberer Speiseröhre und Kehlkopf; versorgt sensibel Teile des Rachens, Kehlkopf, Luftröhre, Speiseröhre, Brust- und Bauchorgane; Ⓔ *vagus nerve*

N

Nervi vasorum: die Gefäße versorgende Nerven; ⒺⒶ *nerves of vessels*

Nervus vestibulocochlearis: aus dem Hörnerv [Nervus cochlearis] und dem Gleichgewichtsnerv [Nervus vestibularis] bestehende VIII. Hirnnerv, der die Impulse vom Sinnesepithel der Innenohrschnecke zum Gehirn leitet; ⒺⒶ *vestibulocochlear nerve*

Ne|si|di|o|blast *m:* Inselzelle der Bauchspeicheldrüse; ⒺⒶ *nesidioblast*

Ne|si|di|o|blas|tom *nt:* von den Inselzellen der Bauchspeicheldrüse ausgehender gutartiger Tumor; ⒺⒶ *nesidioblastoma*

Ne|si|di|om *nt:* → *Nesidioblastom*

Nes|sel|aus|schlag *m:* → *Nesselsucht*

Nes|sel|fie|ber *nt:* → *Nesselsucht*

Nes|sel|sucht *f:* akute oder chronische, durch Quaddelbildung gekennzeichnete Hauterkrankung unterschiedlicher Genese; ⒺⒶ *nettle rash*

Nettleship-Krankheit *f:* ätiologisch ungeklärte, kutane Mastozytose* mit bräunlichen Flecken und Urtikariabildung nach physikalischer Reizung; ⒺⒶ *Nettleship's disease*

Netz *nt:* Bauchfellduplikatur, in der Blut-, Lymphgefäße und Nerven verlaufen; ⒺⒶ *omentum*

großes Netz: von Magen und Querkolon herabhängendes Bauchnetz; ⒺⒶ *greater omentum*

kleines Netz: zwischen Magen und Leber hängende Bauchfelltasche; ⒺⒶ *lesser omentum*

Netz|beu|tel *m:* von der restlichen Bauchhöhle abgegrenzter Raum zwischen Magen und Bauchspeicheldrüse; ⒺⒶ *omental bursa*

Netz|bruch *m:* Eingeweidebruch mit Bauchnetz im Bruchsack; ⒺⒶ *epiplocele*

Netz|haut *f:* innerste Schicht des Augapfels; im lichtempfindlichen Teil sitzen die Sinnes- und Ganglienzellen des Sehnervs; ⒺⒶ *retina*

Netz|haut|ab|lö|sung *f:* durch verschiedene Ursachen hervorgerufene Trennung von Netzhaut und Pigmentepithel; ⒺⒶ *detached retina*

Netz|haut|an|gi|o|ma|to|se *f:* zu den Phakomatosen* gehörige, wahrscheinlich dominant vererbte Systemerkrankung mit Naevus* flammeus lateralis sowie retinaler und zerebellarer Angiomatose*; ⒺⒶ *cerebroretinal angiomatosis*

Netz|haut|a|pla|sie *f:* angeborenes Fehlen der Netzhaut/Retina; ⒺⒶ *retinal aplasia*

Netz|haut|ent|zün|dung *f:* → *Retinitis*

Netz|zys|te *f:* zystenartige Flüssigkeitsansammlung im Bauchnetz; ⒺⒶ *omental cyst*

Neu|ge|bo|re|nen|ak|ne *f:* bei Neugeborenen auftretende leichte Akneform, die spontan abheilt; ⒺⒶ *neonatal acne*

Neu|ge|bo|re|nen|a|sphy|xie *f:* unmittelbar nach der Geburt einsetzende Atemdepression und Asphyxie* durch Unreife der Gehirnzentren; ⒺⒶ *asphyxia of the newborn*

Neu|ge|bo|re|nen|e|ry|thro|blas|to|se *f:* immunhämolytische Anämie* von Feten oder Neugeborenen durch mütterliche Antikörper gegen die kindlichen Erythrozyten; meist [85 %] besteht eine ABO- oder Rhesusinkompatibilität; ⒺⒶ *fetal erythroblastosis*

Neu|ge|bo|re|nen|gelb|sucht *f:* → *Neugeborenenikterus*

Neu|ge|bo|re|nen|glu|kos|u|rie *f:* physiologische Zuckerausscheidung im Harn bei Neugeborenen; ⒺⒶ *neonatal glycosuria*

Neu|ge|bo|re|nen|ik|te|rus *m:* physiologische Gelbsucht bei Neugeborenen durch Leberunreife und Anfall erhöhter Bilirubinmengen; ⒺⒶ *jaundice of the newborn*

Neu|ge|bo|re|nen|lis|te|ri|o|se *f:* Fetopathie* durch intrauterine, diaplazentare Infektion mit Listeria monocytogenes; ⒺⒶ *perinatal listeriosis*

Neu|ge|bo|re|nen|mas|ti|tis *f:* meist 4–6 Tage nach der Geburt auftretende physiologische Brustdrüsenschwellung; ⒺⒶ *mastitis neonatorum*

Neu|ge|bo|re|nen|pe|ri|o|de *f:* Zeit von der Geburt bis zum 28. Tag; ⒺⒶ *neonatal period*

Neu|ge|bo|re|nen|ster|blich|keit *f:* Sterblichkeit in der Neugeborenenperiode; ⒺⒶ *neonatal mortality*

Neu|ge|bo|re|nen|stru|ma *f:* angeborene Struma bei Iodmangel während der Schwangerschaft; ⒺⒶ *congenital goiter*

Neu|ge|bo|re|nen|te|ta|nus *m:* durch eine Infektion der Nabelwunde ausgelöster Wundstarrkrampf; ⒺⒶ *neonatal tetanus*

Neu|ge|bo|re|nes *nt:* Kind von der Geburt bis zum 28. Tag; ⒺⒶ *newborn*

Neu|ner|re|gel *f:* Faustregel zur Bestimmung der Ausdehnung bei Hautverbrennungen; Kopf, Arme, Beine [vorne und hinten], Oberkörper [vorne und hinten] und Unterkörper [vorne und hinten] haben jeweils 9 % der Gesamtkörperoberfläche; ⒺⒶ *rule of nines*

Neur-, neur- *präf*: → *Neuro-*

neu|ral *adj*: **1.** in der Nähe des Rückenmarks liegend **2.** → *nerval*; Ⓔ **1.** *neural* **2.** *nervous*

Neur|al|gie *f*: meist anfallsartige Schmerzen im Versorgungsgebiet eines Nerven; Ⓔ *neuralgia*

neur|al|gi|form *adj*: in der Art einer Neuralgie, neuralgieartig; Ⓔ *neuralgiform*

Neur|a|min|säu|re *f*: Aminozucker aus Mannosamin und Pyruvat; Bestandteil von Glykoproteinen und Gangliosiden; Ⓔ *neuraminic acid*

Neur|a|pra|xie *f*: reversibler Funktionsausfall eines Nervens ohne organische Schädigung; Ⓔ *neurapraxia*

Neur|as|the|nie *f*: nervöses Erschöpfungssyndrom mit u.A. Kopfschmerzen, Schwitzen, Schlafstörungen, Schwindel, Durchfall oder Verstopfung; Ⓔ *neurasthenia*

Neur|a|xon *nt*: → *Neurit*

Neur|ek|to|mie *f*: Nerventeilentfernung, Nervenresektion; Ⓔ *neurectomy*

Neur|ex|hai|re|se *f*: operative Teilentfernung eines peripheren Nervens durch Abdrehen mit einer Zange; Ⓔ *neurexeresis*

Neur|ex|hä|re|se *f*: → *Neurexhairese*

Neuri-, neuri- *präf*: → *Neuro-*

Neu|ri|lem|ma *nt*: äußere Schicht der Axonscheide; Ⓔ *neurilemma*

Neu|ri|lem|mi|tis *f*: Entzündung der Schwann-Scheide*; Ⓔ *neurilemmitis*

Neu|ri|lem|mom *nt*: → *Neurinom*

Neu|ri|le|mom *nt*: → *Neurinom*

Neu|ri|nom *nt*: vom Neurilemma* ausgehender, gutartiger Tumor der Nervenscheide; Ⓔ *neurinoma*

Neu|rit *m*: am **Axonhügel** des Zellleibs entspringender, bis zu 1m langer Fortsatz, der die Nervenzelle mit anderen Zellen verbindet und Impulse weiterleitet; Ⓔ *neurite*

Neu|ri|tis *f*: Nervenentzündung; Ⓔ *neuritis*

Neuritis nervi optici intrabulbaris: zu Hyperämie* und ödematöser Schwellung der Sehnervenpapille* führende Entzündung des Sehnervens; Ⓔ *papillitis*

Neuritis retrobulbaris: von Gesichtsfeldausfällen [Skotom*] begleitete, akut oder chronisch verlaufende Sehnervenerkrankung; häufigste Ursache ist multiple Sklerose*; Ⓔ *retrobulbar neuritis*

Neuro-, neuro- *präf*: Wortelement mit der Bedeutung „Nerv"

Neu|ro|ar|thro|pa|thie *f*: durch einen Ausfall der nervalen Versorgung hervorgerufene Gelenkschädigung; Ⓔ *neuroarthropathy*

Neu|ro|blas|ten *pl*: embryonale Vorstufen der Nervenzellen; Ⓔ *neuroblasts*

Neu|ro|blas|to|ma re|ti|nae *nt*: aus Neuroblasten hervorgehender Tumor der Netzhaut; Ⓔ *retinoblastoma*

Neu|ro|cho|ri|o|i|di|tis *f*: Entzündung von Sehnerv und Aderhaut; Ⓔ *neurochoroiditis*

Neu|ro|cho|ri|o|re|ti|ni|tis *f*: Entzündung von Sehnerv, Aderhaut und Netzhaut; Ⓔ *neurochorioretinitis*

Neu|ro|cra|ni|um *nt*: der Teil des Schädels, der das Gehirn bedeckt; Ⓔ *neurocranium*

Neu|ro|der|ma|to|se *f*: → *Neurodermitis*

Neu|ro|der|mi|tis *f*: degenerative Hauterkrankungen mit nervaler Beteiligung; heute mit Neurodermitis disseminata gleichgesetzt; Ⓔ *neurodermatitis*

Neurodermitis disseminata: chronisch-rezidivierende, entzündliche Erkrankung mit trockener, stark juckender Haut; ätiologisch spielen erbliche Disposition, Allergien und Stressreaktionen eine Rolle; Ⓔ *disseminated neurodermatitis*

neu|ro|ek|to|der|mal *adj*: Nervengewebe und Ektoderm betreffend; Ⓔ *neuroectodermal*

neu|ro|en|do|krin *adj*: Nervensystem und endokrines System betreffend; neuroendokrines System betreffend; Ⓔ *neuroendocrine*

Neu|ro|en|do|kri|ni|um *nt*: Gesamtheit, der an der Bildung und Ausschüttung von Neurohomonen beteiligten Strukturen; Ⓔ *neuroendocrine system*

Neu|ro|en|ze|pha|lo|mye|lo|pa|thie *f*: Erkrankung von Gehirn, Rückenmark und peripheren Nerven; Ⓔ *neuroencephalomyelopathy*

neu|ro|epi|der|mal *adj*: Nervengewebe und Oberhaut/Epidermis betreffend; Ⓔ *neuroepidermal*

Neu|ro|epi|thel *nt*: zur Aufnahme von Reizen befähigtes Epithel; Ⓔ *neuroepithelium*

Neu|ro|fi|bra *f, pl* **-brae**: Nervenfaser; Ⓔ *neurofiber*

Neu|ro|fi|brom *nt*: vom Bindegewebe der Nerven ausgehender gutartiger Tumor; Ⓔ *neurofibroma*

Neu|ro|fi|bro|ma|to|sis ge|ne|ra|li|sa|ta *f*: autosomal-dominante, neuroektodermale Systemerkrankung mit zahlrei-

N

chen schmerzhaften Neurofibromen und Pigmentflecken; Gefahr der sarkomatösen Entartung der Neurofibrome; ⒺⓃ *neurofibromatosis*

Neu|ro|fi|la|men|te pl: s.u. Neurofibrillen; ⒺⓃ *neurofilaments*

neu|ro|gen adj: in Nerven(zellen) entstehend, vom Nervensystem stammend, Nerven(gewebe) bildend, mit dem Nervensystem zusammenhängend; ⒺⓃ *neurogenic*

Neu|ro|glia f: institielles (Stütz-)Gewebe des Zentralnervensystems, das den Raum zwischen den Nervenzellen ausfüllt; ⒺⓃ *neuroglia*

Neu|ro|gli|om nt: von der Neuroglia* ausgehende gutartige Geschwulst; ⒺⓃ *neuroglioma*

Neu|ro|hor|mo|ne pl: Oberbegriff für Hypothalamus- und Hypophysenhormone sowie Neurotransmitter; ⒺⓃ *neurohormones*

Neu|ro|hy|po|phy|se f: aus Neurallappen und Infundibulum bestehender hinterer Teil der Hypophyse*, in dem Hypothalamushormone gespeichert werden; ⒺⓃ *neurohypophysis*

Neu|ro|hy|po|phy|sek|to|mie f: Entfernung der Neurohypophyse*; ⒺⓃ *neurohypophysectomy*

Neu|ro|im|mu|no|lo|gie f: Immunologie des Nervensystems; ⒺⓃ *neuroimmunology*

neu|ro|kar|di|al adj: Nervensystem und Herz betreffend; ⒺⓃ *neurocardiac*

neu|ro|kra|ni|al adj: Hirnschädel/Neurokranium betreffend; ⒺⓃ *neurocranial*

Neu|ro|kra|ni|um nt: → Neurocranium

neu|ro|krin adj: → neuroendokrin

neu|ro|ku|tan adj: Nerven und Haut/Cutis betreffend; Hautnerven betreffend; ⒺⓃ *neurocutaneous*

Neu|ro|la|by|rin|thi|tis f: isolierte Entzündung des Nervus vestibularis mit Drehschwindel, Übelkeit, Erbrechen, Nystagmus*; ⒺⓃ *neurolabyrinthitis*

Neu|ro|lemm nt: → Neurilemma

Neu|ro|lem|mi|tis f: Entzündung der Schwann-Scheide*; ⒺⓃ *neurolemmitis*

Neu|ro|lept|an|al|ge|sie f: allgemeine Analgesie* durch kombinierte Verwendung von Neuroleptika und Analgetika; ⒺⓃ *neuroleptanalgesia*

Neu|ro|lept|an|äs|the|sie f: → Neuroleptanalgesie

Neu|ro|lep|ti|kum nt: Substanz mit angstlösender, beruhigender und sedierender Wirkung; ⒺⓃ *neuroleptic*

Neu|ro|lu|es f: → Neurosyphilis

Neu|ro|ly|se f: **1.** operative Nervendekompression **2.** therapeutische Nervenauflösung; ⒺⓃ **1.–2.** *neurolysis*

Neu|ro|ly|thy|ris|mus m: Vergiftung durch Neurotoxine in verschiedenen Erbsenarten; ⒺⓃ *neurolathyrism*

Neu|rom nt: gutartiger Tumor aus Nervenzellen und -fasern; ⒺⓃ *neuroma*

Neu|ro|ma nt, pl -ma|ta: → Neurom

neu|ro|mus|ku|lär adj: Nerven und Muskel(n) betreffend oder verbindend, von Nerven und Muskeln ausgehend; ⒺⓃ *neuromuscular*

Neu|ro|mye|li|tis f: Entzündung von Nerven und Rückenmark; ⒺⓃ *neuromyelitis*

Neuromyelitis optica: akute disseminierte Rückenmarksschädigung mit begleitender Sehnervenentzündung und Erblindung; wahrscheinlich eine Sonderform der multiplen Sklerose*; ⒺⓃ *neuro-optic myelitis*

Neu|ro|my|o|si|tis f: gleichzeitige Nerven- und Muskelentzündung; ⒺⓃ *neuromyositis*

Neu|ron nt: Nervenzelle; ⒺⓃ *neuron*

neu|ro|nal adj: Neuron(en) betreffend; ⒺⓃ *neuronal*

Neu|ro|ni|tis f: Neuronenentzündung; ⒺⓃ *neuronitis*

Neuronitis vestibularis: isolierte Entzündung des Nervus vestibularis mit Drehschwindel, Übelkeit, Erbrechen und Nystagmus*; ⒺⓃ *vestibular neuronitis*

neu|ro|no|trop adj: mit besonderer Affinität zu Neuronen; ⒺⓃ *neuronotropic*

Neu|ro|pa|pil|li|tis op|ti|ca f: zu Hyperämie* und ödematöser Schwellung der Sehnervenpapille* führende Sehnervenentzündung; ⒺⓃ *neuropapillitis*

Neu|ro|pa|thie f: nicht-entzündliche Nervenerkrankung; Nervenleiden; ⒺⓃ *neuropathy*

Neu|ro|pil nt: das zwischen den Nerven- und Gliazellen liegende Gewirr von Dendriten, Axonen und Gliafortsätzen; ⒺⓃ *neuropil*

Neu|ro|plas|ma f: Zytoplasma der Nervenzelle; ⒺⓃ *neuroplasm*

Neu|ro|plas|tik f: Nervenplastik; ⒺⓃ *neuroplasty*

Neu|ro|pra|xie f: → Neurapraxie

Neu|ro|re|ti|ni|tis f: Entzündung von Sehnerv und Netzhaut; ⒺⓃ *neuroretinitis*

Neu|ro|re|ti|no|pa|thie f: Erkrankung der Sehnervenpapille und der Netzhaut; ⒺⓃ *neuroretinopathy*

Neu|ror|rha|phie f: Nervennaht; ⒺⓃ *neu-*

rorrhaphy

Neu|ro|se f: psychisch bedingte Gesundheitsstörung als Ausdruck eines unbewussten seelischen Konflikts; Ⓔ*neurosis*

hysterische Neurose: primär durch Konversionssymptome [u.A. Lähmung, Schmerzen, Sprechstörungen, Schwerhörigkeit, Sehstörungen] gekennzeichnete Neurose; Ⓔ*hysterical neurosis*

Neu|ro|se|kret nt: im Nervensystem gebildetes Sekret; Neurohormon; Ⓔ*neurosecretion*

Neu|ro|se|kre|ti|on f: Bildung und Sekretion von Neurohormonen; Ⓔ*neurosecretion*

neu|ro|sen|so|risch adj: sensorische Nerven betreffend; sensorisch; Ⓔ*neurosensory*

Neu|ro|skle|ro|se f: sklerotische Verhärtung von Nervengewebe; Ⓔ*neurosclerosis*

Neu|ro|sti|mu|la|ti|on f: Hemmung der Schmerzempfindung durch elektrische Reizung von Nervenfasern; Ⓔ*electrical nerve stimulation*

Neu|ro|sy|phi|lis f: Jahre nach der Erstinfektion beginnendes Stadium mit Befall des Zentralnervensystems, der Knochen und innerer Organe; Ⓔ*neurosyphilis*

neu|ro|ten|di|nös adj: Nerv(en) und Sehne betreffend; Ⓔ*neurotendinous*

Neu|ro|ten|sin nt: von den **Neurotensinzellen** [N-Zellen] der Ileum- und Jejunumschleimhaut gebildetes Gewebshormon, das die Magensäureproduktion hemmt und die Pankreassekretion anregt; Ⓔ*neurotensin*

neu|ro|ti|gen adj: eine Neurose hervorrufend; Ⓔ*neurotigenic*

Neu|ro|tme|sis f: Nervenschädigung mit kompletter Durchtrennung von Axon und Scheide; Ⓔ*neurotmesis*

Neu|ro|to|mie f: Nervenschnitt, Nervendurchtrennung; Ⓔ*neurotomy*

retroganglionäre Neurotomie: Durchtrennung der sensiblen Trigeminusfasern bei Trigeminusneuralgie*; Ⓔ*retrogasserian neurotomy*

Neu|ro|to|mo|gra|fie, -gra|phie f: Tomografie* des Zentralnervensystems; Ⓔ*neurotomography*

Neu|ro|to|nie f: therapeutische Nervendehnung; Ⓔ*neurotonia*

Neu|ro|to|xi|ko|se f: Schädigung des Nervensystems durch Neurotoxine; Ⓔ*neurotoxicosis*

Neu|ro|to|xin f: Nervengift; Ⓔ*neurotoxin*

neu|ro|to|xisch adj: nervenschädigend; Ⓔ*neurotoxic*

Neu|ro|to|xi|zi|tät f: Nervengiftigkeit; Ⓔ*neurotoxicity*

Neu|ro|trans|mit|ter m: im Nervensystem wirksamer Transmitter*; Ⓔ*neurotransmitter*

neu|ro|trop adj: auf Nerven(gewebe) wirkend, mit besonderer Affinität zu Nerven(gewebe); Ⓔ*neurotropic*

Neu|ro|tro|phie f: Ernährung von Nervengewebe; Ⓔ*neurotrophy*

neu|ro|vas|ku|lär adj: Nervensystem und Gefäßsystem betreffend; Ⓔ*neurovascular*

neu|ro|ve|ge|ta|tiv adj: das vegetative Nervensystem betreffend; Ⓔ*neurovegetative*

Neu|ro|vi|ru|lenz f: Fähigkeit eine Infektionskrankheit des Nervensystems hervorzurufen; Ⓔ*neurovirulence*

neu|ro|vis|ze|ral adj: Nervensystem und Eingeweide/Viszera betreffend; Ⓔ*neurovisceral*

neu|ro|zir|ku|la|to|risch adj: Nervensystem und Kreislauf betreffend; Ⓔ*neurocirculatory*

Neu|ro|zyt m: Nervenzelle; Ⓔ*neuron*

Neu|ro|zy|to|ly|se f: Auflösung von Nervenzellen, Neuronauflösung; Ⓔ*neurocytolysis*

neu|tral adj: weder sauer noch basisch; Ⓔ*neutral*

Neu|tral|biss m: normaler Schlussbiss der Zahnreihen; Ⓔ*neutral occlusion*

Neu|tral|fet|te pl: aus Glyzerin und Fettsäuren aufgebaute Fette; Ⓔ*neutral fats*

Neu|tro|gel|nie f: → *Neutralbiss*

Neu|tro|nen pl: ungeladene Elementarteilchen im Atomkern; Ⓔ*neutrons*

Neu|tro|pe|nie f: Verminderung der neutrophilen Leukozyten im peripheren Blut; Ⓔ*neutropenia*

neu|tro|phil adj: mit neutralen Farbstoffen färbend; Ⓔ*neutrophil*

Neu|tro|phi|ler m: mit neutralen Farbstoffen anfärbbarer granulozytärer Leukozyt; häufigste Granulozytenform; Ⓔ*neutrophil*

Neu|tro|phi|lie f: **1.** Anfärbbarkeit mit neutralen Farbstoffen **2.** Vermehrung der neutrophilen Granulozyten im peripheren Blut; Ⓔ **1.–2.** *neutrophilia*

Neu|tro|zy|to|pe|nie f: → *Neutropenie*

Neu|tro|zy|to|se f: Vermehrung der neutrophilen Granulozyten im peripheren Blut; Ⓔ*neutrocytosis*

N

New|ton *nt*: Einheit der Kraft; Ⓔ *newton*

Ni|a|cin *nt*: durch die Nahrung zugeführte oder aus Tryptophan synthetisierte Substanz, die Baustein von NAD und NADP ist; Ⓔ *niacin*

Ni|a|cin|man|gel|syn|drom *nt*: durch Diarrhoe, Dermatitis und Demenz [3-D-**Krankheit**] charakterisierte Vitamin B₂-Mangelkrankheit; Ⓔ *pellagra*

nicht-ketotisch *adj*: nicht durch eine Ketose verursacht; Ⓔ *nonketotic*

nicht-osmotisch *adj*: nicht auf Osmose beruhend, nicht durch Osmose hervorgerufen; Ⓔ *non-osmotic*

Ni|co|tin *nt*: Alkaloid der Tabakpflanze; Ⓔ *nicotine*

Ni|co|tin|a|mid *nt*: Amid der Nicotinsäure; Baustein von NAD und NADP; Ⓔ *nicotinamide*

Nicotinamid-adenin-dinucleotid *nt*: in allen Zellen vorkommendes Coenzym zahlreicher Oxidoreduktasen*, das reversibel Wasserstoff anlagern kann; Ⓔ *nicotinamide-adenine dinucleotide*

ni|co|tin|erg *adj*: auf Nicotin(derivate) als Transmitter ansprechend; Ⓔ *nicotinic*

Ni|co|tin|säu|re *f*: →*Niacin*

Ni|co|tin|säu|re|a|mid *nt*: →*Nicotinamid*

Ni|da|ti|on *f*: Einnistung der Frucht; Ⓔ *nidation*

Ni|da|ti|ons|hem|mer *pl*: Mittel, die die Einnistung der Frucht verhindern [z.B. Intrauterinpessar]; Ⓔ *nidation inhibitors*

Nie|der|druck|sys|tem *nt*: Teil des Kreislaufs mit niedrigem Druck; enthält ca. 85 % des Blutvolumens; Ⓔ *low-pressure system*

nie|der|mo|le|ku|lar *adj*: mit niedrigem Molekulargewicht; Ⓔ *low-molecular-weight*

Niemann-Pick-Krankheit *f*: autosomal-rezessiv vererbte Sphingolipidose* mit Einlagerung von Sphingomyelin und Cholesterin in Zellen des retikulohistiozytären Systems und des ZNS; es gibt mehr als 5 Varianten mit unterschiedlichem Schweregrad und Verlauf; Ⓔ *Niemann-Pick disease*

Nie|re *f*: paariges, im Retroperitonealraum liegendes Organ, das eine Zentralrolle bei der Ausscheidung von Stoffwechselprodukten und bei der Konstanthaltung des Wasser- und Elektrolythaushaltes spielt; Ⓔ *kidney*

Nie|ren|a|ge|ne|sie *f*: angeborenes Fehlen der Nieren; Ⓔ *renal agenesis*

Nie|ren|an|gi|o|gra|fie, -gra|phie *f*: Angiografie* der Nierengefäße; Ⓔ *renal angiography*

Nie|ren|a|pla|sie *f*: angeborenes Fehlen einer Niere; Ⓔ *renal aplasia*

Nie|ren|ar|te|ri|en|ste|no|se *f*: vollständige oder unvollständige Einengung der Nierenarterie; führt zur Entwicklung einer renalen Hypertonie*; Ⓔ *renal artery stenosis*

Nie|ren|be|cken *nt*: trichterförmiges Sammelbecken des Harns im Nierenhilus; geht in die Harnleiter über; Ⓔ *renal pelvis*

Nie|ren|be|cken|ent|zün|dung *f*: →*Pyelitis*

Nie|ren|clea|rance *f*: Bezeichnung für die Plasmamenge, die pro Zeiteinheit in der Niere von einer bestimmten Substanzmenge gereinigt wird; Ⓔ *renal clearance*

Nie|ren|de|kap|su|la|ti|on *f*: →*Nephrokapsulektomie*

Nie|ren|di|a|be|tes *m*: autosomal-rezessiv vererbte Störung der Glukoserückresorption mit konstanter Glukosurie; Ⓔ *renal glycosuria*

Nie|ren|dys|to|pie *f*: →*Nierenektopie*

Nie|ren|ek|to|pie *f*: angeborene Verlagerung der Niere; Ⓔ *renal ectopia*

Nie|ren|em|bo|lie *f*: embolischer Verschluss einer oder beider Nierenarterien; führt zum Niereninfarkt; Ⓔ *renal embolism*

Nie|ren|ent|zün|dung *f*: →*Nephritis*

Nie|ren|fis|tel *f*: operativ angelegte Fistel zur Harnableitung; Ⓔ *nephrostomy*

Nie|ren|fis|te|lung *f*: Anlegen einer äußeren Nierenfistel; Ⓔ *nephrostomy*

Nie|ren|grieß *m*: multiple, kleinste Nierenkonkremente; Ⓔ *kidney gravel*

Nie|ren|hy|per|tro|phie *f*: Vergrößerung einer Niere; meist als Anpassungshypertrophie bei Ausfall der anderen Niere; Ⓔ *nephrohypertrophy*

Nie|ren|hy|po|pla|sie *f*: angeborene Kleinheit der Niere; Ⓔ *renal hypoplasia*

Nie|ren|in|farkt *m*: hämorrhagischer oder anämischer Infarkt durch Nierenembolie* oder Nierenvenenthrombose*; Ⓔ *renal infarct*

Nie|ren|in|suf|fi|zi|enz *f*: Unfähigkeit der Niere zur ausreichenden Harnbildung; es kommt zum Anstieg der harnpflichtigen Substanzen im Blut und Störungen des Wasser- und Elektrolythaushaltes; Ⓔ *renal insufficiency*

Nie|ren|kap|sel|ent|zün|dung *f*: →*Perinephritis*

Nie|ren|kar|zi|nom *nt*: von den Nieren ausgehender bösartiger Tumor; i.e.S.

das klarzellige Nierenkarzinom; ⒺE
carcinoma of kidney

klarzelliges Nierenkarzinom: durch
helle Zellen charakterisierter, häufigster bösartiger Nierentumor, der Männer häufiger befällt als Frauen; ⒺE
clear cell carcinoma of kidney

Nielrenlkollik *f*: meist durch Nierensteine
hervorgerufene Kolik; ⒺE *renal colic*

Nielrenlpalpillen *pl*: Spitzen der Nierenpyramiden, die in die Nierenkelche hineinragen; ⒺE *renal papillae*

Nielrenlpylralmilden *pl*: das Nierenmark
bildende pyramidenförmige Segmente, die mit der Spitze in die Nierenkelche münden; ⒺE *renal pyramids*

Nielrenlrinldenlnelkrolse *f*: meist beidseitige, ausgedehnte Nekrose* bei Eklampsie*, Infektionen oder Intoxikation;
ⒺE *renal cortical necrosis*

Nielrenlschwellle *f*: maximale Rückresorptionskapazität der Niere für eine
Substanz; bei Überschreiten kommt es
zur Ausscheidung im Harn; ⒺE *renal threshold*

Nielrenlsenlkung *f*: → Nephroptose

Nielrenlselquenzlszinltilgralfie, -gralphie *f*:
Messung von im Harn ausgeschiedenen Radioisotopen zur Diagnostik der
Nierenfunktion; ⒺE *radioisotope nephrography*

Nielrenlsolnolgralfie, -gralphie *f*: Ultraschalluntersuchung der Niere; ⒺE
nephrosonography

Nielrenlsteinlkranklheit *f*: → Nephrolithiasis

Nielrenlsteinlleilden *nt*: → Nephrolithiasis

Nielrenlszinltilgralfie, -gralphie *f*: Szintigrafie* des Nierenparenchyms; ⒺE *kidney scan*

Nielrenltulberlkullolse *f*: i.d.R. hämatogene, beidseitige Tuberkulose; meist Teil
einer Urogenitaltuberkulose*; ⒺE *renal tuberculosis*

Nielrenlvelnenlthromlbolse *f*: ein- oder
beidseitiger Verschluss der Nierenvene
durch einen Thrombus; bei vollständigem Verschluss kommt es zum Absterben der Niere; ⒺE *renal vein thrombosis*

Nilkoltin *nt*: → Nicotin

nilkoltinlerg *adj*: auf Nikotin(derivate)
als Transmitter ansprechend; ⒺE *nicotinic*

Nilkoltinlsäurle *f*: → Niacin

Nikotinsäureamid-adenin-dinucleotid *nt*:
→ Nicotinamid-adenin-dinucleotid

Nisbet-Schanker *m*: im Rahmen des Ulcus* molle auftretende Lymphgefäß-

entzündung des Penis; ⒺE *Nisbet's chancre*

Nissl-Schollen *pl*: das raue endoplasmatische Retikulum der Nervenzellen; liegt
als schollenförmige, basophile Substanz in der Zelle; ⒺE *Nissl bodies*

Niltrolgelnilum *nt*: → Stickstoff

Niltroslamline *pl*: >N-NO-haltige organische, kanzerogene Substanzen; ⒺE *nitrosamines*

Niltrolverlbinldunlgen *pl*: NO_2-haltige organische Verbindungen; ⒺE *nitro compounds*

NK-Lymphozyten *pl*: T-Lymphozyten, die
ohne vorherigen Antigenkontakt Zellen angreifen und auflösen können;
ⒺE *NK cells*

NK-Zellen *pl*: → NK-Lymphozyten

NMR-Tomografie *f*: auf Kernspinresonanz beruhendes, nicht-invasives, computergesteuertes, bildgebendes Verfahren mit hoher Auflösung; ⒺE *nuclear resonance scanning*

NNR-Hormone *pl*: → Nebennierenrindenhormone

NNR-Insuffizienz *f*: → Nebennierenrindeninsuffizienz

noldal *adj*: Knoten/Nodus betreffend;
ⒺE *nodal*

Noldi *pl*: → Nodus

noldös *adj*: knötchenförmig, knotig; ⒺE
nodose

noldullär *adj*: Knoten/Knötchen aufweisend, mit Knoten/Knötchen besetzt,
knötchenförmig; ⒺE *nodular*

Noldulli *pl*: → Nodulus

Noldullus *m*, *pl* -li: Knötchen, knotige
Struktur; ⒺE *nodule*

Nodulus lymphoideus: Lymphfollikel;
rundliche Anhäufung von retikulärem
Bindegewebe und lymphatischen Zellen in den Lymphknoten oder im Gewebe; ⒺE *lymph follicle*

Nodulus rheumaticus: → Rheumaknötchen

Noduli vocales: Sängerknötchen, bei
Überbelastung der Stimmbänder auftretende Wucherungen; ⒺE *vocal nodules*

Noldus *m*, *pl* -di: Knoten, Knötchen, knotige Struktur; ⒺE *node*

Nodus atrioventricularis: an der Vorhofkammergrenze liegender Knoten
aus spezifischen Muskelfasern, der die
Erregung vom Vorhof auf die Kammer
überträgt; übernimmt bei Ausfall des
Sinusknoten als sekundäres Erregungsbildungszentrum die Schrittmacherfunktion; ⒺE *atrioventricular node*

Nodus lymphaticus: veraltet für → *Nodus lymphoideus*

Nodi lymphoidei pulmonales: Lungenlymphknoten; Ⓔ *pulmonary lymph nodes*

Nodus lymphoideus: Lymphknoten; in die Lymphbahnen eingeschaltete bohnenförmige Körper, die aus Rindensubstanz, Mark und Kapsel bestehen; Lymphknoten filtern die Lymphe und entfernen Erreger, Toxine, Zellfragmente u.ä.; Ⓔ *lymph node*

Nodi lymphoidei abdominis: Bauchlymphknoten; Ⓔ *abdominal lymph nodes*

Nodi lymphoidei appendiculares: Appendixlymphknoten; Ⓔ *appendicular lymph nodes*

Nodi lymphoidei axillares: Achsellymphknoten; Ⓔ *axillary lymph nodes*

Nodi lymphoidei brachiales: Oberarmlymphknoten; Ⓔ *brachial lymph nodes*

Nodi lymphoidei cervicales: Halslymphknoten, Zervikallymphknoten; Ⓔ *cervical lymph nodes*

Nodi lymphoidei coeliaci: Lymphknoten des Truncus coeliacus; Ⓔ *celiac lymph nodes*

Nodi lymphoidei cubitales: kubitale Lymphknoten; Ⓔ *cubital lymph nodes*

Nodi lymphoidei faciales: Gesichtslymphknoten; Ⓔ *facial lymph nodes*

Nodi lymphoidei hepatici: Leberlymphknoten, Leberhiluslymphknoten; Ⓔ *hepatic lymph nodes*

Nodi lymphoidei hilares: Hiluslymphknoten; Ⓔ *hilar lymph nodes*

Nodi lymphoidei inguinales: Leistenlymphknoten, Inguinallymphknoten; Ⓔ *inguinal lymph nodes*

Nodi lymphoidei interpectorales: Brustwandlymphknoten, Pektoralislymphknoten; Ⓔ *interpectoral lymph nodes*

Nodus lymphoideus jugulodigastricus: oberster tiefer Halslymphknoten; Ⓔ *jugulodigastric lymph node*

Nodi lymphoidei lienales: Milzlymphknoten; Ⓔ *splenic lymph nodes*

Nodus lymphoideus mandibularis: Unterkieferlymphknoten; Ⓔ *mandibular lymph node*

Nodi lymphoidei paramammarii: seitliche Mammalymphknoten; Ⓔ *paramammary lymph nodes*

Nodi lymphoidei pelvis: Beckenlymphknoten; Ⓔ *pelvic lymph nodes*

Nodi lymphoidei preaortici: präaortale Lymphknoten; Ⓔ *preaortic lymph nodes*

Nodi lymphoidei pretracheales: prätracheale Lymphknoten; Ⓔ *pretracheal lymph nodes*

Nodi lymphoidei prevertebrales: prävertebrale Lymphknoten; Ⓔ *prevertebral lymph nodes*

Nodi lymphoidei regionales: regionale Lymphknoten; Ⓔ *regional lymph nodes*

Nodi lymphoidei splenici: Milzlymphknoten; Ⓔ *splenic lymph nodes*

Nodi lymphoidei submandibulares: submandibuläre Lymphknoten; Ⓔ *submandibular lymph nodes*

Nodi lymphoidei supraclaviculares: supraklavikuläre Lymphknoten; Ⓔ *supraclavicular lymph nodes*

Nodus sinuatrialis: primäres Erregungszentrum des Herzens im rechten Vorhof; Ⓔ *sinuatrial node*

No|kar|di|o|se *f:* durch Nocardia*-Species verursachte bakterielle Infektionskrankheit; betrifft v.a. Patienten mit geschwächter Immunabwehr; Ⓔ *nocardiasis*

Nok|tam|bu|lis|mus *m:* Schlafwandeln; Ⓔ *noctambulism*

no|mo|top *adj:* am regelrechten Ort; Ⓔ *nomotopic*

Non-, non- *präf.:* Wortelement mit der Bedeutung „nicht"

Non-A-Non-B-Hepatitis *f:* ältere Bezeichnung für eine, nicht durch Hepatitis-A-Virus oder Hepatitis-B-Virus hervorgerufene Virushepatitis*; heute aufgeteilt in Hepatitis* C und Hepatitis* E; Ⓔ *non-A,non-B hepatitis*

Non-Hodgkin-Lymphome *pl:* Gruppe maligner Lymphome mit niedriger oder hoher Malignität, die aus B-Lymphozyten [**B-Lymphome**] oder T-Lymphozyten [**T-Lymphome**] bestehen; Ⓔ *non-Hodgkin's lymphomas*

Non|nen|ge|räusch *nt:* → *Nonnensausen*

Non|nen|sau|sen *nt:* Strömungsgeräusch über der Jugularvene, z.B. bei Anämie; Ⓔ *nun's murmur*

non|self *adj:* (immunolog.) nicht-selbst; körperfremd; Ⓔ *nonself*

Nor|ad|re|na|lin *nt:* im Nebennierenmark und dem sympathischen Nervensystem gebildeter Neurotransmitter; Ⓔ *noradrenalin*

nor|ad|re|nerg *adj:* auf Noradrenalin als Transmitter ansprechend; Ⓔ *noradrenergic*

Nor|e|pi|ne|phrin *nt:* → *Noradrenalin*

Nor|mal|an|ti|kör|per *m*: ohne nachweisbare Immunisierung vorhandene Antikörper; ⒺⒸ *regular antibody*

Nor|mer|gie *f*: normale, nicht-allergische Reaktion(sbereitschaft); Ⓔ *normergia*

Normo-, normo- *präf.*: Wortelement mit der Bedeutung „normal/durchschnittlich/regulär"

Nor|mo|blast *m*: kernhaltige Erythrozytenvorstufe; Ⓔ *normoblast*

Nor|mo|chol|es|te|rin|äl|mie *f*: normaler Cholesteringehal des Blutes; Ⓔ *normocholesterolemia*

nor|mo|chrom *adj*: **1.** (*histolog.*) von normaler Farbe **2.** (*rote Blutzelle*) mit normalem Hämoglobingehalt; Ⓔ **1.–2.** *normochromic*

Nor|mo|gly|kä|mie *f*: normaler Blutzuckerspiegel; Ⓔ *normoglycemia*

Nor|mo|kal|ä|mie *f*: normaler Kaliumgehalt des Blutes; Ⓔ *normokalemia*

Nor|mo|ka|li|ä|mie *f*: → *Normokalämie*

Nor|mo|kalz|ä|mie *f*: normaler Kalziumgehalt des Blutes; Ⓔ *normocalcemia*

Nor|mo|kal|zi|ä|mie *f*: → *Normokalzämie*

Nor|mo|ki|no|sper|mie *f*: Vorhandensein von mindestens 80 % normal beweglichen Spermien im Ejakulat; Ⓔ *normospermia*

Nor|mo|mor|pho|sper|mie *f*: Vorhandensein von mindestens 80 % normal geformten Spermien im Ejakulat; Ⓔ *normomorphospermia*

Nor|mo|phos|phat|ä|mie *f*: normaler Phosphorgehalt des Blutes; Ⓔ *normophosphatemia*

Nor|mo|sel|mie *f*: normale Ejakulatmenge; Ⓔ *normospermia*

Nor|mo|sper|mie *f*: normale Spermienzahl im Ejakulat; Ⓔ *normospermia*

Nor|mo|sthen|u|rie *f*: Ausscheidung eines Harns mit normaler Dichte; Ⓔ *normosthenuria*

nor|mo|ten|siv *adj*: mit normalem Blutdruck; Ⓔ *normotensive*

nor|mo|therm *adj*: mit normaler Temperatur; Ⓔ *normothermic*

nor|mo|ton *adj*: **1.** mit normalem Blutdruck **2.** mit Normaltonus; Ⓔ **1.–2.** *normotonic*

Nor|mo|to|nie *f*: normaler Blutdruck; Ⓔ *normotonia*

Nor|mo|to|nus *m*: normaler Blutdruck; Ⓔ *normotonia*

nor|mo|top *adj*: am regelrechten Ort (liegend oder entstanden); Ⓔ *normotopic*

Nor|mo|u|rik|ä|mie *f*: normaler Harnsäuregehalt des Blutes; Ⓔ *normouricemia*

Nor|mo|vol|ä|mie *f*: normales Blutvolumen; Ⓔ *normovolemia*

nor|mo|ze|phal *adj*: mit mittellangem Kopf; Ⓔ *normocephalic*

Nor|mo|zo|o|sper|mie *f*: normale Spermienzahl im Ejakulat; Ⓔ *normospermia*

Nor|mo|zyt *m*: reifer Erythrozyt; Ⓔ *normocyte*

Noso-, noso- *präf.*: Wortelement mit der Bedeutung „Krankheit"

no|so|ko|mi|al *adj*: mit Bezug zum Krankenhaus; im Krankenhaus erworben; Ⓔ *nosocomial*

No|so|ko|mi|al|in|fek|ti|on *f*: Infektion durch Nosokomialkeime*; Ⓔ *nosocomial infection*

No|so|ko|mi|al|kei|me *pl*: i.d.R. antibiotikaresistente Keime, die nosokomiale Infekte hervorrufen; Ⓔ *nosocomial germs*

No|so|lo|gie *f*: Krankheitslehre; Ⓔ *nosology*

No|so|psyl|lus fas|ci|a|tus *m*: weltweit verbreiteter Floh; Überträger der Pest und des murinen Fleckfiebers; Ⓔ *Nosopsyllus fasciatus*

No|so|to|xi|ko|se *f*: durch Gifte oder eine Vergiftung ausgelöste Erkrankung; Ⓔ *nosotoxicosis*

no|tal *adj*: Rücken/Dorsum betreffend; Ⓔ *notal*

Noto-, noto- *präf.*: Wortelement mit der Bedeutung „Rücken"

Not|si|tu|a|ti|on, fetale *f*: Oberbegriff für alle Gefahren, die dem Fetus während der letzten Schwangerschaftsmonate, unter der Geburt und unmittelbar nach der Geburt drohen; Ⓔ *fetal distress*

Not|stands|a|me|nor|rhoe *f*: durch eine Mangelernährung verursachte Amenorrhoe*; Ⓔ *dietary amenorrhea*

No|xe *f*: Schadstoff, schädigendes oder krankheitserregendes Agens; Ⓔ *noxa*

No|zi|per|zep|ti|on *f*: → *Nozizeption*

No|zi|re|zep|ti|on *f*: → *Nozizeption*

no|zi|re|zep|tiv *adj*: Schmerzreize aufnehmend; Ⓔ *nociceptive*

no|zi|sen|si|tiv *adj*: schmerzempfindlich; Ⓔ *nocisensitive*

No|zi|zep|ti|on *f*: Schmerzsinn, Schmerzrezeption; Ⓔ *nociperception*

No|zi|zep|tor *m*: Schmerzrezeptor; Ⓔ *nociceptor*

Nu|bel|ku|la *f*: leichte Hornhauttrübung; Ⓔ *nubecula*

Nu|cha *f*: Nacken; Ⓔ *nucha*

Nüch|tern|wert *m*: Blutspiegel einer Substanz nach 12stündiger Nahrungskarenz; ⓔ *fasting value*

Nucleo-, nucleo- *präf.*: Wortelement mit der Bedeutung „Kern/Zellkern/Nukleus"

Nuˈcleˈoˈkapˈsid *nt*: → Nukleokapsid

Nuˈcleˈoˈlemˈma *f*: den Zellkern umgebende Membran; ⓔ *nuclear envelope*

Nuˈcleˈoˈlus *m, pl* **-li**: → Nukleolus

Nuˈcleˈoˈsoˈmen *pl*: → Nukleosomen

Nuˈcleˈus *m, pl* **Nuˈclei**: 1. Zellkern, Kern, Nukleus 2. Kern, Kerngebiet; ⓔ **1.–2.** *nucleus*

Nucleus accessorius nervi oculomotorii: autonomer Kern des Nervus* oculomotorius für die inneren Augenmuskeln; ⓔ *accessory oculomotor nucleus*

Nuclei basales: zum extrapyramidalmotorischen System gehörende Endhirn- und Zwischenhirnkerne mit Bedeutung für die Motorik; ⓔ *basal nuclei*

Nuclei cerebelli: Kleinhirnkerne; ⓔ *nuclei of cerebellum*

Nucleus intermediolateralis: Ursprungskern des Parasympathikus im Seitenhorn des Rückenmarks; ⓔ *intermediolateral nucleus*

Nucleus lentis: Kern der Augenlinse; ⓔ *nucleus of lens*

Nucleus nervi abducentis: Abducenskern; ⓔ *abducens nucleus*

Nucleus nervi accessorii: Akzessoriuskern; ⓔ *nucleus of accessory nerve*

Nucleus nervi facialis: motorischer Fazialiskern; ⓔ *nucleus of facial nerve*

Nucleus nervi hypoglossi: Hypoglossuskern*; ⓔ *hypoglossal nucleus*

Nucleus nervi oculomotorii: Okulomotoriuskern; ⓔ *nucleus of oculomotor nerve*

Nucleus nervi phrenici: Phrenikuskern; ⓔ *nucleus of phrenic nerve*

Nucleus nervi trochlearis: Trochleariskern; ⓔ *trochlear nerve nucleus*

Nucleus originis: Ursprungskern; ⓔ *nucleus of origin*

Nuclei pontis: Brückenkerne; ⓔ *pontine nuclei*

Nucleus pulposus: gallertartiger Kern der Bandscheibe*; ⓔ *gelatinous nucleus*

Nucleus terminationis: Endkern; ⓔ *termination nucleus*

Nuclei thalami: Thalamuskerne; ⓔ *thalamic nuclei*

Nucleus thoracicus: Ganglienzellgruppe in der Hintersäule des Rückenmarks; ⓔ *thoracic nucleus*

Nucleus-pulposus-Hernie *f*: hernienartiger Vorfall des Bandscheibenkerns [Nucleus* pulposus]; die klinische Symptomatik hängt von Größe und Lokalisation des Prolaps ab; ⓔ *disk prolapse*

Nucleus-pulposus-Prolaps *m*: → *Nucleuspulposus-Hernie*

Nuhn-Drüse *f*: Speicheldrüse der Zungenspitze; ⓔ *Nuhn's gland*

nuˈkleˈar *adj*: Atomkern betreffend, durch Kernspaltung erfolgend; ⓔ *nuclear*

nuˈkleˈär *adj*: (Zell-)Kern/Nukleus betreffend; ⓔ *nuclear*

Nuˈkleˈarˈmeˈdiˈzin *f*: Teilgebiet der Medizin, das sich mit der Verwendung von Radionukliden in Diagnostik und Therapie beschäftigt; ⓔ *nuclear medicine*

Nuˈkleˈarˈpharˈmaˈka *pl*: → Radiopharmaka

Nuˈkleˈaˈse *f*: Enzym, das Nukleinsäuren spaltet; ⓔ *nuclease*

Nuˈkleˈinˈsäuˈre *f*: aus unverzweigten Polynukleotidketten bestehendes Molekül; je nach Art des Zuckers unterscheidet man Desoxyribonukleinsäure* [mit Desoxyribose] und Ribonukleinsäure* [mit Ribose]; ⓔ *nucleic acid*

Nukleo-, nukleo- *präf.*: Wortelement mit der Bedeutung „Kern/Zellkern/Nukleus"

nuˈkleˈoˈfuˈgal *adj*: vom Kern/Nukleus wegführend; ⓔ *nucleofugal*

nuˈkleˈoˈid *adj*: kernartig, kernähnlich; ⓔ *nucleoid*

Nuˈkleˈoˈkapˈsid *nt*: aus Kapsid* und Virusgenom bestehender Teil des Virus; ⓔ *nucleocapsid*

Nuˈkleˈoˈlus *m*: im Kern liegende Organelle, die RNA und basische Proteine enthält; ⓔ *nucleolus*

Nuˈkleˈoˈlyˈse *f*: chemisch-enzymatische Auflösung [**Chymopapain, Kollagenasen**] des prolabierten Bandscheibenkerns bei Bandscheibenschäden; ⓔ *chemonucleolysis*

nuˈkleˈoˈpeˈtal *adj*: zum Kern/Nukleus hinführend; ⓔ *nucleopetal*

nuˈkleˈoˈphil *adj*: mit besonderer Affinität zu Kernen/Nuklei; nukleophile Substanz betreffend; ⓔ *nucleophil*

Nuˈkleˈoˈplasˈma *nt*: Protoplasma* des Zellkerns; ⓔ *nucleoplasm*

Nuˈkleˈoˈproˈteiˈne *pl*: im Zellkern vorkommende Verbindungen aus Protein und Nukleinsäuren; ⓔ *nucleoproteins*

Nuˈkleˈoˈsiˈdaˈse *f*: Hydrolase*, die Nukleoside spaltet; ⓔ *nucleosidase*

Nuˈkleˈoˈsiˈde *pl*: aus einer Base und einem Zucker bestehende Verbindung; Baustein der Nukleotide; ⓔ *nucleo-*

sides

Nu|kle|o|so|men *pl*: funktionelle Untereinheiten der Chromosome; ⒺЕ *nucleosomes*

Nu|kle|o|ti|da|se *f*: Hydrolase*, die Nukleotide spaltet; ⒺЕ *nucleotidase*

Nu|kle|o|ti|de *pl*: Phosphorsäureester der Nukleoside; Grundbaustein der Nukleinsäuren*; ⒺЕ *nucleotides*

Nu|kle|o|to|mie *f*: operative Entfernung des Bandscheibenkerns bei Bandscheibenvorfall; ⒺЕ *diskectomy*

Nu|kle|us *m, pl* **Nu|klei**: Zellkern, Kern, Nucleus; ⒺЕ *nucleus*

Nu|klid *nt*: durch eine bestimmte Protonen- und Neutronenzahl definierte Kernart eines Atoms; ⒺЕ *nuclide*

Null|di|ät *f*: vollständiges Fasten, bei dem nur Wasser, Elektrolyte und Vitamine eingenommen werden; ⒺЕ *starvation diet*

Nul|li|gra|vi|da *f*: Frau, die noch nicht schwanger war; ⒺЕ *nulligravida*

Nul|li|pa|ra *f*: Frau, die noch kein Kind geboren hat; ⒺЕ *nullipara*

Null-Linien-EEG *nt*: Elektroenzephalogramm ohne jede Aktivität bei Hirntod; ⒺЕ *isoelectric EEG*

num|mu|lär *adj*: münzenförmig; ⒺЕ *nummular*

Nuss|ge|lenk *nt*: Variante des Kugelgelenks*, bei dem die Gelenkpfanne den Kopf zu mehr als der Hälfte umfasst; trifft beim Menschen nur auf das Hüftgelenk* zu; ⒺЕ *cotyloid joint*

Nu|tri|ti|on *f*: Ernährung; ⒺЕ *nutrition*

nu|tri|tiv *adj*: nahrhaft, nährend; ⒺЕ *nutritive*

Nykt|al|gie *f*: nächtlicher Schmerz, nachts auftretender Schmerz; ⒺЕ *nyctalgia*

Nykt|al|o|pie *f*: → *Nykteralopie*

Nyk|ter|al|o|pie *f*: Störung des Sehen bei Tageslicht; ⒺЕ *day blindness*

nykt|he|me|ral *adj*: Nacht und Tag betreffend; ⒺЕ *nyctohemeral*

Nykto-, nykto- *präf.*: Wortelement mit der Bedeutung „Nacht"

Nykt|u|rie *f*: vermehrtes nächtliches Wasserlassen; ⒺЕ *nycturia*

Nym|phek|to|mie *f*: operative Entfernung der kleinen Schamlippen; ⒺЕ *nymphectomy*

Nym|pho|ma|nie *f*: Mannstollheit; ⒺЕ *nymphomania*

Nym|pho|to|mie *f*: Inzision der kleinen Schamlippen; ⒺЕ *nymphotomy*

Nys|tag|mo|graf, -graph *m*: Gerät zur Nystagmografie*; ⒺЕ *nystagmograph*

Nys|tag|mo|gra|fie, -gra|phie *f*: Registrierung der Augenbewegung bei Nystagmus; ⒺЕ *nystagmography*

Nys|tag|mo|gramm *nt*: bei der Nystagmografie* erhaltene grafische Darstellung; ⒺЕ *nystagmogram*

nys|tag|mo|id *adj*: nystagmusähnlich, nystagmusartig; ⒺЕ *nystagmoid*

Nys|tag|mus *m*: unwillkürliche, rhythmische Augenbewegungen; ⒺЕ *nystagmus*

optokinetischer Nystagmus: physiologischer Nystagmus durch Fixierung sich bewegender Objekte im Sehfeld; ⒺЕ *optokinetic nystagmus*

Nys|ta|tin *nt*: von **Streptomyces noursei** gebildetes Antimykotikum; ⒺЕ *nystatin*

N

O

O-Agglutination f: durch Antikörper gegen O-Antigene ausgelöste Agglutination; ⓔ *O agglutination*

O-Antigen nt: auf der Körperoberfläche von Bakterien sitzendes Antigen; ⓔ *O antigen*

oat-cell-Karzinom nt: → *Haferzellenkarzinom*

Ob|duk|ti|on f: Leicheneröffnung; ⓔ *postmortem*

O|ber|flä|chen|an|läs|the|sie f: Lokalanästhesie* durch Aufbringen des Anästhetikums auf die Haut- oder Schleimhautoberfläche; ⓔ *surface anesthesia*

O|ber|flä|chen|do|sis f: die aus Einfalldosis und Streustrahlendosis bestehende Teilkörperdosis der Haut; ⓔ *surface dose*

O|ber|flä|chen|gas|tri|tis f: chronische superfizielle Entzündung der Magenschleimhaut, bei der häufig Helicobacter* pylori beobachtet wird; ⓔ *superficial gastritis*

O|ber|flä|chen|kar|zi|nom nt: Karzinom* von Haut oder Schleimhaut, das die Basalmembran noch nicht durchbrochen hat; ⓔ *carcinoma in situ*

O|ber|haut f: s.u. Kutis; ⓔ *epidermis*

O|ber|kie|fer m: Maxilla; ⓔ *upper jaw*

O|ber|lid|pto|se f: Herabhängen des Oberlids; ⓔ *ptosis (of the upper eyelid)*

O|ber|schen|kel m: Femur; ⓔ *thigh*

O|ber|schen|kel|bruch m: → *Oberschenkelfraktur*

O|ber|schen|kel|frak|tur f: je nach Lokalisation unterscheidet man **distale Oberschenkelfraktur** [im unteren Oberschenkel], **proximale** bzw. **hüftgelenksnahe Oberschenkelfraktur** [in der Nähe des Hüftgelenks] **Oberschenkelschaftfraktur** und **Schenkelhalsfraktur**; ⓔ *femoral fracture*

O|ber|schen|kel|hals m: Abschnitt des Oberschenkelknochens zwischen Schaft und Kopf; ⓔ *neck of femur*

O|ber|schen|kel|schaft|frak|tur f: Fraktur des Oberschenkelschaftes; ⓔ *femoral shaft fracture*

O|be|si|tas f: → *Obesität*

O|be|si|tät f: übermäßige Vermehrung des Gesamtfettgewebes; i.d.R. durch zu hohe Kalorienzufuhr und zu geringen Energieverbrauch bedingt; krankheitsbedingte oder idiopathische Formen sind selten; ⓔ *obesity*

Ob|jekt|trä|ger m: Glasplatte zur Herstellung mikroskopischer Präparate; ⓔ *slide*

ob|li|gat adj: unerlässlich, unbedingt, verpflichtend; ⓔ *obligate*

Ob|li|te|ra|ti|on f: Verschluss, Verödung; ⓔ *obliteration*

Ob|ses|si|on f: Besessenheit, Zwangsvorstellung, fixe Idee; ⓔ *obsession*

ob|ses|siv adj: zwanghaft; ⓔ *obsessive*

ob|so|let adj: veraltet, überholt, nicht mehr gebräuchlich; ⓔ *obsolete*

Obs|ti|pa|ti|on f: Stuhlverstopfung, Verstopfung; ⓔ *constipation*

obs|ti|piert adj: an Verstopfung leidend, verstopft; ⓔ *constipated*

Obs|truk|ti|ons|an|u|rie f: Anurie* bei Verlegung der ableitenden Harnwege; ⓔ *obstructive anuria*

Obs|truk|ti|ons|ik|te|rus m: Ikterus* durch Verschluss der Gallenwege; ⓔ *obstructive icterus*

Obs|truk|ti|ons|il|le|us m: Ileus* durch komplette Verlegung des Darmlumens; ⓔ *obstructive ileus*

obs|truk|tiv adj: blockierend, versperrend, verstopfend, verschließend; ⓔ *obstructive*

Ob|tu|ra|tor m: künstliche Gaumenplatte, Verschlussprothese; ⓔ *obturator*

Oc-, oc- präf.: Wortelement mit der Bedeutung „gegen/gegenüber"

Oc|ci|put nt: Hinterhaupt; ⓔ *occiput*

Oc|clu|sio f: Verschluss; ⓔ *occlusion*

Occlusio dentium: Zahnreihenschluss; ⓔ *occlusion*

Och|ro|no|se f: durch Ablagerung von Homogentisinsäure entstandene, bläulich schwärzliche Verfärbung von Knorpel- und Bindegewebe; ⓔ *ochronosis*

Och|sen|au|ge nt: ein- oder beidseitige Vergrößerung des Augapfels durch Erhöhung des Augeninnendrucks; ⓔ *buphthalmus*

Och|sen|herz nt: extrem vergrößertes Herz; ⓔ *ox heart*

O|cker|far|ben|krank|heit f: → *Ochronose*

Oc|to|se f: Monosaccharid* mit acht Kohlenstoffatomen; ⓔ *octose*

Ocul-, ocul- präf.: Wortelement mit der Bedeutung „Auge/Oculus"

O|cu|lus m: Auge; ⓔ *eye*

Oddi-Sphinkter *m*: glatte Muskelzellen um die Mündung von Ductus* choledochus und Ductus* pancreaticus major auf die Vater-Papille; ⒠ *Oddi's sphincter*

Od|di|tis *f*: Entzündung des Oddi-Sphinkter*; ⒠ *odditis*

Öl|dem *nt*: Wasseransammlung im Gewebe; ⒠ *edema*

angioneurotisches Ödem: vorwiegend junge Frauen betreffende, allergische Reaktion [Typ I] mit Schwellung der Haut und Schleimhaut [v.a. Kehlkopf] durch subkutane Ödembildung; das plötzlich einsetzende Glottisödem kann lebensbedrohlich sein; ⒠ *angioneurotic edema*

malignes Ödem: → *Gasbrand*

öl|de|mal|to|gen *adj*: ödemerzeugend, ödemverursachend; ⒠ *edematogenic*

Ödipus-Komplex *m*: neurotischer Komplex durch mangelnde Lösung des Sohnes von der Mutter; ⒠ *Oedipus complex*

Odont-, odont- *präf.*: → *Odonto-*

O|don|t|al|gie *f*: Zahnschmerz(en), vom Zahn ausgehender Schmerz; ⒠ *odontalgia*

Odonto-, odonto- *präf.*: Wortelement mit der Bedeutung „Zahn"

O|don|to|blast *m*: das Dentin bildende Zahnzelle; ⒠ *odontoblast*

o|don|to|buk|kal *adj*: Zähne und Wange/Bucca betreffend; ⒠ *dentibuccal*

o|don|to|gen *adj*: **1.** von den Zähnen ausgehend **2.** zahnbildend; ⒠ **1.–2.** *odontogenic*

O|don|to|ge|ne|se *f*: Zahnentwicklung, Zahnbildung; ⒠ *odontogenesis*

o|don|to|id *adj*: zahnförmig, zahnähnlich; ⒠ *odontoid*

o|don|to|la|bi|al *adj*: Zähne und Lippen/Labia betreffend; ⒠ *dentilabial*

o|don|to|lin|gu|al *adj*: Zähne und Zunge/Lingua betreffend; ⒠ *dentilingual*

O|don|to|lo|gie *f*: Zahnkunde, Zahnheilkunde, Zahnmedizin; ⒠ *odontology*

O|don|tom *nt*: Tumor des zahnbildenden Gewebes; ⒠ *odontoma*

O|don|to|pa|thie *f*: Zahnerkrankung; ⒠ *odontopathy*

O|dor *m*: Geruch; ⒠ *odor*

Odyno-, odyno- *präf.*: Wortelement mit der Bedeutung „Schmerz"

O|dy|no|pha|gie *f*: schmerzhaftes Schlucken; ⒠ *odynophagia*

Oesophago-, oesophago- *präf.*: Wortelement mit der Bedeutung „Speiseröhre/Ösophagus"

Oe|so|pha|gus *m*: Speiseröhre; ⒠ *esophagus*

of|fi|zi|nal *adj*: als Heilmittel anerkannt, arzneilich; ⒠ *officinal*

Ohara-Krankheit *f*: → *Tularämie*

Ohm *nt*: Einheit des elektrischen Widerstandes; ⒠ *ohm*

Ohn|macht *f*: plötzliche, kurze Bewusstlosigkeit; ⒠ *faint*

Oh|ren|klin|gen *nt*: → *Ohrensausen*

Oh|ren|sau|sen *nt*: durch verschiedene Ursachen [Innenohrerkrankungen, Hörsturz] verursachte Dauergeräusche im Ohr; ⒠ *tinnitus (aurium)*

Oh|ren|spe|ku|lum *nt*: Ohrenspiegel; ⒠ *ear speculum*

Oh|ren|spie|ge|lung *f*: Untersuchung des äußeren Gehörganges und des Trommelfells; ⒠ *otoscopy*

Ohr|ent|zün|dung *f*: → *Otitis*

Ohr|fu|run|kel *m*: umschriebene, sehr schmerzhafte Schwellung des knorpeligen Gehörgangs; ⒠ *meatal furuncle*

Ohr|ge|räu|sche *pl*: → *Ohrensausen*

Ohr|kris|tal|le *pl*: → *Otokonien*

Ohr|my|ko|se *f*: oft chronisch rezidivierende, auf den äußeren Gehörgang beschränkte Pilzinfektion; i.d.R. mit Juckreiz verbunden, aber meist schmerzlos; ⒠ *otomycosis*

Ohr|trom|pe|te *f*: Verbindung zwischen Paukenhöhle und Rachen; ⒠ *auditory tube*

Ok-, ok- *präf.*: Wortelement mit der Bedeutung „gegen/gegenüber"

ok|klu|sal *adj*: **1.** (*Zahn*) Kaufläche/Facies occlusalis betreffend **2.** → *okklusiv*; ⒠ **1.** *occlusal* **2.** → *okklusiv*

Ok|klu|si|on *f*: **1.** Verschluss **2.** Zahnreihenschluss; ⒠ **1.–2.** *occlusion*

Ok|klu|si|ons|e|be|ne *f*: Ebene, in der die Zahnreihen bei Schlussbiss aufeinander treffen; ⒠ *occlusal plane*

Ok|klu|si|ons|il|le|us *m*: Ileus* durch komplette Verlegung des Darmlumens; ⒠ *occlusive ileus*

ok|klu|siv *adj*: Verschluss/Okklusion betreffend, einen Verschluss bildend, durch Okklusion verursacht; ⒠ *occlusive*

Ok|klu|siv|pes|sar *nt*: Pessar*, das über die Portio gestülpt wird; ⒠ *cup pessary*

Ok|klu|siv|ver|band *m*: dicht abschließender Verband, z.B. am Auge; ⒠ *occlusive dressing*

ok|kult *adj*: verborgen; ⒠ *occult*

ok|ta|va|lent *adj*: achtwertig; ⒠ *octavalent*

Ok|to|se *f*: Monosaccharid* mit acht

Kohlenstoffatomen; ℗ *octose*

Okkullar *nt*: der dem Auge zugewandte Teil eines Linsensystems; ℗ *ocular*

okkullär *adj*: Auge/Oculus betreffend, mit Hilfe der Augen, zu den Augen gehörend; ℗ *ocular*

Okkullarllinlse *f*: der dem Auge zugewandte Teil eines Linsensystems; ℗ *ocular*

Okulo-, okulo- *präf.*: Wortelement mit der Bedeutung „Auge/Oculus"

okkullolaulrilkullär *adj*: Augen und Ohren/Aures betreffend; ℗ *oculoauricular*

okkullolaulrilkullolverltelbral *adj*: Augen, Ohren/Aures und Wirbel/Vertebrae betreffend; ℗ *oculoauriculovertebral*

okkulloldenltoldiglital *adj*: Augen, Zähne/Dentes und Finger/Phalanges betreffend; ℗ *oculodentodigital*

okkullolenlzelphallisch *adj*: Augen und Gehirn/Enzephalon betreffend; ℗ *oculoencephalic*

okkullolfalzilal *adj*: Augen und Gesicht/Facies betreffend; ℗ *oculofacial*

okkulloglanldullär *adj*: Augen und Lymphknoten betreffend; ℗ *oculoglandular*

Okkullolgralfie, -graphie *f*: Registrierung der Augenbewegung, meist als Elektrookulografie; ℗ *oculography*

okkullolkarldilal *adj*: Augen und Herz betreffend; ℗ *oculocardiac*

okkullolkultan *adj*: Augen und Haut betreffend; ℗ *oculocutaneous*

okkullolmoltolrilus *adj*: **1.** die Augenbewegung betreffend **2.** Nervus oculomotorius betreffend; ℗ **1.–2.** *oculomotor*

Okkullolmoltolrilus *m*: gemischter Hirnnerv mit motorischen [Musculus levator palpebrae superior, äußere Augenmuskeln außer Musculi rectus lateralis, obliquus superior] und parasympathischen [Musculi sphincter pupillae, ciliaris] Fasern; ℗ *oculomotor nerve*

Okkullolmoltolrilusllählmung *f*: zu Lidptose*, Abweichung des Augapfels nach unten-außen und Doppelbildern führende Lähmung des Nervus oculomotorius; ℗ *oculomotor paralysis*

okkullolnalsal *adj*: Augen und Nase betreffend; ℗ *oculonasal*

okkullolphalrynlgelal *adj*: Augen und Rachen/Pharynx betreffend; ℗ *oculopharyngeal*

okkullolpulpilllär *adj*: Pupille betreffend; ℗ *oculopupillary*

okkullolspinal *adj*: Augen und Rückenmark/Medulla spinalis betreffend; ℗ *oculospinal*

okkulloltolxisch *adj*: das Auge schädigend; ℗ *oculotoxic*

Okkullolullreltholsynlolvilitis *f*: durch die Trias Arthritis*, Urethritis* und Konjunktivitis* gekennzeichnete, reaktiv entzündliche Systemerkrankung, die wahrscheinlich durch Bakterien [Chlamydien] hervorgerufen wird; ℗ *venereal arthritis*

okkullolverltelbral *adj*: Augen und Wirbel/Vertebrae betreffend; ℗ *oculovertebral*

okkullolzelphal *adj*: Augen und Gehirn/Enzephalon betreffend; ℗ *oculocephalic*

okkullolzelrelbral *adj*: Augen und Gehirn/Zerebrum betreffend; ℗ *oculocerebral*

okzilpiltal *adj*: Hinterhaupt/Okziput betreffend, zum Hinterhaupt gehörend; ℗ *occipital*

Okzilpiltallpol *m*: Hinterende einer Großhirnhemisphäre; ℗ *occipital pole*

okzilpiltolfalzilal *adj*: Hinterhaupt und Gesicht/Facies betreffend; ℗ *occipitofacial*

okzilpiltolfronltal *adj*: Hinterhaupt und Stirn betreffend; ℗ *occipitofrontal*

okzilpiltolmenltal *adj*: Hinterhaupt und Kinn/Mentum betreffend; ℗ *occipitomental*

okzilpiltolparlieltal *adj*: Hinterhaupt und Scheitelbein/Os parietale betreffend oder verbindend; ℗ *occipitoparietal*

okzilpiltoltemlpolral *adj*: Hinterhaupt und Schläfe betreffend; Hinterhauptsbein und das Schläfenbein/Os temporale betreffend oder verbindend; ℗ *occipitotemporal*

okzilpiltolthallalmisch *adj*: Hinterhauptslappen und Thalamus betreffend oder verbindend; ℗ *occipitothalamic*

okzilpiltolzerlvikal *adj*: Hinterhaupt und Nacken/Zervix betreffend oder verbindend; ℗ *occipitocervical*

Okzilput *nt*: Hinterhaupt; ℗ *occiput*

Öllalkne *f*: durch Kontakt der Haut mit Mineralölen ausgelöste Akne*; ℗ *oil acne*

Öllaslpilraltilonslpneulmolnie *f*: durch Inhalation öl- oder fetthaltiger Substanzen verursachte Pneumonie*; ℗ *oil-aspiration pneumonia*

Ollelcralnon *nt*: Ellenbogenfortsatz, Ellenbogenhöcker; ℗ *olecranon*

Ollelinlsäulre *f*: → *Ölsäure*

Ollelkralnon *nt*: Ellenbogenfortsatz, Ellenbogenhöcker; ℗ *olecranon*

Oleo-, oleo- *präf.*: Wortelement mit der Bedeutung „Öl"

Ollelolgralnullom *nt*: durch Öl-/Fetttröpf-

451

chen hervorgerufenes Fremdkörpergranulom; ⒺΞ *oleogranuloma*
Olleom *nt*: → *Oleogranulom*
Ollelolskleirom *nt*: → *Oleogranulom*
Ollelum *nt*: Öl; ⒺΞ *oil*
Olfakto-, olfakto- *präf*.: Wortelement mit
der Bedeutung „Geruch/Geruchssinn"
Ollfakltolmeltrie *f*: Riechprüfung, Riech-
test; ⒺΞ *olfactometry*
ollfakltolrisch *adj*: Geruchssinn/Olfaktus
betreffend; ⒺΞ *olfactory*
Ollfakltolrilus *m*: aus den Riechfäden*
entstehender I. Hirnnerv; ⒺΞ *olfactory
nerve*
Öllfleckiphälnolmen *nt*: typische Nagel-
veränderung bei Psoriasis*; ⒺΞ *psori-
atic oil spots*
Olig-, olig- *präf*.: → *Oligo-*
Ollilalkilsulrie *f*: seltenes Harnlassen; ⒺΞ
oligakisuria
Ollilgälmie *f*: Verminderung des Blutvo-
lumens; ⒺΞ *oligemia*
Olliglamlnilon *nt*: → *Oligoamnion*
Oligo-, oligo- *präf*.: Wortelement mit der
Bedeutung „wenig/gering/klein"
Ollilgolamlnilon *nt*: Verminderung des
Fruchtwassers; ⒺΞ *oligoamnios*
Ollilgolarlthriltis *f*: Entzündung mehrerer
Gelenke; ⒺΞ *oligoarthritis*
ollilgolarltilkullär *adj*: nur wenige Gelen-
ke betreffend; ⒺΞ *pauciarticular*
Ollilgolchollie *f*: verminderte/mangelhaf-
te Gallensekretion; ⒺΞ *oligocholia*
Ollilgolchyllie *f*: verminderte Magensaft-
bildung; ⒺΞ *oligochylia*
Ollilgoldakltyllie *f*: angeborenes Fehlen
von Fingern oder Zehen; ⒺΞ *oligodac-
tyly*
Ollilgoldiplsie *f*: pathologisch verminderter Durst, Durstmangel; ⒺΞ *oligodipsia*
Ollilgoldonltie *f*: anlagebedingtes Fehlen
von Zähnen; ⒺΞ *oligodontia*
Ollilgolgallakltie *f*: verminderte Milch-
produktion; ⒺΞ *oligogalactia*
ollilgolgen *adj*: von wenigen Genen verursacht; ⒺΞ *oligogenic*
Ollilgolhidlrolsis *f*: verminderte Schweißsekretion; ⒺΞ *olighidria*
Ollilgolhydlramlnie *f*: → *Oligoamnion*
Ollilgolhylperlmelnorlrhoe *f*: zu seltene
und zu starke Menstruationsblutung;
ⒺΞ *oligohypermenorrhea*
Ollilgolhylpolmelnorlrhoe *f*: zu seltene und
zu schwache Menstruationsblutung;
ⒺΞ *oligohypomenorrhea*
Ollilgolmelnorlrhoe *f*: zu seltene Menstruationsblutung; ⒺΞ *oligomenorrhea*
ollilgolmorph *adj*: in wenigen Formen
auftretend, sich selten verändernd; ⒺΞ

oligomorphic
Ollilgolnulkleloltid *nt*: aus 3–10 Nukleotiden bestehende Nukleinsäure; ⒺΞ *oli-
gonucleotide*
Ollilgolpeplsie *f*: mangelhafte Verdauung;
ⒺΞ *oligopepsia*
Ollilgolpepltid *nt*: Peptid* aus 3–10 Aminosäuren; ⒺΞ *oligopeptide*
Ollilgolphrelnia *f*: → *Oligophrenie*
Oligophrenia phenylpyruvica: autosomal-rezessive Enzymopathie*, die unbehandelt zu geistiger Behinderung
und Störung der körperlichen Entwicklung führt; ⒺΞ *phenylketonuria*
Ollilgolphrelnie *f*: angeborene oder erworbene Intelligenzminderung, geistige Behinderung; ⒺΞ *mental retardation*
Ollilgolsaclchalrid *nt*: Saccharid aus 3–10
Monosacchariden; ⒺΞ *oligosaccharide*
Ollilgolsilallie *f*: verminderte Speichelse-
kretion; ⒺΞ *oligosialia*
Ollilgolsperlmie *f*: Verminderung der Sper-
mienzahl im Ejakulat; ⒺΞ *oligospermia*
ollilgolsympltolmaltisch *adj*: mit nur wenigen Krankheitszeichen/Symptomen
verlaufend; ⒺΞ *oligosymptomatic*
ollilgolsylnapltisch *adj*: über weniger als
zwei Synapsen verlaufend; ⒺΞ *oligo-
synaptic*
Ollilgolzololsperlmie *f*: → *Oligospermie*
ollilgolzysltisch *adj*: nur wenige Zysten
enthaltend; ⒺΞ *oligocystic*
Ollilgolzytlhälmie *f*: Verminderung der
Zellzahl im Blut; ⒺΞ *oligocythemia*
Ollilgulrie *f*: verminderte Harnbildung
oder -ausscheidung; ⒺΞ *oliguria*
ollilvolfulgal *adj*: (ZNS) von der Olive wegführend oder weggerichtet; ⒺΞ *olivifu-
gal*
ollilvolpeltal *adj*: (ZNS) zur Olive hinführend; ⒺΞ *olivipetal*
ollilvolponltolzelrelbelllär *adj*: Olive, Brü-
cke/Pons cerebri und Kleinhirn/Zere-
bellum betreffend; ⒺΞ *olivopontocere-
bellar*
Öllpneulmolnie *f*: durch Aspiration von
Öl verursachte interstitielle Pneumonie*; ⒺΞ *oil pneumonia*
Öllreltenltilonslzyslte *f*: meist multipel
auftretende Retentionszysten der Haut
mit punktförmiger Follikelmündung;
ⒺΞ *steatoma*
Öllsäulre *f*: einfach ungesättigte C$_{18}$-Fett-
säure; ⒺΞ *oleic acid*
Öllstuhl *m*: Fettstuhl*, auf dem sich Öl
absetzt; ⒺΞ *fatty diarrhea*
Öllzysite *f*: mit verflüssigtem Fett gefüllte
Zyste in Fettgewebe oder Fetttumoren;

ⓔ *oil cyst*

-om *suf*.: Wortelement mit der Bedeutung „Geschwulst"

-oma *suf*.: → *-om*

Om|a|gra *nt/f*: gichtbedingte Schulterschmerzen, Gicht im Schultergelenk; ⓔ *omagra*

Om|al|gie *f*: Schulterschmerz(en); ⓔ *omalgia*

Om|ar|thri|tis *f*: Entzündung der Schulter oder des Schultergelenks; ⓔ *omarthritis*

Om|ar|thro|se *f*: Arthrose* des Schultergelenkes; ⓔ *omarthritis*

O|me|ga|fett|säu|ren *pl*: dreifach ungesättigte Fettsäuren, die in hoher Konzentration in Fischölen vorkommen; ⓔ *ω-fatty acids*

Oment-, oment- *präf*.: → *Omento-*

o|men|tal *adj*: Bauchnetz/Omentum betreffend; ⓔ *omental*

O|men|ta|l|zys|te *f*: zystenartige Flüssigkeitsansammlung im Bauchnetz; ⓔ *omental cyst*

O|men|tek|to|mie *f*: Bauchnetzentfernung, Omentumresektion; ⓔ *omentectomy*

O|men|ti|tis *f*: Entzündung des Bauchnetzes; ⓔ *omentitis*

Omento-, omento- *präf*.: Wortelement mit der Bedeutung „Netz/Bauchnetz/Omentum"

O|men|to|en|te|ro|zel|le *f*: Eingeweidebruch mit Bauchnetz und Darmteilen im Bruchsack; ⓔ *epiploenterocele*

O|men|to|pe|xie *f*: operative Anheftung des Bauchnetzes; ⓔ *omentopexy*

O|men|to|plas|tik *f*: Netzplastik, Omentumplastik; ⓔ *omentoplasty*

O|men|tor|rha|phie *f*: Omentumnaht, Netznaht; ⓔ *omentorrhaphy*

O|men|to|to|mie *f*: Bauchnetzdurchtrennung; ⓔ *omentotomy*

O|men|tum *nt*: Bauchfellduplikatur, in der Blut-, Lymphgefäße und Nerven verlaufen; ⓔ *omentum*

Omentum majus: von Magen und Querkolon herabhängendes Bauchnetz; ⓔ *greater omentum*

Omentum minus: zwischen Magen und Leber hängende Bauchfelltasche; ⓔ *lesser omentum*

O|mi|tis *f*: → *Omarthritis*

Omni-, omni- *präf*.: Wortelement mit der Bedeutung „alle/ganz"

om|ni|po|tent *adj*: (*Zelle, Gewebe*) über sämtliche Entwicklungsmöglichkeiten verfügend; ⓔ *omnipotent*

Omo-, omo- *präf*.: Wortelement mit der Bedeutung „Schulter"

Om|phal|ek|to|mie *f*: Nabelausschneidung, Nabelexzision; ⓔ *omphalectomy*

Om|phal|i|tis *f*: vor allem in der Neugeborenenperiode auftretende Nabelentzündung; evtl. Ausgangspunkt einer Nabelsepsis; ⓔ *omphalitis*

Omphalo-, omphalo- *präf*.: Wortelement mit der Bedeutung „Nabel/Omphalos/Umbilikus"

om|pha|lo|en|te|risch *adj*: Nabel und Darm betreffend oder verbindend; ⓔ *omphaloenteric*

om|pha|lo|me|sen|te|risch *adj*: Nabel und Darmgekröse/Mesenterium betreffend oder verbindend; ⓔ *omphalomesenteric*

Om|pha|lo|phle|bi|tis *f*: meist iatrogen [Nabelschnurkatheter] verursachte Entzündung der Nabelvenen; ⓔ *omphalophlebitis*

Om|pha|lo|phleg|mo|ne *f*: phlegmonöse Nabelentzündung; ⓔ *purulent omphalitis*

Om|pha|lo|prop|to|sis *f*: Nabelschnurvorfall unter der Geburt; ⓔ *prolapse of umbilical cord*

Om|pha|lor|rha|gie *f*: Nabelblutung; ⓔ *omphalorrhagia*

Om|pha|lor|rhe|xis *f*: Nabelschnurriss; ⓔ *omphalorrhexis*

Om|pha|lor|rhoe *f*: Lymphausfluss aus dem Nabel; ⓔ *omphalorrhea*

Om|pha|los *m*: Nabel; ⓔ *omphalos*

Om|pha|lo|to|mie *f*: Durchtrennung der Nabelschnur; ⓔ *omphalotomy*

Om|pha|lo|zel|le *f*: durch eine Verschlussstörung der Bauchwand verursachter Bruch, der Darmteile und Leber in einer Hülle von Amnionepithel enthält; ⓔ *omphalocele*

O|na|nie *f*: Selbstbefriedigung; ⓔ *onanism*

Oncho-, oncho- *präf*.: Wortelement mit der Bedeutung „Krümmung/Haken"

On|cho|cer|ca vol|vu|lus *f*: in Afrika vorkommende pathogene Filarie*, die durch Kriebelmücken übertragen wird; ⓔ *Onchocerca volvulus*

Onchocerca-volvulus-Infektion *f*: → *Onchozerkose*

On|cho|cer|ci|a|sis *f*: → *Onchozerkose*

On|cho|cer|co|se *f*: → *Onchozerkose*

On|cho|zer|ko|se *f*: durch Onchocerca* volvulus hervorgerufene Erkrankung mit Befall der Haut [Juckreiz, Dermatitis*, urtikarielle Eruptionen an Kopf und Rumpf] und der Augen [Iritis*, Keratitis*, Retinitis*]; häufigste Erblindungsursache in Zentralafrika und

Mittelamerika; ⒠ *onchocercosis*

On|cor|na|vi|ren *pl*: tumorerzeugende Retroviren*; ⒠ *oncornaviruses*

On|col|vi|ren *pl*: → *Oncovirinae*

On|col|vi|ri|nae *pl*: onkogene Viren der Familie Retroviridae; ⒠ *Oncovirinae*

On-demand-Analgesie *pl*: Form der Schmerztherapie, bei der der Patient die zugeführte Schmerzmittelmenge regulieren kann; ⒠ *on-demand analgesia*

Oneiro-, oneiro- *präf.*: Wortelement mit der Bedeutung „Traum"

O|nei|ro|dy|nia *f*: Alptraum; ⒠ *oneirodynia*

o|nei|ro|gen *adj*: Träume auslösend; ⒠ *oneirogenic*

o|nei|ro|id *adj*: traumähnlich, traumartig; ⒠ *oneiroid*

O|ni|o|ma|nie *f*: krankhafter/zwanghafter Kauftrieb; ⒠ *oniomania*

Onk-, onk- *präf.*: → *Onko-*

Onko-, onko- *präf.*: Wortelement mit der Bedeutung „Geschwulst/Schwellung/Tumor"

on|ko|fe|tal *adj*: in fetalem Gewebe und Tumorgewebe auftretend; ⒠ *oncofetal*

on|ko|gen *adj*: einen Tumor/eine Geschwulst erzeugend; ⒠ *oncogenic*

On|ko|ge|ne *pl*: Gene, die eine Tumorbildung auslösen können; ⒠ *oncogenes*

On|ko|ge|ne|se *f*: Tumorbildung, Tumorentstehung; ⒠ *oncogenesis*

On|ko|lo|gie *f*: Teilgebiet der Medizin, das sich mit der Diagnose und Behandlung von Tumoren beschäftigt; ⒠ *oncology*

on|ko|lo|gisch *adj*: Onkologie betreffend; ⒠ *oncologic*

On|ko|ly|se *f*: Geschwulstauflösung, Tumorauflösung, Tumorzerfall; ⒠ *oncolysis*

on|ko|sta|tisch *adj*: das Tumorwachstum hemmend; ⒠ *oncostatic*

On|ko|the|ra|pie *f*: Tumortherapie; ⒠ *oncotherapy*

on|ko|tisch *adj*: **1.** Schwellung oder Geschwulst betreffend, durch eine Schwellung verursacht **2.** (*Druck*) eine Volumenzunahme betreffend; ⒠ **1.–2.** *oncotic*

on|ko|to|xisch *adj*: Tumorzellen schädigend; ⒠ *oncotoxic*

on|ko|trop *adj*: mit besonderer Affinität zu Tumorzellen; ⒠ *oncotropic*

On|ko|vi|ren *pl*: Viren, die einen Tumor auslösen können; ⒠ *tumor viruses*

on|ko|zid *adj*: Tumorzellen abtötend; ⒠ *oncocidal*

On|ko|zy|ten *pl*: veränderte Epithelzellen mit kleinem Kern und eosinophilen Granula; ⒠ *oncocytes*

On|ko|zy|tom *nt*: → *Hürthle-Tumor*

On|to|ge|ne|se *f*: Gesamtheit der Entwicklung von der befruchteten Eizelle bis zum Tod; ⒠ *ontogenesis*

On|to|ge|nie *f*: → *Ontogenese*

O|nych|al|gie *f*: Schmerzen in einem Nagel, Nagelschmerz; ⒠ *onychalgia*

O|nych|a|tro|phie *f*: Nagelatrophie; ⒠ *onychatrophia*

O|nych|au|xis *f*: Verdickung der Nagelplatte; ⒠ *onychauxis*

O|ny|chek|to|mie *f*: Nagelentfernung; ⒠ *onychectomy*

O|ny|chia *f*: Nagelbettentzündung; ⒠ *onychia*

O|ny|chi|tis *f*: → *Onychia*

Onycho-, onycho- *präf.*: Wortelement mit der Bedeutung „Nagel"

O|ny|cho|dys|tro|phie *f*: erworbene Entwicklungsstörung der Nägel; ⒠ *onychodystrophy*

O|ny|cho|gry|po|se *f*: krallenförmig Verkrümmung der Nägel mit Vergrößerung und Verdickung; betrifft meist die Zehen; ⒠ *onychogryposis*

O|ny|cho|kla|sie *f*: brüchiger Zerfall der Nägel; ⒠ *onychoclasis*

O|ny|cho|kryp|to|sis *f*: eingewachsener Nagel; ⒠ *onychocryptosis*

O|ny|cho|ly|se *f*: Ablösung der Nagelplatte; ⒠ *onycholysis*

O|ny|cho|ma|de|sis *f*: vollständige Ablösung der Nagelplatte vom Nagelbett bei Trauma oder als Begleitsymptom [Scharlach*, Paronychie*]; ⒠ *onychomadesis*

O|ny|cho|ma|do|se *f*: → *Onychomadesis*

O|ny|cho|ma|la|zie *f*: Nagelerweichung; ⒠ *onychomalacia*

O|ny|cho|my|ko|se *f*: meist die Fußnägel betreffende Pilzinfektion mit Dermatophyten*; ⒠ *onychomycosis*

Onycho-osteodysplasie *f*: Fehlbildungssyndrom mit Unterentwicklung oder Fehlen von Finger- und Zehennägel und der Kniescheibe; ⒠ *onycho-osteodysplasia*

O|ny|cho|pa|thie *f*: (nicht-entzündliche) Nagelerkrankung; ⒠ *onychopathy*

O|ny|cho|pha|gie *f*: Nägelkauen; ⒠ *onychophagia*

O|ny|cho|phym *nt*: knollige Nagelhypertrophie; ⒠ *onychophyma*

O|ny|chor|rhe|xis *f*: Spaltung der Nagelplatte; ⒠ *onychorrhexis*

O|ny|cho|schi|sis *f*: schichtweises Aufsplittern der Nägel; E *onychoschizia*

O|ny|cho|se f: → *Onychopathie*

O|ny|cho|til|lo|ma|nie f: Nägelreißen; E *onychotillomania*

O|ny|cho|to|mie f: Nageldurchtrennung; E *onychotomy*

Oo-, oo- *präf.*: Wortelement mit der Bedeutung „Ei"

o|o|gam *adj*: Eibefruchtung/Oogamie betreffend, durch Oogamie entstanden; E *oogamous*

O|o|ga|mie f: Befruchtung des Eis, Eibefruchtung; E *oogamy*

O|o|ge|ne|se f: Eireifung; E *oogenesis*

O|o|lem|ma nt: von den Follikelzellen gebildete Umhüllung der Eizelle; E *oolemma*

O|o|pho|rek|to|mie f: Eierstockentfernung; E *oophorectomy*

O|o|pho|ri|tis f: Eierstockentzündung; E *oophoritis*

Oophoro-, oophoro- *präf.*: Wortelement mit Bezug auf „Eierstock/Oophoron/Ovarium"

O|o|pho|ro|hys|te|rek|to|mie f: Entfernung von Gebärmutter und Eierstöcken; E *oophorohysterectomy*

O|o|pho|rom nt: Eierstockschwellung, Eierstocktumor, Ovarialtumor; E *oophoroma*

O|o|pho|ron nt: Eierstock, Ovar; E *oophoron*

O|o|pho|ro|pa|thie f: Eierstockerkrankung; E *oophoropathy*

O|o|pho|ro|sal|pin|gek|to|mie f: Entfernung von Eierstock und Eileiter; E *oophorosalpingectomy*

O|o|pho|ro|sal|pin|gi|tis f: Entzündung von Eierstock und Eileiter; E *oophorosalpingitis*

O|o|pho|ro|sto|mie f: Eröffnung und Drainage einer Eierstockzyste; E *oophorostomy*

O|o|pho|ro|zys|tek|to|mie f: Ausschneidung/Exzision einer Eierstockzyste; E *oophorocystectomy*

O|o|plas|ma nt: Plasma der Eizelle, Eiplasma; E *ooplasm*

O|o|zyt m: Eizelle; E *oocyte*

o|pak *adj*: undurchsichtig, nicht durchscheinend; (strahlen-, licht-)undurchlässig; E *opaque*

O|pa|ki|fi|ka|ti|on f: Verminderung der Durchsichtigkeit der optischen Medien des Auges; E *opacification*

o|pa|les|zent *adj*: Opaleszenz aufweisend, opaleszierend, opalisierend; E *opalescent*

O|pa|les|zenz f: milchiges Schillern einer Lösung bei Lichtdurchfall; E *opalescence*

o|pe|ra|bel *adj*: operierbar, durch eine Operation entfernbar; E *operable*

O|pe|ra|bi|li|tät f: Operationsfähigkeit; E *operability*

o|pe|rant *adj*: nicht reizgebunden; E *operant*

O|pe|ra|ti|on f: chirurgischer Eingriff; E *operation*

o|pe|ra|tiv *adj*: durch einen operativen Eingriff; chirurgisch; E *operative*

Ophthalm-, ophthalm- *präf.*: → *Ophthalmo-*

Oph|thal|mag|ra nt/f: plötzlicher Augenschmerz; E *ophthalmagra*

Oph|thal|mal|gie f: → *Ophthalmodynie*

Oph|thal|mie f: Augenentzündung; E *ophthalmia*

Oph|thal|mi|kus m: gemischter Nerv aus dem Ganglion* trigeminale; teilt sich in die Nervi lacrimalis, frontalis und nasociliaris; E *ophthalmic nerve*

oph|thal|misch *adj*: Auge betreffend, zum Auge gehörend; E *ophthalmic*

Oph|thal|mi|tis f: → *Ophthalmie*

oph|thal|mi|tisch *adj*: Augenentzündung/Ophthalmitis betreffend; E *ophthalmitic*

Ophthalmo-, ophthalmo- *präf.*: Wortelement mit der Bedeutung „Auge/Ophthalmos"

Oph|thal|mo|blen|nor|rhoe f: durch Gonokokken* hervorgerufene eitrige Bindehautentzündung; E *ophthalmoblennorrhea*

Oph|thal|mo|dy|nie f: Augenschmerz(en); E *ophthalmodynia*

Oph|thal|mo|me|trie f: Messung des Hornhautdurchmessers und der Hornhautkrümmung; E *ophthalmometry*

Oph|thal|mo|my|i|a|sis f: Madenkrankheit des Auges; insbesondere der Bindehaut; E *ophthalmomyiasis*

Oph|thal|mo|my|i|tis f: Entzündung der äußeren Augenmuskeln; E *ophthalmomyitis*

Oph|thal|mo|my|ko|se f: Pilzerkrankung des Auges; E *ophthalmomycosis*

Oph|thal|mo|my|o|to|mie f: Durchtrennung von Augenmuskeln, z.B. zur Schielbehandlung; E *ophthalmomyotomy*

Oph|thal|mo|pa|thie f: Augenleiden, Augenerkrankung; E *ophthalmopathy*

Oph|thal|mo|phthi|sis f: Augapfelschwund; E *ophthalmophthisis*

Oph|thal|mo|ple|gie f: Lähmung eines oder mehrerer Augenmuskeln; führt zum Lähmungsschielen; E *ophthalmoplegia*

O

Oph|thal|mo|pto|se f: Hervortreten des Augapfels aus der Augenhöhle; kann durch Tumoren der Augenhöhle oder andere raumfordernde Prozesse verursacht werden; klassisch bei Basedow*-Krankheit; ⒺⒹ *ophthalmoptosis*

Oph|thal|mo|re|ak|ti|on f: → *Ophthalmotest*

Oph|thal|mor|rha|gie f: Augenblutung, Blutung aus dem Auge; ⒺⒹ *ophthalmorrhagia*

Oph|thal|mor|rhe|xis f: Augapfelzerreißung, Bulbuszerreißung; ⒺⒹ *ophthalmorrhexis*

Oph|thal|mor|rhoe f: Sickerblutung aus dem Auge; ⒺⒹ *ophthalmorrhea*

Oph|thal|mos|ko|pie f: Betrachtung des Augenhintergrundes mit einem Augenspiegel; ⒺⒹ *ophthalmoscopy*

indirekte Ophthalmoskopie: Ophthalmoskopie mit Hohlspiegel und Lupe; ⒺⒹ *indirect ophthalmoscopy*

Oph|thal|mo|spek|tro|sko|pie f: ophthalmoskopische und spektroskopische Untersuchung des Augenhintergrundes; ⒺⒹ *ophthalmospectroscopy*

Oph|thal|mo|test m: Allergietest durch Einbringen des Allergens in den Bindehautsack; ⒺⒹ *ophthalmoreaction*

Oph|thal|mo|to|mie f: Eröffnung des Augapfels; ⒺⒹ *ophthalmotomy*

Oph|thal|mo|to|no|me|trie f: Augeninnendruckmessung; ⒺⒹ *ophthalmotonometry*

O|pi|at nt: → *Opioid*

O|pi|at|re|zep|to|ren pl: Rezeptoren im ZNS und verschiedenen Organen, die spezifisch Opiode und Endorphine binden; ⒺⒹ *opiate receptors*

-opie suf.: → *-opsie*

O|pi|o|id nt: aus Opium* gewonnenes Schmerzmittel; auch auf synthetische Schmerzmittel mit morphinartiger Wirkung angewendet; ⒺⒹ *opioid*

Opisth-, opisth- präf.: → *Opistho-*

Opistho-, opistho- präf.: Wortelement mit der Bedeutung „hinten/rückwärts"

O|pis|tho|ge|nie f: Unterentwicklung des Unterkiefers; ⒺⒹ *opisthogenia*

O|pis|tho|gna|thie f: angeborene Kleinheit des Oberkiefers; ⒺⒹ *opisthognathism*

O|pis|thor|chi|a|sis f: durch Leberegel der Gattung **Opisthorchis** hervorgerufene Infektionskrankheit; ⒺⒹ *opisthorchiasis*

O|pis|thor|chi|o|se f: → *Opisthorchiasis*

O|pis|tho|to|nus m: Rückwärtsbeugung des Kopfes bei gleichzeitiger Überstreckung von Rumpf und Extremitäten; ⒺⒹ *opisthotonus*

O|pi|um nt: aus dem Schlafmohn [Papaver somniferum] gewonnener Milchsaft, der zahlreiche Alkaloide enthält; ⒺⒹ *opium*

-opsie suf.: Wortelement mit der Bedeutung „Sehen"

Op|sin nt: Protein; Bestandteil von Rhodopsin; ⒺⒹ *opsin*

OPSI-Syndrom nt: durch eine Beeinträchtigung der Immunabwehr nach einer Milzentfernung auftretende akute Sepsis* durch z.B. Pneumokokken, Meningokokken, Haemophilus influenzae; ⒺⒹ *overwhelming post-splenectomy sepsis syndrome*

Op|so|klo|nie f: → *Opsoklonus*

Op|so|klo|nus m: schnelle, unregelmäßige Augenbewegungen; ⒺⒹ *opsoclonus*

Op|so|nin nt: körpereigene Substanz, die sich an Partikel (Zellen, Mikroorganismen) anlagert und damit die Phagozytose* fördert; ⒺⒹ *opsin*

Op|so|ni|sie|rung f: Ankagerung von Opsonin* an Antigene; ⒺⒹ *opsonization*

Op|ti|kus m: → *Nervus opticus*

Op|ti|kus|a|tro|phie f: zu Erblindung führende Degeneration der Sehnervenfasern; ⒺⒹ *optic atrophy*

Op|ti|kus|ka|nal m: Kanal im kleinen Keilbeinflügel, durch den Nervus* opticus und Arteria ophthalmica ziehen; ⒺⒹ *optic canal*

Op|ti|kus|neu|ri|tis f: intrabulbär [Neuritis* nervi optici intrabulbaris] oder retrobulbär [Neuritis* retrobulbaris] auftretende Entzündung des Sehnervens; ⒺⒹ *optic neuritis*

op|tisch adj: das Sehen oder die Optik betreffend, mit optischen Mitteln; ⒺⒹ *optic*

Op|to|me|trie f: Bestimmung der Brechkraft der Augen; ⒺⒹ *optometry*

Op|to|ty|pen pl: Zeichen [Zahlen, Buchstaben] zur Bestimmung der Sehschärfe; ⒺⒹ *optotypes*

O|ra f: Rand, Saum; ⒺⒹ *ora*

o|ral adj: **1.** Mund(höhle) betreffend, zum Mund oder zur Mundhöhle gehörend, vom Mund her **2.** durch den Mund, durch die Mundhöhle; ⒺⒹ **1.** *oral* **2.** *per os*

O|ran|gen|haut f: → *Orangenschalenhaut*

O|ran|gen|schalen|haut f: v.a. Frauen betreffende Veränderung des Unterhautfettgewebes [Zellulitis*] mit typischem Erscheinungsbild; ⒺⒹ *orange skin*

Orbicularis-oculi-Reflex m: Lidschluss bei

Reizung des Musculus* orbicularis oculi; ⒺⒷ *orbicularis oculi reflex*

Orlbilta f: Augenhöhle; ⒺⒷ *orbita*

OrlbiltallphlegImolne f: phlegmonöse Entzündung des Augenhöhlengewebe; ⒺⒷ *orbital phlegmone*

Orlbiltalpelriloist nt: Periost* der Augenhöhle; ⒺⒷ *periorbita*

OrlbiltalphlegImolne f: → *Orbitalphlegmone*

Orlbiltalspitizenlsynidrom nt: Lähmung von Sehnerv und Augenmuskelnerven bei entzündlichen oder tumorösen Prozessen im Orbitaspitzenbereich; ⒺⒷ *orbital apex syndrome*

Orlbiltaltulmor m: gutartiger oder bösartiger Tumor in der Augenhöhle; ⒺⒷ *orbital tumor*

orlbiltolnaisal adj: Augenhöhle und Nase oder Nasenhöhle betreffend oder verbindend; ⒺⒷ *orbitonasal*

Orlbiltoltolmie f: operative Eröffnung der Augenhöhle/Orbita; ⒺⒷ *orbitotomy*

Orchi-, orchi- präf.: Wortelement mit der Bedeutung „Hoden/Orchis"

Orlchilallgie f: Hodenschmerz(en), Hodenneuralgie; ⒺⒷ *orchialgia*

Orlchildekltolmie f: Hodenentfernung; ⒺⒷ *orchidectomy*

Orchido-, orchido- präf.: Wortelement mit der Bedeutung „Hoden/Orchis"

Orlchildolelpildildylmekltolmie f: operative Entfernung von Hoden und Nebenhoden; ⒺⒷ *orchidoepididymectomy*

Orlchildolpalthie f: Hodenerkrankung; ⒺⒷ *orchidopathy*

Orlchildolpelxie f: → *Orchiopexie*

Orlchildolptolse f: Hodensenkung; ⒺⒷ *orchidoptosis*

Orlchilekltolmie f: → *Orchiektomie*

Orlchilelpildildylmiltis f: Entzündung von Hoden und Nebenhoden; ⒺⒷ *orchiepididymitis*

Orchio-, orchio- präf.: → *Orchido-*

Orlchilolblasltom nt: embryonales Hodenkarzinom; ⒺⒷ *orchiencephaloma*

Orlchilolpalthie f: → *Orchidopathie*

Orlchilolpelxie f: Hodenfixation, Hodenfixierung; ⒺⒷ *orchiopexy*

Orlchiloltolmie f: Hodeninzision; ⒺⒷ *orchiotomy*

Orlchis m: Hoden, Testis; ⒺⒷ *testicle*

Orlchiltis f: Entzündung eines oder beider Hoden; ⒺⒷ *orchitis*

Ordlnungslzahl f: Anzahl der Protonen im Atomkern; ⒺⒷ *charge number*

Orf f: von Schafen oder Ziegen auf den Menschen [Melker] übertragene Hautkrankheit, die durch rötliche, nässende Knoten charakterisiert ist; der Erreger [Parapoxvirus ovis] wird durch direkten Kontakt mit befallenen Tieren übertragen; ⒺⒷ *orf*

Organ-, organ- präf.: → *Organo-*

Orlganidolsis f: Strahlendosis für ein Organ; ⒺⒷ *organ dose*

orlgalnisch adj: **1.** Organ(e) oder Organismus betreffend **2.** von Organen ausgehend, somatisch **3.** (chem.) die Chemie der Kohlenstoffverbindungen betreffend; ⒺⒷ **1.–3.** *organic*

orlgalnislmisch adj: Organismus betreffend, zum Organismus gehörend, wie ein Organismus (beschaffen); ⒺⒷ *organismal*

Orlganlneulrolse f: durch einen Neurose* ausgelöste organische Erkrankung; ⒺⒷ *organ neurosis*

Organo-, organo- präf.: Wortelement mit Bezug auf „Organ"

orlgalnolgen adj: von einem Organ stammend oder ausgehend; ⒺⒷ *organogenic*

Orlgalnolgelnelse f: Organentwicklung; ⒺⒷ *organogenesis*

Orlgalnolgralfie, -gralphie f: allgemeine Bezeichnung für die Röntgendarstellung von Organen; ⒺⒷ *organography*

orlgalnolid adj: organähnlich, organartig; ⒺⒷ *organoid*

orlgalnollepltisch adj: die Sinnesorgane stimulierend; empfänglich für Sinnesreize; ⒺⒷ *organoleptic*

Orlgalnolpelxie f: operative Anheftung eines Organs; ⒺⒷ *organopexy*

orlgalnoltrop adj: Organotropie betreffend, mit besonderer Affinität zu bestimmten Organen; ⒺⒷ *organotropic*

Orlgalnoltrolpie f: besondere Affinität einer Substanz oder eines Erregers für ein Organ; ⒺⒷ *organotropism*

Orlgalnoltrolpislmus m: → *Organotropie*

Orlganltollelranzldolsis f: maximale Strahlendosis, die von fast allen Patienten ohne Früh- oder Spätschäden toleriert wird; ⒺⒷ *organ tolerance dose*

Orlganltolxilziltät f: Organschädlichkeit; ⒺⒷ *organ toxicity*

Orlganltranslplanltaltilon f: Verpflanzung eines oder mehrerer Organe von einem **Organspender** auf einen **Organempfänger**; ⒺⒷ *organ transplantation*

Orlganlum nt: Organ; ⒺⒷ *organ*

Organa genitalia: Geschlechtsorgane, Genitalorgane; ⒺⒷ *genitalia*

Organa genitalia externa: äußere Geschlechtsorgane; ⒺⒷ *external genitalia*

Organa genitalia feminia: weibliche

Geschlechtsorgane; E *female genital organs*

Organa genitalia interna: innere Geschlechtsorgane; E *internal genitalia*

Organa genitalia masculina: männliche Geschlechtsorgane; E *male genital organs*

Organum gustatorium/gustus: Geschmacksorgan; E *gustatory organ*

Organum olfactorium/olfactus: Riechorgan; E *olfactory organ*

Organa sensuum: Sinnesorgane; E *sense organs*

Organum spirale: auf der Lamina basalis der Innenohrschnecke sitzendes Sinnesepithel, das aus Hör- und Stützzellen besteht; E *spiral organ*

Organa urinaria: harnproduzierende und -ausscheidende Organe, Harnorgane; E *urinary organs*

Organum vestibulocochleare: Gehör- und Gleichgewichtsorgan; E *vestibulocochlear organ*

Organum visuale/visus: Sehorgan; E *visual organ*

Or|gas|mus *m*: (sexueller) Höhepunkt; E *orgasm*

O|ri|fi|ci|um *nt*: Mund, Mündung, Öffnung; E *orifice*

O|ri|go *f*: Ursprung; Herkunft, Abstammung; E *origin*

Ormond-Syndrom *nt*: ätiologisch ungeklärte, fortschreitende Fibrose des peritonealen Bindegewebes; E *Ormond's syndrome*

Or|ni|thin *nt*: Aminosäure, die im Harnstoffzyklus aus Arginin entsteht; E *ornithine*

Or|ni|thin|zy|klus *m*: in den Lebermitochondrien ablaufender Zyklus, der Harnstoff aus Ammoniak und Kohlendioxid bildet; E *ornithine cycle*

Or|ni|tho|do|rus *m*: Gattung der Lederzecken; Überträger von Borrelien; E *Ornithodorus*

Or|ni|tho|se *f*: von Vögeln auf den Menschen übertragene Infektionskrankheit durch **Chlamydia psittaci**; i.d.R. hochfieberhafter, grippeähnlicher Verlauf mit atypischer Pneumonie; E *ornithosis*

Oro-, oro- *präf*: Wortelement mit der Bedeutung „Mund/Os"

o|ro|fa|zi|al *adj*: Mund und Gesicht/Fazies betreffend; E *orofacial*

o|ro|lin|gu|al *adj*: Mund und Zunge/Lingua betreffend; E *orolingual*

o|ro|na|sal *adj*: Mund und Nase betreffend oder verbindend; E *oronasal*

o|ro|pha|ryn|ge|al *adj*: Mund und Rachen betreffend; Oropharynx betreffend; E *oropharyngeal*

O|ro|pha|ryn|ge|al|kar|zi|nom *nt*: Karzinom* des Mund-Rachen-Raums; Alkohol und Nikotin wirken als Kofaktoren der Krebsentstehung; E *oropharyngeal carcinoma*

O|ro|pha|ryn|ge|al|tu|bus *m*: durch den Mund in den Rachen eingeführter Tubus zur Freihaltung der Atemwege; E *oropharyngeal tube*

O|ro|pha|rynx *m*: Rachenraum direkt hinter der Mundhöhle; E *oropharynx*

o|ro|tra|che|al *adj*: Mund und Luftröhre/Trachea betreffend; (*Intubation*) durch den Mund in die Luftröhre; E *orotracheal*

O|ro|tra|che|al|tu|bus *m*: durch den Mund eingeführter Luftröhrentubus; E *orotracheal tube*

O|ro|tu|bus *m*: Tubus für die Mund-zu-Mund-Beatmung; E *oral tube*

Or|the|se *f*: orthopädisches Hilfsmittel, das außen auf dem Körper angebracht wird; E *orthesis*

Ortho-, ortho- *präf*: Wortelement mit der Bedeutung „gerade/aufrecht/richtig/normal"

or|tho|chro|ma|tisch *adj*: sich mit dem Farbton des Farbstoffs färbend; E *orthochromatic*

Or|tho|chro|mie *f*: normaler Hämoglobingehalt der Erythrozyten; E *orthochromia*

or|tho|drom *adj*: in normaler Richtung (verlaufend); E *orthodromic*

or|tho|grad *adj*: aufrecht gehend oder stehend; E *orthograde*

Or|tho|ke|ra|to|se *f*: regelrechte Verhornung der Oberhaut; E *orthokeratosis*

Or|tho|my|xo|vi|ren *pl*: → *Orthomyxoviridae*

Or|tho|my|xo|vi|ri|dae *pl*: Familie helikaler RNA-Viren; enthält das Influenza-Virus; E *Orthomyxoviridae*

Or|tho|pan|to|mo|graf, -graph *m*: bei der Orthopantomografie* erhaltene Aufnahme; E *orthopantograph*

Or|tho|pan|to|mo|gra|fie, -gra|phie *f*: Tomografie* der Zähne von Ober- und Unterkiefer und des Kiefergelenks; E *orthopantography*

Or|tho|pho|rie *f*: normales binokuläres Sehen; E *orthophoria*

Or|tho|phos|phor|säu|re *f*: → *Phosphorsäure*

Or|tho|pnoe *f*: im Liegen auftretende Luftnot, die beim Aufsetzen verschwindet; E *orthopnea*

Or|tho|pox|vi|rus *nt*: Virusgattung, zu der u.A. die Pockenviren gehören; Ⓔ *Orthopoxvirus*

Orthopoxvirus bovis: Erreger der Kuhpocken*; von Jenner zur Pockenimpfung verwendet; Ⓔ *Orthopoxvirus bovis*

Or|thop|tik *f*: Form der Schielbehandlung, die das binokuläre Sehen fördert; Ⓔ *orthoptics*

Or|thos|tal|se *f*: aufrechte Körperhaltung; Ⓔ *orthostatism*

Or|thos|tal|se|syn|drom *nt*: Abfall des Blutdrucks beim Aufstehen oder beim längeren Stehen; Ⓔ *orthostatic hypotension*

or|tho|sym|pa|thisch *adj*: sympathisches Nervensystem/Sympathikus betreffend; Ⓔ *orthosympathetic*

or|tho|top *adj*: (*Organ*) am normalen Ort, an normaler Stelle (liegend); Ⓔ *orthotopic*

or|tho|ze|phal *adj*: mit normaler Kopfgröße und Konfiguration; Ⓔ *orthocephalic*

Or|tho|zy|to|se *f*: Vorkommen normaler Zellformen im Blut; Ⓔ *orthocytosis*

Orth|u|rie *f*: vermehrtes Harnlassen im Stehen; Ⓔ *orthuria*

Ortner-Syndrom *nt*: kolikartige Leibschmerzen mit Symptomen des akuten Abdomens bei Einschränkung der Darmdurchblutung durch eine Arteriosklerose der Mesenterialgefäße; Ⓔ *Ortner's disease*

Ortolani-Einrenkungsphänomen *nt*: fühlbares Schnappen des Hüftkopfes bei angeborener Hüftluxation; Ⓔ *Ortolani's sign*

o|ry|zo|id *adj*: reiskornähnlich; Ⓔ *oryzoid*

Os *nt*: **1.** *pl* **Os|sa** Knochen, Bein, Gebein **2.** *pl* **O|ra** (Körper-)Öffnung, Mündung, Mund; Ⓔ **1.** *bone* **2.** *mouth*

Os capitatum: kopfförmiger Handwurzelknochen; Ⓔ *capitate bone*

Os coccygis: Steißbein; Ⓔ *coccygeal bone*

Os coxae: aus drei Knochen [Darmbein, Sitzbein, Schambein] bestehender, seitlicher Beckenknochen; Ⓔ *hip bone*

Ossa cranii: Schädelknochen; Ⓔ *cranial bones*

Os cuboideum: würfelförmiger Fußwurzelknochen; Ⓔ *cuboid bone*

Os cuneiforme: keilförmiger Fußwurzelknochen; Ⓔ *cuneiform bone*

Ossa digitorum manus: Fingerknochen; Ⓔ *bones of the digits of the hand*

Ossa digitorum pedis: Zehenknochen; Ⓔ *bones of the digits of the foot*

Os ethmoidale: zwischen den beiden Augenhöhlen liegender Schädelbasisknochen; Ⓔ *ethmoid bone*

Ossa faciei: Gesichtsknochen; Ⓔ *facial bones*

Os femoris: Oberschenkelknochen; Ⓔ *femoral bone*

Os frontale: Stirnbein; Ⓔ *frontal bone*

Os hamatum: hakenförmiger Handwurzelknochen; Ⓔ *hamate bone*

Os hyoideum: Zungenbein; Ⓔ *hyoid bone*

Os ilium: Teil des Hüftbeins; bildet den oberen Teil der Hüftpfanne; Ⓔ *iliac bone*

Os ischii: Teil des Os* coxae; bildet den seitlichen Teil der Hüftpfanne; Ⓔ *ischial bone*

Os lacrimale: kleiner Knochen im inneren Augenwinkel; Teil der Augenhöhlenwand; Ⓔ *lacrimal bone*

Os lunatum: mondförmiger Handwurzelknochen; Ⓔ *lunate bone*

Ossa manus: Handknochen; Ⓔ *bones of the hand*

Os nasale: Nasenbein; Ⓔ *nasal bone*

Os naviculare: kahnförmiger Fußwurzelknochen; Ⓔ *navicular bone*

Os occipitale: größter Teil der hinteren Schädelgrube; Ⓔ *occipital bone*

Os palatinum: Gaumenbein; Ⓔ *palatine bone*

Os parietale: Scheitelbein; Ⓔ *parietal bone*

Ossa pedis: Fußknochen; Ⓔ *bones of the foot*

Os pisiforme: erbsenförmiger Handwurzelknochen; Ⓔ *pisiform bone*

Os pubis: vorderer Teil des Hüftbeins; bildet den medialen Teil der Hüftpfanne; Ⓔ *pubic bone*

Os sacrum: durch Verschmelzung der fünf Sakralwirbel entstandener Teil des Beckenrings; Ⓔ *sacral bone*

Os scaphoideum: kahnförmiger Handwurzelknochen; Ⓔ *scaphoid bone*

Ossa sesamoidea: kleine, in die Muskelsehne eingelagerte Knochen; Ⓔ *sesamoid bones*

Os sphenoidale: in der Mitte der Schädelbasis liegender Knochen; Ⓔ *sphenoid bone*

Ossa suturalia: gelegentlich vorkommende Knochen innerhalb der Schädelnähte; Ⓔ *sutural bones*

Os temporale: Schläfenbein; Ⓔ *tem-*

O

poral bone

Os trapezium: großer unregelmäßiger Handwurzelknochen; Ⓔ *trapezium bone*

Os trapezoideum: kleiner unregelmäßiger Handwurzelknochen; Ⓔ *trapezoid bone*

Os triquetrum: dreieckiger Handwurzelknochen; Ⓔ *triquetral bone*

Os zygomaticum: Jochbein; Ⓔ *zygomatic bone*

Ossa carpalia/carpi: Handwurzelknochen; Ⓔ *carpal bones*

Ossa metacarpalia/metacarpi: Mittelhandknochen; Ⓔ *metacarpal bones*

Ossa metatarsalia/metatarsi: Mittelfußknochen; Ⓔ *metatarsal bones*

Ossa tarsalia/tarsi: Fußwurzelknochen; Ⓔ *tarsal bones*

Osgood-Schlatter-Syndrom *nt*: ein- oder beidseitige aseptische Nekrose der Tibiaapophyse im Wachstumsalter; Ⓔ *Osgood-Schlatter disease*

Osler-Krankheit *f*: myeloproliferative Erkrankung mit Vermehrung der roten Blutkörperchen [Erythrozyten] im peripheren Blut; Ⓔ *Osler's disease*

Osler-Rendu-Weber-Krankheit *f*: autosomal-dominante Erkrankung mit Bildung von Teleangiektasien in Haut und Schleimhaut; Ⓔ *Osler-Weber-Rendu disease*

Osmo-, osmo- *präf.*: Wortelement mit der Bedeutung **1.** „Geruch/Geruchssinn/Riechen" **2.** „Osmose"

Os|mo|la|li|tät *f*: Menge gelöster Teilchen pro Kilogramm Wasser; Ⓔ *osmolality*

Os|mo|la|ri|tät *f*: Menge gelöster Teilchen pro Liter Wasser; Ⓔ *osmolarity*

Os|mo|me|trie *nt*: Bestimmung des osmotischen Drucks; Ⓔ *osmometry*

Os|mo|re|gu|la|ti|on *f*: Steuerung des Wasser- und Elektrolythaushaltes; Ⓔ *osmoregulation*

Os|mo|re|zep|to|ren *pl*: Rezeptoren, die auf Veränderungen des osmotischen Drucks ansprechen; Ⓔ *osmoreceptors*

Os|mo|se *f*: Wanderung von Flüssigkeitsmolekülen durch eine (semipermeable) Membran bis zum Konzentrationsausgleich; Ⓔ *osmosis*

Os|mo|the|ra|pie *f*: intravenöse Infusion hyperosmolarer Lösungen zur Erhöhung des osmotischen Drucks im Kreislauf; Ⓔ *osmotherapy*

Ösophag-, ösophag- *präf.*: → *Ösophago-*

ö|so|pha|ge|al *adj*: Speiseröhre/Ösophagus betreffend; Ⓔ *esophageal*

Ö|so|pha|ge|al|kar|di|o|gramm *nt*: → *Öso-*

phaguskardiogramm

Ö|so|pha|gek|to|mie *f*: Speiseröhrenentfernung, Speiseröhrenresektion; Ⓔ *esophagectomy*

Ö|so|pha|gi|tis *f*: Entzündung der Speiseröhrenschleimhaut; meist als chronisch peptische Ösophagitis oder durch bakterielle Superinfektion; Ⓔ *esophagitis*

chronisch peptische Ösophagitis: durch Reflux* von Magensaft in die Speiseröhre hervorgerufene Entzündung des distalen Ösophagus; Ⓔ *chronic peptic esophagitis*

Ösophago-, ösophago- *präf.*: Wortelement mit der Bedeutung „Speiseröhre/Ösophagus"

Ö|so|pha|go|an|tro|sto|mie *f*: operative Verbindung von Speiseröhre und Magenantrum; Ⓔ *esophagoantrostomy*

ö|so|pha|go|bron|chi|al *adj*: Speiseröhre und Bronchus/Bronchien betreffend oder verbindend; Ⓔ *esophagobronchial*

Ö|so|pha|go|dy|nie *f*: Speiseröhrenschmerz, Ösophagusschmerz; Ⓔ *esophagodynia*

Ö|so|pha|go|en|te|ro|sto|mie *f*: operative Verbindung von Speiseröhre und Darm; Ⓔ *esophagoenterostomy*

Ö|so|pha|go|fun|do|pe|xie *f*: Anheftung des Magenfundus an den Endabschnitt der Speiseröhre; Ⓔ *esophagofundopexy*

Ö|so|pha|go|fun|do|phre|no|pe|xie *f*: Anheftung des Magenfundus an den Endabschnitt der Speiseröhre und das Zwerchfell; Ⓔ *esophagofundophrenopexy*

ö|so|pha|go|gas|tral *adj*: Speiseröhre und Magen/Gaster betreffend oder verbindend; Ⓔ *esophagogastric*

Ö|so|pha|go|gas|trek|to|mie *f*: operative Entfernung von Speiseröhre und Magen; Ⓔ *esophagogastrectomy*

Ö|so|pha|go|gas|tro|plas|tik *f*: Erweiterungsplastik der Kardia*; Ⓔ *esophagogastroplasty*

Ö|so|pha|go|gas|tro|sko|pie *f*: endoskopische Untersuchung von Speiseröhre und Magen; Ⓔ *esophagogastroscopy*

Ö|so|pha|go|gas|tro|sto|mie *f*: operative Verbindung von Speiseröhre und Magen; Ⓔ *esophagogastrostomy*

Ö|so|pha|go|gra|fie, -gra|phie *f*: Röntgenkontrastdarstellung der Speiseröhre; Ⓔ *esophagography*

Ö|so|pha|go|gramm *nt*: Röntgenkontrastaufnahme der Speiseröhre; Ⓔ *esophagogram*

ö|so|pha|go|kar|di|al *adj*: Speiseröhre und Magenmund/Kardia betreffend oder verbindend; Ⓔ *cardioesophageal*

Ö|so|pha|go|kar|dio|my|o|to|mie *f*: Längsdurchtrennung der Kardiamuskulatur bei Achalasie*; Ⓔ *esophagocardiomyotomy*

Ö|so|pha|go|la|ryn|gek|to|mie *f*: operative Entfernung von Kehlkopf und Speiseröhre; Ⓔ *esophagolaryngectomy*

Ö|so|pha|go|my|o|to|mie *f*: Längsdurchtrennung der Speiseröhrenmuskulatur; Ⓔ *esophagomyotomy*

ö|so|pha|go|pha|ryn|ge|al *adj*: Speiseröhre und Rachen/Pharynx und betreffend; Ⓔ *pharyngoesophageal*

Ö|so|pha|go|pto|se *f*: Speiseröhrensenkung; Ⓔ *esophagoptosis*

Ö|so|pha|go|sko|pie *f*: endoskopische Untersuchung der Speiseröhre; Ⓔ *esophagoscopy*

Ö|so|pha|go|spas|mus *m*: Speiseröhrenkrampf, Ösophaguskrampf; Ⓔ *esophagospasm*

Ö|so|pha|go|ste|no|se *f*: Speiseröhrenverengung mit Schluckbeschwerden; häufig Komplikation einer Refluxösophagitis*; Ⓔ *esophagostenosis*

Ö|so|pha|go|sto|mie *f*: Anlegen einer äußeren Speiseröhrenfistel; Ⓔ *esophagostomy*

Ö|so|pha|go|to|mie *f*: Speiseröhrenschnitt, operative Eröffnung der Speiseröhre; Ⓔ *esophagotomy*

ö|so|pha|go|tra|che|al *adj*: Speiseröhre und Luftröhre/Trachea betreffend oder verbindend; Ⓔ *esophagotracheal*

Ö|so|pha|go|tra|che|al|fis|tel *f*: Fistel zwischen Speiseröhre und Luftröhre; Ⓔ *esophagotracheal fistula*

Ö|so|pha|go|ze|le *f*: Aussackung der Speiseröhre durch einen Schleimhautdefekt; Ⓔ *esophagocele*

Ö|so|pha|gus *m*: Speiseröhre; Ⓔ *esophagus*

Ö|so|pha|gus|a|chal|a|sie *f*: Störung des unteren Speiseröhrensphinkters mit fehlender oder ungenügender Erschlaffung während des Schluckaktes; Ⓔ *esophageal achalasia*

Ö|so|pha|gus|a|pla|sie *f*: angeborenes Fehlen der Speiseröhre; Ⓔ *esophagus aplasia*

Ö|so|pha|gus|a|tre|sie *f*: angeborener Verschluss der Speiseröhre; meist liegt eine Ösophagotrachealfistel* vor; Ⓔ *esophageal atresia*

Ösophagus-Darm-Anastomose *f*: →*Ösophagoenterostomie*

Ösophagus-Darm-Fistel *f*: →*Ösophagoenterostomie*

Ö|so|pha|gus|ek|ta|sie *f*: Speiseröhrendehnung, Speiseröhrendilatation; Ⓔ *esophagectasia*

Ösophagus-Elektrokardiografie *f*: EKG-Ableitung durch Elektroden in der Speiseröhre; Ⓔ *esophageal electrocardiography*

Ö|so|pha|gus|ent|zün|dung *f*: →*Ösophagitis*

Ö|so|pha|gus|fis|tel *f*: von der Speiseröhre ausgehende Fistel; meist handelt es sich um eine Ösophagotrachealfistel*; Ⓔ *esophageal fistula*

Ö|so|pha|gus|kar|di|o|gramm *nt*: EKG-Ableitung durch Elektroden in der Speiseröhre; Ⓔ *esophageal cardiogram*

Ö|so|pha|gus|kar|zi|nom *nt*: Speiseröhrenkrebs; Rauchen und Alkoholgenuss erhöhen das Krebsrisiko; Ⓔ *esophageal carcinoma*

Ö|so|pha|gus|ma|no|me|trie *f*: Ösophagusdruckmessung; Ⓔ *esophageal manometry*

Ö|so|pha|gus|my|ko|se *f*: Pilzbefall der Speiseröhre; Ⓔ *esophagomycosis*

Ö|so|pha|gus|plas|tik *f*: plastische Operation zur Wiederherstellung der Speiseröhre; Ⓔ *esophagoplasty*

Ö|so|pha|gus|spas|mus *m*: Speiseröhrenkrampf, Ösophaguskrampf; Ⓔ *esophageal spasm*

Ö|so|pha|gus|ste|no|se *f*: →*Ösophagostenose*

Ösophagus-Trachea-Fistel *f*: →*Ösophagotrachealfistel*

Ö|so|pha|gus|ul|kus *nt*: meist durch Medikamente verursachte Geschwürbildung der Speiseröhrenschleimhaut; Ⓔ *esophageal ulcer*

Ö|so|pha|gus|va|ri|zen *pl*: Erweiterung der Speiseröhrenvenen; meist Folge einer portalen Hypertension*; Ⓔ *esophageal varices*

Ö|so|pha|gus|va|ri|zen|blu|tung *f*: Komplikation von Ösophagusvarizen* mit hoher Letalität; Ⓔ *esophageal variceal bleeding*

os|sal *adj*: →*ossär*

os|sär *adj*: Knochen/Os betreffend, aus Knochen bestehend; Ⓔ *osseous*

Ossi-, ossi- *präf*: Wortelement mit der Bedeutung „Knochen"

Os|si|cu|lum *nt*, *pl* **-la**: Knöchelchen; Ⓔ *ossicle*

Ossicula auditus/auditoria: die drei Knöchelchen des Mittelohrs [Hammer, Amboss, Steigbügel]; Ⓔ *auditory ossicles*

Os|si|fi|ka|ti|on *f*: **1.** Knochenbildung, Knochenentwicklung **2.** (krankhafte)

Verknöcherung; Ⓔ **1.–2.** *ossification*

chondrale Ossifikation: Ersatz von Knorpelgewebe durch Knochengewebe; Ⓔ *cartilaginous ossification*

desmale Ossifikation: direkte Umwandlung von Bindegewebe in Knochen; Ⓔ *intramembranous ossification*

enchondrale Ossifikation: von der Epiphysen-Metaphysengrenze ausgehende Verknöcherung; Ⓔ *endochondral ossification*

endochondrale Ossifikation: →*enchondrale Ossifikation*

perichondrale Ossifikation: von Periochondrium ausgehende Ersatzknochenbildung; Ⓔ *perichondral ossification*

Os|si|fi|ka|ti|ons|kern *m*: Ossifikationszentrum im Knorpel, von dem die Verknöcherung ausgeht; Ⓔ *ossification nucleus*

os|si|fi|zie|rend *adj*: verknöchernd; Ⓔ *ossifying*

os|si|ku|lär *adj*: Knöchelchen betreffend, insbesondere die Gehörknöchelchen; Ⓔ *ossicular*

Os|si|kul|ek|to|mie *f*: operative Entfernung der Gehörknöchelchen; Ⓔ *ossiculectomy*

Os|si|kul|o|to|mie *f*: operative Durchtrennung der Gehörknöchelchenkette; Ⓔ *ossiculotomy*

Os|te|al|gie *f*: Knochenschmerz(en); Ⓔ *ostealgia*

Os|te|i|tis *f*: →*Ostitis*

Osteo-, osteo- *präf*: Wortelement mit der Bedeutung „Knochen"

Os|te|o|al|ku|sis *f*: Schallleitung in den Schädelknochen; Ⓔ *osteoacusis*

Os|te|o|ar|thri|tis *f*: →*Osteoarthrose*

Os|te|o|ar|thro|pa|thie *f*: Erkrankung von Knochen und Gelenk(en); Ⓔ *osteoarthropathy*

Os|te|o|ar|thro|se *f*: meist bei älteren Menschen auftretende, vorwiegend die Gelenke der unteren Extremität [Hüfte, Knie] betreffende chronische Erkrankung, die zu Zerstörung der Gelenkflächen [Gelenkknorpel und -knochen] führt; Ⓔ *osteoarthritis*

os|te|o|ar|ti|ku|lär *adj*: Knochen und Gelenk(e)/Articulatio(nes) betreffend; Ⓔ *osteoarticular*

Os|te|o|blas|ten *pl*: mesenchymale Zellen, die die Knochensubstanz bilden; Ⓔ *osteoblasts*

os|te|o|chon|dral *adj*: aus Knochengewebe und Knorpelgewebe bestehend; Ⓔ *osteochondral*

Os|te|o|chon|dri|tis *f*: kombinierte Knochen- und Knorpelentzündung; Ⓔ *osteochondritis*

Osteochondritis deformans juvenilis: sich in der Adoleszenz [11.–18. Lebensjahr] manifestierende, zur Ausbildung eines Rundrückens führende Erkrankung der Wirbelsäule unklarer Ätiologie; Ⓔ *Scheuermann's disease*

Osteochondritis dissecans: →*Osteochondrosis dissecans*

Os|te|o|chon|dro|dys|pla|sie *f*: Störung der Knochen- und Knorpelentwicklung; Ⓔ *osteochondrodysplasia*

Os|te|o|chon|dro|dys|tro|phie *f*: Störung der Knochen- und Knorpelbildung; Ⓔ *osteochondrodystrophy*

Os|te|o|chon|dro|ly|se *f*: aseptische Nekrose* von Knochen und Knorpel; Ⓔ *osteochondrolysis*

Os|te|o|chon|drom *nt*: aus Knochen- und Knorpelgewebe bestehende Exostose*; Ⓔ *osteochondroma*

Os|te|o|chon|dro|pa|thie *f*: Knochen-Knorpel-Erkrankung; Ⓔ *osteochondropathy*

Os|te|o|chon|dro|se *f*: zur Gruppe der aseptischen Knochennekrosen* zählende, spontan auftretende unspezifische Erkrankung der Epiphyse*; Ⓔ *osteochondrosis*

Os|te|o|chon|dro|sis *f*: →*Osteochondrose*

Osteochondrosis dissecans: schalenförmige Ablösung von Knochen-Knorpelstückchen von der Gelenkfläche mit Bildung eines freien Gelenkkörpers; Ⓔ *osteochondrosis dissecans*

Os|te|o|den|si|to|me|trie *f*: Bestimmung der Knochendichte; Ⓔ *bone densitometry*

Os|te|o|des|mo|se *f*: Sehnen- oder Bandverknöcherung; Ⓔ *osteodesmosis*

Os|te|o|dy|nie *f*: →*Ostealgie*

Os|te|o|dys|tro|phie *f*: Störung der Knochenbildung; Ⓔ *osteodystrophy*

Os|te|o|ek|to|mie *f*: Knochenexzision, Knochenresektion; Ⓔ *osteoectomy*

Os|te|o|fi|brom *nt*: benigner Mischtumor aus Knochen- und Knorpelgewebe; Ⓔ *osteofibroma*

Os|te|o|fi|bro|sis *f*: Fibrosierung des Knochengewebes; meist im Rahmen einer Knochenmarkfibrose*; Ⓔ *osteofibrosis*

os|te|o|gen *adj*: von Knochen(gewebe) ausgehend oder stammend; Ⓔ *osteogenic*

Os|te|o|ge|ne|sis *f*: Knochenbildung, Knochenentwicklung, Knochensynthese; Ⓔ *osteogenesis*

Osteogenesis imperfecta: genetisch uneinheitliche, angeborene Störung der Knochenbildung; ⒺⒺ *osteogenesis imperfecta*

os|te|o|id *adj*: knochenähnlich, knochenartig; Ⓔ *osteoid*

Os|te|o|id|os|te|om *nt*: schmerzhafte Knochenaufhellung im Röntgenbild und Weichteilschwellung bei Jugendlichen; Ⓔ *osteoid osteoma*

os|te|o|kar|til|al|gi|när *adj*: → osteochondral

Os|te|o|kla|se *f*: → Osteoklasie

Os|te|o|kla|sie *f*: **1.** vermehrte Osteoklastentätigkeit **2.** Korrektur von Knochenfehlstellungen durch Frakturierung; Ⓔ **1.–2.** *osteoclasis*

Os|te|o|klas|ten *pl*: Knochensubstanz abbauende Zellen; Ⓔ *osteoclasts*

Os|te|o|ly|se *f*: Knochenauflösung; Ⓔ *osteolysis*

Os|te|om *nt*: (benigne) Knochengeschwulst; Ⓔ *osteoma*

Os|te|o|mal|a|zie *f*: Knochenerweichung; Ⓔ *osteomalacia*

os|te|o|mal|to|id *adj*: einem Osteom ähnlich, osteomähnlich, osteomartig; Ⓔ *osteomatoid*

Os|te|o|me|dul|lo|gra|fie, -gra|phie *f*: Röntgenkontrastdarstellung der Knochenmarkshöhle; Ⓔ *osteomyelography*

Os|te|o|my|el|i|tis *f*: Knochenmarkentzündung; Ⓔ *osteomyelitis*

Osteomyelitis sicca Garré: i.d.R. abakterielle Entzündung der Diaphysen der langen Röhrenknochen, die zu Sklerosierung und Verkleinerung der Markhöhle führt; Ⓔ *Garré's disease*

Os|te|o|my|e|lo|fi|bro|se *f*: zur Gruppe der myeloproliferativen Syndrome gehörende Knochenmarkserkrankung mit Fibrose und Sklerose des Knochenmarks; in der Folge kommt es zu extramedullärer Blutbildung* in Leber und Milz mit Ausbildung einer Hepatosplenomegalie*; Ⓔ *osteomyelofibrosis*

os|te|o|my|el|o|gen *adj*: im Knochenmark entstanden, aus dem Knochenmark stammend; Ⓔ *myelogenous*

Os|te|o|my|e|lo|gra|fie, -gra|phie *f*: → Osteomedullografie

Os|te|o|my|e|lo|skle|ro|se *f*: → Osteomyelofibrose

Os|te|on *nt*: aus Knochenlamellen bestehende Baueinheit des Knochens; Ⓔ *osteon*

Os|te|o|ne|kro|se *f*: meist lokalisiertes Absterben von Knochengewebe; Ⓔ *osteonecrosis*

spontane Osteonekrose: vorwiegend das wachsende Skelett von Kindern und Jugendlichen betreffende Gruppe von Erkrankungen, die durch eine umschriebene ischämische Nekrose* von Knochen (und meist Knorpelgewebe) charakterisiert werden; Ⓔ *spontaneous osteonecrosis*

Os|te|o|o|ny|cho|dys|pla|sie *f*: → Onychoosteodysplasie

Os|te|o|pa|thie *f*: **1.** Diagnostik und Therapie reversibler Funktionsstörungen des Stütz- und Bewegungsapparates **2.** Knochenerkrankung; Ⓔ **1.–2.** *osteopathy*

Os|te|o|pe|nie *f*: Verminderung der Knochenmasse; Ⓔ *osteopenia*

os|te|o|pe|ri|os|tal *adj*: Knochen und äußere Knochenhaut/Periost betreffend; Ⓔ *osteoperiosteal*

Os|te|o|pe|ri|os|ti|tis *f*: Entzündung von Knochengewebe und Knochenhaut; Ⓔ *osteoperiostitis*

Os|te|o|pe|tro|sis *f*: angeborene Störung der normalen Knochenbildung mit generalisierter Sklerose und Verhärtung der Knochen; Ⓔ *osteopetrosis*

Os|te|o|pho|nie *f*: → Osteoakusis

Os|te|o|phyt *m*: Knochenneubildung bei Arthrose*; Ⓔ *osteophyte*

Os|te|o|plas|ten *pl*: → Osteoblasten

Os|te|o|plas|tik *f*: Knochenplastik; Ⓔ *osteoplasty*

Os|te|o|poi|ki|lo|se *f*: angeborene Skeletterkrankung mit Bildung von Knocheninseln in der Spongiosa*; Ⓔ *osteopoikilosis*

Os|te|o|po|ro|mal|a|zie *f*: Kombination von Osteoporose* und Osteomalazie*; Ⓔ *osteoporomalacia*

Os|te|o|po|ro|se *f*: systemische Skeletterkrankung mit Abbau der Knochenmasse und dadurch erhöhter Knochenbrüchigkeit; Ⓔ *osteoporosis*

klimakterische Osteoporose: → postmenopausale Osteoporose

postmenopausale Osteoporose: mit erhöhtem Frakturrisiko verbundene Systemerkrankung der Knochen durch eine Verminderung des Östrogenspiegels nach der Menopause; Ⓔ *postmenopausal osteoporosis*

steroidinduzierte Osteoporose: endogen [Cushing*-Syndrom] oder exogen [Langzeittherapie mit Kortikosteroiden] bedingte Osteoporose* mit erhöhter Frakturneigung; Ⓔ *steroidinduced osteoporosis*

Os|te|o|ra|di|o|ne|kro|se *f*: nach Strahlentherapie auftretende Knochennekrose;

ⒺＥ *osteoradionecrosis*

Os|te|o|sar|co|ma *nt, pl* **-ma|ta:** →*Osteosarkom*

Os|te|o|sar|kom *nt:* vom Knochengewebe ausgehender bösartiger Tumor; Ⓔ *osteosarcoma*

Os|te|o|skle|ro|se *f:* Verhärtung des Knochengewebes; Ⓔ *osteosclerosis*

Os|te|o|syn|the|se *f:* operative Vereinigung von Bruchfragmenten und Stabilisierung mit extra- oder intramedullären Kraftträgern [Schrauben, Platten, Nägeln usw.]; Ⓔ *osteosynthesis*

Os|te|o|to|mie *f:* Knochendurchtrennung; Ⓔ *osteotomy*

Os|te|o|zyt *m:* die Knochensubstanz bildende Zelle; Ⓔ *osteocyte*

Ostio-, ostio- *präf.:* Wortelement mit der Bedeutung „Mündung/Ostium"

Os|ti|tis *f:* Entzündung des Knochengewebes; Ⓔ *osteitis*

Os|ti|um *nt:* Mündung, Eingang, Öffnung; Ⓔ *ostium*

Ostium aortae: Aortenöffnung des linken Ventrikels; Ⓔ *aortic opening*

Ostium atrioventriculare dextrum: Öffnung zwischen rechten Vorhof und Ventrikel; Ⓔ *right atrioventricular opening*

Ostium atrioventriculare sinistrum: Öffnung zwischen linkem Vorhof und Ventrikel; Ⓔ *left atrioventricular opening*

Ostium cardiacum: Speiseröhreneinmündung, Ösophagusmündung; Ⓔ *cardiac opening*

Ostium pharyngeum tubae auditivae/auditoriae: Rachenöffnung der Ohrtrompete; Ⓔ *pharyngeal opening of auditory tube*

Ostium trunci pulmonalis: Pulmonalisöffnung des rechten Ventrikels; Ⓔ *opening of pulmonary trunk*

Ostium tympanicum tubae auditivae/auditoriae: Paukenhöhlenöffnung der Ohrtrompete; Ⓔ *tympanic opening of auditory tube*

Ostium ureteris: Harnleitereinmündung in die Blase; Ⓔ *ureteric orifice*

Ostium urethrae externum: äußere Harnröhrenöffnung; Ⓔ *external urethral opening*

Ostium urethrae internum: innere Harnröhrenöffnung; Ⓔ *internal urethral opening*

Ostium uteri: Muttermund; Ⓔ *opening of uterus*

Ostium uterinum tubae uterinae: Mündung des Eileiters in die Gebärmutter, Tubenmündung; Ⓔ *uterine ostium of*

uterine tube

Ostium vaginae: Scheidenöffnung, Scheideneingang; Ⓔ *vaginal introitus*

Ostium valvae ilealis: Mündung des Ileums in den Blinddarm; Ⓔ *ileocecal opening*

Ostium venae cavae inferioris: Mündung der unteren Hohlvene in den rechten Vorhof; Ⓔ *opening of inferior vena cava*

Ostium venae cavae superioris: Mündung der oberen Hohlvene in den rechten Vorhof; Ⓔ *opening of superior vena cava*

Ostia venarum pulmonarium: Mündung der beiden Lungenvenen in den linken Vorhof; Ⓔ *openings of pulmonary veins*

Ös|tra|di|ol *nt:* im Eierstock gebildetes, stärkstes natürliches Östrogen; Ⓔ *estradiol*

Ös|tri|ol *nt:* nur schwach wirksames Zwischen- und Ausscheidungsprodukt von Östradiol* und Östron*; Ⓔ *estriol*

ös|tro|gen *adj:* Östrogen(e) betreffend, östrogenartig (wirkend); Ⓔ *estrogenous*

Ös|tro|gen|an|ta|go|nist *m:* →*Östrogenhemmer*

Ös|tro|ge|ne *pl:* im Eierstock und der Plazenta gebildete Hormone, die für die Ausprägung der weiblichen Geschlechtsmerkmale und den Menstruationszyklus von entscheidender Bedeutung sind; Ⓔ *estrogens*

Ös|tro|gen|hem|mer *m:* Substanz, die die Wirkung von Östrogen an den Erfolgsorganen hemmt; Ⓔ *antiestrogen*

Ös|tron *nt:* neben Östradiol* zweitwichtigstes, natürliches Östrogen; Ⓔ *estrone*

Oszillo-, oszillo- *präf.:* Wortelement mit der Bedeutung „schwingen/schaukeln"

Os|zil|lo|kar|di|o|skop *nt:* Gerät zur direkten Betrachtung der EKG-Kurve; Ⓔ *electrocardioscope*

Ot|al|gra *nt/f:* →*Otalgie*

Ot|al|gie *f:* Ohrenschmerz(en); Ⓔ *otalgia*

Ot|hä|ma|tom *nt:* Bluterguss der Ohrmuschel; Ⓔ *othematoma*

O|ti|tis *f:* Entzündung des Ohres oder eines seiner Teile; Ⓔ *otitis*

Otitis externa: meist durch Bakterien oder Viren, seltener durch Pilze hervorgerufene Entzündung des äußeren Gehörganges; Ⓔ *otitis externa*

Otitis interna: Innenohrentzündung; meist gleichgesetzt mit Entzündung des Innenohrlabyrinths; Ⓔ *otitis interna*

Otitis media: Mittelohrentzündung; ⒺΕ *otitis media*

Oto-, oto- *präf.*: Wortelement mit der Bedeutung „Ohr"

O|to|blen|nor|rhoe *f*: schleimiger/muköser Ohrenausfluss; ⒺΕ *otoblennorrhea*

O|to|col|nia *pl*: → Otokonien

O|to|dy|nie *f*: → Otalgie

o|to|gen *adj*: vom Ohr stammend oder ausgehend; ⒺΕ *otogenic*

O|to|klei|sis *f*: operative Korrektur abstehender Ohren; ⒺΕ *otocleisis*

O|to|ko|ni|en *pl*: kleinste Kalkkristalle des Innenohrs; Teil des Gleichgewichtssystems; ⒺΕ *otoconia*

O|to|lilthen *pl*: **1.** → Otokonien **2.** im äußeren Gehörgang oder in der Paukenhöhle entstehende Konkremente bei chronischer Entzündung; ⒺΕ **1.–2.** *otoliths*

O|to|mas|to|i|di|tis *f*: gleichzeitige Entzündung von Mittelohr [Otitis* media] und Warzenfortsatz/Processus mastoideus [Mastoiditis*]; ⒺΕ *otomastoiditis*

O|to|my|ko|se *f*: oft chronisch rezidivierende, auf den äußeren Gehörgang beschränkte Pilzinfektion; i.d.R. mit Juckreiz verbunden, meist aber schmerzlos; ⒺΕ *otomycosis*

o|to|pha|ryn|ge|al *adj*: Ohr und Rachen/Pharynx betreffend oder verbindend; ⒺΕ *otopharyngeal*

O|to|py|lor|rhoe *f*: eitriger Ohrenausfluss; ⒺΕ *otopyorrhea*

O|tor|rha|gie *f*: Ohrblutung, Blutung aus dem Ohr; ⒺΕ *otorrhagia*

O|tor|rhoe *f*: Ohrenausfluss, Ohrenfluss; ⒺΕ *otorrhea*

O|to|skle|ro|se *f*: angeborene Sklerose* der Labyrinthkapsel und (später) der Gehörknöchelchen; führt zu Innenohrschwerhörigkeit; ⒺΕ *otosclerosis*

O|to|skop *nt*: Ohrenspiegel; auch Endoskop für die Spiegelung des Gehörgangs; ⒺΕ *otoscope*

o|to|to|xisch *adj*: das Ohr schädigend; ⒺΕ *ototoxic*

Ov-, ov- *präf.*: → Ovo-

O|var *nt*: Eierstock; ⒺΕ *ovary*

O|va|rek|to|mie *f*: → Oophorektomie

Ovari-, ovari- *präf.*: → Ovario-

o|va|ri|al *adj*: Eierstock/Ovar betreffend, zum Eierstock gehörend; ⒺΕ *ovarian*

O|va|ri|al|abs|zess *m*: eitrige Eierstockentzündung mit Gewebeeinschmelzung; ⒺΕ *ovarian abscess*

O|va|ri|al|al|ge|ne|sie *f*: angeborenes Fehlen eines oder beider Eierstöcke; ⒺΕ *ovarian agenesis*

O|va|ri|al|en|do|me|tri|o|se *f*: Form der Endometriosis* genitalis externa mit einseitigem (seltener beidseitigem) Eierstockbefall; evtl. Ausbildung einer Schokoladenzyste*; ⒺΕ *ovarian endometriosis*

O|va|ri|al|gie *f*: Eierstockschmerz(en); ⒺΕ *ovarialgia*

O|va|ri|al|gra|vi|di|tät *f*: → Ovarialschwangerschaft

O|va|ri|al|hy|po|pla|sie *f*: Unterentwicklung des Eierstocks; ⒺΕ *ovarian hypoplasia*

O|va|ri|al|in|suf|fi|zi|enz *f*: Funktionsschwäche des Eierstocks ohne Ovulation und/oder Fehlen der Hormonbildung; ⒺΕ *ovarian insufficiency*

O|va|ri|al|kar|zi|nom *nt*: vom Eierstock ausgehender bösartiger Tumor, der vom Epithel, dem Stroma oder den Keimzellen abstammt; ⒺΕ *ovarian carcinoma*

O|va|ri|al|kys|tom *nt*: zystischer Eierstocktumor, der maligne entarten kann; ⒺΕ *ovarian cystoma*

O|va|ri|al|schwan|ger|schaft *f*: Einnistung der Frucht im Eierstock; ⒺΕ *ovarian pregnancy*

O|va|ri|al|zys|te *f*: Flüssigkeitsansammlung in einem erweiterten Follikel oder Gelbkörper; ⒺΕ *ovarian cyst*

O|va|ri|ek|to|mie *f*: → Oophorektomie

Ovario-, ovario- *präf.*: Wortelement mit Bezug auf „Eierstock/Oophoron/Ovarium"

o|va|ri|o|ab|do|mi|nal *adj*: Eierstock/Ovar und Bauchhöhle betreffend; ⒺΕ *ovarioabdominal*

o|va|ri|o|gen *adj*: im Eierstock/Ovar entstehend, aus dem Eierstock stammend; ⒺΕ *ovariogenic*

O|va|ri|o|hys|te|rek|to|mie *f*: → Oophorohysterektomie

O|va|ri|o|pa|thie *f*: Eierstockerkrankung; ⒺΕ *ovariopathy*

O|va|ri|o|pe|xie *f*: Eierstockfixierung; ⒺΕ *ovariopexy*

O|va|ri|o|sal|pin|gek|to|mie *f*: → Oophorosalpingektomie

O|va|ri|o|sal|pin|gi|tis *f*: Entzündung von Eierstock und Eileiter; ⒺΕ *ovariosalpingitis*

O|va|ri|os|to|mie *f*: → Oophorostomie

O|va|ri|o|to|mie *f*: Eierstockschnitt, Eierstockinzision; ⒺΕ *ovariotomy*

O|va|ri|o|zel|le *f*: Eingeweidebruch mit Eierstock im Bruchsack; ⒺΕ *ovariocele*

O|va|ri|o|zen|te|se *f*: Eierstockpunktion; ⒺΕ *ovariocentesis*

O

Ovalriltolmie f: → *Ovariotomie*

Ovalrilum nt: Eierstock, Ovar; ⓔ *ovary*

Ovi-, ovi- präf.: → *Ovo-*

Ovo-, ovo- präf.: Wortelement mit der Bedeutung „Ei"

olvolid adj: eiförmig; ⓔ *ovoid*

Olvolplaslma nt: → *Ooplasma*

Olvolzyt m: Eizelle; ⓔ *ovocyte*

Olvulla Nalbolthi pl: Retentionszysten der Gebärmutterhalsdrüsen; ⓔ *Naboth's vesicles*

olvulllär adj: Ei oder Eizelle betreffend; ⓔ *ovular*

Olvullaltilon f: Ruptur des reifen Follikels um den 14. Tagen des Zyklus; die Eizelle wird von Eileiter aufgefangen und in Richtung Gebärmutter transportiert; ⓔ *ovulation*

Olvullaltilonslblultung f: Zwischenblutung zur Zeit des Eisprungs; ⓔ *midcycle bleeding*

olvullaltilonslhemlmend adj: den Eisprung verhindernd; ⓔ *antiovulatory*

Olvullaltilonslhemlmer pl: hormonelle Empfängnisverhütungsmittel, die den Eisprung unterdrücken; ⓔ *ovulation inhibitors*

Olvullaltilonslinldukltilon f: Auslösung der Ovulation durch Gabe von Hormonen; ⓔ *ovulation induction*

olvullaltolrisch adj: Eisprung/Ovulation betreffend; ⓔ *ovulatory*

Olvum nt: weibliche Keimzelle, Eizelle, Ei; ⓔ *ovum*

Owren-Syndrom nt: autosomal-rezessiver Mangel an Blutgerinnungsfaktor V; führt zu erhöhter Blutungsneigung; ⓔ *Owren's disease*

Olxalcilllin nt: penicillinase-festes Penicillin; ⓔ *oxacillin*

Olxallat nt: Salz der Oxalsäure; ⓔ *oxalate*

Olxallatlblut nt: durch Zusatz von Oxalat ungerinnbar gemachtes Blut; ⓔ *oxalated blood*

Olxallatlsteine pl: Harnsteine aus Kalziumoxalat; ⓔ *oxalate stones*

Olxallolse f: seltene Stoffwechselstörung mit Ablagerung von Kalziumoxalat in Knochen und Niere; führt oft zu Harnsteinbildung [**Oxalatstein**]; ⓔ *oxalosis*

Oxalose-Syndrom nt: → *Oxalose*

Olxallulrie f: erhöhte Oxalatausscheidung im Harn; ⓔ *oxaluria*

Oxi-, oxi- präf.: → *Oxy-*

Olxid nt: Verbindung von Sauerstoff mit einem Atom oder Radikal; ⓔ *oxide*

Olxildalse f: Enzym, das Sauerstoff überträgt; ⓔ *oxidase*

Olxilldaltilon f: Reaktion, bei der Sauerstoff in ein Molekül eingebaut oder Elektronen aus dem Molekül entfernt werden; ⓔ *oxidation*

Oxidation-Reduktion f: → *Oxidations-Reduktions-Reaktion*

Oxidations-Reduktions-Reaktion f: chemische Reaktion, bei der eine Substanz oxidiert und eine andere Substanz reduziert wird; ⓔ *oxidation-reduction reaction*

Olxildaltilonslwaslser nt: im Stoffwechsel bei der Oxidation von Kohlenhydraten, Fetten und Eiweißen entstehendes Wasser; ⓔ *water of oxidation*

Olxildolreldukltallse f: Enzym, das eine Oxidations-Reduktions-Reaktion katalysiert; ⓔ *oxidoreductase*

Olxilgelnalse f: → *Oxygenase*

Oxy-, oxy- präf.: Wortelement mit der Bedeutung 1. „Sauerstoff" 2. „sauer/scharf/spitz"

Olxylgelnalse f: Enzym, das Sauerstoff in eine Verbindung einführt; ⓔ *oxygenase*

Olxylgelnaltilon f: Sauerstoffsättigung von venösem Blut; ⓔ *oxygenation*

hyperbare Oxygenation: Sauerstofftherapie durch Einatmung von Sauerstoff in einer Überdruckkammer, z.B. bei Kohlenmonoxidvergiftung; ⓔ *hyperbaric oxygen therapy*

Olxylgelnaltor m: Gerät zur Sauerstoffsättigung des Blutes; Teil der Herz-Lungen-Maschine; ⓔ *oxygenator*

Olxylgelnilum nt: Sauerstoff; ⓔ *oxygen*

Olxylhälmolglolbin nt: sauerstoffhaltiges Hämoglobin*; ⓔ *oxyhemoglobin*

olxylphil adj: mit sauren Farbstoffen färbbar; ⓔ *oxyphil*

Olxyltolcin nt: Hypothalamushormon, das die Gebärmutterkontraktionen anregt und den Milchfluss fördert; ⓔ *oxytocin*

Olxylulrilalsis f: Befall und Erkrankung durch **Enterobius vermicularis**; ⓔ *oxyuriasis*

Olxylzelphallie f: anomale Schädelform mit turmartigem Wachstum; meist durch einen vorzeitigen Verschluss der Kranznaht bedingt; ⓔ *oxycephaly*

Olzälna f: chronisch-atrophische Nasenschleimhautentzündung mit Nasengeruch; ⓔ *ozena*

Olzon nt: aus drei Sauerstoffatomen aufgebautes bläuliches Gas; wichtiger Bestandteil der Erdatmosphäre; ⓔ *ozone*

olzolnisch adj: ozonhaltig; ⓔ *ozonic*

P

Pacchioni-Granulationen *pl*: bindegewebige Wucherungen der Arachnoidea unbekannter Funktion; Ⓔ *pacchionian granulations*

Pace|ma|ker *m*: Gerät zur künstlichen Anregung des Herzmuskels; Ⓔ *pacemaker*

Pachy-, pachy- *präf.*: Wortelement mit der Bedeutung „dick/verdickt/hart"

Pa|chy|chei|lie *f*: angeborene Verdickung der Lippen; Ⓔ *pachycheilia*

Pa|chy|chi|lie *f*: → *Pachycheilie*

Pa|chy|dak|ty|lie *f*: angeborene Verdickung von Fingern und Zehen; Ⓔ *pachydactyly*

Pa|chy|der|mie *f*: Verdickung und Verhärtung der Haut; Ⓔ *pachyderma*

Pa|chy|lep|to|me|nin|gi|tis *f*: Entzündung der harten und weichen Hirn- oder Rückenmarkshäute; Ⓔ *pachyleptomeningitis*

Pa|chy|me|nin|gi|tis *f*: Entzündung der harten Hirn- oder Rückenmarkshaut; Ⓔ *pachymeningitis*

Pa|chy|me|nin|go|pa|thie *f*: Erkrankung der harten Hirnhaut/Dura mater; Ⓔ *pachymeningopathy*

Pa|chy|me|ninx *f*: harte Hirnhaut; Ⓔ *pachymeninx*

Pa|chy|o|ny|chie *f*: Verdickung der Nagelplatte; Ⓔ *pachyonychia*

Pa|chy|ze|pha|lie *f*: durch einen vorzeitigen Verschluss der Lambdanaht hervorgerufene kurze, dicke Kopfform; Ⓔ *pachycephaly*

Päd-, päd- *präf.*: → *Pädo-*

Päd|a|tro|phie *f*: kindlicher Marasmus*; Ⓔ *pedatrophia*

Päd|e|ras|tie *f*: homosexuelle Neigung zu minderjährigen Jungen; Ⓔ *pederasty*

Pädo-, pädo- *präf.*: Wortelement mit der Bedeutung „Kind"

Päd|o|phi|lie *f*: auf Kinder gerichtetes sexuelles Verlangen; Ⓔ *pedophilia*

Paget-Krankheit *f*: ungeklärte Knochendystrophie, die meist mehrere Knochen [Becken, Schädel] befällt; führt zu Verdickung und Verkrümmung der befallenen Knochen; Ⓔ *Paget's disease*

Paget-Krebs *m*: seltenes, ekzemartiges Karzinom der Brustwarze und des Vorhofs; Ⓔ *Paget's disease (of the breast)*

-pagus *suf.*: Wortelement mit der Bedeutung „Doppelfehlbildung/Zwillingsfehlbildung"

Pal|lae|o|ce|re|bel|lum *nt*: → *Paleocerebellum*

Pal|lae|o|cor|tex *m*: → *Paleocortex*

Paläo-, paläo- *präf.*: Wortelement mit der Bedeutung „alt"

Pal|lä|o|kor|tex *m*: → *Paleocortex*

Pal|lä|o|ze|re|bel|lum *nt*: → *Paleocerebellum*

pal|la|tal *adj*: Gaumen oder Gaumenbein betreffend; Ⓔ *palatal*

Palato-, palato- *präf.*: Wortelement mit der Bedeutung „Gaumen/Palatum"

Pal|la|to|graf, -graph *m*: Gerät zur Palatografie*; Ⓔ *palatograph*

Pal|la|to|gra|fie, -gra|phie *f*: Aufzeichnung der Gaumenbewegung beim Sprechen oder Schlucken; Ⓔ *palatography*

Pal|la|to|gramm *nt*: bei der Palatografie* erhaltene Kurve; Ⓔ *palatogram*

pal|la|to|lin|gu|al *adj*: Gaumen und Zunge/Glossa betreffend; Ⓔ *palatoglossal*

pal|la|to|ma|xil|lär *adj*: Gaumen und Oberkiefer/Maxilla betreffend oder verbindend; Ⓔ *palatomaxillary*

Pal|la|to|my|o|graf, -graph *m*: Gerät zur Palatomyografie*; Ⓔ *palatomyograph*

Pal|la|to|my|o|gra|fie, -gra|phie *f*: Aufzeichnung der Gaumenmuskelkontraktion beim Sprechen oder Schlucken; Ⓔ *palatomyography*

pal|la|to|na|sal *adj*: Gaumen und Nase oder Nasenhöhle betreffend oder verbindend; Ⓔ *palatonasal*

pal|la|to|pha|ryn|ge|al *adj*: Gaumen und Rachen/Pharynx betreffend oder verbindend; Ⓔ *palatopharyngeal*

Pal|la|to|pha|ryn|gor|rha|phie *f*: operativer Verschluss einer Gaumenspalte; Ⓔ *palatopharyngoplasty*

Pal|la|to|plas|tik *f*: Gaumenplastik; Ⓔ *palatoplasty*

Pal|la|to|schi|sis *f*: angeborene Gaumenspalte; Ⓔ *palatoschisis*

Pal|la|tum *nt*: Gaumen; Ⓔ *palate*

Palatum durum: harter Gaumen; Ⓔ *hard palate*

Palatum fissum: angeborene Gaumenspalte; Ⓔ *cleft palate*

Palatum molle: weicher Gaumen; Ⓔ *soft palate*

Palatum osseum: knöcherner Gaumen; Ⓔ *osseous palate*

Paleo-, paleo- *präf.*: Wortelement mit der Bedeutung „alt"

Pa|le|o|ce|re|bel|lum *nt*: ältester Teil des Kleinhirns; ⒠ *paleocerebellum*

Pa|le|o|cor|tex *m*: ältester Teil der Großhirnrinde; ⒠ *paleocortex*

pa|lin|dro|misch *adj*: wiederauftretend, rezidivierend; ⒠ *palindromic*

Pa|lin|gra|fie, -graphie *f*: Dysgrafie* mit Wiederholung von Buchstaben, Worten oder ganzen Sätzen; ⒠ *palingraphia*

Pa|lin|mne|se *f*: **1.** Wiedererinnern vergessener Ereignisse **2.** scheinbare Wiedererinnerung nie stattgefundener Ereignisse; ⒠ **1.–2.** *palinmnesis*

Pal|an|läs|the|sie *f*: Fehlen der Vibrationsempfindung; ⒠ *pallanesthesia*

Pal|läs|the|sie *f*: Vibrationsempfindung; ⒠ *pallesthesia*

Pal|li|a|ti|on *f*: (Krankheits-, Symptom-) Milderung, Linderung; ⒠ *palliation*

pal|li|a|tiv *adj*: (krankheits-, symptom-) mildernd, lindernd; ⒠ *palliative*

Pal|li|a|ti|vum *nt*: Mittel, das Krankheitssymptome lindert, die Krankheitsursache aber nicht beseitigt; ⒠ *palliative*

pal|li|dal *adj*: Pallidum/Globus pallidus betreffend; ⒠ *pallidal*

pal|li|do|fu|gal *adj*: vom Pallidum wegführend; ⒠ *pallidofugal*

pal|li|do|hy|po|thal|a|misch *adj*: Palidum und Hypothalamus betreffend; ⒠ *pallidohypothalamic*

pal|li|do|stri|är *adj*: Globus pallidus und Corpus striatum betreffend; ⒠ *striopallidal*

Pal|li|um *nt*: Hirnmantel; ⒠ *pallium*

Pal|lor *m*: Blässe, Bleichheit; ⒠ *paleness*

Pal|ma *f*: Handteller, Hand(innen)fläche, hohle Hand; ⒠ *palm*

Pal|mar|a|po|neu|ro|se *f*: Aponeurose der Handfläche; ⒠ *palmar aponeurosis*

Pal|mar|e|ry|them *nt*: Rötung des Handtellers; ⒠ *palmar erythema*

Pal|mi|tin|säu|re *f*: gesättigte C_{16}-Fettsäure; ⒠ *palmitic acid*

pal|pa|bel *adj*: durch Austastung/Palpation wahrnehmbar; ⒠ *palpable*

Pal|pa|ti|on *nt*: Betasten, Abtasten; ⒠ *palpation*

Pal|pe|bra *f*: Augenlid, Lid; ⒠ *palpebra*

Palpebra inferior: Unterlid; ⒠ *lower palpebra*

Palpebra superior: Oberlid; ⒠ *upper palpebra*

Palpebro-, palpebro- *präf.*: Wortelement mit der Bedeutung „Lid/Augenlid"

pal|pie|ren *v*: abtasten, betasten, befüh-

len; ⒠ *palpate*

Pal|pi|tal|tio cor|dis *f*: → *Palpitation*

Pal|pi|ta|ti|on *f*: verstärkte und beschleunigte Herzaktion, die als unangenehm empfunden wird; ⒠ *palpitation*

Pan-, pan- *präf.*: Wortelement mit der Bedeutung „ganz/völlig/vollständig"

Pan|an|gi|itis *f*: alle Wandschichten betreffende Gefäßentzündung; ⒠ *panangiitis*

Pa|na|ri|ti|um *nt*: eitrige Finger- oder Zehenentzündung; ⒠ *panaris*

Pan|ar|te|ri|itis *f*: alle Wandschichten betreffende Arterienentzündung; ⒠ *panarteritis*

Panarteriitis nodosa: systemische Entzündung kleiner und mittlerer Arterien, vermutlich allergischer Genese; ⒠ *arteritis nodosa*

Pan|ar|thri|tis *f*: Gelenkentzündung mit Befall aller gelenkbildender Teile; ⒠ *panarthritis*

Pancoast-Tumor *m*: Bronchialkarzinom* in der Lungenspitze; ⒠ *Pancoast's tumor*

Pan|cre|as *nt*: hinter dem Magen liegende Drüse mit endokrinem [Langerhans*-Inseln] und exokrinem Anteil; das exokrine Pankreas bildet Verdauungsenzyme für den Abbau von Fetten, Eiweißen, Kohlenhydraten und Nukleinsäuren; ⒠ *pancreas*

Pan|cre|a|ti|tis *f*: → *Pankreatitis*

Pan|de|mie *f*: Epidemie* die ganze Länder oder Kontinente betrifft; ⒠ *pandemic*

pan|di|as|to|lisch *adj*: während der ganzen Diastole; ⒠ *holodiastolic*

Pándy-Reaktion *f*: Nachweisreaktion für Eiweiß im Liquor* cerebrospinalis; ⒠ *Pándy's reaction*

Pan|en|ze|phal|itis *f*: meist subakut verlaufende Entzündung der weißen und grauen Hirnsubstanz; ⒠ *panencephalitis*

subakute sklerosierende Panenzephalitis: chronisch-progrediente, alle Hirnteile betreffende Slow-virus-Infektion*, die mehrere (bis zu 30) Jahre nach akuter Maserninfektion auftritt; ⒠ *subacute sclerosing panencephalitis*

Paneth-Körnerzellen *pl*: gekörnte Epithelzellen der Dünndarmkrypten; ⒠ *Paneth's granular cells*

Pan|hy|po|pi|tu|i|ta|ris|mus *m*: Fehlen aller Hypophysenhormone; ⒠ *panhypopituitarism*

Pan|kar|di|tis *f*: Entzündung aller Herzwandschichten (Endokard*, Myokard*,

Perikard*); ⒺＤ *pancarditis*

pan|koch|le|är *adj*: die gesamte Innenohrschnecke/Kochlea betreffend; ⒺＤ *pancochlear*

Pan|kol|lek|to|mie *f*: vollständige Kolonentfernung, totale Kolektomie; ⒺＤ *pancolectomy*

Pankrea-, pankrea- *präf.*: Wortelement mit der Bedeutung „Bauchspeicheldrüse/Pankreas"

Pan|kre|al|gie *f*: Pankreasschmerz; ⒺＤ *pancrealgia*

Pan|kre|as *nt*: → *Pancreas*

Pan|kre|as|a|chy|lie *f*: fehlende Pankreassekretion; ⒺＤ *pancreatic achylia*

Pan|kre|as|a|de|nom *nt*: gutartiger Pankreastumor; ⒺＤ *pancreatic adenoma*

Pan|kre|as|a|pla|sie *f*: angeborenes Fehlen der Bauchspeicheldrüse; ⒺＤ *apancrea*

Pan|kre|as|a|pop|le|xie *f*: perakute Form der Pankreatitis* mit Einblutung und Zerstörung des Parenchyms; ⒺＤ *pancreatic apoplexy*

Pan|kre|as|au|to|ly|se *f*: → *Pankreatolyse*

Pan|kre|as|e|las|ta|se *f*: Elastin und andere Proteine spaltendes Enzym; ⒺＤ *pancreatic elastase*

Pan|kre|as|ent|zün|dung *f*: → *Pankreatitis*

Pan|kre|as|fi|bro|se *f*: chronische Induration des Pankreasgewebes; ⒺＤ *pancreatic fibrosis*

zystische Pankreasfibrose: vererbtes Syndrom mit generalisierter Dysfunktion exokriner Drüsen und fortschreitender zystischer Fibrose von Lunge und Bauchspeicheldrüse; ⒺＤ *cystic fibrosis (of the pancreas)*

Pan|kre|as|fis|tel *f*: **1.** meist nach Trauma oder Entzündung entstehende Fistel, die in andere Organe einmündet [**innere Pankreasfistel**] oder nach außen führt [**äußere Pankreasfistel**] **2.** operativ angelegte Fistel zur Drainage von Pankreaszysten; ⒺＤ **1.–2.** *pancreatic fistula*

Pan|kre|as|gang *m*: Ausführungsgang der Bauchspeicheldrüse, der zusammen mit dem Ductus* choledochus auf der Papilla* duodeni major in den Zwölffingerdarm mündet; ⒺＤ *pancreatic duct*

Pan|kre|as|in|seln *pl*: aus verschiedenen Zellarten bestehende Gewebeinseln, in denen die Pankreashormone gebildet werden; ⒺＤ *islet cell adenoma*

Pan|kre|as|in|sel|zell|a|de|nom *nt*: von den Inselzellen ausgehender gutartiger Tumor; ⒺＤ *islet cell adenoma*

Pan|kre|as|in|suf|fi|zi|enz *f*: unzureichende exokrine oder endokrine Pankreasfunktion; ⒺＤ *pancreatic insufficiency*

Pan|kre|as|kar|zi|nom *nt*: bösartiger Tumor der Bauchspeicheldrüse; ⒺＤ *pancreatic carcinoma*

Pan|kre|as|ne|kro|se *f*: **1.** schwerste, meist tödlich verlaufende Form der akuten Pankreatitis* mit Parenchymzerstörung und Hämorrhagie **2.** durch Pankreasenzyme verursachte Selbstverdauung der Bauchspeicheldrüse bei Pankreatitis; ⒺＤ **1.** *pancreatic necrosis* **2.** *enzymatic pancreatitis*

Pan|kre|as|pseu|do|zys|te *f*: Pankreaszyste ohne Epithelauskleidung; ⒺＤ *pancreatic pseudocyst*

Pan|kre|as|stuhl *m*: voluminöse, breiige Fettstühle bei Pankreasinsuffizienz; ⒺＤ *fatty diarrhea*

Pan|kre|as|zir|rho|se *f*: → *Pankreasfibrose*

Pan|kre|as|zys|te *f*: echte, mit Epithel ausgekleidete Zyste; ⒺＤ *pancreatic cyst*

Pan|kre|at|al|gie *f*: → *Pankrealgie*

Pan|kre|a|tek|to|mie *f*: operative Entfernung der Bauchspeicheldrüse; ⒺＤ *pancreatectomy*

Pankreatiko-, pankreatiko- *präf.*: → *Pankreato-*

pan|kre|a|ti|ko|du|o|de|nal *adj*: Bauchspeicheldrüse und Zwölffingerdarm/Duodenum betreffend oder verbindend; ⒺＤ *pancreaticoduodenal*

Pan|kre|a|ti|ko|du|o|de|nek|to|mie *f*: operative Entfernung von Duodenum, Teilen des Magens und des Pankreaskopfes bei Tumoren des Duodenums oder der Bauchspeicheldrüse; ⒺＤ *pancreatoduodenectomy*

Pan|kre|a|ti|ko|en|te|ro|sto|mie *f*: operative Verbindung des Ductus* pancreaticus oder eines Pankreasstumpfes mit dem Dünndarm; ⒺＤ *pancreaticoenterostomy*

Pan|kre|a|ti|ko|gra|fie, -gra|phie *f*: → *Pankreatografie*

Pan|kre|a|ti|ko|gramm *nt*: → *Pankreatogramm*

pan|kre|a|tisch *adj*: Bauchspeicheldrüse betreffend, aus dem Pancreas stammend; ⒺＤ *pancreatic*

Pan|kre|a|ti|tis *f*: Entzündung der Bauchspeicheldrüse; ⒺＤ *pancreatitis*

akute Pankreatitis: meist durch Gallenwegserkrankungen oder chronischen Alkoholismus begünstigte Entzündung der Bauchspeicheldrüse; ⒺＤ *acute pancreatitis*

alkoholische Pankreatitis: in ihrem Pathomechanismus noch ungeklärte Pankreatitis bei langjährigem schwerem Alkoholabusus; ⒺＤ *alcoholic pan-*

creatitis

biliäre Pankreatitis: meist durch zahlreiche kleine Gallensteine begünstigte akute Pankreatitis; Ⓔ *gallstone pancreatitis*

Pankreato-, pankreato- *präf.*: Wortelement mit der Bedeutung „Bauchspeicheldrüse/Pankreas"

Pan|kre|a|to|du|o|den|ek|to|mie *f*: → *Pankreatikoduodenektomie*

Panikrelaltolenitelroistolmie *f*: → *Pankreatikoenterostomie*

pan|kre|a|to|gen *adj*: von der Bauchspeicheldrüse/dem Pankreas ausgehend; Ⓔ *pancreatogenic*

Pan|kre|a|to|gra|fie, -gra|phie *f*: Röntgenkontrastdarstellung der Pankreasgänge; Ⓔ *pancreatography*

endoskopische retrograde Pankreatografie: Pankreatografie mit endoskopischer Kontrastmittelinjektion durch die Vater-Papille; Ⓔ *endoscopic retrograde pancreatography*

Panikrelaltolgramm *nt*: Röntgenkontrastaufnahme der Pankreasgänge; Ⓔ *pancreatogram*

Panikrelaltolgralphie, endoskopische retrograde *f*: Röntgenkontrastdarstellung der Pankreasgänge mit endoskopischer Kontrastmittelinjektion durch die Vater-Papille; Ⓔ *endoscopic retrograde pancreatography*

Panikrelaltollith *nt*: Kalkkonkrement im Gangsystem oder Gewebe der Bauchspeicheldrüse; Ⓔ *pancreatolith*

Panikrelaltollilthekitolmie *f*: operative Entfernung von Pankreassteinen; Ⓔ *pancreatolithectomy*

Panikrelaltollilthoitolmie *f*: operative Eröffnung der Bauchspeicheldrüse und Entfernung von Pankreassteinen; Ⓔ *pancreatolithotomy*

Panikrelaltollylse *f*: Pankreasauflösung, Pankreasselbstverdauung; Ⓔ *pancreatolysis*

Panikrelaltolpalthie *f*: Bauchspeicheldrüsenerkrankung; Ⓔ *pancreatopathy*

Panikrelaltoltolmie *f*: operative Eröffnung der Bauchspeicheldrüse; Ⓔ *pancreatotomy*

pan|kre|a|to|trop *adj*: auf das Pankreas einwirkend, mit besonderer Affinität zur Bauchspeicheldrüse; Ⓔ *pancreatotropic*

Pankreo-, pankreo- *präf.*: Wortelement mit der Bedeutung „Bauchspeicheldrüse/Pankreas"

Panikrelollylse *f*: → *Pankreatolyse*

pan|kre|o|priv *adj*: nach Ausfall der Bauchspeicheldrüse, ohne Pankreas; Ⓔ *pancreoprivic*

Panikreloizylmin *nt*: von der Darmschleimhaut gebildetes Hormon, das die Sekretion von Galle und Pankreasspeichel anregt und die Darmmotilität erhöht; Ⓔ *pancreozymin*

panimyleilloid *adj*: alle Knochenmarkselemente betreffend; Ⓔ *panmyeloid*

Panimyleiloipalthie *f*: Erkrankung des blutbildenden Systems, die alle Zellreihen des Knochenmarks betrifft; Ⓔ *panmyelopathy*

Panimyleiloiphthilse *f*: Knochenmarksschwund; Ⓔ *panmyelophthisis*

Panimyleiloise *f*: Erhöhung aller Zellformen im Knochenmark; Ⓔ *panmyelosis*

Panner-Krankheit *f*: aseptische Nekrose* des Humerusköpfchens; Ⓔ *Panner's disease*

Paninilcullitis *f*: Entzündung des Unterhautfettgewebes; Ⓔ *panniculitis*

Paninilcullus *m*: Gewebe, Lage, Schicht, Haut; Ⓔ *panniculus*

Panniculus adiposus: Unterhautfettgewebe; Ⓔ *subcutaneous fat*

Paninilkullitis *f*: Entzündung des Unterhautfettgewebes; Ⓔ *panniculitis*

Panlnus *m*: **1.** gefäßhaltiges Granulationsgewebe im Hornhautstroma **2.** Synovialisproliferation bei chronischer Synovitis*; Ⓔ **1.–2.** *pannus*

Panlophlthallmie *f*: → *Panophthalmitis*

Panlophlthallmitis *f*: akute, eitrige Entzündung des gesamtem Augapfels; Ⓔ *panophthalmia*

panloptisch *adj*: (*Färbung*) alle Strukturen sichtbar machend; Ⓔ *panoptic*

Palnoiralmaischichtiverifahren *nt*: Tomographie* der Zähne von Ober- und Unterkiefer und des Kiefergelenks; Ⓔ *orthopantography*

Panlositiltis *f*: Knochenentzündung mit Befall aller histologischen Strukturen; Ⓔ *panostitis*

Panloltiltis *f*: Entzündung von Mittelohr und Innenohr unter Beteiligung des Gehörgangs; Ⓔ *panotitis*

Panlpleigie *f*: Lähmung des gesamten Körpers; Ⓔ *panplegia*

Panlprokitoikoilekitolmie *f*: vollständige Entfernung von Kolon und Rektum; Ⓔ *panproctocolectomy*

Panlsilnulsiltis *f*: Entzündung aller Nasennebenhöhlen; Ⓔ *pansinusitis*

panlsysitollisch *adj*: während der ganzen Systole; Ⓔ *pansystolic*

Pantiallgie *f*: Schmerzen über den ge-

samten Körper; ⒠ *pantalgia*
Panto-, panto- *präf.*: Wortelement mit der Bedeutung „ganz/völlig/vollständig"
Pan|to|mo|graf, -graph *m*: Gerät zur Pantomografie*; ⒠ *pantomograph*
Pan|to|mo|gra|fie, -gra|phie *f*: Verfahren zur Herstellung von Panoramaschichtaufnahmen; ⒠ *pantomography*
Pan|to|mo|gramm *nt*: bei der Pantomografie* erhaltene Aufnahme; ⒠ *pantomogram*
Pan|toph|thal|mie *f*: → *Panophthalmitis*
Pan|to|then|säu|re *f*: zur Vitamin B-Gruppe gehörender Bestandteil von Coenzym A; ⒠ *pantothenic acid*
pan|to|trop *adj*: mit Affinität zu allen Geweben; ⒠ *pantotropic*
Pan|u|ve|li|tis *f*: alle Uveaschichten betreffende Entzündung; ⒠ *panuveitis*
Pan|zer|herz *nt*: konstriktive Herzbeutelentzündung mit Verkalkung des Perikards; ⒠ *panzerherz*
Pan|zys|ti|tis *f*: alle Schichten betreffende Blasenentzündung; ⒠ *pancystitis*
Pan|zy|to|pe|nie *f*: Verminderung aller Zellarten im peripheren Blut; ⒠ *pancytopenia*
Pa|pa|gei|en|krank|heit *f*: → *Psittakose*
Papanicolaou-Test *m*: Zellabstrich der Scheidenschleimhaut [**Papanicolaou-Abstrich**] mit nachfolgender **Papanicolaou-Färbung** und zytologischer Untersuchung; ⒠ *Papanicolaou's test*
Pa|pel *f*: Hautknötchen; ⒠ *papule*
Pa|pier|chro|ma|to|gra|fie, -gra|phie *f*: Chromatografie* mit Papier als stationärer Phase; ⒠ *paper chromatography*
Pa|pil|la *f, pl* **-lae**: warzenförmige Hauterhebung, Wärzchen; ⒠ *papilla*
Papillae corii/dermis: Papillen der Lederhaut, die die Papillarleisten bilden; ⒠ *dermal papillae*
Papilla ductus parotidei: Papille der Wangenschleimhaut an der Mündung des Ausführungsganges der Ohrspeicheldrüse; ⒠ *parotid papilla*
Papilla duodeni major: Schleimhautpapille an der Mündung von Ductus choledochus und Ductus pancreaticus in den Zwölffingerdarm; ⒠ *major duodenal papilla*
Papilla duodeni minor: Schleimhautpapille an der Mündung des Ductus pancreaticus minor in den Zwölffingerdarm; ⒠ *minor duodenal papilla*
Papillae filiformes: fadenförmige Zungenpapillen; ⒠ *filiform papillae*
Papillae foliatae: blattförmige Zungenpapillen; ⒠ *foliate papillae*

Papillae fungiformes: pilzförmige Zungenpapillen; ⒠ *fungiform papillae*
Papilla ilealis: Papille an der Mündung des Ileums in den Blinddarm; ⒠ *ileal papilla*
Papilla lacrimalis: kegelförmige Erhebung im medialen Augenwinkel, an deren Spitze das Tränenpünktchen liegt; ⒠ *lacrimal papilla*
Papillae lentiformes: linsenförmige Zungenpapillen; ⒠ *lentiform papillae*
Papillae linguales: Zungenpapillen; ⒠ *lingual papillae*
Papilla mammaria: Brustwarze; ⒠ *mammary papilla*
Papilla nervi optici: Erhebung an der Austrittsstelle der Sehnervenfasern aus der Netzhaut; ⒠ *optic nerve papilla*
Papilla pili: Haarpapille; ⒠ *hair papilla*
Papillae vallatae: Wallpapillen der Zunge; ⒠ *vallate papillae*
Pa|pil|lar|leis|ten *pl*: genetisch determiniertes Leistenmuster der Haut; ⒠ *dermal ridges*
Pa|pil|lar|mus|keln *pl*: → *Musculi papillares cordis*
Pa|pil|le *f*: → *Papilla*
Pa|pil|lek|to|mie *f*: operative Entfernung einer Papille, Papillenexzision; ⒠ *papillectomy*
Pa|pil|len|di|la|ta|ti|on *f*: endoskopische Aufdehnung der Vater*-Papille; ⒠ *papillary dilation*
Pa|pil|len|kar|zi|nom *nt*: Karzinom* der Vater*-Papille; ⒠ *carcinoma of the papilla of Vater*
Pa|pil|len|ste|no|se *f*: Einengung der Vater*-Papille; ⒠ *stenosis of the papilla of Vater*
Pa|pil|li|tis *f*: Papillenentzündung; ⒠ *papillitis*
Pa|pil|lom *nt*: mit Epithel überkleidete, gutartige Bindegewebsgeschwulst der Haut und Schleimhaut; ⒠ *papilloma*
Pa|pil|lo|ma *nt*: → *Papillom*
Papilloma acuminatum/venereum: v.a. durch Geschlechtsverkehr übertragene Viruserkrankung mit Ausbildung spitzer, warzenartiger Papillome im Genitalbereich; ⒠ *acuminate wart*
Pa|pil|lo|ma|vi|rus *nt*: kleine DNA-Viren der Familie Papovaviridae*; enthält mehr als 70 humane Papillomaviren, die i.d.R. gutartige Tumoren der Haut und Schleimhäute verursachen; ⒠ *Papillomavirus*
Pa|pil|lo|re|ti|ni|tis *f*: Entzündung von

P

Sehnervenpapille und Netzhaut; ⓔ *papilloretinitis*

Pa|pil|lo|sphink|te|ro|to|mie f: → *Papillotomie*

Pa|pil|lo|to|mie f: Spaltung einer verengten Vater*-Papille; ⓔ *papillotomy*

Pa|po|va|vi|ri|dae pl: weltweit verbreitete Familie hitzestabiler DNA-Viren; enthält Papillomavirus* und Polyomavirus*; ⓔ *Papovaviridae*

Pappenheim-Färbung f: panoptische Färbung für Blutausstriche; ⓔ *Pappenheim's stain*

Pap-Test m: → *Papanicolaou-Test*

Pa|pul|la f: Hautknötchen; ⓔ *papule*

pa|pul|lo|id adj: papelähnlich, papelartig; ⓔ *papuloid*

pa|pul|lo|pus|tul|lös adj: aus Papeln und Pusteln bestehend; ⓔ *papulopustular*

pa|pul|lös adj: Papel betreffend, mit Papelbildung; ⓔ *papular*

Para-, para- präf.: Wortelement mit der Bedeutung **1.** „bei/neben" **2.** „abweichend/teilweise/gegen/wider"

-para suf.: Wortelement mit der Bedeutung „Gebärende"

Pa|ra|am|ylo|i|do|se f: Amyloidose* mit Amyloidablagerung in mesenchymalen Organen [Lunge, Muskulatur, Haut]; ⓔ *paramyloidosis*

Pa|ra|ap|pen|di|zi|tis f: Entzündung der periappendizealen Gewebe; ⓔ *paraappendicitis*

Pa|ra|blep|sie f: Sehstörung; ⓔ *parablepsia*

Pa|ra|bu|lie f: krankhafte Willensstörung durch entgegengesetzte Willensimpulse; ⓔ *parabulia*

Pa|ra|col|pi|um nt: Bindegewebe um die Scheide; ⓔ *paracolpium*

Pa|ra|cys|ti|um nt: Bindegewebe um die Harnblase; ⓔ *paracystium*

Pa|ra|don|to|se f: nur noch selten verwendete Bezeichnung für eine nichtentzündliche Atrophie des Parodontiums; ⓔ *paradentosis*

pa|ra|du|lo|de|nal adj: neben dem Zwölffingerdarm/Duodenum (liegend), in der Nähe des Duodenums (liegend); ⓔ *paraduodenal*

Pa|raf|fin nt: Gemisch aus gesättigten Kohlenwasserstoffen; je nach Zusammensetzung fest oder flüssig; ⓔ *paraffin*

pa|ra|fol|li|ku|lär adj: neben einem Follikel (liegend); ⓔ *parafollicular*

Pa|ra|funk|ti|on f: Funktionsstörung, Fehlfunktion; ⓔ *parafunction*

Pa|ra|gan|gli|en pl: zum sympathischen oder parasympathischen System gehörende Zellgruppen; ⓔ *paraganglia*

Pa|ra|geu|sie f: gestörte/veränderte Geschmacksempfindung; ⓔ *parageusia*

Pa|ra|go|ni|mus m: bestachelte Saugwürmer; Lungenparasiten von Mensch und Tieren; ⓔ *Paragonimus*

Pa|ra|gra|fie, -gra|phie f: Dysgrafie* mit Verwechslung von Buchstaben [**literale Paragrafie**] oder Wörtern [**verbale Paragrafie**]; ⓔ *paragraphia*

Pa|ra|gra|nu|lom nt: lymphozytenreiche Form des Hodgkin-Lymphoms*; ⓔ *paragranuloma*

Pa|ra|hä|mo|phi|lie f: autosomal-rezessiver Mangel an Blutgerinnungsfaktor V; führt zu erhöhter Blutungsneigung; ⓔ *parahemophilia*

Parahämophilie B: erblicher Mangel an Blutgerinnungsfaktor VII; führt zu erhöhter Blutungsneigung ähnlich der Hämophilie*; ⓔ *hypoproconvertinemia*

pa|ra|he|pa|tisch adj: neben der Leber (liegend), in der Nähe der Leber (liegend); ⓔ *parahepatic*

Pa|ra|hi|dro|sis f: Sekretion eines abnormalen Schweißes, z.B. Chromhidrose*, Bromhidrose*; ⓔ *parahidrosis*

Pa|ra|in|flu|en|za|vi|ren pl: weltweit verbreitete RNA-Viren, die grippeartige Entzündungen der Atemwege verursachen; ⓔ *parainfluenza viruses*

pa|ra|kar|di|al adj: neben dem Herzen (liegend); ⓔ *paracardiac*

Pa|ra|ke|ra|to|se f: Verhornungsstörung der Haut mit Erhaltung von pyknotischen Zellkernen; ⓔ *parakeratosis*

Pa|ra|ki|ne|se f: Störung des normalen Bewegungsablaufs; ⓔ *parakinesia*

pa|ra|kol|lisch adj: neben dem Kolon (liegend); ⓔ *paracolic*

Pa|ra|ko|li|tis f: Entzündung der Dickdarmserosa; ⓔ *paracolitis*

Pa|ra|kol|pi|tis f: Entzündung des paravaginalen Bindegewebes; ⓔ *paracolpitis*

pa|ra|krin adj: (*Hormon*) eine direkte/lokale Wirkung zeigend; ⓔ *paracrine*

Pa|ra|ku|sis f: Hörstörung; ⓔ *paracusis*

Pa|ra|ky|e|se f: Einnistung der Frucht außerhalb der Gebärmutter; ⓔ *paracyesis*

Pa|ra|la|lie f: Sprachstörung; ⓔ *paralalia*

Pa|ra|lamb|da|zis|mus m: Stammelfehler, bei dem „l" durch „n" ersetzt wird; ⓔ *paralambdacism*

Pa|ra|le|xie f: Lesestörung; ⓔ *paralexia*

Par|al|ler|gie f: veränderte immunologi-

P

sche Reaktionsbereitschaft nach einer Infektionskrankheit; ⓔ *parallergy*

Palralloigie f: formale Denkstörung, bei der unabhängige Sachverhalte miteinander verknüpft werden; ⓔ *paralogia*

Palrallyse f: Lähmung; ⓔ *paralysis*

Palrallysis f: Lähmung; ⓔ *paralysis*

Paralysis agitans: → *Morbus Parkinson*

palrallyitolgen adj: eine Paralyse verursachend oder auslösend, lähmend, paralytisch; ⓔ *paralytogenic*

palralmelaltal adj: in der Nähe eines Meatus (liegend), um einen Meatus herum (liegend); ⓔ *parameatal*

palralmeldilan adj: neben der Medianlinie oder Mittelebene (liegend); ⓔ *paramedian*

Palralmelnie f: Menstruationsstörung; ⓔ *paramenia*

palralmetlran adj: 1. das Parametrium betreffend, im Parametrium (liegend), ins Parametrium hinein 2. neben dem Gebärmutter/Metra (liegend); ⓔ 1. *parametrial* 2. *parametric*

Palralmeltritis f: Parametriumentzündung; ⓔ *parametritis*

Palralmeltrium nt: verdichtetes Bindegewebe neben der Gebärmutter; ⓔ *parametrium*

Palralmnelsie f: Erinnerungsverfälschung; ⓔ *paramnesia*

Parlalmyllolildolse f: → *Paraamyloidose*

Palralmylxolvilren pl: → *Paramyxoviridae*

Palralmylxolvilridae pl: Familie von RNA-Viren; enthält u.A. das Mumps- und Masernvirus; ⓔ *Paramyxoviridae*

palralnalsal adj: neben der Nase oder Nasenhöhle (liegend); ⓔ *paranasal*

Palralnelolplalsie f: Bezeichnung für im Rahmen einer Tumorerkrankung auftretende Symptome, die weder vom Primärtumor noch den Metastasen direkt verursacht werden; ⓔ *paraneoplasia*

palralnelolplasltisch adj: von einem (malignen) Tumor in Funktion und Struktur abweichend; ⓔ *paraneoplastic*

Palralnelphritis f: Entzündung der Nierenkapsel und umliegender Strukturen; ⓔ *paranephritis*

palralneulral adj: in der Nähe eines Nervs, neben einem Nerv verlaufend; ⓔ *paraneural*

palralnoldal adj: neben einem Knoten/Nodus (liegend); ⓔ *paranodal*

Palralnoia f: systematisierter Wahn, z.B. Eifersuchtswahn; ⓔ *paranoia*

palralnoid adj: einer Paranoia ähnlich, wahnhaft; ⓔ *paranoid*

palralnorlmal adj: über das Normale oder das Natürliche hinaus, nicht auf natürliche Weise erklärbar; ⓔ *paranormal*

palralnulklelär adj: 1. um einen Kern/Nukleus herum (liegend) 2. Nebenkern/Paranukleus betreffend; ⓔ 1.–2. *paranuclear*

palralolral adj: neben dem Mund, in der Nähe des Mundes; nicht durch den Mund verabreicht; ⓔ *paraoral*

palralölsolphalgelal adj: neben der Speiseröhre/dem Ösophagus (liegend); ⓔ *paraesophageal*

palralosslsal adj: neben/auf einem Knochen (liegend); ⓔ *paraosseous*

palralolvalrilal adj: neben dem Eierstock; ⓔ *paraovarian*

palralpanlkrelaltisch adj: neben der Bauchspeicheldrüse/dem Pankreas (liegend); ⓔ *parapancreatic*

Palralpalrallylse f: → *Paraplegie*

Palralpalrelse f: beidseitige Parese*; ⓔ *paraparesis*

palralpelriltolnelal adj: außerhalb des Bauchfells/Peritoneums liegend; in der Nähe des Bauchfells; ⓔ *paraperitoneal*

Palralperltusslsis f: keuchhustenartige Erkrankung durch **Bordetella parapertussis**; ⓔ *parapertussis*

Palralphalge m: Organismus, der von Abfallprodukten oder überschüssiger Nahrung eines anderen Organismus lebt, ohne diesen zu schädigen; ⓔ *commensal*

palralphalrynlgelal adj: neben dem Rachen/Pharynx (liegend); ⓔ *parapharyngeal*

Palralphillie f: sexuelle Deviation; früher als Perversion bezeichnet; ⓔ *paraphilia*

Palralphilmolse f: Abschnürung der Eichel durch Einklemmung der zu engen Vorhaut hinter dem Eichelkranz; ⓔ *paraphimosis*

Palralphrelnie f: Bezeichnung für chronische Schizophrenieformen mit Wahnbildung; ⓔ *paraphrenia*

Palralplaslma nt: von der Zelle gebildete Einschlusskörperchen; ⓔ *paraplasm*

Palralplelgie f: vollständige, beidseitige Lähmung von Armen oder Beinen; ⓔ *paraplegia*

palralplelgilform adj: in Form einer Paraplegie; ⓔ *paraplegiform*

Palralpleulriltis f: auf die Thoraxwand übergreifende Pleuritis*; ⓔ *parapleuritis*

473

palralpneulmolnisch *adj*: im Verlauf einer Lungenentzündung/Pneumonie auftretend; ⒺⒺ *parapneumonic*

Palralpoxlvilrus *nt*: zu den Pockenviren [Poxviridae] gehörende Gattung von DNA-Viren; Ⓔ *Parapoxvirus*

Palralproclitium *nt*: Bindegewebe um den Mastdarm; Ⓔ *paraproctium*

Palralprokltiitis *f*: Entzündung des pararektalen Bindegewebes; oft gleichgesetzt mit Periproktitis*; Ⓔ *paraproctitis*

Palralprokltilum *nt*: → *Paraproctium*

Palralprolstaltiltis *f*: Entzündung des paraprostatischen Bindegewebes; Ⓔ *paraprostatitis*

Palralproltelin *nt*: 1. Eiweiß mit abweichender Struktur 2. von einem Zellklon gebildetes monoklonales Eiweiß; Ⓔ 1.–2. *paraprotein*

Palralproltelinlälmie *f*: Auftreten von Paraproteinen im Blut; Ⓔ *paraproteinemia*

Palralproltelinlulrie *f*: Ausscheidung von Paraproteinen im Harn; Ⓔ *paraproteinuria*

Palralpsolrilalsis *f*: Sammelbegriff für Hauterkrankungen, die äußerlich der Schuppenflechte ähneln; Ⓔ *parapsoriasis*

palralpsylchisch *adj*: nicht auf natürliche Weise erklärbar; Ⓔ *parapsychic*

palralrekltal *adj*: 1. neben dem Mastdarm/Rektum (liegend) 2. neben dem Musculus rectus abdominis (liegend); Ⓔ 1.–2. *pararectal*

palralrelnal *adj*: neben oder in der Umgebung der Niere/Ren (liegend); Ⓔ *pararenal*

Palralrholtalzislmus *m*: Sprachfehler, bei dem „r" nicht richtig ausgesprochen wird; Ⓔ *pararhotacism*

Palralrhythlmie *f*: Form der Reizbildungsstörung, bei der zwei Zentren zur selben Zeit aktiv sind; Ⓔ *pararrhythmia*

palralsalkral *adj*: neben dem Kreuzbein/Sakrum (liegend), am Kreuzbein (liegend); Ⓔ *parasacral*

Palralsallpinlgiltis *f*: Entzündung des Bindegewebes um den Eileiter; Ⓔ *parasalpingitis*

palralselllär *adj*: neben der Sella turcica (liegend); Ⓔ *parasellar*

palralsepltal *adj*: neben einem Septum (liegend); Ⓔ *paraseptal*

Palralselxulalliltät *f*: Oberbegriff für sexuell abweichendes Verhalten; Ⓔ *parasexuality*

Palralsiglmaltislmus *m*: Sprachfehler, bei dem „s" und „z" nicht richtig ausgesprochen werden; Ⓔ *parasigmatism*

palralsilnulildal *adj*: neben einem Sinus (liegend); Ⓔ *parasinoidal*

Palralsit *m*: 1. Schmarotzer; Organismus, der sich auf Kosten eines anderen Organismus ernährt; medizinisch wichtig ist eine Unterscheidung von krankheitsverursachenden Parasiten [**pathogene Parasiten**] und harmlosen Parasiten [**apathogene Parasiten**] 2. asymmetrische Doppelfehlbildung, bei der der kleinere, nicht-lebensfähige Teil an dem größeren fast normalen **Autositen** hängt; Ⓔ 1.–2. *parasite*

Palralsitlälmie *f*: Auftreten von Parasiten im Blut; Ⓔ *parasitemia*

Palralsiltie *f*: → *Parasitismus*

Palralsiltislmus *m*: Schmarotzertum, schmarotzende Lebensweise; Ⓔ *parasitism*

palralsiltilzid *adj*: parasitenabtötend; Ⓔ *parasiticidal*

palralsiltolgen *adj*: durch Parasiten verursacht; Ⓔ *parasitogenic*

palralsiltolse *f*: durch Parasiten hervorgerufene Erkrankung; Ⓔ *parasitosis*

palralsiltoltrop *adj*: mit besonderer Affinität zu Parasiten; Ⓔ *parasitotropic*

palralskalpullär *adj*: in der Nähe des Schulterblatts/der Skapula (liegend); Ⓔ *parascapular*

Palralsomlnie *f*: Schlafstörung; Ⓔ *parasomnia*

Palralspaldie *f*: seitlicher Harnröhrenspalt; Ⓔ *paraspadias*

Palralspasltik *f*: spastische Lähmung beider Beine; Ⓔ *paraspasm*

palralsterlnal *adj*: neben dem Brustbein/Sternum (liegend); Ⓔ *parasternal*

Parlälslthelsie *f*: Fehlempfindung, subjektive Missempfindung, z.B. Hautkribbeln, Ameisenlaufen; Ⓔ *paresthesia*

Palralsymlpalthillkollyltilkum *nt*: → *Parasympatholytikum*

Palralsymlpalthilkolmilmeltilkum *nt*: Arzneimittel mit aktivierender Wirkung auf das parasympathische Nervensystem; Ⓔ *parasympathomimetic*

Palralsymlpalthilkoltolnie *f*: erhöhte Erregbarkeit des parasympathischen Nervensystems; Ⓔ *parasympathicotonia*

Palralsymlpalthilkus *m*: parasympathischer Teil des vegetativen Nervensystems; Ⓔ *parasympathetic nervous system*

Palralsymlpalthollyltilkum *nt*: die Wirkung von Acetylcholin hemmendes Arzneimittel; Ⓔ *parasympatholytic*

pa|ra|sym|pa|tho|ly|tisch *adj*: die Wirkung von Acetylcholin hemmend; das parasympathische System hemmend; ⒺⒹ *parasympatholytic*

pa|ra|sym|pa|tho|mi|me|tisch *adj*: mit aktivierender Wirkung auf das parasympathische Nervensystem; ⒺⒹ *parasympathomimetic*

Pa|ra|sys|to|lie *f*: gleichzeitiges Vorkommen von zwei Schrittmacherzentren im Herz; ⒺⒹ *parasystole*

Pa|ra|ten|di|ni|tis *f*: Entzündung des Sehnengleitgewebes; ⒺⒹ *paratenonitis*

Pa|ra|te|non *nt*: Sehnengleitgewebe; ⒺⒹ *paratenon*

Pa|ra|te|no|ni|tis *f*: → *Paratendinitis*

Pa|ra|thor|mon *nt*: in der Nebenschilddrüse [Parathyreoidea*] gebildetes Hormon, das, zusammen mit Calcitonin* und Vitamin D, den Kalziumspiegel des Körpers reguliert; ⒺⒹ *parathormone*

Pa|ra|thy|re|o|i|dea *f*: etwa erbsengroße, hinter der Schilddrüse liegende endokrine Drüse, die über das Parathormon* den Kalzium- und Phosphathaushalt regult; ⒺⒹ *parathyroid*

Pa|ra|thy|re|o|i|de|a|a|de|nom *nt*: Adenom* der Nebenschilddrüse [Parathyreoidea*]; verursacht einen Hyperparathyreoidismus*; ⒺⒹ *parathyroid adenoma*

Pa|ra|thy|re|o|i|dek|to|mie *f*: Nebenschilddrüsenentfernung; ⒺⒹ *parathyroidectomy*

Pa|ra|thy|re|o|pa|thie *f*: Erkrankung der Nebenschilddrüse; ⒺⒹ *parathyropathy*

pa|ra|thy|re|o|priv *adj*: durch ein Fehlen der Nebenschilddrüse bedingt; ⒺⒹ *parathyroprivic*

pa|ra|thy|re|o|trop *adj*: auf die Nebenschilddrüse wirkend; ⒺⒹ *parathyrotropic*

Pa|ra|thy|rin *nt*: → *Parathormon*

pa|ra|thy|ro|i|dal *adj*: neben der Schilddrüse; ⒺⒹ *parathyroid*

Pa|ra|thy|ro|i|dea *f*: → *Parathyreoidea*

Pa|ra|top *nt*: antigenbindender Teil der T-Zell-Rezeptoren; ⒺⒹ *paratope*

pa|ra|tra|che|al *adj*: neben der Luftröhre/Trachea (liegend); ⒺⒹ *paratracheal*

Pa|ra|ty|phli|tis *f*: Entzündung des Bindegewebes um den Blinddarm; ⒺⒹ *paratyphlitis*

Pa|ra|ty|phus *m*: durch Salmonella* paratyphi verursachte meldepflichtige Infektionskrankheit, die in ihrem Verlauf einem abgeschwächten Typhus* abdominalis entspricht; ⒺⒹ *paratyphoid*

pa|ra|um|bi|li|kal *adj*: um den Nabel/Umbilicus herum (liegend), neben dem Nabel; ⒺⒹ *paraumbilical*

pa|ra|u|re|thral *adj*: neben der Harnröhre/Urethra (liegend); ⒺⒹ *paraurethral*

Pa|ra|u|re|thri|tis *f*: Entzündung des paraurethralen Bindegewebes; ⒺⒹ *paraurethritis*

pa|ra|u|te|rin *adj*: neben der Gebärmutter/dem Uterus (liegend); ⒺⒹ *parauterine*

pa|ra|va|gi|nal *adj*: neben der Scheide/Vagina (liegend); ⒺⒹ *paravaginal*

Pa|ra|va|gi|ni|tis *f*: Entzündung des paravaginalen Bindegewebes; ⒺⒹ *paravaginitis*

pa|ra|va|sal *adj*: → *paravaskulär*

pa|ra|vas|ku|lär *adj*: neben einem Gefäß (liegend); ⒺⒹ *paravascular*

pa|ra|ve|nös *adj*: neben einer Vene (liegend); ⒺⒹ *paravenous*

pa|ra|ven|tri|ku|lär *adj*: um einen Ventrikel herum (liegend); ⒺⒹ *paraventricular*

pa|ra|ver|te|bral *adj*: neben der Wirbelsäule oder einem Wirbel/Vertebra (liegend), in der Umgebung eines Wirbels; ⒺⒹ *paravertebral*

Pa|ra|ver|te|bral|an|äs|the|sie *f*: Regionalanästhesie* durch paravertebrale Injektion eines Lokalanästhetikums; ⒺⒹ *paravertebral anesthesia*

Pa|ra|ver|te|bral|block *m*: → *Paravertebralanästhesie*

pa|ra|ve|si|kal *adj*: neben der Harnblase/Vesica urinaria (liegend); ⒺⒹ *paravesical*

pa|ra|zel|lu|lär *adj*: neben Zellen, in den Interzellulärspalten; ⒺⒹ *paracellular*

Pa|ra|zen|te|se *f*: Trommelfellschnitt; ⒺⒹ *paracentesis*

pa|ra|zen|tral *adj*: neben einem Zentrum (liegend); ⒺⒹ *paracentral*

Pa|ra|zer|vi|kal|an|äs|the|sie *f*: → *Parazervikalblockade*

Pa|ra|zer|vi|kal|blo|cka|de *f*: kaum noch durchgeführte Lokalanästhesie im Bereich der Zervix; ⒺⒹ *paracervical block*

Pa|ra|zo|on *nt*: tierischer Parasit; ⒺⒹ *parazoon*

pa|ra|zys|tisch *adj*: 1. neben einer Zyste (liegend) 2. → *paravesikal*; ⒺⒹ 1. *paracystic* 2. → *paravesikal*

Pa|ra|zys|ti|tis *f*: Entzündung des Bindegewebes um die Harnblase; ⒺⒹ *paracystitis*

Pär|chen|egel *m*: Saugwurmgattung; Erreger der Bilharziose*; ⒺⒹ *bilharzia worm*

P

Pär|chen|zwil|lin|ge *pl: s.u. zweieiige Zwillinge*

Par|en|chym *nt*: Gesamtheit der spezifischen Zellen eines Organs; Ⓔ *parenchymatous tissue, parenchyma*

Par|en|chym|ik|te|rus *m*: Ikterus* durch eine unzureichende Funktion der Leberzellen; Ⓔ *hepatocellular jaundice*

Par|en|chym|ne|kro|se *f*: Untergang des spezifischen Organgewebes; Ⓔ *parenchymal necrosis*

par|en|te|ral *adj*: unter Umgehung des Magen-Darm-Kanals; Ⓔ *parenteral*

Pa|re|se *f*: leichte oder unvollständige Lähmung, motorische Schwäche; Ⓔ *paresis*

Pa|ri|es *m*: Wand; Ⓔ *wall*

pa|ri|e|tal *adj*: 1. (Organ-, Körper-)Wand/Paries betreffend 2. Scheitelbein/Os parietale betreffend; Ⓔ *1.–2. parietal*

Pa|ri|e|tal|zel|len *pl*: salzsäurebildende Zellen der Magenschleimhaut; Ⓔ *parietal cells*

Pa|ri|e|tal|zell|va|go|to|mie *f*: bevorzugte Vagotomie*, die selektiv die säurebildenden Zellen des Magens denerviert; Ⓔ *parietal cell vagotomy*

Pa|ri|e|to|gra|fie, -gra|phie *f*: Röntgenkontrastdarstellung einer Organwand; Ⓔ *parietography*

parieto-okzipital *adj*: Scheitelbein und Hinterhauptsbein/Os occipitale betreffend oder verbindend; Ⓔ *parieto-occipital*

pa|ri|e|to|sphe|no|i|dal *adj*: Scheitelbein und Keilbein/Os sphenoidale betreffend oder verbindend; Ⓔ *parietosphenoid*

pa|ri|e|to|tem|po|ral *adj*: Scheitelbein und Schläfenbein/Os temporale betreffend oder verbindend; Ⓔ *parietotemporal*

Par|kin|so|nis|mus *m*: → Parkinson-Syndrom

Parkinson-Krankheit *f*: idiopathische Degeneration dopaminerger Neurone, die zur klinischen Trias von Bewegungsarmut [Maskengesicht], Ruhetremor und Rigor führt; häufigste neurologische Erkrankung des Alters; Ⓔ *Parkinson's disease*

Parkinson-Syndrom *nt*: sekundäre Parkinson*-Krankheit, z.B. nach Hirnhautentzündung, Intoxikation, Gehirntrauma; Ⓔ *parkinsonian syndrome*

pa|ro|don|tal *adj*: das Parodontium betreffend; Ⓔ *parodontal*

Pa|ro|don|tal|abs|zess *m*: Abszess* des Zahnhalteapparats; Ⓔ *periodontal abscess*

Par|o|don|ti|tis *f*: Entzündung des Zahnhalteapparates; Ⓔ *parodontitis*

Par|o|don|ti|um *nt*: Zahnhalteapparat, Zahnbett; Ⓔ *parodontium*

Par|o|don|to|pa|thi|en *pl*: Zahnbetterkrankungen; Ⓔ *peridontoses*

Par|o|don|to|se *f*: → Paradontose

Par|om|pha|lo|ze|le *f*: angeborener Vorfall von Darmschlingen bei unvollständigem Verschluss der Bauchwand; Ⓔ *paromphalocele*

pa|ro|ny|chi|al *adj*: den Nagelfalz betreffend; Ⓔ *paronychial*

Par|o|ny|chie *f*: Nagelfalzentzündung, Umlauf; Ⓔ *paronychia*

Pa|ro|o|pho|ron *nt*: neben dem Eierstock liegender Rest der embryonalen Urniere; Ⓔ *paroophoron*

Par|o|re|xie *f*: ungewöhnliche Essbegierden während der Schwangerschaft; Ⓔ *parorexia*

Par|os|mie *nt*: Fehlriechen, Geruchstäuschung; Ⓔ *parosmia*

Par|os|phre|sie *f*: → Parosmie

par|os|te|al *adj*: auf/neben einem Knochen (liegend); Ⓔ *parosteal*

Par|os|ti|tis *f*: Entzündung der paraossären Weichteile; Ⓔ *parostitis*

Par|o|ti|dek|to|mie *f*: operative Entfernung der Ohrspeicheldrüse; Ⓔ *parotidectomy*

Par|o|tis *f*: Ohrspeicheldrüse; Ⓔ *parotid*

Par|o|tis|ent|zün|dung *f*: → Parotitis

Par|o|ti|tis *f*: Entzündung der Ohrspeicheldrüse(n); Ⓔ *parotitis*

Parotitis epidemica: → Mumps

par|o|ti|tisch *adj*: Parotitis betreffend; Ⓔ *parotitic*

Par|o|va|ri|um *nt*: dem Nebenhoden des Mannes entsprechender kranialer Rest der Urniere; Ⓔ *parovarium*

pa|ro|xys|mal *adj*: in Anfällen auftretend; Ⓔ *paroxysmal*

Pars *f*: Teil, Abschnitt; Ⓔ *part, portion*

Pars abdominalis aortae: unterhalb des Zwerchfells liegender Teil der Aorta; teilt sich in die rechte und linke Arteria* iliaca communis auf; Ⓔ *abdominal part of aorta*

Pars abdominalis autonomica: Bauchabschnitt des vegetativen Nervensystems; Ⓔ *abdominal part of autonomic nervous system*

Pars abdominalis systematis autonomici: → Pars abdominalis autonomica

Pars alveolaris (mandibulae): Alveolarteil des Unterkiefers, in dem die Zähne verankert sind; Ⓔ *alveolar part of mandible*

Pars ascendens aortae: aufsteigende Aorta; Ⓔ *ascending part of aorta*

Pars autonomica: nicht dem Einfluss von Willen und Bewusstsein unterworfener Teil des Nervensystems; besteht aus sympathischem Nervensystem*, parasympathischem Nervensystem* und intramuralen Nervenfasern; Ⓔ *autonomic nervous system*

Pars cardiaca gastricae: Mageneingang, Magenmund; Ⓔ *cardiac part of stomach*

Pars centralis systemae nervosi: Zentralnervensystem, Gehirn und Rückenmark; Ⓔ *central nervous system*

Pars cervicalis medullae spinalis: Halsabschnitt des Rückenmarks; Ⓔ *cervical part of spinal cord*

Pars coccygea medullae spinalis: Steißbeinabschnitt des Rückenmarks; Ⓔ *coccygeal part of spinal cord*

Pars compacta: oberflächliche kompakte Schicht des Stratum* functionale endometrii; Ⓔ *compacta*

Pars descendens aortae: absteigende Aorta; Ⓔ *descending part of aorta*

Pars endocrina pancreatis: aus verschiedenen Zellarten [A-Zellen, B-Zellen, D-Zellen, PP-Zellen] bestehende Gewebeinseln, in denen die Pankreashormone [Insulin, Glucagon, Somatostatin, pankreatisches Polypeptid] gebildet werden; Ⓔ *endocrine part of pancreas*

Pars functionalis: oberflächliche Schicht der Gebärmutterschleimhaut, die während der Proliferationsphase* an Dicke zunimmt und in der Menstruation abgestoßen wird; in der Schwangerschaft dient sie der Einnistung des befruchteten Eies; Ⓔ *functionalis*

Pars infundibularis adenohypophysis: Teil der Adenohypophyse, der keine Hormone bildet; Ⓔ *infundibular part of adenohypophysis*

Pars intermedia adenohypophysis: zwischen Hypophysenvorderlappen und -hinterlappen liegende Zone ohne Hormonbildung; Ⓔ *intermediate part of adenohypophysis*

Pars lumbalis medullae spinalis: Lendenabschnitt des Rückenmarks; Ⓔ *lumbar part of spinal cord*

Pars parasympathica: parasympathischer Teil des vegetativen Nervensystems; Ⓔ *parasympathetic nervous system*

Pars peripherica: peripheres Nervensystem; Ⓔ *peripheral nervous system*

Pars sacralis medullae spinalis: Sakralabschnitt des Rückenmarks; Ⓔ *sacral part of spinal cord*

Pars spongiosa: schwammige Schicht der Gebärmutterschleimhaut; Ⓔ *spongy layer of endometrium*

Pars squamosa ossis temporalis: Schläfenbeinschuppe; Ⓔ *squamous bone*

Pars sympathica: sympathischer Teil des vegetativen Nervensystems; Ⓔ *sympathetic nervous system*

Pars thoracica: Brustabschnitt des vegetativen Nervensystems; Ⓔ *thoracic part*

Pars thoracica aortae: Aortenabschnitt zwischen Aortenisthmus und Zwerchfell; Ⓔ *thoracic part of aorta*

Pars thoracica medullae spinalis: Brustabschnitt des Rückenmarks; Ⓔ *thoracic part of spinal cord*

Pars tuberalis adenohypophysis: Teil der Adenohypophyse, der keine Hormone bildet; Ⓔ *tubular part of adenohypophysis*

Par|ti|al|druck *m*: Druckanteil eines Gases am Gesamtdruck des Gasgemisches; Ⓔ *partial pressure*

Par|ti|kel *nt*: Teilchen, Körperchen; Ⓔ *particle*

kontagiöses Partikel: eine Krankheit übertragendes Partikel; Ⓔ *contagion*

Par|ti|kel|strah|lung *f*: aus Teilchen bestehende Strahlung; Ⓔ *corpuscular radiation*

Par|to|gramm *nt*: grafische Darstellung klinischer Geburtsparameter; Ⓔ *partograph*

Par|tus *m*: Geburt, Entbindung; Ⓔ *childbirth*

Partus praecipitatus: überstürzte Geburt; Ⓔ *precipitate labor*

Partus praematurus: Frühgeburt*; Ⓔ *premature delivery*

Partus serotinus: Spätgeburt*; Ⓔ *post-term delivery*

Pa|ru|lis *f*: entzündliche Schwellung im Unterkieferbereich; Ⓔ *parulis*

par|um|bi|li|kal *adj*: → paraumbilikal

Par|va *f*: → Vena saphena parva

Par|vi|sel|mie *f*: pathologisch verminderte Ejakulatmenge; Ⓔ *parvisemia*

Par|vo|vi|ren *pl*: → Parvoviridae

Par|vo|vi|ri|dae *pl*: kleinste, beim Menschen vorkommende DNA-Viren; Ⓔ *Parvoviridae*

Par|vo|vi|rus *nt*: Gattung der Parvoviridae*; Verursacher von Gastroenteritiden bei Kindern; Ⓔ *Parvovirus*

Pas|cal *nt*: Einheit des Drucks; Ⓔ *pascal*

P

Pas|si|vis|mus *m*: Variante des Sexualverhaltens mit Lustgewinn durch Schmerzen, Demütigung oder Misshandlung; ⒠ *passivism*

Pas|ta *f*: → *Paste*

Pas|te *f*: halbfeste Arzneimittelzubereitung aus Fett und Pulver; ⒠ *paste*

Pas|teu|rel|la *f*: Gattung gramnegativer, unbeweglicher Stäbchenbakterien; ⒠ *Pasteurella*

Pas|teu|ri|sie|rung *f*: Erhöhung der Haltbarkeit von Lebensmitteln durch schonendes Erhitzen; ⒠ *pasteurization*

pas|tös *adj*: (Haut) teigig, gedunsen, aufgeschwemmt; ⒠ *pasty*

Patch *nt*: (Gewebe-)Lappen, Läppchen; ⒠ *patch*

Pa|tel|la *f*: Kniescheibe; ⒠ *patella*

Pa|tel|la|re|sek|ti|on *f*: → *Patellektomie*

Pa|tel|lar|re|flex *m*: → *Patellarsehnenreflex*

Pa|tel|lar|seh|nen|re|flex *m*: Schlag auf die Patellarsehne unterhalb des Kniegelenks führt zur Streckung des Beines; ⒠ *patellar tendon reflex*

Pa|tel|lek|to|mie *f*: operative Entfernung der Kniescheibe; ⒠ *patellectomy*

pa|tel|lo|fe|mo|ral *adj*: Kniescheibe und Oberschenkel/Femur betreffend oder verbindend; ⒠ *patellofemoral*

Path-, path- *präf.*: → *Patho-*

-pathie *suf.*: Wortelement mit der Bedeutung „Krankheit/Erkrankung"

-pathisch *suf.*: in Adjektiven verwendetes Wortelement mit der Bedeutung „erkrankt"

Patho-, patho- *präf.*: Wortelement mit der Bedeutung „Krankheit"

pa|tho|gen *adj*: krankheitserregend, krankheitsverursachend, krankmachend; ⒠ *pathogenic*

Pa|tho|ge|ne|se *f*: Krankheitsentstehung, Krankheitsentwicklung; ⒠ *pathogenesis*

pa|thog|no|mo|nisch *adj*: für eine Krankheit kennzeichnend, krankheitskennzeichnend; ⒠ *pathognomonic*

pa|thog|nos|tisch *adj*: → *pathognomonisch*

Pa|tho|lo|gie *f*: Krankheitslehre; ⒠ *pathology*

pa|tho|lo|gisch *adj*: Pathologie betreffend; krankhaft; ⒠ *pathologic*

pat|ri|li|ne|ar *adj*: in der männlichen Linie vererbt; ⒠ *patrilineal*

pat|ro|klin *adj*: von der väterlichen Seite stammend; ⒠ *patroclinous*

Pau|ken|drai|na|ge *f*: künstliche Belüftung der Paukenhöhle durch Einsetzen eines Röhrchens in das Trommelfell;

⒠ *drainage of the middle ear*

Pau|ken|höh|le *f*: luftgefüllter Spaltraum zwischen Trommelfell und Innenohrlabyrinth; enthält die Gehörknöchelchen; ⒠ *tympanic cavity*

Pau|ken|höh|len|drai|na|ge *f*: → *Paukendrainage*

Pau|ken|höh|len|skle|ro|se *f*: zu Verklebung und Sklerose von Trommelfell und Gehörknöchelchen führende Erkrankung mit Entwicklung einer Schwerhörigkeit; ⒠ *tympanosclerosis*

Pau|ken|sai|te *f*: Fasern des Nervus* facialis, die durch die Paukenhöhle zur Zunge ziehen; ⒠ *chorda tympani*

Pau|ken|skle|ro|se *f*: → *Paukenhöhlensklerose*

Paul-Bunnell-Reaktion *f*: Nachweis heterophiler Antikörper im Serum bei Mononucleosis* infectiosa; ⒠ *Paul-Bunnell reaction*

Pav|or *m*: Angst, Schreck; ⒠ *error*

Pavor nocturnus: bei Kleinkindern auftretende plötzliche Angst im Schlaf, die zum Aufwachen führt; ⒠ *pavor nocturnus*

P-Blutgruppen *pl*: Blutgruppensystem der Erythrozyten und Thrombozyten; kann Transfusionszwischenfälle und Fehlgeburten auslösen; ⒠ *P blood groups*

Pearl-Index *m*: Zahl der Schwangerschaften pro 100 Frauenjahre; Maß für die Zuverlässigkeit von Verhütungsmethoden; ⒠ *Pearl index*

Peau d'orange *f*: v.a. Frauen betreffende Veränderung des Unterhautfettgewebes [Zellulitis*] mit typischem Erscheinungsbild; ⒠ *peau d'orange*

Pec|ten *m*: Kamm, kammartiger Fortsatz; ⒠ *pecten*

Pecten ossis pubis: oberer Rand des Schambeins; ⒠ *pecten of pubis*

Pec|tus *nt*: Brust, Brustkorb; ⒠ *chest*

Pedi-, pedi- *präf.*: Wortelement mit der Bedeutung „Fuß"

Pe|di|cu|lo|sis *f*: durch Läuse hervorgerufene Hauterkrankung mit Juckreiz; ⒠ *pediculosis*

Pediculosis capitis: Kopflausbefall mit starkem Juckreiz und nachfolgender Ekzematisation [Läuseekzem] durch Aufkratzen; ⒠ *pediculosis capitis*

Pediculosis corporis: Infektion durch Kleiderläuse mit Rötung der Haut und stark juckenden Quaddeln; ⒠ *pediculosis corporis*

Pediculosis pubis: durch direkten Körperkontakt, aber auch Gewebe [Hand-

P

tücher, Bettwäsche] übertragene Infektion mit Befall der Schambehaarung und der Genitalregion, Achselhaare und der Behaarung von Brust und Bauch; bei Kindern können auch die Wimpern und Augenbrauen befallen werden; ⒠ *pediculosis pubis*

Pediculosis vestimentorum: → *Pediculosis corporis*

Peldilcullus m: **1.** (*anatom.*) Füßchen, Stiel, stielartige Struktur **2.** zu den echten Läusen [Anoplura] gehörende blutsaugende Läuseart; ⒠ **1.** *pedicle* **2.** *Pediculus*

Pediculus humanus: Menschenlaus; Übertrager von Borrelia* recurrentis, dem Erreger des Läuserückfallfiebers*; ⒠ *Pediculus humanus*

Pediculus humanus capitis: Kopflaus; ⒠ *Pediculus humanus capitis*

Pediculus humanus corporis: Körperlaus; ⒠ *Pediculus humanus corporis*

Pediculus pubis: → *Phthirus pubis*

Pediculus vestimenti: Körperlaus; ⒠ *Pediculus humanus corporis*

Peldilgramm nt: Fußabdruck; ⒠ *pedogram*

peldilkullizid adj: läuseabtötend; ⒠ *pediculicide*

Peldilkullolse f: → *Pediculosis*

Peldunlcullus m, pl -li: Stiel, Stamm; ⒠ *peduncle*

Pedunculi cerebellares: Kleinhirnstiele; ⒠ *cerebellar peduncles*

Pedunculus cerebri: Hirnstiele; ⒠ *cerebral peduncle*

Peitlschenlschlaglphälnolmen nt: Verletzung der Halswirbelsäule durch plötzliche Überstreckung und nachfolgendes Nachvornschleudern bei Auffahrunfällen; ⒠ *whiplash injury*

Peitlschenlwurmlbelfall m: → *Trichuriasis*

Peitlschenlwurmlinlfekltilon f: → *Trichuriasis*

peljolraltiv adj: verschlechternd; ⒠ *pejorative*

pektlanlgilnös adj: mit den Symptomen von Angina* pectoris; ⒠ *anginose*

Pekltelnolse f: Stenose* des Analkanals; ⒠ *pectenosis*

pekltilnelal adj: **1.** kammartig, kammförmig **2.** Schambein/Os pubis betreffend; ⒠ **1.–2.** *pectineal*

pekltolral adj: Brust oder Brustkorb betreffend, zur Brust gehörend; ⒠ *pectoral*

Pekltolrallfrelmiltus m: Übertragung von Stimmlauten auf die Thoraxwand; ⒠ *pectoral fremitus*

Pekltolrallis maljor m: → *Musculus pectoralis major*

Pekltolrallis mlinor m: → *Musculus pectoralis minor*

Pellalde f: kreisrunder Haarausfall; ⒠ *pelade*

Pelger-Huët-Kernanomalie f: autosomaldominante Kernanomalie von Leukozyten mit Chromatinverdichtung und Hyposegmentation; ⒠ *Pelger-Huët nuclear anomaly*

Pelllalgra nt/f: durch Diarrhoe, Dermatitis und Demenz [3-D-Krankheit] charakterisierte Vitamin B₂-Mangelkrankheit, die v.a. in Ländern auftritt, in denen Mais ein Hauptbestandteil der Nahrung ist; ⒠ *pellagra*

pelllaglrolid adj: an Pellagra erinnernd, pellagraähnlich; ⒠ *pellagroid*

Pelllalgrolsis f: Dermatitis* bei Pellagra*; ⒠ *pellagrous dermatitis*

Pellloid nt: (Heil-)Schlamm; ⒠ *peloid*

Pelvi-, pelvi- präf.: → *Pelvio-*

pellvilfelmolral adj: Becken und Oberschenkel(knochen)/Femur betreffend oder verbindend; ⒠ *pelvifemoral*

Pelvilgralfie, -graphie f: Röntgenkontrastdarstellung der Beckenorgane; ⒠ *pelviography*

pellvin adj: Becken/Pelvis betreffend; ⒠ *pelvic*

Pelvio-, pelvio- präf.: Wortelement mit der Bedeutung „Becken/Pelvis"

Pelvilolpelriltolniltis f: Entzündung des Bauchfellüberzugs der Beckeneingeweide; ⒠ *pelvioperitonitis*

Pelviloltolmie f: Durchtrennung von Beckenknochen; ⒠ *pelviotomy*

Pelvilpalthia velgeltaltilva f: vegetativnervöse Störung mit Kreuzschmerzen und spastischen Kontraktionen des hinteren Teils des Parametriums; ⒠ *parametrismus*

pellvilrekltal adj: Becken und Mastdarm/Rektum betreffend oder verbindend; ⒠ *pelvirectal*

Pellvis f: Becken; wird in großes Becken [Pelvis major] und kleines Becken [Pelvis minor] unterteilt; ⒠ *pelvis*

Pelvis renalis: Nierenbecken; trichterförmiges Sammelbecken des Harns im Nierenhilus; geht in die Harnleiter über; ⒠ *renal pelvis*

pellvilsalkral adj: Becken und Kreuzbein/Sakrum betreffend oder verbindend; ⒠ *pelvisacral*

Pellvilskolpie f: endoskopische Untersuchung des Beckenraums; ⒠ *pelviscopy*

Pellviltolmie f: → *Pelviotomie*

Pemphigoid der Säuglinge: durch Bakterientoxine von Staphylococcus* aureus hervorgerufene flächenhafte Hautablösung; ⒠ *Ritter's disease*

pem|phi|go|id *adj*: pemphigusartig; ⒠ *pemphigoid*

Pem|phi|gus *m*: chronische Autoimmunerkrankung der Haut mit Blasenbildung; ⒠ *pemphigus*

Pemphigus gravidarum: in der zweiten Schwangerschaftshälfte auftretende Autoimmunkrankheit mit Blasenbildung, die zu Früh- oder Totgeburt führen kann; ⒠ *herpes gestationis*

Pemphigus neonatorum: durch Eitererreger [v.a. Staphylokokken] verursachte Pyodermie* mit geröteten Blasen; ⒠ *pemphigus neonatorum*

Pemphigus vulgaris: chronische Erkrankung der Haut und Schleimhaut mit Blasenbildung, die unbehandelt tödlich verläuft; charakteristisch sind schlaffe, leicht platzende Haut- und Schleimhautblasen; ⒠ *pemphigus vulgaris*

Pen|del|ho|den *m*: Hoden mit normaler Position im Skrotum, der bei Kremasteranspannung in den Leistenkanal hochgezogen wird; ⒠ *retractile testis*

Pe|nek|to|mie *f*: Penisentfernung, Penisamputation; ⒠ *penectomy*

Pe|ne|tranz *f*: Manifestationshäufigkeit bzw. -wahrscheinlichkeit einer Krankheit oder eines Gens; ⒠ *penetrance*

Pe|ne|tra|ti|on *f*: **1.** (*Tumor*) Einwachsen, Durchbrechen **2.** aktives Eindringen eines Erregers in den Körper; ⒠ **1.–2.** *penetration*

Pe|ni|cil|la|min *nt*: zur Behandlung von Metallvergiftungen verwendeter Chelatbildner; ⒠ *penicillamine*

Pe|ni|cil|la|se *f*: → *Penicillinase*

Pe|ni|cil|lin *nt*: von Alexander Flemming entdecktes Antibiotikum von Penicillium* notatum; der Begriff wird heute für alle natürlichen oder synthetischen Antibiotika verwendet, die sich vom Penicillin ableiten; ⒠ *penicillin*

Pe|ni|cil|lin|al|ler|gie *f*: Allergie vom Sofort- oder Spättyp gegen Penicilline oder ihre Abbauprodukte; ⒠ *penicillin allergy*

Pe|ni|cil|li|na|se *f*: von Bakterien gebildetes Enzym, das den Betalaktamring spaltet und damit Penicillin unwirksam macht; ⒠ *penicillinase*

Penicillin-Beta-Lactamase *f*: → *Penicillinase*

pe|ni|cil|lin|re|sis|tent *adj*: nicht auf Penicillin ansprechend; ⒠ *penicillin-resis-tant*

Pe|ni|cil|lin|säu|re *f*: von verschiedenen Penicillium*-Species gebildetes Mykotoxin, das eine karzinogene Potenz besitzt; ⒠ *penicillic acid*

Pe|ni|cil|li|um *nt*: weitverbreite Fungi* imperfecti, die Penicilline* und Mykotoxine bilden; ⒠ *Penicillium*

-penie *suf*.: Wortelement mit der Bedeutung „Armut/Mangel"

pe|nil *adj*: männliches Glied/Penis betreffend; ⒠ *penile*

Pe|nis *m*: männliches Glied; ⒠ *penis*

-penisch *suf*.: in Adjektiven verwendetes Wortelement mit der Bedeutung „arm an/mangelnd"

Pe|nis|fi|bro|mal|to|se *f*: meist nach dem 40. Lebensjahr auftretende, ätiologisch ungeklärte Verhärtung und Schwielenbildung der Tunica* albuginea mit schmerzhafter Abknickung des Penis bei Erektion; ⒠ *penile fibromatosis*

Pe|nis|kol|rol|na *f*: Randwulst der Eichel; ⒠ *corona of glans (penis)*

Pe|nis|naht *f*: → *Penisraphe*

Pe|nis|ral|phe *f*: pigmentierter Hautstreifen an der Penisunterseite; ⒠ *raphe of penis*

Pe|nis|sep|tum *nt*: mediane Scheidewand der Schwellkörper; ⒠ *septum of penis*

Pe|nis|trenn|wand *m*: → *Penisseptum*

Pe|ni|tis *f*: Penisentzündung; ⒠ *penitis*

Pe|ni|zil|la|min *nt*: → *Penicillamin*

Pe|ni|zil|lin *nt*: → *Penicillin*

Pe|ni|zil|li|na|se *f*: → *Penicillinase*

pe|no|skro|tal *adj*: Penis und Hodensack/Skrotum betreffend; ⒠ *penoscrotal*

pen|tal|dak|tyl *adj*: fünffingrig, fünfzehig; ⒠ *pentadactyl*

Pen|ta|erith|ri|tyl|te|tra|ni|trat *nt*: organisches Nitrat, das zur Therapie der Angina* pectoris verwendet wird; ⒠ *pentaerythrityl tetranitrate*

Pen|tal|lo|gie *f*: Krankheitsbild mit fünf Hauptsymptomen; ⒠ *pentalogy*

Pen|ta|me|thy|len|di|a|min *nt*: bei bakterieller Zersetzung von Eiweißen entstehendes Leichengift; ⒠ *pentamethy-lenediamine*

Pen|ta|so|mie *f*: Chromosomenaberration* mit fünf X-Chromosomen; ⒠ *pentasomy*

pen|ta|va|lent *adj*: fünfwertig; ⒠ *pentavalent*

Penta-X-Syndrom *nt*: → *Pentasomie*

Pen|to|se *f*: Monosaccharid* mit fünf Kohlenstoffatomen; ⒠ *pentose*

Pen|to|se|phos|phat *nt*: am Kohlenstoffatom 1 oder 5 mit Phosphorsäure veresterte Pentose; Zwischenprodukt des Pentosephosphatzyklus*; ⒺＥ *pentose phosphate*

Penltolselphoslphatlzylklus *m*: im Zytosol ablaufende, direkte Oxidation von Glucose-6-Phosphat zu Pentose-5-phosphat unter Bildung von NADPH; Ⓔ *pentose phosphate pathway*

Penltoslulrie *f*: Pentoseausscheidung im Harn; Ⓔ *pentosuria*

Peloltilllolmalnie *f*: ständiges Berühren des eigenen Genitals ohne Masturbation; Ⓔ *peotillomania*

-pepsie *suf.*: Wortelement mit der Bedeutung „Verdauung"

Peplsin *nt*: in der Magenschleimhaut gebildetes eiweißspaltendes Enzym; Ⓔ *pepsin*

Peplsilnolgen *nt*: inaktive Vorstufe des Pepsins; Ⓔ *pepsinogen*

Pepltid *nt*: aus Aminosäuren aufgebautes kurzkettiges Eiweiß; Ⓔ *peptide*

Pepltildalse *f*: Hydrolase*, die Peptide spaltet; Ⓔ *peptidase*

pepltidlerg *adj*: auf Peptide als Transmitter ansprechend; Ⓔ *peptidergic*

Pepltidlhorlmon *nt*: Peptid* mit Hormonwirkung; Ⓔ *peptide hormone*

Pepltidlhyldrollalse *f*: → *Peptidase*

Pepltildolglylkan *nt*: in der Bakterienzellwand vorkommende Substanz; Ⓔ *peptidoglycan*

Pepltildyltranslfelralse *f*: enzymatisch aktives Zentrum im Ribosom, an dem die Proteinsynthese abläuft; Ⓔ *peptidyl transferase*

-peptisch *suf.*: in Adjektiven verwendetes Wortelement mit der Bedeutung „verdauend"

Pepltolcoclcalceae *pl*: Familie grampositiver, anaerober Kokken; umfasst u.A. Peptococcus* und Peptostreptococcus*; Ⓔ *Peptococcaceae*

Pepltolcoclcus *m*: Gattung grampositiver Bakterien, die häufig in Eiter gefunden werden; Ⓔ *Peptococcus*

pepltolgen *adj*: Pepsin oder Peptone bildend; Ⓔ *peptogenic*

Pepltolstrepltolcoclcus *m*: grampositive Bakteriengattung, deren Vertreter bei eitrigen Wundinfektionen gefunden werden; Ⓔ *Peptostreptococcus*

Per-, per- *präf.*: Wortelement mit der Bedeutung „durch/hindurch/völlig"

perlalkut *adj*: (*Verlauf, Reaktion*) extrem akut, hyperakut; Ⓔ *peracute*

Perlchlorläthyllen *nt*: halogenierter Kohlenwasserstoff; weitverbreitetes Lösungsmittel mit geringer Toxizität; Ⓔ *perchloroethylene*

pelrenlnilal *adj*: (alljährlich) wiederkehrend, unaufhörlich, ständig, immerwährend; das ganze Jahr über (andauernd); Ⓔ *perennial*

Perlfolranslvelnen *pl*: Verbindungsvenen zwischen tiefen und oberflächlichen Venen der Extremitäten; Ⓔ *perforating veins*

Perlfolraltilon *f*: Durchbruch, z.B. der Magenwand bei Magengeschwür; Ⓔ *perforation*

Perlfolraltilonslperlitolniltis *f*: Bauchfellentzündung durch Erregereinschleppung nach Bauchdecken- oder Organperforation; Ⓔ *perforation peritonitis*

Perlfulsilon *f*: Blutfluss durch ein Organ oder Gewebe; Ⓔ *perfusion*

Perlfulsilonslszinltilgralfie, -gralphie *f*: Szintigrafie* zur Untersuchung der Durchblutung; Ⓔ *perfusion scan*

Peri-, peri- *präf.*: Wortelement mit der Bedeutung „umher/um...herum/über...hinaus"

Pelrilaldelniltis *f*: Entzündung des Gewebes um eine Drüse; Ⓔ *periadenitis*

pelrilaldvenltiltilal *adj*: um die Adventitia herum; Ⓔ *periadventitial*

pelrilamlpulllär *adj*: um eine Ampulle herum; Ⓔ *periampullary*

pelrilalnal *adj*: in der Umgebung des Afters/Anus (liegend), um den After herum; Ⓔ *perianal*

Pelrilalnallfisltel *f*: in der Umgebung des Anus mündende Fistel; Ⓔ *perianal fistula*

pelrilalnalstolmoltisch *adj*: um eine Anastomose herum (liegend oder entstehend); Ⓔ *perianastomotic*

Pelrilanlgilitis *f*: → *Periangitis*

Pelrilanlgiltis *f*: Entzündung des (Blut-, Lymph-)Gefäße umgebenden Gewebes; Ⓔ *periangitis*

pelrilalorltal *adj*: um die Aorta herum (liegend); Ⓔ *periaortic*

Pelrilalorltiltis *f*: Entzündung des periaortalen Gewebes; Ⓔ *periaortitis*

pelrilalpilkal *adj*: in der Umgebung einer (Organ-)Spitze/eines Apex (liegend), insbesondere der Zahnwurzelspitze; Ⓔ *periapical*

pelrilaplpenldilkal *adj*: um die Appendix vermiformis herum (liegend); Ⓔ *periappendiceal*

pelrilaplpenldilzelal *adj*: → *periappendikal*

Pelrilaplpenldilziltis *f*: Entzündung der periappendizealen Gewebe; Ⓔ *periappendicitis*

pelrilalquäldukltal *adj*: um einen Aquä-

P

dukt herum (liegend); ⓔ *periaque-ductal*

pe|ri|a|re|o|lar *adj*: um den Warzenvorhof herum (liegend); ⓔ *periareolar*

pe|ri|ar|te|ri|ell *adj*: um eine Arterie herum (liegend), eine Arterie umgebend; ⓔ *periarterial*

Pe|ri|ar|te|ri|i|tis *f*: Entzündung der Arterienadventitia und der umgebenden Gewebe; ⓔ *periarteritis*

Periarteriitis nodosa: systemische Entzündung kleiner und mittlerer Arterien, vermutlich allergischer Genese; ⓔ *arteritis nodosa*

Pe|ri|ar|thri|tis *f*: Entzündung des periartikulären Gewebes; ⓔ *periarthritis*

Pe|ri|ar|thro|pa|thia hu|me|ro|sca|pu|la|ris *f*: zu Einschränkung der Bewegungsfreiheit [**frozen shoulder**] führende, entzündlich-degenerative Erkrankung des Schultergelenks unklarer Ätiologie; ⓔ *frozen shoulder*

Pe|ri|ar|thro|sis hu|me|ro|sca|pu|la|ris *f*: →*Periarthropathia humeroscapularis*

pe|ri|ar|ti|ku|lär *adj*: um ein Gelenk herum (liegend), in der Umgebung eines Gelenks; ⓔ *periarticular*

pe|ri|a|tri|al *adj*: (*Herz*) um den Kammervorhof/das Atrium herum (liegend); ⓔ *periatrial*

pe|ri|au|ri|ku|lär *adj*: 1. um die Ohrmuschel/Auricula herum (liegend) 2. →*periatrial*; ⓔ 1. *periauricular* 2. *periatrial*

pe|ri|a|xi|al *adj*: um eine Achse herum (liegend); ⓔ *periaxial*

pe|ri|a|xil|lär *adj*: in der Umgebung der Achselhöhle/Axilla (liegend oder ablaufend); ⓔ *periaxillary*

pe|ri|a|zi|när *adj*: um einen Azinus herum (liegend); ⓔ *periacinal*

pe|ri|bron|chi|al *adj*: in der Umgebung eines Bronchus (liegend); ⓔ *peribronchial*

pe|ri|bron|chi|o|lar *adj*: um die Bronchiolen herum (liegend); ⓔ *peribronchiolar*

Pe|ri|bron|chi|o|li|tis *f*: Entzündung des Bindegewebes um die Bronchiolen; ⓔ *peribronchiolitis*

Pe|ri|bron|chi|tis *f*: Entzündung des Bindegewebes um die Bronchien; ⓔ *peribronchitis*

Pe|ri|bron|chi|um *nt*: das die Bronchien umgebende Gewebe; ⓔ *peribronchial tissue*

pe|ri|bul|bär *adj*: um einen Bulbus herum (liegend), insbesondere den Augapfel/Bulbus oculi; ⓔ *peribulbar*

Pe|ri|car|di|tis *f*: Herzbeutelentzündung;

ⓔ *pericarditis*

Pericarditis adhaesiva: zu Verklebungen und Verwachsungen führende Herzbeutelentzündung; ⓔ *adhesive pericarditis*

Pericarditis exsudativa: zu Perikarderguss* führende seröse Herzbeutelentzündung; ⓔ *serous pericarditis*

Pericarditis fibrinosa: von Perikardreiben begleitete Pericarditis mit Fibrinausscheidung und meist Exsudatbildung; ⓔ *fibrinous pericarditis*

Pericarditis rheumatica: im Rahmen eines rheumatischen Fiebers* auftretende Mitbeteiligung des Herzbeutel; meist als Pankarditis*; ⓔ *rheumatic pericarditis*

Pericarditis sicca: von Perikardreiben begleitete akute fibrinöse Pericarditis ohne Ergussbildung; ⓔ *dry pericarditis*

Pe|ri|car|di|um *nt*: Herzbeutel; ⓔ *pericardium*

pe|ri|chol|an|gi|o|lär *adj*: um Gallengänge herum (liegend); ⓔ *pericholangiolar*

Pe|ri|chol|an|gi|tis *f*: Entzündung des die Gallengänge umgebenden Lebergewebes; ⓔ *pericholangitis*

pe|ri|chol|e|zys|tisch *adj*: um die Gallenblase/Vesica fellea herum (liegend); ⓔ *pericholecystic*

Pe|ri|chol|e|zys|ti|tis *f*: Entzündung der Gewebe um die Gallenblase; ⓔ *pericholecystitis*

pe|ri|chon|dral *adj*: 1. Knorpelhaut/Perichondrium betreffend 2. in Knorpelnähe (liegend); ⓔ 1.–2. *perichondral*

Pe|ri|chon|dri|tis *f*: Entzündung des Perichondriums; ⓔ *perichondritis*

Pe|ri|chon|dri|um *nt*: für die Ernährung und das Wachstum von Knorpel zuständige äußere Haut; ⓔ *perichondrium*

pe|ri|cho|ri|o|i|dal *adj*: um die Aderhaut/Chor(i)oidea herum (liegend); ⓔ *perichorioidal*

pe|ri|con|chal *adj*: um die Ohrmuschel herum (liegend); ⓔ *periconchal*

Pe|ri|co|xi|tis *f*: Entzündung des Bindegewebes um das Hüftgelenk; ⓔ *pericoxitis*

Pe|ri|cra|ni|um *nt*: Periost* der Schädelaußenfläche; ⓔ *pericranium*

Pe|ri|dek|to|mie *f*: kreisförmige Bindehautexzision am Hornhautlimbus; ⓔ *peridectomy*

pe|ri|den|tal *adj*: um einen Zahn herum (liegend); ⓔ *peridental*

Pe|ri|di|ver|ti|ku|li|tis *f*: Entzündung des

Gewebes um ein Divertikel; ⒠ *peridiverticulitis*

pe|ri|duk|tal *adj*: um einen Gang/Ductus herum (liegend); ⒠ *periductal*

pe|ri|du|ral *adj*: in der Nähe der Dura mater, außerhalb der Dura mater (liegend); ⒠ *peridural*

Pe|ri|du|ral|an|äs|the|sie *f*: Anästhesie* durch Injektion von Anästhetikum in den Periduralraum; ⒠ *peridural anesthesia*

Pe|ri|du|ra|le *f*: → *Periduralanästhesie*

Pe|ri|du|ral|raum *m*: zervikaler, thorakaler und lumbaler Teil des Epiduralraumes; ⒠ *peridural space*

Pe|ri|ek|to|mie *f*: → *Peridektomie*

pe|ri|en|te|ral *adj*: → *periintestinal*

Pe|ri|en|ze|pha|li|tis *f*: oft mit Meningoencephalitis* gleichgesetzte Bezeichnung für eine Entzündung, der das Gehirn umgebenden Gewebe; ⒠ *periencephalitis*

pe|ri|epen|dy|mal *adj*: um das Ependym herum (liegend); ⒠ *periependymal*

pe|ri|fas|zi|ku|lär *adj*: um ein Faserbündel/einen Faszikel herum (liegend); ⒠ *perifascicular*

pe|ri|fo|kal *adj*: in der Umgebung eines Krankheitsherdes/Fokus (liegend); ⒠ *perifocal*

pe|ri|fol|li|ku|lär *adj*: um einen Follikel herum (liegend), insbesondere den Haarfollikel/Folliculus pili; ⒠ *perifollicular*

Pe|ri|fol|li|ku|li|tis *f*: Entzündung des perifollikulären Gewebes; ⒠ *perifolliculitis*

pe|ri|gan|gli|o|när *adj*: um ein Ganglion herum (liegend); ⒠ *periganglionic*

pe|ri|gas|tral *adj*: um den Magen/Gaster herum (liegend); ⒠ *perigastric*

Pe|ri|gas|tri|tis *f*: Entzündung der Magenserosa; ⒠ *perigastritis*

pe|ri|gem|mal *adj*: in der Umgebung einer Knospe (liegend), insbesondere einer Geschmacksknospe/Gemma gustatoria; ⒠ *perigemmal*

pe|ri|glan|du|lär *adj*: in der Umgebung einer Drüse/Glandula (liegend); ⒠ *periglandular*

Pe|ri|glan|du|li|tis *f*: Entzündung des periglandulären Gewebes; ⒠ *periglandulitis*

pe|ri|gli|al *adj*: die Neurogliazellen umgebend; ⒠ *periglial*

pe|ri|glo|me|ru|lär *adj*: um das Glomerulum herum (liegend); ⒠ *periglomerular*

Pe|ri|glot|ti|tis *f*: Zungenschleimhaut; ⒠ *periglottis*

pe|ri|glot|tisch *adj*: um die Zunge herum (liegend); ⒠ *periglottic*

pe|ri|he|pa|tisch *adj*: um die Leber herum (liegend); ⒠ *perihepatic*

Pe|ri|he|pa|ti|tis *f*: Entzündung der Leberkapsel; ⒠ *perihepatitis*

pe|ri|her|ni|al *adj*: um eine Hernie herum (liegend); ⒠ *perihernial*

pe|ri|hi|lär *adj*: um einen Hilus herum (liegend); ⒠ *perihilar*

pe|ri|in|su|lär *adj*: **1.** (*Pankreas*) um die Langerhans-Inseln herum (liegend) **2.** (*ZNS*) in der Umgebung der Inselrinde; ⒠ **1.–2.** *peri-insular*

pe|ri|in|tes|ti|nal *adj*: um den Darm/das Intestinum herum (liegend); ⒠ *perienteric*

pe|ri|ka|na|li|ku|lär *adj*: um ein Kanälchen/einen Kanalikulus herum (liegend); ⒠ *pericanalicular*

pe|ri|ka|pil|lär *adj*: um eine Kapillare herum (liegend); ⒠ *pericapillary*

pe|ri|kap|su|lär *adj*: um eine Kapsel herum (liegend); ⒠ *pericapsular*

Pe|ri|kard *nt*: Herzbeutel; ⒠ *pericardium*

Pe|ri|kard|ek|to|mie *f*: Herzbeutelentfernung; ⒠ *pericardectomy*

Pe|ri|kard|er|guss *m*: Flüssigkeitsansammlung im Herzbeutel; meist bei exsudativer Perikarditis*; ⒠ *pericardial effusion*

pe|ri|kar|di|al *adj*: **1.** Herzbeutel/Perikard betreffend, in der Umgebung des Herzens (liegend) **2.** in der Umgebung des Magenmundes/der Kardia (liegend); ⒠ **1.** *pericardial* **2.** *near the cardia*

Pe|ri|kar|di|o|ly|se *f*: operative Lösung des verklebten Herzbeutels vom Herzen; ⒠ *pericardiolysis*

Pe|ri|kar|di|o|me|di|as|ti|ni|tis *f*: Entzündung des Herzbeutels und des angrenzenden Bindegewebes des Mediastinalraums; ⒠ *pericardiomediastinitis*

pe|ri|kar|di|o|pleu|ral *adj*: Herzbeutel und Brustfell/Pleura betreffend oder verbindend; ⒠ *pericardiopleural*

Pe|ri|kar|di|or|rha|phie *f*: Herzbeutelnaht, Perikardnaht; ⒠ *pericardiorrhaphy*

Pe|ri|kar|di|os|to|mie *f*: Herzbeutelfensterung, Perikardfensterung; ⒠ *pericardiostomy*

Pe|ri|kar|di|o|to|mie *f*: Herzbeuteleröffnung, Perikarderöffnung; ⒠ *pericardiotomy*

Pe|ri|kar|di|o|zen|te|se *f*: → *Perikardpunktion*

Pe|ri|kar|di|tis *f*: Herzbeutelentzündung;

Ⓔ *pericarditis*
exsudative Perikarditis: zu Perikarderguss* führende seröse Herzbeutelentzündung; Ⓔ *serous pericarditis*
fibrinöse Perikarditis: von Perikardreiben begleitete Perikarditis mit Fibrinausscheidung und meist Exsudatbildung; Ⓔ *fibrinous pericarditis*
rheumatische Perikarditis: im Rahmen eines rheumatischen Fiebers* auftretende Mitbeteiligung des Herzbeutel; meist als Pankarditis*; Ⓔ *rheumatic pericarditis*
seröse Perikarditis: mit Ergussbildung [Hydroperikard*, Perikarderguss*] einhergehende Herzbeutelentzündung; Ⓔ *hydropericarditis*
trockene Perikarditis: von Perikardreiben begleitete, akute fibrinöse Perikarditis ohne Ergussbildung; Ⓔ *dry pericarditis*

Pe|ri|kard|kar|zi|no|se f: zu (hämorrhagischem) Erguss und evtl. Herzbeuteltamponade führende Karzinose* des Herzbeutels; Ⓔ *pericardial carcinomatosis*

Pe|ri|kard|punk|ti|on f: Herzbeutelpunktion zur Druckentlastung bei Perikarderguss* oder Perikardtamponade*; Ⓔ *pericardiocentesis*

Pe|ri|kard|tam|po|na|de f: Auffüllung des Herzbeutels mit Blut oder Exsudat; führt zur Einschränkung der Beweglichkeit der Muskulatur; Ⓔ *pericardial tamponade*

Pe|ri|ka|ry|on nt: Zellkörper der Nervenzelle; Ⓔ *perikaryon*

pe|ri|ko|lisch adj: um den Dickdarm/das Kolon herum (liegend); Ⓔ *pericolic*

Pe|ri|ko|li|tis f: Entzündung der Dickdarmserosa; Ⓔ *pericolitis*

Pe|ri|kol|pi|tis f: Entzündung der perivaginalen Gewebe; Ⓔ *pericolpitis*

pe|ri|kor|ne|al adj: (Auge) um die Hornhaut/Kornea herum (liegend); Ⓔ *pericorneal*

pe|ri|ko|ro|nal adj: um die Zahnkrone/Corona dentis herum (liegend); Ⓔ *pericoronal*

Pe|ri|ko|xi|tis f: Entzündung des Bindegewebes um das Hüftgelenk; Ⓔ *pericoxitis*

Pe|ri|kra|ni|um nt: → *Pericranium*

Pe|ri|la|by|rin|thi|tis f: Entzündung der das Innenohrlabyrinth umgebenden Gewebe; Ⓔ *perilabyrinthitis*

pe|ri|la|ryn|ge|al adj: um den Kehlkopf/Larynx herum (liegend); Ⓔ *perilaryngeal*

Pe|ri|la|ryn|gi|tis f: Entzündung der perilaryngealen Gewebe; Ⓔ *perilaryngitis*

pe|ri|len|tal adj: um die (Augen-)Linse herum (liegend); Ⓔ *perilenticular*

pe|ri|li|e|nal adj: → *perisplenisch*

pe|ri|li|ga|men|tär adj: um ein Band/Ligament herum (liegend); Ⓔ *periligamentous*

pe|ri|lin|gu|al adj: → *periglottisch*

pe|ri|lo|bär adj: um einen (Organ-)Lappen/Lobus herum (liegend), im Randgebiet eines Organlappens; Ⓔ *perilobar*

pe|ri|lo|bu|lär adj: um ein (Organ-)Läppchen/einen Lobulus herum (liegend), im Randgebiet eines Organläppchens; Ⓔ *perilobular*

pe|ri|lu|när adj: um das Mondbein/Os lunatum herum (liegend); Ⓔ *perilunar*

Pe|ri|lym|pha f: Lymphe des Innenohrlabyrinths; Ⓔ *perilymph*

Pe|ri|lymph|ade|ni|tis f: Entzündung des Gewebes um einen Lymphknoten; Ⓔ *perilymphadenitis*

Pe|ri|lymph|an|gi|tis f: Entzündung des Gewebes um ein Lymphgefäß; Ⓔ *perilymphangitis*

pe|ri|lym|pha|tisch adj: Perilymphe betreffend; um ein Lymphgefäß oder einen Lymphknoten herum (liegend); Ⓔ *perilymphatic*

Pe|ri|lym|phe f: → *Perilympha*

Pe|ri|mas|ti|tis f: Entzündung des perimammären Gewebes; Ⓔ *perimastitis*

pe|ri|me|dul|lär adj: um das Mark herum (liegend); Ⓔ *perimedullary*

pe|ri|me|tral adj: **1.** in der Umgebung der Gebärmutter/des Uterus (liegend) **2.** das Perimetrium betreffend; Ⓔ **1.** *periuterine* **2.** *perimetric*

Pe|ri|me|trie f: Gesichtsfeldbestimmung; Ⓔ *perimetry*

Pe|ri|me|tri|tis f: Entzündung des Perimetriums; Ⓔ *perimetritis*

Pe|ri|me|tri|um nt: das die Gebärmutter bedeckende Bauchfell; Ⓔ *perimetrium*

Pe|ri|me|tro|sal|pin|gi|tis f: Entzündung von Perimetrium und Eileiter; Ⓔ *perimetrosalpingitis*

Pe|ri|my|o|kar|di|tis f: Entzündung von Myokard* und Perikard*; Ⓔ *perimyocarditis*

Pe|ri|my|o|si|tis f: Entzündung des perimuskulären Gewebes; Ⓔ *perimyositis*

pe|ri|my|si|al adj: Muskelhüllgewebe betreffend; um einen Muskel herum (liegend); Ⓔ *perimysial*

Pe|ri|my|si|tis f: Entzündung des Perimysiums; Ⓔ *perimysitis*

Pe|ri|my|si|um *nt*: Muskelhüllgewebe, bindegewebige Muskelhülle; Ⓔ *perimysium*

Perimysium externum: Muskelscheide; Ⓔ *external perimysium*

pe|ri|na|sal *adj*: um die Nase oder Nasenhöhle herum (liegend); Ⓔ *perirhinal*

pe|ri|na|tal *adj*: Perinatalperiode betreffend, um die Zeit der Geburt herum; Ⓔ *perinatal*

Pe|ri|na|tal|pe|ri|o|de *f*: Zeitraum vom Beginn der 29. Schwangerschaftswoche bis zum 7. Tag nach der Geburt; Ⓔ *perinatal period*

pe|ri|ne|al *adj*: Damm betreffend; Ⓔ *perineal*

Pe|ri|ne|al|naht *f*: → *Perinealraphe*

Pe|ri|ne|al|ra|phe *f*: pigmentierter Hautstreifen am Damm; Ⓔ *raphe of perineum*

Pe|ri|ne|o|plas|tik *f*: Dammplastik; Ⓔ *perineoplasty*

Pe|ri|ne|or|rha|phie *f*: Vernähung eines Dammrisses oder Dammschnitts; Ⓔ *perineorrhaphy*

pe|ri|ne|o|sak|ral *adj*: Damm und Kreuzbein/Os sacrum betreffend oder verbindend; Ⓔ *sacroperineal*

pe|ri|ne|o|skro|tal *adj*: Damm und Hodensack/Skrotum betreffend oder verbindend; Ⓔ *perineoscrotal*

Pe|ri|ne|o|to|mie *f*: Inzision des Damms; Ⓔ *perineotomy*

pe|ri|ne|o|va|gi|nal *adj*: Damm und Scheide/Vagina betreffend oder verbindend; Ⓔ *perineovaginal*

pe|ri|ne|o|va|gi|no|rek|tal *adj*: Damm, Scheide/Vagina und Mastdarm/Rektum betreffend; Ⓔ *perineovaginorectal*

pe|ri|ne|o|vul|var *adj*: Damm und Vulva betreffend oder verbindend; Ⓔ *perineovulvar*

Pe|ri|ne|o|ze|le *f*: angeborener oder erworbener Bruch von Baucheingeweide durch den Damm; Ⓔ *perineocele*

Pe|ri|ne|phri|tis *f*: Entzündung der Nierenkapsel; Ⓔ *perinephritis*

Pe|ri|ne|um *nt*: Körperregion zwischen Steißbein und äußeren Genitalien; wird unterteilt in **Vorderdamm** [zwischen äußerem Genitale und After] und **Hinterdamm** [zwischen After und Steißbein]; Ⓔ *perineum*

pe|ri|neu|ral *adj*: um einen Nerv herum (liegend); Ⓔ *perineural*

pe|ri|neu|ri|al *adj*: das Perineurium betreffend; Ⓔ *perineurial*

Pe|ri|neu|ri|tis *f*: Entzündung des Perineuriums; Ⓔ *perineuritis*

Pe|ri|neu|ri|um *nt*: das die einzelnen Nervenfasern umgebende Bindegewebe; Ⓔ *perineurium*

pe|ri|nu|kle|är *adj*: um einen Kern/Nukleus herum (liegend), insbesondere den Zellkern; Ⓔ *perinuclear*

Pe|ri|o|den|sys|tem der Elemente *nt*: tabellarische Anordnung der Elemente und Unterteilung in acht Hauptgruppen; Ⓔ *periodic system*

pe|ri|o|don|tal *adj*: **1.** Wurzelhaut/Periodontium betreffend **2.** → *peridental*; Ⓔ **1.** *periodontal* **2.** *peridental*

Pe|ri|o|don|ti|tis *f*: Entzündung der Zahnwurzelhaut; Ⓔ *periodontitis*

Pe|ri|o|don|ti|um *nt*: Periost* der Zahnwurzel; Ⓔ *periodontium*

pe|ri|o|ku|lar *adj*: um das Auge/den Oculus herum (liegend); Ⓔ *periocular*

Pe|ri|o|ny|chi|um *nt*: Nagelhaut; Ⓔ *perionychium*

Pe|ri|o|nyx *f*: → *Perionychium*

Pe|ri|o|o|pho|ri|tis *f*: Entzündung der Gewebe um den Eierstock; Ⓔ *perioophoritis*

Pe|ri|o|o|pho|ro|sal|pin|gi|tis *f*: Entzündung der Gewebe um Eierstock und Eileiter; Ⓔ *perioophorosalpingitis*

pe|ri|o|pe|ra|tiv *adj*: um die Zeit einer Operation herum; Ⓔ *perioperative*

Pe|ri|oph|thal|mi|tis *f*: Entzündung der periokulären Gewebe; Ⓔ *periophthalmia*

pe|ri|o|ral *adj*: um den Mund/Os herum (liegend), in der Umgebung der Mundöffnung; Ⓔ *perioral*

Pe|ri|or|bi|ta *f*: Periost* der Augenhöhle; Ⓔ *periorbit*

pe|ri|or|bi|tal *adj*: **1.** um die Augenhöhle/Orbita herum (liegend) **2.** Augenhöhlenperiost/Periorbita betreffend; Ⓔ **1.–2.** *periorbital*

Pe|ri|or|bi|ti|tis *f*: Entzündung der Periorbita; Ⓔ *periorbititis*

Pe|ri|or|chi|tis *f*: Entzündung der Hodenhülle; Ⓔ *periorchitis*

Pe|ri|or|chi|um *nt*: Hodenhülle; Ⓔ *periorchium*

pe|ri|ö|so|pha|ge|al *adj*: um die Speiseröhre/den Ösophagus herum (liegend); Ⓔ *periesophageal*

Pe|ri|ö|so|pha|gi|tis *f*: Entzündung des Bindegewebes um die Speiseröhre; Ⓔ *periesophagitis*

Pe|ri|ost *nt*: dem Knochen außen aufliegende Bindegewebshaut, die Gefäße und Nerven enthält und für Knochenernährung und -wachstum von Bedeutung ist; Ⓔ *periosteum*

P

Pe|ri|ost|ent|zün|dung f: → Periostitis

Pe|ri|os|te|o|my|e|li|tis f: Entzündung von Knochenhaut und Knochenmark; oft gleichgesetzt mit Panostitis*; ⒠ periosteomyelitis

Pe|ri|os|te|o|to|mie f: Durchtrennung der Knochenhaut; ⒠ periosteotomy

Pe|ri|os|te|um nt: → Periost

Pe|ri|os|ti|tis f: Entzündung der Knochenhaut; ⒠ periostitis

Pe|ri|os|to|pa|thie f: Erkrankung der Knochenhaut, Periosterkrankung; ⒠ periosteopathy

pe|ri|o|vu|lär adj: um eine Eizelle/ein Ovum herum (liegend); ⒠ periovular

pe|ri|pan|kre|a|tisch adj: um die Bauchspeicheldrüse/das Pankreas herum (liegend); ⒠ peripancreatic

Pe|ri|pan|kre|a|ti|tis f: Entzündung der Pankreasserosa; ⒠ peripancreatitis

pe|ri|pa|pil|lär adj: um eine Papille herum (liegend); ⒠ peripapillary

pe|ri|par|tal adj: um die Zeit der Geburt herum (auftretend); ⒠ peripartal

pe|ri|pa|tel|lär adj: um die Kniescheibe/Patella herum (liegend); ⒠ peripatellar

Pe|ri|pha|ki|tis f: Entzündung der Gewebe um die Linsenkapsel; ⒠ periphakitis

pe|ri|pha|ryn|ge|al adj: um den Rachen/Pharynx herum (liegend); ⒠ peripharyngeal

pe|ri|pher adj: am Rand/an der Peripherie (liegend); im äußeren (Körper-)Bereich (liegend), zur Körperoberfläche hin; ⒠ peripheral

Pe|ri|phle|bi|tis f: Entzündung der Venenadventitia und umgebender Gewebe; ⒠ periphlebitis

pe|ri|pleu|ral adj: um das Brustfell/die Pleura herum (liegend); ⒠ peripleural

Pe|ri|pleu|ri|tis f: Entzündung der zwischen Pleura und Thoraxwand liegenden Gewebe; ⒠ peripleuritis

pe|ri|por|tal adj: 1. im Bereich der Leberpforte (liegend) 2. um die Pfortader/Vena portae hepatis herum (liegend); ⒠ 1.–2. periportal

Pe|ri|prok|ti|tis f: Entzündung der periproktischen Gewebe; oft gleichgesetzt mit Paraproktitis*; ⒠ periproctitis

pe|ri|pro|sta|tisch adj: um die Vorsteherdrüse/Prostata herum (liegend); ⒠ periprostatic

Pe|ri|pro|sta|ti|tis f: Entzündung der periprostatischen Gewebe; ⒠ periprostatitis

Pe|ri|py|le|phle|bi|tis f: Entzündung der Gewebe um die Pfortader; ⒠ peripylephlebitis

pe|ri|py|lo|risch adj: um den Magenpförtner/Pylorus herum (liegend); ⒠ peripyloric

pe|ri|ra|di|ku|lär adj: um eine Wurzel/Radix herum (liegend); ⒠ periradicular

pe|ri|rek|tal adj: in der Umgebung des Mastdarms/Rektums (liegend); ⒠ perirectal

Pe|ri|rek|tal|abs|zess m: Abszess in unmittelbarer Nähe des Rektums; ⒠ perirectal abscess

pe|ri|re|nal adj: um die Niere/Ren herum (liegend); ⒠ perirenal

Pe|ri|sal|pin|gi|tis f: Entzündung der Gewebe um die Eileiter; ⒠ perisalpingitis

Pe|ri|sal|pin|go|o|va|ri|tis f: Entzündung der Gewebe um Eierstock und Eileiter; ⒠ perisalpingo-ovaritis

Pe|ri|sal|pinx f: Bauchfellüberzug der Eileiter; ⒠ perisalpinx

Pe|ri|sig|mo|i|di|tis f: Entzündung der Gewebe um das Sigma; ⒠ perisigmoiditis

pe|ri|si|nu|lös adj: in der Umgebung eines Sinus (liegend); ⒠ perisinuous

Pe|ri|si|nu|si|tis f: Entzündung des Gewebes um einen Sinus; ⒠ perisinusitis

Pe|ri|sper|ma|ti|tis f: Entzündung der Gewebe um den Samenstrang; ⒠ perispermatitis

Pe|ri|splanch|ni|tis f: Entzündung der Gewebe um ein Organ; ⒠ perisplanchnitis

pe|ri|sple|nisch adj: um die Milz/Splen herum (liegend); ⒠ perisplenic

Pe|ri|sple|ni|tis f: Entzündung der Milzkapsel; ⒠ perisplenitis

Pe|ri|spon|dy|li|tis f: Entzündung des Gewebes um einen Wirbel; ⒠ perispondylitis

Pe|ri|stal|tik f: periodische Kontraktion der Muskulatur eines Hohlorgans [z.B. Darm], durch die der Inhalt vorwärtsbewegt und durchmischt wird; ⒠ peristalsis

Pe|ri|sta|phy|li|tis f: Entzündung des Gewebes um das Gaumenzäpfchen; ⒠ peristaphylitis

Pe|ri|sta|se f: Gesamtheit, der auf einen Genotyp einwirkenden Umwelteinflüsse; ⒠ peristasis

Pe|ri|sto|le f: allseitige Kontraktion eines Hohlorgans; ⒠ peristole

pe|ri|sto|mal adj: um eine künstliche Öffnung/ein Stoma herum (liegend); ⒠ peristomal

pe|ri|stru|mal adj: um einen Kropf/Struma herum (liegend); ⓔ *peristrumous*

pe|ri|syn|o|vi|al adj: um eine Synovialis herum (liegend); ⓔ *perisynovial*

Pe|ri|syr|in|gi|tis f: Entzündung des Gewebes um eine Schweißdrüse; ⓔ *perisyringitis*

Pe|ri|tek|to|mie f: → Peridektomie

Pe|ri|ten|di|ne|um nt: Sehnengleitgewebe; ⓔ *peritendineum*

pe|ri|ten|di|nös adj: um eine Sehne/Tendo herum (liegend); ⓔ *peritendinous*

Pe|ri|the|li|om nt: vom Perithelium* ausgehender gutartiger Tumor; ⓔ *perithelioma*

Pe|ri|the|li|um nt: Zellscheide kleiner Nerven; ⓔ *perithelium*

pe|ri|tho|ra|kal adj: um den Brustkorb/Thorax herum (liegend); ⓔ *perithoracic*

Pe|ri|thy|re|o|i|di|tis f: Entzündung der Schilddrüsenkapsel; ⓔ *perithyroiditis*

Pe|ri|thy|ro|i|di|tis f: → Perithyreoiditis

Pe|ri|to|mie f: → Peridektomie

pe|ri|to|ne|al adj: Bauchfell betreffend; ⓔ *peritoneal*

Pe|ri|to|ne|al|abs|zess m: verkapselte Peritonitis* mit Abszessbildung; ⓔ *peritoneal abscess*

Pe|ri|to|ne|al|di|a|ly|se f: intrakorporale Hämodialysetechnik, bei der Dialysierflüssigkeit über einen Katheter in die Bauchhöhle eingebracht und wieder abgelassen wird; **die kontinuierliche ambulante Peritonealdialyse** [CAPD] gibt den Patienten eine gewisse Unabhängigkeit vom Krankenhaus; ⓔ *peritoneal dialysis*

Pe|ri|to|ne|al|la|va|ge f: Spülung der Bauchhöhle zum Nachweis von Blutung oder Darmverletzung; auch zur Säuberung der Bauchhöhle nach einer Verletzung; ⓔ *peritoneal lavage*

Pe|ri|to|ne|al|me|tas|ta|se f: Tumorabsiedlung ins Bauchfell; ⓔ *peritoneal metastasis*

Pe|ri|to|ne|al|spü|lung f: → Peritoneallavage

Peritoneo-, peritoneo- präf.: Wortelement mit Bezug auf „Bauchfell/Peritoneum"

Pe|ri|to|ne|o|pa|thie f: Erkrankung des Bauchfells, Bauchfellerkrankung; ⓔ *peritoneopathy*

pe|ri|to|ne|o|pe|ri|kar|di|al adj: Bauchfell und Herzbeutel/Perikard betreffend; ⓔ *peritoneopericardial*

Pe|ri|to|ne|o|pe|xie f: operative Anheftung eines Organs [z.B. Gebärmutter] an das Bauchfell; ⓔ *peritoneopexy*

Pe|ri|to|ne|o|plas|tik f: operative Deckung von Darm- oder Organdefekten mit Bauchfell; ⓔ *peritoneoplasty*

Pe|ri|to|ne|o|sko|pie f: endoskopische Untersuchung der Peritonealhöhle ohne Luftfüllung des Bauchraums; ⓔ *peritoneoscopy*

pe|ri|to|ne|o|ve|nös adj: Bauchfell/Peritoneum und Vene verbindend; ⓔ *peritoneovenous*

Pe|ri|to|ne|o|zen|te|se f: Punktion der Peritonealhöhle; ⓔ *peritoneocentesis*

Pe|ri|to|ne|um nt: Bauchfell; ⓔ *peritoneum*

Pe|ri|to|nis|mus f: durch eine Bauchfellreizung entstehende Symptomatik [Abwehrspannung, Bauchspannung, Brechreiz], die an eine Bauchfellentzündung erinnert; häufigste Form ist die **Pseudoperitonitis diabetica**; ⓔ *peritonism*

Pe|ri|to|ni|tis f: Bauchfellentzündung; ⓔ *peritonitis*

Peritonitis carcinomatosa: bei diffuser Bauchfellmetastasierung [Magenkarzinom, Ovarialkarzinom] auftretende reaktive Peritonitis; ⓔ *peritoneal carcinomatosis*

Pe|ri|ton|sil|lar|abs|zess m: eitrige Peritonsillitis* mit Abszessbildung; ⓔ *peritonsillar abscess*

Pe|ri|ton|sil|li|tis f: Entzündung des peritonsillären Gewebes; oft mit Eiterbildung und Peritonsillarabszess*; ⓔ *peritonsillitis*

pe|ri|tra|che|al adj: um die Luftröhre/Trachea herum (liegend); ⓔ *peritracheal*

pe|ri|trich adj: (biolog.) völlig begeißelt; ⓔ *peritrichous*

pe|ri|tro|chan|tär adj: um einen Trochanter herum (liegend); ⓔ *peritrochanteric*

pe|ri|tu|bar adj: **1.** in der Umgebung des Eileiters/der Tuba uterina (liegend) **2.** in der Umgebung der Ohrtrompete/Tuba auditiva (liegend); ⓔ **1.–2.** *peritubal*

pe|ri|tu|mo|ral adj: in der Umgebung eines Tumors/einer Geschwulst (liegend); ⓔ *peritumorous*

Pe|ri|ty|phli|tis f: Entzündung der Blinddarmserosa; oft gleichgesetzt mit Periappendizitis*; ⓔ *perityphlitis*

pe|ri|um|bi|li|kal adj: um den Nabel/Umbilikus herum (liegend); ⓔ *periumbilical*

pe|ri|un|gu|al adj: um einen Nagel/Unguis herum (liegend); ⓔ *periungual*

pe|ri|u|re|te|ral adj: um einen Harnleiter/Ureter herum (liegend); ⓔ *periureteral*

Pe|ri|u|re|te|ri|tis f: Entzündung des periureteralen Bindegewebes; ⒠ *periureteritis*

pe|ri|u|re|thral adj: um die Harnröhre/Urethra herum (liegend); ⒠ *periurethral*

Pe|ri|u|re|thri|tis f: Entzündung des periurethralen Bindegewebes; ⒠ *periurethritis*

pe|ri|u|te|rin adj: in der Umgebung der Gebärmutter/des Uterus; ⒠ *periuterine*

pe|ri|u|vu|lär adj: um die Uvula herum (liegend); ⒠ *periuvular*

pe|ri|va|gi|nal adj: um die Scheide/Vagina herum (liegend); ⒠ *perivaginal*

Pe|ri|va|gi|ni|tis f: Entzündung des perivaginalen Gewebe; ⒠ *perivaginitis*

pe|ri|va|sal adj: → *perivaskulär*

pe|ri|vas|ku|lär adj: um ein Gefäß herum (liegend); ⒠ *perivascular*

Pe|ri|vas|ku|lär|raum m: der Raum um die Blutgefäße; ⒠ *perivascular space*

Pe|ri|vas|ku|li|tis f: Entzündung des Perivaskulärraums; ⒠ *perivasculitis*

pe|ri|ve|nös adj: um eine Vene herum (liegend), in Umgebung einer Vene; ⒠ *perivenous*

pe|ri|ven|tri|ku|lär adj: um einen Ventrikel herum (liegend); ⒠ *periventricular*

pe|ri|ver|te|bral adj: um einen Wirbel/Vertebra herum (liegend); ⒠ *perivertebral*

pe|ri|ve|si|kal adj: in der Umgebung einer Blase (liegend), insbesondere um die Harnblase/Vesica urinaria herum (liegend); ⒠ *perivesical*

pe|ri|ve|si|ku|lär adj: um die Bläschendrüse/Samenblase herum (liegend); ⒠ *perivesicular*

Pe|ri|ve|si|ku|li|tis f: Entzündung der die Samenblase umgebenden Gewebe; ⒠ *perivesiculitis*

pe|ri|vis|ze|ral adj: die Eingeweide/Viszera umgebend, in der Umgebung der Eingeweide (liegend); ⒠ *perivisceral*

pe|ri|vi|tel|lin adj: den Dotter/Vitellus umgebend; ⒠ *perivitelline*

pe|ri|zä|kal adj: um den Blinddarm/das Zäkum herum (liegend); ⒠ *pericecal*

pe|ri|zel|lu|lär adj: um eine Zelle herum (liegend), in Umgebung einer Zelle; ⒠ *pericellular*

pe|ri|zen|tral adj: um ein Zentrum herum (liegend); ⒠ *pericentral*

pe|ri|zer|vi|kal adj: um den Gebärmutterhals/die Zervix herum (liegend); ⒠ *pericervical*

pe|ri|zys|tisch adj: **1.** um eine Zyste herum (liegend) **2.** in der Umgebung einer Blase (liegend), insbesondere um die Harnblase/Vesica urinaria herum (liegend); ⒠ **1.** *pericystic* **2.** *perivesical*

Pe|ri|zys|ti|tis f: Entzündung der Harnblasenserosa; oft gleichgesetzt mit Parazystitis*; ⒠ *pericystitis*

per|kon|dy|lär adj: durch eine Kondyle hindurch; ⒠ *percondylar*

Per|kus|si|on f: Beklopfen/Abklopfen der Körperoberfläche; ⒠ *percussion*

per|ku|tan adj: durch die Haut hindurch (wirkend); ⒠ *percutaneous*

per|ku|tie|ren v: mittels Perkussion untersuchen, beklopfen, abklopfen; ⒠ *percuss*

Per|lèche f: schmerzhaftes Ekzem* des Mundwinkels; ⒠ *perlèche*

per|lin|gu|al adj: durch die Zungenschleimhaut hindurch; ⒠ *perlingual*

per|ma|nent adj: (fort-)dauernd, anhaltend, dauerhaft, (be-)ständig, bleibend; ⒠ *permanent*

per|me|a|bel adj: durchlässig, durchdringbar; ⒠ *permeable*

Per|me|a|bi|li|tät f: Durchlässigkeit, Durchdringlichkeit; ⒠ *permeability*

per|na|sal adj: durch die Nase; ⒠ *pernasal*

Per|ni|ci|o|sa f: durch Vitamin B_{12}-Mangel hervorgerufene megaloblastäre Anämie*; ⒠ *pernicious anemia*

Per|nio f: reversible Hautveränderungen bei längerer mäßiger Kälteeinwirkung; ⒠ *pernio*

Per|ni|o|nen pl: → *Pernio*

Per|ni|o|nes pl: → *Pernio*

Per|ni|zi|o|sa f: → *Perniciosa*

Pero-, pero- präf.: Wortelement mit der Bedeutung „verstümmelt"

Pe|ro|bra|chi|us m: Fetus mit fehlgebildeten Armen; ⒠ *perobrachius*

Pe|ro|ce|pha|lus m: → *Perozephalus*

Pe|ro|chei|rus m: Fetus mit fehlgebildeten Händen; ⒠ *perochirus*

Pe|ro|chi|rus m: → *Perocheirus*

Pe|ro|dak|ty|lie f: angeborene stummelartige Verkürzung von Fingern oder Zehen; ⒠ *perodactyly*

Pe|ro|ke|pha|lus m: → *Perozephalus*

Pe|ro|me|lie f: angeborene Gliedmaßenfehlbildung mit stummelartiger Verkürzung; ⒠ *peromelia*

pe|ro|nä|al adj: Wadenbein/Fibula oder Peronäusnerv betreffend; ⒠ *peroneal*

Pe|ro|nä|us|läh|mung f: Lähmung des Nervus* peroneus profundus; ⒠ *peroneal paralysis*

pe|ro|ne|al adj: → *peronäal*

P

pe|ro|ne|o|ti|bi|al *adj*: Wadenbein und Schienbein/Tibia betreffend oder verbindend; Ⓔ *peroneotibial*

per|o|ral *adj*: durch den Mund, durch die Mundhöhle; Ⓔ *peroral*

per os: → *peroral*

Per|o|xid *nt*: Verbindung mit der allgemeinen Formel R₁–O–O–R₂; Ⓔ *peroxide*

Per|o|xi|so|men *pl*: Zellorganellen, die Oxidasen und Katalasen enthalten; Ⓔ *peroxisomes*

Pe|ro|ze|phal|lus *m*: Fetus mit fehlgebildetem Schädel; Ⓔ *perocephalus*

per|pen|di|ku|lar *adj*: lotrecht, senkrecht, vertikal; Ⓔ *perpendicular*

per|pe|tu|ell *adj*: fortwährend, immerwährend, unaufhörlich, andauernd, beständig, ständig; Ⓔ *perpetual*

Per|sis|tenz *f*: Anhalten, Fortdauern, Fortbestehen; Ⓔ *persistency*

per|sis|tie|rend *adj*: beharrlich, hartnäckig, ausdauernd; Ⓔ *persistent*

Per|sön|lich|keits|stö|rung *f*: Bezeichnung für besonders stark ausgeprägte Persönlichkeitszüge oder eine Veränderung der Persönlichkeit; Ⓔ *personality disorder*

Pers|pi|ra|tio *f, pl* -ti|o|nes: → *Perspiration*

Pers|pi|ra|ti|on *f*: Hautatmung, Stoffabgabe oder -austausch durch die Haut; Ⓔ *perspiration*

Per|su|fi|fla|ti|on *f*: → *Pertubation*

Perthes-Krankheit *f*: im Kindesalter auftretende aseptische Osteonekrose* des Hüftkopfes, die häufig zur Verformung des Kopfes und damit langfristig zu Koxarthrose* führt; Ⓔ *Perthes' disease*

per|tro|chan|tär *adj*: durch einen Trochanter hindurchgehend; Ⓔ *pertrochanteric*

Per|tu|ba|ti|on *f*: Durchblasen der Eileiter zur Überprüfung der Durchgängigkeit bei Sterilität; Ⓔ *pertubation*

Per|tus|sis *f*: Keuchhusten; Ⓔ *pertussis*

per|tus|so|id *adj*: keuchhustenartig, pertussisartig; Ⓔ *pertussoid*

Per|ver|si|on *f*: abartiges sexuelles Verhalten; Ⓔ *perversion*

per|zep|ti|bel *adj*: wahrnehmbar, spürbar, fühlbar, merklich, deutlich; Ⓔ *perceptible*

Per|zep|ti|on *f*: (Reiz-)Wahrnehmung, Empfindung; Ⓔ *perception*

Pes *m*: Fuß; Ⓔ *pes*

Pes equinovarus (excavatus et adductus): Klumpfuß; angeborene Fußfehlstellung mit Spitzfußstellung im Sprunggelenk, Adduktion des Vorfußes und Innendrehung des Rückfußes; Ⓔ *pes equinovarus*

Pes equinus: Spitzfuß; Fußfehlstellung mit Beugung im oberen Sprunggelenk; Ⓔ *pes equinus*

Pes|sar *nt*: ring- oder schalenförmiger Körper aus Gummi oder Metall zur symptomatischen Behandlung von Scheidenverlagerungen oder zur Konzeptionsverhütung; Ⓔ *diaphragm pessary*

Pest *f*: hochkontagiöse Infektionskrankheit durch **Yersinia pestis**, die durch den Pestfloh von Nagetieren auf Menschen übertragen wird; Ⓔ *plague*

Pest|bak|te|ri|um *nt, pl* -ri|en: → *Yersinia pestis*

Pes|tis *f*: → *Pest*

pes|ti|zid *adj*: schädlingsbekämpfend, Schädlinge abtötend; Ⓔ *pesticidal*

pe|te|chi|al *adj*: (*Blutung*) punktförmig, fleckförmig, petechienartig; Ⓔ *petechial*

Pe|te|chie *f*: Punktblutung, punktförmige Blutung; Ⓔ *petechia*

Pe|ti|o|lus *m*: Stiel; Ⓔ *petiole*

Petit-Kanal *m*: mit Kammerwasser gefüllte Räume zwischen den Fasern der Zonula ciliaris; Ⓔ *Petit's canal*

Petit-mal *nt*: kleiner generalisierter epileptischer Anfall; Ⓔ *petit mal*

Petit-mal-Epilepsie *f*: → *Petit-mal*

Pe|tri|fi|ka|ti|on *f*: Versteinerung von Geweben durch Kalkablagerung; Ⓔ *petrifaction*

pe|tro|mas|to|id *adj*: Felsenbein und Warzenfortsatz/Processus mastoideus betreffend oder verbindend; Ⓔ *petromastoid*

pe|tro|ok|zi|pi|tal *adj*: Felsenbein und Hinterhauptsbein/Os occipitale betreffend oder verbindend; Ⓔ *petro-occipital*

Pe|tro|si|tis *f*: meist eitrige, otogene Entzündung des Felsenbeins; Ⓔ *petrositis*

pe|tro|sphe|no|i|dal *adj*: Felsenbein und Keilbein/Os sphenoidale betreffend oder verbindend; Ⓔ *petrosphenoid*

Peutz-Jeghers-Syndrom *nt*: autosomaldominantes Syndrom mit Pigmentflecken [Lentigo*] und Dünndarmpolypen; Ⓔ *Peutz-Jeghers syndrome*

-pexie *suf*: Wortelement mit der Bedeutung „Befestigen/Fixierung"

Peyer-Plaques *pl*: zum Immunsystem gehörende Lymphknötchen des Dünndarms; Ⓔ *Peyer's plaques*

Peyronie-Krankheit *f*: meist nach dem 40.

P

Lebensjahr auftretende, ätiologisch ungeklärte Verhärtung und Schwielenbildung der Tunica* albuginea mit schmerzhafter Abknickung des Penis bei Erektion; Ⓔ *Peyronie's disease*

Pfan|nen|dys|pla|sie f: mangelhafte Ausbildung der Hüftgelenkspfanne; Ⓔ *acetabular dysplasia*

Pfan|nen|lip|pe f: Gelenklippe am Rand der Hüftpfanne; Ⓔ *acetabular labrum*

Pfan|nen|rand m: Rand der Hüftgelenkspfanne; Ⓔ *acetabular edge*

Pfannenstiel-Querschnitt m: querverlaufender Bauchdeckenschnitt am Oberrand des Mons* pubis; Ⓔ *Pfannenstiel's incision*

Pfaundler-Hurler-Krankheit f: autosomalrezessive Speicherkrankheit durch einen Mangel an α-L-Iduronidase; typisch sind Knochenwachstumsstörungen [disproportionierter Zwergwuchs*, Lendenkyphose], Deformität des Gesichtsschädels [Wasserspeiergesicht*], Hepatosplenomegalie* sowie Hornhauttrübungen und evtl. eine geistige Retardierung; Ⓔ *Pfaundler-Hurler syndrome*

Pfeiffer-Drüsenfieber nt: durch das Epstein-Barr-Virus hervorgerufene Infektionskrankheit; die Übertragung erfolgt als Tröpfchen- oder Kontaktinfektion [kissing disease]; Ⓔ *Pfeiffer's glandular fever*

Pfeiffer-Influenzabazillus m: Erreger von eitriger Laryngitis*, Konjunktivitis*, Endokarditis*, Meningitis* und atypischer Pneumonie*; Ⓔ *Pfeiffer's bacillus*

Pfeil|naht f: Naht zwischen den beiden Scheitelbeinen; Ⓔ *sagittal suture*

Pfer|de|en|ze|phal|i|tis f: in Nord- und Südamerika auftretende Arbovirus-Enzephalitis*, die in seltenen Fällen auf Menschen übertragen wird; Ⓔ *equine encephalitis*

Pfer|de|schweif m: → *Cauda equina*

Pflan|zen|der|ma|ti|tis f: durch Kontakt mit Pflanzen erworbene phototoxische Kontaktdermatitis*; Ⓔ *grass dermatitis*

Pflug|schar m: → *Pflugscharbein*

Pflug|schar|bein nt: Schädelknochen, der den größten Teil der unteren Nasenscheidewand bildet; Ⓔ *vomer*

Pfort|ad|er f: durch Vereinigung von Vena lienalis und Vena mesenterica superior entstehender Venenstamm, der das Blut von Magen, Darm, Milz und Pankreas zur Leber führt; Ⓔ *portal vein*

Pfort|ad|er|hoch|druck m: Erhöhung des Pfortaderdrucks; Ⓔ *portal hypertension*

Pfort|ad|er|throm|bo|se f: Thrombose* des Pfortadergebiets mit prähepatischem Block und portaler Hypertonie*; Ⓔ *pylethrombosis*

Pfropf|ges|tose f: Gestose*, die sich auf eine vorbestehende Erkrankung [Diabetes* mellitus, Hypertonie*] aufpropft; Ⓔ *superimposed preeclampsia*

Pfund|na|se f: v.a. ältere Männer betreffende, allmählich zunehmende, unförmige Auftreibung der Nase durch eine Hyperplasie der Talgdrüsen; meist Teilsyndrom der Rosacea*; Ⓔ *potato nose*

pH m: Maß für die Konzentration von Wasserstoffionen in wässriger Lösung [pondus Hydrogenii]; saure Lösungen haben einen niedrigen pH-Wert [<7] und eine hohe Wasserstoffionenkonzentration, basische Lösungen einen hohen pH-Wert [>7] und eine niedrige Wasserstoffionenkonzentration; Ⓔ *pH*

-phag suf.: in Adjektiven verwendetes Wortelement mit der Bedeutung „fressend/essend/vertilgend"

Pha|ge m: sich auf Kosten von Bakterien vermehrendes Virus; Ⓔ *phage*

-phage suf.: Wortelement mit Bezug auf „Fressorganismus/Fresser"

Pha|ge|dae|na f: langsam fortschreitendes Geschwür; Ⓔ *phagedena*

pha|ge|dä|nisch adj: fortschreitend, sich ausbreitend; Ⓔ *phagedenic*

Pha|gen|ty|pi|sie|rung f: → *Lysotypie*

-phagie suf.: Wortelement mit der Bedeutung „Essen/Fressen/Vertilgen/Verzehren"

-phagisch suf.: → -phag

Phago-, phago- präf.: Wortelement mit der Bedeutung „essen/fressen"

Pha|go|ly|se f: → *Phagozytolyse*

Pha|go|zyt m: Zelle, die belebte oder unbelebte Partikel aufnehmen und abbauen kann; Ⓔ *phagocyte*

mononukleäre Phagozyten: große einkernige Leukozyten des peripheren Blutes, die zu Phagozytose* und Migration befähigt sind; Ⓔ *monocytes*

pha|go|zy|tier|bar adj: durch Phagozytose aufnehmbar oder abbaubar; Ⓔ *phagocytable*

Pha|go|zy|to|ly|se f: Auflösung aufgenommener Zellteile in der Zelle; Ⓔ *phagocytolysis*

Phalgolzyltolse f: aktive Aufnahme von belebten oder unbelebten Strukturen in die Zelle; wichtiger Teil der unspezifischen Infektionsabwehr; ⒺD *phagocytosis*

Phaklekltolmie f: Entfernung der Augenlinse; ⒺD *phacectomy*

Phalkitis f: Entzündung der Augenlinse; ⒺD *phakitis*

Phako-, phako- *präf.*: Wortelement mit der Bedeutung „Linse"

Phalkoldelnelsis f: abnorme Beweglichkeit der Augenlinse; ⒺD *phacodonesis*

Phalkolelmullsilfilkaltilon f: Ulltraschallzertrümmerung und Absaugung der Linse; ⒺD *phacoemulsification*

Phalkolelrelsis f: Extraktion der Augenlinse; ⒺD *phacoerysis*

phalkolid *adj*: linsenförmig; ⒺD *phacoid*

Phalkollylse f: therapeutische Linsenauflösung; ⒺD *phacolysis*

Phalkolmallalzie f: Linsenerweichung; ⒺD *phacomalacia*

Phalkolmaltolse f: Oberbegriff für Syndrome mit Hautveränderungen und Missbildungen verschiedener Organe; ⒺD *phakomatosis*

phalkoltolxisch *adj*: die Augenlinse schädigend; ⒺD *phacotoxic*

Phalkolzelle f: Vorfall der Linse durch einen Defekt von Hornhaut oder Sklera; ⒺD *phacocele*

Phalkolzysltekltolmie f: Entfernung der Linsenkapsel; ⒺD *phacocystectomy*

Phalkolzysltiltis f: Entzündung der Linsenkapsel; ⒺD *phacocystitis*

phallanlgelal *adj*: Fingerglied bzw. Zehenglied betreffend; ⒺD *phalangeal*

Phallanlgekltolmie f: Amputation eines Finger- oder Zehenglieds; ⒺD *phalangectomy*

Phallanlgenlalplalsie f: angeborenes Fehlen einzelner Finger- oder Zehenglieder; ⒺD *aphalangia*

Phallanlgenlfrakltur f: Fraktur* eines Finger- oder Zehenglieds; ⒺD *phalangeal fracture*

Phallanlgiltis f: Entzündung eines Finger- oder Zehenglieds; ⒺD *phalangitis*

Phallanx f, pl **-lanlges, -lanlgen**: Fingerglied, Zehenglied; ⒺD *phalanx*

 Phalanx distalis: distales Glied, Endglied, Endphalanx, Nagelglied; ⒺD *distal phalanx*

 Phalanx media: mittleres Glied, Mittelglied, Mittelphalanx; ⒺD *middle phalanx*

 Phalanx proximalis: proximales Glied, Grundglied, Grundphalanx; ⒺD *proximal phalanx*

Phalllekltolmie f: → *Penektomie*

phalllisch *adj*: männliches Glied betreffend; ⒺD *phallic*

Phallliltis f: Penisentzündung, Penitis; ⒺD *phallitis*

Phallo-, phallo- *präf.*: Wortelement mit der Bedeutung „männliches Glied/Phallus/Penis"

Phallloldylnie f: Schmerzen im Penis, Penisschmerz; ⒺD *phallodynia*

phalllolid *adj*: einem Phallus ähnlich, phallusähnlich, phallusartig, phallusförmig; ⒺD *phalloid*

Phalllolplasltik f: Penisplastik; ⒺD *phalloplasty*

Phalllos m: → *Phallus*

Phalllloltolmie f: Inzision des Penis; ⒺD *phallotomy*

Phalllus m: (erigiertes) männliches Glied; ⒺD *phallus*

Phäno-, phäno- *präf.*: Wortelement mit der Bedeutung „erscheinen/sichtbar werden"

Phälnolkolpie f: Nachahmung eines genetischen Erscheinungsbildes durch äußere Ursachen; ⒺD *phenocopy*

Phälnoltyp m: durch Genotyp* und Umwelteinflüsse geformtes (äußeres) Erscheinungsbild; ⒺD *phenotype*

Phanltomlemplfinlden nt: Projektion von Empfindungen in ein nicht mehr vorhandenes Körperteil, z.B. **Phantomschmerz** in einem amputierten Bein; ⒺD *autosomatognosis*

phälolchrom *adj*: leicht mit Chromsalzen färbbar; ⒺD *pheochrome*

Phälolchrolmolzyltom nt: von den chromaffinen Zellen des sympathischen Nervensystems ausgehender Tumor, der meist Adrenalin und Noradrenalin produziert; ⒺD *pheochromocytoma*

Pharmako-, pharmako- *präf.*: Wortelement mit der Bedeutung „Arzneimittel/Heilmittel"

Pharlmalkoldylnalmik f: Analyse der Wirkung von Pharmaka im Organismus; ⒺD *pharmacodynamics*

Pharlmalkolkilneltik f: Einfluss des Organismus auf Pharmaka; ⒺD *pharmacokinetics*

Pharlmalkollolgie f: Arzneimittellehre, Arzneimittelforschung; ⒺD *pharmacology*

Pharlmalkolmalnie f: Arzneimittelabhängigkeit; ⒺD *pharmacomania*

Pharlmalkon nt: zu Diagnostik, Therapie oder Prophylaxe verwendete natürliche oder synthetische Substanz oder

P

Mischung von Substanzen; Ⓔ *pharmacon*

Phar|mal|ko|pö|e f: Verzeichnis der offizinellen Arzneimittel mit Vorschriften für ihre Beschaffenheit, Zubereitung, Aufbewahrung und Prüfung; Ⓔ *pharmacopeia*

Phar|ma|ko|psy|cho|se f: durch chemische Substanzen [Alkohol, Drogen] oder Pharmaka hervorgerufene Psychose*; Ⓔ *pharmacopsychosis*

Phar|ma|ko|ra|di|o|lan|gi|o|gra|fie, -gra|phie f: → *Pharmakoradiografie*

Phar|ma|ko|ra|di|o|gra|fie, -gra|phie f: Röntgenkontrastdarstellung von Gefäßen bei gleichzeitiger Gabe von Pharmaka; Ⓔ *pharmacoradiography*

Phar|ma|ko|the|ra|pie f: Behandlung mit Arzneimitteln; Ⓔ *pharmacotherapy*

Phar|ma|zeu|tik f: Lehre von der Zubereitung und Anwendung von Arzneimitteln; Ⓔ *pharmaceutics*

Phar|ma|zie f: → *Pharmazeutik*

Pha|ryn|gal|gie f: → *Pharyngodynie*

pha|ryn|ge|al adj: Rachen betreffend; Ⓔ *pharyngeal*

Pha|ryn|gis|mus m: Krampf der vom Nervus* glossopharyngeus versorgten Schlundmuskulatur; Ⓔ *pharyngism*

Pha|ryn|gi|tis f: Entzündung der Rachenschleimhaut; Ⓔ *pharyngitis*

Pharyngo-, pharyngo- präf.: Wortelement mit der Bedeutung „Rachen/Schlund/Pharynx"

Pha|ryn|go|dy|nie f: Rachenschmerz; Ⓔ *pharyngodynia*

pha|ryn|go|e|pi|glot|tisch adj: Rachen und Kehldeckel/Epiglottis betreffend oder verbindend; Ⓔ *pharyngoepiglottic*

Pha|ryn|go|kon|junk|ti|val|fie|ber nt: → *Pharyngokonjunktivitis*

Pha|ryn|go|kon|junk|ti|vi|tis f: durch Adenoviren hervorgerufene Entzündung von Rachenschleimhaut und Augenbindehaut; Ⓔ *pharyngoconjunctivitis*

pha|ryn|go|la|ryn|ge|al adj: Rachen und Kehlkopf/Larynx betreffend oder verbindend; Ⓔ *pharyngolaryngeal*

Pha|ryn|go|la|ryn|gi|tis f: Entzündung von Rachen- und Kehlkopfschleimhaut; Ⓔ *pharyngolaryngitis*

pha|ryn|go|ma|xil|lär adj: Rachen und Oberkiefer/Maxilla betreffend oder verbindend; Ⓔ *pharyngomaxillary*

pha|ryn|go|na|sal adj: Rachen und Nase/Nasus betreffend oder verbindend; Rhinopharynx betreffend; Ⓔ *pharyngonasal*

pharyngo-oral adj: Rachen und Mund/

Os betreffend oder verbindend, Oropharynx betreffend; Ⓔ *pharyngo-oral*

pha|ryn|go|ö|so|pha|ge|al adj: Rachen und Speiseröhre/Ösophagus betreffend oder verbindend; Ⓔ *pharyngoesophageal*

Pha|ryn|go|ö|so|pha|gi|tis f: chronische Entzündung von Rachen- und Speiseröhrenschleimhaut; Ⓔ *pharyngoesophagitis*

pha|ryn|go|pa|la|ti|nal adj: Rachen und Gaumen/Palatum betreffend oder verbindend; Ⓔ *pharyngopalatine*

Pha|ryn|go|pa|thie f: Rachenerkrankung, Pharynxerkrankung; Ⓔ *pharyngopathy*

Pha|ryn|go|plas|tik f: Rachenplastik; Ⓔ *pharyngoplasty*

Pha|ryn|go|ple|gie f: Schlundlähmung; Ⓔ *pharyngoplegia*

Pha|ryn|go|rhi|ni|tis f: Entzündung von Rachen- und Nasenschleimhaut; Ⓔ *pharyngorhinitis*

Pha|ryn|go|rhi|no|sko|pie f: direkte Untersuchung von Nasenpharynx und hinterer Nasenöffnung; Ⓔ *pharyngorhinoscopy*

Pha|ryn|gor|rha|gie f: Rachenblutung; Ⓔ *pharyngorrhagia*

Pha|ryn|gor|rhoe f: Schleimabsonderung aus dem Rachen; Ⓔ *pharyngorrhea*

Pha|ryn|go|sal|pin|gi|tis f: Entzündung von Rachen- und Tubenschleimhaut; Ⓔ *pharyngosalpingitis*

Pha|ryn|go|sko|pie f: direkte Betrachtung des Rachens; Ⓔ *pharyngoscopy*

Pha|ryn|go|spas|mus m: → *Pharyngismus*

Pha|ryn|go|ste|no|se f: Einengung der Rachenenge mit Schluckbeschwerden; Ⓔ *pharyngostenosis*

Pha|ryn|go|sto|mie f: Anlegen einer künstlichen Öffnung in den Pharynx; Ⓔ *pharyngostomy*

Pha|ryn|go|to|mie f: Pharynxeröffnung; Ⓔ *pharyngotomy*

Pha|ryn|go|ton|sil|li|tis f: Entzündung von Rachenschleimhaut und Rachenmandel; Ⓔ *pharyngotonsillitis*

pha|ryn|go|tra|che|al adj: Rachen und Luftröhre/Trachea betreffend oder verbindend; Ⓔ *tracheopharyngeal*

Pha|rynx m: Rachen, Schlund; Ⓔ *pharynx*

Pha|rynx|fis|tel f: → *Pharyngostomie*

Pha|rynx|ke|ra|to|se f: Verhornung der Rachenschleimhaut; Ⓔ *pharyngokeratosis*

Pha|rynx|ste|no|se f: Einengung der Rachenenge mit Schluckbeschwerden;

P

ⓔ *pharyngostenosis*

Pha|rynx|ton|sille f: Rachenmandel; ⓔ *pharyngeal tonsil*

Pha|sen|kon|trast|mi|kro|sko|pie f: mikroskopisches Verfahren, das die Phasenunterschiede von im Objekt gebrochenem Licht und ungebrochenem Licht sichtbar macht; ⓔ *phase-constrast microscopy*

Phe|nol nt: aus Kohle gewonnenes Benzolderivat mit antiseptischer Wirkung; ⓔ *phenol*

Phe|nyl|a|la|nin nt: essentielle Aminosäure; ⓔ *phenylalanine*

Phe|nyl|a|la|nin|ä|mie f: erhöhter Phenylalaningehalt des Blutes; ⓔ *phenylalaninemia*

Phe|nyl|brenz|trau|ben|säu|re f: Abbauprodukt von Phenylalanin; ⓔ *phenylpyruvic acid*

Phenylbrenztraubensäure-Oligophrenie f: → *Phenylketonurie*

Phe|nyl|ke|to|nu|rie f: autosomal-rezessive Enzymopathie*, die unbehandelt zu geistiger Behinderung und Störung der körperlichen Entwicklung führt; ⓔ *phenylketonuria*

Phe|ny|to|in nt: Antiepileptikum* mit antikonvulsiver Wirkung; ⓔ *phenytoin*

Phe|re|se f: Entfernung von einzelnen Blutbestandteilen; ⓔ *pheresis*

Phe|ro|gramm nt: bei der Elektrophorese erhaltenes Diagramm; ⓔ *electropherogram*

-phil suf.: in Adjektiven verwendetes Wortelement mit der Bedeutung „zugeneigt/angezogen"

Philadelphia-Chromosom nt: abnorm kleines Chromosom 22, das häufig bei chronisch myeloischer Leukämie gefunden wird; ⓔ *Philadelphia chromosome*

-philie suf.: Wortelement mit der Bedeutung „Vorliebe/Neigung/Zuneigung"

Phil|trum nt: Oberlippenrinne; ⓔ *philtrum*

Phi|mo|se f: meist erworbene [Trauma, Entzündung] Verengung der Vorhaut, die nicht über die Eichel zurückgeschoben werden kann; ⓔ *phimosis*

Phleb|al|gie f: Schmerzen in einer Vene oder Krampfader, Venenschnerz; ⓔ *phlebalgia*

Phleb|ek|ta|sie f: Venenerweiterung; ⓔ *phlebectasia*

Phleb|ek|to|mie f: operative Entfernung einer Vene, Venenresektion; ⓔ *phlebectomy*

Phleb|ex|ai|re|se f: → *Phlebexhairese*

Phleb|ex|hai|re|se f: Exhairese* von varikös veränderten Venen; ⓔ *phlebexairesis*

Phle|bi|tis f: Entzündung der Venenwand; ⓔ *phlebitis*

Phlebo-, phlebo- präf.: Wortelement mit der Bedeutung „Blutader/Vene"

Phle|bo|dy|na|mo|me|trie f: Venendruckmessung in Ruhe und unter Belastung; ⓔ *phlebodynamometry*

phle|bo|gen adj: aus einer Vene stammend, von einer Vene ausgehend; ⓔ *phlebogenous*

Phle|bo|graf, -graph m: Gerät zur Phlebografie*; ⓔ *phlebograph*

Phle|bo|gra|fie, -gra|phie f: Röntgenkontrastdarstellung von Venen; ⓔ *phlebography*

Phle|bo|gramm nt: Röntgenkontrastaufnahme von Venen; ⓔ *phlebogram*

Phle|bo|lith m: durch Verkalkung eines Thrombus* entstandenes Konkrement; ⓔ *phlebolith*

Phle|bo|me|tri|tis f: Entzündung der Gebärmuttervenen; ⓔ *phlebometritis*

Phle|bo|phle|bo|sto|mie f: operative Verbindung von Venen; ⓔ *phlebophlebostomy*

Phle|bo|plas|tik f: Venenplastik; ⓔ *phleboplasty*

Phle|bor|rha|phie f: Venennaht; ⓔ *phleborrhaphy*

Phle|bor|rhe|xis f: Venenruptur; ⓔ *phleborrhexis*

Phle|bo|skle|ro|se f: Verdickung und Verhärtung der Venenwand; therapeutisch nach Verödung von Varizen; ⓔ *phlebosclerosis*

Phle|bo|throm|bo|se f: die tiefen Venen betreffende, nichtentzündliche Thrombose mit Verschluss des Lumens; ⓔ *phlebothrombosis*

Phle|bo|to|mie f: 1. Venenschnitt 2. Veneneröffnung; ⓔ 1.–2. *phlebotomy*

Phle|bo|to|mi|nae pl: weltweit verbreitete Mückenfamilie; in den Tropen und Subtropen Krankheitserreger; ⓔ *Phlebotominae*

Phleg|ma nt: 1. Schleim 2. Trägkeit, Schwerfälligkeit; ⓔ 1. *phlegm* 2. *sluggishness*

Phleg|ma|sia f: Entzündung, Fieber; ⓔ *phlegmasia*

Phleg|mo|ne f: sich diffus ausbreitende eitrige Entzündung der interstitiellen Bindegewebes; ⓔ *phlegmon*

Phlog-, phlog- präf.: Wortelement mit Bezug auf „Entzündung "

P

Phlo|gis|ti|ka *pl*: entzündungserregende Substanz; ⒺＥ *phlogistic agents*

phlo|gis|tisch *adj*: Entzündung betreffend, entzündlich; Ⓔ *phlogistic*

phlo|go|gen *adj*: eine Entzündung verursachend oder hervorrufend; Ⓔ *phlogogenic*

Phlyk|tae|na *f*: → *Phlyktäne*

Phlyk|tä|ne *f*: entzündliches Knötchen in Bindehaut oder Hornhaut; Ⓔ *phlyctena*

-phob *suf.*: in Adjektiven verwendetes Wortelement mit der Bedeutung „abgeneigt/abgestoßen"

Pho|bie *f*: krankhafte, sich gegen besseres Wissen und Vernunft aufdrängende Angst* vor Personen, Tieren, Gegenständen, Situationen usw.; Ⓔ *phobia*

-phobie *suf.*: Wortelement mit der Bedeutung „Angst/Furcht"

Pho|ko|mel|lie *f*: Fehlbildung der langen Röhrenknochen mit flossenartigem Sitz der Hände an der Schulter bzw. der Füße an der Hüfte, z.B. beim Contergan-Syndrom; Ⓔ *phocomelia*

Phon|a|sthe|nie *f*: Stimmschwäche; Ⓔ *phonasthenia*

Pho|na|ti|on *f*: Lautbildung, Stimmbildung; Ⓔ *phonation*

Phon|en|do|skop *nt*: spezielles Hörrohr zur Auskultation von Nasengeräuschen; Ⓔ *phonendoscope*

Pho|ne|tik *f*: Lautbildungslehre, Lautlehre; Ⓔ *phonetics*

-phonie *suf.*: Wortelement mit der Bedeutung „Klang/Klingen/Stimme"

pho|nisch *adj*: Stimme betreffend; Ⓔ *phonic*

Phono-, phono- *präf.*: Wortelement mit der Bedeutung „Schall/Laut/Ton"

Pho|no|an|gi|o|gra|fie, -gra|phie *f*: Aufzeichnung von Schallphänomenen über Gefäßen; Ⓔ *phonoangiography*

Pho|no|gra|fie, -gra|phie *f*: Aufzeichnung von Schallphänomenen über Organen, Körperhöhlen, Gefäßen u.ä.; Ⓔ *phonography*

Pho|no|gramm *nt*: bei der Phonografie erhaltene grafische Darstellung; Ⓔ *phonogram*

Pho|no|kar|di|o|graf, -graph *m*: Gerät zur Phonokardiografie; Ⓔ *phonocardiograph*

Pho|no|kar|di|o|gra|fie, -gra|phie *f*: Aufzeichnung von Schallphänomenen über dem Herzen; Ⓔ *phonocardiography*

pho|no|kar|di|o|gra|fisch, -gra|phisch *adj*: Phonokardiografie betreffend, mittels Phonokardiografie; Ⓔ *phonocardiographic*

Pho|no|kar|di|o|gramm *nt*: bei der Phonokardiografie erhaltene grafische Darstellung; Ⓔ *phonocardiogram*

Pho|no|my|o|gra|fie, -gra|phie *f*: Aufzeichnung von Schallphänomenen über Muskeln; Ⓔ *phonomyography*

Pho|no|my|o|gramm *nt*: bei der Phonomyografie erhaltene grafische Darstellung; Ⓔ *phonomyogram*

Pho|no|skop *nt*: Stethoskop* mit eingebautem Mikrophon; Ⓔ *phonoscope*

-phor *suf.*: Wortelement mit der Bedeutung 1. „Träger" 2. „tragend"

-phorese *suf.*: Wortelement mit der Bedeutung „Tragen/Transport"

-phorisch *suf.*: Wortelement mit der Bedeutung „tragend"

Phos|phal|gel|ne *pl*: energiereiche Phosphatverbindungen, z.B. Phosphokreatin; Ⓔ *phosphagens*

Phos|phat *nt*: Salz der Phosphorsäure; je nach der Anzahl der ersetzten Wasserstoffatome unterscheidet man **primäres** [1 Wasserstoffatom], **sekundäres** [2 Wasserstoffatome], und **tertiäres Phosphat** [3 Wasserstoffatome]; Ⓔ *phosphate*

Phos|phat|ä|mie *f*: erhöhter Phosphatgehalt des Blutes; Ⓔ *phosphatemia*

Phos|pha|ta|se *f*: Hydrolase*, die Phosphoester spaltet; Ⓔ *phosphatase*
alkalische Phosphatase: im alkalischen Bereich [ph 8,7] wirksame Phosphatase, die in Leber, Dünndarm, Knochen und Niere vorkommt; Ⓔ *alkaline phosphatase*
saure Phosphatase: im sauren Bereich [ph 5–6] wirksame Phosphatase, die in Erythrozyten, Thrombozyten, Knochen und Prostata vorkommt; Ⓔ *acid phosphatase*

Phos|phat|di|a|be|tes *m*: X-chromosomal-dominante Störung der Phosphatresorption in der Niere, die zur Ausbildung einer Rachitis* führt; Ⓔ *phosphate diabetes*

Phos|phat|i|da|sen *pl*: Hydrolasen*, die Phosphatide spalten; Ⓔ *phosphatidases*

Phos|phat|i|de *pl*: komplexe Lipide, die Phosphorsäure enthalten; Ⓔ *phosphatides*

Phos|phat|i|dyl|cho|lin *nt*: aus Cholin, Glycerin, Phosphorsäure und Fettsäuren bestehender Grundbaustein der Zellmembran; Ⓔ *phosphatidylcholine*

Phos|phat|man|gel|ra|chi|tis *f*: durch einen angeborenen Mangel an alkalischer Phosphatase* verursachte Störung des

Kalzium- und Phosphatstoffwechsels; Ⓔ *hypophosphatasia*

Phos|phat|puf|fer *m*: wässrige Lösung von primärem und sekundärem Phosphat; puffert im Bereich von pH 6–8; Ⓔ *phosphate buffer*

Phos|phat|u|rie *f*: erhöhte Phosphatausscheidung im Harn; Ⓔ *phosphaturia*

Phos|phen *nt*: Lichterscheinung ohne adäquaten Reiz, z.B. bei Druck aufs Auge; Ⓔ *phosphene*

Phos|pho|glu|co|nat|weg *m*: → *Pentosephosphatzyklus*

Phos|pho|glu|co|se|i|so|me|ra|se *f*: Isomerase*, die die reversible Konversion von Glucose-6-phosphat und Fructose-6-Phosphat katalysiert; ein Defekt führt zu hämolytischer Anämie*; Ⓔ *phosphoglucose isomerase*

Phos|pho|glu|ko|mu|ta|se *f*: intrazelluläres Enzym, das Glucose-1-phosphat in Glucose-6-phosphat umwandelt; Ⓔ *phosphoglucomutase*

Phos|pho|gly|ze|rat|ki|na|se *f*: Kinase*, die einen Phosphatrest von 1,3-Diphosphoglyzerat auf ADP überträgt; **Phosphoglyzeratkinasemangel** führt zu hämolytischer Anämie*; Ⓔ *phosphoglycerate kinase*

Phos|pho|he|xo|se|i|so|me|ra|se *f*: → *Phosphoglucoseisomerase*

Phos|pho|kre|a|tin *nt*: energiereiche Phosphatverbindung, die im Muskel als Energiespeicher dient; Ⓔ *phosphocreatine*

Phos|pho|li|pa|sen *pl*: Gruppe von Enzymen, die Phospholipide hydrolysieren; Ⓔ *phospholipases*

Phos|pho|li|pi|de *pl*: komplexe Lipide, die Phosphorsäure enthalten; Ⓔ *phospholipids*

Phos|phor *m*: zur Stickstoffgruppe gehörendes Element; Ⓔ *phosphorus*

Phos|pho|res|zenz *f*: Form der Lumineszenz*; Ⓔ *phosphorescence*

Phos|pho|ri|bo|i|so|me|ra|se *f*: wichtiges Enzym der Pentosephosphatzyklus*; katalysiert die Konversion von Ribulose-5-phosphat und Ribose-5-phosphat; Ⓔ *phosphoriboisomerase*

Phos|pho|ro|ly|se *f*: Spaltung einer Verbindung mit gleichzeitigem Einbau von Phosphorsäure; Ⓔ *phosphorolysis*

Phos|phor|säu|re *f*: dreiwertige Säure; wichtiger Baustein vieler organischer Verbindungen; Ⓔ *phosphoric acid*

Phos|pho|ry|la|se *f*: Enzym, das Glucose-1-phosphat aus Glykogen abspaltet; Ⓔ *phosphorylase*

Phos|pho|ry|lie|rung *f*: Anlagerung von Phosphorsäureresten an organische Verbindungen; Ⓔ *phosphorylation*

Phos|phu|re|se *f*: Phosphorausscheidung im Harn; Ⓔ *phosphuresis*

phot|äs|the|tisch *adj*: lichtempfindlich; Ⓔ *photoesthetic*

Photo-, photo- *präf.*: Wortelement mit der Bedeutung „Licht"

Pho|to|ab|la|ti|on *f*: Gewebeabtragung mittels Lichtstrahl [Laser]; Ⓔ *photoablation*

Pho|to|al|ler|gie *f*: Überempfindlichkeit der Haut gegen verschiedene Lichtarten, Lichtallergie; Ⓔ *photoallergy*

pho|to|äs|the|tisch *adj*: lichtempfindlich; Ⓔ *photoesthetic*

Pho|to|che|mo|the|ra|pie *f*: kombinierte Photo- und Chemotherapie*; Ⓔ *photochemotherapy*

pho|to|chro|mo|gen *adj*: (*Bakterien*) auf Lichtreize mit Pigmentbildung reagierend; Ⓔ *photochromogenic*

Pho|to|der|ma|ti|tis *f*: entzündliche Hautveränderung durch eine photoallergische Reaktion [**Photokontaktallergie**] oder phototoxische Wirkung [**Photokontaktdermatitis**]; Ⓔ *photodermatitis*

Pho|to|der|ma|to|se *f*: → *Photodermatitis*

Pho|to|e|lek|tro|nys|tag|mo|gra|fie, -gra|phie *f*: Elektronystagmografie* mit gleichzeitiger Fotografie des Nystagmus; Ⓔ *photoelectronystagmography*

pho|to|gen *adj*: **1.** durch Licht verursacht **2.** Licht ausstrahlend; Ⓔ **1.–2.** *photogenic*

Pho|to|ko|a|gu|la|ti|on *f*: Koagulation* von Netzhautteilen durch konzentrierte Lichtbündel [Laser]; Ⓔ *photocoagulation*

Pho|to|me|trie *f*: Messung der Lichtdurchlässigkeit oder -absorption von Lösungen zur Konzentrationsbestimmung von Stoffen; Ⓔ *photometry*

Pho|ton *nt*: Elementarteilchen der Lichtwellen; Ⓔ *photon*

Pho|to|pa|thie *f*: durch Lichteinwirkung hervorgerufene Erkrankung; Ⓔ *photopathy*

Pho|top|sie *f*: Wahrnehmung subjektiver Lichterscheinungen, z.B. bei Migräne; Ⓔ *photopsia*

pho|to|re|zep|tiv *adj*: Lichtreize aufnehmend; Ⓔ *photoreceptive*

pho|to|sen|si|bel *adj*: verstärkt auf Lichtreize ansprechend; lichtempfindlich; Ⓔ *photosensory*

Pho|to|sen|si|bi|li|tät *f*: Lichtempfindlichkeit; ⒠ *photosensitivity*

Pho|to|the|ra|pie f: Behandlung mit natürlichem oder künstlichem Licht; ⒠ *phototherapy*

pho|to|to|xisch adj: durch schädliche Lichteinwirkung hervorgerufen; ⒠ *phototoxic*

Phren-, phren- präf.: Wortelement mit der Bedeutung „Zwerchfell"

Phren|al|gie f: Zwerchfellschmerz; ⒠ *phrenalgia*

Phre|nek|to|mie f: (Teil-)Entfernung des Zwerchfells, Zwerchfellresektion; ⒠ *phrenectomy*

Phre|nes pl: Zwerchfell; ⒠ *diaphragm*

Phre|ni|kek|to|mie f: Entfernung des Nervus* phrenicus; ⒠ *phrenicectomy*

Phreniko-, phreniko- präf.: Wortelement mit der Bedeutung „Zwerchfell"

Phre|ni|ko|dy|nie f: → *Phrenalgie*

phre|ni|ko|gas|tral adj: Zwerchfell und Magen/Gaster betreffend oder verbindend; ⒠ *phrenicogastric*

phre|ni|ko|glot|tisch adj: Zwerchfell und Glottis betreffend; ⒠ *phrenoglottic*

phre|ni|ko|he|pa|tisch adj: Zwerchfell und Leber/Hepar betreffend oder verbindend; ⒠ *phrenohepatic*

phre|ni|ko|kar|dial adj: Zwerchfell und Herz betreffend oder verbindend; ⒠ *cardiodiaphragmatic*

Phre|ni|ko|kar|die f: meist bei jüngeren Männern auftretende, belastungsunabhängige Symptomatik mit Hyperventilation*, Tachykardie*, Herzschmerzen und Engegefühl; ⒠ *phrenocardia*

phre|ni|ko|ko|lisch adj: Zwerchfell und Kolon betreffend oder verbindend; ⒠ *phrenicocolic*

phre|ni|ko|kos|tal adj: Zwerchfell und Rippen/Costae betreffend oder verbindend; ⒠ *phrenicocostal*

phre|ni|ko|li|e|nal adj: Zwerchfell und Milz/Lien betreffend oder verbindend; ⒠ *phrenicolienal*

phre|ni|ko|me|di|as|ti|nal adj: Zwerchfell und Mittelfellraum/Mediastinum betreffend oder verbindend; ⒠ *phrenicomediastinal*

Phre|ni|ko|me|di|as|ti|nal|si|nus m: Spaltraum zwischen Pleura diaphragmatica und Pleura mediastinalis; ⒠ *phrenicomediastinal sinus*

Phre|ni|ko|me|di|as|ti|nal|spal|te f: → *Phrenikomediastinalsinus*

phre|ni|ko|ö|so|pha|ge|al adj: Zwerchfell und Speiseröhre/Ösophagus betreffend oder verbindend; ⒠ *phrenicoesophageal*

phre|ni|ko|pleu|ral adj: Zwerchfell und Brustfell/Pleura betreffend oder verbindend; ⒠ *phrenicopleural*

Phre|ni|ko|to|mie f: Durchtrennung des Nervus* phrenicus; ⒠ *phrenicotomy*

Phre|ni|ko|trip|sie f: Phrenikusquetschung; ⒠ *phrenicotripsy*

Phre|ni|kus m: gemischter Nerv aus dem Plexus* cervicalis; versorgt das Zwerchfell motorisch und sensibel den Herzbeutel und die Pleura; ⒠ *phrenic nerve*

Phre|ni|kus|blo|cka|de f: ein- oder beidseitige Ausschaltung des Nervus* phrenicus; ⒠ *phrenic block*

Phre|ni|kus|ex|hai|re|se f: → *Phrenikektomie*

Phre|ni|kus|läh|mung f: Lähmung des Nervus* phrenicus; führt zu Zwerchfellhochstand oder -lähmung; ⒠ *phrenic paralysis*

Phreno-, phreno- präf.: Wortelement mit der Bedeutung „Zwerchfell"

Phre|no|graf, -graph m: Gerät zur Aufzeichnung der Zwerchfellbewegung; ⒠ *phrenograph*

Phre|no|pe|ri|kar|di|tis f: zu Verklebung von Herzspitze und Zwerchfell führende Entzündung des Herzbeutels; ⒠ *phrenopericarditis*

Phry|no|derm nt: durch Vitamin-A-Mangel hervorgerufene, follikuläre Hyperkeratose* mit trockener, asch-grauer Haut; ⒠ *phrynoderma*

Phthi|ri|a|sis f: durch direkten Körperkontakt, aber auch Gewebe [Handtücher, Bettwäsche] übertragener Filzlausbefall mit Befall der Schambehaarung und der Genitalregion, Achselhaare und der Behaarung von Brust und Bauch; bei Kindern können auch die Wimpern und Augenbrauen befallen werden; ⒠ *phthiriasis*

Phthi|rus pu|bis m: Filzlaus; Blutsauger, der durch direkten Kontakt [Geschlechtsverkehr] übertragen wird; ⒠ *Phthirus pubis*

Phthi|sis f: Schwund, Schrumpfung; ⒠ *phthisis*

Phthisis pulmonum: Lungentuberkulose* mit ausgeprägter Kachexie*; ⒠ *pulmonary phthisis*

pH-Wert m: → *pH*

Phy|co|my|ce|tes pl: zu den echten Pilze gehörende Pilze; ⒠ *Phycomycetes*

Phy|ko|my|ko|se f: Infektion durch früher als Algenpilze (Phycomyzeten) bezeichnete Pilzarten; ⒠ *phycomycosis*

Phy|ko|my|ze|ten pl: → *Phycomycetes*

Phy|ko|my|ze|to|se f: → *Phykomykose*

phyllakltisch adj: vor Infekten schützend;
ⓔ phylactic
Phylllolchilnolne pl: Vitamin* K; ⓔ phylloquinones
Phylllollildesltulmor m: langsam wachsendes Sarkom* der Brustdrüse, das extrem groß werden kann; ⓔ cystosarcoma phyllodes
Phylllolgelnelse f: Entwicklungsgeschichte vom frühesten Vorfahr bis heute; ⓔ phylogenesis
Phylllolgelnie f: → Phylogenese
Phylma f: (knollenförmige) Geschwulst; ⓔ phyma
Phylsilaltrie f: Naturheilkunde; ⓔ physiatrics
Physio-, physio- präf.: Wortelement mit der Bedeutung „natürlich/Natur"
Phylsilollolgie f: Wissenschaft von den normalen Lebensvorgängen im Körper; ⓔ physiology
phylsilollolgisch adj: 1. Physiologie betreffend 2. normal, natürlich, nicht-pathologisch; ⓔ 1.–2. physiologic
Phylsilolthelralpie f: Behandlung mit natürlichen physikalischen Mitteln [z.B. Wasser, Licht]; ⓔ physicotherapy
phylsisch adj: den Körper/die Physis betreffend; ⓔ physical, bodily
Physo-, physo- präf.: Wortelement mit der Bedeutung „Luft/Gas"
Phylsolhälmaltolmeltra f: Gas- und Blutansammlung in der Gebärmutter; ⓔ physohematometra
Phylsolhyldrolmeltra f: Gas- und Flüssigkeitsansammlung in der Gebärmutter; ⓔ physohydrometra
Phylsolmeltra f: Gasansammlung in der Gebärmutter; ⓔ physometra
Phylsolpylolsallpinx f: Gas- und Eiteransammlung im Eileiter; ⓔ physopyosalpinx
-phyt suf.: Wortelement mit der Bedeutung „Pflanze"
-phytisch suf.: in Adjektiven verwendetes Wortelement mit der Bedeutung „pflanzlich"
Phyto-, phyto- präf.: Wortelement mit der Bedeutung „Pflanze"
Phyltolbelzolar m: aus unverdauten Pflanzenresten bestehender Magenoder Darmstein; ⓔ phytobezoar
phyltolid adj: pflanzenähnlich, pflanzenartig; ⓔ phytoid
Phyltolmelnaldilon nt: Vitamin K_1; s.u. Vitamin K; ⓔ phytomenadione
Phyltolnaldilon nt: Vitamin K_1; s.u. Vitamin K; ⓔ phytonadione
Phyltolnolse f: durch Pflanzen, Pflanzen-

teile oder pflanzliche Stoffe ausgelöste Erkrankung; ⓔ phytonosis
Phyltonlzilde pl: antibiotisch wirksame Substanzen höherer Pflanzen; ⓔ phytoncides
Phyltolstelrilne pl: aus höheren Pflanzen gewonnene Sterine, die z.T. in der Phytotherapie* verwendet werden; ⓔ phytosterols
Phyltolstelrolle pl: → Phytosterine
Phyltolthelralpie f: Lehre von der heilenden Wirkung von Pflanzen; Behandlung mit Pflanzen oder Pflanzenteilen; ⓔ phytotherapy
Phyltoltolxin nt: Pflanzentoxin, pflanzliches Toxin; ⓔ phytotoxin
Phyltoltrilcholbelzolar m: aus unverdauten Pflanzenresten und Haaren bestehender Magen- oder Darmstein; ⓔ phytotrichobezoar
Pia f: → Pia mater
Pia mater: dem Gehirn und Rückenmark direkt aufliegende Bindegewebsschicht; Teil der weichen Hirnhaut*; ⓔ pia mater
Pia mater spinalis: Pia mater des Rückenmark; ⓔ spinal pia mater
Pia mater cranialis/encephali: Pia mater des Gehirns; ⓔ cranial pia mater
pilal adj: Pia mater betreffend; ⓔ pial
Pica-Syndrom nt: → Parorexie
Pick-Hirnatrophie f: fortschreitende, umschriebene Atrophie des Gehirns; führt zu zunehmendem Persönlichkeitszerfall und präseniler Demenz; ⓔ Pick's disease
Pickwickier-Syndrom nt: → Pickwick-Syndrom
Pickwick-Syndrom nt: Kombination von Fettleibigkeit und Schlafsuchtsanfällen mit Muskelzucken und Herz-Kreislauf-Störungen; ⓔ pickwickian syndrome
Pico-, pico- präf.: Wortelement mit der Bedeutung „sehr klein/ein Billionstel"
Pilcorlnalvilren pl: → Picornaviridae
Pilcorlnalvilrildae pl: kleinste RNA-Viren; Erreger von Infektionen der Atemwege und des Magen-Darm-Traktes; ⓔ Picornaviridae
Pilelballdislmus m: angeborene, umschriebene pigmentlose Hautflecken; ⓔ piebaldism
Piecemeal-Nekrose f: Bezeichnung für die Nekroseherde bei chronisch-aggressiver Hepatitis*; ⓔ piecemeal necrosis
Pileldra f: Pilzinfektion des Haarschaftes mit zahlreichen Knoten; ⓔ piedra
Piglment nt: Farbe, Farbstoff, Farbkör-

per, farbgebende Substanz; ⒠ *pigment*

Pig|men|ta|no|mal|lie f: durch eine Vermehrung oder Verminderung der Pigmentierung gekennzeichnete Hauterkrankung; ⒠ *chromopathy*

Pig|men|ta|ti|on f: Färbung von Geweben durch Pigment; v.a. die Färbung von Haut, Haaren und Augen durch Melanin; ⒠ *pigmentation*

Pig|ment|der|mal|to|se f: durch eine Vermehrung oder Verminderung der Pigmentierung gekennzeichnete Hauterkrankung; ⒠ *chromatodermatosis*

Pig|men|tie|rung f: → Pigmentation

Pig|ment|kalk|stein m: Gallenstein aus Kalk und Bilirubin; ⒠ *pigment calculus*

Pig|ment|nä|vus m: pigmentierter Nävuszellnävus*; ⒠ *pigmented nevus*

Pig|men|to|ly|se f: Pigmentauflösung; ⒠ *pigmentolysis*

Pig|men|to|pha|gen pl: mit Pigment beladene Phagozyten; ⒠ *pigmentophages*

Pig|ment|stein m: s.u. Gallenstein; ⒠ *pigment calculus*

Pig|ment|zel|len pl: pigmentbildende Zellen; ⒠ *pigmentary cells*

Pig|ment|zir|rho|se f: durch Einlagerung von Hämosiderin* hervorgerufene Leberzirrhose* bei Hämochromatose*; ⒠ *pigment cirrhosis*

Pi|kal|zis|mus m: → Parorexie

Piko-, piko- präf.: Wortelement mit der Bedeutung „sehr klein/ein Billionstel"

pil|lär adj: Haar betreffend; ⒠ *pilar*

Pi|li pl: Haare; ⒠ *hair(s)*

Pil|le f: 1. kugelförmige Arzneizubereitung 2. Antibabypille; ⒠ 1. *pill* 2. *birth-control pill*

Pilo-, pilo- präf.: Wortelement mit der Bedeutung „Haar/Pilus"

Pi|lo|ar|rek|ti|on f: Aufrichten der Haare, z.B. bei Gänsehaut; ⒠ *piloerection*

Pi|lo|e|rek|ti|on f: → Piloarrektion

Pi|lo|mo|to|ren|re|ak|ti|on f: → Piloarrektion

Pi|lo|ni|dal|fis|tel f: durch Eindringen von Haaren in die Subkutis oder als Hemmungsfehlbildung entstandene Taschenbildung über der Steißbeinspitze; ⒠ *pilonidal fistula*

Pi|lo|ni|dal|si|nus m: → Pilonidalfistel

Pi|lo|ni|dal|zys|te f: durch Eindringen von Haaren in die Subkutis oder als Hemmungsfehlbildung entstandene Zyste über der Steißbeinspitze; ⒠ *pilonidal cyst*

Pi|lus m: Haar; ⒠ *hair*

Pil|ze pl: die mehr als 100.000 Arten umfassenden echten Pilze, die sexuelle Sporen bilden; Erreger von Mykosen bei Tieren und Menschen; ⒠ *fungi*

hefeartige Pilze: Pilze, die sich durch Sprossung* vermehren; ⒠ *yeasts*

unvollständige Pilze: Pilze, die keine sexuellen Sporen, sondern nur sog. **Nebenfruchtformen** [asexuelle Sporen] bilden; ⒠ *imperfect fungi*

Pilz|fal|den m: → Hyphe

Pilz|grind m: Dermatomykose* durch **Trichophyton schoenleinii;** typisch sind die Bildung von schildförmigen Schuppen [Scutula*] und ein penetranter, an Mäuseurin erinnernder Geruch; ⒠ *crusted ringworm*

Pilz|me|nin|gi|tis f: durch Pilze hervorgerufene Entzündung der Hirn- oder Rückenmarkshaut (Meninx*); ⒠ *fungal meningitis*

Pilz|nähr|bö|den pl: spezielle Nährböden zur Kultivierung von Pilzen; ⒠ *fungal culture media*

Pilz|sep|sis f: Vorkommen von Pilzen im Blut; ⒠ *fungemia*

Pilz|ver|gif|tung f: Vergiftung durch giftige oder verdorbene Pilze; ⒠ *mushroom poisoning*

Pi|mel|li|tis f: Fettgewebsentzündung; meist gleichgesetzt mit Panniculitis*; ⒠ *pimelitis*

Pimelo-, pimelo- präf.: Wortelement mit der Bedeutung „Fett"

Pi|nea f: → Pinealdrüse

Pi|ne|al|drü|se f: Epiphyse; hormonproduzierende Drüse an der Hinterwand des III. Ventrikels; ⒠ *pineal body*

Pi|ne|a|lek|to|mie f: Entfernung der Epiphyse; ⒠ *pinealectomy*

Pi|ne|a|lom nt: gutartiger Tumor der Epiphyse; ⒠ *pinealoma*

Pi|ne|a|lo|zyt m: → Pineozyt

Pi|ne|a|lo|zy|tom nt: → Pinealom

Pi|ne|al|zel|le f: → Pineozyt

Pi|ne|o|zyt m: melatoninbildende Zelle der Epiphyse; ⒠ *pinealocyte*

Pingpong-Infektion f: gegenseitige Reinfektion von Partnern, z.B. bei Geschlechtskrankheiten; ⒠ *retroinfection*

Pink puffer m: Lungenemphysematiker mit schwerer Dyspnoe*, aber nur leichter Hypoxämie* und normalem Hämatokrit*; ⒠ *pink puffer*

Pinkus-Tumor m: semimaligner Hauttumor; nicht-invasive Form des Basalzellkarzinoms; ⒠ *Pinkus tumor*

Pi|no|zy|to|se f: Aufnahme von Flüssigkeit in die Zelle durch Plasmaeinstülpung and Abschnürung von Transportvakuolen; Ⓔ *pinocytosis*

Pin|sel|schim|mel *m*: → *Penicillium*

Pinsel|war|zen *pl*: fadenförmige Verrucae* vulgares; Ⓔ *filiform warts*

pir|ri|form *adj*: birnenförmig; Ⓔ *piriform*

Pirquet-Reaktion *f*: intrakutane Tuberkulinprobe unter Verwendung eines Impfbohrers; Ⓔ *Pirquet's test*

pi|si|form *adj*: erbsenförmig; Ⓔ *pisiform*

Pi|tu|i|ta *f*: wässrig-fadenziehender Schleim; Ⓔ *pituita*

pi|tu|i|tär *adj*: Hypophyse betreffend; Ⓔ *pituitary*

Pi|tu|i|tria *f*: → *Hypophyse*

pi|tu|i|tös *adj*: Schleim betreffend, schleimig; Ⓔ *pituitous*

Pi|tu|i|zy|ten *pl*: Gliazellen des Hypophysenhinterlappens; Ⓔ *pituicytes*

Pity|ri|a|sis *f*: Oberbegriff für Dermatosen* mit kleieförmiger Schuppung; Ⓔ *pityriasis*

Pityriasis simplex: spröde, trockene Haut mit Juckreiz und Schuppung; konstitutionell bedingt oder durch stark entfettende Seifen verursacht; Ⓔ *pityriasis simplex*

Pityriasis simplex capitis: trockene Schuppung der Kopfhaut ohne Krankheitswert; Ⓔ *dandruff*

Pityriasis versicolor: häufige, oberflächliche Hautmykose durch **Malassezia furfur** mit variablem Krankheitsbild; Ⓔ *pityriasis versicolor*

Pla|ce|bo *nt*: unwirksame Substanz; wird als Vergleichssubstanz bei der klinischen Testung von Medikamenten verwendet; Ⓔ *placebo*

Pla|cen|ta *f*: aus einem mütterlichen [**Pars materna/uterina**] und einem kindlichen Teil [**Pars fetalis**] bestehender **Mutterkuchen**, der bis zur Geburt die Ernährung und Sauerstoffversorgung der Frucht übernimmt; Ⓔ *placenta*

Placenta praevia: tiefsitzende Plazenta, die den inneren Muttermund teilweise [**Placenta praevia marginalis/partialis**] oder ganz [**Placenta praevia centralis/totalis**] bedeckt; Ⓔ *placenta previa*

Placido-Scheibe *f*: runde Scheibe mit konzentrischen schwarzen Ringen und zentralem Loch für die Keratoskopie*; Ⓔ *Placido's disk*

Pla|ni|gra|fie, -gra|phie *f*: Anfertigung von Schichtröntgenaufnahmen; Ⓔ *planigraphy*

pla|no|kon|kav *adj*: (*Linse*) auf einer Seite plan/eben und auf einer Seite konkav; Ⓔ *planoconcave*

pla|no|kon|vex *adj*: (*Linse*) auf einer Seite plan/eben und auf einer Seite konvex; Ⓔ *planoconvex*

Pla|no|zy|ten *pl*: flache Erythrozyten*; Ⓔ *planocytes*

Plant|al|gie *f*: Sohlenschmerz; Ⓔ *plantalgia*

Plan|ta pe|dis *f*: Fußsohle; Ⓔ *sole (of the foot)*

plan|tar *adj*: Fußsohle betreffend; Ⓔ *plantar*

Plan|tar|al|po|neu|ro|se *f*: Aponeurose der Fußsohle; Ⓔ *plantar aponeurosis*

Plan|tar|al|po|neu|ro|sen|kon|trak|tur *f*: bindegewebige Verhärtung der Palmaraponeurose mit Beugekontraktur von Zehen; Ⓔ *plantar fibromatosis*

Plan|tar|fle|xi|on *f*: Beugung in Richtung zur Fußsohle; Ⓔ *plantar flexion*

Plan|tar|war|ze *f*: nach innen wachsende gewöhnliche Warze [Verruca vulgaris] der Fußsohle; Ⓔ *plantar verruca*

Plaque *f*: 1. Fleck 2. Zahnbelag; Ⓔ 1. *plaque* 2. *dental plaque*

atherosklerotische Plaque: beetförmige Veränderung der Gefäßwand bei Atherosklerose* mit Erweichung und Ablagerung von Lipiden; Ⓔ *atheromatous degeneration*

-plasie *suf*: Wortelement mit der Bedeutung „Bildung/Formung"

Plas|ma *nt*: 1. Blutplasma 2. Zellplasma; Ⓔ 1. *blood plasma* 2. *plasma*

Plas|ma|ak|ze|le|ra|tor|glo|bu|lin *nt*: thermolabiler Blutgerinnungsfaktor; ist an der Umwandlung von Prothrombin zu Thrombin* beteiligt; Ⓔ *accelerator globulin*

Plas|ma|aus|tausch *nt*: Ersatz des durch Plasmapherese* abgetrennten Plasmas durch Fremdplasma; Ⓔ *plasma exchange*

Plas|ma|er|satz|stof|fe *pl*: kolloidale Präparate, die zur Auffüllung des Blutvolumens verwendet werden; Ⓔ *plasma substitutes*

Plas|ma|ex|pan|der *pl*: Plasmaersatzstoffe*, deren kolloidosmotischer Druck höher ist als der von Plasma; dadurch kommt es zur Flüssigkeitsverschiebung in den Blutkreislauf; Ⓔ *plasma expander*

Plas|ma|lemm *nt*: jede Körperzelle umfassende, lichtmikroskopisch nicht

P

sichtbare Membran, die aus Lipiden und Eiweißen aufgebaut ist; ⓔ *plasmalemma*

Plas|mal|phe|re|se f: Abtrennung des Blutplasmas von den Blutzellen; ⓔ *plasmapheresis*

Plas|mal|pro|te|in|de|fekt m: Störung der Eiweißzusammensetzung des Plasmas durch vollständiges oder teilweises Fehlen von Eiweißen; ⓔ *dysproteinemia*

Plas|ma|se|pa|ra|ti|on f: Methode zur Abtrennung des Plasmas von den Blutzellen; ⓔ *plasma separation*

Plas|ma|the|ra|pie f: Therapie/Behandlung mit (Blut-)Plasma; ⓔ *plasma therapy*

Plas|ma|throm|bin|zeit f: Gerinnungstest zur Kontrolle der zweiten Phase der Blutgerinnung; ⓔ *thrombin clotting time*

Plas|ma|throm|bo|plas|tin|an|te|ce|dent m: Blutgerinnungsfaktor; angeborener Mangel führt zu Hämophilie* C; ⓔ *plasma thromboplastin antecedent*

-plasmatisch suf.: in Adjektiven verwendetes Wortelement mit der Bedeutung „Plasma"

Plas|ma|zel|le f: aus B-Lymphozyten hervorgehende immunglobulin-bildende Zelle; ⓔ *plasma cell*

Plas|ma|zell|en|leuk|ä|mie f: seltene Leukämie* mit Proliferation von Plasmazellen im Knochenmark und im peripheren Blut; ⓔ *plasma cell leukemia*

Plas|ma|zell|pneu|mo|nie, interstitielle f: durch Pneumocystis carinii verursachte interstitielle Lungenentzündung, die hauptsächlich Patienten mit geschwächter Immunlage [HIV-Infektion, Frühgeborene] befällt; ⓔ *interstitial plasma cell pneumonia*

Plas|min nt: Enzym des Blutplasmas, das Fibrin, Fibrinogen und andere Gerinnungsfaktoren spaltet; ⓔ *plasmin*

Plas|mi|no|gen nt: in der Leber gebildete inaktive Vorstufe von Plasmin*; ⓔ *plasminogen*

Plas|mi|no|gen|ak|ti|va|to|ren nt: proteolytische Enzyme, die Plasminogen in Plasmin umwandeln; ⓔ *plasminogen activators*

Plasmo-, plasmo- präf.: Wortelement der Bedeutung „Plasma"

Plas|mo|di|um nt: durch Anophelesmücken übertragene Protozoengattung, die die verschiedenen Malariaarten verursacht; ⓔ *Plasmodium*

Plasmodium falciparum: Erreger der

Malaria* tropica; ⓔ *Plasmodium falciparum*

Plasmodium malariae: Erreger der Malaria* quartana; ⓔ *Plasmodium malariae*

Plasmodium ovale: Erreger der Malaria* tertiana; ⓔ *Plasmodium ovale*

Plasmodium vivax: Erreger der Malaria* tertiana; ⓔ *Plasmodium vivax*

plas|mo|di|zid adj: plasmodienabtötend; ⓔ *plasmodicidal*

Plas|mo|ga|mie f: Plasmaverschmelzung bei der Befruchtung; ⓔ *plasmogamy*

Plas|mo|zyt m: aus B-Lymphozyten hervorgehende immunglobulin-bildende Zelle; ⓔ *plasmocyte*

Plas|mo|zy|tom nt: von einem Zellklon ausgehende, monoklonale Gammopathie* und Plasmazellvermehrung im Knochenmark; ⓔ *plasmocytoma*

Plas|mo|zy|to|se f: Plasmazellvermehrung im Blut oder Gewebe; ⓔ *plasmacytosis*

-plast suf.: Wortelement mit Bezug auf „Bildner/Keimzelle"

Plas|tik f: plastisch Operation; ⓔ *plastic surgery*

-plastik suf.: Wortelement mit der Bedeutung „Bildung/Formung"

Plat|hel|min|thes pl: Würmerstamm mit abgeplattetem, gegliedertem Körper; enthält die medizinisch bedeutsamen Parasiten Cestoda* und Trematoda*; ⓔ *Platyhelminthes*

Plat|o|ny|chie f: flache Nägel; ⓔ *platyonychia*

Plätt|chen pl: Thrombozyten*; ⓔ *platelets*

Plätt|chen|fak|to|ren pl: bei der Thrombozytenaggregation freigesetzte, gerinnungsaktive Substanzen; ⓔ *platelet factors*

Plättchenfaktor 4: in den Blutplättchen enthaltene Substanz, die die Wirkung von Heparin hemmt; ⓔ *platelet factor 4*

Plätt|chen|throm|bus m: aus Thrombozyten bestehender heller Thrombus*; ⓔ *blood platelet thrombus*

Plat|ten|e|pi|thel nt: aus flachen Zellen bestehendes Epithel* der äußeren Haut und Schleimhaut; ⓔ *squamous epithelium*

Plat|ten|e|pi|thel|kar|zi|nom nt: bösartiger Tumor des Plattenepithels; ⓔ *squamous cell carcinoma*

Plat|ten|e|pi|thel|me|ta|pla|sie f: Umwandlung von z.B. Zylinderepithel in Plattenepithel bei chronischer Reizung [Entzündung]; ⒺⒺ *squamous metaplasia*

Plat|ten|kul|tur f: Züchtung von Bakterien oder Pilzen auf einer Gussplatte; Ⓔ *plate culture*

Plat|ten|os|te|os|yn|the|se f: Osteosynthese* unter Verwendung von Metallplatten; Ⓔ *plating*

Platt|fuß m: Fußdeformität mit Abflachung von Längs- und Quergewölbe; Ⓔ *flat-foot*

Platt|köp|fig|keit f: → *Platyzephalie*

Platt-Spreizfuß m: Fußdeformität mit Abflachung und Verbreiterung von Längs- und Quergewölbe; Ⓔ *talipes transversoplanus*

Platt|wür|mer pl: → *Plathelminthes*

Platy-, platy- präf.: Wortelement mit der Bedeutung „platt/flach/breit"

Pla|ty|bal|sie f: angeborene oder erworbene Abflachung der Schädelbasis; Ⓔ *platybasia*

pla|ty|glos|sal adj: mit breiter und platter Zunge; Ⓔ *platyglossal*

Pla|ty|kra|nie f: → *Platyzephalie*

Pla|ty|mor|phie f: Verkürzung der Augenlängsachse; führt zu Weitsichtigkeit; Ⓔ *platymorphia*

Pla|tys|ma nt: Hautmuskel des Halses; Ⓔ *platysma*

Pla|ty|spon|dy|lie f: Abflachung eines oder mehrerer Wirbel; Ⓔ *platyspondylia*

Pla|ty|ze|pha|lie f: durch eine vorzeitige Verknöcherung der Kranznaht entstehende platte Schädelform; Ⓔ *platycephaly*

Platz|angst f: krankhafte Angst vor freien Plätzen; oft gleichgesetzt mit Klaustrophobie*; Ⓔ *agoraphobia*

Platz|bauch m: Auseinanderklaffen der Operationswunde nach einem Baucheingriff; Ⓔ *abdominal incision dehiscence*

Plaut-Vincent-Angina f: Fusoborreliose* durch Fusobacterium* fusiforme und Borrelia* vincenti; meist einseitige ulzeröse Mandelentzündung mit Schluckbeschwerden und evtl. Zahnfleischbefall; Ⓔ *Vincent's angina*

Pla|ze|bo m: → *Placebo*

Pla|zen|ta f: → *Placenta*

Pla|zen|ta|ent|zün|dung f: → *Plazentitis*

Pla|zen|ta|hor|mo|ne pl: während der Schwangerschaft in der Plazenta gebildete Hormone [Östrogene, Plazentalaktogen, Choriongonadotropin]; *placental hormones*

Pla|zen|ta|in|suf|fi|zi|enz f: Funktionsschwäche der Plazenta, die zur Unter-

entwicklung oder zum Absterben der Frucht führt; Ⓔ *placental insufficiency*

Pla|zen|tal|lak|to|gen, hu|ma|nes nt: in den Chorionzellen der Plazenta gebildetes Hormon unklarer Funktion; Ⓔ *human placental lactogen*

Pla|zen|ta|lö|sung f: physiologische Lösung der Plazenta nach der Geburt des Kindes; bleibt die Lösung aus, wird eine **manuelle Plazentalösung** durchgeführt; Ⓔ *detachment of the placenta*

pla|zen|tar adj: Mutterkuchen/Plazenta betreffend, zur Plazenta gehörend; Ⓔ *placental*

Pla|zen|ta|re|ten|ti|on f: verzögerte Ausstoßung der Plazenta nach der Geburt; Ⓔ *retained placenta*

Pla|zen|ta|schran|ke f: natürliche Barriere zwischen mütterlichem und kindlichem Blut in der Plazenta; Ⓔ *placental barrier*

Pla|zen|ti|tis f: Entzündung des Mutterkuchens; tritt meist im letzten Schwangerschaftsdrittel auf und führt zu Frühgeburt; Ⓔ *placentitis*

Pla|zen|to|gra|fie, -gra|phie f: Röntgenkontrastdarstellung der Plazenta; Ⓔ *placentography*

Pla|zen|to|gramm nt: Röntgenkontrastaufnahme der Plazenta; Ⓔ *placentogram*

Pla|zen|to|pa|thie f: Plazentaerkrankung; Ⓔ *placentopathy*

Plec|tri|di|um te|ta|ni nt: → *Clostridium tetani*

-pleg suf.: in Adjektiven verwendetes Wortelement mit der Bedeutung „gelähmt/lähmend"

Ple|gie f: (vollständige) Lähmung; Ⓔ *palsy*

-plegie suf.: Wortelement mit der Bedeutung „Schlag/Lähmung"

-plegisch suf.: → -*pleg*

Plei|o|tro|pie f: Kontrolle mehrerer phänotypischer Merkmale durch ein Gen; Ⓔ *pleiotropy*

-plektisch suf.: in Adjektiven verwendetes Wortelement mit der Bedeutung „schlagartig"

Pleo-, pleo- präf.: Wortelement mit der Bedeutung „mehr"

ple|o|morph adj: in vielen Erscheinungsformen/Gestalten vorkommend; Ⓔ *pleomorphic*

Ple|o|zy|to|se f: erhöhte Zellzahl; Ⓔ *pleocytosis*

ple|si|o|morph adj: von gleicher Form; Ⓔ *plesiomorphic*

Ples|si|me|ter nt: Klopfblättchen zur Per-

P

kussion; ⒠ *plessimeter*

Ple|tho|ra *f*: (Blut-)Überfüllung; ⒠ *plethora*

Ple|thys|mo|graf, -graph *m*: Gerät zur Plethysmografie*; ⒠ *plethysmograph*

Ple|thys|mo|gra|fie, -gra|phie *f*: Aufzeichnung der Volumenänderung eines Organs oder Körperteils; ⒠ *plethysmography*

Ple|thys|mo|gramm *nt*: bei der Plethysmografie* erhaltene grafische Darstellung; ⒠ *plethysmogram*

Pleu|ra *f*: glänzende, glatt seröse Haut, die die Brusthöhle auskleidet und die Brustorgane überzieht; ⒠ *pleura*

Pleura costalis: Rippenfell; ⒠ *costal pleura*

Pleura pulmonalis: Lungenfell; ⒠ *pulmonary pleura*

Pleu|ral|buch|ten *pl*: → *Pleurasinus*

Pleu|ral|drai|na|ge *f*: Drainage der Pleurahöhle bei Luft- oder Flüssigkeitsansammlung; ⒠ *pleural drainage*

Pleu|ral|druck *m*: der physiologisch negative Druck im Pleuraspalt; ⒠ *intrapleural pressure*

Pleu|ra|em|py|em *nt*: Eiteransammlung in der Pleurahöhle; ⒠ *pleural empyema*

Pleu|ra|er|guss *f*: Flüssigkeitsansammlung in der Pleurahöhle; ⒠ *pleural effusion*

Pleu|ra|höh|le *f*: Spaltraum zwischen den beiden Pleurablättern; ⒠ *pleural cavity*

Pleu|ra|kar|zi|no|mal|to|se *f*: → *Pleurakarzinose*

Pleu|ra|kar|zi|no|se *f*: diffus metastatischer Pleurabefall bei verschiedenen Tumoren; ⒠ *pleural carcinosis*

Pleu|ral|gie *f*: → *Pleurodynie*

Pleu|ra|me|so|the|li|om *nt*: bösartiger Tumor der Mesothelzellen der Pleura; in der Hälfte der Fälle durch Asbest* verursacht; ⒠ *pleural mesothelioma*

Pleu|ra|punk|ti|on *f*: Punktion der Pleurahöhle*; ⒠ *pleurocentesis*

Pleu|ra|raum *m*: → *Pleurahöhle*

Pleu|ra|rei|ben *nt*: Reibegeräusch der Pleura bei trockener Pleuritis oder Tumorbefall; ⒠ *pleural rub*

Pleu|ra|schwar|te *f*: Pleuranarbe nach Verletzung oder Entzündung; ⒠ *pleural peel*

Pleu|ra|schwie|le *f*: → *Pleuraschwarte*

Pleu|ra|si|nus *m*: Ausbuchtung der Pleurahöhle*, die sich bei maximaler Einatmung öffnen; ⒠ *pleural sinuses*

Pleu|ra|spalt *m*: → *Pleurahöhle*

Pleu|rek|to|mie *f*: Rippenfellentfernung,

Rippenfellresektion; ⒠ *pleurectomy*

Pleu|ri|tis *f*: Entzündung der Pleura*; wird je nach Lokalisation als **Brustfellentzündung**, **Lungenfellentzündung** oder **Rippenfellentzündung** bezeichnet; ⒠ *pleurisy*

adhäsive Pleuritis: zu Verklebungen und Verwachsungen der Pleura führende; ⒠ *adhesive pleurisy*

Pleuritis exsudativa: mit Ergussbildung einhergehende Pleuritis; ⒠ *exudative pleurisy*

Pleuritis fibrinosa: durch die Ausscheidung von Fibrin gekennzeichnete, primär trockene Pleuritis; ⒠ *fibrinous pleurisy*

parapneumonische Pleuritis: gleichzeitig mit einer Lungenentzündung auftretende oder durch eine Lungenentzündung hervorgerufene Pleuritis; ⒠ *parapneumonic pleurisy*

Pleuritis sicca: trockene fibrinöse Pleuritis mit Schonatmung, Pleurareiben* und Lederknarren*; ⒠ *dry pleurisy*

Pleuro-, pleuro- *präf.*: Wortelement mit der Bedeutung **1.** „Pleura/Brustfell/Rippenfell" **2.** „Rippe"

Pleu|ro|bron|chi|tis *f*: Entzündung von Pleura und Bronchien; ⒠ *pleurobronchitis*

pleu|ro|di|a|phrag|mal *adj*: Pleura und Zwerchfell/Diaphragma betreffend oder verbindend; ⒠ *phrenicopleural*

Pleu|ro|dy|nia e|pi|de|mi|ca *f*: durch Coxsackieviren* verursachte schmerzhafte Muskelentzündung, v.a. der Brustmuskeln; ⒠ *epidemic pleurodynia*

Pleu|ro|dy|nie *f*: Schmerzen im Lungenfell, Pleuraschmerz; ⒠ *pleurodynia*

pleu|ro|gen *adj*: von der Pleura stammend; ⒠ *pleurogenic*

Pleu|ro|gra|fie, -gra|phie *f*: Röntgenkontrastdarstellung der Pleurahöhle; ⒠ *pleurography*

Pleu|ro|he|pa|ti|tis *f*: Hepatitis* mit Beteiligung anliegender Pleurateile; ⒠ *pleurohepatitis*

Pleu|ro|ly|se *f*: operative Pleuralösung, operative Lösung von Lungen-Pleura-Verwachsungen; ⒠ *pleurolysis*

Pleu|ro|pa|ri|e|to|pe|xie *f*: operative Anheftung der Lunge an das Rippenfell; ⒠ *pleuroparietopexy*

pleu|ro|pe|ri|kar|di|al *adj*: Pleura und Herzbeutel/Perikard betreffend oder verbindend; ⒠ *pleuropericardial*

Pleu|ro|pe|ri|kar|di|tis *f*: Entzündung von Herzbeutel und aufliegendem Brustfell; ⒠ *pleuropericarditis*

P

pleu|ro|pe|ri|to|ne|al *adj*: Pleura und Bauchfell/Peritoneum betreffend oder verbindend; ⓔ *pleuroperitoneal*

Pleu|ro|pneu|mek|to|mie *f*: operative Entfernung eines Lungenflügels samt Pleura; ⓔ *pleuropneumonectomy*

Pleu|ro|pneu|mo|nie *f*: Lungenentzündung mit begleitender Brustfellentzündung [**Begleitpleuritis**]; ⓔ *pleuropneumonia*

Pleu|ro|pneu|mo|no|ly|se *f*: operative Lösung von Verklebungen von Lunge und Rippenfell; ⓔ *pleuropneumonolysis*

pleu|ro|pul|mo|nal *adj*: Pleura und Lunge/Pulmo betreffend oder verbindend; ⓔ *pleuropulmonary*

Pleu|ror|rhoe *f*: → *Pleuraerguss*

Pleu|ro|sko|pie *f*: endoskopische Untersuchung des Pleuraraums; ⓔ *pleuroscopy*

Pleu|ro|to|mie *f*: Durchtrennung der Pleura und Eröffnung der Pleurahöhle; ⓔ *pleurotomy*

pleu|ro|vis|ze|ral *adj*: Pleura und Eingeweide/Viszera betreffend oder verbindend; ⓔ *pleurovisceral*

Plex|ek|to|mie *f*: operative Entfernung eines Nervenplexus, Plexusresektion; ⓔ *plexectomy*

-plexie *suf.*: Wortelement mit der Bedeutung „Schlag"

ple|xi|form *adj*: geflechtartig; ⓔ *plexiform*

Ple|xus *m, pl* -**xus**: (Nerven-, Gefäß-) Geflecht; ⓔ *plexus*

Plexus autonomicus: autonomes/vegetatives Nervengeflecht, autonomer/vegetativer Plexus; ⓔ *autonomic plexus*

Plexus brachialis: von den vorderen Ästen der Spinalnerven C_5–Th_1 gebildeter Plexus, aus dem u.A. die Nervi musculocutaneus, medianus, radialis und ulnaris hervorgehen; ⓔ *brachial plexus*

Plexus cardiacus: vegetatives Herzgeflecht; ⓔ *cardiac plexus*

Plexus cervicalis: von den vorderen Ästen der Zervikalnerven C_{1-4} gebildeter Plexus, aus dem Hautäste für den Kopf- und Halsbereich und Muskeläste [u.A. Nervus* phrenicus] entspringen; ⓔ *cervical plexus*

Plexus choroideus: Adergeflecht der Hirnventrikel, das den Liquor* cerebrospinalis bildet; ⓔ *choroid plexus*

Plexus coeliacus: um den Truncus* coeliacus herum liegendes größtes vegetatives Geflecht; ⓔ *celiac plexus*

Plexus entericus: Oberbegriff für vegetative Plexus im Magen-Darm-Trakt;

ⓔ *enteric plexus*

Plexus hemorrhoidalis: → *Plexus venosus rectalis*

Plexus lumbalis: von den vorderen Ästen der Lumbalnerven L_{1-4} gebildeter Plexus, aus dem u.A. die Nervi ilioinguinalis, genitofemoralis und femoralis hervorgehen; ⓔ *lumbar plexus*

Plexus lumbosacralis: Sammelbezeichnung für Plexus* lumbalis und Plexus* sacralis; ⓔ *lumbosacral plexus*

Plexus myentericus: vegetativer Plexus der Darmwand, der die Peristaltik* reguliert; ⓔ *myenteric plexus*

Plexus nervosus: Nervengeflecht, Nervenplexus; ⓔ *nerve plexus*

Plexus pampiniformis: Venengeflecht des Samenstranges; ⓔ *pampiniform plexus*

Plexus sacralis: aus den vorderen Ästen der Spinalnerven L_4–S_4 gebildeter Plexus; ⓔ *sacral plexus*

Plexus solaris: → *Plexus coeliacus*

Plexus spinalium: Spinalnervenplexus; ⓔ *spinal nerve plexus*

Plexus submucosus: vegetativer Plexus in der Submukosa des Magen-Darm-Traktes; ⓔ *submucous plexus*

Plexus subserosus: vegetativer Plexus in der Serosa des Bauchfells; ⓔ *subserous plexus*

Plexus vascularis: vegetativer Gefäßplexus; ⓔ *vascular plexus*

Plexus vasculosus: Gefäßgeflecht, Gefäßplexus; ⓔ *vascular plexus*

Plexus venosus: venöser Plexus, Venengeflecht; ⓔ *venous plexus*

Plexus venosus rectalis: Venengeflecht des unteren Mastdarms; ⓔ *rectal venous plexus*

Plexus visceralis: → *Plexus autonomicus*

Ple|xus|an|äs|the|sie *f*: Lokalanästhesie* durch Injektion eines Anästhetikums in die Umgebung eines Nervenplexus; ⓔ *plexus anesthesia*

Ple|xus|blo|cka|de *f*: → *Plexusanästhesie*

Ple|xus|läh|mung *f*: Lähmung durch einen teilweisen oder vollständigen Funktionsausfall eines Nervenplexus; ⓔ *plexus paralysis*

Ple|xus|neu|ral|gie *f*: Neuralgie* durch eine Plexusreizung; ⓔ *plexus neuralgia*

Pli|ca *f, pl* -**cae**: Falte; ⓔ *plica*

Plica axillaris anterior, posterior: vordere und hintere Achselfalte; ⓔ *anterior and posterior axillary fold*

Plicae circulares: in die Darmlichtung

P

vortretende Falten der Dünndarmschleimhaut; ⒺＥ *circular folds*

Plicae gastricae: Magenschleimhautfalten; ⒺＥ *gastric plicae*

Plica lacrimalis: Schleimhautfalte an der Mündung des Tränennasengangs in den unteren Nasengang; ⒺＥ *lacrimal fold*

Plicae palatinae transversae: Querfalten der Schleimhaut des vorderen Gaumens; ⒺＥ *transverse palatine folds*

Plicae palmatae: Schleimhautfalten im Zervikalkanal; ⒺＥ *palmate folds*

Plica palpebronasalis: Hautfalte, die den inneren Lidwinkel verdeckt; ⒺＥ *palpebronasal fold*

Plica salpingopalatina: Schleimhautfalte von der Tubenmündung zum seitlichen Gaumen; ⒺＥ *salpingopalatine fold*

Plica salpingopharyngea: Schleimhautfalte von der Tubenmündung zum Rachen; ⒺＥ *salpingopharyngeal fold*

Plicae semilunares coli: Kontraktionsfalten des Kolons; ⒺＥ *semilunar folds of colon*

Plica semilunaris conjunctivae: Bindehautfalte im inneren Augenwinkel; ⒺＥ *semilunar fold of conjunctiva*

Plica semilunaris faucium: bogenförmige Schleimhautfalte zwischen den Gaumenbögen; ⒺＥ *semilunar fold of fauces*

Plica sublingualis: Schleimhautwulst durch die Unterzungendrüse; ⒺＥ *sublingual fold*

Plicae transversae recti: quere Schleimhautfalten des Rektums; ⒺＥ *transverse rectal folds*

Plicae tubariae: Schleimhautfalten des Eileiters; ⒺＥ *folds of uterine tube*

Plica ventricularis: → *Plica vestibularis*

Plica vestibularis: durch das Taschenband hervorgerufene Falte oberhalb der Stimmfalte; ⒺＥ *vestibular fold*

Plica vocalis: das Stimmband enthaltende Längsfalte zwischen Schildknorpel und Aryknorpel; ⒺＥ *vocal fold*

-ploid *suf.*: in Adjektiven verwendetes Wortelement mit der Bedeutung „-fach"

PLT-Gruppe *f*: → *Chlamydia*

Plumlbum *nt*: → *Blei*

Plummer-Vinson-Syndrom *nt*: durch Vitamin- und Eisenmangel hervorgerufene Schluckbeschwerden, Zungenbrennen, Speiseröhrenkrämpfe und hypochrome Anämie*; ⒺＥ *Plummer-Vinson syndrome*

Pluri-, pluri- *präf.*: Wortelement mit der Bedeutung „mehrfach/viel"

plulrilglanldullär *adj*: mehrere Drüsen/Glandulae betreffend; ⒺＥ *pluriglandular*

Plulrilgralvilda *f*: Frau, die mehrere Schwangerschaften hinter sich hat; ⒺＥ *plurigravida*

plulrilkaulsal *adj*: zwei oder mehr Ursachen habend; ⒺＥ *pluricausal*

Plulrilpalra *f*: Frau, die zwei oder mehr Schwangerschaften ausgetragen hat; ⒺＥ *pluripara*

plulrilpollar *adj*: (*Nervenzelle*) mit mehreren Fortsätzen; ⒺＥ *pluripolar*

plulrilpoltent *adj*: (*Zelle, Gewebe*) über mehrere Entwicklungsmöglichkeiten verfügend; ⒺＥ *pluripotent*

Pneu *m*: → *Pneumothorax*

Pneulmarlthrolgralfie, -gralphie *f*: Röntgendarstellung eines Gelenks mit Luft als Negativkontrastmittel; ⒺＥ *pneumarthrography*

Pneulmarlthrolgramm *nt*: Röntgenaufnahme eines Gelenks mit Luft als Negativkontrastmittel; ⒺＥ *pneumarthrogram*

Pneulmarlthrolse *f*: Gas- oder Luftansammlung in einem Gelenk; ⒺＥ *pneumarthrosis*

pneulmaltisch *adj*: Pneumatik betreffend; (Druck-)Luft oder Gas oder Atmung betreffend; ⒺＥ *pneumatic*

Pneumato-, pneumato- *präf.*: Wortelement mit der Bedeutung 1. „Luft/Gas" 2. „Atem/Atmung"

Pneulmaltolhälmie *f*: → *Luftembolie*

Pneulmaltolkarldie *f*: Vorkommen von freier Luft im Herz; ⒺＥ *pneumatocardia*

Pneulmaltolsis *f*: Gas- oder Luftansammlung in Geweben, Organen oder Körperhöhlen; ⒺＥ *pneumatosis*

Pneulmaltolzelle *f*: 1. Luftansammlung im Gewebe außerhalb der Lunge 2. hernienartiger Vorfall von Lungengewebe durch einen Defekt in der Thoraxwand; ⒺＥ 1.–2. *pneumatocele*

Pneulmaltolzelphallus *m*: → *Pneumozephalus*

Pneulmatlulrie *f*: Ausscheidung von Luft im Harn, z.B. bei Blaseninfektion mit gasbildenden Bakterien; ⒺＥ *pneumaturia*

Pneumlekltolmie *f*: → *Pneumonektomie*

Pneumlenlzelphallolgralfie, -gralphie *f*: Röntgendarstellung der Liquorräume des Gehirns mit Luft als Negativkontrastmittel; ⒺＥ *pneumencephalography*

Pneumlenlzelphallolgramm *nt*: Röntgenaufnahme der Liquorräume des Gehirns mit Luft als Negativkontrastmittel; ⒠ *pneumoencephalogram*

Pneumlenlzelphallolmylellolgralfie, -gralphie *f*: Röntgendarstellung der Liquorräume von Gehirn und Rückenmark mit Luft als Negativkontrastmittel; ⒠ *pneumoencephalomyelography*

Pneumlenlzelphallolmylellolgramm *nt*: Röntgenaufnahme der Liquorräume von Gehirn und Rückenmark mit Luft als Negativkontrastmittel; ⒠ *pneumoencephalomyelogram*

Pneumo-, pneumo- *präf.*: Wortelement mit der Bedeutung **1.** „Luft/Gas" **2.** „Atem/Atmung" **3.** „Lunge" **4.** „Lungenentzündung/Pneumonie"

Pneumlolarlthrolgralfie, -gralphie *f*: →*Pneumarthrografie*

Pneumlolarlthrolgramm *nt*: →*Pneumarthrogramm*

Pneumlolbillie *f*: Vorkommen von Gas in den Gallenwegen; ⒠ *pneumobilia*

Pneumlolcoclcus *m*: von einer Polysaccharidkapsel umgebene, lanzettförmige Diplokokke; klassischer Erreger der Pneumonie*; ⒠ *pneumococcus*

Pneumocystis carinii-Pneumonie *f*: →*Pneumocystis-Pneumonie*

Pneumocystis-Pneumonie *f*: durch **Pneumocystis carinii** verursachte interstitielle Lungenentzündung, die hauptsächlich Patienten mit geschwächter Immunlage [HIV-Infektion, Frühgeborene] befällt; ⒠ *Pneumocystis pneumonia*

Pneumlolcylstolse *f*: →*Pneumocystis-Pneumonie*

Pneumlollenlterliltis *f*: gleichzeitige Entzündung von Lunge und Darm; ⒠ *pneumoenteritis*

Pneumlollenlzelphallolgralfie, -gralphie *f*: →*Pneumoenzephalografie*

Pneumlollenlzelphallolgramm *nt*: →*Pneumenzephalogramm*

Pneumlollenlzelphallolmylellolgralfie, -gralphie *f*: →*Pneumoenzephalomyelografie*

Pneumlollenlzelphallolmylellolgramm *nt*: →*Pneumenzephalomyelogramm*

pneumlolgasltral *adj*: Lunge(n) und Magen/Gaster betreffend; ⒠ *pneumogastric*

Pneumlolgasltrolgralfie, -gralphie *f*: Röntgendarstellung des Magens mit Luft als Negativkontrastmittel; ⒠ *pneumogastrography*

Pneumlolgralfie, -gralphie *f*: →*Pneumoradiografie*

Pneumlolhällmie *f*: →*Luftembolie*

Pneumlolhällmolpelrilkard *nt*: Luft- und Blutansammlung im Herzbeutel; ⒠ *pneumohemopericardium*

Pneumlolhällmoltholrax *m*: Luft- und Blutansammlung im Pleuraraum; ⒠ *pneumohemothorax*

Pneumlolhyldrolmeltra *f*: Luft- und Flüssigkeitsansammlung in der Gebärmutter; ⒠ *pneumohydrometra*

Pneumlolhyldrolpelrilkard *nt*: Luft- und Flüssigkeitsansammlung im Herzbeutel; ⒠ *pneumohydropericardium*

Pneumlolhyldrolpelriltolnelum *nt*: Luft- und Flüssigkeitsansammlung in der Bauchhöhle; ⒠ *pneumohydroperitoneum*

Pneumlolhyldroltholrax *m*: Luft- und Flüssigkeitsansammlung im Pleuraraum; ⒠ *pneumohydrothorax*

Pneumlolkallzilnolse *f*: metastatische Verkalkung des Lungengewebes bei einer länger bestehenden Hyperkalzämie*; ⒠ *metastatic pulmonary calcinosis*

pneumlolkarldilal *adj*: Lunge(n) und Herz betreffend oder verbindend; ⒠ *pneumocardial*

Pneumlolkokklälmie *f*: Auftreten von Pneumokokken im Blut; ⒠ *pneumococcemia*

Pneumlolkokklkenlmelninlgiltis *f*: häufigste Form der akuten eitrigen Meningitis*; trotz Antibiotikatherapie beträgt die Mortalität bis zu 30 %; ⒠ *pneumococcal meningitis*

Pneumlolkokklkus *m*: →*Pneumococcus*

Pneumlolkollon *nt*: Vorkommen von freier Luft im Kolon; ⒠ *pneumocolon*

Pneumlolkolnilolse *f*: durch chronische Inhalation von Staubpartikeln hervorgerufene reaktive Veränderung des Lungengewebes; zum Teil entschädigungspflichtige Berufskrankheiten; ⒠ *pneumokoniosis*

Pneumlollylse *f*: →*Pleurolyse*

Pneumlolmeldilalsltilnolgralfie, -gralphie *f*: Röntgendarstellung des Mediastinums mit Luft als Negativkontrastmittel; ⒠ *pneumomediastinography*

Pneumlolmeldilalsltilnolgramm *nt*: Röntgenaufnahme des Mediastinums mit Luft als Negativkontrastmittel; ⒠ *pneumomediastinogram*

Pneumlolmeldilalsltilnum *nt*: Emphysem* des Mediastinalraums; ⒠ *pneumomediastinum*

Pneumlolmylellolgralfie, -gralphie *f*: Röntgendarstellung der Liquorräume des Rückenmarks mit Luft als Negativkontrastmittel; Ⓔ *pneumomyelography*

Pneu|mo|my|ko|se f: meist bei immunge-
schwächten Patienten [AIDS; Chemo-
therapie] auftretende Pilzerkrankung
der Lunge; Ⓔ *pneumomycosis*

Pneu|mo|nek|to|mie f: Entfernung eines
Lungenflügels; Ⓔ *pneumonectomy*

Pneu|mo|nie f: Entzündung des Lungen-
parenchyms, Lungenentzündung; Ⓔ
pneumonia

atypische Pneumonie: nicht von Bakterien verursachte Pneumonie, abakterielle Pneumonie; Ⓔ *atypical pneumonia*

interstitielle Pneumonie: → *Pneumonitis*

Pneu|mo|ni|tis f: auf das interstitielle Bin-
degewebe beschränkte Lungenentzün-
dung; Ⓔ *pneumonitis*

Pneumono-, pneumono- präf.: → *Pneumo-*

Pneu|mo|no|my|ko|se f: → *Pneumomykose*

Pneu|mo|no|pe|xie f: operative Fixierung
der Lunge an der Brustwand; Ⓔ *pneu-
mopexy*

Pneu|mo|pal|thie f: Lungenerkrankung,
Lungenleiden; Ⓔ *pneumopathy*

Pneu|mo|pe|ri|kard nt: Luftansammlung
im Herzbeutel; Ⓔ *pneumopericar-
dium*

pneu|mo|pe|ri|to|ne|al adj: Lunge und
Bauchfell verbindend; Ⓔ *pulmonope-
ritoneal*

Pneu|mo|pe|ri|to|ne|um nt: Luftansamm-
lung in der Bauchhöhle; Ⓔ *pneumoperitoneum*

Pneu|mo|pe|ri|to|ni|tis f: zu Ausbildung ei-
nes Pneumoperitoneums* führende,
gasbildende Bauchfellentzündung; Ⓔ
pneumoperitonitis

Pneu|mo|pe|xie f: → *Pneumonopexie*

Pneu|mo|pleu|ri|tis f: Lungenentzündung
mit begleitender Brustfellentzündung
[Begleitpleuritis]; Ⓔ *pneumopleuritis*

Pneu|mo|pye|lo|gra|fie, -gra|phie f: Rönt-
gendarstellung des Nierenbeckens mit
Luft als Negativkontrastmittel; Ⓔ
pneumopyelography

Pneu|mo|pyo|pe|ri|kard nt: Luft- und Ei-
teransammlung im Herzbeutel; Ⓔ
pneumopyopericardium

Pneu|mo|pyo|tho|rax m: Luft- und Eiter-
ansammlung im Pleuraraum; Ⓔ
pneumopyothorax

Pneu|mo|ra|di|o|gra|fie, -gra|phie f: Rönt-
gendarstellung mit Luft als Negativkontrastmittel; Ⓔ *pneumoradiogra-
phy*

Pneu|mo|re|tro|pe|ri|to|ne|um nt: Luftan-
sammlung im Retroperitonealraum;

Ⓔ *pneumoretroperitoneum*

Pneu|mo|rönt|gen|gra|fie, -gra|phie f:
→ *Pneumoradiografie*

Pneu|mor|rha|chis f: Luftansammlung im
Spinalkanal; Ⓔ *pneumorrhachis*

Pneu|mor|rha|gie f: Lungenblutung; Ⓔ
pneumorrhagia

Pneu|mor|rha|phie f: Lungennaht; Ⓔ
pneumonorrhaphy

Pneu|mo|se|ro|tho|rax m: Luft- und Se-
rumansammlung im Pleuraraum; Ⓔ
pneumoserothorax

Pneu|mo|si|nus di|la|tans m: übermäßige
Erweiterung einer Nasennebenhöhle;
Ⓔ *pneumosinus dilatans*

Pneu|mo|ta|cho|graf, -graph m: Gerät zur
Pneumotachografie*; Ⓔ *pneumota-
chograph*

Pneu|mo|ta|cho|gra|fie, -gra|phie f: konti-
nuierliche Aufzeichnung der Atem-
stromgeschwindigkeit; Ⓔ *pneumota-
chography*

Pneu|mo|ta|cho|gramm nt: bei der Pneu-
motachografie* erhaltene grafische
Darstellung; Ⓔ *pneumotachogram*

Pneu|mo|tho|rax m: Luftansammlung im
Pleuraraum mit teilweisem oder vollständigem Lungenkollaps; beim **offe-
nen Pneumothorax** besteht eine Verbindung zu den Luftwegen der Lunge
oder nach außen; Ⓔ *pneumothorax*

Pneu|mo|to|mie f: Lungenschnitt, Lungen-
inzision; Ⓔ *pneumotomy*

pneu|mo|trop adj: auf die Lunge einwir-
kend, mit besonderer Affinität zur
Lunge; Ⓔ *pneumotropic*

Pneu|mo|tym|pa|num nt: freie Luft im
Mittelohr; Ⓔ *pneumotympanum*

Pneu|mo|u|reth|ro|sko|pie f: Urethrosko-
pie* nach Auffüllung mit Luft; Ⓔ
aerourethroscopy

Pneu|mo|ven|tri|kel m: Luftansammlung
in einem Hirnventrikel; Ⓔ *pneumo-
ventricle*

Pneu|mo|ven|tri|ku|lo|gra|fie, -gra|phie f:
Röntgendarstellung der Hirnventrikel
mit Luft als Negativkontrastmittel; Ⓔ
pneumoventriculography

Pneu|mo|ze|le f: → *Pneumatozele*

Pneu|mo|zen|te|se f: Lungenpunktion;
Ⓔ *pneumocentesis*

Pneu|mo|ze|phal|lus m: Luftansammlung
im Schädel oder in den Hirnventrikeln;
Ⓔ *pneumocephalus*

Pneu|mo|zis|ter|no|gra|fie, -gra|phie f: Rönt-
gendarstellung der Hirnzisternen mit
Luft als Negativkontrastmittel; Ⓔ
pneumocisternography

Pneu|mo|zys|to|gra|fie, -gra|phie f: Röntgendarstellung der Blase mit Luft als Negativkontrastmittel; ⓔ *pneumocystography*

Pneu|mo|zys|to|sko|pie *f*: Zystoskopie* nach Auffüllung mit Luft; ⓔ *aerocystoscopy*

Pneu|mo|zy|ten *pl*: Epithelzellen der Lungenbläschen; ⓔ *pneumonocytes*

-pnoe *suf.*: Wortelement mit der Bedeutung „Atmen/Atmung"

-pnoisch *suf.*: in Adjektiven verwendetes Wortelement mit der Bedeutung „atmend"

Po|cken *pl*: virale Infektionskrankheit, die seit 1977 ausgerottet ist; ⓔ *smallpox*

weiße Pocken: meldepflichtige Pockenkrankheit durch das **Alastrimvirus**; der Verlauf ist mild und ohne Narbenbildung; ⓔ *alastrim*

Po|cken|vi|ren *pl*: → *Poxviridae*

Po|da|gra *nt/f*: akute Gicht des Großzehengrundgelenks; ⓔ *podagra*

Pod|al|gie *f*: Schmerzen im Fuß, Fußschmerz(en); ⓔ *podalgia*

Pod|ar|thri|tis *f*: Entzündung der Fußgelenke; ⓔ *podarthritis*

Podo-, podo- *präf.*: Wortelement mit der Bedeutung „Fuß"

Pod|odyl|nie *f*: → *Podalgie*

Pod|o|gramm *nt*: Fußabdruck; ⓔ *podogram*

Pod|o|spas|mus *m*: Fußkrampf; ⓔ *podospasm*

-poese *suf.*: Wortelement mit der Bedeutung „Bildung"

-poetisch *suf.*: in Adjektiven verwendetes Wortelement mit der Bedeutung „bildend"

Poikilo-, poikilo- *präf.*: Wortelement mit der Bedeutung „bunt"

Poi|ki|lo|der|mie *f*: Dermatose* mit diffuser Atrophie, fleckiger Hypo- und Hyperpigmentierung*, Teleangiektasien* und Erythem*; ⓔ *poikiloderma*

poi|ki|lo|therm *adj*: (*biolog.*) wechselwarm; ⓔ *poikilothermic*

Poi|ki|lo|zy|thä|mie *f*: → *Poikilozytose*

Poi|ki|lo|zy|to|se *f*: Vorkommen verschieden geformter Erythrozyten [**Poikilozyten**] im peripheren Blut; ⓔ *poikilocytosis*

Po|la|ri|sa|ti|ons|mi|kro|skop *nt*: Mikroskop* mit Polarisator zur Untersuchung von doppelbrechenden Objekten; ⓔ *polarizing microscope*

Po|lio *f*: → *Poliomyelitis*

Polio-, polio- *präf.*: Wortelement mit Be-

zug auf „graue Substanz"

Po|li|o|dys|tro|phia *f*: Dystrophie* der grauen Hirnsubstanz; ⓔ *poliodystrophy*

Po|li|o|en|ce|phal|i|tis *f*: Entzündung der grauen Hirnsubstanz; ⓔ *polioencephalitis*

Po|li|o|en|ze|phal|i|tis *f*: Entzündung der grauen Hirnsubstanz; ⓔ *polioencephalitis*

Po|li|o|en|ze|phal|o|me|nin|go|my|el|i|tis *f*: Entzündung der grauen Hirn- und Rückenmarkssubstanz unter Mitbeteiligung der Hirn- und Rückenmarkshäute; ⓔ *polioencephalomeningomyelitis*

Po|li|o|en|ze|phal|o|my|el|i|tis *f*: Entzündung der grauen Substanz von Hirn und Rückenmark; ⓔ *polioencephalomyelitis*

Po|li|o|en|ze|phal|o|pa|thie *f*: Erkrankung der grauen Hirnsubstanz; ⓔ *polioencephalopathy*

Po|li|o|my|el|i|tis *f*: Entzündung der grauen Rückenmarkssubstanz; meist gleichgesetzt mit Poliomyelitis anterior acuta; ⓔ *poliomyelitis*

Poliomyelitis anterior acuta: epidemische, durch das Poliomyelitis-Virus* hervorgerufene Entzündung mit Zerstörung der motorischen Vorderhornzellen und nachfolgender motorischer Parese; ⓔ *acute anterior poliomyelitis*

aparalytische Poliomyelitis: ohne Lähmungserscheinungen verlaufende, abortive Form der Kinderlähmung; ⓔ *nonparalytic poliomyelitis*

Poliomyelitis-Virus *nt*: RNA-Virus, das in drei Typen **Brunhilde** [Typ I], **Lansing** [Typ II] und **Leon** [Typ III] vorkommt; alle drei Stämme werden fäkal-oral übertragen; ⓔ *poliomyelitis virus*

Po|li|o|my|el|o|en|ze|phal|i|tis *f*: Entzündung der grauen Substanz von Hirn und Rückenmark; ⓔ *poliomyeloencephalitis*

Po|li|o|my|el|o|pa|thie *f*: Erkrankung der grauen Rückenmarkssubstanz; ⓔ *poliomyelopathy*

Po|li|o|sis *f*: Grauhaarigkeit, Weißhaarigkeit; ⓔ *poliosis*

Polio-Virus *nt*: → *Poliomyelitis-Virus*

Pol|la|kis|u|rie *f*: häufige Blasenentleerung; ⓔ *pollakisuria*

Pol|la|ki|u|rie *f*: → *Pollakisurie*

Pol|len|al|ler|gie *f*: → *Pollinose*

Pol|len|schnup|fen *m*: durch eine Pollenallergie ausgelöste Entzündung der Nasenschleimhaut, die auf die oberen

Luftwege übergreifen kann; ⒠ *pollen allergy*

Pollex *m*: Daumen; ⒠ *pollex*

Polllilnolse *f*: Bezeichnung für durch eine Allergie auf Blütenstaub hervorgerufene Erkrankungen; ⒠ *pollinosis*

Polllilzilsaltion *f*: plastischer Daumenersatz; ⒠ *pollicization*

Polllultion *f*: unwillkürlicher Samenerguss im Schlaf; ⒠ *nocturnal emission*

Pollstar *m*: Katarakt am vorderen oder hinteren Linsenpol; ⒠ *polar cataract*

Poly-, poly- *präf*: Wortelement mit der Bedeutung „viel/zahlreich"

Pollylaldelniltis *f*: Entzündung mehrerer Drüsen; ⒠ *polyadenitis*

Pollylaldelnolmaltolse *f*: Vorkommen multipler Adenome; ⒠ *polyadenomatosis*

Pollylaldelnolpalthie *f*: Erkrankung mehrerer Drüsen; ⒠ *polyadenopathy*

Pollylaldelnolse *f*: mehrere (endokrine) Drüsen betreffende Erkrankung; auch gleichgesetzt mit multipler endokriner Adenopathie*; ⒠ *polyadenosis*

Pollylanlgilitis *f*: Entzündung mehrerer Blut- oder Lymphgefäße; ⒠ *polyangiitis*

Pollylarltelrilitis *f*: mehrere Arterien betreffende Entzündung; ⒠ *polyarteritis*

Pollylarlthriltis *f*: Entzündung mehrerer Gelenke; ⒠ *polyarthritis*

primär chronische Polyarthritis: durch Immunreaktionen ausgelöste Polyarthritis* mit Befall großer und kleiner Gelenke und extraartikulärer Strukturen (Sehnenscheiden, Schleimbeutel); ⒠ *rheumatoid arthritis*

Pollylarlthrolse *f*: Arthrose* mehrerer Gelenke; ⒠ *polyarthropathy*

pollylarltilkullär *adj*: mehrere/viele Gelenke betreffend; ⒠ *polyarticular*

Pollylalviltalmilnolse *f*: durch Mangel an mehreren Vitaminen hervorgerufene Erkrankung; ⒠ *polyavitaminosis*

Pollylchelmolthelralpie *f*: Chemotherapie* mit mehreren Substanzen; ⒠ *polychemotherapy*

Pollylchonldriltis *f*: Entzündung mehrerer Knorpel oder knorpeliger Strukturen; ⒠ *polychondritis*

pollylchrom *adj*: vielfarbig, bunt, polychromatisch; ⒠ *polychromic*

Pollylchrolmalsie *f*: **1.** normales Farbensehen **2.** Anfärbbarkeit mit mehreren Farbstoffen; ⒠ **1.** *chromatopsia* **2.** *polychromasia*

Pollylcytlhaelmia *f*: Vermehrung der roten Blutkörperchen im Blut; ⒠ *polycythemia*

Polycythaemia rubra hypertonica: Polyzythämie kombiniert mit Hypertonie*; ⒠ *benign polycythemia*

Polycythaemia rubra vera: myeloproliferative Erkrankung mit Vermehrung der roten Blutkörperchen im peripheren Blut; ⒠ *primary polycythemi*

Pollyldakltyllie *f*: angeborene Überzahl von Fingern oder Zehen; ⒠ *polydactyly*

Pollyldiplsie *f*: krankhaft gesteigerter Durst, Vieltrinken; ⒠ *polydipsia*

Pollyldyslplalsie *f*: Dysplasie* mehrerer Organe oder Organsysteme; ⒠ *polydysplasia*

Pollyldysltrolphie *f*: Dystrophie* mehrerer Organe oder Strukturen; ⒠ *polydystrophy*

pollylleldrisch *adj*: Polyeder betreffend, in der Form eines Polyeders; ⒠ *polyhedral*

Pollylemlbrylolnie *f*: Entstehung mehrerer Embryos aus einem Ei; ⒠ *polyembryony*

pollylenldolkrin *adj*: mehrere endokrine Drüsen betreffend; ⒠ *polyendocrine*

Pollylenldolkrilnolpalthie *f*: Erkrankung mehrerer endokriner Drüsen; ⒠ *polyendocrinopathy*

Pollylenlfettlsäulre *f*: → *Polyensäure*

Pollylenlsäulre *f*: mehrfach ungesättigte Fettsäure; ⒠ *polyenoic fatty acid*

Pollylgallakltie *f*: übermäßige Milchsekretion; ⒠ *polygalactia*

pollylganlglilolnär *adj*: mehrere Ganglien betreffend; ⒠ *polyganglionic*

Pollylgelmilnie *f*: Herzrhythmusstörung mit variabler Zahl von Extrasystolen; ⒠ *polygeminy*

Pollylgelnie *f*: Beteiligung mehrerer Gene an der Ausbildung eines Phänotyps; ⒠ *polygenia*

pollylglanldullär *adj*: mehrere Drüsen/Glandulae betreffend; ⒠ *polyglandular*

Pollylglolbullie *f*: Vermehrung der roten Blutkörperchen im peripherem Blut; ⒠ *hyperglobulia*

Pollylgraf, -graph *m*: Gerät zur Polygrafie*; ⒠ *polygraph*

Pollylgralfie, -gralphie *f*: simultane Aufzeichnung mehrerer biophysiologischer Parameter; ⒠ *polygraphy*

Pollylgramm *nt*: bei der Polygrafie* erhaltene grafische Darstellung; ⒠ *polygram*

Pollylhildrolse *f*: vermehrte Schweißsekretion unterschiedlicher Genese; ⒠

polyhidrosis

Pol|y|hy|dram|nie *f*: → *Polyhydramnion*

Pol|y|hy|dram|ni|on *nt*: übermäßige Fruchtwassermenge; ⒺⒺ *polyhydramnios*

Pol|y|hy|per|me|nor|rhoe *f*: zu häufige und zu starke Menstruationsblutung; ⒺⒺ *polyhypermenorrhea*

Pol|y|hy|po|me|nor|rhoe *f*: zu häufige und zu schwache Menstruationsblutung; ⒺⒺ *polyhypomenorrhea*

Pol|y|ka|ry|o|zyt *m*: vielkernige Riesenzelle; ⒺⒺ *polykaryocyte*

pol|y|klo|nal *adj*: aus vielen Klonen (bestehend); ⒺⒺ *polyclonal*

Pol|y|ko|rie *f*: Vorkommen überzähliger Pupillen; ⒺⒺ *polycoria*

pol|y|krot *adj*: Polykrotie betreffend; ⒺⒺ *polycrotic*

Pol|y|mas|tie *f*: Vorkommen zusätzlicher Brustdrüsen; ⒺⒺ *polymastia*

Pol|y|me|lie *f*: Vorkommen überzähliger Gliedmaßen; ⒺⒺ *polymelia*

Pol|y|me|nor|rhoe *f*: zu häufige Menstruationsblutung; ⒺⒺ *polymenorrhea*

pol|y|mer *adj*: durch Polymerisation entstanden, auf Polymerisation beruhend, die Eigenschaften eines Polymers habend; ⒺⒺ *polymeric*

Polymerase-Kettenreaktion *f*: Verfahren der Gentechnologie, bei der bereits synthetisierte DNA-Abschnitte als Matrize dienen; ⒺⒺ *polymerase chain reaction*

Pol|y|me|rie *f*: Vorkommen überzähliger Organe oder Körperteile; ⒺⒺ *polymeria*

Pol|y|mor|bi|di|tät *f*: Vorkommen mehrerer Erkrankungen bei einem Patienten; ⒺⒺ *polymorbidity*

pol|y|morph *adj*: in vielen Erscheinungsformen/Gestalten vorkommend; ⒺⒺ *polymorphic*

Pol|y|mor|phie *f*: → *Polymorphismus*

Pol|y|mor|phis|mus *m*: Vielförmigkeit, Vielgestaltigkeit von Zellen oder Chromosomen; ⒺⒺ *polymorphism*

pol|y|morph|ker|nig *adj*: mit vielgestaltigem Kern; ⒺⒺ *polymorphonuclear*

pol|y|morph|zel|lig *adj*: aus unterschiedlichen Zellen bestehend; ⒺⒺ *polymorphocellular*

Pol|y|my|al|gia rheu|ma|ti|ca *f*: ätiologisch ungeklärte Muskelerkrankung, die vorwiegend ältere Patienten befällt; ⒺⒺ *polymyalgia rheumatica*

Pol|y|my|al|gie *f*: Schmerzen in mehreren Muskeln; ⒺⒺ *polymyalgia*

Pol|y|my|o|pa|thie *f*: Erkrankung mehrerer Muskeln; ⒺⒺ *polymyopathy*

Pol|y|my|o|si|tis *f*: Entzündung mehrerer Muskeln oder Muskelgruppen; ⒺⒺ *polymyositis*

Pol|y|my|xi|ne *pl*: Peptidantibiotika mit Wirkung gegen gramnegative Keime; ⒺⒺ *polymyxins*

Pol|y|neur|al|gie *f*: mehrere Nerven betreffende Neuralgie*; ⒺⒺ *polyneuralgia*

Pol|y|neu|ri|tis *f*: Entzündung mehrerer peripherer Nerven oder Hirnnerven; ⒺⒺ *polyneuritis*

Pol|y|neu|ro|my|o|si|tis *f*: mehrere Nerven und Muskeln betreffende Entzündung; ⒺⒺ *polyneuromyositis*

Pol|y|neu|ro|ni|tis *f*: Entzündung mehrerer Nervenzellgruppen; ⒺⒺ *polyneuronitis*

Pol|y|neu|ro|pa|thie *f*: Erkrankung mehrerer Nerven; ⒺⒺ *polyneuropathy*

Pol|y|neu|ro|ra|di|kul|i|tis *f*: mehrere Spinalnerven und Spinalnervenwurzeln betreffende Entzündung; ⒺⒺ *polyneuroradiculitis*

pol|y|nuk|le|är *adj*: viele Kerne/Nuclei enthaltend; ⒺⒺ *polynuclear*

Pol|y|nuk|le|o|tid *nt*: aus Nukleotiden bestehendes Polymer; Nukleinsäure; ⒺⒺ *polynucleotide*

Pol|y|nuk|le|o|tid|li|ga|se *f*: Enzym, das die Bildung der Phosphodiesterbindung bei der DNA-Synthese katalysiert; ⒺⒺ *polynucleotide ligase*

Pol|y|o|ma|vi|rus *nt*: Gattung onkogener DNA-Viren, die bei Wirbeltieren und Menschen Tumoren verursachen können; ⒺⒺ *polyomavirus*

Pol|y|o|ny|chie *f*: Vorkommen überzähliger Finger- oder Zehennägel; ⒺⒺ *polyonychia*

Pol|y|o|pie *f*: → *Polyopsie*

Pol|y|op|sie *f*: Mehrfachsehen; ⒺⒺ *polyopsia*

Pol|y|or|chi|die *f*: Vorkommen überzähliger Hoden; ⒺⒺ *polyorchidism*

Pol|y|or|chie *f*: → *Polyorchidie*

pol|y|os|to|tisch *adj*: mehrere Knochen betreffend; ⒺⒺ *polyostotic*

Pol|y|o|tie *f*: Vorkommen überzähliger Ohrmuscheln; ⒺⒺ *polyotia*

pol|y|o|vu|lär *adj*: mehr als ein Ei/Ovum enthaltend, aus mehr als einem Ei entstanden; ⒺⒺ *polyovular*

Pol|y|o|vu|la|ti|on *f*: gleichzeitige Ovulation* mehrerer Eier; kann zu Mehrlingsschwangerschaft führen; ⒺⒺ *polyovulation*

Pol|yp *m*: gutartiger, gestielter Schleimhauttumor; ⒺⒺ *polyp*

P

Polly|pa|thie f: gleichzeitiges Vorkommen mehrerer Erkrankungen bei einem Patienten; ⒠ *polypathia*

Polly|pek|to|mie f: Polypenabtragung, Polypenentfernung; ⒠ *polypectomy*

Polly|pep|tid nt: Peptid aus mehr als 10 Aminosäuren; ⒠ *polypeptide*

Polly|pep|tid|hor|mon nt: aus Aminosäuren aufgebautes Hormon*; ⒠ *polypeptide hormone*

Polly|phalgie f: krankhafte Gefräßigkeit; ⒠ *polyphagia*

Polly|phal|an|gie f: Vorkommen überzähliger Finger- oder Zehenglieder; ⒠ *polyphalangia*

Polly|phä|nie f: Kontrolle mehrerer phänotypischer Merkmale durch ein Gen; ⒠ *pleiotropy*

Polly|ple|gie f: Lähmung mehrerer Muskeln; ⒠ *polyplegia*

Polly|plo|i|die f: Vorhandensein von mehr als zwei vollständigen Chromosomensätzen; ⒠ *polyploidy*

Polly|po|die f: Fehlbildung mit mehr als zwei Füßen; ⒠ *polypodia*

polly|pös adj: Polyp(en) betreffend, in Polypenform, polypenartig, polypenähnlich, polypenförmig; ⒠ *polypous*

Polly|po|se f: Vorkommen multipler Polypen; ⒠ *polyposis*

familiäre Polypose: mit einem hohen Entartungsrisiko [70–100 %] behaftete, familiäre Adenomatose* mit Ausbildung zahlreicher Dickdarmpolypen; ⒠ *familial polyposis*

Polly|prag|ma|sie f: gleichzeitige Verabreichung mehrerer Arzneimittel; ⒠ *polypragmasy*

Polly|pus m: → Polyp

Polly|ra|di|ku|li|tis f: Entzündung mehrerer Spinalnervenwurzeln; ⒠ *polyradiculitis*

Polly|ra|di|ku|lo|neu|ri|tis f: meist im Anschluss an einen Virusinfekt auftretende, aufsteigende motorische Lähmung mit guter Prognose; ⒠ *polyradiculoneuritis*

Polly|ri|bo|som nt: aus mehreren Ribosomen und einem Molekül Messenger-RNA bestehender aktiver Eiweißsynthesekomplex der Zelle; ⒠ *polyribosome*

Polly|rr|hoe f: übermäßige Flüssigkeitsausscheidung; ⒠ *polyrrhea*

Polly|sac|cha|rid nt: hochmolekulares Kohlenhydrat*; ⒠ *polysaccharide*

Polly|sel|mie f: erhöhte Ejakulatmenge; ⒠ *polyspermia*

Polly|se|ro|si|tis f: Entzündung mehrerer seröser Häute; ⒠ *polyserositis*

Polly|si|al|lie f: vermehrter Speichelfluss; ⒠ *polysialia*

Polly|si|nu|si|tis f: Entzündung mehrerer Nasennebenhöhlen; ⒠ *polysinusitis*

Polly|skle|ra|de|ni|tis f: zu Verhärtung führende Entzündung mehrerer Lymphknoten; ⒠ *polyscleradenitis*

Polly|som nt: → Polyribosom

Polly|so|mie f: Vorkommen überzähliger Chromosomen im Genom; ⒠ *polysomy*

Polly|sper|mie f: 1. Eindringen vom mehr als einem Spermium in das Ei 2. erhöhte Ejakulatmenge 3. Erhöhung der Samenzellen im Sperma 4. unwillkürlicher Samenausfluss; ⒠ 1.–3. *polyspermia* 4. *polyspermatorrhea*

Polly|sple|nie f: angeborenes Vorkommen von zwei oder mehreren Milzen; ⒠ *polysplenia*

polly|syn|ap|tisch adj: mehrere Synapsen umfassend; ⒠ *polysynaptic*

Polly|syn|dak|ty|lie f: Polydaktylie* mit Verwachsung der Finger oder Zehen; ⒠ *polysyndactyly*

Polly|the|lie f: überzählige Brustwarzen; ⒠ *polythelia*

Polly|to|mo|gra|fie, -gra|phie f: Tomografie* in mehreren Ebenen; ⒠ *polytomography*

polly|to|mo|gra|fisch, -gra|phisch adj: Polytomografie betreffend, mittels Polytomografie; ⒠ *polytomographic*

Polly|to|mo|gramm nt: bei der Polytomografie* erhaltene Aufnahme; ⒠ *polytomogram*

polly|top adj: an mehreren Stellen vorkommend; ⒠ *polytopic*

Polly|to|xi|ko|ma|nie f: gleichzeitige Abhängigkeit von mehreren Suchtmitteln; ⒠ *multiple drug dependence*

Polly|trau|ma nt: Mehrfachverletzung, bei der eine Verletzung oder eine Kombination mehrere Verletzungen lebensbedrohlich ist; ⒠ *multiple trauma*

Polly|tri|chie f: übermäßige Behaarung; ⒠ *polytrichia*

Polly|u|rie f: übermäßige Harnausscheidung; ⒠ *polyuria*

polly|va|lent adj: mit mehreren Valenzen; ⒠ *polyvalent*

Polly|va|lenz f: Mehrwertigkeit, Vielwertigkeit; ⒠ *polyvalence*

Polly|vas|ku|li|tis f: Entzündung mehrerer Blut- oder Lymphgefäße; ⒠ *polyangiitis*

polly|zel|lu|lär adj: aus vielen Zellen bestehend; ⒠ *polycellular*

polly|zen|trisch adj: mehrere Zentren be-

P

sitzend; Ⓔ *polycentric*

Polǀyǀzoǀoǀsperǀmie *f*: Erhöhung der Samenzellzahl im Sperma; Ⓔ *polyspermia*

polǀyǀzysǀtisch *adj*: aus mehreren Zysten bestehend; Ⓔ *polycystic*

Polǀyǀzytǀhälǀmie *f*: → *Polycythaemia*

Pompe-Krankheit *f*: autosomal-rezessiv vererbter Mangel an lysosomaler α-1,4-Glucosidase mit Glykogeneinlagerung in Muskeln, Leber, Herz, Milz, Lunge und ZNS; Ⓔ *Pompe's disease*

Pomǀphollyx *f*: mit klaren, intraepidermalen Bläschen an Händen und Fußsohlen einhergehende Dermatose* unterschiedlicher Ätiologie [u.A. endogenes Ekzem*, Kontaktekzem*]; Ⓔ *pompholyx*

Pons *m*: Brücke; Teil des Mittelhirn; Ⓔ *pons*

Ponto-, ponto- *präf*.: Wortelement mit der Bedeutung „Brücke/Pons"

ponǀtoǀmeǀdulǀlär *adj*: Brücke und Markhirn/Medulla oblongata betreffend oder verbindend; Ⓔ *pontomedullary*

ponǀtoǀmeǀsenǀzeǀphal *adj*: Brücke und Mittelhirn/Mesenzephalon betreffend oder verbindend; Ⓔ *pontomesencephalic*

ponǀtoǀzeǀreǀbelǀlar *adj*: Brücke und Kleinhirn/Zerebellum betreffend oder verbindend; Ⓔ *pontocerebellar*

Poolǀplasǀma *nt*: Mischplasma von verschiedenen Spendern; Ⓔ *pool plasma*

Popǀles *m*: Kniekehle, Kniebeuge; Ⓔ *poples*

popǀliǀteǀal *adj*: Kniekehle betreffend; Ⓔ *popliteal*

Poǀpuǀlaǀtiǀon *f*: Bevölkerung; Bevölkerungszahl, Einwohnerzahl; Ⓔ *population*

Porǀadeǀniǀtis *f*: Entzündung der Leistenlymphknoten; Ⓔ *poradenitis*

Poradenitis inguinalis: durch Chlamydia* trachomatis hervorgerufene meldepflichtige Geschlechtskrankheit*; Ⓔ *poradenitis venerea*

Poǀre *f*: Öffnung der Schweißdrüsenausführungsgänge auf der Haut, Hautpore; Ⓔ *pore*

Porǀenǀzeǀphaǀlie *f*: Einschmelzung von Hirngewebe mit Höhlenbildung; Ⓔ *porencephaly*

Porǀenǀzeǀphaǀliǀtis *f*: zu Porenzephalie* führende Entzündung des Großhirns; Ⓔ *porencephalitis*

Poǀriǀoǀmaǀnie *f*: krankhafter Wandertrieb; Ⓔ *poriomania*

Porǀkeǀraǀtoǀse *f*: klinische Bezeichnung

für Erkrankungen mit zentraler Atrophie* und zentrifugaler Hyperkeratose*; Ⓔ *porokeratosis*

Poǀrom *nt*: Verhornung, Hornschwiele; Ⓔ *poroma*

Poǀroǀse *f*: **1.** entzündliche Gewebeverhärtung, Kallusbildung **2.** Höhlen- oder Kavernenbildung; Ⓔ **1.–2.** *porosis*

Porǀphoǀbilǀliǀnoǀgen *nt*: Zwischenstufe bei der Porphyrinsynthese; Ⓔ *porphobilinogen*

Porǀphyǀrie *f*: angeborene oder erworbene Störung der Porphyrinsynthese, die zur Anreicherung und vermehrten Ausscheidung von Porphyrinen und ihrer Vorstufen führt; Ⓔ *porphyria*

Porǀphyǀrinǀämǀie *f*: Auftreten von Porphyrin im Blut; Ⓔ *porphyrinemia*

Porǀphyǀrinǀuǀrie *f*: erhöhte Porphyrinausscheidung im Harn; Ⓔ *porphyrinuria*

Porǀphyǀroǀblasǀten *pl*: bei Porphyrie vermehrt auftretende Erythrozyten mit erhöhtem Porphyringehalt; Ⓔ *fluorescent erythrocytes*

Porǀphyǀropǀsin *nt*: Farbstoff in den Stäbchen der Retina; Ⓔ *porphyropsin*

Porǀphyǀroǀzyt *m*: Erythrozyt mit erhöhtem Porphyringehalt; Ⓔ *fluorescent erythrocyte*

Porǀta *f*: → *Pfortader*

Porta hepatis: Ein- und Austrittsstelle der Lebergefäße und -nerven zwischen Lobus quadratus und Lobus caudatus; Ⓔ *hepatic portal*

porǀtal *adj*: **1.** Pforte/Porta betreffend, insbesondere die Pfortader/Vena portae **2.** Leberpforte/Porta hepatis betreffend; Ⓔ **1.–3.** *portal*

Porǀtio *f*: Teil, Anteil; Ⓔ *part, portion*

Portio vaginalis cervicis: Portio; in die Scheide hineinragender Teil des Gebärmutterhalses; Ⓔ *vaginal part of cervix uteri*

Porǀtiǀoǀeǀroǀsiǀon *f*: oberflächlicher Epitheldefekt der Portio; Ⓔ *exocervical erosion*

Porǀtiǀoǀkapǀpe *f*: Pessar*, das über die Portio gestülpt wird; Ⓔ *cup pessary*

Porǀtiǀoǀkarǀziǀnom *nt*: von der Portio ausgehendes Karzinom*; Ⓔ *exocervical carcinoma*

Porǀtiǀoǀkoǀniǀsaǀtiǀon *f*: konusförmige Gewebeausschneidung aus der Portio* vaginalis zur Biopsieentnahme [**Konusbiopsie**] oder Therapie; Ⓔ *conization*

Porǀtoǀgraǀfie, -graǀphie *f*: Röntgenkontrastdarstellung der Pfortader; Ⓔ *portography*

Por|to|gramm *nt*: Röntgenkontrastaufnahme der Pfortader; Ⓔ *portogram*

por|to|ka|val *adj*: Pfortader und Hohlvene/Vena cava betreffend oder verbindend; Ⓔ *portocaval*

Port|wein|fleck *m*: großer tiefroter Gefäßnävus, der oft mit anderen Gefäßneubildungen oder -fehlbildungen assoziiert ist; Ⓔ *port-wine mark*

Po|rus *m*: kleine Öffnung, Pore; Ⓔ *pore*

Porus acusticus externus: äußere Öffnung des knöchernen Gehörgangs; Ⓔ *external acoustic pore*

Porus acusticus internus: Eingang des inneren Gehörgangs; Ⓔ *internal acoustic pore*

Porus gustatorius: Geschmackspore; Ⓔ *taste pore*

Porus sudoriferus: Schweißdrüsenpore; Ⓔ *sudoriferous pore*

Por|zel|lan|gal|len|bla|se *f*: Gallenblase mit verdickter und verkalkter Wand; Ⓔ *porcelain gallbladder*

Po|si|tio ute|ri *f*: Lage der Gebärmutter im kleinen Becken; Ⓔ *position of the uterus*

Po|si|tron *nt*: positives Elektron; Ⓔ *positron*

Po|si|tron|e|mis|si|ons|to|mo|gra|fie, -gra|phie *f*: der Computertomografie ähnliches Verfahren, bei dem die von Positronenstrahlern abgegebenen Photonen registriert werden; Ⓔ *positron-emission tomography*

Post-, post- *präf.*: Wortelement mit der Bedeutung „nach/später/hinter"

Post|a|do|les|zenz *f*: der Zeitraum unmittelbar nach der Pubertät; Ⓔ *postadolescence*

Post|ag|gres|si|ons|stoff|wech|sel *m*: gesteigerter Stoffwechsel in der Phase nach einer starken Belastung [Verletzung, Operation]; Ⓔ *postaggression metabolism*

Post|ag|gres|si|ons|syn|drom *nt*: → *Postaggressionsstoffwechsel*

post|a|kut *adj*: nach dem akuten Stadium einer Krankheit (auftretend); Ⓔ *post-acute*

post|a|li|men|tär *adj*: nach dem Essen (auftretend); Ⓔ *postprandial*

post|an|äs|the|tisch *adj*: nach einer Narkose/Anästhesie (auftretend); Ⓔ *post-anesthetic*

post|a|po|plek|tisch *adj*: nach einem apoplektischen Anfall (auftretend); Ⓔ *postapoplectic*

post|au|ral *adj*: hinter dem Ohr (liegend); Ⓔ *opisthotic*

post|au|ri|ku|lär *adj*: hinter der Ohrmuschel/Concha auricularis (liegend); Ⓔ *postauricular*

post|a|xi|al *adj*: hinter einer Achse (liegend); Ⓔ *postaxial*

post|bra|chi|al *adj*: auf der Rückseite des Oberarms (liegend); Ⓔ *postbrachial*

post|di|a|stol|isch *adj*: nach der Diastole (auftretend); Ⓔ *postdiastolic*

post|diph|the|risch *adj*: nach einer Diphtherie auftretend, im Anschluss an eine Diphtherie; Ⓔ *postdiphtheric*

post|em|bryo|nal *adj*: nach dem Embryonalstadium (auftretend); Ⓔ *postembryonic*

post|ent|zünd|lich *adj*: nach einer Entzündung (auftretend); Ⓔ *postinflammatory*

post|en|ze|phal|i|tisch *adj*: nach einer Gehirnentzündung/Enzephalitis (auftretend); Ⓔ *postencephalitic*

post|e|pi|lep|tisch *adj*: nach einem epileptischen Anfall (auftretend); Ⓔ *postepileptic*

post|e|ri|or *adj*: hinten (liegend), dorsal (liegend), hinterer; Ⓔ *posterior*

posterior-anterior *adj*: von hinten nach vorne (verlaufend); Ⓔ *posteroanterior*

posterior-inferior *adj*: hinten und unten (liegend); Ⓔ *posteroinferior*

posterior-lateral *adj*: hinten und außen oder seitlich (liegend); Ⓔ *posterolateral*

posterior-medial *adj*: hinten und in der Mitte (liegend); Ⓔ *posteromedial*

posterior-median *adj*: hinten und in der Mittellinie (liegend); Ⓔ *posteromedian*

posterior-superior *adj*: hinten und oben (liegend); Ⓔ *posterosuperior*

Postero-, postero- *präf.*: Wortelement mit der Bedeutung „hintere/posterior"

pos|te|ro|an|te|ri|or *adj*: → *posterior-anterior*

Pos|te|ro|la|te|ral|in|farkt *m*: Myokardinfarkt* der Hinter- und Seitenwand; Ⓔ *posterolateral myocardial infarction*

post|ex|tra|sys|tol|isch *adj*: nach einer Extrasystole auftretend, im Anschluss an eine Extrasystole; Ⓔ *postextrasystolic*

post|gan|gli|o|när *adj*: distal eines Ganglions (liegend); Ⓔ *postganglionic*

Post|gas|trek|to|mie|syn|drom *nt*: Oberbegriff für Symptomenkomplexe nach einer Magenentfernung, z.B. Dumpingsyndrom; Ⓔ *postgastrectomy syndrome*

post|glo|me|ru|lär *adj*: distal eines Nierenglomerulus (auftretend oder liegend); Ⓔ *postglomerular*

post|go|nor|rho|isch adj: nach einer Gonorrhoe auftretend, im Anschluss an eine Gonorrhoe; ⒠ postgonococcal

post|hä|mor|rha|gisch adj: nach einer Blutung (auftretend); ⒠ posthemorrhagic

post|hemi|ple|gisch adj: nach einer Halbseitenlähmung/Hemiplegie (auftretend); ⒠ posthemiplegic

post|he|pa|tisch adj: nach/hinter der Leber (auftretend oder liegend); ⒠ posthepatic

post|he|pa|ti|tisch adj: nach einer Leberentzündung/Hepatitis (auftretend); ⒠ posthepatitic

Pos|thi|tis f: Entzündung des inneren Vorhautblatts; meist zusammen mit einer Entzündung der Eichel [Balanoposthitis*]; ⒠ posthitis

post|hum adj: nach dem Tod erfolgend; nach dem Tod des Vaters geboren; ⒠ posthumous

post|hyp|no|tisch adj: nach der Hypnose (auftretend); ⒠ posthypnotic

post|ik|tal adj: nach einem (epileptischen) Anfall (auftretend); ⒠ postepileptic

post|ik|te|risch adj: nach einem Ikterus (auftretend); ⒠ posticteric

Post|in|farkt|syn|drom nt: → Postmyokardinfarktsyndrom

post|in|fek|ti|ös adj: nach einer Infektion (-skrankheit) (auftretend); ⒠ postinfectious

post|is|chä|misch adj: nach einer Ischämie (auftretend); ⒠ postischemic

post|ko|i|tal adj: nach dem Geschlechtsverkehr (auftretend); ⒠ postcoital

post|kom|mis|su|ral adj: hinter einer Kommissur (liegend); ⒠ postcommissural

post|kom|mo|ti|o|nell adj: nach einer Gehirnerschütterung/Commotio cerebri (auftretend); ⒠ postconcussional

post|kon|zep|ti|o|nell adj: nach der Befruchtung/Konzeption (auftretend); ⒠ postconceptional

post|ma|tur adj: (Säugling) viel später als zum errechneten Termin geboren, übertragen; ⒠ postmature

post|mei|o|tisch adj: nach der Meiose (auftretend); ⒠ postmeiotic

post|me|nin|gi|tisch adj: nach einer Hirnhautentzündung/Meningitis (auftretend); ⒠ postmeningitic

Post|me|no|pau|se f: die Zeit nach der Menopause*; ⒠ postmenopause

Post|me|no|pau|sen|a|tro|phie f: durch das Fehlen von Hormonen verursachte Atrophie der Haut und anderer Organe nach der Menopause*; ⒠ postmenopausal atrophy

post|mens|tru|al adj: nach der Monatsblutung/Menstruation; ⒠ postmenstrual

Post|mens|tru|al|pha|se f: → Postmenstruum

post|mens|tru|ell adj: → postmenstrual

Post|mens|tru|um nt: die Zeit unmittelbar nach der Menstruation*; ⒠ postmenstruum

post|me|sen|te|ri|al adj: hinter dem Mesenterium (liegend); ⒠ postmesenteric

post|mi|to|tisch adj: nach der Mitose (auftretend); ⒠ postmitotic

post|mor|tal adj: nach dem Tode (auf- oder eintretend); ⒠ postmortal

post mortem: → postmortal

Post|my|o|kard|in|farkt|syn|drom nt: Tage bis Wochen nach einem Herzinfarkt auftretender Komplex von Brustschmerzen, Fieber, Perikarditis* und Pleuritis*; ⒠ postmyocardial infarction syndrome

post|na|sal adj: hinter der Nase (liegend); ⒠ postnasal

post|na|tal adj: nach der Geburt (eintretend); ⒠ postnatal

Post|na|tal|pe|ri|o|de f: die Zeit nach der Geburt; ⒠ postnatal life

post|ne|kro|tisch adj: nach der Nekrose (auftretend); ⒠ postnecrotic

post|ne|o|na|tal adj: nach der Neugeborenenperiode (auftretend); ⒠ postneonatal

post|o|pe|ra|tiv adj: nach einer Operation (eintretend oder auftretend); ⒠ postoperative

post|par|tal adj: nach der Geburt (eintretend oder auftretend); ⒠ postpartal

post|par|tu|al adj: → postpartal

post partum: → postpartal

Postperikardiotomie-Syndrom nt: nach Herzoperationen auftretendes Syndrom mit Perikarditis*, Herzrhythmusstörungen, Fieber u.ä.; ⒠ postpericardiotomy syndrome

post|pneu|mo|nisch adj: nach einer Lungenentzündung/Pneumonie (auftretend); ⒠ postpneumonic

post|pran|di|al adj: nach der Mahlzeit/Nahrungsaufnahme; ⒠ postprandial

post|pu|ber|tal adj: → postpubertär

post|pu|ber|tär adj: nach der Pubertät; ⒠ postpubertal

Post|pu|ber|tät f: der Zeitraum unmittelbar nach der Pubertät; ⒠ postpuberty

post|py|lo|risch adj: hinter dem Magenpförtner/Pylorus (liegend); ⒠ postpy-

P

loric

post|re|nal *adj*: hinter der Niere (liegend); nach Passieren der Niere (auftretend); ⒺEn *postrenal*

Post|rhi|no|sko|pie *f*: Nasenhöhlenspiegelung vom Nasenrachen aus; ⒺEn *posterior rhinoscopy*

Post-Splenektomiesepsis *f*: durch eine Beeinträchtigung der Immunabwehr nach einer Milzentfernung auftretende akute Sepsis*, z.B. durch Pneumokokken, Meningokokken, Haemophilus influenzae; ⒺEn *overwhelming post-splenectomy sepsis*

Post-Splenektomiesepsissyndrom *f*: →*Post-Splenektomiesepsis*

post|sple|nisch *adj*: hinter der Milz/Splen (liegend); ⒺEn *postsplenic*

post|ste|no|tisch *adj*: hinter einer Stenose (liegend); ⒺEn *poststenotic*

post|syn|ap|tisch *adj*: hinter einer Synapse (liegend); ⒺEn *postsynaptic*

post|throm|bo|tisch *adj*: nach einer Thrombose (auftretend); ⒺEn *post-thrombotic*

post|trans|fu|si|o|nell *adj*: nach einer (Blut-)Transfusion (auftretend); ⒺEn *posttransfusional*

Post|trans|fu|si|ons|he|pa|ti|tis *f*: klinische Bezeichnung für eine, im Anschluss an eine Transfusion auftretende, akute Hepatitis* durch das Hepatitis-B-Virus oder Hepatitis-C-Virus; ⒺEn *posttransfusion hepatitis*

post|trau|ma|tisch *adj*: nach einem Unfall (auftretend), durch eine Verletzung hervorgerufen, als Folge eines Unfalls; ⒺEn *post-traumatic*

pos|tu|ral *adj*: (Körper-)Haltung oder Lage betreffend; ⒺEn *postural*

Post|vag|o|to|mie|syn|drom *nt*: nach einer Vagotomie* auftretende Verdauungsstörungen; ⒺEn *postvagotomy diarrhea*

post|vak|zi|nal *adj*: nach einer Impfung (auftretend), als Folge einer Impfung; ⒺEn *postvaccinal*

post|val|vu|lär *adj*: hinter einer Klappe/Valva (liegend); ⒺEn *postvalvular*

post|ze|nal *adj*: nach dem Essen (auftretend); ⒺEn *postcibal*

post|zen|tral *adj*: hinter einem Zentrum (liegend); ⒺEn *postcentral*

po|tent *adj*: 1. Potenz besitzend, zum Geschlechtsverkehr fähig; zeugungsfähig 2. (Arzneimittel) wirksam, leistungsfähig, stark; ⒺEn 1.–2. *potent*

Po|ten|tia *f*: Potenz; Wirksamkeit, Stärke, Kraft; ⒺEn *potence*

Potentia coeundi: Fähigkeit des Mannes, den Beischlaf auszuüben, männli-

che Potenz, Beischlaffähigkeit; ⒺEn *sexual potence*

Potentia concipiendi: Empfängnisfähigkeit; ⒺEn *ability to conceive*

Potentia generandi: Zeugungsfähigkeit; ⒺEn *ability to father a child*

Po|ten|tial, -zial *nt*: (physik.) Maß für die Größe der Energie eines Körpers an einem Punkt; ⒺEn *potential*

evoziertes Potential: durch Reizung eines Rezeptor ausgelöste Potenzialänderung, die im EEG sichtbar wird; ⒺEn *evoked potential*

Po|tenz *f*: Stärke, Macht, Kraft; sexuelle Potenz; ⒺEn *potence*

Po|to|ma|nie *f*: Trunksucht; ⒺEn *potomania*

Pott-Lähmung *f*: Querschnittslähmung durch Rückenmarkskompression bei Wirbeltuberkulose; ⒺEn *Pott's paraplegia*

Pox|vi|ri|dae *pl*: Familie der größten DNA-Viren, enthält u.A. Parapoxvirus* und Orthopoxvirus*; ⒺEn *Poxviridae*

Prä-, prä- *präf.*: Wortelement mit der Bedeutung „vor/davor/voraus/vorzeitig"

Prä|a|do|les|zenz *f*: späte Kindheit; ⒺEn *preadolescence*

prä|a|or|tal *adj*: vor der Aorta (liegend); ⒺEn *preaortic*

Prä|ar|thro|se *f*: Bezeichnung für Gelenkveränderungen, die einer Arthrose vorausgehen; ⒺEn *prearthritic lesions*

prä|au|ri|ku|lär *adj*: vor der Ohrmuschel/Aurikel (liegend); ⒺEn *preauricular*

prä|a|xi|al *adj*: vor einer Achse (liegend); ⒺEn *preaxial*

Prä|cal|ci|fe|ro|le *pl*: Vitamin D-Vorstufen; ⒺEn *pre-calciferols*

prä|chi|as|mal *adj*: vor der Sehnervenkreuzung/dem Chiasma opticum (liegend); ⒺEn *prechiasmatic*

Prä|de|lir *nt*: Anfangsstadium des Alkoholdelirs; ⒺEn *predelirium*

Prä|di|a|be|tes *m*: das Stadium vor Ausbruch eines klinisch manifesten Diabetes* mellitus; ⒺEn *prediabetes*

Prä|di|a|sto|le *f*: die Phase unmittelbar vor der Diastole; ⒺEn *prediastole*

Prä|dis|po|si|ti|on *f*: Veranlagung, Neigung, Empfänglichkeit, Anfälligkeit; ⒺEn *predisposition*

prä|duk|tal *adj*: vor der Mündung des Ductus Botalli (liegend); ⒺEn *preductal*

Prae-, prae- *präf.*: →*Prä-*

Prae|col|ma *nt*, *pl* **-mata**: →*Präkoma*

Prä|ek|lamp|sie *f*: Gestoseform mit Hypertonie, Proteinurie und Ödemen; ⒺEn *preeclampsia*

prälepiglottisch *adj*: vor dem Kehldeckel/der Epiglottis (liegend); ⒠ *preepiglotic*

Prälepilepsie *f*: Zustand mit Epilepsietypischen EEG-Veränderungen, ohne Anfall in der Vorgeschichte; ⒠ *latent epilepsy*

präleruptiv *adj*: vor dem Ausbruch einer Krankheit; ⒠ *preeruptive*

Praelsenltaltio (feltus) *f*: Fruchteinstellung, Einstellung; ⒠ *presentation*

prälexisltent *adj*: vorbestehend, schon vorhanden; ⒠ *preexisting*

Prälexizitaltilon *f*: vorzeitige Erregung von Teilen der Herzkammermuskulatur; ⒠ *preexcitation*

prälfilnal *adj*: vor dem Tod, dem Tod vorausgehend; ⒠ *premortal*

prälforlmiert *adj*: im Keim angelegt, vorgebildet; ⒠ *preformed*

prälfronltal *adj*: im vorderen Stirnlappenbereich (liegend); ⒠ *prefrontal*

prälganlglilolnär *adj*: vor einem Ganglion (liegend); ⒠ *preganglionic*

Pragmatlalgnolsie *f*: Unfähigkeit, Gegenstände wiederzuerkennen; ⒠ *pragmatagnosia*

prälhelpaltisch *adj*: vor der Leber/Hepar (liegend); ⒠ *prehepatic*

Prälimlmulnität *f*: → *Prämunition*

Prälinlfarkt *m*: → *Präinfarktsyndrom*

Prälinlfarktlsynldrom *nt*: die vor einem Infarkt auftretenden Symptome; ⒠ *preinfarction syndrome*

prälkanlzelrös *adj*: **1.** Präkanzerose betreffend, zu kanzeröser Entartung neigend **2.** vor einem Karzinom auftretend, einem Karzinom vorausgehend; ⒠ **1.–2.** *precancerous*

Prälkanlzelrolse *f*: Gewebeveränderungen oder Erkrankungen die zur Entwicklung eines malignen Tumors führen können, aber nicht müssen; ⒠ *precancerosis*

prälkalpillär *adj*: vor einer Kapillare (liegend); ⒠ *precapillary*

prälkarldilal *adj*: vor dem Herzen (liegend); ⒠ *precardiac*

prälkarltillalgilnär *adj*: aus Vorknorpel bestehend; ⒠ *precartilaginous*

prälkalval *adj*: vor der Vena* cava inferior liegend; ⒠ *precaval*

prälklilmaktelrisch *adj*: vor der Menopause; ⒠ *premenopausal*

prälklilnisch *adj*: vor dem Ausbruch einer Krankheit oder dem Auftreten von Symptomen; ⒠ *preclinical*

Prälkolma *nt*: drohendes Koma; ⒠ *pre-*

coma

prälkolmaltös *adj*: Präkoma betreffend, im Präkoma; ⒠ *precomatose*

prälkonlzepltilolnell *adj*: vor der Befruchtung/Konzeption (vorhanden); ⒠ *preconceptional*

prälkorldilal *adj*: vor dem Herzen (liegend); ⒠ *precordial*

Prälkorldilallangst *f*: Druck- und Beklemmungsgefühl in der Herzgegend; ⒠ *precordial pressure*

Prälkorldilallschmerz *m*: Schmerz in der Herzgegend; ⒠ *precordialgia*

prälkosltal *adj*: vor den Rippen/Costae (liegend); ⒠ *precostal*

Prälkurlsor *m*: Vorläufer(zelle), Vorstufe; ⒠ *precursor*

prällalrynlgelal *adj*: vor dem Kehlkopf/Larynx (liegend); ⒠ *prelaryngeal*

Prälleulkälmie *f*: Begriff für Störungen der Blutbildung, die ein erhöhtes Leukämierisiko haben; ⒠ *preleukemia*

prällilmilnar *adj*: einleitend, vorausgehend; ⒠ *preliminary*

prä-β-Lipoprotein *nt*: v.a. in der Leber gebildetes Lipoprotein mit hohem Triglyzeridanteil; ⒠ *prebeta-lipoprotein*

prälmallilgne *adj*: vor einem Malignom auftretend, einem Malignom vorausgehend; *(Geschwulst)* noch nicht bösartig/maligne; ⒠ *premalignant*

prälmaltur *adj*: nicht ausgereift, verfrüht (auftretend); ⒠ *premature*

prälmalxillär *adj*: vor dem Oberkiefer/der Maxilla (liegend); ⒠ *premaxillary*

Prälmeldilkaltilon *f*: Medikamentengabe zur Vorbereitung des Patienten auf eine Narkose; ⒠ *premedication*

prälmeiloltisch *adj*: vor der Meiose; ⒠ *premeiotic*

prälmelnolpaulsal *adj*: vor der Menopause; ⒠ *premenopausal*

prälmensltrulal *adj*: vor der Monatsblutung/Menstruation; ⒠ *premenstrual*

Prälmensltrulallstaldilum *nt*: → *Prämenstruum*

prälmensltrulell *adj*: → *prämenstrual*

Prälmensltrulum *nt*: die Zeit unmittelbar vor der Menstruation; ⒠ *premenstruum*

prälmiltoltisch *adj*: vor der Mitose; ⒠ *premitotic*

Prälmollar *m*: vorderer/kleiner Backenzahn; ⒠ *premolar*

Prälmollarlzahn *m*: → *Prämolar*

prälmolniltolrisch *adj*: (vor-)warnend, ankündigend; ⒠ *premonitory*

prälmorlbid *adj*: vor Krankheitsausbruch (auftretend); ⒠ *premorbid*

515

prälmorltal *adj*: vor dem Tod (eintretend), dem Tod vorausgehend; Ⓔ *premortal*

Prälmulniltät *f*: → *Prämunition*

Prälmulniltilon *f*: Immunität, die nur während der Infektion vorhanden ist und nach Verschwinden des Erregers erlischt; Ⓔ *premunition*

Prälnarlkolse *f*: **1.** durch die Prämedikation ausgelöste allgemeine Bewusstseinsdämpfung **2.** das Anfangsstadium einer Allgemeinnarkose; Ⓔ **1.–2.** *prenarcosis*

prälnaltal *adj*: vor der Geburt oder während der Schwangerschaft (auftretend oder entstehend); Ⓔ *prenatal*

Prälnaltalldilalgnosltik *f*: Untersuchungen zur Entdeckung genetischer Erkrankungen oder Fehlbildungen vor der Geburt; Ⓔ *prenatal diagnosis*

Prälnaltallpelrilolde *f*: der Zeitraum vor der Geburt; Ⓔ *prenatal life*

pranldilal *adj*: Essen oder Mahlzeit betreffend; während des Essens (auftretend); Ⓔ *prandial*

Prälnelolplalsie *f*: → *Präkanzerose*

prälnelolplasltisch *adj*: vor einem Neoplasma auftretend, einem Neoplasma vorausgehend; Ⓔ *preneoplastic*

Prälöldem *nt*: vermehrte Wassereinlagerung, die aber noch nicht als Ödem imponiert; Ⓔ *pre-edematous swelling*

prälolpelraltiv *adj*: vor einer Operation; Ⓔ *preoperative*

prälopltisch *adj*: vor der Sehnervenkreuzung/dem Chiasma opticum (liegend); Ⓔ *preoptic*

prälolvullaltolrisch *adj*: vor dem Eisprung/der Ovulation; Ⓔ *preovulatory*

prälpalrallyltisch *adj*: vor der Lähmung/Paralyse; Ⓔ *preparalytic*

prälparltal *adj*: unmittelbar vor der Entbindung/Geburt (auftretend oder entstehend); Ⓔ *prepartal*

prälpaltelllar *adj*: vor der Kniescheibe/Patella (liegend); Ⓔ *prepatellar*

Prälpaltentlpelrilolde *f*: → *Präpatenz*

Prälpaltenz *f*: Zeitraum von der Infektion mit einem Parasiten bis zum Auftreten von Geschlechtsprodukten in den Körperausscheidungen des Wirtes; Ⓔ *prepatent period*

prälpelriltolnelal *adj*: zwischen dem parietalem Peritoneum und der Bauchwand (liegend); vom Bauchfell/Peritoneum (liegend); Ⓔ *preperitoneal*

prälpranldilal *adj*: vor der Mahlzeit/Nahrungsaufnahme; Ⓔ *preprandial*

prälpulberltal *adj*: → *präpubertär*

prälpulberltär *adj*: vor der Pubertät; Ⓔ *prepubertal*

Prälpulberltät *f*: der Zeitraum unmittelbar vor der Pubertät; Ⓔ *prepuberty*

prälpultilal *adj*: Vorhaut/Präputium betreffend; Ⓔ *preputial*

Prälpultilalldrülsen *pl*: talgproduzierende Drüsen der Penisvorhaut; Ⓔ *preputial glands*

Prälpultilum *nt*: Vorhaut; Ⓔ *prepuce*

prälpyllolrisch *adj*: vor dem Magenpförtner/Pylorus (liegend); Ⓔ *prepyloric*

prälrelnal *adj*: vor der Niere/Ren (liegend); Ⓔ *prerenal*

prälsalkral *adj*: vor dem Kreuzbein/Sakrum (liegend); Ⓔ *presacral*

prälselkreltolrisch *adj*: vor der Sekretion/Abgabe; Ⓔ *presecretory*

prälselnil *adj*: vor dem Greisenalter/Senium (auftretend), im Präsenium; Ⓔ *presenile*

Prälselnilliltät *f*: vorzeitige Alterung; Ⓔ *presenility*

Prälserlvaltiv *nt*: meist aus Latex bestehendes, über den Penis gestreiftes mechanisches Kontrazeptivum*; Ⓔ *condom*

Prälsklelrolse *f*: Vorstadium der Arteriosklerose mit nur minimalen Veränderungen oder Symptomen; Ⓔ *Huchard's disease*

Prälstalse *f*: verlangsamte Blutströmung als Vorstufe der Stase; Ⓔ *prestasis*

prälsumltiv *adj*: wahrscheinlich, voraussichtlich, vermutlich, erwartungsgemäß; Ⓔ *presumptive*

prälsylnapltisch *adj*: vor einer Synapse (liegend); Ⓔ *presynaptic*

prälsynltheltisch *adj*: vor der Synthese; Ⓔ *presynthetic*

Prälsysltolle *f*: die Phase unmittelbar vor der Systole; Ⓔ *presystole*

prälterlmilnal *adj*: vor dem Tod, vor dem Ende; Ⓔ *premortal*

prälthelralpeultisch *adj*: vor der Behandlung/Therapie; Ⓔ *pretherapeutic*

prälthylrolildal *adj*: vor der Schilddrüse/Glandula thyroidea oder dem Schildknorpel/Cartilago thyroidea (liegend); Ⓔ *prethyroid*

prältilbilal *adj*: vor dem Schienbein/der Tibia (liegend); Ⓔ *pretibial*

prältralchelal *adj*: vor der Luftröhre/Trachea (liegend); Ⓔ *pretracheal*

prälurlälmisch *adj*: einer Harnvergiftung/Urämie vorangehend; Ⓔ *preuremic*

prälvaklzilnal *adj*: vor einer Impfung (auftretend); Ⓔ *prevaccinal*

Prälvallenz f: Häufigkeit einer Erkrankung in einer bestimmten Population zu einem bestimmten Zeitpunkt; ⒠ *prevalence*

Prälvenltilon f: Verhinderung/Verhütung von Erkrankungen oder Gesundheitsschäden; ⒠ *prevention*

prälvenltiv *adj*: verhütend, vorbeugend; ⒠ *preventive*

Prälvenltivlbelhandllung f: Vorbeugung einer Krankheit, vorbeugende Behandlung; ⒠ *preventive treatment*

prälverltelbral *adj*: vor der Wirbelsäule/Columna vertebralis oder einem Wirbelkörper (liegend); ⒠ *prevertebral*

prälvelsilkal *adj*: vor der Harnblase/Vesica urinaria (liegend); ⒠ *prevesical*

prälzälkal *adj*: vor dem Zäkum* (liegend); ⒠ *prececal*

prälzenltral *adj*: vor dem Zentrum (liegend), insbesondere dem Sulcus centralis; ⒠ *precentral*

Prälzilpiltat nt: Niederschlag, Kondensat; ⒠ *precipitate*

prälzilpiltierlbar *adj*: niederschlagbar, (aus-)fällbar, abscheidbar; ⒠ *precipitable*

Prälzilpiltin nt: Antikörper, der mit einem Antigen ein Präzipitat bildet; ⒠ *precipitin*

Prälzilpiltilnolgen nt: Antigen, das mit einem Antikörper ein Präzipitat bildet; ⒠ *precipitinogen*

prälzylgot *adj*: vor der Befruchtung; ⒠ *prezygotic*

Prednilson nt: synthetisches Glucocorticoid*; ⒠ *prednisone*

Prelgnanldilol nt: Stoffwechselprodukt des Progesterons; ⒠ *pregnanediol*

Prelgnelnollon nt: Zwischenprodukt bei der Synthese aller Steroidhormone; ⒠ *pregnenolone*

prelkär *adj*: unsicher, bedenklich; ⒠ *precarious*

Prelload nt: durch die Dehnung während der Füllung hervorgerufene Vorbelastung des Herzmuskel vor der Kontraktion; ⒠ *preload*

Presby-, presby- *präf.*: Wortelement mit der Bedeutung „alt"

Preslbylalkulsis f: physiologische Abnahme des Hörvermögens im Alter; betrifft v.a. die höheren Frequenzen; ⒠ *presbycusis*

Preslbylaltrie f: Altersheilkunde, Greisenheilkunde; ⒠ *presbyatrics*

Preslbylkarldie f: senile Herzkrankheit; ⒠ *presbycardia*

Preslbylolphrelnie f: Abnahme der geistigen Leistungsfähigkeit im Alter; ⒠ *presbyophrenia*

Preslbylolpie f: durch Alterung des Linsenapparats hervorgerufene Weitsichtigkeit; ⒠ *presbyopia*

Presso-, presso- *präf.*: Wortelement mit der Bedeutung „Druck"

preslsolrelzepltiv *adj*: auf Druckänderung ansprechend; ⒠ *pressoreceptive*

Preslsolrelzepltor m: auf Druckänderung ansprechender Rezeptor der Gefäßwand; ⒠ *pressoreceptor*

Preslsolsenlsor m: → *Pressorezeptor*

Preslsolzepltor m: → *Pressorezeptor*

Presslwelhen pl: Wehen während der Austreibung des Kindes; ⒠ *pushing*

Prilalpislmus m: schmerzhafte Dauererektion des Penis ohne sexuelle Erregung; ⒠ *priapism*

Price-Jones-Kurve f: graphische Darstellung der Größenverteilung von Erythrozyten; ⒠ *Price-Jones curve*

prilmär *adj*: **1.** zuerst vorhanden, erst, ursprünglich, anfänglich **2.** ohne erkennbare Ursache (entstanden), unabhängig von anderen Krankheiten; ⒠ **1.** *primary* **2.** *essential*

Prilmärlaflfekt m: erste sichtbare Manifestation einer Krankheit; ⒠ *primary lesion*

Prilmärlantlwort f: die auf einen ersten Kontakt mit einem Antigen [**Primärkontakt**] folgende Immunreaktion; ⒠ *primary response*

Prilmärlbronlchus m, pl **-chilen**: noch außerhalb der Lunge entstehender rechter und linker Stammbronchus; ⒠ *primary bronchus*

Prilmärlerlkranlkung f: Grundleiden, das von einer Sekundärerkrankung überdeckt wird; ⒠ *primary disease*

Prilmärlfollilkel pl: aus den Primordialfollikeln entstehende Eierstockfollikel, die sich zu Sekundär- und Tertiärfollikeln entwickeln; ⒠ *primary ovarian follicle*

Prilmärlheillung f: direkte Wundheilung durch Verkleben der Wundränder und Ausfüllung des Defektes mit Bindegewebe; ⒠ *primary healing*

Prilmärlrelakltilon f: → *Primärantwort*

Prilmärltulmor m: ursprünglicher Tumor, von dem Metastasen ihren Ausgang nehmen; ⒠ *primary tumor*

Prilmaltenllülcke f: physiologische Lücke zwischen oberem Schneidezahn und Eckzahn im Milchgebiss; ⒠ *true distema*

Prilmilgralvilda f: erstmals Schwangere;

P

ⓔ *primigravida*

prilmilpar *adj*: erstgebärend; ⓔ *primiparous*

Prilmilpalra *f*: Erstgebärende; ⓔ *primipara*

prilmorldilal *adj*: von Anfang an, ursprünglich; im Ansatz vorhanden, im Keim angelegt; ⓔ *primordial*

Prilmorldilallfollillikel *pl*: bereits vor der Geburt angelegte Eifollikel, aus denen die Primärfollikel entstehen; ⓔ *primordial follicle*

Prilmorldilallkralnilum *nt*: knorpelig vorgebildete Teile des Schädels [v.a. Schädelbasis], die später durch Knochen ersetzt werden; ⓔ *cartilaginous neurocranium*

Prilmorldilum *nt*: Embryonalanlage; ⓔ *primordium*

Prinzmetal-Angina *f*: Sonderform der Angina* pectoris, bei der kurzdauernde Krämpfe der Koronararterien auftreten; ⓔ *Prinzmetal's angina*

Prilolnen *pl*: nur aus Aminosäuren bestehende Partikel, die wahrscheinlich verschiedene Erkrankungen auslösen können [z.B. Creutzfeld-Jakob-Erkrankung*, Rinderwahnsinn*]; ⓔ *prions*

prislmolid *adj*: prismaähnlich, prismenförmig; ⓔ *prismoid*

Prilvatlanltilgelne *pl*: Antigene, die nur bei wenigen Menschen auftreten; ⓔ *private antigens*

Pro-, pro- *präf.*: Wortelement mit der Bedeutung 1. „vor/vorn/vorher" 2. „für/zugunsten"

Prolaclcellelrin *nt*: → Proakzelerin

Prolakzellelrin *nt*: thermolabiler Blutgerinnungsfaktor; ist an der Umwandlung von Prothrombin zu Thrombin* beteiligt; ⓔ *proaccelerin*

Prolband *m*: Versuchsperson; ⓔ *proband*

prolbaltolrisch *adj*: probeweise; ⓔ *probatory*

Prolbelexlzilsilon *f*: operative Probenentnahme; ⓔ *excisional biopsy*

Prolbellalpalroltolmie *f*: Bauchhöhleneröffnung zur Diagnostik von Erkrankungen, z.B. akutes Abdomen*, Tumorstaging; ⓔ *explorative laparotomy*

Prolbeltholralkoltolmie *f*: Brustkorberöffnung zur Diagnostik von Erkrankungen; ⓔ *exploratory thoracotomy*

Prolceslsus *m, pl* **-sus**: Fortsatz, Vorsprung; ⓔ *process*

Processus alveolaris maxillae: Alveolarfortsatz des Oberkiefers; ⓔ *alveolar process of maxilla*

Processus articularis: Gelenkfortsatz; ⓔ *articular process*

Processus ciliares: Ziliarfortsätze des Ziliarkörpers, die das Kammerwasser absondern; ⓔ *ciliary processes*

Processus condylaris mandibularis: Gelenkfortsatz des Unterkiefers; ⓔ *condylar process*

Processus coracoideus: nach vorne gerichteter, hakenförmiger Vorsprung des Schulterblattes über dem Schultergelenk; ⓔ *coracoid process*

Processus coronoideus mandibulae: Kronenfortsatz des Unterkiefers; ⓔ *coronoid process of mandible*

Processus mastoideus: mit der Paukenhöhle verbundener Außenteil des Felsenbeins hinter der Ohrmuschel; ⓔ *mastoid process*

Processus spinosus vertebrae: Dornfortsatz der Wirbel; ⓔ *spinous process*

Processus transversus vertebrae: Querfortsatz der Wirbelkörper; ⓔ *transverse process*

Processus vocalis cartilaginis arytenoideae: Stimmbandfortsatz der Aryknorpels; ⓔ *vocal process of arytenoid cartilage*

Processus xiphoideus: unteres Ende des Brustbeins; ⓔ *xiphoid process*

Prolconlverltin *nt*: → Prokonvertin

Procltiltis *f*: → Proktitis

Proldrom *nt*: Vorzeichen, Frühsymptom; ⓔ *prodrome*

Proldrolmallerlscheilnung *f*: → Prodrom

Proldrolmallstaldilum *nt*: Vorläuferstadium, in dem die ersten Frühsymptome auftreten; ⓔ *prodromal period*

Proldrug *nt*: Vorstufe eines Arzneimittels, die erst im Körper in die aktive Form umgewandelt wird; ⓔ *prodrug*

Prolenlzym *nt*: Enzymvorstufe, aus der das aktive Enzym freigesetzt wird; ⓔ *proenzyme*

Prolelrylthrolblast *m*: unreifste Zelle der Erythropoese*; ⓔ *proerythroblast*

Prolelrylthrolzyt *m*: → Retikulozyt

Prolfilbrinollylsin *nt*: → Plasminogen

prolfus *adj*: (*Blutung*) reichlich, stark; ⓔ *profuse*

Prolgelnelse *f*: Entwicklung der Keimzellen und Befruchtung; ⓔ *progenesis*

Prolgelnie *f*: Vorstehen des Unterkiefers; ⓔ *progenia*

Prolgelniltur *f*: Nachkommen, Abkömmlinge, Kinder; ⓔ *progeny*

Prolgelrie *f*: autosomal-rezessive Entwicklungsstörung mit Minderwuchs, hochgradiger Vergreisung, Knochen-,

Gelenk- und Zahnfehlbildungen; ⒺE progeria

Pro|ges|te|ron nt: vom Gelbkörper des Eierstocks während des Genitalzyklus und der Plazenta während der Schwangerschaft gebildetes Hormon, das u.A. die Uterusschleimhaut für die Einnistung vorbereitet und die Schwangerschaft erhält; ⒺE progesterone

Progesteronrezeptor-Antagonisten pl: Substanzen, die mit Progesteron am Rezeptor konkurrieren; ⒺE gestagen inhibitors

Pro|glot|ti|den pl: Bandwurmglieder; ⒺE proglottids

Pro|gna|thie f: Vorstehen des Oberkiefers; ⒺE prognathism

Pro|gno|se f: Vorhersage des möglichen Verlaufs und Ausgang einer Erkrankung; ⒺE prognosis

Pro|gnos|ti|kon nt: → Prognostikum

Pro|gnos|ti|kum nt: Vorzeichen, Krankheitszeichen mit Bedeutung für die Prognose; ⒺE prognostic

pro|gre|di|ent adj: fortschreitend, zunehmend, sich weiterentwickelnd; ⒺE progressive

pro|gres|siv adj: fortschreitend, zunehmend, sich weiterentwickelnd, sich verschlimmernd; ⒺE progressive

Pro|hor|mon nt: Hormonvorläufer, aus dem das Hormon freigesetzt wird; ⒺE prohormone

Pro|in|su|lin nt: einkettige Insulinvorstufe, aus der das aktive Insulin entsteht; ⒺE proinsulin

Pro|jek|ti|on f: **1.** Fortleitung eines Nervenimpulses in den Projektionsfasern* **2.** psychologischer Abwehrmechanismus, bei dem eigene Wünsche, Gefühle und Vorstellungen auf andere übertragen werden; ⒺE **1.–2.** projection

Pro|jek|ti|ons|faser f: Großhirnrinde und Hirnstamm oder Rückenmark verbindende Nervenfaser; ⒺE projection fiber

Pro|ka|ry|ont m: Einzeller, ohne abgegrenzten Zellkern; ⒺE prokaryote

Pro|ka|ry|ot m: → Prokaryont

Pro|kol|la|gen nt: von Fibroblasten gebildete Kollagenvorstufe; ⒺE procollagen

Pro|kon|ver|tin nt: in der Leber gebildeter Faktor der Blutgerinnung; Mangel führt zu Hypoprokonvertinämie*; ⒺE proconvertin

Prok|tal|gie f: Schmerzen im unteren Mastdarm/Rektum, Anusschmerz; ⒺE proctalgia

Prok|tek|to|mie f: Rektumamputation,

Rektumresektion; ⒺE proctectomy

Prok|ti|tis f: Entzündung der Mastdarmschleimhaut oder Mastdarmwand; ⒺE proctitis

Prokto-, prokto- präf.: Wortelement mit der Bedeutung „Mastdarm/Enddarm/Rektum"

Prok|to|dy|nie f: → Proktalgie

Prok|to|kol|ek|to|mie f: Entfernung von Kolon und Rektum; ⒺE proctocolectomy

Prok|to|kol|li|tis f: Entzündung von Mastdarm und Kolon; ⒺE proctocolitis

Prok|to|kol|lo|sko|pie f: Endoskopie von Mastdarm und Kolon; ⒺE proctocolonoscopy

Prok|to|pe|xie f: Mastdarmanheftung; ⒺE proctopexy

Prok|to|plas|tik f: Mastdarmplastik; ⒺE proctoplasty

Prok|to|rek|to|sig|mo|i|do|sko|pie f: Endoskopie von Mastdarm, Rektum und Sigmoid; ⒺE proctosigmoidoscopy

Prok|to|sig|mo|i|dek|to|mie f: operative Entfernung von Rektum und Sigma; ⒺE proctosigmoidectomy

Prok|to|sig|mo|i|de|o|sko|pie f: → Proktosigmoidoskopie

Prok|to|sig|mo|i|di|tis f: Entzündung von Mastdarm und Sigmoid; ⒺE proctosigmoiditis

Prok|to|sig|mo|i|do|sko|pie f: Endoskopie von Mastdarm und Sigmoid; ⒺE proctosigmoidoscopy

Prok|to|sko|pie f: Endoskopie des Mastdarms; ⒺE proctoscopy

Prok|to|spas|mus m: schmerzhafter Krampf des Afterschließmuskels; ⒺE proctospasm

Prok|to|ste|no|se f: angeborene oder erworbene Einengung des Afters; ⒺE proctostenosis

Prok|to|sto|mie f: Anlegen einer äußeren Rektumfistel; ⒺE proctostomy

Prok|to|to|mie f: Rektumschnitt; ⒺE proctotomy

Prok|to|ze|le f: **1.** Vorfall der vorderen Mastdarmwand bei Schwäche des Septum* rectovaginale **2.** sich in das Rektum vorwölbender Dammbruch; ⒺE **1.–2.** proctocele

pro|la|biert adj: Vorfall/Prolaps betreffend, vorgefallen; ⒺE prolapsed

Pro|lac|tin nt: → Prolaktin

Pro|lak|tin nt: Hypophysenvorderlappenhormon, das die Entwicklung der Brustdrüse und die Milchsekretion reguliert; ⒺE prolactin

Pro|lak|ti|nom nt: prolaktinsezernierendes Adenom* des Hypophysenvorderlappens*; Ⓔ *prolactinoma*

Prollaps *m*: Vorfall eines Organs oder Gewebes durch eine natürliche Körperöffnung; Ⓔ *prolapse*

Prollaplsus *m, pl* -**sus**: → *Prolaps*

Prolliflelraltion *f*: Wucherung; Gewebevermehrung; Ⓔ *proliferation*

Prolliflelraltionslphalse *f*: Phase des Menstrualzyklus [5.–15. Tag], während der die Gebärmutterschleimhaut unter dem Einfluss von Östrogen proliferiert; Ⓔ *proliferative phase*

Prollin *nt*: im Körper gebildete Aminosäure, die v.a. in Kollagen und Elastin vorkommt; Ⓔ *proline*

Prollymlpholzyt *m*: unreife Lymphozytenvorstufe; Ⓔ *prolymphocyte*

Prolmelgalkalrylolzyt *m*: unreife Vostufe der Megakaryozyten; Ⓔ *promegakaryocyte*

Prolmelgalloblast *m*: unreife Vostufe der Megaloblasten; Ⓔ *promegaloblast*

Prolmilnenltia *f*: Vorsprung, Vorwölbung, Wölbung; Ⓔ *prominence*

Prominentia laryngea: Adamsapfel; Ⓔ *laryngeal prominence*

Prolmislkulität *f*: Sexualverkehr mit wechselnden Partnern; Ⓔ *promiscuity*

Prolmolnolzyt *m*: unreife Monozytenvorstufe; Ⓔ *promonocyte*

Prolmonltolrilum *nt*: Vorsprung; Ⓔ *promontory*

Promontorium ossis sacri: ins Becken vorspringender Vorsprung der Wirbelsäule am Übergang vom 5. Lendenwirbel zum Kreuzbein; Ⓔ *promontory of sacral bone*

Prolmoltor *m*: Stoff, der die Katalysatorwirkung verstärkt, ohne selbst als Katalysator zu wirken; Ⓔ *promoter*

Prolmylellolzyt *m*: unreife Myelozytenvorstufe; Ⓔ *promyelocyte*

Prolmylellolzyltenlleuklälmie *f*: Unterform der akuten myeloischen Leukämie*; Ⓔ *promyelocytic leukemia*

Prolnaltio *f*: → *Pronation*

Pronatio dolorosa: durch eine Subluxation des Radiusköpfchens hervorgerufene, schmerzhafte Scheinlähmung; Ⓔ *pulled elbow*

Prolnaltion *f*: Einwärtsdrehung um die Längsachse; Ⓔ *pronation*

Prolnephlros *nt*: embryonale Vorniere; Ⓔ *pronephros*

prolniert *adj*: **1.** auf dem Bauch liegend, mit dem Gesicht nach unten liegend; (flach) hingestreckt liegend **2.** mit nach unten gedrehter Handfläche; Ⓔ **1.–2.** *prone*

Prolnorlmolblast *m*: unreifste Zelle der Erythropoese*; Ⓔ *pronormoblast*

Prolnukleus *m*: haploider Vorkern von Eizelle und Spermium; Ⓔ *pronucleus*

Prolpalgaltion *f*: **1.** (*Licht, Schall*) Fortleitung, Weiterleitung; (*Seuche*) Übertragung, Verbreitung **2.** Vermehrung, Fortpflanzung; Ⓔ **1.–2.** *propagation*

Prolperldin *nt*: im Plasma vorkommendes Protein, das das Komplementsystem aktivieren kann; Ⓔ *properdin*

Properdin-System *nt*: Aktivierung des Komplements durch angeregtes Properdin; Ⓔ *properdin system*

Prolphalge *m*: die in das Bakterienchromosom integrierte Phagen-DNA; Ⓔ *prophage*

Prolphalse *f*: erste Phase der Kernteilung, während der die Chromosomen sichtbar werden; Ⓔ *prophase*

prolphyllakltisch *adj*: vorbeugend; Ⓔ *prophylactic*

Prolphyllalxe *f*: Vorbeugung einer Krankheit, vorbeugende Behandlung; Ⓔ *prophylaxis*

Prolpilolnilbacltelrilum aclnes *nt*: häufig in Aknepusteln gefundenes Bakterium; Ⓔ *Propionibacterium acnes*

prolprilolrelzepltiv *adj*: die körpereigenen Empfindungen aufnehmend; Ⓔ *proprioceptive*

prolprilolspinal *adj*: ausschließlich das Rückenmark/die Medulla spinalis betreffend; Ⓔ *propriospinal*

Prolpullsilon *f*: überschießende Vorwärtsbewegung, z.B. bei Parkinson*-Krankheit; Ⓔ *propulsion*

prolpullsiv *adj*: vorantreibend, vorwärtsdrängend, vorwärtstreibend; Ⓔ *propulsive*

Prolsenlzelphallon *nt*: das aus Dienzephalon* und Telenzephalon* bestehende Vorderhin; Ⓔ *prosencephalon*

Proslolplallgie *f*: Gesichtsneuralgie, neuralgischer Gesichtsschmerz; Ⓔ *prosopalgia*

Prosopo-, prosopo- *präf.*: Wortelement mit der Bedeutung „Gesicht"

Proslolpoldilplelgie *f*: beidseitige Gesichtslähmung; Ⓔ *prosopodiplegia*

Proslolplelgie *f*: Lähmung des Nervus* facialis und der von ihm versorgten Gesichtsmuskeln; Ⓔ *prosopoplegia*

Proslolpolschilsis *f*: angeborene Gesichtsspalte; Ⓔ *prosoposchisis*

Prosltalcylclin *nt*: → *Prostazyklin*

Prosltagllanldine *pl*: aus Arachidonsäure gebildete Gewebehormone, die u.A. als Mediatoren der Entzündungsreaktion,

P

Neurotransmitter und bei der Schmerzempfindung von Bedeutung sind; ⒺⒸ *prostaglandins*

Prosltalta f: kastaniengroßes Organ, das beim Mann den Anfangsteil der Harnröhre nach dem Austritt aus der Harnblase umgibt; bildet ein alkalisches Sekret, das die Beweglichkeit der Samenzellen stimuliert; ⒺⒸ *prostate*

Prosltaltalaldelnom nt: → Prostatahypertrophie

Prosltaltalaldelnomlekltolmie f: operative Entfernung vergrößerter Prostatateile; wird heute i.d.R. als transurethrale Resektion durchgeführt; ⒺⒸ *prostatectomy*

Prosltaltalhylperlplalsie f: → Prostatahypertrophie

Prosltaltalhylperltrolphie f: gutartige Vergrößerung der Prostata; führt zu Einengung der Harnröhre und Miktionsbeschwerden; ⒺⒸ *adenomatous prostatic hypertrophy*

Prosltaltalkarlzilnom nt: häufigster bösartiger Tumor des Urogenitaltraktes, der im Rahmen der Krebsvorsorge frühzeitig erkannt werden kann; ⒺⒸ *prostatic carcinoma*

Prosltaltalkrebs m: → Prostatakarzinom

Prosltaltekltolmie f: Prostataentfernung; ⒺⒸ *prostatectomy*

prosltaltisch adj: Prostata betreffend, von der Prostata ausgehend; ⒺⒸ *prostatic*

Prosltaltiltis f: i.d.R. bakterielle Entzündung der Prostata; ⒺⒸ *prostatitis*

Prosltaltoldylnie f: Prostataschmerz; ⒺⒸ *prostatodynia*

Prosltaltolpalthie f: Erkrankung der Prostata; ⒺⒸ *prostatopathy*

Prosltaltorlrhoe f: Ausfluss von Prostatasekret aus der Harnröhre; ⒺⒸ *prostatorrhea*

Prosltaltoltolmie f: Eröffnung der Prostata, Prostataschnitt; ⒺⒸ *prostatotomy*

Prosltaltolvelsilkullekltolmie f: Entfernung von Prostata und Bläschendrüsen; ⒺⒸ *prostatovesiculectomy*

Prosltaltolzysltiltis f: Entzündung von Prostata und Harnblase; ⒺⒸ *prostatocystitis*

Prosltaltolzysltoltolmie f: Eröffnung von Prostata und Harnröhre; ⒺⒸ *prostatocystotomy*

Prosltalzylklin nt: in den Wänden von Arterien und Venen gebildetes Prostaglandin*, das die Aggregation der Blutplättchen hemmt; ⒺⒸ *prostacyclin*

Prosltraltilon f: extreme Erschöpfung, extreme Kraftlosigkeit; ⒺⒸ *prostration*

Prot-, prot- präf.: → Proto-

Protlalnolmallie f: Farbsehschwäche für Rot; ⒺⒸ *protanomaly*

Protlanlolpie f: Farbenfehlsichtigkeit für Rot; ⒺⒸ *protanopia*

Protlanloplsie f: → Protanopie

Proltelalse f: eiweißspaltendes/proteolytisches Enzym; ⒺⒸ *protease*

Prolteialselhemlmer pl: Substanzen, die Proteasen hemmen; werden z.B. in der AIDS-Therapie verwendet; ⒺⒸ *protease inhibitors*

Prolteialselinlhilbiltolren pl: → Proteasehemmer

Prolteild nt: zusammengesetztes Protein*, das auch Nichtproteine [Lipide, Kohlenhydrate] enthält; ⒺⒸ *proteid*

Prolteiln nt: aus mehr als 100 Aminosäuren aufgebaute Makromoleküle; nach der Struktur unterscheidet man kugelige [**globuläres Protein**] und gestreckte [**fibrilläres Protein**] Formen; Proteine, die auch andere Bausteine als Aminosäuren enthalten, werden als **zusammengesetzte** oder **gemischte Proteine** bezeichnet; ⒺⒸ *protein*

Prolteilnlälmie f: erhöhter Proteingehalt des Blutes; ⒺⒸ *proteinemia*

Prolteilnalse f: eiweißspaltendes/proteolytisches Enzym; ⒺⒸ *proteinase*

Prolteilnatlpuflfer m: → Proteinpuffersystem

Prolteilnatlpuflferlsysltem nt: → Proteinpuffersystem

Prolteilnlmanlgellanlälmie f: Anämie* bei schwerem Eiweißmangel und dadurch verursachter Störung der Hämoglobinbildung; ⒺⒸ *protein deficiency anemia*

Prolteilnlmanlgellerlkranlkung f: durch eine Hypoproteinämie* hervorgerufene Mangelerkrankung; ⒺⒸ *hypoproteinosis*

prolteilnolgen adj: von Proteinen abstammend, aus Proteinen gebildet; ⒺⒸ *proteinogenous*

Prolteilnolse f: übermäßige Eiweißablagerung im Gewebe; ⒺⒸ *proteinosis*

Prolteilnlpollylsaclchalrid nt: Proteid* aus Eiweiß und Polysaccharid*; ⒺⒸ *protein-polysaccharide*

Prolteilnlpuflfer m: → Proteinpuffersystem

Prolteilnlpuflferlsysltem nt: Teil des Puffersystems zur Konstanthaltung des pH-Wertes des Blutes; ⒺⒸ *proteinate buffer system*

Prolteilnlulrie f: Eiweißausscheidung im Harn; meist gleichgesetzt mit Albuminurie; ⒺⒸ *proteinuria*

echte Proteinurie: durch Erkrankungen oder Veränderungen des Nierenparenchyms oder der Glomeruli verursachte Eiweißausscheidung; Ⓔ *true proteinuria*

febrile Proteinurie: Eiweißausscheidung bei fieberhaften Erkrankungen; Ⓔ *febrile proteinuria*

funktionelle Proteinurie: vorübergehende, nicht-pathologische Eiweißausscheidung unterschiedlicher Genese [z.B. in der Schwangerschaft]; Ⓔ *functional proteinuria*

orthostatische Proteinurie: funktionelle Albuminurie, die bei Jugendlichen im Stehen auftritt und im Liegen wieder verschwindet; Ⓔ *orthostatic proteinuria*

postrenale Proteinurie: durch eine (physiologisch) hinter der Niere, d.h. in den ableitenden Harnwegen liegende Ursache ausgelöste Proteinurie; Ⓔ *postrenal proteinuria*

prärenale Proteinurie: durch eine (physiologisch) vor der Niere liegende Ursache ausgelöste Proteinurie; Ⓔ *prerenal proteinuria*

renale Proteinurie: → *echte Proteinurie*
Proteo-, proteo- *präf.*: Wortelement mit der Bedeutung „Eiweiß/Protein"

Proteoglykan *nt*: Proteid* aus Eiweiß und Glykosaminoglykan; Ⓔ *proteoglycan*

Proteohormon *nt*: aus Aminosäuren aufgebautes Hormon; Ⓔ *proteohormone*

proteoklastisch *adj*: eiweißspaltend; Ⓔ *proteoclastic*

Proteolyse *f*: Eiweißabbau, Eiweißspaltung, Proteinspaltung; Ⓔ *proteolysis*

Proteomyces *f*: → *Trichosporon*

proteopeptisch *adj*: Eiweißverdauung betreffend; Ⓔ *proteopeptic*

Proteus *m*: Gattung gramnegativer, peritrich begeißelter Stäbchenbakterien; Ⓔ *Proteus*

Proteus mirabilis: Erreger von Harnwegs- und Mittelohrinfektionen; Ⓔ *Proteus mirabilis*

Proteus vulgaris: häufig bei Wund- und Harnwegsinfekten gefundene Species; Ⓔ *Proteus vulgaris*

Prothese *f*: aus körperfremdem Material gefertigter Ersatz für Gliedmaßen oder andere Körperteile; Ⓔ *prosthesis*

Prothrombin *nt*: in der Leber gebildeter, Vitamin K-abhängiger Blutgerinnungsfaktor; inaktive Vorstufe des Thrombins; Ⓔ *prothrombin*

Prothrombinaktivator *m*: Lipoprotein-

komplex, der im Rahmen der Gerinnungskaskade Prothrombin* in Thrombin* umwandelt; Ⓔ *thrombokinase*

Prothrombinase *f*: aus verschiedenen Komponenten [u.A. aktivierter Faktor V, Faktor X] bestehender Komplex, der Prothrombin [Faktor II] in Thrombin umwandelt; Ⓔ *thromboplastin*

Prothrombinkomplex *m*: Bezeichnung für die Vitamin K-abhängig in der Leber gebildeten Gerinnungsfaktoren II, VII, IX und X; Ⓔ *prothrombin complex*

Prothrombinkonsumptionstest *m*: Gerinnungstest, der den Prothrombinverbrauch bei Spontangerinnung misst; Ⓔ *prothrombin-consumption test*

Prothrombinzeit *f*: Gerinnungstest zur Diagnose von Störungen der Faktoren II, V, VII und X; Ⓔ *prothrombin time*

Protista *pl*: Einzeller; Ⓔ *Protista*

Proto-, proto- *präf.*: Wortelement mit der Bedeutung „erster/wichtigster"

protodiastolisch *adj*: Protodiastole betreffend, am Anfang der Diastole; Ⓔ *protodiastolic*

Protokollagen *nt*: Kollagenvorstufe; Ⓔ *protocollagen*

Protonen *pl*: positiv geladene Kernteilchen, Wasserstoffkerne; Ⓔ *protons*

Protonenpumpe *f*: Enzym der Belegzellen [H⁺/K⁺-ATPase], das Kaliumionen im Austausch gegen Wasserstoffionen in die Zelle pumpt; Ⓔ *proton pump*

Protonenpumpenhemmer *pl*: Substanzen, die die Salzsäurebildung im Magen durch Hemmung der H⁺/K⁺-ATPase herabsetzen; Ⓔ *proton pump inhibitors*

protopathisch *adj*: **1.** ohne erkennbar Ursache (entstanden), unabhängig von anderen Krankheiten **2.** gestört, entdifferenziert, desintegriert; Ⓔ **1.–2.** *protopathic*

Protoplasma *nt*: Grundplasma der Zelle; besteht aus Wasser, Eiweißen, Fetten, Kohlenhydraten und Elektrolyten; Ⓔ *protoplasm*

protoplasmatisch *adj*: Protoplasma betreffend oder enthaltend, aus Protoplasma bestehend; Ⓔ *protoplasmic*

Protopsis bulbi *f*: → *Protrusio bulbi*

Protozoa *pl*: Urtierchen, tierische Einzeller; Ⓔ *Protozoa*

Protozoen *pl*: → *Protozoa*

protrahiert *adj*: über einen längeren Zeitraum (wirkend oder anhaltend); Ⓔ *protracted*

Protrusio *f*: Vorstehen, Vortreten, Herausragen; ⒺⒺ *protrusion*

Protrusio acetabuli: Vorwölbung des Pfannenbodens in das kleine Becken; Ⓔ *intrapelvic protrusion*

Protrusio bulbi: ein- oder beidseitiges Hervortreten des Augapfels aus der Augenhöhle; klassisch bei Basedow*-Krankheit; Ⓔ *protrusion of the bulb*

Proltrulsilonslbelcken nt: durch eine Protrusio* acetabuli verursachte Beckenanomalie; Ⓔ *intrapelvic protrusion*

Proltulbelranltia f: höckerartiger Vorsprung; Ⓔ *protuberance*

Protuberantia mentalis: Kinn; Ⓔ *mental protuberance*

Proust-Raum m: Bauchfelltasche zwischen Blase und Rektum; beim Mann tiefste Stelle der Peritonealhöhle; Ⓔ *Proust's space*

Prolvirus nt: in das Genom der Wirtszelle integrierte Virus-DNA, aus der Viren entstehen können; Ⓔ *provirus*

Prolvitlalmin nt: unwirksame Vitaminvorstufe; Ⓔ *provitamin*

Provitamin D₂: Vorstufe von Ergocalciferol*; Ⓔ *ergosterol*

Provitamin D₃: im Körper aus Cholesterin gebildetes Provitamin, das in der Haut von UV-Strahlen in Vitamin D₃ umgewandelt wird; Ⓔ *provitamin D₃*

Prolvolkaltilon f: Auslösung von Krankheitssymptomen durch kontrollierte Reize, z.B. bei der Allergietestung; Ⓔ *provocative test*

Prolvolkaltilonsltest m: → *Provokation*

Prowazek-Einschlusskörperchen pl: Einschlusskörperchen der Bindehautzellen bei Trachom*; Ⓔ *Prowazek bodies*

prolxilmal adj: rumpfwärts (liegend), zur Körpermitte hin (liegend); Ⓔ *proximal*

Prulrilgo f: Oberbegriff für starkjuckende Hautkrankheiten mit Knötchen- oder Knotenbildung; Ⓔ *prurigo*

Prulriltus m: (Haut-)Jucken, Juckreiz; Ⓔ *pruritus*

Pruritus ani: starker Juckreiz der Haut um den After; Ⓔ *anal pruritus*

Pruritus gravidarum: im letzten Schwangerschaftsdrittel auftretender generalisierter Juckreiz; Ⓔ *pruritus gravidarum*

Psallildoldonltie f: normale Bissform, bei der die oberen Schneidezähne über die unteren ragen; Ⓔ *scissors-bite*

Psellislmus m: Stammeln, Stottern; Ⓔ *psellism*

Pseuldanlkyllolse f: scheinbare Gelenkversteifung durch Fibrose der Gelenk-

kapsel; Ⓔ *pseudankylosis*

Pseudlarlthrolse f: bei fehlender Ausheilung einer Fraktur entstehendes echtes Gelenk [**Nearthrose**] oder bindegewebig-fibröse Knochenverbindung; Ⓔ *pseudarthrosis*

Pseudläslthelsie f: Scheinempfindung, Empfindung ohne entsprechenden Reiz; Ⓔ *pseudesthesia*

Pseudo-, pseudo- präf.: Wortelement mit der Bedeutung „falsch/scheinbar"

Pseuldolaglglultilnaltilon f: Aggregation von Erythrozyten in Form geldrollenförmiger Ketten; Ⓔ *pseudoagglutination*

Pseuldolalllerlgie f: Unverträglichkeitsreaktion, die nicht auf einer Immunreaktion beruht; Ⓔ *pseudoallergic reaction*

Pseuldolanlkyllolse f: → *Pseudankylose*

Pseuldolalorltenlinlsuflfilzilenz f: funktionelle Aortenklappeninsuffizienz*; Ⓔ *functional aortic regurgitation*

Pseuldolaplpenldilzitis f: pseudoappendizitische Symptomatik durch eine Entzündung und Schwellung mesenterialer Lymphknoten; Ⓔ *pseudoappendicitis*

Pseuldolarlthrolse f: → *Pseudarthrose*

Pseuldolbullbärlpalrallylse f: Schwäche von Lippen-, Zungen-, Gaumen- und Kehlkopfmuskeln ohne Ausfall der Hirnnervenkerne; Ⓔ *pseudobulbar palsy*

Pseuldolcholleizystiltis f: durch eine Nahrungsmittelallergie hervorgerufene Symptome einer Gallenblasenentzündung; Ⓔ *pseudocholecystitis*

Pseuldolcholinlesltelralse f: Enzym, das außer Acetylcholin auch andere Cholinester spaltet; Ⓔ *pseudocholinesterase*

Pseuldolchromlhidlrolse f: durch Farbstoffe hervorgerufene Färbung des Schweißes; Ⓔ *pseudochromhidrosis*

Pseuldolchromliidrolse f: → *Pseudochromhidrose*

pseuldolchyllös adj: dem Milchsaft/Chylus ähnelnd; Ⓔ *pseudochylous*

Pseuldolcroup m: → *Pseudokrupp*

Pseuldoldiphlthelrie f: diphtherieähnlich Erkrankung; Ⓔ *diphtheroid*

Pseuldoldilverltilkel nt: Divertikel, bei dem nur die Schleimhaut ausgebuchtet ist; Ⓔ *pseudodiverticulum*

Pseuldolenldolkrilnolpalthie f: durch fehlende Ansprechbarkeit des oder der Erfolgsorgane vorgetäuschte Endokrinopathie*; Ⓔ *pseudoendocrinopathy*

Pseuldolelrylsilpel nt: durch **Erysipelothrix rhusiopathiae** verursachte, meist die Finger/Hände betreffende, schmerzlose livide Entzündung; Ⓔ *pseudoerysipelas*

Pseu|do|gelb|sucht f: Gelbfärbung der Haut durch Farbstoffe [z.B. Karotin]; Ⓔ *pseudojaundice*

Pseu|do|gel|lenk nt: → *Pseudarthrose*

Pseu|do|gicht f: durch Ablagerung von Calciumpyrophosphatdihydrat in einem [meist Kniegelenk] oder mehreren Gelenken hervorgerufene Arthropathie*; Ⓔ *pseudogout*

Pseu|do|glo|bu|lie f: → *Pseudopolyglobulie*

Pseu|do|gra|vi|di|tät f: → *Pseudokyesis*

Pseu|do|gy|nä|ko|mas|tie f: unechte Gynäkomastie* bei Fettsucht; Ⓔ *pseudogynecomastia*

Pseu|do|hä|mag|glu|ti|na|ti|on f: → *Pseudoagglutination*

Pseu|do|hä|mat|u|rie f: durch rote Farbstoffe vorgetäuschte Hämaturie*; Ⓔ *pseudohematuria*

Pseu|do|hä|mo|phi|lie, hereditäre/vaskuläre f: durch einen Mangel oder Defekt an von Willebrand-Faktor* hervorrufene Blutungsneigung; Ⓔ *pseudohemophilia*

Pseu|do|her|ma|phro|dis|mus m: → *Pseudohermaphroditismus*

Pseu|do|her|ma|phro|di|tis|mus m: Form der Intersexualität, bei der eine Differenz zwischen chromosomalem und gonadalem Geschlecht sowie äußeren Genitalen und sekundären Geschlechtsmerkmalen vorliegt; Ⓔ *pseudohermaphroditism*

Pseu|do|her|nie f: kompletter oder teilweiser Eingeweidevorfall ohne Bruchsack; Ⓔ *pseudohernia*

Pseu|do|hy|per|pa|ra|thy|re|o|i|dis|mus m: durch hormonbildende Karzinome hervorgerufener Hyperparathyreoidismus; Ⓔ *pseudohyperparathyroidism*

Pseu|do|hy|per|tro|phie f: Muskelvergrößerung durch Fettgewebs- und Bindegewebshypertrophie bei gleichzeitigem Schwund des Muskelgewebes; Ⓔ *pseudohypertrophy*

Pseu|do|hy|po|pa|ra|thy|re|o|i|dis|mus m: durch hormonbildende Tumoren verursachter Hyperparathyreoidismus*; Ⓔ *pseudohypoparathyroidism*

Pseu|do|ik|te|rus m: Gelbfärbung der Haut durch Farbstoffe [z.B. Karotin]; Ⓔ *pseudoicterus*

pseu|do|i|so|chro|ma|tisch adj: scheinbar von derselben Farbe; Ⓔ *pseudoisochromatic*

Pseudo-Kaposi-Syndrom nt: an ein Kaposi*-Sarkom erinnernde bräunlich-livide Flecken an Unterschenkel und Füßen; Ⓔ *pseudo-Kaposi sarcoma*

Pseu|do|ko|lma nt: komatöser Zustand bei Störungen des Elektrolythaushaltes; Ⓔ *electrolyte coma*

Pseu|do|krupp m: meist durch Virusinfekte der oberen Atemwege ausgelöste Symptomatik, die an einen echten Krupp erinnert; Ⓔ *pseudocroup*

Pseu|do|kryp|tor|chis|mus m: Hoden mit normaler Position im Skrotum, der bei Kremasteranspannung in den Leistenkanal hochgezogen wird; Ⓔ *retractile testis*

Pseu|do|ky|e|sis f: eingebildete Schwangerschaft bei starkem Kinderwunsch; Ⓔ *pseudopregnancy*

Pseu|do|le|ber|zir|rho|se f: → *Pseudozirrhose*

Pseu|do|leuk|ä|mie f: extreme Leukozytose* mit einer Erhöhung der Leukozytenzahl auf Werte über 20.000/µl und starker Linksverschiebung*; Ⓔ *pseudoleukemia*

Pseudo-Lupus-erythematodes-Syndrom nt: durch verschiedene Arzneimittel verursachte lupus-artige Erkrankung, die nach Absetzen des Medikamentes verschwindet; Ⓔ *drug-induced lupus*

Pseu|do|lym|phom nt: gutartige Schwellung des lymphatischen Gewebes, die nach Wegfall des auslösenden Reizes wieder verschwindet; Ⓔ *pseudolymphoma*

Pseu|do|lys|sa f: → *Pseudowut*

Pseu|do|man|gel|rachi|tis f: autosomal-dominante Rachitis* mit Vitamin D-refraktärer Hypokalzämie und nur geringer Hypophosphatämie; Ⓔ *pseudodeficiency rickets*

Pseu|do|mas|to|i|di|tis f: meist durch eine schwere Otitis* externa hervorgerufene Schwellung der retroaurikulären Lymphknoten; Ⓔ *pseudomastoiditis*

Pseu|do|mas|tur|ba|ti|on f: → *Peotillomanie*

Pseu|do|mem|bran f: bei fibrinösen Entzündungen entstehender Film aus Fibrin, Blut- und Gewebezellen; Ⓔ *pseudomembrane*

Pseu|do|me|nin|gi|tis f: durch eine Reizung der Hirnhäute entstehender Symptomenkomplex [Kopfschmerz, Nackensteife], der eine Hirnhautentzündung vortäuschen kann; Ⓔ *pseudomeningitis*

Pseu|do|mens|tru|a|ti|on f: Gebärmutterblutung um die Zeit der Menstruation;

Ⓔ *pseudomenstruation*

Pseu|do|mne|sie f: positive Erinnerungstäuschung, bei der nicht stattgefundene Ereignisse erinnert werden; Ⓔ *pseudomnesia*

Pseu|do|mo|nas f: Gattung gramnegativer, lophotrich begeißelter Stäbchenbakterien; Ⓔ *Pseudomonas*

Pseudomonas aeruginosa: ubiquitär verbreiteter Eitererreger, der z.T. leuchtende Farbstoffe bildet; häufiger Krankenhauskeim, der Infektion der Harn- und Atemwege, Hirnhäute und von Brandwunden verursacht; Ⓔ *Pseudomonas aeruginosa*

Pseudomonas mallei: Erreger des Maliasmus*; Ⓔ *Pseudomonas mallei*

Pseudomonas pseudomallei: Erreger der Malleoidose*; Ⓔ *Pseudomonas pseudomallei*

Pseu|do|mul|zin nt: in Eierstockzysten vorhandenes Glykoproteid; Ⓔ *pseudomucin*

Pseu|do|myl|ko|se f: an eine Pilzinfektion erinnernde Infektionskrankheit durch andere Erreger [z.B. Aktinomykose*, Nokardiose*]; Ⓔ *pseudomycosis*

Pseu|do|my|lo|pie f: durch verstärkte Akkommodation [Akkommodationskrampf, zu starke Brillengläser] vorgetäuschte Kurzsichtigkeit; Ⓔ *pseudomyopia*

Pseu|do|my|zel nt: von Hefen gebildetes Scheinmyzel; Ⓔ *pseudomycelium*

Pseu|do|neu|ri|tis (op|ti|ca) f: angeborene Anomalie der Sehnervenpapille ohne pathologischen Wert; Ⓔ *pseudoneuritis*

Pseu|do|neu|ro|se f: durch organische Ursachen hervorgerufenes Krankheitsbild, das klinisch die Symptome einer Neurose zeigt; Ⓔ *pseudoneurosis*

Pseu|do|pa|pil|li|tis vas|cu|la|ris f: angeborene Anomalie der Sehnervenpapille ohne pathologischen Wert; Ⓔ *pseudopapilledema*

Pseu|do|pa|ra|ly|se f: Schwäche oder Bewegungseinschränkung von Muskeln; Ⓔ *pseudoparalysis*

Pseu|do|pa|ra|ple|gie f: Scheinlähmung der Beine bei Muskelschwäche; Ⓔ *pseudoparaplegia*

Pseu|do|pa|re|se f: → *Pseudoparalyse*

Pseu|do|pel|la|de f: vernarbende Alopezie* mit kleinen, scharf begrenzten Herden; Ⓔ *pseudopelade*

Pseu|do|pe|ri|to|ni|tis f: durch eine Bauchfellreizung entstehende Symptomatik [Abwehrspannung, Bauchspannung,

Brechreiz], die an eine Bauchfellentzündung erinnert; häufigste Form ist die **Pseudoperitonitis diabetica**; Ⓔ *pseudoperitonitis*

Pseu|do|pol|di|en pl: Scheinfüßchen der Amöben; Ⓔ *pseudopodia*

Pseu|do|pol|ly|glo|bu|lie f: relative Polyglobulie durch Verminderung des Plasmavolumens; Ⓔ *pseudopolycythemia*

Pseu|do|pol|ly|po|sis f: durch Schleimhautwucherung vorgetäuschtes Vorkommen multipler Polypen; Ⓔ *pseudopolyposis*

Pseu|do|pto|se f: scheinbare Lidsenkung, z.B. bei Fehlen des Augapfels; Ⓔ *pseudoptosis*

Pseu|do|pu|ber|tas prae|cox f: vorzeitiges Auftreten der Pubertät ohne Reifung der Keimdrüsen; Ⓔ *precocious pseudopuberty*

Pseu|do|ral|bi|es f: → *Pseudowut*

Pseu|do|rheu|ma|tis|mus m: bei langdauernder Steroidtherapie auftretende rheumaartige Symptomatik; Ⓔ *pseudorheumatism*

Pseu|do|ru|bel|la f: wahrscheinlich virusbedingte Kleinkinderkrankheit [4 Monate – 2 Jahre], die durch ein plötzlich einsetzendes hohes Fieber [40°] gekennzeichnet ist; nach drei Tagen kommt es zu Entfieberung und Auftreten eines flüchtigen hellroten Ausschlages; Ⓔ *pseudorubella*

Pseu|do|sar|kom nt: Bindegewebstumor der Haut mit benignem Wachstum, der histologisch an ein Sarkom erinnert; Ⓔ *pseudosarcoma*

Pseu|do|skle|ro|se f: an multiple Sklerose erinnernde Erkrankung, ohne pathohistologisches Korrelat; Ⓔ *pseudosclerosis*

Pseu|dos|mie f: Geruchshalluzination; Ⓔ *pseudosmia*

Pseu|do|stau|ungs|pa|pil|le f: angeborene Anomalie der Sehnervenpapille ohne pathologischen Wert; Ⓔ *pseudopapilledema*

Pseu|do|stra|bis|mus m: durch eine Abweichung von optischer und anatomischer Augenachse vorgetäuschtes Schielen; Ⓔ *pseudostrabismus*

Pseu|do|tu|ber|kel nt: an Tuberkulose erinnernde Lymphknotenveränderung; Ⓔ *pseudotubercle*

Pseu|do|tu|ber|ku|lo|se f: selten auf den Menschen übertragene **Nagertuberkulose** durch **Yersinia pseudotuberculosis**; Ⓔ *pseudotuberculosis*

Pseu|do|tu|mor m: durch eine entzündli-

P

che Schwellung vorgetäuschte Tumorbildung; Ⓔ *pseudotumor*

pseu|do|u|ni|po|lar *adj*: (*Neuron*) mit scheinbar nur einem Fortsatz; Ⓔ *pseudounipolar*

Pseu|do|wut *f*: selten auf den Menschen übertragene Enzephalomyelitis [Laborinfektion] von Haustieren durch **Herpesvirus suis**; Ⓔ *pseudorabies*

Pseu|do|zir|rho|se *f*: an einen Zirrhose erinnernde Veränderungen der Leber bei chronischer Leberstauung; Ⓔ *pseudocirrhosis*

Pseu|do|zy|a|no|se *f*: bläuliche Hautverfärbung durch Pigmenteinlagerung; Ⓔ *false cyanosis*

Pseu|do|zy|lin|der *m*: Schleimzylinder oder zylinderartige Leukozytenanhäufung im Harn, die einen echten Harnzylinder vortäuschen; Ⓔ *pseudocast*

Pseu|do|zys|te *f*: nicht mit Epithel ausgekleidete Zyste, z.B. Erweichungszyste* oder parasitäre Zyste; Ⓔ *pseudocyst*

Psi|lo|sis *f*: Haarlosigkeit, Kahlheit, Alopezie; Ⓔ *psilosis*

Psit|ta|ko|se *f*: von Vögeln auf den Menschen übertragene Infektionskrankheit durch **Chlamydia psittaci**; Ⓔ *psittacosis*

Pso|as|ab|szess *m*: meist von der Wirbelsäule ausgehender Senkungsabszess auf dem Musculus psoas; Ⓔ *psoas abscess*

Pso|as|ar|ka|de *f*: den Musculus psoas überspannender Sehnenbogen am 1. Lendenwirbel; Ⓔ *medial arcuate ligament*

Pso|i|tis *f*: Entzündung des Musculus psoas major oder minor; Ⓔ *psoitis*

Pso|ra|le|ne *pl*: in verschiedenen Pflanzen vorkommende Stoffe, die UV-Licht absorbieren und z.T. phototoxisch wirken; Ⓔ *psoralens*

pso|ri|a|si|form *adj*: psoriasisartig, psoriasisähnlich; Ⓔ *psoriasiform*

Pso|ri|a|sis *f*: häufige, chronische Hautkrankheit mit rötlicher Schuppung und möglicher entzündlicher Gelenkbeteiligung; neben einer genetischen Disposition spielen Triggerfaktoren eine Rolle bei der Auslösung; Ⓔ *psoriasis*

Psoriasis vulgaris: häufigste Psoriasisform mit charakteristischen scharf begrenzten, erythematösen Plaques und silbrigen Schuppen; Ⓔ *psoriasis*

Pso|ri|a|sis|ar|thri|tis *f*: chronische Gelenkerkrankung mit Knochenbeteiligung im Rahmen einer Psoriasis; Ⓔ *psoriatic arthritis*

P/S-Quotient *m*: Quotient aus mehrfach ungesättigten [polyunsaturated] und gesättigten [saturated] Fettsäuren in der Nahrung; Ⓔ *P/S ratio*

Psych-, psych- *präf.*: → *Psycho-*

Psy|chal|gie *f*: psychogener Schmerz; Ⓔ *psychalgia*

Psych|as|the|nie *f*: durch psychische Faktoren bedingte Energielosigkeit und Antriebsschwäche; Ⓔ *psychasthenia*

Psy|che *f*: Seele; Gesamtheit der bewussten und unbewussten seelischen Vorgänge; Ⓔ *psyche*

psy|che|del|isch *adj*: das Bewusstsein erweiternd oder verändernd; durch Halluzinogene erzeugt; Ⓔ *psychedelic*

Psycho-, psycho- *präf.*: Wortelement mit der Bedeutung „Seele/Gemüt"

psy|cho|a|na|lep|tisch *adj*: die psychische Aktivität erhöhend/steigernde; Ⓔ *psychoanaleptic*

Psy|cho|a|na|ly|se *f*: auf der Lehre von Sigmund Freud aufbauende Methode zur Diagnose und Behandlung psychischer Störungen; Ⓔ *psychoanalysis*

Psy|cho|di|ag|nos|tik *f*: Diagnose psychischer Störungen mit psychologischen Methoden; Ⓔ *psychodiagnosis*

Psy|cho|dra|ma *nt*: Gruppentherapie, bei der Probleme schauspielerisch dargestellt werden; Ⓔ *psychodrama*

Psy|cho|dy|na|mik *f*: Gesamtheit der intrapersonellen Energie; Ⓔ *psychodynamics*

psy|cho|dys|lep|tisch *adj*: seelisch enthemmend, halluzinogen; Ⓔ *psychodysleptic*

psy|cho|gen *adj*: psychisch/seelisch bedingt, in der Psyche begründet; oft gleichgesetzt mit hysterisch; Ⓔ *psychogenic*

psy|cho|ge|ne|tisch *adj*: 1. die geistige Entwicklung oder Psychogenie betreffend 2. psychisch/seelisch bedingt, in der Psyche begründet; oft gleichgesetzt mit hysterisch; Ⓔ 1. *psychogenetic* 2. *psychic*

Psy|cho|ge|ri|a|trie *f*: Behandlung psychischer Probleme älterer Patienten; Ⓔ *psychogeriatrics*

Psy|cho|lo|gie *f*: Wissenschaft von den seelischen Vorgängen, d.h. vom Erleben und Verhalten des Menschen in bezug auf sich selbst oder die Umwelt; Ⓔ *psychology*

Psy|cho|me|trie *f*: objektive Messung von psychischen Funktionen und Verhaltensweisen; Ⓔ *psychometry*

P

psy|chol|mi|me|tisch adj: die Psyche anregend; oft gleichgesetzt mit halluzinogen; ⒺE *psychotomimetic*

Psy|chol|mo|to|rik f: Gesamtheit der durch psychische Vorgänge ausgelösten Bewegungen; ⒺE *ideomotion*

Psy|chol|neu|rolse f: durch psychogene Ursachen hervorgerufene Neurose; ⒺE *psychoneurosis*

Psy|chol|phar|mal|ka pl: Arzneimittel, die auf das ZNS einwirken und damit psychische Vorgänge beeinflussen; ⒺE *psychoactive drugs*

Psy|chol|phar|mal|kol|lol|gie f: Lehre von den Wirkungen von Pharmaka auf das Erleben, Befinden und Verhalten; ⒺE *psychopharmacology*

psy|chol|phy|sisch adj: Psychophysik betreffend; Geist/Psyche und Körper betreffend; ⒺE *psychophysical*

Psy|chol|ple|gi|kum nt: die geistige Aktivität dämpfende Substanz; ⒺE *psychoplegic*

Psy|chol|se f: allgemeine Bezeichnung für psychische Krankheiten, die durch aktuelle oder vermutete Organ- oder Gehirnerkrankungen hervorgerufen werden; ⒺE *psychosis*

affektive Psychose: Psychose mit erheblicher und anhaltender Verstimmung; ⒺE *affective disorder*

endogene Psychose: ohne erkennbare Ursache entstehende Psychose; ⒺE *endogenous psychosis*

exogene Psychose: Psychose, die durch nachweisbare körperliche Erkrankungen verursacht wird; ⒺE *exogenous psychosis*

manisch-depressive Psychose: endogene Psychose mit abwechselnd manischen und depressiven Phasen; ⒺE *bipolar disorder*

organische Psychose: durch Erkrankungen des Gehirns hervorgerufene Psychose; ⒺE *organic psychosis*

paranoide Psychose: Psychose, die durch Wahnvorstellungen gekennzeichnet ist; ⒺE *paranoid disorder*

schizoaffektive Psychose: Sonderform der Schizophrenie*, bei der Anfangs affektive Störungen im Vordergrund stehen; ⒺE *schizoaffective disorder*

symptomatische Psychose: Psychose als Begleiterscheinung [Symptom] einer körperlichen Erkrankung; ⒺE *organic psychosis*

psy|chol|se|dal|tiv adj: mit beruhigender Wirkung auf das Zentralnervensystem; ⒺE *psychosedative*

Psy|chol|se|dal|ti|vum nt: Beruhigungsmittel; ⒺE *psychosedative*

Psy|chol|so|mal|tik f: die Wechselwirkung von Körper und Seele/Psyche; ⒺE *psychophysiology*

Psy|chol|sti|mul|lans nt: die geistige Aktivität anregende Substanz; ⒺE *psychostimulant*

Psy|chol|syn|drom nt: unspezifische Bezeichnung für psychische Störungen auf organischer Basis; ⒺE *neuropsychologic disorder*

Psy|chol|thel|ra|pie f: Behandlung von psychischen oder psychosomatischen Störungen mit psychologischen Methoden; ⒺE *psychotherapy*

Psy|chol|to|nil|kum nt: die geistige Aktivität anregende Substanz; ⒺE *psychostimulant*

psy|chol|to|nisch adj: die Psyche anregend; ⒺE *psychostimulant*

Psychro-, psychro- präf.: Wortelement mit der Bedeutung „Kälte/Frost"

Psy|chrol|al|gie f: schmerzhafte Kälteempfindung; ⒺE *psychroalgia*

Psy|chrol|hy|per|läs|the|sie f: schmerzhafte Kälteempfindung; ⒺE *psychroalgia*

psy|chrol|phil adj: kälteliebend; ⒺE *psychrophilic*

PTA-Mangel m: durch autosomal-rezessiv vererbten Mangel an Faktor XI bedingte erbliche Blutungsneigung; ⒺE *PTA deficiency*

Ptar|mus m: Nieskrampf; ⒺE *ptarmus*

Ptel|rol|yl|glul|tal|min|säu|re f: essentieller, zum Vitamin B-Komplex gehörender Nahrungsbestandteil; Mangel führt zu neurologischen Störungen und Anämie*; ⒺE *pteroylglutamic acid*

Ptel|ry|gi|um nt: 1. Nagelhäutchen 2. flughautartige Haut- oder Schleimhautfalte; ⒺE 1.–2. *pterygium*

Pterygium colli: Flügelfellbildung am Hals; ⒺE *cervical pterygium*

Pterygium conjunctivae: auf die Bindehaut übergreifende narbige Bindehautduplikatur; ⒺE *scar pterygium*

Pterygium-Syndrom nt: Flügelfellbildung an Hals und Gelenken; ⒺE *pterygium colli syndrome*

Ptil|lol|sis f: Verlust der Wimpern; ⒺE *ptilosis*

-ptoe suf.: → -ptyse

Ptol|se f: 1. (Organ-)Senkung 2. Herabhängen des Oberlids; ⒺE 1. *ptosis*. 2. *blepharoptosis*

-ptose suf.: Wortelement mit der Bedeutung „Senkung/Vorfall"

Ptol|sis f: 1. (Organ-)Senkung 2. Ptosis

palpebrae Herabhängen des Oberlids; Ⓔ **1.** ptosis **2.** blepharoptosis

Ptyalin nt: stärkespaltendes Enzym des Speichels; Ⓔ ptyalin

Ptyalismus m: (übermäßiger) Speichelfluss; Ⓔ ptyalism

Ptyalolithiasis f: meist asymptomatisches Vorkommen von Speichelsteinen; Ⓔ ptyalolithiasis

-ptyse suf.: Wortelement mit der Bedeutung „Spucken"

Pubarche f: Beginn des Wachstums der Schamhaare in der Pubertät; Ⓔ pubarche

Pubeoplastik f: Schambeinplastik; Ⓔ pubioplasty

Pubeotomie f: → Pubiotomie

puberal adj: → pubertär

pubertär adj: Pubertät betreffend, während der Pubertät auftretend; Ⓔ puberal

Puberitas f: → Pubertät

Pubertas praecox: vorzeitige Pubertät; bei Mädchen vor dem 8. Lebensjahr, bei Jungen vor dem 10. Lebensjahr; Ⓔ precocious puberty

Pubertas tarda: verspätete Pubertät; bei Mädchen nach dem 14. Lebensjahr, bei Jungen nach dem 16. Lebensjahr; Ⓔ delayed puberty

Pubertät f: Entwicklungsperiode von Beginn der Ausbildung der sekundären Geschlechtsmerkmale bis zur vollen Geschlechtsreife; Ⓔ puberty

Pubertätsfettsucht f: übermäßige Gewichtszunahme während der Pubertät; Ⓔ puberal adiposity

Pubertätsgynäkomastie f: harmlose, vorübergehende Brustschwellung bei Jungen während der Pubertät; Ⓔ puberal gynecomastia

Pubertätskrise f: psychische Labilität während der Pubertät; Ⓔ adolescent crisis

Pubertätsmagersucht f: fast ausschließlich Mädchen im Alter von 12–21 Jahren betreffende, psychisch bedingte Essstörung mit extremer Abmagerung und Zeichen allgemeiner Körperschwäche und Fehlernährung; oft kombiniert mit periodischer Bulimie* [Anorexia-Bulimie-Syndrom]; Ⓔ anorexia nervosa

Pubes f: **1.** Scham, Schambeinregion **2.** Schamhaare; Ⓔ **1.** pubic hair(s) **2.** pubic region

pubeszent adj: in der Pubertät befindlich, heranwachsend; Ⓔ pubescent

Pubioplastik f: Schambeinplastik; Ⓔ pubioplasty

Pubiotomie f: Durchtrennung des Beckenrings, z.B. zur Geburtserleichterung; Ⓔ pubiotomy

Pubis f: Schambein; vorderer Teil des Hüftbeins; bildet den medialen Teil der Hüftpfanne; Ⓔ pubic bone

pubisch adj: Schambein oder Schamgegend betreffend; Ⓔ pubic

pubofemoral adj: Schambein und Oberschenkel/Femur betreffend oder verbindend; Ⓔ pubofemoral

puboprostatisch adj: Schambein und Vorsteherdrüse/Prostata betreffend oder verbindend; Ⓔ puboprostatic

puborektal adj: Schambein und Mastdarm/Rektum betreffend oder verbindend; Ⓔ puborectal

pubovaginal adj: Schambein und Scheide/Vagina betreffend oder verbindend; Ⓔ pubovaginal

pubovesikal adj: Schambein und Harnblase/Vesica urinaria betreffend oder verbindend; Ⓔ pubovesical

pudendal adj: Scham(gegend) betreffend, zur Scham(gegend) gehörend; Ⓔ pudendal

Pudendum femininum nt: weibliche Scham, Vulva, äußere weibliche Geschlechtsorgane/Genitalien; Ⓔ female pudendum

Pudendusanästhesie f: → Pudendusblock

Pudendusblock m: Leitungsanästhesie des Nervus* pudendus durch Injektion durch die Scheide oder den Damm; Ⓔ pudendal block

pueril adj: **1.** Kind oder Kindheit betreffend, kindlich, im Kindesalter **2.** zurückgeblieben, kindisch, kindhaft; Ⓔ **1.** puerile **2.** childish

Puerilismus m: kindliches Verhalten von Erwachsenen, z.B. bei Psychosen; Ⓔ puerilism

Puerilität f: → Puerilismus

Puerpera f: Wöchnerin; Ⓔ puerpera

puerperal adj: Wochenbett betreffend, während des Kindbetts auftretend; Ⓔ puerperal

Puerperalfieber nt: durch Eindringen von Erregern [Streptokokken, Staphylokokken, Escherichia coli] in die Gebärmutter verursachte hochfieberhafte Erkrankung mit septischen Symptomen; Ⓔ puerperal fever

Puerperalpsychose f: innerhalb von 60 Tagen nach der Entbindung auftretende endogene oder symptomatische Psychose; Ⓔ puerperal psychosis

Pu|er|pe|ral|sep|sis f: → *Puerperalfieber*

Pu|er|pe|ri|um nt: Wochenbett, Kindbett; ⓔ *puerperium*

Puf|fer m: wässrige Lösung einer schwachen Säure und einer korrespondierenden Base [**Pufferpaar**], die als **Puffersystem** den pH-Wert der Lösung bei Zusatz von Säure oder Lauge konstant halten; ⓔ *buffer*

Puf|fer|bal|sen pl: Gesamtheit der im Blut vorhandenen Anionen; ⓔ *buffer bases*

Puf|fer|ka|pa|zi|tät f: Maß für das Puffervermögen einer Pufferlösung; ⓔ *buffer capacity*

Puf|fer|lö|sung f: → *Puffer*

Pu|lex m: Flohgattung, die als Krankheitsüberträger von Bedeutung ist; ⓔ *Pulex*

Pulex cheopis: Ektoparasit bei Ratten; Überträger des Pestbakteriums Yersinia* pestis; ⓔ *Pulex cheopis*

Pulex irritans: Menschenfloh; potentieller Überträger der Pest; ⓔ *Pulex irritans*

Pu|li|ko|se f: Befall mit Flöhen der Gattung Pulex*; ⓔ *flea infestation*

Pul|mo m: Lunge, Lungenflügel; ⓔ *lung*

Pulmo dexter: rechte Lunge, rechter Lungenflügel; ⓔ *right lung*

Pulmo sinister: linke Lunge, linker Lungenflügel; ⓔ *left lung*

Pulmo-, pulmo- präf.: Wortelement mit der Bedeutung „Lunge/Pulmo"

pul|mo|nal adj: Lunge/Pulmo betreffend; ⓔ *pulmonary*

Pul|mo|nal|an|gi|o|gra|fie, -gra|phie f: → *Pulmonalarteriografie*

Pul|mo|nal|ar|te|ri|o|gra|fie, -gra|phie f: Angiografie* der Pulmonalarterien; ⓔ *pulmonary arteriography*

Pul|mo|nal|a|tre|sie f: angeborenes Fehlen der Pulmonalklappe; ⓔ *pulmonary atresia*

Pul|mo|nal|in|suf|fi|zi|enz f: → *Pulmonalisinsuffizienz*

Pul|mo|na|lis|in|suf|fi|zi|enz f: i.d.R. erworbene Schlussunfähigkeit der Pulmonalklappe; ⓔ *pulmonary regurgitation*

Pul|mo|na|lis|klap|pe f: → *Pulmonalklappe*

Pul|mo|na|lis|ste|no|se f: → *Pulmonalstenose*

Pul|mo|nal|klap|pe f: aus drei Taschenklappen bestehende Herzklappe am Ausgang der rechten Kammer in den Truncus* pulmonalis; ⓔ *pulmonary valve*

Pul|mo|nal|klap|pen|in|suf|fi|zi|enz f: → *Pulmonalisinsuffizienz*

Pul|mo|nal|klap|pen|ste|no|se f: → *Pulmonalstenose*

Pul|mo|nal|skle|ro|se f: Arteriosklerose* der Pulmonalarterie und ihrer Äste; ⓔ *sclerosis of the pulmonary artery*

Pul|mo|nal|ste|no|se f: meist angeborene Stenose der Pulmonalklappe, die (unbehandelt) zu Rechtsherzhypertrophie führt; ⓔ *pulmonary stenosis*

infundibuläre Pulmonalstenose: angeborene Verengung der Ausflussbahn des rechten Ventrikels; ⓔ *infundibular pulmonary stenosis*

subvalvuläre Pulmonalstenose: → *infundibuläre Pulmonalstenose*

supravalvuläre Pulmonalstenose: Stenose oberhalb der Pulmonalklappe; ⓔ *supravalvular pulmonary stenosis*

valvuläre Pulmonalstenose: Stenose im Bereich der Semilunarklappen; ⓔ *valvular pulmonary stenosis*

Pul|mo|nal|ve|nen|trans|po|si|ti|on f: angeborene Angiokardiopathie* mit Einmündung der Lungenvenen in den rechten Vorhof; ⓔ *transposition of pulmonary veins*

Pulmono-, pulmono- präf.: Wortelement mit der Bedeutung „Lunge/Pulmo"

pul|mo|pe|ri|to|ne|al adj: Lunge(n) und Bauchfell/Peritoneum betreffend oder verbindend; ⓔ *pulmonoperitoneal*

Pul|pa f: (*Organ*) Mark; Parenchym; ⓔ *pulp*

Pulpa coronalis: in der Zahnkrone liegender Teil der Zahnpulpa; ⓔ *coronal pulp*

Pulpa dentis: die Pulpahöhle und Zahnwurzel ausfüllendes Zahngewebe; ⓔ *dental pulp*

Pulpa lienis: → *Pulpa splenica*

Pulpa radicularis: Wurzelabschnitt der Zahnpulpa*; ⓔ *radicular pulp*

rote Pulpa: → *Pulpa rubra*

Pulpa rubra: aus retikulärem Bindegewebe und extravasalen Erythrozyten bestehender Teil der Milzpulpa; ⓔ *red pulp*

Pulpa splenica: Milzpulpa, Milzparenchym; ⓔ *splenic pulp*

weiße Pulpa: Lymphfollikel der Milz; ⓔ *white pulp*

Pul|pa|ent|zün|dung f: → *Pulpitis*

Pul|pal|gie f: Schmerzen in der Zahnpulpa; ⓔ *pulpalgia*

Pul|pi|tis f: Entzündung der Zahnpulpa; ⓔ *pulpitis*

pul|pös adj: weich, breiig, fleischig, markartig, markig; ⓔ *pulpy*

Puls m: Pulsschlag, Druckwelle im Blut-

P

kreislauf; ⒺⒺ *pulse*

Pulslader f: → *Arteria*

pullsaltil adj: (rhythmisch) schlagend oder klopfend, pochend, pulsierend; Ⓔ *pulsatile*

Pulslfrelquenz f: Pulsschläge pro Minute; stimmt i.d.R. mit der Herzfrequenz überein; Ⓔ *pulse rate*

Pulslsionsldiverltilkel nt: durch einen erhöhten Innendruck und Wandschwäche verursachtes Divertikel*; Ⓔ *pulsion diverticulum*

Puncltio f, pl -tilolnes: → *Punktion*

Puncltum nt: Punkt; Ⓔ *point*

Punctum lacrimale: grübchenförmiger Anfang des Tränenröhrchens auf der Tränenpapille; Ⓔ *lacrimal point*

Punctum maximum: Stelle auf der Körperoberfläche, an der ein bestimmtes Herzgeräusch oder ein Herzton am besten zu hören ist; Ⓔ *auscultation point*

Punkltilon f: Einführen einer Kanüle in einen Hohlraum oder ein Gewebe zur Probenentnahme; Ⓔ *puncture*

Punktlmultaltilon f: Mutation eines einzigen Nukleotids; Ⓔ *point mutation*

Punkltur f: → *Punktion*

Pullpillla f, pl -lae: → *Pupille*

Pullpillarlrelflex m: → *Pupillenreflex*

Pullpillle f: kreisrunde Öffnung in der Mitte der Regenbogenhaut; Ⓔ *pupil*

Pullpilllenlaltrelsie f: angeborener Pupillenverschluss; Ⓔ *atretopsia*

Pullpilllenldilalaltaltilon f: Pupillenvergrößerung, Pupillenerweiterung; Ⓔ *pupil dilation*

Pullpilllenlrelaklilon f: → *Pupillenreflex*

Pullpilllenlrelflex m: Veränderung der Pupillengröße bei Veränderung der einfallenden Lichtmenge, bei Anpassung an Nah- und Fernsehen oder bei Berührung der Hornhaut; Ⓔ *pupillary reflex*

Pullpilllenlstarlre f: Ausfall des Pupillenreflexes; Ⓔ *fixed pupil*

Pupillo-, pupillo- präf.: Wortelement mit der Bedeutung „Pupille"

Pullpilllolgraf, -graph m: Gerät zur Pupillografie*; Ⓔ *pupillograph*

Pullpilllolgralfie, -gralphie f: Aufzeichnung der Pupillenreaktion auf Lichtreize; Ⓔ *pupillography*

pulpilllolmoltolrisch adj: die Pupillenbewegung betreffend; Ⓔ *pupillomotor*

Pullpillloltolnie f: fehlende Pupillenreaktion bei Änderung der einfallenden Lichtmenge; Ⓔ *pupillatonia*

Puplpenlgelsicht nt: ausdrucksloses, pup-

penartiges Gesicht; Ⓔ *doll's face*

purlgaltiv adj: den Darm reinigend, den Stuhlgang fördernd; Ⓔ *laxative*

pulriform adj: Eiter betreffend, eiterartig, eiterähnlich, eitrig; Ⓔ *puriform*

Pulrin nt: aus zwei Ringen bestehende aromatische Verbindung; Grundkörper wichtiger biochemischer Moleküle; Ⓔ *purine*

Pulrinlbalsen pl: die auf dem Puringerüst aufgebauten Basen Guanin*, Xanthin* und Hypoxanthin*; Ⓔ *purine bases*

Purkinje-Fasern pl: Endfasern des Erregungsleitungssystems des Herzens im Myokard; Ⓔ *Purkinje's fibers*

Purlpulra f: kleinfleckige Blutungen von Haut und Schleimhaut bei hämorrhagischer Diathese; Ⓔ *purpura*

idiopathische thrombozytopenische Purpura: chronische oder in akuten Schüben verlaufende Purpura durch einen vorübergehenden Thrombozytenmangel; Ⓔ *idiopathic thrombocytopenic purpura*

Purpura Schoenlein-Henoch: (autoimmun-)allergische Gefäßentzündung mit Purpura der Streckseiten der Extremitäten, Gelenk- und Leibschmerzen; Ⓔ *Henoch-Schönlein purpura*

pulrullent adj: eiterbildend, mit Eiter gefüllt, eitrig, eiternd; Ⓔ *purulent*

Pus nt: Eiter; Ⓔ *pus*

Pusltel f: Eiterbläschen; Ⓔ *pustule*

Putlrelfaklilon f: Fäulnis, Verwesung, Zersetzung; Ⓔ *putrefaction*

Putlreslzenz f: Faulen, Fäulnis; Ⓔ *putrescence*

putlrid adj: faulig, übelriechend; Ⓔ *putrid*

P-Welle f: die Vorhoferregung im EKG; Ⓔ *P wave*

Pylälmie f: Vorkommen von Eitererregern im Blut; Ⓔ *pyemia*

Pylarlthros m: → *Pyarthrose*

Pylarlthrolse f: eitrige Gelenkentzündung; Ⓔ *pyarthrosis*

Pyel-, pyel- präf.: → *Pyelo-*

Pylellekltalsie f: Nierenbeckenerweiterung; Ⓔ *pyelectasis*

Pylelliltis f: Entzündung des Nierenbeckens; Ⓔ *pyelitis*

Pyelo-, pyelo- präf.: Wortelement mit der Bedeutung „Becken"

Pylellolgralfie, -gralphie f: Röntgenkontrastdarstellung des Nierenbeckens; Ⓔ *pyelography*

antegrade Pyelografie: Pyelografie mit direkter Injektion des Kontrastmittels in das Nierenbecken; Ⓔ *antegrade pyelography*

anterograde Pyelografie: → *antegrade Pyelografie*

intravenöse Pyelografie: Pyelografie mit intravenöser Injektion des Kontrastmittels; Ⓔ *intravenous pyelography*

i.v. Pyelografie: → *intravenöse Pyelografie*

retrograde Pyelografie: Pyelografie mit Injektion des Kontrastmittels über einen Katheter im Harnleiter; Ⓔ *retrograde pyelography*

Py|e|lo|gramm *nt*: Röntgenkontrastaufnahme des Nierenbeckens; Ⓔ *pyelogram*

Py|e|lo|kal|i|ek|ta|sie *f*: Nierenbeckenerweiterung; Ⓔ *pyelocaliectasis*

Py|e|lo|li|tho|to|mie *f*: Entfernung von Nierenbeckensteinen; Ⓔ *pyelolithotomy*

Py|e|lon *nt*: Nierenbecken; trichterförmiges Sammelbecken des Harns im Nierenhilus; geht in die Harnleiter über; Ⓔ *renal pelvis*

Py|e|lo|ne|o|sto|mie *f*: Neueinpflanzung des Harnleiters in das Nierenbecken; Ⓔ *pyeloneostomy*

Py|e|lo|ne|phri|tis *f*: Entzündung von Nierenbecken und Nierenparenchym; Ⓔ *pyelonephritis*

Py|e|lo|ne|phro|se *f*: nicht-entzündliche Erkrankung von Niere und Nierenbecken; Ⓔ *pyelonephrosis*

Py|e|lo|pa|thie *f*: Nierenbeckenerkrankung; Ⓔ *pyelopathy*

Py|e|lo|plas|tik *f*: Nierenbeckenplastik; Ⓔ *pyeloplasty*

Py|e|lo|sko|pie *f*: endoskopische Untersuchung des Nierenbeckens; Ⓔ *pyeloscopy*

Py|e|lo|sto|mie *f*: Anlegen einer Nierenbeckenfistel; Ⓔ *pyelostomy*

Py|e|lo|to|mie *f*: Eröffnung des Nierenbeckens; Ⓔ *pyelotomy*

Py|e|lo|u|re|te|rek|ta|sie *f*: Erweiterung von Nierenbecken und Harnleiter; Ⓔ *pyeloureterectasis*

Py|e|lo|u|re|te|ro|ly|se *f*: operative Lösung von Verwachsungen um Nierenbecken und Harnleiter; Ⓔ *pyeloureterolysis*

Py|e|lo|u|re|te|ro|plas|tik *f*: Nierenbecken-Ureter-Plastik; Ⓔ *pyeloureteroplasty*

Py|e|lo|zys|ti|tis *f*: Entzündung von Nierenbecken und Harnblase; Ⓔ *pyelocystitis*

Pygo-, pygo- *präf*.: Wortelement mit der Bedeutung „Gesäß/Steiß"

Py|go|di|dy|mus *m*: Fetus mit Verdoppe-

lung von Becken und Hüfte; Ⓔ *pygodidymus*

Py|go|mel|us *m*: Fetus mit überzähligem Bein im Gesäßbereich; Ⓔ *pygomelus*

Py|go|pa|gus *m*: Doppelmissbildung mit Verschmelzung am Kreuzbein; Ⓔ *pygopagus*

pyk|nisch *adj*: untersetzt, stämmig; Ⓔ *pyknic*

Pyk|no|e|pi|lep|sie *f*: Form der Petit-mal-Epilepsie* mit reinen Absencen; Ⓔ *pyknoepilepsy*

Pyk|no|lep|sie *f*: → *Pyknoepilepsie*

Pyk|no|se *f*: Schrumpfung und Verdichtung des Zellkerns; Ⓔ *pyknosis*

Pyk|no|zyt *m*: Zelle mit Kernverdichtung; Ⓔ *pyknocyte*

Pyk|no|zy|to|se *f*: Erhöhung der Pyknozyten im Blut; Ⓔ *pyknocytosis*

Pyle-, pyle- *präf*.: Wortelement mit Bezug auf „Pfortader"

Py|le|phle|bi|tis *f*: Entzündung der Pfortader; Ⓔ *pylephlebitis*

Py|le|throm|bo|phle|bi|tis *f*: Thrombose und Entzündung der Pfortader; Ⓔ *pylethrombophlebitis*

Py|le|throm|bo|se *f*: Pfortaderthrombose; Ⓔ *pylethrombosis*

Pylor-, pylor- *präf*.: → *Pyloro-*

Py|lo|rek|to|mie *f*: Pylorusentfernung; Ⓔ *pylorectomy*

py|lo|risch *adj*: Magenpförtner/Pylorus oder Pars pylorica betreffend; Ⓔ *pyloric*

Pyloro-, pyloro- *präf*.: Wortelement mit Bezug auf „Pförtner/Magenpförtner/Pylorus"

Py|lo|ro|du|o|de|ni|tis *f*: Entzündung von Pylorus und Zwölffingerdarm; Ⓔ *pyloroduodenitis*

Py|lo|ro|my|o|to|mie *f*: Längsspaltung der verdickten Pylorusmuskulatur bei Pylorushypertrophie*; Ⓔ *pyloromyotomy*

Py|lo|ro|plas|tik *f*: Pylorusplastik zur Erweiterung des Magenausgangs; Ⓔ *pyloroplasty*

Py|lo|ro|spas|mus *m*: Magenpförtnerkrampf; Ⓔ *pylorospasm*

Py|lo|ro|sto|mie *f*: Anlegen einer Magenfistel in der Pylorusregion; Ⓔ *pylorostomy*

Py|lo|ro|to|mie *f*: → *Pyloromyotomie*

Py|lo|rus *m*: Magenpförtner, Magenausgang; Ⓔ *pylorus*

Py|lo|rus|hy|per|tro|phie *f*: angeborene Magenausgangsstenose, die ca. 4–6 Wochen nach der Geburt klinisch auffällig wird; Ⓔ *pyloric hypertrophy*

Py|lo|rus|ste|no|se *f*: Einengung des Ma-

P

genausgangs; ⒠ *pylorostenosis*

hypertrophe Pylorusstenose: angeborene Magenausgangsstenose, die ca. 4–6 Wochen nach der Geburt klinisch auffällig wird; ⒠ *hypertrophic pylorostenosis*

Pyo-, pyo- *präf.*: Wortelement mit der Bedeutung „Eiter"

Pylolcylalnin *nt*: von Pseudomonas* aeruginosa gebildeter blau-grüner Farbstoff; ⒠ *pyocyanin*

Pylolderlmie *f*: durch Eitererreger [Staphylokokken, Streptokokken] verursachte Hautkrankheit; ⒠ *pyoderma*

pylolgen *adj*: eiterbildend; ⒠ *pyogenic*

Pylolgelnelse *f*: Eiterbildung; ⒠ *pyogenesis*

Pylolhämie *f*: → *Pyämie*

Pylolhämolthorax *m*: Eiter- und Blutansammlung im Pleuraraum; ⒠ *pyohemothorax*

Pylolhyldrolnelphrolse *f*: Eiter- und Wasseransammlung in der Niere und meist auch im Nierenbecken; ⒠ *pyohydronephrosis*

pylolid *adj*: Eiter betreffend, eiterartig, eiterähnlich, eitrig; ⒠ *pyoid*

Pylolkollpos *m*: Eiteransammlung in der Scheide; ⒠ *pyocolpos*

Pylolmeltra *f*: Eiteransammlung in der Gebärmutter; ⒠ *pyometra*

Pylolmeltriltis *f*: meist bei Puerperalsepsis* auftretende, eitrige Gebärmutterentzündung; ⒠ *pyometritis*

Pylolmylolsiltis *f*: eitrige Muskelentzündung unterschiedlicher Genese; ⒠ *pyomyositis*

Pylolnelphriltis *f*: eitrige, abszedierende, interstitielle Nierenentzündung; ⒠ *pyonephritis*

Pylolnelphrolse *f*: Eiteransammlung in der Niere und meist auch im Nierenbecken; ⒠ *pyonephrosis*

Pylololvar *nt*: Eiteransammlung im Eierstock; ⒠ *pyo-ovarium*

Pylolpelrilkard *nt*: Eiteransammlung im Herzbeutel; ⒠ *pyopericardium*

Pylolpelrilkarldiltis *f*: akute eitrige Herzbeutelentzündung; ⒠ *pyopericarditis*

Pylolpelriltolnelum *nt*: Eiteransammlung in der Bauchhöhle; ⒠ *pyoperitoneum*

Pylolpelriltolnitis *f*: akute Bauchfellentzündung mit eitrigem Erguss; ⒠ *pyoperitonitis*

Pylolphthallmie *f*: eitrige Augenentzündung; ⒠ *pyopthalmia*

Pylolpneulmolkard *nt*: → *Pyopneumoperikard*

Pylolpneulmolmeltra *f*: Eiter- und Luftansammlung in der Gebärmutter; ⒠ *pyophysometra*

Pylolpneulmolpelrilkard *nt*: Eiter- und Luftansammlung im Herzbeutel; ⒠ *pyopneumopericardium*

Pylolpneulmolpelriltolnelum *nt*: Eiter- und Luftansammlung in der Bauchhöhle; ⒠ *pyopneumoperitoneum*

Pylolpneulmolpelriltolniltis *f*: mit Gasbildung einhergehende, eitrige Bauchfellentzündung; ⒠ *pyopneumoperitonitis*

Pylolpneulmolthorax *m*: Luft- und Eiteransammlung im Pleuraraum; ⒠ *pyopneumothorax*

Pylolpneulmolzysite *f*: luft- und eiterhaltige Zyste; ⒠ *pyopneumocyst*

Pylolptylse *f*: Eiterspucken; ⒠ *pyoptysis*

Pylorlrhö *f*: Eiterfluss; ⒠ *pyorrhea*

Pylolsallpinlgiltis *f*: eitrige Eileiterentzündung mit Ausbildung einer Pyosalpinx*; ⒠ *pyosalpingitis*

Pyosalpingo-oophoritis *f*: eitrige Entzündung von Eileiter und Eierstock; ⒠ *pyosalpingo-oophoritis*

Pylolsallpinx *f*: Eiteransammlung im Eileiter; ⒠ *pyosalpinx*

Pylolselplsis *f*: → *Pyoseptikämie*

Pylolsepltilkälmie *f*: kombinierte Pyämie* und Septikämie*; ⒠ *pyosepticemia*

Pylolsis *f*: Eiterung; ⒠ *pyosis*

Pylolsperlmie *f*: eitriges Sperma; ⒠ *pyospermia*

Pylolstolmaltiltis *f*: eitrige Entzündung der Mundschleimhaut; ⒠ *pyostomatitis*

Pyloltholrax *m*: Eiteransammlung in der Pleurahöhle; ⒠ *pyothorax*

Pyloltolxinlälmie *f*: kombinierte Pyämie* und Toxinämie*; ⒠ *pyotoxinemia*

Pylolulrelter *m*: Eiteransammlung in der Harnröhre; ⒠ *pyoureter*

Pylolvar *nt*: Eiteransammlung im Eierstock; ⒠ *pyo-ovarium; ovarian abscess*

Pylolzelle *f*: eitrige Hydrozele*; ⒠ *pyocele*

Pylolzelphallus *m*: Eiteransammlung im Gehirn/in der Schädelhöhle; ⒠ *pyocephalus*

Pylolzylalnelus *m*: → *Pseudomonas aeruginosa*

Pylolzylalnin *nt*: von Pseudomonas* aeruginosa gebildeter blau-grüner Farbstoff; ⒠ *pyocyanin*

Pylolzysite *f*: eiterhaltige Zyste, Eiterzyste; ⒠ *pyocyst*

Pylralmildenlbahn *f*: in den motorischen Zellen der Großhirnrinde entspringende Leitungsbahn, deren Fasern in der

P

Pyramidenbahnkreuzung teilweise zur anderen Seite kreuzen; die Pyramidenbahn koordiniert Großhirnrinde und Kleinhirn bei der Willkürbewegung von Muskeln; Ⓔ *pyramidal tract*

Py|ra|mi|den|bahn|kreu|zung *f*: Kreuzung der Pyramidenbahn* in der Medulla* oblongata; Ⓔ *pyramidal decussation*

Py|ra|mi|den|bahn|lä|si|on *f*: → *Pyramidenbahnschädigung*

Py|ra|mi|den|bahn|schä|di|gung *f*: Schädigung der Pyramidenbahn im Gehirn oder Rückenmark; führt zur Ausbildung eines **Pyramidenbahnsyndroms** mit erhöhtem Muskeltonus und Reflexstörungen; Ⓔ *pyramidal-tract lesion*

Py|ra|mi|den|bahn|zei|chen *nt*: bei Pyramidenbahnschädigung* auftretende pathologische Reflexe; Ⓔ *pyramidal signs*

Py|ra|mi|den|kreu|zung *f*: → *Pyramidenbahnkreuzung*

Py|ra|mi|do|to|mie *f*: Pyramidenbahndurchtrennung; Ⓔ *pyramidotomy*

Py|ra|mis *f*: pyramidenförmige Struktur, Pyramide; Ⓔ *pyramid*

Pyramis ossis temporalis: Felsenbein, Felsenbeinpyramide; Ⓔ *petrous pyramid*

Py|ra|no|se *f*: Monosaccharid* mit einem aus sechs Kohlenstoffatomen bestehenden Ring; Ⓔ *pyranose*

Py|re|ti|cum *nt*: → *Pyretikum*

Py|re|ti|kum *nt*: fiebererzeugendes Mittel; Ⓔ *pyretic*

py|re|tisch *adj*: fiebererzeugend, fieberverursachend; Ⓔ *pyretic*

Pyreto-, pyreto- *präf.*: Wortelement mit der Bedeutung „Fieber/Feuer/Hitze"

py|re|to|gen *adj*: fieberauslösend; Ⓔ *pyretogenic*

Py|re|xie *f*: Fieber, fieberhafte Erkrankung; Ⓔ *pyrexia*

Py|ri|din *nt*: heterozyklischer Aromat mit einem Stickstoffatom; Baustein wichtiger biochemischer Verbindungen [z.B. Nicotin]; Ⓔ *pyridine*

Pyridin-4-carbonsäurehydrazid *nt*: Tuberkulostatikum* mit Wirkung auf schnell wachsende Tuberkulosebakterien; Ⓔ *4-pyridine carboxylic acid hydrazide*

Py|ri|do|xal *nt*: *s.u. Vitamin B₆*; Ⓔ *pyridoxal*

Py|ri|do|xal|phos|phat *nt*: *s.u. Vitamin B₆*; Ⓔ *pyridoxal phosphate*

Py|ri|do|xal|min *nt*: *s.u. Vitamin B₆*; Ⓔ *pyridoxamine*

Py|ri|do|xin *nt*: *s.u. Vitamin B₆*; Ⓔ *pyri-*

Py|ri|do|xin|säu|re *f*: *s.u. Vitamin B₆*; Ⓔ *pyridoxic acid*

Py|ri|mi|din *nt*: heterozyklischer Aromat mit zwei Stickstoffatomen im Sechserring; Grundgerüst der Pyrimidinbasen; Ⓔ *pyrimidine*

Py|ri|mi|din|ba|sen *pl*: die vom Pyrimidin* abgeleiteten Basen Thymin*, Cytosin* und Uracil*; Ⓔ *pyrimidine bases*

Pyro-, pyro- *präf.*: Wortelement mit der Bedeutung „Feuer/Hitze"

py|ro|gen *adj*: fiebererzeugend, fieberverursachend; Ⓔ *pyrogenic*

Py|ro|ma|nie *f*: zwanghafter Trieb, Brände zu legen; Ⓔ *pyromania*

Py|ro|phos|phat *nt*: Salz der Pyrophosphorsäure; Ⓔ *pyrophosphate*

Py|ro|phos|pha|ta|se *f*: die Pyrophosphatbindung spaltendes Enzym; Ⓔ *pyrophosphatase*

Py|ro|phos|phor|säu|re *f*: durch Wasserspaltung aus zwei Molekülen Phosphorsäure gebildete Diphosphorsäure; Ⓔ *pyrophosphoric acid*

Py|ro|sis *f*: Sodbrennen; Ⓔ *pyrosis*

Pyr|rol *nt*: heterozyklische Verbindung; Baustein vieler Farbstoffe [Hämoglobin, Bilirubin, Chlorophyll]; Ⓔ *pyrrole*

Pyr|ro|li|din *nt*: Grundkörper von Prolin* und Hydroxyprolin*; Ⓔ *pyrrolidine*

Py|ru|vat *nt*: Salz der Brenztraubensäure; Zwischenprodukt bei der Glykolyse* und der Gluconeogenese*; Ⓔ *pyruvate*

Py|ru|vat|car|bo|xy|la|se *f*: Carboxylase*, die den Einbau von Kohlendioxid in Pyruvat bei der Gluconeogenese* katalysiert; Ⓔ *pyruvate carboxylase*

Py|ru|vat|car|bo|xy|la|se|man|gel *m*: autosomal-rezessive Enzymopathie*, die zu Krampfanfällen und ausgeprägter Azidose* führt; Ⓔ *pyruvate carboxylase deficiency*

Py|ru|vat|de|hy|dro|ge|na|se *f*: Multienzymkomplex, der die Abspaltung von Kohlendioxid aus Pyruvat katalysiert und Zitronensäurezyklus* und Glykolyse* miteinander verbindet; Ⓔ *pyruvate dehydrogenase*

Py|ru|vat|de|hy|dro|ge|na|se|man|gel *m*: autosomal-rezessive Enzymopathie* mit Muskelhypotonie, Optikusatrophie und geistiger Retardierung; Ⓔ *pyruvate dehydrogenase complex deficiency*

Py|ru|vat|ki|na|se *f*: Enzym der Glykolyse*, das Pyruvat aus Phosphoenolpyruvat bildet; Ⓔ *pyruvate kinase*

Py|u|re|ter *m*: Eiteransammlung im Harn-

P

leiter; Ⓔ *pyoureter*

Pylulrie *f*: Ausscheidung von eitrigem Harn; Ⓔ *pyuria*

P-Zacke *f*: die Vorhoferregung im EKG; Ⓔ *P wave*

P

Q

QRS-Komplex m: Kammerkomplex im EKG; Ⓔ *QRS complex*

Quaddel f: → *Urtica*

Qualdranltenlanloplie f: → *Quadrantenanopsie*

Qualdranltenlanloplsie f: quadrantenförmiger, beidseitiger Gesichtsfeldausfall; Ⓔ *quadrantanopsia*

Qualdranltenlhelmilanlolpie f: → *Quadrantenanopsie*

Qualdranltenlhelmilanloplsie f: → *Quadrantenanopsie*

Qualdranltenlrelselktilon f: Form der brusterhaltenden Tumorentfernung bei Brustkrebs, bei der nur der Tumor und angrenzendes Gewebe entfernt werden; Ⓔ *quadrantectomy*

Qualdraltuslarlkalde f: Sehnenbogen am 1. Lendenwirbel; Ursprung des lumbalen Teils des Zwerchfells; Ⓔ *lateral arcuate ligament*

Quadri-, quadri- *präf.*: Wortelement mit der Bedeutung „vier"

Qualdrilplelgie f: Lähmung von Beinen und Armen; Ⓔ *quadriplegia*

Qualdrilzeps m: → *Musculus quadriceps femoris*

Qualdrilzepslsehlnenlrelflex m: Schlag auf die Patellarsehne unterhalb des Kniegelenks führt zur Streckung des Beines; Ⓔ *quadriceps jerk*

Quant nt: Elementarteilchen der Lichtwellen; Ⓔ *quantum*

quanltilfilzierlbar *adj*: quantitativ bestimmbar, mengenmäßig erfassbar, messbar; Ⓔ *quantifiable*

Qualranltälne f: befristete Isolierung von Personen, die ansteckungsverdächtig oder an einer bestimmten Infektionskrankheit erkrankt sind; Ⓔ *quarantine*

Quarltallsaulfen nt: periodisch auftretende Trunksucht; Ⓔ *spree-drinking*

Quarltalna f: → *Malaria quartana*

Quarltärlstrukltur f: Anordnung der Untereinheiten in einem oligomeren Protein; Ⓔ *quaternary structure*

quarlterlnär *adj*: vier Elemente oder Gruppen enthaltend; Ⓔ *quaternary*

Quarzlstaubllunlge f: durch Einatmen von quarzhaltigem Staub hervorgerufene Pneumokoniose* mit chronisch progredienter Lungenfibrose*; Ⓔ *grinder's disease*

Quarzlstaubllunlgenlerlkranlkung f: → *Quarzstaublunge*

Quecklsillber nt: silberweißes, flüssiges Element; Quecksilberdämpfe sind toxisch, feste Quecksilberverbindungen [Amalgam] aber ungiftig; Ⓔ *mercury*

Quecklsillberllelgielrung f: → *Amalgam*

Querlbruch m: Fraktur mit querverlaufender Bruchlinie; Ⓔ *transverse fracture*

Querlfrakltur f: → *Querbruch*

Querllalge f: seltene Kindslage [1 % aller Schwangerschaften], bei der der Fetus quer zur Körperachse der Mutter liegt; Ⓔ *oblique presentation*

Querlschnittsllählmung f: vollständige, beidseitige Lähmung von Armen oder Beinen; Ⓔ *paraplegia*

hohe Querschnittslähmung: Lähmung von Beinen und Armen; Ⓔ *tetraplegia*

tiefe Querschnittslähmung: Lähmung der Beine; Ⓔ *paraplegia*

Querlschnittslmylellitis f: zu einer vollständigen Querschnittslähmung* führende Rückenmarksentzündung unklarer Genese; Ⓔ *transverse myelitis*

Querlschnittslsynldrom nt: Begriff für die neurologische Symptomatik bei kompletter Querschnittslähmung; Ⓔ *paraplegic syndrome*

Quetelet-Index m: Quotient aus Körpergewicht und dem Quadrat der Körpergröße zur Bestimmung des Normalgewichts; Ⓔ *Quetelet index*

Quetlschungslsynldrom nt: durch einen massiven Zerfall von Muskelgewebe verursachte akute Niereninsuffizienz; Ⓔ *crush syndrome*

Quick m: → *Quickzeit*

Quicklwert m: → *Quickzeit*

Quicklzeit f: Gerinnungstest zur Diagnose von Störungen der Faktoren II, V, VII und X; Ⓔ *Quick's value*

Quincke-Kapillarpuls m: sichtbares Pulsieren von Kapillaren [z.B. **Nagelpuls**] bei Aorteninsuffizienz*; Ⓔ *Quincke's pulse*

Quincke-Ödem nt: vorwiegend junge Frauen betreffende, allergische Reaktion [Typ I] mit Schwellung der Haut und Schleimhaut [v.a. Kehlkopf] durch subkutane Ödembildung; das plötzlich einsetzende Glottisödem kann lebens-

bedrohlich sein; Ⓔ *Quincke's edema*
QuiⱵnoⱵloⱵne *pl*: das Enzym Gyrase* hemmende Antibiotika mit breitem Wirkungsspektrum; Ⓔ *gyrase inhibitors*
QuoⱵtiⱵdiⱵaⱵna *f*: → *Febris quotidiana*

Q-Welle *f*: → *Q-Zacke*
Q-Zacke *f*: erste negative Welle/Zacke im EKG; Beginn der Kammererregung; Ⓔ *Q wave*

R

RAA-System *nt*: → *Renin-Angiotensin-Aldosteron-System*

Ra|ben|schna|bel|fort|satz *m*: nach vorne gerichteter, hakenförmiger Vorsprung des Schulterblattes über dem Schultergelenk; ⒺⒺ *coracoid process*

Ra|bies *f*: Tollwut; durch infizierten Speichel übertragene Infektionskrankheit, die vorwiegend das Nervensystem befällt; auffällig sind die extreme Wasserscheu und die sich schnell entwickelnde Lähmung mit Tod innerhalb von 3–5 Tagen; ⒺⒺ *rabies*

ra|bi|form *adj*: tollwutähnlich, tollwutartig; ⒺⒺ *rabiform*

Ra|chen|bräu|ne *f*: → *Rachendiphtherie*

Ra|chen|diph|the|rie *f*: häufigste Form der Diphtherie* mit Bildung weißlicher, festhaftender Pseudomembranen; ⒺⒺ *pharyngeal diphtheria*

Ra|chen|en|ge *f*: Engstelle am Übergang von Mund- und Rachenhöhle zwischen den Gaumenbögen; ⒺⒺ *isthmus of fauces*

Ra|chen|ent|zün|dung *f*: → *Rachenkatarrh*

Ra|chen|ka|tarrh *m*: Entzündung der Rachenschleimhaut; ⒺⒺ *pharyngitis*

Ra|chen|man|del *f*: Tonsille am Rachendach; ⒺⒺ *pharyngeal tonsil*

Ra|chen|man|del|hy|per|pla|sie *f*: im Kindesalter häufige Wucherung der Rachenmandel, die zu Atembeschwerden, krankhafter Mundatmung, Mundgeruch und Mittelohrbeschwerden führen kann; ⒺⒺ *adenoid disease*

Ra|chen|re|flex *m*: durch Berühren der hinteren Rachenwand ausgelöster Würgereflex; ⒺⒺ *pharyngeal reflex*

Ra|chen|schleim|haut|ent|zün|dung *f*: → *Rachenkatarrh*

Rachio-, rachio- *präf.*: Wortelement mit der Bedeutung „Rücken/Rückgrat/Wirbelsäule"

Ra|chi|pa|gus *m*: Doppelmissbildung mit gemeinsamer Wirbelsäule; ⒺⒺ *rachipagus*

Ra|chi|schi|sis *f*: Spaltbildung der Wirbelsäule; ⒺⒺ *rachischisis*

Ra|chi|tis *f*: Oberbegriff für die typischen durch eine Störung des Calcium-Phosphat-Haushaltes auftretenden, Symptome bei Vitamin D-Mangel [**Vitamin-D-Mangel-Rachitis**] oder Vitamin D-Resistenz [**Vitamin D-resistende Rachitis**]; ⒺⒺ *rickets*

ra|chi|to|gen *adj*: Rachitis verursachend oder auslösend; ⒺⒺ *rachitogenic*

Rad|ge|lenk *nt*: sich um eine Achse drehendes Gelenk; ⒺⒺ *rotary joint*

ra|di|al *adj*: **1.** Halbmesser/Radius betreffend, in Richtung des Radius **2.** Speiche/Radius betreffend, zur Radialseite hin **3.** strahlenförmig (angeordnet), strahlig; ⒺⒺ **1.–3.** *radial*

Ra|di|al|is|läh|mung *f*: periphere Lähmung des Nervus* facialis; die Symptomatik hängt von der Höhe der Läsion ab; ⒺⒺ *radial palsy*

Ra|di|al|is|pa|ral|y|se *f*: → *Radialislähmung*

Ra|di|al|is|pa|re|se *f*: → *Radialislähmung*

Ra|di|al|is|puls *m*: proximal des Handgelenkes fühlbarer Puls der Arteria* radialis; ⒺⒺ *radial pulse*

Ra|di|al|is|rin|ne *f*: spiralförmige Rinne auf der Rückseite des Oberarmknochens für den Nervus* radialis; ⒺⒺ *groove for radial nerve*

ra|di|är *adj*: strahlenförmig (angeordnet), strahlig; ⒺⒺ *radial*

Ra|di|a|tio *f*: (*anatom.*) Strahlung; ⒺⒺ *radiation*

Radiatio acustica: Hörstrahlung; Teil der Hörbahn; ⒺⒺ *acoustic radiation*

Radiatio optica: Gratiolet-Sehstrahlung; Teil der Sehbahn; ⒺⒺ *optic radiation*

ra|di|kal *adj*: gründlich, umfassend, vollständig, drastisch, bis auf die Wurzel, rigoros, restlos; ⒺⒺ *radical*

Ra|di|kal|o|pe|ra|tion *f*: vollständige Entfernung eines Organs einschließlich der Nachbarstrukturen; ⒺⒺ *radical operation*

Ra|di|ko|to|mie *f*: → *Radikulotomie*

ra|di|ku|lär *adj*: Wurzel/Radix betreffend, von einer Wurzel ausgehend; ⒺⒺ *radicular*

Ra|di|kul|ek|to|mie *f*: Resektion einer Nervenwurzel, Wurzelresektion; ⒺⒺ *radiculectomy*

Ra|di|ku|li|tis *f*: Entzündung der Spinalnervenwurzel; ⒺⒺ *radiculitis*

Radikulo-, radikulo- *präf.*: Wortelement mit der Bedeutung „Wurzel"

Ra|di|kul|o|gan|gli|o|ni|tis *f*: Entzündung von Spinalnervenwurzel und Ganglion; ⒺⒺ *radiculoganglionitis*

Ra|di|ku|lo|gra|fie, -gra|phie f: Röntgenkontrastdarstellung der Spinalnervenwurzeln; ⒺE *radiculography*

Ra|di|ku|lo|me|nin|go|mye|li|tis f: Entzündung des Rückenmarks, der Rückenmarkshäute und der Spinalnervenwurzeln; ⒺE *radiculomeningomyelitis*

Ra|di|ku|lo|mye|li|tis f: Entzündung von Rückenmark und Spinalnervenwurzeln; ⒺE *myeloradiculitis*

Ra|di|ku|lo|mye|lo|pa|thie f: Erkrankung von Rückenmark und Spinalnervenwurzel; ⒺE *radiculomyelopathy*

Ra|di|ku|lo|neu|ri|tis f: meist im Anschluss an einen Virusinfekt auftretende, aufsteigende motorische Lähmung mit guter Prognose; ⒺE *radiculoneuritis*

Ra|di|ku|lo|neu|ro|pa|thie f: Erkrankung von Spinalnervenwurzel und peripherem Nerv; ⒺE *radiculoneuropathy*

Ra|di|ku|lo|pa|thie f: Erkrankung der Spinalnervenwurzel; ⒺE *radiculopathy*

Ra|di|ku|lo|to|mie f: Durchtrennung einer Nervenwurzel; ⒺE *radiculectomy*

Radio-, radio- präf.: Wortelement mit der Bedeutung 1. „Strahl/Strahlungs" 2. „Speiche/Radius" 3. „Radium"

Radio-Allergen-Sorbent-Test m: Test zum Nachweis von allergiespezifischem Immunglobulin E; ⒺE *radioallergosorbent test*

Ra|di|o|der|ma|ti|tis f: durch Einwirkung ionisierender Strahlung hervorgerufene Dermatitis*, die mit einer erhöhten Gefahr der Krebsentstehung belastet ist; ⒺE *radiodermatitis*

ra|di|o|di|gi|tal adj: Speiche/Radius und Finger/Digiti betreffend; ⒺE *radiodigital*

Ra|di|o|e|lek|tro|kar|di|o|gra|fie, -gra|phie f: drahtlose Elektrokardiografie* mit Übermittlung der Messwerte durch einen Sender; ⒺE *radioelectrocardiography*

Ra|di|o|en|ze|pha|lo|gra|fie, -gra|phie f: drahtlose Elektroenzephalografie* mit Übermittlung der Messwerte durch einen Sender; ⒺE *radioencephalography*

ra|di|o|gen adj: von radioaktiver Herkunft; ⒺE *radiogenic*

Ra|di|o|gra|fie, -gra|phie f: Anfertigung von Röntgenbildern, Röntgen; ⒺE *radiography*

ra|di|o|gra|fisch, -gra|phisch adj: Radiografie betreffend, mittels Radiografie; ⒺE *radiographic*

Ra|di|o|gramm nt: Röntgenbild; ⒺE *radiogram*

ra|di|o|hu|me|ral adj: Speiche/Radius und Oberarmknochen/Humerus betreffend oder verbindend; ⒺE *radiohumeral*

Ra|di|o|im|mun|e|lek|tro|pho|re|se f: → Radioimmunoelektrophorese

Ra|di|o|im|mu|no|as|say m: Untersuchungsmethode, die mit Hilfe von Antikörpern und radioaktivmarkierten Antigenen kleinste Substanzmengen erfasst; ⒺE *radioimmunoassay*

Ra|di|o|im|mu|no|e|lek|tro|pho|re|se f: Immunelektrophorese mit radioaktivmarkierten Antigenen oder Antikörpern; ⒺE *radioimmunoelectrophoresis*

Ra|di|o|im|mu|no|sor|bent|test m: radioimmunologischer Test mit auf einer Oberfläche aufgebrachten Antikörpern, die Antigen absorbieren; ⒺE *radioimmunosorbent test*

Ra|di|o|iod|the|ra|pie f: Strahlentherapie von Schilddrüsentumoren oder ihren Metastasen durch Verbreichung von radioaktivem Iod [131I]; ⒺE *radioiodine therapy*

Ra|di|o|i|so|top nt: radioaktives Isotop*; ⒺE *radioisotope*

Ra|di|o|i|so|to|pen|ne|phro|gra|fie, -gra|phie f: Messung von im Harn ausgeschiedenen Radioisotopen zur Diagnostik der Nierenfunktion; ⒺE *radioisotope nephrography*

Ra|di|o|jod|the|ra|pie f: → Radioiodtherapie

Ra|di|o|kar|di|o|gra|fie, -gra|phie f: Kardiografie* unter Verwendung von Radionukliden*; ⒺE *radiocardiography*

Ra|di|o|kar|di|o|gramm nt: bei der Radiokardiografie* erhaltene Aufnahme; ⒺE *radiocardiogram*

ra|di|o|kar|pal adj: Speiche/Radius und Handwurzel/Karpus betreffend oder verbindend; ⒺE *radiocarpal*

Ra|di|o|kar|pal|ge|lenk nt: Gelenk zwischen Radius und Handwurzel; ⒺE *radiocarpal joint*

Ra|di|o|koh|len|stoff nt: radioaktives Kohlenstoffisotop [14C]; ⒺE *radiocarbon*

Ra|di|o|lo|gie f: Teilgebiet der Medizin, das sich mit der diagnostischen und therapeutischen Anwendung ionisierender Strahlung beschäftigt; ⒺE *radiology*

ra|di|o|mus|ku|lär adj: Speiche/Radius und angrenzende Muskeln betreffend; ⒺE *radiomuscular*

Ra|di|o|ne|kro|se f: durch Strahleneinwirkung verursacht Nekrose*; ⒺE *radionecrosis*

Ra|di|o|ne|phro|gra|fie, -gra|phie f: → Radioisotopennephrografie

Ra|di|o|neu|ri|tis f: durch Einwirkung io-

R

nisierender Strahlung hervorgerufene Nervenentzündung; ⒠ *radioneuritis*

Ra|di|o|nu|klid|an|gi|o|gra|fie, -gra|phie *f*: Angiografie* unter Verwendung von Radionukliden*; ⒠ *radionuclide angiography*

Ra|di|o|nu|klid|ven|tri|ku|lo|gra|fie, -gra|phie *f*: Szintigrafie* der Herzventrikel mit Radionukliden*; ⒠ *radionuclide ventriculography*

Ra|di|o|os|te|o|ne|kro|se *f*: nach Strahlentherapie auftretende Knochennekrose; ⒠ *radiation osteonecrosis*

Ra|di|o|phar|ma|ka *pl*: mit einem Radionuklid markierte Arzneimittel, die zur Diagnose und Therapie eingesetzt werden; ⒠ *radiopharmaceuticals*

Ra|di|o|sko|pie *f*: Röntgenuntersuchung, Röntgendurchleuchtung; ⒠ *radioscopy*

Ra|di|o|the|ra|pie *f*: Bestrahlung, Strahlentherapie, Strahlenbehandlung, Radiation; ⒠ *radiotherapy*

ra|di|o|ul|nar *adj*: Speiche/Radius und Elle/Ulna betreffend oder verbindend; ⒠ *radioulnar*

Ra|di|o|ul|nar|ge|lenk *nt*: Gelenk zwischen Speiche/Radius und Elle/Ulna; ⒠ *radioulnar joint*

Ra|di|o|zys|ti|tis *f*: meist durch therapeutische Bestrahlung, v.a. gynäkologischer Tumoren, hervorgerufene Harnblasenentzündung; ⒠ *radiocystitis*

Ra|di|um *nt*: beim Uranzerfall entstehendes radioaktives Erdalkalimetall; ⒠ *radium*

Ra|di|um|der|ma|ti|tis *f*: → *Radiodermatitis*

Ra|di|us *m*: **1.** Speiche **2.** Halbmesser; ⒠ **1.** *radial bone, radius* **2.** *radius*

Ra|di|us|a|pla|sie *f*: einseitiges oder beidseitiges, vollständiges oder partielles Fehlen des Radius; ⒠ *radial aplasia*

Ra|di|us|frak|tur *f*: Speichenbruch, Speichenfraktur; ⒠ *radial fracture*

Ra|di|us|hy|po|pla|sie *f*: angeborene Verkürzung und Verschmälerung der Speiche; ⒠ *radius hypoplasia*

Ra|di|us|pe|ri|ost|re|flex *m*: → *Radiusreflex*

Ra|di|us|re|flex *m*: durch Schlag auf die Seitenkante des unteren Radiusendes hervorgerufene Beugung des Unterarms im Ellenbogengelenk; ⒠ *radial reflex*

Ra|dix *f*, *pl* **-di|ces**: Wurzel; ⒠ *root*

Radix anterior: vordere, motorische Spinalnervenwurzel; ⒠ *anterior root*

Radix clinica dentis: klinische Zahnwurzel; ⒠ *clinical root*

Radix dentis: Zahnwurzel, Wurzel; ⒠ *dental root*

Radix motoria nervi spinalis: → *Radix anterior*

Radix nasi: Nasenwurzel; ⒠ *nasal root*

Radix pili: Haarwurzel; ⒠ *hair root*

Radix posterior: hintere, sensible Spinalnervenwurzel; ⒠ *dorsal root*

Radix pulmonis: Lungenwurzel; ⒠ *root of lung*

Radix sensoria nervi spinalis: → *Radix posterior*

Radix unguis: Nagelwurzel; ⒠ *nail root*

Rad|spei|chen|kern *m*: kreisrunder Kern mit speichenförmig angeordnetem Chromatin; ⒠ *cartwheel nucleus*

Rad|spei|chen|struk|tur *f*: → *Radspeichenkern*

Ra|mi|ko|to|mie *f*: operative Durchtrennung oder Teilentfernung grauer Verbindungsäste [Rami communicantes grisei] des Sympathikus; ⒠ *ramicotomy*

Ra|mi|sek|ti|on *f*: → *Ramikotomie*

Ramsay Hunt-Syndrom *nt*: schmerzhafte Gürtelrose* mit besonderer Beteiligung der Ohrmuschel, des äußeren Gehörgangs und des Innenohrs; kann zu Schwerhörigkeit oder Ertaubung führen; ⒠ *Ramsey Hunt syndrome*

Ra|mus *m*: Ast, Zweig, Abzweigung; ⒠ *ramus, branch*

Ramus communicans: Verbindungsast; ⒠ *communicating branch*

Ramus communicans albus: weißer Verbindungsast zwischen Rückenmark und Grenzstrang; ⒠ *white communicating branch*

Ramus communicans griseus: grauer Verbindungsast zwischen Grenzstrang und Spinalnerven; ⒠ *grey communicating branch*

Rami communicantes nervorum spinalium: Verbindungsäste der Spinalnerven zum Grenzstrang; ⒠ *communicating branches of spinal nerves*

Ramus cutaneus: Hautast; ⒠ *cutaneous branch*

Rami interganglionares: Verbindungsäste der Grenzstrangganglien; ⒠ *interganglionic branches*

Ramus mandibulae: aufsteigender hinterer Teil des Unterkiefers; ⒠ *ramus of mandible*

Ramus meningeus: Hirnhautast, Meningealast; ⒠ *meningeal branch*

Ramus muscularis: Muskelast; ⒠ *muscular branch*

R

Ramus ossis ischii: Sitzbeinast; ⓔ *ramus of ischium*

Ramus ossis pubis: Schambeinast; ⓔ *pubic ramus*

Ramus posterior: hinterer/dorsaler Ast; ⓔ *dorsal branch*

Ramus profundus: tiefer Ast; ⓔ *deep branch*

Ramus spinalis: Rückenmarksast; ⓔ *spinal branch*

Ramus superficialis: oberflächlicher Ast; ⓔ *superficial branch*

Ramus ventralis: vorderer/ventraler Ast; ⓔ *ventral branch*

Rand|ke|ra|ti|tis f: Keratitis* mit Ulzeration der Hornhautränder; ⓔ *marginal keratitis*

Ran|do|mi|sie|ren nt: → *Randomisierung*

Ran|do|mi|sie|rung f: Zufallszuteilung von Probanden zu verschiedenen Gruppen, z.B. Behandlungsgruppe, Kontrollgruppe; ⓔ *randomization*

Ra|nu|la f: zystische Geschwulst des Ausführungsganges der Unterzungendrüse; ⓔ *ranula*

Ranvier-Schnürringe pl: zirkuläre Einschnürungen der Markscheide der Nervenfasern; ⓔ *nodes of Ranvier*

Ra|phe f: Naht, Verwachsungsnaht; ⓔ *raphe*

Raphe penis: pigmentierter Hautstreifen an der Penisunterseite; ⓔ *raphe of penis*

Raphe perinei: pigmentierter Hautstreifen am Damm; ⓔ *perineal raphe*

Raphe scroti: pigmentierter Hautstreifen in der Mitte des Skrotums; ⓔ *raphe of scrotum*

Ra|re|fac|tio f, pl **-ti|o|nes:** → *Rarefizierung*

Ra|re|fi|ca|tio f, pl **-ti|o|nes:** → *Rarefizierung*

Ra|re|fi|zie|rung f: Ausdünnung, Gewebeschwund; ⓔ *rarefaction*

Rash nt: Vorexanthem, flüchtiger Ausschlag; ⓔ *rash*

Ras|pa|to|ri|um nt: Knochenschaber; ⓔ *raspatory*

Ras|sel|ge|räu|sche pl: über der Lunge auskultierbare Geräusche, die ihren Ursprung in den Bronchien haben; ⓔ *rales*

feuchte Rasselgeräusche: durch Sekretansammlung in den Bronchien verursachte Rasselgeräusche; ⓔ *moist rales*

trockene Rasselgeräusche: v.a. bei der Ausatmung hörbares Giemen, Pfeifen, Schnurren und Brummen; ⓔ *dry rales*

Ras|seln nt: → *Rasselgeräusche*

Ras|ter|el|lek|tro|nen|mi|kro|skop nt: Elektronenmikroskop*, bei dem die Probe von oben mit einem Elektronenstrahl abgetastet wird, dadurch entsteht eine große Plastizität der Bilder; ⓔ *scanning electron microscope*

Ras|ter|ver|schie|bungs|an|gi|o|ky|mo|gra|fie, -gra|phie f: kymografische Darstellung der Strömungsverhältnisse in den Arterien; ⓔ *angiokymography*

Ra|ti|o|na|li|sie|rung f: Abwehrmechanismus, bei dem eine logisch-vernünftige Erklärung für unrationale Handlungen oder Emotionen gegeben wird; ⓔ *rationalization*

Rat|ten|band|wurm m: weltweit verbreiteter Dünndarmparasit von Nagetieren und Menschen; ⓔ *rat tapeworm*

Rat|ten|fleck|fie|ber nt: durch Flöhe übertragenes Fleckfieber durch **Rickettsia typhi**; ⓔ *endemic typhus*

Rat|ten|floh m: Überträger des Pestbakteriums Yersinia* pestis; ⓔ *rat flea*

Rau|form f: Bakterienstamm, der Kolonien mit rauer Oberfläche bildet; ⓔ *R strain*

Raum m: Spatium*; ⓔ *space*

extrazellulärer Raum: Gesamtheit der Extrazellulärflüssigkeit enthaltenden Räume des Körpers; ⓔ *extracellular space*

intrazellulärer Raum: Raum innerhalb der Zelle; Gesamtheit der intrazellulären Räume; ⓔ *intracellular space*

Raum|do|sis f: die gesamte, auf das Volumen des Zielbereiches übertragene Energiedosis* bei einer Bestrahlung; ⓔ *integral dose*

Rau|pen|der|ma|ti|tis f: durch verschiedene Lepidopteren-Larven hervorgerufene toxische Kontaktdermatitis*; ⓔ *caterpillar dermatitis*

Rau|pen|haar|der|ma|ti|tis f: → *Raupendermatitis*

Rau|pen|haar|kon|junk|ti|vi|tis f: durch Haare verschiedener Lepidopteren [Brombeerspinner, Prozessionsspinner] hervorgerufene, mit Knötchenbildung einhergehende, toxische Bindehautentzündung; ⓔ *caterpillar-hair ophthalmia*

Rau|pen|kon|junk|ti|vi|tis f: → *Raupenhaarkonjunktivitis*

Rausch|mit|tel nt: natürliche oder künstlich hergestellte Substanz, die einen Rauschzustand hervorrufen kann; ⓔ *intoxicant*

Rau|ten|gru|be f: rautenförmiger Boden des IV. Ventrikels; ⓔ *rhomboid fossa*

Rau|ten|hirn nt: → Rhombencephalon

Rau|ten|zun|ge f: ätiologisch unklare Anomalie mit rautenförmigem, rotem Schleimhautbezirk des Zungenrückens; Ⓔ median rhomboid glossitis

Raynaud-Krankheit f: idiopathische, anfallsweise Gefäßkrämpfe und dadurch bedingte Durchblutungsstörungen an Händen und Füßen; Ⓔ Raynaud's disease

Raynaud-Syndrom nt: durch andere Erkrankungen [progressive Sklerodermie*, Presslufthammerkrankheit] verursachte anfallsweise Gefäßkrämpfe; Ⓔ Raynaud's syndrome

Re-, re- präf.: Wortelement mit der Bedeutung „zurück/rückläufig/wieder/wiederholt"

Re|ab|sorp|ti|on f: → Resorption

Re|a|gens nt, pl -en|zi|en: Stoff, der in einer chemischen Reaktion mit einem anderen Stoff reagiert; Ⓔ reagent

Re|a|genz nt: → Reagens

Re|ak|ti|on f: 1. (chem.) Umsetzung zweier oder mehrerer Reaktionspartner unter Bildung neuer Endprodukte 2. (physiolog.) Antwort von Zellen, Geweben und Organen auf chemische oder physikalische Reize; Ⓔ 1. reaction 2. response

anaphylaktische Reaktion: Allergie* nach wiederholter Antigeninjektion; kann zur Ausbildung eines **allergischen** oder **anaphylaktischen Schocks** mit akuter Lebensgefahr führen; Ⓔ anaphylaxis

depressive Reaktion: durch äußere Ereignisse ausgelöste Depression, die nach Verschwinden der Ursache wieder abklingt; Ⓔ reactive depression

immunologische Reaktion: Reaktion des Körpers auf ein eingedrungenes Antigen; Ⓔ immune reaction

leukämoide Reaktion: extreme Leukozytose* mit einer Erhöhung der Leukozytenzahl auf Werte über 20.000/μl und starker Linksverschiebung*; Ⓔ leukemoid reaction

pseudoallergische Reaktion: Unverträglichkeitsreaktion, die nicht auf einer Immunreaktion beruht; Ⓔ pseudoallergic reaction

re|ak|tiv adj: rückwirkend, gegenwirkend; empfänglich; Ⓔ reactive

Real-time-Technik f: Ultraschalltechnik, bei der Vorgänge direkt am Monitor beobachtet werden können; Ⓔ real-time sonographic examination

Real-time-Verfahren nt: → Real-time-Technik

Re|a|nas|to|mo|sie|rung f: operative Wiedervereinigung getrennter Hohlorgane, Gefäße oder Nerven; Ⓔ reanastomosis

Re|a|ni|ma|ti|on f: Gesamtheit aller Maßnahmen zur Wiederherstellung einen ausreichenden Kreislauf- und Atemfunktion nach Herz-Kreislauf- und/oder Atemstillstand; Ⓔ resuscitation

kardiopulmonale Reanimation: Wiederbelebung bei Herz-Kreislauf-Stillstand*; Ⓔ cardiopulmonary resuscitation

Re|bound|phä|no|men nt: bei Kleinhirnerkrankungen auftretende, überschießende Rückbewegung bei plötzlicher Aufhebung eines entgegengerichteten Widerstandes; Ⓔ rebound phenomenon

Re|ces|sus m, pl -sus: Ausbuchtung, Höhlung, Vertiefung, Nische; Ⓔ recess

Recessus epitympanicus: kuppelartige Ausbuchtung an der Decke der Paukenhöhle; Ⓔ epitympanic recess

Recessus infundibularis/infundibuli: trichterförmige Ausbuchtung des Bodens des III. Ventrikels in den Hypophysenstiel; Ⓔ infundibular recess

Recessus lateralis ventriculi quarti: seitliche Ausstülpung des IV. Ventrikels; Ⓔ lateral recess of fourth ventricle

Recessus membranae tympanicae: Trommelfelltaschen; Ⓔ recesses of tympanic membrane

Recessus opticus: Ausbuchtung des Bodens des III. Ventrikels über der Sehnervenkreuzung; Ⓔ optic recess

Recessus pinealis: Ausbuchtung des III. Ventrikels in das Corpus* pineale; Ⓔ pineal recess

Recessus piriformis: Schleimhautbucht zu beiden Seiten des Kehlkopfeingangs; Ⓔ piriform recess

Recessus pleurales: Ausbuchtungen der Pleurahöhle*, die sich bei maximaler Einatmung öffnen; Ⓔ pleural recesses

Recessus retrocaecalis: Bauchfelltasche hinter dem Blinddarm; Ⓔ retrocecal recess

Rechts|herz nt: rechte Herzkammer, rechter Ventrikel; Ⓔ right heart

Rechts|herz|di|la|ta|ti|on f: Erweiterung der rechten Herzkammer als Zeichen einer Rechtsherzinsuffizienz*; Ⓔ right-ventricular dilatation

Rechts|herz|er|wei|te|rung f: → Rechtsherzdilatation

R

Rechts|herz|hy|per|tro|phie f: Arbeitshypertrophie der rechten Herzkammermuskulatur bei chronischer Überbelastung; ⒠ *right-ventricular hypertrophy*

Rechts|herz|in|suf|fi|zi|enz f: Unfähigkeit der rechten Herzkammer das Blut in ausreichender Menge in den Lungenkreislauf zu pumpen; ⒠ *right-ventricular failure*

Rechts|hy|per|tro|phie f: → *Rechtsherzhypertrophie*

Rechts|in|suf|fi|zi|enz f: → *Rechtsherzinsuffizienz*

Rechts-Links-Shunt m: Übertritt von Blut aus dem venösen System in das arterielle System; ⒠ *right-to-left shunt*

Rechts|schen|kel|block m: Verzögerung der Erregungsausbreitung im rechten Tawara*-Schenkel; ⒠ *right bundle-branch block*

Rechts|ver|schie|bung f: Vermehrung der reifen Zellformen im Blutbild; ⒠ *deviation to the right*

Recklinghausen-Krankheit f: **1.** autosomal-dominante, neuroektodermale Systemerkrankung mit zahlreichen schmerzhaften Neurofibromen und Pigmentflecken; Gefahr der sarkomatösen Entartung der Neurofibrome **2.** Knochendystrophie mit Zystenbildung durch eine Störung des Calcium-Phosphat-Stoffwechsels im Rahmen eines primären Hyperparathyreoidismus*; ⒠ **1.** *Recklinghausen's disease* **2.** *Recklinghausen's disease of bone*

Rec|tum nt: → *Rektum*

Re|dox|po|ten|ti|al, -zial nt: Maß für das Oxidations- und Reduktionsvermögen eines Redoxsystem; ⒠ *redox potential*

Re|dox|re|ak|ti|on f: chemische Reaktion, bei der eine Substanz oxidiert und eine andere Substanz reduziert wird; ⒠ *redox reaction*

Re|dox|sys|tem nt: aus einem Oxidationsmittel und einem Reduktionsmittel bestehendes reversibles Reaktionssystem; ⒠ *redox system*

Re|dres|se|ment nt: manuelle Korrektur von Gelenk- oder Gliedmaßenfehlstellungen und Fixation durch feste Verbände; ⒠ *redressement*

Re|duk|ta|se f: Enzym, das eine Reduktion katalysiert; ⒠ *reductase*

Re|duk|ti|on f: chemische Reaktion, bei der Wasserstoff in eine Verbindung eingeführt oder Sauerstoff entzogen wird; ⒠ *reduction*

Re|duk|tions|di|ät f: Diät zur Gewichtsabnahme; ⒠ *weight reduction diet*

Re|duk|tions|plas|tik f: plastische Operation zur Verkleinerung eines Organs oder Körperteils; ⒠ *reduction plasty*

Re|duk|tions|tei|lung f: in zwei Schritten ablaufende Zellteilung, die zu einer Reduktion der Chromosomenzahl auf 23 führt; ⒠ *reduction division*

Re|dup|li|ka|ti|on f: Verdopplung, Verdoppelung, Vervielfältigung; ⒠ *reduplication*

re|du|zi|bel adj: reduzierbar; ⒠ *reducible*

Re|fer|ti|li|sie|rung f: Wiederherstellung der Zeugungsfähigkeit bzw. Empfängnisfähigkeit; ⒠ *refertilisation*

re|flek|tie|rend adj: zurückstrahlend, zurückwerfend, (wieder)spiegelnd; ⒠ *reflective*

Re|flek|tor m: konkaver Beleuchtungsspiegel; ⒠ *reflector*

re|flek|to|risch adj: Reflex(e) betreffend, durch einen Reflex bedingt; ⒠ *reflex*

Re|flex m: automatische Reaktion des Körpers auf einen Reiz; ⒠ *reflex*
angeborener Reflex: → *unbedingter Reflex*

bedingter Reflex: durch Konditionierung* ausgelöster Reflex; ⒠ *conditioned reflex*

erworbener Reflex: → *bedingter Reflex*
unbedingter Reflex: natürlicher Reflex, der ohne vorhergehende Konditionierung* auftritt; ⒠ *unconditioned reflex*

Re|flex|e|pi|lep|sie f: durch sensible oder sensorische Reize ausgelöste Epilepsie*; ⒠ *reflex epilepsy*

Re|fle|xi|on f: (Licht, Hitze) Zurückstrahlen, Zurückwerfen; ⒠ *reflection*

Re|flex|krampf, saltatorischer m: bei verschiedenen neurologischen Erkrankungen auftretende hüpfend-tanzende Bewegungen durch Muskelkrämpfe beim Auftreten; ⒠ *saltatory spasm*

re|fle|xo|gen adj: Reflexe auslösend, eine Reflexaktion verstärkend; ⒠ *reflexogenic*

Re|flex|tod m: durch einen Reflex ausgelöster Tod, z.B. beim Schlag auf den Karotissinus; ⒠ *reflexogenic cardiac arrest*

Re|flux m: Zurückfließen, Rückfluss; ⒠ *reflux*
duodenogastraler Reflux: Rückfluss von Dünndarminhalt in den Magensaft; ⒠ *duodenogastric reflux*

gastroösophagealer Reflux: Rückfluss von Magensaft in die Speiseröhre; ⒠ *gastroesophageal reflux*

R

vesikorenaler Reflux: Rückfluss von Harn aus der Harnblase in den Harnleiter und das Nierenbecken; Ⓔ *intrarenal reflux*

vesikoureteraler Reflux: Rückfluss von Harn aus der Harnblase in den Harnleiter; Ⓔ *vesicoureteral reflux*

Relflux|gas|tri|tis f: chronisch-atrophische Entzündung der Magenschleimhaut bei Rückfluss von Duodenalsaft in den Magen; Ⓔ *reflux gastritis*

Relflux|ö|so|pha|gi|tis f: Entzündung des distalen Ösophagus durch Reflux* von Magensaft in die Speiseröhre; Ⓔ *reflux esophagitis*

Relflux|plas|tik f: plastische Operation zur Beseitigung eines Refluxes; Ⓔ *reflux surgery*

relfrak|tär adj: 1. (reiz-)unempfindlich 2. (*Krankheit*) hartnäckig; widerstandsfähig, nicht auf eine Therapie ansprechend; Ⓔ 1.–2. *refractory*

Relfrak|tär|pe|ri|o|de f: → *Refraktärphase*

Relfrak|tär|pha|se f: auf eine Depolarisation folgende Phase, in der ein Gewebe/Nerv nicht [**absolute Refraktärphase**] oder nicht oder nur schwer [**relative Refraktärphase**] erregbar ist; Ⓔ *refractory period*

Relfrak|tär|stal|di|um nt: → *Refraktärphase*

Relfrak|ti|on f: (*Licht, Wellen*) Brechung; Brechkraft des Auges; Ⓔ *refraction*

Relfrak|ti|ons|a|no|ma|lie f: Abweichung von der normalen Brechkraft des Auges; Ⓔ *refractive anomaly*

Relfrak|ti|ons|feh|ler m: → *Refraktionsanomalie*

Relfrak|ti|ons|oph|thal|mo|skop nt: Ophthalmoskop* zur Bestimmung der Augenrefraktion; Ⓔ *refractometer*

Relfrak|to|mel|ter m: Gerät zur Bestimmung des Brechungsindex oder der Brechkraft; Ⓔ *refractometer*

Relgel|biss m: normaler Schlussbiss der Zahnreihen; Ⓔ *neutral occlusion*

Relgen|bolgen|far|ben|se|hen nt: für den akuten Glaukomanfall typisches Sehen von Farbringen um Lichtquellen; Ⓔ *irisopsia*

Relgen|bolgen|haut f: → *Iris*

Relgen|bolgen|haut|ent|zün|dung f: → *Iritis*

Relgen|bolgen|se|hen nt: → *Regenbogenfarbensehen*

Relgel|ne|ra|ti|on f: Neubildung, Erneuerung; Ⓔ *regeneration*

Relgel|ne|ra|ti|ons|schicht f: Basalschicht der Epidermis*, von der die Hautzellen nach außen wachsen; Ⓔ *regenerative layer of epidermis*

Relgio f, pl -gilol|nes: Region, Körpergegend; Ⓔ *region*

Regiones abdominales: Bauchwandfelder, Bauchwandregionen; Ⓔ *abdominal regions*

Regio analis: Analgegend, Analregion; Ⓔ *anal region*

Regio antebrachialis: Unterarmregion; Ⓔ *antebrachial region*

Regio axillaris: Achselgegend, Achselregion; Ⓔ *axillary region*

Regio brachialis: Oberarmregion; Ⓔ *brachial region*

Regio buccalis: Wangengegend; Ⓔ *buccal region*

Regio calcanea: Ferse, Fersenregion; Ⓔ *calcaneal region*

Regiones capitis: Kopfregionen; Ⓔ *head regions*

Regio carpalis: Handwurzelgegend, Handwurzelregion; Ⓔ *carpal region*

Regiones cervicales: Halsregionen; Ⓔ *cervical regions*

Regio clavicularis: Schlüsselbeinregion; Ⓔ *clavicular region*

Regiones corporis: Körperregionen; Ⓔ *regions of the body*

Regio cruralis: Unterschenkel, Unterschenkelregion; Ⓔ *crural region*

Regio cubitalis: Ellenbogengegend, Ellenbogenregion; Ⓔ *cubital region*

Regiones dorsales: Rückenfelder, Rückenregionen; Ⓔ *dorsal regions*

Regio dorsalis pedis: Fußrücken; Ⓔ *back of foot*

Regio epigastrica: Oberbauch, Oberbauchgegend; Ⓔ *epigastric region*

Regiones faciales: Gesichtsregionen; Ⓔ *facial regions*

Regio femoris: Oberschenkelregion; Ⓔ *femoral region*

Regio frontalis: Stirngegend, Frontalregion; Ⓔ *frontal region*

Regio glutealis: Gesäßgegend; Ⓔ *gluteal region*

Regio inguinalis: Leiste, Leistengegend, Leistenregion; Ⓔ *inguinal region*

Regio lumbalis: Lende, Lendengegend, Lendenregion; Ⓔ *lumbar region*

Regio occipitalis: Hinterhauptsgegend, Okzipitalregion; Ⓔ *occipital region*

Regio olfactoria: Riechschleimhaut der Nase; Ⓔ *olfactory mucosa*

Regio oralis: Mundgegend; Ⓔ *oral region*

Regio parietalis: Parietalregion, Scheitelregion; Ⓔ *parietal region*

Regio plantaris: Fußsohle; Ⓔ *sole*

Regio pubica: Scham, Schambeinre-

R

gion; Ⓔ *pubic region*

Regio sacralis: Kreuzbeinregion; Ⓔ *sacral region*

Regio scapularis: Schulterblattregion; Ⓔ *scapular region*

Regio surae: Wade, Wadenregion; Ⓔ *sural region*

Regio temporalis: Schläfenregion, Temporalregion; Ⓔ *temporal region*

Regio umbilicalis: Nabelgegend; Ⓔ *umbilical region*

Relgilolnallanläslthelsie *f*: lokale Schmerzausschaltung durch eine Blockierung der Schmerzrezeptoren oder der Erregungsleitung in den Nervenfasern; Ⓔ *regional anesthesia*

Relgreslsion *f*: Rückbildung, Rückentwicklung, rückläufige Entwicklung; Ⓔ *regress*

Relgurlgiltaltilon *f*: **1.** Rückströmen, Rückstau von Blut bei Klappeninsuffizienz **2.** Reflux, Rückströmen von Speisebrei aus dem Magen in die Mundhöhle; Ⓔ **1.–2.** *regurgitation*

Relhalbilliltand *m*: Person, die in einer Rehabilitation ist; Ⓔ *patient in rehabilitation*

Relhalbilliltaltilon *f*: Maßnahmen zur Verhinderung, Linderung oder Beseitigung chronischer Leiden und zur Wiedereingliederung im Berufs- und Privatleben; Ⓔ *rehabilitation*

Reilbelgelräusch *nt*: durch das Reiben zweier seröser Häute verursachtes Geräusch, z.B. Pleurareiben; Ⓔ *friction sound*

Reilfelteillung *f*: in zwei Schritten ablaufende Zellteilung, die zu einer Reduktion der Chromosomenzahl auf 23 führt; Ⓔ *maturation division*

Reilfelzeilchen des Neugeborenen *pl*: körperliche Entwicklungsmerkmale des Neugeborenen, die eine Bestimmung des Gestationsalter ermöglichen; beurteilt werden u.A. Körperlänge, Gewicht, Lanugohaare, Fingernägel; Ⓔ *signs of maturity*

Relimlplanltaltilon *f*: Wiedereinpflanzung von Gewebe oder Organen; Ⓔ *reimplantation*

Relinlfarkt *m*: jeder auf den ersten Myokardinfarkt* folgende Infarkt; Ⓔ *reinfarction*

Relinlfekt *m*: erneute Infektion mit einem Erreger nach Abheilung der Erstinfektion; Ⓔ *reinfection*

Relinlfekltilon *f*: → *Reinfekt*

Reinlinlfekltilon *f*: Infektion mit nur einem Erreger; Ⓔ *monoinfection*

Reinlkulltur *f*: Kultur eines Bakterienstammes; Ⓔ *pure culture*

Reilseldilarlrhö *f*: meist durch kontaminierte Lebensmittel und Wasser übertragene Durchfallerkrankung durch Bakterien [Escherichia coli, Salmonellen, Shigellen], die Reisende in südliche Länder befällt; Ⓔ *traveler's diarrhea*

Reilselkranklheit *f*: Oberbegriff für durch Reizung des Vestibularapparats ausgelöste Erkrankungen; typisch sind Schwindel, Schweißausbrüche, Übelkeit, Erbrechen, Hypotonie und Kopfschmerzen; Ⓔ *motion sickness*

Reislwaslserlstühle *pl*: typische Stühle bei Cholera*; Ⓔ *rice-water stools*

Reilterlknolchen *m*: → *Reitknochen*

Reiter-Syndrom *nt*: durch die Trias Arthritis*, Urethritis* und Konjunktivitis* gekennzeichnete, reaktiv entzündliche Systemerkrankung, die wahrscheinlich durch Bakterien (Chlamydien) hervorgerufen wird; Ⓔ *Reiter's syndrome*

Reitlholsenlanläslthelsie *f*: durch Läsion der Cauda* equina oder der Rückenmarksegmente S_3–S_5 ausgelöster Sensibilitätsausfall im Anogenitalbereich und der Innenseite des Oberschenkels; Ⓔ *saddle anesthesia*

Reitlknolchen *m*: durch Verkalkung von Hämatomen verursachte Muskelverhärtung im Adduktorenbereich bei Reitern; Ⓔ *rider's bone*

Reizlbilldungslstölrunlgen *pl*: Störung der normalen Reizbildung im Herzmuskelgewebe; Ⓔ *excitation disturbances*

Reizlblalse *f*: unspezifische Bezeichnung für einen Reizzustand der Blase, der Symptome einer akuten Entzündungen zeigt, ohne entsprechende histologische Veränderungen; Ⓔ *irritable bladder*

Reizlkollon *nt*: durch ein Reihe von Faktoren [postinfektös, allergisch, psychogen] hervorgerufene Stuhlregulationsstörung; Ⓔ *irritable colon*

Reizlleitungslstölrunlgen *f*: Störungen der normalen Reizleitung im Herzmuskelgewebe; Ⓔ *disturbances in stimulus conduction*

Reizlleitungslsylstem *nt*: spezifisches Gewebe der Herzmuskulatur, in dem die Erregung entsteht und auf die anderen Teile des Herzmuskels übertragen wird; Ⓔ *conduction system*

Reizlmalgen *m*: funktionelle Magenbeschwerden, die die Symptome eines

Magengeschwürs zeigen; ⒠ *function-al dyspepsia*

Reiz|pe|ri|to|ni|tis *f*: durch chemisch-phy-sikalische Schädigung hervorgerufene Bauchfellentzündung; ⒠ *chemical peritonitis*

Reiz|po|ly|glo|bu|lie *f*: reaktive Polyglobu-lie*, z.B. bei Aufenthalt in großer Hö-he; ⒠ *secondary polycythemia*

Reiz|schwel|le *f*: minimale Stärke eines Reizes zur Auslösung einer Reizant-wort; ⒠ *stimulus threshold*

Re|jek|ti|on *f*: **1.** Abstoßung, Abstoßungs-reaktion **2.** Ablehnung, Zurückwei-sung; ⒠ *rejection*

Re|kal|zi|fi|ka|ti|on *f*: → *Rekalzifizierung*

Re|kal|zi|fi|zie|rung *f*: Wiederherstellung des normalen Kalziumgehaltes eines Gewebes; ⒠ *recalcification*

Re|kal|zi|fi|zie|rungs|zeit *f*: Gerinnungs-test, bei dem die Zeit bis zur Gerin-nung nach Zusatz von Kalziumionen gemessen wird; ⒠ *recalcification time*

Re|ka|na|li|sa|ti|on *f*: Wiederherstellung der Durchgängigkeit eines Gefäßes; ⒠ *recanalization*

Re|ka|na|li|sie|rung *f*: → *Rekanalisation*

Re|kom|bi|na|ti|on *f*: Umlagerung von Genmaterial während der Zellteilung; ⒠ *recombination*

re|kon|sti|tu|iert *adj*: wieder hergestellt; ⒠ *reconstituted*

Re|kon|sti|tu|ti|on *f*: Wiederherstellung, Neubildung; ⒠ *reconstitution*

re|kon|va|les|zent *adj*: Genesung betref-fend, genesend; ⒠ *convalescent*

Re|kon|va|les|zen|ten|se|rum *nt*: während der Rekonvaleszenzphase gewonnenes Serum, das wegen des Antikörperge-haltes zur passiven Immunisierung ver-wendet werden kann; ⒠ *convalescent serum*

Re|kon|va|les|zenz *f*: Genesung (von einer Krankheit/Operation usw.); ⒠ *conva-lescence*

re|kru|des|zent *adj*: sich wieder verschlim-mernd; ⒠ *recrudescent*

Re|kru|des|zenz *f*: Wiederverschlimme-rung; ⒠ *recrudescence*

rek|tal *adj*: Mastdarm betreffend, durch den Mastdarm; ⒠ *rectal*

Rek|tal|fis|tel *f*: vom Rektum ausgehende Fistel, die in andere Organe mündet [**innere Rektalfistel**] oder nach außen führt [**äußere Rektalfistel**]; ⒠ *rectal fistula*

Rek|tal|tem|pe|ra|tur *f*: die im Rektum ge-messene Körpertemperatur; ⒠ *rectal temperature*

Rek|ti|tis *f*: Entzündung der Mastdarm-schleimhaut oder Mastdarmwand; ⒠ *rectitis*

Rekto-, rekto- *präf*.: Wortelement mit der Bedeutung „Mastdarm/Enddarm/Rek-tum"

rek|to|ab|do|mi|nal *adj*: Rektum und Bauch/Abdomen betreffend; ⒠ *recto-abdominal*

rek|to|kok|zy|ge|al *adj*: Rektum und Steißbein/Os coccygis betreffend oder verbindend; ⒠ *rectococcygeal*

Rek|to|ko|li|tis *f*: Entzündung von Mast-darm und Kolon; ⒠ *rectocolitis*

rek|to|pe|ri|ne|al *adj*: Rektum und Damm/Perineum betreffend; ⒠ *rectoperineal*

Rek|to|pe|xie *f*: operative Fixierung des Rektums; ⒠ *rectopexy*

rek|to|sig|mo|i|dal *adj*: Rektum und Sig-ma betreffend oder verbindend, Rekto-sigmoid betreffend; ⒠ *rectosigmoid*

Rek|to|sig|mo|i|dek|to|mie *f*: operative Ent-fernung von Sigma und Rektum; ⒠ *rectosigmoidectomy*

Rek|to|sig|mo|i|de|o|sko|pie *f*: → *Rektosig-moidoskopie*

Rek|to|sig|mo|i|do|sko|pie *f*: Endoskopie von Mastdarm und Sigmoid; ⒠ *proc-tosigmoidoscopy*

Rek|to|sko|pie *f*: Endoskopie des Mast-darms; ⒠ *rectoscopy*

Rek|to|sto|mie *f*: Anlegen einer äußeren Rektumfistel; ⒠ *rectostomy*

Rek|to|to|mie *f*: Rektumschnitt; ⒠ *rec-totomy*

rek|to|u|re|thral *adj*: Rektum und Harn-röhre/Urethra betreffend; ⒠ *rectou-rethral*

Rek|to|u|re|thral|fis|tel *f*: innere Mast-darmfistel mit Mündung in die Harn-röhre; ⒠ *rectourethral fistula*

rek|to|u|te|rin *adj*: Rektum und Gebär-mutter/Uterus betreffend oder verbin-dend; ⒠ *rectouterine*

rek|to|va|gi|nal *adj*: Rektum und Scheide/Vagina betreffend oder verbindend; ⒠ *rectovaginal*

Rek|to|va|gi|nal|fis|tel *f*: innere Mast-darmfistel mit Mündung in die Schei-de; ⒠ *rectovaginal fistula*

rek|to|ve|si|kal *adj*: Rektum und Harn-blase/Vesica urinaria betreffend oder verbindend; ⒠ *rectovesical*

Rek|to|ve|si|kal|fis|tel *f*: innere Mastdarm-fistel mit Mündung in die Blase; ⒠ *rectovesical fistula*

Rek|to|ves|ti|bu|lär|fis|tel *f*: innere Mast-darmfistel mit Mündung in den Schei-denvorhof; ⒠ *rectovestibular fistula*

R

rek|to|vul|vär *adj*: Rektum und Scham/Vulva betreffend oder verbindend; Ⓔ *rectovulvar*

Rek|to|zelle *f*: **1.** Vorfall der vorderen Mastdarmwand bei Schwäche des Septum* rectovaginale **2.** sich in das Rektum vorwölbender Dammbruch; Ⓔ **1.–2.** *rectocele*

Rek|tum *nt*: Mastdarm; letzter Abschnitt des Dickdarms vor dem After; Ⓔ *rectum*

Rek|tum|a|tre|sie *f*: angeborener Mastdarmverschluss mit Fehlen der Verbindung zum After; Ⓔ *rectal atresia*

Rek|tum|bla|se *f*: künstliche Harnausleitung durch das Rektum; die Stuhlentleerung erfolgt über einen künstlichen Darmausgang; Ⓔ *rectal conduit*

Rek|tum|blu|tung *f*: Blutung aus dem After; Ⓔ *rectal hemorrhage*

Rek|tum|ent|zün|dung *f*: → *Proktitis*

Rek|tum|kar|zi|nom *nt*: Kolonkarzinom* im Rektum; Ⓔ *rectal carcinoma*

Rek|tum|pol|yp *m*: von der Rektumschleimhaut ausgehender Polyp; Ⓔ *proctopolypus*

Rek|tum|pro|laps *m*: meist bei Frauen auftretender Vorfall der Mastdarmwand durch den After; Ⓔ *rectal prolapse*

Rek|tum|re|sek|ti|on *f*: Teilentfernung des Rektums; Ⓔ *rectal resection*

Rek|tum|vor|fall *m*: → *Rektumprolaps*

Rek|tus|di|as|ta|se *f*: Auseinanderweichen der beiden Musculi rectus abdominis, z.B. in der Schwangerschaft oder als angeborene Anomalie; Ⓔ *diastasis recti*

Rek|tus|schei|de *f*: von den Aponeurosen der Bauchmuskeln gebildete Scheide des Musculus rectus abdominis; Ⓔ *rectus sheath*

Re|kur|rens *m*: → *Nervus laryngeus recurrens*

Re|kur|rens|fie|ber *nt*: → *Rückfallfieber*

Re|kur|rens|pa|raly|se *f*: → *Rekurrensparese*

Re|kur|rens|pa|re|se *f*: Lähmung des Nervus* laryngeus recurrens mit Stimmbandlähmung und Heiserkeit; Ⓔ *recurrent nerve palsy*

re|kur|rent *adj*: (regelmäßig oder ständig) wiederkehrend, sich wiederholend; Ⓔ *recurrent*

Rellaps *m*: Rückfall; Ⓔ *relapse*

Re|la|xans *nt*: entspannungsförderndes Mittel; Ⓔ *relaxant*

re|la|xie|rend *adj*: entspannend; (*Muskel*) erschlaffend; Ⓔ *relaxing*

Re|la|xin *nt*: im Schwangerschaftsgelb-

körper gebildetes Hormon, das zur Auflockerung des Bindegewebes vor der Geburt führt; Ⓔ *relaxin*

Release-inhibiting-Faktor *m*: im Hypothalamus gebildetes Hormon, das die Bildung und/oder Freisetzung von Hypophysenvorderlappenhormonen hemmt; Ⓔ *release inhibiting factor*

Re|lea|sing|fak|tor *m*: im Hypothalamus gebildetes Hormon, das die Freisetzung eines anderen Hormons bewirkt; Ⓔ *releasing factor*

Re|lea|sing|hor|mon *nt*: → *Releasingfaktor*

Re|li|a|bi|li|tät *f*: Zuverlässigkeit, Verlässlichkeit; Ⓔ *reliability*

Remak-Fasern *pl*: nicht von einer Myelinscheide* umgebene Nervenfasern; Ⓔ *Remak's fibers*

re|ma|nent *adj*: zurückbleibend, übrig, restlich; Ⓔ *remanent*

Re|me|di|um *nt*: (Heil-)Mittel, Arzneimittel, Arznei; Ⓔ *remedy*

Re|mi|ne|ra|li|sa|ti|on *f*: Wiedereinlagerung von Mineralien nach vorhergehender Demineralisierung; Ⓔ *remineralization*

Re|mis|si|on *f*: vorübergehende Besserung; Ⓔ *remission*

komplette Remission: vorübergehendes Verschwinden aller Symptome und Krankheitszeichen eines malignen Tumors unter Therapie; Ⓔ *complete remission*

partielle Remission: deutliche Besserung des Allgemeinbefindens ohne Normalisierung aller Parameter; Ⓔ *partial remission*

re|mit|tie|rend *adj*: (vorübergehend) nachlassend, abklingend, in Remission gehend; Ⓔ *remittent*

REM-Schlaf *m*: Schlafphase mit raschen, ruckartigen Augenbewegungen; Ⓔ *REM*

Ren *m*: Niere; paariges, im Retroperitonealraum liegendes Organ, das eine Zentralrolle bei der Ausscheidung von Stoffwechselprodukten und bei der Konstanthaltung des Wasser- und Elektrolythaushaltes spielt; Ⓔ *kidney*

re|ni|form *adj*: nierenförmig, nierenartig; Ⓔ *reniform*

Re|nin *nt*: von der Niere gebildetes Gewebehormon; Ⓔ *renin*

Renin-Angiotensin-Aldosteron-System *nt*: Regulationssystem zur Konstanthaltung von Blutvolumen, -osmolarität, und -druck; Ⓔ *renin-angiotensin-aldosterone system*

Reno-, reno- *präf.*: Wortelement mit der

R

Bedeutung „Niere/Ren"

re|no|ab|do|mi|nal adj: Niere(n) und Bauch(-wand)/Abdomen betreffend; Ⓔ *nephroabdominal*

re|no|gas|tral adj: Niere(n) und Magen/Gaster betreffend; Ⓔ *renogastric*

Re|no|gra|fie, -gra|phie f: Röntgenkontrastdarstellung des Nierengewebes oder der Nierengefäße; Ⓔ *renography*

Re|no|gramm nt: Röntgenkontrastaufnahme des Nierengewebes oder der Nierengefäße; Ⓔ *renogram*

re|no|in|tes|ti|nal adj: Niere(n) und Darm/Intestinum betreffend; Ⓔ *renointestinal*

re|no|kar|di|al adj: Niere(n) und Herz betreffend; Ⓔ *nephrocardiac*

re|no|par|en|chy|mal adj: das Nierenparenchym betreffend, vom Nierenparenchym ausgehend; Ⓔ *renoparenchymal*

Re|no|pa|thie f: Nierenerkrankung, Nierenleiden; Ⓔ *renopathy*

re|no|priv adj: durch einen Ausfall der Nieren bedingt; Ⓔ *renoprival*

Re|no|szin|ti|gra|fie, -gra|phie f: Szintigrafie* der Niere; Ⓔ *kidney scan*

re|no|trop adj: mit besonderer Affinität für Nierengewebe/zur Niere, auf die Niere einwirkend; Ⓔ *renotropic*

re|no|vas|ku|lär adj: die Nierengefäße betreffend; Ⓔ *renovascular*

Re|no|val|so|gra|fie, -gra|phie f: Röntgenkontrastdarstellung der Nierengefäße; Ⓔ *renal angiography*

Ren|ten|bel|geh|ren nt: → *Rentenneurose*

Ren|ten|neu|ro|se f: Begehrensneurose* mit hartnäckigem Streben nach einer Rente als Entschädigung für eine Krankheit oder eine Verletzung nach einem Unfall; Ⓔ *pension neurosis*

Ren|ten|sucht f: → *Rentenneurose*

Ren|ten|ten|denz f: → *Rentenneurose*

Re|o|vi|ri|dae pl: hüllenlose RNA-Viren [respiratory enteric orphan viruses], die v.a. Infektionen der Atemwege und des Magen-Darm-Traktes verursachen; Ⓔ *Reoviridae*

re|pe|ti|tiv adj: (sich) wiederholend; Ⓔ *repetitive*

Repetitive strain injury nt: durch anhaltende Überbelastung von Muskeln und Gelenken verursachte schmerzhafte Bewegungseinschränkung; Ⓔ *repetitive strain injury*

Re|plan|ta|ti|on f: Wiederanpflanzung abgetrennter Körperteile; Ⓔ *replantation*

Re|pli|ka|se f: an der Replikation von Nukleinsäuren beteiligtes Enzym; Ⓔ *replicase*

Re|pli|ka|ti|on f: identische Verdopplung von DNA- oder RNA-Strängen; Ⓔ *replication*

re|po|ni|bel adj: (Fraktur) einrenkbar, einrichtbar; Ⓔ *reducible*

Re|po|si|ti|on f: 1. Wiedereinrenkung verschobener Bruchfragmente 2. Wiedereinrenkung einer Luxation 3. manuelle Rückverlagerung einer Hernie; Ⓔ 1.–3. *reduction*

Re|pres|si|on f: 1. Unterdrückung, Hemmung eines Enzyms oder Gens 2. Verdrängung von Impulsen oder Gefühlen; Ⓔ 1.–2. *repression*

re|pri|mier|bar adj: hemmbar, unterdrückbar; Ⓔ *repressible*

re|pri|miert adj: gehemmt, unterdrückt; Ⓔ *repressed*

Re|pri|se f: ziehende Einatmung bei Keuchhusten; Ⓔ *crowing*

Re|pro|duk|ti|on f: Fortpflanzung, Vermehrung; Ⓔ *reproduction*

Rep|ti|la|se f: aus Schlangengift gewonnenes Enzym, das die Blutgerinnung fördert; Ⓔ *reptilase*

Rep|ti|la|se|zeit f: Gerinnungstest, der die Zeit bis zum Gerinnungseintritt nach Zugabe von Reptilase misst; Ⓔ *reptilase clotting time*

Re|sek|ti|on f: operative Teilentfernung; Ⓔ *resection*

Re|ser|ve|fett nt: vom Körper angelegte Speicher im Fettgewebe; Ⓔ *depot fat*

Re|ser|ve|luft f: die nach normaler Atmung noch zusätzlich ein- oder ausatembare Luftmenge; Ⓔ *reserve air*

Re|ser|ve|vo|lu|men nt: 1. das am Ende der Systole noch im Herzen vorhandene Blut 2. die nach normaler Atmung noch zusätzlich ein- oder ausatembare Luftmenge; Ⓔ 1. *reserve volume* 2. *residual air*

exspiratorisches Reservevolumen: Luftmenge, die nach normaler Ausatmung noch zusätzlich ausgeatmet werden kann; Ⓔ *expiratory reserve volume*

inspiratorisches Reservevolumen: Luftmenge, die nach normaler Einatmung noch zusätzlich eingeatmet werden kann; Ⓔ *inspiratory reserve volume*

re|se|zier|bar adj: durch Resektion entfernbar; Ⓔ *resectable*

re|si|du|al adj: übrig, übriggeblieben, restlich; Ⓔ *residual*

Re|si|du|al|frak|ti|on f: Verhältnis von endsystolischem Restvolumen und enddiastolischem Füllungsvolumen des Her-

R

zens; ℗ *residual fraction*

Re|si|du|al|harn m: nach Entleerung der Harnblase noch vorhandene Harnmenge; ℗ *residual urine*

Re|si|du|al|ka|pa|zi|tät, funktionelle f: das nach normaler Ausatmung noch in der Lunge vorhandene Luftvolumen; ℗ *functional residual capacity*

Re|si|du|al|luft f: → *Residualvolumen*

Re|si|du|al|vo|lu|men nt: die nach maximaler Ausatmung noch in der Lunge vorhandene Luft; ℗ *residual air*

Re|si|du|al|wahn m: nach Rückbildung einer Psychose* verbleibende Wahnidee; ℗ *residual delusion*

Re|si|du|um nt: Rückstand, Rest, Überbleibsel; ℗ *residue*

Re|sis|tan|ce f: Widerstand der Atemwege gegen den Luftstrom, der bei der Atmung überwunden werden muss; ℗ *resistance*

re|sis|tent adj: widerstandsfähig, nicht anfällig, immun; ℗ *resistant*

Re|sis|tenz f: Widerstandskraft, Widerstandsfähigkeit, Abwehr(kraft); (*Erreger*) Widerstandsfähigkeit gegen Antibiotika; ℗ *resistance*

Re|so|lu|ti|on f: 1. optisches Auflösungsvermögen 2. (Auf-)Lösung, Rückbildung; ℗ 1. *optical resolution* 2. *resolution*

re|sor|bier|bar adj: durch Resorption aufnehmbar; ℗ *absorbable*

re|sor|bie|rend adj: einsaugend, aufsaugend, aufnehmend; ℗ *resorbent*

Re|sorp|ti|on f: (Flüssigkeits-)Aufnahme, Aufsaugung; ℗ *resorption*

Re|sorp|ti|ons|a|te|lek|ta|se f: hinter einem Bronchienverschluss liegende Atelektase* durch Resoption der Alveolarluft; ℗ *absorption atelectasis*

Re|sorp|ti|ons|fie|ber nt: Temperaturerhöhung während der postoperativen/posttraumatischen Resorption von Blutergüssen etc.; ℗ *aseptic fever*

Re|sorp|ti|ons|ik|te|rus m: durch Rückresorption ausgeschiedener Gallenfarbstoffe entstehender posthepatischer Ikterus*; ℗ *resorption jaundice*

re|spi|ra|bel adj: zum Einatmen geeignet, atembar; ℗ *respirable*

Re|spi|ra|ti|on f: Lungenatmung, (äußere) Atmung, Atmen; ℗ *respiration*

Re|spi|ra|ti|ons|trakt m: Gesamtheit der Atemwege; ℗ *respiratory tract*

Re|spi|ra|tor m: Beatmungsgerät, Atemgerät; ℗ *respirator*

re|spi|ra|to|risch adj: Atmung betreffend, mit der Atmung verbunden; ℗ *respi-ratory*

Respiratory-syncytial-Virus nt: → *RS-Virus*

Respiratory-distress-Syndrom des Neugeborenen nt: durch eine Lungenunreife oder Erkrankungen der Atemwege hervorgerufener Komplex von Zyanose* und Dyspnoe*; ℗ *respiratory distress syndrome (of the newborn)*

Rest|blut nt: das am Ende der Systole noch im Herzen vorhandene Blut; ℗ *reserve volume*

Re|ste|no|se f: erneute Stenose einer operative aufgeweiteten Einegung; ℗ *restenosis*

Rest|harn m: nach Entleerung der Harnblase noch vorhandene Harnmenge; ℗ *residual urine*

Re|sti|tu|ti|o f: Wiederherstellung, Restitution; ℗ *restitution*

Restitutio ad integrum: vollständige oder komplette Wiederherstellung/Heilung/Erholung; ℗ *full recovery*

Rest-N m: → *Reststickstoff*

Re|strik|ti|ons|en|do|nu|cle|a|sen pl: → *Restriktionsenzyme*

Re|strik|ti|ons|en|zy|me pl: Enzyme, die Doppelstrang-DNA an spezifischen Stellen spalten; ℗ *restriction enzymes*

re|strik|tiv adj: einschränkend, beschränkend, begrenzend; ℗ *restrictive*

Rest|stick|stoff m: nach Entfernung der Proteine noch verbleibender Stickstoff des Blutplasmas; ℗ *rest nitrogen*

Rest|vo|lu|men nt: → *Restblut*

Rest|wahn m: → *Residualwahn*

Re|sus|zi|ta|ti|on f: → *Reanimation*

Re|tar|da|ti|on f: Verlangsamung, (Entwicklungs-)Hemmung, Verzögerung; ℗ *retardation*

re|tar|diert adj: (geistig oder körperlich) zurückgeblieben, verspätet, verzögert; ℗ *retarded*

Re|tar|die|rung f: → *Retardation*

Re|tard|prä|pa|ra|te pl: Depotpräparate* zur peroralen Applikation; ℗ *retard preparation*

Re|te nt: Netz, Netzwerk; ℗ *rete*

Rete arteriosum: Arteriengeflecht, Arteriennetz; ℗ *arterial network*

Rete mirabile: aus kleinsten Arterien oder Kapillaren bestehendes Gefäßknäuel; ℗ *rete mirabile*

Rete venosum: Venengeflecht, Venennetz; ℗ *venous rete*

Re|ten|ti|o f, pl **-ti|o|nes:** → *Retention*

Re|ten|ti|on f: Zurückhaltung, Zurückhalten, Verhaltung; ℗ *retention*

Re|ten|ti|ons|a|the|rom nt: Retentionszyste* einer Talgdrüse durch Verlegung

R

des Ausführungsgangs; ⒺE *steatoma*

Re|ten|ti|ons|al|zi|do|se f: metabolische Azidose* durch ungenügende Ausscheidung von Sulfat und Phosphat bei Niereninsuffizienz; ⒺE *retention acidosis*

Re|ten|ti|ons|to|xi|ko|se f: durch die vermehrte Zurückhaltung von körpereigenen oder körperfremden Stoffen hervorgerufene Intoxikation [z.B. Urämie*]; ⒺE *retention toxicosis*

Re|ten|ti|ons|zys|te f: durch eine Abflussbehinderung entstandene Zyste; ⒺE *retention cyst*

Re|ti|cul|um nt: kleines Netz; ⒺE *reticulum*

Retikul-, retikul- präf.: → *Retikulo-*

re|ti|ku|lär adj: das Retikulum betreffend; netzförmig, netzartig; ⒺE *reticular*

Retikulo-, retikulo- präf.: Wortelement mit der Bedeutung „kleines Netz/Retikulum"

Re|ti|ku|lo|an|gi|o|ma|to|se f: → *Kaposi-Sarkom*

re|ti|ku|lo|en|do|the|li|al adj: retikuloendotheliales Gewebe oder System betreffend; ⒺE *reticuloendothelial*

Re|ti|ku|lo|en|do|the|li|om nt: Non-Hodgkin-Lymphom, das von den Retothelzellen ausgeht; ⒺE *reticuloendothelial sarcoma*

Re|ti|ku|lo|en|do|the|li|o|se f: Oberbegriff für Erkrankungen des retikuloendothelialen Systems; ⒺE *reticuloendotheliosis*

re|ti|ku|lo|his|ti|o|zy|tär adj: → *retikuloendothelial*

Re|ti|ku|lo|his|ti|o|zy|to|se, maligne f: systemische Histiozytenproliferation im Anschluss an einen Virusinfekt [meist Herpes-Viren] oder bei Immundefekten; ⒺE *histiocytic medullary reticulosis*

Re|ti|ku|lo|pe|nie f: Verminderung der Retikulozytenzahl im peripheren Blut; ⒺE *reticulopenia*

Re|ti|ku|lo|sar|kom nt: → *Retikuloendotheliom*

Re|ti|ku|lo|se f: Oberbegriff für Erkrankungen mit Wucherung der Retikulumzellen und/oder Histiozyten; ⒺE *reticulosis*

Re|ti|ku|lo|zyt m: junger Erythrozyt, der noch anfärbbare Kernreste [**Substantia reticulogranulofilamentosa**] enthält; ⒺE *reticulocyte*

Re|ti|ku|lo|zy|ten|kri|se f: sprunghafte Vermehrung der Retikulozyten im peripheren Blut; ⒺE *reticulocyte crisis*

Re|ti|ku|lo|zy|to|pe|nie f: → *Retikulopenie*

Re|ti|ku|lo|zy|to|se f: Erhöhung der Retikulozyten im peripheren Blut; ⒺE *reticulocytosis*

Re|ti|kul|um nt: retikuläres Hohlraumsystem der Zelle; ⒺE *reticulum*

agranuläres endoplasmatisches Retikulum: → *glattes endoplasmatisches Retikulum*

glattes endoplasmatisches Retikulum: im Zellplasma liegendes Membransystem, das eine Rolle bei der Steroid- und Glykogensynthese spielt; ⒺE *smooth endoplasmic reticulum*

granuläres endoplasmatisches Retikulum: → *raues endoplasmatisches Retikulum*

raues endoplasmatisches Retikulum: mit Ribosomen* besetztes Membransystem des Zellplasmas, an dem Proteine synthetisiert werden; ⒺE *rough endoplasmic reticulum*

sarkoplasmatisches Retikulum: glattes endoplasmatisches Retikulum der Muskelzellen; ⒺE *sarcoplasmic reticulum*

Re|ti|kul|um|zel|len pl: sternförmige Zellen im Bindegewebe von z.B. Milz, Lymphknoten und Tonsillen; ⒺE *reticulum cells*

Re|ti|kul|um|zel|len|sar|kom nt: → *Retikuloendotheliom*

Re|ti|kul|um|zell|sar|kom nt: → *Retikuloendotheliom*

Re|ti|na f: innerste Schicht des Augapfels; im lichtempfindlichen Teil sitzen die Sinnes- und Ganglienzellen des Sehnervs; ⒺE *retina*

Re|ti|na|cul|um nt, pl **-la**: Halteband; ⒺE *retinaculum*

Retinaculum extensorum manus: Strecksehnenband der Hand; ⒺE *extensor retinaculum of hand*

Retinaculum flexorum manus: Band über dem Karpaltunnel; ⒺE *carpal retinaculum*

Re|ti|nal|ödem nt: meist traumatisch bedingtes Netzhautödem; ⒺE *retinal edema*

Re|ti|ni|tis f: entzündliche oder entzündlich-degenerative Erkrankung der Netzhaut; ⒺE *retinitis*

Retino-, retino- präf.: Wortelement mit der Bedeutung „Netzhaut/Retina"

Re|ti|no|blas|tom nt: bösartiger Netzhauttumor, der zu Erblindung führt; ⒺE *retinoblastoma*

Re|ti|no|cho|ri|o|i|di|tis f: Entzündung von Aderhaut und Netzhaut; ⒺE *retinochorioiditis*

R

Re|ti|no|graf, -graph *m*: Kamera zur Fotografie der Netzhaut/des Augenhintergrundes; Ⓔ *retinograph*

Re|ti|no|gra|fie, -gra|phie *f*: Fotografie der Netzhaut/des Augenhintergrundes; Ⓔ *retinography*

re|ti|no|id *adj*: der Netzhaut/Retina ähnlich; Ⓔ *retinoid*

Re|ti|no|i|de *pl*: synthetische Vitamin A-Derivate, die zur Therapie verschiedener Dermatosen* verwendet werden; Ⓔ *retinoids*

Re|ti|nol *nt*: Vitamin A₁; *s.u. Vitamin A*; Ⓔ *retinol*

Re|ti|no|pa|pil|li|tis *f*: Entzündung von Netzhaut und Sehnervenpapille; Ⓔ *retinopapillitis*

Re|ti|no|pa|thia *f*: (nicht-entzündliche) Netzhauterkrankung; Ⓔ *retinopathy*

Retinopathia arteriosclerotica: Retinopathie bei Arteriosklerose*; Ⓔ *arteriosclerotic retinopathy*

Retinopathia diabetica: Retinopathie durch eine Mikroangiopathie von Netzhautgefäßen bei Diabetes* mellitus; Ⓔ *diabetic retinopathy*

Retinopathia hypertonica: Retinopathie bei anhaltendem Bluthochdruck; Ⓔ *fundus hypertonicus*

Retinopathia pigmentosa: angeborene Pigmentdegeneration der Netzhaut, die schon im Kindesalter zu Nachtblindheit führt; Ⓔ *pigmentary retinopathy*

Retinopathia praematurorum: Netzhauterkrankung von untergewichtigen Frühgeborenen, die vermutlich durch die toxische Wirkung von Sauerstoff im Brutkasten verursacht wird; in schweren Fällen kommt es zur Erblindung; Ⓔ *retinopathy of prematurity*

Re|ti|no|schi|sis *f*: angeborene Netzhautspalte; Ⓔ *retinoschisis*

Re|ti|no|sko|pie *f*: Methode zur objektiven Bestimmung des Fernpunktes des Auges; Ⓔ *retinoscopy*

re|ti|no|to|xisch *adj*: die Netzhaut/Retina schädigend, netzhautschädlich, netzhautschädigend; Ⓔ *retinotoxic*

Re|tin|säu|re *f*: zur Therapie der Akne* verwendetes Mittel; Ⓔ *retinoic acid*

Re|tor|ten|ba|by *nt*: durch In-vitro-Fertilisation gezeugter Embryo; Ⓔ *test-tube baby*

Re|to|thel *nt*: Gesamtheit der Retikulumzellen des lymphatischen Gewebes [Retothelzellen]; Ⓔ *retothelium*

Re|to|thel|sar|kom *nt*: → *Retikuloendotheliom*

re|trak|til *adj*: zurückziehbar, einziehbar, retraktionsfähig; Ⓔ *retractile*

Re|trans|fu|si|on *f*: intra- oder postoperative Transfusion von patienteneigenem Blut, das vor der Operation entnommen oder während der Operation gesammelt wurde; Ⓔ *autoreinfusion*

Re|trans|plan|ta|ti|on *f*: Wiedereinpflanzung eines entnommenen Organs; Ⓔ *retransplantation*

Retro-, retro- *präf.*: Wortelement mit der Bedeutung „hinten/hinter/rückwärts/zurück"

re|tro|ak|tiv *adj*: umgekehrt wirkend; Ⓔ *retroactive*

re|tro|au|ri|ku|lär *adj*: hinter der Ohrmuschel/Aurikel (liegend); Ⓔ *retroauricular*

re|tro|buk|kal *adj*: hinter der Wange/Bucca (liegend); Ⓔ *retrobuccal*

re|tro|bul|bär *adj*: hinter dem Augapfel/Bulbus oculi (liegend); Ⓔ *retrobulbar*

Re|tro|bul|bär|neu|ri|tis *f*: von Gesichtsfeldausfällen [Skotom*] begleitete Sehnervenerkrankung; häufigste Ursache ist multiple Sklerose*; Ⓔ *retrobulbar neuritis*

re|tro|du|o|de|nal *adj*: hinter dem Zwölffingerdarm/Duodenum (liegend); Ⓔ *retroduodenal*

re|tro|flek|tiert *adj*: nach hinten abgeknickt oder gebogen, zurückgebogen; Ⓔ *retroflected*

Re|tro|fle|xio ute|ri *f*: Rückwärtsbeugung des Uterus; Ⓔ *retroflexion*

Re|tro|fle|xio ute|ri gra|vi|di *f*: fehlende Aufrichtung der Gebärmutter während der Schwangerschaft; Ⓔ *retroflexion of the gravid uterus*

Re|tro|gna|thie *f*: Rückverlagerung des Oberkiefers; Ⓔ *retrognathia*

re|tro|grad *adj*: von hinten her, örtlich/zeitlich zurückliegend, rückläufig, rückwirkend; Ⓔ *retrograde*

re|tro|gres|siv *adj*: in Rückbildung begriffen; Ⓔ *retrogressive*

re|tro|i|le|al *adj*: hinter dem Ileum (liegend); Ⓔ *retroileal*

Re|tro|in|fek|ti|on *f*: gegenseitige Reinfektion von Partnern, z.B. bei Geschlechtskrankheiten; Ⓔ *retroinfection*

re|tro|in|gui|nal *adj*: hinter dem Leistenband (liegend); Ⓔ *retroinguinal*

Re|tro|in|gui|nal|raum *m*: Raum hinter dem Leistenband; Ⓔ *retroinguinal space*

re|tro|kar|di|al *adj*: hinter dem Herzen (liegend); Ⓔ *retrocardiac*

Re|tro|kar|di|al|raum *m*: Raum zwischen

R

Herz und Wirbelsäule; ⒠ *retrocardial space*

reltrolkalval *adj*: hinter der Vena* cava inferior (liegend); ⒠ *postcaval*

reltrolkochllelär *adj*: hinter der Kochlea (liegend); ⒠ *retrocochlear*

reltrolkollisch *adj*: hinter dem Kolon (liegend); ⒠ *retrocolic*

reltrolkurlsiv *adj*: rückwärts gehend oder laufend; ⒠ *retrocursive*

reltrollalbylrinlthär *adj*: hinter dem Labyrinth (liegend); ⒠ *retrolabyrinthine*

reltrollenltal *adj*: hinter der Augenlinse/Lens cristallina (liegend); ⒠ *retrolental*

reltrollenltilkullär *adj*: hinter dem Linsenkern (liegend); ⒠ *retrolenticular*

reltrollinigulal *adj*: hinter der Zunge/Lingua (liegend); den hinteren Teil der Zunge betreffend; ⒠ *retrolingual*

reltrolmallelollär *adj*: hinter dem Knöchel/Malleolus (liegend); ⒠ *retromalleolar*

reltrolmalmilllär *adj*: hinter der Brustwarze/Mamille (liegend); ⒠ *retromamillary*

reltrolmamlmär *adj*: hinter der Brust (-drüse)/Mamma (liegend); ⒠ *retromammary*

reltrolmanldilbullar *adj*: hinter dem Unterkiefer/der Mandibula (liegend); ⒠ *retromandibular*

reltrolmalxilllär *adj*: hinter dem Oberkiefer/der Maxilla (liegend); ⒠ *retromaxillary*

Reltrolmollar *m*: überzähliger Backenzahn am Ende der Zahnreihe; ⒠ *retromolar*

reltrolnalsal *adj*: hinter der Nase (liegend), im Nasenrachenraum (liegend); ⒠ *retronasal*

reltrolölsolphalgelal *adj*: hinter der Speiseröhre/dem Ösophagus (liegend); ⒠ *retroesophageal*

reltrolpalteillar *adj*: hinter der Kniescheibe/Patella (liegend); ⒠ *retrapatellar*

reltrolpelriltolnelal *adj*: hinter dem Bauchfell/Peritoneum (liegend), im Retroperitonealraum (liegend); ⒠ *retroperitoneal*

Reltrolpelriltolnelallfilbrolse *f*: → *Ormond-Syndrom*

Reltrolpelriltolnelallraum *m*: Raum zwischen Bauchfell und Wirbelsäule; ⒠ *retroperitoneal space*

Reltrolpelriltolnelitis *f*: Entzündung des Retroperitonealraums; ⒠ *retroperitonitis*

reltrolphalrynlgelal *adj*: hinter dem Pharynx (liegend); ⒠ *retropharyngeal*

Reltrolphalrynlgelallablslzess *m*: Abszess zwischen Rachenhinterwand und Halswirbelsäule; ⒠ *retropharyngeal abscess*

Reltrolphalrynlgelallraum *m*: der Raum hinter dem Rachen; ⒠ *retropharyngeal space*

Reltrolphalrynlgiltis *f*: Entzündung im Retropharyngealraum; ⒠ *retropharyngitis*

reltrolplalzenltar *adj*: hinter dem Mutterkuchen/der Plazenta (liegend), zwischen Plazenta und Uteruswand (ablaufend); ⒠ *retroplacental*

Reltrolpneulmolpelriltolnelum *nt*: Luftansammlung im Retroperitonealraum; ⒠ *pneumoretroperitoneum*

Reltrolpolsiltio ultelri *f*: Rückwärtsverlagerung der Gebärmutter; ⒠ *retroposition of uterus*

reltrolpulbisch *adj*: hinter dem Schambein/Os pubis (liegend); ⒠ *retropubic*

Reltrolpullsilon *f*: Nachhintenfallen beim Rückwärtsgehen, z.B. bei Parkinson*-Krankheit; ⒠ *retropulsion*

Reltropulsiv-Petit-mal *nt*: Absence* mit Rumpfüberstreckung; ⒠ *retropulsive petit mal*

reltrolspekltiv *adj*: nach rückwärts gerichtet, zurückschauend, zurückblickend; ⒠ *retrospective*

reltrolsterlnal *adj*: hinter dem Brustbein/Sternum (liegend); ⒠ *retrosternal*

Reltrolsterlnallraum *m*: Raum zwischen Brustbein und Herzbeutel; ⒠ *retrosternal space*

Reltrolsterlnallschmerz *m*: v.a. bei Angina* pectoris auftretender Schmerz hinter dem Brustbein; ⒠ *substernal pain*

reltroltonlsilllär *adj*: hinter der Gaumenmandel/Tonsilla palatina (liegend); ⒠ *retrotonsillar*

reltrolulrethlral *adj*: hinter der Urethra (liegend); ⒠ *retrourethral*

reltrolulteirin *adj*: hinter dem Gebärmutter/dem Uterus (liegend); ⒠ *retrouterine*

Reltrolverlsio ultelri *f*: Rückwärtsneigung der Gebärmutter; ⒠ *retroversion (of uterus)*

Reltrolvilren *pl*: RNA-Viren*, bei denen die Virusreplikation mit der Rückwandlung der RNA in DNA durch das Enzym reverse Transcriptase beginnt; das HIV-Virus ist das bekannteste Retrovirus; ⒠ *Retroviridae*

Reltrolvilrildae *pl*: → *Retroviren*

re|tro|zä|kal *adj*: hinter dem Blinddarm/Zäkum (liegend); ⒺE *retrocecal*

Re|tro|zä|kal|gru|be *f*: Bauchfelltasche hinter dem Blinddarm; ⒺE *retrocecal recess*

re|tro|zen|tral *adj*: hinter einem Zentrum (liegend); ⒺE *postcentral*

re|tro|zer|vi|kal *adj*: hinter dem Gebärmutterhals/der Zervix (liegend); ⒺE *retrocervical*

Re|tro|zes|si|on *f*: Verschiebung der Erstinfektion auf höhere Lebensalter; ⒺE *retrocession*

Re|tru|si|on *f*: Zurückverlagerung; ⒺE *retrusion*

Retzius-Raum *m*: bindegewebiger Raum zwischen Schambein und Blase; ⒺE *Retzius' space*

Re|vak|zi|na|ti|on *f*: Wiederholungsimpfung, Wiederimpfung; ⒺE *revaccination*

Re|vas|ku|la|ri|sa|ti|on *f*: **1.** Kapillareinsprossung, Revaskularisierung **2.** operative Wiederherstellung der Durchblutung, Revaskularisierung; ⒺE **1.–2.** *revascularization*

Reverdin-Lappen *pl*: → *Reverdin-Transplantation*

Reverdin-Transplantation *f*: Übertragung kleiner Hautinseln [**Reverdin-Läppchen**] zur Deckung von Hautdefekten; ⒺE *Reverdin graft*

re|ver|si|bel *adj*: (*Prozess*) umkehrbar; (*Krankheit*) heilbar; ⒺE *reversible*

re|zep|tiv *adj*: Rezeptor(en) oder Rezeption betreffend, aufnahmefähig, empfänglich; ⒺE *receptive*

Re|zep|tor *m*: **1.** (*physiolog.*) Struktur zur Aufnahme von mechanischen [**Mechanorezeptor**], chemischen [**Chemorezeptor**], thermischen [**Thermorezeptor**] u.A. Reizen **2.** definierter Bindungsort für Moleküle auf Membranoberflächen; ⒺE **1.–2.** *receptor*

α-Rezeptoren: auf Adrenalin und andere Catecholamine ansprechende Rezeptoren des sympathischen Nervensystems; ⒺE *alpha receptors*

β-Rezeptoren: Rezeptoren, die auf adrenerge Transmitter im sympathischen System ansprechen; ⒺE *beta receptors*

re|zes|siv *adj*: (*genet.*) von einem dominanten Gen überdeckt; ⒺE *recessive*

Re|zi|div *nt*: Wiederauftreten einer Krankheit nach (scheinbar) völliger Ausheilung; ⒺE *relapse*

re|zi|di|vie|rend *adj*: wiederkehrend, wiederauftretend; ⒺE *recurrent*

Rhabdo-, rhabdo- *präf.*: Wortelement mit der Bedeutung „Stab"

Rhab|do|my|o|ly|se *f*: Auflösung quergestreifter Muskelfasern; ⒺE *rhabdomyolysis*

Rhab|do|my|om *nt*: gutartiger Tumor der quergestreiften Muskulatur; ⒺE *rhabdomyoma*

Rhab|do|my|o|sar|kom *nt*: bösartiger Tumor der quergestreiften Muskulatur; ⒺE *rhabdomyosarcoma*

Rhab|do|sar|kom *nt*: → *Rhabdomyosarkom*

Rhab|do|vi|ren *pl*: → *Rhabdoviridae*

Rhab|do|vi|ri|dae *pl*: Virusfamilie mit geschossförmiger Struktur; wichtigster Vertreter ist das Tollwutvirus; ⒺE *Rhabdoviridae*

Rha|chi|al|gie *f*: Schmerzen in der Wirbelsäule, Wirbelsäulenschmerz; ⒺE *rachialgia*

Rhachio-, rhachio- *präf.*: Wortelement mit der Bedeutung „Rücken/Rückgrat/Wirbelsäule"

Rha|chi|o|al|gie *f*: → *Rhachialgie*

Rha|chi|o|dy|nie *f*: → *Rhachialgie*

Rha|chi|o|to|mie *f*: Osteotomie* der Wirbelsäule, z.B. zur Korrektur von Skoliose* oder Kyphose*; ⒺE *rachiotomy*

Rha|chi|pa|gus *m*: Doppelmissbildung mit gemeinsamer Wirbelsäule; ⒺE *rachipagus*

Rha|chi|schi|sis *f*: Spaltbildung der Wirbelsäule; ⒺE *rachischisis*

Rha|chi|to|mie *f*: → *Rhachiotomie*

Rha|ga|den *pl*: Hautschrunden, Hautfissuren; ⒺE *fissures*

Rha|phe *f*: → *Raphe*

Rh-Blutgruppensystem *nt*: → *Rhesus-Blutgruppen*

Rheo-, rheo- *präf.*: Wortelement mit der Bedeutung „Fluss/Fließen"

Rhe|o|gra|fie, -gra|phie *f*: Verfahren zur Messung von Durchblutungsstörungen durch Messung des elektrischen Widerstandes; ⒺE *rheography*

Rhe|o|ta|xis *f*: Bewegung in einem Flüssigkeitsstrom; ⒺE *rheotaxis*

Rhesus-Blutgruppen *pl*: Blutgruppensystem, das durch Antikörper gegen die Erythrozyten von Rhesusaffen entdeckt wurde; häufigste Ursache von Transfusionszwischenfällen und der Entwicklung eines Morbus* haemolyticus neonatorum; ⒺE *Rhesus blood groups*

Rhesus-Blutgruppenunverträglichkeit *f*: → *Rhesus-Inkompatibilität*

Rhesus-Inkompatibilität *f*: Blutgruppe-

R

nunverträglichkeit im Rhesussystem; v.a. die Inkompatibilität zwischen einer Rh-negativen Mutter und einem Rh-positiven Feten; Ⓔ *Rh incompatibility*

Rhe|sus|sys|tem *nt*: → *Rhesus-Blutgruppen*

Rheu|ma *nt*: Oberbegriff für ätiologische unterschiedliche Erkrankungen des Bewegungsapparates mit fließenden, ziehenden Schmerzen; Ⓔ *rheumatism*

Rheu|ma|fak|tor *m*: bei rheumatischen Erkrankungen auftretender unspezifischer Autoantikörper; Ⓔ *rheumatoid factor*

Rheu|ma|knöt|chen *nt*: bei rheumatischem Fieber auftretendes, knötchenförmiges Granulom, v.a. im interstitiellen Herzmuskelgewebe; Ⓔ *rheumatic nodule*

Rheu|ma|mit|tel *nt*: gegen rheumatische Erkrankungen wirkendes Mittel; Ⓔ *antirheumatic*

Rheu|ma|tis|mus *m*: → *Rheuma*

rheu|ma|to|gen *adj*: Rheuma verursachend; Ⓔ *rheumatogenic*

rheu|ma|to|id *adj*: rheumaähnlich, mit rheumaartigen Symptomen; Ⓔ *rheumatoid*

Rhi|nal|gie *f*: → *Rhinodynie*

Rhin|al|ler|go|se *f*: → *Rhinitis allergica*

Rhi|ni|tis *f*: Entzündung der Nasenschleimhaut; Ⓔ *rhinitis*

Rhinitis acuta: i.d.R. durch **Schnupfenviren** hervorgerufener **Virusschnupfen** oder als **Begleitschnupfen** [bei z.B. Virusgrippe] auftretender **banaler Schnupfen** mit Ausheilung innerhalb einer Woche; Ⓔ *acute rhinitis*

Rhinitis allergica: allergisch-bedingte saisonale oder saisonunabhängige Entzündung der Nasenschleimhaut; Ⓔ *allergic rhinitis*

perenniale Rhinitis: durch unabhängig von den Jahreszeiten auftretende Allergene* [Schimmelpilze, Tierhaare, Hausstaub, Berufsallergene] hervorgerufene allergische Rhinopathie; Ⓔ *perennial rhinitis*

Rhinitis vasomotorica: wie eine perenniale allergische Rhinitis verlaufender, saisonunabhängiger neurovaskulärer Schnupfen; Ⓔ *vasomotor rhinitis*

Rh-Inkompatibilität *f*: → *Rhesus-Inkompatibilität*

Rhino-, rhino- *präf.*: Wortelement mit der Bedeutung „Nase"

Rhi|no|blen|nor|rhoe *f*: Eiterabsonderung

aus der Nase; eitrige Rhinitis*; Ⓔ *rhinoblennorrhea*

Rhi|no|dy|nie *f*: Schmerzen in der Nase, Nasenschmerz(en); Ⓔ *rhinodynia*

rhi|no|gen *adj*: von der Nase ausgehend; Ⓔ *rhinogenous*

Rhi|no|la|ryn|gi|tis *f*: Entzündung von Nasen- und Rachenschleimhaut; Ⓔ *rhinolaryngitis*

Rhi|no|lith *m*: meist durch Fremdkörper [Erdnüsse] induzierte Steinbildung, die zu chronischer Reizung und meist einseitigem eitrigem Ausfluss führt; Ⓔ *rhinolith*

Rhi|no|pa|thie *f*: Nasenerkrankung; Ⓔ *rhinopathy*

rhi|no|pha|ryn|ge|al *adj*: Nase und Rachen betreffend; Nasenrachen betreffend; Ⓔ *nasopharyngeal*

Rhi|no|pha|ryn|gi|tis *f*: Entzündung des Nasenrachens; Ⓔ *rhinopharyngitis*

Rhi|no|pha|ryn|go|zel|le *f*: Luftzyste des Nasenrachenraums; Ⓔ *rhinopharyngocele*

Rhi|no|pha|rynx *m*: Raum zwischen Nasenhöhle und Rachen; Ⓔ *rhinopharynx*

Rhi|no|phym *nt*: v.a. ältere Männer betreffende, allmählich zunehmende, unförmige Auftreibung der Nase durch eine Hyperplasie der Talgdrüsen; meist Teilsyndrom der Rosacea*; Ⓔ *rhinophyma*

Rhi|no|plas|tik *f*: plastische Nasenoperation, Nasenplastik; Ⓔ *rhinoplasty*

Rhi|nor|rha|gie *f*: (starkes) Nasenbluten; Ⓔ *rhinorrhagia*

Rhi|nor|rhoe *f*: Nasenausfluss; Ⓔ *rhinorrhea*

Rhi|no|sal|pin|gi|tis *f*: Entzündung der Schleimhaut von Nase und Ohrtrompete; Ⓔ *rhinosalpingitis*

Rhi|no|skle|rom *nt*: granulomatöse Entzündung der Nasenschleimhaut mit Bildung knotiger Verdickungen; kann auf die Schleimhaut von Rachen und Luftröhre übergreifen; Ⓔ *rhinoscleroma*

Rhi|no|sko|pie *f*: direkte Untersuchung der Nasenhöhle mit einem Nasenspiegel oder Endoskop*; Ⓔ *rhinoscopy*

Rhi|no|ste|no|se *f*: Einengung oder Verlegung der Nasenwege; Ⓔ *rhinostenosis*

Rhi|no|tra|che|i|tis *f*: Entzündung der Schleimhaut von Nase und Luftröhre; Ⓔ *rhinotracheitis*

Rhi|no|vi|rus *nt*: zu den Picornaviren gehörende Virusfamilie; Erreger des Virusschnupfens; Ⓔ *Rhinovirus*

R

Rhiz|ar|thro|se f: Arthrose* des Daumengrundgelenkes; ⒺＥ *rhizarthritis*

Rhizo-, rhizo- präf.: Wortelement mit der Bedeutung „Wurzel"

rhi|zo|id adj: wurzelähnlich; ⒺＥ *rhizoid*

Rhi|zo|ly|se f: indirekte Durchtrennung von Spinalnervenwurzeln; ⒺＥ *rhizolysis*

Rhi|zo|po|da pl: Unterklasse der Protozoen, zu der u.A. die Amöben gehören; ⒺＥ *Rhizopoda*

Rhi|zo|po|den pl: → *Rhizopoda*

Rhi|zo|to|mie f: Durchtrennung einer Nervenwurzel; ⒺＥ *rhizotomy*

Rho|dop|sin nt: für das Dämmerungssehen wichtige Substanz der Netzhautstäbchen; ⒺＥ *rhodopsin*

Rhomb|en|ce|phal|on nt: aus Hinterhirn [Metencephalon*] und Nachhirn [Myelencephalon*] bestehender Teil des Gehirns; ⒺＥ *rhombencephalon*

Rhomb|en|ze|phal|on nt, pl **-la**: → *Rhombencephalon*

Rhon|chi pl: → *Rasselgeräusche*

Rh-System nt: → *Rhesus-Blutgruppen*

Rhy|pia f: → *Rupia*

Rhyth|mus m: periodische Wiederholung eines Vorgangs; ⒺＥ *rhythm*

biologischer Rhythmus: durch äußere [Tag-Nacht-Wechsel] oder innere Faktoren [**biologische Uhr**] beeinflusste, rhythmische Schwankung verschiedener Körperfunktionen; ⒺＥ *biological rhythm*

parasystolischer Rhythmus: gleichzeitiges Vorkommen von zwei Schrittmacherzentren im Herz; ⒺＥ *parasystolic rhythm*

zirkadianer Rhythmus: endogen gesteuerte Schwankung des Körperstoffwechsels und der Reaktionsbereitschaft des Körpers, die etwa einem 24-Stunden-Zyklus entspricht; ⒺＥ *circadian rhythm*

Rhyth|mus|me|tho|de f: natürliche Empfängnisverhütung durch Beschränkung des Beischlafs auf die unfruchtbaren Tage des Menstruationszyklus; ⒺＥ *rhythm method*

Rhy|ti|dek|to|mie f: Straffung der Gesichtshaut zur Glättung von Falten, Doppelkinn u.ä.; ⒺＥ *rhytidectomy*

Ri|bo|fla|vin nt: Vitamin B$_2$; in Milch und Milchprodukten, Leber und Hülsenfrüchten vorkommendes Vitamin, das ein wichtiger Bestandteil von Enzymen ist; ⒺＥ *riboflavin*

Ri|bo|nu|cle|in|säu|re f: → *Ribonukleinsäure*

Ri|bo|nu|kle|a|se f: RNA-spaltendes Enzym; ⒺＥ *ribonuclease*

Ri|bo|nu|kle|in|säu|re f: aus Ribonukleotiden aufgebautes Makromolekül, das eine zentrale Rolle bei der Eiweißsynthese einnimmt; bei RNA-Viren fungiert sie als Träger des Erbmaterials; ⒺＥ *ribonucleic acid*

Ri|bo|nu|kle|o|pro|te|in nt: aus Eiweiß und Ribonukleinsäure bestehendes Molekül; ⒺＥ *ribonucleoprotein*

Ri|bo|nu|kle|o|sid nt: Nukleosid* aus Ribose* und einer Purin- oder Pyrimidinbase; ⒺＥ *ribonucleoside*

Ri|bo|nu|kle|o|tid nt: Nukleotid* mit Ribose* und Purin- oder Pyrimidinbase; Bausteine der Ribonukleinsäure*; ⒺＥ *ribonucleotide*

Ri|bo|se f: in der D-Form vorliegende Aldopentose*; wichtiger Bestandteil von Ribonukleinsäure, Nukleotiden und verschiedener Enzyme; ⒺＥ *ribose*

Ribose-5-phosphat nt: wichtiges Zwischenprodukt im Pentosephosphatzyklus* und bei der Nukleotidsynthese; ⒺＥ *ribose-5-phosphate*

Ri|bo|se|phos|phat|i|so|me|ra|se f: wichtiges Enzym des Pentosephosphatzyklus*; katalysiert die Konversion von Ribulose-5-phosphat und Ribose-5-phosphat; ⒺＥ *ribose(-5-)phosphate isomerase*

Ri|bo|se|phos|phat|py|ro|phos|pho|ki|na|se f: Enzym der Purin- und Pyrimidinnukleotidsynthese; erhöhte Enzymaktivität verursacht primäre Gicht*; ⒺＥ *ribose-phosphate pyrophosphokinase*

Ri|bo|so|men pl: mikroskopisch kleine Zellpartikel, an denen die Biosynthese von Eiweißen abläuft; ⒺＥ *ribosomes*

Ri|ckett|sia f: nur intrazellulär vorkommende, gramnegative Stäbchen- oder Kugelbakterien; Erreger von u.A. Rickettsienpocken*, Queenslandzeckenfieber* und Fleckfieber*; ⒺＥ *Rickettsia*

Ri|ckett|si|en|po|cken pl: durch Rickettsia* akari verursachte pockenartige Erkrankung; ⒺＥ *rickettsialpox*

ri|ckett|si|o|stal|tisch adj: das Rickettsienwachstum hemmend; ⒺＥ *rickettsiostatic*

ri|ckett|si|zid adj: rickettsienabtötend; ⒺＥ *rickettsicidal*

Riech|e|pi|thel nt: → *Riechschleimhaut*

Riech|fä|den pl: marklose Nervenfasern, die zusammen den Riechnerv [Nervus olfactorius] bilden; ⒺＥ *olfactory fibers*

Riech|feld nt: → *Riechschleimhaut*

Riech|nerv m: aus den Riechfäden* entstehender Nerv, der zum Bulbus olfactorius [Riechkolben] zieht; Ⓔ *olfactory nerve*

Riech|schleim|haut f: vom **Riechepithel** gebildete Schleimhaut der Regio olfactoria der Nase, die die Geruchsrezeptoren [**Riechzellen**] enthält; Ⓔ *olfactory mucosa*

Riech|zel|len pl: → Riechschleimhaut

Riech|zo|ne f: → Riechschleimhaut

Riedel-Struma f: ätiologisch unklare, meist Frauen betreffende, chronische Schilddrüsenentzündung mit Sklerosierung des Gewebes; Ⓔ *Riedel's disease*

Rie|sen|fal|ten|gas|tri|tis f: zu Vergröberung des Faltenreliefs führende, chronische Entzündung der Magenschleimhaut unbekannter Genese; Ⓔ *giant hypertrophic gastritis*

Rie|sen|fal|ten|gas|tro|pa|thie f: → Riesenfaltengastritis

Rie|sen|fal|ten|mal|gen m: → Riesenfaltengastritis

Rie|sen|kind nt: Neugeborenes mit einem Geburtsgewicht von mehr als 4500 Gramm, z.B. bei Diabetes* mellitus der Mutter; Ⓔ *large-for date baby*

Rie|sen|mal|gen|ge|schwür der alten Menschen nt: durch arteriosklerotische Veränderungen von Magengefäßen hervorgerufenes ausgedehntes Magengeschwür, das relativ symptomlos verläuft; Ⓔ *senile gastric ulcer*

Rie|sen|zel|len pl: besonders große Zellen mit einem oder mehreren Zellkernen; Ⓔ *giant cells*

Rie|sen|zell|he|pa|ti|tis f: durch das Zytomegalievirus* verursachte Hepatitis* mit Riesenzellbildung; Ⓔ *giant cell hepatitis*

Rie|sen|zell|my|o|kar|di|tis f: durch Riesenzellbildung gekennzeichnete Herzmuskelentzündung; Ⓔ *giant cell myocarditis*

Rie|sen|zell|tu|mor m: Granulationsgeschwulst mit Riesenzellen; Ⓔ *giant cell tumor*

ri|gi|de adj: starr, steif, unbiegsam; unbeweglich; Ⓔ *rigid*

Ri|gi|di|tät f: → Rigor

Ri|gor m: verstärkter Muskeltonus; Ⓔ *rigor*

Rigor mortis: langsam fortschreitende Muskelstarre, die sich später wieder in derselben Reihenfolge löst; Ⓔ *postmortem rigidity*

Ri|ma f: Ritze, Spalt, Spalte, Furche; Ⓔ *cleft*

Rima ani: Gesäßspalte, Afterfurche; Ⓔ *gluteal cleft*

Rima glottidis: Spalt zwischen den Stimmbändern; Ⓔ *fissure of glottis*

Rima oris: Mundspalte; Ⓔ *oral fissure*

Rima palpebrarum: Lidspalte; Ⓔ *palpebral fissure*

Rima pudendi: Schamspalte; Ⓔ *pudendal slit*

Rima vestibuli: Spalt zwischen den Taschenbändern des Kehlkopfes; Ⓔ *fissure of vestibule*

Rima vocalis: → Rima glottidis

Rin|den|blind|heit f: Erblindung durch Zerstörung der Sehzentren in der Hirnrinde; Ⓔ *cortical blindness*

Rin|den|e|pi|lep|sie f: von einem bestimmten Bezirk der Hirnrinde ausgehende fokale Epilepsie*; Ⓔ *cortical epilepsy*

Rin|den|re|flex der Pupille m: Engstellung der Pupille bei Konzentration auf ein Objekt in der Peripherie des Gesichtsfeldes; Ⓔ *corticopupillary reflex*

Rin|den|star m: Katarakt* der Linsenrinde; Ⓔ *cortical cataract*

Rin|der|band|wurm m: in Europa häufigster Bandwurm des Menschen, der eine Länge von bis zu 10 Metern erreichen kann; Ⓔ *beef tapeworm*

Rin|der|bru|cel|lo|se f: auf den Menschen übertragbare, primär Rinder, Pferde und Schafe betreffende Infektionskrankheit durch **Brucella abortus**-Arten, die zu Fehlgeburten führt; Ⓔ *bovine brucellosis*

Rin|der|fin|ne f: Finne des Rinderbandwurms* (Taenia saginata); Ⓔ *Cysticercus bovis*

Rin|der|fin|nen|band|wurm m: → Rinderbandwurm

Rin|der|tu|ber|kel|bak|te|ri|en pl: → Mycobacterium bovis

Rin|der|tu|ber|ku|lo|se f: in Europa kaum noch vorkommende Tuberkulose* durch **Mycobacterium bovis**, die auf den Menschen übertragen werden kann; Ⓔ *bovine tuberculosis*

Rin|der|wahn|sinn m: bovine spongiforme Enzephalopathie; s.u. subakute spongiforme Enzephalopathie; Ⓔ *mad cow disease*

Rin|gel|haa|re pl: angeborene Verhornungsstörung der Haare mit abwechselnd hellen und dunklen Banden; Ⓔ *ringed hairs*

Rin|gel|rö|teln pl: meist Kinder unter 14 Jahren betreffende Viruskrankheit [Parvovirus B 19] mit Krankheitsge-

R

fühl, Fieber und gitter- oder girlandenförmigen Erythemen der Extremitätenstreckseiten; Ⓔ *fifth disease*

Rin|gel|wür|mer pl: Würmerstamm, zu dem u.A. die Blutegel gehören; Ⓔ *Annelida*

Ringer-Glucose f: Modifikation der Ringer-Lösung mit Glucosezsatz; Ⓔ *Ringer's glucose*

Ringer-Lösung f: physiologische Salzlösung; Ⓔ *Ringer's mixture*

Rinne-Versuch m: Hörpüfung mit einer Stimmgabel; Aufsetzen der Stimmgabel auf den Warzenfortsatz prüft die Knochenleitung, Halten der Stimmgabel vor die Ohrmuschel die Luftleitung; Ⓔ *Rinne's test*

Rip|pen|a|pla|sie f: unvollständige Entwicklung einzelner oder mehrerer Rippen; Ⓔ *apleuria*

Rip|pen|bo|gen|win|kel m: Winkel zwischen rechtem und linkem Rippenbogen; Ⓔ *infrasternal angle*

Rip|pen|fell nt: das die Rippen bedeckende Brustfell; Ⓔ *costal pleura*

Rip|pen|se|ri|en|frak|tur f: Fraktur* mehrerer Rippen; kann zu Instabilität des Thorax und Störung der Atemmechanik führen; Ⓔ *multiple rib fractures*

Ri|si|ko|fak|to|ren pl: endogene oder exogene Faktoren, die das Risiko an einer bestimmten Krankheit zu erkranken erhöhen; Ⓔ *risk factors*

Ri|si|ko|ge|burt nt: Geburt, bei der auf Grund der Vorgeschichte oder der Schwangerschaftsverlaufes mit einem erhöhten Risiko für Mutter und/oder Kind gerechnet werden muss; Ⓔ *high-risk delivery*

Ri|si|ko|schwan|ger|schaft f: Schwangerschaft mit vorbestehenden Risikofaktoren bei der Mutter; Ⓔ *high-risk pregnancy*

Ri|sus sar|do|ni|cus m: maskenartiges Grinsen durch eine Kontraktur der mimischen Muskulatur bei Wundstarrkrampf; Ⓔ *sardonic laugh*

Ritgen-Handgriff m: geburtshilflicher Handgriff zum Dammschutz; Ⓔ *Ritgen's maneuver*

Ritter-Krankheit f: durch Bakterientoxine von Staphylococcus* aureus hervorgerufene flächenhafte Hautablösung; Ⓔ *Ritter's disease*

Riva-Rocci-Apparat m: Gerät zur unblutigen Blutdruckmessung; Ⓔ *Riva-Rocci sphygmomanometer*

RIVA-Stenose f: Stenose* des Ramus interventricularis anterior der linken Koronararterie; Ⓔ *stenosis of the anterior interventricular branch*

RNA-Viren pl: Viren, die Einzelstrang- oder Doppelstrang-RNA als Nukleinsäure enthalten; Ⓔ *RNA viruses*

Rob|ben|glied|rig|keit f: Fehlbildung der langen Röhrenknochen mit flossenartigem Sitz der Hände an der Schulter bzw. der Füße an der Hüfte, z.B. beim Contergan-Syndrom; Ⓔ *phocomelia*

Ro|bo|rans nt: Stärkungsmittel; Ⓔ *roborant*

Rocky Mountain spotted fever nt: von Schildzecken [Dermacentor andersoni] übertragene Infektionskrankheit; Ⓔ *Rocky Mountain spotted fever*

Ro|den|tia pl: Nager, Nagetiere; Ⓔ *Rodentia*

ro|den|ti|zid adj: Nagetiere abtötend; Ⓔ *rodenticide*

Roederer-Kopfeinstellung f: extreme Beugung als Anpassung der Kopfhaltung an ein allgemein verkleinertes Becken; Ⓔ *Roederer's position*

Roemheld-Syndrom nt: funktionelle Herzbeschwerden bei Meteorismus von Magen und Darm, Zwerchfellhochstand und Verschiebung des Herzens nach oben; Ⓔ *gastrocardiac syndrome*

Roger-Syndrom nt: meist von alleine abheilender, angeborener Ventrikelseptumdefekt*; Ⓔ *Roger's disease*

Rohr|zu|cker m: aus D-Glucose und D-Fructose bestehendes Disaccharid*; Ⓔ *cane sugar*

Rokitansky-Divertikel nt: Traktionsdivertikel der Speiseröhre; Ⓔ *Rokitansky's diverticulum*

Rolando-Furche f: Zentralfurche des Großhirns; Ⓔ *fissure of Rolando*

Romberg-Phänomen nt: starkes Schwanken beim Stehen mit geschlossenen Augen; Ⓔ *Romberg's sign*

Rönt|gen|der|mal|ti|tis f: entzündliche Hautreaktion nach Belastung mit Röntgenstrahlen; Ⓔ *radiation dermatitis*

Rönt|gen|durch|leuch|tung f: direkte Beobachtung des Körpers durch Sichtbarmachung der Röntgenstrahlen auf einem Leuchtschirm; Ⓔ *x-ray fluoroscopy*

Rönt|gen|e|ry|them nt: Hautrötung nach Belastung mit Röntgenstrahlen; Ⓔ *radiation erythema*

Rönt|gen|kar|zi|nom nt: durch Röntgenstrahlen verursachter bösartiger Tumor; Ⓔ *radiation cancer*

Rönt|gen|kas|tra|ti|on f: Kastration mittels Röntgenbestrahlung; Ⓔ *radiation* *castration*

Röntlgenlkallter *m*: → *Strahlenkater*

Röntlgenlkilnelmaltolgralfie, -gralphie *f*: → *Kineradiografie*

Röntlgenlkonltrastldarlstelllung *f*: Anfertigung von Röntgenbildern unter Verwendung von Röntgenkontrastmitteln*; Ⓔ *contrast radiography*

Röntlgenlkonltrastlmitltel *pl*: zur Verstärkung der Kontraste von Röntgenaufnahmen eingesetzte Mittel, die Röntgenstrahlen stärker [**positive Kontrastmittel**] oder schwächer [**negative Kontrastmittel**] absorbieren, als die benachbarten Gewebe; Ⓔ *contrast medium*

Röntlgenlkrebs *m*: → *Röntgenkarzinom*

Röntlgenlkylmolgraf, -graph *m*: Gerät zur Röntgenkymografie*; Ⓔ *roentgenkymograph*

Röntlgenlkylmolgralfie, -gralphie *f*: Kymografie* mit Aufnahme von Röntgenbildern; Ⓔ *roentgenkymography*

Röntlgenlleerlauflnahlme *f*: Röntgenaufnahme ohne Kontrastmittel; Ⓔ *plain film*

Röntlgenlnaltivlauflnahlme *f*: → *Röntgenleeraufnahme*

Röntlgelnolgralfie, -gralphie *f*: Anfertigung von Röntgenbildern, Röntgen; Ⓔ *roentgenography*

Röntlgelnolgramm *nt*: Röntgenbild; Ⓔ *roentgenogram*

Röntlgenlstelrelolgralfie, -gralphie *f*: dreidimensionale Röntgenaufnahmetechnik; Ⓔ *stereoroentgenography*

Röntlgenlstrahllen *pl*: in Röntgenröhren erzeugte, kurzwellige elektromagnetische Strahlen; Ⓔ *x-rays*

Rorschach-Test *m*: psychologischer Test, bei dem die Probanden Klecksfiguren deuten; Ⓔ *Rorschach test*

Rolsalcea *f*: → *Rosazea*

Rolsalzea *f*: bevorzugt die Haut von Stirn, Wange, Kinn und Nase befallende chronische Dermatose* unklarer Genese mit fleckiger Rötung und kleinlamellärer Schuppung; Ⓔ *rosacea*

Röslchenlflechlte *f*: von einem Primärfleck ausgehende fortschreitende Erkrankung mit schuppenden Erythemen; Ⓔ *pityriasis rosea*

Rolse *f*: durch β-hämolytische Streptokokken* verursachte akute Infektion der oberen Hautschichten mit Rötung und evtl. Blasenbildung; Ⓔ *rose*

Rosenbach-Krankheit *f*: durch **Erysipelothrix rhusiopathiae** verursachte, meist die Finger/Hände betreffende, schmerz-

lose livide Entzündung; Ⓔ *Rosenbach's disease*

Rosenmüller-Cloquet-Drüse *f*: zu den tiefen Leistenlymphknoten gehöriger kleiner Lymphknoten unter dem Leistenband in der Lacuna vasorum; Ⓔ *Rosenmüller's node*

Rosenmüller-Grube *f*: seitliche Ausbuchtung des Nasenrachenraums hinter der Tubenmündung; Ⓔ *Rosenmüller's fossa*

Rosenthal-Faktor *m*: Faktor der Blutgerinnungskaskade; ein angeborener Mangel führt zu Rosenthal-Krankheit; Ⓔ *factor XI*

Rosenthal-Kanal *m*: spiraliger Gang im Inneren der Schneckenspindel, enthält das Ganglion spirale cochleae; Ⓔ *Rosenthal's canal*

Rosenthal-Krankheit *f*: durch autosomalrezessiv vererbten Mangel an Faktor XI bedingte erbliche Blutungsneigung; Ⓔ *Rosenthal syndrome*

Rosenthal-Vene *f*: in die Vena magna cerebri einmündende Vene an der Basalfläche des Gehirns; Ⓔ *Rosenthal's vein*

Rolselolla *f*: durch eine toxische Gefäßerweiterung entstehende, hellrote, stecknadelkopf- bis pfenniggroße, unscharf begrenze Hautflecke, die auf Glasspateldruck verschwinden; Ⓔ *roseola*

Roseola infantum: wahrscheinlich virusbedingte Kleinkinderkrankheit [4 Monate – 2 Jahre], die durch ein plötzlich einsetzendes hohes Fieber [40°] gekennzeichnet ist; nach drei Tagen kommt es zu Entfieberung und Auftreten eines flüchtigen hellroten Ausschlages; Ⓔ *roseola infantum*

Rolselolle *f*: → *Roseola*

Rolsetltenlstar *m*: rosettenförmige Linsentrübung; Ⓔ *rosette cataract*

Rolsetltenltest *m*: immunologischer Invitro-Test zur Bestimmung von Rezeptoren durch Bindung von vorbehandelten Erythrozyten an die Lymphozytenoberfläche und Entstehung von Rosetten; Ⓔ *rosette assay*

Rose-Waaler-Test *m*: indirekter Hämagglutinationstest zum Nachweis von Rheumafaktoren*; Ⓔ *Rose-Waaler test*

rosltral *adj*: **1.** kopfwärts, zum Körperende oder Kopf hin (liegend) **2.** (*ZNS*) das Rostrum betreffend; Ⓔ **1.–2.** *rostral*

Rosltrum (corlpolris callllosi) *nt*: Balkenvorderende, Balkenschnabel; Ⓔ *rostrum of corpus callosum*

Ro|ta|ti|ons|bruch *m*: → *Rotationsfraktur*

Ro|ta|ti|ons|frak|tur *f*: durch Drehkräfte verursachte Fraktur langer Röhrenknochen; ⒺⒹ *torsion fracture*

Ro|ta|to|ren|man|schet|te *f*: durch die Schulter-Arm-Muskeln gebildete Muskelmanschette des Oberarms; ⒺⒹ *rotator cuff*

Ro|ta|vi|rus *nt*: weltweit verbreitete Virusgattung; häufiger Erreger von Gastroenteritis* im Säuglings- und Kleinkindalter, die in Entwicklungsländern die häufigste Todesursache ist; ⒺⒹ *Rotavirus*

Rot|blind|heit *f*: Farbenfehlsichtigkeit für Rot; ⒺⒹ *red blindness*

Rö|teln *pl*: durch das Rötelnvirus* verursachte Infektionskrankheit des Kindesalters, die durch ein masernähnliches Exanthem gekennzeichnet ist; ⒺⒹ *rubella*

Rö|teln|em|bry|o|pa|thie *f*: Schädigung des Embryos durch eine intrauterine Rötelninfektion; die Art der Schädigung hängt vom Zeitpunkt der Infektion ab; ⒺⒹ *rubella embryopathy*

Rö|teln|pan|en|ze|phal|i|tis, progressive *f*: im Anschluss an eine intrauterin oder frühkindlich erworbene Rötelninfektion auftretende Slow-Virus-Infektion* mit schlechter Prognose; ⒺⒹ *progressive rubella panencephalitis*

Rö|teln|vi|rus *nt*: weltweit verbreitetes Virus mit niedriger Kontagiosität; ⒺⒹ *rubella virus*

Ro|ter Hund *m*: Miliaria* mit Schweißbläschen, die von einem roten Hof umgeben sind; ⒺⒹ *heat rash*

Rot|fin|nen *pl*: → *Rosazea*

Rot|grün|a|no|mal|ie *f*: → *Rot-Grün-Blindheit*

Rot-Grün-Blindheit *f*: angeborene Farbsinnesstörung, bei der Rot und Grün als Grautöne gesehen werden; ⒺⒹ *red-green blindness*

Rot|lauf *m*: durch Erysipelothrix rhusiopathiae verursachte, meist die Finger/ Hände betreffende, schmerzlose livide Entzündung; ⒺⒹ *rotlauf*

Rotor-Syndrom *nt*: autosomal-rezessive Störung des Bilirubinstoffwechsels mit chronischem Ikterus; ⒺⒹ *Rotor's syndrome*

Rot|se|hen *nt*: Form der Chromatopsie*, bei der alles rot ist; ⒺⒹ *red vision*

Rotz *m*: auf den Menschen übertragbare, chronische Erkrankung von Pferden und Eseln durch Pseudomonas* mallei; ⒺⒹ *glanders*

Roux-Y-Anastomose *f*: ypsilonförmige Anastomose von Magen und stillgelegter Jejunumschlinge; ⒺⒹ *Roux-en-Y anastomosis*

Rovsing-Zeichen *nt*: Schmerzen im rechten Unterbauch bei Druck auf das absteigende Kolon bei Appendizitis; ⒺⒹ *Rovsing's sign*

-rrhagie *suf.*: Wortelement mit der Bedeutung „Blutung"

-rrhagisch *suf.*: in Adjektiven verwendetes Wortelement mit der Bedeutung „blutend"

-rrhaphie *suf.*: Wortelement mit der Bedeutung „Naht"

-rrhexis *suf.*: Wortelement mit der Bedeutung „Reißen/Riss/Ruptur"

-rrhö *suf.*: Wortelement mit der Bedeutung „Fließen/Fluss"

-rrhoisch *suf.*: in Adjektiven verwendetes Wortelement mit der Bedeutung „fließend"

RS-Virus *nt*: Haupterreger von Erkältungskrankheiten im Kindesalter; ⒺⒹ *RS virus*

Ru|be|fa|ci|ens *nt*: hyperämisierendes Mittel; ⒺⒹ *rubefacient*

Ru|bel|la *f*: → *Röteln*

Ru|bel|la|vi|rus *nt*, *pl* -**ren**: → *Rötelnvirus*

Rü|ben|zu|cker *m*: aus D-Glucose und D-Fructose bestehendes Disaccharid*; ⒺⒹ *beet sugar*

Ru|be|o|la *f*: → *Röteln*

Ru|be|o|la|em|bry|o|pa|thie *f*: → *Rötelnembryopathie*

Ru|be|o|len *pl*: → *Röteln*

Ru|be|o|se *f*: Hautrötung, Rötung; ⒺⒹ *rubeosis*

ru|bi|gi|nös *adj*: (*Sputum*) rostfarben; ⒺⒹ *rubiginose*

Ru|bin|ik|te|rus *m*: Ikterus* mit intensiver gelb-roter Hautfärbung; ⒺⒹ *ruby-colored jaundice*

Ru|bor *m*: Rötung; klassisches Entzündungszeichen; ⒺⒹ *redness*

Rück|bil|dungs|psy|cho|se *f*: im 50.–60. Lebensjahr auftretende paranoide oder depressive Psychose*; ⒺⒹ *involutional psychosis*

Rück|biss *m*: durch eine Rückverlagerung des Unterkiefers verursachte Okklusionsanomalie; ⒺⒹ *distoclusion*

Rü|cken|mark|a|po|ple|xie *f*: Rückenmarkseinblutung, die u.U. zu Querschnittslähmung führt; ⒺⒹ *spinal apoplexy*

Rü|cken|mark|ent|zün|dung *f*: → *Myelitis*

Rü|cken|mark|ner|ven *pl*: vom Rückenmark abgehende Nerven; ⒺⒹ *spinal nerves*

R

Rücken|mark|prellung f: Zerstörung von Rückenmarksgewebe durch direkte oder indirekte Gewalteinwirkung; Ⓔ *contusion of the spinal cord*

Rücken|mark|quet|schung f: → *Rückenmarkprellung*

Rücken|marks|bla|se f: sich unwillkürlich entleerende Blase bei Störung der willkürlichen Entleerungsfunktion, z.B. bei Querschnittslähmung [**Querschnittsblase**]; Ⓔ *reflex neurogenic bladder*

Rücken|marks|er|schüt|te|rung f: vorübergehende komplette oder inkomplette Querschnittssymptomatik bei stumpfer Gewalteinwirkung auf das Rückenmark; Ⓔ *spinal concussion*

Rücken|marks|haut|ent|zün|dung f: → *Meningitis*

Rück|fall m: → *Rezidiv*

Rück|fall|fie|ber nt: Fieber mit regelmäßigen Fieberanfällen und fieberfreien Intervallen; Ⓔ *relapsing fever*

Rück|grat f: → *Columna vertebralis*

Rück|kopp|lungs|hem|mung f: Hemmung einer biochemischen Reaktion(skette) durch das Endprodukt; Ⓔ *feedback inhibition*

Rück|mu|ta|ti|on f: Mutation, bei der es zur Bildung der ursprünglichen Wildform kommt; Ⓔ *reversion*

Ruck|sack|läh|mung f: Lähmung des oberen Teils des Armplexus* durch eine chronische Druckbelastung; Ⓔ *rucksack paralysis*

Rück|schlag|phä|no|men nt: → *Reboundphänomen*

Rück|stoß|phä|no|men nt: → *Reboundphänomen*

Ruc|ta|tio f: Aufstoßen, Rülpsen; Ⓔ *eructation*

Ruc|tus m: → *Ructatio*

ru|di|men|tär adj: zurückgebildet, verkümmert; Ⓔ *rudimentary*

Ru|ga f, pl **-gae**: Runzel, Falte; Ⓔ *ruga*
  Rugae gastricae: Magenfalten, Magenrunzeln; Ⓔ *rugae of stomach*
  Rugae vaginales: Querfalten der Scheidenschleimhaut; Ⓔ *rugae of vagina*

Ru|he|mem|bran|po|ten|ti|al, -zi|al nt: die im Ruhezustand bestehende Potenzialdifferenz zwischen Innen- und Außenfläche einer Membran; Ⓔ *resting potential*

Ru|he|po|ten|ti|al, -zi|al nt: → *Ruhemembranpotential*

Ru|he|stoff|wech|sel m: Energieumsatz des Körpers in körperlicher Ruhe; Ⓔ *basal metabolism*

Ru|he|tre|mor m: Zittern im Ruhezustand, das bei Aktivität verschwindet; Ⓔ *rest tremor*

Ru|he|um|satz m: → *Ruhestoffwechsel*

Ruhr f: durch Bakterien [**bakterielle Ruhr**] oder Amöben [**Amöbenruhr**] verursachte Entzündung der Darmschleimhaut mit massiven Durchfällen; Ⓔ *dysentery*

Ruk|ta|ti|on f: → *Ructatio*

Ruk|tus m: → *Ructatio*

Ru|mi|na|ti|on f: wiederholtes Hochwürgen und Kauen der Nahrung; v.a. bei psychisch vernachlässigten Kindern beobachtet; Ⓔ *rumination*

Rumpel-Leede-Test m: Erzeugung einer Blutstauung im Oberarm durch eine Blutdruckmanschette; bei Störungen der Kapillarresistenz kommt es zu petechialen Hautblutungen **Rumpel-Leede-Phänomen**; Ⓔ *Rumpel-Leede test*

Rund|herd m: runder Verdichtungsherd im Lungenröntgenbild; Ⓔ *coin lesion*

Rund|köp|fig|keit f: runde Kopfform mit Abflachung des Hinterkopfs, z.B. bei Down-Syndrom; Ⓔ *brachycephaly*

Rund|rücken m: verstärkte Kyphosierung der Brustwirbelsäule, z.B. bei Fehlhaltung, Morbus* Scheuermann; Ⓔ *round back*

Rund|schat|ten m: → *Rundherd*

Rund|wür|mer pl: zu den Fadenwürmern zählende Parasiten; zu ihnen gehören u.A. die Klassen Nematodes* und Acanthocephala*; Ⓔ *Nemathelminthes*

Rund|zel|len|sar|kom nt: extrem bösartiges Sarkom aus kleinen, runden Zellen; Ⓔ *round cell sarcoma*

Ru|pia f: dicke, borkenartige Hautefloreszenz; Ⓔ *rupia*

Rup|tur f: Bruch, Riss; Brechen, Zerplatzen, Zerreißen; Ⓔ *rupture*

Russell-Körperchen pl: gut anfärbbare Immunglobulineinschlüsse in Plasmazellen; Ⓔ *Russell's bodies*

Ruß|zel|len pl: in den Septen der Lungenalveolen sitzende Monozyten, die Kohle- und Staubpartikel aufnehmen und Zellen phagozytieren; Ⓔ *dust cells*

Ru|ti|lis|mus m: Rothaarigkeit; Ⓔ *erythrism*

R-Zacke f: positive Zacke im QRS-Komplex*; Ⓔ *R wave*

R

S

Sä|bel|schei|den|tibia f: Verbiegung des Schienbeins mit Konvexität nach vorne, z.B. bei Rachitis; Ⓔ *saber shin*

Sä|bel|schei|den|tra|chea f: durch Druck von außen [Struma] plattgedrückte Luftröhre; Ⓔ *scabbard trachea*

Sabin-Impfstoff m: oraler Lebendpolioimpfstoff zur Schluckimpfung; Ⓔ *Sabin's vaccine*

SA-Block m: Unterbrechung der Erregungsleitung vom Sinusknoten* zum Vorhof; Ⓔ *S-A block*

Saccharase-Isomaltase-Mangel m: → *Saccharoseintoleranz*

Sac|cha|ri|de pl: aus Wasserstoff, Kohlenstoff und Sauerstoff zusammengesetzte organische Verbindungen mit der allgemeinen Summenformel $C_n(H_2O)_n$; je nach der Molekülgröße unterscheidet man **Monosaccharide, Oligosaccharide** und **Polysaccharide**; Ⓔ *saccharides*

Saccharo-, saccharo- präf.: Wortelement mit der Bedeutung „Zucker/Saccharum"

sac|cha|ro|ly|tisch adj: zuckerspaltend; Ⓔ *saccharolytic*

Sac|cha|ro|my|ces m: Gattung einzelliger Pilze, zu der u.A. **Saccharomyces cerevisiae** [Backhefe, Bierhefe] und andere Hefen gehören; Ⓔ *Saccharomyces*

Sac|cha|ro|se f: aus D-Glucose und D-Fructose bestehendes Disaccharid*; Ⓔ *sucrose*

Saccharose-α-glucosidase f: Hydrolase* der Darmschleimhaut, die Saccharose und Maltose spaltet; Mangel oder Inaktivität führt zu Saccharose-Isomaltose-Intoleranz; Ⓔ *sucrose α-glucosidase*

Sac|cha|ro|se|in|to|le|ranz f: autosomal-rezessive Enzymopathie, bei der es zu Malabsorption von Discchariden und Durchfällen kommt; Ⓔ *congenital sucrose-isomaltase malabsorption*

Saccharose-Isomaltose-Intoleranz m: → *Saccharoseintoleranz*

Sac|cha|rum nt: Zucker; Ⓔ *saccharum*

Sac|cu|la|tio f, pl -ti|o|nes: Aussackung, Sacculation; Ⓔ *sacculation*

sac|cu|lo|koch|le|ar adj: Sacculus und Cochlea betreffend; Ⓔ *sacculocochlear*

Sac|cu|lus m, pl -li: kleine Aussackung, Säckchen; Ⓔ *saccule*

Sacculi alveolares: blinde Enden der Alveolargänge, von denen die Lungenbläschen ausgehen; Ⓔ *alveolar saccules*

Sacculus laryngis: kleiner, nach oben gerichteter Blindsack des Morgagni*-Ventrikels; Ⓔ *laryngeal sacculus*

Sac|cus m: Sack, Aussackung, Beutel; Ⓔ *sac*

Saccus conjunctivalis: Bindehautsack; Ⓔ *conjunctival sac*

Saccus endolymphaticus: Blindsack des Ductus* endolymphaticus; Ⓔ *endolymphatic sac*

Saccus lacrimalis: Tränensack; Ⓔ *lacrimal sac*

Sac|k|lun|ge f: angeborene oder erworbene Hohlraumbildung in der Lunge; Ⓔ *saccular lung*

Sa|cra|lia pl: → *Sakralmark*

Sacro-, sacro- präf.: Wortelement mit der Bedeutung „Kreuzbein/Sacrum"

Sa|crum nt: → *Sakrum*

Sac|to|sal|pinx f: sackartige Auftreibung des Eileiters; Ⓔ *sactosalpinx*

Sa|dis|mus m: Sexualverhalten, bei dem die physische und psychische Demütigung des Partners im Mittelpunkt steht; Ⓔ *sadism*

Sa|do|ma|so|chis|mus m: Kombination von Sadismus* und Masochismus*; Ⓔ *sadomasochism*

Sa|git|tal adj: in Pfeilrichtung; die Sagittalebene betreffend; Ⓔ *sagittal*

Sak|ka|de f: ruckartige Augenbewegung; Ⓔ *saccade*

sak|ka|disch adj: ruckartig, stoßartig, ruckartig unterbrochen; Ⓔ *saccadic*

Sak|ku|lus m: rundes Bläschen im Innenohrvorhof; Ⓔ *saccule of the vestibule*

SA-Knoten m: → *Sinusknoten*

sak|ral adj: Kreuzbein/Sakrum oder die Kreuzbeinregion betreffend; Ⓔ *sacral*

Sak|ral|an|äs|the|sie f: Periduralanästhesie* mit Injektion des Lokalanästhetikums in den Sakralkanal; Ⓔ *sacral block*

Sak|ral|gie f: → *Sakrodynie*

Sak|ra|li|sa|ti|on f: Verschmelzung des fünften Lendenwirbels mit dem Kreuzbein; Ⓔ *sacralization*

Sak|ral|ka|nal m: Kreuzbeinabschnitt des Wirbelkanals; Ⓔ *sacral canal*

Sakrallmark nt: Sakralabschnitt des Rückenmarks; ⒺⒺ *sacral cord*

Sakrallnerlven pl: Spinalnerven des Sakralmarks; Ⓔ *sacral nerves*

Sakrallplexus m: aus den vorderen Ästen der Spinalnerven L_4–S_4 gebildeter Plexus; Ⓔ *sacral plexus*

Sakrallseglmenlte pl: → *Sakralmark*

Sakrallwirlbel pl: 5 zum Kreuzbein verschmolzene Wirbel; Ⓔ *sacral vertebrae*

Sakrekltolmie f: Kreuzbeinentfernung, Kreuzbeinresektion; Ⓔ *sacrectomy*

Sakro-, sakro- präf.: Wortelement mit der Bedeutung „Kreuzbein/Sakrum"

Sakroldylnie f: Kreuzbeinschmerz; Ⓔ *sacrodynia*

salkrolilillialkal adj: Kreuzbein und Darmbein/Ilium betreffend oder verbindend; Ⓔ *sacroiliac*

Salkrolillilalkallgellenk nt: Gelenk zwischen Kreuzbein und Darmbein; Ⓔ *sacroiliac joint*

salkrolkoklzylgelal adj: Kreuzbein und Steißbein/Os coccygis betreffend oder verbindend; Ⓔ *sacrococcygeal*

Salkrolkoklzylgelallgellenk nt: Gelenk zwischen Kreuzbein und Steißbein; Ⓔ *sacrococcygeal joint*

Salkrolkolxallgie f: Schmerzen im Iliosakralgelenk; Ⓔ *sacrocoxalgia*

Salkrolkolxiltis f: Entzündung des Iliosakralgelenks; Ⓔ *sacrocoxitis*

salkrollumlbal adj: Kreuzbein/Os sacrum und Lendenregion oder Lendenwirbel betreffend; Ⓔ *sacrolumbar*

salkrolpelrilnelal adj: Kreuzbein und Damm/Perineum betreffend oder verbindend; Ⓔ *sacroperineal*

salkrolspilnal adj: Kreuzbein und Wirbelsäule/Columna vertebralis betreffend oder verbindend; Ⓔ *sacrospinal*

Salkroltolmie f: Kreuzbeininzision; Ⓔ *sacrotomy*

salkroltulbelral adj: Kreuzbein und Tuber ischiadicum betreffend; Ⓔ *sacrotuberal*

salkrolultelrin adj: Kreuzbein und Gebärmutter/Uterus betreffend; Ⓔ *sacrouterine*

salkrolverltelbral adj: Kreuzbein und Wirbel/Vertebra betreffend oder verbindend; Ⓔ *sacrovertebral*

Salkrum nt: Kreuzbein; durch Verschmelzung der fünf Sakralwirbel entstandener Teil der Wirbelsäule und des Beckenrings; Ⓔ *sacrum*

Sakltolsallpinx f: → *Sactosalpinx*

Sallbenlgelsicht nt: glänzende Gesichtshaut bei vermehrter Talgabsonderung; Ⓔ *seborrheic facies*

Sallbenlstuhl m: weicher, salbenartiger Stuhl bei Steatorrhoe*; Ⓔ *fatty stool*

Sallilcyllalmid nt: Derivat der Salicylsäure*; Ⓔ *salicylamide*

Sallilcyllislmus m: Salicylsäurevergiftung; Ⓔ *salicylism*

Sallilcyllsäulre f: farblose Substanz mit antipyretischer, antiphlogistischer, analgetischer und keratolytischer Wirkung; Ⓔ *salicylic acid*

Sallilcyllsäulrelallmid nt: → *Salicylamid*

Sallildilullrelse f: → *Salurese*

sallilnisch adj: salzig, salzhaltig, salzartig; Ⓔ *saline*

Sallilvaltilon f: Speichelbildung, Speichelabsonderung; Ⓔ *salivation*

Sallilzyllalmid nt: → *Salicylamid*

Sallilzyllsäulre f: → *Salicylsäure*

Salk-Impfung f: Schutzimpfung gegen Poliomyelitis mit Formaldehyd-inaktivierten Polioviren [**Salk-Vakzine**]; Ⓔ *Salks vaccination*

Sallmilak nt: Ammoniumchlorid; Ⓔ *salmiac*

Sallmilaklgeist m: wässrige Ammoniumhydroxidlösung; Ⓔ *ammonia solution*

Sallmolnellla f: endotoxinbildende Gattung gramnegativer, beweglicher Stäbchenbakterien; enthält mehr als 2000 Serovarianten, die nach dem **Kauffman-White-Schema** eingeteilt werden; Ⓔ *Salmonella*

Salmonella enteritidis: Erreger einer akuten Gastroenteritis; Ⓔ *Salmonella enteritidis*

Salmonella paratyphi: Erreger des Paratyphus*; Ⓔ *Salmonella paratyphi*

Salmonella typhi: durch Wasser, Lebensmittel und Schmierinfektion übertragener Erreger des Typhus* abdominalis; Ⓔ *Salmonella typhi*

Salmonella typhimurium: Erreger von Salmonellenenteritis* und einer schwerverlaufenden Darminfektion von Säuglingen; Ⓔ *Salmonella typhimurium*

Sallmolnelllenlenltelriltis f: durch verschiedene **Salmonella**-Arten verursachte akute meldepflichtige Lebensmittelvergiftung; Ⓔ *paratyphoid*

Sallmolnelllenlinlfekltilon f: → *Salmonellose*

Sallmolnelllolse f: allgemeine Bezeichnung für durch **Salmonella**-Species hervorgerufene Infektionskrankheiten; Ⓔ *salmonellosis*

Sallpinglekltolmie f: Eileiterentfernung, Eileiterresektion; Ⓔ *salpingectomy*

Sallpinlgiltis f: **1.** Entzündung der Eilei-

S

terschleimhaut **2.** → *Syringitis*; Ⓔ **1.** *salpingitis* **2.** *syringitis*

Salpingo-, salpingo- *präf.*: Wortelement mit Bezug auf **1.** „Ohrtrompete/Salpinx" **2.** „Eileiter/Salpinx"

Sal|pin|go|gra|fie, -gra|phie *f*: Röntgenkontrastdarstellung der Eileiter; Ⓔ *salpingography*

Sal|pin|go|ly|se *f*: operative Eileiterlösung; Ⓔ *salpingolysis*

Salpingo-Oophorektomie *f*: Entfernung von Eileiter und Eierstock; Ⓔ *salpingo-oophorectomy*

Salpingo-Oophoritis *f*: Entzündung von Eierstock und Eileiter; Ⓔ *salpingo-oophoritis*

Salpingo-Oophorozele *f*: Eingeweidebruch mit Eileiter und Eierstock im Bruchsack; Ⓔ *salpingo-oophorocele*

Sal|pin|go|o|phor|ek|to|mie *f*: → *Salpingo-Oophorektomie*

Salpingo-Ovariektomie *f*: → *Salpingo-Oophorektomie*

Sal|pin|go|pe|ri|to|ni|tis *f*: auf das angrenzende Bauchfell übergreifende Eileiterentzündung; Ⓔ *salpingoperitonitis*

Sal|pin|go|pe|xie *f*: operative Eileiterfixation; Ⓔ *salpingopexy*

Sal|pin|go|plas|tik *f*: Eileiterplastik, Tubenplastik; Ⓔ *salpingoplasty*

Sal|pin|gor|rha|gie *f*: Eileiterblutung; Ⓔ *salpingorrhagia*

Sal|pin|gor|rha|phie *f*: Eileiternaht, Tubennaht; Ⓔ *salpingorrhaphy*

Sal|pin|go|sko|pie *f*: **1.** endoskopische Untersuchung der Eileiter **2.** endoskopische Untersuchung der Ohrtrompete; Ⓔ **1.–2.** *salpingoscopy*

Sal|pin|go|sto|ma|to|mie *f*: operative Entfernung der Tubenfimbrien und des Tubentrichters und Bildung eines neuen Tubentrichters; Ⓔ *salpingostomatomy*

Sal|pin|go|sto|ma|to|to|mie *f*: → *Salpingostomatomie*

Sal|pin|go|sto|mie *f*: → *Salpingostomatomie*

Sal|pin|go|to|mie *f*: Eileitereröffnung, Eileiterschnitt; Ⓔ *salpingotomy*

Sal|pin|go|ze|le *f*: Eingeweidebruch mit Eileiter im Bruchsack; Ⓔ *salpingocele*

Sal|pinx *f, pl* **-pin|ges, -pin|gen**: **1.** Eileiter **2.** Ohrtrompete; Ⓔ **1.** *salpinx* **2.** *eustachian tube*

sal|ta|to|risch *adj*: sprunghaft, (über-)springend, hüpfend; Ⓔ *saltatory*

sa|lu|ber *adj*: gesund, bekömmlich, heilsam; Ⓔ *salubrious*

Sal|lu|re|se *f*: (erhöhte) Elektrolytausscheidung im Harn; Ⓔ *saluresis*

Sal|lu|re|ti|kum *nt*: Diuretikum*, das die Elektrolytausscheidung im Harn fördert; Ⓔ *saluretic*

Salz|fie|ber *nt*: bei Säuglingen auftretendes Fieber bei Wasserverlust oder Salzzufuhr; Ⓔ *salt fever*

Salz|man|gel|syn|drom *nt*: durch Salzverlust bedingte Störung des Elektrolythaushaltes mit Hyponatriämie* und Hypochloridämie*; Ⓔ *salt-depletion syndrome*

Salz|säu|re *f*: wässrige Lösung von Chlorwasserstoff; stark ätzende Säure; Ⓔ *hydrochloric acid*

salz|ver|lie|rend *adj*: zu einer erhöhten Ausscheidung von Elektrolyten im Harn führend; Ⓔ *salt-losing*

Salz|ver|lust|ne|ph|ri|tis *f*: zu erheblichen Elektrolytverlusten führende, interstitielle Nierenschädigung; Ⓔ *salt-losing nephritis*

Salz|ver|lust|syn|drom, re|na|les *nt*: → *Salzverlustnephritis*

Sal|men *m*: Sperma*; Ⓔ *semen*

Sa|men|bläs|chen *nt*: zwischen Blasengrund und Rektum liegende blindendende Aussackung; bildet ein alkalisches, fruktosereiches Sekret, das über den Ductus* excretorius in den Samenleiter abgegeben wird; Ⓔ *seminal vesicle*

Sa|men|bla|se *f*: → *Samenbläschen*

Sa|men|bla|sen|ent|zün|dung *f*: → *Spermatozystitis*

Sa|men|bruch *m*: → *Spermatozele*

Sa|men|fa|den *m*: Spermium*; Ⓔ *sperm*

Sa|men|hü|gel *m*: durch die Mündung von rechtem und linkem Ductus* ejaculatorius in die Harnröhre verursachte Vorwölbung; Ⓔ *seminal colliculus*

Sa|men|hü|gel|ent|zün|dung *f*: → *Colliculitis*

Sa|men|lei|ter *m*: Fortsetzung des Nebenhodengangs; zieht im Samenstrang zur Prostata; Ⓔ *deferent duct*

Sa|men|lei|ter|am|pul|le *f*: ampullärer Endabschnitt des Samenleiters; Ⓔ *ampulla of deferent duct*

Sa|men|lei|ter|ent|zün|dung *f*: → *Spermatitis*

Sa|men|mut|ter|zel|le *f*: → *Spermatozyt*

Sa|men|strang *m*: aus dem Samenleiter und Blut- und Lymphgefäßen bestehender Strang, der vom oberen Hodenpol zum inneren Leistenring zieht; Ⓔ *spermatic cord*

Sam|mel|lin|se *f*: Linse, die Licht nach innen beugt und in einem Brennpunkt

S

vereinigt; ⓔ *collecting lens*

Sand|flie|gen pl: → *Phlebotominae*

Sand|mül|cken pl: → *Phlebotominae*

Sand|uhr|ma|gen m: durch Geschwüre, Tumoren etc. verursachte ringförmige Mageneinschnürung, die im Röntgenbild als Sanduhrform imponiert; ⓔ *hourglass stomach*

Sän|ger|knöt|chen pl: → *Stimmbandknötchen*

Sangui-, sangui- präf.: Wortelement mit der Bedeutung „Blut"

san|gui|no|lent adj: Blut enthaltend, mit Blut vermischt, blutig; ⓔ *sanguinolent*

Santorini-Gang m: manchmal vorhandener zusätzlicher Ausführungsgang der Bauchspeicheldrüse; mündet auf der Papilla* duodeni minor im Zwölffingerdarm; ⓔ *Santorini's duct*

Santorini-Knorpel m: elastische Knorpelstücke auf der Spitze der Aryknorpel; ⓔ *Santorini's cartilage*

Sal|phe|nek|to|mie f: operative Entfernung der Vena* saphena magna oder parva; meist als Venenstripping*; ⓔ *saphenectomy*

Sal|po m: Seife; ⓔ *soap*

Sappey-Venen pl: kleine Bauchwandvenen um den Nabel; ⓔ *veins of Sappey*

Sap|phis|mus m: sexuelle Beziehungen zwischen zwei oder mehreren Frauen; ⓔ *sapphism*

Sal|prä|mie f: Septikämie* durch Fäulnisbakterien; ⓔ *sapremia*

Sapro-, sapro- präf.: Wortelement mit der Bedeutung „faul/verfault"

sal|pro|gen adj: fäulniserregend; ⓔ *saprogenic*

Sal|pro|no|se f: durch Umweltorganismen verursachte Erkrankung; ⓔ *sapronosis*

sal|pro|phil adj: (biolog.) fäulnisliebend; ⓔ *saprophile*

Sarco-, sarco- präf.: Wortelement mit der Bedeutung „Fleisch"

Sar|col|em|ma nt: Plasmalemm* der Muskelfaser; ⓔ *sarcolemma*

Sar|col|ma nt, pl -ma|ta: → *Sarkom*

Sar|col|ptes scal|bilei f: Milbenart, deren Weibchen die Krätze* verursachen; ⓔ *Sarcoptes scabiei*

Sarg|de|ckel|kris|tal|le pl: aus Tripelphosphat bestehende Kristallformen im Harn; ⓔ *coffin lid crystals*

Sarko-, sarko- präf.: Wortelement mit der Bedeutung „Fleisch"

Sar|ko|hy|dro|ze|le f: kombinierte Sarkozele* und Hydrozele*; ⓔ *sarcohydrocele*

Sar|ko|i|do|se f: ätiologisch ungeklärte, familiär gehäuft auftretende Systemerkrankung mit Granulomen der Haut, innerer Organe [Milz, Leber, Lunge] und mediastinaler und peripherer Lymphknoten; ⓔ *sarcoidosis*

Sar|kol|emm nt: Plasmalemm* der Muskelfaser; ⓔ *sarcolemma*

Sar|kom nt: von mesenchymalem Gewebe [v.a. Bindegewebe] ausgehender bösartiger Tumor; ⓔ *sarcoma*

Sar|ko|plas|ma nt: Protoplasma* der Muskelzelle; ⓔ *sarcoplasm*

Sar|ko|zel|le f: entzündliche oder neoplastische Hodenschwellung; ⓔ *sarcocele*

Sa|tel|li|ten pl: durch eine Einschnürung abgetrennte Chromosomenanhängsel; ⓔ *satellites*

Sa|tel|li|ten|chro|mo|so|men pl: Chromosomen mit, durch eine Einschnürung abgetrennten Anhängseln; ⓔ *satellite chromosomes*

Sa|tel|li|ten|phä|no|men nt: stärkeres Wachstum von Bakterien [Haemophilus] im Hämolysehof von Staphylococcus* aureus; ⓔ *satellite phenomenon*

Sa|tel|li|ten|vi|rus nt: defektes Virus, das nur in Gegenwart eines Helfervirus replizieren kann; ⓔ *satellite virus*

Sa|tel|li|ten|wachs|tum nt: → *Satellitenphänomen*

Sat|tel|ge|lenk nt: Gelenk mit zwei sattelförmigen Gelenkflächen; ⓔ *saddle joint*

Sat|tel|na|se f: angeborene oder erworbene Einsenkung der Nasenwurzel; ⓔ *saddle nose*

Sät|ti|gungs|do|sis f: Summe der Einzeldosen bis zum Erreichen des Vollwirkspiegels; ⓔ *saturation dosage*

Sa|tur|ni|a|lis|mus m: → *Saturnismus*

Sa|tur|nis|mus m: (chronische) Bleivergiftung; ⓔ *saturnism*

Sa|ty|ri|a|sis f: krankhaft gesteigerter Geschlechtstrieb des Mannes; entspricht der Nymphomanie* bei Frauen; ⓔ *satyriasis*

Sa|ty|ri|o|ma|nie f: → *Satyriasis*

Sa|ty|ris|mus m: → *Satyriasis*

Sa|ty|ro|ma|nie f: → *Satyriasis*

Sau|er|stoff m: farb-, geruch- und geschmackloses gasförmiges Element, das in der Atmosphäre in molekularer Form [O_2] vorliegt; ⓔ *oxygen*

Sau|er|stoff|aus|nut|zung f: die aus 1 l Luft vom Körper entnommene Sauerstoffmenge [ca. 30–45 ml in Ruhe]; ⓔ *oxygen utilization*

Sauer|stoff|bin|dungs|kur|ve f: → Sauerstoffdissoziationskurve

Sauer|stoff|de|fi|zit nt: die Differenz zwischen Sauerstoffbedarf bei Belastung und dem Sauerstoffangebot; Ⓔ oxygen deficit

Sauer|stoff|dis|so|zi|a|ti|ons|kur|ve f: graphische Darstellung der Beziehung zwischen Sauerstoffpartialdruck im Blut und dem Anteil von Oxyhämoglobin am Gesamthämoglobin; Ⓔ oxygen dissociation curve

Sauer|stoff|ka|pa|zi|tät f: Bindungskapazität von Hämoglobin für Sauerstoff; Ⓔ oxygen capacity

Sauer|stoff|man|gel|a|tro|phie f: durch einen chronischen Sauerstoffmangel verursachte Atrophie; Ⓔ cyanotic atrophy

Sauer|stoff|par|ti|al|druck m: Anteil des Sauerstoffs am Gesamtdruck der Gase im Blut oder Alveolargas; Ⓔ oxygen partial pressure

Sauer|stoff|schuld f: → Sauerstoffdefizit

Sauer|stoff|the|ra|pie f: Inhalation von Sauerstoff bei akutem oder chronischem Sauerstoffmangel durch äußere oder innere Ursachen; Ⓔ oxygen therapy

hyperbare Sauerstofftherapie: → Sauerstoffüberdrucktherapie

Sauer|stoff|über|druck|the|ra|pie f: Sauerstofftherapie durch Einatmung von Sauerstoff in einer Überdruckkammer, z.B. bei Kohlenmonoxidvergiftung; Ⓔ hyperbaric oxygen therapy

Säu|fer|na|se f: v.a. ältere Männer betreffende, allmählich zunehmende, unförmige Auftreibung der Nase durch eine Hyperplasie der Talgdrüsen; meist Teilsyndrom der Rosacea*; Ⓔ rum nose

Saug|bi|op|sie f: Biopsie* mit Aspiration von Flüssigkeit oder Gewebe; Ⓔ aspiration biopsy

Saug|kü|ret|ta|ge f: Gebärmutterausschabung mit Absaugung; Ⓔ suction curettage

Säug|ling m: Kleinkind von der Geburt bis zur Vollendung des ersten Lebensjahres; Ⓔ newborn

Säug|lings|dys|pep|sie f: akute, von Diarrhö gekennzeichnete Ernährungsstörung von Säuglingen unterschiedlicher Genese [Infektion, Malabsorption, Nahrungsmittelallergie]; Ⓔ infantile

Säug|lings|dys|tro|phie f: chronische Gedeihstörung von Säuglingen, z.B. durch Fehlernährung oder chronische Infekte; Ⓔ marantic atrophy

Säug|lings|ek|zem, kons|ti|tu|ti|o|nel|les nt: Frühform des seborrhoischen Ekzems*, die u.A. durch Allergene [Milcheiweiß] ausgelöst wird; beginnt meist im 1. oder 2. Monat an den Wangen und breitet sich langsam auf Gesicht, Kopfhaut und Hals aus; das Ekzem kann abheilen oder in ein endogenes Ekzem übergehen; Ⓔ milk tetter

Säug|lings|en|te|ri|tis f: akute, von Diarrhö gekennzeichnete Ernährungsstörung von Säuglingen unterschiedlicher Genese [Malabsorption, Nahrungsmittelallergie, Infektion]; Ⓔ infantile diarrhea

Säug|lings|glat|ze f: durch Liegen auf dem Rücken hervorgerufener mechanischer Haarausfall; Ⓔ infantile pressure alopecia

Säug|lings|re|ti|ku|lo|se, a|ku|te f: → Säuglingsretikulose, maligne

Säug|lings|re|ti|ku|lo|se, ma|lig|ne f: bevorzugt Kleinkinder betreffende, generalisierte Variante der Histiozytose mit Granulomen in Haut, Milz, Lymphknoten, Leber, Lunge und Knochen; akuter Verlauf mit hoher Sterberate [90 %]; Ⓔ acute histiocytosis of the newborn

Säug|lings|sterb|lich|keit f: Sterblichkeit von Kindern im ersten Lebensjahr; Ⓔ infant mortality

Säug|lings|to|xi|ko|se f: schwere, durch toxische Symptome gekennzeichnete Form der Dyspepsie*; Ⓔ infantile gastroenteritis

Saug|re|flex m: physiologischer Reflex bei Säuglingen, der durch Berührung der Lippen oder Mundumgebung ausgelöst wird; Ⓔ sucking reflex

Saug|wür|mer pl: mit zwei Saugnäpfen versehene Plattwürmer, die als Darm-, Leber- und Lungenegel* des Menschen von Bedeutung sind; Ⓔ Trematoda

Säure-Basen-Haushalt m: Gesamtheit der Mechanismen zur Konstanthaltung eines optimalen pH-Wertes im Körper; Ⓔ acid-base balance

Säu|ren pl: Substanzen, die in wässriger Lösung Wasserstoffionen freisetzen; Ⓔ acids

Säu|re|se|kre|ti|on, ba|sa|le f: die pro Stunde sezernierte Menge an Magensäure bei Ausschaltung aller Reize; Ⓔ basal acid output

Sau|ri|a|sis f: Oberbegriff für alle Hyperkeratosen* mit schwarz-braunen, krokodilartigen Zeichnung; Ⓔ sauriasis

Sau|ri|er|haut f: → Sauriasis

Scalbies f: → Skabies

Scan|ning nt: → Szintigrafie

Scalpulla f, pl -lae: Schulterblatt; ⒺE *scapula*

Scallpus m: Schaft, Stiel; ⒺE *stem*
 Scapus pili: Haarschaft; ⒺE *hair shaft*

Scarllalltillna f: → *Scharlach*

Schäldellbalsislbruch m: auf die Schädelbasis begrenzte Fraktur; kann zur Ruptur der Hirnhäute führen; ⒺE *basal skull fracture*

Schäldellbalsislfrakltur f: → *Schädelbasisbruch*

Schäldellbruch m: → *Schädelfraktur*

Schäldelldachlbruch m: → *Schädeldachfraktur*

Schäldelldachlfrakltur f: Fraktur* des Schädeldaches mit oder ohne Eröffnung der Schädelhöhle]; ⒺE *skull fracture*

Schäldellfrakltur f: Fraktur* eines oder mehrerer Schädelknochen mit oder ohne Eröffnung der Schädelhöhle [**offene** bzw. **geschlossene Schädelfraktur**]; ⒺE *skull fracture*

Schäldellhirnltraulma f: offene oder gedeckte Schädelverletzung mit Schädigung von Gehirngewebe; ⒺE *head injury*

Schäldellimlpreslsilonslfrakltur f: Schädelfraktur* mit eingedrückten Bruchfragmenten; ⒺE *depressed skull fracture*

Schäldelllalge f: Kindslage, bei der der Kopf führt; häufigste Geburtslage; ⒺE *head presentation*

Schäldelltrelpalnaltilon f: Schädeleröffnung mit einem Schädelbohrer [**Trepan**]; ⒺE *trepanation*

Schaflblatltern pl: → *Windpocken*

Schaflhaut f: → *Schafshaut*

Schafslhaut f: dünne innere Haut der Fruchtblase, deren Epithel das Fruchtwasser bildet; ⒺE *amnion*

Schällblalsenlauslschlag m: durch Eitererreger [v.a. Staphylokokken] verursachte Pyodermie* mit geröteten Blasen; ⒺE *impetigo*

Schallleiltungslschwerlhölriglkeit f: Schwerhörigkeit durch Störung der Schallübermittlung zwischen Mittelohr und Gehörgang; ⒺE *conduction hearing loss*

Schalllleiltungslstölrung f: → *Schallleitungsschwerhörigkeit*

Schaltlknolchen pl: gelegentlich vorkommende Knochen innerhalb der Schädelnähte; ⒺE *sutural bones*

Schamlbein nt: vorderer Teil des Hüftbeins; bildet den medialen Teil der Hüftpfanne; ⒺE *pubic bone*

Schamlbeinlfulge f: → *Schamfuge*

Schamlbeinlkamm m: oberer Rand des Schambeins; ⒺE *pectineal line*

Schamlbeinlwinlkel m: Winkel zwischen den beiden Schambeinen; ⒺE *subpubic angle*

Schamlberg m: → *Schamhügel*

Schamlbolgen m: von den unteren Schambeinästen und der Symphyse gebildeter Bogen; ⒺE *pubic arch*

Schamlfulge f: Knorpelverbindung der beiden Schambeine; ⒺE *pubic symphysis*

Schamlhülgel m: durch subkutanes Fettgewebe gebildeter Wulst vor und oberhalb der Beckensymphyse der Frau; ⒺE *mons pubis*

Schamllaus f: v.a. die Schamhaare, aber auch Bart und u.U. Kopfhaare befallender Blutsauger, der durch direkten Kontakt [Geschlechtsverkehr] übertragen wird; ⒺE *crab louse*

Schamlliplpen pl: Hautfalten, die die Schamspalte begrenzen [**große Schamlippen**] und den Scheidenvorhof umgeben [**kleine Schamlippen**]; ⒺE *pudendal lips*

Schanlker m: primäres Hautgeschwür (bei Geschlechtskrankheiten); ⒺE *chancre*
 harter Schanker: primäres Hautgeschwür bei Syphilis*; ⒺE *hard ulcer*

schanklrös adj: schankerähnlich, schankerförmig; ⒺE *chancrous*

Scharlbock m: → *Skorbut*

Schardinger-Enzym nt: Eisen und Molybdän enthaltendes Enzym, das Xanthin und Hypoxanthin zu Harnsäure oxidiert; ⒺE *Schardinger's enzyme*

Scharllach m: akute Infektionskrankheit durch β-hämolysierende Streptokokken der Gruppe A, die **erythrogenes Toxin** bilden; typisch ist ein hochfieberhafter Verlauf mit Enanthem [**Himbeerzunge**] und Exanthem; ⒺE *scarlet fever*

Scharllachlfielber nt: → *Scharlach*

Scharlnierlgellenk nt: Gelenk, das nur Bewegungen in einer Ebene erlaubt; ⒺE *hinge joint*

Schatltenlprolbe f: → *Skiaskopie*

Schaulfenslterlkranklheit f: → *Claudicatio intermittens*

Schecklhaut f: ätiologisch ungeklärter Pigmentmangel der Haut, der zur Bildung umschriebener oder generalisierter weißer Flecken führt; ⒺE *piebald skin*

Scheildenlaltrelsie f: angeborener oder erworbener Verschluss der Scheidenlichtung; ⒺE *vaginal atresia*

Scheiden|bak|te|ri|en pl: die physiologisch in der Scheide vorkommenden Bakterien, z.B. Döderlein-Stäbchen; ⒺG *vaginal bacteria*

Scheiden|bruch m: **1.** Scheidenprolaps mit Vortreten der Scheide vor die Vulva **2.** Dammbruch in Richtung zur Scheide; ⒺG **1.–2.** *vaginal hernia*

Scheiden|damm|riss m: Einreißen von Damm und vorderem Scheidendrittel während der Geburt; ⒺG *perineal laceration*

Scheiden|damm|schnitt m: → *Episiotomie*

Scheiden|dila|phrag|ma nt: Gummikappe, die als mechanisches Verhütungsmittel den Muttermund bedeckt; ⒺG *diaphragm pessary*

Scheiden|ent|zün|dung f: → *Kolpitis*

Scheiden|fis|tel f: von der Scheide ausgehende Fistel; ⒺG *vaginal fistula*

Scheiden|flo|ra f: → *Scheidenbakterien*

Scheiden|krampf m: meist psychogen bedingter Krampf der Scheide bei Eindringen des Penis; ⒺG *vaginal spasm*

Scheiden|my|ko|se f: Pilzerkrankung der Scheide; ⒺG *colpomycosis*

Scheiden|pro|laps m: → *Scheidenvorfall*

Scheiden|re|ten|ti|ons|zys|te f: Flüssigkeitsansammlung in der Scheide bei Verschluss des Scheideneingangs; ⒺG *hydrocolpos*

Scheiden|riss m: Einriss der Scheide unter der Geburt; meist als Scheidendammriss*; ⒺG *vaginal laceration*

Scheiden|schnitt m: Kolpotomie; ⒺG *coleotomy*

Scheiden|sen|kung f: Tiefertreten der Scheide; ⒺG *falling of the vagina*

Scheiden|spe|kul|lum nt: Instrument zur Entfaltung und direkten Betrachtung der Scheide; ⒺG *vaginal speculum*

Scheiden|spie|ge|lung f: endoskopische Untersuchung der Scheide; ⒺG *vaginoscopy*

Scheiden|vor|fall m: schwerste Form der Scheidensenkung*, bei der die Scheidenwand, in Form einer Rektozele* oder Zystozele*, vor der Vulva* sichtbar wird; oft gleichgesetzt mit Kolpozele*; ⒺG *colpoptosis*

Scheiden|xe|ro|se f: abnormale Trockenheit der Scheidenschleimhaut; ⒺG *colpoxerosis*

Schein|blöd|sinn m: schwer von Simulation zu unterscheidendes Vorkommen von Vorbeireden, Vorbeihandeln und Nichtwissenwollen; ⒺG *pseudopsychosis*

Schein|bruch m: vollständiger oder teilweiser Eingeweidevorfall ohne Bruchsack; ⒺG *pseudohernia*

Schein|ge|lenk nt: bei fehlender Ausheilung einer Fraktur entstehendes echtes Gelenk [Nearthrose] oder bindegewebig-fibröse Knochenverbindung ⒺG *pseudarthrosis*

Schein|ge|schwulst f: durch eine entzündliche Schwellung vorgetäuschte Tumorbildung; ⒺG *phantom tumor*

Schein|läh|mung f: Schwäche oder Bewegungseinschränkung von Muskeln; ⒺG *pseudoparalysis*

Schein|me|di|ka|ment nt: Plazebo; ⒺG *placebo*

Schein|schie|len nt: durch eine Abweichung von optischer und anatomischer Augenachse vorgetäuschtes Schielen; ⒺG *pseudostrabismus*

Schein|schwan|ger|schaft f: eingebildete Schwangerschaft bei starkem Kinderwunsch; ⒺG *phantom pregnancy*

Schein|tod m: komatöser Zustand mit kaum oder nicht nachweisbaren Lebenszeichen; ⒺG *suspended animation*

Schei|tel|la|ge f: Einstellungsanomalie, bei der die Scheitelgegend führt; ⒺG *vertex presentation*

Schellong-Test m: Kreislauffunktionstest durch Messen von Puls und Blutdruck im Liegen und Stehen; ⒺG *Schellong test*

Schen|kel|block m: Störung der Erregungsleitung im rechten [**Rechtsschenkelblock**] oder linken [**Linksschenkelblock**] Tawara*-Schenkel; ⒺG *bundle-branch block*

Schen|kel|bruch m: **1.** → *Schenkelhernie* **2.** → *Oberschenkelfraktur*

Schen|kel|hals m: Abschnitt des Oberschenkelknochens zwischen Schaft und Kopf; ⒺG *neck of femur*

Schen|kel|hals|bruch m: → *Schenkelhalsfraktur*

Schen|kel|hals|frak|tur f: Femurfraktur* im Bereich des Oberschenkelhalses; ⒺG *femoral neck fracture*

Schen|kel|her|nie f: Eingeweidehernie mit der Lacuna vasorum als Bruchpforte; ⒺG *femoral hernia*

Schen|kel|ka|nal m: Kanal zwischen Anulus femoralis und Hiatus saphenus; Bruchpforte der Schenkelhernien; ⒺG *crural canal of Henle*

Schen|kel|schall m: gedämpfter Klopfschall bei der Perkussion*; ⒺG *dull percussion note*

Sche|ren|biss m: normale Bissform, bei der die oberen Schneidezähne über die unteren ragen; Ⓔ *scissors-bite*

Scheuermann-Krankheit f: sich in der Adoleszenz [11.–18. Lebensjahr] manifestierende, zur Ausbildung eines Rundrückens führende Erkrankung der Wirbelsäule unklarer Ätiologie; Ⓔ *Scheuermann's disease*

Schicht|auf|nah|me|ver|fah|ren f: →*Schichtröntgen*

Schicht|rönt|gen nt: Anfertigung von Schichtröntgenaufnahmen; Ⓔ *tomography*

Schicht|star m: Trübung der tiefen Linsenrinde; Ⓔ *zonular cataract*

Schicht|szin|ti|gra|fie, -gra|phie f: computergesteuerte Szintigrafie* zur Gewinnung von Schichtaufnahmen; Ⓔ *emission computed tomography*

Schief|hals m: Schräghaltung des Kopfes mit Drehung zur Gegenseite; Ⓔ *torticollis*

Schie|len nt: →*Strabismus*

Schie|lo|pe|ra|ti|on f: →*Strabismotomie*

Schiel|win|kel m: Winkel zwischen den Sehlinien von gesundem und schielendem Auge bei Fernblick; Ⓔ *squint angle*

Schienbein-Wadenbein-Gelenk nt: straffes Gelenk zwischen Wadenbein(köpfchen) und Schienbein; Ⓔ *tibiofibular joint*

Schieß|schei|ben|zel|len pl: dünne hypochrome Erythrozyten, die im Mikroskop einer Zielscheibe ähneln; Ⓔ *target cells*

Schild|drü|se f: aus zwei Seitenlappen und einem verbindenden Isthmus bestehende endokrine Drüse, die unterhalb des Kehlkopfes auf der Luftröhre liegt; die Schilddrüsenhormone spielen eine wichtige Rolle in der Stoffwechselregulation; Ⓔ *thyroid*

Schild|drü|sen|ade|nom nt: von der Schilddrüse ausgehender gutartiger Tumor; Ⓔ *thyroid adenoma*

Schild|drü|sen|an|ti|kör|per m: Antikörper* gegen Schilddrüsengewebe; Ⓔ *antithyroid antibody*

Schild|drü|sen|fol|li|kel pl: Speicherfollikel der Schilddrüse; Ⓔ *thyroid follicles*

Schild|drü|sen|hor|mo|ne pl: Oberbegriff für Thyroxin*, Triiodthyronin* und Calcitonin*; Ⓔ *thyroid hormones*

Schild|drü|sen|hy|per|pla|sie f: Vermehrung von Schilddrüsenzellen mit lokaler [Schilddrüsenadenom*] oder genereller Vergrößerung [Struma*] der Schilddrüse; Ⓔ *thyroid hyperplasia*

Schild|drü|sen|kar|zi|nom nt: bösartiger Tumor der Schilddrüse; Ⓔ *thyroid carcinoma*

Schild|drü|sen|kno|ten m: sicht- oder tastbare knotige Veränderung der Schilddrüse, die sich im Schilddrüsenszintigramm als kalter oder heißer Knoten darstellt; Ⓔ *thyroid nodule*

Schild|drü|sen|szin|ti|gra|fie, -gra|phie f: Szintigrafie* der Schilddrüse nach Injektion von ¹²³I oder ⁹⁹mTc; Ⓔ *thyroid scan*

Schild|drü|sen|szin|ti|gramm nt: bei der Schilddrüsenszintigrafie* erhaltene Aufnahme; Ⓔ *thyroid scan*

Schild|ze|cken pl: blutsaugende Zecken, deren Körper mit chitinhaltigen Schilden bedeckt ist; Ⓔ *hard-bodied ticks*

Schilling-Zählkammer f: Zählkammer für rote und weiße Blutkörperchen; Ⓔ *Schilling's counting chamber*

Schiötz-Tonometer nt: Instrument zur Messung des Augeninnendrucks durch Aufsetzen auf die Hornhaut; Ⓔ *Schiötz tonometer*

Schip|per|krank|heit f: Ermüdungsbruch von Dornfortsätzen der Wirbel bei chronischer Überbelastung; Ⓔ *clay-shoveller's fracture*

Schirmer-Test m: Prüfung der Tränensekretion durch Einlegen eines Filterpapierstreifens hinter die Unterlidkante; Ⓔ *Schirmer's test*

-schisis suf.: Wortelement mit der Bedeutung „Spalte/Spaltung"

Schisto-, schisto- präf.: Wortelement mit der Bedeutung „gespalten/Spaltung"

Schis|to|coe|lia f: Bauchspalte; Ⓔ *schistocoelia*

Schis|to|glos|sia f: Zungenspalte; Ⓔ *schistoglossia*

Schis|to|me|lie f: Gliedmaßenspalte; Ⓔ *schistomelia*

Schis|to|pros|o|pie f: Gesichtsspalte; Ⓔ *schistoprosopia*

Schis|to|so|ma nt: in den Tropen und Subtropen vorkommende Gattung von Saugwürmern; Erreger der Bilharziose*; Ⓔ *schistosome*

Schis|to|so|men|der|ma|ti|tis f: durch Zerkarien hervorgerufene Dermatitis* mit Juckreiz und Quaddelbildung; Ⓔ *schistosome dermatitis*

Schis|to|so|mi|a|sis f: tropische Infektionskrankheit durch Pärchenegel [**Schistosoma**]; Ⓔ *schistosomiasis*

schis|to|so|mi|zid adj: schistosomenabtötend; Ⓔ *schistosomicidal*

Schis|to|zys|tis f: angeborene Blasenspalte; Ⓔ *schistocystis*

Schis|to|zyt m: kugelförmiger, defor-

S

mierter Erythrozyt bei mechanischer Schädigung [künstliche Herzklappen], Anämie und Hämolyse; Ⓔ *schistocyte*

Schizo-, schizo- *präf.*: Wortelement mit der Bedeutung „gespalten/Spaltung"

schizoid *adj*: schizophrenieähnlich; Ⓔ *schizoid*

Schizolmylceltes *pl*: → *Spaltpilze*

Schizolmylzeten *pl*: → *Spaltpilze*

Schizololnylchie *f*: Aufsplitterung der Nagelenden; Ⓔ *schizonychia*

Schizolphrelnie *f*: Oberbegriff für endogene Psychosen, die durch ein Nebeneinander von gesunden und veränderten Verhaltensweisen gekennzeichnet sind; Ⓔ *schizophrenia*

Schizolproslolpie *f*: → *Schistoprosopie*

Schizolse *f*: psychotische Erkrankung mit einer Mischung von neurotischen und psychotischen Symptome; entwickelt sich nicht zu einer Schizophrenie; Ⓔ *pseudoneurotic schizophrenia*

Schizolsterlnia *f*: Brustbeinspalte; Ⓔ *schistosternia*

Schizoltholrax *m*: Brustkorbspalte; Ⓔ *schistothorax*

Schizoltrilchie *f*: Aufspaltung/Aufsplitterung der Haare; Ⓔ *schizotrichia*

Schizolzyt *m*: → *Schistozyt*

Schlachlterltulberlkullolse *f*: meist als Berufskrankheit auftretende, postprimäre Tuberkulose* mit rundlichen, indolenten, verrukösen Papeln an Fingern, Händen, Ferse oder Füßen; Ⓔ *warty tuberculosis*

Schlachtlhauslfielber *nt*: meldepflichtige, weltweit vorkommende Infektionskrankheit durch Coxiella* burnetii; die Übertragung erfolgt durch kontaminierte Staubpartikel; Ⓔ *Q fever*

Schlaflalpnoe *f, pl* -**olen**: → *Schlafapnoesyndrom*

Schlaflalpnoelsynldrom *nt*: anfallsweises Auftreten von verlängerten Atempausen im Schlaf; Ⓔ *sleep apnea syndrome*

Schlaf, desynchronisierter *m*: → *Schlaf, paradoxer*

Schläflenlpol *m*: oberer Pol einer Großhirnhemisphäre; Ⓔ *temporal pole*

Schlaflelpilleplsie *f*: nur im Schlaf auftretende Epilepsieform; Ⓔ *sleep epilepsy*

Schlafflhaut *f*: inhomogene Krankheitsgruppe, die durch von der Unterlage abhebbare, schlaffe, in Falten hängende Haut gekennzeichnet ist; Ⓔ *lax skin*

Schlaflkranklheit *f*: durch Trypanosoma*-Species verursachte Infektionskrankheit; Ⓔ *sleeping sickness*

Schlaf, paradoxer *m*: Schlafphase mit raschen, ruckartigen Augenbewegungen; Ⓔ *paradoxical sleep*

Schlaglalder *f*: → *Arteria*

Schlaglanlfall *m*: durch eine akute Ischämie* oder Hirnblutung verursachte zentrale Ausfallssymptomatik; je nach Schwere und Dauer der Symptome unterscheidet man: **1. transitorische ischämische Attacke** [TIA] mit Rückbildung der Symptome innerhalb von 24 Stunden **2. prolongiertes reversibles ischämisches neurologisches Defizit** [PRIND] bzw. **reversibles ischämisches neurologisches Defizit** [RIND] mit vollständig reversibler Symptomatik, die länger als 24 Stunden anhält **3. partiell reversible ischämische neurologische Symptomatik** [PRINS], die sich langsam entwickelt und nicht oder nur teilweise reversibel ist **4. persistierender Hirninfarkt** mit bleibenden neurologischen Schäden; Ⓔ *stroke syndrome*

Schlaglvollulmen *nt*: das pro Herzschlag ausgestoßene Blutvolumen; Ⓔ *stroke volume*

Schlatter-Osgood-Syndrom *nt*: ein- oder beidseitige aseptische Nekrose der Tibiaapophyse im Wachstumsalter; Ⓔ *Schlatter's disease*

Schlauchlpillze *pl*: zu den echten Pilzen gehörende größte Klasse der Pilze; vermehrt sich sexuell [Askosporen] und asexuell [Konidiosporen]; Ⓔ *sac fungi*

Schlauchlwürlmer *pl*: zu den Fadenwürmern zählende Parasiten; zu ihnen gehören u.A. die Klassen Nematodes und Acanthocephala; Ⓔ *Nemathelminthes*

Schleilfenldilulreltikum *nt*: Diuretikum, das die Rückresorption von Wasser in den Henle-Schleifen hemmt; Ⓔ *loop diuretic*

Schleimlbeultel *nt*: Bursa synovialis; Ⓔ *bursa*

Schleimlbeultellentlzünldung *f*: → *Bursitis*

Schleimldrülse *f*: schleimbildende Drüse; Ⓔ *mucous gland*

Schleimlfluss *m*: → *Myxorrhoe*

Schleimlhaut *f*: Auskleidung der Hohlorgane und des Magen-Darm-Traktes; Ⓔ *mucous membrane*

Schleimlhautlanläslthelsie *f*: Lokalanästhesie* der Schleimhaut; Ⓔ *mucosal anesthesia*

Schleimlhautlgelschwüre, tulberlkullölse *pl*: → *Schleimhauttuberkulose, ulzeröse*

Schleimlhauttltulberlkullolse, ulzeröse *f*: vor allem Mundhöhle und Lippen, aber

S

auch Anus und Harnröhrenöffnung betreffende schmerzhafte Schleimhautgeschwüre bei autogener Reinfektion; ⒺE *orificial tuberculosis*

Schleim|kar|zi|nom nt: → *Schleimkrebs*

Schleim|ko|lik f: Dickdarmkolik mit Schleimabgang; ⒺE *mucous colitis*

Schleim|krebs m: schleimproduzierendes Adenokarzinom*, meist mit Siegelringzellen; ⒺE *mucinous cancer*

Schleim|pil|ze pl: → *Myxomyzeten*

Schleim|zys|te f: schleimgefüllte Zyste; ⒺE *mucous cyst*

Schlemm-Kanal m: ringförmige Vene an der Kornea-Sklera-Grenze; Abflussgefäß des Kammerwassers; ⒺE *Schlemm's canal*

Schleu|der|trau|ma nt: Verletzung der Halswirbelsäule durch plötzliche Überstreckung und nachfolgendes Nachvorneschleudern bei Auffahrunfällen; ⒺE *whiplash injury*

Schlot|ter|gelenk nt: Gelenkinstabilität mit abnormer Beweglichkeit; ⒺE *flail joint*

Schluck|imp|fung f: aktive Immunisierung* durch orale Aufnahme von Impfstoff; ⒺE *oral vaccination*

Schlund|en|ge f: Engstelle am Übergang von Mund- und Rachenhöhle zwischen den Gaumenbögen; ⒺE *isthmus of fauces*

Schlund|krampf m: Krampf der vom Nervus* glossopharyngeus versorgten Schlundmuskulatur; ⒺE *pharyngospasm*

Schlund|ta|schen|syn|drom nt: → *Thymusaplasie*

Schlupf|war|ze f: → *Hohlwarze*

Schluss|biss m: Zusammentreffen und Ineinandergreifen der Zahnreihen bei Okklusion*; ⒺE *terminal occlusion*

Schlüs|sel|bein nt: S-förmiger Knochen, der Schulterblatt und Brustbein verbindet; ⒺE *collar bone*

Schlüs|sel|bein|a|pla|sie f: meist beidseitiges, angeborenes Fehlen des Schlüsselbeins; ⒺE *clavicle aplasia*

Schlüs|sel|bein|ge|lenk, äußeres nt: Gelenk zwischen Acromion und Schlüsselbein; ⒺE *acromioclavicular joint*

Schlüs|sel|bein|ge|lenk, inneres nt: Gelenk zwischen Schlüsselbein und Brustbein; ⒺE *sternoclavicular joint*

Schmeiß|flie|gen pl: metallisch glänzende große Fliegen, die als Myiasiserreger und Vektoren medizinische Bedeutung haben; ⒺE *Calliphoridae*

Schmelz m: emailleartige, transparente äußere Zahnschicht; härteste Substanz des menschlichen Körpers; ⒺE *enamel*

Schmelz|fle|cken|krank|heit f: durch eine langfristige erhöhte Fluorzufuhr hervorgerufene fleckige Störung der Zahnschmelzbildung; ⒺE *dental fluorosis*

Schmelz|hy|po|pla|sie f: Unterentwicklung des Zahnschmelzes; ⒺE *enamel hypoplasia*

Schmelz|o|ber|häut|chen nt: auf dem Zahnschmelz liegende dünne Haut; ⒺE *dental cuticle*

Schmer|fluss m: → *Seborrhoe*

Schmerz|mit|tel nt: Analgetikum; ⒺE *painkiller*

schmerz|stil|lend adj: analgetisch; ⒺE *pain-relieving*

Schmerz|wol|lust f: sexuelle Lust am Zufügen oder Erleiden von Schmerzen oder Demütigungen; ⒺE *algolagnia*

Schmet|ter|lings|e|ry|them nt: schmetterlingsförmige Rötung von Nase und Wangen, z.B. bei Lupus* erythematodes; ⒺE *butterfly rash*

Schmet|ter|lings|flech|te f: → *Lupus erythematodes*

Schmidt-Lanterman-Einkerbungen pl: regelmäßige Einkerbungen der Markscheide peripherer Nerven; ⒺE *Schmidt-Lanterman clefts*

Schmie|de|star m: durch Infrarotstrahlen hervorgerufene Linsentrübung; ⒺE *furnacemen's cataract*

Schmier|blu|tung f: schwache genitale Blutung; ⒺE *spotting*

Schmier|in|fek|ti|on f: unmittelbare Übertragung von Erregern durch direkten Kontakt; ⒺE *indirect infection*

Schmincke-Tumor m: in Afrika und Asien auftretendes Karzinom des Nasenrachens durch das Epstein-Barr*-Virus; ⒺE *Schmincke tumor*

Schmorl-Knorpelknötchen pl: bei der Scheuermann*-Krankheit vorkommende Einbrüche der Wirbeldeckplatte, die knorpelig umgewandelt sind; ⒺE *Schmorl's nodes*

Schmutz|gin|gi|vi|tis f: unspezifische Zahnfleischentzündung mit Schwellung, Rötung und evtl. Blutungsneigung der Gingiva; ⒺE *catarrhal gingivitis*

Schnapp|at|mung f: krampfhaftes, tiefes Nach-Luft-Schnappen; ⒺE *gasping*

Schne|cke f: die aus Schneckenspindel und Schneckenkanal bestehende Innenohrschnecke; Teil des Hörorgans; ⒺE *cochlea*

Schne|cken|ach|se f: → *Schneckenspindel*

Schne|cken|ba|sis f: Basis der Innenohr-schnecke; Ⓔ *base of cochlea*

Schne|cken|fens|ter nt: durch die Membrana tympanica secundaria verschlossene Öffnung zwischen Mittelohr und Innenohr; Ⓔ *cochlear window*

Schne|cken|spin|del f: knöcherne Achse der Innenohrschnecke; Ⓔ *modiolus*

Schne|cken|spin|del|ka|nal m: spiraliger Gang im Inneren der Schneckenspindel; Ⓔ *spiral canal of modiolus*

Schnee|blind|heit f: Keratoconjunctivitis* photoelectrica durch vom Schnee reflektierte UV-Strahlung; Ⓔ *snow blindness*

Schnee|oph|thal|mie f: → *Schneeblindheit*

Schnei|der|mus|kel m: → *Musculus sartorius*

Schnitt|ent|bin|dung f: operative Entbindung mit Eröffnung von Bauchraum und Gebärmutter; Ⓔ *cesarean section*

Schnüf|fel|sucht f: Substanzabhängigkeit, bei der Lösungsmittel durch die Nase eingeatmet werden; Ⓔ *sniffing*

Schock m: akutes Kreislaufversagen durch ein Missverhältnis von Durchblutung und Durchblutungsbedarf; Ⓔ *shock*

elektrischer Schock: Schock durch einen Elektrounfall; Ⓔ *electric shock*

hämorrhagischer Schock: durch einen massiven Blutverlust ausgelöster Schockzustand; Ⓔ *hemorrhagic shock*

hypoglykämischer Schock: komatöser Zustand bei Hypoglykämie*; Ⓔ *hypoglycemic shock*

hypovolämischer Schock: durch einen massiven Flüssigkeitsverlust nach außen oder innen ausgelöster Schock; Ⓔ *hypovolemic shock*

kardialer/kardiogener Schock: durch eine akute Einschränkung der Auswurfleistung des Herzens bedingter Schock; Ⓔ *cardiac shock*

neurogener Schock: Schock durch eine Störung der neuralen Kreislaufkontrollmechanismen; Ⓔ *neurogenic shock*

toxischer Schock: durch Bakterientoxine ausgelöster Schock; Ⓔ *toxic shock*

Schock|lun|ge f: meist im Rahmen von Sepsis, Trauma oder Schock auftretendes akutes Lungenversagen mit alveolärer Hypoventilation* und Hypoxämie*; Ⓔ *shock lung*

Schock|nie|re f: akute Niereninsuffizienz durch die Minderdurchblutung im Schock; Ⓔ *shock kidney*

Schock|syn|drom, toxisches nt: durch Staphylokokkentoxine [**toxisches Schock-**

syndrom-Toxin-1] verursachtes akutes Schocksyndrom, das nach Tamponanwendung auftrat; Ⓔ *toxic shock syndrome*

Schoenlein-Henoch-Syndrom nt: (autoimmun-)allergische Gefäßentzündung mit Purpura der Streckseiten der Extremitäten, Gelenk- und Leibschmerzen; Ⓔ *Schönlein-Henoch disease*

Scho|ko|la|den|zys|te f: Eierstockzyste mit eingedicktem Blut; Ⓔ *chocolate cyst*

Schön|heits|chi|rur|gie f: operativer Eingriff zur Verbesserung der äußeren Erscheinung; Ⓔ *esthetic surgery*

Schorf m: fest Kruste auf Haut- oder Schleimhautdefekten; Ⓔ *scab*

Schräg|la|ge f: Variante der Querlage*, bei der die Kopfachse die Körperachse der Mutter im spitzen Winkel schneidet; Ⓔ *tilt*

Schrau|ben|os|te|o|syn|the|se f: Osteosynthese* mit Verwendung von Schrauben zur Fixierung der Fragmente; Ⓔ *screw fixation*

Schreck|läh|mung f: plötzlicher Tonusverlust der Halte- und Streckmuskulatur bei starker affektiver Belastung [Schreck, unkontrolliertes Lachen]; Ⓔ *cataplexy*

Schreib|krampf m: durch Überbelastung der Handmuskeln beim Schreiben auftretender Krampf; Ⓔ *writer's cramp*

Schrei|knöt|chen pl: → *Stimmbandknötchen*

Schritt|ma|cher m: Gerät zur künstlichen Anregung des Herzmuskels; Ⓔ *pacemaker*

Schröder-Zeichen nt: Ansteigen des Gebärmutterfundus als Plazentalösungszeichen nach der Geburt; Ⓔ *Schroeder's sign*

Schrumpf|bla|se f: Verkleinerung der Harnblase bei chronischer Entzündung; Ⓔ *contracted bladder*

Schrumpf|gal|len|bla|se f: Verkleinerung der Gallenblase bei chronischer Entzündung; Ⓔ *contracted gallbladder*

Schrumpf|ma|gen, entzündlicher m: diffus-infiltrierende, alle Magenwandschichten erfassende, entzündliche Veränderung, die meist als Symptom eines szirrhös wachsenden Magenkarzinoms* zu sehen ist; Ⓔ *leather bottle stomach*

Schrumpf|ne|kro|se f: mit Schrumpfung des Gewebes oder Organs einhergehende Nekrose*; Ⓔ *shrinkage necrosis*

Schrumpf|nie|re f: durch eine auffällige Verkleinerung gekennzeichnetes Endstadium chronischer Nierenerkran-

S

kungen; Ⓔ *shrunken kidney*

Schub|la|den|phä|no|men *nt*: abnorme Beweglichkeit des Schienbeins bei Riss des vorderen [**vordere Schublade**] oder hinteren [**hintere Schublade**] Kreuzbandes des Kniegelenks; Ⓔ *drawer phenomenon*

Schuh|form *f*: typische Form des Herzens im Röntgenbild bei Erweiterung des linken Ventrikels [Aortenklappeninsuffizienz]; Ⓔ *boat shaped heart*

Schüller-Hand-Christian-Krankheit *f*: im Kindesalter auftretende Retikulohistiozytose mit Speicherung von Cholesterinkristallen; Ⓔ *Schüller-Christian disease*

Schulter-Arm-Syndrom *nt*: Oberbegriff für chronische Schmerzzustände im Schulter-Arm-Handbereich, die meist durch Überbelastung ausgelöst werden; Ⓔ *shoulder hand syndrome*

Schul|ter|blatt|grä|te *f*: Knochenkamm auf der Hinterfläche des Schulterblattes; endet als Acromion*; Ⓔ *spine of scapula*

Schul|ter|eck|ge|lenk *nt*: Gelenk zwischen Acromion und Schlüsselbein; Ⓔ *acromioclavicular joint*

Schul|ter|ent|zün|dung *f*: → *Omarthritis*

Schul|ter|ge|lenk *nt*: Gelenk zwischen Oberarmknochen und Cavitas glenoidalis des Schulterblatts; Ⓔ *shoulder joint*

Schul|ter|ge|lenk|ent|zün|dung *f*: → *Omarthritis*

Schul|ter|ge|lenk|lu|xa|ti|on *f*: meist nach unten [**Luxatio axillaris**] oder vorne [**Luxatio subcoracoidea**] erfolgende Luxation des Schultergelenks; Ⓔ *shoulder dislocation*

Schulter-Hand-Syndrom *nt*: → *Schulter-Arm-Syndrom*

Schul|ter|la|ge *f*: Form der Querlage*, bei der die Schulter führt; Ⓔ *shoulder presentation*

Schul|ter|stei|fe, schmerzhafte *f*: zu Einschränkung der Bewegungsfreiheit führende, entzündlich-degenerative Erkrankung des Schultergelenks unklarer Ätiologie; Ⓔ *frozen shoulder*

Schul|ter|ver|ren|kung *f*: → *Schultergelenkluxation*

Schup|pen|flech|te *f*: häufige chronische Hautkrankheit mit rötlicher Schuppung und möglicher entzündlicher Gelenkbeteiligung; Ⓔ *psoriasis*

Schup|pen|rös|chen *nt*: von einen Primärfleck ausgehende, fortschreitende Er-

krankung mit schuppenden Erythemen; Ⓔ *pityriasis rosea*

Schus|ter|brust *f*: erworbene Eindellung des Brustbeins bei Schustern; Ⓔ *cobbler's chest*

Schüt|tel|frost *m*: unwillkürliches starkes Zittern des ganzen Körpers mit Zähneklappern und meist auch Kältegefühl und Gänsehaut; Ⓔ *chills*

Schüt|tel|mix|tur *f*: Lotion* mit hohem Feststoffanteil; Ⓔ *lotion*

Schwach|sich|tig|keit *f*: Amblyopie; Ⓔ *weak-sightedness*

Schwamm|nie|re *f*: angeborene Nierenfehlbildung mit kleinen Zysten der Marksubstanz; Ⓔ *sponge kidney*

Schwan|ger|schaft *f*: Gravidität, Graviditas; Ⓔ *pregnancy*

abdominale Schwangerschaft: Einnistung der Frucht in der Bauchhöhle; Ⓔ *abdominal pregnancy*

ektopische Schwangerschaft: Einnistung der Frucht außerhalb der Gebärmutter; Ⓔ *ectopic pregnancy*

eutopische Schwangerschaft: Schwangerschaft mit Einnistung der Frucht in der Gebärmutter; Ⓔ *intrauterine pregnancy*

Schwan|ger|schafts|ab|bruch *m*: künstlich herbeigeführte Fehlgeburt; Ⓔ *induced abortion*

Schwan|ger|schafts|a|me|nor|rhoe *f*: physiologische Amenorrhoe* der Schwangeren; Ⓔ *amenorrhea of pregnancy*

Schwan|ger|schafts|an|ä|mie *f*: makrozytäre Anämie* durch Folsäuremangel oder Vitamin B_{12}-Mangel in der Schwangerschaft; Ⓔ *anemia of pregnancy*

Schwan|ger|schafts|de|pres|si|on *f*: während oder direkt nach einer Schwangerschaft auftretende Depression; Ⓔ *depression of pregnancy*

Schwan|ger|schafts|der|ma|to|sen *pl*: während der Schwangerschaft auftretende Dermatosen*, z.B. Chloasma*, Schwangerschaftsstreifen*; Ⓔ *dermatoses of pregnancy*

Schwan|ger|schafts|di|a|be|tes *m*: während der Schwangerschaft bestehende diabetische Stoffwechsellage; Ⓔ *gestational diabetes*

Schwan|ger|schafts|er|bre|chen *nt*: meist frühmorgens auftretendes Erbrechen in der Frühphase der Schwangerschaft; Ⓔ *vomiting of pregnancy*

Schwan|ger|schafts|gin|gi|vi|tis *f*: durch die verbesserte Durchblutung begünstigte Zahnfleischentzündung; Ⓔ *pregnancy gingivitis*

Schwan|ger|schafts|glu|kos|ur|ie *f:* durch eine Veränderung der Nierenschwelle bedingte Zuckerausscheidung im Harn; Ⓔ *glycosuria of pregnancy*

Schwan|ger|schafts|ne|phr|i|tis *f:* mit Hypertonie* und Proteinurie* einhergehende Nierenentzündung; Ⓔ *nephritis of pregnancy*

Schwan|ger|schafts|ne|phro|pa|thie *f:* → *Schwangerschaftsnephritis*

Schwan|ger|schafts|pro|te|ine *pl:* schwangerschaftsspezifische Proteine im Serum der Mutter; Ⓔ *gestational proteins*

Schwan|ger|schafts|pro|te|in|ur|ie *pl:* durch eine Veränderung der Nierenschwelle bedingte Eiweißausscheidung im Harn; Ⓔ *gestational proteinuria*

Schwan|ger|schafts|psy|cho|se *f:* in der Schwangerschaft auftretende endogene oder symptomatische Psychose*; Ⓔ *gestational psychosis*

Schwan|ger|schafts|pye|li|tis *f:* selten isoliert auftretende Nierenbeckenentzündung der Schwangeren; meist als Schwangerschaftspyelonephritis*; Ⓔ *encyopyelitis*

Schwan|ger|schafts|pye|lo|ne|phri|tis *f:* bakterielle Pyelonephritis, die durch Abflussstörung bzw. metabolische und hormonelle Änderungen bedingt ist; Ⓔ *pyelonephritis of pregnancy*

Schwan|ger|schafts|strei|fen *pl:* durch Zerreißung elastischer Fasern entstehende typische Hautveränderungen; Ⓔ *stretch marks*

Schwan|ger|schafts|to|xi|ko|se *f:* Oberbegriff für Erkrankungen, die nur im Zusammenhang mit einer Schwangerschaft auftreten; Ⓔ *gestational toxicosis*

Schwan|nom *nt:* von der Schwann-Scheide* ausgehender gutartiger Tumor der Nervenscheide; Ⓔ *schwannoma*

Schwann-Scheide *f:* äußere Schicht der Axonscheide; Ⓔ *Schwann's sheath*

Schwanz|throm|bus *m:* durch rasche Blutgerinnung entstehender Thrombus*, der durch Erythrozyten rotgefärbt ist; Ⓔ *coagulation thrombus*

Schwarz|wu|cher|haut *f:* grau-braune, papillomatöse Wucherung der Haut der großen Gelenkbeugen; Ⓔ *acanthosis nigrans*

Schwe|fel *m:* gelber, in elementarer Form vorkommender Grundstoff; Ⓔ *sulfur*

Schwe|fel|di|o|xid *nt:* farbloses, stechend riechendes Gas; löst sich in Wasser unter Bildung von schwefliger Säure; Ⓔ *sulfur dioxide*

Schwe|fel|säu|re *f:* zweiwertige Mineralsäure; stark ätzend; Ⓔ *sulfuric acid*

Schwe|fel|was|ser|stoff *m:* giftiges, nach faulen Eiern riechendes Gas; wird im Darm bei der Eiweißgärung gebildet; Ⓔ *hydrogen sulfide*

Schwei|ne|band|wurm *m:* weltweit verbreiteter Bandwurm, der über rohes oder ungares Fleisch auf den Menschen übertragen wird; Ⓔ *pork tapeworm*

Schwei|ne|fin|ne *f:* Finne des Schweinebandwurms* (Taenia solium); Ⓔ *Cysticercus cellulosae*

Schwei|ne|fin|nen|band|wurm *m:* → *Schweinebandwurm*

Schwei|ne|rot|lauf *m:* durch Erysipelothrix rhusiopathiae verursachte, meist die Finger/Hände betreffende, schmerzlose livide Entzündung; Ⓔ *swine rotlauf*

Schweiß|bläs|chen *pl:* → *Schweißfrieseln*

Schweiß|drü|sen|ab|szess *m:* meist chronisch rezidivierende, eitrige Schweißdrüsenentzündung; Ⓔ *sweat gland abscess*

Schweiß|drü|sen|frie|seln *pl:* → *Schweißfrieseln*

Schweiß|drü|sen|zys|te *f:* bläschenförmige Auftreibung des Ausführungsganges einer Schweißdrüse; Ⓔ *hidrocystoma*

Schweiß|er|lun|ge *f:* benigne, rückbildungsfähige Pneumokoniose* durch Ablagerung von Eisenstaub; Ⓔ *arc welder lung*

Schweiß|frie|seln *pl:* meist juckender Hautausschlag bei starkem Schwitzen; Ⓔ *heat rash*

Schwel|len|do|sis *f:* zur Erzielung eines Effekts notwendige minimale Strahlendosis; Ⓔ *threshold dose*

Schwell|kör|per *pl:* Oberbegriff für die schwellfähigen Gewebe von Penis und Klitoris; Ⓔ *cavernous body of penis*

Schwell|kör|per|ent|zün|dung *f:* → *Spongiitis*

Schwell|strom|be|hand|lung *f:* Anregung gelähmter Muskeln mit elektrischem Strom; Ⓔ *electrogymnastics*

Schwer|har|nen *nt:* schmerzhafte Miktion, schmerzhaftes Wasserlassen; Ⓔ *dysuria*

Schwer|hö|rig|keit *f:* Verminderung des Hörvermögens durch Abnahme der Schallleitung [**Schallleitungsschwerhörigkeit**] oder der Schallempfindung [**Schallempfindungsschwerhörigkeit**]; Ⓔ *hearing loss*

Schwer|ket|ten|krank|heit *f:* monoklonale Paraproteinämie* mit Bildung schwe-

S

573

rer Ketten der Immunglobuline; E *heavy-chain disease*

Schwer|me|tal|le *pl*: Bezeichnung für Metalle mit einem spezifischen Gewicht von >5; E *heavy metals*

Schwer|spat|staub|lun|ge *f*: durch chronisches Einatmen von Bariumsulfatstaub entstehende, gutartige, nicht zu Einschränkungen der Lungenfunktion führende Staublunge*; E *baritosis*

Schwert|fort|satz *m*: unteres Ende des Brustbeins; E *xiphoid process*

Schwimm|bad|kon|junk|ti|vi|tis *f*: durch Chlamydia*-Species hervorgerufene Bindehautentzündung mit Einschlusskörperchen; E *swimming pool conjunctivitis*

Schwimm|bad|krät|ze *f*: durch Zerkarien hervorgerufene Dermatitis* mit Juckreiz und Quaddelbildung; E *swimmer's itch*

Schwimm|ho|sen|nä|vus *m*: mit der Gefahr einer malignen Entartung einhergehender Naevus* giganteus im Lenden- und Gesäßbereich; E *bathing trunk nevus*

Schwin|del *m*: subjektive Gleichgewichtsstörung; wird i.d.R. von Übelkeit, Schweißausbruch und anderen vegetativen Symptomen begleitet; E *vertigo*

Schwind|sucht *f*: veraltete Bezeichnung für Lungentuberkulose* mit Auszehrung; E *phthisis*

Schwitz|bläs|chen *pl*: → *Schweißfrieseln*

Schwitz|ur|ti|ka|ria *f*: bei erhöhter Acetylcholinempfindlichkeit auftretende Urtikaria* nach körperlicher oder psychischer Belastung; E *cholinergic urticaria*

Schwur|hand *f*: Fingerstellung bei Lähmung des Nervus* medianus; E *benediction hand*

Scir|rhus *m*: Karzinom* mit harter Konsistenz durch ein Überwiegen von Stromaanteilen; E *scirrhous cancer*

Scle|ra *f*: Lederhaut des Auges; hinterer Teil der äußeren Augenhaut; E *sclera*

Scle|ri|al|sis *f*: Augenlidverhärtung; E *scleriasis*

Scle|ri|tis *f*: → *Skleritis*

Scle|ro-, scle|ro- *präf.*: Wortelement mit der Bedeutung **1.** „verhärtet/hart/trocken" **2.** „Lederhaut/Sklera".

Scol|li|o|sis *f*: → *Skoliose*

Scor|but *m*: → *Skorbut*

Scoto-, scoto- *präf.*: Wortelement mit der Bedeutung „dunkel/Dunkelheit"

Scoltolma *nt*: → *Skotom*

Scra|pie *f*: kontagiöse spongiforme Enze-

phalopathie* von Schafen; E *scrapie*

Scratch|test *m*: Intrakutantest, bei dem das Allergen in die Haut eingekratzt wird; E *scratch test*

Scree|ning|test *m*: grober Test, der symptomlose Träger einer Erkrankung oder potentielle Träger/Überträger identifiziert; E *screening test*

Scrol|ti|tis *f*: Entzündung des Hodensacks; E *scrotitis*

Scrol|tum *nt*: Hodensack; E *scrotum*

Scul|tu|lum *nt*, *pl* **-la**: bei Favus* vorkommende schildartige Effloreszenzen aus Pilzgeflecht und Hautdetritus; E *scutulum*

Scyl|ba|lum *nt*: harter Kotballen; E *scybalum*

se|bi|par *adj*: Fett oder fettige Substanzen bildend; E *sebiparous*

Sebo-, sebo- *präf.*: Wortelement mit der Bedeutung „Talg/Sebum"

Se|bor|rhi|a|sis *f*: Erkrankung mit Symptomen von Psoriasis* vulgaris und seborrhoischem Ekzem*; E *seborrhiasis*

Se|bor|rhoe *f*: vermehrte Talgabsonderung der Haut; E *seborrhea*

Se|bo|sta|se *f*: verminderte Talgproduktion; E *sebostasis*

Se|bo|zys|to|mal|to|se *f*: Vorkommen multipler Steatome; E *steatomatosis*

Se|bum *nt*: Talg, Hauttalg; E *sebum*

Se|cale|al|ka|lo|i|de *pl*: aus Mutterkorn [Secale cornutum] gewonnene Alkaloide, die sich chemisch aus der Lysergsäure ableiten; E *ergot alkaloids*

Sechs|jahr|mo|lar *m*: erster bleibender Molar, der ungefähr im sechsten Lebensjahr durchbricht; E *sixth-year molar*

Se|clu|sio pu|pil|lae *f*: Verwachsung der Iris* mit der Linsenkapsel; führt zur Napfkucheniris*; E *seclusion of pupil*

Second-look-Operation *f*: Zweitoperation nach einer Karzinomentfernung zur Kontrolle eines Rezidivs; E *second-look operation*

Se|cre|tin *nt*: im Zwölffingerdarm gebildetes Gewebshormon, das die Magensäureproduktion hemmt und die Bikarbonatbildung in der Bauchspeicheldrüse anregt; E *secretin*

Sec|tio *f*: Einschnitt, Schnitt; E *section*

Sectio caesarea: operative Entbindung mit Eröffnung von Bauchraum und Gebärmutter; E *cesarean section*

se|da|tiv *adj*: beruhigend, sedierend; E *sedative*

Se|da|ti|vum *nt*: Beruhigungsmittel; E

sedative

Seellenlblindlheit *f*: Nichterkennen von optisch wahrgenommenen Objekten; Ⓔ *optical agnosia*

Seellenlheillkunlde *f*: Psychiatrie; Ⓔ *psychiatry*

Seellenlkunlde *f*: Psychologie; Ⓔ *psychology*

Seellenltaublheit *f*: Nichterkennen von gehörten Tönen oder Geräuschen; Ⓔ *acoustic agnosia*

seelisch-leiblich *adj*: Seele und Körper betreffend, psychosomatisch, psychophysisch; Ⓔ *psychosomatic*

Seelmannslhaut *f*: durch Wettereinflüsse hervorgerufene Hautalterung, die z.T. als Präkanzerose betrachtet wird; Ⓔ *sailor's skin*

Selgellklaplpe *f*: Herzklappe zwischen rechtem/linkem Vorhof und rechter/linker Kammer; Ⓔ *atrioventricular valve*

Seglmentlbronlchus *m, pl* **-chien**: aus den Lappenbronchien hervorgehende kleinere, die Lungensegmente versorgende Bronchien; Ⓔ *segment bronchus*

Seglmentlkerlnilge *pl*: reife Granulozyten mit segmentiertem Kern; Ⓔ *segmented granulocytes*

Seglmentlrelsekltilon *f*: Form der brusterhaltenden Tumorentfernung bei Brustkrebs, bei der nur der Tumor und angrenzendes Gewebe entfernt werden; Ⓔ *segmental mastectomy*

Seglmenltum *nt, pl* **-ta**: Teil, Abschnitt; Ⓔ *segment*

Segmenta bronchopulmonalia: Lungensegmente; Ⓔ *bronchopulmonary segments*

Segmenta hepatis: Lebersegmente; Ⓔ *hepatic segments*

Sehlachlse *f*: Linie durch den Mittelpunkt der Hornhaut zur Fovea* centralis der Netzhaut; Ⓔ *optic axis (of eye)*

Sehlbahn *f*: Gesamtheit der Leitungsbahnen von den Ganglienzellen der Netzhaut bis zur Sehrinde; Ⓔ *optic tract*

Sehen *nt*: Wahrnehmung von Objekten mit dem Gesichtssinn; Ⓔ *sight*

photopisches Sehen: durch Absorption von Rot, Grün und Violett erzeugtes Farbensehen durch photosensible Substanzen der Zapfenzellen der Netzhaut; Ⓔ *photopic vision*

skotopes Sehen: durch die Stäbchenzellen der Netzhaut ermöglichtes Sehen bei niedriger Lichtintensität; Ⓔ *scotopic vision*

stereoskopisches Sehen: räumliches Sehen; Ⓔ *stereoscopic vision*

Sehlfeld *nt*: Bereich, in dem mit dem unbewegten Auge Gegenstände wahrgenommen werden können; Ⓔ *visual field*

Sehlgrulbe *f*: zentrale Grube im gelben Fleck [Macula lutea] der Netzhaut; Stelle des schärfsten Sehens; Ⓔ *central fovea of retina*

Sehlhülgel *m*: → *Thalamus*

Sehlne *f*: bindegewebiges Endstück der Muskeln an Ursprung und Ansatz am Knochen; Ⓔ *tendon*

Sehlnenlscheilde *f*: aus einer äußeren Schicht [Stratum fibrosum] und einer inneren Synovialhaut [Stratum synoviale] bestehende Gleitröhre der Sehnen; Ⓔ *synovial sheath (of tendon)*

Sehlnenlscheildenlentlzünldung *f*: → *Tendovaginitis*

Sehlnerv *m*: aus den Ganglienzellen der Netzhaut entspringender I. Hirnnerv; Ⓔ *optic nerve*

Sehlnerlvenlaltrolphie *f*: zu Erblindung führende Degeneration der Sehnervenfasern; Ⓔ *optic atrophy*

Sehlnerlvenlentlzünldung *f*: → *Optikusneuritis*

Sehlnerlvenlkreulzung *f*: Überkreuzung der beiden Sehnerven; die nasalen Fasern kreuzen über zur anderen Seite, während die temporalen Fasern ungekreuzt verlaufen; Ⓔ *optic chiasma*

Sehlnerlvenlpalpillle *f*: Erhebung an der Austrittsstelle der Sehnervenfasern aus der Netzhaut; Ⓔ *optic nerve papilla*

Sehlpurlpur *nt*: für das Dämmerungssehen wichtige Substanz der Netzhautstäbchen; Ⓔ *visual purple*

Sehlschärlfe *f*: Fähigkeit der Netzhaut, zwei Punkte gerade noch als getrennt zu erkennen; Ⓔ *visual acuity*

Sehlzeilchen *pl*: Zeichen [Zahlen, Buchstaben] zur Bestimmung der Sehschärfe; Ⓔ *optotype*

Seilfenlalbort *m*: Abort durch Einspritzen von Seifenlösung in die Gebärmutter; kaum noch durchgeführt; Ⓔ *soap abortion*

Seilfenlstuhl *m*: grau-weißer, faulig riechender Stuhl mit Kalkseifen; Ⓔ *putty stool*

Seiltenlfonltalnellle, hintere *f*: Fontanelle* hinter dem Warzenfortsatz; Ⓔ *posterolateral fontanella*

Seiltenlfonltalnellle, vordere *f*: zwischen Stirn- und Scheitelbein liegende Fontanelle*; Ⓔ *anterolateral fontanella*

Sei|ten|in|farkt *m*: → *Seitenwandinfarkt*

Sei|ten|strang|an|gi|na *f*: mit Schwellung, Rötung und Schluckbeschwerden einhergehende Entzündung der Seitenstränge; Ⓔ *lateral pharyngitis*

Sei|ten|wand|in|farkt *m*: Myokardinfarkt* an der Grenze von Vorder- und Hinterwand; Ⓔ *lateral myocardial infarction*

Seit-zu-End-Anastomose *f*: operative Verbindung mit paralleler Lage der verbundenen Strukturen; Ⓔ *side-to-end anastomosis*

Seit-zu-Seit-Anastomose *f*: operative Verbindung mit Schaffung einer Einmündung eines Teil in den anderen Teil der Anstomose; Ⓔ *side-to-side anastomosis*

Se|kret *nt*: von Drüsen gebildeter Stoff, der im Organismus eine Funktion erfüllt; Ⓔ *secretion*

se|kre|ta|gog *adj*: die Sekretion anregend, sekretorisch; Ⓔ *secretagogue*

Se|kre|ta|go|gum *nt*: die Sekretion anregendes Mittel; Ⓔ *secretagogue*

Se|kre|tin *nt*: → *Secretin*

Se|kre|ti|on *f*: Absonderung aus der Zelle; Ⓔ *secretion*

  endokrine Sekretion: Sekretion nach innen, z.B. ins Blut; Ⓔ *endocrine secretion*

  exokrine Sekretion: Sekretion nach außen, z.B. auf die Haut; Ⓔ *exocrine secretion*

Se|kre|ti|ons|pha|se *f*: zweite Phase des Menstruationszyklus; die Zeit vom Eisprung bis zur Monatsblutung; Ⓔ *secretory phase*

Se|kre|to|go|gum *nt*: → *Sekretagogum*

Se|kre|to|ly|ti|kum *nt*: Substanz, die Sekret verflüssigt und damit die Ausscheidung fördert; Ⓔ *expectorant*

se|kre|to|mo|to|risch *adj*: die Sekretion stimulierend; Ⓔ *secretomotor*

se|kre|to|risch *adj*: Sekret oder Sekretion betreffend, auf Sekretion beruhend; Ⓔ *secretory*

Sek|ti|on *f*: 1. Leicheneröffnung, Obduktion 2. Schnitt, Inzision 3. Schnittentbindung, Sectio caesarea; Ⓔ **1.** *postmortem* **2.** *incision* **3.** *cesarean section*

se|kun|där *adj*: **1.** nachfolgend, nachträglich hinzukommend **2.** zweitrangig, zweitklassig, untergeordnet, nebensächlich, an zweiter Stelle; im zweiten Stadium; Ⓔ **1.–2.** *secondary*

Se|kun|där|ant|wort *f*: beschleunigte und vermehrte Antikörperbildung bei wiederholtem Antigenkontakt; Ⓔ *secon-*

dary response

Se|kun|där|er|kran|kung *f*: → *Sekundärkrankheit*

Se|kun|där|fol|li|kel *m*: aus dem Primärfollikel entstehender Eifollikel, der während des Menstrualzyklus zum Tertiärfollikel reift; Ⓔ *secondary ovarian follicle*

Se|kun|där|hei|lung *f*: verzögerte Wundheilung mit Granulationsgewebe und Narbenbildung; Ⓔ *healing by second intention*

Se|kun|där|in|fekt *m*: → *Sekundärinfektion*

Se|kun|där|in|fek|ti|on *f*: Infektion eines bereits infizierten Organismus mit einem zweiten Erreger; Ⓔ *secondary infection*

Se|kun|där|krank|heit *f*: zu einer bestehenden Krankheit hinzukommende Erkrankung; Ⓔ *secondary disease*

Se|kun|den|ka|pa|zi|tät *f*: Bestimmung der Luftmenge, die nach tiefer Einatmung in einer Sekunde ausgeatmet werden kann; Ⓔ *forced expiratory volume*

Se|kun|den|tod *m*: innerhalb weniger Sekunden eintretender Herztod*; Ⓔ *sudden cardiac death*

se|kun|di|par *adj*: zweitgebärend; Ⓔ *secundiparous*

Selbst|ent|wick|lung *f*: Spontangeburt eines Kindes aus Querlage* ohne vorherige Drehung; Ⓔ *spontaneous evolution*

Selbst|hyp|no|se *f*: durch Autosuggestion* erzeugte Hypnose*; Ⓔ *self-hypnosis*

Selbst|ver|gif|tung *f*: durch körpereigene Stoffwechselprodukte entstandene Vergiftung, z.B. Leberinsuffizienz*, Niereninsuffizienz*; Ⓔ *self-poisoning*

Selbst|wen|dung *f*: spontane Umwandlung einer Querlage* in eine Längslage*; Ⓔ *spontaneous version*

Se|lek|ti|ne *pl*: in der Membran von Leukozyten, Plättchen und im Endothel der Gefäße sitzende Adhäsionsmoleküle; Ⓔ *selectins*

se|lek|tiv *adj*: auswählend, abgetrennt; Ⓔ *selective*

Se|len *nt*: Halbmetall; essentielles Spurenelement; Ⓔ *selenium*

Se|le|no|se *f*: meist chronische Vergiftung durch Staubinhalation oder orale Aufnahme von Selen; Ⓔ *selenosis*

Sel|la tur|ci|ca *f*: Grube auf dem Keilbeinkörper, in der die Hypophyse* liegt; Ⓔ *sella turcica*

Se|men *nt*: Samen; Sperma; Ⓔ *semen*

Semi-, semi- *präf.*: Wortelement mit der

Bedeutung „halb/teilweise"

Se|mi|kas|tra|ti|on f: einseitige Gonadenentfernung; ⒠ *hemicastration*

se|mi|kon|ser|va|tiv adj: auf eine DNA-Replikation bezüglich, bei der nur ein Strang neugebildet wird; ⒠ *semiconservative*

se|mi|la|te|ral adj: nur eine Körperhälfte betreffend; ⒠ *hemilateral*

se|mi|lu|nar adj: halbmondförmig, mondsichelförmig; ⒠ *semilunar*

Se|mi|lu|nar|klap|pe f: halbmondförmige Klappe; ⒠ *semilunar cusp*

se|mi|ma|lig|ne adj: noch gutartig, aber zur Bösartigkeit neigend; ⒠ *semimalignant*

se|mi|mem|bra|nös adj: teilweise aus Faszie oder Membran bestehend; ⒠ *semimembranous*

se|mi|nal adj: Samen/Sperma oder Samenflüssigkeit betreffend; ⒠ *seminal*

se|mi|ni|fer adj: Samen produzierend oder ableitend, samenführend; ⒠ *seminiferous*

Se|mi|nom nt: vom Keimgewebe ausgehender bösartiger Hodentumor; ⒠ *seminoma*

Se|mi|nu|rie f: Spermaausscheidung im Harn; ⒠ *seminuria*

se|mi|per|me|a|bel adj: halbdurchlässig; ⒠ *semipermeable*

se|mi|zir|ku|lär adj: halbbogenförmig, halbkreisförmig; ⒠ *semicircular*

Send|lin|ger Beiß m: durch Milben der Gattung Trombicula verursachte, heftig juckende Dermatose* mit Quaddelbildung; ⒠ *trombiculiasis*

Sengstaken-Blakemore-Sonde f: Doppelballonsonde zur Notfalltherapie von blutenden Ösophagusvarizen; ⒠ *Sengstaken-Blakemore tube*

se|nil adj: **1.** im Greisenalter/Senium auftretend; vergreist **2.** Senilität betreffend, durch Senilität bedingt; ⒠ **1.–2.** *senile*

Se|ni|lis|mus m: vorzeitige Alterung, Vergreisung; ⒠ *senilism*

Se|ni|li|tas f: **1.** → Senium **2.** → Senilität

Senilitas praecox: vorzeitige Vergreisung; ⒠ *precocious senility*

Se|ni|li|tät f: Altern, Älterwerden, Vergreisung, Altersschwäche; ⒠ *senility*

Se|ni|um nt: (Greisen-)Alter; ⒠ *senium*

Senk|fuß m: leichter Plattfuß; ⒠ *flat foot*

Senk|nie|re f: meist die rechte Niere betreffende Senkung bei langem Gefäßstiel oder im Rahmen einer Enteroptose*; ⒠ *nephroptosis*

Sen|kungs|abs|zess m: Abszess, der vom Bildungsort ausbricht und nach unten absinkt; ⒠ *gravity abscess*

Senk|we|hen pl: leichte Wehen, die das Kind in den Beckeneingang einstellen; ⒠ *false labor*

Sen|si|bi|li|sie|rung f: Schaffung einer Empfindlichkeit für einen Reiz, ein Antigen usw.; ⒠ *sensitization*

Sen|si|bi|li|tät f: Empfindung(svermögen), Empfindungsfähigkeit, Empfindlichkeit; ⒠ *sensibility*

sen|si|tiv adj: (über-)empfindlich; ⒠ *sensitive*

Sen|si|ti|vi|tät f: Empfindlichkeit; Überempfindlichkeit; ⒠ *sensitivity*

sen|so|mo|to|risch adj: sowohl sensorisch als auch motorisch; ⒠ *sensomotor*

sen|su|al adj: **1.** die Sinne betreffend, mit den Sinnen, sinnlich **2.** sinnlich, wollüstig; ⒠ **1.** *sensory* **2.** *sensual*

sen|su|ell adj: **1.** die Sinne betreffend, mit den Sinnen, sinnlich **2.** sinnlich, wollüstig; ⒠ **1.** *sensory* **2.** *sensual*

Sep|sis f: durch das Eindringen von Erregern in die Blutbahn [Septikämie*] verursachte Generalisierung einer Erkrankung mit meist hohem intermittierendem Fieber, Schüttelfrost, beeinträchtigtem Allgemeinbefinden, weicher Leber- und Milzschwellung und Zeichen toxischer Organschädigungen; ⒠ *sepsis*

sep|tal adj: Septum betreffend; ⒠ *septal*

Sep|tek|to|mie f: operative Entfernung eines Septums; ⒠ *septectomy*

sep|tiert adj: durch ein Septum abgetrennt; ⒠ *septate*

Sep|ti|kä|mie f: generalisierte Erkrankung mit dem Auftreten von Krankheitserregern [Bakterien, Viren, Pilzen] oder ihren Toxinen im Blut; oft gleichgesetzt mit Sepsis*; ⒠ *septicemia*

Sep|tik|hä|mie f: → Septikämie

Sep|ti|ko|py|ä|mie f: Sepsis* durch Eitererreger; ⒠ *septicopyemia*

Sep|ti|me|tri|tis f: septische Gebärmutterentzündung; ⒠ *septimetritis*

sep|tisch adj: **1.** Sepsis betreffend, von ihr betroffen oder gekennzeichnet, durch sie bedingt, eine Sepsis verursachend **2.** nicht-keimfrei; infiziert; verschmutzt; ⒠ **1.** *septic* **2.** *infected*

Septo-, septo- präf.: Wortelement mit der Bedeutung „Scheidewand/Septum"

Sep|to|sto|mie f: Septumfensterung; ⒠ *septostomy*

S

Sep|to|to|mie f: Durchtrennung des Nasenseptums; ⒠ septotomy

Sep|tu|la tes|tis pl: Hodenscheidewände, Hodensepten; ⒠ testicular septa

Sep|tum nt, pl -ta, -ten: Trennwand, Scheidewand, Wand; ⒠ septum

Septum atrioventriculare: muskelfreier Teil des Kammerseptums zwischen rechtem Vorhof und linker Kammer; ⒠ atrioventricular septum

Septa interalveolaria: Trennwände zwischen benachbarten Zahnalveolen, interalveolare Trennwände; ⒠ interalveolar septa

Septum interatriale: Scheidewand zwischen rechtem und linkem Herzvorhof; ⒠ interatrial septum

Septum interventriculare: Scheidewand zwischen rechter und linker Herzkammer; ⒠ interventricular septum

Septum nasi: Nasenscheidewand, Nasenseptum; ⒠ nasal septum

Septum nasi osseum: knöcherner Teil des Nasenseptums, knöchernes Nasenseptum; ⒠ osseous nasal septum

Septum pellucidum: Scheidewand zwischen den Vorderhörnern der Seitenventrikel; ⒠ pellucid septum

Sep|tum|de|fekt m: Defekt des Septums zwischen den Herzvorhöfen [Vorhofseptumdefekt*] oder den Herzkammern [Ventrikelseptumdefekt*]; ⒠ septal defect

Sep|tum|de|vi|a|ti|on f: Abweichen des Nasenseptums zu einer Seite; ⒠ septal deviation

Sep|tum|per|fo|ra|ti|on f: Perforation der Nasenscheidewand durch Verletzung, Entzündung oder Tumor; ⒠ septal perforation

Sep|tum|plas|tik f: Plastik des Nasenseptums; ⒠ septoplasty

Se|quen|ti|al|prä|pa|rat nt: Antibabypille, die in der ersten Zyklusphase nur Östrogen enthält und in der zweiten Phase Östrogen und Gestagen; ⒠ sequential oral contraceptive

Se|ques|ter m: abgestorbener Gewebe- oder Organteil, der vom restlichen Gewebe/Organ abgetrennt ist, z.B. Knochensequester bei Osteomyelitis*; ⒠ sequestrum

Se|ques|te|ro|to|mie f: → Sequestrektomie

Se|ques|trek|to|mie f: operative Entfernung eines Sequesters; ⒠ sequestrectomy

Se|rin nt: nicht-essentielle Aminosäure, die in praktisch allen Eiweißen vorkommt; ⒠ serine

Se|rin|en|zy|me pl: Enzyme, die Serin im aktiven Zentrum enthalten; ⒠ serine enzymes

Sero-, sero- präf.: Wortelement mit der Bedeutung „Serum"

Se|ro|di|a|gnos|tik f: Diagnostik von Krankheiten durch Analyse des Blutserums; ⒠ serodiagnosis

se|ro|fi|bri|nös adj: aus Serum und Fibrin bestehend, sowohl serös als auch fibrinös; ⒠ serofibrinous

se|ro|fi|brös adj: sowohl serös als auch faserig/fibrös; ⒠ serofibrous

Se|ro|kon|ver|si|on f: Übergang des Antikörperstatus von seropositiv zu seronegativ im Laufe einer Erkrankung oder Therapie; ⒠ seroconversion

Se|rom nt: Serum- oder Lymphansammlung im Gewebe; ⒠ seroma

se|ro|mem|bra|nös adj: eine seröse Haut/Serosa betreffend; sowohl serös als auch membranös; ⒠ seromembranous

se|ro|mu|kös adj: aus Serum und Schleim/Mukus bestehend, gemischt serös und mukös; ⒠ seromucous

se|ro|ne|ga|tiv adj: mit negativer Seroreaktion, nichtreaktiv; ⒠ seronegative

Se|ro|pneu|mol|tho|rax m: Ansammlung von Flüssigkeit und Luft im Pleuraspalt; ⒠ seropneumothorax

se|ro|po|si|tiv adj: mit positiver Seroreaktion, reaktiv; ⒠ seropositive

se|ro|pu|ru|lent adj: sowohl serös als auch eitrig; ⒠ seropurulent

se|rös adj: Serum betreffend, aus Serum bestehend; serumartige Flüssigkeit enthaltend oder produzierend oder absondernd; ⒠ serous

Se|ro|sa f: seröse Haut; ⒠ serosa

Se|ro|sa|ent|zün|dung f: → Serositis

se|ro|san|gui|nös adj: sowohl serös als auch blutig; ⒠ serosanguineous

Se|ro|si|tis f: Entzündung einer serösen Haut; ⒠ serositis

se|ro|syn|o|vi|al adj: Serum und Gelenkschmiere/Synovia betreffend; ⒠ serosynovial

Se|ro|the|ra|pie f: passive Immunisierung durch Gabe von antikörperhaltigem Serum; ⒠ serotherapy

Se|ro|tho|rax m: Ansammlung von Flüssigkeit im Pleuraspalt; ⒠ serothorax

se|ro|ton|erg adj: → serotoninerg

Se|ro|to|nin nt: aus Tryptophan* entstehendes biogenes Amin, das eine Vorstufe von Melatonin* ist; Neurotransmitter; ⒠ serotonin

se|ro|to|nin|erg *adj*: auf Serotonin als Transmitter ansprechend; ⒠ *serotoninergic*

Se|ro|typ *m*: → *Serovar*

Se|ro|vak|zi|na|ti|on *f*: gleichzeitige Impfung mit Impfstoff [aktive Immunisierung] und Serum [passive Immunisierung]; ⒠ *serovaccination*

Se|ro|var *m*: durch Antikörper unterscheidbare Unterform eines Bakteriums; ⒠ *serovar*

Se|ro|ze|le *f*: abgekapselter, seröser Erguss; ⒠ *serocele*

ser|pi|gi|nös *adj*: girlandenförmig, schlangenförmig; ⒠ *serpiginous*

Sertoli-Zellen *pl*: pyramidenförmige Zellen des Hodens, die für die Ernährung der Samenzellen von Bedeutung sind; ⒠ *Sertoli's cells*

Se|rum *nt*, *pl* **Se|ra**, **Se|ren**: fibrinfreies und damit nicht-gerinnbares Blutplasma; ⒠ *serum*

monovalentes Serum: Serum, das nur Antikörper gegen ein Antigen enthält; ⒠ *monovalent serum*

polyvalentes Serum: Serum, das Antikörper gegen mehrere Antigene enthält; ⒠ *polyvalent serum*

Se|rum|di|a|gnos|tik *f*: → *Serodiagnostik*

Serum-Glutamatoxalacetattransaminase *f*: → *Aspartataminotransferase*

Serum-Glutamatpyruvattransaminase *f*: → *Alaninaminotransferase*

Se|rum|he|pa|ti|tis *f*: → *Hepatitis B*

Se|rum|krank|heit *f*: verzögert oder akut [**Serumschock**] auftretende Unverträglichkeitsreaktion gegen artfremdes Serum; beruht auf der Bildung von Antigen-Antikörper-Komplexen; ⒠ *serum sickness*

Se|rum|pro|phy|la|xe *f*: passive Immunisierung mit spezifischem Serum zur Infektionsprophylaxe; ⒠ *serum prophylaxis*

Se|rum|the|ra|pie *f*: → *Serotherapie*

Se|sam|bei|ne *pl*: kleine, in die Muskelsehne eingelagerte Knochen; ⒠ *sesamoid bones*

Se|sam|kno|chen *pl*: → *Sesambeine*

ses|sil *adj*: (*Polyp*) festsitzend, breit aufsitzend; ⒠ *sessile*

Seu|che *f*: historischer Begriff für die Massenausbreitung einer Infektionskrankheit; heute kaum noch verwendet; ⒠ *plague*

Seuf|zer|at|mung *f*: flache Atmung mit intermittierenden tiefen Atemzügen; ⒠ *periodic deep inspiration*

Sex|chro|mal|tin *nt*: bei Frauen in der Nähe der Kernmembran liegender Chromatinkörper, der vom inaktivierten X-Chromosom gebildet wird; ⒠ *sex chromatin*

Se|xu|al|hor|mo|ne *pl*: Oberbegriff für alle Hormone, die an der Ausbildung der primären und sekundären Geschlechtsmerkmale beteiligt sind und Einfluss auf die Sexualfunktion haben; ⒠ *sex hormones*

Se|xu|al|zy|klus *m*: wiederkehrender Zyklus vom ersten Tag einer Monatsblutung bis zum letzten Tag vor der nächsten Blutung; ⒠ *menstrual cycle*

se|zer|nie|ren *v*: (*Sekret*) ausscheiden, absondern; ⒠ *secrete*; *excrete*

se|zie|ren *v*: einen (toten) Körper zerlegen; ⒠ *dissect*

Sharpey-Fasern *pl*: vom Periost in den Zahn einstrahlende kollagene Fasern; ⒠ *Sharpey's fibers*

Sheehan-Syndrom *nt*: postpartale Hypophysenvorderlappeninsuffizienz*; ⒠ *Sheehan syndrome*

Shiga-Kruse-Ruhrbakterium *nt*: exotoxinbildender Serovar von Shigella* dysenteriae; Erreger der schwersten Form von Bakterienruhr; ⒠ *Shiga-Kruse bacillus*

Shi|gel|la *f*: zu den Enterobacteriaceae* gehörende Gattung gramnegativer, unbeweglicher Stäbchenbakterien; ⒠ *Shigella*

Shigella dysenteriae: Gruppe A der Shigellen; enthält 10 Serovarianten, die z.T. Exotoxin bilden; ⒠ *Shigella dysenteriae*

Shigella dysenteriae Typ 1: exotoxinbildender Serovar; Erreger der schwersten Form von Bakterienruhr; ⒠ *Shigella dysenteriae type 1*

Shigella flexneri: weltweit verbreitete Gruppe B der Shigellen; die Infektionen verlaufen relativ leicht, da keine Enterotoxine gebildet werden; ⒠ *Shigella flexneri*

Shigella sonnei: nicht-toxinbildender Erreger der Sommerdiarrhö*; ⒠ *Shigella sonnei*

Shi|gel|lo|se *f*: durch **Shigella**-Arten verursachte bakterielle Infektionskrankheit; meist gleichgesetzt mit Bakterienruhr*; ⒠ *shigellosis*

Shrapnell-Membran *f*: schlaffer oberer Abschnitt des Trommelfells; ⒠ *Shrapnell's membrane*

Shunt *m*: **1.** Kurzschluss zwischen Gefäßen oder Hohlorganen **2.** operativ angelegte Verbindung zwischen Gefäßen

S

oder Hohlorganen; ⒺⒺ **1.–2.** *shunt*
arteriovenöser Shunt: operative Verbindung einer Arterie und einer Vene;
Ⓔ *arteriovenous shunt*
Shunt-Zyanose f: durch einen Rechts-Links-Shunt* hervorgerufene Zyanose*; Ⓔ *shunt cyanosis*
Si|al|ad|e|nek|to|mie f: operative Entfernung einer Speicheldrüse; Ⓔ *sialadenectomy*
Si|al|ad|e|ni|tis f: Speicheldrüsenentzündung; Ⓔ *sialadenitis*
Si|al|ad|e|no|gra|fie, -gra|phie f: → *Sialografie*
Si|al|ad|e|no|se f: nichtentzündliche Speicheldrüsenerkrankung; Ⓔ *sialadenosis*
Si|al|ad|e|no|to|mie f: operative Eröffnung einer Speicheldrüse; Ⓔ *sialadenotomy*
si|al|ag|og adj: den Speichelfluss anregend; Ⓔ *sialagogue*
Si|al|ag|o|gum nt: den Speichelfluss anregendes Mittel; Ⓔ *sialagogue*
Si|al|an|gi|ek|ta|sie f: → *Sialoangiektasie*
Si|al|an|gi|o|gra|fie, -gra|phie f: Röntgenkontrastdarstellung der Ausführungsgänge der Speicheldrüsen; Ⓔ *sialoangiography*
Si|al|an|gi|tis f: Entzündung des Ausführungsganges einer Speicheldrüse; Ⓔ *sialoangitis*
Si|al|do|chi|tis f: → *Sialangitis*
Si|al|ek|ta|sie f: Erweiterung eines Speicheldrüsenganges; Ⓔ *sialectasis*
Si|al|e|me|sis f: Speichelerbrechen; Ⓔ *sialemesis*
Si|al|in|säu|ren pl: in Glykolipiden* und Glykoproteinen* vorkommende Derivate der Neuraminsäure; Ⓔ *sialic acids*
Sialo-, sialo- präf.: Wortelement mit der Bedeutung „Speichel"
Si|al|o|ad|e|nek|to|mie f: → *Sialadenektomie*
Si|al|o|ad|e|ni|tis f: → *Sialadenitis*
Si|al|o|ad|e|no|gra|fie, -gra|phie f: → *Sialografie*
Si|al|o|ad|e|no|to|mie f: → *Sialadenotomie*
Si|al|o|ae|ro|phal|gie f: Verschlucken von Luft und Speichel; Ⓔ *sialoaerophagia*
Si|al|o|an|gi|ek|ta|sie f: Ausweitung eines Speicheldrüsenausführungsganges; Ⓔ *sialoangiectasis*
Si|al|o|an|gi|o|gra|fie, -gra|phie f: → *Sialoangiografie*
Si|al|o|an|gi|tis f: → *Sialangitis*
Si|al|o|do|chi|tis f: → *Sialangitis*
si|al|o|gen adj: speichelbildend; Ⓔ *sialogenous*

Si|al|o|gra|fie, -gra|phie f: Röntgenkontrastdarstellung der Speicheldrüsen; Ⓔ *sialography*
Si|al|o|gramm nt: Röntgenkontrastaufnahme der Speicheldrüsen; Ⓔ *sialogram*
Si|al|o|li|thi|a|sis f: meist asymptomatisches Vorkommen von Speichelsteinen; Ⓔ *sialolithiasis*
Si|al|o|li|tho|to|mie f: operative Entfernung von Speichelsteinen; Ⓔ *sialolithotomy*
Si|al|om nt: gutartige Speicheldrüsengeschwulst; Ⓔ *sialoma*
Si|al|o|phal|gie f: (übermäßiges) Speichelverschlucken; Ⓔ *sialophagia*
Si|al|or|rhoe f: (übermäßiger) Speichelfluss; Ⓔ *sialorrhea*
Si|al|o|ste|no|se f: Einengung oder Verschluss des Ausführungsganges einer Speicheldrüse; Ⓔ *sialostenosis*
Si|al|o|zel|le f: Speicheldrüsenschwellung; Speicheldrüsentumor; Ⓔ *sialocele*
Si|chel|fuß m: Fußfehlstellung mit Adduktion des Vorfußes; Ⓔ *pes adductus*
Si|chel|re|ti|no|pa|thie f: → *Sichelzellenretinopathie*
Si|chel|zell|an|ämie f: → *Sichelzellenanämie*
Si|chel|zell|dak|ty|li|tis f: bei Sichelzellenanämie* auftretende, schmerzhafte Schwellung von Händen und Füßen; Ⓔ *sickle cell dactylitis*
Si|chel|zel|len|an|ämie f: autosomal-rezessiv vererbte Hämoglobinopathie* mit schwerer hämolytischer Anämie*; das abnorm geformte **Sichelzellenhämoglobin** führt bei sinkender Sauerstoffsättigung zur sichelförmigen Verformung von Erythrozyten [**Sichelzellen**]; Ⓔ *sickle cell anemia*
Si|chel|zel|len|hä|mo|glo|bin nt: s.u. *Sichelzellenanämie*; Ⓔ *sickle-cell hemoglobin*
Si|chel|zel|len|re|ti|no|pa|thie f: Netzhautschädigung durch Störung der Mikrozirkulation bei Sichelzellenanämie*; Ⓔ *sickle cell retinopathy*
Si|chel|zel|len|thal|as|sä|mie f: kombinierte Heterozygotie für Hämoglobin* S und Thalassämie*; imponiert klinisch als Sichelzellenanämie* mit Symptomen der Thalassämie; Ⓔ *sickle-cell thalassemia*
Sick-Sinus-Syndrom nt: durch eine Funktionsstörung des Sinusknotens ausgelöste Herzrhythmusstörung, die abwechselnd zu Bradykardie* und Tachykardie* führt; Ⓔ *sick sinus syn-*

drome

Sidero-, sidero- *präf.*: Wortelement mit der Bedeutung „Eisen"

Si|de|ro|blas|ten *pl*: siderinhaltige Erythroblasten*; ⒺＥ *sideroblasts*

Si|de|ro|fi|bro|se *f*: Organfibrose mit Einlagerung von Eisen; oft verwendet als Bezeichnung für Lungensiderose [Siderosis* pulmonum]; ⒺＥ *siderofibrosis*

Si|de|ro|pe|nie *f*: Eisenmangel; ⒺＥ *sideropenia*

si|de|ro|pe|nisch *adj*: Eisenmangel/Sideropenie betreffend, von ihm betroffen oder ihn bedingt; ⒺＥ *sideropenic*

si|de|ro|phil *adj*: mit Affinität für Eisen, mit eisenhaltigen Farbstoffen färbend, eisenliebend; ⒺＥ *siderophil*

Si|de|ro|phi|lie *f*: chronische Speicherkrankheit* mit erhöhter Eisenresorption und Hämosiderinablagerung in verschiedenen Organen [Leber, Bauchspeicheldrüse]; ⒺＥ *hemochromatosis*

Si|de|ro|phi|lin *nt*: in der Leber gebildetes Glykoprotein; Transportprotein für Eisen im Blut; ⒺＥ *siderophilin*

Si|de|ro|se *f*: (übermäßige) Ablagerung von Eisen in Organen oder Geweben; ⒺＥ *siderosis*

Si|de|ro|si|li|ko|se *f*: → Silikosiderose

Si|de|ro|zyt *m*: Erythrozyt* oder Retikulozyt* mit Eisengranula; ⒺＥ *siderocyte*

Sieb|bein|ent|zün|dung *f*: → Ethmoiditis

Sieb|bein|plat|te *f*: schmale Knochenplatte zu beiden Seiten der Crista galli, durch die die Riechfäden ziehen; ⒺＥ *cribriform plate of ethmoid bone*

Sieb|bein|zel|len *pl*: lufthaltige Zellen des Siebbeins; ⒺＥ *ethmoidal cells*

Sieb|bein|zel|len|ent|zün|dung *f*: → Ethmoiditis

Sieb|test *m*: grober Test, der symptomlose Träger einer Erkrankung oder potentielle Träger/Überträger identifiziert; ⒺＥ *screening test*

Sie|gel|ring|zel|len *pl*: bei malignen Tumoren [**Siegelringzellkarzinom, Siegelringzelllymphom**] auftretende Zellen mit schleimreichem Plasma und randständigem Kern; ⒺＥ *signet-ring cells*

Siegle-Ohrtrichter *m*: pneumatischer Ohrtrichter mit Lupe und Gummiballon zur Beurteilung der Trommelfellbeweglichkeit; ⒺＥ *Siegle's otoscope*

SI-Einheiten *pl*: die Maßeinheiten des internationalen Einheitensystems [Système International d'Unités]; ⒺＥ

SI units

Sie|mens *nt*: Einheit des elektrischen Leitwerts; Umkehrung des elektrischen Widerstandes; ⒺＥ *siemens*

Sie|vert *nt*: Einheit der Äquivalentdosis*; ⒺＥ *sievert*

Sig|ma *nt*: S-förmiger Kolonabschnitt im linken Unterbauch; ⒺＥ *sigmoid colon*

Sig|mal|bla|se *f*: → Sigma-Conduit

Sigma-Conduit *m*: aus dem Sigma gebildete Ersatzblase; ⒺＥ *sigmoid bladder*

Sig|ma|ent|zün|dung *f*: → Sigmoiditis

Sig|ma|tis|mus *m*: fehlerhafte Bildung und Aussprache der Zischlaute S, Z, X, Sch; ⒺＥ *sigmatism*

Sigmoid-, sigmoid- *präf.*: Wortelement mit der Bedeutung „Sigma/Colon sigmoideum"

Sig|mo|id|ek|to|mie *f*: Sigmaentfernung, Sigmaresektion; ⒺＥ *sigmoidectomy*

Sigmoideo-, sigmoideo- *präf.*: → Sigmoido-

Sig|mo|i|de|o|prok|to|sto|mie *f*: → Sigmoideorektostomie

Sig|mo|i|de|o|rek|to|sto|mie *f*: operative Verbindung von Sigma und Rektum; ⒺＥ *sigmoidoproctostomy*

Sig|mo|i|de|o|sko|pie *f*: → Sigmoidoskopie

Sig|mo|i|de|o|sto|mie *f*: → Sigmoidostomie

Sig|mo|i|di|tis *f*: Entzündung der Sigmaschleimhaut; ⒺＥ *sigmoiditis*

Sigmoido-, sigmoido- *präf.*: Wortelement mit der Bedeutung „Sigma/Colon sigmoideum"

Sig|mo|i|do|pe|xie *f*: operative Sigmaanheftung; ⒺＥ *sigmoidopexy*

Sig|mo|i|do|prok|to|sto|mie *f*: → Sigmoideorektostomie

Sig|mo|i|do|rek|to|sto|mie *f*: → Sigmoideorektostomie

Sig|mo|i|do|sig|mo|i|de|o|sto|mie *f*: operative Verbindung von zwei Sigmaabschnitten; ⒺＥ *sigmoidosigmoidostomy*

Sig|mo|i|do|sig|mo|i|do|sto|mie *f*: → Sigmoidosigmoideostomie

Sig|mo|i|do|sko|pie *f*: endoskopische Untersuchung des Sigmas; ⒺＥ *sigmoidoscopy*

Sig|mo|i|do|sto|mie *f*: **1.** Anlegen eines Sigmaafters **2.** Sigmaafter; ⒺＥ **1.–2.** *sigmoidostomy*

Sig|mo|i|do|to|mie *f*: Sigmaeröffnung; ⒺＥ *sigmoidotomy*

sig|mo|i|do|ve|si|kal *adj*: Sigma und Harnblase/Vesica urinaria betreffend oder verbindend; ⒺＥ *sigmoidovesical*

Sig|na mor|tis *pl*: Todeszeichen; ⒺＥ *death signs*

S

Sil|ber|draht|ar|te|ri|en *pl*: enggestellte, drahtfeine Netzhautarterien bei arteriosklerotischer Retinopathie*; ⒠ *silver-wire arterioles*

Si|li|ka|to|se *f*: zu Lungenfibrose führende Pneumokoniose* durch Inhalation silikathaltiger Stäube; ⒠ *silicatosis*

Si|li|ko|anth|ra|ko|se *f*: zu den Berufskrankheiten* gerechnete Pneumokoniose* durch langjähriges Einatmen kieselsäurehaltigen Kohlenstaubs; ⒠ *silicoanthracosis*

Si|li|ko|ar|thri|tis *f*: zu den Pneumokoniosen* gehörendes, meist bei Bergleuten auftretendes Syndrom von Silikose* und rheumatoider Arthritis*; ⒠ *rheumatoid pneumoconiosis*

Si|li|ko|ar|thro|se *f*: → *Silikoarthritis*

Si|li|ko|se *f*: durch Einatmen von quarzhaltigem Staub hervorgerufene Pneumokoniose* mit chronisch progredienter Lungenfibrose*; ⒠ *silicosis*

Si|li|ko|si|de|ro|se *f*: Mischpneumokoniose bei langfristiger Inhalation von quarz- und eisenhaltigem Staub; ⒠ *silicosiderosis*

Si|li|ko|tu|ber|ku|lo|se *f*: gleichzeitiges Auftreten von Silikose* und Lungentuberkulose*; ⒠ *silicotuberculosis*

Si|li|zi|um *nt*: Halbmetall der Kohlenstoffgruppe; ⒠ *silicon*

Si|li|zi|um|di|o|xid *nt*: hartes, beständiges Mineral; häufigste Verbindung der Erdkruste; ⒠ *silica*

Simmonds-Syndrom *nt*: Unterfunktion der Hormonbildung im Hypophysenvorderlappen, die alle [**Panhypopituitarismus**] oder nur einzelne Hormone betreffen kann; ⒠ *Simmonds' syndrome*

Simonart-Bänder *pl*: Verwachsungsstränge zwischen Amnion und Fetus; können zu intrauteriner Amputation führen; ⒠ *Simonart's bands*

Simon-Herd *m*: durch hämatogene Streuung entstandener Tuberkuloseherd in der Lungenspitze; ⒠ *Simon's focus*

sim|plex *adj*: einfach; unkompliziert; ⒠ *simple*

Sim|plex|glau|kom *nt*: primäres Glaukom* durch Abflussbehinderung im Schlemm*-Kanal ohne Einengung des Kammerwinkels*; ⒠ *simple glaucoma*

Sims-Huhner-Test *m*: Untersuchung von Zervixschleim nach dem Beischlaf zur Beurteilung der männlichen Zeugungsfähigkeit; ⒠ *Sims' test*

si|mul|tan *adj*: gleichzeitig; ⒠ *simultaneous*

Si|mul|tan|imp|fung *f*: → *Serovakzination*

Si|mul|tan|in|fek|ti|on *f*: gleichzeitige Infektion mit zwei verschiedenen Erregern; ⒠ *simultaneous infection*

Sindbis-Fieber *nt*: nur kurzdauerndes tropisches Fieber durch das Sindbisvirus*; ⒠ *Sindbis fever*

Sind|bis|vi|rus *nt*: durch Mücken übertragenes Arbovirus*; ⒠ *Sindbis virus*

Single-Photon-Emissionscomputertomografie *f*: Emissionscomputertomografie* bei der Gammastrahler verwendet werden; ⒠ *single photon emission computed tomography*

Sin|gul|tus *m*: Schluckauf; ⒠ *hiccup*

Sinistro-, sinistro- *präf.*: Wortelement mit der Bedeutung „links"

Sin|nes|e|pi|thel *nt*: zur Aufnahme von Reizen befähigtes Epithel; ⒠ *sensory epithelium*

Sino-, sino- *präf.*: Wortelement mit der Bedeutung „Hohlraum/Höhle/Gang/Sinus"

Si|no|gra|fie, -gra|phie *f*: Röntgenkontrastdarstellung der Nasennebenhöhlen; ⒠ *sinography*

Si|no|gramm *nt*: Röntgenkontrastaufnahme der Nasennebenhöhlen; ⒠ *sinogram*

Sinoskopie *f*: → *Sinuskopie*

Sinu-, sinu- *präf.*: Wortelement mit der Bedeutung „Hohlraum/Höhle/Gang/Sinus"

si|nu|a|tri|al *adj*: Sinusknoten und Vorhof/Atrium betreffend oder verbindend; ⒠ *sinuatrial*

Si|nu|a|tri|al|kno|ten *m*: → *Sinusknoten*

Si|nu|bron|chi|tis *f*: Sinusitis* mit folgender Bronchitis* oder Bronchopneumonie*; ⒠ *sinobronchitis*

Si|nu|i|tis *f*: → *Sinusitis*

si|nu|pul|mo|nal *adj*: Nasennebenhöhlen und Lunge(n)/Pulmo betreffend; ⒠ *sinopulmonary*

Si|nus *m, pl* **Si|nus**: Höhle, Höhlung, Bucht, Tasche; ⒠ *sinus*

Sinus anales: Krypten der Afterschleimhaut; ⒠ *anal sinuses*

Sinus cavernosus: schwammartiges Venengeflecht zu beiden Seiten der Sella turcica; ⒠ *cavernous sinus*

Sinus coronarius: Sammelgefäß für Koronarvenen an der Hinterfläche des Herzens; ⒠ *coronary sinus*

Sinus durae matris: venöse Sinus der Dura mater encephali, die Blut aus Gehirn und Hirnhäuten zur Vena jugularis interna führen; ⒠ *sinuses of dura mater*

Sinus frontalis: Stirnhöhle; ⒠ *frontal*

sinus

Sinus lactiferi: Milchsäckchen der Milchgänge; ⒠ *lactiferous sinuses*

Sinus maxillaris: Kieferhöhle, Oberkieferhöhle; ⒠ *maxillary sinus*

Sinus paranasales: Nasennebenhöhlen, Nebenhöhlen; ⒠ *paranasal sinuses*

Sinus sphenoidalis: Keilbeinhöhle; ⒠ *sphenoidal sinus*

Sinus transversus pericardii: Spaltraum des Herzbeutels zwischen Aorta und Lungenvenen; ⒠ *transverse sinus of pericardium*

Sinus trunci pulmonalis: Ausbuchtungen der Truncus pulmonalis-Wand hinter den Pulmonalklappen; ⒠ *sinuses of pulmonary trunk*

Sinus unguis: Nageltasche; ⒠ *nail sinus*

Sinus venosi durales: → *Sinus durae matris*

Sinus venosus: venöser Sinus; ⒠ *venous sinus*

Sinus venosus sclerae: ringförmige Vene an der Kornea-Sklera-Grenze; Abflussgefäß des Kammerwassers; ⒠ *venous sinus of sclera*

Si|nus|ar|rhyth|mie f: vom Sinusknoten* ausgehende Arrhythmie; ⒠ *sinus arrhythmia*

si|nus|ar|tig adj: sinusoid; ⒠ *sinusoidal*

Si|nus|bra|dy|kar|die f: vom Sinusknoten* ausgehende Bradykardie*; ⒠ *sinus bradycardia*

Sinus-cavernosus-Thrombose f: Thrombose* des Sinus* cavernosus durch entzündliche Prozesse der Nasenhöhle, Hirnhäute oder durch Weiterleitung aus der Vena angularis; ⒠ *cavernous sinus thrombosis*

Si|nus|his|tio|zy|to|se f: Histiozytenvermehrung im Lymphknotensinus bei unspezifischer Entzündung; ⒠ *sinus histiocytosis*

Si|nu|si|tis f: **1.** Entzündung einer oder mehrerer Nasennebenhöhle(n) **2.** Entzündung eines venösen Hirnsinus; ⒠ **1.** *paranasal sinusitis* **2.** *sinusitis*

Sinusitis ethmoidalis: Entzündung der Siebbeinzellen; ⒠ *ethmoidal sinusitis*

Sinusitis frontalis: Entzündung der Stirnhöhle; ⒠ *frontal sinusitis*

Sinusitis maxillaris: Entzündung der Kieferhöhle; ⒠ *maxillary sinusitis*

Sinusitis sphenoidalis: Entzündung der Keilbeinhöhle; ⒠ *sphenoidal sinusitis*

Si|nus|ka|tarrh m: → *Sinushistiozytose*

Si|nus|kno|ten m: primäres Erregungszentrum des Herzens im rechten Vorhof; ⒠ *sinus node*

Si|nus|kno|ten|dys|funk|ti|on f: → *Sinusknotensyndrom*

Si|nus|kno|ten|syn|drom nt: durch eine Funktionsstörung des Sinusknotens ausgelöste Herzrhythmusstörung, die abwechselnd zu Bradykardie* und Tachykardie* führt; ⒠ *sick sinus syndrome*

Si|nus|ko|pie f: endoskopische Untersuchung der Nasennebenhöhlen; ⒠ *sinoscopy*

Si|nu|so|id nt: weite, dünnwandige Blutkapillare, z.B. in den Leberläppchen; ⒠ *sinusoid*

Si|nu|so|id|ge|fäß nt: → *Sinusoid*

Si|nu|so|to|mie f: operative Eröffnung eines (Hirn-)Sinus; ⒠ *sinusotomy*

Si|nus|rhyth|mus m: normaler, vom Sinusknoten ausgehender Herzrhythmus; ⒠ *sinus rhythm*

Si|nus|ta|chy|kar|die f: vom Sinusknoten ausgehende Tachykardie*; ⒠ *sinus tachycardia*

Si|nus|throm|bo|se f: Thrombose* eines Hirnsinus; ⒠ *sinus thrombosis*

si|nu|ven|tri|ku|lär adj: Sinusknoten und Herzkammer/Ventrikel betreffend oder verbindend; ⒠ *sinuventricular*

Si|re|ne f: → *Sirenomelie*

Si|re|nen|bil|dung f: → *Sirenomelie*

Si|re|no|me|lie f: Fehlbildung mit Verschmelzung der Beine; ⒠ *sirenomelia*

Sitio-, sitio- präf.: Wortelement mit der Bedeutung „Nahrung"

Sito-, sito- präf.: Wortelement mit der Bedeutung „Nahrung"

Si|tu|a|ti|ons|angst f: krankhafte Angst vor bestimmten Situationen, wie z.B. Platzangst* oder Menschenscheu*; ⒠ *topophobia*

Si|tus m: Lage; ⒠ *position*

Situs inversus viscerum: spiegelbildliche Umkehrung der Eingeweide; kann alle Organe [**Situs inversus totalis**] oder nur einen Teil der Organe betreffen, z.B. **Situs inversus cordis** [Rechtslage des Herzens]; ⒠ *visceral inversion*

Sitz|bein nt: Teil des Hüftbeins*; bildet den seitlichen Teil der Hüftpfanne; ⒠ *ischium*

Sitz|bu|ckel m: → *Sitzkyphose*

Sitz|ky|pho|se f: im Sitzen auffällige Kyphose* von Säuglingen und Kleinkindern; ⒠ *rachitic humpback*

Ska|bi|es f: durch die Krätzmilbe verursachte stark juckende Dermatose* mit Milbengängen in der Haut und Exanthem*; Ⓔ *scabies*

norwegische Skabies: v.a. Patienten mit geschwächter Immunabwehr [AIDS, Zytostatikatherapie] befallende, seltene Form der Skabies mit massivem Milbenbefall; Ⓔ *norwegian scabies*

Skalenektomie f: Skalenusresektion; Ⓔ *scalenectomy*

Skalenotomie f: Skalenusdurchtrennung; Ⓔ *scalenotomy*

Skalenus m: Musculus* scalenus anterior, posterior, minimus; Ⓔ *scalenus muscle*

Skalp m: behaarte Kopfhaut und die darunter liegende Kopfschwarte; Ⓔ *scalp*

Skalpell nt: chirurgisches Messer; Ⓔ *scalpel*

Skapho-, skapho- präf.: Wortelement mit der Bedeutung „Kahn/Wanne"

Skaphoidfraktur f: Kahnbeinbruch der Hand; Ⓔ *scaphoid fracture*

Skaphozephalie f: bei vorzeitigem Verschluss der Schädelnähte entstehende schmale Kopfform mit kielförmiger Verjüngung des Schädeldaches; Ⓔ *scaphocephaly*

Skapula f: Schulterblatt; Ⓔ *scapula*

Skapulalgie f: → *Skapulodynie*

Skapulektomie f: Schulterblattentfernung; Ⓔ *scapulectomy*

Skapulodynie f: Schmerzen in der Schulterblattgegend; Ⓔ *scapulodynia*

skapulohumeral adj: Schulterblatt und Oberarmknochen/Humerus betreffend oder verbindend; Ⓔ *scapulohumeral*

skapulokostal adj: Schulterblatt und Rippen/Costae betreffend; Ⓔ *scapulocostal*

Skapulopexie f: Schulterblattfixierung; Ⓔ *scapulopexy*

skapulosternal adj: Schulterblatt und Brustbein/Sternum betreffend; Ⓔ *sternoscapular*

Skarifikation f: Hautritzung zur Einbringung vom Impfstoffen oder Testsubstanzen; Ⓔ *scarification*

Skarifikationstest m: Intrakutantest, bei dem das Allergen in die Haut eingekratzt wird; Ⓔ *scarification test*

skarlatiniform adj: dem Scharlach(exanthem) ähnlich; Ⓔ *scarlatiniform*

skarlatinoid adj: → *skarlatiniform*

Skato-, skato- präf.: Wortelement mit der Bedeutung „Kot"

Skatol nt: bei der Eiweißvergärung im Darm aus Tryptophan entstehende

Substanz, die dem Kot seinen typischen Geruch verleiht; Ⓔ *skatole*

Skelet nt: → *Skelett*

Skeletogenese f: Skelettentwicklung, Skelettbildung; Ⓔ *skeletogeny*

Skelett nt: Knochengerüst, Gerippe; auch für das bindegewebige Stützgerüst von Organen verwendeter Begriff; Ⓔ *Skeleton*

Skelettszintigrafie, -graphie f: Szintigrafie* des gesamten Knochenskeletts; Ⓔ *bone scan*

Skene-Gänge pl: Ausführungsgänge der Harnröhrendrüsen in der Umgebung der Harnröhrenmündung der Frau; Ⓔ *Skene's ducts*

Skenitis f: Entzündung der Skene-Gänge; Ⓔ *skenitis*

Skia-, skia- präf.: Wortelement mit der Bedeutung „Schatten"

Skiaskopie f: Methode zur objektiven Bestimmung des Fernpunktes des Auges; Ⓔ *skiascopy*

Skidaumen m: Ruptur der Kollateralbänder des Daumengrundgelenkes durch Hängenbleiben des Daumens am Skistock; Ⓔ *skier's thumb*

Sklera f: Lederhaut des Auges; hinterer Teil der äußeren Augenhaut; Ⓔ *sclera*

Skleradenitis f: zu Verhärtung führende Drüsenentzündung; Ⓔ *scleradenitis*

Skleralentzündung f: → *Skleritis*

Sklerektasie f: Ausbuchtung der Sklera an ausgedünnten Stellen; Ⓔ *sclerectasia*

Sklerektoiridektomie f: Teilentfernung von Sklera und Iris bei Glaukom*; Ⓔ *sclerectoiridectomy*

Sklerektomie f: Teilentfernung der Sklera, z.B. bei Glaukom*; Ⓔ *sclerectomy*

Sklerem nt: bei Säuglingen auftretende teigig-ödematöse Verhärtung der Haut; Ⓔ *sclerema*

Slerenikterus m: Gelbfärbung der Sklera; Ⓔ *scleral icterus*

Sklerenzephalie f: Hirnsklerose; Ⓔ *sclerencephaly*

Sklerilasis f: Augenlidverhärtung; Ⓔ *scleriasis*

Skleriritomie f: Inzision von Sklera und Iris; Ⓔ *scleriritomy*

Skleritis f: Entzündung der Lederhaut des Auges; Ⓔ *scleritis*

Sklero-, sklero- präf.: Wortelement mit der Bedeutung **1.** „verhärtet/hart/trocken" **2.** „Lederhaut/Sklera"

Sklerocholangitis f: Entzündung von

Lederhaut und Aderhaut; ⒺＥ *sclero-choroiditis*

Sklelroldaklityllie f: Akrosklerose* von Fingern oder Zehen; ⒺＥ *sclerodactyly*

Sklerlöldem nt: Ödem der Lederhaut; ⒺＥ *scleredema*

Sklelrolderlmie f: Autoimmunerkrankung* der Haut mit Entzündung und Verhärtung; ⒺＥ *dermatosclerosis*

sklelrolgen adj: Sklerose verursachend; ⒺＥ *sclerogenous*

Sklelrolirlitis f: Entzündung von Lederhaut und Regenbogenhaut; ⒺＥ *scleroiritis*

Sklelrolkelralitis f: Entzündung von Lederhaut und Hornhaut; ⒺＥ *sclerokeratitis*

Sklelrolkelraltoliritis f: Entzündung von Lederhaut, Hornhaut und Regenbogenhaut; ⒺＥ *sclerokeratoiritis*

sklelrolkonljunktilval adj: Lederhaut/ Sklera und Bindehaut/Konjunktiva betreffend; ⒺＥ *scleroconjunctival*

Sklelrolkonljunktilviltis f: Entzündung von Lederhaut und Bindehaut; ⒺＥ *scleroconjunctivitis*

Sklelrolkorlnea f: angeborene Gefäßbildung in der Hornhaut mit Vernarbung und Verschmelzung mit der Sklera; ⒺＥ *sclerocornea*

sklelrolkorlnelal adj: Lederhaut/Sklera und Hornhaut/Kornea betreffend; ⒺＥ *sclerocorneal*

Sklelrolmallalzie f: Skleraerweichung; ⒺＥ *scleromalacia*

Sklelrolmyxlöldem nt: ätiologisch ungeklärte Hauterkrankung mit lichenoiden Papeln und flächenhafter Verdickung und Verhärtung der Haut durch Einlagerung mukoider Substanzen; ⒺＥ *scleromyxedema*

Sklelrolnylchie f: Verdickung der Nagelplatte; ⒺＥ *scleronychia*

Sklelrolnylxis f: Sklerapunktion; ⒺＥ *scleronyxis*

Sklelrolphthallmie f: sklerosierende Augenerkrankung; ⒺＥ *sclerophthalmia*

Sklelrolproltelline pl: wasserunlösliche, fibrilläre Eiweiße, die im Körper als Stütz- und Gerüstsubstanzen dienen; ⒺＥ *scleroproteins*

Sklelrolse f: krankhafte Verhärtung von Geweben oder Organen; ⒺＥ *sclerosis*

multiple Sklerose: chronisch-progrediente, in Schüben verlaufende demyelinisierende Erkrankung unklarer Genese (Autoimmunkrankheit?, Slow-virus-Infektion?); ⒺＥ *multiple sclerosis*

sklelrolsielrend adj: Sklerose verursa-

chend oder bewirkend; sich verhärtend; ⒺＥ *sclerosing*

Sklelrolsielrung f: 1. Verhärtung, Sklerosebildung 2. → *Sklerotherapie*; ⒺＥ 1. *sclerosis* 2. *sclerotherapy*

Sklelrolstelnolse f: kombinierte Sklerose* und Stenose*; ⒺＥ *sclerostenosis*

Sklelrolstolmie f: Sklerafensterung; ⒺＥ *sclerostomy*

Sklelrolthelralpie f: therapeutische Auslösung einer lokalen Sklerose zum Verschluss von Gefäßen; ⒺＥ *sclerotherapy*

Sklelroltolmie f: Durchtrennung der Sklera; ⒺＥ *sclerotomy*

Skollex m: Bandwurmkopf; ⒺＥ *scolex*

Skolio-, skolio- präf.: Wortelement mit der Bedeutung „gebogen/krumm"

Skolliolkylpholse f: gleichzeitiges Bestehen von dorsaler [Kyphose*] und seitlicher [Skoliose*] Krümmung der Wirbelsäule; ⒺＥ *scoliokyphosis*

Skolliolse f: seitliche Verkrümmung der Wirbelsäule; ⒺＥ *scoliosis*

-skop suf.: Wortelement mit der Bedeutung „Messgerät/Instrument"

-skopie suf.: Wortelement mit Bezug auf „Untersuchung/Erforschung"

-skopisch suf.: Wortelement mit der Bedeutung „betrachtend/untersuchend"

Skorlbut m: durch einen Mangel an Vitamin C ausgelöste Erkrankung; die auffälligsten Symptome sind Müdigkeit, Blutungsneigung, Zahnfleischbluten und Zahnausfall, verzögerte Wundheilung; ⒺＥ *scurvy*

skorlbultilgen adj: Skorbut verursachend; ⒺＥ *scorbutigenic*

Skoto-, skoto- präf.: Wortelement mit der Bedeutung „dunkel/Dunkelheit"

skoltolchrolmolgen adj: Bezeichnung für Mykobakterien, die auch im Dunkeln Pigment bilden; ⒺＥ *scotochromogenic*

Skoltom nt: Ausfall [absolutes Skotom] oder Abschwächung [relatives Skotom] eines Teils des normalen Gesichtsfeldes; ⒺＥ *scotoma*

Skoltolpie f: → *Skotopsie*

Skoltolpsie f: durch die Stäbchenzellen der Netzhaut ermöglichtes Sehen bei niedriger Lichtintensität; ⒺＥ *scotopia*

skroltal adj: Hodensack/Skrotum betreffend; ⒺＥ *scrotal*

Skroltallganlgrän f: fiebrige, nekrotische Gangrän* des Skrotums; ⒺＥ *Fournier's gangrene*

Skroltallherlnie f: bis in den Hodensack reichender Leistenbruch; ⒺＥ *scrotal hernia*

Skroltallnaht f: → *Skrotalraphe*

Skroltallralphe f: pigmentierter Hautstreifen in der Mitte des Skrotums; ⒺE *raphe of scrotum*

Skroltekltolmie f: Hodensack(teil)entfernung, Hodensackexzision; ⒺE *scrotectomy*

Skroltiltis f: Entzündung des Hodensacks; ⒺE *scrotitis*

Skroltum nt: Hodensack; ⒺE *scrotum*

Skroltumlentlzünldung f: → *Skrotitis*

Skultullum nt: → *Scutulum*

Skylballum nt: → *Scybalum*

Slow-Virus nt: Virus mit extrem langer Inkubationszeit [Monate bis Jahre], z.B. HIV-Virus; ⒺE *slow virus*

Slow-Virus-Infektion f: durch ein Slow-Virus* verursachte Erkrankung; z.T. werden diese Infektionen durch Prionen verursacht; ⒺE *slow virus infection*

Sludge-Phänomen nt: reversible Aggregation von Erythrozyten bei Veränderung der Fließeigenschaften des Blutes; ⒺE *sludging (of blood)*

Sludgling nt: → *Sludge-Phänomen*

Smear nt: (Zell-)Ausstrich; Abstrich; ⒺE *smear*

Smegma nt: von den Vorhautdrüsen gebildeter Talg; ⒺE *smegma*

Snellen-Sehschärfentest m: Sehschärfeprüfung unter Verwendung von **Snellen-Sehprobentafeln** mit speziellen Optotypen [**Snellen-Sehproben**]; ⒺE *Snellen's test*

Sodlbrenlnen nt: brennendes Gefühl in der Speiseröhre und der Magengrube durch Reflux von Mageninhalt; ⒺE *heartburn*

Soldolmie f: sexuelle Handlungen an oder mit Tieren; ⒺE *sodomy*

Solfortlprolthelse f: Zahnprothese, die unmittelbar nach der Zahnextraktion eingesetzt wird; ⒺE *immediate replacement denture*

Sohllenlwarlze f: nach innen wachsende, gewöhnliche Warze [Verruca vulgaris] der Fußsohle; ⒺE *plantar verruca*

Sollalnin nt: in verschiedenen Nachtschattengewächsen [Solanaceae] vorkommendes giftiges Alkaloid; ⒺE *solanine*

sollar adj: die Sonne betreffend, durch Sonnenstrahlen hervorgerufen; ⒺE *solar*

Sollarlplelxus m: um den Truncus* coeliacus herum liegendes größtes vegetatives Geflecht; ⒺE *solar plexus*

Solldaltenlherz nt: meist bei jüngeren Männern auftretende, belastungsunabhängige Symptomatik mit Hyperventilation*, Tachykardie*, Herzschmerzen und Engegefühl; ⒺE *soldier's heart*

Solle f: natürliche, Natriumchlorid-haltige Quelle; ⒺE *salt water source*

solliltär adj: allein, abgesondert, vereinzelt, einzeln; ⒺE *solitary*

sollulbel adj: löslich, (auf-)lösbar; ⒺE *soluble, solvable*

Sollultio f: Lösung, Solution; ⒺE *solution*

Sollvens nt: Lösungsmittel; ⒺE *solvent*

-som suf.: in Adjektiven verwendetes Wortelement mit der Bedeutung „-wüchsig"

Solma nt: 1. Körper [im Gegensatz zur Psyche] 2. Zellkörper; ⒺE 1. *body* 2. *cell body*

Solmaltallgie f: körperlicher Schmerz, somatischer Schmerz; ⒺE *somatalgia*

Somato-, somato- präf.: Wortelement mit der Bedeutung „Körper/Soma"

solmaltolgen adj: vom Körper verursacht, körperlich bedingt; in der Psychiatrie als Gegensatz zu endogen definiert; ⒺE *somatogenic*

Solmaltolgramm nt: grafische Darstellung quantitativer Messwerte [z.B. Gewicht, Körpergröße] zur Beurteilung der Entwicklung; ⒺE *somatogram*

Solmaltollilbelrin nt: im Hypothalamus* gebildetes Liberin, das die Freisetzung von Somatotropin* anregt; ⒺE *somatoliberin*

Solmaltolmeldilne pl: unter dem Einfluss von Somatotropin* gebildete Proteine, die als Mediatoren von Somatotropin in den Geweben wirken; ⒺE *somatomedins*

Solmaltolmelgallie f: Riesenwuchs; ⒺE *somatomegaly*

solmaltolpleulral adj: Somatopleura betreffend; ⒺE *somatopleuric*

solmaltolsenlsolrisch adj: Bezeichnung für aus der Haut und tieferen Strukturen stammende Sinnesreize; ⒺE *somatosensory*

Solmaltolstaltin nt: im Hypothalamus* gebildetes Statin*, das die Ausschüttung von Somatotropin* hemmt; ⒺE *somatostatin*

Solmaltolstaltilnom nt: von den D-Zellen* des Pankreas ausgehender Somatostatin*-bildender Tumor; ⒺE *somatostatinoma*

solmaltoltrop adj: auf Körperzellen wirkend; ⒺE *somatotropic*

Solmaltoltrolpin nt: im Hypophysenvorderlappen* gebildetes Hormon, das

S

die DNA- und Eiweißsynthese anregt und die Fettsynthese hemmt; ⒠ *somatotropin*

Somatotropin-inhibiting-Faktor *m*: →*Somatostatin*

Somatotropin-release-inhibiting-Faktor *m*: →*Somatostatin*

Somatotropin-releasing-Faktor *m*: →*Somatoliberin*

solmaltolvislzelral *adj*: Körper/Soma und Eingeweide/Viszera betreffend; ⒠ *somatovisceral*

-somie *suf*.: Wortelement mit Bezug auf „Körperbau/Beschaffenheit"

Somlmerlchollelra *f*: in den Sommermonaten auftretende Cholera* nostras durch Viren oder Bakterien; ⒠ *summer cholera*

Somlmerldilarlrhö *f, pl* **-rhölen**: →*Sommercholera*

Somlmerlgriplpe *f*: durch verschiedene Viren hervorgerufener grippaler Infekt in den Sommermonaten; ⒠ *summer minor illness*

Somlmerlprulrilgo *f*: ätiologisch ungeklärte, durch Sonnenlicht hervorgerufene Lichtdermatose*; ⒠ *summer prurigo*

Somlmerlurltilkalria *f*: →*Sonnenurtikaria*

Somn-, somn- *präf.*: Wortelement mit der Bedeutung „Schlaf"

Somlnamlbullislmus *m*: Schlafwandeln; ⒠ *somnambulism*

Somlnilfelrum *nt*: Schlafmittel; ⒠ *somnifacient*

Somlnillolquie *f*: Sprechen im Schlaf; ⒠ *somniloquy*

Somlnolkilnelmaltolgraf, -graph *m*: Gerät zur Aufzeichnung der Bewegungen im Schlaf; ⒠ *somnocinematograph*

somlnollent *adj*: schläfrig; bewusstseinseingetrübt, bewusstseinsbeeinträchtigt; ⒠ *somnolent*

Somlnollenz *f*: (krankhafte) Schläfrigkeit, Benommenheit; ⒠ *somnolence*

Sonlde *f*: starres oder biegsames, stab- oder röhrenförmiges Instrument aus Metall oder Plastik zur Einführung in Gefäße, Hohlorgane oder Hohlräume; ⒠ *sound*

Sonlnenlallerlgie *f*: →*Sonnenurtikaria*

Sonlnenlblumenlkaltalrakt *f*: durch Kupferablagerung entstandene Verfärbung der Linse; ⒠ *copper cataract*

Sonlnenlblumenlstar *m*: →*Sonnenblumenkatarakt*

Sonlnenlstich *m*: durch übermäßige Sonnenbestrahlung des Kopfes ausgelöstes Krankheitsbild mit Erbrechen, Kopf-

schmerzen, und Schwindelgefühl; evtl. Übergang in einen Hitzschlag*; ⒠ *sunstroke*

Sonlnenlurltilkalria *f*: akute Reaktion der Haut auf Sonnenlichteinstrahlung mit Rötung, Juckreiz und Quaddelbildung; ⒠ *solar urticaria*

Solnolgraf, -graph *m*: Ultraschallgerät; ⒠ *sonograph*

Solnolgralfie, -gralphie *f*: Ultraschalluntersuchung; ⒠ *sonography*

solnolgralfisch, -gralphisch *adj*: Sonografie betreffend, mittels Sonografie; ⒠ *sonographic*

Solnolgramm *nt*: bei der Sonografie* erhaltenes Bild; ⒠ *sonogram*

solnor *adj*: tönend, resonant, klangvoll; ⒠ *sonorous*

Soor *m*: Mykose* durch Candida*-Species [meist Candida albicans]; ⒠ *thrush*

Soorlgralnullom *nt*: Granulom* bei Candidose* der Mundschleimhaut; ⒠ *candida granuloma*

Soorlkollpiltis *f*: Scheidenmykose durch Candida* albicans; ⒠ *candidal vulvovaginitis*

Soorlmylkolse *f*: →*Soor*

Soorlölsolphalgiltis *f*: Entzündung der Speiseröhrenschleimhaut durch Candida* albicans; ⒠ *candida esophagitis*

Soorlpilz *m*: →*Candida albicans*

Solpor *m*: schlafähnliche, schwere Bewusstseinseintrübung; ⒠ *sopor*

Sorlbinlsäulre *f*: als Konservierungsmittel verwendete ungesättigte Säure; ⒠ *sorbic acid*

Sorlbit *nt*: als Süßstoff verwendeter sechswertiger Zuckeralkohol; ⒠ *sorbite*

Sorlbiltol *nt*: →*Sorbit*

Sozio-, sozio- *präf.*: Wortelement mit der Bedeutung „Gesellschaft/Gemeinschaft"

Solzilolgelnelse *f*: Krankheitsverursachung durch soziale Bedingungen, wie z.B. Hunger oder Armut; ⒠ *sociogenesis*

Spaltlblalse *f*: Blasenfehlbildung mit fehlendem Verschluss der Blasenvorderwand; ⒠ *schistocystis*

Spaltlfuß *m*: angeborene Spaltbildung des Fußes; ⒠ *cleft foot*

Spaltlhand *m*: angeborene Spaltbildung der Hand; ⒠ *cleft hand*

Spaltlimpflstoff *m*: Impfstoff, der aus Bestandteilen des Erregers oder Toxins besteht; ⒠ *split-protein vaccine*

Spaltllamlpe *f*: Lampe, die ein spaltförmiges Lichtbündel emittiert; ⒠ *slit-*

S

lamp

Spalt|lam|pen|mi|kro|skop *nt*: Hornhautmikroskop mit Spaltlampe zur Untersuchung der vorderen Augenabschnitte; Ⓔ *slit lamp microscope*

Spalt|pil|ze *pl*: alte Bezeichnung für Mikroorganismen, die sich durch Spaltung vermehren; Ⓔ *fission fungi*

Spalt|raum, perinukleärer *m*: Flüssigkeitsraum um den Zellkern; Ⓔ *perinuclear space*

Spal|tungs|ir|re|sein *nt*: → *Schizophrenie*

Spalt|vak|zi|ne *f*: → *Spaltimpfstoff*

Spalt|wir|bel *m*: angeborene Spaltbildung eines oder mehrerer Wirbel; Ⓔ *cleft vertebra*

Spalt|zun|ge *f*: angeborene Längsspaltung der Zunge; Ⓔ *bifid tongue*

spas|misch *adj*: krampfartig; Ⓔ *spasmodic*

Spasmo-, spasmo- *präf.*: Wortelement mit der Bedeutung „Krampf/Verkrampfung/Spasmus"

spas|mo|gen *adj*: krampfauslösend, krampferzeugend; Ⓔ *spasmogenic*

Spas|mo|lyg|mus *m*: krampfartiger Schluckauf; Ⓔ *spasmolygmus*

Spas|mo|ly|se *f*: Krampflösung; Ⓔ *spasmolysis*

Spas|mo|ly|ti|kum *nt*: krampflösende Substanz; Ⓔ *spasmolysant*

spas|mo|phil *adj*: zu Krämpfen neigend; Ⓔ *spasmophile*

Spas|mo|phi|lie *f*: Neigung zu Krämpfen; Ⓔ *spasmophilia*

Spas|mus *m*: Krampf, Verkrampfung; Muskelkrampf; Ⓔ *spasm*

Spasmus glottidis: Stimmritzenkrampf; Ⓔ *glottic spasm*

Spas|tik *f*: eingeschränkte Muskelbeweglichkeit durch eine Tonuserhöhung; Ⓔ *spasticity*

Spas|ti|zi|tät *f*: verstärker Widerstand von Muskeln gegen eine passive Bewegung; Ⓔ *spasticity*

Spät|abort *m*: Abort nach der 16. Schwangerschaftswoche; Ⓔ *late abortion*

Spät-Dumping *nt*: nach Magenentfernung auftretendes Syndrom; 2–3 Stunden nach Nahrungsaufnahme kommt es zu einer hypoglykämischen Phase mit Schwitzen, Übelkeit und evtl. Kreislaufkollaps; Ⓔ *late postprandial dumping*

Spät|e|pi|lep|sie *f*: erstmalig nach dem 30. Lebensjahr auftretende Epilepsie; Ⓔ *tardy epilepsy*

Spät|ge|burt *f*: Geburt, die später als 14 Tagen nach dem errechneten Entbindungstermin erfolgt; Ⓔ *late delivery*

Spät|ges|to|se *f*: im letzten Schwangerschaftsdrittel auftretende Gestose* mit Ödemen, Proteinurie und Hypertonie; Ⓔ *preeclampsia*

Spa|ti|um *nt, pl* **-tia, -ti|en**: Raum; Zwischenraum, Abstand, Lücke, Spalt; Ⓔ *space*

Spatia anguli iridocornealis: Lücken zwischen den Faserbündeln des Hueck-Bandes; Ⓔ *spaces of iridocorneal angle*

Spatium epidurale: Raum zwischen dem äußeren und dem inneren Blatt der Dura* mater des Rückenmarks; Ⓔ *epidural space*

Spatium episclerale: Raum zwischen Sklera und Augapfelscheide; Ⓔ *episcleral space*

Spatium extradurale: → *Spatium epidurale*

Spatium extraperitoneale: Raum außerhalb der Peritonealhöhle; Ⓔ *extraperitoneal space*

Spatium intercostale: Raum zwischen zwei Rippen; Ⓔ *intercostal space*

Spatium peridurale: zervikaler, thorakaler und lumbaler Teil des Epiduralraumes; Ⓔ *peridural space*

Spatium retroperitoneale: Raum zwischen Bauchfell und Wirbelsäule; enthält u.A. die Nieren; Ⓔ *retroperitoneal space*

Spatium subarachnoideum: Spaltraum zwischen Arachnoidea* und Pia* mater in Gehirn und Rückenmark; Ⓔ *subarachnoid space*

Spatium subdurale: Spaltraum zwischen Dura* mater und Arachnoidea* in Gehirn und Rückenmark; Ⓔ *subdural space*

Spatia zonularia: mit Kammerwasser gefüllte Räume zwischen den Fasern der Zonula ciliaris; Ⓔ *zonular space*

Spät|re|ak|ti|on *f*: zellvermittelte Immunreaktion, die ca. 24 Stunden nach Antigenkontakt auftritt; Ⓔ *late response*

Spät|re|zi|div *nt*: nach einem längeren, krankheitsfreien Intervall auftretendes Rezidiv*; Ⓔ *late relapse*

Spät|sterb|lich|keit *f*: Säuglingssterblichkeit* zwischen dem 8. Lebenstag und dem Ende des 1. Lebensjahres; Ⓔ *late infant mortality*

Spät|syn|drom, postalimentäres *nt*: nach Magenentfernung auftretendes Syndrom; 2–3 Stunden nach Nahrungsaufnahme kommt es zu einer hypoglykämischen Phase mit Schwitzen, Übelkeit

S

und evtl. Kreislaufkollaps; ⒺＬ *late postprandial dumping syndrome*

Spätlsylphillis f: Monate bis Jahre nach der Erstinfektion auftretende Syphilisform mit Bildung von Gummen und Beteiligung multipler Organe; Ⓔ *late syphilis*

Spätlteltalnus m: Monate bis Jahre nach einer Verletzung auftretender Wundstarrkrampf; Ⓔ *delayed tetanus*

Spätltolxilkolse f: → *Spätgestose*

Spelcies f: Art; Ⓔ *species*

Spelcullum nt: trichter-, rinnen- oder röhrenförmiges Instrument zur Betrachtung von Hohlräumen; Ⓔ *speculum*

Speilche f: Radius; Ⓔ *radius*

Speilchel m: Sekret der Speicheldrüsen; je nach Art der Drüse mehr serös oder mehr schleimig; Ⓔ *saliva*

Speilchellfisltel f: von einer Speicheldrüse (meist Parotis) ausgehende Fistel mit Mündung in der Mundhöhle [**innere Speichelfistel**] oder auf der Gesichtshaut [**äußere Speichelfistel**]; Ⓔ *salivary fistula*

Speilchellfluss m: übermäßige Speichelabsonderung; Ⓔ *sialism*

Speilchenlbruch m: Radiusfraktur; Ⓔ *radial fracture*

Speilchenlnerv m: → *Nervus radialis*

Speilcherlfett nt: vom Körper angelegte Speicher im Fettgewebe; Ⓔ *depot fat*

Speilcherlkranklheit f: Oberbegriff für die, durch Stoffwechselstörungen verursachte Einlagerung von Stoffwechselprodukten und die dadurch entstehenden Erkrankunge; Ⓔ *storage disease*

Speilselbrei m: der im Magen gebildete, aus vorverdauter Nahrung bestehende Brei; Ⓔ *chyme*

Speilselröhlre f: muskulärer Schlauch, der die Nahrung vom Rachen in den Magen transportiert; Ⓔ *esophagus*

Speilselröhlrenlalplalsie f: angeborenes Fehlen der Speiseröhre; Ⓔ *esophagus aplasia*

Speilselröhlrenlbruch m: Aussackung der Speiseröhre durch einen Schleimhautdefekt; Ⓔ *esophagocele*

Speilselröhlrenlentlzünldung f: → *Ösophagitis*

Speilselröhlrenlstelnolse f: Einengung oder Verschluss der Speiseröhre; Ⓔ *esophageal stenosis*

Speilselröhlrenlullkus nt: meist durch Medikamente verursachte Geschwürbildung der Speiseröhrenschleimhaut;

Ⓔ *esophageal ulcer*

Spekltrolgraf, -graph m: Gerät zur Spektrografie*; Ⓔ *spectrograph*

Spekltrolgralfie, -gralphie f: Spektroskopie* mit Fotografie des Spektrums; Ⓔ *spectrography*

Spekltrolgramm nt: bei der Spektrografie* erhaltenes Bild; Ⓔ *spectrogram*

Spelkullum nt: → *Speculum*

Spellelolstolmie f: operative Eröffnung einer Lungenkaverne mit Schaffung einer äußeren Fistel; Ⓔ *speleostomy*

Spelleloltolmie f: operative Eröffnung einer Lungenkaverne; Ⓔ *cavernotomy*

Sperm-, sperm- präf.: Wortelement mit der Bedeutung „Samen/Sperma"

Sperlma nt: bei der Ejakulation ausgestoßene Samenflüssigkeit; Ⓔ *sperm*

Sperlmalkomlpaltilbilliltätsltest, postkoitaler m: Untersuchung von Zervixschleim nach dem Beischlaf zur Beurteilung der männlichen Zeugungsfähigkeit; Ⓔ *Huhner test*

Sperlmaltiltis f: 1. Entzündung des Samenleiters 2. Entzündung des Samenstrangs; Ⓔ 1. *spermatitis* 2. *funiculitis*

Spermato-, spermato- präf.: Wortelement mit der Bedeutung „Samen/Sperma"

Sperlmaltolgelnelse f: Samenbildung, Samenzellbildung; Ⓔ *spermatogenesis*

Sperlmaltolgramm nt: → *Spermiogramm*

sperlmaltolid adj: samenähnlich, spermaähnlich; Ⓔ *spermatoid*

Sperlmaltollylse f: Auflösung von Samenzellen; Ⓔ *spermatolysis*

Sperlmaltolpalthie f: pathologische Veränderung des Spermas; Ⓔ *spermatopathy*

sperlmaltolpoleltisch adj: Spermabildung oder Spermasekretion fördernd; Ⓔ *spermatopoietic*

Sperlmaltorlrhoe f: Samenausfluss aus der Harnröhre ohne Ejakulation; Ⓔ *spermatorrhea*

Sperlmaltolzelle f: mit Sperma gefüllte Retentionszyste; Ⓔ *spermatocele*

Sperlmaltolzolon nt: → *Spermium*

Sperlmaltolzysltekltolmie f: Samenblasenentfernung, Samenblasenexstirpation; Ⓔ *spermatocystectomy*

Sperlmaltolzysltis f: → *Samenbläschen*

Sperlmaltolzysltiltis f: Entzündung der Samenblase*; Ⓔ *spermatocystitis*

Sperlmaltolzysltoltolmie f: Inzision der Samenblase, Samenblasenschnitt; Ⓔ *spermatocystotomy*

Sperlmaltolzyt m: Zwischenstufe bei der Spermatogenese*; Ⓔ *spermatocyte*

Sperlmaltolzyltolgelnelse f: → *Spermatoge-*

589

nese

Sperimatiulrie f: → *Seminurie*

Sperimilden pl: Vorstufen der Spermien; Ⓔ *spermids*

Sperimie f: → *Spermium*

Sperimilen pl: → *Spermium*

Sperimilenlanltilgelne pl: auf den Spermien sitzende Antigene; Ⓔ *sperm antigens*

Sperimilenlanltilkörlper pl: Antikörper gegen Spermienantigene*; können Ursache einer Befruchtungshemmung sein; Ⓔ *sperm antibodies*

Sperimilenlmoltilliltät f: Beweglichkeit der Spermien; Ⓔ *sperm motility*

Sperimin nt: in der Prostata* gebildetes Polyamin, das dem Samen seinen typischen Geruch verleiht; Ⓔ *spermine*

Spermio-, spermio- präf.: Wortelement mit der Bedeutung „Samen/Sperma"

Sperimilolgelnelse f: Phase der Spermatogenese mit Umwandlung von Spermatiden in Spermien; Ⓔ *spermiogenesis*

Sperimilolgramm nt: Auflistung der Ergebnisse der quantitativen Spermaanalyse; Ⓔ *spermiogram*

Sperimilolhisltolgelnelse f: → *Spermiogenese*

Sperimilum nt: männliche Keimzelle, Samenfaden; Ⓔ *sperm*

sperimilzid adj: spermienabtötend; Ⓔ *spermicidal*

Sphalkellus m: feuchter Brand, Gangrän*; Ⓔ *sphacelus*

Sphäro-, sphäro- präf.: Wortelement mit der Bedeutung „Kugel/Ball"

Sphälrolphalkie f: kugelförmig gewölbte Linse; angeborene Fehlbildung; Ⓔ *spherophakia*

Sphälrolproltelilne pl: globuläre Proteine*; Ⓔ *globular proteins*

Sphälrolzylten pl: bei verschiedenen Anämien* auftretende runde Erythrozyten*; Ⓔ *spherocytes*

Sphälrolzyltolse f: Vorkommen von Sphärozyten im peripheren Blut; Ⓔ *spherocytosis*

S-Phase f: Phase des Zellzyklus, in der die DNA verdoppelt wird; Ⓔ *S period*

Spheno-, spheno- präf.: Wortelement mit der Bedeutung „Keil/keilförmig"

sphelnolethlmolildal adj: Keilbein/Os sphenoidale und Siebbein/Os ethmoidale betreffend oder verbindend; Ⓔ *sphenoethmoid*

sphelnolfronltal adj: Keilbein/Os sphenoidale und Stirnbein/Os frontale betreffend oder verbindend; Ⓔ *sphenofrontal*

sphelnolid adj: **1.** keilförmig **2.** Keilbein/ Os sphenoidale betreffend; Ⓔ **1.–2.** *sphenoid*

Sphelnolildiltis f: Entzündung der Keilbeinhöhle; Ⓔ *sphenoiditis*

Sphelnolildolstolmie f: Eröffnung der Keilbeinhöhle durch Exzision der Vorderwand; Ⓔ *sphenoidostomy*

Sphelnolildoltolmie f: Eröffnung der Keilbeinhöhle; Ⓔ *sphenoidotomy*

Sphelnolkelphallie f: keilförmige Schädelfehlbildung; Ⓔ *sphenocephaly*

sphelnolmanldilbullar adj: Keilbein/Os sphenoidale und Unterkiefer/Mandibula betreffend; Ⓔ *sphenomandibular*

sphelnolmalxilllär adj: Keilbein/Os sphenoidale und Oberkiefer/Maxilla betreffend oder verbindend; Ⓔ *sphenomaxillary*

sphelnoloklzilpiltal adj: Keilbein/Os sphenoidale und Hinterhauptsbein/Os occipitale betreffend; Ⓔ *sphenooccipital*

sphelnolorlbiltal adj: Keilbein/Os sphenoidale und Augenhöhle/Orbita betreffend oder verbindend; Ⓔ *sphenorbital*

sphelnolpallaltilnal adj: Keilbein/Os sphenoidale und Gaumenbein/Palatum betreffend oder verbindend; Ⓔ *sphenopalatine*

sphelnolpalrileltal adj: Keilbein/Os sphenoidale und Scheitelbein/Os parietale betreffend; Ⓔ *sphenoparietal*

sphelnolpeltrolsal adj: Keilbein/Os sphenoidale und Felsenbein betreffend; Ⓔ *sphenopetrosal*

sphelnolsqualmös adj: Keilbein/Os sphenoidale und Schläfenbeinschuppe betreffend; Ⓔ *sphenosquamosal*

sphelnoltemlpolral adj: Keilbein/Os sphenoidale und Schläfenbein/Os temporale betreffend oder verbindend; Ⓔ *sphenotemporal*

sphelnolzylgolmaltisch adj: Keilbein/Os sphenoidale und Jochbein/Os zygomaticum betreffend; Ⓔ *sphenozygomatic*

Sphinlgolglylkollilpilde pl: Sphingolipide* mit einem Kohlenhydratanteil; Ⓔ *glycosphingolipids*

Sphinlgollilpilde pl: komplexe Lipide, die Sphingosin an Stelle von Glyzerin* enthalten; Ⓔ *sphingolipids*

Sphinlgollilpildolse f: Oberbegriff für durch Enzymdefekte verursachte intrazelluläre Speicherkrankheiten mit Einlagerung von Sphingolipiden in verschiedenen Organen und dem ZNS; Ⓔ *sphingolipidosis*

Sphinlgollilpidlspeilcherlkranklheit f:

→*Sphingolipidose*

Sphin|go|mye|lin|ne *pl*: in den Markscheiden vorkommende Sphingolipide*; ⒺＥ *sphingomyelins*

Sphin|go|mye|lin|li|pi|do|se *f*: →*Sphingomyelinose*

Sphin|go|mye|li|no|se *f*: autosomal-rezessiv vererbte Sphingolipidose* mit Einlagerung von Sphingomyelin und Cholesterin in Zellen des retikulohistozytären Systems und des ZNS; ⒺＥ *sphingomyelinosis*

Sphin|go|phos|pho|li|pi|de *pl*: in den Markscheiden vorkommende Sphingolipide*, die Phosphorylcholin enthalten; ⒺＥ *sphingophospholipids*

Sphink|ter *m*: Schließmuskel; ⒺＥ *sphincter*

Sphink|te|ral|gie *f*: Schmerzen im Afterschließmuskel; ⒺＥ *sphincteralgia*

Sphink|te|rek|to|mie *f*: operative (Teil-) Entfernung eines Schließmuskels; ⒺＥ *sphincterectomy*

Sphink|ter|ent|zün|dung *f*: →*Sphinkteritis*

Sphink|ter|fi|bro|se *f*: →*Sphinktersklerose*

Sphink|ter|hy|per|to|nie *f*: vermehrter Spannungszustand des Blasenschließmuskels; ⒺＥ *hypertonic sphincter*

Sphink|te|ri|tis *f*: Entzündung eines Schließmuskels; ⒺＥ *sphincteritis*

Sphink|te|ro|ly|se *f*: operative Ablösung des Pupillenschließmuskels; ⒺＥ *sphincterolysis*

Sphink|te|ro|skop *nt*: Spekulum zur Untersuchung des Afterschließmuskels; ⒺＥ *sphincteroscope*

Sphink|te|ro|sko|pie *f*: endoskopische Untersuchung eines Schließmuskels; ⒺＥ *sphincteroscopy*

Sphink|te|ro|to|mie *f*: 1. operative Durchtrennung/Spaltung eines Schließmuskels 2. Spaltung einer verengten Vater*-Papille; ⒺＥ 1. *sphincterotomy* 2. *papillosphincterotomy*

Sphink|ter|plas|tik *f*: plastische Operation zur Wiederherstellung der Funktion eines Schließmuskels; ⒺＥ *sphincteroplasty*

Sphink|ter|skle|ro|se *f*: Einengung der Vater*-Papille; meist sklerotisch bedingt als Folge einer Entzündung; ⒺＥ *sphincteral sclerosis*

Sphink|ter|to|nus *m*: Spannungszustand eines Schließmuskels; ⒺＥ *sphincter tone*

Sphinx|ge|sicht *nt*: typischer Gesichtsausdruck bei Muskeldystrophie; ⒺＥ *myopathic facies*

Sphygmo-, sphygmo- *präf.*: Wortelement mit der Bedeutung „Puls"

Sphyg|mo|graf, -graph *m*: Gerät zur Sphygmografie*; ⒺＥ *sphygmograph*

Sphyg|mo|gra|fie, -gra|phie *f*: Registrierung der Pulskurve; ⒺＥ *sphygmography*

Sphyg|mo|gramm *nt*: bei der Sphygmografie* erhaltene Kurve; ⒺＥ *sphygmogram*

Spi|ca *f*: Kornährenverband; ⒺＥ *spica*

Spi|der nae|vus *nt*: →*Spinnennävus*

Spie|gel|bild|iso|me|rie *f*: Isomerie*, bei der die Moleküle sich wie Bild und Spiegelbild unterscheiden; ⒺＥ *optical isomerism*

Spieg|hel-Leber|lappen *m*: kleiner Leberlappen an der Ventralfläche; ⒺＥ *Spigelius' lobe*

Spieg|ler-Tumor *m*: familiär gehäuft auftretender benigner Tumor, v.a. der Kopfhaut [**Turbantumor**]; ⒺＥ *cylindroma*

Spike *nt*: 1. Spitze, Kurvenzacke 2. Spitze der äußeren Virushülle; ⒺＥ 1.–2. *spike*

Spin *m*: Drehimpuls von Elementarteilchen; ⒺＥ *spin*

Spi|na *f, pl* **-nae**: Dorn, Stachel, Fortsatz; ⒺＥ *spine*

Spina bifida: angeborene Spaltbildung eines oder mehrerer Wirbel; ⒺＥ *spina bifida*

Spina ischiadica: Sitzbeinstachel; ⒺＥ *ischial spine*

Spina scapulae: Knochenkamm auf der Hinterfläche des Schulterblattes; endet als Acromion*; ⒺＥ *scapular spine*

spi|nal *adj*: Wirbelsäule/Columna vertebralis betreffend; das Rückenmark/die Medulla spinalis betreffend; ⒺＥ *spinal*

Spi|nal|an|äs|the|sie *f*: Leitungsanästhesie* mit Injektion des Anästhetikums in den Durasack; ⒺＥ *spinal anesthesia*

Spi|nal|block *m*: →*Spinalanästhesie*

Spi|nal|ka|nal *m*: von den Wirbelkörpern und -bögen gebildeter Kanal, in dem das Rückenmark liegt; ⒺＥ *spinal canal*

Spi|nal|ner|ven *pl*: vom Rückenmark abgehende Nerven; je nach Ursprung unterscheidet man **lumbale**, **sakrale** und **thorakale Spinalnerven**; ⒺＥ *spinal nerves*

Spi|nal|pa|ra|ly|se *f*: Lähmung durch Ausfall von Rückenmarksabschnitten; ⒺＥ *spinal paralysis*

spastische Spinalparalyse: Systemerkrankung des Rückenmarks mit fortschreitender Degeneration von motorischen Neuronen; ⒺＥ *spastic spinal paralysis*

Spin|del|haa|re *pl*: angeborene Störung

S

des Haarwachstums mit unregelmäßiger Verdickung und Verdünnung der Haare; ⒺⒹ *moniliform hair*

Spin|del|zell|nä|vus *m*: v.a. bei Kindern auftretender benigner Nävuszellnävus*, der histologisch an ein malignes Melanom erinnert; ⒺⒹ *spindle cell nevus*

Spin|del|zell|sar|kom *nt*: aus spindelförmigen Zellen bestehendes Sarkom*; ⒺⒹ *spindle cell sarcoma*

spi|ni|ful|gal *adj*: vom Rückenmark wegführend; ⒺⒹ *spinifugal*

spi|ni|pe|tal *adj*: zum Rückenmark hinführend; ⒺⒹ *spinipetal*

Spin|nen|fin|ger|keit *f*: grazil verlängerte Finger; ⒺⒹ *spider fingers*

Spin|nen|ge|webe|ge|rinn|sel *nt*: Fibringerinnsel, das sich im Liquor* cerebrospinalis bei z.B. Hirnhauttuberkulose bildet; ⒺⒹ *spider-web clot*

Spin|nen|nä|vus *m*: v.a. im Gesicht auftretende, stecknadelkopfgroße Papel mit radiären feinen Gefäßreisern; ⒺⒹ *spider nevus*

Spinn|we|ben|haut *f*: äußeres Blatt der weichen Hirn- und Rückenmarkshaut; ⒺⒹ *arachnoid*

Spino-, spino- *präf*.: Wortelement mit der Bedeutung **1.** „Dorn/Stachel" **2.** „Rückgrat/Wirbelsäule"

spi|no|bul|bär *adj*: Rückenmark und Bulbus medullae spinalis betreffend oder verbindend; ⒺⒹ *spinobulbar*

spi|no|gle|no|i|dal *adj*: Spina scapulae und Cavitas glenoidalis betreffend; ⒺⒹ *spinoglenoid*

spi|no|kos|tal *adj*: Wirbelsäule und Rippe(n)/Costa(e) betreffend oder verbindend; ⒺⒹ *costispinal*

spi|no|sa|kral *adj*: Wirbelsäule und Kreuzbein/Os sacrum betreffend oder verbindend; ⒺⒹ *spinosacral*

spi|no|ze|re|bel|lar *adj*: Rückenmark/Medulla spinalis und Kleinhirn/Zerebellum betreffend oder verbindend; ⒺⒹ *spinocerebellar*

spi|no|ze|re|bral *adj*: Rückenmark und Gehirn/Zerebrum betreffend oder verbindend; ⒺⒹ *cerebrospinal*

Spin|the|ris|mus *m*: Funkensehen; ⒺⒹ *spintherism*

Spin|the|rol|pie *f*: → *Spintherismus*

Spir-, spir- *präf*.: → *Spiro-*

Spir|al|de|nom *nt*: Schweißdrüsenadenom; ⒺⒹ *spiradenoma*

Spi|ral|bruch *m*: durch Drehkräfte verursachte Fraktur langer Röhrenknochen; ⒺⒹ *spiral fracture*

Spi|ral|frak|tur *f*: → *Spiralbruch*

spi|ril|li|zid *adj*: spirillenabtötend; ⒺⒹ *spirillicide*

Spi|ril|lum *nt*: Gattung gramnegativer, spiralförmiger Bakterien; ⒺⒹ *Spirillum*

Spiro-, spiro- *präf*.: Wortelement mit der Bedeutung „Windung/Schneckenlinie/Spirale"

Spi|ro|chae|ta *f*: Gattung gramnegativer, schraubenförmiger Bakterien; ⒺⒹ *Spirochaeta*

Spi|ro|chae|ta|ceae *pl*: Familie spiralig gewundener Bakterien; enthält u.A. die Gattungen Spirochaeta, Borrelia, Treponema und Leptospira; ⒺⒹ *Spirochaetaceae*

spi|ro|chä|ti|zid *adj*: spirochätenabtötend; ⒺⒹ *spirocheticidal*

Spi|ro|er|go|me|trie *f*: kombinierte Spirometrie* und Ergometrie*; ⒺⒹ *ergospirometry*

Spi|ro|graf, -graph *m*: Gerät zur fortlaufenden Aufzeichnung der Lungenvolumina und Ventilationsgrößen als Zeit-Volumen-Diagramm; ⒺⒹ *spirograph*

Spi|ro|gra|fie, -gra|phie *f*: Aufzeichnung der Lungenvolumina und Ventilationsgrößen mit einem Spirografen; ⒺⒹ *spirography*

Spi|ro|gramm *nt*: bei der Spirografie* erhaltene Kurve; ⒺⒹ *spirogram*

Spi|ro|me|ter *nt*: Gerät zur Messung der ein- und ausgeatmeten Gasmengen; ⒺⒹ *spirometer*

Spitz|bu|ckel *m*: stärkste Ausprägung einer Kyphose* mit spitzwinkliger Abknickung; ⒺⒹ *gibbus*

Spit|zen|stoß *m*: → *Herzspitzenstoß*

Spit|zen|tu|ber|ku|lo|se *f*: im Rahmen einer lokalisierten hämatogenen Streuung einer Lungentuberkulose* auftretender Befall der Lungenspitzen; ⒺⒹ *apical tuberculosis*

Spitz|fuß *m*: Fußfehlstellung mit Beugung im oberen Sprunggelenk; ⒺⒹ *pes equinus*

Spitz|po|cken *pl*: → *Windpocken*

Spitz|schä|del *m*: anomale Schädelform mit turmartigem Wachstum; meist durch einen vorzeitigen Verschluss der Kranznaht bedingt; ⒺⒹ *steeple skull*

Spitz-Tumor *m*: v.a. bei Kindern auftretender benigner Nävuszellnävus*, der histologisch an ein malignes Melanom erinnert; ⒺⒹ *Spitz nevus*

Splanch|ni|kek|to|mie *f*: operative Teilentfernung des Nervus splanchnicus; ⒺⒹ *splanchnicectomy*

592

Splanch|ni|ko|to|mie *f*: Durchtrennung des Nervus splanchnicus; ⒺＥ *splanchnicotomy*

Splanch|ni|kus *m*: Nervus splanchnicus; ⒺＥ *splanchnic nerve*

Splanchno-, splanchno- *präf.*: Wortelement mit der Bedeutung „Eingeweide"

Splanch|no|cra|ni|um *nt*: Gesichts- und Eingeweideschädel; ⒺＥ *splanchnocranium*

Splanch|no|me|gal|lie *f*: Eingeweidevergrößerung; ⒺＥ *splanchnomegaly*

Splanch|no|pa|thie *f*: Eingeweideerkrankung; ⒺＥ *splanchnopathy*

Splanch|no|pto|se *f*: Senkung der Baucheingeweide; klinisch auffällig sind eine chronische Obstipation* und Rücken- oder Kreuzschmerzen beim Stehen; ⒺＥ *splanchnoptosis*

splanch|no|so|ma|tisch *adj*: Eingeweide/Viszera und Körper betreffend; ⒺＥ *viscerosomatic*

splanch|no|trop *adj*: mit besonderer Affinität zu den Eingeweiden/Viszera; ⒺＥ *viscerotropic*

Splanch|no|ze|le *f*: Verlagerung von Baucheingeweiden in eine Ausstülpung des Bauchfells; ⒺＥ *splanchnocele*

Splen *m*: Milz; ⒺＥ *spleen*

Splen|al|gie *f*: Schmerzen in der Milz, Milzschmerzen; ⒺＥ *splenalgia*

Splen|a|tro|phie *f*: Milzatrophie; ⒺＥ *splenatrophy*

Splen|ek|to|mie *f*: Milzentfernung; ⒺＥ *splenectomy*

sple|ni|form *adj*: milzartig, milzförmig; ⒺＥ *spleniform*

Sple|ni|tis *f*: Milzentzündung; ⒺＥ *splenitis*

Spleno-, spleno- *präf.*: Wortelement mit der Bedeutung „Milz/Lien/Splen"

Sple|no|dy|nie *f*: → *Splenalgie*

sple|no|gen *adj*: durch die Milz bedingt oder verursacht, von der Milz ausgehend, aus der Milz stammend, in der Milz gebildet; ⒺＥ *splenogenous*

Sple|no|gra|fie, -gra|phie *f*: Röntgenkontrastdarstellung der Milz; ⒺＥ *splenography*

Sple|no|gramm *nt*: Röntgenkontrastaufnahme der Milz; ⒺＥ *splenogram*

Sple|no|he|pa|to|me|gal|lie *f*: Vergrößerung von Leber und Milz; ⒺＥ *splenohepatomegaly*

sple|no|id *adj*: milzartig, milzähnlich; ⒺＥ *splenoid*

sple|no|kol|lisch *adj*: Milz und Kolon betreffend oder verbindend; ⒺＥ *splenocolic*

Sple|nom *nt*: gutartiger Milztumor; ⒺＥ *splenoma*

sple|no|me|dul|lär *adj*: Milz und Knochenmark/Medulla ossium betreffend; ⒺＥ *splenomedullary*

Sple|no|me|gal|lie *f*: Milzvergrößerung, Milzschwellung, Milztumor; ⒺＥ *splenomegaly*

sple|no|pan|kre|a|tisch *adj*: Milz und Bauchspeicheldrüse/Pankreas betreffend; ⒺＥ *splenopancreatic*

Sple|no|pa|thie *f*: Milzerkrankung; ⒺＥ *splenopathy*

Sple|no|pe|xie *f*: operative Milzanheftung; ⒺＥ *splenopexy*

sple|no|por|tal *adj*: Milz und Pfortader/Vena portae hepatis betreffend; ⒺＥ *splenoportal*

Sple|no|por|to|gra|fie, -gra|phie *f*: Röntgenkontrastdarstellung von Leber, Pfortader und Milz; ⒺＥ *splenoportography*

Sple|no|por|to|gramm *nt*: Röntgenkontrastaufnahme von Leber, Pfortader und Milz; ⒺＥ *splenoportogram*

Sple|no|pto|se *f*: Milzsenkung; ⒺＥ *splenoptosis*

sple|no|re|nal *adj*: Milz und Niere/Ren betreffend; ⒺＥ *splenorenal*

Sple|nor|rha|gie *f*: Milzblutung; ⒺＥ *splenorrhagia*

Sple|nor|rha|phie *f*: Milznaht; ⒺＥ *splenorrhaphy*

Sple|no|se *f*: klinisch meist asymptomatisch verlaufende Versprengung von Milzgewebe im Bauch- und/oder Brustraum; ⒺＥ *splenosis*

Sple|no|to|mie *f*: Inzision der Milz; ⒺＥ *splenotomy*

Sple|no|ze|le *f*: Eingeweidebruch mit Milz im Bruchsack; ⒺＥ *splenocele*

spo|do|gen *adj*: durch Abfallprodukte/Zersetzungsprodukte bedingt; ⒺＥ *spodogenous*

Spo|do|gra|fie, -gra|phie *f*: Anfertigung eines Spodogramms; ⒺＥ *spodography*

Spo|do|gramm *nt*: nach Veraschung der organischen Substanz sichtbare Verteilung anorganischer Bestandteile in einem Gewebeschnitt; ⒺＥ *spodogram*

Spon|dyl|al|gie *f*: Schmerzen in einem Wirbel oder der Wirbelsäule; ⒺＥ *spondylalgia*

Spon|dyl|ar|thri|tis *f*: Entzündung der Wirbelgelenke; ⒺＥ *spondylarthritis*

Spondylarthritis ankylosans: chronisch degenerative Entzündung des Achsenskeletts und der Extremitäten; typisch ist die Versteifung [Ankylosie-

S

rung] des Iliosakralgelenkes und der Wirbelsäule; Ⓔ *rheumatoid spondylitis*

Spon|dyl|ar|thro|pa|thie f: Erkrankung der Wirbelgelenke; Ⓔ *spondylarthropathy*

Spon|dyl|ar|thro|se f: nichtentzündliche oder degenerative entzündliche Erkrankung der Wirbelgelenke, die zu Deformierung der Wirbelsäule führen kann; Ⓔ *spondylarthritis*

Spon|dyl|itis f: Wirbelentzündung; Ⓔ *spondylitis*

Spondylo-, spondylo- präf.: Wortelement mit der Bedeutung „Wirbel/Vertebra"

Spon|dyl|o|de|se f: operative Wirbelsäulenversteifung; Ⓔ *spondylosyndesis*

Spon|dyl|o|dis|zi|tis f: Entzündung des Wirbelkörpers und der Bandscheibe; Ⓔ *spondylodiskitis*

Spon|dyl|o|dy|nie f: → *Spondylalgie*

Spon|dyl|o|lis|the|se f: Abgleiten eines Wirbelkörpers vom nächsten Wirbel nach vorne; Ⓔ *spondylolisthesis*

Spon|dyl|o|ly|se f: **1.** seitliche Wirbelbogenspalte **2.** operative Lösung von verwachsenen Wirbeln; Ⓔ **1.–2.** *spondylolysis*

Spon|dyl|o|mal|a|zie f: Wirbelerweichung; Ⓔ *spondylomalacia*

Spon|dyl|o|pa|thie f: Wirbelerkrankung; Ⓔ *spondylopathy*

Spon|dyl|o|pto|se f: schwerste Form des Spondylolisthesis* mit i.d.R. völligem Abgleiten des 5. Lendenwirbels vom Kreuzbein; Ⓔ *spondyloptosis*

Spon|dyl|o|schi|sis f: Wirbelbogenspalte; Ⓔ *spondyloschisis*

Spon|dyl|o|se f: durch eine Randleistenbildung charakterisierte degenerative Erkrankung der Wirbelsäule; Ⓔ *spondylosis*

Spon|dyl|us m: Wirbel, Vertebra*; Ⓔ *vertebra*

spon|gi|form adj: schwammartig, schwammförmig; Ⓔ *spongiform*

Spon|gi|itis f: Entzündung des Penisschwellkörpers; Ⓔ *spongiitis*

Spongio-, spongio- präf.: Wortelement mit der Bedeutung „Schwamm/schwammig"

Spon|gi|o|blas|ten pl: embryonale Gliazellen, aus denen sich das Ependym* entwickelt; Ⓔ *spongioblasts*

spon|gi|ös adj: schwammartig, schwammförmig; Ⓔ *spongiose*

Spon|gi|o|sa f: **1.** schwammige Schicht der Gebärmutterschleimhaut; tiefe Schicht des Stratum* functionale endometrii **2.** schwammartige innere Knochenschicht; Ⓔ **1.** *spongy layer of endometrium* **2.** *spongy substance of bone*

Spon|gi|tis f: → *Spongiitis*

Spon|tan|ab|ort f: Fehlgeburt, Abort; Ⓔ *spontaneous abortion*

Spon|tan|at|mung f: normale, vom Atemzentrum gesteuerte Atmung; Ⓔ *spontaneous breathing*

Spon|tan|ent|bin|dung f: → *Spontangeburt*

Spon|tan|frak|tur f: nicht durch eine traumatische Schädigung hervorgerufene Fraktur eines bereits krankhaft veränderten Knochens; Ⓔ *spontaneous fracture*

Spon|tan|ge|burt f: normale Geburt ohne mechanische oder medikamentöse Einleitung; Ⓔ *spontaneous delivery*

Spon|tan|mu|ta|ti|on f: Mutation, die nicht von außen ausgelöst wird; Ⓔ *spontaneous mutation*

Spon|tan|nys|tag|mus m: in Ruhestellung auftretender Nystagmus*; Ⓔ *spontaneous nystagmus*

Spon|tan|pneu m: → *Spontanpneumothorax*

Spon|tan|pneu|mo|tho|rax m: spontan, d.h. ohne Verletzung, auftretender Pneumothorax*; Ⓔ *spontaneous pneumothorax*

Spo|ran|gi|um nt: ein- oder mehrzelliger Sporenbehälter von Bakterien und Pilzen; Ⓔ *sporangium*

Spo|ren pl: **1.** Keimzellen/Vermehrungsformen von Pilzen **2.** beständige Dauerformen von Mikroorganismen; Ⓔ **1.–2.** *spores*

Spo|ren|bild|ner pl: sporenbildende Mikroorganismen; Ⓔ *spore-forming bacilli*

Spo|ren|schlauch m: zylindrische Zelle im Fruchtkörper von Schlauchpilzen, in dem die Askosporen gebildet werden; Ⓔ *ascus*

Spo|ren|stän|der m: keulenförmige Hyphenzelle der Ständerpilze, die durch Abschnürung Ständersporen bildet; Ⓔ *basidium*

Spo|ren|tier|chen pl: → *Sporozoa*

spo|ri|zid adj: sporenzerstörend, sporenabtötend; Ⓔ *sporicidal*

Sporo-, sporo- präf.: Wortelement mit Bezug auf „Spore"

Sporothrix-Mykose f: → *Sporotrichose*

Spo|ro|tri|cho|se f: durch **Sporothrix schenkii** hervorgerufene Pilzinfektion, die i.d.R. auf Haut und Unterhaut beschränkt bleibt; Ⓔ *sporotrichosis*

Spo|ro|zoa pl: parasitäre Einzeller, zu denen u.A. Toxoplasma gondii und Plasmodium gehören; ⒺＥ *Sporozoa*

Sportlalbulminlulrie f: → *Sportproteinurie*

Sportlherz nt: vergrößertes Herz von Leistungssportlern; Ⓔ *athletic heart*

Sportlerlherz nt: → *Sportherz*

Sportlproltelinlulrie f: bei sportlicher Anstrengung auftretende, vorübergehende Eiweißausscheidung im Harn; Ⓔ *effort albuminuria*

Spolrullaltilon f: Sporenbildung; Ⓔ *sporulation*

Spotlting nt: Schmierblutung*; Ⓔ *spotting*

Spreizlfuß m: Fußdeformität mit Abflachung und Verbreiterung des Quergewölbes; Ⓔ *spread foot*

Sprosslpilze pl: Pilze, die sich durch Sprossung* vermehren; Ⓔ *yeasts*

Sprolslung f: Vermehrung durch Abschnürung von Tochterzellen; Ⓔ *budding*

Sprue f: ätiologisch unklare Erkrankung mit Fettdurchfall, Anämie* und Abmagerung; Ⓔ *sprue*

einheimische Sprue: Erwachsenenform der Zöliakie*; Ⓔ *adult celiac disease*

tropische Sprue: in den Tropen vorkommendes, allgemeines Malabsorptionssyndrom unbekannter Genese; Ⓔ *tropical sprue*

Sprunglgellenk nt: aus drei Anteilen [Articulatio talocruralis, Articulatio talocalcanea, Articulatio talocalcaneonavicularis] bestehendes Gelenk; Ⓔ *ankle joint*

Spullwurm m: im Dünndarm des Menschen parasitierender Erreger der Askariasis*; Ⓔ *maw worm*

Spulrenlellelmenlte pl: essentielle Elemente, die in kleinsten Mengen im Körper vorhanden sind; Ⓔ *trace elements*

Spultum nt: Auswurf; Ⓔ *sputum*

Spultumlzyltollolgie f: zytologische Untersuchung von Sputum; Ⓔ *sputum cytology*

Squalma f: Schuppe, schuppenartiger Knochen; Hautschuppe; Ⓔ *squama*

squalmolfronltal adj: Stirnbeinschuppe/Squama frontalis betreffend; Ⓔ *squamofrontal*

squalmolmasltoid adj: Schläfenbeinschuppe/Squama ossis temporalis und Warzenfortsatz/Mastoid betreffend oder verbindend; Ⓔ *squamomastoid*

squalmoloklzilpiltal adj: die Hinterhauptsschuppe/Squama occipitalis betreffend; Ⓔ *squamo-occipital*

squalmolpalrileltal adj: Schläfenbeinschuppe/Squama ossis temporalis und Scheitelbein/Os parietale betreffend oder verbindend; Ⓔ *squamoparietal*

squalmös adj: schuppenförmig, schuppenähnlich, schuppig; mit Schuppen bedeckt; Ⓔ *squamous*

squalmolsphelnolildal adj: Schläfenbeinschuppe und Keilbein/Os sphenoidale betreffend; Ⓔ *squamosphenoid*

squalmoltemlpolral adj: zur Schläfenbeinschuppe/Squama ossis temporalis gehörend; Ⓔ *squamotemporal*

Squatlting nt: typische Haltung von Kindern bei Fallot*-Tetralogie; Ⓔ *squatting*

Stälblchen pl: **1.** stäbchenförmige Bakterien, Stäbchenbakterien **2.** Stäbchenzellen der Netzhaut; Ⓔ **1.** *rod-shaped bacteria* **2.** *retinal rods*

Stalbillilsaltor m: zur Blutkonservierung verwendete gerinnungshemmende Substanz, die die natürlichen Eigenschaften des Blutes nicht verändert; Ⓔ *stabilizer*

Stablkerlnilge pl: jugendliche Granulozyten mit einem stabförmigen Kern; Ⓔ *staff cells*

Stablsichltiglkeit f: Refraktionsanomalie des Auges, bei der das Licht nicht in einem Punkt, sondern nur als Linie fokussiert werden kann; Ⓔ *astigmatism*

Stalchellzellen pl: stachelförmige Zellen der Epidermis*; Ⓔ *prickle cells*

Stalchellzellenlkrebs m: → *Plattenepithelkarzinom*

Stalchellzelllkarlzilnom, selbstheilendes nt: v.a. Hände und Gesicht befallender, gutartiger Hauttumor älterer Patienten, der sich spontan zurückbildet; Ⓔ *multiple self-healing squamous epithelioma*

Stalchellzelllkrebs, selbstheilender m: → *Stachelzellkarzinom, selbstheilendes*

Stalchellzelllschicht f: auf das Stratum* basale folgende Schicht, die typische Stachelzellen enthält; Ⓔ *spinous layer of epidermis*

Staldilum delcrelmenlti nt: Stadium des Fieberabfalls; Ⓔ *defervescent stage*

Staldilum inlcrelmenlti nt: Stadium des Fieberanstiegs; Ⓔ *pyrogenetic stage*

Stalging nt: Stadieneinteilung von Malignomen; wichtig für Prognose und Therapieplanung; Ⓔ *staging*

Stalgnaltilon nt: Stockung, Stillstand; Stauung; Ⓔ *stagnation*

Stalgnaltilonslanlolxie f: durch eine Min-

S

derdurchblutung hervorgerufene Anoxie*; Ⓔ *stagnant anoxia*

Staglnaltilonslhylpolxie f: durch eine Minderdurchblutung hervorgerufene Hypoxie*; Ⓔ *stagnant hypoxia*

Staglnaltilonslthromlbolse f: Thrombose* bei Stagnation des Blutflusses; Ⓔ *stagnant thrombosis*

Stammlbronlchus m, pl -chilen: noch außerhalb der Lunge entstehender rechter und linker Hauptbronchus; Ⓔ *stem bronchus*

Stammlganlglilen pl: zum extrapyramidal-motorischen System gehörende Endhirn- und Zwischenhirnkerne mit Bedeutung für die Motorik; Ⓔ *basal ganglia*

Stammlhirn nt: verlängertes Mark, Brücke und Mittelhirn umfassender Hirnabschnitt; Ⓔ *brainstem*

Stammlzelllen pl: pluripotente Zellen im Knochenmark, aus denen sich die Blutzellen entwickeln; Ⓔ *stem cells*

Stammlzelllenlleuklälmie f: Leukämie, bei der Stammzellen der Leukozytopoese im peripheren Blut auftreten; Ⓔ *stem cell leukemia*

Stänlderlpillze pl: zu den Eumycetes* gehörende Unterklasse der Pilze, die essbare und giftige Arten enthält; Ⓔ *club fungi*

Stanlnolse f: durch Inhalation von Zinnoxid-haltigem Staub hervorgerufene seltene Pneumokoniose*; Ⓔ *stannosis*

Stanzlbiloplsie f: Biopsie mit einem Stanzgerät; Ⓔ *punch biopsy*

Stalpeldekltolmie f: operative Entfernung des Steigbügels; Ⓔ *stapedectomy*

Stalpeldilollylse f: operative Lösung des Steigbügels; Ⓔ *stapediolysis*

stalpeldilolvesltilbullär adj: Steigbügel/ Stapes und Vestibulum auris betreffend; Ⓔ *stapediovestibular*

Stalpes m: Steigbügel; letztes Knöchelchen der Gehörknöchelchenkette im Mittelohr; Ⓔ *stirrup*

Stalpeslanlkyllolse f: bei Otosklerose* auftretende knöcherne Fixierung des Stapes im ovalen Fenster, die zu Schallleitungsschwerhörigkeit führt; Ⓔ *stapedial ankylosis*

Stalpeslplasltik f: Steigbügelplastik nach operativer Steigbügelentfernung mit Einpflanzen einer Stapesprothese; Ⓔ *stapedioplasty*

Stalphylliltis f: Entzündung des Gaumenzäpfchens; Ⓔ *staphylitis*

Staphylo-, staphylo- präf: Wortelement mit der Bedeutung 1. „Traube/traubenförmig" 2. „Gaumenzäpfchen" 3. „Staphylokokken"

Stalphyllolcoclcus m: Gattung grampositiver, unbeweglicher Kugelbakterien, die sich traubenförmig zusammenlagern; Ⓔ *Staphylococcus*

Staphylococcus aureus: exotoxin-bildender Erreger von eitrigen Hauterkrankungen, Wundinfektionen, Lebensmittelvergiftung etc.; Ⓔ *Staphylococcus aureus*

Staphylococcus epidermidis: auf Haut und Schleimhaut lebender Stamm; opportunistischer Erreger von Wundinfektion, Endokarditis* und Septikämie*; Ⓔ *Staphylococcus epidermidis*

Stalphyllolderlmie f: meist eitrige Hautentzündung [Pyodermie] durch Staphylokokken; Ⓔ *staphyloderma*

Stalphyllolkokklälmie f: Auftreten von Staphylokokken im Blut; Ⓔ *staphylococcemia*

Stalphyllolkoklken pl: → *Staphylococcus*

Stalphyllolkoklkenlenltelriltis f: Enteritis* durch Enterotoxine verschiedener Staphylokokkenarten; meist als Lebensmittelvergiftung; Ⓔ *staphylococcal enteritis*

Stalphyllolkoklkenlhälmollylsilne pl: → *Staphylolysine*

Stalphyllolkoklkenlinlfekltilon f: → *Staphylokokkose*

Stalphyllolkoklkenlmelninlgiltis f: meist hämatogen ausgelöste, selten iatrogene oder posttraumatische, akute eitrige Hirnhautentzündung; Ⓔ *staphylococcal meningitis*

Stalphyllolkoklkenlseplsis f: → *Staphylokokkämie*

Stalphyllolkoklkolse f: durch Staphylococcus-Species hervorgerufene bakterielle Infektionskrankheit; Ⓔ *staphylococcosis*

Stalphyllolkoklkus m: → *Staphylococcus*

Stalphyllollylsilne pl: hämolyse-verursachende Staphylotoxine*; Ⓔ *staphylolysins*

Stalphyllom nt: beerenartige Vorwölbung der Augenhornhaut; Ⓔ *staphyloma*

Stalphyllolma nt, pl -malta: → *Staphylom*

Stalphyllolphalrynlgorlrhalphie f: operativer Verschluss einer Gaumenspalte; Ⓔ *staphylopharyngorrhaphy*

Stalphyllolplasltik f: Zäpfchenplastik, z.B. bei Zäpfchenspalte; Ⓔ *staphyloplasty*

Stalphyllolptolse f: Zäpfchensenkung oder Zäpfchentiefstand, z.B. bei Lähmung des Gaumensegels; ⓔ *staphyloptosis*

Sta|phyl|or|rha|phie f: Zäpfchennaht; ⓔ *staphylorrhaphy*

Sta|phyl|o|schi|sis f: Zäpfchenspalte, Gaumenspalte im Zäpfchenbereich; ⓔ *staphyloschisis*

Sta|phyl|o|to|mie f: **1.** Inzision des Gaumenzäpfchens **2.** Ausschneidung eines Staphyloms; ⓔ **1.–2.** *staphylotomy*

Sta|phyl|o|to|xi|ne pl: von Staphylokokken gebildete Toxine; ⓔ *staphylotoxins*

Sta|phyl|o|lu|ra|nor|rha|phie f: → *Staphylopharyngorrhaphie*

Star m: kurz für → *grauer Star*

grauer Star: angeborene oder erworbene Linsentrübung; ⓔ *cataract*

grüner Star: → *Glaukom*

Stär|ke f: aus Amylose* und Amylopektin* aufgebautes Polysaccharid; wichtigstes Speicherkohlenhydrat; ⓔ *starch*

tierische Stärke: → *Glykogen*

Starr|krampf m: → *Tetanus*

-stase suf.: Wortelement mit der Bedeutung „Stauung"

Sta|tin nt: **1.** die Mitose hemmendes Gift; therapeutisch zur Chemotherapie maligner Tumoren verwendet **2.** Inhibiting-Hormon, z.B. Somatostatin*; ⓔ **1.–2.** *statin*

-statisch suf.: in Adjektiven verwendetes Wortelement mit der Bedeutung „gestaut"

sta|to|a|kus|tisch adj: Gleichgewichtssinn und Gehör betreffend; ⓔ *statoacoustic*

Sta|to|col|nia pl: → *Statolithen*

Sta|to|ko|ni|en pl: → *Statolithen*

Sta|to|li|then pl: kleinste Kalkkristalle des Innenohrs; Teil des Gleichgewichtssystems; ⓔ *statoliths*

sta|to|mo|to|risch adj: Gleichgewichtssinn und Bewegung/Motorik betreffend; ⓔ *statomotoric*

Sta|tus m: Zustand; Verfassung; ⓔ *state*

Status anginosus: anhaltender Angina* pectoris-Anfall; ⓔ *preinfarction angina*

Status asthmaticus: anhaltende, dicht aufeinanderfolgende Asthma* bronchiale-Anfälle, die u.U. zu einem Daueranfall führen; ⓔ *status asthmaticus*

Status epilepticus: aufeinanderfolgende epileptische Anfälle, zwischen denen der Patient nicht zu Bewusstsein kommt; ⓔ *epileptic state*

Status idem: unveränderter Befund; ⓔ *status idem*

Status praesens: gegenwärtiger Zustand, aktueller klinischer Befund; ⓔ *present status*

Staub|ab|la|ge|rungs|krank|heit f: → *Staubkrankheit*

Staub|krank|heit f: durch eine Staubablagerung im Gewebe hervorgerufene Erkrankung, z.B. Staublunge; ⓔ *coniosis*

Staub|lun|ge f: durch chronische Inhalation von Staubpartikeln hervorgerufene reaktive Veränderung des Lungengewebes mit oder ohne Funktionsstörung; zum Teil entschädigungspflichtige Berufskrankheiten; ⓔ *pneumokoniosis*

Staub|lun|gen|er|kran|kung f: → *Staublunge*

Staub-Traugott-Versuch f: oraler Glukosetoleranztest* mit zweimaliger Glukosezufuhr im Abstand von 90 Minuten; ⓔ *Staub-Traugott test*

Staub|zel|le f: in den Septen der Lungenalveolen sitzende Monozyten, die Kohle- und Staubpartikel aufnehmen und Zellen phagozytieren; ⓔ *dust cell*

Stau|chungs|bruch m: → *Stauchungsfraktur*

Stau|chungs|frak|tur f: kompletter oder inkompletter Knochenbruch durch Stauchungskräfte; ⓔ *compression fracture*

Stauungs|bron|chi|tis f: durch eine Stauungslunge hervorgerufene chronische Bronchitis* mit Dyspnoe*, Husten und Herzfehlerzellen* im Sputum; ⓔ *congestive bronchitis*

Stauungs|der|ma|ti|tis f: ekzematisierte Dermatitis* bei venöser Insuffizienz; ⓔ *stasis eczema*

Stauungs|der|ma|to|se f: → *Stauungsdermatitis*

Stauungs|ek|zem nt: → *Stauungsdermatitis*

Stauungs|gal|len|bla|se f: Vergrößerung der Gallenblase bei einem Verschluss des Ductus* cysticus; ⓔ *stasis gallbladder*

Stauungs|gas|tri|tis f: durch eine passive Hyperämie* der Magenschleimhaut bei Herzinsuffizienz* verursachte Magenbeschwerden; ⓔ *congestive gastritis*

Stau|ungs|hy|per|äl|mie f: Hyperämie* durch eine Abflussbehinderung im venösen Schenkel; ⓔ *venous congestion*

Stauungs|in|du|ra|ti|on f: durch chronische Blutstauung hervorgerufene Verfestigung des Organgewebes durch Zunahme der kollagenen Fasern; ⓔ *congestive induration*

S

Stau|ungs|le|ber f: Leberveränderung durch eine chronische Abflussstörung; ⓔ *congested liver*

Stauungs|lun|ge f: Veränderung der Lungenstruktur bei chronischer Blutstauung im kleinen Kreislauf; ⓔ *congested lung*

Stauungs|mas|ti|tis f: durch eine Milchstauung hervorgerufene häufige Form der Mastitis* der (stillenden) Wöchnerinnen; ⓔ *stagnation mastitis*

Stauungs|milz f: Vergrößerung und Verhärtung bei chronischer Abflussstauung; ⓔ *congested spleen*

Stauungs|nie|re f: blutgefüllte, dunkelrote Niere bei chronischer Herzinsuffizienz; ⓔ *congested kidney*

Stauungs|pa|pil|le f: ödematöse Schwellung und Vorwölbung der Sehnervenpapille bei intrakranieller Drucksteigerung; ⓔ *choked disk*

Stauungs|zir|rho|se f: bei chronischer Leberstauung entstehende Verhärtung und Fibrosierung des Lebergewebes mit Ausbildung einer Leberzirrhose; ⓔ *congestive cirrhosis*

Steal-Effekt m: durch Umleitung oder Ableitung von Blut hervorgerufene Symptomatik; ⓔ *steal phenomenon*

Steal-Phänomen nt: → *Steal-Effekt*

Stel|a|rin|säu|re f: gesättigte C_{18}-Fettsäure; ⓔ *stearic acid*

Stearo-, stearo- präf.: Wortelement mit der Bedeutung „Fett"

Stel|ar|rhoe f: → *Steatorrhö*

Stel|a|ti|tis f: Fettgewebsentzündung; ⓔ *steatitis*

Steato-, steato- präf.: Wortelement mit der Bedeutung „Fett"

Stel|a|tolly|se f: Fettspaltung, Fettabbau; ⓔ *steatolysis*

Stel|a|tom nt: meist multipel auftretende Retentionszysten der Haut mit punktförmiger Follikelmündung; ⓔ *steatoma*

Stel|a|tol|ne|kro|se f: Fettgewebsnekrose; ⓔ *steatonecrosis*

Stel|a|tor|rhö f: erhöhte Fettausscheidung im Stuhl bei mangelhafter Verdauung oder Aufnahme durch den Darm; ⓔ *steatorrhea*

Stel|a|tol|sis f: 1. Fettsucht, Verfettung 2. degenerative Verfettung von Zellen, Geweben oder Organen; ⓔ 1. *obesity* 2. *steatosis*

Stel|a|tol|zel|le f: Vorfall von Fettgewebe oder eines Fetttumors in das Unterhautgewebe; ⓔ *steatocele*

Stech|ap|fel|form f: stechapfelförmiger Erythrozyt; ⓔ *burr cell*

Stech|ap|fel|ver|gif|tung m: Vergiftung durch im Stechapfel* [Datura starmonium] enthaltene Alkaloide; ⓔ *daturism*

Stech|mü|cken pl: Mückenfamilie, deren Weibchen Blutsauger sind und damit Krankheitserreger übertragen können; wichtige Gattungen sind Anopheles, Aedes und Culex; ⓔ *mosquitos*

Steell-Geräusch nt: frühdiastolisches Herzgeräusch bei relativer Pulmonalisinsuffizienz; ⓔ *Steell's murmur*

Steig|bü|gel m: Stapes*; ⓔ *stirrup*

Stein-Leventhal-Syndrom nt: Syndrom mit vergrößerten Eierstöcken mit multiplen Zysten, Hypertrichose*, Fettsucht und Zyklusstörungen; ⓔ *Stein-Leventhal syndrome*

Stein|schnitt m: operative Entfernung eines Konkrements/Steins; ⓔ *lithotomy*

Stein|schnitt|la|ge f: Rückenlage des Patienten, die Beine im Hüft- und Kniegelenk gebeugt und gespreizt; ⓔ *lithotomy position*

Stein|staub|lun|ge f: durch Einatmen von quarzhaltigem Staub hervorgerufene Pneumokoniose* mit chronisch progredienter Lungenfibrose*; ⓔ *silicosis*

Steiß|bein|fis|tel f: durch Eindringen von Haaren in die Subkutis oder als Hemmungsfehlbildung entstandene Taschenbildung über der Steißbeinspitze; ⓔ *coccygeal fistula*

Steiß|bein|seg|men|te pl: Steißbeinabschnitt des Rückenmarks; ⓔ *coccygeal segments of spinal cord*

Steiß|bein|wir|bel pl: → *Steißwirbel*

Steiß|bein|zys|te f: → *Steißbeinfistel*

Steiß-Fuß-Lage f: Beckenendlage*, bei der die Steiß und ein Fuß [**unvollkommene Steiß-Fuß-Lage**] oder beide Füße [**vollkommene Steiß-Fuß-Lage**] führen; ⓔ *complete breech presentation*

Steiß|la|ge f: Beckenendlage*, bei der der Steiß führt; ⓔ *breech presentation*

Steiß|wir|bel pl: 4–5, meist miteinander verschmolzene Wirbel des Steißbeins; ⓔ *coccygeal vertebrae*

Stel|la|tum|blo|cka|de f: Anästhesie* des Ganglion* stellatum; ⓔ *stellate block*

Stel|la|tum|re|sek|ti|on f: → *Stellektomie*

Stel|lek|to|mie f: operative Entfernung des Ganglion* stellatum; ⓔ *stellectomy*

Stell|knor|pel m: auf der Ringknorpelplatte sitzender Knorpel, der die Spannung der Stimmbänder reguliert; ⓔ *arytenoid cartilage*

S

Stell|re|flexe pl: Reflexe, die Kopf und Körper in eine normale Stellung bringen; Ⓔ *righting reflexes*

Stem|pel|test m: Tuberkulintest*, bei dem das Tuberkulin mit einem speziellen Stempel in die Haut eingedrückt wird; Ⓔ *tine (tuberculin) test*

Steno-, steno- *präf.*: Wortelement mit der Bedeutung „Enge/Verengung/eng/schmal"

Ste|no|kar|die f: → *Angina pectoris*

Ste|no|ko|rie f: Verengung/Engstellung der Pupille; Ⓔ *stenocoriasis*

Stenon-Gang m: Ausführungsgang der Ohrspeicheldrüse; Ⓔ *canal of Stenon*

Ste|no|se f: Einengung von Gefäße, Hohlorganen oder Ausgängen/Mündungen; Ⓔ *stenosis*

Ste|no|sel|ge|räusch nt: **1.** Gefäßgeräusch über einem verengten Gefäßabschnitt **2.** Herzgeräusch durch Stenose einer Herzklappe **3.** hörbares Atemgeräusch bei Einengung im Kehlkopf- oder Luftröhrenbereich; Ⓔ **1.–3.** *stenosal murmur*

ste|no|sie|rend *adj*: zur Stenose führend, verengend, einengend; Ⓔ *stenosing*

ste|no|therm *adj*: (*biolog.*) nur in ganz bestimmten Temperaturbereichen lebensfähig; Ⓔ *stenothermal*

Ste|no|to|mie f: Spaltung einer Stenose; Ⓔ *stenotomy*

ste|no|xen *adj*: (*Parasit*) auf wenige Wirte beschränkt; Ⓔ *stenoxenous*

Ste|no|ze|phal|ie f: durch einen vorzeitigen Verschluss der Schädelnähte [Kraniosynostose*] hervorgerufene Fehlbildung des Schädels; Ⓔ *stenocephaly*

Stensen-Gang m: Ausführungsgang der Ohrspeicheldrüse; Ⓔ *Stensen's canal*

Stent m: Spiraldrahtprothese zum Offenhalten von Gefäßen oder Hohlorganen; Ⓔ *stent*

Step|per|gang m: typische Gangart bei Lähmung des Nervus* peroneus; das Bein wird hoch angehoben und der Fuß setzt erst mit der Spitze und dann mit der Hacke auf; Ⓔ *steppage gait*

Ster|be|zif|fer f: Anzahl der Sterbefälle in einem bestimmten Zeitraum pro 1000 Personen; Ⓔ *mortality rate*

Sterb|lich|keit f: Mortalität; Ⓔ *mortality*

Sterco-, sterco- *präf.*: → *Sterko-*

Ster|cus nt: Kot; Ⓔ *feces*

Stereo-, stereo- *präf.*: Wortelement mit der Bedeutung **1.** „räumlich/körperlich" **2.** „fest/hart/starr"

Ste|re|o|ag|no|sie f: Verlust der Fähigkeit Formen durch Betasten zu Erkennen; Ⓔ *stereoagnosis*

Ste|re|o|gno|sie f: Fähigkeit ein Objekt nur durch Betasten zu erkennen; Ⓔ *stereognosis*

Ste|re|o|mi|kro|skop nt: Mikroskop* mit zwei getrennten optischen Systemen zur Erzeugung eines stereoskopischen Bildes; Ⓔ *stereoscopic microscope*

Ste|re|o|oph|thal|mo|skop nt: → *Stereophthalmoskop*

Ste|re|oph|thal|mo|skop nt: Ophthalmoskop* zur stereoskopischen Betrachtung des Augenhintergrundes; Ⓔ *stereo-ophthalmoscope*

Ste|re|op|sis f: räumliches Sehen; Ⓔ *stereopsis*

Ste|re|o|ra|di|o|gra|fie, -gra|phie f: Anfertigung stereoskopischer Röntgenaufnahmen; Ⓔ *stereoradiography*

Ste|re|o|skop nt: Gerät zur stereoskopischen Betrachtung von Objekten; jedes Auge sieht nur eine Hälte des Bildes, daraus konstruiert des Gehirn ein räumliches Bild; Ⓔ *stereoscope*

ste|ril *adj*: **1.** keimfrei; aseptisch **2.** unfruchtbar, infertil; Ⓔ **1.–2.** *sterile*

Ste|ri|li|sa|ti|on f: **1.** Entkeimung **2.** Herbeiführen von Sterilität von Mann oder Frau; Ⓔ **1.–2.** *sterilization*

Ste|ri|li|sie|rung f: → *Sterilisation*

Ste|ri|li|tät f: **1.** Keimfreiheit; Asepsis **2.** Unfruchtbarkeit; Ⓔ **1.–2.** *sterility*

Ste|ri|li|täts|o|pe|ra|ti|on f: Operation zur Wiederherstellung der Zeugungsfähigkeit bzw. Empfängnisfähigkeit; Ⓔ *fertility operation*

Ste|ri|ne pl: bei Pflanzen und Tieren vorkommende polyzyklische Verbindungen mit einer OH-Gruppe, z.B. Cholesterin*, Ergosterin; Ⓔ *sterols*

Sterko-, sterko- *präf.*: Wortelement mit der Bedeutung „Kot/Schmutz"

Ster|ko|bi|lin nt: gelbbrauner Gallenfarbstoff; verleiht dem Stuhl seine typische Farbe; Ⓔ *stercobilin*

Ster|ko|bi|li|no|gen nt: aus Bilirubin* entstehender Gallenfarbstoff; Ⓔ *stercobilinogen*

Ster|ko|bi|lin|u|rie f: Ausscheidung von Sterkobilin* im Harn; Ⓔ *stercobilinuria*

ster|ko|ral *adj*: Stuhl/Kot betreffend, kotig, kotartig, fäkal; kothaltig; Ⓔ *stercoral*

Ster|ko|ral|ap|pen|di|zi|tis f: durch Kotsteine hervorgerufene Appendizitis*; Ⓔ *stercoral appendicitis*

Ster|ko|rom nt: durch die Bauchdecke tastbare Masse aus verhärtetem Stuhl

S

im Dickdarm; Ⓔ *stercoroma*

sterInal *adj*: das Brustbein betreffend; Ⓔ *sternal*

SterInalIgie *f*: Brustbeinschmerz; Ⓔ *sternalgia*

SterInalIpunkItIion *f*: Knochenmarkentnahme aus dem Brustbein; Ⓔ *sternal puncture*

Sternberg-Reed-Riesenzellen *pl*: mehrkernige Riesenzellen bei Lymphogranulomatose*; Ⓔ *Sternberg-Reed cells*

SterInInävus *m*: → *Spinnennävus*

Sterno-, sterno- *präf.*: Wortelement mit Bezug auf „Brustbein/Sternum"

sterInoIchondIral *adj*: Rippenknorpel einer (echten) Rippe betreffend; Brustbein/Sternum und Rippenknorpel betreffend; Ⓔ *chondrosternal*

SterInoIdylnie *f*: → *Sternalgie*

sterInoIhyIoId *adj*: Sternum und Zungenbein/Os hyoideum betreffend; Ⓔ *sternohyoid*

sterInoId *adj*: sternumartig, sternumähnlich; Ⓔ *sternoid*

sterInoIklalvilkulIär *adj*: Sternum und Schlüsselbein/Klavikel betreffend oder verbindend; Ⓔ *sternoclavicular*

SterInoIklalvilkulIarIgellenk *nt*: Gelenk zwischen Schlüsselbein und Brusbein; Ⓔ *sternoclavicular joint*

sterInoIkosItal *adj*: Sternum und Rippen/Costae betreffend oder verbindend; Ⓔ *sternocostal*

sterInoIkosItalIgellenIke *pl*: Gelenke zwischen Brustbein und Rippen; Ⓔ *sternocostal joints*

sterInoIpelrilkarIdilal *adj*: Sternum und Herzbeutel/Perikard betreffend oder verbindend; Ⓔ *sternopericardial*

sterInoIskalpulIar *adj*: Sternum und Schulterblatt/Skapula betreffend; Ⓔ *sternoscapular*

sterInoIthylrolId *adj*: Sternum und Schilddrüse/Thyroidea oder Schildknorpel/Cartilago thyroidea betreffend; Ⓔ *sternothyroid*

SterInoItolmie *f*: Brustbeinspaltung; Ⓔ *sternotomy*

sterInoItralchelal *adj*: Sternum und Luftröhre/Trachea betreffend; Ⓔ *sternotracheal*

sterInoIverItelbral *adj*: Sternum und Wirbel/Vertebrae betreffend; Ⓔ *sternovertebral*

SterInum *nt*: Brustbein; Ⓔ *sternum*

SterInumIalplalsie *f*: mangelnde Ausbildung des Brustbeins; Ⓔ *asternia*

SterInulIaltio *f*: Niesen; Ⓔ *sternutation*

Stero-, stero- *präf.*: Wortelement mit der

Bedeutung „fest/hart/starr"

SteIrolidIdilalbeItes *m*: bei hochdosierter Kortikosteroidtherapie auftretender Diabetes* mellitus; Ⓔ *steroid diabetes*

SteIrolIde *pl*: natürliche oder synthetisch hergestellte Verbindungen, die ein Grundgerüst aus drei Sechserringen und einem Fünferring enthalten; Ⓔ *steroids*

SteIrolidIhorImoIne *pl*: Hormone mit Steroidstruktur, z.B. die Nebennierenrindenhormone; Ⓔ *steroid hormones*

SteIrolidIkaltalrakt *f*: Katarakt bei langfristiger lokaler oder systemischer Glucocorticoidtherapie; Ⓔ *steroid-induced cataract*

steIrolidolgen *adj*: Steroide bildend; Ⓔ *steroidogenic*

SteIrolIe *pl*: → *Sterine*

SterItor *m*: röchelnde Atmung; Ⓔ *stertor*

sterItolrös *adj*: röchelnd; Ⓔ *stertorous*

Stetho-, stetho- *präf.*: Wortelement mit der Bedeutung „Brust"

StethoIgraf, -graph *m*: Gerät zur Aufzeichnung der Brustkorbbewegungen; Ⓔ *stethograph*

StethoIgralfie, -gralphie *f*: Aufzeichnung der Brustkorbbewegungen; Ⓔ *stethography*

StethoImylolsiItis *f*: Entzündung der Brustwandmuskeln; Ⓔ *stethomyositis*

StethoIskop *nt*: Instrument zum Abhören [Auskultation] von Funktionsgeräschen von Organen, Körperhöhlen, Gefäßen u.ä.; Ⓔ *stethoscope*

Stewardessen-Krankheit *f*: papulöse Dermatitis* der perioralen Haut; Ⓔ *perioral dermatitis*

StickIoIxId *nt*: → *Stickstoffmonoxid*

StickIoIxyIdul *nt*: Lachgas; farbloses Gas mit narkotisierender und berauschender Wirkung; Ⓔ *ganitrous oxide*

StickIstoff *m*: farb-, geruch- und geschmackloses, reaktionsträges Gas; bildet ca. 78 % der Erdatmosphäre; Ⓔ *nitrogen*

StickIstoffImonIoIxId *nt*: farbloses Gas; wird im Gefäßendothel gebildet [endothelial derived relaxing factor, EDRF] und führt über Aktivierung der Guanylatcyclase zur Gefäßdilatation; Ⓔ *nitrogen monoxide*

StielIknolllen *pl*: gutartige, chronisch-eitrige, granulomatöse Erkrankung der Mundschleimhaut und der Haut von Gesicht, Händen und Zehen; Ⓔ *botryomycosis*

S

Stiel|warze *f:* harmlose faden- oder stiel-förmige Hautfibrome, v.a. am Hals, in den Achselhöhlen und unter der Brust; ⓔ *skin tag*

Stilb|ös|trol *nt:* synthetisches Östrogen* mit karzinogener Wirkung; ⓔ *estro-stilben*

Still-Syndrom *nt:* schon im Kindesalter einsetzende Form der chronischen Polyarthritis*; ⓔ *Still's disease*

Still|wehen *pl:* Wehen in den ersten 2–3 Tagen nach der Geburt; durch Stillen verstärkt; ⓔ *afterpains*

Still|zeit *f:* Periode der Milchbildung und Brustfütterung nach der Geburt; ⓔ *lactation period*

Stimm|band *nt:* in der Stimmlippe ver-laufendes Band zwischen Schildknor-pel und Stellknorpel; ⓔ *vocal liga-ment*

falsches Stimmband: Bindegewebszug zwischen Schildknorpel und Stell-knorpel; ⓔ *false vocal ligament*

Stimm|band|ent|zün|dung *f:* → *Chorditis*

Stimm|band|knöt|chen *pl:* bei Überbelas-tung der Stimmbänder auftretende Wucherungen; ⓔ *singer's nodes*

Stimm|band|mus|kel *m:* → *Musculus voca-lis*

Stimm|fal|te *f:* das Stimmband enthal-tende Längsfalte zwischen Schildknor-pel und Aryknorpel; ⓔ *vocal cord*

Stimm|fre|mi|tus *m:* Übertragung von Stimmlauten auf die Thoraxwand; ⓔ *pectoral fremitus*

Stimm|lip|pe *f:* → *Stimmfalte*

Stimm|rit|ze *f:* Spalt zwischen den Stimmbändern; ⓔ *fissure of glottis*

Sti|mu|lans *nt:* Anregungsmittel, Reiz-mittel, Aufputschmittel; ⓔ *stimulant*

Sti|mu|lus *m:* Reiz; ⓔ *stimulus*

Stink|na|se *f:* chronisch-atrophische Na-senschleimhautentzündung mit Na-sengeruch; ⓔ *ozena*

Stink|schweiß *m:* Ausscheidung eines übelriechenden Schweißes mit unan-genehmem Körpergeruch; ⓔ *bromhi-drosis*

Stirn|fon|ta|nel|le *f:* rautenförmige Fonta-nelle* am vorderen Ende der Pfeilnaht; ⓔ *frontal fontanelle*

Stirn|höl|cker *m:* Höcker oberhalb des Augengrauenbogens; ⓔ *frontal tuber*

Stirn|höh|len|ent|zün|dung *f:* → *Sinusitis frontalis*

Stirn|la|ge *f:* seltene Deflexionslage, bei der die Stirn während der Geburt führt; ⓔ *brow presentation*

Stirn|naht *f:* Naht zwischen den beiden Stirnbeinen; ⓔ *frontal suture*

St. Louis-Enzephalitis *f:* in weiten Teilen der USA im Sommer/Herbst auftreten-de Arbovirus-Enzephalitis* durch das **St. Louis-Enzephalitis-Virus;** ⓔ *St. Louis encephalitis*

sto|chas|tisch *adj:* dem Zufall unterwor-fen; ⓔ *stochastic*

Stoff|wech|sel *m:* Gesamtheit aller bio-chemischen Reaktionen im Körper; ⓔ *metabolism*

Sto|ma *nt:* **1.** Öffnung, Mund **2.** künstli-che Öffnung oder künstlicher Ausgang eines Hohlorgans; ⓔ **1.** *mouth* **2.** *sto-ma*

Sto|ma|chi|kum *nt:* Magenmittel; ⓔ *sto-machic*

Sto|ma|kal|ke *f:* bakterielle [Spirochae-ten*] ulzerierende Entzündung der Mundschleimhaut und des Zahn-fleischs; durch mangelnde Hygiene be-günstigt; ⓔ *stomacace*

Sto|ma|tal|gie *f:* Schmerzen im Mund; ⓔ *stomatalgia*

Sto|ma|ti|tis *f:* Entzündung der Mund-schleimhaut; ⓔ *stomatitis*

Stomatitis angularis: schmerzhaftes, akutes oder chronisches Ekzem* des Mundwinkels; ⓔ *angular stomatitis*

Stomatitis aphthosa: akut verlaufende Entzündung durch Herpes* simplex mit schmerzhaften, stecknadelkopf-großen Aphthen*, die narbenlos ab-heilen; ⓔ *aphthous stomatitis*

Stomatitis epidemica: relativ selten auf den Menschen übertragene Virus-krankheit von Wiederkäuern und Schweinen; oft schwer von einer Sto-matitis aphthosa zu unterscheiden; ⓔ *epidemic stomatitis*

Stomatitis herpetica: → *Stomatitis aph-thosa*

Stomato-, stomato- *präf.:* Wortelement mit der Bedeutung „Mund/Mundhöh-le"

Sto|ma|to|dy|nie *f:* → *Stomatalgie*

Sto|ma|to|glos|si|tis *f:* Entzündung von Mundschleimhaut und Zunge; ⓔ *sto-matoglossitis*

Sto|ma|to|mie *f:* Inzision des Mutter-mundes, Muttermundschnitt; ⓔ *sto-matomy*

Sto|ma|to|pal|thie *f:* Erkrankung des Mun-des oder der Mundhöhle; ⓔ *stoma-topathy*

Sto|ma|to|plas|tik *f:* Mundplastik; ⓔ *stomatoplasty*

Sto|ma|tor|rha|gie *f:* Blutung aus dem Mund; ⓔ *stomatorrhagia*

S

601

Stoʹmaʹtoʹschiʹsis f: Lippenspalte, Mundspalte, Hasenscharte; Ⓔ *stomatoschisis*

Stoʹmaʹtoʹskop nt: Mikroskop* für die direkte Untersuchung der Mundschleimhaut; Ⓔ *stomatoscope*

Stoʹmaʹtoʹtoʹmie f: → *Stomatomie*

Stoʹmaʹtoʹzyʹten pl: Erythrozyten* mit schlitz- oder mundförmiger Aufhellung im Ausstrich; Ⓔ *stomatocytes*

-stomie suf.: Wortelement mit der Bedeutung „Mund/Mündung"

Storʹchenʹbiss m: angeborener Naevus* flammeus am Nacken; Ⓔ *nuchal nevus*

Stoßʹwelʹlenʹliʹthoʹtripʹsie, extrakorporale f: Zertrümmerung von Nieren- oder Gallensteinen durch Stoßwellen; Ⓔ *extracorporeal shock wave lithotripsy*

Straʹbisʹmoʹtoʹmie f: Durchtrennung der Augenmuskelsehnen zur Schielbehandlung; Ⓔ *strabotomy*

Straʹbisʹmus m: Schielen; Abweichung der Augenachsen von der Parallelstellung bei Fernsicht; Ⓔ *strabismus*

Strabismus concomitans: Schielen, bei dem ein Auge das andere begleitet; Ⓔ *manifest strabismus*

Strabismus convergens: Einwärtsschielen; Ⓔ *convergent strabismus*

Strabismus divergens: Auswärtsschielen; Ⓔ *divergent strabismus*

Strabismus internus: → *Strabismus convergens*

Straʹboʹtoʹmie f: → *Strabismotomie*

Strahʹlenʹanʹämie f: durch eine Schädigung des Knochenmarks hervorgerufene Anämie* nach einer Strahlenbehandlung; Ⓔ *radiation anemia*

Strahʹlenʹapʹpaʹrat m: → *Strahlenkörper*

Strahʹlenʹblaʹse f: Schrumpfblase* nach Strahlenbehandlung; Ⓔ *radiation bladder*

Strahʹlenʹderʹmaʹtiʹtis f: durch Einwirkung ionisierender Strahlung hervorgerufene Dermatitis*, die mit einer erhöhten Gefahr der Karzinomentstehung belastet ist; Ⓔ *radiation dermatitis*

Strahʹlenʹderʹmaʹtoʹse f: durch Strahlung ausgelöste Hautschädigung; meist gleichgesetzt mit Strahlendermatitis*; Ⓔ *radiation dermatosis*

Strahʹlenʹdoʹsis f: die einem Patienten oder Objekt verabreichte Dosis an ionisierender Strahlung; Ⓔ *radiation dose*

kumulierte Strahlendosis: Bezeichnung für die durch wiederholte Strahlenbelastung erzielte Gesamtdosis; Ⓔ *cumulative dose*

Strahʹlenʹenʹteʹriʹtis f: Enteritis* als Folge einer Strahlentherapie; Ⓔ *radiation enteritis*

Strahʹlenʹexʹpoʹsiʹtiʹon f: Strahlenbelastung; Ⓔ *radiation load*

Strahʹlenʹkaʹtaʹrakt f: Katarakt* durch Einwirkung ionisierender Strahlung; Ⓔ *radiation cataract*

Strahʹlenʹkaʹter m: vorübergehende Kopfschmerzen, Übelkeit, Abgeschlagenheit und Schwindelgefühl nach Bestrahlung; Ⓔ *radiation sickness*

Strahʹlenʹkoʹliʹtis f: Kolitis als Folge einer Strahlentherapie; Ⓔ *radiation colitis*

Strahʹlenʹkörʹper m: Abschnitt der mittleren Augenhaut, der den Ziliarmuskel enthält und das Kammerwasser bildet; Ⓔ *ciliary body*

Strahʹlenʹmyeʹliʹtis f: meist im Rahmen einer Strahlentherapie entstehende, in schweren Fällen zu Querschnittslähmung* führende Schädigung des Rückenmarks; Ⓔ *radiation myelitis*

Strahʹlenʹneʹkroʹse f: Gewebe- oder Organtod nach Bestrahlung mit ionisierender Strahlung; Ⓔ *radiation necrosis*

Strahʹlenʹneuʹriʹtis f: durch Einwirkung ionisierender Strahlung hervorgerufene Nervenentzündung; Ⓔ *radiation neuritis*

Strahʹlenʹosʹteʹoʹneʹkroʹse f: nach Strahlentherapie auftretende Knochennekrose; Ⓔ *radiation osteonecrosis*

Strahʹlenʹpilzʹkrankʹheit f: Aktinomykose*; Ⓔ *actinomycosis*

Strahʹlenʹpneuʹmoʹnie f: → *Strahlenpneumonitis*

Strahʹlenʹpneuʹmoʹniʹtis f: nach Bestrahlung auftretende entzündliche Reaktion und Schädigung des interstitiellen Lungengewebes; Ⓔ *radiation pneumonitis*

Strahʹlenʹprokʹtiʹtis f: meist im Rahmen einer Strahlentherapie auftretende Mastdarmentzündung; Ⓔ *radiation proctitis*

Strahʹlenʹschaʹden m: Schädigung durch therapeutisch oder akzidentell aufgenommene ionisierende Strahlung; *radiation injury*

Strahʹlenʹstar m: → *Strahlenkatarakt*

Strahʹlenʹtheʹraʹpie f: Anwendung ionisierender Strahlen zur Behandlung von Erkrankungen; Ⓔ *radiation therapy*

Strahʹlenʹzysʹtiʹtis f: meist durch therapeutische Bestrahlung, v.a. gynäkologi-

S

scher Tumoren, hervorgerufene Harnblasenentzündung; Ⓔ *radiocystitis*

Strahllung f: Energieausbreitung als Welle oder Teilchen; Ⓔ *radiation*

α-Strahlung: aus Alphateilchen* bestehende Korpuskularstrahlung; Ⓔ *α radiation*

β-Strahlung: aus Kernteilchen bestehende Strahlung, die beim Betazerfall von Radionukliden abgestrahlt wird; Ⓔ *β radiation*

γ-Strahlung: energiereiche Strahlung, die beim radioaktiven Zerfall freigesetzt wird; Ⓔ *γ radiation*

Strahllungslnelkrolse f: → *Strahlennekrose*

Strahllungslosltelolnelkrolse f: → *Strahlenosteonekrose*

Stranlgullaltion f: **1.** Erdrosselung, Strangulierung **2.** (chirurg.) Abschnürung, Abbindung; Ⓔ **1.–2.** *strangulation*

Stranlgullaltilonslillelus m: Ileus* durch Abschnürung einer Darmschlinge; Ⓔ *strangulation ileus*

Stranlgulrie f: schmerzhafter Harndrang; Ⓔ *stranguria*

Straltilgralfie, -gralphie f: Anfertigung von Schichtröntgenaufnahmen; Ⓔ *tomography*

Straltum nt: Lage, Schicht; Ⓔ *stratum, layer*

Stratum basale: Basalschicht der Gebärmutterhaut, die nicht abgestoßen wird; Ⓔ *basal layer of epidermis*

Stratum basale epidermidis: Wachstumsschicht der Haut; Ⓔ *basal layer of epidermis*

Stratum cerebrale: Sinnesnervenschicht der Netzhaut/Retina; Ⓔ *cerebral part of retina*

Stratum compactum: oberflächliche kompakte Schicht des Stratum functionale endometrii; Ⓔ *compact layer*

Stratum corneum epidermidis: oberste Schicht der Epidermis*; Ⓔ → *horny layer of epidermis*

Stratum fibrosum: fibröse Außenschicht der Gelenkkapsel; Ⓔ *fibrous membrane of articular capsule*

Stratum functionale: oberflächliche Schicht der Gebärmutterschleimhaut, die während der Proliferationsphase* an Dicke zunimmt und in der Menstruation abgestoßen wird; in der Schwangerschaft dient sie der Einnistung des befruchteten Eies; Ⓔ *functional layer*

Stratum ganglionicum retinae: Ganglienzellschicht der Netzhaut/Retina; Ⓔ *ganglionic layer of retina*

Stratum germinativum epidermidis: Basalschicht der Epidermis*, von der die Hautzellen nach außen wachsen; Ⓔ *regenerative layer of epidermis*

Stratum neuroepitheliale retinae: Schicht der Stäbchen und Zapfen; Ⓔ *neuroepithelial layer*

Stratum papillare dermis: wellenförmig mit der Epidermis* verbundene obere Schicht der Dermis*; Ⓔ *papillary layer of dermis*

Stratum pigmenti corporis ciliaris: Pigmentepithel des Ziliarkörpers; Ⓔ *pigmented layer of ciliary body*

Stratum pigmenti iridis: Pigmentepithel der Regenbogenhaut; Ⓔ *pigmented layer of iris*

Stratum pigmentosum retinae: Pigmentepithel der Netzhaut; Ⓔ *pigmented part of retina*

Stratum spinosum epidermidis: auf das Stratum basale folgende Schicht, die typische Stachelzellen enthält; Ⓔ *spinous layer of epidermis*

Stratum spongiosum: schwammige Schicht der Gebärmutterschleimhaut; tiefe Schicht des Stratum functionale endometrii; Ⓔ *spongy layer of endometrium*

Stratum synoviale: Innenschicht der Gelenkkapsel, die die Gelenkschmiere [Synovia] produziert; Ⓔ *synovial membrane of articular capsule*

Strecklverlband m: Verband, z.B. Pflasterzugverband, zur Dauerextension von Extremitäten; Ⓔ *extension bandage*

Streptolbalcillus m: Gattung gramnegativer, unbeweglicher Stäbchenbakterien; Ⓔ *Streptobacillus*

Streptolbalzilllenlratlenlbisslfielber nt: durch Rattenbisse oder verdorbene Lebensmittel übertragene Infektionskrankheit durch Streptobacillus moniliformis; Ⓔ *rat-bite fever*

Streptolbalzilllus m, pl **-li:** → *Streptobacillus*

Streptolcoclcus m: in Paaren oder Ketten angeordnete, gampositive, unbewegliche Kugelbakterien; Ⓔ *Streptococcus*

Streptococcus equisimilis: betahämolytische C-Streptokokken; Erreger von Wundinfektionen und Pharyngitis*; Ⓔ *Streptococcus equisimilis*

Streptococcus pneumoniae: von einer Polysaccharidkapsel umgebene, lanzettförmige Diplokokke; klassischer Erreger der Pneumonie*; Ⓔ *Streptococcus pneumoniae*

Streptococcus pyogenes: Streptokok-

S

ken, die in der Kultur Betahämolyse* zeigen; u.A. Erreger von Atemwegserkrankungen, Scharlach* und Erysipel*; wichtig sind auch die im Anschluss an die Akuterkrankungen auftretenden Folgeerkrankungen wie z.B. rheumatisches Fieber*; ⓔ *Streptococcus pyogenes*

Streptococcus viridans: Streptokokken-Gruppe, die auf Blutagar mit einer grünlichen Zone wächst; Erreger von Zahnerkrankungen [Karies] und Endokarditiden; ⓔ *Streptococcus viridans*

Strep|to|der|mie *f*: eitrige Hauterkrankung [Pyodermie] durch Streptococcus-Species; ⓔ *streptoderma*

Strep|to|dor|na|se *f*: als Fibrinolytikum* verwendetes Streptokokkenenzym; ⓔ *streptodornase*

Strep|to|ki|na|se *f*: von β-hämolysierenden Streptokokken gebildetes Globulin, das im Körper zusammen mit Plasminogen einen Aktivatorkomplex der Fibrinolyse bildet; ⓔ *streptokinase*

Strep|to|kok|k|ä|mie *f*: Auftreten von Streptokokken im Blut; ⓔ *streptococcemia*

Strep|to|kok|ken *pl*: → *Streptococcus*

Streptokokken-Desoxyribonuclease *f*: → *Streptodornase*

Strep|to|kok|ken|en|do|kar|di|tis *f*: häufigste Form [50 %] der bakteriellen Endokarditis*; die durch Streptococcus* viridans hervorgerufene Endocarditis* lenta spielt wegen der häufigen Herzklappenschädigung eine wichtige Rolle; ⓔ *streptococcal endocarditis*

Strep|to|kok|ken|in|fek|ti|on *f*: → *Streptokokkose*

Strep|to|kok|ken|me|nin|gi|tis *f*: eitrige Hirnhautentzündung mit primärer Beschränkung auf die weichen Hirnhäute; ⓔ *streptococcal meningitis*

Strep|to|kok|ken|sep|sis *f*: → *Streptokokkämie*

Strep|to|kok|ko|se *f*: durch Streptococcus-Species hervorgerufene Infektionskrankheit; ⓔ *streptococcosis*

Strep|to|kok|kus *m*, *pl* **-ken**: → *Streptococcus*

vergrünende Streptokokken: → *Streptococcus viridans*

Strep|to|ly|si|ne *pl*: die von β-hämolysierenden Streptokokken gebildeten Hämolysine* **Streptolysin O** und **Streptolysin S**; ⓔ *streptolysins*

Strep|to|my|ce|ta|ceae *pl*: Familie grampositiver, fadenförmiger Bakterien, die als Antibiotikabildner wichtig sind; ⓔ *Streptomycetaceae*

Strep|to|my|cin *nt*: von **Streptomyces griseus** gebildetes bakterizides Antibiotikum, das u.A. gegen Mycobacterium* tuberculosis wirksam ist; ⓔ *streptomycin*

Stress|frak|tur *f*: Knochenbruch durch Langzeitbelastung; ⓔ *stress fracture*

Stress|in|kon|ti|nenz *f*: unwillkürlicher Harnabgang bei Erhöhung des intraabdominellen Drucks; ⓔ *stress incontinence*

Stress|leu|ko|zy|to|se *f*: durch physische oder psychische Belastung ausgelöste Erhöhung der Leukozytenzahl; ⓔ *emotional leukocytosis*

Streu|ung *f*: von einem Herd [Infekt, Tumor] ausgehende Aussaat von Erregern oder Zellen; ⓔ *spread*

Streu|ungs|lin|se *f*: nach innen gewölbte Linse, die Lichtstrahlen streut; ⓔ *diverging lens*

Stria *f*: Streifen; Linie, Furche; ⓔ *stria*

Striae gravidarum: Schwangerschaftsstreifen; ⓔ *stretch marks*

stri|är *adj*: gestreift, streifig, streifenförmig; ⓔ *striate*

Strich|ab|ra|sio *f*: Biopsie von Gebärmutterschleimhaut mit einer Kürette; ⓔ *endometrial biopsy*

Strich|kul|tur *f*: durch strichförmiges Ausstreichen angelegte Bakterienkultur; ⓔ *streak culture*

Strich|kü|ret|ta|ge *f*: → *Strichabrasio*

Stric|tu|ra *f*: (hochgradige) Verengung; ⓔ *stricture*

Strictura urethrae: Harnröhrenverengung; ⓔ *urethral stricture*

Stri|dor *m*: pfeifendes Atemgeräuch beim Ein- oder Ausatmen; ⓔ *stridor*

stri|do|rös *adj*: in Form eines Stridors; ⓔ *stridulous*

Strik|tur *f*: (hochgradige) Verengung; ⓔ *stricture*

Strik|tu|ro|to|mie *f*: Spaltung einer Striktur; ⓔ *stricturotomy*

stri|o|ni|gral *adj*: Corpus striatum und Substantia nigra betreffend; ⓔ *strionigral*

stri|o|pal|li|där *adj*: Corpus striatum und Globus pallidus betreffend; ⓔ *striopallidal*

stri|o|ze|re|bel|lär *adj*: Corpus striatum und Kleinhirn/Zerebellum betreffend; ⓔ *striocerebellar*

Strip|ping *nt*: Venenentfernung durch Herausziehen mit einem **Stripper**; ⓔ *stripping*

Stro|ma *nt*: (Stütz-)Gerüst eines Organs;

ⓔ *stroma*

Stro|ma|sar|kom *nt*: vom Gebärmutterstroma ausgehender bösartiger Tumor; ⓔ *stromal sarcoma*

stro|ma|to|gen *adj*: vom Stroma abstammend; ⓔ *stromatogenous*

Strom|bahn, terminale *f*: Gesamtheit der Arteriolen, Kapillaren und postkapillaren Venen, die die Mikrozirkulation der Gewebe bewirken; ⓔ *terminal vascular bed*

Stro|phan|thin *nt*: aus Strophantus-Arten gewonnenes Herzglykosid; ⓔ *strophanthin*

Stro|phol|ze|phallie *f*: Schädelfehlbildung mit kombinierter Gesichtsfehlbildung; ⓔ *strophocephaly*

Struk|tur|fett *nt*: Fett, das am Aufbau von Zellen und Geweben beteiligt ist, z.B. Membranlipide; ⓔ *structural fat*

Struk|tur|pro|te|i|ne *pl*: Proteine, die am Aufbau von Zellen und Geweben beteiligt sind; ⓔ *structural proteins*

Stru|ma *f*: Vergrößerung der gesamten Schilddrüse oder von Teilen der Schilddrüse; ⓔ *goiter*

Struma basedowiana: Bezeichnung für eine hyperthyreote Struma bei Basedow-Krankheit; ⓔ *Basedow's goiter*

blande Struma: nicht-entzündliche Struma ohne Knotenbildung bei euthyreoter Stoffwechsellage; ⓔ *simple goiter*

Struma colloides: Struma* mit Einlagerung von Kolloid in große [**Struma colloides macrofolliculares**] oder kleine [**Struma colloides microfolliculares**] Follikel; ⓔ *colloid goiter*

eisenharte Struma Riedel: ätiologisch unklare, meist Frauen betreffende, chronische Schilddrüsenentzündung mit Sklerosierung des Gewebes; ⓔ *Riedel's disease*

Struma lymphomatosa: Autoimmunkrankheit* der Schilddrüse mit organspezifischen Autoantikörpern*; ⓔ *lymphadenoid goiter*

Struma maligna: Schilddrüsenkarzinom; ⓔ *struma maligna*

Struma nodosa: euthyreote Struma mit knotigen Hyperplasien; ⓔ *nodular goiter*

Stru|mek|to|mie *f*: Kropfentfernung; ⓔ *strumectomy*

stru|mi|gen *adj*: eine Kropfbildung fördernd oder verursachend; ⓔ *goitrogenic*

Stru|mi|tis *f*: Entzündung einer Struma; ⓔ *strumitis*

stru|mös *adj*: kropfartig, strumaartig, strumaähnlich; ⓔ *strumiform*

Strych|nin *nt*: kaum noch verwendetes giftiges Alkaloid der **Brechnuss**; ⓔ *strychnine*

Stuart-Prower-Faktor *m*: in der Leber gebildeter Faktor der Blutgerinnung; ein Mangel führt zu erhöhter Blutungsneigung; ⓔ *Stuart-Prower factor*

Stuhl *m*: aus unverdauten Nahrungsresten, Abfallprodukten des Stoffwechsels, Wasser und Mikroorganismen bestehende, meist breiige oder feste Masse; die durchschnittliche tägliche Menge beträgt ca. 200–250 Gramm; ⓔ *feces*

blutiger Stuhl: sichtbare Blutbeimengung zum Stuhl; färbt das Blut den Stuhl schwarz, spricht man von **Teerstuhl** [Melaena]; **okkultes Blut** im Stuhl ist nur durch Tests nachweisbar; ⓔ *bloody stool*

Stuhl|in|kon|ti|nenz *f*: Unfähigkeit, den Stuhl zurückzuhalten; ⓔ *fecal incontinence*

Stumpf|kar|zi|nom *nt*: im Bereich eines Organstumpfes [Magen-, Gebärmutterstumpf] auftretendes Karzinom; ⓔ *stump cancer*

Stumpf|neur|al|gie *f*: neuralgische Schmerzen in einem Amputationsstumpf durch Bildung eines Neuroms; ⓔ *stump neuralgia*

Stu|por *m*: bei verschiedenen psychischen Erkrankungen vorkommender Zustand mit Fehlen jeder geistigen oder körperlichen Aktivität bei erhaltenem Bewusstsein; ⓔ *stupor*

Sturz|ge|burt *f*: **1.** extrem schnelle Geburt, bei der das Kind mit einer Wehe ausgetrieben wird **2.** Geburt, bei der das Kind vor den Boden stürzt; ⓔ **1.–2.** *rapid parturition*

Stütz|ap|pa|rat *m*: → *Orthese*

Stütz|ge|we|be *nt*: aus Knorpel oder Knochen aufgebautes festes Bindegewebe; ⓔ *supporting tissue*

sty|lo|hy|o|id *adj*: Processus styloideus und Zungenbein/Os hyoideum betreffend; ⓔ *stylohyoid*

sty|lo|id *adj*: griffelförmig, griffelähnlich; ⓔ *styloid*

sty|lo|man|di|bu|lär *adj*: Processus styloideus und Unterkiefer/Mandibula betreffend; ⓔ *stylomandibular*

sty|lo|ma|xil|lär *adj*: Processus styloideus und Oberkiefer/Maxilla betreffend; ⓔ *stylomaxillary*

Styp|sis *f*: Blutstillung; ⓔ *stypsis*

S

Stypltilkum nt: blutstillendes Mittel, das durch Zusammenziehung der Blutgefäße wirkt; Ⓔ *styptic*

stypltisch adj: blutstillend; Ⓔ *styptic*

Sub-, sub- präf.: Wortelement mit der Bedeutung „unter/unterhalb/nahe"

sublabldolmilnal adj: unterhalb des Bauch(-raums)/Abdomens (liegend); Ⓔ *subabdominal*

sublalkrolmilal adj: unter dem Akromion (liegend); Ⓔ *subacromial*

sublalkut adj: mäßig akut, nicht akut verlaufend; Ⓔ *subacute*

sublalnal adj: unterhalb des Afters/Anus (liegend); Ⓔ *subanal*

Sublalorltenlstelnolse f: durch Einengung der Ausflussbahn unterhalb der Klappe verursachte Aortenstenose*; Ⓔ *muscular subaortic stenosis*

sublalpilkal adj: unterhalb eines Apex (liegend); Ⓔ *subapical*

sublalpolneulroltisch adj: unterhalb einer Aponeurose (liegend); Ⓔ *subaponeurotic*

sublalrachlnolildal adj: unter der Arachnoidea (liegend); Ⓔ *subarachnoid*

Sublalrachlnolildallblultung f: Einblutung in den Subarachnoidalraum*; Ⓔ *subarachnoid hemorrhage*

Sublalrachlnolildallraum m: Spaltraum zwischen Dura* mater und Arachnoidea* in Gehirn und Rückenmark; Ⓔ *subarachnoid cavity*

Sublalrachlnolildallspalt m: → *Subarachnoidalraum*

Sublalrachlnolildallzislterlnen pl: liquorhaltige Erweiterungen des Subarachnoidalraums; Ⓔ *subarachnoid cisterns*

sublalrelollär adj: unter dem Warzenvorhof/der Areola mammae (liegend); Ⓔ *subareolar*

sublaulral adj: unterhalb des Ohres/der Auris (liegend); Ⓔ *subaural*

sublaulrilkullär adj: unter der Ohrmuschel/Aurikel (liegend); Ⓔ *subauricular*

sublalxilal adj: unterhalb einer Achse (liegend); Ⓔ *subaxial*

sublalxillär adj: unterhalb der Achselhöhle/Axilla (liegend); Ⓔ *subaxillary*

sublalzeltalbullär adj: unterhalb der Hüftgelenkspfanne/des Acetabulums (liegend); Ⓔ *subacetabular*

sublalzid adj: schwach sauer, vermindert säurehaltig; Ⓔ *subacid*

Sublalzildiltät f: Säuremangel des Magens; Ⓔ *subacidity*

sublbalsal adj: unterhalb einer Basis (liegend); Ⓔ *subbasal*

sublchondlral adj: unterhalb eines Knorpels (liegend); unter Knorpel (liegend); Ⓔ *subchondral*

sublchorldal adj: **1.** unter der Chorda dorsalis (liegend) **2.** unterhalb des Stimmbandes/Ligamentum vocale (liegend); Ⓔ **1.–2.** *subchordal*

sublcholrilolnal adj: unter dem Chorion (liegend); Ⓔ *subchorionic*

sublchrolnisch adj: (Krankheit) nicht ausgeprägt chronisch verlaufend; Ⓔ *subchronic*

Sublclalvia f: Arteria* subclavia; Ⓔ *subclavian artery*

Subclavian-Steal-Syndrom nt: intermittierende Mangeldurchblutung des Gehirns mit Schwindelgefühl bei proximalem Verschluss der Arteria* subclavia; Ⓔ *subclavian steal syndrome*

subldelltolid adj: unter dem Deltamuskel/Musculus deltoideus (liegend); Ⓔ *subdeltoid*

subldenltal adj: unter einem Zahn (liegend); unterhalb der Dens axis (liegend); Ⓔ *subdental*

sublderlmal adj: → *subkutan*

subldilalphraglmal adj: unterhalb des Zwerchfells/Diaphragma (liegend); Ⓔ *subdiaphragmatic*

subldilalphraglmaltisch adj: → *subdiaphragmal*

subldulral adj: unter der Dura mater (liegend); im Subduralraum (liegend); Ⓔ *subdural*

Subldulrallraum m: Spaltraum zwischen Dura* mater und Arachnoidea* in Gehirn und Rückenmark; Ⓔ *subdural cavity*

Subldulrallspalt m: → *Subduralraum*

sublenldolkarldilal adj: unter dem Endokard (liegend); Ⓔ *subendocardial*

sublenldolthellilal adj: unter dem Endothel (liegend); Ⓔ *subendothelial*

sublelpenldylmal adj: unter dem Ependym (liegend); Ⓔ *subependymal*

sublelpilderlmal adj: unter der Oberhaut/Epidermis (liegend); Ⓔ *subepidermal*

sublelpilglotltisch adj: unterhalb des Kehldeckels/der Epiglottis (liegend); Ⓔ *subepiglottic*

sublelpilkarldilal adj: unter dem Epikard (liegend); Ⓔ *subepicardial*

sublelpilthellilal adj: unter dem Deckgewebe/Epithel (liegend); Ⓔ *subepithelial*

sublfaslzilal adj: unter einer Faszie (liegend); Ⓔ *subfascial*

sublfeblril adj: leicht fieberhaft; (Tempe-

ratur) leicht erhöht; Ⓔ *subfebrile*

sub|fer|til *adj*: vermindert fruchtbar; Ⓔ *subfertile*

sub|gem|mal *adj*: unter einer Knospe, insbesondere einer Geschmacksknospe/Gemma gustatoria (liegend); Ⓔ *subgemmal*

sub|gin|gi|val *adj*: unter dem Zahnfleisch/der Gingiva (liegend); Ⓔ *subgingival*

sub|gle|no|i|dal *adj*: unterhalb der Cavitas glenoidalis (liegend); Ⓔ *subglenoid*

Sub|glos|si|tis *f*: Entzündung der Zungenunterseite; Ⓔ *subglossitis*

sub|glot|tisch *adj*: unterhalb der Glottis (liegend); Ⓔ *subglottal*

sub|gra|nu|lär *adj*: fein-granuliert, feinkörnig; Ⓔ *subgranular*

sub|he|pa|tisch *adj*: unterhalb der Leber (liegend); Ⓔ *subhepatic*

sub|hyo|i|dal *adj*: unterhalb des Zungenbeins/Os hyoideum (liegend); Ⓔ *subhyoid*

sub|ik|te|risch *adj*: leicht gelbsüchtig, leicht ikterisch; Ⓔ *subicteric*

Sub|il|e|us *m*: unvollständiger oder beginnender Ileus*; Ⓔ *incomplete intestinal obstruction*

sub|i|li|a|kal *adj*: unterhalb des Darmbeins/Iliums (liegend); Ⓔ *subiliac*

sub|in|ti|mal *adj*: unter der Intima (liegend); Ⓔ *subintimal*

Sub|in|vo|lu|tio u|te|ri *f*: unvollständige Rückbildung der Gebärmutter nach der Geburt; Ⓔ *subinvolution*

sub|jek|tiv *adj*: nur für das Subjekt vorhanden, nichtsachlich, voreingenommen, persönlich; Ⓔ *subjective*

sub|kal|ka|ne|al *adj*: unterhalb des Fersenbeins/Kalkaneus (liegend); Ⓔ *subcalcaneal*

sub|kal|pi|tal *adj*: unterhalb eines Gelenkkopfes (liegend); Ⓔ *subcapital*

sub|kap|su|lär *adj*: unter einer Kapsel (liegend); Ⓔ *subcapsular*

sub|kar|di|al *adj*: unterhalb des Herzens oder der Herzebene (liegend); Ⓔ *infracardiac*

sub|kar|ti|la|gi|när *adj*: unterhalb eines Knorpels (liegend); unter Knorpel (liegend); Ⓔ *subcartilaginous*

Sub|kla|via *f*: Arteria* subclavia; Ⓔ *subclavian artery*

Subklavia-Anzapfsyndrom *nt*: → *Subclavian-Steal-Syndrom*

Sub|kla|via|schlin|ge *f*: Nervenschlinge um die Arteria* subclavia; Ⓔ *ansa subclavia*

sub|kla|vi|ku|lär *adj*: unterhalb des Schlüs-

selbeins/der Klavikula (liegend); Ⓔ *subclavicular*

sub|kli|nisch *adj*: ohne klinische Symptome (verlaufend); Ⓔ *subclinical*

sub|kon|junk|ti|val *adj*: unterhalb der Bindehaut/Konjunktiva (liegend); Ⓔ *subconjunctival*

sub|ko|ra|ko|id *adj*: unterhalb des Processus coracoideus (liegend); Ⓔ *subcoracoid*

sub|kor|ne|al *adj*: **1.** (*Auge*) unter der Hornhaut/Kornea (liegend) **2.** (*Epidermis, Nagel*) unter dem Stratum corneum (liegend); Ⓔ **1.–2.** *subcorneal*

sub|kor|ti|kal *adj*: unterhalb der Rinde/des Kortex (liegend); Ⓔ *subcortical*

sub|kos|tal *adj*: unterhalb einer Rippe oder der Rippen (liegend); Ⓔ *subcostal*

Sub|kos|tal|mus|keln *pl*: → *Musculi subcostales*

sub|kra|ni|al *adj*: unterhalb des Schädels/Kranium (liegend); Ⓔ *subcranial*

sub|ku|tan *adj*: unter der Haut (liegend), in der Unterhaut/Subkutis (liegend); Ⓔ *subcutaneous*

Sub|ku|tis *f*: aus Binde- und Fettgewebe bestehende Schicht zwischen Haut und Muskeln; Ⓔ *subcutis*

sub|le|thal *adj*: nicht tödlich, beinahe tödlich; Ⓔ *sublethal*

Sub|leuk|ä|mie *f*: akute Leukämie* mit nicht oder nur mäßig erhöhter Leukozytenzahl; Ⓔ *subleukemic leukemia*

Sub|li|ma|ti|on *f*: **1.** (*chem.*) direkter Übergang vom festen in den gasförmigen Zustand **2.** (*psychiat.*) unbewusste Umwandlung sexueller Energie in kreative Energie; Ⓔ **1.–2.** *sublimation*

Sub|li|mie|rung *f*: → *Sublimation*

sub|li|mi|nal *adj*: unterschwellig; Ⓔ *subliminal*

sub|lin|gu|al *adj*: unter der Zunge/Lingua (liegend); Ⓔ *sublingual*

Sub|lin|gu|al|tab|let|te *f*: Tablette, die unter die Zunge gelegt wird; Ⓔ *sublingual tablet*

Sub|lin|gu|i|tis *f*: Entzündung der Unterzungendrüse; Ⓔ *sublinguitis*

Sub|lu|xa|tio *f*, *pl* **-ti|o|nes**: → *Subluxation*

Sub|lu|xa|ti|on *f*: unvollständige Verrenkung/Ausrenkung; Ⓔ *subluxation*

sub|mam|mil|lär *adj*: unterhalb der Brustwarze/Mamille (liegend); Ⓔ *inframammillary*

sub|mam|mär *adj*: unterhalb der Brust (-drüse)/Mamma (liegend); Ⓔ *submammary*

sub|man|di|bu|lär *adj*: unterhalb des Un-

S

terkiefers/der Mandibula (liegend);
ⓔ *submandibular*

sub|mar|gi|nal *adj*: unterhalb einer Grenze/eines Randes (liegend); ⓔ *submarginal*

sub|ma|xil|lär *adj*: unterhalb des Oberkiefers/der Maxilla (liegend); ⓔ *submaxillary*

Sub|ma|xil|la|ri|tis *f*: Entzündung der Unterkieferspeicheldrüse; ⓔ *submaxillaritis*

sub|me|di|al *adj*: fast in der Mitte (liegend); ⓔ *submedial*

sub|men|tal *adj*: unterhalb des Kinns/Mentum (liegend); ⓔ *submental*

sub|mi|kro|sko|pisch *adj*: nicht mit dem (Licht-)Mikroskop sichtbar; ⓔ *submicroscopic*

sub|mu|kös *adj*: unter der Schleimhaut/Mukosa (liegend); die Submukosa betreffend, in der Submukosa (liegend); ⓔ *submucous*

Sub|mu|ko|sa *f*: lockere Bindegewebsschicht unter der Schleimhaut; ⓔ *submucosa*

sub|mus|ku|lär *adj*: unter einem Muskel (liegend); ⓔ *submuscular*

sub|nar|ko|tisch *adj*: leicht narkotisch; ⓔ *subnarcotic*

sub|na|sal *adj*: unterhalb der Nase (liegend); ⓔ *subnasal*

sub|neu|ral *adj*: unterhalb eines Nervs (liegend); ⓔ *subneural*

sub|nor|mal *adj*: unter der Norm, unterdurchschnittlich; ⓔ *subnormal*

sub|nukle|är *adj*: unterhalb eines Kerns/Nucleus (liegend); ⓔ *infranuclear*

sub|ok|zi|pi|tal *adj*: unter dem Hinterhaupt/Okziput oder dem Hinterhauptsbein/Os occipitale (liegend); ⓔ *suboccipital*

Sub|ok|zi|pi|tal|punk|ti|on *f*: Punktion der Cisterna* cerebellomedullaris zur Entnahme von Liquor* cerebrospinalis oder Applikation von Chemotherapeutika; ⓔ *suboccipital puncture*

sub|op|ti|mal *adj*: nicht optimal, unteroptimal; ⓔ *suboptimal*

sub|or|bi|tal *adj*: unterhalb der Augenhöhle/Orbita (liegend), auf dem Orbitaboden liegend; ⓔ *suborbital*

sub|pa|pil|lär *adj*: unter einer Papille (liegend); ⓔ *subpapillary*

sub|pa|tel|lar *adj*: unterhalb der Kniescheibe/Patella (liegend); ⓔ *subpatellar*

sub|pek|to|ral *adj*: unter(halb) der Pektoralisgegend/Regio pectoralis oder den Pektoralismuskeln; ⓔ *subpectoral*

sub|pe|ri|kar|di|al *adj*: unter dem Herzbeutel/Perikard (liegend); ⓔ *subpericardial*

sub|pe|ri|os|tal *adj*: unter der Knochenhaut/dem Periost (liegend); ⓔ *subperiosteal*

sub|pe|ri|to|ne|al *adj*: unter dem Bauchfell/Peritoneum (liegend); ⓔ *subperitoneal*

sub|pha|ryn|ge|al *adj*: unterhalb des Rachens/Pharynx (liegend); ⓔ *subpharyngeal*

sub|phre|nisch *adj*: →*subdiaphragmal*

sub|pi|al *adj*: unter der Pia mater (liegend); ⓔ *subpial*

sub|pla|zen|tar *adj*: unter dem Mutterkuchen/der Plazenta (liegend); die Decidua basalis betreffend; ⓔ *subplacental*

sub|pleu|ral *adj*: unter der Pleura (liegend); ⓔ *subpleural*

sub|pu|bisch *adj*: unterhalb des Schambeins (liegend); ⓔ *subpubic*

sub|pul|mo|nal *adj*: unterhalb der Lunge(n)/Pulmo (liegend); ⓔ *subpulmonary*

sub|pul|pal *adj*: unter der Zahnpulpa (liegend); ⓔ *subpulpal*

sub|rek|tal *adj*: unterhalb des Rektums (liegend); ⓔ *subrectal*

sub|re|ti|nal *adj*: unter der Netzhaut/Retina (liegend); ⓔ *subretinal*

sub|se|rös *adj*: unter einer serösen Haut; ⓔ *subserous*

Sub|se|ro|sa *f*: seröse Bindegewebsschicht; ⓔ *subserosa*

sub|ska|pu|lär *adj*: unterhalb des Schulterblattes/der Skapula (liegend); ⓔ *subscapular*

sub|skle|ral *adj*: unter der Sklera (liegend); ⓔ *subscleral*

sub|spi|nal *adj*: unter einem Dornfortsatz/Processus spinosus (liegend); ⓔ *subspinous*

sub|sple|nisch *adj*: unterhalb der Milz (liegend); ⓔ *infrasplenic*

Sub|stanz|ti|a *f*: Substanz, Masse; ⓔ *substance, matter*

Substantia adamantina: emailleartige, transparente äußere Zahnschicht; härteste Substanz des menschlichen Körpers; ⓔ *adamantine substance of tooth*

Substantia alba: aus markhaltigen Nervenfasern aufgebaute weiße Hirn- und Rückenmarkssubstanz; ⓔ *white matter*

Substantia compacta: feste Außenzone des Knochens; ⓔ *compact substance* *of bone*

Substantia corticalis: dichte Knochenschicht unter dem Periost*; Ⓔ *cortical substance of bone*

Substantia eburna: zwischen Zahnpulpa und Schmelz liegende Hauptmasse des Zahns; Ⓔ *dentin*

Substantia grisea: graue Gehirn- und Rückenmarkssubstanz, graue Substanz; Ⓔ *gray matter*

Substantia lentis: Linsensubstanz; Ⓔ *substance of lens*

Substantia ossea dentis: knochenähnliche Substanz des Zahnes; Ⓔ *tooth cement*

Substantia spongiosa: schwammartige innere Knochenschicht; Ⓔ *spongy substance of bone*

sub|ster|nal *adj*: **1.** unterhalb des Brustbeins/Sternums (liegend) **2.** hinter dem Brustbein/Sternum (liegend); Ⓔ **1.** *substernal* **2.** *retrosternal*

Sub|strat *nt*: Substanz, die von einem Enzym umgesetzt wird; Ⓔ *substrate*

sub|syn|ap|tisch *adj*: unterhalb einer Synapse (liegend); Ⓔ *subsynaptic*

sub|syn|o|vi|al *adj*: unter der Membrana* synovialis (liegend); Ⓔ *subsynovial*

sub|ta|lar *adj*: unterhalb des Sprungbeins/Talus (liegend); Ⓔ *subtalar*

Sub|ta|lar|ge|lenk *nt*: Gelenk zwischen den hinteren Gelenkflächen von Talus und Kalkaneus; Ⓔ *subtalar joint*

sub|tem|po|ral *adj*: unter(halb) der Schläfe (liegend); Ⓔ *subtemporal*

sub|ten|di|nös *adj*: unter einer Sehne (liegend); Ⓔ *subtendinous*

sub|ten|to|ri|al *adj*: unterhalb des Tentorium cerebelli (liegend); Ⓔ *subtentorial*

sub|tha|la|misch *adj*: unterhalb des Thalamus (liegend); Ⓔ *subthalamic*

sub|ton|sil|lär *adj*: unterhalb einer Mandel/Tonsille (liegend); Ⓔ *infratonsillar*

sub|tra|che|al *adj*: unter der Luftröhre/Trachea (liegend); Ⓔ *infratracheal*

Sub|trak|ti|ons|al|ka|lo|se *f*: durch Wasserstoffionenverluste verursachte Alkalose*; Ⓔ *subtraction alkalosis*

Sub|trak|ti|ons|an|gi|o|gra|phie, digitale *f*: Röntgenkontrastdarstellung von Herz und/oder Gefäßen mit computergesteuerter Entfernung (Subtraktion) störender Strukturen aus dem Bild; Ⓔ *digital subtraction angiography*

Sub|trak|ti|ons|a|zi|do|se *f*: durch Verlust von Bikarbonat verursachte Azidose*; Ⓔ *bicarbonate depletion acidosis*

sub|tro|chan|tär *adj*: unter dem Trochanter (liegend); Ⓔ *subtrochanteric*

sub|um|bi|li|kal *adj*: unterhalb des Nabels/Umbilikus (liegend); Ⓔ *subumbilical*

sub|un|gu|al *adj*: unter dem Nagel (liegend); Ⓔ *subungual*

sub|u|re|thral *adj*: unter der Harnröhre/Urethra (liegend); Ⓔ *suburethral*

sub|va|gi|nal *adj*: unter(halb) der Scheide/Vagina (liegend); Ⓔ *subvaginal*

sub|val|vu|lar *adj*: unterhalb einer Klappe/Valva (liegend); Ⓔ *subvalvular*

Suc|ci|nat *nt*: Salz der Bernsteinsäure; Zwischenprodukt im Zitronensäurezyklus*; Ⓔ *succinate*

Suc|cus *m*: Saft; Sekret; Ⓔ *juice*

Sul|cus *m*: Saft; Sekret; Ⓔ *juice*

Su|da|mi|na *pl*: Schweißbläschen; Ⓔ *sudamina*

Su|dan|farb|stof|fe *pl*: wasserunlösliche Azofarbstoffe, die zur Fettfärbung verwendet werden; Ⓔ *Sudan dyes*

su|da|no|phil *adj*: mit Sudanfarbstoffen färbend; Ⓔ *sudanophilic*

su|da|no|phob *adj*: nicht mit Sudan anfärbbar; Ⓔ *sudanophobic*

sudden infant death syndrome *nt*: ätiologisch unklarer, plötzlicher Tod von Säuglingen; Ⓔ *sudden infant death syndrome*

Sudeck-Syndrom *nt*: meist nach Verletzung oder Entzündung auftretende progressive Dystrophie* von Muskeln und Knochen einer Gliedmaße; Ⓔ *Sudeck's syndrome*

Su|dor *m*: Schweiß; Ⓔ *sweat*

Sudor-, sudor- *präf*: Wortelement mit der Bedeutung „Schweiß/Schwitzen"

su|do|ri|fer *adj*: schweißtreibend; Ⓔ *sudorific*

Su|do|ri|fe|rum *nt*: schweißtreibendes Mittel; Ⓔ *sudorific*

suf|fi|zi|ent *adj*: ausreichend (funktionsfähig); Ⓔ *sufficient*

Suf|fo|ca|tio *f*: → Erstickung

Suf|fu|si|on *f*: flächenhafte Blutung; Ⓔ *suffusion*

sug|ges|ti|bel *adj*: beeinflussbar; Ⓔ *suggestible*

Sug|il|la|ti|on *f*: flächenhafte Hautblutung; Ⓔ *suggillation*

Su|i|zid *m*: Selbstmord, Freitod; Ⓔ *suicide*

su|i|zi|dal *adj*: Selbstmord/Suizid betreffend; selbstmordgefährdet; Ⓔ *suicidal*

Su|i|zi|da|li|tät *f*: Neigung zum Selbstmord; Ⓔ *suicidal tendency*

S

Suk-, suk- *präf.*: Wortelement mit der Bedeutung „unter/unterhalb/nahe"

Sulkorlrhoe *f*: übermäßige Sekretabsonderung; Ⓔ *succorrhea*

sukizeldan *adj*: nachfolgend; Ⓔ *succedaneous*

sukizeslsiv *adj*: (aufeinander-)folgend; fortlaufend, stufenweise; Ⓔ *successive*

Sullcus *m, pl* **-ci**: Furche, Rinne, Sulkus; Ⓔ *sulcus, groove, furrow*

Sulci arteriosi: Schädelwandfurchen für die Meningealarterien; Ⓔ *arterial sulci*

Sulcus carpi: Hohlhandrinne der Handwurzel, die durch das Retinaculum* flexorum zum Karpaltunnel geschlossen wird; Ⓔ *carpal sulcus*

Sulcus centralis cerebri: Zentralfurche des Großhirns; Ⓔ *central sulcus of cerebrum*

Sulci cerebri: Großhirnfurchen; Ⓔ *sulci of cerebrum*

Sulcus coronarius: Furche an der Vorhof-Kammer-Grenze, in der die Herzkranzgefäße verlaufen; Ⓔ *coronary sulcus of heart*

Sulcus costae: Furche am unteren Innenrand der Rippen für die Rippengefäße und -nerven; Ⓔ *costal sulcus*

Sulci cutis: Hautfurchen; Ⓔ *skin grooves*

Sulcus gingivalis: Zahnfleischtasche; Ⓔ *gingival sulcus*

Sulcus glutealis: Gesäßfurche, Gesäßfalte; Ⓔ *gluteal sulcus*

Sulcus lateralis cerebri: tiefe Großhirnfurche zwischen Schläfen-, Stirn- und Scheitellappen; Ⓔ *lateral cerebral sulcus*

Sulcus matricis unguis: Nagelfalz; Ⓔ *sulcus of nail matrix*

Sulcus medianus: Medianfurche des IV. Ventrikels; Ⓔ *median sulcus of fourth ventricle*

Sulcus medianus linguae: mediane Zungenlängsfurche; Ⓔ *median sulcus of tongue*

Sulcus mentolabialis: Lippenkinnfurche; Ⓔ *mentolabial sulcus*

Sulcus nasolabialis: schräge Furche vom Nasenflügel zum Mundwinkel; Ⓔ *nasolabial sulcus*

Sulcus nervi radialis: spiralförmige Rinne auf der Rückseite des Oberarmknochens für den Nervus* radialis; Ⓔ *groove for radial nerve*

Sulcus nervi ulnaris: Rinne an der Hinterfläche des Epicondylus* medialis humeri für den Nervus* ulnaris; Ⓔ *groove of ulnar nerve*

Sulcus postcentralis: Hirnfurche hinter dem Gyrus* postcentralis; Ⓔ *postcentral sulcus*

Sulcus precentralis: Hirnfurche vor dem Gyrus* precentralis; Ⓔ *precentral sulcus*

Sullfat *nt*: Salz der Schwefelsäure; Ⓔ *sulfate*

Sullfaltilde *pl*: v.a. in der weißen Marksubstanz vorkommende Schwefelsäureester von Zerebrosiden*; Ⓔ *sulfatides*

Sullfaltidlilpildolse *f*: autosomal-rezessiv vererbte Speicherkrankheit mit Einlagerung von Sulfatiden ins ZNS, periphere Nerven und Niere; Ⓔ *sulfatide lipidosis*

Sullfaltildolse *f*: → *Sulfatidlipidose*

Sulflhälmolglolbin *nt*: durch Einwirkung von Schwefelwasserstoff entstehendes Oxidationsprodukt von Hämoglobin*, das keinen Sauerstoff transportiert; Ⓔ *sulfhemoglobin*

Sulflhälmolglolbinlälmie *f*: Vorkommen von Sulfhämoglobin* im Blut; Ⓔ *sulfhemoglobinemia*

Sulfo-, sulfo- *präf.*: Wortelement mit der Bedeutung „Schwefel/Sulfur"

Sullfonlalmilde *pl*: Amide aromatischer Sulfonsäuren, die als Antibiotika, Antidiabetika und Diuretika eingesetzt werden; Ⓔ *sulfonamides*

Sullfur *m*: → *Schwefel*

Sullkus *m*: → *Sulcus*

Sullkusltumor, apikaler *m*: Bronchialkarzinom* in der Lungenspitze; Ⓔ *superior sulcus tumor*

Sumpflfielber *nt*: → *Malaria*

Super-, super- *präf.*: Wortelement mit der Bedeutung „über/oben/darüber"

Sulperlanltilgelne *pl*: Antigene, die schon in geringer Konzentration zur T-Zell-Stimulation befähigt sind; Ⓔ *superantigens*

sulperlalzid *adj*: übermäßig sauer; Ⓔ *superacid*

Sulperlalzilditlät *f*: Übersäuerung des Magensaftes; Ⓔ *gastric hyperacidity*

Sulperlcillilum *nt*: Augenbraue; Ⓔ *eyebrow*

Sulperlfelcunldaltio *f*: Befruchtung von mehr als einem Ei während desselben Zyklus; Ⓔ *superfecundation*

Sulperlfelkunldaltilon *f*: → *Superfecundatio*

Sulperlfelmalle *f*: Patientin mit mehr als zwei X-Chromosomen; Ⓔ *superfemale*

Sulperlfeltaltio *f*: Befruchtung eines Eis, während schon eine Schwangerschaft

S

besteht; ⒺⒺ *superfetation*
su|per|fi|zi|ell *adj*: oberflächlich, oben oder außen (liegend), äußerlich, äußere(r, s); Ⓔ *superficial*
Su|per|in|fek|ti|on *f*: erneute Infektion mit dem selben Erreger, bevor die erste Infektion ausgeheilt ist; Ⓔ *superinfection*
Su|per|in|vo|lu|ti|on *f*: übermäßige Organrückbildung/Involution; Ⓔ *superinvolution*
su|pe|ri|or *adj*: höhere, obere, höher oder weiter oben liegend, nach oben gerichtet; Ⓔ *superior*
Su|per|o|xid|dis|mu|ta|se *f*: in Erythrozyten vorhandenes Enzym, das Superoxid-Ionen abbaut; Ⓔ *superoxide dismutase*
su|per|zi|li|är *adj*: Augenbraue betreffend; Ⓔ *superciliary*
Su|pi|na|ti|on *f*: Auswärtsdrehung (um die Längsachse); Ⓔ *supination*
Su|pi|na|tor *m*: →*Musculus supinator*
su|pi|niert *adj*: nach außen gedreht; auf dem Rücken liegend; Ⓔ *supine*
Sup|po|si|to|ri|um *nt*: Zäpfchen; Ⓔ *suppository*
Sup|pres|si|on *f*: Unterdrückung, Hemmung; Ⓔ *suppression*
Sup|pres|sor|ge|ne *pl*: Gene, die die phänotypische Ausprägung anderer Gene unterdrücken; Ⓔ *suppressor genes*
Suppressor-Zellen *pl*: T-Lymphozyten, die die Immunantwort dämpfen; Ⓔ *suppressor cells*
Sup|pu|ra|ti|on *f*: Eiterbildung, Vereiterung, Eiterung; Ⓔ *suppuration*
sup|pu|ra|tiv *adj*: eiterbildend, eitrig, eiternd; Ⓔ *suppurative*
Supra-, supra- *präf*: Wortelement mit der Bedeutung „oberhalb/über"
su|pra|a|kro|mi|al *adj*: über dem Akromion (liegend); Ⓔ *supra-acromial*
su|pra|a|nal *adj*: über dem After/Anus (liegend); Ⓔ *supra-anal*
su|pra|au|ri|ku|lär *adj*: über dem Ohr (liegend); Ⓔ *supra-auricular*
su|pra|a|xil|lär *adj*: oberhalb der Achselhöhle (liegend); Ⓔ *supra-axillary*
su|pra|a|ze|ta|bul|lär *adj*: über/oberhalb der Hüftpfanne/des Acetabulums (liegend); Ⓔ *supra-acetabular*
su|pra|du|ral *adj*: auf der Dura mater (liegend); Ⓔ *epidural*
su|pra|e|pi|kon|dy|lär *adj*: oberhalb einer Epikondyle (liegend); Ⓔ *supraepicondylar*
su|pra|gin|gi|val *adj*: oberhalb des Zahnfleischs (liegend); Ⓔ *supragingival*

su|pra|glot|tisch *adj*: oberhalb der Glottis (liegend); Ⓔ *supraglottic*
su|pra|he|pa|tisch *adj*: oberhalb der Leber (liegend); Ⓔ *suprahepatic*
su|pra|hy|o|i|dal *adj*: oberhalb des Zungenbeins/Os hyoideum (liegend); Ⓔ *suprahyoid*
Su|pra|hy|o|i|dal|mus|keln *pl*: vom Zungenbein nach oben ziehende Muskeln; Ⓔ *suprahyoid muscles*
su|pra|in|gu|i|nal *adj*: oberhalb der Leiste (liegend); Ⓔ *suprainguinal*
su|pra|kar|di|al *adj*: oberhalb des Herzens (liegend); Ⓔ *supracardiac*
su|pra|kla|vi|ku|lär *adj*: oberhalb des Schlüsselbeins/der Klavikula (liegend); Ⓔ *supraclavicular*
su|pra|kon|dy|lär *adj*: oberhalb einer Kondyle (liegend); Ⓔ *supracondylar*
su|pra|kos|tal *adj*: über oder auf einer Rippe (liegend); Ⓔ *supracostal*
su|pra|kra|ni|al *adj*: über dem Schädel/Cranium (liegend); Ⓔ *supracranial*
su|pra|ku|bi|tal *adj*: oberhalb des Ell(en)bogens (liegend); Ⓔ *supra-anconeal*
su|pra|lum|bal *adj*: über der Lende(nregion) (liegend); Ⓔ *supralumbar*
su|pra|mal|le|o|lär *adj*: oberhalb des (Fuß-)Knöchels (liegend); Ⓔ *supramalleolar*
su|pra|mam|mär *adj*: oberhalb der Brustdrüse (liegend); Ⓔ *supramammary*
su|pra|man|di|bul|lär *adj*: über dem Unterkiefer (liegend); Ⓔ *supramandibular*
su|pra|na|sal *adj*: oberhalb der Nase (liegend); Ⓔ *supranasal*
su|pra|nu|kle|är *adj*: oberhalb eines Kerns/Nucleus (liegend); Ⓔ *supranuclear*
su|pra|o|ku|lär *adj*: oberhalb des Auges (liegend); Ⓔ *supraocular*
su|pra|op|ti|mal *adj*: über dem Optimum, über das Optimum hinaus; Ⓔ *supraoptimal*
su|pra|or|bi|tal *adj*: über/oberhalb der Augenhöhle/Orbita (liegend); Ⓔ *supraorbital*
Su|pra|or|bi|tal|neur|al|gie *f*: Neuralgie* des Versorgungsgebietes des Nervus supraorbitalis; häufig bei Trigeminusneuralgie*; Ⓔ *supraorbital neuralgia*
su|pra|pa|tel|lar *adj*: oberhalb der Kniescheibe/Patella (liegend); Ⓔ *suprapatellar*
su|pra|pel|vin *adj*: oberhalb des Beckens (liegend); Ⓔ *suprapelvic*
su|pra|pu|bisch *adj*: oberhalb des Schambeins (liegend); Ⓔ *suprapubic*
su|pra|re|nal *adj*: oberhalb der Niere/Ren (liegend); Ⓔ *suprarenal*
su|pra|sep|tal *adj*: oberhalb eines Sep-

S

tums (liegend); Ⓔ *supraseptal*

sulpralskalpullar *adj*: oberhalb der Spina scapulae (liegend); Ⓔ *suprascapular*

sulpralsklelral *adj*: auf der Sklera (liegend); Ⓔ *suprascleral*

sulpralspilnal *adj*: über oder oberhalb der Wirbelsäule (liegend); Ⓔ *supraspinal*

sulpralsterlnal *adj*: auf oder über dem Brustbein/Sternum (liegend); Ⓔ *suprasternal*

sulpraltenltolrilal *adj*: oberhalb des Tentoriums (liegend); Ⓔ *supratentorial*

sulpraltholralkal *adj*: oberhalb des Brustkorbs/Thorax (liegend); Ⓔ *suprathoracic*

sulpraltonlsilllär *adj*: oberhalb einer Mandel/Tonsille (liegend); Ⓔ *supratonsillar*

sulpraltymlpalnal *adj*: oberhalb der Paukenhöhle/des Tympanons (liegend); Ⓔ *supratympanic*

sulpralumlbillilkal *adj*: oberhalb des Nabels (liegend); Ⓔ *supraumbilical*

sulpralvalginal *adj*: oberhalb der Scheide/Vagina (liegend); Ⓔ *supravaginal*

sulpralvallvullär *adj*: oberhalb einer Klappe/Valva (liegend); Ⓔ *supravalvular*

sulpralvaslkullär *adj*: über einem Gefäß (liegend); Ⓔ *supravascular*

sulpralventlrilkullär *adj*: oberhalb eines Ventrikels (liegend); Ⓔ *supraventricular*

sulpralvital *adj*: überlebend, über den Tod hinaus; Ⓔ *supravital*

Sulpralvitallfärlbung *f*: Anfärbung noch lebender Zellen; Ⓔ *supravital staining*

Sur-, sur- *präf.*: Wortelement mit der Bedeutung „unter/unterhalb/nahe"

Sulra *f*: Wade, Wadenregion; Ⓔ *calf*

Surldiltas *f*: Taubheit; in der täglichen Praxis nicht immer klar von Schwerhörigkeit abgegrenzt; Ⓔ *surdity*

Surldolmultiltas *f*: Taubstummheit; Ⓔ *surdimutitas*

Surlface *nt*: Oberfläche; Ⓔ *surface*

Surface-Ag *nt*: Oberflächenantigen; Ⓔ *surface antigen*

Surlfacltant *m*: → *Surfactant-Faktor*

Surfactant-Faktor *m*: in den Lungenalveolen vorhandene oberflächenaktive Substanz, die die Oberflächenspannung herabsetzt; Ⓔ *surfactant factor*

Surlrolgat *nt*: Ersatz, Ersatzstoff; Ⓔ *surrogate*

Surlrolgatlmutlter *f*: Frau, die ein künstlich befruchtetes Ei einer anderen Frau austrägt; Ⓔ *surrogate mother*

Suslpenlsolrilum *nt*: Tragvorrichtung, Tragbeutel; Ⓔ *suspensory*

suslzepltilbel *adj*: empfindlich; anfällig, empfänglich; Ⓔ *susceptible*

Suslzepltilbillliltät *f*: Empfindlichkeit; Anfälligkeit, Empfänglichkeit, Reizbarkeit; Ⓔ *susceptibility*

Sutton-Nävus *m*: Nävuszellnävus* mit hellem Hof; kommt v.a. bei Jugendlichen vor; Ⓔ *Sutton's nevus*

Sultulra *f*: Naht, Verwachsungslinie von Knochen; Ⓔ *suture*

Sutura coronalis: Naht zwischen Stirn- und Scheitelbeinen; Ⓔ *coronal suture*

Suturae cranii: Nähte zwischen den Schädelknochen; Ⓔ *cranial sutures*

Sutura frontalis: Naht zwischen den beiden Stirnbeinen; Ⓔ *frontal suture*

Sutura lambdoidea: λ-förmige Naht zwischen dem Hinterhauptbein und den Schläfenbeinen; Ⓔ *lambdoid suture*

Sutura sagittalis: Naht zwischen den beiden Scheitelbeinen; Ⓔ *sagittal suture*

Swan-Ganz-Katheter *m*: doppellumiger Balloneinschwemmkatheter, der zur Messung des Pulmonalarteriendrucks und des Drucks im rechten Vorhof verwendet wird; Ⓔ *Swan-Ganz catheter*

Sydenham-Chorea *f*: v.a. Mädchen betreffende Choreaform, die im Anschluss an Streptokokkenerkrankungen zusammen mit rheumatischem Fieber auftritt; Ⓔ *Sydenham's chorea*

Syl-, syl- *präf.*: Wortelement mit der Bedeutung „zusammen/gleichzeitig/mit"

Sylvius-Furche *f*: tiefe Großhirnfurche zwischen Schläfen-, Stirn- und Scheitellappen; Ⓔ *fissure of Sylvius*

Sylvius-Klappe *f*: Falte an der Einmündung der unteren Hohlvene in den rechten Vorhof; Ⓔ *valve of Sylvius*

Sym-, sym- *präf.*: Wortelement mit der Bedeutung „zusammen/gleichzeitig/mit"

Symlbilolse *f*: dauerhaftes Zusammenleben von zwei oder mehreren Organismen zum gegenseitigen Nutzen; Ⓔ *symbiosis*

Symlblelphalron *nt*: Verwachsung/Verklebung von Lid und Bindehaut; Ⓔ *symblepharon*

Symlblelphalrolse *f*: → *Symblepharon*

Symlbralchyldakltyllie *f*: angeborene Verwachsung und Verkürzung von Fingern oder Zehen; Ⓔ *symbrachydactyly*

Symlmellie *f*: angeborene Verwachsung

der Beine; ⓔ *symmelia*

Sym|pa|thek|to|mie f: Entfernung von Grenzstrangganglien; ⓔ *sympathectomy*

sym|pa|the|tisch adj: auf ein nichterkranktes Organ übergreifend; ⓔ *sympathetic*

Sympathiko-, sympathiko- präf.: Wortelement mit Bezug auf „Grenzstrang/Sympathikus"

Sym|pa|thi|ko|blas|tom nt: → *Sympathoblastom*

Sym|pa|thi|ko|go|ni|om nt: → *Sympathoblastom*

Sym|pa|thi|ko|ly|ti|kum nt: → *Sympatholytikum*

Sym|pa|thi|ko|mi|me|ti|kum nt: → *Sympathikomimetikum*

Sym|pa|thi|ko|pa|thie f: Erkrankung des sympathischen Nervensystems; ⓔ *sympathicopathy*

Sym|pa|thi|ko|to|nie f: erhöhte Erregbarkeit des sympathischen Nervensystems; ⓔ *sympathicotonia*

Sym|pa|thi|kus m: sympathischer Teil des vegetativen Nervensystems; ⓔ *sympathetic nervous system*

Sym|pa|thi|kus|aus|schal|tung f: → *Sympathikusblockade*

Sym|pa|thi|kus|blo|cka|de f: Leitungsanästhesie* des Grenzstrangs; ⓔ *sympathetic block*

sym|pa|thisch adj: **1.** sympathisches Nervensystem/Sympathikus betreffend **2.** mitfühlend, teilnehmend, gleichgestimmt **3.** auf ein nichterkranktes Organ übergreifend; ⓔ **1.–2.** *sympathetic*

Sympatho-, sympatho- präf.: → *Sympathiko-*

Sym|pa|tho|blas|tom nt: vom Grenzstrang oder Nebennierenmark ausgehender bösartiger Tumor des Kindesalters; ⓔ *sympathoblastoma*

Sym|pa|tho|go|ni|om nt: → *Sympathoblastom*

Sym|pa|tho|ly|ti|kum nt: Substanzen, die durch Blockade der Adrenorezeptoren die Wirkung von Adrenalin und Noradrenalin hemmen; ⓔ *sympatholytic*

sym|pa|tho|ly|tisch adj: die Wirkung von Adrenalin aufhebend; das sympathische System hemmend; ⓔ *sympatholytic*

Sym|pa|tho|mi|me|ti|kum nt: das sympathische System anregende Substanz; ⓔ *sympathomimetic*

sym|pa|tho|mi|me|tisch adj: das sympathische System anregend, mit stimulierender Wirkung auf das sympathische System; ⓔ *sympathomimetic*

Sym|pa|tho|pa|thie f: → *Sympathikopathie*

Sym|phy|sen|spren|gung f: → *Symphysiotomie*

Sym|phy|se|o|to|mie f: → *Symphysiotomie*

Sym|phy|si|o|ly|se f: operative Symphysenlösung; ⓔ *symphysiolysis*

Sym|phy|si|or|rha|phie f: Symphysennaht; ⓔ *symphysiorrhaphy*

Sym|phy|si|o|to|mie f: Spaltung des Symphysenknorpels zur Beckenerweiterung; ⓔ *symphysiotomy*

Sym|phy|sis f: Knochenverbindung durch Faserknorpel; ⓔ *symphysis*

Symphysis intervertebralis: Intervertebralverbindung, besteht aus Bandscheibe und vorderem und hinterem Längsband; ⓔ *intervertebral symphysis*

Symphysis manubriosternalis: Verbindung von Schwertgriff und Brustbeinkörper; ⓔ *manubriosternal symphysis*

Symphysis pubica: Schamfuge; Knorpelverbindung der beiden Schambeine; ⓔ *pubic symphysis*

Sym|po|die f: → *Sirenomelie*

Sym|port m: gleichzeitiger Transport zweier Substanzen durch die Zellmembran, wobei eine Substanz mit und die andere gegen ein Konzentrazionsgefälle transportiert wird; ⓔ *symport*

Symp|tom nt: Zeichen, Krankheitszeichen; ⓔ *symptom*

Symp|to|ma|tik f: Gesamtheit der Krankheitssymptome; ⓔ *symptomatology*

Symp|to|men|kom|plex m: aus mehreren abgrenzbaren Symptomen bestehendes Beschwerdebild; Syndrom; ⓔ *symptom complex; syndrome*

gastrokardialer Symptomenkomplex: funktionelle Herzbeschwerden bei Meteorismus von Magen und Darm, Zwerchfellhochstand und Verschiebung des Herzens nach oben; ⓔ *gastrocardiac syndrome*

Syn-, syn- präf.: Wortelement mit der Bedeutung „zusammen/gleichzeitig/mit"

Syn|a|del|phus m: Doppelmissbildung mit einem Kopf und acht Armen und Beinen; ⓔ *synadelphus*

Syn|al|gie f: Schmerzempfindung fernab vom Krankheitsherd; ⓔ *synalgia*

Syn|ap|se f: Kontaktstelle zur Informationsübertragung von Nervenzellen auf andere Zellen; ⓔ *synapse*

Syn|ap|sis f: Chromosomenpaarung; ⓔ *synapsis*

S

Syn|ar|thro|se *f*: ununterbrochene, starre Verbindung zweier Knochen; ⒠ *synarthrosis*

Syn|äs|the|sie *f*: abnorme Mitempfindung, z.B. von Lichtreize bei Hörempfindung; ⒠ *synesthesia*

Syn|cel|phal|lus *m*: → *Synkephalus*

Syn|chei|lia *f*: angeborene Verwachsung der Lippen; ⒠ *syncheilia*

Syn|cheil|lie *f*: → *Syncheilia*

Syn|chil|lia *f*: → *Syncheilia*

Syn|chil|lie *f*: → *Syncheilia*

Syn|chi|sis *f*: Verflüssigung; ⒠ *synchysis*

Synchisis corporis vitrei: Glaskörperverflüssigung; ⒠ *synchysis*

Syn|chon|drek|to|mie *f*: operative Entfernung einer Synchondrose*; ⒠ *synchondrectomy*

Syn|chon|dro|se *f*: unbewegliche knorpelige Verbindung zweier Knochen; ⒠ *synchondrosis*

Syn|chon|dro|to|mie *f*: operative Spaltung einer Synchondrose*; ⒠ *synchondrotomy*

syn|chron *adj*: gleichzeitig, gleichlaufend; ⒠ *synchronous*

Syn|cre|tio *f*: Zusammenwachsen, Verwachsen; ⒠ *syncretio*

Syn|cy|ti|um *nt*: → *Synzytium*

syn|dak|tyl *adj*: Syndaktylie betreffend, von ihr betroffen oder gekennzeichnet, durch sie bedingt; ⒠ *syndactylous*

Syn|dak|ty|lie *f*: Verwachsung von Fingern oder Zehen; ⒠ *syndactyly*

Syn|des|mek|to|mie *f*: Bandexzision, Ligamentexzision; ⒠ *syndesmectomy*

Syn|des|mi|tis *f*: **1.** Entzündung eines Bandes oder Ligaments **2.** seltener gebrauchte Bezeichnung für Conjunctivitis*; ⒠ **1.** *syndesmitis* **2.** *conjunctivitis*

Syndesmo-, syndesmo- *präf.*: Wortelement mit der Bedeutung „Band/Ligament"

Syn|des|mo|pe|xie *f*: Wiederanheftung eines Bandes/Ligamentes; ⒠ *syndesmopexy*

Syn|des|mo|phy|ten *pl*: Bandverknöcherungen, z.B. der Bandscheiben; ⒠ *syndesmophytes*

Syn|des|mo|plas|tik *f*: Bänderplastik; ⒠ *syndesmoplasty*

Syn|des|mor|rha|phie *f*: Bandnaht, Bändernaht; ⒠ *syndesmorrhaphy*

Syn|des|mo|se *f*: → *Syndesmosis*

Syn|des|mo|sis *f*: bandartige Verbindung zweier Knochen durch kollagenes oder elastisches Bindegewebe; ⒠ *syndesmosis*

Syndesmosis radioulnaris: Syndesmose von Speiche und Elle unterhalb des Ellenbogens; ⒠ *radioulnar syndesmosis*

Syndesmosis tibiofibularis: Bandhaft von Schienbein und Wadenbein oberhalb des Sprunggelenks; ⒠ *tibiofibular syndesmosis*

Syn|des|mo|to|mie *f*: Bänderdurchtrennung, Ligamentdurchtrennung; ⒠ *syndesmotomy*

Syn|drom *nt*: Symptomenkomplex; ⒠ *syndrome*

Syndrom der abführenden Schlinge: Funktionsbehinderung der abführenden Schlinge nach Magenresektion; führt zu postprandialem Erbrechen; ⒠ *efferent loop syndrome*

amnestisches Syndrom: durch eine Reihe von Pathomechanismen [Alkoholabusus, CO-Vergiftung] ausgelöstes Psychosyndrom mit Merkschwäche bei erhaltenem Altgedächtnis; ⒠ *amnestic syndrome*

Syndrom der blauen Flecken: fast ausschließlich bei Frauen auftretendes Syndrom mit rezidivierenden schmerzhaften Hautblutungen; ⒠ *painful bruising syndrome*

Syndrom der blinden Schlinge: durch chronische Stauung von Darminhalt in einer nebengeschlossenen Darmschlinge entstehende Beschwerden [u.A. Völlegefühl, Durchfall, Anämie]; ⒠ *blind-loop syndrome*

Syndrom der brennenden Füße: durch verschiedene Ursachen [Vitaminmangel, Lebererkrankungen, Diabetes] hervorgerufenes schmerzhaftes Brennen der Füße während der Nacht; ⒠ *burning feet syndrome*

Syndrom des fragilen X-Chromosoms: v.a. das männliche Geschlecht betreffendes Syndrom mit Gesichtsfehlbildungen, Hyperaktivität und verzögerter körperlicher und geistiger Entwicklung; ⒠ *fragile X syndrome*

Syndrom der geschlagenen Eltern: Bezeichnung für die sichtbaren Verletzungszeichen bei körperlicher Misshandlung der Eltern durch ihre Kinder; ⒠ *battered parents syndrome*

Syndrom des geschlagenen Kindes: Bezeichnung für die sichtbaren Verletzungszeichen bei körperlicher Kindesmisshandlung; ⒠ *battered child syndrome*

hämolytisch-urämisches Syndrom: vorwiegend im Kindesalter auftreten-

de Mikroangiopathie* der Nierengefäße mit Niereninsuffizienz; Ⓔ *hemolytic-uremic syndrome*
nephrotisches Syndrom: durch verschiedene Ursachen [entzündliche oder
degenerative Nierenerkrankungen] ausgelöstes klinisches Syndrom mit Pro-
teinurie*, Hypo- und Dysproteinämie*,
Hypoalbuminämie*, Hyperlipidämie*
und Hypercholesterinämie* sowie Ödemen; Ⓔ *nephrotic syndrome*
paraneoplastisches Syndrom: Bezeichnung für im Rahmen einer Tumorerkrankung auftretende Symptome, die weder vom Primärtumor noch
den Metastasen direkt verursacht werden; Ⓔ *paraneoplastic syndrome*
Syndrom der polyzystischen Ovarien:
Syndrom mit vergrößerten Eierstöcken mit multiplen Zysten, Hypertri-
chose*, Fettsucht und Zyklusstörungen; Ⓔ *polycystic ovary syndrome*
postthrombotisches Syndrom: meist
Unterschenkel und Fuß betreffende
Hauterscheinungen nach abgelaufener
Phlebothrombose* mit Bildung sekundärer Varizen*, Hautverfärbung
und Stauungsödem; Ⓔ *post-thrombotic syndrome*
psychoorganisches Syndrom: durch
Gehirnerkrankungen verursachte psychische Symptomatik mit Hirnleis-
tungsschwäche und Persönlichkeits-
veränderung; Ⓔ *organic brain syndrome*
temporomandibuläres Syndrom: vom
Kiefergelenk ausgehende neuralgiforme Beschwerden; Ⓔ *temporomandibular joint syndrome*
Syndrom der zuführenden Schlinge:
nach Magenresektion auftretender Be-
schwerdekomplex durch eine Abflussbehinderung der zuführenden Darmschlinge; Ⓔ *afferent loop syndrome*
Synlelchie *f:* Verwachsung; Ⓔ *synechia*
Synlelchiloltolmie *f:* Lösung von Syn-
echien des Auges; Ⓔ *synechiotomy*
Synlelcholtolmie *f:* → *Synechiotomie*
Synlenlzelphallus *m:* Doppelmissbildung
mit einem Kopf; Ⓔ *synencephalus*
Sylnerlgie *f:* Zusammenwirken, Zusam-
menspiel; Ⓔ *synergy*
Sylnerlgislmus *m:* gleichsinnige Wirkung
zweier Substanzen; kann zu Addition
oder Potenzierung der Wirkungen
führen; Ⓔ *synergism*
Synlgalmie *f:* Verschmelzung von Ei und
Spermium; Ⓔ *syngamy*
synlgen *adj:* artgleich und genetisch

identisch; Ⓔ *syngeneic*
synlgelneltisch *adj:* → *syngen*
Synlkarlzilnolgelnelse *f:* Zusammenwirken mehrerer Faktoren bei der Krebsentstehung; Ⓔ *cocarcinogenesis*
Synlkelphallus *m:* Doppelmissbildung
mit einem Kopf mit einem Gesicht und
vier Ohren; Ⓔ *syncephalus*
Synlklitlislmus *m:* achsengerechte Einstellung des Schädels bei der Geburt;
Ⓔ *synclitism*
Synlkolpe *f:* plötzliche kurze Bewusstlosigkeit durch Sauerstoffmangel des Gehirns; Ⓔ *syncope*
Synlorlchildie *f:* angeborene Hodenver-
schmelzung; Ⓔ *synorchism*
Synloslchelos *m:* angeborene Verwachsung von Penis und Skrotum; Ⓔ
synoscheos
Synlosltolse *f:* knöcherne Vereinigung/
Verbindung benachbarter Knochen;
Ⓔ *synostosis*
Synov-, synov- *präf.:* Wortelement mit
Bezug auf „Gelenkschmiere/Synovia"
Synlovlekltomie *f:* operative Entfernung
der Membrana* synovialis, Synovialis-
entfernung; Ⓔ *synovectomy*
Synlolvia *f:* von der Synovialis* gebildete
Gleitflüssigkeit der Gelenke; Ⓔ *syn-
ovia*
synlolvilal *adj:* Synovia* oder Synovia-
lis* betreffend; Ⓔ *synovial*
Synlolvilallekltomie *f:* → *Synovektomie*
Synlolvilallis *f:* Innenschicht der Gelenk-
kapsel, die die Gelenkschmiere produ-
ziert; Ⓔ *synovium*
Synlolvilallislexlzilsilon *f:* → *Synovektomie*
Synlolvilallislrelsekltilon *f:* → *Synovektomie*
Synlolvilalliltis *f:* → *Synovitis*
Synlolvilallom *nt:* von der Synovialis*
ausgehender Tumor; Ⓔ *synovialoma*
Synlolvilallsarlkom *nt:* bösartiger Tumor
der Synovialis*; Ⓔ *synoviosarcoma*
Synlolvilallzotlten *pl:* Zotten der Gelenk-
innenhaut/Membrana synovialis; Ⓔ
synovial villi
Synlolvilallzyslte *f:* mukoide Zystenbil-
dung einer Gelenkkapsel oder des Seh-
nengleitgewebes; Ⓔ *synovial cyst*
Synlolviltis *f:* → *Synovitis*
Synovio-, synovio- *präf.:* Wortelement mit
Bezug auf „Gelenkschmiere/Synovia"
Synlolvilom *nt:* → *Synovialom*
Synlolvilorlthelse *f:* Therapie der chroni-
schen/rheumatoiden Synovitis durch
Zytostatika, Radioisotope u.ä.; Ⓔ *syno-
viorthesis*
Synlolviltis *f:* Entzündung der Synovia-
lis*; Ⓔ *synovitis*

S

615

rheumatoide Synovitis: Synovitis bei rheumatoider Arthritis*; Ⓔ *rheumatoid synovitis*

Syn|tha|se *f*: Enzym, das zwei Verbindungen, unter Bildung einer neuen Verbindung, miteinander verknüpft; Ⓔ *synthase*

Syn|the|se *f*: Aufbau einer Struktur oder Verbindung aus Einzelteilen; Ⓔ *synthesis*

Syn|the|se|pha|se *f*: Phase des Zellzyklus, in der die DNA verdoppelt wird; Ⓔ *synthesis phase*

Syn|the|ta|se *f*: Enzym, das zwei Moleküle durch Bildung einer C-C-, C-O-, C-S- oder C-N-Bindung verbindet; Ⓔ *synthetase*

syn|the|tisch *adj*: Synthese betreffend, durch Synthese; synthetisch hergestellt; künstlich, artifiziell; Ⓔ *synthetic*

Syn|tho|rax *m*: Doppelmissbildung mit Verwachsung am Brustkorb; Ⓔ *synthorax*

syn|ton *adj*: in gefühlsmäßiger Harmonie mit der Umwelt; Ⓔ *syntonic*

Syn|tro|pie *f*: gehäuftes gleichzeitiges Auftreten von zwei Krankheiten; Ⓔ *syntropy*

Syn|u|lo|sis *f*: Narbenbildung; Ⓔ *synulosis*

Syn|zy|ti|um *nt*: durch Verschmelzung entstandener Zellverband ohne klare Zellgrenzen; Ⓔ *syncytium*

Sy|phi|lid *nt*: Haut- oder Schleimhautausschlag bei Syphilis II oder III; Ⓔ *syphilid*

Sy|phi|lis *f*: erworbene [Syphilis acquisita] oder angeborene [Syphilis connata] Geschlechtskrankheit durch Treponema* pallidum; unbehandelt verläuft die Infektion in vier abgrenzbaren Stadien; Ⓔ *syphilis*

Syphilis I: ca. 3 Wochen nach Infektion beginnendes Stadium mit Bildung eines syphilitischen Primäraffekts an der Eintrittspforte; Ⓔ *primary syphilis*

Syphilis II: ab der 8.–12. Woche nach Infektion kommt es zu Allgemeinerscheinungen an Haut und Schleimhaut; Ⓔ *secondary syphilis*

Syphilis III: Monate bis Jahre nach der Erstinfektion auftretende Syphilisform mit Bildung von Gummen und Beteiligung multipler Organe; Ⓔ *tertiary syphilis*

Syphilis IV: Jahre nach der Erstinfektion beginnendes Stadium mit Befall des Zentralnervensystems, der Knochen und innerer Organe; Ⓔ *late syphilis*

Sy|phi|lis|spi|ro|chä|te *f*: Treponema* pallidum; Ⓔ *Treponema pallidum*

Sy|phi|lo-, sy|phi|lo- *präf*: Wortelement mit Bezug auf „Syphilis"

sy|phi|lo|id *adj*: syphilisähnlich, syphilisartig; Ⓔ *syphiloid*

Sy|phi|lom *nt*: im Tertiärstadium der Syphilis* auftretende Gumma*; Ⓔ *syphiloma*

Sy|rin|gek|to|mie *f*: komplette operative Entfernung eines Fistelgangs; Ⓔ *syringectomy*

Sy|rin|gi|tis *f*: Entzündung der Ohrtrompete; Ⓔ *syringitis*

Syringo-, syringo- *präf*: Wortelement mit Bezug auf 1. „Höhle/Hohlraum" 2. „Fistel" 3. „Eileiter" 4. „Ohrtrompete"

Sy|rin|go|bul|bie *f*: angeborene Höhlenbildung in der Medulla* oblongata; Ⓔ *syringobulbia*

Sy|rin|go|en|ze|pha|lie *f*: Höhlenbildung im Gehirn; Ⓔ *syringoencephalia*

Sy|rin|go|en|ze|pha|lo|my|e|lie *f*: Höhlenbildung in Gehirn und Rückenmark; Ⓔ *syringoencephalomyelia*

Sy|rin|gom *nt*: benignes Adenom* der Schweißdrüsen; Ⓔ *syringoma*

Sy|rin|go|my|e|lie *f*: angeborene Höhlenbildung im Rückenmark; Ⓔ *syringomyelia*

Sy|rin|go|to|mie *f*: operative Eröffnung einer Fistel und Umwandlung in ein Geschwür; Ⓔ *syringotomy*

sys|tal|tisch *adj*: sich rhythmisch zusammenziehend, rhythmisch pulsierend; Ⓔ *systaltic*

Sys|tem *nt*: Gesamtheit von funktionell und/oder strukturell verbundenen Organen oder Geweben; Ⓔ *system*

hypothalamisch-neurohypophysäres System: Regelkreislauf, der die Bildung und Abgabe von Hypophysen- und Hypothalamushormonen kontrolliert; Ⓔ *hypothalamic-posterior pituitary system*

hypothalamo-hypophysäres System: marklose Nervenfasern, die Neurosekrete vom Hypothalamus zur Hypophyse transportieren; Ⓔ *hypothalamohypophysial tract*

mononukleär-phagozytierendes System: → retikulohistiozytäres System

parasympathisches System: parasympathischer Teil des vegetativen Nervensystems; Ⓔ *parasympathetic nervous system*

S

retikuloendotheliales System: → *retikulohistiozytäres System*

retikulohistiozytäres System: aus Monozyten und Makrophagen bestehendes System, dessen Hauptaufgabe die Beseitigung von Abfall- und Fremdstoffen, einschließlich Erregern, ist; ⓔ *reticulohistiocytic system*

sympathisches System: sympathischer Teil des vegetativen Nervensystems; ⓔ *sympathetic nervous system*

Sys|tel|ma *f*: → *System*

Systema alimentarium: Verdauungsapparat; ⓔ *alimentary system*

Systema cardiovasculare: Herz-Kreislauf-System, Kreislauf, kardiovaskuläres System; ⓔ *cardiovascular system*

Systema conducente cordis: Erregungsleitungssystem des Herzens; ⓔ *cardiac conducting system*

Systema digestorium: Verdauungsapparat; ⓔ *digestive system*

Systema lymphoideum: lymphatisches System, Lymphsystem; ⓔ *lymphatic system*

Systema nervosum: Nervensystem; ⓔ *nervous system*

Systema nervosum autonomicum: nicht dem Einfluss von Willen und Bewusstsein unterworfener Teil des Nervensystems; besteht aus sympathischem Nervensystem*, parasympathischem Nervensystem* und intramuralen Nervenfasern; ⓔ *autonomic nervous system*

Systema nervosum centrale: Zentralnervensystem, Gehirn und Rückenmark; ⓔ *central nervous system*

Systema nervosum periphericum: peripheres Nervensystem; ⓔ *peripheral nervous system*

Systema respiratorium: Atmungsorgane, Atemwege, Respirationstrakt; ⓔ *respiratory system*

Systema skeletale: Skelettsystem; ⓔ *skeletal system*

Systema urogenitale: Urogenitaltrakt, Harn- und Geschlechtsorgane; ⓔ *genitourinary system*

Sys|tem|e|ry|the|ma|to|des *m*: → *Lupus erythematodes visceralis*

sys|te|misch *adj*: den Gesamtorganismus oder ein Organsystem betreffend; ⓔ *systemic*

Sys|tem|my|ko|se *f*: Pilzerkrankung mit hauptsächlichem Befall innerer Organe; ⓔ *systemic mycosis*

Sys|tem|skle|ro|se *f*: zu den Autoimmunerkrankungen* gerechnete Kollagenose* mit Verdickung und Verhärtung von Haut und Unterhaut und meist auch Beteiligung innerer Organe (Herz, Niere, Speiseröhre, Dünndarm); ⓔ *systemic sclerosis*

Sys|to|le *f*: Phase des Herzzyklus, in der sich die Kammermuskulatur zusammenzieht und das Blut aus dem Herzen in den Körperkreislauf bzw. die Lunge gepumpt wird; ⓔ *systole*

Szinti-, szinti- *präf.*: Wortelement mit der Bedeutung „funkeln/flackern/aufblitzen"

Szin|ti|gra|fie, -gra|phie *f*: bildgebendes Verfahren unter Verwendung von Radionukliden* oder mit Radionukliden markierten Pharmaka; ⓔ *scintilgraphy*

szin|ti|gra|fisch, -gra|phisch *adj*: Szintigrafie betreffend, mittels Szintigrafie; ⓔ *scintilgraphic*

Szin|ti|gramm *nt*: bei der Szintigrafie* erhaltenes Bild; ⓔ *gammagram*

szir|rhös *adj*: Szirrhus betreffend, derb, verhärtet; ⓔ *scirrhous*

Szir|rhus *m*: Karzinom* mit Überwiegen der bindegewebigen Elemente und damit Verhärtung; ⓔ *scirrhus*

S

T

Talbes f: Auszehrung, Schwindsucht; Ⓔ *tabes*

talbeltilform adj: tabesartig, tabesähnlich; Ⓔ *tabetiform*

Tache f: Fleck, Mal; Ⓔ *tache*

Taches bleues: bläuliche Flecken an den Einstichen von Filzläusen; Ⓔ *blue spots*

Tachy-, tachy- präf.: Wortelement mit der Bedeutung „schnell/rasch"

Talchylarlrhythlmie f: schnelle Form der absoluten Arrhythmie*; Ⓔ *tachyarrhythmia*

Talchylkarldie f: Erhöhung der Herzfrequenz auf über 100/min in Ruhe; Ⓔ *tachycardia*

    atriale Tachykardie: vom Vorhof ausgehende Tachykardie; Ⓔ *atrial tachycardia*

    paroxysmale Tachykardie: vorübergehende Tachykardie ohne Extrasystolen; Ⓔ *paroxysmal tachycardia*

    ventrikuläre Tachykardie: Tachykardie mit Erregungsursprung in den Tawara*-Schenkeln; Ⓔ *ventricular tachycardia*

Talchylmeltalbollislmus m: beschleunigter Stoffwechsel/Metabolismus; Ⓔ *tachymetabolism*

Talchylphalgie f: hastiges/überstürztes Essen; Ⓔ *tachyphagia*

Talchylphyllalxie f: Wirkungsabschwächung eines Medikaments bei wiederholter Gabe; Ⓔ *tachyphylaxis*

Talchylpnoe f: beschleunigte/schnelle Atmung; Ⓔ *tachypnea*

Taelnia f, pl **-nilae**: 1. bandartige Formation, Tänie 2. Bandwurmgattung, die als Dünndarmparasit von Bedeutung ist; Ⓔ 1. *tenia* 2. *Taenia*

    Taeniae coli: aus glatter Muskulatur bestehende Längsstreifen des Kolons; Ⓔ *colic teniae*

    Taenia echinococcus: Hundebandwurm; Ⓔ *Taenia echinococcus*

    Taenia libera coli: Längsmuskelstreifen an der Vorderfläche des Kolons; Ⓔ *free tenia of colon*

    Taenia omentalis: Kolontänie am Ansatz des großen Netzes; Ⓔ *omental tenia*

    Taenia saginata: Rinderbandwurm; Ⓔ *Taenia saginata*

    Taenia solium: Schweinebandwurm; Ⓔ *Taenia solium*

Taelnilalfulgum nt: bandwürmer-abtreibendes Mittel; Ⓔ *taeniafuge*

Taelnilalrhynlchus salgilnaltus m: Rinderbandwurm; Ⓔ *Taeniarhynchus saginata*

Taelnilcildum nt, pl **-da**: → *Taenizid*

taelnilzid adj: Bandwürmer abtötend, taeniaabtötend; Ⓔ *teniacide*

Taglblindlheit f: Störung des Sehens bei Tageslicht; Ⓔ *day blindness*

Talgesldolsis f: pro Tag verabreichte Arzneimitteldosis; Ⓔ *daily dose*

Talgeslrhythlmus m: endogen gesteuerte Schwankung des Körperstoffwechsels und der Reaktionsbereitschaft des Körpers, die etwa einem 24-Stunden-Zyklus entspricht; Ⓔ *diurnal rhythm*

Talgeslsehlstoff m: → *Jodopsin*

Taglsichltiglkeit f: → *Hemeralopie*

Takayasu-Syndrom nt: Entzündung des Truncus* brachiocephalicus am Abgang aus der Aorta; Ⓔ *Takayasu's syndrome*

taktil adj: Tastsinn betreffend; Ⓔ *tactile*

Tallallgie f: Fersenschmerz; Ⓔ *talalgia*

tallar adj: Sprungbein/Talus betreffend; Ⓔ *talar*

Tallcum nt: → *Talkum*

Talgldrülsen pl: talgbildende Drüsen der Haut und Schleimhaut; Ⓔ *sebaceous glands*

Talgldrülsenlzyslte f: → *Talgretentionszyste*

Talglfluss m: → *Seborrhoe*

Talglreltenltilonslzyslte f: meist multipel auftretende Retentionszysten der Haut mit punktförmiger Follikelmündung; Ⓔ *sebaceous cyst*

Talglzyslte f: → *Talgretentionszyste*

Tallkolse f: Pneumokoniose* durch Inhalation von Talkum-haltigem Staub; der Verlauf hängt von Verunreinigung durch Asbest- oder Quarzstaub ab; Ⓔ *talcosis*

Tallkum nt: gereinigtes und pulverisiertes Magnesiumsilikat; Ⓔ *talc*

Tallkumlgralnullom nt: durch Talkum* verursachtes Fremdkörpergranulom; Ⓔ *talc granuloma*

Tallkumllunlge f: → *Talkose*

Tallkumlpneulmolkolnilolse f: → *Talkose*

Tallkumlstaubllunlge f: → *Talkose*

tallolfilbullar adj: Sprungbein/Talus und

619

talokalkaneal

Wadenbein/Fibula betreffend oder verbindend; Ⓔ *talofibular*

ta|lo|kal|ka|ne|al *adj*: Sprungbein/Talus und Fersenbein/Kalkaneus betreffend oder verbindend; Ⓔ *talocalcaneal*

Ta|lo|kal|ka|ne|o|na|vi|ku|lar|ge|lenk *nt*: Gelenk zwischen Sprungbein, Fersenbein und Kahnbein; Ⓔ *talocalcaneonavicular joint*

ta|lo|kru|ral *adj*: Sprungbein/Talus und Unterschenkel(knochen) betreffend oder verbindend; Ⓔ *talocrural*

Ta|lo|kru|ral|ge|lenk *nt*: Gelenk zwischen unterem Ende von Schienbein und Wadenbein und dem Sprungbein; Ⓔ *talocrural joint*

ta|lo|me|ta|tar|sal *adj*: Sprungbein/Talus und Mittelfuß/Metatarsus betreffend oder verbindend; Ⓔ *talometatarsal*

ta|lo|na|vi|ku|lar *adj*: Sprungbein/Talus und Kahnbein/Os naviculare betreffend oder verbindend; Ⓔ *talonavicular*

ta|lo|ti|bi|al *adj*: Sprungbein/Talus und Schienbein/Tibia betreffend oder verbindend; Ⓔ *talotibial*

Ta|lus *m*: Sprungbein; oberster Fußwurzelknochen; Ⓔ *talus*

Ta|lus|rol|le *f*: gewölbte obere Gelenkfläche des Sprungbeins; Ⓔ *trochlea of talus*

Ta|mo|xi|fen *nt*: synthetisches Antiöstrogen; wird zur Behandlung des Mammakarzinoms eingesetzt; Ⓔ *tamoxifen*

Tam|pon *m*: (Watte-)Bausch; Ⓔ *tampon*

Tam|po|na|de *f*: Ausstopfung von Wunden oder Hohlräumen mit Tampons; Ⓔ *tamponade*

Tä|nie *f*: → *Taenia*

T-An|ti|gen *nt*: **1.** auf Tumorzellen gefundenes Antigen **2.** durch Neuraminidase freilegbares Antigen auf der Erythrozytenoberfläche; Ⓔ **1.–2.** *T antigen*

Tar|get|zel|len *pl*: dünne hypochrome Erythrozyten, die im Mikroskop einer Zielscheibe ähneln; Ⓔ *target cells*

tar|sal *adj*: **1.** Fußwurzel(knochen) betreffend **2.** Lidknorpel betreffend; Ⓔ **1.–2.** *tarsal*

Tar|sal|gie *f*: Schmerzen in der Fußwurzel; Ⓔ *tarsalgia*

Tar|sal|ka|nal *m*: Spaltraum zwischen Sprungbein und Fersenbein; Ⓔ *tarsal sinus*

Tar|sal|kno|chen *pl*: Fußwurzelknochen; Ⓔ *tarsal bones*

Tar|sal|tun|nel *m*: Tunnel unter dem Retinaculum musculorum flexorum; Ⓔ *tarsal tunnel*

Tar|sal|tun|nel|syn|drom *nt*: Schädigung des Nervus tibialis posterior im Tarsaltunnel; Ⓔ *tarsal tunnel syndrome*

Tar|sek|to|mie *f*: **1.** operative (Teil-)Entfernung der Fußwurzel **2.** operative Entfernung der Lidplatte, Tarsusexzision; Ⓔ **1.–2.** *tarsectomy*

Tar|si|tis *f*: Entzündung des Lidknorpels; oft gleichgesetzt mit Blepharitis*; Ⓔ *tarsitis*

Tarso-, tarso- *präf.*: Wortelement mit Bezug auf **1.** „Fußwurzel/Tarsus" **2.** „Lidknorpel/Tarsus"

Tar|so|me|gal|ie *f*: angeborene Vergrößerung des Fersenbeins; Ⓔ *tarsomegaly*

tar|so|me|ta|tar|sal *adj*: Fußwurzel/Tarsus und Mittelfuß/Metatarsus betreffend oder verbindend; Ⓔ *tarsometatarsal*

Tar|so|me|ta|tar|sal|ge|len|ke *pl*: Gelenke zwischen Fußwurzel- und Mittelfußknochen; Ⓔ *tarsometatarsal joints*

tar|so|or|bi|tal *adj*: Lidknorpel/Tarsus und Augenhöhle/Orbita betreffend; Ⓔ *tarso-orbital*

tar|so|pha|lan|ge|al *adj*: Fußwurzel/Tarsus und Phalangen betreffend oder verbindend; Ⓔ *tarsophalangeal*

Tar|sor|rha|phie *f*: Vernähung von Ober- und Unterlid; Ⓔ *tarsorrhaphy*

tar|so|tar|sal *adj*: zwischen Fußwurzelknochen/Tarsalknochen (liegend), Tarsalknochen verbindend; Ⓔ *tarsotarsal*

tar|so|ti|bi|al *adj*: Fußwurzel/Tarsus und Schienbein/Tibia betreffend oder verbindend; Ⓔ *tibiotarsal*

Tar|so|to|mie *f*: Durchtrennung der Lidplatte; Ⓔ *tarsotomy*

Tar|sus *m*: **1.** Lidknorpel, Lidplatte, Tarsalplatte **2.** Fußwurzel; Ⓔ **1.** *tarsal plate* **2.** *root of foot*

Tar|sus|ent|zün|dung *f*: → *Tarsitis*

Ta|schen|band *nt*: Bindegewebszug zwischen Schildknorpel und Stellknorpel; Ⓔ *vestibular ligament*

Ta|schen|fal|te *f*: durch das Taschenband hervorgerufene Falte oberhalb der Stimmfalte; Ⓔ *vestibular fold*

Ta|schen|klap|pe *f*: halbmondförmige Klappe; Ⓔ *semilunar cusp*

Tast|blind|heit *f*: → *Tastlähmung*

Tast|kör|per|chen *pl*: Tastrezeptoren der Haut; Ⓔ *tactile corpuscles*

Tast|läh|mung *f*: Verlust der Fähigkeit Formen durch Betasten zu Erkennen; Ⓔ *tactile hypoesthesia*

Tast|leis|ten *pl*: genetisch determiniertes Leistenmuster der Haut; Ⓔ *epidermal* *ridges*

TAT-Mangel *m*: → *Tyrosinaminotransferasemangel*

Tatlzenlhand *f*: pathologische Vergrößerung der Hand, z.B. bei Akromegalie*; Ⓔ *Marinesco's succulent hand*

Taulbenlzüchterllunlge *f*: exogen-allergische Alveolitis* durch Inhalation von Kot- oder Federstaub von Vögeln; Ⓔ *pigeon-breeder's lung*

Taulcherlkranklheit *f*: durch die Entwicklung von Gasblasen im Blut entstehende Krankheit bei zu schnellem Druckabfall; Ⓔ *diver's palsy*

Tauchlkropf *m*: Struma*, die bei der Einatmung (teilweise) hinter die Brustbein absinkt; Ⓔ *diving goiter*

Tauchlwaalge *f*: Messgerät zur Bestimmung der Flüssigkeitsdichte durch Messung der Eintauchtiefe; Ⓔ *areometer*

Taussig-Bing-Syndrom *nt*: angeborene Angiokardiopathie* mit inkompletter Transposition* der großen Gefäße; Ⓔ *Taussig-Bing syndrome*

Tawara-Knoten *m*: → *Atrioventrikularknoten*

Tawara-Schenkel *pl*: rechter [**Crus dextrum**] und linker [**Crus sinistrum**] Schenkel des His*-Bündels; Ⓔ *right and left bundle branch*

Talxis *f*: durch einen Reiz ausgelöste Bewegung; Ⓔ *taxis*

Tay-Sachs-Erkrankung *f*: Hexosaminidase-A-Mangel mit geistiger Retardierung*, Krampfanfällen, Spastik und Hepatosplenomegalie*; auffällig oft findet man einen kirschroten Fleck [**cherry-red spot**] der Makula; Ⓔ *Tay-Sachs disease*

TB-Bazillus *m*: → *Tuberkulosebakterium*

Techlneltillum *nt*: künstlich erzeugtes Metall der Mangangruppe mit einer biologischen Halbwertzeit von 30 Tagen; radioaktive Isotope werden in der Nuklearmedizin angewendet; Ⓔ *technetium*

Teerlaklne *f*: durch Hautkontakt mit Teer ausgelöste Akne*; Ⓔ *tar acne*

Teerlkarlzilnom *nt*: durch in Teer enthaltene aromatische Kohlenwasserstoffe ausgelöster Krebs von Blase, Lunge oder Haut; Ⓔ *tar cancer*

Teerlkelraltolse *f*: zu den Präkanzerosen* gerechnete Berufskrankheit nach jahrelanger Exposition; typisch sind keratotische Papeln und warzenartige Keratosen; Ⓔ *tar keratosis*

Teerlkrebs *m*: → *Teerkarzinom*

Teerlwarlzen *pl*: → *Teerkeratose*

Teerlzyslte *f*: Eierstockzyste mit eingedicktem Blut; Ⓔ *tarry cyst*

Teglmen *nt*: Decke, Dach; Ⓔ *tegmen*

Tegmen tympani: Dach der Paukenhöhle; Ⓔ *tegmen of tympanic cavity*

Tegmen ventriculi quarti: Dach des IV. Ventrikels; Ⓔ *roof of fourth ventricle*

Teglmenltum *nt*: Decke; Ⓔ *tegmentum*

Teilcholinlsäulren *pl*: → *Teichonsäuren*

Teilchonlsäulren *pl*: Bestandteil der Zellwand von Bakterien; Ⓔ *teichoic acids*

Teilchoplsie *f*: Flimmerskotom mit zackenförmigem Gesichtsfeldausfall; Ⓔ *teichopsia*

Teillchen *nt*: Elementarteilchen, Korpuskel, Partikel; Ⓔ *particle*

α-Teilchen: aus zwei Protonen und zwei Neutronen bestehende zweifach positive Teilchen; entsprechen dem Heliumkern; Ⓔ *α-particle*

β-Teilchen: negativ oder positiv geladene Kernteilchen, die beim Kernzerfall emittiert werden; Ⓔ *β-particle*

Teillchenlstrahllung *f*: aus Teilchen bestehende Strahlung; Ⓔ *particulate radiation*

Teillrelmislsilon *f*: deutliche Besserung des Allgemeinbefindens ohne Normalisierung aller Parameter; Ⓔ *partial remission*

Tella *f*: Gewebeschicht; Gewebe; Ⓔ *tela*

Tela choroidea: von der weichen Hirnhaut ausgehende Bindegewebsschicht, die die Plexus* choroidei bildet; Ⓔ *tela choroidea*

Tela subcutanea: aus Binde- und Fettgewebe bestehende Schicht zwischen Haut und Muskeln; Ⓔ *subcutaneous fascia*

Tela submucosa: lockere Bindegewebsschicht unter der Schleimhaut; Ⓔ *submucous layer*

Tela subserosa: subseröse Bindegewebsschicht; Ⓔ *subserous layer*

Tellanlgileklталsie *f*: → *Teleangiektasie*

Tele-, tele- *präf.*: Wortelement mit der Bedeutung **1.** „Ende/Ziel" **2.** „fern/in der Ferne"

Tellelanlgileklталsie *f*: Erweiterung und Schlängelung von Endstrombahngefäßen [Kapillaren, Venolen]; Ⓔ *telangiectasia*

Tellelcurlielthelralpie *f*: → *Telegammatherapie*

Telleldilalgnolse *f*: Diagnose* einer Erkrankung ohne direkten Patientenkontakt auf der Basis übermittelter Daten und Informationen; Ⓔ *teledi-*

agnosis

Te|le|e|lek|tro|kar|di|o|gra|fie, -gra|phie *f*: drahtlose Elektrokardiografie* mit Übermittlung der Messwerte durch einen Sender; ℰ *telelectrocardiography*

Te|le|gam|ma|the|ra|pie *f*: Strahlentherapie mit γ-Strahlen und einem großen Abstand zwischen Strahler und Haut; ℰ *telecurietherapy*

Te|le|kar|di|o|gra|fie, -gra|phie *f*: → *Teleelektrokardiografie*

Te|le|me|trie *f*: Fernübertragung von Messwerten; ℰ *telemetry*

Te|len|ze|pha|lon *nt*: aus den beiden Großhirnhälten und ihren Verbindungen bestehender Teil des Gehirns; ℰ *telencephalon*

Te|le|op|sie *f*: Sehstörung, bei der Objekte weit(er) entfernt erscheinen; ℰ *teleopsia*

Te|le|ra|di|o|gra|fie, -gra|phie *f*: → *Teleröntgengrafie*

Te|le|rönt|gen|gra|fie, -gra|phie *f*: Fernübertragung von Röntgenbildern; ℰ *teleroentgenography*

Te|le|rönt|gen|the|ra|pie *f*: Strahlentherapie mit großem Quelle-Haut-Abstand; ℰ *teleroentgentherapy*

Te|le|sthe|to|skop *nt*: Stethoskop* mit eingebautem Sender zur Datenübertragung; ℰ *telesthetoscope*

Te|le|strah|len|the|ra|pie *f*: → *Teleröntgentherapie*

Te|le|the|ra|pie *f*: → *Teleröntgentherapie*

tel|lu|rig *adj*: tellurhaltig, tellurisch; ℰ *telluric*

tel|lu|risch *adj*: **1.** Erde betreffend **2.** tellurhaltig, tellurig; ℰ **1.** *earth* **2.** *telluric*

Telo-, telo- *präf.*: Wortelement mit der Bedeutung „Ende/Ziel"

Te|lo|den|dri|on *nt*: feinste Endverzweigungen des Achsenzylinders; ℰ *telodendrion*

Te|lo|den|dron *nt*: → *Telodendrion*

te|lo|di|en|ze|phal *adj*: Endhirn/Telenzephalon und Zwischenhirn/Dienzephalon betreffend; ℰ *telodiencephalic*

Tem|pe|ran|tia *pl*: Beruhigungsmittel; ℰ *temperantia*

tem|pe|rent *adj*: gemäßigt, maßvoll; ℰ *temperate*

tem|po|ral *adj*: Schläfe oder Schläfenbein betreffend; ℰ *temporal*

Tem|po|ral|lap|pen|e|pi|lep|sie *f*: partielle Epilepsie* mit Herd im Temporallappen; ℰ *temporal lobe epilepsy*

tem|po|rär *adj*: vorübergehend, vorläufig, zeitweilig; ℰ *temporary*

tem|po|ro|au|ri|ku|lär *adj*: Schläfenregion und Ohrmuschel/Auricula betreffend; ℰ *temporoauricular*

tem|po|ro|fa|zi|al *adj*: Schläfe und Gesicht betreffend oder verbindend; ℰ *temporofacial*

tem|po|ro|fron|tal *adj*: Schläfe und Stirn betreffend oder verbindend; ℰ *temporofrontal*

tem|po|ro|man|di|bu|lar *adj*: Schläfenbein und Unterkiefer/Mandibula betreffend oder verbindend; ℰ *temporomandibular*

Tem|po|ro|man|di|bu|lar|ge|lenk *nt*: Gelenk zwischen dem Unterkieferköpfchen und der Gelenkgrube des Schläfenbeins; ℰ *temporomandibular joint*

tem|po|ro|ma|xil|lär *adj*: Schläfe und Oberkiefer/Maxilla betreffend oder verbindend; ℰ *temporomaxillary*

tem|po|ro|ok|zi|pi|tal *adj*: Schläfe und Hinterhaupt betreffend oder verbindend; ℰ *temporo-occipital*

tem|po|ro|pa|ri|e|tal *adj*: Schläfenbein und Scheitelbein/Os parietale betreffend oder verbindend; ℰ *temporoparietal*

tem|po|ro|pon|tin *adj*: Schläfenlappen und Brücke/Pons betreffend oder verbindend; ℰ *temporopontine*

tem|po|ro|sphe|no|i|dal *adj*: Schläfenbein/Os temporale und Keilbein/Os sphenoidale betreffend oder verbindend; ℰ *temporosphenoid*

Ten-, ten- *präf.*: Wortelement mit der Bedeutung „Sehne/Tendo"

Ten|al|gie *f*: → *Tendodynie*

Te|na|zi|tät *f*: **1.** (*psychol.*) Hartnäckigkeit, Zähigkeit, Durchhaltevermögen **2.** (*biolog.*) Widerstandsfähigkeit gegen Temperatur, Strahlen etc.; ℰ **1.–2.** *tenacity*

Ten|denz|neu|ro|se *f*: sich im Anschluss an eine Schädigung, Verletzung oder Krankheit halbbewusst oder unbewusst entwickelndes übertriebenes Begehren nach (finanzieller) Entschädigung; ℰ *pension neurosis*

Ten|di|ni|tis *f*: Sehnenentzündung; ℰ *tendinitis*

Ten|di|no|se *f*: → *Tendopathie*

Ten|do *m, pl* **-di|nes**: Sehne; ℰ *tendon*

Tendo calcaneus: Achillessehne; ℰ *calcaneal tendon*

Tendo-, tendo- *präf.*: Wortelement mit der Bedeutung „Sehne/Tendo"

Ten|do|dy|nie *f*: Sehnenschmerz; ℰ *tenodynia*

Ten|do|ly|se *f*: operative Sehnenlösung;

Ⓔ *tendolysis*

ten|do|my|o|gen *adj*: von der Muskelsehne ausgehend, durch sie bedingt; Ⓔ *tendomyogenic*

Ten|do|my|o|pa|thie *f*: Erkrankung eines Muskels und seiner Sehne; Ⓔ *tenomyopathy*

Ten|do|ni|tis *f*: → *Tendinitis*

Ten|do|pa|thie *f*: degenerative Sehnenerkrankung; Ⓔ *enthesopathy*

Ten|do|plas|tik *f*: Sehnenplastik; Ⓔ *tendoplasty*

Ten|do|syn|o|vi|tis *f*: Sehnenscheidenentzündung; Ⓔ *tendosynovitis*

Ten|do|va|gi|ni|tis *f*: Sehnenscheidenentzündung; Ⓔ *tendovaginitis*

Tendovaginitis stenosans (de Quervain): chronisch entzündliche Reizung der gemeinsam verlaufenden Sehnen von Musculus abductor pollicis longus und Musculus extensor pollicis brevis; Ⓔ *stenosing tenosynovitis*

Te|nes|mus *m*: schmerzhafter Stuhl- [**Tenesmus alvi/ani**] oder Harndrang [**Tenesmus vesicae**]; Ⓔ *tenesmus*

Ten|nis|el|len|bo|gen *m*: Entzündung des Epicondylus* lateralis humeri; Ⓔ *tennis elbow*

Ten|nis|fer|se *f*: Blutergüsse über der Ferse bei wiederholter traumatischer Belastung; Ⓔ *black heel*

Teno-, teno- *präf*.: Wortelement mit der Bedeutung „Sehne/Tendo"

Te|no|del|se *f*: Sehnenfixierung, Sehnenanheftung; Ⓔ *tenodesis*

Te|no|dy|nie *f*: → *Tendodynie*

Te|no|ly|se *f*: operative Sehnenlösung; Ⓔ *tenolysis*

Te|no|my|o|to|mie *f*: Durchtrennung einer Muskelsehne; Ⓔ *tenomyotomy*

Te|no|nek|to|mie *f*: Sehnenexzision; Ⓔ *tenonectomy*

Te|no|ni|tis *f*: Entzündung der Tenon*-Kapsel; Ⓔ *tenonitis*

Tenon-Kapsel *f*: bindegewebige Augenkapsel; Ⓔ *Tenon's capsule*

Tenon-Raum *m*: Raum zwischen Sklera und Augapfelscheide; Ⓔ *Tenon's space*

Te|no|plas|tik *f*: Sehnenplastik; Ⓔ *tenoplasty*

Te|nor|rha|phie *f*: Sehnennaht; Ⓔ *tenorrhaphy*

Te|no|syn|o|vek|to|mie *f*: Sehnenscheidenexzision, Sehnenscheidenresektion; Ⓔ *tenosynovectomy*

Te|no|syn|o|vi|al|lek|to|mie *f*: → *Tenosynovektomie*

Te|no|syn|o|vi|tis *f*: → *Tendosynovitis*

Te|no|to|mie *f*: operative Durchtrennung

einer Sehne; Ⓔ *tenotomy*

Ten|o|va|gi|ni|tis *f*: → *Tendovaginitis*

Ten|sa *f*: unterer straffer Teil des Trommelfells; Ⓔ *pars tensa*

Ten|sor *m*: Spannmuskel, Musculus tensor; Ⓔ *tensor*

Ten|to|ri|um ce|re|bel|li *nt*: Kleinhirnzelt; zwischen Kleinhirn und Hinterhauptslappen liegende Duraplatte; Ⓔ *tentorium of cerebellum*

Ten|to|ri|um|schlitz *m*: Öffnung des Kleinhirnzeltes für den Durchtritt des Hirnstamms; Ⓔ *tentorial notch*

Terato-, terato- *präf*.: Wortelement mit Bezug auf „Missbildung/Fehlbildung"

te|ra|to|gen *adj*: Missbildungen/Fehlbildungen verursachend oder auslösend; Ⓔ *teratogenic*

Te|ra|to|ge|ne|se *f*: Entstehung/Entwicklung von Missbildungen; Ⓔ *teratogenesis*

Te|ra|to|kar|zi|nom *nt*: bösartiges Teratom*; Ⓔ *teratocarcinoma*

Te|ra|tom *nt*: meist gutartige, angeborene Geschwulst mit Anteilen aller Keimblätter; Ⓔ *teratoma*

Te|ra|to|ma *nt, pl* **-ma|ta**: → *Teratom*

Te|ra|to|sper|mie *f*: → *Teratozoospermie*

Te|ra|to|zo|o|sper|mie *f*: weniger als 30 % normale Spermien im Ejakulat; Ⓔ *teratospermia*

ter|mi|nal *adj*: **1.** endständig; abschließend, begrenzend **2.** unheilbar, im Endstadium, im Sterben; Ⓔ **1.–2.** *terminal*

ter|när *adj*: (*chem*.) dreifach, dreigliedrig; Ⓔ *ternary*

Terry-Syndrom *nt*: Netzhauterkrankung von untergewichtigen Frühgeborenen, die vermutlich durch die toxische Wirkung von Sauerstoff im Brutkasten verursacht wird; in schweren Fällen kommt es zur Erblindung; Ⓔ *Terry's syndrome*

ter|ti|an *adj*: jeden dritten Tag auftretend; Ⓔ *tertian*

Ter|ti|a|na *f*: → *Malaria tertiana*

ter|ti|är *adj*: dritten Grades, drittgradig, an dritter Stelle; Ⓔ *tertiary*

Ter|ti|är|fol|li|kel *pl*: ausgreifte Eifollikel vor der Ovulation; Ⓔ *tertiary ovarian follicles*

Ter|ti|är|sta|di|um *nt*: Jahre nach der Erstinfektion beginnendes Syphilisstadium mit Befall des Zentralnervensystems, der Knochen und innerer Organe; Ⓔ *tertiary syphilis*

Ter|ti|är|struk|tur *f*: dreidimensionale Struktur von Polypeptidketten; Ⓔ *tertiary structure*

T

Tes|ti|cul|lus *m*: → *Testis*
tes|ti|ku|lär *adj*: Hoden/Testis betreffend, von den Hoden ausgehend; Ⓔ *testicular*
Tes|tis *m, pl* **-tes**: Hoden, Testikel; Ⓔ *testis*
Tes|to|ste|ron *nt*: in den Leydig-Zellen des Hodens gebildetes wichtiges Sexualhormon des Mannes; Ⓔ *testosterone*
Tes|to|ste|ron|re|sis|tenz *f*: fehlende oder abgeschwächte Wirkung von Androgenen durch einen Defekt der Rezeptoren; Ⓔ *androgen insensitivity (syndrome)*
Te|ta|nie *f*: neuromuskuläre Übererregbarkeit und Krampfbereitschaft der Muskulatur; Ⓔ *tetany*
te|ta|ni|form *adj*: tetanieartig, tetanusartig; Ⓔ *tetaniform*
te|ta|ni|gen *adj*: Tetanus oder Tetanie hervorrufend; Ⓔ *tetanigenous*
te|ta|nisch *adj*: 1. Tetanus oder Tetanie betreffend oder auslösend 2. Wundstarrkrampf betreffend; Ⓔ 1.–2. *tetanic*
Te|ta|nus *m*: 1. tetanische Muskelkontraktion, Muskelkrampf 2. durch das toxinbildende Bakterium **Clostridium tetani** hervorgerufene Krankheit, die durch eine Lähmung der Atemmuskulatur tödlich verlaufen kann; Ⓔ 1. *tetany* 2. *tetanus*
Tetanus uteri: Dauerkontraktion der Gebärmutter bei Geburtshindernissen oder Überdosierung von Wehenmitteln; Ⓔ *uterine tetanus*
Te|ta|nus|ba|zil|lus *m*: extrem widerstandsfähige [bis zu 100° feuchte Hitze] Sporen bildendes, bewegliches Stäbchen mit typischer **Trommelschlegelform**; bildet zwei Toxine, das neurotoxische **Tetanospasmin** und das hämolytische **Tetanolysin**; Ⓔ *tetanus bacillus*
Te|ta|nus|er|re|ger *m*: → *Tetanusbazillus*
Tetra-, tetra- *präf.*: Wortelement mit der Bedeutung „vier"
Te|tra|äthyl|thi|ur|al|mid|sul|fid *nt*: in der Alkoholentzugstherapie verwendetes Mittel, das bei Alkoholgenuss zu schweren Unverträglichkeitserscheinungen [**Antabussyndrom**] mit Übelkeit, Kopfschmerz, Erbrechen, Hypotonie] führt; Ⓔ *tetraethylthiuram disulfide*
Te|tra|cy|cline *pl*: → *Tetrazykline*
Te|tra|dak|ty|lie *f*: angeborene Vierfingrigkeit oder Vierzehigkeit; Ⓔ *tetradactyly*
Te|tra|de *f*: → *Tetralogie*

Te|tra|hy|dro|fol|säu|re *f*: biologisch aktive Form der Folsäure*; Ⓔ *tetrahydrofolic acid*
Te|tra|iod|thy|ro|nin *nt*: → *Thyroxin*
Te|tra|jod|thy|ro|nin *nt*: → *Thyroxin*
Te|tra|lo|gie *f*: Erkrankung mit vier Hauptsymptomen; Ⓔ *tetralogy*
Te|tra|mas|tie *f*: Vorkommen von zwei überzähligen Brüsten; Ⓔ *tetramastia*
Te|tra|pa|ra|ly|se *f*: → *Tetraplegie*
Te|tra|pa|re|se *f*: → *Tetraplegie*
Te|tra|ple|gie *f*: Lähmung von Beinen und Armen; Ⓔ *tetraplegia*
te|tra|plo|id *adj*: Tetraploidie betreffend, von ihr betroffen oder gekennzeichnet, mit vier Chromosomensätzen; Ⓔ *tetraploid*
Te|tra|plo|i|die *f*: Genom aus vier Chromosomensätzen; Ⓔ *tetraploidy*
Te|tra|so|mie *f*: Vorkommen von zwei überzähligen Kopien eines Chromosoms; Ⓔ *tetrasomy*
te|tra|va|lent *adj*: vierwertig; Ⓔ *tetravalent*
Te|tra|zy|kli|ne *pl*: Gruppe halbsynthetischer bakteriostatischer Antibiotika, die sich von dem von Streptomyces*-Species gebildeten Tetracyclin ableiten; Ⓔ *tetracyclines*
Te|tro|se *f*: Monosaccharid* mit vier Kohlenstoffatomen; Ⓔ *tetrose*
Thalamo-, thalamo- *präf.*: Wortelement mit Bezug auf „Thalamus"
tha|la|mo|kor|ti|kal *adj*: Thalamus und Hirnrinde/Cortex betreffend oder verbindend; Ⓔ *thalamocortical*
tha|la|mo|ok|zi|pi|tal *adj*: Thalamus und Hinterhauptslappen/Lobus occipitalis betreffend oder verbindend; Ⓔ *occipitothalamic*
tha|la|mo|teg|men|tal *adj*: Thalamus und Tegmentum betreffend; Ⓔ *thalamotegmental*
Tha|la|mo|to|mie *f*: stereotaktische Hirnoperation mit Zerstörung spezifischer Thalamusstrukturen, z.B. zur Therapie unstillbarer Schmerzen; Ⓔ *thalamotomy*
Tha|la|mus *m*: größte Kerngruppe des Zwischenhirns, die als Umschaltstation für optische und akustische Bahnen fungiert; Ⓔ *thalamus*
Tha|lass|ae|mia *f*: → *Thalassämie*
Thalassaemia major: Thalassämieform mit hohem Hämoglobin F-Gehalt bei Erwachsenen; Ⓔ *thalassemia major*
Thalassaemia minor: mild verlaufende heterozygote Form der β-Thalassämie mit Überproduktion von Hb A_2; Ⓔ

thalassemia minor

Thallasslälmie f: autosomal-dominant vererbte Störung der Bildung von Unterketten des Hämoglobins, die zur Entwicklung einer hämolytischen Anämie* führt; Ⓔ *thalassemia*

α-**Thalassämie**: Thalassämie mit Störung der Bildung der α-Kette; Ⓔ *α-thalassemia*

β-**Thalassämie**: Thalassämie mit Störung der Bildung der β-Kette; Ⓔ *β-thalassemia*

heterozygote β-Thalassämie: → *Thalassaemia minor*

homozygote β-Thalassämie: → *Thalassaemia major*

Thallasslolthelralpie f: therapeutische Anwendung von Seebädern oder Seeklima; Ⓔ *thalassotherapy*

Thallildolmidlemlbrylolpalthie f: durch Einnahme des Schlafmittels Thalidomid hervorgerufene Embryopathie mit Extremitätenfehlbildungen und Ohrmuschelfehlbildungen und Fazialisparese; Ⓔ *thalidomide embryopathy*

Thanato-, thanato- *präf.*: Wortelement mit der Bedeutung „Tod"

thalnaltolgnolmolnisch *adj*: auf den nahenden Tod hinweisend; Ⓔ *thanatognomonic*

Thalnaltollolgie f: Lehre vom Sterben und Tod; Ⓔ *thanatology*

thalnaltolphor *adj*: tödlich, letal; Ⓔ *thanatophoric*

Thebesius-Klappe f: Falte an der Einmündung des Sinus* coronarius in den rechten Vorhof; Ⓔ *thebesian valve*

Thebesius-Venen pl: kleinste Herzvenen; Ⓔ *veins of Thebesius*

Thelca f: Hülle, Kapsel; Ⓔ *theca*

Theca folliculi: Bindegewebshülle des Sekundärfollikels; Ⓔ *theca of follicle*

Thelin nt: in verschiedenen Kaffee- und Teearten enthaltene Purinbase mit zentralstimulierender Wirkung; Ⓔ *theine*

Thelka f: Hülle, Kapsel; Ⓔ *theca*

Thelkalzellen pl: Bindegewebszellen der Theca* folliculi; Ⓔ *theca cells*

Thelkalzelllenlhylperlplalsie f: Hyperplasie* der Thekazellen* des Eierstocks; Ⓔ *hyperthecosis*

Thelkalzellltulmor m: von den Thekazellen* des Eierstocks ausgehendes Fibrom mit lipidhaltigen Zellen; Ⓔ *theca cell tumor*

Thelkom nt: → *Thekazelltumor*

Thelkolmaltolse f: Hyperplasie* der Thekazellen* des Eierstocks; Ⓔ *thecoma-*

tosis

Thellallgie f: Brustwarzenschmerz; Ⓔ *thelalgia*

Thellarlche f: Reifung der Brust während der Pubertät; Ⓔ *thelarche*

Thellalzilalinlfekltilon f: → *Thelaziasis*

Thellalzilalsis f: durch Augenwürmer [**Thelazia**] hervorgerufene Entzündung der Tränendrüsen; Ⓔ *thelaziasis*

T-Helfer-Lymphozyten pl: → *Helferzellen*

T-Hellferlzelllen pl: → *Helferzellen*

Thelliltis f: Entzündung der Brustwarze; Ⓔ *thelitis*

Thelo-, thelo- *präf.*: Wortelement mit der Bedeutung „Brust/Brustwarze"

Thellorlrhalgie f: Blutung aus der Brustwarze; Ⓔ *thelorrhagia*

Thelnar m: Daumenballen; Ⓔ *thenar*

Thelnarlaltrolphie f: Atrophie des Daumenballens/der Daumenballenmuskulatur; Ⓔ *thenar atrophy*

Thelralpie f: (Krankheits-)Behandlung; Heilverfahren; Ⓔ *therapy*

physikalische Therapie: Behandlung mit natürlichen physikalischen Mitteln [z.B. Wasser, Licht]; Ⓔ *physical therapy*

thelralpielrelfrakltär *adj*: nicht auf eine Therapie ansprechend; Ⓔ *refractory*

therlmal *adj*: Wärme oder Hitze betreffend, warm, heiß; Ⓔ *thermal*

Therlmallgie f: brennender Schmerz; Ⓔ *thermalgia*

Therlmanlallgelsie f: → *Thermoanästhesie*

Therlmanlälsthelsie f: → *Thermoanästhesie*

Therlmälsthelsie f: → *Thermoästhesie*

Therlmaltollolgie f: Lehre von der therapeutischen Anwendung von Wärme; Ⓔ *thermatology*

Therlme f: Thermalquelle; Ⓔ *thermal spring*

Therlmlhylpläslthelsie f: → *Thermohypästhesie*

therlmisch *adj*: → *thermal*

Thermo-, thermo- *präf.*: Wortelement mit der Bedeutung „Wärme/Hitze"

Therlmolanlallgelsie f: → *Thermoanästhesie*

Therlmolanlälsthelsie f: Verlust der Temperaturempfindung; Ⓔ *thermoanesthesia*

Therlmolälsthelsie f: Temperatursinn; Ⓔ *thermoesthesia*

therlmolgen *adj*: durch Wärme hervorgerufen; Ⓔ *thermogenic*

Therlmolgelnelse f: Wärmebildung; Ⓔ *thermogenesis*

Therlmolgraf, -graph m: Gerät zur Thermografie*; Ⓔ *thermograph*

Therlmolgralfie, -gralphie f: Abbildung der

625

Wärmestrahlung eines Objekte; ⒠ *thermography*

ther|mo|gra|fisch, -gra|phisch *adj*: Thermografie betreffend, mittels Thermografie; ⒠ *thermographic*

Ther|mo|gramm *nt*: bei der Thermografie* erhaltenes Bild; ⒠ *thermogram*

Ther|mo|hy|päs|the|sie *f*: Verminderung der Temperaturempfindung; ⒠ *thermohypesthesia*

ther|mo|in|sen|si|tiv *adj*: nicht auf Wärme ansprechend; ⒠ *thermoinsensitive*

Ther|mo|kau|ter *m*: elektrisches Brenneisen zur Durchtrennung oder Verschorfung von Gewebe; ⒠ *hot wire*

Ther|mo|mam|mo|gra|fie, -gra|phie *f*: Thermografie* der Brust; ⒠ *thermomastography*

Ther|mo|me|ter *nt*: Gerät zur Temperaturmessung; ⒠ *thermometer*

ther|mo|phil *adj*: (*biolog.*) wärmeliebend; ⒠ *thermophilic*

Ther|mo|ple|gie *f*: Hitzschlag; ⒠ *thermoplegia*

Ther|mo|prä|zi|pi|ta|ti|ons|test *m*: Ringtest zum Nachweis von Milzbrandantigen; ⒠ *Ascoli's test*

Ther|mo|re|gu|la|ti|on *f*: Wärmeregelung, Temperaturregelung; ⒠ *thermoregulation*

Ther|mo|re|sis|tenz *f*: Widerstandsfähigkeit gegen Wärme/Hitze; ⒠ *thermoresistance*

ther|mo|re|spon|siv *adj*: auf Wärme ansprechend; ⒠ *thermoresponsive*

Ther|mo|re|zep|ti|on *f*: Temperatursinn; ⒠ *thermal sense*

Ther|mo|re|zep|to|ren *pl*: Rezeptoren für Wärme [**Wärmerezeptoren**] oder Kälte [**Kälterezeptoren**]; ⒠ *thermoreceptors*

Ther|mo|sen|si|bi|li|tät *f*: Temperaturempfindlichkeit; ⒠ *thermosensitivity*

Ther|mo|sta|se *f*: Aufrechterhaltung der Körpertemperatur; ⒠ *thermostasis*

Ther|mo|the|ra|pie *f*: Wärmebehandlung, Wärmetherapie, Wärmeanwendung; ⒠ *thermotherapy*

The|sau|ris|mo|se *f*: Oberbegriff für die durch Stoffwechselstörungen verursachte Einlagerung von Stoffwechselprodukten und die dadurch entstehenden Erkrankungen; ⒠ *thesaurismosis*

The|sau|ro|se *f*: → *Thesaurismose*

Thi|a|min *nt*: Vitamin B_1; zur Vitamin B-Gruppe gehörendes Pyrimidinderivat; wirkt als Coenzym bei verschiedenen Reaktionen; ⒠ *thiamine*

Thi|a|min|man|gel *m*: Mangel an Vitamin B_1; verursacht Ödeme, neurologische Störungen und Herzinsuffizienz; ⒠ *beriberi*

Thi|a|min|man|gel|krank|heit *f*: → *Thiaminmangel*

Thi|a|zid|di|u|re|ti|ka *pl*: → *Thiazide*

Thi|a|zi|de *pl*: Saluretika*, die durch Hemmung der Rückresorption von Na^+ und Cl^- zur Wasserausscheidung führen; ⒠ *thiazides*

Thiersch-Transplantat *nt*: aus Epidermis und Korium bestehender Hautlappen zur Transplantation; ⒠ *Thiersch's graft*

Thigmo-, thigmo- *präf*: Wortelement mit der Bedeutung „Berührung"

Thio-, thio- *präf*: Wortelement mit der Bedeutung „Schwefel"

Thoma-Zeiss-Zähl|kam|mer *f*: Zählkammer für Blutkörperchen; ⒠ *Thoma-Zeiss counting cell*

Thomsen-Antigen *nt*: durch Neuraminidase freilegbares Antigen auf der Erythrozytenoberfläche; ⒠ *T antigen*

Thomsen-Phänomen *nt*: enzymatische Freilegung der Thomsen-Antigene* führt zu Agglutination der Erythrozyten durch im Serum vorhandene Antikörper; ⒠ *Thomsen phenomenon*

Tho|ral|ci|ca *pl*: Brustabschnitt des Rückenmarks; ⒠ *thoracic segments of spinal cord*

Tho|ra|del|phus *m*: → *Thorakodelphus*

Thorak-, thorak- *präf*: → *Thorako-*

tho|ra|kal *adj*: Brustkorb oder Brustraum betreffend; ⒠ *thoracic*

Tho|ra|kal|at|mung *f*: flacher Atmungstyp, bei dem nur die Brustmuskeln eingesetzt werden; ⒠ *thoracic respiration*

Tho|ra|kal|gie *f*: → *Thorakodynie*

Tho|ra|kal|seg|men|te *f*: Brustabschnitt des Rückenmarks; ⒠ *thoracic segments of spinal cord*

Tho|ra|kal|wir|bel *pl*: die 12 Wirbel der Brustwirbelsäule; ⒠ *thoracic vertebrae*

Thorako-, thorako- *präf*: Wortelement mit der Bedeutung „Brust/Brustkorb/Thorax"

tho|ra|ko|ab|do|mi|nal *adj*: Thorax und Bauch/Abdomen betreffend oder verbindend; ⒠ *thoracoabdominal*

tho|ra|ko|a|kro|mi|al *adj*: Thorax und Akromion betreffend oder verbindend; ⒠ *thoracoacromial*

Tho|ra|ko|del|phus *m*: über dem Nabel zusammengewachsene Doppelmissbildung mit einem Kopf und Oberkörper, aber zwei Becken und vier Beinen; Ⓔ *thoracodelphus*

Tho|ra|kol|di|dy|mus *m*: am Brustkorb zusammengewachsene siamesische Zwillinge; Ⓔ *thoracodidymus*

Tho|ra|kol|dy|nie *f*: Schmerzen im Brustkorb; Ⓔ *thoracodynia*

Tho|ra|ko|graf, -graph *m*: → *Thorakopneumograf*

tho|ra|ko|hu|me|ral *adj*: Thorax und Humerus betreffend oder verbindend; Ⓔ *thoracohumeral*

tho|ra|ko|kra|ni|al *adj*: Thorax und Kopf/Kranium betreffend; Ⓔ *cephalothoracic*

Tho|ra|kol|la|pa|ro|to|mie *f*: kombinierte Thorakotomie* und Laparotomie*; Ⓔ *thoracolaparotomy*

tho|ra|ko|lum|bal *adj*: Thorax und Lendenwirbelsäule betreffend; Ⓔ *thoracolumbar*

Tho|ra|ko|ly|se *f*: operative Lösung von Brustwandverklebungen; Ⓔ *thoracolysis*

Tho|ra|ko|mel|lus *m*: Fetus mit überzähliger Extremität, die am Brustkorb angewachsen ist; Ⓔ *thoracomelus*

Tho|ra|ko|my|o|dy|nie *f*: Schmerzen in den Brustmuskeln; Ⓔ *thoracomyodynia*

Tho|ra|ko|pa|gus *m*: Doppelmissbildung mit Verwachsung am Brustkorb; Ⓔ *thoracopagus*

Tho|ra|ko|pa|thie *f*: Brustkorberkrankung; Ⓔ *thoracopathy*

Tho|ra|ko|plas|tik *f*: Brustkorbplastik, Thoraxplastik; Ⓔ *thoracoplasty*

Tho|ra|ko|pneu|mo|graf, -graph *m*: Gerät zur Aufzeichnung der Atembewegungen des Brustkorbs; Ⓔ *thoracopneumograph*

Tho|ra|ko|schi|sis *f*: angeborene Brustkorbspalte; Ⓔ *thoracoschisis*

Tho|ra|ko|sko|pie *f*: endoskopische Untersuchung der Brusthöhle oder des Pleuraraums; Ⓔ *thoracoscopy*

Tho|ra|kos|to|mie *f*: Anlegen einer äußeren Thoraxfistel, z.B. zur Drainage von Flüssigkeit; Ⓔ *thoracostomy*

Tho|ra|ko|to|mie *f*: Brustkorberöffnung; Ⓔ *thoracotomy*

explorative Thorakotomie: Brustkorberöffnung zur Diagnostik von Erkrankungen; Ⓔ *exploratory thoracotomy*

Tho|ra|ko|zen|te|se *f*: Pleurapunktion, Punktion der Pleurahöhle; Ⓔ *thoracocentesis*

Tho|rax *m*: Brustkorb; Ⓔ *thorax*

Tho|rax|em|py|em *nt*: Eiteransammlung in der Pleurahöhle; Ⓔ *thoracic empyema*

Tho|rax|quet|schung *f*: durch stumpfe Gewalteinwirkung [Verkehrsunfall] verursachte Prellung des knöchernen Thorax; kann von Rippenfrakturen und Schäden der Brustorgane begleitet sein; Ⓔ *bruised ribs*

Thre|o|nin *nt*: essentielle Aminosäure; Ⓔ *threonine*

-thrix *suf*: Wortelement mit der Bedeutung „Haar"

Throm|bag|glu|ti|na|ti|on *f*: Agglutination von Thrombozyten duch Thrombozytenantikörper; Ⓔ *thromboagglutination*

Throm|ban|gi|i|tis *f*: Entzündung der Gefäßwand einer Arterie [Thrombarteriitis] oder Vene [Thrombophlebitis]; Ⓔ *thromboangitis*

Throm|ban|gi|tis *f*: → *Thrombangiitis*

Throm|bar|te|ri|i|tis *f*: Entzündung der Arterienwand; Ⓔ *thromboarteritis*

Throm|bas|the|nie *f*: autosomal-rezessiver Defekt der Thrombozytenfunktion mit vermehrter Blutungsneigung; Ⓔ *thrombasthenia*

Throm|bek|to|mie *f*: operative Thrombusentfernung; Ⓔ *thrombectomy*

Throm|bel|las|to|gra|fie, -gra|phie *f*: simultane Bestimmung und Aufzeichnung von Reaktionszeit bis zum Gerinnungseintritt, Gerinnungsbildungszeit und maximaler Elastizität des Thrombus; Ⓔ *thrombelastography*

Throm|bel|las|to|gramm *nt*: bei der Thrombelastografie* erhaltene grafische Darstellung; Ⓔ *thrombelastogram*

Throm|bem|bol|lek|to|mie *f*: operative Embolusentfernung; Ⓔ *thromboembolectomy*

Throm|bem|bol|lie *f*: → *Thromboembolie*

Throm|blen|dan|gi|i|tis *f*: → *Thrombangiitis*

Thrombendangiitis obliterans: meist bei Rauchern (Männer, 20–40 Jahre) auftretende, arterielle Verschlusskrankheit mit Befall kleiner und mittelgroßer Arterien der Extremitäten mit begleitender Phlebitis* oder Thrombophlebitis*; Ⓔ *thromboangiitis obliterans*

Throm|blen|dar|te|ri|lek|to|mie *f*: operative Entfernung eines arteriellen Thrombus mit Ausschälung der Gefäßinnenwand; Ⓔ *thromboendarterectomy*

Throm|blen|do|kar|di|tis *f*: selten gebrauchte Bezeichnung für eine Endokarditis* mit Thrombusbildung; Ⓔ *thromboendocarditis*

Throm|bin *nt*: proteolytischer Faktor der

Blutgerinnung; wird aus Prothrombin [Faktor II] gebildet; ⒠ *thrombin*

Throm|bin|in|hi|bi|to|ren pl: Substanzen, die die Bildung oder Aktivität von Thrombin hemmen; ⒠ *thrombin inhibitors*

Thrombin|zeit f: Gerinnungstest zur Kontrolle der zweiten Phase der Blutgerinnung; ⒠ *thrombin time*

Thrombo-, thrombo- präf.: Wortelement mit der Bedeutung „Blutpfropf/Thrombus"

Throm|bo|an|gi|i|tis f: → Thrombangiitis

Throm|bo|ar|te|ri|i|tis f: → Thrombarteriitis

Throm|bo|em|bo|lek|to|mie f: → Thrombembolektomie

Throm|bo|em|bo|lie f: durch einen in den Kreislauf verschleppten Thrombus★ ausgelöste Embolie★; ⒠ *thromboembolism*

Throm|bo|end|ar|te|ri|ek|to|mie f: → Thrombendarteriektomie

throm|bo|gen adj: die Thrombusbildung fördernd; ⒠ *thrombogenic*

Throm|bo|ge|ne|se f: Thrombusbildung; ⒠ *thrombogenesis*

throm|bo|id adj: thrombusartig; ⒠ *thromboid*

Throm|bo|ki|na|se f: → Thromboplastin

Throm|bo|lymph|an|gi|i|tis f: Lymphgefäßentzündung mit Bildung eines Lymphgerinnsels; ⒠ *thrombolymphangitis*

Throm|bo|ly|se f: Thrombusauflösung; ⒠ *thrombolysis*

Throm|bo|ly|ti|kum nt: Substanz, die direkt oder über eine Aktivierung des körpereigenen Fibrinolysesystems intravasale Thromben auflöst; ⒠ *thrombolytic*

Throm|bo|mo|du|lin nt: Rezeptor des Gefäßendothels, der Thrombin bindet und inaktiviert; ⒠ *thrombomodulin*

Throm|bo|pa|thie f: Störung der Thrombozytenfunktion; ⒠ *thrombopathy*

konstitutionelle Thrombopathie: durch einen Mangel oder Defekt an von Willebrand-Faktor★ hervorgerufene Blutungsneigung; ⒠ *constitutional thrombopathy*

Throm|bo|pe|nie f: → Thrombozytopenie

Throm|bo|phe|re|se f: Abtrennung der Blutplättchen aus dem Blut; ⒠ *thrombapheresis*

throm|bo|phil adj: zu [Entwicklung einer] Thrombose neigend; ⒠ *thrombophilic*

Throm|bo|phle|bi|tis f: Entzündung der Venenwand (oberflächlicher Venen)

mit Verschluss des Lumens; ⒠ *thrombophlebitis*

Throm|bo|plas|tin nt: Lipoproteinkomplex, der Prothrombin★ in Thrombin★ umwandelt; ⒠ *thromboplastin*

Throm|bo|plas|tin|zeit f: Gerinnungstest zur Diagnose von Störungen der Faktoren II, V, VII und X; ⒠ *thromboplastin time*

throm|bo|plas|tisch adj: eine Thrombusbildung auslösend oder fördernd; ⒠ *thromboplastic*

Throm|bo|po|e|se f: Thrombozytenbildung; ⒠ *thrombopoiesis*

Throm|bo|po|e|tin nt: Substanz, die die Thrombozytenbildung im Knochenmark anregt; ⒠ *thrombopoietin*

Throm|bo|se f: intravitale Blutpfropfbildung in Arterien oder Venen; der klinische Begriff umfasst auch die dadurch hervorgerufenen Symptome; ⒠ *thrombosis*

throm|bo|siert adj: von Thrombose betroffen; ⒠ *thrombosed*

Throm|bo|si|nu|si|tis f: Thrombose★ eines Hirnsinus; ⒠ *thrombosinusitis*

thrombotisch-thrombozytopenisch adj: sowohl durch Thrombose★ als auch Thrombozytopenie★ gekennzeichnet; ⒠ *thrombotic-thrombocytopenic*

Throm|bo|xa|ne pl: zu den Prostaglandinen★ gehörende Substanzen, die die Thrombozytenaggregation fördern; ⒠ *thromboxanes*

Throm|bo|zy|ten pl: von Megakaryozyten im Knochenmark gebildete, kleine kernlose scheibenförmige Blutkörperchen; ⒠ *thrombocytes*

Throm|bo|zy|ten|ag|glu|ti|na|ti|on f: → Thrombagglutination

Throm|bo|zy|ten|ag|gre|ga|ti|on f: Zusammenballung der Thrombozyten im Rahmen der Blutgerinnung; ⒠ *thrombocyte aggregation*

Throm|bo|zy|ten|ag|gre|ga|ti|ons|hem|mer pl: Substanzen, die die Zusammenballung von Blutplättchen verhindern oder hemmen; ⒠ *aggregation inhibitors*

Throm|bo|zy|ten|an|ti|ge|ne pl: auf der Thrombozytenoberfläche sitzende Antigene, gegen die Antikörper gebildet werden können; ⒠ *platelet antigens*

Throm|bo|zy|ten|kon|zen|trat nt: aus Frischblut gewonnenes, thrombozytenreiches Plasma; ⒠ *platelet concentrate*

Throm|bo|zy|ten|throm|bus m: aus Thrombozyten bestehender heller Thrombus★; ⒠ *platelet thrombus*

T

Throm|bo|zyt|häl|mie *f*: permanente Erhöhung der Thrombozytenzahl im Blut; Ⓔ *thrombocythemia*

Throm|bo|zy|to|ly|se *f*: Plättchenauflösung, Thrombozytenauflösung; Ⓔ *thrombocytolysis*

Throm|bo|zy|to|pal|thie *f*: → *Thrombopathie*

Throm|bo|zy|to|pe|nie *f*: verminderte Thrombozytenzahl, Blutplättchenmangel, Plättchenmangel; Ⓔ *thrombocytopenia*

Throm|bo|zy|to|phe|re|se *f*: → *Thrombopherese*

Throm|bo|zy|to|po|e|se *f*: → *Thrombopoese*

Throm|bo|zy|to|se *f*: temporäre Erhöhung der Thrombozytenzahl im Blut; Ⓔ *thrombocytosis*

Throm|bus *m*: in einem Blutgefäß entstandenes Blutgerinnsel; Ⓔ *thrombus*

gemischter Thrombus: aus einem weißen Kopf und rotem Schwanz bestehender Kombinationsthrombus; Ⓔ *mixed clot*

grauer Thrombus: → *weißer Thrombus*

roter Thrombus: durch rasche Blutgerinnung entstehender Thrombus, der durch Erythrozyten rotgefärbt ist; Ⓔ *red thrombus*

weißer Thrombus: an der geschädigten Gefäßwand entstehender Thrombus, der außen von einer weiß-grauen Leukozytenschicht umgeben ist; Ⓔ *white thrombus*

Throm|bus|bil|dung *f*: → *Thrombose*

Thym-, thymo- präf.: → *Thymo-*

Thy|mek|to|mie *f*: Thymusentfernung; Ⓔ *thymectomy*

Thy|mi|din *nt*: in DNA vorkommendes Nukleosid* von Thymin*; Ⓔ *thymidine*

thy|mi|ko|lym|pha|tisch *adj*: Thymus und lymphatisches System betreffend; Ⓔ *thymicolymphatic*

Thy|min *nt*: 1. Pyrimidinbase*; Baustein der DNA 2. → *Thymopoietin*; Ⓔ 1. *thymine* 2. → *Thymopoietin*

Thy|mi|tis *f*: Thymusentzündung; Ⓔ *thymitis*

Thymo-, thymo- präf.: Wortelement mit der Bedeutung 1. „Gemüt/Seele" 2. „Thymus/Thymusdrüse"

thy|mo|gen *adj*: 1. durch Gemütsbewegungen entstanden 2. vom Thymus ausgehend; Ⓔ 1.–2. *thymogenic*

thy|mo|ki|ne|tisch *adj*: den Thymus anregend; Ⓔ *thymokinetic*

Thy|mo|lep|ti|kum *nt*: stimmungshebendes/thymoleptisches Mittel; Ⓔ *thymoleptic*

thy|mo|lep|tisch *adj*: (*Mittel*) stimmungshebend, stimmungsaufhellend; Ⓔ *thymoleptic*

Thy|mom *nt*: Thymusgeschwulst, Thymustumor; Ⓔ *thymoma*

Thy|mo|pa|thie *f*: Thymuserkrankung; Ⓔ *thymopathy*

Thy|mo|poli|e|tin *nt*: Peptidhormon des Thymus, das die Proliferation von Thymozyten zu T-Lymphozyten anregt; Ⓔ *thymopoietin*

thy|mo|priv *adj*: durch Thymusatrophie oder Thymusresektion bedingt; Ⓔ *thymoprivous*

Thy|mo|sin *nt*: Peptidhormon des Thymus, das die Proliferation von Thymozyten zu T-Lymphozyten anregt; Ⓔ *thymosin*

thy|mo|troph *adj*: den Thymus beeinflussend; Ⓔ *thymotrophic*

Thy|mo|zy|ten *pl*: lymphoide Thymuszellen, die sich zu T-Lymphozyten entwickeln; Ⓔ *thymocytes*

Thy|mus *m*: hinter dem Brustbein liegendes Organ, das nach der Pubertät atrophiert; während der Kindheit werden im Thymus T-Lymphozyten gebildet; Ⓔ *thymus*

Thy|mus|al|ge|ne|sie *f*: → *Thymusaplasie*

Thy|mus|a|pla|sie *f*: angeborenes Fehlen oder starke Unterentwicklung des Thymus; meist kombiniert mit anderen Fehlbildungen; Ⓔ *thymic aplasia*

Thy|mus|hy|per|pla|sie *f*: Vergrößerung des Thymus im frühen Säuglingsalter; Ⓔ *thymus hyperplasia*

Thy|mus|lym|pho|zy|ten *pl*: selten verwendete Bezeichnung für T-Lymphozyten*; Ⓔ *thymus-dependent lymphocytes*

Thyreo-, thyreo- präf.: Wortelement mit der Bedeutung „Schilddrüse/Thyroidea"

Thy|re|o|a|pla|sia *f*: Schilddrüsenaplasie; Ⓔ *thyroaplasia*

thy|re|o|a|ry|tä|no|id *adj*: Schilddrüse und Aryknorpel betreffend; Ⓔ *thyroarytenoid*

Thy|re|o|cal|ci|to|nin *nt*: in der Schilddrüse gebildetes Proteohormon, das den Calciumspiegel des Blutes senkt; Ⓔ *thyrocalcitonin*

Thy|re|o|chon|dro|to|mie *f*: Schildknorpelspaltung; Ⓔ *thyrochondrotomy*

thy|re|o|le|pi|glot|tisch *adj*: Schilddrüse und Kehldeckel betreffend; Ⓔ *thyroepiglottic*

thy|re|o|gen *adj*: von der Schilddrüse

T

629

ausgehend, durch Schilddrüsenhormone verursacht; ⒠ *thyrogenic*

Thylrelolglolbullin *nt*: in der Schilddrüse gebildetes Glykoprotein, an dem die Synthese der Schilddrüsenhormone abläuft; Hauptbestandteil des Schilddrüsenkolloids; ⒠ *thyroglobulin*

Thylrelolglolbullinlanltilkörlper *m*: Antikörper* gegen Thyreoglobulin; ⒠ *antithyroglobulin antibodies*

thylrelolhylolid *adj*: Schilddrüse oder Schildknorpel und Zungenbein betreffend; ⒠ *thyrohyoid*

Thylrelolildea *f*: → *Schilddrüse*

Thylrelolidlekltolmie *f*: Schilddrüsenentfernung, Schilddrüsenresektion; ⒠ *thyroidectomy*

Thylrelolildiltis *f*: Schilddrüsenentzündung; ⒠ *thyroiditis*

thylrelolkarldilal *adj*: Herz und Schilddrüse betreffend; ⒠ *thyrocardiac*

Thylrelolkarldilolpalthie *f*: durch eine unbehandelte Hyperthyreose* hervorgerufene Schädigung des Herzens; ⒠ *thyroid cardiomyopathy*

Thylrelolkrilkoltolmie *f*: Spaltung von Schildknorpel und Ringknorpel; ⒠ *thyrocricotomy*

thylrelollyltisch *adj*: Schilddrüsengewebe zerstörend; ⒠ *thyrolytic*

Thylrelolpalratlhylrelolidlekltolmie *f*: operative Entfernung von Schilddrüse und Nebenschilddrüsen; ⒠ *thyroparathyroidectomy*

thylrelolpalraltlhylrelolpriv *adj*: durch ein Fehlen von Schilddrüse und Nebenschilddrüsen bedingt; ⒠ *thyroparathyroprivic*

Thylrelolpalthie *f*: Schilddrüsenerkrankung; ⒠ *thyropathy*

thylrelolpriv *adj*: durch Schilddrüsenausfall oder -entfernung bedingt; ⒠ *thyroprival*

Thylrelolptolse *f*: Schilddrüsensenkung; ⒠ *thyroptosis*

Thylrelolstaltilka *pl*: Substanzen, die Bildung und Freisetzung der Schilddrüsenhormone hemmen; ⒠ *thyroid inhibitors*

Thylreloltolmie *f*: → *Thyreochondrotomie*

Thylreloltolxilkolse *f*: Bezeichnung für eine Überfunktion der Schilddrüse unabhängig von der Ursache; ⒠ *thyrotoxicosis*

thylreloltolxisch *adj*: durch eine Schilddrüsenüberfunktion bedingt; ⒠ *thyrotoxic*

thylreloltrop *adj*: die Schilddrüse(nfunktion) beeinflussend; ⒠ *thyrotropic*

Thylreloltrolpin *nt*: im Hypophysenvorderlappen gebildetes Hormon, das die Schilddrüse stimuliert; ⒠ *thyrotropin*

Thyro-, thyro- *präf*: Wortelement mit der Bedeutung „Schilddrüse/Thyroidea"

Thylrolelpilglotltilkus *m*: → *Musculus thyroepiglotticus*

Thylrolglosluslfisltel *f*: angeborene Fistel, die von den Resten des Ductus* thyroglossalis ausgeht; ⒠ *thyroglossal fistula*

Thylrolglosluslzysite *f*: von den Resten des Ductus* thyroglossalis ausgehende Zyste in der Medianlinie des Halses; ⒠ *thyroglossal cyst*

Thylrolildea *f*: → *Schilddrüse*

Thylrolidlekltolmie *f*: → *Thyreoidektomie*

Thylrolildiltis *f*: → *Thyreoiditis*

Thylrolpalratlhylrelolidlekltolmie *f*: → *Thyreoparathyreoidektomie*

Thylroltrolpin *nt*: → *Thyreotropin*

Thylrolxin *nt*: in der Schilddrüse gebildetes Hormon; weniger wirksam als Triiodthyronin; ⒠ *thyroxine*

Thylrolzelle *f*: Schilddrüsentumor, Schilddrüsenvergrößerung; ⒠ *thyrocele*

Tilbia *f*: Schienbein; ⒠ *tibia*

Tibio-, tibio- *präf*: Wortelement mit der Bedeutung „Schienbein/Tibia"

tilbilolfelmolral *adj*: Schienbein/Tibia und Femur betreffend oder verbindend; ⒠ *tibiofemoral*

tilbilolfilbullar *adj*: Schienbein/Tibia und Wadenbein/Fibula betreffend oder verbindend; ⒠ *tibiofibular*

Tilbilolfilbullarlgellenk *nt*: Gelenk zwischen Wadenbein und Schienbein; ⒠ *tibiofibular joint*

oberes Tibiofibulargelenk: straffes Gelenk zwischen Wadenbein(köpfchen) und Schienbein; ⒠ *tibiofibular joint*

unteres Tibiofibulargelenk: Bandhaft von Schienbein und Wadenbein oberhalb des Sprunggelenks; ⒠ *inferior tibiofibular joint*

tilbilolkallkalnelar *adj*: Tibia und Fersenbein/Kalkaneus betreffend oder verbindend; ⒠ *tibiocalcaneal*

tilbilolnalvilkullar *adj*: Schienbein/Tibia und Kahnbein/Os naviculare betreffend oder verbindend; ⒠ *tibionavicular*

tilbiloltarlsal *adj*: Schienbein/Tibia und Fußwurzel/Tarsus betreffend oder verbindend; ⒠ *tibiotarsal*

Tic *m*: (nervöses) Zucken; Muskelzucken, Gesichtszucken; ⒠ *tic*

Tick *m*: → *Tic*

Tielfenldolsis *f*: Dosis einer ionisierenden

Strahlung in einer bestimmten Tiefe des bestrahlten Objekts; ⒺⒺ *depth dose*

Tie̱fen|psy|cho̱lo|gie f: Psychologie des Unbewussten; zusammenfassender Begriff für Psychoanalyse und verwandte Lehren; Ⓔ *depth psychology*

Tiemann-Katheter m: Blasenkatheter mit leicht geschwungener Krümmung; besonders für Männer mit Prostatahyperplasie geeignet; Ⓔ *Tiemann's catheter*

Tie̱r|fe̱ll|nä̱|vus m: dunkel pigmentierter, stark behaarter Nävus*; Ⓔ *nevus pigmentosus et papillomatosus*

Tie̱r|pas|sa̱ge f: Verimpfung von Erregern von einem Tier zum nächsten; kann zur Veränderung der Virulenz [Attenuierung] führen; Ⓔ *animal passage*

Tiffeneau-Test m: Bestimmung der Luftmenge, die nach tiefer Einatmung in einer Sekunde ausgeatmet werden kann; Ⓔ *Tiffeneau's test*

Tight junction nt: Form der Zellverbindung, bei der die äußeren Schichten der Zellmembranen verschmelzen; Ⓔ *tight junction*

ti̱|gro̱id adj: gefleckt; Ⓔ *tigroid*

Ti̱|gro̱id|scho̱llen pl: das raue endoplasmatische Retikulum der Nervenzellen; liegt als schollenförmige, basophile Substanz in der Zelle; Ⓔ *tigroid bodies*

Ti̱|gro̱|ly|se f: Auflösung der Nissl-Substanz von Nervenzellen, Chromatinauflösung; Ⓔ *tigrolysis*

Ti̱|nea f: durch Dermatophyten* verursachte oberflächliche Pilzerkrankung der Haut; Ⓔ *tinea*

Tinea asbestina: meist im Rahmen anderer Erkrankungen [Seborrhoe*, endogenes Ekzem*] auftretende asbestartige, weiß-schimmernde Schuppen; Ⓔ *asbestos-like tinea*

Tinea favosa: Dermatomykose durch Trichophyton* schoenleinii; typisch sind die Bildung von schildförmigen Schuppen [**Scutula**] und ein penetranter, an Mäuseurin erinnernder Geruch; Ⓔ *tinea favosa*

Tinea pedis: Fußpilz; häufigste Pilzkrankung überhaupt; je nach Form findet man Erosionen und Rhagaden der Zehenzwischenräume, schuppende Hyperkeratosen der Fußränder und Ferse oder Rötung der Zehenzwischenräume zusammen mit feinlamellärer Schuppung der Fußränder; Ⓔ *tinea pedis*

Tinea unguium: meist die Fußnägel betreffende Pilzinfektion mit Dermatophyten; Ⓔ *tinea unguium*

Tine-Test m: Tuberkulintest*, bei dem das Tuberkulin mit einem speziellen Stempel in die Haut eingedrückt wird; Ⓔ *tine test*

ti̱n|gi̱|bel adj: (an-)färbbar; Ⓔ *tingible*

ti̱n|gie̱|ren v: tönen, (leicht) färben, anfärben; Ⓔ *tinge*

Ti̱n|ni̱|tus (au̱|rium) m: durch verschiedene Ursachen [Innenohrerkrankungen, Hörsturz] verursachte Dauergeräusche im Ohr; Ⓔ *tinnitus (aurium)*

Ti̱|ter m: **1.** Gehalt einer Maßlösung an einem Reagens **2.** letzte Verdünnungsstufe einer Antigen- oder Antikörperprobe, die gerade noch eine erkennbare Reaktion ergibt; Ⓔ **1.–2.** *titer*

T-Lym|pho̱|zy|ten pl: primär im Thymus [deshalb auch als thymusabhängige Lymphozyten oder Thymuslymphozyten bezeichnet] gebildete Lymphozyten, die für die zelluläre Immunabwehr zuständig sind; Ⓔ *T-lymphocytes*

TNM-Klas|si|fi|ka|ti|on f: Stadieneinteilung maligner Tumoren, nach der Ausdehnung des Primärtumors [T], dem Befall der regionären Lymphknoten [N] und dem Vorhandensein von Fernmetastasen [M]; Ⓔ *TNM classification*

To̱ch|ter|ge|ne|ra|ti|on f: erste Generation von Nachkommen; Ⓔ *first filial generation*

To̱ch|ter|ge|schwulst f: Metastase*; Ⓔ *metastasis*

To̱co-, to̱co- präf.: → *Toko-*

To̱|co|phe̱|rol|le pl: Gruppe fettlöslicher Vitamine, die im Körper als Antioxidanzien wirken; Ⓔ *tocopherols*

To̱|ga|vi̱|ren pl: → *Togaviridae*

To̱|ga|vi̱|ri|dae pl: RNA-Viren, die von einer Hülle [Envelope] umgeben sind; enthält viele Arboviren und das Rötelnvirus*; Ⓔ *Togaviridae*

To̱ko-, to̱ko- präf.: Wortelement mit der Bedeutung „Geburt/Gebären/Wehen"

To̱|ko|gra̱|fie, -gra̱|phie f: Aufzeichnung der Wehentätigkeit; Ⓔ *tocography*

To̱|ko|gramm nt: Gerät zur Tokografie*; Ⓔ *tocodynagraph*

To̱|ko|ly̱|se f: Wehenhemmung; Ⓔ *tocolysis*

To̱|ko|ly̱|ti|kum nt: wehenhemmendes Mittel; Ⓔ *tocolytic*

To̱|ko|phe̱|rol|le pl: → *Tocopherole*

To̱|le̱|ranz f: **1.** Widerstandsfähigkeit **2.** Verträglichkeit (eines Mittels, einer Therapie) **3.** Ausbleiben der Immunre-

T

aktion gegen ein bestimmtes Antigen **4.** verminderte Ansprechbarkeit auf ein Medikament u.ä.; ⒺⒺ **1.–4.** *tolerance*

Tol|e|ranz|do|sis *f*: maximal zulässige (Gesamt-)Dosis, die ohne Schädigung vertragen wird; Ⓔ *tolerance dose*

Tol|e|ranz|ent|wick|lung *f*: Anpassung des Körpers an immer höhere Mengen einer Substanz; erster Schritt der Suchtentwicklung; Ⓔ *habituation*

tol|e|ro|gen *adj*: (*immunolog.*) toleranzinduzierend; Ⓔ *tolerogenic*

Tol|e|ro|ge|ne|se *f*: (*immunolog.*) Toleranzinduktion; Ⓔ *tolerogenesis*

Toll|kir|sche *f*: zu den Nachtschattengewächsen gehörende Pflanze; enthält zahlreiche Alkaloide [z.B. Atropin*]; Ⓔ *banewort*

Toll|wut *f*: durch infizierten Speichel übertragene Infektionskrankheit, die vorwiegend das Nervensystem befällt; auffällig sind die extreme Wasserscheu und die sich schnell entwickelnde Lähmung mit Tod innerhalb von 3–5 Tagen; Ⓔ *rabies*

-tom *suf.*: Wortelement mit Bezug auf „Schnitt/Schneideinstrument"

-tomie *suf.*: Wortelement mit der Bedeutung „Schneiden/Schnitt/Zerlegung"

Tomo-, tomo- *präf.*: Wortelement mit der Bedeutung „Schnitt/Abschnitt"

To|mo|graf, -graph *m*: Gerät zur Tomografie*; Ⓔ *tomograph*

To|mo|gra|fie, -gra|phie *f*: Anfertigung von Schichtröntgenaufnahmen; Ⓔ *tomography*

To|mo|gramm *nt*: bei der Tomografie* erhaltene Aufnahme; Ⓔ *tomogram*

-ton *suf.*: → *-tonisch*

-tonie *suf.*: Wortelement mit der Bedeutung „Spannung/Tonus"

To|ni|kum *nt*: kräftigendes Mittel, Stärkungsmittel; Ⓔ *tonic*

-tonisch *suf.*: in Adjektiven verwendetes Wortelement mit Bezug auf „Spannung/Tonus"

Ton|nen|kar|zi|nom *nt*: Karzinom* der Zervixhöhle, das zu tonnenförmiger Auftreibung der Zervix führt; Ⓔ *barrel cervix*

Tono-, tono- *präf.*: Wortelement mit der Bedeutung „Spannen/Spannung/Tonus"

To|no|graf, -graph *m*: Gerät zur Tonografie*; Ⓔ *tonograph*

To|no|gra|fie, -gra|phie *f*: fortlaufende Aufzeichnung des Augendrucks bei der Tonometrie*; Ⓔ *tonography*

To|no|me|trie *f*: Augeninnendruckmessung; Ⓔ *tonometry*

Ton|sil|la *f, pl* **-lae**: lymphoretikukäre Gewebe des Nasenrachenraums, die zusammen den lymphatischen Rachenring bilden; Ⓔ *tonsil*

Tonsilla adenoidea: → *Tonsilla pharyngea*

Tonsilla lingualis: Zungenmandel; lymphoepitheliales Gewebe am Zungengrund; Ⓔ *lingual tonsil*

Tonsilla palatina: zwischen den Gaumenbögen liegende Tonsille; Ⓔ *palatine tonsil*

Tonsilla pharyngea: Tonsille am Rachendach; Ⓔ *pharyngeal tonsil*

Tonsilla pharyngealis: → *Tonsilla pharyngea*

Tonsilla tubaria: lymphatisches Gewebe an der Rachenmündung der Ohrtrompete; Ⓔ *tubal tonsil*

Ton|sil|le *f*: → *Tonsilla*

Ton|sil|lek|to|mie *f*: operative Mandelentfernung, Tonsillenentfernung; Ⓔ *tonsillectomy*

Ton|sil|li|tis *f*: Mandelentzündung; meist gleichgesetzt mit der akuten Entzündung der Gaumenmandel; Ⓔ *tonsillitis*

Tonsillitis lacunaris: akute Tonsillitis mit Belägen in den Kryptenmündungen; Ⓔ *lacunar tonsillitis*

Tonsillo-, tonsillo- *präf.*: Wortelement mit der Bedeutung „Mandel/Tonsilla"

Ton|sil|lo|a|de|no|i|dek|to|mie *f*: operative Entfernung von Gaumenmandel und Adenoiden; Ⓔ *tonsilloadenoidectomy*

Ton|sil|lo|pa|thie *f*: Mandelerkrankung; Ⓔ *tonsillopathy*

Ton|sil|lo|to|mie *f*: Inzision einer Mandel; (Teil-)Entfernung der Gaumenmandel; Ⓔ *tonsillotomy*

To|nus *m*: Spannung, Spannungszustand, Spannkraft; Ⓔ *tone*

To|nus|ver|lust|syn|drom *nt*: plötzlicher Tonusverlust der Halte- und Streckmuskulatur bei starker affektiver Belastung [Schreck, unkontrolliertes Lachen]; Ⓔ *cataplexy*

To|pa|gno|sie *f*: Verlust des Ortssinns; Ⓔ *atopognosia*

Top|ek|to|mie *f*: spezifische Entfernung oder Ausschaltung von Hirnrindenarealen; Ⓔ *topectomy*

To|phus *m*: Knoten; Gichtknoten; Ⓔ *tophus*

to|pisch *adj*: örtlich, lokal; äußerlich (wirkend); Ⓔ *topic*

Topo-, topo- *präf.*: Wortelement mit der

Bedeutung „Ort/Stelle/Bezirk"

Tolpolgralfie, -gralphie f: Orts-/Lagebeschreibung von Organen und Strukturen im Körper; topografische Anatomie; ⒺⒺ *topography*

tolpolgralfisch, -gralphisch adj: Topografie betreffend, mittels Topografie: ⒺⒺ *topographic*

Tolpor m: → *Sopor*

Torkildsen-Operation f: operative Verbindung von Seitenventrikel und Cisterna* magna zur Liquorableitung bei Hydrozephalus; ⒺⒺ *Torkildsen's operation*

torlpid adj: träge, schlaff, ohne Aktivität, langsam, apathisch, stumpf; ⒺⒺ *torpid*

Torlpildiltät f: Trägheit, Schlaffheit, Apathie, Stumpfheit; ⒺⒺ *torpidity*

Torlpor m: → *Torpidität*

Torlsilon f: Drehung, Verdrehung; ⒺⒺ *torsion*

Torlsilonslbruch m: durch Drehkräfte verursachte Fraktur langer Röhrenknochen; ⒺⒺ *torsion fracture*

Torlsilonslfrakltur f: → *Torsionsbruch*

Torltilcollis m: angeborene oder erworbene Schräghaltung des Kopfes mit Drehung zur Gegenseite; ⒺⒺ *torticollis*

Torltulolsiltas f: Krümmung, Windung, Gewundenheit, Schlängelung; ⒺⒺ *tortuosity*

Tolrullolse f: durch **Cryptococcus neoformans** hervorgerufene Mykose* der Lunge, Meningen, Leber und seltener der Haut; tritt meist bei Patienten mit geschwächter Abwehrlage [Frühgeborene, Tumoren, HIV-Infektion] auf; ⒺⒺ *torulosis*

Tolrus m: Wulst, Erhebung; ⒺⒺ *torus*

Torus levatorius: durch den Musculus* levator veli palatini hervorgerufener Wulst unter der Rachenmündung der Ohrtrompete; ⒺⒺ *levator cushion*

Torus tubarius: durch den Tubenknorpel hervorgerufener Wulst am Hinterrand der Rachenmündung der Ohrtrompete; ⒺⒺ *tubal protuberance*

Toltallenldolprolthelse f: → *Totalprothese*

Toltallexlstirlpaltilon f: vollständige Organentfernung; ⒺⒺ *total extirpation*

Toltallkalpalziltät f: in der Lunge vorhandenes Gasvolumen nach maximaler Einatmung; ⒺⒺ *total capacity*

Toltallprolthelse f: Prothese zum vollständigen Ersatz aller knöchernen Strukturen eines Gelenks; ⒺⒺ *total joint replacement*

Toltallstar m: vollständig ausgeprägte Katarakt* mit Verlust der Sehkraft; ⒺⒺ

total cataract

Toltenlflelcke pl: nach dem Tod auftretende Hauteinblutungen; ⒺⒺ *postmortem lividity*

Toltenlstarlre f: langsam fortschreitende Muskelstarre, die sich später wieder in derselben Reihenfolge löst; ⒺⒺ *postmortem rigidity*

toltilpoltent adj: allmächtig; (*Zelle, Gewebe*) über sämtliche Entwicklungsmöglichkeiten verfügend; ⒺⒺ *totipotential*

Totlraum m: Teil der Atemwege, der nicht am Gasaustausch beteiligt ist; ⒺⒺ *dead space*

anatomischer Totraum: Volumen der zuführenden Atemwege bis zu den Alveolen; ⒺⒺ *anatomical dead space*

physiologischer Totraum: anatomischer Totraum plus die nicht oder nur schlecht belüfteten oder durchbluteten Alveolen; ⒺⒺ *physiological dead space*

Totlraumlvenltillaltilon f: Teil der Gesamtventilation, die auf die Belüftung des Totraums entfällt; ⒺⒺ *dead space ventilation*

Tourlnilquet nt: (Abschnür-)Binde; ⒺⒺ *tourniquet*

Tourniquet-Syndrom nt: ischämische Muskelnekrose mit Schocksymptomen nach längeren Unterbrechung der Blutzufuhr zu einer Extremität; ⒺⒺ *reperfusion syndrome*

Toxlälmie f: 1. → *Toxikämie* 2. → *Toxinämie*

Tolxilcolsis f: → *Toxikose*

tolxilgen adj: giftbildend, toxinbildend; ⒺⒺ *toxigenic*

Tolxiklälmie f: Schädigung der Blutzellen durch Toxine; ⒺⒺ *toxicemia*

Toxiko-, toxiko- präf.: Wortelement mit der Bedeutung „Gift/Giftstoff"

Tolxilkolnolse f: → *Toxikose*

Tolxilkolpalthie f: durch eine giftige Substanz hervorgerufene Schädigung; Vergiftung; ⒺⒺ *toxicopathy*

Tolxilkolse f: durch im Körper entstandene (endogene) oder von außen zugeführte (exogene) Gifte hervorgerufenes Krankheitsbild; ⒺⒺ *toxicosis*

Tolxin nt: Gift, Giftstoff; ⒺⒺ *toxin*

Tolxinlälmie f: Überschwemmung des Blutes mit Bakterientoxinen; ⒺⒺ *toxinemia*

Tolxinlanltilkörlper m: gegen ein Toxin gerichteter Antikörper*; ⒺⒺ *antitoxin*

Tolxilnolse f: → *Toxikose*

tolxisch adj: als Gift wirkend, Gift(e) enthaltend, giftig; ⒺⒺ *toxic*

To|xi|zi|tät f: Giftigkeit, Schädlichkeit; ⓔ *toxicity*
Toxo-, toxo- *präf.*: Wortelement mit der Bedeutung „Gift/Giftstoff"
to|xo|id *adj*: giftartig, giftähnlich; ⓔ *toxicoid*
to|xo|phor *adj*: gifttragend, gifthaltig; ⓔ *toxophorous*
Toxoplasma-Enzephalomyelitis f: angeborene oder postnatal erworbene Toxoplasmainfektion mit Befall des Gehirns; ⓔ *toxoplasmic encephalomyelitis*
To|xo|plas|ma gon|di f: weltweit verbreiteter, intrazellulärer Parasit; kann über die Plazenta von der Mutter auf den Fetus übertragen werden; Erreger der Toxoplasmose*; ⓔ *Toxoplasma gondii*
To|xo|plas|ma|in|fek|ti|on f: →*Toxoplasmose*
To|xo|plas|min nt: Toxoplasmaantigen, das zur Intrakutantestung auf Toxoplasmose [Frenkel-Test] verwendet wird; ⓔ *toxoplasmin*
To|xo|plas|mo|se f: meldepflichtige Infektionskrankheit durch **Toxoplasma gondii**; ⓔ *toxoplasmosis*
konnatale Toxoplasmose: durch diaplazentare Übertragung auf den Feten in der 2. Schwangerschaftshälfte ausgelöste Toxoplasmose; kann zu Früh- oder Totgeburt führen; oft erst nach Monaten auftretende Vergrößerung von Leber und Milz, Herzmuskelentzündung, Chorioretinitis* und Meningoenzephalitis*; ⓔ *congenital toxoplasmosis*
postnatale Toxoplasmose: meist asymptomatisch verlaufende Toxoplasmose; ⓔ *postnatal toxoplasmosis*
Toxoplasmose-Enzephalitis f: durch Toxoplasma* gondii hervorgerufene Enzephalitis*; ⓔ *toxoplasmic encephalitis*
TPE-Bakterien pl: →*Salmonella*
TPHA-Test m: →*Treponema-pallidum-Hämagglutinationstest*
TPI-Test m: Syphilistest, bei dem Syphiliserreger durch Antikörper im Testserum immobilisiert werden; ⓔ *TPI test*
Tra|ban|ten|chro|mo|so|men pl: Chromosomen mit durch eine Einschnürung abgetrennten Anhängseln; ⓔ *satellite chromosomes*
Tra|be|cu|la f, pl **-lae**: Bälkchen, Trabekel; ⓔ *trabecula*
Trabeculae carneae cordis: netzförmige Muskelbälkchen an der Innenfläche der Herzkammern; ⓔ *fleshy trabecu-*

lae of heart
Trabeculae corporis spongiosi: Trabekel des Harnröhrenschwellkörpers; ⓔ *trabeculae of spongy body*
Trabeculae corporum cavernosum: Bindegewebstrabekel der Schwellkörper; ⓔ *trabeculae of cavernous bodies*
Trabecula septomarginalis: Muskelleiste vom Kammerseptum zum rechten Herzrand; ⓔ *septomarginal trabecula*
Trabeculae splenicae: Bindegewebsgerüst der Milz; ⓔ *splenic trabeculae*
Tra|be|kel m: →*Trabecula*
Tra|be|kel|bla|se f: stark erweiterte Blase mit Hypertrophie der Blasenwandmuskulatur; ⓔ *trabecular bladder*
Tra|be|ku|lek|to|mie f: operative Teilentfernung von fehlgebildeten Trabekeln im Kammerwinkel bei verschiedenen Glaukomformen; ⓔ *trabeculectomy*
Tra|be|ku|lo|plas|tik f: Plastik des Kammerwinkels zur Verbesserung des Kammerwasserabflusses; ⓔ *trabeculoplasty*
Tra|be|ku|lo|to|mie f: Durchtrennung von fehlgebildeten Trabekeln im Kammerwinkel bei verschiedenen Glaukomformen; ⓔ *trabeculectomy*
Tra|cer m/nt: radioaktiver Marker; ⓔ *tracer*
Tra|chea f: Luftröhre; ⓔ *trachea*
Tra|che|a|lent|zün|dung f: →*Tracheitis*
Tra|che|al|fis|tel f: von der Luftröhre ausgehende Fistel; ⓔ *tracheal fistula*
Tra|che|al|bi|fur|ka|ti|on f: Aufgabelung der Luftröhre in die beiden Hauptbronchien in Höhe des 4. Brustwirbels; ⓔ *bifurcation of trachea*
Tra|che|al|di|ver|ti|kel nt: →*Tracheozele*
Tra|che|al|fis|tel f: →*Tracheafistel*
Tra|che|al|her|nie f: →*Tracheozele*
Tra|che|al|ka|nü|le f: spezielle Kanüle, die nach einer Tracheotomie* in die Luftröhre eingelegt wird; ⓔ *tracheal cannula*
Tra|che|al|ste|no|se f: Einengung der Luftröhre; ⓔ *tracheostenosis*
Tra|che|al|tu|bus m: Tubus zur Einführung in die Luftröhre; ⓔ *tracheal tube*
Tra|che|al|ne|kro|se f: meist durch Druck [Intubation!] ausgelöste Nekrose der Luftröhrenwand; ⓔ *tracheal necrosis*
Tra|che|i|tis f: Entzündung der Luftröhrenschleimhaut; ⓔ *tracheitis*
Trachelo-, trachelo- *präf.*: Wortelement mit der Bedeutung „Hals/Nacken/Zervix"
Tra|che|lo|pe|xie f: operative Fixierung

des Gebärmutterhalses; ⒠ *trachelo-pexy*

Tra|chel|or|rha|phie *f*: Zervixnaht; ⒠ *trachelorrhaphy*

Tra|chel|o|schi|sis *f*: kongenitale Halsspalte; ⒠ *tracheloschisis*

Tra|chel|o|to|mie *f*: Zervixschnitt, Zervixdurchtrennung; ⒠ *trachelotomy*

Tra|chel|o|zys|ti|tis *f*: Blasenhalsentzündung; ⒠ *trachelocystitis*

Tracheo-, tracheo- *präf*: Wortelement mit der Bedeutung „Luftröhre/Trachea"

tra|che|o|bron|chi|al *adj*: Luftröhre und Bronchien betreffend oder verbindend; ⒠ *tracheobronchial*

Tra|che|o|bron|chi|tis *f*: Entzündung von Luftröhre und Bronchien; ⒠ *tracheobronchitis*

Tra|che|o|bron|cho|sko|pie *f*: endoskopische Untersuchung von Luftröhre und Bronchien; ⒠ *tracheobronchoscopy*

tra|che|o|gen *adj*: aus der Luftröhre stammend; ⒠ *tracheogenic*

tra|che|o|la|ryn|ge|al *adj*: Luftröhre und Kehlkopf/Larynx betreffend; ⒠ *tracheolaryngeal*

Tra|che|o|la|ryn|go|to|mie *f*: Eröffnung von Kehlkopf und Luftröhre; ⒠ *tracheolaryngotomy*

Tra|che|o|ma|la|zie *f*: Luftröhrenerweichung; ⒠ *tracheomalacia*

tra|che|o|ö|so|pha|ge|al *adj*: Luftröhre und Speiseröhre/Ösophagus betreffend oder verbindend; ⒠ *tracheoesophageal*

Tra|che|o|ö|so|pha|ge|al|fis|tel *f*: angeborene und erworbene Fistel zwischen Speiseröhre und Luftröhre; ⒠ *tracheoesophageal fistula*

Tra|che|o|pa|thie *f*: Luftröhrenerkrankung, Tracheaerkrankung; ⒠ *tracheopathy*

tra|che|o|pha|ryn|ge|al *adj*: Luftröhre und Rachen/Pharynx betreffend oder verbindend; ⒠ *tracheopharyngeal*

Tra|che|o|plas|tik *f*: Luftröhrenplastik; ⒠ *tracheoplasty*

Tra|che|or|rha|gie *f*: Luftröhrenblutung, Trachealblutung; ⒠ *tracheorrhagia*

Tra|che|or|rha|phie *f*: Luftröhrennaht; ⒠ *tracheorrhaphy*

Tra|che|o|sko|pie *f*: endoskopische Untersuchung der Luftröhre; ⒠ *tracheoscopy*

Tra|che|o|ste|no|se *f*: Einengung der Luftröhre; ⒠ *tracheostenosis*

Tra|che|o|sto|ma *nt*: operativ angelegte äußere Luftröhrenfistel; ⒠ *tracheostoma*

Tra|che|o|sto|mie *f*: Anlage einer äußeren Luftröhrenfistel; ⒠ *tracheostomy*

Tra|che|o|to|mie *f*: Luftröhrenschnitt; ⒠ *tracheotomy*

obere Tracheotomie: Tracheotomie oberhalb des Schilddrüsenisthmus; ⒠ *superior tracheotomy*

transisthmische Tracheotomie: Tracheotomie nach Spaltung des Schilddrüsenisthmus; ⒠ *median tracheotomy*

untere Tracheotomie: Tracheotomie unterhalb des Schilddrüsenisthmus; ⒠ *inferior tracheotomy*

Tra|che|o|zel|le *f*: Ausstülpung der Luftröhrenschleimhaut durch eine angeborene Wandschwäche; ⒠ *tracheocele*

Tra|chom *nt*: durch Chlamydia* trachomatis hervorgerufene Bindehautentzündung mit Follikelbildung und Vernarbung; ⒠ *trachoma*

Trac|tus *m*, *pl* **-tus**: Strang, Bahn, Trakt; ⒠ *tract*

Tractus corticospinalis: in den motorischen Zellen der Großhirnrinde entspringende Leitungsbahn, deren Fasern in der Pyramidenbahnkreuzung teilweise zur anderen Seite kreuzen; koordiniert Großhirnrinde und Kleinhirn bei der Willkürbewegung von Muskeln; ⒠ *corticospinal tract*

Tractus dorsolateralis: Fasern zwischen der Hinterwurzel der Spinalnerven und dem Hinterhorn des Rückenmarks für Schmerz-, Tast- und Temperaturempfindung; ⒠ *dorsolateral tract*

Tractus hypothalamohypophysialis: marklose Nervenfasern, die Neurosekrete vom Hypothalamus zur Hypophyse transportieren; ⒠ *hypothalamohypophysial tract*

Tractus tuberoinfundibularis: im Hypophysenstiel verlaufende neurosekretorische Fasern aus dem Tuber* cinereum; ⒠ *tuberoinfundibular tract*

Tra|gi *pl*: Haare im äußeren Gehörgang; ⒠ *tragi*

Tra|gus *m*: knorpeliger Vorsprung der Ohrmuschel vor dem äußeren Gehörgang; ⒠ *tragus*

Trak|ti|ons|di|ver|ti|kel *nt*: durch Zug von außen entstandenes Divertikel*; ⒠ *traction diverticulum*

Trak|to|to|mie *f*: operative Traktusdurchtrennung, z.B. zur Schmerztherapie; ⒠ *tractotomy*

Tran|ce *f*: hypnoseähnlicher Zustand mit Einengung des Bewusstseins; ⒠ *trance*

635

Trä|nen|bein *nt*: kleiner Knochen im inneren Augenwinkel; Teil des Augenhöhlenwand; ⒠ *lacrimal bone*

Trä|nen|drü|sen|ent|zün|dung *f*: → *Dakryoadenitis*

Trä|nen|gangs|am|pul|le *f*: Ausbuchtung des Tränengangs; ⒠ *ampulla of lacrimal duct*

Trä|nen|gangs|ste|no|se *f*: zu Störung des Tränenabflusses führende Einengung des Tränengangs; ⒠ *dacryostenosis*

Trä|nen|ka|näl|chen *nt*: leitet die Tränenflüssigkeit vom Tränenpünktchen zum Tränensack; ⒠ *lacrimal canaliculus*

Tränen-Nasen-Gang *m*: Abflussgang der Tränen aus dem Tränensack in den unteren Nasengang; ⒠ *nasolacrimal duct*

Trä|nen|pa|pil|le *f*: kegelförmige Erhebung im medialen Augenwinkel, an deren Spitze das Tränenpünktchen liegt; ⒠ *lacrimal papilla*

Trä|nen|pünkt|chen *nt*: grübchenförmiger Anfang des Tränenröhrchens auf der Tränenpapille; ⒠ *lacrimal point*

Trä|nen|sack|ent|zün|dung *f*: → *Dakryozystitis*

Trä|nen|sack|ste|no|se *f*: meist durch eine Schrumpfung hervorgerufene Stenose des Tränensacks; ⒠ *dacryocystostenosis*

Trä|nen|see *m*: vom inneren Lidwinkel umfasster Raum, in dem sich die Tränen sammeln; ⒠ *lacrimal lake*

Trä|nen|träu|feln *nt*: übermäßiger Tränenfluss; ⒠ *watery eye*

Trä|nen|wärz|chen *nt*: Schleimhauthöcker im inneren Augenwinkel; ⒠ *lacrimal caruncle*

Trä|nen|we|ge *pl*: Abflusswege der Tränenflüssigkeit vom inneren Augenwinkel in die Nase; ⒠ *lacrimal passages*

Tran|qui|li|zer *m*: Beruhigungsmittel; ⒠ *tranquilizer*

Trans-, trans- *präf.*: Wortelement mit der Bedeutung „hindurch/hinüber/über"

trans|ab|do|mi|nal *adj*: durch die Bauchwand; ⒠ *transabdominal*

Trans|a|mi|na|se *f*: Enzym, das die Aminogruppe von einer Substanz auf eine andere überträgt; ⒠ *transaminase*

trans|a|or|tal *adj*: durch die Aorta; ⒠ *transaortic*

trans|a|tri|al *adj*: durch den Vorhof; ⒠ *transatrial*

trans|ba|sal *adj*: durch die Basis; ⒠ *transbasal*

Trans|co|bal|a|min *nt*: Transportprotein für Vitamin-B$_{12}$ im Blut; ⒠ *transco-balamin*

Trans|cor|tin *nt*: Transportprotein für Cortisol im Blut; ⒠ *transcortin*

trans|der|mal *adj*: → *transkutan*

Trans|duk|ti|on *f*: Übertragung von Genen durch Phagen; ⒠ *transduction*

trans|du|o|de|nal *adj*: durch das Duodenum; ⒠ *transduodenal*

trans|du|ral *adj*: durch die Dura mater; ⒠ *transdural*

trans|du|zier|bar *adj*: durch Transduktion übertragbar; ⒠ *transducible*

trans|e|pi|der|mal *adj*: durch die Epidermis; ⒠ *transepidermal*

trans|eth|mo|i|dal *adj*: durch das Siebbein/Os ethmoidale; ⒠ *transethmoidal*

Trans|fe|ra|se *f*: Enzym, das die Übertragung einer Gruppe katalysiert; ⒠ *transferase*

Trans|fer|rin *nt*: in der Leber gebildetes Glykoprotein; Transportprotein für Eisen im Blut; ⒠ *transferrin*

Transfer-RNA *f*: niedermolekulare RNA, die als Übertragerprotein für spezifische Aminosäuren bei der Proteinsynthese fungiert; ⒠ *transfer-RNA*

Transfer-RNS *f*: → *Transfer-RNA*

Trans|for|ma|ti|on *f*: Umwandlung, Umbildung, Umgestaltung, Umformung; ⒠ *transformation*

Trans|for|ma|ti|ons|pha|se *f*: zweite Phase des Menstruationszyklus; die Zeit vom Eisprung bis zur Monatsblutung; ⒠ *gestagenic phase*

Trans|fu|si|on *f*: Übertragung von Blut oder Blutbestandteilen von einem Spender auf einen Empfänger; ⒠ *transfusion*

fetofetale Transfusion: intrauterine Übertragung von Blut eines Zwillings auf den anderen; ⒠ *transfusion syndrome*

fetomaternale Transfusion: intrauterine Übertragung von Blut des Feten auf die Mutter; ⒠ *fetomaternale transfusion*

maternofetale Transfusion: intrauterine Übertragung von Blut der Mutter auf den Feten; ⒠ *maternofetal transfusion*

Trans|fu|si|ons|hä|mo|ly|se *f*: → *hämolytischer Transfusionszwischenfall*

Trans|fu|si|ons|hä|mo|si|de|ro|se *f*: → *Transfusionssiderose*

Trans|fu|si|ons|im|mu|no|lo|gie *f*: Immunologie* der Bluttransfusion; ⒠ *transfusion immunology*

Trans|fu|si|ons|pe|pa|ti|tis *f*: → *Hepatitis B*

Trans|fu|si|ons|si|de|ro|se f: Eisenüberladung durch häufige Bluttransfusionen; ⒺE *transfusion hemosiderosis*

Trans|fu|si|ons|stö|run|gen pl: → *Transfusionszwischenfälle*

Trans|fu|si|ons|syn|drom, fetofetales nt: →*fetofetale Transfusion*

Trans|fu|si|ons|syn|drom, fetomaternales nt: →*fetomaternale Transfusion*

Trans|fu|si|ons|syn|drom, maternofetales nt: →*maternofetale Transfusion*

Trans|fu|si|ons|the|ra|pie f: therapeutische Transfusion von Blut oder Blutbestandteilen; ⒺE *hemotherapy*

Trans|fu|si|ons|zwi|schen|fäl|le pl: unerwünschte Nebenwirkungen bei der Übertragung von Blut oder Blutpräparaten; ⒺE *transfusion reactions*

hämolytischer Transfusionszwischenfall: durch Antikörper gegen die Spendererythrozyten ausgelöste Hämolyse; ⒺE *hemolytic transfusion reaction*

trans|he|pa|tisch adj: durch die Leber; ⒺE *transhepatic*

trans|hi|a|tal adj: durch einen Hiatus; ⒺE *transhiatal*

tran|si|ent adj: vergänglich, flüchtig, kurz(dauernd), unbeständig, vorübergehend; ⒺE *transient*

trans|i|li|a|kal adj: durch den Beckenkamm; ⒺE *transiliac*

Trans|il|lu|mi|na|ti|on f: Durchleuchten eines Körperteils oder Organs mit einer starken Lichtquelle; ⒺE *transillumination*

Tran|si|ti|on f: Punktmutation* durch Austausch von Basen in der DNA; ⒺE *transition*

tran|si|to|risch adj: →*transient*

trans|ka|pil|lär adj: durch eine Kapillare; ⒺE *transcapillary*

trans|kon|dy|lär adj: durch die Kondylen; ⒺE *transcondylar*

trans|kor|ti|kal adj: durch die Rinde; ⒺE *transcortical*

Trans|kor|tin nt: → *Transcortin*

Trans|krip|ta|se f: Enzym, das bei der Transkription der RNA-Synthese katalysiert; ⒺE *transcriptase*

reverse Transkriptase: Enzym, das in RNA-Viren die Transkription von RNA zu DNA katalysiert; ⒺE *reverse transcriptase*

Trans|krip|ti|on f: RNA-Synthese an einer DNA-Matrize durch RNA-Polymerase; ⒺE *transcription*

trans|ku|tan adj: durch die Haut hindurch (wirkend); ⒺE *transcutaneous*

Trans|la|ti|on f: Übersetzung des DNA-Kodes in einen RNA-Strang mit Hilfe der Transfer-RNA*; ⒺE *translation*

Trans|lo|ka|ti|on f: **1.** Verlagerung eines Chromosomenteils auf ein anderes Chromosom **2.** operative Verlagerung eines Sehnenansatzes; ⒺE **1.** *translocation* **2.** *transposition*

trans|lu|mi|nal adj: durch das Gefäßlumen; ⒺE *transluminal*

trans|ma|xil|lär adj: durch den Oberkiefer/die Maxilla; ⒺE *transmaxillary*

trans|mem|bra|nös adj: durch eine Membran; ⒺE *transmembrane*

Trans|mi|gra|ti|on f: Auswandern von Zellen aus den Blutgefäßen; ⒺE *transmigration*

Trans|mis|si|on f: **1.** (Erreger-, Krankheits-)Übertragung **2.** (Schall) Weiterleitung, Fortpflanzung; ⒺE **1.** *transfer* **2.** *transmission*

Trans|mit|ter m: Substanz, die im Körper als Informations- oder Signalüberträger eingesetzt wird; ⒺE *transmitter*

trans|mit|tie|rend adj: übertragend; ⒺE *transmitting*

trans|mu|ral adj: durch die Organwand; ⒺE *transmural*

trans|na|sal adj: durch die Nase/Nasenhöhle; ⒺE *transnasal*

trans|or|bi|tal adj: durch die Augenhöhle/Orbita; ⒺE *transorbital*

trans|o|va|ri|al adj: durch den Eierstock; ⒺE *transovarian*

trans|pa|pil|lär adj: durch die Vater-Papille; ⒺE *transvaterian*

trans|pa|rent adj: (licht-)durchlässig, durchsichtig; ⒺE *transparent*

trans|pe|ri|ne|al adj: durch den Damm; ⒺE *transperineal*

trans|pe|ri|to|ne|al adj: durch das Bauchfell/Peritoneum; ⒺE *transperitoneal*

Trans|pi|ra|ti|on f: Ausdünstung; Schwitzen; ⒺE *transpiration*

trans|plan|ta|bel adj: transplantierbar; ⒺE *transplantable*

Trans|plan|tat nt: transplantiertes Organ oder Gewebe; ⒺE *transplant, graft*

gemischtes Transplantat: aus zwei oder mehreren Organen bestehendes Transplantat, z.B. Herz-Lungen-Transplantat; ⒺE *composite graft*

Trans|plan|ta|ti|on f: Übertragung von Zellen, Geweben oder Organen eines Spenders [Donor] auf einen Empfänger [Rezipient]; ⒺE *transplantation*

allogene Transplantation: →*homologe Transplantation*

autogene Transplantation: Transplantation von körpereigenem Gewebe; ⒺE

T

autologous transplantation

autologe Transplantation: →*autogene Transplantation*

heterogene Transplantation: Übertragung von artfremdem Gewebe; Ⓔ *heterologous transplantation*

heterologe Transplantation: →*heterogene Transplantation*

homologe Transplantation: Übertragung von homologem Gewebe; Ⓔ *homologous transplantation*

xenogene Transplantation: →*heterogene Transplantation*

Translplanltaltilonslanltilgelne pl: →*Histokompatibilitätsantigene*

Transplantat-Wirt-Reaktion f: Abstoßungsreaktion, bei der das transplantierte Gewebe eine Immunreaktion gegen Wirtsgewebe zeigt; Ⓔ *graft-versus-host reaction*

translplalzenltar adj: durch die Plazenta; Ⓔ *transplacental*

translpleulral adj: durch das Lungenfell/die Pleura; Ⓔ *transpleural*

Translpolsiltilon f: 1. (Gewebe-, Organ-)Verlagerung 2. Umstellung von DNA innerhalb eines Chromosoms oder Übertragung auf ein anderes Chromosom; Ⓔ *1.–2. transposition*

Transposition der großen Arterien/Gefäße: in verschiedenen Formen vorkommende, angeborene Angiokardiopathie mit Ursprung der Aorta aus dem rechten Ventrikel und der Arteria pulmonalis aus dem linken Ventrikel; Ⓔ *transposition of the great vessels*

Translpolson nt: DNA-Sequenz, die aus dem Chromosom herausgelöst und an anderer Stelle wieder eingefügt werden kann; Ⓔ *transposon*

translpulbisch adj: durch das Schambein; Ⓔ *transpubic*

translsalkral adj: durch das Kreuzbein; Ⓔ *transsacral*

translsepltal adj: durch ein Septum; Ⓔ *transseptal*

Translselxulallislmus m: meist mit dem Wunsch nach einer Geschlechtsumwandlung verbundene Identifikation mit dem anderen Geschlecht; Ⓔ *transsexualism*

Translselxulalliltät f: →*Transsexualismus*

translskroltal adj: durch den Hodensack/das Skrotum; Ⓔ *transscrotal*

translsphelnolildal adj: durch das Keilbein/Os sphenoidale; Ⓔ *transsphenoidal*

translsterlnal adj: durch das Brustbein/Sternum; Ⓔ *transsternal*

Translsuldat nt: eiweißarmer, nicht-entzündlicher Erguss; Ⓔ *transudate*

translsylnapltisch adj: über eine Synapse; Ⓔ *transsynaptic*

transltholralkal adj: durch den Brustkorb/Thorax oder die Brusthöhle; Ⓔ *transthoracic*

transltralchelal adj: durch die Luftröhre/Trachea; Ⓔ *transtracheal*

transltymlpalnal adj: durch die Paukenhöhle; Ⓔ *transtympanic*

translulrelthral adj: durch die Harnröhre/Urethra; Ⓔ *transurethral*

translvalginal adj: durch die Scheide/Vagina; Ⓔ *transvaginal*

translventlrilkullär adj: durch die Kammer/den Ventrikel; Ⓔ *transventricular*

translverlsal adj: quer, quer(ver)laufend, querstehend, schräg, diagonal; Ⓔ *transverse*

Translverlsekltolmie f: operative Entfernung des Querfortsatzes eines Wirbels, Querfortsatzresektion; Ⓔ *transversectomy*

Translverlsilon f: Punktmutation*, bei der Pyrimidinbasen gegen Purinbasen ausgetauscht werden oder umgekehrt; Ⓔ *transversion*

Translverlsolkollolstolmie f: Anlegen einer äußeren Kolonfistel ins Querkolon; Ⓔ *transverse colostomy*

Translverlsolsiglmolildelolstolmie f: operative Verbindung von Querkolon und Sigma; Ⓔ *transverse-sigmoid colocolostomy*

Translverlsoltolmie f: Durchtrennung des Querfortsatzes eines Wirbels; Ⓔ *transversotomy*

Translverlsuslalpolneulrolse f: Aponeurose des Musculus transversus abdominis; Ⓔ *aponeurosis of transverse muscle of abdomen*

translvelsilkal adj: durch die Harnblase; Ⓔ *transvesical*

translzelllullär adj: durch die Zelle; Ⓔ *transcellular*

translzerlvilkal adj: durch die Zervix; Ⓔ *transcervical*

Tralpelzilus m: →*Musculus trapezius*

tralpelzolid adj: trapezförmig; Ⓔ *trapezoid*

Traube-Doppelton m: über den großen Gefäßen hörbarer systolischer Doppelton bei Aorteninsuffizienz*; Ⓔ *Traube's double tone*

Traulbenlkoklkus m, pl -ken: →*Staphylococcus*

Traulbenlmolle f: →*Blasenmole*

T

Traul|ben|zu|cker *m*: → *Glucose*

Traul|ma *nt*: **1.** (körperliche) Verletzung, Wunde **2.** seelische Erschütterung, Schock; Ⓔ **1.–2.** *trauma*

Traumato-, traumato- *präf.*: Wortelement mit der Bedeutung „Verletzung/Wunde/Trauma"

traul|mal|tol|gen *adj*: **1.** durch eine Verletzung/ein Trauma hervorgerufen **2.** ein Trauma verursachend; Ⓔ **1.** *traumatic* **2.** *traumatogenic*

Traum|schlaf *m*: Schlafphase mit raschen, ruckartigen Augenbewegungen; Ⓔ *dreaming sleep*

Treacher-Collins-Syndrom *nt*: autosomaldominant vererbtes Syndrom mit Fehlbildungen des Unterkiefers und des Gesichtsschädels; Ⓔ *Treacher-Collins syndrome*

Trel|ma *nt*: Öffnung, Loch, Foramen; Ⓔ *trema*

Trel|mal|tol|da *pl*: mit zwei Saugnäpfen versehene Plattwürmer, die als Darm-, Leber- und Lungenegel* des Menschen von Bedeutung sind; Ⓔ *Trematoda*

Trel|mal|tol|den *pl*: → *Trematoda*

Trel|mor *m*: (unwillkürliches) Zittern; Ⓔ *tremor*

Trendelenburg-Lagerung *f*: Kopftieflage während einer Operation; Ⓔ *Trendelenburg's position*

Trendelenburg-Operation *f*: **1.** transthorakale pulmonale Embolektomie* **2.** Resektion der Vena* saphena magna bei Krampfadern; Ⓔ **1.–2.** *Trendelenburg's operation*

Trendelenburg-Test *m*: Überprüfung der Klappensuffizienz der Vena* saphena magna bei Krampfadern; Ⓔ *Trendelenburg's test*

Trel|pan *m*: (Schädel-)Bohrer; Ⓔ *trepan*

Trel|pal|naltilon *f*: **1.** Schädeleröffnung mit einem Schädelbohrer [**Trepan**] **2.** Eröffnung der Pulpahöhle eines Zahns; Ⓔ **1.** *trepanation* **2.** *dental trepanation*

Trel|pol|nel|ma *nt*: Gattung gramnegativer, spiralförmiger Bakterien; Ⓔ *Treponema*

Treponema pallidum: durch Geschlechtsverkehr übertragener Erreger der Syphilis*; Ⓔ *Treponema pallidum*

Treponema pertenue: nicht venerisch übertragener Erreger der Frambösie; Ⓔ *Treponema pertenue*

Trel|pol|nel|mal|in|fek|tilon *f*: → *Treponematose*

Treponema-Pallidum-Hämagglutination-stest *m*: spezifischer Syphilistest mit Schaferythrozyten; Ⓔ *Treponema pallidum hemagglutination assay*

Treponema-Pallidum-Immobilisationstest *m*: Syphilistest, bei dem Syphiliserreger durch Antikörper im Testserum immobilisiert werden; Ⓔ *Treponema pallidum immobilization test*

Trel|pol|nel|mal|tol|se *f*: durch **Treponema**-Species hervorgerufene Infektionskrankheit; oft gleichgesetzt mit Syphilis*; Ⓔ *treponematosis*

trel|pol|nel|mal|zid *adj*: treponemenabtötend; Ⓔ *treponemicidal*

trel|pol|nel|mil|zid *adj*: → *treponemazid*

Treltilnoln *nt*: zur Therapie der Akne* verwendetes Mittel; Ⓔ *tretinoin*

Tri-, tri- *präf.*: Wortelement mit der Bedeutung „drei/dreifach"

Trilal|cyl|gly|zel|rin *nt*: aus Glyzerin und Fettsäuren bestehendes Neutralfett; Ⓔ *triacylglycerol*

Trilal|de *f*: → *Trilogie*

Trilas *f*: → *Trilogie*

trilal|tol|mar *adj*: dreiatomig, aus drei Atomen bestehend; Ⓔ *triatomic*

Trilbal|die *f*: sexuelle Beziehungen zwischen zwei oder mehreren Frauen; Ⓔ *tribady*

Tril|car|bon|säul|ren *pl*: Carbonsäuren* mit drei Carboxylgruppen, z.B. Zitronensäure; Ⓔ *tricarboxylic acids*

Tril|car|bon|säul|rel|zy|klus *m*: in den Mitochondrien der Zelle ablaufender Reaktionszyklus des Intermediärstoffwechsels; aus Kohlenhydraten, Eiweißen und Fettsäuren stammendes Acetyl-CoA wird oxidativ zur Energiegewinnung der Zelle abgebaut; Ⓔ *tricarboxylic acid cycle*

Triceps-surae-Reflex *m*: Dorsalflexion des Fußes bei Schlag auf die Achillessehne; Ⓔ *triceps surae jerk*

TRIC-Grup|pe *f*: → *Chlamydia trachomatis*

-trich *suf.*: in Adjektiven verwendetes Wortelement mit der Bedeutung „-haarig"

Trich|al|gie *f*: schmerzhafte Berührungsempfindlichkeit der Haare; Ⓔ *trichalgia*

Tri|chil|al|sis *f*: Einwärtskehrung der Wimpern; führt zu mechanischer Reizung der Kornea und evtl. rezidivierenden Infektionen; Ⓔ *trichiasis*

-trichie *suf.*: Wortelement mit der Bedeutung „Haar"

Tri|chil|lem|mal|zys|te *f*: meist die Kopfhaut betreffende Zyste des Haarfollikels; Ⓔ *trichilemmal cyst*

Tri|chil|lemm|zys|te *f*: → *Trichilemmalzyste*

Trilchilne f: → *Trichinella spiralis*

Trilchilnellla spilrallis f: parasitärer Fadenwurm; Erreger der Trichinose*; ⒺⒷ *Trichinella spiralis*

Trilchilnelllolse f: → *Trichinose*

Trilchilnenlinlfekltilon f: → *Trichinose*

Trilchilnolse f: meldepflichtige Infektionskrankheit durch Aufnahme von Trichinen mit der Nahrung [ungares Fleisch]; im Hauptstadium kommt es zum Befall der Muskulatur [**Muskeltrichinose**] mit evtl. lebensbedrohlicher Symptomatik; ⒺⒷ *trichinosis*

Trilchiltis f: Haarbalgentzündung; ⒺⒷ *trichitis*

Trilchlorlmelthan nt: Chloroform; ⒺⒷ *trichloromethane*

Tricho-, tricho- präf: Wortelement mit der Bedeutung „Haar"

Trilcholaldelnom nt: → *Trichom*

Trilcholbaclterlilolsis axilllalris f: → *Trichonocardiosis*

Trilcholbelzolar m: aus verschluckten Haaren gebildeter Magen- oder Darmstein; ⒺⒷ *trichobezoar*

Trilchlcelphallus dislpar m: → *Trichuris trichiura*

Trilcholelpilthellilom nt: gutartiger Tumor des Haarbalgs mit Zystenbildung; ⒺⒷ *trichoepithelioma*

Trilcholelpilthellilolma nt, pl -**malta**: → *Trichoepitheliom*

Trilcholgloslsie f: Hypertrophie* der Papillae* filiformes; ⒺⒷ *trichoglossia*

trilcholid adj: haarartig, haarähnlich, haarförmig; ⒺⒷ *trichoid*

Trilchom nt: gutartiger Tumor der Epithelzellen des Haarfollikels; ⒺⒷ *trichoma*

Trilcholmelgallie f: außergewöhnlich lange Augenwimpern; ⒺⒷ *trichomegaly*

Trilcholmolnaldenlinlfekltilon f: → *Trichomoniasis*

trilcholmolnaldilzid adj: → *trichomonazid*

Trilcholmolnas f: parasitäre Flagellaten* mit 4–6 Geißeln, die in Mundhöhle [**Trichomonas buccalis, Trichomonas tenax**], Darm [**Trichomonas intestinalis**] und Scheide [**Trichomonas vaginalis**] vorkommen; ⒺⒷ *Trichomonas*

Trichomonas vaginalis: in der Scheide vorkommender Parasit, der beim Geschlechtsverkehr auf den Mann übertragen werden kann; Erreger der Trichomoniasis*; ⒺⒷ *Trichomonas vaginalis*

Trilcholmolnaslinlfekltilon f: → *Trichomoniasis*

Trilcholmolnalsis f: → *Trichomoniasis*

trilcholmolnalzid adj: trichomonadenabtötend; ⒺⒷ *trichomonacidal*

Trilcholmolnilalsis f: weltweit verbreitete Entzündung des Urogenitaltraktes von Männern und Frauen; typisch ist ein gelbgrüner Ausfluss aus der Scheide bei quälendem Juckreiz; ⒺⒷ *trichomoniasis*

Trilcholmylkolse f: Pilzerkrankung der Haare; ⒺⒷ *trichomycosis*

Trilcholnolcardilolsis f: durch mangelhafte Hygiene, Hyperhidrose* und feuchte Wärme erleichterte Besiedlung der Achselhaare mit normalen Korynebakterien der Haut; ⒺⒷ *trichonocardiosis*

Trilcholnoldolse f: Verknotung der Haare ohne erkennbare Ursache; ⒺⒷ *trichonodosis*

Trilcholnolkarldilolse f: → *Trichonocardiosis*

Trilcholpalthie f: Haarerkrankung; ⒺⒷ *trichopathy*

Trilcholphyltid nt: allergische Hautrektion [Mykid*] bei Trichophytie*; ⒺⒷ *trichophytid*

Trilcholphyltie f: durch Trichophyton*-Species verursachte oberflächliche Hautpilzerkrankung, die auch Generalisieren kann; oft gleichgesetzt mit Tinea*; ⒺⒷ *trichophytosis*

Trilcholphylton nt: humanpathogene Pilze, die Haut, Haare und Nägel befallen; ⒺⒷ *Trichophyton*

Trilcholphyltolse f: → *Trichophytie*

Trilcholptilolse f: meist von der Spitze ausgehende Längsspaltung der Haare; ⒺⒷ *trichoptilosis*

Trilchorlrhelxis f: Brüchigkeit der Haare; ⒺⒷ *trichorrhexis*

Trichorrhexis-Syndrom nt: Verhornungsdefekt der Haare mit knotigen Auftreibungen; ⒺⒷ *trichorrhexis invaginata*

Trilcholschilsis f: → *Trichoptilose*

Trilcholskolpie f: Haaruntersuchung; ⒺⒷ *trichoscopy*

Trilcholsporlie f: Pilzinfektion des Haarschaftes mit zahlreichen Knoten; ⒺⒷ *tinea nodosa*

Trilcholspolron nt: Gattung hefeartiger Sprosspilze; ⒺⒷ *Trichosporon*

Trilcholspolronlinlfekltilon f: → *Trichosporose*

Trilcholspolrolse f: durch Trichosporon verursachte kutane oder systemische Mykose*; ⒺⒷ *trichosporosis*

Trilcholspolrum nt: → *Trichosporon*

Trilcholstronlgyllolse f: durch Trichostrongylus verursachte Wurmerkran-

T

kung des Menschen; ⒠ *trichostrongylosis*

Trilcholstronlgyllus *m*: Nematodengattung, die häufig als Dünndarmparasit in Erscheinung tritt; ⒠ *Trichostrongylus*

Trilcholstronlgylluslinlfekltilon *f*: → *Trichostrongylus*

Trilcholtillolmalnie *f*: zwanghaftes Ausrupfen der Haare; ⒠ *trichotillomania*

trilcholtom *adj*: dreigeteilt; ⒠ *trichotomous*

Trilcholtorltolsis *f*: v.a. Mädchen betreffende, familiär gehäuft auftretende Verdrehung der Haare um die Längsachse; ⒠ *twisted hairs*

Trilchrolmalsie *f*: normales Farbensehen, trichromatisches Sehen; ⒠ *trichromatism*

Trichlterlbelcken *nt*: spitz zulaufendes Becken bei Kleinheit des Kreuzbeins; ⒠ *funnel-shaped pelvis*

Trichlterlbrust *f*: durch eine Einziehung und Eindellung des Brustbeins hervorgerufene Trichterform des Brustkorbs; ⒠ *funnel chest*

Trichlterllaplpen *m*: Teil der Adenohypophyse*, der keine Hormone bildet; ⒠ *infundibular part of adenohypophysis*

Trilchulrilalsis *f*: durch den Peitschenwurm **Trichuris trichiura** verursachte, weltweit verbreitete Wurmkrankheit des Menschen; verläuft meist asymptomatisch oder als Durchfallerkrankung; ⒠ *trichuriasis*

Trilchulrilolse *f*: → *Trichuriasis*

Trilchulrislinlfekltilon *f*: → *Trichuriasis*

Trilchulris trilchilulra *f*: parasitischer Wurm in Blinddarm und Wurmfortsatz; Erreger der Trichuriasis*; ⒠ *Trichuris trichiura*

Trilcuslpildallis *f*: → *Trikuspidalklappe*

Trildakltyllie *f*: angeborene Fehlbildung mit nur drei Fingern oder Zehen, Dreifingrigkeit, Dreizehigkeit; ⒠ *tridactylism*

Trieflaulge *nt*: Entzündung des Lidrandes; ⒠ *blear eye*

Trilfolkallglas *nt*: → *Trifokallinse*

Trilfolkalllinlse *f*: Linse mit drei verschiedenen Zonen mit verschiedenen optischen Eigenschaften; ⒠ *trifocal lens*

trilgelmilnal *adj*: dreifach; Nervus* trigeminus betreffend; ⒠ *trigeminal*

Trilgelmilnie *f*: Herzrhythmusstörung mit zwei Extrasystolen nach jeder normalen Systole; ⒠ *trigeminy*

Trilgelmilnus *m*: **1.** Drilling **2.** gemischter V. Hirnnerv, der sich im Ganglion trigeminale in die Nervi ophthalmicus, maxillaris und mandibularis teilt; ⒠ **1.** *triplet* **2.** *trigeminal nerve*

Trilgelmilnuslast, dritter *m*: → *Nervus mandibularis*

Trilgelmilnuslast, erster *m*: → *Nervus ophthalmicus*

Trilgelmilnuslast, zweiter *m*: → *Nervus maxillaris*

Trilgelmilnuslneurlallgie *f*: fast immer einseitige, heftige Schmerzattacken im Versorgungsgebiet der Äste des Nervus* trigeminus; ⒠ *trigeminal neuralgia*

Trilgelmilnuslpalrallylse *f*: Lähmung des Nervus trigeminus; ⒠ *trigeminal paralysis*

Triglger *m*: Auslöser; ⒠ *trigger*

Triglgerlpunkt *m*: Reizpunkt, der bei Berührung Schmerzen auslöst; ⒠ *trigger point*

Triglgerlzolne *f*: Gesichtsareal, das bei Druck eine Trigeminusneuralgie* auslösen kann; ⒠ *trigger zone*

Trilglylcelrid *nt*: → *Triglyzerid*

Trilglylzelrid *nt*: aus Glyzerin und Fettsäuren bestehendes Neutralfett; ⒠ *triglyceride*

Triglylzelridlälmie *f*: erhöhter Triglyzeridgehalt des Blutes; ⒠ *hypertriglyceridemia*

Trilgolnekltolmie *f*: Ausschneidung des Blasendreiecks/Trigonum* vesicae; ⒠ *trigonectomy*

Trilgolniltis *f*: Entzündung des Blasendreiecks/Trigonum* vesicae; ⒠ *trigonitis*

Trilgolnolzelphallie *f*: Schädelfehlbildung mit Ausbildung eines Dreieckschädels bei vorzeitiger Fusion des Stirnbeins; ⒠ *trigonocephaly*

Trilgolnum *nt*: Dreieck, dreieckige Struktur oder Fläche; ⒠ *triangle, trigone*

Trigonum caroticum: muskulär begrenztes Dreieck am Hals; Teilungsort der Arteria carotis communis; ⒠ *carotid triangle*

Trigonum cervicale anterius: vorderes Halsdreieck; ⒠ *anterior cervical triangle*

Trigonum cervicale posterius: hinteres Halsdreieck; ⒠ *posterior cervical triangle*

Trigonum omoclaviculare: oberhalb des Schlüsselbeins liegende seichte Grube; ⒠ *omoclavicular triangle*

Trigonum submandibulare: vom Musculus* digastricus und der Mandibula gebildetes Dreieck, in dem die Unterzungendrüse liegt; ⒠ *submandibular triangle*

Trigonum vesicae: von den beiden Harnleitermündungen und dem Harnröhrenabgang gebildetes Dreieck am Boden der Harnblase; ⒠ *vesical triangle*

Tri|iod|thy|ro|nin *nt*: iodhaltiges Schilddrüsenhormon; biologisch aktiver als Thyroxin*; ⒠ *triiodothyronine*

Tri|jod|thy|ro|nin *nt*: → Triiodthyronin

tri|kus|pi|dal *adj*: dreizipfelig; Trikuspidalklappe betreffend; ⒠ *tricuspid*

Tri|kus|pi|dal|a|tre|sie *f*: angeborenes Fehlen der Trikuspidalklappe*; ⒠ *tricuspid atresia*

Tri|kus|pi|dal|in|suf|fi|zi|enz *f*: meist erworbene Schlussunfähigkeit der Trikuspidalklappe*; führt zu systolischem Rückstrom von Blut in den rechten Vorhof, venöser Einflussstauung und Hepatomegalie*; ⒠ *tricuspid regurgitation*

Tri|kus|pi|dal|is|in|suf|fi|zi|enz *f*: → Trikuspidalinsuffizienz

Tri|kus|pi|dal|klap|pe *f*: aus drei Segelklappen bestehende Herzklappe zwischen rechtem Vorhof und rechter Kammer; ⒠ *tricuspid valve*

Tri|kus|pi|dal|klap|pen|a|tre|sie *f*: → Trikuspidalatresie

Tri|kus|pi|dal|klap|pen|in|suf|fi|zi|enz *f*: → Trikuspidalinsuffizienz

Tri|kus|pi|dal|klap|pen|ste|no|se *f*: Einengung der Trikuspidalklappe mit Rückstau in die obere und untere Hohlvene; ⒠ *tricuspid stenosis*

Tri|kus|pi|dal|öff|nungs|ton *m*: frühdiastolischer Ton bei Trikuspidalklappenstenose*; ⒠ *tricuspid murmur*

Tri|kus|pi|dal|ste|no|se *f*: → Trikuspidalklappenstenose

tri|la|mi|när *adj*: dreischichtig, aus drei Schichten/Lagen bestehend; ⒠ *trilaminar*

Tri|lo|gie *f*: Erkrankung mit drei Hauptsymptomen; ⒠ *trilogy*

Tri|me|non *nt*: drei Monate, Trimester; ⒠ *trimenon*

Tri|me|non|an|ä|mie *f*: im dritten Monat nach der Geburt auftretende Anämie der Säuglinge, die ohne Behandlung wieder verschwindet; ⒠ *physiological anemia*

Tri|me|non|re|duk|ti|on *f*: → Trimenonanämie

tri|men|su|al *adj*: alle drei Monate auftretend; ⒠ *trimensual*

tri|mer *adj*: aus drei Einzelmolekülen bestehend; ⒠ *trimeric*

Tri|mes|ter *nt*: drei Monate, Trimenon; ⒠ *trimester*

Tri|oph|thal|mus *m*: Fetus mit drei Augen; ⒠ *triophthalmos*

Tri|or|chi|die *f*: Vorkommen eines überzähligen Hodens; ⒠ *triorchidism*

Tri|or|chi|dis|mus *m*: → Triorchidie

Tri|or|chis|mus *m*: → Triorchidie

Tri|o|se *f*: Monosaccharid* mit drei Kohlenstoffatomen; ⒠ *triose*

Tri|o|se|phos|phat *nt*: durch Phosphorylierung* von Triosen entstehende Zwischenprodukte der Glykolyse*, Gluconeogenese* und des Pentosephosphatzyklus*; ⒠ *triosephosphate*

Tri|o|se|phos|phat|i|so|me|ra|se *f*: wichtiges Enzym von Glykolyse* und Gluconeogenese*; katalysiert die Umwandlung von Glyzeroaldehyd-3-phosphat zu Dihydroxyacetonphosphat; ⒠ *triosephosphate isomerase*

Tri|pa|re|se *f*: Lähmung von drei Extremitäten; ⒠ *triparesis*

Tripel-, tripel- *präf.*: Wortelement mit der Bedeutung „drei/dreifach"

Tri|pel|ar|thro|de|se *f*: operative Versteifung von drei Gelenken; ⒠ *triple arthrodesis*

Tri|pel|imp|fung *f*: Dreifachimpfung, z.B. Mumps-Masern-Röteln; ⒠ *triple vaccination*

Tri|pep|tid *nt*: aus drei Aminosäuremolekülen aufgebautes Peptid; ⒠ *tripeptide*

tri|phal|an|ge|al *adj*: aus drei Gliedern/Phalangen aufgebaut, dreigliedrig; ⒠ *triphalangeal*

Tri|ple|gie *f*: Lähmung von drei Extremitäten; ⒠ *triplegia*

Tri|plo|i|die *f*: Genom mit einem dreifachen Chromosomensatz; ⒠ *triploidy*

Triplo-X-Syndrom *nt*: Trisomie* mit drei X-Chromosomen; klinisch meist unauffällig; ⒠ *triple-X*

Trip|per *m*: → Gonorrhoe

Tris|mus *m*: Kaumuskelkrampf, z.B. bei Tetanus; ⒠ *trismus*

Tri|so|mie *f*: Anomalie der Chromosomenzahl mit einem überzähligen Chromosom; ⒠ *trisomy*

Trisomie 13-Syndrom *nt*: Trisomie mit Fehlbildungen des Skeletts, des Auges und innerer Organe; ⒠ *trisomy 13 syndrome*

Trisomie 18-Syndrom *nt*: durch eine Trisomie von Chromosom 18 verursachtes Fehlbildungssyndrom mit Schädel- und Knochenfehlbildungen, Skoliose* und körperlicher und geistiger Unter-

T

entwicklung; ⒺⒹ *trisomy 18 syndrome*

Trisomie 21-Syndrom *nt*: durch eine Trisomie von Chromosom 21 verursachtes Syndrom mit variabler geistiger Behinderung und körperlichen Fehlbildungen; häufigste Chromosomenaberration, die mit dem Alter der Mutter bei der Geburt korreliert; ⒺⒹ *trisomy 21 syndrome*

Trilstilchilalisis *f*: Anomalie mit drei Wimpernreihen; führt zu mechanischer Irritation und Schädigung der Hornhaut; ⒺⒹ *tristichia*

Triltalnolmallie *f*: Farbsehschwäche für Blau; ⒺⒹ *tritanomaly*

Tritlanlolpie *f*: Farbenfehlsichtigkeit für Blau; ⒺⒹ *tritanopia*

Tritlanlolpsie *f*: → *Tritanopie*

Triltilum *nt*: radioaktives Wasserstoffisotop mit einer Halbwertzeit von 12,26 Jahren; ⒺⒹ *tritium*

trilvallent *adj*: dreiwertig; ⒺⒹ *trivalent*

trilzelllullär *adj*: aus drei Zellen bestehend; ⒺⒹ *tricellular*

Trilzeps *m*: dreiköpfiger Muskel; ⒺⒹ *triceps muscle*

Trizeps brachii: → *Musculus triceps brachii*

Trizeps surae: → *Musculus triceps surae*

Trilzepslsehlnenlrelflex *m*: Beklopfen der Bizepssehne bei gebeugtem Arm führt zur Unterarmstreckung; ⒺⒹ *triceps reflex*

trilzylklisch *adj*: (*chem.*) aus drei Ringen bestehend; ⒺⒹ *tricyclic*

trolchanltär *adj*: Trochanter betreffend; ⒺⒹ *trochanteric*

Trolchanlter *m*: Knochenvorsprung am oberen Oberschenkelknochen; ⒺⒹ *trochanter*

Trochanter major: äußerer, größerer Trochanter; Ansatzstelle der Musculi glutei medius und minimus, piriformis, obturatorius internus und gemelli; ⒺⒹ *greater trochanter*

Trochanter minor: innerer, hinterer Trochanter; Ansatzstelle des Musculus iliopsoas; ⒺⒹ *lesser trochanter*

Trochllea *f*: Walze, Rolle; ⒺⒹ *trochlea*

Trochlea humeri: Gelenkwalze des Humerus; ⒺⒹ *trochlea of humerus*

Trochlea tali: gewölbte obere Gelenkfläche des Sprungbeins; ⒺⒹ *trochlea of talus*

Trochllelalris *m*: motorischer IV. Hirnnerv; ⒺⒹ *trochlear nerve*

Trochllelalrisllählmung *m*: Lähmung des Nervus* trochlearis; führt zu Lähmungsschielen; ⒺⒹ *trochlear nerve paralysis*

Trolcholzelphallie *f*: durch frühzeitige Verknöcherung von Schädelfugen verursachte runde Schädelform; ⒺⒹ *trochocephaly*

Trolckenleis *nt*: gefrorenes Kohlendioxid; ⒺⒹ *dry ice*

Troilcart *m*: → *Trokar*

Trolkar *m*: Röhre, in der eine Nadel mit Griff und dreikantiger Spitze steckt; nach Einstechen in eine Körperhöhle wird die Nadel entfernt; ⒺⒹ *trocar*

Tromlbilculla *f*: zu den Laufmilben gehörende Milbengattung; ⒺⒹ *Trombicula*

Trombildilolse *f*: durch Milben der Gattung Trombicula* verursachte heftig juckende Dermatose* mit Quaddelbildung; ⒺⒹ *trombidiosis*

Tromlbilkullollse *f*: → *Trombidiose*

Tromlmellbauch *m*: übermäßige Gasansammlung im Bauchraum; ⒺⒹ *tympanites*

Tromlmellfell *nt*: äußeres Ohr und Mittelohr trennende Membran; ⒺⒹ *eardrum*

Tromlmellfelllrupltur *f*: traumatisch bedingte Trommelfellzerreißung, z.B. als Barotrauma* oder bei Schlag aufs Ohr; ⒺⒹ *myringorupture*

Tromlmellschlelgellfinlger *pl*: bei verschiedenen Erkrankungen vorkommende rundliche Auftreibung der Endglieder der Finger; oft zusammen mit Uhrglasnägeln*; ⒺⒹ *drumstick fingers*

Tromlpelterlmuslkel *m*: → *Musculus buccinator*

-trop *suf.*: in Adjektiven verwendetes Wortelement mit der Bedeutung „zu etwas neigend"

Trolpenlfielber *nt*: → *Malaria tropica*

Trolpenlkranklheilten *pl*: Krankheiten, die typischerweise in den Tropen auftreten, weil die Erreger oder Überträger an die dort herrschenden Klimabedingungen angepasst sind; ⒺⒹ *tropical diseases*

Tröpflchenlinlfekltilon *f*: Infektionsübertragung durch beim Sprechen, Husten oder Niesen abgegebene Sekrettröpfchen mit Erreger; ⒺⒹ *aerosol infection*

Troplfenlherz *nt*: Tropfenform des Herzens bei Zwerchfelltiefstand; ⒺⒹ *pendulous heart*

-troph *suf.*: in Adjektiven verwendetes Wortelement mit der Bedeutung „ernährend"

-trophie *suf.*: Wortelement mit der Bedeutung „Nahrung/Ernährung"

trolphisch *adj*: Nahrung/Ernährung be-

T

643

treffend; ⒺＥ *trophic*

Tropho-, tropho- präf.: Wortelement mit der Bedeutung „Nahrung/Ernährung"

Trophlöldem nt: neurotrophisch bedingtes Lymphödem*; ⒺＥ *trophedema*

Trolphollolgie f: Ernährungslehre; ⒺＥ *trophology*

Trolpholneulrolse f: Sammelbegriff für trophische Störungen durch nervale Schädigung; ⒺＥ *trophoneurosis*

Trolpholpalthie f: Ernährungsfehler, Ernährungsmangel; ⒺＥ *trophopathy*

trolpholtrop adj: die Ernährung/Trophik betreffend, auf die Ernährung gerichtet; ⒺＥ *trophotropic*

-tropie suf.: Wortelement mit der Bedeutung „Neigung/Wendung"

-tropisch suf.: → -trop

Trolpolnin nt: Muskelprotein, das für die Muskelkontraktion von Bedeutung ist; ⒺＥ *troponin*

Trousseau-Zeichen nt: Pfötchenstellung* der Hand bei Tetanie*; ⒺＥ *Trousseau's sign*

Trülbungslrelakltilon f: Reaktion, die zur Ausflockung der Probe führt; ⒺＥ *flocculation reaction*

Trümlmerlfrakltur f: Knochenbruch mit Bildung mehrerer Fragmente; ⒺＥ *comminuted fracture*

Trümlmerlzyslte f: gelenknahe Knochenzyste mit Knochenresten und proliferierendem Bindegewebe; ⒺＥ *ganglionic cyst*

Trunlcus m, pl **-ci**: Stamm, Rumpf; Gefäßstamm, Nervenstamm; ⒺＥ *trunk*

Truncus arteriosus: gemeinsamer Arterienstamm des embryonalen Herzens; ⒺＥ *truncus arteriosus*

Truncus brachiocephalicus: aus dem Aortenbogen entspringender Arterienstamm; teilt sich in rechte Arteria subclavia und Arteria carotis communis; ⒺＥ *brachiocephalic trunk*

Truncus bronchomediastinalis: Lymphstamm, der die Lymphe aus der rechten Lunge und dem Mediastinum zum Ductus* thoracicus führt; ⒺＥ *bronchomediastinal trunk*

Truncus coeliacus: Arterienstamm der Bauchaorta; aus ihm gehen die Arteriae splenica, hepatica communis und gastrica sinistra hervor; ⒺＥ *celiac trunk*

Truncus costocervicalis: gemeinsamer Stamm der Arteriae cervicalis profunda und intercostalis suprema aus der Arteria subclavia; ⒺＥ *costocervical trunk*

Truncus fasciculi atrioventricularis: Stamm des His*-Bündels; ⒺＥ *trunk of atrioventricular bundle*

Trunci intestinales: Lymphstämme, die die Lymphe der Bauchorgane zum Ductus* thoracicus führen; ⒺＥ *intestinal trunks*

Truncus lumbalis dexter, sinister: Lymphstämme, die die Lymphe aus den Beinen und dem Becken führen; ⒺＥ *lumbar trunk*

Trunci lymphatici: Lymphstämme, Hauptlymphgefäße; ⒺＥ *lymphatic trunks*

Truncus pulmonalis: aus der rechten Herzkammer entspringender Stamm der Pulmonalarterien; teilt sich in rechte und linke Arteria pulmonalis; ⒺＥ *pulmonary trunk*

Truncus subclavius: Lymphstamm für die Lymphe aus dem Arm-Schulter-Bereich; ⒺＥ *subclavian trunk*

Truncus sympathicus: aus den Grenzstrangganglien und ihren Verbindungsfasern bestehender Teil des Sympathikus*, zu beiden Seiten der Wirbelsäule; ⒺＥ *sympathetic trunk*

Truncus thyrocervicalis: Arterienstamm aus der Arteria subclavia; gibt die Arteriae thyroidea inferior, cervicalis ascendens, suprascapularis, cervicalis superficialis und dorsalis scapulae ab; ⒺＥ *thyrocervical trunk*

Truncus vagalis anterior, posterior: vorderer und hinterer Vagusstamm; ⒺＥ *anterior and posterior vagal trunk*

Trunklsucht f: → Alkoholismus

Trunlkuslbilfurlkaltilon f: Teilung des Truncus* pulmonalis in rechte und linke Arteria* pulmonalis; ⒺＥ *bifurcation of pulmonary trunk*

Trylpalnolmilalsis f: → Trypanosomiasis

Trylpalnolsolma nt: Gattung eingeißeliger Flagellaten; Trypanosomiasis*-Erreger; ⒺＥ *Trypanosoma*

Trylpalnolsolmalinlfekltilon f: → Trypanosomiasis

Trylpalnolsolmenlinlfekltilon f: → Trypanosomiasis

Trylpalnolsolmilalsis f: durch Trypanosoma-Arten hervorgerufene Tropenkrankheit; ⒺＥ *trypanosomiasis*

trylpalnolsolmilzid adj: trypanosomenabtötend; ⒺＥ *trypanosomicide*

Trylplsin nt: Verdauungsenzym, das als inaktive Vorstufe in der Bauchspeicheldrüse gebildet wird; ⒺＥ *trypsin*

Trylplsinlhemlmer m: → Trypsininhibitor

Trylplsinlinlhilbiltor m: die Wirkung von Trypsin hemmende Substanz; ⒺＥ *tryp-*

sin inhibitor

Tryp|si|no|gen nt: inaktive Vorstufe von Trypsin*; ⒺⒾ *trypsinogen*

Tryp|ta|min nt: aus Tryptophan* entstehendes biogenes Amin; ⒺⒾ *tryptamine*

tryp|tisch adj: (tryptische) Verdauung betreffend; ⒺⒾ *tryptic*

Tryp|to|phan nt: essentielle heterozyklische Aminosäure; ⒺⒾ *tryptophan*

Tse|tse|flie|ge f: in Afrika verbreitete Fliege; Überträger der Schlafkrankheit; ⒺⒾ *tsetse fly*

T-Suppressor-Zellen pl: T-Lymphozyten, die die Immunantwort dämpfen; ⒺⒾ *T suppressor cells*

Tu|ba f: Röhre, Kanal, Tube; ⒺⒾ *tube*

Tuba auditiva/auditoria: Ohrtrompete; Verbindung zwischen Paukenhöhle und Rachen; ⒺⒾ *auditory tube*

Tuba uterina: Eierstock und Gebärmutter verbindender, schlauchförmiger Eileiter; ⒺⒾ *uterine tube*

Tu|bar|a|bort m: Ausstoßung einer Tubenschwangerschaft* in die Bauchhöhle; ⒺⒾ *tubal abortion*

Tu|bar|gra|vi|di|tät f: → *Tubenschwangerschaft*

Tu|bar|rup|tur f: durch eine Tubenschwangerschaft* verursachtes Platzen des Eileiters; ⒺⒾ *tubal rupture*

Tu|bar|schwan|ger|schaft f: → *Tubenschwangerschaft*

Tu|be f: **1.** → *Tuba uterina* **2.** → *Tuba auditiva*

Tu|ben|am|pul|le f: Ampulle des Eileiters; ⒺⒾ *ampulla of (uterine) tube*

Tu|ben|durch|bla|sung f: → *Tubenperflation*

Tu|ben|en|ge f: → *Tubenisthmus*

Tu|ben|fal|ten pl: Schleimhautfalten des Eileiters; ⒺⒾ *tubal folds*

Tu|ben|in|fun|di|bu|lum nt: trichterförmiger Anfangsteil des Eileiters, der am Rand mit den Eileiterfransen besetzt ist; ⒺⒾ *infundibulum of uterine tube*

Tu|ben|isth|mus m: **1.** engste Stelle der Ohrtrompete am Übergang vom knorpeligen zum knöchernen Abschnitt **2.** enger Abschnitt des Eileiters vor dem Eintritt in die Gebärmutter; ⒺⒾ **1.** *isthmus of auditory tube* **2.** *isthmus of fallopian tube*

Tu|ben|ka|tarrh m: katarrhalische Entzündung der Ohrtrompete; ⒺⒾ *eustachian salpingitis*

Tu|ben|man|del f: lymphatisches Gewebe an der Rachenmündung der Ohrtrompete; ⒺⒾ *tubal tonsil*

Tuben-Mittelohrkatarrh, chronischer m: chronische Mittelohrentzündung, die zu einer Verschleimung der Paukenhöhle führt; ⒺⒾ *glue ear*

Tu|ben|mu|ko|sa f: Eileiterschleimhaut; ⒺⒾ *endosalpinx*

Tu|ben|per|fla|ti|on f: Durchblasen der Eileiter zur Überprüfung der Durchgängigkeit bei Sterilität; ⒺⒾ *pertubation*

Tu|ben|plas|tik f: Eileiterplastik; ⒺⒾ *tuboplasty*

Tu|ben|rup|tur f: → *Tubarruptur*

Tu|ben|schwan|ger|schaft f: häufigste Form der Extrauteringravidität* mit Einnistung der Frucht im Eileiter; das Ei kann sich im Anfangsteil des Eileiters [**ampulläre Eileiterschwangerschaft**], im mittleren Eileiterabschnitt [**isthmische Eileiterschwangerschaft**] oder im uterinen Eileiterabschnitt [**interstitielle Eileiterschwangerschaft**] einnisten; ⒺⒾ *fallopian pregnancy*

Tu|ben|ste|ri|li|sa|ti|on f: Unterbindung oder Unterbrechung der Eileiter; ⒺⒾ *tubal sterilization*

Tu|ben|trich|ter m: → *Tubeninfundibulum*

Tu|ben|wulst m: **1.** durch den Tubenknorpel hervorgerufener Wulst am Hinterrand der Rachenmündung der Ohrtrompete **2.** Schleimhautfalte von der Tubenmündung zum seitlichen Gaumen; ⒺⒾ **1.–2.** *torus tubarius*

Tu|ber nt: Höcker, Wulst, Vorsprung; ⒺⒾ *tuber*

Tuber calcanei: hinterer Teil des Fersenbeins; ⒺⒾ *calcaneal tuber*

Tuber frontale: Höcker oberhalb des Augengrauenbogens; ⒺⒾ *frontal tuber*

Tuber ischiadicum: Sitzbeinhöcker; ⒺⒾ *ischial tuberosity*

Tu|ber|cu|llo|ma nt, pl -ma|ta: → *Tuberkulom*

Tu|ber|cu|llo|sis f: meldepflichtige Infektionskrankheit durch **Mycobacterium**-Arten, die durch die Bildung spezifischer Granulome gekennzeichnet ist; ⒺⒾ *tuberculosis*

Tuberculosis cutis: Oberbegriff für die verschiedenen Tuberkuloseformen der Haut; ⒺⒾ *cutaneous tuberculosis*

Tuberculosis miliaris: → *miliare Tuberkulose*

Tu|ber|cu|llum nt, pl -la: **1.** Höcker, Schwellung, Knoten, Knötchen **2.** → *Tuberkel*; ⒺⒾ **1.** *tubercle* **2.** → *Tuberkel*

Tuberculum epiglotticum: Schleimhauthöckerchen über dem Epiglottisstiel im Vestibulum* laryngis; ⒺⒾ *epiglottic tubercle*

Tuberculum majus, minus: größerer

und kleinerer Muskelansatzhöcker am Oberarm; ⒺＤ *greater and lesser tuberosity of humerus*

Tulberlkel *m*: knötchenförmiges Granulom mit Epitheloidzellen und Langhans-Riesenzellen bei Tuberkulose; evtl. mit zentraler Nekrose [Verkäsung]; ⒺＤ *tubercle*

Tulberlkellbakltelrilum *nt, pl* -**rilen**: → *Tuberkulosebakterium*

Tulberlkellbalzilllus *m*: → *Tuberkulosebakterium*

Tulberlkellknötlchen *nt*: → *Tuberkel*

tulberlkullar *adj*: Tuberkel betreffend, tuberkelähnlich; ⒺＤ *tubercular*

Tulberlkullid *nt*: allergische Hautreaktion auf Tuberkulosebakterien; ⒺＤ *tuberculid*

Tulberlkullin *nt*: aus Kulturen von Tuberkulosebakterien gewonnenes Filtrat, das Stoffwechselprodukte und Zelltrümmer enthält; wirkt als Hapten* und kann damit eine zelluläre Antwort auslösen; ⒺＤ *tuberculin*

Tulberlkullinlrelakltilon *f*: Reaktion von Tuberkulin mit zellgebundenen Antikörpern gegen Tuberkulosebakterien; nach ca. 24 Stunden kommt es zu einer T-zellvermittelten Überempfindlichkeitsreaktion [Tuberkulin-Typ*]; ⒺＤ *tuberculin reaction*

Tulberlkullinltest *m*: auf der Tuberkulinreaktion* basierender Hauttest; ⒺＤ *tuberculin test*

Tuberkulin-Typ *m*: zellvermittelte Immunreaktion, die ca. 24 Stunden nach Antigenkontakt auftritt; ⒺＤ *late reaction*

Tulberlkullitis *f*: Tuberkelentzündung; ⒺＤ *tuberculitis*

tulberlkullolid *adj*: 1. tuberkelähnlich, tuberkelartig 2. tuberkuloseartig, tuberkuloseähnlich; ⒺＤ 1. *tubercular* 2. *tuberculoid*

Tulberlkullom *nt*: tuberkulöser Rundherd mit zentraler Verkäsung und bindegewebiger Membran; ⒺＤ *tuberculoma*

Tulberlkullolse *f*: meldepflichtige Infektionskrankheit durch **Mycobacterium**-Arten, die durch die Bildung spezifischer Granulome gekennzeichnet ist; ⒺＤ *tuberculosis*

disseminierte Tuberkulose: Tuberkulose mit Befall mehrere Organe; auch gleichgesetzt mit miliarer Tuberkulose; ⒺＤ *disseminated tuberculosis*

exsudative Tuberkulose: exsudative Form/Phase der Lungentuberkulose; ⒺＤ *exudative tuberculosis*

inaktive Tuberkulose: Bezeichnung für meist abgekapselte Tuberkuloseherde, die klinisch inaktiv sind, aber selbst nach Jahren aufbrechen und zu einer späten postprimären Tuberkulose führen können; ⒺＤ *inactive tuberculosis*

miliare Tuberkulose: v.a. bei abwehrgeschwächten Patienten [AIDS, Tumoren] auftretende generalisierte Tuberkulose mit Bildung zahlreicher **Miliartuberkel** in verschiedenen Organen; ⒺＤ *miliary tuberculosis*

offene Tuberkulose: infektiöse Form der Lungentuberkulose* mit Ausscheidung von Erregern im Sputum; meist bei kavernöser Lungentuberkulose mit Anschluss an einen Ableitungsbronchus; ⒺＤ *open tuberculosis*

postprimäre Tuberkulose: Monate bis Jahre nach einer Primärtuberkulose einsetzende Reinfektion durch Streuung von Tuberkelbakterien aus einem Primärkomplex [**Frühform**] oder inaktiven Primärherden [**Spätform, Erwachsenenform**]; ⒺＤ *postprimary tuberculosis*

Tulberlkullolselbakltelrilum *nt*: aerobes, extrem langsam-wachsendes Mykobakterium*; Erreger der Tuberkulose* des Menschen und verschiedener Tiere [Affen, Hunde]; ⒺＤ *tubercle bacillus*

Tulberlkullolselbalzilllus *m, pl* -**li**: → *Tuberkulosebakterium*

Tulberlkullolselsepisis *f*: meist tödlich verlaufende, akut generalisierte Tuberkulose bei Abwehrschwäche des Organismus; ⒺＤ *tuberculous sepsis*

Tulberlkullolsilllilkolse *f*: gleichzeitiges Auftreten von Silikose* und Lungentuberkulose*; ⒺＤ *tuberculosilicosis*

Tulberlkullolstaltilkum *nt*: das Wachstum von Tuberkelbakterien hemmendes Mittel; meist gleichgesetzt mit Antituberkulotikum; ⒺＤ *tuberculostat*

tulberlkullolstaltisch *adj*: das Wachstum von Tuberkelbakterien hemmend; meist gleichgesetzt mit antituberkulös; ⒺＤ *tuberculostatic*

tulberlkullolzid *adj*: Tuberkelbakterienabtötend; ⒺＤ *tuberculocidal*

tulbelrös *adj*: knotig, in Knotenform; ⒺＤ *tuberous*

tulbelrolsalkral *adj*: Tuber ischiadicum und Kreuzbein/Os sacrum betreffend; ⒺＤ *sacrotuberal*

Tulbelrolsiltas *f*: Vorsprung, Protuberanz; ⒺＤ *tuberosity*

Tubo-, tubo- *präf.*: Wortelement mit Bezug auf 1. „Eileiter/Tube" 2. „Ohrtrompete/Tube"

tulbolabldolmilnal adj: Eileiter und Bauchhöhle/Abdomen betreffend oder verbindend; ⒺＥ *tuboabdominal*

Tulbolculralre nt: → *Curare*

Tulbololvalrilallabslzess m: Abszess von Eierstock und Eileiter; Ⓔ *tubo-ovarian abscess*

tulbolperiltolnelal adj: Eileiter und Bauchfell/Peritoneum betreffend oder verbindend; Ⓔ *tuboperitoneal*

Tulborlrhoe f: Schleimausfluss aus der Ohrtrompete; Ⓔ *tuborrhea*

tulboltymlpalnal adj: Tuba auditiva und Paukenhöhle betreffend oder verbindend; Ⓔ *tubotympanic*

tulbolultelrin adj: Eileiter und Gebärmutter/Uterus betreffend oder verbindend; Ⓔ *tubouterine*

tulbolvalgilnal adj: Eileiter und Scheide/Vagina betreffend oder verbindend; Ⓔ *tubovaginal*

Tulbullolnelphrolse f: durch verschiedene Noxen hervorgerufene Schädigung des Epithels der Nierentubuli; Ⓔ *tubular nephrosis*

Tulbullolpalthie f: Schädigung der Nierentubuli; Ⓔ *tubulopathy*

Tulbullus m, pl -li: Röhrchen, Kanälche; Ⓔ *tubule*

Tubuli renales: Nierentubuli; Ⓔ *renal tubules*

Tubuli seminiferi: Hodenkanälchen; Ⓔ *seminiferous tubules*

Tulbulluslnelkrolse f: zu Nierenversagen führende meist toxische Schädigung der Nierentubuli; Ⓔ *tubular necrosis*

Tulbulluslnelphrolse f: → *Tubulonephrose*

Tulbus m: 1. Metall-, Gummi- oder Kunststoffrohr zum Einführen in die Luftröhre 2. nicht-verstellbare, feste Blende des Röntgenapparates zur Einengung des Strahlenfeldes; Ⓔ 1.–2. *tube*

Tufflsteinllunlge f: metastatische Verkalkung des Lungengewebes bei einer länger bestehenden Hyperkalzämie*; Ⓔ *pumice lung*

Tullarlälmie f: durch **Francisella tularensis** hervorgerufene Infektionskrankheit, die von Bremsen und Zecken von Nagetieren auf den Menschen übertragen wird; Ⓔ *tularemia*

Tulmeslzenz f: (diffuse) Anschwellung/ Schwellung; Ⓔ *tumescence*

Tulmor m: 1. Schwellung, Anschwellung [klassisches Entzündungszeichen] 2. Geschwulst, Neubildung, Gewächs, Neoplasma; Ⓔ 1. *swelling* 2. *tumor*

tulmorlaflfin adj: mit besonderer Affinität zu Tumoren; Ⓔ *tumoraffin*

Tulmorlanltilgen nt: auf Tumorzellen gefundenes Antigen; Ⓔ *tumor antigen*

Tulmorlgelnelse f: Tumorentstehung, Tumorbildung; Ⓔ *tumorigenesis*

tulmolrilzid adj: krebszellenzerstörend, krebszellenabtötend; Ⓔ *tumoricidal*

Tulmorlmarlker pl: Stoffe, deren Auftreten oder Konzentration in Körperflüssigkeiten oder Blut Hinweise auf die Aktivität eines Tumors geben kann; Ⓔ *tumor marker*

Tumor-Nekrose-Faktor m: in zwei Formen [TNF-α, TNF-β] vorkommendes Zytokin*; Mediator der Entzündungs- und Immunreaktion; löst bei manchen Tumoren hämorrhagische Nekrosen aus; Ⓔ *tumor necrosis factor*

tulmolrös adj: tumorartig; Ⓔ *tumorous*

Tulmorlvilren pl: Viren, die einen Tumor auslösen können; Ⓔ *tumor viruses*

Tulnilca f: Hüllschicht, Hülle, Haut, Häutchen; Ⓔ *tunic, coat*

Tunica adventitia: äußere Bindegewebsschicht von Gefäßen und Organen; Ⓔ *adventitial coat*

Tunica albuginea ovarii: Eierstockkapsel; Ⓔ *albuginea of ovary*

Tunica albuginea testis: bindegewebige Hodenhülle; Ⓔ *albuginea*

Tunica conjunctiva: Bindehaut des Auges; Ⓔ *conjunctiva*

Tunica dartos: Muskelhaut des Hodensacks; Ⓔ *dartos fascia of scrotum*

Tunica externa: äußere Gefäßschicht; Ⓔ *external coat*

Tunica fibrosa: faserig-bindegewebige Organhüllschicht/Organkapsel; Ⓔ *fibrous coat*

Tunica fibrosa bulbi: äußere Augenhaut; Ⓔ *fibrous coat of eyeball*

Tunica fibrosa hepatis: Bindegewebskapsel der Leber; Ⓔ *fibrous coat of liver*

Tunica fibrosa splenica: fibröse Milzkapsel; Ⓔ *fibrous capsule of spleen*

Tunica interna bulbi: innere Augenhaut; Ⓔ *internal nervous tunic of eye*

Tunica intima: innerste Gefäßschicht; Ⓔ *intima*

Tunica media: mittlere Gefäßschicht; Ⓔ *media*

Tunica mucosa: Schleimhaut; Auskleidung der Hohlorgane und des Magen-Darm-Traktes; Ⓔ *mucous membrane, mucosa*

Tunica muscularis: glattmuskuläre Wandschicht von Hohlorganen; Ⓔ

T

muscular layer

Tunica serosa: seröse Haut; Ⓔ *serous coat*

Tunica vaginalis testis: seröse Hodenhülle; Ⓔ *vaginal coat of testis*

Tunica vasculosa bulbis: aus Choroidea*, Iris* und Corpus* ciliare bestehende mittlere Schicht des Auges; Ⓔ *vascular coat of eye*

Tunnel-Anämie *f*: meist durch Ancylostoma duodenale oder Necator americanus hervorgerufene Erkrankung mit Anämie*, Magen-Darm-Symptomen und evtl. Herzinsuffizienz*; Ⓔ *tunnel anemia*

Tüp|fel|nä|gel *pl*: grübchenförmige, kleine Nageldefekte, z.B. bei Psoriasis; Ⓔ *pitted nails*

Tur|bin|ek|to|mie *f*: Teilentfernung einer Nasenmuschel; Ⓔ *turbinectomy*

Tur|bi|no|to|mie *f*: Durchtrennung einer Nasenmuschel; Ⓔ *turbinotomy*

Tur|ges|zenz *f*: (An-)Schwellung, Geschwulst; Ⓔ *turgescence*

Tur|gor *m*: Spannungs-/Quellungszustand von Zellen oder Geweben; Ⓔ *turgor*

Turm|schä|del *m*: → *Turrizephalie*

Turner-Syndrom *nt*: Chromosomenanomalie [meist 45,X0], die zu Minderwuchs und Gonadendysgenesie der äußerlich weiblichen Patienten führt; Ⓔ *Turner's syndrome*

Tur|ri|zel|pha|llie *f*: anomale Schädelform mit turmartigem Wachstum; meist durch einen vorzeitigen Verschluss der Kranznaht* bedingt; Ⓔ *turricephaly*

tus|si|gen *adj*: hustenerregend; Ⓔ *tussigenic*

Tus|sis *m*: Husten; Ⓔ *cough*

Tussis convulsiva: Keuchhusten; Ⓔ *whooping cough*

Tu|tor *m*: zirkulärer (Gips-)Verband; Ⓔ *tutor*

T-Welle *f*: letzte Welle im EKG; Ⓔ *T wave*

Twort-d'Herelle-Phänomen *nt*: Zerstörung von Bakterien durch Bakteriophagen; Ⓔ *Twort-d'Herelle phenomenon*

Tyl|ek|to|mie *f*: Form der brusterhaltenden Tumorentfernung bei Brustkrebs, bei der nur der Tumor und angrenzendes Gewebe entfernt werden; Ⓔ *tylectomy*

Tyl|lo|ma *nt*: → *Tylosis*

Tyl|o|sis *f*: Schwielenbildung, Schwiele, Hornschwiele; Ⓔ *tyloma*

Ty|lo|si|tas *f, pl* **-ta|tes**: → *Tylosis*

tym|pa|nal *adj*: Trommelfell oder Paukenhöhle betreffend; Ⓔ *tympanic*

Tym|pa|nek|to|mie *f*: Trommelfellentfernung; Ⓔ *tympanectomy*

Tym|pa|nia *f*: übermäßige Gasansammlung im Bauchraum; Ⓔ *tympanites*

Tympania uteri: Gasansammlung in der Gebärmutter; Ⓔ *uterine tympanites*

tym|pa|nisch *adj*: (*Schall*) paukenartig; Ⓔ *tympanic*

Tympano-, tympano- *präf*.: Wortelement mit der Bedeutung „Paukenhöhle"

tym|pa|no|gen *adj*: aus der Paukenhöhle stammend; Ⓔ *tympanogenic*

Tym|pa|no|gramm *nt*: bei der Tympanometrie erhaltene grafische Darstellung; Ⓔ *tympanogram*

tym|pa|no|mal|le|al *adj*: Paukenhöhle und Hammer/Malleus; Ⓔ *tympanomalleal*

Tym|pa|no|mas|to|i|di|tis *f*: Entzündung von Paukenhöhle und Warzenfortsatzzellen; Ⓔ *tympanomastoiditis*

Tym|pa|non *nt*: → *Tympanum*

Tym|pa|no|plas|tik *f*: Paukenhöhlenplastik; Ⓔ *tympanoplasty*

tym|pa|no|plas|tisch *adj*: Tympanoplastik betreffend, mittels Tympanoplastik; Ⓔ *tympanoplastic*

Tym|pa|no|skle|ro|se *f*: zu Verklebung und Sklerose von Trommelfell und Gehörknöchelchen führende Erkrankung mit Entwicklung einer Schwerhörigkeit; Ⓔ *tympanosclerosis*

tym|pa|no|sta|pe|di|al *adj*: Paukenhöhle und Steigbügel/Stapes betreffend; Ⓔ *tympanostapedial*

Tym|pa|no|to|mie *f*: Inzision des Trommelfells, Paukenhöhlenpunktion; Ⓔ *tympanotomy*

Tym|pa|num *nt*: die Gehörknöchelchen enthaltende Paukenhöhle des Mittelohrs; Ⓔ *tympanum*

Typh|lek|to|mie *f*: operative Blinddarmentfernung, Blinddarmresektion, Zäkumresektion; Ⓔ *typhlectomy*

Typh|li|tis *f*: Entzündung des Blinddarms/Zäkums; klinisch nicht von einer Appendizitis* zu unterscheiden; Ⓔ *typhlitis*

Typhlo-, typhlo- *präf*.: Wortelement mit der Bedeutung 1. „blind" 2. „Blinddarm/Zäkum/Typhlon"

Typh|lo|ko|li|tis *f*: Entzündung von Blinddarm und Kolon; Ⓔ *typhlocolitis*

Typh|lo|li|thi|a|sis *f*: Vorkommen von Darmsteinen im Blinddarm/Zäkum; Ⓔ *typhlolithiasis*

Typh|lo|me|ga|lie *f*: Zäkumvergrößerung; Ⓔ *typhlomegaly*

Ty|phl|on *nt*: sackförmiger Anfang des Dickdarms; am unteren Ende befindet sich der Wurmfortsatz [Appendix vermiformis]; ⒺＥ *typhlon*

Typh|lo|pe|xie *f*: Zäkumfixation, Zäkumanheftung; ⒺＥ *typhlopexy*

Typh|lo|pto|se *f*: Zäkumsenkung; meist im Rahmen einer Enteroptose*; ⒺＥ *typhloptosis*

Typh|lo|sto|mie *f*: (Anlegen einer) Zäkumfistel, Zäkumfistelung; ⒺＥ *typhlostomy*

Typh|lo|to|mie *f*: operative Zäkumeröffnung; ⒺＥ *typhlotomy*

Ty|phoid *nt*: typhusartige Erkrankung; ⒺＥ *typhoid*

ty|phös *adj*: Typhus betreffend, typhusartig, typhusähnlich; ⒺＥ *typhoid*

Ty|phus *m*: → *Typhus abdominalis*
  Typhus abdominalis: melde- und isolierpflichtige Infektionskrankheit; klinisch stehen Fieber, Milzschwellung, Bewusstseinseintrübung und massive Durchfälle [**Erbsenbreistühle**] im Vordergrund; ⒺＥ *typhoid fever*
  Typhus exanthematicus: weltweit verbreitete, durch schlechte hygienische Bedingungen geförderte Infektionskrankheit; der Erreger [Rickettsia* prowazeki] wird v.a. durch die Kleiderlaus* von Mensch zu Mensch übertragen; ⒺＥ *exanthematous typhus*

Ty|phus|ba|zil|lus *m*: Salmonella typhi; durch Wasser, Lebensmittel und Schmierinfektion übertragener Erreger des Typhus* abdominalis; ⒺＥ *typhoid bacillus*

Typhus-Paratyphus-Enteritisbakterien *pl*: → *Salmonella*

Ty|ra|min *nt*: aus Tyrosin* entstehendes biogenes Amin; ⒺＥ *tyramine*

Ty|ra|mi|na|se *f*: → *Tyraminoxidase*

Ty|ra|min|o|xi|da|se *f*: Enzym, das die Oxidation von primären, sekundären und tertiären Aminen katalysiert; ⒺＥ *tyramine oxidase*

Tyro-, tyro- *präf.*: Wortelement mit der Bedeutung „Käse"

ty|ro|gen *adj*: aus Käse stammend, durch Käse hervorgerufen; ⒺＥ *tyrogenous*

Ty|ro|sal|min *nt*: → *Tyramin*

Ty|ro|sin *nt*: essentielle Aminosäure; Ausgangssubstanz für die Synthese von Schilddrüsenhormonen und Katecholaminen; ⒺＥ *tyrosine*

Ty|ro|sin|äl|mie *f*: erhöhter Tyrosingehalt des Blutes; ⒺＥ *tyrosinemia*

Ty|ro|sin|a|mi|no|trans|fe|ra|se|man|gel *m*: autosomal-rezessive Enzymopathie* mit Hornhautdystrophie, Keratose von Händen und Füßen und geistiger Retardierung; ⒺＥ *tyrosine aminotransferase deficiency*

Ty|ro|si|na|se *f*: kupferhaltiges Enzym, das Melanin* aus Tyrosin bildet; ⒺＥ *tyrosinase*

Ty|ro|si|no|se *f*: angeborene Abbaustörung des Tyrosins mit Leber und Nierensschädigung; ⒺＥ *tyrosinosis*

Ty|ro|sin|u|rie *f*: Tyrosinausscheidung im Harn; ⒺＥ *tyrosinuria*

Ty|ro|sis *f*: pathologische Bezeichnung für die Verkäsung von Gewebe, z.B. bei Tuberkulose; ⒺＥ *tyrosis*

Ty|ro|to|xi|ko|se *f*: bei Patienten mit Monoaminooxidasehemmern auftretende akute Hochdruckkrise nach Verzehr amin-reicher Käsesorten; ⒺＥ *tyrotoxicosis*

Tyson-Drüsen *pl*: talgproduzierende Drüsen der Penisvorhaut; ⒺＥ *glands of Tyson*

T-Za|cke *f*: → *T-Welle*

T-Zel|len *pl*: → *T-Lymphozyten*

T

U

Ülberlbelfruchltung f: Befruchtung eines Eis, während schon eine Schwangerschaft besteht; Ⓔ *superfetation*

Ülberlbein nt: mukoide Zystenbildung einer Gelenkkapsel oder des Sehnengleitgewebes; Ⓔ *myxoid cyst*

Ülberlbiss m: normale Bissform, bei der die oberen Schneidezähne über die unteren ragen; Ⓔ *overbite*

Ülberldolsis f: über die zulässige oder empfohlene Dosis hinausgehende Arzneimittel- oder Strahlendosis; Ⓔ *overdose*

Ülberldrucklbelatlmung f: Standardform der Beatmung, bei der während der Einatmung ein positiver Druck aufgebaut wird; Ⓔ *positive pressure ventilation*

Ülberldrucklkamlmer f: Druckkammer für die hyperbare Oxygenation*; Ⓔ *hyperbaric chamber*

Ülberlerlreglbarlkeit, nervöse f: nervöses Erschöpfungssyndrom mit u.A. Kopfschmerzen, Schwitzen, Schlafstörungen, Schwindel, Durchfall oder Verstopfung; Ⓔ *nervous exhaustion*

Ülberlgangslnälvus m: Nävuszellnävus* im Übergangsbereich von Dermis* und Epidermis*; Ⓔ *junction nevus*

Ülberlgangslwirlbel m: erster oder letzter Wirbel einer Wirbelgruppe, der Merkmale der angrenzenden Wirbelgruppe aufweist; Ⓔ *transitional vertebra*

Ülberlimplfung f: Einbringen eines Erregers in einen Nährboden oder Organismus; Ⓔ *inoculation*

Ülberlreilfelsynldrom nt: → *Übertragungssyndrom*

Ülberlschwänlgelrung f: Befruchtung von mehr als einem Ei während desselben Zyklus; Ⓔ *superfecundation*

Ülberlträlgerlsublstanz f: Transmitter*; Ⓔ *transmitter*

Ülberltralgung f: **1.** Überschreitung des errechneten Geburtstermins um mehr als eine Woche **2.** während einer psychoanalytischen Behandlung auftretende Übertragung unbewusster Wün-

sche vom Patienten auf den Therapeuten; die Umkehrung wird als **Gegenübertragung** bezeichnet; Ⓔ **1.** *overterm pregnancy* **2.** *transference*

Ülberltralgungslneulrolse f: während der psychoanalytischen Behandlung auftretende Neurose* durch Übertragung des Konfliktes auf den Therapeuten; Ⓔ *transference neurosis*

Ülberltralgungslsynldrom nt: durch eine Übertragung des Säuglings hervorgerufene Störungen [reduziertes Fettpolster, Fehlen der Käseschmiere, Grünfärbung der Haut]; Ⓔ *Ballantyne-Runge syndrome*

Ülberlvenltillaltilon f: → *Hyperventilation*

Ulbilchilnon nt: in den Mitochondrien vorkommender Elektronenüberträger der Atmungskette; Ⓔ *ubiquinone*

ulbilquiltär adj: überall vorkommend, allgegenwärtig; Ⓔ *ubiquitous*

UDP-Galaktose f: an Uridindiphosphat* gebundene aktivierte Galaktose; Ⓔ *UDPgalactose*

UDP-Glucose f: an Uridindiphosphat* gebundene aktivierte Glucose; Ⓔ *UDPglucose*

UDP-Glukuronyltransferase f: in der Leber vorkommendes Enzyn, das Glukuronsäure mit Bilirubin und anderen Substanzen konjugiert; Ⓔ *UDP-glucuronosyltransferase*

Uhl-Anomalie f: angeborener Herzfehler mit Unterentwicklung der Muskulatur der rechten Kammer; Ⓔ *Uhl's anomaly*

Uhr, biologische f: interner Zeitgeber, der den zirkadianen Rhythmus des Körpers synchronisiert; Ⓔ *biological clock*

Uhrlglaslnälgel pl: gewölbte Nägel bei chronischem Sauerstoffmangel; Ⓔ *hippocratic nails*

Uhrlglaslverlband m: luftdichter Augenverband mit einer Kunststoffscheibe zum Durchschauen; Ⓔ *protective glass*

Uhr, innere f: → *Uhr, biologische*

Ullcus nt, pl **Ullcelra**: → *Ulkus*

Ulcus corneae: bei viraler Entzündung auftretendes Geschwür der Augenhornhaut; Ⓔ *corneal ulcer*

Ulcus cruris: Geschwür der Unterschenkel- oder Fußhaut; meist als Folge einer chronisch venösen Insuffizienz oder einer arteriellen Verschlusskrankheit; Ⓔ *chronic leg ulcer*

Ulcus duodeni: häufigstes Geschwür des Magen-Darm-Traktes; meist mit Überproduktion von Magensäure und

U

Helicobacter-pylori-Infektion des Magens; typisch sind Nüchternschmerz und Druckschmerz im Oberbauch; ⒠ *duodenal ulcer*

Ulcus molle: v.a. in Afrika, Asien und Südamerika vorkommende, meldepflichtige Geschlechtskrankheit durch Haemophilus* ducrey; ⒠ *soft chancre*

Ulcus pepticum: durch Magensäure und Pepsin verursachte Geschwür des Magen-Darm-Traktes; ⒠ *peptic ulcer*

Ulcus pyloricum: pylorusnahes Magengeschwür; ⒠ *pyloric ulcer*

Ulcus ventriculi: v.a. Männer befallendes Geschwür der Magenschleimhaut; das durch Reflux von Darminhalt, Stress, Medikamente und Helicobacter* pylori verursacht werden kann; ⒠ *gastric ulcer*

Ul|kus *nt, pl* **Ul|ze|ra:** lokale Entzündung von Haut oder Schleimhaut mit in die Tiefe gehendem Substanzverlust; ⒠ *ulcer*

Ul|kus|kar|zi|nom *nt:* aus einem chronischen Geschwür hervorgehendes Karzinom*; ⒠ *ulcer carcinoma*

Ul|kus|krank|heit *f:* chronisch rezidivierendes Ulkus von Magen oder Dünndarm; ⒠ *peptic ulcer disease*

Ul|kus|per|fo|ra|ti|on *f:* die Wand von Magen oder Dünndarm durchbrechendes Geschwür; ⒠ *ulcer perforation*

Ullrich-Turner-Syndrom *nt:* Chromosomenanomalie [meist 45,X0], die zu Minderwuchs und Gonadendysgenesie der äußerlich weiblichen Patienten führt; ⒠ *Turner's syndrome*

Ul|na *f:* Elle; ⒠ *ulna*

Ul|na|frak|tur *f:* Ellenbruch, Ellenfraktur; ⒠ *ulnar fracture*

Ul|na|ris|läh|mung *f:* Lähmung des Nervus* ulnaris; ⒠ *ulnar nerve palsy*

Ul|na|ris|throm|bo|se *f:* Thrombose der Arteria* ulnaris; ⒠ *ulnar artery thrombosis*

ul|no|kar|pal *adj:* Elle/Ulna und Handwurzel/Karpus betreffend oder verbindend; ⒠ *ulnocarpal*

ul|no|ra|di|al *adj:* Elle/Ulna und Speiche/Radius betreffend oder verbindend; ⒠ *ulnoradial*

Ulo-, ulo- *präf.:* Wortelement mit der Bedeutung **1.** „Narbe/vernarbte Wunde" **2.** „Zahnfleisch"

Ultra-, ultra- *präf.:* Wortelement mit der Bedeutung „jenseits/darüber/äußerst"

Ul|tra|kurz|wel|len *pl:* elektromagnetische Wellen mit einer Wellenlänge von 1–10 m; ⒠ *ultrashort waves*

Ul|tra|mi|kro|skop *nt:* spezielles Dunkelfeldmikroskop zur Darstellung submikroskopischer Teilchen; ⒠ *ultramicroscope*

ul|tra|mi|kro|sko|pisch *adj:* **1.** nicht mit dem (Licht-)Mikroskop sichtbar **2.** Ultramikroskop oder Ultramikroskopie betreffend; ⒠ **1.–2.** *ultramicroscopic*

Ul|tra|rot *nt:* jenseits des roten Lichts liegende elektromagnetische Wärmestrahlung; ⒠ *ultrared*

Ul|tra|rot|licht *nt:* → *Ultrarot*

Ul|tra|schall *m:* Schallwellen mit einer Frequenz von mehr als 20 kHz, d.h. jenseits der oberen Hörgrenze des Menschen; werden in Diagnose und Therapie eingesetzt; ⒠ *ultrasound*

Ul|tra|schall|di|a|gnos|tik *f:* bildgebende, nichtinvasive Verfahren, bei denen Ultraschall als Impuls [**Sonographie**] oder Dauerton [**Doppler-Methode**] ausgesendet wird; ⒠ *ultrasonography*

Ul|tra|schall|e|cho|kar|di|o|gra|fie, -gra|phie *f:* → *Ultraschallkardiografie*

Ul|tra|schall|e|cho|kar|di|o|gramm *nt:* → *Ultraschallkardiogramm*

Ul|tra|schall|kar|di|o|gra|fie, -gra|phie *f:* Ultraschalluntersuchung des Herzens; ⒠ *ultrasonic cardiography*

ul|tra|schall|kar|di|o|gra|fisch, -gra|phisch *adj:* Ultraschallkardiografie betreffend, mittels Ultraschallkardiografie; ⒠ *ultrasonic cardiographic*

Ul|tra|schall|kar|di|o|gramm *nt:* bei der Ultraschallkardiografie gewonnene Aufnahme; ⒠ *echocardiogram*

Ul|tra|schall|mam|mo|gra|fie, -gra|phie *f:* Ultraschalluntersuchung der Brust; ⒠ *ultrasonic mammography*

Ul|tra|schall|pho|no|kar|di|o|gra|fie, -gra|phie *f:* kombinierte Ultraschall- und Phonokardiografie; ⒠ *echophonocardiography*

Ul|tra|vi|o|lett *nt:* elektromagnetische Wellen, die jenseits des sichtbaren blauen Lichts liegen; je nach Wellenlänge in **Ultraviolett A** [UV-A, 315–400 nm], **Ultraviolett B** [UV-B, 280–315 nm] und **Ultraviolett C** [UV-C, 100–280 nm] eingeteilt; ⒠ *ultraviolet*

Ul|tra|vi|o|lett|licht *nt:* → *Ultraviolett*

Ul|tra|vi|o|lett|strah|lung *f:* → *Ultraviolett*

ul|tra|vi|si|bel *adj:* nicht mit dem (Licht-)Mikroskop sichtbar; ⒠ *ultravisible*

Ultzmann-Katheter *m:* Blasenkatheter mit vielen kleinen Löchern im Katheterschnabel für Harnröhrenspülungen; ⒠ *Ultzmann catheter*

Ul|ze|ra|ti|on *f:* Geschwür(sbildung); Ulkus; ⒠ *ulceration*

ullzelralltiv *adj*: Ulzeration betreffend, ein Geschwür bildend; ⒠ *ulcerative*

Ulzero-, ulzero- *präf.*: Wortelement mit der Bedeutung „Geschwür/Ulkus"

ullzelrolgen *adj*: Geschwüre hervorrufend; ⒠ *ulcerogenic*

Ullzelrolgelnelse *f*: Ulkusentstehung, Ulkusbildung; ⒠ *ulcerogenesis*

ullzelrös *adj*: → *ulzerativ*

Umlbillilcus *m*: Nabel; ⒠ *umbilicus*

Umlbillilkallherlnie *f*: Bauchwandbruch durch den Nabelring; ⒠ *umbilical hernia*

Umlbillilkus *m*: → *Umbilicus*

Umlbo *m*: → *Umbilicus*

Umbo membranae tympani: Trommelfellnabel; ⒠ *umbo of tympanic membrane*

Umlgelhungslalnalstolmolse *f*: operative Anastomose zur Umgehung eines Hindernisses; ⒠ *bypass*

Umlgelhungslplasltik *f*: → *Umgehungsanastomose*

Umllauf *m*: Paronychie*; ⒠ *paronychia*

Umlstelllungsloslteloltolmie *f*: Osteotomie* zur Korrektur von Fehlstellungen oder Fehlbildungen; ⒠ *displacement osteotomy*

unlbelwusst *adj*: nicht vom Bewusstsein bestimmt, nicht bewusst, ohne es zu wissen, unwillkürlich; ⒠ *unconscious*

unldiflfelrenlziert *adj*: gleichartig, homogen; ⒠ *undifferentiated*

unldullielrend *adj*: wellig, wellenförmig (verlaufend), gewellt; ⒠ *undulating*

Unlfalllneulrolse *f*: 1. im Anschluss an eine plötzliche, starke seelische Belastung auftretende Neurose 2. → *Unfallreaktion, tendenziöse*; ⒠ 1. *post-traumatic neurosis* 2. *compensation neurosis*

Unlfalllrelalkltilon, tendenziöse *f*: Begehrensneurose* mit hartnäckigem Streben nach einer Rente als Entschädigung für eine Krankheit oder eine Verletzung nach einem Unfall; ⒠ *post-traumatic neurosis*

Unlfruchtlbarlkeit *f*: Sterilität*; ⒠ *sterility*

Unlgelzielferlwahn *m*: wahnhafte Vorstellung an einer parasitären Hautkrankheit zu leiden; häufig bei senilen und präsenilen Patienten und bei chronischem Alkoholismus*; ⒠ *dermatozoic delusion*

Unlgulenltum *nt*: Salbe; ⒠ *ointment*

Unlguis *m*: Nagel; ⒠ *nail*

Unguis hippocraticus: gewölbte Nägel bei chronischem Sauerstoffmangel; ⒠ *hippocratic nail*

Unguis incarnatus: eingewachsener Nagel; ⒠ *ingrown nail*

Uni-, uni- *präf.*: Wortelement mit der Bedeutung „einmal/einzig"

ulnildilrekltilolnal *adj*: nur in eine Richtung (verlaufend); ⒠ *unidirectional*

ulnilfakltolrilell *adj*: nur durch einen Faktor bedingt; ⒠ *monofactorial*

ulnilfolkal *adj*: einen Fokus betreffend, von einem Herd ausgehend; ⒠ *unifocal*

ulnilkalmelral *adj*: (*Zyste*) einkammerig; ⒠ *unicameral*

ulnillolbar *adj*: aus einem Lappen bestehend; ⒠ *unilobar*

ulnilolkullär *adj*: nur ein Auge betreffend, nur für ein Auge; ⒠ *uniocular*

ulnilpollar *adj*: (*Nervenzelle*) mit nur einem Pol versehen; ⒠ *unipolar*

Ulnilport *m*: aktiver Transport einer Substanz durch eine Membran; ⒠ *uniport*

Ulnilportlsysltem *nt*: → *Uniport*

ulnilvallent *adj*: mit nur einer Valenz; ⒠ *univalent*

Ulnilverlsallempflänlger *pl*: Empfänger mit der Blutgruppe AB; haben keine Antikörper gegen A- und B-Erythrozyten; ⒠ *universal recipient*

Ulnilverlsallspenlder *pl*: Spender mit der Blutgruppe 0; ⒠ *universal donor*

ulnilzelllullär *adj*: aus einer Zelle bestehend; ⒠ *unicellular*

ulnilzenltral *adj*: nur ein Zentrum betreffend oder besitzend; ⒠ *unicentral*

Unklarlthrolse *f*: → *Unkovertebralarthrose*

Unko-, unko- *präf.*: Wortelement mit der Bedeutung „Haken"

Unlkolverltelbrallarlthrolse *f*: hauptsächlich die Halswirbelsäule betreffende degenerative Erkrankung mit Einengung der Zwischenwirbellöcher und evtl. Radikuloneuritis*; ⒠ *uncovertebral spondylosis*

Unkltilon *f*: Einreibung, (Ein-)Salbung; ⒠ *unction*

Unna-Krankheit *f*: ätiologisch ungeklärtes Ekzem mit unscharf begrenzten Erythemen, v.a. am behaarten Kopf, im Gesicht und auf der Brust; ⒠ *Unna's disease*

unlphylsilollolgisch *adj*: nicht physiologisch; pathologisch; ⒠ *unphysiologic*

unlpollar *adj*: nicht polar; ⒠ *nonpolar*

Unlrulhe, motorische *f*: Bezeichnung für die oft übermäßigen Spontanbewegungen bei psychischen Erkrankun-

U

gen; ⒺＥ *restlessness*

un|spe|zi|fisch *adj*: nicht charakteristisch, nicht kennzeichnend, nicht spezifisch; Ⓔ *unspecific*

Un|ter|arm|frak|tur *f*: Fraktur eines oder beider Unterarmknochen; Ⓔ *forearm fracture*

Un|ter|arm|schaft|frak|tur *f*: Fraktur beider Unterarmknochen; Ⓔ *forearm fracture*

Un|ter|haut *f*: aus Binde- und Fettgewebe bestehende Schicht zwischen Haut und Muskeln; Ⓔ *subcutaneous fascia*

Un|ter|kie|fer|ast *m*: aufsteigender hinterer Teil des Unterkiefers; Ⓔ *ramus of mandible*

Un|ter|kie|fer|drei|eck *nt*: vom Musculus★ digastricus und der Mandibula gebildetes Dreieck, in dem die Unterzungendrüse liegt; Ⓔ *submandibular triangle*

Un|ter|kie|fer|ge|lenk *nt*: Gelenk zwischen dem Unterkieferköpfchen und der Gelenkgrube des Schläfenbeins; Ⓔ *mandibular joint*

Un|ter|kie|fer|köpf|chen *nt*: Gelenkfortsatz des Unterkiefers; Ⓔ *condyle of mandible*

Un|ter|kie|fer|nerv *m*: Ast des Nervus★ mandibularis, der Unterkieferzähne, Zahnfleisch und die Haut von Unterlippe und Kinn versorgt; Ⓔ *inferior alveolar nerve*

Un|ter|kie|fer|re|flex *m*: Masseterkontraktion bei Beklopfen des Unterkiefers; Ⓔ *jaw jerk*

Un|ter|kie|fer|win|kel *m*: Winkel zwischen Corpus und Arcus mandibulae; Ⓔ *angle of mandible*

Un|ter|leibs|ty|phus *m*: durch **Salmonella typhi** verursachte, melde- und isolierpflichtige Infektionskrankheit; klinisch stehen Fieber, Milzschwellung, Bewusstseinseintrübung und massive Durchfälle [**Erbsenbreistühle**] im Vordergrund; Ⓔ *typhoid fever*

Un|ter|rip|pen|mus|keln *pl*: → *Musculi subcostales*

Un|ter|schen|kel|ge|schwür *nt*: → *Ulcus cruris*

Un|ter|zun|gen|bein|mus|keln *m*: vom Zungenbein nach unten ziehende Muskeln; Ⓔ *infrahyoid muscles*

Unverricht-Syndrom *nt*: autosomal-rezessive Epilepsie★ mit ausgeprägten Muskelzuckungen; Ⓔ *Unverricht's disease*

un|will|kür|lich *adj*: unbewusst, ohne Absicht, nicht absichtlich, wie von selbst; Ⓔ *involuntary*

Up|take *nt*: Aufnahme von Substanzen in den Körper/in eine Gewebe oder eine Zelle; Ⓔ *uptake*

Ur-, ur- *präf.*: Wortelement mit der Bedeutung „Harn/Urin"

U|ra|chus *m*: embryonaler Harngang von der Blase zum Nabel; Ⓔ *urachus*

U|ra|chus|fal|te *f*: Bauchfellfalte von der Blasenspitze zum Nabel; enthält den Urachusstrang; Ⓔ *median umbilical fold*

U|ra|chus|fis|tel *f*: von nicht-verödeten Resten des Urachus★ ausgehende Fistel, die meist auf dem Nabel mündet; Ⓔ *urachal fistula*

U|ra|chus|strang *m*: bindegewebiger Rest des verödeten Urachus; Ⓔ *median umbilical ligament*

U|ra|chus|zys|te *f*: flüssigkeitsgefüllte Zyste bei unvollständiger Verödung des Urachus★; Ⓔ *urachal cyst*

U|ra|cil *nt*: in RNA vorkommende Pyrimidinbase; Ⓔ *uracil*

U|rä|mie *f*: bei akuter oder chronischer Niereninsuffizienz auftretende Erhöhung des Harnstoffspiegels im Blut; führt zu Appetitlosigkeit, Erbrechen, Anämie, Verwirrtheit, Unruhe, Krampfneigung und evtl. Bewusstlosigkeit; Ⓔ *uremia*

u|rä|mi|gen *adj*: eine Urämie★ auslösend; Ⓔ *uremigenic*

U|ra|nis|mus *m*: sexuelle Beziehungen zwischen zwei oder mehreren Männern; Ⓔ *male homosexuality*

U|ra|ni|tis *f*: Gaumenentzündung; Ⓔ *uranisconitis*

Urano-, urano- *präf.*: Wortelement mit der Bedeutung „Gaumen"

U|ra|no|plas|tik *f*: Gaumenplastik; Ⓔ *uranoplasty*

U|ra|nor|rha|phie *f*: Gaumennaht; Ⓔ *uranorrhaphy*

U|ra|no|schi|sis *f*: Gaumenspalte; Ⓔ *uranoschisis*

U|ra|no|sta|phy|lo|plas|tik *f*: Gaumen-Zäpfchen-Plastik; Ⓔ *uranostaphyloplasty*

U|ra|no|sta|phy|lo|schi|sis *f*: Gaumen-Zäpfchen-Spalte; Ⓔ *uranostaphyloschisis*

U|rat *nt*: Salz der Harnsäure; Ⓔ *urate*

U|rat|ämie *f*: Vorkommen von Uraten im Blut; Ⓔ *uratemia*

u|ra|tisch *adj*: Urat betreffend; Ⓔ *uratic*

U|rat|ne|phro|pa|thie *f*: Nierenerkrankung und -schädigung durch chronische Gicht; Ⓔ *urate nephropathy*

U|rat|nie|re *f*: → *Uratnephropathie*

U|ra|to|ly|se *f*: Urataflösung; Ⓔ *uratolysis*

Ulratloxildalse f: Enzym, das Harnsäure in Allantoin umwandelt; ⒺＥ *urate oxidase*

Ulratlulrie f: erhöhte Uratausscheidung im Harn; ⒺＥ *uraturia*

Ulrea nt: Harnstoff; im Harn ausgeschiedenes stickstoffhaltiges Endprodukt des Eiweißstoffwechsels; ⒺＥ *urea*

Ulrealplaslma ulrelallyltilcum nt: Erreger einer nicht gonorrhoischen Urethritis* und anderer Harnwegsinfekte; ⒺＥ *Ureaplasma urealyticum*

Ulrelalse f: Enzym, das Harnstoff in Ammoniak und Kohlendioxid spaltet; ⒺＥ *urease*

Urlellkolsis f: Harnwegsgeschwür; ⒺＥ *urelcosis*

Ureo-, ureo- präf.: Wortelement mit der Bedeutung „Harnstoff/Urea"

Ulrelollylse f: Harnstoffspaltung; ⒺＥ *ureolysis*

Ulrelse f: Harnen, Wasserlassen; ⒺＥ *uresis*

Ulreter m: Harnleiter; Kanal vom Nierenbecken zur Blase; ⒺＥ *ureter*

Ureter-, ureter- präf.: → *Uretero-*

Ulrelterlallgie f: Harnleiterschmerz, Harnleiterneuralgie; ⒺＥ *ureteralgia*

Ulrelterlekltalsie f: Harnleitererweiterung; ⒺＥ *ureterectasia*

Ulrelterlekltolmie f: operative Entfernung eines oder beider Harnleiter; ⒺＥ *ureterectomy*

Ulrelterlfisltel f: 1. vom Harnleiter ausgehende Fistel, die in andere Organe mündet [**innere Harnfistel**] oder nach außen führt [**äußere Harnfistel**] 2. operativ angelegte äußere Harnleiterfistel; ⒺＥ 1. *ureteral fistula* 2. *ureterostoma*

Ulrelterliimlplanltaltilon f: Einpflanzung der Harnleiter in Blase, Haut oder Darm; ⒺＥ *ureteral implant*

Ulrelterliltis f: Harnleiterentzündung; ⒺＥ *ureteritis*

Uretero-, uretero- präf.: Wortelement mit der Bedeutung „Harnleiter/Ureter"

ulrelterlolduloldeinal adj: Harnleiter/Ureter und Zwölffingerdarm/Duodenum betreffend oder verbindend; ⒺＥ *ureteroduodenal*

Ulrelterloleniterloialnalstolmoise f: → *Ureteroenterostomie*

Ulrelterloleniterlolstolmie f: operative Verbindung von Harnleiter und Dünndarm; ⒺＥ *ureteroenterostomy*

Ulrelterlgralfie, -gralphie f: Röntgenkontrastdarstellung der Harnleiter; ⒺＥ *ureterography*

Ulrelterlgramm nt: Röntgenkontrastaufnahme der Harnleiter; ⒺＥ *ureterogram*

Ulrelterlolhyldrolnelphrolse f: auch die Harnleiter mit einbeziehende Wassersackniere*; ⒺＥ *ureterohydronephrosis*

Ulrelterlolilleloineolzysltolstolmie f: Anastomosierung des Harnleiters mit der Blase unter Zwischenschaltung einer isolierten Ileumschlinge; ⒺＥ *ureteroileoneocystostomy*

ulrelterlolinltesltilnal adj: Harnleiter/Ureter und Darm/Intestinum betreffend oder verbindend; ⒺＥ *ureterointestinal*

ulrelterlolkollisch adj: Harnleiter/Ureter und Kolon betreffend oder verbindend; ⒺＥ *ureterocolic*

Ulrelterlolkollolstolmie f: operative Verbindung von Harnleiter und Dickdarm; ⒺＥ *ureterocolostomy*

ulrelterlolkultan adj: Harnleiter/Ureter und Haut betreffend oder verbindend; ⒺＥ *ureterocutaneous*

Ulrelterlolkultalnelolstolmie f: operative Verlagerung der Harnleitermündung in die Haut; ⒺＥ *ureterocutaneostomy*

Ulrelterlollilthilalsis f: Vorkommen von Harnleitersteinen; ⒺＥ *ureterolithiasis*

Ulrelterlollylse f: operative Harnleiterlösung; ⒺＥ *ureterolysis*

Ulrelterlolmelaltoltolmie f: Schlitzung des Harnleitermündung in die Blase; ⒺＥ *ureteromeatotomy*

Ulrelterloneloipylellolstolmie f: operative Anastomosierung von Nierenbecken und Blase; ⒺＥ *ureteroneopyelostomy*

Ulrelterlolnelolzysltolstolmie f: Neueinpflanzung der Harnleiter in die Blase; ⒺＥ *ureteroneocystostomy*

Ulrelterlolnephrekltolmie f: operative Entfernung von Niere und Harnleiter; ⒺＥ *ureteronephrectomy*

Ulrelterlolpalthie f: Harnleitererkrankung, Uretererkrankung; ⒺＥ *ureteropathy*

ulrelterlolpellvin adj: Harnleiter/Ureter und Nierenbecken betreffend oder verbindend; ⒺＥ *ureteropelvic*

Ulrelterlolplasltik f: Harnleiterplastik; ⒺＥ *ureteroplasty*

Ulrelterlolprokltolstolmie f: operative Verbindung von Harnleiter und Rektum zur Harnableitung; ⒺＥ *ureteroproctostomy*

Ulrelterlolpylellitis f: Entzündung von Harnleiter und Nierenbecken; ⒺＥ *ureteropyelitis*

Ulrelterlolpylellolgralfie, -gralphie f: Röntgenkontrastdarstellung von Nierenbecken und Harnleiter; ⒺＥ *ureteropyelo-*

graphy

U|re|te|ro|pye|lo|neo|sto|mie f: → *Ureteroneopyelostomie*

U|re|te|ro|pye|lo|ne|phri|tis f: → *Ureteropyelitis*

U|re|te|ro|pye|lo|ne|phro|sto|mie f: operative Verbindung von Harnleiter und Nierenbecken; ⒺⒺ *ureteropyelonephrostomy*

U|re|te|ro|pye|lo|sto|mie f: → *Ureteroneopyelostomie*

u|re|te|ro|rek|tal adj: Harnleiter/Ureter und Enddarm/Rektum betreffend oder verbindend; ⒺⒺ *ureterorectal*

U|re|te|ro|rek|to|ne|o|sto|mie f: → *Ureteroproktostomie*

U|re|te|ro|rek|to|sto|mie f: → *Ureteroproktostomie*

U|re|te|ror|rha|gie f: Harnleiterblutung; ⒺⒺ *ureterorrhagia*

U|re|te|ror|rha|lphie f: Harnleiternaht; ⒺⒺ *ureterorrhaphy*

U|re|te|ro|sig|mo|i|de|o|sto|mie f: → *Ureterosigmoidostomie*

U|re|te|ro|sig|mo|i|do|sto|mie f: operative Verbindung von Harnleiter und Sigma zur Harnableitung; ⒺⒺ *ureterosigmoidostomy*

U|re|te|ro|ste|no|se f: angeborene [Harnleiterklappe, Ureterozele*] oder erworbene [Entzündung, Tumor] Einengung des Harnleiterlumens; ⒺⒺ *ureterostenosis*

U|re|te|ro|sto|ma nt: operativ angelegte äußere Harnleiterfistel; ⒺⒺ *ureterostoma*

U|re|te|ro|sto|mie f: Anlegen einer äußeren Harnleiterfistel zur Harnableitung; ⒺⒺ *ureterostomy*

U|re|te|ro|to|mie f: Harnleiter-/Ureteröffnung; ⒺⒺ *ureterotomy*

U|re|te|ro|tri|go|no|en|te|ro|sto|mie f: Einpflanzung von Harnleiter(n) und Blasendreieck in die Darmwand; ⒺⒺ *ureterotrigonoenterostomy*

u|re|te|ro|u|re|te|ral adj: zwei Harnleiterabschnitte verbindend; ⒺⒺ *ureteroureteral*

U|re|te|ro|u|re|te|ro|sto|mie f: operative Verbindung von zwei Harnleiterabschnitten oder den beiden Harnleitern; ⒺⒺ *ureteroureterostomy*

u|re|te|ro|u|te|rin adj: Harnleiter/Ureter und Gebärmutter/Uterus betreffend oder verbindend; ⒺⒺ *ureterouterine*

u|re|te|ro|va|gi|nal adj: Harnleiter/Ureter und Scheide/Vagina betreffend oder verbindend; ⒺⒺ *ureterovaginal*

u|re|te|ro|ve|si|kal adj: Harnleiter/Ureter

und Harnblase betreffend oder verbindend; ⒺⒺ *ureterovesical*

U|re|te|ro|ve|si|ko|plas|tik f: Harnleiter-Blasen-Plastik; ⒺⒺ *ureterovesicoplasty*

U|re|te|ro|ve|si|ko|sto|mie f: Wiedereinpflanzung der Harnleiter in die Blasenwand; ⒺⒺ *ureterovesicostomy*

U|re|te|ro|zel|le f: ballonartige Auftreibung der Harnleitermündung in die Harnblase; ⒺⒺ *ureterocele*

u|re|te|ro|zer|vi|kal adj: Harnleiter/Ureter und Gebärmutterhals/Cervix uteri betreffend oder verbindend; ⒺⒺ *ureterocervical*

U|re|te|ro|zys|to|ne|o|sto|mie f: → *Ureteroneozystostomie*

U|re|te|ro|zys|to|skop nt: endoskopische Untersuchung von Blase und Harnleiter; ⒺⒺ *ureterocystoscope*

U|re|te|ro|zys|to|sto|mie f: → *Ureteroneozystostomie*

U|re|ter|ste|no|se f: Harnleiterverengung, Harnleiterstenose; ⒺⒺ *ureteral stenosis*

U|re|ter|zys|te f: → *Ureterozele*

U|re|thra f: Harnröhre; ⒺⒺ *urethra*

U|re|thral|a|tre|sie f: angeborener Verschluss der Harnröhre; ⒺⒺ *urethratresia*

U|re|thral|buch|ten pl: → *Urethrallakunen*

U|re|thral|drü|sen pl: muköse Drüsen der Schleimhaut der männlichen Harnröhre; ⒺⒺ *urethral glands of male urethra*

U|re|thral|fie|ber nt: akutes Fieber bei Keimverschleppung beim Katheterisieren oder Eingriffen an der Harnröhre; ⒺⒺ *urethral fever*

U|re|thral|gie f: Harnröhrenschmerz; ⒺⒺ *urethralgia*

U|re|thral|la|ku|nen pl: Buchten der Harnröhrenschleimhaut mit den Mündungen der Harnröhrendrüsen; ⒺⒺ *urethral lacunae*

U|re|thral|po|lyp m: Harnröhrenpolyp; ⒺⒺ *urethral polyp*

U|re|thra|ste|no|se f: angeborene [Harnröhrenklappe] oder häufiger erworbene [Entzündung, Tumor, Prostatahypertrophie, Verletzung (Katheterismus!)] Einengung des Harnröhrenlumens; ⒺⒺ *urethrostenosis*

U|re|thri|tis f: Entzündung der Harnröhrenschleimhaut; ⒺⒺ *urethritis*

Urethritis gonorrhoica: i.d.R. Primärform der Gonorrhoe* mit Brennen beim Wasserlassen und gelb-grünem, eitrigem Ausfluss; ⒺⒺ *gonococcal urethritis*

nicht-gonorrhoische Urethritis: Oberbegriff für alle nicht durch Neisseria* gonorrhoeae verursachten Harnröhrenentzündungen; Ⓔ *nongonococcal urethritis*

postgonorrhoische Urethritis: nach abgeheilter Gonorrhoe* persistierende, meist durch Chlamydia* hervorgerufene Harnröhrenentzündung; Ⓔ *postgonococcal urethritis*

Ulrelthro-, urethro- *präf.*: Wortelement mit der Bedeutung „Harnröhre/Urethra"

Ulrelthrolblenlnorlrhoe *f*: Schleimausfluss aus der Harnröhre; Ⓔ *urethroblennorrhea*

ulrelthrolbullbär *adj*: Harnröhre und Bulbus penis betreffend; Ⓔ *urethrobulbar*

Ulrelthrolodylnie *f*: → *Urethralgie*

Ulrelthrolgralfie, -gralphie *f*: Röntgenkontrastdarstellung der Harnröhre; Ⓔ *urethrography*

ulrelthrolpelrilnelal *adj*: Harnröhre/Urethra und Damm/Perineum betreffend oder verbindend; Ⓔ *urethroperineal*

ulrelthrolpelrilnelolskroltal *adj*: Harnröhre/Urethra, Damm/Perineum und Hodensack/Skrotum betreffend oder verbindend; Ⓔ *urethroperineoscrotal*

Ulrelthrolplasltik *f*: Harnröhrenplastik; Ⓔ *urethroplasty*

ulrelthrolprolstalltisch *adj*: Harnröhre/Urethra und Vorsteherdrüse/Prostata betreffend oder verbindend; Ⓔ *urethroprostatic*

ulrelthrolrekltal *adj*: Harnröhre/Urethra und Enddarm/Rektum betreffend oder verbindend; Ⓔ *urethrorectal*

Ulrelthrorlrhallgie *f*: Harnröhrenblutung; Ⓔ *urethrorrhagia*

Ulrelthrorlrhalphie *f*: Harnröhrennaht; Ⓔ *urethrorrhaphy*

Ulrelthrorlrhoe *f*: Harnröhrenausfluss; Ⓔ *urethrorrhea*

Ulrelthrolskolpie *f*: endoskopische Untersuchung der Harnröhre; Ⓔ *urethroscopy*

ulrelthrolskroltal *adj*: Harnröhre/Urethra und Hodensack/Skrotum betreffend oder verbindend; Ⓔ *urethroscrotal*

Ulrelthrolstolmie *f*: Anlegen einer äußeren Harnröhrenfistel zum Damm; Ⓔ *urethrostomy*

Ulrelthroltolmie *f*: Harnröhreneröffnung, Harnröhrenschnitt; Ⓔ *urethrotomy*

ulrelthrolvalgilnal *adj*: Harnröhre/Urethra und Scheide/Vagina betreffend oder verbindend; Ⓔ *urethrovaginal*

ulrelthrolvelsilkal *adj*: Harnröhre/Urethra und Harnblase betreffend; Ⓔ *urethro-*

vesical

Ulrelthrolzelle *f*: **1.** Harnröhrendivertikel **2.** Harnröhrenprolaps; Ⓔ **1.–2.** *urethrocele*

Ulrelthrolzysltiltis *f*: Entzündung von Harnröhre und Harnblase; Ⓔ *urethrocystitis*

Ulrelthrolzysltolgralfie, -gralphie *f*: Röntgenkontrastdarstellung von Harnblase und Harnröhre; Ⓔ *urethrocystography*

ulrelthrolzysltolgralfisch, -gralphisch *adj*: Urethrozystografie betreffend, mittels Urethrozystografie; Ⓔ *urethrocystographic*

Ulrelthrolzysltolgramm *nt*: Röntgenkontrastaufnahme von Harnblase und Harnröhre; Ⓔ *urethrocystogram*

Ulrelthrolzysltolskolpie *f*: kombinierte Harnröhren- und Harnblasenspiegelung; Ⓔ *cystourethroscopy*

Urlhidlrolsis *f*: Ausscheidung von Harnstoff und Harnsäure im Schweiß bei Urämie*; Ⓔ *urhidrosis*

Urico-, urico- *präf.*: Wortelement mit Bezug auf „Harnsäure"

Ulrildin *nt*: Nukleosid* aus Uracil* und Ribose; Ⓔ *uridine*

Ulrildinldilphoslphat *nt*: von Uridin* abgeleitetes Diphosphat, das ein wichtiger Aktivator von Monosacchariden im Stoffwechsel ist; Ⓔ *uridine diphosphate*

Uridindiphosphat-D-Galaktose *f*: an Uridindiphosphat gebundene aktivierte Galaktose; Ⓔ *uridine diphosphate D-galactose*

Uridindiphosphat-Glucose *f*: an Uridindiphosphat gebundene aktivierte Glucose*; Ⓔ *UDPglucose*

Ulrildinlmolnolphoslphat *nt*: Phosphorsäureester des Uridins; Ⓔ *uridine monophosphate*

Ulrildinltrilphoslphat *nt*: von Uridin* abgeleitetes energiereiches Phosphat; Ⓔ *uridine triphosphate*

Ulrildrolsis *f*: → *Urhidrosis*

Ulrildyllsäulre *f*: → *Uridinmonophosphat*

-urie *suf.*: Wortelement mit der Bedeutung „Harnen/(Ausscheidung mit dem) Harn"

Ulrilkalse *f*: Enzym, das Harnsäure in Allantoin umwandelt; Ⓔ *uricase*

Uriko-, uriko- *präf.*: Wortelement mit Bezug auf „Harnsäure"

Ulrilkolchollie *f*: Vorkommen von Harnsäure im Blut; Ⓔ *uricocholia*

Ulrilkollylse *f*: Harnsäurespaltung; Ⓔ *uricolysis*

U|ri|ko|po|e|se f: Harnsäurebildung; ⒠ *uricopoiesis*

U|ri|ko|su|rie f: Harnsäureausscheidung; vermehrte Harnsäureausscheidung; ⒠ *uricosuria*

U|ri|ko|su|ri|kum nt: die Harnsäureausscheidung förderndes Mittel; ⒠ *uricosuric*

u|ri|ko|su|risch adj: die Harnsäureausscheidung betreffend, die Harnsäureausscheidung fördernd; ⒠ *uricosuric*

U|rin m: in der Niere gebildete Flüssigkeit zur Ausscheidung harnpflichtiger Stoffwechselprodukte; ⒠ *urine*

U|ri|na f: → *Urin*

U|ri|nal nt: Urinflasche, Harnglas; ⒠ *urinal*

u|ri|ni|fer adj: Harn transportierend oder ableitend, harnführend; ⒠ *uriniferous*

u|ri|no|gen adj: aus dem Harn stammend, vom Harn ausgehend; ⒠ *urinogenous*

u|ri|no|phil adj: (biolog.) mit besonderer Affinität zu Harn; ⒠ *urinophilous*

u|ri|nös adj: Urin betreffend, harnartig; ⒠ *urinous*

-urisch suf: in Adjektiven verwendetes Wortelement mit der Bedeutung „(mit dem Harn) ausscheidend"

UR-Licht nt: → *Ultrarot*

Uro-, uro- präf.: Wortelement mit der Bedeutung „Harn/Urin"

U|ro|bi|lin nt: Abbauprodukt von Bilirubin*; ⒠ *urobilin*

U|ro|bi|li|no|gen nt: von Bakterien im Darm gebildetes farbloses Abbauprodukt von Bilirubin*; ⒠ *urobilinogen*

U|ro|bi|li|no|gen|ä|mie f: Vorkommen von Urobilinogen im Blut; ⒠ *urobilinogenemia*

U|ro|bi|li|no|gen|u|rie f: Urobilinogenausscheidung im Harn; ⒠ *urobilinogenuria*

u|ro|bi|li|no|id adj: urobilinartig; ⒠ *urobilinoid*

U|ro|bi|lin|u|rie f: vermehrte Urobilinausscheidung im Harn; ⒠ *urobilinuria*

U|ro|chro|me pl: stickstoff-haltige Harnfarbstoffe; ⒠ *urochromes*

U|ro|dy|nie f: schmerzhaftes Wasserlassen, Schmerzen beim Wasserlassen; ⒠ *urodynia*

U|ro|flow|me|trie f: Messung des Harnflusses; ⒠ *uroflowmetry*

u|ro|gen adj: harnbildend, urinbildend; ⒠ *urogenous*

u|ro|ge|ni|tal adj: Harn- und Geschlechtsorgane betreffend; ⒠ *urogenital*

U|ro|ge|ni|tal|tu|ber|ku|lo|se f: i.d.R. chronische Tuberkulose* der Urogenitalorgane; befällt beim Mann meist die Prostata, bei der Frau Adnexe oder Endometrium; ⒠ *genitourinary tuberculosis*

U|ro|gra|fie, -gra|phie f: Röntgenkontrastdarstellung der ableitenden Harnwege; ⒠ *urography*

antegrade Urografie: Urografie mit direkter Injektion des Kontrastmittels in das Nierenbecken; ⒠ *antegrade urography*

retrograde Urografie: Urografie mit Injektion des Kontrastmittels über einen Harnleiterkatheter; ⒠ *retrograde urography*

U|ro|gramm nt: Röntgenkontrastaufnahme der ableitenden Harnwege; ⒠ *urogram*

U|ro|hä|mal|to|ne|phro|se f: Blut- und Urinansammlung im Nierenbecken; ⒠ *urohematonephrosis*

U|ro|ki|na|se f: in der Niere gebildetes Enzym, das Plasminogen* in Plasmin* umwandelt; ⒠ *urokinase*

U|ro|lith m: Harnstein, Harnkonkrement; ⒠ *urolith*

U|ro|li|thi|a|sis f: durch multiple Harnsteine ausgelöstes klinisches Krankheitsbild; ⒠ *urolithiasis*

U|ro|li|tho|ly|se f: medikamentöse Auflösung von Harnsteinen; ⒠ *urolitholysis*

U|ro|ne|phro|se f: sackartige Ausweitung des Nierenhohlsystems und evtl. der Harnleiter; ⒠ *uronephrosis*

U|ro|pa|thie f: Harnwegserkrankung; ⒠ *uropathy*

U|ro|pe|nie f: verminderte Harnbildung oder Harnausscheidung; ⒠ *uropenia*

U|ro|phthi|se f: → *Urogenitaltuberkulose*

U|ro|po|e|se f: Harnbereitung, Harnproduktion, Harnbildung; ⒠ *uropoiesis*

U|ro|py|o|ne|phro|se f: eitrige Uronephrose*; ⒠ *uropyonephrosis*

u|ro|rek|tal adj: Harnwege und Rektum betreffend oder verbindend; ⒠ *urorectal*

U|ro|sche|lo|zel|le f: → *Urozele*

U|ro|sep|sis f: von den Harnwegen ausgehende Sepsis*; ⒠ *urosepsis*

U|ro|sko|pie f: diagnostische Harnuntersuchung; ⒠ *uroscopy*

U|ro|thel nt: Epithel der ableitenden Harnwege; ⒠ *urothelium*

U|ro|zel|le f: Hodensackschwellung durch Harninfiltration; ⒠ *urocele*

Ur|so|de|o|xy|chol|säu|re f: Gallensäure, die die Gallensekretion anregt; ⒠

ursodeoxycholic acid

Ur|sprungs|a|po|neu|ro|se f: Aponeurose* am Muskelursprung; ⒠ *aponeurosis of origin*

Ur|ti|ca f: durch ein Ödem bedingte weiße [**Urtica alba**] oder rote [**Urtica rubra**] juckende Hautverdickung; ⒠ *hive*

Ur|ti|cal|ria f: → *Urtikaria*

Ur|tier|chen pl: Protozoa*; ⒠ *Protozoa*

Ur|ti|ka f: → *Urtica*

Ur|ti|ka|ria f: akute oder chronische, durch Quaddelbildung gekennzeichnete Hauterkrankung; ⒠ *urticaria*

cholinergische Urtikaria: bei erhöhter Acetylcholinempfindlichkeit auftretende Urtikaria nach körperlicher oder psychischer Belastung; ⒠ *cholinergic urticaria*

photoallergische Urtikaria: akute Reaktion der Haut auf Sonnenlichteinstrahlung mit Rötung, Juckreiz und Quaddelbildung; ⒠ *light urticaria*

Ul|sur f: durch mechanische Belastung verursachter Knochen- oder Knorpelschwund; ⒠ *usure*

ul|te|rin adj: Gebärmutter/Uterus betreffend; ⒠ *uterine*

Utero-, utero- präf.: Wortelement mit der Bedeutung „Gebärmutter/Uterus"

u|te|ro|ab|do|mi|nal adj: Gebärmutter/Uterus und Bauchhöhle/Abdomen betreffend oder verbindend; ⒠ *uteroabdominal*

u|te|ro|gen adj: in der Gebärmutter gebildet, aus der Gebärmutter stammend; ⒠ *uterogenic*

U|te|ro|gra|fie, -gra|phie f: Röntgenkontrastdarstellung der Gebärmutterhöhle; ⒠ *uterography*

U|te|ro|pal|thie f: Gebärmuttererkrankung, Uteruserkrankung; ⒠ *hysteropathy*

u|te|ro|pe|ri|to|ne|al adj: Gebärmutter und Bauchfell/Peritoneum betreffend oder verbindend; ⒠ *uteroperitoneal*

U|te|ro|pe|xie f: Gebärmutterfixierung, Gebärmutteranheftung; ⒠ *uteropexy*

u|te|ro|pla|zen|tar adj: Gebärmutter/Uterus und Mutterkuchen/Plazenta betreffend oder verbindend; ⒠ *uteroplacental*

u|te|ro|rek|tal adj: Gebärmutter und Enddarm/Rektum betreffend oder verbindend; ⒠ *uterorectal*

u|te|ro|sa|kral adj: Gebärmutter und Kreuzbein/Os sacrum betreffend oder verbindend; ⒠ *uterosacral*

U|te|ro|sal|pin|go|gra|fie, -gra|phie f: Röntgenkontrastdarstellung von Gebär-

mutterhöhle und Eileitern; ⒠ *uterosalpingography*

u|te|ro|trop adj: mit besonderer Affinität zur Gebärmutter; ⒠ *uterotropic*

u|te|ro|tu|bal adj: Gebärmutter/Uterus und Eileiter/Tuba betreffend; ⒠ *uterotubal*

U|te|ro|tu|bo|gra|fie, -gra|phie f: → *Uterosalpingografie*

u|te|ro|va|gi|nal adj: Gebärmutter/Uterus und Scheide/Vagina betreffend oder verbindend; ⒠ *uterovaginal*

u|te|ro|ve|si|kal adj: Gebärmutter/Uterus und Harnblase betreffend oder verbindend; ⒠ *uterovesical*

U|te|ro|ve|si|kal|fis|tel f: Fistel zwischen Gebärmutter/Uterus und Harnblase; ⒠ *vesicouterine fistula*

u|te|ro|zer|vi|kal adj: Gebärmutter/Uterus und Gebärmutterhals/Cervix uteri betreffend oder verbindend; ⒠ *uterocervical*

U|te|rus m: Gebärmutter; ⒠ *uterus*

U|te|rus|a|pla|sie f: unvollständige Gebärmutterentwicklung; ⒠ *uterine aplasia*

U|te|rus|a|pop|le|xie f: schwere Form der vorzeitigen Plazentalösung mit Blutung in die Uteruswand und u.U. Schockentwicklung; ⒠ *uterine apoplexy*

U|te|rus|a|tre|sie f: angeborener Verschluss der Gebärmutterhöhle; ⒠ *hysteratresia*

U|te|rus|a|tro|phie f: Rückbildung der Gebärmutter im Alter oder während der Stillphase; ⒠ *metratrophia*

U|te|rus|band, breites nt: von der Seitenwand des Beckens zur Gebärmutter ziehende Bauchfellplatte; enthält Eileiter, Eierstock und rundes Uterusband; ⒠ *broad ligament of uterus*

U|te|rus|band, rundes nt: rundes Halteband der Gebärmutter vom Tubenwinkel zu den großen Schamlippen; ⒠ *round ligament of uterus*

U|te|rus|ent|zün|dung f: → *Metritis*

U|te|rus|fun|dus m: oberster Teil der Gebärmutter; ⒠ *fundus of uterus*

U|te|rus|hy|po|pla|sie f: angeborene Kleinheit der Gebärmutter; ⒠ *uterine hypoplasia*

U|te|rus|in|vo|lu|ti|on, postpartale f: Rückbildung der Gebärmutter nach der Geburt; ⒠ *postpartum involution of uterus*

U|te|rus|isth|mus m: zwischen Gebärmutterhals und -körper liegender enger Abschnitt; ⒠ *isthmus of uterus*

U|te|rus|kar|zi|nom nt: von der Gebärmut-

U

ter ausgehender bösartiger Tumor; je nach der Lage unterscheidet man Zervixkarzinom* und Korpuskarzinom*; ⒺÉ *uterine carcinoma*

U|te|rus|my|om *nt*: gutartige Geschwulst der Gebärmuttermuskulatur; Ⓔ *uterine leiomyoma*

U|te|rus|po|lyp *m*: gutartige Wucherung der Korpus- oder Zervixschleimhaut; häufig Ursache von Gebärmutterblutungen; Ⓔ *uterine polyp*

U|te|rus|pro|laps *m*: Gebärmuttervorfall durch die Scheide; Ⓔ *prolapse of the uterus*

U|te|rus|sar|kom *nt*: von der Gebärmuttermuskulatur ausgehender bösartiger Tumor; Ⓔ *uterine sarcoma*

U|te|rus|tym|pa|nie *f*: Gasansammlung in der Gebärmutter; Ⓔ *uterine tympanites*

U|te|rus|vor|fall *m*: → *Uterusprolaps*

U|tri|cu|li|tis *f*: → *Utrikulitis*

U|tri|cu|lus *m*: kleiner/kurzer Schlauch; Ⓔ *utricle*

Utriculus prostaticus: kurzer, blinder Schlauch zwischen den Einmündungen der Ductus* ejaculatorii; Ⓔ *prostatic utricle*

Utriculus vestibularis: schlauchförmiges Bläschen im Labyrinthvorhof, aus dem die drei Bogengänge abgehen; Ⓔ *vestibular utricle*

U|tri|ku|li|tis *f*: Entzündung des Utriculus* prostaticus; Ⓔ *utriculitis*

U|tri|ku|lus *m*: → *Utriculus*

U|vea *f*: aus Choroidea*, Iris* und Corpus* ciliare bestehende mittlere Schicht des Auges; Ⓔ *uvea*

U|ve|al|ent|zün|dung *f*: → *Uveitis*

U|ve|al|sta|phy|lom *nt*: Staphylom* der gesamten Uvea*; Ⓔ *uveal staphyloma*

U|ve|a|sta|phy|llom *nt*: → *Uvealstaphylom*

U|ve|li|tis *f*: Entzündung der mittleren Augenhaut/Uvea; Ⓔ *uveitis*

U|ve|li|tis|ka|ta|rakt *f*: komplizierter Star* als Komplikation einer vorderen Uveitis*; Ⓔ *choroidal cataract*

UV-empfindlich *adj*: empfindlich/sensibel gegen UV-Strahlen; Ⓔ *uviosensitive*

U|ve|o|par|o|ti|tis *f*: von Iridozyklitis* und chronischer Parotitis* gekennzeichnete Sonderform der Sarkoidose*; Ⓔ *uveoparotitis*

U|ve|o|skle|ri|tis *f*: Entzündung von Uvea und Lederhaut; Ⓔ *uveoscleritis*

UV-Licht *nt*: → *Ultraviolett*

UV-resistent *adj*: widerstandsfähig gegen UV-Strahlen; Ⓔ *uvioresistant*

UV-Strahlung *f*: → *Ultraviolett*

U|vu|la *f*: Zäpfchen, zapfenförmige Struktur; Ⓔ *uvula*

Uvula palatina: Gaumenzäpfchen, Zäpfchen; Ⓔ *palatine uvula*

Uvula vesicae: Blasenzäpfchen; Ⓔ *uvula of bladder*

U|vu|lek|to|mie *f*: operative Zäpfchenentfernung, Uvularesektion; Ⓔ *uvulectomy*

U|vu|li|tis *f*: Entzündung des Gaumenzäpfchens; Ⓔ *uvulitis*

Uvulo-, uvulo- *präf.*: Wortelement mit der Bedeutung **1.** „Traube/traubenförmig" **2.** „Zäpfchen/Gaumenzäpfchen/Uvula"

U|vu|lop|to|se *f*: Zäpfchensenkung oder Zäpfchentiefstand, z.B. bei Lähmung des Gaumensegels; Ⓔ *uvuloptosis*

U|vu|lor|rha|phie *f*: Zäpfchennaht; Ⓔ *staphylorrhaphy*

U|vu|lo|tom *nt*: Zäpfchenmesser; Ⓔ *uvulotome*

U|vu|lo|to|mie *f*: Inzision des Gaumenzäpfchens; Ⓔ *uvulotomy*

V

vaclci!nolid *adj*: vacciniaähnlich, vaccinia-
artig; ⒠ *vaccinoid*

Valga!bun!den!haut *f*: schmutzig-braune
Haut mit Ekzematisation und Impeti-
ginisation bei mangelnder Hygiene;
⒠ *vagabond's disease*

valgal *adj*: Vagusnerv/Nervus vagus betreffend; ⒠ *vagal*

Vagan!ten!haut *f*: → *Vagabundenhaut*

Vaglek!to!mie *f*: operative Teilentfernung
des Nervus* vagus; ⒠ *vagectomy*

Vagi!na *f*: **1.** Scheide, Hülle, Umscheidung
2. (weibliche) Scheide; ⒠ **1.** *sheath* **2.**
vagina

Vagina bulbi: bindegewebige Augenkapsel; ⒠ *vagina of bulb*

Vagina fibrosa: fibröse Sehnenscheide;
⒠ *fibrous tendon sheath*

Vagina musculi recti abdominis: von
den Aponeurosen der Bauchmuskeln
gebildete Scheide des Musculus rectus
abdominis; ⒠ *rectus sheath*

Vagina synovialis: inneres Blatt der
Sehnenscheide; ⒠ *synovial sheath*

Vagina tendinis: Sehnenscheide; ⒠
tendon sheath

Vagi!nal!ab!strich *m*: Scheidenabstrich;
⒠ *vaginal smear*

Vagi!nal!at!re!sie *f*: Verschluss der Scheidenlichtung; ⒠ *vaginal atresia*

Vagi!na!li!tis *f*: Entzündung der Tunica
vaginalis testis; oft gleichgesetzt mit
Periorchitis; ⒠ *vaginalitis*

Vagi!nal!kan!di!do!se *f*: Kandidose* der
Vaginaschleimhaut; ⒠ *vaginal candidiasis*

Vagi!nal!kar!zi!nom *nt*: vom Plattenepi-
thel der Scheide ausgehende bösartige
Geschwulst; ⒠ *vaginal carcinoma*

Vagi!nal!my!ko!se *f*: Pilzerkrankung der
Scheide; ⒠ *colpomycosis*

Vagi!nal!plas!tik *f*: Scheidenplastik; ⒠
vaginoplasty

Vagi!nal!pro!laps *m*: schwerste Form der
Scheidensenkung*, bei der die Scheidenwand, in Form einer Rektozele*
oder Zystozele*, vor der Vulva* sichtbar wird; oft gleichgesetzt mit Kolpo-

zele*; ⒠ *colpoptosis*

Vagi!nal!smear *nt*: Scheidenabstrich; ⒠
vaginal smear

Vagi!nal!soor *m*: → *Vulvovaginitis candidamycetica*

Vagi!nal!spü!lung *f*: Scheidenspülung;
⒠ *vaginal irrigation*

Vagi!nal!zy!to!lo!gie *f*: Beurteilung von
Epithelabstrichen der Scheidenschleimhaut; ⒠ *colpocytology*

Vagi!nis!mus *m*: meist psychogen bedingter Krampf der Scheide bei Eindringen des Penis; ⒠ *vaginism*

Vagi!ni!tis *f*: Entzündung der Scheide;
⒠ *vaginitis*

Vagino-, vagino- *präf.*: Wortelement mit
der Bedeutung „Scheide/Vagina"

vagi!no!ab!do!mi!nal *adj*: Scheide/Vagina
und Bauchhöhle/Abdomen betreffend
oder verbindend; ⒠ *vaginoabdominal*

Vagi!no!dy!nie *f*: Scheidenschmerz; ⒠
vaginodynia

Vagi!no!gra!fie, -graphie *f*: Röntgenkontrastdarstellung der Scheide; ⒠ *vagi-
nography*

Vagi!no!gramm *nt*: Röntgenkontrastaufnahme der Scheide; ⒠ *vaginogram*

vagi!no!ku!tan *adj*: Scheide/Vagina und
Haut betreffend oder verbindend; ⒠
vaginocutaneous

vagi!no!la!bi!al *adj*: Scheide/Vagina und
Schamlippen betreffend; ⒠ *vaginolabial*

Vagi!no!my!ko!se *f*: → *Vaginalmykose*

Vagi!no!pa!thie *f*: Scheidenerkrankung,
Vaginalerkrankung; ⒠ *vaginopathy*

vagi!no!pe!ri!ne!al *adj*: Scheide und
Damm/Perineum betreffend oder verbindend; ⒠ *vaginoperineal*

Vagi!no!pe!ri!ne!o!plas!tik *f*: Scheiden-
dammplastik; ⒠ *vaginoperineoplasty*

Vagi!no!pe!ri!ne!or!rha!phie *f*: Scheiden-
dammnaht; ⒠ *vaginoperineorrhaphy*

vagi!no!pe!ri!to!ne!al *adj*: Scheide/Vagina
und Bauchfell/Peritoneum betreffend;
⒠ *vaginoperitoneal*

Vagi!no!pe!xie *f*: Scheidenanheftung; ⒠
vaginopexy

Vagi!no!plas!tik *f*: Scheidenplastik; ⒠
vaginoplasty

Vagi!no!se *f*: Scheidenerkrankung; ⒠
vaginosis

bakterielle Vaginose: Besiedlung der
Scheide mit **Gardnerella vaginalis** und
anderen Bakterien die zu grau-weißem
Ausfluss mit fischähnlichem Geruch
führt; ⒠ *bacterial vaginosis*

Vagi!no!sko!pie *f*: **1.** Scheidenuntersuchung **2.** endoskopische Untersuchung der Scheide; ⒺＥ **1.** *vaginoscopy* **2.** *colposcopy*

Vagilnoltolmie *f*: Scheidenschnitt, Vaginalschnitt; ⒺＥ *vaginotomy*

vagilnolvelsilkal *adj*: Scheide/Vagina und Harnblase betreffend oder verbindend; ⒺＥ *vaginovesical*

vagilnolzerlvilkal *adj*: Scheide/Vagina und Gebärmutterhals/Cervix uteri betreffend oder verbindend; ⒺＥ *cervicovaginal*

Valgiltus ulterlinus *m*: Schrei des Fetus in der Gebärmutter; ⒺＥ *vagitus uterinus*

Vago-, vago- *präf.*: Wortelement mit Bezug auf „Vagus/Nervus vagus"

Valgolgramm *nt*: Aufzeichnung der Aktivität des Nervus* vagus; ⒺＥ *vagogram*

Valgollylse *f*: Neurolyse* des Nervus* vagus; ⒺＥ *vagolysis*

valgollyltilkum *nt*: die Wirkung von Acetylcholin hemmendes Arzneimittel; ⒺＥ *vagolytic*

valgollyltisch *adj*: die Wirkung von Acetylcholin hemmend; das parasympathische System hemmend; ⒺＥ *vagolytic*

Valgolmilmeltilkum *nt*: Arzneimittel mit aktivierender Wirkung auf das parasympathische Nervensystem; ⒺＥ *vagomimetic*

valgolmilmeltisch *adj*: mit aktivierender Wirkung auf das parasympathische Nervensystem; ⒺＥ *vagomimetic*

Valgoltolmie *f*: Durchtrennung des Nervus* vagus; ⒺＥ *vagotomy*

selektive proximale Vagotomie: bevorzugte Vagotomieform, die selektiv die säurebildenden Zellen des Magens denerviert; ⒺＥ *parietal cell vagotomy*

selektiv gastrale Vagotomie: selektive Durchtrennung der Magenäste des Nervus vagus in Kombination mit einer Pyloroplastik*; ⒺＥ *selective vagotomy*

superselektive Vagotomie: →*selektive proximale Vagotomie*

trunkuläre Vagotomie: nur noch selten durchgeführte Durchtrennung des vorderen und hinteren Vagusstamms im Bereich der unteren Speiseröhre; ⒺＥ *truncal vagotomy*

Valgoltolnie *f*: erhöhte Erregbarkeit des parasympathischen Nervensystems, Überwiegen des parasympathischen Nervensystems; ⒺＥ *vagotony*

valgoltrop *adj*: auf den Nervus* vagus einwirkend; ⒺＥ *vagotropic*

Valgus *m*: gemischter X. Hirnnerv mit

motorischen, sensiblen und parasympathischen Fasern; innerviert u.A. die Muskulatur von Gaumen, Rachen, oberer Speiseröhre und Kehlkopf; versorgt sensibel Teile des Rachens, Kehlkopf, Luftröhre, Speiseröhre, Brust- und Bauchorgane; ⒺＥ *vagus nerve*

valkulollär *adj*: vakuolenartig; vakuolenhaltig; ⒺＥ *vacuolar*

Valkulolle *f*: flüssigkeitsgefüllter Hohlraum im Plasma oder Zellkern; ⒺＥ *vacuole*

Valkulumlexltrakltilon *f*: Entbindung mit Hilfe einer **Saugglocke**; ⒺＥ *vacuum extraction*

Valkulumlexltrakltor *m*: Saugglocke; ⒺＥ *vacuum extractor*

Valkulumlkülretltalge *f*: Gebärmutterausschabung mit Absaugung; ⒺＥ *vacuum curettage*

Vaklzin *nt*: → *Vakzine*

vaklzilnal *adj*: Impfung/Vakzination oder Impfstoff/Vakzine betreffend; ⒺＥ *vaccinal*

Vaklzilnaltilon *f*: Impfung*, Schutzimpfung; ⒺＥ *vaccination*

Vaklzilnaltilonslenlzelphallitis *f*: nach einer Impfung (Masern, Röteln) auftretende, akute oder subakute Enzephalitis*, die auf einer Immunreaktion beruht; ⒺＥ *postvaccinal encephalitis*

Vaklzilne *f*: aus abgetöteten [**Totimpfstoff**] oder lebenden [**Lebendimpfstoff**] Krankheitserregern, Teilen oder Stoffwechselprodukten von Krankheitserregern hergestellter Stoff zur aktiven Immunisierung gegen einen Erreger; ⒺＥ *vaccine*

Vallgilsielrung *f*: in eine (verstärkte) Valgusstellung* bringen; ⒺＥ *valgus osteotomy*

vallgus *adj*: krumm, nach innen gewölbt; ⒺＥ *valgus*

Vallguslstelllung *f*: X-Stellung, z.B. der Beine; ⒺＥ *valgus deformity*

Vallildiltät *f*: Gültigkeit von Messergebnissen oder Beobachtungen; ⒺＥ *validity*

Vallin *nt*: essentielle Aminosäure; ⒺＥ *valine*

Vallinlälmie *f*: erhöhter Valingehalt des Blutes; ⒺＥ *valinemia*

Valin-Leucin-Isoleucinurie *f*: autosomalrezessiv vererbte Störung des Aminosäurestoffwechsels mit Erhöhung der Blut- und Urinspiegel von Leucin, Isoleucin und Valin; auffällig ist ein Uringeruch nach Ahornsirup; schon bei Säuglingen kommt es zu Trinkschwä-

V

che, Muskelhypotonie, Krämpfen, Opisthotonus* und Bewusstseinseintrübung; Ⓔ *branched-chain ketoaciduria*

Val|le|cu|la *f*: kleine Ritze, Spalte, Furche; Ⓔ *vallecula*

Vallecula epiglottica: Einsenkung der Schleimhaut zwischen Zungengrund und Epiglottis; Ⓔ *epiglottic vallecula*

Valleix-Punkte *pl*: Druckpunkte im Verlauf des Nervus* ischiadicus; Ⓔ *Valleix's points*

Val|lum un|gu|lis *m*: Nagelwall; Ⓔ *nail wall*

Val|pro|in|säu|re *f*: Antiepileptikum*; Ⓔ *valproic acid*

Valsalva-Sinus *pl*: taschenförmige Buchten zwischen den Semilunarklappen und der Aortenwand; Ⓔ *Valsalva's sinus*

Valsalva-Versuch *m*: **1.** Pressen bei geschlossener Stimmritze führt zu Drucksteigerung im Brustkorb und zur Veränderung von Blutdruck und Puls **2.** Pressen bei geschlossenem Mund und geschlossener Nase führt zur Belüftung des Mittelohrs; Ⓔ **1.–2.** *Valsalva's maneuver*

Val|va *f*, *pl* **-vae**: Klappe; Ⓔ *valve*

Valva aortae: aus drei Taschenklappen bestehende Klappe am Ausgang der linken Herzkammer in die Aorta; Ⓔ *aortic valve*

Valva atrioventricularis: Herzklappe zwischen rechtem/linkem Vorhof und rechter/linker Kammer; Ⓔ *atrioventricular valve*

Valva atrioventricularis dextra: → *Valva tricuspidalis*

Valva atrioventricularis sinistra: aus zwei Segelklappen bestehendes Ventilsystem zwischen linkem Herzvorhof und linker Kammer; verhindert während der Systole den Rückstrom von Blut in den Vorhof und lässt während der Diastole Blut aus dem Vorhof in die Kammer; Ⓔ *left atrioventricular valve*

Valva bicuspidalis: → *Valva mitralis*

Valvae cordis: Herzklappen; Ⓔ *cardiac valves*

Valva ilealis/ileocaecalis: Klappe an der Einmündung des Ileums in das Zäkum; Ⓔ *ileocecal valve*

Valva mitralis: → *Valva atrioventricularis sinistra*

Valva tricuspidalis: aus drei Segelklappen bestehende Herzklappe zwischen rechtem Vorhof und rechter Kammer;

Ⓔ *tricuspid valve*

Valva trunci pulmonalis: aus drei Taschenklappen bestehende Herzklappe am Ausgang der rechten Kammer in den Truncus* pulmonalis; Ⓔ *pulmonary valve*

Val|vo|plas|tik *f*: → *Valvuloplastik*

Val|vo|to|mie *f*: Herzklappenspaltung, Klappenspaltung; Ⓔ *valvotomy*

Val|vu|la *f*, *pl* **-lae**: kleine Klappe; Ⓔ *valvule*

Valvula lymphatica: Lymphklappe; Ⓔ *lymphatic valve*

Valvula semilunaris: halbmondförmige Klappe der Aortenklappe oder Pulmonalklappe; Ⓔ *semilunar valve*

Valvula sinus coronarii: Falte an der Einmündung des Sinus* coronarius in den rechten Vorhof; Ⓔ *coronary valve*

Valvula venae cavae inferioris: Falte an der Einmündung der unteren Hohlvene in den rechten Vorhof; Ⓔ *valve of inferior vena cava*

Valvula venosa: Venenklappe; Ⓔ *valve of veins*

Val|vu|li|tis *f*: **1.** Klappenentzündung **2.** Herzklappenentzündung; Ⓔ **1.–2.** *valvulitis*

Val|vu|lo|plas|tik *f*: Herzklappenplastik, Klappenplastik; Ⓔ *valvuloplasty*

Val|vu|lo|to|mie *f*: → *Valvotomie*

van Bogaert-Bertrand-Syndrom *nt*: autosomal-rezessive Degeneration des ZNS, die bereits bei Säuglingen einsetzt; Ⓔ *Canavan-van Bogaert-Bertrand disease*

Van|co|my|cin *nt*: von **Streptomyces orientalis** gebildetes bakterizides Antibiotikum*; Ⓔ *vancomycin*

van Creveld-von Gierke-Krankheit *f*: durch einen autosomal-rezessiven Defekt der Glucose-6-phosphatase kommt es zur Ablagerung normalen Glykogens in Leber und Niere; Ⓔ *Gierke's disease*

Va|nil|lin|man|del|säu|re *f*: im Harn ausgeschiedenes Abbauprodukt der Katecholamine; Ⓔ *vanillylmandelic acid*

Vanzetti-Zeichen *nt*: gebeugte Haltung [Skoliose*] bei Ischiassyndrom; Ⓔ *Vanzetti's sign*

Va|por *m*: Dampf, Dunst, Nebel; Ⓔ *vapor*

Va|po|ri|zer *m*: Zerstäuber; Verdampfer, Verdampfungsgerät; Ⓔ *vaporizer*

Vaquez-Osler-Syndrom *nt*: myeloproliferative Erkrankung mit Vermehrung der roten Blutkörperchen [Erythrozyten] im peripheren Blut; Ⓔ *Vaquez-Osler disease*

V

Va|ri|anz f: Streuungsmaß einer Verteilung; ⒠ *variance*

Va|ri|cel|la f: → *Windpocken*

Varicella-Zoster-Immunglobulin nt: zur passiven Immunisierung gegen das Varicella-Zoster-Virus* verwendetes Immunglobulin; ⒠ *varicella-zoster immune globulin*

Varicella-Zoster-Virus nt: DNA-Virus; Erreger der Windpocken* [Varicella] und der Gürtelrose* [Zoster]; ⒠ *varicella-zoster virus*

va|ri|cel|li|form adj: Windpocken-ähnlich, an Windpocken erinnernd; ⒠ *varicelliform*

Va|ri|co|sis f: → *Varikose*

Va|ri|el|tas f: Varietät, Typ; Stamm; ⒠ *variety*

Va|ri|kek|to|mie f: Varizenentfernung; ⒠ *varicose vein resection*

Variko-, variko- präf: Wortelement mit Bezug auf „Krampfader/Varize/Varix"

Va|ri|kol|gra|fie, -gra|phie f: Röntgenkontrastdarstellung von Krampfadern/Varizen; ⒠ *varicography*

Va|ri|kol|phle|bi|tis f: Entzündung einer (oberflächlichen) Krampfader*; ⒠ *varicophlebitis*

va|ri|kös adj: Varize oder Varikose betreffend, varizenähnlich; ⒠ *varicose*

Va|ri|kol|se f: ausgedehnte Krampfaderbildung; ⒠ *varicosis*

Va|ri|ko|si|tät f: → *Varize*

Va|ri|kol|to|mie f: Inzision einer Krampfader, Krampfaderschnitt; ⒠ *varicotomy*

Va|ri|ko|zel|le f: hochgradige Erweiterung und Schlängelung des Plexus* pampiniformis; ⒠ *varicocele*

Va|ri|olla f: Pocken; durch **Orthopoxvirus variola** verursachte Infektionskrankheit, die seit 1977 ausgerottet ist; ⒠ *variola*

Variola minor: meldepflichtige Pockenkrankheit durch das **Alastrimvirus**; der Verlauf ist mild und ohne Narbenbildung; ⒠ *variola minor*

va|ri|ol|li|form adj: pockenähnlich, pockenartig; ⒠ *varioliform*

Va|ri|sie|rung f: in eine Varusstellung* bringen; ⒠ *varus osteotomy*

Va|rix f: → *Varize*

Va|rix|kno|ten m: → *Varize*

Va|ri|ze f: unregelmäßig erweiterte und geschlängelte oberflächliche Vene; ⒠ *varicose vein*

Va|ri|zel|len pl: → *Windpocken*

Varizellen-Enzephalitis f: seltene Virusenzephalitis*, meist unter Mitbeteiligung der Hirnhäute [**Varizellen-Meningoenzephalitis**]; ⒠ *varicella encephalitis*

Varizellen-Meningoenzephalitis f: s.u. *Varizellen-Enzephalitis*; ⒠ *varicella meningoencephalitis*

Va|ri|zen|ent|zün|dung f: → *Varikophlebitis*

Va|ri|zen|ver|ö|dung f: Krampfaderverödung durch Injektion eines Verödungsmittels; ⒠ *sclerotherapy*

Va|rus|stel|lung f: O-Stellung, z.B. O-Beine; ⒠ *varus deformity*

Vas nt: Gefäß; Blutgefäß; ⒠ *vessel*

Vas afferens: zuführendes Gefäß; ⒠ *afferent vessel*

Vas capillare: kleinste Blutgefäße, die zwischen arteriellem und venösem Schenkel des Kreislaufs liegen; ⒠ *capillary vessel*

Vas collaterale: Kollateralgefäß; ⒠ *collateral vessel*

Vas efferens: abführendes Gefäß; ⒠ *efferent vessel*

Vas lymphaticum: Lymphgefäß; ⒠ *lymph vessel*

Vas lymphaticum profundum: tiefes Lymphgefäß; ⒠ *deep lymph vessel*

Vas lymphaticum superficiale: oberflächliches Lymphgefäß; ⒠ *superficial lymph vessel*

Vas lymphocapillare: Lymphkapillare; ⒠ *lymph capillary*

Vasa sanguinea: Blutgefäße; ⒠ *blood vessels*

Vas sinusoideum: weite, dünnwandige Blutkapillare, z.B. in den Leberläppchen; ⒠ *sinusoidal vessel*

Vasa vasorum: die Blutgefäßwand versorgende kleinste Blutgefäße; ⒠ *vessels of vessels*

Vas|al|gie f: Gefäßschmerz; ⒠ *vasalgia*

Vas|cul|li|tis f: Entzündung der Gefäßwand; ⒠ *vasculitis*

Vasculitis allergica: zu den Immunkomplexkrankheiten* zählende Gefäßentzündung, die durch Medikamente, bakterielle und virale Infekte ausgelöst wird oder idiopathisch auftritt; ⒠ *allergic vasculitis*

Va|sek|to|mie f: (Teil-)Entfernung oder Unterbrechung des Samenleiters; ⒠ *vasectomy*

Va|se|li|ne f: aus Petroleum gewonnenes Fett, das v.a. als Salbengrundlage verwendet wird; ⒠ *petroleum jelly*

Va|sel|li|no|derm nt: Dunkelfärbung und Verhärtung der Haut bei langfristiger Vaselineapplikation; ⒠ *petrolatum dermatosis*

V

Val|sel|li|num nt: → Vaseline

val|si|form adj: gefäßförmig, gefäßartig; ⒠ vasiform

vas|ku|lär adj: Gefäß(e) betreffend; ⒠ vascular

Vas|ku|la|ri|sa|ti|on f: Gefäßversorgung, Gefäßbildung; ⒠ vascularization

Vas|ku|li|tis f: Entzündung der Gefäßwand; ⒠ vasculitis

Vaskulo-, vaskulo- präf.: Wortelement mit der Bedeutung „kleines Gefäß"

Vas|ku|lo|pa|thie f: Gefäßerkrankung; ⒠ vasculopathy

vas|ku|lo|to|xisch adj: Blutgefäße schädigend; ⒠ vasculotoxic

Vaso-, vaso- präf.: Wortelement mit der Bedeutung „Gefäß/Blutgefäß"

vas|o|ak|tiv adj: den Gefäßtonus beeinflussend; ⒠ vasoactive

Vas|o|de|pres|si|on f: Reduktion des Gefäßwiderstandes; ⒠ vasodepression

Vas|o|di|la|tans nt: gefäßerweiternde Substanz; ⒠ vasodilator

Vas|o|di|la|ta|ti|on f: Gefäßerweiterung; ⒠ vasodilation

Vas|o|di|la|ta|tor m: → Vasodilatans

Vas|o|dy|nie f: → Vasalgie

Vas|o|e|pi|di|dy|mo|sto|mie f: operative Verbindung von Samenleiter und Nebenhoden; ⒠ vasoepididymostomy

vas|o|gen adj: von einem Gefäß ausgehend; ⒠ vasogenic

Vas|o|gra|fie, -gra|phie f: **1.** Röntgenkontrastdarstellung von Gefäßen **2.** Röntgenkontrastdarstellung der ableitenden Samenwege; ⒠ **1.–2.** vasography

Vas|o|kon|strik|ti|on f: Engstellung von Blutgefäßen; ⒠ vasoconstriction

Vas|o|kon|strik|tor m: vasokonstriktorische Substanz; ⒠ vasoconstrictor

Vas|o|kon|strin|gens nt, pl **-en|zi|en, en|ti|en**: → Vasokonstriktor

Vas|o|li|ga|tur f: **1.** Unterbindung eines Gefäßes **2.** Unterbindung des Samenleiters; ⒠ **1.–2.** vasoligation

Vas|o|mo|to|rik f: Kontrolle von Weitstellung und Engstellung von Gefäßen; ⒠ vasomotor function

Vas|o|neu|ro|pa|thie f: durch einen Ausfall der nervalen Versorgung verursachte Gefäßerkrankung; ⒠ vasoneuropathy

Vas|o|or|chi|do|sto|mie f: operative Verbindung von Samenleiter und Hoden; ⒠ vaso-orchidostomy

Vas|o|pa|ra|ly|se f: Gefäßlähmung durch Störung der nervalen Versorgung; ⒠ vasoparalysis

Vas|o|pa|re|se f: → Vasoparalyse

Vas|o|pa|thie f: Gefäßerkrankung; ⒠ angiopathy

Vas|o|pres|sin nt: im Hypothalamus* gebildetes Hormon, das die Rückresorption von Wasser in der Niere reguliert; ⒠ vasopressin

vas|o|pres|so|risch adj: den Gefäßtonus oder Gefäßdruck steigernd; ⒠ vasopressor

Vas|o|punk|tur f: Punktion des Samenleiters; ⒠ vasopuncture

Vas|o|re|la|xa|ti|on f: Abnahme der Gefäßspannung; ⒠ vasorelaxation

Vas|o|re|sek|ti|on f: → Vasektomie

Vas|or|rha|phie f: Naht des Samenleiters; ⒠ vasorrhaphy

Vas|o|spas|mus m: spastische Engstellung eines Gefäßes; ⒠ vasospasm

Vas|o|sto|mie f: → Vasovasostomie

Vas|o|to|mie f: Samenleitereröffnung, Samenleiterdurchtrennung; ⒠ vasotomy

vas|o|to|nisch adj: den Gefäßtonus erhöhend; ⒠ vasotonic

Vas|o|to|nus m: Gefäßtonus; ⒠ vasotonia

vas|o|tro|phisch adj: gefäßernährend; ⒠ vasotrophic

Vas|o|va|so|sto|mie f: operative Anastomosierung von zwei Abschnitten des Samenleiters; meist zur Refertilisation nach Vasektomie*; ⒠ vasovasostomy

Vas|o|ve|si|ku|lek|to|mie f: operative Entfernung von Samenleiter und Samenbläschen; ⒠ vasovesiculectomy

Vas|o|ve|si|ku|li|tis f: Entzündung von Samenleiter und Samenbläschen; ⒠ vasovesiculitis

Vas|o|ve|si|ku|lo|gra|fie, -gra|phie f: Röntgenkontrastdarstellung der ableitenden Samenwege; ⒠ vasography

Vater-Ampulle f: Endstück des Ductus* choledochus; ⒠ Vater's ampulla

Vater-Pacini-Körperchen pl: Hautrezeptoren für Vibrationen; ⒠ Vater-Pacini corpuscles

Vater-Papille f: Schleimhautpapille an der Mündung von Ductus* choledochus und Ductus* pancreaticus in den Zwölffingerdarm; ⒠ Vater's papilla

Ve|ga|nis|mus m: streng vegetarische Lebensweise; ⒠ veganism

ve|ge|tal|bil adj: Pflanzen betreffend, von Pflanzen stammen, pflanzlich; ⒠ vegetable

Ve|ge|ta|ria|nis|mus m: → Vegetarismus

ve|ge|ta|risch adj: Vegetarismus betreffend; ⒠ vegetarian

Ve|ge|ta|ris|mus m: vegetarische Lebensweise, d.h. Ernährung durch vegetabile Lebensmittel; ⒠ vegetarianism

Ve|ge|ta|ti|on *f*: Wucherung, Gewächs; ⒺⒺ *vegetation*

adenoide Vegetationen: im Kindesalter häufige Wucherung der Rachenmandel, die zu Atembeschwerden, krankhafter Mundatmung, Mundgeruch und Mittelohrbeschwerden führen kann; Ⓔ *adenoid vegetation*

ve|ge|ta|tiv *adj*: **1.** Pflanzenwachstum/ Vegetation betreffend **2.** (*Fortpflanzung*) ungeschlechtlich **3.** (*physiolog.*) unwillkürlich, autonom; Ⓔ **1.–2.** *vegetative*

Ve|ge|ta|ti|vum *nt*: vegetatives Nervensystem*; Ⓔ *vegetative nervous system*

Veit-Smellie-Handgriff *m*: Handgriff zur Entwicklung des Kopfes bei Beckenendlage; Ⓔ *Smellie-Veit method*

Veitstanz *m*: autosomal-dominante Form der Chorea*, die meist im 4. Lebensjahrzehnt einsetzt; neben choreatischen Symptomen imponiert der progressive geistige Verfall; Ⓔ *chorea*

Vek|ti|on *f*: (Krankheits-)Übertragung; Ⓔ *vection*

Vek|tor *m*: **1.** (*physik.*) gerichtete Größe **2.** (Über-)Träger; Carrier; Ⓔ **1.** *vector* **2.** *carrier*

Vek|tor|kar|di|o|graf, -graph *m*: Gerät zur Vektorkardiografie*; Ⓔ *vectorcardiograph*

Vek|tor|kar|di|o|gra|fie, -gra|phie *f*: kontinuierliche Darstellung des Integralvektors der Herzaktionsströme in drei Ebenen; Ⓔ *vectorcardiography*

Vek|tor|kar|di|o|gramm *nt*: bei der Vektorkardiografie* erhaltene grafische Darstellung; Ⓔ *vectorcardiogram*

Vel|a|men|tum *nt*: Hülle, Umhüllung; Ⓔ *velamentum*

ve|lo|pha|ryn|ge|al *adj*: weichen Gaumen und Pharynx betreffend; Ⓔ *velopharyngeal*

Vel|um *nt*: Segel, segelähnliche Struktur; Ⓔ *velum*

Velum palatinum: Gaumensegel, weicher Gaumen; Ⓔ *soft palate*

Vel|um|spal|te *f*: Gaumensegelspalte; Ⓔ *soft palate cleft*

Ve|na *f, pl* **-nae**: Gefäß, das Blut zum Herzen führt; alle Venen, außer den Lungenvenen, enthalten sauerstoffarmes Blut; Ⓔ *vein*

Vena angularis: Anfang der Gesichtsvene im Augenwinkel; Ⓔ *angular vein*

Venae atriales cordis dextrae, sinistrae: Vorhofvenen; Ⓔ *atrial veins*

Venae atrioventriculares: Venen an der Vorhof-Kammer-Grenze; Ⓔ *atrioven-*

tricular veins

Vena axillaris: aus den Oberarmvenen entstehende kräftige Vene; Ⓔ *axillary vein*

Vena azygos: große Vene, die auf der rechten Seite der Wirbelkörper zur oberen Hohlvene zieht; Ⓔ *azygos vein*

Vena basilica: Hautvene auf der Ulnarseite des Unterarms; Ⓔ *basilic vein*

Venae brachiales: Oberarmvenen; Ⓔ *brachial veins*

Vena brachiocephalica: gemeinsamer Venenstamm der Vena jugularis interna und Vena subclavia; Ⓔ *brachiocephalic vein*

Venae bronchiales: Bronchialvenen; Ⓔ *bronchial veins*

Vena cava inferior: das Blut der unteren Extremitäten und der Organe der Bauch- und Beckenhöhle sammelnde Vene; mündet in den rechten Herzvorhof; Ⓔ *inferior vena cava*

Vena cava superior: unpaare kurze Sammelvene des Blutes der oberen Körperhälfte; mündet in den rechten Herzvorhof; Ⓔ *superior vena cava*

Venae cavernosae: Schwellkörpervenen des Penis; Ⓔ *cavernous veins*

Venae centrales hepatis: Zentralvenen der Leber; Ⓔ *central veins of liver*

Vena centralis retinae: Zentralvene der Netzhaut; Ⓔ *central vein of retina*

Vena cephalica: Hautvene auf der Radialseite des Unterarms; Ⓔ *cephalic vein*

Venae cerebelli: Kleinhirnvenen; Ⓔ *cerebellar veins*

Venae cerebri: Großhirnvenen; Ⓔ *cerebral veins*

Vena comitans: Begleitvene; Ⓔ *accompanying vein*

Venae conjunctivales: Bindehautvenen; Ⓔ *conjunctival veins*

Venae cordis: Herzvenen, Venen des Herzens; Ⓔ *cardiac veins*

Vena cutanea: Hautvene; Ⓔ *cutaneous vein*

Vena cystica: Gallenblasenvene; Ⓔ *cystic vein*

Venae diploicae: Diploëvenen; Ⓔ *diploic veins*

Venae dorsales linguae: Zungenrückenvenen; Ⓔ *dorsal lingual veins*

Vena emissaria: innere und äußere Schädelvenen verbindende Vene; Ⓔ *emissary vein*

Venae episclerales: Venen an der Oberfläche der Sklera; Ⓔ *episcleral veins*

Vena facialis: Gesichtsvene; Ⓔ *facial*

vein

Vena femoralis: Oberschenkelvene; Ⓔ *femoral vein*

Venae fibulares: Wadenbeinvenen; Ⓔ *fibular veins*

Vena hemiazygos: parallel zur Vena azygos verlaufende Vene, in die sie auch mündet; Ⓔ *hemiazygos vein*

Venae hepaticae: Leberbinnenvenen, Lebervenen; Ⓔ *hepatic veins*

Venae hepaticae dextrae: Venen aus dem rechten Leberlappen; Ⓔ *right hepatic veins*

Venae hepaticae intermediae: Venen aus dem Lobus caudatus; Ⓔ *intermediate hepatic veins*

Venae hepaticae sinistrae: Venen aus dem linken Leberlappen; Ⓔ *left hepatic veins*

Vena jugularis: Drosselvene, Jugularvene, Jugularis; Ⓔ *jugular vein*

Vena jugularis anterior: sammelt das Blut von Kinn und Hals; mündet in die Vena jugularis externa oder Vena subclavia; Ⓔ *anterior jugular vein*

Vena jugularis externa: sammelt das Blut von Hinterkopf, Hals und Schultergegend; mündet in die Vena subclavia oder Vena jugularis interna; Ⓔ *external jugular vein*

Vena jugularis interna: das Blut von Gehirn, Zunge, Rachen und Kehlkopf sammelnde Vene; bildet zusammen mit der Vena subclavia die Vena brachiocephalica; Ⓔ *internal jugular vein*

Vena lienalis: aus der Milz kommende Vene, die sich mit der Vena mesenterica superior zur Pfortader vereinigt; Ⓔ *lienal vein*

Vena lingualis: Zungenvene; Ⓔ *lingual vein*

Vena magna cerebri: in den Sinus★ rectus mündende größte Hirnvene; Ⓔ *great cerebral vein*

Vena mediana antebrachii: mittlere Hautvene des Unterarms; Ⓔ *intermedian antebrachial vein*

Vena mediana cubiti: Verbindung zwischen Vena basilica und Vena cephalica in der Ellenbeuge; Ⓔ *intermedian cubital vein*

Venae meningeae: Hirnhautvenen, Duravenen; Ⓔ *meningeal veins*

Vena mesenterica inferior: untere Mesenterialvene; mündet in die Vena lienalis; Ⓔ *inferior mesenteric vein*

Vena mesenterica superior: obere Mesenterialvene; vereinigt sich mit der Vena lienalis zur Pfortader; Ⓔ *superior mesenteric vein*

Venae oesophageales: Speiseröhrenvenen, Ösophagusvenen; Ⓔ *esophageal veins*

Venae perforantes: Verbindungsvenen zwischen tiefen und oberflächlichen Venen der Extremitäten; Ⓔ *perforating veins*

Vena portae hepatis: durch Vereinigung von Vena lienalis und Vena mesenterica superior entstehender Venenstamm, der das Blut von Magen, Darm, Milz und Pankreas zur Leber führt; Ⓔ *portal vein*

Vena profunda: tiefe Vene; Ⓔ *deep vein*

Vena profunda femoris: tiefe Oberschenkelvene; Ⓔ *deep femoral vein*

Venae pulmonales: Lungenvenen; Ⓔ *pulmonary veins*

Venae rectales: Rektumvenen; Ⓔ *rectal veins*

Vena renalis: Nierenvene; Ⓔ *renal vein*

Vena saphena accessoria: Vene auf der Innenseite des Oberschenkels; mündet in die Vena saphena magna; Ⓔ *accessory saphenous vein*

Vena saphena magna: an der Innenseite von Fuß, Unter- und Oberschenkel verlaufende Vene, die in die Vena femoralis mündet; Ⓔ *great saphenous vein*

Vena saphena parva: vom äußeren Fußrand in die Kniekehle ziehende Vene; Ⓔ *small saphenous vein*

Venae sclerales: Skleravenen; Ⓔ *scleral veins*

Venae sectio: 1. Venenschnitt **2.** Veneneröffnung; Ⓔ **1.–2.** *venesection*

Vena splenica: → *Vena lienalis*

Vena subclavia: Fortsetzung der Vena axillaris; vereinigt sich mit der Vena jugularis interna zur Vena brachiocephalica; Ⓔ *subclavian vein*

Vena superficialis: oberflächliche Vene; Ⓔ *superficial vein*

Vena suprarenalis: Nebennierenvene; Ⓔ *suprarenal vein*

Venae ventriculares: Venenäste aus der Ventrikelwand, Ventrikelvenen; Ⓔ *ventricular veins*

Ve|ne *f:* → *Vena*

Ven|ek|ta|sie *f:* Venenerweiterung; Ⓔ *venectasia*

Ven|ek|to|mie *f:* operative Entfernung einer Vene, Venenresektion; Ⓔ *venectomy*

Ve|nen|by|pass *m:* Bypass★ unter Verwendung eines Stückes einer Vene;

V

venous bypass

Ve|nen|druck *m*: Druck im venösen Schenkel des Kreislaufs; ⒺE *venous pressure*

zentraler Venendruck: Druck im rechten Vorhof oder der oberen Hohlvene; ⒺE *central venous pressure*

Ve|nen|ent|zün|dung *f*: → *Phlebitis*

Ve|nen|ka|the|ter *m*: Katheter zur Einführung in eine Vene; ⒺE *venous catheter*

zentraler Venenkatheter: meist über Arm- oder Jugularvenen eingeführter Katheter, der in der oberen oder unteren Hohlvene plaziert wird; ⒺE *central venous catheter*

ve|ne|nös *adj*: giftig; ⒺE *venenous*

Ve|nen|stein *m*: durch Verkalkung eines Thrombus* entstandenes Konkrement; ⒺE *vein stone*

Ve|nen|strip|ping *nt*: Venenentfernung durch Herausziehen mit einem **Venenstripper;** ⒺE *vein stripping*

Ve|nen|throm|bo|se *f*: die tiefen Venen betreffende nichtentzündliche Thrombose* mit Verschluss des Lumens; ⒺE *venous thrombosis*

blande nicht-eitrige Venenthrombose: Entzündung der Venenwand (oberflächlicher Venen) mit Verschluss des Lumens; ⒺE *thrombophlebitis*

tiefe Venenthrombose: meist die großen Bein- und Beckenvenen betreffende Thrombose durch eine Verlangsamung des Blutkreislaufs oder eine erhöhte Gerinnungsbereitschaft des Blutes; ⒺE *deep vein thrombosis*

Ve|ne|num *nt*: Gift; ⒺE *venenum*

Venen-Venen-Anastomose *f*: → *Venovenostomie*

Ve|nen|ver|ödung *f*: durch Injektion einer endothelschädigenden Substanz verursachte Sklerosierung der Venenwand, die zum Verschluss [Verödung] der Lichtung führt; ⒺE *sclerotherapy*

Ve|nen|win|kel *m*: Winkel zwischen Vena jugularis interna und Vena subclavia; auf der linken Seite Mündungsort des Ductus* thoracicus; ⒺE *venous angle*

ve|ne|risch *adj*: durch Geschlechtsverkehr übertragen, Geschlechtskrankheiten betreffend; ⒺE *venereal*

Veno-, veno- *präf*: Wortelement mit der Bedeutung „Blutader/Vene"

ve|no|a|tri|al *adj*: Vena cava und rechten Vorhof betreffend; ⒺE *venoatrial*

Ve|no|gra|fie, -gra|phie *f*: → *Phlebografie*

Ve|no|le *f*: → *Venula*

Ve|no|pe|ri|to|ne|o|sto|mie *f*: operative Verbindung von Vena saphena und Peritonealhöhle zur Aszitesdrainage; ⒺE *venoperitoneostomy*

ve|nös *adj*: Venen oder venöses System betreffend; ⒺE *venous*

ve|no|ve|nös *adj*: zwei Venen verbindend; ⒺE *venovenous*

Ve|no|ve|no|sto|mie *f*: operative Verbindung von Venen; ⒺE *venovenostomy*

Ven|ter *m*: Bauch; Muskelbauch; ⒺE *belly*

Ven|ti|la|ti|on *f*: Lungenbelüftung; ⒺE *ventilation*

Ven|ti|la|ti|ons|ä|qui|va|lent *nt*: Verhältnis von Atemminutenvolumen zu Sauerstoffaufnahme; ist z.B. bei körperlicher Arbeit erhöht; ⒺE *ventilation equivalent*

Ven|ti|la|ti|ons|stö|rung *f*: Störung der Lungenbelüftung; ⒺE *ventilation disorder*

obstruktive Ventilationsstörung: Behinderung der Ventilation durch eine Erhöhung des Atemwegswiderstandes, z.B. durch Einengung der Atemwege; ⒺE *obstructive ventilation disorder*

restriktive Ventilationsstörung: Ventilationsstörung bei Einschränkung der Dehnfähigkeit der Lunge; ⒺE *restrictive ventilation disorder*

Ven|til|pneu|mo|tho|rax *m*: Pneumothorax*, der nur bei der Einatmung Anschluss an die Außenluft hat; ⒺE *valvular pneumothorax*

Ven|til|ste|no|se, respiratorische *f*: meist bei Exspiration in Erscheinung tretende Einengung der Tracheobronchiallumens mit Behinderung des Luftstroms; ⒺE *respiratory tracheobronchial stenosis*

ven|tral *adj*: Bauch oder Vorderseite betreffend, bauchwärts (liegend oder gerichtet); ⒺE *ventral*

Ven|tri|cu|lus *m*: 1. Kammer, Ventrikel 2. Magen, Gaster; ⒺE 1. *chamber* 2. *stomach*

Ventriculus cerebri: mit Liquor* cerebrospinalis gefüllter physiologischer Hohlraum des Gehirns; ⒺE *ventricle of brain*

Ventriculus cordis dexter: vorne liegende rechte Herzkammer, die sauerstoffarmes Blut aus dem Körperkreislauf über die Pulmonalarterien in den Lungenkreislauf pumpt; ⒺE *right ventricle*

Ventriculus cordis sinister: hinten liegende, muskelstarke linke Herzkammer, die sauerstoffreiches Blut in den Körperkreislauf pumpt; ⒺE *left ventricle*

Ventriculus dexter: → *Ventriculus cor-*

V

dis dexter

Ventriculus laryngis: seitliche Ausbuchtung des Kehlkopfinnenraumes zwischen Taschen- und Stimmfalte; Ⓔ *laryngeal ventricle*

Ventriculus lateralis: Seitenventrikel; Ⓔ *lateral ventricle*

Ventriculus quartus: IV. Ventrikel; Ⓔ *fourth ventricle*

Ventriculus sinister: → *Ventriculus cordis sinister*

Ventriculus tertius: III. Ventrikel; Ⓔ *third ventricle*

Ven|tri|kel *m*: Kammer; Herzkammer; Hirnventrikel; Ⓔ *chamber; ventricle*

hypoplastischer linker Ventrikel: angeborener Herzfehler mit Unterentwicklung des linken Ventrikels und meist auch der aufsteigenden Aorta; Ⓔ *hypoplastic left-heart syndrome*

linker Ventrikel: → *Ventriculus cordis sinister*

rechter Ventrikel: → *Ventriculus cordis dexter*

Ven|tri|kel|blu|tung *f*: Einblutung in einen Hirnventrikel; Ⓔ *intraventricular hemorrhage*

Ven|tri|kel|drai|na|ge *f*: Ableitung von Hirnflüssigkeit, z.B. bei Hydrozephalus*; Ⓔ *ventricular drainage*

Ven|tri|kel|druck *m*: Druck in einer Herzkammer; Ⓔ *intraventricular pressure*

Ven|tri|kel|gal|lopp *m*: Galopprhythmus mit kräftigem 3. Herzton am Anfang der Diastole*; Ⓔ *protodiastolic gallop*

Ven|tri|kel|hy|per|tro|phie *f*: Hypertrophie* einer Herzkammer; Ⓔ *ventricular hypertrophy*

Ven|tri|kel|punk|ti|on *f*: Punktion eines Hirnventrikels, meist eines Seitenventrikels; Ⓔ *ventriculopuncture*

Ven|tri|kel|sep|tum *nt*: Scheidewand zwischen rechter und linker Herzkammer; Ⓔ *interventricular septum*

Ven|tri|kel|sep|tum|de|fekt *m*: angeborener oder erworbener Defekt der Kammerscheidewand; Ⓔ *ventricular septal defect*

Ventrikel-Vorhof-Shunt *m*: → *Ventrikuloaurikulostomie*

Ventrikul-, ventrikul- *präf.*: → *Ventrikulo-*

ven|tri|ku|lär *adj*: Kammer/Ventrikel betreffend; Ⓔ *ventricular*

Ventrikulo-, ventrikulo- *präf.*: Wortelement mit der Bedeutung **1.** „Bauch/Magen/Ventrikel" **2.** „Kammer/Ventrikel"

ven|tri|ku|lo|la|tri|al *adj*: Kammer/Ventrikel und Vorhof/Atrium betreffend; Ⓔ

ventriculoatrial

ven|tri|ku|lo|au|ri|ku|lär *adj*: → *ventrikuloatrial*

Ven|tri|ku|lo|au|ri|ku|lo|sto|mie *f*: operative Verbindung von Hirnventrikel und Herzvorhof zur Liquorableitung bei Hydrozephalus*; Ⓔ *ventriculoatriostomy*

Ven|tri|ku|lo|gra|fie, -gra|phie *f*: **1.** Röntgendarstellung der Herzkammern mit Kontrastmittel oder Radionukliden **2.** kaum noch durchgeführte Röntgenkontrastdarstellung der Hirnventrikel; Ⓔ **1.–2.** *ventriculography*

Ven|tri|ku|lo|gramm *nt*: bei der Ventrikulografie* erhaltene Aufnahme; Ⓔ *ventriculogram*

Ven|tri|ku|lo|my|o|to|mie *f*: Inzision der Herzkammermuskulatur; Ⓔ *ventriculomyotomy*

Ven|tri|ku|lo|sko|pie *f*: endoskopische Untersuchung der Hirnventrikel; Ⓔ *ventriculoscopy*

Ven|tri|ku|lo|sto|mie *f*: operative Eröffnung eines Hirnventrikels; Ⓔ *ventriculostomy*

Ven|tri|ku|lo|to|mie *f*: Inzision eines Hirnventrikels oder einer Herzkammer; Ⓔ *ventriculotomy*

Ven|tri|ku|lo|ve|no|sto|mie *f*: operative Verbindung von Seitenventrikel und Vena* jugularis interna zur Liquorableitung bei Hydrozephalus*; Ⓔ *ventriculovenostomy*

Ven|tri|ku|lo|zis|ter|no|sto|mie *f*: operative Verbindung von Seitenventrikel und Cisterna* magna zur Liquorableitung bei Hydrozephalus*; Ⓔ *ventriculocisternostomy*

Ventro-, ventro- *präf.*: Wortelement mit der Bedeutung „Bauch"

Ve|nu|la *f, pl* **-lae**: kleine Vene; Ⓔ *venule*

Ve|nus|hü|gel *m*: durch subkutanes Fettgewebe gebildeter Wulst vor und oberhalb der Beckensymphyse der Frau; Ⓔ *mons pubis*

Ver|at|mungs|py|e|lo|gra|fie, -gra|phie *f*: Pyelografie* mit Doppelbelichtung in Inspiration und Exspiration zur Beurteilung der Beweglichkeit der Nieren; Ⓔ *respiration pyelography*

Ver|ät|zung *f*: Gewebezerstörung durch ätzende Substanzen; Ⓔ *corrosive injury*

ver|bal *adj*: mit Worten, wörtlich; mündlich; Ⓔ *verbal*

Ver|bi|ge|ra|ti|on *f*: ständiges Wiederholen von Sätzen, Wörtern oder Lauten; Ⓔ *verbigeration*

Ver|blu|tung *f*: Tod durch massiven Blut-

V

verlust nach innen oder außen; ⓔ *exsanguination*

Ver|brauchs|ko|a|gu|lo|pa|thie *f*: Blutungsneigung durch einen erhöhten Verbrauch an Gerinnungsfaktoren und Thrombozyten; ⓔ *consumption coagulopathy*

Ver|bren|nung *f*: 1. (*chem.*) unter Abgabe von Energie verlaufende Vereinigung von Stoffen mit Sauerstoff 2. (*patholog.*) Gewebeschädigung durch externe oder interne Hitzeeinwirkung; Verlauf und Prognose hängen vom Grad der Verbrennung und der Größe der verbrannten Körperoberfläche ab; ⓔ 1. *combustion* 2. *burn*

Verbrennung 1. Grades: thermische Schädigung der Epidermis* mit Rötung und Schwellung durch das reaktive Ödem; heilt ohne Narbenbildung ab; ⓔ *first degree burn*

Verbrennung Grad 2a: Abheben der Epidermis* und Blasenbildung; narbenlose Abheilung; ⓔ *second degree burn type a*

Verbrennung Grad 2b: partielle Epithelzerstörung, die mit oder ohne Narbenbildung abheilt; ⓔ *second degree burn type b*

Verbrennung 3. Grades: totale Zerstörung der Haut samt Anhangsgebilden; kann auch tiefere, unter der Haut liegende Strukturen betreffen; narbige Abheilung mit möglicher Keloidbildung und Kontrakturen; ⓔ *third degree burn*

Ver|brü|lung *f*: Verbrennung* durch eine heiße Flüssigkeit oder durch heißen Dampf; ⓔ *scald*

Ver|dau|ung *f*: Gesamtheit von mechanischer und enzymatischer Zerkleinerung der Nahrung im Magen-Darmtrakt und der Resorption durch die Darmschleimhaut; ⓔ *digestion*

peptische Verdauung: erste Phase der Verdauung, bei der die Nahrung durch Pepsin u.A. Enzyme des Magens angedaut wird; ⓔ *peptic digestion*

Ver|dau|ungs|ap|pa|rat *m*: aus Mundhöhle, Speiseröhre, Magen, Darm und Anhangsdrüsen bestehender Komplex, der die Nahrung aufnimmt und verdaut; ⓔ *digestive apparatus*

Ver|dau|ungs|leu|ko|zy|to|se *f*: physiologische Leukozytose* in der postprandialen Verdauungsphase; ⓔ *digestive leukocytosis*

Ver|din|ik|te|rus *m*: grünlicher Ikterus* durch Umwandlung des Bilirubins* in grünes Biliverdin*; ⓔ *biliverdin icterus*

Ver|do|glo|bin *nt*: → *Verdohämoglobin*

Ver|do|hä|mo|glo|bin *nt*: im ersten Schritt des Hämoglobinabbaus entstehendes grünes Pigment; ⓔ *verdohemoglobin*

Ver|dopp|lungs|do|sis *f*: Strahlendosis, die zu einer Verdopplung der natürlich vorhandenen Mutationsrate führt; ⓔ *doubling dose*

Ver|drän|gung *f*: Abwehrmechanismus, der unerwünschte Erinnerungen oder Triebe an der Bewusstwerdung hindert; ⓔ (unbewusst) *repression;* (unbewusst) *suppression*

Ver|dün|nungs|an|ä|mie *f*: durch Vermehrung des Plasmas bzw. der Blutflüssigkeit verursachte Anämie*; ⓔ *dilution anemia*

Ver|dün|nungs|hy|po|na|trä|mie *f*: durch Vermehrung des Plasmas bzw. der Blutflüssigkeit verursachte Hyponaträmie*; ⓔ *dilutional hyponatremia*

Ver|dün|nungs|hy|po|na|tri|ä|mie *f*: → *Verdünnungshyponaträmie*

Ver|dün|nungs|ko|a|gu|lo|pa|thie *f*: erhöhte Blutungsneigung durch eine Vermehrung des Flüssigkeitsgehaltes des Blutes; ⓔ *dilution coagulopathy*

Ver|ei|sung *f*: → *Kälteanästhesie*

Ver|er|bung *f*: Übertragung von Merkmalen oder Eigenschaften auf die Nachkommen; ⓔ *hereditary transmission*

Ver|fol|gungs|wahn *m*: krankhafte Überzeugung verfolgt zu werden; häufigste Wahnform; ⓔ *persecutional mania*

Ver|füg|bar|keit, biologische *f*: Geschwindigkeit und Ausmaß, mit der die therapeutisch wirksame Anteil eines Medikamentes freigesetzt, resorbiert und am Wirkort zur Verfügung gestellt wird; ⓔ *bioavailability*

Ver|gäl|len *nt*: durch schlecht schmeckende oder riechende Zusätze ungenießbar machen; ⓔ *denaturation*

Ver|gif|tung *f*: Erkrankung durch Einnahme [**exogene Intoxikation**] oder Bildung einer giftigen Substanz im Körper [**Autointoxikation**]; ⓔ *poisoning*

Ver|hal|tens|the|ra|pie *f*: psychotherapeutische Behandlung von auffälligem oder unerwünschtem Verhalten; ⓔ *behavior therapy*

Ver|kal|kung *f*: 1. Kalkeinlagerung in die Knochengrundsubstanz 2. Kalkeinlagerung in Gewebe; ⓔ 1.–2. *calcification*

Ver|kä|sung *f*: Koagulationsnekrose* mit

Bildung käseartiger Massen von zäher, gelblicher Konsistenz; häufig bei Tuberkulose*; Ⓔ *caseous degeneration*

Ver|knö|che|rung *f*: Ossifikation*; Ⓔ *ossification*

Ver|koh|lung *f*: Zerstörung des Gewebes bei Verbrennung 4. Grades; Ⓔ *carbonization*

Ver|lau|sung *f*: s.u. Pediculosis; Ⓔ *lousiness*

Ver|leug|nung *f*: Abwehrmechanismus, bei dem unerwünschte äußere Reize vom Bewusstsein ausgeschlossen werden; Ⓔ *denial*

Ver|lust|hy|po|nat|rä|mie *f*: durch vermehrte Natriumausscheidung verursachte Hyponaträmie*; Ⓔ *depletional hyponatremia*

Ver|lust|hy|po|na|tri|äl|mie *f*: → Verlusthyponaträmie

Vermi-, vermi- *präf.*: Wortelement mit der Bedeutung „Wurm"

Ver|mi|ci|dum *nt, pl* **-da**: → Vermizid

ver|mi|form *adj*: wurmartig, wurmähnlich, wurmförmig; Ⓔ *vermiform*

ver|mi|fug *adj*: wurmabtreibend; Ⓔ *vermifugal*

Ver|mi|fu|gum *nt*: wurmabtreibendes Mittel; Ⓔ *vermifuge*

Ver|mis ce|re|bel|li *m*: mittlerer Teil des Kleinhirns; Ⓔ *vermis cerebelli*

ver|mi|zid *adj*: wurmabtötend, Würmer abtötend; Ⓔ *vermicidal*

Verner-Morrison-Syndrom *nt*: durch einen endokrinaktiven Tumor der Bauchspeicheldrüse verursachtes Syndrom mit wässrigen Durchfällen, Hypokaliämie* und Achlorhydrie*; Ⓔ *Verner-Morrison syndrome*

Ver|nix ca|se|o|sa *f*: aus Epidermiszellen und Talgdrüsensekret bestehende Schmiere auf der Haut von Säuglingen, die das Herausgleiten bei der Geburt erleichtert; Ⓔ *vernix caseosa*

Ver|öl|dung *f*: therapeutische Auslösung einer lokalen Sklerose zum Verschluss von Gefäßen; Ⓔ *sclerotherapy*

Ver|ren|kung *f*: Luxation*; Ⓔ *luxation*

Ver|ren|kungs|bruch *m*: Fraktur* mit Luxation* der Fragmente oder eines angrenzenden Knochens; Ⓔ *fracture-dislocation*

Ver|ru|ca *f, pl* **-cae**: (virusbedingte) Warze; Ⓔ *wart*

Verrucae planae juveniles: bei Kindern und Jugendlichen vorkommende Warzen, die selbst nach Jahren noch narbenlos abheilen; Ⓔ *flat warts*

Verruca plantaris: nach innen wachsende gewöhnliche Warze [Verruca vulgaris] der Fußsohle; Ⓔ *plantar verruca*

Verruca seborrhoica: → Verruca senilis

Verruca senilis: im höheren Alter gehäuft auftretender gutartiger, verruköser Tumor mit schmutzig-grauer zerklüfteter Oberfläche; Ⓔ *senile wart*

Verrucae vulgares: durch Papillomviren verursachte, infektiöse Warzen, die v.a. die Hände befallen; Ⓔ *common warts*

Ver|ru|co|sis *f*: Vorkommen multipler Warzen; Ⓔ *verrucosis*

ver|ru|kös *adj*: Verruca betreffend, warzenartig, warzig; Ⓔ *verrucous*

Ver|schluss|ik|te|rus *m*: Ikterus* durch Verschluss der Gallenwege; Ⓔ *obstructive jaundice*

Ver|schluss|kon|takt *m*: Form der Zellverbindung, bei der die äußeren Schichten der Zellmembranen verschmelzen; Ⓔ *occludent junction*

Ver|schmel|zungs|nie|re *f*: angeborene Verschmelzung der beiden Nieren; Ⓔ *fused kidney*

Ver|schüt|tungs|syn|drom *nt*: durch einen massiven Zerfall von Muskelgewebe verursachte akute Niereninsuffizienz; Ⓔ *crush syndrome*

Ver|si|on *f*: **1.** Drehung, Wendung **2.** Gebärmutterneigung nach vorne [Anteversio] oder hinten [Retroversio] **3.** Selbstwendung, Drehung der Frucht; Ⓔ **1.–3.** *version*

Ver|stop|fungs|durch|fall *m*: Entleerung von festem und dünnflüssigem Stuhl; Ⓔ *stercoral diarrhea*

Ver|te|bra *f, pl* **-brae**: Wirbel; Ⓔ *vertebra*

Vertebrae cervicales: die 7 Wirbel der Halswirbelsäule; Ⓔ *cervical vertebrae*

Vertebrae coccygeae: 4–5, meist miteinander verschmolzene Wirbel des Steißbeins; Ⓔ *coccygeal vertebrae*

Vertebrae lumbales: die 5 Wirbel der Lendenwirbelsäule; Ⓔ *lumbar vertebrae*

Vertebra prominens: unterster Halswirbel, der einen stark vorspringenden Dornfortsatz hat; Ⓔ *prominent vertebra*

Vertebrae sacrales: 5 zum Kreuzbein verschmolzene Wirbel; Ⓔ *sacral vertebrae*

Vertebrae thoracicae: die 12 Wirbel der Brustwirbelsäule; Ⓔ *thoracic vertebrae*

Ver|te|bral|is|an|gi|o|gra|fie, -gra|phie *f*: Röntgenkontrastdarstellung der Arteria* vertebralis; Ⓔ *vertebral angio-*

V

graphy

Ver|te|bral|ka|nal *m*: von den Wirbelkörpern und -bögen gebildeter Kanal, in dem das Rückenmark liegt; Ⓔ *vertebral canal*

Vertebro-, vertebro- *präf.*: Wortelement mit der Bedeutung „Wirbel/Vertebra"

ver|te|bro|chond|ral *adj*: Wirbel und Rippenknorpel betreffend; Ⓔ *vertebrochondral*

ver|te|bro|ili|a|kal *adj*: Wirbel und Darmbein/Os ilium betreffend; Ⓔ *vertebroiliac*

ver|te|bro|kos|tal *adj*: Wirbel und Rippe(n)/Costa(e) betreffend oder verbindend; Ⓔ *vertebrocostal*

ver|te|bro|sak|ral *adj*: Wirbel und Kreuzbein/Os sacrum betreffend oder verbindend; Ⓔ *vertebrosacral*

ver|te|bro|ster|nal *adj*: Wirbel und Brustbein/Sternum betreffend oder verbindend; Ⓔ *vertebrosternal*

Ver|tex *m*: Scheitel; Ⓔ *vertex*

ver|ti|gi|nös *adj*: schwind(e)lig; Ⓔ *vertiginous*

Ver|ti|go *f*: subjektive Gleichgewichtsstörung; wird i.d.R. von Übelkeit, Schweißausbruch und anderen vegetativen Symptomen begleitet; Ⓔ *vertigo*

Ver|weil|ka|the|ter *m*: über längere Zeit belassener Blasen- oder Nierenkatheter bei Harnabflussstörung; Ⓔ *indwelling catheter*

Ver|zwei|gungs|block *m*: Herzblock durch eine Störung der Erregungsleitung in den Ästen der Tawara*-Schenkel; Ⓔ *arborization block*

Ve|si|ca *f*: Blase; Ⓔ *bladder*

Vesica biliaris: die an der Leberunterfläche liegende birnenförmige Gallenblase; speichert die in der Leber gebildete Gallenflüssigkeit und gibt sie bei Bedarf in den Darm ab; Ⓔ *gallbladder*

Vesica fellea: → *Vesica biliaris*

Vesica urinaria: Harnblase; sammelt den aus den Nieren kommenden Urin; Ⓔ *urinary bladder*

Ve|si|cu|la *f*: kleine Blase, Bläschen; Ⓔ *vesicula*

Ve|si|cu|li|tis *f*: → *Vesikulitis*

Vesicula seminalis: zwischen Blasengrund und Rektum liegende blindendende Aussackung; bildet ein alkalisches, fruktosereiches Sekret, das über den Ductus excretorius in den Samenleiter abgegeben wird; Ⓔ *seminal vesicle*

ve|si|kal *adj*: Blase/Harnblase betreffend; Ⓔ *vesical*

Ve|si|kel *f*: kleine Blase, Bläschen; Ⓔ *vesicle*

Vesiko-, vesiko- *präf.*: Wortelement mit der Bedeutung 1. „Blase" 2. „Blase/Harnblase"

ve|si|ko|ab|do|mi|nal *adj*: Harnblase und Bauch/Abdomen betreffend oder verbindend; Ⓔ *vesicoabdominal*

ve|si|ko|in|tes|ti|nal *adj*: Harnblase und Darm/Intestinum betreffend oder verbindend; Ⓔ *vesicointestinal*

ve|si|ko|ko|lisch *adj*: Harnblase und Kolon betreffend oder verbindend; Ⓔ *vesicocolic*

ve|si|ko|ku|tan *adj*: Harnblase und Haut betreffend oder verbindend; Ⓔ *vesicocutaneous*

ve|si|ko|pe|ri|ne|al *adj*: Harnblase und Damm/Perineum betreffend oder verbindend; Ⓔ *vesicoperineal*

ve|si|ko|pro|sta|tisch *adj*: Harnblase und Vorsteherdrüse/Prostata betreffend oder verbindend; Ⓔ *vesicoprostatic*

ve|si|ko|pu|bisch *adj*: Harnblase und Scham(gegend)/Pubes betreffend oder verbindend; Ⓔ *vesicopubic*

ve|si|ko|rek|tal *adj*: Harnblase und Enddarm/Rektum betreffend oder verbindend; Ⓔ *vesicorectal*

Ve|si|ko|rek|tal|fis|tel *f*: innere Blasenfistel mit Mündung in das Rektum; Ⓔ *vesicorectal fistula*

Ve|si|ko|rek|tos|to|mie *f*: operative Verbindung von Blase und Rektum; Ⓔ *vesicorectostomy*

ve|si|ko|re|nal *adj*: Harnblase und Niere/Ren betreffend oder verbindend; Ⓔ *vesicorenal*

ve|si|ko|sig|mo|id *adj*: Harnblase und Sigmoid/Colon sigmoideum betreffend oder verbindend; Ⓔ *vesicosigmoid*

Ve|si|ko|sig|mo|i|de|os|to|mie *f*: operative Verbindung von Blase und Sigmoid zur Harnableitung; Ⓔ *vesicosigmoidostomy*

Ve|si|ko|sig|mo|i|do|sto|mie *f*: → *Vesikosigmoideostomie*

ve|si|ko|spi|nal *adj*: Harnblase und Wirbelsäule oder Rückenmark betreffend; Ⓔ *vesicospinal*

Ve|si|kos|to|mie *f*: operativ angelegte äußere Blasenfistel, Blasenfistelung; Ⓔ *vesicostomy*

ve|si|ko|um|bi|li|kal *adj*: Harnblase und Nabel betreffend oder verbindend; Ⓔ *vesicoumbilical*

ve|si|ko|u|re|te|risch *adj*: Harnblase und Harnleiter/Ureter betreffend oder verbindend; Ⓔ *vesicoureteric*

ve|si|ko|u|re|thral *adj*: Harnblase und Harnröhre/Urethra betreffend oder verbindend; Ⓔ *vesicourethral*

ve|si|ko|u|te|rin *adj*: Harnblase und Gebärmutter/Uterus betreffend oder verbindend; Ⓔ *vesicouterine*

ve|si|ko|u|te|ro|va|gi|nal *adj*: Harnblase, Gebärmutter/Uterus und Scheide/Vagina betreffend oder verbindend; Ⓔ *vesicouterovaginal*

ve|si|ko|va|gi|nal *adj*: Harnblase und Scheide/Vagina betreffend oder verbindend; Ⓔ *vesicovaginal*

Ve|si|ko|va|gi|nal|fis|tel *f*: innere Blasenfistel mit Mündung in der Scheide; Ⓔ *vesicovaginal fistula*

ve|si|ko|va|gi|no|rek|tal *adj*: Harnblase, Scheide/Vagina und Enddarm/Rektum betreffend oder verbindend; Ⓔ *vesicovaginorectal*

ve|si|ko|zer|vi|kal *adj*: Harnblase und Gebärmutterhals/Cervix uteri betreffend oder verbindend; Ⓔ *vesicocervical*

ve|si|ku|lär *adj*: (Haut-)Bläschen betreffend, blasig, bläschenförmig, bläschenartig; Ⓔ *vesicular*

Ve|si|ku|lär|at|men *nt*: normales Atemgeräusch, das durch die Ausdehnung der Lungenalveolen entsteht; Ⓔ *vesicular breathing*

Ve|si|ku|lar|trans|port *m*: aktiver transzellulärer Transport von Substanzen durch Verpacken in Transportvesikel auf der Aufnahmeseite und Entleerung der Vesikel auf der Abgabeseite; Ⓔ *cytopempsis*

Ve|si|ku|lek|to|mie *f*: operative Entfernung der Samenblase, Samenblasenresektion; Ⓔ *vesiculectomy*

Ve|si|ku|li|tis *f*: Entzündung der Samenblase; Ⓔ *vesiculitis*

Vesikulo-, vesikulo- *präf*.: Wortelement mit der Bedeutung „Bläschen/Vesicula"

Ve|si|ku|lo|gra|fie, -gra|phie *f*: Röntgenkontrastdarstellung des Samenbläschens; Ⓔ *vesiculography*

Ve|si|ku|lo|gramm *nt*: Röntgenkontrastaufnahme des Samenbläschens; Ⓔ *vesiculogram*

Ve|si|ku|lo|to|mie *f*: Inzision der Samenblase; Ⓔ *vesiculotomy*

Ves|ti|bu|lar|ap|pa|rat *m*: Gleichgewichtsorgan im Innenohr; Ⓔ *vestibular apparatus*

Ves|ti|bu|la|ris|aus|fall, a|ku|ter u|ni|la|te|ra|ler *m*: → *Vestibularisneuronitis*

Ves|ti|bu|la|ris|neu|ro|ni|tis *f*: isolierte Entzündung des Nervus* vestibularis mit

Drehschwindel, Übelkeit, Erbrechen und Nystagmus*; Ⓔ *vestibular neuronitis*

Vestibulo-, vestibulo- *präf*.: Wortelement mit der Bedeutung „Vorhof/Vestibulum"

ves|ti|bu|lo|koch|le|är *adj*: **1.** Gleichgewichtssinn und Gehör betreffend **2.** (Ohr) Vestibulum auris und Gehörgangsschnecke/Kochlea betreffend; Ⓔ **1.–2.** *vestibulocochlear*

Ves|ti|bu|lo|koch|le|a|ris *m*: → *Nervus vestibulocochlearis*

Ves|ti|bu|lo|to|mie *f*: operative Eröffnung des Innenohrvorhofs; Ⓔ *vestibulotomy*

ves|ti|bu|lo|u|re|thral *adj*: Scheidenvorhof/Vestibulum vaginae und Harnröhre/Urethra betreffend oder verbindend; Ⓔ *vestibulourethral*

Ves|ti|bu|lum *nt*: Vorhof, Eingang; Ⓔ *vestibule*

Vestibulum auris: Innenohrvorhof; Ⓔ *vestibule of ear*

Vestibulum laryngis: Kehlkopfvorhof, oberer Kehlkopfinnenraum; Ⓔ *laryngeal vestibule*

Vestibulum nasi: Nasenvorhof, Naseneingang; Ⓔ *nasal vestibule*

Vestibulum oris: Mundvorhof; Ⓔ *oral vestibule*

Vestibulum vaginae: Scheidenvorhof; Ⓔ *vestibule of vagina*

Ve|te|ra|nen|krank|heit *f*: durch Legionella* pneumophila hervorgerufene atypische Pneumonie*, die erstmals 1976 in Philadelphia auftrat; Ⓔ *legionnaires' disease*

ve|te|ri|när *adj*: Tiermedizin betreffend; Ⓔ *veterinary*

Ve|te|ri|när|me|di|zin *f*: Tiermedizin; Ⓔ *veterinary medicine*

Vi|bex *m*: streifenförmiger Bluterguss, Striemen, Strieme; Ⓔ *vibex*

Vi|brio *m*: Gattung gramnegativer, beweglicher Stäbchenbakterien; Ⓔ *vibrio*

Vibrio cholerae: in mehr als 70 Serovarianten auftretender Erreger der klassischen Cholera*; Ⓔ *Vibrio cholerae*

vi|brio|zid *adj*: vibrionenabtötend, vibrioabtötend; Ⓔ *vibriocidal*

Vi|bris|sae *pl*: Nasenhaare; Ⓔ *vibrissae*

Vidal-Krankheit *f*: chronische, in Schüben verlaufende, juckende Hauterkrankung mit Lichenifikation*; Ⓔ *Vidal's disease*

Vid|a|ra|bin *nt*: gegen Herpesviren und Varicella-Zoster-Virus wirksames to-

V

673

pisches Virostatikum*; ⒺⒹ *vidarabine*

Vielgliedrigkeit *f*: Vorkommen überzähliger Finger- oder Zehenglieder; ⒺⒹ *polyphalangism*

Vierhügelplatte *f*: dorsaler Abschnitt des Mittelhirns; ⒺⒹ *quadrigeminal plate*

vigilant *adj*: aufmerksam, wachsam; ⒺⒹ *vigilant*

Vigilanz *f*: Aufmerksamkeit, Reaktionsbereitschaft; ⒺⒹ *vigilance*

Vigilität *f*: → *Vigilanz*

vikariierend *adj*: stellvertretend, ersatzweise; ⒺⒹ *vicarious*

villös *adj*: mit Zotten/Villi besetzt, zottig, zottenförmig; ⒺⒹ *villous*

Villositis *f*: Entzündung der Plazentazotten; ⒺⒹ *villositis*

Villus *m, pl* **-li**: Zotte; ⒺⒹ *villus*

Villi articulares: → *Villi synoviales*

Villi intestinales: fingerförmige Ausstülpungen der Dünndarmschleimhaut, die die Nahrung resorbieren; ⒺⒹ *intestinal villi*

Villi synoviales: Zotten der Gelenkinnenhaut/Membrana synovialis; ⒺⒹ *synovial villi*

Vinblastin *nt*: zu den Vinca-Alkaloiden* gehörendes Zytostatikum*; ⒺⒹ *vinblastine*

Vinca-Alkaloide *pl*: in **Vinca rosea** [Madagaskar Immergrün] und anderen Vinca- und Cantharanthus-Species vorkommende Alkaloide, die z.T. in der Medizin als Zytostatika* eingesetzt werden; ⒺⒹ *vinca alkaloids*

Vincaleukoblastin *nt*: → *Vinblastin*

Vincent-Angina *f*: Fusoborreliose* durch Fusobacterium* fusiforme und Borrelia* vincenti; meist einseitige ulzeröse Mandelentzündung mit Schluckbeschwerden und evtl. Zahnfleischbefall; i.d.R. kein Fieber und nur leichtes Krankheitsgefühl; ⒺⒹ *Vincent's disease*

Vincristin *nt*: zu den Vinca-Alkaloiden* gehörendes Zytostatikum*; ⒺⒹ *vincristine*

Vindesin *nt*: zu den Vinca-Alkaloiden* gehörendes Zytostatikum*; ⒺⒹ *vindesine*

Vinylchlorid *nt*: kanzerogenes Gas; Ausgangsstoff für Polyvinylchlorid [PVC]; ⒺⒹ *vinyl chloride*

Vipom *nt*: gutartiger Tumor der Bauchspeicheldrüse, der vasoaktive intestinale Peptide bildet; ⒺⒹ *vipoma*

viral *adj*: Virus/Viren betreffend, durch Viren verursacht; ⒺⒹ *viral*

Virämie *f*: Vorkommen von Viren im Blut; ⒺⒹ *viremia*

Virchow-Drüse *f*: tastbare Lymphknotenmetastase über dem linken Schlüsselbein bei bösartigen Tumoren im Bauchraum; ⒺⒹ *Virchow's gland*

Viren *pl*: → *Virus*

Viridans-Endokarditis *f*: durch Streptococcus* viridans hervorgerufene Endocarditis* lenta; ⒺⒹ *viridans endocarditis*

viril *adj*: männlich, maskulin; ⒺⒹ *virile*

Virilisierung *f*: Vermännlichung von Frauen; ⒺⒹ *virilization*

Virion *nt*: reifes, infektiöses Virus; ⒺⒹ *virion*

Viro-, viro- *präf.*: Wortelement mit Bezug auf „Virus"

virogen *adj*: durch Viren verursacht, von Viren abstammend; ⒺⒹ *virogenetic*

Viroid *nt*: nur aus Ribonukleinsäure bestehendes infektiöses Agens; ⒺⒹ *viroid*

Viropexis *nt*: Aufnahme des Virus in die Wirtszelle; ⒺⒹ *viropexis*

Virose *f*: Viruserkrankung; ⒺⒹ *virosis*

Virostatikum *nt*: virostatisches Mittel; ⒺⒹ *virostatic*

virostatisch *adj*: das Viruswachstum hemmend; ⒺⒹ *virostatic*

Virozyten *pl*: morphologisch veränderte Lymphozyten, z.B. bei Mononukleose; ⒺⒹ *atypival lymphocytes*

Virukoprie *f*: Virusausscheidung im Stuhl; ⒺⒹ *virucopria*

virulent *adj*: Virulenz betreffend, infektionsfähig; ⒺⒹ *virulent*

Virulenz *f*: Infektionskraft eines Erregers; ⒺⒹ *virulence*

Virurie *f*: Virusausscheidung im Harn; ⒺⒹ *viruria*

Virus *nt, pl* **Viren**: kleinste Mikroorganismen ohne eigenen Zellstoffwechsel, die sich nur in lebenden Zellen vermehren können; nach der Art der Nukleinsäure unterscheidet man **DNA-Viren** und **RNA-Viren**; ⒺⒹ *virus*

onkogene Viren: Viren, die einen Tumor auslösen können; ⒺⒹ *tumor viruses*

Virusenzephalitis *f*: durch Viren [Arboviren, Coxsackievirus, Grippeviren, Mumpsvirus, Herpes-simplex-Virus] hervorgerufene Entzündung des Gehirns, meist unter Beteiligung der Hirnhäute; ⒺⒹ *viral encephalitis*

Virusenzephalomyelitis *f*: klinisch kaum von einer Virusenzephalitis* zu unterscheidende Entzündung von Gehirn und Hirnhäuten; ⒺⒹ *viral ence-*

V

phalomyelitis

Vilruslgriplpe f: akute Allgemeinerkrankung durch Grippeviren; kann endemisch, epidemisch oder pandemisch auftreten; ⒺＥ *flu*

Vilruslhelpaltiltis f: durch Viren hervorgerufene Entzündung des Leberparenchyms; ⒺＥ *viral hepatitis*
Virushepatitis A: → *Hepatitis A*
Virushepatitis B: → *Hepatitis B*
Virushepatitis C: → *Hepatitis C*
Virushepatitis D: → *Hepatitis D*
Virushepatitis E: → *Hepatitis E*

Vilruslinlterlfelrenz f: gegenseitige Vermehrungshemmung von Viren; ⒺＥ *virus interference*

Vilruslmelninlgiltis f: durch eine Vielzahl von Viren hervorgerufene lymphozytäre Meningitis*; ⒺＥ *viral meningitis*

Vilruslmylolkarldiltis f: klinisch häufigste Form der Herzmuskelentzündung durch eine Reihe kardiotroper Viren [Echovirus, Coxsackievirus, Mumpsvirus]; ⒺＥ *viral myocarditis*

Vilruslparltilkel nt: → *Virion*

Vilruslpneulmolnie f: durch Viren verursachte atypische Pneumonie*; ⒺＥ *viral pneumonia*

Vilruslschnuplfen m: s.u. *Rhinitis*; ⒺＥ *coryza*

Vilrulstaltilkum nt: virostatisches Mittel; ⒺＥ *virostatic*

vilrulstaltisch adj: das Viruswachstum hemmend; ⒺＥ *virustatic*

vilrulzid adj: virenabtötend, vireninaktivierend; ⒺＥ *virucidal*

Vislcelra pl: Eingeweide, innere Organe der Körperhöhlen; ⒺＥ *internal organs*

Vislcelrolcralnilum nt: Gesichts- und Eingeweideschädel; ⒺＥ *viscerocranium*

Vislcus nt: → *Viscera*

vislkös adj: zäh, zähflüssig, zähfließend; ⒺＥ *viscous*

Vislkolsilmeltrie f: Viskositätsmessung; ⒺＥ *viscosimetry*

Vislkolsiltät f: Zähigkeit einer Flüssigkeit; ⒺＥ *viscosity*

vilsulell adj: das Sehen betreffend, mit den Augen; optisch; ⒺＥ *visual*

Vilsus m: Fähigkeit der Netzhaut, zwei Punkte gerade noch als getrennt zu erkennen; ⒺＥ *vision*

Vislzelra pl: → *Viscera*

vislzelral adj: Eingeweide/Viscera betreffend; ⒺＥ *visceral*

Vislzelrallgie f: Eingeweideschmerz; ⒺＥ *visceralgia*

Viszero-, viszero- präf.: Wortelement mit der Bedeutung „Eingeweide"

vislzelrolgen adj: von den Eingeweiden abstammend; ⒺＥ *viscerogenic*

vislzelrolkarldial adj: Eingeweide/Viscera und Herz betreffend; ⒺＥ *viscerocardiac*

Vislzelrolkralnilum nt: → *Viscerocranium*

Vislzelrolmelgallie f: Eingeweidevergrößerung; ⒺＥ *visceromegaly*

vislzelrolparlieltal adj: Eingeweide/Viscera und Bauchwand betreffend; ⒺＥ *visceroparietal*

vislzelrolpelriltolnelal adj: Eingeweide/Viscera und Bauchfell/Peritoneum betreffend; ⒺＥ *visceroperitoneal*

vislzelrolpleulral adj: Eingeweide und Brustfell/Pleura betreffend; ⒺＥ *visceropleural*

Vislzelrolptolse f: Senkung der Baucheingeweide; klinisch auffällig sind eine chronische Obstipation* und Rückenoder Kreuzschmerzen beim Stehen; ⒺＥ *visceroptosis*

vislzelrolsenlsolrisch adj: die Eingeweidesensibilität betreffend; ⒺＥ *viscerosensory*

vislzelrolsolmaltisch adj: Eingeweide/Viscera und Körper betreffend; ⒺＥ *viscerosomatic*

vislzelroltrop adj: mit besonderer Affinität zu den Eingeweiden/Viszera; ⒺＥ *viscerotropic*

Vilta f: Leben; ⒺＥ *life*

viltal adj: **1.** (lebens-)wichtig (to für); wesentlich, grundlegend **2.** voller Leben, lebendig; kraftvoll, leistungsfähig; lebensbejahend; ⒺＥ **1.–2.** *vital*

Viltallfärlbung f: Färbung lebender Zellen oder Gewebe; ⒺＥ *vital staining*

Viltallkalpalziltät f: das nach maximaler Ausatmung maximal einatembare Luftvolumen; Fassungsvermögen der Lunge; ⒺＥ *vital capacity*

Viltalmin nt: essentielle organische Verbindungen, deren Fehlen eine Mangelerscheinung [Hypovitaminose, Avitaminose] auslöst; Vitamine können nicht vom Körper gebildet werden [Ausnahme: Vitamin K] und müssen mit der Nahrung aufgenommen werden; Vitamine werden in **wasserlösliche Vitamine** [B, C] und **fettlösliche Vitamine** [A, D, E, F, K] unterteilt; ⒺＥ *vitamin*

Vitamin A: Bezeichnung für Retinol [Vitamin A_1] und 3-Dehydroretinol [Vitamin A_2], die eine wichtige Funktion beim Sehvorgang und bei der Stabilisierung von Zellmembranen haben; ⒺＥ *vitamin A*

Vitamin A_1: s.u. *Vitamin A*

Vitamin A₂: *s.u. Vitamin A*

antirachitisches Vitamin: → *Vitamin D*

Vitamin B₁: Pyrimidinderivat; wirkt als Coenzym bei verschiedenen Reaktionen; Ⓔ *vitamin B₁*

Vitamin B₂: in Milch und Milchprodukten, Leber und Hülsenfrüchten vorkommendes Vitamin, das ein wichtiger Bestandteil von Enzymen ist; bei Mangel kommt es zu Haut-, Hornhaut- und Nervenentzündungen; Ⓔ *vitamin B₂*

Vitamin B₃: zur Vitamin B-Gruppe gehörender Bestandteil von Coenzym A; Ⓔ *pantothenic acid*

Vitamin B₆: aus Pyridoxin und seinen Derivaten bestehende Vitamingruppe, die als Coenzyme von Bedeutung sind; bei Mangel kommt es u.A. zu Pigmentstörungen, Hautveränderungen und Anämie; Ⓔ *vitamin B₆*

Vitamin B₁₂: Cobalt-haltiges, in der Leber gespeichertes wasserlösliches Vitamin; ein Mangel führt langfristig zur Entwicklung einer perniziösen Anämie*; Ⓔ *vitamin B₁₂*

Vitamin B₁₂ᵦ: Hydroxyderivat von Cobalamin [Vitamin B₁₂]; Ⓔ *vitamin B₁₂ᵦ*

Vitamin Bᶜ: essentieller, zum Vitamin B-Komplex gehörender Nahrungsbestandteil; Mangel führt zu neurologischen Störungen und Anämie*; Ⓔ *vitamin Bᶜ*

Vitamin C: wasserlösliches, leicht oxidierbares Vitamin, das in vielen Früchten und Gemüsen vorkommt; Vitamin C-Mangel betrifft v.a. Knochen, Knorpel und Zähne; Ⓔ *vitamin C*

Vitamin D: Oberbegriff für eine Gruppe fettlöslicher Vitamine, die für die Regulation des Calciumspiegels bedeutend sind; Ⓔ *vitamin D*

Vitamin D₂: durch UV-Lichteinwirkung aus 7-Dehydrocholesterin in der Haut entstehendes aktives Vitamin D; Ⓔ *vitamin D₂*

Vitamin D₃: mit der Nahrung [Butter, Milch, Eier, Fischöle] aufgenommenes Vitamin D; Ⓔ *vitamin D₃*

Vitamin D₄: zur Vitamin D-Gruppe gehörende Verbindung; Ⓔ *vitamin D₄*

Vitamin E: Gruppe fettlöslicher Vitamine, die im Körper als Antioxidanzien wirken; Ⓔ *vitamin E*

Vitamin F: Fettsäuren mit zwei oder mehr Doppelbindungen, die nicht im Körper synthetisiert werden können, z.B. Linolsäure, Linolensäure; Ⓔ *essential fatty acids*

Vitamin H: durch Darmbakterien gebildetes Vitamin, das als Coenzym von Bedeutung ist; kann durch Avidin* irreversibel gebunden und damit der Resorption entzogen werden; Ⓔ *vitamin H*

Vitamin K: Gruppe fettlöslicher Vitamine, die für die Synthese von Gerinnungsfaktoren in der Leber von Bedeutung sind; Ⓔ *vitamin K*

Vitamin K₁: *s.u. Vitamin K*

Vitamin K₂: *s.u. Vitamin K*

Vitamin K₃: *s.u. Vitamin K*

Vitamin PP: durch die Nahrung zugeführte oder aus Tryptophan synthetisierte Substanz, die Baustein von NAD und NADP ist; Ⓔ *niacin*

Viˈtaˈminˈanˈtaˈgoˈnist *m*: die Wirkung eines Vitamins aufhebende Substanz; meist strukturanaloge Verbindung ohne Vitaminwirkung; Ⓔ *vitagonist*

Vitamin A₁-Säure *f*: zur Therapie der Akne* verwendetes Mittel; Ⓔ *vitamin A acid*

Vitamin-B₂-Mangel *f*: durch chronische Unterversorgung mit Riboflavin auftretende Avitaminose* mit ekzematösen Hautveränderungen und evtl. Sehstörungen; Ⓔ *hyporiboflavinosis*

Vitamin B₁-Mangel *m*: durch einen Mangel an Vitamin B₁ verursachte Vitaminmangelkrankheit mit Ödemen, neurologischen Störungen und Herzinsuffizienz; Ⓔ *beriberi*

Vitamin B₆-Mangelanämie *f*: normochrome der hypochrome Anämie bei Mangel an Vitamin B₆; Ⓔ *vitamin B₆ deficiency anemia*

Vitamin B₁₂-Mangelanämie *f*: durch Vitamin B₁₂-Mangel hervorgerufene megaloblastäre Anämie*; Ⓔ *vitamin B₁₂ deficiency anemia*

Vitamin-D-Mangel-Rachitis *f*: von markanten Skelettveränderungen [Kraniotabes*, rachitischer Rosenkranz*] und Muskelhypotonie [Froschbauch] begleitete, meist bei Kleinkindern auftretende Hypovitaminose*; Ⓔ *vitamin D deficiency rickets*

Viˈtaˈminˈmanˈgel *m*: **1.** unzureichende Zufuhr eines oder mehrerer Vitamine **2.** → *Vitaminmangelkrankheit*; Ⓔ **1.** *vitamin deficiency* **2.** → *Vitaminmangelkrankheit*

Viˈtaˈminˈmanˈgelˈkrankˈheit *f*: durch einen absoluten Vitaminmangel hervorgerufene Erkrankung; Ⓔ *vitamin-deficiency disease*

vit|al|mi|nol|gen *adj*: durch ein Vitamin hervorgerufen, durch Vitamine verursacht; Ⓔ *vitaminogenic*

vi|tel|lin *adj*: Eidotter betreffend; Ⓔ *vitelline*

Vi|tel|lus *m*: Eidotter; Nährsubstanz der Eizelle für den Embryo; Ⓔ *vitellus*

vit|ili|gi|nös *adj*: Vitiligo betreffend, von ihr betroffen oder gekennzeichnet, in der Art einer Vitiligo; Ⓔ *vitiliginous*

Vi|ti|li|go *f*: ätiologisch ungeklärter Pigmentmangel der Haut, der zur Bildung umschriebener oder generalisierter weißer Flecken führt; Ⓔ *vitiligo*

Vi|ti|um *nt*: **1.** Fehler **2.** → *Vitium cordis*; Ⓔ **1.** *defect* **2.** *heart defect*

Vitium cordis: Oberbegriff für angeborene oder erworbene Fehlbildungen des Herzens oder der Herzklappen; Ⓔ *heart defect*

Vit|rek|to|mie *f*: operative Entfernung des Glaskörpers, Glaskörperresektion; Ⓔ *vitrectomy*

Vitreo-, vitreo- *präf*.: Wortelement mit der Bedeutung „Glas/gläsern"

Vi|tre|o|kap|sul|li|tis *f*: Entzündung der Glaskörperkapsel; Ⓔ *vitreocapsulitis*

vit|re|o|re|ti|nal *adj*: Glaskörper und Netzhaut/Retina betreffend; Ⓔ *vitreoretinal*

Vi|tre|o|re|ti|no|pa|thie *f*: Erkrankung von Glaskörper und Netzhaut; Ⓔ *vitreoretinopathy*

Vivax-Malaria *f*: → *Malaria tertiana*

Vi|vi|sek|ti|on *f*: Sektion von lebenden Tieren; Ⓔ *vivisection*

Vo|gel|mil|ben|krät|ze *f*: durch blutsaugende Milben [Dermanyssus avium, Dermanyssus gallinae] hervorgerufene, flüchtige Urtikaria mit heftigem Juckreiz; Ⓔ *gamasoidosis*

Vo|gel|züch|ter|lun|ge *f*: exogen-allergische Alveolitis* durch Inhalation von Kot- oder Federstaub von Vögeln; Ⓔ *bird-breeder's lung*

Vojta-Methode *f*: neurophysiologische Methode der Krankengymnastik, die v.a. bei infantiler Zerebralparese angewandt wird; Ⓔ *Vojta's method*

vo|kal *adj*: Stimme betreffend, stimmlich; Vokale betreffend; Ⓔ *vocal*

Vo|la ma|nus *f*: Handteller, Hohlhand; Ⓔ *palm of the hand*

vo|lar *adj*: Handinnenfläche/Hohlhand betreffend; Ⓔ *volar*

vo|la|til *adj*: (leicht) flüchtig, verdunstend, verdampfend, ätherisch; Ⓔ *volatile*

Volkmann-Kanäle *pl*: Gefäßkanälchen im Knochen; Ⓔ *Volkmann's canals*

Volkmann-Kontraktur *f*: ischämische Muskelatrophie und -kontraktur, z.B. durch zu enge Verbände; Ⓔ *Volkmann's ischemic contracture*

Voll|an|ti|gen *nt*: Antigen, das zur Immunisierung führen kann; Ⓔ *complete antigen*

Voll|nar|ko|se *f*: durch Narkotika herbeigeführte reversible, künstliche Bewusstlosigkeit und Schmerzlosigkeit; Ⓔ *general anesthesia*

Voll|re|mis|si|on *f*: vorübergehendes Verschwinden aller Symptome und Krankheitszeichen eines malignen Tumors unter Therapie; Ⓔ *complete remission*

Volt *nt*: Maßeinheit der elektrischen Spannung; Ⓔ *volt*

Vo|lu|men|do|sis *f*: die gesamte, auf das Volumen des Zielbereiches übertragene Energiedosis* bei einer Bestrahlung; Ⓔ *volume dose*

Vo|lu|men|kon|stanz *f*: von Körper angestrebte Konstanz des Blutvolumens; Ⓔ *isovolumia*

Vo|lu|men|man|gel|schock *m*: durch einen massiven Flüssigkeitsverlust nach außen oder innen ausgelöster Schock; Ⓔ *hypovolemic shock*

Vol|vu|lus *m*: Stiel-/Achsendrehung eines Organs; Ⓔ *volvulus*

Vo|mer *m*: Schädelknochen, der den größten Teil der unteren Nasenscheidewand bildet; Ⓔ *vomer*

Vo|mi|ti|vum *nt*: Brechmittel; Ⓔ *vomitive*

Vo|mi|tus *m*: vom Brechzentrum gesteuerte rückläufige Entleerung des Magens; Ⓔ *vomit*

Vomitus biliosus: Galleerbrechen; Ⓔ *bilious vomiting*

Vomitus cruentus: Erbrechen von hellem oder dunkelbraunem [Kaffeesatzerbrechen] Blut; Ⓔ *blood vomiting*

von Ebner-Drüsen *pl*: seröse Drüsen der Wallpapillen [Papillae vallatae] der Zunge; Ⓔ *Ebner's glands*

von Ebner-Halbmond *m*: halbmondförmiges Endstück der gemischten Mundspeicheldrüsen; Ⓔ *crescent of Giannuzzi*

von Euler-Liljestrand-Reflex *m*: Druckanstieg in der Arteria* pulmonalis bei einem Abfall des alveolären Sauerstoffpartialdruckes; Ⓔ *Euler-Liljestrand reflex*

von Gierke-Krankheit *f*: durch einen autosomal-rezessiven Defekt der Glucose-6-phosphatase kommt es zur Ablagerung normalen Glykogens in Leber

V

677

und Niere [Hepatorenomegalie]; klinisch auffällig sind schwere Hypoglykämie*, Hyperlipämie* und Minderwuchs; ⒺE *von Gierke's disease*

von Kupffer-Sternzellen *pl*: Endothelzellen der Lebersinusoide, die Stoffe aus dem Blut aufnehmen; ⒺE *von Kupffer's cells*

von Pfaundler-Hurler-Krankheit *f*: autosomal-rezessiv vererbte Speicherkrankheit durch einen Mangel an α-L-Iduronidase; typisch sind Knochenwachstumsstörungen, Deformität des Gesichtsschädels, Hepatosplenomegalie* sowie Hornhauttrübungen und evtl. eine geistige Retardierung; ⒺE *Pfaundler-Hurler syndrome*

von Recklinghausen-Krankheit *f*: **1.** autosomal-dominante, neuroektodermale Systemerkrankung mit zahlreichen schmerzhaften Neurofibromen und Pigmentflecken; Gefahr der sarkomatösen Entartung der Neurofibrome **2.** Knochendystrophie mit Zystenbildung durch eine Störung des Calcium-Phosphat-Stoffwechsels im Rahmen eines primären Hyperparathyreoidismus*; ⒺE **1.** *von Recklinghausen's disease* **2.** *von Recklinghausen's disease of bone*

von Willebrand-Faktor *m*: Untereinheit von Faktor* VIII der Blutgerinnung; Mangel führt zu von Willebrand-Jürgens-Syndrom*; ⒺE *von Willebrand factor*

von Willebrand-Jürgens-Syndrom *nt*: durch einen Mangel oder Defekt an von Willebrand-Faktor* hervorgerufene Blutungsneigung; ⒺE *von Willebrand's disease*

Vorlbeilreiden *nt*: →*Heterolalie*

Vorlbelstrahlung *f*: Bestrahlung eines Tumor zur Verkleinerung vor einer Operation; ⒺE *preoperative radiation*

Vorlderlarmlfrakltur *f*: Fraktur eines oder beider Unterarmknochen; ⒺE *forearm fracture*

Vorlderldamm *m*: s.u. Damm; ⒺE *anterior perineum*

Vorlderlhauptllalge *f*: Deflexionslage, bei der die Stirnfontanelle führt; ⒺE *brow presentation*

Vorlderlwandlinlfarkt *m*: die Herzvorderwand betreffender Myokardinfarkt*; ⒺE *anterior myocardial infarction*

Vorlderlwandlspitlzenlinlfarkt *m*: Herzvorderwand und Herzspitze betreffender Myokardinfarkt*; ⒺE *anteroinferior myocardial infarction*

Vorlderlwurlzel *f*: vordere, motorische

Spinalnervenwurzel; ⒺE *anterior root*

Vorlexlanlthem *nt*: flüchtiger Ausschlag; ⒺE *rash*

Vorlhautldrülsen *pl*: talgproduzierende Drüsen der Penisvorhaut; ⒺE *preputial glands*

Vorlhautlentlzünldung *f*: →*Posthitis*

Vorlhautltalg *m*: von den Vorhautdrüsen gebildeter Talg; ⒺE *smegma (of prepuce)*

Vorlhof *m*: Atrium*; Vestibulum*; ⒺE *atrium*

Vorlhoflbläslchen *nt*: schlauchförmiges Bläschen im Labyrinthvorhof, aus dem die drei Bogengänge abgehen; ⒺE *utricle*

Vorlhofldillaltaltilon *f*: Vergrößerung des Herzvorhofes; ⒺE *atriomegaly*

Vorlhoflexltralsysltolle *f*: von einem Reizbildungszentrum im Vorhof ausgehende Extrasystole*; ⒺE *premature atrial contraction*

Vorlhoflfenslter *nt*: durch die Steigbügelplatte verschlossene Öffnung zwischen Mittelohr und Innenohr; Ort der Schwingungsübertragung auf die Innenohrschnecke; ⒺE *vestibular window*

Vorlhoflflatltern *nt*: Herzrhythmusstörung, bei der der Vorhof mit einer Frequenz von 220–350 Schlägen pro Minute schlägt; ⒺE *atrial flutter*

Vorlhoflflimlmern *nt*: Herzrhythmusstörung, bei der die Vorhöfe ungeordnet flimmern; ⒺE *atrial fibrillation*

Vorlhoflgallopp *m*: Galopprhythmus mit dumpfem Vorhofton [4. Herzton]; ⒺE *presystolic gallop*

Vorlhoflkamlmerlklaplpe *f*: Herzklappe zwischen rechtem/linkem Vorhof und rechter/linker Kammer; ⒺE *atrioventricular valve*

Vorlhoflkamlmerlsepltum *nt*: muskelfreier Teil des Kammerseptums zwischen rechtem Vorhof und linker Kammer; ⒺE *atrioventricular septum (of heart)*

Vorlhoflscheildelwandldelfekt *m*: →*Vorhofseptumdefekt*

Vorlhoflsepltum *nt*: Scheidewand zwischen rechtem und linkem Vorhof; ⒺE *interatrial septum (of heart)*

Vorlhoflsepltumldelfekt *m*: angeborener Herzfehler mit Lückenbildung in der Scheidewand zwischen den beiden Vorhöfen; ⒺE *atrial septal defect*

Vorlhoflsepltumlplasltik *f*: plastische Operation zum Verschluss eines Vorhofseptumdefekts; ⒺE *atrioseptoplasty*

Vorlhoflspallte *f*: Spalt zwischen den Taschenbändern des Kehlkopfes; ⒺE *fissure of vestibule*

Vorlhofltalchylkarldie *f*: vom Vorhof ausgehende Tachykardie*; ⒺＥ *atrial tachycardia*

Vorlhoflthromlbus *m*: Blutgerinnsel im linken Vorhof; kann zu Hirninfarkt oder arterieller Embolie* führen; Ⓔ *atrial thrombus*

Vorlhoflvelnen *pl*: Venenäste der rechten/linken Vorhofwand; Ⓔ *atrial veins*

Vorllast *f*: → Preload

Vorlmilch *f*: schon während der Schwangerschaft gebildete Milch, die nach der Geburt durch reife Muttermilch ersetzt wird; Ⓔ *foremilk*

Vorlsorlgelmeldilzin *f*: Teilgebiet der Medizin, das sich mit der Verhütung von Krankheiten befasst; Ⓔ *preventive medicine*

Vorlstelherldrülse *f*: → Prostata

Vorltest *m*: grober Test, der symptomlose Träger einer Erkrankung oder potentielle Träger/Überträger identifiziert; Ⓔ *screening test*

Vorltex *m*: Wirbel; Ⓔ *vortex*

Vortex cordis: wirbelförmige Anordnung der Herzmuskelfasern über der Herzspitze; Ⓔ *vortex of heart*

Vorlwaslser *nt*: Fruchtwasser, das vor dem Kopf liegt und beim Blasensprung abfließt; Ⓔ *forewaters*

Vorlwelhen *pl*: meist schmerzlose Wehen am Ende der Schwangerschaft, die den Muttermund nicht eröffnen; Ⓔ *false pains*

Vox *f*: Stimme; Ⓔ *voice*

Volyeulrislmus *m*: sexuelle Lustempfindung durch heimliches oder verbotenes Beobachten, z.B. von Nackten, anderen Paaren; Ⓔ *voyeurism*

Volyeurltum *nt*: → Voyeurismus

Vrolik-Krankheit *f*: schwerste Form der Osteogenesis* imperfecta mit intrauterinen Frakturen und tödlichem Verlauf in den ersten Lebensmonaten; Ⓔ *Vrolik's disease*

Vullnelralbillität *f*: Verwundbarkeit, Verletzbarkeit; Ⓔ *vulnerability*

Vullnus *m*: Wunde; Ⓔ *wound*

Vullva *f*: (weibliche) Scham, Schamgegend, äußere (weibliche) Geschlechtsorgane/Genitalien; Ⓔ *vulva*

Vullvalentlzünldung *f*: → Vulvitis

Vullvalkarlzilnom *nt*: meist nach der Menopause* auftretendes Plattenepithelkarzinom im Bereich der Vulva*; betrifft meist die großen Schamlippen; Ⓔ *vulvar carcinoma*

Vullvekltolmie *f*: operative Entfernung der Vulva*; Ⓔ *vulvectomy*

Vullviltis *f*: Entzündung der weiblichen Scham/Vulva; Ⓔ *vulvitis*

Vulvo-, vulvo- *präf.*: Wortelement mit der Bedeutung „Scham/Schamgegend/Vulva"

vullvolkrulral *adj*: Scham/Vulva und Oberschenkel betreffend; Ⓔ *vulvocrural*

Vullvolpalthie *f*: Vulvaerkrankung; Ⓔ *vulvopathy*

vullvolrekltal *adj*: Scham(gegend)/Vulva und Enddarm/Rektum betreffend oder verbindend; Ⓔ *vulvorectal*

vullvolultelrin *adj*: Scham/Vulva und Gebärmutter/Uterus betreffend; Ⓔ *vulvouterine*

vullvolvalgilnal *adj*: Scham/Vulva und Scheide/Vagina betreffend; Ⓔ *vulvovaginal*

Vullvolvalgilniltis *f*: Entzündung von Vulva und Scheide; Ⓔ *vulvovaginitis*

Vulvovaginitis candidamycetica: durch Hefen der Candida*-Gruppe hervorgerufene Entzündung; gehäuft bei Kleinkindern, in der Schwangerschaft und bei Diabetikerinnen; Ⓔ *candidal vulvovaginitis*

Vulvovaginitis diabetica: meist durch Pilze [Candida*] oder Bakterien hervorgerufene chronische Entzündung bei Diabetikerinnen; Ⓔ *diabetic vulvitis*

Vulvovaginitis gonorrhoica: meist bei älteren Frauen, in der Schwangerschaft und bei Kindern auftretende Entzündung durch Gonokokken*; Ⓔ *gonococcal vulvovaginitis*

Vulvovaginitis herpetica: Herpesinfektion von Schamlippen und Scheide; Ⓔ *herpetic vulvovaginitis*

W

Waaler-Rose-Test m: indirekter Hämagglutinationstest zum Nachweis von Rheumafaktoren*; ⒺWaaler-Rose test

Wachs|tums|fak|tor m: **1.** körpereigene Substanz, die das Wachstum von Zellen, Geweben und Organen stimuliert, z.B. Wachstumshormon **2.** Substanz, die das Wachstum von Mikroorganismen in der Kultur fördert oder ermöglicht; Ⓔ **1.–2.** growth factor

Wachs|tums|hor|mon nt: im Hypophysenvorderlappen gebildetes Hormon, das die DNA- und Eiweißsynthese anregt und die Fettsynthese hemmt; Ⓔ growth hormone

Wachs|tums|schmer|zen pl: v.a. in der Pubertät auftretende ziehende Schmerzen, die mit dem Wachstum der Stütz- und Bindegewebe in Zusammenhang gebracht werden; Ⓔ growing pains

Wachs|zy|lin|der pl: gelblich-wächserne Harnzylinder; Ⓔ waxy cast

Wa|ckel|ge|lenk nt: von straffen Bändern zusammengehaltenes Gelenk mit nur geringer Beweglichkeit [z.B. Iliosakralgelenk*]; Ⓔ amphiarthrodial joint

Wahn m: objektiv falsche Überzeugung, die gegen alle vernünftigen Einwände aufrechterhalten wird; Ⓔ delusion

persekutorischer Wahn: Verfolgungswahn*; Ⓔ persecutional mania

Wahn|ge|dan|ke m: → Wahn

Wahn|idee f: → Wahn

Waldenström-Krankheit f: malignes Lymphom* der B-Lymphozyten mit Bildung von monoklonalem Immunglobulin; Ⓔ Waldenström's macroglobulinemia

Waller-Degeneration f: absteigende Degeneration nach Durchtrennung einer Nervenfaser; Ⓔ wallerian degeneration

Wall|un|gen pl: in den Wechseljahren auftretende Hitzewallungen; Ⓔ hot flushes

Wan|der|herz nt: Herztiefstand; meist in Verbindung mit einer Enteroptose*; Ⓔ drop heart

Wan|der|ho|den m: Hoden mit normaler Position im Skrotum, der bei Kremasteranspannung in den Leistenkanal hochgezogen wird; Ⓔ retractile testis

Wan|der|lap|pen|plas|tik f: Form der Hauttransplantation, bei der das Transplantat an einer Körperstelle zwischeneingepflanzt wird, bevor es zum Zielort transplantiert wird; Ⓔ jump flap

Wan|der|le|ber f: Tiefstand der Leber; meist im Rahmen einer Enteroptose*; Ⓔ wandering liver

Wan|der|milz f: abnorm bewegliche Milz; Ⓔ wandering spleen

Wan|der|nie|re f: abnorm bewegliche Niere; Ⓔ floating kidney

Wan|der|phlyk|tä|ne f: Keratitis* mit Bildung eines zur Hornhautmitte wandernden Infiltrats, das Gefäße bandförmig mit sich zieht [Gefäßbändchen]; Ⓔ fascicular keratitis

Wan|der|plaques pl: gutartige Veränderung der Zunge mit flächenhafter Schleimhautabstoßung; Ⓔ benign migratory glossitis

Wan|der|rö|te f: nach Zeckenbiss entstehendes, sich langsam ausbreitendes Erythem; Ⓔ erythema chronicum migrans

Wan|gen|fett|pfropf m: Fettkörper in der Wange von Säuglingen, der das Einfallen der Wangen beim Saugen verhindert; Ⓔ buccal fat pad

Wan|zen pl: mit stechenden und saugenden Mundwerkzeugen ausgestattete Insekten, die als Parasiten und Krankheitsübertragen wichtig sind; Ⓔ bugs

Warburg-Dickens-Horecker-Zyklus m: im Zytosol ablaufende, direkte Oxidation von Glucose-6-Phosphat zu Pentose-5-phosphat unter Bildung von NADPH; Ⓔ Warburg-Lipmann-Dickens shunt

War|fa|rin nt: synthetisches Kumarinderivat, das als Antikoagulans* eingesetzt wird; Ⓔ warfarin

Warfarin-Embryopathie f: Schädigung des Embryos bei Warfarin*-Therapie während der Schwangerschaft; Ⓔ warfarin embryopathy

Wär|me|an|ti|kör|per pl: Antikörper mit einem Wirkungsoptimum bei mehr als 10° Celsius; Ⓔ warm antibody

Wär|me|haus|halt m: → Wärmeregulation

Wär|me|re|gu|la|ti|on f: Konstanthaltung der Körpertemperatur; Ⓔ temperature control

Wär|me|star m: durch Infrarotstrahlen hervorgerufene Linsentrübung; Ⓔ infrared cataract

681

Wärlmelurltilkalria f: durch Hitzeinwirkung hervorgerufene physikalische Urtikaria*; ⓔ *heat urticaria*

Wartenberg-Syndrom nt: meist bei älteren Frauen auftretende nächtliche Akroparästhesie* unbekannter Genese; ⓔ *Wartenberg's symptom*

Warthin-Tumor m: gutartiger Mischtumor der Ohrspeicheldrüse aus drüsigem und lymphatischem Gewebe; ⓔ *Warthin's tumor*

Warlze f: Verruca*; ⓔ *wart*

Warlzenlfonltalnellle f: Fontanelle* hinter dem Warzenfortsatz; ⓔ *mastoid fontanelle*

Warlzenlfortlsatz m: mit der Paukenhöhle verbundener, luftgefüllte Hohlräume [Cellulae mastoideae] enthaltender Außenteil des Felsenbeins hinter der Ohrmuschel; ⓔ *mastoid process*

Warlzenlfortlsatzlentlzünldung f: → *Mastoiditis*

Warlzenlfortlsatzlhöhlle f: größter Hohlraum des Warzenfortsatzes; ⓔ *mastoid cavity*

Warlzenlfortlsatzlzelllen pl: lufthaltige Zellen des Warzenfortsatzes; ⓔ *mastoid cells*

Warlzenlvilrus nt: → *Papillomavirus*

Warlzenlvorlhofldrülsen pl: apokrine Schweißdrüsen im Warzenvorhof der Brust; ⓔ *areolar glands*

Warlzenlvorlhoflentlzünldung f: → *Areolitis*

Waslserlablgalbe, extraglanduläre f: unmerklicher Wasserverlust durch die Haut und Schleimhaut; ⓔ *extraglandular water loss*

Waslserlablgalbe, glanduläre f: Wasserverlust durch Schwitzen; ⓔ *glandular water loss*

Waslserldilulrelse f: vermehrte Wasserausscheidung bei übermäßiger Wasseraufnahme oder Hypoosmolarität des Blutes; ⓔ *water diuresis*

Waslserlgelschwulst f: → *Hygrom*

Waslserlharnlruhr f: → *Diabetes insipidus*

Waslserlhaut f: → *Amnion*

Waslserlkopf m: → *Hydrocephalus*

Wassermann-Reaktion f: unspezifische Komplementbindungsreaktion zum Nachweis bestimmter Reagine im Serum bei Syphilis; ⓔ *Wassermann reaction*

Waslserlpolcken pl: → *Windpocken*

Waslserlsacklnielre f: sackartige Ausweitung des Nierenhohlsystems und evtl. der Harnleiter; ⓔ *hydronephrosis*

Waslserlscheu f: krankhafte Abneigung gegen Wasser; charakteristisches Zeichen bei Tollwut*; ⓔ *hydrophobia*

Waslserlspeilerlgelsicht nt: typische Gesichtsveränderung, z.B. beim Pfaundler-Hurler-Syndrom; ⓔ *hurloid facies*

Waslserlstoff m: einfachstes chemisches Element; ⓔ *hydrogen*

schwerer Wasserstoff: natürlich vorkommendes Wasserstoffisotop, das ein Deuteron* anstatt eines Protons im Kern hat; ⓔ *heavy hydrogen*

Waslserlstofflilolnenlkonlzenltraltilon f: Konzentration von Wasserstoffionen in wässriger Lösung; ⓔ *hydrogen ion concentration*

Waslserlsucht f: → *Hydrops*

Waterhouse-Friderichsen-Syndrom nt: perakute Sepsis* bei Meningokokkenbefall mit Kreislaufschock und Ausfall der Nebennierenrinde; ⓔ *Waterhouse-Friderichsen syndrome*

Watlschellgang m: typischer Gang bei Lähmung des großen Gesäßmuskels; ⓔ *waddle*

Watt nt: Einheit der Leistung; ⓔ *watt*

WDHA-Syndrom nt: durch einen endokrinaktiven Tumor der Bauchspeicheldrüse verursachtes Syndrom mit wässrigen Durchfällen, Hypokaliämie* und Achlorhydrie*; ⓔ *WDHA syndrome*

WDHH-Syndrom nt: WDHA-Syndrom* mit Hypochlorhydrie*; ⓔ *WDHHA syndrome*

Weber-Christian-Syndrom nt: durch die Ausbildung subkutaner Knoten gekennzeichnete, herdförmige, nicht-eitrige Entzündung des subkutanen Fettgewebes; ⓔ *Weber-Christian syndrome*

Weber-Ramstedt-Operation f: Längsspaltung der verdickten Pylorusmuskulatur bei Pylorushypertrophie*; ⓔ *Weber-Ramstedt operation*

Wechlseldrucklbelatlmung f: Druckbeatmung, bei der die Einatmung durch einen Überdruck und die Ausatmung durch einen Sog erleichtert wird; ⓔ *positive-negative pressure breathing*

Wechlsellfielber nt: → *Malaria*

Wechlsellgelbiss nt: das Übergangsgebiss zwischen Milchgebiss und Dauergebiss; ⓔ *transitional dentition*

Wechlselljahlre pl: Klimakterium; ⓔ *change of life*

Wechseljahre der Frau: Übergangsphase von der vollen Geschlechtsreife zum Senium, die von Hitzewallungen, unregelmäßiger Menstruation, Stimmungsschwankungen, Schlafstörungen, Kreislaufbeschwerden u.ä. ge-

kennzeichnet ist; ⒺＥ *change of life*
Wechseljahre des Mannes: durch das Absinken der Androgenbildung hervorgerufener Symptomenkomplex, der dem Klimakterium der Frau ähnelt; ⒺＥ *male climacteric*

Wechlselltierlchen *pl*: → *Amöben*

Wecklalmine *pl*: Bezeichnung für Substanzen [Aphetamine], die den Antrieb steigern und die Psyche anregen; ⒺＥ *amphetamines*

Wegener-Granulomatose *f*: ätiologisch ungeklärte, systemische Erkrankung mit Nekrose* der Blutgefäße und Bildung von Granulomen in Nasen-, Mund- und Rachenraum; ⒺＥ *Wegener's granulomatosis*

Welhen *pl*: Kontraktionen der Gebärmutter während Schwangerschaft und Geburt; ⒺＥ *contractions*

Welhenlhemlmung *f*: Tokolyse; ⒺＥ *tocolysis*

Welhenlmeslser *m*: Tokogramm; ⒺＥ *tocometer*

Welhenlmeslsung *f*: Tokographie; ⒺＥ *tocography*

Welhenlschwälche *f*: zu kurze, zu seltene oder zu schwache Wehen; ⒺＥ *tedious labor*

Weichlteile *pl*: Bezeichnung für die nicht-knöchernen Gewebe und Organe; ⒺＥ *soft tissue*

Weichlteillrheulmaltislmus *m*: Oberbegriff für chronische, nicht-rheumatische Erkrankungen mit typischen extraartikulären Schmerzen [Muskulatur, Skelettweichteile]; ⒺＥ *soft tissue rheumatism*

Weilherlhiplpel *m*: durch Zerkarien hervorgerufene Dermatitis* mit Juckreiz und Quaddelbildung; ⒺＥ *swimmer's itch*

Weil-Felix-Reaktion *f*: serologischer Test zur Diagnose von Rickettsieninfektionen [Fleckfieber]; ⒺＥ *Weil-Felix reaction*

Weil-Krankheit *f*: meldepflichtige, akute Infektionskrankheit durch **Leptospira interrogans**-Subspecies; in der ersten Phase kommt es zu starken Kopf- und Muskelschmerzen, Konjunktivitis*, Exanthemen* und evtl. Meningismus*; in der zweiten Phase dominieren Ikterus*, Anämie*, Nephritis* und Meningitis* das klinische Bild; ⒺＥ *Weil's disease*

Weinlfleck *m*: großer tiefroter Gefäßnävus, der oft mit anderen Gefäßneubildungen oder -fehlbildungen assoziiert ist; ⒺＥ *port-wine stain*

Weinlgeist *m*: → *Äthanol*

Weißlflelckenlkranklheit *f*: **1.** ätiologisch ungeklärter Pigmentmangel der Haut, der zur Bildung umschriebener und generalisierter weißer Flecken führt **2.** erbsengroße, porzellanweiße, atrophische Flecken der Haut von Hals, Nacken, Schulter, Brust und Genitale; ⒺＥ **1.** *vitiligo* **2.** *white-spot disease*

Weißlfluss *m*: → *Leukorrhoe*

Weißlkörlper *m*: weißliche Bindegewebsnarbe im Eierstock als Rest eines Gelbkörpers; ⒺＥ *white body of ovary*

Weißlschelckenlkranklheit *f*: angeborene, umschriebene pigmentlose Hautflecken; ⒺＥ *circumscribed albinism*

Weißlschwielllenlkranklheit *f*: Verhornungsstörung der Schleimhaut mit Bildung weißer Herde [Weißschwielen]; ⒺＥ *leukoplakia*

Weißlsucht *f*: angeborener Pigmentmangel von Augen, Haut und Haaren; ⒺＥ *congenital leukoderma*

Weitlwinlkellglaulkom *nt*: primäres Glaukom* durch Abflussbehinderung im Schlemm*-Kanal ohne Einengung des Kammerwinkels*; ⒺＥ *wide-angle glaucoma*

Welch-Fränkel-Bazillus *m*: unbewegliches Stäbchen, das thermoresistente Sporen bildet; häufigster Gasbrand*-Erreger; ⒺＥ *Welch's bacillus*

Wenckebach-Periodik *f*: AV-Block* mit regelmäßigem Ausfall einer Überleitung; ⒺＥ *Wenckebach period*

Wenldung *f*: künstliche Änderung der Lage des Fetus in der Gebärmutter zur Geburtserleichterung; ⒺＥ *version*

Werdnig-Hoffmann-Krankheit *f*: bereits im ersten Lebensjahr einsetzende, autosomal-rezessive Form der spinalen Muskelatrophie*, die innerhalb von 2–3 Jahren zum Tode führt; ⒺＥ *Werdnig-Hoffmann spinal muscular atrophy*

Werlhof-Krankheit *f*: chronische oder in akuten Schüben verlaufende Purpura* durch einen vorübergehenden Thrombozytenmangel; ⒺＥ *Werlhof's disease*

Werner-Syndrom *nt*: im 3. Lebensjahrzehnt einsetzende, autosomal-rezessive Form der Progerie*, die zu vorzeitiger Vergreißung und Einschränkung der Lebenserwartung führt; ⒺＥ *Werner syndrome*

Wernicke-Aphasie *f*: Aphasie* durch Ausfall des Sprachverständnisses; ⒺＥ *Wernicke's aphasia*

Wernicke-Enzephalopathie *f*: durch Niacinmangel bedingte, aber auch bei Hämodialyse* auftretende Enzephalopathie* mit schlechter Prognose; Ⓔ *Wernicke's syndrome*

Wernicke-Prädilektionsparese *f*: Halbseitenlähmung mit Beugestellung des Arms und Streckstellung von Bein und Fuß; führt zum typischen Gangbild mit Kreisbewegung [Zirkumduktion] des betroffenen Beins; Ⓔ *Wernicke-Mann hemiplegia*

Wernicke-Zentrum *nt*: sensorisches Sprachzentrum im Schläfenlappen; Ⓔ *Wernicke's speech area*

Wert, kalorischer *m*: der bei der Oxidation von 1 Gramm eines Nahrungsmittels im Körper freigesetzte Energiebetrag; Ⓔ *caloric value*

Wes|pen|bein *nt*: → *Keilbein*

Westergren-Methode *f*: Bestimmung der Blutkörperchensenkung* mit Westergren-Röhrchen; Ⓔ *Westergren method*

Wharton-Gang *m*: Ausführungsgang der Unterkieferdrüse; Ⓔ *Wharton's duct*

Wharton-Sulze *f*: gallertartiges Bindegewebe der Nabelschnur; Ⓔ *Wharton's jelly*

whiplash injury *nt*: Verletzung der Halswirbelsäule durch plötzliche Überstreckung und nachfolgendes Nachvorneschleudern bei Auffahrunfällen; Ⓔ *whiplash injury*

Whiplash-Syndrom *nt*: → *whiplash injury*

Whipple-Krankheit *f*: bakterielle Darmerkrankung mit Fettresorptions- und Verdauungsstörung; Ⓔ *Whipple's disease*

White-Spot-Disease *nt*: → *Weißfleckenkrankheit*

Widal-Reaktion *f*: Agglutination von Bakterien mit Antiseren; Ⓔ *Widal's reaction*

Wi|der|stands|hoch|druck *m*: arterielle Hypertonie* durch eine Erhöhung des peripheren Widerstands; Ⓔ *resistance hypertension*

Wi|der|stands|hy|per|to|nie *f*: → *Widerstandshochdruck*

Wie|der|be|le|bung *f*: Reanimation; Ⓔ *resuscitation*

Wie|der|be|le|bungs|zeit *f*: Zeitspanne, innerhalb der die Wiederbelebung zu einer vollständigen Erholung führt; Ⓔ *resuscitation limit*

Wie|sen|gras|der|mal|ti|tis *f*: durch Kontakt mit Pflanzen erworbene, phototoxische Kontaktdermatitis*; Ⓔ *meadow-grass dermatitis*

Wild|typ *m*: natürlich vorkommende Ausprägung eines Gens; Ⓔ *wild type*

Willebrand-Faktor *m*: Untereinheit von Faktor* VIII der Blutgerinnung; Mangel führt zu Willebrand-Jürgens-Syndrom*; Ⓔ *von Willebrand factor*

Willebrand-Jürgens-Syndrom *nt*: durch einen Mangel oder Defekt an Willebrand-Faktor* hervorgerufene Blutungsneigung; Ⓔ *von Willebrand's syndrome*

Willis-Anastomosenkranz *m*: an der Gehirnbasis liegende Anastomose* von Arteria basilaris und Arteria carotis interna; Ⓔ *arterial circle of Willis*

Wilms-Tumor *m*: bösartiger Tumor der Nieren, der drüsige und sarkomatöse Anteile enthält; tritt oft schon im Kindesalter auf; Ⓔ *Wilms' tumor*

Wilson-Ableitungen *pl*: EKG-Ableitungen von der Brustwand; Ⓔ *Wilson's precordial leads*

Wilson-Block *m*: häufigste Form des Rechtsschenkelblocks; Ⓔ *Wilson's block*

Wilson-Mikity-Syndrom *nt*: v.a. bei Frühgeborenen auftretendes Syndrom mit Verdickung der Alveolarsepten, Emphysembildung und Atelektasen; Ⓔ *Wilson-Mikity syndrome*

Wilson-Syndrom *nt*: autosomal-rezessive Störung des Kupferstoffwechsels mit Ablagerung von Kupfer in den Geweben und erhöhter Ausscheidung im Harn; führt zu Leberzirrhose* und Hirnschäden; Ⓔ *Wilson's syndrome*

Wim|pern *pl*: Cilia, Zilien; Ⓔ *eyelashes*

Wim|pern|drüsen *pl*: apokrine Schweißdrüsen am Lidrand; Ⓔ *Moll's glands*

Wim|per|tier|chen *pl*: teilweise oder vollständig bewimperte Einzeller, die in Süß- und Salzwasser vorkommen; zum Teil Parasiten oder Krankheitserreger des Menschen [z.B. Balantidium coli]; Ⓔ *Ciliata*

Wind|ei *nt*: Ei, das keine Keimanlage enthält oder sich nur für wenige Wochen weiterentwickelt; Ⓔ *blighted ovum*

Win|del|der|mal|ti|tis *f*: flächenhafte irritative Hautentzündung im Windelbereich; Ⓔ *diaper rash*

Wind|po|cken *pl*: durch das Varicella-Zoster-Virus hervorgerufene Infektionskrankheit, die durch einen stark juckenden Ausschlag mit Papeln und Bläschen charakterisiert ist; Ⓔ *chickenpox*

Winiwarter-Buerger-Krankheit *f*: meist bei Rauchern (Männer, 20–40 Jahre) auftretende arterielle Verschlusskrankheit mit Befall kleiner und mittelgroßer Arterien der Extremitäten mit begleitender Phlebitis* oder der Thrombophlebitis*; ⒠ *Winiwarter-Buerger disease*

Winlkel m: Angulus*; ⒠ *angle; angulus*
epigastrischer Winkel: Winkel zwischen rechtem und linkem Rippenbogen; ⒠ *epigastric angle*

Winlkellblocklglaukom, akutes nt: anfallsartige starke Erhöhung des Augeninnendrucks durch Verlegung des Kammerwinkels; ⒠ *acute congestive glaucoma*

Winlkellblocklkung f: → *Winkelblockglaukom, akutes*

Winslow-Foramen nt: Eingang in die Bursa* omentalis; ⒠ *Winslow's foramen*
Wirlbellgleiten nt: → *Spondylolisthese*
Wirlbellkalnal m: von den Wirbelkörpern und -bögen gebildeter Kanal, in dem das Rückenmark liegt; ⒠ *vertebral canal*

Wirlbellkalrilles f: → *Wirbeltuberkulose*
Wirlbellloch nt: von Wirbelkörper und Wirbelbogen begrenztes Loch für das Rückenmark und seine Häute; ⒠ *vertebral foramen*

Wirlbellsäulle f: → *Columna vertebralis*
Wirlbellsäullenlkalnal m: → *Wirbelkanal*
Wirlbellsäullenltulberlkullolse f: → *Wirbeltuberkulose*

Wirlbelltulberlkullolse f: klinisch unauffällig verlaufende, häufigste Form der Knochentuberkulose*; durch die Zerstörung der Wirbel kommt es zu vielfältigen Veränderungen [Keilwirbel*, Blockwirbel*, Gibbus*] und zur Bildung kalter Abszesse* [Senkungsabszess*]; ⒠ *tuberculous spondylitis*

Wirkldolsis f: Bezeichnung für die effektiv wirksame Arzneimittelmenge; ⒠ *effective dose*

Wirklleitlwert m: elektrische Leitfähigkeit; ⒠ *conductance*

Wirsung-Gang m: Ausführungsgang der Bauchspeicheldrüse, der zusammen mit dem Ductus* choledochus auf der Papilla* duodeni major in den Zwölffingerdarm mündet; ⒠ *Wirsung's canal*

Wirt-anti-Transplantat-Reaktion f: Abstoßungsreaktion, bei der das Immunsystem des Empfängers gegen das transplantierte Organ oder Gewebe reagiert; ⒠ *host-versus-graft reaction*

wirtslspelzilfisch adj: (Parasit) nur einen Wirt befallend; ⒠ *host-specific*
Wirtslwechlsel m: für die Entwicklung

mehrwirtiger Parasiten typischer Wechsel von Zwischenwirt und Endwirt; ⒠ *host alternation*

Wiskott-Aldrich-Syndrom nt: X-chromosomal-rezessives Immundefektsyndrom; ⒠ *Wiskott-Aldrich syndrome*

Wislmut nt: zur Stickstoffgruppe gehörendes giftiges Halbmetall; ⒠ *bismuth*

Wislmutlverlgilftung f: durch chronische Wismutaufnahme hervorgerufene Intoxikation, die meist das Zahnfleisch [**Wismutstomatitis**] oder die Nieren [**Wismutnephropathie**] betrifft; ⒠ *bismuthism*

Witzel-Fistel f: operativ angelegte Magenfistel zwischen Magenwand und Bauchdecke; ⒠ *Witzel's gastrostomy*

Wolchenlbett nt: Puerperium*; ⒠ *childbed*

Wolchenlbettldelpreslsilon f: depressives Zustandsbild bei Wochenbettpsychose*; ⒠ *postpartum depression*

Wolchenlbettlfielber nt: durch Eindringen von Erregern [Streptokokken, Staphylokokken, Escherichia coli] in die Gebärmutter verursachte hochfieberhafte Erkrankung mit septischen Symptomen; ⒠ *childbed fever*

Wolchenlbettlpsylcholse f: innerhalb von 60 Tagen nach der Entbindung auftretende endogene oder symptomatische Psychose; ⒠ *postpartum psychosis*

Wolchenlbettlwelhen pl: Wehen in den ersten 2–3 Tagen nach der Geburt; durch Stillen verstärkt; ⒠ *afterpains*

Wolchenlfluss m: → *Lochia*
Wolf m: rote, meist juckende Hautveränderung der Körperfalten; ⒠ *intertrigo*
Wolfe-Krause-Lappen m: Vollhautlappen; ⒠ *Wolfe-Krause graft*

Wolff-Parkinson-White-Syndrom nt: durch ein akzessorisches Bündel [Kent-Bündel] verursachte Präexzitation*; ⒠ *Wolff-Parkinson-White syndrome*

Wolfslralchen m: angeborene Hemmungsfehlbildung mit Spalte der seitlichen Oberlippe, des Oberkiefers und des harten und weichen Gaumens; ⒠ *cheilognathopalatoschisis*

Wolllhaar nt: → *Lanugo*
Wolllsorltielrerlkranklheit f: → *Lungenmilzbrand*

Wortltaublheit f: Nichterkennen von gehörten Tönen oder Geräuschen; ⒠ *word deafness*

Wortlverlgeslsenlheit f: Wortfindungsstörung mit normalem Sprachverständnis und intakter Spontansprache; ⒠ *am-*

685

nesic aphasia

WPW-Syndrom *nt*: → *Wolff-Parkinson-White-Syndrom*

Wrisberg-Knorpel *m*: neben der Cartilago* corniculata liegende elastische Knorpel; ⒠ *Wrisberg's cartilage*

Wulstlnarlbe *f*: → *Keloid*

Wunlderlgelschwulst *f*: meist gutartige, angeborene Geschwulst mit Anteilen aller Keimblätter; ⒠ *teratoid tumor*

Wunldernetz *nt*: aus kleinsten Arterien oder Kapillaren bestehendes Gefäßknäuel; ⒠ *rete mirabile*

Wundlexlzilsilon *f*: Wundausschneidung zur Auffrischung der Wundränder; ⒠ *surgical debridement*

Wundlfielber *nt*: bei Infektion von Verletzungen auftretendes Fieber; ⒠ *wound fever*

Wundlfrakltur *f*: Knochenbruch mit Weichteilverletzung und evtl. offener Verbindung zur Körperoberfläche [offene Fraktur]; ⒠ *compound fracture*

Wundlheillung, primäre *f*: direkte Wundheilung durch Verkleben der Wundränder und Ausfüllung des Defektes mit Bindegewebe; ⒠ *healing by first intention*

Wundlheillung, sekundäre *f*: verzögerte Wundheilung mit Granulationsgewebe und Narbenbildung; ⒠ *healing by second intention*

Wundlliegen *nt*: (meist superinfizierte) Nekrose- und Geschwürbildung bei längerer Bettlägrigkeit durch chronische Druckeinwirkung und die dadurch bedingte lokale Minderdurchblutung; ⒠ *pressure sore*

Wundlrolse *f*: durch β-hämolytische Streptokokken* verursachte akute Infektion der oberen Hautschichten mit Rötung und evtl. Blasenbildung; manchmal Entwicklung einer Phlegmone* oder Gangrän*; ⒠ *rose*

Wundlsein *nt*: rote, meist juckende Hautveränderung der Körperfalten; ⒠ *intertrigo*

Wundlstar *m*: Katarakt* im Anschluss an eine Augenverletzung; ⒠ *traumatic cataract*

Wundlstarrlkrampf *m*: durch das toxinbildende Bakterium **Clostridium tetani** hervorgerufene Krankheit, die durch eine Lähmung der Atemmuskulatur tödlich verlaufen kann; ⒠ *tetanus*

Wundlstarrlkrampflbalzillus *m*: extrem widerstandsfähige [bis zu 100° feuchte Hitze] Sporen bildendes, bewegliches Stäbchen mit typischer **Trommelschlegelform**; bildet zwei Toxine, das neurotoxische **Tetanospasmin** und das hämolytische **Tetanolysin**; ⒠ *tetanus bacillus*

Würlfellbein *nt*: würfelförmiger Fußwurzelknochen; ⒠ *cuboid bone*

Wurmlbelfall *m*: → *Wurminfektion*

Wurmlerlkranlkung *f*: → *Wurminfektion*

Wurmlfortsatz *m*: Appendix* vermiformis; ⒠ *vermiform appendix*

Wurmlfortsatzlentlzünldung *f*: Entzündung des Wurmfortsatzes/Appendix* vermiformis; ⒠ *appendicitis*

Wurmlinlfekltion *f*: Oberbegriff für alle durch Befall und Infektion mit parasitierenden Würmern [Nematoden*, Zestoden*, Trematoden*] hervorgerufene Erkrankungen; ⒠ *helminthiasis*

Wurmlkranklheit *f*: → *Wurminfektion*

Wurmlmitltel *nt*: Anthelmintikum; ⒠ *antihelmintic*

Wurstlverlgifltung *f*: Lebensmittelvergiftung durch in Fleisch- oder Wurstwaren enthaltene Botulinustoxine; ⒠ *sausage poisoning*

Wurlzellfüßller *pl*: → *Rhizopoda*

Wurlzellhaut *f*: Periost* der Zahnwurzel; ⒠ *desmodontium*

Wurlzellkalnal *m*: Kanal der Zahnwurzel; ⒠ *root canal*

Wurlzellkomlpreslsionslsynldrom *nt*: durch mechanischen Druck [Bandscheibenprolaps] ausgelöste Wurzelreizung oder -schädigung; ⒠ *root compression syndrome*

Wurlzellpullpa *f*: Wurzelabschnitt der Zahnpulpa*; ⒠ *radicular pulp*

Wurlzellspitlzenlrelsekltilon *f*: Resektion der Zahnwurzelspitze; ⒠ *root resection*

Wutlknötlchen *pl*: bei Tollwut vorkommende lymphozytäre Knötchen in Gehirn und Rückenmark; ⒠ *Babès' nodes*

X

Xan|thel|as|ma *nt*: durch Cholesterineinlagerung in Speicherzellen der Haut entstehende weiß-gelbe, flache Plaques; Ⓔ *xanthelasma*

Xan|thin *nt*: Abbauprodukt der Purinbasen Guanin und Adenin; Ⓔ *xanthine*

Xan|thin|o|xi|da|se *f*: Eisen und Molybdän enthaltendes Enzym, das Xanthin und Hypoxanthin zu Harnsäure oxidiert; Ⓔ *xanthine oxidase*

Xan|thin|stein *m*: xanthinhaltiger Harnstein; Ⓔ *xanthic stone*

Xantho-, xantho- *präf.*: Wortelement mit der Bedeutung „gelb/gelblich"

xan|tho|chrom *adj*: gelb; Ⓔ *xanthochromic*

Xan|tho|chro|mie *f*: Gelbfärbung des Liquor* cerebrospinalis; Ⓔ *xanthochromia*

Xan|tho|der|mie *f*: durch eine Erhöhung der Carotine* hervorgerufene Gelbfärbung der Haut; relativ häufig bei Säuglingen durch Karotten verursacht; Ⓔ *xanthoderma*

Xan|thom *nt*: gutartiger Hauttumor, der typische gelbe Lipidspeicherzellen [Xanthomzellen] enthält; Ⓔ *xanthoma*

Xan|tho|pie *f*: → *Xanthopsie*

Xan|thop|sie *f*: Chromatopsie* mit Gelbfärbung aller Gegenstände; Ⓔ *xanthopsia*

Xan|tho|se *f*: Gelbfärbung von Geweben oder Organen; meist gleichgesetzt mit Xanthochromie*; Ⓔ *xanthosis*

X-Chromatin *nt*: bei Frauen in der Nähe der Kernmembran liegender Chromatinkörper, der vom inaktivierten X-Chromosom gebildet wird; Ⓔ *X chromatin*

X-Chromosom *nt*: Geschlechtschromosom; Frauen haben zwei X-Chromosomen, Männer ein X- und ein Y-Chromosom; Ⓔ *X chromosome*

Xeno-, xeno- *präf.*: Wortelement mit der Bedeutung „fremd"

Xe|no|an|ti|kör|per *m*: Antikörper gegen ein artfremdes Antigen*; Ⓔ *heteroantibody*

xe|no|gen *adj*: **1.** durch einen Fremdkörper hervorgerufen, von außen stammend; exogen **2.** → *xenogenetisch*; Ⓔ **1.–2.** *xenogeneic*

xe|no|ge|ne|tisch *adj*: von verschiedener Herkunft, von einer anderen Art (stammend); Ⓔ *xenogeneic*

Xe|no|plas|tik *f*: plastische Operation mit Übertragung von artfremdem Gewebe; Ⓔ *xenotransplantation*

Xe|no|psyl|la che|o|pis *f*: Ektoparasit bei Ratten; Überträger des Pestbakteriums Yersinia* pestis; Ⓔ *Xenopsylla cheopis*

Xe|no|trans|plan|ta|ti|on *f*: → *Xenoplastik*

Xero-, xero- *präf.*: Wortelement mit der Bedeutung „trocken"

Xe|ro|chei|lie *f*: Trockenheit der Lippen; Ⓔ *xerochilia*

Xe|ro|chi|lie *f*: → *Xerocheilie*

Xe|ro|der|ma *nt*: → *Xerodermie*

Xe|ro|der|mie *f*: trockene Haut; Ⓔ *xeroderma*

Xe|ro|gra|fie, -gra|phie *f*: → *Xeroradiografie*

Xe|ro|mam|mo|gra|fie, -gra|phie *f*: Xeroradiografie der Brust/Mamma; Ⓔ *xeromammography*

Xer|oph|thal|mie *f*: Austrocknung von Horn- und Bindehaut [Xerosis conjunctivae] bei Vitamin A-Mangel oder Störung der Tränensekretion; Ⓔ *xerophthalmia*

Xe|ro|ra|di|o|gra|fie, -gra|phie *f*: Verfahren zur Erzeugung von Röntgenbildern unter Verwendung von mit einem Halbleiter [Selen] beschichteten Metallplatten; Ⓔ *xeroradiography*

Xe|ro|sis *f*: **1.** pathologische Trockenheit der Haut oder Schleimhaut **2.** durch extrem trockene Haut hervorgerufenes chronisches Ekzem* durch Sebostase* bei älteren Menschen, bei übermäßiger Reinigung und Entfernung der Haut oder durch Wettereinflüsse [Wind, Kälte]; Ⓔ **1.** *xerosis* **2.** *xerotic eczema*

Xe|ro|sto|mie *f*: fehlende Speichelsekretion; Ⓔ *xerostomia*

Xi|phal|gie *f*: Schmerzen im Schwertfortsatz des Brustbeins; Ⓔ *xiphoidalgia*

Xi|pho|id|al|gie *f*: → *Xiphalgie*

Xi|pho|i|di|tis *f*: Entzündung des Schwertfortsatzes; Ⓔ *xiphoiditis*

xi|pho|kos|tal *adj*: Schwertfortsatz/Processus xiphoideus und Rippen betreffend oder verbindend; Ⓔ *xiphocostal*

xi|pho|ster|nal *adj*: Schwertfortsatz/Processus xiphoideus und Corpus sterni betreffend; Ⓔ *xiphosternal*

X0-Syndrom *nt*: Chromosomenanomalie [meist 45,X0], die zu Minderwuchs und

Gonadendysgenesie der äußerlich weiblichen Patienten führt; Ⓔ *XO syndrome*

5-X-Syndrom *nt*: Chromosomenaberration* mit fünf X-Chromosomen; Ⓔ *pentasomy*

XX-Mann *m*: äußerlich männliches Individuum mit weiblichem Chromosomensatz [46,XX]; Ⓔ *xx man*

XXX-Syndrom *nt*: Trisomie* mit drei X-Chromosomen; klinisch meist unauffällig; Ⓔ *triple-X*

Xyllit *nt*: als Zuckerersatz bei Diabetes verwendetes Pentosederivat; Ⓔ *xylitol*

Xyllilltol *nt*: → *Xylit*

XYY-Syndrom *nt*: Chromosomenaberration mit doppeltem Y-Chromosom; führt zu Hochwuchs, Hypogonadismus, Verhaltensstörungen und Intelligenzminderung; Ⓔ *XYY syndrome*

Y-Anastomose *f*: → *Y-Roux-Schlinge*
Yaws *f*: chronische tropische Infektionskrankheit durch **Treponema pertenue**; im Endstadium kommt es zu schweren Schädigungen von Haut, Weichteilen und Knochen; Ⓔ *yaws*
Y-Band *nt*: unteres Strecksehnenband des Fußes; Ⓔ *cruciate ligament of ankle (joint)*
Y-Chromatin *nt*: im Ruhekern nachweisbares Chromatin des Y-Chromosoms; Ⓔ *Y chromatin*
Y-Chromosom *nt*: nur beim männlichen Geschlecht vorhandenes Geschlechtschromosom; Ⓔ *Y chromosome*
Yer|si|nia *f*: Gattung gramnegativer, sporenloser Stäbchenbakterien; Ⓔ *Yersinia*

Yersinia enterocolitica: Erreger akuter, fieberhafter Darmentzündungen; Ⓔ *Yersinia enterocolitica*
Yersinia pestis: in mehreren Biovaren vorkommender Erreger der Pest*; Ⓔ *Yersinia pestis*
Yersinia pseudotuberculosis: Erreger der Nagertuberkulose, selten auch der Pseudotuberkulose* des Menschen; Ⓔ *Yersinia pseudotuberculosis*
Yersinia-Infektion *f*: → *Yersiniose*
Yer|si|ni|o|se *f*: durch **Yersinia**-Species hervorgerufene bakterielle Infektionskrankheit; Ⓔ *yersiniosis*
Young-Helmholtz-Dreifarbentheorie *f*: Theorie des Farbensehens, die annimmt, dass die Netzhaut Rezeptoren für drei Farben [Rot, Grün und Blau] hat und dass Mischfarben durch Reizung von zwei oder drei Rezeptoren gesehen werden; Ⓔ *Young-Helmholtz theory*
Y-Roux-Anastomose *f*: → *Y-Roux-Schlinge*
Y-Roux-Schlinge *f*: ypsilonförmige Anastomose von Magen und stillgelegter Jejunumschlinge; Ⓔ *Roux-en-Y anastomosis*
Y-Schlinge *f*: → *Y-Roux-Schlinge*

Z

Za|cken|se|hen *nt*: → *Teichopsie*
Zahn *m*: Dens; Ⓔ *tooth*
  bleibende Zähne: die 32 Zähne des
  bleibenden Gebisses; Ⓔ *permanent
  teeth*
  zweite Zähne: → *bleibende Zähne*
Zahn|bein *nt*: zwischen Zahnpulpa und
  Schmelz liegende Hauptmasse des
  Zahns; Ⓔ *dentin*
Zahn|be|lag *m*: weicher Belag auf der
  Zahnoberfläche; Ⓔ *dental plaque*
Zahn|bett *nt*: Parodontium; Ⓔ *paro-
  dontium*
Zah|nen *nt*: Zahndurchbruch, Dentition;
  Ⓔ *teething*
Zahn|fäu|le *f*: → *Zahnkaries*
Zahn|fie|ber *nt*: Temperaturerhöhung als
  Begleiterscheinung des Durchbruchs
  der Milchzähne; Ⓔ *dentition fever*
Zahn|fleisch *nt*: Gingiva*; Ⓔ *gum*
Zahn|fleisch|ent|zün|dung *f*: → *Gingivitis*
Zahn|fleisch|hy|per|pla|sie *f*: generalisierte
  oder umschriebene Verdickung des
  Zahnfleischs; Ⓔ *gingival hyperplasia*
Zahn|fleisch|hy|per|tro|phie *f*: generali-
  sierte oder umschriebene Zahnflei-
  schwucherung; Ⓔ *gum hypertrophy*
Zahn|hals *m*: Zahnabschnitt zwischen
  Krone und Wurzel; Ⓔ *neck of tooth*
Zahn|ka|ri|es *f*: Demineralisierung der
  Zahnhartsubstanz durch von Bakterien gebildete organische Säuren; Ⓔ
  tooth decay
Zahn|mark *nt*: → *Zahnpulpa*
Zahn|mark|ent|zün|dung *f*: → *Pulpitis*
Zahn|pa|pil|le *f*: Vorstufe der Zahnpulpa
  während der Zahnbildung; Ⓔ *dental
  papilla*
Zahn|pul|pa *f*: die Pulpahöhle und Zahn-
  wurzel ausfüllendes Zahngewebe; Ⓔ
  tooth pulp
Zahn|re|plan|ta|ti|on *f*: Wiedereinpflan-
  zung eines Zahns; Ⓔ *tooth reimplantation*
Zahn|schmelz *m*: emailleartige, transpa-
  rente äußere Zahnschicht; härteste
  Substanz des menschlichen Körpers;
  Ⓔ *enamel*

Zahn|stein *m*: harte Ablagerung [Kalk-
  salze] auf der Zahnoberfläche; Ⓔ *tar-
  tar*
Zahn|ze|ment *nt*: knochenähnliche Sub-
  stanz des Zahnes; Ⓔ *tooth cement*
zä|kal *adj*: Zäkum, zum Zäkum gehö-
  rend; Ⓔ *cecal*
Zä|kek|to|mie *f*: operative Blinddarment-
  fernung, Zäkumresektion; Ⓔ *cececto-
  my*
Zäko-, zäko- *präf*.: Wortelement mit der
  Bedeutung 1. „blind" 2. „Blinddarm/
  Zäkum/Typhlon"
Zä|ko|i|le|o|sto|mie *f*: operative Verbin-
  dung von Ileum und Zäkum; Ⓔ *ceco-
  ileostomy*
zä|ko|kol|lisch *adj*: Zäkum und Kolon be-
  treffend; Ⓔ *cecocolic*
Zä|ko|kol|lo|pe|xie *f*: operative Anheftung
  von Zäkum und aufsteigendem Kolon
  an die innere Bauchwand; Ⓔ *cecoco-
  lopexy*
Zä|ko|kol|lo|sto|mie *f*: operative Verbin-
  dung von Kolon und Zäkum; Ⓔ *ceco-
  colostomy*
Zä|ko|li|thi|a|sis *f*: Vorkommen von Darm-
  steinen im Blinddarm; Ⓔ *typhlolithi-
  asis*
Zä|ko|me|gal|lie *f*: Zäkumvergrößerung;
  Ⓔ *typhlomegaly*
Zä|ko|pe|xie *f*: Zäkumfixation, Zäkuman-
  heftung; Ⓔ *cecopexy*
Zä|ko|rek|to|sto|mie *f*: operative Verbin-
  dung von Zäkum und Rektum; Ⓔ
  cecorectostomy
Zä|kor|rha|phie *f*: Zäkumnaht; Ⓔ *cecor-
  rhaphy*
Zä|ko|sig|mo|i|do|sto|mie *f*: operative Ver-
  bindung von Zäkum und Sigma; Ⓔ
  cecosigmoidostomy
Zä|ko|sto|mie *f*: (Anlegen einer) Zäkum-
  fistel, Zäkumfistelung; Ⓔ *cecostomy*
Zä|ko|to|mie *f*: operative Zäkumeröff-
  nung; Ⓔ *cecotomy*
Zä|ko|ze|le *f*: Eingeweidebruch mit Blind-
  darm im Bruchsack; Ⓔ *cecocele*
Zä|kum *nt*: Blinddarm; sackförmiger An-
  fang des Dickdarms; am unteren Ende
  befindet sich der Wurmfortsatz [Ap-
  pendix vermiformis], der oft als Blinddarm bezeichnet wird; Ⓔ *cecum*
Zä|kum|ent|zün|dung *f*: → *Typhlitis*
Zä|kum|fis|tel *f*: → *Zäkostomie*
Zä|kum|fis|te|lung *f*: → *Zäkostomie*
Zäkum-Ileum-Fistel *f*: → *Zäkoileostomie*
Zäkum-Kolon-Fistel *f*: → *Zäkokolostomie*
Zäkum-Rektum-Fistel *f*: → *Zäkorektosto-
  mie*
Zäkum-Sigma-Fistel *f*: → *Zäkosigmoido-*

Z

stomie

Zal|ci|ta|bin *nt*: zur Behandlung von HIV-Infektionen verwendeter Hemmer der reversen Transkriptase; ⒺⓏ *zalcitabine*

Zan|gen|ent|bin|dung *f*: Entbindung mit Hilfe einer Geburtszange; Ⓔ *forceps delivery*

Zan|gen|ex|trak|ti|on *f*: →*Zangenentbindung*

Zan|gen|ge|burt *f*: →*Zangenentbindung*

Zap|fen *pl*: →*Zapfenzellen*

Zap|fen|ad|ap|ta|tion *f*: Anpassung der Zapfenzellen an unterschiedliche Helligkeitsgrade; Ⓔ *cone adaptation*

Zap|fen|blind|heit *f*: durch Ausfall der Zapfenzellen der Netzhaut verursachte Farbenblindheit; Ⓔ *cone achromatopsy*

Zap|fen|far|ben|blind|heit *f*: →*Zapfenblindheit*

Zap|fen|ge|lenk *nt*: sich um eine Achse drehendes Gelenk; Ⓔ *pivot joint*

Zap|fen|se|hen *nt*: durch Absorption von Rot, Grün und Blau erzeugtes Farbensehen durch photosensible Substanzen der Zapfenzellen der Netzhaut; Ⓔ *cone vision*

Zap|fen|zel|len *pl*: für das scharfe Helligkeitssehen und das Farbensehen zuständige zapfenförmige Zellen der Netzhaut; Ⓔ *retinal cones*

Zä|ru|lo|plas|min *nt*: kupferbindendes und -transportierendes Eiweiß, das als Oxidase wirkt; Ⓔ *ceruloplasmin*

Ze|bo|ze|phal|ie *f*: Entwicklungsanomalie mit affenähnlichem Schädel; Ⓔ *cebocephaly*

Ze|cken *pl*: blutsaugende Spinnentiere, die als Parasiten und Krankheitsüberträger wichtig sind; unterteilt in Schildzecken* und Lederzecken*; Ⓔ *ticks*

Ze|cken|biss|fie|ber *nt*: von Zecken übertragene Infektionskrankheit durch Rickettsia*-Species; Ⓔ *tick typhus*

Ze|cken|bor|re|li|ose *f*: Lyme-Disease*; Ⓔ *Lyme disease*

Ze|cken|en|ze|phal|i|tis *f*: durch Zecken übertragene Arbovirus-Enzephalitis*; Ⓔ *tick-borne encephalitis*

russische Zeckenenzephalitis: durch Zecken übertragene Virusenzephalitis [RSSE-Virus, RFSE-Virus] mit endemischen Herden in Mittel- und Osteuropa; Ⓔ *Russian spring-summer encephalitis*

zentraleuropäische Zeckenenzephalitis: durch das FSME-Virus verursachte Arbovirus-Enzephalitis Mitteleuropas, die meist unter Mitbeteiligung der Hirnhaut verläuft; Ⓔ *Central European encephalitis*

Ze|cken|fleck|fie|ber *nt*: →*Zeckenbissfieber*

Zeis-Drüsen *pl*: Talgdrüsen der Wimpern; Ⓔ *glands of Zeis*

-zele *suf.*: Wortelement mit der Bedeutung 1. „Bruch/Hernie" 2. „Geschwulst"

Zell|at|mung *f*: Gasaustausch der Zellen mit der Umgebung und Oxidation von Brennstoffen zur Energiegewinnung; Ⓔ *cell respiration*

Zell|di|ag|nos|tik *f*: →*Zytodiagnostik*

Zel|le *f*: kleinste, selbständig lebensfähige Einheit von Pflanzen oder Tieren; alle Zellen enthalten einen Kern, Zellplasma, Zellorganellen [Mitochondrien, Golgi-Apparat etc.] und eine Zellmembran; Ⓔ *cell*

α-Zellen: 1. Glukagon bildende Zellen der Langerhans-Inseln der Bauchspeicheldrüse 2. azidophile Zellen des Hypophysenvorderlappens, in denen STH gebildet wird; Ⓔ 1.–2. *alpha cells*

β-Zellen: 1. insulinbildende Zellen der Langerhans-Inseln der Bauchspeicheldrüse 2. in der Adenohypophyse vorkommende Zellen, die TSH bilden; Ⓔ 1.–2. *beta cells*

δ-Zelle: Somatostatin-bildende Zelle der Langerhans-Inseln der Bauchspeicheldrüse; Ⓔ *delta cell*

enterochromaffine Zellen: u.A. Serotonin enthaltende basalgekörnte Zellen des Magen-Darm-Traktes, die sich mit Silber anfärben; Ⓔ *enterochromaffin cells*

immunkompetente Zelle: Zelle, die eine spezifische Funktion im Immunsystem wahrnimmt; Ⓔ *immunocyte*

monozytoide Zellen: beim Pfeiffer*-Drüsenfieber im Blut auftretende mononukleäre, lymphomonozytäre Blutzellen; Ⓔ *Downey's cells*

parafollikuläre Zellen: Calcitonin-produzierende Zellen der Schilddrüse; Ⓔ *parafollicular cells*

Zell|kern *m*: von einer Doppelmembran [Karyolemm] umgebener Kern der Zelle, in dem die DNA bzw. die Chromosomen gespeichert sind; Ⓔ *nucleus*

Zell|ly|se *f*: Zellauflösung; Ⓔ *cytolysis*

Zell|mem|bran *f*: jede Zelle im Körper umfassende, lichtmikroskopisch nicht sichtbare Membran, die aus Lipiden und Eiweißen aufgebaut ist; Ⓔ *cell membrane*

Zell|mi|gra|ti|on *f*: Zellwanderung; Ⓔ *cell migration*

Zell|plas|ma nt: das von der Zellmembran umschlossene Plasma der Zelle; Ⓔ *cell plasma*

Zell|ske|lett nt: → *Zytoskelett*

Zell|tei|lung f: Bildung von zwei Tochterzellen aus einer Mutterzelle; Ⓔ *cell division*

amitotische Zellteilung: ohne Ausbildung einer Teilungsspindel verlaufende Zellteilung; Ⓔ *direct cell division*

direkte Zellteilung: → *amitotische Zellteilung*

meiotische Zellteilung: in zwei Schritten ablaufende Zellteilung, die zu einer Reduktion der Chromosomenzahl auf 23 führt; Ⓔ *meiotic cell division*

mitotische Zellteilung: Zellteilung mit erbgleicher Verteilung der Chromosomen; während der Mitose kommt es zur Ausbildung einer Teilungsspindel und dem Sichtbarwerden der Chromosomen; Ⓔ *mitotic cell division*

Zell|tei|lungs|in|dex m: relativer Anteil an Zellen, die sich zum Beobachtungszeitraum in der Mitose* befindet; Ⓔ *mitotic index*

Zell|tei|lungs|ra|te f: prozentuale Zellteilung und -vermehrung eines Gewebes pro Zeiteinheit; Ⓔ *mitotic rate*

zell|ul|lär adj: Zelle(n) betreffend, aus Zellen bestehend, zellig; Ⓔ *cellular*

Zell|u|li|tis f: **1.** Entzündung des Unterhautbindegewebes **2.** konstitutionell bedingte, nicht-entzündliche Veränderung des subkutanen Fettgewebes im Oberschenkel- und Gesäßbereich bei Frauen; Ⓔ **1.** *cellulitis* **2.** *cellulite*

Zell|ver|meh|rungs|ra|te f: → *Zellteilungsrate*

Zell|wand f: → *Zellmembran*

Zell|zy|klus m: Lebenszyklus einer Zelle; besteht aus einer ersten Ruhephase [postmitotische Ruhephase, G_1-Phase], einer Synthesephase [S-Phase] in der die DNA verdoppelt wird, der zweiten Ruhephase [prämitotische Ruhephase, G_2-Phase] und der Teilungsphase [M-Phase, Mitosephase]; Ⓔ *cell cycle*

Ze|ment nt: knochenähnliche Substanz des Zahnes; Ⓔ *cementum*

Ze|ment|hy|per|pla|sie f: → *Zementhypertrophie*

Ze|ment|hy|per|tro|phie f: diffuse oder umschriebene Verdickung des Zahnwurzelzements; Ⓔ *cementum hyperplasia*

Ze|men|to|ge|ne|se f: Zahnzementbildung, Zementbildung; Ⓔ *cementogenesis*

Zenker-Divertikel nt: Pulsionsdivertikel am Übergang von Rachen und Speiseröhre; Ⓔ *Zenker's diverticulum*

Zenti-, zenti- präf.: Wortelement mit der Bedeutung „hundertster Teil/Hundert"

Zen|tral|ar|te|ri|en|em|bo|lie f: akuter Verschluss der Arteria* centralis retinae mit irreversibler Erblindung; Ⓔ *retinal embolism*

Zen|tral|ar|te|ri|en|throm|bo|se f: schlagartiger Verschluss der Arteria* centralis retinae des Auges mit irreversibler Erblindung; Ⓔ *apoplectic retinitis*

Zen|tra|li|sa|ti|on f: Drosselung der Durchblutung der Körperperiphere bei verschiedenen Schockzuständen; Ⓔ *peripheral hypoperfusion*

Zen|tral|ner|ven|sys|tem nt: Gehirn und Rückenmark; Ⓔ *central nervous system*

Zen|tral|star m: Katarakt* des Linsenkerns; Ⓔ *central cataract*

zen|tri|fu|gal adj: **1.** vom Zentrum wegstrebend, vom Zentrum wegleitend oder weggerichtet **2.** vom ZNS wegführend, ableitend, efferent; Ⓔ **1.** *centrifugal* **2.** *efferent*

Zen|tri|fu|ge f: Trennschleuder; Ⓔ *centrifuge*

zen|tri|pe|tal adj: **1.** zum Zentrum hinstrebend **2.** zum ZNS hinführend, afferent; Ⓔ **1.** *centripetal* **2.** *afferent*

Zentro-, zentro- präf.: Wortelement mit der Bedeutung „Mittelpunkt/Zentrum"

Zen|tro|blast m: unreife Vorstufe der B-Lymphozyten in den Keimzentren der Lymphknoten; Ⓔ *centroblast*

Zen|tro|blas|tom nt: Non-Hodgkin-Lymphom*; Ⓔ *centroblastic lymphoma*

Zen|tro|mer nt: Einschnürung des Chromosoms; Ansatzstelle der Spindelfasern; Ⓔ *centromere*

Zen|tro|zyt m: B-Lymphozyt in den Keimzentren der Lymphknoten; Ⓔ *centrocyte*

Ze|phal|gie f: Kopfschmerz(en), Kopfweh; Ⓔ *cephalgia*

Zephalo-, zephalo- präf.: Wortelement mit der Bedeutung „Kopf/Schädel"

Ze|phal|o|dak|ty|lie f: Fehlbildung von Kopf und Fingern oder Zehen; Ⓔ *cephalodactyly*

Ze|phal|o|pa|gus m: Doppelfehlbildung mit Verwachsung im Schädelbereich; Ⓔ *cephalopagus*

Ze|phal|o|zel|le f: Schädellücke mit Vorfall von Hirnhäuten; Ⓔ *cephalocele*

Ze|phal|o|zen|te|se f: Hirnpunktion; Ⓔ *cephalocentesis*

Zelralmid *nt*: einfachstes Sphingolipid; Vorstufe von Sphingomyelinen, Gangliosiden und Zerebrosiden; ⓔ *ceramide*

Zelralmildalselmanlgel *m*: autosomal-rezessiv vererbte Enzymopathie* mit Zeramidablagerung in praktisch allen Körpergeweben; meist tödlicher Verlauf im Kindes- oder Jugendalter; ⓔ *ceramidase deficiency*

zelrelbelllar *adj*: Kleinhirn betreffend, zum Kleinhirn gehörend, aus dem Kleinhirn stammend; ⓔ *cerebellar*

Zelrelbellliltis *f*: Kleinhirnentzündung; ⓔ *cerebellitis*

Zerebello-, zerebello- *präf*: Wortelement mit der Bedeutung „Kleinhirn/Zerebellum"

zelrelbelllolfulgal *adj*: vom Kleinhirn wegführend; ⓔ *cerebellofugal*

zerebello-olivär *adj*: Kleinhirn und Olive betreffend oder verbindend; ⓔ *cerebello-olivary*

zelrelbelllolpeltal *adj*: zum Kleinhirn hinführend; ⓔ *cerebellopetal*

zelrelbelllolponltin *adj*: Kleinhirn und Brücke/Pons betreffend oder verbindend; ⓔ *cerebellopontile*

zelrelbelllolspinal *adj*: Kleinhirn/Cerebellum und Rückenmark/Medulla spinalis betreffend oder verbindend; ⓔ *cerebellospinal*

Zelrelbelllum *nt*: in der hinteren Schädelgrube liegender Hirnteil, der aus den beiden Kleinhirnhemisphären und dem Kleinhirnwurm besteht; fungiert als Zentrum für die Willkürmotorik, für Bewegungsautomatie und -koordination, Gleichgewicht und Tiefensensibilität; ⓔ *cerebellum*

zelrelbral *adj*: Großhirn betreffend, zum Großhirn gehörend, aus dem Großhirn stammend; ⓔ *cerebral*

Zelrelbrallanlgilolgralfie, -gralphie *f*: Angiografie* der Hirngefäße; ⓔ *cerebral angiography*

Zelrelbrallarltelrilenlsklelrolse *f*: vorwiegend die Hirnarterien betreffende Arteriosklerose*; führt zu Schwindel, (geistiger) Leistungsminderung und evtl. Demenz*; mit einem erhöhten Risiko eines Schlaganfalls* verbunden; ⓔ *cerebral arteriosclerosis*

Zelrelbrallarltelrilolgralfie, -gralphie *f*: →Zerebralangiografie

Zelrelbrallsklelrolse *f*: Sklerose* der Hirngefäße, v.a. der Arterien [Zerebralarteriensklerose*]; ⓔ *cerebrosclerosis*

Zelrelbriltis *f*: Großhirnentzündung; ⓔ *cerebritis*

Zerebro-, zerebro- *präf*: Wortelement mit der Bedeutung „Hirn/Gehirn/Großhirn/Zerebrum"

zelrelbrolid *adj*: an Hirnsubstanz erinnernd, hirnsubstanzähnlich; ⓔ *cerebroid*

zelrelbrolkarldilal *adj*: Großhirn/Cerebrum und Herz betreffend; ⓔ *cerebrocardiac*

zelrelbrolmelninlgelal *adj*: Hirnhäute und Gehirn/Zerebrum betreffend oder verbindend; ⓔ *cerebromeningeal*

Zelrelbrolpalthie *f*: nicht-entzündliche Gehirnerkrankung; ⓔ *cerebropathy*

zelrelbrolponltin *adj*: Großhirn/Cerebrum und Brücke/Pons betreffend oder verbindend; ⓔ *cerebropontile*

Zelrelbrolse *f*: in Gangliosiden, Cerebrosiden, Glykolipiden, Mukopolysacchariden u.Ä. vorkommende Aldohexose*; Stereoisomer der D-Glucose; ⓔ *cerebrose*

Zelrelbrolsid *nt*: zu den Glykosphingolipiden gehörendes komplexes Lipid*, das v.a. im Myelin* enthalten ist; ⓔ *cerebroside*

zelrelbrolspinal *adj*: Gehirn und Rückenmark/Medulla spinalis betreffend oder verbindend; ⓔ *cerebrospinal*

Zelrelbroltolmie *f*: Hirnschnitt; ⓔ *cerebrotomy*

zelrelbrolvaslkullär *adj*: Hirngefäße betreffend; ⓔ *cerebrovascular*

zelrelbrolzelrelbelllär *adj*: Großhirn/Cerebrum und Kleinhirn/Cerebellum betreffend oder verbindend; ⓔ *cerebrocerebellar*

Zelrelbrum *nt*: der aus den Großhirnhemisphären, Fornix* cerebri und Kommissuren bestehende Teil des Gehirns; meist gleichgesetzt mit Gehirn oder Endhirn; ⓔ *cerebrum*

α-Zerfall *m*: radioaktiver Zerfall, bei dem Alphateilchen frei werden; ⓔ *alpha decay*

β-Zerfall *m*: radioaktiver Zerfall mit Emission von Betateilchen aus dem Kern; ⓔ *beta decay*

Zerlkalrie *f*: infektiöses Entwicklungsstadium [1. Larvenstadium] von Trematoden; ⓔ *cercaria*

Zerlkalrilenlderlmaltiltis *f*: durch Zerkarien hervorgerufene Dermatitis* mit Juckreiz und Quaddelbildung; ⓔ *cercarial dermatitis*

zerlkalrilzid *adj*: zerkarienabtötend; ⓔ *cercaricidal*

Zerlklalge *f*: Kreisnaht, Umschlingung

Z

[z.B. des Muttermundes]; ⒠ *cerclage*

Zelrolid *nt*: braune, wachsähnliche Substanz in Körpergeweben; ⒠ *ceroid*

Zelrolidlilpolfuslzilnolse *f*: zu den Lipidspeicherkrankheiten* zählende Erkrankung mit Einlagerung von Zeroid-Lipofuszin-Granula innerhalb und außerhalb des Zentralnervensystems; ⒠ *ceroid lipofuscinosis*

Zerlstreulungslinlse *f*: nach innen gewölbte Linse, die Lichtstrahlen streut; ⒠ *diverging lens*

Zelrulmen *nt*: Ohrenschmalz; ⒠ *cerumen*

Zelrulmilnollylse *f*: Auflösung von eingedicktem Ohrenschmalz; ⒠ *ceruminolysis*

zerlvilkal *adj*: 1. Hals/Cervix betreffend 2. Gebärmutterhals/Cervix uteri betreffend; ⒠ **1.–2.** *cervical*

Zerlvilkallganglilien *pl*: Ganglien des Halsgrenzstrangs; ⒠ *cervical ganglia*

Zerlvilkallkalnal *m*: Kanal durch den Gebärmutterhals; ⒠ *cervical canal (of uterus)*

Zerlvilkallmark *nt*: →*Zervikalsegmente*

Zerlvilkallnerlven *pl*: Spinalnerven des Halsmarks; ⒠ *cervical nerves*

Zerlvilkallseglmenlte *pl*: Halsabschnitt des Rückenmarks; ⒠ *cervical segments of spinal cord*

Zerviko-, zerviko- *präf.*: Wortelement mit der Bedeutung „Nacken/Hals/Zervix"

zerlvilkolalxilllär *adj*: Hals/Cervix und Axilla betreffend; ⒠ *cervicoaxillary*

zerlvilkolbralchilal *adj*: Hals/Cervix und Arm/Brachium betreffend; ⒠ *cervicobrachial*

Zerlvilkolbralchilallgie *f*: Schmerzen im Hals-Schulter-Arm-Bereich, zervikobrachiale Neuralgie; ⒠ *cervicobrachialgia*

Zerlvilkolbralchilallsynldrom *nt*: Schulter-Arm-Syndrom*; ⒠ *cervicobrachial syndrome*

zerlvilkoldorlsal *adj*: Hals/Cervix und Rücken/Dorsum betreffend; ⒠ *cervicodorsal*

zerlvilkolfalzilal *adj*: Hals/Cervix und Gesicht betreffend; ⒠ *cervicofacial*

Zerlvilkolkollpiltis *f*: Entzündung von Zervix und Scheide; ⒠ *cervicocolpitis*

zerviko-okzipital *adj*: Hals/Cervix und Hinterhaupt/Occiput betreffend; ⒠ *cervico-occipital*

Zerlvilkolpelxie *f*: operative Fixierung des Gebärmutterhalses; ⒠ *cervicopexy*

Zerlvilkorlrhalphie *f*: Zervixnaht; ⒠ *trachelorrhaphy*

zerlvilkolskalpullar *adj*: Hals/Cervix und Schulterblatt/Scapula betreffend; ⒠ *cervicoscapular*

Zerlvilkoltolmie *f*: Zervixschnitt, Zervixdurchtrennung; ⒠ *cervicotomy*

zerlvilkolvalginal *adj*: Gebärmutterhals/Cervix uteri und Scheide/Vagina betreffend oder verbindend; ⒠ *cervicovaginal*

Zerlvilkolvalgilniltis *f*: →*Zervikokolpitis*

zerlvilkolvelsilkal *adj*: Gebärmutterhals/Cervix uteri und Harnblase betreffend oder verbindend; ⒠ *cervicovesical*

Zerlvix *f*: 1. Hals, halsförmige Struktur 2. Gebärmutterhals, Uterushals; ⒠ **1.** *neck* **2.** *cervix uteri*

Zerlvixldrülsen *pl*: den glasklaren Zervixschleim bildende Drüsen des Gebärmutterhalses; ⒠ *cervical glands (of uterus)*

Zerlvixlentlzünldung *f*: →*Zervizitis*

Zerlvixlhöhllenlkarlzilnom *nt*: im Zervikalkanal sitzendes Zervixkarzinom*; der Muttermund ist klinisch unauffällig; ⒠ *endocervical carcinoma*

Zerlvixlinlsuflfilzilenz *f*: frühzeitige Eröffnung des Muttermundes unter Gefahr des Blasensprungs und der Frühgeburt; ⒠ *cervical incompetence*

Zerlvixlkarlzilnom *nt*: früher häufigstes Karzinom des Genitalbereichs, heute ebenso häufig wie das Korpuskarzinom*; Vorsorgeuntersuchungen [Abstrich, Kolposkopie] können einen Großteil der Tumoren schon in der Frühphase entdecken; ⒠ *cervical carcinoma (of uterus)*

Zerlvixlkolnilsaltilon *f*: konusförmige Gewebeausschneidung aus der Portio* vaginalis zur Biopsieentnahme [Konusbiopsie] oder Therapie; ⒠ *conization*

Zerlvixlplasltik *f*: plastische Operation des Gebärmutterhalses; ⒠ *cervicoplasty*

Zerlvixlpollyp *m*: Polyp der Zervixschleimhaut; häufige Ursache von Zusatzblutungen; ⒠ *cervical polyp*

Zerlvixlriss *m*: Riss der Zervix unter der Geburt; ⒠ *cervical tear*

Zerlvixlschleim *nt*: von den sekretorischen Zervixzellen abgesondertes Sekret, dessen Konsistenz sich im Laufe des Menstrualzyklus verändert; ⒠ *cervical mucus*

Zerlvixlschleimlmeltholde *f*: unzuverlässige natürliche Empfängnisverhütung durch Bestimmung der fruchtbaren Tage; ⒠ *Billing's method*

Z

Zerivixiseikret nt: →Zervixschleim

Zerivilziltis f: Entzündung (der Schleimhaut) der Zervix; ⓔ cervicitis

Zesitoiden pl: Bandwürmer*; ⓔ Cestoda

zesitoizid adj: gegen Bandwürmer wirkend, zestoden(ab)tötend; ⓔ cestocidal

Zeulgungsiunifälhigikeit f: Impotentia* generandi; ⓔ impotence

-zid suf.: Wortelement mit der Bedeutung „(ab)tötend"

Zidoivulldin nt: vom Thymidin* abgeleitete antivirale Substanz; in der Therapie von HIV-Infektionen verwendet; ⓔ zidovudine

Zielgenipelter m: Mumps*; ⓔ mumps

Ziehl-Neelsen-Färbung f: Spezialfärbung für alkohol- und säurefeste Bakterien; ⓔ Ziehl-Neelsen stain

zikaltrilzileil adj: Narbe betreffend, narbig, vernarbend; ⓔ cicatricial

zililiar adj: Wimpernhaare oder Ziliarkörper betreffend; ⓔ ciliary

Zililiarlapiparat m: →Ziliarkörper

Zililiarlganiglilon nt: parasympathisches Ganglion hinter dem Augapfel; enthält Fasern für Ziliarmuskel und Pupillensphinkter; ⓔ ciliary ganglion

Zililialris m: →Musculus ciliaris

Zililiarlkörlper m: Abschnitt der mittleren Augenhaut, der den Ziliarmuskel enthält und das Kammerwasser bildet; ⓔ ciliary body

Zililiarlperlentizünldung f: →Zyklitis

Zililiarlmusikel m: →Musculus ciliaris

Zililiarloltolmie f: Ziliarkörperdurchtrennung; ⓔ ciliarotomy

Zililiaiten pl: teilweise oder vollständig bewimperte Einzeller, die in Süß- und Salzwasser vorkommen; zum Teil Parasiten oder Krankheitserreger des Menschen [z.B. Balantidium coli]; ⓔ Ciliata

Zililiekitolmie f: 1. operative (Teil-)Entfernung des Ziliarkörpers 2. Lidrandresektion; ⓔ 1.–2. ciliectomy

Zilililen pl: kleinste, haarähnliche Zellfortsätze, die aktiv bewegt werden; ⓔ cilia

Zilililenlabslzess m: Abszess der Liddrüsen; ⓔ sty

Zilio-, zilio- präf.: Wortelement mit der Bedeutung „Wimper/Zilie/Cilium"

zililiolreltinal adj: Ziliarkörper/Corpius ciliare und Netzhaut/Retina betreffend; ⓔ cilioretinal

zililiolsklelral adj: Ziliarkörper/Corpius ciliare und Lederhaut/Sklera betreffend; ⓔ cilioscleral

zililiolspilnal adj: Ziliarkörper/Corpius ciliare und Rückenmark betreffend; ⓔ ciliospinal

Zililioltolmie f: Ziliarnervendurchtrennung; ⓔ ciliotomy

Zilineiol nt: als Sekretolytikum* verwendetes ätherisches Öl; Hauptbestandteil des Eukalyptusöls und anderer ätherischer Öle; ⓔ cineol

Zink nt: essentielles Spurenelement; ⓔ zinc

Zinklfielber nt: durch Zinkdämpfe hervorgerufenes, vorübergehendes Fieber mit Muskelschmerzen und Abgeschlagenheit; ⓔ zinc fume fever

Zinn nt: silberweißes Metall der Kohlenstoffgruppe; ⓔ tin

Zinn-Gefäßkranz m: Arterienkranz an der Eintrittstelle des Sehnervs in die Sklera; ⓔ Zinn's corona

Zinn-Zone f: Aufhängeapparat der Augenlinse; ⓔ Zinn's tendon

Zirlbelldrülse f: hormonproduzierende Drüse an der Hinterwand des III. Ventrikels; ⓔ pineal gland

zirlkaldilan adj: über den ganzen Tag (verteilt), ungefähr 24 Stunden dauernd oder umfassend, tagesrhythmisch; ⓔ circadian

zirlkullaltoirisch adj: (Blut-)Kreislauf betreffend; ⓔ circulatory

Zirkum-, zirkum- präf.: Wortelement mit der Bedeutung „um...herum"

zirlkumlalnal adj: in der Umgebung des Afters/Anus (liegend), um den After herum (liegend); ⓔ circumanal

zirlkumlarltilkullär adj: um ein Gelenk herum (liegend), in der Umgebung eines Gelenks; ⓔ circumarticular

zirlkumlalxilllär adj: in der Umgebung der Achselhöhle/Axilla (liegend); ⓔ circumaxillary

zirlkumlbullbär adj: um einen Bulbus herum (liegend), insbesondere den Augapfel/Bulbus oculi; ⓔ circumbulbar

zirlkumlgemlmal adj: in der Umgebung einer Knospe, insbesondere einer Geschmacksknospe/Gemma gustatoria; ⓔ circumgemmal

zirlkumlinltesltilnal adj: um den Darm/das Intestinum herum (liegend); ⓔ circumintestinal

zirlkumlkorlnelal adj: (Auge) um die Hornhaut/Kornea herum (liegend); ⓔ circumcorneal

zirlkumllenltal adj: um die Linse/Lens cristallina herum (liegend); ⓔ circumlental

zirlkumlnulklelär adj: um einen Kern/Nu-

Z

kleus herum (liegend), insbesondere den Zellkern; ⒺＥ *circumnuclear*

zirlkumlolkullär *adj*: um das Auge/den Oculus herum (liegend); ⒺＥ *circumocular*

zirlkumlolral *adj*: um den Mund/Os herum (liegend), in der Umgebung der Mundöffnung; ⒺＥ *circumoral*

zirlkumlorlbiltal *adj*: um die Augenhöhle/Orbita herum (liegend); ⒺＥ *circumorbital*

zirlkumlrelnal *adj*: um die Niere/Ren herum (liegend); ⒺＥ *circumrenal*

zirlkumlskript *adj*: auf einen Bereich beschränkt, umschrieben, begrenzt; ⒺＥ *circumscribed*

zirlkumlvaslkullär *adj*: um ein Gefäß herum (liegend); ⒺＥ *circumvascular*

zirlkumlventlrilkullär *adj*: um einen Ventrikel herum (liegend); ⒺＥ *circumventricular*

Zirlkumlzilsilon *f*: operative Kürzung der Vorhaut; ⒺＥ *circumcision*

zirlrholgen *adj*: die Zirrhoseentstehung fördernd oder auslösend; ⒺＥ *cirrhogenous*

Zirlrholse *f*: chronisch-entzündliche, evtl. von Nekrose* begleitete Organerkrankung mit fortschreitender Verhärtung und Schrumpfung des Gewebes; ⒺＥ *cirrhosis*

Zislterlne *f*: Flüssigkeitsreservoir, Cisterna; ⒺＥ *cistern*

perinukleäre Zisterne: Flüssigkeitsraum um den Zellkern; ⒺＥ *perinuclear space*

Zislterlnenlpunkltilon *f*: Punktion der Cisterna* cerebellomedullaris zur Entnahme von Liquor oder Applikation von Chemotherapeutika; ⒺＥ *cisternal puncture*

Zislterlnolgralfie, -gralphie *f*: Kontrastmitteldarstellung der Hirnzisternen; ⒺＥ *cisternography*

zislterlnolgralfisch, -gralphisch *adj*: Zisternografie betreffend, mittels Zisternografie; ⒺＥ *cisternographic*

Ziltrat *nt*: Salz der Zitronensäure; ⒺＥ *citrate*

Zitrat-Pyruvat-Zyklus *m*: Mechanismus zum transmembranösen Transport von Acetyl-Resten und Elektronen während der Fettsäuresynthese; ⒺＥ *citrate-pyruvate cycle*

Ziltratlalldollalse *f*: → *Zitratlyase*

Ziltratlblut *nt*: durch Zitratzusatz ungerinnbar gemachtes Blut; ⒺＥ *citrated blood*

Ziltratllylalse *f*: die Spaltung von Zitrat in

Oxalacetat und Acetyl-CoA katalysierendes Enzym; wichtig für die Fettsäuresynthese; ⒺＥ *citrate lyase*

Ziltratlplaslma *nt*: durch Zitratzusatz ungerinnbar gemachtes Plasma; ⒺＥ *citrated plasma*

Ziltratlsynlthalse *f*: katalysiert die Bildung von Zitrat im Zitronensäurezyklus*; ⒺＥ *citrate synthase*

Ziltratlzylklus *m*: → *Zitronensäurezyklus*

Ziltrolnenlsäulre *f*: Tricarbonsäure, wichtiges Zwischenprodukt des Intermediärstoffwechsels; ⒺＥ *citric acid*

Ziltrolnenlsäulrelzylklus *m*: in den Mitochondrien der Zelle ablaufender Reaktionszyklus des Intermediärstoffwechsels; aus Kohlenhydraten, Eiweißen und Fettsäuren stammendes Acetyl-CoA wird oxidativ zur Energiegewinnung der Zelle abgebaut; ⒺＥ *citric acid cycle*

zölkal *adj*: → *zäkal*

Zöko-, zöko- *präf.*: Wortelement mit der Bedeutung **1.** „blind" **2.** „Blinddarm/Zäkum/Typhlon"

Zölkum *nt*: → *Zäkum*

Zöllilalkie *f*: angeborene Unverträglichkeit von Gliadin*, die schon im Kleinkindalter zu Verdauungsinsuffizienz und Gedeihstörung führt; macht die lebenslange Einhaltung einer glutenfreien Diät nötig; ⒺＥ *celiac disease*

Zöllilalkolgralfie, -gralphie *f*: selektive Angiografie* des Truncus* coeliacus und seiner Äste; ⒺＥ *celiac angiography*

Zölio-, zölio- *präf.*: Wortelement mit der Bedeutung „Bauch/Bauchhöhle/Unterleib"

Zölilolgasltrolstolmie *f*: Anlegen einer äußeren Magenfistel in der Bauchwand; ⒺＥ *celiogastrostomy*

Zölilolgasltroltolmie *f*: Laparotomie* mit Eröffnung des Magens; ⒺＥ *celiogastrotomy*

Zölilolhyslteroltolmie *f*: Gebärmuttereröffnung durch den Bauchraum; ⒺＥ *celiohysterotomy*

Zölilorlrhalphie *f*: Bauchwandnaht; ⒺＥ *celiorrhaphy*

Zölilolsallpinlgekltolmie *f*: transabdominelle Eileiterentfernung; ⒺＥ *celiosalpingectomy*

Zölilolsallpinlgoltolmie *f*: transabdominelle Eileitereröffnung; ⒺＥ *celiosalpingotomy*

Zöllilolskop *nt*: Endoskop* für die Zölioskopie*; ⒺＥ *celioscope*

Zöllilolskolpie *f*: endoskopische Untersuchung einer Körperhöhle; ⒺＥ *celioscopy*

Zölliloltolmie f: (operative) Bauchhöhleneröffnung; ⒺⒺ *celiotomy*
Zöllilozenltelse f: Bauchhöhlenpunktion;
ⒺⒺ *celiocentesis*
Zollinger-Ellison-Syndrom nt: gastrin-bil-
dender Tumor der Inselzellen der
Bauchspeicheldrüse; ⒺⒺ *Zollinger-Ellison syndrome*
Zöllom nt: primäre Leibeshöhle des Embryos; ⒺⒺ *celoma*
Zöllomlhöhle f: → Zölom
Zolna f: Zone, Region; ⒺⒺ *zone*
Zona hemorrhoidalis: unterster Abschnitt des Mastdarms; ⒺⒺ *hemorrhoidal zone*
Zona pellucida: von den Follikelzellen
gebildete Umhüllung der Eizelle; ⒺⒺ
pellucid zone
Zonläslthelsie f: Gürtelgefühl; ⒺⒺ *zones-
thesia*
Zolnulla f: kleiner Gürtel, kleine Zone;
ⒺⒺ *zonule*
Zonula adhaerens: Form der Zellver-
bindung, bei der das Plasma entlang
der Membran verdichtet ist; ⒺⒺ *zonu-
la adherens*
Zonula ciliaris: Aufhängeapparat der
Augenlinse; ⒺⒺ *ciliary zonule*
Zonula occludens: Form der Zellverbindung, bei der die äußeren Schichten
der Zellmembranen verschmelzen; ⒺⒺ
zonula occludens
Zolnullarlfalsern pl: Aufhängefasern der
Linse; ⒺⒺ *zonular fibers*
Zolnullliltis f: Entzündung der Strahlen-
zone der Augenlinse; ⒺⒺ *zonulitis*
Zolnullollylse f: enzymatische Auflösung/
Andauung der Zonulafasern; ⒺⒺ *zonu-
lolysis*
Zolnulloltolmie f: operative Durchtren-
nung von Zonulafasern; ⒺⒺ *zonulotomy*
Zoo-, zoo- präf.: Wortelement mit der Be-
deutung „Tier/Lebewesen"
Zololanthlrolpolnolse f: von Menschen auf
Tiere übertragene Erkrankung; ⒺⒺ
zooanthroponosis
Zoon-Balanitis f: umschriebene, chro-
nisch-verlaufende Entzündung von Ei-
chel und Vorhaut; ⒺⒺ *Zoon's erythro-
plasia*
Zololnolse f: bei Tieren und Menschen
vorkommende, i.d.R. von Tieren auf
Menschen übertragene Erkrankung;
ⒺⒺ *zoonosis*
Zololpalralsit m: tierischer Parasit; s.u.
Parasit; ⒺⒺ *zooparasite*
Zölrullolplaslmin nt: kupferbindendes
und transportierendes Eiweiß, das als
Oxidase wirkt; ⒺⒺ *ceruloplasmin*

Zositer m: akute, schmerzhafte Erkrankung durch ein Rezidiv einer vorausgegangenen Infektion [Windpocken*]
mit dem Varicella-Zoster-Virus*; meist
gürtelförmige Ausbreitung im Versorgungsgebiet eines Spinalnervens; ⒺⒺ
zoster
Zoster generalisatus: bei Immunschwäche auftretende Generalisation mit
Ausbreitung auf den ganzen Körper;
ⒺⒺ *generalized herpes zoster*
Zoster haemorrhagicus: Zoster mit
bluthaltigen Bläschen; ⒺⒺ *hemorrhagic herpes zoster*
Zoster ophthalmicus: Zoster des Nervus* ophthalmicus mit halbseitigen
Kopfschmerzen, Lidödem und evtl.
Hornhautbeteiligung [Herpeskerati-
tis*, Herpeskeratokonjunktivitis*];
ⒺⒺ *ophthalmic zoster*
Zoster oticus: schmerzhafte Gürtelrose
mit besonderer Beteiligung der Ohrmuschel, des äußeren Gehörgangs und
des Innenohrs; kann zu Schwerhörigkeit oder Ertaubung führen; ⒺⒺ *herpes
zoster oticus*
Zoster symptomaticus: Zoster bei
Schwächung der Immunabwehr durch
HIV-Infektion, Karzinom, Strahlentherapie, etc.; ⒺⒺ *symptomatic herpes zoster*
zositerlarltig adj: in der Art eines Herpes
zoster, zosterähnlich; ⒺⒺ *zosteriform*
Zoster-Enzephalitis f: Enzephalitis* als
Komplikation eines Zosters*; ⒺⒺ *zoster encephalitis*
Zositerlimlmunlglolbullin nt: v.a. bei Kindern zur passiven Immunisierung ein-
gesetztes Immunglobulin gegen das
Varicella-Zoster-Virus*; ⒺⒺ *zoster immune globulin*
Zoster-Meningitis f: auf die Hirnhaut beschränkte Entzündung als Komplikation eines Zosters*; ⒺⒺ *zoster meningitis*
Zoster-Virus nt: → Varicella-Zoster-Virus
Zotlten pl: fingerförmige Ausstülpungen
zur Vergrößerung der Oberfläche des
Darm oder der Plazenta; ⒺⒺ *villi*
Zotltenlhaut f: mittlere Eihaut; ⒺⒺ *chorion*
Zotltenlherz nt: bei Fibrinablagerung im
Herzbeutel [Pericarditis* fibrinosa]
entstehende raue Herzoberfläche; ⒺⒺ
hairy heart
Zotltenlkrebs, fetaler m: aus einer Blasenmole* hervorgehender maligner Tu-
mor des Chorionepithels; ⒺⒺ *choriocarcinoma*

Z

Zot|ten|me|la|no|se f: meist durch Laxantienabusus hervorgerufene Braunfärbung der Dickdarmschleimhaut; ⒺΕ *melanosis of the colon*

Zu|cker pl: aus Wasserstoff, Kohlenstoff und Sauerstoff zusammengesetzte organische Verbindungen mit der allgemeinen Summenformel $C_n(H_2O)_n$; je nach der Molekülgröße unterscheidet man **Monosaccharide, Oligosaccharide** und **Polysaccharide**; ⒺΕ *sugars*

Zu|cker|harn|ruhr f: → *Diabetes mellitus*

Zu|cker|krank|heit f: → *Diabetes mellitus*

Zu|cker|star m: Katarakt* bei Diabetes* mellitus; ⒺΕ *diabetic cataract*

Zun|gen|bren|nen nt: Parästhesie* der Zungenschleimhaut mit Brennen, Jucken und Schmerzreiz ohne erkennbare Schädigung; Teilaspekt der Glossodynie*; ⒺΕ *burning tongue*

Zun|gen|de|li|ri|um nt: bei verschiedenen Psychosen auftretender ungehemmter Redefluss; ⒺΕ *logorrhea*

Zun|gen|ent|zün|dung f: → *Glossitis*

Zun|gen|flieg|e f: → *Tsetsefliege*

Zun|gen|grund|man|del f: → *Zungenmandel*

Zun|gen|man|del f: lymphoepitheliales Gewebe am Zungengrund; ⒺΕ *lingual tonsil*

Zun|gen|schleim|haut|ent|zün|dung f: → *Glossitis*

Zun|gen|sep|tum nt: Scheidewand, die die Zunge in der Mitte teilt; ⒺΕ *lingual septum*

Zun|gen|spal|te f: angeborene Längsspaltung der Zunge; ⒺΕ *schistoglossia*

Zun|gen|spit|zen|drü|se f: Speicheldrüse der Zungenspitze; ⒺΕ *apical gland of tongue*

Zun|gen|wür|mer pl: wurmähnliche Endoparasiten von Mensch und Wirbeltieren; ⒺΕ *tongue worms*

Zu|satz|blu|tung f: Blutung außerhalb der Monatsblutung; ⒺΕ *supernumeray bleeding*

Zuviel-Haut-Syndrom nt: inhomogene Krankheitsgruppe, die durch von der Unterlage abhebbare, schlaffe, in Falten hängende Haut gekennzeichnet ist; ⒺΕ *lax skin*

Zwangs|krank|heit f: → *Zwangsneurose*

Zwangs|neu|ro|se f: Neurose*, die von Zwangserscheinungen [**Zwangsgedanken, Zwangshandlungen, Zwangsimpulsen**] beherrscht wird; ⒺΕ *obsessive-compulsive neurosis*

Zweck|psy|cho|se f: schwer von Simulation zu unterscheidendes Vorkommen von Vorbereiden, Vorbeihandeln und Nichtwissenwollen; ⒺΕ *Ganser's syndrome*

Zwei|fach|zu|cker m: aus zwei Einfachzuckern bestehendes Molekül; ⒺΕ *disaccharide*

Zwei|far|ben|se|hen nt: Farbenfehlsichtigkeit mit Ausfall einer Farbe; ⒺΕ *dichromasy*

Zwei|pha|sen|prä|pa|rat nt: Antibabypille, die in der ersten Zyklusphase nur Östrogen enthält und in der zweiten Phase Östrogen und Gestagen; ⒺΕ *sequential oral contraceptive*

Zwei|stär|ken|glä|ser pl: Brillengläser mit zwei verschiedenen Brennweiten; i.d.R. oben für Fernsehen, unten für Nahsehen; ⒺΕ *bifocals*

Zwei|ter|kran|kung f: zu einer bestehenden Krankheit hinzukommende Erkrankung; ⒺΕ *secondary disease*

Zweit|krank|heit f: → *Zweiterkrankung*

Zwerch|fell nt: Diaphragma*; ⒺΕ *diaphragm*

Zwerch|fell|at|mung f: Atmung, bei der sich das Zwerchfell bei der Einatmung anspannt und bei der Ausatmung entspannt und nach oben gedrückt wird; ⒺΕ *diaphragmatic breathing*

Zwerch|fell|her|nie f: Hernie durch eine (anatomische) Lücke im Zwerchfell; ⒺΕ *diaphragmatic hernia*

Zwerch|fell|hoch|stand m: Hochstand einer Zwerchfellhälfte bei halbseitiger Zwerchfelllähmung*; ⒺΕ *diaphragmatic eventration*

Zwerch|fell|läh|mung f: durch einen Ausfall des Nervus* phrenikus hervorgerufene vollständige oder partielle Lähmung; ⒺΕ *diaphragmatic paralysis*

Zwerch|fell|pa|ral|ly|se f: → *Zwerchfelllähmung*

Zwerch|fell|rup|tur f: Riss des Zwerchfells bei stumpfem Thoraxtrauma; führt zum Vorfall von Baucheingeweiden in die Brusthöhle; ⒺΕ *rupture of diaphragm*

Zwerch|fell|tief|stand m: ein- oder beidseitiges Tiefertreten des Zwerchfells, z.B. bei Pneumothorax*; ⒺΕ *phrenoptosia*

Zwerg|band|wurm|in|fek|ti|on f: Befall mit **Hymenolepsis nana**; führt v.a. bei Kindern zu Leibschmerzen, Durchfall und Pruritus* ani; ⒺΕ *hymenolepiasis*

Zwerg|flech|te Bae|ren|sprung f: durch **Corynebacterium minutissimum** verursachte intertriginöse, braunrote Plaques mit feiner Schuppung; ⒺΕ *Bae-*

Z

rensprung's erythrasma

Zwerg|nie|re *f*: angeborene Kleinheit der Niere; ⒺＥ *dwarf kidney*

Zwerg|wuchs *m*: Verminderung des Längenwachstums mit einer Körpergröße unterhalb der 3. Perzentile der Wachstumskurve; ⒺＥ *dwarfism*

Zwil|lin|ge *pl*: zwei gleichzeitig ausgetragene und kurz nacheinander geborene Feten [ca. 1:85 Geburten]; ⒺＥ *twins*
dissimiläre/dizygote Zwillinge: →*zweieiige Zwillinge*
eineiige Zwillinge: aus einer befruchteten Eizelle entstandene Zwillinge, die sich genotypisch und phänotypisch extrem ähnlich sind; ⒺＥ *monozygotic twins*
erbgleiche Zwillinge: →*eineiige Zwillinge*
erbungleiche/heteroovuläre Zwillinge: →*zweieiige Zwillinge*
identische/monovuläre/monozygote Zwillinge: →*eineiige Zwillinge*
zweieiige Zwillinge: durch unabhängige Befruchtung von zwei Eizellen entstandene Zwillinge, die gleich- oder verschiedengeschlechtlich [**Pärchenzwillinge**] sind; ⒺＥ *dizygotic twins*

Zwil|lings|trans|fu|si|ons|syn|drom *nt*: intrauterine Übertragung von Blut eines Zwillings auf den anderen; ⒺＥ *placental transfusion syndrome*

Zwil|lings|zel|len *pl*: durch Kreuzung von genetisch unterschiedlichen Zellen erhaltene Zellen; ⒺＥ *twin cells*

Zwi|schen|ge|schlecht|lich|keit *f*: Störung der Geschlechtsdifferenzierung mit Vorkommen von Geschlechtsmerkmalen beider Geschlechter; ⒺＥ *intersexuality*

Zwi|schen|hirn *nt*: zwischen Endhirn und Mittelhirn liegender Abschnitt, umfasst u.A. Hypothalamus* und III. Ventrikel; ⒺＥ *interbrain*

Zwi|schen|kno|chen|mus|keln *pl*: →*Musculi interossei*

Zwi|schen|rip|pen|mus|keln *pl*: →*Musculi intercostales*

Zwi|schen|rip|pen|ner|ven *pl*: →*Nervi intercostales*

Zwi|schen|rip|pen|raum *m*: Raum zwischen zwei Rippen; ⒺＥ *intercostal space*

Zwi|schen|wir|bel|loch *nt*: Öffnung zwischen zwei übereinander liegenden Wirbeln; Austrittsstelle der Spinalnerven aus dem Spinalkanal; ⒺＥ *intervertebral foramen*

Zwi|schen|wir|bel|schei|be *f*: Bandscheibe*; ⒺＥ *intervertebral disk*

Zwi|schen|wirt *m*: Parasitenwirt, in dem ein Teil der Entwicklungsstadien des Parasiten ablaufen; ⒺＥ *intermediate host*

Zwi|schen|zell|sub|stanz *f*: aus geformten [Fasern] und ungeformten [Proteinen, Sacchariden] Elementen bestehende Substanz zwischen den Zellen des Binde- und Stützgewebes; ⒺＥ *interstitial substance*

Zwit|ter|tum *nt*: →*Hermaphroditismus*

Zwit|rig|keit *f*: →*Hermaphroditismus*

Zwölf|fin|ger|darm *m*: etwa 30 cm langer, hufeisenförmiger Dünndarmabschnitt zwischen Magenausgang und Jejunum; die Ausführungsgänge von Galle und Bauchspeicheldrüse münden ins Duodenum; ⒺＥ *duodenum*

Zwölf|fin|ger|darm|ge|schwür *nt*: häufigstes Geschwür des Magen-Darm-Traktes; meist mit Überproduktion von Magensäure und Helicobacter-pylori-Infektion des Magens; typisch sind Nüchternschmerz und Druckschmerz im Oberbauch; ⒺＥ *duodenal ulcer*

Zy|an|hä|mo|glo|bin|me|tho|de *f*: Bestimmung der Hämoglobinkonzentration nach Umwandlung in **Zyanmethämoglobin**; ⒺＥ *cyanmethemoglobin method*

Zy|an|hi|dro|se *f*: Blaufärbung des Schweißes; ⒺＥ *cyanhidrosis*

Zy|a|nid *nt*: Salz der Blausäure; ⒺＥ *cyanide*

Zy|a|nid|ver|gif|tung *f*: durch rosiges Aussehen, Bittermandelgeruch des Atems und Atemnot gekennzeichnete Vergiftung; evtl. Erstickung zum Hemmung der intrazellulären Atemenzyme; ⒺＥ *cyanide poisoning*

Zyano-, zyano- *präf.*: Wortelement mit der Bedeutung „blau/schwarzblau/blau gefärbt"

Zy|a|no|co|bal|amin *nt*: eine Cyano-Gruppe enthaltende Form des Cobalamins*; ⒺＥ *cyanocobalamin*

Zy|a|no|pie *f*: →*Zyanopsie*

Zy|a|nop|sie *f*: erworbene Störung des Farbensehens mit Blautönung aller Farben; ⒺＥ *cyanopsia*

Zy|a|no|se *f*: durch eine Abnahme der Sauerstoffsättigung des Blutes hervorgerufene bläulich-livide Verfärbung von Haut und Schleimhaut; ⒺＥ *cyanosis*
falsche Zyanose: bläuliche Hautverfärbung durch Pigmenteinlagerung; auch Bezeichnung für die dunkelrote Haut- und Schleimhautfärbung bei Polycy-

Z

thaemia* vera; ⒠ *false cyanosis*

periphere Zyanose: Zyanose mit großer arteriovenöser O₂-Differenz bei erhöhter peripherer Ausschöpfung des Sauerstoffs und/oder verlangsamter Zirkulation; ⒠ *peripheral cyanosis*

pulmonale Zyanose: Zyanose durch Behinderung/Verminderung des alveolären Gasaustauchs in der Lunge bei Lungenerkrankung oder Hypoventilation*; ⒠ *pulmonary cyanosis*

zentrale Zyanose: Zyanose durch eine verminderte Sauerstoffsättigung des Blutes durch kardiale Ursachen [Rechts-Links-Shunt*, Herzinsuffizienz] oder als pulmonale Zyanose; ⒠ *central cyanosis*

Zy|an|ur|ie f: Blaufärbung des Urins; ⒠ *cyanuria*

Zy|an|was|ser|stoff|säu|re f: extrem giftige, wässrige Lösung von Zyanwasserstoff; ⒠ *hydrocyanic acid*

Zygo-, zygo- *präf.*: Wortelement mit der Bedeutung „Joch"

Zygoma nt: Jochbogen; ⒠ *zygoma*

zy|go|ma|ti|ko|fa|zi|al adj: Jochbein/Os zygomaticum und Gesicht betreffend; ⒠ *zygomaticofacial*

zy|go|ma|ti|ko|fron|tal adj: Jochbein/Os zygomaticum und Stirnbein/Os frontale betreffend; ⒠ *zygomaticofrontal*

zy|go|ma|ti|ko|ma|xil|lär adj: Jochbein/Os zygomaticum und Oberkiefer/Maxilla betreffend; ⒠ *zygomaticomaxillary*

zy|go|ma|ti|ko|or|bi|tal adj: Jochbein/Os zygomaticum und Augenhöhle/Orbita betreffend; ⒠ *zygomatico-orbital*

zy|go|ma|ti|ko|sphe|no|i|dal adj: Jochbein/Os zygomaticum und Keilbein/Os sphenoidale betreffend; ⒠ *zygomaticosphenoid*

zy|go|ma|ti|ko|tem|po|ral adj: Jochbein/Os zygomaticum und Schläfenbein/Os temporale betreffend; ⒠ *zygomaticotemporal*

zy|go|ma|tisch adj: Jochbogen betreffend, zum Jochbogen gehörend; ⒠ *zygomatic*

Zy|go|ma|ti|zi|tis f: Entzündung des Jochbogens; ⒠ *zygomatic osteomyelitis*

Zy|go|my|ce|tal|les pl: →*Zygomycetes*

Zy|go|my|ce|tes pl: Unterklasse der Phycomycetes*; enthält u.A. Mucor* und Rhizopus*; ⒠ *Zygomycetes*

Zy|go|my|ze|ten pl: →*Zygomycetes*

Zy|go|te f: befruchtete Eizelle; ⒠ *zygote*

Zy|kla|mat nt: als Ersatz für Kohlenhydrate verwendeter kalorienfreier Süßstoff; ⒠ *cyclamate*

Zy|klek|to|mie f: operative (Teil-)Entfernung des Ziliarkörpers; ⒠ *cyclectomy*

Zy|klen|ze|pha|lie f: angeborene Verschmelzung der beiden Großhirnhälften; ⒠ *cyclencephaly*

zy|klisch adj: **1.** Kreislauf/Zyklus betreffend, regelmäßig (wiederkehrend) **2.** ringförmige Verbindung betreffend, ringförmig; ⒠ **1.–2.** *cyclic*

Zy|kli|tis f: Entzündung des Ziliarkörpers; ⒠ *cyclitis*

Zyklo-, zyklo- *präf.*: Wortelement mit der Bedeutung „Ring/Kreis/Zyklus"

Zyklo-AMP nt: aus Adenosintriphosphat* gebildete Ringverbindung, die als extra- und intrazelluläre Botensubstanz von Bedeutung für den Stoffwechsel ist; ⒠ *cyclic AMP*

Zy|klo|cho|ri|o|i|di|tis f: Entzündung von Ziliarkörper und Aderhaut; ⒠ *cyclochoroiditis*

Zy|klo|di|a|ly|se f: operative Ablösung des Ziliarkörpers und Ableitung des Kammerwassers in den Suprachoroidalraum; ⒠ *cyclodialysis*

Zy|klo|duk|ti|on f: Einwärts- oder Auswärtsrollen des Auges um die Sagittalachse; ⒠ *cycloduction*

Zyklo-GMP nt: als Neurotransmitter und Mediator der Histaminfreisetzung vorkommende Ringform von Guanosinmonophosphat; ⒠ *cyclic GMP*

zy|klo|id adj: abwechselnd manisch und depressiv; ⒠ *cycloid*

Zy|klo|ke|ra|ti|tis f: Entzündung von Ziliarkörper und Hornhaut; ⒠ *cyclokeratitis*

Zy|klo|o|xi|ge|na|se f: Schlüsselenzym der Prostaglandin- und Prostazyklinsynthese; wird von Acetylsalicylsäure gehemmt; ⒠ *cyclooxygenase*

Zy|klo|pie f: Fehlbildungssyndrom mit nur einem, meist über der Nasenwurzel liegendem Auge; ⒠ *cyclopia*

Zy|klo|ple|gie f: Lähmung des Ziliarmuskels; ⒠ *cycloplegia*

zy|klo|ple|gisch adj: Zykloplegie betreffend oder verursachend; ⒠ *cycloplegic*

Zy|klo|sis f: Plasmazirkulation in der Zelle; ⒠ *cyclosis*

Zy|klo|spas|mus m: Akkommodationskrampf; ⒠ *cyclospasm*

Zy|klo|thy|mie f: durch eine Schwankung der Stimmung von heiter zu traurig charakterisierte Persönlichkeitsstruktur; ⒠ *cyclothymia*

Zy|klo|to|mie f: Ziliarmuskeldurchtrennung; ⒠ *cyclotomy*

701

Z

Zy|klo|tro|pie f: Schielstellung des Auges mit Verrollung um die Sagittalachse; Ⓔ *cyclotropia*

Zy|klo|ze|phal|lie f: →*Zyklopie*

Zyklus, anovulatorischer m: Menstruationszyklus ohne Eisprung; Ⓔ *anovulatory cycle*

Zyklus, biologischer m: der sich wiederholende Ablauf von Vorgängen im Körper; Ⓔ *biocycle*

Zy|klus|stö|run|gen pl: Störungen des Menstruationszyklus; Ⓔ *menstruation irregularities*

Zy|lin|der pl: im Harn vorkommende Tubulusabgüsse aus Eiweiß, Zellaggregaten u.ä.; Ⓔ *cylinders*

Zy|lin|der|e|pi|thel nt: aus hohen, zylindrischen Zellen bestehendes Epithel*; Ⓔ *columnar epithelium*

Zy|lin|der|glas nt: zylindrisches Brillenglas zur Korrektur eines Astigmatismus*; Ⓔ *cylindrical lens*

zy|lin|dro|id adj: zylinderähnlich, zylinderartig, zylinderförmig; Ⓔ *cylindroid*

Zy|lin|drom nt: familiär gehäuft auftretender benigner Tumor, v.a. der Kopfhaut [Turbantumor]; Ⓔ *cylindroma*

Zy|lin|dru|rie f: Ausscheidung von Harnzylindern; Ⓔ *cylindruria*

Zym|bo|ze|phal|lie f: bei vorzeitigem Verschluss der Schädelnähte entstehende schmale Kopfform mit kielförmiger Verjüngung des Schädeldaches; Ⓔ *cymbocephaly*

Zymo-, zymo- präf.: Wortelement mit der Bedeutung „Enzym"

zy|mo|gen adj: Gärung betreffend oder auslösend; Ⓔ *zymogenic*

Zy|mo|gramm nt: Enzymprofil einer Gewebeprobe; Ⓔ *zymogram*

zy|mo|id adj: enzymartig; Ⓔ *zymoid*

Zyst-, zyst- präf.: Wortelement mit der Bedeutung „Blase/Harnblase/Zyste"

Zyst|a|de|no|fi|brom nt: Adenofibrom* mit Zystenbildung; Ⓔ *cystadenofibroma*

Zyst|a|de|no|kar|zi|nom nt: Adenokarzinom* mit Zystenbildung; häufiger Tumor des Eierstocks; Ⓔ *cystadenocarcinoma*

Zyst|a|de|nom nt: Adenom* mit zystischer Erweiterung der Drüsenlichtungen; Ⓔ *cystadenoma*

Zyst|a|de|no|sar|kom nt: Adenosarkom* mit Zystenbildung; Ⓔ *cystadenosarcoma*

Zyst|al|gie f: Blasenschmerz, Blasenneuralgie; Ⓔ *cystalgia*

Zys|ta|thi|o|nin nt: Zwischenprodukt beim Abbau von Homocystein; Ⓔ *cystathionine*

Zyst|a|tro|phie f: Atrophie* der Blasenmuskulatur bei chronischer Überdehnung; Ⓔ *cystatrophia*

Zyst|du|o|de|no|sto|mie f: →*Zystoduodenostomie*

Zys|te f: 1. sackartige Geschwulst mit Kapsel und flüssigkeitsgefülltem, einoder mehrkammerigem Hohlraum 2. durch Gewebeerweichung oder -einschmelzung entstandener Hohlraum 3. von verschiedenen Parasiten [Echinokokken, Amöben] im Körper gebildete zystenähnliche Struktur; Ⓔ *1.–3. cyst*

echte Zyste: mit Epithel ausgekleidete Zyste; Ⓔ *true cyst*

falsche Zyste: nicht mit Epithel ausgekleidete Zyste, z.B. Erweichungszyste* oder parasitäre Zyste; Ⓔ *false cyst*

Zys|te|in nt: schwefelhaltige Aminosäure; Ⓔ *cysteine*

Zys|tek|ta|sie f: Blasenerweiterung, Harnblasenerweiterung; Ⓔ *cystectasy*

Zys|tek|to|mie f: 1. operative Entfernung der Harnblase, Blasenentfernung 2. operative Entfernung oder Ausschneidung einer Zyste, Zystenausschneidung; Ⓔ *1.–2. cystectomy*

Zys|ten|le|ber f: angeborene Fehlbildung der Gallengänge mit Ausbildung multipler Zysten; oft zusammen mit Zystenniere*; Ⓔ *polycystic disease of the liver*

Zys|ten|lun|ge f: kleinzystische Veränderung des Lungengewebes; Ⓔ *cystic disease of the lung*

Zys|ten|mam|ma f: häufige, meist zwischen dem 35. und 50. Lebensjahr auftretende proliferative Veränderung des Brustgewebes mit Zystenbildung; wahrscheinlich durch ein Hormonungleichgewicht bedingt; es ist noch unklar ob eine direkte Beziehung zur Entwicklung eines Brustkrebses besteht; Ⓔ *cystic disease of the breast*

Zys|ten|nie|re f: familiär gehäuft vorkommende, meist doppelseitige Zystenbildung; evtl. Kombination mit Zystenbildung in anderen Organen [Leber, Pankreas]; Ⓔ *cystic kidney*

Zys|ti|ko|lith|ek|to|mie f: Zystikussteinentfernung; Ⓔ *cysticolithectomy*

Zys|ti|ko|litho|trip|sie f: Zertrümmerung eines Zystikussteins; Ⓔ *cysticolithotripsy*

Zys|ti|kor|rha|phie f: Zystikusnaht; Ⓔ *cysticorrhaphy*

Zys|ti|ko|to|mie f: Zystikuseröffnung; Ⓔ

cysticotomy

Zys|ti|kus m: Ausführungsgang der Gallenblase; vereinigt sich mit dem Ductus* hepaticus zum Ductus* choledochus; Ⓔ *cystic duct*

Zys|ti|kus|kar|zi|nom nt: Karzinom* des Ductus* cysticus; Ⓔ *carcinoma of cystic duct*

Zys|ti|kus|stein m: Gallenstein* im Ductus* cysticus; Ⓔ *cystic duct stone*

Zys|tin nt: aus zwei Molekülen Zystein* entstandene schwefelhaltige Aminosäure, deren Disulfidbrücken die Tertiärstruktur von Eiweißen stabilisieren; Ⓔ *cystine*

Zys|ti|no|se f: zu den lysosomalen Speicherkrankheiten* gehörende, autosomal-rezessiv vererbte Erkrankung mit Zystinspeicherung in u.A. Kornea, Konjunktiva, Knochenmark, Niere, Lymphozyten; Ⓔ *cystinosis*

Zys|tin|spei|cher|krank|heit f: → *Zystinose*

zys|tisch adj: zystenartig, blasenartig; Ⓔ *cystic*

Zys|ti|tis f: Entzündung der Harnblase; Ⓔ *cystitis*

interstitielle Zystitis: vorwiegend Frauen im mittleren Alter betreffende chronisch unspezifische Blasenentzündung unklarer Genese; Ⓔ *chronic interstitial cystitis*

mechanische Zystitis: durch mechanische Reizung [Blasenkatheter] verursachte Blasenentzündung; Ⓔ *mechanical cystitis*

Zys|ti|to|mie f: Eröffnung der Linsenkapsel, Kapselinzision; Ⓔ *cystitomy*

Zys|ti|zer|ko|se f: durch Finnen* des Schweinebandwurms* und evtl. auch des Rinderbandwurms* hervorgerufene Erkrankung mit Befall verschiedener Organe; Ⓔ *cysticercosis*

Zys|ti|zer|kus m: Bandwurmfinne (Blase mit Kopfteil/Scolex und Halszone), aus der im Endwirt der Bandwurm entsteht; Ⓔ *cysticercus*

Zysto-, zysto- *präf.*: Wortelement mit der Bedeutung „Blase/Harnblase/Zyste"

Zys|to|du|o|de|no|sto|mie f: Zystendrainage ins Duodenum; Ⓔ *cystoduodenostomy*

Zys|to|dy|nie f: Harnblasenschmerz, Blasenschmerz; Ⓔ *cystodynia*

zys|to|en|te|risch adj: Harnblase und Darm betreffend oder verbindend; Ⓔ *cystoenteric*

Zys|to|en|te|ro|sto|mie f: Zystendrainage in den Darm; Ⓔ *cystoenterostomy*

Zys|to|en|te|ro|ze|le f: Hernie* mit Darm und Blasenwand im Bruchsack; Ⓔ

cystoenterocele

Zys|to|e|pi|plo|ze|le f: Hernie* mit Darmnetz und Blasenwand im Bruchsack; Ⓔ *cystoepiplocele*

Zys|to|gra|fie, -gra|phie f: Röntgenkontrastdarstellung der Harnblase; Ⓔ *cystography*

zys|to|gra|fisch, -gra|phisch adj: Zystografie betreffend, mittels Zystografie; Ⓔ *cystographic*

Zys|to|gramm nt: Röntgenkontrastbild der Harnblase; Ⓔ *cystogram*

zys|to|id adj: zystenähnlich, zystenartig; Ⓔ *cystoid*

Zys|to|kar|zi|nom nt: Karzinom* mit Zystenbildung; Ⓔ *cystocarcinoma*

Zys|to|kol|li|tis f: Blasenhalsentzündung; Ⓔ *cystauchenitis*

Zys|to|ko|lo|sto|mie f: operative Verbindung von Blase und Kolon; Ⓔ *cystocolostomy*

Zys|to|lith m: Harnstein* in der Blase; kann in der Blase entstehen [**primärer Blasenstein**] oder aus den oberen Harnwegen stammen [**sekundärer Blasenstein**]; Ⓔ *cystolith*

Zys|to|lith|ek|to|mie f: Blasensteinschnitt, Blasensteinoperation; Ⓔ *cystolithectomy*

Zys|to|li|thi|a|sis f: Blasensteinleiden; Ⓔ *cystolithiasis*

Zys|tom nt: → *Kystom*

Zys|to|ma|no|me|trie f: Messung des Blaseninnendrucks und des Miktionsdrucks beim Urinieren; Ⓔ *cystometry*

Zys|to|me|tro|gra|fie, -gra|phie f: Aufzeichnung der Messergebnisse der Zystomanometrie*; Ⓔ *cystometrography*

Zys|to|me|tro|gramm nt: bei der Zystomanometrie* erhaltene grafische Darstellung; Ⓔ *cystometrogram*

Zys|to|ne|phro|se f: → *Zystenniere*

Zys|to|pe|xie f: Blasenanheftung; Ⓔ *cystopexy*

Zys|to|plas|tik f: Harnblasenplastik; Ⓔ *cystoplasty*

Zys|to|ple|gie f: vollständige oder teilweise Lähmung der Blasenwandmuskulatur; Ⓔ *cystoplegia*

Zys|to|py|e|li|tis f: Entzündung von Harnblase und Nierenbecken; Ⓔ *cystopyelitis*

Zys|to|py|e|lo|gra|fie, -gra|phie f: Röntgenkontrastdarstellung von Harnblase und Nierenbecken; Ⓔ *cystopyelography*

Zys|to|py|e|lo|ne|phri|tis f: Entzündung von Harnblase und Nierenbecken mit Beteiligung des interstitiellen Nierenparenchyms; Ⓔ *cystopyelonephritis*

Z

703

Zys|to|ra|di|o|gra|fie, -gra|phie f: →Zystografie

Zys|to|rek|to|sto|mie f: operative Verbindung von Blase und Enddarm; ⓔ cystoproctostomy

Zys|tor|rhal|gie f: Blutung aus der Harnblase, Blasenblutung; ⓔ cystorrhagia

Zys|tor|rha|phie f: Harnblasennaht; ⓔ cystorrhaphy

Zys|to|schi|sis f: Entwicklungsstörung der Blase mit Spaltbildung; ⓔ cystoschisis

Zys|to|sko|pie f: endoskopische Untersuchung der Harnblase; ⓔ cystoscopy

Zys|to|spas|mus m: Blasenkrampf; ⓔ cystospasm

Zys|to|sto|ma nt: künstliche Blasenfistel; ⓔ cystostomy

Zys|to|sto|mie f: operativ angelegte äußere Blasenfistel, Blasenfistelung; ⓔ cystostomy

Zys|to|tom nt: Blasenmesser; ⓔ cystotome

Zys|to|to|mie f: 1. Harnblasenschnitt, Blasenschnitt 2. Zysteneröffnung; ⓔ 1.–2. cystotomy

Zys|to|tol|no|me|trie f: Blasendruckmessung; ⓔ cystometrography

Zys|to|u|re|te|ri|tis f: Entzündung von Harnblase und Harnleiter; ⓔ cystoureteritis

Zys|to|u|re|te|ro|gra|fie, -gra|phie f: Röntgenkontrastdarstellung von Harnleiter und Harnblase; ⓔ cystoureterography

zys|to|u|re|te|ro|gra|fisch, -gra|phisch adj: Zystoureterografie betreffend, mittels Zystoureterografie; ⓔ cystoureterographic

Zys|to|u|re|te|ro|gramm nt: Röntgenkontrastaufnahme von Harnleiter und Harnblase; ⓔ cystoureterogram

Zys|to|u|re|te|ro|py|e|li|tis f: Entzündung von Harnblase, Harnleiter und Nierenbecken; ⓔ cystoureteropyelitis

Zys|to|u|re|te|ro|py|e|lo|ne|phri|tis f: Zystoureteropyelitis* mit Beteiligung des interstitiellen Nierengewebes; ⓔ cystoureteropyelonephritis

Zys|to|u|re|thri|tis f: Entzündung von Harnblase und Harnröhre; ⓔ cystourethritis

Zys|to|u|re|thro|gra|fie, -gra|phie f: Röntgenkontrastdarstellung von Harnblase und Harnröhre; ⓔ cystourethrography

zys|to|u|re|thro|gra|fisch, -gra|phisch adj: Zystourethrografie betreffend, mittels Zystourethrografie; ⓔ cystourethrographic

Zys|to|u|re|thro|gramm nt: Röntgenkon-

trastaufnahme von Harnblase und Harnröhre; ⓔ cystourethrogram

Zys|to|u|re|thro|sko|pie f: kombinierte Harnröhren- und Harnblasenspiegelung; ⓔ cystourethroscopy

Zys|to|u|re|thro|ze|le f: Vorfall von Blase und Harnröhre in die Scheide; ⓔ cystourethrocele

Zys|to|ze|le f: 1. Vorfall der Harnblasenwand durch eine Bruchpforte 2. Vorfall der Harnblase in die Scheide bei Scheidensenkung; ⓔ 1.–2. cystocele

-zyt suf.: Wortelement mit der Bedeutung „Zelle"

Zy|ti|din nt: Ribonukleosid* aus Zytosin* und Ribose*; bildet mit Phosphorsäure Nukleotide [**Zytidinmonophosphat, Zytidindiphosphat, Zytidintriphosphat**], die für Biosynthese von Phosphatiden* von Bedeutung sind; ⓔ cytidine

Zy|ti|sin nt: giftiges Alkaloid im **Goldregen** [Laburnum anagyroides]; Vergiftungsursache bei Kindern [**Zytisismus**]; ⓔ cytisine

Zyto-, zyto- präf.: Wortelement mit der Bedeutung „Zelle"

Zy|to|bi|o|lo|gie f: Zellbiologie; ⓔ cytobiology

Zy|to|blast m: 1. Zellkern 2. →Zytotrophoblast; ⓔ 1. nucleus 2. cytotrophoblast

Zy|to|blas|tom nt: bösartiger Tumor ohne Differenzierung der Zellen; ⓔ meristoma

Zy|to|chro|me pl: zu den Hämoproteinen gehörende Oxidoreduktasen, die eine zentrale Rolle in der Atmungskette* spielen; ⓔ cytochromes

Zy|to|di|ag|nos|tik f: mikroskopische Untersuchung von Zellen im Ausstrich zur Beurteilung krankhafter Veränderungen; ⓔ cytodiagnosis

exfoliative Zytodiagnostik: Entnahme und Untersuchung oberflächlicher Zellen; ⓔ exfoliative cytodiagnosis

zy|to|gen adj: Zytogenese betreffend, zellbildend; ⓔ cytogenic

Zy|to|ge|ne|se f: Zellbildung, Zellentwicklung; ⓔ cytogenesis

Zy|to|hor|mon nt: Zellhormon; ⓔ cell hormone

Zy|to|ki|ne pl: von Zellen gebildete Substanzen, die als Mediatoren die Aktivität anderer Zellen beeinflussen; ⓔ cytokines

Zy|to|ki|ne|se f: Zellteilung; ⓔ cytokinesis

Zy|to|kla|sis f: Zellfragmentierung; ⓔ

cytoclasis

Zy|to|lo|gie f: Zellenlehre, Zellenforschung; ⒠ *cytology*

Zy|to|ly|se f: Zellauflösung, Zellzerfall; ⒠ *cytolysis*

Zy|to|ly|sin nt: Antikörper, der über eine Aktivierung des Komplementsystems zur Auflösung der Zelle führt; ⒠ *cytolysin*

Zy|to|me|gal|ie f: durch das Zytomegalievirus hervorgerufene Infektionskrankheit, die bei Patienten mit normaler Immunabwehr klinisch kaum in Erscheinung tritt; die **pränatale** oder **konnatale Zytomegalie** ist die häufigste Infektion in der Vorgeburtsperiode; je nach Schweregrad kann es zu bleibenden Schäden [geistige Retardierung] kommen; ⒠ *cytomegalovirus infection*

Zytomegalie-Syndrom nt: → *Zytomegalie*

Zy|to|me|gal|ie|vi|rus nt: weltweit verbreitetes DNA-Virus, das durch Tröpfchen- und Schmierinfektion, aber auch diaplazentar übertragen wird; Erreger der Zytomegalie*; ⒠ *cytomegalovirus*

Zy|to|me|gal|ie|vi|rus|he|pa|ti|tis f: meist leicht verlaufende Entzündung des Leberparenchyms im Rahmen einer Zytomegalie*; ⒠ *cytomegalovirus hepatitis*

Zy|to|me|gal|ie|vi|rus|in|fek|ti|on f: → *Zytomegalie*

Zy|to|me|gal|ie|vi|rus|mo|no|nu|kle|o|se f: zur Zytomegalie gehörende Speicheldrüsenentzündung, die nur schwer von der klassischen infektiösen Mononukleose* abgrenzbar ist; ⒠ *cytomegalovirus mononucleosis*

Zy|to|mem|bran f: → *Zellmembran*

Zy|to|me|trie f: Zellmessung; ⒠ *cytometry*

Zy|to|ne|kro|se f: Zelltod, Zelluntergang; ⒠ *cytonecrosis*

zy|to|pa|thisch adj: zellschädigend; ⒠ *cytopathic*

zy|to|pa|tho|gen adj: → *zytopathisch*

Zy|to|pem|psis f: aktiver transzellulärer Transport von Substanzen durch Verpacken in Transportvesikel auf der Aufnahmeseite und Entleerung der Vesikel auf der Abgabeseite; ⒠ *cytopempsis*

Zy|to|pe|nie f: Verminderung einer Zellart im Blut; ⒠ *cytopenia*

zy|to|phag adj: zellfressend; ⒠ *cytophagous*

Zy|to|pha|gie f: Phagozytose* ganzer Zellen; ⒠ *cytophagy,*

zy|to|phil adj: mit besonderer Affinität zu Zellen, z.B. zytophiler Antikörper; ⒠ *cytophilic*

Zy|to|pho|to|me|trie f: quantitative Messung von Zellen oder Zellinhalt durch eine Kombination von Mikroskopie und Photometrie; ⒠ *cytophotometry*

Zy|to|plas|ma nt: das von der Zellmembran umschlossene Plasma der Zelle; ⒠ *cytoplasm*

Zy|to|po|e|se f: Zellbildung; ⒠ *cytopoiesis*

Zy|tor|rhe|xis f: Zellzerfall; ⒠ *cytorrhexis*

Zy|to|sin nt: Pyrimidinbase*, Baustein der Nukleinsäuren; ⒠ *cytosine*

Zy|to|sin|a|ra|bi|no|sid nt: zu den Antimetaboliten gehörendes Zytostatikum*; ⒠ *cytosine arabinoside*

Zy|to|ske|lett nt: intrazelluläre Eiweißstrukturen, die die Zellform aufrechterhalten; ⒠ *cytoskeleton*

Zy|to|sol nt: flüssiger Teil des Zytoplasmas; ⒠ *cytosol*

Zy|to|so|ma nt: Zellkörper; ⒠ *cytosome*

Zy|to|stal|ti|ka pl: das Zellwachstum hemmende Substanzen, die eine besonders starke Wirkung auf schnellwachsende Zellen [Tumorzellen, Zellen des blutbildenden Systems und des Immunsystems, Schleimhautzellen, Haar] haben; ⒠ *cytostatics*

zy|to|stal|tisch adj: das Zellwachstum hemmend; ⒠ *cytostatic*

Zy|to|ta|xis f: durch einen Stimulus hervorgerufene Zellbewegung; ⒠ *cytotaxis*

Zy|to|to|xi|zi|tät f: Schädlichkeit/Giftigkeit für Zellen; ⒠ *cytotoxicity*

zy|to|trop adj: auf Zellen gerichtet; ⒠ *cytotropic*

Zy|to|tro|pho|blast m: teilungsaktive Zellschicht des Trophoblasten*; ⒠ *cytotrophoblast*

Zy|to|tro|pis|mus m: besondere Affinität zu lebenden Zellen; ⒠ *cytotropism*

zy|to|zid adj: zellenzerstörend, zellenabtötend; ⒠ *cytocidal*

Zyt|u|rie f: Zellausscheidung im Harn; ⒠ *cyturia*

Z

English – German

A

a|bac|te|ri|al [ˌeɪbæk'tɪərɪəl] *adj*: bakterienfrei; (*Krankheit*) abakteriell

ab|ar|ti|cu|lar [æbɑːr'tɪkjələr] *adj*: extraartikulär

a|ba|sia [ə'beɪzɪə, -ʒ(ɪ)ə] *noun*: Abasie *f*

a|ba|sic [ə'beɪzɪk] *adj*: gehunfähig, abatisch

a|ba|tic [ə'bætɪk] *adj*: gehunfähig, abatisch

ab|do|men ['æbdəmən, æb'dəʊmən] *noun*: Bauch *m*, Unterleib *m*, Abdomen *nt*

acute abdomen: akutes Abdomen *nt*, Abdomen acutum

ab|dom|i|nal [æb'dɑmɪnl] *adj*: abdominal, abdominell

ab|dom|i|nal|gia [æbˌdɑmɪ'nældʒ(ɪ)ə] *noun*: Abdominalschmerzen *pl*, Leibschmerzen *pl*, Bauchschmerzen *pl*, Abdominalgie *f*

ab|dom|i|no|car|di|ac [æbˌdɑmɪnəʊ'kɑːrdɪæk] *adj*: abdominokardial

ab|dom|i|no|cen|te|sis [æbˌdɑmɪnəʊ'senˈtiːsɪs] *noun*: Bauchpunktion *f*, Abdominozentese *f*

ab|dom|i|no|cys|tic [ˌæbdɑmɪnəʊ'sɪstɪk] *adj*: Abdomen und Gallenblase betreffend oder verbindend

ab|dom|i|no|gen|i|tal [ˌæbdɑmɪnəʊ'dʒenɪtl] *adj*: abdominogenital

ab|dom|i|no|hys|ter|ec|to|my [æbˌdɑmɪnəʊ'hɪstə'rektəmɪ] *noun*: transabdominelle Hysterektomie *f*, Laparohysterektomie *f*, Hysterectomia abdominalis

ab|dom|i|no|jug|u|lar [æbˌdɑmɪnəʊ'dʒʌgjələr] *adj*: hepatojugulär

ab|dom|i|no|pel|vic [ˌæbdɑmɪnəʊ'pelvɪk] *adj*: abdominopelvin

ab|dom|i|no|per|i|ne|al [ˌæbdɑmɪnəʊper'ɪ'niːəl] *adj*: abdominoperineal

ab|dom|i|no|sa|cro|per|i|ne|al [ˌæbdɑmɪnəʊˌsækrəʊper'ɪ'niːəl] *adj*: abdominosakroperineal

ab|dom|i|nos|co|py [æbˌdɑmɪ'nɑskəpɪ] *noun*: 1. Untersuchung/Exploration *f* des Bauchraums 2. Bauchspiegelung *f*, Laparoskopie *f*

ab|dom|i|no|scro|tal [æbˌdɑmɪnəʊ'skrəʊtl] *adj*: Abdomen und Scrotum betreffend oder verbindend

ab|dom|i|no|tho|rac|ic [ˌæbdɑmɪnəʊ ɔː-'ræsɪk, -θə-] *adj*: abdominothorakal, thorakoabdominal

ab|dom|i|no|u|te|rot|o|my [æbˌdɑmɪnəʊ-'juːtə'rɑtəmɪ] *noun*: transabdominelle Hysterotomie *f*, Abdominohysterotomie *f*, Laparohysterotomie *f*, Zöliohysterotomie *f*

ab|dom|i|no|vag|i|nal [ˌæbdɑmɪnəʊ-'vædʒənl, -və'dʒaɪnl] *adj*: abdominovaginal

ab|dom|i|no|ves|i|cal [ˌæbdɑmɪnəʊ'vesɪkl] *adj*: abdominovesikal, vesikoabdominal

ab|du|cens [æb'd(j)uːsənz] *noun*: Abduzens *m*, VI. Hirnnerv *m*, Nervus abducens

ab|du|cent [æb'd(j)uːsənt] *adj*: abduzierend

ab|duct [æb'dʌkt] *v*: 1. abduzieren 2. entführen, gewaltsam mitnehmen

ab|duc|tion [æb'dʌkʃn] *noun*: 1. Abduktion *f* 2. Entführung *f*

ab|duc|tor [æb'dʌktər] *noun*: Abduktionsmuskel *m*, Abduktor *m*, Musculus abductor

ab|em|bry|on|ic [æbˌembrɪ'ɑnɪk] *adj*: abembryonal

ab|er|rant [ə'berənt, 'æbər-] *adj*: 1. an atypischer Stelle, atypisch gebildet, aberrant 2. anomal

ab|er|ra|tion [ˌæbə'reɪʃn] *noun*: Abweichung *f*, Aberration *f*

chromosome aberration: Chromosomenaberration *f*

a|be|ta|lip|o|pro|tein|emia [eɪˌbeɪtəˌlɪpə-ˌprəʊtiː'niːmɪə] *noun*: Abetalipoproteinämie *f*, A-Beta-Lipoproteinämie *f*, Bassen-Kornzweig-Syndrom *nt*

a|bil|i|ty [ə'bɪlətɪ] *noun, plural* -ties: 1. Fähigkeit *f*, Vermögen *nt*, Können *nt* 2. abilities *plural* Anlagen *pl*, Talente *pl*, Begabungen *pl*

a|bi|o|gen|e|sis [ˌeɪbaɪəʊ'dʒenəsɪs] *noun*: Abiogenese *f*

a|bi|o|ge|net|ic [ˌeɪbaɪəʊdʒə'netɪk] *adj*: abiogenetisch

a|bi|og|e|nous [ˌeɪbaɪ'ɑdʒənəs] *adj*: abiogenetisch

a|bi|o|sis [ˌeɪbaɪ'əʊsɪs] *noun*: Abiose *f*

a|bi|ot|ic [ˌeɪbaɪ'ɑtɪk] *adj*: ohne Leben; leblos, abiotisch

a|bi|o|troph|ic [ˌeɪbaɪə'trɑfɪk] *adj*: abiotroph, abiotrophisch

a|bi|ot|ro|phy [ˌeɪbaɪ'ɑtrəfɪ] *noun*: Abiotrophie *f*, Vitalitätsverlust *m*

abirlirlritant [æb'ırıtənt]: I *noun* reizlinderndes Mittel *nt* II *adj* reizlindernd

abirlirlritaltion [æb,ırı'teı∫n] *noun*: **1.** verminderte Reizbarkeit *f* **2.** Schwäche *f*, Schlaffheit *f*, Erschlaffung *f*, Tonusmangel *m*, Atonie *f*

abirlirlritaltive [æb'ırıteıtıv] *adj*: reizlindernd

ablaclaltaltion [,æblæk'teı∫n] *noun*: Abstillen *nt*, Ablaktation *f*, Ablactatio *f*

abllate [æb'leıt] *v*: entfernen, abtragen; amputieren

abllaltion [æb'leı∫n] *noun*: **1.** (*patholog.*) Ablösung *f*, Abtrennung *f*, Abhebung *f*, Ablation *f* **2.** (*chirurg.*) Entfernung *f*, Abtragung *f*, Amputation *f*

abllaltive [æb'leıtıv] *adj*: (*chirurg.*) entfernend, amputierend, ablativ

alblephlalry [eı'blefərı] *noun*: Ablepharie *f*

ablnorlmal [æb'nɔ:rml] *adj*: abnorm(al), anormal, ungewöhnlich

ablnorlmallcy [æb'nɔ:rmlsı] *noun, plural* -cies: **1.** Abnormalität *f* **2.** Anomalie *f*

ablnorlmallilty [,æbnɔ:r'mælətı] *noun, plural* -ties: **1.** Abnormalität *f* **2.** Anomalie *f*

   deflexion abnormalities: Deflexionslagen *pl*

   fetal postural abnormalities: Einstellungsanomalien *pl*

ablnorlmilty [æb'nɔ:rmətı] *noun, plural* -ties: Fehlbildung *f*

ablolrad [æb'ɔ:ræd] *adj*: aborad

ablolral [æb'ɔ:rəl] *adj*: mundfern, aboral

albort [ə'bɔ:rt]: I *vt* (*Krankheit*) im Anfangsstadium unterdrücken II *vi* (*Organ*) verkümmern

albortled [ə'bɔ:rtıd] *adj*: zu früh geboren; verkümmert, zurückgeblieben, abortiv

albortlilfalcient [ə,bɔ:rtə'feı∫nt]: I *noun* Abortivmittel *nt*, Abortivum *nt*, Abtreibemittel *nt* II *adj* abortiv

alborltion [ə'bɔ:r∫n] *noun*: **1.** Fehlgeburt *f*, Abort *m* **2.** Schwangerschaftsunterbrechung *f*, Schwangerschaftsabbruch *m*, Abtreibung *f*

   artificial abortion: induzierter/artifizieller Abort *m*, Schwangerschaftsabbruch *m*, Abortus artificialis

   complete abortion: kompletter/vollständiger Abort *m*, Abortus completus

   early abortion: Frühabort *m*, früher Abort *m*

   habitual abortion: habitueller Abort *m*

   imminent abortion: drohender Abort *m*, Abortus imminens

   incipient abortion: beginnender Abort *m*, Abortus incipiens

   incomplete abortion: inkompletter/unvollständiger Abort *m*, Abortus incompletus

   induced abortion: **1.** artifizieller/induzierter Abort *m*, Schwangerschaftsabbruch *m*, Abortus artificialis **2.** indizierter Abort *m*

   late abortion: Spätabort *m*, später Abort *m*

   soap abortion: Seifenabort *m*

   spontaneous abortion: Fehlgeburt *f*, Spontanabort *m*, Abort *m*

   tubal abortion: Tubarabort *m*, tubarer Abort *m*

alborltive [ə'bɔ:rtıv] *adj*: unfertig, unvollständig entwickelt, verkümmert, zurückgeblieben, abortiv

above-average *adj*: über dem Durchschnitt, überdurchschnittlich

above-elbow *adj*: oberhalb des Ellenbogens, Oberarm-

above-knee *adj*: oberhalb des Kniegelenks, Oberschenkel-, Bein-

albralchia [eı'breıkıə] *noun*: Abrachie *f*

albralchilaltism [eı'breıkıətızəm] *noun*: Abrachie *f*

albralsion [ə'breıჳn] *noun*: **1.** Abschürfen *nt*, Abschaben *nt*, Abreiben *nt* **2.** (Haut-)Abschürfung *f*, Ablederung *f*

ablscess ['æbses] *noun*: Abszess *m*

   anastomotic abscess: Anastomosenabszess *m*

   brain abscess: Hirnabszess *m*

   capsular abscess: Kapselphlegmone *f*

   caseous abscess: verkäsender Abszess *m*

   cold abscess: **1.** chronischer/kalter Abszess *m* **2.** tuberkulöser Abszess *m*

   collar-button abscess: Kragenknopfabszess *m*

   crypt abscess: Kryptenabszess *m*

   epidural abscess: epiduraler/extraduraler Abszess *m*, Epiduralabszess *m*

   gravity abscess: Senkungsabszess *m*

   hematogenous abscess: hämatogener Abszess *m*

   hot abscess: heißer Abszess *m*

   metastatic abscess: metastatischer Abszess *m*

   ovarian abscess: Ovarialabszess *m*, Pyovar *nt*

   perforating abscess: perforierender Abszess *m*

   periodontal abscess: Parodontalabszess *m*

   perirectal abscess: perirektaler Abszess *m*, Perirektalabszess *m*

   peritoneal abscess: Bauchfell-, Peritonealabszess *m*

peritonsillar abscess: Peritonsillarabszess *m*

psoas abscess: Psoasabszess *m*

pyogenic abscess: pyogener/metastatisch-pyämischer Abszess *m*

retropharyngeal abscess: retropharyngealer Abszess *m*, Retropharyngealabszess *m*

sterile abscess: steriler Abszess *m*

sweat gland abscess: Schweißdrüsenabszess *m*

tuberculous abscess: tuberkulöser Abszess *m*

tubo-ovarian abscess: Tuboovarialabszess *m*

abscess-forming *adj*: abszessbildend, abszedierend

ab|sence [ˈæbsəns] *noun*: **1.** Abwesenheit *f*, Fehlen *nt*, Nichtvorhandensein *nt*; Mangel *m* (*of* an); Fernbleiben *nt* (*from* von) **2.** (*neurol.*) Petit-mal *nt*, Petit-mal-Epilepsie *f*

ab|so|lute [ˈæbsəluːt] *adj*: **1.** absolut, uneingeschränkt, unumschränkt **2.** (*chem.*) rein, unvermischt, absolut

ab|sorb [æbˈsɔːrb] *v*: ab-, resorbieren, ein-, aufsaugen, in sich aufnehmen

ab|sorb|a|ble [æbˈsɔːrbəbl] *adj*: resorbierbar

ab|sorb|ate [æbˈsɔːrbənt] *noun*: absorbierte Substanz *f*, Absorbent *nt*

ab|sor|be|fa|cient [æbˌsɔːrbəˈfeɪʃnt]: I *noun* absorptionsförderndes/absorbierendes Mittel *nt* II *adj* Absorption fördernd, re-, absorbierend

ab|sorb|ent [æbˈsɔːrbənt]: I *noun* saugfähiger Stoff *m*, Absorber *m*, Absorbens *nt* II *adj* saugfähig, ein-, aufsaugend, absorbierend, resorbierend

ab|sorb|ing [æbˈsɔːrbɪŋ] *adj*: saugfähig, einsaugend, aufsaugend, absorbierend

ab|sorp|tion [æbˈsɔːrpʃn] *noun*: **1.** Absorption *f*, Resorption *f*, Aufnahme *f*, Einverleibung *f* **2.** (*physik.*) Absorption *f*

ab|sorp|tive [æbˈsɔːrptɪv] *adj*: aufsaugend, absorbierend, absorptiv; adsorbierend, adsorptiv

ab|sti|nent [ˈæbstənənt] *adj*: enthaltsam; abstinent

ab|un|dant [əˈbʌndənt] *adj*: reichlich, ausgiebig, massenhaft, kopiös; (*Blutung*) reichlich, stark, profus

ab|use [əˈbjuːs]: I *noun* **1.** Missbrauch *m*, missbräuchliche Anwendung *f*, Abusus *m* **2.** Misshandlung *f*; (sexueller) Missbrauch *m* II *v* **3.** missbrauchen; übermäßig beanspruchen; (*Gesundheit*) Raubbau treiben mit **4.** misshandeln;

(sexuell) missbrauchen, sich vergehen an

alcohol abuse: Alkoholmissbrauch *m*, -abusus *m*

drug abuse: **1.** Arzneimittel-, Medikamentenmissbrauch *m* **2.** Drogenmissbrauch *m*

laxative abuse: Abführmittelabusus *m*, Laxanzienabusus *m*

a|cal|cu|lia [ˌeɪkælˈkjuːlɪə] *noun*: Akalkulie *f*

a|cal|cu|lous [eɪˈkælkjələs] *adj*: nichtsteinbedingt

ac|an|tha|ceous [ækənˈθeɪʃəs] *adj*: stachelig, dornig

ac|an|tha|me|bi|a|sis [əˌkænθəmɪˈbaɪəsɪs] *noun*: Acanthamoeba-Infektion *f*

A|can|tho|ceph|a|la [əˌkænθəˈsefələ] *plural, sing* **-lus** [-ləs]: Kratzer *pl*, Kratzwürmer *pl*, Acanthocephala *pl*

ac|an|tho|ceph|a|li|a|sis [əˌkænθəsefəˈlaɪəsɪs] *noun*: Akanthozephaliasis *f*

ac|an|tho|cheil|o|ne|mi|a|sis [əˌkænθəkeɪləʊnəˈmaɪəsɪs] *noun*: Mansonellainfektion *f*, Mansonelliasis *f*, Mansonellose *f*

ac|an|tho|cyte [əˈkænθəsaɪt] *noun*: stechapfelförmiger Erythrozyt *m*, Akanthozyt *m*

ac|an|tho|cy|to|sis [əˌkænθəsaɪˈtəʊsɪs] *noun*: Akanthozytose *f*

ac|an|tho|cy|tot|ic [əˌkænθəsaɪˈtɑtɪk] *adj*: akanthozytotisch

ac|an|thoid [əˈkænθɔɪd] *adj*: stachelförmig, spitz, dornartig

ac|an|thol|y|sis [əˌkænˈθɑlɪsɪs] *noun*: Akantholyse *f*

ac|an|tho|lyt|ic [əˌkænθəˈlɪtɪk] *adj*: akantholytisch

ac|an|tho|ma [əˌkænˈθəʊmə] *noun, plural* **-ta, -mas** [-mətə]: Akanthom *nt*, Acanthoma *nt*

ac|an|tho|sis [əˌkænˈθəʊsɪs] *noun, plural* **-ses** [-siːz]: Akanthose *f*

acanthosis nigrans: Schwarzwucherhaut *f*, Akanthosis nigricans

ac|an|thot|ic [əˌkænˈθɑtɪk] *adj*: akanthotisch

ac|an|thro|cyte [əˈkænθrəsaɪt] *noun*: stechapfelförmiger Erythrozyt *m*, Akanthozyt *m*

ac|an|thro|cy|to|sis [əˌkænθrəsaɪˈtəʊsɪs] *noun*: Akanthozytose *f*

a|cap|nia [əˈkæpnɪə] *noun*: Akapnie *f*; Hypokapnie *f*

a|cap|ni|al [əˈkæpnɪəl] *adj*: akapnoisch

a|cap|nic [əˈkæpnɪk] *adj*: akapnoisch

a|car|dia [eɪˈkɑːrdɪə] *noun*: Akardie *f*

a|car|di|ac [eɪˈkɑːrdɪæk] *adj*: akardial

alcarlilan [ə'kæriən] *adj*: Milben-, Zecken-

aclalrilalsis [ˌækə'raiəsis] *noun, plural*
-ses [-si:z]: Akarinose *f*, Akariosis *f*,
Acariasis *f*

alcarlilcide [ə'kærəsaid]: I *noun* Akarizid *nt* II *adj* milbenabtötend, akarizid

alcarlildilalsis [əˌkærə'daiəsis] *noun*:
Akarinose *f*, Akariosis *f*, Acariasis *f*

aclalrilnolsis [ˌækəri'nəʊsis] *noun*: Akarinose *f*, Akariosis *f*, Acariasis *f*

alcarlilolsis [ˌækəri'əʊsis] *noun*: Akarinose *f*, Akariosis *f*, Acariasis *f*

aclalrolderlmaltiltis [ˌækərəʊˌdɜrmə'taitis] *noun*: Milbendermatitis *f*, Acarodermatitis *f*, Skabies *f*

aclalroid ['ækərɔid] *adj*: milbenähnlich, zeckenartig

aclalroltoxlic [ˌækərəʊ'tɑksik] *adj*: milben(ab)tötend, mitizid

aclalrus ['ækərəs] *noun, plural* **aclalri**
[-rai, -ri:]: Acarus *m*

Acarus scabiei: Krätzmilbe *f*, Acarus scabiei, Sarcoptes scabiei

alcatlallalselmia [ei,kætlə'si:miə] *noun*:
Akatalasämie *f*, Takahara-Krankheit *f*

aclcellerlant [æk'selərənt]: I *noun* → *accelerator 1.* II *adj* beschleunigend, akzelerierend

aclcellerlate [æk'seləreit] *v*: beschleunigen, akzelerieren; (*Entwicklung*) fördern, beschleunigen

aclcellerlaltion [ækˌselə'reiʃn] *noun*: **1.**
Beschleunigung *f*, Akzeleration *f* **2.** Akzeleration *f*, Entwicklungsbeschleunigung *f*

aclcellerlaltor [æk'seləreitər] *noun*: **1.**
Beschleuniger *m*, Akzelerator *m* **2.** Katalysator *m*

aclcepltor [æk'septər] *noun*: Akzeptor *m*

aclcess ['ækses] *noun*: Zutritt *m*, Zugang *m* (*to* zu)

aclceslsolry [æk'sesəri, ik-, ək-] *adj*: **1.**
akzessorisch, zusätzlich, begleitend, ergänzend, Neben-, Bei-, Hilfs-, Zusatz-
2. untergeordnet, nebensächlich, Neben-

aclcildent ['æksidənt] *noun*: **1.** Unfall *m*,
Unglück(sfall *m*) *nt* **have an accident**
verunglücken, einen Unfall haben **2.**
Zufall *m*, zufälliges Ereignis *nt* **by accident** zufällig; versehentlich

cerebrovascular accident: Hirnschlag *m*, Schlaganfall *m*, apoplektischer Insult *m*, Apoplexie *f*, Apoplexia cerebri

electrical accident: Elektrounfall *m*

aclcildenltal [ˌæksi'dentl] *adj*: **1.** Unfall-
2. akzident(i)ell, Zufalls-

aclclilmaltaltion [ə'klaimə'teiʃn] *noun*:
Akklimatisation *f*, Akklimatisierung *f*

aclclilmaltion [æklai'meiʃn, ˌæklə-] *noun*:
Akklimatisation *f*, Akklimatisierung *f*

aclclilmaltilzaltion [əˌklaimətə'zeiʃn, -tai-] *noun*: Akklimatisation *f*, Akklimatisierung *f*

aclcomlmoldaltion [əˌkɑmə'deiʃn] *noun*:
Anpassung *f*, Akkommodation *f* (*to* an)

aclcomlpalnylling [ə'kʌmpəni:iŋ] *adj*: begleitend, Begleit-

aclcreltion [ə'kri:ʃn] *noun*: **1.** Anwachsen *nt*, Wachstum *nt*, Zuwachs *m*, Zunahme *f* **2.** → *accumulation*

aclcumullaltion [əˌkju:mjə'leiʃn] *noun*:
Ansammlung *f*, Auf-, Anhäufung *f*, Akkumulation *f*; (Auf-)Speicherung *f*

aclcumullaltive [ə'kju:mjəleitiv, -lətiv] *adj*: (an-)wachsend, anhäufend, aufhäufend, akkumulierend

alcelllullar [ei'seljələr] *adj*: zellfrei, ohne Zellen, azellulär

alcelnolcoulmalrol [əˌsi:nəʊ'ku:mərɔl, -əʊl] *noun*: Acenocoumarol *nt*

alcenltric [ei'sentrik] *adj*: nichtzentral, azentrisch

alcephlallism [ei'sefəlizəm] *noun*: Azephalie *f*, Acephalie *f*

alcephlallous [ei'sefələs] *adj*: azephal

alcephlally [ei'sefəli] *noun*: Azephalie *f*,
Acephalie *f*

alcesloldyne [ə'sesədain] *adj*: analgetisch, schmerzstillend

alceltablullar [ˌæsi'tæbjələr] *adj*: azetabulär, azetabular

alceltablullecltolmy [ˌæsiˌtæbjə'lektəmi] *noun*: Azetabulumexzision *f*, Azetabulektomie *f*

alceltablullolplaslty [æsi'tæbjələʊˌplæsti] *noun*: Azetabuloplastik *f*

alceltablullum [ˌæsi'tæbjələm] *noun,
plural* **-la** [-lə]: Hüft(gelenks)pfanne *f*,
Azetabulum *nt*, Acetabulum *nt*

alceltalldelhyde [ˌæsi'tældəhaid] *noun*:
Acetaldehyd *m*, Äthanal *nt*, Ethanal *nt*

alceltate ['æsiteit] *noun*: Acetat *nt*

alceltic [ə'si:tik, ə'set-] *adj*: **1.** Essig- **2.**
sauer

alceltolacleltate [əˌsi:təʊ'æsiteit, ˌæsitəʊ-] *noun*: Acetoacetat *nt*

Alceltolbaclter [əˌsi:təʊ'bæktər] *noun*:
Essigbakterien *pl*, Acetobacter *m*

Alceltolbacltelralceae [əˌsi:təʊbækti'reisi:] *plural*: Acetobacteraceae *pl*

alceltone ['æsitəʊn] *noun*: Azeton *nt*,
Aceton *nt*, Dimethylketon *nt*

alceltolnelmia [əˌsi:tə'ni:miə, ˌæsitə-] *noun*: Azetonämie *f*, Ketonämie *f*

alceltolnelmic [əˌsi:təʊ'ni:mik] *adj*: acetonämisch, azetonämisch

acleltolnlglylcolsulria [ˌæsətəʊnˌglaikəʊ-

'sjʊərɪə] *noun*: Acetonglukosurie *f*
ac|**e**|**ton**|**u**|**ria** [ˌæsɪtəʊn'n(j)ʊərɪə] *noun*: Acetonurie *f*, Ketonurie *f*
ac|**e**|**tous** ['æsɪtəs] *adj*: Essigsäure-
a|**ce**|**tum** [ə'si:təm] *noun, plural* -ta [ə'si:tə]: **1.** Essig *m*, Acetum *nt* **2.** Essig(säure)lösung *f*
ac|**e**|**tyl**|**a**|**tion** [əˌsetə'leɪʃn] *noun*: Azetylierung *f*, Acetylierung *f*
ac|**e**|**tyl**|**cho**|**line** [ˌæsətɪl'kəʊli:n] *noun*: Azetyl-, Acetylcholin *nt*
ac|**e**|**tyl**|**cho**|**lin**|**er**|**gic** [ˌæsətɪlˌkəʊlə'nɜrdʒɪk, -ˌkɑlə-] *adj*: azetylcholinerg
ac|**e**|**tyl**|**cho**|**lin**|**es**|**ter**|**ase** [ˌæsətɪlkəʊlɪ-'nestəreɪz] *noun*: Azetyl-, Acetylcholinesterase *f*, echte Cholinesterase *f*
ac|**e**|**tyl**|**i**|**za**|**tion** [əˌsetlaɪ'zeɪʃn, -lɪ'z-] *noun*: Azetylierung *f*, Acetylierung *f*
ac|**e**|**tyl**|**trans**|**fer**|**ase** [ˌæsətɪl'trænsfəreɪz] *noun*: Acetyltransferase *f*
choline acetyltransferase: Cholinacetyl(transfer)ase *f*
a|**chal**|**a**|**sia** [ˌækə'leɪʒ(ɪ)ə, -zɪə] *noun*: **1.** Achalasie *f* **2.** (Ösophagus-)Achalasie *f*, Kardiospasmus *m*
ache [eɪk]: **I** *noun* Schmerz *m* **II** *v* (anhaltend) schmerzen, wehtun
a|**chei**|**lia** [ə'kaɪlɪə] *noun*: Ach(e)ilie *f*
a|**chei**|**ria** [ə'kaɪrɪə] *noun*: Ach(e)irie *f*
a|**chil**|**lo**|**bur**|**si**|**tis** [əˌkiːləʊbɜr'saɪtɪs] *noun*: Achillobursitis *f*, Bursitis *f* achillea
a|**chil**|**lo**|**dyn**|**ia** [əˌkiːlə'dɪnɪə] *noun*: Achillobursitis *f*, Bursitis *f* achillea
a|**chil**|**lor**|**rha**|**phy** [ækɪ'lɔrəfɪ] *noun*: **1.** Achillessehnennaht *f*, Achillorrhaphie *f* **2.** (operative) Achillessehnenverkürzung *f*, Achillorrhaphie *f*
a|**chil**|**lo**|**te**|**not**|**o**|**my** [əˌkɪləʊtə'nɑtəmɪ] *noun*: Achillotenotomie *f*
a|**chil**|**lot**|**o**|**my** [ækɪ'lɑtəmɪ] *noun*: Achillotenotomie *f*
a|**chlor**|**hy**|**dria** [ˌeɪklɔːr'haɪdrɪə] *noun*: Magensäuremangel *m*, Magenanazidität *f*, Achlorhydrie *f*
a|**chlor**|**hy**|**dric** [ˌeɪklɔː'rhaɪdrɪk] *adj*: achlorhydrisch
a|**cho**|**lia** [eɪ'kəʊlɪə] *noun*: Gallenmangel *m*, Acholie *f*
a|**chol**|**ic** [eɪ'kɑlɪk] *adj*: acholisch
a|**cho**|**lu**|**ria** [ækə'lʊərɪə] *noun*: Acholurie *f*
a|**cho**|**lu**|**ric** [ækə'lʊərɪk] *adj*: acholurisch
a|**chon**|**dro**|**pla**|**sia** [eɪˌkɑndrə'pleɪʒ(ɪ)ə, -zɪə] *noun*: Parrot-Krankheit *f*, Parrot-Kauffmann-Syndrom *nt*, Achondroplasie *f*
a|**chon**|**dro**|**plas**|**tic** [eɪˌkɑndrə'plæstɪk] *adj*: achondroplastisch

a|**chon**|**dro**|**plas**|**ty** [eɪˌkɑndrə'plæstɪ] *noun*: → *achondroplasia*
a|**chres**|**tic** [ə'krestɪk] *adj*: achrestisch
a|**chro**|**mat**|**ic** [ˌækrə'mætɪk, ˌeɪk-] *adj*: **1.** unbunt, achromatisch **2.** Achromatin enthaltend **3.** nicht oder schwer anfärbbar
a|**chro**|**ma**|**tin** [eɪ'krəʊmətɪn] *noun*: Achromatin *nt*, Euchromatin *nt*
a|**chro**|**ma**|**tism** [eɪ'krəʊmətɪzəm] *noun*: Achromatopsie *f*, Achromasie *f*, Farbenblindheit *f*, Monochromasie *f*
a|**chro**|**mat**|**o**|**phil** [ˌeɪkrə'mætəfɪl, ˌæk-, eɪ'krəʊmətə-] *adj*: achromatophil, achromatophil
a|**chro**|**mat**|**o**|**phil**|**ic** [ˌeɪkrə'mætə'fɪlɪk] *adj*: achromatophil, achromatophil
a|**chro**|**ma**|**top**|**sia** [eɪˌkrəʊmə'tɑpsɪə] *noun*: Achromatopsie *f*, Achromasie *f*, Farbenblindheit *f*, Monochromasie *f*
a|**chro**|**ma**|**top**|**sy** [eɪˌkrəʊmə'tɑpsɪ] *noun*: Achromatopsie *f*, Achromasie *f*, Farbenblindheit *f*, Monochromasie *f*
cone achromatopsy: Zapfen(farben)-blindheit *f*
a|**chro**|**ma**|**to**|**sis** [ˌeɪkrə'mæ'təʊsɪs] *noun*: **1.** Pigmentmangel *m*, Achromasie *f* **2.** fehlendes Färbevermögen *nt*, Achromatosis *f*
a|**chro**|**ma**|**tous** [eɪ'krəʊmətəs] *adj*: farblos, achromatisch
a|**chro**|**ma**|**tu**|**ria** [eɪˌkrəʊmə't(j)ʊərɪə] *noun*: Achromaturie *f*
a|**chro**|**mia** [eɪ'krəʊmɪə] *noun*: Achromie *f*, Achromasie *f*, Achromia *f*
A|**chro**|**mo**|**bac**|**ter** [eɪ'krəʊməbæktər] *noun*: Achromobacter *m*
a|**chro**|**mo**|**cyte** [eɪ'krəʊməsaɪt] *noun*: Achromozyt *m*, Achromoretikulozyt *m*, Schilling-Halbmond *m*
a|**chro**|**mo**|**phil** [eɪ'krəʊməfɪl] *adj*: achromatophil, achromatophil
a|**chro**|**mo**|**phil**|**lous** [eɪkrəʊ'mɑfɪləs] *adj*: achromatophil, achromatophil
a|**chy**|**lia** [eɪ'kaɪlɪə] *noun*: Achylie *f*
pancreatic achylia: fehlende Pankreassekretion *f*, Achylia pancreatica
ac|**id** ['æsɪd]: **I** *noun* Säure *f* **II** *adj* sauer, säurehaltig, Säure-
acetic acid: Essigsäure *f*, Ethansäure *f*
acetoacetic acid: Azetessigsäure *f*, β-Ketobuttersäure *f*
acetylsalicylic acid: Acetylsalicylsäure *f*, Azetylsalizylsäure *f*
amino acids: Aminosäuren *pl*
aminoacetic acid: Aminoessigsäure *f*, Glyzin *nt*, Glykokoll *nt*
δ-aminolevulinic: δ-Aminolävulinsäure *f*

arachidonic acid: Arachidonsäure *f*
ascorbic acid: Askorbinsäure *f*, Ascorbinsäure *f*, Vitamin C *nt*
aspartic acid: Asparaginsäure *f*, α-Aminobernsteinsäure *f*
barbituric acid: Barbitursäure *f*, 4-Hydroyuracil *nt*, Malonylharnstoff *m*
benzoic acid: Benzoesäure *f*
bile acids: Gallensäuren *pl*
boric acid: Borsäure *f*
carbolic acid: Phenol *nt*, Karbolsäure *f*
carbonic acid: Kohlensäure *f*
carboxylic acid: Carbonsäure *f*
chenodeoxycholic acid: Chenodesoxycholsäure *f*
cholic acid: Cholsäure *f*
citric acid: Zitronensäure *f*
clavulanic acid: Clavulansäure *f*
cromoglycic acid: Cromoglicinsäure *f*, Cromoglycinsäure *f*, Cromolyn *nt*
cyanhydric acid: Zyanwasserstoffsäure *f*, Blausäure *f*
deoxycholic acid: Desoxycholsäure *f*
deoxyribonucleic acid: Desoxyribonukleinsäure *f*
dicarboxylic acid: Dicarbonsäure *f*
diethylbarbituric acid: Barbital *nt*, Diethylbarbitursäure *f*
dihydrofolic acid: Dihydrofolsäure *f*
2,5-dihydroxybenzoic acid: Gentisinsäure *f*, Dihydroxybenzoesäure *f*
dimercaptopropanoyl sulfonic acid: Dimercaptopropansulfonsäure *f*
essential fatty acids: essentielle Fettsäuren *pl*
fatty acids: Fettsäuren *pl*
ω-fatty acids: Omegafettsäuren *pl*
folic acid: Folsäure *f*, Pteroylglutaminsäure *f*, Vitamin B$_c$ *nt*
formic acid: Ameisensäure *f*, Formylsäure *f*
fumaric acid: Fumarsäure *f*
glucoplastic amino acids: glucoplastische Aminosäuren *pl*
glucuronic acid: Glucuronsäure *f*
glutamic acid: Glutaminsäure *f*
glycochenodeoxycholic acid: Glykochenodesoxycholsäure *f*
glycocholic acid: Glykocholsäure *f*
hippuric acid: Hippursäure *f*
homogentisic acid: Homogentisinsäure *f*
homovanillic acid: Homovanillinsäure *f*
hyaluronic acid: Hyaluronsäure *f*
hydrochloric acid: Salzsäure *f*
hydrocyanic acid: Cyanwasserstoff *m*; Blausäure *f*
hydroxy acid: Hydroxysäure *f*
5-hydroxyindoleacetic acid: 5-Hydroxyindolessigsäure *f*
iduronic acid: Iduronsäure *f*
ketoplastic amino acids: ketoplastische Aminosäuren *pl*
kynurenic acid: Kynurensäure *f*
lactic acid: Milchsäure *f*
linolenic acid: Linolensäure *f*
linolic acid: Linolsäure *f*, Leinölsäure *f*
lipoic acid: Liponsäure *f*, Thiooctansäure *f*
lithocholic acid: Lithocholsäure *f*
lysergic acid: Lysergsäure *f*
messenger ribonucleic acid: Boten-RNA *f*, Matrizen-RNA *f*
monocarboxylic acid: Monokarbonsäure *f*
neuraminic acid: Neuraminsäure *f*
nucleic acid: Nuklein-, Nucleinsäure *f*
oleic acid: Ölsäure *f*
palmitic acid: Palmitinsäure *f*
pantothenic acid: Pantothensäure *f*
penicillic acid: Penicillinsäure *f*
phenylpyruvic acid: Phenylbrenztraubensäure *f*
phosphoric acid: Phosphorsäure *f*
polyenoic fatty acid: Polyen(fett)säure *f*
pteroylglutamic acid: Folsäure *f*, Pteroylglutaminsäure *f*, Vitamin B$_c$ *nt*
pyridoxic acid: Pyridoxinsäure *f*
pyrophosphoric acid: Pyrophosphorsäure *f*
pyruvic acid: Brenztraubensäure *f*
retinoic acid: Retinsäure *f*, Vitamin A$_1$-Säure *f*, Tretinoin *nt*
ribonucleic acid: Ribonukleinsäure *f*
salicylic acid: Salicylsäure *f*
sialic acids: Sialinsäuren *pl*
sorbic acid: Sorbinsäure *f*
stearic acid: Stearinsäure *f*
sulfuric acid: Schwefelsäure *f*
teichoic acids: Teichonsäuren *pl*
tetrahydrofolic acid: Tetrahydrofolsäure *f*
tricarboxylic acids: Tricarbonsäuren *pl*
uric acid: Harnsäure *f*
ursodeoxycholic acid: Ursodesoxycholsäure *f*
valproic acid: Valproinsäure *f*
vanillylmandelic acid: Vanillinmandelsäure *f*
vitamin A acid: Retinsäure *f*, Vitamin A$_1$-Säure *f*, Tretinoin *nt*
ac|id|am|i|nu|ria [æsɪd,æmɪ'n(j)ʊərɪə] *noun*: Aminoazidurie *f*
ac|id|e|mia [æsə'di:mɪə] *noun*: Azidämie *f*, dekompensierte Azidose *f*
acid-fast *adj*: säurefest
acid-fastness *noun*: Säurefestigkeit *f*
ac|id|ic [ə'sɪdɪk] *adj*: **1.** säurebildend **2.**

sauer, säurehaltig, Säure-

a|ci|dim|e|try [æsɪ'dɪmətrɪ] noun: **1.** Azidimetrie f **2.** Azidometrie f

acid-insoluble adj: säureunlöslich

a|cid|i|ty [ə'sɪdətɪ] noun: **1.** Säuregrad m, -gehalt m, Azidität f **2.** Säure f, Schärfe f

total acidity: Gesamtazidität f

acid-labile adj: säurelabil

a|cid|o|gen|e|sis [ə,sɪdə'dʒenəsɪs] noun: Azidogenese f

a|cid|o|gen|ic [ə,sɪdə'dʒenɪk] adj: säurebildend, azidogen

a|cid|o|phil [ə'sɪdəʊfɪl, 'æsɪdəʊ-]: **I** noun **1.** azidophile Zelle f **2.** (Hypophyse) azidophile Zelle f, α-Zelle f **II** adj oxyphil, azidophil

a|cid|o|phile [ə'sɪdəʊfaɪl] adj: oxyphil, azidophil

a|ci|do|phil|ic [ə'sɪdəʊ'fɪlɪk] adj: oxyphil, azidophil

a|ci|do|sic [æsɪ'dəʊsɪk] adj: azidotisch

a|ci|do|sis [æsɪ'dəʊsɪs] noun: Azidose f

bicarbonate depletion acidosis: Subtraktionsazidose f

compensated acidosis: kompensierte Azidose f

diabetic acidosis: diabetische/diabetogene Azidose f

lactic acidosis: Laktazidose f, Laktatazidose f, Lactazidose f

metabolic acidosis: metabolische/stoffwechselbedingte Azidose f

renal tubular acidosis: renal-tubuläre Azidose f

respiratory acidosis: respiratorische/atmungsbedingte Azidose f

retention acidosis: Retentionsazidose f

starvation acidosis: Hungerazidose f, nutritive (metabolische) Azidose f

a|ci|dot|ic [æsɪ'dɑtɪk] adj: azidotisch

acid-soluble adj: säurelöslich

acid-stable adj: säurestabil

a|ci|du|ria [æsɪ'd(j)ʊərɪə] noun: Azidurie f

a|ci|du|ric [æsə'd(j)u:rɪk] adj: oxyphil, azidophil

a|ci|nal ['æsɪnəl] adj: azinär, azinös

a|ci|nar ['æsɪnər, -nɑːr] adj: azinär, azinös

a|ci|ne|sia [æsɪ'niː:ʒ(ɪ)ə] noun: Akinese f

a|ci|net|ic [æsɪ'netɪk] adj: bewegungslos, bewegungsarm, akinetisch

A|ci|ne|to|bac|ter [æsɪ,netə'bæktər] noun: Acinetobacter m

a|cin|ic [ə'sɪnɪk] adj: azinär, azinös

a|cin|i|form [ə'sɪnəfɔːrm] adj: beerenförmig, azinös

a|ci|nose ['æsɪnəʊs] adj: azinär, azinös

---

a|ci|nous ['æsɪnəs] adj: azinär, azinös

a|ci|nus ['æsɪnəs] noun, plural -ni [-naɪ]: **1.** Azinus m, Acinus m **2.** (Lungen-)Azinus m

a|clad|i|o|sis [eɪ,klædɪ'əʊsɪs] noun: Akladiose f

a|cme ['ækmɪ] noun: Höhepunkt m, Kulminationspunkt m, Akme f

a|cne ['æknɪ] noun: Finnenausschlag m, Akne f, Acne f

bromide acne: Bromakne f

common acne: Akne vulgaris

Mallorca acne: Mallorca-Akne f, Akne aestivalis

mechanical acne: Akne mechanica

neonatal acne: Neugeborenenakne f, Akne neonatorum

occupational acne: Berufsakne f, Akne occupationalis

oil acne: Ölakne f, Ölfollikulitis f

tar acne: Teerakne f, Akne picea

a|cne|form ['æknɪfɔːrm] adj: akneförmig, akniform

a|cne|gen|ic [,æknɪ'dʒenɪk] adj: aknegen

a|cne|i|form [æk'neɪfɔːrm] adj: akneförmig, akniform

a|co|rea [ækə'rɪə] noun: Akorie f

a|co|ria [ə'kɔːrɪə] noun: Akorie f

a|cous|tic [ə'kuːstɪk] adj: akustisch

a|cquired [ə'kwaɪərd] adj: erworben, sekundär

a|cral ['ækrəl] adj: akral

a|cra|nia [eɪ'kreɪnɪə] noun: Akranie f

a|cra|ni|al [eɪ'kreɪnɪəl] adj: schädellos, akranial

a|cre|mo|ni|o|sis [,ækrɪ,məʊnɪ'əʊsɪs] noun: Acremonium-Infektion f, Akremoniose f

a|crid ['ækrɪd] adj: scharf, beißend, reizend

a|cro|an|es|the|sia [,ækrəʊ,ænɪs'θiː:ʒə] noun: Akroanästhesie f

a|cro|cen|tric [,ækrəʊ'sentrɪk] adj: akrozentrisch

a|cro|ce|phal|ic [,ækrəʊsɪ'fælɪk] adj: akrozephal, spitzschädelig, turmschädelig

a|cro|ceph|al|o|syn|dac|ty|lia [,ækrəʊ,sefə-ləʊ,sɪndæk'tiː:lɪə] noun: Apert-Syndrom nt

a|cro|ceph|al|o|syn|dac|ty|lism [,ækrəʊ-,sefələʊsɪn'dæktəlɪzəm] noun: Akrozephalosyndaktylie f

a|cro|ceph|al|ous [,ækrəʊ'sefələs] adj: akrozephal, spitzschädelig, turmschädelig

a|cro|ceph|al|y [,ækrəʊ'sefəlɪ] noun: Spitz-, Turmschädel m, Akrozephalie f

a|cro|chor|don [,ækrəʊ'kɔːrdən] noun:

Akrochordon *nt*

aciroicyianoisis [‚ækrəʊ‚saɪə'nəʊsɪs] *noun*: Akrozyanose *f*

aciroiderimaltiltis [‚ækrəʊ‚dɜrmə'taɪtɪs] *noun*: Akrodermatitis *f*

aciroiderimaltoisis [‚ækrəʊ‚dɜrmə'təʊsɪs] *noun, plural* **-ses** [-siːz]: Akrodermatose *f*

aciroidysiplaisia [‚ækrəʊdɪs'pleɪʒ(ɪ)ə, -zɪə] *noun*: Akrozephalosyndaktylie *f*

aciroikeraltoisis [‚ækrəʊ‚kerə'təʊsɪs] *noun*: Akrokeratose *f*

aciroikeralatotic [‚ækrəʊ‚kerə'tɑtɪk] *adj*: akrokeratotisch

aciroimegiallic [‚ækrəmɪ'gælɪk] *adj*: akromegal

aciroimegialloid [‚ækrəʊ'megəlɔɪd] *adj*: akromegaloid

aciroimegially [ækrə'megəlɪ] *noun*: Akromegalie *f*, Marie-Krankheit *f*, Marie-Syndrom *nt*

aciroimelallgia [‚ækrəmɪ'læld ʒ(ɪ)ə] *noun*: Gerhardt-Syndrom *nt*, Mitchell-Gerhardt-Syndrom *nt*, Akromelalgie *f*

aciroimellic [‚ækrə'miːlɪk] *adj*: Gliedmaßenende betreffend

aciroimilal [ə'krəʊmɪəl] *adj*: akromial

aciroimiloiciaiviciuilar [ə‚krəʊmɪəʊklə-'vɪkjələr] *adj*: akromioklavikular

aciroimiloicoriaicoid [ə‚krəʊmɪəʊ'kɔːrə-‚kɔɪd, -'kɑr-] *adj*: korakoakromial

aciroimiloihuimerial [ə‚krəʊmɪəʊ'(h)juː-mərəl] *adj*: akromiohumeral

aciroimilon [ə'krəʊmɪən] *noun, plural* **-mila** [-mɪə]: Akromion *nt*

aciroimiloniecitolmy [ə‚krəʊmɪəʊ'nek-təmɪ] *noun*: Akromionresektion *f*, Akromionektomie *f*

aciroimiloiscapiuilar [ə‚krəʊmɪəʊ'skæp-jələr] *adj*: akromioskapular

aciroimiloithoiraicic [ə‚krəʊmɪəʊθɔː'ræ-sɪk, -θə-] *adj*: akromiothorakal

aciroineuiroisis [‚ækrəʊ‚nʊ'rəʊsɪs] *noun*: Akroneurose *f*

aciroineuirotic [‚ækrəʊ‚nʊ'rɑtɪk] *adj*: akroneurotisch

aciroiparialiylsis [‚ækrəʊpə'rælɪsɪs] *noun*: Extremitätenlähmung *f*, Akroparalyse *f*

aciroiparlesithelsia [‚ækrəʊ‚pærəs'θiː-ʒ(ɪ)ə] *noun*: Akroparästhesie *f*

aciroiphoibia [‚ækrə'fəʊbɪə] *noun*: Höhenangst *f*, Akrophobie *f*

aciroiscleiroisis [‚ækrəʊsklɪ'rəʊsɪs] *noun*: Akrosklerose *f*, Akrosklerodermie *f*

aciroiscleirotic [‚ækrəʊsklɪ'rɑtɪk] *adj*: akrosklerotisch

aciroisoimal ['ækrəʊ'səʊml] *adj*: akrosomal

aciroisome ['ækrəʊsəʊm] *noun*: Kopf-

kappe *f*, Akrosom *nt*

aciroiteric [ækrəʊ'terɪk] *adj*: akral

aciroitic [ə'krɑtɪk] *adj*: pulslos, akrot

aciroitism ['ækrətɪzəm] *noun*: Pulslosigkeit *f*, Akrotie *f*, Akrotismus *m*

aciroitrophioineuiroisis [ækrəʊ‚trɑfə-‚nʊ'rəʊsɪs] *noun*: Akrotrophoneurose *f*

aciroitrophioineuirotic [ækrəʊ‚trɑfə-‚nʊ'rɑtɪk] *adj*: akrotrophoneurotisch

aciryilic [ə'krɪlɪk] *adj*: Acrylat-, Acryl-

acitin ['æktn] *noun*: Aktin *nt*, Actin *nt*

acitiniic [æk'tɪnɪk] *adj*: aktinisch

acitiniiform [æk'tɪnəfɔːrm] *adj*: strahlenförmig; ausstrahlend

acitiinism ['æktənɪzəm] *noun*: Lichtstrahlenwirkung *f*, Aktinität *f*

Acitiinoibaicilllus [‚æktɪnəʊbə'sɪləs] *noun*: Aktinobazillus *m*, Actinobacillus *m*

acitiinoiculitiltis [‚æktɪnəʊkjuː'taɪtɪs] *noun*: Strahlendermatitis *f*, aktinische Dermatitis *f*

acitiinoiderimaltiltis [‚æktɪnəʊ‚dɜrmə-'taɪtɪs] *noun*: Aktinodermatitis *f*, Aktinodermatose *f*

acitiinoimyicelllial [‚æktɪnəʊmaɪ'siːlɪəl] *adj*: Aktinomyzeten-

Acitiinoimyices [‚æktɪnəʊ'maɪsiːz] *noun*: Actinomyces *m*

Actinomyces israelii: Strahlenpilz *m*, Actinomyces israelii

acitiinoimyicete [‚æktɪnəʊ'maɪsiːt] *noun*: →*Actinomyces*

acitiinoimyiceltic [‚æktɪnəʊmaɪ'siːtɪk] *adj*: Aktinomyzeten-

acitiinoimyiceltoima [‚æktɪnəʊ‚maɪsə-'təʊmə] *noun*: Aktinomyzetom *nt*

acitiinoimyicin [‚æktɪnəʊ'maɪsn] *noun*: Aktinomyzin *nt*, Actinomycin *nt*

acitiinoimyicoima [‚æktɪnəʊmaɪ'kəʊmə] *noun*: Aktinomykom *nt*

acitiinoimyicoisis [‚æktɪnəʊmaɪ'kəʊsɪs] *noun*: Strahlenpilzkrankheit *f*, Aktinomykose *f*, Actinomycosis *f*

acitiinoimyicotic [‚æktɪnəʊmaɪ'kɑtɪk] *adj*: aktinomykotisch

acitiinoineuiriitis [‚æktɪnəʊnʊ'raɪtɪs] *noun*: Strahlenneuritis *f*

acitiinoiphyitoisis [‚æktɪnəʊfaɪ'təʊsɪs] *noun*: **1.** →*actinomycosis* **2.** Nokardieninfektion *f* **3.** Botryomykose *f*, Botryomykom *nt*

acitiinoitherialpy [‚æktɪnəʊ'θerəpɪ] *noun*: Bestrahlung *f*, Bestrahlungsbehandlung *f*

acitiivaition [‚æktɪ'veɪʃn] *noun*: Aktivierung *f*, Anregung *f*

acitiivaitor ['æktəveɪtər] *noun*: Aktivator *m*

plasminogen activators: Plasminogenaktivatoren *nt*

ac|tive ['æktɪv] *adj*: **1.** aktiv, wirksam, wirkend **be active against** wirksam sein/helfen gegen **2.** aktiv, tätig; rege, lebhaft

ac|to|my|o|sin [ˌæktə'maɪəsɪn] *noun*: Aktomyosin *nt*, Actomyosin *nt*

a|cu|i|ty [ə'kjuːətɪ] *noun*: **1.** Schärfe *f*, Klarheit *f*; Scharfsinn *m*, Klugheit *f* **2.** Sehschärfe *f*, Visus *m*
visual acuity: Sehschärfe *f*, Visus *m*

ac|u|pres|sure ['ækjʊpreʃər] *noun*: Akupressur *f*

ac|u|punc|ture ['ækjʊpʌŋktʃər] *noun*: Akupunktur *f*

a|cute [ə'kjuːt] *adj*: plötzlich einsetzend; schnell/kurz verlaufend, akut

a|cute|ness [ə'kjuːtnɪs] *noun*: **1.** (*Krankheit*) akutes Stadium *nt*, Heftigkeit *f*, Akutsein *nt* **2.** (*Schmerz*) Intensität *f*, Schärfe *f*

a|cy|a|not|ic [eɪˌsaɪə'natɪk] *adj*: ohne Zyanose (verlaufend), azyanotisch

a|cyc|lic [eɪ'saɪklɪk, -'sɪk-] *adj*: **1.** (*chem.*) azyklisch, offenkettig **2.** (*physiolog.*) nicht periodisch, azyklisch

a|cys|tia [eɪ'sɪstɪə] *noun*: kongenitale Harnblasenaplasie *f*, Acystie *f*

a|dac|ty|lia [eɪˌdæk'tiːlɪə] *noun*: Adaktylie *f*

a|dac|ty|lism [eɪ'dæktɪlɪzəm] *noun*: Adaktylie *f*

a|dac|ty|lous [eɪ'dæktɪləs] *adj*: adaktyl

ad|a|man|tine [ˌædə'mæntiːn, -tɪn, -taɪn] *adj*: Zahnschmelz-

ad|a|man|ti|no|car|ci|no|ma [ædəˌmæntɪnəʊˌkɑːrsə'nəʊmə] *noun*: Ameloblastosarkom *nt*

ad|a|man|ti|no|ma [ædəˌmæntɪ'nəʊmə] *noun*: Adamantinom *nt*, Ameloblastom *nt*

ad|a|man|to|blas|to|ma [ædəˌmæntə-ˌblæs'təʊmə] *noun*: → *adamantinoma*

ad|a|man|to|ma [ædəmæn'təʊmə] *noun*: → *adamantinoma*

ad|ap|ta|tion [ˌædæp'teɪʃn] *noun*: Anpassung *f*, Gewöhnung *f*, Adaptation *f*, Adaption *f* (*to* an)
cone adaptation: Zapfenadaptation *f*
dark adaptation: Dunkeladaptation *f*
light adaptation: Helladaptation *f*

a|dap|ta|tive [ə'dæptətɪv] *adj*: anpassungsfähig, adaptiv

a|dap|tion [ə'dæpʃn] *noun*: Anpassung *f*, Gewöhnung *f*, Adaptation *f* (*to* an)

a|dap|tive [ə'dæptɪv] *adj*: auf anpassungsfähig, adaptiv

ad|dict [*n* 'ædɪkt; *v* ə'dɪkt]: **I** *noun* Süchtige(r *m*) *f*, Suchtkranke(r *m*) *f* **II**

vt jdn. süchtig machen, jdn. gewöhnen (*to* an) **III** *vi* süchtig machen

ad|dict|ed [ə'dɪktɪd] *adj*: süchtig, abhängig (*to* von) **be addicted to heroin/alcohol** heroin-/alkoholabhängig sein

ad|dic|tion [ə'dɪkʃn] *noun*: Sucht *f*, Abhängigkeit *f*
drug addiction: **1.** Drogen-, Rauschgiftsucht *f* **2.** Arzneimittel-, Medikamentensucht *f*

ad|dic|tive [ə'dɪktɪv] *adj*: suchterzeugend **be addictive** süchtig machend

ad|di|son|ism ['ædɪsɑnɪzəm] *noun*: Addisonismus *m*

ad|di|tive ['ædɪtɪv]: **I** *noun* Zusatz *m*, Additiv *nt* **II** *adj* zusätzlich, hinzukommend, additiv, Additions-

ad|duct [ə'dʌkt]: **I** *noun* Addukt *nt* **II** *v* adduzieren

ad|duc|tion [ə'dʌkʃn] *noun*: Hinbewegung *f* zur Längsachse, Adduktion *f*

ad|duc|tive [ə'dʌktɪv] *adj*: adduzierend

ad|duc|tor [ə'dʌktər] *noun*: Adduktor *m*, Musculus adductor

ad|e|nal|gia [ædɪ'nældʒ(ɪ)ə] *noun*: Drüsenschmerz *m*, Adenodynie *f*

ad|en|dric [ə'dendrɪk] *adj*: adendritisch

ad|en|drit|ic [ˌæden'drɪtɪk] *adj*: adendritisch

ad|e|nec|to|my [ˌædə'nektəmɪ] *noun*: Drüsenresektion *f*, Adenektomie *f*

ad|e|nia [ə'diːnɪə] *noun*: chronische Lymphknotenvergrößerung *f*

ad|e|nic [ə'diːnɪk] *adj*: Drüsen-

ad|e|ni|form [ə'denəfɔːrm, -'diːnə-] *adj*: drüsenähnlich, drüsenförmig

ad|e|nine ['ædənɪn, -niːn, -naɪn] *noun*: 6-Aminopurin *nt*, Adenin *nt*
adenine arabinoside: Vidarabin *nt*, Adenin-Arabinosid *nt*

ad|e|ni|tis [ædə'naɪtɪs] *noun*: **1.** Drüsenentzündung *f*, Adenitis *f* **2.** Lymphknotenentzündung *f*, Lymphknotenvergrößerung *f*, Lymphadenitis *f*

ad|e|no|a|can|tho|ma [ˌædənəʊˌækən-'θəʊmə] *noun*: Adenoakanthom *nt*

ad|e|no|a|me|lo|blas|to|ma [ˌædənəʊˌæm-əˌləʊblæs'təʊmə] *noun*: Adenoameloblastom *nt*

ad|e|no|car|ci|no|ma [ˌædənəʊˌkɑːrsə-'nəʊmə] *noun*: Adenokarzinom *nt*, Carcinoma adenomatosum

ad|e|no|cel|lu|li|tis [ˌædənəʊseljə'laɪtɪs] *noun*: Adenozellulitis *f*

ad|e|no|chon|dro|ma [ˌædənəʊkɑn'drəʊ-mə] *noun*: Chondroadenom *nt*

ad|e|no|cyst ['ædənəʊsɪst] *noun*: → *adenocystoma*

ad|e|no|cys|tic [ˌædənəʊ'sɪstɪk] *adj*: adenoid-zystisch

ad|e|no|cys|to|ma [ˌædənəʊsɪsˈtəʊmə] *noun*: Adenokystom *nt*, Kystadenom *nt*, Cystadenom *nt*

ad|e|no|cyte [ˈædənəʊsaɪt] *noun*: reife Drüsenzelle *f*

ad|e|no|dyn|ia [ˌædənəʊˈdiːnɪə] *noun*: Drüsenschmerz *m*, Adenodynie *f*

ad|e|no|ep|i|the|li|o|ma [ˌædənəʊepəˌθiːlɪˈəʊmə] *noun*: Adenoepitheliom *nt*

ad|e|no|fi|bro|ma [ˌædənəʊfaɪˈbrəʊmə] *noun*: Adenofibrom *nt*, Fibroadenom *nt*

ad|e|no|fi|bro|sis [ˌædənəʊfaɪˈbrəʊsɪs] *noun*: Drüsenfibrose *f*, Adenofibrose *f*

ad|e|nog|e|nous [ædəˈnɑdʒənəs] *adj*: adenogen

ad|e|no|graph|ic [ˌædənəʊˈgræfɪk] *adj*: adenographisch, adenografisch

ad|e|nog|ra|phy [ædəˈnɑɡrəfɪ] *noun*: Adenographie *f*, Adenografie *f*

ad|e|no|hy|poph|y|se|al [ˌædənəʊhaɪˌpɑfəˈsiːəl, -ˌhaɪpəˈfiːzɪəl] *adj*: adenohypophysär

ad|e|no|hy|poph|y|sec|to|my [ˌædənəʊhaɪˌpɑfəˈsektəmɪ] *noun*: Adenohypophysektomie *f*

ad|e|no|hy|poph|y|si|al [ˌædənəʊhaɪˌpɑfəˈsiːəl, -ˌhaɪpəˈfiːzɪəl] *adj*: adenohypophysär

ad|e|no|hy|poph|y|sis [ˌædənəʊhaɪˈpɑfəsɪs] *noun*: Adenohypophyse *f*, Hypophysenvorderlappen *m*

ad|e|noid [ˈædnɔɪd] *adj*: drüsenähnlich, adenoid

ad|e|noi|dal [ˈadnɔɪdl] *adj*: drüsenähnlich, adenoid

ad|e|noid|ec|to|my [ˈædnɔɪˈdektəmɪ] *noun*: Adenotomie *f*

ad|e|noid|i|tis [ˌædnɔɪˈdaɪtɪs] *noun*: Adenoiditis *f*

ad|e|noids [ˈædnɔɪds] *plural*: Adenoide *pl*, adenoide Vegetationen *pl*, Rachenmandelhyperplasie *f*

ad|e|no|lei|o|my|o|fi|bro|ma [ˌædənəʊˌlaɪəʊˌmaɪəʊfaɪˈbrəʊmə] *noun*: Adenoleiomyofibrom *nt*

ad|e|no|li|po|ma [ˌædənəʊlɪˈpəʊmə] *noun*: Adenolipom *nt*, Lipoadenom *nt*

ad|e|no|li|po|ma|to|sis [ˌædənəʊˌlɪpəməˈtəʊsɪs] *noun*: Adenolipomatose *f*

ad|e|no|lym|phi|tis [ˌædənəʊlɪmˈfaɪtɪs] *noun*: Lymphknotenentzündung *f*, Lymphadenitis *f*

ad|e|no|lym|pho|ma [ˌædənəʊlɪmˈfəʊmə] *noun*: Warthin-Tumor *m*, Warthin-Albrecht-Arzt-Tumor *m*, Adenolymphom *nt*

ad|e|no|ma [ædəˈnəʊmə] *noun, plural* -mas, -ma|ta [ædəˈnəʊmətə]: Adenom *nt*, Adenoma *nt*

adrenocortical adenoma: Nebennierenrindenadenom *nt*, NNR-Adenom *nt*

basal cell adenoma: Basalzelladenom *nt*, Basalzellenadenom *nt*

bronchial adenoma: Bronchialadenom *nt*

islet cell adenoma: Inselzelladenom *nt*, Adenoma insulocellulare, Nesidioblastom *nt*, Nesidiom *nt*

pancreatic adenoma: Pankreasadenom *nt*

parathyroid adenoma: Nebenschilddrüsenadenom *nt*, Epithelkörperchenadenom *nt*, Parathyreoidom *nt*

pituitary adenomas: Hypophysenadenome *pl*

thyroid adenoma: Schilddrüsenadenom *nt*

ad|e|no|mal|toid [ædəˈnəʊmətɔɪd] *adj*: adenomatös

ad|e|no|ma|to|sis [ˌædənəʊməˈtəʊsɪs] *noun*: Adenomatose *f*

adenomatosis of the colon: familiäre Polypose *f*, Polyposis familiaris, Adenomatosis coli

multiple endocrine adenomatosis: multiple endokrine Adenopathie *f*, multiple endokrine Neoplasie *f*, pluriglanduläre Adenomatose *f*

pluriglandular adenomatosis: → *multiple endocrine adenomatosis*

polyendocrine adenomatosis: → *multiple endocrine adenomatosis*

pulmonary adenomatosis: bronchioloalveoläres Lungenkarzinom *nt*, Alveolarzellenkarzinom *nt*, Lungenadenomatose *f*, Carcinoma alveolocellulare, Carcinoma alveolare

ad|e|nom|a|tous [ædəˈnɑmətəs] *adj*: adenomatös

ad|e|no|meg|al|ly [ˌædənəʊˈmegəlɪ] *noun*: Drüsenvergrößerung *f*, Adenomegalie *f*

ad|e|no|my|o|ep|i|the|li|o|ma [ædənəʊˌmaɪəˌepəˌθiːlɪˈəʊmə] *noun*: adenoid-zystisches Karzinom *nt*, Carcinoma adenoides cysticum

ad|e|no|my|o|fi|bro|ma [ædənəʊˌmaɪəfaɪˈbrəʊmə] *noun*: Adenomyofibrom *nt*

ad|e|no|my|o|ma [ˌædənəʊmaɪˈəʊmə] *noun*: Adenomyom *nt*

ad|e|no|my|o|ma|to|sis [ædənəʊˌmaɪəməˈtəʊsɪs] *noun*: Adenomyomatose *f*

ad|e|no|my|o|ma|tous [ˌædənəʊmaɪˈɑmətəs] *adj*: adenomyomatisch; adenomyomatös

ad|e|no|my|o|sar|co|ma [ædənəʊˌmaɪəsɑːrˈkəʊmə] *noun*: Adenomyosarkom *nt* adenomyosarcoma of kidney: Wilms-Tumor *m*, embryonales Adenosarkom *nt*, embryonales Adenomyosarkom *nt*, Nephroblastom *nt*

ad|e|no|my|o|sis [ˌædənəʊmaɪˈəʊsɪs] *noun*: Adenomyose *f*

ad|e|no|neu|ral [ˌædnəʊˈnjʊərəl, -ˈnʊ-] *adj*: Drüse(n) und Nerv(en) betreffend

ad|e|no|path|ic [ˌædnɑˈpæθɪk] *adj*: adenopathisch

ad|e|nop|a|thy [ædəˈnɑpəθɪ] *noun*: **1.** Drüsenschwellung *f*, Drüsenvergrößerung *f*, Adenopathie *f* **2.** Lymphknotenschwellung *f*, Lymphknotenvergrößerung *f*, Lymphadenopathie *f*

ad|e|no|phar|yn|gi|tis [ædnəʊˌfærɪnˈdʒaɪtɪs] *noun*: Adenopharyngitis *f*

ad|e|no|sar|co|ma [ˌædənəʊsɑːrˈkəʊmə] *noun*: Adenosarkom *nt*

ad|e|no|scle|ro|sis [ædənəʊˌsklɪəˈrəʊsɪs] *noun*: Drüsensklerose *f*, Adenosklerose *f*

ad|e|no|scle|rot|ic [ædənəʊˌsklɪəˈrɑtɪk] *adj*: adenosklerotisch

ad|en|o|sine [əˈdenəsiːn, -sɪn] *noun*: Adenosin *nt*

adenosine 3',5'-cyclic phosphate: zyklisches Adenosin-3',5-phosphat *nt*, cyclo-AMP *nt*

adenosine diphosphate: Adenosindiphosphat *nt*

adenosine monophosphate: Adenosinmonophosphat *nt*, Adenylsäure *f*

adenosine triphosphate: Adenosintriphosphat *nt*

ad|e|no|sis [ædəˈnəʊsɪs] *noun*: **1.** Adenopathie *f* **2.** Adenomatose *f* **3.** sklerosierende Adenosis *f*, Korbzellenhyperplasie *f*

sclerosing adenosis: sklerosierende Adenose *f*, Korbzellenhyperplasie *f*

ad|e|not|o|my [ædəˈnɑtəmɪ] *noun*: Adenotomie *f*

ad|e|no|ton|sil|lec|to|my [ˌædnəʊˌtɑnsəˈlektəmɪ] *noun*: Adenotonsillektomie *f*

ad|e|no|trop|ic [ˌædnəʊˈtrɑpɪk] *adj*: adenotrop

ad|e|nous [ˈædnəs] *adj*: drüsig, drüsenartig, adenös

ad|e|no|vi|ral [ˌædənəʊˈvaɪrəl] *adj*: Adenoviren-, Adenovirus-

ad|e|no|vi|rus [ˌædənəʊˈvaɪrəs] *noun*: Adenovirus *nt*

ad|er|mo|gen|e|sis [eɪˌdɜːrməˈdʒenəsɪs] *noun*: Adermogenese *f*

ad|her|ence [ædˈhɪərəns, -ˈher-] *noun*: (An-)Kleben *nt*, (An-)Haften *nt*, Adhärenz *f* (*to* an)

ad|her|ent [ædˈhɪərənt, -ˈher-] *adj*: (an-)klebend, (an-)haftend; verklebt, ver-

wachsen, adhärent

ad|he|sion [ædˈhiːʒn, əd-] *noun*: **1.** → *adherence* **2.** Adhäsion *f*

ad|he|si|ot|o|mie [ˌæd,hiːzɪˈɑtəmɪ] *noun*: Adhäsiotomie *f*, Adhäsiolyse *f*

ad|he|sive [ædˈhiːsɪv, əd-]: **I** *noun* Klebstoff *m*, Binde-, Haftmittel *nt* **II** *adj* (*auch physik.*) (an-)haftend, klebend, adhäsiv, Adhäsiv-, Adhäsions-, Haft-; Saug-

ad|i|a|bat|ic [ˌædɪəˈbætɪk, aɪˌdaɪə-] *adj*: adiabatisch

ad|i|ad|o|cho|ki|ne|sia [ˌædɪˌædəkəʊkɪˈniːʒ(ɪ)ə, -kaɪ-] *noun*: Adiadochokinesie *f*

ad|i|a|spi|ro|my|co|sis [ˌædɪə,spaɪrəmaɪˈkəʊsɪs] *noun*: (Lungen-)Adiaspiromykose *f*

ad|i|a|ther|mal [ˌædɪəˈθɜːrml] *adj*: wärmeundurchlässig, atherman, adiathermam

ad|i|pec|to|my [ædəˈpektəmɪ] *noun*: Fett(gewebs)entfernung *f*, Lipektomie *f*

ad|i|pic [əˈdɪpɪk]: **I** *noun* (Speicher-)Fett *nt* **II** *adj* **1.** adipös, fetthaltig, fettig, Fett- **2.** fett, fettleibig

ad|i|po|cele [ˈædɪpəʊsiːl] *noun*: Adipozele *f*

ad|i|po|cel|lu|lar [ˌædɪpəʊˈseljələr] *adj*: adipozellulär

ad|i|po|cyte [ˈædɪpəʊsaɪt] *noun*: Fett(speicher)zelle *f*, Lipo-, Adipozyt *m*

ad|i|po|fi|bro|ma [ˌædɪpəʊfaɪˈbrəʊmə] *noun*: Adipofibrom *nt*

ad|i|po|gen|ic [ˌædɪpəʊˈdʒenɪk] *adj*: fettbildend, lipogen

ad|i|poid [ˌædɪpɔɪd] *adj*: fettartig, fettähnlich, lipoid

ad|i|po|ki|ne|sis [ˌædɪpəʊkɪˈniːsɪs, -kaɪ-] *noun*: Fettmobilisation *f*, Adipokinese *f*

ad|i|po|ki|net|ic [ˌædɪpəʊkɪˈnetɪk, -kaɪ-] *adj*: adipokinetisch

ad|i|po|lyt|ic [ˌædɪpəʊˈlɪtɪk] *adj*: fettspaltend, lipolytisch, steatolytisch

ad|i|po|ne|cro|sis [ˌædɪpəʊnɪˈkrəʊsɪs] *noun*: Fettgewebsnekrose *f*, Adiponecrosis *f*

ad|i|pos|al|gia [ˌædɪpəʊˈsældʒ(ɪ)ə] *noun*: Adiposalgie *f*

ad|i|pose [ˈædɪpəʊs]: **I** *noun* (Speicher-)Fett *nt* **II** *adj* **1.** adipös, fetthaltig, fettig, Fett- **2.** fett, fettleibig

ad|i|po|sis [ædəˈpəʊsɪs] *noun, plural* **-ses** [ædə pəʊsiːz]: **1.** → *adiposity* **2.** (*patholog.*) Verfettung *f*, Organverfettung *f*

ad|i|pos|i|ty [ˌædɪˈpɑsətɪ] *noun*: Fettleibigkeit *f*, Adipositas *f*, Obesitas *f*

puberal adiposity: Pseudo-Fröhlich-Syndrom *nt*, Pseudodystrophia adiposogenitalis, Pubertätsfettsucht *f*

adipolsuria [ˌædɪpəˈsjuərɪə] *noun*: Adiposurie *f*; Lipurie *f*, Lipidurie *f*

aldipisia [əˈdɪpsɪə] *noun*: Durstlosigkeit *f*, Adipsie *f*

adiltus [ˈædɪtəs] *noun, plural* **adiltus, -tusles**: Eingang *m*, Aditus *m*

adjalcent [əˈdʒeɪsənt] *adj*: (an-)grenzend, anstoßend (*to* an), benachbart, Neben-

adjunct [ˈædʒʌŋkt] *noun*: Hilfsmittel *nt*, Hilfsmaßnahme *f*; Zusatz *m*, Beigabe *f*

adjuvant [ˈædʒəvənt]: I *noun* Adjuvans *nt*; Hilfsmittel *nt* II *adj* helfend, förderlich, adjuvant, Hilfs-

admeldial [æd'miːdɪəl] *adj*: nahe der Medianebene

admeldian [æd'miːdɪən] *adj*: in Richtung zur Medianebene

adlmilniclulum [ˌædməˈnɪkjələm] *noun, plural* **-la** [-lə]: Sehnenverstärkung *f*, Adminiculum *nt*

adlminlisltraltion [ˌædˌmɪnəˈstreɪʃn] *noun*: (*Medikament*) Verabreichung *f*, Gabe *f*

adnervlal [æd'nɜrvl] *adj*: **1.** in der Nähe eines Nerven **2.** auf einen Nerven zu, in Richtung auf einen Nerv

adneulral [æd'njuərəl, -'nʊ-] *adj*: **1.** in der Nähe eines Nerven **2.** auf einen Nerven zu, in Richtung auf einen Nerven

adnexla [æd'neksə] *plural*: Anhangsgebilde *pl*, Adnexe *pl*, Adnexa *pl*

adnexlecltolmy [ˌædnek'sektəmɪ] *noun*: Adnexektomie *f*

adlolleslcence [ædə'lesəns] *noun*: Jugendalter *nt*, Adoleszenz *f*

adlolleslcent [ædə'lesənt]: I *noun* Jugendliche(r *m*) *f*, Heranwachsende(r *m*) *f* II *adj* jugendlich, adoleszent, Adoleszenten-

adloral [æd'ɔːrəl, -'ɑʊr-] *adj*: adoral

adlreinal [ə'driːnl]: I *noun* Nebenniere *f*, Glandula suprarenalis II *adj* adrenal, Nebennieren-

adrenal-cortical *adj*: adrenokortikal

aldreinallecltolmy [ə,drenə'lektəmɪ] *noun*: Adrenalektomie *f*

aldreinlalline [ə'drenlɪn, -liːn] *noun*: Adrenalin *nt*, Epinephrin *nt*

aldrenlallinlelmia [ə,drenəlɪ'niːmɪə] *noun*: (Hyper-)Adrenalinämie *f*

aldrenlallinlulria [ə,drenəlɪ'njuərɪə] *noun*: Adrenalinurie *f*

aldreinallilitis [ə,drenə'laɪtɪs] *noun*: Adrenalitis *f*

aldrenlalloltroplic [ə,drenələʊ'trʌpɪk]

adj: adrenalotrop

adlrenlarlche [ˌædrə'nɑːrkɪ] *noun*: Adrenarche *f*

adlreinerlgic [ˌædrə'nɜrdʒɪk] *adj*: adrenerg, adrenergisch

aldreinic [ə'drenɪk, -'driː-] *adj*: adrenal

adlreinilitis [ædrə'naɪtɪs] *noun*: Adrenalitis *f*

aldreinolblasltolma [ə,driːnəʊblæs'təʊmə] *noun*: Adrenoblastom *nt*

aldreinolcelpiltive [ə,driːnəʊ'septɪv] *adj*: adrenorezeptiv, adrenozeptiv

aldreinolcoritilcal [ə,driːnəʊ'kɔːrtɪkl] *adj*: adrenokortikal, adrenocortical

aldreinolcoritilcolhylperlplalsia [ə,driːnəʊˌkɔːrtɪkəʊˌhaɪpər'pleɪʒ(ɪ)ə, -zɪə] *noun*: Nebennierenrindenhyperplasie *f*

aldreinolcoritilcolmilmetlic [ə,driːnəʊˌkɔːrtɪkəʊmɪ'metɪk, -maɪ-] *adj*: adrenokortikomimetisch

aldreinolcoritilcoltrolphic [ə,driːnəʊ,kɔːrtɪkəʊ'trəʊfɪk, -'trɑ-] *adj*: adrenocorticotrop, adrenocorticotroph

aldreinolcoritilcoltrolphin [ə,driːnəʊ,kɔːrtɪkəʊ'trəʊfɪn] *noun*: adrenocorticotropes Hormon *nt*, Kortikotropin *nt*, Adrenokortikotropin *nt*

aldreinolcoritilcoltrolpic [ə,driːnəʊ,kɔːrtɪkəʊ'trəʊpɪk, -'trɑp-] *adj*: adrenocorticotrop, adrenocorticotroph

aldreinolcoritilcoltrolpin [ə,driːnəʊ,kɔːrtɪkəʊ'trəʊpɪn] *noun*: → *adrenocorticotrophin*

aldreinolgenlic [ə,driːnəʊ'dʒenɪk] *adj*: adrenogen

aldreinolgenliltal [ə,driːnəʊ'dʒenɪtl] *adj*: adrenogenital

adlreinolgeinous [ædrə'nɑdʒənəs] *adj*: adrenogen

aldreinolkilnetlic [ə,driːnəʊkɪ'netɪk, -kaɪ-] *adj*: adrenokinetisch

aldreinolleulkoldysltrolphy [ə,driːnəʊ,luːkə'dɪstrəfɪ] *noun*: Adrenoleukodystrophie *f*

aldreinollytlic [ə,driːnəʊ'lɪtɪk]: I *noun* Adrenolytikum *nt*, Sympatholytikum *nt* II *adj* adrenolytisch, sympatholytisch

aldreinolmedlulloltrolpic [ə,driːnəʊ,medʒələ'trəʊpɪk] *adj*: adrenomedullotrop

aldreinolmeglally [ə,driːnəʊ'megəlɪ] *noun*: Nebennierenvergrößerung *f*, Adrenomegalie *f*

aldreinolmilmetlic [ə,driːnəʊmɪ'metɪk, -maɪ-] *adj*: sympathomimetisch, adrenomimetisch

aldreinolprilval [ə,driːnəʊ'praɪvl] *adj*: adrenopriv

aldrelnolstatlic [ə,driːnəʊ'stætɪk] *adj*: adrenostatisch

aldrelnoltrolphic [ə,driːnəʊ'trəʊfɪk, -'traf-] *adj*: adrenotrop

aldrelnoltrolphin [ə,driːnəʊ'trəʊfɪn, -'traf-] *adj*: → *adrenocorticotrophin*

aldrelnoltrolpic [ə,driːnəʊ'trəʊpɪk, -'trap-] *adj*: adrenotrop

adlrenloltrolpin [ə,driːnəʊ'trəʊpɪn, -'trap-] *noun*: → *adrenocorticotrophin*

adlsorblent [æd'sɔːrbənt]: I *noun* Adsorbens *nt*, Adsorber *m* II *adj* adsorbierend

adlsorpltion [æd'sɔːrpʃn] *noun*: Adsorption *f*

aldult [ə'dʌlt, 'ædʌlt]: I *noun* Erwachsene(r *m*) *f* II *adj* erwachsen, Erwachsenen-; ausgewachsen

adlvenltiltia [,ædven'tɪʃ(ɪ)ə] *noun*: **1.** (*Gefäß*) Adventitia *f*, Tunica adventitia **2.** (*Organ*) Adventitia *f*, Tunica externa

adlvenltiltial [,ædven'tɪʃ(ɪ)əl] *adj*: adventitiell

adlverse [æd'vɜrs, 'ædvɜrs] *adj*: ungünstig, nachteilig (*to* für); gegensätzlich; widrig, entgegenwirkend

aldylnamlia [eɪdaɪ'næmɪə, -'neɪm-] *noun*: Kraftlosigkeit *f*, Muskelschwäche *f*, Adynamie *f*, Asthenie *f*

aldylnamlic [eɪdaɪ'næmɪk] *adj*: kraftlos, schwach; ohne Schwung, adynamisch

Aleldes [eɪ'iːdiːz] *noun*: Aedes *f*

aerlate ['eəreɪt, 'eɪəreɪt] *v*: **1.** mit Sauerstoff anreichern, Sauerstoff zuführen **2.** mit Gas/Kohlensäure anreichern

aerlatled ['eəreɪtɪd, 'eɪər-] *adj*: **1.** mit Luft beladen **2.** mit Gas/Kohlendioxid beladen **3.** mit Sauerstoff beladen, oxygeniert

aerlaltion [eə'reɪʃn] *noun*: **1.** (Be-)Lüftung *f* **2.** Anreicherung *f* (*mit Luft oder Gas*) **3.** Sauerstoffzufuhr *f* **4.** Sauerstoff-Kohlendioxid-Austausch *m* in der Lunge

aerlelmia [eə'riːmɪə] *noun*: → *aeroembolism*

aerlilal ['eərɪəl, eɪ'iːrɪəl] *adj*: **1.** luftig, Luft- **2.** leicht, flüchtig, ätherisch

Aerlolbaclter ['eərəʊbæktər] *noun*: Aerobacter *nt*

aerlobe ['eərəʊb] *noun*: Aerobier *m*, Aerobiont *m*, Oxybiont *m*

aerlolbic [eə'rəʊbɪk] *adj*: aerob

aerlolbillia ['eərəʊ'bɪlɪə] *noun*: Aerobilie *f*

aerlolbilolsis [,eərəʊbaɪ'əʊsɪs] *noun*: Aerobiose *f*, Oxibiose *f*

aerlolbilotlic [,eərəʊbaɪ'ɑtɪk] *adj*: aerobiotisch, oxibiotisch

aerlolcele ['eərəʊsiːl] *noun*: Aerozele *f*

aerlolemlbollism [,eərəʊ'embəlɪzəm] *noun*: Luftembolie *f*, Aeroembolismus *m*

Aerlolmolnas [,eərə'məʊnæs] *noun*: Aeromonas *f*

aero-otitis *noun*: Aerootitis *f*

aerlolpalthy [eə'rapəθɪ] *noun*: Aeropathie *f*

aerlolpholbia [,eərə'fəʊbɪə] *noun*: Luftscheu *f*, Aerophobie *f*

aerlolsol ['eərəsal] *noun*: **1.** Aerosol *nt* **2.** Sprüh-, Spraydose *f*

aerloltiltis [,eərəʊ'taɪtɪs] *noun*: Aerootitis *f*

aerloltollerlant [,eərəʊ'talərənt] *adj*: sauerstofftolerant, aerotolerant

alfelbrile [eɪ'febrɪl] *adj*: apyretisch, fieberfrei, fieberlos, afebril

alfeltal [eɪ'fiːtl] *adj*: ohne einen Fötus

aflfect ['æfekt]: I *noun* Affekt *m*, Erregung *f*, Gefühlswallung *f* II *v* **1.** betreffen, berühren, (ein-)wirken auf, beeinflussen, beeinträchtigen **2.** angreifen, befallen, affizieren

labile affect: Affektlabilität *f*

aflferlent ['æfərənt]: I *noun* Afferenz *f* II *adj* hin-, zuführend, afferent

aflfinliltiy [ə'fɪnətɪ] *noun*, *plural* -ties: **1.** (*chem.*) Affinität *f*, Neigung *f* (*for, to* zu) **2.** Verbundenheit *f*, Übereinstimmung *f* (*for, to* mit); Neigung *f* (*for, to* zu)

aflflicltion [ə'flɪkʃn] *noun*: **1.** Gebrechen *nt*; **afflictions** *plural* Beschwerden *pl* **2.** Betrübnis *f*, Niedergeschlagenheit *f*; Kummer *m*

alfilbrinlolgelnelmia [eɪ,faɪbrɪnədʒə'niːmɪə] *noun*: Afibrinogenämie *f*

afllaltoxlins [,æflə'taksɪnz] *plural*: Aflatoxine *pl*

afterlbirth ['æftərbɜrθ] *noun*: Nachgeburt *f*

afterlcare ['æftərkeər] *noun*: Nachsorge *f*, Nachbehandlung *f*

afterleflfect [,æftərɪ'fekt] *noun*: Nachwirkung *f*; Folge *f*

afterlload ['æftərləʊd] *noun*: Nachlast *f*, -belastung *f*, Afterload *f*

afterlpains [,æftər'peɪnz] *plural*: Nachwehen *pl*

afterltreatlment [æftər'triːtmənt] *noun*: Nachsorge *f*, Nachbehandlung *f*

algallacltia [eɪgə'lækʃ(ɪ)ə, -tɪə] *noun*: Agalaktie *f*

algallacltolsulria [eɪgə,læktə'sjʊərɪə] *noun*: Agalaktosurie *f*

algamlic [eɪ'gæmɪk] *adj*: **1.** agam **2.** geschlechtslos, ungeschlechtlich, asexuell

algamlmalgloblulllinelmia [eɪ,gæmə,glæbjələ'ni:mɪə] *noun*: Agammaglobulinämie *f*

Bruton's agammaglobulinemia: Bruton-Typ *m* der Agammaglobulinämie, kongenitale Agammaglobulinämie *f*

Swiss type agammaglobulinemia: schwerer kombinierter Immundefekt *m*, Schweizer-Typ *m* der Agammaglobulinämie

X-linked infantile agammaglobulinemia: → *Bruton's agammaglobulinemia*

aglalmous ['ægəməs] *adj*: **1.** agam **2.** geschlechtslos, ungeschlechtlich, asexuell

alganlgliionlic [eɪ,gæŋglɪ'ɑnɪk] *adj*: aganglionär

alganlgliiolnolsis [eɪ,gæŋglɪə'nəʊsɪs] *noun*: Aganglionose *f*

algar ['ɑ:gɑːr, 'ægər, 'eɪ-] *noun*: Agar *m/nt*

nutrient agar: Nähragar *m/nt*

algasltria [eɪ'gæstrɪə] *noun*: Agastrie *f*

algasltric [eɪ'gæstrɪk] *adj*: agastrisch

age [eɪdʒ]: I *noun* **1.** Alter *nt*, Lebensalter *nt*; Altersstufe *f* **2.** Epoche *f*, Ära *f*, Periode *f* II *v* **3.** altern, alt werden **4.** altern, ablagern, reifen lassen

bone age: Knochenalter *nt*

algelnelsia [,eɪdʒə'ni:ʒ(ɪ)ə, -sɪə] *noun*: Agenesie *f*, Aplasie *f*

gonadal agenesia: Gonadenagenesie *f*

algenlelsis [eɪ'dʒenəsɪs] *noun, plural* **-ses** [-si:z]: **1.** Agenesie *f*, Aplasie *f* **2.** Unfruchtbarkeit *f*, Sterilität *f*

algelnetlic [,eɪdʒə'netɪk] *adj*: Agenesie-

algenliltallism [eɪ'dʒenɪtəlɪzəm] *noun*: Agenitalismus *m*

algent ['eɪdʒənt] *noun*: Wirkstoff *m*, Mittel *nt*, Agens *nt*

alkylating agents: Alkylanzien *pl*, alkylierende Verbindungen *pl*

alpha blocking agent: Alpha-Adrenorezeptorenblocker *m*, Alpha(rezeptoren)blocker *m*, α-Adrenorezeptorenblocker *m*

anesthetic agent: Narkosemittel *nt*, Anästhetikum *nt*

beta-blocking agent: Betablocker *m*, Betarezeptorenblocker *m*

calcium-blocking agent: Kalziumblocker *m*, -antagonist *m*, Ca-Blocker *m*, Ca-Antagonist *m*

contrast agent: Kontrastmittel *nt*, Röntgenkontrastmittel *nt*

histamine receptor-blocking agent: Histaminrezeptoren-Antagonist *m*, Histaminrezeptoren-Blocker *m*, Histaminblocker *m*, Antihistaminikum *nt*

algeulsia [ə'gju:zɪə] *noun*: Ageusie *f*

aglglomlerlate [ə'glɑmərɪt, -reɪt]: I *noun* Anhäufung *f*, (Zusammen-)Ballung *f*, Agglomerat *nt* II *adj* zusammengeballt, (an-)gehäuft, agglomeriert

aglglultinlalble [ə'glu:tɪnəbl] *adj*: agglutinierbar, agglutinabel

aglglultinaltion [ə,glu:tə'neɪʃn] *noun*: **1.** Zusammen-, Verkleben *nt*, Zusammenballung *f*, Verklumpen *nt*, Agglutination *f* **2.** Zusammen-, Verheilen *nt*

O agglutination: O-Agglutination *f*

aglglultinin [ə'glu:tənɪn] *noun*: Agglutinin *nt*, Immunagglutinin *nt*

cold agglutinin: Kälteagglutinin *nt*

immune agglutinin: Immunagglutinin *nt*

aglgralvatling ['ægrəveɪtɪŋ] *adj*: verschlimmernd, erschwerend, verschärfend, aggravierend

aglgralvaltion [ægrə'veɪʃn] *noun*: Verschlimmerung *f*, Erschwerung *f*, Verschärfung *f*, Aggravation *f*

aglgrelgate ['ægrɪgɪt, -geɪt]: I *noun* Anhäufung *f*, Ansammlung *f*, Masse *f*, Aggregat *nt* II *adj* (an-)gehäuft, vereinigt, gesamt, Gesamt-; aggregiert

aglgrelgaltion [,ægrɪ'geɪʃn] *noun*: **1.** (An-)Häufung *f*, Ansammlung *f*, Aggregation *f*, Agglomeration *f* **2.** (*chem.*) Aggregation *f* **3.** Aggregat *nt*

thrombocyte aggregation: Plättchen-, Thrombozytenaggregation *f*

aglgreslsin [ə'gresn] *noun*: Aggressin *nt*

agliltatled ['ædʒɪteɪtɪd] *adj*: aufgeregt, erregt, unruhig, agitiert

aglgloslsia [eɪ'glɑsɪə] *noun*: Aglossie *f*

alglylcelmia [ə,glaɪ'si:mɪə] *noun*: Aglukosämie *f*, Aglykämie *f*

alglylcoslulric [ə,glaɪkəʊ's(ɪ)ʊərɪk, eɪ-] *adj*: aglukosurisch

aglnalthia [æg'neɪθɪə] *noun*: Agnathie *f*

aglnalthous ['ægnəθəs] *adj*: agnath

aglnolgenlic [ægnəʊ'dʒenɪk] *adj*: idiopathisch, selbständig, protopathisch, essentiell, primär, genuin

aglnolsia [æg'nəʊʒ(ɪ)ə, -zɪə] *noun*: Agnosie *f*

aglnositilcal [æg'nɑstɪkl] *adj*: agnostisch

aglomlphilalsis [,ægɑm'faɪəsɪs] *noun*: (völlige) Zahnlosigkeit *f*, Anodontie *f*, Agomphiasis *f*

aglomlpholsis [ægɑm'fəʊsɪs] *noun*: (völlige) Zahnlosigkeit *f*, Anodontie *f*, Agomphiasis *f*

algolnadlal [eɪ'gɑnædl] *adj*: agonadal

algolnadlism [eɪ'gɑnədɪzəm] *noun*: Agonadismus *m*

algolnal ['ægənl] *adj*: agonal

algolnist ['ægənɪst] *noun*: **1.** Agonist *m*

2. → *agonistic muscle*

ag|o|nis|tic [ægə'nɪstɪk] *adj*: agonistisch

ag|o|ny ['ægənɪ] *noun*: **1.** Todeskampf *m*, Agonie *f* **2.** Höllenqual *f*, Höllenqualen *pl*, Pein *f*; **be in agony** unerträgliche Schmerzen haben, Höllenqualen ausstehen

ag|o|ra|pho|bia [,ægərə'fəʊbɪə] *noun*: Platzangst *f*, Agoraphobie *f*

a|gram|ma|tism [eɪ'græmətɪzəm] *noun*: Agrammatismus *m*

a|gran|u|lar [eɪ'grænjələr] *adj*: agranulär

a|gran|u|lo|cyte [eɪ'grænjələʊsaɪt] *noun*: agranulärer/lymphoider Leukozyt *m*, Agranulozyt *m*

a|gran|u|lo|cyt|ic [eɪ,grænjələʊ'sɪtɪk] *adj*: agranulozytotisch

a|gran|u|lo|cy|to|sis [eɪ,grænjələʊsaɪ-'təʊsɪs] *noun*: Agranulozytose *f*, maligne Neutropenie *f*, perniziöse Neutropenie *f*

a|graph|ia [eɪ'græfɪə, ə-] *noun*: Agraphie *f*, Agrafie *f*

a|graph|ic [eɪ'græfɪk] *adj*: agraphisch, agrafisch

a|gue ['eɪgjuː] *noun*: Sumpffieber *nt*, Wechselfieber *nt*, Malaria *f*

a|gy|ral [eɪ'dʒaɪrəl] *adj*: agyral

a|gy|ria [eɪ'dʒaɪrɪə, ə-] *noun*: Agyrie *f*

a|hap|to|glo|bi|ne|mia [ə'hæptəʊ,gləʊbɪ-'niːmɪə] *noun*: Ahaptoglobinämie *f*

aich|mo|pho|bia [,eɪkmə'fəʊbɪə] *noun*: Aichmophobie *f*

ail|ment ['eɪlmənt] *noun*: Krankheit *f*, Erkrankung *f*, Leiden *nt*, Gebrechen *nt*

ai|lu|ro|pho|bia [aɪ,lʊərə'fəʊbɪə] *noun*: Ailurophobie *f*

air [eər]: **I** *noun* Luft *f* **II** *adj* pneumatisch, Luft-
alveolar air: Alveolarluft *f*, alveolares Gasgemisch *nt*
reserve air: Reserveluft *f*
residual air: (*Lunge*) Reserve-, Residualvolumen *nt*, Residualluft *f*
tidal air: (*Lunge*) Atem(zug)volumen *nt*, Atemhubvolumen *nt*

air|borne ['eərbɔːrn] *adj*: aerogen

air|way ['eərweɪ] *noun*: Atem-, Luftweg *m*
nasopharyngeal airway: Nasopharyngealtubus *m*, -katheter *m*
nasotracheal airway: Nasotrachealtubus *m*, -katheter *m*
oropharyngeal airway: Oropharyngealkatheter *m*, -tubus *m*

a|kary|o|cyte [eɪ'kærɪəsaɪt] *noun*: kernlose Zelle *f*, Akaryozyt *m*

ak|a|thi|sia [ækə'θɪzɪə] *noun*: Akathisie *f*

al|ki|ne|sia [eɪkaɪ'niːʒ(ɪ)ə, -kɪ-] *noun*:

Akinese *f*

al|ki|net|ic [eɪkaɪ'netɪk] *adj*: bewegungslos, bewegungsarm, akinetisch

ala ['eɪlə] *noun, plural* **alae** ['eɪliː]: Flügel *m*, Ala *f*
ala of ilium: Becken-, Darmbeinschaufel *f*, Ala ossis ilii

al|a|lia [eɪ'leɪlɪə] *noun*: Alalie *f*

al|a|nine ['æləniːn, -nɪn] *noun*: Alanin *nt*, Aminopropionsäure *f*

β-al|a|nin|e|mia [,æləni'niːmɪə] *noun*: Hyperbetaalaninämie *f*, β-Alaninämie *f*

a|lar ['eɪlər] *adj*: flügelähnlich, Flügel-

al|a|strim ['æləstrɪm] *noun*: weiße Pocken *pl*, Alastrim *nt*, Variola minor

al|bi|du|ria [ælbɪ'd(j)ʊərɪə] *noun*: Albidurie *f*

al|bi|nism ['ælbənɪzəm] *noun*: Albinismus *m*
circumscribed albinism: partieller/umschriebener Albinismus *m*, Piebaldismus *m*, Albinismus circumscriptus

al|bi|noid|ism [ælbɪ'nɔɪdɪzəm] *noun*: Albinoidismus *m*

al|bi|nu|ria [ælbə'n(j)ʊərɪə] *noun*: Albidurie *f*

al|bu|gin|ea [ælbjuː'dʒɪnɪə] *noun*: Albuginea *f* (testis), Tunica albuginea
albuginea of ovary: Eierstockkapsel *f*, Tunica albuginea ovarii

al|bu|gin|e|ot|o|my [,ælbjuːdʒɪnɪ'ɑtəmɪ] *noun*: Albugineotomie *f*

al|bu|gin|i|tis [,ælbjuːdʒɪ'naɪtɪs] *noun*: Albuginitis *f*

al|bu|go [æl'bjuːgəʊ] *noun*: Leukom *nt*

al|bu|men [æl'bjuːmən] *noun*: **1.** Eiweiß *nt*, Albumen *nt* **2.** → *albumin*

al|bu|min [æl'bjuːmɪn] *noun*: **1.** Albumin *nt* **2.** Serumalbumin *nt*

al|bu|mi|na|tu|ria [æl,bjuːmɪnə'tjʊərɪə] *noun*: Albuminaturie *f*

al|bu|mi|ne|mia [æl,bjuːmɪ'niːmɪə] *noun*: Albuminämie *f*

al|bu|mi|no|chol|ia [æl,bjuːmɪnə'kəʊlɪə] *noun*: Albuminocholie *f*

al|bu|mi|no|cy|to|log|i|cal [æl,bjuːmɪnə-,saɪtə'lɑdʒɪkl] *adj*: albumino-zytologisch

al|bu|mi|noid [æl'bjuːmɪnɔɪd]: **I** *noun* Gerüsteiweiß *nt*, Skleroprotein *nt*, Albuminoid *nt* **II** *adj* eiweißartig, albuminartig, albuminoid

al|bu|mi|nol|y|sis [æl,bjuːmə'nɑlɪsɪs] *noun*: Albuminspaltung *f*, Albuminolyse *f*

al|bu|mi|no|r|rhea [æl,bjuːmɪnə'riːə] *noun*: Albuminorrhoe *f*

al|bu|mi|nous [æl'bjuːmɪnəs] *adj*: eiweißhaltig, albuminhaltig; serös, albu-

minös
al|bu|mi|nu|ret|ic [æl,bjuːmɪnəˈretɪk]
adj: albuminuretisch
al|bu|min|u|ria [æl,bjuːmɪˈn(j)ʊərɪə]
noun: Albuminurie *f*; Proteinurie *f*
al|bu|min|u|ric [æl,bjuːmɪˈn(j)ʊərɪk]
adj: albuminurisch, proteinurisch
Al|cal|i|ge|nes [,ælkəˈlɪdʒəniːz] *noun*:
Alcaligenes *m*
al|cap|ton [ælˈkæptɑn, -tən] *noun*: →*al-
kapton*
al|cap|ton|u|ria [æl,kæptəˈn(j)ʊərɪə]
noun: →*alkaptonuria*
al|co|hol [ˈælkəhɑl, -hɔl] *noun*: **1.** Alko-
hol *m*, Alcohol *m* **2.** Äthylalkohol *m*,
Äthanol *m*, Ethanol *m*
 absolute alcohol: absoluter Alkohol *m*,
 Alcoholus absolutus
 denatured alcohol: vergällter/denatu-
 rierter Alkohol *m*
 ethyl alcohol: Äthanol *nt*, Ethanol *nt*,
 Äthylalkohol *m*; Alkohol *m*
 isopropyl alcohol: Isopropanol *nt*, Isopropylalkohol *m*
 methyl alcohol: Methanol *nt*, Methylal-
 kohol *m*
 methylated alcohol: vergällter/denatu-
 rierter Alkohol *m*
al|co|hol|e|mia [,ælkəhɔˈliːmɪə] *noun*:
Alkoholämie *f*
al|co|hol|ic [,ælkəˈhɑlɪk] *adj*: alkohol-
haltig, alkoholisch
al|co|hol|ism [ˈælkəhɑlɪzəm] *noun*: Al-
koholabhängigkeit *f*, Äthylismus *m*, Alkoholismus *m*
al|co|hol|u|ria [,ælkəhɔˈl(j)ʊərɪə] *noun*:
Alkoholurie *f*
al|de|hyde [ˈældəhaɪd] *noun*: **1.** Aldehyd
m **2.** Acetaldehyd *m*, Ethanal *m*
al|de|hy|dic [,ældəˈhaɪdɪk] *adj*: aldehy-
disch
al|do|lase [ˈældəʊleɪz] *noun*: **1.** Alde-
hydlyase *f*, Aldolase *f* **2.** Fructosediphosphataldolase *f*, Aldolase *f*
al|dose [ˈældəʊs] *noun*: Aldose *f*, Alde-
hydzucker *m*
al|dos|ter|one [,ældəʊˈstɪərəʊn, ælˈdɑs-
tərəʊn] *noun*: Aldosteron *nt*
al|do|ster|on|ism [,ældəʊˈsterəʊnɪzəm]
noun: Hyperaldosteronismus *m*, Al-
dosteronismus *m*
al|do|ster|o|no|ma [,ældəʊ,sterəˈnəʊ-
mə] *noun*: aldosteronbildender Tumor
m, Aldosteronom *nt*
al|do|ster|on|u|ria [,ældəʊ,stɪərəˈn(j)ʊə-
rɪə] *noun*: Aldosteronurie *f*
al|ec|i|thal [eɪˈlesɪθəl] *adj*: dotterlos, ale-
zithal
al|eu|ke|mia [æluːˈkiːmɪə] *noun*: **1.** Leu-

kozytopenie *f* **2.** aleukämische Leukämie *f*
al|eu|ke|mic [eɪluːˈkiːmɪk] *adj*: aleukä-
misch
al|eu|kia [eɪˈluːkɪə] *noun*: Aleukie *f*;
Leukopenie *f*
al|eu|ko|cyt|ic [eɪ,luːkəˈsɪtɪk] *adj*: aleu-
kozytär, aleukozytisch
al|eu|ko|cy|to|sis [eɪ,luːkəsaɪˈtəʊsɪs]
noun: Aleukozytose *f*; Leukopenie *f*
al|eu|ko|cy|tot|ic [eɪ,luːkəsaɪˈtɑtɪk] *adj*:
aleukozytotisch
al|ex|ia [əˈleksɪə, eɪˈl-] *noun*: Alexie *f*
al|ex|ic [əˈleksɪk] *adj*: alektisch
al|ex|i|phar|mic [ə,leksɪˈfɑːrmɪk]: **I** *noun*
Gegengift *nt*, Gegenmittel *nt*, Alexi-
pharmakon *nt*, Antidot *nt* (*for, against,
to* gegen) **II** *adj* als Gegengift wirkend
al|ex|i|thy|mia [ə,leksɪˈθaɪmɪə] *noun*:
Alexithymie *f*
al|ga [ˈælgə] *noun*, *plural* **al|gas, al|gae**
[ˈældʒiː]: Alge *f*, Alga *f*
al|gal [ˈælgəl] *adj*: Algen-
al|ge|sia [ælˈdʒiːzɪə] *noun*: Schmerz-
empfindlichkeit *f*, Schmerzhaftigkeit *f*,
Algesie *f*; Hyperalgesie *f*
al|ge|sic [ælˈdʒiːzɪk] *adj*: schmerzhaft,
schmerzend, algetisch
al|ge|si|o|gen|ic [æl,dʒiːsɪəʊˈdʒenɪk]
adj: algogen
al|ges|the|sia [,ældʒəsˈθiːʒ(ɪ)ə] *noun*:
Schmerzempfindlichkeit *f*, Algästhesie *f*
al|get|ic [ælˈdʒetɪk] *adj*: schmerzhaft,
schmerzend, algetisch
al|gin|u|re|sis [,ældʒɪnjəˈriːsɪs] *noun*:
Algurie *f*
al|go|dys|tro|phy [,ælgəˈdɪstrəfɪ] *noun*:
Algodystrophie(-Syndrom *nt*) *f*
al|go|gen|ic [ælgəʊˈdʒenɪk] *adj*: algogen
al|go|lag|nia [,ælgəˈlægnɪə] *noun*: Algo-
lagnie *f*
al|go|pho|bia [,ælgəˈfəʊbɪə] *noun*: Algo-
phobie *f*
al|go|pho|bic [,ælgəˈfəʊbɪk] *adj*: algo-
phob, odynophob
al|i|cyc|lic [,æləˈsaɪklɪk, -ˈsɪk-] *adj*: (*chem.*)
alizyklisch
al|ien|a|tion [,eɪljəˈneɪʃn] *noun*: **1.** Ent-
fremdung *f* (*from* von); Abwendung *f*,
Abneigung *f* **2.** Entfremdung *f*, Depersonalisation *f*
 mental alienation: Entfremdungspsy-
 chose *f*, Alienation *f*
al|ie|nia [eɪlaɪˈiːnɪə] *noun*: Alienie *f*
al|i|ment [ˈæləmənt] *noun*: Nahrung(s-
mittel *nt*) *f*
al|i|men|ta|ry [,ælɪˈmentərɪ] *adj*: **1.**
nahrhaft, nährend **2.** Nahrungs-, Er-
nährungs-; zum Unterhalt dienend,

alimentär **3.** Verdauungs-, Speise-
al|li|men|ta|tion [ˌælɪmenˈteɪʃn] *noun*: **1.**
Ernährung f **2.** Unterhalt m
enteral alimentation: enterale Ernährung f
parenteral alimentation: parenterale
Ernährung f
al|i|phat|ic [ˌæləˈfætɪk] *adj*: (*chem.*) of-
fenkettig, aliphatisch, azyklisch
al|i|po|gen|ic [əlɪpəˈdʒenɪk] *adj*: nicht
fettbildend, alipogen
al|i|poid|ic [əlɪpˈɔɪdɪk] *adj*: alipoid
al|i|po|trop|ic [ˌəlɪpəˈtrɑpɪk] *adj*: alipo-
trop
al|i|quor|rhea [ˌælɪkwəˈrɪə] *noun*: Ali-
quorrhoe f
al|live [əˈlaɪv] *adj*: lebend, lebendig, am
Leben
al|ka|le|mia [ælkəˈliːmɪə] *noun*: Alkalä-
mie f, Alkaliämie f
al|ka|les|cent [ˌælkəˈlesənt] *adj*: leicht
alkalisch, alkaleszent
al|ka|li [ˈælkəlaɪ]: **I** *noun, plural* -**lies,** -**lis**
Alkali nt **II** *adj* → alkaline
Al|ka|li|ge|nes [ælkəˈlɪdʒəniːz] *noun*: Al-
caligenes pl
al|ka|li|ge|nous [ælkəˈlɪdʒɪnəs] *adj*: al-
kalibildend, alkaligen
al|ka|li|met|ric [ˌælkəlɪˈmetrɪk] *adj*: al-
kalimetrisch
al|ka|li|me|try [ˌælkəˈlɪmətrɪ] *noun*: Al-
kalimetrie f
al|ka|line [ˈælkəlaɪn, -lɪn] *adj*: basisch,
alkalisch
al|ka|lin|i|ty [ˌælkəˈlɪnətɪ] *noun*: Alka-
lität f
al|ka|li|nu|ria [ˌælkəlɪˈn(j)ʊərɪə] *noun*:
Alkaliurie f
al|ka|loid [ˈælkəlɔɪd]: **I** *noun* Alkaloid nt
II *adj* alkaliähnlich, alkaloid
cadaveric alkaloid: Leichengift nt, -al-
kaloid nt, Ptomain nt
ergot alkaloids: Ergotalkaloide pl,
Mutterkornalkaloide pl, Secalealkaloi-
de pl
vinca alkaloids: Vinca-rosea-Alkaloide
pl
al|ka|lom|e|try [ælkəˈlɑmətrɪ] *noun*: Al-
kalometrie f
al|ka|lo|sis [ælkəˈləʊsɪs] *noun*: Alkalose f
metabolic alkalosis: metabolische/
stoffwechselbedingte Alkalose f
respiratory alkalosis: respiratorische/
atmungsbedingte Alkalose f
subtraction alkalosis: Subtraktionsal-
kalose f
al|ka|lot|ic [ælkəˈlɑtɪk] *adj*: alkalotisch
al|ka|lu|ria [ˌælkəˈl(j)ʊərɪə] *noun*: Al-
kalurie f

al|ka|p|ton [ælˈkæptɑn, -tən] *noun*: Al-
kapton nt
al|ka|p|ton|u|ria [ælˌkæptəˈn(j)ʊərɪə]
noun: Alkaptonurie f
al|ka|p|ton|u|ric [æl,kæptəˈn(j)ʊərɪk]
adj: alkaptonurisch
al|ky|la|tion [ælkəˈleɪʃn] *noun*: Alkylie-
rung f
al|lan|ti|a|sis [ælənˈtaɪəsɪs] *noun*: Wurst-
vergiftung f, Allantiasis f
al|lan|to|ic [ˌælənˈtəʊɪk] *adj*: allantoisch
al|lan|toid [əˈlæntɔɪd] *adj*: **1.** allantois-
ähnlich **2.** wurstförmig
al|lan|to|in [əˈlæntəʊɪn] *noun*: Allantoin
nt, Glyoxylsäurediureid nt
al|lan|to|in|u|ria [ə,læntəwɪnˈ(j)ʊərɪə]
noun: Allantoinurie f
al|lan|to|is [əˈlæntəʊɪs, -tɔɪs] *noun, plu-*
ral -**to|i|des** [ælənˈtəʊədiːz]: embryo-
naler Harnsack m, Allantois f
al|lel|ic [əˈliːlɪk, -ˈlel-] *adj*: allel; allelo-
morph
al|lel|ism [ˈæliːlɪzəm] *noun*: Allelie f, Al-
lelomorphismus m
al|le|lo|mor|phic [əˈliːləˈmɔːrfɪk] *adj*: al-
lelomorph; allel
al|le|lo|mor|phism [əˈliːləˈmɔːrfɪzəm]
noun: → allelism
al|ler|gen [ˈælərdʒən] *noun*: Allergen nt
contact allergen: Kontaktallergen nt
al|ler|gen|ic [ælərˈdʒenɪk] *adj*: allergen
allergen-induced *adj*: allergeninduziert
al|ler|gic [əˈlɜrdʒɪk] *adj*: überempfind-
lich, allergisch
al|ler|gi|za|tion [ˌælərdʒaɪˈzeɪʃn] *noun*:
Allergisierung f
al|ler|gol|o|gy [ælərˈgɑlədʒɪ] *noun*:
Allergologie f
al|ler|go|sis [ælərˈgəʊsɪs] *noun, plural*
-**ses** [ælərˈgəʊsiːz]: allergische Erkrankung f, Allergose f
al|ler|gy [ˈælərdʒɪ] *noun, plural* -**gies**:
Überempfindlichkeit f, Überempfindlichkeitsreaktion f, Allergie f (*to* gegen)
contact allergy: Kontaktallergie f
cow milk allergy: Kuhmilchallergie f
drug allergy: Arzneimittelallergie f,
Arzneimittelüberempfindlichkeit f
food allergy: Nahrungsmittelallergie f
penicillin allergy: Penicillinallergie f
pollen allergy: Heufieber nt, Heuschnupfen m
al|les|che|ri|a|sis [ˌæləskɪˈraɪəsɪs] *noun*:
Allescheriasis f, Allescheriose f
al|le|vi|ate [əˈliːvɪeɪt] *v*: mildern, lin-
dern, mindern
al|le|vi|a|tion [ə,liːvɪˈeɪʃn] *noun*: **1.** Lin-
derung f, Milderung f **2.** Linderungs-
mittel nt, Palliativ nt

allo|an|ti|gen [æləʊˈæntɪdʒən] *noun*: Alloantigen *nt*, Isoantigen *nt*

allo|cen|tric [æləʊˈsentrɪk] *adj*: allozentrisch

allo|chei|ria [ˌæləˈkaɪrɪə] *noun*: Allocheirie *f*, Allochirie *f*

allo|che|zia [ˌæləˈkiːzɪə] *noun*: Allochezie *f*, -chezia *f*

allo|chiral [ˌæləˈkaɪrəl] *adj*: allochiral

allo|cor|tex [ˌæləˈkɔːrteks] *noun*: Allocortex *m*

allo|crine [ˈæləʊkraɪn] *adj*: (*Drüse*) heterokrin

allo|dyn|ia [ˌæləˈdiːnɪə] *noun*: Allodynie *f*

allo|ge|ne|ic [ˌæləʊdʒəˈniːɪk] *adj*: → allogenic

allo|gen|ic [ˌæləʊˈdʒenɪk] *adj*: allogen, allogenetisch, allogenisch, homolog

allo|graft [ˈæləʊgræft] *noun*: **1.** allogenes Transplantat *nt*, Allotransplantat *nt* **2.** allogene Transplantation *f*, Allotransplantation *f*

allo|im|mune [ˌæləʊɪˈmjuːn] *adj*: alloimmun

allo|ker|a|to|plas|ty [æləʊˈkerətəʊplæstɪ] *noun*: Allokeratoplastik *f*

allo|ki|ne|sis [ˌæləkɪˈniːsɪs] *noun*: Allokinese *f*

allo|ki|net|ic [ˌæləkɪˈnetɪk] *adj*: allokinetisch

allo|mer|ism [əˈlɑmərɪzəm] *noun*: Allomerie *f*, Allomerismus *m*

allo|met|ric [ˌæləˈmetrɪk] *adj*: allometrisch

allo|me|try [əˈlɑmətrɪ] *noun*: Allometrie *f*, Allomorphose *f*

allo|mor|phic [ˌæləˈmɔːrfɪk] *adj*: allomorph

allo|mor|phism [ˌæləʊˈmɔːrfɪzəm] *noun*: Allomorphie *f*

allo|path|ic [ˌæləˈpæθɪk] *adj*: allopathisch

allo|pa|thy [əˈlɑpəθɪ] *noun*: Allopathie *f*

allo|pla|sia [æləˈpleɪʒ(ɪ)ə] *noun*: Alloplasie *f*, Heteroplasie *f*

allo|plast [ˈæləʊplæst] *noun*: Alloplast *m*, Alloplastik *f*

allo|plas|tic [æləʊˈplæstɪk] *adj*: alloplastisch

allo|plas|ty [ˈæləʊplæstɪ] *noun*: **1.** Alloplastik *f*, Alloendoprothese *f* **2.** (*Operation*) Alloplastik *f*

allo|psy|chic [ˌæləˈsaɪkɪk] *adj*: allopsychisch

allo|psy|cho|sis [ˌæləsaɪˈkəʊsɪs] *noun*: Allopsychose *f*

allo|rec|og|ni|tion [ˌæləʊrekəgˈnɪʃn] *noun*: allogene Erkennung *f*

allo|rhyth|mia [ˌæləˈrɪðmɪə] *noun*: Allorrhythmie *f*

allo|rhyth|mic [ˌæləˈrɪðmɪk] *adj*: allorrhythmisch

allo|sen|si|ti|za|tion [æləˌsensətaɪˈzeɪʃn] *noun*: Allosensitivierung *f*, Isosensitivierung *f*

allo|ster|ic [ˌæləʊˈsterɪk, -ˈstɪər-] *adj*: allosterisch

allo|ster|ism [ˈæləʊsterɪzəm] *noun*: Allosterie *f*

allo|to|pia [ˌæləˈtəʊpɪə] *noun*: Allo-, Dystopie *f*

allo|top|ic [ˌæləˈtɑpɪk] *adj*: allotop, allotopisch, dystop, dystopisch

allo|trans|plan|ta|tion [ˌæləʊtrænzplænˈteɪʃn] *noun*: allogene Transplantation *f*, Allotransplantation *f*

allo|tri|o|phagy [əˌlɑtrɪˈɑfədʒɪ] *noun*: Allotriophagie *f*

allo|tro|phic [æləˈtrɑfɪk] *adj*: allotroph

allo|tro|pic [ˌæləʊˈtrəʊpɪk, -ˈtrɑp-] *adj*: allotrop, allomorph

allo|tro|pism [əˈlɑtrəpɪzəm] *noun*: **1.** (*chem.*) Allotropie *f* **2.** (*histolog.*) Allotropismus *m*

allo|typ|ic [ˌæləˈtɪpɪk] *adj*: allotypisch

allo|ty|py [ˈælətaɪpɪ] *noun*: Allotypie *f*

allo|pe|cia [ˌæləˈpiːʃɪə] *noun*: Kahlheit *f*, Haarausfall *m*, Haarlosigkeit *f*, Alopezie *f*

climacteric alopecia: Alopecia climacterica

drug-induced alopecia: Alopecia medicamentosa

infantile pressure alopecia: Säuglingsglatze *f*, Dekubitalalopezie *f*, Alopecia decubitalis

male pattern alopecia: androgenetische Alopezie *f*, Haarausfall *m* vom männlichen Typ, männliche Glatzenbildung *f*

patternal alopecia: androgenetische Alopezie *f*, Haarausfall *m* vom männlichen Typ, männliche Glatzenbildung *f*

postpartum alopecia: postpartale Alopezie *f*, Alopecia postpartalis

allo|pe|cic [æləˈpiːsɪk] *adj*: Alopezie-

alpha-amylase *noun*: Alphaamylase *f*, Endoamylase *f*, Ptyalin *nt*

alpha$_1$-antitrypsin *noun*: → α_1-antitrypsin

alpha-blocker *noun*: Alpha(rezeptoren)blocker *m*, α-Adrenorezeptorenblocker *m*, Alpha-Adrenorezeptorenblocker *m*

alpha-fetoprotein *noun*: alpha$_1$-Fetoprotein *nt*, α_1-Fetoprotein *nt*

alpha-hemolysis *noun*: Alphahämolyse *f*, α-Hämolyse *f*

alpha-hemolytic *adj*: alphahämolytisch,

α-hämolytisch
al|phal|ly|tic [ˌælfəˈlɪtɪk] *adj*: Alphare-
zeptoren blockierend
al|pha|mi|met|ic [ˌælfəmɪˈmetɪk, -maɪ-]
adj: alpharezeptoren-stimulierend,
alphamimetisch
alpha-oxidation *noun*: alpha-Oxidation *f*,
α-Oxidation *f*
al|pha|vi|rus [ˈælfəvaɪrəs] *noun*: Alpha-
virus *nt*
al|tru|ism [ˈæltrəwɪzəm] *noun*: Nächs-
tenliebe *f*, Selbstlosigkeit *f*, Altruismus *m*
al|tru|is|tic [ˌæltrəˈwɪstɪk] *adj*: selbstlos,
uneigennützig, altruistisch
al|um [ˈæləm] *noun*: **1.** Alumen *nt*, Ka-
lium-Aluminium-Sulfat *nt* **2.** Alaun *nt*
al|u|men [əˈluːmən] *noun*: →*alum*
al|u|min|i|um [ˌæljuˈmɪnɪəm] *noun*:
→*aluminum*
al|u|mi|no|sis [əˌluːməˈnəʊsɪs] *noun*: **1.**
Aluminose *f*, Kaolinlunge *f* **2.** Alumi-
nium(staub)lunge *f*
al|u|mi|num [əˈluːmɪnəm] *noun*: Alumi-
nium *nt*, Alu *nt*
al|ve|o|bron|chi|o|lit|ic [ˌælvɪəˌbrɒŋkɪəʊ-
ˈlaɪtɪk] *adj*: alveobronchiolitisch, alve-
olobronchiolitisch
al|ve|o|bron|chi|o|li|i|tis [ˌælvɪəˌbrɒŋkɪəʊ-
ˈlaɪtɪs] *noun*: Alveobronchiolitis *f*, Alveobronchiolitis *f*
al|ve|o|lar [ælˈvɪələr, ˌælvɪˈəʊ-] *adj*: **1.**
mit Hohlräumen versehen, alveolär **2.**
alveolär, Alveolar-, Alveolo-
al|ve|o|late [ælˈvɪəleɪt, -lɪt] *adj*: (honig)-
wabenförmig, zellenförmig, fächerig
al|ve|o|lec|to|my [ˌælvɪəˈlektəmɪ] *noun*:
Alveolektomie *f*
al|ve|o|li [ælˈvɪəlaɪ] *plural*: Lungenbläs-
chen *pl*, Alveoli pulmonis
al|ve|o|lit|ic [ˌælvɪəˈlaɪtɪk] *adj*: alveoli-
tisch
al|ve|o|li|tis [ˌælvɪəˈlaɪtɪs] *noun*: Alveo-
litis *f*
allergic alveolitis: exogen-allergische
Alveolitis *f*, Hypersensitivitätspneu-
monitis *f*
al|ve|o|lo|den|tal [ælˌvɪələʊˈdentl] *adj*:
dentoalveolär, alveolodental
al|ve|o|lot|o|my [ˌælvɪəˈlɒtəmɪ] *noun*:
Alveolotomie *f*
al|ve|o|lus [ælˈvɪələs] *noun*, *plural* **-li**
[-laɪ]: **1.** Alveole *f* **2.** (*Drüse*) Azinus *m*
dental alveoli: Zahnfächer *pl*, Alveoli
dentales
pulmonary alveoli: Lungenalveolen *pl*,
-bläschen *pl*, Alveoli pulmonis
a|lym|pho|cy|to|sis [eɪˌlɪmfəsaɪˈtəʊsɪs]
noun: Alymphozytose *f*
a|lym|pho|cy|tot|ic [eɪˌlɪmfəsaɪˈtɑtɪk]

adj: alymphozytotisch
a|lym|pho|pla|sia [eɪˌlɪmfəˈpleɪʒ(ɪ)ə]
noun: Alymphoplasie *f*
am|a|crine [ˈæməkraɪn, eɪˈmæ-] *adj*:
amakrin
am|a|krine [ˈæməkrɪn] *adj*: amakrin
am|al|gam [əˈmælgəm] *noun*: Amalgam
nt
Am|a|ni|ta [æməˈnaɪtə] *noun*: Amanita *f*
am|as|tia [eɪˈmæstɪə] *noun*: Mammaa-
plasie *f*, Amastie *f*
am|a|tho|phol|bia [ˌæməθəˈfəʊbɪə] *noun*:
Amathophobie *f*
am|au|ro|sis [ˌæmɔˈrəʊsɪs] *noun*: (totale)
Blindheit *f*, Erblindung *f*, Amaurose *f*
diabetic amaurosis: diabetische/diabe-
togene Amaurose *f*
amaurosis fugax: Amaurosis fugax
am|au|rot|ic [ˌæmɔˈrɑtɪk] *adj*: amauro-
tisch
am|a|zia [əˈmeɪzɪə] *noun*: Amastie *f*,
Mammaaplasie *f*
am|bi|ent [ˈæmbɪənt]: **I** *noun* **1.** Umwelt
f, Milieu *nt* **2.** Atmosphäre *f* **II** *adj* um-
gebend, Umwelt-, Umgebungs-
am|bi|lat|er|al [ˌæmbɪˈlætərəl] *adj*: am-
bilateral
am|bi|ver|sion [ˌæmbɪˈvɜrʒn] *noun*: Am-
biversion *f*
am|bi|vert|ed [ˈæmbɪvɜrted] *adj*: ambi-
vertiert
am|bly|chro|mat|ic [ˌæmblɪkrəʊˈmætɪk]
adj: amblychrom(atisch), schwach-fär-
bend
Am|bly|om|ma [æmblɪˈɑmə] *noun*: Bunt-
zecken *pl*, Amblyomma *nt*
am|bly|o|pia [ˌæmblɪˈəʊpɪə] *noun*: Am-
blyopie *f*
color amblyopia: Farbenamblyopie *f*
toxic amblyopia: toxische Amblyopie *f*
am|bly|op|ic [ˌæmblˈɑpɪk] *adj*: amblyop,
amblyopisch, schwachsichtig
am|bu|lant [ˈæmbjələnt] *adj*: ambulant,
ambulatorisch
am|bu|la|to|ry [ˈæmbjələtɔːriː, -təʊ-]
adj: ambulant, ambulatorisch
a|me|ba [əˈmiːbə] *noun*, *plural* **-bas**, **-bae**
[əˈmiːbiː]: Wechseltierchen *nt*, Amöbe *f*
am|e|bi|a|sis [æməˈbaɪəsɪs] *noun*: Amö-
biasis *f*
intestinal amebiasis: Amöbenruhr *f*,
intestinale Amöbiasis *f*
a|me|bic [əˈmiːbɪk] *adj*: amöbisch
a|me|bi|ci|dal [əˌmiːbəˈsaɪdl] *adj*: amö-
benababtötend, amöbizid
a|me|bi|cide [əˈmiːbəsaɪd] *noun*: Amö-
bizid *nt*
ame|boid [əˈmiːbɔɪd] *adj*: amöboid
am|e|bo|ma [æmɪˈbəʊmə] *noun*: Amö-

bengranulom *nt*, Amöbom *nt*

almelialnoisis [eɪ,melə'nəʊsɪs] *noun*: Amelanose *f*

almellalnoltic [eɪ,melə'nɑtɪk] *adj*: amelanotisch

almellila [ə'meliə, eɪ'miːliə] *noun*: Amelie *f*

almellic [ə'miːlɪk] *adj*: amel

amleloblast ['æmələʊblæst] *noun*: Adamantoblast *m*, Ameloblast *m*

amleloblaslic [,æmələʊ'blæstɪk] *adj*: ameloblastisch

amleloblaslolfibroma ['æmələʊ,blæstəʊfaɪ'brəʊmə] *noun*: Ameloblastofibrom *nt*

amleloblaslolma [,æmələʊblæs'təʊmə] *noun*: Ameloblastom *nt*, Adamantinom *nt*

amlelolgenlelsis [,æmələʊ'dʒenəsɪs] *noun*: Zahnschmelzbildung *f*, Amelogenese *f*

amlelolgenlic [,æmələʊ'dʒenɪk] *adj*: **1.** Amelogenese betreffend **2.** zahnschmelzbildend, amelogen

almenlorlrhea [ə,menə'rɪə] *noun*: Amenorrhoe *f*

dietary amenorrhea: Notstandsamenorrhoe *f*, ernährungsbedingte/nutritive Amenorrhoe *f*

lactation amenorrhea: Laktationsamenorrhoe *f*

nutritional amenorrhea: Notstandsamenorrhoe *f*, ernährungsbedingte/nutritive Amenorrhoe *f*

amenorrhea of pregnancy: Schwangerschaftsamenorrhoe *f*

almenltia [eɪ'mentʃ(ɪ)ə] *noun*: Amentia *f*

amleltrolpia [eɪ,me'trəʊpiə] *noun*: Ametropie *f*

amleltrolpic [eɪ,me'trəʊpɪk, -'trɑp-] *adj*: ametrop, ametropisch

amlilanltholsis [,æmeæn'θəʊsɪs] *noun*: Asbestose *f*

almicrolbic [eɪmaɪ'krəʊbɪk] *adj*: amikrobiell

almicrolscoplic [eɪ,maɪkrə'skɑpɪk] *adj*: submikroskopisch, ultravisibel, ultramikroskopisch

amlildase ['æmɪdeɪz] *noun*: Amidase *f*

amlide ['æmaɪd] *noun*: Amid *nt*

almimlia [eɪ'mɪmiə] *noun*: Amimie *f*

almine [ə'miːn, 'æmɪn] *noun*: Amin *nt*

biogenic amine: biogenes Amin *nt*, Bioamin *nt*

almilnolaclildelmia [ə,miːnəʊ,æsə'diːmiə] *noun*: Hyperaminoazidämie *f*

almilnolaclildulria [ə,miːnəʊ,æsə'd(j)ʊəriə] *noun*: Aminoazidurie *f*

almilnolglylcolside [ə,miːnəʊ'glaɪkə-saɪd] *noun*: **1.** (*chem.*) Aminoglykosid *nt* **2.** (*pharmakol.*) Aminoglykosid *nt*, Aminoglykosid-Antibiotikum *nt*

almilnolpepltildase [ə,miːnəʊ'peptədeɪz] *noun*: Aminopeptidase *f*

leucine aminopeptidase: Leucinaminopeptidase *f*, Leucinarylamidase *f*

almilnolpollylpepltildase [ə,miːnəʊ,pɑlɪ-'peptɪdeɪz] *noun*: → *aminopeptidase*

amlilnoplterlin [æmɪ'nɑptərɪn] *noun*: Aminopterin *nt*, 4-Aminofolsäure *f*

almilnoslulria [ə,miː'nəʊ's(j)ʊəriə] *noun*: Aminosurie *f*, Aminurie *f*

amino-terminal *adj*: aminoterminal, N-terminal

almilnoltransiferlase [ə,miːnəʊ'trænsfəreɪz] *noun*: Aminotransferase *f*, Transaminase *f*

alanine aminotransferase: Alaninaminotransferase *f*, Alanintransaminase *f*, Glutamatpyruvattransaminase *f*

aspartate aminotransferase: Aspartataminotransferase *f*, Aspartattransaminase *f*, Glutamatoxalacetattransaminase *f*

amilnulria [æmɪ'n(j)ʊəriə] *noun*: Aminosurie *f*, Aminurie *f*

almiltolsis [,æmɪ'təʊsɪs, ,eɪmaɪ-] *noun*: direkte Zellteilung *f*, Amitose *f*

almiltotlic [,æmɪ'tɑtɪk] *adj*: amitotisch

amlmolnelmia [,æmə'niːmiə] *noun*: Hyperammonämie *f*

amlmolnia [ə'məʊnjə, -niə] *noun*: Ammoniak *nt*

amlmolniac [ə'məʊniæk] *adj*: ammoniakalisch

amlmolnilelmia [,æmə'niːmiə] *noun*: Ammonämie *f*

amlmolnilum [ə'məʊniəm] *noun*: Ammoniumion *nt*, Ammoniumradikal *nt*

amlmolnilulria [ə,məʊnɪ'(j)ʊəriə] *noun*: Ammoniurie *f*

amlmolnollylsis [æmə'nɑlɪsɪs] *noun*: Ammonolyse *f*

amlnelsia [æm'niːʒ(ɪ)ə] *noun*: Erinnerungs-, Gedächtnisstörung *f*, Amnesie *f*

amlnelsiac [æm'niːziæk, -ʒiæk] *adj*: amnestisch

amlnelsic [ɑm'niːzɪk] *adj*: amnestisch

amlnesltic [æm'nestɪk] *adj*: amnestisch

amlnic ['æmnɪk] *adj*: amniotisch

amlnilolcenltelsis [,æmniəʊsen'tiːsɪs] *noun*: Fruchtblasenpunktion *f*, Amnionpunktion *f*, Amniozentese *f*

amlnilolcyte ['æmniəʊ saɪt] *noun*: Amniozyt *m*

amlnilolgenlelsis [,æmniəʊ'dʒenəsɪs] *noun*: Amnionentwicklung *f*, Amniogenese *f*

am|ni|o|graph|ic [ˈæmnɪˌɑɡrəfɪk] *adj*: amniographisch, amniografisch

am|ni|og|ra|phy [æmnɪˈɑɡrəfɪ] *noun*: Amniographie *f*, Amniografie *f*

am|ni|on [ˈæmnɪən] *noun, plural* -ni|ons, -ni|a [-nɪə]: Schafshaut *f*, Amnion *nt*

am|ni|on|ic [ˌæmnɪˈɑnɪk] *adj*: amniotisch

am|ni|o|ni|tis [ˌæmnɪəˈnaɪtɪs] *noun*: Amnionitis *f*, Amnionentzündung *f*

am|ni|or|rhea [ˌæmnɪəˈrɪə] *noun*: Amniorrhoe *f*

am|ni|or|rhex|is [ˌæmnɪəʊˈreksɪs] *noun*: Blasensprung *m*, Amnionruptur *f*

am|ni|os|col|py [ˌæmnɪˈɑskəpɪ] *noun*: Fruchtwasserspiegelung *f*, Amnioskopie *f*

am|ni|ot|ic [ˌæmnɪəʊˈɑtɪk] *adj*: amniotisch

am|ni|ot|o|my [æmnɪˈɑtəmɪ] *noun*: Blasensprengung *f*

a|moe|boid [əˈmiːbɔɪd] *adj*: amöboid

a|mor|phous [əˈmɔːrfəs] *adj*: **1.** gestalt-, form-, strukturlos, amorph **2.** amorph, nicht kristallin

a|mox|i|cil|lin [əˌmɑksəˈsɪlɪn] *noun*: Amoxicillin *nt*

am|pere [ˈæmpɪər] *noun*: Ampere *nt*

am|phi|ar|thro|sis [ˌæmfɪɑːrˈθrəʊsɪs] *noun*: Wackelgelenk *nt*, straffes Gelenk *nt*, Amphiarthrose *f*

am|phi|chro|mat|ic [ˌæmfɪkrəʊˈmætɪk] *adj*: zweifarbig, amphichromatisch

am|phi|cyte [ˈæmfɪsaɪt] *noun*: Mantelzelle *f*, Amphizyt *m*

am|phi|di|ar|thro|sis [ˌæmfɪdaɪəːrˈθrəʊsɪs] *noun*: Amphidiarthrose *f*

am|phi|go|na|dism [ˌæmfɪˈɡɑnədɪzəm] *noun*: Amphigonadismus *m*, Hermaphroditismus verus

am|phi|leu|ke|mic [ˌæmfɪluːˈkiːmɪk] *adj*: amphileukämisch

am|phil|lous [ˈæmfɪləs] *adj*: amphochromatophil, amphophil, amphochromophil

am|phit|ri|chous [æmˈtrɪtrəkəs] *adj*: (*Bakterien*) amphitrich

am|pho|chro|mat|o|phil [ˌæmfəʊkrəˈmætəfɪl] *adj*: amphochromatophil, amphophil, amphochromophil

am|pho|chro|mo|phil [ˌæmfəˈkrəʊməfɪl] *adj*: amphochromatophil, amphophil, amphochromophil

am|pho|lyte [ˈæmfəlaɪt] *noun*: Ampholyt *m*

am|pho|lyt|ic [ˌæmfəˈlɪtɪk] *adj*: **1.** ampholytisch **2.** amphoter(isch)

am|pho|phil [ˈæmfəfɪl]: **I** *noun* Amphozyt *m* **II** *adj* amphophil, amphochrom(at)ophil

am|pho|phil|ic [ˌæmfəˈfɪlɪk] *adj*: amphochromatophil, amphophil, amphochromophil

am|phor|ic [æmˈfɔːrɪk] *adj*: (*Schall*) hohl klingend, amphorisch

am|pho|roph|o|ny [ˌæmfəˈrɑfənɪ] *noun*: (*Auskultation*) Amphorenatmen *nt*, Amphorengeräusch *nt*, Amphorophonie *f*

am|pho|ter|ic [ˌæmfəˈterɪk] *adj*: amphoter, amphoterisch

am|pi|cil|lin [æmpəˈsɪlɪn] *noun*: Ampicillin *nt*

am|pul|la [æmˈpʌlə, -ˈpʊlə] *noun, plural* -lae [-liː]: Ampulle *f*, Ampulla *f*

ampulla of deferent duct: Samenleiterampulle *f*, Ampulla ductus deferentis

hepatopancreatic ampulla: Vater-Ampulle *f*, Ampulla hepatopancreatica

ampulla of lacrimal canaliculus: Tränengangsampulle *f*, Ampulla canaliculi lacrimalis

membranaceous ampulla: Bogengangsampulle *f*, Ampulla membranacea

osseous ampulla: Ampulla ossea

ampulla of rectum: Mastdarmausbuchtung *f*, Ampulla recti

ampulla of (uterine) tube: Tubenampulle *f*, Ampulla tubae uterinae

Vater's ampulla: Vater-Ampulle *f*, Ampulla hepatopancreatica

am|pul|lary [æmˈpʌlərɪ, -ˈpʊl-, ˈæmpəˌleriː] *adj*: ampullär

am|pul|li|tis [ˌæmpʊˈlaɪtɪs] *noun*: Ampullitis *f*, Ampullenentzündung *f*

am|pu|tate [ˈæmpjuteɪt] *v*: abnehmen, amputieren

am|pu|ta|tion [ˌæmpjuˈteɪʃn] *noun*: Amputation *f*

Chopart's amputation: Chopart-Amputation *f*, -Exartikulation *f*

am|y|cho|pho|bic [ˌæmɪkəʊˈfəʊbɪk] *adj*: amychophob

a|my|el|en|ce|pha|lia [eɪˌmaɪələnseˈfeɪlɪə] *noun*: Amyelenzephalie *f*

a|my|e|lia [ˌæmaɪˈiːlɪə] *noun*: Rückenmarksaplasie *f*, Amyelie *f*

a|my|el|ic [ˌæmaɪˈelɪk] *adj*: rückenmarkslos, amyel

a|my|e|lin|ic [eɪˌmaɪəˈlɪnɪk] *adj*: markfrei, markscheidenfrei, myelinlos, myelinfrei

a|my|e|lo|ic [ˌeɪˌmaɪəˈlɑɪk] *adj*: rückenmarkslos, amyel

a|my|e|lon|ic [ˌeɪˌmaɪəˈlɑnɪk] *adj*: **1.** rückenmarkslos **2.** knochenmarkslos

a|my|e|lot|ro|phy [ˌeɪˌmaɪəˈlɑtrəfɪ] *noun*: Rückenmarkatrophie *f*, Amyelotrophie *f*

a|my|e|lous [əˈmaɪələs] *adj*: rückenmarkslos, amyel

a|myg|da|la [ə'mɪgdələ] *noun, plural* -lae [-liː, -laɪ]: Mandelkern *m*, Mandelkörper *m*, Nucleus amygdalae, Corpus amygdaloideum

a|myg|da|line [ə'mɪgdəlɪn] *adj*: mandelförmig, tonsillär, tonsillar

a|myg|da|loid [ə'mɪgdəlɔɪd] *adj*: mandelförmig; Amygdal-, Mandel-

am|y|la|ce|ous [æmə'leɪʃəs] *adj*: stärkeähnlich, -haltig, Stärke-

am|y|lase ['æmɪleɪz] *noun*: Amylase *f*

am|y|las|e|mia [,æmɪleɪ'siːmɪə] *noun*: Amylasenerhöhung *f*, Amylasämie *f*

am|y|la|su|ria [,æmɪleɪ's(j)ʊərɪə] *noun*: Amylasurie *f*

am|y|lo|cel|lu|lose [,æmɪləʊ'seljələʊs] *noun*: → amylose

am|y|lo|gen|ic [,æmɪləʊ'dʒenɪk] *adj*: stärkebildend, amylogen, amyloplastisch

am|y|lo|hy|dro|ly|sis [,æmɪləʊhaɪ'drɒlɪsɪs] *noun*: Stärkehydrolyse *f*, Amylo(hydro)lyse *f*

am|y|loid ['æmələɪd]: I *noun* Amyloid *nt* II *adj* stärkeähnlich, amyloid

am|y|loi|do|sis [æmə,lɔɪ'dəʊsɪs] *noun*: Amyloidose *f*, amyloide Degeneration *f*
cutaneous amyloidosis: Hautamyloidose *f*
myocardial amyloidosis: Herz(muskel)-, Myokardamyloidose *f*
primary amyloidosis: primäre Amyloidose *f*, idiopathische Amyloidose *f*, primäre Systemamyloidose *f*, idiopathische Systemamyloidose *f*, Paramyloidose *f*
secondary amyloidosis: sekundäre Amyloidose *f*
senile amyloidosis: Altersamyloidose *f*, senile Amyloidose *f*
systemic amyloidosis: systemische Amyloidose *f*

am|y|loi|dot|ic [æmə,lɔɪ'dɑtɪk] *adj*: amyloidotisch

am|y|lo|lyt|ic [,æmɪləʊ'lɪtɪk] *adj*: stärkespaltend, amylolytisch, amylohydrolytisch

am|y|lo|pec|tin [,æmɪləʊ'pektɪn] *noun*: Amylopektin *nt*

am|y|lo|pec|ti|no|sis [,æmɪləʊ,pektɪ'nəʊsɪs] *noun*: Amylopektinose *f*

am|y|lo|plas|tic [,æmɪləʊ'plæstɪk] *adj*: stärkebildend, amylogen, amyloplastisch

am|y|lor|rhea [,æmɪləʊ'riːə] *noun*: Amylorrhoe *f*

am|y|lose ['æmɪləʊz] *noun*: Amylose *f*

am|y|lo|sis [æmɪ'ləʊsɪs] *noun*: → amyloidosis

am|y|lo|su|ria [,æmɪləʊ's(j)ʊərɪə] *noun*: Amylosurie *f*

am|y|lo|syn|the|sis [,æmɪləʊ'sɪnθəsɪs] *noun*: Stärkeaufbau *m*, -synthese *f*, Amylosynthese *f*

am|y|lum ['æmɪləm] *noun*: Stärke *f*, Amylum *nt*

am|y|lo|pla|sia [,æmaɪəʊ'pleɪʒ(ɪ)ə] *noun*: Muskelaplasie *f*, Amyoplasie *f*

am|y|lo|sta|sia [,æmaɪəʊ'steɪʒ(ɪ)ə] *noun*: Amyostasis *f*

am|y|lo|stat|ic [,æmaɪəʊ'stætɪk] *adj*: amyostatisch

am|y|los|the|nia [eɪ,maɪəs'θiːnɪə] *noun*: Muskelschwäche *f*, Myasthenie *f*

am|y|los|then|ic [eɪ,maɪəs'θiːnɪk] *adj*: myasthenisch

am|y|o|tax|ia [eɪ,maɪə'tæksɪə] *noun*: Ataxie *f*

am|y|o|to|nia [eɪ,maɪə'təʊnɪə] *noun*: Amyotonie *f*

am|y|o|troph|ic [eɪ,maɪə'trɒfɪk, -'trəʊf-] *adj*: amyotrophisch, myatrophisch

am|y|o|tro|phy [eɪmaɪ'ɒtrəfɪ] *noun*: Muskelschwund *m*, -atrophie *f*, Amyotrophie *f*

an|a|bat|ic [ænə'bætɪk] *adj*: (auf-)steigend, sich verstärkend, anabatisch

an|a|bol|ic [,ə'næ'bɒlɪk] *adj*: anabol, anabolisch

an|a|bol|ism [ə'næbəlɪzəm] *noun*: Aufbaustoffwechsel *m*, Anabolismus *m*

an|a|cho|re|sis [,ænəkɔ'riːsɪs] *noun*: Anachorese *f*

an|a|cid [æn'æsɪd] *adj*: anazid

an|a|cid|i|ty [,ænæ'sɪdətɪ] *noun*: Anazidität *f*

an|a|cli|sis [,ænə'klaɪsɪs] *noun*: Anaklisis *f*

an|a|clit|ic [,ænə'klɪtɪk] *adj*: anaklitisch

an|a|cu|sis [,ænə'kuːzɪz] *noun*: Anakusis *f*, Taubheit *f*

an|ae|mia [ə'niːmɪə] *noun*: → anemia

an|aer|obe ['ænərəʊb, æn'eərəʊb] *noun*: Anaerobier *m*, *m*

an|aer|o|bic [,ænə'rəʊbɪk] *adj*: 1. anaerob 2. sauerstofffrei

an|aer|o|bi|on [,ænə'rəʊbɪən] *noun, plural* -bia [-bɪə]: Anaerobier *m*, Anaerobiont *m*, Anoxybiont *m*

an|aer|o|bi|o|sis [æn,eərəʊbaɪ'əʊsɪs] *noun*: Anaerobiose *f*, Anoxybiose *f*

an|aer|o|bi|ot|ic [,ænərəʊbaɪ'ɑtɪk, æn-,eərəʊ-] *adj*: anaerob

an|aer|o|gen|ic [æn,eərəʊ'dʒenɪk] *adj*: anaerogen

an|a|glo|cyt|ic [æn,ægəʊ'saɪtɪk] *adj*: Zellwachstum hemmend

an|a|ku|sis [,ænə'kuːsɪs] *noun*: (vollständige) Taubheit f, Anakusis f

a|nal ['eɪnl] adj: anal

an|al|bu|mi|ne|mia [,ænælbju:mə'ni:-
mɪə] noun: Analbuminämie f

an|al|ep|tic [ænə'leptɪk]: I noun Analep-
tikum nt II adj belebend, anregend,
stärkend, analeptisch

an|al|ge|sia [ænəl'dʒi:zɪə] noun: Schmerz-
unempfindlichkeit f, Schmerzlosigkeit
f, Analgesie f

on-demand analgesia: On-demand-
Analgesie f, patientengesteuerte Analgesie f

an|al|ge|sic [ænəl'dʒi:zɪk]: I noun
Schmerzmittel nt, Analgetikum nt II
adj 1. schmerzstillend, analgetisch 2.
schmerzunempfindlich

an|al|get|ic [ænəl'dʒetɪk] adj: schmerz-
stillend; schmerzunempfindlich, analgetisch

an|al|gia [æn'ældʒɪə] noun: Schmerzlo-
sigkeit f, Analgie f

an|al|gic [æn'ældʒɪk] adj: schmerzun-
empfindlich

an|al|ler|gic [æn'lɜrdʒɪk] adj: nicht-al-
lergisch; nicht-allergen (wirkend)

an|al|pha|li|po|pro|tein|e|mia [æn,ælfə-
,lɪpə,prəʊti:'ni:mɪə] noun: Tangier-
Krankheit f, Analphalipoproteinämie f,
Hypo-Alpha-Lipoproteinämie f

an|al|y|sis [ə'nælɪsɪs] noun, plural -ses
[-si:z]: Analyse f

blood gas analysis: Blutgasanalyse f

an|al|lyt|ic [,ænə'lɪtɪk] adj: 1. analytisch
2. psychoanalytisch

an|am|ne|sis [,ænæm'ni:sɪs] noun: 1.
Wiedererinnerung f, Anamnese f 2.
(Patient) Vorgeschichte f, Krankengeschichte f, Anamnese f 3. immunologi-
sches Gedächtnis nt

foreign amnesis: Fremdanamnese f

an|am|nes|tic [,ænæm'nestɪk] adj: an-
amnestisch, anamnetisch

an|an|a|phyllax|is [æn,ænəfɪ'læksɪs]
noun: Antianaphylaxie f

an|an|casm [,ænən'kæsm] noun: Anan-
kasmus m

an|an|cas|tic [,ænən'kæstɪk] adj: zwang-
haft, obsessiv-kompulsiv, anankastisch

an|a|phy|lac|tic [,ænəfɪ'laktɪk] adj: ana-
phylaktisch

an|a|phy|lac|to|gen|ic [,ænəfɪ,læktə-
'dʒenɪk] adj: anaphylaktogen

an|a|phy|lac|toid [,ænəfɪ'læktɔɪd] adj:
anaphylaxieähnlich, anaphylaktoid

an|a|phy|la|tox|in[,ænəfɪlə'taksɪn] noun:
Anaphylatoxin nt

an|a|phy|lax|is [,ænəfɪ'læksɪs] noun: 1.
→generalized anaphylaxis 2. anaphy-

laktische Überempfindlichkeit f, anaphylaktische Allergie f

generalized anaphylaxis: allergischer
Schock m, anaphylaktischer Schock m,
Anaphylaxie f

an|a|phyl|lo|tox|in[,ænəfɪlə'taksɪn] noun:
→anaphylatoxin

an|a|pla|sia [ænə'pleɪʒ(ɪ)ə] noun: Ana-
plasie f

an|a|plas|tic [ænə'plæstɪk] adj: anaplas-
tisch

an|ar|thria [æn'ɑːrθrɪə] noun: Anarthrie f

an|a|sar|ca [ænə'sɑːrkə] noun: Anasarka f

an|a|spa|di|as [ænə'speɪdɪæs] noun:
Anaspadie f

an|a|stig|mat|ic [,ænəstɪg'mætɪk] adj:
nicht-astigmatisch, anastigmatisch

a|nas|to|mose [ə'næstəməʊz] v: anasto-
mosieren

a|nas|to|mo|sis [ə,næstə'məʊsɪs] noun,
plural -ses [-si:z]: Anastomose f

arteriovenous anastomosis: arteriovenöse Anastomose f, AV-Anastomose f,
Anastomosis arteriolovenularis/arte-
riovenosa

AV anastomosis: arteriovenöse Anastomose f, AV-Anastomose f, Anastomosis arteriolovenularis/arteriovenosa

Blalock-Taussig anastomosis: Blalock-
Taussig-Anastomose f

bowel anastomosis: Darm-, Enteroanastomose f

Braun's anastomosis: Braun-(Fuß-
punkt-)Anastomose f

portosystemic anastomosis: portokavale Anastomose f, portokavaler Shunt m

side-to-end anastomosis: Seit-zu-End-
Anastomose f, lateroterminale Anastomose f

side-to-side anastomosis: Seit-zu-Seit-
Anastomose f, laterolaterale Anastomose f

a|nas|to|mot|ic[ə,næstə'matɪk] adj: ana-
stomotisch

an|a|tom|ic [,ænə'tamɪk] adj: anato-
misch

an|a|tom|i|co|med|i|cal [ænə,tamɪkəʊ-
'medɪkl] adj: medizinisch-anatomisch

an|a|tom|i|co|path|ol|log|i|cal [ænə,tamɪ-
kəʊ,pæθə'ladʒɪkl] adj: pathologisch-
anatomisch

an|a|tom|i|co|phys|i|o|log|i|cal [ænə,tamɪ-
kəʊ,fɪzɪə'ladʒɪkl] adj: physiologisch-
anatomisch

an|a|tom|i|co|sur|gi|cal [ænə,tamɪkəʊ-
'sɜrdʒɪkl] adj: chirurgisch-anatomisch

a|nat|o|my[ə'nætəmɪ] noun, plural -mies:
Anatomie f; Körperbau m

an|a|tox|in [ænə'taksɪn] noun: Toxoid

nt, Anatoxin *nt*

an|a|tro|phic [ˌænə'trɑfɪk, -'trəʊf-] *adj*: anatrophisch

an|col|ne|al [æŋ'kəʊnɪəl] *adj*: Ell(en)bogen-

An|cy|los|to|ma [ˌæŋkɪ'lɑstəmə] *noun*: Ankylostoma *nt*, Ancylostoma *nt*

an|cy|lo|sto|mat|ic [ˌæŋkələʊstə'mætɪk] *adj*: durch Ancylostoma verursacht

an|cy|lo|sto|mi|a|sis [ˌæŋkɪləʊstəʊ'maɪəsɪs] *noun*: Hakenwurmbefall *m*, Ankylostomiasis *f*

an|drei|o|ma [ˌændrɪ'əʊmə] *noun*: Arrhenoblastom *nt*

an|dre|o|blas|to|ma [ˌændrɪəʊblæs'təʊmə] *noun*: Arrhenoblastom *nt*

an|dro|blas|to|ma [ˌændrəʊblæs'təʊmə] *noun*: **1.** Androblastom *nt* **2.** Arrhenoblastom *nt* **3.** Sertoli-Leidig-Zelltumor *m*

an|dro|cyte ['ændrəʊsaɪt] *noun*: männliche Keimzelle *f*, Androzyt *m*

an|dro|ge|net|ic [ˌændrəʊdʒə'netɪk] *adj*: androgenetisch

an|dro|gen|ic [ˌændrəʊ'dʒenɪk] *adj*: androgen

an|dro|gy|nism [æn'drɑdʒənɪzəm] *noun*: Androgynie *f*, Pseudohermaphroditismus masculinus

an|dro|gy|nous [æn'drɑdʒɪnəs] *adj*: zweigeschlechtlich, zwitterhaft, androgyn

an|droid ['ændrɔɪd]: **I** *noun* Android(e) *m* **II** *adj* vermännlicht, android

an|drol|o|gy [æn'drɑlədʒɪ] *noun*: Andrologie *f*

an|dro|ma [æn'drəʊmə] *noun*: →*arrhenoblastoma*

an|dro|mi|met|ic [ˌændrəʊmɪ'metɪk] *adj*: andromimetisch

an|dro|phile ['ændrəfaɪl] *adj*: anthropophil

an|dro|pho|bia [ˌændrə'fəʊbɪə] *noun*: Androphobie *f*

an|dro|pho|bic [ˌændrə'fəʊbɪk] *adj*: androphob

an|dros|ter|one [æn'drɑstərəʊn] *noun*: Androsteron *nt*

a|ne|mia [ə'niːmɪə] *noun*: Blutarmut *f*, Anämie *f*, Anaemia *f*

achlorhydric anemia: Faber-Anämie *f*, Chloranämie *f*

achrestic anemia: achrestische Anämie *f*

acute posthemorrhagic anemia: akute Blutungsanämie *f*, Blutungsanämie *f*, akute post-hämorrhagische Anämie *f*, akute hämorrhagische Anämie *f*

Addison's anemia: perniziöse Anämie *f*, Biermer-Anämie *f*, Addison-Anämie *f*, Morbus *m* Biermer, Perniziosa *f*, Perniciosa *f*, Anaemia perniciosa, Vitamin B₁₂-Mangelanämie *f*

aplastic anemia: aplastische Anämie *f*

autoimmune hemolytic anemia: autoimmunhämolytische Anämie *f*

Biermer's anemia: Biermer-Anämie *f*, Addison-Anämie *f*, Morbus *m* Biermer, perniziöse Anämie *f*, Perniziosa *f*, Perniciosa *f*, Anaemia perniciosa, Vitamin B₁₂-Mangelanämie *f*

Blackfan-Diamond anemia: Blackfan-Diamond-Anämie *f*, chronische kongenitale aregenerative Anämie *f*

Cooley's anemia: Cooley-Anämie *f*, homozygote β-Thalassämie *f*, Thalassaemia major

cow's milk anemia: Kuhmilchanämie *f*

deficiency anemia: Mangelanämie *f*, nutritive Anämie *f*, alimentäre Anämie *f*

dilution anemia: Verdünnungsanämie *f*; Hydrämie *f*, Hydroplasmie *f*

Faber's anemia: Faber-Anämie *f*, Chloranämie *f*

familial erythroblastic anemia: Erythroblastenanämie *f*, familiäre Erythroblastenanämie *f*, Thalassaemia minor

Fanconi's anemia: Fanconi-Anämie *f*, Fanconi-Syndrom *nt*, konstitutionelle infantile Panmyelopathie *f*

folic acid deficiency anemia: Folsäuremangelanämie *f*

hemolytic anemia: hämolytische Anämie *f*

hemotoxic anemia: hämotoxische Anämie *f*, toxische Anämie *f*

hyperchromic anemia: hyperchrome Anämie *f*

hypochromic anemia: hypochrome Anämie *f*

hypoplastic anemia: hypoplastische Anämie *f*

immune hemolytic anemia: immunhämolytische Anämie *f*, serogene hämolytische Anämie *f*, immunotoxischbedingte hämolytische Anämie *f*

iron deficiency anemia: Eisenmangelanämie *f*, sideropenische Anämie *f*

macrocytic anemia: makrozytäre Anämie *f*

megaloblastic anemia: megaloblastäre Anämie *f*

microcytic anemia: mikrozytäre Anämie *f*

microdrepanocytic anemia: Sichelzellthalassämie *f*, Sichelzellenthalassämie *f*, Mikrodrepanozytenkrankheit *f*, HbS-Thalassämie *f*

molecular anemia: molekuläre Anämie *f*

normochromic anemia: normochrome Anämie f

normocytic anemia: normozytäre Anämie f

pernicious anemia: Biermer-Anämie f, Addison-Anämie f, Morbus m Biermer, perniziöse Anämie f, Perniziosa f, Perniciosa f, Anaemia perniciosa, Vitamin B₁₂-Mangelanämie f

physiological anemia: physiologische Anämie f, Drei-Monats-Anämie f

posthemorrhagic anemia: posthämorrhagische Anämie f

anemia of pregnancy: Schwangerschaftsanämie f

primary anemia: essentielle Anämie f, primäre Anämie f, idiopathische Anämie f

protein deficiency anemia: Eiweißmangelanämie m

radiation anemia: Strahlenanämie f

renal anemia: renale/nephrogene Anämie f

sickle cell anemia: Sichelzellanämie f, Herrick-Syndrom nt

sideroachrestic anemia: sideroachrestische Anämie f

sideropenic anemia: sideropenische Anämie f, Eisenmangelanämie f

a|ne|mic [ə'niːmɪk] adj: anämisch, blutarm

an|e|mo|pho|bic [,ænɪməʊ'fəʊbɪk] adj: anemophob

an|en|ce|phal|ic [ə,nensɪ'fælɪk] adj: anenzephal, hirnlos

an|en|ceph|al|ous [,ænən'sefələs] adj: anenzephal, hirnlos

an|en|ceph|al|ly [,ænən'sefəlɪ] noun: Hirnlosigkeit f, Anenzephalie f

a|neph|ric [ə'nefrɪk] adj: anephrisch

an|er|gia [ə'nɜːrdʒɪə] noun: →anergy

an|er|gic [ə'nɜːrdʒɪk] adj: 1. inaktiv, anerg, anergisch 2. energielos, energiearm, anerg (to), anergisch (to)

an|er|gy ['ænɜːrdʒɪ] noun: 1. Energielosigkeit f, Energiemangel m, Anergie f 2. Unempfindlichkeit f, Reizlosigkeit f, Anergie f (to)

an|e|ryth|ro|pla|sia [æn ı,rıθrə'pleıʒ(ı)ə] noun: Anerythroplasie f

an|e|ryth|ro|plas|tic [æn ı,rıθrə'plæstık] adj: anerythroplastisch, anerythropoetisch

an|e|ryth|ro|re|gen|er|a|tive [æn ı,rıθrərı-'dʒenəreıtıv] adj: aregenerativ

an|es|the|sia [ænəs'θiːʒə] noun: 1. Unempfindlichkeit f, Schmerzunempfindlichkeit f, Temperaturunempfindlichkeit f, Berührungsunempfindlichkeit f,

Anästhesie f 2. Narkose f, Betäubung f, Anästhesie f

brachial anesthesia: Brachialisblock m

caudal anesthesia: Kaudalanästhesie f

conduction anesthesia: Nervenblockade f, Leitungsanästhesie f, Leitungsblockade f, Block m

endobronchial anesthesia: Endobronchialanästhesie f, -narkose f

endotracheal anesthesia: Endotrachealanästhesie f, -narkose f

epidural anesthesia: Epiduralanästhesie f, Periduralanästhesie f, Epidurale f, Peridurale f

general anesthesia: Vollnarkose f, Allgemeinanästhesie f, Narkose f

infiltration anesthesia: Infiltrationsanästhesie f, terminale Anästhesie f, Endanästhesie f

inhalation anesthesia: Inhalationsnarkose f

local anesthesia: Lokal-, Regionalanästhesie f

lumbar anesthesia: Lumbalanästhesie f

paravertebral anesthesia: Paravertebralanästhesie f

peridural anesthesia: Epiduralanästhesie f, Periduralanästhesie f, Epidurale f, Peridurale f

plexus anesthesia: Plexusanästhesie f

refrigeration anesthesia: Kälteanästhesie f, Kryoanästhesie f

regional anesthesia: Regional-, Leitungsanästhesie f

saddle anesthesia: Reithosenanästhesie f

spinal anesthesia: 1. Spinalanästhesie f, Spinale f 2. (neurol.) Sensibilitätsverlust m durch/bei Rückenmarksläsion

surface anesthesia: Oberflächenanästhesie f

an|es|the|si|ol|o|gist [,ænəs,θiːzɪ'ɑlədʒɪst] noun: Narkosearzt m, -ärztin f, Anästhesist(in f) m

an|es|the|si|ol|o|gy [,ænəs,θiːzɪ'ɑlədʒɪ] noun: Anästhesiologie f

an|es|thet|ic [ænəs'θetɪk]: I noun Betäubungsmittel nt, Narkosemittel nt, Narkotikum nt, Anästhetikum nt II adj anästhetisch, narkotisch, betäubend, Anästhesie-, Narkose-

general anesthetic: (Allgemein-)Narkotikum nt, Narkosemittel nt

an|es|the|tist [ə'niːsθ ı tıst] noun: 1. in Narkoseverfahren ausgebildete Kraft 2. Narkosearzt m, -ärztin f, Anästhesist(in f) m

an|es|the|tize [ə'nesθ ı taız] v: betäuben, narkotisieren, anästhesieren

A

anleulrysm ['ænjərızəm] *noun*: Aneurysma *nt*

aortic aneurysm: Aortenaneurysma *nt*

arteriovenous aneurysm: arteriovenöses Aneurysma *nt*, Aneurysma arteriovenosum

arteriovenous pulmonary aneurysm: arteriovenöse Lungenfistel *f*

dissecting aneurysm: dissezierendes Aneurysma *nt*, Aneurysma dissecans

false aneurysm: falsches Aneurysma *nt*, Aneurysma spurium

true aneurysm: echtes Aneurysma *nt*, Aneurysma verum

anleulrysimal [ænjə'rızml] *adj*: aneurysmatisch

anleulrysimecitolmy [,ænjərız'mektəmı] *noun*: Aneurysmaexstirpation *f*, Aneurysmektomie *f*

anleulrysimorirhalphy [ænjərız'mɔrəfɪ] *noun*: Aneurysmorrhaphie *f*

anleulrysimotiolmy [ænjərız'mɑtəmı] *noun*: Aneurysmotomie *f*

anlgilallgia [,ænd3ı'æld3(ı)ə] *noun*: Angialgie *f*, Angiodynie *f*

anlgilecitalsia [,ænd3ı'ektəsıə] *noun*: Gefäßerweiterung *f*, Angiektasie *f*

anlgilecitalsis [,ænd3ı'ektəsıs] *noun*: Gefäßerweiterung *f*, Angiektasie *f*

anlgilecitatlic [,ænd3ıek'tætık] *adj*: angiektatisch

anlgilecitolmy [,ænd3ı'ektəmı] *noun*: Gefäßentfernung *f*, Angiektomie *f*

anlgillitis [ænd3ı'aıtıs] *noun*: Gefäßwandentzündung *f*, Gefäßentzündung *f*, Angiitis *f*, Vaskulitis *f*

anlgilna [æn'd3aınə] *noun*: **1.** Halsentzündung *f*, Angina *f* **2.** → *angina pectoris*

abdominal angina: Morbus Ortner *m*, Ortner-Syndrom II *nt*, Angina abdominalis/intestinalis, Claudicatio intermittens abdominalis

angina cruris: intermittierendes Hinken *nt*, Charcot-Syndrom *nt*, Claudicatio intermittens, Angina cruris

angina decubitus: Angina decubitus

Heberden's angina: → *angina pectoris*

intestinal angina: Morbus Ortner *m*, Ortner-Syndrom II *nt*, Angina abdominalis/intestinalis, Claudicatio intermittens abdominalis

Ludwig's angina: Ludwig-Angina *f*, tiefe Halsphlegmone *f*

monocytic angina: Monozytenangina *f*

angina pectoris: Stenokardie *f*, Angina pectoris

preinfarction angina: Status anginosus

Prinzmetal's angina: Prinzmetal-Angina *f*

Vincent's angina: Angina Plaut-Vincenti, Angina ulcerosa/ulceromembranacea, Fusospirochätose *f*, Fusospirillose *f*

anlgilnal [æn'd3aınl, 'ænd3ənl] *adj*: Angina-

anlginlolphoblic [,ænd3ınəu'fəubık] *adj*: anginophob

anlgilnose ['ænd3ınəus] *adj*: anginös, pektanginös

anlgilnous ['ænd3ınəs] *adj*: anginös, pektanginös

anlgilolblasitolma [,ænd3ıəublæs'təumə] *noun*: Lindau-Tumor *m*, Angioblastom *nt*, Hämangioblastom *nt*

anlgilolcaridilolgraphlic [,ænd3ıəu,kɑːrdıəu'græfık] *adj*: angiokardiographisch, angiokardiografisch

anlgilolcaridilolgralphy [ænd3ıəu,kɑːrdı'agrəfı] *noun*: Angiokardiographie *f*, Angiokardiografie *f*

anlgilolcaridilolpathlic [,ænd3ıəu,kɑːrdı'apəθık] *adj*: angiokardiopathisch

anlgilolcaridilolpalthy [ænd3ıəu,kɑːrdı'apəθı] *noun*: Angiokardiopathie *f*

anlgilolcarlditlic [ænd3ıəu,kɑːr'daıtık] *adj*: angiokarditisch, angiocarditisch

anlgilolcariditis [ænd3ıəu,kɑːr'daıtıs] *noun*: Angiocarditis *f*, Angiokarditis *f*

anlgilolcholiltis [ænd3ıəu'kəu'laıtıs] *noun*: Cholangitis *f*, Gallengangsentzündung *f*, Angiocholitis *f*

anlgilolderlmaltitlic [,ænd3ıəu,dərmə'taıtık] *adj*: angiodermatitisch

anlgilolderimaltiltis [,ænd3ıəu,dərmə'taıtıs] *noun*: Angiodermatitis *f*

anlgiloldysiplalsia [,ænd3ıəudıs'pleı3(ı)ə] *noun*: Gefäßdysplasie *f*, Angiodysplasie *f*

anlgilolecitatlic [,ænd3ıəuek'tætık] *adj*: angiektatisch

anlgilolelldelma [,ænd3ıəuı'diːmə] *noun*: angioneurotisches Ödem *nt*, Quincke-Ödem *nt*

anlgilolelldemlaltous [,ænd3ıəuı'demətəs] *adj*: angioödematös

anlgilolfibroma [,ænd3ıəufaı'brəumə] *noun*: Angiofibrom *nt*

anlgilolfolliclullar [,ænd3ıəufə'lıkjələr] *adj*: angiofollikular, angiofollikulär

anlgilolgenlelsis [,ænd3ıəu'd3enəsıs] *noun*: Blutgefäßbildung *f*, Angiogenese *f*

anlgilolgenlic [,ænd3ıəu'd3enık] *adj*: angiogenetisch

anlgilolgliiolmaltolsis [ænd3ıəu,glaıəumə'təusıs] *noun*: Angiogliomatose *f*

anlgilolgranlullolma [ænd3ıəu,grænjə-

'ləʊmə] *noun*: Hämangiogranulom *nt*,
Angiogranulom *nt*
an|gi|o|graph|ic [ˌændʒɪəʊˈɡræfɪk] *adj*:
angiographisch, angiografisch
an|gi|og|ra|phy [ændʒɪˈɑɡrəfɪ] *noun*: Ge-
fäßdarstellung *f*, Angiographie *f*, Angiografie *f*
  aortic arch angiography: Aortenbo-
  genangiographie *f*, Aortenbogenangio-
  grafie *f*
  carotid angiography: Karotisangiogra-
  phie *f*, Karotisangiografie *f*
  catheter angiography: Katheterangio-
  graphie *f*, Katheterangiografie *f*
  celiac angiography: Zöliakographie *f*,
  Zöliakografie *f*
  cerebral angiography: Zerebralangio-
  graphie *f*, Zerebralangiografie *f*
  coronary angiography: Koronarangio-
  graphie *f*, Koronarographie *f*, Koronarangiografie *f*, Koronarografie *f*
  digital subtraction angiography: digitale Subtraktionsangiographie *f*, digitale Subtraktionsangiografie *f*
  fluorescence angiography: Fluoreszenz-
  angiographie *f*, Fluoreszenzangiogra-
  fie *f*
  radionuclide angiography: Radionu-
  klidangiographie *f*, Radionuklidangiografie *f*
  renal angiography: Nierenangiogra-
  phie *f*, Nierenangiografie *f*, renale Angiographie *f*, renale Angiografie *f*, Re-
  novasographie *f*, Renovasografie *f*
  selective angiography: selektive Angiographie *f*, selektive Angiografie *f*
  vertebral angiography: Vertebralisan-
  giographie *f*, Vertebralisangiografie *f*
an|gi|o|he|mo|phil|ia [ændʒɪəʊˌhiːməˈfɪl-
ɪə] *noun*: Angiohämophilie *f*, von Willebrand-Jürgens-Syndrom *nt*, hereditäre Pseudohämophilie *f*, vaskuläre
Pseudohämophilie *f*
an|gi|o|hy|al|i|no|sis [ændʒɪəʊˌhaɪələ-
ˈnəʊsɪs] *noun*: Gefäßhyalinose *f*, An-
giohyalinose *f*
an|gi|o|in|va|sive [ˌændʒɪəʊɪnˈveɪsɪv]
adj: gefäß-, angioinvasiv
an|gi|o|ker|a|to|ma [ændʒɪəʊˌkerəˈtəʊ-
mə] *noun*: Blutwarze *f*, Angiokeratom *nt*
an|gi|o|ker|a|to|sis [ˌændʒɪəʊˌkerəˈtəʊ-
sɪs] *noun*: Angiokeratom *nt*, Blutwarze *f*
an|gi|o|leu|ci|tis [ˌændʒɪəʊluːˈsaɪtɪs]
noun: Lymphgefäßentzündung *f*, Lymphangitis *f*, Lymphangiitis *f*
an|gi|o|li|pom|a [ˌændʒɪəʊlaɪˈpəʊmə]
noun: Angiolipom *nt*
an|gi|ol|o|gy [ˌændʒɪˈɑlədʒɪ] *noun*: An-
giologie *f*

an|gi|o|lu|poid [ˌændʒɪəʊˈluːpɔɪd] *noun*:
Angiolupoid *nt*
an|gi|o|lym|phan|gi|o|ma [ˌændʒɪəʊlɪm-
ˌfændʒɪˈəʊmə] *noun*: Angiolymphan-
giom *nt*
an|gi|o|lym|phi|tis [ˌændʒɪəʊlɪmˈfaɪtɪs]
noun: Lymphangitis *f*, Lymphgefäßentzündung *f*, Lymphangiitis *f*
an|gi|o|ma [ændʒɪˈəʊmə] *noun, plural*
-ma|ta, -mas [ændʒɪˈəʊmətə]: Gefäßtu-
mor *m*, Angiom *nt*
an|gi|o|ma|to|sis [ˌændʒɪəʊməˈtəʊsɪs]
noun: Angiomatose *f*, Angiomatosis *f*
  cerebroretinal angiomatosis: Netzhaut-
  angiomatose *f*, (von) Hippel-Lindau-
  Syndrom *nt*, Angiomatosis retinae cystica
  retinocerebral angiomatosis: → *cerebroretinal angiomatosis*
an|gi|om|a|tous [ændʒɪˈɑmətəs] *adj*: an-
giomatös
an|gi|o|meg|al|y [ˌændʒɪəʊˈmegəlɪ] *noun*:
Gefäßvergrößerung *f*, Angiomegalie *f*
an|gi|o|my|o|ma [ˌændʒɪəʊmaɪˈəʊmə]
noun: Angiomyom *nt*
an|gi|o|my|op|a|thy [ˌændʒɪəʊmaɪˈɑpəθɪ]
noun: Angiomyopathie *f*
an|gi|o|ne|cro|sis [ˌændʒɪəʊnɪˈkrəʊsɪs]
noun: Gefäß(wand)nekrose *f*, Angione-
krose *f*
an|gi|o|ne|crot|ic [ˌændʒɪəʊnɪˌkrɑtɪk]
adj: angionekrotisch
an|gi|o|neu|ral|gia [ˌændʒɪəʊnjʊəˈræl-
dʒə] *noun*: Angioneuralgie *f*
an|gi|o|neu|rec|to|my [ˌændʒɪəʊnjʊə-
ˈrektəmɪ] *noun*: Gefäß- und Nerven-
exzision *f*, Angioneurektomie *f*
an|gi|o|neu|ro|path|ic [ˌændʒɪəʊˌnjʊərə-
ˈpæθɪk, -ˌnʊ-] *adj*: angioneuropathisch
an|gi|o|neu|rop|a|thy [ˌændʒɪəʊnjʊə-
ˈrɑpəθɪ] *noun*: Angioneuropathie *f*
an|gi|o|neu|ro|sis [ændʒɪəʊˌnjʊəˈrəʊsɪs]
noun: Gefäßneurose *f*, Angioneurose *f*,
Vasoneurose *f*
an|gi|o|neu|rot|ic [ændʒɪəʊˌnjʊəˈrɑtɪk]
adj: angioneurotisch, vasoneurotisch
an|gi|o|neu|rot|o|my [ˌændʒɪəʊnjʊəˈrɑt-
əmɪ] *noun*: Angioneurotomie *f*
an|gi|o|pa|ral|y|sis [ˌændʒɪəʊpəˈrælɪsɪs]
noun: vasomotorische Lähmung *f*, An-
gioparalyse *f*, Angioparese *f*
an|gi|o|pa|re|sis [ˌændʒɪəʊpəˈriːsɪs] *noun*:
→ *angioparalysis*
an|gi|o|path|ic [ændʒɪəʊˈpæθɪk] *adj*: an-
giopathisch
an|gi|op|a|thy [ændʒɪˈɑpəθɪ] *noun*: Ge-
fäßerkrankung *f*, Angiopathie *f*
  diabetic angiopathy: diabetische Angiopathie *f*

an|gi|o|plas|ty ['ænd31əuplæstɪ] *noun*: Angioplastie *f*
balloon angioplasty: Ballonangioplastik *f*
coronary angioplasty: Koronarangioplastie *f*

an|gi|o|poi|e|sis [,ænd31əupɔɪ'iːsɪs] *noun*: Gefäßbildung *f*, Angiopoese *f*

an|gi|o|poi|et|ic [,ænd31əupɔɪ'etɪk] *adj*: angiopoetisch

an|gi|o|re|tic|u|lo|en|do|the|li|o|ma [,ænd31əurɪ,tɪkjələu,endəu,θiːlɪ'əumə] *noun*: Kaposi-Sarkom *nt*, Morbus *m* Kaposi, Retikuloangiomatose *f*, Angioretikulomatose *f*, idiopathisches multiples Pigmentsarkom Kaposi *nt*, Sarcoma idiopathicum multiplex haemorrhagicum

an|gi|or|rha|phy [ænd31'ɑrəfɪ] *noun*: Angiorrhaphie *f*

an|gi|o|sar|co|ma [,ænd31əu'sɑːr'kəumə] *noun*: Angiosarkom *nt*

an|gi|o|scle|ro|sis [,ænd31əusklɪ'rəusɪs] *noun*: Gefäß(wand)sklerose *f*, Angiosklerose *f*

an|gi|o|scle|rot|ic [,ænd31əusklɪ'rɑtɪk] *adj*: angiosklerotisch

an|gi|os|co|py ['ænd31əuskəpɪ] *noun*: Angioskopie *f*

an|gi|o|spasm ['ænd31əuspæzəm] *noun*: Gefäßkrampf *m*, Angiospasmus *m*, Vasospasmus *m*

an|gi|o|spas|tic [,ænd31əu'spæstɪk] *adj*: angiospastisch, vasospastisch

an|gi|o|ste|no|sis [,ænd31əustɪ'nəusɪs] *noun*: Gefäßstenose *f*

an|gi|o|ste|not|ic [,ænd31əustɪ'nɑtɪk] *adj*: angiostenotisch

an|gi|o|stron|gy|li|a|sis [,ænd31əu,strʌndʒɪ'laɪəsɪs] *noun*: Angiostrongyliasis *f*, Angiostrongylose *f*

An|gi|o|stron|gy|lus [ænd31əu'strɑndʒɪləs] *noun*: Angiostrongylus *m*

an|gi|o|ten|sin [,ænd31əu'tensɪn] *noun*: Angiotensin *nt*

an|gi|o|ten|si|nase [,ænd31əu'tensɪneɪz] *noun*: Angiotensinase *f*

an|gi|o|ten|sin|o|gen [,ænd31əuten'sɪnədʒən] *noun*: Angiotensinogen *nt*

an|gi|ot|o|my [,ænd31'ɑtəmɪ] *noun*: Angiotomie *f*

an|gi|o|troph|ic [,ænd31əu'trɑfɪk, -'trəu] *adj*: gefäßernährend, vasotrophisch, angiotrophisch

an|gi|i|tis [æn'dʒaɪtɪs] *noun*: Gefäßentzündung *f*, Angiitis *f*, Vaskulitis *f*

an|gle ['æŋgl] *noun*: Winkel *m*, Angulus *m*
angle of chamber: Iridokorneal-, Kammerwinkel *m*, Angulus iridocornealis

epigastric angle: epigastrischer Winkel *m*, Rippenbogenwinkel *m*, Angulus infrasternalis
infrasternal angle: epigastrischer Winkel *m*, Rippenbogenwinkel *m*, Angulus infrasternalis
iridal angle: → *iridocorneal angle*
iridocorneal angle: Iridokorneal-, Kammerwinkel *m*, Angulus iridocornealis
angle of mandible: Unterkieferwinkel *m*, Angulus mandibulae
mandibular angle: Unterkieferwinkel *m*, Angulus mandibulae
angle of mouth: Mundwinkel *m*, Angulus oris
subpubic angle: Schambeinwinkel *m*, -bogen *m*, Angulus subpubicus
venous angle: Venenwinkel *m*, Angulus venosus

an|gor ['æŋgər] *noun*: → *angina*

An|guil|lu|la [æŋ'gwɪljələ] *noun*: Anguillula *f*

an|he|mo|lyt|ic [æn,hiːmə'lɪtɪk] *adj*: γ-hämolytisch, gamma-hämolytisch

an|hi|dro|sis [ænhɪ'drəusɪs, -haɪ-] *noun*: An(h)idrose *f*, Anhidrosis *f*

an|hi|drot|ic [,ænhɪ'drɑtɪk] *adj*: anhidrotisch, anidrotisch

an|hy|drase [æn'haɪdreɪs] *noun*: Dehydratase *f*, Hydratase *f*
carbonic anhydrase: Kohlensäureanhydrase *f*, Karbonatdehydratase *f*, Carboanhydrase *f*

an|hy|dra|tion [,ænhaɪ'dreɪʃn] *noun*: **1.** Wassermangel *m*, Dehydra(ta)tion *f*, Hypohydratation *f* **2.** Entwässerung *f*, Dehydratation *f*

an|hy|dre|mia [,ænhaɪ'driːmɪə] *noun*: Wassermangel *m* im Blut, Anhydrämie *f*

an|hy|drous [æn'haɪdrəs] *adj*: wasserfrei, anhydriert

an|ic|ter|ic [ænɪk'terɪk] *adj*: anikterisch

an|i|dro|sis [,ænɪ'drəusɪs] *noun*: An(h)idrose *f*, Anhidrosis *f*

an|i|drot|ic [,ænɪ'drɑtɪk] *adj*: anhidrotisch, anidrotisch

an|i|line ['ænlɪn, -laɪn] *noun*: Anilin *nt*, Aminobenzol *nt*, Phenylamin *nt*

a|ni|lin|gus [,eɪnə'lɪŋgəs] *noun*: Anilingus *m*

an|i|lin|ism ['ænlənɪzəm] *noun*: Anilinvergiftung *f*, Anilinismus *m*

an|i|ma ['ænəmə] *noun*: **1.** Seele *f*, Anima *f* **2.** (*psychiat.*) Anima *f* **3.** (*pharmakol.*) Wirkstoff *m*, -substanz *f*

an|i|mal ['ænɪməl]: **I** *noun* Tier *nt* **II** *adj* animalisch, tierisch

an|i|on ['ænaɪən] *noun*: Anion *nt*, negatives Ion *nt*

anililonlic [ˌænaɪˈɑnɪk] *adj*: anionisch

anililridia [ˌænaɪˈrɪdɪə] *noun*: Aniridie *f*

anlilsalkilalsis [ˌænɪsəˈkaɪəsɪs] *noun*: Heringswurmkrankheit *f*, Anisakiasis *f*

Anlilsalkis [ænɪˈsækɪs] *noun*: Anisakis *m*

anilsleikolnia [ˌænəsaɪˈkəʊnɪə] *noun*: Aniseikonie *f*

anilisolchrolmatlic [ˌænˌaɪsəkrəʊˈmæt-ɪk] *adj*: anisochromatisch

anlilsolchrolmia [ˌænˌaɪsəˈkrəʊmɪə] *noun*: Anisochromie *f*

anlilsolcolria [ˌænˌaɪsəˈkɔːrɪə, -ˈkəʊr-] *noun*: Pupillendifferenz *f*, Anisokorie *f*

anlilsolcyltolsis [ænˌaɪsəsaɪˈtəʊsɪs] *noun*: Anisozytose *f*, Anisocytose *f*

anlilsoldacltylly [ˌænˌaɪsəˈdæktəlɪ] *noun*: Anisodaktylie *f*

anlilsolmasltia [ˌænˌaɪsəˈmæstɪə] *noun*: Anisomastie *f*

anlilsolmellia [ˌænˌaɪsəˈmiːlɪə] *noun*: Anisomelie *f*

anlilsolmeltrolpia [ˌænˌaɪsəmeˈtrəʊpɪə] *noun*: Anisometropie *f*

anlilsolmeltroplic [ˌænˌaɪsəmeˈtrɑpɪk] *adj*: anisometrop

anlilsolpia [ænɪˈsəʊpɪə] *noun*: Anisopie *f*

anlilsolpoilkilolcyltolsis [ænˌaɪsəpɔɪˌkɪ-ləʊsaɪˈtəʊsɪs] *noun*: Anisopoikilozytose *f*

anlilsoltonlic [ˌænˌaɪsəˈtɑnɪk] *adj*: nichtisoton, anisoton, anisotonisch

anlkle [ˈæŋkl] *noun*: **1.** (Fuß-)Knöchel *m*; Knöchelregion *f*, Fessel *f* **2.** oberes Sprunggelenk *nt*, Talokruralgelenk *nt*, Articulatio talocruralis **3.** Sprungbein *nt*, Talus *m*

anlkyllolblephalron [ˌæŋkɪləʊˈblefərən] *noun*: Ankyloblepharon *nt*

anlkyllolcheillia [ˌæŋkɪləʊˈkeɪlɪə] *noun*: Lippenverwachsung *f*, Ankyloch(e)ilie *f*

anlkylloldacltylly [ˌæŋkɪləʊˈdæktəlɪ] *noun*: Ankylodaktylie *f*

anlkyllolglosslsion [ˌæŋkɪləʊˈɡlɑsɪə] *noun*: Ankyloglosson *nt*

anlkyllolpoiletlic [ˌæŋkɪləʊpɔɪˈetɪk] *adj*: versteifend, ankylosierend

anlkyllolsing [ˈæŋkələʊsɪŋ] *adj*: versteifend, ankylosierend

anlkyllolsis [ˌæŋkəˈləʊsɪs] *noun, plural* -ses [-siːz]: Ankylose *f*

bony ankylosis: knöcherne Ankylose *f*, Ankylosis ossea

intervertebral ankylosis: Intervertebralankylose *f*, Ankylosis intervertebralis

anlkyllolstolmilalsis [ˌæŋkɪləʊstəʊˈmaɪəsɪs] *noun*: Hakenwurmbefall *m*, Ankylostomiasis *f*

anlkyllotlic [ˌæŋkəˈlɑtɪk] *adj*: ankylo-

tisch

anlkyllotlolmy [ˌæŋkəˈlɑtəmɪ] *noun*: Ankylotomie *f*

anlnullar [ˈænjələr] *adj*: ringförmig, kreisförmig, zirkulär, zirkular

anlnulloplaslty [ˌænjələʊˈplæstɪ] *noun*: Anuloplastik *f*

anlnullorlrhalphy [ˌænjəˈlɑrəfɪ] *noun*: Anulo(r)rhaphie *f*

anlnullus [ˈænjələs] *noun, plural* -lusles, -li [-laɪ]: Ring *m*, Anulus *m*

fibrous annulus: Faserring *m*, Anulus fibrosus

alnolcoclcygelal [ˌeɪnəkɑkˈsɪdʒɪəl] *adj*: anokokzygeal

anloldal [ænˈəʊdl] *adj*: anodisch

anlode [ˈænəʊd] *noun*: Anode *f*, positive Elektrode *f*, positiver Pol *m*

anlodlic [æˈnɑdɪk, -ˈnəʊ-] *adj*: anodisch

anloldonltia [ˌænəˈdɑnʃ(ɪ)ə] *noun*: (vollständige) Zahnlosigkeit *f*, Anodontie *f*, Anodontia *f*

anloldyne [ˈænədaɪn]: **I** *noun* Anodynum *nt* **II** *adj* schmerzlindernd, schmerzstillend, beruhigend

alnomlallolscope [əˈnaməlləˌskəʊp] *noun*: Anomaloskop *nt*

alnomlallous [əˈnamələs] *adj*: regelwidrig, normwidrig, abnorm; ungewöhnlich, anomal

alnomlally [əˈnaməlɪ] *noun*: Anomalie *f*, Abweichung *f* (von der Norm), Unregelmäßigkeit *f*, Ungewöhnlichkeit *f*; Missbildung *f*

color anomaly: Farbenfehlsichtigkeit *f*, -anomalie *f*, Chromatodysop(s)ie *f*, Dyschromatop(s)ie *f*

Ebstein's anomaly: Ebstein-Anomalie *f*

posture anomalies: Haltungsanomalien *pl*, Lageanomalien *pl*

anlolnylchollsis [ˌænənɪˈkəʊsɪs] *noun*: Anonychie *f*, Anonychosis *f*

alnolperlilnelal [ˌeɪnəˌperɪˈniːəl] *adj*: anoperineal

Alnophlelles [əˈnɑfəliːz] *noun*: Malariamücke *f*, Gabelmücke *f*, Fiebermücke *f*, Anopheles *f*

alnophlellilcide [əˈnɑfəlɪsaɪd]: **I** *noun* Anophelizid *nt* **II** *adj* Anopheliden abtötend

alnolplaslty [ˈeɪnəplæstɪ] *noun*: Anoplastik *f*

Anlolplulra [ænəˈplʊərə] *plural*: Anoplura *pl*

alnolprocltolplaslty [eɪnəˌprɑktəˈplæstɪ] *noun*: Anus-Rektum-Plastik *f*, Anorektoplastik *f*

anlorlchia [ænˈɔːrkɪə] *noun*: Anorchie *f*

anlorlchism [ænˈɔːrkɪzəm] *noun*: Anorchie f

a|no|rec|tal [ˌeɪnə'rektl] adj: anorektal

a|no|rec|tic [ˌænə'rektɪk] adj: appetithemmend, anorektisch

a|no|rec|ti|tis [ˌeɪnərek'taɪtɪs] noun: Anorektitis f

a|no|rec|to|plas|ty [ˌeɪnəˌrektə'plæstɪ] noun: Anus-Rektum-Plastik f, Anorektoplastik f

an|o|ret|ic [ænə'retɪk] adj: appetithemmend, anorektisch

an|o|rex|ia [ænə'reksɪə] noun: Appetitlosigkeit f, Anorexie f, Anorexia f

anorexia nervosa: (Pubertäts-)Magersucht f, Anorexia nervosa/mentalis

an|o|rex|ic [ænə'reksɪk] adj: appetithemmend, anorektisch

an|o|rex|i|gen|ic [ˌænəˌreksɪ'dʒenɪk]: I noun Appetitzügler m, Anorektikum nt II adj appetitzügelnd, -hemmend

an|or|gas|my [ænɔːr'gæzmɪ] noun: Anorgasmie f

a|nos|col|py [eɪ'nɑskəpɪ] noun: Anoskopie f

a|no|sig|moid|o|scop|ic [eɪnəʊsɪgˌmɔɪd'skɑpɪk] adj: anosigmoideoskopisch, anosigmoidoskopisch

a|no|sig|moid|os|co|py [eɪnəˌsɪgmɔɪ'dɑskəpɪ] noun: Anosigmoidoskopie f

an|os|mia [ə'nɑzmɪə] noun: Anosmie f

an|os|mic [æn'ɑzmɪk] adj: anosmisch

a|no|spi|nal [eɪnə'spaɪnl] adj: anospinal

an|os|te|o|pla|sia [ˌænˌɑstɪə'pleɪʒ(ɪ)ə] noun: Anosteoplasie f

a|no|tia [æn'əʊʃɪə] noun: Anotie f

a|no|vag|i|nal [ˌeɪnə'vædʒənl, -və'dʒaɪnl] adj: anovaginal

a|no|ves|i|cal [ˌeɪnə'vesɪkl] adj: anovesikal

an|o|vu|la|to|ry [æn'ɑvjələtɔːriː, -təʊ-] adj: anovulatorisch

an|ox|emia [ˌænɑk'siːmɪə] noun: Anoxämie f, Anoxyhämie f

an|ox|em|ic [ˌænɑk'siːmɪk] adj: anoxämisch

an|ox|ia [æn'ɑksɪə] noun: Sauerstoffmangel m, Anoxie f

anemic anoxia: anämische Anoxie f

stagnant anoxia: ischämische/zirkulatorische Anoxie f, Stagnationsanoxie f

an|ox|ic [æn'ɑksɪk] adj: anoxisch

an|sa ['ænsə] noun, plural -sae [-siː]: Schlinge f, Schleife f, Ansa f

cervical ansa: Hypoglossusschlinge f, Ansa cervicalis

ansa subclavia: Subklaviaschlinge f, Ansa subclavia

an|si|form ['ænsɪfɔːrm] adj: schleifen-, schlingenförmig

ant|ac|id [ænt'æsɪd]: I noun Ant(i)azidum nt II adj säure(n)neutralisierend, antazid

an|tag|o|nism [æn'tægənɪzəm] noun: 1. Antagonismus m, Gegensatz m (to, against) 2. Antagonismus m, Gegenspiel nt (to, against)

an|tag|o|nist [æn'tægənɪst] noun: 1. Gegner m, Gegenspieler m, Widersacher m, Antagonist m (to, against) 2. Gegenmuskel m, -spieler m, Antagonist m (to, against) 3. Hemmstoff m, Antagonist m (to, against)

angiotensin II antagonist: Angiotensin-II-Blocker m

calcium antagonist: Kalziumblocker m, Kalziumantagonist m, Ca-Blocker m, Ca-Antagonist m

folic acid antagonists: Folsäureantagonisten pl

insulin antagonists: Insulinantagonisten pl

an|tag|o|nis|tic [ænˌtægə'nɪstɪk] adj: gegenwirkend, antagonistisch

ant|al|ge|sic [ˌæntæl'dʒiːzɪk] noun, adj: → antalgic

ant|al|gic [ænt'ældʒɪk]: I noun Schmerzmittel nt, Analgetikum nt II adj 1. schmerzlindernd, analgetisch 2. schmerzvermeidend

ant|asth|mat|ic [ˌæntæz'mætɪk]: I noun Antasthmatikum nt II adj Asthma oder Asthmabeschwerden lindernd

an|te|bra|chi|al [ˌæntɪ'breɪkɪəl, -'bræ-] adj: antebrachial

an|te|bra|chi|um [ˌæntɪ'breɪkɪəm] noun: Unter-, Vorderarm m, Antebrachium nt

an|te|ce|dent [ˌæntɪ'siːdnt]: I noun 1. Vorläufer m, Vorstufe f, Antezedent m 2. Vorgeschichte f II adj voran-, vorhergehend (to)

plasma thromboplastin antecedent: Faktor XI m, Plasmathromboplastinantecedent m, antihämophiler Faktor C m, Rosenthal-Faktor m

an|te|col|ic [ˌæntə'kɑlɪk] adj: antekolisch

an|te|flex|ion [ˌæntɪ'flekʃn] noun: 1. Vorwärtsbeugung f, Anteflexion f 2. Anteflexio uteri

anteflexion of the uterus: Anteflexio uteri, Anteversio-anteflexio uteri

an|te|grade ['æntɪgreɪd] adj: anterograd

an|te|mor|tem [ˌæntɪ'mɔːrtəm] adj: vor dem Tode, ante mortem

an|te|na|tal [ˌæntɪ'neɪtl] adj: antenatal, pränatal

an|te|par|tal [æntɪ'pɑːrtl] adj: antepartal, vorgeburtlich, präpartal

an|te|par|tum [ˌæntɪˈpɑːrtəm] *adj*: prä-
partal, vorgeburtlich, antepartal
an|te|po|si|tion [ˌæntɪpəˈzɪʃn] *noun*:
Vorwärtsverlagerung *f*, Anteposition *f*
ant|er|gic [ænˈtɜrdʒɪk] *adj*: gegenwir-
kend, antagonistisch
an|te|ri|or [ænˈtɪərɪər] *adj*: vorne, vor-
dere(r, s), anterior, Vorder-, Vor-
an|ter|o|dor|sal [ˌæntərəʊˈdɔːrsl] *adj*:
anterodorsal
an|ter|o|ex|te|ri|nal [ˌæntərəʊɪkˈstɜrnl]
adj: anterolateral
an|ter|o|grade [ˈæntərəʊgreɪd] *adj*: an-
terograd
an|ter|o|in|fe|ri|or [ˌæntərəʊɪnˈfɪərɪər]
adj: anteroinferior
an|ter|o|in|ter|nal [ˌæntərəʊɪnˈtɜrnl]
adj: anteromedial
an|ter|o|lat|er|al [ˌæntərəʊˈlætərəl] *adj*:
anterolateral
an|ter|o|me|di|al [ˌæntərəʊˈmiːdɪəl, -jəl]
adj: anteromedial
an|ter|o|me|di|an [ˌæntərəʊˈmiːdɪən]
adj: anteromedian
an|ter|o|pos|te|ri|or [ˌæntərəʊpəˈstɪərɪ-
ər] *adj*: anteroposterior
an|ter|o|sep|tal [ˌæntərəʊˈseptəl] *adj*:
anteroseptal
an|ter|o|su|pe|ri|or [ˌæntərəʊsuːˈpɪərɪər]
adj: anterosuperior
an|ter|o|ven|tral [ˌæntərəʊˈventrəl] *adj*:
anteroventral
an|te|ver|sion [ˌæntɪˈvɜrʒn] *noun*: Vor-
wärtsneigung *f*, Anteversion *f*
anteversion of the uterus: Anteversio
uteri
ant|he|lix [ˌæntˈhiːlɪks] *noun*: Anthelix *f*
ant|hel|min|thic [ˌænthelˈmɪnθɪk] *adj*:
wurmtötend, anthelmintisch
ant|hel|min|tic [ˌænthelˈmɪntɪk]: I *noun*
Wurmmittel *nt*, Anthelmintikum *nt* II
adj wurmtötend, wurmabtötend, anthelmintisch
ant|hem|or|rhag|ic [æntheməˈrædʒɪk]
adj: blutstillend, antihämorrhagisch,
hämostatisch, styptisch, hämostyptisch, adstringierend
ant|her|pet|ic [ˌænthərˈpetɪk] *adj*: Her-
pes/Herpesinfektion verhindernd
an|thra|cic [ænˈθræsɪk] *adj*: Milzbrand-,
Anthrax-
an|thra|coid [ˈænθrəkɔɪd] *adj*: **1.** milz-
brandähnlich, anthraxähnlich, anthra-
koid **2.** karbunkelähnlich
an|thra|co|ne|cro|sis [ˌænθrəkəʊnɪˈkrəʊ-
sɪs] *noun*: Anthrakonekrose *f*
an|thra|co|sil|i|co|sis [ˌænθrəkəʊsɪləˈkəʊ-
sɪs] *noun*: Anthrakosilikose *f*
an|thra|co|sis [ˌænθrəˈkəʊsɪs] *noun*: An-

thrakose *f*
pulmonary anthracosis: Lungenan-
thrakose *f*, Kohlenstaublunge *f*, Anthracosis pulmonum
an|thra|cot|ic [ˌænθrəˈkɑtɪk] *adj*: anthra-
kotisch
an|thrax [ˈænθræks] *noun*: Milzbrand
m, Anthrax *m*
cutaneous anthrax: Hautmilzbrand *m*
inhalational anthrax: → *pulmonary anthrax*
intestinal anthrax: Darmmilzbrand *m*
pulmonary anthrax: Lungenmilzbrand
m, Wollsortierer-, Lumpensortierer-,
Hadernkrankheit *f*
an|thro|po|phil|ic [ænθrəʊˈfɪlɪk] *adj*: an-
thropophil
an|thro|po|pho|bia [ˌænθrəpəˈfəʊbɪə]
noun: Menschenscheu *f*, Anthropopho-
bie *f*
an|thro|po|zo|o|no|sis [ˌænθrəpəˌzəʊə-
ˈnəʊsɪs] *noun*: Anthropozoonose *f*,
Zooanthroponose *f*
an|thro|po|zo|o|phil|ic [ˌænθrəpəˌzəʊə-
ˈfɪlɪk] *adj*: anthropozoophil
an|ti|ac|id [ˌæntɪˈæsɪd] *noun, adj*: → *ant-
acid*
an|ti|ad|re|ner|gic [ˌæntɪˌædrəˈnɜrdʒɪk]
adj: sympatholytisch, antiadrenerg,
adrenolytisch
an|ti|al|ler|gic [ˌæntɪəˈlɜrdʒɪk]: I *noun*
Antiallergikum *nt* II *adj* antiallergisch
an|ti|a|me|bic [ˌæntɪəˈmiːbɪk]: I *noun*
Amöbenmittel *nt* II *adj* amöbentötend,
amöbizid
an|ti|an|a|bol|ic [æntɪˌænəˈbɑlɪk] *adj*:
antianabol
an|ti|an|a|phy|lac|tic [æntɪˌænəfɪˈlæktɪk]
adj: antianaphylaktisch
an|ti|an|dro|gen [æntɪˈændrədʒən] *noun*:
Antiandrogen *nt*
an|ti|a|ne|mic [ˌæntɪəˈniːmɪk]: I *noun*
antianämische Substanz *f* II *adj* anti-
anämisch
an|ti|an|ti|bod|y [æntɪˈæntɪbɑdɪ] *noun*:
Anti-Antikörper *m*
an|ti|anx|ious [ˌæntɪˈæŋ(k)ʃəs, ˌæntaɪ-]
adj: angstlösend, anxiolytisch
an|ti|a|po|plec|tic [ˌæntɪæpəˈplektɪk]
adj: antiapoplektisch
an|ti|ar|rhyth|mic [ˌæntɪəˈrɪðmɪk] *adj*:
antiarrhythmisch
an|ti|asth|mat|ic [ˌæntɪæzˈmætɪk]: I
noun Antasthmatikum *nt* II *adj* Asthma oder Asthmabeschwerden lindernd
an|ti|ath|er|o|gen|ic [ˌæntɪˌæθərəʊˈdʒen-
ɪk] *adj*: antiatherogen
an|ti|bac|te|ri|al [ˌæntɪbækˈtɪərɪəl]: I
noun antibakteriell-wirkende Substanz

f II *adj* antibakteriell

an|ti|bech|ic [ˌæntɪˈbekɪk] *adj*: hustenstillend, antitussiv

an|ti|bi|o|gram [æntɪˈbaɪəgræm] *noun*: Antibiogramm *nt*

an|ti|bi|o|sis [ˌæntɪbaɪˈəʊsɪs] *noun*: Antibiose *f*

an|ti|bi|ot|ic [ˌæntɪbaɪˈɑtɪk]: I *noun* Antibiotikum *nt* II *adj* antibiotisch
aminoglycoside antibiotic: Aminoglykosid *nt*, Aminoglykosid-Antibiotikum *nt*
broad-spectrum antibiotics: Breitband-Antibiotika *pl*
β-lactam antibiotics: Betalaktam-Antibiotika *pl*, β-Laktamantibiotika *pl*

antibiotic-induced *adj*: antibiotikainduziert

antibiotic-resistant *adj*: antibiotikaresistent

an|ti|bod|y [ˈæntɪbɑdɪ] *noun, plural* -bod|ies: Antikörper *m* (to)
antimitochondrial antibodies: Antimitochondrienantikörper *pl*, Mitochondrienantikörper *pl*
antinuclear antibodies: antinukleäre Antikörper *pl*
antithyroglobulin antibodies: Antithyreoglobulinantikörper *pl*, Thyreoglobulinantikörper *pl*
antithyroid antibody: Antischilddrüsenantikörper *m*, Schilddrüsenantikörper *m*
bivalent antibody: bivalenter Antikörper *m*
blood-group antibody: Blutgruppenantikörper *m*
complement-fixing antibody: komplementbindender Antikörper *m*
complete antibody: kompletter Antikörper *m*, agglutinierender Antikörper *m*
cross-reacting antibody: kreuzreagierender Antikörper *m*
cytotoxic antibody: zytotoxischer Antikörper *m*
immune antibody: Immunantikörper *m*
incomplete antibody: nicht-agglutinierender Antikörper *m*, inkompletter Antikörper *m*, blockierender Antikörper *m*
monoclonal antibody: monoklonaler Antikörper *m*
natural antibody: natürlicher Antikörper *m*, regulärer Antikörper *m*
polyclonal antibodies: polyklonale Antikörper *pl*
regular antibody: natürlicher Antikörper *m*, regulärer Antikörper *m*
saline antibody: kompletter Antikörper *m*, agglutinierender Antikörper *m*
sperm antibodies: Sperma-Antikörper *pl*, Spermienantikörper *pl*
warm antibody: Wärmeantikörper *m*

antibody-mediated *adj*: antikörpervermittelt

an|ti|can|cer [æntɪˈkænsər] *adj*: zytostatisch, antineoplastisch

an|ti|car|cin|o|gen|ic [æntɪˌkɑːrsɪnəˈdʒenɪk] *adj*: antikarzinogen

an|ti|car|i|o|gen|ic [ˌæntɪˌkeərɪəˈdʒenɪk] *adj*: antikariös

an|ti|car|i|ous [ˌæntɪˈkeərɪəs] *adj*: antikariös

an|ti|cho|lin|er|gic [ˌæntɪˌkəʊləˈnɜrdʒɪk, -ˌkɑl-] *adj*: parasympatholytisch, anticholinerg, vagolytisch

an|ti|co|ag|u|lant [ˌæntɪkəʊˈægjələnt]: I *noun* Antikoagulans *nt*, Antikoagulantium *nt* II *adj* gerinnungshemmend, antikoagulierend

an|ti|co|ag|u|lat|ed [ˌæntɪkəʊˈægjəleɪtɪd] *adj*: antikoaguliert

an|ti|con|cep|tive [ˌæntɪkənˈseptɪv] *adj*: empfängnisverhütend, konzeptionsverhütend, kontrazeptiv, antikonzeptionell

an|ti|con|vul|sant [ˌæntɪkənˈvʌlsənt] *adj*: krampflösend, krampfverhindernd, antikonvulsiv

an|ti|con|vul|sive [ˌæntɪkənˈvʌlsɪv] *adj*: krampflösend, krampfverhindernd, antikonvulsiv

anti-D *noun*: Anti-D *nt*, Anti-D-Antikörper *m*

anti-delta *noun*: Anti-Delta *nt*, Anti-HD *nt*, Antikörper *m* gegen HDAg

an|ti|de|pres|sant [ˌæntɪdɪˈpresənt] *adj*: antidepressiv

an|ti|di|a|bet|ic [ˌæntɪdaɪəˈbetɪk] *adj*: antidiabetisch

an|ti|di|a|be|to|gen|ic [ˌæntɪˌdaɪəbiːtəˈdʒenɪk] *adj*: antidiabetogen

an|ti|di|ar|rhe|ic [ˌæntɪdaɪəˈriːɪk] *adj*: antidiarrhoisch

an|ti|di|u|ret|ic [æntɪˌdaɪəˈretɪk]: I *noun* Antidiuretikum *nt* II *adj* antidiuretisch

an|ti|dot|al [æntɪˈdəʊtl] *adj*: Gegengift-, Antidot-

an|ti|dote [ˈæntɪdəʊt]: I *noun* Gegengift *nt*, Gegenmittel *nt*, Antidot *nt*, Antidoton *nt* (to, against gegen) II *v* ein Gegengift verabreichen oder anwenden; ein Gift neutralisieren

an|ti|drom|ic [ˌæntɪdrɑmɪk] *adj*: gegenläufig, antidrom

an|ti|e|dem|ic [ˌæntɪəˈdiːmɪk]: I *noun* Ödem(e) verhütendes oder linderndes Mittel *nt* II *adj* Ödem(e) verhindernd

oder lindernd
an|ti|e|met|ic [ˌæntɪə'metɪk]: I *noun*
Antemetikum *nt*, Antiemetikum *nt* II
adj antiemetisch
an|ti|en|zyme [æntɪ'enzaɪm] *noun*: An-
tienzym *nt*, Antiferment *nt*
an|ti|e|pi|lep|tic [ˌæntɪepɪ'leptɪk] *adj*:
antiepileptisch, antikonvulsiv
an|ti|es|tro|gen [æntɪ'estrədʒən]: I *noun*
Antiöstrogen *nt*, Östrogenhemmer *m*,
Östrogenantagonist *m* II *adj* Antiös-
trogen-
an|ti|es|tro|gen|ic [æntɪˌestrə'dʒenɪk]
adj: Antiöstrogen-
an|ti|fe|brile [æntɪ'fiːbraɪl] *adj*: fieber-
senkend, antipyretisch, antifebril
an|ti|fi|bril|la|to|ry [ˌæntɪ'faɪbrɪlətɔːriː,
-təʊ-] *adj*: antifibrillant
an|ti|fi|bri|nol|y|sin [æntɪˌfaɪbrə'nələ-
sɪn] *noun*: Antifibrinolysin *nt*
an|ti|fi|bri|nol|y|tics [æntɪˌfaɪbrɪnəʊ'lɪ-
tɪkz] *plural*: Antifibrinolytika *pl*, Fibri-
nolyseinhibitoren *pl*
an|ti|fi|lar|i|al [ˌæntɪfɪ'leərɪəl]: I *noun*
Filarienmittel *nt* II *adj* filarientötend
an|ti|fun|gal [æntɪ'fʌŋgəl]: I *noun* Anti-
mykotikum *nt* II *adj* antimykotisch,
antifungal
an|ti|gen ['æntɪdʒən] *noun*: Antigen *nt*
  Australia antigen: Australiaantigen *nt*,
  Hepatitis B surface-Antigen *nt*, HB$_s$-
  Antigen *nt*, Hepatits B-Oberflächenantigen *nt*
  blood-group antigens: Blutgruppen-
  antigene *pl*
  complete antigen: komplettes Antigen
  nt, Vollantigen *nt*
  cross-reacting antigen: kreuzreagierendes Antigen *nt*
  flagellar antigen: Geißelantigen *nt*, H-
  Antigen *nt*
  H antigen: Geißelantigen *nt*, H-Antigen *nt*
  hepatitis B surface antigen: Australiaantigen *nt*, Hepatitis B surface-Antigen
  nt, HB$_s$-Antigen *nt*, Hepatitis B-Oberflächenantigen *nt*
  histocompatibility antigens: Histokompatibilitätsantigene *pl*, HLA-Antigene *pl*
  human leukocyte antigens: Histokompatibilitätsantigene *pl*, Transplantationsantigene *pl*, humane Leukozytenantigene *pl*, HLA-Antigene *pl*
  leukocyte antigens: Leukozytenantigene *pl*
  O antigen: 1. (*mikrobiol.*) O-Antigen
  nt, Körperantigen *nt* 2. (*hämatolog.*)
  Antigen O *nt*

private antigens: 1. seltene Antigene *pl*,
private Antigene *pl* 2. Individualanti-
gene *pl*
  somatic antigen: Körperantigen *nt*, O-
  Antigen *nt*
  surface antigen: Oberflächenantigen *nt*
  transplantation antigens: Transplantationsantigene *pl*, Histokompatibilitätsantigene *pl*, human leukocyte antigens
  pl
  tumor antigen: Tumorantigen *nt*, T-
  Antigen *nt*
an|ti|gen-an|ti|body-re|ac|tion *noun*: Anti-
gen-Antikörper-Reaktion *f*
an|ti|gen-de|pend|ent *adj*: antigenabhängig
an|ti|gen|ic [ˌæntɪ'dʒenɪk] *adj*: antigen
an|ti|glob|u|lin [ˌæntɪ'glɒbjəlɪn] *noun*:
Antiglobulin *nt*
an|ti|gon|a|do|trop|ic [æntɪˌgɒnədəʊ-
'trɒpɪk] *adj*: antigonadotrop
an|ti|he|lix [ˌæntɪ'hiːlɪks] *noun, plural*
-lix|es, -he|li|ces [æntɪ'helɪsiːz]: Anthe-
lix *f*
an|ti|hel|min|tic [ˌæntɪhel'mɪnθɪk] *adj*:
wurmtötend, anthelmintisch
an|ti|he|mol|y|tic [æntɪˌhiːmə'lɪtɪk] *adj*:
antihämolytisch
an|ti|he|mo|phil|ic [ˌæntɪˌhiːmə'fɪlɪk,
-hem-] *adj*: antihämophil
an|ti|hem|or|rhag|ic [ˌæntɪˌhemə'rædʒ-
ɪk]: I *noun* Antihämorrhagikum *nt*,
Hämostatikum *nt*, Hämostyptikum *nt*
II *adj* blutstillend, antihämorrhagisch,
hämostatisch, hämostyptisch
an|ti|hep|a|rin [æntɪ'hepərɪn] *noun*: Plätt-
chenfaktor 4 *m*, Antiheparin *nt*
an|ti|hi|drot|ic [ˌæntɪhaɪ'drɒtɪk] *adj*: an-
tihidrotisch, schweißhemmend, ant-
hidrotisch
an|ti|his|ta|mine [æntɪ'hɪstəmiːn] *noun*:
Antihistaminikum *nt*, Antihistamin *nt*,
Histaminantagonist *m*
an|ti|his|ta|min|ic [æntɪˌhɪstə'mɪnɪk]: I
noun Antihistaminikum *nt*, Antihistamin *nt*, Histaminantagonist *m* II *adj*
antihistaminisch
an|ti|hor|mone [æntɪ'hɔːrməʊn] *noun*:
Hormonblocker *m*, Hormonantagonist
m, Antihormon *nt*
an|ti|hy|al|u|ron|i|dase [ˌæntɪˌhaɪəlʊ'rɒn-
ɪdeɪz] *noun*: Antihyaluronidase *f*, Hya-
luronidasehemmer *m*, Hyaluronidase-
antagonist *m*
an|ti|hy|per|ten|sive [ˌæntɪˌhaɪpər'ten-
sɪv] *adj*: blutdrucksenkend, antihyper-
tensiv, antihypertonisch
anti-ic|ter|ic *adj*: antiikterisch
an|ti|ke|to|gen|ic [ˌæntɪˌkiːtəʊ'dʒenɪk]
adj: antiketogen

an|ti|leish|man|i|al [ˌæntɪliːʃˈmænɪəl]: I *noun* Leishmanienmittel *nt* II *adj* leishmanientötend

an|ti|lep|rot|ic [ˌæntɪlepˈrɑtɪk]: I *noun* Antileprotikum *nt* II *adj* gegen Lepra wirkend

an|ti|leu|ko|cyt|ic [æntɪˌluːkəˈsɪtɪk] *adj*: antileukozytär

an|ti|li|pel|mic [ˌæntɪlɪˈpiːmɪk, -laɪ-] *adj*: den Lipidspiegel senkend, antilipidämisch

an|ti|mal|ar|i|al [ˌæntɪməˈleərɪəl]: I *noun* Malariamittel *nt*, Antimalariamittel *nt* II *adj* Antimalaria-

an|ti|me|tab|o|lite [ˌæntɪməˈtæbəlaɪt] *noun*: Antimetabolit *m*

an|ti|mi|cro|bi|al [ˌæntɪmaɪˈkrəʊbɪəl]: I *noun* antimikrobielles Mittel *nt*; Antibiotikum *nt* II *adj* antimikrobiell

an|ti|mi|tot|ic [ˌæntɪmaɪˈtɑtɪk]: I *noun* Mitosehemmer *m*, Antimitotikum *nt* II *adj* mitosehemmend, antimitotisch

an|ti|mu|ta|gen [ˌæntɪˈmjuːtədʒən] *noun*: Antimutagen *nt*

an|ti|my|cot|ic [ˌæntɪmaɪˈkɑtɪk] *adj*: antifungal, antimykotisch

an|ti|ne|o|plas|tic [æntɪˌniːəʊˈplæstɪk]: I *noun* Antineoplastikum *nt* II *adj* antineoplastisch

an|ti|neu|ral|gic [ˌæntɪnʊˈrældʒɪk] *adj*: antineuralgisch

an|ti|nu|cle|ar [æntɪˈn(j)uːklɪər] *adj*: antinukleär

an|ti|o|vu|la|to|ry [ˌæntɪˈɑvjələtɔːriː, -təʊ-] *adj*: ovulationshemmend, antiovulatorisch

an|ti|ox|i|dant [ˌæntɪˈɑksɪdənt] *noun*: Antioxydans *nt*

an|ti|par|a|sit|ic [æntɪˌpærəˈsɪtɪk]: I *noun* Antiparasitikum *nt* II *adj* antiparasitisch, antiparasitär

an|ti|par|kin|so|ni|an [ˌæntɪˌpɑːrkɪnˈsəʊnɪən] *noun*: Antiparkinsonmittel *nt*, Antiparkinsonikum *nt*

an|ti|pe|dic|u|lot|ic [ˌæntɪpɪˌdɪkjəˈlɑtɪk]: I *noun* Antipedikulosum *nt*, Läusemittel *nt* II *adj* gegen Läuse wirkend

an|ti|per|spir|ant [æntɪˈpɜːspɪrənt]: I *noun* Antiperspirant *nt*, Antitranspirant *nt*, Anhidrotikum *nt*, Antihidrotikum *nt* II *adj* schweißhemmend, anthidrotisch, antihidrotisch

an|ti|phago|cyt|ic [æntɪˌfægəˈsɪtɪk] *adj*: antiphagozytär, antiphagozytisch

an|ti|phlo|gis|tic [ˌæntɪfləʊˈdʒɪstɪk]: I *noun* Entzündungshemmer *m*, Antiphlogistikum *nt* II *adj* entzündungshemmend, antiphlogistisch

an|ti|phthi|ri|ac [æntɪˈθɪərɪæk] *adj*: gegen Läuse wirkend

an|ti|plas|min [ˌæntɪˈplæzmɪn] *noun*: Antiplasmin *nt*, Antifibrinolysin *nt*

an|ti|plas|mod|i|an [ˌæntɪplæzˈməʊdɪən] *adj*: gegen Plasmodien wirkend

an|ti|plas|tic [æntɪˈplæstɪk]: I *noun* antiplastische Substanz *f* II *adj* antiplastisch

an|ti|plate|let [æntɪˈpleɪtlɪt] *adj*: Antithrombozyten-

an|ti|pneu|mo|coc|cal [æntɪˌn(j)uːməˈkɑkl] *adj*: Anti-Pneumokokken-

an|ti|pro|to|zo|al [æntɪˌprəʊtəˈzəʊəl]: I *noun* Antiprotozoenmittel *nt*, Antiprotozoikum *nt* II *adj* Antiprotozoen-

an|ti|pru|rit|ic [ˌæntɪprʊəˈrɪtɪk] *adj*: antipruriginös

an|ti|pso|ri|at|ic [æntɪˌsɔːrɪˈætɪk]: I *noun* Antipsorikum *nt* II *adj* gegen Psoriasis wirkend

an|ti|psy|chot|ic [ˌæntɪsaɪˈkɑtɪk] *adj*: antipsychotisch

an|ti|py|o|gen|ic [æntɪpaɪəˈdʒenɪk] *adj*: antipyogen

an|ti|py|ret|ic [ˌæntɪpaɪˈretɪk]: I *noun* Antipyretikum *nt*, Antifebrilium *nt* II *adj* fiebersenkend, antipyretisch, antifebril

an|ti|py|rot|ic [ˌæntɪpaɪˈrɑtɪk]: I *noun* Antipyrotikum *nt* II *adj* gegen Brandwunden wirkend

an|ti|ra|chit|ic [ˌæntɪrəˈkɪtɪk] *adj*: antirachitisch

an|ti|rheu|mat|ic [ˌæntɪruːˈmætɪk] *adj*: antirheumatisch

an|ti|rick|ett|si|al [ˌæntɪrɪˈketsɪəl]: I *noun* Rickettsienmittel *nt* II *adj* gegen Rickettsien wirkend

an|ti|schis|to|so|mal [æntɪˌʃɪstəˈsəʊml]: I *noun* Schistosomenmittel *nt* II *adj* gegen Schistosomen wirkend

an|ti|se|bor|rhe|ic [ˌæntɪsebəˈriːɪk] *adj*: antiseborrhoisch

an|ti|se|cre|to|ry [ˌæntɪsɪˈkriːtəri] *adj*: sekretionshemmend, antisekretorisch

an|ti|sep|sis [ˌæntɪˈsepsɪs] *noun*: Antisepsis *f*

an|ti|sep|tic [ˌæntɪˈseptɪk, ˌantaɪ-] *adj*: antiseptisch

an|ti|se|rum [æntɪˈsɪərəm] *noun*: Immunserum *nt*, Antiserum *nt* monovalent antiserum: Faktorenserum *nt*

an|ti|spas|mod|ic [ˌæntɪspæzˈmɑdɪk] *adj*: krampflösend, spasmolytisch

an|ti|spas|tic [ˌæntɪˈspæstɪk] *adj*: krampflösend, antispastisch

an|ti|staph|y|lo|coc|cic [æntɪˌstæfɪləˈkɑksɪk]: I *noun* gegen Staphylokokken

wirkendes Mittel *nt* II *adj* Anti-Staphy-
lokokken-
an|ti|strep|to|coc|cic [ˌæntɪˌstreptə'kak-
sɪk]: I *noun* gegen Streptokokken wirkendes Mittel *nt* II *adj* Anti-Streptoko-
kokken-
an|ti|su|do|rif|ic [ˌæntɪˌsuːdə'rɪfɪk] *adj*:
antihidrotisch, schweißhemmend
an|ti|sym|pa|thet|ic [ˌæntɪˌsɪmpə'θetɪk]
adj: sympatholytisch, antiadrenerg,
adrenolytisch
an|ti|syph|i|lit|ic [ˌæntɪsɪfə'lɪtɪk] *adj*: an-
tiluetisch, antisyphilitisch
an|ti|ther|mic [ˌæntɪ'θɜrmɪk] *adj*: fie-
bersenkend, antipyretisch, antifebril
an|ti|throm|bin [ˌæntɪ'θrambɪn] *noun*:
Antithrombin *nt*
antithrombin III: Antithrombin III *nt*
an|ti|throm|bot|ic [ˌæntɪθram'batɪk]: I
noun Antithrombotikum *nt* II *adj* anti-
thrombotisch, Anti-Thrombose(n)-
an|ti|thy|roid [æntɪ'θaɪrɔɪd] *adj*: anti-
thyreoid, antithyroid, antithyreoidal,
antithyroidal
an|ti|thy|ro|tox|ic [æntɪˌθaɪrəʊ'taksɪk]
adj: antithyreotoxisch
an|ti|thy|ro|trop|ic [æntɪˌθaɪrə'trapɪk]
adj: antithyreotrop
an|ti|tox|ic [æntɪ'taksɪk] *adj*: antito-
xisch
an|ti|tox|in [æntɪ'taksɪn] *noun*: 1. (*phar-
makol.*) Gegengift *nt*, Antitoxin *nt* 2.
(*immunolog.*) Antitoxinantikörper *m*,
Toxinantikörper *m*, Antitoxin *nt*
diphtheria antitoxin: Diphtherieanti-
toxin *nt*
an|ti|tra|gus [ˌæntɪ'treɪgəs] *noun*: Anti-
tragus *m*
an|ti|trep|o|ne|mal [æntɪˌtrepə'niːməl]:
I *noun* Treponemenmittel *nt* II *adj* tre-
ponemazid
an|ti|trich|o|mon|al [æntɪˌtrɪkə'manl]: I
noun Trichomonadenmittel *nt*, Trichomonazid *nt*, Trichomonadizid *nt* II *adj*
trichomonazid, trichomonadizid
an|ti|try|pan|o|so|mal [ˌæntɪtrɪˌpænə-
'səʊml]: I *noun* Trypanosomenmittel
nt II *adj* gegen Trypanosomen wirkend
α₁-an|ti|tryp|sin [ˌæntɪ'trɪpsɪn] *noun*:
α₁-Antitrypsin *nt*
an|ti|tryp|tic [ˌæntɪ'trɪptɪk] *adj*: anti-
tryptisch
an|ti|tu|ber|cu|lot|ic [ˌæntɪt(j)uːˌbɜrkjə-
'latɪk]: I *noun* Tuberkulostatikum *nt*,
Antituberkulotikum *nt* II *adj* antituberkulös, tuberkulostatisch
an|ti|tu|mor|i|gen|ic [æntɪˌt(j)uːmərɪ-
'dʒenɪk] *adj*: antitumorigen

an|ti|tus|sive [ˌæntɪ'tʌsɪv] *adj*: husten-
stillend, antitussiv
an|ti|ty|phoid [æntɪ'taɪfɔɪd] *adj*: antity-
phös
an|ti|ven|om|ous [æntɪ'venəməs] *adj*:
mit antitoxischer Wirkung, antitoxisch
an|ti|vi|ral [æntɪ'vaɪrəl]: I *noun* antivi-
rale Substanz *f* II *adj* antiviral; virustatisch; viruzid
an|ti|vi|ta|min [ˌæntɪ'vaɪtəmɪn, -'vɪte-]
noun: Antivitamin *nt*, Vitaminantago-
nist *m*
an|ti|zy|mot|ic [ˌæntɪzaɪ'matɪk] *adj*: an-
tienzymatisch
an|tral ['æntrəl] *adj*: antral
an|trec|to|my [æn'trektəmɪ] *noun*: An-
trumresektion *f*, Antrektomie *f*
an|tri|tis [æn'traɪtɪs] *noun*: Antritis *f*,
Antrumentzündung *f*
an|tro|at|ti|co|to|my [ˌæntrəʊˌætɪ'katə-
mɪ] *noun*: Attikoantrotomie *f*
an|tro|buc|cal [ˌæntrəʊ'bʌkəl] *adj*: an-
trobukkal
an|tro|cele ['æntrəʊsiːl] *noun*: Antrozele *f*
an|tro|du|o|de|nec|to|my [ˌæntrəʊˌd(j)uː-
əʊdɪ'nektəmɪ] *noun*: Antroduodenek-
tomie *f*
an|tro|nal|gia [ˌæntrəʊ'nældʒ(ɪ)ə] *noun*:
Antronalgie *f*, Antrodynie *f*
an|tro|na|sal [ˌæntrəʊ'neɪzl] *adj*: antro-
nasal
an|tro|py|lor|ic [ˌæntrəʊpaɪ'lɔːrɪk, -'lɑr-]
adj: antropylorisch
an|tros|co|py [æn'traskəpɪ] *noun*: An-
troskopie *f*
an|tros|to|my [æn'trastəmɪ] *noun*: An-
trostomie *f*, Kieferhöhlenfensterung *f*
an|trot|o|my [æn'tratəmɪ] *noun*: Antro-
tomie *f*
an|tro|tym|pan|ic [ˌæntrəʊtɪm'pænɪk]
adj: antrotympanisch
an|tro|tym|pa|ni|tis [ˌæntrəʊˌtɪmpə'naɪ-
tɪs] *noun*: Antrotympanitis *f*
an|trum ['æntrəm] *noun*, *plural* -tra
[-trə]: Höhle *f*, Hohlraum *m*, Antrum *nt*
mastoid antrum: Warzenfortsatzhöhle
f, Antrum mastoideum
pyloric antrum: Antrum pyloricum
a|nu|cle|ar [eɪ'n(j)uːklɪər] *adj*: kernlos,
anukleär
an|u|lo|plas|ty [ˌænjələʊ'plæstɪ] *noun*:
Anuloplastik *f*
an|u|lus ['ænjələs] *noun*: → annulus
an|u|re|sis [ˌænjə'riːsɪs] *noun*: 1. Harn-
verhalt *m*, Anurese *f* 2. Anurie *f*
an|u|ret|ic [ˌænjə'retɪk] *adj*: anuretisch
an|u|ria [æn'(j)ʊərɪə] *noun*: Anurie *f*
an|u|ric [æn'(j)ʊərɪk] *adj*: anurisch
a|nus ['eɪnəs] *noun*, *plural* a|nus|es, ani

['eɪnaɪ]: After *m*, Anus *m*
artificial anus: künstlicher Darmausgang *m*, Kunstafter *m*, Stoma *nt*, Anus praeter (naturalis)
preternatural anus: → *artificial anus*
a|nus|i|tis [eɪnə'saɪtɪs] *noun*: Anusitis *f*, Afterentzündung *f*
an|vil ['ænvɪl] *noun*: Amboss *m*; (*anatom.*) Incus *m*
anx|i|e|ty [æŋ'zaɪətɪ] *noun*: **1.** Angst *f*, Angstgefühl *nt*, Ängstlichkeit *f*; Unruhe *f* (*for, about* wegen, um) **2.** (*psychol.*) Beängstigung *f*, Beklemmung *f*
anx|i|o|lyt|ic [,æŋzɪə'lɪtɪk] *adj*: angstlösend, anxiolytisch
an|y|dre|mia [,ænɪ'driːmɪə] *noun*: Anhydrämie *f*
a|or|ta [eɪ'ɔːrtə] *noun, plural* -tas, -tae [-tiː]: große Körperschlagader *f*, Aorta *f*
abdominal aorta: Bauchschlagader *f*, Abdominalaorta *f*, Aorta abdominalis, Pars abdominalis aortae
ascending aorta: aufsteigende Aorta *f*, Aorta ascendens, Pars ascendens aortae
descending aorta: absteigende Aorta *f*, Aorta descendens, Pars descendens aortae
thoracic aorta: Brustschlagader *f*, Aorta thoracica, Pars thoracica aortae
a|or|tal|gia [eɪɔːr'tældʒ(ɪ)ə] *noun*: Aortenschmerz *m*, Aortalgie *f*
a|or|tec|to|my [,eɪɔːr'tektəmɪ] *noun*: Aorten(teil)resektion *f*, Aortektomie *f*
aor|tic [eɪ'ɔːrtɪk] *adj*: aortal, aortisch
a|or|ti|co|pul|mo|nar|y [eɪ,ɔːrtɪkəʊ'pʌlmə,neriː, -nərɪ] *adj*: aortikopulmonal, aortopulmonal
a|or|ti|co|re|nal [,eɪ,ɔːrtɪkəʊ'riːnl] *adj*: aortikorenal, aortorenal
a|or|ti|tis [,eɪɔːr'taɪtɪs] *noun*: Aortitis *f*
a|or|to|cor|o|nar|y [eɪ,ɔːrtə'kɔːrəneri, -'kər-] *adj*: aortokoronar
a|or|to|graph|ic [,eɪɔːrtə'græfɪk] *adj*: aortographisch, aortografisch
a|or|tog|ra|phy [,eɪɔːr'tɑgrəfɪ] *noun*: Aortographie *f*, Aortografie *f*
a|or|top|to|sis [,eɪɔːrtɑp'təʊsɪs] *noun*: Aortensenkung *f*, Aortoptose *f*
a|or|to|re|nal [eɪ,ɔːrtə'riːnl] *adj*: aortikorenal, aortorenal
a|or|tor|rha|phy [,eɪɔːr'tɑrəfɪ] *noun*: Aortennaht *f*, Aortorrhaphie *f*
a|or|to|scle|ro|sis [eɪ,ɔːrtəsklɪ'rəʊsɪs] *noun*: Aortensklerose *f*
a|or|to|scle|rot|ic [eɪ,ɔːrtəsklɪ'rɑtɪk] *adj*: aortensklerotisch
a|or|to|ste|no|sis [eɪ,ɔːrtəstɪ'nəʊsɪs]

noun: Aortenstenose *f*
a|or|tot|o|my [eɪɔːr'tɑtəmɪ] *noun*: Aortotomie *f*
a|pan|cre|at|ic [eɪ,pæŋkrɪ'ætɪk] *adj*: apankreatisch
a|par|a|lyt|ic [eɪ,pærə'lɪtɪk] *adj*: aparalytisch
a|par|a|thy|ro|sis [eɪ,pærəθaɪ'rəʊsɪs] *noun*: Aparathyreose *f*
a|pa|thet|ic [æpə'θetɪk] *adj*: teilnahmslos, leidenschaftslos, apathisch; träge, schwerfällig, phlegmatisch
ap|a|thy ['æpəθɪ] *noun*: Apathie *f*
ap|a|tite ['æpətaɪt] *noun*: Apatit *nt*
a|pe|ri|od|ic [,eɪpɪrɪ'ɑdɪk] *adj*: nicht periodisch, aperiodisch
a|per|i|stal|sis [,eɪpɪrɪ'stɔːlsɪs] *noun*: Peristaltikmangel *m*, Aperistaltik *f*
a|per|i|stal|tic [,eɪpɪrɪ'stɔːltɪk, -'stal-] *adj*: aperistaltisch
a|per|i|tive [ə'perɪtɪv]: **I** *noun* (mildes) Abführmittel *nt*, Aperientium *nt*, Aperiens *nt* **II** *adj* **1.** appetitanregend **2.** abführend, laxativ
ap|er|tur|al ['æpər,tʃʊərəl] *adj*: Aperturen-
ap|er|ture ['æpərtʃʊər, -tjʊər] *noun*: **1.** Öffnung *f*, Eingang *m*, Spalt *m*, Loch *nt*, Schlitz *m*, Apertur *f*, Apertura *f* **2.** Apertur *f*, (Blenden-)Öffnung *f*
aperture of frontal sinus: Stirnhöhlenmündung *f*, Apertura sinus frontalis
aperture of larynx: Kehlkopfeingang *m*, Aditus laryngis
lateral aperture of fourth ventricle: Luschka-Foramen *nt*, Apertura lateralis ventriculi quarti
piriform aperture: Apertura piriformis, Apertura nasalis anterior
a|pex ['eɪpeks] *noun, plural* a|pex|es, a|pi|ces ['eɪpɪsiːz, 'æp-]: Spitze *f*, Gipfel *m*, Scheitel *m*, Apex *m*
apex of bladder: (Harn-)Blasenspitze *f*, Apex vesicae
apex of heart: Herzspitze *f*, Apex cordis
a|pex|car|di|o|gra|phy [,eɪpeks,kɑːrdɪ'agrəfɪ] *noun*: Apexkardiographie *f*, Apexkardiografie *f*
a|pha|gia [ə'feɪdʒɪə] *noun*: Aphagie *f*
a|pha|kia [ə'feɪkɪə] *noun*: Aphakie *f*
a|pha|kic [ə'feɪkɪk] *adj*: ohne Linse, aphak, aphakisch
a|pha|lan|gia [æfə'lændʒɪə] *noun*: Phalangenaplasie *f*, Aphalangie *f*
a|pha|sia [ə'feɪʒə, -zɪə] *noun*: Aphasie *f*
Broca's aphasia: motorische Aphasie *f*, Broca-Aphasie *f*
Wernicke's aphasia: sensorische Aphasie *f*, Wernicke-Aphasie *f*

alphalsic [ə'feɪzɪk] *adj*: aphasisch
alpholnia [eɪ'fəʊnɪə] *noun*: Stimmlosigkeit *f*, -verlust *m*, Aphonie *f*
alphonlic [eɪ'fɑnɪk, -'fəʊn-] *adj*: stimm-
los, tonlos, aphon, aphonisch
alphotleslthelsia [ˌeɪfəʊtes'θiːʒ(ɪ)ə]
noun: Aphotästhesie *f*
alphralsia [ə'freɪʒ(ɪ)ə] *noun*: Aphrasie *f*
aphlroldislilac [ˌæfrə'dɪzɪæk] *adj*: aphro-
disisch, aphroditisch
aphltha ['æfθə] *noun, plural* -thae
['æfθiː]: Aphthe *f*
    Bednar's aphthae: Bednar-Aphthen *pl*
    epizootic aphthae: (echte) Maul- und
    Klauenseuche *f*, Febris aphthosa, Sto-
    matitis epidemica, Aphthosis epizootica
    Mikulicz's aphthae: Mikulicz-Aphthen
    pl, habituelle Aphthen *pl*, chronisch re-
    zidivierende Aphthen *pl*, rezidivieren-
    de benigne Aphthosis *f*
    recurrent scarring aphthae: →*Mikulicz's
    aphthae*
aphlthoid ['æfθɔɪd]: I *noun* Aphthoid *nt*
Pospischill-Feyrter, vagantes Aphthoid
nt, aphthoide Polypathie *f* II *adj* aphthenähnlich, aphthenförmig, aphthoid
aphltholsis [æf'θəʊsɪs] *noun, plural* -lses
[æf'θəʊsiːz]: Aphthose *f*
aphlthous ['æfθəs] *adj*: aphthenartig,
aphthös
aphltholvirus [æfθə'vaɪrəs] *noun*: Aph-
thovirus *nt*
alphyllaclltic [eɪfaɪ'læktɪk] *adj*: aphylak-
tisch
alpilcal ['eɪpɪkl, 'æp-] *adj*: apikal
alpilcecltolmy [eɪpɪ'sektəmɪ] *noun*: Api-
kektomie *f*
alpilcitlis [ˌeɪpɪ'saɪtɪs] *noun*: Apizitis *f*
alpilcollecltolmy [ˌeɪpɪkəʊ'ektəmɪ, ˌæp-]
noun: Wurzelspitzenresektion *f*
alpilcollylsis [eɪpɪ'kɑlɪsɪs] *noun*: Apiko-
lyse *f*
alpilcotlolmy [ˌeɪpɪ'kɑtəmɪ] *noun*: Apikotomie *f*, Apikoektomie *f*
alpinlelallism [eɪ'pɪnɪəlɪzəm] *noun*: Api-
nealismus *m*
alpiltulliltarlism [eɪpɪ't(j)uːəterɪzəm]
noun: **1.** Hypophysenaplasie *f* **2.** Hypophysenvorderlappeninsuffizienz *f*, HVL-
Insuffizienz *f*, Simmonds-Syndrom *nt*,
Hypopituitarismus *m*
aplllalnatlic [ˌæplə'nætɪk] *adj*: (*Linse*)
aplanatisch
alplalsia [ə'pleɪʒ(ɪ)ə] *noun*: Aplasie *f*
alplasltic [eɪ'plæstɪk] *adj*: aplastisch
alpleulria [eɪ'plʊərɪə] *noun*: Rippena-
plasie *f*, Apleurie *f*
apinela ['æpnɪə, æp'niːə] *noun*: **1.**
Atemstillstand *m*, Apnoe *f* **2.** →*asphy-*

xia
    deglutition apnea: Deglutitionsapnoe *f*
aplnelic [æp'niːɪk] *adj*: apnoisch
aplneulmaltolsis [ˌæpn(j)uːmə'təʊsɪs]
noun: angeborene Atelektase *f*, Apneu-
matose *f*
aplneulmia [æp'n(j)uːmɪə] *noun*: Lun-
genaplasie *f*, Apneumie *f*
aplolchrolmatlic [ˌæpəkrəʊ'mætɪk] *adj*:
apochromatisch
aplolcrine ['æpəkraɪn] *adj*: apokrin
aplolcrinliltis [æpəkrɪ'naɪtɪs] *noun*:
Schweißdrüsenabszess *m*
aploldal ['æpədəl] *adj*: apodal, apodisch
aploldy ['æpədɪ] *noun*: Apodie *f*
aplolenlzyme [ˌæpəʊ'enzaɪm] *noun*: Apo-
enzym *nt*
alpollar [eɪ'pəʊlər] *adj*: (*Zelle*) apolar
alpolllilpolproltein [ˌæpəʊˌlɪpə'prəʊtiːn,
-tiːɪn] *noun*: Apolipoprotein *nt*
aplolneulrecltolmy [ˌæpəʊnjʊə'rektəmɪ]
noun: Aponeurosenresektion *f*, Apo-
neur(os)ektomie *f*
aplolneulrorlrhalphy [ˌæpəʊnjʊə'rɑrəfɪ]
noun: Aponeurosennaht *f*, Aponeuror-
rhaphie *f*
aplolneulrolsis [ˌæpəʊnjʊə'rəʊsɪs, -nʊ'r-]
noun, plural -ses [-siːz]: Sehnenplatte *f*,
Aponeurose *f*
    bicipital aponeurosis: Bizepsaponeu-
    rose *f*, Aponeurosis musculi bicipitis
    brachii, Aponeurosis bicipitalis
    aponeurosis of insertion: Ansatz-, In-
    sertionsaponeurose *f*
    lingual aponeurosis: Zungenaponeu-
    rose *f*, Aponeurosis lingualis
    aponeurosis of origin: Ursprungsapo-
    neurose *f*
    palmar aponeurosis: Palmaraponeu-
    rose *f*, Aponeurosis palmaris
    plantar aponeurosis: Fußsohlen-, Plan-
    taraponeurose *f*, Aponeurosis plantaris
    aponeurosis of transverse muscle of
    abdomen: Transversusaponeurose *f*,
    Aponeurosis musculi transversus ab-
    dominis
aplolneulrolsiltis [ˌæpəʊnjʊərə'saɪtɪs,
-nʊ-] *noun*: Aponeurositis *f*
aplolneulrotlic [ˌæpəʊnjʊə'rɑtɪk, -nʊ'r-]
adj: aponeurotisch
aplolneulrotlolmy [ˌæpəʊnjʊə'rɑtəmɪ]
noun: Aponeurosenspaltung *f*, Apo-
neurotomie *f*
alpophlylsarly [ə'pɑfɪseriː] *adj*: apophy-
sär
aplolphylselolpalthy [ˌæpəʊfiːzɪ'ɑpəθɪ]
noun: **1.** Apophysenerkrankung *f* **2.** Osgood-Schlatter-Krankheit *f*, Schlatter-
Osgood-Krankheit *f*, Apophysitis tibia-

A

lis adolescentium

a|poph|y|sis [ə'pɑfəsɪs] *noun, plural* **-ses**
[-siːz]: Apophyse *f*, Apophysis *f*
a|poph|y|si|tis [ə,pɑfɪ'saɪtɪs] *noun*: Apo-
physitis *f*
calcaneal apophysitis: Haglund-Syn-
drom *nt*, Apophysitis calcanei
a|po|plec|tic [æpə'plektɪk] *adj*: apoplek-
tisch
a|po|plec|ti|form [æpə'plektɪfɔːrm] *adj*:
apoplexieartig, apoplektiform
a|po|plex|y ['æpəpleksɪ] *noun*: **1.** Schlag-
anfall *m*, Gehirnschlag *m*, apoplektischer Insult *m*, Apoplexie *f*, Apoplexia
(cerebri) *f* **2.** Organ(ein)blutung *f*, Apoplexie *f*
cerebral apoplexy: **1.** Schlaganfall *m*,
Gehirnschlag *m*, apoplektischer Insult
m, Apoplexie *f*, Apoplexia (cerebri) *f* **2.**
Hirnblutung *f*
embolic apoplexy: embolische Apoplexie *f*, embolischer Hirninfarkt *m*
pancreatic apoplexy: Pankreasapople-
xie *f*, Apoplexia pancreatis
spinal apoplexy: Rückenmarks(ein)-
blutung *f*, -apoplexie *f*, Apoplexia spinalis, Hämatorrhachis *f*, spinale Me-
ningealapoplexie *f*
thrombotic apoplexy: thrombotische
Apoplexie *f*; thrombotischer Hirninfarkt *m*
uteroplacental apoplexy: Couvelaire-
Syndrom *nt*, -Uterus *m*, Apoplexia uteroplacentaris, Uterusapoplexie *f*, utero-
plazentare Apoplexie *f*
a|po|pro|tein [,æpəʊ'prəʊtiːn, -tiːɪn]
noun: Apoprotein *nt*
ap|pa|ra|tus [,æpə'rætəs, -'reɪtəs] *noun,
plural* **-tus, -tus|es**: **1.** System *nt*, Trakt
m, Apparat *m*; Organsystem *nt*, Apparatus *m* **2.** Apparat *m*, Gerät *nt*
digestive apparatus: Verdauungsapparat *m*, Apparatus digestorius
genitourinary apparatus: Urogenitalsystem *nt*, Apparatus urogenitalis
respiratory apparatus: Atemwege *f*,
Respirationstrakt *m*, Apparatus respiratorius
urogenital apparatus: → *genitourinary
apparatus*
vestibular apparatus: Vestibularapparat *m*, Gleichgewichtsorgan *nt*
ap|par|ent [ə'pærənt] *adj*: **1.** sichtbar,
manifest, apparent **2.** offensichtlich, ersichtlich, klar; **without apparent cause**
ohne ersichtlichen Grund
ap|pend|age [ə'pendɪdʒ] *noun*: Anhang
m, Anhängsel *nt*, Fortsatz *m*
cecal appendage: → *vermiform appen-*

dage
vermiform appendage: Wurmfortsatz
m des Blinddarms, Appendix vermiformis
ap|pen|dal|gia [æpən'dældʒ(ɪ)ə] *noun*:
Appendalgie *f*
ap|pen|dec|to|my [,æpən'dektəmɪ] *noun*:
Appendektomie *f*
ap|pen|di|cal [ə'pendɪkl] *adj*: Appen-
dic(o)-, Appendik(o)-, Appendix-
ap|pen|di|ce|al [,æpən'dɪʃl, ə,pendɪ'siː-
əl] *adj*: → *appendical*
ap|pen|di|cec|to|my [ə,pendə'sektəmɪ]
noun: Appendektomie *f*
ap|pen|di|cal [,æpən'dɪʃl] *adj*: → *appen-
dical*
ap|pen|di|cit|ic [ə,pendə'saɪtɪk] *adj*: ap-
pendizitisch
ap|pen|di|ci|tis [ə,pendə'saɪtɪs] *noun*:
Wurmfortsatzentzündung *f*, Blinddarmentzündung *f*, Appendizitis *f*
left-sided appendicitis: **1.** linksseitige
Appendizitis *f* bei Situs inversus **2.**
Linksappendizitis *f*, Divertikulitis *f*
perforated appendicitis: perforierende
Appendizitis *f*, Appendicitis perfo-
rans/perforata
purulent appendicitis: eitrige Appendizitis *f*, Appendicitis purulenta
ap|pen|di|co|ce|cos|to|my [ə,pendɪkəʊsi-
'kɑstəmɪ] *noun*: Appendikozäkosto-
mie *f*
ap|pen|di|co|cele [ə'pendɪkəʊsiːl] *noun*:
Appendikozele *f*
ap|pen|di|co|en|ter|os|to|my [ə,pendɪkəʊ-
entər'ɑstəmɪ] *noun*: Appendikoente-
rostomie *f*
ap|pen|di|co|lith|i|a|sis [ə,pendɪkəʊlɪ-
'θaɪəsɪs] *noun*: Appendikolithiasis *f*
ap|pen|di|col|y|sis [ə,pendɪ'kɑlɪsɪs] *noun*:
Appendikolyse *f*
ap|pen|di|cop|a|thy [ə,pendɪ'kɑpəθɪ]
noun: (nichtentzündliche) Wurmfortsatzerkrankung *f*, Appendikopathie *f*
ap|pen|di|cos|to|my [ə,pendɪ'kɑstəmɪ]
noun: Appendikostomie *f*
ap|pen|dic|u|lar [,æpən'dɪkjələr] *adj*: **1.**
Appendic(o)-, Appendik(o)-, Appen-
dix- **2.** Gliedmaße betr. **3.** Anhang/An-
hängsel betreffend
ap|pen|dix [ə'pendɪks] *noun, plural* **-dix-
es, -di|ces** [-dəsiːz]: **1.** Anhang *m*, An-
hängsel *nt*, Fortsatz *m*; (*anatom.*) Appendix *f* **2.** Wurmfortsatz *m* des Blinddarms, Appendix *f*, Appendix vermiformis
vermiform appendix: Wurmfortsatz *m*
des Blinddarms, Blinddarm *m*, Appendix vermiformis

746

ap|pen|do|li|thi|a|sis [ə‚pendəʊlɪˈθaɪə-sɪs] *noun*: Appendikolithiasis *f*

ap|pe|tite [ˈæpɪtaɪt] *noun*: **1.** Appetit *m* (*for* auf), Esslust *f* **2.** Verlangen *nt*, Begierde *f*, Gelüst *nt* (*for* nach); Hunger *m* (*for* nach), Neigung *f*, Trieb *m*, Lust *f* (*for* zu)

ap|pli|ca|tion [‚æplɪˈkeɪʃn] *noun*: **1.** Applikation *f* (*to* auf), Anwendung *f*, Verwendung *f*, Gebrauch *m* (*to* für); **for external application** zum äußeren Gebrauch **2.** (*Salbe*) Auftragen *nt*; (*Verband*) Anlegen *nt*; (*Medikament*) Verabreichung *f* **3.** Bewerbung *f*, Antrag *m*, Anmeldung *f* (*for* um, für)

ap|ply [əˈplaɪ] *v*: **1.** (*Salbe*) auftragen; (*Verband*) anlegen; anbringen, auflegen (*to* an, auf) **2.** anwenden (*to* auf), verwenden (*to* für); **apply externally** äußerlich anwenden

ap|pre|hen|sion [‚əˈpriːˈhenʃn] *noun*: **1.** Erfassen *nt*, Begreifen *nt*, Apprehension *f* **2.** Auffassungsvermögen *nt*, Verstand *m* **3.** (*psychiat.*) Besorgnis *f*, Furcht *f*, Apprehension *f*

ap|pre|hen|sive [‚əˈpriːˈhensɪv] *adj*: empfindlich, empfindsam; besorgt, ängstlich, apprehensiv

ap|pre|hen|sive|ness [‚əˈpriːˈhensɪvnɪs] *noun*: **1.** schnelle Auffassungsgabe *f* **2.** (*psychiat.*) Besorgnis *f*, Furcht *f*, Apprehension *f*

a|prac|tic [əˈpræktɪk] *adj*: apraxisch, apraktisch

a|prax|ia [əˈpræksɪə, eɪ-] *noun*: Apraxie *f*

a|proc|tia [eɪˈprɒkʃɪə] *noun*: Anusaplasie *f*, Aproktie *f*

ap|sel|la|phe|sia [‚æpsələˈfiːzɪə] *noun*: Apsel(h)aphesie *f*

ap|si|thy|ria [‚æpsɪˈθaɪrɪə] *noun*: Apsithyrie *f*

ap|ti|tude [ˈæptɪt(j)uːd] *noun*: **1.** Begabung *f*, Befähigung *f* (*for* für), Talent *nt* (*for* für), Geschick *nt*, Eignung *f* (*for* zu) **2.** Auffassungsgabe *f*, Intelligenz *f*

a|pu|doma [‚eɪpəˈdəʊmə] *noun*: Apudom *nt*

a|py|e|tous [əˈpaɪətəs] *adj*: nicht-eitrig, aputrid

a|py|o|ge|nous [eɪpaɪˈɑdʒənəs] *adj*: apyogen

a|py|ous [eɪˈpaɪəs] *adj*: nicht-eitrig, aputrid

a|py|ret|ic [‚eɪpaɪˈretɪk] *adj*: apyretisch, fieberfrei, fieberlos, afebril

aq|ua|co|bal|a|min [‚ækwəkəʊˈbæləmɪn] *noun*: Aquocobalamin *nt*, Vitamin B₁₂ᵦ *nt*

aq|ue|duct [ˈækwədʌkt] *noun*: Aquä-

dukt *m/nt*, Aqueductus *m*
aqueduct of mesencephalon: Aquädukt *m*, Aqueductus cerebri/mesencephalici

a|que|ous [ˈeɪkwɪəs, ˈæk-]: **I** *noun* Kammerwasser *nt*, Humor aquosus **II** *adj* wässerig, wasserhaltig, Wasser-

aq|uo|co|bal|a|min [‚ækwəʊkəʊˈbæləmɪn] *noun*: → *aquacobalamin*

ar|a|bin|o|a|den|o|sine [‚ærəbɪnəʊəˈdenəsiːn] *noun*: Vidarabin *nt*, Adenin-Arabinosid *nt*

ar|a|bin|o|cyt|i|dine [‚ærəbɪnəʊˈsɪtədiːn] *noun*: → *arabinosylcytosine*

a|rab|i|nose [əˈræbɪnəʊs] *noun*: Arabinose *f*

a|rab|i|no|sul|ria [ə‚ræbɪnəˈs(j)ʊərɪə] *noun*: Arabinosurie *f*

ar|a|bin|o|syl|ad|e|nine [‚ærəbɪnəʊsɪlˈædəniːn] *noun*: → *arabinoadenosine*

ar|a|bin|o|syl|cy|to|sine [‚ærəbɪnəʊsɪlˈsaɪtəsiːn] *noun*: Cytarabin *nt*, Cytosin-Arabinosid *nt*

A|rach|ni|da [əˈræknɪdə] *plural*: Arachnida *pl*

a|rach|ni|dism [əˈræknədɪzəm] *noun*: Arachnidismus *m*

ar|ach|ni|tis [‚ærækˈnaɪtɪs] *noun*: Arachnoiditis *f*, Arachnitis *f*

a|rach|no|dac|tyl|ly [ə‚ræknəʊˈdæktəlɪ] *noun*: **1.** Spinnenfingrigkeit *f*, Arachnodaktylie *f* **2.** Marfan-Syndrom *nt*, Arachnodaktylie-Syndrom *nt*

a|rach|noid [əˈræknɔɪd]: **I** *noun* Spinnwebenhaut *f*, Arachnoidea *f* **II** *adj* **1.** spinnenartig, spinnwebartig, spinnennetzähnlich **2.** arachnoid, arachnoidal, Arachnoidal-

a|rach|noid|ism [əˈræknɔɪdɪzəm] *noun*: Arachnidismus *m*

a|rach|noid|i|tis [ə‚ræknɔɪˈdaɪtɪs] *noun*: Arachnitis *f*, Arachnoiditis *f*

a|rach|no|pho|bia [ə‚ræknəʊˈfəʊbɪə] *noun*: Arachnophobie *f*

ar|bor|i|za|tion [‚ɑːrbərɪˈzeɪʃn] *noun*: (baumartige) Ver-, Aufzweigung *f*, Verästelung *f*, Arborisation *f*

ar|bo|vi|ral [‚ɑːrbəˈvaɪrəl] *adj*: Arbovriren-

ar|bo|vi|rus [‚ɑːrbəˈvaɪrəs] *noun*: Arbovirus *nt*, ARBO-Virus *nt*

arc [ɑːrk] *noun*: **1.** Bogen *m* **2.** (Kreis-)Bogen *m*, Arcus *m* **3.** (Licht-)Bogen *m*
Jonston's arc: kreisrunder Haarausfall *m*, Pelade *f*, Alopecia areata, Area Celsi

arch [ɑːrtʃ]: **I** *noun* Bogen *m*, Wölbung *f*, Gewölbe *nt* **II** *v* sich wölben
branchial arches: Kiemenbögen *pl*, Viszeralbögen *pl*

costal arch: Rippenbogen *m*, Arcus costalis

inferior dental arch: Unterkieferzahnreihe *f*, mandibuläre Zahnreihe, *f* Arcus dentalis inferior

pubic arch: Schambogen *m*, Arcus pubicus

superior dental arch: Oberkieferzahnreihe, *f* maxilläre Zahnreihe *f*, Arcus dentalis superior

vertebral arch: Wirbelbogen *m*, Arcus vertebrae

zygomatic arch: Jochbogen *m*, Arcus zygomaticus

Ar|chae|o|bac|te|ri|a [ˌɑːrkɪəʊbækˈtɪərɪə] *plural*: Archä(o)bakterien *pl*, Archaebacteria *pl*

ar|chae|o|cer|e|bel|lum [ˌɑːrkɪəʊˌserə-ˈbeləm] *noun*: Archeocerebellum *nt*, Archicerebellum *nt*

ar|chen|ter|on [ɑrˈkentərən, -rən] *noun*, *plural* -ter|a [-tərə]: Urdarm *m*, Archenteron *nt*

ar|che|type [ˈɑːrkɪtaɪp] *noun*: **1.** Urtyp *m*, -form *f*, -bild *nt*, Archetyp(us) *m* **2.** (*psychiat.*) Archetypus *m*

ar|chi|blas|tic [ˌɑːrkɪˈblæstɪk] *adj*: archiblastisch

ar|chi|cyte [ˈɑːrkɪsaɪt] *noun*: befruchtete Eizelle *f*, Zygote *f*

ar|chi|gas|ter [ˌɑːrkɪˈɡæstər] *noun*: →*archenteron*

ar|ci|form [ˈɑrsɪfɔːrm] *adj*: bogenförmig, gebogen, gewölbt

ar|cu|late [ˈɑːrkjʊɪt, -, weɪt, -jəwət] *adj*: bogenförmig, gewölbt, gebogen

ar|e|a [ˈeərɪə] *noun*, *plural* ar|e|as, ar|e|lae [ˈeərɪ, iː]: **1.** Gebiet *nt*, Areal *nt*, Zone *f*, Bereich *m*, Gegend *f*, Region *f*, Area *f*; (*ZNS*) Zentrum *nt* **2.** Inhalt *m*, (Grund-)Fläche *f*

Kiesselbach's area: Kiesselbach-Ort *m*, Locus Kiesselbachi

a|re|flex|ia [eɪrɪˈfleksɪə] *noun*: Areflexie *f*

a|re|gen|er|a|tive [eɪrɪˈdʒenərətɪv] *adj*: aregenerativ

Ar|e|na|vir|i|dae [ˌærɪnəˈvɪrədiː] *plural*: Arenaviren *pl*, Arenaviridae *pl*

a|re|o|la [əˈrɪələ] *noun*, *plural* -las, -lae [-liː]: **1.** (kleiner) Hof *m*, kleiner (Haut-)Bezirk *m*, Areola *f* **2.** Gewebsspalte *f*, -fissur *f*

a|re|o|lar [əˈrɪələr] *adj*: areolar, zellig, netzförmig

a|re|o|li|tis [ˌeərɪəʊˈlaɪtɪs] *noun*: Areolitis *f*, Warzenvorhofentzündung *f*

Ar|gas|i|dae [ɑːrˈɡæsɪdiː] *noun*: Lederzecken *pl*, Argasidae *pl*

ar|gen|taf|fine [ɑːrˈdʒentəfiːn] *adj*: ar-

gentaffin

ar|gen|taf|fi|no|ma [ɑːrˌdʒentəfɪˈnəʊmə] *noun*: Argentaffinom *nt*; Karzinoid *nt*

ar|gen|to|phile [ɑːrˈdʒentəfaɪl] *adj*: argentaffin

ar|gi|nine [ˈɑːrdʒəniːn, -naɪn, -nɪn] *noun*: Arginin *nt*

ar|gi|nin|e|mia [ˌɑːrdʒənɪˈniːmɪə] *noun*: Argininämie *f*

ar|gon [ˈɑːrɡɑn] *noun*: Argon *nt*

ar|gy|ri|a|sis [ˌɑːrdʒɪˈraɪəsɪs] *noun*: Argyrie *f*, Argyrose *f*

ar|gy|ro|phile [ˈɑrdʒɪrəʊfaɪl] *adj*: argyrophil

ar|gy|ro|sis [ɑːrdʒəˈrəʊsɪs] *noun*: Argyrie *f*, Argyrose *f*

a|rhyth|mia [əˈrɪðmɪə] *noun*: Arrhythmie *f*, Herzrhythmusstörungen *pl*

a|ri|bo|fla|vin|o|sis [eɪˌraɪbəˌfleɪvəˈnəʊsɪs] *noun*: Riboflavinmangel *m*, Ariboflavinose *f*

a|rith|mo|ma|nia [əˌrɪθməˈmeɪnɪə] *noun*: Zählzwang *m*

arm [ɑːrm] *noun*: Arm *m*

golf arm: Golfspielerellenbogen *m*, Epicondylitis humeri ulnaris

arm|pit [ˈɑːrmpɪt] *noun*: Fossa axillaris

a|ro|ma|the|ra|py [əˌrəʊməˈθerəpɪ] *noun*: Aromatherapie *f*

ar|o|mat|ic [ˌærəˈmætɪk]: **I** *noun* Aromat *m* **II** *adj* aromatisch

ar|rest [əˈrest]: **I** *noun* Anhalten *nt*, Aufhalten *nt*, Stillstehen *nt*, Stillstand *m*; Hemmung *f*, Stockung *f* **II** *v* **1.** anhalten, aufhalten, zum Stillstand bringen, hemmen, hindern **2.** sperren, feststellen, blockieren, arretieren

cardiac arrest: Herzstillstand *m*

reflexogenic cardiac arrest: Reflextod *m*

respiratory arrest: Atemstillstand *m*, Apnoe *f*

ar|rhe|no|blas|to|ma [ˌærənəʊblæsˈtəʊmə] *noun*: **1.** Arrhenoblastom *nt* **2.** Sertoli-Leidig-Zelltumor *m*

ar|rhe|no|ma [ærɪˈnəʊmə] *noun*: →*arrhenoblastoma*

ar|rhin|ia [əˈreɪnɪə] *noun*: Arhinie *f*, Arrhinie *f*

ar|rhyth|mia [əˈrɪðmɪə] *noun*: **1.** Arrhythmie *f* **2.** Herzrhythmusstörung *f*, Arrhythmie *f*

continuous arrhythmia: absolute Arrhythmie *f*, Arrhythmia absoluta/perpetua

nodal arrhythmia: Knotenrhythmus *m*

perpetual arrhythmia: absolute Arrhythmie *f*, Arrhythmia absoluta/perpetua sinus arrhythmia: Sinusarrhythmie f

ar|rhyth|mic [əˈrɪðmɪk] adj: arrhythmisch, arhythmisch

ar|rhyth|mo|gen|ic [ə,rɪðməˈdʒenɪk] adj: arrhythmogen

ar|se|nic [ˈɑːrs(ə)nɪk] noun: **1.** Arsen nt **2.** Arsentrioxid nt, Arsenik nt

ar|te|fact [ˈɑːrtəfækt] noun: Kunstprodukt nt, Artefakt nt

ar|ter|ec|to|my [,ɑːrtəˈrektəmɪ] noun: Arterienresektion f

ar|te|ri|al [ɑːrˈtɪərɪəl] adj: arteriell, arteriös

ar|te|ri|al|i|za|tion [ɑːr,tɪərɪəlɪˈzeɪʃn, -laɪ-] noun: Arterialisierung f, Arterialisation f

ar|te|ri|ec|ta|sia [,ɑːrtɪərɪekˈteɪʒ(ɪ)ə] noun: Arteriektasie f

ar|te|ri|ec|to|my [,ɑːrtɪərɪˈektəmɪ] noun: Arterien(teil)resektion f, Arteriektomie f

ar|te|ri|o|bil|i|ar|y [ɑːr,tɪərɪəʊˈbɪlɪ,erɪː, -ˈbɪljərɪ] adj: arteriobiliär

ar|te|ri|o|cap|il|lar|y [ɑːr,tɪərɪ,əʊˈkæpə,lerɪː, -kəˈpɪlərɪ] adj: arteriokapillar

ar|te|ri|o|di|lat|ing [ɑːr,tɪərɪ,əʊdaɪˈleɪtɪŋ] adj: arterien-, arteriolenerweiternd

ar|te|ri|o|graph|ic [ɑːr,tɪərɪˈɑgrəfɪk] adj: arteriographisch, arteriografisch

ar|te|ri|og|ra|phy [ɑːr,tɪərɪˈɑgrəfɪ] noun: Arteriographie f, Arteriografie f

celiac arteriography: Zöliakographie f, Zöliakografie f

pulmonary arteriography: Pulmonalarteriographie f, Pulmonalisangiographie f, Pulmonalarteriografie f, Pulmonalisangiografie f

selective arteriography: selektive Arteriographie f, selektive Arteriografie f

ar|te|ri|o|lar [ɑːrtəˈrɪələr, ɑːr,tɪrɪˈəʊlər] adj: arteriolär

ar|te|ri|ole [ɑːrˈtɪərɪəʊl] noun: kleine Arterie f, Arteriole f

silver-wire arterioles: Silberdrahtarterien pl

ar|te|ri|o|lit|ic [ɑːr,tɪərɪˈlaɪtɪk] adj: arteriolitisch

ar|te|ri|o|li|tis [ɑːr,tɪərɪˈlaɪtɪs] noun: Arteriolitis f, Arteriolenentzündung f

ar|te|ri|o|lo|ne|cro|sis [ɑːr,tɪərɪ,əʊləʊnɪˈkrəʊsɪs] noun: Arteriolennekrose f, Arteriolonekrose f

ar|te|ri|o|lo|ne|crot|ic [ɑːr,tɪərɪ,əʊləʊnɪˈkratɪk] adj: arteriolonekrotisch

ar|te|ri|o|lo|neph|ro|scle|ro|sis [ɑːr,tɪərɪ,əʊləʊ,nefrəskəlˈrəʊsɪs] noun: interkapilläre Nephrosklerose f, Glomerulosklerose f

ar|te|ri|o|lo|scle|ro|sis [,ɑːr,tɪərɪ,əʊləʊsklɪˈrəʊsɪs] noun: Arteriolosklerose f

ar|te|ri|o|lo|scle|rot|ic [,ɑːr,tɪərɪ,əʊləʊsklɪˈratɪk] adj: arteriolosklerotisch

ar|te|ri|o|ne|cro|sis [ɑːr,tɪərɪnɪˈkrəʊsɪs] noun: Arterionekrose f

ar|te|ri|o|ne|crot|ic [ɑːr,tɪərɪnɪˈkratɪk] adj: arterionekrotisch

ar|te|ri|o|neph|ro|scle|ro|sis [ɑːr,tɪərɪ,nefrəsklɪˈrəʊsɪs] noun: senile Nephrosklerose f, Arterionephrosklerose f

ar|te|ri|op|a|thy [,ɑːrtərɪˈɑpəθɪ] noun: Arterienerkrankung f, Arteriopathie f

hypertensive arteriopathy: hypertensive Arteriopathie f

ar|te|ri|o|re|nal [ɑːr,tɪərɪ,əʊˈriːnəl] adj: arteriorenal

ar|te|ri|o|scle|ro|sis [ɑːr,tɪərɪ,əʊsklɪˈrəʊsɪs] noun: Arterienverkalkung f, Arteriosklerose f

cerebral arteriosclerosis: Zerebralarteriensklerose f, zerebrale Arterien-/Gefäßsklerose f

coronary arteriosclerosis: Koronar(arterien)sklerose f

ar|te|ri|o|scle|rot|ic [ɑːr,tɪərɪ,əʊsklɪˈratɪk] adj: arteriosklerotisch

ar|te|ri|o|spasm [ɑːrˈtɪərɪəspæzəm] noun: Arterienkrampf m, Arteriospasmus m

ar|te|ri|o|spas|tic [ɑːr,tɪərɪ,əʊˈspæstɪk] adj: arteriospastisch

ar|te|ri|o|ste|no|sis [ɑːr,tɪərɪ,əʊstɪˈnəʊsɪs] noun: Arterienstriktur f, -stenose f

ar|te|ri|o|ste|not|ic [ɑːr,tɪərɪ,əʊstɪˈnatɪk] adj: arterienstenotisch

ar|te|ri|ot|o|my [ɑːr,tɪərɪ,əʊˈatəmɪ] noun: Arteriotomie f

ar|te|ri|ot|o|ny [ɑːr,tɪərɪ,əʊˈatənɪ] noun: Blutdruck m

ar|te|ri|o|ve|nous [ɑːr,tɪərɪ,əʊˈviːnəs] adj: arteriovenös

ar|te|rit|ic [ɑːrtəˈraɪtɪk] adj: arteriitisch

ar|te|ri|tis [ɑːrtəˈraɪtɪs] noun: Arteriitis f, Arterienentzündung f

ar|ter|y [ˈɑːrtərɪ] noun, plural -ries: Schlagader f, Arterie f

accessory obturator artery: Arteria obturatoria accessoria

accompanying artery of ischiatic nerve: Arteria comitans nervi ischiadici

accompanying artery of median nerve: Arteria comitans nervi mediani

artery of angular gyrus: Arteria gyri angularis

anterior cerebral artery: Arteria cerebri anterior

anterior choroidal artery: Arteria choroidea anterior

anterior communicating artery (of cerebrum): Arteria communicans anterior

anterior inferior segmental artery: Arteria segmenti anterioris inferioris

anterior intercostal arteries: Rami intercostales anteriores arteriae thoracicae internae

anterior interosseous artery: Arteria interossea anterior

anterior radicular artery: Arteria radicularis anterior

anterior segmental artery: Arteria segmentalis anterioris

anterior superior pancreaticoduodenal artery: Arteria pancreaticoduodenalis superior anterior

anterior superior segmental artery: Arteria segmenti anterioris superioris

anterior tibial artery: vordere Schienbeinschlagader f, Arteria tibialis anterior

anterior tibial recurrent artery: Arteria recurrens tibialis anterior

anterior tympanic artery: Arteria tympanica anterior

anterolateral central arteries: Arteriae centrales anterolaterales

anteromedial central arteries: Arteriae centrales anteromediales

antral artery: Arteria sulci centralis

ascending artery: Arteria ascendens

ascending pharyngeal artery: Arteria pharyngea ascendens

axillary artery: Achselschlagader f, Arteria axillaris

azygos artery of vagina: Arteria azygos vaginae

basilar artery: Schädelbasisarterie f, Arteria basilaris

brachial artery: (Ober-)Armschlagader f, Arteria brachialis

brachiocephalic artery: Truncus brachiocephalicus

bulbourethral artery: Arteria bulbi penis

artery of bulb of vestibule of vagina: Arteria bulbi vestibuli

callosomarginal artery: Arteria callosomarginalis

caroticotympanic arteries: Arteriae caroticotympanicae

central arteries of spleen: (*Milz*) Zentralarterien *pl*

cerebral arteries: *pl* (Ge-)Hirnarterien *pl*, Arteriae cerebrales

collateral radial artery: Arteria collateralis radialis

common carotid artery: Halsschlagader f, Karotis f communis, Arteria carotis communis

common hepatic artery: Arteria hepatica communis

common iliac artery: gemeinsame Hüftschlagader f, Arteria iliaca communis

common interosseous artery: Arteria interossea communis

common palmar digital arteries: Arteriae digitales palmares communes

common plantar digital arteries: Arteriae digitales plantares communes

copper wire arteries: Kupferdrahtarterien *pl*

coronary artery: **1.** (Herz-)Kranzarterie f, (Herz-)Kranzgefäß nt, Koronararterie f, Koronarie f, Arteria coronaria **2.** Kranzarterie f, Kranzgefäß nt, Arteria coronaria

cricothyroid artery: Ramus cricothyroideus arteriae thyroideae superioris

crural artery: Arteria femoralis

cystic artery: Gallenblasenarterie f, Arteria cystica

deep artery of clitoris: Arteria profunda clitoridis

deep descending cervical arteries: Rami occipitales arteriae occipitalis

deep external pudendal artery: Arteria pudenda externa profunda

deep femoral artery: tiefe Oberschenkelarterie f, Arteria profunda femoris

deep artery of thigh: Arteria profunda femoris

deep artery of tongue: Arteria profunda linguae

deep volar metacarpal artery: Ramus palmaris profundus arteriae ulnaris

digital artery: Zehen- oder Fingerarterie f

dorsal artery of clitoris: Arteria dorsalis clitoridis

dorsal artery of foot: Fußrückenschlagader f, Arteria dorsalis pedis

duodenal artery: Arteria pancreaticoduodenalis inferior

elastic artery: Arterie f vom elastischen Typ

end artery: Endarterie f

episcleral arteries: Arteriae episclerales

external carotid artery: äußere Kopfschlagader f, Karotis f externa, Arteria carotis externa

facial artery: Gesichtsschlagader f, Facialis f, Arteria facialis

femoral artery: Oberschenkelschlagader f, Femoralis f, Arteria femoralis

first posterior intercostal artery: Arteria intercostalis posterioris prima gastric arteries: Arteriae gastricae

hyoid artery: Ramus suprahyoideus arteriae lingualis

ileocolic artery: Arteria ileocolica

inferior epigastric artery: untere Bauchdeckenarterie f, Arteria epigastrica inferior

inferior esophageal arteries: Rami oesophageales arteriae gastricae sinistrae

inferior mesenteric artery: Arteria mesenterica inferior

inferior rectal artery: untere Mastdarmarterie f, Arteria rectalis inferior

inferior segmental artery: Arteria segmenti inferioris

inferior tympanic artery: Arteria tympanica inferior

infracostal artery: Ramus costalis lateralis arteriae thoracicae internae

internal carotid artery: innere Kopfschlagader f, Karotis f interna, Arteria carotis interna

internal deep circumflex artery: Ramus profundus arteriae circumflexae femoris medialis

intestinal arteries: Darmarterien pl, Arteriae intestinales

lateral inferior genicular artery: Arteria inferior lateralis genus

lateral occipital artery: Arteria occipitalis lateralis

lateral plantar artery: Arteria plantaris lateralis

lateral sacral arteries: Arteriae sacrales laterales

lateral segmental artery: Arteria segmentalis lateralis

lateral superior genicular artery: Arteria superior lateralis genus

left coronary artery of heart: linke (Herz-)Kranzarterie f, Arteria coronaria sinistra

left intermediate atrial artery: Ramus atrialis intermedius arteriae coronariae sinistrae

left marginal artery: Ramus marginalis sinister

left pulmonary artery: linke Lungenschlagader f, Arteria pulmonalis sinistra

lingual artery: Zungenschlagader f, Arteria lingualis

arteries of the lower extremity: Arteriae membri inferioris

lowest lumbar artery: Arteria lumbalis ima

masseteric artery: Arteria masseterica

mastoid arteries: Rami mastoidei arteriae auricularis posterioris

maxillary artery: Oberkieferschlagader f, Arteria maxillaris

medial anterior malleolar artery: Arteria malleolaris anterior medialis

medial inferior genicular artery: Arteria inferior medialis genus

medial occipital artery: Arteria occipitalis medialis

medial segmental artery: Arteria segmentalis medialis

medial superior genicular artery: Arteria superior medialis genus

medullary artery: Arteria nutricia/nutriens

meningeal artery: Arteria meningea

metacarpal arteries: Arteriae metacarpales

metatarsal artery: Arteria arcuata

metatarsal arteries: Arteriae metatarsales

middle genicular artery: Arteria media genus

muscular arteries: Arterien pl vom muskulären Typ

artery of muscular type: Arterie f vom muskulären Typ

musculophrenic artery: Arteria musculophrenica

mylohyoid artery: Ramus mylohyoideus arteriae alveolaris inferioris

myomastoid artery: Ramus occipitalis arteriae auricularis posterioris

nodal artery: Ramus nodi sinu-atrialis arteriae coronariae dextrae sive sinistrae

nutrient arteries of femur: Arteriae nutriciae/nutrientes femoris

nutrient artery of fibula: Arteria nutricia/nutriens fibulae

nutrient arteries of humerus: Arteriae nutriciae/nutrientes humeri

nutrient arteries of kidney: Arteriae capsulares/perirenales

nutrient artery of radius: Arteria nutricia/nutriens radii

nutrient artery of tibia: Arteria nutricia/nutriens tibiae

nutrient artery of ulna: Arteria nutricia/nutriens ulnae

obturator artery: Arteria obturatoria

ophthalmic artery: Augenschlagader f, Arteria ophthalmica

ovarian artery: Eierstockarterie f, Arteria ovarica

palatine arteries: Arteriae palatinae

pancreatic arteries: Arteriae pancreaticae

pancreaticoduodenal arteries: Arteriae pancreaticoduodenales

paracentral artery: Arteria paracentralis

parieto-occipital artery: Arteria parietooccipitalis

pericardicophrenic artery: Arteria pericardiacophrenica

phrenic arteries: Arteriae phrenicae

arteries of pons: Arteriae pontis

popliteal artery: Kniekehlenarterie *f*, Poplitea *f*, Arteria poplitea

postcentral artery: Arteria sulci postcentralis

posterior descending coronary artery: Ramus interventricularis superior

posterior gastric artery: Arteria gastrica posterior

posterior lateral nasal arteries: Arteriae nasales posteriores laterales

posterior radicular artery: Arteria radicularis posterior

posterior scrotal arteries: Rami scrotales posteriores arteriae pudendae internae

posterior segmental artery: Arteria segmenti posterioris

posterior septal arteries: Rami interventriculares septales arteriae coronariae dextrae

posterior superior pancreaticoduodenal artery: Arteria pancreaticoduodenalis superior posterior

posterior tibial recurrent artery: Arteria recurrens tibialis posterior

posterior tympanic artery: Arteria tympanica posterior

posterolateral central arteries: Arteriae centrales posterolaterales

posteromedial central arteries: Arteriae centrales posteromediales

precentral artery: Arteria sulci precentralis

artery of precentral sulcus: Arteria sulci precentralis

precuneal artery: Arteria precunealis

prefrontal artery: Arteria prefrontalis

prepancreatic artery: Arteria prepancreatica

proper palmar digital arteries: Arteriae digitales palmares propriae

proper plantar digital arteries: Arteriae digitales plantares propriae

pterygoid arteries: Rami pterygoidei arteriae maxillaris

artery of pterygoid canal: Arteria canalis pterygoidei

pubic artery: Ramus pubicus arteriae epigastricae inferioris

pulmonary artery: Truncus pulmonalis

pulp arteries: (*Milz*) Pulpaarterien *pl*

radial artery: Radialis *f*, Arteria radialis

radial recurrent artery: Arteria recurrens radialis

radicular arteries: Rami radiculares arteriae vertebralis

recurrent interosseous artery: Arteria interossea recurrens

renal artery: **1.** Nierenarterie *f*, Arteria renalis **2. renal arteries** *plural* Nierenarterien *pl*, Arteriae renales

right conal artery: Ramus coni arteriosi arteriae coronariae dextrae

right coronary artery of heart: rechte (Herz-)Kranzarterie *f*, Arteria coronaria dextra

right intermediate atrial artery: Ramus atrialis intermedius arteriae coronariae dextrae

right marginal artery: Ramus marginalis dexter

right pulmonary artery: rechte Lungenschlagader *f*, Arteria pulmonalis dextra

artery of round ligament of uterus: Arteria ligamenti teretis uteri

sciatic artery: Arteria commitans nervi ischiadici

second posterior intercostal artery: Arteria intercostalis posterioris secunda

segmental arteries of kidney: Arteria segmenti renalis

segmental arteries of liver: Arteria segmenti hepatici

segmental arteries of lung: Arteriae segmentales pulmones

segmental medullary artery: Arteria medullaris segmentalis

short central artery: Arteria centralis brevis

sphenopalatine artery: Arteria sphenopalatina

spiral arteries: Rankenarterien *pl*

splenic artery: Milzarterie *f*, Arteria lienalis/splenica

stylomastoid artery: Arteria stylomastoidea

subclavian artery: Arteria subclavia

subcostal artery: Arteria subcostalis

sublingual artery: Unterzungenschlagader *f*, Arteria sublingualis

submental artery: Arteria submentalis

subscapular artery: Arteria subscapularis

superficial branch of transverse cervical artery: Arteria cervicalis superficialis

superficial external pudendal artery: Arteria pudenda externa superficialis
superficial medial artery of foot: Ramus superficialis arteriae plantaris medialis
superior mesenteric artery: Arteria mesenterica superior
superior segmental artery: Arteria segmentalis superioris
superior thoracic artery: Arteria thoracica superior
superior tympanic artery: Arteria tympanica superior
supraduodenal artery: Arteria supraduodenalis
suprarenal arteries: Arteriae suprarenales
suprascapular artery: Arteria suprascapularis
thoracoacromial artery: Arteria thoracoacromialis
thymic arteries: Rami thymici arteriae thoracicae internae
tonsillar artery: Ramus tonsillaris arteriae facialis
trachea-like arteries: Gänsegurgelarterien *pl*
transverse artery of face: Arteria transversa faciei
transverse artery of neck: Arteria transversa cervicis
tympanic arteries: Arteriae tympanicae
ulnar artery: Arteria ulnaris
ulnar recurrent artery: Arteria recurrens ulnaris
umbilical artery: Nabel-, Umbilikalarterie *f*, Arteria umbilicalis
uterine artery: Gebärmutterschlagader *f*, Arteria uterina
vertebral artery: Wirbelarterie *f*, Arteria vertebralis
vesical arteries: Arteriae vesicales
vestibular arteries: Rami vestibulares arteriae labyrinthi
zygomaticoorbital artery: Arteria zygomaticoorbitalis
ar|throlcelra [ɑ:r'θrægrə] *noun*: Gelenkgicht *f*, Arthragra *f*
ar|thral|gia [ɑ:r'θrældʒ(ɪ)ə] *noun*: Gelenkschmerz *m*, Arthralgie *f*
ar|thral|gic [ɑ:r'θrældʒɪk] *adj*: arthralgisch
ar|threc|to|my [ɑ:r'θrektəmɪ] *noun*: Gelenkresektion *f*, Arthrektomie *f*
ar|thrit|ic [ɑ:r'θrɪtɪk]: I *noun* Arthritiker *m* II *adj* arthritisch
ar|thri|tis [ɑ:r'θraɪtɪs] *noun*: Arthritis *f*, Gelenkentzündung *f*

gonococcal arthritis: Gonokokkenarthritis *f*, gonorrhoische Arthritis *f*, Arthritis gonorrhoica
juvenile rheumatoid arthritis: juvenile Form *f* der chronischen Polyarthritis, Morbus *m* Still, Still-Syndrom *nt*, Chauffard-Ramon-Still-Krankheit *f*
psoriatic arthritis: Arthritis/Arthropathia psoriatica
venereal arthritis: Reiter-Krankheit *f*, Fiessinger-Leroy-Reiter-Syndrom *nt*, Okulourethrosynovitis *f*, venerische Arthritis *f*
ar|throlcele ['ɑ:rθrəsi:l] *noun*: 1. Gelenkschwellung *f*, Arthrozele *f* 2. Synovialprolaps *m*, Arthrozele *f*
ar|throlcen|telsis [,ɑ:rθrəsen'ti:sɪs] *noun*: Gelenkpunktion *f*, Arthrozentese *f*
ar|throlchon|dritlic [,ɑ:rθrəkən'draɪtɪk] *adj*: arthrochondritisch
ar|throlchon|dritis [,ɑ:rθrəkən'draɪtɪs] *noun*: Gelenkknorpelentzündung *f*, Arthrochondritis *f*
ar|throdle|sis [ɑ:r'θradəsɪs, ,ɑ:rθrə'di:sɪs] *noun*: Arthrodese *f*
triple arthrodesis: Tripelarthrodese *f*
ar|throldi|al [ɑ:r'θrəʊdɪəl] *adj*: arthrodial
ar|throldys|plalsia [,ɑ:rθrədɪs'pleɪʒ(ɪ)ə] *noun*: Gelenkdysplasie *f*, Arthrodysplasie *f*
ar|throlen|dos|colpy [,ɑ:rθrəen'dɑskəpɪ] *noun*: Arthroskopie *f*
ar|throlgen|ic [,ɑ:rθrə'dʒenɪk] *adj*: gelenkbedingt, arthrogen
ar|throlgraph|ic [ɑ:r'θragrəfɪk] *adj*: arthrographisch, arthrografisch
ar|throlgralphy [ɑ:r'θragrəfɪ] *noun*: Arthrographie *f*, Arthrografie *f*
double-contrast arthrography: Doppelkontrastarthrographie *f*, Doppelkontrastarthrografie *f*
ar|throlgry|polsis [,ɑ:rθrəgrɪ'pəʊsɪs] *noun*: Arthrogryposis *f*
ar|throllith ['ɑ:rθrəlɪθ] *noun*: Gelenkstein *m*, -körper *m*, Artholith *m*
ar|throlly|sis [ɑ:r'θralɪsɪs] *noun*: Arthrolyse *f*
ar|throlpalthy [ɑ:r'θrapəθɪ] *noun*: Gelenkerkrankung *f*, Arthropathie *f*
hemophilic arthropathy: Blutergelenk *nt*, hämophile Arthritis *f*, Arthropathia haemophilica
psoriatic arthropathy: Arthritis/Arthropathia psoriatica
ar|throlplas|tic [,ɑ:rθrə'plæstɪk] *adj*: arthroplastisch
ar|throlplas|ty ['ɑ:rθrəplæstɪ] *noun*: 1. Gelenkplastik *f*, Arthroplastik *f* 2. Gelenkprothese *f*

hip arthroplasty: künstliche Hüfte *f*, Hüftendoprothese *f*

ar|thro|pneu|mog|ra|phy [,ɑːrθrən(j)uː-'mɑgrəfɪ] *noun*: Pneumoarthrographie *f*, Arthropneumografie *f*

ar|thro|py|o|sis [,ɑːrθrəpaɪ'əʊsɪs] *noun*: Gelenkeiterung *f*

ar|thro|scin|tig|ra|phy [,ɑːrθrəsɪn'tɪgrə-fɪ] *noun*: Gelenkszintigraphie *f*, Gelenkszintigrafie *f*

ar|thro|scop|ic ['ɑːrθrəskəʊpɪk] *adj*: arthroskopisch

ar|thros|co|py [ɑːr'θrɑskəpɪ] *noun*: Arthroskopie *f*

ar|thro|sis [ɑːr'θrəʊsɪs] *noun*: Gelenk *nt*, gelenkartige Verbindung *f*

ar|thro|syn|o|vi|tis [,ɑːrθrə,sɪnə'vaɪtɪs] *noun*: Synovitis *f*, Synoviitis *f*, Synovialitis *f*

ar|throt|ic [ɑːr'θrɑtɪk] *adj*: arthrotisch

ar|throt|o|my [ɑːr'θrɑtəmɪ] *noun*: Arthrotomie *f*

ar|tic|u|lar [ɑːr'tɪkjələr] *adj*: artikulär

ar|tic|u|la|tion [ɑːr,tɪkjə'leɪʃn] *noun*: **1.** Gelenk *nt*, Verbindung(sstelle *f*) *f*, Articulatio *f* **2.** Artikulation *f*, (deutliche) Aussprache *f*; Artikulieren *nt*, Aussprechen *nt*

ar|ti|fi|cial [,ɑːrtɪ'fɪʃl] *adj*: künstlich, nicht natürlich, artifiziell; synthetisch

ar|y|ep|i|glot|tic [,ærɪ,epɪ'glɑtɪk] *adj*: aryepiglottisch

ar|y|te|no|ep|i|glot|tic [ə,rɪtnəʊ,epɪ'glɑ-tɪk, ,ærə,tɪːnəʊ-] *adj*: aryepiglottisch

ar|y|te|noid [,ærɪ'tiːnɔɪd, ə'rɪtnɔɪd]: **I** *noun* Stell-, Gießbecken-, Aryknorpel *m*, Cartilago arytenoidea **II** *adj* arytänoid

ar|y|te|noid|ec|to|my [,ærɪ,tiːnɔɪr'dektə-mɪ] *noun*: Arytänoidektomie *f*

ar|y|te|noid|i|tis [ə,rɪtnɔɪr'daɪtɪs] *noun*: Arytänoiditis *f*, Aryknorpelentzündung *f*

ar|y|te|noid|o|pex|y [,ærɪtɪ'nɔɪdəʊ,peksɪ] *noun*: Kelly-Operation *f*, Kelly-Arytänoidopexie *f*

a|sa|cria [eɪ'seɪkrɪə, -'sæk-] *noun*: Kreuzbeinaplasie *f*, Asakrie *f*

as|bes|ti|form [æs'bestɪfɔːrm] *adj*: asbestförmig, asbestartig

as|bes|tos [æs'bestɑs] *noun*: Asbest *m*

A-scan *noun*: A-Scan *m*, A-Mode *m/nt*

as|ca|ri|a|sis [æskə'raɪəsɪs] *noun*: Spulwurminfektion *f*, Askariasis *f*

as|ca|ri|ci|dal [,æskərɪ'saɪdl] *adj*: askariden(ab)tötend, askarizid

as|ca|ri|cide [ə'skærəsaɪd] *noun*: Askarizid *nt*

as|ca|rid ['æskərɪd] *noun*, *plural* as|car|i-des [ə'skærədiːz]: Ascarid *m*

As|ca|ris ['æskərɪs] *noun*: Askaris *f*, Ascaris *f*

as|cend|ing [ə'sendɪŋ] *adj*: (auf-, an-) steigend, aszendierend

As|chel|min|thes [,æskhel'mɪnθiːz] *plural*: Schlauchwürmer *pl*, Rundwürmer *pl*, Aschelminthes *pl*

as|ci|tes [ə'saɪtiːz] *noun*: Bauchwassersucht *f*, Aszites *m*, Ascites *m*
  bile ascites: galliger Aszites *m*; Choleperitoneum *nt*
  bloody ascites: hämorrhagischer Aszites *m*, blutiger Aszites *m*, Hämaskos *m*
  fatty ascites: fettiger/adipöser Aszites *m*
  hemorrhagic ascites: hämorrhagischer/blutiger Aszites *m*, Hämaskos *m*
  milky ascites: fettiger/adipöser Aszitis *m*

as|cit|ic [ə'sɪtɪk] *adj*: aszitisch

As|co|my|ce|tes [,æskəʊmaɪ'siːtiːz] *plural*: Schlauchpilze *pl*, Askomyzeten *pl*

as|cor|be|mia [æskɔːr'biːmɪə] *noun*: Askorbinämie *f*

as|cor|bu|ria [æskɔːr'b(j)ʊərɪə] *noun*: Askorburie *f*, Askorbinurie *f*

a|se|cre|to|ry [ə'siːkrə,tɔːriː] *adj*: asekretorisch

a|se|mia [ə'siːmɪə] *noun*: Asemie *f*, Asemia *f*, Asymbolie *f*

a|sep|sis [ə'sepsɪs, eɪ-] *noun*, *plural* -ses [-siːz]: Asepsis *f*

a|sep|ti|cism [ə'septəsɪzəm] *noun*: keimfreie Wundbehandlung *f*, Aseptik *f*

a|sex|u|al|i|ty [eɪ,seksʃə'wælətɪ] *noun*: Asexualität *f*

a|si|al|ia [,eɪsaɪ'eɪlɪə] *noun*: Asialie *f*, Aptyalismus *m*

a|sid|er|o|sis [eɪ,sɪdə'rəʊsɪs] *noun*: Eisenmangel *m*, Asiderose *f*

as|par|tame [ə'spɑːrteɪm, 'æspər-] *noun*: Aspartam *m*

a|spe|cif|ic [əspɪ'sɪfɪk] *adj*: nicht spezifisch, unspezifisch

as|per|gil|lo|ma [,æspərdʒɪ'ləʊmə] *noun*: Aspergillom *nt*
  pulmonary aspergilloma: Lungenaspergillose *f*

as|per|gil|lo|my|co|sis [æspər,dʒɪləmaɪ-'kəʊsɪs] *noun*: → *aspergillosis*

as|per|gil|lo|sis [,æspərdʒɪ'ləʊsɪs] *noun*: Aspergillusmykose *f*, Aspergillose *f*

As|per|gil|lus [æspər'dʒɪləs] *noun*: Kolbenschimmel *m*, Gießkannenschimmel *m*, Aspergillus *m*

as|per|gil|lus|tox|i|co|sis [æspər,dʒɪləs-,taksɪ'kəʊsɪs] *noun*: Aspergillustoxikose *f*

a|sper|mat|ic [,eɪspər'mætɪk] *adj*: asperm, aspermatisch

alsperlmaltism [eɪˈspɜrmətɪzəm] *noun*:
1. Aspermatie *f*, Aspermatismus *m* **2.**
Aspermie *f*
alsperlmia [eɪˈspɜrmɪə] *noun*: Aspermie *f*
alsperlmic [eɪˈspɜrmɪk] *adj*: asperm,
aspermatisch
aslphycltic [æsˈfɪktɪk] *adj*: asphyktisch
aslphyglmia [æsˈfɪgmɪə] *noun*: vorübergehende Pulslosigkeit *f*, Asphygmie *f*
aslphyxlia [æsˈfɪksɪə] *noun*: Asphyxie *f*
  neonatal asphyxia: Neugeborenen-
  asphyxie *f*, Atemdepressionszustand *m*
  des Neugeborenen, Asphyxia neonatorum
aslphyxlilaltion [æs,fɪksɪˈeɪʃn] *noun*: Erstickung *f*
aslpilrate [ˈæspərɪt]: I *noun* Aspirat *nt*;
Punktat *nt* II *v* **1.** ab-, an-, aufsaugen,
aspirieren; (*Gelenk*) punktieren **2.** aspirieren
aslpilraltion [,æspəˈreɪʃn] *noun*: **1.** (Ein-)
Atmen *nt*, Aspiration *f* **2.** An-, Ab-, Aufsaugen *nt*, Aspiration *f*
  amniotic fluid aspiration: Fruchtwasseraspiration *f*
  foreign-body aspiration: Fremdkörper-
  aspiration *f*
alsplelnia [əˈspliːnɪə] *noun*: Asplenie *f*
alsplelnic [əˈsplenɪk, -ˈspliːn-] *adj*:
asplenisch
aslsay [ˈæseɪ, æˈseɪ]: I *noun* Analyse *f*,
Test *m*, Probe *f*, Nachweisverfahren *nt*,
Bestimmung *f*, Assay *m* II *v* analysieren, testen, bestimmen, prüfen, untersuchen, messen
  hemagglutination-inhibition assay:
  Hämagglutininationshemmtest *m*, Häm-
  agglutininationshemmungsreaktion *f*
  rosette assay: Rosettentest *m*
  Treponema pallidum hemagglutination assay: Treponema-Pallidum-Häm-
  agglutininationstest *m*, TPHA-Test *m*
aslsimlilaltion [ə,sɪməˈleɪʃn] *noun*: **1.**
Assimilation *f*, Assimilierung *f* **2.** Ein-
verleibung *f*, Aufnahme *f*, Assimilation
f (*to* in)
asltalsia [əˈsteɪʒ(ɪ)ə, -zɪə] *noun*: Astasie *f*
asltatlic [əˈstætɪk] *adj*: astatisch
aslteialtolsis [,æstɪəˈtəʊsɪs] *noun*: Exsikkationsekzem *nt*, -dermatitis *f*, astea-
totisches/xerotisches Ekzem *nt*, Austrocknungsekzem *nt*, Exsikkationsekzematid *nt*, Asteatosis cutis, Xerosis *f*
aslteialtotlic [,æstɪəˈtɑtɪk, ə,stɪə-] *adj*:
asteatotisch
alsterlelolginolsis [ə,stɪərɪɑgˈnəʊsɪs]
noun: taktile Agnosie *f*, Astereognosie *f*
aslterlixlis [,æstəˈrɪksɪs] *noun*: Flattertremor *m*, Flapping-Tremor *m*, Asteri-

xis *f*
alsterlnia [eɪˈstɜrnɪə] *noun*: Sternum-
aplasie *f*, Asternie *f*
aslthelnia [æsˈθiːnɪə] *noun*: Kraft-,
Energielosigkeit *f*, Schwäche *f*, Asthenie *f*
aslthelnolcolria [,æsθɪnəʊˈkəʊrɪə] *noun*:
Arrojo-Zeichen *nt*, Asthenokorie *f*
aslthelnolpila [,æsθəˈnəʊpɪə] *noun*:
Schwachsichtigkeit *f*, Asthenopie *f*
  color asthenopia: Farbenasthenopie *f*
aslthelnoplic [,æsθɪnəʊˈnɑpɪk] *adj*: asthe-
nopisch
aslthelnolsperlmia [,æsθɪnəʊˈspɜrmɪə]
noun: Astheno(zoo)spermie *f*
aslthelnolsperlmic [,æsθɪnəʊˈspɜrmɪk]
adj: asthenosperm
asthlma [ˈæzmə] *noun*: **1.** anfallsweise
Atemnot *m*, Asthma *nt* **2.** Bronchialasthma *nt*, Asthma bronchiale
  bronchial asthma: Bronchialasthma
  nt, Asthma bronchiale
  bronchitic asthma: bronchitisches Asthma *nt*, katarrhalisches Asthma *nt*, Asthmabronchitis *f*
  cardiac asthma: Herzasthma *nt*, Asthma cardiale
  cardial asthma: → *cardiac asthma*
  exercise-induced asthma: Anstrengungs-
  asthma *nt*
  miller's asthma: Müller-, Mehlasthma *nt*
asthlmatlic [æzˈmætɪk]: I *noun* Asthma-
tiker *m* II *adj* asthmatisch, kurzatmig,
Asthma-
asthlmolgenlic [,æzməˈdʒenɪk]: I *noun*
asthmogene Substanz *f* II *adj* asthmaauslösend, asthmogen
aslstiglmatlic [,æstɪgˈmætɪk] *adj*: astigmatisch, stabsichtig
alstiglmaltism [əˈstɪgmətɪzəm] *noun*:
Stabsichtigkeit *f*, Astigmatismus *m*
  corneal astigmatism: Hornhautastigma-
  tismus *m*, kornealer Astigmatismus *m*
alstiglmia [əˈstɪgmɪə] *noun*: Astigmatismus *m*, Stabsichtigkeit *f*
alstiglmic [əˈstɪgmɪk] *adj*: astigmatisch,
stabsichtig
alstolmia [əˈstəʊmɪə] *noun*: Astomie *f*
alstraglallar [æˈstrægələr] *adj*: talar
alstral [ˈæstrəl] *adj*: **1.** sternförmig, astral **2.** sternförmig, stellar, Astral-,
Stern(en)-
alstrinlgent [əˈstrɪndʒənt]: I *noun* Adstringens *nt* II *adj* adstringierend, zusammenziehend
alstrolblasltolma [,æstrəblæsˈtəʊmə]
noun: Astroblastom *nt*
alstrolcyte [ˈæstrəsaɪt] *noun*: Sternzelle
f, Astrozyt *m*

A

as|tro|cy|to|ma [ˌæstrəsaɪ'təʊmə] *noun*: Astrozytom *nt*, Astrocytoma *nt*

as|tro|cy|to|sis [ˌæstrəsaɪ'təʊsɪs] *noun*: Astrozytose *f*

as|trog|lia [æ'strɑglɪə, ˌæstrə'glaɪə] *noun*: Astroglia *f*, Makroglia *f*

a|syl|labia [eɪsɪ'leɪbɪə] *noun*: Asyllabie *f*

a|sym|bo|lia [ˌæsɪm'bəʊlɪə] *noun*: Asymbolie *f*

a|symp|to|matic [eɪ,sɪm(p)tə'mætɪk] *adj*: symptomlos, symptomarm, asymptomatisch

a|sys|to|lia [eɪsɪs'təʊlɪə] *noun*: Asystolie *f*, Herzstillstand *f*

a|sys|tol|ic [,eɪsɪs'tɑlɪk] *adj*: asystolisch

a|tac|tic [ə'tæktɪk] *adj*: ataxisch, ataktisch

at|a|vism ['ætəvɪzəm] *noun*: Atavismus *m*

a|tax|ia [ə'tæksɪə] *noun*: Ataxie *f*
cerebellar ataxia: zerebelläre Ataxie *f*
Friedreich's ataxia: Friedreich-Ataxie *f*, spinale/spinozerebellare Heredoataxie *f*, Heredoataxia spinalis
ataxia of gait: Gangataxie *f*, lokomotorische Ataxie *f*
spinal ataxia: spinale Ataxie *f*

a|tax|ic [ə'tæksɪk] *adj*: ataxisch, ataktisch

at|e|lec|ta|sis [ˌætə'lektəsɪs] *noun*: Atelektase *f*
absorption atelectasis: Absorptions-, Resorptions-, Obstruktionsatelektase *f*
compression atelectasis: Kompressionsatelektase *f*

at|e|lec|tat|ic [ˌætlek'tætɪk] *adj*: atelektatisch

a|te|lia [ə'tiːlɪə] *noun*: Atelie *f*

at|e|lo|car|dia [ˌætɪləʊ'kɑːrdɪə] *noun*: Atelocardie *f*

at|e|lo|cephaly [ˌætɪləʊ'sefəlɪ] *noun*: Atelocephalie *f*

at|e|lo|cheil|ia [ˌætɪləʊ'kaɪlɪə] *noun*: Ateloch(e)ilie *f*

at|e|lo|cheiria [ˌætɪləʊ'keɪrɪə] *noun*: Ateloch(e)irie *f*

at|e|lo|en|ce|phalia [ˌætɪləʊensə'feɪljə, -lɪə] *noun*: Atel(o)enzephalie *f*

at|e|lo|glos|sia [ˌætɪləʊ'glɑsɪə] *noun*: Ateloglossie *f*

at|e|lo|gnathia [ˌætɪləʊ'næθɪə, -'neɪθ-] *noun*: Atelognathie *f*

at|e|lo|myelia [ˌætɪləʊmaɪ'iːlɪə] *noun*: Atelomyelie *f*

at|e|lo|poldia [ˌætɪləʊ'pəʊdɪə] *noun*: Atelopodie *f*

at|e|lo|pro|so|pia [ˌætɪləʊprə'səʊpɪə] *noun*: Ateloprosopie *f*

at|e|lo|stolmia [ˌætɪləʊ'stəʊmɪə] *noun*: Atelostomie *f*

a|the|lia [ə'θiːlɪə] *noun*: Athelie *f*

a|ther|mic [eɪ'θɜːrmɪk] *adj*: apyretisch, fieberfrei, fieberlos, afebril

ath|er|o|em|bolism [ˌæθərəʊ'embəlɪzəm] *noun*: Atheroembolie *f*

ath|er|o|gen|ic [ˌæθərəʊ'dʒenɪk] *adj*: atherogen

ath|er|o|ma [ˌæθə'rəʊmə] *noun*: (*Gefäß*) Atherom *nt*, atherosklerotische Plaque *f*

ath|er|o|ma|to|sis [ˌæθərəʊmə'təʊsɪs] *noun*: Atheromatose *f*

ath|er|o|ma|tous [æθə'rɑmətəs] *adj*: atheromatös

ath|er|o|scler|o|sis [ˌæθərəʊsklə'rəʊsɪs] *noun*: Atherosklerose *f*

ath|er|o|scle|rot|ic ['æθərəʊsklɪ'rɑtɪk] *adj*: atherosklerotisch

ath|e|toid ['æθətɔɪd] *adj*: athetosenähnlich, athetoid

ath|e|to|sis [ˌæθə'təʊsɪs] *noun*: Athetose *f*
pupillary athetosis: Pupillenzittern *nt*, Irisblinzeln *nt*, Hippus *m* (pupillae), Athetosis pupillaris

ath|e|tot|ic [ˌæθə'tɑtɪk] *adj*: athetotisch

a|thy|mia [ə'θaɪmɪə] *noun*: Athymie *nt*

a|thy|re|o|sis [eɪ,θaɪrɪ'əʊsɪs] *noun*, *plural -ses* [-siːz]: Athyreose *f*

a|thy|roid|o|sis [eɪ,θaɪrɔɪ'dəʊsɪs] *noun*: Athyreose *f*

at|lan|tal [æt'læntl] *adj*: Atlas-

at|lan|to|ax|ial [æt,læntəʊ'æksɪəl] *adj*: atlantoaxial

atlanto-occipital *adj*: atlanto-okzipital, atlanto-occipital

atlanto-odontoid *adj*: atlanto-odontoid, atlanto-dental

at|las ['ætləs] *noun*, *plural -las|es*: erster Halswirbel *m*, Atlas *m*

at|om ['ætəm] *noun*: Atom *nt*

at|om|ic [ə'tɑmɪk] *adj*: **1.** atomar, Atom- **2.** klein, extrem winzig

at|om|i|za|tion [ˌætəmaɪ'zeɪʃn] *noun*: Zerstäubung *f*, Zerstäuben *nt*, Atomisierung *f*

at|o|nia [ə'təʊnɪə] *noun*: Atonie *f*, Atonizität *f*
gastric atonia: Magenatonie *f*
intestinal atonia: Darmatonie *f*

a|ton|ic [ə'tɑnɪk, eɪ-] *adj*: schlaff, kraftlos, atonisch

at|o|ny ['ætnɪ] *noun*: Atonie *f*
bladder atony: (Harn-)Blasenatonie *f*
uterine atony: Atonia uteri

at|o|pen ['ætəpen] *noun*: Atopen *nt*

a|top|ic [eɪ'tɑpɪk, ə-] *adj*: **1.** ursprungsfern, (nach außen) verlagert, heterotopisch, ektop(isch) **2.** ektopisch

a|top|og|no|sia [eɪ,tɑpɑg'nəʊʒ(ɪ)ə] *noun*: Atopognosie *f*

at|o|py ['ætəpɪ] *noun*: **1.** Atopie *f* **2.** atopische Allergie *f*

a|tox|ic [eɪ'tɑksɪk] *adj*: **1.** ungiftig, nichtgiftig, atoxisch **2.** nicht durch Gift verursacht

ATPase *noun*: Adenosintriphosphatase *f*, ATPase *f*

a|trans|fer|ri|ne|mia [eɪ,trænzferɪ'niːmɪə] *noun*: Transferrinmangel *m*, Atransferrinämie *f*

a|trau|mat|ic [eɪtrɔ:'mætɪk, -trə-] *adj*: nicht-gewebeschädigend, atraumatisch

a|trep|sy [ə'træpsɪ] *noun*: Säuglingsdystrophie *f*, Marasmus *m*

a|tre|sia [ə'triːʒ(ɪ)ə] *noun*: **1.** Atresie *f*, Atresia *f* **2.** Involution *f*, Rückbildung(sprozess *m*) *f*
anal atresia: Analatresie *f*, Atresia ani
biliary atresia: Gallengangsatresie *f*
choanal atresia: Choanalatresie *f*
colonic atresia: Kolonatresie *f*
duodenal atresia: Duodenal-, Duodenumatresie *f*
esophageal atresia: Ösophagusatresie *f*
hymenal atresia: Hymenalatresie *f*, Atresia hymenalis
intestinal atresia: Darmatresie *f*
pulmonary atresia: Pulmonalatresie *f*
rectal atresia: Mastdarm-, Rektumatresie *f*, Atresia recti
tricuspid atresia: Trikuspidal(klappen)atresie *f*
vaginal atresia: Scheiden-, Vaginalatresie *f*, Atresia vaginalis

a|tret|ic [ə'tretɪk] *adj*: uneröffnet, ungeöffnet, geschlossen, atretisch

a|tre|to|gas|tria [ə,triːtəʊ'gæstrɪə] *noun*: Magenatresie *f*, Atretogastrie *f*

a|tre|top|sia [,ætrɪ'tɑpsɪə] *noun*: Pupillenatresie *f*, Atretopsie *f*

a|tre|tor|rhin|ia [ə,triːtəʊ'rɪːnɪə] *noun*: Nasenatresie *f*, Nasengangsatresie *f*, Atretorrhinie *f*

a|tret|u|re|thria [ə,tretjʊə'riːθrɪə] *noun*: Harnröhrenatresie *f*, Urethraatresie *f*, Atresia urethrae, Atreturethrie *f*

a|tri|al ['eɪtrɪəl] *adj*: atrial, aurikulär

a|trich|ia [ə'trɪkɪə] *noun*: Atrichie *f*

a|tri|o|meg|al|ly [,eɪtrɪəʊ'megəlɪ] *noun*: Vorhofdilatation *f*, Atriomegalie *f*

a|tri|o|pep|tide [,eɪtrɪəʊ'peptaɪd] *noun*: atrialer natriuretischer Faktor *m*, Atriopeptid *nt*, Atriopeptin *nt*

a|tri|o|sep|to|plas|ty [,eɪtrɪəʊ,septəʊ-'plæstɪ] *noun*: Vorhofseptumplastik *f*, Atrioseptoplastik *f*

a|tri|o|sep|tos|to|my [,eɪtrɪəʊsep'tɑstə-mɪ] *noun*: Atrioseptostomie *f*

a|tri|o|to|my [eɪtrɪ'ɑtəmɪ] *noun*: Vorhof-

eröffnung *f*, Atriotomie *f*

a|tri|o|ven|tric|u|lar [,eɪtrɪəʊven'trɪkjə-lər] *adj*: atrioventrikulär, atrioventrikular

a|tri|um ['eɪtrɪəm] *noun, plural* -**tri|ums,** -**tria** [-trɪə]: **1.** Vorhof *m*, Atrium *nt* **2.** (Herz-)Vorhof *m*, Kammervorhof *m*, Atrium cordis
left atrium: linker (Herz-)Vorhof *m*, Atrium cordis sinistrum
right atrium: rechter (Herz-)Vorhof *m*, Atrium cordis dextrum

a|troph|ic [ə'trɑfɪk] *adj*: atrophisch; geschrumpft, verkümmert, atrophiert

a|tro|pho|der|ma [,ætrəfəʊ'dɜrmə] *noun*: Hautatrophie *f*, Atrophoderma *nt/f*

a|tro|phy ['ætrəfɪ]: I *noun* Schwund *m*, Rückbildung *f*, Verkümmerung *f*, Atrophie *f* II *vt* schwinden oder verkümmern oder schrumpfen lassen, atrophieren; auszehren, abzehren III *vi* verkümmern, schrumpfen, atrophieren
bone atrophy: Knochenatrophie *f*
brain atrophy: Hirnatrophie *f*
cyanotic atrophy: zyanotische Atrophie *f*, Sauerstoffmangelatrophie *f*
Erb's atrophy: Erb-Muskelatrophie *f*, Dystrophia musculorum progressiva Erb
facial atrophy: Romberg(-Parry)-Syndrom *nt*, Romberg-Trophoneurose *f*, progressive halbseitige Gesichtsatrophie *f*, Atrophia (hemi-)facialis
liver atrophy: Leberatrophie *f*
muscular atrophy: Muskelatrophie *f*, Myatrophie *f*, Amyotrophie *f*
optic atrophy: Optikusatrophie *f*
postmenopausal atrophy: postmenopausale Atrophie *f*, Postmenopausenatrophie *f*
pressure atrophy: Druckatrophie *f*
senile atrophy: Altersatrophie *f*, senile Atrophie *f*
testicular atrophy: Hodenatrophie *f*
thenar atrophy: Daumenballen-, Thenaatrophie *f*

a|tro|pine ['ætrəpiːn] *noun*: Atropin *nt*

at|tack [ə'tæk]: I *noun* **1.** Attacke *f*, Anfall *m* **2.** (*chem.*) Angriff *m*, Einwirkung *f* (*on* auf) II *v* (*Krankheit*) befallen; (*chem.*) angreifen

at|ten|u|a|tion [ə,tenjə'weɪʃn] *noun*: **1.** Verdünnen *nt*, Abschwächen *nt*, Vermindern *nt* **2.** Dämpfung *f*

at|tic ['ætɪk] *noun*: Kuppelraum *m*, Attikus *m*, Epitympanum *nt*, Recessus epitympanicus

at|ti|ci|tis [ætə'kaɪtɪs] *noun*: Kuppelraumentzündung f, Attizitis f

at|ti|co|an|trot|o|my [ˌætɪkəʊæn'trɑtə-mɪ] *noun*: Attikantrotomie f

at|ti|cot|o|my [ætɪ'kɑtəmɪ] *noun*: Attikotomie f

at|tract|ant [ə'træktənt] *noun*: Lockstoff m, Attraktant m

at|tri|tion [ə'trɪʃn] *noun*: Abrieb m, Reibung f; (physiologische) Abnutzung f, Abreibung f, Verschleiß m

au|di|ble ['ɔːdɪbl] *adj*: hörbar, vernehmbar, vernehmlich (*to* für)

au|di|mut|ism [ɔːdɪ'mjuːtɪzəm] *noun*: (motorische) Hörstummheit f, Audimutitas f, fehlende oder verzögerte Sprachentwicklung f

au|di|o|gen|ic [ˌɔːdɪə'dʒenɪk] *adj*: 1. audiogen 2. laut-, schallbildend

au|di|o|met|ric [ˌɔːdɪə'metrɪk] *adj*: audiometrisch

au|di|om|e|try [ɔːdɪ'ɑmətrɪ] *noun*: Audiometrie f

au|di|o|vis|u|al [ˌɔːdɪə'vɪʒəwəl, -zjʊəl] *adj*: audiovisuell

au|di|tory ['ɔːdɪt(ə)rɪ, -təʊ-, -tɔː-] *adj*: auditiv

aug|men|ta|tion [ˌɔɡmen'teɪʃn] *noun*: Vergrößerung f, Verstärkung f, Zunahme f

breast augmentation: Mammaaugmentation f

au|ra ['ɔːrə] *noun, plural* **-ras, -rae** [-riː]: Aura f

au|ral ['ɔːrəl] *adj*: 1. Ohr(en)-, Gehör-, Hör-; Ton- 2. Aura betreffend

au|ran|ti|a|sis [ˌɔːrən'taɪəsɪs] *noun*: Karotingelbsucht f, Aurantiasis f (cutis)

au|ri|a|sis [ɔː'raɪəsɪs] *noun*: Auriasis f, Pigmentatio aurosa

au|ri|cle ['ɔːrɪkl] *noun*: 1. Ohrmuschel f, Aurikel f 2. Herzohr nt, Auricula atrii

au|ric|u|la [ɔː'rɪkjələ] *noun*: →auricle

au|ric|u|lar [ɔː'rɪkjələr] *adj*: 1. ohrförmig, aurikular, Ohr(en)-, Gehör-, Hör- 2. →atrial

au|ric|u|lo|ven|tric|u|lar [ˌɔːˌrɪkjələʊven-'trɪkjələr] *adj*: atrioventrikulär, atrioventrikular

au|ris ['ɔːrɪs] *noun, plural* **-res** [-riːz]: Ohr nt, Auris f

au|ri|scope ['ɔːrəskəʊp] *noun*: Auriskop nt, Otoskop nt

au|ro|ther|a|py [ˌɔːrə'θerəpɪ] *noun*: Gold-, Auro-, Chrysotherapie f

aus|cul|ta|tion [ˌɔːskəl'teɪʃn] *noun*: Auskultation f

cardiac auscultation: Herzauskultation f

aus|cul|ta|to|ry [ɔː'skʌltəˌtɔːriː, -təʊ-]

adj: auskultatorisch

au|tism ['ɔːtɪzəm] *noun*: 1. Autismus m 2. frühkindlicher Autismus m, Kanner-Syndrom nt

au|tis|tic [ɔː'tɪstɪk] *adj*: autistisch

au|to|ag|glu|ti|na|tion [ˌɔːtəʊəˌgluːtə-'neɪʃn] *noun*: Autoagglutination f

au|to|ag|gres|sive [ˌɔːtəʊə'gresɪv] *adj*: autoimmun, autoaggressiv

au|to|al|ler|gy [ˌɔːtəʊ'ælərdʒɪ] *noun*: →autoimmunity

au|to|a|nal|y|sis [ˌɔːtəʊə'nælɪsɪs] *noun*: Auto(psycho)analyse f

au|to|an|am|ne|sis [ˌɔːtəʊˌænəm'niːsɪs] *noun*: Autoanamnese f

au|to|an|ti|bod|y [ˌɔːtəʊ'æntɪbɑdɪ] *noun*: Autoantikörper m

au|to|an|ti|gen [ˌɔːtəʊ'æntɪdʒən] *noun*: Autoantigen nt

au|toch|tho|nous [ɔː'tɑkθənəs] *adj*: autochthon

au|to|crine ['ɔːtəʊkrɪn] *adj*: autokrin

au|to|cy|to|tox|in [ˌɔːtəʊˌsaɪtə'tɑksɪn] *noun*: Autotoxin nt, Autozytotoxin nt

au|to|de|struc|tion [ˌɔːtəʊdɪ'strʌkʃn] *noun*: Selbstzerstörung f, Autodestruktion f

au|to|di|ges|tion [ˌɔːtəʊdɪ'dʒestʃn] *noun*: Selbstverdauung f, Autodigestion f

au|to|di|ges|tive [ˌɔːtəʊdɪ'dʒestɪv] *adj*: selbstverdauend, autodigestiv

au|to|ge|ne|ic [ˌɔːtəʊdʒə'niːɪk] *adj*: autolog, autogenisch, autogen, autogenetisch

au|to|ge|net|ic [ˌɔːtəʊdʒə'netɪk] *adj*: autogenetisch, autogenisch, autogen, autolog

au|to|gen|ic [ˌɔːtəʊ'dʒenɪk] *adj*: autogen

au|to|ge|nous [ɔː'tɑdʒənəs] *adj*: 1. autogen 2. endogen, autogen, autolog

au|to|graft ['ɔːtəʊgræft] *noun*: Autotransplantat nt

au|to|he|mag|glu|ti|na|tion [ˌɔːtəʊˌhiːmə-gluːtə'neɪʃn] *noun*: Autohämagglutination f

au|to|he|mol|y|sis [ˌɔːtəʊhɪ'mɑlɪsɪs] *noun*: Autohämolyse f

au|to|he|mo|lyt|ic [ɔːtəʊˌhiːmə'lɪtɪk] *adj*: autohämolytisch

au|to|he|mo|ther|a|py [ɔːtəʊˌhiːmə'θerə-pɪ] *noun*: Eigenblutbehandlung f, Autohämotherapie f

au|to|he|mo|trans|fu|sion [ɔːtəʊˌhiːmə-træns'fjuːʒn] *noun*: Eigenbluttransfusion f, Autotransfusion f

au|to|hyp|no|sis [ˌɔːtəʊhɪp'nəʊsɪs] *noun*: Selbst-, Autohypnose f

au|to|im|mune [ˌɔːtəʊɪ'mjuːn] *adj*: au-

toimmun
au|to|im|mu|ni|ty [ˌɔːtəʊɪˈmjuːnətɪ] *noun*:
Autoimmunität *f*
au|to|in|fec|tion [ˌɔːtəʊɪnˈfekʃn] *noun*:
Selbstinfizierung *f*, Autoinfektion *f*
au|to|in|fu|sion [ˌɔːtəʊɪnˈfjuːʒn] *noun*:
Autoinfusion *f*
au|to|in|tox|i|cant [ˌɔːtəʊɪnˈtɑksɪkənt]
noun: Autotoxin *nt*, Endotoxin *nt*
au|to|in|tox|i|ca|tion [ˌɔːtəʊɪnˌtɑksɪˈkeɪ-
ʃn] *noun*: Selbstvergiftung *f*, Autointoxikation *f*
au|to|ki|ne|sis [ˌɔːtəʊkɪˈniːsɪs] *noun*:
willkürliche Bewegung *f*, Willkürmotorik *f*, Autokinese *f*
au|to|ki|net|ic [ˌɔːtəʊkɪˈnetɪk, -kaɪ-]
adj: autokinetisch
au|tol|o|gous [ɔːˈtɑləgəs] *adj*: autolog,
autogenisch, autogen, autogenetisch
au|tol|y|sis [ɔːˈtɑlɪsɪs] *noun*: Selbstauf-
lösung *f*, Autolyse *f*; Selbstverdauung *f*,
Autodigestion *f*
au|to|lyt|ic [ˌɔːtəˈlɪtɪk] *adj*: selbstauflö-
send; selbstverdauend, autodigestiv,
autolytisch
au|tom|a|tism [ɔːˈtɑmətɪzəm] *noun*: Au-
tomatismus *m*
au|ton|o|mous [ɔːˈtɑnəməs] *adj*: unab-
hängig, selbstständig; vegetativ, autonom
au|ton|o|my [ɔːˈtɑnəmɪ] *noun*: Selbst-
ständigkeit *f*, Unabhängigkeit *f*, Auto-
nomie *f*
auto-ophthalmoscopy *noun*: Autooph-
thalmoskopie *f*
auto-oxidation *noun*: Autoxydation *f*,
Autoxidation *f*
au|to|path|ic [ˌɔːtəʊˈpæθɪk] *adj*: idiopa-
thisch, selbstständig, protopathisch, essentiell, primär, genuin
au|top|a|thy [ɔːˈtɑpəθɪ] *noun*: idiopathi-
sche Erkrankung *f*, Autopathie *f*
au|toph|o|ny [ɔːˈtɑfənɪ] *noun*: Autopho-
nie *f*
au|to|plast [ˈɔːtəʊplæst] *noun*: →auto-
graft
au|to|plas|tic [ɔːtəʊˈplæstɪk] **I** *noun*
→autograft **II** *adj* autoplastisch
au|to|poi|son|ous [ɔːtəʊˈpɔɪzənəs] *adj*:
autotoxisch
au|to|pro|throm|bin [ˌɔːtəʊprəʊˈθrɑm-
bɪn] *noun*: Autoprothrombin *nt*
au|top|sy [ˈɔːtɑpsɪ] **I** *noun* Leichener-
öffnung *f*, Obduktion *f*,
Nekropsie *f* **conduct/carry out an auto-
psy** eine Autopsie vornehmen
au|to|ra|di|o|graph|ic [ɔːtəʊˌreɪdɪəʊˈɡræf-
ɪk] *adj*: autoradiographisch, autoradio-
grafisch

au|to|ra|di|og|ra|phy [ɔːtəʊˌreɪdɪˈɑɡrəfɪ]
noun: Autoradiographie *f*, Autoradio-
grafie *f*, Autohistoradiographie *f*, Auto-
historadiografie *f*
au|to|re|du|pli|ca|tion [ˌɔːtəʊrɪˌd(j)uːplɪ-
ˈkeɪʃn] *noun*: identische Reduplika-
tion *f*, Autoreduplikation *f*
au|to|reg|u|la|tion [ˌɔːtəʊˌreɡjəˈleɪʃn]
noun: Selbst-, Autoregulation *f*, -regu-
lierung *f*, -regelung *f*
au|to|re|in|fec|tion [ɔːtəʊˌriːɪnˈfekʃn]
noun: **1.** →autoinfection **2.** autogene
Reinfektion *f*
au|to|re|in|fu|sion [ɔːtəʊˌriːɪnˈfjuːʒn]
noun: Autoreinfusion *f*, Autotransfu-
sion *f*
au|tos|co|py [ɔːˈtɑskəpɪ] *noun*: Autosko-
pie *f*
au|to|sen|si|ti|za|tion [ɔːtəʊˌsensɪtɪˈzeɪ-
ʃn] *noun*: Autosensibilisierung *f*, Auto-
immunisierung *f*
au|to|sep|ti|cel|mia [ɔːtəʊˌseptəˈsiːmɪə]
noun: Autosepsis *f*, Endosepsis *f*
au|to|se|ro|ther|a|py [ɔːtəʊˌsɪərəʊˈθerə-
pɪ] *noun*: Eigenserumbehandlung *f*,
Autoserotherapie *f*
au|to|se|rum [ɔːtəʊˈsɪərəm] *noun*: Ei-
genserum *nt*, Autoserum *nt*
au|to|so|mal [ɔːtəʊˈsəʊml] *adj*: autoso-
mal
au|to|sug|ges|tion [ˌɔːtəsə(ɡ)ˈdʒestʃn]
noun: Selbstbeeinflussung *f*, Autosug-
gestion *f*
au|to|sug|ges|tive [ˌɔːtəsə(ɡ)ˈdʒestɪv]
adj: autosuggestiv
au|to|ther|a|py [ɔːtəʊˈθerəpɪ] *noun*: **1.**
Selbstheilung *f*, Autotherapie *f* **2.**
Spontanheilung *f*
au|to|top|ag|no|sia [ˌɔːtəˌtɑpæɡˈnəʊ-
ʒ(ɪ)ə] *noun*: Autotopagnosie *f*
au|to|tox|e|mia [ˌɔːtəʊtɑkˈsiːmɪə] *noun*:
→autotoxicosis
au|to|tox|ic [ɔːtəʊˈtɑksɪk] *adj*: autoto-
xisch
au|to|tox|i|co|sis [ɔːtəʊˌtɑksɪˈkəʊsɪs]
noun: Autotoxikose *f*, Autointoxikation *f*
au|to|tox|in [ɔːtəʊˈtɑksɪn] *noun*: Auto-
toxin *nt*
au|to|trans|fu|sion [ˌɔːtəʊtrænsˈfjuːʒn]
noun: Eigenbluttransfusion *f*, Auto-
transfusion *f*
au|to|trans|plant [ɔːtəʊˈtrænsplænt]
noun: Autotransplantat *nt*
au|to|trans|plan|ta|tion [ɔːtəʊˌtræns-
plænˈteɪʃn] *noun*: Autotransplantation *f*
au|to|vac|ci|na|tion [ɔːtəʊˌvæksəˈneɪʃn]
noun: Autovakzinebehandlung *f*
au|to|vac|cine [ɔːtəʊˈvæksiːn] *noun*: Ei-

genimpfstoff *m*, Autovakzine *f*
au|tox|i|da|tion [ɔː,tɑksɪ'deɪʃn] *noun*:
Autoxydation *f*, Autoxidation *f*
au|tum|nal [ɔː'tʌmnl] *adj*: herbstlich,
autumnal
aux|a|nog|ra|phy [,ɔːgzə'nɑgrəfɪ] *noun*:
Auxanographie *f*, Auxanografie *f*
aux|o|troph|ic [ɔːgzə'trɑfɪk] *adj*: auxo-
troph
a|val|vu|lar [eɪ'vælvjələr] *adj*: klappen-
los, avalvulär
a|vas|cu|lar [eɪ'væskjələr] *adj*: gefäßlos,
avaskulär
av-bundle *noun*: Atrioventrikularbündel
nt, His-Bündel *nt*, Fasciculus atrioventricularis
av|er|age ['æv(ə)rɪdʒ]: **I** *noun* Durch-
schnitt *m*, Mittelwert *m* **II** *adj* durchschnittlich, Durchschnitts-
a|vi|an ['eɪvɪən] *adj*: Vogel-
a|vid|i|ty [ə'vɪdətɪ] *noun*: **1.** Anzie-
hungskraft *f*, Bindungskraft *f* **2.** Säure-
stärke *f*, Basenstärke *f* **3.** Avidität *f*
a|vir|u|lence [eɪ'vɪrjələns] *noun*: Aviru-
lenz *f*
a|vir|u|lent [eɪ'vɪrjələnt] *adj*: nicht-vi-
rulent, nicht-ansteckungsfähig, avirulent
a|vi|ta|min|o|sis [eɪ,vaɪtəmɪ'nəʊsɪs]
noun: Vitaminmangelkrankheit *f*, Avitaminose *f*
AV-node *noun*: Aschoff-Tawara-Knoten
m, Atrioventrikularknoten *m*, Tawara-
Knoten *m*, AV-Knoten *m*, Nodus atrioventricularis
a|vul|sion [ə'vʌlʃn] *noun*: Ab-, Ausrei-
ßen *nt*, Avulsio *f*
ax|i|al ['æksɪəl] *adj*: achsenförmig, axial
ax|i|lem|ma [,æksɪ'lemə] *noun*: →*axo-
lemma*
ax|il|la [æg'zɪlə, æk's-] *noun*, *plural* -**las**,
-**lae** [-liː]: Achselhöhle *f*, Achselhöhlengrube *f*, Axilla *f*, Fossa axillaris
ax|il|lar|y ['æksə,lerɪ:, æk'sɪlərɪ] *adj*:
axillar
ax|is ['æksɪs] *noun*, *plural* **ax|es** ['æk-
siːz]: **1.** zweiter Halswirbel *m*, Axis *m* **2.**

(Körper-, Gelenk-, Organ-)Achse *f*,
Axis *m*
dens axis: Dens axis
external axis of eye: äußere/anatomi-
sche Augenachse *f*, Axis externus bulbi
ax|o|ax|on|ic [,æksəæk'sɑnɪk] *adj*: axo-
axonal, axo-axonisch
ax|o|den|dritic [,æksəden'drɪtɪk] *adj*:
axodendritisch
ax|o|lem|ma ['æksəlemə] *noun*: Axo-
lemm *nt*
ax|on ['æksɑn] *noun*: Achsenzylinder
m, Axon *nt*, Neuraxon *nt*
ax|on|al ['æksənl, -,sɑnl] *adj*: axonal
ax|o|plasm ['æksəplæzəm] *noun*: Axo-
plasma *nt*
ax|o|po|di|um [,æksə'pəʊdɪəm] *noun*,
plural -**dia** [-dɪə]: Achsenfüßchen *nt*,
Axopodium *nt*
az|a|thio|prine [æzə'θaɪəpriːn] *noun*:
Azathioprin *nt*
az|i|do|thy|mi|dine [,æzɪdəʊ'θaɪmədiːn]
noun: Azidothymidin *nt*
azo|o|sper|mia [eɪ,zəʊə'spɜrmɪə] *noun*:
Azoospermie *f*
az|o|te|mia [æzə'tiːmɪə] *noun*: Azotä-
mie *f*, Azothämie *f*
az|o|tem|ic [æzə'tiːmɪk] *adj*: azotämisch
az|o|tor|rhea [,æzətəʊ'rɪə] *noun*: Azo-
torrhoe *f*
az|o|tu|ria [,æzə't(j)ʊərɪə] *noun*: Azotu-
rie *f*
az|u|ro|phil ['æʒərəfɪl, ə'zʊərə-] *noun*:
azurophile Zelle *f*
az|u|ro|phile ['æʒərəfaɪl, -fɪl]: **I** *noun*
→*azurophil* **II** *adj* →*azurophilic*
az|u|ro|phil|ic [,æʒərə'fɪlɪk] *adj*: azuro-
phil
az|y|gog|ra|phy [æzɪ'gɑgrəfɪ] *noun*: Azy-
gographie *f*, Azygografie *f*
az|y|gos ['æzɪgəs, ə'zaɪ-]: **I** *noun* Azy-
gos *f*, Vena azygos **II** *adj* ungepaart, un-
paar
az|y|gous ['æzɪgəs, ə'zaɪ-] *noun*, *adj*:
→*azygos*
az|y|mia [ə'ziːmɪə, -'zaɪm-] *noun*: Azy-
mie *f*

B

Balbelsia [bə'biːʒ(ı)ə, -zıə] *noun*: Babesia *f*

balbelsilolsis [bə,biːzı'əusıs] *noun*: **1.** chronische Babesiose *f*, Babesiose *f*, Babesiasis *f*, Piroplasmose *f*

balby ['beıbı] *noun*: Säugling *m*
blue baby: zyanotischer Säugling *m*
large-for date baby: Riesenkind *nt*
small-for-date baby: Mangelgeborenes *nt*
test-tube baby: Retortenbaby *nt*

balcamlpilcillin [bə,kæmpı'sılın] *noun*: Bacampicillin *nt*

baclillairy ['bæsə,lerıː] *adj*: bazillenförmig, stäbchenförmig, baziliform, bazillär

baclillelmia [bæsə'liːmıə] *noun*: Bazillensepsis *f*, Bazillämie *f*

balcillilform [bə'sıləfɔːrm] *adj*: bazillenförmig, stäbchenförmig; bazillär, baziliform

baclillulria [,bæsə'l(j)ʊərıə] *noun*: Bazillurie *f*

balcillus [bə'sıləs] *noun, plural* **balcillli** [bə'sılaı]: **1.** Bazillus *m*, Bacillus *m* **2.** stäbchenförmiges Bakterium *nt*
Bang's bacillus: Bang-Bazillus *m*, Brucella abortus, Bacterium abortus Bang
diphtheria bacillus: Diphtheriebazillus *m*, Klebs-Löffler-Bazillus *m*, Corynebacterium diphtheriae
Döderlein's bacillus: Döderlein-Stäbchen *nt*
Ducrey's bacillus: Ducrey-Streptobakterium *nt*, Haemophilus ducreyi
Flexner's bacillus: Flexner-Bacillus *m*, Shigella flexneri
Friedländer's bacillus: Friedländer-Bacillus *m*, Klebsiella pneumoniae
Gärtner's bacillus: Gärtner-Bazillus *m*, Salmonella enteritidis
gas bacillus: Welch-Fränkel-Gasbrandbazillus *m*, Clostridium perfringens
Johne's bacillus: Johne-Bazillus *m*, Mycobacterium paratuberculosis
Klebs-Löffler bacillus: Klebs-Löffler-Bazillus *m*, Klebs-Löffler-Bazillus *m*, Corynebacterium diphtheriae

Löffler's bacillus: Diphtheriebazillus *m*, Klebs-Löffler-Bazillus *m*, Corynebacterium diphtheriae
Morax-Axenfeld bacillus: Diplobakterium Morax-Axenfeld *nt*
Pfeiffer's bacillus: Pfeiffer-Influenza-Bazillus *m*, Haemophilus influenzae
spore-forming bacilli: Sporenbildner *pl*
tetanus bacillus: Tetanusbazillus *m*, Plectridium tetani, Clostridium tetani
tubercle bacillus: Tuberkelbazillus *m*, TB-Bazillus *m*, Mycobacterium tuberculosis
typhoid bacillus: Typhusbazillus *m*, Salmonella typhi
Welch's bacillus: Welch-Fränkel-Bazillus *m*, Welch-Fränkel-Gasbrandbazillus *m*, Clostridium perfringens

Balcilllus [bə'sıləs] *noun*: Bacillus *m*
Bacillus anthracis: Milzbrandbazillus *m*, Milzbranderreger *m*, Bacillus anthracis
Bacillus Calmette-Guérin: Bacillus Calmette-Guérin

baclitralcin [,bæsı'treısın] *noun*: Bazitrazin *nt*, Bacitracin *nt*

back [bæk]: **I** *noun* **1.** Rücken *m*, Rückgrat *nt*, Dorsum *nt* **2.** Hinter-, Rückseite *f*; (Hand-, Buch-)Rücken *m*
flat back: Flachrücken *m*
back of foot: Fußrücken *m*, Dorsum pedis
round back: Rundrücken *m*

backlbone ['bækbəʊn] *noun*: **1.** Rückgrat *nt*, Wirbelsäule *f*, Columna vertebralis **2.** Grundgerüst *nt*

backlknee ['bækniː] *noun*: Hohlknie *nt*, Genu recurvatum

baclterlelmia [,bæktə'riːmıə] *noun*: Bakteriämie *f*

bacltelria [bæk'tıərıə] *plural*: → *bacterium*

baclterlilal [bæk'tıərıəl] *adj*: bakteriogen, bakteriell

baclterlilcidlal [bæk,tıərı'saıdl] *adj*: bakterienabtötend, bakterizid

baclterlilcide [bæk'tıərəsaıd] *noun*: Bakterizid *nt*

baclterlilcidlin [bæk,tıərə'saıdn] *noun*: Bakterizidin *nt*, Bactericidin *nt*

baclterlilcidlilty [bæk,tərı'sıdətı] *noun*: Bakterizidie *f*

baclterlid ['bæktərıd] *noun*: Bakterid *nt*

baclterlelmia [bæk,tıərı'iːmıə] *noun*: → *bacteremia*

baclterliform [bæk'tıərıfɔːrm] *adj*: bakterienähnlich, bakterienförmig

baclterlin ['bæktərın] *noun*: Bakterienimpfstoff *m*, Bakterienvakzine *f*

bac|te|ri|o|cid|al [bæk,tɪərɪə'saɪdl] *adj*: bakterienabtötend, bakterizid

bac|te|ri|o|cid|in [bæk,tɪərɪə'saɪdn] *noun*: Bakterizidin *nt*, Bactericidin *nt*

bac|te|ri|o|cin [bæk'tɪərɪəsɪn] *noun*: Bakteriozin *nt*, Bacteriocin *nt*

bac|te|ri|o|gen|ic [bæk,tɪərɪə'dʒenɪk] *adj*: bakteriell, bakteriogen

bac|te|ri|oid [bæk'tɪərɪɔɪd]: I *noun* Bakterioid *nt* II *adj* bakterienförmig, bakteroid, bakterioid

bac|te|ri|o|ly|sin [bæk,tɪərɪə'laɪsɪn] *noun*: Bakteriolysin *nt*

bac|te|ri|o|ly|sis [bæk,tɪərɪ'ɑlɪsɪs] *noun*: Bakteriolyse *f*

bac|te|ri|o|ly|tic [bæk,tɪərɪə'lɪtɪk] *adj*: bakterienauflösend, bakteriolytisch

bac|te|ri|o|pex|ly [bæk,tɪərɪə'peksɪ] *noun*: Bakteriopexie *f*

bac|te|ri|o|phage [bæk'tɪərɪəfeɪdʒ] *noun*: Bakteriophage *m*, Phage *m*

bac|te|ri|o|phal|gia [bæk,tɪərɪə'feɪdʒ(ɪ)ə] *noun*: Twort-d'Herelle-Phänomen *nt*, Bakteriophagie *f*

bac|te|ri|o|phy|to|ma [bæk,tɪərɪəfaɪ'təʊmə] *noun*: Bakteriophytom *nt*

bac|te|ri|op|so|nin [bæk,tɪərɪ'ɑpsənɪn] *noun*: Bakterienopsonin *nt*, Bakteriopsonin *nt*

bac|te|ri|o|sis [bæk,tɪərɪ'əʊsɪs] *noun*: bakterielle Erkrankung *f*, Bakteriose *f*

bac|te|ri|os|ta|sis [bæk,tɪərɪ'ɑstəsɪs] *noun*: Bakteriostase *f*

bac|te|ri|o|stat [bæk'tɪərɪəʊstæt] *noun*: Bakteriostatikum *nt*

bac|te|ri|o|stat|ic [bæk,tɪərɪə'stætɪk]: I *noun* → *bacteriostat* II *adj* bakteriostatisch

bac|te|ri|o|ther|a|py [bæk,tɪərɪə'θerəpɪ] *noun*: Bakterientherapie *f*, Bakteriotherapie *f*

bac|te|ri|o|tox|e|mia [bæk,tɪərɪətɑk'siːmɪə] *noun*: Bakterientoxämie *f*, Bakteriotoxämie *f*

bac|te|ri|o|tox|ic [bæk,tɪərɪə'tɑksɪk] *adj*: bakterientoxisch, bakteriotoxisch

bac|te|ri|o|tox|in [bæk,tɪərɪə'tɑksɪn] *noun*: Bakteriengift *nt*, Bakterientoxin *nt*, Bakteriotoxin *nt*

bac|te|ri|um [bæk'tɪərɪəm] *noun, plural* -ria [bæk'tɪərɪə]: Bakterie *f*, Bakterium *nt*, Bacterium *nt*
coliform bacteria: coliforme Bakterien *pl*, Colibakterien *pl*
lactic bacteria: Milchsäurebakterien *pl*

bac|te|ri|u|ria [bæk,tɪərɪ'(j)ʊərɪə] *noun*: Bakteriurie *f*

bac|te|ri|u|ric [bæk,tɪərɪ'jʊərɪk] *adj*: bakteriurisch

bac|te|roid ['bæktərɔɪd]: I *noun* Bakteroid *nt*, Bacteroid *nt* II *adj* bakterienähnlich, bakteroid, bakterioid

Bac|te|roi|des [bæktə'rɔɪdiːz] *noun*: Bacteroides *f*

bac|te|roi|do|sis [,bæktərɔɪ'dəʊsɪs] *noun*: Bacteroidesinfektion *f*, Bacteroidosis *f*

bag [bæg]: I *noun* Sack *m*, Beutel *m* II *vt* (auf-)bauschen III *vi* sich (auf-)bauschen, (an-)schwellen, ausdehnen
breathing bag: Atembeutel *m*
bag of waters: Amnionsack *m*, Fruchtblase *f*

bal|ance ['bæləns] *noun*: Balance *f*, Gleichgewicht *nt*, (*auch physiolog.*) Haushalt *m* **keep one's balance** das Gleichgewicht (be-)halten **lose one's balance** das Gleichgewicht oder die Fassung verlieren
acid-base balance: Säure-Basen-Haushalt *m*

bal|a|ni|tis [bælə'naɪtɪs] *noun*: Balanitis *f*, Eichelentzündung *f*

bal|a|no|blen|nor|rhea [,bælənəʊ,blenə'rɪə] *noun*: Balanoblennorrhoe *f*

bal|a|no|plas|ty ['bælənəʊplæstɪ] *noun*: Eichel-, Balanoplastik *f*

bal|a|no|pos|thi|tis [,bælənəʊpɑs'θaɪtɪs] *noun*: Eichel-Vorhaut-Katarrh *m*, Balanoposthitis *f*

bal|an|ti|di|a|sis [,bæləntɪ'daɪəsɪs] *noun*: Balantidienruhr *f*, Balantidiasis *f*

Bal|an|tid|i|um [bælən'tɪdɪəm] *noun*: Balantidium *nt*
Balantidium coli: Balantidium coli *nt*

bald|ness ['bɔːldnɪs] *noun*: Kahlheit *f*, Alopecia *f*, Alopezie *f*
male pattern baldness: androgenetische Alopezie *f*, Haarausfall *m* vom männlichen Typ, Alopecia androgenetica

ball [bɔːl]: I *noun* 1. Ball *m*; Kugel *f*; Knäuel *m*; Klumpen *m* 2. (*anatom.*) Ballen *m* II *vt* zusammenballen, zu Kugeln formen III *vi* sich (zusammen-)ballen
ball of the eye: Augapfel *m*, Bulbus oculi

bal|lism ['bælɪzəm] *noun*: Ballismus *m*

bal|lis|tic [bə'lɪstɪk] *adj*: (*neurol.*) Ballismus betreffend; (*physik.*) ballistisch

bal|lis|to|car|di|og|ra|phy [bə,lɪstəkɑːrdɪ'ɑgrəfɪ] *noun*: Ballistokardiographie *f*, Ballistokardiografie *f*

bal|ne|o|ther|a|py [,bælnɪəʊ'θerəpɪ] *noun*: Balneotherapie *f*

bal|sam ['bɔːlsəm] *noun*: 1. Balsam *m*; (*pharmakol.*) Balsamum *nt* 2. heilende oder lindernde Substanz *f*

bal|sam|ic [bɔːl'sæmɪk] *adj*: heilend, lin-

dernd, wohltuend, balsamisch
ban|cro|fit|ia|la|sis [ˌbænkrɔf'taɪəsɪs] *noun*:
Wuchereriasis bancrofti, Bancroftose *f*
band [bænd] *noun*: **1.** Band *nt*, Schnur *f*,
Riemen *m* **2.** (*anatom.*) Band *nt*, Bande
f, bänderähnliche Struktur *f*
adhesive band: Verwachsungsstrang
m, Bride *f*
chromosome band: Chromosomen-
bande *f*
Simonart's bands: Simonart-Bänder
pl, amniotische Stränge *pl*
band|age ['bændɪdʒ]: **I** *noun* Verband
m; Binde *f*; Bandage *f* **II** *vt* verbinden,
bandagieren, einen Verband anlegen
extension bandage: Streck-, Exten-
sionsverband *nt*
pressure bandage: Druck-, Kompres-
sionsverband *m*
bane|wort ['beɪnwɜrt] *noun*: Tollkir-
sche *f*, Belladonna *f*, Atropa belladonna
bar|ag|no|sis [ˌbæræg'nəʊsɪs] *noun*: Ba-
ragnosis *f*, Abarognosis *f*
bar|bi|tal|ism ['bɑːrbɪtɔlɪzəm] *noun*:
Barbituratvergiftung *f*, Barbitalismus
m, Barbiturismus *m*
bar|bi|tu|rates [bɑːr'bɪtʃərɪtz, -reɪtz]
plural: Barbiturate *pl*
bar|bi|tu|rism [bɑːr'bɪtʃərɪzəm] *noun*:
Barbituratvergiftung *f*, Barbitalismus
m, Barbiturismus *m*
bar|bo|tage [barbɔ'taːʒ] *noun*: Barbota-
ge *f*
bare [beər]: **I** *adj* **1.** nackt, bloß, unbe-
kleidet; kahl **bare to the waist** mit
nacktem Oberkörper **2.** barhäuptig **II** *v*
freimachen, entblößen **bare one's arm**
den Arm freimachen
bare|foot ['beərfʊt] *adj*: barfuß, barfü-
ßig, mit bloßen Füßen
bar|es|the|sia [ˌbæres'θiːʒ(ɪ)ə] *noun*:
Druck-, Gewichtssinn *m*, Barästhesie *f*
bar|i|to|sis [ˌbærɪ'təʊsɪs] *noun*: Barium-,
Schwerspatstaublunge *f*, Barytose *f*
bar|i|um ['beərɪəm, 'bɑːr-] *noun*: Ba-
rium *nt*
bar|o|ag|no|sis [ˌbærəʊæg'nəʊsɪs] *noun*:
Baragnosis *f*, Abarognosis *f*
bar|og|no|sis [bæˌrɑg'nəʊsɪs] *noun*:
Barognosis *f*
bar|o|re|cep|tor [ˌbærəʊrɪ'septər] *noun*:
Barorezeptor *m*
bar|o|si|nus|i|tis [ˌbærəʊˌsaɪnə'saɪtɪs]
noun: Aero-, Barosinusitis *f*
bar|o|ti|tis [ˌbærəʊ'taɪtɪs] *noun*: Aero-
(o)titis *f*, Baro(o)titis *f*
bar|o|trau|ma [ˌbærə'trɔːmə] *noun*: Ba-
rotrauma *nt*
bar|ren ['bærən] *adj*: unfruchtbar, infer-

til
bar|ren|ness ['bærənɪs] *noun*: Unfrucht-
barkeit *f*, Infertilität *f*, Sterilität *f*
bar|ri|er ['bærɪər] *noun*: **1.** Barriere *f*,
Schranke *f*, Sperre *f*; Hindernis *nt* (*to*
für) **2.** Schwelle *f*
blood-brain barrier: Blut-Hirn-Schranke *f*
placental barrier: Plazentaschranke *f*
bar|thol|in|i|tis [ˌbɑːrtəlɪ'naɪtɪs] *noun*:
Bartholinitis *f*
bar|ton|el|lo|sis [ˌbɑːrtne'ləʊsɪs] *noun*:
Carrión-Krankheit *f*, Bartonellose *f*
ba|ru|ria [bə'r(j)ʊərɪə] *noun*: Barurie *f*
ba|sal ['beɪsl] *adj*: **1.** an der Basis lie-
gend, eine Basis betreffend, basal, Ba-
sal-, Grund-; fundamental, grundlegend **2.** *physiolog.* den Ausgangswert
bezeichnend (*Temperatur etc.*)
ba|sal|i|o|ma [baɪ'sælɪ'əʊmə] *noun*: **1.**
Basalzellkarzinom *nt*, Carcinoma basocellulare **2.** Basalzellepitheliom *nt*,
Basaliom *nt*
base [beɪs] *noun*: **1.** (*anatom.*) Basis *f* **2.**
(*chem.*) Base *f* **3.** (*pharmakol.*) Grundbestandteil *m*, Hauptbestandteil *m*,
Grundstoff *m*
buffer bases: Pufferbasen *pl*
base of cochlea: Schneckenbasis *f*, Basis cochleae
cranial base: Schädelbasis *f*, Basis cranii
base of heart: Herzbasis *f*, Basis cordis
base|dow|i|form [bɑːzə'dəʊɪfɔːrm] *adj*:
basedowartig
ba|si|lar|ach|ni|i|tis [ˌbeɪsɪˌæræk'naɪtɪs]
noun: Basalmeningitis *f*
ba|si|la|rach|noid|i|tis [ˌbeɪsɪə,ræknɔɪ'da-
ɪtɪs] *noun*: Basalmeningitis *f*
ba|sic ['beɪsɪk] *adj*: **1.** grundlegend, we-
sentlich, Grund- **2.** (*chem.*) basisch, alkalisch
ba|si|cra|ni|al [ˌbeɪsɪ'kreɪnɪəl] *adj*: basi-
lär, basilar
Ba|sid|i|o|my|ce|tes [bəˌsɪdɪəʊmaɪ'siː-
tiːz] *plural*: Ständerpilze *pl*, Basidiomyzeten *pl*, Basidiomycetes *pl*
ba|sid|i|um [bə'sɪdɪəm] *noun, plural* **ba-
sid|ia** [bə'sɪdɪə]: Sporenständer *m*, Ba-
sidie *f*, Basidium *nt*
ba|si|fa|cial [ˌbeɪsɪ'feɪʃl] *adj*: basifazial
ba|si|lar ['bæsɪlər] *adj*: basilar, basilär,
Schädelbasis-
ba|sis ['beɪsɪs] *noun, plural* -ses [-siːz]:
Basis *f*, Grundlage *f*, Fundament *nt*
ba|so|cy|to|sis [ˌbeɪsəʊsaɪ'təʊsɪs] *noun*:
Basozytose *f*, Basophilie *f*
ba|so|cy|tot|ic [ˌbeɪsəʊsaɪ'tɑtɪk] *adj*: ba-
sozytotisch
ba|so|phil ['beɪsəʊfɪl]: **I** *noun* **1.** baso-

philer Leukozyt *m*, Basophiler *m* **2.** (*Adenohypophyse*) basophile Zelle *f*, β-Zelle *f* II *adj* basophil

ba|so|phil|ia [ˌbeɪsəʊˈfiːlɪə, -jə] *noun*: Basophilie *f*

ba|so|phil|o|cyte [beɪsəˈfɪləsaɪt] *noun*: basophiler Leukozyt *m*, Basophiler *m*

bath|es|the|sia [ˌbæθesˈθiːʒ(ɪ)ə] *noun*: Tiefensensibilität *f*, Bathyästhesie *f*

bath|mo|trop|ic [ˌbæθməˈtrɑpɪk, -trəʊ-] *adj*: bathmotrop

bath|mot|ro|pism [bæθˈmɑtrəpɪzəm] *noun*: Bathmotropie *f*

bath|y|an|es|the|sia [ˌbæθəˌænəsˈθiːʒə] *noun*: Bathyanästhesie *f*

bath|y|car|dia [ˌbæθəˈkɑːrdɪə] *noun*: Bathykardie *f*, Herzsenkung *f*, Wanderherz *nt*, Kardioptose *f*

bath|y|pnea [ˌbæθɪˈ(p)niːə] *noun*: vertiefte Atmung *f*, Bathypnoe *f*

bath|y|pne|ic [ˌbæθɪˈ(p)niːk] *adj*: bathypnoeisch

beard [bɪərd] *noun*: Bart *m*

beat [biːt] *noun*: (*Puls, Herz*) Schlag *m*
  apex beat: Herzspitzenstoß *m*
  cardiac beat: Herzschlag *m*, -zyklus *m*

bec|que|rel [ˈbekrel] *noun*: Becquerel *nt*

bed|bug [ˈbedbʌg] *noun*: Bettwanze *f*
  common bedbug: (gemeine) Bettwanze *f*, Cimex lectularius

bed|wet|ting [ˈbedwetɪŋ] *noun*: Bettnässen *nt*

be|hav|ior [bɪˈheɪvjər] *noun*: Benehmen *nt*; Betragen *nt*; Verhalten *nt* (*to, towards* gegenüber, zu)

be|hav|ior|al [bɪˈheɪvjərəl] *adj*: Verhaltens-

be|hind [bɪˈhaɪnd] *noun*: Hinterteil *nt*

belch [beltʃ]: I *noun* Aufstoßen *nt*, Ruktation *f*, Ruktus *m*, Eruktation *f* II *v* aufstoßen; rülpsen

bel|la|don|na [ˌbeləˈdɑnə] *noun*: Tollkirsche *f*, Belladonna *f*, Atropa belladonna

bel|ly [ˈbelɪ]: I *noun* **1.** Bauch *m*, Abdomen *nt* **2.** Muskelbauch *m*, Venter musculi **3.** Gebärmutter *f*, Uterus *m*

bel|ly|but|ton [ˈbelɪbʌtn] *noun*: Nabel *m*

below-elbow *adj*: unterhalb des Ellenbogens, Unterarm-

below-knee *adj*: unterhalb des Kniegelenks, Unterschenkel-

be|nign [bɪˈnaɪn] *adj*: (*Tumor*) gutartig, nicht maligne; nicht rezidivierend; (*Verlauf*) günstig, vorteilhaft, benigne

be|nig|nan|cy [bɪˈnɪgnənsɪ] *noun*: Gutartigkeit *f*, Benignität *f*

be|nig|nant [bɪˈnɪgnənt] *adj*: → benign

be|nig|ni|ty [bɪˈnɪgnətɪ] *noun*: → benignancy

ben|zene [ˈbenziːn, benˈziːn] *noun*: Benzol *nt*, Benzen *nt*

ben|zo|caine [ˈbenzəʊkeɪn] *noun*: Benzocain *nt*

ben|zo|di|az|e|pines [ˌbenzəʊdaɪˈæzəpiːnz] *plural*: Benzodiazepine *pl*

ben|zol [ˈbenzɔl, -zal] *noun*: → benzene

ben|zol|ism [ˈbenzəlɪzəm] *noun*: Benzolvergiftung *f*, Benzolismus *m*

3,4-benz|py|rene [benzˈpaɪriːn] *noun*: 3,4-Benzpyren *nt*

ber|i|ber|i [ˈberɪˈberɪ] *noun*: Beriberi *f*, Vitamin B$_1$-Mangelkrankheit *f*

be|ryl|li|o|sis [bəˌrɪlɪˈəʊsɪs] *noun*: Berylliose *f*

be|ryl|li|um [bəˈrɪlɪəm] *noun*: Beryllium *nt*

beta-blocker *noun*: Betablocker *m*, Beta-Rezeptorenblocker *m*, β-Adrenorezeptorenblocker *m*, Beta-Adrenorezeptorenblocker *m*

beta-carotene *noun*: β-Karotin *nt*

beta-hemolysis *noun*: β-Hämolyse *f*, beta-Hämolyse *f*, Betahämolyse *f*

beta-hemolytic *adj*: β-hämolytisch, betahämolytisch

beta-lactamase *noun*: β-Lactamase *f*, beta-Lactamase *f*

beta-lipoprotein *noun*: Lipoprotein *nt* mit geringer Dichte, β-Lipoprotein *nt*

be|zoar [ˈbiːzɔːr] *noun*: Bezoar *m*

bi|ar|tic|u|lar [baɪɑːrˈtɪkjələr] *adj*: biartikulär

bi|ba|sic [baɪˈbeɪsɪk] *adj*: zweibasisch

bi|car|bo|nate [baɪˈkɑːrbənɪt, -neɪt] *noun*: Bicarbonat *nt*, Hydrogencarbonat *nt*

bi|car|bo|nat|e|mia [baɪˌkɑːrbəneɪˈtiːmɪə] *noun*: Hyperbikarbonatämie *f*, Bikarbonatämie *f*

bi|cel|lu|lar [baɪˈseljələr] *adj*: bizellulär, zweizellig

bi|ceps [ˈbaɪseps]: I *noun* zweiköpfiger Muskel *m*, Bizeps *m*, Musculus biceps II *adj* zweiköpfig

bi|cip|i|tal [baɪˈsɪpɪtl] *adj*: zweiköpfig; Bizeps-

bi|clon|al [baɪˈkləʊnl] *adj*: biklonal

bi|cus|pid [baɪˈkʌspɪd]: I *noun* Prämolar *m*, vorderer Backenzahn *m*, Dens premolaris II *adj* **1.** zweizipflig, bikuspidal **2.** zweihöckerig

bi|cus|pi|date [baɪˈkʌspɪdeɪt] *adj*: zweizipflig; zweihöckerig, bikuspidal

Bi|fi|do|bac|te|ri|um [ˌbaɪfɪdəʊbækˈtɪərɪəm] *noun*: Bifidobacterium *nt*
  Bifidobacterium bifidum: Bifidus-Bakterium *nt*, Lactobacillus bifidus, Bifidobacterium bifidum

bi|fo|cal [baɪˈfəʊkl] *adj*: bifokal

bi|fo|cals [baɪˈfəʊklz] *plural*: Bifokalgläser *pl*

bi|fur|ca|tion [ˌbaɪfərˈkeɪʃn] *noun*: Gabelung *f*, Gabel *f*, Zweiteilung *f*, Bifurkation *f*; Bifurcatio *f*
bifurcation of aorta: Aortengabel *f*, Bifurcatio aortae
carotid bifurcation: Karotisgabel(ung *f*) *f*, Bifurcatio carotidis
bifurcation of pulmonary trunk: Trunkusbifurkation *f*, Bifurcatio trunci pulmonalis
bifurcation of trachea: Luftröhrengabelung *f*, Trachealbifurkation *f*, Bifurcatio tracheae

bi|gem|i|ny [baɪˈdʒeminɪ] *noun*: Bigeminie *f*

bile [baɪl] *noun*: Galle *f*, Gallenflüssigkeit *f*, Fel *nt*

Bil|har|zia [bɪlˈhɑːrzɪə] *noun*: Pärchenegel *m*, Schistosoma *nt*, Bilharzia *f*

bil|har|zi|al [bɪlˈhɑːrzɪəl] *adj*: Schistosomen-

bil|har|zi|a|sis [ˌbɪlhɑːrˈzaɪəsɪs] *noun*: Bilharziose *f*, Bilharziase *f*, Schistosomiasis *f*

bil|har|zic [bɪlˈhɑːrzɪk] *adj*: Schistosomen-

bil|i|ar|y [ˈbɪlɪˌerɪː, ˈbɪljərɪ] *adj*: biliär, gallig, biliös

biliary-enteric *adj*: biliodigestiv, bilioenterisch, biliointestinal

bil|i|fer|ous [bɪˈlɪfərəs] *adj*: galleleitend, bilifer

bil|i|gen|e|sis [ˌbɪlˈdʒenəsɪs] *noun*: Gallenbildung *f*, Bilogenese *f*

bil|i|ge|net|ic [ˌbɪldʒɪˈnetɪk] *adj*: **1.** Biligenese betreffend **2.** → *biligenic*

bil|i|gen|ic [ˌbɪlˈdʒenɪk] *adj*: gallenbildend, biligen

bil|ious [ˈbɪljəs] *adj*: biliär, gallig, biliös

bil|i|ru|bin [ˈbɪlɪruːbɪn] *noun*: Bilirubin *nt*

bil|i|ru|bi|nel|mia [ˌbɪlruːbɪˈniːmɪə] *noun*: Bilirubinämie *f*

bil|i|ru|bi|nu|ria [ˌbɪlɪruːbɪˈn(j)ʊərɪə] *noun*: Bilirubinurie *f*

bil|i|ver|din [ˌbɪlˈvɜrdɪn] *noun*: Biliverdin *nt*

bi|lobed [ˈbaɪləʊbt] *adj*: bilobär, zweilappig, zweigelappt

bi|mal|le|ol|ar [baɪməˈlɪələr] *adj*: bimalleolär

bi|man|u|al [baɪˈmænjʊəl] *adj*: bimanuell, beidhändig

bi|max|il|lar|y [baɪˈmæksəˌlerɪː, -mækˈsɪlərɪ] *adj*: bimaxillär

bin|au|ral [baɪˈnɔːrəl, ˈbɪnɔːrəl] *adj*: binaural, binotisch, beidohrig

bin|oc|u|lar [bɪˈnɑkjələr, baɪ-]: **I** *noun* (*oft* binoculars *plural*) Binokular *nt*, Binokel *nt*; Binokularmikroskop *nt* **II** *adj* **1.** binokular, beidäugig **2.** binokular

bin|ot|ic [bɪˈnɑtɪk] *adj*: binaural, beidohrig, biaural, binotisch

bin|ov|u|lar [bɪnˈɑvjələr] *adj*: (*Zwillinge*) binovulär, zweieiig, dizygot

bi|nu|cle|ar [baɪˈn(j)uːklɪər] *adj*: zweikernig

bi|o|ac|cu|mu|la|tion [ˌbaɪəəˌkjuːmjəˈleɪʃn] *noun*: Bioakkumulation *f*

bi|o|ac|tive [ˌbaɪəʊˈæktɪv] *adj*: biologisch aktiv, bioaktiv

bi|o|ac|tiv|i|ty [ˌbaɪəʊækˈtɪvətɪ] *noun*: Bioaktivität *f*

bi|o|a|mine [ˌbaɪəʊəˈmiːn, -ˈæmɪn] *noun*: biogenes Amin *nt*, Bioamin *nt*

bi|o|am|i|ner|gic [ˌbaɪəʊˌæmɪˈnɜrdʒɪk] *adj*: bioaminerg

bi|o|a|vail|a|bil|i|ty [ˌbaɪəʊəˌveɪləˈbɪlətɪ] *noun*: biologische Verfügbarkeit *f*, Bioverfügbarkeit *f*

bi|o|a|vail|a|ble [ˌbaɪəʊəˈveɪləbl] *adj*: biologisch verfügbar

bi|o|chem|i|cal [ˌbaɪəʊˈkemɪkl]: **I** *noun* biochemisches Produkt *nt* **II** *adj* biochemisch

bi|o|chem|is|try [ˌbaɪəʊˈkeməstrɪ] *noun*: physiologische Chemie *f*, Biochemie *f*

bi|o|cid|al [baɪəʊˈsaɪdl] *adj*: biozid

bi|o|cide [ˈbaɪəsaɪd] *noun*: Schädlingsbekämpfungsmittel *nt*, Biozid *nt*

bi|o|com|pat|i|bil|i|ty [ˌbaɪəʊkəmˌpætəˈbɪlətɪ] *noun*: Biokompatibilität *f*

bi|o|com|pat|i|ble [ˌbaɪəʊkəmˈpætɪbl] *adj*: biokompatibel

bi|o|cy|cle [ˌbaɪəʊˈsaɪkl] *noun*: biologischer Zyklus *m*, Biozyklus *m*

bi|o|de|grad|a|bil|i|ty [ˌbaɪəʊdɪˌgreɪdəˈbɪlətɪ] *noun*: biologische Abbaubarkeit *f*

bi|o|de|grad|a|ble [ˌbaɪəʊdɪˈgreɪdəbl] *adj*: biologisch abbaubar

bi|o|deg|ra|da|tion [ˌbaɪəʊˌdegrəˈdeɪʃn] *noun*: Biodegradation *f*

bi|o|e|lec|tric [ˌbaɪəʊɪˈlektrɪk] *adj*: Bioelektrizität betreffend, bioelektrisch

bi|o|en|gi|neer|ing [ˌbaɪəʊˌendʒɪˈnɪərɪŋ] *noun*: Biotechnik *f*, Bioengineering *nt*

bi|o|feed|back [ˌbaɪəʊˈfiːdbæk] *noun*: Biofeedback *nt*

bi|o|ge|net|ic [ˌbaɪəʊdʒɪˈnetɪk] *adj*: biogenetisch

bi|o|ge|nous [baɪˈɑdʒənəs] *adj*: biogen

bi|o|log|ic [ˌbaɪəˈlɑdʒɪk] *adj*: biologisch

bi|ol|o|gy [baɪˈɑlədʒɪ] *noun*: Biologie *f*

bi|o|me|chan|i|cal [ˌbaɪəʊmɪˈkænɪkl] *adj*: biomechanisch

bi|o|me|chan|ics [ˌbaɪəʊmɪˈkænɪks] *plural*: Biomechanik *f* bilolmilcroslcolpy [ˌbaɪəʊmaɪˈkrɒskəpɪ] *noun*: **1.** Biomikroskopie *f* **2.** (*Auge*) Hornhautuntersuchung *f*, Biomikroskopie *f*

bilolphyslics [ˌbaɪəʊˈfɪsɪks] *plural*: Biophysik *f*

bilolprosithelsis [ˌbaɪəʊprɒsˈθiːsɪs] *noun*: Bioprothese *f*

bilolpsy [ˈbaɪɒpsɪ] *noun*: Biopsie *f*

aspiration biopsy: Aspirationsbiopsie *f*, Saugbiopsie *f*

bone marrow biopsy: Knochenmarksbiopsie *f*

brush biopsy: Bürstenabstrich *m*

cone biopsy: Konusbiopsie *f*

endometrial biopsy: Endometriumbiopsie *f*, Strichabrasio *f*, Strichkürettage *f*

excisional biopsy: Exzisionsbiopsie *f*, Probeexzision *f*

lymph node biopsy: Lymphknotenpunktion *f*

punch biopsy: Stanzbiopsie *f*

bilopltic [baɪˈɒptɪk] *adj*: bioptisch

bilorlbitlal [baɪˈɔːrbɪtl] *adj*: biorbital

bilolrhythm [ˈbaɪəʊrɪðm] *noun*: biologischer Rhythmus *m*, Biorhythmus *m*

bilolsynithelsis [ˌbaɪəʊˈsɪnθəsɪs] *noun*: Biosynthese *f*

biloltin [ˈbaɪətɪn] *noun*: Biotin *nt*, Vitamin H *nt*

biloltransiforlmaltion [ˌbaɪəʊˌtrænsfərˈmeɪʃn] *noun*: Biotransformation *f*

biloltype [ˈbaɪəʊtaɪp] *noun*: Biotyp *m*, -var *m*

bilolvar [ˈbaɪəʊvɑːr] *noun*: → biotype

bilpalrenltal [baɪpəˈrentl] *adj*: biparental

bilpalrileltal [baɪpəˈraɪɪtl] *adj*: biparietal

bilped [ˈbaɪped] *adj*: bipedisch, zweifüßig

bilpollar [baɪˈpəʊlər] *adj*: zweipolig, bipolar

birth [bɜrθ] *noun*: **1.** Geburt *f* **from/since (one's) birth** von Geburt an **2.** Geburt *f*, Entbindung *f*, Niederkunft *f*, Partus *m* **at birth** bei/unter der Geburt **give birth (to)** gebären, zur Welt bringen, entbinden

premature birth: Frühgeburt *f*

birthlconltrol [ˈbɜrθkɒnˌtrəʊl] *noun*: Geburtenregelung *f*, -kontrolle *f*

bilsexlulal [baɪˈsekʃəwəl, -seksjʊəl] *adj*: bisexuell, ambisexuell

bilsexlulallilty [ˌbaɪseksʃəˈwælətɪ] *noun*: Bisexualität *f*

bislmuth [ˈbɪzməθ] *noun*: Wismut *nt*, Bismutum *nt*

bislmuthlism [ˈbɪzməθɪzəm] *noun*: Wismutvergiftung *f*, Bismutismus *m*

bite [baɪt]: I *noun* **1.** Beißen *nt*; Biss *m* **2.**

Beizen *nt*, Ätzen *nt* II *v* **3.** beißen **4.** beizen, ätzen, zerfressen, angreifen

locked bite: Bisssperre *f*

biltrolchanlterlic [baɪˌtrəʊkənˈterɪk] *adj*: bitrochantär

bilvallent [baɪˈveɪlənt, ˈbɪvə-]: I *noun* Bivalent *m*, Chromosomenpaar *nt*, Geminus *m* II *adj* **1.** zweiwertig, bi-, divalent **2.** doppelchromosomig, bivalent

bilvenltriclullar [baɪvenˈtrɪkjələr] *adj*: biventrikulär

blacklhead [ˈblækhed] *noun*: Mitesser *m*, Komedo *m*, Comedo *m*

blacklout [ˈblækaʊt] *noun*: **1.** kurzer plötzlicher Funktionsausfall *m*, Blackout *m/nt* **2.** (*neurol.*) (kurze) Ohnmacht *f*, Bewusstlosigkeit *f*, Blackout *m/nt*

bladlder [ˈblædər] *noun*: **1.** Blase *f* **2.** Harnblase *f*, Vesica urinaria

atonic bladder: atonische Blase *f*, Blasenatonie *f*

autonomic neurogenic bladder: Blasenautonomie *f*

autonomous bladder: autonome Blase *f*

contracted bladder: Schrumpfblase *f*

irritable bladder: Reizblase *f*

neurogenic bladder: neurogene Blase *f*

radiation bladder: Strahlenblase *f*

reflex neurogenic bladder: Blasenautomatie *f*

sigmoid bladder: Sigma-Conduit *m*

trabecular bladder: Trabekel-, Balkenblase *f*

urinary bladder: Harnblase *f*, Vesica urinaria

blast [blæst, blɑːst] *noun*: unreife Zellvorstufe *f*, Blast *m*

blasltolcyltolma [ˌblæstəsaɪˈtəʊmə] *noun*: Blastom *nt*, Blastozytom *nt*

blasltolderm [ˈblæstədɜrm] *noun*: Keimhaut *f*, Blastoderm *nt*

blasltolderlmal [ˌblæstəˈdɜrml] *adj*: blastodermal

blasltolgenlelsis [ˌblæstəˈdʒenəsɪs] *noun*: Keimentwicklung *f*, Blastogenese *f*

blasltolgelnetlic [ˌblæstədʒɪˈnetɪk] *adj*: keimgebunden, blastogen

blasltolma [blæsˈtəʊmə] *noun, plural* -mas, -malta [blæsˈtəʊmətə]: **1.** Blastom *nt*, Blastozytom *nt* **2.** Geschwulst *f*, echte Geschwulst *f*, Neubildung *f*, Tumor *m*, Neoplasma *nt*, Blastom *nt*

blasltolmaltolsis [ˌblæstəʊməˈtəʊsɪs] *noun*: **1.** Blastomatose *f* **2.** Geschwulstbildung *f*, Tumorbildung *f*

blasltolmailtous [blæsˈtəʊmətəs] *adj*: blastomähnlich, blastomatös

blasltolmolgenlic [ˌblæstəməˈdʒenɪk] *adj*: tumorbildend, blastomogen

blas|to|my|ces [blæstə'maɪsiːz] *noun,*
plural **-ce|tes** [blæstəmaɪ'siːtiːz]: He-
fepilz *m*, Sprosspilz *m*, Blastomyzet *m*,
Blastomyces *m*

blas|to|my|cete [blæstə'maɪsiːt] *noun:*
→ *blastomyces*

blas|to|my|co|sis [ˌblæstəmaɪ'kəʊsɪs]
noun: Blastomykose *f*, Blastomykosis *f*
European blastomycosis: europäische
Blastomykose *f*, Kryptokokkose *f*, Busse-Buschke-Krankheit *f*

blas|top|a|thy [blæs'tɑpəθɪ] *noun:* Blas-
topathie *f*

blas|tu|la ['blæstʃələ, -stjʊlə] *noun,*
plural **-las, -lae** [-liː]: Keimblase *f*, Blas-
tula *f*

bleach [bliːtʃ]: **I** *noun* Bleichen *nt*;
Bleichmittel *nt* **II** *v* bleichen

blear-eyed *adj*: myop, kurzsichtig

bleed [bliːd] *v*: bluten **bleed to death**
verbluten

bleed|er ['bliːdər] *noun:* Bluter *m*, Hä-
mophile *m/f*

bleed|ing ['bliːdɪŋ] *noun:* Bluten *nt*, Blu-
tung *f*
epidural bleeding: extradurale Blutung
f, Epiduralblutung *f*
esophageal variceal bleeding: Ösopha-
gusvarizenblutung *f*
hormone-withdrawal bleeding: Hor-
monentzugsblutung *f*
massive bleeding: massive Blutung *f*,
Massenblutung *f*
midcycle bleeding: Mittelblutung *f*,
Ovulationsblutung *f*
supernumeray bleeding: Zusatzblu-
tung *f*
withdrawal bleeding: Abbruchblutung
f, Entzugsblutung *f*

blen|nad|e|ni|tis [ˌblenædɪ'naɪtɪs] *noun:*
Blennadenitis *f*

blen|no|gen|ic [ˌblenə'dʒenɪk] *adj*: mu-
zinogen, muciparus, schleimbildend

blen|noid ['blenɔɪd] *adj*: schleimähnlich,
mukoid

blen|noph|thal|mia [blenɑf'θælmɪə] *noun:*
Konjunktivitis *f*, Bindehautentzündung *f*

blen|nor|rhal|gia [ˌblenə'rædʒ(ɪ)ə] *noun:*
Blennorrhagie *f*

blen|nor|rhag|ic [ˌblenə'rædʒɪk] *adj*:
blennorrhagisch

blen|nor|rhea [ˌblenə'rɪə] *noun:* Blen-
norrhoe *f*
swimming pool blennorrhea: Ein-
schluss-, Schwimmbadkonjunktivitis *f*

blen|nor|rhe|al [ˌblenə'rɪəl] *adj*: blen-
norrhoisch

blen|nu|ria [ble'n(j)ʊərɪə] *noun:* Blen-

nurie *f*

bleph|ar|ad|e|ni|tis [ˌblefər,ædə'naɪtɪs]
noun: Blepharadenitis *f*, Blepharoadenitis *f*

bleph|a|ral ['blefərəl] *adj*: Lid-, Ble-
phar(o)-

bleph|a|rec|to|my [blefə'rektəmɪ] *noun:*
Lid(knorpel)exzision *f*, Blepharekto-
mie *f*

bleph|a|rism ['blefərɪzəm] *noun:* Lid-
krampf *m*

bleph|a|rit|ic [ˌblefə'raɪtɪk] *adj*: blepha-
ritisch

bleph|a|ri|tis [ˌblefə'raɪtɪs] *noun:* Ble-
pharitis *f*, Lidentzündung *f*, Augenlid-
entzündung *f*
angular blepharitis: Augenwinkel-,
Lidwinkelblepharitis *f*, Blepharitis angularis
marginal blepharitis: Lippitudo *f*,
Triefauge *nt*, Lidrandentzündung *m*,
Blepharitis marginalis

bleph|a|ro|ad|e|ni|tis [ˌblefərə,ædə'naɪ-
tɪs] *noun:* Blepharoadenitis *f*, Blepharadenitis *f*

bleph|a|ro|ad|e|no|ma [ˌblefərə,ædə'nəʊ-
mə] *noun:* Blephar(o)adenom *nt*

bleph|a|ro|clo|nus [ˌblefə'rɑklənəs] *noun:*
Blepharoklonus *m*

bleph|a|ro|con|junc|ti|vi|tis [ˌblefərəkən-
ˌdʒʌŋ(k)tə'vaɪtɪs] *noun:* Blepharo-
konjunktivitis *f*

bleph|a|ro|ker|a|to|con|junc|ti|vi|tis [ˌblef-
ərə,kerətəʊkən,dʒʌŋ(k)tə'vaɪtɪs]
noun: Blepharokeratokonjunktivitis *f*

bleph|a|ron ['blefərɑn] *noun, plural* **-ra**
[-rə]: (Augen-)Lid *nt*, Palpebra *f*, Ble-
pharon *nt*

bleph|a|ro|phi|mo|sis [ˌblefərəfaɪ'məʊ-
sɪs] *noun:* Blepharophimose *f*

bleph|a|ro|plas|tic [ˌblefərə'plæstɪk]
adj: Basalkörperchen-

bleph|a|ro|plas|ty ['blefərəplæstɪ] *noun:*
Blepharoplastik *f*

bleph|a|ro|ple|gia [ˌblefərə'pledʒ(ɪ)ə]
noun: Lidlähmung *nt*, Blepharoplegie *f*

bleph|a|ro|pto|sis [ˌblefərə'təʊsɪs] *noun:*
Ptosis *f*

bleph|a|ro|py|or|rhea [ˌblefərəpaɪə'riːə]
noun: eitrige Augenentzündung *f*, Ble-
pharopyorrhoe *f*

bleph|a|ror|rha|phy [blefə'rɑrrəfɪ] *noun:*
Blephar(o)rhaphie *f*, Tarso(r)rhaphie *f*

bleph|a|ro|spasm ['blefərəspæzəm] *noun:*
Lidkrampf *f*, Blepharospasmus *m*

bleph|a|ro|spas|mus [ˌblefərə'spæzməs]
noun: Lidkrampf *f*, Blepharospasmus *m*

bleph|a|ro|sphinc|ter|ec|to|my [ˌblefərə-
sfɪŋktə'rektəmɪ] *noun:* Blepharo-

sphinkterektomie *f*
blephalrolstat ['blefərəstæt] *noun*: Lidhalter *m*
blephalrolstelnolsis [,blefərəstɪ'nəʊsɪs] *noun*: Blepharophimose *f*
blephalrolsynlechlia [,blefərəsɪ'nekɪə] *noun*: Lidverklebung *f*, Blepharosynechie *f*, -symphysis *f*
blephalrotlolmy [blefə'ratəmɪ] *noun*: Blepharotomie *f*; Tarsotomie *f*
blind [blaɪnd]: **I** *noun* **the blind** *plural* die Blinden **II** *adj* **1.** blind, Blinden-
blind from birth von Geburt an blind
blind in one eye auf einem Auge blind
2. (*auch anatom.*) blind endend
blindlness ['blaɪnɪs] *noun*: **1.** Blindheit *f*, Erblindung *f*, hochgradige Sehschwäche *f* **2.** totale Blindheit *f*, Amaurose *f*, Amaurosis *f*
blue blindness: Blaublindheit *f*, Tritanop(s)ie *f*
color blindness: Farbenblindheit *f*, Achromatop(s)ie *f*, Monochromasie *f*
cortical blindness: Rindenblindheit *f*
day blindness: Nykt(er)alopie *f*, Tagblindheit *f*
green blindness: Grünblindheit *f*, Deuteranop(s)ie *f*
night blindness: Nachtblindheit *f*, Hemeralopie *f*
red-green blindness: Rotgrünblindheit *f*, -anomalie *f*
snow blindness: Schneeblindheit *f*
twilight blindness: Aknephaskopie *f*
blisler ['blɪstər]: **I** *noun* **1.** Hautblase *f*, Blase *f*, Bläschen *nt*, Pustel *f* **2.** Brandblase *f*, Wundblase *f* **3.** Zugpflaster *nt* **II** *vt* Blasen hervorrufen **III** *vi* Blasen ziehen oder bekommen
fever blisters: Fieberbläschen *pl*, Herpes febrilis/labialis
block [blak] *noun*: **1.** Hindernis *nt*, Blockade *f*, Sperre *f*; Blockierung *f*, Verstopfung *f* **2.** Block *m*, Blockade *f* **3.** Leitungsanästhesie *f*, Regionalanästhesie *f*
air block: Air-Block-Syndrom *nt*
arborization block: Arborisations-, Ast-, Verzweigungsblock *m*
atrioventricular block: atrioventrikulärer Block *m*, AV-Block *m*
axillary block: Axillarisblock *m*, Axillaranästhesie *f*
bundle-branch block: Schenkelblock *m*
depolarization block: Depolarisationsblock *m*
field block: Feldblock *m*
focal block: Fokalblock *m*
heart block: Herzblock *m*, kardialer Block *m*

intra-atrial block: intraatrialer Block *m*
nerve block: Nervenblockade *f*, Leitungsanästhesie *f*, Leitungsblockade *f*, Block *m*
paracervical block: Parazervikalblock *m*, -anästhesie *f*
phrenic block: Phrenikusblockade *f*
pudendal block: Pudendusanästhesie *f*, -block *m*
right bundle-branch block: Rechtsschenkelblock *m*
sacral block: Sakralanästhesie *f*
spinal subarachnoid block: Liquorblock(ade *f*) *m*
stellate block: Stellatumblockade *f*
sympathetic block: Sympathikusblockade *f*, Grenzstrangblockade *f*
Wilson's block: Wilson-Block *m*
blocklage ['blakɪdʒ] *noun*: **1.** Blockieren *nt* **2.** Blockierung *f*; Verstopfung *f*; Obstruktion *f* **3.** Sperre *f*, Hindernis *nt*
bronchial blockage: Bronchusblockade *f*
blockler ['blakər] *noun*: **1.** Blocker *m* **2.** blockierende Substanz *f*, Blocker *m*
blood [blʌd] *noun*: Blut *nt*
arterial blood: arterielles/sauerstoffreiches Blut *nt*, Arterienblut *nt*
banked blood: konserviertes Blut *nt*, konserviertes Vollblut *nt*, Blutkonserve *f*
banked human blood: konserviertes Blut *nt*, konserviertes Vollblut *nt*, Blutkonserve *f*
citrated blood: Zitratblut *nt*
blood for cross-matching: Kreuzblut *nt*
defibrinated blood: defibriniertes Blut *nt*, fibrinfreies Blut *nt*
deoxygenated blood: venöses Blut *nt*, sauerstoffarmes Blut *nt*
fresh blood: Frischblut *nt*
occult blood: okkultes Blut *nt*
oxalated blood: Oxalatblut *nt*
oxygenated blood: arterielles Blut *nt*, sauerstoffreiches Blut *nt*, Arterienblut *nt*
venous blood: venöses Blut *nt*, sauerstoffarmes Blut *nt*, Venenblut *nt*
whole blood: Vollblut *nt*
blood-borne *adj*: hämatogen
blood-type *v*: die Blutgruppe bestimmen
bloodly ['blʌdɪ]: **I** *adj* blutig, bluthaltig, blutbefleckt, Blut- **II** *v* blutig machen, mit Blut beflecken
blue [bluː]: **I** *noun* Blau *nt*, blaue Farbe *f*, blauer Farbstoff *m* **II** *adj* blau, Blau-; (*Haut*) bläulich, fahl
methylene blue: Methylenblau *nt*, Tetramethylthioninchlorid *nt*
blue bloater: blue bloater (*m*), BB-Typ *m*
blunt [blʌnt] *adj*: stumpf; abgenutzt; ab-

gestumpft

B-lymphocyte noun: B-Lymphozyt *m*, B-Lymphocyt *m*, B-Zelle *f*

bodilily ['bɑdɪlɪ] adj: somatisch, körperlich; physisch, körperlich

bodily ['bɑdɪ]: I noun, plural bodlies **1.** Körper *m*; (*anatom.*) Corpus *nt* **2.** Leiche *f*, Leichnam *m* **3.** Rumpf *m*, Leib *m* **4.** (*auch anatom.*) Rumpf *m*, Stamm *m*, Haupt-, Mittelstück *nt*; Haupt(bestand)-teil *m* II adj körperlich, physisch, Körper-

acetone bodies: Keto(n)körper *pl*

amyloid bodies: Amyloidkörper *pl*, Corpora amylacea

Barr body: Barr-Körper *m*, Sex-, Geschlechtschromatin *nt*

Bence-Jones bodies: Bence-Jones-Ei-weißkörper *pl*

cavernous body of clitoris: Klitorisschwellkörper *m*, Corpus cavernosum clitoridis

cavernous body of penis: Schwellkörper *m*, Corpus cavernosum penis

caverns of spongy body: Cavernae corporis spongiosi

cell body: Zellleib *m*, -körper *m*

ciliary body: Strahlenkörper *m*, Ziliarkörper *m*, Corpus ciliare

colostrum bodies: Donné-Körperchen *pl*, Kolostrumkörperchen *pl*

Councilman's bodies: Councilman-Körperchen *pl*

elementary bodies: 1. Einschlusskörperchen *pl*, Elementarkörperchen *pl* **2.** Blutplättchen *pl*, Thrombozyten *pl*

epithelial bodies: Nebenschilddrüse *f*, Epithelkörperchen *nt*, Parathyr(e)oidea *f*, Glandula parathyroidea

fat body: Fettkörper *m*, Corpus adiposum

fat body of cheek: Wangenfettpropf *m*, Bichat-Fettpropf *m*, Corpus adiposum buccae

foreign body: Fremdkörper *m*

Heinz-Ehrlich bodies: Heinz-Innenkörperchen *pl*, Heinz-Ehrlich-Körperchen *pl*

inclusion body: Einschluss-, Elementarkörperchen *nt*

infrapatellar fat body: Hoffa-Fettkörper *m*, Corpus adiposum infrapatellare

joint body: Gelenk(fremd)körper *m*, Enarthrum *nt*, Enarthron *nt*

ketone bodies: Keto(n)körper *pl*

LE bodies: L.e.-Körper *pl*, L.E.-Körper *pl*, Lupus erythematodes-Körper *pl*

Negri bodies: Negri-Körperchen *pl*

Nissl bodies: Nissl-Schollen *pl*, Tigroid-

Russell's bodies: Russell-Körperchen *pl*

spongy body of penis: Schwellkörper *m*, Corpus cavernosum penis

tigroid bodies: Nissl-Schollen *pl*, Tigroidschollen *pl*

body of uterus: Gebärmutterkörper *m*, Corpus uteri

vertebral body: Wirbelkörper *m*, Corpus vertebrae

vitreous body: Glaskörper *m*, Corpus vitreum

white body of ovary: Weißkörper *m*, Corpus albicans

yellow body of ovary: Gelbkörper *m*, Corpus luteum

boil [bɔɪl] noun: **1.** (*patholog.*) Eiterbeule *f*, Blutgeschwür *nt*, Furunkel *m/nt* **2.** Kochen *nt*, Sieden *nt*

bond [bɑnd]: I noun **1.** Verbindung *f*, Band *nt*, Bindung *f* **2.** (*chem.*) Bindung *f* II vt binden III vt binden

double bond: Doppelbindung *f*

bone [bəʊn] noun: **1.** Knochen *m*, Bein *nt*; (*anatom.*) Os *nt* **2. bones** plural Gebein(e *pl*) *nt*

accessory multangular bone: Os centrale

acromial bone: Akromion *nt*

alar bone: Flügel-, Keilbein *nt*, Os sphenoidale

alveolar bone: Alveolarknochen *m*

Breschet's bones: Ossa suprasternalia

carpal bones: Handwurzel-, Karpalknochen *pl*, Carpalia *pl*, Ossa carpi

cartilagebone: Ersatzknochen *m*

coccygeal bone: Steißbein *nt*, Coccyx *f*, Os coccygis

collar bone: Schlüsselbein *nt*, Klavikel *f*, Klavikula *f*, Clavicula *f*

cranial bones: Schädelknochen *pl*, Cranialia *pl*, Ossa cranii

cuneiform bone: Keilbein *nt*, Os cuneiforme

bones of the digits of the foot: Zehenknochen *pl*, Ossa digitorum pedis

bones of the digits of the hand: Fingerknochen *pl*, Ossa digitorum manus

ear bones: Mittelohrknochen *pl*, Gehörknöchelchen *pl*, Ossicula auditoria/auditus

ethmoid bone: Siebbein *nt*, Os ethmoidale

facial bones: Gesichtsknochen *pl*, Ossa faciei

femoral bone: Oberschenkelknochen *m*, Femur *nt*, Os femoris

fibrous bone: Bindegewebsknochen *m*

first carpal bone: Os trapezium

bones of the foot: Fußknochen *pl*, Ossa pedis

fourth carpal bone: Os hamatum

frontal bone: Stirnbein *nt*, Os frontale

funny bone: Musikantenknochen *m*

great carpal bone: Os capitatum

hamate bone: Hakenbein *nt*, Hamatum *nt*, Os hamatum

bones of the hand: Handknochen *pl*, Ossa manus

hyoid bone: Zungenbein *nt*, Os hyoideum

iliac bone: Darmbein *nt*, Ilium *nt*, Os ilium

lacrimal bone: Tränenbein *nt*, Os lacrimale

lamellar bone: lamellärer Knochen *m*, Lamellenknochen *m*

lunate bone: Mondbein *nt*, Os lunatum

membrane bone: Deckknochen *m*

membranous bone: Faserknochen *m*

metacarpal bones: Mittelhand-, Metakarpalknochen *pl*, Metacarpalia *pl*, Ossa metacarpi

nasal bone: Nasenbein *nt*, Os nasale

navicular bone: Kahnbein *nt*, Os naviculare

occipital bone: Hinterhauptsbein *nt*, Os occipitale

odontoid bone: Dens axis

palatine bone: Gaumenbein *nt*, Os palatinum

parietal bone: Scheitelbein *nt*, Os parietale

pisiform bone: Erbsenbein *nt*, Os pisiforme

primitive bone: Geflechtknochen *m*

pterygoid bone: Processus pterygoideus

pubic bone: Schambein *nt*, Pubis *f*, Os pubis

radial carpal bone: Os scaphoideum

replacement bone: Ersatzknochen *m*

scaphoid bone: Kahnbein *nt*, Os scaphoideum

second carpal bone: Os trapezoideum

sphenoturbinal bone: Concha sphenoidalis

squamous bone: Schläfenbeinschuppe *f*, Pars squamosa ossis temporalis

subchondral bone: subchondraler Knochen *m*

supernumerary bone: überzähliger Knochen *m*

sutural bones: Schalt-, Nahtknochen *pl*, Ossa suturalia

tarsal bones: Fußwurzel-, Tarsalknochen *pl*, Tarsalia *pl*, Ossa tarsi

temporal bone: Schläfenbein *nt*, Os temporale

thoracic bones: Ossa thoracis

trapezoid bone: Os trapezoideum

triquetral bone: Dreiecksbein *nt*, Os triquetrum

tubular bone: Röhrenknochen *m*

tympanic bone: Pars tympanica ossis temporalis

wrist bones: Handwurzel-, Karpalknochen *pl*, Carpalia *pl*, Ossa carpi

zygomatic bone: Jochbein *nt*, Os zygomaticum

bon|y ['bəʊnɪ] *adj*: knochig, knochenähnlich, knöchern, ossär, Knochen-

boost|er ['buːstər] *noun*: Auffrischung *f*, Auffrischungsimpfung *f*, Verstärkung *f*, Verstärkungsreaktion *f*

bor|bo|ryg|mus [ˌbɔːrbə'rɪgməs] *noun*, *plural* -mi [-maɪ]: Borborygmus *m*

bor|der ['bɔːrdər]: **I** *noun* Rand *m*, Saum *m*, Grenze *f*; Kante *f*, Leiste *f* **II** *vt* (um-)säumen, begrenzen, einfassen **III** *vi* (an-)grenzen (*on, upon an*)

Bor|de|tel|la [ˌbɔːrdɪ'telə] *noun*: Bordetella *pl*

Bordetella parapertussis: Bordetella parapertussis

Bordetella pertussis: Keuchhustenbakterium *nt*, Bordet-Gengou-Bakterium *nt*, Bordetella pertussis

Bor|rel|lia [bə'riːlɪə] *noun*: Borrelia *f*

Borrelia recurrentis: Borrelia recurrentis, Spirochaeta recurrentis

bor|rel|i|o|sis [bəʊˌriːlɪ'əʊsɪs] *noun*: Borrelieninfektion *f*, Borreliose *f*

both|ri|o|ceph|a|li|a|sis [ˌbaθrɪəʊˌsefə-'laɪəsəs] *noun*: Fischbandwurminfektion *f*, Diphyllobothriose *f*, Diphyllobothriasis *f*, Bothriocephalosis *f*

Both|ri|o|ceph|a|lus [ˌbaθrɪəʊ'sefələs] *noun*: Diphyllobothrium *m*, Bothriocephalus *m*, Dibothriocephalus *m*

bot|ry|o|my|co|sis [ˌbatrɪəmaɪ'kəʊsɪs] *noun*: Botryomykose *f*, Botryomykom *nt*

bot|u|li|nal [bat∫ə'laɪnl] *adj*: Botulinus-

bot|u|li|no|gen|ic [bat∫ə,lɪnə'dʒenɪk] *adj*: botulinogen

bot|u|lism ['bat∫əlɪzəm] *noun*: Botulismus *m*

bou|gie ['buːdʒɪ] *noun*: Dehnsonde *f*, Bougie *m*

Hegar bougies: Hegar-Stifte *pl*

bou|gie|nage [buːʒɪ'naːʒ] *noun*: Bougieren *nt*, Bougierung *f*

bouil|lon ['bʊljɑn; bu'jɔ] *noun*: Nährbrühe *f*, Nährbouillon *f*, Bouillon *f*

bou|li|mia [b(j)uː'lɪmɪə, -'liː-] *noun*: Esssucht *f*, Heißhunger *m*, Hyperorexie *f*, Bulimie *f*

bo|vine ['bəʊvaɪn]: **I** *noun* Rind *nt* **II** *adj* bovin, Rinder-

bow|el ['baʊ(ə)l] *noun*: Darm *m*; Eingeweide *pl*, Gedärm *nt*

large bowel: Dickdarm *m*, Intestinum crassum

small bowel: Dünndarm *m*, Intestinum tenue

bow|leg ['bəʊleg] *noun*: O-Bein *nt*, Genu varum

brace [breɪs] *noun*: **1.** Schiene *f*, Schienenapparat *m*; Korsett *nt*; Orthese *f* **2.** (Gips-, Kunststoff-)Schale *f*, Hülse *f* **3.** (meist **braces** *plural*) Zahnklammer *f*, -spange *f* **4.** Halter *m*, Strebe *f*, Stütze *f*, Bügel *m*, Band *nt*

bra|chi|al ['breɪkɪəl, -jəl] *adj*: Arm-, brachial

bra|chi|al|gia [,breɪkɪ'ældʒ(ɪ)ə, ,bræk-] *noun*: Brachialgie *f*

bra|chi|o|car|pal [,breɪkɪəʊ'kɑːrpl] *adj*: brachiokarpal

bra|chi|o|ce|phal|lic [,breɪkɪəʊsə'fælɪk] *adj*: brachiozephal, brachiocephal

bra|chi|o|cu|bi|tal [,breɪkɪəʊ'kjuːbɪtl] *adj*: brachiokubital

bra|chi|o|ra|di|al [,breɪkɪəʊ'reɪdɪəl] *adj*: humeroradial, radiohumeral

bra|chi|o|ul|nar [,breɪkɪəʊ'ʌlnər] *adj*: humeroulnar

brach|y|ce|phal|lous [,brækɪ'sefələs] *adj*: breitköpfig, kurzköpfig, rundköpfig, brachyzephal

brach|y|ce|phal|ly [,brækɪ'sefəlɪ] *noun*: Rund-, Breit-, Kurzköpfigkeit *f*, Brachyzephalie

brach|y|dac|ty|ly [,brækɪ'dæktəlɪ] *noun*: Brachydaktylie *f*

brach|y|e|soph|a|gus [,brækɪɪ'sɑfəgəs] *noun*: Brachyösophagus *m*

brach|y|gna|thia [,brækɪ(g)'neɪθɪə] *noun*: Brachygnathie *f*

brach|y|men|or|rhea [,brækɪ,mænə'rɪə] *noun*: Brachymenorrhoe *f*

brach|y|met|a|car|pal|ism [,brækɪmetə-'kɑːrpəlɪzəm] *noun*: Brachymetapodie *f*

brach|y|phal|an|gia [,brækɪfə'lændʒ(ɪ)ə] *noun*: Brachyphalangie *f*

brach|y|ther|a|py [brækɪ'θerəpɪ] *noun*: Brachytherapie *f*

brad|y|a|cu|sia [,brædɪə'kuːsɪə] *noun*: Bradyakusie *f*, -akusis *f*

brad|y|ar|rhyth|mia [,brædɪə'rɪðmɪə] *noun*: Bradyarrhythmie *f*

brad|y|car|dia [,brædɪ'kɑːrdɪə] *noun*: Bradykardie *f*

sinus bradycardia: Sinusbradykardie *f*

brad|y|car|di|ac [,brædɪ'kɑːrdɪæk] *adj*:

bradykard, bradykardisch

brad|y|crot|ic [,brædɪ'krɑtɪk] *adj*: pulsreduzierend, pulsverlangsamend, bradykrot

brad|y|di|as|tol|le [,brædɪdaɪ'æstəlɪ] *noun*: verlangsamte Diastole *f*, Bradydiastolie *f*

brad|y|di|as|tol|lic [,brædɪdaɪ'æstəlɪk] *adj*: bradydiastolisch

brad|y|kin|in [,brædɪ'kɪnɪn, -'kaɪ-] *noun*: Bradykinin *nt*

brad|y|la|lia [,brædɪ'leɪlɪə] *noun*: verlangsamtes Sprechtempo/Sprechen *nt*, Skandieren *nt*, Bradylalie *f*

brad|y|men|or|rhea [,brædɪmenə'riːə] *noun*: verlängerte Menstruation *f*, Bradymenorrhoe *f*

brad|y|me|tab|o|lism [,brædɪmə'tæbəlɪzəm] *noun*: Bradymetabolismus *m*

brad|y|phe|mia [,brædɪ'fiːmɪə] *noun*: verlangsamte Sprache *f*, Bradyphemie *f*, -phasie *f*

brad|y|phre|nia [,brædɪ'friːnɪə] *noun*: Bradyphrenie *f*

brad|y|pnea [,brædɪ'(p)nɪə] *noun*: Bradypnoe *f*

brad|y|pne|ic [,brædɪ'(p)nɪc] *adj*: bradypnoich

brad|y|rhyth|mia [,brædɪ'rɪðmɪə] *noun*: Bradykardie *f*

brad|y|sphyg|mia [,brædɪ'sfɪgmɪə] *noun*: Pulsverlangsamung *f*, Bradysphygmie *f*

brad|y|tach|y|car|dia [,brædɪ,tækɪ'kɑːrdɪə] *noun*: Bradykardie-Tachykardie-Syndrom *nt*

brad|y|to|cia [,brædɪ'təʊsɪə] *noun*: Wehenschwäche *f*

brad|y|tro|phia [,brædɪ'trəʊfɪə] *noun*: Bradytrophie *f*

brad|y|troph|ic [,brædɪ'trɑfɪk, -'trəʊ-] *adj*: bradytroph

brad|y|u|ria [,brædɪ'(j)ʊərɪə] *noun*: verlangsamte Harnentleerung *f*, Bradyurie *f*

brain [breɪn] *noun*: **1.** Gehirn *nt*; (*anatom.*) Encephalon *nt*, Cerebrum *nt* **2.** (*auch* **brains** *plural*) Verstand *m*, Hirn *nt*, Intelligenz *f*, Intellekt *m*

brain|case ['breɪnkeɪs] *noun*: (Ge-) Hirnschädel *m*, Neurocranium *nt*

brain-damaged *adj*: hirngeschädigt

brain-dead *adj*: hirntod *m*

branch [bræntʃ, brɑːntʃ]: **I** *noun* Ast *m*; Zweig *m*; (*anatom.*) Ramus *m* **II** *adj* Zweig-, Neben-

accessory meningeal branch of middle meningeal artery: Ramus accessorius arteriae meningeae mediae

acetabular branch of medial circumflex femoral artery: Ramus acetabularis arteriae circumflexae femoris medialis

acromial branch of subscapular artery: Ramus acromialis arteriae subscapularis

acromial branch of thoracoacromial artery: Ramus acromialis arteriae thoracoacromialis

branches of amygdaloid body: Rami corporis amygdaloidei

anastomotic branch of lacrimal artery with medial meningeal artery: Ramus anastomoticus arteriae lacrimalis cum arteriae meningea media

anastomotic branch of medial meningeal artery with lacrimal artery: Ramus anastomoticus arteriae meningeae mediae cum arteriae lacrimali

anterior ascending branch of left pulmonary artery: Ramus anterior ascendens arteriae pulmonalis sinistrae

anterior ascending branch of right pulmonary artery: Ramus anterior ascendens arteriae pulmonalis dextrae

anterior auricular branches of superficial temporal artery: Rami auriculares anteriores arteriae temporalis superficialis

anterior basal branch of left pulmonary artery: Ramus basalis anterior arteriae pulmonalis sinistrae

anterior basal branch of right pulmonary artery: Ramus basalis anterior arteriae pulmonalis dextrae

anterior branch of coccygeal nerve: Ramus anterior/ventralis nervi coccygei

anterior cutaneous branch: Ramus cutaneus anterior

anterior cutaneous branches of femoral nerve: Rami cutanei anteriores nervi femoralis

anterior cutaneous branch of intercostal nerves: Ramus cutaneus anterior abdominalis

anterior descending branch of left pulmonary artery: Ramus anterior descendens arteriae pulmonalis sinistrae

anterior descending branch of right pulmonary artery: Ramus anterior descendens arteriae pulmonalis dextrae

anterior branch of great auricular nerve: Ramus anterior nervi auricularis magni

anterior branch of inferior pancreaticoduodenal artery: Ramus anterior arteriae pancreaticoduodenalis inferioris

anterior interventricular branch: Ramus interventricularis anterior

anterior labial branches of femoral artery: Rami labiales anteriores arteriae femoralis

anterior branch of lateral cerebral sulcus: Ramus anterior sulci lateralis cerebri

anterior lateral nasal branches of anterior ethmoidal artery: Rami nasales anteriores laterales arteriae ethmoidalis anterioris

anterior branch of medial cutaneous nerve of forearm: Ramus anterior nervi cutanei antebrachii medialis

anterior meningeal branch of anterior ethmoidal artery: Ramus meningeus anterior arteriae ethmoidalis anterioris

anterior nasal branches of anterior ethmoidal nerve: Rami nasales anteriores nervi ethmoidalis anterioris

anterior branch of obturator artery: Ramus anterior arteriae obturatoriae

anterior branch of obturator nerve: Ramus anterior nervi obturatorii

branches of anterior perforated substance: Rami substantiae perforatae anterioris

anterior branch of recurrent ulnar artery: Ramus anterior arteriae recurrentis ulnaris

anterior branch of renal artery: Ramus anterior arteriae renalis

anterior branch of right branch of portal vein: Ramus anterior rami dextri venae portae hepatis

anterior branch of right hepatic duct: Ramus anterior ductus hepatici dextri

anterior scrotal branches of femoral artery: Rami scrotales anteriores arteriae femoralis

anterior septal branches of anterior ethmoidal artery: Rami septales anteriores arteriae ethmoidalis anterioris

anterior branch of spinal nerves: Ramus anterior/ventralis nervorum spinalium

anterior superior alveolar branches of infraorbital nerve: Rami alveolares superiores anteriores nervi infraorbitalis

anterior branch of superior thyroid artery: Ramus glandularis anterior arteriae thyroideae superioris

anterior temporal branches of lateral occipital artery: Rami temporales anteriores arteriae occipitalis lateralis

anteromedial frontal branch of callosomarginal artery: Ramus frontalis anteromedialis arteriae callosomargi-

nalis
apical branch of left pulmonary artery: Ramus apicalis arteriae pulmonalis sinistrae
apical branch of right pulmonary artery: Ramus apicalis arteriae pulmonalis dextrae
articular branch: Ramus articularis
articular branches of descending genicular artery: Rami articulares arteriae descendentis genus
articular branch of obturator nerve: Ramus articularis nervi obturatorii
ascending branch: Ramus ascendens
ascending branch of deep circumflex iliac artery: Ramus ascendens arteriae circumflexae iliaca profundae
ascending branch of lateral cerebral sulcus: Ramus ascendens sulci lateralis cerebri
ascending branch of lateral circumflex femoral artery: Ramus ascendens arteriae circumflexae femoris lateralis
ascending branch of medial circumflex femoral artery: Ramus ascendens arteriae circumflexae femoris medialis
atrial branches of left coronary artery: Rami atriales arteriae coronariae sinistrae
atrial branches of right coronary artery: Rami atriales arteriae coronariae dextrae
atrioventricular branches of left coronary artery: Rami atrioventriculares arteriae coronariae sinistrae
atrioventricular nodal branch of left coronary artery: Ramus nodi atrioventricularis arteriae coronariae sinistrae
atrioventricular nodal branch of right coronary artery: Ramus nodi atrioventricularis arteriae coronariae dextrae
atrioventricular branches of right coronary artery: Rami atrioventriculares arteriae coronariae dextrae
auricular branch: Ramus auricularis
auricular branch of occipital artery: Ramus auricularis arteriae occipitalis
auricular branch of posterior auricular artery: Ramus auricularis arteriae auricularis posterioris
auricular branch of posterior auricular nerve: Ramus auricularis nervi auricularis posterioris
basal tentorial branch of internal carotid artery: Ramus basalis tentorii arteriae carotidis internae
bronchial branches of internal thoracic artery: Rami bronchiales arteriae thoracicae internae

bronchial branches of vagus nerve: Rami bronchiales nervi vagi
calcaneal branches of fibular artery: Rami calcanei arteriae fibularis/peroneae
calcaneal branches of posterior tibial artery: Rami calcanei arteriae tibialis posteroris
calcarine branch of medial occipital artery: Ramus calcarinus arteriae occipitalis medialis
branch to cauda of caudate nucleus: Ramus caudae nuclei caudati arteriae communicantis posterioris
caudal branch of vestibular nerve: Pars caudalis/inferior nervi vestibularis
caudate branches of anterior choroidal artery: Rami caudae nuclei caudati
cavernous sinus branch of internal carotid artery: Ramus sinus cavernosi
celiac branches of posterior vagal trunk: Rami coeliaci trunci vagalis posterioris
chiasmatic branch of posterior communicating artery: Ramus chiasmaticus arteriae communicantis posterioris
choroidal branches of lateral ventricle: Rami choroidei ventriculi lateralis
choroidal branches of third ventricle: Rami choroidei ventriculi tertii
choroid branch of fourth ventricle: Ramus choroideus ventriculi quarti
cingular branch of callosomarginal artery: Ramus cingularis arteriae callosomarginalis
cinnamon branches: Cinnamomi ramulus
circumflex branch of left coronary artery: Ramus circumflexus arteriae coronariae sinistrae
clavicular branch of thoracoacromial artery: Ramus clavicularis arteriae thoracoacromialis
clivus branch of internal carotid artery: Ramus clivalis
cochlear branch of labyrinthine artery: Ramus cochlearis arteriae labyrinthinae
colic branch of ileocolic artery: Ramus colicus arteriae ileocolicae
collateral branch of posterior intercostal arteries: Ramus collateralis arteriae intercostalis posterioris)
communicating branch: Verbindungsast *m*, Ramus communicans
communicating branches of auriculotemporal nerve with facial nerve: Rami communicantes nervi auriculotem-

poralis cum nervi faciali

communicating branch of common fibular nerve: Ramus communicans fibularis

communicating branch of common peroneal nerve: Ramus communicans peroneus

communicating branch of facial nerve with glossopharyngeal nerve: Ramus communicans nervi facialis cum nervi glossopharyngeo

communicating branch of facial nerve with tympanic plexus: Ramus communicans nervi facialis cum plexu tympanico

communicating branch of fibular artery: Ramus communicans arteriae peroneae/fibularis

communicating branch of glossopharyngeal nerve with auricular branch of vagus nerve: Ramus communicans nervi glossopharyngei cum ramo auriculari nervi vagi

communicating branch of intermediate nerve with tympanic plexus: Ramus communicans nervi intermedii cum plexu tympanico

communicating branch of intermediate nerve with vagus nerve: Ramus communicans nervi intermedii cum nervi vago

communicating branch of lacrimal nerve with zygomatic nerve: Ramus communicans nervi lacrimalis cum nervi zygomatico

communicating branch of lingual nerve with chorda tympani: Ramus communicans nervi lingualis cum chorda tympani

communicating branches of lingual nerve with hypoglossal nerve: Rami communicantes nervi lingualis cum nervi hypoglosso

communicating branch of median nerve with ulnar nerve: Ramus communicans nervi mediani cum nervi ulnari

communicating branch of nasociliary nerve with ciliary ganglion: Ramus communians nervi nasociliaris cum ganglione ciliari

communicating branch of otic ganglion with auriculotemporal nerve: Ramus communicans ganglii otici cum nervi auriculotemporali

communicating branch of otic ganglion with chorda tympani: Ramus communicans ganglii otici cum chorda tympani

communicating branch of otic ganglion with medial pterygoid nerve: Ramus communicans ganglii otici cum nervi pterygoideo mediali

communicating branch of otic ganglion with meningeal branches of mandibular nerve: Ramus communicans ganglii otici cum ramo meningeo nervi mandibularis

communicating branches of spinal nerves: Rami communicantes nervorum spinalium

communicating branches of submandibular ganglion with lingual nerve: Rami communicantes ganglii submandibularis cum nervi linguali

communicating branch of superior laryngeal nerve with recurrent laryngeal nerve: Ramus communicans nervi laryngealis superioris cum nervi laryngeali recurrenti

communicating branch of vagus nerve with hypoglossal nerve: Ramus communicans nervi vagi cum nervi glossopharyngeo

communicating branch of vestibular nerve with cochlear nerve: Ramus communicans cochlearis

communicating branch with zygomatic nerve: Ramus communicans cum nervo zygomatico

conus branch of left coronary artery: Ramus coni arteriosi arteriae coronariae sinistrae

cutaneous branch: Hautast *m*, Ramus cutaneus

cutaneous branch of obturator nerve: Ramus cutaneus nervi obturatorii

deep branch: Ramus profundus

deep branch of lateral plantar nerve: Ramus profundus nervi plantaris lateralis

deep branch of medial plantar artery: Ramus profundus arteriae plantaris medialis

deep branch of superior gluteal artery: Ramus profundus arteriae gluteae superioris

deep branch of ulnar nerve: Ramus profundus nervi ulnaris

deltoid branch of deep brachial artery: Ramus deltoideus arteriae profundae brachii

deltoid branch of thoracoacromial artery: Ramus deltoideus arteriae thoracoacromialis

dental branches of anterior superior alveolar arteries: Rami dentales arteriae alveolaris superioris anterioris dental branches of inferior alveolar artery: Rami dentales arteriae alveolaris inferioris

dental branches of inferior dental plexus: Rami dentales inferiores plexus dentalis inferioris

dental branches of posterior superior alveolar artery: Rami dentales arteriae alveolaris superioris posterioris

dental branches of superior dental plexus: Rami dentales superiores plexus dentalis inferioris

descending branch: Ramus descendens

descending branch of lateral circumflex femoral artery: Ramus descendens arteriae circumflexae femoris lateralis

descending branch of occipital artery: Ramus descendens arteriae occipitalis

digastric branch of facial nerve: Ramus digastricus nervi facialis

dorsal branch: Ramus posterior

dorsal carpal branch of radial artery: Ramus carpalis dorsalis arteriae radialis

dorsal carpal branch of ulnar artery: Ramus carpalis dorsalis arteriae ulnaris

dorsal branch of coccygeal nerve: Ramus dorsalis/posterior nervi coccygei

branch for dorsal corpus callosum: Ramus corpus callosi dorsalis arteriae occipitalis medialis

dorsal lingual branches of lingual artery: Rami dorsales linguae arteriae lingualis

dorsal branch of lumbar artery: Ramus dorsalis arteriae lumbalis

dorsal branch of posterior intercostal arteriy: Ramus dorsalis arteriae intercostalis posterioris

dorsal branch of posterior intercostal vein: Ramus dorsalis venae intercostalis posterioris

dorsal branch of subcostal artery: Ramus dorsalis arteriae subcostalis

dorsal branches of superior intercostal artery: Rami dorsales arteriae intercostalis supremae

dorsal branches of thoracic nerves: Rami dorsales/posteriores nervorum thoracicorum

dorsal branch of ulnar nerve: Ramus dorsalis nervi ulnaris

duodenal branches: Rami duodenales

duodenal branches of anterior pancreaticoduodenal artery: Rami duodenales arteriae pancreaticoduodenalis anterioris

duodenal branches of superior pancreaticoduodenal artery: Rami duodenales arteriae pancreaticoduodenalis superioris

epididymal branches of testicular artery: Rami epididymales arteriae testicularis

epiploic branches of left gastroepiploic artery: Rami omentales arteriae gastroomentalis sinistrae

epiploic branches of right gastroepiploic artery: Rami omentales arteriae gastroomentalis dextrae

esophageal branches of inferior thyroid artery: Rami oesophageales arteriae thyroideae inferioris

esophageal branches of recurrent laryngeal nerve: Rami oesophageales nervi laryngei recurrentis

esophageal branches of thoracic aorta: Rami oesophageales partis thoracicae aortae

external branch of accessory nerve: Ramus externus nervi accessorii

external nasal branch of anterior ethmoidal nerve: Ramus nasalis externus nervi ethmoidalis anterioris

external nasal branches of infraorbital nerve: Rami nasales externi nervi infraorbitalis

external branch of superior laryngeal nerve: Ramus externus nervi laryngei superioris

fibular circumflex branch of posterior tibial artery: Ramus circumflexus fibularis arteriae tibialis posterioris

frontal branches of callosomarginal artery: Rami frontales arteriae callosomarginalis

frontal branch of frontal nerve: Ramus frontalis nervi frontalis

frontal branch of middle meningeal artery: Ramus frontalis arteriae meningeae mediae

frontal branch of superficial temporal artery: Ramus frontalis arteriae temporalis superficialis

ganglionic branches of maxillary nerve: Rami ganglionares nervi maxillaris

ganglionic branches of sublingual nerve: Rami ganglionares nervi lingualis

ganglionic branches to pterygopalatine ganglion: Rami ganglionares ad ganglion pterygopalatium

gastric branches: Rami gastricae

gastric branches of left gastroepiploic artery: Rami gastrici arteriae gastroomentalis sinistrae gastric branches of right gastroepiploic artery: Rami gastrici arteriae gastroomentalis dextrae

gingival branches of inferior dental plexus: Rami gingivales inferiores plexus dentalis inferioris

gingival branches of mental nerve: Rami gingivales nervi mentalis

gingival branches of superior dental plexus: Rami gingivales superiores plexus dentalis superioris

glandular branches of facial artery: Rami glandulares arteriae facialis

glandular branches of inferior thyroid artery: Rami glandulares arteriae thyroideae inferioris

glandular branches of submandibular ganglion: Rami glandulares ganglii submandibularis

glandular branches of superior thyroid artery: Rami glandulares arteriae thyroideae superioris

branches of globus pallidus: Rami globi pallidi

gray communicating branch: Ramus communicans griseus

helicine branches of uterine artery: Rami helicini arteriae uterinae

branches of hepatic artery: Rami arteriae hepaticae propriae

branches to hypothalamic nuclei: Rami nucleorum hypothalami

hypothalamic branch of posterior communicating artery: Ramus hypothalamicus arteriae communicantis posterioris

ileal branch of ileocolic artery: Ramus ilealis arteriae ileocolicae

iliac branch of iliolumbar artery: Ramus iliacus arteriae iliolumbalis

inferior cervical cardiac branches of vagus nerve: Rami cardiaci cervicales inferiores nervi vagi

inferior dental branches of inferior dental plexus: Rami dentales inferiores

inferior gingival branches of inferior dental plexus: Rami gingivales inferiores

inferior labial branches of mental nerve: Rami labiales inferiores nervi mentalis

inferior lingular branch of left pulmonary artery: Ramus lingularis inferior arteriae pulmonalis sinistrae

inferior branch of oculomotor nerve: Ramus inferior nervi oculomotorii

inferior palpebral branches of infraorbital nerve: Rami palpebrales inferiores nervi infraorbitalis

inferior posterior nasal branches of

pterygopalatine ganglion: Rami nasales posteriores inferiores laterales ganglii pterygopalatini

inferior branch of superior gluteal artery: Ramus inferior arteriae gluteae superioris

inferior branches of transverse cervical nerve: Rami inferiores nervi transversi colli

infrahyoid branch of superior thyroid artery: Ramus infrahyoideus arteriae thyroideae superioris

infrapatellar branch of saphenous nerve: Ramus infrapatellaris nervi sapheni

inguinal branches of femoral artery: Rami inguinales arteriae femoralis

interganglionic branches: Rami interganglionares

internal branch of accessory nerve: Ramus internus nervi accessorii

branches of internal capsule: Rami capsulae internae

internal nasal branches of anterior ethmoidal nerve: Rami nasales interni nervi ethmoidalis anterioris

internal nasal branches of infraorbital nerve: Rami nasales interni nervi infraorbitalis

internal branch of superior laryngeal nerve: Ramus internus nervi laryngei superioris

interventricular septal branches of left coronary artery: Rami interventriculares septales arteriae coronariae sinistrae

intrasegmental bronchial branches: Rami bronchiales segmentorum

labial branches of mental nerve: Rami labiales nervi mentalis

laryngopharyngeal branches of superior cervical ganglion: Rami laryngopharyngei

lateral branch of anterior interventricular branch of left coronary artery: Ramus lateralis interventricularis anterior arteriae coronariae sinistrae

lateral basal branch of left pulmonary artery: Ramus basalis lateralis arteriae pulmonalis sinstrae

lateral basal branch of right pulmonary artery: Ramus basalis lateralis arteriae pulmonalis dextrae

lateral calcaneal branches of sural nerve: Rami calcanei laterales nervi suralis

lateral cutaneous branch: Ramus cutaneus lateralis

lateral cutaneous branch of iliohypogastric nerve: Ramus cutaneus lateralis nervi iliohypogastrici

lateral cutaneous branch of intercostal nerves: Ramus cutaneus lateralis abdominalis

lateral cutaneous branch of posterior intercostal arteries: Ramus cutaneus lateralis arteriae intercostalis posterioris

branches of lateral geniculate body: Rami corporis geniculati lateralis

lateral branch of left hepatic duct: Ramus lateralis ductus hepatici sinistri

lateral branch of lumbar nerves: Ramus lateralis nervorum lumbalium

lateral malleolar branches of fibular artery: Rami malleolares laterales arteriae fibularis

lateral mammary branches of lateral thoracic artery: Rami mammarii laterales arteriae thoracicae lateralis

lateral nasal branches of anterior ethmoidal nerve: Rami nasales laterales nervi ethmoidalis anterioris

lateral nasal branch of facial artery: Ramus lateralis nasi arteriae facialis

lateral branch of right pulmonary artery: Ramus lateralis arteriae pulmonalis dextrae

lateral sacral branches of median sacral artery: Rami sacrales laterales arteriae sacralis medianae

lateral branch of sacral nerves: Ramus lateralis nervorum sacralium

lateral branch of spinal nerves: Ramus lateralis nervi spinalis

lateral superior posterior nasal branches of pterygopalatine ganglion: Rami nasales posteriores superiores laterales ganglii pterygopalatini

lateral branch of superior thyroid artery: Ramus glandularis lateralis arteriae thyroideae superioris

lateral branch of supraorbital nerve: Ramus lateralis nervi supraorbitalis

left branch of av-bundle: → *left bundle branch*

left bundle branch: linker Tawara-Schenkel *m*, Crus sinistrum fasciculi atrioventricularis

left branch of hepatic artery: Ramus sinister arteriae hepaticae

left branch of portal vein: Ramus sinister venae portae hepatis

left branch of proper hepatic artery: Ramus sinister arteriae hepaticae propriae

long branch of ciliary ganglion: Radix nasociliaris ganglii ciliaris

lumbar branch of iliolumbar artery: Ramus lumbalis arteriae iliolumbalis

mammary branches of internal thoracic artery: Rami mammarii mediales arteriae thoracicae internae

marginal tentorial branch of internal carotid artery: Ramus marginalis tentorii

mastoid branch of occipital artery: Ramus mastoideus arteriae occipitalis

medial and lateral medullary branches of posterior inferior cerebellar artery: Rami medullares medialis et lateralis arteriae inferioris posterioris cerebelli

medial basal branch of left pulmonary artery: Ramus basalis medialis arteriae pulmonalis sinstrae

medial basal branch of right pulmonary artery: Ramus basalis medialis arteriae pulmonalis dextrae

medial calcaneal branches of tibial nerve: Rami calcanei mediales nervi tibialis

medial choroid branches of posterior cerebral artery: Rami choroidei mediales arteriae cerebri posterioris

medial crural cutaneous branch of femoral nerve: Rami cutanei cruris mediales nervi sapheni

medial branch of left hepatic duct: Ramus medialis ductus hepatici sinistri

medial branch of lumbar nerves: Ramus medialis nervorum lumbalium

medial malleolar branches of posterior tibial artery: Rami malleolares mediales arteriae tibialis posterioris

medial nasal branches of anterior ethmoidal nerve: Rami nasales mediales nervi ethmoidalis anterioris

medial branch of right pulmonary artery: Ramus medialis arteriae pulmonalis dextrae

medial branch of sacral nerves: Ramus medialis nervorum sacralium

medial branch of spinal nerves: Ramus medialis nervi spinalis

medial superior posterior nasal branches of pterygopalatine ganglion: Rami nasales posteriores superiores mediales ganglii pterygopalatini

medial branch of supraorbital nerve: Ramus medialis nervi supraorbitalis

mediastinal branches of thoracic aorta: Rami mediastinales partis thoracicae aortae

mediomedial frontal branch of callosomarginal artery: Ramus frontalis mediomedialis arteriae callosomarginalis

meningeal branch: Hirnhaut-, Meningealast *m*, Ramus meningeus

meningeal branch of internal carotid artery: Ramus meningeus arteriae carotidis internae

meningeal branch of occipital artery: Ramus meningeus arteriae occipitalis

meningeal branch of spinal nerve: Ramus meningeus nervi spinalis

meningeal branches of vertebral artery: Rami meningei arteriae vertebralis

mental branches of mental nerve: Rami mentales nervi mentalis

middle meningeal branch of maxillary nerve: Ramus meningeus nervi maxillaris

middle superior alveolar branch of infraorbital nerve: Ramus alveolaris superior medius nervi infraorbitalis

muscular branch: Muskelast *m*, Ramus muscularis

muscular branches of accessory nerve: Rami musculares nervi accessorii

muscular branches of axillary nerve: Rami musculares nervi axillaris

muscular branches of deep peroneal nerve: Rami musculares nervi fibularis/peronei profundi

muscular branches of femoral nerve: Rami musculares nervi femoralis

muscular branches of iliohypogastric nerve: Rami musculares nervi iliohypogastrici

muscular branches of intercostal nerve: Rami musculares nervi intercostalis

muscular branches of median nerve: Rami musculares nervi mediani

muscular branches of musculocutaneous nerve: Rami musculares nervi musculocutanei

muscular branches of obturator nerve: Rami musculares nervi obturatorii

muscular branches of ophthalmic artery: Arteriae musculares

muscular branches of radial nerve: Rami musculares nervi radialis

muscular branches of sciatic nerve: Rami musculares nervi ischiadici

muscular branches of superficial peroneal nerve: Rami musculares nervi fibularis/peronei superficialis

muscular branches of tibial nerve: Rami musculares nervi tibialis

muscular branches of ulnar nerve: Rami musculares nervi ulnaris

muscular branches of vertebral artery: Rami musculares arteriae vertebralis

nasal branches of anterior ethmoidal nerve: Rami nasales nervi ethmoidalis anterioris

nasal branches of pterygopalatine ganglion: Rami nasales ganglii pterygopalatini

obturator branch of inferior epigastric artery: Ramus obturatorius arteriae epigastricae inferioris

occipital branch of posterior auricular nerve: Ramus occipitalis nervi auricularis posterioris

occipitotemporal branch of medial occipital artery: Ramus occipitotemporalis arteriae occipitalis medialis

branch for oculomotor nerve: Ramus nervi oculomotorii arteriae communicantis posterioris

branches of optical tract: Rami tractus optici

orbital branch of middle meningeal artery: Ramus orbitalis arteriae meningeae mediae

orbital branches of pterygopalatine ganglion: Rami orbitales ganglii pterygopalatini

ovarian branch of uterine artery: Ramus ovaricus arteriae uterinae

palmar carpal branch of radial artery: Ramus carpalis palmaris arteriae radialis

palmar carpal branch of ulnar artery: Ramus carpalis palmaris arteriae ulnaris

palmar branch of median nerve: Ramus palmaris nervi mediani

palmar branch of ulnar nerve: Ramus palmaris nervi ulnaris

palpebral branches of infratrochlear nerve: Rami palpebrales nervi infratrochlearis

pancreatic branches of anterior superior pancreaticoduodenal artery: Rami pancreatici arteriae pancreaticoduodenalis superioris anterioris

pancreatic branches of posterior superior pancreaticoduodenal artery: Rami pancreatici arteriae pancreaticoduodenalis superioris posterioris

pancreatic branches of splenic artery: Rami pancreatici arteriae splenicae

parietal branch of medial occipital artery: Ramus parietalis arteriae occipitalis medialis

parietal branch of middle meningeal artery: Ramus parietalis arteriae meningeae mediae

parietal branch of superficial temporal artery: Ramus parietalis arteriae temporalis superficialis

parieto-occipital branch of medial occipital artery: Ramus parietooccipitalis arteriae occipitalis medialis

parieto-occipital branch of posterior cerebral artery: Ramus parietooccipitalis arteriae cerebri posterioris

parotid branches of auriculotemporal nerve: Rami parotidei nervi auriculotemporalis

parotid branches of facial vein: Rami parotidei venae facialis

parotid branch of posterior auricular artery: Ramus parotideus arteriae auricularis posterioris

parotid branch of superficial temporal artery: Ramus parotideus arteriae temporalis superficialis

pectoral branches of thoracoacromial artery: Rami pectorales arteriae thoracoacromialis

perforating branch of fibular artery: Ramus perforans arteriae peroneae/fibularis

perforating branches of internal thoracic artery: Rami perforantes arteriae thoracicae internae

perforating branches of palmar metacarpal arteries: Rami perforantes arteriae metacarpalis palmaris

perforating branches of plantar metatarsal arteries: Rami perforantes arteriae metatarsalis plantaris

pericardiac branch of phrenic nerve: Ramus pericardiacus nervi phrenici

pericardiac branches of thoracic aorta: Rami pericardiaci aortae thoracicae

peridental branches of inferior alveolar artery: Rami peridentales arteriae alveolaris inferioris

peridental branches of infraorbital artery: Rami peridentales arteriae infraorbitalis

peridental branches of posterior superior alveolar artery: Rami peridentales arteriae alveolaris superioris posterioris

perineal branches of posterior femoral cutaneous nerve: Rami perineales nervi cutanei femoris posterioris

petrosal branch of middle meningeal artery: Ramus petrosus arteriae meningeae mediae

pharyngeal branch of artery of pterygoid canal: Ramus pharyngeus arteriae canalis pterygoidei

pharyngeal branches of ascending pharyngeal artery: Rami pharyngei arteriae pharyngeae ascendentis

pharyngeal branches of glossopharyngeal nerve: Rami pharyngeales/

pharyngei nervi glossopharyngei

pharyngeal branches of inferior thyroid artery: Rami pharyngeales arteriae thyroideae inferioris

pharyngeal branch of pterygopalatine ganglion: Ramus pharyngeus ganglii pterygopalatini

pharyngeal branches of recurrent laryngeal nerve: Rami pharyngei nervi laryngei recurrenti

pharyngeal branches of superior thyroid artery: Rami pharyngeales arteriae throideae superioris

pharyngeal branch of vagus nerve: Ramus pharyngeus nervi vagi

phrenicoabdominal branches of phrenic nerve: Rami phrenicoabdominales nervi phrenici

posterior ascending branch of left pulmonary artery: Ramus posterior ascendens arteriae pulmonalis sinistrae

posterior ascending branch of right pulmonary artery: Ramus posterior ascendens arteriae pulmonalis dextrae

posterior basal branch of left pulmonary artery: Ramus basalis posterior arteriae pulmonalis sinstrae

posterior basal branch of right pulmonary artery: Ramus basalis posterior arteriae pulmonalis dextrae

posterior branch of coccygeal nerve: Ramus dorsalis nervi coccygei

posterior cutaneous branch of lumbar nerves: Ramus cutaneus posterior nervorum lumbalium

posterior cutaneous branch of sacral nerves: Ramus cutaneus posterior nervorum sacralium

posterior cutaneous branch of spinal nerves: Ramus cutaneus posterior nervi spinalis

posterior descending branch of left pulmonary artery: Ramus posterior descendens arteriae pulmonalis sinistrae

posterior descending branch of right pulmonary artery: Ramus posterior descendens arteriae pulmonalis dextrae

posterior branch of great auricular nerve: Ramus posterior nervi auricularis magni

posterior inferior branches of greater palatine nerve: Rami nasales posteriores inferiores nervi palatini majoris

posterior branch of inferior laryngeal nerve: Ramus posterior nervi laryngeali inferioris

posterior inferior nasal branches of

B

greater palatine nerve: Rami nasales posteriores inferiores nervi palatini majoris

posterior branch of inferior pancreaticoduodenal artery: Ramus posterior arteriae pancreaticoduodenalis inferioris

posterior labial branches of internal pudendal artery: Rami labiales posteriores arteriae pudendae internae

posterior branch of lateral cerebral sulcus: Ramus posterior sulci lateralis cerebri

posterior branch of left pulmonary artery: Ramus posterior arteriae pulmonalis sinistrae

posterior left ventricular branch of left coronary artery: Ramus posterior ventriculi sinistri

posterior branch of medial cutaneous nerve of forearm: Ramus ulnaris nervi cutanei antebrachii medialis

posterior branch of obturator artery: Ramus posterior arteriae obturatoriae

posterior branch of obturator nerve: Ramus posterior nervi obturatorii

posterior branch of recurrent ulnar artery: Ramus posterior arteriae recurrentis ulnaris

posterior branch of renal artery: Ramus posterior arteriae renalis

posterior branch of right branch of portal vein: Ramus posterior rami dextri venae portae hepatis

posterior branch of right hepatic duct: Ramus posterior ductus heptici dextri

posterior septal branches of sphenopalatine artery: Rami septales posteriores arteriae sphenopalatinae

posterior superior alveolar branches of maxillary nerve: Rami alveolares superiores posteriores nervi maxillaris

posterior branch of superior thyroid artery: Ramus glandularis posterior arteriae thyroideae superioris

posterior temporal branches of lateral occipital artery: Rami temporales posteriores arteriae occipitalis lateralis

posterolateral choroid branches of posterior cerebral artery: Rami choroidei posteriores laterales arteriae posterioris cerebri

posteromedial frontal branch of callosomarginal artery: Ramus frontalis posteromedialis arteriae callosomarginalis

prostatic branches of inferior vesical artery: Rami prostatici arteriae vesicalis inferioris

pubic branch of obturator artery: Ramus pubicus arteriae obturatoriae

pulmonary branches of autonomic nervous system: Rami pulmonales systematis autonomici

pulmonary branches of pulmonary plexus: Rami pulmonales plexus pulmonalis

pulmonary branches of thoracic ganglia: Rami pulmonales thoracici

recurrent meningeal branch of lacrimal artery: Ramus meningeus recurrens arteriae lacrimalis

recurrent branch of spinal nerves: Ramus recurrens nervi spinalis

branches of red nucleus: Rami nuclei rubri

renal branch of lesser splanchnic nerve: Ramus renalis nervi splanchnici minoris

right branch of av-bundle: → *right bundle branch*

right bundle branch: rechter Tawara-Schenkel *m*, Crus dextrum fasciculi atrioventricularis

right branch of hepatic artery: Ramus dexter arteriae hepaticae

right branch of portal vein: Ramus dexter venae portae hepatis

right posterolateral branch of right coronary artery: Ramus posterolateralis dexter

rostral branch of vestibular nerve: Pars superior nervi vestibularis

saphenous branch of descending genicular artery: Ramus saphenus arteriae descendentis genus

sinoatrial nodal branch of left coronary artery: Ramus nodi sinuatrialis arteriae coronariae sinistrae

sinoatrial nodal branch of right coronary artery: Ramus nodi sinuatrialis arteriae coronariae dextrae

spinal branch: Rückenmarksast *m*, Ramus spinalis

spinal branches of ascending cervical artery: Rami spinales arteriae cervicalis ascendentis

spinal branch of iliolumbar artery: Ramus spinalis arteriae iliolumbalis

spinal branches of lateral sacral arteries: Rami spinales arteriae sacralis lateralis

spinal branch of lumbar arteries: Ramus spinalis arteriae lumbalis

spinal branch of posterior intercostal arteries: Ramus spinalis rami dorsalis arteriae intercostalis posterioris

spinal branch of subcostal artery: Ramus spinalis arteriae subcostalis

spinal branches of superior intercostal artery: Rami spinales arteriae intercostalis supremae

spinal branches of vertebral artery: Rami spinales/radiculares arteriae vertebralis

splenic branches of splenic artery: Rami lienales/splenici arteriae splenicae

stapedial branch of stylomastoid artery: Ramus stapedius arteriae stylomastoideae

sternal branches of internal thoracic artery: Rami sternales arteriae thoracicae internae

sternocleidomastoid branches of occipital artery: Rami sternocleidomastoidei arteriae occipitalis

sternocleidomastoid branch of superior thyroid artery: Ramus sternocleidomastoideus arteriae thyroideae superioris

stylohyoid branch of facial nerve: Ramus stylohyoideus nervi facialis

stylopharyngeal branch of glossopharyngeal nerve: Ramus musculi stylopharyngei nervi glossopharyngei

subscapular branches of axillary artery: Rami subscapulares arteriae axillaris

branches of substantia nigra: Rami substantiae nigrae

superficial branch: Ramus superficialis

superficial branch of lateral plantar nerve: Ramus superficialis nervi plantaris lateralis

superficial palmar branch of radial artery: Ramus palmaris superficialis arteriae radialis

superficial branch of superior gluteal artery: Ramus superficialis arteriae gluteae superioris

superficial temporal branches of auriculotemporal nerve: Nervi temporales superficiales

superior cervical cardiac branches of vagus nerve: Rami cardiaci cervicales superiores nervi vagi

superior dental branches of superior dental plexus: Rami dentales superiores

superior gingival branches of superior dental plexus: Rami gingivales superiores

superior labial branches of infraorbital nerve: Rami labiales superiores nervi infraorbitalis

superior lingular branch of left pulmonary artery: Ramus lingularis su-

perior arteriae pulmonalis sinistrae

superior branch of oculomotor nerve: Ramus superior nervi oculomtorii

superior branch of superior gluteal artery: Ramus superior arteriae gluteae superioris

superior branches of transvers cervical nerve: Rami superiores nervi transversus cervicalis

temporal branches of facial nerve: Rami temporales nervi facialis

temporal branches of lateral occipital artery: Rami temporales arteriae occipitalis lateralis

tentorial branch of ophthalmic nerve: Ramus tentorius nervi ophthalmici

thalamic branches of posterior cerebral artery: Rami thalamici arteriae cerebri posterioris

thalamic branches of posterior communicating artery: Ramus thalamicus arteriae communicantis posterior

thyrohyoid branch of ansa cervicalis: Ramus thyrohyoideus ansae cervicalis

tonsillar branches of glossopharyngeal nerve: Rami tonsillares nervi glossopharyngei

tonsillar branches of minor palatine nerves: Rami tonsillares nervorum palatini minores

tonsillar branch of posterior inferior cerebellar artery: Ramus tonsillae cerebelli arteriae inferioris posterioris cerebelli

tracheal branches of inferior thyroid artery: Rami tracheales arteriae thyroideae inferioris

tracheal branches of internal thoracic artery: Rami tracheales arteriae thoracicae internae

tracheal branches of recurrent laryngeal nerve: Rami tracheales nervi laryngei recurrentis

transverse branch of lateral circumflex femoral artery: Ramus transversus arteriae circumflexae femoris lateralis

transverse branch of medial circumflex femoral artery: Ramus transversus arteriae circumflexae femoris medialis

transverse part of left branch of portal vein: Pars transversa

trigeminal and trochlear branches of internal carotid artery: Rami trigeminales et trochleares

trigeminal ganglion branch of internal carotid artery: Ramus ganglionis trigeminalis

tubal branches of ovarian artery: Rami tubarii arteriae ovaricae

tubal branch of tympanic plexus: Ramus tubarius plexus tympanici
tubal branch of uterine artery: Ramus tubarius arteriae uterinae
branches of tuber cinereum: Rami tuberis cinerei
branches to tympanic membrane of auriculotemporal nerve: Rami membranae tympani nervi auriculotemporalis
ulnar communicating branch of radial nerve: Ramus communicans ulnaris nervi radialis
ureteral branches of artery of ductus deferens: Rami ureterici arteriae ductus deferentis
ureteral branches of ovarian artery: Rami ureterici arteriae ovaricae
ureteral branches of renal artery: Rami ureterici arteriae renalis
ureteral branches of testicular artery: Rami ureterici arteriae testicularis
vaginal branches of middle rectal artery: Rami vaginales arteriae rectalis mediae
ventral branch: vorderer/ventraler Ast *m*, Bauchast *m*, Ramus ventralis
branches of vertebral peduncles: Rami pedunculares arteriae cerebri posterioris
white communicating branch: Ramus communicans albus
zygomatic branches of facial nerve: Rami zygomatici nervi facialis
zygomaticofacial branch: Ramus zygomaticofacialis nervi zygomatici
zygomaticotemporal branch: Ramus zygomaticotemporalis nervi zygomatici
branched-chain *adj*: verzweigtkettig
branlchilal ['brænkɪəl] *adj*: branchial, branchiogen
branlchilolgenlic [ˌbrænkɪəʊ'dʒenɪk] *adj*: branchiogen
branlchilolma [brænkɪ'əʊmə] *noun*: branchiogene Geschwulst *f*, branchiogener Tumor *m*, Branchiom *nt*
breakldown ['breɪkdaʊn] *noun*: Aufspaltung *f*, Auflösung *f*, Abbau *m*
anastomotic breakdown: Anastomoseninsuffizienz *f*
breast [brest] *noun*: **1.** (weibliche) Brust *f*, (*anatom.*) Mamma *f* **2.** Brustdrüse *f*, Glandula mammaria **3.** Brust(kasten *m*) *f*, Pectus *nt*, Thorax *m*
breastlbone ['brestbəʊn] *noun*: Brustbein *nt*, Sternum *nt*
breath [breθ] *noun*: **1.** Atem(luft *f*) *m* **catch one's breath** Atem holen, verschnaufen **draw breath** Atem holen **hold one's breath** den Atem anhalten

gasp for breath nach Luft schnappen **out of breath** außer Atem, atemlos **short of breath** kurzatmig **2.** Atmung *f*, Atmen *nt*, Atemzug *m*
bad breath: Mund-, Atemgeruch *m*, Foetor ex ore, Kakostomie *f*, Halitose *f*, Halitosis *f*
liver breath: Foetor hepaticus
breathe [briːð]: I *vt* atmen, ein- und ausatmen II *vi* atmen, luftholen, ein- und ausatmen
breathling ['briːðɪŋ] *noun*: **1.** Atmen *nt*, Atmung *f* **2.** Atemzug *m* **3.** Atem-, Verschnaufpause *f*
abdominal breathing: Bauchatmung *f*
auxiliary breathing: Auxiliaratmung *f*
breast breathing: Kostalatmung *f*, Thorakalatmung *f*, Brustatmung *f*
bronchial breathing: Bronchialatmen *nt*, bronchiales Atemgeräusch *nt*
bronchovesicular breathing: bronchovesikuläres/vesikobronchiales Atmen *nt*
diaphragmatic breathing: Zwerchfellatmung *f*
Kussmaul breathing: Lufthunger *m*, Kussmaul-Atmung *f*, Kussmaul-Kien-Atmung *f*
nasal breathing: Nasenatmung *f*
positive-negative pressure breathing: Wechseldruckbeatmung *f*
spontaneous breathing: Spontanatmung *f*, spontane Ventilation *f*
vesicular breathing: Vesikulär-, Bläschenatmen *nt*, vesikuläres Atemgeräusch *nt*
breathlless ['breθlɪs] *adj*: kurzatmig, dyspnoisch
breathllesslness ['breθlɪsnɪs] *noun*: **1.** Dyspnose *f*, Atemnot *f*, Kurzatmigkeit *f* **2.** Atemlosigkeit *f*
breech [briːtʃ] *noun*: **1.** Hinterteil *nt*, Gesäß *nt* **2.** (*gynäkol.*) Steißgeburt *f*, Geburt *f* aus Beckenendlage/Steißlage
breglma ['bregmə] *noun*, *plural* -**malta** [-mətə]: **1.** Bregma *nt*, Vorderkopf *m* **2.** Bregma *nt*
bridge [brɪdʒ]: I *noun* **1.** (Nasen-)Brücke *f* **2.** (*chem.*) Brücke *f* II *v* überbrücken; eine Brücke bauen über
brim [brɪm] *noun*: **1.** (Gefäß-)Rand *m* **2.** (*anatom.*) Beckenrand *m*, Apertura pelvis superior
pelvic brim: Beckenrand *m*, Apertura pelvis superior
briselment [briːz'mənt] *noun*: operative Gelenkmobilisierung *f*, Brisement *nt*
britltle ['brɪtl] *adj*: zerbrechlich, brüchig, gebrechlich, fragil
brolmaltherlalpy [brəʊmə'θerəpɪ] *noun*:

Bromatotherapie *f*, Bromatherapie *f*; Diätetik *f*

bro|ma|to|ther|a|py [,brəumətəu'θerəpɪ] *noun*: Broma(to)therapie *f*; Diätetik *f*

bro|ma|to|tox|in [,brəumətəu'tʌksɪn] *noun*: Lebensmitteltoxin *nt*, Bromatotoxin *nt*

bro|ma|tox|ism [brəumə'tʌksɪzəm] *noun*: Lebensmittelvergiftung *f*

brom|hid|ro|sis [brəumhɪ'drəusɪs] *noun*: Brom(h)idrosis *f*

bro|mid|ro|sis [brəumɪ'drəusɪs] *noun*: Bromhidrose *f*, Kakidrose *f*

bro|mop|nea [,brəumɑp'niːə] *noun*: Mundgeruch *m*, Halitose *f*, Kakostomie *f*, Foetor ex ore

bronch|ad|e|ni|tis [brɑŋkædɪ'naɪtɪs] *noun*: Bronchoadenitis *f*, Bronchadenitis *f*

bron|chi ['brɑŋkaɪ] *plural*: Bronchien *pl*

bron|chi|al ['brɑŋkɪəl] *adj*: bronchial

bron|chi|ec|tat|ic [,brɑŋkɪek'tætɪk] *adj*: bronchiektatisch

bron|chi|ol|gen|ic [,brɑŋkɪəu'dʒenɪk] *adj*: bronchogen

bron|chi|ole ['brɑŋkɪəul] *noun*: Bronchiole *f*, Bronchiolus *m*

bron|chi|oli [brɑn'kaɪələɪ] *plural*: Bronchiolen *pl*

bron|chi|o|lit|ic [,brɑn'kaɪə'laɪtɪk] *adj*: bronchiolitisch

bron|chi|o|li|tis [,brɑn'kaɪə'laɪtɪs] *noun*: Bronchiolitis *f*, Bronchiolenentzündung *f*, Bronchitis *f* capillaris

bron|chi|o|lus [brɑn'kaɪələs, brɑŋ-] *noun, plural* -li [-laɪ]: Bronchiole *f*

bron|chi|o|spasm ['brɑŋkɪəuspæzəm] *noun*: Bronchospasmus *m*

bron|chi|o|ste|no|sis [,brɑŋkɪəustɪ'nəusɪs] *noun*: Bronchusstenose *f*

bron|chis|mus [brɑŋ'kɪzməs] *noun*: Bronchospasmus *m*

bron|chit|ic [brɑŋ'kɪtɪk] *adj*: bronchitisch

bron|chi|tis [brɑŋ'kaɪtɪs] *noun*: Bronchitis *f*

congestive bronchitis: Stauungsbronchitis *f*

bron|cho|ad|e|ni|tis [,brɑŋkəu,ædə'naɪtɪs] *noun*: Bronchadenitis *f*, Bronchoadenitis *f*

bron|cho|al|ve|o|lar [,brɑŋkəuæl'vɪələr] *adj*: bronchoalveolär, bronchiolo-alveolär, bronchovesikulär

bron|cho|al|ve|o|li|tis [,brɑŋkəu,ælvɪə'laɪtɪs] *noun*: Bronchoalveolitis *f*, Bronchalveolitis *f*

bron|cho|as|per|gil|lo|sis [,brɑŋkəu,æspərdʒɪ'ləusɪs] *noun*: Bronchoasper-

gillose *f*

bron|cho|blas|to|my|co|sis [,brɑŋkəu,blæstəumaɪ'kəusɪs] *noun*: Bronchoblastomykose *f*

bron|cho|blen|nor|rhea [,brɑŋkəu,blenə'rɪə] *noun*: Bronchoblennorrhoe *f*

bron|cho|can|di|di|a|sis [,brɑŋkəu,kændɪ'daɪəsɪs] *noun*: Bronchialcandidose *f*, -moniliasis *f*

bron|cho|cav|ern|ous [,brɑŋkəu'kævərnəs] *adj*: bronchokavernös

bron|cho|cele ['brɑŋkəusiːl] *noun*: Bronchuserweiterung *f*, Bronchozele *f*

bron|cho|con|stric|tion [,brɑŋkəukən'strɪkʃn] *noun*: Bronchokonstriktion *f*, Bronchuskonstriktion *f*

bron|cho|con|stric|tor [,brɑŋkəukən'strɪktər]: **I** *noun* bronchokonstriktive Substanz *f* **II** *adj* bronchokonstriktiv

bron|cho|di|la|ta|tion [brɑŋkəu,dɪlə'teɪʃn] *noun*: Bronchodilatation *f*, Bronchoerweiterung *f*

bron|cho|di|la|tion [,brɑŋkəudaɪ'leɪʃn] *noun*: Bronchodilation *f*

bron|cho|di|la|tor [,brɑŋkəudaɪ'lətər]: **I** *noun* Bronchodilatator *m*, Bronchospasmolytikum *nt* **II** *adj* bronchodilatorisch, bronchodilatatorisch

bron|cho|e|de|ma [,brɑŋkəuɪ'diːmə] *noun*: Bronchialödem *nt*

bron|cho|e|soph|a|ge|al [,brɑŋkəuɪ,safə'dʒiːəl] *adj*: bronchoösophageal, ösophagobronchial

bron|cho|e|soph|a|gos|co|py [,brɑŋkəuɪ,safə'gaskəpɪ] *noun*: Bronchoösophagoskopie *f*

bron|cho|fi|ber|sco|py [,brɑŋkəufaɪ'bɜrskəpɪ] *noun*: Bronchofiberendoskopie *f*

bron|cho|gen|ic [,brɑŋkəu'dʒenɪk] *adj*: bronchogen

bron|cho|graph|ic [brɑŋkəu'græfɪk] *adj*: bronchographisch, bronchografisch

bron|chog|ra|phy [brɑn'kagrəfɪ] *noun*: Bronchographie *f*, Bronchografie *f*

bron|cho|lith ['brɑŋkəulɪθ] *noun*: Broncholith *m*

bron|cho|li|thi|a|sis [,brɑŋkəulɪ'θaɪəsɪs] *noun*: Broncholithiasis *f*

bron|cho|ma|la|cia [,brɑŋkəumə'leɪʃ(ɪ)ə] *noun*: Bronchomalazie *f*

bron|cho|mo|nil|i|a|sis [,brɑŋkəumənə'laɪəsɪs] *noun*: Bronchialcandidose *f*, Bronchialmoniliasis *f*

bron|cho|my|co|sis [,brɑŋkəumaɪ'kəusɪs] *noun*: Bronchomykose *f*

bron|cho|pa|thy [brɑn'kapəθɪ] *noun*: Bronchialerkrankung *f*, Bronchopathie *f*

bron|choph|o|ny [brɑŋ'kafənɪ] *noun*: Bronchophonie *f*

bron|cho|ple|gia [ˌbraŋkəʊ'pliːdʒ(ɪ)ə] *noun*: Bronchoplegie *f*, Bronchuslähmung *f*

bron|cho|pleu|ral [ˌbraŋkəʊ'plʊərəl] *adj*: bronchopleural

bron|cho|pleu|ro|pneu|mo|nia [ˌbraŋkəʊˌplʊərəʊn(j)uː'məʊnɪə] *noun*: Bronchopleuropneumonie *f*

bron|cho|pneu|mo|nia [ˌbraŋkəʊn(j)uː'məʊnɪə] *noun*: Bronchoalveolitis *f*

bron|cho|pneu|mon|ic [ˌbraŋkəʊn(j)uː'mɑnɪk] *adj*: bronchopneumonisch

bron|cho|pneu|mo|nitis [ˌbraŋkəʊˌn(j)uːmə'naɪtɪs] *noun*: Bronchopneumonie *f*

bron|cho|pneu|mo|pa|thy [ˌbraŋkəʊn(j)uː'mɑpəθɪ] *noun*: Bronchopneumopathie *f*

bron|cho|pul|mo|nar|y [ˌbraŋkəʊ'pʌlməˌneriː, -ˌpʊl-] *adj*: bronchopulmonal

bron|cho|ra|di|og|ra|phy [braŋkəʊˌreɪdɪ'agrəfɪ] *noun*: Bronchoradiographie *f*, Bronchoradiografie *f*

bron|chor|rha|gia [ˌbraŋkəʊ'rædʒ(ɪ)ə] *noun*: Bronchial-, Bronchusblutung *f*, Bronchorrhagie *f*

bron|chor|rha|phy [bran'karəfɪ] *noun*: Bronchusnaht *f*, Bronchorrhaphie *f*

bron|chor|rhea [ˌbraŋkəʊ'rɪə] *noun*: Bronchorrhoe *f*

bron|cho|scope ['braŋkəʊskəʊp] *noun*: Bronchoskop *nt*

bron|cho|scop|ic [braŋkəʊ'skɑpɪk] *adj*: bronchoskopisch

bron|chos|co|py [bran'kaskəpɪ] *noun*: Bronchoskopie *f*

bron|cho|si|nus|i|tis [ˌbraŋkəʊˌsaɪnə'saɪtɪs] *noun*: Sino-, Sinubronchitis *f*, sinubronchiales/sinupulmonales Syndrom *nt*

bron|cho|spasm [ˌbraŋkəʊspæzəm] *noun*: Bronchospasmus *m*

bron|cho|spi|ro|chet|o|sis [ˌbraŋkəʊˌspaɪrəkɪ'təʊsɪs] *noun*: hämorrhagische Bronchitis *f*, Bronchitis haemorrhagica, Bronchospirochaetosis Castellani

bron|cho|stax|is [ˌbraŋkəʊ'stæksɪs] *noun*: Bronchostaxis *f*

bron|cho|ste|no|sis [ˌbraŋkəʊstɪ'nəʊsɪs] *noun*: Bronchusstenose *f*

bron|cho|ste|not|ic [ˌbraŋkəʊstɪ'natɪk] *adj*: bronchostenotisch

bron|chos|to|my [bran'kastəmɪ] *noun*: Bronchostomie *f*

bron|chot|o|my [bran'katəmɪ] *noun*: Bronchotomie *f*

bron|cho|tra|che|al [ˌbraŋkəʊ'treɪkɪəl] *adj*: bronchotracheal, tracheobronchial

bron|cho|tra|che|os|co|py [ˌbraŋkəʊˌtreɪkɪ'askəpɪ] *noun*: Bronchotracheoskopie *f*

bron|cho|ve|sic|u|lar [ˌbraŋkəʊvə'sɪkjələr] *adj*: bronchoalveolär, bronchiolo-alveolär, bronchovesikulär

bron|chus ['braŋkəs] *noun, plural* -chi [-kaɪ]: Luftröhrenast *m*, Bronchus *m*

lobar bronchus: Lappen-, Lobarbronchus *m*, Bronchus lobaris

main bronchus: Haupt-, Stammbronchus *m*, Bronchus principalis

primary bronchus: Haupt-, Stammbronchus *m*, Bronchus principalis

principal bronchus: →*primary bronchus*

segment bronchus: Segmentbronchus *m*, Bronchus segmentalis

stem bronchus: Haupt-, Stammbronchus *m*, Bronchus principalis

bron|to|pho|bia [ˌbrantə'fəʊbɪə] *noun*: Gewitterangst *f*, Brontophobie *f*

broth [braθ] *noun*: Nährbrühe *f*, Nährbouillon *f*, Bouillon *f*

brow [braʊ] *noun*: **1.** Stirn *f* **2.** (Augen-)Braue *f*

brown [braʊn]: **I** *noun* Braun *nt*, brauner Farbstoff *m* **II** *adj* braun; bräunlich; (*Haar*) brünett **III** *vt* (*Haut*) bräunen **IV** *vi* braun werden, bräunen

Bru|cel|la [bruː'selə] *noun*: Brucella *f*

Brucella abortus: Bang-Bazillus *m*, Brucella abortus

Brucella melitensis: Maltafieber-Bakterium *nt*, Brucella melitensis

Brucella suis: Brucella suis

bru|cel|lo|sis [bruːsə'ləʊsɪs] *noun*: **1.** Brucellose *f* **2.** Maltafieber *nt*, Mittelmeerfieber *nt*

bovine brucellosis: Rinderbrucellose *f*, Bang-Krankheit *f*

bruise [bruːz] *noun*: **1.** Quetschung *f*, Prellung *f* **2.** blauer Fleck *m*, Bluterguss *m*

brux|ism ['brʌksɪzəm] *noun*: (unwillkürliches) Zähneknirschen *nt*, Bruxismus *m*

B-scan *noun*: B-Scan *m*, B-Mode *m/nt*

bul|bo ['b(j)uːbəʊ] *noun, plural* bul|boes: entzündlich-vergrößerter Lymphknoten *m*, Bubo *m*

climatic bubo: Lymphogranuloma inguinale, Lymphogranuloma venereum

indolent bubo: schmerzloser Bubo *m*, indolenter Bubo *m*, Bubo indolens

tropical bubo: →*climatic bubo*

bu|bon|ic [b(j)uː'banɪk] *adj*: Beulen-, Bubonen-

bu|bon|o|cele [b(j)uː'banəsiːl] *noun*: inkompletter Leistenbruch *m*, Bubonozele *f*

bu|car|dia [b(j)uː'kaːrdɪə] *noun*: Ochsenherz *nt*, Bukardie *f*, Cor bovinum

buc|cal ['bʌkəl] *adj*: bukkal, buccal
buc|co|cer|vi|cal [bʌkə'sɜːvɪkl] *adj*: **1.** bukkozervikal **2.** (*Zahn*) bukkozervikal **3.** → *buccogingival*
buc|co|gin|gi|val [ˌbʌkə'dʒɪndʒəvəl, -dʒɪn'dʒaɪ-] *adj*: **1.** bukkogingival **2.** (*Zahn*) bukkogingival
buc|co|glos|so|phar|yn|gi|tis [ˌbʌkəˌglʌs-əʊˌfærɪn'dʒaɪtɪs] *noun*: Bukkoglosso-pharyngitis *f*
buc|co|la|bial [ˌbʌkə'leɪbɪəl] *adj*: buk-kolabial
buc|co|lin|gual [ˌbʌkə'lɪŋgwəl] *adj*: **1.** bukkolingual **2.** (*Zahn*) bukkolingual
buc|co|max|il|lary [ˌbʌkə'mæksəˌleriː, -mæk'sɪləri] *adj*: bukkomaxillär
buc|co|phar|yn|ge|al [ˌbʌkəfə'rɪndʒ(ɪ)əl] *adj*: bukkopharyngeal
bud [bʌd]: I *noun* Knospe *f*, Anlage *f* II *v* knospen, keimen
taste bud: Geschmacksknospe *f*, Caliculus gustatorius, Gemma gustatoria
buf|fer ['bʌfər] I *noun* Puffer *m*; Puffer-lösung *f* II *v* puffern
bicarbonate buffer: Bicarbonatpuffer *m*
phosphate buffer: Phosphatpuffer *m*
bug [bʌg] *noun*: **1.** Wanze *f*; Insekt *nt* **2.** Infekt *nt* **3.** Bazillus *m*, Erreger *m*
build [bɪld] *noun*: **1.** Körperbau *m*, Statur *f*, Figur *f* **2.** Form *f*, Gestalt *f*
bulb [bʌlb]: I *noun* **1.** (*anatom.*) Bulbus *m* **2.** (Glas-)Ballon *m*, (Glüh-)Birne *f*, (*Thermometer*) Kolben *m* II *v* an-schwellen
aortic bulb: Aortenbulbus *m*, Bulbus aortae
bul|bar ['bʌlbər, -bɑːr] *adj*: **1.** bulbär, Bulbär-, Bulbus- **2.** Medulla oblongata betreffend, bulbär
bul|bi|tis [bʌl'baɪtɪs] *noun*: Bulbitis *f*
bul|bo|a|tri|al [ˌbʌlbəʊ'eɪtrɪəl] *adj*: bul-boatrial
bul|bo|spi|nal [ˌbʌlbəʊ 'spaɪnl] *adj*: spi-nobulbär, bulbospinal
bul|bo|u|re|thral [ˌbʌlbəʊjʊə'riːθrəl] *adj*: bulbourethral, urethrobulbär
bu|lim|ia [b(j)uː'lɪmɪə, -'liː-] *noun*: **1.** Heißhunger *m*, Esssucht *f*, Hyperorexie *f*, Bulimie *f* **2.** Bulimia nervosa *f*, Buli-marexie *f*, Ess-Brechsucht *f*
bu|lim|ic [b(j)uː'lɪmɪk, -'liː-] *adj*: buli-misch
bulk|age ['bʌlkɪdʒ] *noun*: Ballaststoffe *pl*
bul|la ['bʊlə] *noun, plural* bul|lae ['bʊliː, 'bʊlaɪ]: **1.** (*dermatol.*) Blase *f*, Bulla *f* **2.** (*anatom.*) Höhle *f*, Bulla *f*
bul|lo|sis [bʊ'ləʊsɪs] *noun*: Bullosis *f*, Epidermolysis bullosa
bul|lous ['bʊləs, 'bʌl-] *adj*: bullös, (groß-) blasig

bun|dle ['bʌndl]: I *noun* Bündel *nt* II *v* bündeln
atrioventricular bundle: His-Bündel *nt*, Fasciculus atrioventricularis
AV bundle: → *atrioventricular bundle*
Kent's bundle: Kent-Bündel *nt*
buph|thal|mos [ˌb(j)uf'θælməs] *noun*: Buphthalmus *m*
burn [bɜːn]: I *noun* **1.** Verbrennen *nt* **2.** Brandwunde *f*, Verbrennung *f* II *vt* ab-, verbrennen, versengen III *vi* **3.** (ver-)brennen, anbrennen, versengen **4.** ver-brennen, oxydieren
bur|row ['bɜːrəʊ, 'bʌrəʊ] *noun*: **1.** (*dermatol.*) Hautgang *m* **2.** (*patholog.*) Fis-tel *f*
bur|sa ['bɜːsə] *noun, plural* -sae [-siː]: **1.** Beutel *m*, Tasche *f*, Aussackung *f*, Bursa *f* **2.** Schleimbeutel *m*, Bursa synovialis
bursa of Achilles (tendon): Bursa ten-dinis calcanei
acromial bursa: Bursa subdeltoidea
anconeal bursa: Bursa subcutanea ole-crani
anconeal bursa of triceps muscle: Bur-sa subtendinea musculi tricipitis brachii
anserine bursa: Bursa anserina
bursa of anterior tibial muscle: Bursa subtendinea musculi tibialis anterioris
bicipital bursa: Bursa subtendinea mus-culi bicipitis femoris inferior
bicipitoradial bursa: Bursa bicipitora-dialis
Boyer's bursa: Boyer-Schleimbeutel *m*
coracobrachial bursa: Bursa musculi coracobrachialis
coracoid bursa: Bursa subtendinea mus-culi subscapularis
cubitoradial bursa: Bursa cubitalis in-terossea
deep infrapatellar bursa: Bursa sub-tendinea prepatellaris
deltoid bursa: Bursa subacromialis
bursa of Fabricius: Bursa Fabricii
gastrocnemiosemimembranous bursa: Bursa musculi semimembranosi
gluteal intermuscular bursae: Bursae intermusculares musculorum gluteo-rum
gluteotuberosal bursa: Bursa ischiadi-ca musculi glutei maximi
iliopectineal bursa: Bursa iliopectinea
bursa of iliopsoas muscle: Bursa sub-tendinea iliaca
infrahyoid bursa: Bursa infrahyoidea
internal superior genual bursae: Bur-sae subtendineae musculi sartorii
internal supracondyloid bursa: Bursa

subtendinea musculi gastrocnemii medialis

intratendinous bursa of olecranon: Bursa intratendinea olecrani

ischiadic bursa: Bursa ischiadica musculi obturatoris interni

lateral bursa of gastrocnemius muscle: Bursa subtendinea musculi gastrocnemii lateralis

bursa of latissimus dorsi muscle: Bursa subtendinea musculi latissimi dorsi

Luschka's bursa: Bursa pharyngealis

middle patellar bursa: Bursa subfascialis prepatellaris

omental bursa: Netzbeutel *m*, Bauchfelltasche *f*, Bursa omentalis

patellar bursa: Bursa subcutanea tuberositatis tibiae

piriform bursa: Bursa musculi piriformis

postcalcaneal bursa: Bursa subcutanea calcanea

prepatellar bursa: Bursa prepatellaris

retrohyoid bursa: Bursa retrohyoidea

semitendinous bursa: Bursa musculi bicipitis femoris superior

subcutaneous acromial bursa: Bursa subcutanea acromialis

subcutaneous infrapatellar bursa: Bursa subcutanea infrapatellaris

subcutaneous bursa of lateral malleolus: Bursa subcutanea malleoli lateralis

subcutaneous bursa of medial malleolus: Bursa subcutanea malleoli medialis

subcutaneous patellar bursa: Bursa subcutanea prepatellaris

subcutaneous bursa of prominence of larynx: Bursa subcutanea prominentiae laryngeae

subcutaneous synovial bursa: Bursa subcutanea

subcutaneous trochanteric bursa: Bursa subcutanea trochanterica

subiliac bursa: 1. Bursa iliopectinea **2.** Bursa subtendinea iliaca

subligamentous bursa: Bursa infrapatellaris profunda

subtendinous bursa of infraspinatus muscle: Bursa subtendinea musculi infraspinati

subtendinous bursa of obturator internus muscle: Bursa subtendinea musculi obturatorii interni

subtendinous synovial bursa: Bursa subtendinea

subtendinous bursa of teres major muscle: Bursa subtendinea musculi teretis majoris

subtendinous bursa of tibialis posterior muscle: Bursa subtendinea musculi tibialis posterioris

subtendinous bursa of trapezius muscle: Bursa subtendinea musculi trapezii

suprapatellar bursa: Bursa suprapatellaris

synovial bursa: Schleimbeutel *m*, Bursa synovialis

bursa of tensor veli palatini muscle: Bursa musculi tensoris veli palatini

thyrohyoid bursa: Bursa subcutanea prominentiae laryngealis

trochanteric bursa of gluteus maximus muscle: Bursa trochanterica musculi glutei maximi

trochanteric bursae of gluteus medius muscle: Bursae trochantericae musculi glutei medii

trochanteric bursa of gluteus minimus muscle: Bursa trochanterica musculi glutei minimi

burlsa-equivalent *noun*: Bursa-Äquivalent *nt*

burlsal ['bɜrsl] *adj*: Schleimbeutel-

burlsecltolmy [bɜr'sektəmɪ] *noun*: Schleimbeutelentfernung *f*, Bursektomie *f*

burlsitlic [bɜr'saɪtɪk] *adj*: bursitisch

burlsiltis [bɜr'saɪtɪs] *noun*: Schleimbeutelentzündung *f*, Bursitis *f*

burlsoplalthy [bɜr'sɑpəθɪ] *noun*: Schleimbeutelerkrankung *f*, Bursopathie *f*

burlsotlolmy [bɜr'sɑtəmɪ] *noun*: Schleimbeuteleröffnung *f*, Bursotomie *f*

butltock ['bʌtək] *noun*: **1.** Gesäßbacke *f* **2. buttocks** *plural* Gesäß *nt*, Hinterbacken *pl*, Clunes *pl*, Nates *pl*

bultyrlolchollinleslterlase [ˌbjuːtɪərəʊˌkəʊlə'nestəreɪz] *noun*: unspezifische/unechte Cholinesterase *f*, Pseudocholinesterase *f*, Butyrylcholinesterase *f*

by-effect *noun*: Nebenwirkung *f*

bylpass ['baɪpæs, -pɑːs] *noun*: **1.** (*chirurg.*) Umgehungsplastik *f*, -anastomose *f*, Bypass *m*; Shunt *m* **2.** (*physik.*) Nebenschluss *m*, Shunt *m*

aortocoronary bypass: aortokoronarer Bypass *m*

aortofemoral bypass: aortofemoraler Bypass *m*

femoropopliteal bypass: femoropoplitealer Bypass *m*

venous bypass: Venenbypass *m*

bysslilnolsis [bɪsə'nəʊsɪs] *noun*: Baumwollfieber *nt*, Baumwollpneumokoniose *f*, Baumwollstaubpneumokoniose *f*, Byssinose *f*

bysslilnotlic [bɪsə'nɑtɪk] *adj*: byssinotisch

C

Ca-carrier noun: Ca-Carrier m, Calcium-Carrier m

ca|ca|tion [kæ'keɪʃn] noun: Darmentleerung f, Stuhlgang m, Defäkation f

ca|chec|tic [kə'kektɪk] adj: ausgezehrt, kachektisch

ca|chec|tin [kə'kektɪn] noun: Tumor-Nekrose-Faktor m, Cachectin nt

ca|chex|ia [kə'keksɪə] noun: Auszehrung f, Kachexie f, Cachexia f

ca|co|chy|lia [ˌkækəʊ 'kaɪlɪə] noun: **1.** (patholog.) Kakochylie f **2.** Verdauungsstörung f, Indigestion f

ca|co|geu|sia [ˌkækəʊ 'gjuːʒ(ɪ)ə] noun: Kakogeusie f

ca|cos|mia [kə'kɑzmɪə] noun: Kakosmie f

ca|da|ver [kə'dævər] noun: Leiche f, Leichnam m; Kadaver m

ca|da|ver|ic [kə'dævərɪk] adj: Leichen-, Kadaver-

Ca²⁺-dependent adj: Ca²⁺-abhängig

ca|du|ca [kə'duːkə] noun: Schwangerschaftsendometrium nt, Dezidua f

caf|fe|ine [kæ'fiːn, 'kæfiːn] noun: Koffein nt, Coffein nt

cal|ca|ne|al [kæl'keɪnɪəl] adj: kalkaneal

cal|ca|ne|i|tis [kælˌkeɪnɪ'aɪtɪs] noun: Kalkaneitis f, Fersenbeinentzündung f

cal|ca|ne|o|as|trag|a|loid [ˌkælˌkeɪnɪəʊə-'stræləgɔɪd] adj: talokalkaneal

cal|ca|ne|o|cu|boid [ˌkælˌkeɪnɪəʊ'kjuːbɔɪd] adj: kalkaneokuboidal

cal|ca|ne|o|dyn|ia [ˌkælˌkeɪnɪəʊ'diːnɪə] noun: Fersenschmerz(en pl) m, Kalkaneodynie f

cal|ca|ne|o|fib|u|lar [ˌkælˌkeɪnɪəʊ'fɪbjələr] adj: kalkaneofibular

cal|ca|ne|o|scaph|oid [ˌkælˌkeɪnɪəʊ-'skæfɔɪd] adj: kalkaneonavikular

cal|ca|ne|o|na|vic|u|lar [ˌkælˌkeɪnɪəʊnə-'vɪkjələr] adj: kalkaneonavikular

cal|ca|ne|o|tib|i|al [ˌkælˌkeɪnɪəʊ'tɪbɪəl] adj: kalkaneotibial, tibiokalkanear

cal|ca|ne|um [kæl'keɪnɪəm] noun: Fersenbein nt, Kalkaneus m

cal|ca|ne|us [kæl'keɪnɪəs] noun, plural **-nei** [-nɪaɪ]: **1.** Fersenbein nt, Kalkaneus m **2.** Hackenfuß m, Pes calcaneus

cal|car|i|u|ria [kælˌkeərɪ'(j)ʊərɪə] noun: Kalkariurie f

cal|ci|co|sil|i|co|sis [ˌkælsɪkəʊˌsɪlə'kəʊsɪs] noun: Kalzikosilikose f

cal|ci|co|sis [kælsɪ'kəʊsɪs] noun: Kalzikosis f

cal|ci|di|ol [ˌkælsɪ'daɪɔl, -əʊl] noun: 25-Hydroxycholecalciferol nt, Calcidiol nt

cal|ci|fe|di|ol [ˌkælsɪfə'daɪɔl, -əʊl] noun: → calcidiol

cal|cif|er|ol [kæl'sɪfərɔl, -rɑl] noun: **1.** Calciferol nt, Vitamin D nt **2.** Ergocalciferol nt, Vitamin D₂ nt

cal|ci|fi|ca|tion [ˌkælsəfɪ'keɪʃn] noun: Kalkbildung f

cal|ci|fied ['kælsɪfaɪd] adj: verkalkt, kalzifiziert

cal|ci|no|sis [ˌkælsɪ'nəʊsɪs] noun: Kalzinose f, Calcinosis f

metastatic pulmonary calcinosis: metastatische Lungenkalzinose f, Bimsstein-, Tuffsteinlunge f

cal|ci|not|ic [ˌkælsɪ'nɑtɪk] adj: kalzinotisch

cal|ci|pe|nia [ˌkælsɪ'piːnɪə] noun: Kalziummangel m, Kalzipenie f

cal|ci|phy|lac|tic [ˌkælsɪfɪ'læktɪk] adj: kalziphylaktisch

cal|ci|phy|lax|is [ˌkælsɪfɪ'læksɪs] noun: Kalziphylaxie f

cal|ci|priv|ic [ˌkælsɪ'prɪvɪk] adj: kalzipriv

cal|ci|to|nin [ˌkælsɪ'təʊnɪn] noun: Kalzitonin nt, Calcitonin nt

cal|ci|tri|ol [kæl'sɪtrɪɔl, -ɑl] noun: 1,25-Dihydroxycholecalciferol nt, Calcitriol nt

cal|ci|um ['kælsɪəm] noun: Kalzium nt, Calcium nt

cal|ci|u|ria [kælsə'(j)ʊərɪə] noun: Kalziurie f

cal|cu|lary ['kælkjəˌleriː, -lərɪ] adj: kalkulös

cal|cu|lo|sis [kælkjə'ləʊsɪs] noun: Lithiasis f

cal|cu|lous ['kælkjələs] adj: kalkulös

cal|cu|lus ['kælkjələs] noun, plural **cal|cu|li** ['kælkjəlaɪ]: Steinchen nt, Konkrement nt, Stein m, Calculus m

biliary calculus: Gallenstein m, Cholelith m, Calculus biliaris/felleus

bladder calculus: (Harn-)Blasenstein m, Zystolith m, Calculus vesicae

bronchial calculus: Bronchialstein m, Broncholith m, Calculus bronchialis

choledochal calculus: Choledochusstein m, Choledocholith m

cholesterol calculus: Cholesterinstein m

cholesterol-pigment-calcium calculus: Cholesterinpigmentkalkstein m

787

coral calculus: Korallenstein *m*, Hirschgeweihstein *m*, (Becken-)Ausgussstein *m*

dental calculus: Zahnstein *m*, Odontolith *m*, Calculus dentalis

intestinal calculus: Darmstein *m*, Enterolith *m*

lacrimal calculus: Tränenstein *m*, Dakryolith *m*

lung calculus: Bronchialstein *m*, Broncholith *m*, Calculus bronchialis

pelvic cast calculus: (Nieren-)Beckenausgussstein *m*

pigment calculus: Pigmentstein *m*

pulmonary calculus: Pneumolith *m*

renal calculus: Nierenstein *m*, Nephrolith *m*, Calculus renalis

salivary calculus: 1. Speichelstein *m*, Sialolith *m* 2. supragingivaler Zahnstein *m*

staghorn calculus: Korallenstein *m*, Hirschgeweihstein *m*, (Becken-)Ausgussstein *m*

urinary calculus: Harnstein *m*, -konkrement *nt*, Urolith *m*

vesical calculus: Blasenstein *m*, Zystolith *m*, Calculus vesicae

calf [kæf, kɑːf] *noun, plural* **calves** [-vz]: Wade *f*, (*anatom.*) Sura *f*

callilcecltalsis [ˌkælɪˈsektəsɪs] *noun*: Nierenkelchdilatation *f*, Kalikektasie *f*

callilcecltolmy [ˌkælɪˈsektəmɪ] *noun*: operative Nierenkelchentfernung *f*, Kalikektomie *f*

callilecltaisis [ˌkælɪˈektəsɪs] *noun*: Kaliektasie *f*, Pyelokalikektasie *f*

callilolplaslty [ˈkælɪəplæstɪ] *noun*: Kalikoplastik *f*

callilotlolmy [kælɪˈatəmɪ] *noun*: Kalikotomie *f*

callix [ˈkeɪlɪks, ˈkæ-] *noun, plural* **calllices** [-lɪsiːz]: Kelch *m*, kelchförmige Struktur *f*, Calix *m*

renal calices: Nierenkelche *pl*, Calices renales

Callliphorlidae [ˌkæləˈfɔːrəˌdiː] *plural*: Schmeiß-, Goldfliegen *pl*, Calliphoridae *pl*

callloisal [kæˈləʊsl] *adj*: Balken-

callloslity [kæˈlasətɪ] *noun*: 1. Hornschwiele *f*, Kallus *m*, Callositas *f*, Callus *m* 2. Gefühllosigkeit *f* (*to* gegenüber)

calllous [ˈkæləs] *adj*: schwielig, verhärtet, verhornt, kallös

calllus [ˈkæləs] *noun, plural* -**lusles**, **callli** [ˈkælaɪ]: 1. Hornschwiele *f*, Kallus *m*, Callositas *f*, Callus *m* 2. (Knochen-)Kallus *m*, Callus *m*

fracture callus: (Fraktur-, Bruch-)Kallus *m*

calmlaltive [ˈkɑːmətɪv, ˈkælmə-] *adj*: beruhigend, sedierend, sedativ

callorlic [kəˈlɑrɪk, ˈkælərɪk]: I *noun* Wärme *f* II *adj* 1. kalorisch, Wärme-, Energie- 2. kalorisch

callolrie [ˈkælərɪ] *noun*: 1. (Standard-)Kalorie *f*, (kleine) Kalorie *f*, Gramm-Kalorie *f* 2. (große) Kalorie *f*, Kilokalorie *f*

callolriflic [kæləˈrɪfɪk] *adj*: wärmeerzeugend, Wärme-, Kalori-

callorliigenlic [ˌkælərɪˈdʒenɪk] *adj*: kalorigen

callolrimleltry [ˌkæləˈrɪmətrɪ] *noun*: Wärmemessung *f*, Kalorimetrie *f*

callolry [ˈkælərɪ] *noun*: →calorie

callvarlial [ˌkælˈveərɪəl] *adj*: Schädeldach-, Kalotten-

callvarlium [ˌkælˈveərɪəm] *noun, plural* -**varlila** [-rɪə]: Kalotte *f*, Calvaria *f*

callviilties [kælˈvɪʃɪˌiːz] *noun*: Kahlheit *f*, Haarausfall *m*, -losigkeit *f*, Alopezie *f*

calx [kælks] *noun, plural* **calxles**, **callces** [ˈkælsiːz]: 1. (*chem.*) Kalk *m*, Kalziumoxid *nt* 2. (*anatom.*) Ferse *f*, Fersenregion *f*, Calx *f*, Regio calcanea

callylcecltolmy [ˌkæləˈsektəmɪ] *noun*: operative Nierenkelchentfernung *f*, Kalikektomie *f*

callylcolplaslty [ˈkælɪkəʊplæstɪ] *noun*: Kalikoplastik *f*

callylcotlolmy [kælɪˈkatəmɪ] *noun*: Kalikotomie *f*

Callymlmaltolbacltelrium [kəˌlɪmətəʊbækˈtɪərɪəm] *noun*: Calymmatobacterium *nt*

callylolplaslty [ˈkælɪəplæstɪ] *noun*: Kalikoplastik *f*

callylotlolmy [ˌkælɪˈatəmɪ] *noun*: Kalikotomie *f*

callyx [ˈkeɪlɪks, ˈkæ-] *noun*: Calix *m*, Kalix *m*

campltoldacltyllism [ˌkæm(p)təˈdæktəlɪzəm] *noun*: Kamptodaktylie *f*

campltolmellia [ˌkæm(p)təˈmiːlɪə, -jə] *noun*: Kamptomelie *f*, Kampomelie *f*

campltolmellic [ˌkæm(p)təˈmelɪk] *adj*: kamptomel, kampomel

Camlpyllolbaclter [ˌkæmpɪləˈbæktər] *noun*: Campylobacter *m*

Campylobacter jejuni: Campylobacter jejuni

camlpyllolbacltelrilolsis [ˌkæmpɪləˌbæktɪərɪˈəʊsɪs] *noun*: Campylobacteriose *f*

calnal [kəˈnæl] *noun*: Gang *m*, Röhre *f*, Kanal *m*; (*anatom.*) Canalis *m*

adductor canal: Schenkel-, Adduktorenkanal *m*, Canalis adductorius

anal canal: Analkanal *m*, Canalis analis

anorectal canal: Anorektalkanal *m*
anterior palatine canal: **1.** Canalis incisivus **2.** Foramen incisivum
canal of Arantius: Ductus venosus
Bernard's canal: Ductus pancreaticus accessorius
birth canal: Geburtskanal *m*
Braun's canal: Canalis neurentericus
carotid canal: Karotiskanal *m*, Canalis caroticus
carpal canal: Karpaltunnel *m*, Canalis carpi
caudal canal: Kauda(l)kanal *m*
cervical canal: Zervikalkanal *m*, Canalis cervicis uteri
dentinal canals: Canaliculi dentales
diploic canals: Breschet-, Diploekanäle *pl*, Canales diploici
external auditory canal: äußerer Gehörgang *m*, Meatus acusticus externus
canal for facial nerve: Canalis nervi facialis
femoral canal: Canalis femoralis
canal for tensor tympani muscle: Semicanalis musculi tensoris *m*
gastrointestinal canal: Magen-Darm-Trakt *m*, Gastrointestinaltrakt *m*
greater palatine canal: Canalis palatinus major
hair canal: Haarkanal *m*
hernial canal: Bruchkanal *m*, -pforte *f*
hypoglossal canal: Canalis nervi hypoglossi
canaliculus of cochlea: Canaliculus cochleae
incisive canals: Canales incisivi
infraorbital canal: Infraorbitalkanal *m*, Canalis infraorbitalis
inguinal canal: Leistenkanal *m*, Canalis inguinalis
internal auditory canal: innerer Gehörgang *m*, Meatus acusticus internus
intersacral canals: Foramina intervertebralia
intestinal canal: Darmrohr *nt*, Canalis intestinalis
Jacobson's canal: Canaliculus tympanicus
lesser palatine canals: Canales palatini minores
musculotubal canal: Canalis musculotubarius
nasopalatine canal: Canalis incisivus
canal of Nuck: Processus vaginalis peritonei
nutrient canal: Canalis nutricius/nutriens
optic canal: Optikuskanal *m*, Canalis opticus

osseous eustachian canal: (Semi-)Canalis musculotubarius
palatine canal: Canalis palatinus
palatovaginal canal: Canalis palatovaginalis
persistent atrioventricular canal: persistierender Atrioventrikularkanal/AV-Kanal *m*
Petit's canal: Petit-Kanal *m*, Spatia zonularia
prominence of facial canal: Prominentia canalis facialis
prominence of lateral semicircular canal: Prominentia canalis semicircularis lateralis
pterygoid canal: Canalis pterygoideus
root canal: (Zahn-)Wurzelkanal *m*, Canalis radicis dentis
Rosenthal's canal: Rosenthal-Kanal *m*, Schneckenspindelkanal *m*, Canalis ganglionaris, Canalis spiralis modioli
sacculoutricular canal: Ductus utriculosaccularis
sacral canal: Kreuzbeinkanal *m*, Canalis sacralis
Schlemm's canal: Schlemm-Kanal *m*, Sinus venosus sclerae
septum of musculotubal canal: Septum canalis musculotubarii
sphenopalatine canal: **1.** Canalis palatovaginalis **2.** Canalis palatinus major
spinal canal: Wirbel(säulen)-, Spinal-, Vertebralkanal *m*, Canalis vertebralis
spiral canal of modiolus: Rosenthal-Kanal *m*, Schneckenspindelkanal *m*, Canalis spiralis modioli
canal of Stenon: Parotisgang *m*, Stensen-Gang *m*, Stenon-Gang *m*, Ductus parotideus
Theile's canal: Sinus transversus pericardii
tubal canal: Semicanalis tubae auditivae/auditoriae
uterovaginal canal: Uterovaginalkanal *m*
vaginal canal: Scheidenkanal *m*
vertebral canal: Wirbel(säulen)-, Vertebralkanal *m*, Canalis vertebralis
Volkmann's canals: Volkmann-Kanäle *pl*, Volkmann-Kanälchen *pl*
vomerorostral canal: Canalis vomerorostralis
vomerovaginal canal: Canalis vomerovaginalis
Wirsung's canal: Wirsung-Gang *m*, Pankreasgang *m*, Ductus pancreaticus
can|al|lic|u|lar [ˌkænəˈlɪkjələr] *adj*: kanälchenähnlich, kanalikulär
can|al|lic|u|lo|rhi|nos|to|my [ˌkænəˌlɪkjələʊraɪˈnɑstəmɪ] *noun*: Kanalikulorhi-

789

nostomie f

can|alli|cu|lus [ˌkænə'lɪkjələs] *noun,*
plural **-li** [-laɪ]: Kanälchen *nt,* Canaliculus *m*

lacrimal canaliculus: Tränengang *m,* Ductus/Canaliculus lacrimalis

can|cel|late ['kænsəleɪt, -lɪt] *adj:* **1.**
spongiös, schwammig, schwammartig **2.** gitterförmig, -ähnlich

can|cer ['kænsər] *noun:* **1.** Krebs *m,* maligner Tumor *m,* Malignom *nt* **2.** → *carcinoma* **3.** Sarkom *nt,* Sarcoma *nt*

anastomotic cancer: Anastomosenkarzinom *nt*

aniline cancer: Anilinkrebs *m*

breast cancer: Brustkrebs *m,* Brustdrüsenkrebs *m,* Brustkarzinom *nt,* Brustdrüsenkarzinom *nt,* Mammakarzinom *nt*

colorectal cancer: kolorektales Karzinom *nt*

early cancer: **1.** Frühkarzinom *nt,* early cancer *m* **2.** → *early cancer of stomach*

early cancer of stomach: Frühkarzinom *nt* des Magens, Magenfrühkarzinom *nt*

fistula cancer: Fistelkarzinom *f*

gastric cancer: Magenkrebs *m,* Magenkarzinom *nt*

gastric stump cancer: Magenstumpfkarzinom *nt*

cancer in situ: Oberflächenkarzinom *nt,* präinvasives Karzinom *nt,* intraepitheliales Karzinom *nt,* Carcinoma in situ

lung cancer: Lungenkrebs *m,* Lungenkarzinom *nt*

radiation cancer: Röntgenkarzinom *nt,* Röntgenkrebs *m,* Strahlenkrebs *m*

scirrhous cancer: szirrhöses Karzinom *nt,* Faserkrebs *m,* Szirrhus *m,* Skirrhus *m,* Carcinoma scirrhosum

skin cancer: Hautkarzinom *nt,* Hautkrebs *m*

stump cancer: Stumpfkarzinom *nt*

tar cancer: Teerkrebs *m*

can|cer|a|tion [ˌkænsə'reɪʃn] *noun:* Krebsbildung *f,* Kanzerisierung *f*

cancer-causing *adj:* krebserregend, kanzerogen, karzinogen

can|cer|el|mia [kænsə'riːmɪə] *noun:* Kanzerämie *f*

can|cer|o|ci|dal [ˌkænsərəʊ'saɪdl] *adj:* krebszerstörend

can|cer|o|gen|ic [ˌkænsərəʊ'dʒenɪk] *adj:* krebserregend, kanzerogen, karzinogen

can|cer|o|pho|bia [ˌkænsərəʊ'fəʊbɪə] *noun:* → *cancerphobia*

can|cer|ous ['kænsərəs] *adj:* kanzerös, karzinomatös

can|cer|pho|bia [ˌkænsər'fəʊbɪə] *noun:* Krebsangst *f,* Kanzerophobie *f,* Karzinophobie *f*

cancer-related *adj:* durch Krebs/Krebserkrankung bedingt oder verursacht

can|cri|form ['kæŋkrəfɔːrm] *adj:* krebsähnlich, kankroid

can|croid ['kæŋkrɔɪd]: **I** *noun* Kankroid *nt* **II** *adj* krebsähnlich, kankroid

can|de|la [kæn'delə, -'diː-] *noun:* Candela *f*

Can|di|da ['kændɪdə] *noun:* Candida *f*

Candida albicans: Candida albicans

can|di|dal ['kændɪdəl] *adj:* Kandida-, Candida-

can|di|de|mia [kændə'diːmɪə] *noun:* Candidämie *f*

can|di|di|al|sis [kændə'daɪəsɪs] *noun:* Candidamykose *f,* Soormykose *f,* Candidiasis *f,* Candidose *f*

oral candidiasis: Mundsoor *m*

vaginal candidiasis: Vaginalkandidose *f*

vulvovaginal candidiasis: Soorkolpitis *f,* Soorvulvitis *f,* Vulvovaginitis candidomycetica

can|di|did ['kændədɪd] *noun:* Candidid *nt,* Candida-Mykid *nt*

can|di|do|sis [ˌkændɪ'dəʊsɪs] *noun:* → *candidiasis*

can|di|du|ria [ˌkændɪ'd(j)ʊərɪə] *noun:* Candidurie *f*

ca|nine ['keɪnaɪn]: **I** *noun* **1.** Eck-, Reißzahn *m,* Dens caninus **2.** (*biolog.*) Hund *m* **II** *adj* **3.** Dens caninus betreffend **4.** (*biolog.*) Hunde-, Hunds-

ca|ni|ti|es [kə'nɪʃɪˌiːz] *noun:* Canities *f*

ca|nin|nu|la ['kænjələ] *noun, plural* **-las,** **-lae** ['kænjəliː]: Hohlnadel *f,* Kanüle *f*

tracheal cannula: Trachealkanüle *f*

can|nu|late ['kænjəˌleɪt] *v:* kanülieren

can|nu|la|tion [ˌkænjə'leɪʃn] *noun:* Kanülenlegen *nt,* Kanülierung *f*

can|thal ['kænθəl] *adj:* Augenwinkel-

can|the|c|to|my [kæn'θektəmɪ] *noun:* Kanthektomie *f*

can|thit|ic [kæn'θaɪtɪk] *adj:* kanthitisch

can|thi|tis [kæn'θaɪtɪs] *noun:* Augenwinkelentzündung *f,* Kanthitis *f*

can|tho|plas|ty ['kænθəplæstɪ] *noun:* Kanthoplastik *f*

can|thot|o|my [kæn'θɒtəmɪ] *noun:* Kanthotomie *f*

cap [kæp] *noun:* Krone *f*

knee cap: Kniescheibe *f,* Patella *f*

ca|pac|i|ta|tion [kəˌpæsɪ'teɪʃn] *noun:* Kapazitation *f*

ca|pac|i|ty [kə'pæsətɪ]: **I** *noun* **1.** Kapazität *f*, Fassungsvermögen *nt*, Volumen *nt*, (Raum-)Inhalt *m* **2.** (Leistungs-)Fähigkeit *f*, (Leistungs-)Vermögen *nt* **3.** (*chem.*) Bindungskapazität *f* **II** *adj* maximal, Höchst-, Maximal-

functional residual capacity: funktionelle Residualkapazität *f*

iron-binding capacity: Eisenbindungskapazität *f*

maximal breathing capacity: Atemgrenzwert *m*

oxygen capacity: Sauerstoffbindungskapazität *f*

total capacity: (*Lunge*) Totalkapazität *f*

vital capacity: (*Lunge*) Vitalkapazität

caplillarlectalsia [ˌkæpɪˌlərək'teɪʒ(ɪ)ə] *noun:* Kapillarektasie *f*

Caplillarlia [ˌkæpɪ'leərɪə] *noun:* Capillaria *f*

caplillarilialsis [ˌkæpɪlə'raɪəsɪs] *noun:* **1.** Capillaria-Infektion *f*, Capillariasis *f* **2.** intestinale Capillariasis *f*, Capillariasis philippinensis

caplillarilitis [kəpɪlə'raɪtɪs] *noun:* Kapillaritis *f*, Kapillarenentzündung *f*

caplillarlosicolpy [ˌkæpɪlə'rɑskəpɪ] *noun:* Kapillarmikroskopie *f*, Kapillaroskopie *f*

caplillarly ['kæpəˌleriː, kə'pɪlərɪ]: **I** *noun, plural* **-ries 1.** Haargefäß *nt*, Kapillare *f*, Vas capillare **2.** Kapillarröhre *f*, -gefäß *nt* **3.** Lymphkapillare *f*, Vas lymphocapillare **II** *adj* haarfein, kapillar, kapillär; (*anatom.*) Kapillar-

bile capillaries: 1. Gallekanälchen *pl*, -kapillaren *pl*, Canaliculi biliferi **2.** Cholangiolen *pl*

sinusoidal capillary: Sinusoid *nt*, Sinusoidgefäß *nt*, Vas sinusoideum

caplillliitilum [kæpə'lɪʃɪəm] *noun:* Capillitium *nt*

caplistraltion [kæpɪ'streɪʃn] *noun:* Phimose *f*

caplitate ['kæpɪteɪt]: **I** *noun* Kopfbein *nt*, Kapitatum *nt*, Os capitatum **II** *adj* kopfförmig

caplitellum [ˌkæpɪ'teləm] *noun:* Humerusköpfchen *nt*, Capitulum humeri

calpitlullar [kə'pɪtʃələr] *adj:* kapitulär

calpitlullum [kə'pɪtʃələm] *noun, plural* **-la** [-lə]: **1.** köpfchen *nt*, Kapitulum *nt*, Capitulum *nt* **2.** Humerusköpfchen *nt*, Capitulum humeri

caplsailcin [kæp'seɪəsɪn] *noun:* Capsaicin *nt*

caplsid ['kæpsɪd] *noun:* Kapsid *nt*

caplsiitis [kæp'saɪtɪs] *noun:* Kapsitis *f*, Kapselentzündung *f*

caplsotlolmy [kæp'sɑtəmɪ] *noun:* Kapseleröffnung *f*, Kapselspaltung *f*, Kap-

sulotomie *f*

caplsullar ['kæpsələr] *adj:* kapsulär, kapselartig

caplsule ['kæpsəl, -s(j)uːl]: **I** *noun* (Organ-)Kapsel *f*, Capsula *f* **II** *v* ein-, verkapseln

fibrous capsule of spleen: fibröse Milzkapsel *f*, Tunica fibrosa splenica

Glisson's capsule: Glisson-Kapsel *f*, Capsula fibrosa perivascularis hepatis

joint capsule: Gelenkkapsel *f*, Capsula articularis

lens capsule: Linsenkapsel *f*, Capsula lentis

Tenon's capsule: Tenon-Kapsel *f*, Vagina bulbi

tonsillar capsule: Mandelkapsel *f*, Capsula tonsillae/tonsillaris

caplsullectolmy [kæpsə'lektəmɪ] *noun:* Kapsulektomie *f*

caplsulliitis [kæpsə'laɪtɪs] *noun:* Kapsulitis *f*, Kapselentzündung *f*

caplsullolenlticlullar [ˌkæpsjələʊlen'tɪkjələr] *adj:* kapsulolentikulär

caplsullolligalmenltal [ˌkæpsjələʊlɪgə'mentl] *adj:* kapsulär-ligamentär

capsullolplasity ['kæpsjələʊplæstɪ] *noun:* Kapselplastik *f*

caplsullorlrhalphy [kæpsjə'lɑrəfɪ] *noun:* Kapselnaht *f*, Kapsulorrhaphie *f*

caplsullotlolmy [kæpsjə'lɑtəmɪ] *noun:* Kapseleröffnung *f*, Kapsulotomie *f*

caplut ['keɪpət, 'kæp-] *noun, plural* **-pilta** ['kæpɪtə]: **1.** Kopf *m*, Caput *nt* **2.** kopfförmige Struktur *f*

caput galeatum: Glückshaube *f*, Caput galeatum

carlbalmide ['kɑːrbəmaɪd, -mɪd, kɑːr-'bæm-] *noun:* Harnstoff *m*, Karbamid *nt*, Carbamid *nt*, Urea *f*

carlbolhelmia [ˌkɑːrbəʊ'hiːmɪə] *noun:* (*Blut*) Kohlendioxidüberschuss *m*, Karbohämie *f*, Carbohämie *f*

carlbolhyldraltulria [ˌkɑːrbəʊˌhaɪdrə-'t(j)ʊərɪə] *noun:* Karbo-, Carbohydraturie *f*

carlbollulria [kɑːrbə'l(j)ʊərɪə] *noun:* Karbolurie *f*, Phenolurie *f*

carlbon ['kɑːrbən] *noun:* Kohlenstoff *m*; (*chem.*) Carboneum *nt*

carlbonlate ['kɑːrbəneɪt, -nɪt]: **I** *noun* Karbonat *nt* **II** *v* karbonisieren

carlbolnelmia [kɑːrbə'niːmɪə] *noun:* Kohlendioxidüberschuss *m*, Karbohämie *f*

carlbonlic [kɑːr'bɑnɪk] *adj:* Kohlen-

carlboxlylhelmolglolbin [ˌkɑːrˌbɑksɪ'hiːməˌgləʊbɪn] *noun:* Carboxyhämoglobin *nt*, Kohlenmonoxidhämoglobin *nt*

791

car|box|yl|ase [kɑːrˈbɑksɪleɪz] *noun*: Carboxylase *f*, Carboxilase *f*
pyruvate carboxylase: Pyruvatcarboxylase *f*

car|bun|cle [ˈkɑːrbʌŋkl] *noun*: Karbunkel *m*, Carbunculus *m*

car|ci|no|gen [kɑːrˈsɪnədʒən] *noun*: Karzinogen *nt*, Kanzerogen *nt*

car|ci|no|gen|e|sis [kɑːrˌsɪnəˈdʒenəsɪs] *noun*: Karzinogenese *f*, Kanzerogenese *f*

car|ci|no|gen|ic [ˌkɑːrsɪnəˈdʒenɪk] *adj*: krebserregend, kanzerogen, karzinogen

car|ci|no|ge|nic|i|ty [ˌkɑːrsɪnədʒəˈnɪsəti] *noun*: Karzinogenität *f*

car|ci|noid [ˈkɑːrsɪnɔɪd] *noun*: Karzinoid *nt*

car|ci|nol|y|sis [kɑːrsəˈnalɪsɪs] *noun*: Karzinolyse *f*

car|ci|no|lyt|ic [ˌkɑːrsənəʊˈlɪtɪk] *adj*: karzinolytisch

car|ci|no|ma [ˌkɑːrsəˈnəʊmə] *noun, plural* -mas, -ma|ta [kɑːrsəˈnəʊmətə]: Karzinom *nt*, Krebs *m*, Carcinoma *nt*
alveolar cell carcinoma: bronchiolo-alveoläres Lungenkarzinom *nt*, Alveolarzellenkarzinom *nt*, Lungenadenomatose *f*, Carcinoma alveolocellulare, Carcinoma alveolare
anal carcinoma: Afterkrebs *m*, Analkarzinom *nt*
basal cell carcinoma: Basalzellkarzinom *nt*, Basalzellenkarzinom *nt*, Carcinoma basocellulare
bladder carcinoma: Blasenkrebs *m*
bronchogenic carcinoma: 1. Bronchialkrebs *m*, Bronchialkarzinom *nt* 2. Lungenkrebs *m*, Lungenkarzinom *nt*
cardia carcinoma: Kardiakarzinom *nt*
cervical carcinoma (of uterus): Gebärmutterhalskrebs *m*, Gebärmutterhalskarzinom *nt*, Kollumkarzinom *nt*, Zervixkarzinom *nt*
cholangiocellular carcinoma: Gallengangskarzinom *nt*, malignes Cholangiom *nt*, chlorangiozelluläres Karzinom *nt*, Carcinoma cholangiocellulare
clear cell carcinoma: hellzelliges Karzinom *nt*, Klarzellenkarzinom *nt*, Carcinoma clarocellulare
clear cell carcinoma of kidney: hypernephroides Karzinom *nt*, klarzelliges Nierenkarzinom *nt*, (maligner) Grawitz-Tumor *m*, Hypernephrom *nt*
colon carcinoma: Kolonkarzinom *nt*, Dickdarmkrebs *m*
corpus carcinoma: Korpuskarzinom *nt*, Gebärmutterkörperkrebs *m*, Carcinoma corporis uteri

carcinoma of cystic duct: Zystikuskarzinom *nt*
diverticular carcinoma: Divertikelkarzinom *nt*
ductal breast carcinoma: Milchgangskarzinom *nt*
early gastric carcinoma: Frühkarzinom *nt* des Magens, Magenfrühkarzinom *nt*
endocervical carcinoma: Zervixhöhlenkarzinom *nt*
endometrial carcinoma: Endometriumkarzinom *nt*, Carcinoma endometriale
esophageal carcinoma: Speiseröhrenkrebs *m*, Ösophaguskarzinom *nt*
exocervical carcinoma: Portiokarzinom *nt*
gallbladder carcinoma: Gallenblasenkarzinom *nt*
hypopharyngeal sqamous cell carcinoma: Hypopharynxkarzinom *nt*
carcinoma in situ: Oberflächenkarzinom *nt*, präinvasives Karzinom *nt*, intraepitheliales Karzinom *nt*, Carcinoma in situ
islet cell carcinoma: Inselzellkarzinom *nt*, Carcinoma insulocellulare
carcinoma of kidney: Nierenkarzinom *nt*
laryngeal carcinoma: Kehlkopfkrebs *m*, Larynxkarzinom *nt*
liver carcinoma: Leberkarzinom *nt*
liver cell carcinoma: (primäres) Leberzellkarzinom *nt*, hepatozelluläres Karzinom *nt*, malignes Hepatom *nt*, Carcinoma hepatocellulare
oat cell carcinoma: 1. Haferzellkarzinom *nt*, oat-cell-Karzinom *nt*, Carcinoma avenocellulare 2. kleinzelliges Bronchialkarzinom *nt*, kleinzellig-anaplastisches Bronchialkarzinom *nt*, Kleinzeller *m*
oropharyngeal carcinoma: Oropharyngealkarzinom *nt*
ovarian carcinoma: Eierstockkrebs *m*, Ovarialkarzinom *nt*
pancreatic carcinoma: Bauchspeicheldrüsenkrebs *m*, Pankreaskarzinom *nt*
preinvasive carcinoma: Oberflächenkarzinom *nt*, präinvasives Karzinom *nt*, intraepitheliales Karzinom *nt*, Carcinoma in situ
prostatic carcinoma: Prostatakrebs *m*, Prostatakarzinom *nt*
squamous cell carcinoma: Plattenepithelkarzinom *nt*, Carcinoma planocellulare, Carcinoma platycellulare
carcinoma of the lip: Lippenkrebs *m*, Lippenkarzinom *nt*

carcinoma of the papilla of Vater: Papillenkarzinom *nt*, Karzinom *nt* der Papilla Vateri

thyroid carcinoma: Schilddrüsenkrebs *m*, Schilddrüsenkarzinom *nt*

ulcer carcinoma: Ulkuskarzinom *nt*, Carcinoma ex ulcere

uterine carcinoma: Gebärmutterkrebs *m*, Uteruskarzinom *nt*

vaginal carcinoma: Scheidenkarzinom *nt*, Vaginalkarzinom *nt*

vulvar carcinoma: Vulvakarzinom *nt*

car|ci|no|mal|toid [ˌkɑːrsə'nəmətɔɪd] *adj*: karzinomatös, krebsig, karzinomartig

car|ci|no|ma|to|sis [ˌkɑːrsəˌnəʊmə'təʊsɪs] *noun*: Karzinomatose *f*, Karzinose *f*

pericardial carcinomatosis: Herzbeutel-, Perikardkarzinose *f*

peritoneal carcinomatosis: Peritonealkarzinose *f*, Peritonitis carcinomatosa

car|ci|no|ma|tous [kɑːrsə'nəʊmətəs] *adj*: karzinomatös, karzinomartig

car|ci|no|sar|co|ma [ˌkɑːrsɪnəʊsɑːr'kəʊmə] *noun*: Karzinosarkom *nt*, Carcinosarcoma *nt*

car|ci|no|sis [kɑːrsə'nəʊsɪs] *noun*: → *carcinomatosis*

miliary carcinosis: Miliarkarzinose *f*

pleural carcinosis: Pleurakarzinose *f*, Pleurakarzinomatose *f*, Carcinosis pleurae

car|ci|no|stat|ic [ˌkɑːrsɪnəʊ'stætɪk] *adj*: karzinostatisch

car|ci|nous ['kɑːrsnəs] *adj*: karzinomatös, krebsig, karzinomartig

car|dia [kɑːrdɪə] *noun, plural* -dias, -diae [-dɪˌiː]: 1. Magenmund *m*, Kardia *f*, Cardia *f*, Pars cardiaca gastricae 2. Ösophagus(ein)mündung *f*, Ostium cardiacum

car|di|ac ['kɑːrdɪæk] *adj*: 1. kardial, Herz- 2. Kardia-

car|di|al|gra ['kɑːrdɪəgrə] *noun*: Stenokardie *f*, Angina pectoris

car|di|al|gia [ˌkɑːrdɪ'ældʒ(ɪ)ə] *noun*: 1. Herzschmerz(en *pl*) *m*, Kardiodynie *f*, Kardialgie *f* 2. Magenschmerzen *pl*; Sodbrennen *nt*; Kardialgie *f*

car|di|asth|ma [ˌkɑːrdɪ'æzmə] *noun*: Asthma cardiale

car|di|ec|ta|sis [ˌkɑːrdɪ'ektəsɪs] *noun*: Herzdilatation *f*, Kardiektasie *f*

car|di|ec|to|my [ˌkɑːrdɪ'ektəmɪ] *noun*: Kardiaresektion *f*

car|di|nal ['kɑːrdɪnl] *adj*: hauptsächlich, grundlegend, kardinal

car|di|o|an|gi|og|ra|phy [ˌkɑːrdɪəʊændʒɪ'agrəfɪ] *noun*: Angiokardiographie *f*, Angiokardiografie *f*

car|di|o|a|or|tic [ˌkɑːrdɪəʊeɪ'ɔːrtɪk] *adj*: kardioaortal, aortokardial

car|di|o|cele ['kɑːrdɪəsiːl] *noun*: Kardiozele *f*

car|di|o|cen|te|sis [ˌkɑːrdɪəʊsen'tiːsɪs] *noun*: Herzpunktion *f*, Kardiozentese *f*

car|di|o|cha|lal|sia [ˌkɑːrdɪəʊkə'leɪzɪə] *noun*: Kardiochalasie *f*

car|di|o|cir|cu|la|to|ry [ˌkɑːrdɪəʊ'sɜrkjələtɔːriː, -təʊ-] *adj*: Herz-Kreislauf-

car|di|o|di|a|phrag|mat|ic [ˌkɑːrdɪədaɪəˌfræg'mætɪk] *adj*: phrenikokardial, phrenokardial

car|di|o|e|soph|a|ge|al [ˌkɑːrdɪəʊɪˌsɑfə'dʒiːəl] *adj*: ösophagokardial

car|di|o|gen|e|sis [ˌkɑːrdɪəʊ'dʒenəsɪs] *noun*: Herzentwicklung *f*, Kardiogenese *f*

car|di|o|gen|ic [ˌkɑːrdɪəʊ'dʒenɪk] *adj*: kardiogen

car|di|o|gram ['kɑːrdɪəʊgræm] *noun*: Kardiogramm *nt*

esophageal cardiogram: Ösophagealableitung *f*, Ösophaguskardiogramm *nt*

car|di|o|graph|ic [ˌkɑːrdɪəʊ'græfɪk] *adj*: kardiographisch, kardiografisch

car|di|og|ra|phy [kɑːrdɪ'agrəfɪ] *noun*: Kardiographie *f*, Kardiografie *f*

car|di|o|he|pat|ic [ˌkɑːrdɪəʊhɪ'pætɪk] *adj*: kardiohepatisch, hepatokardial

car|di|o|he|pa|to|meg|al|ly [ˌkɑːrdɪəˌhepətəʊ'megəlɪ] *noun*: Kardiohepatomegalie *f*

car|di|o|in|hib|i|to|ry [ˌkɑːrdɪəʊɪn'hɪbətɔːriː, -təʊ-] *adj*: kardioinhibitorisch

car|di|o|ki|net|ic [ˌkɑːrdɪəʊkɪ'netɪk] *adj*: kardiokinetisch

car|di|o|ky|mog|ra|phy [ˌkɑːrdɪəʊkaɪ'magrəfɪ] *noun*: Kardiokymographie *f*, Kardiokymografie *f*

car|di|o|lip|in [ˌkɑːrdɪəʊ'lɪpɪn] *noun*: Cardiolipin *nt*

car|di|ol|o|gy [ˌkɑːrdɪəʊ'alədʒɪ] *noun*: Kardiologie *f*

car|di|ol|y|sis [ˌkɑːrdɪəʊ'alɪsɪs] *noun*: Herzlösung *f*, Kardiolyse *f*

car|di|o|meg|al|ly [ˌkɑːrdɪəʊ'megəlɪ] *noun*: Kardiomegalie *f*

car|di|o|mus|cu|lar [ˌkɑːrdɪəʊ'mʌskjələr] *adj*: kardiomuskulär

car|di|o|my|o|pa|thy [ˌkɑːrdɪəʊmaɪ'apəθɪ] *noun*: Myokardiopathie *f*, Kardiomyopathie *f*

thyroid cardiomyopathy: Thyreokardiopathie *f*

car|di|o|my|ot|o|my [ˌkɑːrdɪəʊmaɪ'atəmɪ] *noun*: Kardiomyotomie *f*, Ösophagokardiomyotomie *f*, Heller-Operation *f*

car|di|o|ne|cro|sis [ˌkɑːrdɪəʊnɪ'krəʊsɪs]

noun: Herz(muskel)nekrose *f*

carｌdiｌoｌneuｌral [ˌkɑːrdɪəʊˈnjʊərəl, -ˈnʊ-] *adj*: kardioneural, neurokardial

carｌdiｌoｌneuｌroｌsis [ˌkɑːrdɪəʊnjʊəˈrəʊsɪs, -nʊ-] *noun*: Herzneurose *f*

carｌdiｌoｌpathｌic [ˌkɑːrdɪəʊˈpæθɪk] *adj*: kardiopathisch

carｌdiｌoｌpaｌthy [ˌkɑːrdɪəʊˈapəθɪ] *noun*: Herzerkrankung *f*, Kardiopathie *f*

carｌdiｌoｌperｌiｌcarｌdiｌtis [ˌkɑːrdɪəʊˌperɪkɑːrˈdaɪtɪs] *noun*: Kardioperikarditis *f*

carｌdiｌoｌphoｌbia [ˌkɑːrdɪəʊˈfəʊbɪə] *noun*: Herzphobie *f*

carｌdiｌoｌplasｌty [ˈkɑːrdɪəʊplæstɪ] *noun*: Kardia-, Kardioplastik *f*, Ösophagogastroplastik *f*

carｌdiｌoｌpleｌgic [ˌkɑːrdɪəʊˈpliːdʒɪk, -ˈpledʒ-] *adj*: kardiopleg

carｌdiｌopｌtoｌsis [kɑːrdɪˈɑptəsɪs] *noun*: Kardioptose *f*

carｌdiｌoｌpulｌmoｌnarｌy [ˌkɑːrdɪəʊˈpʌlmə-ˌniː, -nərɪ] *adj*: kardiopulmonal, pneumokardial

carｌdiｌoｌpyｌlorｌic [ˌkɑːrdɪəʊpaɪˈlɔːrɪk, -ˈlɑr-, -pɪ-] *adj*: Kardia und Pylorus betreffend

carｌdiｌoｌreｌnal [ˌkɑːrdɪəʊˈriːnl] *adj*: kardiorenal, renokardial

carｌdiｌorｌrhaｌphy [kɑːrdɪˈɔrəfɪ] *noun*: Herzmuskelnaht *f*, Kardiorrhaphie *f*

carｌdiｌorｌrhexｌis [ˌkɑːrdɪəʊˈreksɪs] *noun*: Herzruptur *f*

carｌdiｌoｌscleｌroｌsis [ˌkɑːrdɪəʊsklɪˈrəʊsɪs] *noun*: Herz(muskel)sklerose *f*, Kardiosklerose *f*

carｌdiｌoｌscleｌrotｌic [ˌkɑːrdɪəʊsklɪˈrɑtɪk] *adj*: kardiosklerotisch

carｌdiｌoｌselｌecｌtive [ˌkɑːrdɪəʊsɪˈlektɪv] *adj*: kardioselektiv

carｌdiｌoｌspasm [ˈkɑːrdɪəʊspæzəm] *noun*: Ösophagus-, Kardiaachalasie *f*, Kardiospasmus *m*, Kardiakrampf *m*

carｌdiｌoｌsteｌnoｌsis [ˌkɑːrdɪəʊstɪˈnəʊsɪs] *noun*: Kardiastenose *f*

carｌdiｌoｌthyｌroｌtoxｌiｌcoｌsis [ˌkɑːrdɪəʊθaɪrə,taksɪˈkəʊsɪs] *noun*: Thyreokardiopathie *f*

carｌdiｌoｌtoｌkoｌgraphｌic [ˌkɑːrdɪəʊtəʊkəˈɡrafɪk] *adj*: kardiotokographisch, kardiotokografisch

carｌdiｌoｌtoｌkogｌraｌphy [ˌkɑːrdɪəʊtəʊkəˈɡrafɪ] *noun*: Kardiotokographie *f*, Kardiotokografie *f*

carｌdiｌoｌtoｌmy [kɑːrdɪˈatəmɪ] *noun*: 1. Herzeröffnung *f*, Kardiotomie *f* 2. (*chirurg.*) Kardiomyotomie *f*, Ösophagokardiomyotomie *f*, Heller-Operation *f*

carｌdiｌoｌtonｌic [ˌkɑːrdɪəʊˈtanɪk] *adj*: kardiotonisch, herzstärkend, herztoni-

sierend

carｌdiｌoｌtoxｌic [ˌkɑːrdɪəʊˈtaksɪk] *adj*: kardiotoxisch, herzschädigend

carｌdiｌoｌvalｌvuｌlar [ˌkɑːrdɪəʊˈvælvjələr] *adj*: Herzklappen-

carｌdiｌoｌvalｌvuｌlotｌoｌmy [ˌkɑːrdɪəʊˌvælvjəˈlatəmɪ] *noun*: Herzklappenspaltung *f*, Kardiovalvulotomie *f*

carｌdiｌoｌvasｌcuｌlar [ˌkɑːrdɪəʊˈvæskjələr] *adj*: kardiovaskulär

carｌdiｌoｌverｌsion [ˈkɑːrdɪəvɜrʒn] *noun*: Kardioversion *f*

carｌdiｌoｌverｌter [ˈkɑːrdɪəʊ vɜrtər] *noun*: Defibrillator *m*

carｌditｌic [kɑːrˈdaɪtɪk] *adj*: karditisch

carｌdiｌtis [kɑːrˈdaɪtɪs] *noun*: Herzentzündung *f*, Karditis *f*

care [keər]: I *noun* 1. Pflege *f*; Pflege *f*, Krankenpflege *f*, Betreuung *f*, Behandlung *f* **under the care of a doctor** in ärztlicher Behandlung 2. Schutz *m*, Fürsorge *f*, Obhut *f* II *vi* sich sorgen (*about* über, um); sich kümmern (*about* um)

carｌies [ˈkeərɪːz, -riːz] *noun*: 1. Knochenkaries *f*, Karies *f* 2. (Zahn-)Karies *f*, Zahnfäule *f*, Caries dentium
  dental caries: (Zahn-)Karies *f*, Zahnfäule *f*, Caries dentium

carｌiｌoｌgenｌeｌsis [ˌkeərɪəˈdʒenəsɪs] *noun*: Kariesentstehung *f*, Kariogenese *f*

carｌiｌoｌgenｌic [ˌkeərɪəˈdʒenɪk] *adj*: kariogen

carｌiｌous [ˈkeərɪəs] *adj*: kariös

carｌmiｌnaｌtive [kɑːrˈmɪnətɪv, ˈkɑːrmə-ˌneɪtɪv] *adj*: karminativ

carｌmiｌnoｌphil [kɑːrˈmɪnəfɪl] *adj*: →carminophile

carｌmiｌnoｌphile [kɑːrˈmɪnəfaɪl] *adj*: karminophil

carｌnoｌsine [ˈkɑːrnəsiːn, -sɪn] *noun*: Karnosin *nt*, β-Alanin-L-Histidin *nt*

carｌnoｌsiｌneｌmia [ˌkɑːrnəsɪˈniːmɪə] *noun*: Karnosinämie *f*

carｌnoｌsiｌnuｌria [ˌkɑːrnəsɪˈn(j)ʊərɪə] *noun*: Karnosinurie *f*, Carnosinurie *f*

carｌoｌtene [ˈkærətiːn] *noun*: Karotin *nt*

carｌoｌteｌneｌmia [kærətɪˈniːmɪə] *noun*: Karotinämie *f*

carｌoｌteｌnoid [kəˈratnɔɪd]: I *noun* Karotinoid *nt* II *adj* karotinoid

carｌotｌic [kəˈratɪk] *adj*: stuporös

carｌotｌid [kəˈratɪd]: I *noun* Halsschlagader *f*, Karotis *f*, Arteria carotis II *adj* Karotis-
  common carotid: Arteria carotis communis
  external carotid: Arteria carotis externa
  internal carotid: Arteria carotis interna

car|pal ['kɑːrpəl] *adj*: karpal, Handwurzel(knochen)-, Karpal-, Karpo-
car|pals ['kɑːrpəlz] *plural*: Handwurzelknochen *pl*, Karpalknochen *pl*, Carpalia *pl*, Ossa carpi, Ossa carpalia
car|pec|to|my [kɑːr'pektəmɪ] *noun*: Karpalknochenresektion *f*, Karpektomie *f*
car|po|car|pal [ˌkɑːrpə'kɑːrpəl] *adj*: interkarpal
car|po|met|a|car|pal [ˌkɑːrpə,metə'kɑːrpəl] *adj*: karpometakarpal
car|po|phal|an|ge|al [ˌkɑːrpəfə'lændʒɪəl] *adj*: karpophalangeal
car|pop|to|sis [ˌkɑːrpəp'təʊsɪs] *noun*: Fallhand *f*
car|ri|er ['kærɪər] *noun*: **1.** (*biochem.*) Träger(substanz *f*) *m*, Carrier *m* **2.** (*genet.*) Träger *m*
chronic carrier: Dauerträger *m*, Dauerausscheider *m*
germ carrier: Bazillenträger *m*, Keimträger *m*
car|ti|lage ['kɑːrtlɪdʒ] *noun*: Knorpel *m*, Knorpelgewebe *nt*; (*anatom.*) Cartilago *f*
accessory nasal cartilages: akzessorische Nasenknorpel *pl*, Cartilagines nasi accessoriae
arthrodial cartilage: →*articular cartilage*
articular cartilage: Gelenk(flächen)knorpel *m*, Cartilago articularis
arytenoid cartilage: Aryknorpel *m*, Cartilago arytenoidea
costal cartilage: Rippenknorpel *m*, Cartilago costalis
cricoid cartilage: Ringknorpel *m*, Cartilago cricoidea
elastic cartilage: elastischer Knorpel *m*, Cartilago elastica
epiglottic cartilage: knorpeliges Kehldeckelskelett *nt*, Cartilago epiglottica
epiphyseal cartilage: Epiphysen(fugen)knorpel *m*, epiphysäre Knorpelzone *f*, Cartilago epiphysialis
fibrous cartilage: fibröser Knorpel *m*, Faserknorpel *m*, Bindegewebsknorpel *m*, Cartilago fibrosa/collagenosa
hyaline cartilage: hyaliner Knorpel *m*, Hyalinknorpel *m*, Cartilago hyalina
Jacobson's cartilage: Jacobson-Knorpel *m*, Cartilago vomeronasalis
nasal cartilages: Nasenknorpel *pl*, Cartilagines nasi
cartilage of nasal septum: Septum-, Scheidewandknorpel *m*, Cartilago septi nasi
Santorini's cartilage: Santorini-Knorpel *m*, Cartilago corniculata

thyroid cartilage: Schildknorpel *m*, Cartilago thyroidea
tracheal cartilages: Trachealknorpel *pl*, Cartilagines tracheales
Wrisberg's cartilage: Wrisberg-Knorpel *m*, Cartilago cuneiformis
car|ti|lag|i|nous [ˌkɑːrtlə'lædʒɪnəs] *adj*: knorpelig, chondral, kartilaginär
car|un|cle ['kærəŋkl, kə'rʌŋkl] *noun*: Karunkel *f*
hymenal caruncles: Fleischwärzchen *pl* (der Scheide), Hymenalkarunkeln *pl*, Carunculae hymenales
lacrimal caruncle: Tränenwärzchen *nt*, Karunkel *f*, Caruncula lacrimalis
myrtiform caruncles: →*hymenal caruncles*
sublingual caruncle: Karunkel *f*, Caruncula sublingualis
cas|e|at|ing ['keɪsɪeɪtɪŋ] *adj*: verkäsend, verkäst
cas|e|a|tion [ˌkeɪsɪ'eɪʃn] *noun*: Verkäsung *f*, Verkäsen *nt*
cast [kæst] *noun*: **1.** Guss *m*; Gussform *f* **2.** fester Verband *m*, Stützverband *m*; Gips *m*, Gipsverband *m* **3.** Zylinder *m*, Harnzylinder *m*
bacterial cast: Bakterienzylinder *m*
coma cast: Komazylinder *m*
urinary cast: Harnzylinder *m*
waxy cast: Wachszylinder *m*
cas|tra|tion [kæs'treɪʃn] *noun*: Kastration *f*
radiation castration: Röntgenkastration *f*, Strahlenkastration *f*
cas|u|is|try ['kæʒʊəstrɪ] *plural*: Kasuistik *f*
cat|a|bol|ic [ˌkətæ'bɑlɪk] *adj*: katabol, katabolisch
ca|tab|o|lism [kə'tæbəlɪzəm] *noun*: Abbaustoffwechsel *m*, Katabolismus *m*
cat|a|lase ['kætleɪz] *noun*: Katalase *f*
cat|a|lep|sy ['kətælepsɪ] *noun*: Katalepsie *f*
cat|a|lep|tic [ˌkətæ'leptɪk] *adj*: kataleptisch
ca|tal|y|sis [kə'tælɪsɪs] *noun, plural* -**ses** [-siːz]: Katalyse *f*
cat|a|lyst ['kætlɪst] *noun*: Katalysator *m*, Akzelerator *m*
cat|a|lyt|ic [ˌkətæ'lɪtɪk] *adj*: katalytisch
cat|a|me|nia [kætə'miːnɪə] *noun*: Regelblutung *f*, Menstruation *f*, Menses *pl*
cat|a|me|ni|al [ˌkətæ'miːnɪəl, -njəl] *adj*: menstrual
cat|a|phor|e|sis [ˌkətæfə'riːsɪs] *noun*: Kataphorese *f*
cat|a|pla|sia [ˌkətæ'pleɪʒ(ɪ)ə] *noun*: Kataplasie *f*

catlalplexly ['kətæpleksɪ] *noun*: Lachschlag *m*, Schrecklähmung *f*, Tonusverlustsyndrom *nt*, Kataplexie *f*, Gelolepsie *f*, Geloplegie *f*

catlalract ['kətærækt] *noun*: grauer Star *m*, Katarakt *f*, Cataracta *f*
calcareous cataract: Kalkstar *m*, Cataracta calcarea
capsular cataract: Kapselstar *m*, Cataracta capsularis
central cataract: Zentralstar *m*, Cataracta centralis
choroidal cataract: Uveitiskatarakt *f*, Cataracta chorioidealis
complete cataract: kompletter/vollständiger Star *m*, Totalstar *m*, Cataracta totalis
contusion cataract: Kontusionskatarakt *f*, -star *m*
copper cataract: Kupferstar *m*, Chalcosis lentis
coronary cataract: Kranzstar *m*, Cataracta coronaria
cortical cataract: Rindenstar *m*, Cataracta corticalis
diabetic cataract: Zuckerstar *m*, Cataracta diabetica
electric cataract: Blitzstar *m*, Cataracta electrica
infrared cataract: Feuer-, Glasbläserstar *m*, Infrarotkatarakt *f*, Cataracta calorica
metabolic cataract: metabolische/stoffwechselbedingte Katarakt *f*
nuclear cataract: Kernstar *m*, Cataracta nuclearis
polar cataract: Polstar *m*, Cataracta polaris
radiation cataract: Strahlenstar *m*, Cataracta radiationis
rosette cataract: Rosettenstar *m*
secondary cataract: 1. komplizierter Star *m*, Cataracta complicata 2. Nachstar *m*, Cataracta secundaria
senile cataract: Altersstar *m*, Cataracta senilis
steroid-induced cataract: Steroidkatarakt *f*
total cataract: kompletter/vollständiger Star *m*, Totalstar *m*, Cataracta totalis
traumatic cataract: (post-)traumatischer Star *m*, Wundstar *m*, Cataracta traumatica
zonular cataract: Schichtstar *m*, Cataracta zonularis

catlalracltolgenlic [kætə,räktə'dʒenɪk] *adj*: kataraktogen

catarrh [kə'tɑːr] *noun*: Katarrh *m*, Katarr *m*

catlarrhlal [kə'tɑːrəl] *adj*: katarrhalisch, katarralisch

catlalstatlic [,kətə'stætɪk] *adj*: katabol, katabolisch

catlalthylmia [,kətæ'θaɪmɪə] *noun*: Katathymie *f*

catlaltolnia [,kətæ'təʊnɪə] *noun*: Katatonie *f*

catlelchin ['kætɪtʃɪn, -kɪn] *noun*: Katechin *nt*, Katechol *nt*

catlelchollalmine [,kætə'kɑləmiːn, -'kəʊl-] *noun*: Katecholamin *nt*, Katechinamin *nt*

catecholamine-O-methyltransferase *noun*: Catecholamin-O-methyltransferase *f*

catlelchollalminlerlgic [,kætə,kɑləmɪ-'nɜrdʒɪk] *adj*: katecholaminerg, katecholaminergisch

catlgut ['kætgət] *noun*: Catgut *nt*
chromic catgut: Chromcatgut *nt*

catlharlsis [kə'θɑːrsɪs] *noun, plural* **-ses** [-siːz]: Katharsis *f*

catlharltic [kə'θɑːrtɪk] *adj*: purgativ, abführend, laxativ, laxierend

cathlelter ['kæθɪtər] *noun*: Katheter *m*
balloon catheter: Ballonkatheter *m*, Ballonsonde *f*
central venous catheter: zentraler Venenkatheter *m*, zentraler Venenkatheter *m*
flow-directed catheter: Einschwemmkatheter *m*
indwelling catheter: Verweil-, Dauerkatheter *m*
left cardiac catheter: Linksherzkatheter *m*
Swan-Ganz catheter: Swan-Ganz-Katheter *m*
urinary catheter: 1. (Harn-)Blasenkatheter *m* 2. Katheter *m* zur Harnableitung
venous catheter: Venenkatheter *m*

cathlelterlism ['kæθɪtərɪzəm] *noun*: →*catheterization*

cathlelterlilzaltion [kæθɪtərɑɪ'zeɪʃn] *noun*: Katheterisierung *f*, Katheterismus *m*
cardiac catheterization: Herzkatheterismus *m*, -katheterisierung *f*

cathlelterlize ['kæθɪtərɑɪz] *v*: katheterisieren, kathetern

cathloldal ['kæθədl] *adj*: kathodisch, katodisch

cathlode ['kæθəʊd] *noun*: Kathode *f*

catlilon ['kæt,ɑɪən, -ɑn] *noun*: Kation *nt*

caulda ['kaʊdə, 'kɔːdə] *noun, plural* **-dae** [-diː]: Schwanz *m*, Cauda *f*

cauldal ['kɔːdl] *adj*: 1. kaudal, caudal 2.

Kauda-, Kaudal-
caus|al ['kɔːzl] *adj*: ursächlich, kausal, Kausal-; verursachend
caus|al|gia [kɔː'zældʒ(ɪ)ə] *noun*: Kausalgie *f*
caus|al|tive ['kɔːzətɪv] *adj*: verursachend, begründend, kausal (*of*)
caus|tic ['kɔːstɪk]: I *noun* Ätz-, Beizmittel *nt*, Kaustikum *nt* II *adj* kaustisch, ätzend, beißend, brennend
caut|er|ant ['kɔːtərənt] *adj*: ätzend, beißend, brennend, kaustisch
caut|er|i|za|tion [ˌkɔːtəraɪ'zeɪʃn] *noun*: (Aus-)Brennen *nt*, Kauterisation *f*, Kauterisieren *nt*, Kaustik *f*
caut|er|y ['kɔːtərɪ] *noun*: **1.** (Aus-)Brennen *nt*, Kauterisation *f*, Kauterisieren *nt*, Kaustik *f* **2.** Brenneisen *nt*, Kauter *m* **3.** Ätz-, Beizmittel *nt*, Kaustikum *nt*
cal|va ['kɑːvə, 'keɪ-] *noun*: Kava *f*, Vena cava
cal|val ['keɪvəl, 'kɑː-] *adj*: Kava-
cav|ern ['kævərn]: I *noun* Hohlraum *m*, Höhle *f*, Kaverne *f*, Caverna *f* II *v* aushöhlen
caverns of cavernous bodies: Schwellkörperkavernen *pl*, Cavernae corporum cavernosorum
cav|er|n|itis [kævər'naɪtɪs] *noun*: Kavernitis *f*, Cavernitis *f*
cav|er|no|ma [kævər'nəʊmə] *noun*: kavernöses Hämangiom *nt*, Kavernom *nt*
cav|er|nos|co|py [ˌkævər'nɑskəpɪ] *noun*: Kavernoskopie *f*
cav|er|no|si|tis [ˌkævərnə'saɪtɪs] *noun*: Kavernitis *f*, Cavernitis *f*
cav|er|no|sog|ra|phy [ˌkævərnə'sɑgræfɪ] *noun*: Kavernosographie *f*, Kavernosografie *f*
cav|er|nos|to|my [ˌkævər'nɑstəmɪ] *noun*: Kavernostomie *f*
cav|er|not|o|my [ˌkævər'nɑtəmɪ] *noun*: Kaverneneröffnung *f*, Speleo-, Kavernotomie *f*
cav|er|n|ous ['kævərnəs] *adj*: porös, schwammig, kavernös
cav|i|tar|y ['kævɪteriː] *adj*: porös, schwammig, kavernös
cav|i|ta|tion [ˌkævɪ'teɪʃn] *noun*: **1.** (*patholog.*) Höhlen-, Hohlraum-, Kavernenbildung *f*, Aushöhlung *f* **2.** (*anatom.*) Höhle *f*, Höhlung *f*, Raum *m*, Cavitas *f*, Cavum *nt*
cav|i|ty ['kævətɪ] *noun, plural* **-ties**: **1.** Höhle *f*, Höhlung *f*, Raum *m*, Cavitas *f*, Cavum *nt* **2.** Kavität *f*
abdominal cavity: Bauchraum *m*, Cavitas abdominis/abdominalis
bone marrow cavity: Markhöhle *f*, Cavitas medullaris
coronal cavity: Cavitas coronae
cranial cavity: Schädel-, Hirnhöhle *f*, Cavitas cranii
dental cavity: Zahnhöhle *f*, Cavitas dentis
joint cavity: Gelenkhöhle *f*, -spalt *m*, Cavitas articularis
marrow cavity: Markhöhle *f*, Cavitas medullaris
mastoid cavity: Warzenfortsatzhöhle *f*, Antrum mastoideum
nasal cavity: Nasenhöhle *f*, Cavitas nasi
oral cavity: Mundhöhle *f*, Cavitas oris
orbital cavity: Augenhöhle *f*, Orbita *f*, Cavitas orbitalis
pelvic cavity: Beckenhöhle *f*, Cavitas pelvis
pharyngeal cavity: Schlund-, Rachenhöhle *f*, Cavitas pharyngis
pleural cavity: Pleurahöhle *f*, -spalt *m*, -raum *m*, Cavitas pleuralis
subarachnoid cavity: Subarachnoidalraum *m*, -spalt *m*, Spatium subarachnoideum
subdural cavity: Subduralraum *m*, -spalt *m*, Spatium subdurale
thoracic cavity: Brusthöhle *f*, Thoraxhöhle *f*, Brustkorbinnenraum *m*, Cavitas thoracis/thoracica
tympanic cavity: Paukenhöhle *f*, Tympanum *nt*, Cavum tympani
uterine cavity: Gebärmutterhöhle *f*, Cavitas uteri
cav|o|gra|phy [keɪ'vɑgrəfɪ] *noun*: Kavographie *f*, Kavografie *f*
cav|um ['keɪvəm] *noun*: → *cavity*
cav|us ['keɪvəs] *noun*: Hohlfuß *m*, Pes cavus
ce|bo|ceph|al|y [ˌsiːbəʊ'sefəlɪ] *noun*: Affenkopf *m*, Cebozephalie *f*
ce|cal ['siːkəl] *adj*: Zäkum, zum Zäkum gehörend, zäkal, zökal
ce|cec|to|my [sɪ'sektəmɪ] *noun*: Zäkumresektion *f*, Zäkektomie *f*, Typhlektomie *f*
ce|ci|tis [sɪ'saɪtɪs] *noun*: Typhlitis *f*, Zäkumentzündung *f*, Blinddarmentzündung *f*
ce|co|cele ['siːkəʊsiːl] *noun*: Zäkozele *f*
ce|co|col|lic [ˌsiːkə'kɑlɪk] *adj*: zäkokolisch
ce|co|col|lo|pex|y [ˌsiːkə'kəʊləpeksɪ] *noun*: Zäkokolopexie *f*
ce|co|col|los|to|my [ˌsiːkəkəʊ'lɑstəmɪ] *noun*: Zäkokolostomie *f*, Kolozäkostomie *f*
ce|co|il|e|os|to|my [ˌsiːkəɪlɪ'ɑstəmɪ] *noun*: Zäkoileostomie *f*, Ileozäkostomie *f*

797

ce|co|pex|y ['si:kəpeksı] *noun*: Zäkumfixation *f*, Zäkopexie *f*, Typhlopexie *f*
ce|co|rec|tos|to|my [ˌsi:kərek'tɑstəmı] *noun*: Zäkorektostomie *f*
ce|cor|rha|phy [sı'kɔrəfı] *noun*: Zäkumnaht *f*, Zäkorrhaphie *f*
ce|co|sig|moi|dos|to|my [ˌsi:kəʊˌsıg,mɔı-'dɑstəmı] *noun*: Zäkosigmoidostomie *f*
ce|cos|to|my [sı'kɑstəmı] *noun*: Zäkumfistel *f*, Zäko-, Typhlostomie *f*
ce|cot|o|my [sı'kɑtəmı] *noun*: Zäkumeröffnung *f*, Zäko-, Typhlotomie *f*
ce|cum ['si:kəm] *noun, plural* -ca [-kə]: Blinddarm *m*, Zäkum *nt*
ce|li|ac ['si:lıæk] *adj*: Bauch(höhlen)-
ce|li|al|gia [si:lı'ældʒ(ı)ə] *noun*: Bauch-, Leibschmerzen *pl*, Abdominalgie *f*
ce|li|o|cen|te|sis [ˌsi:lıəsen'ti:sıs] *noun*: Bauchpunktion *f*, Bauchhöhlenpunktion *f*, Zöliozentese *f*, Zöliocentese *f*
ce|li|o|col|pot|o|my [ˌsi:lıəkɑl'pɑtəmı] *noun*: Kolpozöliotomie *f*
ce|li|o|en|ter|ot|o|my [si:lıəˌentə'rɑtəmı] *noun*: (trans-)abdominale Enterotomie *f*, Laparoenterotomie *f*
ce|li|o|gas|tros|to|my [ˌsi:lıəgæs'trɑstə-mı] *noun*: Zölio-, Laparogastrostomie *f*
ce|li|o|gas|trot|o|my [ˌsi:lıəgæs'trɑtəmı] *noun*: (trans-)abdominelle Gastrotomie *f*, Zölio-, Laparogastrostomie *f*
ce|li|o|hys|ter|ec|to|my [ˌsi:lıəˌhıstə'rek-təmı] *noun*: 1. transabdominelle Hysterektomie *f*, Laparohysterektomie *f*, Hysterectomia abdominalis 2. Hysterectomia caesarea
ce|li|o|hys|ter|ot|o|my [ˌsi:lıəˌhıstə'rɑtə-mı] *noun*: transabdominelle Hysterotomie *f*, Abdomino-, Laparo-, Zöliohysterotomie *f*
ce|li|o|ma [si:lı'əʊmə] *noun*: Bauchhöhlentumor *m*
ce|li|o|my|o|mec|to|my [ˌsi:lıə,maıə'mek-təmı] *noun*: (trans-)abdominale Myomektomie *f*, Laparomyomektomie *f*
ce|li|o|my|o|mot|o|my [ˌsi:lıə,maıə'ma-təmı] *noun*: transabdominelle Myomotomie *f*, Laparomyomotomie *f*
ce|li|or|rha|phy [si:lı'ɔrəfı] *noun*: Bauchdecken-, Bauchwandnaht *f*, Zöliorrhaphie *f*
ce|li|o|sal|pin|gec|to|my [ˌsi:lıə,sælpın-'dʒektəmı] *noun*: transabdominelle Salpingektomie *f*, Zölio-, Laparosalpingektomie *f*
ce|li|o|sal|pin|got|o|my [ˌsi:lıə,sælpın-'gɑtəmı] *noun*: transabdominelle Salpingotomie *f*, Zölio-, Laparosalpingotomie *f*
ce|li|o|scope ['si:lıəskəʊp] *noun*: Zölio-

skop *nt*, Laparoskop *nt*
ce|li|os|co|py [ˌsi:lı'ɑskəpı] *noun*: Bauchspiegelung *f*, Bauchhöhlenspiegelung *f*, Zölioskopie *f*, Laparoskopie *f*
ce|li|ot|o|my [ˌsi:lı'ɑtəmı] *noun*: 1. Bauchspiegelung *f*, Bauchhöhlenspiegelung *f*, Zöliotomie *f*, Laparotomie *f* 2. Bauchschnitt *m*, Bauchdeckenschnitt *m*
cell [sel] *noun*: Zelle *f*
  A cells: 1. (*Pankreas*) A-Zellen *pl*, α-Zellen *pl* 2. (*Adenohypophyse*) azidophile Zellen, α-Zellen *pl* 3. amakrine Zellen *pl*
  alpha cells: 1. (*Pankreas*) A-Zellen *pl*, α-Zellen *pl* 2. (*Adenohypophyse*) azidophile Zellen, α-Zellen *pl*
  alveolar cell: Alveolarzelle *f*, Pneumozyt *m*
  APUD cell: APUD-, Apud-Zelle *f*
  beaker cell: Becherzelle *f*
  beta cell: 1. (*Pankreas*) β-Zelle *f*, B-Zelle *f* 2. (*Adenohypophyse*) basophile Zelle *f*, β-Zelle *f*
  blood cells: Blutkörperchen *pl*, -zellen *pl*, Hämozyten *pl*
  blood mast cells: Blutmastzellen *f*
  bone marrow giant cell: Knochenmarksriesenzelle *f*, Megakaryozyt *m*
  burr cell: Stechapfelform *f*, Echinozyt *m*
  C cells: 1. (*Pankreas*) γ-Zellen *pl*, C-Zellen *pl* 2. (*Schilddrüse*) parafollikuläre Zellen *pl*, C-Zellen *pl* 3. chromophobe Zellen *pl*
  chief cell: 1. Hauptzelle *f* 2. Pinealozyt *m* 3. chromaffine Zelle *f* 4. chromophobe Zelle *f*
  clear cells: Helle-Zellen *pl*, Hell-, Klarzellen *pl*
  Downey's cells: Downey-Zellen *pl*, monozytoide Zellen *pl*, Pfeiffer-Drüsenfieber-Zellen *pl*
  dust cell: Staub-, Rußzelle *f*, Alveolarmakrophage *m*, Phagozyt *m*
  enterochromaffin cells: enterochromaffine/argentaffine/enteroendokrine Zellen *pl*, Kultschitzky-Zellen *pl*
  ethmoidal cells: Siebbeinzellen *pl*, Cellulae ethmoidales
  fat cell: Fettzelle *f*, Adipo-, Lipozyt *m*
  foot cells: 1. Sertoli-Zellen *pl*, Stütz-, Ammen-, Fußzellen *pl* 2. (*Nase*) Basal-, Ersatzzellen *pl*
  foreign body giant cells: Fremdkörperriesenzellen *pl*
  G cell: 1. (*Pankreas*) G-Zelle *f*, Gastrinzelle *f* 2. (*Hypophyse*) G-Zelle *f*, Gammazelle *f*
  ganglion cell: 1. Ganglienzelle *f*, Gangliozyt *m* 2. (*Auge*) retinale Ganglien-

zelle *f*
germ cells: Keimzellen *pl*
giant cell: Riesenzelle *f*
granulosa cells: Follikelepithel *nt*, Granulosazellen *pl*
hair cells: Haarzellen *pl*
heart-failure cells: Herzfehlerzellen *pl*
helper cells: Helferzellen *pl*
hemopoietic stem cell: (Blut-)Stammzelle *f*, Hämozytoblast *m*
Hodgkin cell: Hodgkin-Zelle *f*
interstitial cells: 1. Leydig-Zellen *pl*, Interstitialzellen *pl*, interstitielle Drüsen *pl* **2.** (*Leber*) interstitielle Fettspeicherzellen *pl* **3.** interstitielle Eierstockzellen *pl*, -drüsen *pl*
K cells: 1. K-Zellen *pl*, Killerzellen *pl* **2.** zytotoxische T-Lymphozyten oder T-Zellen *pl*
killer cells: 1. Killer-Zellen *pl*, K-Zellen *pl* **2.** zytotoxische T-Zellen *pl*, zytotoxische T-Lymphozyten *pl*
Langerhans' cells: Langerhans-Zellen *pl*
Leydig's cells: Leydig-Zellen *pl*, Leydig-Zwischenzellen *pl*, Interstitialzellen *pl*, interstitielle Drüsen *pl*
lupus erythematosus cells: L.e.-Zellen *pl*, L.E.-Zellen *pl*, Lupus-erythematodes-Zellen *pl*
malpighian cell: Keratinozyt *m*, Hornzelle *f*, Malpighi-Zelle *f*
mast cell: Mastzelle *f*, Mastozyt *m*
memory cell: Gedächtniszelle *f*, memory-cell
mucous neck cell: (*Magen*) Nebenzelle *f*
myoepithelial cell: Myoepithelzelle *f*
natural killer cells: NK-Zellen *pl*, natürliche Killerzellen *pl*, Natural-Killer-Zellen *pl*
nurse cells: Sertoli-Zellen *pl*, Stütz-, Ammen-, Fußzellen *pl*
parafollicular cells: (*Schilddrüse*) parafollikuläre Zellen *pl*, C-Zellen *pl*
parietal cell: (*Magen*) Beleg-, Parietalzelle *f*
pigmentary cells: Pigmentzellen *pl*
plasma cell: Plasmazelle *f*, Plasmozyt *m*
prickle cells: Stachelzellen *pl*
reticulum cell: Retikulumzelle *f*
Sertoli's cells: Sertoli-Zellen *pl*, Stütz-, Ammen-, Fußzellen *pl*
signet-ring cells: Siegelringzellen *pl*
stab cell: stabkerniger Granulozyt *m*, Stabkerniger *m*
stem cell: 1. Stammzelle *f*, Vorläuferzelle *f* **2.** (Blut-)Stammzelle *f*
suppressor cells: (T-)Suppressor-Zellen *pl*
target cell: 1. Targetzelle *f*, Schießschei-

benzelle *f*, Kokardenzelle *f* **2.** Zielzelle *f*
theca cells: Thekazellen *pl*
tissue mast cell: Gewebsmastzelle *f*
twin cells: Zwillingszellen *pl*
von Kupffer's cells: (von) Kupffer-Zellen *pl*
cel|li|form ['selɪfɔːrm] *adj*: zellähnlich, -förmig
cell-mediated *adj*: zellvermittelt
cel|lu|lar ['seljələr] *adj*: zellig, zellulär, zellular
cel|lu|li|tis [seljə'laɪtɪs] *noun*: Zellulitis *f*
cel|lu|lo|tox|ic [,seljələʊ'taksɪk] *adj*: zellschädigend, zytotoxisch
cel|lo|ma [sɪ'ləʊmə] *noun*: Leibeshöhle *f*, Zölom *nt*, Coeloma *nt*
cel|lom|ic [sɪ'lɑmɪk, -'ləʊ-] *adj*: Zölom-
cel|los|co|py [sɪ'lɑskəpi] *noun*: **1.** Kavernoskopie *f* **2.** Bauch(höhlen)spiegelung *f*, Zölio-, Laparoskopie *f*
ce|ment [sɪ'ment] *noun*: (Zahn-)Zement *nt*, Cementum *nt*, Substantia ossea dentis
ce|men|to|blas|to|ma [sɪ,mentəblæs'təʊmə] *noun*: Zementfibrom *nt*, Zementblastom *nt*, Zementoblastom *nt*
ce|men|to|cyte [sɪ'mentəsaɪt] *noun*: Zementzelle *f*, Zementozyt *m*
ce|men|to|gen|e|sis [sɪ'mentə'dʒenəsɪs] *noun*: Zementbildung *f*, Zementogenese *f*
ce|men|to|ma [simen'təʊmə] *noun*: Zementom *nt*
ce|men|to|per|i|os|ti|tis [sɪ,mentə,peri-as'taɪtɪs] *noun*: Wurzelhautentzündung *f*, Periodontitis *f*; Parodontitis *f*
ce|men|to|sis [simən'təʊsɪs] *noun*: Zementhyperplasie *f*, Hyperzementose *f*
ce|men|tum [sɪ'mentəm] *noun*: (Zahn-)Zement *nt*, Cementum *nt*, Substantia ossea dentis
cen|ter ['sentər] *noun*: **1.** Zentrum *nt*, Mittelpunkt *m*; Drehpunkt *m*, Angelpunkt *m*, Achse *f* **2.** Zentrum *nt*, ZNS-Zentrum *nt*
ossification center: Verknöcherungs-, Knochenkern *m*, Centrum ossificationis
respiratory center: Atemzentrum *nt*
cen|ti|grade ['sentɪgreɪd] *adj*: hundertgradig, -teilig
cen|tric ['sentrɪk] *adj*: zentral, zentrisch
cen|trif|u|gal [sen'trɪfjəgl] **I** *noun* Zentrifuge *f*, (Trenn-)Schleuder *f* **II** *adj* **1.** zentrifugal **2.** zentrifugal, ableitend, efferent
cen|trif|u|ga|tion [sen,trɪfjə'geɪʃn] *noun*: Zentrifugierung *f*, Zentrifugieren *nt*
cen|tri|fuge ['sentrɪfjuːdʒ]: **I** *noun* Zen-

trifuge f, (Trenn-)Schleuder f II v zentrifugieren

cen|tri|pe|tal [sen'trɪpɪtl] adj: zentripetal; afferent

cen|tro|blast ['sentrəublæst, sentrəublɑːst] noun: Germino-, Zentroblast m

cen|tro|cyte ['sentrəusaɪt] noun: Germino-, Zentrozyt m

ceph|al|lad ['sefəlæd] adj: kopfwärts

ceph|al|al|gia [ˌsefə'læld(ɪ)ə] noun: Kopfschmerz(en pl) m, Cephalgia f, Cephalalgia f

histamine cephalalgia: Histaminkopfschmerz m, Histaminkephalgie f

ceph|al|ea [ˌsefə'lɪə] noun: Kopfschmerz (-en pl) m, Cephalgia f, Cephalalgia f

ceph|al|hel|mat|o|cele [ˌsefəlhɪ'mætəsiːl] noun: Kephalhämatozele f

ceph|al|he|ma|to|ma [ˌsefəl,hiːmə'təumə] noun: Kopfblutgeschwulst f, Kephalhämatom nt

ce|phal|ic [sɪ'fælɪk] adj: kephalisch

ceph|al|in ['sefəlɪn] noun: Kephalin nt, Cephalin nt

ceph|al|li|tis [sefə'laɪtɪs] noun: Gehirnentzündung f, Enzephalitis f

ceph|al|o|cau|dal [ˌsefələu'kɔːdl] adj: kraniokaudal

ce|phal|o|cele ['sefələusiːl] noun: Kephalo-, Zephalozele f

ceph|al|o|cen|te|sis [ˌsefələusen'tiːsɪs] noun: Zephalozentese f

ceph|al|lo|dac|tyl|ly [ˌsefələu'dæktəlɪ] noun: Zephalodaktylie f

ceph|al|lo|meg|al|ly [ˌsefələu'megəlɪ] noun: Kopfvergrößerung f, Kephalomegalie f

ceph|al|o|men|in|gi|tis [ˌsefələu,menɪn-'dʒaɪtɪs] noun: Hirnhautentzündung f

ceph|al|om|e|try [sefə'lamətrɪ] noun: Kephalometrie f

ceph|al|o|pla|gus [sefələu'læpəgəs] noun: Kranio-, Kephalopagus m

ceph|al|lo|plat|hy [ˌsefə'lapəθɪ] noun: Kopfkrankheit f, Kephalopathie f

ceph|al|lo|spo|rin [ˌsefələu'spɔːrɪn] noun: Cephalosporin nt

ceph|al|lo|spo|ri|nase [ˌsefələu'spɔʊrɪneɪz] noun: Cephalosporinase f

ceph|al|lo|tho|ra|co|pla|gus [ˌsefələuθɔːrə-'kapəgəs] noun: Kephalothorakopagus m

ceph|al|lot|o|my [sefə'latəmɪ] noun: Kephalotomie f

ce|ram|ic [sə'ræmɪk]: I noun **1.** Metalloxid nt **2.** Keramik f II adj keramisch

cer|am|i|dase [sə'ræmɪdeɪz] noun: Acylsphingosindeacylase f, Ceramidase f

cer|am|ide ['serəmaɪd] noun: Zeramid

nt, Ceramid nt

cer|al|tec|to|my [serə'tektəmɪ] noun: Keratektomie f

Cer|al|to|pol|gon|li|dae [ˌserətəupə'ganədiː] plural: Gnitzen pl, Ceratopogonidae pl

cer|car|ia [sər'keərɪə] noun, plural -i|ae [sər'keərɪ,iː]: Schwanzlarve f, Zerkarie f, Cercaria f

cer|car|i|al [sər'keərɪəl] adj: Zerkarien-

cer|car|i|ci|dal [sər,kærə'saɪdl] adj: zerkarienabtötend, zerkarizid

cer|clage [ser'klɑːʒ] noun: Zerklage f, Cerclage f

cer|e|bel|lar [serə'belər] adj: cerebellar, zerebellar, zerebellär

cer|e|bel|li|tis [ˌserəbə'laɪtɪs] noun: Kleinhirnentzündung f, Cerebellitis f

cer|e|bel|lo|med|ul|lar|ly [serə,beləu'medə,leriː, -'medʒə-] adj: zerebellomedullär

cer|e|bel|lo|pon|tine [ˌserə,beləu'pantiːɪn] adj: zerebellopontin

cer|e|bel|lo|spi|nal [ˌserə,beləu'spaɪnl] adj: zerebellospinal

cer|e|bel|lum [serə'beləm] noun, plural -lums, -la [-lə]: Kleinhirn nt, Zerebellum nt, Cerebellum nt

ce|re|bral [sə'riːbrəl, 'serə-] adj: cerebral, zerebral

cer|e|bri|tis [ˌserə'braɪtɪs] noun: Großhirnentzündung f, Cerebritis f

cer|e|bro|car|di|ac [ˌserəbrəu'kɑːrdɪ,æk] adj: zerebrokardial

cer|e|bro|cer|e|bel|lar [ˌserəbrəu,serə-'belər] adj: zerebrozerebellär, zerebrozerebellar

cer|e|bro|ma [ˌserə'brəumə] noun: Hirntumor m, Hirngeschwulst f, Enzephalom nt

cer|e|bro|med|ul|lar|ly [ˌserəbrəu'medə,leriː, -'medʒə-] adj: zerebrospinal, spinozerebral, enzephalospinal

cer|e|bro|me|nin|ge|al [ˌserəbrəumɪ'nɪndʒɪəl] adj: meningozerebral, zerebromeningeal

cer|e|bro|men|in|gi|tis [ˌserə'brəu,menɪn'dʒaɪtɪs] noun: Meningoenzephalitis f, Enzephalomeningitis f

cerebro-ocular adj: zerebro-okular

cer|e|bro|pa|thy [serə'brapəθɪ] noun: Enzephalopathie f

cer|e|bro|pon|tile [ˌserəbrəu'pantaɪl, -tl] adj: zerebropontin

cer|e|bro|ra|chid|i|an [ˌserəbrəurə'kɪdɪən] adj: zerebrospinal, spinozerebral, enzephalospinal

cer|e|bro|scle|ro|sis [ˌserəbrəusklɪ'rəusɪs] noun: Hirn-, Zerebralsklerose f

cere|brose ['serəbrəʊz] *noun*: Zerebrose *f*, D-Galaktose *f*

cere|bro|si|dase ['serəbrəʊsɪdeɪz] *noun*: Cerebrosidase *f*

cere|bro|side ['serəbrəʊsaɪd] *noun*: Zerebrosid *nt*, Cerebrosid *nt*

cere|bro|si|do|sis [serə,brəʊsaɪ'dəʊsɪs] *noun*: Zerebrosidspeicherkrankheit *f*, Zerebrosidose *f*, Cerebrosidose *f* **2.** Gaucher-Erkrankung *f*, Morbus Gaucher *m*, Glukozerobrosidose *f*, Zerebrosidlipidose *f*, Glykosylzeramidlipidose *f*

cere|bro|sis [,serə'brəʊsɪs] *noun*: organische/degenerative Hirnerkrankung *f*, Enzephalose *f*

cere|bro|spi|nal [,serəbrəʊ'spaɪnl] *adj*: zerebrospinal, cerebrospinal, spinozerebral, enzephalospinal

cere|bro|to|my [serə'brɑtəmɪ] *noun*: Hirnschnitt *m*, Zerebrotomie *f*

cere|bro|vas|cu|lar [,serəbrəʊ'væskjələr] *adj*: zerebrovaskulär

cere|brum ['serəbrəm, sə'riːbrəm] *noun*, *plural* **-brums, -bra** [-brə]: Großhirn *nt*, Zerebrum *nt*, Cerebrum *nt*

ce|ru|lo|plas|min [sə,ru:lə'plæzmɪn] *noun*: Caeruloplasmin *nt*, Ferroxidase I *f*

ce|ru|men [sɪ'ru:mən] *noun*: Ohr(en)schmalz *nt*, Zerumen *nt*, Cerumen *nt* **impacted cerumen**: Ohrschmalz-, Zeruminalpfropf *m*, Cerumen obturans

ce|ru|mi|nal [sɪ'ru:mɪnl] *adj*: Zeruminal-, Ceruminal-

ce|ru|mi|no|ly|sis [sɪ,ru:mɪ'nɑlɪsɪs] *noun*: Zeruminolyse *f*

ce|ru|mi|no|ly|tic [sɪ,ru:mɪnə'lɪtɪk] *adj*: zerumenauflösend, zeruminolytisch

cer|vi|cal ['sɜrvɪkl, -vi:k-; *britisch* ,sɜr'vaɪkl] *adj*: **1.** zervikal, Hals-, Zervikal-, Nacken- **2.** zervikal, Gebärmutterhals-, Zervix-, Cervix-

cer|vi|ci|tis [,sɜrvɪ'saɪtɪs] *noun*: Cervicitis *f*, Zervixentzündung *f*, Zervizitis *f*, Endometritis *f* cervicis uteri

cer|vi|co|bra|chi|al [,sɜrvɪkəʊ'breɪkɪəl, -'bræ-] *adj*: zervikobrachial

cer|vi|co|bra|chi|al|gia [,sɜrvɪkəʊ,bræki-'ældʒɪə] *noun*: Zervikobrachialgie *f*

cer|vi|co|col|pi|tis [,sɜrvɪkəʊkal'paɪtɪs] *noun*: Zervikokolpitis *f*, Zervikovaginitis *f*

cer|vi|co|fa|cial [,sɜrvɪkəʊ'feɪʃl] *adj*: zervikofazial

cer|vi|co|pexy ['sɜrvɪkəʊpeksɪ] *noun*: Zervikopexie *f*

cer|vi|co|plas|ty ['sɜrvɪkəʊplæstɪ] *noun*: **1.** (plastische) Hals-/Nackenchirurgie *f* **2.** (*gynäkol.*) Zervixplastik *f*

cer|vi|co|to|my [,sɜrvɪ'kɑtəmɪ] *noun*:

Zervixschnitt *m*, Zervixdurchtrennung *f*, Zerviko-, Trachelotomie *f*

cer|vi|co|vag|i|nal [,sɜrvɪkəʊ'vædʒənl, sɜrvɪkəʊvə'dʒaɪnl] *adj*: zervikovaginal, vaginozervikal

cer|vi|co|vag|i|ni|tis [,sɜrvɪkəʊ,vædʒə-'naɪtɪs] *noun*: Zervikokolpitis *f*, Zervikovaginitis *f*

cer|vi|co|ves|i|cal [,sɜrvɪkəʊ'vesɪkl] *adj*: zervikovesikal, vesikozervikal

cer|vix ['sɜrvɪks] *noun*, *plural* **-vix|es, -vi|ces** [-vɪksɪz, 'sɜrvə,siːz, sər'vaɪ-]: **1.** Hals *m*, Nacken *m*, Zervix *f*, Kollum *nt*, Collum *nt* **2.** Gebärmutterhals *m*, Zervix *f*, Cervix uteri
barrel cervix: Tonnenkarzinom *nt*
incompetent cervix: Zervixinsuffizienz *f*
cervix of uterus: Gebärmutterhals *m*, Zervix *f*, Cervix uteri

ces|sa|tion [se'seɪʃn] *noun*: Einstellung *f*, Einstellen *nt*; Ende *nt*, Stillstand *m*

ces|to|ci|dal [,sestəʊ'saɪdl] *adj*: cestoden(ab)tötend, cestocid, zestozid

Ces|to|da [ses'təʊdə] *plural*: Bandwürmer *pl*, Zestoden *pl*

ces|to|di|a|sis [,sestə'daɪəsɪs] *noun*: Bandwurminfektion *f*, Zestodeninfektion *f*

ces|toid ['sestɔɪd] *adj*: bandwurmähnlich, bandwurmartig, zestodenartig

chain [tʃeɪn] *noun*: Kette *f*; Kette *f*, Reihe *f* **respiratory chain**: Atmungskette *f*

cha|la|zion [kə'leɪzɪən, keɪ'leɪ-] *noun*, *plural* **-zia** [-zɪə]: Hagelkorn *nt*, Chalazion *nt*

cha|la|zo|der|mia [kə,leɪzəʊ'dɜrmɪə] *noun*: Fall-, Schlaffhaut *f*, Cutis-laxa-Syndrom *nt*, Chalazodermie *f*, Chalodermie *f*

chal|ci|tis [kæl'saɪtɪs] *noun*: Chalkitis *f*

chal|co|sis [kæl'kəʊsɪs] *noun*: Chalkose *f*

chal|i|co|sis [,kælə'kəʊsɪs] *noun*: Kalkstaublunge *f*, Chalicosis *f* (pulmonum)

chalk [tʃɔːk] *noun*: Kreide *f*, Kalk(stein) *m*) *m*

chal|ki|tis [kæl'kaɪtɪs] *noun*: Chalkitis *f*

chal|lone ['kæləʊn] *noun*: Chalon *nt*, Statin *nt*

cham|ber ['tʃeɪmbər] *noun*: Kammer *f*, Camera *f*
anterior chamber of eye: vordere Augenkammer *f*, Camera oculi anterior, Camera anterior bulbi oculi
hyperbaric chamber: Überdruck-, Dekompressionskammer *f*
posterior chamber of eye: hintere Augenkammer *f*, Camera oculi posterior, Camera posterior bulbi oculi

pressure chamber: Druckkammer f
Schilling's counting chamber: Schilling-Zählkammer f

chanlcre ['ʃæŋkər] *noun*: **1.** Schanker *m* **2.** → *hard chancre*
hard chancre: harter Schanker *m*, syphilitischer Primäraffekt *m*, Ulcus durum
Nisbet's chancre: Bubonulus *m*, Lymphangiitis dorsalis penis
soft chancre: Ulcus molle
true chancre: → *hard chancre*

chanlcrilform ['ʃæŋkrɪfɔːrm] *adj*: schankerähnlich, schankrös

chanlcroid ['ʃæŋkrɔɪd] *noun*: Chankroid *nt*, weicher Schanker *m*, Ulcus molle

chanlcrous ['ʃæŋkrəs] *adj*: schankerähnlich, schankrös

change [tʃeɪndʒ]: **I** *noun* **1.** (Ver-)Änderung *f*; (*auch chem.*) Wandel *m*, (Ver-Um-)Wandlung *f*; Wechsel *m* **change for the better** Fortschritt *m*, (Ver-)Besserung *f* **change for the worse** Rückschritt *m*, Verschlechterung *f*, Verschlimmerung *f* **2.** (Aus-)Tausch *m* **II** *v* **3.** (ver-, um-)ändern; (*auch chem.*) umwandeln (*in, into* in); umformen, verwandeln (*in, into* zu) **4.** (aus-)wechseln, aus-, vertauschen **5.** sich (ver-)ändern, wechseln **change for the better** besser werden, sich bessern **change for the worse** schlimmer werden, sich verschlimmern, sich verschlechtern **6.** sich verwandeln (*into* in); übergehen (*to, into* in)
change of life: **1.** Menopause *f* **2.** Klimakterium *nt*

chanlnel ['tʃænl] *noun*: Kanal *m*, Rinne *f*, Röhre *f*, (röhrenförmiger) Gang *m*
calcium channel: Kalziumkanal *m*, Ca-Kanal *m*

chap [tʃæp] *v*: (*Haut*) aufspringen

charlaclter ['kærɪktər] *noun*: **1.** Charakter *m*, Wesen *nt*, Art *f* **2.** Charakteristikum *nt*, Merkmal *nt*, (charakteristisches) Kennzeichen *nt*, Eigenschaft *f* **3.** Persönlichkeit *f*, Charakter *m*
sex characters: Geschlechtsmerkmale *pl*, geschlechtsspezifische Charakteristika *pl*

charlaclterlislltic [,kærɪktə'rɪstɪk] *adj*: pathognomonisch, pathognostisch

charlcoal ['tʃɑːrkəʊl] *noun*: Holzkohle *f*
activated charcoal: Aktivkohle *f*, Carbo activatus

chart [tʃɑːrt]: **I** *noun* **1.** Tabelle *f*; grafische Darstellung *f*, Skala *f*, Diagramm *nt*, Schaubild *nt* **2.** (Fieber-)Kurve *f*, Kurve(nblatt *nt*) *f* **II** *v* **3.** grafisch darstellen, eintragen **4.** in eine Kurve einzeichnen oder auftragen

check-over *noun*: (gründliche) Untersuchung *f*, Überprüfung *f*, Kontrolle *f*

check-up *noun*: **1.** → *check-over* **2.** Checkup *m*; (umfangreiche) Vorsorgeuntersuchung *f* **have a check-up/go for a check-up** einen Check-up machen lassen

cheek [tʃiːk] *noun*: **1.** Backe *f*, Wange *f*; (*anatom.*) Bucca *f*, Mala *f* **2.** (Po-)Backe *f*

cheeklbone ['tʃiːkbəʊn] *noun*: Joch-, Wangenbein *nt*, Os zygomaticum

cheesly ['tʃiːzɪ] *adj*: käsig, käseartig, verkäsend

cheillallgia [kaɪ'lældʒ(ɪ)ə] *noun*: Lippenschmerz(en *pl*) *m*, Ch(e)ilalgie *f*

cheillecltolmy [kaɪ'lektəmɪ] *noun*: **1.** Lippenexzision *f*, Cheilektomie *f* **2.** Cheilektomie *f*

cheilliltis [kaɪ'laɪtɪs] *noun*: Cheilitis *f*
actinic cheilitis: Cheilitis actinica
angular cheilitis: Mundwinkelcheilitis *f*, Cheilitis/Stomatitis angularis
commissural cheilitis: → *angular cheilitis*
migrating cheilitis: → *angular cheilitis*

cheillolanlgilolscolpy [,kaɪləʊ,ændʒɪ'askəpɪ] *noun*: Cheiloangioskopie *f*

cheillolcarlcilnolma [kaɪləʊ,kɑːrsɪ'nəʊmə] *noun*: Lippenkrebs *m*, Lippenkarzinom *nt*

cheillolgnaltholpallaltolschilsis [,kaɪləʊ,neɪθə,pælə'taskəsɪs] *noun*: Wolfsrachen *m*, Lippen-Kiefer-Gaumen-Spalte *f*, Cheilognathopalatoschisis *f*

cheillolgnaltholschilsis [,kaɪləʊneɪ'θaskəsɪs] *noun*: Lippen-Kiefer-Spalte *f*, Cheilognathoschisis *f*

cheillolphalgia [,kaɪləʊ'feɪdʒ(ɪ)ə] *noun*: Cheilophagie *f*

cheillolplaslty ['kaɪləʊplæstɪ] *noun*: Lippenplastik *f*, Cheiloplastik *f*

cheillorlrhalphy [kaɪ'lɑrəfɪ] *noun*: Lippennaht *f*, Cheilorrhaphie *f*

cheillolschilsis [kaɪ'laskəsɪs] *noun*: Lippenspalte *f*, Hasenscharte *f*, Cheiloschisis *f*

cheillolsis [kaɪ'ləʊsɪs] *noun*: Lippenrhagaden *pl*, Cheilosis *f*
angular cheilosis: → *angular cheilitis*
migrating cheilosis: → *angular cheilitis*

cheillolstolmaltolplaslty [,kaɪləʊ'stəʊmætəplæstɪ] *noun*: Lippen-Mund-Plastik *f*, Cheilostomatoplastik *f*

cheillotlolmy [kaɪ'latəmɪ] *noun*: Lippeninzision *f*, Cheilotomie *f*

cheilraglra [kaɪ'rægrə] *noun*: Chiragra *nt/f*

cheil|ral|gia [kaɪˈrældʒ(ɪ)ə] *noun*: Handschmerz *m*, Ch(e)iralgie *f*, Ch(e)iralgia *f*

cheil|ro|bra|chi|al|gia [kaɪrəʊˌbrækɪˈældʒ(ɪ)ə] *noun*: Ch(e)irobrachialgie *f*

cheil|ro|meg|al|ly [ˌkaɪrəʊˈmegəlɪ] *noun*: Tatzenhand *f*, Ch(e)iromegalie *f*

cheil|ro|plas|ty [ˈkaɪrəʊplæstɪ] *noun*: (plastische) Handchirurgie *f*, Ch(e)iroplastik *f*

cheil|ro|pod|al|gia [ˌkaɪrəʊpəʊˈdældʒ(ɪ)ə] *noun*: Ch(e)iropodalgie *f*

chel|late [ˈkiːleɪt]: I *noun* Chelat *nt* II *v* ein Chelat bilden

chem|al|bra|sion [ˌkeməˈbreɪʒn] *noun*: Chemoabrasion *f*, -abradierung *f*

chem|ex|fol|li|a|tion [ˌkemeksˌfəʊlɪˈeɪʃn] *noun*: Chemoabrasion *f*, Chemoabradierung *f*

chem|i|cal [ˈkemɪkl]: I *noun* Chemikalie *f* II *adj* chemisch

chem|i|co|bi|o|log|i|cal [ˌkemɪkəʊˌbaɪəˈlɑdʒɪkl] *adj*: biochemisch

chem|i|co|phys|i|cal [ˌkemɪkəʊˈfɪzɪkl] *adj*: physikochemisch, chemisch-physikalisch

chem|i|co|phys|i|o|log|ic [ˌkemɪkəʊˌfɪzɪəˈlɑdʒɪk] *adj*: chemophysiologisch

chem|is|try [ˈkeməstrɪ] *noun, plural* -tries: 1. Chemie *f* 2. chemische Reaktionen *pl*
physiological chemistry: physiologische Chemie *f*, Biochemie *f*

chel|mo [ˈkiːməʊ, ˈkeməʊ] *noun*: → chemotherapy

chem|o|co|ag|u|la|tion [ˌkeməʊkəʊˌægjəˈleɪʃn] *noun*: Chemokoagulation *f*

chem|o|dec|to|ma [ˌkeməʊdekˈtəʊmə, ˌkiːm-] *noun*: Chemodektom *nt*, nichtchromaffines Paraganglion *nt*

chem|o|em|bol|li|za|tion [ˌkiːməʊˌembəlɪˈzeɪʃn] *noun*: Chemoembolisation *f*

chem|o|lith|o|ly|sis [ˌkiːmalɪtəˈlɪsɪs] *noun*: Chemolitholyse *f*, medikamentöse Steinauflösung *f*

chem|o|ly|sis [kɪˈmalɪsɪs] *noun*: Chemolyse *f*

chem|o|nu|cle|o|ly|sis [ˌkiːməʊˌn(j)uːklɪˈalɪsɪs] *noun*: Chemonukleolyse *f*

chem|o|pro|phy|lax|is [ˌkeməʊˌprəʊfɪˈlæksɪs, ˌkiːm-] *noun*: Chemoprophylaxe *f*

chem|o|re|cep|tion [ˌkiːməʊrɪˈsepʃn] *noun*: Chemo(re)zeption *f*

chem|o|re|cep|tive [ˌkiːməʊrɪˈseptɪv] *adj*: chemorezeptiv

chem|o|re|cep|tor [ˌkiːməʊrɪˈseptər] *noun*: Chemo(re)zeptor *m*

chem|o|re|flex [ˌkiːməʊˈriːfleks] *noun*: Chemoreflex *m*

chem|o|re|sist|ance [ˌkeməʊrɪˈzɪstəns, ˌkiːm-] *noun*: Chemoresistenz *f*

chem|o|sen|si|tive [ˌkiːməʊˈsensətɪv] *adj*: chemosensibel, chemosensitiv

chem|o|se|ro|ther|a|py [ˌkeməʊˌsɪərəʊˈθerəpɪ, ˌkiːm-] *noun*: kombinierte Chemotherapie *f* und Serumtherapie *f*

chem|o|sis [kɪˈməʊsɪs] *noun*: Chemosis *f*

chem|os|mo|sis [ˌkiːmɑzˈməʊsɪs, ˌkem-] *noun*: Chem(i)osmose *f*

chem|o|sur|ger|y [ˌkeməʊˈsɜrdʒərɪ] *noun*: Chemochirurgie *f*

chem|o|tac|tic [ˌkiːməʊˈtæktɪk] *adj*: chemotaktisch

chem|o|tax|is [ˌkiːməʊˈtæksɪs] *noun*: Chemotaxis *f*

chem|o|ther|a|peu|tic [keməʊˌθerəˈpjuːtɪk, ˌkiːm-] *adj*: chemotherapeutisch

chem|o|ther|a|peu|tics [keməʊˌθerəˈpjuːtɪks, ˌkiːm-] *plural*: → chemotherapy

chem|o|ther|a|py [keməʊˈθerəpɪ, ˌkiːm-] *noun*: Chemotherapie *f*
combination chemotherapy: kombinierte Chemotherapie *f*
neoadjuvant chemotherapy: neoadjuvante Chemotherapie *f*
palliative chemotherapy: palliative Chemotherapie *f*
regional chemotherapy: lokale Chemotherapie *f*, regionale Chemotherapie *f*

chem|ot|ic [kɪˈmatɪk] *adj*: chemotisch

chem|o|trans|mit|ter [ˌkiːməʊtrænzˈmɪtər, ˌkem-] *noun*: Chemotransmitter *m*

chem|o|de|ox|y|cho|late [ˌkiːnəʊdɪˌɑksɪˈkəʊleɪt, ˌken-] *noun*: Chenodesoxycholat *nt*

cher|ub|ism [ˈtʃerəbɪzəm] *noun*: Cherubismus *m*

chest [tʃest] *noun*: Brust *f*, Brustkorb *m*, Thorax *m*; Oberkörper *m*, Brustteil *nt*
barrel chest: Fassthorax *m*, tonnenförmiger Thorax *m*
cobbler's chest: Schusterbrust *f*
flail chest: Brustwandflattern *nt*
keeled chest: Kiel-, Hühnerbrust *f*, Pectus gallinatum/carinatum
chest|y [ˈtʃestɪ] *adj*: bronchitisch

chew [tʃuː]: I *noun* Kauen *nt* II *vt* (zer-) kauen III *vi* kauen

chi|asm [ˈkaɪæzəm] *noun*: → chiasma
Camper's chiasm: Camper-Kreuzung *f*, Chiasma tendinum digitorum manus
chiasm of digits of hand: Camper-Kreuzung *f*, Chiasma tendinum digitorum manus
optic chiasm: Sehnervenkreuzung *f*, Chiasma opticum

chi|as|ma [kaɪˈæzmə] *noun, plural* -mas,

-malta [-mətə]: **1.** (*anatom.*) (x-förmige) (Über-)Kreuzung *f*, Chiasma *nt* **2.** (*genet.*) Chiasma *nt*
optic chiasma: Sehnervenkreuzung *f*, Chiasma opticum

chick|en|pox [ˈtʃɪkən‚pɑks] *noun*: Windpocken *pl*, Wasserpocken *pl*, Varizellen *pl*, Varicella *f*

chi|lal|gia [kaɪˈlældʒ(ɪ)ə] *noun*: Lippenschmerz *m*, Cheilalgie *f*, Chilalgie *f*

chil|blain [ˈtʃɪlbleɪn] *noun*: Frostbeule *f*, Erythema pernio, Pernio *m*

child [tʃaɪld] *noun, plural* **child|ren** [ˈtʃɪldrən]: Säugling *m*
premature child: Frühgeborene *nt*, Frühgeburt *f*, Frühchen *nt*

child|bed [ˈtʃaɪldbed] *noun*: Kind-, Wochenbett *nt*, Puerperium *nt*

child|birth [ˈtʃaɪldbɜrθ] *noun*: Geburt *f*, Niederkunft *f*, Entbindung *f* **a difficult childbirth** eine schwierige Geburt

chil|li|tis [kaɪˈlaɪtɪs] *noun*: Cheilitis *f*

chill [tʃɪl]: **I** *noun* **1.** Frösteln *nt*, Kältegefühl *nt*, (Fieber-)Schauer *m* **2.** Kühle *f*, Kälte *f* **3.** (*auch* **chills** *plural*) Schüttelfrost *m* **II** *v* (ab-)kühlen, kalt machen
death chill: Algor mortis
shaking chills: Schüttelfrost *m*
zinc chill: Gießerfieber *nt*

chi|lo|mas|ti|gi|a|sis [‚kaɪləʊ‚mæstɪˈgaɪəsɪs] *noun*: Chilomastixinfektion *f*, Chilomastosis *f*, Chilomastigiasis *f*

Chi|lo|mas|tix [‚kaɪləʊˈmæstɪks] *noun*: Chilomastix *f*

chi|lo|plas|ty [ˈkaɪləʊplæstɪ] *noun*: Cheiloplastik *f*, Lippenplastik *f*

chi|lo|sis [kaɪˈləʊsɪs] *noun*: Cheilose *f*

chi|lo|sto|ma|to|plas|ty [‚kaɪləʊˈstəʊmætəplæstɪ] *noun*: Lippen-Mund-Plastik *f*, Cheilostomatoplastik *f*

chi|lot|o|my [kaɪˈlɑtəmɪ] *noun*: Lippeninzision *f*, Cheilotomie *f*

chi|me|ra [kaɪˈmɪərə] *noun*: Chimäre *f*

chin [tʃɪn] *noun*: Kinn *nt*, Mentum *nt*

chi|ra|gra [kaɪˈrægrə] *noun*: Chiragra *nt/f*

chi|ral [ˈkaɪrəl] *adj*: chiral

Chla|myd|ia [kləˈmɪdɪə] *noun*: Chlamydie *f*, Chlamydia *f*, PLT-Gruppe *f*
Chlamydia pneumoniae: Chlamydia pneumoniae
Chlamydia psittaci: Chlamydia psittaci/ornithosis
Chlamydia trachomatis: Chlamydia trachomatis, TRIC-Gruppe *f*
TWAR chlamydiae: →*Chlamydia pneumoniae*

chla|myd|i|al [kləˈmɪdɪəl] *adj*: Chlamydien-

chla|myd|i|o|sis [klə‚mɪdɪˈəʊsɪs] *noun*: Chlamydieninfektion *f*, Chlamydiose *f*

chlo|as|ma [kləʊˈæzmə] *noun*: Chloasma *nt*

chlor|ac|ne [kləʊərˈækni, klɔːr-] *noun*: Chlorakne *f*

chlor|am|phen|i|col [‚kləʊræmˈfenɪkɔl] *noun*: Chloramphenicol *nt*

chlor|el|mia [kləʊˈriːmɪə] *noun*: **1.** →*chlorosis* **2.** Hyperchlorämie *f*

chlor|hy|dria [‚kləʊərˈhaɪdrɪə] *noun*: (Hyper-)Chlorhydrie *f*

chlo|ric [ˈkləʊrɪk, ˈklɔː-] *adj*: Chlor-

chlo|ride [ˈkləʊraɪd] *noun*: Chlorid *nt*

chlor|id|or|rhea [‚kləʊraɪdəˈrɪə] *noun*: Chlorverlustdiarrhoe *f*, Chlorid-Diarrhoe *f*

chlo|ri|du|ria [‚kləʊrɪˈd(j)ʊərɪə] *noun*: Chloridurie *f*, Chlorurese *f*

chlo|rine [ˈklɔːriːn, -ɪn, ˈkləʊr-] *noun*: Chlor *nt*

chlo|ro|an|e|mia [‚klɔːrəʊəˈniːmɪə] *noun*: →*chlorosis*

chlo|ro|cyte [klɔːrəsaɪt] *noun*: Chlorozyt *m*

chlo|ro|form [ˈklɔːrəʊfɔːrm] *noun*: Chloroform *nt*, Trichlormethan *nt*

chlo|ro|leu|ke|mia [‚klɔːrəʊluːˈkiːmɪə] *noun*: →*chloroma*

chlo|ro|lym|pho|sar|co|ma [klɔːrəʊ‚lɪmfəsɑːrˈkəʊmə] *noun*: Chlorolymphosarkom *nt*, Chlorolymphom *nt*

chlo|ro|ma [kləˈrəʊmə] *noun*: Chlorom *nt*, Chloroleukämie *f*, Chlorosarkom *nt*

chlo|ro|my|el|o|ma [‚kləʊrəmaɪəˈləʊmə] *noun*: **1.** Chloromyelom *nt*, Chloromyelose *f*, Chloromyeloblastom *nt* **2.** →*chloroma*

chlo|ro|pe|nia [‚klɔːrəʊˈpiːnɪə] *noun*: Chloridmangel *m*, Hypochlorämie *f*, Chloropenie *f*

chlo|ro|pia [klɔːˈrəʊpɪə] *noun*: Grünsehen *nt*, Chloropsie *f*, Chloropie *f*

chlo|ro|priv|ic [‚klɔːrəʊˈpraɪvɪk] *adj*: chloropriv

chlo|rop|sia [kləʊˈrɑpsɪə] *noun*: Grünsehen *nt*, Chloropsie *f*, Chloropie *f*

chlo|ro|quine [ˈkləʊrəkwaɪn] *noun*: Chloroquin *nt*

chlo|ro|sis [kləˈrəʊsɪs] *noun*: Chlorose *f*, Chlorosis *f*

chlo|rot|ic [kləˈrɑtɪk] *adj*: chlorotisch

chlor|u|ret|ic [‚kləʊrjəˈretɪk] *adj*: chloriduretisch, chloruretisch

chlor|u|ria [‚kləʊrˈ(j)ʊərɪə] *noun*: Chloridurie *f*, Chlorurese *f*

cho|a|na [ˈkəʊənə] *noun, plural* **-nae** [-niː]: Trichter *m*, Choane *f*, Choana *f*

cho|a|nal [ˈkəʊənəl] *adj*: Choanal-

chol|a|gogue ['kɔʊləgɑg] adj: galletrei-
bend, cholagog
chol|al|lic [kɔʊ'lælɪk, -'leɪ-] adj: Gallen-,
Chol-
chol|ane ['kɔʊleɪn, 'kɑl-] noun: Cholan
nt
chol|an|e|re|sis [kɔʊ,lænə'riːsɪs] noun:
Cholanerese f
chol|an|gei|tis [ˌkɔʊlæn'dʒaɪtɪs] noun:
Cholangitis f, Gallengangsentzündung
f, Cholangiitis f, Angiocholitis f
chol|an|gi|ec|ta|sis [kə,lændʒɪ'ektəsɪs]
noun: Gallengangserweiterung f, Chol-
angioektasie f
chol|an|gi|o|ad|e|no|ma [kɔʊ,lændʒɪə-
,ædɪ'nɔʊmə] noun: Gallengangsadse-
nom nt, benignes Cholangiom nt
chol|an|gi|o|car|ci|no|ma [kɔʊ,lændʒɪə-
,kɑːrsɪ'nɔʊmə] noun: Gallengangskarzinom nt, cholangiozelluläres Karzinom nt, Carcinoma cholangiocellulare
chol|an|gi|o|cho|le|cys|to|cho|le|doch|ec|to|my
[kɔʊ,lændʒɪə,kəʊlə,sɪstə,kəʊledə-
'kektəmɪ] noun: Cholangiocholezys-
tocholedochektomie f
chol|an|gi|o|du|o|de|nos|to|my [kɔʊ,læn-
dʒɪəd(j)uːədɪ'nɑstəmɪ] noun: Gallen-
gang-Duodenum-Fistel f, Cholangio-
duodenostomie f
chol|an|gi|o|en|ter|os|to|my [kɔʊ,læn-
dʒɪəentə'rɑstəmɪ] noun: Cholangio-
enterostomie f
chol|an|gi|o|fi|bro|sis [kɔʊ,lændʒɪəfaɪ-
'brəʊsɪs] noun: Gallengangsfibrose f,
Cholangiofibrose f
chol|an|gi|o|gas|tros|to|my [kɔʊ,lændʒɪə-
gæs'trɑstəmɪ] noun: Cholangiogas-
trostomie f
chol|an|gi|o|ge|nous [kɔʊ,lændʒɪ'ɑdʒə-
nəs] adj: cholangiogen, cholangogen
chol|an|gi|o|graph|ic [kə,lændʒɪ'ɑgrəf-
ɪk] adj: cholangiographisch, cholan-
giografisch
chol|an|gi|og|ra|phy [kə,lændʒɪ'ɑgrəfɪ]
noun: Cholangiographie f, Cholangiografie f
endoscopic retrograde cholangiography: endoskopische retrograde Cholangiographie f, endoskopische retrograde Cholangiografie f
fine-needle cholangiography: Feinna-
delcholangiographie f, Feinnadelchol-
angiografie f
infusion cholangiography: Infusions-
cholangiographie f, Infusionscholan-
giografie f
percutaneous transhepatic cholangiography: perkutane transhepatische
Cholangiographie f, perkutane trans-

hepatische Cholangiografie f
percutaneous transjugular cholangiography: perkutane transjugulare Cholangiographie f, perkutane transjugulare Cholangiografie f
chol|an|gi|o|he|pa|ti|tis [kɔʊ,lændʒɪə,he-
pə'taɪtɪs] noun: Cholangiohepatitis f
chol|an|gi|o|he|pa|to|ma [kɔʊ,lændʒɪə-
,hepə'təʊmə] noun: Cholangiohepa-
tom nt, Hepatocholangiokarzinom nt
chol|an|gi|o|je|ju|nos|to|my [kɔʊ,lændʒɪə-
dʒɪdʒuː'nɑstəmɪ] noun: Cholangioje-
junostomie f
chol|an|gi|o|lar [kɔʊlæn'dʒɪələr] adj:
Cholangiolen-
chol|an|gi|ole [kɔʊ'lændʒɪəʊl] noun:
Cholangiole f
chol|an|gi|o|li|tis [kɔʊ,lændʒɪə'laɪtɪs]
noun: Cholangiolitis f, Cholangiolen-
entzündung f, Angiocholitis f
chol|an|gi|o|ma [kɔʊ,lændʒɪ'əʊmə] noun:
Gallengangstumor m, Cholangiom nt
chol|an|gi|o|pan|cre|a|to|graph|ic [kɔʊ-
,lændʒɪə,pæŋkrɪətæ'grəfɪk] adj: chol-
angiopankreatikographisch, cholan-
giopankreatikografisch
chol|an|gi|o|pan|cre|a|tog|ra|phy [kɔʊ,læn-
dʒɪə,pæŋkrɪə'tægrəfɪ] noun: Cholan-
giopankreat(ik)ographie f, Cholan-
giopankreat(ik)ografie f
endoscopic retrograde cholangiopancreatography: endoskopische retrograde Cholangiopankreatographie f, endoskopische retrograde Cholangiopan-
kreatografie f
chol|an|gi|op|a|thy [kɔʊ,lænd'ʒɪəʊpəθɪ]
noun: Cholangiopathie f
chol|an|gi|o|scop|ic [kɔʊ,lændʒɪɑ'skɑp-
ik] adj: cholangioskopisch
chol|an|gi|os|co|py [kɔʊ,lændʒɪ'ɑskəpɪ]
noun: Gallenwegsendoskopie f, Chol-
angioskopie f
chol|an|gi|os|to|my [ˌkɔʊ,lændʒɪ'ɑstə-
mɪ] noun: 1. Gallengangsfistelung f,
Cholangiostomie f 2. Gallengangsfistel
f, Cholangiostomie f
chol|an|gi|ot|o|my [ˌkɔʊ,lændʒɪ'ɑtəmɪ]
noun: Gallengangseröffnung f, Cholan-
giotomie f
chol|an|git|ic [ˌkɔʊlæn'dʒɪtɪk] adj: an-
giocholangitisch, cholangiitisch
chol|an|gi|tis [kɔʊlæn'dʒaɪtɪs] noun:
Cholangiitis f, Gallengangsentzündung
f, Cholangitis f, Angiocholitis f
chol|as|cos [kɔʊ'læskəs] noun: 1. Chol-
askos nt, Choleperitoneum nt 2. biliä-
rer Aszites m
chol|e|cal|cif|er|ol [ˌkɔʊləkæl'sɪfərɔl,
-rɑl] noun: Cholecalciferol nt, Vitamin

D₃ *nt*

chollelcysltalgoglic [ˌkəʊləˌsɪstəˈɡædↄ
ʒɪk] *adj*: Gallenblase und Gallenwege
anregend, cholekinetisch

chollelcyslta lgogue [ˌkəʊləˈsɪstəɡəɡ]
noun: Cholekinetikum *nt*, Cholezysta-
gogum *nt*

chollelcyslta llgia [ˌkəʊləsɪsˈtældʒ(ɪ)ə]
noun: Gallenblasenschmerz *m*, Chole-
zystalgie *f*

chollelcyslta to lny [ˌkəʊləsɪsˈtætəni]
noun: Cholezystatonie *f*

chollelcysteclta sia [ˌkəʊləˌsɪstekˈteɪ-
ʒ(ɪ)ə] *noun*: Gallenblasenektasie *f*,
Cholezystektasie *f*

chollelcysteclto lmy [ˌkəʊləsɪsˈtektəmi]
noun: Cholezystektomie *f*

chollelcyslten terlic [ˌkəʊləˌsɪstenˈterɪk]
adj: cholezystointestinal

chollelcyslten terlo la lnas to mol sis [ˌkəʊ-
ləsɪsˌtentərəʊəˌnæstəˈməʊsɪs] *noun*:
Cholezystenteroanastomose *f*

chollelcyslten terlor rha lphy [ˌkəʊləsɪs-
ˌtentəˈrɔrəfi] *noun*: Cholezyst(o)en-
tero(r)rhaphie *f*

chollelcyslten terlos to lmy [ˌkəʊləsɪsˌten-
təˈrastəmi] *noun*: Cholezystenteroanastomose *f*

chollelcyslgas tros to lmy [ˌkəʊləsɪstɡæs-
ˈtrastəmi] *noun*: Cholezystogastro-
anastomose *f*

chollelcysltic [ˌkəʊləˈsɪstɪk] *adj*: Gallen-
blasen-, Cholezyst(o)-

chollelcyslti tis [ˌkəʊləsɪsˈtaɪtɪs] *noun*:
Cholezystitis *f*, Gallenblasenentzündung *f*

chollelcyslto lchollan gi lo lgraphlic [kəʊli-
ˌsɪstəkəʊˌlændʒɪəˈɡræfɪk] *adj*: chole-
zystcholangiographisch, cholezystchol-
angiografisch

chollelcyslto lchollan gi lo lgra lphy [kəʊli-
ˌsɪstəkəʊˌlændʒɪˈaɡrəfi] *noun*: Cho-
lezystcholangiographie *f*, Cholezystocho-
langiografie *f*, Cholezystocholangiogra-
fie *f*

i.v. cholecystocholangiography: Infu-
sionscholezystocholangiographie *f*, In-
fusionscholezystocholangiografie *f*

chollelcyslto lchollan gi lo lpa lthy [kəʊliˌsɪs-
təkəʊˌlændʒɪˈapəθɪ] *noun*: Cholezys-
tocholangiopathie *f*

chollelcyslto lcollon lic [ˌkəʊləˌsɪstəkəʊ-
ˈlanɪk] *adj*: Gallenblasen-Kolon-, Cho-
lecystokolo-

chollelcyslto lcollos to lmy [ˌkəʊləˌsɪstə-
kəˈlastəmi] *noun*: Cholezystokolostomie *f*

chollelcyslto ldu lo lde lnos to lmy [ˌkəʊlə-
ˌsɪstəˌd(j)uːədɪˈnastəmi] *noun*: Cho-
lezystoduodenostomie *f*

chollelcyslto len terlic [ˌkəʊləˌsɪstən ter-
ɪk] *adj*: cholezystointestinal

chollelcyslto len telros to lmy [ˌkəʊləˌsɪs-
təˌentəˈrastəmi] *noun*: Cholezystenteroanastomose *f*

chollelcyslto lgas tric [ˌkəʊləˌsɪstəˈɡæs-
trɪk] *adj*: Gallenblasen-Magen-

chollelcyslto lgas tros to lmy [ˌkəʊləˌsɪs-
təɡæsˈtrastəmi] *noun*: Cholezysto-
gastroanastomose *f*

chollelcyslto lgoglic [ˌkəʊləˌsɪstəˈɡadʒ-
ɪk] *adj*: cholekinetisch

chollelcyslto lgram [ˌkəʊləˈsɪstəɡræm]
noun: Cholezystogramm *nt*
intravenous cholecystogram: intravenöses Cholezystogramm *nt*, i.v.-Galle *f*
oral cholecystogram: orales Cholezystogramm *nt*, orale Galle *f*

chollelcyslto lgraphlic [ˌkəʊləsɪstəˈɡraf-
ɪk] *adj*: cholezystographisch, cholezys-
tografisch

chollelcyslto lgra lphy [ˌkəʊləsɪsˈtaɡrəfi]
noun: Cholezystographie *f*, Cholezys-
tografie *f*

chollelcyslto lille los to lmy [ˌkəʊləˌsɪstə-
ˌɪlɪˈastəmi] *noun*: Cholezystoileosto-
mie *f*

chollelcyslto lin tes ti lnal [ˌkəʊləˌsɪstaɪn-
ˈtestənl] *adj*: cholezystointestinal

chollelcyslto ljel ju lnos to lmy [ˌkəʊləˌsɪs-
tədʒɪdʒuːˈnastəmi] *noun*: Cholezys-
tojejunostomie *f*

chollelcyslto lki lnetlic [ˌkəʊləˌsɪstəkɪˈnet-
ɪk] *adj*: cholekinetisch

chollelcyslto lki lnin [ˌkəʊləˌsɪstəˈkaɪnɪn]
noun: Cholezystokinin *nt*, Pankreozymin *nt*

chollelcyslto llithiallsis [ˌkəʊləˌsɪstəlɪ-
ˈθaɪəsɪs] *noun*: Cholezystolithiasis *f*

chollelcyslto llithlo ltriplsy [ˌkəʊləˌsɪstə-
ˈlɪθətrɪpsi] *noun*: Cholezystolithotrip-
sie *f*

chollelcyslto lmy [ˌkəʊləˈsɪstəmi] *noun*:
Gallenblaseneröffnung *f*, Cholezystotomie *f*

chollelcyslto lpalthy [ˌkəʊləsɪsˈtapəθɪ]
noun: Cholezystopathie *f*

chollelcyslto lpexly [ˌkəʊləˈsɪstəpeksi]
noun: Gallenblasenanheftung *f*, Chole-
zystopexie *f*

chollelcyslto lptolsis [ˌkəʊləˌsɪstəˈtəʊsɪs]
noun: Gallenblasensenkung *f*, Chole-
zystoptose *f*, Choloptose *f*

chollelcyslto lpyellos to lmy [ˌkəʊləˌsɪstə-
paɪəˈlastəmi] *noun*: Cholezystopye-
lostomie *f*, -nephrostomie *f*

chollelcyslto r rha lphy [ˌkəʊləsɪsˈtɔrəfi]

noun: Gallenblasennaht *f*, Cholezysto(r)rhaphie *f*

chollelcystosonolgralphy [ˌkəʊləˌsɪstəsəˈnɑgrəfɪ] *noun*: Gallenblasensonographie *f*, Gallenblasensonografie *f*

chollelcystostolmy [ˌkəʊləsɪsˈtɑstəmɪ] *noun*: Cholezystostomie *f*

chollelcystotolmy [ˌkəʊlsɪsˈtɑtəmɪ] *noun*: Gallenblaseneröffnung *f*, Cholezystotomie *f*

cholleldoch [ˈkəʊlɪdɑk]: **I** *noun* → *choledochus* **II** *adj* → *choledochal*

cholleldochlal [ˈkəʊləˌdɑkl, kəˈledɑkl] *adj*: Choledocho-, Choledochus-

cholledlolchecltolmy [kəʊˌledəʊˈkektəmɪ] *noun*: Choledochusresektion *f*, Choledochektomie *f*

cholleldolchilltis [kəˌledəˈkaɪtɪs] *noun*: Choledochitis *f*, Choledochusentzündung *f*

cholledlolcholcele [kəˈledəkəsiːl] *noun*: intraduodenale Papillenzyste *f*, Choledochozele *f*

cholledlolcholcholledlolchostolmy [ˌkəʊˌledəʊkəˌledəˈkɑstəmɪ] *noun*: Choledochocholedochonostomie *f*

cholledlolcholduloldelnostolmy [ˌkəʊˌledəʊd(j)uːədɪˈnɑstəmɪ] *noun*: Choledochoduodenostomie *f*

cholledlolcholenlterlostolmy [kəʊˌledəʊˌentəˈrɑstəmɪ] *noun*: Choledochoenterostomie *f*, -enteroanastomose *f*

cholledlolcholgaslltrostolmy [kəʊˌledəʊgæsˈtrɑstəmɪ] *noun*: Choledochogastrostomie *f*

cholledlolcholgraphlic [kəˌledəkəˈgrɑfɪk] *adj*: choledochographisch, choledochografisch

cholledlolcholgralphy [kəˌledəˈkɑgrəfɪ] *noun*: Choledochographie *f*, Choledochografie *f*

cholledlolcholhelpaltostolmy [kəˌledəkəˌhepəˈtɑstəmɪ] *noun*: Choledochohepatostomie *f*

cholledlolcholjeljulnostolmy [kəˌledədʒɪˌdʒuːˈnɑstəmɪ] *noun*: Choledochojejunostomie *f*

cholledlolcholllith [kəˈledəkəlɪθ] *noun*: Choledochusstein *m*, Choledocholith *m*

cholledlolcholllilthilalsis [kəˌledəlɪˈθaɪəsɪs] *noun*: Choledocholithiasis *f*

cholledlolcholllilthotolmy [kəˌledəlɪˈθatəmɪ] *noun*: Choledochussteinentfernung *f*, Choledocholithotomie *f*

cholledlolcholllilthlolltriplsy [kəˌledəlɪˈθɒtrɪpsɪ] *noun*: Choledocholithotripsie *f*

cholledlolcholllilthotlrilty [kəˌledəlɪˈθatrətɪ] *noun*: Choledocholithotripsie *f*

cholledlolcholplaslty [kəˌledəˈplæstɪ] *noun*: Choledochusplastik *f*

cholledlolchorlrhalphy [kəˌledəˈkɔrəfɪ] *noun*: Choledocho(r)rhaphie *f*, Choledochusnaht *f*

cholledlolchosllcoplic [kəˌledəkəˈskɑpɪk] *adj*: choledochoskopisch

cholledlolchosllcolpy [kəˌledəˈkɑskəpɪ] *noun*: Choledochoskopie *f*

cholledlolchosltolmy [ˌkəˌledəˈkɑstəmɪ] *noun*: Choledochostomie *f*

cholledlolchotolmy [ˌkəˌledəˈkatəmɪ] *noun*: Choledochuseröffnung *f*, Choledochotomie *f*

cholledlolchous [kəˈledəkəs] *adj*: galle(n)haltig, -führend

cholledlolchus [kəˈledəkəs] *noun, plural* -chi [-kaɪ, -kiː]: Hauptgallengang *m*, Choledochus *m*, Ductus choledochus/biliaris

cholllelglolbin [ˌkəʊləˈgləʊbɪn, ˌkɑl-] *noun*: Choleglobin *nt*, Verdohämoglobin *nt*

cholllelhelmia [ˌkəʊləˈhiːmɪə] *noun*: Cholämie *f*

chollelic [kəˈliːɪk, kəʊ-] *adj*: Galle(n)-, Chol(e)-

chollellith [ˈkəʊləlɪθ, ˈkɑl-] *noun*: Gallenstein *m*, Calculus felleus

cholllelilthilalsis [ˌkəʊləlɪˈθaɪəsɪs] *noun*: Cholelithiasis *f*

cholllelilthlic [ˌkəʊləˈlɪθɪk] *adj*: Gallenstein-, Cholelith(o)-

cholllelilthollylsis [ˌkəʊləlɪˈθalɪsəs] *noun*: Cholelitholyse *f*, Gallensteinauflösung *f*

cholllelilthotolmy [ˌkəʊləlɪˈθatəmɪ] *noun*: Gallensteinentfernung *f*, Cholelithotomie *f*

cholllelilthloltriplsy [ˌkəʊləˈlɪθətrɪpsɪ] *noun*: Gallensteinzertrümmerung *f*, Cholelithotripsie *f*

cholllelilthotlrilty [ˌkəʊləlɪˈθatrətɪ] *noun*: Cholelithotripsie *f*, Gallensteinzertrümmerung *f*

chollemelsis [kəˈleməsɪs] *noun*: Galleerbrechen *nt*, Cholemesis *f*

chollelmia [kəʊˈliːmɪə] *noun*: Cholämie *f*

chollemlic [kəʊˈliːmɪk] *adj*: cholämisch

chollelpathlia [ˌkəʊləˈpæθɪə] *noun*: Gallenwegserkrankung *f*, Cholepathie *f*

chollelperliltolnelum [ˌkəʊləˌperɪtəˈniːəm] *noun*: galliger Aszites *m*, Choleperitoneum *nt*, Cholaskos *nt*

chollelperliltolnitlis [ˌkəʊləˌperɪtəˈnaɪtɪs] *noun*: gallige Peritonitis *f*, Choleperitonitis *f*

chollelpoilelsis [ˌkəʊləpɔɪˈiːsɪs] *noun*: Galle(n)bildung *f*, Cholepoese *f*

chollelpoiletlic [ˌkəʊləpɔɪˈetɪk] *adj*: cholepoetisch

chol|er|a ['kɑlərə] *noun*: Cholera *f*
classic cholera: klassische Cholera *f*,
Cholera epidemica
cholera gravis: Cholera gravis
cholera infantum: Cholera infantum
pancreatic cholera: Verner-Morrison-
Syndrom *nt*, pankreatische Cholera *f*
summer cholera: Sommercholera *f*,
Cholera aestiva
typhoid cholera: Choleratyphoid *nt*
chol|e|re|sis [ˌkɑlə'riːsɪs, ˌkɑʊ-] *noun*:
Gallensekretion *f*, Cholerese *f*
chol|e|ret|ic [ˌkɑʊlə'retɪk] *adj*: cholere-
tisch
chol|er|i|form ['kɑlərɪfɔːrm, kə'lerɪ-]
adj: choleraähnlich, choleriform
chol|er|ine ['kɑləriːn] *noun*: Cholerine *f*
chol|er|oid ['kɑlərɔɪd] *adj*: choleraähn-
lich, choleriform
chol|er|rha|gia [kɑʊlə'rædʒ(ɪ)ə] *noun*:
(übermäßiger) Gallenfluss *m*, Choler-
rhagie *f*
chol|e|scin|tig|ra|phy [ˌkɑʊlɪsɪn'tɪgrəfɪ]
noun: Gallenwegsszintigraphie *f*, Gal-
lenwegsszintigrafie *f*, Choleszintigra-
phie *f*, Choleszintigrafie *f*
cho|les|ta|nol [kə'lestənɔl, -nɑʊl] *noun*:
Cholestanol *nt*, Dihydrocholesterin *nt*
cho|les|ta|sis [kɑʊlə'steɪsɪs] *noun*: Gal-
lestauung *f*, Gallenstauung *f*, Cholesta-
se *f*, Cholostase *f*
cho|le|stat|ic [kɑʊlə'stætɪk] *adj*: chole-
statisch
cho|les|te|a|to|ma [kɑˌlestɪə'təʊmə] *noun*:
Perlgeschwulst *f*, Cholesteatom *nt*
cho|les|te|a|tom|a|tous [kɑˌlestɪə'tɑmə-
təs] *adj*: cholesteatomatös
cho|les|te|a|to|sis [kɑˌlestɪə'təʊsɪs] *noun*:
Cholesteatose *f*
cho|les|te|re|mia [kəˌlestə'riːmɪə] *noun*:
Hypercholesterinämie *f*
cho|les|te|rin [kə'lestərɪn] *noun*: → cho-
lesterol
cho|les|ter|in|e|mia [kəˌlestərɪ'niːmɪə]
noun: Hypercholesterinämie *f*
cho|les|te|ri|no|sis [kəˌlestərɪ'nəʊsɪs]
noun: Cholesterinose *f*
cho|les|te|ri|nu|ria [kəˌlestərɪ'n(j)ʊərɪə]
noun: Cholesterinurie *f*
cho|les|te|rol [kə'lestərɑʊl, -rɒl] *noun*:
Cholesterin *nt*, Cholesterol *nt*
cho|les|te|ro|lase [kɑʊ'lestərɑʊleɪz] *noun*:
Cholesterinase *f*, Cholesterinesterase *f*,
Cholesterase *f*
cho|les|te|ro|le|mia [kəˌlestərə'liːmɪə]
noun: Hypercholesterinämie *f*
cho|les|te|ro|lo|sis [kəˌlestərə'ləʊsɪs]
noun: Cholesterinose *f*
cho|les|te|ro|lu|ria [kəˌlestərə'l(j)ʊərɪə]
noun: Cholesterinurie *f*

cho|les|te|ro|lo|sis [kəˌlestə'rəʊsɪs] *noun*:
Cholesterinose *f*
cho|le|lu|ria [ˌkɑʊlə'(j)ʊərɪə] *noun*: Chol-
urie *f*
cho|line ['kɑʊliːn, 'kɑl-] *noun*: Cholin
nt, Bilineurin *nt*, Sinkalin *nt*
cho|lin|er|gic [ˌkɑʊlə'nɜrdʒɪk, ˌkɑ-] *adj*:
cholinerg, cholinergisch
cho|lin|es|ter|ase [ˌkɑʊlɪ'nestəreɪz] *noun*:
Cholinesterase *f*
nonspecific cholinesterase: unspezifi-
sche/unechte Cholinesterase *f*, Pseudocholinesterase *f*, Typ II-Cholinesterase
f, β-Cholinesterase *f*, Butyrylcholinesterase *f*
serum cholinesterase: → nonspecific
cholinesterase
specific cholinesterase: → true cholinesterase
true cholinesterase: Acetylcholinesterase *f*, echte Cholinesterase *f*
unspecific cholinesterase: → nonspecific cholinesterase
cho|li|no|lyt|ic [ˌkɑʊlɪnəʊ'lɪtɪk] *adj*: cho-
linolytisch
cho|li|no|mi|met|ic [ˌkɑʊlɪnəʊmɪ'metɪk,
-maɪ-] *adj*: parasympathomimetisch,
vagomimetisch
cho|li|no|re|cep|tor [ˌkɑʊlɪnəʊrɪ'septər]
noun: Cholino(re)zeptor *m*, choliner-
ger Rezeptor *m*
cho|lo|lith|i|a|sis [ˌkɑʊləlɪ'θaɪəsɪs] *noun*:
Cholelithiasis *f*
chol|or|rhea [ˌkɑʊlə'riːə] *noun*: über-
mäßiger Gallenfluss *m*, Cholorrhoe *f*
cho|los|co|py [kə'lɑskəpɪ] *noun*: Cholan-
gioskopie *f*
cho|lo|tho|rax [ˌkɑʊlə'θəʊræks, ˌkɑl-]
noun: Cholethorax *m*
chol|u|ria [kɑʊ'l(j)ʊərɪə] *noun*: Cholurie *f*
chol|u|ric [kɑʊ'lʊərɪk] *adj*: cholurisch
chon|dral ['kɑndrəl] *adj*: knorpelig,
chondral, kartilaginär
chon|dral|gia [kɑn'drældʒ(ɪ)ə] *noun*:
Knorpelschmerz *m*, Chondrodynie *f*,
Chondralgie *f*
chon|drec|to|my [kɑn'drektəmɪ] *noun*:
Knorpelresektion *f*, Chondrektomie *f*
chon|dri|fi|ca|tion [ˌkɑndrəfɪ'keɪʃn]
noun: Knorpelbildung *f*, Chondrogene-
se *f*, Verknorpeln *nt*
chon|dri|o|some ['kɑndrɪəʊsəʊm] *noun*:
Mitochondrie *f*, Chondriosom *nt*
chon|drit|ic [kɑn'draɪtɪk] *adj*: chondri-
tisch
chon|dri|tis [kɑn'draɪtɪs] *noun*: Chon-
dritis *f*
chon|dro|ad|e|no|ma [ˌkɑndrəʊˌædə-

'nəʊmə] *noun*: Chondroadenom *nt*
chon|dro|an|gi|o|ma [ˌkandrəʊ͵ændʒɪ-
'əʊmə] *noun*: Chondroangiom *nt*
chon|dro|blast ['kandrəʊblæst] *noun*:
knorpelbildende Zelle *f*, Chondroblast
m
chon|dro|blas|to|ma [ˌkandrəʊblæs-
'təʊmə] *noun*: Chondroblastom *nt*,
Codman-Tumor *m*
chon|dro|cal|ci|no|sis [ˌkandrəʊ͵kælsə-
'nəʊsɪs] *noun*: Chondrokalzinose *f*,
Pseudogicht *f*, CPPD-Ablagerung *f*,
Calciumpyrophosphatdihydratablage-
rung *f*, Chondrocalcinosis *f*
chon|dro|car|ci|no|ma [ˌkandrəʊ͵kɑːrsə-
'nəʊmə] *noun*: Chondrokarzinom *nt*
chon|dro|clast ['kandrəʊklæst] *noun*:
Knorpelfresszelle *f*, Chondroklast *m*
chon|dro|cos|tal [ˌkandrəʊ'kastl] *adj*:
kostochondral, chondrokostal
chon|dro|cra|ni|um [ˌkandrəʊ'kreɪnɪəm]
noun, plural -niums, -nia [-nɪə]: Knorpelschädel *m*, Primordialkranium *nt*,
Chondrokranium *nt*
chon|dro|cyte ['kandrəʊsaɪt] *noun*:
Knorpelzelle *f*, Chondrozyt *m*
chon|dro|der|ma|tit|ic [ˌkandrə͵dɜrmə-
'taɪtɪk] *adj*: chondrodermatitisch
chon|dro|der|ma|ti|tis [ˌkandrə͵dɜrmə-
'taɪtɪs] *noun*: Chondrodermatitis *f*,
Dermatochondritis *f*
chon|dro|dyn|ia [ˌkandrə'diːnɪə] *noun*:
Knorpelschmerz *m*, Chondrodynie *f*,
Chondralgie *f*
chon|dro|dys|pla|sia [ˌkandrədɪs'pleɪ-
ʒ(ɪ)ə] *noun*: **1.** Knorpelbildungsstö-
rung *f*, Chondrodysplasie *f* **2.** Chondrodystrophie *f*, Chondr(o)alloplasie *f*
chon|dro|dys|troph|ic [ˌkandrədɪs'trɑf-
ɪk, -'trəʊ-] *adj*: chondrodystroph,
chondrodystrophisch
chon|dro|dys|tro|phy [ˌkandrə'dɪstrəfɪ]
noun: Chondrodystrophie *f*
chon|dro|ec|to|der|mal [ˌkandrəʊ͵ektə-
'dɜrml] *adj*: chondroektodermal
chon|dro|en|do|thel|i|o|ma [ˌkandrəʊ͵en-
dəʊ͵θiːlɪ'əʊmə] *noun*: Chondroendo-
theliom *nt*
chon|dro|ep|i|phys|e|al [ˌkandrəʊ͵epɪ-
'fiːzɪəl, -͵ɪ͵pɪfə'siːəl] *adj*: chondroepi-
physär
chon|dro|ep|i|phys|it|ic [ˌkandrəɪ͵pɪfə-
'saɪtɪk] *adj*: chondroepiphysitisch
chon|dro|ep|i|phys|i|tis [ˌkandrəɪ͵pɪfə-
'saɪtɪs] *noun*: Chondroepiphysitis *f*
chon|dro|fi|bro|ma [ˌkandrəʊfaɪ'brəʊ-
mə] *noun*: Chondrofibrom *nt*, chon-
dromyxoides Fibrom *nt*
chon|dro|gen|e|sis [ˌkandrəʊ'dʒenəsɪs]

noun: Knorpelbildung *f*, Chondrogene-
se *f*
chon|dro|gen|ic [ˌkandrəʊ'dʒenɪk] *adj*:
knorpelbildend, chondrogen
chon|dro|hy|po|pla|sia [ˌkandrəʊ͵haɪpə-
'pleɪʒ(ɪ)ə] *noun*: Chondrohypoplasie *f*
chon|droid ['kandrɔɪd]: **I** *noun* Knorpel-
grundsubstanz *f*, Chondroid *nt* **II** *adj*
knorpelähnlich, chondroid
chon|dro|it|ic [ˌkandrə'wɪtɪk] *adj*: knor-
pelartig, chondroid
chon|dro|li|po|ma [ˌkandrəʊlɪ'pəʊmə]
noun: Chondrolipom *nt*
chon|dro|ly|sis [kan'drɑlɪsɪs] *noun*: Knor-
pelauflösung *f*, Chondrolyse *f*
chon|dro|ma [kan'drəʊmə] *noun*: Knor-
pelgeschwulst *f*, Chondrom *nt*
chon|dro|mal|a|cia [ˌkandrəʊmə'leɪʃ(ɪ)ə]
noun: Chondromalazie *f*
chondromalacia patellae: Büdinger-
Ludloff-Läwen-Syndrom *nt*, Chondromalacia patellae
chon|dro|mat|o|sis [ˌkandrəʊmə'təʊsɪs]
noun: multiple Chondrome *pl*, Chon-
dromatose *f*
chon|dro|ma|tous [kan'drɑmətəs] *adj*:
chondromatös, chondromartig
chon|dro|met|a|pla|sia [ˌkandrəʊ͵metə-
'pleɪʒ(ɪ)ə] *noun*: Chondrometaplasie *f*
chon|dro|mu|coid [ˌkandrəʊmjuːkɔɪd]
noun: Chondromukoid *nt*
chon|dro|my|o|ma [ˌkandrəʊmaɪ'əʊmə]
noun: Chondromyom *nt*
chon|dro|myx|o|ma [ˌkandrəʊmɪk'səʊ-
mə] *noun*: Chondromyxom *nt*
chon|drone [kan'drəʊn] *noun*: Chon-
dron *nt*
chon|dro|ne|cro|sis [ˌkandrəʊnɪ'krəʊsɪs]
noun: Knorpel-, Chondronekrose *f*
chondro-osseous *adj*: osteochondral,
chondro-ossär, osteokartilaginär
chondro-osteoarthritis *noun*: Chondro-
osteoarthritis *f*
chondro-osteodystrophy *noun*: Chon-
droosteodystrophie *f*, Osteochondro-
dystrophie *f*
chon|dro|pa|thy [kan'drapəθɪ] *noun*:
(degenerative) Knorpelerkrankung *f*,
Chondropathie *f*
chon|dro|plast ['kandrəʊ͵plæst] *noun*:
→*chondroblast*
chon|dro|plas|ty ['kandrəʊplæstɪ] *noun*:
Knorpel-, Chondroplastik *f*
chon|dro|po|ro|sis [ˌkandrəʊpə'rəʊsɪs]
noun: Chondroporose *f*
chon|dro|sa|mine [kan'drəʊsəmiːn, -mɪn]
noun: Chondrosamin *nt*, D-Galaktosa-
min *nt*
chon|dro|sar|co|ma [ˌkandrəsɑːr'kəʊmə]

noun: Knorpelsarkom *nt*, Chondrosarkom *nt*, Chondroma sarcomatosum, Enchondroma malignum

chon|dro|sar|co|ma|to|sis [,kɑndrəʊsɑːr-,kəʊməˈtəʊsɪs] *noun*: Chondrosarkomatose *f*

chon|dro|sar|co|ma|tous [,kɑndrəʊsɑːr-ˈkɑmətəs] *adj*: chondrosarkomatös

chon|dro|sis [kɑnˈdrəʊsɪs] *noun*: Chondrose *f*, Chondrosis *f*

chon|dro|some [ˈkɑndrəʊsəʊm] *noun*: → *chondriosome*

chon|dro|ster|nal [,kɑndrəʊˈstɜrnl] *adj*: sternokostal, kostosternal; sternochondral

chon|dro|to|my [kɑnˈdrɑtəmɪ] *noun*: Knorpeldurchtrennung *f*, Chondrotomie *f*

chon|dro|xiph|oid [,kɑndrəʊˈzɪfɔɪd, -zaɪ-] *adj*: chondroxiphoid

chor|da [ˈkɔːrdə] *noun, plural* **-dae** [-diː]: Schnur *f*, Strang *m*, Band *nt*, Chorda *f*
chorda tympani: Paukensaite *f*, Chorda tympani

chor|dal [ˈkɔːrdl] *adj*: chordal

chor|dec|to|my [kɔːrˈdektəmɪ] *noun*: Chordektomie *f*

chor|dit|ic [kɔːrˈdaɪtɪk] *adj*: chorditisch

chor|di|tis [kɔːrˈdaɪtɪs] *noun*: Chorditis *f*, Stimmbandentzündung *f*, Chorditis *f* vocalis

chor|do|blas|to|ma [,kɔːrdəʊblæsˈtəʊmə] *noun*: Chordoblastom *nt*

chor|do|car|ci|no|ma [kɔːrdəʊ,kɑːrsɪ-ˈnəʊmə] *noun*: → *chordoma*

chor|do|epi|the|li|o|ma [,kɔːrdəʊepə-,θiːliˈəʊmə] *noun*: → *chordoma*

chor|do|ma [kɔːrˈdəʊmə] *noun*: Chordom *nt*, Notochordom *nt*

chor|do|pex|y [ˈkɔːrdəpeksɪ] *noun*: Stimmbandfixierung *f*, Chordopexie *f*

chor|do|sar|co|ma [,kɔːrdəʊsɑːrˈkəʊmə] *noun*: → *chordoma*

cho|rea [kəˈrɪə, kɔː-, kəʊ-] *noun*: Chorea *f*
acute chorea: → *Sydenham's chorea*
chronic chorea: → *Huntington's chorea*
degenerative chorea: → *Huntington's chorea*
hereditary chorea: → *Huntington's chorea*
Huntington's chorea: Erbchorea *f*, Chorea Huntington, Chorea chronica progressiva hereditaria
juvenile chorea: → *Sydenham's chorea*
rheumatic chorea: → *Sydenham's chorea*
simple chorea: → *Sydenham's chorea*
Sydenham's chorea: Sydenham-Chorea

f, Chorea minor (Sydenham), Chorea juvenilis

cho|re|at|ic [,kɔːrɪˈætɪk, ,kəʊ-] *adj*: choreaartig, choreatisch

cho|re|i|form [kəˈrɪəfɔːrm] *adj*: choreatiform, choreiform

cho|re|o|ath|e|toid [,kɔːrɪəˈæθətɔɪd] *adj*: choreoathetoid *nt*

cho|re|o|ath|e|to|sis [,kɔːrɪəæθəˈtəʊsɪs] *noun*: Choreoathetose *f*

cho|re|oid [ˈkəʊrɪɔɪd] *adj*: choreatiform, choreiform

cho|ri|al [ˈkəʊrɪəl] *adj*: chorial, chorional

cho|ri|o|ad|e|no|ma [,kɔːrɪəʊædəˈnəʊmə] *noun*: Chorioadenom *nt*

cho|ri|o|al|lan|to|is [,kɔːrɪəʊəˈlæntəʊɪs, -tɔɪs] *noun*: Chorioallantois *f*, Chorioallantoismembran *f*

cho|ri|o|am|ni|o|nit|ic [,kɔːrɪə,æmnɪəˈnaɪtɪk] *adj*: chorioamnionitisch

cho|ri|o|am|ni|o|ni|tis [,kɔːrɪə,æmnɪəˈnaɪtɪs] *noun*: Chorioamnionitis *f*

cho|ri|o|an|gio|fi|bro|ma [,kɔːrɪəʊ,ændʒɪəʊfaɪˈbrəʊmə] *noun*: Chorioangiofibrom *nt*

cho|ri|o|an|gi|o|ma [,kɔːrɪəʊ,ændʒɪˈəʊmə] *noun*: Chorioangiom *nt*

cho|ri|o|blas|to|ma [,kɔːrɪəʊblæsˈtəʊmə] *noun*: → *choriocarcinoma*

cho|ri|o|blas|to|sis [,kɔːrɪəʊblæsˈtəʊsɪs] *noun*: Chorioblastose *f*

cho|ri|o|cap|il|la|ris [,kɔːrɪəʊ,kæpɪˈleərɪs] *noun*: Choriocapillaris *f*, Lamina choroidocapillaris

cho|ri|o|car|ci|no|ma [kɔːrɪəʊ,kɑːrsɪˈnəʊmə] *noun*: Chorioblastom *nt*, Chorioepitheliom *nt*, Chorionepitheliom *nt*, malignes Chorioepitheliom *nt*, malignes Chorionepitheliom *nt*, Chorionkarzinom *nt*, fetaler Zottenkrebs *m*

cho|ri|o|epi|the|li|o|ma [,kɔːrɪəʊepɪ,θiːliˈəʊmə] *noun*: Chorioblastom *nt*, Chorioepitheliom *nt*, Chorionepitheliom *nt*, malignes Chorioepitheliom *nt*, malignes Chorionepitheliom *nt*, Chorionkarzinom *nt*, fetaler Zottenkrebs *m*

cho|ri|o|gen|e|sis [,kɔːrɪəʊˈdʒenəsɪs] *noun*: Chorionentwicklung *f*, Choriogenese *f*

cho|ri|oid [ˈkɔːrɪɔɪd, ˈkəʊr-] *noun*: Aderhaut *f*, Chor(i)oidea *f*

cho|ri|oi|dal [kɔːrɪˈɔɪdl, kəʊr-] *adj*: Aderhaut-

cho|ri|oi|dea [kɔːrɪˈɔɪdɪə, kəʊr-] *noun*: Aderhaut *f*, Chor(i)oidea *f*

cho|ri|o|ma [kəʊrɪˈəʊmə] *noun*: Choriom *nt*

cho|ri|o|mam|mo|tro|pin [,kəʊrɪəʊ,mæmə-

'trolpin] *noun*: humanes Plazenta-Laktogen *nt*, Chorionsomatotropin *nt*
cholriloimenlinigiltis [ˌkɔːrɪəʊˌmenɪnˈdʒaɪtɪs] *noun*: Choriomeningitis *f*
lymphocytic choriomeningitis: Armstrong-Krankheit *f*, lymphozytäre Choriomeningitis *f*
cholriion['kɔːrɪɑn, 'kəʊ-] *noun*: Zottenhaut *f*, Chorion *nt*
cholrilonleplilthellilolma [ˌkəʊrɪɑnˌepəˌθɪliˈəʊmə] *noun*: → *choriocarcinoma*
cholrilonlic[kɔːriˈɑnɪk, kəʊ-] *adj*: chorial, chorional
cholrilolniltis[kɔːriəˈnaɪtɪs, kəʊ-] *noun*: Chorionitis *f*, Chorionentzündung *f*
cholrilolretilinal [ˌkəʊrɪəʊˈretnəl, ˌkɔː-] *adj*: chorioretinal
cholrilolretiliniltis [ˌkəʊrɪəʊretəˈnaɪtɪs] *noun*: Retinochorioiditis *f*, Chorioretinitis *f*
toxoplasmic chorioretinitis: Toxoplasmose-Chorioretinitis *f*
cholrilolretilinolplalthy [ˌkəʊrɪəʊˌretəˈnɑpəθɪ] *noun*: Chorioretinopathie *f*
cholrilsilta [kəˈrɪstə] *noun*: Choristie *f*
cholrisltolblasltolma [kəˌrɪstəʊblæsˈtəʊmə] *noun*: 1. Choristoblastom *nt* 2. → *choristoma*
cholrisltolma[ˌkɔːriˈstəʊmə] *noun*: Choristom *nt*, Chorestom *nt*
cholroid ['kɔːrɔɪd, 'kəʊr-]: I *noun* Aderhaut *f*, Chorioidea *f* II *adj* Chorion-
cholroildela [kəˈrɔɪdɪə] *noun*: Aderhaut *f*, Chor(i)oidea *f*
cholroildecitolmy[ˌkɔːrɔɪˈdektəmɪ] *noun*: Choroidektomie *f*
cholroildelrelmia[ˌkɔːrɔɪdəˈriːmɪə, ˌkəʊ-] *noun*: Chorioideremie *f*
cholroildilitis[ˌkɔːrɔɪˈdaɪtɪs, ˌkəʊ-] *noun*: Chorioiditis *f*, Aderhautentzündung *f*, Choroiditis *f*
cholroildolcapilllalris [kəˌrɔɪdəʊˌkæpɪˈleərɪs] *noun*: Choriocapillaris *f*, Lamina choroidocapillaris
cholroildolcylclitis [kəˌrɔɪdəʊsɪkˈlaɪtɪs] *noun*: Chorioidozyklitis *f*, Chorioidozyklitis *f*, Choroidocyclitis *f*, Chorioidocyclitis *f*
cholroildolilritis [kəˌrɔɪdəʊaɪˈraɪtɪs] *noun*: Chorioiditis *f*, Chorioidoiritis *f*
cholroildoplalthy[ˌkəʊrɔːˈdɑpəθɪ] *noun*: 1. Aderhautentzündung *f*, Chor(i)oiditis *f* 2. (degenerative) Aderhauterkrankung *f*, Chorioidose *f*
cholroildolretilinitis [kəˌrɔɪdəʊretəˈnaɪtɪs] *noun*: Chorioretinitis *f*, Retinochorioiditis *f*
cholroildolsis [ˌkəʊrɔːˈdəʊsɪs] *noun*: (degenerative) Aderhauterkrankung *f*,

Chorioidose *f*
chrolmafifin [krəʊˈmæfɪn, ˈkrəʊmə-] *adj*: phäochrom, chromaffin, chromaphil
chrolmafifilnolblasltolma [krəʊˌmæfɪnəʊblæsˈtəʊmə] *noun*: Chromaffinoblastom *nt*, Argentaffinom *nt*
chrolmafifilnolma [ˌkrəʊməfɪˈnəʊmə] *noun*: chromaffiner Tumor *m*, Chromaffinom *nt*
chrolmafifilnoplalthy [ˌkrəʊməfɪˈnɑpəθɪ] *noun*: Chromaffinopathie *f*
chrolmalphil [ˈkrəʊməfɪl] *adj*: phäochrom, chromaffin, chromaphil
chrolmarlgenltafifin [ˌkrəʊmɑːrˈdʒentəfɪn] *adj*: chromargentaffin
chrolmatlic [krəʊˈmætɪk] *adj*: 1. chromatisch, Farben- 2. → *chromatinic*
chrolmaltid [ˈkrəʊmətɪd] *noun*: Chromatid *nt*, Chromatide *f*
chrolmaltin [ˈkrəʊmətɪn] *noun*: 1. Chromatin *nt* 2. Heterochromatin *nt*
sex chromatin: Barr-Körper *m*, Sex-, Geschlechtschromatin *nt*
X chromatin: X-Chromatin *nt*
Y chromatin: Y-Chromatin *nt*
chrolmaltinlic[ˌkrəʊməˈtɪnɪk] *adj*: Chromatin-
chrolmatlilnorlrhexlis [krəʊˌmætɪnəˈreksɪs] *noun*: Chromatinauflösung *f*, Chromat(in)orrhexis *f*
chrolmaltolderlmaltolsis [ˌkrəʊmətəʊˌdɜːrməˈtəʊsɪs] *noun*: Chromatodermatose *f*, Chromatose *f*, Pigmentanomalie *f*
chrolmaltoglelnous [krəʊməˈtɑdʒənəs] *adj*: farbstoffbildend, farbstoffbildend, chromatogen, chromogen
chrolmaltoglralphy [ˌkrəʊməˈtɑgrəfɪ] *noun*: Chromatographie *f*, Chromatografie *f*
chrolmaltoid [ˈkrəʊmətɔɪd]: I *noun* Chromatoid *nt* II *adj* chromatinartig, chromatoid
chrolmaltoplalthy[ˌkrəʊməˈtɑpəθɪ] *noun*: Chromatose *f*, Pigmentanomalie *f*
chrolmaltolphil [ˈkrəʊmətəʊfɪl] *adj*: chromatophil, chromphil
chrolmaltolphillia [ˌkrəʊmətəʊˈfɪlɪə] *noun*: Chromatophilie *f*
chrolmaltolphore[ˈkrəʊmətəʊfɔːr, krəʊmətəʊfəʊr] *noun*: 1. Chromatophor *nt* 2. → *chromophore*
chrolmaltoplsia [ˌkrəʊməˈtɑpsɪə] *noun*: Farbensehen *nt*, Chromatop(s)ie *f*, Chromopsie *f*
chrolmaltoslcolpy [ˌkrəʊməˈtɑskəpɪ] *noun*: 1. (*ophthal.*) Chromatoskopie *f*, Chromoskopie *f* 2. Chromodiagnostik

811

f, Chrom(at)oskopie *f*
chro|mal|to|sis [ˌkrəʊmətəʊˈtəʊsɪs] *noun*:
Pigmentierung *f*
chro|mal|tu|ria [ˌkrəʊməˈt(j)ʊərɪə] *noun*:
Chromurie *f*
chrome [krəʊm] *noun*: **1.** → *chromium* **2.**
Kalium-, Natriumdichromat *nt*
chrom|hi|dro|sis [ˌkrəʊmɪˈdrəʊsɪs] *noun*:
Chromhidrose *f*
chrom|hi|drot|ic [ˌkrəʊmɪˈdrɑtɪk] *adj*:
chromhidrotisch
chro|mid|i|um [krəʊˈmɪdɪəm] *noun, plural* **-dia** [-dɪə]: Chromidium *nt*, Chromidie *f*
chro|mi|um [ˈkrəʊmɪəm] *noun*: Chrom *nt*
Chro|mo|bac|te|ri|um [ˌkrəʊməʊbækˈtɪərɪəm] *noun*: Chromobacterium *nt*
chro|mo|blast [ˈkrəʊməʊblæst] *noun*:
Chromoblast *m*
chro|mo|blas|to|my|co|sis [ˌkrəʊməʊˌblæstəʊmaɪˈkəʊsɪs] *noun*: Chromoblastomykose *f*, Chrommykose *f*
chro|mo|cen|ters [ˈkrəʊməʊsentərz] *plural*: Chromozentren *pl*
chro|mo|chol|los|co|py [ˌkrəʊməʊkəˈlɑskəpɪ] *noun*: Chromocholoskopie *f*
chro|mo|cys|tos|co|py [ˌkrəʊməʊsɪsˈtɑskəpɪ] *noun*: Chromozystoskopie *f*
chro|mo|cyte [ˈkrəʊməʊsaɪt] *noun*: pigmenthaltige/pigmentierte Zelle *f*, Chromozyt *m*
chro|mo|di|ag|no|sis [ˌkrəʊməʊˌdaɪəgˈnəʊsɪs] *noun*: Chromodiagnostik *f*
chro|mo|gen|e|sis [ˌkrəʊməʊˈdʒenəsɪs] *noun*: Farbstoffbildung *f*, Chromogenese *f*
chro|mo|gen|ic [ˌkrəʊməʊˈdʒenɪk] *adj*: farbstoffbildend, chromogen
chro|mo|my|co|sis [ˌkrəʊməmaɪˈkəʊsɪs] *noun*: Chromo(blasto)mykose *f*
chro|mo|pex|y [ˈkrəʊməʊpeksɪ] *noun*: Pigmentfixierung *f*, Chromopexie *f*
chro|mo|phil [ˈkrəʊməfɪl] **I** *noun* chromophile Zelle *f* **II** *adj* chromophil, chromatophil
chro|mo|phile [ˈkrəʊməfaɪl, krəʊməfɪl] *adj*: chromophil, chromatophil
chro|mo|phobe [ˈkrəʊməfəʊb] **I** *noun* (*Adenohypophyse*) chromophobe Zelle *f*, γ-Zelle *f* **II** *adj* chromophob
chro|mo|pho|bic [ˌkrəʊməˈfəʊbɪk] *adj*: chromophob
chro|mo|phore [ˈkrəʊməʊfɔːr] *noun*: Farbradikal *nt*, Chromophor *nt*
chro|mo|phor|ic [krəʊməʊˈfɔːrɪk] *adj*: **1.** farbgebend, chromophor **2.** farbtragend, chromophor
chro|mo|pho|to|ther|a|py [ˌkrəʊməˌfəʊtəˈθerəpɪ] *noun*: Chromophototherapie *f*, Buntlichttherapie *f*
chro|mo|pro|tein|u|ria [ˌkrəʊməˌprəʊtiˈn(j)ʊərɪə] *noun*: Chromoproteinurie *f*
chro|mo|ret|i|nog|ra|phy [ˌkrəʊməretɪˈnɑgrəfɪ] *noun*: Chromoretinographie *f*, Chromoretinografie *f*
chro|mos|co|py [krəʊˈmɑskəpɪ] *noun*: Chromodiagnostik *f*, Chrom(at)oskopie *f*
chro|mo|so|mal [ˌkrəʊməˈsəʊml] *adj*: chromosomal
chro|mo|some [ˈkrəʊməsəʊm] *noun*: **1.** Chromosom *nt* **2.** (Bakterien-)Chromosom *nt*, Nukleoid *m*, Karyoid *m*
Philadelphia chromosome: Philadelphia-Chromosom *nt*
X chromosome: X-Chromosom *nt*
Y chromosome: Y-Chromosom *nt*
chro|mo|tox|ic [ˌkrəʊməˈtɑksɪk] *adj*: chromotoxisch
chro|mo|trich|ia [ˌkrəʊməˈtrɪkɪə] *noun*: Haarfarbe *f*, pigmentiertes Haar *nt*, Chromotrichie *f*
chro|mo|u|re|ter|os|co|py [ˌkrəʊməjə,riːtəˈraskəpɪ] *noun*: Chromozystoskopie *f*
chron|ic [ˈkrɑnɪk] *adj*: (an-)dauernd, anhaltend, langwierig, chronisch; (*Krankheit*) lange bestehend, hartnäckig, verschleppt, inveteriert
chro|nic|i|ty [krəˈnɪsətɪ] *noun*: chronischer Zustand *m*, Chronizität *f*
chron|o|phar|ma|col|o|gy [ˌkrɑnəˌfɑːrməˈkɑlədʒɪ] *noun*: Chronopharmakologie *f*
chron|o|phys|i|ol|o|gy [ˌkrɑnəfɪzɪˈɑlədʒɪ] *noun*: Chronophysiologie *f*
chron|o|trop|ic [ˌkrɑnəˈtrɑpɪk, -ˈtrəʊ-] *adj*: chronotrop
chron|o|trop|ism [krəˈnɑtrəpɪzəm] *noun*: Chronotropie *f*, -tropismus *m*
chry|si|a|sis [krɪˈsaɪəsɪs] *noun*: **1.** Chrysiasis *f*, Auriasis *f* **2.** Chrysoderma *nt*, Chrysosis *f*
chrys|o|der|ma [krɪsəˈdɜrmə] *noun*: Chrysoderma *nt*, Chrysosis *f*
Chrys|ops [ˈkrɪsɑps] *noun*: Blindbremse *f*, Chrysops *f*
chrys|o|ther|a|py [krɪsəˈθerəpɪ] *noun*: Goldtherapie *f*, Chrysotherapie *f*, Aurotherapie *f*
chyl|an|gi|ec|ta|sia [kaɪˌlændʒɪekˈteɪʒ(ɪ)ə] *noun*: Chyluszyste *f*, Chyl(angi)ektasie *f*
chyl|an|gi|o|ma [kaɪˌlændʒɪˈəʊmə] *noun*: Chylangiom(a) *nt*
chyle [kaɪl] *noun*: Milchsaft *m*, Chylus *m*
chyl|ec|ta|sia [kaɪlekˈteɪʒ(ɪ)ə] *noun*: Chyluszyste *f*, Chyl(angi)ektasie *f*
chyl|e|mia [kaɪˈliːmɪə] *noun*: Chylämie *f*

chyllilfalcient [ˌkaɪləˈfeɪʃənt] *adj*: chylusbildend, chylopoetisch

chyllilfacition [ˌkaɪləˈfækʃn] *noun*: Chylusbildung *f*, primäre Fettassimilation *f*

chyllilferlous [kaɪˈlɪf(ə)rəs] *adj*: 1. → *chylifacient* 2. chylus(ab)führend

chyllilfilcaltion [ˌkaɪləfɪˈkeɪʃn] *noun*: Chylusbildung *f*, primäre Fettassimilation *f*

chyllilform [ˈkaɪləfɔːrm] *adj*: chylusähnlich, chylusartig, chylös

chyllolcele [ˈkaɪləsiːl] *noun*: Chylozele *f*

chyllolmeldilasltilnum [ˌkaɪləˌmɪdɪəˈstaɪnəm] *noun*: Chylomediastinum *nt*

chyllolmilcron [ˌkaɪləˈmaɪkrɑn] *noun*, *plural* -crons, -cra [-krə]: Chylo-, Lipomikron *nt*, Chyluströpfchen *nt*

chyllolmilcrolnelmia [ˌkaɪləˌmaɪkrəˈniːmɪə] *noun*: (Hyper-)Chylomikronämie *f*

chyllolperlilcarldiltis [ˌkaɪləperɪkɑːrˈdaɪtɪs] *noun*: Chyloperikarditis *f*

chyllolperlilcarldilum [ˌkaɪləperɪˈkɑːrdɪəm] *noun*: Chyloperikard *nt*

chyllolperliltolnelum [ˌkaɪləˌperɪtəˈnɪəm] *noun*: Chyloperitoneum *nt*, Chylaskos *m*, Chylaszites *m*

chyllolpneulmoltholrax [ˌkaɪləˌn(j)uːməˈθəʊræks] *noun*: Chylopneumothorax *m*

chyllolpoilelsis [ˌkaɪləpɔɪˈiːsɪs] *noun*: Chylusbildung *f*, Chylopoese *f*

chyllolpoiletlic [ˌkaɪləpɔɪˈetɪk] *adj*: chylusbildend, chylopoetisch

chyllorlrhela [ˌkaɪləˈrɪə] *noun*: 1. Chylorrhö *f*, Chylorrhoe *f* 2. chylöser Durchfall *m*, Chylorrhö *f*, Chylorrhoe *f*

chylloltholrax [ˌkaɪləˈθəʊræks] *noun*: Chylothorax *m*

chyllous [ˈkaɪləs] *adj*: chylusähnlich, chylös

chyllulria [kaɪˈl(j)ʊərɪə] *noun*: Chylurie *f*

chyllus [ˈkaɪləs] *noun*: Chylus *m*

chyme [kaɪm] *noun*: Speisebrei *m*, Chymus *m*

chylmilfilcaltion [ˌkaɪməfɪˈkeɪʃn] *noun*: Chymifikation *f*, Chymusbildung *f*

chylmolpalpalin [ˌkaɪməʊpəˈpeɪɪn] *noun*: Chymopapain *nt*

chylmolpoilelsis [ˌkaɪməpɔɪˈiːsɪs] *noun*: Chymusbildung *f*, Chymopoese *f*

chylmolpoiletlic [ˌkaɪməpɔɪˈətɪk] *adj*: chymopoetisch

chylmoltryplsin [ˌkaɪməˈtrɪpsɪn] *noun*: Chymotrypsin *nt*

chylmous [ˈkaɪməs] *adj*: chymusartig, chymös

ciclaltrilcial [ˌsɪkəˈtrɪʃl] *adj*: narbig, vernarbend, zikatriziell

ciclaltrix [ˈsɪkətrɪx] *noun*, *plural* -trilces

[ˌsɪkəˈtraɪsiːz]: Narbe *f*, Narbengewebe *nt*, Cicatrix *f*

ciclaltrilzaltion [ˌsɪkətrɪˈzeɪʃn] *noun*: Narbenbildung *f*, Vernarben *nt*, Synulosis *m*

cilia [ˈsɪlɪə] *plural*: 1. → *cilium* 2. (Augen-)Wimpern *pl*, Zilien *pl*, Cilia *pl*

cillilalrotlomy [ˌsɪlɪəˈrɑtəmɪ] *noun*: Ziliarkörperdurchtrennung *f*, Ziliarotomie *f*

cillilarly [ˈsɪlɪeriː, ˈsɪlɪɔrɪ] *adj*: ciliar, ziliar

cillilate [ˈsɪlɪeɪt] I *noun* Wimpertierchen *nt*, Wimperinfusorium *nt*, Ziliat *m*, Ciliat *m* II *adj* → *ciliated*

cillilatled [ˈsɪlɪeɪtɪd] *adj*: zilientragend, bewimpert

cillilecltolmy [sɪlɪˈektəmɪ] *noun*: 1. Ziliektomie *f*, Zyklektomie *f* 2. Lidrandresektion *f*, Ziliektomie *f*

cillilollate [ˈsɪlɪəlɪt, -leɪt] *adj*: zilientragend, bewimpert

cillilolretlilnal [ˌsɪlɪəˈretɪnl] *adj*: ziliioretinal

cillilolsclelral [ˌsɪlɪəˈsklɪərəl] *adj*: ziliioskleral

cillilolspilnal [ˌsɪlɪəˈspaɪnl] *adj*: ziliiospinal

cillilotlolmy [sɪlɪˈɑtəmɪ] *noun*: Ziliarnervendurchtrennung *f*, Ziliotomie *f*

cillilum [ˈsɪlɪəm] *noun*, *plural* **cillila, -ums** [ˈsɪlɪə]: 1. Augenlid *nt* 2. (Kino-)Zilie *f*

cillolsis [sɪˈləʊsɪs] *noun*: spastisches Oberlidzittern *nt*, Cillosis *f*

Cilmex [ˈsaɪmeks] *noun*: Bettwanze *f*, Cimex *m*

Cimex lectularius: gemeine Bettwanze *f*, Cimex lectularius

cimliIcolsis [sɪməˈkəʊsɪs] *noun*: Cimicosis *f*

cinlcholna [sɪŋˈkəʊnə] *noun*: Chinarinde *f*

cinlcholnism [ˈsɪŋkənɪzəm] *noun*: Chininvergiftung *f*, Cinchonismus *m*, Chinismus *m*

cinlelanlgilolcarldiloglralphy [ˌsɪnəˌændʒɪəʊˌkɑːrdɪˈɑgrəfɪ] *noun*: Kineangiokardiographie *f*, Kineangiokardiografie *f*

cinlelanlgiloglralphy [ˌsɪnæændʒɪˈɑgrəfɪ] *noun*: Kineangiographie *f*, Kineangiografie *f*

cine-esophagography *noun*: Kineösophagographie *f*, Kineösophagografie *f*

cinlelflulolroglralphy [ˌsɪnəfluəˈrɑgrəfɪ] *noun*: Röntgenkinematographie *f*, Röntgenkinematografie *f*

cinlelmatlilzaltion [ˌsɪnəmætɪˈzeɪʃn] *noun*: plastische Amputation *f*, Kineplastik *f*

cinlelmaltoglralphy [ˌsɪnəməˈtɑgrəfɪ]

noun: Röntgenkinematographie *f*, Röntgenkinematografie *f*

cin|e|mat|o|ra|di|o|gra|phy [ˌsɪnəmætə-ˌreɪdɪˈɑgrəfɪ] *noun*: Röntgenkinematographie *f*, Röntgenkinematografie *f*

cin|e|phle|bog|ra|phy [ˌsɪnəflɪˈbɑgrəfɪ] *noun*: Kinephlebographie *f*, Kinephlebografie *f*

cin|e|plas|ty [ˈsɪnəplæstɪ] *noun*: plastische Amputation *f*, Kineplastik *f*

cin|e|ra|di|og|ra|phy [ˌsɪnəˌreɪdɪˈɑgrəfɪ] *noun*: Röntgenkinematographie *f*, Röntgenkinematografie *f*, Kinematographie *f*, Kinematografie *f*, Kineradiographie *f*, Kineradiografie *f*

cin|e|roent|gen|o|fluo|rog|ra|phy [ˌsɪnəˌrentgənəflʊəˈrɑgrəfɪ] *noun*: →*cineradiography*

cin|e|roent|gen|og|ra|phy [ˌsɪnəˌrentgəˈnɑgrəfɪ] *noun*: →*cineradiography*

cin|e|u|rog|ra|phy [ˌsɪnəjəˈrɑgrəfɪ] *noun*: Kineurographie *f*, Kineurografie *f*

cin|gu|lec|to|my [ˌsɪŋgjəˈlektəmɪ] *noun*: Zingulektomie *f*

cin|gu|lot|o|my [ˌsɪŋgjəˈlɑtəmɪ] *noun*: Zingulotomie *f*

cin|gu|lum [ˈsɪŋgjələm] *noun, plural* -la [-lə]: **1.** Gürtel *m*, Cingulum *nt* **2.** (*ZNS*) Cingulum *nt* cerebri

cin|gu|lum|ot|o|my [ˌsɪŋgələmˈɑtəmɪ] *noun*: Zingulotomie *f*

ci|o|nec|to|my [ˌsaɪəˈnektəmɪ] *noun*: Zäpfchenentfernung *f*, Uvularesektion *f*, Uvulektomie *f*

ci|o|ni|tis [ˌsaɪəˈnaɪtɪs] *noun*: Cionitis *f*, Zäpfchenentzündung *f*, Uvulitis *f*, Staphylitis *f*, Kionitis *f*

ci|on|op|to|sis [ˌsaɪɒnɑpˈtəʊsɪs] *noun*: Zäpfchensenkung *f*, Uvuloptose *f*

ci|o|not|o|my [ˌsaɪəˈnɑtəmɪ] *noun*: Zäpfchenspaltung *f*, Uvulotomie *f*

cir|ca|di|an [sɜrˈkeɪdɪən, -ˈkæ-, ˌsɜrkəˈdiːən] *adj*: tagesrhythmisch, zirkadian

cir|ci|nate [ˈsɜrsəneɪt] *adj*: rund, ringförmig, kreisförmig, zirkulär, zirkular

cir|cle [ˈsɜrkl] *noun*: Kreis *m*, Ring *m*, kreisförmige oder ringförmige Formation *f*; (*anatom.*) Circulus *m*

  arterial circle of cerebrum: Willis-Anastomosenkranz *m*, Circulus arteriosus cerebri

  arterial circle of Willis: Willis-Anastomosenkranz *m*, Circulus arteriosus cerebri

  vascular circle: Circulus vasculosus

cir|cu|lar [ˈsɜrkjələr] *adj*: **1.** rund, ring-, kreisförmig, zirkulär, Kreis-, Rund- **2.** zyklisch, periodisch, wiederkehrend

cir|cu|la|tion [ˌsɜrkjəˈleɪʃn] *noun*: **1.** Zir-

kulation *f*, Kreislauf *m* **2.** (Blut-)Kreislauf *m*, Zirkulation *f* **release into the circulation** ins Blut/in den Blutkreislauf abgeben

  collateral circulation: Kollateralkreislauf *m*

  pulmonary circulation: kleiner Kreislauf *m*, Lungenkreislauf *m*

  systemic circulation: großer Kreislauf *m*, Körperkreislauf *m*

cir|cu|la|to|ry [ˈsɜrkjələtəʊrɪ, -tɔː-] *adj*: zirkulatorisch

cir|cum|a|nal [ˌsɜrkəmˈeɪnl] *adj*: zirkumanal, perianal

cir|cum|a|re|o|lar [ˌsɜrkəməˈrɪələr] *adj*: periareolar

cir|cum|ar|tic|u|lar [ˌsɜrkəməːrˈtɪkjələr] *adj*: periartikulär, zirkumartikulär

cir|cum|bul|bar [ˌsɜrkəmˈbʌlbɑːr, -bər] *adj*: zirkumbulbär, peribulbär

cir|cum|ci|sion [ˌsɜrkəmˈsɪʒn] *noun*: **1.** (*urolog.*) Beschneidung *f*, Zirkumzision *f* **2.** (*chirurg.*) Umschneidung *f*, Zirkumzision *f*

cir|cum|cor|ne|al [ˌsɜrkəmˈkɔːrnɪəl] *adj*: zirkumkorneal, perikorneal

cir|cum|duc|tion [ˌsɜrkəmˈdʌkʃn] *noun*: Kreisbewegung *f*, Zirkumduktion *f*

cir|cum|in|tes|ti|nal [ˌsɜrkəmɪnˈtestənl, ˌsɜrkəmˌɪntesˈtaɪnl] *adj*: zirkumintestinal, perienteral, periintestinal

cir|cum|len|tal [ˌsɜrkəmˈlentəl] *adj*: zirkumlental, perilental, perilentikulär, zirkumlentikulär

cir|cum|nu|cle|ar [ˌsɜrkəmˈn(j)uːklɪər] *adj*: zirkumnukleär, perinukleär

cir|cum|oc|u|lar [ˌsɜrkəmˈɑkjələr] *adj*: periokular, periokulär, zirkumokulär, periophthalmisch

cir|cum|o|ral [ˌsɜrkəmˈɔːrəl, -ˈəʊr-] *adj*: perioral, zirkumoral

cir|cum|or|bi|tal [ˌsɜrkəmˈɔːrbɪtl] *adj*: zirkumorbital, periorbital

cir|cum|re|nal [ˌsɜrkəmˈriːnl] *adj*: perirenal, zirkumrenal

cir|cum|scribed [ˈsɜrkəmskraɪbd] *adj*: umschrieben, begrenzt, zirkumskript

cir|cum|vas|cu|lar [ˌsɜrkəmˈvæskjələr] *adj*: zirkumvaskulär, perivasal, perivaskulär

cir|cum|ven|tric|u|lar [ˌsɜrkəmvenˈtrɪkjələr] *adj*: zirkumventrikulär

cir|rho|gen|ic [sɪrəʊˈdʒenɪk] *adj*: zirrhogen

cir|rho|gle|nous [sɪˈrɑdʒənəs] *adj*: zirrhogen

cir|rho|sis [sɪˈrəʊsɪs] *noun, plural* -ses [sɪˈrəʊsiːz]: **1.** Zirrhose *f*, Cirrhosis *f* **2.** →*cirrhosis of liver*

alcoholic cirrhosis: Alkoholzirrhose *f*,
Cirrhosis alcoholica
biliary cirrhosis: biliäre Leberzirrhose
f, biliäre Zirrhose *f*, Hanot-Zirrhose *f*,
Cirrhosis biliaris
cardiac cirrhosis: Cirrhose cardiaque
congestive cirrhosis: Cirrhose cardiaque
fatty cirrhosis: Fettzirrhose *f*
gastric cirrhosis: Magenszirrhus *m*,
entzündlicher Schrumpfmagen *m*,
Brinton-Krankheit *f*, Linitis plastica
Hanot's cirrhosis: 1. biliäre (Leber-)
Zirrhose *f*, Hanot-Zirrhose *f*, Cirrhosis
biliaris 2. primär biliäre (Leber-)Zir-
rhose *f*
cirrhosis of liver: Leberzirrhose *f*, Cirrhosis hepatis
primary biliary cirrhosis: primär biliäre Zirrhose *f*, nicht-eitrige destruierende Cholangitis *f*
pulmonary cirrhosis: Lungenzirrhose
f, diffuse interstitielle Lungenfibrose *f*
cir|rhot|ic [sɪ'rɑtɪk]: I *noun* Zirrhotiker
m II *adj* zirrhös, zirrhotisch, Zirrho-
se(n)-
cir|sec|to|my [sər'sektəmɪ] *noun*: Vari-
zen(teil)entfernung *f*, Cirsektomie *f*
cis|plat|in ['sɪsplətɪn] *noun*: Cisplatin *nt*
cis|tern ['sɪstərn] *noun*: Flüssigkeitsre-
servoir *nt*, Zisterne *f*
cerebellomedullary cistern: Cisterna
magna/cerebellomedullaris
chyle cistern: Cisterna chyli
cistern of nuclear envelope: perinukleäre Zisterne, perinukleärer Spaltraum
m, Cisterna caryothecae/nucleolem-
mae
subarachnoidal cisterns: Subarachnoi-
dalzisternen *pl*, Cisternae subarachnoideae
cis|ter|nal [sɪs'tɜrnl] *adj*: Zisternen-
cis|ter|nog|ra|phy [ˌsɪstər'nɑgrəfɪ] *noun*:
Zisternographie *f*, Zisternografie *f*
cit|rate ['sɪtreɪt, 'saɪ-] *noun*: Zitrat *nt*
Cit|ro|bac|ter [ˌsɪtrə'bæktər] *noun*: Ci-
trobacter *f*
cit|rul|lin|e|mia [ˌsɪtrəlɪ'niːmɪə] *noun*:
Citrullinämie *f*
cit|rul|lin|u|ria [ˌsɪtrəlɪ'n(j)ʊərɪə] *noun*:
Citrullinämie *f*
clad|i|o|sis [klædɪ'əʊsɪs] *noun*: Kladiose
f, Cladiosis *f*
clad|o|spo|ri|o|sis [ˌklædə͵spɔʊrɪ'əʊsɪs]
noun: Cladosporiumerkrankung *f*, Cla-
dosporiose *f*
Clad|o|spo|ri|um [ˌklædə'spɔʊrɪəm] *noun*:
Cladosporium *nt*
cla|po|te|ment [klapɔt'mənt] *noun*: Plät-

schergeräusch *nt*, Clapotement *nt*
clas|mat|o|sis [ˌklæzmə'təʊsɪs] *noun*:
Klasmatose *f*
clas|mo|cy|to|ma [ˌklæzməsaɪ'təʊmə]
noun: Retikulosarkom *nt*, Retikulum-
zell(en)sarkom *nt*, Retothelsarkom *nt*
clas|si|fi|ca|tion [ˌklæsəfɪ'keɪʃn] *noun*: 1.
Klassifizieren *nt* 2. Klassifikation *f*,
Klassifizierung *f*, Einordnung *f*, Einteilung *f* 3. (*biolog*.) Einordnung *f*, Taxo-
nomie *f*
Denver classification: Denver-System *nt*
Dukes' classification: Dukes-Klassifi-
kation *f*
TNM classification: TNM-Klassifika-
tion *f*
clas|to|gen|ic [ˌklæstə'dʒenɪk] *adj*: klas-
togen
clau|di|ca|tion [ˌklɔːdɪ'keɪʃn] *noun*:
Hinken *nt*, Claudikation *f*, Claudicatio *f*
claus|tro|pho|bia [ˌklɔːstrə'fəʊbɪə] *noun*:
Klaustro-, Claustrophobie *f*
claus|tro|pho|bic [ˌklɔːstrə'fəʊbɪk] *adj*:
klaustrophob, klaustrophobisch
clav|i|cle ['klævɪkl] *noun*: Schlüsselbein
nt, Klavikel *f*, Klavikula *f*, Clavicula *f*
clav|i|cot|o|my [klævɪ'kɑtəmɪ] *noun*:
Schlüsselbeindurchtrennung *f*, Clavikotomie *f*, Kleidotomie *f*
clav|i|cu|la [klə'vɪkjələ] *noun*: → *clavicle*
clav|i|cu|lar [klə'vɪkjələr] *adj*: klavikular
clav|i|pec|to|ral [ˌklævɪ'pektərəl] *adj*:
Schlüsselbein und Thorax oder Brust
betreffend
cla|vus ['kleɪvəs, 'klɑ-] *noun, plural* -vi
[-vaɪ, -viː]: Hühnerauge *nt*, Leichdorn
m, Klavus *m*, Clavus *m*
clear [klɪər] *adj*: (licht-)durchlässig,
durchsichtig, transparent
clear|ance ['klɪərəns] *noun*: Clearance *f*
creatinine clearance: Kreatinin-, Crea-
tininclearance *f*
renal clearance: renale Clearance *f*,
Nierenclearance *f*
cleav|age ['kliːvɪdʒ] *noun*: 1. (Zell-)Tei-
lung *f*, Furchung(steilung *f*) *f* 2. (*chem*.)
Spaltung *f*
cleft [kleft]: I *noun* Spalt(e *f*) *m*, Furche
f, Fissur *f* II *adj* gespalten, geteilt, (aus-
einander-)klaffend
anal cleft: Gesäßspalte *f*, Afterfurche *f*,
Crena analis/ani, Rima ani
gill clefts: Kiemengänge *pl*, Kiemenspalten *pl*, Viszeralspalten *pl*
gluteal cleft: Gesäßspalte *f*, Afterfurche
f, Crena analis/ani, Rima ani
Schmidt-Lanterman clefts: Schmidt-
Lanterman-Einkerbungen *pl*
soft palate cleft: Velumspalte *f*

cleildal ['klaɪdəl] *adj*: klavikular
cleildolcositai [ˌklaɪdəʊ'kɒstl] *adj*: kostoklavikulär, kostoklavikular
cleildolcralnilal [ˌklaɪdəʊ'kreɪnɪəl] *adj*: kleidokranial
cleildotlolmy [klaɪ'dɒtəmɪ] *noun*: Schlüsselbeindurchtrennung *f*, Clavikotomie *f*, Kleidotomie *f*
clepltolmalnia [ˌkleptə'meɪnɪə, -njə] *noun*: Kleptomanie *f*
clepltolmalnilac [ˌkleptə'meɪnɪˌæk] *adj*: kleptoman, kleptomanisch
click [klɪk] *noun*: Click *m*, Klick *m*
ejection click: Austreibungsgeräusch *nt*, Ejektionsklick *m*
cliidal ['klaɪdəl] *adj*: klavikular
cliidolcositai [ˌklaɪdəʊ'kɒstl] *adj*: kostoklavikulär, kostoklavikular
cliidolcralnilal [ˌklaɪdəʊ'kreɪnɪəl] *adj*: kleidokranial
cliimaclteirilal [klaɪˌmæk'tɪərɪəl] *adj*: klimakterisch
cliimaclteric [klaɪ'mæktərɪk, ˌklaɪmæk-'terɪk]: I *noun* 1. Klimakterium *nt*, Klimax *f*, Wechseljahre *pl* 2. kritische oder entscheidende Phase *f*; Krise *f* II *adj* 3. kritisch, entscheidend, Krisen- 4. sich steigernd oder zuspitzend 5. → *climacterial*
delayed climacteric: Klimakterium tardum
male climacteric: Klimakterium virile
precocious climacteric: Klimakterium praecox
cliimax ['klaɪmæks]: I *noun* 1. Höhepunkt *m*, Gipfel *m*, Akme *f* 2. Höhepunkt *m*, Orgasmus *m*, Klimax *f* II *vt* auf den Höhepunkt bringen, steigern III *vi* den Höhepunkt erreichen, sich steigern
cliinlic ['klɪnɪk]: I *noun* 1. Poliklinik *f*, Ambulanz *f*, Ambulatorium *nt* 2. Sprechstunde *f*; Beratungsgruppe *f* oder Therapiegruppe *f* 3. Krankenhaus *nt*, spezialisiertes Krankenhaus *nt*, Klinik *f* 4. Bedside-Teaching *nt*, Unterweisung *f* (von Studenten) am Krankenbett II *adj* → *clinical*
cliinliilcal ['klɪnɪkl] *adj*: klinisch
clinical-diagnostic *adj*: klinisch-diagnostisch
clinliilcolanlaltomliilcal [ˌklɪnɪkəʊænə-'tɒmɪkl] *adj*: klinisch-anatomisch
clinliilcolpathlollogliic [klɪnɪkəʊˌpæθə-'lɒdʒɪk] *adj*: klinisch-pathologisch
clinliilcolpathlollogliilcal [klɪnɪkəʊˌpæθə-'lɒdʒɪkl] *adj*: klinisch-pathologisch
cliinolcephlallism [ˌklaɪnə'sefəlɪzəm] *noun*: Klinokephalie *f*, Kreuzkopf *m*,

Sattelkopf *m*
cliinoldacltylly [ˌklaɪnə'dæktəlɪ] *noun*: Klinodaktylie *f*
cliinolstatlic [ˌklaɪnə'stætɪk] *adj*: klinostatisch
clitloiral ['klɪtərəl, 'klaɪ-] *adj*: Klitoris-
clitloirecltolmy [klɪtə'rektəmɪ] *noun*: Klitoridektomie *f*
clitloirildauxe [ˌklɪtərɪ'dɔːksɪ] *noun*: Klitorishypertrophie *f*
clitloirildelan [klɪtə'rɪdɪən, klaɪ-] *adj*: Klitoris-
clitloirildecitolmy [ˌklɪtərɪ'dektəmɪ] *noun*: Klitoridektomie *f*
clitloirildiltis [ˌklɪtərɪ'daɪtɪs] *noun*: Clitoritis *f*, Klitorisentzündung *f*, Klitoritis *f*
clitloirildotlolmy [ˌklɪtərɪ'dɒtəmɪ] *noun*: 1. Klitorisinzision *f*, Klitorotomie *f* 2. weibliche Beschneidung *f*, Klitoridotomie *f*
clitloiris ['klɪtərɪs] *noun*: Kitzler *m*, Klitoris *f*, Clitoris *f*
clitloirism ['klɪtərɪzəm] *noun*: Klitorishypertrophie *f*
clitloiriitis [klɪtə'raɪtɪs] *noun*: Clitoritis *f*, Klitorisentzündung *f*, Klitoritis *f*
clitloirotlolmy [klɪtə'rɒtəmɪ] *noun*: Klitorisinzision *f*, Klitorotomie *f*
cliival ['klaɪvæl] *adj*: Klivus-
cliivus ['klaɪvəs] *noun, plural* -vi [-vaɪ]: Abhang *m*, Klivus *m*, Clivus *m*
clolalca [kləʊ'eɪkə] *noun, plural* -cae [-siː]: Kloake *f*, Cloaca *f*
clolalcal [kləʊ'eɪkl] *adj*: Kloaken-
clonlal ['kləʊnl] *adj*: klonal
clone [kləʊn]: I *noun* Klon *m*, Clon *m* II *v* klonen
clonlic ['klɒnɪk, 'kləʊ-] *adj*: klonisch
clonliilcoltonlic [ˌklɒnɪkəʊ'tɒnɪk] *adj*: klonisch-tonisch
cloning ['kləʊnɪŋ] *noun*: Klonierung *f*, Klonbildung *f*
DNA cloning: DNA-Klonierung *f*
clolnolgenliic [ˌkləʊnəʊ'dʒenɪk] *adj*: klonogen
clolnorlchilalsis [ˌkləʊnɔːr'kaɪəsɪs] *noun*: Klonorchiasis *f*, Opisthorchiasis *f*
clolnorlchilolsis [kləʊˌnɔːrkaɪ'əʊsɪs] *noun*: → *clonorchiasis*
Clolnorlchis [kləʊ'nɔːrkɪs, klɒn-] *noun*: Clonorchis *m*
clonlolspasm ['klɒnəspæzəm, 'kləʊn-] *noun*: → *clonus*
clolnoltyplic [ˌkləʊnəʊ'tɪpɪk] *adj*: klonotypisch
clolnus ['kləʊnəs] *noun*: Klonus *m*, Clonus *m*
uterine clonus: Clonus uteri

clos|trid|i|al [klɑ'strɪdɪəl] *adj*: Clostridien-

Clos|trid|i|um [klɑ'strɪdɪəm] *noun*: Clostridium *nt*

Clostridium botulinum: Botulinusbazillus *m*, Clostridium botulinum

Clostridium difficile: Clostridium difficile

Clostridium histolyticum: Clostridium histolyticum

Clostridium novyi: Clostridium novyi, Clostridium oedematiens

Clostridium perfringens: Welch-Fränkel-Gasbrandbazillus *m*, Clostridium perfringens

Clostridium septicum: Pararauschbrandbazillus *m*, Clostridium septicum

Clostridium tetani: Tetanuserreger *m*, Clostridium tetani

clo|sure ['kləʊʒər] *noun*: **1.** Schließung *f*, (Zu-, Ab-)Schließen *nt*; Stillegung *f* **2.** (*Wunde*) Verschließen *nt* **3.** Verschluss *m*

epiphysial closure: Epiphysenschluss *m*

closure in layers: schichtweiser Wundverschluss *m*, Etagennaht *f*

clot [klɑt]: **I** *noun* **1.** Klumpen *m*, Klümpchen *nt* **2.** (Blut-, Fibrin-)Gerinnsel *nt* **II** *vt* zum Gerinnen bringen **III** *vi* gerinnen; (*Blut*) koagulieren

clo|tri|mal|azole [kləʊ'trɪməzəʊl] *noun*: Clotrimazol *nt*

clot|ting ['klɑtɪŋ] *noun*: (Blut-, Fibrin-)Gerinnung *f*, Koagulation *f*; Klumpenbildung *f*

blood clotting: Blutgerinnung *f*, Koagulation *f*

clox|a|cil|lin [klɑksə'sɪlɪn] *noun*: Cloxacillin *nt*

club|foot ['klʌbfʊt] *noun*: (angeborener) Klumpfuß *m*, Pes equinovarus (excavatus et adductus)

club|hand ['klʌbhænd] *noun*: Klumphand *f*

clu|nes ['kluːniːz] *plural*: Gesäß(backen *pl*) *nt*, Hinterbacken *pl*, Clunes *pl*

clys|ma ['klɪzmə] *noun, plural* -ma|ta [-mətə]: Einlauf *m*, Klistier *nt*, Klysma *nt*, Clysma *nt*

cne|mi|al ['niːmɪəl] *adj*: Schienbein-

co|ag|glu|ti|na|tion [kəʊə,gluːtə'neɪʃn] *noun*: Koagglutination *f*

co|ag|u|la|bil|i|ty [kəʊ,ægjələ'bɪlətɪ] *noun*: Gerinnbarkeit *f*, Koagulierbarkeit *f*, Koagulabilität *f*

co|ag|u|la|ble [kəʊ'ægjələbl] *adj*: gerinnbar, gerinnungsfähig, koagulabel, koagulierbar

co|ag|u|lant [kəʊ'ægjələnt]: **I** *noun* gerinnungsförderndes Mittel *nt*, Koagulans *nt* **II** *adj* gerinnungs-, koagulationsfördernd

co|ag|u|lase [kəʊ'ægjəleɪz] *noun*: Koagulase *f*, Coagulase *f*

co|ag|u|la|tion [kəʊ,ægjə'leɪʃn] *noun*: **1.** Gerinnung *f*, Koagulation *f* **2.** Blutgerinnung *f* **3.** ↝ *coagulum*

blood coagulation: Blutgerinnung *f*

disseminated intravascular coagulation: **1.** disseminierte intravasale Koagulation *f*, disseminierte intravasale Gerinnung *f* **2.** Verbrauchskoagulopathie *f*

endoscopic coagulation: Endokoagulation *f*

co|ag|u|la|tive [kəʊ'ægjələeɪtɪv, -lətɪv] *adj*: gerinnungsfördernd, koagulationsfördernd

co|ag|u|lop|a|thy [kəʊ,ægjə'lɑpəθɪ] *noun*: Blutgerinnungsstörung *f*, Gerinnungsstörung *f*, Koagulopathie *f*

consumption coagulopathy: **1.** Verbrauchskoagulopathie *f* **2.** disseminierte intravasale Koagulation *f*, disseminierte intravasale Gerinnung *f*

dilution coagulopathy: Verdünnungskoagulopathie *f*

co|ag|u|lum [kəʊ'ægjələm] *noun, plural* -la [-lə]: (Blut-)Gerinnsel *nt*, Koagel *nt*, Koagulum *nt*

co|arc|ta|tion [,kəʊɑːrk'teɪʃn] *noun*: Koarktation *f*

co|arc|tot|o|my [,kəʊɑːrk'tɑtəmɪ] *noun*: Strikturendurchtrennung *f*, Koarktotomie *f*

coat [kəʊt]: **I** *noun* Haut *f*, Fell *nt*, Hülle *f*; Überzug *m*, Beschichtung *f*, Schicht *f*, Decke *f* **II** *v* beschichten, überziehen; bedecken, umhüllen (*with* mit)

external coat: Tunica adventitia

mucous coat: Schleimhaut *f*, Mukosa *f*, Tunica mucosa

serous coat: seröse Haut *f*, Serosa *f*, Tunica serosa

vaginal coat of testis: Tunica vaginalis testis

vascular coat of eye: mittlere Augenhaut *f*, Uvea *f*, Tunica vasculosa bulbis

co|bal|a|min [kəʊ'bæləmɪn] *noun*: Kobalamin *nt*, Cobalamin *nt*

co|balt ['kəʊbɔːlt] *noun*: Kobalt *nt*, Cobalt *nt*

co|caine [kəʊ'keɪn, 'kəʊ-] *noun*: Cocain *nt*

co|car|cin|o|gen [kəʊkɑːr'sɪnədʒən] *noun*: Kokarzinogen *nt*

co|car|ci|no|gen|e|sis [kəʊ,kɑːrsnəʊ'dʒenəsɪs] *noun*: Kokarzinogenese *f*

coc|cal ['kɑkəl] *adj*: kokkenähnlich, kokkenförmig, Kokken-

Coc|cid|ia [kak'sɪdɪə] *plural*: Kokzidien *pl*, Coccidia *pl*

coc|cid|i|al [kak'sɪdɪəl] *adj*: Kokzidien-

coc|cid|i|oi|dal [kak,sɪdɪ'ɔɪdl] *adj*: Kokzidioido-, Kokzidioiden-

Coc|cid|i|oi|des [kak,sɪdɪ'ɔɪdiːz] *noun*: Kokzidioidespilz *m*, Coccidioides *m*

coc|cid|i|oi|do|my|co|sis [kak,sɪdɪ,ɔɪdə-maɪ'kəʊsɪs] *noun*: Wüstenfieber *nt*, Posada-Mykose *f*, Kokzidioidomykose *f*, Coccidioidomycose *f*

coc|cid|i|o|sis [kak,sɪdɪ'əʊsɪs] *noun*: Kokzidienbefall *m*, Kokzidiose *f*, Coccidiosis *f*

coc|cid|i|um [kak'sɪdɪəm] *noun, plural* **-dia** [kak'sɪdɪə]: Kokzidie *f*, Coccidium *nt*

coc|ci|gen|ic [,kaksə'dʒɛnɪk] *adj*: kokkenbedingt, Kokken-

coc|co|gen|ic [,kakə'dʒɛnɪk] *adj*: kokkenbedingt, Kokken-

coc|coid ['kakɔɪd] *adj*: kokkenähnlich, kokkenartig, kokkoid

coc|cus ['kakəs] *noun, plural* **coc|ci** ['kaksaɪ]: Kokke *f*, Coccus *m*

coc|cy|dyn|ia [,kaksə'dɪnɪə] *noun*: Kokzygodynie *f*, Steißschmerz *m*

coc|cy|ge|al [kak'sɪdʒɪəl] *adj*: coccygeal, kokzygeal

coc|cy|gec|to|my [,kaksə'dʒɛktəmɪ] *noun*: Steißbeinresektion *f*, Kokzygektomie *f*

coc|cy|go|dyn|ia [,kaksɪgəʊ'dɪnɪə] *noun*: Steißbeinschmerz *m*, Kokzygodynie *f*

coc|cy|got|o|my [,kaksə'gatəmɪ] *noun*: Steißbeinlösung *f*, Kokzygotomie *f*

coc|cyx ['kaksɪks] *noun, plural* **-cy|ges** [-'saɪdʒiːz, -sɪdʒiːz]: Steißbein *nt*, Coccyx *f*, Os coccygis

coch|le|a ['kaklɪə, 'kəʊ-] *noun, plural* **-le|ae** [-liː, -lɪaɪ]: (Gehörgangs-, Innenohr-)Schnecke *f*, Kochlea *f*, Cochlea *f*

coch|le|ar ['kaklɪər, 'kəʊ-] *adj*: kochlear

coch|le|i|tis [kaklɪ'aɪtɪs] *noun*: Cochlitis *f*, Kochleitis *f*, Cochleitis *f*

coch|le|o|ves|tib|u|lar [,kaklɪəʊve'stɪbjələr] *adj*: kochleovestibulär

coch|li|tis [kak'laɪtɪs] *noun*: Cochlitis *f*, Kochleitis *f*, Cochleitis *f*

code [kəʊd]: **I** *noun* Code *m*, Kode *m* **II** *v* codieren, kodieren

genetic code: genetischer Kode/Code *m*

co|deine ['kəʊdiːn] *noun*: Kodein *nt*, Codein *nt*, Methylmorphin *nt*

co|dom|i|nance [kəʊ'damɪnəns] *noun*: Kodominanz *f*

co|dom|i|nant [kəʊ'damɪnənt] *adj*: kodominant, kombinant

co|don ['kəʊdɑn] *noun*: Kodon *nt*, Codon *nt*

co|en|zyme [kəʊ'ɛnzaɪm] *noun*: Koenzym *nt*, Coenzym *nt*

coenzyme A: Coenzym A *nt*

acetyl coenzyme A: Acetylcoenzym A *nt*, Acetyl-CoA *nt*

co|fac|tor ['kəʊfæktər] *noun*: Ko-, Cofaktor *m*

co|fer|ment ['kəʊfɜrment] *noun*: → coenzyme

cog|ni|tion [kag'nɪʃn] *noun*: Kognition *f*

cog|ni|tive ['kagnɪtɪv] *adj*: kognitiv

co|hab|i|ta|tion [kəʊ,hæbɪ'teɪʃn] *noun*: **1.** Zusammenleben *nt* **2.** Beischlaf *m*, Koitus *m*, Geschlechtsverkehr *m*, Kohabitation *f*, Cohabitatio *f*

co|her|ent [kəʊ'hɪərənt, -'her-] *adj*: **1.** zusammenhängend, -klebend, verbunden **2.** kohärent **3.** übereinstimmend **4.** (logisch) zusammenhängend

co|i|tal ['kɔʊɪtəl] *adj*: koital

co|i|tus ['kɔʊɪtəs] *noun*: Geschlechtsverkehr *m*, Beischlaf *m*, Koitus *m*, Coitus *m*

coitus interruptus: Coitus interruptus *m*

oral coitus: Oralverkehr *m*, Fellatio *f*, Coitus oralis

col|chi|cine ['kaltʃəsiːn] *noun*: Kolchizin *nt*, Colchicin *nt*

cold [kəʊld]: **I** *noun* **1.** Kälte *f* **2.** Erkältung *f*, Schnupfen *m* **have a cold** erkältet sein; (einen) Schnupfen haben **a heavy/bad cold** eine schwere Erkältung **get/catch/take (a) cold** sich eine Erkältung zuziehen, sich erkälten **II** *adj* **3.** kalt, kühl **4.** frierend

col|ec|ta|sia [,kəʊlek'teɪʒ(ɪ)ə] *noun*: Dickdarm-, Kolonerweiterung *f*, Kolektasie *f*

col|ec|to|my [kə'lektəmɪ, kəʊ-] *noun*: Dickdarmentfernung *f*, Kolonentfernung *f*, Kolektomie *f*

col|le|i|tis [kalɪ'aɪtɪs, kəʊlɪ-] *noun*: Scheidenentzündung *f*, Kolpitis *f*, Vaginitis *f*

col|e|o|cys|ti|tis [,kəʊlɪəsɪs'taɪtɪs] *noun*: Kolpozystitis *f*

col|e|op|to|sis [kəʊlɪap'təʊsɪs] *noun*: Koloptose *f*

col|e|ot|o|my [kəʊlɪ'atəmɪ] *noun*: Scheiden-, Vaginalschnitt *m*, Kolpo-, Vaginotomie *f*

col|i|ba|cil|le|mia [kəʊlɪ,bæsɪ'liːmɪə] *noun*: Kolibakteriämie *f*, -bazillämie *f*

col|i|ba|cil|lo|sis [,kəʊlɪ,bæsɪ'ləʊsɪs] *noun*: Kolibazillose *f*, -bazilleninfektion *f*

col|i|ba|cil|lu|ria [,kəʊlɪ,basɪ'l(j)ʊərɪə]

noun: Koliurie *f*

colibacillus [ˌkəʊlɪbəˈsɪləs] *noun*: Escherich-Bakterium *nt*, Kolibazillus *m*, Escherichia coli

colic [ˈkɑlɪk]: I *noun* Kolik *f* II *adj* kolisch
  biliary colic: Gallenkolik *f*, Colica hepatica
  renal colic: Nierenkolik *f*, Colica renalis
  three month colics: Dreimonatskolik *f*

colicin [ˈkɑləsɪn, ˈkəʊl-] *noun*: Kolizin *nt*, Colicin *nt*

colicystitis [ˌkɑlɪsɪsˈtaɪtɪs] *noun*: Kolizystitis *f*

colicystopyelitis [ˌkɑlɪˌsɪstəˌpaɪəˈlaɪtɪs] *noun*: Kolizystopyelitis *f*

coliform [ˈkɑlɪfɔːrm]: I *noun* coliforme Bakterien *pl*, Kolibakterien *pl* II *adj* koliähnlich, koliform, coliform

colinephritis [ˌkɑlɪneˈfraɪtɪs] *noun*: Kolinephritis *f*

coliphage [ˈkəʊləfeɪdʒ] *noun*: Koliphage *m*, Coliphage *m*

colitic [kəˈlaɪtɪk] *adj*: colitisch, kolitisch

colitis [kəˈlaɪtɪs] *noun*: Dickdarmentzündung *f*, Kolonentzündung *f*, Kolitis *f*, Colitis *f*
  balantidial colitis: Balantidenkolitis *f*, Balantidiasis *f*, Balantidiosis *f*
  mucous colitis: Schleimkolik *f*, Colica mucosa, Colitis mucosa
  pseudomembranous colitis: pseudomembranöse Kolitis/Enterokolitis *f*
  radiation colitis: Strahlenkolitis *f*, aktinische Kolitis *f*
  regional colitis: Colitis regionalis
  ulcerative colitis: Colitis ulcerosa/gravis

colitoxemia [ˌkəʊlɪtɑkˈsiːmɪə] *noun*: Kolitoxämie *f*

colitoxicosis [kɑlɪˌtɑksɪˈkəʊsɪs] *noun*: Kolitoxikose *f*

colitoxin [kɑlɪˈtɑksɪn] *noun*: Kolitoxin *nt*, Colitoxin *nt*

coliuria [ˌkɑlɪˈ(j)ʊərɪə] *noun*: Koliurie *f*

collagen [ˈkɑlədʒən] *noun*: Kollagen *nt*

collagenase [kəˈlædʒəneɪz] *noun*: Kollagenase *f*

collagenic [ˌkɑləˈdʒenɪk] *adj*: kollagen

collagenolysis [kəˌlædʒəˈnɑlɪsɪs] *noun*: Kollagenabbau *m*, Kollagenolyse *f*

collagenolytic [kəˌlædʒənəʊˈlɪtɪk] *adj*: kollagenauflösend, kollagenolytisch

collagenosis [ˌkɑlədʒəˈnəʊsɪs] *noun*: Kollagenkrankheit *f*, Kollagenose *f*, Kollagenopathie *f*

collagenous [kəˈlædʒənəs] *adj*: kollagen

collapse [kəˈlæps] *noun*: Kollaps *m*
  cardiovascular collapse: Herz-Kreislauf-Kollaps *m*, kardiovaskulärer Kollaps *m*

collateral [kəˈlætərəl]: I *noun* Kollaterale *f* II *adj* **1.** seitlich, außen, kollateral, Seiten-, Kollateral- **2.** nebeneinander, benachbart, parallel, kollateral **3.** zusätzlich, Zusatz-; begleitend, Begleit-, Neben-

colliculectomy [kəˌlɪkjəˈlektəmɪ] *noun*: Kollikulektomie *f*

colliculitis [kəˌlɪkjəˈlaɪtɪs] *noun*: Kollikulitis *f*, Samenhügelentzündung *f*

colliculus [kəˈlɪkjələs] *noun, plural* **-li** [-laɪ, -liː]: Colliculus *m*
  seminal colliculus: Samenhügel *m*, Colliculus seminalis

colliquative [ˈkɑlɪkweɪtɪv, kəˈlɪkwətɪv] *adj*: kolliquativ

collodiaphyseal [ˌkɑləˌdaɪəˈfiːzɪəl] *adj*: kollodiaphysär

colloid [ˈkɑlɔɪd]: I *noun* **1.** (*chem.*) Kolloid *nt* **2.** (*histolog.*) Kolloid *nt* II *adj* → *colloidal*

colloidal [kəˈlɔɪdl, kɑ-] *adj*: kolloidal

collum [ˈkɑləm] *noun, plural* **-la** [-lə]: **1.** Hals *m*, Collum *nt* **2.** Hals *m*, Kollum *nt*, Collum *nt*, Cervix *f*, Zervix *f*

coloboma [ˌkɑləˈbəʊmə] *noun, plural* **-mas, -malta** [-mətə]: Kolobom *nt*

colobomatous [ˌkɑləˈbəʊmətəs] *adj*: kolobomartig, kolobomatös

colocecostomy [ˌkɑləsiːˈkɑstəmɪ] *noun*: Zäkokolostomie *f*, Kolozäkostomie *f*

colocentesis [ˌkɑləsenˈtiːsɪs] *noun*: Kolonpunktion *f*, Kolozentese *f*

colocholecystostomy [ˌkɑləˌkəʊləsɪsˈtɑstəmɪ] *noun*: Cholezystokolostomie *f*

coloclyster [ˌkɑləˈklɪstər] *noun*: Dickdarm-, Koloneinlauf *m*, Kolonklysma *nt*

colocolostomy [ˌkɑləkəˈlɑstəmɪ] *noun*: Kolokolostomie *f*
  transverse-sigmoid colocolostomy: Transversosigmoideostomie *f*

colocutaneous [ˌkɑləkjuːˈteɪnɪəs] *adj*: kolokutan

colofixation [ˌkɑləfɪkˈseɪʃn] *noun*: Kolonanheftung *f*, Colofixation *f*

colohepatopexy [ˌkɑləˈhepətəpeksɪ] *noun*: Kolohepatopexie *f*

coloileal [ˌkəʊləˈɪlɪəl] *adj*: ileokolisch

cololysis [kəˈlɑlɪsɪs] *noun*: Kolonlösung *f*, Kololyse *f*

colon [ˈkəʊlən] *noun*: Grimmdarm *m*,

Kolon *nt*, Intestinum colon
brown colon: Dickdarmmelanose *f*,
braunes Kolon *nt*, Melanosis coli
irritable colon: irritables Kolon *nt*,
spastisches Kolon *nt*, Reizkolon *nt*, Colon irritabile, Colon spasticum
sigmoid colon: Sigma *nt*, Sigmoid *nt*,
Colon sigmoideum
collonlallgia [ˌkəʊləˈnældʒ(ɪ)ə] *noun*:
Dickdarm-, Kolonschmerz *m*, Kolonal-
gie *f*
collonlic [kəʊˈlɑnɪk] *adj*: Kolon-, Dick-
darm-
collolniltis [ˌkəʊləˈnaɪtɪs, ˌkɑl-] *noun*:
Dickdarmentzündung *f*, Kolitis *f*
collolnilzaltion [ˌkɑlənɪˈzeɪʃn] *noun*: **1.**
Kolonisierung *f*, Besiedlung *f* **2.** Einnis-
ten *nt*, Innidation *f*
collonloslcolpy [kəʊləˈnɑskəpɪ] *noun*:
Dickdarmspiegelung *f*, Dickdarmen-
doskopie *f*, Kolonspiegelung *f*, Kolon-
endoskopie *f*, Koloskopie *f*, Kolonosko-
pie *f*
collolpexlotlolmy [ˌkɑləpekˈsatəmɪ] *noun*:
Kolopexotomie *f*
collolpexly [ˌkɑləˈpeksɪ] *noun*: Kolope-
xie *f*
collolprocltecltolmy [ˌkɑləprɑkˈtektəmɪ]
noun: Koloproktektomie *f*, Proktokolektomie *f*
collolprocltitlic [ˌkɑləprɑkˈtaɪtɪk] *adj*:
koloproktitisch, proktokolitisch, rektokolitisch
collolprocltiltis [ˌkɑləprɑkˈtaɪtɪs] *noun*:
Proktokolitis *f*, Koloproktitis *f*, Rektokolitis *f*
collolptolsis [ˌkɑləˈtəʊsɪs] *noun*: Kolo-
ptose *f*
collor [ˈkʌlər]: **I** *noun* **1.** Farbe *f*, Farbstoff *m* **2.** Haut-, Gesichtsfarbe *f*, Teint
m **II** *vt* färben **III** *vi* sich (ver-)färben,
Farbe annehmen
collolrecltal [ˌkɑləˈrektl, ˌkəʊ-] *adj*: ko-
lorektal
collolrecltiltis [ˌkɑlərekˈtaɪtɪs] *noun*:
Proktokolitis *f*, Koloproktitis *f*, Rektokolitis *f*
collolrecltosltolmy [ˌkɑlərekˈtastəmɪ]
noun: Kolorektostomie *f*
collolrecltum [ˌkɑləˈrektəm] *noun*: Kolon und Rektum, Kolorektum *nt*
collored [ˈkʌlərd]: **I** *noun* Farbige(r *m*) *f*
the colored die Farbigen *pl* **II** *adj* **1.**
bunt, farbig, Bunt-, Farb- **2.** (*Person*)
farbig, dunkelhäutig
collorlilmetlric [ˌkʌlərɪˈmetrɪk] *adj*: ko-
lorimetrisch
collorlimleltry [ˌkʌləˈrɪmətrɪ] *noun*: Ko-
lori-, Colorimetrie *f*

collorlrhalgia [ˌkəʊləˈrædʒ(ɪ)ə] *noun*:
Dickdarmblutung *f*, Kolonblutung *f*,
Kolorrhagie *f*
collorlrhalphy [kəʊˈlɔrəfɪ] *noun*: Dick-
darm-, Kolonnaht *f*, Kolorrhaphie *f*
colloslcoplic [ˌkɑləˈskəʊpɪk] *adj*: kolo-
skopisch
colloslcolpy [kəˈlɑskəpɪ] *noun*: Kolono-
skopie *f*, Koloskopie *f*
collolsiglmoidlosltolmy [ˌkəʊləˌsɪgmɔɪ-
ˈdɑstəmɪ] *noun*: Kolosigmoidostomie *f*
collosltolmy [kəˈlɑstəmɪ] *noun*: Kolostomie *f*
transverse colostomy: Transversoko-
lostomie *f*
collosltrum [kəˈlɑstrəm] *noun*: Vormilch *f*, Kolostrum *nt*, Colostrum *nt*
collotlolmy [kəˈlɑtəmɪ] *noun*: Dickdarmeröffnung *f*, Koloneröffnung *f*,
Kolotomie *f*
collolvaglilnal [ˌkəʊləˈvædʒɪnl] *adj*: ko-
lovaginal
collolveslilcal [ˌkəʊləˈvesɪkl] *adj*: kolo-
vesikal
collpallgia [kɑlˈpældʒ(ɪ)ə] *noun*: Scheidenschmerz *m*, Kolpalgie *f*, Vaginodynie *f*
collpecltalsis [kɑlˈpektəsɪs] *noun*: Schei-
denerweiterung *f*, Kolpektasie *f*
collpecltolmy [kɑlˈpektəmɪ] *noun*: Kolpektomie *f*
collpislmus [kɑlˈpɪzməs] *noun*: Schei-
den-, Vaginalkrampf *m*, Vaginismus *m*
collpitlic [kɑlˈpaɪtɪk] *adj*: vaginitisch,
kolpitisch
collpiltis [kɑlˈpaɪtɪs] *noun*: Scheidenentzündung *f*, Kolpitis *f*, Vaginitis *f*
collpolcele [ˈkɑlpəsiːl] *noun*: Scheiden-
vorfall *m*
collpolcelllilolcenltelsis [ˌkɑlpəˌsiːlɪəsen-
ˈtiːsɪs] *noun*: transvaginale Bauch(höhlen)punktion *f*, Kolpozöliozentese *f*
collpolcelllioltolmy [ˌkɑlpəsɪlɪˈatəmɪ]
noun: Kolpozöliotomie *f*
collpolcleilsis [ˌkɑlpəˈklaɪsɪs] *noun*: Kol-
pokleisis *f*
collpolcysltiltis [ˌkɑlpəsɪsˈtaɪtɪs] *noun*:
Kolpozystitis *f*
collpolcysltolcele [ˌkɑlpəˈsɪstəsiːl] *noun*:
Kolpozystozele *f*
collpolcysltolplaslty [ˌkɑlpəˈsɪstəplæstɪ]
noun: Kolpozystoplastik *f*
collpolcysltotlolmy [ˌkɑlpəsɪsˈtatəmɪ]
noun: transvaginale Zystotomie *f*,
Scheiden-Blasen-Schnitt *m*, Kolpozys-
totomie *f*
collpolcysltolulrelterlolcysltotlolmy [ˌkɑlpə-
ˌsɪstəjʊəˌriːtərəʊsɪsˈtatəmɪ] *noun*:
Kolpozystoureterozystotomie *f*

col|po|cys|to|u|re|ter|ot|o|my [ˌkɑlpəˌsɪs-təˌjuəriːtəˈrɑtəmɪ] *noun*: Kolpozystoureterotomie *f*

col|po|cy|tol|o|gy [ˌkɑlpəsaɪˈtɑlədʒɪ] *noun*: Vaginal-, Kolpozytologie *f*

col|po|hy|per|pla|sia [ˌkɑlpəˌhaɪpər-ˈpleɪʒ(ɪ)ə] *noun*: Scheiden(schleimhaut)hyperplasie *f*, Kolpohyperplasie *f*

col|po|hys|ter|ec|to|my [ˌkɑlpəhɪstəˈrektəmɪ] *noun*: transvaginale Hysterektomie *f*, Hysterectomia vaginalis

col|po|hys|ter|o|pex|y [ˌkɑlpəˈhɪstərəupeksɪ] *noun*: transvaginale Hysteropexie *f*, Kolpohysteropexie *f*

col|po|my|co|sis [ˌkɑlpəmaɪˈkəusɪs] *noun*: Scheiden-, Vaginalmykose *f*

col|po|my|o|mec|to|my [ˌkɑlpəmaɪəˈmektəmɪ] *noun*: transvaginale Myomektomie *f*, Kolpomyomektomie *f*

col|po|pa|thy [kɑlˈpɑpəθɪ] *noun*: Scheiden-, Vaginalerkrankung *f*, Kolpo-, Vaginopathie *f*

col|po|per|i|ne|o|plas|ty [ˌkɑlpəˌperɪˈnɪəplæstɪ] *noun*: Kolpoperineoplastik *f*

col|po|per|i|ne|or|rha|phy [ˌkɑlpəˌperənɪ-ˈɔrəfɪ] *noun*: Scheidendammnaht *f*, Kolpoperineorrhaphie *f*, Vaginoperineorrhaphie *f*

col|po|pex|y [kɑlˈpɑpeksɪ] *noun*: Scheidenanheftung *f*, Kolpo-, Vaginopexie *f*

col|po|plas|ty [kɑlpəˈplæstɪ] *noun*: Scheiden-, Kolpo-, Vaginoplastik *f*

col|po|pto|sis [ˌkɑlpə(p)ˈtəusɪs] *noun*: Scheidenvorfall *m*

col|po|rec|to|pex|y [ˌkɑlpəˈrektəpeksɪ] *noun*: Kolporektopexie *f*

col|por|rha|gia [ˌkɑlpəˈrædʒ(ɪ)ə] *noun*: vaginale Blutung *f*, Scheidenblutung *f*, Kolporrhagie *f*

col|por|rha|phy [kɑlˈpɔrəfɪ] *noun*: Kolporrhaphie *f*

col|por|rhex|is [ˌkɑlpəˈreksɪs] *noun*: Scheidenriss *m*, Kolporrhexis *f*

col|po|scop|ic [ˌkɑlpəˈskɑpɪk] *adj*: kolposkopisch

col|pos|co|py [kɑlˈpɑskəpɪ] *noun*: Kolposkopie *f*

col|po|ste|no|sis [ˌkɑlpəstɪˈnəusɪs] *noun*: Scheidenverengerung *f*, Kolpostenose *f*

col|po|ste|not|o|my [ˌkɑlpəstɪˈnɑtəmɪ] *noun*: Kolpostenotomie *f*

col|pot|o|my [kɑlˈpɑtəmɪ] *noun*: Scheiden-, Vaginalschnitt *m*, Kolpo-, Vaginotomie *f*

col|po|u|re|ter|o|cys|tot|o|my [ˌkɑlpəjuəˌriːtərəusɪsˈtɑtəmɪ] *noun*: Kolpoureterozystotomie *f*

col|po|u|re|ter|ot|o|my [ˌkɑlpəjuəˌrɪtəˈrɑtəmɪ] *noun*: Kolpoureterotomie *f*

col|po|xe|ro|sis [ˌkɑlpəzɪˈrəusɪs] *noun*: Scheidenxerose *f*

col|u|mel|la [ˌkɑl(j)əˈmelə] *noun, plural* **-lae** [-liː, -laɪ]: Columella *f*

col|umn [ˈkɑləm] *noun*: **1.** Säule *f*, Pfeiler *m* **2.** säulenförmige Struktur *f*, Columna *f*

anal columns: Analsäulen *pl*, Morgagni-Papillen *pl*, Columnae anales

Clarke's column: Clarke-Säule *f*, Columna thoracica, Nucleus thoracicus

fundamental columns: Grundbündel *pl*, Fasciculi propria

columns of Morgagni: Analsäulen *pl*, Morgagni-Papillen *pl*, Columnae anales

spinal column: Wirbelsäule *f*, Rückgrat *nt*, Columna vertebralis

columns of vaginal rugae: Columnae rugarum

vertebral column: Wirbelsäule *f*, Rückgrat *nt*, Columna vertebralis

col|um|nar [kəˈlʌmnər] *adj*: säulenförmig, -artig, zylindrisch

col|y|pep|tic [ˌkɔlɪˈpeptɪk] *adj*: verdauungshemmend, kolypeptisch

co|ma [ˈkəumə] *noun, plural* **-mas, -mae** [ˈkəumiː]: tiefe Bewusstlosigkeit *f*, Koma *nt*, Coma *nt*; **be in a coma** im Koma liegen; **fall/go into (a) coma** ins Koma fallen, komatös werden

alcoholic coma: Koma *nt* bei Alkoholintoxikation, Coma alcoholicum

apoplectic coma: Coma apoplecticum

diabetic coma: diabetisches/hyperglykämisches Koma *nt*, Kussmaul-Koma *nt*, Coma diabeticum/hyperglycaemicum

electrolyte coma: Elektrolytkoma *nt*

endogenous hepatic coma: Leberzerfallskoma *nt*, endogenes Leberkoma *nt*

exogenous hepatic coma: Leberausfallskoma *nt*, exogenes Leberkoma *nt*

hepatic coma: Leberkoma *nt*, hepatisches Koma *nt*, Coma hepaticum

hyperosmolar nonketotic coma: hyperosmolares Koma *nt*

hypoglycemic coma: hypoglykämisches Koma *nt*, Coma hypoglycaemicum

Kussmaul's coma: Kussmaul-Koma *nt*, diabetisches/hyperglykämisches Koma *nt*, Coma diabeticum/hyperglycaemicum

thyrotoxic coma: thyreotoxisches Koma *nt*, Coma basedowicum

uremic coma: urämisches Koma *nt*, Coma uraemicum

com|a|tose [ˈkɑmətəus, ˈkəumə-] *adj*: **1.**

im Koma, in tiefer Bewusstlosigkeit, komatös **2.** teilnahmslos, apathisch

comleldo ['kɑmɪdəʊ] *noun, plural* **-dos, -dolnes** [-'dəʊniːz]: Komedo *m*, Comedo *m*; Mitesser *m*

comleldolcarlcilnolma [ˌkɑmɪdəʊˌkɑːrsɪ'nəʊmə] *noun*: Komedokarzinom *nt*

comleldolmasltiltis [ˌkɑmɪdəʊmæs'taɪtɪs] *noun*: Komedomastitis *f*

comlmenlsal [kə'mensəl]: I *noun* Kommensale *m*, Paraphage *m* II *adj* kommensal

comlmenlsallism [kə'mensəlɪzəm] *noun*: Mitessertum *nt*, Kommensalismus *m*

comlmislsulral [kə'mɪʃərəl, ˌkɑmə'ʃuərəl] *adj*: kommissural

comlmislsure ['kɑmɪʃʊər] *noun*: Naht *f*, Verbindung(sstelle *f*) *f*; (*anatom.*) Kommissur *f*, Commissura *f*

comlmislsurlorlrhalphy [ˌkɑmɪʃʊrə,ræfɪ] *noun*: Kommissurenraffung *f*, Kommissurorrhaphie *f*

comlmislsurlotlolmy [ˌkɑmɪˌʃuə'rɑtəmɪ] *noun*: Kommissurotomie *f*

comlmoltion [kə'məʊʃn] *noun*: **1.** kontinuierliche oder wiederkehrende oder andauernde Erschütterung *f* **2.** (*psychol.*) seelische/innere Erregung/Verwirrung/Aufregung *f* **3.** Gehirnerschütterung *f*, Kommotionssyndrom *nt*, Commotio cerebri

comlmulnilcalbillilty [kə,mjuː'nɪkə'bɪlətɪ] *noun*: **1.** Übertragbarkeit *f* **2.** Mitteilbarkeit *f* **3.** Mitteilsamkeit *f*, Redseligkeit *f*

comlmulnilcalble [kə'mjuː'nɪkəbl] *adj*: **1.** (*Krankheit*) übertragbar, ansteckend **2.** mitteilbar **3.** kommunikativ, mitteilsam, redselig

comlpartlment [kəm'pɑːrtmənt] *noun*: Kompartiment *nt*
muscular compartment: Lacuna musculorum retroinguinalis
vascular compartment: Lacuna vasorum retroinguinalis

comlpatlilbillilty [kəm,pætə'bɪlətɪ] *noun*: Verträglichkeit *f*, Vereinbarkeit *f*, Kompatibilität *f* (*with* mit)

comlpatlilble [kəm'pætɪbl] *adj*: vereinbar, verträglich, zusammenpassend, austauschbar, kompatibel

comlpenlsatled ['kɑmpənseɪtɪd] *adj*: kompensiert

comlpeltence ['kɑmpətəns] *noun*: (*mikrobiol.*) Kompetenz *f*; (*immunolog.*) Immunkompetenz *f*

comlpeltent ['kɑmpətənt] *adj*: kompetent

comlplaint [kəm'pleɪnt] *noun*: Erkran-

kung *f*

comlplelment [kɑmpləmənt]: I *noun* **1.** Ergänzung *f* (*to*), Vervollkommnung *f* (*to*) **2.** Komplementär-, Gegenfarbe *f* (*to* zu) **3.** Komplement *nt*, Complement *nt* II *v* ergänzen, vervollkommnen
chromosome complement: Chromosomensatz *m*

comlplelmenltalry [ˌkɑmplə'ment(ə)rɪ] *adj*: ergänzend, komplementär

comlplete [kəm'pliːt]: I *adj* **1.** ganz, vollständig, komplett, völlig, vollzählig, total, Gesamt- **2.** fertig, abgeschlossen, beendet II *v* **3.** vervollständigen, komplettieren **4.** abschließen, beenden, zu Ende bringen, fertigstellen

comlplex [*n* 'kɑmpleks; *adj* kəm'pleks]: I *noun* **1.** Komplex *m*, Gesamtheit *f*, (das) Gesamte **2.** Komplex *m* II *adj* **4.** zusammengesetzt **5.** komplex, vielschichtig, kompliziert, differenziert III *v* einen Komplex bilden (*with* mit)
antigen-antibody complex: Antigen-Antikörper-Komplex *m*, Immunkomplex *m*
major histocompatibility complex: 1. Haupthistokompatibilitätskomplex *m*, major Histokompatibilitätskomplex *m* **2.** Histokompatibilitätsantigene *pl*, Transplantationsantigene *pl*, HLA-Antigene *pl*, humane Leukozytenantigene *pl*
membrane attack complex: terminaler Komplex *m*, C5b-9-Komplex *m*, Membranangriffskomplex *m*
QRS complex: QRS-Komplex *m*

comlplexlion [kəm'plekʃn] *noun*: (Haut-, Gesichts-)Farbe *f*, Teint *m*

comlplilance [kəm'plaɪəns] *noun*: **1.** Weit-, Dehnbarkeit *f*, Compliance *f* **2.** Einverständnis *nt* (*with* in); Befolgung *f*, Einhaltung *f*, Compliance *f*

comlplilcaltion [ˌkɑmplɪ'keɪʃn] *noun*: Komplikation *f*

comlpolnent [kəm'pəʊnənt, kɑm-]: I *noun* Bestandteil *m*, Teil *m*, Komponente *f* II *adj* einen (Bestand-)Teil bildend, zusammensetzend, Teil-

comlposlite [kəm'pɑzɪt]: I *noun* Zusammensetzung *f*, Mischung *f*, Kompositum *nt* II *adj* zusammengesetzt (*of* aus); gemischt

comlpolsiltion [ˌkɑmpə'zɪʃn] *noun*: Zusammensetzung *f*, Aufbau *m*, Struktur *f*; Beschaffenheit *f*, Komposition *f*

comlpound ['kɑmpaʊnd]: I *noun* **1.** Verbindung *f* **2.** (*pharmakol.*) Kombination(spräparat *nt*) *f*, Compositum *nt* II *adj* (*Fraktur*) kompliziert

com|press ['kʌmpres] *noun*: Kompresse *f*; (feuchter) Umschlag *m*

com|pressed [kəm'prest] *adj*: **1.** zusammengedrückt, -gepresst, -gedrängt **2.** komprimiert, verdichtet

com|pres|sion [kəm'preʃn] *noun*: Kompression *f*, Verdichtung *f*; Druck *m*
cerebral compression: Hirnkompression *f*, -quetschung *f*

com|pres|sor [kəm'presər] *noun*: Kompressor *m*, Musculus compressor

com|pres|so|ri|um [ˌkʌmpre'sɔːrɪəm] *noun, plural* **-ria** [-rɪə]: Kompressorium *nt*; Gefäß-, Arterienklemme *f*, Arterienklammer *f*

com|pul|sive [kəm'pʌlsɪv] *adj*: zwanghaft, zwingend, kompulsiv

com|pul|so|ry [kəm'pʌlsərɪ] *adj*: **1.** zwangsweise, gezwungen, Zwangs- **2.** obligatorisch, verbindlich, zwingend vorgeschrieben, Pflicht-

co|nar|i|um [kəʊ'neərɪəm] *noun, plural* **-ria** [-rɪə]: Zirbeldrüse *f*, Corpus pineale

con|cave [kʌn'keɪv] **I** *noun* konkave Fläche *f*, (Aus-)Höhlung *f* **II** *adj* nach innen gewölbt, vertieft, hohl, konkav

con|cealed [kən'siːld] *adj*: versteckt, verkappt, maskiert, larviert; verborgen, okkult

con|ceive [kən'siːv] *v*: empfangen, schwanger werden

con|cen|trate ['kʌnsəntreɪt]: **I** *noun* Konzentrat *nt* **II** *adj* konzentriert **III** *v* **1.** *(Lösung)* konzentrieren, anreichern **2.** konzentrieren, sammeln, zusammenballen, -drängen **IV** *v* **3.** sich sammeln, sich zusammendrängen, sich zusammenballen **4.** sich konzentrieren, sich anreichern
leukocyte concentrate: Granulozytenkonzentrat *nt*, Leukozytenkonzentrat *nt*
platelet concentrate: Thrombozytenkonzentrat *nt*

con|cen|tra|tion [ˌkʌnsən'treɪʃn] *noun*: **1.** Konzentration *f*, Anreicherung *f*
at/in a high concentration in hoher Konzentration **at/in a low concentration** in niedriger Konzentration **2.** Konzentration *f*, Konzentrierung *f*, angespannte Aufmerksamkeit *f*, (geistige) Sammlung *f* **3.** Zusammenballung *f*, -drängung *f*, (An-)Sammlung *f*, Konzentration *f*, Konzentrierung *f*
hydrogen ion concentration: Wasserstoffionenkonzentration *f*

con|cep|tion [kən'sepʃn] *noun*: Empfängnis *f*, Befruchtung *f*, Konzeption *f*

con|cep|tive [kən'septɪv] *adj*: konzeptions-, empfängnisfähig, Empfängnis-,

Konzeptions-

con|cha ['kʌŋkə] *noun, plural* **-chae** [-kiː]: Muschel *f*, Concha *f*
concha of auricle: Ohrmuschelhöhlung *f*, Concha auriculae
nasal concha: Nasenmuschel *f*, Concha nasalis

con|chal ['kʌŋkəl] *adj*: muschelförmig

con|chi|tis [kʌŋ'kaɪtɪs] *noun*: Conchitis *f*, Conchaentzündung *f*, Konchitis *f*

con|chot|o|my [kʌŋ'kʌtəmɪ] *noun*: Konchotomie *f*

con|cli|na|tion [ˌkʌŋklɪ'neɪʃn] *noun*: Konklination *f*, Inzyklovergenz *f*

con|com|i|tant [kən'kʌmɪtənt] *adj*: begleitend, gleichzeitig, konkomitierend

con|cre|ment ['kʌŋkrəmənt] *noun*: Konkrement *nt*

con|cre|tion [kɑ'kriːʃn] *noun*: Konkrement *nt*
pericardial concretion: Concretio pericardii

con|cus|sion [kən'kʌʃn] *noun*: Erschütterung *f*, Kommotion *f*, Commotio *f*
brain concussion: → *cerebral concussion*
cerebral concussion: Gehirnerschütterung *f*, Kommotionssyndrom *nt*, Commotio cerebri
concussion of the retina: Commotio retinae
spinal concussion: Rückenmarkserschütterung *f*, Commotio (medullae) spinalis

con|di|tion [kən'dɪʃn] *noun*: **1.** Bedingung *f*, Voraussetzung *f* **2. conditions** *plural* Verhältnisse *pl*, Bedingungen *pl*, Umstände *pl* **3.** (physischer oder psychischer) Zustand *m*, Verfassung *f*, Befinden *nt*; Kondition *f*, Form *f*

con|di|tioned [kən'dɪʃənd] *adj*: **1.** bedingt, abhängig **2.** in gutem Zustand, in guter Verfassung

con|di|tion|ing [kən'dɪʃənɪŋ] *noun*: Konditionierung *f*

con|dom ['kʌndəm, 'kʌn-] *noun*: Kondom *m/nt*, Präservativ *nt*

con|duct|ance [kən'dʌktəns] *noun*: elektrische Leitfähigkeit *f*, Wirkleitwert *m*, Konduktanz *f*

con|duc|tion [kən'dʌkʃn] *noun*: Leitung *f*; Leitvermögen *nt*

con|duc|tive [kən'dʌktɪv] *adj*: leitfähig, leitend, Leit-, Leitungs-

con|duit ['kʌnd(w)ɪt, -d(j)uːɪt] *noun*: **1.** Röhre *f*, Kanal *m* **2.** Conduit *m/nt*
Bricker's ileal conduit: Bricker-Blase *f*, Ileum-Conduit *m*, Ileumblase *f*
colon conduit: Kolon-Conduit *m*

ileal conduit: Ileumblase *f*, -conduit *m/nt*

rectal conduit: Rektumblase *f*

con|dy|lar ['kɑndɪlər] *adj*: kondylär

con|dyle ['kɑndaɪl] *noun*: Gelenkkopf *m*, Knochenende *nt*, Kondyle *f*

condyle of humerus: Humeruskondyle *f*, Condylus humeri

condyle of mandible: Unterkieferköpfchen *nt*, Processus condylaris mandibularis

occipital condyle: Hinterhauptskondyle *f*, Condylus occipitalis

con|dy|lec|to|my [kɑndə'lektəmɪ] *noun*: Kondylenresektion *f*, Kondylektomie *f*

con|dy|loid ['kɑndlɔɪd] *adj*: kondylenähnlich

con|dy|lo|ma [kɑndə'ləʊmə] *noun, plural* **-mas, -ma|ta** [kɑndə'ləʊmətə]: **1.** Kondylom *nt*, Condyloma *nt* **2.** →*acuminate condyloma* **3.** →*flat condyloma*

acuminate condyloma: Feigwarze *f*, Feuchtwarze *f*, spitzes Kondylom *nt*, Condyloma acuminatum, Papilloma acuminatum, Papilloma venereum

broad condyloma: →*flat condyloma*

flat condyloma: breites Kondylom *nt*, Condyloma syphiliticum, Condyloma latum

pointed condyloma: →*acuminate condyloma*

syphilitic condyloma: →*flat condyloma*

con|dy|lom|a|tous [kɑndə'lɑmətəs] *adj*: kondylomatös

con|dy|lot|o|my [kɑndə'lɑtəmɪ] *noun*: Kondylendurchtrennung *f*, Kondylotomie *f*

cone [kəʊn] *noun*: **1.** Zapfen *m*, Konus *m*, Conus *m* **2. cones** *plural* Zapfen *pl*, Zapfenzellen *pl*

arterial cone: Infundibulum *nt*, Conus arteriosus

elastic cone: Conus elasticus, Membrana cricovocalis

medullary cone: Conus medullaris

retinal cones: Zapfen *pl*, Zapfenzellen *pl*

con|fab|u|la|tion [kɑnfæbjə'leɪʃn, kɑn-] *noun*: Konfabulation *f*, Confabulatio *f*

con|fig|u|ra|tion [kɑnfɪgjə'reɪʃn] *noun*: **1.** (*chem.*) Konfiguration *f*, räumliche Anordnung *f* **2.** Konfiguration *f*, (Auf-)Bau *m*, (äußere) Form *f*, Gestalt *f*; Struktur *f*

con|flu|ence ['kɑnfluːəns] *noun*: Konflux *m*, Konfluenz *f*, Confluens *m*

confluence of sinuses: Confluens sinuum

con|flu|ent ['kɑnfluːənt] *adj*: zusammenfließend, zusammenlaufend, konfluierend

con|for|ma|tion [kɑnfɔːr'meɪʃn] *noun*: **1.** (*chem.*) räumliche Anordnung *f*, Konformation *f* **2.** Bau *m*, Form *f*, Gestalt *f*, Struktur *f*; Gestaltung *f*

con|fused [kən'fjuːzd] *adj*: (*Gedanken*) verworren, wirr; (*Sprache*) undeutlich, konfus

con|geal [kən'dʒiːl]: **I** *vt* (*Blut*) gerinnen lassen **II** *vi* (*Blut*) gerinnen

con|ge|la|tion [kɑndʒə'leɪʃn] *noun*: **1.** (*patholog.*) Erfrierung) *f*, Kongelation *f* **2.** Erstarren *nt*, Fest-, Hartwerden *nt*, Gefrieren *nt*, Gerinnen *nt*

con|ge|ni|al [kən'dʒiːnɪəl] *adj*: gleichartig, (geistes-)verwandt, kongenial

con|gen|ic [kɑn'dʒenɪk] *adj*: kongen

con|gen|i|tal [kən'dʒenɪtl, kɑn-] *adj*: angeboren, kongenital

con|gest|ed [kən'dʒestɪd] *adj*: blutüberfüllt, injiziert

con|ges|tion [kən'dʒestʃn] *noun*: **1.** Stau(ung *f*) *m*, Stockung *f*; Ansammlung *f*, Anhäufung *f*, Andrang *m* **2.** (Blut-)Stauung *f*, Kongestion *f*

active congestion: aktive/arterielle Hyperämie *f*

pulmonary congestion: Lungenstauung *f*

venous congestion: Einflussstauung *f*

con|ges|tive [kən'dʒestɪv] *adj*: kongestiv

con|glu|ti|na|tion [kən,gluːtə'neɪʃn] *noun*: Konglutination *f*, Conglutinatio *f*

con|ic ['kɑnɪk] *adj*: konisch, zapfen-, kegelförmig

co|nid|i|um [kə'nɪdɪəm] *noun, plural* **-dia** [kə'nɪdɪə]: Konidie *f*, Conidium *nt*

co|nio|fi|bro|sis [kəʊnɪəʊfaɪ'brəʊsɪs] *noun*: Koniofibrose *f*, Coniofibrosis *f*

co|ni|o|sis [kəʊnɪ'əʊsɪs] *noun*: Koniose *f*

co|ni|o|spo|ro|sis [kəʊnɪəʊspə'rəʊsɪs] *noun*: Koniosporose *f*

co|ni|ot|o|my [kəʊnɪ'ɑtəmɪ] *noun*: Koniotomie *f*, Konikotomie *f*, (Inter-)Krikothyreotomie *f*

co|ni|o|tox|i|co|sis [kəʊnɪəʊtɑksɪ'kəʊsɪs] *noun*: Koniotoxikose *f*

co|ni|za|tion [kəʊnɪ'zeɪʃn, kɑn-] *noun*: **1.** (*chirurg.*) Konisation *f* **2.** (*gynäkol.*) Portio-, Zervixkonisation *f*

con|ju|gal ['kɑndʒəgəl] *adj*: ehelich, konjugal

con|ju|gate ['kɑndʒə,geɪt]: **I** *noun* **1.** Conjugata *f* **2.** (*chem.*) Konjugat *nt* **II** *adj* **3.** gepaart, (paarweise) verbunden, paarig **4.** (*chem.*) konjugiert

con|ju|ga|tion [kɑndʒə'geɪʃn] *noun*: **1.**

Verbindung *f*, Vereinigung *f*, Verschmelzung *f* **2.** (*genet.*) Konjugation *f* **3.** (*chem.*) Konjugation *f*

con|junc|ti|va [ˌkɑndʒʌŋk'taɪvə] *noun*, *plural* **-vas, -vae** [-viː]: (Augen-)Bindehaut *f*, Konjunktiva *f*, Conjunctiva *f*, Tunica conjunctiva

con|junc|ti|val [ˌkɑndʒʌŋk'taɪvl] *adj*: konjunktival

con|junc|ti|vit|ic [kən,dʒʌŋktə'vaɪtɪk] *adj*: conjunctivitisch, konjunktivitisch

con|junc|ti|vi|tis [kən,dʒʌŋktə'vaɪtɪs] *noun*: Conjunctivitis *f*, Bindehautentzündung *f*, Konjunktivitis *f*

actinic conjunctivitis: Conjunctivitis actinica/photoelectrica, Keratoconjunctivitis/Ophthalmia photoelectrica

acute contagious conjunctivitis: Koch-Weeks-Konjunktivitis *f*, akute kontagiöse Konjunktivitis *f*

acute epidemic conjunctivitis: →*acute contagious conjunctivitis*

allergic conjunctivitis: allergische Konjunktivitis *f*, atopische Konjunktivitis *f*, Conjunctivitis allergica; Heuschnupfen *m*, Heufieber *nt*

anaphylactic conjunctivitis: →*allergic conjunctivitis*

atopic conjunctivitis: →*allergic conjunctivitis*

catarrhal conjunctivitis: Bindehautkatarrh *m*, Conjunctivitis catarrhalis

Egyptian conjunctivitis: →*granular conjunctivitis*

granular conjunctivitis: Trachom(a) *nt*, ägyptische Körnerkrankheit *f*, trachomatöse Einschlusskonjunktivitis *f*, Conjunctivitis (granulosa) trachomatosa

inclusion conjunctivitis: Einschluss-, Schwimmbadkonjunktivitis *f*

meningococcus conjunctivitis: Meningokokkenkonjunktivitis *f*

spring conjunctivitis: Frühjahrskonjunktivitis *f*, Conjunctivitis vernalis

swimming pool conjunctivitis: Einschlussblennorrhoe *f*, Einschlusskonjunktivitis *f*, Schwimmbadkonjunktivitis *f*

trachomatous conjunctivitis: →*granular conjunctivitis*

con|junc|ti|vo|dac|ry|o|cys|tos|to|my [ˌkən,dʒʌŋktɪvəʊ,dækrɪəʊ,sɪs'tɑstəmɪ] *noun*: Konjunktivodakryozystostomie *f*

con|junc|ti|vo|ma [kən,dʒʌŋktɪ'vəʊmə] *noun*: Bindehaut-, Konjunktivaltumor *m*, Conjunctivoma *nt*

con|junc|ti|vo|rhi|nos|to|my [kən,dʒʌŋktɪvəʊraɪ'nɑstəmɪ] *noun*: Konjunkti-

vorhinostomie *f*

con|na|tal ['kʌneɪtl, kə'n-] *adj*: angeboren, konnatal

con|oph|thal|mus [ˌkəʊnɑf'θælməs] *noun*: Hornhautstaphylom *nt*, Konophthalmus *m*

con|san|guine [kɑn'sæŋgwɪn] *adj*: blutsverwandt

con|san|guin|i|ty [ˌkɑnsæŋ'gwɪnətɪ] *noun*: Blutsverwandtschaft *f*, Konsanguinität *f*

con|scious|ness ['kɑnʃəsnɪs] *noun*: Bewusstsein *nt*

con|sen|su|al [kɑn'senʃʊəl, -'senʃəwəl, -'senʃəl] *adj*: **1.** gleichsinnig, übereinstimmend, konsensuell **2.** unwillkürlich, Reflex-

con|ser|va|tive [kɑn'sɜrvətɪv] *adj*: erhaltend, bewahrend, konservierend, konservativ

con|so|nat|ing ['kɑnsəneɪtɪŋ] *adj*: mitklingend, konsonierend

con|stant ['kɑnstənt]: **I** *noun* Konstante *f* **II** *adj* unveränderlich, konstant, gleichbleibend

con|sti|pat|ed ['kɑnstəpeɪtɪd] *adj*: an Verstopfung leidend, verstopft, obstipiert

con|sti|pa|tion [ˌkɑnstə'peɪʃn] *noun*: Verstopfung *f*, Obstipation *f*, Konstipation *f*

con|sti|tu|tion [ˌkɑnstɪ't(j)uːʃn] *noun*: Konstitution *f*

con|sti|tu|tion|al [ˌkɑnstɪ't(j)uːʃənl] *adj*: anlagebedingt, körperlich bedingt, naturgegeben, konstitutionell

con|stric|tion [kən'strɪkʃn] *noun*: **1.** Zusammenziehen *nt*, Einschnüren *nt*, Verengen *nt* **2.** Einengung *f*, Einschnürung *f*, Konstriktion *f*, Striktur *f* **3.** Beschränkung *f*, Beengtheit *f*, Enge *f*

con|stric|tor [kən'strɪktər] *noun*: Konstriktor *m*, Constrictor *m*, Musculus constrictor

con|sul|ta|tion [ˌkɑnsəl'teɪʃn] *noun*: ärztliche Beratung *f*, Konsultation *f*, Konsilium *nt*

con|sump|tion [kən'sʌmpʃn] *noun*: **1.** Verbrauch *m*, Konsumption *f* **2.** Auszehrung *f*, Konsumption *f*

con|sump|tive [kən'sʌmptɪv] *adj*: konsumptiv

con|tact ['kɑntækt]: **I** *noun* Kontakt *m*, Fühlung *f*, Berührung *f*, Verbindung *f* **come into contact with** in Berührung kommen mit **II** *v* sich in Verbindung setzen mit, Kontakt aufnehmen mit, sich wenden an

con|tac|tant [kən'tæktənt] *noun*: Kon-

C

taktallergen *nt*

con|ta|gion [kən'teɪdʒən] *noun*: **1.** Übertragung *f* durch Kontakt **2.** übertragbare Krankheit *f*, kontagiöse Krankheit *f* **3.** kontagiöses Partikel *nt*, Kontagion *nt*, Kontagium *nt*

con|ta|gi|os|i|ty [kən,teɪdʒɪ'ɑsətɪ] *noun*: Übertragbarkeit *f*, Ansteckungsfähigkeit *f*, Kontagiosität *f*

con|ta|gious [kən'teɪdʒəs] *adj*: (direkt) übertragbar, ansteckend, kontagiös; ansteckungsfähig, ansteckend; übertragbar, infektiös

con|ta|gium [kən'teɪdʒ(ɪ)əm] *noun, plural* con|ta|gia [kən'teɪdʒə]: kontagiöses Partikel *nt*, Kontagion *nt*, Kontagium *nt*

con|tam|i|nate [kən'tæmɪneɪt] *v*: verunreinigen, verschmutzen, vergiften, infizieren, verseuchen, kontaminieren

con|tam|i|nat|ed [kən'tæmɪneɪtɪd] *adj*: verschmutzt, verseucht, vergiftet, kontaminiert

con|tam|i|na|tion [kən,tæmɪ'neɪʃn] *noun*: Verseuchung *f*, Verunreinigung *f*; Vergiftung *f*, Kontamination *f*

con|ti|nence ['kɑntnəns] *noun*: **1.** Kontinenz *f* **2.** (sexuelle) Enthaltsamkeit *f*, Zurückhaltung *f*, Mäßigung *f*

fecal/rectal continence: Darm-, Stuhlkontinenz *f*

con|ti|nent ['kɑntnənt] *adj*: **1.** kontinent **2.** (sexuell) enthaltsam, zurückhaltend

con|tra|cep|tion [,kɑntrə'sepʃn] *noun*: Empfängnisverhütung *f*, Konzeptionsverhütung *f*, Antikonzeption *f*, Kontrazeption *f*

con|tra|cep|tive [,kɑntrə'septɪv]: **I** *noun* empfängnisverhütendes Mittel *nt*, Verhütungsmittel *nt*, Kontrazeptivum *nt* **II** *adj* empfängnisverhütend, kontrazeptiv, antikonzeptionell

phased oral contraceptive: Dreistufenpille *f*

sequential oral contraceptive: Sequenzpräparat *nt*

con|tract [kən'trækt]: **I** *vt* (*Muskel*) zusammenziehen, verkürzen, verringern, kontrahieren; (*Pupille*) verengen; verkleinern **II** *vi* (*Muskel*) sich zusammenmenziehen, (sich) kontrahieren; (*Pupille*) sich verengen; sich verkleinern, (ein-)schrumpfen

con|trac|tion [kən'trækʃn] *noun*: Kontraktion *f*, Zusammenziehung *f*; (Muskel-)Kontraktion *f*, Zuckung *f*; Kontrahieren *nt*; (*Pupille*) Verengen *nt*; Schrumpfen *nt*

premature atrial contraction: Vorhof-

extrasystole *f*, atriale Extrasystole *f*

con|trac|ture [kən'træktʃər] *noun*: Kontraktur *f*

cicatricial contracture: Narbenkontraktur *f*

flexion contracture: Flexions-, Beugekontraktur *f*

Volkmann's ischemic contracture: Volkmann-Kontraktur *f*

con|tra|in|di|ca|tion [kɑntrə,ɪndɪ'keɪʃn] *noun*: Gegenanzeige *f*, Gegenindikation *f*, Kontraindikation *f*

con|tra|stim|u|lant [,kɑntrə'stɪmjələnt]: **I** *noun* Beruhigungsmittel *nt* **II** *adj* kontrastimulierend; beruhigend

con|trol [kən'trəʊl]: **I** *noun* **1.** Kontrolle *f* (*of, over* über) lose control over/of die Kontrolle oder Gewalt verlieren über **lose control of oneself** die (Selbst-)Beherrschung verlieren **2.** Selbstbeherrschung *f*; Körperhaltung *f* **II** *v* **3.** beherrschen, unter Kontrolle haben/bringen; bändigen **4.** leiten, lenken, führen, verwalten; regeln, steuern, regulieren

con|tu|sion [kən't(j)uːʒn] *noun*: Prellung *f*, Quetschung *f*, Kontusion *f*, Contusio *f*

cardiac contusion: Herzprellung *f*, Contusio cordis

cerebral contusion: Hirnprellung *f*, Contusio cerebri

contusion of the eyeball: Augapfelprellung *f*, Contusio bulbi

lung contusion: Kontusionslunge *f*, Lungenkontusion *f*

pulmonary contusion: Kontusionslunge *f*, Lungenkontusion *f*

contusion of the spinal cord: Contusio spinalis, Rückenmarkprellung *f*, Rückenmarkquetschung *f*, Contusio medullae spinalis

co|nus ['kəʊnəs] *noun, plural* -ni [-niː, -naɪ]: Zapfen *m*, Konus *m*, Conus *m*

myopic conus: Conus myopicus

con|va|lesce [,kɑnvə'les] *v*: genesen, gesund werden

con|va|les|cence [,kɑnvə'lesəns] *noun*: Genesung *f*, Rekonvaleszenz *f*

con|va|les|cent [,kɑnvə'lesənt]: **I** *noun* Genesende *m/f*, Rekonvaleszent *m* **II** *adj* genesend, rekonvaleszent, Genesungs-, Rekonvaleszenten-

con|ver|tase [kən'vɜrteɪz] *noun*: Convertase *f*

C3 convertase: C3-Konvertase *f*, 4-2-Enzym *nt*

con|vex [kɑn'veks, kən-]: **I** *noun* konvexer Körper *m*, konvexe Fläche *f* **II** *adj* konvex

con|vol|lu|tion [ˌkʌnvəˈluːʃn] noun: **1.** (Gehirn-)Windung f, Gyrus m **2.** Knäuel nt, Konvolut nt
convolutions of cerebellum: Kleinhirnwindungen pl, Folia cerebelli
convolutions of cerebrum: (Groß-) Hirnwindungen pl, Gyri cerebri
con|vul|sant [kənˈvʌlsənt] noun: Konvulsivum nt
con|vul|sion [kənˈvʌlʃn] noun: Krampf m, Zuckung f, Konvulsion f
febrile convulsion: Fieberkrampf m
incidental convulsion: Gelegenheitskrämpfe pl, Okkasionskrämpfe pl
con|vul|si|vant [kənˈvʌlsɪvənt] noun: Konvulsivum nt
con|vul|sive [kənˈvʌlsɪv] adj: krampfartig, krampfend, konvulsiv, konvulsivisch
co|pi|ous [ˈkəʊpɪəs] adj: reichlich, ausgiebig, massenhaft, kopiös
cop|per [ˈkɑpər] noun: Kupfer nt, (chem.) Cuprum
cop|ra|gogue [ˈkɑprəgɔg] noun: Kopragogum nt
cop|re|me|sis [kɑpˈreməsɪs] noun: Koterbrechen nt, Kopremesis f
cop|ro|an|ti|bod|ly [ˌkɑprəˈæntɪbɑdɪ] noun: Koproantikörper m
cop|ro|lith [ˈkɑprəlɪθ] noun: Kotstein m, Koprolith m
cop|ro|ma [kɑpˈrəʊmə] noun: Kotgeschwulst f, Fäkulom nt, Koprom nt, Sterkorom nt
cop|ro|por|phyr|ia [ˌkɑprəpɔːrˈfɪərɪə] noun: Koproporphyrie f
cop|ro|por|phy|rin [ˌkɑprəˈpɔːrfərɪn] noun: Koproporphyrin nt
cop|ro|por|phy|rin|u|ria [ˌkɑprə,pɔːrfərɪˈn(j)ʊərɪə] noun: Koproporphyrinurie f
co|pros|ta|nol [kəˈprɑstənəl, -nəʊl] noun: Koprostanol nt, -sterin nt
co|pros|ta|sis [kəˈprɑstəsɪs] noun: Koprostase f
co|pros|ter|ol [kəˈprɑstərɔl, -rəʊl] noun: →coprostanol
cop|u|la|tion [ˌkɑpjəˈleɪʃn] noun: **1.** Geschlechtsverkehr m, Beischlaf m, Koitus m, Coitus m **2.** (biolog.) Paarung f, Begattung f, Kopulation f
cor [kɔːr] noun: Herz nt; (anatom.) Cor nt, Cardia f
cor pulmonale: Cor pulmonale
cor|a|ci|di|um [ˌkɔːrəˈsɪdɪəm] noun, plural -dia [kɔːrəˈsɪdɪə]: Wimperlarve f, Flimmerlarve f, Korazidium nt, Coracidium nt
cor|a|co|a|cro|mi|al [ˌkɔːrəkəʊəˈkrəʊmɪəl] adj: korakoakromial

cor|a|co|bra|chi|al [ˌkɔːrəkəʊəˈbreɪkɪəl] adj: korakobrachial
cor|a|co|cla|vic|u|lar [ˌkɔːrəkəʊəkləˈvɪkjələr] adj: korakoklavikulär
cor|a|co|hu|mer|al [ˌkɔːrəkəʊəˈ(h)juːmərəl] adj: korakohumeral
cor|a|coid [ˈkɔːrəkɔɪd, ˈkɑr-]: I noun Processus coracoideus II adj rabenschnabelförmig, korakoid
cor|a|coid|i|tis [ˌkɔːrəkɔɪˈdaɪtɪs] noun: Korakoiditis f
cor|asth|ma [kɔːrˈæzmə] noun: Heufieber nt, Heuschnupfen m
cord [kɔːrd] noun: **1.** (anatom.) Strang m, Band nt, Chorda f **2.** Leine f, Kordel f, Strang m, Schnur f
cervical cord: Halsmark nt, Pars cervicalis medullae spinalis
sacral cord: Sakralmark nt, Pars sacralis medullae spinalis, Sacralia pl
spermatic cord: Samenstrang m, Funiculus spermaticus
tendinous cords of heart: Chordae tendineae cordis
umbilical cord: Nabelstrang m, -schnur f, Chorda/Funiculus umbilicalis
vocal cord: Stimmlippe f, -falte f, Plica vocalis
cor|dec|to|my [kɔːrˈdektəmɪ] noun: Chordektomie f
cor|di|tis [kɔːrˈdaɪtɪs] noun: Samenstrangentzündung f, Funikulitis f, Funiculitis f
cor|do|to|my [kɔːrˈdatəmɪ] noun: **1.** Stimmlippendurchtrennung f, Chordotomie f **2.** Durchtrennung f der Schmerzbahn, Chordotomie f
core [kɔːr, kəʊr] noun: Kern m; das Innerste
cor|ec|ta|sis [kəʊrˈektəsɪs] noun: (pathologische) Pupillenerweiterung f, Korektasie f
cor|ec|to|my [kəʊrˈektəmɪ] noun: Iridektomie f
cor|ec|to|pia [kəʊrekˈtəʊpɪə] noun: Korektopie f, Ektopia pupillae
cor|e|ly|sis [kəʊrˈelɪsɪs] noun: Korelyse f
cor|e|mor|pho|sis [ˌkəʊrɪmɔːrˈfəʊsɪs] noun: operative Pupillenbildung f, Koremorphose f
cor|en|cli|sis [ˌkəʊrenˈklaɪsɪs] noun: Iridenkleisis f
cor|e|praxy [ˌkəʊrɪˈpræksɪ] noun: Koreopraxie f
cor|e|to|my [kəʊˈretəmɪ] noun: Iridotomie f
cor|i|um [ˈkɔːrɪəm, ˈkəʊr-] noun, plural -ria [-rɪə]: Lederhaut f, Korium nt, Corium nt, Dermis f

corn [kɔːrn] *noun*: **1.** Hühnerauge *nt*, Leichdorn *m*, Klavus *m*, Clavus *m* **2.** (Samen-, Getreide-)Korn *nt*

cor|ne|a ['kɔːrnɪə] *noun*: (Augen-)Hornhaut *f*, Kornea *f*, Cornea *f*
conical cornea: Hornhautkegel *m*, Keratokonus *m*

cor|ne|al ['kɔːrnɪəl] *adj*: (*Auge*) korneal

cor|ne|i|tis [kɔːrnɪˈaɪtɪs] *noun*: Keratitis *f*, Hornhautentzündung *f*

cor|ne|o|i|ri|tis [ˌkɔːrnɪəʊaɪˈraɪtɪs] *noun*: Korneoiritis *f*, Iridokeratitis *f*, Keratoiritis *f*

cor|ne|o|scle|ra [ˌkɔːrnɪəʊˈsklɪərə] *noun*: Kornea und Sklera, Korneosklera *f*

cor|ne|o|scle|ral [ˌkɔːrnɪəʊˈsklɪərəl] *adj*: (*Auge*) korneoskleral, sklerokorneal

cor|ni|fi|ca|tion [ˌkɔːrnəfɪˈkeɪʃn] *noun*: Verhornung *f*, Verhornen *nt*, Keratinisation *f*

cor|ni|fied ['kɔːrnəfaɪd] *adj*: verhornt, verhornend

cor|nu ['kɔːrn(j)uː] *noun*, *plural* **-nua** [-nˌjuːə]: Horn *nt*, Cornu *nt*

cor|nu|al ['kɔːrn(j)əwəl] *adj*: Horn/Cornu betreffend

co|ro|na [kəˈrəʊnə] *noun*, *plural* **-nas**, **-nae** [-niː]: Kranz *m*, Corona *f*
dental corona: (Zahn-)Krone *f*, Corona dentis
corona of glans (penis): Peniskorona *f*, Corona glandis penis

co|ro|nal [kəˈrəʊnl, 'kɔːrənl, 'kɑr-] *adj*: **1.** koronal, Kranz- **2.** koronal, Kronen-

co|ro|na|rism ['kɔːrənærɪzəm] *noun*: **1.** Koronarinsuffizienz *f* **2.** Stenokardie *f*, Angina pectoris

co|ro|na|ri|tis [ˌkɔːrənəˈraɪtɪs] *noun*: Koronaritis *f*, Koronararterienentzündung *f*, Koronarangiitis *f*

co|ro|na|ry ['kɔːrəneri, 'kɑr-]: I *noun*, *plural* **-nar|ies** Koronararterie *f*, (Herz-)Kranzarterie *f*, (Herz-)Kranzgefäß *nt*, Koronarie *f*, Arteria coronaria II *adj* **1.** kranz-, kronenähnlich oder -förmig **2.** koronar, Koronar(arterien)-

Co|ro|na|vi|ri|i|dae [ˌkɔːrənəˈvɪrədiː, -'vaɪr-] *plural*: Coronaviridae *pl*

co|ros|co|py [kəˈrɑskəpɪ] *noun*: Retinoskopie *f*, Skiaskopie *f*

co|rot|o|my [kəˈrɑtəmɪ] *noun*: Iridektomie *f*

cor|po|re|al [kɔːrˈpɔːrɪəl, -'pəʊr-] *adj*: physisch, körperlich

corpse [kɔːrps] *noun*: Leiche *f*, Leichnam *m*

cor|pu|lence ['kɔːrpjələns] *noun*: Beleibtheit *f*, Korpulenz *f*

cor|pu|lent ['kɔːrpjələnt] *adj*: beleibt, füllig, korpulent

cor|pus ['kɔːrpəs] *noun*, *plural* **-po|ra** [-pərə]: Körper *m*, Corpus *nt*
corpus of uterus: Gebärmutterkörper *m*, Corpus uteri

cor|pus|cle ['kɔːrpəsl, -pʌsl] *noun*: **1.** Körperchen *nt*, Korpuskel *nt*, Corpusculum *nt* **2.** Masse-, Elementarteilchen *nt*, Korpuskel *nt*
Donné's corpuscles: Donné-Körperchen *pl*, Kolostrumkörperchen *pl*
lamellar corpuscles: Vater-Pacini-(Lamellen-)Körperchen *pl*, Corpuscula lamellosa
tactile corpuscles: Meissner-(Tast-)Körperchen *pl*, Corpuscula tactus
Vater-Pacini corpuscles: Vater-Pacini-(Lamellen-)Körperchen *pl*, Corpuscula lamellosa

cor|pus|cu|lar [kɔːrˈpʌskjələr] *adj*: korpuskular

cor|ri|gent ['kɔːrɪdʒənt]: I *noun* (Geschmacks-)Korrigens *nt*, Corrigentium *nt* II *adj* korrigierend, verbessernd, mildernd

cor|rode [kəˈrəʊd] *v*: anfressen, zerfressen, ätzen, korrodieren

cor|ro|sion [kəˈrəʊʒn] *noun*: Korrosion *f*

cor|tex ['kɔːrteks] *noun*, *plural* **-ti|ces** [-tɪsiːz]: Rinde *f*, Kortex *m*, Cortex *m*
adrenal cortex: Nebennierenrinde *f*, Cortex glandulae suprarenalis
cerebellar cortex: Kleinhirnrinde *f*, Cortex cerebelli
cerebral cortex: Hirnrinde *f*, Kortex *m*, Cortex cerebri
cortex of lens: Linsenrinde *f*, Cortex lentis
cortex of lymph node: Lymphknotenrinde *f*, Cortex nodi lymphoidei
renal cortex: Nierenrinde *f*, Cortex renis
suprarenal cortex: Nebennierenrinde *f*, Cortex glandulae suprarenalis

cor|tex|one [kɔːrˈteksəʊn] *noun*: Desoxycorticosteron *nt*, Desoxykortikosteron *nt*, Cortexon *nt*

cor|ti|ad|re|nal [ˌkɔːrtɪəˈdriːnl] *adj*: adrenokortikal, adrenocortical

cor|ti|cal ['kɔːrtɪkl] *adj*: kortikal

cor|ti|cec|to|my [ˌkɔːrtɪˈsektəmɪ] *noun*: Kortikektomie *f*, Tupektomie *f*

cor|ti|co|ad|re|nal [ˌkɔːrtɪkəʊəˈdriːnl] *adj*: adrenokortikal, adrenocortical

cor|ti|co|bul|bar [ˌkɔːrtɪkəʊˈbʌlbər, -bɑːr] *adj*: kortikobulbär

cor|ti|co|cer|e|bel|lar [ˌkɔːrtɪkəʊˌserəˈbelər] *adj*: kortikozerebellar

cor|ti|co|cer|e|bral [ˌkɔːrtɪkəʊˈserəbrəl]

adj: Großhirnrinden-, Kortiko-
cor|ti|co|di|en|ce|phal|ic [ˌkɔːrtɪkəʊˌdaɪ-ənsəˈfælɪk] *adj*: kortikodienzephal
cor|ti|coid [ˈkɔːrtɪkɔɪd] *noun*: Kortikoid *nt*, Corticoid *nt*
cor|ti|co|lib|er|in [ˌkɔːrtɪkəʊˈlɪbərɪn] *noun*: Kortikoliberin *nt*, Corticoliberin *nt*
cor|ti|co|med|ul|lar|y [ˌkɔːrtɪkəʊməˈdʌ-ləri, kɔːrtɪkəʊˈmedəˌleriː] *adj*: kortikomedullär
cor|ti|co|mes|en|ce|phal|ic [ˌkɔːrtɪkəʊ-ˌmesənsəˈfælɪk] *adj*: kortikomesencephal
cor|ti|co|nu|cle|ar [ˌkɔːrtɪkəʊˈn(j)uː-klɪər] *adj*: kortikobulbär
cor|ti|co|pon|tine [ˌkɔrtɪkəʊˈpʌntaɪn, -tiːn] *adj*: kortikopontin
cor|ti|co|spi|nal [ˌkɔːrtɪkəʊˈspaɪnl] *adj*: kortikospinal
cor|ti|co|ster|oid [ˌkɔːrtɪkəʊˈsterɔɪd, -ˈstɪər-] *noun*: Kortiko-, Corticosteroid *nt*
cor|ti|cos|ter|one [ˌkɔːrtɪˈkæstərəʊn] *noun*: Kortiko-, Corticosteron *nt*
cor|ti|co|thal|am|ic [ˌkɔːrtɪkəʊθəˈlæmɪk] *adj*: kortikothalamisch
cor|ti|co|troph|ic [ˌkɔːrtɪkəʊˈtrɑfɪk] *adj*: kortikotrop, kortikotroph
cor|ti|co|tro|phin [ˌkɔːrtɪkəʊˈtrɑfɪn] *noun*: → corticotropin
cor|ti|co|trop|ic [ˌkɔːrtɪkəʊˈtrɑpɪk] *adj*: kortikotrop, kortikotroph
cor|ti|co|tro|pin [ˌkɔːrtɪkəʊˈtrəʊpɪn] *noun*: Kortikotropin *nt*, -trophin *nt*, Corticotrophin(um) *nt*, (adreno-)corticotropes Hormon *nt*, Adrenokortikotropin *nt*
cor|ti|sol [ˈkɔːrtɪsɒl, -səʊl] *noun*: Kortisol *nt*, Cortisol *nt*, Hydrocortison *nt*
cor|ti|sone [ˈkɔːrtɪzəʊn] *noun*: Kortison *nt*, Cortison *nt*
cortisone-sensitive *adj*: cortisonempfindlich, kortisonempfindlich
Cor|y|ne|bac|te|ri|um [ˌkɔːrənɪbækˈtɪə-rɪəm] *noun*: Corynebacterium *nt*
Corynebacterium acnes: Corynebacterium acnes
Corynebacterium diphtheriae: Diphtheriebazillus *m*, Klebs-Löffler-Bazillus *m*, Löffler-Bazillus *m*, Corynebacterium diphtheriae
cor|y|ne|form [kəˈrɪnəfɔːrm] *adj*: keulenförmig, koryneform
cor|y|za [kəˈraɪzə] *noun*: Virusschnupfen *m*, Schnupfen *m*, Nasenkatarrh *m*, Nasenkatarr *m*, Koryza *f*, Coryza *f*, Rhinitis acuta
cos|tal [ˈkɑstl, ˈkɔstl] *adj*: kostal

cos|tal|gia [kɑsˈtældʒ(ɪ)ə] *noun*: Rippenschmerz *m*, Kostalgie *f*
cos|tec|to|my [kɑsˈtektəmɪ] *noun*: Rippenresektion *f*
cos|ti|spi|nal [ˌkɑstɪˈspaɪnl] *adj*: kostospinal, spinokostal
cos|tive [ˈkɑstɪv, ˈkɔs-] *adj*: verstopft, obstipiert
cos|tive|ness [ˈkɑstɪvnɪs] *noun*: Verstopfung *f*, Obstipation *f*, Obstructio alvi
cos|to|chon|dral [ˌkɑstəˈkɑndrəl] *adj*: kostochondral, chondrokostal
cos|to|chon|dri|tis [ˌkɑstəkənˈdraɪtɪs] *noun*: Rippenknorpelentzündung *f*, Kostochondritis *f*
cos|to|cla|vic|u|lar [ˌkɑstəklæˈvɪkjələr] *adj*: kostoklavikulär, kostoklavikular
cos|to|pleu|ral [ˌkɑstəˈplʊərəl] *adj*: kostopleural
cos|to|scap|u|lar [ˌkɑstəˈskæpjələr] *adj*: kostoskapular, skapulokostal
cos|to|ster|nal [ˌkɑstəˈstɜrnl] *adj*: kostosternal, sternokostal
cos|to|ster|no|plas|ty [ˌkɑstəˈstɜrnə-plæstɪ] *noun*: Rippen-Sternum-Plastik *f*, Kostosternoplastik *f*
cos|tot|o|my [kɑsˈtɑtəmɪ] *noun*: Rippendurchtrennung *f*, Kostotomie *f*
cos|to|trans|ver|sec|to|my [ˌkɑstəˌtrænz-vərˈsektəmɪ] *noun*: Kostotransversektomie *f*
cos|to|ver|te|bral [ˌkɑstəˈvɜrtəbrəl] *adj*: kostovertebral, kostozentral, vertebrokostal
co|trans|mit|ter [ˌkəʊtrænsˈmɪtər] *noun*: Cotransmitter *m*
co|trans|port [kəʊˈtrænspɔːrt, -pəʊrt] *noun*: gekoppelter Transport *m*, Cotransport *m*, Symport *m*
co-trimoxazole *noun*: Cotrimoxazol *nt*
cot|ton|pox [ˈkʌtnpɑks] *noun*: Alastrim *nt*, weiße Pocken *pl*, Variola minor
cot|y|le|don [ˌkɑtəˈliːdn] *noun*: Zottenbaum *m*, Plazentalappen *m*, Cotyledo *f*, Kotyledo *f*, Cotyledone *f*
cot|y|loid [ˈkɑtlɔɪd] *adj*: azetabulär, azetabular
cough [kɒf, kɑf]: I *noun* 1. Husten *m* have a cough Husten haben 2. Husten *nt* II *vt* husten, abhusten, aushusten III *vi* husten
whooping cough: Keuchhusten *m*, Pertussis *f*, Tussis convulsiva
cou|lomb [ˈkuːlɑm, kuːˈlɑm] *noun*: Coulomb *nt*
cou|ma|rin [ˈkuːmərɪn] *noun*: 1. Kumarin *nt*, Cumarin *nt* 2. Kumarinderivat *nt*
coun|sel|ling [ˈkaʊnsəlɪŋ] *noun*: Beratung *f*

count [kaʊnt]: **I** *noun* Zählung *f*, Zählen *nt*, Berechnung *f*, Rechnung *f* **II** *vt* zählen, auszählen, rechnen **III** *vi* rechnen

blood count: Blutbild *nt*

complete blood count: großes Blutbild *nt*

differential count: Differentialblutbild *nt*

differential blood count: Differentialblutbild *nt*

erythrocyte count: Erythrozytenzahl *f*

full blood count: großes Blutbild *nt*

granulocyte count: Granulozytenzahl *f*

leukocyte count: Leukozytenzahl *f*

platelet count: Thrombozytenzahl *f*

red blood count: Erythrozytenzahl *f*

red cell count: Erythrozytenzahl *f*

white blood count: Leukozytenzahl *f*

white cell count: Leukozytenzahl *f*

counlter ['kaʊntər] *noun*: Zähler *m*, Zählvorrichtung *f*, Zählgerät *nt*

counlterlclocklwise [ˌkaʊntər'klɒkwaɪz] *adj*: gegen den Uhrzeigersinn, nach links

counlterlellecltrolpholrelsis [ˌkaʊntərɪˌlektrəʊfə'riːsɪs] *noun*: →*counterimmunoelectrophoresis*

counlterlimlmulnolellecltrolpholrelsis [ˌkaʊntərˌɪmjənəʊɪˌlektrəʊfə'riːsɪs] *noun*: Gegenstromelektrophorese *f*, Gegenstromimmunoelektrophorese *f*

counlterlpoilson ['kaʊntər pɔɪzən] *noun*: Antidot *nt*

counlterlstain ['kaʊntərsteɪn]: **I** *noun* Gegen-, Kontrastfärbung *f* **II** *v* gegenfärben

counlterltranslferlence [ˌkaʊntərtrænz'fɜːrəns] *noun*: Gegenübertragung *f*

counlterltranslport [ˌkaʊntər'trænspɔːrt] *noun*: Austauschtransport *m*, Gegentransport *m*, Countertransport *m*, Antiport *m*

covler ['kʌvər] *noun*: **1.** Decke *f*; Abdeckung *f*, Bedeckung *f*; Deckel *m* **2.** →*coverage*

covlerlage ['kʌv(ə)rɪdʒ] *noun*: Abdeckung *f*, antibiotische Abdeckung *f*

cowlperlitis [kaʊpə'raɪtɪs] *noun*: Cowperitis *f*

cowlpox ['kaʊpɒks] *noun*: Kuhpocken *pl*

coxla ['kɒksə] *noun, plural* **coxlae** ['kɒk↓siː]: Hüfte *f*, Hüftregion *f*, Coxa *f*, Regio coxalis

coxlallgia [kɒk'sældʒ(ɪ)ə] *noun*: **1.** Hüft(gelenk)schmerz *m*, Koxalgie *f*, Coxalgia *f* **2.** Koxarthrose *f*, Coxarthrosis *f*, Arthrosis deformans coxae, Malum coxae senile **3.** Hüftgelenk(s)entzündung *f*, Koxitis *f*, Coxitis *f*, Kox-, Coxarthritis *f*

coxlarlthritlic [ˌkɒksɑːr'θraɪtɪk] *adj*: koxitisch, koxarthritisch

coxlarlthriltis [ˌkɒksɑːr'θraɪtɪs] *noun*: Koxitis *f*, Hüftgelenksentzündung *f*, Coxitis *f*, Koxarthritis *f*, Coxarthritis *f*

coxlarlthrolsis [kɒksɑːr'θrəʊsɪs] *noun*: Koxarthrose *f*, Coxarthrosis *f*, Arthrosis deformans coxae, Malum coxae senile

Coxlilellla [kɒksɪ'elə] *noun*: Coxiella *f*

coxlitlic [kɒk'saɪtɪk] *adj*: koxitisch, koxarthritisch

coxliltis [kɒk'saɪtɪs] *noun*: Koxitis *f*, Hüftgelenksentzündung *f*, Coxitis *f*, Koxarthritis *f*, Coxarthritis *f*

coxlolfemlolral [ˌkɒksəʊ'femərəl] *adj*: koxofemoral

coxloltulberlcullolsis [ˌkɒksəʊt(j)ʊˌbɜːrkjə'ləʊsɪs] *noun*: Hüftgelenktuberkulose *f*, tuberkulöse Koxitis *f*, Coxitis tuberculosa

coxlsacklielvilrus [kɒk'sækɪvaɪrəs] *noun*: Coxsackievirus *nt*

cramp [kræmp] *noun*: (Muskel-)Krampf *m*, Crampus *m*, Krampus *m*; Spasmus *m*

heat cramps: Hitzekrämpfe *pl*

writer's cramp: Schreibkrampf *m*, Graphospasmus *m*, Mogigraphie *f*, Mogigrafie *f*

cralnilal ['kreɪnɪəl] *adj*: kranial

cralnilecltolmy [kreɪnɪ'ektəmɪ] *noun*: Kraniektomie *f*

cralnilolcele ['kreɪnɪəʊsiːl] *noun*: Enzephalozele *f*

cralniIolcerlelbral [ˌkreɪnɪəʊ'serəbrəl] *adj*: kraniozerebral

cralnilolcleildoldyslosltolsis [ˌkreɪnɪəʊˌklaɪdəʊdɪsas'təʊsɪs] *noun*: Klavikuladefekt *m*, Scheuthauer-Marie-Sainton-Syndrom *nt*, Dysostosis cleidocranialis

cralnilolfalcial [ˌkreɪnɪəʊ'feɪʃl] *adj*: kraniofazial

cralnilolmallalcia [ˌkreɪnɪəmə'leɪʃ(ɪ)ə] *noun*: Schädel(knochen)erweichung *f*, Kraniomalazie *f*

cralnilolmelninlgolcele [ˌkreɪnɪəʊmɪ'nɪŋgəsiːl] *noun*: Kraniomeningozele *f*

cralnilolmeltry [ˌkreɪnɪ'amətrɪ] *noun*: Schädelmessung *f*, Kraniometrie *f*

cralnilolpalgus [ˌkreɪnɪəʊ'apəgəs] *noun, plural* **-gi** [-gaɪ, -dʒaɪ]: Kraniopagus *m*

cralnilolplalthy [ˌkreɪn'apəθɪ] *noun*: Schädel(knochen)erkrankung *f*, Kraniopathie *f*

cralnilolphalrynlgilolma [ˌkreɪnɪəʊfəˌrɪndʒɪ'əʊmə] *noun*: Kraniopharyngiom *nt*, Erdheim-Tumor *m*

cra|ni|o|plas|ty ['kreɪnɪəʊplæstɪ] *noun*: Schädelplastik *f*, Kranioplastik *f*

cra|ni|or|rha|chis|chi|sis [ˌkreɪnɪəʊrə-'kɪskəsɪs] *noun*: Schädel- und Wirbelsäulenspalte *f*, Kraniorrhachischisis *f*

cra|ni|o|sa|cral [ˌkreɪnɪəʊ'seɪkrəl] *adj*: kraniosakral

cra|ni|os|chi|sis [ˌkreɪnɪ'askəsɪs] *noun*, *plural* **-ses** [-siːz]: Schädelspalte *f*, Kranioschisis *f*, Cranium bifidum

cra|ni|o|scle|ro|sis [ˌkreɪnɪəʊsklɪ'rəʊsɪs] *noun*: Kraniosklerose *f*

cra|ni|os|co|py [kreɪnɪ'askəpɪ] *noun*: Kranioskopie *f*

cra|ni|o|spi|nal [ˌkreɪnɪəʊ'spaɪnl] *adj*: kraniospinal

cra|ni|o|ste|no|sis [ˌkreɪnɪəʊstɪ'nəʊsɪs] *noun*: Kraniostenose *f*

cra|ni|os|to|sis [ˌkreɪnɪ'astəsɪs] *noun*, *plural* **-ses** [-siːz]: Kraniostose *f*

cra|ni|o|syn|os|to|sis [ˌkreɪnɪəʊˌsɪnas-'təʊsɪs] *noun*, *plural* **-ses** [-siːz]: Kraniosynostose *f*

cra|ni|o|to|my [ˌkreɪnɪ'atəmɪ] *noun*: Trepanation *f*

cra|ni|o|tym|pan|ic [ˌkreɪnɪəʊtɪm'pænɪk] *adj*: kraniotympanal

cra|ni|o|ver|te|bral [ˌkreɪnɪəʊ'vɜrtəbrəl] *adj*: kraniovertebral

cra|ni|um ['kreɪnɪəm] *noun*, *plural* **-nia** [-nɪə]: Schädel *m*, Kranium *nt*, Cranium *nt*

cream [kriːm]: I *noun* Creme *f*, Krem *f*, Kreme *f* II *adj* creme, cremefarben, krem, kremfarben

leukocyte cream: Leukozytenmanschette *f*

cre|a|tine ['kriːətiːn, -tɪn] *noun*: Kreatin *nt*, Creatin *nt*, α-Methylguanidinoessigsäure *f*

creatine phosphate: Kreatin-, Creatinphosphat *nt*, Phosphokreatin *nt*

cre|a|tin|e|mia [krɪətɪ'niːmɪə] *noun*: Kreatinämie *f*, Creatinämie *f*

cre|a|ti|nine [krɪ'ætəniːn, -nɪn] *noun*: Kreatinin *nt*, Creatinin *nt*

cre|a|tin|u|ria [ˌkrɪətɪ'n(j)ʊərɪə] *noun*: Kreatinurie *f*

cre|a|tor|rhea [ˌkrɪətə'rɪə] *noun*: Kreatorrhö *f*

cre|a|to|tox|ism [ˌkrɪətə'taksɪzəm] *noun*: Fleischvergiftung *f*

cre|mas|ter [krɪ'mæstər] *noun*: Hodenheber *m*, Kremaster *m*, Musculus cremaster

cre|mas|ter|ic [ˌkremə'sterɪk] *adj*: Kremaster-

cre|na ['kriːnə, 'krenə] *noun*, *plural* **-nae** [-niː]: Furche *f*, Spalte *f*, Rinne *f*,

Crena *f*

cre|nate ['kriːneɪt] *adj*: gekerbt, gefurcht

cren|o|cyte ['kriːnəsaɪt] *noun*: Stechapfelform *f*, Echinozyt *m*

crep|i|ta|tion [krepɪ'teɪʃn] *noun*: **1.** Knistern *nt*, Knarren *nt* **2.** (*Lunge*) Knistern *nt*, Knisterrasseln *nt*, Krepitation *f*, Crepitatio *f*, Crepitus *m* **3.** (*Fraktur*) Reiben *nt*, Reibegeräusch *nt*, Krepitation *f*, Crepitatio *f*, Crepitus *m*

crep|i|tus ['krepɪtəs] *noun*: Knistern *nt*, Knisterrasseln *nt*, Krepitation *f*, Crepitatio *f*, Crepitus *m*; Knochenreiben *nt*, Krepitation *f*, Crepitatio *f*

bony crepitus: Knochenreiben *nt*, Crepitus *m*

cres|cent ['kresənt]: I *noun* Halbmond *m*, halbmondförmige Struktur *f* II *adj* halbmond-, (mond-)sichelförmig

crescent of Giannuzzi: →*serous crescent*

serous crescent: (von) Ebner-Halbmond *m*, seröser Halbmond *m*, Giannuzzi-Halbmond *m*, Heidenhain-Halbmond *m*

cres|cen|tic [krɪ'sentɪk] *adj*: semilunar, halbmondförmig

crest [krest] *noun*: (Knochen-)Leiste *f*, Kamm *m*, Crista *f*

iliac crest: Becken-, Darmbeinkamm *m*, Crista iliaca

supraventricular crest: (*Herz*) supraventrikuläre Muskelleiste *f*, Crista supraventricularis

cre|tin|ism ['kriːtnɪzəm] *noun*: Kretinismus *m*

crib|ri|form ['krɪbrəfɔːrm] *adj*: siebförmig, siebartig, kribriform, kribrös

cri|co|ar|y|te|noid [ˌkraɪkəʊˌærɪ'tiːnɔɪd, -ə'rɪtnɔɪd] *adj*: krikoarytänoid

cri|coid ['kraɪkɔɪd]: I *noun* Ring-, Krikoidknorpel *m*, Cartilago cricoidea II *adj* ringförmig, krikoid, cricoid, Krikoidknorpel-

cri|coi|dec|to|my [kraɪkɔɪ'dektəmɪ] *noun*: Ringknorpelexzision *f*, Krikoidektomie *f*

cri|co|pha|ryn|ge|al [ˌkraɪkəʊfə'rɪndʒɪəl, kraɪkəʊˌfærɪn'dʒiːəl] *adj*: krikopharyngeal

cri|co|thy|re|ot|o|my [ˌkraɪkəʊˌθaɪrɪ'atəmɪ] *noun*: Krikothyreotomie *f*

cri|co|thy|roid [ˌkraɪkəʊ'θaɪrɔɪd] *adj*: krikothyreoid, krikothyroid, krikothyroidal

cri|co|thy|roid|ot|o|my [ˌkraɪkəʊˌθaɪrɔɪ-'datəmɪ] *noun*: Koniotomie *f*

cri|co|thy|rot|o|my [ˌkraɪkəʊθaɪ'ratəmɪ] *noun*: Koniotomie *f*

cri|cot|o|my [kraɪ'katəmɪ] *noun*: Krikotomie *f*

cri|co|tra|cheal [ˌkraɪkəʊ'treɪkɪəl] *adj*: krikotracheal

cri|co|tra|chel|ot|o|my [ˌkraɪkəʊˌtreɪkɪ- 'atəmɪ] *noun*: Krikotracheotomie *f*

cri|sis ['kraɪsɪs] *noun, plural* **cri|ses** ['kraɪsiːz]: Krise *f*, Crisis *f*

adolescent crisis: Pupertäts-, Adoleszentenkrise *f*

blast crisis: Blastenschub *m*, Blastenkrise *f*

hemolytic crisis: hämolytische Krise *f*

hypercalcemic crisis: hyperkalzämische/hyperparathyreoide Krise *f*, akuter Hyperparathyr(e)oidismus *m*

hypertensive crisis: Blutdruckkrise *f*, Hochdruckkrise *f*, hypertensive Krise *f*, hypertone Krise *f*

myoblast crisis: Myeloblastenkrise *f*, Myeloblastenschub *m*

thyrotoxic crisis: thyreotoxische/hyperthyreote Krise *f*, Basedow-Krise *f*

crit|i|cal ['krɪtɪkəl] *adj*: unsicher, bedenklich, prekär

cro|mo|lyn ['krəʊməlɪn] *noun*: Cromoglicinsäure *f*, Cromoglycinsäure *f*, Cromolyn *nt*

cross [krɔs, krɑs] *noun*: **I** *noun* Kreuzung *f*, Kreuzungsprodukt *nt* (*between* zwischen) **II** *adj* Kreuzungs- **III** *vt* kreuzen **III** *vi* sich kreuzen (lassen); Gene austauschen

cross|birth ['krɔsbɜrθ, 'krɑs-] *noun*: Querlage *f*

cross|bite ['krɔsbaɪt] *noun*: Kreuzbiss *m*

cross-eye *noun*: Einwärtsschielen *nt*, Esotropie *f*, Strabismus internus, Strabismus convergens

cross-immunity *noun*: Kreuzimmunität *f*

cross|ing ['krɔsɪŋ, 'krɑs-] *noun*: **1.** Kreuzen *nt*, Kreuzung *f* **2.** Durch-, Überquerung *f*

crossing-over *noun*: Chiasmabildung *f*, Faktorenaustausch *m*, Crossing-over *nt*

cross|match ['krɔsmætʃ]: **I** *noun* Kreuzprobe *f* **II** *v* kreuzen

cross-matching *noun*: Kreuzprobe *f*

cross-react *v*: kreuzreagieren

cross-reaction *noun*: Kreuzreaktion *f*

cross-resistance *noun*: Kreuzresistenz *f*

cross-tolerance *noun*: Kreuztoleranz *f*

croup [kruːp] *noun*: **1.** Krupp *m*, Croup *m* **2.** echter Krupp *m*, diphtherischer Krupp *m* **3.** falscher Krupp *m*, Pseudokrupp *m*

diphtheritic croup: echter Krupp *m*, diphtherischer Krupp *m*

croup|ous ['kruːpəs] *adj*: **1.** →*croupy* **2.** pseudomembranös, entzündlich-fibrinös

croup|y ['kruːpɪ] *adj*: kruppartig, kruppähnlich, kruppös

crow|ing ['krəʊɪŋ] *noun*: Reprise *f*

crown [kraʊn] *noun*: **1.** Scheitel *m*, Wirbel *m* (des Kopfes), Corona *f* **2.** →*anatomical crown*

anatomical crown: anatomische (Zahn-)Krone *f*, Corona dentis

ciliary crown: Strahlenkranz *m*, Corona ciliaris

clinical crown: klinische Zahnkrone *f*, klinische Zahnkrone *f*, Corona clinica

dental crown: (Zahn-)Krone *f*, Corona dentis

jacket crown: Jacketkrone *f*, Mantelkrone *f*

cru|ci|ate ['kruːʃɪət, -ʃeɪt] *adj*: kreuzförmig

cru|ci|form ['kruːsəfɔːrm] *adj*: kreuzförmig

cru|or ['kruːɔːr] *noun*: Blutgerinnsel *nt*, Kruor *m*, Cruor sanguinis

cru|ral ['kruərəl] *adj*: krural

cru|ro|tal|lar [ˌkruərəʊ'teɪlər] *adj*: talokrural

crus [krʌs, kruːs] *noun, plural* **cru|ra** ['kruərə]: Schenkel *m*, Unterschenkel *m*, Crus *nt*

crus of clitoris: Klitoris-, Clitorisschenkel *m*, Crus clitoridis

crus of penis: Schwellkörperschenkel *m*, Crus penis

crust [krʌst]: **I** *noun* Kruste *f*, Borke *f*, Grind *nt*, Schorf *m*, Crusta *f* **II** *adj* →*crusted* **III** *v* verkrusten, eine Kruste/ein Grind bilden

milk crust: Milchschorf *m*, frühexsudatives Ekzematoid *nt*, konstitutionelles Säuglingsekzem *nt*, Crusta lactea, Eccema infantum

crus|ta ['krʌstə] *noun, plural* **-tae** [-tiː, -taɪ]: Kruste *f*, Borke *f*, Grind *nt*, Schorf *m*, Crusta *f*

crust|ed ['krʌstɪd] *adj*: verkrustet, krustig

cry|al|ge|sia [ˌkraɪæl'dʒiːzɪə] *noun*: Kälteschmerz *m*, Kryalgesie *f*

cry|es|the|sia [ˌkraɪes'θiːʒ(ɪ)ə] *noun*: **1.** Kälteempfindung *f*, Kryästhesie *f* **2.** Kälteüberempfindlichkeit *f*, Kryästhesie *f*

cry|mo|ther|a|py [ˌkraɪməʊ'θerəpɪ] *noun*: Kryotherapie *f*

cry|o|an|es|the|sia [ˌkraɪəʊˌænəs'θiːʒə] *noun*: Kälteanästhesie *f*, Kryoanästhesie *f*

cry|o|cau|ter|y [ˌkraɪəʊ'kɔːtərɪ] *noun*: Kryokauter *m*

cryo|con|i|za|tion [ˌkraɪəʊˌkəʊnəˈzeɪʃn] *noun*: Kryokonisation *f*

cryo|ex|trac|tion [ˌkraɪəʊɪkˈstrækʃn] *noun*: Kryoextraktion *f*

cryo|fi|brin|o|gen|e|mia [ˌkraɪəʊfaɪˌbrɪnədʒəˈniːmɪə] *noun*: Kryofibrinogenämie *f*

cryo|gam|ma|glob|u|lin [kraɪəʊˌgæməˈglɒbjəlɪn] *noun*: → *cryoglobulin*

cryo|gen|ic [kraɪəʊˈdʒenɪk] *adj*: kälteerzeugend, kryogen

cryo|glob|u|lin [kraɪəʊˈglɒbjəlɪn] *noun*: Kälteglobulin *nt*, Kryoglobulin *nt*

cryo|glob|u|lin|e|mia [kraɪəʊˌglɒbjəlɪˈniːmɪə] *noun*: Kryoglobulinämie *f*

cryo|hy|poph|y|sec|to|my [ˌkraɪəʊhaɪˌpɒfəˈsektəmɪ] *noun*: Kryohypophysektomie *f*

cryo|pal|li|dec|to|my [ˌkraɪəʊpælɪˈdektəmɪ] *noun*: Kryopallidektomie *f*

cryo|pa|thy [kraɪˈɒpəθɪ] *noun*: Kryopathie *f*

cryo|pre|cip|i|ta|tion [ˌkraɪəʊprɪˌsɪpəˈteɪʃn] *noun*: Kryopräzipitation *f*

cryo|pres|er|va|tion [kraɪəʊˌprezərˈveɪʃn] *noun*: Kältekonservierung *f*, Kryokonservierung *f*

cryo|probe [ˈkraɪəʊprəʊb] *noun*: Kältesonde *f*, Kryosonde *f*, Kryode *f*

cryo|pros|ta|tec|to|my [ˌkraɪəʊˌprɒstəˈtektəmɪ] *noun*: Kryoprostatektomie *f*

cryo|pro|tein [kraɪəʊˈprəʊtiːn] *noun*: Kälteprotein *nt*, Kryoprotein *nt*

cryo|scopy [kraɪˈɒskəpɪ] *noun*: Kryoskopie *f*

cryo|sur|ger|y [ˌkraɪəʊˈsɜːrdʒ(ə)rɪ] *noun*: Kälte-, Kryochirurgie *f*

cryo|sur|gi|cal [ˌkraɪəʊˈsɜːrdʒɪkl] *adj*: kryochirurgisch

cryo|ther|a|py [ˌkraɪəʊˈθerəpɪ] *noun*: Kryotherapie *f*

crypt [krɪpt] *noun*: seichte (Epithel-)Grube *f*, Krypte *f*, Crypta *f*

anal crypts: Morgagni-Krypten *pl*, Analkrypten *pl*, Sinus anales

crypts of Morgagni: Morgagni-Krypten *pl*, Analkrypten *pl*, Sinus anales

tonsillar crypts of palatine tonsil: Gaumenmandelkrypten *pl*, Cryptae tonsillares palatinae

tonsillar crypts of pharyngeal tonsil: Rachenmandelkrypten *pl*, Cryptae tonsillares pharyngeae

cryp|ta [ˈkrɪptə] *noun, plural* **-tae** [-tiː]: Crypta *f*, Krypte *f*

cryp|tic [ˈkrɪptɪk] *adj*: verborgen, versteckt; okkult, kryptisch

cryp|ti|tis [krɪpˈtaɪtɪs] *noun*: Kryptitis *f*

Cryp|to|coc|ca|ce|lae [ˌkrɪptəkəˈkeɪsɪˌiː]

plural: Cryptococcaceae *pl*

cryp|to|coc|cal [krɪptəˈkɑkəl] *adj*: Kryptokokken-, Cryptococcus-

cryp|to|coc|co|ma [ˌkrɪptəkəˈkəʊmə] *noun*: Kryptokokkengranulom *nt*, Torulom *nt*

cryp|to|coc|co|sis [ˌkrɪptəkəˈkəʊsɪs] *noun*: europäische Blastomykose *f*, Busse-Buschke-Krankheit *f*, Cryptococcus-Mykose *f*, Kryptokokkose *f*, Cryptococcose *f*, Torulose *f*

Cryp|to|coc|cus [krɪptəˈkɑkəs] *noun*: Kryptokokkus *m*, Cryptococcus *m*

cryp|to|gen|ic [krɪptəˈdʒenɪk] *adj*: verborgen, versteckt; idiopathisch, kryptogen, kryptogenetisch

cryp|to|men|or|rhea [ˌkrɪptəmenəˈrɪə] *noun*: Kryptomenorrhoe *f*

cryp|tom|e|rism [krɪpˈtɑmərɪzəm] *noun*: Kryptomerie *f*

cryp|toph|thal|mos [krɪptətɑfˈθælməs] *noun*: Kryptophthalmus *m*

cryp|tor|chid [krɪpˈtɔːrkɪd] *adj*: kryptorchid

cryp|tor|chi|dism [krɪpˈtɔːrkədɪzəm] *noun*: Hodenretention *f*, Kryptorchismus *m*, Retentio/Maldescensus testis

cryp|tos|co|py [krɪpˈtɑskəpɪ] *noun*: (Röntgen-)Durchleuchtung *f*, Fluoroskopie *f*

cryp|to|spor|id|i|o|sis [ˌkrɪptəspəˌrɪdiˈəʊsɪs, -spəʊ-] *noun*: Kryptosporidiose *f*

crys|tal [ˈkrɪstl]: I *noun* Kristall *m*; Kristall(glas *nt*) *nt* II *adj* → *crystalline* III *v* kristallisieren

Charcot-Leyden crystals: Charcot-Leyden-Kristalle *pl*, Asthmakristalle *pl*

crys|tal|line [ˈkrɪstliːn, -laɪn] *adj*: kristallartig, kristallinisch, kristallen, kristallin

crys|tal|lu|ria [krɪstəˈl(j)ʊərɪə] *noun*: Kristallurie *f*

cu|bi|tal [ˈkjuːbɪtl] *adj*: **1.** kubital, Ell(en)bogen- **2.** ulnar, Unterarm-, Ulna-

cu|bi|to|ra|di|al [ˌkjuːbɪtəʊˈreɪdɪəl] *adj*: radioulnar, ulnoradial

cu|bi|to|ul|nar [ˌkjuːbɪtəʊˈʌlnər] *adj*: kubitoulnar

cu|boid [ˈkjuːbɔɪd]: I *noun* Würfelbein *nt*, Kuboid *nt*, Os cuboideum II *adj* würfelförmig, kuboid

cuff [kʌf] *noun*: (aufblasbare) Manschette *f*, Cuff *m*

rotator cuff: Rotatorenmanschette *f*

cul|do|cen|te|sis [ˌkʌldəsenˈtiːsɪs] *noun*: Douglas-Punktion *f*

cul|dos|co|py [kʌlˈdɑskəpɪ] *noun*: Kuldoskopie *f*, Douglas(s)kopie *f*

cul|dot|o|my [kʌlˈdɑtəmɪ] *noun*: Kuldotomie f

Cullex ['kju:leks] *noun, plural* -lilces [-ləsiːz]: Culex m

Cullilcoildes [,kjuːlɪ'kɔɪdiːz] *plural*: Bartmücken *pl*, Culicoides *pl*

culltilvaltion [,kʌltə'veɪʃn] *noun*: Züchtung f, Kultivierung f

cultturlalble ['kʌltʃ(ə)rəbl] *adj*: kultivierbar, kulturfähig

cullture ['kʌltʃər]: I *noun* 1. Kultur f 2. Züchtung f, Zucht f, Kultur f II *v* züchten, eine Kultur anlegen von
blood culture: Blutkultur f
enrichment culture: Anreicherungskultur f
long-term culture: Dauerkultur f
plate culture: Plattenkultur f
pure culture: Reinkultur f
streak culture: (Aus-)Strichkultur f
tissue culture: Gewebekultur f

culmalrin ['k(j)uːmərɪn] *noun*: →*coumarin*

culmullaltion [,kjuːmjə'leɪʃn] *noun*: (An-)Häufung f, Kumulation f, Anreicherung f

culmullus ['kjuːmjələs] *noun, plural* -li [-laɪ, -liː]: kleiner Hügel m, Cumulus m
ovarian cumulus: Eihügel m, Discus proligerus/oophorus, Cumulus oophorus

culnelilform [kjuˈnɪ(ə)fɔːrm]: I *noun* Keilbein *nt*, Os cuneiforme II *adj* keilförmig

culnelolculboid [,kjuːnɪəʊ'kjuːbɔɪd] *adj*: kuneokuboid

culnelolnalvicullar [,kjuːnɪəʊnə'vɪkjələr] *adj*: kuneonavikular

culnelolscaphloid [,kjuːnɪəʊ'skæfɔɪd] *adj*: kuneonavikular

cunlnillinlgus [,kʌnə'lɪŋgəs] *noun*: Cunnilingus m

cunlnus ['kʌnəs] *noun*: weibliche Scham f, Vulva f, Cunnus m, Pudendum femininum

cup [kʌp]: I *noun* Tasse f; Becher m, Napf m, Schale f, Kelch m II *v* schröpfen
optic cup: 1. Papillenexkavation f, Excavatio disci 2. Augenbecher m, Caliculus ophthalmicus

culprelmia [k(j)u'priːmɪə] *noun*: Kuprämie f

culprilulria [,k(j)uprɪ'(j)ʊərɪə] *noun*: Kupriurie f

culprulrelsis [,k(j)uprə'riːsɪs] *noun*: Kuprurese f

cullpulla ['kjuːp(j)ələ] *noun, plural* -lae [-liː]: Kuppel f, Cupula f
cupula of pleura: Pleurakuppel f, Cu-

pula pleurae

cullpullollilthilalsis [,kjuːp(j)ələlɪ'θaɪəsɪs] *noun*: Kupulolithiasis f

curlalbillilty [,kjʊərə'bɪlətɪ] *noun*: Heilbarkeit f, Kurabilität f

curlalble ['kjʊərəbl] *adj*: heilbar, kurabel

curlalre [k(j)ʊə'rɑːrɪ] *noun*: Kurare *nt*, Curare *nt*

curlalrelmilmetlic [k(j)ʊə,rɑːrɪmɪ'metɪk, -maɪ-] *adj*: curaremimetisch

curlalrilzaltion [k(j)uː,rɑːrɪ'zeɪʃn] *noun*: Kurarisierung f

curlalrize [k(j)uː'rɑːraɪz] *v*: kurarisieren

curlaltive ['kjʊərətɪv]: I *noun* Heilmittel *nt* II *adj* heilend, heilungsfördernd, kurativ, Heil-, Heilungs-

cure [kjʊər]: I *noun* 1. Kur f, Heilverfahren *nt*, Behandlung f (*for* gegen) 2. Behandlungsverfahren *nt*, Behandlungsschema *nt*, Therapie f 3. (*Krankheit*) Heilung f 4. Heilmittel *nt*, Mittel *nt* (*for* gegen) II *vt* jdn. heilen, kurieren (*of* von); (*Krankheit*) heilen III *vi* 5. Heilung bringen, heilen 6. eine Kur machen, kuren

curletlment [kjʊə'retmənt] *noun*: Auskratzung f

curletltage [kjʊə'retɪdʒ, ,kjʊərə'tɑːʒ] *noun*: Ausschabung f, Auskratzung f, Kürettage f, Kürettement *nt*, Curettage f
suction curettage: Saug-, Vakuumkürettage f

curlette [kjʊə'ret]: I *noun* Kürette f II *v* (mit einer Kürette) ausschaben, auskratzen, kürettieren

curlettlelment [kjʊə'retmənt] *noun*: Auskratzung f

curlvalture ['kɜrvətʃər, -,tʃʊə(ə)r, -,tjʊər] *noun*: Krümmung f, Wölbung f; Kurvatur f, Curvatura f

curve [kɜrv]: I *noun* Kurve f; Krümmung f, Biegung f, Bogen m, Rundung f, Wölbung f II *v* biegen, wölben, krümmen
dromedary curve: Dromedarkurve f, zweigipf(e)lige Kurve f
oxygen dissociation curve: Sauerstoffdissoziationskurve f, Sauerstoffbindungskurve f
Price-Jones curve: Price-Jones-Kurve f
pulse curve: Pulskurve f, Sphygmogramm *nt*

cushlinlgoid ['kʊʃɪŋgɔɪd] *adj*: Cushingähnlich, cushingoid

cusp [kʌsp] *noun*: 1. Spitze f, Zipfel m; (*anatom.*) Cuspis f 2. Herzklappenzipfel m, Klappensegel *nt*, Cuspis f 3.

→ *dental cusp*

dental cusp: Zahnhöcker *m*, Cuspis dentis

semilunar cusp: (halbmondförmige) Taschenklappe *f*, Semilunarklappe *f*, Valvula semilunaris

cus|pid [ˈkʌspɪd]: I *noun* Eck-, Reißzahn *m*, Dens caninus II *adj* mit Zipfel(n) oder Höcker(n) versehen

cut [kʌt]: I *noun* 1. Schnitt *m* 2. Schnittwunde *f*, -verletzung *f* II *v* (an-, be-, zer-)schneiden, ab-, durchschneiden

cu|ta|ne|ous [kjuːˈteɪnɪəs] *adj:* kutan, dermal

cu|ti|cle [ˈkjuːtɪkl] *noun:* 1. Häutchen *nt*, Kutikula *f*, Cuticula *f* 2. Nagelhäutchen *nt*, Eponychium *nt*

cu|tic|u|lar [kjuːˈtɪkjələr] *adj:* kutikular

cu|ti|re|ac|tion [ˌkjuːtərɪˈækʃn] *noun:* Hautreaktion *f*, Kutireaktion *f*, Dermoreaktion *f*

cu|tis [ˈkjuːtɪs] *noun, plural* **-tis|es, -tes** [-tiːz]: Haut *f*, Kutis *f*, Cutis *f*

cutis hyperelastica: Cutis hyperelastica, Gummihaut *f*

cutis laxa: Fall-, Schlaffhaut *f*, Cutis-laxa-Syndrom *nt*, generalisierte Elastolyse *f*, Zuviel-Haut-Syndrom *nt*, Dermatolysis *f*, Dermatochalasis *f*, Dermatomegalie *f*, Chalazodermie *f*, Chalodermie *f*

cy|an|eph|i|dro|sis [ˌsaɪənˌefɪˈdrəʊsɪs] *noun:* Zyanhidrosis *f*

cy|an|he|mo|glo|bin [ˌsaɪənˈhiːməgləʊbɪn, -ˈhemə-] *noun:* Zyan-, Cyanhämoglobin *nt*, Hämoglobincyanid *nt*

cy|an|hi|dro|sis [ˌsaɪənhaɪˈdrəʊsɪs] *noun:* Zyanhidrosis *f*

cy|a|nide [ˈsaɪənaɪd, -nɪd] *noun:* Zyanid *nt*, Cyanid *nt*

cy|an|met|he|mo|glo|bin [ˌsaɪənmetˈhiːməgləʊbɪn] *noun:* Zyan-, Cyanmethämoglobin *nt*, Methämoglobinzyanid *nt*

cy|an|o|chro|ic [ˌsaɪənəʊˈkrəʊɪk] *adj:* zyanotisch

cy|an|o|chrous [saɪəˈnɑkrəs] *adj:* zyanotisch

cy|an|o|co|bal|a|min [ˌsaɪənəʊkəʊˈbæləmɪn] *noun:* Zyano-, Cyanocobalamin *nt*, Vitamin B$_{12}$ *nt*

cy|an|op|sia [ˌsaɪˈnɑpsɪə] *noun:* Blausehen *nt*, Zyanop(s)ie *f*

cy|a|nosed [ˈsaɪənəʊsd] *adj:* zyanotisch

cy|a|no|sis [ˌsaɪəˈnəʊsɪs] *noun:* Blausucht *f*, Zyanose *f*, Cyanosis *f*

central cyanosis: zentrale Zyanose *f*

false cyanosis: Pseudozyanose *f*, falsche Zyanose *f*

peripheral cyanosis: periphere Zyanose *f*

pulmonary cyanosis: pulmonale/pulmonal-bedingte Zyanose *f*

shunt cyanosis: Shunt-Zyanose *f*

cy|a|not|ic [ˌsaɪəˈnɑtɪk] *adj:* zyanotisch

cy|a|nu|ria [ˌsaɪˈn(j)ʊərɪə] *noun:* Zyanurie *f*

cy|cle [ˈsaɪkl]: I *noun* 1. Zyklus *m*, Kreis (-lauf *m*) *m*; Periode *f* **in cycles** periodisch 2. (*chem.*) Ring *m* II *vt* periodisch wiederholen III *vi* periodisch wiederkehren

anovulatory cycle: anovulatorischer Zyklus *m*

cardiac cycle: Herzzyklus *m*

cell cycle: Zellzyklus *m*

citrate-pyruvate cycle: Zitrat-Pyruvat-Zyklus *m*, Citrat-Pyruvat-Zyklus *m*

citric acid cycle: Zitronensäurezyklus *m*, Citratzyklus *m*, Tricarbonsäurezyklus *m*, Krebs-Zyklus *m*

Cori cycle: Cori-Zyklus *m*

glucose-lactate cycle: Cori-Zyklus *m*

Krebs cycle: 1. Zitronensäurezyklus *m*, Citratzyklus *m*, Tricarbonsäurezyklus *m*, Krebs-Zyklus *m* 2. → *Krebs-Henseleit cycle*

Krebs-Henseleit cycle: Harnstoff-, Ornithinzyklus *m*, Krebs-Henseleit-Zyklus *m*

Krebs ornithine cycle: → *Krebs-Henseleit cycle*

Krebs urea cycle: → *Krebs-Henseleit cycle*

menstrual cycle: Genital-, Monats-, Sexual-, Menstrual-, Menstruationszyklus *m*

ornithine cycle: Harnstoff-, Ornithinzyklus *m*, Krebs-Henseleit-Zyklus *m*

tricarboxylic acid cycle: Zitronensäurezyklus *m*, Citratzyklus *m*, Tricarbonsäurezyklus *m*, Krebs-Zyklus *m*

cy|clec|to|my [sɪkˈlektəmɪ] *noun:* 1. Ziliarkörperentfernung *f*, Ziliektomie *f*, Zyklektomie *f* 2. Ziliektomie *f*

cy|clen|ceph|al|y [ˌsaɪklənˈsefəlɪ] *noun:* Zykl(o)enzephalie *f*

cy|clic [ˈsaɪklɪk, ˈsɪk-] *adj:* 1. zyklisch, periodisch, Kreislauf- 2. (*chem.*) zyklisch, ringförmig, Ring-, Zyklo-

cy|cli|cot|o|my [ˌsaɪklɪˈkɑtəmɪ] *noun:* → *cyclotomy*

cy|cli|tis [saɪkˈlaɪtɪs] *noun:* Cyclitis *f*, Ziliarkörperentzündung *f*, Zyklitis *f*

cy|cli|za|tion [ˌsaɪkləˈzeɪʃn, ˌsɪk-] *noun:* Ringschluss *m*, Zyklisierung *f*

cy|clo|cer|a|ti|tis [ˌsaɪkləserəˈtaɪtɪs] *noun:* Zyklokeratitis *f*

cy|clo|cho|roid|i|tis [ˌsaɪkləkəʊrɔɪˈdaɪtɪs] *noun:* Zyklochorioiditis *f*

cy|clo|di|al|y|sis [ˌsaɪkləˈdaɪˈælɪsɪs] *noun*: Zyklodialyse *f*

cy|clo|duc|tion [ˌsaɪkləˈdʌkʃn] *noun*: Zykloduktion *f*

cyc|loid [ˈsaɪklɔɪd] *adj*: zykloid

cy|clo|ker|a|ti|tis [ˌsaɪkləʊˌkerəˈtaɪtɪs] *noun*: Zyklokeratitis *f*

cy|clo|mas|to|pa|thy [ˌsaɪkləʊmæsˈtəpəθɪ] *noun*: Zystenmamma *f*

cy|clo|oxy|ly|gen|ase [ˌsaɪkləʊˈɑksɪdʒən-eɪz] *noun*: Cyclooxigenase *f*

cy|clo|pia [saɪˈkləʊpɪə] *noun*: Zyklopie *f*, Zyklozephalie *f*

cy|clo|ple|gia [ˌsaɪkləʊˈpliːdʒ(ɪ)ə] *noun*: Akkommodationslähmung *f*, Zykloplegie *f*

cy|clo|spasm [ˈsaɪkləspæzəm] *noun*: Akkommodationskrampf *m*

cy|clo|spor|ine [ˌsaɪkləʊˈspəʊriːn] *noun*: Cyclosporin *nt*

cy|clo|thy|mia [ˌsaɪkləʊˈθaɪmɪə] *noun*: Zyklothymie *f*

cy|clo|thy|mi|ac [ˌsaɪkləʊˈθaɪmɪæk] *adj*: zyklothym

cy|clot|o|my [saɪˈklɑtəmɪ] *noun*: Ziliarmuskeldurchtrennung *f*, Zyklotomie *f*

cy|clo|tro|pia [ˌsaɪkləʊˈtrəʊpɪə] *noun*: Zyklotropie *f*, Strabismus rotatorius

cy|e|sis [saɪˈiːsɪs] *noun, plural* -ses [-siːz]: Schwangerschaft *f*, Gravidität *f*, Graviditas *f*

cyl|in|der [ˈsɪlɪndər] *noun*: Zylinder *m*; Walze *f*, Rolle *f*

cyl|in|dric [sɪˈlɪndrɪk] *adj*: walzenförmig, zylinderförmig, zylindrisch

cyl|in|dro|ad|e|no|ma [ˌsɪlɪndrəʊˌædə-ˈnəʊmə] *noun*: → cylindroma

cyl|in|droid [ˈsɪlɪndrɔɪd] *adj*: zylinderähnlich, zylinderartig, zylinderförmig, zylindroid

cyl|in|dro|ma [sɪlɪnˈdrəʊmə] *noun*: **1.** Zylindrom *nt*, Cylindroma *nt*, Spiegler-Tumor *m*; Turbantumor *m* **2.** adenoidzystisches Karzinom *nt*, Carcinoma adenoides cysticum

cyl|in|dru|ria [ˌsɪlɪnˈdrʊərɪə] *noun*: Zylindrurie *f*

cyl|lo|sis [sɪˈləʊsɪs] *noun*: **1.** Fußdeformität *f* **2.** (angeborener) Klumpfuß *m*, Pes equinovarus (excavatus et adductus)

cym|bo|ceph|al|ly [ˌsɪmbəʊˈsefəlɪ] *noun*: Kahn-, Leistenschädel *m*, Skaphozephalie *f*, Zymbozephalie *f*

cyst [sɪst] *noun*: **1.** (*patholog.*) sackartige Geschwulst *f*, Zyste *f*, Kystom *nt* **2.** (*mikrobiol.*) Zyste *f* **3.** (*biolog.*) Zyste *f*, Ruhezelle *f*; Kapsel *f*, Hülle *f*

arachnoid cyst: Arachnoidalzyste *f*

atheromatous cyst: (echtes) Atherom *nt*, Grützbeutel *m*, Epidermoid *nt*

Baker's cyst: Baker-Zyste *f*

bone cyst: Knochenzyste *f*

chocolate cyst: Schokoladen-, Teerzyste *f*

choledochal cyst: Choledochuszyste *f*

dermoid cyst: **1.** Dermoid *nt*, Dermoidzyste *f* **2.** (*Ovar*) Dermoid *nt*, Dermoidzyste *f*, Teratom *nt*

echinococcus cyst: Echinokokkenblase *f*, Echinokokkenzyste *f*, Hydatide *f*

ependymal cyst: Ependymzyste *f*, ependymale Zyste *f*

false cyst: Pseudozyste *f*, falsche Zyste *f*

follicular cyst: follikuläre Zyste *f*, Follikularzyste *f*

ganglionic cyst: (*Knochen*) Geröll-, Trümmerzyste *f*

iris cyst: Iriszyste *f*

lacteal cyst: Laktations-, Milchzyste *f*

milk cyst: Laktations-, Milchzyste *f*

mucous cyst: Schleim(retentions)zyste *f*

myxoid cyst: Synovialzyste *f*, Ganglion *nt*, Überbein *nt*

oil cyst: Ölzyste *f*

omental cyst: Netz-, Omentalzyste *f*

ovarian cyst: Ovarialzyste *f*, Eierstockzyste *f*

pancreatic cyst: Pankreaszyste *f*

pilonidal cyst: Pilonidalzyste *f*

retention cyst: Retentionszyste *f*

sebaceous cyst: **1.** Epidermiszyste *f*, epidermale Zyste *f*, Epidermoid *nt*, Atherom *nt* **2.** piläre Hautzyste *f*

synovial cyst: Synovialzyste *f*, Ganglion *nt*, Überbein *nt*

tarry cyst: Teerzyste *f*

trichilemmal cyst: **1.** trichilemmale Zyste *f*, Trichilemmal-, Trichilemmzyste *f* **2.** piläre Hautzyste *f*

true cyst: echte Zyste *f*

umbilical cyst: Nabelzyste *f*

urachal cyst: Urachuszyste *f*

vitelline cyst: Dottergangszyste *f*, Enterozyste *f*, Enterokystom *nt*

cyst|ad|e|no|car|ci|no|ma [sɪstˌædnəʊ-ˌkɑːrsɪˈnəʊmə] *noun*: Cystadenokarzinom *nt*, Kystadenokarzinom *nt*, Zystadenokarzinom *nt*, Cystadenocarcinoma *nt*

cyst|ad|e|no|fi|bro|ma [sɪstˌædnəʊfaɪ-ˈbrəʊmə] *noun*: Cystadenofibrom *nt*, Kystadenofibrom *nt*, Zystadenofibrom *nt*, Cystadenofibroma *nt*

cyst|ad|e|no|ma [sɪstædəˈnəʊmə] *noun*: Cystadenom *nt*, Kystadenom *nt*, Zystadenom *nt*, Adenokystom *nt*, zystisches Adenom *nt*, Zystom *nt*, Kystom *nt*, Cystadenoma *nt*

cys|tad|e|no|sar|co|ma [ˌsɪstˌædnəʊsɑːr-ˈkəʊmə] *noun*: Cystadenosarkom *nt*, Kystadenosarkom *nt*, Zystadenosarkom *nt*, Cystadenosarcoma *nt*

cys|ta|l|gia [sɪsˈtæld3(ɪ)ə] *noun*: Zystalgie *f*

cys|ta|thi|o|nine [ˌsɪstəˈθaɪəniːn, -nɪn] *noun*: Cystathionin *nt*

cys|ta|thi|o|nin|u|ria [ˌsɪstəˌθaɪənɪˈn(j)ʊəriə] *noun*: Cystathioninurie *f*

cys|ta|tro|phia [ˌsɪstəˈtrəʊfɪə] *noun*: (Harn-)Blasenatrophie *f*, Zystatrophie *f*

cys|tau|chen|itis [ˌsɪstɔːkɪˈnaɪtɪs] *noun*: (Harn-)Blasenhalsentzündung *f*, Zystokollitis *f*, Cystitis colli

cyst|du|o|de|nos|to|my [sɪstˌd(j)uːədɪˈnɑstəmɪ] *noun*: Zystoduodenostomie *f*, Zystduodenostomie *f*

cys|te|l|amine [ˌsɪstɪˈæmɪn, ˈsɪstɪəmiːn] *noun*: Cysteamin *nt*

cys|tec|ta|sy [sɪsˈtektəsɪ] *noun*: Zystektasie *f*

cys|tec|to|my [sɪsˈtektəmɪ] *noun*: **1.** (*chirurg.*) Zystenentferung *f*, Zystektomie *f* **2.** (*urolog.*) (Harn-)Blasenentfernung *f*, Zystektomie *f*

cys|te|ine [ˈsɪstiːɪn] *noun*: Zystein *nt*, Cystein *nt*

cyst|gas|tros|to|my [sɪstgæsˈtrɑstəmɪ] *noun*: Zystgastrostomie *f*, Zystogastrostomie *f*

cys|tic [ˈsɪstɪk] *adj*: zystisch

cys|ti|cer|co|sis [ˌsɪstɪsərˈkəʊsɪs] *noun*: Zystizerkose *f*

Cys|ti|cer|cus [sɪstɪˈsɜrkəs] *noun*: Cysticercus *m*
  Cysticercus bovis: Cysticercus bovis
  Cysticercus cellulosae: Cysticercus cellulosae

cys|ti|col|li|thec|to|my [ˌsɪstɪkəʊlɪˈθektəmɪ] *noun*: Zystikussteinentferung *f*, Zystikolithektomie *f*

cys|ti|col|lith|o|trip|sy [ˌsɪstɪkəʊˈlɪθətrɪpsɪ] *noun*: Zystikolithotripsie *f*

cys|ti|cor|rha|phy [sɪstɪˈkɔrəfɪ] *noun*: Zystikusnaht *f*, Zystikorrhaphie *f*

cys|ti|cot|o|my [sɪstəˈkɑtəmɪ] *noun*: Zystikuseröffnung *f*, Zystikotomie *f*

cys|ti|fel|le|ot|o|my [sɪstəfelɪˈɑtəmɪ] *noun*: Gallenblaseneröffnung *f*, Cholezystotomie *f*

cys|ti|form [ˈsɪstəfɔːrm] *adj*: zystenähnlich, zystenartig, zystoid

cys|tine [ˈsɪstiːn, -tɪn] *noun*: Zystin *nt*, Cystin *nt*

cys|ti|ne|mia [sɪstɪˈniːmɪə] *noun*: Zystin-, Cystinämie *f*

cys|ti|no|sis [ˌsɪstɪˈnəʊsɪs] *noun*: Zysti-

nose *f*, Cystinose *f*, Lignac-Syndrom *nt*, Aberhalden-Fanconi-Syndrom *nt*

cys|ti|nu|ria [ˌsɪstɪˈn(j)ʊərɪə] *noun*: Cystinurie *f*

cys|tit|ic [sɪsˈtaɪtɪk] *adj*: zystitisch

cys|ti|tis [sɪsˈtaɪtɪs] *noun*: Cystitis *f*, Harnblasenentzündung *f*, Blasenentzündung *f*, Zystitis *f*
  catarrhal cystitis: Desquamationskatarrh *m*, Cystitis catarrhalis
  chronic interstitial cystitis: chronisch interstitielle Zystitis *f*, Cystitis intermuralis/interstitialis
  desquamative catarrhal cystitis: Desquamationskatarrh *m*, Cystitis catarrhalis
  mechanical cystitis: mechanische Zystitis *f*

cys|ti|tome [ˈsɪstətəʊm] *noun*: Kapselfliete *f*, Zystitom *nt*

cys|tit|o|my [sɪsˈtɪtəmɪ] *noun*: (Linsen-)Kapselinzision *f*, Zystitomie *f*

cys|to|ad|e|no|ma [sɪstəˌædəˈnəʊmə] *noun*: → *cystadenoma*

cys|to|car|ci|no|ma [sɪstəˌkɑːrsɪˈnəʊmə] *noun*: Zystokarzinom *nt*, Cystocarcinoma *nt*

cys|to|cele [ˈsɪstəsiːl] *noun*: (Harn-)Blasenhernie *f*, Zystozele *f*, Cystocele *f*

cys|to|chro|mos|co|py [ˌsɪstəkrəʊˈmɑskəpɪ] *noun*: Chromozystoskopie *f*

cys|to|col|los|to|my [ˌsɪstəkəˈlɑstəmɪ] *noun*: **1.** (*urolog.*) Blasen-Kolon-Fistel *f*, Zystokolostomie *f* **2.** (*chirurg.*) Cholezystokolostomie *f*

cys|to|du|lo|de|nos|to|my [ˌsɪstəd(j)uːədɪˈnɑstəmɪ] *noun*: Zyst(o)duodenostomie *f*

cys|to|dyn|ia [ˌsɪstəˈdiːnɪə] *noun*: Zystalgie *f*

cys|to|en|ter|ic [ˌsɪstəenˈterɪk] *adj*: vesikointestinal, zystoenterisch

cys|to|en|ter|o|cele [ˌsɪstəˈentərəsiːl] *noun*: Zystoenterozele *f*

cys|to|en|ter|os|to|my [ˌsɪstəentəˈrɑstəmɪ] *noun*: Zystoenterostomie *f*

cys|to|e|pip|lo|cele [ˌsɪstəɪˈpɪpləsiːl] *noun*: Zystoepiplozele *f*

cys|to|ep|i|thel|li|o|ma [ˌsɪstəepəˌθiːlɪˈəʊmə] *noun*: Zystoepitheliom *nt*, Cystoepithelioma *nt*

cys|to|fi|bro|ma [ˌsɪstəfaɪˈbrəʊmə] *noun*: Zystofibrom *nt*, Cystofibroma *nt*

cys|to|gas|tros|to|my [ˌsɪstəgæsˈtrɑstəmɪ] *noun*: Zyst(o)gastrostomie *f*

cys|to|graph|ic [ˌsɪstəˈgrɑfɪk] *adj*: zystographisch, zystografisch

cys|tog|ra|phy [sɪsˈtɑgrəfɪ] *noun*: Zystographie *f*, Zystografie *f*

C

voiding cystography: Ausscheidungszystographie f, Miktionszystographie f, Ausscheidungszystografie f, Miktionszystografie f

cys|toid ['sɪstɔɪd]: I noun Pseudozyste f II adj zystenähnlich, zystenartig, zystoid

cys|to|je|ju|nos|to|my [ˌsɪstədʒɪˌdʒuː-'nɑstəmɪ] noun: Zystojejunostomie f

cys|to|lith ['sɪstəlɪθ] noun: Blasenstein m, Zystolith m, Calculus vesicae

cys|to|li|thec|to|my [ˌsɪstəlɪ'θektəmɪ] noun: Blasensteinschnitt m, Zystolithektomie f

cys|to|li|thi|a|sis [ˌsɪstəlɪ'θaɪəsɪs] noun: Blasensteinleiden nt, Zystolithiasis f

cys|to|ma [sɪs'təʊmə] noun: →cystadenoma

cys|to|me|trog|ra|phy [ˌsɪstəmə'trɑgrəfɪ] noun: Zystometrographie f, Zystometrografie f

cys|tom|e|try [sɪs'tɑmətrɪ] noun: Zysto(mano)metrie f

cys|to|my|o|ma [ˌsɪstaɪ'əʊmə] noun: zystisches Myom nt, Cystomyoma nt

cys|to|myx|o|ad|e|no|ma [sɪstəˌmɪksə-ædə'nəʊmə] noun: Cystomyxoadenoma nt

cys|to|myx|o|ma [ˌsɪstəmɪk'səʊmə] noun: muzinöses Zystadenom nt, Cystomyxoma nt

cys|to|ne|phro|sis [ˌsɪstənɪ'frəʊsɪs] noun: Zystenniere f, Zystonephrose f

cys|to|pex|y ['sɪstəpeksɪ] noun: Blasenanheftung f, Zystopexie f

cys|toph|o|rous [sɪs'tɑfərəs] adj: zystenartig, blasenartig, zystisch

cys|to|plas|ty ['sɪstəplæstɪ] noun: Blasenplastik f, Zystoplastik f

cys|to|ple|gia [ˌsɪstə'pliːdʒ(ɪ)ə] noun: Blasenlähmung f

cys|to|proc|tos|to|my [ˌsɪstəprɑk'tɑstəmɪ] noun: Zystorektostomie f, Vesikorektostomie f

cys|to|py|e|lit|ic [ˌsɪstəpaɪə'laɪtɪk] adj: zystopyelitisch

cys|to|py|e|li|tis [ˌsɪstəpaɪə'laɪtɪs] noun: Zystopyelitis f, Pyelozystitis f

cys|to|py|e|log|ra|phy [ˌsɪstəpaɪə'lɑgrəfɪ] noun: Zystopyelographie f, Zystopyelografie f

cys|to|py|e|lo|ne|phri|tis [ˌsɪstəˌpaɪə|əʊnɪ'fraɪtɪs] noun: Zystopyelonephritis f

cys|to|rec|tos|to|my [ˌsɪstərek'tɑstəmɪ] noun: Zystorektostomie f, Vesikorektostomie f

cys|tor|rha|gia [ˌsɪstə'rædʒ(ɪ)ə] noun: (Harn-)Blasenblutung f, Zystorrhagie f

cys|tor|rha|phy [sɪs'tɑrəfɪ] noun: (Harn-)

Blasennaht f, Zystorrhaphie f

cys|to|sar|col|ma [ˌsɪstəsɑːr'kəʊmə] noun: Cystosarcoma phyllodes, Cystosarcoma phylloides

cys|tos|chi|sis [sɪs'tɑskəsɪs] noun: Blasenspalte f, Zystoschisis f

cys|to|scop|ic [ˌsɪstə'skɑpɪk] adj: zystoskopisch

cys|tos|co|py [sɪs'tɑskəpɪ] noun: Blasenspiegelung f, Zystoskopie f

cys|to|sper|mi|tis [ˌsɪstəspɜːr'maɪtɪs] noun: Spermatozystitis f, Samenblasenentzündung f, Spermatozystitis f, Vesikulitis f, Vesiculitis f

cys|tos|to|my [sɪs'tɑstəmɪ] noun: Zystostomie f

cys|to|tome ['sɪstətəʊm] noun: 1. (urolog.) Blasenmesser nt, Zystotom nt 2. (ophthal.) Kapselfliete f, Zystitom nt

cys|tot|o|my [sɪs'tɑtəmɪ] noun: Zystotomie f

cys|to|u|re|ter|i|tis [ˌsɪstəjʊəˌriːtə'raɪtɪs] noun: Zystoureteritis f

cys|to|u|re|ter|o|graph|ic [ˌsɪstəjʊə'riːtərəgræfɪk] adj: zystoureterographisch, zystoureterografisch

cys|to|u|re|ter|og|ra|phy [ˌsɪstəjʊəˌriːtə-'rɑgrəfɪ] noun: Zystoureterographie f, Zystoureterografie f

cys|to|u|re|ter|o|pye|li|tis [ˌsɪstəjʊəˌriː-tərəˌpaɪə'laɪtɪs] noun: Zystoureteropyelitis f

cys|to|u|re|ter|o|py|e|lo|ne|phri|tis [ˌsɪstə-jʊəˌriːtərəˌpaɪələʊnɪ'fraɪtɪs] noun: Zystoureteropyelonephritis f

cys|to|u|re|thri|tis [ˌsɪstəˌjʊərə'θraɪtɪs] noun: Zystourethritis f

cys|to|u|re|thro|cele [ˌsɪstəjə'riːθrəsiːl] noun: Zystourethrozele f

cys|to|u|re|throg|ra|phy [ˌsɪstəˌjʊərə-'θrɑgrəfɪ] noun: Zystourethrographie f, Zystourethrografie f, Urethrozystographie f, Urethrozystografie f

voiding cystourethrography: Miktionszystourethrographie f, Miktionszystourethrografie f

cys|to|u|re|thros|co|py [ˌsɪstəˌjʊərə'θrɑskəpɪ] noun: Zystourethroskopie f, Urethrozystoskopie f

cys|tous ['sɪstəs] adj: zystenartig, blasenartig, zystisch

cyt|ar|a|bine ['sɪtærəbiːn] noun: Cytarabin nt

cyt|i|dine ['sɪtɪdiːn, -dɪn] noun: Zytidin nt, Cytidin nt

cyt|i|sine ['sɪtəsiːn, -sɪn] noun: Zytisin nt, Cytisin nt

cyt|i|sism ['sɪtəsɪzəm] noun: Cytisinvergiftung f, Zytisismus m

cyltolbilollolgy [ˌsaɪtəʊbaɪ'ɑlədʒɪ] noun: Zell-, Zytobiologie f

cyltolcildal [ˌsaɪtəʊ'saɪdl] adj: zellenzerstörend, zellenabtötend, zytozid

cyltoclalsis [saɪ'takləsɪs] noun: Zellzerstörung f, Zytoklasis f

cyltolclasltic [ˌsaɪtə'klæstɪk] adj: zytoklastisch

cyltoldilaglnolsis [saɪtəʊˌdaɪəg'nəʊsɪs] noun: Zelldiagnostik f, Zytodiagnostik f
exfoliative cytodiagnosis: Exfoliativzytologie f, exfoliative Zytodiagnostik f

cyltoldilaglnosltic [saɪtəʊˌdaɪəg'nɑstɪk] adj: zytodiagnostisch

cyltoldiflferlenltilaltion [ˌsaɪtəʊˌdɪfəˌrentʃɪ'eɪʃn] noun: Zell-, Zytodifferenzierung f

cyltolgenlelsis [ˌsaɪtəʊ'dʒenəsɪs] noun: Zellbildung f, -entwicklung f, Zytogenese f

cyltolgelnetlic [ˌsaɪtəʊdʒə'netɪk] adj: zytogenetisch, zytogen

cyltolgenlic [ˌsaɪtəʊ'dʒenɪk] adj: zytogen

cyltoid ['saɪtɔɪd] adj: zellähnlich, -artig

cyltolkines ['saɪtəʊkaɪnz] plural: Zytokine pl

cyltolkilnelsis [ˌsaɪtəʊkɪ'niːsɪs, kaɪ-] noun: Zell(teilung f, Zytokinese f

cyltollolgy [saɪ'talədʒɪ] noun: Zell(en)lehre f, Zytologie f
exfoliative cytology: Exfoliativzytologie f, exfoliative Zytologie f
sputum cytology: Sputumzytologie f

cyltollylsin [saɪ'taləsɪn] noun: Zytolysin nt

cyltollylsis [saɪ'talɪsɪs] noun: Zellauflösung f, Zytolyse f

cyltollytlic [ˌsaɪtəʊ'lɪtɪk] adj: zytolytisch

cyltolma [saɪ'təʊmə] noun: Zelltumor m, Zytom nt

cyltolmeglallolvilrus [saɪtəʊˌmegələ'vaɪrəs] noun: Zytomegalievirus nt, Cytomegalievirus nt

cyltomleltry [saɪ'tamətrɪ] noun: Zellmessung f, Zytometrie f

cyltolnelcrolsis [ˌsaɪtənɪ'krəʊsɪs] noun: Zelltod m, Zytonekrose f

cyltolnelcrotlic [ˌsaɪtənɪ'krɑtɪk] adj: zytonekrotisch

cyltolpathlic [saɪtəʊ'pæθɪk] adj: zellschädigend, zytopathisch, zytopathogen

cyltolpathlolgenlic [saɪtəʊˌpæθə'dʒenɪk] adj: zytopathogen

cyltolpelnia [saɪtəʊ'piːnɪə] noun: Zellverminderung f, Zellzahlverminderung f, Zytopenie f

cyltolphalgous [saɪ'tafəgəs] adj: zellfressend, zytophag

cyltolphillic [ˌsaɪtə'fɪlɪk] adj: zytophil

cyltolpholtomleltry [ˌsaɪtəʊfəʊ'tamətrɪ] noun: Zytophotometrie f, Zytofotometrie f

cyltolplasm ['saɪtəʊplæzəm] noun: (Zell-)Protoplasma nt, Zyto-, Cytoplasma nt

cyltolplaslmic [ˌsaɪtəʊ'plæzmɪk] adj: zytoplasmatisch

cyltolpoilelsis [ˌsaɪtəʊpɔɪ'iːsɪs] noun: Zellbildung f, Zytopoese f

cyltolpoiletlic [ˌsaɪtəʊpɔɪ'ətik] adj: zytopoetisch

cyltoslcolpy [saɪ'taskəpɪ] noun: Zytoskopie f

cyltolsine ['saɪtəsiːn, -sɪn] noun: Zytosin nt, Cytosin nt
cytosine arabinoside: Cytarabin nt, Zytosinarabinosid nt, Cytosinarabinosid nt, Ara-C nt

cyltolskellelton [ˌsaɪtə'skelɪtn] noun: Zell-, Zytoskelett nt

cyltolsol ['saɪtəsɔl, -sal] noun: Zytosol nt

cyltolsome ['saɪtəsəʊm] noun: **1.** Zellkörper m, Zytosoma nt **2.** Zytosom nt

cyltolstatlic [ˌsaɪtə'stætɪk] adj: zytostatisch

cyltolstatlics [ˌsaɪtə'stætɪks] plural: Zytostatika pl

cyltoltoxlic [ˌsaɪtə'taksɪk] adj: zellschädigend, zellvergiftend, zytotoxisch

cyltoltoxliclilty [ˌsaɪtətak'sɪsətɪ] noun: Zytotoxizität f

cyltulria [saɪ'tʊərɪə] noun: Zyturie f

D

dac|ry|ad|e|ni|tis [ˌdækrɪ ˌædə'naɪtɪs] *noun*: Dakryoadenitis *f*, Tränendrüsenentzündung *f*

dac|ry|a|gogue ['dækrɪəgɔg, -gag]: I *noun* **1.** tränentreibende Substanz *f*, Dakryagogum *nt* **2.** Tränenröhrchen *nt*, Canaliculus lacrimalis II *adj* tränentreibend

dac|ry|cys|ti|tis [ˌdækrɪ sɪs'taɪtɪs] *noun*: Dakryozystitis *f*, Tränensackentzündung *f*, Dakryocystitis *f*

dac|ry|el|co|sis [ˌdækrɪ el'kəʊsɪs] *noun*: Dakryohelkose *f*, Dakryoelkose *f*

dac|ry|o|ad|e|nal|gia [ˌdækrɪəʊˌædɪ'næld͡ʒ(ɪ)ə] *noun*: Tränendrüsenschmerz *m*, Dakryoadenalgie *f*

dac|ry|o|ad|e|nec|to|my [ˌdækrɪəʊædə-'nektəmɪ] *noun*: Tränendrüsenentfernung *f*, Dakry(o)adenektomie *f*

dac|ry|o|ad|e|ni|tis [ˌdækrɪəʊˌædə'naɪtɪs] *noun*: Dakryoadenitis *f*, Tränendrüsenentzündung *f*

dac|ry|o|blen|nor|rhea [ˌdækrɪəʊˌblenə-'rɪə] *noun*: chronischer Tränenfluss *m* bei Tränendrüsenentzündung, Dakryoblennorrhoe *f*

dac|ry|o|can|a|lic|u|li|tis [ˌdækrɪəʊkænə-ˌlɪkjə'laɪtɪs] *noun*: Dakryokanalikulitis *f*, Tränenröhrchenentzündung *f*, Dakryocanaliculitis *f*

dac|ry|o|cele ['dækrɪəʊsiːl] *noun*: Tränensackbruch *m*, Dakryozele *f*, Dakryozystozele *f*

dac|ry|o|cys|tal|gia [ˌdækrɪəʊsɪs'tæld͡ʒ(ɪ)ə] *noun*: Tränensackschmerz *m*, Dakryozystalgie *f*

dac|ry|o|cys|tec|ta|sia [ˌdækrɪəʊˌsɪstek-'teɪʒ(ɪ)ə] *noun*: Tränensackdilatation *f*, Dakryozystektasie *f*

dac|ry|o|cys|tec|to|my [ˌdækrɪəʊsɪs'tek-təmɪ] *noun*: Tränensackentfernung *f*, Dakryozystektomie *f*

dac|ry|o|cys|ti|tis [ˌdækrɪəʊsɪs'taɪtɪs] *noun*: Dakryozystitis *f*, Tränensackentzündung *f*, Dakryocystitis *f*

dac|ry|o|cys|ti|to|my [ˌdækrɪəʊsɪs'tɪtəmɪ] *noun*: Tränenröhrcheninzision *f*, Dakryozystotomie *f*

dac|ry|o|cys|to|blen|nor|rhea [ˌdækrɪəʊ-ˌsɪstə,blenə'rɪə] *noun*: Tränensackeiterung *f*, Dakryozystoblennorrhoe *f*

dac|ry|o|cys|tog|ra|phy [ˌdækrɪəʊsɪs'tag-rəfɪ] *noun*: Dakryozystographie *f*, Dakryozystografie *f*

dac|ry|o|cys|top|to|sis [ˌdækrɪəʊsɪstap-'təʊsɪs] *noun*: Dakryozystoptose *f*

dac|ry|o|cys|to|rhi|no|ste|no|sis [ˌdækrɪəʊ-ˌsɪstə,raɪnəstɪ'nəʊsɪs] *noun*: Dakryozystorhinostenose *f*

dac|ry|o|cys|to|rhi|nos|to|my [ˌdækrɪəʊ-ˌsɪstəraɪ'nastəmɪ] *noun*: Toti-Operation *f*, Dakryo(zysto)rhinostomie *f*

dac|ry|o|cys|to|ste|no|sis [ˌdækrɪəʊˌsɪstə-stɪ'nəʊsɪs] *noun*: Tränensackstenose *f*, Dakryozystostenose *f*

dac|ry|o|cys|tos|to|my [ˌdækrɪəʊsɪs'tas-təmɪ] *noun*: Dakryozystostomie *f*

dac|ry|o|cys|tot|o|my [ˌdækrɪəʊsɪs'tatə-mɪ] *noun*: Dakryozystotomie *f*

dac|ry|og|ra|phy [ˌdækrɪə'grafɪ] *noun*: Dakryographie *f*, Dakryografie *f*

dac|ry|o|hel|co|sis [ˌdækrɪəʊhel'kəʊsɪs] *noun*: Dakryo(h)elkose *f*

dac|ry|o|hem|or|rhea [ˌdækrɪəʊhemə-'rɪə] *noun*: blutiger Tränenfluss *m*, Dakryohämorrhoe *f*

dac|ry|o|lith ['dækrɪəlɪθ] *noun*: Dakryolith *m*

dac|ry|o|li|thi|a|sis [ˌdækrɪəʊlɪ'θaɪəsɪs] *noun*: Dakryolithiasis *f*

dac|ry|ops ['dækrɪɑps] *noun*: Dakryops *m*

dac|ry|o|py|or|rhea [ˌdækrɪəʊˌpaɪə'rɪə] *noun*: eitriger Tränenfluss *m*, Dakryopyorrhoe *f*

dac|ry|o|py|o|sis [ˌdækrɪəʊpaɪ'əʊsɪs] *noun*: Dakryopyosis *f*

dac|ry|o|rhi|no|cys|tot|o|my [ˌækrɪəʊˌraɪ-nəsɪs'tatəmɪ] *noun*: Dakryorhinostomie *f*, Toti-Operation *f*

dac|ry|or|rhea [ˌdækrɪəʊ'riːə] *noun*: übermäßiger Tränenfluss *m*, Tränenträufeln *nt*, Dakryorrhoe *f*, Epiphora *f*

dac|ry|o|scin|tig|ra|phy [ˌdækrɪəʊsɪn'tɪg-rəfɪ] *noun*: Tränenwegs-, Dakryoszintigraphie *f*, Dakryoszintigrafie *f*

dac|ry|o|si|nus|i|tis [ˌdækrɪəʊsaɪnə'saɪtɪs] *noun*: Dakryosinusitis *f*

dac|ry|o|sol|e|ni|tis [ˌdækrɪəʊsəʊlə'naɪtɪs] *noun*: Dakryosolenitis *f*, Tränenröhrchenentzündung *f*

dac|ry|o|ste|no|sis [ˌdækrɪəʊstɪ'nəʊsɪs] *noun*: Dakryostenose *f*

dac|ti|no|my|cin [ˌdæktɪnə'maɪsɪn] *noun*: Dactinomycin *nt*, Actinomycin D *nt*

dac|ty|lal|gia [dæktə'læld͡ʒ(ɪ)ə] *noun*: Fingerschmerz *m*, Daktylalgie *f*, Daktylodynie *f*

dac|tyl|i|tis [dæktə'laɪtɪs] *noun*: Daktylitis *f*, Dactylitis *f*

sickle cell dactylitis: Hand-Fuß-Syndrom *nt*, Sichelzelldaktylitis *f*

dac|tyl|o|camp|so|dyn|ia [ˌdæktɪləʊ-ˌkæmpsə'diːnɪə] *noun*: Daktylokampsodynie *f*

dac|tyl|o|gram ['dæktɪləʊgræm] *noun*: Fingerabdruck *m*, Daktylogramm *nt*

dac|tyl|o|gry|po|sis [ˌdæktɪləgraɪ'pəʊsɪs] *noun*: Daktylogrypose *f*

dac|tyl|o|meg|al|ly [ˌdæktɪlə'megəlɪ] *noun*: Daktylomegalie *f*, Makrodaktylie *f*, Megalodaktylie *f*

dac|tyl|o|spasm ['dæktɪləspæzəm] *noun*: Fingerkrampf *m*, Zehenkrampf *m*, Daktylospasmus *m*

dal|ton ['dɔːltn] *noun*: Dalton *nt*, Atommasseneinheit *f*

dal|ton|ism ['dɔːltnɪzəm] *noun*: **1.** Farbenblindheit *f*, Daltonismus *m* **2.** Rot-Grün-Blindheit *f*, Daltonismus *m*

dam|age ['dæmɪdʒ]: **I** *noun* Schaden *m*, Schädigung *f*, Beschädigung *f* (*to* an) **II** *vt* beschädigen **III** *vi* Schaden nehmen, beschädigt werden

dan|druff ['dændrəf] *noun*: **1.** (Kopf-, Haar-)Schuppe(n *pl*) *f* **2.** (*dermatol.*) Pityriasis simplex capitis

dal|tur|ism [də't(j)ʊərɪzəm] *noun*: Stechapfelvergiftung *f*, Daturismus *m*

dau|no|ru|bi|cin [dɔːnə'ruːbəsɪn] *noun*: Daunorubicin *nt*, Daunomycin *nt*, Rubidomycin *nt*

dead [ded]: **I** *pl* the dead die Toten **II** *adj* tot, gestorben; leblos

dead|ly ['dedlɪ] *adj*: tödlich, letal, thanatophor

deaf [def]: **I** *pl* the deaf die Tauben **II** *adj* taub, gehörlos; schwerhörig, hörgeschädigt deaf in one ear taub auf einem Ohr

de|af|fer|en|ta|tion [dɪ,æfərən'teɪʃn] *noun*: Deafferenzierung *f*

deaf-mutism *noun*: Taubstummheit *f*, Mutisurditas *f*, Surdomutitas *f*

deaf|ness ['defnɪs] *noun*: Taubheit *f*, Gehörlosigkeit *f*, Surditas *f*, Kophosis *f*; Schwerhörigkeit *f*

inner ear deafness: Innenohrtaubheit *f*

loud noise deafness: Lärmschwerhörigkeit *f*

middle ear deafness: Mittelohrschwerhörigkeit *f*, Schallleitungsschwerhörigkeit *f*

noise deafness: (chronische) Lärmschwerhörigkeit *f*

sudden deafness: Hörsturz *m*, akute Ertaubung *f*

word deafness: Worttaubheit *f*, akustische Aphasie *f*

de|am|i|nase [dɪ'æmɪneɪz] *noun*: Desaminase *f*, Aminohydrolase *f*

de-antigenation *noun*: Desantigenisierung *f*

death [deθ] *noun*: Tod *m*, Exitus *m*; Todesfall *m*; (Ab-)Sterben *nt* after death postmortal, post mortem before death prämortal, ante mortal

brain death: Hirntod *m*, biologischer Tod *m*

cardiac death: Herztod *m*

cot death: plötzlicher Kindstod *m*, Krippentod *m*, Mors subita infantum

sudden cardiac death: akuter Herztod *m*

de|bil|i|ty [dɪ'bɪlətɪ] *noun*: Debilität *f*

dé|bride|ment [dɪ'briːdmənt] *noun*: Débridement *nt*

surgical débridement: Débridement *nt*, chirurgische Wundtoilette/Wundausschneidung *f*

de|bulk|ing [dɪ'bʌlkɪŋ] *noun*: partielle Geschwulstverkleinerung *f*, Debulking *nt*

de|cal|ci|fi|ca|tion [dɪ,kælsəfɪ'keɪʃn] *noun*: **1.** (*patholog.*) Dekalzifikation *f*, Dekalzifizierung *f* **2.** Entkalkung *f*, Entkalken *nt*

de|can|nu|la|tion [dɪ,kænjə'leɪʃn] *noun*: Kanülenentfernung *f*, Dekanülierung *f*, Décanulement *nt*

de|cap|i|ta|tion [dɪ,kæpɪ'teɪʃn] *noun*: Dekapitation *f*, Dekapitierung *f*

de|cap|su|la|tion [dɪ,kæps(j)ə'leɪʃn] *noun*: Dekapsulation *f*

de|car|box|yl|ase [ˌdɪkɑːr'bɒksəleɪz] *noun*: Dekarboxylase *f*, Decarboxylase *f* dopa decarboxylase: Dopadecarboxylase *f*, DOPA-decarboxylase *f*

de|cay [dɪ'keɪ]: **I** *noun* **1.** Verfall *m*, Zerfall *m*, Verschlechterung *f*; Schwäche *f*, Altersschwäche *f* **2.** (*Radium*) Zerfall *m* **II** *v* zerfallen; verwesen, sich auflösen, sich zersetzen, faulen, verfaulen; (*Radium*) zerfallen

alpha decay: α-Zerfall *m*, alpha-Zerfall *m*

bakers' decay: Bäckerkaries *f*

beta decay: β-Zerfall *m*, beta-Zerfall *m*

tooth decay: Zahnfäule *f*, (Zahn-)Karies *f*, Caries dentium

de|cayed [dɪ'keɪd] *adj*: kariös

de|cease [dɪ'siːs]: **I** *noun* Tod *m*, Ableben *nt* **II** *v* versterben, verscheiden

de|cer|e|bra|tion [dɪ,serə'breɪʃn] *noun*: Enthirnung *f*, Dezerebration *f*, Decerebration *f*, Dezerebrierung *f*

de|ci|bel ['desəbel] *noun*: Dezibel *nt*

de|cid|ua [dɪ'sɪdʒəwə] *noun, plural* **-uas,** **-uae** [-dʒəwiː]: Schwangerschaftendometrium *nt*, Dezidua *f*, Decidua *f*, Membrana deciduae

de|cid|u|al [dɪˈsɪdʒəwəl] *adj*: dezidual, decidual

de|cid|u|i|tis [dɪˌsɪdʒəˈwaɪtɪs] *noun*: Deciduitis *f*, Deziduaentzündung *f*, Deziduitis *f*, Decidualitis *f*, Endometritis *f* decidualis

de|cid|u|lo|ma [dɪˌsɪdʒəˈwəʊmə] *noun*: Deziduom *nt*

de|cid|u|lous [dɪˈsɪdʒəwəs] *adj*: nicht bleibend, aus-, abfallend; vergänglich

dec|li|na|tion [ˌdeklɪˈneɪʃn] *noun*: **1.** Neigung *f*, Schräglage *f* **2.** Abweichung *f* (*from* von) **3.** Verfall *m*, Niedergang *m* **4.** (*ophthal.*) Deklination *f*

de|com|pen|sat|ed [dɪˈkɑmpənseɪtɪd] *adj*: dekompensiert

de|com|pen|sa|tion [ˌdɪkɑmpənˈseɪʃn] *noun*: **1.** Dekompensation *f* **2.** Herzdekompensation *f*, kardiale Dekompensation *f*

de|com|press [ˌdɪkəmˈpres] *v*: dekomprimieren

de|com|pres|sion [ˌdɪkəmˈpreʃn] *noun*: Dekompression *f*

de|con|ges|tant [ˌdɪkənˈdʒestənt]: **I** *noun* Dekongestionsmittel *nt* **II** *adj* abschwellend

de|con|tam|i|nate [ˌdɪkənˈtæmɪneɪt] *v*: entgiften, entgasen, entseuchen, entstrahlen, dekontaminieren

de|con|tam|i|na|tion [ˌdɪkənˌtæmɪˈneɪʃn] *noun*: Entgiftung *f*, Entgasung *f*, Entseuchung *f*, Entstrahlung *f*, Dekontamination *f*, Dekontaminierung *f*

de|cor|ti|ca|tion [dɪˌkɔːrtɪˈkeɪʃn] *noun*: Dekortikation *f*

de|crep|it [dɪˈkrepɪt] *adj*: (alters-)schwach, dekrepit

de|cru|des|cence [dɪkrəˈdesəns] *noun*: (*Symptom*) Abnahme *f*, Dekrudeszenz *f*

de|crus|ta|tion [dɪkrəˈsteɪʃn] *noun*: Krustenentfernung *f*, Dekrustieren *nt*

de|cu|bit|al [dɪˈkjuːbɪtl] *adj*: dekubital

de|cu|bi|tus [dɪˈkjuːbɪtəs] *noun*: **1.** Dekubitalulkus *nt*, Wundliegen *nt*, Dekubitus *m*, Decubitus *m* **2.** Hinlegen *nt*; Liegen *nt*

de|cus|sa|tion [ˌdekəˈseɪʃn] *noun*: (Über-)Kreuzung *f*; (*anatom.*) Decussatio *f* pyramidal decussation: Pyramiden-(bahn)kreuzung *f*, Decussatio pyramidum

de|dif|fer|en|ti|a|tion [dɪˌdɪfəˌrenʃiˈeɪʃn] *noun*: Entdifferenzierung *f*

de|fat|i|ga|tion [dɪˌfætɪˈɡeɪʃn] *noun*: (extreme) Ermüdung *f*, Übermüdung *f*, Erschöpfung *f*

def|e|cate [ˈdefɪkeɪt] *v*: Stuhl(gang) haben, defäkieren, defäzieren

def|e|ca|tion [ˌdefɪˈkeɪʃn] *noun*: Darmentleerung *f*, Stuhlgang *m*, Defäkation *f*

de|fect [ˈdiːfekt] *noun*: **1.** Defekt *m*, Fehler *m*, Schaden *m* (*in* an) **2.** Mangel *m*, Schwäche *f*, Unvollkommenheit *f*

atrial septal defect: Vorhofseptumdefekt *m*, Atriumseptumdefekt *m*

atrioseptal defect: Vorhofseptumdefekt *m*, Atriumseptumdefekt *m*

birth defect: konnataler Defekt *m*

heart defect: Herzfehler *m*, (Herz-)Vitium *nt*, Vitium cordis

septal defect: Septumdefekt *m*

valvular defect: (Herz-)Klappenfehler *m*

ventricular septal defect: Kammerseptumdefekt *m*, Ventrikelseptumdefekt *m*

visual-field defect: Gesichtsfeldausfall *m*

de|fem|i|ni|za|tion [dɪˌfemənaɪˈzeɪʃn] *noun*: Defeminisierung *f*

de|fense [dɪˈfens] *noun*: Schutz *m*, Abwehr *f*

def|er|ent [ˈdefərənt] *adj*: ableitend, (hin-)abführend, deferens

def|er|en|tec|to|my [defərənˈtektəmɪ] *noun*: Deferentektomie *f*, Vasektomie *f*, Vasoresektion *f*

def|er|en|tial [ˌdefəˈrenʃl] *adj*: Samenleiter-, Ductus-deferens-

def|er|en|tit|ic [defərənˈtaɪtɪk] *adj*: deferentitisch, spermatitisch

def|er|en|ti|tis [defərənˈtaɪtɪs] *noun*: Deferentitis *f*, Samenleiterentzündung *f*, Spermatitis *f*, Funiculitis *f*

def|er|ves|cence [ˌdɪfərˈvesəns] *noun*: Deferveszenz *f*

def|er|ves|cent [ˌdɪfərˈvesənt] *adj*: fiebersenkend, antipyretisch, antifebril

de|fi|bril|la|tion [dɪˌfɪbrəˈleɪʃn] *noun*: Defibrillation *f*

de|fi|bril|la|tor [dɪˌfɪbrɪˈleɪtər] *noun*: Defibrillator *m*

de|fi|bri|nat|ed [dɪˈfaɪbrɪneɪtɪd] *adj*: fibrinfrei, defibriniert

de|fi|cien|cy [dɪˈfɪʃənsɪ] *noun*: **1.** Mangel *m*, Defizit *nt* (*of* an); Fehlen *nt* (*of* von) **2.** Unzulänglichkeit *f*, Mangelhaftigkeit *f*

aldolase deficiency: Aldolasemangel *m*

alpha$_1$-antitrypsin deficiency: alpha$_1$-Antitrypsinmangel *m*, Antitrypsinmangelkrankheit *f*

arginase deficiency: Argininämie *f*

ceramidase deficiency: Farber-Krankheit *f*, disseminierte Lipogranulomatose *f*

dihydrofolate reductase deficiency:

Dihydrofolatreduktasemangel *m*, DHFR-Mangel *m*

factor I deficiency: Fibrinogenmangel *m*, Hypofibrinogenämie *f*; Afibrinogenämie *f*

factor II deficiency: Faktor II-Mangel *m*, Hypoprothrombinämie *f*

factor IX deficiency: Hämophilie B *f*, Christmas-Krankheit *f*, Faktor IX-Mangel *m*, Faktor IX-Mangelkrankheit *f*

factor V deficiency: Parahämophilie *f*, Parahämophilie A *f*, Owren-Syndrom *nt*, Faktor V-Mangel *m*, Faktor V-Mangelkrankheit *f*, Hypoproakzelerinämie *f*, Hypoproaccelerinämie *f*

factor VII deficiency: Faktor VII-Mangel, Hypoproconvertinämie *f*, Hypoprokonvertinämie *f*, Parahämophilie B *f*

factor XI deficiency: Faktor XI-Mangel *m*, PTA-Mangel *m*

factor XII deficiency: Hageman-Syndrom *nt*, Faktor XII-Mangelkrankheit *f*

factor XIII deficiency: Faktor-XIII-Mangel *m*

familial apolipoprotein C-II deficiency: Bürger-Grütz-Krankheit *f*

glucose-6-phosphate dehydrogenase deficiency: Glucose-6-Phosphatdehydrogenasemangel *m*, G-6-PDH-Mangel *m*

Hageman factor deficiency: Hageman-Syndrom *m*, Faktor XII-Mangelkrankheit *f*

hepatic phosphorylase deficiency: Hers-Erkrankung *f*, Leberphosphorylaseinsuffizienz *f*, Glykogenose Typ VI *f*

lactase deficiency: Laktasemangel *m*

muscle phosphofructokinase deficiency: Tarui-Krankheit *f*, Muskelphosphofruktokinaseinsuffizienz *f*, Glykogenose *f* Typ VII

muscle phosphorylase deficiency: McArdle-Krankheit *f*, muskuläre Glykogenose *f*, Muskelphosphorylasemangel *m*, Myophosphorylaseinsuffizienz *f*, Glykogenose *f* Typ V

myophosphorylase deficiency: McArdle-Krankheit *f*, muskuläre Glykogenose *f*, Muskelphosphorylasemangel *m*, Myophosphorylaseinsuffizienz *f*, Glykogenose *f* Typ V

PTA deficiency: PTA-Mangel *m*, Faktor XI-Mangel *m*

pyruvate carboxylase deficiency: Pyruvatcarboxylasemangel *m*

pyruvate dehydrogenase complex deficiency: Pyruvatdehydrogenasemangel *m*

tyrosine aminotransferase deficiency: Richner-Hanhart-Syndrom *nt*, TAT-Mangel *m*, Tyrosinaminotransferasemangel *m*

vitamin deficiency: Vitaminmangel(krankheit *f*) *m*

de|fi|cient [dı'fıʃənt] *adj*: mangelnd, mangelhaft

def|i|cit ['defəsıt] *noun*: Mangel *m* (*in* an); Defizit *nt*; Verlust *m*, Ausfall *m*

base deficit: Basendefizit *nt*, negativer Basenüberschuss *m*

oxygen deficit: Sauerstoffdefizit *nt*, -mangel *m*

prolonged reversible ischemic deficit: prolongiertes reversibles ischämisches neurologisches Defizit *nt*

reversible ischemic neurologic deficit: reversibles ischämisches neurologisches Defizit *nt*

de|flec|tion [dı'flekʃn] *noun*: Aus-, Ablenkung *f*, Abweichung *f*, Ableitung *f*, Deflexion *f*; (*Zeiger*) Ausschlag *m*; (*Licht*) Beugung *f*

de|flo|ra|tion [,deflə'reıʃn] *noun*: Defloration *f*

de|form|i|ty [dı'fɔːrmətı] *noun*: Missbildung *f*

de|gen|er|at|ed [dı'dʒenəreıtıd] *adj*: zurückgebildet, verfallen; entartet, degeneriert

de|gen|er|a|tion [dı,dʒenə'reıʃn] *noun*: Degeneration *f*, Entartung *f*

adipose degeneration: degenerative Verfettung *f*, fettige Degeneration *f*, Degeneratio adiposa

adiposogenital degeneration: Babinsky-Fröhlich-Syndrom *nt*, Morbus Fröhlich *m*, Dystrophia adiposogenitalis (Fröhlich)

amyloid degeneration: amyloide Degeneration *f*; Amyloidose *f*

atheromatous degeneration: Atherom *nt*, atherosklerotische Plaque *f*

caseous degeneration: verkäsende Degeneration *f*, verkäsende Nekrose *f*, Verkäsung *f*

colloid degeneration: kolloide Degeneration *f*

fatty degeneration: degenerative Verfettung *f*, fettige Degeneration *f*

hepatolenticular degeneration: Wilson-Krankheit *f*, Morbus Wilson *m*, hepatolentikuläre/hepatozerebrale Degeneration *f*

macular degeneration: Makuladegeneration *f*

wallerian degeneration: Waller-Degeneration *f*, sekundäre/orthograde Degeneration *f*

de|glu|ti|tion [,dıglʊ'tıʃn] *noun*: Schluck-

akt *m*, (Ver-)Schlucken *nt*, Hinunterschlucken *nt*, Deglutition *f*
de|gra|da|tion [ˌdegrəˈdeɪʃn] *noun*: **1.**
(*chem.*) Abbau *m*, Zerlegung *f*, Degra-
dierung *f* **2.** (*biolog.*) Degeneration *f*,
Entartung *f*
de|gus|ta|tion [ˌdɪgöˈsteɪʃn] *noun*: **1.**
Geschmackssinn *m* **2.** Schmecken *nt*
de|his|cence [dɪˈhɪsəns] *noun*: Dehis-
zenz *f*
abdominal incision dehiscence: Platzbauch *m*
de|hy|dra|tase [dɪˈhaɪdrəteɪz] *noun*: De-
hydratase *f*, Hydratase *f*
de|hy|dra|tion [ˌdɪhaɪˈdreɪʃn] *noun*: **1.**
(*chem.*) Dehydrierung *f*, Wasserstoff-
abspaltung *f* **2.** Dehydration *f*, Wasser-
entzug *m*; Entwässerung *f*, Entwässe-
rungstherapie *f* **3.** (*patholog.*) Wassermangel *m*, Dehydration *f*, Dehydratation *f*, Hypohydratation *f*
7-de|hy|dro|cho|les|te|rol [ˌdɪhaɪdrəʊkə-
ˈlestərəʊl, -rɔl] *noun*: 7-Dehydrocho-
lesterin *nt*, Provitamin D₃ *nt*
de|hy|dro|epi|an|dros|ter|one [ˌdɪhaɪdrəʊ-
ˌepiænˈdrɒstərəʊn] *noun*: Dehydroepiandrosteron *nt*
de|hy|dro|gen|ase [dɪˈhaɪdrəʊdʒəneɪz]
noun: Dehydrogenase *f*, Dehydrase *f*
alcohol dehydrogenase: Alkoholdehydrogenase *f*
glucose-6-phosphate dehydrogenase:
Glucose-6-phosphatdehydrogenase *f*
lactate dehydrogenase: Laktatdehydrogenase *f*
lipoamide dehydrogenase: Lip(o)amid-
dehydrogenase *f*, Dihydrolipoyldehy-
drogenase *f*
pyruvate dehydrogenase: Pyruvatdehydrogenase *f*
de|hy|dro|gen|a|tion [dɪˌhaɪdrəʊdʒə-
ˈneɪʃn] *noun*: Wasserstoffentzug *m*,
Dehydrogenierung *f*, Dehydrierung *f*
de|lac|ta|tion [dɪlækˈteɪʃn] *noun*: Abstil-
len *nt*, Ablaktation *f*, Ablactatio *f*
de|layed [dɪˈleɪd] *adj*: verzögert, ver-
schleppt, verspätet; ver-, aufgeschoben;
Spät-
de|le|te|ri|ous [ˌdelɪˈtɪərɪəs] *adj*: (ge-
sundheits-)schädlich, schädigend, zerstörend, deletär
de|le|tion [dɪˈliːʃn] *noun*: Deletion *f*
chromosome deletion: Chromosomen-
deletion *f*
de|lir|i|ous [dɪˈlɪərɪəs] *adj*: delirös
de|lir|i|um [dɪˈlɪərɪəm] *noun, plural* -ums,
-ia [-ˈlɪərɪə]: Delir *nt*
acute delirium: akutes Delir *nt*, Delirium acutum

alcoholic delirium: Alkoholdelir *nt*,
Delirium tremens/alcoholicum
delirium tremens: **1.** Alkoholdelir *nt*,
Delirium tremens/alcoholicum **2.** Entzugssyndrom *nt*, Delirium tremens
de|liv|er|y [dɪˈlɪvərɪ] *noun*: Geburt *f*,
Entbindung *f*, Partus *m*
forceps delivery: Zangengeburt *f*, -ex-
traktion *f*
high-risk delivery: Risikogeburt *nt*
late delivery: Spätgeburt *f*
post-term delivery: Partus serotinus
premature delivery: Frühgeburt *f*
spontaneous delivery: Spontangeburt *f*
del|toid [ˈdeltɔɪd] **I** *noun* Deltamuskel
m, Deltoideus *m*, Musculus deltoideus
II *adj* **1.** Musculus deltoideus betreffend **2.** deltaförmig, dreieckig
de|lu|sion [dɪˈluːʒn] *noun*: Wahn *m*
dermatozoic delusion: Dermatozoenwahn *m*, taktile Halluzinose *f*
delusion of reference: Beziehungs-
wahn *m*
residual delusion: Residualwahn *m*
de|mar|ca|tion [ˌdiːmɑːrˈkeɪʃn] *noun*:
Abgrenzung *f*, Demarkation *f*; Abgren-
zen *nt*, Demarkieren *nt*
de|mas|cu|lin|i|za|tion [dɪˌmæskjələnɪ-
ˈzeɪʃn] *noun*: Demaskulinisation *f*
de|ment|ed [dɪˈmentɪd] *adj*: dement
de|men|tia [dɪˈmenʃ(ɪ)ə] *noun*: Demenz *f*
AIDS-related dementia: AIDS-Demenz
f, HIV-Enzephalopathie *f*
multi-infarct dementia: Multiinfarkt-
enzephalopathie *f*
presenile dementia: **1.** präsenile Demenz *f* **2.** Alzheimer-Krankheit *f*, präsenile Alzheimer-Demenz *f*, Demenz *f*
vom Alzheimer-Typ
senile dementia: senile Demenz *f*, Altersschwachsinn *m*, Dementia senilis
de|mi|lune [ˈdemɪluːn] **I** *noun* Halb-
mond *m*, Mondsichel *f* **II** *adj* halb-
mond-, (mond)sichelförmig
de|min|er|al|i|za|tion [dɪˌmɪn(ə)rəlaɪ-
ˈzeɪʃn] *noun*: Demineralisation *f*
De|mo|dex [ˈdemədeks, ˈdiːm-] *noun*:
Demodex *m*
de|mo|di|ci|do|sis [ˌdemɪˌdɪsɪˈdəʊsɪs]
noun: Demodikose *f*
de|mo|di|co|sis [ˌdemədɪˈkəʊsɪs] *noun*:
Demodikose *f*
de|my|e|lin|i|za|tion [dɪˌmaɪəlɪnəˈzeɪʃn]
noun: Demyelinisation *f*
de|na|tur|a|tion [dɪˌneɪtʃəˈreɪʃn] *noun*:
1. Denaturierung *f*, Denaturieren *nt* **2.**
Vergällen *nt*, Denaturieren *nt*
den|dric [ˈdendrɪk] *adj*: verästelt, ver-
zweigt, dendritisch

den|drite ['dendraɪt] *noun:* Dendrit *m*
den|drit|ic [den'drɪtɪk] *adj:* verästelt, verzweigt, dendritisch
den|dron ['dendrɑn] *noun:* → *dendrite*
de|ner|vat|ed [dɪ'nɜrveɪtɪd] *adj:* denerviert, enerviert
de|ner|va|tion [dɪ,nɜr'veɪʃn] *noun:* Denervierung *f*
den|ial [dɪ'naɪəl] *noun:* Verleugnung *f*
dens [denz] *noun, plural* **den|tes** ['denti:z]: **1.** Zahn *m*, Dens *m* **2.** Dens axis
dense [dens] *adj:* dicht
dense|ness ['densnɪs] *noun:* Dichte *f*
den|si|tom|e|try [,densɪ'tɑmətrɪ] *noun:* Dichtemessung *f*, Dichtebestimmung *f*, Densimetrie *f*, Densitometrie *f*
  bone densitometry: Osteodensitometrie *f*
den|si|ty ['densətɪ] *noun:* Dichte *f*
  bone density: Knochendichte *f*
den|tal ['dentl] *adj:* **1.** dental, Zahn- **2.** dentogen
den|tal|gia [den'tældʒ(ɪ)ə] *noun:* Dentalgie *f*
den|ti|buc|cal [,dentɪ'bʌkl] *adj:* odontobukkal, dentobukkal
den|ti|cle ['dentɪkl] *noun:* Dentikel *m*
den|ti|form ['dentɪfɔːrm] *adj:* zahnförmig, dentiform
den|ti|frice ['dentɪfrɪs] *noun:* Zahnreinigungsmittel *nt*, Dentifricium *nt*
den|ti|la|bi|al [,dentɪ'leɪbɪəl] *adj:* dentolabial, odontolabial
den|ti|lin|gual [,dentɪ'lɪŋgwəl] *adj:* dentolingual, odontolingual
den|tin ['dentɪn] *noun, -tins:* Zahnbein *nt*, Dentin *nt*, Substantia eburna
den|ti|nal ['dentɪnəl] *adj:* dentinal
den|tine ['denti:n] *noun:* → *dentin*
den|ti|no|blast ['dentɪnəblæst] *noun:* Zahnbeinbildner *m*, Dentinoblast *m*, Odontoblast *m*
den|ti|no|blas|to|ma [,dentɪnəublæs'təumə] *noun:* → *dentinoma*
den|ti|no|gen|e|sis [,dentɪnə'dʒenəsɪs] *noun:* Zahnbein-, Dentinbildung *f*, Dentinogenese *f*
den|ti|no|gen|ic [,dentɪnə'dʒenɪk] *adj:* dentinogen
den|ti|noid ['dentɪnɔɪd]: **I** *noun* Prädentin *nt*, Dentinoid *nt* **II** *adj* dentinähnlich, dentinoid
den|ti|no|ma [dentɪ'nəumə] *noun:* Dentinom *nt*
den|tis|try ['dentɪstrɪ] *noun:* Zahn(heil)kunde *f*, Zahnmedizin *f*, Dentologie *f*, Odontologie *f*
den|ti|tion [den'tɪʃn] *noun:* **1.** Zahnen *nt*, Zahndurchbruch *m*, Dentition *f*,

Dentitio *f* **2.** Zahnreihe *f*, (natürliches) Gebiss *nt*
  delayed dentition: verzögerter Zahndurchbruch *m*, verspätete Zahnung *f*, Dentitio tarda, Spätzahnung *f*, verzögerte Dentition *f*
  difficult dentition: Dentitio difficilis
  precocious dentition: vorzeitige Zahnung/Dentition *f*, Dentitio precox
  transitional dentition: Übergangsgebiss *nt*
den|to|al|ve|o|lar [,dentəuæl'vɪələr] *adj:* dentoalveolär, alveolodental
den|toid ['dentɔɪd] *adj:* zahnförmig, zahnähnlich, odontoid, dentoid
de|nu|cle|at|ed [dɪ'n(j)u:klɪeɪtɪd] *adj:* entkernt, kernlos, denukleiert
de|nu|da|tion [,dɪnju:'deɪʃn, ,denjə-] *noun:* Denudation *f*
de|os|si|fi|ca|tion [dɪ,ɑsəfɪ'keɪʃn] *noun:* (Knochen) Demineralisation *f*
de|oxy|ad|e|no|sine [dɪ,ɑksɪə'denəsi:n] *noun:* Desoxyadenosin *nt*, Adenindesoxyribosid *nt*
de|oxy|cor|ti|cos|ter|one [dɪ,ɑksɪ,kɔːrtɪ'kɑstərəun] *noun:* Desoxycorticosteron *nt*, Desoxycorton *nt*, Cortexon *nt*
de|oxy|cy|ti|dine [dɪ,ɑksɪ'saɪtədi:n] *noun:* Desoxycytidin *nt*, Cytidin *nt*
de|oxy|gen|a|tion [dɪ,ɑksɪdʒə'neɪʃn] *noun:* Sauerstoffentzug *m*, Desoxygenierung *f*, Desoxygenation *f*
de|oxy|gua|no|sine [dɪ,ɑksɪ'gwɑːnəsi:n] *noun:* Desoxyguanosin *nt*
de|oxy|he|mo|glo|bin [dɪ,ɑksɪ'hi:məgləubɪn] *noun:* reduziertes/desoxygeniertes Hämoglobin *nt*, Desoxyhämoglobin *nt*
de|oxy|my|o|glo|bin [dɪ,ɑksɪ'maɪəgləubɪn] *noun:* Desoxymyoglobin *nt*
de|oxy|ri|bo|nu|cle|ase [dɪ,ɑksɪ,raɪbəu'n(j)u:klɪeɪs] *noun:* Desoxyribonuclease *f*, DNase *f*
de|oxy|ri|bo|nu|cle|o|side [dɪ,ɑksɪ,raɪbəu'n(j)u:klɪəsaɪd] *noun:* Desoxyribonukleosid *nt*, Desoxyribosid *nt*
de|oxy|ri|bose [dɪ,ɑksɪ'raɪbəus] *noun:* Desoxyribose *f*
de|oxy|thy|mi|dine [dɪ,ɑksɪ'θaɪmɪdi:n] *noun:* Desoxythymidin *nt*, Thymidin *nt*
  deoxythymidine monophosphate: Desoxythymidinmonophosphat *nt*, Desoxythymidylsäure *f*
de|pen|dence [dɪ'pendəns] *noun:* **1.** Abhängigkeit *f* (*on, upon* von) **2.** (*psychiat.*) (Substanz-)Abhängigkeit *f*, Sucht *f*, Dependence *f* **3.** Vertrauen *nt* (*on, upon* auf, in)
  drug dependence: 1. Drogen-, Rausch-

D

giftabhängigkeit f 2. Arzneimittel-, Medikamentenabhängigkeit f

multiple drug dependence: Polytoxikomanie f

de|pend|o|vi|rus|es [dɪ'pendəʊvaɪrəsəs] *plural*: Dependoviren *pl*

de|per|son|al|i|za|tion [dɪˌpɜrsnəlaɪ'zeɪʃn] *noun*: Depersonalisation f

de|phos|pho|ry|la|tion [dɪˌfɑsfɔːrə'leɪʃn] *noun*: Dephosphorylierung f

de|pig|men|ta|tion [dɪˌpɪgmən'teɪʃn] *noun*: Depigmentierung f

de|pi|la|tion [depə'leɪʃn] *noun*: Enthaarung f, Depilation f

de|pil|a|to|ry [dɪ'pɪlətɔːriː] *noun*: Enthaarungsmittel nt, Depilatorium nt

de|ple|tion [dɪ'pliːʃn] *noun*: 1. Entleerung f 2. Flüssigkeitsentzug m, Depletion f 3. Flüssigkeitsarmut f, Depletion f

de|po|lar|iz|er [dɪ'pəʊləraɪzər] *noun*: depolarisierendes Muskelrelaxans nt

de|pol|ym|er|i|za|tion [dɪpə'lɪməraɪ'zeɪʃn, dɪˌpɑlɪmerɪ'zeɪʃn] *noun*: Depolymerisieren nt, Depolymerisation f

de|pos|it [dɪ'pɑzɪt] *noun*: Bodensatz m, Niederschlag m, Sediment nt, Ablagerung f

de|po|si|tion [depə'zɪʃn] *noun*: 1. →*deposit* 2. Sedimentbildung f, Ablagerungsbildung f

de|pot ['depəʊ] *noun*: Depot nt, Speicher m; Speicherung f, Ablagerung f

de|pres|sion [dɪ'preʃn] *noun*: 1. Depression f, Niedergeschlagenheit f, Schwermut f, Tief nt 2. Vertiefung f, Mulde f, Einsenkung f, Eindruck m

agitated depression: agitierte Depression f

anaclitic depression: anaklitische Depression f, Anlehnungsdepression f

endogenous depression: endogene Depression f

exhaustion depression: Erschöpfungsdepression f

exogenous depression: somatogene Depression f

involutional depression: Involutionsdepression f, Involutionsmelancholie f

larvate depression: larvierte Depression f

neurotic depression: depressive Neurose f, neurotische Depression f

postpartum depression: Wochenbettdepression f

depression of pregnancy: Schwangerschaftsdepression f

reactive depression: reaktive Depression f, depressive Reaktion f

respiratory depression: Atemdepres-

sion f

situational depression: reaktive Depression f, depressive Reaktion f

uprooting depression: Entwurzelungsdepression f

de|pres|sor [dɪ'presər] *noun*: 1. (*anatom.*) Depressor m, Musculus depressor 2. (*biochem.*) Depressor(substanz f) m

de|pri|va|tion [ˌdeprə'veɪʃn] *noun*: Deprivation f

de|pro|tein|i|za|tion [ˌdɪprəʊˌtiːnə'zeɪʃn] *noun*: Eiweißentfernung f, Deproteinierung f

de|pu|rant ['depjərənt] *noun*: 1. Abführmittel nt, Depurans nt 2. Reinigungsmittel nt, Depurantium nt

de|re|al|i|za|tion [dɪˌrɪələ'zeɪʃn] *noun*: Derealisation f

de|re|ism [dɪ'riːɪzəm, deɪ'reɪ-] *noun*: Dereismus m

de|re|is|tic [ˌdɪrɪ'ɪstɪk] *adj*: dereistisch

der|i|vant ['derɪvənt] *noun*: →*derivative*

de|riv|a|tive [dɪ'rɪvətɪv] *noun*: 1. (*chem.*) Abkömmling m, Derivat nt 2. (*pharmakol.*) Derivantium nt

arachidonic acid derivatives: Arachidonsäurederivate pl, Eicosanoide pl

coumarin derivatives: Cumarinderivate pl

der|ma ['dɜrmə] *noun*: 1. Haut f, Derma nt, Cutis f 2. Lederhaut f, Dermis f, Corium nt

der|ma|bra|sion [ˌdɜrmə'breɪʒn] *noun*: Dermabrasion f

Der|ma|cen|tor ['dɜrməsentər] *noun*: Dermacentor m

der|mal ['dɜrməl] *adj*: 1. dermal, Dermis- 2. dermal, kutan, Haut-, Dermal-

der|ma|my|i|a|sis [ˌdɜrməmaɪ'aɪəsɪs] *noun*: Dermatomyiasis f

der|ma|tal|gia [ˌdɜrmə'tældʒ(ɪ)ə] *noun*: Hautschmerz m, Dermatalgie f, Dermatodynie f

der|mat|ic [dɜr'mætɪk] *adj*: dermal, kutan

der|ma|tid [dɜr'mætɪd] *adj*: hautähnlich, hautartig, dermatoid, dermoid

der|ma|tit|ic [ˌdɜrmə'taɪtɪk] *adj*: dermatitisch

der|ma|ti|tis [ˌdɜrmə'taɪtɪs] *noun*: Hautentzündung f, Dermatitis f

allergic contact dermatitis: allergische Kontaktdermatitis f, allergisches Kontaktekzem nt

atopic dermatitis: atopische Dermatitis f, atopisches Ekzem nt, endogenes Ekzem nt, exsudatives Ekzem nt, neuropathisches Ekzem nt, konstitutionelles Ekzem *nt*, Prurigo Besnier, Morbus *m* Besnier, Ekzemkrankheit *f*, neurogene Dermatose *f*

berlock dermatitis: Berloque-Dermatitis *f*, Kölnisch-Wasser-Dermatitis *f*

caterpillar dermatitis: Raupendermatitis *f*

cercarial dermatitis: Schwimmbadkrätze *f*, Weiherhippel *m*, Bade-, Schistosomen-, Zerkariendermatitis *f*

contact dermatitis: **1.** Kontaktdermatitis *f*, Kontaktekzem *nt* **2.** → *allergic contact dermatitis*

grass dermatitis: Wiesengräserdermatitis *f*, Wiesengrasdermatitis *f*, Pflanzendermatitis *f*, Phyto-, Photodermatitis *f*, Dermatitis (bullosa) pratensis, Photodermatitis phytogenica

insect dermatitis: Insektendermatitis *f*

meadow dermatitis: → *grass dermatitis*

meadow-grass dermatitis: → *grass dermatitis*

pellagrous dermatitis: Pellagrosis *f*

perioral dermatitis: perorale Dermatitis *f*, Rosazea-artige Dermatitis *f*, Stewardessen-Krankheit *f*, Dermatitis perioralis

phytophototoxic dermatitis: → *grass dermatitis*

radiation dermatitis: Strahlendermatitis *f*, Radiumdermatitis *f*, Radiodermatitis *f*

schistosome dermatitis: Schwimmbadkrätze *f*, Weiherhippel *m*, Bade-, Schistosomen-, Zerkariendermatitis *f*

seborrheic dermatitis: Unna-Krankheit *f*, seborrhoisches Ekzem *nt*, seborrhoische/dysseborrhoische Dermatitis *f*, Morbus Unna *m*, Dermatitis seborrhoides

der|ma|to|al|lo|plas|ty [ˌdɜrmətəʊ'ælə-plæstɪ] *noun*: → *dermatohomoplasty*

der|ma|to|au|to|plas|ty [ˌdɜrmətəʊ'ɔːtə-plæstɪ] *noun*: autologe Hautplastik *f*, Dermatoautoplastik *f*

der|ma|to|bi|a|sis [ˌdɜrmətəʊ'baɪəsɪs] *noun*: Dasselbeule *f*, furunkuloide Myiasis *f*, Beulenmyiasis *f*, Dermatobiasis *f*

der|ma|to|can|di|di|a|sis [ˌdɜrmətəʊ͵kændɪ'daɪəsɪs] *noun*: kutane Candidamykose *f*

der|ma|to|cel|lu|li|tis [ˌdɜrmətəʊseljə-'laɪtɪs] *noun*: Dermatozellulitis *f*, Dermatocellulitis *f*

der|ma|to|chal|a|sis [ˌdɜrmətəʊ'kælɪsɪs] *noun*: Fall-, Schlaffhaut *f*, Cutis-laxa-Syndrom *nt*, generalisierte Elastolyse *f*, Zuviel-Haut-Syndrom *nt*, Dermatochalasis *f*, Dermatolysis *f*, Dermatome-

galie *f*, Chalazodermie *f*, Chalodermie *f*

der|ma|to|co|ni|o|sis [ˌdɜrmətəʊ͵kəʊnɪ-'əʊsɪs] *noun*: Staubdermatose *f*, Dermatokoniose *f*

der|ma|to|con|junc|ti|vi|tis [ˌdɜrmətəʊ-kən͵dʒʌŋ(k)təˈvaɪtɪs] *noun*: Dermatokonjunktivitis *f*

der|ma|to|fi|bro|ma [ˌdɜrmətəʊfaɪ'brəʊ-mə] *noun*: Hautfibrom *nt*, Dermatofibrom *nt*

der|ma|to|fi|bro|sar|co|ma [ˌdɜrmətəʊ-͵faɪbrəsɑːr'kəʊmə] *noun*: Dermatofibrosarkom *nt*

der|ma|to|fi|bro|sis [ˌdɜrmətəʊ͵faɪ'brəʊ-sɪs] *noun*: Dermatofibrosis *f*

der|ma|to|fi|brot|ic [ˌdɜrmətəʊ͵faɪ'brɑt-ɪk] *adj*: dermatofibrotisch

der|ma|to|gen|ic [ˌdɜrmətəʊ'dʒenɪk] *adj*: dermatogen

der|ma|to|graph|ic [ˌdɜrmətəʊ'græfɪk] *adj*: dermographisch, dermografisch

der|ma|tog|ra|phism [dɜrmə'tɑgrəfɪzəm] *noun*: Dermographismus *m*, Dermografismus *m*

der|ma|to|het|er|o|plas|ty [ˌdɜrmətəʊ-'hetərəplæstɪ] *noun*: heterologe Hautplastik *f*, Dermatoheteroplastik *f*

der|ma|to|ho|mo|plas|ty [ˌdɜrmətəʊ-'həʊməplæstɪ] *noun*: homologe Hautplastik *f*, Dermatohomoplastik *f*

der|ma|to|log|ic [ˌdɜrmətəʊ'lɑdʒɪk] *adj*: dermatologisch

der|ma|tol|o|gy [ˌdɜrmə'tɑlədʒɪ] *noun*: Dermatologie *f*

der|ma|tome ['dɜrmətəʊm] *noun*: Dermatom *nt*

der|ma|to|my|co|sis [ˌdɜrmətəʊmaɪ'kəʊ-sɪs] *noun*: Dermatomykose *f*, Dermatomycosis *f*

der|ma|to|my|cot|ic [ˌdɜrmətəʊmaɪ'kɑt-ɪk] *adj*: dermatomykotisch

der|ma|to|my|i|a|sis [ˌdɜrmətəʊmaɪ'aɪə-sɪs] *noun*: Dermatomyiasis *f*

der|ma|to|my|o|ma [ˌdɜrmətəʊmaɪ'əʊ-mə] *noun*: Dermatoleiomyom *nt*

der|ma|to|my|o|sit|ic [ˌdɜrmətəʊmaɪə-'saɪtɪk] *adj*: dermatomyositisch

der|ma|to|path|ic [ˌdɜrmətəʊ'pæθɪk] *adj*: dermatopathisch

der|ma|top|a|thy [ˌdɜrmə'tɑpəθɪ] *noun*: Hauterkrankung *f*, Dermatopathie *f*, Dermatose *f*

der|ma|to|phy|to|sis [ˌdɜrmətəʊfaɪ'təʊ-sɪs] *noun*: Dermatophytose *f*

der|ma|to|plas|tic [dɜrmətəʊ'plæstɪk] *adj*: dermatoplastisch

der|ma|to|plas|ty ['dɜrmətəʊplæstɪ] *noun*: Hautplastik *f*, Dermatoplastik *f*

der|ma|to|pol|y|neu|ri|tis [ˌdɜrmətəʊ-

,palɪnjʊə'raɪtɪs] *noun*: Feer-Krankheit *f*, Rosakrankheit *f*, vegetative Neurose *f* der Kleinkinder, Swift-Syndrom *nt*, Selter-Swift-Feer-Krankheit *f*, Feer-Selter-Swift-Krankheit *f*, Akrodynie *f*, Acrodynia *f*

der|ma|tor|rha|gia [,dɜrmətəʊ'rædʒ(ı)ə] *noun*: Haut(ein)blutung *f*, Dermatorrhagie *f*

der|ma|tor|rhex|is [,dɜrmətəʊ'reksɪs] *noun*: Dermatorrhexis *f*

der|ma|to|scle|ro|sis [,dɜrmətəʊskliə-'rəʊsɪs] *noun*: Darrsucht *f*, Sklerodermie *f*

der|ma|to|sis [,dɜrmə'təʊsıs] *noun*, *plural* **-ses** [dɜrmə'təʊsiːz]: Hautkrankheit *f*, Dermatose *f*

der|ma|to|ther|a|py [,dɜrmətəʊ'θerəpı] *noun*: Dermatotherapie *f*

der|ma|to|trop|ic [,dɜrmətəʊ'trapık] *adj*: dermotrop, dermatotrop

der|ma|to|zo|li|a|sis [,dɜrmətəʊzəʊ'aɪəsıs] *noun*: Dermatozoonose *f*

der|ma|to|zo|on [,dɜrmətəʊ'zəʊɑn] *noun*: Hautparasit *m*, Dermatozoon *nt*

der|ma|to|zo|ol|no|sis [,dɜrmətəʊzəʊə-'nəʊsıs] *noun*: Dermatozoonose *f*

der|ma|troph|ic [dɜrmə'trəʊfık] *adj*: dermatrophisch

der|mat|ro|phy [dɜr'mætrəfı] *noun*: Hautatrophie *f*, Dermatrophie *f*

der|mic ['dɜrmık] *adj*: dermal, kutan

der|mis ['dɜrmıs] *noun*: Lederhaut *f*, Dermis *f*, Corium *nt*

der|mi|tis [dɜr'maɪtıs] *noun*: → *dermatitis*

der|mo|gra|phism [dɜr'magrəfızəm] *noun*: Dermographismus *m*, Dermografismus *m*

der|moid ['dɜrmɔɪd]: I *noun* 1. Dermoid *nt*, Dermoidzyste *f* 2. (*Ovar*) Dermoid *nt*, Dermoidzyste *f*, Teratom *nt* II *adj* hautähnlich, hautartig, dermoid, dermatoid

der|moi|dec|to|my [dɜrmɔɪ'dektəmı] *noun*: Dermoidentfernung *f*, Dermoidektomie *f*

der|mom|e|try [dɜr'mamətrı] *noun*: Dermometrie *f*

der|mo|neu|ro|trop|ic [,dɜrmə,njʊərə-'trapık] *adj*: dermoneurotrop

der|mo|path|ic [,dɜrmə'pæθık] *adj*: dermatopathisch

der|mop|a|thy [dɜr'mapəθı] *noun*: Dermatose *f*

der|mo|plas|ty ['dɜrməplæstı] *noun*: Hautplastik *f*

der|mo|re|ac|tion [,dɜrmərı'ækʃn] *noun*: Haut-, Dermoreaktion *f*

der|mo|tox|in [,dɜrmə'taksın] *noun*: Dermotoxin *f*

der|mo|trop|ic [,dɜrmə'trapık, -'trəʊp-] *adj*: dermatotrop, dermotrop

der|mo|vas|cu|lar [,dɜrmə'væskjələr] *adj*: dermovaskulär

des|ce|me|ti|tis [desəmı'taıtıs] *noun*: Descemetitis *f*

de|scend [dı'send] *vi*: 1. herab-, herunter-, hinuntergehen, -steigen, -sinken; abfallen 2. ab-, herstammen (*from* von)

de|scend|ant [dı'sendənt] *noun*: Nachkomme *m*, Abkömmling *m*, Deszendent *m*

de|scend|ing [dı'sendıŋ] *adj*: absteigend, nach unten führend, deszendierend

de|sen|si|ti|za|tion [dı,sensıtə'zeıʃn] *noun*: Desensibilisierung *f*, Hyposensibilisierung *f*

de|sen|si|tize [dı'sensıtaız] *v*: 1. desensibilisieren, hyposensibilisieren, unempfindlich oder immun machen (*to* gegen) 2. lichtunempfindlich machen, desensibilisieren

des|ic|ca|tion [,desı'keıʃn] *noun*: (Aus-)Trocknen *nt*, (Aus-)Trocknung *f*, Exsikkation *f*, Exsikkose *f*

des|mal|gia [dez'mældʒ(ı)ə] *noun*: Bandschmerzen *pl*, Desmalgie *f*, Desmodynie *f*

des|mi|tis [dez'maıtıs] *noun*: Desmitis *f*, Bänderentzündung *f*; Sehnenentzündung *f*

des|mo|cra|ni|um [,dezməʊ'kreınıəm] *noun*: Bindegewebsschädel *m*, Desmokranium *nt*

des|mo|cyte ['dezməʊsaıt] *noun*: Fibroblast *m*

des|mo|cy|to|ma [,dezməʊsaı'təʊmə] *noun*: Bindegewebsgeschwulst *f*, Fibrom *nt*

des|mo|don|ti|um [,dezməʊ'danʃıəm] *noun*: Wurzelhaut *f*, Desmodontium *nt*, Periodontium *nt*

des|mo|ge|nous [dez'madʒənəs] *adj*: desmogen

des|moid ['dezmɔıd]: I *noun* Desmoid *nt* II *adj* 1. fibrös, fibroid, desmoid 2. bindegewebsartig, bandartig, sehnenartig, desmoid

des|mo|pla|thy [dez'mapəθı] *noun*: Sehnen-, Bändererkrankung *f*, Desmopathie *f*

des|mo|pla|sia [,dezməʊ'pleıʒ(ı)ə] *noun*: Desmoplasie *f*

des|mo|plas|tic [,dezməʊ'plæstık] *adj*: desmoplastisch

des|mor|rhex|is [,dezməʊ'reksıs] *noun*:

D

Sehnenruptur *f*, Bänderriss *m*, Desmorrhexis *f*

deslmolsome ['dezməsəʊm] *noun*: Haftplatte *f*, Desmosom *nt*, Macula adhaerens

deslmotlolmy [dez'matəmɪ] *noun*: Sehnen-, Bänderdurchtrennung *f*, Desmotomie *f*

deslqualmaltion [ˌdeskwə'meɪʃn] *noun*: (Ab-)Schuppung *f*, Abschilferung *f*, Desquamation *f*

deslqualmaltive ['deskwəmeɪtɪv, dɪ-'skwæmətɪv] *adj*: abschuppend, abschilfernd, desquamativ

delstrucltive [dɪ'strʌktɪv] *adj*: zerstörend, destruierend, destruktiv

deltachlment [dɪ'tætʃmənt] *noun*: (Ab-)Trennung *f*, (Los-)Lösung *f* (*from* von)
premature detachment of the placenta: vorzeitige Plazentalösung *f*, Ablatio placentae
retinal detachment: Netzhautablösung *f*, Ablatio retinae, Amotio retinae

delterlgent [dɪ'tɜrdʒənt]: I *noun* 1. Netzmittel *nt*, Detergens *nt* 2. (*Wunde*) Reinigungsmittel *nt*, Detergens *nt* 3. Reinigungsmittel *nt*, Waschmittel *nt*, Detergens *nt* II *adj* reinigend

delterliolraltion [dɪˌtɪərɪə'reɪʃn] *noun*: (*Zustand*) Verschlechterung *f*, Verschlimmerung *f*, Deterioration *f*, Deteriorisierung *f*

delterlminlant [dɪ'tɜrmɪnənt]: I *noun* Determinante *f* II *adj* entscheidend, bestimmend, determinant, determinierend

deltorlsion [dɪ'tɔːrʃn] *noun*: Detorsion *f*, Derotation *f*

deltoxlilfilcaltion [dɪˌtɑksəfɪ'keɪʃn] *noun*: Entgiftung *f*, Detoxikation *f*, Desintoxikation *f*

deltriltus [dɪ'traɪtəs] *noun, plural* **deltriltus**: Trümmer *pl*, Gewebstrümmer *pl*, Zelltrümmer *pl*, Geröll *nt*, Schutt *m*, Detritus *m*

deltrunlcaltion [dɪˌtrʌŋ'keɪʃn] *noun*: Dekapitation *f*

deltulbaltion [dɪtjə'beɪʃn] *noun*: Extubation *f*

deltulmeslcence [ˌdɪt(j)u:'mesəns] *noun*: Detumeszenz *f*

deulterlalnomlallous [ˌd(j)u:tərə'naməˌləs] *adj*: deuteranomal

deulterlalnomlally [ˌd(j)u:tərə'naməlɪ] *noun*: Deuteranomalie *f*

deulterlalnolpia [ˌd(j)u:tərə'nəʊpɪə] *noun*: Grünblindheit *f*, Deuteranop(s)ie *f*

deulterlalnoplic [ˌd(j)u:tərə'napɪk] *adj*:

deuteranop, grünblind

deulterlalnoplsia [ˌd(j)u:tərə'napsɪə] *noun*: Grünblindheit *f*, Deuteranop(s)ie *f*

Deulterlolmylceltes [ˌd(j)u:tərəmaɪ'si:-ti:z] *plural*: unvollständige Pilze *pl*, Deuteromyzeten *pl*, Deuteromycetes *pl*, Deuteromycotina *pl*, Fungi imperfecti

deulterlolpathlic [ˌd(j)u:tərəʊ'pæθɪk] *adj*: (*Krankheit, Symptom*) sekundär, zusätzlich, deuteropathisch

deulterlolpalthy [d(j)u:tə'rʌpəθɪ] *noun*: Sekundärleiden *nt*, Deuteropathie *f*

delvaslcullarlilzaltion [dɪˌvæskjələrɪ-'zeɪʃn] *noun*: Devaskularisation *f*, Devaskularisierung *f*

delvellolpment [dɪ'veləpmənt] *noun*: 1. Entwicklung *f* 2. Werden *nt*, Entstehen *nt*, Wachstum *nt*, Bildung *f*

delvilant ['dɪvɪənt] *adj*: vom normalen Verhalten abweichend, deviant

delvilaltion [ˌdɪvɪ'eɪʃn] *noun*: 1. Abweichung *f*, Abweichen *nt* (*from* von) 2. (*physik.*) Ablenkung *f*; Abweichung *f*
deviation to the left: Linksverschiebung *f*
deviation to the right: Rechtsverschiebung *f*
septal deviation: Septumdeviation *f*

delvilomlelter [dɪvɪ'amɪtər] *noun*: Schielmesser *m*, Deviometer *nt*

delvislcerlaltion [dɪvɪsə'reɪʃn] *noun*: Eingeweideentfernung *f*, Deviszeration *f*

delviltallilzaltion [dɪˌvaɪtələɪ'zeɪʃn, -li-] *noun*: Devitalisierung *f*

dexlalmethlalsone [ˌdeksə'meθəzəʊn] *noun*: Dexamethason *nt*

dexlpanlthelnol [deks'pænθɪnəʊl] *noun*: Dexpanthenol *nt*

dexlter ['dekstər] *adj*: rechts, dexter

dexlterliliy [deks'terətɪ] *noun*: →dextrality

dexlterlous ['dekst(ə)rəs] *adj*: rechtshändig

dexltral ['dekstrəl]: I *noun* Rechtshänder(in *f*) *m* II *adj* 1. rechtshändig 2. →dexter

dexltrallilty [deks'trælətɪ] *noun*: Rechtshändigkeit *f*, Dext(e)ralität *f*

dexltran ['dekstrən, -træn] *noun*: Dextran *nt*

dexltrin ['dekstrɪn] *noun*: Dextrin *nt*, Dextrinum *nt*

dexltrilnolsis [ˌdektrɪ'nəʊsɪs] *noun*: Glykogenspeicherkrankheit *f*, Glykogenthesaurismose *f*, Glykogenose *f*

dexltrinlulria [ˌdektrɪn'(j)ʊərɪə] *noun*: Dextrinurie *f*

dexltrolcarldia [ˌdekstrəʊ'kɑːrdɪə] *noun*:

Dextrokardie f
dex|tro|car|di|og|ra|phy [ˌdekstrəʊˌkɑːr-dɪˈɑɡrəfɪ] *noun*: Dextrokardiographie f, Dextrokardiografie f
dex|tro|gas|tria [ˌdekstrəʊˈgæstrɪə] *noun*: Dextrogastrie f
dex|tro|glu|cose [ˌdekstrəʊˈgluːkəʊz] *noun*: → *dextrose*
dex|tro|gram [ˈdekstrəʊgræm] *noun*: Dextrogramm nt
dex|tro|man|u|al [ˌdekstrəʊˈmænjəwəl] *adj*: rechtshändig
dex|tro|pe|dal [deksˈtrʊpədəl] *adj*: rechtsfüßig
dex|trose [ˈdekstrəʊs] *noun*: Traubenzucker m, Glucose f, Glukose f, Dextrose f, Glykose f
dex|tro|tor|sion [ˌdekstrəʊˈtɔːrʃn] *noun*: **1.** (patholog.) Verdrehung/Torsion f nach rechts, Dextrotorsion f **2.** (ophthal.) Dextrozykloduktion f
dex|tro|ver|sion [ˌdekstrəʊˈvɜrʒn] *noun*: Rechtsdrehung f, Dextroversion f
dex|tro|vert|ed [ˌdekstrəʊˈvɜrtɪd] *adj*: nach rechts gedreht, dextrovertiert
di|a|be|tes [daɪəˈbiːtɪs] *noun*: **1.** Diabetes m **2.** Diabetes mellitus
  adult-onset diabetes: nicht-insulinabhängiger Diabetes mellitus, Typ-II-Diabetes mellitus, non-insulin-dependent diabetes (mellitus)
  amino acid diabetes: Aminosäurediabetes m
  central diabetes insipidus: zentraler Diabetes insipidus, Diabetes insipidus centralis/neurohormonalis
  drug-induced diabetes mellitus: medikamentöser Diabetes mellitus
  galactose diabetes: **1.** (hereditäre/kongenitale) Galaktosämie f, Galaktoseintoleranz f, -unverträglichkeit f **2.** Galaktosediabetes m, Galaktokinasemangel m
  gestational diabetes: Gestationsdiabetes m
  diabetes insipidus: Diabetes insipidus
  insulin-dependent diabetes: insulinabhängiger Diabetes (mellitus), Typ 1 Diabetes m (mellitus), Insulinmangeldiabetes m
  latent diabetes mellitus: subklinischer Diabetes mellitus, asymptomatischer Diabetes mellitus, latenter Diabetes mellitus
  maturity-onset diabetes of youth: Typ-II-Diabetes mellitus bei Jugendlichen, maturity-onset diabetes of youth
  nephrogenic diabetes insipidus: renaler/nephrogener Diabetes insipidus,

Diabetes insipidus renalis
  phosphate diabetes: Phosphatdiabetes m
  steroid diabetes: Steroiddiabetes m
di|a|bet|ic [daɪəˈbetɪk]: **I** *noun* Diabetiker m **II** *adj* **1.** zuckerkrank, diabetisch, Diabetes- **2.** diabetisch; diabetogen
di|a|be|to|gen|ic [daɪəˌbetəˈdʒenɪk] *adj*: diabetogen
di|a|bro|sis [daɪəˈbrəʊsɪs] *noun*: Diabrose f, Diabrosis f
di|a|ce|tyl|mor|phine [daɪˌæsɪtlˈmɔːr↓fiːn] *noun*: Heroin nt, Diamorphin nt, Diacetylmorphin nt
di|a|cid [daɪˈæsɪd]: **I** *noun* zweibasische Säure f **II** *adj* zweibasisch
di|a|cri|nous [daɪˈækrɪnəs] *adj*: diakrin
di|a|crit|ic [daɪəˈkrɪtɪk] *adj*: diagnostisch
di|a|der|mic [daɪəˈdɜrmɪk] *adj*: perkutan, transdermal, transkutan
di|a|do|cho|ki|ne|sia [ˌdaɪˌædəkəʊkɪˈniː-ʒ(ɪ)ə, -kaɪ-] *noun*: Diadochokinese f
di|ag|nose [daɪəɡˈnəʊz]: **I** *vt* diagnostizieren **II** *vi* eine Diagnose stellen
di|ag|no|sis [ˌdaɪəɡˈnəʊsɪs] *noun, plural* **-ses** [daɪəɡˈnəʊsiːz]: **1.** Diagnose f **make a diagnosis** eine Diagnose stellen **2.** Diagnostik f
  amniotic fluid diagnosis: Fruchtwasserdiagnostik f
  differential diagnosis: Differentialdiagnose f
  early diagnosis: Frühdiagnose f
  diagnosis by exclusion: Ausschlussdiagnose f
  prenatal diagnosis: pränatale Diagnose f
di|ag|nos|tic [ˌdaɪəɡˈnɑstɪk]: **I** *noun* **1.** Symptom nt, charakteristisches Merkmal nt **2.** Diagnose f **II** *adj* diagnostisch
di|ag|nos|tics [ˌdaɪəɡˈnɑstɪks] *plural*: Diagnostik f
  enzyme diagnostics: Enzymdiagnostik f
di|al|y|sis [daɪˈælɪsɪs] *noun, plural* **-ses** [-siːz]: Dialyse f
  intracorporeal dialysis: intrakorporale Dialyse f
  peritoneal dialysis: Peritonealdialyse f
di|a|lyz|a|ble [ˈdaɪəlaɪzəbl] *adj*: dialysierbar, dialysabel
di|a|lyze [ˈdaɪəlaɪz] *v*: dialysieren
di|a|lyz|er [ˈdaɪəlaɪzər] *noun*: Dialysator m
di|am|e|ter [daɪˈæmɪtər] *noun*: Durchmesser m, Diameter m
  oblique diameter of pelvis: schräger Beckendurchmesser m, Diameter obliqua (pelvis)
  transverse diameter of pelvis: Beckenquerdurchmesser m, Diameter trans-

versa pelvis

di|am|e|tral [daɪˈæmɪtrəl] *adj*: **1.** diametrisch **2.** diametral

di|a|mor|phine [ˌdaɪəˈmɔːrfiːn] *noun*: Diacetylmorphin *nt*, Heroin *nt*

di|a|pel|de|sis [ˌdaɪəpɪˈdiːsɪs] *noun*: Wanderung *f*, Emigration *f*, Diapedese *f*

di|a|pha|nos|co|py [daɪˌæfəˈnɑskəpɪ] *noun*: Diaphanoskopie *f*, Durchleuchten *nt*, Diaphanie *f*, Transillumination *f*

di|a|pho|re|sis [ˌdaɪəfəˈriːsɪs] *noun*: Schweißsekretion *f*, Schwitzen *nt*, Diaphorese *f*

di|a|pho|ret|ic [ˌdaɪəfəˈretɪk]: I *noun* Diaphoretikum *nt*, Sudoriferum *nt* II *adj* schweißtreibend, diaphoretisch

di|a|phragm [ˈdaɪəfræm] *noun*: **1.** Zwerchfell *nt*, Scheidewand *f*, Diaphragma *nt* **2.** (halbdurchlässige) Scheidewand/Membran *f*, Blende *f*
contraceptive diaphragm: Diaphragma(pessar *nt*) *nt*
pelvic diaphragm: **1.** Diaphragma pelvicum **2.** muskulärer Beckenboden *m*, Diaphragma pelvis
vaginal diaphragm: Diaphragma(pessar) *nt*

di|a|phrag|mal|gia [ˌdaɪəfrægˈmældʒ(ɪ)ə] *noun*: Zwerchfellschmerz *m*, Diaphragmalgie *f*, Diaphragmodynie *f*

di|a|phrag|mat|ic [ˌdaɪəfrægˈmætɪk] *adj*: diaphragmatisch, diaphragmal

di|a|phrag|ma|ti|tis [daɪəˌfrægməˈtaɪtɪs] *noun*: Zwerchfellentzündung *f*, Diaphragmatitis *f*, Diaphragmitis *f*

di|a|phrag|mi|tis [ˌdaɪəfrægˈmaɪtɪs] *noun*: Zwerchfellentzündung *f*, Diaphragmatitis *f*, Diaphragmitis *f*

di|a|phys|e|al [daɪəˈfiːzɪəl] *adj*: diaphysär

di|a|phys|ec|to|my [daɪəfɪzˈektəmɪ] *noun*: Diaphysenentfernung *f*, Diaphysektomie *f*

di|a|phys|i|al [daɪəˈfiːzɪəl] *adj*: diaphysär

di|a|phy|sis [daɪˈæfəsɪs] *noun, plural* **-ses** [-siːz]: Knochenschaft *m*, Diaphyse *f*

di|a|phys|i|tis [daɪəfɪˈzaɪtɪs] *noun*: Diaphysitis *f*, Diaphysenentzündung *f*

di|a|pla|cen|tal [ˌdaɪəpləˈsentəl] *adj*: diaplazentar, diaplazentär

di|ar|rhea [daɪəˈrɪə] *noun*: Durchfall *m*, Diarrhoe *f*
bloody diarrhea: blutiger Durchfall *m*, Blutstuhl *m*
chylous diarrhea: chylöser Durchfall *m*, Chylorrhoe *f*
fatty diarrhea: Fettdurchfall *m*, Steatorrhoea *f*
paradoxical diarrhea: Verstopfungs-

durchfall *m*, uneigentlicher Durchfall *m*, Diarrhoea paradoxa/stercoralis
postvagotomy diarrhea: Postvagotomiesyndrom *nt*
stercoral diarrhea: Verstopfungsdurchfall *m*, uneigentlicher Durchfall *m*, Diarrhoea paradoxa/stercoralis
traveler's diarrhea: Reisediarrhoe *f*, Turista *f*, Montezumas Rache *f*
diarrhea and vomiting: Brechdurchfall *m*

di|ar|rhel|ic [daɪəˈrɪɪk] *adj*: diarrhoisch

di|ar|thro|sis [daɪɑːrˈθrəʊsɪs] *noun*: echtes Gelenk *nt*, Diarthrose *f*, Articulatio synovialis

di|a|scope [ˈdaɪəskəʊp] *noun*: Glasplättchen *nt*, Diaskop *nt*

di|as|co|py [daɪˈæskəpɪ] *noun*: **1.** (*radiolog.*) Durchleuchtung *f*, Diaskopie *f*, Transillumination *f* **2.** (*dermatol.*) Diaskopie *f*

di|a|stase [ˈdaɪəsteɪz] *noun*: Diastase *f*

di|a|ste|ma [ˌdaɪəˈstiːmə] *noun, plural* **-ma|ta** [-mətə]: **1.** Lücke *f*, Spalte *f* **2.** (angeborene) Zahnlücke *f*, Diastema *nt* **3.** (*histolog.*) Diastema *nt*

di|as|to|le [daɪˈæstəlɪ] *noun*: Diastole *f*

di|as|tol|ic [ˌdaɪəˈstɑlɪk] *adj*: diastolisch

di|a|ther|mo|coag|u|la|tion [ˌdaɪəˌθɜrməkəʊˌægjəˈleɪʃn] *noun*: Elektrokoagulation *f*

di|a|ther|my [ˈdaɪəθɜrmɪ] *noun*: Diathermie *f*
short-wave diathermy: Kurzwellendiathermie *f*, Hochfrequenzdiathermie *f*, Hochfrequenzwärmetherapie *f*
surgical diathermy: chirurgische Diathermie *f*, Elektrokoagulation *f*

di|ath|e|sis [daɪˈæθəsɪs] *noun, plural* **-ses** [daɪˈæθəsiːz]: Neigung *f*, Bereitschaft *f*, Disposition *f*, Diathese *f*
allergic diathesis: allergische Diathese *f*
hemorrhagic diathesis: Blutungsneigung *f*, hämorrhagische Diathese *f*
spasmophilic diathesis: Spasmophilie *f*
uric acid diathesis: Gichtdiathese *f*, harnsaure/uratische Diathese *f*, Diathesis urica

di|az|e|pam [daɪˈæzəpæm] *noun*: Diazepam *nt*

di|both|ri|o|ceph|al|li|a|sis [daɪˌbɑθrɪəʊˌsefəˈlaɪəsɪs] *noun*: → *diphyllobothriasis*

Di|both|ri|o|ceph|al|lus [daɪˌbɑθrɪəʊˈsefələs] *noun*: → *Diphyllobothrium*

di|cen|tric [daɪˈsentrɪk] *adj*: dizentrisch

di|ceph|al|ly [daɪˈsefəlɪ] *noun*: Dizephalie *f*

di|chot|o|mous [dɪˈkɑtəməs] *adj*: zweiteilig, zweigeteilt, dichotom, dichoto-

misch
di|chot|o|my [daɪ'katəmɪ] noun: Dichotomie f
di|chro|ic [daɪ'krəʊɪk] adj: zweifarbig, dichromatisch
di|chro|ma|sy [daɪ'krəʊməsɪ] noun: Di-, Bichromasie f, Dichromatopsie f
di|chro|mat|ic [ˌdaɪkrə'mætɪk] adj: 1. dichromat 2. zweifarbig, dichromatisch
di|chro|ma|tism [daɪ'krəʊmətɪzəm] noun: Zweifarbigkeit f, Dichromasie f, Dichromie f
di|chro|mo|phil [daɪ'krəʊməfɪl] adj: dichromophil
di|chro|mo|phil|ism [daɪkrə'mafəlɪzəm] noun: Dichromophilie f
di|clox|a|cil|lin [daɪˌklaksə'sɪlɪn] noun: Dicloxacillin nt
di|cou|ma|rin [daɪ'k(j)uːmərɪn] noun: →dicumarol
di|cro|cel|li|a|sis [ˌdaɪkrəsɪ'laɪəsɪs] noun: Dicrocoeliuminfektion f, Dicrocoeliasis f
di|crot|ic [daɪ'kratɪk] adj: dikrot
di|cro|tism ['daɪkrətɪzəm] noun: Dikrotie f
di|cu|ma|rol [daɪ'k(j)uːmərɔl] noun: Dicumarol nt, Dicoumarol nt
di|cys|te|ine [daɪ'sɪstɪːɪn] noun: Zystin nt, Cystin nt, Dicystein nt
di|dac|ty|lism [daɪ'dæktlɪzəm] noun: Didaktylie f
di|dy|mi|tis [ˌdɪdə'maɪtɪs] noun: Orchitis f, Hodenentzündung f, Didymitis f
di|dy|mous ['dɪdəməs] adj: doppelt, gepaart, Zwillings-, Doppel-
die [daɪ] v: sterben
di|en|ceph|al|ic [ˌdaɪensə'fælɪk] adj: dienzephal
di|en|ceph|al|o|hy|po|phys|i|al [ˌdaɪənˌsefələʊˌhaɪpə'fiːzɪəl] adj: dienzephalohypophysial
di|en|ceph|al|on [ˌdaɪən'sefələn] noun: Zwischenhirn nt, Dienzephalon nt
Di|ent|am|oe|ba [daɪˌentə'miːbə] noun: Dientamoeba f
di|et ['daɪət] noun: 1. Nahrung f, Kost f, Ernährung f, Diät f 2. Schon-, Krankenkost f, Diät f
low-caloric diet: Reduktionsdiät f
starvation diet: Nulldiät f
weight reduction diet: Reduktionsdiät f
di|e|tet|ic [daɪə'tetɪk] adj: diätetisch
di|e|tet|ics [daɪə'tetɪks] plural: Diät-, Ernährungslehre f, Diätetik f
di|e|to|ther|a|py [ˌdaɪətəʊ'θerəpɪ] noun: Ernährungstherapie f
di|gas|tric [daɪ'gæstrɪk]: I noun Digas-

trikus m, Musculus digastricus II adj zweibäuchig, digastrisch; Digastrikus-
di|gest [daɪ'dʒest, dɪ-]: I vt 1. verdauen, abbauen, digerieren; verdauen helfen 2. digerieren, aufspalten II vi verdauen, digerieren
di|gest|i|ble [daɪ'dʒestəbl] adj: verdaulich, verdaubar, digestierbar
di|ges|tion [daɪ'dʒestʃn] noun: Verdauung f, Digestion f
gastric digestion: Magenverdauung f, peptische Verdauung f
peptic digestion: Magenverdauung f, peptische Verdauung f
di|ges|tive [daɪ'dʒestɪv]: I noun Digestionsmittel nt, Digestivum nt II adj verdauungsfördernd, digestiv, Verdauungs-, Digestions-
dig|it ['dɪdʒɪt] noun: 1. Finger m, Zeh(e f) m, Digitus m 2. Ziffer f, Digit nt
dig|it|al ['dɪdʒɪtl] adj: 1. fingerähnlich, digital, Finger- 2. diskret, digital, Digital-
Dig|i|tal|is [ˌdɪdʒɪ'tælɪs, -'teɪl-] noun: 1. (biolog.) Fingerhut m, Digitalis f 2. (pharmakol.) Digitalis purpurea folium
dig|i|tal|ism ['dɪdʒɪtlɪzəm] noun: Digitalisintoxikation f
dig|i|tal|i|za|tion [ˌdɪdʒɪˌtælɪ'zeɪʃn] noun: Digitalistherapie f, Digitalisierung f
dig|i|tal|oid ['dɪdʒɪtælɔɪd] adj: digitalisähnlich, digitaloid
dig|i|ta|tion [ˌdɪdʒɪ'teɪʃn] noun: Digitation f
dig|i|tox|in [ˌdɪdʒɪ'taksɪn] noun: Digitoxin nt
di|gox|in [dɪdʒ'aksɪn, daɪ'gaksɪn] noun: Digoxin nt
di|het|er|o|zy|gous [daɪˌhetərə'zaɪgəs] adj: dihybrid
di|hy|dro|cal|ci|fer|ol [daɪˌhaɪdrəʊkæl'sɪfərɔl, -rɑl] noun: Dihydrocalciferol nt, Vitamin D₄ nt
di|hy|dro|er|got|a|mine [ˌdaɪˌhaɪdrəʊɜr'gatəmiːn, -mɪn] noun: Dihydroergotamin nt
di|hy|dro|ta|chys|te|rol [daɪˌhaɪdrəʊtæ'kɪstərɔl] noun: Dihydrotachysterin nt, Dihydrotachysterol nt
di|hy|dro|tes|tos|ter|one [daɪˌhaɪdrəʊtes'tastərəʊn] noun: Dihydrotestosteron nt
1,25-di|hy|droxy|chol|e|cal|ci|fer|ol [daɪˌhaɪdrəˌkəʊləkæl'sɪfərɔl, -rɑl] noun: (1,25-)Dihydroxycholecalciferol nt
di|lac|er|a|tion [daɪˌlæsə'reɪʃn] noun: 1. Zerreißung f 2. (ophthal.) Dilazeration f
di|la|ta|tion [ˌdɪlə'teɪʃn, ˌdaɪlə-] noun:

D

Dilatation f, (Aus-)Dehnung f; Erweiterung f, Dilatation f
balloon dilatation: Ballondilatation f
catheter dilatation: Katheterdilatation f
dillaltaltor ['dɪləteɪtə(r), 'daɪ-] noun: Dilatator m
coronary dilatator: Koronardilatator m
dillaltion [daɪ'leɪʃn, dɪ-] noun: Dilatation f
pupil dilation: Pupillenvergrößerung f
dillulent ['dɪljəwənt, -jʊənt]: I noun Verdünner m, Verdünnungsmittel nt, Diluens nt, Diluent m II adj verdünnend
dillultion [daɪ'l(j)uːʃn, daɪ-] noun: Verdünnung f; Dilution f
dilmellia [daɪ'miːlɪə] noun: Dimelie f
dilmethlyllikeltone [daɪ,meθəl'kiːtəʊn] noun: Aceton nt, Dimethylketon nt
dilmorlphic [daɪ'mɔːrfɪk] adj: zweigestaltig, dimorph
dilnolprost [daɪ,nəʊ,prɑst] noun: Dinoprost nt, Prostaglandin $F_{2\alpha}$ nt
dilnolprositone [daɪ,nəʊ'prɑstəʊn] noun: Dinoproston nt, Prostaglandin E_2 nt
dilnuldeloltide [daɪ'n(j)uːklɪətaɪd] noun: Dinukleotid nt
dilopiter [daɪ'ɑptər] noun: Dioptrie f, Brechkrafteinheit f
dilopitric [daɪ'ɑptrɪk]: I noun → diopter II adj dioptrisch; (licht-)brechend
dilopitry ['daɪəptrɪ] noun: → diopter
dilolxide [daɪ'ɑksaɪd, -ɪd] noun: Dioxid nt
carbon dioxide: Kohlendioxid nt
dilolxin [daɪ'aksɪn] noun: Dioxin nt
dilolxylgenlase [daɪ'aksɪdʒəneɪz] noun: Sauerstofftransferase f, Dioxygenase f
dilphenlyllhyldanltolin [,daɪ,fenɪlhaɪ'dæntəwɪn] noun: Diphenylhydantoin nt, Phenytoin nt
dilphoslphaltildyllglylcerlol [daɪ,fɑsfə,taɪdl'glɪsərɔl, -rɑl] noun: Diphosphatidylglycerin nt, Cardiolipin nt
1,3-dilphoslpholglylcerlate [daɪ,fɑsfəʊ-'glɪsəreɪt] noun: 1,3-Diphosphoglycerat nt, 3-Phosphoglyceroylphosphat nt, Negelein-Ester m
2,3-dilphoslpholglylcerlate [daɪ,fɑsfəʊ-'glɪsəreɪt] noun: 2,3-Diphosphoglycerat nt, Greenwald-Ester m
diphlthelria [dɪf'θɪərɪə] noun: Diphtherie f, Diphtheria f, Rachenbräune f
laryngeal diphtheria: Kehlkopf-, Larynxdiphtherie f
pharyngeal diphtheria: Rachen-, Pharynxdiphtherie f
diphltherlic [dɪf'θerɪk] adj: diphtherisch
diphltherlitlic [,dɪfθəə'rɪtɪk] adj: diphtherisch

diphltheltroid ['dɪfθərɔɪd]: I noun 1. coryneformes Bakterium nt 2. Pseudodiphtherie f, Diphtheroid nt II adj diphtherieähnlich, diphtheroid
diphltheltroltoxlin [,dɪfθərəʊ'tɑksɪn] noun: Diphtherietoxin nt
diphlthonlgia [dɪf'θɔŋ(g)ɪə, -'θɑŋ-] noun: Diplophonie f
dilphyllolbothlrilalsis [daɪ,fɪləʊbɑθ'raɪəsɪs] noun: Fischbandwurminfektion f, Diphyllobothriose f, Diphyllobothriasis f, Bothriozephalose f, Bothriocephalosis f
Dilphyllolbothlrilum [daɪ,fɪləʊ'bɑθrɪəm] noun: Diphyllobothrium nt, Bothriocephalus m, Dibothriocephalus m
Diphyllobothrium latum: Fischbandwurm m, breiter Fischbandwurm m, Grubenkopfbandwurm m, Diphyllobothrium latum, Bothriocephalus latus
Diphyllobothrium taenioides: → Diphyllobothrium latum
dilplalculsia [,dɪplə'k(j)uːzɪə] noun: Diplakusis f, Doppelthören nt
dilplalculsis [,dɪplək(j)uːsɪs] noun: Diplakusis f, Doppelthören nt
dilplelgia [daɪ'pliːdʒ(ɪ)ə] noun: Diplegie f
dilplelgic [daɪ'pliːdʒɪk] adj: diplegisch
diplolbalcillus [,dɪpləʊbə'sɪləs] noun, plural -cilli [-'sɪlaɪ]: Diplobazillus m, Diplobakterium nt
diplolbacltelrilum [,dɪpləʊbæk'tɪərɪəm] noun, plural -a [dɪpləbæk'tɪərɪə]: Diplobakterium nt
diplolcoclcal [,dɪpləʊ'kɑkəl] adj: Diplokokken-
Diplolcoclcus [,dɪpləʊ'kɑkəs] noun: Diplococcus m
Diplococcus gonorrhoeae: Gonokokkus m, Gonococcus m, Neisseria gonorrhoeae
Diplococcus lanceolatus: → Diplococcus pneumoniae
Diplococcus pneumoniae: Fränkel-Pneumokokkus m, Pneumokokkus m, Streptococcus pneumoniae
diplolë ['dɪpləʊi] noun: Diploe f
diplolic [dɪ'pləʊɪk] adj: doppelt, zweifach
diploid ['dɪplɔɪd]: I noun diploide Zelle f II adj diploid
diploildy ['dɪplɔɪdɪ] noun: Diploidie f
diplolpia [dɪ'pləʊpɪə] noun: Doppeltsehen nt, Diplopie f, Diplopia f
binocular diplopia: binokuläre Diplopie f
diplolltene ['dɪpləti:n] noun: Diplotän nt

di|po|lar [dar'pəʊlər] *adj*: bipolar, zwei-polig

dip|so|ma|nia [,dɪpsəʊ'meɪnɪə, -jə] *noun*: Dipsomanie *f*

Dip|ter|a ['dɪptərə, -trə] *plural*: Diptera *pl*

di|phyl|li|di|a|sis [,dɪpəlɪ'daɪəsɪs] *noun*: Dipylidiasis *f*

Di|py|li|di|um [,dɪpə'lɪdɪəm] *noun*: Dipylidium *nt*

Dipylidium caninum: Gurkenkern-bandwurm *m*, Dipylidium caninum

Di|ro|fil|lar|ia [,daɪrəʊfɪ'leərɪə] *noun*: Dirofilaria *f*

di|ro|fil|la|ri|a|sis [,daɪrəʊ,fɪlə'raɪəsɪs] *noun*: Dirofilarieninfektion *f*, Dirofilariasis *f*

di|sac|cha|ri|dase [daɪ'sækərɪdeɪz] *noun*: Disaccharidase *f*

di|sac|cha|ride [daɪ'sækəraɪd, -rɪd] *noun*: Zweifachzucker *m*, Disaccharid *nt*

di|sac|cha|ri|du|ria [daɪ,sækəraɪ'd(j)ʊərɪə] *noun*: Disacchariurie *f*

di|sac|cha|rose [daɪ'sækərəʊs] *noun*: →*disaccharide*

dis|ar|tic|u|la|tion [dɪsɑːr,tɪkjə'leɪʃn] *noun*: Exartikulation *f*

disc [dɪsk] *noun*: →*disk*

dis|charge [*n* 'dɪstʃɑːrdʒ; *v* dɪs'tʃɑːrdʒ]: **I** *noun* **1.** Ausfluss *m*, Absonderung *f*, Ausscheidung *f*, Sekret *nt* **2.** Aus-, Abfluss *m*; Abgabe *f*; Freisetzung *f*, Ausstoßen *nt*; (*auch physik.*) Entladung *f* **II** *vt* **3.** absondern, ausscheiden **4.** ausströmen; abgeben, ablassen; (*physik.*) entladen **III** *vi* sich ergießen; abfließen; ausströmen lassen; sich entladen

genital discharge: Genitalfluor *m*, Fluor genitalis

dis|ci|form ['dɪsɪfɔːrm] *adj*: scheibenförmig, disziform, diskoid, diskoidal

dis|ci|sion [dɪ'sɪʒn] *noun*: **1.** (*chirurg.*) operative Spaltung/Eröffnung/Durchtrennung *f*, Diszision *f*, Discisio *f* **2.** (*ophthal.*) Diszision *f*, Discisio cataractae

dis|ci|tis [dɪs'kaɪtɪs] *noun*: Diskusentzündung *f*, Discitis *f*, Diszitis *f*

dis|co|gen|ic [,dɪskəʊ'dʒenɪk] *adj*: diskogen

dis|coid ['dɪskɔɪd] *adj*: scheibenförmig, disziform, diskoid

dis|coid|ec|to|my [,dɪskɔɪd'ektəmɪ] *noun*: Nukleotomie *f*

dis|co|pa|thy [dɪs'kɑpəθɪ] *noun*: Bandscheibenerkrankung *f*, Diskopathie *f*

dis|cus ['dɪskəs] *noun, plural* **-cus|es**, **dis|ci** ['dɪsk,aɪ]: Scheibe *f*; Diskus *m*, Discus *m*

dis|ease [dɪ'ziːz]: **I** *noun* Krankheit *f*, Er-krankung *f*, Leiden *nt*; Morbus *m* **II** *v* krank machen

Adams-Stokes disease: Adams-Stokes-Anfall *m*, Adams-Stokes-Synkope *f*

Addison's disease: Addison-Krankheit *f*, Morbus Addison *m*, Bronze(haut)-krankheit *f*, primäre chronische Nebennieren(rinden)insuffizienz *f*

adenoid disease: adenoide Vegetationen *pl*, Adenoide *pl*, Rachenmandel-hyperplasie *f*

adult celiac disease: Erwachsenenform *f* der Zöliakie, einheimische Sprue *f*

Albers-Schönberg disease: Albers-Schönberg-Krankheit *f*, Marmorknochenkrankheit *f*, Osteopetrosis *f*

Alibert's disease: Alibert-Krankheit *f*, Alibert-Bazin-Krankheit *f*, (klassische) Mycosis fungoides, Mycosis fungoides Alibert-Bazin-Form

alveolar hydatid disease: alveoläre Echinokokkose *f*

Alzheimer's disease: Alzheimer-Krankheit *f*, präsenile Alzheimer-Demenz *f*, Demenz *f* vom Alzheimer-Typ

Andersen's disease: Andersen-Krankheit *f*, Amylopektinose *f*, leberzirrhotische retikuloendotheliale Glykogenose *f*, Glykogenose Typ IV *f*

aorticoiliac occlusive disease: Leriche-Syndrom *nt*, Aortenbifurkationssyndrom *nt*

autoaggressive disease: →*autoimmune disease*

autoimmune disease: Autoimmunerkrankung *f*, Autoimmunkrankheit *f*, -krankheit *f*

Bang's disease: Bang-Krankheit *f*, Rinderbrucellose *f*

Barlow's disease: rachitischer Säuglingsskorbut *m*, Möller-Barlow-Krankheit *f*

Bechterew's disease: →*Bekhterev's disease*

Bekhterev's disease: Bechterew-Krankheit *f*, Morbus Bechterew, Bechterew-Strümpell-Marie-Krankheit *f*, Marie-Strümpell-Krankheit *f*, Spondylarthritis/Spondylitis ankylopoetica/ankylosans

blinding disease: →*blinding filarial disease*

blinding filarial disease: Onchozerkose *f*, Onchocercose *f*, Onchocerciasis *f*, Knotenfilariose *f*, Onchocerca-volvulus-Infektion *f*

Boeck's disease: Sarkoidose *f*, Morbus *m* Boeck, Boeck-Sarkoid *nt*, Besnier-Boeck-Schaumann-Krankheit *f*, Lymphogranulomatosa benigna

Bouchet-Gsell disease: Schweinehüterkrankheit *f*, Bouchet-Gsell-Krankheit *f*, Leptospirosis pomona

Bouillaud's disease: Bouillaud-Krankheit *f*, rheumatische Endokarditis *f*

Bowen's disease: Bowen-Krankheit *f*, Bowen-Dermatose *f*, Morbus *m* Bowen, Dyskeratosis maligna

Breisky's disease: Breisky-Krankheit *f*, Kraurosis/Craurosis vulvae

Bright's disease: 1. Nierenerkrankung *f* **2.** Bright-Krankheit *f*, chronische Nephritis *f*, Glomerulonephritis *f*

Brill-Symmers disease: Brill-Symmers-Syndrom *nt*, Morbus *m* Brill-Symmers, zentroplastisch-zentrozytisches Lymphom *nt*, großfollikuläres Lymphoblastom *nt*, großfollikuläres Lymphom *nt*

Brill-Zinsser disease: Brill-Zinsser-Krankheit *f*

Brinton's disease: Brinton-Krankheit *f*, entzündlicher Schrumpfmagen *m*, Magenszirrhus *m*, Linitis plastica

Brocq's disease: Brocq-Krankheit *f*, Parapsoriasis en plaques, chronische superfizielle Dermatitis *f*

bronzed disease: Addison-Krankheit *f*, Morbus Addison *m*, Bronze(haut)-krankheit *f*, primäre chronische Nebennieren(rinden)insuffizienz *f*

Buschke's disease: → *Busse-Buschke disease*

Busse-Buschke disease: Busse-Buschke-Krankheit *f*, europäische Blastomykose *f*, Kryptokokkose *f*, Kryptokokkus-Mykose *f*, Cryptococcus-Mykose *f*, Cryptococcose *f*, Torulose *f*

Capdepont's disease: Glaszähne *pl*, Capdepont-Zahndysplasie *f*, Stainton-Syndrom *nt*, Dentinogenesis imperfecta hereditaria

cat-scratch disease: Katzenkratzkrankheit *f*, cat scratch disease *nt*, benigne Inokulationslymphoretikulose *f*, Miyagawanellose *f*

celiac disease: Zöliakie *f*, gluteninduzierte Enteropathie *f*

Chagas' disease: Chagas-Krankheit *f*, südamerikanische Trypanosomiasis *f*

Chester-Erdheim disease: Chester(-Erdheim)-Erkrankung *f*, Knochenxanthomatose *f*

cold agglutinin disease: Kälteagglutininkrankheit *f*

compressed-air disease: Druckluft-, Caissonkrankheit *f*

Cori's disease: Cori-Krankheit *f*, Forbes-Syndrom *nt*, hepatomuskuläre benigne Glykogenose *f*, Glykogenose Typ III *f*

coronary heart disease: koronare Herzkrankheit *f*, koronare Herzerkrankung *f*, stenosierende Koronarsklerose *f*, degenerative Koronarerkrankung *f*

Creutzfeldt-Jakob disease: Creutzfeldt-Jakob-Erkrankung *f*, Creutzfeldt-Jakob-Syndrom *nt*, Jakob-Creutzfeldt-Erkrankung *f*, Jakob-Creutzfeldt-Syndrom *nt*

Crohn's disease: Crohn-Krankheit *f*, Morbus *m* Crohn, Enteritis regionalis, Ileocolitis regionalis, Ileocolitis terminalis, Ileitis regionalis, Ileitis terminalis

Cushing's disease: zentrales Cushing-Syndrom *nt*, Morbus *m* Cushing

cystic disease of the breast: zystische/fibrös-zystische Mastopathie *f*, Mammadysplasie *f*, Zystenmamma *f*, Mastopathia chronica cystica

cystic disease of the lung: Zystenlunge *f*

Darling's disease: Darling-Krankheit *f*, Histoplasmose *f*, retikuloendotheliale Zytomykose *f*

demyelinating diseases: Entmarkungskrankheiten *pl*

de Quervain's disease: de Quervain-Krankheit *f*, Tendovaginitis stenosans de Quervain

Deutschländer's disease: 1. Deutschländer-Fraktur *f*, Marschfraktur *f* **2.** Metatarsal(knochen)tumor *m*

Devic's disease: Devic-Syndrom *nt*, Neuromyelitis optica

Di Guglielmo disease: Di Guglielmo-Krankheit *f*, Di Guglielmo-Syndrom *nt*, akute Erythrämie *f*, akute erythrämische Myelose *f*, akute Erythromyelose *f*

Duchenne-Aran disease: Aran-Duchenne-Krankheit *f*, Duchenne-Aran-Krankheit *f*, adult-distale Form *f* der spinalen Muskelatrophie *f*, spinale progressive Muskelatrophie *f*

Duhring's disease: Duhring-Krankheit *f*, Dermatitis herpetiformis Duhring, Morbus Duhring-Brocq *m*, Hidroa bullosa/herpetiformis/pruriginosa, Hidroa mitis et gravis

Dupuytren's disease: Dupuytren-Kontraktur *f*

Dupuytren's disease of the foot: Lederhose-Syndrom *nt*, Morbus Lederhose *m*, plantare Fibromatose *f*, Plantaraponeurosenkontraktur *f*, Dupuytren-Kontraktur *f* der Plantarfaszie, Fibromatosis plantae

endemic disease: Endemie f
enzootic disease: Enzoonose f
epidemic disease: Epidemie f
epizootic disease: Epizootie f
extramammary Paget's disease: extramammärer Morbus m Paget
fifth disease: Ringelröteln pl, Sticker-Krankheit f, fünfte Krankheit f, Morbus quintus, Erythema infectiosum, Megalerythem nt, Megalerythema epidemicum/infectiosum
Folling's disease: Fölling-Krankheit f, Morbus Fölling m, Phenylketonurie f, Brenztraubensäureschwachsinn m, Oligophrenia phenylpyruvica
foot-and-mouth disease: (echte) Maul-und Klauenseuche f, Febris aphthosa, Stomatitis epidemica, Aphthosis epizootica
Forbes' disease: Cori-Krankheit f, Forbes-Syndrom nt, hepatomuskuläre benigne Glykogenose f, Glykogenose f Typ III
Franklin's disease: Franklin-Syndrom nt, Schwerekettenkrankheit f, H-Krankheit f
Gamstorp's disease: Gamstorp-Syndrom nt, Adynamia episodica hereditaria
Garré's disease: sklerosierende/nichteitrige Osteomyelitis f, Garré-Osteomyelitis f, Osteomyelitis sicca Garré
Gierke's disease: Gierke-Krankheit f, hepatorenale Glykogenose f
Gilbert's disease: Gilbert-Meulengracht-Syndrom f, Meulengracht-Krankheit f, Icterus juvenilis intermittens
Glisson's disease: Rachitis f
Graves' disease: Basedow-Krankheit f, Morbus Basedow m
grinder's disease: Quarz-, Kiesel-, Steinstaublunge f, Silikose f, Silicosis f
Hailey-Hailey disease: Hailey-Hailey-Krankheit f, Morbus Hailey-Hailey m, familiärer gutartiger Pemphigus m, Gougerot-Hailey-Hailey-Krankheit f, Pemphigus chronicus benignus familiaris (Hailey-Hailey), Pemphigus Gougerot-Hailey-Hailey, Dyskeratosis bullosa (hereditaria)
heavy-chain disease: Franklin-Syndrom nt, Schwerekettenkrankheit f, H-Krankheit f
Heerfordt's disease: Heerfordt-Syndrom nt, Febris uveoparotidea
Heine-Medin disease: (epidemische/spinale) Kinderlähmung f, Heine-Medin-Krankheit f, Poliomyelitis (epidemica) anterior acuta

hemoglobin C disease: Hämoglobin-C-Krankheit f
hemoglobin E disease: Hämoglobin-E-Krankheit f
hemolytic disease of the newborn: fetale Erythroblastose f, Erythroblastosis fetalis, Morbus haemolyticus neonatorum
hemorrhagic disease of the newborn: hämorrhagische Diathese f der Neugeborenen, Morbus haemorrhagicus neonatorum, Melaena neonatorum vera
hereditary disease: Erbkrankheit f, Erbleiden nt
herring-worm disease: Heringswurmkrankheit f, Anisakiasis f
Hers' disease: Hers-Erkrankung f, Leberphosphorylaseinsuffizienz f, Glykogenose f Typ VI
Herter-Heubner disease: (Gee-)Herter-Heubner-Syndrom nt, Heubner-Herter-Krankheit f, (infantile Form der) Zöliakie f, glutenbedingte Enteropathie f
Heubner-Herter disease: → Herter-Heubner disease
Hirschsprung's disease: aganglionäres/kongenitales Megakolon nt, Hirschsprung-Krankheit f, Morbus Hirschsprung m, Megacolon congenitum
hookworm disease: Hakenwurmbefall m, Hakenwurminfektion f, Ankylostomiasis f, Ankylostomatosis f, Ankylostomatidose f
Hoppe-Goldflam disease: Erb-Goldflam-Syndrom nt, Erb-Oppenheim-Goldflam-Syndrom nt, Hoppe-Goldflam-Syndrom nt, Myasthenia gravis pseudoparalytica
Huchard's disease: Huchard-Krankheit f, Präsklerose f
Hurler's disease: Hurler-Krankheit f, Lipochondrodystrophie f, von Pfaundler-Hurler-Krankheit f, Dysostosis multiplex, Mukopolysaccharidose I-H f
immunodeficiency disease: Immundefekt m, Immunmangelkrankheit f, Defektimmunopathie f, Immundefizienz f
infectious disease: Infekt m, Infektion f, Infektionskrankheit f
iron storage disease: Eisenspeicherkrankheit f, Hämochromatose f
Jakob's disease: → Jakob-Creutzfeldt disease
Jakob-Creutzfeldt disease: Creutzfeldt-Jakob-Erkrankung f, Creutzfeldt-Jakob-Syndrom nt, Jakob-Creutzfeldt-Erkrankung f, Jakob-Creutzfeldt-Syndrom nt

857

D

Johnson-Stevens disease: Stevens-Johnson-Syndrom *nt*, Stevens-Johnson-Fuchs-Syndrom *nt*, Fiesinger-Rendu-Syndrom *nt*, Dermatostomatitis Baader *f*, Ectodermose érosive pluriorificielle, Erythema exsudativum multiforme majus

joint disease: Gelenkerkrankung *f*, Arthropathie *f*; Arthrose *f*

Kahler's disease: Kahler-Krankheit *f*, Huppert-Krankheit *f*, Morbus *m* Kahler, Plasmozytom *nt*, multiples Myelom *nt*, plasmozytisches Immunozytom *nt*, plasmozytisches Lymphom *nt*

Kimmelstiel-Wilson disease: Kimmelstiel-Wilson-Syndrom *nt*, diabetische Glomerulosklerose *f*

Köhler's disease: 1. Köhler-Krankheit *f*, Köhler-Müller-Weiss-Syndrom *nt*, Morbus Köhler I 2. Freiberg-Köhler-Krankheit *f*, Morbus Köhler II

Köhler's second disease: Freiberg-Köhler-Krankheit *f*, Morbus Köhler II

Kugelberg-Welander disease: Kugelberg-Welander-Krankheit *f*, Atrophia musculorum spinalis pseudomyopathica (Kugelberg-Welander), juvenile Form *f* der spinalen Muskelatrophie

Kümmell-Verneuil disease: Kümmell-Verneuil-Krankheit *f*, traumatische Kyphose *f*, Spondylopathia traumatica

Lafora's disease: Lafora-Syndrom *nt*, Unverricht-Syndrom *nt*, Myoklonusepilepsie *f*, myoklonische Epilepsie *f*

L-chain disease: Bence-Jones-Plasmozytom *nt*, Bence-Jones-Krankheit *f*, L-Kettenkrankheit *f*, Leichte-Kettenkrankheit *f*

Leber's disease: 1. Leber-Optikusatrophie *f* 2. kongenitale Amaurose (Leber) *f*

Letterer-Siwe disease: Letterer-Siwe-Krankheit *f*, Abt-Letterer-Siwe-Krankheit *f*, maligne Säuglingsretikulose *f*, akute Säuglingsretikulose *f*, maligne generalisierte Histiozytose *f*

Lewandowsky-Lutz disease: Lewandowsky-Lutz-Krankheit *f*, Epidermodysplasia verruciformis, Verrucosis generalisata (Lewandowsky-Lutz)

Little's disease: Little-Krankheit *f*, Diplegia spastica infantilis

Lobstein's disease: Lobstein-Krankheit *f*, Lobstein-Typ *m* der Osteogenesis imperfecta, Osteogenesis imperfecta tarda, Osteogenesis imperfecta Typ Lobstein

Lowe's disease: Lowe-Syndrom *nt*, Lowe-Terrey-MacLachlan-Syndrom *nt*, okulo-zerebro-renales Syndrom *nt*

Lutembacher's disease: Lutembacher-Komplex *m*

Lyell's disease: (medikamentöses) Lyell-Syndrom *nt*, Syndrom *nt* der verbrühten Haut, Epidermolysis acuta toxica, Epidermolysis necroticans combustiformis

Lyme disease: Lyme-Krankheit *f*, Lyme-Borreliose *f*, Lyme-Disease *nt*, Erythema-migrans-Krankheit *f*

mad cow disease: bovine spongiforme Enzephalopathie *f*, Rinderwahnsinn *m*

maple sugar disease: → *maple syrup urine disease*

maple syrup disease: → *maple syrup urine disease*

maple syrup urine disease: Ahornsirup-Krankheit *f*, Valin-Leucin-Isoleucinurie *f*, Verzweigtkettendecarboxylase-Mangel *m*

Marfan's disease: Marfan-Syndrom *nt*, Arachnodaktylie-Syndrom *nt*

Marie's disease: 1. Marie-Krankheit *f*, Akromegalie *f* 2. Marie-Bamberger-Syndrom *nt*, Bamberger-Marie-Syndrom *nt*, hypertrophische pulmonale Osteoarthropathie *f*, Akropachie *f* 3. Nonne-Marie-Krankheit *f*, (Pierre) Marie-Krankheit *f*, zerebellare Heredoataxie *f*, Heredoataxia cerbellaris 4. Bechterew-Krankheit *f*, Morbus Bechterew *m*, Bechterew-Strümpell-Marie-Krankheit *f*, Marie-Strümpell-Krankheit *f*, Spondylarthritis/Spondylitis ankylopoetica/ankylosans

Marie-Strümpell disease: Bechterew-Krankheit *f*, Morbus Bechterew *m*, Bechterew-Strümpell-Marie-Krankheit *f*, Marie-Strümpell-Krankheit *f*, Spondylarthritis/Spondylitis ankylopoetica/ankylosans

McArdle's disease: McArdle-Krankheit *f*, muskuläre Glykogenose *f*, Muskelphosphorylasemangel *m*, Myophosphorylaseinsuffizienz *f*, Glykogenose Typ V

McArdle-Schmid-Pearson disease: → *McArdle's disease*

Ménière's disease: Ménière-Krankheit *f*, Morbus Ménière *m*

metastatic disease: 1. Metastasierung *f*, Filialisierung *f* 2. Krankheit *f* durch Metastasierung

mixed connective tissue disease: Sharp-Syndrom *nt*, Mischkollagenose *f*, gemischte Bindegewebserkrankung *f*, mixed connective tissue disease *nt*

molecular disease: Molekularkrankheit f, molekulare Krankheit f

Monge's disease: Monge-Krankheit f, chronische Höhenkrankheit f

Morquio-Ullrich disease: Morquio-Syndrom nt, Morquio-Ullrich-Syndrom nt, Morquio-Brailsford-Syndrom nt, spondyloepiphysäre Dysplasie f, Mukopolysaccharidose f Typ IV

Moschcowitz disease: Moschcowitz-Syndrom nt, thrombotisch-thrombozytopenische Purpura f, Moschcowitz-Singer-Symmers-Syndrom nt, thrombotische Mikroangiopathie f, Purpura thrombotica, Purpura thrombotica thrombocytopenica, Purpura Moschcowitz

Neck's disease: (van) Neck-Odelberg-Syndrom nt, Osteochondrosis ischiopubica

Nettleship's disease: Nettleship-Erkrankung f, Nettleship-Syndrom nt, kutane Mastozytose f, Mastozytose-Syndrom nt, Urticaria pigmentosa

Niemann-Pick disease: Niemann-Pick-Krankheit f, Sphingomyelinose f, Sphingomyelinlipidose f

occupational disease: Berufskrankheit f

Ortner's disease: Ortner-Syndrom II nt, Morbus Ortner m, Angina abdominalis/intestinalis, Claudicatio intermittens abdominalis

Osgood-Schlatter disease: Osgood-Schlatter-Krankheit f, Schlatter-Osgood-Krankheit f, Apophysitis tibialis adolescentium

Osler's disease: 1. Morbus Vaquez-Osler m, Vaquez-Osler-Syndrom nt, Osler-Krankheit f, Osler-Vaquez-Krankheit f, Polycythaemia (rubra) vera, Erythrämie f 2. hereditäre Teleangiektasie f, Morbus Osler m, Osler-Rendu-Weber-Krankheit f, Rendu-Osler-Weber-Krankheit f, Teleangiectasia hereditaria haemorrhagica

Osler-Weber-Rendu disease: hereditäre Teleangiektasie f, Morbus Osler m, Osler-Rendu-Weber-Krankheit f, Rendu-Osler-Weber-Krankheit f, Teleangiectasia hereditaria haemorrhagica

Owren's disease: Parahämophilie (A) f, Owren-Syndrom nt, Faktor-V-Mangel m, Hypoproakzelerinämie f, -accelerinämie f

Paget's disease: 1. → Paget's disease of the breast 2. → extramammary Paget's disease

Paget's disease of the breast: Paget-Krebs m, Morbus Paget m

Panner's disease: Panner-Krankheit f

Parkinson's disease: Parkinson-Krankheit f, Morbus Parkinson m, Paralysis agitans

peptic ulcer disease: Ulkuskrankheit f

Perthes' disease: Perthes-Krankheit f, Morbus Perthes m, Perthes-Legg-Calvé-Krankheit f, Legg-Calvé-Perthes (-Waldenström)-Krankheit f, Osteochondropathia deformans coxae juvenilis, Coxa plana (idiopathica)

Peyronie's disease: Peyronie-Krankheit f, Penisfibromatose f, Induratio penis plastica, Sclerosis fibrosa penis

Pick's disease: 1. Pick-(Hirn-)Atrophie f 2. Niemann-Pick-Krankheit f, Sphingomyelinose f, Sphingomyelinlipidose f 3. Pick-Zirrhose f, perikarditische Pseudoleberzirrhose f

plaster-of-Paris disease: Immobilisationstrophie f

polycystic disease of the liver: Zystenleber f

Pompe's disease: Pompe-Krankheit f, generalisierte maligne Glykogenose f, Glykogenose f Typ II

primary disease: Grundleiden nt, Primärerkrankung f

Profichet's disease: Profichet-Krankheit f, Kalkgicht f, Calcinosis circumscripta

Raynaud's disease: 1. echte/essentielle/primäre Raynaud-Krankheit f 2. Raynaud-Syndrom nt, sekundäre Raynaud-Krankheit f

Recklinghausen's disease: (von) Recklinghausen-Krankheit f, Neurofibromatosis generalisata

Recklinghausen's disease of bone: Engel-(von) Recklinghausen-Syndrom nt, (von) Recklinghausen-Krankheit f, Osteodystrophia fibrosa cystica generalisata, Ostitis fibrosa cystica (generalisata)

rheumatic disease: rheumatische Erkrankung f, Rheumatismus m, Rheuma nt

Riedel's disease: eisenharte Struma Riedel f, Riedel-Struma f, chronische hypertrophische Thyreoiditis f

Ritter's disease: 1. Ritter-Krankheit f, Morbus Ritter von Rittershain m, Pemphigoid nt der Säuglinge, Syndrom nt der verbrühten Haut, staphylogenes Lyell-Syndrom nt, Dermatitis exfoliativa neonatorum, Epidermolysis toxica acuta 2. (medikamentöses) Lyell-Syndrom nt, Syndrom nt der verbrühten Haut, Epidermolysis acuta toxica, Epidermolysis necroticans combustifor-

859

mis

Roger's disease: Roger-Syndrom *nt*, Morbus Roger *m*

rose disease: 1. Wundrose *f*, Rose *f*, Erysipel *nt*, Erysipelas *nt*, Streptodermia cutanea lymphatica **2.** Rosenbach-Krankheit *f*, Rotlauf *m*, Schweinerotlauf *m*, Erysipeloid *nt*, Pseudoerysipel *nt*, Erythema migrans

Rosenbach's disease: 1. Heberden-Polyarthrose *f* **2.** Rosenbach-Krankheit *f*, Rotlauf *m*, Schweinerotlauf *m*, Erysipeloid *nt*, Pseudoerysipel *nt*, Erythema migrans

Scheuermann's disease: Scheuermann-Krankheit *f*, Morbus Scheuermann *m*, Adoleszentenkyphose *f*, Osteochondritis/Osteochondrosis deformans juvenilis

Schlatter's disease: → *Schlatter-Osgood disease*

Schlatter-Osgood disease: Osgood-Schlatter-Krankheit *f*, Schlatter-Osgood-Krankheit *f*, Apophysitis tibialis adolescentium

Schönlein's disease: → *Schönlein-Henoch disease*

Schönlein-Henoch disease: Schoenlein-Henoch-Syndrom *nt*, (anaphylaktoide) Purpura *f* Schoenlein-Henoch, rheumatoide/athrombopenische Purpura *f*, Immunkomplexpurpura *f*, -vaskulitis *f*, Purpura anaphylactoides (Schoenlein-Henoch), Purpura rheumatica (Schoenlein-Henoch)

Schüller-Christian disease: Hand-Schüller-Christian-Krankheit *f*, Schüller-Hand-Christian-Krankheit *f*, Schüller-Krankheit *f*

secondary disease: 1. Sekundärerkrankung *f*, Sekundärkrankheit *f*, Zweiterkrankung *f*, Zweitkrankheit *f* **2.** (*hämatolog.*) Sekundärkrankheit *f*

sexually transmitted disease: sexuell übertragene Krankheit *f*, venerisch übertragene Krankheit *f*, durch Sexualkontakt übertragbare Krankheit

skin disease: Hautkrankheit *f*; Dermatose *f*

Still's disease: Chauffard-Ramon-Still-Krankheit *f*, Still-Syndrom *nt*, Morbus Still *m*, juvenile Form *f* der chronischen Polyarthritis

storage disease: Speicherkrankheit *f*

Tay-Sachs disease: Tay-Sachs-Erkrankung *f*, infantile amaurotische Idiotie *f*, GM_2-Gangliosidose *f* Typ I

tropical diseases: Tropenkrankheiten *pl*

unilocular hydatid disease: zystische Echinokokkose *f*

Unna's disease: Unna-Krankheit *f*, seborrhoisches Ekzem *nt*, seborrhoische/dysseborrhoische Dermatitis *f*, Morbus Unna *m*, Dermatitis seborrhoides

Unverricht's disease: Lafora-Syndrom *nt*, Unverricht-Syndrom *nt*, Myoklonusepilepsie *f*, myoklonische Epilepsie *f*

vagabond's disease: Vaganten-, Vagabundenhaut *f*, Cutis vagantium

vagrant's disease: → *vagabond's disease*

Vaquez's disease: Morbus Vaquez-Osler *m*, Vaquez-Osler-Syndrom *nt*, Osler-Krankheit *f*, Osler-Vaquez-Krankheit *f*, Polycythaemia vera, Polycythaemia rubra vera, Erythrämie *f*

Vaquez-Osler disease: → *Vaquez's disease*

venereal disease: Geschlechtskrankheit *f*, venerische Krankheit *f*, venerische Erkrankung *f*

Vidal's disease: Vidal-Krankheit *f*, Lichen Vidal *m*, Lichen simplex chronicus (Vidal), Neurodermitis circumscriptus

Vincent's disease: Angina Plaut-Vincent *f*, Plaut-Vincent-Angina *f*, Vincent-Angina *f*

vitamin-deficiency disease: Vitaminmangelkrankheit *f*, Hypovitaminose *f*; Avitaminose *f*

von Gierke's disease: (von) Gierke-Krankheit *f*, van Creveld-von Gierke-Krankheit *f*, hepatorenale Glykogenose *f*, Glykogenose *f* Typ I

von Recklinghausen's disease: (von) Recklinghausen-Krankheit *f*, Neurofibromatosis generalisata

von Recklinghausen's disease of bone: Engel-(von) Recklinghausen-Syndrom *nt*, (von) Recklinghausen-Krankheit *f*, Osteodystrophia fibrosa cystica generalisata, Ostitis fibrosa cystica (generalisata)

von Willebrand's disease: Willebrand-Jürgens-Syndrom *nt*, von Willebrand-Jürgens-Syndrom *nt*, konstitutionelle Thrombopathie *f*, hereditäre Pseudohämophilie *f*, vaskuläre Pseudohämophilie *f*, Angiohämophilie *f*

Vrolik's disease: Vrolik-Krankheit *f*, Vrolik-Typ *m* der Osteogenesis imperfecta, Osteogenesis imperfecta congenita, Osteogenesis imperfecta Typ Vrolik

Weil's disease: 1. Weil-Krankheit *f*, Leptospirosis icterohaemorrhagica **2.** Weil-ähnliche-Erkrankung *f*

Werlhof's disease: idiopathische thrombozytopenische Purpura *f*, Morbus Werlhof *m*, essentielle Thrombozytopenie *f*, idiopathische Thrombozytopenie *f*

Whipple's disease: Whipple-Krankheit *f*, Morbus Whipple *m*, intestinale Lipodystrophie *f*, lipophage Intestinalgranulomatose *f*, Lipodystrophia intestinalis

white-spot disease: **1.** Weißfleckenkrankheit *f*, White-Spot-Disease *nt*, Lichen sclerosus et atrophicus, Lichen albus **2.** Morphaea guttata

Winiwarter-Buerger disease: Winiwarter-Buerger-Krankheit *f*, Morbus *m* Winiwarter-Buerger, Endangiitis obliterans, Thrombangiitis obliterans, Thrombendangiitis obliterans

dis|eased [dɪ'ziːzd] *adj*: erkrankt, krankhaft, krank, pathologisch, kränklich, morbid

dis|em|bow|el|ment [ˌdɪsem'baʊəlmənt] *noun*: Eviszeration *f*

dis|e|quil|lib|ri|um [dɪsˌekwə'lɪbrɪəm] *noun*: gestörtes Gleichgewicht *nt*, Ungleichgewicht *nt*

dis|fig|ured *adj*: verunstaltet, entstellt, missgestaltet, verformt, deformiert

dis|in|fect [ˌdɪsɪn'fekt] *v*: keimfrei machen, desinfizieren

dis|in|fect|ant [ˌdɪsɪn'fektənt] *adj*: keim(ab)tötend, desinfizierend

dis|in|fec|tion [ˌdɪsɪn'fekʃn] *noun*: Desinfektion *f*

dis|in|fes|ta|tion [ˌdɪsɪnfes'teɪʃn] *noun*: Entwesung *f*, Desinfestation *f*

dis|in|sec|ti|za|tion [ˌdɪsɪnˌsektɪ'zeɪʃn] *noun*: Ungezieferbekämpfung *f*, Desinsektion *f*

dis|in|vag|i|na|tion [dɪsɪnˌvædʒə'neɪʃn] *noun*: Desinvagination *f*

dis|junc|tion [dɪs'dʒʌŋ(k)ʃn] *noun*: **1.** Trennung *f*, Absonderung *f* **2.** (*genet.*) (Chromosomen-)Disjunktion *f*

disk [dɪsk] *noun*: **1.** Scheibe *f*; (*anatom.*) Diskus *m*, Discus *m* **2.** Bandscheibe *f*, Intervertebral-, Zwischenwirbelscheibe *f*, Discus intervertebralis

articular disk: Gelenkzwischenscheibe *f*, Diskus *m*, Discus articularis

choked disk: Papillenödem *nt*, Stauungspapille *f*

epiphysial disk: Epiphysenfuge *f*, Cartilago epiphysialis

germ disk: Keimscheibe *f*, Blastodiskus *m*

herniated disk: Bandscheibenvorfall *m*, Diskushernie *f*, Diskusprolaps *m*

interpubic disk: Discus interpubicus

intervertebral disk: Zwischenwirbelscheibe *f*, Bandscheibe *f*, Discus intervertebralis

optic disk: → *optic nerve disk*

optic nerve disk: (Sehnerven-)Papille *f*, Discus/Papilla nervi optici

Placido's disk: Placido-Scheibe *f*

proligerous disk: Eihügel *m*, Discus proligerus/oophorus, Cumulus oophorus

ruptured disk: Bandscheibenprolaps *m*

slipped disk: Bandscheibenprolaps *m*

dis|kec|to|my [dɪs'kektəmɪ] *noun*: Bandscheiben(teil)entfernung *f*, Diskektomie *f*; Nukleotomie *f*

dis|ki|form ['dɪskəfɔːrm] *adj*: scheibenförmig, disziform, diskoid, diskoidal

dis|ki|tis [dɪs'kaɪtɪs] *noun*: Diskusentzündung *f*, Discitis *f*, Diszitis *f*

dis|kog|ra|phy [dɪs'kɑgrəfɪ] *noun*: Diskographie *f*, Diskografie *f*

dis|kot|o|my [dɪs'katəmɪ] *noun*: Bandscheibenoperation *f*

dis|lo|ca|tion [dɪsləʊ'keɪʃn] *noun*: **1.** Ausrenkung *f*, Dislokation *f*, Luxation *f*, Verrenkung *f* **2.** (Chromosomen-)Dislokation *f*

hyperdistention dislocation: Distensionsluxation *f*

jaw dislocation: Kieferluxation *f*

dislocation of the knee joint: Kniegelenk(s)luxation *f*

dislocation of the lens: Linsenluxation *f*

dislocation of the lunate: Lunatumluxation *f*

pathologic dislocation: pathologische Luxation *f*

shoulder dislocation: Schulter(gelenk)luxation *f*, Luxatio humeri

dislocation of the testis: Hodenektopie *f*

dis|mem|ber [dɪs'membər] *v*: **1.** zergliedern, zerstückeln **2.** amputieren

dis|mu|tase ['dɪsmjuːteɪz] *noun*: Dismutase *f*

superoxide dismutase: Hyperoxiddismutase *f*, Superoxiddismutase *f*, Hämocuprein *nt*, Erythrocuprein *nt*

dis|mu|ta|tion [ˌdɪsmjuː'teɪʃn] *noun*: Dismutation *f*

dis|o|my ['daɪsəʊmɪ] *noun*: Disomie *f*

dis|or|der [dɪs'ɔːrdər] *noun*: Erkrankung *f*, Krankheit *f*

affective disorder: affektive Psychose *f*

bipolar disorder: manisch-depressive Psychose/Krankheit *f*

immune-complex disorder: Immunkomplexkrankheit *f*

immunodeficiency disorder: Immundefekt *m*, Immunmangelkrankheit *f*,

861

Defektimmunopathie f, Immundefizienz f

obstructive ventilation disorder: obstruktive Ventilationsstörung f

personality disorder: Persönlichkeit(sstörung f) f, Psychopathie f, Charakterneurose f

restrictive ventilation disorder: restriktive Ventilationsstörung f

dislorilenltaltion [dɪs,ɔːrɪən'teɪʃn] noun: Verwirrtheit f, Desorientiertheit f

dislperlmy ['daɪspɜrmɪ] noun: Doppelbefruchtung f, Dispermie f

dislperlsonlalliizaltion [dɪs,pɜrsnələɪ'zeɪʃn] noun: Depersonalisation f

dislplacelment [dɪs'pleɪsmənt] noun: 1. Verlagerung f, Verschiebung f, Verrückung f 2. (auch psychol.) Verdrängung f 3. (Fraktur) Fragmentverschiebung f, Dislokation f, Dislocatio f 4. Ablösung f, Entlassung f 5. (psychol.) Affektverlagerung f

forward displacement of the uterus: Antepositio uteri

dislpolsiltion [dɪspə'zɪʃn] noun: Veranlagung f, Disposition f

dislrupltion [dɪs'rʌpʃn] noun: 1. Zerbrechung f; Zerreißung f 2. Zerrissenheit f, Spaltung f 3. Bruch m; Riss m 4. (embryolog.) Disruption f

dislsect [dɪ'sekt, daɪ-] v: zergliedern, zerlegen, sezieren, präparieren

dislsecltion [dɪ'sekʃn, daɪ-] noun: 1. Zergliederung f, Zerlegung f; (genaue) Analyse f 2. Zergliedern nt, Zerlegen nt, Sezieren nt 3. Leicheneröffnung f, Sektion f, Obduktion f

aortic dissection: Aortendissektion f

neck dissection: Halsdissektion f

dislsemlilnatled [dɪ'seməneɪtɪd] adj: verbreitet, verstreut, disseminiert

dislsemlilnaltion [dɪ,semɪ'neɪʃn] noun: 1. Ausstreuung f, Verbreitung f 2. (patholog.) Aussaat f, Streuung f, Dissemination f 3. (mikrobiol.) Dissemination f

dislsolcilaltion [dɪ,səʊʃɪ'eɪʃn] noun: Dissoziation f

albiminocytologic dissociation: albimino-zytologische Dissoziation f

atrioventricular dissociation: atrioventrikuläre Dissoziation f

dislal ['dɪstl] adj: distal

dislance ['dɪstəns] noun: 1. Entfernung f (from von); Distanz f, Zwischenraum m, Abstand m (between zwischen); Entfernung f, Strecke f 2. (zeitlicher) Abstand m, Zeitraum m

interocular distance: Augenabstand m

dislilchilalsis [,dɪstə'kaɪəsɪs] noun: Dis-

tichiasis f

Dislltolma ['dɪstəmə] noun: Distoma nt, Distomum nt

dislltolmaltolsis [daɪ,stəʊmə'təʊsɪs] noun: Distomainfektion f, Distomiasis f

dislltolmia [daɪ'stəʊmɪə] noun: Distomie f

dislltolmilalsis [,daɪstəʊ'maɪəsɪs] noun: Distomainfektion f, Distomiasis f

disltorltion [dɪ'stɔːrʃn] noun: 1. Verstauchung f, Distorsion f, Distorsio f 2. (physik.) Verzerrung f, Verzeichnung f, Distorsion f

disltress [dɪ'stres] noun: 1. (körperliche, geistige) Qual f, Pein f, Schmerz m 2. Leid nt, Kummer m, Sorge f; Not f; Notlage f, Notstand m

fetal distress: fetaler Gefahrenzustand m, fetale Notsituation f

disltrilchilalsis [,dɪstrə'kaɪəsɪs] noun: Districhiasis f

dislturblance [dɪ'stɜrbəns] noun: 1. Störung f; Behinderung f, Beeinträchtigung f; Beunruhigung f 2. (seelische) Erregung f; (geistige) Verwirrung f; Verhaltensstörung f

disturbance in conduction: Erregungsleitungsstörung f

excitation disturbance: Erregungsbildungsstörung f

disturbances in stimulus conduction: Reizleitungsstörungen f

dilulrelsis [,daɪə'riːsɪs] noun, plural -ses [-siːz]: Harnfluss m, Diurese f

forced diuresis: forcierte Diurese f

osmotic diuresis: osmotische Diurese f, Molekulardiurese f

water diuresis: Wasserdiurese f

dilulretlic [,daɪə'retɪk]: I noun Diuretikum nt II adj harntreibend, diuresefördernd, -anregend, diuretisch

loop diuretic: Schleifendiuretikum nt

osmotic diuretic: osmotisches Diuretikum nt

potassium-sparing diuretic: kaliumsparendes Diuretikum nt

dilulria [daɪ'(j)ʊərɪə] noun: Diurie f

dilurlnal [daɪ'ɜrnl] adj: am Tage, tagsüber, täglich; tageszyklisch, diurnal

dilvallent [daɪ'veɪlənt] adj: zweiwertig, divalent; doppelchromosomig, bivalent

dilverlticlullecltolmy [,daɪvərtɪkjə'lektəmɪ] noun: Divertikelresektion f, Divertikulektomie f

dilverlticlullitlic [,daɪvərtɪkjə'laɪtɪk] adj: divertikulitisch

dilverlticlulliltis [,daɪvərtɪkjə'laɪtɪs] noun: Divertikulitis f, Divertikelentzündung f colonic diverticulitis: Kolondivertikulitis f

di|ver|ti|cu|lo|pex|y [ˌdaɪvərtɪkjələ-'peksɪ] noun: Divertikelanheftung f, Divertikulopexie f

di|ver|ti|cu|lo|sis [daɪvərˌtɪkjə'ləʊsɪs] noun: Divertikulose f

colonic diverticulosis: Dickdarm-, Kolondivertikulose f

di|ver|ti|cu|lum [ˌdaɪvər'tɪkjələm] noun, plural **-la** [-lə]: Divertikel nt

bladder diverticulum: (Harn-)Blasendivertikel nt

bowel diverticulum: Darmdivertikel nt

colonic diverticulum: Dickdarm-, Kolondivertikel nt

duodenal diverticulum: Duodenum-, Duodenaldivertikel nt

esophageal diverticulum: Speiseröhren-, Ösophagusdivertikel nt

intestinal diverticulum: Darmdivertikel nt

large bowel diverticulum: Dickdarmdivertikel nt

Meckel's diverticulum: Meckel-Divertikel nt

pharyngoesophageal diverticulum: Zenker-Divertikel nt, pharyngoösophageales Divertikel nt

pulsion diverticulum: Pulsionsdivertikel nt

Rokitansky's diverticulum: Rokitansky-Divertikel nt

small bowel diverticulum: Dünndarmdivertikel nt

traction diverticulum: Traktionsdivertikel nt

vesical diverticulum: (Harn-)Blasendivertikel nt

Zenker's diverticulum: Zenker-Divertikel nt, pharyngoösophageales Divertikel nt

di|vi|sion [dɪ'vɪʒn] noun: **1.** Teilung f; Zerteilung f, Spaltung f (into in); Abtrennung f (from von) **2.** Verteilung f, Austeilung f, Aufteilung f (among, between unter) **3.** Einteilung f, Gliederung f (into in)

cell division: Zellteilung f

direct cell division: direkte Zellteilung f, Amitose f

maturation division: **1.** Reifeteilung f **2.** Reduktionsteilung f, Meiose f

meiotic cell division: Reduktionsteilung f, Meiose f

mitotic cell division: mitotische Zellteilung f, Mitose f

nuclear division: Kernteilung f

di|zy|got|ic [ˌdaɪzaɪ'gɑtɪk] adj: (Zwillin-ge) binovulär, zweieiig, dizygot

di|zy|gous [daɪ'zaɪgəs] adj: (Zwillinge) binovulär, zweieiig, dizygot

diz|zi|ness ['dɪzɪnɪs] noun: **1.** (subjektiver) Schwindel m, Schwind(e)ligkeit f **2.** Schwindelanfall m **3.** Benommenheit f

diz|zy ['dɪzɪ] adj: schwind(e)lig, vertiginös

do|de|ca|dac|ty|li|tis [dəʊˌdekəˌdæktə-'laɪtɪs] noun: Duodenitis f

do|li|cho|ceph|al|y [ˌdɑlɪkəʊ'sefəlɪ] noun: Langköpfigkeit f, Langschädel m, Dolichozephalie f

do|li|cho|col|on [ˌdɑlɪkəʊ'kəʊlən] noun: Dolichokolie f

do|li|cho|cra|ni|al [ˌdɑlɪkəʊ'kreɪnɪəl] adj: langköpfig, dolichokephal

do|li|cho|fa|cial [ˌdɑlɪkəʊ'feɪʃl] adj: langgesichtig, dolichofazial

do|li|cho|pro|so|pic [ˌdɑlɪkəʊprə'sɑpɪk] adj: langgesichtig, dolichofazial

do|li|cho|sten|o|me|lia [ˌdɑlɪkəʊˌstenə-'miːlɪə] noun: Spinnenfingrigkeit f, Dolichostenomelie f, Arachnodaktylie f

do|main [dəʊ'meɪn] noun: Domäne f

dom|i|nance ['dɑmɪnəns] noun: Dominanz f

dom|i|nant ['dɑmɪnənt] noun: **I** noun Dominante f **II** adj dominant

do|nate [dəʊ'neɪt] v: (Blut) spenden; stiften, schenken

do|na|tion [dəʊ'neɪʃn] noun: (Blut, Organ) Spende f

do|na|tor ['dəʊneɪtər] noun: → donor

do|nor ['dəʊnər] noun: **1.** (Blut-, Organ-) Spender(in f) m **2.** Donor m, Donator m

general donor: Universalspender m

universal donor: Universalspender m

don|o|va|no|sis [dɑnəvæ'nəʊsɪs] noun: Lymphogranuloma inguinale/venereum, Lymphopathia venerea, Morbus Durand-Nicolas-Favre m, klimatischer Bubo m, vierte Geschlechtskrankheit f, Poradenitis inguinalis

do|pa ['dəʊpə] noun: 3,4-Dihydroxyphenylalanin nt, Dopa nt

do|pa|mine ['dəʊpəmiːn] noun: Dopamin nt, Hydroxytyramin nt

do|pa|min|er|gic [ˌdəʊpəmɪ'nɜrdʒɪk] adj: dopaminerg

dor|man|cy ['dɔːrmənsɪ] noun: **1.** Schlaf m, Schlafzustand m **2.** (mikrobiol.) Wachstumsruhe f, Dormanz f

dor|mant ['dɔːrmənt] adj: (Zelle) ruhend, dormant

dor|sad ['dɔːrsæd] adj: zum Rücken hin, rückenwärts, dorsad

dor|sal ['dɔːrsl] adj: dorsal

dor|sal|gia [dɔːr'sældʒ(ɪ)ə] noun: Rü-

863

D

ckenschmerz(en *pl*) *m*, Dorsalgie *f*,
Dorsodynie *f*

dor|si|flex|ion [ˌdɔːrsɪˈflekʃn] *noun*:
Dorsalflexion *f*

dor|so|lum|bar [ˌdɔːrsəʊˈlʌmbər, -baːr]
adj: dorsolumbal

dor|sum [ˈdɔːrsəm] *noun, plural* **-sa** [-sə]:
Rücken *m*, Rückseite *f*, Dorsum *nt*

dorsum of foot: Fußrücken *m*, Dorsum
pedis

dorsum of hand: Handrücken *m*, Dorsum manus

dorsum of nose: Nasenrücken *m*, Dorsum nasi

dorsum of tongue: Zungenrücken *m*,
Dorsum linguae

dos|age [ˈdəʊsɪdʒ] *noun*: **1.** Dosierung *f*,
Verabreichung *f* **2.** Dosis *f*, Menge *f*;
Portion *f*

saturation dosage: Sättigungsdosis *f*

dose [dəʊs]: **I** *noun* **1.** (*pharmakol.*) Dosis *f*, Gabe *f* **2.** (*radiolog.*) Dosis *f*, Strahlendosis *f* **3.** Dosis *f*, Portion *f* **II** *v* **4.**
(*pharmakol.*) dosieren, in Dosen ver-
abreichen **5.** jdm. eine Dosis verabrei-
chen, Arznei geben

absorbed dose: Energiedosis *f*

booster dose: Boosterdosis *f*

cumulative dose: kumulierte Dosis *f*,
kumulierte Strahlendosis *f*

curative dose: Dosis curativa

daily dose: Tagesdosis *f*

depth dose: Tiefendosis *f*

doubling dose: Verdopplungsdosis *f*

effective dose: Effektivdosis *f*, Dosis effectiva, Dosis efficax, Wirkdosis *f*

entry dose: Einfalldosis *f*

equivalent dose: Äquivalentdosis *f*

exit dose: Exitdosis *f*, Austrittsdosis *f*

focal dose: Herddosis *f*

infective dose: infektiöse Dosis *f*, Infektionsdosis *f*, Dosis infectiosa

initial dose: Initial-, Aufsättigungsdo-
sis *f*

integral dose: Integraldosis *f*

lethal dose: tödliche Dosis *f*, letale Dosis *f*, Letaldosis *f*, Dosis letalis

loading dose: Initial-, Aufsättigungs-
dosis *f*

maintenance dose: Erhaltungsdosis *f*

maximum dose: Maximaldosis *f*, Dosis
maximalis

maximum single dose: Einzelmaximaldosis *f*

median effective dose: mittlere effektive Dosis *f*, mittlere wirksame Dosis *f*,
Dosis effectiva media

median infective dose: mittlere Infektionsdosis *f*, Dosis infectiosa media

median lethal dose: mittlere letale Dosis *f*, Dosis letalis media

minimal dose: Minimaldosis *f*

minimal lethal dose: minimale letale
Dosis *f*, Dosis letalis minima

organ dose: Organdosis *f*

organ tolerance dose: Organtoleranzdosis *f*

radiation dose: Strahlendosis *f*

refractive dose: fraktionierte Dosis *f*,
Dosis refracta

single dose: Einzeldosis *f*

skin dose: Hautdosis *f*

surface dose: Oberflächendosis *f*

therapeutic dose: therapeutische Dosis
f, Dosis therapeutica

threshold dose: Grenzdosis *f*, Schwel-
lendosis *f*

tissue dose: Gewebedosis *f*

tolerance dose: Toleranzdosis *f*, Dosis
tolerata

total dose: Gesamtdosis *f*

toxic dose: toxische Dosis *f*, Dosis toxica

volume dose: Integraldosis *f*

dose-dependent *adj*: dosisabhängig

do|si|met|ric [ˌdəʊsɪˈmetrɪk] *adj*: dosi-
metrisch

do|sim|e|try [dəʊˈsɪmətrɪ] *noun*: Strah-
lendosismessung *f*, Dosimetrie *f*

double-stranded *adj*: doppelsträngig

doug|la|si|tis [ˌdʌɡləˈsaɪtɪs] *noun*: Dou-
glasitis *f*

drac|on|ti|a|sis [ˌdrækɑnˈtaɪəsɪs] *noun*:
Medinawurminfektion *f*, Guineawurm-
infektion *f*, Drakunkulose *f*, Dracontiasis *f*

dra|cun|cu|li|a|sis [drəˌkʌŋkjəˈlaɪəsəs]
noun: Medinawurminfektion *f*, Guine-
awurminfektion *f*, Drakunkulose *f*,
Dracontiasis *f*

Dra|cun|cu|lus [drəˈkʌŋkjələs] *noun*:
Dracunculus *m*

drain [dreɪn]: **I** *noun* **1.** Ableitung *f*; Ab-
leiten *nt*, Abfließen *nt*, Ablaufen *nt*,
Drainieren *nt*, Drainage *f*, Dränage *f* **2.**
Drain *m*, Drän *m* **3.** Entwässerung *f*,
Trockenlegung *f*, Dränage *f* **II** *v* drai-
nieren, dränieren

drain|age [ˈdreɪnɪdʒ] *noun*: **1.** Drainage
f, Dränage *f*, Ableitung *f* (*von Wund-
flüssigkeit*); Abfluss *m* **2.** Drainieren *nt*,
Dränieren *nt*, Ableiten *nt*; Abfließen *nt*,
Ablaufen *nt*

dras|tic [ˈdræstɪk] *noun*: **1.** Drastikum
nt **2.** (*Abführmittel*) drastisch, stark **3.**
drastisch, durchgreifend, gründlich, ri-
goros

dre|pa|no|cyte [ˈdrepənəʊsaɪt] *noun*: Si-
chelzelle *f*, Drepanozyt *m*

dre|pa|no|cy|te|mia [,drepənəʊsaɪ'tiː-mɪə] *noun*: Sichelzellanämie *f*, Sichelzellenanämie *f*, Herrick-Syndrom *nt*

dre|pa|no|cy|tic [,drepənəʊ'sɪtɪk] *adj*: Sichelzell(en)-

dre|pa|no|cy|to|sis [,drepənəʊsaɪ'təʊsɪs] *noun*: Drepanozytose *f*

dre|pa|no|cy|tot|ic [,drepənəʊsaɪ'tɑtɪk] *adj*: drepanozytotisch

dres|sing ['dresɪŋ] *noun*: **1.** Verbinden *nt* **2.** Verband *m* **3.** Verbandsmaterial *nt*

binocular dressing: Binokulusverband *m*

occlusiv dressing: Okklusivverband *m*

drift [drɪft] *noun*: Drift *f*

antigenic drift: Antigendrift *f*

drip [drɪp]: **I** *noun* (Dauer-)Tropfinfusion *f*, Dauertropf *m*, Tropf *m* **II** *v* tröpfeln

drip|feed|ing ['drɪp,fiːdɪŋ] *noun*: parenterale/künstliche Ernährung *f*

drom|o|ma|nia [,drɑmə'meɪnɪə] *noun*: krankhafter Lauftrieb *m*, Dromomanie *f*

drom|o|trop|ic [,drɑmə'trɑpɪk] *adj*: dromotrop

dro|mo|tro|pism [drə'mɑtrəpɪzəm] *noun*: Dromotropie *f*, dromotrope Wirkung *f*

drop|si|cal ['drɑpsɪkl] *adj*: hydropisch, hydroptisch

drop|sy ['drɑpsɪ] *noun*: Hydrops *m*

drow|sy ['draʊsɪ] *adj*: schläfrig; bewusstseinseingetrübt, bewusstseinsbeeinträchtigt, somnolent

drug [drʌg]: **I** *noun* **1.** Arzneimittel *nt*, Arznei *f*, Medikament *nt* **2.** Droge *f*, Rauschgift *nt* **be on drugs** rauschgiftsüchtig sein **3.** Betäubungsmittel *nt*, Droge *f* **II** *v* betäuben

psychoactive drugs: psychotrope Substanzen *pl*, Psychopharmaka *pl*

drug-resistant *adj*: arzneimittelresistent

drum [drʌm] *noun*: **1.** Trommel *f*, Walze *f*, Zylinder *m* **2.** Paukenhöhle *f*, Tympanon *nt*, Tympanum *nt*, Cavum tympani, Cavitas tympanica

drum|head ['drʌmhed] *noun*: Trommelfell *nt*, Membrana tympanica

drum|stick ['drʌmstɪk] *noun*: Drumstick *nt*

drunk|en|ness ['drʌŋkənɪs] *noun*: **1.** (Be-)Trunkenheit *f*, Alkoholrausch *m*, -intoxikation *f* **2.** Trunksucht *f*

duct [dʌkt] *noun*: **1.** Röhre *f*, Kanal *m*, Leitung *f* **2.** Gang *m*, Kanal *m*, Ductus *m*

accessory pancreatic duct: Santorini-Gang *m*, Ductus pancreaticus accessorius

common hepatic duct: Hepatikus *m*, Hepaticus *m*, Ductus hepaticus communis

cystic duct: Gallenblasengang *m*, Zystikus *m*, Ductus cysticus

deferent duct: Samenleiter *m*, Ductus deferens

ejaculatory duct: Aussspritzungs-, Ejakulationsgang *m*, Ductus ejaculatorius

duct of epididymis: Nebenhodengang *m*, Ductus epididymidis

excretory duct: Ductus excretorius glandulae vesiculae

excretory ductules of lacrimal gland: Ductuli excretorii glandulae lacrimalis

greater sublingual duct: Ductus sublingualis major

lactiferous ducts: Milchgänge *pl*, Ductus lactiferi

milk ducts: Milchgänge *pl*, Ductus lactiferi

nasolacrimal duct: Tränen-Nasen-Gang *m*, Ductus nasolacrimalis

omphalomesenteric duct: Darmstiel *m*, Dotter(sack)gang *m*, Ductus omphaloentericus/omphalomesentericus

pancreatic duct: Wirsung-Gang *m*, Pankreasgang *m*, Ductus pancreaticus

parotid duct: Parotisgang *m*, Stensen-Gang *m*, Ductus parotideus

right lymphatic duct: rechter Hauptlymphgang *m*, Ductus lymphaticus/thoracicus dexter

Santorini's duct: Santorini-Gang *m*, Ductus pancreaticus accessorius

Skene's ducts: Skene-Gänge *pl*, -Drüsen *pl*, Ductus paraurethrales urethrae feminiae

submandibular duct: Wharton-Gang *m*, Ductus submandibularis

thoracic duct: Brustmilchgang *m*, Milchbrustgang *m*, Ductus thoracicus

Wharton's duct: Wharton-Gang *m*, Ductus submandibularis

duc|tal ['dʌktl] *adj*: duktal

duc|tile ['dʌktl, -tɪl] *adj*: dehnbar, streckbar; biegsam, duktil

duct|less ['dʌktlɪs] *adj*: ohne Ausführungsgang

duc|tog|ra|phy [dʌk'tɑgrəfɪ] *noun*: Duktographie *f*, Duktografie *f*

duc|tule ['dʌkt(j)uːl] *noun*: Kanälchen *nt*, Ductulus *m*

efferent ductules of testis: Ductuli efferentes testis

prostatic ductules: Ductuli prostatici

duc|tus ['dʌktəs] *noun*: Gang *m*, Kanal *m*, Ductus *m*

ductus arteriosus: Ductus Botalli, Ductus arteriosus

patent ductus arteriosus: offener/persistierender Ductus arteriosus Botalli,

D

Ductus arteriosus Botalli apertus/persistens

dull|ness ['dʌlnɪs] *noun*: Dämpfung *f*
hepatic dullness: Leberdämpfung *f*, Leberschall *m*

dumb [dʌm]: I *noun* **the dumb** *plural* die Stummen II *adj* **1.** stumm, ohne Sprache **2.** sprachlos, stumm

dumb|ness ['dʌmnɪs] *noun*: **1.** Stummheit *f* **2.** Sprachlosigkeit *f*

dum|my ['dʌmɪ] *noun*: Plazebo *nt*, Placebo *nt*

dump|ling ['dʌmpɪŋ] *noun*: Dumping-Syndrom *nt*
late postprandial dumping: postalimentäres Spätsyndrom *nt*, Spät-Dumping *nt*, reaktive Hypoglykämie *f*

du|o|de|nal [ˌd(j)uːəʊ'diːnl, ˌd(j)uː-'adnəl] *adj*: duodenal

du|o|de|nec|to|my [ˌd(j)uːədɪ'nektəmɪ] *noun*: Zwölffingerdarmentfernung *f*, Duodenum(teil)entfernung *f*, Duodenektomie *f*

du|o|de|ni|tis [ˌd(j)uːədɪ'naɪtɪs] *noun*: Duodenitis *f*

du|o|de|no|chol|an|ge|li|tis [ˌd(j)uːəˌdiː-nəʊkəʊˌlændʒɪ'aɪtɪs] *noun*: Duodenocholangitis *f*

du|o|de|no|chol|an|git|ic [ˌd(j)uːəˌdiː-nəʊkəʊlæn'dʒaɪtɪk] *adj*: duodenocholangitisch

du|o|de|no|chol|an|gi|tis [ˌd(j)uːəˌdiː-nəʊkəʊlæn'dʒaɪtɪs] *noun*: Duodenocholangitis *f*

du|o|de|no|chol|e|cys|tos|to|my [ˌd(j)uːə-ˌdiː-nəʊkəʊləsɪ'stɑstəmɪ] *noun*: Duodenocholezystostomie *f*, Duodenozystostomie *f*

du|o|de|no|chol|ed|o|chot|o|my [ˌd(j)uːə-ˌdiː-nəʊkəʊˌledəʊ'kɑtəmɪ] *noun*: Duodenocholedochotomie *f*

du|o|de|no|col|ic [ˌd(j)uːəˌdiː-nəʊ'kɑlɪk] *adj*: koloduodenal

du|o|de|no|cys|tos|to|my [ˌd(j)uːəˌdiː-nəʊsɪ'stɑstəmɪ] *noun*: Duodenocholezystostomie *f*, Duodenozystostomie *f*

du|o|de|no|du|o|de|nos|to|my [ˌd(j)uːə-ˌdiː-nəʊˌd(j)uːədɪ'nɑstəmɪ] *noun*: Duodenoduodenostomie *f*

du|o|de|no|en|ter|los|to|my [ˌd(j)uːəˌdiː-nəʊˌentə'rɑstəmɪ] *noun*: Duodenoenterostomie *f*

du|o|de|nog|ra|phy [ˌd(j)uːəˌdiː-'nɑgrəfɪ] *noun*: Duodenographie *f*, Duodenografie *f*

du|o|de|no|he|pat|ic [ˌd(j)uːəˌdiː-nəʊhɪ-'pætɪk] *adj*: hepatoduodenal

du|o|de|no|il|e|os|to|my [ˌd(j)uːəˌdiː-nəʊ-ɪlɪ'ɑstəmɪ] *noun*: Duodenoileostomie *f*

du|o|de|no|je|ju|nal [ˌd(j)uːəˌdiː-nəʊdʒɪ-'dʒuːnl] *adj*: duodenojejunal

du|o|de|no|je|ju|nos|to|my [ˌd(j)uːəˌdiː-nəʊdʒɪˌdʒuː'nɑstəmɪ] *noun*: Duodenojejunostomie *f*

du|o|de|nol|y|sis [d(j)uːədɪ'nɑlɪsɪs] *noun*: Duodenolyse *f*, Duodenummobilisation *f*

du|o|de|no|pan|cre|a|tec|to|my [ˌd(j)uːə-ˌdiː-nəʊˌpæŋkrɪə'tektəmɪ] *noun*: Duodenopankreatektomie *f*

du|o|de|no|plas|ty [d(j)uːə'diː-nəʊplæs-tɪ] *noun*: Duodenal-, Duodenumplastik *f*

du|o|de|nor|rha|phy [d(j)uːdɪ'nɔrəfɪ] *noun*: Duodenal-, Duodenumnaht *f*, Duodenorrhaphie *f*

du|o|de|nos|co|py [ˌd(j)uːədɪ'nɑskəpɪ] *noun*: Duodenoskopie *f*

du|o|de|nos|to|my [ˌd(j)uːə,diː-'nɑstə-mɪ] *noun*: Duodenostomie *f*

du|o|de|not|o|my [ˌd(j)uːə,diː-'nɑtəmɪ] *noun*: Zwölffingerdarmeröffnung *f*, Duodenumeröffnung *f*, Duodenotomie *f*

du|o|de|num [d(j)uːəʊ'diː-nəm, d(j)uː-'adnəm] *noun, plural* **-nums, -na** [-nə] *noun*: Zwölffingerdarm *m*, Duodenum *nt*, Intestinum duodenum

du|plex ['d(j)uːpleks] *adj*: doppelt, zweifach, Doppel-

du|plic|i|tas [d(j)uː'plɪsɪtæs] *noun*: **1.** (*embryolog.*) Doppelmissbildung *f*, Duplicitas *f*, Monstrum duplex **2.** (*anatom.*) Verdoppelung *f*, Duplikatur *f*

du|ra ['d(j)ʊərə] *noun*: Dura *f*
dura mater: Dura *f*, Dura mater
dura mater of brain: harte Hirnhaut *f*, Dura mater cranialis/encephali, Pachymeninx *f*

du|ral ['d(j)ʊərəl] *adj*: dural

du|ra|ma|tral [d(j)ʊərə'meɪtrəl] *adj*: dural

du|ra|plas|ty ['d(j)ʊərəplæstɪ] *noun*: Duraplastik *f*

du|ro|ar|ach|nit|ic [d(j)ʊərəʊˌæræk'naɪt-ɪk] *adj*: duroarachnitisch

du|ro|ar|ach|ni|tis [d(j)ʊərəʊˌæræk'naɪ-tɪs] *noun*: Duroarachnitis *f*

dust-borne *adj*: durch Staubpartikel übertragen

dwarf|ism ['dwɔːrfɪzəm] *noun*: Zwergwuchs *m*, Zwergwüchsigkeit *f*, Nan(n)osomie *f*, Nan(n)ismus *f*

dye [daɪ]: I *noun* **1.** Farbstoff *m*, Färbeflüssigkeit *f* **2.** Tönung *f*, Färbung *f*, Farbe *f* II *vt* färben III *vi* sich färben lassen

dy|na|mog|ra|phy [ˌdaɪnə'mɑgrəfɪ] *noun*: Dynamographie *f*, Dynamografie *f*

dys|al|cu|sis [dɪsə'ku:sɪs] *noun*: Dysakusis *f*

dys|ad|ap|ta|tion [dɪs,ædæp'teɪʃn] *noun*: Dysadaptation *f*

dys|a|phia [dɪs'æfɪə] *noun*: Tastsinnstörung *f*, Dysaphie *f*

dys|ap|ta|tion [,dɪsæp'teɪʃn] *noun*: Dysadaptation *f*

dys|ar|thria [dɪs'ɑːrθrɪə] *noun*: Dysarthrie *f*

dys|ar|thro|sis [,dɪsɑːr'θrəʊsɪs] *noun*: **1.** (*neurol.*) Dysarthrie *f* **2.** Gelenkdeformität *f*, Dysarthrose *f*

dys|au|to|no|mia [dɪs,ɔːtə'nəʊmɪə] *noun*: Riley-Day-Syndrom *nt*, Dysautonomie *f*

dys|ba|sia [dɪs'beɪzɪə, -ʒə] *noun*: Gehstörung *f*, Dysbasie *f*

dys|be|tal|li|po|pro|tein|e|mia [dɪs,beɪtə-,lɪpə,prəʊtɪ'niːmɪə] *noun*: Hyperlipoproteinämie *f* Typ III, primäre Hyperlipoproteinämie *f* Typ III, essentielle Hyperlipoproteinämie *f* Typ III, Hypercholesterinämie *f* mit Hypertriglyzeridämie, Broad-Beta-Disease *nt*, Hyperlipoproteinämie *f* mit breiter Betabande

dys|bo|lism ['dɪsbəlɪzəm] *noun*: abnormer Stoffwechsel *m*, Dysbolismus *m*

dys|bu|lia [dɪs'bjuːlɪə] *noun*: Willenshemmung *f*, Dysbulie *f*, Dysbulia *f*

dys|cal|cu|lia [dɪskæl'kjuːlɪə] *noun*: Dyskalkulie *f*

dys|ceph|a|ly [dɪs'sefəlɪ] *noun*: Dyszephalie *f*

dys|che|zia [dɪs'kiːzɪə] *noun*: Dyschezie *f*

dys|cho|lia [dɪs'kəʊlɪə] *noun*: Dyscholie *f*

dys|chon|dro|pla|sia [dɪs,kɒndrə'pleɪ-ʒɪə, -zɪə] *noun*: Ollier-Erkrankung *f*, Enchondromatose *f*, multiple kongenitale Enchondrome *pl*, Hemichondrodystrophie *f*

dys|chro|mat|op|sia [dɪs,krəʊmə'tɒpsɪə] *noun*: Farbenfehlsichtigkeit *f*, Dyschromatopsie *f*, Chromatodysopsie *f*

dys|chy|lia [dɪs'kaɪlɪə] *noun*: Dyschylie *f*

dys|co|ria [dɪs'kɔːrɪə] *noun*: Dyskorie *f*

dys|cor|ti|cism [dɪs'kɔːrtəsɪzəm] *noun*: Dyskortizismus *f*

dys|cra|nia [dɪs'kreɪnɪə] *noun*: Dyskranie *f*

dys|cra|sia [dɪs'kreɪʒ(ɪ)ə] *noun*: **1.** Dyskrasie *f* **2.** Krankheit *f*, Erkrankung *f*, Leiden *nt*; Morbus *m*

dys|cri|nism ['dɪskrənɪzəm] *noun*: Dyskrinie *f*

dys|di|ad|o|cho|ki|ne|sia [dɪsdaɪ,ædəkəʊ-kɪ'niːʒ(ɪ)ə, kaɪ-] *noun*: Dysdiadochokinese *f*

dys|dip|sia [dɪs'dɪpsɪə] *noun*: Dysdipsie *f*

dys|em|bry|o|ma [dɪs,embrɪ'əʊmə] *noun*: Dysembryom *nt*, embryonales Teratom *nt*

dys|em|bry|o|pla|sia [dɪs,embrɪəʊ'pleɪ-ʒ(ɪ)ə] *noun*: Dysembryoplasie *f*

dys|e|mia [dɪs'iːmɪə] *noun*: Dysämie *f*, Blutdyskrasie *f*

dys|en|ter|ic [dɪsn'terɪk] *adj*: dysenterisch

dys|en|ter|y ['dɪsntrɪ] *noun*: Ruhr *f*, Dysenterie *f*

amebic dysentery: Amöbenruhr *f*, intestinale Amöbiasis *f*

bacillary dysentery: Bakterienruhr *f*, bakterielle Ruhr *f*, Dysenterie *f*

dys|e|quil|lib|ri|um [dɪs,ikwə'lɪbrɪəm] *noun*: Dysäquilibrium *nt*

dys|er|e|thism [dɪs'erɪθɪzəm] *noun*: Dyseräthesie *f*

dys|es|the|sia [dɪses'θiːʒ(ɪ)ə] *noun*: Dysästhesie *f*

dys|fi|brin|ol|gen [dɪsfaɪ'brɪnədʒən] *noun*: nicht-gerinnbares Fibrinogen *nt*, Dysfibrinogen *nt*

dys|fi|brin|ol|ge|ne|mia [,dɪsfaɪ,brɪnədʒə-'niːmɪə] *noun*: Dysfibrinogenämie *f*

dys|func|tion [dɪs'fʌŋkʃn] *noun*: Dysfunktion *f*

erectile dysfunction: erektile Dysfunktion *f*, Erektionsstörung *f*, Erectio deficiens

dys|gam|ma|glob|u|li|ne|mia [dɪs,gæmə-,glʌbjəlɪ'niːmɪə] *noun*: Dysgammaglobulinämie *f*

dys|gen|e|sis [dɪs'dʒenəsɪs] *noun*: Fehlentwicklung *f*, Dysgenesie *f*

gonadal dysgenesis: Gonadendysgenesie *f*

dys|ge|net|ic [dɪsdʒe'nətɪk] *adj*: dysgenetisch

dys|gen|i|tal|ism [dɪs'dʒenɪtlɪzəm] *noun*: Dysgenitalismus *m*

dys|ger|mi|no|ma [dɪs,dʒɜrmɪ'nəʊmə] *noun*: Dysgerminom *nt*

dys|geu|sia [dɪs'gjuːʒ(ɪ)ə] *noun*: Dysgeusie *f*

dys|glob|u|li|ne|mia [dɪs,glʌbjəlɪ'niːmɪə] *noun*: Dysglobulinämie *f*

dys|gna|thia [dɪs'næθɪə, -'neɪ-] *noun*: Dysgnathie *f*

dys|gnath|ic [dɪs'næθɪk, -'neɪ-] *adj*: dysgnath

dys|gno|sia [dɪs'nəʊʒ(ɪ)ə] *noun*: Intelligenzdefekt *m*, Dysgnosie *f*

dys|gram|ma|tism [dɪs'græmətɪzəm] *noun*: Dysgrammatismus *m*

dys|graph|ia [dɪs'græfɪə] *noun*: Schreibstörung *f*, Dysgraphie *f*, Dysgrafie *f*

dys|he|ma|to|poi|e|sis [dɪs,hemətəpɔɪ-

'iːsɪs] *noun*: fehlerhafte Hämopoese *f*, Dyshämopoese *f*

dys|he|ma|to|poi|et|ic [dɪsˌhemətəpɔɪ'etɪk] *adj*: dyshämopoetisch

dys|hi|dro|sis [dɪshaɪ'drəʊsɪs, -hɪ-] *noun*: **1.** Dys(h)idrosis *f*, Dyshidrie *f* **2.** (*dermatol.*) Dys(h)idrose *f*, Dyshidrose-Syndrom *nt*, dyshidrotisches Ekzem *nt*, Pompholyx *f*

dys|hi|drot|ic [dɪshaɪ'drɑtɪk] *adj*: dyshidrotisch

dys|hor|mo|no|gen|e|sis [dɪsˌhɔːrmənə-'dʒenəsɪs] *noun*: Dyshormonogenese *f*

dys|kar|y|o|sis [dɪsˌkærɪ'əʊsɪs] *adj*: Dyskaryose *f*

dys|ker|a|to|ma [dɪsˌkerə'təʊmə] *noun*: dyskeratotischer Tumor *m*, Dyskeratom *nt*

dys|ker|a|to|sis [dɪsˌkerə'təʊsɪs] *noun*: Dyskeratose *f*

dys|ker|a|tot|ic [dɪsˌkerə'tɑtɪk] *adj*: dyskeratotisch

dys|ki|ne|sia [dɪskɪ'niːʒ(ɪ)ə, -kaɪ-] *noun*: Dyskinesie *f*
  biliary dyskinesia: Gallenblasendyskinesie *f*, biliäre Dyskinese/Dystonie *f*

dys|koi|me|sis [dɪskɔɪ'miːsɪs] *noun*: Einschlafstörung *f*, Dyskoimesis *f*

dys|la|lia [dɪs'leɪlɪə, -'læl-] *noun*: Stammeln *nt*, Dyslalie *f*

dys|lex|ia [dɪs'leksɪə] *noun*: Lesestörung *f*, Leseschwäche *f*, Dyslexie *f*, Legasthenie *f*

dys|lip|i|do|sis [dɪslɪpə'dəʊsɪs] *noun*, *plural* -ses [-siːz]: Fettstoffwechselstörung *f*, Dyslipidose *f*

dys|li|poi|do|sis [dɪsˌlaɪpɔɪ'dəʊsɪs] *noun*, *plural* -ses [-siːz]: Fettstoffwechselstörung *f*, Dyslipidose *f*

dys|li|po|pro|tein|emia [dɪsˌlaɪpəˌprəʊtɪ-'niːmɪə] *noun*: Dyslipoproteinämie *f*

dys|lo|gia [dɪs'ləʊdʒ(ɪ)ə] *noun*: **1.** (*neurol.*) Dyslogie *f*, Dyslogia *f* **2.** Dyslogie *f*, Dyslogia *f*

dys|ma|ture [dɪsmə't(j)ʊər, -'tʃʊər] *adj*: (*Gewebe*) unreif; (*Säugling*) unreif, hypotroph, hypoplastisch, dysmatur

dys|ma|tu|ri|ty [dɪsmə't(j)ʊərətɪ, -'tʃʊər-] *noun*: **1.** (*patholog.*) Reifestörung *f*, Dysmaturität *f* **2.** (*pädiat.*) pränatale Dystrophie *f*, Dysmaturität *f*

dys|meg|al|lop|sia [dɪsˌmegə'lɑpsɪə] *noun*: Dysmegalopsie *f*

dys|me|lia [dɪs'miːlɪə] *noun*: Dysmelie *f*

dys|men|or|rhea [dɪsˌmenə'rɪə] *noun*: Dysmenorrhoe *f*

dys|me|tab|o|lism [dɪsmə'tæbəlɪzəm] *noun*: Stoffwechselstörung *m*, Dysmetabolismus *m*

dys|me|tria [dɪs'metrɪə] *noun*: Dysmetrie *f*

dys|me|trop|sia [dɪsmɪ'trɑpsɪə] *noun*: Dysmetropsie *f*

dys|mim|ia [dɪs'mɪmɪə] *noun*: Dysmimie *f*

dys|mne|sia [dɪs'niːʒ(ɪ)ə] *noun*: Gedächtnisstörung *f*, Dysmnesie *f*

dys|mor|phism [dɪs'mɔːrfɪzəm] *noun*: Gestaltanomalie *f*, Deformität *f*, Fehlbildung *f*, Dysmorphie *f*

dys|mor|phop|sia [dɪsmɔːr'fɑbsɪə] *noun*: Dysmorphopsie *f*

dys|my|e|li|na|tion [dɪsˌmaɪələ'neɪʃn] *noun*: Dysmyelinogenese *f*

dys|o|don|ti|a|sis [dɪsəʊdɑn'taɪəsɪs] *noun*: Dysodontie *f*

dys|on|to|gen|e|sis [dɪsˌɑntəʊ'dʒenəsɪs] *noun*: Dysontogenie *f*

dys|o|pia [dɪs'əʊpɪə] *noun*: Sehstörung *f*, Dysop(s)ie *f*

dys|o|rex|ia [dɪsə'reksɪə] *noun*: Dysorexie *f*

dys|or|ga|no|pla|sia [dɪsˌɔːrgənə'pleɪ-ʒ(ɪ)ə] *noun*: Organfehlentwicklung *f*, Dysorganoplasie *f*

dys|os|mia [dɪs'ɑzmɪə] *noun*: Dysosmie *f*, Dysosphresie *f*

dys|os|to|sis [dɪsɑs'təʊsɪs] *noun*: Dysostosis *f*

dys|os|tot|ic [dɪsɑs'tɑtɪk] *adj*: dysostotisch

dys|pa|reu|nia [dɪspə'ruːnɪə] *noun*: Dyspareunie *f*, Algopareunie *f*

dys|pep|sia [dɪs'pepsɪə] *noun*: Dyspepsie *f*

dys|pep|tic [dɪs'peptɪk] *adj*: dyspeptisch

dys|per|ma|tism [dɪ'spɜrmətɪzəm] *noun*: Dysspermatismus *m*

dys|pha|gia [dɪs'feɪdʒ(ɪ)ə] *noun*: Schluckstörung *f*, Dysphagie *f*

dys|pha|go|cy|to|sis [dɪsˌfægəsaɪ'təʊsɪs] *noun*: Dysphagozytose *f*

dys|pha|sia [dɪs'feɪʒ(ɪ)ə, -zɪə] *noun*: Dysphasie *f*

dys|phe|mia [dɪs'fiːmɪə] *noun*: Dysphemie *f*

dys|pho|nia [dɪs'fəʊnɪə] *noun*: Stimmstörung *f*, Dysphonie *f*

dys|pho|ria [dɪs'fəʊrɪə, -'fɔː-] *noun*: Dysphorie *f*

dys|phy|lax|ia [dɪsfɪ'læksɪə] *noun*: Durchschlafstörung *f*, Dysphylaxie *f*

dys|pla|sia [dɪs'pleɪʒ(ɪ)ə] *noun*: Fehlbildung *f*, Fehlentwicklung *f*, Dysplasie *f*
  acetabular dysplasia: (Hüft-)Pfannendysplasie *f*, Acetabulumdysplasie *f*
  chondroectodermal dysplasia: Ellis-van Creveld-Syndrom *nt*, Chondroek-

todermaldysplasie *f*, chondroektodermale Dysplasie *f*

congenital dysplasia of the hip: kongenitale Hüftdysplasie *f*, Dysplasia coxae congenita

dentinal dysplasia: Capdepont-Zahndysplasie *f*, Glaszähne *pl*, Stainton-Syndrom *nt*, Dentinogenesis imperfecta hereditaria

epiphyseal dysplasia: Epiphysendysplasie *f*, epiphysäre Dysplasie *f*

dys|plas|tic [dɪs'plæstɪk] *adj*: dysplastisch

dysp|nea [dɪsp'nɪə] *noun*: erschwerte Atmung *f*, Atemnot *f*, Kurzatmigkeit *f*, Dyspnoe *f*

cardiac dyspnea: kardiale Dyspnoe *f*

expiratory dyspnea: exspiratorische Dyspnoe *f*

inspiratory dyspnea: inspiratorische Dyspnoe *f*

pulmonary dyspnea: pulmonale Dyspnoe *f*

dysp|ne|ic [dɪsp'nɪɪk] *adj*: kurzatmig, dyspnoisch

dys|pon|de|ro|sis [dɪs,pɑndə'rəʊsɪs] *noun*: Dysponderosis *f*

dys|pro|tein|e|mia [dɪs,prəʊtɪ'niːmɪə] *noun*: Dysproteinämie *f*

dys|pro|throm|bin|e|mia [dɪsprəʊ,θrɑmbɪ'niːmɪə] *noun*: Dysprothrombinämie *f*

dys|re|flex|ia [dɪsrɪ'fleksɪə] *noun*: Reflexstörung *f*, Dysreflexie *f*

dys|rha|phism [dɪs'reɪfɪsm] *noun*: Dysrhaphie *f*

dys|rhyth|mia [dɪs'rɪðmɪə] *noun*: Dysrhythmie *f*

dys|se|bal|cea [,dɪsɪ'beɪʃɪə] *noun*: Dyssebacea *f*, Dyssteatosis *f*

dys|som|nia [dɪ'sɑmnɪə] *noun*: Schlafstörung *f*, Dyssomnie *f*

dys|per|ma|tism [dɪ'spɜrmətɪzəm] *noun*: Dysspermatismus *m*

dys|sper|ma|to|gen|ic [dɪs,spɜrmətə-'dʒenɪk] *adj*: dysspermatogen

dys|sta|sia [dɪ'steɪʒ(ɪ)ə] *noun*: Dysstasie *f*

dys|syl|la|bia [dɪsɪ'leɪbɪə] *noun*: Silbenstottern *nt*, Dyssyllabie *f*

dys|sym|bo|ly [dɪ'sɪmbəlɪ] *noun*: Dyssymbolie *f*

dys|syn|er|gia [dɪsɪn'ɜrdʒ(ɪ)ə] *noun*: **1.** Synergiestörung *f*, Dyssynergie *f* **2.** Ataxie *f*

detrusor sphincter dyssynergia: De-

trusor-Sphinkter-Dyssynergie *f*

dys|tax|ia [dɪs'tæksɪə] *noun*: leichte/ partielle Ataxie *f*, Dystaxia *f*

dys|tel|lec|ta|sis [dɪstɪ'lektəsɪs] *noun*: Dystelektase *f*

dys|ther|mia [dɪsθɜrmɪə] *noun*: Dysthermie *f*

dys|thy|mia [dɪs'θaɪmɪə] *noun*: Dysthymie *f*

dys|thy|mic [dɪs'θaɪmɪk] *adj*: dysthym; schwermütig, depressiv

dys|thy|re|o|sis [,dɪsθaɪrɪ'əʊsɪs] *noun*: fehlerhafte/mangelnde Schilddrüsenentwicklung *f*, Dysthyreose *f*

dys|to|cia [dɪs'təʊʃ(ɪ)ə] *noun*: Dystokie *f*

dys|to|nia [dɪs'təʊnɪə] *noun*: Dystonie *f*

dys|ton|ic [dɪs'tɑnɪk] *adj*: dyston, dystonisch

dys|top|ic [dɪs'tɑpɪk] *adj*: dystop, allotop, allotopisch, dystopisch

dys|troph|ic [dɪs'trɑfɪk, -'trəʊf-] *adj*: dystroph, dystrophisch

dys|tro|phy ['dɪstrəfɪ] *noun*: Dystrophie *f*

corneal dystrophy: Hornhautdystrophie *f*

Duchenne-Landouzy dystrophy: fazioskapulohumerale Form *f* der Dystrophia musculorum progressiva, Duchenne-Landouzy-Atrophie *f*

Duchenne muscular dystrophy: Duchenne-Krankheit *f*, Duchenne-Typ *m* der progressiven Muskeldystrophie, pseudohypertrophe pelvifemorale Form *f*, Dystrophia musculorum progressiva Duchenne

hepatic dystrophy: Leberdystrophie *f*

muscular dystrophy: Muskel-, Myodystrophie *f*

myotonic dystrophy: Curschmann-(Batten-)Steinert-Syndrom *nt*, myotonische Dystrophie *f*, Dystrophia myotonica

progressive muscular dystrophy: progressive Muskeldystrophie *f*, Dystrophia musculorum progressiva

pseudohypertrophic muscular dystrophy: → *Duchenne muscular dystrophy*

dys|uria [dɪs'jʊərɪə] *noun*: Dysurie *f*

dys|uric [dɪs'jʊərɪk] *adj*: dysurisch

dys|ury ['dɪsjʊərɪ] *noun*: Dysurie *f*

dys|vi|ta|min|o|sis [,dɪsvɪtəmɪ'nəʊsɪs] *noun*: Dysvitaminose *f*

dys|zo|o|sper|mia [dɪszəʊə'spɜrmɪə] *noun*: Dyszoospermie *f*

D

E

ear ['ɪər] noun: **1.** Ohr nt; (anatom.) Auris f **2.** Gehör nt, Ohr nt
external ear: äußeres Ohr nt, Auris externa
glue ear: Seromukotympanon nt
inner ear: Innenohr nt, Auris interna
middle ear: Mittelohr nt, Auris media
earlache ['ɪəreɪk] noun: Ohr(en)-schmerzen pl, Otalgie f
eardrum ['ɪərdrʌm] noun: **1.** Paukenhöhle f, Tympanon nt, Tympanum nt, Cavum tympani, Cavitas tympani **2.** Trommelfell nt, Membrana tympanica
earllap ['ɪərlæp] noun: **1.** → earlobe **2.** → external ear
earllobe ['ɪərləub] noun: Ohrläppchen nt, Lobulus auriculae
earlwax ['ɪərwæks] noun: Ohr(en)-schmalz nt, Zerumen nt, Cerumen nt
impacted earwax: Cerumen obturans
elbrilelty [ɪ'braɪətɪ] noun: Ebrietas f
eblulllism ['ebjəlɪzəm] noun: Ebullismus m
eblurlnaltion [ebər'eɪʃn] noun: Osteosklerose f, Eburneation f, Eburnifikation f
eclbollic [ek'bɑlɪk]: I noun **1.** Wehenmittel nt **2.** Abortivum nt II adj **3.** wehenfördernd **4.** abtreibend, abortiv
eclchonldrolma [ekɑn'drəumə] noun: peripheres Chondrom nt, Ekchondrom nt
eclchylmolma [ekɪ'məumə] noun: Ekchymom nt
eclchylmolsis [ekɪ'məusɪs] noun, plural -ses [-siːz]: kleinflächige Hautblutung f, Ekchymose f, Ecchymosis f
cadaveric ecchymoses: Leichenflecken pl
eclchylmotlic [ekɪ'mɑtɪk] adj: ekchymotisch
eclcrine ['ekrɪn, -raɪn, -riːn] adj: (Drüse) ekrin
eclcrilsis ['ekrəsɪs] noun: **1.** Abfall(produkt nt) m **2.** → excrement
elchinolcoclcal [ɪ,kaɪnəu'kɑkl] adj: Echinokokken-
elchinolcoclcolsis [ɪ,kaɪnəukɑ'kəusɪs]

noun: Echinokokkenkrankheit f, Echinokokkeninfektion f, Echinokokkose f, Hydatidose f
hepatic echinococcosis: Leberechinokokkose f
Elchilnolcoclcus [ɪ,kaɪnəu'kɑkəs] noun: Echinokokkus m, Echinococcus m
Echinococcus alveolaris: Echinococcus alveolaris
Echinococcus cysticus: Echinococcus cysticus
Echinococcus granulosus: Blasenbandwurm m, Hundebandwurm m, Echinococcus granulosus, Taenia echinococcus
Echinococcus multilocularis: Echinococcus multilocularis
elchilnolcyte [ɪ'kaɪnəsaɪt] noun: Stechapfelform f, Echinozyt m
echlolcarldilolgraphlic [,ekəu,kɑːrdɪə'græfɪk] adj: echokardiographisch, echokardiografisch
echlolcarldilolgralphy [,ekəu,kɑːrdɪ'agrəfɪ] noun: Echokardiographie f, Ultraschallkardiographie f, Echokardiografie f, Ultraschallkardiografie f
echlolenlcephlallolgraphlic [,ekəuen,sefələ'græfɪk] adj: echoenzephalographisch, echoenzephalografisch
echlolenlcephlallolgralphy [,ekəuen,sefə'lagrəfɪ] noun: Echoenzephalographie f, Echoenzephalografie f
echlolgraphlila [,ekəu'græfɪə] noun: Echographie f, Echografie f
elchoglralphy [e'kagrəfɪ] noun: Ultraschalldiagnostik f, Echographie f, Echografie f, Sonographie f, Sonografie f
echlolpholnolcarldilolgralphy [,ekəu,fəunəkɑːrdɪ'agrəfɪ] noun: Echophonokardiographie f, Ultraschallphonokardiographie f, Echophonokardiografie f, Ultraschallphonokardiografie f
echlolvilrus [,ekəu'vaɪrəs] noun: ECHO-Virus nt, Echovirus nt
ecllampsia [ɪ'klæmpsɪə] noun: Eklampsie f, Eclampsia f
ecllamptic [ɪ'klæmptɪk] adj: eklamptisch
ecllamptolgenlic [ɪ,klæmptə'dʒenɪk] adj: eklamptogen
eclolparlalsite [iːkəu'pærəsaɪt] noun: → ectoparasite
eclphylalditlis [,ekfaɪə'daɪtɪs] noun: Wurmfortsatzentzündung f, Blinddarmentzündung f, Appendizitis f, Appendicitis f
eclstrolphy ['ekstrəfɪ] noun: Ekstrophie f
ecltalcollia [ektə'kəulɪə] noun: Dickdarm-, Kolonektasie f, Kolektasie f

ec|tad ['ektæd] *adj*: nach außen, (nach) auswärts

ec|tal ['ektl] *adj*: oberflächlich, äußerlich

ec|thy|ma [ek'θaɪmə] *noun*: Ekthym *nt*, Ecthyma *nt*

ec|to|car|dia [ˌektəʊ'kɑːrdɪə] *noun*: Herzektopie *f*, Ektokardie *f*, Ectopia cordis, Kardiozele *f*, Hernia cordis

ec|to|cer|vix [ˌektəʊ'sɜrvɪks] *noun*: Ektozervix *f*, Portio vaginalis cervicis

ec|to|cyt|ic [ˌektəʊ'sɪtɪk] *adj*: exozytär, ektozytär

ec|to|derm ['ektəʊdɜrm] *noun*: Ektoblast *nt*, Ektoderm *nt*

ec|to|der|mal [ˌektəʊ'dɜrml] *adj*: ektodermal

ec|to|der|mo|sis [ˌektəʊdɜr'məʊsɪs] *noun*: Ektodermose *f*, Ektodermatose *f*

ec|to|en|zyme [ˌektəʊ'enzaɪm] *noun*: Ekto-, Exoenzym *nt*

ec|tog|e|nous [ek'tɑdʒənəs] *adj*: exogen

ec|to|nu|cle|ar [ˌektəʊ'n(j)uːklɪər] *adj*: ektonukleär, exonukleär

ec|to|par|a|site [ektəʊ'pærəsaɪt] *noun*: (*mikrobiol.*) Außenparasit *m*, Ektoparasit *m*, Ektosit *m*

ec|to|pia [ek'təʊpɪə] *noun*: Ektopie *f*, Ektopia *f*

bladder ectopia: Blasenektopie *f*, Ektopia vesicae

renal ectopia: Nierenektopie *f*, Ektopia renis

ec|top|ic [ek'tɑpɪk] *adj*: **1.** ursprungsfern, (nach außen) verlagert, heterotopisch, ektop(isch) **2.** ektopisch

ec|to|tox|in [ektəʊ'tɑksɪn] *noun*: Exotoxin *nt*, Ektotoxin *nt*

ec|to|zo|on [ˌektəʊ'zəʊɑn] *noun, plural* **-zoa** [-'zəʊə]: tierischer Ektoparasit *m*, Ektozoon *nt*

ec|tro|mel|lia [ˌektrəʊ'miːlɪə] *noun*: Ektromelie *f*

ec|tro|mel|ic [ˌektrəʊ'melɪk] *adj*: ektromel

ec|tro|pi|on [ek'trəʊpɪən, pɪən] *noun*: **1.** (*ophthal.*) Ektropion *nt*, Ektropium *nt* **2.** (*gynäkol.*) Auswärtskehrung *f*, Umstülpung *f*, Ektropium *nt*, Ektopia portionis

cervical ectropion: Portioektropion *nt*, Ektopia portionis

ec|ze|ma ['eksəmə] *noun*: Ekzem *nt*, Ekzema *nt*, Eczema *nt*

allergic eczema: → *endogenous eczema*

asteatotic eczema: Asteatose *f*, Eczéma craquelé

atopic eczema: → *endogenous eczema*

contact eczema: Kontaktekzem *nt*, Kontaktdermatitis *f*

endogenous eczema: atopische Dermatitis *f*, atopisches Ekzem *nt*, endogenes Ekzem *nt*, exsudatives Ekzem *nt*, neuropathisches Ekzem *nt*, konstitutionelles Ekzem *nt*, Prurigo Besnier, Morbus *m* Besnier, Ekzemkrankheit *f*, neurogene Dermatose *f*

eczema herpeticum: Kaposi-Dermatitis *f*, varizelliforme Eruption Kaposi *f*, Ekzema/Eccema herpeticatum, Pustulosis acuta varioliformis/varicelliformis

perianal eczema: Analekzem *nt*

stasis eczema: Stauungsekzem *nt*, Dermatitis statica

toxic contact eczema: toxisches Kontaktekzem *nt*, toxische Kontaktdermatitis *f*, nicht-allergische Kontaktdermatitis *f*

winter eczema: → *xerotic eczema*

xerotic eczema: Exsikkationsekzem *nt*, asteatotisches/xerotisches Ekzem *nt*, Austrocknungsekzem *nt*, Exsikkationsekzematid *nt*, Asteatosis cutis, Xerosis *f*

ec|zem|a|ti|za|tion [ek,zemətɪ'zeɪʃn] *noun*: Ekzematisation *f*

ec|zem|a|to|gen|ic [ek,ziːmətəʊ'dʒenɪk, -,zem-] *adj*: ekzemverursachend, ekzemauslösend, ekzematogen

ec|zem|a|toid [ek'zemətɔɪd] *adj*: ekzemähnlich, ekzemartig, ekzematös, ekzematoid

ec|zem|a|tous [ek'zemətəs] *adj*: ekzematös

ede|ma [ɪ'diːmə] *noun, plural* **-mas, -ma|ta** [ɪ'diːmətə]: Ödem *nt*

angioneurotic edema: Angioödem *nt*

Berlin's edema: Berlin-Netzhautödem *nt*

cerebral edema: Hirnödem *nt*

conjunctival edema: Bindehaut-, Konjunktivalödem *nt*

glottic edema: Glottisödem *nt*, Oedema glottidis

hunger edema: Hungerödem *nt*

intimal edema: Intimaödem *nt*

laryngeal edema: Larynx-, Kehlkopfödem *nt*

lid edema: Lidödem *nt*

pulmonary edema: Lungenödem *nt*

Quincke's edema: Quincke-Ödem *nt*, angioneurotisches Ödem *nt*

retinal edema: Retinaödem *nt*

ede|ma|tous [ɪ'demətəs] *adj*: ödematös

eden|tu|lous [ɪ'dentʃələs] *adj*: zahnlos

edge [edʒ] *noun*: **1.** (*Messer*) Schneide *f* **2.** Rand *m*, Saum *m*; Kante *f*; Grenze *f*, Grenzlinie *f*

E

acetabular edge: Pfannen-, Azetabulumrand *m*, Limbus acetabuli, Margo acetabuli

ef|fect [ɪ'fekt]: I *noun* **1.** Wirkung *f*, Effekt *m*; Auswirkung *f* (*on, upon* auf) **2.** Folge *f*, Wirkung *f*, Ergebnis *nt*, Resultat *nt* II *v* be-, erwirken, herbeiführen

booster effect: Booster-Effekt *m*, Verstärkerphänomen *nt*

Doppler effect: Doppler-Effekt *m*

first pass effect: First-pass-Effekt *m*

side effect: (*Therapie, Medikament*) Nebenwirkung *f*

undesirable effect: Nebenwirkung *f*, unerwünschte Arzneimittelwirkung *f*

ef|fec|tive [ɪ'fektɪv] *adj*: **1.** wirksam, wirkend, wirkungsvoll, effektiv **be effective** wirken (*on* auf) **2.** tatsächlich, wirklich, effektiv

ef|fer|ent ['efərənt]: I *noun* Efferenz *f* II *adj* zentrifugal, efferent; weg-, herausführend, heraus-, ableitend

ef|flo|res|cence [eflə'resəns] *noun*: Hautblüte *f*, Effloreszenz *f*

ef|flo|res|cent [eflə'resənt] *adj*: effloreszierend, ausblühend

ef|flu|vi|um [e'fluːvɪəm] *noun, plural* -via [-vɪə]: **1.** Ausfall *m*, Entleerung *f*, Erguss *m*, Effluvium *nt* **2.** Haarausfall *m*, Effluvium (capillorum) *nt*

ef|fu|sion [e'fjuːʒn] *noun*: **1.** (*patholog.*) Erguss *m*, Flüssigkeitsansammlung *f* **2.** Ergussflüssigkeit *f*, Exsudat *nt*, Transsudat *nt* **3.** (*Flüssigkeit*) Ausgießen *nt*, Vergießen *nt*; (*Gas*) Ausströmen *nt*

joint effusion: Gelenkerguss *m*

pericardial effusion: Perikarderguss *m*

pleural effusion: Pleuraerguss *m*

egg-shaped *adj*: eiförmig, ovoid

e|gland|u|lous [ɪ'glændʒələs] *adj*: drüsenlos, aglandulär

ei|co|sa|noids [aɪ'kəʊsənɔɪdz] *plural*: Eikosanoide *pl*

e|jac|u|late [*n* ɪ'dʒækjəlɪt; *v* -leɪt]: I *noun* (ausgespritzte) Samenflüssigkeit *f*, Ejakulat *nt*, Ejaculat *nt* II *v* Samenflüssigkeit ausspritzen, ejakulieren

e|jac|u|la|tion [ɪˌdʒækjə'leɪʃn] *noun*: Samenerguss *m*, Ejakulation *f*

delayed ejaculation: Ejaculatio retardata

premature ejaculation: vorzeitiger Samenerguss *m*, Ejaculatio praecox

e|jac|u|lum [ɪ'dʒækjələm] *noun*: Ejakulat *nt*

e|jec|tion [ɪ'dʒekʃn] *noun*: **1.** Ausstoßen *nt*, Auswerfen *nt*, Ejektion *f* **2.** Ausstoß *m*, Auswurf *m*

e|las|tic [ɪ'læstɪk] *adj*: **1.** elastisch, dehn-

bar, biegsam, nachgebend, federnd **2.** (elastisch) verformbar, ausdehnungs-, expansionsfähig

e|las|ti|ca [ɪ'læstɪkə] *noun*: **1.** Naturgummi *nt*, Kautschuk *m* **2.** Elastika *f*, Tunica elastica **3.** Media *f*, Tunica media

e|las|tin [ɪ'læstɪn] *noun*: Gerüsteiweißstoff *m*, Elastin *nt*

e|las|toi|do|sis [ɪˌlæstɔɪ'dəʊsɪs] *noun*: Elastoidose *f*, Elastoidosis *f*

e|las|tol|y|sis [ɪlæs'tɑlɪsɪs] *noun*: Elastolyse *f*, Elastolysis *f*

e|las|to|ma [ɪlæs'təʊmə] *noun*: Elastom *nt*, Elastoma *nt*

e|las|tor|rhex|is [ɪlæstə'reksɪs] *noun*: Elastorrhexis *f*

e|las|to|sis [ɪlæs'təʊsɪs] *noun*: **1.** (*patholog.*) (Gefäß-)Elastose *f* **2.** (*dermatol.*) (Haut-)Elastose *f*, Elastosis *f*

actinic elastosis: aktinische/senile Elastose *f*, basophile Kollagendegeneration *f*, Elastosis actinica/solaris/senilis

senile elastosis: → *actinic elastosis*

solar elastosis: → *actinic elastosis*

el|bow ['elbəʊ] *noun*: **1.** Ell(en)bogen *m*; (*anatom.*) Cubitus *m* **2.** Ell(en)bogengelenk *nt*, Articulatio cubiti

nursemaid's elbow: Chassaignac-Lähmung *f*, Pronatio dolorosa, Subluxatio radii peranularis

pulled elbow: → *nursemaid's elbow*

tennis elbow: Tennisellenbogen *m*, Epicondylitis humeri radialis

e|lec|tive [ɪ'lektɪv] *adj*: wahlweise, Wahl-, elektiv

e|lec|tric [ɪ'lektrɪk] *adj*: elektrisch, Elektro-, Elektrizitäts-, Strom-

e|lec|tro|a|cu|punc|ture [ɪˌlektrəʊ'ækjʊpʌŋktʃər] *noun*: Elektroakupunktur *f*

e|lec|tro|a|tri|o|gram [ɪˌlektrəʊ'eɪtrɪəgræm] *noun*: Elektroatriogramm *nt*

e|lec|tro|car|di|o|gram [ɪˌlektrəʊ'kɑːrdɪəgræm] *noun*: Elektrokardiogramm *nt*

e|lec|tro|car|di|o|graph|ic [ɪˌlektrəʊˌkɑːrdɪə'græfɪk] *adj*: elektrokardiographisch, elektrokardiografisch

e|lec|tro|car|di|og|ra|phy [ɪˌlektrəʊˌkɑːrdɪ'ɑgrəfɪ] *noun*: Elektrokardiographie *f*, Elektrokardiografie *f*

esophageal electrocardiography: Ösophagus-Elektrokardiographie *f*, Ösophagus-Elektrokardiografie *f*

exercise electrocardiography: Belastungselektrokardiographie *f*, Belastungselektrokardiografie *f*

His bundle electrocardiography: His-Bündelableitung *f*

long term electrocardiography: Langzeitelektrokardiographie f, Langzeitelektrokardiografie f

el|lec|tro|car|di|os|co|py [ɪ,lektrəʊkɑ:rdɪ'ɒskəpɪ] *noun*: Elektrokardioskopie f, (Oszillo-)Kardioskopie f

el|lec|tro|cau|ter|y [ɪ,lektrəʊ'kɔ:tərɪ] *noun*: Elektrokauterisation f

el|lec|tro|cho|le|cys|tec|to|my [ɪ,lektrəʊ,kəʊləsɪs'tektəmɪ] *noun*: elektrochirurgische Cholezystektomie f, Elektrocholezystektomie f

el|lec|tro|chro|mal|tog|ra|phy [ɪ,lektrəʊ,krəʊmə'tɑgrəfɪ] *noun*: Elektrophorese f

el|lec|tro|co|ag|u|la|tion [ɪ,lektrəʊkəʊ,ægjə'leɪʃn] *noun*: Elektrokoagulation f, Kaltkaustik f

el|lec|tro|coch|le|og|ra|phy [ɪ,lektrəʊkɑkli'ɑgrəfɪ] *noun*: Elektrokochleographie f, Elektrokochleografie f

el|lec|tro|cor|ti|cog|ra|phy [ɪ,lektrəʊ,kɔ:rtɪ'kɑgrəfɪ] *noun*: Elektrokortikographie f, Elektrokortikografie f

el|lec|tro|cys|tog|ra|phy [ɪ,lektrəsɪs'tɑgrəfɪ] *noun*: Elektrozystographie f, Elektrourographie f, Elektrozystografie f, Elektrourografie f

el|lec|trode [ɪ'lektrəʊd] *noun*: Elektrode f

el|lec|tro|di|ag|no|sis [ɪ,lektrəʊ,daɪəg'nəʊsɪs] *noun*: Elektrodiagnostik f

el|lec|tro|di|ag|nos|tic [ɪ,lektrəʊ,daɪəg'nɑstɪk] *adj*: elektrodiagnostisch

el|lec|tro|di|ag|nos|tics [ɪ,lektrəʊ,daɪəg'nɑstɪks] *plural*: → electrodiagnosis

el|lec|tro|di|aph|a|nos|co|py [ɪ,lektrəʊdaɪ,æfə'nɑskəpɪ] *noun*: Durchleuchten nt, Transillumination f, Diaphanie f, Diaphanoskopie f

el|lec|tro|en|ceph|a|lo|gram [ɪ,lektrəʊen'sefələgræm] *noun*: Elektronenzephalogramm nt

isoelectric electroencephalogram: Null-Linien-EEG nt, isoelektrisches Elektroenzephalogramm nt

el|lec|tro|en|ceph|a|lo|graph|ic [ɪ,lektrəʊen,sefələ'græfɪk] *adj*: elektroenzephalographisch, elektroenzephalografisch

el|lec|tro|en|ceph|a|log|ra|phy [ɪ,lektrəʊen,sefə'lɑgrəfɪ] *noun*: Elektroenzephalographie f, Elektroenzephalografie f

el|lec|tro|gas|trog|ra|phy [ɪ,lektrəʊgæs'trɑgrəfɪ] *noun*: Elektrogastrographie f, Elektrogastrografie f

el|lec|trog|ra|phy [ɪ,lek'tɑgrəfɪ] *noun*: Elektrographie f, Elektrografie f

el|lec|tro|hys|te|rog|ra|phy [ɪ,lektrəʊhis-

tə'rɑgrəfɪ] *noun*: Elektrohysterographie f, Elektrohysterografie f

el|lec|tro|im|mu|nol|dif|fu|sion [ɪ,lektrəʊ,ɪmjənəʊdɪ'fju:ʒn] *noun*: Elektroimmundiffusion f, Elektroimmunodiffusion f

el|lec|tro|ky|mog|ra|phy [ɪ,lektrəʊkaɪ'mɑgrəfɪ] *noun*: Elektrokymographie f, Elektrokymografie f

el|lec|tro|lith|ot|ri|ty [ɪ,lektrəʊlɪ'θatrətrɪ] *noun*: elektrische Steinauflösung f, Elektrolitholyse f; Elektrolithotripsie f

el|lec|trol|y|sis [ɪlek'trɑlɪsɪs] *noun*: Elektrolyse f

el|lec|tro|lyte [ɪ'lektrəlaɪt] *noun*: Elektrolyt m

el|lec|tro|mag|net|ic [ɪ,lektrəʊmæg'netɪk] *adj*: elektromagnetisch

el|lec|tro|my|og|ra|phy [ɪ,lektrəʊmaɪ'agrəfɪ] *noun*: Elektromyographie f, Elektromyografie f

el|lec|tron [ɪ'lektran]: I *noun* Elektron nt II *adj* Elektronen-

el|lec|tro|nar|co|sis [ɪ,lektrəʊnɑ:r'kəʊsɪs] *noun*: Elektronarkose f

el|lec|tro|nar|cot|ic [ɪ,lektrəʊnɑ:r'katɪk] *adj*: elektronarkotisch

el|lec|tro|neu|rog|ra|phy [ɪ,lektrəʊnjʊə'ragrəfɪ] *noun*: Elektroneurographie f, Elektroneurografie f

el|lec|tro|neu|rol|y|sis [ɪ,lektrəʊnjʊə'ralɪsɪs] *noun*: Elektroneurolyse f

el|lec|tro|neu|ro|my|og|ra|phy [ɪ,lektrəʊ,njʊərəmaɪ'agrəfɪ] *noun*: Elektroneuromyographie f, Elektroneuromyografie f

el|lec|tro|neu|ro|nog|ra|phy [ɪ,lektrəʊ,njʊərə'nagrəfɪ] *noun*: Elektroneuronographie f, Elektroneuronografie f

el|lec|tron|ic [ɪlek'tranɪk] *adj*: elektronisch

electron-microscopic *adj*: elektronenmikroskopisch

el|lec|tro|nys|tag|mog|ra|phy [ɪ,lektrəʊnɪstæg'magrəfɪ] *noun*: Elektronystagmographie f, Elektronystagmografie f

electro-oculography *noun*: Elektrookulographie f, Elektrookulografie f

electro-olfactography *noun*: Elektroolfaktographie f, Elektroolfaktografie f

el|lec|tro|pho|re|sis [ɪ,lektrəʊfə'ri:sɪs] *noun*: Elektrophorese f

disk electrophoresis: Diskelektrophorese f

gel electrophoresis: Gelelektrophorese f

lipoprotein electrophoresis: Lipoproteinelektrophorese f

paper electrophoresis: Papierelektro-

E

phorese f

thin-layer electrophoresis: Dünnschichtelektrophorese f

e|lec|tro|pho|ret|ic [I,lektrəʊfə'retɪk] adj: elektrophoretisch

e|lec|tro|punc|ture [I,lektrəʊ'pʌŋktʃər] noun: Elektropunktur f

e|lec|tro|re|sec|tion [I,lektrəʊrɪ'sekʃn] noun: Elektroresektion f

e|lec|tro|ret|i|nog|ra|phy [I,lektrəʊretɪ'nagrəfɪ] noun: Elektroretinographie f, Elektroretinografie f

e|lec|tro|shock ['I,lektrəʊʃak] noun: 1. elektrischer Schock m, Elektroschock m 2. Elektroschock-, Elektrokrampftherapie f, Elektrokrampfbehandlung f 3. (kardiol.) Elektroschock m

e|lec|tros|mo|sis [I,lektraz'məʊsɪs] noun: Elektroosmose f

e|lec|tro|spec|trog|ra|phy [I,lektrəʊspek'trɑgrəfɪ] noun: Elektrospektrographie f, Elektrospektrografie f

e|lec|tro|spi|nog|ra|phy [I,lektrəʊspaɪ'nagrəfɪ] noun: Elektrospinographie f, Elektrospinografie f

e|lec|tro|sur|ger|y [I,lektrəʊ's3rdʒərɪ] noun: Elektrochirurgie f

e|lec|tro|sur|gi|cal [I,lektrəʊ's3rdʒɪkl] adj: elektrochirurgisch

e|lec|tro|ther|a|py [I,lektrəʊ'θerəpɪ] noun: Elektrotherapie f

e|lec|tro|u|re|te|rog|ra|phy [I,lektrəʊjuə,riːtə'rɑgrəfɪ] noun: Elektroureterographie f, Elektroureterografie f

e|lec|tro|va|go|gram [I,lektrəʊ'veɪɡəʊgræm] noun: (Elektro-)Vagogramm nt

e|lec|tro|ver|sion [I,lektrəʊ'v3rʒn] noun: Kardioversion f

el|e|ment ['eləmənt] noun: Element nt; (physik.) Element m, Zelle f

trace elements: Spurenelemente pl

el|e|men|tal [elə'mentl] adj: elementar, ursprünglich; wesentlich, grundlegend, Elementar-, Ur-

el|e|men|ta|ry [elə'ment(ə)rɪ] adj: 1. →elemental 2. elementar, Elementar-

el|e|o|ma [elɪ'əʊmə] noun: Elaiom nt, Oleom nt, Oleogranulom nt, Oleosklerom nt, Paraffinom nt

el|e|phan|ti|a|sis [eləfən'taɪəsɪs] noun: 1. (patholog.) Elephantiasis f 2. Elephantiasis tropica

el|e|va|tion [elə'veɪʃn] noun: Erhöhung f, Elevation f, (Auf-, Hoch-)Heben nt, Anhebung f

e|lim|i|na|tion [I,lɪmə'neɪʃn] noun: 1. Beseitigung f, Entfernung f, Ausmerzung f, Eliminierung f 2. Ausscheidung f, Elimination f

el|in|gu|a|tion [ɪlɪŋ'gweɪʃn] noun: Zungen(teil)amputation f, Glossektomie f

el|ko|sis [el'kəʊsɪs] noun: Geschwür(s)leiden nt, Helkosis f

el|lip|soid [ɪ'lɪpsɔɪd]: I noun 1. (Milz) Ellipsoid nt, Schweigger-Seidel-Hülse f 2. Ellipsoid nt II adj ellipsenförmig, ellipsenähnlich, ellipsoid, elliptisch

el|lip|to|cy|ta|ry [ɪ,lɪptə'saɪtərɪ] adj: elliptozytär, ovalozytär

el|lip|to|cyte [ɪ'lɪptəsaɪt] noun: Elliptozyt m, Ovalozyt m

el|lip|to|cy|to|sis [ɪ,lɪptəsaɪ'təʊsɪs] noun: Dresbach-Syndrom nt, hereditäre Elliptozytose f, Ovalozytose f, Kamelozytose f, Elliptozytenanämie f

el|lip|to|cy|tot|ic [ɪ,lɪptəsaɪ'tɑtɪk] adj: elliptozytisch

e|lon|ga|tion [ɪlɔːŋ'geɪʃn] noun: 1. Verlängerung f; Dehnung f, Streckung f 2. (physik.) Elongation f

e|ma|ci|at|ed [ɪ'meɪʃɪeɪtɪd] adj: 1. abgemagert, abgezehrt, ausgezehrt, ausgemergelt 2. (chem.) ausgelaugt

e|ma|ci|a|tion [ɪ,meɪʃɪ'eɪʃn] noun: 1. Auszehrung f, (extreme) Abmagerung f, Emaciatio f 2. (chem.) Auslaugung f

em|bo|lec|to|my [embə'lektəmɪ] noun: Embolektomie f

em|bol|ic [em'bɑlɪk] adj: embolisch

em|bo|li|form [em'bɑlɪfɔːrm] adj: emboliform

em|bo|lism ['embəlɪzəm] noun: Embolie f

air embolism: Luftembolie f

amniotic fluid embolism: Fruchtwasserembolie f

arterial embolism: arterielle Embolie f

bacterial embolism: Bakterienembolie f

capillary embolism: Kapillarembolie f

catheter embolism: Katheterembolie f

cerebral embolism: zerebrale Embolie f

cholesterol embolism: Atheroembolie f

fat embolism: Fettembolie f

foreign-body embolism: Fremdkörperembolie f

gas embolism: Luftembolie f, Gasembolie f

paradoxical embolism: paradoxe/gekreuzte Embolie f

pulmonary embolism: Lungenembolie f

renal embolism: Nierenembolie f

retinal embolism: Zentralarterienembolie f

venous embolism: venöse Embolie f

em|bo|li|za|tion [,embəlɪ'zeɪʃn] noun: 1. (patholog.) Embolusbildung f 2. (chirurg.) (therapeutische) Embolisation f; Katheterembolisation f catheter embolization: Katheterembolisation f

em|bol|o|my|co|sis [‚embələʊmaɪ'kəʊsɪs] *noun*: Embolomykose f

em|bol|o|my|cot|ic [‚embələʊmaɪ'katɪk] *adj*: embolomykotisch

em|bo|lus ['embələs] *noun, plural* **em|bo|li** ['embəlaɪ, 'embəliː]: Embolus m
pulmonary embolus: Lungenembolus m

em|bry|ec|to|my [embrɪ'ektəmɪ] *noun*: Embryektomie f

em|bry|o ['embrɪəʊ]: I *noun, plural* -os
Embryo m II *adj* → embryonic

em|bry|o|gen|e|sis [‚embrɪəʊ'dʒenəsɪs] *noun*: Embryogenese f, Embryogenie f

em|bry|o|gen|ic [‚embrɪəʊ'dʒenɪk] *adj*: embryogen

em|bry|oid ['embrɪɔɪd]: I *noun* Embryoid nt II *adj* embryoähnlich, embryoid

em|bry|o|ma [embrɪ'əʊmə] *noun*: Embryom nt

em|bry|o|nal ['embrɪənl, ‚embrɪ'əʊnl] *adj*: embryonal, embryonisch

em|bry|o|nat|ed ['embrɪəneɪtɪd] *adj*: 1. befruchtet 2. (*mikrobiol.*) bebrütet, angebrütet, embryoniert

em|bry|on|ic [‚embrɪ'anɪk] *adj*: embryonal, embryonisch

em|bry|op|a|thy [embrɪ'apəθɪ] *noun*: Embryopathie f
rubella embryopathy: Röteln-, Rubeolaembryopathie f, Embryopathia rubeolosa
thalidomide embryopathy: Thalidomidembryopathie f, Contergan-Syndrom nt
warfarin embryopathy: Cumarin-Embryopathie f, Warfarin-Embryopathie f

em|bry|o|plas|tic [‚embrɪə'plæstɪk] *adj*: embryoplastisch

em|bry|ot|o|my [‚embrɪ'atəmɪ] *noun*: Embryotomie f

em|bry|o|tox|ic [‚embrɪəʊ'taksɪk] *adj*: embryotoxisch

em|bry|o|tox|on [‚embrɪəʊ'taksan] *noun*: 1. (*pädiat.*) Embryotoxon nt 2. (*ophthal.*) Embryotoxon nt, Arcus lipoides juvenilis

em|bry|ous ['embrɪəs] *adj*: embryonal, embryonisch

em|e|sis ['eməsɪs] *noun*: (Er-)Brechen nt, Emesis f

em|et|ic [ə'metɪk] *adj*: emetisch

em|e|to|ca|thar|tic [‚emətəʊkə'θɑːrtɪk] *noun*: Emetokathartikum nt

em|e|to|gen|ic [‚emətəʊ'dʒenɪk] *adj*: emetogen

em|i|gra|tion [‚emɪ'greɪʃn] *noun*: Emigration f; Diapedese f

em|i|nence ['emɪnəns] *noun*: Vorsprung m, Erhöhung f, Höcker m; (*anatom.*) Eminentia f
hypothenar eminence: Kleinfingerballen m, Hypothenar nt, Eminentia hypothenaris
thenar eminence: Daumenballen m, Thenar m, Eminentia thenaris

em|is|sar|y ['emɪ‚seriː, -sərɪ] *noun, plural* -sar|ies: 1. Emissarium nt, Vena emissaria 2. (*Schädel*) Venenaustrittsstelle f

em|is|sion [ɪ'mɪʃn] *noun*: Emission f, Aussendung f

em|men|ia [ə'menɪə, ə'miːn-] *noun*: Monatsblutung f, Periode f, Regel f, Menses pl, Menstruation f

em|men|ic [ə'menɪk, ə'miːn-] *adj*: menstrual

em|me|tro|pia [emɪ'trəʊpɪə] *noun*: Emmetropie f

em|me|trop|ic [emɪ'trapɪk, -'trəʊp-] *adj*: normalsichtig, emmetrop

e|mol|lient [ɪ'maljənt]: I *noun* Emolliens nt, Emollientium nt II *adj* lindernd, beruhigend, weichmachend

e|mo|tion [ɪ'məʊʃn] *noun*: Gefühl nt, Gefühlsregung f, Gemütsbewegung f, Emotion f

e|mo|tion|al [ɪ'məʊʃənl] *adj*: emotionell, gefühlmäßig, gefühlsbetont, emotional

e|mo|tive [ɪ'məʊtɪv] *adj*: gefühlsbedingt; gefühlsbetont; gefühlvoll, emotiv

em|pa|thy ['empəθɪ] *noun*: Empathie f

em|phy|se|ma [emfə'siːmə] *noun*: Emphysem nt
mediastinal emphysema: Hamman-Syndrom nt, (spontanes) Mediastinalemphysem nt, Pneumomediastinum nt
pulmonary emphysema: Lungenemphysem nt, Emphysema pulmonum
subcutaneous emphysema: Hautemphysem nt, Emphysema subcutaneum

em|phy|sem|a|tous [‚emfə'semətəs, -'siː-] *adj*: emphysemartig, emphysematös

em|pir|ic [em'pɪrɪk] *adj*: empirisch

emp|ty|sis ['emtəsɪs] *noun*: 1. Aushusten nt, Abhusten nt, Expektoration f, Expektorieren nt 2. Bluthusten nt, Hämoptoe f, Hämoptyse f, Hämoptysis f

em|py|e|ma [empaɪ'iːmə] *noun, plural* -ma|ta: Empyem nt
gallbladder empyema: Gallenblasenempyem nt
pleural empyema: Pleuraempyem nt
thoracic empyema: Pyothorax m, Thorax-, Pleuraempyem nt, eitrige Pleuri-

tis *f*

em|py|e|mic [empaɪ'iːmɪk] *adj*: empyemartig, empyematös

e|nam|el [ɪ'næml]: **I** *noun* (Zahn-)Schmelz *m*, Adamantin *nt*, Substantia adamantina, Enamelum *nt* **II** *adj* (Zahn-)Schmelz-

e|nam|el|lo|blas|to|ma [ɪ,næmələublæs-'təumə] *noun*: Adamantinom *nt*, Ameloblastom *nt*

en|an|the|ma [ɪ,næn'θiːmə] *noun, plural* -ma|ta [-mətə]: Schleimhautausschlag *m*, Enanthem *nt*

en|an|the|ma|tous [ɪ,næn'θemətəs] *adj*: enanthematös

en|ar|thro|di|al [,enɑːr'θrəudɪəl] *adj*: enarthrotisch

en|ar|thro|sis [,enɑːr'θrəusɪs] *noun, plural* -ses [-siːz]: Enarthrosis *f*, Nussgelenk *nt*, Articulatio cotylica, Articulatio spheroidea

en|car|di|tis [enkɑːr'daɪtɪs] *noun*: Endokarditis *f*, Endokardentzündung *f*, Endocarditis *f*

en|ce|phal|lic [,ensɪ'fælɪk, ,enkə-] *adj*: enzephal, Hirn-, Gehirn-, Encephal(o)-, Enzephal(o)-

en|ceph|al|lit|ic [en,sefə'lɪtɪk] *adj*: encephalitisch, enzephalitisch

en|ceph|al|li|tis [en,sefə'laɪtɪs] *noun*: Gehirnentzündung *f*, Enzephalitis *f*, Encephalitis *f*

California encephalitis: California-Enzephalitis *f*

Central European encephalitis: zentraleuropäische Zeckenenzephalitis *f*, Frühsommer-Enzephalitis *f*, Frühsommer-Meningo-Enzephalitis *f*

Coxsackie encephalitis: Coxsackie-Enzephalitis *f*

equine encephalitis: equine Enzephalitis *f*, Pferdeenzephalitis *f*

herpes encephalitis: Herpesenzephalitis *f*, Herpes-simplex-Enzephalitis *f*, HSV-Enzephalitis *f*

herpes simplex encephalitis: Herpesenzephalitis *f*, Herpes-simplex-Enzephalitis *f*, HSV-Enzephalitis *f*

influenzal encephalitis: Grippe-, Influenzaenzephalitis *f*

Japanese B encephalitis: japanische B-Enzephalitis *f*, Encephalitis japonica B

measles encephalitis: Masernenzephalitis *f*

postvaccinal encephalitis: Impfenzephalitis *f*, Impfenzephalomyelitis *f*, Impfenzephalopathie *f*, Vakzinationsenzephalitis *f*, Encephalomyelitis postvaccinalis

St. Louis encephalitis: St. Louis-Enzephalitis *f*

tick-borne encephalitis: Zeckenenzephalitis *f*

toxoplasmic encephalitis: Toxoplasmose-Enzephalitis *f*, Encephalitis toxoplasmatica

varicella encephalitis: Varizellen-Enzephalitis *f*

viral encephalitis: Virusenzephalitis *f*

virus encephalitis: Virusenzephalitis *f*

zoster encephalitis: Zoster-Enzephalitis *f*

En|ce|phal|li|to|zo|on [,ensɪ,fælɪtə'zəu-ɑn] *noun*: Encephalitozoon *nt*

en|ceph|al|li|to|zo|ol|no|sis [ensɪ,fælɪtə-zəuə'nəusɪs] *noun*: Encephalitozoon-Infektion *f*, Encephalitozoonosis *f*, -zoonose *f*

encephalo-arteriography *noun*: Enzephaloarteriographie *f*, Hirnangiographie *f*, Enzephaloarteriografie *f*, Hirnangiografie *f*

en|ceph|al|lo|cele [en'sefəuləsiːl] *noun*: Hirnbruch *m*, Enzephalozele *f*, Hernia cerebri

en|ceph|al|lo|cys|to|cele [en,sefələu'sɪs-təsiːl] *noun*: Enzephalozystozele *f*

en|ceph|al|lo|dys|pla|sia [en,sefələudɪs-'pleɪʒ(ɪ)ə, -zɪə] *noun*: Hirnfehlbildungen *pl*

en|ceph|al|log|ra|phy [en,sefə'lɑgrəfɪ] *noun*: Enzephalographie *f*, Enzephalografie *f*

en|ceph|al|loid [en'sefələɔɪd]: **I** *noun* medulläres Karzinom *nt*, Carcinoma medullare **II** *adj* gehirn- oder gehirnsubstanzähnelnd, gehirnähnlich, enzephaloid

en|ceph|al|lo|mal|la|cia [en,sefələmə'leɪ-ʃ(ɪ)ə] *noun*: (Ge-)Hirnerweichung *f*, Enzephalomalazie *f*

en|ceph|al|lo|men|lin|git|ic [en,sefələu-menɪn'dʒaɪtɪk] *adj*: enzephalomeningitisch, meningoenzephalitisch

en|ceph|al|lo|men|lin|gi|tis [en,sefələu-menɪn'dʒaɪtɪs] *noun*: Meningoenzephalitis *f*, Encephalomeningitis *f*, Meningoencephalitis *f*, Enzephalomeningitis *f*

en|ceph|al|lo|me|nin|go|cele [en,sefələu-mɪ'nɪŋgəsiːl] *noun*: Enzephalomeningozele *f*, Meningoenzephalozele *f*

en|ceph|al|lo|me|nin|gop|la|thy [en,sefə-ləumɪnɪŋ'gapəθɪ] *noun*: Enzephalomeningopathie *f*, Meningoenzephalopathie *f*

en|ceph|al|lo|my|el|lit|ic [en,sefələumaɪə-'laɪtɪk] *adj*: enzephalomyelitisch, myeloenzephalitisch

en|cepha|lo|my|el|li|tis [en͵sefələuma͡ɪə-
'la͡ɪtɪs] noun: Enzephalomyelitis f, Encephalomyelitis f, Myeloenzephalitis f,
Myeloencephalitis f
toxoplasmic encephalomyelitis: Toxoplasma-Enzephalomyelitis f
viral encephalomyelitis: Virusenzephalomyelitis f
virus encephalomyelitis: Virusenzephalomyelitis f
en|cepha|lo|my|el|lo|cele [en͵sefələuma͡ɪ-
'eləsi:l] noun: Enzephalomyelozele f
en|cepha|lo|my|el|lo|neu|rop|a|thy [en-
͵sefələu͵ma͡ɪələunjuə'rɑpəθɪ] noun:
Enzephalomyeloneuropathie f
en|cepha|lo|my|el|lop|a|thy [en͵sefələu-
ma͡ɪə'lɑpəθɪ] noun: Enzephalomyelo-
pathie f
en|cepha|lo|my|el|lo|ra|dic|u|li|tis [en͵sef-
ələu͵ma͡ɪələurə͵dɪkjə'la͡ɪtɪs] noun:
Encephalomyeloradiculitis f, Enzepha-
lomyeloradikulitis f
en|cepha|lo|my|el|lo|ra|dic|u|lo|neu|ri|tis
[en͵sefələu͵ma͡ɪələurə͵dɪkjələu-
njuə'ra͡ɪtɪs] noun: Guillain-Barré-
Syndrom nt, (Poly-)Radikuloneuritis f,
Neuronitis f
en|cepha|lo|my|el|lo|ra|dic|u|lop|a|thy [en-
͵sefələu͵ma͡ɪələurə͵dɪkjə'lɑpəθɪ]
noun: Enzephalomyeloradikulopathie f
en|cepha|lo|my|o|car|di|tis [en͵sefələu-
͵ma͡ɪəkɑ:r'da͡ɪtɪs] noun: Enzephalo-
myokarditis f, Encephalomyocarditis f,
EMC-Syndrom nt
en|cepha|lon [ɪn'sefələn, -lən, en'kefə-]
noun, plural -la [-lə]: Gehirn nt, Encephalon nt
en|cepha|lo|path|ic [en͵sefələu'pæθɪk]
adj: enzephalopathisch
en|cepha|lop|a|thy [en͵sefə'lɑpəθɪ] noun:
Enzephalopathie f
AIDS-related encephalopathy: AIDS-
Enzephalopathie f, HIV-Enzephalopathie f
bilirubin encephalopathy: Kernikterus
m, Bilirubinencephalopathie f
Binswanger's encephalopathy: Binswanger-Enzephalopathie f, subkortikale progressive Enzephalopathie f, Encephalopathia chronica progressiva sub-
corticalis
boxer's encephalopathy: Boxerence-
phalopathie f, Encephalopathia traumatica
subacute spongiform encephalopathy:
subakute spongiforme Enzephalopathie f, subakute spongiforme Virusen-
zephalopathie f

traumatic encephalopathy: Boxerenze-
phalopathie f, Encephalopathia traumatica
en|ceph|a|lo|ra|chid|i|an [en͵sefələurə-
'kɪdɪən] adj: zerebrospinal, cerebrospinal, spinozerebral, enzephalospinal
en|ceph|a|lo|ra|dic|u|li|tis [en͵sefələurə-
͵dɪkjə'la͡ɪtɪs] noun: Enzephaloradiku-
litis f, Encephaloradiculitis f
en|ceph|a|lor|rha|gia [en͵sefələu'ræ-
dʒ(ɪ)ə] noun: 1. Hirn(ein)blutung f,
Enzephalorrhagie f 2. apoplektischer
Insult m, Apoplexie f, Apoplexia cerebri
en|ceph|a|lo|scle|ro|sis [en͵sefələusklɪə-
'rəusɪs] noun: Hirnsklerose f
en|ceph|a|lo|sis [en͵sefə'ləusɪs] noun:
Enzephalose f
en|ceph|a|lo|spi|nal [en͵sefələu'spa͡ɪnl]
adj: 1. enzephalospinal 2. zerebrospinal
en|ceph|a|lot|o|my [en͵sefə'lɑtəmɪ] noun:
1. operativer Hirnschnitt m, Enzephalotomie f 2. (gynäkol.) Enzephalotomie
f, Kraniotomie f
en|chon|dral [en'kɑndrəl, eŋ-] adj: en-
dochondral, enchondral, intrakartila-
ginär
en|chon|dro|ma [͵enkɑn'drəumə] noun:
echtes/zentrales Chondrom nt, echtes/
zentrales Osteochondrom nt, Enchon-
drom nt
en|chon|dro|ma|to|sis [en͵kɑndrəmə-
'təusɪs] noun: Ollier-Erkrankung f,
Ollier-Syndrom nt, Enchondromatose
f, multiple kongenitale Enchondrome
pl
en|chon|dro|ma|tous [͵enkɑn'drɑmətəs]
adj: enchondromartig, enchondroma-
tös
en|chon|dro|sar|co|ma [en͵kɑndrəsɑ:r-
'kəumə] noun: zentrales Chondrosarkom nt, Enchondrosarkom nt
en|chon|dro|sis [enkɑn'drəusɪs] noun: 1.
Enchondrose f 2. → enchondroma
en|cop|re|sis [enkɑ'pri:sɪs] noun: Enko-
presis nt
en|cra|ni|al [en'kre͡ɪnɪəl] adj: intrakrani-
al, endokranial, endokraniell, intrakra-
niell
en|cy|o|py|el|li|tis [ensa͡ɪə͵pa͡ɪə'la͡ɪtɪs]
noun: Schwangerschaftspyelitis f
en|cyst|ed [en'sɪstɪd] adj: verkapselt,
enzystiert
en|dan|gi|it|ic [͵endændʒɪ'a͡ɪtɪk] adj:
endangiitisch, endangitisch
en|dan|gi|i|tis [͵endændʒɪ'a͡ɪtɪs] noun:
Endangiitis f, Endangitis f, Endoangitis
f, Endoangiitis f
en|dar|or|ti|tis [͵ende͡ɪɔ:r'ta͡ɪtɪs] noun:

Endaortitis f

end|ar|ter|ec|to|my [ˌendɑːrtəˈrektəmɪ] *noun*: Ausschälplastik f, Endarteriektomie f, Intimektomie f

end|ar|te|ri|al [ˌendɑːrˈtɪərɪəl] *adj*: intraarteriell

end|ar|te|ri|i|tis [ˌendɑːrtəˈraɪtɪs] *noun*: Endarteriitis f, Endarteriitis f, Endarteritis f, Endoarteriitis f

end|au|ral [endˈɔːrəl] *adj*: endaural

end|brain [ˈendbreɪn] *noun*: Endhirn nt, Telenzephalon nt

end-brush *noun*: Endbäumchen nt, Telodendron nt

end-bud *noun*: End-, Schwanzknospe f

end|chon|dral [endˈkɑndrəl] *adj*: intrakartilaginär, endochondral, enchondral

end-diastolic *adj*: enddiastolisch

en|de|mia [enˈdiːmɪə] *noun*: Endemie f

en|dem|ic [enˈdemɪk] *adj*: endemisch

en|de|mo|ep|i|dem|ic [ˌendɪməʊepɪˈdemɪk] *adj*: endemoepidemisch

en|der|mic [enˈdɜːrmɪk] *adj*: endermal, intrakutan

en|der|mo|sis [endərˈməʊsɪs] *noun*: Endermose f

end|ex|pi|ra|to|ry [endekˈspaɪərətɔːriː] *adj*: endexspiratorisch

en|do|an|eu|rys|mo|plas|ty [ˌendəʊænjəˈrɪzməplæstɪ] *noun*: Endoaneurysmorrhaphie f

en|do|an|eu|rys|mor|rha|phy [ˌendəʊˌænjərɪzˈmʌrəfɪ] *noun*: Endoaneurysmorrhaphie f

en|do|an|gi|i|tis [ˌendəʊændʒɪˈaɪtɪs] *noun*: Endangiitis f, Endangitis f, Endoangitis f, Endoangiitis f

endo-aortitis *noun*: Endaortitis f

en|do|ap|pen|di|ci|tis [ˌendəʊəˌpendəˈsaɪtɪs] *noun*: Endoappendizitis f

en|do|ar|te|ri|i|tis [ˌendəʊˌɑːrtəˈraɪtɪs] *noun*: Endarteriitis f, Endarteriitis f, Endoarteritis f, Endoarteriitis f

en|do|blast [ˈendəʊblæst] *noun*: → *entoderm*

en|do|bron|chi|al [ˌendəʊˈbrɑŋkɪəl] *adj*: intrabronchial, endobronchial

en|do|bron|chi|tis [ˌendəʊbranˈkaɪtɪs] *noun*: Endobronchitis f

en|do|cap|il|la|ry [ˌendəʊkəˈpɪlərɪ] *adj*: endokapillär

en|do|car|di|ac [ˌendəʊˈkɑːrdɪæk] *adj*: intrakardial, endokardial

en|do|car|di|tic [ˌendəʊkɑːrˈdɪtɪk] *adj*: endokarditisch

en|do|car|di|tis [ˌendəʊkɑːrˈdaɪtɪs] *noun*: Endokarditis f, Endokardentzündung f, Endocarditis f

Libman-Sacks endocarditis: Libman-Sacks-Syndrom nt, Endokarditis Libman-Sacks f, atypische verruköse Endokarditis f, Endocarditis thrombotica

Löffler's endocarditis: Löffler-Endokarditis f, Endocarditis parietalis fibroplastica

streptococcal endocarditis: Streptokokkenedokarditis f

subacute bacterial endocarditis: subakute-bakterielle Endokarditis f, Endocarditis lenta

thromboulcerative endocarditis: thromboulzeröse Endokarditis f, Endocarditis thromboulcerosa

ulcerative endocarditis: ulzeröse Endokarditis f, Endocarditis ulcerosa

valvular endocarditis: Endocarditis valvularis

verrucous endocarditis: verruköse Endokarditis f, Endocarditis verrucosa

viridans endocarditis: Viridans-Endokarditis f

en|do|car|di|um [ˌendəʊˈkɑːrdɪəm] *noun, plural* -dia [-dɪə]: Endokard nt, Endocardium nt

en|do|cel|lu|lar [ˌendəʊˈseljələr] *adj*: intrazellulär, intrazellular

en|do|cer|vi|cal [ˌendəʊˈsɜrvɪkl, endəʊsɜːˈvaɪkl] *adj*: endozervikal, Endozervix-

en|do|cer|vi|ci|tis [ˌendəʊˌsɜːrvəˈsaɪtɪs] *noun*: Endozervixentzündung f, Endozervizitis f, Endometritis f cervicis

en|do|cer|vix [ˌendəʊˈsɜːrvɪks] *noun*: Zervikalkanal m, Endozervix f

en|do|chon|dral [ˌendəʊˈkɑndrəl] *adj*: intrakartilaginär, endochondral, enchondral

en|do|col|i|tis [ˌendəʊkəˈlaɪtɪs] *noun*: Endokolitis f, katarrhalische Kolitis f, Endocolitis f

en|do|col|pi|tis [ˌendəʊkɑlˈpaɪtɪs] *noun*: Endokolpitis f

en|do|cor|pus|cu|lar [ˌendəʊkɔːrˈpʌskjələr] *adj*: intrakorpuskulär, endoglobulär, intraglobulär, intraglobular, endokorpuskulär; intraerythrozytär

en|do|cra|ni|al [ˌendəʊˈkreɪnɪəl] *adj*: **1.** endokranial, intrakranial, -kraniell **2.** endokranial, Endokranium-

en|do|cra|ni|tis [ˌendəʊkreɪˈnaɪtɪs] *noun*: Endokranitis f, Pachymeningitis f externa

en|do|cra|ni|um [ˌendəʊˈkreɪnɪəm] *noun, plural* -nia [-nɪə]: Endokranium nt, Dura mater encephali

en|do|crine [ˈendəʊkrɪn, endəʊkraɪn] *adj*: endokrin

en|do|cri|no|ma [ˌendəʊkrɪˈnəʊmə] *noun*: Endokrinom *nt*

en|do|cri|no|pa|thy [ˌendəʊkrɪˈnɑpəθɪ] *noun*: Endokrinopathie *f*

en|do|cys|ti|tis [ˌendəʊsɪsˈtaɪtɪs] *noun*: Endocystitis *f*, Blasenschleimhautentzündung *f*, Endozystitis *f*

en|do|derm [ˈendəʊdɜrm] *noun*: → *entoderm*

en|do|der|mal [ˌendəʊˈdɜrml] *adj*: entodermal

en|do|en|ter|i|tis [ˌendəʊentəˈraɪtɪs] *noun*: Endoenteritis *f*, Darmschleimhautentzündung *f*

en|do|epi|i|der|mal [ˌendəʊepɪˈdɜrml] *adj*: endoepidermal, intraepidermal

en|do|epi|i|the|li|al [ˌendəʊepɪˈθiːlɪəl] *adj*: imendoepithelial, intraepithalial

en|do|e|soph|a|gi|tis [ˌendəʊɪˌsəfəˈdʒaɪtɪs] *noun*: Endoösophagitis *f*

en|do|gan|gli|on|ic [ˌendəʊˌgæŋglɪˈɑnɪk] *adj*: endoganglionär, intraganglionär

en|do|gas|trec|to|my [ˌendəʊgæsˈtrektəmɪ] *noun*: Endogastrektomie *f*

en|do|gas|tric [ˌendəʊˈgæstrɪk] *adj*: endogastral, intragastral

en|do|gas|tri|tis [ˌendəʊgæsˈtraɪtɪs] *noun*: Endogastritis *f*

en|dog|e|nous [enˈdɑdʒənəs] *adj*: endogen

en|do|in|tox|i|ca|tion [ˌendəʊɪnˌtɑksɪˈkeɪʃn] *noun*: Endo(toxin)intoxikation *f*, Autointoxikation *f*

en|do|lab|y|rin|thi|tis [ˌendəʊˌlæbərɪnˈθaɪtɪs] *noun*: Endolabyrinthitis *f*

en|do|la|ryn|ge|al [ˌendəʊləˈrɪndʒ(ɪ)əl] *adj*: intralaryngeal, endolaryngeal

en|do|lu|mi|nal [ˌendəʊˈluːmənl] *adj*: endoluminal, intraluminal

en|do|lymph [ˈendəlɪmf] *noun*: Endolymphe *f*

en|do|lym|phat|ic [ˌendəʊlɪmˈfætɪk] *adj*: endolymphatisch

en|do|mas|toid|i|tis [ˌendəʊˌmæstɔɪˈdaɪtɪs] *noun*: Endomastoiditis *f*

en|do|me|tri|al [ˌendəʊˈmiːtrɪəl] *adj*: endometrial

en|do|me|tri|o|sis [ˌendəʊˌmiːtrɪˈəʊsɪs] *noun*: Endometriose *f*
ovarian endometriosis: Ovarialendometriose *f*, Endometriosis ovarii

en|do|me|tri|tis [ˌendəʊmɪˈtraɪtɪs] *noun*: Endometritis *f*, Endometriumentzündung *f*

en|do|me|tri|um [ˌendəʊˈmiːtrɪəm] *noun, plural* **-tria** [-trɪə]: Gebärmutterschleimhaut *f*, Endometrium *nt*, Tunica mucosa uteri

en|do|my|o|car|di|al [ˌendəʊˌmaɪəˈkɑr-**diəl] *adj*: endomyokardial

en|do|my|o|car|di|tis [ˌendəʊmaɪəkɑːrˈdaɪtɪs] *noun*: Endomyokarditis *f*

en|do|my|o|me|tri|tis [ˌendəʊmaɪəmɪˈtraɪtɪs] *noun*: Endomyometritis *f*

en|do|my|si|um [ˌendəʊˈmɪzɪəm, -ʒɪəm] *noun, plural* **-a** [-zɪə, -ʒɪə]: Endomysium *nt*

en|do|na|sal [ˌendəʊˈneɪzl] *adj*: intranasal, endonasal

en|do|neu|ri|um [ˌendəʊˈnjʊərɪəm] *noun, plural* **-ria** [-rɪə]: Endoneurium *nt*

en|do|nu|cle|ar [ˌendəʊˈn(j)uːklɪər] *adj*: intranukleär, endonuklear, endonukleär

en|do|nu|cle|ase [ˌendəʊˈn(j)uːklɪeɪz] *noun*: Endonuklease *f*

en|do|par|a|site [endəʊˈpærəsaɪt] *noun*: Endoparasit *m*, Endosit *m*, Innenparasit *m*

en|do|pel|vic [ˌendəʊˈpelvɪk] *adj*: endopelvin, intrapelvin

en|do|pep|ti|dase [ˌendəʊˈpeptɪdeɪz] *noun*: Endopeptidase *f*, Protei(n)ase *f*

en|do|peri|i|car|di|al [ˌendəʊperɪˈkɑːrdɪəl] *adj*: endoperikardial, Endoperikard-

en|do|peri|i|car|di|tis [ˌendəʊˌperɪkɑːrˈdaɪtɪs] *noun*: Endoperikarditis *f*

en|do|peri|i|my|o|car|di|tis [ˌendəʊˌperɪˌmaɪəkɑːrˈdaɪtɪs] *noun*: Endomyoperikarditis *f*, Pankarditis *f*, Endoperimyokarditis *f*

en|do|per|i|to|ne|al [ˌendəʊˌperɪtəʊˈniːəl] *adj*: intraperitoneal, endoperitoneal

en|do|phle|bi|tis [ˌendəʊflɪˈbaɪtɪs] *noun*: Endophlebitis *f*

en|doph|thal|mi|tis [endɑfθælˈmaɪtɪs] *noun*: Endophthalmitis *f*, Endophthalmie *f*

en|do|phyt|ic [endəʊˈfɪtɪk] *adj*: nach innen wachsend, endophytisch

en|do|plas|mic [ˌendəʊˈplæzmɪk] *adj*: endoplasmatisch

en|do|pros|the|sis [ˌendəʊprɒsˈθiːsɪs] *noun*: Endoprothese *f*

en|do|rhi|ni|tis [ˌendəʊraɪˈnaɪtɪs] *noun*: Endorhinitis *f*, Nasenschleimhautentzündung *f*

en|do|ri|bo|nu|cle|ase [ˌendəʊˌraɪbəʊˈn(j)uːklɪeɪz] *noun*: Endoribonuklease *f*

en|dor|phins [enˈdɔːrfɪnz] *noun*: endogene Morphine *pl*, Endorphine *pl*

en|do|sal|pin|gi|o|sis [ˌendəʊˌsælpɪndʒɪˈəʊsɪs] *noun*: **1.** Tubenendometriose *f*, Endometriosis tubae **2.** Eierstock-, Ovarialendometriose *f*, Endometriosis ovarii

en|do|sal|pin|gi|tis [‚endəʊ‚sælpɪn'dʒaɪ-tɪs] *noun*: Endosalpingitis *f*, Tuben-schleimhautentzündung *f*

en|do|sal|pin|go|sis [‚endəʊ‚sælpɪn'gəʊ-sɪs] *noun*: **1.** Tubenendometriose *f*, Endometriosis tubae **2.** Eierstock-, Ovarialendometriose *f*, Endometriosis ovarii

en|do|sal|pinx [‚endəʊ'sælpɪŋks] *noun*, *plural* -pin|ges [-sæl'pɪndʒi:z]: Tuben-mukosa *f*, Endosalpinx *f*, Tunica muco-sa tubae uterinae

en|do|scope ['endəʊskəʊp] *noun*: Endo-skop *nt*

en|do|scop|ic [endəʊ'skɒpɪk] *adj*: endo-skopisch

en|dos|col|py [en'dɒskəpɪ] *noun*: Spiegel-ung *f*, Endoskopie *f*

en|do|se|cre|to|ry [‚endəʊsɪ'kri:tərɪ] *adj*: endosekretorisch

en|do|sep|sis [‚endəʊ'sepsɪs] *noun*: En-dosepsis *f*

en|do|sep|tic [‚endəʊ'septik] *adj*: endo-septisch, autoseptisch

en|dos|te|al [en'dɒstɪəl] *adj*: **1.** endostal **2.** endostal, intraossär

en|dos|te|i|tis [en‚dɒstɪ'aɪtɪs] *noun*: En-dostentzündung *f*, Endostitis *f*

en|dos|te|o|ma [en‚dɒstɪ'əʊmə] *noun*: Endostom *nt*

en|dos|te|um [en'dɒstɪəm] *noun*, *plural* -tea [-tɪə]: innere Knochenhaut *f*, End-ost *nt*, Endosteum *nt*

en|dos|ti|tis [‚endɒs'taɪtɪs] *noun*: End-ostentzündung *f*, Endostitis *f*

en|do|the|li|al [‚endəʊ'θi:lɪəl] *adj*: endo-thelial

en|do|the|li|i|tis [‚endəʊθi:lɪ'aɪtɪs] *noun*: Endotheliumentzündung *f*, Endo-thel(i)itis *f*

en|do|the|li|oid [‚endəʊ'θi:lɪɔɪd] *adj*: en-dothelähnlich, endothelioid

en|do|the|li|ol|ma [endəʊ‚θi:lɪ'əʊmə] *noun*: Endotheliom *nt*

en|do|the|li|o|sar|co|ma [endəʊ‚θi:lɪə-saːr'kəʊmə] *noun*: Kaposi-Sarkom *nt*, Morbus *m* Kaposi, Retikuloangiomato-se *f*, Angioretikulomatose *f*, idiopathi-sches multiples Pigmentsarkom Kapo-si *nt*, Sarcoma idiopathicum multiplex haemorrhagicum

en|do|the|li|o|sis [‚endəʊθi:lɪ'əʊsɪs] *noun*: Retikuloendotheliose *f*

en|do|the|li|o|tro|pic [‚endəʊθi:lɪə'trɒpɪk] *adj*: endotheliotrop

en|do|the|li|um [‚endəʊ'θi:lɪəm] *noun*, *plural* -lia [-lɪə]: Endothel *nt*, Endothe-lium *nt*

corneal endothelium: inneres Kornea-epithel *nt*, Korneaendothel *nt*, Epithe-lium posterius corneae, Epithelium posterius corneae

en|do|tho|rac|ic [‚endəʊθɔː'ræsɪk] *adj*: endothorakal, intrathorakal

en|do|tox|e|mia [‚endəʊtak'si:mɪə] *noun*: endogene Toxämie *f*, Endotoxämie *f*

en|do|tox|i|co|sis [endəʊ‚taksɪkəʊsɪs] *noun*: Endotoxikose *f*

en|do|tox|in [‚endə'taksɪn] *noun*: En-dotoxin *nt*

en|do|tra|che|al [‚endəʊ'treɪkɪəl] *adj*: endotracheal, intratracheal

en|do|tra|che|li|tis [‚endəʊ‚treɪkɪ'aɪtɪs] *noun*: Endotracheitis *f*

en|do|tra|che|li|tis [‚endəʊ‚treɪkə'laɪtɪs] *noun*: Endozervixentzündung *f*, Endo-zervizitis *f*, Endometritis *f* cervicis

en|do|u|re|thral [‚endəʊjʊə'ri:θrəl] *adj*: endourethral, intraurethral

en|do|u|ter|ine [‚endəʊ'ju:tərɪn, -raɪn] *adj*: intrauterin, endouterin

en|do|vac|ci|na|tion [‚endəʊ‚væksɪ'neɪ-ʃn] *noun*: Schluckimpfung *f*

en|do|vas|cu|li|tis [‚endəʊvæskjə'laɪtɪs] *noun*: Endangiitis *f*, Endangitis *f*, Endo-oangitis *f*, Endoangiitis *f*

en|do|ve|ni|tis [‚endəʊvi'naɪtɪs] *noun*: Endophlebitis *f*

en|do|ve|nous [‚endəʊ'vi:nəs] *adj*: in-travenös

end-plate *noun*: Endplatte *f*

neuromuscular end-plate: motorische Endplatte *f*, Muskelendplatte *f*, neuro-muskuläre Synapse *f*

end-systolic *adj*: endsystolisch

end-tidal *adj*: endexspiratorisch

en|dy|ma ['endəmə] *noun*: →ependyma

en|e|ma ['enəmə] *noun*, *plural* -mas, -ma|ta ['enəmətə]: Einlauf *m*, Klistier *nt*, Klysma *nt*

barium contrast enema: Bariumkon-trasteinlauf *m*

contrast enema: Bariumkontrasteinlauf *m*

high enema: Dünndarmeinlauf *m*, ho-her Einlauf *m*, Enteroklysma *nt*

en|er|gy ['enərdʒɪ] *noun*: Energie *f*, Kraft *f*

en|er|vat|ed ['enərveɪtɪd] *adj*: dener-viert, enerviert

en|er|va|tion [enər'veɪʃn] *noun*: Ener-vierung *f*

en|gi|neer|ing [endʒə'nɪərɪŋ] *noun*: En-gineering *nt*

genetic engineering: Genmanipulation *f*

en|gram ['engræm] *noun*: Gedächtnis-spur *f*, Engramm *nt*; Erinnerungsbild *nt*

E

en|hance|ment [en'hænsmənt] *noun*: Steigerung *f*, Erhöhung *f*, Vergrößerung *f*; Enhancement *nt*

en|kephal|lins [en'kefəlɪnz] *plural*: Enkephaline *pl*

en|large|ment [ɪn'lɑːrdʒmənt] *noun*: Erweiterung *f*, Vergrößerung *f*, Ausdehnung *f*, Schwellung *f*, Auftreibung *f*

en|oph|thal|mos [enəf'θælməs] *noun*: Enophthalmus *m*

en|los|to|sis [enɑs'təʊsɪs] *noun*: Enostose *f*

ent|am|le|bi|al|sis [ˌentæmɪ'baɪəsɪs] *noun*: Entamoebainfektion *f*, Entamöbose *f*

Ent|al|moe|ba [entə'miːbə] *noun*: Entamoeba *f*

Entamoeba histolytica: Ruhramöbe *f*, Entamoeba histolytica, Entamoeba dysenteriae

en|ter|al ['entərəl] *adj*: enteral, intestinal

en|ter|al|gia [entə'rældʒ(ɪ)ə] *noun*: Darmschmerzen *pl*, Enteralgie *f*; Leibschmerzen *pl*

en|ter|ec|to|my [ˌentər'ektəmɪ] *noun*: Darm(teil)entfernung *f*, Enterektomie *f*; Eingeweideresektion *f*

en|ter|ic [en'terɪk] *adj*: enterisch, intestinal

en|ter|it|ic [entə'raɪtɪk] *adj*: enteritisch

en|ter|i|tis [entə'raɪtɪs] *noun*: Enteritis *f*, Darmentzündung *f*, Darmkatarrh *m*, Darmwandentzündung *f*

Escherichia coli enteritis: Kolidyspepsie *f*, Kolienteritis *f*

necrotizing enteritis: Darmbrand *m*, Enteritis necroticans

pseudomembranous enteritis: pseudomembranöse Kolitis *f*, Colitis pseudomembranacea

radiation enteritis: Strahlenenteritis *f*

regional enteritis: Crohn-Krankheit *f*, Morbus Crohn *m*, Enteritis regionalis, Ileitis/Ileocolitis regionalis/terminalis

segmental enteritis: → *regional enteritis*

staphylococcal enteritis: Staphylokokkenenteritis *f*

terminal enteritis: → *regional enteritis*

transmural granulomatous enteritis: → *regional enteritis*

en|ter|o|a|nas|to|mo|sis [ˌentərəʊə،næstə'məʊsɪs] *noun*: Enteroanastomose *f*

En|ter|o|bac|ter [entərəʊ'bæktər] *noun*: Enterobacter *nt*

en|ter|o|bi|al|sis [ˌentərəʊ'baɪəsɪs] *noun*: Enterobiusinfektion *f*, Madenwurminfektion *f*, Enterobiasis *f*, Enterobiose *f*, Oxyuriasis *f*

en|ter|o|bil|i|ar|y [ˌentərəʊ'bɪliːˌeriː،

-'bɪljərɪ] *adj*: enterobiliär

en|ter|o|cen|tel|sis [ˌentərəʊsen'tiːsɪs] *noun*: Darmpunktion *f*, Enterozentese *f*

en|ter|o|chol|e|cys|tos|to|my [ˌentərəʊ،kəʊləsɪs'tɑstəmɪ] *noun*: Dünndarm-Gallenblasen-Fistel *f*

en|ter|o|chol|e|cys|tot|o|my [ˌentərəʊ،kəʊləsɪs'tɑtəmɪ] *noun*: Enterocholezystotomie *f*

en|ter|o|chrom|af|fin [ˌentərəʊ'krəʊməfɪn] *adj*: enterochromaffin

en|ter|o|clei|sis [ˌentərəʊ'klaɪsɪs] *noun*: **1.** (*chirurg.*) Darm(wand)verschluss *m*, Enterokleisis *f* **2.** (*patholog.*) Darmverschluss *m*, Enterokleisis *f*

en|ter|o|cly|sis [entə'raklɪsɪs] *noun*: **1.** Dünndarmeinlauf *m*, hoher Einlauf *m*, Enteroklysma *nt* **2.** (*Nährlösung*) Enteroklysma *nt*

en|ter|o|coc|cus [entərəʊ'kɑkəs] *noun*, *plural* -coc|ci [entərəʊ'kɑkaɪ, entərəʊ-'kɑkiː] : Enterokokke *f*, Enterococcus *m*

en|ter|o|col|ec|to|my [ˌentərəʊkəʊ'lektə-mɪ] *noun*: Enterokolektomie *f*

en|ter|o|col|ic [ˌentərəʊ'kɑlɪk] *adj*: enterokolisch

en|ter|o|col|li|tis [ˌentərəʊkə'laɪtɪs] *noun*: Enterokolitis *f*

pseudomembranous enterocolitis: pseudomembranöse Kolitis *f*, Colitis pseudomembranacea

regional enterocolitis: → *regional enteritis*

en|ter|o|col|los|to|my [ˌentərəʊkə'lastə-mɪ] *noun*: Enterokolostomie *f*

en|ter|o|cu|ta|ne|ous [ˌentərəʊkjuː'teɪ-nɪəs] *adj*: enterokutan

en|ter|o|cys|to|ma [ˌentərəʊsɪs'təʊmə] *noun*: enterogene Zyste, Dottergangszyste *f*, Enterozyste *f*

en|ter|o|cyte ['entərəʊsaɪt] *noun*: Saumzelle *f*, Enterozyt *m*

en|ter|o|en|ter|ic [ˌentərəʊen'terɪk] *adj*: enteroenterisch

en|ter|o|en|ter|os|to|my [ˌentərəʊ,entə-'rɑstəmɪ] *noun*: Enteroanastomose *f*

en|ter|o|ep|i|plo|cele [ˌentərəʊɪ'pɪpləsiːl] *noun*: Darmnetzbruch *m*, Enter(o)epiplozele *f*

en|ter|o|gas|tric [ˌentərəʊ'gæstrɪk] *adj*: Darmenterogastral, enterogastrisch

en|ter|o|gas|tri|tis [ˌentərəʊgæ'straɪtɪs] *noun*: Gastroenteritis *f*, Magen-Darm-Entzündung *f*

en|ter|o|gas|trone [ˌentərəʊ'gæstrəʊn] *noun*: Enterogastron *nt*

en|ter|o|gle|nous [ˌentə'rɑdʒənəs] *adj*: enterogen

en|ter|o|glu|ca|gon [ˌentərəʊ'gluːkəgan] *noun*: Enteroglukagon *nt*, intestinales Glukagon *nt*

en|te|ro|gra|phy [entəˈragrəfɪ] *noun*: Enterographie *f*, Enterografie *f*

en|te|ro|he|pat|ic [ˌentərəʊhɪˈpætɪk] *adj*: enterohepatisch

en|te|ro|he|pa|ti|tis [ˌentərəʊhepəˈtaɪtɪs] *noun*: Enterohepatitis *f*

en|te|ro|in|tes|ti|nal [ˌentərəʊɪnˈtestənl, -ɪntesˈtaɪnl] *adj*: intestino-intestinal

en|te|ro|ki|net|ic [ˌentərəʊkɪˈnetɪk] *adj*: enterokinetisch, peristaltisch

en|te|ro|lith [ˈentərəʊlɪθ] *noun*: Darmstein *m*

en|te|ro|li|thi|a|sis [ˌentərəʊlɪˈθaɪəsɪs] *noun*: Enterolithiasis *f*

en|te|rol|y|sis [entəˈralɪsɪs] *noun*: Darmlösung *f*, Enterolyse *f*

en|te|ro|meg|a|ly [ˌentərəʊˈmegəlɪ] *noun*: Darmvergrößerung *f*, Enteromegalie *f*, Megaenteron *nt*

en|te|ro|my|co|sis [ˌentərəʊmaɪˈkəʊsɪs] *noun*: Darm-, Enteromykose *f*

en|te|ron [ˈentəran, -rən] *noun*: Darm *m*, Enteron *nt*; Dünndarm *m*; Verdauungstrakt *m*

en|te|ro|ni|tis [ˌentərəʊˈnaɪtɪs] *noun*: Enteritis *f*, Darmentzündung *f*

en|te|ro|pa|re|sis [ˌentərəʊpəˈriːsɪs] *noun*: Darmlähmung *f*

en|te|ro|pa|thy [entəˈrapəθɪ] *noun*: Enteropathie *f*

exudative enteropathy: exsudative Enteropathie *f*

gluten enteropathy: gluteninduzierte Enteropathie *f*, Zöliakie *f*

protein-losing enteropathy: eiweißverlierende/exsudative Enteropathie/Gastroenteropathie *f*, Eiweißverlustsyndrom *nt*

en|te|ro|pex|y [ˈentərəʊpeksɪ] *noun*: Enteropexie *f*

en|te|ro|plas|ty [ˈentərəʊplæstɪ] *noun*: Darm-, Enteroplastik *f*

en|te|ro|ple|gia [ˌentərəʊˈpliːdʒ(ɪ)ə] *noun*: adynamischer/paralytischer Ileus *m*

en|te|rop|to|sis [ˌentərapˈtəʊsɪs] *noun*: Enteroptose *f*

en|te|ro|re|nal [ˌentərəʊˈriːnl] *adj*: enterorenal, intestinorenal

en|te|ror|rha|gia [ˌentərəʊˈrædʒ(ɪ)ə] *noun*: Darmblutung *f*

en|te|ror|rha|phy [entəˈrɔrəfɪ] *noun*: Darmnaht *f*, Enterorrhaphie *f*

en|te|ror|rhex|is [ˌentərəʊˈreksɪs] *noun*: Darmriss *m*, Enterorrhexis *f*

en|te|ros|co|py [ˈentərˈaskəpɪ] *noun*: Enteroskopie *f*

en|te|ro|sep|sis [ˌentərəʊˈsepsɪs] *noun*: Enterosepsis *f*

en|te|ro|sep|tic [ˌentərəʊˈseptɪk] *adj*: enteroseptisch

en|te|ro|spasm [ˈentərəʊspæzəm] *noun*: Enterospasmus *m*

en|te|ro|ste|no|sis [ˌentərəʊstɪˈnəʊsɪs] *noun*: Darmverengung *f*, Enterostenose *f*

en|te|ros|to|my [ˌentəˈrastəmɪ] *noun*: **1.** operative Darmausleitung *f*, Enterostomie *f* **2.** Enterostoma *nt* **3.** Darmanastomose *f*, Enteroanastomose *f*, Enteroenterostomie *f*

en|te|rot|o|my [entəˈratəmɪ] *noun*: Darmschnitt *m*, Enterotomie *f*

en|te|ro|tox|e|mia [ˌentərəʊtakˈsiːmɪə] *noun*: Enterotoxämie *f*, Enterotoxinämie *f*

en|te|ro|tox|ic [entərəʊˈtaksɪk] *adj*: enterotoxisch

en|te|ro|tox|i|ca|tion [ˌentərəʊˌtaksɪˈkeɪʃn] *noun*: Autointoxikation *f*

en|te|ro|tox|i|gen|ic [entərəʊˌtaksɪˈdʒenɪk] *adj*: enterotoxinbildend, enterotoxigen

en|te|ro|tox|ins [entərəʊˈtaksɪnz] *plural*: Enterotoxine *pl*

en|te|ro|tox|ism [entərəʊˈtaksɪzm] *noun*: Enterotoxikation *f*, Enterointoxikation *f*

en|te|ro|tropic [ˌentərəʊˈtrapɪk, -ˈtrəʊp-] *adj*: enterotrop

en|te|ro|ves|i|cal [ˌentərəʊˈvesɪkl] *adj*: enterovesikal

en|te|ro|vi|ral [entərəʊˈvaɪrəl] *adj*: enteroviral

en|te|ro|vi|rus [entərəʊˈvaɪrəs] *noun*: Enterovirus *nt*

en|te|ro|zo|on [ˌentərəʊˈzəʊən] *noun, plural* -zoa [-ˈzəʊə]: tierischer Darmparasit *m*, Enterozoon *nt*

en|thes|o|pa|thy [enθɪˈsapəθɪ] *noun*: Insertionstendopathie *f*, Enthes(i)opathie *f*

en|to|derm [ˈentəʊdɜrm] *noun*: inneres Keimblatt *nt*, Entoderm *nt*

en|to|der|mal [ˌentəʊˈdɜrml] *adj*: entodermal

en|to|moph|tho|ro|my|co|sis [ˌentəʊˌmafθərəʊmaɪˈkəʊsɪs] *noun*: Entomophthora-Mykose *f*, Entomophthorose *f*

en|to|par|a|site [ˌentəʊˈpærəsaɪt] *noun*: Endoparasit *m*

en|top|tic [entˈaptɪk] *adj*: entoptisch

en|top|tos|co|py [ˌentapˈtaskəpɪ] *noun*: Entoptoskopie *f*

en|tor|ga|nism [entˈɔːrgænɪzm] *noun*: Endoparasit *m*

883

en|to|tic [ent'atɪk, -'əʊ-] *adj*: entotisch
en|to|zo|on [ˌentəʊ'zəʊən] *noun, plural*
-zoa [-'zəʊə]: Entozoon *nt*
en|tro|pi|on [en'trəʊpɪən, -ɪɑn] *noun*:
Entropium *nt*
e|nu|cle|a|tion [ɪˌn(j)uːklɪ'eɪʃn] *noun*:
Enukleation *f*
en|u|re|sis [ˌenjə'riːsɪs] *noun*: Einnäs-
sen *nt*, Bettnässen *nt*, Enuresis *f*
nocturnal enuresis: nächtliches Einnässen *nt*, Bettnässen *nt*, Enuresis nocturna
en|vel|ope ['envələʊp] *noun*: 1. (*ana-
tom.*) Hülle *f*, Schale *f* 2. (*mikrobiol.*)
Hülle *f*, Virushülle *f*, Envelope *nt*
en|vel|oped ['envələʊpd] *adj*: (*Virus*)
behüllt
en|vi|ron|ment [en'vaɪ(r)ənmənt] *noun*:
Umgebung *f*, Umwelt *f*; Milieu *nt*
en|vi|ron|men|tal [en,vaɪ(r)ən'mentl]
adj: Umgebungs-, Umwelt-, Milieu-
en|zy|got|ic [ˌenzaɪ'gatɪk] *adj*: (*Zwillin-
ge*) monovular, monovulär, eineiig
en|zy|mat|ic [ˌenzɪ'mætɪk] *adj*: enzyma-
tisch
en|zyme ['enzaɪm] *noun*: Enzym *nt*,
Ferment *nt*
angiotensin converting enzyme: (An-
giotensin-)Converting-Enzym *nt*
restriction enzymes: Restriktionsen-
zyme *pl*
en|zy|mo|pa|thy [ˌenzaɪ'mapəθɪ] *noun*:
Enzymopathie *f*
e|o|sin ['ɪəsɪn] *noun*: Eosin *nt*
e|o|sin|o|cyte [ɪə'sɪnəsaɪt] *noun*: eosino-
philer Leukozyt *m*, Eosinophiler *m*
e|o|sin|o|pe|nia [ɪəˌsɪnə'piːnɪə] *noun*:
Eosinopenie *f*
e|o|sin|o|phil [ɪə'sɪnəfɪl]: I *noun* 1. eosi-
nophile Zelle *f* 2. eosinophiler Leukozyt *m*, Eosinophiler *m* II *adj* →eosino-
philic
e|o|sin|o|phil|ia [ɪəˌsɪnə'fɪlɪə, -ljə] *noun*:
1. Eosinophilie *f*, Eosinophilämie *f* 2.
eosinophile Beschaffenheit *f*, Eosinophilie *f*
e|o|sin|o|phil|ic [ɪəˌsɪnə'fɪlɪk] *adj*: eosi-
nophil
ep|ar|sal|gia [epɑː'sældʒ(ɪ)ə] *noun*:
Eparsalgie *f*
ep|en|dy|ma [ə'pendɪmə] *noun*: Epen-
dym *nt*
ep|en|dy|mal [ə'pendɪməl] *adj*: ependy-
mal
ep|en|dy|mi|tis [ə,pəndɪ'maɪtɪs] *noun*:
Ependymitis *f*
ep|en|dy|mo|cyte [ə'pendɪməʊsaɪt] *noun*:
Ependymzelle *f*, Ependymozyt *m*
ep|en|dy|mo|ma [ə,pendɪ'məʊmə] *noun*:

Ependymom *nt*, Ependymozytom *nt*
ep|en|dy|mop|a|thy [ə,pendɪ'mapəθɪ]
noun: Ependymerkrankung *f*, Ependy-
mopathie *f*
e|phe|bic [ɪ'fiːbɪk] *adj*: ephebisch
e|phel|i|des [ɪ'felɪdiːz] *plural*: Sommer-
sprossen *pl*, Epheliden *pl*, Lentigo aestiva
e|phem|er|al [ɪ'femərəl] *adj*: vergäng-
lich, flüchtig, kurz(dauernd), unbeständig, vorübergehend, transient,
transitorisch
ep|i|bul|bar [epɪ'bʌlbər] *adj*: epibulbär
ep|i|can|thic [ˌepɪ'kænθɪk] *adj*: epikan-
thal
ep|i|can|thus [ˌepɪ'kænθəs] *noun, plural*
-thi [-θaɪ, -θiː]: Mongolenfalte *f*, Epikanthus *m*, Plica palpebronasalis
ep|i|car|di|al [ˌepɪ'kɑːrdɪəl] *adj*: epikar-
dial
ep|i|car|di|ec|to|my [ˌepɪˌkɑːrdɪ'ektəmɪ]
noun: Epikardresektion *f*, Epikardekto-
mie *f*
ep|i|car|di|um [ˌepɪ'kɑːrdɪəm] *noun*,
plural -dia [-dɪə]: Epikard *nt*, Lamina
visceralis pericardii
ep|i|con|dy|lal|gia [ˌepɪˌkɑndɪ'lældʒ(ɪ)ə]
noun: Epikondylenschmerz *m*, Epikon-
dylalgie *f*
ep|i|con|dy|lar [ˌepɪ'kɑndlər] *adj*: epi-
kondylär
ep|i|con|dyle [ˌepɪ'kɑndaɪl, -dl] *noun*:
Gelenkhöcker *m*, Epikondyle *f*
ep|i|con|dy|li|tis [ˌepɪˌkɑndɪ'laɪtɪs] *noun*:
Epikondylenentzündung *f*, Epikondyli-
tis *f*
ep|i|cos|tal [ˌepɪ'kɑstl, epɪ'kɔstl] *adj*:
epikostal
ep|i|cra|ni|al [ˌepɪ'kreɪnɪəl] *adj*: epikra-
nial
ep|i|cri|sis ['epɪkraɪsɪs] *noun*: Epikrise *f*
ep|i|crit|ic [ˌepɪ'krɪtɪk] *adj*: epikritisch
ep|i|cys|tot|o|my [ˌepɪsɪs'tatəmɪ] *noun*:
suprapubischer Blasenschnitt *m*, Epi-
zystotomie *f*
ep|i|cyte ['epɪsaɪt] *noun*: Deckzelle *f*,
Epizyt *m*; Podozyt *m*
ep|i|dem|ic [epɪ'demɪk]: I *noun* Epide-
mie *f* II *adj* epidemieartig auftretend,
epidemisch
ep|i|der|mal [ˌepɪ'dɜrml] *adj*: 1. epider-
mal, Epidermis-, Epiderm(o)- 2. epidermisähnlich, epidermoid
ep|i|der|mat|i|tis [ˌepɪdɜrmə'taɪtɪs] *noun*:
Epidermitis *f*, Epidermisentzündung *f*,
Epidermatitis *f*
ep|i|der|mat|o|plas|ty [ˌepɪdɜr'mætə-
plæstɪ] *noun*: Epidermisplastik *f*
ep|i|der|mic [ˌepɪ'dɜrmɪk] *adj*: epider-

mal
epileridermis [epɪ'dɜːmɪs] *noun*: Oberhaut *f*, Epidermis *f*
epileridermitis [ˌepɪdɜːr'maɪtɪs] *noun*: Epidermitis *f*, Epidermisentzündung *f*, Epidermatitis *f*
epileridermitransplantaltion [ˌepɪdɜːrmɪ'zeɪʃn] *noun*: Epidermistransplantation *f*, Hauttransplantation *f*
epileridermoid [ˌepɪ'dɜːrmɔɪd] *adj*: epidermisähnlich, epidermoid
epileridermollylsis [epɪdɜːr'mɑːlɪsɪs] *noun*: Epidermolysis *f*
epileridermollyltic [ˌepɪdɜːrmə'lɪtɪk] *adj*: epidermolytisch
epileridermolmylcollsis [ˌepɪˌdɜːrməmaɪ'kəʊsɪs] *noun*: Dermatophytose *f*, Epidermomykose *f*
epileridermophlyltollsis [ˌepɪˌmɑːfə'təʊsɪs] *noun*: Epidermophytie *f*; Dermatophytie *f*
epilididylmal [epɪ'dɪdəməl] *adj*: epididymal
epilididylmecltolmy [ˌepɪˌdɪdə'mektəmɪ] *noun*: Epididymektomie *f*
epilididylmidlecltolmy [ˌepɪdɪdɪmɪ'dektəmɪ] *noun*: Epididymektomie *f*
epilididylmis [epɪ'dɪdəmɪs] *noun, plural* -**mildes** [-dɪ'dɪmɪdiːz]: Nebenhoden *m*, Epididymis *f*, Parorchis *m*
epilididylmiltis [ˌepɪdɪdə'maɪtɪs] *noun*: Nebenhodenentzündung *f*, Epididymitis *f*
epilididylmoldeflerlenltecltolmy [ˌepɪˌdɪdəməʊˌdefərən'tektəmɪ] *noun*: Epididymovasektomie *f*
epilididylmoldeflerlenltiltis [ˌepɪˌdefərən'taɪtɪs] *noun*: Epididymodeferentitis *f*, Epididymofunikulitis *f*
epididymo-orchitis *noun*: Epididymoorchitis *f*
epilididylmotlolmy [epɪˌdɪdə'mɑtəmɪ] *noun*: Epididymotomie *f*
epilididylmolvasecltolmy [epɪˌdɪdəməʊvæ'sektəmɪ] *noun*: Epididymovasektomie *f*
epilididylmolvaslosltolmy [ˌepɪˌdɪdəməʊvæs'ɑstəmɪ] *noun*: Epididymovasostomie *f*
epilildulral [ˌepɪ'dʊrəl, -'djʊər-] *adj*: extradural, peridural; epidural, supradural
epilidulroglralphy [ˌepɪdjʊə'rɑɡrəfɪ] *noun*: Epidurographie *f*, Epidurografie *f*
epililfaslcial [ˌepɪ'fæʃ(ɪ)əl] *adj*: epifaszial
epililgasltrallgia [ˌepɪgæ'strældʒ(ɪ)ə] *noun*: Oberbauchschmerz(en *pl*) *m*, Epigastralgie *f*
epililgasltric [ˌepɪ'ɡæstrɪk] *adj*: epigas-

trisch
epililgasltrilum [ˌepɪ'ɡæstrɪəm] *noun*: Oberbauch(gegend *f*) *m*, Epigastrium *nt*, Regio epigastrica
epililglotltecltolmy [ˌepɪɡlɑ'tektəmɪ] *noun*: Kehldeckelentfernung *f*, Epiglottisresektion *f*, Epiglottidektomie *f*, Epiglottektomie *f*
epililglotltic [ˌepɪ'ɡlɑtɪk] *adj*: epiglottisch
epililglotltildecltolmy [ˌepɪˌɡlɑtɪ'dektəmɪ] *noun*: Kehldeckelentfernung *f*, Epiglottisentfernung *f*, Epiglottidektomie *f*, Epiglottektomie *f*
epililglotltildiltis [ˌepɪˌɡlɑtɪ'daɪtɪs] *noun*: Epiglottitis *f*, Kehldeckelentzündung *f*, Epiglottisentzündung *f*, Epiglottiditis *f*
epililglotltis [ˌepɪ'ɡlɑtɪs] *noun*: Kehldeckel *m*, Epiglottis *f*
epililglotltiltis [ˌepɪɡlɑ'taɪtɪs] *noun*: Epiglottitis *f*, Kehldeckelentzündung *f*, Epiglottisentzündung *f*, Epiglottiditis *f*
epililhylal [epɪ'haɪəl] *adj*: epihyal, epihyoid
epilillaltion [epɪ'leɪʃn] *noun*: Enthaarung *f*, Haarentfernung *f*, Epilation *f*, Epilierung *f*, Depilation *f*
epililleplsy ['epɪlepsɪ] *noun*: Epilepsie *f*
cortical epilepsy: Rindenepilepsie *f*, Epilepsia corticalis
cursive epilepsy: Dromolepsie *f*, Epilepsia cursiva
focal epilepsy: fokale Epilepsie *f*
generalized epilepsy: generalisierte Epilepsie *f*
jacksonian epilepsy: Jackson-Epilepsie *f*
latent epilepsy: latente/larvierte Epilepsie *f*
matutinal epilepsy: Aufwachepilepsie *f*
myoclonus epilepsy: Lafora-Syndrom *nt*, Unverricht-Syndrom *nt*, Myoklonusepilepsie *f*, myoklonische Epilepsie *f*
psychomotor epilepsy: psychomotorische Epilepsie *f*
reflex epilepsy: Reflexepilepsie *f*
sleep epilepsy: Schlafepilepsie *f*
symptomatic epilepsy: symptomatische/organische Epilepsie *f*
tardy epilepsy: Spätepilepsie *f*, Epilepsia tarda/tardiva
temporal lobe epilepsy: **1.** psychomotorische Epilepsie *f* **2.** Temporallappen-, Schläfenlappenepilepsie *f*
epilileplic [ˌepɪ'leptɪk] *adj*: epileptisch
epilileplilform [ˌepɪ'leptɪfɔːrm] *adj*: epileptiform, epilepsieartig, epileptoid
epilileplolgenlic [ˌepɪleptə'dʒenɪk] *adj*: epileptogen
epililepltoid [ˌepɪ'leptɔɪd] *adj*: epilepti-

form, epilepsieartig, epileptoid

ep|i|men|or|rha|gia [ˌepɪˌmenəˈreɪdʒ(ɪ)ə] *noun*: Epimenorrhagie *f*

ep|i|men|or|rhea [ˌepɪˌmenəˈrɪə] *noun*: Epimenorrhoe *f*

ep|i|mys|i|ot|o|my [ˌepɪmɪsɪˈɑtəmɪ] *noun*: Epimysiotomie *f*

ep|i|my|si|um [ˌepɪˈmɪzɪəm, -ˈmɪʒ-] *noun, plural* -my|sia [-ˈmɪzɪə, -ˈmɪʒ-]: Muskelscheide *f*, Epimysium *nt*, Perimysium externum

ep|i|neph|rine [ˌepɪˈnefrɪn, epɪriːn] *noun*: Adrenalin *nt*, Epinephrin *nt*

ep|i|neph|ri|ne|mia [ˌepɪˌnefrɪˈniːmɪə] *noun*: (Hyper-)Adrenalinämie *f*

ep|i|neu|ral [ˌepɪˈnjʊərəl, -ˈnʊ-] *adj*: epineural

ep|i|neu|ri|um [ˌepɪˈnʊrɪəm, -ˈnjʊər-] *noun, plural* -ria [-rɪə]: Epineurium *nt*

ep|i|pha|ryn|ge|al [ˌepɪfəˈrɪndʒ(ɪ)əl, epɪˌfærɪnˈdʒiːəl] *adj*: epipharyngeal, nasopharyngeal

ep|i|phar|yn|gi|tis [ˌepɪˌfærɪnˈdʒaɪtɪs] *noun*: Epipharyngitis *f*, Nasopharynxentzündung *f*, Epipharynxentzündung *f*

ep|i|phar|ynx [ˌepɪˈfærɪŋks] *noun*: Nasenrachen *m*, Epipharynx *m*, Pars nasalis pharyngis

ep|i|pho|ra [ɪˈpɪfərə] *noun*: Tränenträufeln *nt*, Dakryorrhoe *f*, Epiphora *f*

ep|i|phre|nal [epɪˈfriːnl] *adj*: epiphrenal, epiphrenisch

ep|i|phren|ic [ˌepɪˈfrenɪk] *adj*: epiphrenal, epiphrenisch

ep|i|phys|e|al [ˌepɪˈfiːzɪəl, ɪˌpɪfəˈsiːəl] *adj*: epiphysär

ep|i|phys|e|o|de|sis [ˌepɪˌfɪzɪˈɑdəsɪs] *noun*: Epiphyseodese *f*

ep|i|phys|i|al [ˌepɪˈfiːzɪəl, ɪˌpɪfəˈsiːəl] *adj*: epiphysär

ep|i|phys|i|ol|y|sis [ˌepɪˌfɪzɪˈɑlɪsɪs] *noun*: Epiphyseolyse *f*

ep|i|phys|is [ɪˈpɪfəsɪs] *noun, plural* -ses [-siːz]: **1.** (Knochen-)Epiphyse *f*, Epiphysis *f* **2.** Zirbeldrüse *f*, Corpus pineale, Glandula pinealis, Epiphyse *f*, Epiphysis cerebri

ep|i|phy|si|tis [ɪˌpɪfəˈsaɪtɪs] *noun*: Epiphysitis *f*, Epiphysenentzündung *f*

ep|i|phyte [ˈepɪfaɪt] *noun*: (*dermatol.*) Hautschmarotzer *m*, Epi(dermo)phyt *m*

ep|i|phyt|ic [epɪˈfɪtɪk] *adj*: epiphytisch

ep|i|plo|cele [eˈpɪpləsiːl] *noun*: Netzbruch *m*, Epiplozele *f*

ep|i|plo|ec|to|my [ˌepɪpləˈektəmɪ] *noun*: Omentumresektion *f*, Omentektomie *f*, Epiploektomie *f*

ep|i|plo|en|ter|o|cele [eˌpɪpləˈentərəʊsiːl] *noun*: Epiploenterozele *f*, Omento-

enterozele *f*

ep|i|plo|ic [epɪˈpləʊɪk] *adj*: epiploisch, omental

ep|i|plo|i|tis [eˈpɪpləwaɪtɪs] *noun*: Bauchnetzentzündung *f*, Omentitis *f*, Epiploitis *f*

ep|i|plom|phal|o|cele [epɪplɑmˈfæləsiːl] *noun*: Epiplomphalozele *f*

ep|i|plo|lon [eˈpɪpləwən] *noun, plural* -loa [-ləwə]: **1.** (Bauch-)Netz *nt*, Omentum *nt*, Epiploon *nt* **2.** großes Netz *nt*, Omentum majus

ep|i|plo|pex|y [eˈpɪpləpeksɪ] *noun*: Omentopexie *f*

ep|i|plo|plas|ty [ˈepɪplæstɪ] *noun*: Netz-, Omentum-, Omentoplastik *f*

ep|i|scle|ra [ˌepɪˈsklɪərə] *noun*: Episklera *f*, Lamina episcleralis

ep|i|scle|ral [ˌepɪˈsklɪərəl] *adj*: episkleral

ep|i|scle|ri|tis [ˌepɪsklɪəˈraɪtɪs] *noun*: Episkleritis *f*, Episkleraentzündung *f*

ep|i|scle|ro|ti|tis [ˌepɪˌsklɪərəˈtaɪtɪs] *noun*: Episkleritis *f*, Episkleraentzündung *f*

ep|i|si|o|per|i|ne|o|plas|ty [eˌpɪzɪəˌperɪˈnɪəplæstɪ] *noun*: Episioperineoplastik *f*

ep|i|si|o|per|i|ne|or|rha|phy [eˌpɪzɪəˌperɪnɪˈɔrəfɪ] *noun*: Vulva-Damm-Naht *f*, Episioperineorrhaphie *f*

ep|i|si|o|plas|ty [eˌpɪzɪəˈplæstɪ] *noun*: Vulvaplastik *f*, Episioplastik *f*

ep|i|si|or|rha|phy [eˌpɪzɪˈɔrəfɪ] *noun*: **1.** Schamlippennaht *f*, Episiorrhaphie *f* **2.** Naht *f* einer Episiotomie, Episiorrhaphie *f*

ep|i|si|o|ste|no|sis [eˌpɪzɪəstɪˈnəʊsɪs] *noun*: Episiostenose *f*

ep|i|si|ot|o|my [eˌpɪzɪˈɑtəmɪ] *noun*: (Scheiden-)Dammschnitt *m*, Episiotomie *f*

ep|i|spa|di|as [ˌepɪˈspeɪdɪəs] *noun*: Epispadie *f*

ep|i|spi|nal [ˌepɪˈspaɪnl] *adj*: epispinal

ep|i|sple|ni|tis [ˌepɪsplɪˈnaɪtɪs] *noun*: Episplenitis *f*, Milzkapselentzündung *f*, Perisplenitis *f*

ep|i|stax|is [epɪˈstæksɪs] *noun*: Nasenbluten *nt*, Epistaxis *f*

ep|i|ster|nal [ˌepɪˈstɜrnl] *adj*: episternal, suprasternal

ep|i|stro|phe|us [epɪˈstrəʊfɪəs] *noun*: Epistropheus *m*, Axis *m*, II. Halswirbel *m*

ep|i|thal|a|mus [ˌepɪˈθæləməs] *noun, plural* -mi [-maɪ]: Epithalamus *m*

ep|i|the|li|al [epɪˈθiːlɪəl, -jəl] *adj*: epithelial

ep|i|the|li|al|i|za|tion [ˌepɪˌθɪlɪəlaɪˈzeɪʃn] *noun*: Epithelisierung *f*

e|pi|the|li|i|tis [ɛpɪˌθɪlɪ'aɪtɪs] *noun*: Epithelentzündung *f*, Epitheli(i)tis *f*

e|pi|the|li|o|ly|sis [ɛpɪˌθɪlɪ'alɪsɪs] *noun*: Epitheliolyse *f*

e|pi|the|li|o|ly|tic [ˌɛpɪˌθɪlɪə'lɪtɪk] *adj*: epitheliolytisch

e|pi|the|li|o|ma [ɛpɪˌθɪlɪ'əumə] *noun*: **1.** Epitheliom *nt* **2.** Karzinom *nt*, Krebs *m* multiple self-healing squamous epithelioma: Keratoakanthom *nt*, selbstheilendes Stachelzellkarzinom *nt*, Molluscum sebaceum, Molluscum pseudocarcinomatosum

e|pi|the|li|o|ma|tous [ˌɛpɪˌθɪlɪ'əumətəs] *adj*: epitheliomatös, epitheliomartig

e|pi|the|li|o|sis [ˌɛpɪˌθɪlɪ'əusɪs] *noun*: **1.** (*ophthal.*) Epitheliosis *f* **2.** (*mikrobiol.*) Epitheliosis *f* **3.** (*gynäkol.*) Epitheliosis *f*

e|pi|the|li|um [ɛpɪ'θiːlɪəm, -jəm] *noun, plural* **-li|ums, -lia** [-lɪə, -jə]: Deckgewebe *nt*, Epithelgewebe *nt*, Epithel *nt*
anterior epithelium of cornea: (äußeres) Hornhautepithel *nt*, Epithelium anterius corneae
ciliated epithelium: Flimmerepithel *nt*
epithelium of lens: Linsenepithel *nt*, Epithelium lentis
posterior epithelium of cornea: inneres Korneaepithel *nt*, Korneaendothel *nt*, Endothelium corneae, Epithelium posterius

e|pi|the|li|za|tion [ˌɛpɪˌθiːlɪ'zeɪʃn] *noun*: Epithelisierung *f*

e|pi|tope ['ɛpɪtəup] *noun*: antigene Determinante *f*, Epitop *nt*

e|pi|tu|ber|cu|lo|sis [ˌɛpɪtəˌbɜrkjə'ləusɪs] *noun*: Epituberkulose *f*

e|pi|tym|pan|ic [ˌɛpɪtɪm'pænɪk] *adj*: epitympanisch, epitympanal

e|pi|tym|pa|num [ˌɛpɪ'tɪmpənəm] *noun*: Kuppelraum *m*, Attikus *m*, Epitympanum *nt*, Epitympanon *nt*, Recessus epitympanicus

e|pi|typh|li|tis [ˌɛpɪtɪf'laɪtɪs] *noun*: Paratyphlitis *f*, Epityphlitis *f*

e|pi|zo|ic [ˌɛpɪ'zəuɪk] *adj*: epizoisch

e|pi|zo|on [ˌɛpɪ'zəuɒn] *noun, plural* **-zoa** [-zəuə]: Hautschmarotzer *m*, Epizoon *nt*

e|pi|zo|ot|ic [ˌɛpɪzəu'ɒtɪk] *adj*: epizootisch

e|po|nych|i|al [ɛpəu'niːkɪəl] *adj*: eponychial

e|po|nych|i|um [ˌɛpəu'niːkɪəm] *noun, plural* **-nych|ia** [-'niːkɪə]: **1.** Nagelhäutchen *nt*, Eponychium *nt* **2.** Nagelhaut *f*, Cuticula *f*, Perionychium *nt*, Perionyx *m*

e|po|oph|o|rec|to|my [ɛpəuˌɒfə'rɛktəmɪ] *noun*: Epoophorektomie *f*

e|po|oph|o|ron [ˌɛpəu'ɒfərɒn] *noun*: Nebeneierstock *m*, Rosenmüller-Organ *nt*, Parovarium *nt*, Epoophoron *nt*

e|pu|lis [ɪ'pjuːlɪs] *noun, plural* **-li|des** [-lə,diːz]: **1.** Epulis *f* **2.** peripheres verknöcherndes Fibrom *nt*

e|pu|lo|fi|bro|ma [ˌɛpjələufaɪ'brəumə] *noun*: Epulofibrom *nt*, Epulis fibromatosa, Epulis fibrosa

e|qua|tor [ɪ'kweɪtər] *noun*: Äquator *m*, (*anatom.*) Equator *m*
equator of eyeball: Augapfeläquator *m*, Equator bulbi oculi
equator of lens: Linsenrand *m*, Equator lentis

e|qui|an|es|thet|ic [ˌɪkwɪˌænəs'θetɪk] *adj*: äquianästhetisch

e|qui|ca|lor|ic [ˌɪkwɪkə'lɑrɪk] *adj*: äquikalorisch, isokalorisch

e|qui|lib|ri|um [ˌɪkwɪ'lɪbrɪəm, ˌɛkwə-] *noun, plural* **-riums, -ria** [-rɪə]: Gleichgewicht *nt*, Äquilibrium *nt*, Equilibrium *nt* **in equilibrium** im Gleichgewicht (*with* mit)

e|qui|no|va|rus [ˌɪkwaɪnə'værəs] *noun*: Klumpfuß *m*, Pes equinovarus (excavatus et adductus)

e|qui|nus [ɪ'kwaɪnəs] *noun*: Spitzfuß *m*, Pes equinus

e|quiv|a|lent [ɪ'kwɪvələnt]: **I** *noun* Äquivalent *nt* (*of* für); (*chem.*) Grammäquivalent *nt* **II** *adj* äquivalent
caloric equivalent: Energieäquivalent *nt*, kalorisches Äquivalent *nt*
ventilation equivalent: Atemäquivalent *nt*, Ventilationsäquivalent *nt*

e|rad|i|ca|tion [ɪˌradɪ'keɪʃn] *noun*: Ausmerzung *f*, Ausrottung *f*

e|rec|tile [ɪ'rɛktl, -tɪl, -taɪl] *adj*: **1.** erigibel, schwellfähig, erektionsfähig, erektil **2.** aufrichtbar, aufgerichtet

e|rec|tion [ɪ'rɛkʃn] *noun*: Erektion *f*

e|re|thit|ic [ɛrə'θɪtɪk] *adj*: (über-)erregt, (über-)erregbar, reizbar, gereizt, erethisch

er|gas|to|plasm [ɜr'gæstəplæzəm] *noun*: Ergastoplasma *nt*

er|go|cal|cif|er|ol [ˌɜrgəukæl'sɪfərɑl, -rɔl] *noun*: Ergocalciferol *nt*, Vitamin D_2 *nt*

er|go|car|di|og|ra|phy [ˌɜrgəukɑːrdɪ'ɑgrəfɪ] *noun*: Ergokardiographie *f*, Ergokardiografie *f*

er|go|dy|nam|o|graph [ˌɜrgəudaɪ'næməgræf] *noun*: Ergodynamograph *m*, Ergodynamograf *m*

er|gog|ra|phy [ɜr'gɑgrəfɪ] *noun*: Ergographie f, Ergografie f

erlgomleltry [ɜr'gɑmətrɪ] *noun*: Ergometrie f

erlgolsome ['ɜrgəʊsəʊm] *noun*: Poly(ribo)som nt, Ergosom nt

erlgosltelrin [ɜr'gɑstərɪn] *noun*: → ergosterol

erlgosltelrol [ɜr'gɑstərəʊl, -rɔl] *noun*: Ergosterol nt, Ergosterin nt, Provitamin D₂ nt

erlgotlalmine [ɜr'gɑtəmiːn, -mɪn] *noun*: Ergotamin nt

erlgoltherlalpy [,ɜrgə'θerəpɪ] *noun*: Beschäftigungstherapie f, Ergotherapie f

erlgoltlism ['ɜrgətɪzəm] *noun*: Ergotismus m

erlgoltroplic [,ɜrgəʊ'trɑpɪk, -'trəʊ-] *adj*: leistungssteigernd, kraftentfaltend, ergotrop

elrolsion [ɪ'rəʊʒn] *noun*: **1.** oberflächlicher (Schleim-)Hautdefekt m, Erosion f **2.** Abtragung f, Auswaschung f; Ätzung f; Zerfressung f; angefressene Stelle f, Erosion f **3.** Verschleiß m

corneal erosion: Hornhauterosion f, Erosio corneae

exocervical erosion: Portioerosion f, Erosio portionis

elrotlic [ɪ'rɑtɪk] *adj*: sinnlich, erotisch

elroltolmalnia [ɪ,rəʊtəʊ'meɪnɪə, -jə] *noun*: Erotomanie f

elroltolpholbia [ɪ,rəʊtəʊ'fəʊbɪə] *noun*: Erotophobie f

elrucltaltion [ɪrʌk'teɪʃn] *noun*: Aufstoßen nt, Rülpsen nt, Ruktation f, Eruktation f

elrupltion [ɪ'rʌpʃn] *noun*: **1.** Ausbruch m, Hervortreten nt, Hervorbrechen nt, Eruption f **2.** (*Ausschlag*) Ausbruch m, Eruption f

drug eruption: Arzneimitteldermatitis f, -exanthem nt, Dermatitis medicamentosa

Kaposi's varicelliform eruption: Kaposi-Dermatitis f, Ekzema herpeticatum/herpetiformis, varizelliforme Eruption Kaposi f, Pustulosis acuta varicelliformis

light sensitive eruption: polymorphe Lichtdermatose (Haxthausen) f, polymorpher Lichtausschlag m, Sommerprurigo f, Prurigo aestivalis, Lupuserythematodes-artige Lichtdermatose f, Lichtekzem nt, Eccema solare, Dermatopathia photoelectrica

polymorphic light eruption: → *light sensitive eruption*

summer eruption: → *light sensitive eruption*

---

erlylsiplellas [erɪ'sɪpələs] *noun*: Wundrose f, Rose f, Erysipel nt, Erysipelas nt, Streptodermia cutanea lymphatica

erlylsiplelloid [erɪ'sɪpəlɔɪd]: **I** *noun* Erysipeloid nt, Rotlauf m, Schweinerotlauf m, Pseudoerysipel nt, Rosenbach-Krankheit f, Erythema migrans **II** *adj* erysipelähnlich, erysipeloid

Erlylsiplelloithrix [erə'sɪpələʊθrɪks] *noun*: Erysipelothrix f

erlylthelma [erə'θiːmə] *noun*: Hautrötung f, Erythem nt

erythema caloricum: Erythema caloricum

palmar erythema: Palmarerythem nt, Erythema palmare

radiation erythema: Röntgenerythem nt

erlylthemlaltous [erə'θemətəs] *adj*: erythematös

erlylthrallgia [erɪ'θrældʒ(ɪ)ə] *noun*: Erythralgie f

erlylthraslma [erɪ'θræzmə] *noun*: Erythrasma nt

Baerensprung's erythrasma: Baerensprung-Krankheit f, Zwergflechte Baerensprung f, Erythrasma (intertriginosum) nt

erlylthrelmia [erɪ'θriːmɪə] *noun*: Osler-Krankheit f, Osler-Vaquez-Krankheit f, Vaquez-Osler-Syndrom nt, Morbus m Vaquez-Osler, Polycythaemia vera, Polycythaemia rubra vera, Erythrämie f

erlylthrelmic [erɪ'θriːmɪk] *adj*: erythrämisch

elrythlrolblast [ɪ'rɪθrəblæst] *noun*: Erythroblast m, Erythrozytoblast m

elrythlrolblasltelmia [ɪ,rɪθrəblæs'tiːmɪə] *noun*: Erythroblastämie f, Erythroblastose f

elrythlrolblasltolma [ɪ,rɪθrəblæs'təʊmə] *noun*: Erythroblastom nt

elrythlrolblasltolpelnia [ɪ,rɪθrə,blæstə'piːnɪə] *noun*: Erythroblastopenie f

elrythlrolblasltolsis [ɪ,rɪθrəblæs'təʊsɪs] *noun*: Erythroblastose f, Erythroblastämie f

fetal erythroblastosis: fetale Erythroblastose f, Erythroblastosis fetalis, Morbus haemolyticus neonatorum

erlylthrocllalsis [erɪ'θrɑkləsɪs] *noun*: Erythrozytenfragmentierung f, Erythroklasie f

elrythlrolcylalnolsis [ɪ,rɪθrə,saɪə'nəʊsɪs] *noun*: Erythrozyanose f

elrythlrolcyte [ɪ'rɪθrəsaɪt] *noun*: rote Blutzelle f, rotes Blutkörperchen nt, Erythrozyt m

fluorescent erythrocyte: Porphyrozyt m

elrythlrolcytes [ɪ'rɪθrəsaɪtz] *plural*: Erythrozyten *pl*

e|ryth|ro|cy|thel|mia [ɪ,rɪθrəsaɪ'θiːmɪə] *noun*: **1.** Erythrozythämie *f*, Erythrozytose *f* **2.** Polyzythämie *f*, Polycythaemia *f*. → *erythremia*

e|ryth|ro|cy|tic [ɪ,rɪθrə'sɪtɪk] *adj*: erythrozytär

e|ryth|ro|cy|to|blast [ɪ,rɪθrə'saɪtəblæst] *noun*: → *erythroblast*

e|ryth|ro|cy|to|pe|nia [ɪ,rɪθrə,saɪtə'piːnɪə] *noun*: → *erythropenia*

e|ryth|ro|cy|toph|a|gous [ɪ,rɪθrəsaɪ'tafəgəs] *adj*: erythrophagisch

e|ryth|ro|cy|toph|a|gy [ɪ,rɪθrəsaɪ'tafədʒɪ] *noun*: Erythrophagozytose *f*, Erythrophagie *f*

e|ryth|ro|cy|to|poi|e|sis [ɪ,rɪθrə,saɪtəpɔɪ'iːsɪs] *noun*: → *erythropoiesis*

e|ryth|ro|cy|tor|rhex|is [ɪ,rɪθrə,saɪtə'reksɪs] *noun*: Erythrorrhexis *f*, Erythrozytorrhexis *f*

e|ryth|ro|cy|to|sis [ɪ,rɪθrəsaɪ'təʊsɪs] *noun*: Erythrozytose *f*, Erythrozythämie *f*

e|ryth|ro|cy|tu|ria [ɪ,rɪθrəsaɪ't(j)ʊərɪə] *noun*: Erythrozyturie *f*; Hämaturie *f*

e|ryth|ro|der|ma [ɪ,rɪθrə'dɜrmə] *noun*: **1.** → *erythrodermatitis* **2.** Wilson-Krankheit *f*, Dermatitis exfoliativa, Pityriasis rubra Hebra, Pityriasis rubra Hebra-Jadassohn

e|ryth|ro|der|ma|ti|tis [ɪ,rɪθrə,dɜrmə'taɪtɪs] *noun*: Erythroderma *nt*, Erythrodermie *f*

e|ryth|ro|der|mia [ɪ,rɪθrə'dɜrmɪə] *noun*: → *erythrodermatitis*

e|ryth|ro|don|tia [ɪ,rɪθrə'danʃɪə] *noun*: Erythrodontie *f*

e|ryth|ro|gen|ic [ɪ,rɪθrə'dʒenɪk] *adj*: **1.** erythrozytenbildend, erythrozytogen **2.** erythrogen

e|ryth|ro|leu|ke|mia [ɪ,rɪθrəluː'kiːmɪə] *noun*: Erythroleukämie *f*

e|ryth|ro|leu|ko|blas|to|sis [ɪ,rɪθrə,luːkəblæs'təʊsɪs] *noun*: Icterus neonatorum gravis

e|ryth|ro|leu|ko|sis [ɪ,rɪθrəluː'kəʊsɪs] *noun*: Erythroleukose *f*

e|ryth|ro|mel|al|gia [ɪ,rɪθrəmel'ældʒ(ɪ)ə] *noun*: Gerhardt-Syndrom *nt*, Mitchell-Gerhardt-Syndrom *nt*, Weir-Mitchell-Krankheit *f*, Erythromelalgie *f*, Erythralgie *f*, Erythermalgie *f*, Acromelalgie *f*

e|ryth|ro|mel|ia [ɪ,rɪθrə'miːlɪə] *noun*: Erythromelie *f*

e|ryth|ro|my|cin [ɪ,rɪθrə'maɪsɪn] *noun*: Erythromycin *nt*

er|y|thro|pa|thy [erɪ'θrɑpəθɪ] *noun*: Erythropathie *f*, Erythrozytopathie *f*

e|ryth|ro|pe|nia [ɪ,rɪθrə'piːnɪə] *noun*: Erythrozytenmangel *m*, Erythropenie *f*, Erythrozytopenie *f*

e|ryth|ro|phago|cy|to|sis [ɪ,rɪθrə,fægəʊsaɪ'təʊsɪs] *noun*: → *erythrocytophagy*

er|y|throph|a|gous [erɪ'θrɑfəgəs] *adj*: erythrophagisch

e|ryth|ro|phil [ɪ'rɪθrəfɪl] *adj*: → *erythrophilic*

e|ryth|ro|phil|ic [ɪ,rɪθrə'fɪlɪk] *adj*: erythrophil

e|ryth|ro|pla|kia [ɪ,rɪθrə'pleɪkɪə] *noun*: Erythroplakie *f*

e|ryth|ro|poi|e|sis [ɪ,rɪθrəpɔɪ'iːsɪs] *noun*: Erythro(zyto)genese *f*, Erythrozytenbildung *f*, Erythropo(i)ese *f*

e|ryth|ro|poi|et|ic [ɪ,rɪθrəpɔɪ'etɪk] *adj*: erythropoietisch, erythropoetisch

e|ryth|ro|poi|e|tin [ɪ,rɪθrə'pɔɪətɪn] *noun*: Erythropo(i)etin *nt*, erythropoetischer Faktor *m*

e|ryth|ro|pros|o|pal|gia [ɪ,rɪθrə,prasə'pældʒ(ɪ)ə] *noun*: Histaminkopfschmerz *m*, Erythroprosopalgie *f*

er|y|throp|sia [erɪ'θrapsɪə] *noun*: Rotsehen *nt*, Erythro(p)sie *f*

e|ryth|ro|pyk|no|sis [ɪ,rɪθrəpɪk'nəʊsɪs] *noun*: Erythropyknose *f*

e|ryth|ror|rhex|is [ɪ,rɪθrə'reksɪs] *noun*: → *erythrocytorrhexis*

e|ryth|ro|sed|i|men|ta|tion [ɪ,rɪθrə,sedɪmen'teɪʃn] *noun*: Erythrozytensenkung *f*, Erythrozytensedimentation *f*

er|y|thro|sis [erɪ'θrəʊsɪs] *noun*: Erythrose *f*, Erythrosis *f*

er|y|thru|ria [erɪ'θr(j)ʊərɪə] *noun*: Erythrurie *f*

es|cha|rot|o|my [eksə'ratəmɪ] *noun*: Escharotomie *f*

Esch|e|rich|ia [eʃə'rɪkɪə] *noun*: Escherichia *nt*

Escherichia coli: Escherich-Bakterium *nt*, Colibakterium *nt*, Colibazillus *m*, Kolibazillus *m*, Escherichia coli, Bacterium coli

e|so|de|vi|a|tion [,esədɪvɪ'eɪʃn] *noun*: **1.** latentes Einwärtsschielen *nt*, Esophorie *f*, Endophorie *f*, Strabismus convergens latens **2.** Einwärtsschielen *nt*, Esotropie *f*, Strabismus convergens/internus

e|soph|age|al [ɪ,safə'dʒiːəl, ,ɪsə'fædʒɪəl] *adj*: ösopageal, ösophagisch

e|soph|a|gec|ta|sia [ɪ,safədʒek'teɪʒ(ɪ)ə] *noun*: Ösophagusektasie *f*

e|soph|a|gec|to|my [ɪ,safə'dʒektəmɪ] *noun*: Ösophagektomie *f*

e|soph|a|git|ic [ɪ,safə'dʒaɪtɪk] *adj*: ösophagitisch

e|soph|a|gi|tis [ɪ,sɑfə'dʒaɪtɪs] *noun*: Ösophagitis *f*, Speiseröhrenentzündung *f*, Ösophagusentzündung *f*
candida esophagitis: Soorösophagitis *f*
chronic peptic esophagitis: Refluxösophagitis *f*, chronisch peptische Ösophagitis *f*
reflux esophagitis: Refluxösophagitis *f*, chronisch peptische Ösophagitis *f*

e|soph|a|go|an|tros|to|my [ɪ,sɑfəgəʊæn-'trɑstəmɪ] *noun*: Ösophagoantrostomie *f*

e|soph|a|go|bron|chi|al [ɪ,sɑfəgəʊ'brɑŋkɪəl] *adj*: ösophagobronchial, bronchoösophageal

e|soph|a|go|car|di|o|my|ot|o|my [ɪ,sɑfəgəʊ,kɑːrdɪəʊmaɪ'ɑtəmɪ] *noun*: Ösophagokardiomyotomie *f*, Kardiotomie *f*

e|soph|a|go|cele ['ɪsɑfəgəsiːl] *noun*: Speiseröhrenbruch *m*, Ösophagozele *f*

e|soph|a|go|col|lo|gas|tros|to|my [ɪ,sɑfəgəʊ,kəʊləgæs'trɑstəmɪ] *noun*: Ösophagokologastrostomie *f*

e|soph|a|go|col|lo|plas|ty [ɪ,sɑfəgəʊ'kəʊləplæstɪ] *noun*: Ösophagokoloplastik *f*

e|soph|a|go|du|o|de|nos|to|my [ɪ,sɑfəgəʊd(j)uːədɪ'nɑstəmɪ] *noun*: Ösophagoduodenostomie *f*

e|soph|a|go|dyn|ia [ɪ,sɑfəgəʊ'diːnɪə] *noun*: Speiseröhren-, Ösophagusschmerz *m*, Ösophagodynie *f*

e|soph|a|go|en|te|ros|to|my [ɪ,sɑfəgəʊentə'rɑstəmɪ] *noun*: Ösophagoenterostomie *f*

e|soph|a|go|e|soph|a|gos|to|my [ɪ,sɑfəgəʊɪ,sɑfə'gɑstəmɪ] *noun*: Ösophagoösophagostomie *f*

e|soph|a|go|fun|do|pex|ly [ɪ,sɑfəgəʊ,fʌndə'peksɪ] *noun*: Ösophagofundopexie *f*

e|soph|a|go|gas|trec|to|my [ɪ,sɑfəgəʊgæs'trektəmɪ] *noun*: Ösophagogastrektomie *f*

e|soph|a|go|gas|tric [ɪ,sɑfəgəʊ'gæstrɪk] *adj*: gastroösophageal, ösophagogastral

e|soph|a|go|gas|tro|a|nas|to|mo|sis [ɪ,sɑfəgəʊ,gæstrəə,næstə'məʊsɪs] *noun*: Ösophagogastrostomie *f*

e|soph|a|go|gas|tro|my|ot|o|my [ɪ,sɑfəgəʊ,gæstrəmaɪ'ɑtəmɪ] *noun*: Gottstein-Heller-Operation *f*, Kardiomyotomie *f*

e|soph|a|go|gas|tro|plas|ty [ɪ,sɑfəgəʊ'gæstrəplæstɪ] *noun*: Ösophagogastroplastik *f*, Kardiaplastik *f*

e|soph|a|go|gas|tros|col|py [ɪ,sɑfəgəʊgæs'trɑskəpɪ] *noun*: Ösophagogastroskopie *f*

e|soph|a|go|gas|tros|to|my [ɪ,sɑfəgəʊgæs'trɑstəmɪ] *noun*: Ösophagogastrostomie *f*

e|soph|a|go|je|ju|no|gas|tros|to|mo|sis [ɪ,sɑfəgəʊdʒɪ,dʒuːnəʊgæs,trɑstə-'məʊsɪs] *noun*: Ösophagojejunogastrostomie *f*

e|soph|a|go|je|ju|no|gas|tros|to|my [ɪ,sɑfəgəʊdʒɪ,dʒuːnəʊgæs'trɑstəmɪ] *noun*: Ösophagojejunogastrostomie *f*

e|soph|a|go|je|ju|no|plas|ty [ɪ,sɑfəgəʊdʒɪ'dʒuːnəplæstɪ] *noun*: Ösophagojejunoplastik *f*

e|soph|a|go|je|ju|nos|to|my [ɪ,sɑfəgəʊdʒɪdʒuː'nɑstəmɪ] *noun*: Ösophagojejunostomie *f*

e|soph|a|go|lar|yn|gec|to|my [ɪ,sɑfəgəʊlærɪn'dʒektəmɪ] *noun*: Ösophagolaryngektomie *f*

e|soph|a|go|my|co|sis [ɪ,sɑfəgəʊmaɪ'kəʊsɪs] *noun*: Speiseröhren-, Ösophagusmykose *f*

e|soph|a|go|my|ot|o|my [ɪ,sɑfəgəʊmaɪ-'ɑtəmɪ] *noun*: **1.** Ösophagomyotomie *f* **2.** Speiseröhren-Kardia-Schnitt *m*, Ösophagokardiomyotomie *f*, Kardiotomie *f*

e|soph|a|go|plas|ty [ɪ'sɑfəgəʊplæstɪ] *noun*: Speiseröhren-, Ösophagusplastik *f*

e|soph|a|gop|to|sis [ɪ,sɑfəgɑp'təʊsɪs] *noun*: Speiseröhrensenkung *f*, Ösophagoptose *f*

e|soph|a|gos|co|py [ɪ,sɑfə'gɑskəpɪ] *noun*: Ösophagoskopie *f*

e|soph|a|go|spasm [ɪ'sɑfəgəʊ,spæzəm] *noun*: Speiseröhrenkrampf *m*, Ösophagospasmus *m*

e|soph|a|go|ste|no|sis [ɪ,sɑfəgəʊstɪ'nəʊsɪs] *noun*: Ösophagusstenose *f*

e|soph|a|go|sto|mi|a|sis [ɪ,sɑfəgəʊstəʊ-'maɪəsɪs] *noun*: Oesophagostomiasis *f*

e|soph|a|gos|to|my [ɪ,sɑfə'gɑstəmɪ] *noun*: Ösophagostomie *f*

e|soph|a|got|o|my [ɪ,sɑfə'gɑtəmɪ] *noun*: Ösophagotomie *f*

e|soph|a|go|tra|che|al [ɪ,sɑfəgəʊ'treɪkɪəl] *adj*: ösophagotracheal, tracheoösophageal

e|soph|a|gus [ɪ'sɑfəgəs] *noun, plural* -gi [-dʒaɪ, -gaɪ]: Speiseröhre *f*, Ösophagus *m*
Barrett's esophagus: Barrett-Ösophagus *m*

es|o|pho|ria [esə'fəʊrɪə] *noun*: Esophorie *f*

es|o|tro|pia [,esə'trəʊpɪə] *noun*: Esotropie *f*

es|lo|trop|ic [ˌesə'trɑpɪk, -'trəʊp-] *adj*: esotrop

es|sen|tial [ə'senʃl] *adj*: **1.** essentiell; Haupt-, Grund- **2.** ätherisch

es|ter ['estər] *noun*: Ester *m*

es|ter|ase ['estəreɪz] *noun*: Esterase *f*

es|the|sia [es'θi:ʒ(ɪ)ə] *noun*: Sinneseindruck *m*, Gefühl *nt*, Empfindung *f*, Sensibilität *f*, Perzeption *f*, Ästhesie *f*

es|tra|di|ol [ˌestrə'daɪɔl, -ɑl] *noun*: Estradiol *nt*, Östradiol *nt*

es|tro|gen ['estrədʒən] *noun*: Estrogen *nt*, Östrogen *nt*

es|tro|gen|ic [ˌestrə'dʒenɪk] *adj*: östrogen

es|trone ['estrəʊn] *noun*: Estron *nt*, Östron *nt*, Follikulin *nt*, Folliculin *nt*

eth|a|nol ['eθənɔl, -nɑl] *noun*: Äthanol *nt*, Ethanol *nt*, Äthylalkohol *m*; Alkohol *m*

e|ther ['eθər] *noun*: **1.** Äther *m*, Ether *m* **2.** Diäthyläther *m*, Diethylether *m*; Äther *m*

e|the|re|al [ɪ'θɪərɪəl] *adj*: ätherhaltig, leicht flüchtig, ätherisch

eth|mo|fron|tal [ˌeθmə'frʌntl] *adj*: ethmofrontal

eth|moid ['eθmɔɪd]: **I** *noun* Siebbein *nt*, Os ethmoidale **II** *adj* **1.** → *ethmoidal* **2.** siebartig, kribriform

eth|moi|dal [eθ'mɔɪdl] *adj*: ethmoidal

eth|moi|dec|to|my [ˌeθmɔɪ'dektəmɪ] *noun*: Siebbeinausräumung *f*, Ethmoidektomie *f*

eth|moid|i|tis [ˌeθmɔɪ'daɪtɪs] *noun*: **1.** Ethmoiditis *f*, Sinusitis ethmoidalis **2.** Siebbeinentzündung *f*, Ethmoiditis *f*

eth|moid|ot|o|my [ˌeθmɔɪ'dɑtəmɪ] *noun*: Ethmoidotomie *f*

e|ti|o|gen|ic [ɪtɪəʊ'dʒenɪk] *adj*: auslösend, verursachend, kausal

e|ti|o|log|ic [ɪtɪəʊ'lɑdʒɪk] *adj*: ätiologisch

e|ti|ol|o|gy [ɪtɪ'ɑlədʒɪ] *noun*: **1.** Ätiologie *f* **2.** Krankheitsursachen *pl*, Ätiologie *f*

e|ti|o|trop|ic [ɪtɪəʊ'trɑpɪk] *adj*: ätiotrop, kausal, Kausal-

e|to|po|side [ɪtəʊ'pəʊsaɪd] *noun*: Etoposid *nt*

eu|bac|te|ri|um [ju:bæk'tɪərɪəm] *noun*, *plural* **-ria** [ju:bæk'tɪərɪə]: echtes Bakterium *nt*, Eubacterium *nt*

eu|chlor|hy|dria [ju:klɔːr'haɪdrɪə] *noun*: Euchlorhydrie *f*

eu|chro|mat|ic [ˌjukrə'mætɪk] *adj*: euchromatisch, achromatisch

eu|chro|ma|tin [ju:'krəʊmətɪn] *noun*: Achromatin *nt*, Euchromatin *nt*

eu|chro|ma|top|sy [ju:'krəʊmətɑpsɪ] *noun*: normales Farbensehen *nt*, Euchromatop(s)ie *f*

eu|gen|ic [ju:'dʒenɪk] *adj*: eugenisch

eu|gen|ics [ju:'dʒenɪks] *plural*: Eugenik *f*

eu|gly|ce|mia [ju:glaɪ'si:mɪə] *noun*: normaler Blutzuckerspiegel *m*, Euglykämie *f*

eu|gly|ce|mic [ju:glaɪ'si:mɪk] *adj*: euglykämisch, normoglykämisch

eu|gna|thia [ju:'neɪθɪə] *noun*: Eugnathie *f*

eu|gnos|tic [ju:'nɑstɪk] *adj*: eugnostisch

eu|kar|y|on [ju:'kærɪɑn] *noun*: **1.** Eukaryon *nt* **2.** → *eukaryote*

eu|kar|y|o|sis [ˌju:kærɪ'əʊsɪs] *noun*: Eukaryose *f*

eu|kar|y|ote [ju:'kærɪət, -əʊt] *noun*: Eukaryont *m*, Eukaryot *m*

eu|kar|y|ot|ic [ju:ˌkærɪ'ɑtɪk] *adj*: eukaryot, eukaryont, eukaryontisch

eu|men|or|rhea [ju:menə'rɪə] *noun*: Eumenorrhoe *f*

Eu|my|ce|tes [ju:maɪ'sɪtiːz] *plural*: Eumycota *pl*

eu|nuch|ism ['ju:nəkɪzəm] *noun*: Eunuchismus *m*

eu|nuch|oid ['ju:nəkɔɪd] *adj*: eunuchoid

eu|pep|tic [ju:'peptɪk] *adj*: eupeptisch

eu|ploid ['ju:plɔɪd] *adj*: euploid

eup|nea ['ju:pnɪə] *noun*: Eupnoe *f*

eup|ne|ic [ju:p'niːɪk] *adj*: eupnoisch

eu|pro|tein|e|mia [ju:ˌprəʊtɪ'ni:mɪə] *noun*: Euproteinämie *f*

eu|stal|chi|tis [ju:stə'kaɪtɪs] *noun*: Syringitis *f*, Salpingitis *f*

eu|tha|na|sia [ˌju:θə'neɪʒ(ɪ)ə, -zɪə] *noun*: **1.** leichter/schmerzloser Tod *m*, Euthanasie *f* **2.** Sterbehilfe *f*, Euthanasie *f*

eu|thy|roid [ju:'θaɪrɔɪd] *adj*: euthyreot

eu|to|cia [ju:'təʊsɪə] *noun*: Eutokie *f*

eu|ton|ic [ju:'tɑnɪk] *adj*: euton, normotonisch

eu|top|ic [ju:'tɑpɪk] *adj*: eutop, eutopisch, normotop, orthotop

eu|tro|phy ['ju:trəfɪ] *noun*: guter Ernährungszustand *m*; Eutrophie *f*

e|vac|u|lant [ɪ'vækjəwənt]: **I** *noun* **1.** entleerendes/abführendes Mittel *nt* **2.** Abführmittel *nt*, Evacantium *nt*, Kathartikum *nt* **3.** Brechmittel *nt*, Emetikum *nt* **4.** harntreibendes Mittel *nt*, Diuretikum *nt* **II** *adj* **5.** die Entleerung fördernd, entleerend **6.** den Stuhlgang fördernd, abführend

e|vac|u|la|tion [ɪˌvækjə'weɪʃn] *noun*: **1.** Aus-, Entleerung *f*, Evakuation *f* **2.** (*Darm*) Entleerung *f*, Abführen *nt*; Stuhlgang *m*; (*Blase*) Entleerung *f*, Miktion *f* **3.** Stuhl *m*, Fäzes *pl*, Faeces *pl*

E

e|vag|i|na|tion [ɪ,vædʒɪ'neɪʃn] noun: Evagination f

e|ven|tra|tion [,ɪven'treɪʃn] noun: Eventeration f
diaphragmatic eventration: Zwerchfellhochstand m

e|vide|ment [evid'mənt] noun: Ausräumung f, Ausschabung f, Auskratzung f, Kürettage f, Exkochleation f

e|vis|cer|la|tion [ɪ,vɪsə'reɪʃn] noun: Eventeration f, Evisceration f, Exenteration f; Exenteratio bulbi

e|voked [ɪ'vəʊkd] adj: evoziert

ev|ol|lu|tion [,evə'luːʃn] noun: 1. Entfaltung f, Entwicklung f 2. (biolog.) Entwicklung f, Evolution f
Denman's spontaneous evolution: Denman-Spontanentwicklung f
Douglas' spontaneous evolution: Douglas-Selbstentwicklung f
spontaneous evolution: Spontan-, Selbstentwicklung f

ex|ac|er|ba|tion [ɪg,zæsər'beɪʃn] noun: Exazerbation f

ex|am|i|na|tion [ɪg,zæmə'neɪʃn] noun: Untersuchung f
CSF examination: Liquordiagnostik f
real-time sonographic examination: Real-time-Technik f, Echt-Zeit-Verfahren nt

ex|la|nia [eg'zænɪə] noun: Mastdarmvorfall m, Rektumprolaps m, Exanie f

ex|lan|i|l|mate [eg'zænəmɪt, -meɪt] adj: besinnungslos; ohnmächtig, bewusstlos

ex|lan|i|l|ma|tion [eg,zænə'meɪʃn] noun: Bewusstlosigkeit f

ex|lan|them [eg'zænθəm] noun: Hautausschlag m, Exanthem nt

ex|lan|the|ma [,egzæn'θiːmə] noun, plural -mas, -malta [egzæn'θemətə]: →exanthem

ex|lan|them|l|a|tous [,egzæn'θemətəs] adj: exanthemartig, exanthematisch, exanthematös

ex|lar|thri|tis [eksɑːr'θraɪtɪs] noun: Periarthritis f

ex|lar|tic|lu|la|tion [eksɑːr,tɪkjə'leɪʃn] noun: Exartikulation f

ex|l|ca|va|tion [,ekskə'veɪʃn] noun: Aushöhlung f, Ausbuchtung f, Höhle f, Vertiefung f; (anatom.) Exkavation f, Excavatio f
rectouterine excavation: Douglas-Raum m, Excavatio rectouterina
rectovesical excavation: Proust-Raum m, Excavatio rectovesicalis

ex|cess [ɪk'ses]: I noun 1. Übermaß nt, Überfluss m (of an) 2. Überschuss m 3.

Exzess m II adj überschüssig, Überbase excess: Basenüberschuss m, Basenexzess m

ex|change [ɪks't∫eɪndʒ]: I noun Tausch m, Austausch m II v tauschen, austauschen, wechseln, auswechseln (for gegen)
plasma exchange: Plasmaaustausch m

ex|cise [ɪk'saɪz] v: (her-)ausschneiden, entfernen, exzidieren (from aus)

ex|ci|sion [ek'sɪʒn, ɪk-] noun: 1. (Her-)Ausschneiden nt, Exzidieren nt 2. (Her-)Ausschneidung f, Entfernung f, Exzision f (from aus)

ex|cit|ant [ɪk'saɪtnt, 'eksɪtənt]: I noun Reizmittel nt, Stimulans nt, Exzitans nt, Exzitantium nt, Analeptikum nt II adj anregend, belebend, stimulierend

ex|ci|ta|tion [,eksaɪ'teɪʃn, -sɪ-] noun: 1. (physiolog.) Anregung f, Reizung f; Reiz m, Exzitation f 2. (chem.) Anregung f

ex|coch|le|a|tion [eks,kɑklɪ'eɪʃn] noun: Auslöffeln nt, Auskratzen nt, Exkochleation f, Excochleatio f

ex|co|ri|a|tion [ɪk,skɔːrɪ'eɪʃn, -,skəʊr-] noun: Exkoriation f

ex|cre|ment ['ekskrəmənt] noun: 1. Ausscheidung f, Exkrement nt, Excrementum nt 2. Stuhl m, Kot m, Exkremente pl, Fäzes pl, Faeces pl

ex|cre|men|tal [ekskrə'mentl] adj: kotig, fäkal, fäkulent, sterkoral

ex|cre|ta [ɪk'skriːtə] plural: Ausscheidungen pl, Exkrete pl, Excreta pl

ex|crete [ɪk'skriːt] v: absondern; ausscheiden; sezernieren

ex|cre|tion [ɪk'skriːʃn] noun: 1. Ausscheidung f, Absonderung f, Exkretion f; Ausscheiden nt 2. Ausscheidung f, Exkret nt, Excretum nt

ex|en|ceph|al|ly [,eksən'sefəlɪ] noun: Exenzephalie f, Exenkephalie f

ex|en|ter|a|tion [ek,sentə'reɪʃn] noun: Ausweidung f, Eingeweide-, Organentfernung f, Exenteration f
orbital exenteration: Exenteratio orbitae

ex|er|e|sis [eks'erəsɪs] noun, plural -ses [-siːz]: 1. (Teil-)Entfernung f, Resektion f, Exhärese f, Exhairese f 2. Herausziehen nt, Exhärese f, Exhairese f

ex|fe|ta|tion [eksfɪ'teɪʃn] noun: ektopische oder extrauterine Gravidität f

ex|fo|li|la|tion [eks'fəʊlɪ'eɪʃn] noun: Abblättern nt, Abschälen nt; Abblätterung f, Abschälung f, Abstoßung f, Exfoliation f

ex|fo|li|la|tive [eks'fəʊlɪətɪv] adj: schuppend, abblätternd, exfoliativ

ex|hala|tion [ˌeks(h)əˈleɪʃn] *noun*: **1.**
Ausatmen *nt*; Ausatmung *f*, Exhalation
f **2.** Verströmen *nt*; Ausdünsten *nt*, Aus-
dünstung *f*, Geruch *m*
ex|hale [eksˈheɪl, eksˈeɪl]: I *vt* ausat-
men, exhalieren II *vi* ausatmen, exhalieren
ex|haus|tion [ɪgˈzɔːstʃn] *noun*: (extre-
me) Ermüdung *f*, Erschöpfung *f*
nervous exhaustion: hyperästhetisch-
emotionaler Schwächezustand *m*, neur-
asthenisches Syndrom *nt*, vasoneuroti-
sches Syndrom *nt*, vegetatives Syndrom *nt*, Neurasthenie *f*, neurozirkulatorische Dystonie *f*, vegetative Dystonie *f*, vegetative Labilität *f*
ex|hu|ma|tion [ˌekshjuːˈmeɪʃn] *noun*:
Exhumierung *f*
exo|cel|lu|lar [ˌeksəʊˈseljələr] *adj*: exo-
zellulär
exo|cer|vix [ˌeksəʊˈsɜrvɪks] *noun*: Ek-
tozervix *f*, Portio vaginalis cervicis
exo|en|zyme [ˌeksəʊˈenzaɪm] *noun*: **1.**
Exoenzym *nt* **2.** extrazelluläres Enzym
nt, Ektoenzym *nt*
exo|gen|ic [ˌeksəʊˈdʒenɪk] *adj*: exogen
exo|gle|nous [ekˈsɑdʒənəs] *adj*: exogen
ex|om|phal|os [eksˈɑmfələs, -lɑs] *noun*:
1. Nabelbruch *m*, Exomphalos *m*,
Exomphalozele *f*, Hernia umbilicalis **2.**
Nabelschnurbruch *m*, Exomphalos *m*,
Exomphalozele *f*, Hernia funiculi umbilicalis
ex|on [ˈekson] *noun*: Exon *nt*
ex|op|a|thy [eksˈɑpəθɪ] *noun*: exogene
Krankheit *f*, Exopathie *f*
ex|oph|thal|mos [ˌeksafˈθælmɑs] *noun*:
Glotzauge *nt*, Exophthalmus *m*
exo|phyt|ic [eksəʊˈfɪtɪk] *adj*: exophy-
tisch
exo|sep|sis [eksəʊˈsepsɪs] *noun*: exoge-
ne Sepsis *f*, Exosepsis *f*
exo|sep|tic [eksəʊˈseptɪk] *adj*: exosep-
tisch
exos|to|sis [ˌeksasˈtəʊsɪs] *noun, plural*
-ses [-siːz]: Exostose *f*
exos|tot|ic [ˌeksasˈtɑtɪk] *adj*: exosto-
tisch
exo|tox|ic [eksəʊˈtɑksɪk] *adj*: exotoxin-
bildend, Exotoxin-
exo|tox|in [eksəʊˈtɑksɪn] *noun*: Exoto-
xin *nt*, Ektotoxin *nt*
ex|pand|er [ɪkˈspændər] *noun*: Expan-
der *m*
plasma expander: Plasmaexpander *m*
ex|pan|sive [ɪkˈspænsɪv] *adj*: (*Wachs-
tum*) verdrängend, expansiv
ex|pec|to|rant [ɪkˈspektərənt]: I *noun*
Expektorans *nt* II *adj* schleimlösend,

auswurffördernd
ex|pec|to|ra|tion [ɪkˌspektəˈreɪʃn] *noun*:
1. Aus-, Abhusten *nt*, Auswerfen *nt*, Ex-
pektoration *f*, Expektorieren *nt* **2.**
(Aus-)Spucken *nt* **3.** Auswurf *m*, Ex-
pektorat *nt*, Sputum *nt*
ex|pi|rate [ˈekspɪreɪt] *noun*: ausgeatme-
te/abgeatmete Luft *f*, Exspirat *nt*
ex|pi|ra|tion [ˌekspɪˈreɪʃn] *noun*: **1.** Aus-
atmen *nt*, Ausatmung *f*, Exspiration *f*,
Exspirium *nt* **2.** letzter Atemzug *m*, Tod *m*
ex|pi|ra|to|ry [ekˈspaɪərətɔːriː, -təʊ-]
adj: exspiratorisch
ex|pire [ɪkˈspaɪər]: I *vt* (*Luft*) ausatmen,
exspirieren II *vi* ausatmen, exspirieren
ex|plan|ta|tion [ˌeksplænˈteɪʃn] *noun*:
Explantation *f*
ex|plo|ra|tion [ˌekspləˈreɪʃn] *noun*: **1.**
Untersuchung *f*, Erkundung *f*, Ausfor-
schung *f*, Exploration *f* **2.** Anamneseer-
hebung *f*, Exploration *f*
ex|plor|a|to|ry [ɪkˈsplɔːrətɔːriː, -təʊ-]
adj: untersuchend, Probe-, explorativ
ex|pres|sion [ɪkˈspreʃn] *noun*: Expres-
sion *f*, Exprimieren *nt*
gene expression: Genausprägung *f*,
-expression *f*
ex|san|guin|a|tion [eks,sæŋgwəˈneɪʃn]
noun: massiver Blutverlust *m*, Ausblu-
tung *f*, Ausbluten *nt*, Verbluten *nt*, Exsanguination *f*
ex|san|gui|no|trans|fu|sion [eks,sæŋgwɪ-
nəʊˈtrænsˈfjuːʒn] *noun*: Blutaustauschtransfusion *f*, Austauschtransfusion *f*, Blutaustausch *m*, Exsanguina-
tionstransfusion *f*
ex|sic|cant [ekˈsɪkənt] *noun*: austrock-
nendes Mittel *nt*, (Aus-)Trockenmittel
nt, Exsikkans *nt*
ex|stro|phy [ˈekstrəfɪ] *noun*: Ekstrophie *f*
bladder exstrophy: Spaltblase *f*, Bla-
senekstrophie *f*
ex|ten|sion [ɪkˈstenʃn] *noun*: **1.** Ausdeh-
nung *f* (*to* auf); Erweiterung *f*, Vergrößerung *f*; Verlängerung *f* **2.** Extension *f*,
Zug *m*, Streckung *f* **3.** (*Gliedmaße*)
Strecken *nt*, Durchstrecken *nt*
wire extension: Drahtextension *f*
ex|ten|sor [ɪkˈstensər, -sɔːr] *noun*: Ex-
tensor *m*, Musculus extensor
ex|te|ri|or [ɪkˈstɪərɪər]: I *noun* Äußere(s)
nt; Außenseite *f*; äußere Erscheinung *f*
II *adj* **1.** äußerlich, äußere(r, s), Außen-
2. von außen (kommend oder einwirkend)
ex|tern [ɪkˈstɜrn] *adj*: **1.** außen befind-
lich oder gelegen, äußere(r, s), äußerlich, extern, Außen- **2.** von außen kommend oder (ein-)wirkend

ex|ti|ma ['ekstɪmə] *noun, plural* **-mas, -mae** [-miː]: **1.** (*Gefäß*) Adventitia *f*, Tunica adventitia **2.** (*Organ*) Adventitia *f*, Tunica externa

ex|tir|pa|tion [ˌekstər'peɪʃn] *noun*: Extirpation *f*

extra-articular *adj*: extraartikulär

ex|tra|cap|sular [ˌekstrə'kæpsələr, -sjʊ-] *adj*: extrakapsulär

ex|tra|car|di|al [ˌekstrə'kɑːrpəl] *adj*: extrakardial

ex|tra|cel|lu|lar [ˌekstrə'seljələr] *adj*: extrazellulär

ex|tra|cor|po|re|al [ˌekstrəkɔːr'pɔːrɪəl] *adj*: extrakorporal, extrasomatisch

ex|tra|cra|ni|al [ˌekstrə'kreɪnɪəl] *adj*: extrakranial, extrakraniell

ex|tract ['ekstrækt]: **I** *noun* Extrakt *m*, Auszug *m* (*from* aus) **II** *v* ausziehen, ausscheiden, herauslösen, extrahieren

ex|trac|tion [ɪk'strækʃn] *noun*: Extraktion *f*

vacuum extraction: Vakuumextraktion *f*

ex|trac|tor [ɪk'stræktər] *noun*: Extraktionszange *f*, Extraktor *m*; (*gynäkol.*) (Geburts-)Zange *f*

vacuum extractor: Vakuumextraktor *m*

ex|tra|du|ral [ˌekstrə'dʊrəl, -'djʊər-] *adj*: extradural, peridural

ex|tra|he|pat|ic [ˌekstrəhɪ'pætɪk] *adj*: extrahepatisch

ex|tra|in|tes|ti|nal [ˌekstrɪn'testənl] *adj*: extraintestinal

ex|tra|med|ul|lar|ly [ˌekstrə'medəˌleriː, -me'dʌlərɪ] *adj*: extramedullär

ex|tra|os|se|ous [ˌekstrə'ɑsɪəs] *adj*: extraossär

ex|tra|peri|car|di|al [ˌekstrəˌperɪ'kɑːrdɪəl] *adj*: extraperikardial

ex|tra|pleu|ral [ˌekstrə'plʊərəl] *adj*: extrapleural

ex|tra|pros|ta|ti|tis [ˌekstrəˌprɑstə'taɪtɪs] *noun*: Paraprostatitis *f*

ex|tra|pul|mo|nar|ly [ˌekstrə'pʌlməˌneriː] *adj*: extrapulmonal

ex|tra|py|ram|i|dal [ˌekstrəpɪ'ræmɪdl] *adj*: extrapyramidal

ex|tra|re|nal [ˌekstrə'riːnl] *adj*: extrarenal

ex|tra|sen|so|ry [ˌekstrə'sensərɪ] *adj*: außer-, übersinnlich

ex|tra|so|mat|ic [ˌekstrəsəʊ'mætɪk, -sə-] *adj*: extrasomatisch, extrakorporal

ex|tra|sys|tol|le [ˌekstrə'sɪstəlɪ] *noun*: Extrasystole *f*

multiple extrasystoles: Extrasystolie *f*

ex|tra|tho|rac|ic [ˌekstrəθɔː'ræsɪk] *adj*: extrathorakal

ex|tra|ul|ter|line [ˌekstrə'juːtərɪn, -raɪn] *adj*: extrauterin

ex|tra|va|sate [ɪk'strævəseɪt] *noun*: Extravasat *nt*

ex|tra|va|sa|tion [ɪkˌstrævə'seɪʃn] *noun*: **1.** Extravasation *f* **2.** Extravasat *nt*

ex|tra|vas|cular [ˌekstrə'væskjələr] *adj*: extravasal

ex|tra|ven|tric|ular [ˌekstrəven'trɪkjələr] *adj*: extraventrikulär

ex|tra|ver|sion [ˌekstrə'vɜrʒn] *noun*: Extraversion *f*

ex|trem|i|ty [ɪk'stremətɪ] *noun, plural* **-ties**: **1.** äußeres Ende *nt*, Endstück *nt*, das Äußerste, Spitze *f*; (*anatom.*) Extremitas *f* **2.** Extremität *f*, Gliedmaße *f*, Glied *nt*

lower extremity: Bein *nt*, untere Extremität *f*, Membrum inferius

upper extremity: Arm *m*, obere Extremität *m*, Membrum superius

ex|trin|sic [ɪk'strɪnsɪk, -zɪk] *adj*: extrinsisch, extrinsic, exogen

ex|tro|ver|sion [ˌekstrəʊ'vɜrʒn] *noun*: Extraversion *f*

ex|trude [ɪk'struːd]: **I** *vt* ausstoßen, (her-)auspressen **II** *vi* (her-)vorstehen (*from* aus)

ex|tru|sion [ɪk'struːʒn] *noun*: (*Sekret*) Ausschleusung *f*, Extrusion *f*; Expulsion *f*

eccrine extrusion: ekkrine Extrusion *f*, Krinozytose *f*

ex|tu|ba|tion [ˌekst(j)ə'beɪʃn] *noun*: Extubation *f*

ex|u|date ['eksjʊdeɪt] *noun*: Exsudat *nt*, Ausschwitzung *f*

ex|u|da|tion [ˌeksjʊ'deɪʃn] *noun*: **1.** →*exudate* **2.** Ausschwitzung *f*, Ausschwitzen *nt*, Exsudation *f*

ex|u|da|tive [ɪg'zuːdətɪv] *adj*: exsudativ

eye [aɪ] *noun*: Auge *nt*; (*anatom.*) Oculus *nt*

blear eye: Lippitudo *f*, Triefauge *nt*, Lidrandentzündung *f*, Blepharitis marginalis

watery eye: Tränenträufeln *nt*, Epiphora *f*, Dakryorrhoe *f*

eye|ball ['aɪbɔːl] *noun*: Augapfel *m*, Bulbus *m* (oculi)

eye|brow ['aɪbraʊ] *noun*: **1.** (Augen-)Braue *f*, Supercilium *nt* **2.** Augenbrauenhaare *pl*, Supercilia *pl*

eye|glass ['aɪglæs] *noun*: **1.** Monokel *nt* **2. pair of eyeglasses** Brille *f* **3.** Okular *nt*

eye|ground ['aɪgraʊnd] *noun*: Augenhintergrund *m*, Fundus *m* (oculi)

eye|lash ['aɪlæʃ] *noun*: (Augen-)Wimper *f*, Cilium *nt*

eye|lid ['aılıd] *noun*: (Augen-)Lid *nt*, Palpebra *f*

eye|piece ['aıpi:s] *noun*: Okular *nt*

eye|pit ['aıpıt] *noun*: Augenhöhle *f*, Orbita *f*, Cavitas orbitalis

eye|sight ['aısaıt] *noun*: Sehkraft *f*, Visus naturalis; Sehen *nt* **have good/poor eyesight** gute/schwache Augen haben

lose one's eyesight das Augenlicht verlieren, erblinden

eye|strain ['aıstreın] *noun*: Asthenopie *f*

eye|tooth ['aıtu:θ] *noun*: Eck-, Reißzahn *m*, Dens caninus

eye|wash ['aıwɑʃ] *noun*: Augenwasser *nt*, Kollyrium *nt*, Collyrium *nt*

E

F

fa|bel|la [fə'belə] *noun, plural* -lae [-li:]:
Fabella *f*

fa|bism ['feɪbɪzəm] *noun*: Favismus *m*

face [feɪs] *noun*: 1. Gesicht *nt*; (*anatom.*) Facies *f* 2. Gesichtsausdruck *m*,
Miene *f*; Grimasse *f* 3. Außenfläche *f*,
Vorderseite *f*; (*anatom.*) Facies *f*
doll's face: Puppengesicht *nt*
masklike face: Maskengesicht *nt*
moon face: Mondgesicht *nt*, Facies lunata

face|ache ['feɪseɪk] *noun*: Gesichts-
schmerz *m*; Trigeminusneuralgie *f*

face-lift *noun*: Gesichts(haut)straffung *f*,
Facelifting *nt*

fac|et ['fæsɪt] *noun*: 1. (kleine) Fläche *f*,
Facette *f* 2. Gelenkfacette *f*

fa|cial ['feɪʃl]: I *noun* (kosmetische) Ge-
sichtsbehandlung *f* II *adj* fazial, Ge-
sichts-

fa|ci|es ['feɪʃiːz, 'fæʃ-] *noun, plural* fa-
cies: 1. Gesicht *nt*, Facies *f* 2. Außenfläche *f*, Vorderseite *f*, Facies *f* 3. Gesichtsausdruck *m*, Miene *f*
adenoid facies: Facies adenoidea
hippocratic facies: Hippokrates-Ge-
sicht *nt*, Facies hippocratica
hurloid facies: Wasserspeiergesicht *nt*,
Gargoylfratze *f*
leonine facies: Löwengesicht *nt*, Facies
leontina
mitral facies: Mitralgesicht *nt*, Facies
mitralis
myopathic facies: Sphinxgesicht *nt*, Facies myopathica
facies paralytica: Facies paralytica
seborrheic facies: Salbengesicht *nt*

fa|cil|i|tate [fə'sɪlɪteɪt] *v*: erleichtern,
fördern, ermöglichen

fa|cil|i|ta|tion [fə,sɪlɪ'teɪʃn] *noun*: 1.
Bahnung *f*, Facilitation *f* 2. Förderung *f*,
Erleichterung *f*

fa|ci|o|bra|chi|al [,feɪʃɪəʊ'breɪkɪəl] *adj*:
faziobrachial

fa|ci|o|ceph|al|al|gia [,feɪʃɪəʊ,sefə'læl-
dʒ(ɪ)ə] *noun*: Gesichtsneuralgie *f*

fa|ci|o|cer|vi|cal [,feɪʃɪəʊ'sɜrvɪkl] *adj*:
faziozervikal

fa|ci|o|ste|no|sis [,feɪʃɪəʊstɪ'nəʊsɪs]
noun: Faziostenose *f*

fac|ti|tious [fæk'tɪʃəs] *adj*: nicht natür-
lich, artifiziell

fac|tor ['fæktər] *noun*: 1. Faktor *m* 2.
Erbfaktor *m*
antihemophilic factor (A): antihämo-
philes Globulin *nt*, Antihämophiliefaktor *m*, Faktor VIII *m*
antinuclear factor: antinukleärer Faktor *m*
atrial natriuretic factor: atrialer natriuretischer Faktor *m*, Atriopeptin *nt*
basophil chemotactic factor: Basophi-
len-chemotaktischer Faktor *m*
B-cell differentiation factors: B-Zel-
lendifferenzierungsfaktoren *pl*
B-cell growth factors: B-Zellenwachs-
tumsfaktoren *pl*
blood clotting factor: (Blut-)Gerin-
nungsfaktor *m*, Koagulationsfaktor *m*
Castle's factor: 1. Intrinsic-Faktor *m*,
intrinsic factor 2. Cyanocobalamin *nt*,
Vitamin B$_{12}$ *nt*
Christmas factor: Faktor IX *m*, Christmas-Faktor *m*, Autothrombin II *nt*
citrovorum factor: N^{10}-Formyl-Tetra-
hydrofolsäure *f*, Citrovorum-Faktor *m*,
Leukovorin *nt*, Leucovorin *nt*
clotting factors: (Blut-)Gerinnungs-
faktoren *pl*
coagulation factors: (Blut-)Gerin-
nungsfaktoren *pl*
complement factor: Komplementfak-
tor *m*
diffusion factor: Hyaluronidase *f*
eosinophil chemotactic factor of anaphylaxis: Eosinophilen-chemotakti-
scher Faktor *m* der Anaphylaxie
epidermal growth factor: epidermaler
Wachstumsfaktor *m*
growth factor: Wachstumsfaktor *m*
Hageman factor: Faktor XII *m*, Hageman-Faktor *m*
histamine releasing factor: Histamin-
Releasing-Faktor *m*
hybridoma growth factor: Humanin-
terferon β$_2$ *nt*
immune adherence factor: Immunad-
härenzfaktor *m*
inhibiting factor: Inhibiting-Faktor *m*
intrinsic factor: Intrinsic-Faktor *m*
Laki-Lorand factor: Faktor XIII *m*, fi-
brinstabilisierender Faktor *m*, Laki-
Lorand-Faktor *m*
LE factors: antinukleäre Antikörper *pl*
leukocyte inhibitory factor: Leukozy-
tenmigration-inhibierender Faktor *m*
lymph node permeability factor: Lymph-

knotenpermeabilitätsfaktor *m*
macrophage-activating factor: Makrophagenaktivierungsfaktor *m*
macrophage chemotactic factor: Makrophagen-chemotaktischer Faktor *m*
macrophage cytotoxicity-inducing factor: macrophage cytotoxicity-inducing factor
macrophage disappearance factor: macrophage disappearance factor
macrophage growth factor: Makrophagenwachstumsfaktor *m*
macrophage Ia recruting factor: macrophage Ia recruiting factor
macrophage inhibitory factor: Migrationsinhibitionsfaktor *m*
macrophage slowing factor: macrophage slowing factor
macrophage spreading inhibitory factor: macrophage spreading inhibitory factor
milk factor: Mäuse-Mamma-Tumorvirus *nt*
necrotizing factor: Nekrotoxin *nt*
nerve growth factor: Nervenwachstumsfaktor *m*
neutrophil chemotactic factor: Neutrophilen-chemotaktischer Faktor *m*
osteoclast activating factor: Osteoklasten-aktivierender Faktor *m*
factor P: Properdin *nt*
phagocytosis factor: Phagozytosefaktor
platelet factor 4: Plättchenfaktor 4 *m*, Antiheparin *nt*
platelet activating factor: Plättchenaktivierender Faktor *m*
releasing factor: Releasingfaktor *m*, Releasinghormon *nt*
resistance transfer factor: Resistenztransferfaktor *m*
Rh factor: Rhesusfaktor *m*
rheumatoid factor: Rheumafaktor *m*
risk factors: Risikofaktoren *pl*
specific macrophage arming factor: specific macrophage arming factor
Stuart factor: → *Stuart-Prower factor*
Stuart-Prower factor: Faktor X *m*, Stuart-Prower-Faktor *m*, Autothrombin III *nt*
surfactant factor: Surfactant *nt*, Surfactant-Faktor *m*, Antiatelektasefaktor *m*
transfer factor: Transferfaktor *m*
tumor necrosis factor: Tumor-Nekrose-Faktor *m*, Cachectin *nt*
tumor necrosis factor α: Tumornekrosefaktor α *m*
virulence factor: Virulenzfaktor *m*
virus-encoded growth factor: virusco-

dierter Wachstumsfaktor *m*
von Willebrand factor: von Willebrand-Faktor *m*, Faktor VIII assoziiertes-Antigen *nt*
factor XI: Faktor XI *m*, Plasmathromboplastinantecedent *m*, antihämophiler Faktor C *m*, Rosenthal-Faktor *m*
fa|cul|ta|tive ['fækəlteɪtɪv] *adj:* freigestellt, wahlweise, fakultativ
fail|ure ['feɪljər] *noun:* Versagen *nt*, Störung *f*, Insuffizienz *f*
cardiac failure: → *heart failure*
heart failure: Herzinsuffizienz *f*, Myokardinsuffizienz *f*, Herzmuskelschwäche *f*, Insufficientia cordis
left-ventricular failure: Links(herz)insuffizienz *f*, Linksversagen *nt*
liver failure: Leberinsuffizienz *f*
right-ventricular failure: Rechts(herz)-insuffizienz *f*
faint [feɪnt]: **I** *noun* Ohnmacht *f*, Ohnmachtsanfall *m*, Synkope *f* **II** *noun* ohnmächtig werden, in Ohnmacht fallen (*with, from* vor)
fal|cu|la ['fælkjələ] *noun:* (Groß-)Hirnsichel *f*, Falx cerebri
falx [fælks, fɔːlks] *noun, plural* **fal|ces** ['fælsiːz, 'fɔːl-]: Sichel *f*, sichelförmige Struktur *f*, Falx *f*
falx of cerebellum: Kleinhirnsichel *f*, Falx cerebelli
falx of cerebrum: (Groß-)Hirnsichel *f*, Falx cerebri
far|a|di|za|tion [ˌfærədɪ'zeɪʃn, -daɪ-] *noun:* Faradisation *f*, Faradotherapie *f*
far|sight|ed [fɑːr'saɪtɪd] *adj:* weitsichtig, hyperop, hypermetropisch
far|sight|ed|ness ['fɑːr'saɪtɪdnɪs] *noun:* Weitsichtigkeit *f*, Hyperopie *f*, Hypermetropie *f*
fas|cia ['fæʃ(ɪ)ə] *noun, plural* **-ci|ae** [-ʃɪ-,iː]: Faszie *f*, Fascia *f*
abdominal fascia: Fascia abdominis
antebrachial fascia: Unterarmfaszie *f*, Fascia antebrachii
brachial fascia: Oberarmfaszie *f*, Fascia brachii
cervical fascia: Halsfaszie *f*, Fascia cervicalis
dartos fascia of scrotum: Muskelhaut *f* des Skrotums, Musculus dartos
dorsal fascia of foot: Fußrückenfaszie *f*, Fascia dorsalis pedis
dorsal fascia of hand: Handrückenfaszie *f*, Fascia dorsalis manus
nuchal fascia: Fascia nuchae
pectoral fascia: Pektoralisfaszie *f*, Fascia pectoralis
pelvic fascia: Beckenfaszie *f*, Fascia

pelvis

subcutaneous fascia: oberflächliche Unterhautfaszie *f*, Fascia superficialis

thoracolumbar fascia: Fascia thoracolumbalis

fas|ci|al ['fæʃ(ı)əl] *adj*: Faszien-, Fasziofas|ci|cle ['fæsıkl] *noun*: (Faser-)Bündel *nt*, Strang *m*, Faszikel *m*, (anatom.) Fasciculus *m*

fas|ci|cu|lar [fə'sıkjələr] *adj*: faszikulär

fas|ci|cu|la|tion [fə,sıkjə'leıʃn] *noun*: **1.** Faszikelbildung *f* **2.** Faszikulation *f*

fas|ci|cu|lus [fə'sıkjələs] *noun, plural* -li [-laı]: Faserbündel *nt*, Faszikel *m*, Fasciculus *m*

fas|ci|ec|to|my [,fæʃı'ektəmı] *noun*: Faszienexzision *f*, Fasziektomie *f*

fas|ci|i|tis [,fæʃı'aıtıs] *noun*: Faszienentzündung *f*, Fasciitis *f*

fas|ci|o|gen|ic [,fæsıə'dʒenık] *adj*: fasziogen

fas|ci|o|li|a|sis [,fæsıəʊ'laıəsıs] *noun*: Leberegelkrankheit *f*, Fascioliasis *f*

fas|ci|o|lop|si|a|sis [,fæsıəlɒp'saıəsıs] *noun*: Fasziolopsiasis *f*

fas|ci|or|rha|phy [fæʃı'ɔrəfı] *noun*: Fasziennaht *f*, Fasziorrhaphie *f*

fas|ci|ot|o|my [fæʃı'ɑtəmı] *noun*: Faszienspaltung *f*, Fasziotomie *f*

fat [fæt]: I *noun* **1.** Fett *nt*, Lipid *nt* **2.** Fettgewebe *nt* II *adj* **3.** dick, beleibt, fett(-leibig), korpulent, adipös **4.** fett, fettig, fetthaltig

depot fat: Depot-, Speicherfett *nt*

neutral fats: Neutralfette *pl*

storage fat: Speicher-, Depotfett *nt*

structural fat: Struktur-, Baufett *nt*

subcutaneous fat: Unterhautfettgewebe *nt*, Panniculus adiposus

fa|tal ['feıtl]: I *noun* tödlicher Unfall *m* II *adj* **1.** tödlich, fatal, letal **2.** fatal, unheilvoll, verhängnisvoll (*to* für) **3.** unvermeidlich

fat|ness ['fætnıs] *noun*: **1.** Fettleibigkeit *f*, Fettsucht *f*, Obesität *f*, Adipositas *f*, Obesitas *f* **run to fatness** Fett ansetzen **2.** Fettigkeit *f*, Fett-, Ölhaltigkeit *f*

fat-soluble *adj*: fettlöslich

fat|ty ['fætı] *adj*: **1.** fett, fettig, fetthaltig, adipös, Fett- **2.** fett, fettleibig, adipös, Fett-

fau|ces ['fɔːsiːz] *noun, plural* **fauces**: **1.** Schlund *m*, Schlundenge *f*, Fauces *f* **2.** Rachen *m*, Pharynx *m*

fau|cial ['fɔːʃl] *adj*: Rachen-, pharyngeal

fau|ci|tis [fɔː'saıtıs] *noun*: Faucitis *f*

fa|ve|o|lus [fə'vıələs] *noun, plural* -li [-laı]: Grübchen *nt*, Foveaola *f*

fa|vus ['feıvəs] *noun*: Erbgrind *m*, Favus *m*, Tinea (capitis) favosa, Dermatomycosis favosa

fear [fıər]: I *noun* **1.** Furcht *f*, Angst *f* (*of* vor; *that* dass) **2.** Befürchtung *f*, Besorgnis *f*, Sorge *f*, Bedenken *pl* **3.** Gefahr *f*, Risiko *nt* II *v* (sich) fürchten vor, Angst haben vor

fe|bril|cant ['febrıkənt] *adj*: fiebererzeugend, pyrogen, pyretisch

fe|bril|cide ['febrısaıd]: I *noun* Antipyretikum *nt* II *adj* fiebersenkend, antipyretisch

fe|bric|u|la [fı'brıkjələ] *noun*: leichtes Fieber *nt*, Febricula *f*

fe|bril|fa|cient [,febrı'feıʃənt] *adj*: fiebererzeugend, pyrogen, pyretisch

fe|bril|fic [fı'brıfık] *adj*: fiebererzeugend, pyretisch, pyrogen

fe|bril|fuge ['febrıfjuːdʒ] *adj*: fiebersenkend, antipyretisch, antifebril

fe|bril|e ['febrıl] *adj*: fieberhaft, fiebernd, fiebrig, fieberig, fieberkrank, febril

fe|cal ['fiːkl] *adj*: kotig, fäkal, fäkulent, sterkoral

fe|ca|lith ['fiːkəlıθ] *noun*: Kotstein *m*, Koprolith *m*

fe|ca|loid ['fiːkəlɔıd] *adj*: kotig, kotartig, stuhlartig, stuhlähnlich, fäkulent, sterkoral

fe|ca|lo|ma [fiːkə'ləʊmə] *noun*: Kotgeschwulst *f*, Fäkalom *nt*, Koprom *nt*, Sterkorom *nt*

fe|ca|lu|ri|a [fiːkə'l(j)ʊərıə] *noun*: Fäkalurie *f*

fe|ces ['fiːsiːz] *plural*: Stuhl *m*, Kot *m*, Fäzes *pl*, Faeces *pl*, Fäkalien *pl*

fe|cu|lent ['fekjələnt] *adj*: kotig, kotartig, stuhlartig, stuhlähnlich, fäkulent, sterkoral

fe|cund ['fiːkənd] *adj*: fruchtbar, zeugungsfähig, fortpflanzungsfähig, fertil

fe|cun|da|tion [,fiːkən'deıʃn, ,fe-] *noun*: Befruchtung *f*, Fertilisation *f*

fe|cun|di|ty [fı'kʌndətı] *noun*: Fertilität *f*

feed|back ['fiːdbæk] *noun*: Rückkopplung *f*, Feedback *nt*

fel|la|tion [fə'leıʃn] *noun*: Fellatio *f*

fe|male ['fiːmeıl]: I *noun* Frau *f* II *adj* **1.** weiblich **2.** weiblich, Frauen-

fem|i|nine ['femənın] *adj*: weiblich, feminin

fem|o|ral ['femərəl] *adj*: femoral

fem|o|ro|ab|dom|i|nal [,femərəʊæb'dɑmınl] *adj*: femoroabdominal

fem|o|ro|il|i|ac [,femərə'ılıæk] *adj*: femoroiliakal

fem|o|ro|pa|tel|lar [,femərəʊpə'telər] *adj*: femoropatellar

fem|o|ro|tib|i|al [ˌfemərə'tɪbɪəl] *adj*: femorotibial

fe|mur ['fiːmər] *noun, plural* **-murs, femo|ra** ['femərə]: **1.** Oberschenkelknochen *m*, Femur *nt*, Os femoris **2.** Oberschenkel *m*

fe|nes|trat|ed ['fenəstreɪtɪd] *adj*: gefenstert, fenestriert

fen|es|tra|tion [ˌfenə'streɪʃn] *noun*: **1.** (*chirurg.*) Fensterung(soperation *f*) *f*, Fenestration *f* **2.** (*patholog.*) Fenster *nt*; Defekt *m*

fer|men|ta|tion [ˌfɜrmen'teɪʃn] *noun*: Gärung *f*, Gärungsprozess *m*, Fermentation *f*, Fermentierung *f*
lactic acid fermentation: Milchsäuregärung *f*
protein fermentation: Eiweißfäulnis *f*, Eiweißgärung *f*

fern|ing ['fɜrnɪŋ] *noun*: Farnkrautphänomen *nt*, Arborisationsphänomen *nt*

fer|ri|hel|mo|glo|bin [ˌferɪ'hiːməɡləʊbɪn] *noun*: Methämoglobin *nt*, Hämiglobin *nt*

fer|ri|tin ['ferɪtɪn] *noun*: Ferritin *nt*

fer|ro|ki|net|ics [ˌferəʊkɪ'netɪks] *plural*: Ferrokinetik *f*

fer|ro|pro|tein [ˌferəʊ'prəʊtiːn, -tiːɪn] *noun*: Ferroprotein *nt*

fer|rox|i|dase [fer'aksɪdeɪz] *noun*: Caeruloplasmin *nt*, Ferroxidase I *f*

fer|tile ['fɜrtl] *adj*: fruchtbar, zeugungsfähig, fortpflanzungsfähig, fertil

fer|til|i|ty [fɜr'tɪlətɪ] *noun*: Fruchtbarkeit *f*, Fertilität *f*; (männliche) Befruchtungs-/Zeugungsfähigkeit *f*

fes|ter ['festər]: **I** *noun* **1.** Geschwür *nt*, Ulkus *nt* **2.** eiternde Wunde *f* **II** *v* **3.** eitern **4.** verwesen, verfaulen

fes|ter|ing ['festərɪŋ] *adj*: purulent, eiternd

fe|tal ['fiːtl] *adj*: fetal, fötal

fe|ta|tion [fɪ'teɪʃn] *noun*: **1.** Schwangerschaft *f*, Gravidität *f* **2.** Fetusentwicklung *f*

fe|ti|cide ['fiːtəsaɪd] *adj*: fetizid

fet|id ['fetɪd, 'fiː-] *adj*: übelriechend, stinkend, fetid, fötid

fe|to|gen|e|sis [ˌfiːtəʊ'dʒenəsɪs] *noun*: Föto-, Fetogenese *f*

fe|tog|ra|phy [fiː'tɑɡrəfɪ] *noun*: Fetographie *f*, Fetografie *f*

fe|to|ma|ter|nal [ˌfiːtəʊmə'tɜrnl] *adj*: fetomaternal

fe|top|a|thy [fiː'tɑpəθɪ] *noun*: **1.** Embryopathie *f* **2.** Fetopathie *f*
antiepileptic fetopathy: Antiepileptika-Embryofetopathie *f*
diabetic fetopathy: diabetische Embryopathie/Fetopathie *f*

fe|to|pla|cen|tal [ˌfiːtəʊplə'sentl] *adj*: fetoplazentar

α-fe|to|pro|tein [ˌfiːtəʊ'prəʊtiːn, -tiːɪn] *noun*: α₁-Fetoprotein *nt*, alpha₁-Fetoprotein *nt*

fe|tor ['fiːtər] *noun*: Foetor *m*
uremic fetor: Foetor uraemicus

fe|tos|co|py [fɪ'tɑskəpɪ] *noun*: Fetoskopie *f*

fe|to|tox|ic|i|ty [fiːtəʊtɑk'sɪsətɪ] *noun*: Fetotoxizität *nt*

fe|tus ['fiːtəs] *noun, plural* **-tus|es**: Fetus *m*, Fet *m*

fe|ver ['fiːvər] *noun*: **1.** Fieber *nt*, Febris *f* **2.** fieberhafte Erkrankung *f*, Fieber *nt*
aseptic fever: aseptisches Fieber *nt*, Febris aseptica
canicola fever: **1.** Kanikola-, Canicolafieber *nt*, Leptospirosis canicola **2.** Stuttgarter-Hundeseuche *f*
catheter fever: Katheter-, Urethral-, Harnfieber *nt*, Febris urethralis
cat-scratch fever: Katzenkratzkrankheit *f*, cat scratch disease *nt*, benigne Inokulationslymphoretikulose *f*, Miyagawanellose *f*
childbed fever: Kindbett-, Wochenbettfieber *nt*, Puerperalfieber *nt*, -sepsis *f*, Febris puerperalis
cotton-mill fever: Baumwollfieber *nt*, Baumwollpneumokoniose *f*, Byssinose *f*
Crimean hemorrhagic fever: Kongo-Krim-Fieber *nt*, hämorrhagisches Krim-Fieber *nt*
dehydration fever: Durstfieber *nt*
dengue fever: Dengue-Fieber *nt*
Ebola fever: Ebolaviruskrankheit *f*, Ebola-Fieber *nt*, Ebola hämorrhagisches Fieber *nt*
Haverhill fever: Rattenbisskrankheit II *f*, Rattenbissfieber II *nt*, atypisches Rattenbissfieber *nt*, Haverhill-Fieber *nt*, Bakterien-Rattenbissfieber *nt*, Streptobazillen-Rattenbissfieber *nt*, Erythema arthriticum epidemicum
hay fever: Heufieber *nt*, Heuschnupfen *m*
hemorrhagic fever: hämorrhagisches Fieber *nt*
hemp fever: Cannabiose *f*, Hanffieber *nt*, Hanfstaublunge *f*
intermittent fever: Wechselfieber *nt*, Febris intermittens
Lassa fever: Lassafieber *nt*
louse-borne relapsing fever: endemisches Rückfallfieber *nt*, Zeckenrückfallfieber *nt*
Malta fever: **1.** Bruzellose *f*, Brucellose *f*, Brucellosis *f* **2.** Malta-, Mittelmeerfieber *nt*, Febris mediterranea/melitensis

Mediterranean fever: **1.** Malta-, Mittelmeerfieber *nt*, Febris mediterranea/melitensis **2.** Boutonneusefieber *nt*, Fièvre boutonneuse **3.** familiäres Mittelmeerfieber *nt*, familiäre rekurrente Polyserositis *f*

metal fume fever: Metalldampffieber *nt*

nodal fever: Knotenrose *f*, Erythema nodosum

Pfeiffer's glandular fever: Pfeiffer-Drüsenfieber *nt*, infektiöse Mononukleose *f*, Monozytenangina *f*, Mononucleosis infectiosa

puerperal fever: Wochenbett-, Kindbettfieber *nt*, Puerperalfieber *nt*, -sepsis *f*, Febris puerperalis

Q fever: Balkangrippe *f*, Q-Fieber *nt*

quartan fever: **1.** Febris quartana **2.** Malariae-Malaria *f*, Malaria quartana

quotidian fever: **1.** Febris quotidiana **2.** Febris quotidiana bei Malaria (tropica), Malaria quotidiana

recurrent fever: Rückfallfieber *nt*, Febris recurrens

relapsing fever: Rückfallfieber *nt*, Febris recurrens

remittent fever: remittierendes Fieber *nt*, Febris remittens

rheumatic fever: rheumatisches Fieber *nt*, Febris rheumatica, akuter Gelenkrheumatismus *m*, Polyarthritis rheumatica acuta

Rocky Mountain spotted fever: Felsengebirgsfleckfieber *nt*, amerikanisches Zeckenbissfieber *nt*, Rocky Mountain spotted fever *nt*

salt fever: Salzfieber *nt*

scarlet fever: Scharlach *m*, Scharlachfieber *nt*, Scarlatina *f*

Sindbis fever: Sindbis-Fieber *nt*

splenic fever: Milzbrand *m*, Anthrax *m*

tertian fever: **1.** Febris tertiana **2.** Tertiana *f*, Dreitagefieber *nt*, Malaria tertiana

typhoid fever: Bauchtyphus *m*, Typhus *m*, Typhus *m* abdominalis, Febris typhoides

undulant fever: **1.** undulierendes Fieber *nt*, Febris undulans **2.** Brucellose *f*, Brucellosis *f*, Bruzellose *f*

urethral fever: → *urinary fever*

urinary fever: Katheter-, Urethral-, Harnfieber *nt*, Febris urethralis

wound fever: Wundfieber *nt*, Febris traumatica

yellow fever: Gelbfieber *nt*

zinc fume fever: Gieß(er)fieber *nt*, Zinkfieber *nt*

fe|ver|ish ['fiːvərɪʃ] *adj*: fieberhaft, fie-

bernd, fiebrig, fieberig, fieberkrank, febril

fi|ber ['faɪbər] *noun*: Faser *f*, Fibra *f*
A fibers: A-Fasern *pl*
association fibers: Assoziationsfasern *pl*, Neurofibrae associationis
B fibers: B-Fasern *pl*
collagen fiber: Kollagenfaser *f*
commissural fibers: Kommissurenfasern *pl*, Neurofibrae commissurales
elastic fiber: elastische Faser *f*
lens fibers: Linsenfasern *pl*, Fibrae lentis
Mahaim fibers: Mahaim-Fasern *pl*
pain fibers: Schmerzfasern *pl*
reticular fibers: Retikulinfaser *f*, Gitterfaser *f*, argyrophile Faser *f*
zonular fibers: Zonularfasern *pl*, Fibrae zonulares

fi|ber|scope ['faɪbərskəʊp] *noun*: Fiberendoskop *nt*

fi|bre ['faɪbər] *noun*: → *fiber*

fi|bre|mia [faɪˈbriːmɪə] *noun*: → *fibrinemia*

fi|bril ['faɪbrəl] *noun*: Fibrille *f*, Filament *nt*, Filamentbündel *nt*

fi|bril|lar ['faɪbrɪlər] *adj*: (fein-)faserig, fibrillär

fi|bril|la|tion [ˌfaɪbrɪˈleɪʃn] *noun*: **1.** (*patholog.*) Faserbildung *f*, Auffaserung *f* **2.** (*patholog.*) Fibrillieren *nt*, Fibrillation *f* **3.** (*kardiol.*) Flimmern *nt*
atrial fibrillation: Vorhofflimmern *nt*, Delirium cordis
ventricular fibrillation: Kammerflimmern *nt*

fi|brin ['faɪbrɪn] *noun*: Fibrin *nt*

fi|bri|ne|mia [ˌfaɪbrəˈniːmɪə] *noun*: Fibrinämie *f*

fi|brin|o|gen [faɪˈbrɪnədʒən] *noun*: Fibrinogen *nt*, Faktor I *m*

fi|brin|o|ge|ne|mia [faɪˌbrɪnədʒəˈniːmɪə] *noun*: Fibrinogenämie *f*, Hyperfibrinogenämie *f*

fi|brin|o|gen|ic [ˌfaɪbrɪnəˈdʒenɪk] *adj*: fibrinbildend, fibrinogen

fi|brin|o|ge|nol|y|sis [ˌfaɪbrɪnədʒɪˈnɑlɪsɪs] *noun*: Fibrinogenauflösung *f*, Fibrinogenolyse *f*

fi|brin|o|gen|o|lyt|ic [ˌfaɪbrɪnəˌdʒenəˈlɪtɪk] *adj*: fibrinogenspaltend, fibrinogeninaktivierend, fibrinogenolytisch

fi|brin|oid ['faɪbrɪnɔɪd]: I *noun* Fibrinoid *nt* II *adj* fibrinähnlich, fibrinoid

fi|bri|nol|y|sis [ˌfaɪbrɪˈnɑlɪsɪs] *noun*: Fibrinspaltung *f*, Fibrinolyse *f*

fi|bri|no|lyt|ic [ˌfaɪbrɪnəˈlɪtɪk] *adj*: fibrinspaltend, fibrinolytisch

fi|brin|ous ['faɪbrɪnəs] *adj*: fibrinartig,

F

fibrinhaltig, fibrinreich, fibrinös

fi|brin|u|ria [ˌfaɪbrɪ'n(j)ʊərɪə] *noun*: Fibrinurie *f*

fi|bro|ad|e|no|ma [ˌfaɪbrəʊædə'nəʊmə] *noun*: Fibroadenom *nt*, Adenofibrom *nt*, Adenoma fibrosum

fi|bro|ad|e|no|sis [ˌfaɪbrəʊædə'nəʊsɪs] *noun*: Fibroadenose *f*, Fibroadenomatosis

fi|bro|an|gi|o|ma [faɪbrəʊˌændʒɪ'əʊmə] *noun*: Fibroangiom *nt*

nasopharyngeal fibroangioma: Nasenrachenfibrom *nt*, juveniles Nasenrachenfibrom *nt*, Schädelbasisfibrom *nt*, Basalfibroid *nt*, Basalfibrom *nt*

fi|bro|blast ['faɪbrəblæst] *noun*: Fibroblast *m*

fi|bro|blas|tic [ˌfaɪbrə'blæstɪk] *adj*: fibroblastisch

fi|bro|blas|to|ma [ˌfaɪbrəʊblæs'təʊmə] *noun*: **1.** → fibroma **2.** → fibrosarcoma

fi|bro|car|ci|no|ma [faɪbrəʊˌkɑːrsɪ'nəʊmə] *noun*: Faserkrebs *m*, Szirrhus *m*, Skirrhus *m*, Carcinoma scirrhosum

fi|bro|car|ti|lage [ˌfaɪbrə'kɑːrtlɪdʒ] *noun*: Faserknorpel *m*, Bindegewebsknorpel *m*, Cartilago fibrosa/collagenosa

fi|bro|car|ti|lag|i|nous [ˌfaɪbrəˌkɑːrtɪ-'lædʒənəs] *adj*: fibrochondral, fibrokartilaginär, faserknorpelig

fi|bro|chon|dri|tis [ˌfaɪbrəʊkɑn'draɪtɪs] *noun*: Faserknorpelentzündung *f*, Fibrochondritis *f*

fi|bro|chon|dro|ma [ˌfaɪbrəʊkɑn'drəʊmə] *noun*: Fibrochondrom *nt*

fi|bro|cyte ['faɪbrəʊsaɪt] *noun*: Bindegewebszelle *f*, Fibrozyt *m*

fi|bro|dys|pla|sia [ˌfaɪbrəʊdɪs'pleɪʒ(ɪ)ə, -zɪə] *noun*: fibröse Dysplasie *f*, Fibrodysplasia *f*, Dysplasia fibrosa

fi|bro|e|las|tic [ˌfaɪbrəɪ'læstɪk] *adj*: fibroelastisch

fi|bro|e|las|to|sis [ˌfaɪbrəʊɪlæs'təʊsɪs] *noun*: Fibroelastose *f*

endocardial fibroelastosis: Endokardfibroelastose *f*, Fibroelastosis endocardii

fi|bro|en|chon|dro|ma [faɪbrəʊˌenkɑn-'drəʊmə] *noun*: Fibroenchondrom *nt*

fi|bro|ep|i|the|li|al [ˌfaɪbrəʊepɪ'θiːlɪəl] *adj*: fibroepithelial

fi|bro|ep|i|the|li|o|ma [ˌfaɪbrəʊepɪˌθɪlɪ-'əʊmə] *noun*: Fibroepitheliom *nt*, Fibroepithelioma *f*

fi|bro|fas|ci|tis [ˌfaɪbrəʊfə'saɪtɪs] *noun*: Fibromyalgie *f*, Fibrositissyndrom *nt*, Weichteilrheumatismus *m*

fi|bro|gen|e|sis [ˌfaɪbrə'dʒenəsɪs] *noun*: Fasersynthese *f*, Fibrogenese *f*

fi|bro|gen|ic [ˌfaɪbrə'dʒenɪk] *adj*: fibrogen

fi|bro|gli|o|ma [ˌfaɪbrəglaɪ'əʊmə] *noun*: Fasergliom *nt*, Fibrogliom *nt*

fi|bro|i|dec|to|my [ˌfaɪbrɔɪ'dektəmɪ] *noun*: Fibroidektomie *f*, Fibromektomie *f*

fi|bro|ker|a|to|ma [ˌfaɪbrəkerə'təʊmə] *noun*: Fibrokeratom *nt*

fi|bro|li|po|ma [ˌfaɪbrəʊlɪ'pəʊmə] *noun*: Fibrolipom *nt*, Lipoma fibrosum

fi|bro|ma [faɪ'brəʊmə] *noun*: Bindegewebsgeschwulst *f*, Fibrom *nt*, Fibroma *nt*

fi|bro|ma|to|sis [faɪˌbrəʊmə'təʊsɪs] *noun*: Fibromatose *f*

penile fibromatosis: Penisfibromatose *f*

plantar fibromatosis: Ledderhose-Syndrom I *nt*, Morbus Ledderhose *m*, plantare Fibromatose *f*, Plantaraponeurosenkontraktur *f*, Dupuytren-Kontraktur *f* der Plantarfaszie, Fibromatosis plantae

fi|bro|mec|to|my [ˌfaɪbrəʊ'mektəmɪ] *noun*: Fibromentfernung *f*, Fibromektomie *f*

fi|bro|my|ec|to|my [ˌfaɪbrəʊmaɪ'ektəmɪ] *noun*: Fibromentfernung *f*, Fibromektomie *f*

fi|bro|my|o|ma [ˌfaɪbrəʊmaɪ'əʊmə] *noun*: Fibromyom *nt*

fi|bro|my|o|mec|to|my [ˌfaɪbrəʊmaɪə-'mektəmɪ] *noun*: Fibromyomexzision *f*, Fibromyomektomie *f*

fi|bro|my|o|si|tis [ˌfaɪbrəʊˌmaɪə'saɪtɪs] *noun*: Fibromyositis *f*

fi|bro|nec|tin [ˌfaɪbrə'nektɪn] *noun*: Fibronektin *f*

fi|bro|neu|ro|ma [ˌfaɪbrəʊnjʊə'rəʊmə] *noun*: Neurofibrom *nt*, Fibroneurom *nt*

fi|bro|nu|cle|ar [ˌfaɪbrə'n(j)uːklɪər] *adj*: fibronukleär

fi|bro|pap|il|lo|ma [faɪbrəʊˌpæpə'ləʊmə] *noun*: Fibropapillom *nt*

fi|bro|pla|sia [ˌfaɪbrəʊ'pleɪʒ(ɪ)ə] *noun*: Fibroplasie *f*

retrolental fibroplasia: retrolentale Fibroplasie *f*, Frühgeborenenretinopathie *f*, Terry-Syndrom *nt*, Retinopathia praematurorum

fi|bro|sar|co|ma [ˌfaɪbrəʊsɑːr'kəʊmə] *noun*: Fibrosarkom *nt*

fi|bro|sis [faɪ'brəʊsɪs] *noun, plural* -ses [-siːz]: Fibrose *f*

cystic fibrosis: Mukoviszidose *f*, zystische (Pankreas-)Fibrose *f*, Fibrosis pancreatica cystica

endocardial fibrosis: Endokardfibrose *f*

endomyocardial fibrosis: Endomyokardfibrose *f*, Endokardfibroelastose *f*, Endomyokardose *f*

hepatic fibrosis: Leberfibrose *f*
mediastinal fibrosis: Mediastinalfibrose *f*
myocardial fibrosis: Myokardfibrose *f*, Myofibrosis cordis
pancreatic fibrosis: Pankreasfibrose *f*
pulmonary fibrosis: **1.** Lungenfibrose *f* **2.** Lungenzirrhose *f*, diffuse interstitielle Lungenfibrose *f*
fibrolsiltis [ˌfaɪbrəˈsaɪtɪs] *noun*: Weichteilrheumatismus *m*, Fibrositis-Syndrom *m*
filbrotlic [faɪˈbrɑtɪk] *adj*: fibrotisch
filbrous [ˈfaɪbrəs] *adj*: faserig, faserreich, fibrös; bindegewebsartig, bandartig, sehnenartig, desmoid
filbulla [ˈfɪbjələ] *noun, plural* **-las, -lae** [-liː]: Wadenbein *nt*, Fibula *f*
filbullar [ˈfɪbjələr] *adj*: fibular, peronäal, peroneal
filcolsis [faɪˈkəʊsɪs] *noun*: Sycosis *f*
field [fiːld] *noun*: Feld *nt*, Gebiet *nt*, Bezirk *m*, Bereich *m*
visual field: Augenfeld *nt*; Blick-, Gesichtsfeld *nt*
fillalment [ˈfɪləmənt] *noun*: Filament *nt*, Filamentum *nt*
filalmenltous [fɪləˈmentəs] *adj*: **1.** fadenförmig, faserig, faserartig, Fasern-; filiform **2.** filamentös
fillarlia [fɪˈleərɪə] *noun, plural* **-ilae** [fɪˈleərɪˌiː]: Filarie *f*, Filaria *f*
Filaria immitis: Herzwurm *m*, Dirofilaria immitis
fillarlial [fɪˈleərɪəl] *adj*: Filarien-
fillalrilalsis [ˌfɪləˈraɪəsɪs] *noun*: Filarieninfektion *f*, Filariasis *f*
fillarliclildal [fɪˌleərɪˈsaɪdl] *adj*: filarien(ab)tötend, filarizid
filliform [ˈfɪləfɔːrm, ˈfaɪl-] *adj*: fadenförmig, faserig, faserartig, filiform
filling [ˈfɪlɪŋ] *noun*: Plombe *f*
film [fɪlm]: **I** *noun* **1.** Film *m*, Membran *f*, Membrane *f* **2.** Film *m*, Überzug *m*, (dünne) Schicht *f*, Häutchen *nt*, Belag *m* **3.** Film *m*; Bild *nt*, Aufnahme *f* **II** *v* überziehen (*with* mit); ein Häutchen bilden
plain film: Leeraufnahme *f*
fillter [ˈfɪltər]: **I** *noun* Filter *m/nt* **II** *v* filtern, filtrieren
bacterial filter: Bakterienfilter *m*
filltrate [ˈfɪltreɪt]: **I** *noun* Filtrat *nt* **II** *v* (ab-)filtern, filtrieren
glomerular filtrate: Glomerulumfiltrat *nt*, glomeruläres Filtrat *nt*
filltraltion [fɪlˈtreɪʃn] *noun*: Filtration *f*, Filtrierung *f*, Filtrieren *nt*
fimlbria [ˈfɪmbrɪə] *noun, plural* **-brilae**

[-briː]: Franse *f*, Fimbrie *f*
ovarian fimbria: längste Tubenfimbrie *f*, Ovarialfimbrie *f*, Fimbria ovarica
fimbriae of uterine tube: Tubenfimbrien *pl*, Fimbriae tubae uterinae
fimlbrilate [ˈfɪmbrɪɪt, -eɪt] *adj*: befranst
fimlbrilecltolmy [ˌfɪmbrɪˈektəmɪ] *noun*: Fimbriektomie *f*
fimlbrilolcele [ˈfɪmbrɪəsiːl] *noun*: Fimbriozele *f*
fimlbrilollylsis [fɪmbrɪˈɑlɪsɪs] *noun*: Fimbriolyse *f*
fimlbrilolplaslty [ˈfɪmbrɪəplæstɪ] *noun*: Fimbrienplastik *f*
finlger [ˈfɪŋgər]: **I** *noun* Finger *m*; (*anatom.*) Digitus *m* **II** *v* befühlen, betasten, (be-)fingern, anfassen, herumfingern (an)
clubbed fingers: Trommelschlegelfinger *pl*, Digiti hippocratici
drumstick fingers: Trommelschlegelfinger *pl*, Digiti hippocratici
hippocratic fingers: Trommelschlegelfinger *pl*, Digiti hippocratici
index finger: Zeigefinger *m*, Index *m*, Digitus secundus
little finger: Kleinfinger *m*, Digitus minimus/quintus manus
Madonna fingers: Madonnenfinger *pl*
mallet finger: Hammerfinger *m*
middle finger: Mittelfinger *m*, Digitus medius/tertius
ring finger: Ringfinger *m*, Digitus anularis/quartus
spider fingers: **1.** Spinnenfingrigkeit *f*, Arachnodaktylie *f*, Dolichostenomelie *f* **2.** Marfan-Syndrom *nt*, Arachnodaktylie-Syndrom *nt*
finlgerlnail [ˈfɪŋgərneɪl] *noun*: (Finger-)Nagel *m*; (*anatom.*) Unguis *m*
finlgerlprint [ˈfɪŋgərprɪnt] *noun*: Fingerabdruck *m*, Daktylogramm *nt*
finlgerltip [ˈfɪŋgərtɪp] *noun*: Fingerspitze *f*
fislsion [ˈfɪʃn]: **I** *noun* **1.** Spaltung *f*, Spalten *nt* **2.** Teilung *f*, Zellteilung *f* **3.** Kernspaltung *f* **II** *vt* spalten **III** *vi* sich spalten
fislsure [ˈfɪʃər]: **I** *noun* Spalt(e) *f* *m*, Furche *f*, Rinne *f*, Fissur *f*, Fissura *f* **II** *vt* spalten **III** *vi* sich spalten, aufspringen
anal fissure: Analfissur *f*, Fissura ani
cerebellar fissures: Kleinhirnfurchen *pl*, Fissurae cerebelli
glaserian fissure: Glaser-Spalte *f*, Fissura petrotympanica
fissure of glottis: Stimmritze *f*, Rima glottidis
oral fissure: Mundspalte *f*, Rima oris

palpebral fissure: Lidspalte *f*, Rima palpebrarum

fissure of Rolando: Rolando-Fissur *f*, Sulcus centralis cerebri

fis|su|rec|to|my [fɪʃə'rektəmɪ] *noun*: Fissurektomie *f*

fist [fɪst] *noun*: Faust *f*

fis|tu|la ['fɪstʃələ] *noun, plural* -las, -lae ['fɪstʃəli:]: **1.** (*patholog.*) Fistel *f*, Fistula *f* **2.** (*chirurg.*) Fistel *f*; Shunt *m*

abdominal fistula: (äußere) Bauchfistel *f*

abscess fistula: Abszessfistel *f*

anal fistula: Analfistel *f*, Fistula ani

anorectal fistula: After-Mastdarm-Fistel *f*, Anus-Rektum-Fistel *f*, Anorektalfistel *f*, Fistula anorectalis

arteriovenous fistula: **1.** (*patholog.*) arteriovenöse Fistel *f* **2.** (*chirurg.*) arteriovenöse Fistel *f*, arteriovenöser Shunt/Bypass *m*

biliary fistula: Galle(n)fistel *f*, biliäre Fistel *f*, Fistula biliaris

bronchial fistula: Bronchusfistel *f*

coccygeal fistula: Steißbeinfistel *f*, Fistula coccygealis

colonic fistula: Dickdarm-, Kolonfistel *f*

complete fistula: komplette Fistel *f*, Fistula completa

CSF fistula: Liquorfistel *f*

duodenal fistula: Duodenal-, Duodenumfistel *f*

enterovesical fistula: Darm-(Harn-)Blasen-Fistel *f*, Darm-Blasen-Fistel *f*, enterovesikale Fistel *f*

esophageal fistula: **1.** Ösophagotracheal-, Tracheoösophagealfistel *f* **2.** (*chirurg.*) Ösophagostoma *nt*

esophagotracheal fistula: Ösophagotracheal-, Tracheoösophagealfistel *f*

fecal fistula: Kotfistel *f*, Fistula stercoralis

gastric fistula: **1.** (*patholog.*) Magenfistel *f*, Fistula gastrica **2.** (*chirurg.*) Magenfistel *f*, Gastrotoma *nt*

hepatic artery-portal venous fistula: Fistel *f* zwischen Arteria hepatica und Vena portae, Arteria hepatica-Vena portae-Fistel *f*, Hepatica-Porta-Fistel *f*

incomplete fistula: inkomplette/blinde Fistel *f*, Fistula incompleta

intestinal fistula: Darmfistel *f*

lacteal fistula: Milch(gangs)fistel *f*

lymphatic fistula: Lymphfistel *f*, Fistula lymphatica

omphalomesenteric fistula: Dottergangsfistel *f*, Fistula omphaloenterica

pancreatic fistula: Pankreasfistel *f*

perianal fistula: perianale Fistel *f*, Peri-

analfistel *f*

perineal fistula: Damm-, Beckenbodenfistel *f*, Fistula perinealis

pilonidal fistula: Pilonidalsinus *m*, -fistel *f*, Fistula pilonidalis

pulmonary fistula: Lungenfistel *f*

rectal fistula: Mastdarm-, Rektalfistel *f*, Fistula rectalis

rectourethral fistula: Mastdarm-Harnröhren-Fistel *f*, Rektourethralfistel *f*, Fistula rectourethralis

rectovaginal fistula: Rektovaginalfistel *f*, Mastdarm-Scheiden-Fistel *f*, Fistula rectovaginalis

rectovesical fistula: Rektovesikalfistel *f*, Mastdarm-Blasen-Fistel *f*, Fistula rectovesicalis

rectovestibular fistula: Mastdarm-Scheidenvorhof-Fistel *f*, Rektovestibulärfistel *f*, Fistula rectovestibularis

salivary fistula: Speichelfistel *f*

small intestinal fistula: Dünndarmfistel *f*

thyroglossal fistula: Thyroglossusfistel *f*

tracheal fistula: Trachea(l)fistel *f*

tracheoesophageal fistula: Ösophagus-Trachea-Fistel *f*, Ösophagotrachealfistel *f*, Tracheoösophagealfistel *f*

umbilical fistula: **1.** Nabelfistel *f*, Fistula umbilicalis **2.** Dottergangsfistel *f*, Fistula omphaloenterica

urachal fistula: Urachusfistel *f*

ureteral fistula: Harnleiter-, Ureterfistel *f*, Fistula ureterica

urinary fistula: Harnfistel *f*

vaginal fistula: Scheidenfistel *f*

vesical fistula: Blasenfistel *f*, Fistula vesicalis

vesicorectal fistula: Blasen-Rektum-Fistel *f*, vesikorektale Fistel *f*, Fistula vesicorectalis

vesicouterine fistula: Blasen-Gebärmutter-Fistel *f*, vesikouterine Fistel *f*, Fistula vesicouterina

vesicovaginal fistula: Blasen-Scheiden-Fistel *f*, Vesikovaginalfistel *f*, vesikovaginale Fistel *f*, Fistula vesicovaginalis

fis|tu|lec|to|my [fɪstʃə'lektəmɪ] *noun*: Syringektomie *f*

fis|tu|lo|en|ter|os|to|my [ˌfɪstʃələʊentə-'rɑstəmɪ] *noun*: Fistuloenterostomie *f*

fis|tu|log|ra|phy [ˌfɪstʃə'lɑgrəfɪ] *noun*: Fistulographie *f*, Fistulografie *f*

fis|tu|lot|o|my [fɪstʃə'lɑtəmɪ] *noun*: Syringotomie *f*

fit [fɪt] *noun*: Anfall *m*

apoplectic fit: Schlaganfall *m*, Gehirnschlag *m*, apoplektischer Insult *m*,

Apoplexie f, Apoplexia (cerebri) f
fixation [fɪk'seɪʃn] *noun*: Fixierung f,
Fixieren nt
screw fixation: Verschraubung f, Ver-
schrauben nt, Schraubenosteosynthese f
wire fixation: Verdrahtung f, Verdrah-
ten nt, Drahtosteosynthese f
flaccid ['flæksɪd] *adj*: schlaff, kraftlos,
atonisch
flaccida ['flæksɪdə] *noun*: Flaccida f,
Pars flaccida membranae tympanicae
flagellar [flə'dʒelər, 'flædʒə-] *adj*:
Geißel-
Flagellata [ˌflædʒə'leɪtə] *plural*: Gei-
ßeltierchen pl Flagellaten pl, Mastigo-
phoren pl
flagellate ['flædʒəlɪt] I *noun* Geißel-
tierchen nt, Flagellat m, Flagellatum nt
II *adj* geißeltragend, begeißelt, Geißel-
flagellation [ˌflædʒə'leɪʃn] *noun*: Flagellation f
flagellum [flə'dʒeləm] *noun, plural*
-lums, -la [-lə]: Geißel f, Flimmer m, Fla-
gelle f, Flagellum nt
flank [flæŋk] *noun*: Flanke f, Weiche f;
Lende f; Seite f
flap [flæp] *noun*: Lappen m, Hautlappen
m, Gewebelappen m
flatulence ['flætʃələns] *noun*: Gebläht-
sein nt, Blähung(en pl) f, Flatulenz f
cause/produce flatulence blähen, Blähungen verursachen
flatus ['fleɪtəs] *noun*: Flatus m
flatus vaginalis: Flatus vaginalis, Gar-
rulitas vulvae
flavectomy [flə'vektəmɪ] *noun*: Fla-
vektomie f
flavin ['fleɪvɪn] *noun*: Flavin nt
flavivirus [ˌfleɪvɪ'vaɪrəs] *noun*: Flavivirus nt
Flavobacterium [fleɪvəʊbæk'tɪərɪəm]
noun: Flavobakterium nt
flea [fliː] *noun*: Floh m
rat flea: Rattenfloh m
sand flea: Sandfloh m, Tunga penetrans
flesh [fleʃ] *noun*: Muskelgewebe nt;
Fleisch nt
flexion ['flekʃn] *noun*: **1.** Beugung f,
Biegung f, Krümmung f **2.** Biegen nt,
Beugen nt
plantar flexion: Plantarflexion f
flexor ['fleksər] *noun*: Beuger m, Beugemuskel m, Flexor m, Musculus flexor
flexure ['flekʃər] *noun*: **1.** Biegung f,
Beugung f, Krümmung f, Flexur f;
(*anatom.*) Flexura f **2.** Biegen nt, Beugen nt
duodenal flexure: Zwölffingerdarm-

krümmung f, Duodenalflexur f, Flexura duodeni
duodenojejunal flexure: Duodenojeju-
nalflexur f, Flexura duodenojejunalis
floaters ['fləʊtərs] *plural*: Mückensehen nt, Myiodesonsia f, Mouches volantes
flooding ['flʌdɪŋ] *noun*: **1.** (*gynäkol.*)
starke Uterusblutung f; Menorrhagie f
2. (*psychiat.*) Reizüberflutung f
flora ['flɔʊrə] *noun, plural* **floras, florae**
['flɔʊriː]: **1.** Flora f, Pflanzenwelt f **2.**
Flora f, Bakterienflora f
intestinal flora: Darmflora f
oral flora: Mundflora f
skin flora: Hautflora f
florid ['flɔʊrɪd, 'flɔː-] *adj*: blühend, stark
entwickelt oder ausgeprägt, floride,
florid
flow [fləʊ] I *noun* **1.** Fließen nt, Rinnen
nt, Strömen nt **2.** Fluss m, Strom m;
Flow m **3.** Monatsblutung f, Periode f,
Regel f, Menses pl, Menstruation f **4.**
Strom(fluss m) m II *vi* **5.** fließen, rinnen, strömen (*from* aus); zirkulieren **6.**
menstruieren
backward flow: Reflux m, Regurgitation f
blood flow: Blutfluss m, Durchblutung
f, Perfusion f
menstrual flow: Monatsblutung f, Periode f, Regel f, Menses pl, Menstruation f
flu [fluː] *noun*: Grippe f, Influenza f **have (the) flu** (die) Grippe haben
flucloxacillin [ˌfluːklɔksə'sɪlɪn] *noun*:
Flucloxacillin nt
fluid ['fluːɪd]: I *noun* Flüssigkeit f;
nicht-festes Mittel nt, Fluid nt II *adj*
flüssig, fließend; fluid
amniotic fluid: Fruchtwasser nt, Amnionflüssigkeit f, Liquor amnii
cerebrospinal fluid: Hirnflüssigkeit f,
Gehirn- und Rückenmarksflüssigkeit f,
Liquor m, Liquor cerebrospinalis
extracellular fluid: Extrazellularflüs-
sigkeit f
intracellular fluid: intrazelluläre Flüssigkeit f, Intrazellularflüssigkeit f
fluke [fluːk] *noun*: Saugwurm m, Egel
m, Trematode f
lung fluke: Lungenegel m, Paragoni-
mus ringeri/westermani
fluor ['fluːɔːr] *noun*: Ausfluss m, Fluor m
fluorescein [fluə'resɪn, flɔː-] *noun*:
Fluorescein nt
fluoride ['fluːraɪd, -ɪd] *noun*: Fluorid nt
fluorine ['fluərɪn, -riːn] *noun*: Fluor nt
fluorography [fluə'rɑgrəfɪ] *noun*:
Röntgendurchleuchtung f, Schirmbild-

verfahren nt
flu|o|ro|im|mu|no|as|say ['fluərəʊ,ɪmjən-
əʊ,æseɪ] noun: Fluoreszenzimmuno-
assay m
flu|o|ro|roent|ge|nog|ra|phy [fluərəʊ-
,rentgə'nɑgrəfɪ] noun: Röntgendurchleuchtung f, Schirmbildverfahren nt
flu|o|ros|co|py [fluə'rɑskəpɪ] noun: Durch-
leuchtung f, Röntgendurchleuchtung f,
Fluoroskopie f
flu|o|ro|sis [fluə'rəʊsɪs] noun: Fluorose f
dental fluorosis: Dentalfluorose f
flush [flʌʃ]: I noun Wallung f, Hitze f,
Flush m, Flushing nt II v erröten
hot flushes: fliegende Hitze f, Hitzewallungen pl
flut|ter ['flʌtər] noun: Flattern nt
atrial flutter: Vorhofflattern nt
mediastinal flutter: Mediastinalflattern nt
ventricular flutter: Kammerflattern nt
fly [flaɪ] noun: Fliege f
tsetse fly: Zungenfliege f, Tsetsefliege f,
Glossina
fo|cal ['fəʊkl] adj: fokal, focal, Brenn-
punkt-, Fokal-
fo|cus ['fəʊkəs]: I noun, plural -cus|es, -ci
[-saɪ, -kaɪ] Brennpunkt m, Fokus m II
v fokussieren; (Strahlen) bündeln
Assmann's focus: Assmann-Herd m
Ghon focus: Ghon-Primärkomplex m
foe|tus ['fiːtəs] noun: → fetus
fold [fəʊld] noun: Falte f, Plica f
circular folds: Kerckring-Falten pl, Plicae circulares
duodenojejunal fold: Duodenojejunal-
falte f, Plica duodenalis superior, Plica
duodenojejunalis
Kerckring's folds: Kerckring-Falten pl,
Plicae circulares
lacrimal fold: Hasner-Klappe f, Plica
lacrimalis
median umbilical fold: Urachusfalte f,
Plica umbilicalis mediana
palmate folds: Plicae palmatae
palpebronasal fold: Nasen-Lid-Spalte
f, Mongolenfalte f, Epikanthus m, Plica
palpebronasalis
salpingopalatine fold: Tubenwulst m,
Plica salpingopalatina
salpingopharyngeal fold: Plica salpingopharyngea
semilunar folds of colon: Plicae semilunares coli
semilunar fold of conjunctiva: Plica
semilunaris conjunctivae
sublingual fold: Plica sublingualis
transverse palatine folds: Plicae palatinae transversae

transverse rectal folds: zirkuläre End-
darmfalten pl, Plicae transversae recti
folds of uterine tube: Tubenfalten pl,
Plicae tubariae
vestibular fold: Taschenfalte f, Plica
vestibularis
vocal fold: Stimmlippe f, -falte f, Plica
vocalis
fol|li|ate ['fəʊlɪət, -eɪt] adj: blattartig,
blätt(e)rig
fol|li|cle ['fɑlɪkl] noun: Follikel m, Folli-
culus m
graafian follicles: Graaf-Follikel pl,
Tertiärfollikel pl, Folliculi ovarici vesi-
culosi
hair follicle: Haarfollikel m, Folliculus
pili
Lieberkühn's follicles: Lieberkühn-
Drüsen pl, Darmdrüsen pl, Glandulae
intestini/intestinales
lymph follicle: Lymphfollikel m, Folliculus lymphaticus, Nodulus lymphoideus, Lymphonodulus m
lymphatic follicle: → lymph follicle
ovarian follicles: Eierstock-, Ovarialfollikel pl, Folliculi ovarici
primary ovarian follicle: Primärfollikel m, Folliculus ovaricus primarius
primordial follicle: Primordialfollikel
m, früher Primärfollikel m
splenic follicles: Milzfollikel pl, Noduli
lymphoidei splenici/lienalis
thyroid follicles: Schilddrüsenfollikel
pl, Folliculi glandulae thyroideae
fol|lic|u|lar [fə'lɪkjələr] adj: follikular,
follikulär
fol|lic|u|li|tis [fə,lɪkjə'laɪtɪs] noun: Haar-
follikelentzündung f, Follikelentzündung f, Follikulitis f
fol|lic|u|lo|ma [fə,lɪkjə'ləʊmə] noun:
Granulosatumor m, Granulosazelltu-
mor m, Folliculoma nt, Carcinoma gra-
nulosocellulare
fol|lic|u|lo|sis [,fə,lɪkjə'ləʊsɪs] noun:
Follikulose f, Folliculosis f
fol|li|tro|pin [fɑlɪ'trəʊpɪn] noun: folli-
kelstimulierendes Hormon nt
fon|ta|nel [,fɑntə'nel] noun: → fontanelle
fon|ta|nelle [,fɑntə'nel] noun: Fontanel-
le f, Fonticulus m
anterior fontanelle: vordere/große
Fontanelle f, Stirnfontanelle f, Fonticulus anterior
bregmatic fontanelle: → anterior fontanelle
frontal fontanelle: → anterior fontanelle
mastoid fontanelle: hintere Seitenfon-
tanelle f, Warzenfontanelle f, Fonticulus mastoideus/posterolateralis

occipital fontanelle: →*posterior fonta-nelle*

posterior fontanelle: kleine/hintere Fontanelle *f*, Hinterhauptsfontanelle *f*, Fonticulus posterior

quadrangular fontanelle: →*anterior fontanelle*

triangular fontanelle: →*posterior fon-tanelle*

food [fuːd] *noun*: Essen *nt*, Nahrung *f*, Kost *f*

foot [fʊt] *noun, plural* **feet** [fiːt]: Fuß *m*; (*anatom.*) Pes *m*

athlete's foot: Fußpilz *m*, Tinea pedis/pedum

cleft foot: Spaltfuß *m*

falt foot: Senkfuß *m*

spread foot: Spreizfuß *m*, Pes transversus

fo|ra|men [fəˈreɪmən] *noun, plural* -**ram|i|na, -mens** [-ˈræmɪnə]: Öffnung *f*, Loch *nt*, Foramen *nt*

alveolar foramina: Foramina alveolaria

alveolar foramina of maxilla: Foramina alveolaria corporis maxillae

anterior ethmoidal foramen: Foramen ethmoidale anterius

anterior palatine foramen: Foramen incisivum

anterior sacral foramina: Foramina sacralia anteriora

apical foramen (of tooth): Wurzelspitzenöffnung *f*, Foramen apicis dentis

Bichat's foramen: Cisterna venae magnae cerebri

Botallo's foramen: Foramen ovale cordis

cecal foramen: Foramen caecum

cecal foramen of medulla oblongata: Foramen caecum medullae oblongatae

cecal foramen of the tongue: Foramen caecum linguae

costotransverse foramen: Foramen costotransversarium

cribriform foramina: Foramina cribrosa

dorsal sacral foramina: Foramina sacralia posteriora

esophageal foramen: Hiatus oesophageus

foramen of Fallopio: Hiatus canalis nervi petrosi majoris

glandular foramina of Littre: Lacunae urethralis

greater ischiadic foramen: Foramen ischiadicum majus

greater palatine foramen: Foramen palatinum majus

great occipital foramen: Foramen magnum

infraorbital foramen: Foramen infraorbitale

infrapiriform foramen: Foramen infrapiriforme

interventricular foramen: Monro-Foramen *nt*, Foramen Monroi, Foramen interventriculare

intervertebral foramen: Zwischenwirbelloch *nt*, Foramen intervertebrale

ischiopubic foramen: Foramen obturatum

jugular foramen: Foramen jugulare

lacerated foramen: Foramen lacerum

lesser ischiadic foramen: Foramen ischiadicum minus

lesser palatine foramina: Foramina palatina minora

foramen of Luschka: Luschka-Foramen *nt*, Apertura lateralis ventriculi quarti

Magendie's foramen: Magendie-Foramen *nt*, Foramen Magendii, Apertura mediana ventriculi quarti

foramen magnum: großes Hinterhauptsloch *nt*, Foramen magnum

mandibular foramen: Foramen mandibulae

mastoid foramen: Foramen mastoideum

mental foramen: Foramen mentale

Monro's foramen: Monro-Foramen *nt*, Foramen Monroi, Foramen interventriculare

nasal foramina: Foramina nasalia

nutrient foramen: (*Knochen*) Foramen nutricium

omental foramen: Winslow-Foramen *nt*, -Loch *nt*, Foramen epiploicum/omentale

optic foramen: Canalis opticus

oval foramen of sphenoid bone: Foramen ovale

palatine foramen: Foramen palatinum

parietal foramen: Foramen parietale

petrosal foramen: Foramen petrosum

posterior ethmoidal foramen: Foramen ethmoidale posterius

posterior lacerate foramen: Foramen jugulare

Retzius' foramen: Apertura lateralis

Rivinus' foramen: Incisura tympanica

round foramen: Foramen rotundum

foramen of saphenous vein: Hiatus saphenus

foramina of smallest veins of heart: Foramina venarum minimarum

solitary foramen: Foramen singulare

907

F

sphenopalatine foramen: **1.** Foramen sphenopalatinum **2.** Foramen palatinum majus

foramen of spinal cord: Foramen vertebrale

spinous foramen: Foramen spinosum

stylomastoid foramen: Foramen stylomastoideum

suprapiriform foramen: Foramen suprapiriforme

thyroid foramen: Foramen thyroideum

transverse foramen: Foramen transversarium

vena caval foramen: Foramen venae cavae

vertebral foramen: Wirbelloch nt, Foramen vertebrale

Vesalius' foramen: Foramen venosum

Winslow's foramen: Winslow-Loch nt, -Foramen nt, Foramen epiploicum/omentale

zygomaticofacial foramen: Foramen zygomaticofaciale

zygomaticoorbital foramen: Foramen zygomaticoorbitale

zygomaticotemporal foramen: Foramen zygomaticotemporale

for|a|mi|not|o|my [ˌfəʊrəmɪ'natəmɪ] noun: Foraminotomie f

forced [fəʊrst, fɔːrst] adj: erzwungen, Zwangs-

for|ceps ['fɔːrsəps, -seps] noun, plural -ceps, -ci|pes [-sə'piːz]: Forceps m

fore|arm ['fɔːraːrm, 'fəʊr-] noun: Unter-, Vorderarm m; (anatom.) Antebrachium nt

fore|head ['fɔːrɪd, 'fɑr-, 'fɔːrhed] noun: **1.** Stirn f; (anatom.) Frons f **2.** Front f, Stirnteil nt

fore|milk ['fɔːrmɪlk] noun: Vormilch f, Kolostralmilch f, Kolostrum nt

fo|ren|sic [fə'rensɪk] adj: gerichtlich, Gerichts-, Rechts-, forensisch

fore|skin ['fɔːrskɪn] noun: Vorhaut f, Präputium nt, Preputium penis

fore|tooth ['fɔːrtuːθ, 'fəʊr-] noun, plural -teeth [-tiːθ]: Schneidezahn m, Incisivus m, Dens incisivus

fore|wat|ers ['fɔːrwɔːtərs] plural: Vorwasser nt

form|al|de|hyde [fɔːr'mældə,haɪd, fər-] noun: Formaldehyd m, Ameisensäurealdehyd m, Methanal nt

for|ma|tion [fɔːr'meɪʃn] noun: **1.** Bildung f, Gebilde nt, Formation f; (anatom.) Formatio f **2.** Formung f, Gestaltung f; Bildung f, Entwicklung f, Entstehung f, Formation f **3.** Anordnung f,

Struktur f, Zusammensetzung f

rouleaux formation: Geldrollenbildung f, Geldrollenagglutination f, Rouleau-Bildung f, Pseudoagglutination f

for|mi|ca|tion [ˌfɔːrmɪ'keɪʃn] noun: Formicatio f

for|mol ['fɔːrmɔl, -məʊl] noun: wässrige Formaldehydlösung f, Formol nt

for|nix ['fɔːrnɪks] noun, plural -ni|ces [-nəsiːs]: **1.** Gewölbe nt, Kuppel f, Dach nt, Bogen m, Fornix m **2.** Hirngewölbe nt, Fornix cerebri

fornix of cerebrum: Hirngewölbe nt, Fornix cerebri

fornix of stomach: Magenkuppel f, Fornix gastricus

fornix of vagina: Scheidengewölbe nt, Fornix vaginae

fos|sa ['fasə] noun, plural -sae [-siː]: Grube f, Höhle f, Mulde f, Nische f, Fossa f

acetabular fossa: Fossa acetabuli

anconeal fossa: Fossa olecrani

fossa of anthelix: Fossa antihelica

articular fossa of mandible: Fossa mandibularis

articular fossa of radial head: Fovea articularis capitis radii

axillary fossa: Achselhöhle f, Achselhöhlengrube f, Axilla f, Fossa axillaris

canine fossa: Fossa canina

fossa of capitulum of radius: Fovea capituli radii

cerebellar fossa: Fossa cerebellaris

cerebral fossa: Fossa cerebralis

cerebral fossa of occipital bone: Fossa cerebri

condylar fossa: Fossa condylaris

coronoid fossa: Fossa coronoidea

costal fossa: Fovea costalis

Cruveilhier's fossa: Fossa scaphoidea

digastric fossa: Fossa digastrica

digital fossa: **1.** Fossa malleoli lateralis **2.** Fossa trochanterica

epigastric fossa: Magengrube f, Fossa epigastrica

fossa of gasserian ganglion: Impressio trigeminalis

glandular fossa of frontal bone: Fossa glandulae lacrimalis

greater supraclavicular fossa: große Schlüsselbeingrube f, Fossa supraclavicularis major

Gruber-Landzert fossa: Recessus duodenalis inferior

fossa of head of femur: Fovea capitis femoris

iliac fossa: Fossa iliaca

iliacosubfascial fossa: Fossa iliacosub-

fascialis
iliopectineal fossa: Fossa iliopectinea-
lis
incisive fossa: Fossa incisiva
incudal fossa: Fossa incudis
inferior costal fossa: Fovea costalis inferior
inferior fossa of omental sac: Recessus
inferior bursae omentalis
infraduodenal fossa: Recessus retro-
duodenalis
infraspinous fossa: Fossa infraspinata
innominate fossa of auricle: Cavitas
conchae
intercondylar fossa of femur: Fossa
intercondylaris
interpeduncular fossa: Fossa interpeduncularis
intersigmoid fossa: Recessus intersig-
moideus
ischioanal fossa: Fossa ischioanalis
Jonnesco's fossa: Recessus duodenalis
superior
fossa of lacrimal sac: Fossa sacci lacrimalis
Landzert's fossa: Recessus paraduode-
nalis
lateral fossa of brain: Fossa lateralis
cerebri
fossa of lateral malleolus: Fossa malleoli lateralis
lesser supraclavicular fossa: kleine
Schlüsselbeingrube *f*, Fossa supraclavicularis minor
little fossa of cochlear window: Fossula fenestrae cochleae
little fossa of vestibular window: Fossula fenestrae vestibuli
Luschka's fossa: Recessus ileocaecalis
superior
mastoid fossa: Foveola suprameatica/
suprameatalis
fossa of Morgagni: Fossa navicularis
urethrae
oval fossa of heart: Fossa ovalis
pararectal fossa: Fossa pararectalis
paravesical fossa: Fossa paravesicalis
petrosal fossa: Fossula petrosa
piriform fossa: Recessus piriformis
pituitary fossa: Fossa hypophysialis
popliteal fossa: Kniekehle *f*, Fossa poplitea
pterygoid fossa: Fossa pterygoidea
radial fossa: Fossa radialis
retrocecal fossa: Recessus retrocaecalis
retromolar fossa: Fossa retromolaris
rhomboid fossa: Rautengrube *f*, Fossa
rhomboidea

sigmoid fossa: Sulcus sinus transversi
sigmoid fossa of temporal bone: Sulcus sinus sigmoidei ossis temporalis
sigmoid fossa of ulna: Incisura trochlearis
subarcuate fossa: Fossa subarcuata
sublingual fossa: Fovea sublingualis
submandibular fossa: Fovea submandibularis
subscapular fossa: Fossa subscapularis
superior costal fossa: Fovea costalis
superior
superior fossa of omental sac: Recessus superior bursae omentalis
suprameatal fossa: Foveola supramea-
talis/suprameatica
supraspinous fossa: Fossa supraspinata
supratonsillar fossa: Fossa supraton-
sillaris
supravesical fossa: Fossa supravesica-
lis
transverse costal fossa: Fovea costalis
processus transversi
triangular fossa: Fossa triangularis auriculae
trochanteric fossa: Fossa trochanterica
trochlear fossa: Fovea trochlearis
vestibular fossa: Fossa vestibuli vaginae
fos|sette [fɑ'set] *noun*: **1.** (*anatom.*)
Grübchen *nt* **2.** (*ophthal.*) kleines tiefes
Hornhautgeschwür *nt*
fos|sula ['fɑsjələ] *noun, plural* **-lae**
[-liː]: Grübchen *nt*, Fossula *f*
tonsillar fossulae: Mandelkryptenöffnungen *pl*, Fossulae tonsillares
fou|droy|ant [fuː'drɔɪənt] *adj*: foudroy-
ant, fulminant
foul-smelling *adj*: übelriechend, stin-
kend, fetid, fötid
four|chette [fʊər'ʃet] *noun*: Frenulum
labiorum pudendi
fo|vea ['fəʊvɪə] *noun, plural* **-veae**
[-viː]: Fovea *f*
central fovea of retina: Sehgrube *f*, Fovea centralis
fo|ve|ate ['fəʊvɪeɪt, -ɪt] *adj*: foveolär
fo|ve|o|la [fəʊ'vɪələ] *noun, plural* **-las,**
-lae [-liː]: Grübchen *nt*, Foveaola *f*
gastric foveolae: Magengrübchen *pl*,
Foveolae gastricae
fo|ve|o|late [fəʊ'vɪəleɪt, -lɪt] *adj*: foveo-
lär
fox|glove ['fɑksglʌv] *noun*: Fingerhut *m*
frac|tion ['frækʃn] *noun*: Fraktion *f*
ejection fraction: (*Herz*) Auswurf-,
Austreibungs-, Ejektionsfraktion *f*
residual fraction: Residualfraktion *f*
frac|tion|al ['frækəʃnəl] *adj*: fraktio-

F

niert

fracilture ['frækt∫ər]: I *noun* Knochenbruch *m*, Fraktur *f* II *v* brechen, frakturieren; zerbrechen

apophyseal fracture: traumatische Apophysenlösung *f*, Apophysenabriss *m*

atlas fracture: Atlasfraktur *f*

avulsion fracture: Ab-, Ausrissfraktur *f*

axis fracture: Axisfraktur *f*

basal skull fracture: Schädelbasisfraktur *f*

bending fracture: Biegungsfraktur *f*

Bennett's fracture: Bennett-Luxationsfraktur *f*

blow-out fracture: Blow-out-Fraktur *f*

clay-shoveller's fracture: Schipperkrankheit *f*

closed fracture: einfache/geschlossene Fraktur *f*

Colles' fracture: Colles-Fraktur *f*

comminuted fracture: Trümmerbruch *m*, Kommunitivfraktur *f*, Fractura communitiva

complete fracture: vollständige Fraktur *f*, Fractura perfecta

compound fracture: offene/komplizierte Fraktur *f*, offener/komplizierter Bruch *m*, Wundfraktur *f*, Fractura complicata

compression fracture: Kompressionsfraktur *f*, Stauchungsfraktur *f*

crush fracture: (Wirbelkörper-)Kompressionsfraktur *f*

depressed skull fracture: Schädelimpressionsfraktur *f*

direct fracture: direkte Fraktur *f*, direkter Bruch *m*

displaced fracture: dislozierte Fraktur *f*

fractured neck of femur: Schenkelhalsfraktur *f*, Femurhalsfraktur *f*

eversion fracture: Eversionsfraktur *f*

extra-articular fracture: extraartikuläre Fraktur *f*

fatigue fracture: Ermüdungsfraktur *f*, Stressfraktur *f*

femoral fracture: Oberschenkelfraktur *f*, Femurfraktur *f*

femoral neck fracture: Schenkelhals-, Femurhalsfraktur *f*

femoral shaft fracture: Oberschenkelschaft-, Femurschaftfraktur *f*

fibula fracture: Wadenbeinfraktur *f*, Fibulafraktur *f*

forearm fracture: Unterarmschaftfraktur *f*

Galeazzi's fracture: Galeazzi-Fraktur *f*

greenstick fracture: Grünholzfraktur *f*

Guérin's fracture: Guérin-Fraktur *f*, LeFort I-Fraktur *f*

hair-line fracture: Haarbruch *m*, Knochenfissur *f*

humeral shaft fracture: Oberarmschaftbruch *m*, Humerusschaftfraktur *f*

incomplete fracture: unvollständiger Bruch *m*, Fractura imperfecta

indirect fracture: indirekte Fraktur *f*

intra-articular fracture: intraartikuläre Fraktur *f*

laryngeal fracture: Kehlkopffraktur *f*, Larynx(knorpel)fraktur *f*

longitudinal fracture: Längsfraktur *f*

malleolar fracture: Knöchelbruch *m*, Malleolarfraktur *f*, Fractura malleolaris

march fracture: Marschfraktur *f*, Deutschländer-Fraktur *f*

metatarsal fracture: Mittelfußbruch *m*, Metatarsalfraktur *f*

multiple rib fractures: Rippenserienfraktur *f*

open fracture: offene/komplizierte Fraktur *f*, Wundfraktur *f*, Fractura complicata

pathologic fracture: pathologische Fraktur *f*, Spontanfraktur *f*

pelvic fracture: 1. Beckenfraktur *f* **2.** Beckenringfraktur *f* **3.** Beckenrandfraktur *f*

phalangeal fracture: Phalangenfraktur *f*

radial fracture: Speichenbruch *m*, Radiusfraktur *f*

scaphoid fracture: Kahnbeinfraktur *f*, Skaphoidfraktur *f*

shearing fracture: Abscherfraktur *f*

simple fracture: einfache/geschlossene Fraktur *f*

spiral fracture: Torsions-, Dreh-, Spiralfraktur *f*

spontaneous fracture: pathologische Fraktur *f*, Spontanfraktur *f*

stress fracture: Ermüdungs-, Stressfraktur *f*

torsion fracture: Torsionsfraktur *f*, Drehfraktur *f*, Spiralfraktur *f*

transverse fracture: Querfraktur *f*

traumatic fracture: traumatische Fraktur *f*

ulnar fracture: Ellenbruch *m*, Ulnafraktur *f*

fracture-dislocation *noun*: Luxationsfraktur *f*

Monteggia's fracture-dislocation: Monteggia(-Subluxations)-Fraktur *f*

fragile ['frædʒəl] *adj*: zerbrechlich, brüchig, gebrechlich, fragil

fragillity [frə'dʒɪlətɪ] *noun*: Zerbrechlichkeit *f*, Brüchigkeit *f*, Sprödigkeit *f*, Fragilität *f*

bone fragility: Knochenbrüchigkeit f
fra|gil|o|cyte [frə'dʒɪləsaɪt] *noun*: Fragilozyt *m*
fra|gil|o|cy|to|sis [frə,dʒɪləsaɪ'təʊsɪs] *noun*: Fragilozytose f
frag|ment ['fræɡmənt]: I *noun* Fragment *nt*, Bruchstück *nt*, -teil *m* II *v* (zer-)brechen, in Stücke brechen
   antigen-binding fragment: → *Fab fragment*
   crystallizable fragment: → *Fc fragment*
   Fab fragment: antigenbindendes Fragment *nt*, Fab-Fragment *nt*
   Fc fragment: kristallisierbares Fragment *nt*, Fc-Fragment *nt*
fra|ter|nal [frə'tɜrnl] *adj*: (*Zwillinge*) dizygot, zweieiig
freck|le ['frekl]: I *noun* 1. Sommersprosse f, Ephelide f 2. Fleck *m*, Hautfleck *m*, Fleckchen *nt* II *v* tüpfeln, sprenkeln
freeze-drying *noun*: Gefriertrocknung f, Lyophilisation f
freez|ing ['fri:zɪŋ]: I *noun* 1. Einfrieren *nt* 2. Vereisung f 3. Erstarrung f 4. Erfrierung f, Kongelation f, Congelatio f 5. Gefrieren *nt*, Gerinnen *nt*, Erstarren *nt* II *adj* eiskalt; Gefrier-, Kälte-
frem|i|tus ['fremɪtəs] *noun*: Vibration f, Schwirren *nt*, Fremitus *m*
   bronchial fremitus: Bronchialfremitus *m*, Fremitus bronchialis
   pectoral fremitus: Stimmfremitus *m*, Fremitus pectoralis
fre|nec|to|my [frɪ'nektəmɪ] *noun*: Frenektomie f, Frenulektomie f
fre|no|plas|ty [,fri:nə'plæstɪ] *noun*: Zungenbändchenplastik f, Fren(ul)oplastik f
fre|not|o|my [frɪ'nɑtəmɪ] *noun*: Frenulotomie f
fren|u|lum ['frenjələm] *noun, plural* -la [-lə]: Bändchen *nt*, Frenulum *nt*
   inferior labial frenulum: Unterlippenbändchen *nt*, Frenulum labii inferius
   lingual frenulum: Zungenbändchen *nt*, Frenulum linguae
   frenulum of prepuce (of penis): Vorhautbändchen *nt*, Frenulum preputii
   superior labial frenulum: Oberlippenbändchen *nt*, Frenulum labii superius
fre|num ['fri:nəm] *noun, plural* -na [-nə]: (*Schleimhaut*) Band *nt*, Falte f, Frenum *nt*
fren|zy ['frenzɪ] *noun*: Ekstase f, Verzückung f; Besessenheit f, Manie f
fre|quen|cy ['fri:kwənsɪ] *noun*: 1. Frequenz f 2. Häufigkeit f
   flicker-fusion frequency: Flimmerfusionsfrequenz f, kritische Flimmerfrequenz f

gene frequency: Genhäufigkeit f, -frequenz f
   respiratory frequency: Atemfrequenz f
fre|quent ['fri:kwənt] *adj*: frequent; regelmäßig
frig|o|ther|a|py [,frɪɡə'θerəpɪ] *noun*: Kryotherapie f
fringe [frɪndʒ] *noun*: 1. Franse f 2. Rand *m*, Saum *m*, Einfassung f, Umrandung f
frost|bite ['frɔstbaɪt, 'frɑst-] *noun*: Erfrierung f, Kongelation f, Congelatio f
fruc|to|ki|nase [,frʌktə'kaɪneɪz, -'kɪn-] *noun*: Fruktokinase f, Fructokinase f
fruc|to|py|ra|nose [,frʌktə'paɪrənəʊz] *noun*: → *fructose*
fruc|tose ['frʌktəʊs] *noun*: Fruchtzucker *m*, (D-)Fruktose f, (D-)Fructose f, Levulose f
fruc|to|se|mia [,frʌktəʊ'si:mɪə] *noun*: Fruktosämie f
fructose-6-phosphate *noun*: Fructose-6-phosphat *nt*, Neuberg-Ester *m*
fruc|to|su|ria [,frʌktəʊ's(j)ʊərɪə] *noun*: Fruktosurie f
fru|se|mide ['fru:sɪmaɪd] *noun*: Furosemid *nt*
fuch|sin|o|phil|ic [,f(j)u:ksɪnə'fɪlɪk] *adj*: fuchsinophil
fu|cose ['fju:kəʊs] *noun*: Fucose f
fu|co|si|do|sis [,fju:kəsaɪ'dəʊsɪs] *noun*: Fucosidose(-Syndrom *nt*) f
ful|gu|ra|tion [,fʌlɡjə'reɪʃn] *noun*: Fulguration f
ful|mi|nat|ing ['fʌlmɪneɪtɪŋ] *adj*: foudroyant, fulminant; extrem akut, hyperakut, perakut
func|tion ['fʌŋkʃn] *noun*: Funktion f, Tätigkeit f, Wirksamkeit f
func|tion|al ['fʌŋkʃnəl] *adj*: funktionell, Funktions-
fun|dal ['fʌndl] *adj*: Fundus-, Fundofun|dal
fun|dec|to|my [fʌn'dektəmɪ] *noun*: Fundusresektion f, Fundektomie f
fun|dic ['fʌndɪk] *adj*: → *fundal*
fun|do|pex|y ['fʌndəpeksɪ] *noun*: Fundopexie f
fun|do|pli|ca|tion [,fʌndəplɪ'keɪʃn] *noun*: Fundoplicatio f
fun|dus ['fʌndəs] *noun, plural* -di [-daɪ]: 1. (Hinter-)Grund *m*, Boden *m*, Bodenteil *nt*, Fundus *m* 2. → *fundus of eye* 3. → *fundus of stomach*
   fundus arterioscleroticus: Fundus arterioscleroticus
   fundus of bladder: 1. (Harn-)Blasengrund, Fundus vesicae 2. (Harn-)Blasenspitze f, Apex vesicae
   fundus of eye: Augenhintergrund *m*, Fundus *m*, Fundus oculi

fundus of gallbladder: Gallenblasenkuppel *f*, Fundus vesicae felleae/biliaris
fundus hypertonicus: Fundus hypertonicus, Retinopathia hypertonica
fundus of stomach: Magenfundus *m*, Fundus gastricus
fundus of uterus: Gebärmutterfundus *m*, Fundus uteri

fun|dus|col|py [fʌn'dɑskəpɪ] *noun:* Augenspiegelung *f*, Funduskopie *f*, Ophthalmoskopie *f*

fun|du|sec|to|my [ˌfʌndə'sektəmɪ] *noun:* Fundusresektion *f*, Fundektomie *f*

fun|gal ['fʌŋgəl] *adj:* fungal

fun|ge|mia [fʌŋ'giːmɪə] *noun:* Pilzsepsis *f*, Fungämie *f*, Mykämie *f*

Fun|gi ['fʌndʒaɪ] *plural:* Pilze *pl*, Fungi *pl*, Myzeten *pl*

fun|gi|cid|al [ˌfʌndʒə'saɪdl] *adj:* fungizid, fungitoxisch

fun|gi|stat ['fʌndʒəstæt] *noun:* Fungistatikum *nt*

fun|gi|stat|ic [fʌndʒə'stætɪk] *adj:* fungistatisch

fun|gi|tox|ic [fʌndʒə'tɑksɪk] *adj:* pilztoxisch, fungitoxisch

fun|gous ['fʌŋgəs] *adj:* schwammartig, pilzartig, fungoid, fungös

fun|gus ['fʌŋgəs] *noun, plural* **fun|gi** ['fʌndʒaɪ]: **1.** →*Fungi* **2.** (*patholog.*) pilzartige Geschwulst *f*, schwammartiges Gebilde *nt*
  algal fungi: Algenpilze *pl*, niedere Pilze *pl*, Phykomyzeten *pl*
  club fungi: Ständerpilze *pl*, Basidiomyzeten *pl*
  cutaneous fungi: Dermatophyten *pl*, Hautpilze *pl*
  fission fungi: Spaltpilze *pl*, Schizomyzeten *pl*
  hyphal fungi: Fadenpilze *pl*, Hyphomyzeten *pl*
  imperfect fungi: unvollständige Pilze *pl*, Fungi imperfecti, Deuteromyzeten *pl*
  sac fungi: Schlauchpilze *pl*, Askomyzeten *pl*

thrush fungus: Candida albicans
yeast fungus: Hefepilz *m*, Sprosspilz *m*, Blastomyzet *m*

fu|nic ['fjuːnɪk] *adj:* **1.** →*funicular* **2.** Nabelschnur-

fu|nic|u|lar [fjuː'nɪkjələr, fə-] *adj:* bandartig, strangartig, funikulär

fu|nic|u|li|tis [fjuːˌnɪkjə'laɪtɪs] *noun:* Funikulitis *f*

fu|nic|u|lo|ep|i|did|y|mi|tis [fjuːˌnɪkjələʊˌepɪˌdɪdə'maɪtɪs] *noun:* Funikuloepididymitis *f*

fu|nic|u|lo|pex|y [fjuːˌnɪkjələʊpeksɪ] *noun:* Funikulopexie *f*

fu|nic|u|lus [fjuː'nɪkjələs, fə-] *noun, plural* **-li** [-laɪ]: Funiculus *m*

fur|o|sem|ide [ˌfjʊərəʊ'semɪd, -maɪd] *noun:* Furosemid *nt*

fur|row ['fɜrəʊ, 'fʌr-] *noun:* **1.** Rinne *f*, Furche *f*; Rille *f* **2.** (*anatom.*) Runzel *f*, Furche *f*; (*biolog.*) Falz *m*
  skin furrows: Hautfurchen *pl*, Sulci cutis

fu|run|cle ['fjʊərʌŋkl] *noun:* Furunkel *m*
  meatal furuncle: Gehörgangsfurunkel *m*, Ohrfurunkel *m*, Otitis externa circumscripta/furunculosa

fu|run|cu|lar [fjʊə'rʌŋkjələr] *adj:* furunkulös

fu|run|cu|lo|sis [fjʊəˌrʌŋkjə'ləʊsɪs] *noun:* Furunkulose *f*

fu|si|form ['fjuːzəfɔːrm] *adj:* spindelförmig, fusiform

fu|sion ['fjuːʒn] *noun:* (Zell-, Chromosomen-)Verschmelzung *f*, Fusion *f*; (Kern-)Fusion *f*
  atlanto-occipital fusion: Atlasassimilation *f*

fu|so|bac|te|ri|um [ˌfjuːzəʊbæk'tɪərɪəm] *noun, plural* **-ria** [fjuːzəʊbæk'tɪərɪə]: Fusobakterium *nt*

fu|so|spi|ril|lo|sis [ˌfjuːzəʊˌspaɪrɪ'ləʊsɪs] *noun:* Plaut-Vincent-Angina *f*, Vincent-Angina *f*

fu|so|spi|ro|che|to|sis [fjuːzəʊˌspaɪrəkɪ'təʊsɪs] *noun:* Fusospirochätose *f*, Fusoborreliose *f*

G

gait [geɪt] *noun*: Gang *m*, Gangart *f*
steppage gait: Steppergang *m*

gal|lac|tal|gogue ['gə'læktəgɑg]: **I** *noun*
Galaktagogum *nt*, Laktagogum *nt* **II**
adj den Milchfluss fördernd

gal|lac|te|mia [ˌgælæk'tiːmɪə] *noun*: Ga-
laktämie *f*

gal|lac|tic [gə'læktɪk] *adj*: Milch-, Ga-
lakt(o)-, Lakt(o)-

gal|lac|ti|drol|sis [gə,læktɪ'drəʊsɪs] *noun*:
Milchschwitzen *nt*, Galakthidrose *f*

gal|lac|to|bol|lic [ˌgə'læktə'bɑlɪk] *adj*: ga-
laktobol

gal|lac|to|cele [' gə'læktəsiːl] *noun*: Ga-
laktozele *f*

gal|lac|to|gel|nous [gælæk'tɑdʒənəs] *adj*:
milchbildend, galaktogen

gal|lac|to|gogue [gə'læktəgɑg] *noun*:
Galaktagogum *nt*, Laktagogum *nt*

gal|lac|tog|ra|phy [ˌgælæk'tɑgrəfɪ] *noun*:
Galaktographie *f*, Galaktografie *f*

gal|lac|to|ki|nase [gə,læktə'kaɪneɪz,
-'kɪ-] *noun*: Galakto-, Galactokinase *f*

gal|lac|to|phle|bi|tis [gə,læktəflɪ'baɪtɪs]
noun: Phlegmasia alba dolens

gal|lac|to|pho|ri|tis [ˌgə'læktəfə'raɪtɪs]
noun: Galaktophoritis *f*, Milchgangent-
zündung *f*

gal|lac|toph|lo|rous [gælæk'tɑfərəs] *adj*:
milchführend

gal|lac|to|poi|el|sis [gə,læktəpɔɪ'iːsɪs]
noun: Milchbildung *f*, Galaktopoese *f*

gal|lac|to|poi|et|ic [gə,læktəpɔɪ'etɪk]: **I**
noun galaktopoetische Substanz *f* **II**
adj galaktopoetisch

gal|lac|tor|rhea [ˌgə,læktə'rɪə] *noun*:
Milchfluss *m*, Galaktorrhoe *f*

gal|lac|tose [gə'læktəʊs] *noun*: Galakto-
se *f*, Galactose

gal|lac|to|se|mia [gə,læktə'siːmɪə] *noun*:
(hereditäre) Galaktosämie *f*, Galaktoseintoleranz *f*

gal|lac|to|sis|tal|sis [ˌgælæk'tɑstəsɪs]
noun: Milchstauung *f*, Galaktostase *f*

gal|lac|to|sul|ria [gə,læktə's(j)ʊərɪə] *noun*:
Galaktosurie *f*

gal|lac|tul|ria [ˌgælæk't(j)ʊərɪə] *noun*:
Chylurie *f*

gal|lea ['geɪlɪə, 'gæ-] *noun, plural* **-le|ae**
[-liː]: **1.** Helm *m*, Haube *f*, Galea *f* **2.**
Kopfschwarte *f*, Galea aponeurotica,
Aponeurosis epicranialis

gall [gɔːl] *noun*: **1.** Galle *f*, Gallenflüssigkeit *f*, Fel *nt* **2.** → *gallbladder*

gall|blad|der ['gɔːlblædər] *noun*: Gall-
lenblase *f*, Vesica fellea/biliaris
contracted gallbladder: Schrumpfgal-
lenblase *f*
porcelain gallbladder: Porzellangal-
lenblase *f*
stasis gallbladder: Stauungsgallenbla-
se *f*

gall|lop ['gæləp] *noun*: Galopprhythmus *m*
atrial gallop: Atrial-, Aurikular-, Vor-
hofgalopp(rhythmus *m*) *m*, präsystoli-
scher Galopp(rhythmus *m*) *m*
presystolic gallop: → *atrial gallop*
protodiastolic gallop: protodiastoli-
scher/diastolischer Galopp *m*, Ventri-
kelgalopp *m*

gall|stone ['gɔːlstəʊn] *noun*: Gallen-
stein *m*, Calculus felleus

gam|la|soi|do|sis [ˌgæməsɔɪ'dəʊsɪs] *noun*:
Vogelmilbenkrätze *f*, Gamasidiosis *f*

gam|lete ['gæmiːt, gə'miːt] *noun*: Ga-
met *m*, Gamozyt *m*

gam|me|to|gen|el|sis [ˌgə,miːtə'dʒenəsɪs]
noun: Gametenbildung *f*, Gametogene-
se *f*

gam|me|to|gen|ic [ˌgə,miːtə'dʒenɪk] *adj*:
gametogen

gam|le|to|pa|thy [gæmɪ'tɑpəθɪ] *noun*:
Gametopathie *f*

gam|ma|glob|ul|lin|op|al|thy [ˌgæmə,glɑb-
jəlɪ'nɑpəθɪ] *noun*: Gammopathie *f*

gamma-hemolytic *adj*: (Bakterien) gamma-hämolytisch, γ-hämolytisch

gamma-scintigraphy *noun*: Gammaszin-
tigraphie *f*, Gammaszintigrafie *f*

gam|mop|al|thy [gæ'mɑpəθɪ] *noun*: Gam-
mopathie *f*
biclonal gammopathy: biklonale Gammopathie *f*

gam|lo|gen|el|sis [ˌgæmə'dʒenəsɪs] *noun*:
geschlechtliche Fortpflanzung *f*, Ga-
mogenese *f*

gan|ci|clo|vir [gæn'saɪkləvɪər] *noun*:
Ganciclovir *nt*, Dihydroxypropoxyme-
thylguanin *nt*

gan|gli|lec|to|my [ˌgæŋglɪ'ektəmɪ] *noun*:
1. Ganglionexzision *f*, Gangliektomie *f*,
Ganglionektomie *f* **2.** Ganglionektomie
f, Gangliektomie *f*

gan|gli|li|tis [ˌgæŋglɪ'aɪtɪs] *noun*: Gan-
glionitis *f*, Ganglionentzündung *f*, Ganglienentzündung *f*, Gangliitis *f*

gan|gli|lo|cyte ['gæŋglɪəsaɪt] *noun*: Ganglienzelle f, Gangliozyt m

ganlglilolcyltolma [ˌgæŋglɪəsaɪˈtəʊmə] *noun*: →*ganglioneuroma*

ganlglilolglilolma [ˌgæŋglɪəglaɪˈəʊmə] *noun*: zentrales Ganglioneurom *nt*, Gangliogliom *nt*

ganlglilolglilolneulrolma [gæŋglɪəˌglaɪə-njʊəˈrəʊmə] *noun*: →*ganglioneuroma*

ganlglilollytlic [ˌgæŋglɪəˈlɪtɪk] *adj*: ganglienblockend, ganglioplegisch

ganlglilolma [gæŋglɪˈəʊmə] *noun*: →*ganglioneuroma*

ganlglilion [ˈgæŋglɪən] *noun, plural* -gli-lons, -glia [-glɪə]: (Nerven-)Knoten *m*, Ganglion *nt*

cervical ganglia: Zervikalganglien *pl*

ciliary ganglion: Schacher-Ganglion *nt*, Ziliarganglion *nt*, Ganglion ciliare

craniospinal ganglion: Ganglion craniospinale sensorium

Gasser's ganglion: Gasser-Ganglion *nt*, Ganglion trigeminale

Meckel's ganglion: Meckel-Ganglion *nt*, Ganglion pterygopalatinum

parasympathetic ganglion: parasympathisches Ganglion *nt*, Parasympathikusganglion *nt*, Ganglion parasympathicum

sympathetic ganglion: sympathisches Ganglion *nt*, Sympathikusganglion *nt*, Ganglion sympathicum

ganlglilonlecltolmy [ˌgæŋglɪəˈnektəmɪ] *noun*: **1.** Ganglionexzision *f*, Gangliektomie *f*, Ganglionektomie *f* **2.** Ganglionektomie *f*, Gangliektomie *f*

ganlglilolneulrolblasltolma [gæŋglɪə-ˌnjʊərəblæsˈtəʊmə] *noun*: Ganglioneuroblastom *nt*

ganlglilolneulrolma [ˌgæŋglɪənjʊəˈrəʊmə] *noun*: Ganglioneurom *nt*, Ganglioneurom *nt*, Gangliozytom *nt*

ganlglilonlic [gæŋglɪˈɒnɪk] *adj*: ganglionär

ganlglilonlitlis [ˌgæŋglɪəˈnaɪtɪs] *noun*: Ganglionitis *f*, Ganglionentzündung *f*, Ganglienentzündung *f*, Gangliitis *f*

ganlglilolplelgic [ˌgæŋglɪəˈpliːdʒɪk] *adj*: ganglienblockend, ganglioplegisch

ganlglilolsildolsis [ˌgæŋglɪəsaɪˈdəʊsɪs] *noun, plural* -ses [-siːz]: Gangliosidose *f*

ganlgrene [ˈgæŋgriːn] *noun*: Gangrän *f*, Brand *m*, gangräne Nekrose *f*, Gangraena *f*

emphysematous gangrene: →*gas gangrene*

Fournier's gangrene: Fournier-Gangrän *f*, Gangraena acuta genitalium, Erysipelas gangraenosum genitalium

gas gangrene: Gasbrand *m*, Gasgan-

grän *f*, malignes Ödem *nt*, Gangraena emphysematosa

gaseous gangrene: →*gas gangrene*

mephitic gangrene: →*gas gangrene*

ganlgrelnous [ˈgæŋgrɪnəs] *adj*: gangränös

garlgoyllism [ˈgɑːrgɔɪlɪzəm] *noun*: **1.** Wasserspeiergesicht *nt*, Fratzengesichtigkeit *f*, Gargoylfratze *f*, Gargoylismus *m* **2. autosomal recessive type gargoylism** Hurler-Krankheit *f*, (von) Pfaundler-Hurler-Krankheit *f*, Mukopolysaccharidose I-H *f*, Lipochondrodystrophie *f*, Dysostosis multiplex

gas [gæs] *noun, plural* -es, -ses: **1.** Gas *nt* **2.** Lachgas *nt*, Distickstoffoxid *nt*, Stickoxidul *nt* **3.** Blähung *f*, Wind *m*, Flatus *m*

alveolar gas: Alveolarluft *f*, alveolares Gasgemisch *nt*

blood gases: Blutgase *pl*

laughing gas: Lachgas *nt*, Distickstoffoxid *nt*

gaslelous [ˈgæsɪəs, ˈgæʃəs] *adj*: gasförmig, Gas-

gasp [gæsp, gɑːsp]: **I** *noun* Keuchen *nt*, Schnaufen *nt*, schweres Atmen *nt*, Schnappatmung *f* **II** *v* keuchen, schnaufen, schwer atmen **gasp for breath** nach Luft schnappen oder ringen

gasltradlelniltis [ˌgæstrədɪˈnaɪtɪs] *noun*: Gastradenitis *f*, Magendrüsenentzündung *f*, Gastroadenitis *f*

gasltrallgia [gæˈstrældʒ(ɪ)ə] *noun*: **1.** Magenschmerz(en *pl*), Gastrodynie *f*, Gastralgie *f* **2.** Magenkrampf *m*, Gastrospasmus *m*

gasltrecltalsia [gæstrekˈteɪʒ(ɪ)ə] *noun*: Magenerweiterung *f*, Gastrektasie *f*

gasltrecltolmy [gæsˈtrektəmɪ] *noun*: Gastrektomie *f*

gasltric [ˈgæstrɪk] *adj*: gastral, gastrisch

gasltrin [ˈgæstrɪn] *noun*: Gastrin *nt*

gasltrinlolma [ˌgæstrɪˈnəʊmə] *noun*: Gastrinom *nt*

gasltritlic [gæsˈtrɪtɪk] *adj*: gastritisch

gasltriltis [gæsˈtraɪtɪs] *noun*: Gastritis *f*, Magenkatarrh *m*, Magenschleimhautentzündung *f*

acute gastritis: akute Gastritis *f*, akuter Magenkatarrh *m*

chronic atrophic gastritis: chronisch-atrophische Gastritis *f*

congestive gastritis: Stauungsgastritis *f*

corrosive gastritis: Ätzgastritis *f*, Gastritis corrosiva

giant hypertrophic gastritis: Riesenfaltengastritis *f*, Ménétrier-Syndrom *nt*, Morbus Ménétrier *m*, Gastropathia hypertrophica gigantea

reflux gastritis: Refluxgastritis f

superficial gastritis: Oberflächengastritis f

gas|tro|ad|e|ni|tis [ˌgæstrəʊædəˈnaɪtɪs] noun: Gastradenitis f, Magendrüsenentzündung f, Gastroadenitis f

gas|tro|al|to|nia [ˌgæstrəʊəˈtəʊnɪə, -eɪ-] noun: Magenatonie f

gas|tro|car|di|ac [ˌgæstrəʊˈkɑːrdɪæk] adj: gastrokardial

gas|tro|col|lic [ˌgæstrəʊˈkɑlɪk] adj: gastrokolisch

gas|tro|col|li|tis [ˌgæstrəʊkəˈlaɪtɪs] noun: Gastrokolitis f

gas|tro|col|lop|to|sis [ˌgæstrəʊkəʊləpˈtəʊsɪs] noun: Gastrokoloptose f

gas|tro|col|los|to|my [ˌgæstrəʊkəˈlɑstəmɪ] noun: Gastrokolostomie f

gas|tro|col|lot|o|my [ˌgæstrəʊkəˈlɑtəmɪ] noun: Gastrokolotomie f

gas|tro|du|lo|de|nal [ˌgæstrəʊˌd(j)uːəʊ-ˈdiːnl, ˌgæstrəʊd(j)uːˈɑdnəl] adj: gastroduodenal

gas|tro|du|lo|de|nec|to|my [ˌgæstrəʊ-ˌd(j)uːədɪˈnektəmɪ] noun: Gastroduodenektomie f

gas|tro|du|lo|de|ni|tis [ˌgæstrəʊd(j)uːə-dɪˈnaɪtɪs] noun: Gastroduodenitis f

gas|tro|du|lo|de|nos|col|py [ˌgæstrəʊd(j)uːə-dɪˈnɑskəpɪ] noun: Gastroduodenoskopie f

gas|tro|du|lo|de|nos|to|my [ˌgæstrəʊ-d(j)uːədɪˈnɑstəmɪ] noun: Gastroduodenostomie f

gas|tro|en|ter|ic [ˌgæstrəʊenˈterɪk] adj: gastroenteral, gastrointestinal

gas|tro|en|ter|i|tis [ˌgæstrəʊentəˈraɪtɪs] noun: Gastroenteritis f

infantile gastroenteritis: Enzephaloenteritis f, Säuglingstoxikose f

gas|tro|en|ter|o|a|nas|to|mo|sis [ˌgæstrəʊ-ˌentərəʊəˌnæstəˈməʊsɪs] noun: Gastroenteroanastomose f, Gastroenterostomie f

gas|tro|en|ter|o|col|li|tis [ˌgæstrəʊˌentər-əʊkəˈlaɪtɪs] noun: Gastroenterokolitis f

gas|tro|en|ter|o|col|los|to|my [ˌgæstrəʊ-ˌentərəʊkəˈlɑstəmɪ] noun: Gastroenterokolostomie f

gas|tro|en|tel|rop|a|thy [ˌgæstrəʊentəˈrɑpəθɪ] noun: Gastroenteropathie f

gas|tro|en|ter|o|plas|ty [ˌgæstrəʊˈentər-əʊplæstɪ] noun: Gastroenteroplastik f

gas|tro|en|ter|op|to|sis [ˌgæstrəʊentər-apˈtəʊsɪs] noun: Gastroenteroptose f

gas|tro|en|ter|os|to|my [ˌgæstrəʊˌentə-ˈrɑstəmɪ] noun: Gastroenteroanastomose f, Gastroenterostomie f

gas|tro|en|ter|ot|o|my [ˌgæstrəʊˌentə-ˈrɑtəmɪ] noun: Gastroenterotomie f

gas|tro|ep|i|plo|ic [ˌgæstrəʊˌepɪˈpləʊɪk] adj: gastroepiploisch, gastroomental

gas|tro|e|soph|a|ge|al [ˌgæstrəʊɪˌsɑfə-ˈdʒiːəl, ˌgæstrəʊɪsəˈfædʒɪəl] adj: gastroösophageal, ösophagogastral

gas|tro|e|soph|a|gi|tis [ˌgæstrəʊɪˌsɑfə-ˈdʒaɪtɪs] noun: Gastroösophagitis f

gas|tro|gas|tros|to|my [ˌgæstrəʊgæs-ˈtrɑstəmɪ] noun: Gastroanastomose f, Gastrogastrostomie f

gas|tro|gen|ic [ˌgæstrəʊˈdʒenɪk] adj: gastrogen

gas|tro|he|pat|ic [ˌgæstrəʊhɪˈpætɪk] adj: gastrohepatisch

gas|tro|il|e|al [ˌgæstrəʊˈɪlɪæl] adj: gastroileal

gas|tro|il|e|i|tis [ˌgæstrəʊɪlɪˈaɪtɪs] noun: Gastroileitis f

gas|tro|il|e|os|to|my [ˌgæstrəʊɪlɪˈɑstə-mɪ] noun: Gastroileostomie f

gas|tro|in|tes|ti|nal [ˌgæstrəʊɪnˈtestənl] adj: gastroenteral, gastrointestinal

gas|tro|je|ju|nal [ˌgæstrəʊdʒɪˈdʒuːnl] adj: gastrojejunal

gas|tro|je|ju|no|e|soph|a|gos|to|my [ˌgæstrəʊdʒɪˌdʒuːnəɪˌsɑfəˈgɑstəmɪ] noun: Ösophagojejunogastrostomie f

gas|tro|je|ju|nos|to|my [ˌgæstrəʊdʒɪˌdʒuː-ˈnɑstəmɪ] noun: Gastrojejunostomie f

gas|tro|lith [ˈgæstrəʊlɪθ] noun: Gastrolith m

gas|tro|li|thi|a|sis [ˌgæstrəʊlɪˈθaɪəsɪs] noun: Gastrolithiasis f

gas|trol|y|sis [gæˈstrɑlɪsɪs] noun: Magenlösung f, Gastrolyse f

gas|tro|meg|al|ly [ˌgæstrəʊˈmegəlɪ] noun: Magenvergrößerung f, Gastromegalie f

gas|tro|my|col|sis [ˌgæstrəmaɪˈkəʊsɪs] noun: Gastromykose f

gas|tro|my|ot|o|my [ˌgæstrəʊmaɪˈɑtə-mɪ] noun: Gastromyotomie f

gas|tro|ne|ste|os|to|my [ˌgæstrənestɪ-ˈɑstəmɪ] noun: Gastrojejunostomie f

gas|tro|o|men|tal [ˌgæstrəʊəʊˈmentl] adj: gastroepiploisch, gastroomental

gas|tro|pan|cre|at|ic [ˌgæstrəˌpæŋkrɪ-ˈætɪk, -ˌpæŋ-] adj: Magen und Bauchspeicheldrüse betreffend oder verbindend

gas|tro|pan|cre|a|ti|tis [ˌgæstrəʊˌpæŋkrɪə-ˈtaɪtɪs] noun: Gastropankreatitis f

gas|tro|pa|re|sis [ˌgæstrəʊpəˈriːsɪs, -ˈpærə-] noun: Magenlähmung f, Gastroparese f

gas|trop|a|thy [gæˈstrɑpəθɪ] noun: Magenerkrankung f, Gastropathie f

gas|tro|pexy [ˈgæstrəʊpeksɪ] noun:

gastroplasty

Gastropexie f
gas|tro|plas|ty ['gæstrəplæstɪ] *noun*:
Magenplastik f, Gastroplastik f
gas|tro|pli|ca|tion [ˌgæstrəʊplaɪ'keɪʃn]
noun: Gastroplikation f
gas|trop|to|sis [ˌgæstrəp'təʊsɪs] *noun*:
Magensenkung f, Gastroptose f
gas|tro|lo|rec|tol|my [ˌgæstrəʊˌpaɪlə-
'rektəmɪ] *noun*: Gastropylorektomie f
gas|tro|py|lor|ic [ˌgæstrəʊpaɪ'lɔːrɪk, -pɪ-]
adj: gastropylorisch
gas|tror|rha|gia [ˌgæstrəʊ'rædʒ(ɪ)ə]
noun: Magenblutung f, Gastrorrhagie f
gas|tror|rha|phy [gæ'strɔrəfɪ] *noun*:
Gastroplikation f
gas|tror|rhea [ˌgæstrə'rɪə] *noun*: Ma-
genfluss m, Gastrorrhoe f
gas|tror|rhex|is [ˌgæstrəʊ'reksɪs] *noun*:
Magenruptur f, Gastrorrhexis f
gas|tros|chi|sis [gæ'strɑskəsɪs] *noun*:
Bauchspalte f, Gastroschisis f
gas|tro|scop|ic [gæstrə'skɑpɪk] *adj*: gas-
troskopisch
gas|tros|co|py [gæ'strɑskəpɪ] *noun*: Ma-
genspiegelung f, Gastroskopie f
gas|tro|se|lec|tive [ˌgæstrəsɪ'lektɪv] *adj*:
gastroselektiv
gas|tro|spasm ['gæstrəʊspæzəm] *noun*:
Magenkrampf m, Gastrospasmus m;
Colica gastrica
gas|tro|stax|is [gæstrə'stæksɪs] *noun*: **1.**
Gastrostaxis f **2.** hämorrhagische Gastritis f
gas|tro|ste|no|sis [ˌgæstrəʊstɪ'nəʊsɪs]
noun: Magenverengung f, Gastrosteno-
se f
gas|tro|sto|ma [gæ'strɑstəmə] *noun*:
äußere Magenfistel f, Gastrostoma nt
gas|tros|to|my [gæ'strɑstəmɪ] *noun*:
Gastrostomie f
Witzel's gastrostomy: Witzel-Fistel f
gas|trot|o|my [gæs'trɑtəmɪ] *noun*: Gas-
trotomie f
gauze [gɔːz] *noun*: Gaze f, Verband(s)-
mull m
ge|lo|sis [dʒɪ'ləʊsɪs] *noun, plural* -ses
[-siːz]: Gelose f; Myogelose f
gem|i|ni ['dʒemɪnaɪ] *plural*: → geminus
gem|i|nus ['dʒemɪnəs] *noun, plural* -ni
[-niː, -naɪ]: Zwilling m, Geminus m
gem|is|to|cyte [dʒə'mɪstəsaɪt] *noun*: ge-
mistozytischer Astrozyt m, Gemistozyt m
gem|ma ['dʒemə] *noun*: **1.** Knospe f,
Gemma f **2.** Geschmacksknospe f, Gemma gustatoria, Caliculus gustatorius
ge|nal ['dʒiːnl, 'gen-] *adj*: bukkal, buc-
cal
gen|der ['dʒendər] *noun*: (anatomi-
sches) Geschlecht nt

gene [dʒiːn] *noun*: Gen nt, Erbfaktor m
complementary genes: Komplemen-
tärgene pl
lethal gene: Letalfaktor m, Letalgen nt
suppressor genes: Suppressorgene pl
gen|er|a|tion [ˌdʒenə'reɪʃn] *noun*: **1.** Ge-
neration f **2.** Erzeugung f; Entwicklung f
filial generation: Filialgeneration f
gen|er|a|tive ['dʒenərətɪv, -reɪtɪv] *adj*:
1. generativ, geschlechtlich, Zeugungs-,
Fortpflanzungs- **2.** fortpflanzungsfä-
hig, fruchtbar
ge|ner|ic [dʒə'nerɪk] *adj*: generisch
ge|ner|ics [dʒə'nerɪk] *plural*: Generika
pl
ge|net|ic [dʒə'netɪk] *adj*: genetisch, erb-
biologisch, Vererbungs-, Erb-, Ent-
wicklungs-
ge|net|ics [dʒə'netɪks] *plural*: **1.** Genetik
f, Erb-, Vererbungslehre f **2.** Erbanlagen
pl
ge|ni|al [dʒə'naɪəl, 'dʒiːnɪəl] *adj*: Kinn-,
Geni(o)-, Mento-; Unterkiefer-
gen|ic ['dʒenɪk] *adj*: Gen-
ge|nic|u|lar [dʒə'nɪkjələr] *adj*: Knie-,
Kniegelenks-
ge|ni|o|plas|ty ['dʒiːnɪəʊplæstɪ] *noun*:
Kinnplastik f, Genioplastik f
gen|i|tal ['dʒenɪtl] *adj*: **1.** genital, Zeu-
gungs-, Fortpflanzungs- **2.** genital, Ge-
schlechts-, Genital-
gen|i|ta|lia [ˌdʒenɪ'teɪlɪə, -'teɪljə] *plu-
ral*: Geschlechts-, Genitalorgane pl, Genitale pl, Organa genitalia
external female genitalia: äußere weibliche Geschlechtsorgane pl, Organa genitalia feminina externa
external male genitalia: äußere männliche Geschlechtsorgane pl, Organa genitalia masculina externa
internal female genitalia: innere weibliche Geschlechtsorgane pl, Organa genitalia feminina interna
internal male genitalia: innere männliche Geschlechtsorgane pl, Organa genitalia masculina interna
gen|i|tals ['dʒenɪtlz] *plural*: → genitalia
gen|i|to|fem|o|ral [ˌdʒenɪtəʊ'femərəl]
adj: genitofemoral, genitokrural
gen|i|to|u|ri|nary [ˌdʒenɪtəʊ'jʊərɪneriː]
adj: urogenital
gen|o|der|ma|to|sis [ˌdʒenəˌdɜːrmə'təʊ-
sɪs] *noun*: Genodermatose f, Genoder-
mie f
ge|nome ['dʒiːnəʊm] *noun*: Erbinfor-
mation f, Genom nt
ge|nom|ic [dʒɪ'nəʊmɪk, -'nɑm-] *adj*:
Genom-
ge|no|tox|ic [ˌdʒiːnə'tɑksɪk] *adj*: gen-

916

gen|o|type ['dʒenətaɪp, 'dʒiːn-] *noun*: Genotyp(us *m*) *m*, Erbbild *nt*

gen|o|typ|ic [dʒenə'tɪpɪk, dʒiːn-] *adj*: genotypisch

ge|nu ['dʒiːn(j)uː, dʒe-] *noun, plural* ge|nua ['dʒen(j)uːə]: 1. Knie *nt*, Genu *nt* 2. Knick *m*, Abknickung *f*
 genu recurvatum: überstreckbares Knie *nt*, Hohlknie *nt*, Genu recurvatum
 genu valgum: X-Bein *nt*, Genu valgum
 genu varum: O-Bein *nt*, Genu varum

gen|u|al ['dʒenjəwəl] *adj*: knieartig, Knie-

ge|nus ['dʒiːnəs] *noun, plural* gen|e|ra ['dʒenərə]: Gattung *f*, Genus *nt*

ger|i|at|ric [ˌdʒerə'ætrɪk, ˌdʒɪər-] *adj*: geriatrisch

ger|i|at|rics [ˌdʒerɪ'ætrɪks, ˌdʒɪər-] *plural*: Geriatrie *f*

germ [dʒɜrm] *noun*: Keim *m*, Anlage *f*
 nosocomial germs: Hospitalkeime *pl*

ger|mi|cid|al [ˌdʒɜrmɪ'saɪdl] *adj*: keim(ab)tötend, germizid

ger|mi|cide ['dʒɜrmɪsaɪd] *adj*: keim(ab)tötend, germizid

ger|mi|nal ['dʒɜrmɪnl] *adj*: germinal, germinativ

ger|mi|no|cyte ['dʒɜrmɪnəsaɪt] *noun*: Keimzelle *f*, Germinozyt *m*

ger|mi|no|ma [ˌdʒɜrmɪ'nəʊmə] *noun*: Keimzelltumor *m*, Germinom *nt*

ger|o|der|mia [ˌdʒerə'dɜrmɪə] *noun*: 1. Gerodermie *f*, Gerodermia *f* 2. atrophische Altershaut *f*, Greisenhaut *f*, Geroderma *nt*

ger|on|to|phil|ia [dʒəˌrɑntə'fɪlɪə] *noun*: Gerontophilie *f*

ges|ta|gen ['dʒestədʒən] *noun*: Gestagen *nt*

ges|ta|gen|ic [ˌdʒestə'dʒenɪk] *adj*: gestagen

ges|ta|tion [dʒe'steɪʃn] *noun*: Schwangerschaft *f*, Gravidität *f*

ges|to|sis [dʒes'təʊsɪs] *noun, plural* -ses [-siːz]: Gestations-, Schwangerschaftstoxikose *f*, Gestose *f*

gi|ar|di|a|sis [ˌdʒɪɑːr'daɪəsɪs] *noun*: Giardia-Infektion *f*, Giardiasis *f*

gib|bous ['gɪbəs] *adj*: kyphotisch

gib|bus ['gɪbəs] *noun*: Gibbus *m*

gid|di|ness ['gɪdɪnɪs] *noun*: 1. (subjektiver) Schwindel *m*, Schwind(e)ligkeit *f* 2. Schwindelanfall *m* 3. Benommenheit *f*

gid|dy ['gɪdɪ] *adj*: schwind(e)lig, vertiginös

gi|gan|tism [dʒaɪ'gæntɪzəm, dʒɪ-] *noun*: Riesenwuchs *m*, Gigantismus *m*

gi|gan|to|mel|lia [ˌdʒaɪ'gæntəʊ'miːlɪə]

noun: Gigantomelie *f*

gin|gi|va [dʒɪn'dʒaɪvə, 'dʒɪndʒə-] *noun, plural* -vae [-viː]: Zahnfleisch *nt*, Gingiva *f*

gin|gi|val [dʒɪn'dʒaɪvl, 'dʒɪndʒə-] *adj*: gingival

gin|gi|vec|to|my [ˌdʒɪndʒə'vektəmɪ] *noun*: Gingivektomie *f*

gin|gi|vi|tis [ˌdʒɪndʒə'vaɪtɪs] *noun*: Gingivitis *f*, Zahnfleischentzündung *f*
 catarrhal gingivitis: Gingivitis catarrhalis/simplex
 herpetic gingivitis: Herpesgingivitis *f*
 pregnancy gingivitis: Schwangerschaftsgingivitis *f*, Gingivitis gravidarum

gin|gi|vo|glos|si|tis [ˌdʒɪndʒəvəʊglɑ-'saɪtɪs] *noun*: Gingivoglossitis *f*

gin|gi|vo|peri|o|don|ti|tis [ˌdʒɪndʒəvəʊperɪəʊ,dɑn'taɪtɪs] *noun*: Gingivoperiodontitis *f*

gin|gi|vo|plas|ty ['dʒɪndʒəvəʊplæstɪ] *noun*: Gingivoplastik *f*

gin|gi|vo|sto|ma|ti|tis [ˌdʒɪndʒɪvəʊˌstəʊmə'taɪtɪs] *noun*: Gingivostomatitis *f*

gin|gly|mus ['dʒɪŋglɪməs] *noun*: Scharniergelenk *nt*, Ginglymus *m*

gir|dle ['gɜrdl] *noun*: Gürtel *m*, Cingulum *nt*
 pelvic girdle: Beckengürtel *m*, Cingulum membri inferioris, Cingulum pelvicum
 shoulder girdle: Schultergürtel *m*, Cingulum pectorale, Cingulum membri superioris

gla|bel|la [glə'belə] *noun, plural* -lae [-liː, -laɪ]: Glabella *f*

gland [glænd] *noun*: Drüse *f*, Glandula *f*
 apical gland of tongue: (Blandin-)Nuhn-Drüse *f*, Glandula lingualis anterior, Glandula apicis linguae
 areolar glands: Montgomery-Knötchen *pl*, Warzenvorhofdrüsen *pl*, Glandulae areolares
 Bartholin's gland: Bartholin-Drüse *f*, Glandula vestibularis major
 Bowman's glands: Bowman-Spüldrüsen *pl*, Glandulae olfactoriae
 bronchial glands: Bronchialdrüsen *pl*, Glandulae bronchiales
 Brunner's glands: Brunner-Drüsen *pl*, Duodenaldrüsen *pl*, Glandulae duodenales
 buccal glands: Bukkaldrüsen *pl*, Glandulae buccales
 bulbourethral glands: Cowper-Drüsen *pl*, Bulbourethraldrüsen *pl*, Glandulae bulbourethrales
 carotid gland: Karotisdrüse *f*, Glomus caroticum

cervical glands: Zervixdrüsen pl, Glandulae cervicales

conjunctival glands: Krause-Drüsen pl, Konjunktivaldrüsen pl, Glandulae conjunctivales

Cowper's gland: Cowper-Drüse f, Bulbourethraldrüse f, Glandula bulbourethralis

Ebner's glands: (von) Ebner-Drüsen pl, (von) Ebner-Spüldrüsen pl

endocrine gland: endokrine Drüse f, Glandula endocrina, Glandula sine ductibus

exocrine gland: exokrine Drüse f

lacrimal gland: Tränendrüse f, Glandula lacrimalis

Littre's glands: Littre-Drüsen pl, Urethraldrüsen pl, Glandulae urethrales urethrae masculinae

mammary gland: Brustdrüse f, Glandula mammaria

Meibom's glands: Meibom-Drüsen pl, Glandulae tarsales

Moll's glands: Moll-Drüsen pl, Glandulae ciliares

mucous gland: Schleimdrüse f, Glandula mucosa

Nuhn's gland: (Blandin-)Nuhn-Drüse f, Glandula lingualis anterior, Glandula apicis linguae

preputial glands: präputiale (Talg-)Drüsen pl, Präputialdrüsen pl, Glandulae preputiales

sebaceous glands: Talgdrüsen pl, Glandulae sebaceae

seromucous gland: seromuköse Mischdrüse f, gemischte Drüse f, Glandula seromucosa

serous gland: seröse Drüse f, Eiweißdrüse f, Glandula serosa

glands of Tyson: Tyson-Drüsen f, präputiale Drüsen pl, Präputialdrüsen pl, Glandulae preputiales

urethral glands of male urethra: Littre-Drüsen pl, Urethraldrüsen pl, Glandulae urethrales urethrae masculinae

vesicular gland: Bläschendrüse f, Samenblase f, Gonozystis f, Spermatozystis f, Vesicula seminalis

Virchow's gland: Klavikulardrüse f, Virchow-Knötchen nt, Virchow-Knoten m, Virchow-Drüse f

glands of Zeis: Zeis-Drüsen pl, Glandulae sebaceae

glan|ders ['glændərz] noun: Rotz m, Malleus m, Maliasmus m

gland|o|trop|ic [,glændəʊ'trɑpɪk, 'trəʊ-] adj: glandotrop

glan|du|lar ['glændʒələr] adj: **1.** glandu-

lär, Drüsen- **2.** Glans-

glans [glænz] noun, plural **glan|des** ['glændiːz]: Eichel f, Glans f (penis), Balanos f

glans of clitoris: Klitorisspitze f, Glans clitoridis

glan|u|lar ['glænjələr] adj: Glans-; Eichel-

glass [glæs, glɑːs]: I noun **1.** Glas nt; Glasscheibe f; **2.** (auch a pair of glasses) plural Brille f **3.** Vergrößerungsglas nt, Linse f II v verglasen

protective glass: Uhrglasverband m

glass|y ['glæsi, 'glɑː-] adj: transparent, durchscheinend; glasartig, glasig, hyaloid, hyalin

glau|co|ma [glɔː'kəʊmə] noun: grüner Star m, Glaukom nt

acute glaucoma: akutes Winkelblockglaukom nt, Glaucoma acutum (congestivum)

acute congestive glaucoma: Engwinkelglaukom nt, Winkelblockung nt

corticosteroid-induced glaucoma: Kortisonglaukom nt, Cortisonglaukom nt

narrow-angle glaucoma: akutes Winkelblockglaukom nt, Glaucoma acutum (congestivum)

simple glaucoma: Simplex-, Weitwinkelglaukom nt, Glaucoma simplex

wide-angle glaucoma: Simplex-, Weitwinkelglaukom nt, Glaucoma simplex

glau|co|ma|tous [glɔː'kəʊmətəs, gləʊ-] adj: glaukomatös

glau|co|sis [glɔː'kəʊsɪs] noun: Glaukose f

gle|no|hu|mer|al [,glenəʊ'(h)juːmərəl, ,gliːnəʊ-] adj: glenohumeral

glia ['glaɪə, 'gliːə] noun: Glia f, Neuroglia f

gli|a|cyte ['glaɪəsaɪt] noun: (Neuro-)Gliazelle f, Gliozyt m

gli|al ['glaɪəl] adj: glial, gliär, neuroglial

gli|o|blas|to|ma [,glaɪəʊblæs'təʊmə] noun: Glioblastom nt

glioblastoma multiforme: buntes Glioblastom nt, Glioblastoma multiforme

gli|o|cyte ['glaɪəʊsaɪt] noun: (Neuro-)Gliazelle f, Gliozyt m

gli|o|cy|to|ma [,glaɪəʊsaɪ'təʊmə] noun: →glioma

gli|o|ma [glaɪ'əʊmə] noun: Gliageschwulst f, Gliatumor m, Gliom nt

gli|o|ma|to|sis [,glaɪəmə'təʊsɪs] noun: Gliomatose f

gli|o|neu|ro|ma [,glaɪəʊnjʊə'rəʊmə] noun: Glioneurom nt, Glioneuroblastom nt

gli|o|sis [glaɪ'əʊsɪs] noun: Gliose f

glis|so|ni|tis [glɪsə'naɪtɪs] noun: Glisso-

nitis f
globe [gləʊb]: **I** *noun* Kugel f **II** v zusammenballen
glolbin ['gləʊbɪn] *noun*: Globin nt
glolboid [gləʊbɔɪd] *adj*: kugelförmig, sphärisch, globulär, kugelig, globoid
globlullin ['glɑbjəlɪn] *noun*: Globulin nt
accelerator globulin: Proakzelerin nt, Proaccelerin nt, Acceleratorglobulin nt, labiler Faktor m, Faktor V m
alpha globulin: α-Globulin nt
anti-D immune globulin: Anti-D-Immunglobulin nt
antilymphocyte globulin: Antilymphozytenglobulin nt
beta globulin: beta-Globulin nt, β-Globulin nt
gamma globulin: **1.** Gammaglobulin nt, γ-Globulin nt **2.** Immunglobulin nt
varicella-zoster immune globulin: Varicella-Zoster-Immunglobulin nt
globlullinlurlia [,glɑbjəli'n(j)ʊərɪə] *noun*: Globulinurie f
glolmal ['gləʊməl] *adj*: Glomus-
glolmanlgiolma [gləʊ,mænd ʒɪ'əʊmə] *noun*: Glomustumor m, Glomangiom nt
glolmecltolmy [gləʊ'mektəmɪ] *noun*: Glomektomie f
glolmerlullar [gləʊ'merjələr, glə-] *adj*: glomerulär
glolmerlulliltis [gləʊ,merjə'laɪtɪs] *noun*: Glomerulitis f, Glomerulumentzündung f
glolmerlullolnelphritlic [gləʊ,merjələʊnɪ'frɑtɪk] *adj*: glomerulonephritisch
glolmerlullolnelphriltis [gləʊ,merjələʊnɪ'frɑtɪs] *noun*: Glomerulonephritis f
membranoproliferative glomerulonephritis: membranoproliferative Glomerulonephritis f
minimal change glomerulonephritis: Minimal-change-Glomerulonephritis f, Lipoidnephrose f
glolmerlullolnelphroplalthy [gləʊ,merjələʊnɪ'frɑpəθɪ] *noun*: Glomerulonephrose f, Glomerulonephropathie f
glolmerlullolpalthy [gləʊ,merjə'lɑpəθɪ] *noun*: Glomerulopathie f
glolmerlullolsclelrolsis [gləʊ,merjələʊ-'sklɪ'rəʊsɪs] *noun*: Glomerulosklerose f
diabetic glomerulosclerosis: Kimmelstiel-Wilson-Syndrom nt, diabetische Glomerulosklerose f
glolmerlullolsclelrotlic [gləʊ,merjələʊ-'sklɪ'rəʊtɪk] *adj*: glomerulosklerotisch
glolmic ['gləʊmɪk] *adj*: Glomus-
glolmus ['gləʊmɔs] *noun, plural* -mi, **glolmelria** [-maɪ, 'glɑmərə]: Glomus nt
carotid glomus: Karotisdrüse f, Glo-

mus caroticum
glosIsal ['glɑsl, 'glɔs-] *adj*: lingual
glosIsallgia [glɑ'sæld ʒ(ɪ)ə] *noun*: Zungenbrennen nt, Glossalgie f, Glossodynie f
glosIsanlthrax [glɑ'sænθræks] *noun*: Glossanthrax m
glosIsecltolmy [glɑ'sektəmɪ] *noun*: Zungen(teil)amputation f, Glossektomie f
GlosIsilna [glɑ'saɪnə] *noun*: Zungen-, Tsetsefliege f, Glossina f
glosIsiltis [glɑ'saɪtɪs] *noun*: Glossitis f, Zungenentzündung f
atrophic glossitis: → *Hunter's glossitis*
Hunter's glossitis: atrophische Glossitis f, Hunter-Glossitis f, Möller-Hunter-Glossitis f
glosIsolcele ['glɑsəʊsiːl] *noun*: **1.** Glossozele f **2.** zystische Zungengeschwulst f, Glossozele f
glosIsoldynlia [,glɑsəʊ'diːnɪə] *noun*: Glossalgie f, Glossodynie f, Zungenbrennen nt
glosIsolepliglottlic [,glɑsəʊ,epɪ'glɑtɪk] *adj*: glossoepiglottisch
glosIsolhylal [,glɑsəʊ'haɪəl] *adj*: glossohyal
glosIsoplalthy [glɑ'sɑpəθɪ] *noun*: Zungenerkrankung f, Glossopathie f
glosIsolphalrynlgelal [,glɑsəʊfə'rɪndʒ(ɪ)əl, glɑsəʊrɪn'dʒiːəl, ,glɔs-] *adj*: glossopharyngeal
glosIsolphytlia [,glɑsəʊ'fɪtɪə] *noun*: schwarze Haarzunge f, Glossophytie f
glosIsolplaslty ['glɑsəʊplæstɪ] *noun*: Zungenplastik f, Glossoplastik f
glosIsolplelgia [,glɑsəʊ'pliːdʒ(ɪ)ə] *noun*: Zungenlähmung f, Glossoplegie f
glosIsoptolsis [,glɑsɑp'təʊsɪs] *noun*: Glossoptose f
glosIsolpylrolsis [,glɑsəpaɪ'rəʊsɪs, ,glɔs-] *noun*: Zungenbrennen nt
glosIsorlrhalphy [glɑ'sɔrəfɪ] *noun*: Zungennaht f, Glossorrhaphie f
glosIsolspasm ['glɑsəspæzəm, 'glɔs-] *noun*: Zungenkrampf m, Glossospasmus m
glosIsotlolmy [glɑ'sɑtəmɪ] *noun*: Zungenschnitt m, Glossotomie f
glosIsoltrichlia [,glɑsə'trɪkɪə] *noun*: Haarzunge f, Glossotrichie f
glotltal ['glɑtl] *adj*: glottisch
glotltic ['glɑtɪk] *adj*: **1.** → *glossal* **2.** → *glottal*
glotltis ['glɑtɪs] *noun, plural* -tisles, -tildes [-tɪdiːz]: Glottis f (vocalis)
false glottis: Rima vestibuli
true glottis: Stimmritze f, Rima glottidis

G

glot|ti|tis [glɑ'taɪtɪs, glɔ-] *noun*: Glottitis *f*, Glottisentzündung *f*

glu|ca|gon ['gluːkəgɑn] *noun*: Glukagon *nt*, Glucagon *nt*

glu|ca|go|no|ma [gluːkəgə'nəʊmə] *noun*: Glukagonom *nt*, A-Zell-Tumor *m*

glu|co|cor|ti|coid [ˌgluːkəʊ'kɔːrtəkɔɪd]: **I** *noun* Glukokortikoid *nt*, Glucocorticoid *nt*, Glukosteroid *nt* **II** *adj* glukokortikoidähnlich

glu|co|gen|e|sis [ˌgluːkəʊ'dʒenəsɪs] *noun*: Glukosebildung *f*, Glukogenese *f*, Glucogenese *f*

glu|co|gen|ic [ˌgluːkəʊ'dʒenɪk] *adj*: glucogen, glukogen

glu|co|ki|nase [ˌgluːkəʊ'kaɪneɪz, -'kɪn-] *noun*: **1.** Glucokinase *f* **2.** glucosespezifische Hexokinase *f*

glu|co|ne|o|gen|e|sis [ˌgluːkəʊˌniːə'dʒenəsɪs] *noun*: Gluconeogenese *f*

glu|co|ne|o|ge|net|ic [ˌgluːkəʊˌniːədʒə'netɪk] *adj*: gluconeogenetisch

glu|co|pe|nia [ˌgluːkəʊ'piːnɪə] *noun*: Hypoglykämie *f*

glu|co|pro|tein [ˌgluːkəʊ'prəʊtiːn, -tiːɪn] *noun*: **1.** Glucoprotein *nt* **2.** →*glycoprotein*

glu|co|sa|mine [gluː'kəʊsəmiːn, -mɪn] *noun*: Glucosamin *nt*, Aminoglucose *f*

glu|cose ['gluːkəʊz] *noun*: (D-)Glukose *f*, Traubenzucker *m*, Dextrose *f*, Glucose *f*

blood glucose: Blutzucker *m*, Blutglukose *f*

Ringer's glucose: Ringer-Glucose(lösung *f*) *f*

urinary glucose: Harnglucose *f*, Harnzucker *m*

glucose-1-phosphate *noun*: Glucose-1-phosphat *nt*, Cori-Ester *m*

glucose-6-phosphate *noun*: Glucose-6-phosphat *nt*, Robison-Ester *m*

glu|cos|u|ria [gluːkə's(j)ʊərɪə] *noun*: Glukosurie *f*, Glucosurie *f*

glu|ta|mine ['gluːtəmiːn, -mɪn] *noun*: Glutamin *nt*

γ-glu|ta|myl|cyc|lo|trans|fer|ase [ˌgluːtəmɪlˌsaɪkləʊ'trænsfəreɪz] *noun*: Gammaglutamyltransferase *f*, γ-Glutamyltransferase *f*, Gammaglutamyltranspeptidase *f*

glu|ta|thi|one [gluːtə'θaɪəʊn] *noun*: Glutathion *nt*, γ-Glutamylcysteinglycin *nt*

glu|ta|thi|o|ne|mia [gluːtəˌθaɪə'niːmɪə] *noun*: Glutathionämie *f*

glu|ta|thi|o|nu|ria [gluːtəˌθaɪə'n(j)ʊərɪə] *noun*: **1.** Glutathionurie *f* **2.** γ-Glutamyltransferasemangel *m*, Glutathionurie *f*

glu|te|al ['gluːtɪəl, gluː'tiːəl] *adj*: glutäal

glu|ten ['gluːt(ɪ)n] *noun*: Klebereiweiß *nt*, Gluten *nt*

gluteo-inguinal *adj*: gluteoinguinal

glu|te|us ['gluːtɪəs, gluː'tiːəs] *noun*, *plural* **-tei** [-tɪaɪ, -'tiːaɪ]: Glutäus *m*, Musculus gluteus

glu|ti|tis [gluː'taɪtɪs] *noun*: Glutitis *f*, Gesäßentzündung *f*

gly|ce|mia [glaɪ'siːmɪə] *noun*: Glykämie *f*

glyc|er|ide ['glɪsəraɪd, -ɪd] *noun*: Acylglycerin *nt*, Glycerid *nt*

glyc|er|in ['glɪsərɪn] *noun*: →*glycerol*

glyc|er|ol ['glɪsərɔl, -ral] *noun*: Glyzerin *nt*, Glycerin *nt*

gly|cine ['glaɪsiːn, -sɪn] *noun*: Glyzin *nt*, Glycin *nt*

gly|ci|ne|mia [ˌglaɪsə'niːmɪə] *noun*: Hyperglycinämie *f*

gly|ci|ner|gic [ˌglaɪsɪ'nɜrdʒɪk] *adj*: glycinerg

gly|ci|nu|ria [ˌglaɪsɪ'n(j)ʊərɪə] *noun*: Glyzinurie *f*, Glycinurie *f*

gly|co|cal|ix [ˌglaɪkə'keɪlɪks] *noun*: Glyko-, Glycocalix *f*

gly|co|coll ['glaɪkəkɑl] *noun*: →*glycine*

gly|co|gen ['glaɪkədʒən] *noun*: Glykogen *nt*, tierische Stärke *f*

gly|co|gen|e|sis [ˌglaɪkə'dʒenəsɪs] *noun*: **1.** Glykogenbildung *f*, Glykogenese *f* **2.** Zuckerbildung *f*

gly|co|ge|net|ic [ˌglaɪkədʒə'netɪk] *adj*: glykogenetisch

gly|co|ge|nol|y|sis [ˌglaɪkədʒɪ'nɑlɪsɪs] *noun*: Glykogenabbau *m*, Glykogenolyse *f*

gly|co|gen|o|lyt|ic [ˌglaɪkədʒenə'lɪtɪk] *adj*: glykogenspaltend, glykogenolytisch

gly|co|ge|no|sis [ˌglaɪkədʒɪ'nəʊsɪs] *noun*: Glykogenspeicherkrankheit *f*, Glykogenthesaurismose *f*, Glykogenose *f*

gly|co|ge|nous [glaɪ'kɑdʒənəs] *adj*: glykogenetisch

gly|co|he|mo|glo|bin [ˌglaɪkə'hiːməgləʊbɪn, -'hemə-] *noun*: glykosyliertes Hämoglobin *nt*, Glykohämoglobin *nt*

gly|col|y|sis [glaɪ'kɑlɪsɪs] *noun*: Glykolyse *f*, Embden-Meyerhof-Weg *m*

gly|co|lyt|ic [ˌglaɪkə'lɪtɪk] *adj*: glykolytisch

gly|co|me|tab|o|lism [ˌglaɪkəʊ'tæbəlɪzəm] *noun*: Zuckerstoffwechsel *m*

gly|co|ne|o|gen|e|sis [ˌglaɪkəʊniːəʊ'dʒenəsɪs] *noun*: →*gluconeogenesis*

gly|co|pe|nia [ˌglaɪkəʊpiːnɪə] *noun*: Glykopenie *f*

gly|co|pri|val [ˌglaɪkəʊ'praɪvəl] *adj*: glykopriv

glylcolproltein [ˌglaɪkəʊˈprəʊtiːn, -tiːɪn]
  noun: Glykoprotein nt, Glycoprotein nt
glylcoslalmilnolglylcan [ˌglaɪkəʊsəˌmiː-
  nəʊˈglaɪkæn] noun: Glykosaminoglykan nt
glylcolselmia [ˌglaɪkəʊˈsiːmɪə] noun:
  Glykämie f
glylcolsilallia [ˌglaɪkəʊsaɪˈeɪlɪə] noun:
  Glykoptyalismus m, Glykosialie f
glylcolside [ˈglaɪkəsaɪd] noun: Glykosid
  nt, Glycosid nt
  cardiac glycosides: Herzglykoside pl
  digitalis glycosides: Digitalisglykoside
  pl, Herzglykoside pl
glylcolsildic [ˌglaɪkəˈsɪdɪk] adj: glykosi-
  disch
glylcolsphinlgollipid [ˌglaɪkəʊˌsfɪŋgəʊ-
  ˈlɪpɪd] noun: Glykosphingolipid nt,
  Sphingoglykolipid nt
glylcolsphinlgollilpilldolsis [ˌglaɪkəʊˌsfɪŋ-
  gəʊlɪpəˈdəʊsɪs] noun: Fabry-Syndrom
  nt, Morbus Fabry m, Ruiter-Pompen-
  Weyers-Syndrom nt, hereditäre The-
  saurismose f Ruiter-Pompen-Weyers,
  Thesaurismosis hereditaria lipoidica,
  Angiokeratoma corporis diffusum (Fabry), Angiokeratoma universale
glylcolsulria [glaɪkəˈs(j)ʊərɪə] noun:
  Glukosurie f, Glucosurie f
  neonatal glycosuria: Neugeborenen-
  glukosurie f
  glycosuria of pregnancy: Schwanger-
  schaftsglukosurie f
  renal glycosuria: renale Glucosurie f
glylkelmia [glaɪˈkiːmɪə] noun: Glykämie f
GM₁-ganglioisidosis noun: generalisierte
  Gangliosidose f, GM₁-Gangliosidose
  Typ I f
GM₂-ganglioisidosis noun: Tay-Sachs-Erkrankung f, infantile amaurotische
  Idiotie f, GM₂-Gangliosidose Typ I f
gnalthallgia [næˈθældʒ(ɪ)ə] noun: Kie-
  ferschmerz(en pl) m, Gnathalgie f,
  Gnathodynie f
gnathlic [ˈnæθɪk, ˈneɪ-] adj: Kiefer-,
  Gnath(o)-
gnathlolpallaltoslchilsis [ˌnæθəpælə-
  ˈtaskəsɪs] noun: Kiefer-Gaumen-Spal-
  te f, Gnathopalatoschisis f
gnathlolplaslty [ˈnæθəplæstɪ] noun: Kieferplastik f, Gnathoplastik f
gnalthoslchilsis [næˈθaskəsɪs] noun: Kieferspalte f, Gnathoschisis f
Gnalthosltolma [næˈθastəmə] noun: Gna-
  thostoma nt
gnathlolstolmilalsis [ˌnæθəstəˈmaɪəsɪs]
  noun: Gnathostomiasis f
goilter [ˈgɔɪtər] noun: Kropf m, Struma f
  Basedow's goiter: Basedow-Struma f,

Struma basedowiana
colloid goiter: Kolloidstruma f, Gal-
  lertstruma f, Struma colloides
congenital goiter: angeborene/konge-
  nitale Struma f, Neugeborenenstruma
  f, Struma connata
diving goiter: Tauchkropf m
endemic goiter: endemische Struma f,
  Jodmangelstruma f
lymphadenoid goiter: Hashimoto-
  Thyreoiditis f, Struma lymphomatosa
nodular goiter: Knotenkropf m, Kno-
  tenstruma f, Struma nodosa
simple goiter: blande Struma f
goiltrolgenlic [ˌgɔɪtrəˈdʒenɪk] adj: stru-
  migen
gold [gəʊld] noun: Gold nt
gomlpholsis [gʌmˈfəʊsɪs] noun: 1. Ein-
  keilung f, Einzapfung f, Gomphosis f 2.
  Articulatio dentoalveolaris, Gomphosis f
golnad [ˈgəʊnæd, ˈgɑ-] noun: Keim-,
  Geschlechtsdrüse f, Gonade f
golnadlal [gəʊˈnædl, gɑ-] adj: gonadal
golnadlecltolmy [gəʊnæˈdektəmɪ] noun:
  Gonadenentfernung f, Gonadektomie f
golnaldilal [gəʊˈneɪdɪəl] adj: gonadal
golnaldolgenlelsis [gəʊˌnædəˈdʒenəsɪs]
  noun: Gonadenentwicklung f, Gonado-
  genese f
golnaldolliblerlin [gəʊˌnædəˈlɪbərɪn]
  noun: Gonadotropin-releasing-Hormon nt, Gonadoliberin nt
golnaldolpalthy [gəʊnæˈdapəθɪ] noun:
  Gonadenerkrankung f, Gonadopathie f
golnaldolrellin [ˌgəʊˌnædəˈrelɪn] noun:
  Gonadorelin nt
golnaldoltrolphin [gəʊˌnædəˈtrəʊfɪn]
  noun: gonadotropes Hormon nt, Gonadotropin nt
golnaldoltroplic [gəʊˌnædəˈtrapɪk,
  -ˈtrəʊ-] adj: gonadotrop
golnaldoltrolpin [gəʊˌnædəˈtrəʊpɪn]
  noun: gonadotropes Hormon nt, Gonadotropin nt
golnalgira [gəˈnægrə, -neɪ-] noun: Gon-
  agra nt/f
golnallgia [gəʊˈnældʒ(ɪ)ə] noun: Knieschmerz m, Gonalgie f
gonlanlgilecltolmy [ˌgʌnænydʒɪˈektəmɪ]
  noun: Vasektomie f, Vasoresektion f
gonlarlthritlic [gɑnɑːrˈθraɪtɪk] adj: gon-
  arthritisch, gonitisch
gonlarlthriltis [gɑnɑːrˈθraɪtɪs] noun:
  Gonitis f, Kniegelenkentzündung f,
  Gonarthritis f
gonlarlthrolmenlinlgiltis [gɑnˌɑːrθrə-
  ˌmenɪnˈdʒaɪtɪs] noun: Kniegelenkssy-
  novitis f

G

921

gon|ar|thro|sis [ˌgɑnɑːrˈθrəʊsɪs] *noun*: Gonarthrose *f*

gon|ar|thro|to|my [ˌgɑnɑːrˈθrɑtəmɪ] *noun*: Gonarthrotomie *f*

gon|e|cys|ti|tis [ˌgɑnəsɪsˈtaɪtɪs] *noun*: Spermatozystitis *f*, Samenblasenentzündung *f*, Spermatozystitis *f*, Vesikulitis *f*, Vesiculitis *f*

gon|e|i|tis [gɑnɪˈaɪtɪs] *noun*: Gonarthritis *f*, Kniegelenkentzündung *f* Knieentzündung *f*, Gonitis *f*

gon|i|os|co|py [ˌgəʊnɪˈɑskəpɪ] *noun*: Gonioskopie *f*

gon|i|ot|o|my [gəʊnɪˈɑtəmɪ] *noun*: Goniotomie *f*

gon|it|ic [gəʊˈnaɪtɪk] *adj*: gonitisch, gonarthritisch

gon|i|tis [gəʊˈnaɪtɪs] *noun*: Gonitis *f*, Kniegelenkentzündung *f*, Gonarthritis *f*

gon|o|blen|nor|rhea [ˌgɑnəʊˌblenəˈrɪə] *noun*: Gonoblennorrhoe *f*, Conjunctivitis gonorrhoica

gon|o|cele [ˈgɑnəʊsiːl] *noun*: Spermatozele *f*

gon|o|coc|ce|mia [ˌgɑnəʊkɑkˈsiːmɪə] *noun*: Gonokokkämie *f*, Gonokokkensepsis *f*

gon|o|coc|cus [ˌgɑnəʊˈkɑkəs] *noun, plural* -coc|ci [-ˈkɑksaɪ, -siː]: Gonococcus *m*, Neisseria gonorrhoeae

gon|or|rhea [ˌgɑnəʊˈrɪə] *noun*: Tripper *m*, Gonorrhoe *f*

gon|or|rhe|al [ˌgɑnəʊˈrɪəl] *adj*: gonorrhoisch

gon|y|camp|sis [ˌgɑnɪˈkæmpsɪs] *noun*: Kniegelenksdeformität *f*; Kniegelenksankylose *f*

gon|y|ec|ty|po|sis [ˌgɑnɪˌektɪˈpəʊsɪs] *noun*: O-Bein *nt*, Genu varum

gout [gaʊt] *noun*: Gicht *f*
calcium gout: **1.** Profichet-Krankheit *f*, Kalkgicht *f*, Calcinosis circumscripta **2.** Kalzinose *f*, Calcinosis *f*

graft [græft] *noun*: **I** *noun* **1.** Transplantat *nt* **2.** Transplantation *f* **II** *v* transplantieren, eine Transplantation durchführen
bone graft: Knochentransplantat *nt*
composite graft: gemischtes Transplantat *nt*, Mehrorgantransplantat *nt*
epidermic graft: Reverdin-Läppchen *nt*, Epidermisläppchen *nt*
flap graft: Lappenplastik *f*
mesh graft: Mesh-Graft *nt/f*, Mesh-Transplantat *nt*, Maschentransplantat *nt*, Gittertransplantat *nt*
Reverdin graft: Reverdin-Läppchen *nt*, Epidermisläppchen *nt*
skin graft: Hauttransplantat *nt*, Hautlappen *m*

Thiersch's graft: Thiersch-Lappen *m*
Wolfe's graft: Wolfe-Krause-Lappen *m*, Krause-Wolfe-Lappen *m*
Wolfe-Krause graft: → *Wolfe's graft*

graft|ing [ˈgræftɪŋ] *noun*: Transplantation *f*, Implantation *f*
bone grafting: Knochentransplantation *f*
skin grafting: Hauttransplantation *f*

gram-negative *adj*: (*Bakterien*) Gramnegativ, gramnegativ

gram-positive *adj*: (*Bakterien*) Gram-positiv, grampositiv

grand mal [mɑl, mæl; mal] *noun*: Grand mal *nt*

gran|u|lar [ˈgrænjələr] *adj*: körnig, gekörnt, granuliert, granulär, granular, granulös

gran|u|la|tion [ˌgrænjʊˈleɪʃn] *noun*: **1.** Granulation *f* **2.** Körnchenbildung *f*, Granulieren *nt* **3.** Granulieren *nt*, Granulierung *f*
anomalous granulation: Granulationsanomalie *f*
arachnoidal granulations: → *pacchionian granulations*
pacchionian granulations: Pacchioni-Granulationen *pl*, Arachnoidalzotten *pl*, Granulationes arachnoideae

gran|ule [ˈgrænjuːl] *noun*: Zell-, Speicherkörnchen *nt*, Granulum *nt*
Fordyce's granules: Fordyce-Krankheit *f*, freie/ektopische Talgdrüsen *pl*

gran|u|lo|cyte [ˈgrænjələʊsaɪt] *noun*: Granulozyt *m*, granulärer Leukozyt *m*
basophilic granulocyte: basophiler Granulozyt *m*, Basophiler *m*
eosinophilic granulocyte: eosinophiler Granulozyt *m*, Eosinophiler *m*
neutrophilic granulocyte: neutrophiler Granulozyt *m*, polymorphkerniger Granulozyt *m*, Neutrophiler *m*
segmented granulocytes: Segmentkernige *pl*

gran|u|lo|cyt|ic [ˌgrænjələʊˈsɪtɪk] *adj*: granulozytär

gran|u|lo|cy|to|pa|thy [ˌgrænjələʊsaɪˈtɑpəθɪ] *noun*: Granulozytopathie *f*

gran|u|lo|cy|to|pe|nia [ˌgrænjələʊˌsaɪtəˈpiːnɪə] *noun*: **1.** Granulopenie *f*, Granulozytopenie *f*; Neutropenie *f*; Leukopenie *f* **2.** Agranulozytose *f*, maligne Neutropenie *f*, perniziöse Neutropenie *f*

gran|u|lo|cy|to|poi|e|sis [ˌgrænjələʊˌsaɪtəpɔɪˈiːsɪs] *noun*: → *granulopoiesis*

gran|u|lo|cy|to|sis [ˌgrænjələʊsaɪˈtəʊsɪs] *noun*: Granulozytose *f*

gran|u|lo|ma [grænjəˈləʊmə] *noun, plural* -mas, -ma|ta [grænjəˈləʊmətə]: Gra-

nulationsgeschwulst *f*, Granulom *nt*
foreign-body granuloma: Fremdkörpergranulom *nt*
suture granuloma: Fadengranulom *nt*
talc granuloma: Talkumgranulom *nt*
umbilical granuloma: Nabelgranulom *nt*
gran|u|lo|ma|to|sis [ˌgrænjə,ləʊmə'təʊ-sɪs] *noun*: Granulomatose *f*
Wegener's granulomatosis: Wegener-Granulomatose *f*, Wegener-Klinger-Granulomatose *f*
gran|u|lom|a|tous [ˌgrænjə'ləʊmətəs] *adj*: granulomatös
gran|u|lo|pe|nia [ˌgrænjələʊ'pɪnɪə] *noun*: →*granulocytopenia*
gran|u|lo|poi|e|sis [ˌgrænjələʊpɔɪ'iːsɪs] *noun*: Granulozytenbildung *f*, Granulozytopo(i)ese *f*, Granulopoese *f*
gran|u|lo|poi|et|ic [ˌgrænjələʊpɔɪ'etɪk] *adj*: granulopoetisch, granulozytopoetisch
graph|es|the|sia [ˌgræfes'θiːʒ(ɪ)ə] *noun*: Graphästhesie *f*
graph|o|spasm ['græfʊspæzəm] *noun*: Schreibkrampf *m*
grav|el ['grævəl] *noun*: Harngrieß *m*
kidney gravel: Nierengrieß *m*
grav|id ['grævɪd] *adj*: schwanger, gravid
grav|i|da ['grævɪdə] *noun*, *plural* **-das, -dae** [-diː]: Schwangere *f*, Gravida *f*
grav|id|ic [græ'vɪdɪk] *adj*: Schwangeren-, Schwangerschafts-, Graviditäts-
grav|id|i|ty [grə'vɪdətɪ] *noun*: Schwangerschaft *f*, Gravidität *f*
grav|i|ty ['grævɪtɪ] *noun*, *plural* **-ties**: Schwerkraft *f*, Gravitation(skraft *f*) *f*
gray [greɪ]: **I** *noun* **1.** Grau *nt* **2.** →*gray matter* **II** *adj* grau
grip [grɪp] *noun*: grippaler Infekt *m*, Grippe *f*, Virusgrippe *f*
grip|pal ['grɪpl] *adj*: grippeartig, grippal
groin [grɔɪn] *noun*: Leiste *f*, Regio inguinalis
groove [gruːv] *noun*: Furche *f*, Rinne *f*
basilar groove: Sulcus basilaris
basilar groove of occipital bone: Clivus ossis occipitalis
basilar groove of sphenoid bone: Clivus ossis sphenoidalis
bicipital groove: Sulcus intertubercularis
carotid groove of sphenoid bone: Sulcus caroticus
dorsal intermediate groove of spinal cord: Sulcus intermedius posterior medullae spinalis
esophagotracheal groove: ösophagotracheale Grube/Rinne *f*
ethmoidal groove: Sulcus ethmoidalis

groove for eustachian tube: Sulcus tubae auditivae/auditoriae
groove for tendon of flexor hallucis longus: Sulcus tendinis musculi flexoris hallucis longi
groove of great superficial petrosal nerve: Sulcus nervi petrosi majoris
hamular groove: Sulcus hamuli pterygoidei
interosseous groove of calcaneus: Sulcus calcaneus
groove for medial meningeal artery: Sulcus arteriae meningeae mediae
nasolacrimal groove: Tränen-Nasenfurche *f*
neural groove: Neuralrinne *f*
obturator groove: Sulcus obturatorius
groove for occipital artery: Sulcus arteriae occipitalis
optic grooves: Augenfurchen *pl*
palatine grooves: Sulci palatini
popliteal groove: Sulcus popliteus
posterior auricular groove: Sulcus auricularis posterior
groove for radial nerve: Radialisrinne *f*, Sulcus nervi radialis
sigmoid groove: Sulcus sinus sigmoidei
skin grooves: Sulci cutis
groove for subclavian artery: Sulcus arteriae subclaviae
groove for subclavian muscle: Sulcus musculi subclavii
tracheobronchial groove: Tracheobronchialrinne *f*
ulnar groove: Sulcus nervi ulnaris
groove of ulnar nerve: Sulcus nervi ulnaris
urethral groove: Urogenitalspalte *f*
venous grooves: Sulci venosi
vomeral groove: Sulcus vomeris
vomerovaginal groove: Sulcus vomerovaginalis
group [gruːp]: **I** *noun* Gruppe *f*; (*chem.*) Gruppe *f*, Radikal *nt* **II** *vt* gruppieren, in Gruppen einteilen oder anordnen; klassifizieren **III** *vi* sich gruppieren
ABO blood groups: ABNull-Blutgruppen *pl*, klassische Blutgruppen *pl*
blood group: Blutgruppe *f*
Rhesus blood groups: Rhesus-Blutgruppen *pl*
grow [grəʊ] *v*: wachsen; (*Person*) größer werden, wachsen **grow together** zusammenwachsen
gry|po|sis [grɪ'pəʊsɪs] *noun*: Gryposis *f*
gua|nine ['gwaniːn] *noun*: Guanin *nt*
gua|no|sine ['gwanəsiːn, -sɪn] *noun*: Guanosin *nt*

G

gul|let ['gʌlɪt] *noun*: **1.** Schlund *m*, Kehle *f*, Gurgel *f* **2.** Speiseröhre *f*, Ösophagus *m*, Oesophagus *m*

gum [gʌm] *noun*: **1.** Zahnfleisch *nt*, Gingiva *f* **2.** Gummi *m/nt*; Klebstoff *m* **3.** Gummi *m/nt*, Gummiharz *nt*, Kautschuk *m*

gum|boil ['gʌmbɔɪl] *noun*: Parulis *f*

gum|ma ['gʌmə] *noun, plural* **-mas,** **-ma|ta** [-mətə]: **1.** Gummiknoten *m*, -geschwulst *f*, Gumma *nt* **2.** Syphilom *nt*, Gumma (syphiliticum) *nt* **3.** benigne Spätsyphilis *f*

gum|ma|tous ['gʌmətəs] *adj*: gummatös, gummös

gus|ta|tion [gʌ'steɪʃn] *noun*: **1.** Geschmackssinn *m*, -vermögen *nt* **2.** Schmecken *nt*

gus|ta|to|ry ['gʌstə,tɔːriː, -təʊ-] *adj*: gustatorisch, gustativ

gut [gʌt] *noun*: Darm(kanal *m*) *m*; Gedärme *pl*, Eingeweide *pl*; (*anatom.*) Intestinum *nt*

gut|tur|al ['gʌtərəl] *adj*: **1.** guttural, kehlig, Kehl- **2.** (*Stimme*) rau, heiser, kehlig, guttural

gyn|an|drism [dʒɪ'nændrɪzəm] *noun*: **1.** Zwittertum *nt*, Hermaphroditismus *m*, Hermaphrodismus *m* **2.** Gynandrismus *m*, Pseudohermaphroditismus femininus **3.** (*biolog.*) Scheinzwittertum *nt*, Gynandrie *f*

gyn|an|dro|blas|to|ma [dʒɪ,nændrəʊblæs-

'təʊmə] *noun*: Gynandroblastom *nt*

gyn|al|tre|sia [,dʒɪnə'triːʒ(ɪ)ə] *noun*: Gynatresie *f*

gyn|e|cog|ra|phy [,dʒaɪnə'kɑgrəfɪ, ,gaɪnɪ-] *noun*: Hysterosalpingographie *f*, Hysterosalpingografie *f*

gyn|e|coid ['dʒaɪnəkɔɪd, 'gaɪnɪ-] *adj*: frauenähnlich, frauenartig, gynäkoid, gynoid

gyn|e|co|log|ic [,dʒaɪnəkə'lɑdʒɪk, ,gaɪnɪ-] *adj*: gynäkologisch

gyn|e|col|o|gy [,dʒaɪnə 'kɑlədʒɪ] *noun*: Gynäkologie *f*

gyn|e|co|mas|tia [,dʒaɪnəkə'mæstɪə] *noun*: Gynäkomastie *f*

puberal gynecomastia: Pubertätsgynäkomastie *f*

gyn|e|cop|a|thy [,dʒaɪnə'kɑpəθɪ] *noun*: Gynäkopathie *f*

gyn|e|plas|ty ['dʒaɪnəplæstɪ] *noun*: Gynoplastik *f*

gy|no|plas|tic [,dʒaɪnəʊ'plæstɪk] *adj*: gynoplastisch

gy|no|plas|ty ['dʒaɪnəʊplæstɪ] *noun*: Gynoplastik *f*

gy|rase ['dʒaɪreɪz] *noun*: Gyrase *f*

gy|rec|to|my [dʒaɪ'rektəmɪ] *noun*: Gyrektomie *f*

gyr|en|ce|phal|ic [,dʒaɪəensɪ'fælɪk, ,dʒaɪr-] *adj*: gyrenzephal

gy|rus ['dʒaɪrəs] *noun, plural* **-ri** [-raɪ]: Hirnwindung *f*, Gyrus *m*

G

H

halbelna [həˈbiːnə] *noun, plural* **-nae**
[-niː]: Zirbeldrüsen-, Epiphysenstiel
m, Habenula *f*
halbenlulla [həˈbenjələ] *noun, plural*
-lae [-liː]: Zirbeldrüsen-, Epiphysenstiel *m*, Habenula *f*
halbitlulal [həˈbɪtʃəwəl] *adj*: rezidivierend, habituell, habitual
halbitlulaltion [hə,bɪtʃəˈweɪʃn] *noun*: **1.**
Gewöhnung *f* (*to* an) **2.** (*pharmakol.*)
Gewöhnung *f*, Habituation *f*
habliltus [ˈhæbɪtəs] *noun*: **1.** Körper-
bau(typus *m*) *m*, Konstitution *f*, Habitus *m* **2.** Körperhaltung *f*, -stellung *f*,
Habitus *m* **3.** (*gynäkol.*) Fruchthaltung
f, Habitus *m*
habirolnelmilalsis [,həbrəʊniˈmaɪəsɪs]
noun: Habronemainfektion *f*, Habro-
nemosis *f*
Haelmaldiplsa [,hiːməˈdɪpsə, ,hem-]
noun: Haemadipsa *f*
Haelmalphylsallis [,hiːməˈfaɪsəlɪs] *noun*:
Haemaphysalis *f*
Haemlenltelria [hiːmənˈtɪərɪə] *noun*:
Haementeria *f*
Haementeria officinalis: Haementeria
officinalis
Haelmophliillus [hiːˈmɑfɪləs] *noun*: Haemophilus *m*
Haemophilus aegyptius: Koch-Weeks-
Bazillus *m*, Haemophilus aegyptius
Haemophilus ducreyi: Haemophilus
ducreyi
Haemophilus influenzae: Pfeiffer-Ba-
zillus *m*, Haemophilus influenzae, Bacterium influenzae
hahnlelmannlism [ˈhɑːnəmənɪzəm]
noun: Homöopathie *f*
hair [heər] *noun*: **1.** Haar *nt*; (*anatom.*)
Pilus *m* **2.** Haar *nt*, Haare *pl*; (Körper-)
Haare *pl*, Behaarung *f*
anagen hair: Anagenhaar *nt*
knotted hair: **1.** Trichonodose *f*, Trichonodosis *f* **2.** Haarknötchenkrankheit *f*, Trichorrhexis nodosa, Nodositas
crinium
moniliform hair: Monilethrix *f*, Spin-
delhaare *pl*, Aplasia pilorum intermittens
pubic hair(s): Schamhaare *pl*, Pubes *f*
ringed hairs: Ringelhaare *pl*, Pili anu-
lati
twisted hairs: Trichokinesis *f*, Tricho-
tortosis *f*, Pili torti
hairlball [ˈheərbɔːl] *noun*: Trichobezoar *m*
hairly [ˈheərɪ] *adj*: haarig, pilar
half [hæf, hɑːf]: **I** *noun, plural* **halves**
[hævz, hɑːvz] Hälfte *f* **II** *adj* halb
half-antigen *noun*: Halbantigen *nt*, Hapten *nt*
half-life *noun*: → *half-live*
half-live *noun*: Halbwertzeit *f*, Halb-
wertszeit *f*
biological half-live: biologische Halbwertzeit *f*
effective half-live: effektive Halbwertzeit *f*
hallide [ˈhælaɪd, ˈheɪ-]: **I** *noun* Haloge-
nid *nt*, Halid *nt*, Haloid *nt* **II** *adj* salzähnlich, haloid
hallilstelrelsis [,hælɪstəˈriːsɪs] *noun*: Ha-
listerese *f*
halliltolsis [,hælɪˈtəʊsɪs] *noun*: Mundgeruch *m*, Halitose *f*, Halitosis *f*, Kakostomie *f*, Foetor ex ore
halllulcal [ˈhæljəkl] *adj*: Hallux-, Groß-
zeh(en)-
halllulcilnaltion [hə,luːsɪˈneɪʃn] *noun*:
Halluzination *f*, Sinnestäuschung *f*
halllulcilnaltolry [həˈluːsɪnə,tɔːriː, -təʊ-]
adj: halluzinotisch, halluzinatorisch
halllulcilnolgenlic [hə,luːsɪnəʊˈdʒenɪk]
adj: halluzinogen
halllulcilnolsis [hə,luːsɪˈnəʊsɪs] *noun*:
Halluzinose *f*
alcoholic hallucinosis: Alkoholhalluzi-
nose *f*
halllux [ˈhæləks] *noun, plural* **halllulces**
[ˈhæljəsiːz]: Großzehe *f*, Hallux *m*
hallo [ˈheɪləʊ] *noun, plural* **-los, loes**: **1.**
Ring *m*, Kreis *m*, Hof *m*, Saum *m*, Halo
m **2.** Lichthof *m*, Farbenkreis *m*, Halo
m **3.** Warzenvorhof *m*, Areola mammae
halolgen [ˈhælədʒən] *noun*: Halogen *nt*
hallolthane [ˈhæləʊθeɪn] *noun*: Halo-
than *nt*
halmarltolblasltolma [hə,mɑːrtəʊblæs-
ˈtəʊmə] *noun*: Hamartoblastom *nt*,
malignes Hamartom *nt*
hamlarltolma [,hæmərˈtəʊmə] *noun,
plural* **-omas, -malta** [ˈhæmər təʊmə-
tə]: Hamartom *nt*
hamlmer [ˈhæmər] *noun*: **1.** (*anatom.*)
Hammer *m*, Malleus *m* **2.** Hammer *m*
hamlstrings [ˈhæmstrɪŋs] *plural*: ischiokrurale Muskeln/Muskulatur *f*
hamlullus [ˈhæmjələs] *noun, plural* **-li**

[-laɪ]: hakenförmiger Fortsatz *m*, Hamulus *m*

hand [hænd] *noun*: **1.** Hand *f*; (*anatom.*) Manus *f* **2.** (Uhr-)Zeiger *m*

ape hand: Affenhand *f*

benediction hand: Predigerhand *f*

claw hand: Klauen-, Krallenhand *f*

cleft hand: Spalthand *f*

drop hand: Fall-, Kusshand *f*

spoon-shaped hand: Löffelhand *f*

trident hand: Dreizackhand *f*

haplloid ['hæplɔɪd] *adj*: haploid

hapllolmylcolsis [ˌhæpləmaɪˈkəʊsɪs] *noun*: (Lungen-)Adiaspiromykose *f*

haplten ['hæpten] *noun*: Halbantigen *nt*, Hapten *nt*

hapltenlic [hæpˈtenɪk] *adj*: Hapten-

haplltic ['hæptɪk] *adj*: haptisch, taktil

haplltolglolbin [ˌhæptəʊˈgləʊbɪn] *noun*: Haptoglobin *nt*

harellip ['heərlɪp] *noun*: Hasenscharte *f*, Lippenspalte *f*, Cheiloschisis *f*

hartlmalnelllilalsis [ˌhɑːrtmənəˈlaɪəsɪs] *noun*: Hartmanellainfektion *f*, Hartmanelliasis *f*

hauslltral ['hɔːstrəl] *adj*: haustrenartig

hauslltraltion [hɔːˈstreɪʃn] *noun*: **1.** Haustrenbildung *f*, Haustrierung *f* **2.** Haustrum *nt*

hauslltrum ['hɔːstrəm] *noun, plural* **-tra** [-trə]: Haustrum *nt*

haustra of colon: Dickdarm-, Kolonhaustren *pl*, Haustra/Sacculationes coli

head [hed] *noun*: Kopf *m*, Caput *m*; Haupt *nt*

transverse head of adductor hallucis muscle: Caput transversum musculi adductoris hallucis

coronoid head of pronator teres muscle: Caput ulnare musculi pronatoris teretis

deep head of flexor pollicis brevis muscle: Caput profundum

femoral head: Femur-, Oberschenkelkopf *m*, Caput femoris

head of fibula: Wadenbein-, Fibulaköpfchen *nt*, Caput fibulae

great head of adductor hallucis muscle: Caput obliquum musculi adductoris hallucis

great head of triceps femoris muscle: Musculus adductor magnus

humeral head of flexor carpi ulnaris muscle: Caput humeroulnare musculi flexoris digitorum superficiale

humeral head of pronator teres muscle: Caput humerale musculi pronatoris teretis

head of humerus: Humerus-, Ober-

armkopf *m*, Caput humerale

inferior head of lateral pterygoid muscle: Caput inferius musculi pterygoidei lateralis

lateral head of abductor hallucis muscle: Caput laterale musculi abductoris hallucis

lateral head of gastrocnemius muscle: Caput laterale musculi gastrocnemii

little head of humerus: Capitulum humeri

long head of triceps femoris muscle: Musculus adduktor longus

head of mandible: Caput mandibulae

medial head of abductor hallucis muscle: Caput mediale musculi abductoris hallucis

medial head of flexor hallucis brevis muscle: Caput mediale musculi flexoris hallucis brevis

medial head of gastrocnemius muscle: Caput mediale musculi gastrocnemii

Medusa's head: Medusenhaupt *nt*, Caput Medusae, Cirsomphalus *m*

head of metacarpal bone: Metakarpalköpfchen *nt*, Caput ossis metacarpi

head of metatarsal bone: Metatarsalköpfchen *nt*, Caput ossis metatarsi

head of muscle: Muskelkopf *m*, Caput musculi

myosin head: Myosinköpfchen *nt*

oblique head of adductor pollicis muscle: Caput obliquum musculi adductoris pollicis

head of pancreas: Pankreaskopf *m*, Caput pancreatis

head of phalanx: Caput phalangis

radial head of flexor digitorum superficialis muscle: Caput radiale musculi flexoris digitorum superficialis

head of radius: Speichen-, Radiuskopf *m*, Caput radii

head of rib: Rippenköpfchen *nt*, Caput costae

short head of triceps femoris muscle: Musculus adductor brevis

head of spermatozoon: Spermienkopf *m*

superficial head of flexor pollicis brevis muscle: Caput superficiale

superior head of lateral pterygoid muscle: Caput superius musculi pterygoidei lateralis

transverse head of adductor pollicis muscle: Caput transversum musculi adductoris pollicis

head of ulna: Ellen-, Ulnaköpfchen *nt*, Caput ulnae

ulnar head of flexor carpi ulnaris muscle: Caput ulnare musculi flexoris car-

H

pi ulnaris

headlache ['hedeɪk] *noun*: Kopfschmerz(en *pl*) *m*, Kopfweh *nt*, Kephalgie *f* **have a headache** Kopfschmerzen haben

cluster headache: Horton-Syndrom *nt*, Erythroprosopalgie *f*, Histaminkopfschmerz *m*

histamine headache: →*cluster headache*

Horton's headache: →*cluster headache*

heallling ['hi:lɪŋ] *noun*: **1.** Heilung *f*, (Aus-, Zu-, Ver-)Heilen *nt* **2.** Gesundung *f*, Genesung *f*

healing by first intention: primäre Wundheilung *f*, Primärheilung *f*, Heilung *f* per primam intentionem, p.p.-Heilung *f*

healing by granulation: →*healing by second intention*

incomplete healing: Defektheilung *f*

healing by second intention: sekundäre Wundheilung *f*, Sekundärheilung *f*, Heilung *f* per secundam intentionem, p.s.-Heilung *f*

health [helθ] *noun*: **1.** Gesundheit *f* **2.** Gesundheitszustand *m* **in good health** gesund; **in poor health** kränklich

healthly ['helθɪ] *adj*: gesund; gesundheitsfördernd, bekömmlich, heilsam

hearling ['hɪərɪŋ] *noun*: **1.** Gehör(sinn *m*) *nt*, Hörvermögen *nt* **2.** Hören *nt*

impaired hearing: Parakusis *f*

heart [hɑːrt] *noun*: Herz *nt*; (*anatom.*) Cor *nt*, Cardia *f*

athletic heart: Sport-, Sportlerherz *nt*

beer heart: Bierherz *nt*

boat shaped heart: Aortenherz *nt*, Aortenkonfiguration *f*, Schuhform *f* des Herzens

bovine heart: Ochsenherz *nt*, Bukardie *f*, Cor bovinum

drop heart: Herzsenkung *f*, Wanderherz *nt*, Kardioptose *f*

hairy heart: Zottenherz *nt*, Cor villosum

irritable heart: Soldatenherz *nt*, neurozirkulatorische Asthenie *f*, Effort-Syndrom *nt*, Da Costa-Syndrom *nt*, Phrenikokardie *f*

ox heart: Ochsenherz *nt*, Bukardie *f*, Cor bovinum

pendulous heart: Tropfenherz *nt*, Cor pendulum

pulmonary heart: →*right heart*

soldier's heart: →*irritable heart*

wooden-shoe heart: Holzschuhform *f*, Coeur en sabot

heartlbeat ['hɑːrtbiːt] *noun*: Puls-, Herzschlag *m*

heartlburn ['hɑːrtbɜrn] *noun*: Sodbrennen *nt*, Pyrosis *f*

heartlworm ['hɑːrtwɜrm] *noun*: Dirofilaria immitis

heat [hiːt] *noun*: Hitze *f*, (große) Wärme *f*

prickly heat: Roter Hund *m*, tropische Flechte *f*, Miliaria rubra

heatlproof ['hiːtpruːf] *adj*: wärmebeständig, hitzebeständig, thermostabil

heat-resistant *adj*: wärmebeständig, hitzebeständig, thermostabil

heat-sensitive *adj*: wärmeempfindlich, hitzeempfindlich

heatlstroke ['hiːtstrəʊk] *noun*: Hitzschlag *m*, Thermoplegie *f*

heavly ['hevɪ] *adj*: **1.** schwer **2.** groß, beträchtlich; (*Schlaf*) tief

helbelphrelnia [ˌhebəˈfriːnɪə, ˌheb-] *noun*: Hebephrenie *f*

helbelphrenlic [ˌhiːbəˈfrenɪk, ˈfriːn-] *adj*: hebephren

hebletlic [hɪˈbetɪk] *adj*: pubertär, pubertierend, puberal

hebleltude ['hebɪt(j)uːd] *noun*: (*Sinne*) Abstumpfung *f*, Hebetudo *f*

heel [hiːl] *noun*: Ferse *f*, Fersenregion *f*, Calx *f*, Regio calcanea

black heel: Black heel *nt*, Tennisferse *f*

hellcolma [hel'kəʊmə] *noun*: Hornhautgeschwür *nt*, Ulcus corneae

hellcolplaslty [hel'kəplæstɪ] *noun*: Geschwürplastik *f*, Ulkusplastik *f*, Helkoplastik *f*

hellcolsis [hel'kəʊsɪs] *noun*: Ulzeration *f*

hellilaltion [ˌhelɪ'eɪʃn] *noun*: Heliotherapie *nt*

hellilcal ['helɪkəl] *adj*: helikal

Hellilcolbaclter [ˌhelɪkə'bæktər] *noun*: Helicobacter *m*

Helicobacter pylori: Helicobacter pylori

hellilcoltrelma [ˌhelɪkə'triːmə] *noun*: Breschet-Hiatus *m*, Schneckenloch *nt*, Helicotrema *nt*

hellilolpalthy [hiːlɪ'əpəθɪ] *noun*: Heliopathie *f*

hellilolsis [hiːlɪ'əʊsɪs] *noun*: Sonnenstich *f*

helliloltherlalpy [ˌhiːlɪə'θerəpɪ] *noun*: Heliotherapie *f*

hellilum ['hiːlɪəm] *noun*: Helium *nt*

helix ['hiːlɪks] *noun*, *plural* **-lixles, hellilces** [helɪ siːz, hiː-]: **1.** äußerer Ohrmuschelrand *m*, Helix *f* **2.** (*biochem.*) Helix *f*

α-helix: α-Helix *f*

DNA helix: →*double helix*

double helix: Watson-Crick-Modell *nt*, Doppelhelix *f*

H

H

twin helix: → *double helix*
Watson-Crick helix: → *double helix*
hel|minth ['helmɪnθ] *noun*: Helminthe *f*
hel|min|thi|a|sis [ˌhelmɪn'θaɪəsɪs] *noun*:
Wurmerkrankung *f*, Helminthiasis *f*
hel|min|thic [hel'mɪnθɪk] *adj*: wurmtötend, anthelmintisch
hel|min|thism ['helmɪnθɪzəm] *noun*:
Wurmbefall *m*; Helminthiasis *f*
hel|o|sis [hɪ'ləʊsɪs] *noun*: Hühneraugen(bildung *f*) *pl*, Helose *f*
hel|ot|o|my [hɪ'lɑtəmɪ] *noun*: Helotomie *f*
hel|ma|chro|ma|to|sis [ˌhiːməˌkrəʊmə'təʊsɪs] *noun*: → *hemochromatosis*
hem|al|cyte ['hiːməsaɪt] *noun*: Blutzelle *f*, Hämozyt *m*
hem|ad|sor|bent [ˌhemæd'sɔːrbənt] *adj*:
hämadsorbierend, hämadsorptiv
hem|ad|sorp|tion [ˌhemæd'sɔːrpʃn] *noun*: Hämadsorption *nt*
hem|al|fa|cient [hiːmə'feɪʃnt] *adj*: blutbildend, hämopoetisch
hem|al|fe|cia [hiːmə'fiːsɪə] *noun*: blutiger Stuhl *m*, Blutstuhl *m*
hem|ag|glu|ti|na|tion [ˌhiːməˌgluːtə'neɪʃn] *noun*: Hämagglutination *f*
hem|ag|glu|ti|na|tive [ˌhiːmə'gluːtneɪtɪv] *adj*: hämagglutinierend
hem|ag|glu|ti|nin [ˌhiːmə'gluːtənɪn] *noun*: Hämagglutinin *nt*
hem|al ['hiːməl] *adj*: 1. Blut-, Häma-, Häm(o)-, Blutgefäß- 2. (*embryolog.*) hämal
hem|al|um [hɪ'mæləm] *noun*: Hämalaun *nt*
hem|al|nal|y|sis [ˌhiːmə'nɑlɪsɪs] *noun*: Blutanalyse *f*, Hämoanalyse *f*
hem|an|gi|ec|ta|sia [hɪˌmændʒiek'teɪʒ(ɪ)ə] *noun*: Blutgefäßerweiterung *f*, Hämangiektasie *f*
hem|an|gi|o|blas|to|ma [hɪˌmændʒiəʊblæs'təʊmə] *noun*: Lindau-Tumor *m*, Hämangioblastom *nt*, Angioblastom *nt*
hem|an|gi|o|en|do|the|li|o|ma [hɪˌmændʒiəʊˌendəʊθiːlɪ'əʊmə] *noun*: Hämangioendotheliom *nt*, Hämangioendotheliома *f*
hem|an|gi|o|en|do|the|li|o|sar|co|ma [hɪˌmændʒiəʊˌendəʊˌθiːlɪəsɑːr'kəʊmə] *noun*: → *hemangiosarcoma*
hem|an|gi|o|fi|bro|ma [hɪˌmændʒiəʊfaɪ'brəʊmə] *noun*: Hämangiofibrom *nt*
hem|an|gi|o|ma [hɪˌmændʒi'əʊmə] *noun*: Hämangiom *nt*
arterial hemangioma: → *capillary hemangioma*
capillary hemangioma: 1. Kapillarhämangiom *nt*, Hämangioma capillare 2. Blutschwamm *m*, blastomatöses Hämangiom *nt*, Haemangioma plano-

tuberosum, Haemangioma simplex
simple hemangioma: → *capillary hemangioma*
hem|an|gi|o|ma|to|sis [hɪˌmændʒiəʊmə'təʊsɪs] *noun*: Hämangiomatose *f*
hem|an|gi|o|per|i|cyte [ˌhɪ'mændʒiəʊ'perɪsaɪt] *noun*: Adventitiazelle *f*, Perizyt *m*
hem|an|gi|o|per|i|cy|to|ma [hɪˌmændʒiəˌperɪsaɪ'təʊmə] *noun*: Hämangioperizytom *nt*
hem|an|gi|o|sar|co|ma [hɪˌmændʒiəsɑːr'kəʊmə] *noun*: malignes Hämangioendotheliom *nt*, Hämangiosarkom *nt*
hem|aph|e|re|sis [ˌhiːməfə'riːsɪs] *noun*: Hämapherese *f*
hem|a|poi|e|sis [ˌhiːməpɔɪ'iːsɪs] *noun*: → *hemopoiesis*
hem|ar|thro|sis [hɪmɑːr'θrəʊsɪs] *noun*: Hämarthros *m*
hem|ar|throt|ic [hɪmɑːr'θrɑtɪk] *adj*: hämarthrotisch
hem|al|tal ['hiːmətəl] *adj*: Blut-, Häma-, Häm(o)-, Blutgefäß-
hem|a|tem|e|sis [hiːmə'teməsɪs] *noun*: Bluterbrechen *nt*, Hämatemesis *f*
hem|a|tho|rax [hiːmə'θɔːræks] *noun*: → *hemothorax*
hem|at|ic [hɪ'mætɪk] *adj*: 1. Blut-, Häma-, Häm(o)- 2. Hämatin-
hem|a|tid|ro|sis [ˌhiːmətɪ'drəʊsɪs] *noun*: Blutschweiß *m*, Hämat(h)idrosis *f*, Hämhidrose *f*, Häm(h)idrosis *f*
hem|a|tin ['hiːmətɪn, 'hem-] *noun*: Hämatin *nt*, Hydroxyhämin *nt*
hem|a|tin|e|mia [ˌhiːmətɪ'niːmɪə] *noun*: Hämatinämie *f*
hem|a|tin|u|ri|a [ˌhiːmətɪ'n(j)ʊərɪə] *noun*: Hämatinurie *f*
hem|a|to|cele ['hiːmətəsiːl] *noun*: 1. Blutbruch *m*, Hämatozele *f* 2. Einblutung *f* in eine Körperhöhle, Hämatozele *f*
testicular hematocele: Haematocele testis
hem|a|to|chel|zia [ˌhiːmə'kiːzɪə] *noun*: 1. Blutstuhl *m*, Hämatochezie *f* 2. Hämatochezie *f*
hem|a|to|chro|ma|to|sis [hiːmətəˌkrəʊmə'təʊsɪs] *noun*: → *hemochromatosis*
hem|a|to|chy|lia [ˌhiːmə'kaɪlə] *noun*: Hämatochylie *f*
hem|a|to|chy|lu|ria [ˌhiːməkaɪ'l(j)ʊərɪə] *noun*: Hämatochylurie *f*
hem|a|to|col|po|me|tra [ˌhiːməkɑlpə'miːtrə] *noun*: Hämatokolpometra *f*
hem|a|to|col|pos [ˌhiːmə'kɑlpəs] *noun*: Hämatokolpos *m*
hem|a|to|crit ['hiːmətəʊkrɪt] *noun*: 1.

Hämatokrit *m* **2.** Hämatokritröhrchen *nt*

he|ma|to|cys|tis [ˌhiːmətəʊˈsɪstɪs] *noun*: Haematocystis *f*

he|mat|o|cyte [ˈhiːmətəʊsaɪt] *noun*: Blutzelle *f*, Hämozyt *m*

he|ma|to|cy|tol|y|sis [ˌhiːmətəʊsaɪˈtɑlɪsɪs] *noun*: → hemolysis

he|ma|to|cy|to|pe|nia [ˌhiːmətəʊˌsaɪtə-ˈpiːnɪə] *noun*: Panzytopenie *f*

he|ma|to|cy|tu|ria [ˌhiːmətəʊsaɪˈtʊərɪə] *noun*: (echte) Hämaturie *f*, Erythrozyt-urie *f*, Hämatozyturie *f*

he|ma|to|di|al|y|sis [ˌhiːmətəʊdaɪˈælɪsɪs] *noun*: → hemodialysis

he|ma|to|dys|tro|phy [ˌhiːmətəʊˈdɪstrə-fɪ] *noun*: Hämodystrophie *f*

he|ma|to|gen|e|sis [ˌhiːmətəʊˈdʒenəsɪs] *noun*: → hemopoiesis

he|ma|to|gen|ic [ˌhiːmətəʊˈdʒenɪk]: I *noun* → hemopoietic I II *adj* **1.** → hemo-poietic II **2.** → hematogenous

he|ma|tog|e|nous [ˌhiːməˈtɑdʒənəs, ˌhemə-] *adj*: hämatogen

he|mat|o|glo|bin [ˌhemətəʊˈgləʊbɪn, ˌhiːmətəʊ-] *noun*: → hemoglobin

he|mat|o|glo|bin|u|ria [ˌhiːmətəʊˌgləʊbɪ-ˈn(j)ʊərɪə] *noun*: → hemoglobinuria

he|mat|o|glob|u|lin [ˌhiːmətəʊˈglɑbjə-lɪn] *noun*: → hemoglobin

he|ma|toid [ˈhiːmətɔɪd, ˈhem-] *adj*: blutähnlich, blutartig, hämatoid

he|ma|toi|din [ˌhiːməˈtɔɪdɪn, ˌhem-] *noun*: Hämatoidin *nt*

he|ma|tol|o|gy [ˌhiːməˈtɑlədʒɪ] *noun*: Hämatologie *f*

he|ma|to|lymph|an|gi|o|ma [ˌhiːmətəʊ-lɪmˈfændʒɪˈəʊmə] *noun*: Hämato-lymphangiom *nt*, Hämolymphangiom *nt*

he|ma|tol|y|sis [ˌheməˈtɑlɪsɪs, ˌhiːm-] *noun*: → hemolysis

he|ma|to|lyt|ic [ˌhiːmətəʊˈlɪtɪk, ˌhiːm-] *adj*: hämolytisch

he|ma|to|ma [ˌhiːməˈtəʊmə] *noun, plu-ral* **-mas, -ma|ta** [ˌhiːmə təʊmətə]: Blut-erguss *m*, Hämatom *nt*
epidural hematoma: Epiduralhäma-tom *nt*, epidurales/extradurales Häma-tom *nt*
subdural hematoma: subdurales Hä-matom *nt*, Subduralhämatom *nt*

he|ma|to|me|di|as|ti|num [ˌhiːmətəʊ-ˌmɪdɪəˈstaɪnəm] *noun*: Hämomediasti-num *nt*

he|ma|to|me|tra [ˌhiːmətəʊˈmiːtrə] *noun*: Hämatometra *f*

he|ma|tom|phal|o|cele [ˌhiːmətəmˈfælə-siːl] *noun*: Hämatomphalozele *f*

he|ma|to|my|e|lia [ˌhemətəʊmaɪˈiːlɪə, ˌhiːm-] *noun*: Rückenmarks(ein)blu-tung *f*, Hämatomyelie *f*

he|ma|to|my|e|li|tis [ˌhiːmətəʊmaɪəˈlaɪ-tɪs] *noun*: akute hämorrhagische Mye-litis *f*, Hämatomyelitis *f*

he|ma|to|ne|phro|sis [ˌhiːmətəʊnɪˈfrəʊ-sɪs] *noun*: Hämatonephrose *f*, Hämato-pelvis *f*

he|ma|top|a|thy [hiːməˈtɑpəθɪ] *noun*: → hemopathy

he|ma|to|pe|nia [ˌhiːmətəʊˈpiːnɪə] *noun*: Blutmangel *m*, Hämatopenie *f*

he|ma|to|peri|car|di|um [ˌhiːmətəʊˌperɪ-ˈkɑːrdɪəm] *noun*: Hämoperikard *nt*

he|ma|to|peri|to|ne|um [ˌhiːmətəʊˌperɪ-təˈniːəm] *noun*: Hämoperitoneum *nt*

he|ma|to|phago|cyte [ˌhiːmətəʊˈfægə-saɪt] *noun*: Hämophagozyt *m*, Hämo-phage *m*

he|ma|to|phil|ia [ˌhiːmətəʊˈfɪlɪə] *noun*: → hemophilia

he|ma|to|pho|bia [ˌhiːmətəʊˈfəʊbɪə] *noun*: Hämophobie *f*, Hämatophobie *f*

he|mat|o|poi|e|sis [ˌhiːmətəʊpɔɪˈiːsɪs] *noun*: → hemopoiesis

he|ma|to|poi|e|tin [ˌhiːmətəʊˈpɔɪətɪn] *noun*: → hemopoietin

he|ma|to|por|phy|rin|u|ria [ˌhiːmətəʊ-pɔːrfərɪˈnʊərɪə] *noun*: Hämatopor-phyrinurie *f*

he|ma|tor|rhe|a [ˌhiːmətəʊˈrɪə, ˌhiːm-] *noun*: **1.** massive Blutung *f*, Massenblu-tung *f*, Blutsturz *m*, Hämatorrhö *f* **2.** Bluthusten *nt*, Hämoptoe *f*, Hämoptyse *f*

he|ma|to|sal|pinx [ˌhiːmətəʊˈsælpɪŋks] *noun*: Hämatosalpinx *f*

he|ma|to|sche|o|cele [ˌhiːməˈtɑskɪəsiːl] *noun*: Hämatoscheozele *f*

he|ma|to|sep|sis [ˌhiːmətəʊˈsepsɪs] *noun*: (Hämato-)Sepsis *f*, Septikämie *f*

he|ma|to|sep|tic [ˌhiːmətəʊˈseptɪk] *adj*: hämatoseptisch

he|ma|to|sis [ˌhiːmətəʊˈtəʊsɪs] *noun*: **1.** → hemopoiesis **2.** Arterialisation *f*

he|ma|to|spec|tros|co|py [ˌhiːmətəʊspek-ˈtrɑskəpɪ] *noun*: Hämatospektrosko-pie *f*, Hämospektroskopie *f*

he|ma|to|sper|ma|to|cele [ˌhiːmətəʊspɜr-ˈmætəsiːl] *noun*: Hämatospermatoze-le *f*

he|ma|to|sper|mia [ˌhiːmətəʊˈspɜrmɪə] *noun*: Hämospermie *f*

he|ma|to|stat|ic [ˌhiːmətəʊˈstætɪk]: I *noun* Hämostatikum *nt*, Hämostypti-kum *nt* II *adj* **1.** blutungsstillend, hä-mostatisch, hämostyptisch **2.** hämato-statisch

he|ma|to|ther|a|py [ˌhiːmətəʊˈθerəpɪ] *noun*: → hemotherapy

H

929

he|ma|to|tho|rax [ˌhi:mətəʊ'θɔːræks]
noun: → hemothorax

he|ma|to|tox|lic [ˌhi:mətəʊ'tɑksɪk] adj:
hämatotoxisch, hämotoxisch

he|ma|to|tox|il|co|sis [hi:mətəʊˌtɑksɪ-
'kəʊsɪs] noun: Hämatotoxikose f

he|ma|to|trop|ic [ˌhi:mətəʊ'trɑpɪk] adj:
hämatotrop, hämotrop

he|ma|to|tym|pa|num [ˌhi:mətəʊ'tɪmpə-
nəm] noun: → hemotympanum

he|ma|tox|ic [hi:mə'tɑksɪk] adj: häma-
totoxisch, hämotoxisch

he|ma|tox|yl|lin [ˌhi:mətəʊ'tɑksəlɪn]
noun: Hämatoxylin nt

he|ma|to|zo|al [ˌhi:mətəʊ'zəʊəl] adj:
Blutparasiten-

he|ma|to|zo|on [ˌhi:mətəʊ'zəʊɑn] noun:
→ hemozoon

he|ma|tu|re|sis [ˌhi:mətjə'ri:sɪs] noun:
→ hematuria

he|ma|tu|ria [ˌhi:mə't(j)ʊərɪə] noun:
Blutharnen nt, Hämaturie f
macroscopic hematuria: Makrohämat-
urie f, makroskopische Hämaturie f
march hematuria: Marschhämaturie f
microscopic hematuria: Mikrohämat-
urie f, mikroskopische Hämaturie f

heme [hi:m] noun: 1. Häm nt, Protohäm
nt 2. Protohäm IX nt

hem|en|do|the|li|o|ma [ˌhemendəʊˌθi:lɪ-
'əʊmə] noun: → hemangioendothelioma

He|men|te|ria [ˌhi:mən'tɪərɪə] noun:
Haementeria f

hem|er|a|lo|pia [ˌhemərə'ləʊpɪə] noun:
Tagblindheit f, Nykteralopie f, Nyktalopie f

hem|i|a|chro|ma|top|si|a [ˌhemɪəˌkrəʊmə-
'tɑpsɪə] noun: Hemiachromatopsie f

hem|i|al|gia [ˌhemɪ'ældʒ(ɪ)ə] noun:
Halbseitenschmerz m, Hemialgie f

hem|i|am|bly|o|pia [ˌhemɪˌæmblɪ'əʊpɪə]
noun: Hemianopsie f

hem|i|an|al|cu|sia [ˌhemɪænə'kju:zɪə]
noun: einseitige Taubheit f, Hemiana-
kusis f

hem|i|an|es|the|sia [ˌhemɪænəs'θi:ʒə]
noun: Hemianästhesie f

hem|i|a|no|pia [ˌhemɪə'nəʊpɪə] noun:
Hemianopsie f

hem|i|a|no|pic [ˌhemɪə'nɑpɪk] adj: he-
mianopisch, hemianoptisch

hem|i|a|nop|sia [ˌhemɪə'nɑpsɪə] noun:
Hemianopsie f
color hemianopsia: Farbenhemiano-
psie f, Hemiachromatopsie f

hem|i|a|nop|tic [ˌhemɪə'nɑptɪk] adj: he-
mianoptisch, hemianopisch

hem|i|a|pla|sia [ˌhemɪə'pleɪʒ(ɪ)ə] noun:
halbseitige/einseitige Aplasie f, Hemi-

aplasie f

hem|i|ar|thro|plas|ty [ˌhemɪ'ɑ:rθrəplæs-
tɪ] noun: Hemiarthroplastik f, Hemiprothese f

hem|i|a|tax|ia [ˌhemɪə'tæksɪə] noun:
Hemiataxie f

hem|i|ath|e|to|sis [ˌhemɪæθə'təʊsɪs]
noun: halbseitige Athetose f, Hemia-
thetose f

hem|i|at|ro|phy [ˌhemɪ'ætrəfɪ] noun:
halbseitige Atrophie f, Hemiatrophie f,
Hemiatrophia f

hem|i|block ['hemɪblɑk] noun: Hemi-
block m

hem|ic ['hi:mɪk, 'hem-] adj: Blut-, Hä-
ma-, Hämat(o)-, Häm(o)-

hem|i|ceph|al|al|gia [ˌhemɪˌsefə'læl-
dʒ(ɪ)ə] noun: Halbseitenkopfschmerz
m, Hemikranie f

hem|i|cho|rea [ˌhemɪkə'rɪə] noun: He-
michorea f

hem|i|chro|ma|top|sia [ˌhemɪkrəʊmə-
'tɑpsɪə] noun: Hemiachromatopsie f

hem|i|col|ec|to|my [ˌhemɪkə'lektəmɪ]
noun: Hemikolektomie f

hem|i|cor|ti|cec|to|my [ˌhemɪˌkɔ:rtɪ'sek-
təmɪ] noun: Hemikortikektomie f

hem|i|cra|nia [ˌhemɪ'kreɪnɪə] noun: He-
mikranie f

hem|i|cra|ni|ec|to|my [ˌhemɪˌkreɪnɪ'ek-
təmɪ] noun: Hemikraniektomie f, He-
mikraniotomie f

hem|i|cra|ni|o|sis [ˌhemɪˌkreɪnɪ'əʊsɪs]
noun: Hemikraniose f

hem|i|dro|sis [ˌhemɪ'drəʊsɪs] noun: 1.
Blutschweiß m, Hämat(h)idrosis f,
Hämhidrose f, Häm(h)idrosis f 2. Hemihidrose f, Hemihidrosis f, Hemidro-
sis f

hem|i|dys|tro|phy [ˌhemɪ'dɪstrəfɪ] noun:
halbseitige Dystrophie f, Hemidystro-
phie f

hem|i|ep|i|lep|sy [ˌhemɪ'epɪlepsɪ] noun:
halbseitige Epilepsie f, Hemiepilepsie f

hem|i|fa|cial [ˌhemɪ'feɪʃl] adj: hemifazial

hem|i|gas|trec|to|my [ˌhemɪgæs'trektə-
mɪ] noun: Hemigastrektomie f

hem|i|gi|gan|tism [ˌhemɪdʒaɪ'gæn-
tɪzəm, -dʒɪ-] noun: Halbseitenriesen-
wuchs m, Hemigigantismus m

hem|i|glos|sal [ˌhemɪ'glɑsl] adj: hemi-
glossal, hemilingual

hem|i|glos|sec|to|my [ˌhemɪglɑ'sektəmɪ]
noun: Hemiglossektomie f

hem|i|he|pa|tec|to|my [ˌhemɪˌhepə'tek-
təmɪ] noun: Hemihepatektomie f

hem|i|hi|dro|sis [ˌhemɪhaɪ'drəʊsɪs] noun:
Hemihidrose f, Hemihidrosis f, Hemi-
drosis f

hemilihildrotlic [,hemihaɪ'drɑtɪk] *adj*: hemihidrotisch

hemilihylperlhildrolsis [,hemɪ,haɪpərhaɪ-'drəʊsɪs] *noun*: halbseitige Hyperhidrose *f*, Hemihyperhidrose *f*

hemilihylperlplaisia [,hemɪ,haɪpər'pleɪ-ʒ(ɪ)ə] *noun*: halbseitige Hyperplasie *f*, Hemihyperplasie *f*

hemilihylperltrolphy [,hemɪhaɪ'pɜrtrəfɪ] *noun*: halbseitige Hypertrophie *f*, Hemihypertrophie *f*, Curtius-Syndrom *nt*

hemilihylpolplaisia [,hemɪ,haɪpə'pleɪ-ʒ(ɪ)ə] *noun*: halbseitige Hypoplasie *f*, Hemihypoplasie *f*

hemililamlilnecltolmy [,hemɪlæmɪ'nektəmɪ] *noun*: Hemilaminektomie *f*

hemilillarlynlgeclto|my [,hemɪ,lærɪn'dʒektəmɪ] *noun*: Hemilaryngektomie *f*

hemililatlerial [,hemɪ'lætərəl] *adj*: hemilateral, einseitig, halbseitig, semilateral

hemilimanldiblulleclto|my [,hemɪmændɪbjə'lektəmɪ] *noun*: Hemimandibulektomie *f*

hemilimaxlilllleclto|my [,hemɪmaksɪ'lektəmɪ] *noun*: Hemimaxillektomie *f*

helmin ['hi:mɪn] *noun*: 1. Hämin *nt* 2. Teichmann-Kristalle *pl*, salzsaures Hämin *nt*, Hämin(kristalle *pl*) *nt*, Chlorhämin(kristalle *pl*) *nt*, Chlorhämatin *nt*

hemilinelphreclto|my [,hemɪnɪ'frektəmɪ] *noun*: Heminephrektomie *f*

hemilinephlrolulreltelreclto|my [,hemɪ,nefrəʊə,riːtə'rektəmɪ] *noun*: Heminephroureterektomie *f*

hemililpalrallylsis [,hemɪpə'rælɪsɪs] *noun*: Halbseitenlähmung *f*, Hemiplegie *f*

hemililpalrelsis [,hemɪpə'riːsɪs] *noun*: Hemiparese *f*

hemililpalretlic [,hemɪpə'retɪk] *adj*: hemiparetisch

hemililparlkinlsonlism [,hemɪ'pɑːrkɪnsənɪzəm] *noun*: Hemiparkinsonismus *m*

hemililpellveclto|my [,hemɪpel'vektəmɪ] *noun*: Hemipelvektomie *f*

hemililphallanlgeclto|my [,hemɪ,fælən-'dʒektəmɪ] *noun*: Hemiphalangektomie *f*

hemililpleiglia [,hemɪ'pliːdʒ(ɪ)ə] *noun*: (vollständige) Halbseitenlähmung *f*, Hemiplegie *f*, Hemiplegia *f*
Wernicke-Mann hemiplegia: Hemiplegie *f* Typ Wernicke-Mann, Wernicke-Prädilektionsparese *f*

hemililpleiglic [,hemɪ'pliːdʒɪk] *adj*: hemiplegisch

hemililpyllorlleclto|my [,hemɪpaɪlɔːr'ektəmɪ] *noun*: Hemipylorektomie *f*

hemililpylolnelphrolsis [,hemɪ,paɪənɪ-'frəʊsɪs] *noun*: Hemipyonephrose *f*

hemililrhalchislchilsis [,hemɪrə'kɪskəsɪs] *noun*: Hemirhachischisis *f*

hemililsphere ['hemɪsfɪər] *noun*: Hemisphäre *f*, Halbkugel *f*; (*anatom.*) Hemispherium *nt*
cerebellar hemisphere: Kleinhirnhälfte *f*, Hemispherium cerebelli
cerebral hemisphere: Großhirnhälfte *f*, Endhirnhälfte *f*, Hemispherium cerebri

hemililspherlleclto|my [,hemɪsfɪər'ektəmɪ] *noun*: Hemisphärektomie *f*

hemililspolrolsis [,hemɪspə'rəʊsɪs] *noun*: Hemisporose *f*

hemililstrulmeclto|my [,hemɪstruː'mektəmɪ] *noun*: Hemistrumektomie *f*

hemililsysltolle [,hemɪ'sɪstəlɪ] *noun*: Halbseitenkontraktion *f*, Hemisystolie *f*

hemilithylroidlleclto|my [,hemɪ,θaɪrɔɪ-'dektəmɪ] *noun*: Hemithyreoidektomie *f*

hemililzylgoslilty [,hemɪzaɪ'gɑsətɪ] *noun*: Hemizygotie *f*

hemililzylgous [,hemɪ'zaɪgəes] *adj*: hemizygot

helmolaglglultilnaltion [,hiːməʊə,gluːtə-'neɪʃn, ,hem-] *noun*: →*hemagglutination*

helmolbillia [,hiːməʊ'bɪlɪə] *noun*: Hämobilie *f*, Hämatobilie *f*

helmolblast ['hiːməʊblæst] *noun*: →*hemocytoblast*

helmolblasltolsis [,hiːməblæs'təʊsɪs] *noun*: Hämoblastose *f*

helmolchrolmaltolsis [hiːməʊ,krəʊmə-'təʊsɪs] *noun*: Eisenspeicherkrankheit *f*, Hämochromatose *f*, Siderophilie *f*, Bronzediabetes *m*

helmolconlcenltraltion [,hiːməʊ,kɑnsən-'treɪʃn] *noun*: Bluteindickung *f*, Hämokonzentration *f*

helmolconlgesltion [,hiːməʊkən'dʒestʃn] *noun*: Blutstauung *f*

helmolcolnilolsis [hiːməʊ,kəʊnɪ'əʊsɪs] *noun*: Hämokoniose *f*

helmolcryloslcolpy [,hiːməʊkraɪ'ɑskəpɪ] *noun*: Hämokryoskopie *f*

helmolcullture ['hiːməʊkʌltʃər] *noun*: Blutkultur *f*

helmolculprelin [,hiːməʊ'kjuːprɪ,ɪn] *noun*: Hämocuprein *nt*, Erythrocuprein *nt*, Superoxiddismutase *f*

helmolcyte ['hiːməʊsaɪt] *noun*: Blutzelle *f*, Hämozyt *m*

helmolcyltolblast [,hiːməʊ'saɪtəblæst] *noun*: (Blut-)Stammzelle *f*, Hämozytoblast *m*

helmolcyltollylsis [,hiːməʊsaɪ'tɑlɪsɪs]

H

931

noun: → *hemolysis*

he|mo|cy|to|poi|e|sis [ˌhiːməʊˌsaɪtəpɔɪ-
ˈiːsɪs] *noun:* → *hemopoiesis*

he|mo|cy|to|zo|on [hiːməʊˌsaɪtəˈzəʊən]
noun, plural **-zoa** [hiːməʊ saɪtə zəʊə]:
einzelliger Blutparasit *m*, Hämozyto-
zoon *nt*

he|mo|di|ag|no|sis [ˌhiːməʊdaɪəgˈnəʊ-
sɪs] *noun:* Hämodiagnostik *f*

he|mo|di|al|y|sis [ˌhiːməʊdaɪˈælɪsɪs]
noun: Blutwäsche *f*, Hämodialyse *f*

he|mo|di|al|y|zer [hiːməʊˈdaɪəlaɪzər]
noun: Hämodialysator *m*, künstliche
Niere *f*

he|mo|di|lu|tion [ˌhiːməʊdɪˈl(j)uːʃn]
noun: Blutverdünnung *f*, Hämodilu-
tion *f*

he|mo|dy|nam|ic [ˌhiːməʊdaɪˈnæmɪk]
adj: hämodynamisch

he|mo|dy|nam|ics [ˌhiːməʊdaɪˈnæmɪks]
plural: Hämodynamik *f*

he|mo|dys|tro|phy [hiːməʊˈdɪstrəfɪ] *noun:*
Hämodystrophie *f*

he|mo|fil|tra|tion [ˌhiːməʊfɪlˈtreɪʃn]
noun: Hämofiltration *f*

he|mo|fus|cin [hiːməʊˈfjuːsɪn] *noun:*
Hämofuscin *nt*

he|mo|gen|e|sis [ˌhiːməʊˈdʒenəsɪs] *noun:*
→ *hemopoiesis*

he|mo|gen|ic [ˌhiːməʊˈdʒenɪk] *adj:* **1.**
→ *hematogenous* **2.** → *hemopoietic II*

he|mo|glo|bin [ˈhiːməʊgləʊbɪn] *noun:*
Blutfarbstoff *m*, Hämoglobin *nt*

hemoglobin A: Erwachsenenhämoglo-
bin *nt*, Hämoglobin A *nt*

carbon monoxide hemoglobin: Carboxyhämoglobin *nt*, Kohlenmonoxidhämoglobin *nt*

hemoglobin F: fetales Hämoglobin *nt*,
Hämoglobin F *nt*

glycosylated hemoglobin: glykosyliertes Hämoglobin *nt*

mean corpuscular hemoglobin: Färbekoeffizient *m*, mean corpuscular hemoglobin *nt*

oxygenated hemoglobin: oxygeniertes
Hämoglobin *nt*, Oxyhämoglobin *nt*

reduced hemoglobin: reduziertes/des-
oxygeniertes Hämoglobin *nt*, Desoxy-
hämoglobin *nt*

hemoglobin S: Sichelzellhämoglobin
nt, Hämoglobin S *nt*

sickle-cell hemoglobin: Sichelzellhämoglobin *nt*, Hämoglobin S *nt*

he|mo|glo|bi|ne|mia [hiːməʊˌgləʊbɪˈniː-
mɪə] *noun:* Hämoglobinämie *f*

he|mo|glo|bi|no|cho|lia [hiːməʊˌgləʊbɪ-
nəˈkəʊlɪə] *noun:* Hämoglobinocholie *f*

he|mo|glo|bi|nol|y|sis [ˌhiːməʊgləʊbɪ-

'nalɪsɪs] *noun:* Hämoglobinabbau *m*,
Hämoglobinolyse *f*

he|mo|glo|bi|nop|a|thy [hiːməʊˌgləʊbɪ-
ˈnapəθɪ] *noun:* Hämoglobinopathie *f*

he|mo|glo|bi|nu|ria [ˌhiːməʊ,gləʊbɪ-
ˈn(j)ʊərɪə] *noun:* Hämoglobinurie *f*,
Haemoglobinuria *f*

march hemoglobinuria: Marschhämo-
globinurie *f*

he|mo|glo|bi|nu|ric [hiːməʊ,gləʊbɪ-
ˈn(j)ʊərɪk] *adj:* hämoglobinurisch

he|mo|gram [ˈhiːməʊgræm] *noun:* Hä-
mogramm *nt*; Differentialblutbild *nt*

he|mo|ki|ne|sis [ˌhiːməʊkɪˈniːsɪs] *noun:*
Blutfluss *m*, Hämokinese *f*

he|mo|ki|net|ic [ˌhiːməʊkɪˈnetɪk] *adj:*
hämokinetisch

he|mol|o|gy [hɪˈmalədʒɪ] *noun:* → *hema-
tology*

he|mo|lymph|an|gi|o|ma [ˌhiːməʊlɪm-
ˌfændʒɪˈəʊmə] *noun:* Hämatolymph-
angiom *nt*, Hämolymphangiom *nt*

he|mo|ly|sin [hɪˈmaləsɪn] *noun:* **1.** Hä-
molysegift *nt*, Hämolysin *nt* **2.** hämoly-
seauslösender Antikörper *m*, Hämolysin *nt*

cold hemolysin: Kältehämolysin *nt*;
Donath-Landsteiner-Antikörper *m*

he|mol|y|sis [hɪˈmalɪsɪs] *noun:* Erythro-
zytenauflösung *f*, Hämolyse *f*, Hämato-
zytolyse *f*

α-hemolysis: Alphahämolyse *f*

β-hemolysis: Betahämolyse *f*

colloid osmotic hemolysis: kolloidos-
motische Hämolyse *f*

γ-hemolysis: γ-Hämolyse *f*, Gammahä-
molyse *f*

α-hemolytic: alphahämolytisch, α-hämolytisch

β-hemolytic: beta-hämolytisch, β-hämolytisch

γ-hemolytic: gamma-hämolytisch, γ-
hämolytisch

he|mo|lyt|ic [ˌhiːməʊˈlɪtɪk, ˌhem-] *adj:*
hämolytisch

he|mo|me|di|as|ti|num [ˌhiːməʊˌmɪdɪə-
ˈstaɪnəm] *noun:* Hämomediastinum *nt*

he|mo|me|tra [ˌhiːməʊˈmiːtrə, ˌhem-]
noun: Hämatometra *f*

he|mo|ne|phro|sis [ˌhiːməʊnɪˈfrəʊsɪs]
noun: Hämatonephrose *f*, Hämatopelvis *f*

he|mop|a|thy [hɪˈmapəθɪ] *noun:* Hämo-
pathie *f*

he|mo|per|i|car|di|um [ˈhiːməʊˌperɪ-
ˈkaːrdɪəm, ˌhemə-] *noun:* Hämoperi-
kard *nt*

he|mo|per|i|to|ne|um [ˌhiːməʊˌperɪtə-
ˈniːm] *noun:* Hämoperitoneum *nt*

he|mo|phag|o|cyte [ˌhiːməʊ'fægəsaɪt] *noun*: Hämophagozyt *m*, Hämophage *m*

he|mo|phag|o|cy|to|sis [hiːməʊˌfægəsaɪ-'təʊsɪs] *noun*: Hämophagozytose *f*, Hämozytophagie *f*

he|mo|phile ['hiːməʊfaɪl] *adj*: blutliebend, hämophil

he|mo|phil|ia [hiːməʊ'fɪlɪə] *noun*: Bluterkrankheit *f*, Hämophilie *f*, Haemophilia *f*
   hemophilia A: klassische Hämophilie *f*, Hämophilie A *f*, Haemophilia vera
   hemophilia B: Hämophilie B *f*, Faktor-IX-Mangel *m*, Christmas-Krankheit *f*
   hemophilia C: Faktor XI-Mangel, PTA-Mangel *m*
   classical hemophilia: → *hemophilia A*

he|mo|phil|i|ac [hiːməʊ'fɪlɪæk] *noun*: Bluter *m*, Hämophiler *m*

he|mo|phil|ic [hiːməʊ'fɪlɪk] *adj*: **1.** blutliebend, hämophil **2.** hämophil, Bluter-

he|mo|pho|bia [ˌhiːməʊ'fəʊbɪə] *noun*: Hämo-, Hämatophobie *f*

he|moph|thal|mus [ˌhiːmɑf'θælməs] *noun*: Hämophthalmus *m*

he|mo|plas|tic [hiːməʊ'plæstɪk] *adj*: blutbildend, hämatoplastisch

he|mo|pneu|mo|per|i|car|di|um [ˌhiːməʊ-ˌn(j)uːməˌperɪ'kɑːrdɪəm] *noun*: Hämopneumoperikard *nt*

he|mo|pneu|mo|tho|rax [ˌhiːməʊˌn(j)uːmə'θɔːræks] *noun*: Hämatopneumothorax *m*

he|mo|poi|e|sic [ˌhiːməʊpɔɪ'iːsɪk] *adj*: blutbildend, hämopoetisch

he|mo|poi|e|sis [ˌhiːməʊpɔɪ'iːsɪs] *noun*: Blutbildung *f*, Hämopo(i)ese *f*
   extramedullary hemopoiesis: extramedulläre Blutbildung *f*
   medullary hemopoiesis: medulläre/myelopoetische Blutbildung *f*

he|mo|poi|et|ic [ˌhiːməʊpɔɪ'etɪk]: **I** *noun* hämopoeseförderndes Mittel *nt* **II** *adj* hämopoetisch

he|mo|poi|e|tin [ˌhiːməʊ'pɔɪətɪn] *noun*: Erythropo(i)etin *nt*, Hämato-, Hämopo(i)etin *nt*

he|mo|proc|tia [ˌhiːməʊ'prɑkʃɪə] *noun*: Rektum-, Mastdarmblutung *f*, rektale Blutung *f*

he|mop|ty|sis [hɪ'mɑptəsɪs] *noun*: Bluthusten *nt*, Hämoptoe *f*, Hämoptyse *f*

hem|or|rha|chis [hɪ'mɑrəkɪs] *noun*: **1.** Rückenmarks(ein)blutung *f*, Hämatomyelie *f* **2.** spinale Meningealapoplexie *f*, Hämatorrhachis *f*, Apoplexia spinalis

hem|or|rhage ['hem(ə)rɪdʒ]: **I** *noun* Blutung *f*, Einblutung *f*, Hämorrhagie *f* **II** *v* (schwach) bluten, sickern

brain hemorrhage: Hirnblutung *f*
eyeglass hemorrhage: Monokelhämatom *nt*
intraventricular hemorrhage: Ventrikelblutung *f*
rectal hemorrhage: rektale Blutung *f*, Rektum-, Mastdarmblutung *f*
subarachnoid hemorrhage: Subarachnoidalblutung *f*, subarachnoidale Blutung *f*
subconjunctival hemorrhage: Hyposphagma *nt*, subkonjunktivale Blutung *f*

hem|or|rha|gic [ˌhemə'rædʒɪk] *adj*: hämorrhagisch

hem|or|rhoi|dal [ˌhiːməʊ'rɔɪdl] *adj*: hämorrhoidal, hämorrhoidal

hem|or|rhoi|dec|to|my [ˌhemərɔɪ'dektəmɪ] *noun*: Hämorrhoidenexzision *f*, Hämorrhoidektomie *f*

hem|or|rhoids ['hemərɔɪds] *plural*: Hämorrhoiden *pl*
   thrombosed hemorrhoids: Hämorrhoidalthrombose *f*

he|mo|sal|pinx [ˌhiːməʊ'sælpɪŋks, ˌhem-] *noun*: Hämatosalpinx *f*

he|mo|se|ro|tho|rax [hiːməʊsɪːrə'θɔːræks] *noun*: Hämatoserothorax *m*

he|mo|sid|er|in [hiːməʊ'sɪdərɪn] *noun*: Hämosiderin *nt*

he|mo|sid|er|in|u|ria [ˌhiːməʊˌsɪdərɪn-'(j)ʊərɪə] *noun*: Hämosiderinurie *f*

he|mo|sid|er|o|sis [hiːməʊˌsɪdə'rəʊsɪs] *noun*: Hämosiderose *f*
   pulmonary hemosiderosis: Lungenhämosiderose *f*
   transfusion hemosiderosis: Transfusionshämosiderose *f*, Transfusionssiderose *f*

he|mo|sid|er|ot|ic [hiːməʊˌsɪdə'rɑtɪk] *adj*: hämosiderotisch

he|mo|sper|mia [ˌhiːməʊ'spɜrmɪə, ˌhem-] *noun*: Hämospermie *f*

he|mo|sta|sis [hɪ'mɑstəsɪs, hiːməʊ'steɪsɪs] *noun*: **1.** Blutstillung *f*, Blutungsstillung *f*, Hämostase *f* **2.** Blutstauung *f*, Blutstockung *f*, Hämostase *f*, Stase *f*

he|mo|stat|ic [hiːməʊ'stætɪk]: **I** *noun* Blutstillungsmittel *nt*, Hämostatikum *nt*, Hämostyptikum *nt* **II** *adj* blutstillend, blutungsstillend, hämostatisch, hämostyptisch

he|mo|styp|tic [hiːməʊ'stɪptɪk] *adj*: blut(ungs)stillend, hämostatisch, hämostyptisch, styptisch; adstringierend

he|mo|ther|a|peu|tics [hiːməʊˌθerə'pjuːtɪks] *plural*: → *hemotherapy*

he|mo|ther|a|py [hiːməʊ'θerəpɪ] *noun*: Bluttherapie *f*, Hämatotherapie *f*, Hämotherapie *f*

H

he·mo·tho·rax [hiːməʊ'θɔːræks] *noun*:
Blutbrust *f*, Hämothorax *m*

he·mo·tox·ic [hiːməʊ'tɑksɪk] *adj*: hämatotoxisch, hämotoxisch

he·mo·trop·ic [hiːməʊ'trɑpɪk] *adj*: hämotrop, hämatotrop

he·mo·tym·pa·num [hiːməʊ'tɪmpənəm] *noun*: Hämotympanon *nt*, Hämatotympanon *nt*

he·mo·zo·ic [hiːməʊ'zəʊɪk] *adj*: Blutparasiten-

he·mo·zo·on [hiːməʊ'zəʊɑn] *noun, plural* **-zoa** [hiːməʊ zəʊə]: Blutparasit *m*, Hämozoon *nt*

he·pad·na·vi·rus·es [həˌpædnə'vaɪrəsəs] *plural*: Hepadnaviridae *pl*

hep·a·rin ['hepərɪn] *noun*: Heparin *nt*

hep·a·ri·ne·mia [ˌhepərɪ'niːmɪə] *noun*: Heparinämie *f*

hep·a·rin·i·za·tion [ˌhepərɪnə'zeɪʃn] *noun*: Heparinisieren *nt*, Heparinisierung *f*

hep·a·rin·ize ['hepərɪnaɪz] *v*: heparinisieren

hep·a·tal·gia [hepə'tældʒ(ɪ)ə] *noun*: Leberschmerz *m*, Hepatalgie *f*, Hepatodynie *f*

hep·a·tat·ro·phy [hepə'tætrəfɪ] *noun*: Leberatrophie *f*

hep·a·tec·to·my [hepə'tektəmɪ] *noun*: Leberresektion *f*

hep·a·tic [hɪ'pætɪk] *adj*: hepatisch

hep·a·ti·co·chol·an·gi·o·en·ter·os·to·my [hɪˌpætɪkəʊkəʊˌlændʒɪəentə'rastəmɪ] *noun*: Hepatikocholangioenterostomie *f*

hep·a·ti·co·chol·an·gio·je·ju·nos·to·my [ˌhɪˌpætɪkəʊkəʊˌlændʒɪədʒɪdʒuː'nastəmɪ] *noun*: Hepatikocholangiojejunostomie *f*

hep·a·ti·co·chol·e·do·chos·to·my [hɪ,pætɪkəʊkəˌledə'kastəmɪ] *noun*: Hepatikocholedochostomie *f*

hep·a·ti·co·do·chot·o·my [ˌhɪ,pætɪkəʊdə'katəmɪ] *noun*: Hepatikodochotomie *f*

hep·a·ti·co·du·o·de·nos·to·my [ˌhɪ,pætɪkəʊd(j)uːədɪ'nastəmɪ] *noun*: Hepatikoduodenostomie *f*

hep·a·ti·co·gas·tros·to·my [ˌhɪ,pætɪkəʊgæs'trastəmɪ] *noun*: Hepatikogastrostomie *f*

hep·a·ti·co·li·thot·o·my [ˌhɪ,pætɪkəʊlɪ'θatəmɪ] *noun*: Hepatikolithotomie *f*

hep·a·ti·co·pan·cre·at·ic [hɪ,pætɪkəʊkəˌpæŋkrɪ'ætɪk] *adj*: hepatopankreatisch

hep·a·ti·co·pul·mo·nar·y [hɪ,pætɪkəʊkə'pʌlmə,neri:, -nərɪ] *adj*: hepatopulmonal

hep·a·ti·cos·to·my [hɪ,pætɪ'kastəmɪ] *noun*: Hepatikostomie *f*

hep·a·ti·cot·o·my [hɪ,pætɪ'katəmɪ] *noun*: Hepatikotomie *f*

hep·a·tit·ic [hepə'tɪtɪk] *adj*: hepatitisch

hep·a·ti·tis [hepə'taɪtɪs] *noun*: Hepatitis *f*, Leberentzündung *f*, Leberparenchymentzündung *f*

hepatitis A: Virushepatitis A *f*, Hepatitis A *f*, epidemische Hepatitis *f*, Hepatitis epidemica

acute hepatitis: akute Leberentzündung/Hepatitis *f*

acute viral hepatitis: akute Virushepatitis *f*

alcoholic hepatitis: (chronische) Alkoholhepatitis *f*, alkohol-toxische Hepatitis *f*

anicteric hepatitis: anikterische Virushepatitis *f*

autoimmune hepatitis: chronisch-aktive Hepatitis *f*, chronisch-aggressive Hepatitis *f*

hepatitis B: Virushepatitis B *f*, Hepatitis B *f*, Serumhepatitis *f*

hepatitis C: Hepatitis C *f*

chronic hepatitis: chronische Leberentzündung/Hepatitis *f*

chronic aggressive hepatitis: chronisch-aktive Hepatitis *f*, chronisch-aggressive Hepatitis *f*

chronic persistent hepatitis: chronisch-persistierende Hepatitis *f*

cytomegalovirus hepatitis: Zytomegalievirushepatitis *f*, CMV-Hepatitis *f*

hepatitis D: Deltahepatitis *f*, Hepatitis D *f*

delta hepatitis: Hepatitis D *f*, Deltahepatitis *f*

hepatitis E: Virushepatitis E *f*, Hepatitis E *f*

giant cell hepatitis: (neonatale) Riesenzellhepatitis *f*

lupoid hepatitis: lupoide Hepatitis *f*, Bearn-Kunkel-Syndrom *nt*, Bearn-Kunkel-Slater-Syndrom *nt*

minimal hepatitis: Minimalhepatitis *f*, reaktive Hepatitis *f*

non-A,non-B hepatitis: Nicht-A-Nicht-B-Hepatitis *f*, Non-A-Non-B-Hepatitis *f*

post-transfusion hepatitis: Posttransfusionshepatitis *f*

viral hepatitis: Virushepatitis *f*

hep·a·to·bil·i·ar·y [ˌhepətəʊ'bɪliː,erɪ, -'bɪljərɪ] *adj*: hepatobiliär

hep·a·to·blas·to·ma [ˌhepətəʊblæs'təʊmə] *noun*: Lebermischtumor *m*, Hepatoblastom *nt*

hep·a·to·car·ci·no·ma [hepətəʊˌkɑːrsɪ'nəʊmə] *noun*: Leberzellkarzinom *nt*, hepatozelluläres Karzinom *nt*, malignes Hepatom *nt*, Carcinoma hepatocellulare

he|pato|cele [hɪ'pætəsiːl] *noun*: Leberbruch *m*, Hepatozele *f*

he|pa|to|cel|lu|lar [ˌhepətəʊ'seljələr] *adj*: hepatozellulär

he|pa|to|chol|an|gel|i|tis [ˌhepətəʊkəʊlændʒɪ'aɪtɪs] *noun*: Hepatocholangitis *f*

he|pa|to|chol|an|gio|car|ci|no|ma [ˌhepətəʊkəʊˌlændʒɪəʊˌkɑːrsɪ'nəʊmə] *noun*: Cholangiohepatom *nt*, Hepatocholangiokarzinom *nt*

he|pa|to|chol|an|gio|du|o|de|nos|to|my [ˌhepətəʊkəʊˌlændʒɪəʊˌd(j)uːədɪ'nɒstəmɪ] *noun*: Hepatocholangioduodenostomie *f*

he|pa|to|chol|an|gio|en|ter|os|to|my [ˌhepətəʊkəʊˌlændʒɪəʊˌentəˈrɒstəmɪ] *noun*: Hepatocholangioenterostomie *f*

he|pa|to|chol|an|gio|gas|tros|to|my [ˌhepətəʊkəʊˌlændʒɪəʊgæsˈtrɒstəmɪ] *noun*: Hepatocholangiogastrostomie *f*

he|pa|to|chol|an|gio|je|ju|nos|to|my [ˌhepətəʊkəʊˌlændʒɪəʊdʒɪdʒuːˈnɒstəmɪ] *noun*: Hepatocholangiojejunostomie *f*

he|pa|to|chol|an|gi|os|to|my [ˌhepətəʊkəʊˌlændʒɪˈɒstəmɪ] *noun*: Hepatocholangiostomie *f*

he|pa|to|chol|an|git|ic [ˌhepətəʊkəʊlænˈdʒaɪtɪk] *adj*: hepatocholangitisch

he|pa|to|chol|an|gi|tis [ˌhepətəʊkəʊlænˈdʒaɪtɪs] *noun*: Hepatocholangitis *f*

he|pa|to|cir|rho|sis [ˌhepətəʊsɪˈrəʊsɪs] *noun*: Leberzirrhose *f*

he|pa|to|col|ic [ˌhepətəʊˈkɒlɪk] *adj*: hepatokolisch

he|pa|to|cys|tic [ˌhepətəʊˈsɪstɪk] *adj*: hepatobiliär

he|pa|to|cyte ['hepətəʊsaɪt] *noun*: Leber(epithel)zelle *f*, Leberparenchymzelle *f*, Hepatozyt *m*

he|pa|to|du|o|de|nal [ˌhepətəʊˌd(j)uəˈdiːnl, hepətəʊd(j)uːˈɑdnəl] *adj*: hepatoduodenal

he|pa|to|du|o|de|nos|to|my [ˌhepətəʊd(j)uːədɪ'nɒstəmɪ] *noun*: **1.** Hepatikoduodenostomie *f* **2.** Hepatocholangioduodenostomie *f*

he|pa|to|en|ter|ic [ˌhepətəʊenˈterɪk] *adj*: hepatoenteral, hepatointestinal, hepatoenterisch

he|pa|to|en|ter|os|to|my [ˌhepətəʊentəˈrɒstəmɪ] *noun*: **1.** Hepatikoenterostomie *f* **2.** Hepatocholangioenterostomie *f*

he|pa|to|gen|ic [ˌhepətəʊˈdʒenɪk] *adj*: hepatogen

he|pa|tog|ra|phy [hepəˈtɒɡrəfɪ] *noun*: **1.** (*radiolog.*) Hepatographie *f*, Hepato-

grafie *f* **2.** Lebersphygmographie *f*, Lebersphygmografie *f*

he|pa|to|li|e|nal [ˌhepətəʊlaɪˈiːnl, hepətəʊ'laɪənl] *adj*: hepatolienal

he|pa|to|li|e|nog|ra|phy [ˌhepətəʊˌlaɪəˈnɒɡrəfɪ] *noun*: Hepatolienographie *f*, Hepatolienografie *f*

he|pa|to|li|e|no|meg|a|ly [ˌhepətəʊˌlaɪənəˈmeɡəlɪ] *noun*: Hepatosplenomegalie *f*

he|pa|to|lith ['hepətəʊlɪθ] *noun*: Hepatolith *m*

he|pa|to|li|thec|to|my [ˌhepətəʊlɪˈθektəmɪ] *noun*: Hepatolithentfernung *f*, Hepatolithektomie *f*

he|pa|to|li|thi|a|sis [ˌhepətəʊlɪˈθaɪəsɪs] *noun*: Hepatolithiasis *f*

he|pa|tol|y|sis [hepəˈtɒlɪsɪs] *noun*: Leberzellzerstörung *f*, Hepatolyse *f*

he|pa|to|lyt|ic [ˌhepətəˈlɪtɪk] *adj*: hepatolytisch

he|pa|to|ma [hepəˈtəʊmə] *noun*: Lebertumor *m*, Hepatom *nt*

he|pa|to|ma|la|cia [ˌhepətəməˈleɪʃ(ɪ)ə] *noun*: Lebererweichung *f*, Hepatomalazie *f*

he|pa|to|meg|a|ly [hepətəʊ'meɡəlɪ] *noun*: Lebervergrößerung *f*, Hepatomegalie *f*

he|pa|to|mel|a|no|sis [ˌhepətəʊmelə'nəʊsɪs] *noun*: Hepatomelanose *f*

he|pa|tom|phal|o|cele [hepəˈtɒmfələsiːl] *noun*: Hepatomphalozele *f*

he|pa|to|ne|cro|sis [ˌhepətənɪˈkrəʊsɪs] *noun*: Leber(zell)nekrose *f*

he|pa|to|neph|ric [ˌhepətəʊ'nefrɪk] *adj*: hepatorenal

he|pa|to|neph|ro|meg|a|ly [ˌhepətəʊˌnefrəˈmeɡəlɪ] *noun*: Hepatonephromegalie *f*

he|pa|to|pan|cre|at|ic [ˌhepətəʊˌpænkrɪ'ætɪk] *adj*: hepatopankreatisch

he|pa|top|a|thic [ˌhepətəʊ'pæθɪk] *adj*: leberschädigend, hepatopathisch

he|pa|top|a|thy [hepəˈtɒpəθɪ] *noun*: Hepatopathie *f*

he|pa|to|per|i|to|ni|i|tis [ˌhepətəˌperɪtə'naɪtɪs] *noun*: Perihepatitis *f*

he|pa|to|pex|y ['hepətəpeksɪ] *noun*: Leberfixierung *f*, Hepatopexie *f*

he|pa|to|phle|bi|tis [ˌhepətəʊflɪ'baɪtɪs] *noun*: Hepatophlebitis *f*, Lebervenenentzündung *f*

he|pa|to|phle|bog|ra|phy [ˌhepətəʊflɪ'bɒɡrəfɪ] *noun*: Hepatophlebographie *f*, Hepatophlebografie *f*

he|pa|to|por|tal [ˌhepətəʊ'pɔːrtl] *adj*: hepatoportal

he|pa|top|to|sis [ˌhepətɒp'təʊsɪs] *noun*: **1.** Lebersenkung *f*, Wanderleber *f*, He-

935

par migrans/mobile, Hepatoptose f **2.**
Chilaiditi-Syndrom nt, Interpositio co-
li/hepatodiaphragmatica
he|pa|to|re|nal [,hepətəʊ'ri:nl] *adj*: he-
patorenal
he|pa|tor|rhal|gia [,hepətə'reɪdʒ(ɪ)ə]
noun: Leberblutung f, Hepatorrhagie f
he|pa|tor|rha|phy [hepə'tɔrəfɪ] *noun*:
Lebernaht f, Hepatorrhaphie f
he|pa|tor|rhex|is [,hepətəʊ'reksɪs] *noun*:
Leberruptur f
he|pa|tos|col|py [hepə'taskəpɪ] *noun*:
(direkte) Leberuntersuchung f, Hepa-
toskopie f
he|pa|to|sis [hepə'təʊsɪs] *noun*: Hepato-
se f
he|pa|to|sple|ni|tis [,hepətəsplɪ'naɪtɪs]
noun: Hepatosplenitis f
he|pa|to|sple|no|gra|phy [,hepətəʊsplɪ-
'nagrəfɪ] *noun*: Hepatolienographie f,
Hepatolienografie f
he|pa|to|sple|no|me|ga|ly [hepətəʊ,splɪ-
nə'megəlɪ] *noun*: Hepatosplenomegalie f
he|pa|to|sple|no|pa|thy [,hepətəʊsplɪ-
'napəθɪ] *noun*: Hepatosplenopathie f
he|pa|tos|to|my [hepə'tastəmɪ] *noun*:
Hepatostomie f
he|pa|to|ther|a|py [,hepətə'θerəpɪ] *noun*:
Hepatotherapie f
he|pa|tot|o|my [hepə'tatəmɪ] *noun*: Le-
berschnitt m, Hepatotomie f
he|pa|to|tox|e|mia [,hepətətak'si:mɪə]
noun: Hepatotoxämie f
he|pa|to|tox|ic [hepətəʊ'taksɪk] *adj*: le-
berschädigend, hepatotoxisch
he|pa|to|tox|ic|i|ty [,hepətəʊtak'sɪsətɪ]
noun: Lebergiftigkeit f, Leberschäd-
lichkeit f
he|pa|to|tox|in [,hepətəʊ'taksɪn] *noun*:
Lebergift nt, Hepatotoxin nt
he|pa|to|trop|ic [,hepətəʊ'trapɪk] *adj*:
hepatotrop
He|pa|to|vi|rus [,hepətəʊ'vaɪrəz] *noun*:
Hepatovirus nt
he|pa|tox|ic [hepə'taksɪk] *adj*: leber-
schädigend, hepatotoxisch
herb [(h)ɔrb] *noun*: **1.** (*biolog.*) Kraut nt
2. (*pharmakol.*) (Heil-)Kraut nt
her|bi|cides ['(h)ɔrbəsaɪdz] *plural*: Her-
bizide nt
he|red|i|ta|bil|i|ty [hə,redɪtə'bɪlətɪ] *noun*:
Erblichkeit f, Vererbbarkeit f
he|red|i|ta|ble [hə'redɪtəbl] *adj*: ererbt;
vererbt; angeboren, hereditär
he|red|i|tar|ly [hə'redɪtərɪ] *adj*: ererbt,
vererbt, Erb-; angeboren
he|red|i|ty [hə'redətɪ] *noun, plural* -ties:
1. Heredität f, Erblichkeit f, Vererbbar-

keit f **2.** Vererbung f, Erbgang m **3.** Erb-
masse f, Erbanlagen pl
her|e|do|a|tax|ia [,herədəʊə'tæksɪə]
noun: Heredoataxie f
her|e|do|de|gen|er|a|tion [,herədəʊdɪ-
,dʒenə'reɪʃn] *noun*: **1.** Heredodegene-
ration f **2.** Nonne-Marie-Krankheit f,
(Pierre) Marie-Krankheit f, zerebelläre
Heredoataxie f, Heredoataxia cerebellaris
her|e|do|fa|mil|i|al [,herədəʊfə'mɪljəl]
adj: heredofamiliär
her|it|a|bil|i|ty [,herɪtə'bɪlətɪ] *noun*: **1.**
Erblichkeit f, Heritabilität f **2.** Erblich-
keitsgrad m, Heritabilität f
her|it|a|ble ['herɪtəbl] *adj*: vererbbar,
erblich, hereditär, Erb-
her|maph|ro|dism [hɜr'mæfrədɪzəm]
noun: → hermaphroditism
her|maph|ro|di|tism [hɜr'mæfrədaɪ-
tɪzəm] *noun*: Zwittrigkeit f, Zwitter-
tum nt, Hermaphroditismus m, Herm-
aphrodismus m
true hermaphroditism: echter Hermaphroditismus m, Hermaphroditismus
verus
her|nia ['hɜrnɪə] *noun, plural* -nias, -niae
[-nɪiː]: (Eingeweide-)Bruch m, Hernie
f, Hernia f
abdominal hernia: Bauch(wand)her-
nie f, Laparozele f, Hernia abdomina-
lis/ventralis
hernia of bladder: Blasenhernie f, Zystozele f
cerebral hernia: Hirnbruch m, Hernia
cerebralis
congenital umbilical hernia: Nabelschnurbruch, Exomphalos m, Exomphalozele f, Hernia funiculi umbilicalis
diaphragmatic hernia: Zwerchfellher-
nie f, Hernia diaphragmatica
femoral hernia: Schenkelbruch m, Me-
rozele f, Hernia femoralis/curalis
hiatal hernia: Hiatushernie f
incisional hernia: Narbenbruch m
inguinal hernia: Leistenbruch m, Hernia inguinalis
Littre's hernia: **1.** Littre-Hernie f,
Darmwandbruch m **2.** Hernie f mit Meckel-Divertikel im Bruchsack
hernia of liver: Leberbruch m, Hepato-
zele f
lumbar hernia: Lendenbruch m, Hernia lumbalis
Narath's hernia: Narath-Hernie f
parietal hernia: Darmwandbruch m,
Littre-Hernie f
perineal hernia: Dammbruch m, Peri-
neozele f, Hernia perinealis/ischiorec-

H

talis
scrotal hernia: Hodenbruch *m*, Skrotalhernie *f*, Hernia scrotalis
sliding hernia: Gleithernie *f*
tracheal hernia: Luftröhrenbruch *m*, Trachealhernie *f*, Tracheozele *f*
umbilical hernia: Nabelbruch *m*, Exomphalos *m*, Exomphalozele *f*, Hernia umbilicalis
vaginal hernia: Scheidenbruch *m*, Kolpozele *f*, Hernia vaginalis
her|ni|a|tion [ˌhɜrnɪˈeɪʃn] *noun*: **1.** Bruch-, Hernienbildung *f*, Herniation *f* **2.** Einklemmung *f*, Herniation *f*
gastric herniation: Magenherniation *f*
her|ni|o|la|pa|rot|o|my [ˌhɜrnɪəˌlæpəˈratəmɪ] *noun*: Herniolaparotomie *f*
her|ni|o|plas|ty [ˈhɜrnɪəplæstɪ] *noun*: Hernioplastik *f*
her|ni|ot|o|my [ˌhɜrnɪˈatəmɪ] *noun*: Hernien-, Bruchoperation *f*, Herniotomie *f*
her|o|in [ˈherəʊɪn] *noun*: Heroin *nt*, Diamorphin *nt*, Diacetylmorphin *nt*
her|pan|gi|na [hɜrpænˈdʒaɪnə] *noun*: Herpangina *f*, Zahorsky-Syndrom *nt*, Angina herpetica
her|pes [ˈhɜrpiːz] *noun*: Herpes *m*
generalized herpes zoster: Zoster generalisatus
genital herpes: Herpes genitalis
herpes genitalis: Herpes genitalis
herpes gestationis: Herpes gestationis
hemorrhagic herpes zoster: Zoster haemorrhagicus
herpes labialis: Fieberbläschen *nt*, Herpes febrilis, Herpes labialis
herpes menstrualis: Herpes menstrualis
herpes ophthalmicus: Zoster ophthalmicus, Herpes zoster ophthalmicus
oral herpes: Herpes simplex (febrilis); Fieberbläschen *pl*
herpes progenitalis: Herpes genitalis
herpes simplex: Herpes simplex
symptomatic herpes zoster: Zoster symptomaticus
herpes zoster: Gürtelrose *f*, Zoster *m*, Zona *f*, Herpes zoster
herpes zoster auricularis: Genikulatumneuralgie *f*, Ramsay Hunt-Syndrom *nt*, Zoster oticus, Herpes zoster oticus, Neuralgia geniculata
herpes zoster ophthalmicus: Zoster ophthalmicus, Herpes zoster ophthalmicus
herpes zoster oticus: →*herpes zoster auricularis*
her|pes|vi|rus [ˌhɜrpiːzˈvaɪrəs] *noun*:

Herpesvirus *nt*
her|pet|ic [hərˈpetɪk] *adj*: herpetisch, Herpes-
her|pet|i|form [hərˈpetɪfɔːrm] *adj*: herpesähnlich, herpetiform
hertz [ˈhɜrts] *noun*: Hertz *nt*
het|er|o|ag|glu|ti|na|tion [ˌhetərəʊəˌgluːtəˈneɪʃn] *noun*: Heteroagglutination *f*
het|er|o|an|ti|bod|y [hetərəʊˈæntɪbadɪ] *noun*: Heteroantikörper *m*, Xenoantikörper *m*, heterogener Antikörper *m*, xenogener Antikörper *m*
het|er|o|chro|mat|ic [ˌhetərəʊkrəʊˈmætɪk] *adj*: verschiedenfarbig, heterochrom, heterochromatisch
het|er|o|chro|ma|tin [ˌhetərəʊˈkrəʊmətɪn] *noun*: Heterochromatin *nt*
het|er|o|chro|ma|to|sis [hetərəʊˌkrəʊmə-ˈtəʊsɪs] *noun*: →*heterochromia*
het|er|o|chro|mia [hetərəʊˈkrəʊmɪə] *noun*: Heterochromie *f*, Heterochromatose *f*
het|er|o|chro|mo|some [ˌhetərəʊˈkrəʊməsəʊm] *noun*: Sex-, Geschlechts-, Heterochromosom *nt*, Genosom *nt*, Allosom *nt*, Heterosom *nt*
het|er|o|clad|ic [ˌhetərəʊˈklædɪk] *adj*: heterokladisch
het|er|o|crine [ˈhetərəʊkrɪn, hetərəʊkraɪn, hetərəʊkriːn] *adj*: (*Drüse*) heterokrin
het|er|o|dro|mous [hetəˈrɑdrəməs] *adj*: heterodrom
het|er|og|a|my [hetəˈrɑgəmɪ] *noun*: Anisogamie *f*
het|er|o|ge|ne|ic [ˌhetərəʊdʒəˈniːɪk] *adj*: xenogenetisch, heterogenetisch, heterogen, xenogen
het|er|o|ge|ne|ous [ˌhetərəʊˈdʒiːnɪəs, -jəs] *adj*: uneinheitlich, verschiedenartig, heterogen
het|er|o|ge|net|ic [ˌhetərəʊdʒəˈnetɪk] *adj*: **1.** heterogenetisch **2.** xenogenetisch, heterogenetisch, heterogen, xenogen
het|er|o|gen|ic [ˌhetərəʊˈdʒenɪk] *adj*: heterogenetisch, heterogen, xenogen, xenogenetisch
het|er|o|ge|nous [ˌhetəˈrɑdʒənəs] *adj*: **1.** →*heterogeneous* **2.** heterogenetisch, heterogen, xenogen, xenogenetisch
het|er|o|gly|can [ˌhetərəʊˈglaɪkæn] *noun*: Heteroglykan *nt*
het|er|o|graft [ˈhetərəʊgræft] *noun*: heterogenes Transplantat *nt*, Heterotransplantat *nt*
het|er|o|hyp|no|sis [ˌhetərəʊhɪpˈnəʊsɪs] *noun*: Heterohypnose *f*
het|er|o|im|mune [ˌhetərəʊɪˈmjuːn] *adj*:

H

937

heteroimmun

het|er|o|im|mu|ni|ty [ˌhetərɔɪˈmjuːnɪtɪ] *noun*: Heteroimmunität *f*

het|er|o|in|fec|tion [ˌhetərɔʊɪnˈfekʃn] *noun*: Heteroinfektion *f*

het|er|o|ker|a|to|plas|ty [ˌhetərɔʊˈkerətəplæstɪ] *noun*: Heterokeratoplastik *f*

het|er|ol|o|gous [ˌhetəˈrɑləgəs] *adj*: **1.** abweichend, nicht übereinstimmend, heterolog **2.** artfremd, heterolog, xenogen

het|er|on|y|mous [hetəˈrɑnɪməs] *adj*: ungleichnamig, heteronym

hetero-ovular *adj*: (*Zwillinge*) binovulär, zweieiig, dizygot

het|er|o|phil|ic [ˌhetərɔʊˈfɪlɪk] *adj*: heterophil

het|er|o|pho|ria [ˌhetərɔʊˈfɔʊrɪə] *noun*: Heterophorie *f*

het|er|o|pla|sia [hetərɔʊˈpleɪʒ(ɪ)ə] *noun*: Heteroplasie *f*, Alloplasie *f*

het|er|o|plas|tic [hetərɔʊˈplæstɪk] *adj*: **1.** heteroplastisch **2.** → *heterologous*

het|er|o|ploid [ˈhetərɔʊplɔɪd] *adj*: heteroploid

het|er|o|ploi|dy [ˈhetərɔʊplɔɪdɪ] *noun*: Heteroploidie *f*

het|er|o|pro|tein [ˌhetərɔʊˈprɔʊtiːn] *noun*: Heteroprotein *nt*

het|er|op|sia [hetəˈrɑpsɪə] *noun*: Heteropie *f*, Heteropsie *f*

Het|er|op|ter|a [hetəˈrɑptərə] *plural*: Wanzen *pl*, Heteropteren *pl*

het|er|o|sex|u|al [ˌhetərɔʊˈseksjʊəl] *adj*: heterosexuell

het|er|o|sex|u|al|li|ty [ˌhetərɔʊˌsekʃəˈwælətɪ] *noun*: Heterosexualität *f*

het|er|o|some [ˈhetərɔʊsɔʊm] *noun*: → *heterochromosome*

het|er|o|to|pia [ˌhetərɔʊˈtɔʊpɪə] *noun*: Heterotopie *f*, Dystopie *f*, Ektopie *f*

het|er|o|top|ic [ˌhetərɔʊˈtɑpɪk] *adj*: ursprungsfern, heterotopisch, heterotop, ektopisch, ektop

het|er|o|trans|plant [hetərɔʊˈtrænzplænt] *noun*: heterogenes Transplantat *nt*, Heterotransplantat *nt*

het|er|o|trans|plan|ta|tion [hetərɔʊˌtrænzplænˈteɪʃn] *noun*: heterogene Transplantation *f*, Heterotransplantation *f*

het|er|o|tri|cho|sis [ˌhetərɔʊtrɪˈkɔʊsɪs] *noun*: Heterochromie *f*

het|er|o|vac|cine [hetərɔʊˈvæksiːn] *noun*: Heterovakzine *f*

het|er|o|zy|gos|i|ty [ˌhetərɔʊzaɪˈgɑsətɪ] *noun*: Ungleich-, Mischerbigkeit *f*, Heterozygotie *f*

het|er|o|zy|gous [ˌhetərɔʊˈzaɪgəs] *adj*: ungleicherbig, heterozygot

hex|a|dac|ty|ly [ˌheksəˈdæktəlɪ] *noun*: Hexadaktylie *f*

hex|a|va|lent [ˌheksəˈveɪlənt] *adj*: sechswertig, hexavalent

hex|o|ki|nase [ˌheksəˈkaɪneɪz] *noun*: Hexokinase *f*

hex|ose [ˈheksɔʊs] *noun*: Hexose *f*

hex|ose|phos|phal|tase [ˌheksɔʊsˈfɑsfəteɪz] *noun*: Hexosephosphatase *f*

hex|ose|phos|phate [ˌheksɔʊsˈfɑsfeɪt] *noun*: Hexosephosphat *nt*, Hexosephosphorsäure *f*

hi|a|tal [haɪˈeɪtl] *adj*: hiatal

hi|a|tus [haɪˈeɪtəs] *noun, plural* **-tus, -tus|es**: Spalt(e *f*) *m*, Ritze *f*, Hiatus *m*
 aortic hiatus: Hiatus aorticus
 Breschet's hiatus: Breschet-Hiatus *m*, Schneckenloch *nt*, Helicotrema *nt*
 esophageal hiatus: Hiatus oesophageus
 leukemic hiatus: Hiatus leucaemicus
 maxillary hiatus: Hiatus maxillaris
 sacral hiatus: Hiatus sacralis

hi|ber|no|ma [haɪbərˈnɔʊmə] *noun*: braunes Lipom *nt*, Hibernom *nt*, Lipoma feto-cellulare

hic|cup [ˈhɪkʌp, -əp] *noun*: Schluckauf *m*, Singultus *m*

hid|den [ˈhɪdən] *adj*: verborgen, versteckt; okkult, kryptisch

hid|ra|de|ni|tis [ˌhaɪdrædɪˈnaɪtɪs] *noun*: Schweißdrüsenentzündung *f*, Hidradenitis *f*, Hidrosadenitis *f*

hid|rade|no|ma [ˌhaɪdrædɪˈnɔʊmə] *noun*: Schweißdrüsenadenom *nt*, Hidradenom *nt*, Hidradenoma *nt*, Syringom *nt*, Syringoma *nt*, Adenoma sudoriparum

hid|ro|ad|e|no|ma [ˌhaɪdrɔʊædəˈnɔʊmə] *noun*: → *hidradenoma*

hid|ro|cys|to|ma [ˌhaɪdrɔʊsɪsˈtɔʊmə] *noun*: Schweißdrüsenzyste *f*, Hidrozystom *nt*

hid|ro|poi|e|sis [ˌhaɪdrɔʊpɔɪˈiːsɪs] *noun*: Schweißbildung *f*, Hidropoese *f*

hid|ro|poi|et|ic [ˌhaɪdrɔʊpɔɪˈetɪk] *adj*: hidropoetisch

hi|dro|sis [hɪˈdrɔʊsɪs, haɪ-] *noun*: Schweißabsonderung *f*, Hidrose *f*, Hidrosis *f*

hi|drot|ic [hɪˈdrɑtɪk, haɪ-] *adj*: **1.** schweißabsondernd, hidrotisch **2.** schweißtreibend, diaphoretisch

hi|lar [ˈhaɪlər] *adj*: hilär

hi|li|tis [haɪˈlaɪtɪs] *noun*: **1.** Hilusentzündung *f*, Hilitis *f* **2.** Lungenhilusentzündung *f*, Hilitis *f*

hi|lum [ˈhaɪləm] *noun, plural* **-la** [-lə]:

Hilus *m*, Hilum *nt*
hilum of lung: Lungenhilus *m*, Hilum pulmonis
hilum of lymph node: Lymphknotenhilus *m*, Hilum nodi lymphoidei
hil|lus ['haɪləs] *noun*: →*hilum*
hip [hɪp] *noun*: **1.** Hüfte *f*, Coxa *f* **2.** →*hip joint*
hip|bone ['hɪpbəʊn] *noun*: Hüftbein *nt*, Os coxae
hip|po|cam|pus [ˌhɪpə'kæmpəs] *noun*, *plural* -pi [-paɪ, -piː]: Ammonshorn *nt*, Hippocampus *m*
hip|pus ['hɪpəs] *noun*: Pupillenzittern *nt*, Irisblinzeln *nt*, Hippus *m* (pupillae), Atetosis pupillaris
hir|ci ['hɜrsaɪ] *plural, sing* -cus [-kəs]: Hirci *pl*
hir|sut|ism ['hɜrsətɪzəm] *noun*: Hirsutismus *m*
hir|u|din ['hɪr(j)ədɪn] *noun*: Hirudin *nt*
Hir|u|din|ea [hɪrʊ'dɪnɪə] *noun*: Blutegel *m*, Hirudinea *f*
hir|u|di|ni|al|sis [ˌhɪrʊdɪ'naɪəsɪs] *noun*: Hirudiniasis *f*
hir|u|di|ni|za|tion [hɪˌruːdɪnaɪ'zeɪʃn] *noun*: **1.** Behandlung *f* mit Hirudin **2.** Blutegeltherapie *f*
Hir|u|do [hɪ'ruːdəʊ] *noun*: Hirudo *f*
Hirudo medicinalis: medizinischer Blutegel *m*, Hirudo medicinalis
his|tam|i|nase [hɪ'stæmɪneɪz] *noun*: Histaminase *f*, Diaminoxidase *f*
his|ta|mine ['hɪstəmiːn, -mɪn] *noun*: Histamin *nt*
his|tam|i|ne|mia [hɪsˌtæmɪ'niːmɪə] *noun*: Histaminämie *f*
his|ta|mi|ner|gic [hɪstəmɪ'nɜrdʒɪk] *adj*: histaminerg
his|ta|mi|nu|ria [ˌhɪstæmɪ'n(j)ʊərɪə] *noun*: Histaminurie *f*
his|ti|dine ['hɪstədiːn, -diːn] *noun*: Histidin *nt*
his|ti|di|ne|mia [hɪstədɪ'niːmɪə] *noun*: Histidinämie *f*
his|ti|di|nu|ria [ˌhɪstədɪ'n(j)ʊərɪə] *noun*: Histidinurie *f*
his|ti|o|cyte ['hɪstɪəsaɪt] *noun*: Gewebsmakrophag *m*, Histiozyt *m*
his|ti|o|cyt|ic [ˌhɪstɪə'sɪtɪk] *adj*: histiozytär, histiozytisch
his|ti|o|cy|to|ma [ˌhɪstɪəsaɪ'təʊmə] *noun*: Histiozytom *nt*, Histiocytoma *nt*
his|ti|o|cy|to|ma|to|sis [hɪstɪəˌsaɪtəmə'təʊsɪs] *noun*: Histiozytomatose *f*, Histiocytomatosis *f*
his|ti|o|cy|to|sis [ˌhɪstɪəsaɪ'təʊsɪs] *noun*: Histiozytose *f*, Histiocytosis *f*
acute dissiminated histiocytosis X:

→ *acute histiocytosis of the newborn*
acute histiocytosis of the newborn: Abt-Letterer-Siwe-Krankheit *f*, akute Säuglingsretikulose *f*, maligne Säuglingsretikulose *f*, maligne generalisierte Histiozytose *f*
non-lipid histiocytosis: →*acute histiocytosis of the newborn*
sinus histiocytosis: Sinuskatarrh *m*, Sinushistiozytosis *f*, akute unspezifische Lymphadenitis *f*
his|ti|o|ma [hɪstɪ'əʊmə] *noun*: Gewebetumor *m*, Histom *nt*, Histiom *nt*
his|to|com|pat|i|bil|i|ty [ˌhɪstəʊkəmˌpætə'bɪlətɪ] *noun*: Gewebeverträglichkeit *f*, Histokompatibilität *f*
his|to|com|pat|i|ble [ˌhɪstəʊkəm'pætɪbl] *adj*: gewebeverträglich, histokompatibel
his|to|cyte ['hɪstəʊsaɪt] *noun*: →*histiocyte*
his|to|di|ag|no|sis [hɪstəʊˌdaɪə'gnəʊsɪs] *noun*: Gewebediagnose *f*, Histodiagnose *f*
his|to|gen|e|sis [ˌhɪstəʊ'dʒenəsɪs] *noun*: Gewebeentstehung *f*, Histogenese *f*, Histogenie *f*
his|to|ge|net|ic [ˌhɪstəʊdʒə'netɪk] *adj*: gewebebildend, histogenetisch
his|tog|e|nous [hɪs'tɑdʒənəs] *adj*: histogen
his|to|in|com|pat|i|bil|i|ty [ˌhɪstəʊɪnkəmˌpætɪ'bɪlətɪ] *noun*: Gewebeunverträglichkeit *f*, Histoinkompatibilität *f*
his|to|in|com|pat|i|ble [ˌhɪstəʊɪnkəm'pætɪbl] *adj*: gewebeunverträglich, histoinkompatibel
his|to|log|ic [ˌhɪstəʊ'lɑdʒɪk] *adj*: histologisch
his|tol|o|gy [hɪs'tɑlədʒɪ] *noun*: **1.** Gewebelehre *f*, Histologie *f* **2.** (mikroskopische) (Gewebs-, Organ-)Struktur *f*
his|tol|y|sis [hɪs'tɑlɪsɪs] *noun*: Gewebeauflösung *f*, Histolyse *f*
his|to|lyt|ic [hɪstəʊ'lɪtɪk] *adj*: histolytisch
his|to|ma [hɪs'təʊmə] *noun*: Gewebetumor *m*, Histom *nt*, Histiom *nt*
his|to|pa|thol|o|gy [ˌhɪstəʊpə'θɑlədʒɪ] *noun*: Gewebepathologie *f*, Histopathologie *f*
his|toph|a|gous [hɪs'tɑfəgəs] *adj*: (*biolog.*) gewebefressend, histophag
His|to|plas|ma [hɪstəʊ'plæzmə] *noun*: Histoplasma *nt*
his|to|plas|mo|ma [ˌhɪstəʊplæz'məʊmə] *noun*: Histoplasmom *nt*
his|to|plas|mo|sis [ˌhɪstəʊplæz'məʊsɪs] *noun*: Darling-Krankheit *f*, Histoplas-

mose *f*, retikuloendotheliale Zytomykose *f*

his|to|ther|a|py [ˌhɪstəʊ'θerəpɪ] *noun*: Gewebe-, Histotherapie *f*

his|to|tox|ic [hɪstəʊ'tɑksɪk] *adj*: gewebeschädigend, histotoxisch

his|to|trop|ic [ˌhɪstəʊ'trɑpɪk, -'trəʊp-] *adj*: histotrop

his|to|zo|ic [ˌhɪstəʊ'zəʊɪk] *adj*: (*biolog.*) im Gewebe lebend, histozoisch

hive [haɪv] *noun*: Quaddel *f*, Urtica *f*

hives [haɪvz] *plural*: Nesselsucht *f*, Urtikaria *f*

hol|an|dric [hɑ'lændrɪk, həʊ-] *adj*: holandrisch

hol|ar|thri|tis [ˌhɑlɑːr'θraɪtɪs] *noun*: Holarthritis *f*

hol|is|tic [həʊ'lɪstɪk] *adj*: Ganzheits-, holistisch

hol|o|crine ['hɑləkrɪn, hɑləkraɪn] *adj*: (*Drüse*) holokrin

hol|o|di|as|tol|ic [ˌhɑlədaɪə'stɑlɪk] *adj*: pandiastolisch, holodiastolisch

hol|o|en|dem|ic [ˌhɑləen'demɪk] *adj*: holoendemisch

hol|o|gyn|ic [ˌhɑlə'dʒɪnɪk, ˌhəʊl-] *adj*: hologyn

hol|o|sys|tol|ic [ˌhɑləsɪs'tɑlɪk] *adj*: holosystolisch, pansystolisch

hol|o|tri|chous [hə'lɑtrɪkəs] *adj*: holotrich

hol|me|lo|path|ic [ˌhəʊmɪəʊ'pæθɪk] *adj*: homöopathisch

hol|me|lo|plal|thy [həʊmɪ'ɑpəθɪ] *noun*: Homöopathie *f*

hol|me|lo|stal|sis [ˌhəʊmɪəʊ'steɪsɪs] *noun*: Homöostase *f*

hol|me|lo|stal|tic [ˌhəʊmɪəʊ'stætɪk] *adj*: homöostatisch

hol|me|lo|ther|a|peu|tic [ˌhəʊmɪəʊˌθerə'pjuːtɪk] *adj*: homöotherapeutisch

hol|me|lo|ther|a|py [ˌhəʊmɪəʊ'θerəpɪ] *noun*: Homöotherapie *f*

hol|mo|cel|lu|lar [ˌhəʊməʊ'seljələr] *adj*: homozellulär

hol|mo|chro|mat|ic [ˌhəʊməʊkrəʊ'mætɪk] *adj*: einfarbig, monochromatisch, monochrom

hol|mo|chro|nous [həʊ'mɑkrənəs] *adj*: **1.** synchron (*with* mit) **2.** homochron

hol|mo|clad|ic [ˌhəʊmə'klædɪk] *adj*: homokladisch

hol|mo|cys|te|ine [ˌhəʊmə'sɪstiːɪn] *noun*: Homozystein *nt*

hol|mo|cys|tine [ˌhəʊmə'sɪstiːn, -tɪn] *noun*: Homozystin *nt*

hol|mo|cys|ti|ne|mia [ˌhəʊməʊˌsɪstə'niːmɪə] *noun*: Homozystinämie *f*

hol|mo|cys|ti|nu|ria [ˌhəʊməʊˌsɪstə-**'n(j)ʊərɪə] *noun*: Homozystinurie *f*

hol|mo|di|ro|mous [həʊ'mɑdrəməs] *adj*: homodrom

hol|mo|le|rot|ic [ˌhəʊməʊɪ'rɑtɪk] *adj*: homophil, homosexuell, homoerotisch

hol|mo|le|rot|i|cism [ˌhəʊməʊɪ'rɑtəsɪzəm] *noun*: Homoerotik *f*, Homoerotismus *m*

hol|mo|gen|ic [ˌhəʊmə'dʒenɪk] *adj*: homozygot, gleicherbig, reinerbig

hol|mo|gly|can [ˌhəʊmə'glaɪkæn] *noun*: Homopolysaccharid *nt*, Homoglykan *nt*

hol|mo|graft ['həʊməgræft] *noun*: homologes Transplantat *nt*, Homotransplantat *nt*

hol|mo|ker|a|to|plas|ty [ˌhəʊməʊ'kerətəplæstɪ] *noun*: Homokeratoplastik *f*

hol|mo|lat|er|al [ˌhəʊmə'lætərəl] *adj*: homolateral, gleichseitig, ipsilateral

hol|mo|log|i|cal [ˌhəʊmə'lɑdʒɪkl, ˌhɑm-] *adj*: allogen, allogenetisch, allogenisch, homolog

hol|mo|lo|gous [hə'mɑləgəs, həʊ-] *adj*: **1.** artgleich, homolog **2.** homolog, allogen, allogenetisch

hol|mon|y|mous [hə'mɑnɪməs, həʊ-] *adj*: gleichnamig, homonym

hol|mo|phile ['həʊməʊfaɪl] *adj*: homophil, homosexuell, homoerotisch

hol|mo|sex|u|al [ˌhəʊməʊ'sekʃəwəl, -'seksjʊəl] *adj*: homosexuell, homophil, homoerotisch

hol|mo|sex|u|al|i|ty [ˌhəʊməʊˌsekʃə-'wælətɪ, -ˌseksjʊ'ælətɪ] *noun*: Homosexualität *f*

hol|mo|top|ic [ˌhəʊməʊ'tɑpɪk] *adj*: homotop, orthotop; orthotop, normotop, eutop, eutopisch

hol|mo|trans|plant [həʊməʊ'trænzplænt] *noun*: homologes Transplantat *nt*, Homotransplantat *nt*

hol|mo|trans|plan|ta|tion [həʊməʊˌtrænzplæn'teɪʃn] *noun*: homologe Transplantation *f*, Homotransplantation *f*

hol|mo|typ|ic [ˌhəʊməʊ'tɪpɪk] *adj*: homöotyp, homotyp

hol|mo|zy|go|sis [ˌhəʊməʊzaɪ'gəʊsɪs] *noun*: Gleich-, Reinerbigkeit *f*, Erbgleichheit *f*, Homozygotie *f*

hol|mo|zy|got|ic [ˌhəʊməʊzaɪ'gɑtɪk] *adj*: homozygot, gleicherbig, reinerbig

hol|mo|zy|gous [ˌhəʊməʊ'zaɪgəs] *adj*: homozygot, gleicherbig, reinerbig

hook|worm ['hʊkwɜrm] *noun*: **1.** Hakenwurm *m* **2.** (europäischer) Hakenwurm *m*, Grubenwurm *m*, Ancylostoma duodenale

hor|de|ol|um [hɔːr'dɪələm] *noun*: Gerstenkorn *nt*, Zilienabszess *m*, Hordeolum *nt*

H

hor|mo|nal [hɔːr'məʊnl, 'hɔːrmənl] *adj*:
hormonell
hormonally-dependent *adj*: hormonabhängig
hor|mone ['hɔːrməʊn] *noun*: Hormon *nt*
adrenocorticotropic hormone: adreno-corticotropes Hormon *nt*, Adrenokortikotropin *nt*
antidiuretic hormone: antidiuretisches Hormon *nt*, Vasopressin *nt*
corpus luteum hormone: Gelbkörperhormon *nt*, Corpus-luteum-Hormon *nt*, Progesteron *nt*
corticotropin releasing hormone: Kortikoliberin *nt*, Corticoliberin *nt*
follicle stimulating hormone: follikelstimulierendes Hormon *nt*, Follitropin *nt*, Follikelreifungshormon *nt*
follicle stimulating hormone releasing hormone: Gonadotropin-releasing-Faktor *m*, Gonadotropin-releasing-Hormon *nt*
glandotropic hormone: glandotropes Hormon *nt*
gonadotropic hormones: Gonadotropine *pl*
gonadotropin releasing hormone: Gonadotropin-releasing-Faktor *m*, Gonadotropin-releasing-Hormon *nt*, Gonadoliberin *nt*
growth hormone: Wachstumshormon *nt*, somatotropes Hormon *nt*, Somatotropin *nt*
growth hormone inhibiting hormone: Somatostatin *nt*, growth hormone release inhibiting hormone *nt*
growth hormone releasing hormone: Somatoliberin *nt*, Somatotropin-releasing-Faktor *m*, growth hormone releasing hormone *nt*
human growth hormone: Wachstumshormon *nt*, Somatotropin *nt*, somatotropes Hormon *nt*
hypothalamic hormones: Hypothalamushormone *pl*
interstitial cell stimulating hormone: luteinisierendes Hormon *nt*, Luteinisierungshormon *nt*, Interstitialzellenstimulierendes Hormon *nt*
lactogenic hormone: Prolaktin *nt*, Prolactin *nt*, laktogenes Hormon *nt*
luteinizing hormone: luteinisierendes Hormon *nt*, Luteinisierungshormon *nt*, Interstitialzellen-stimulierendes Hormon *nt*, interstitial cell stimulating hormone *nt*
melanocyte stimulating hormone: Melanotropin *nt*, melanotropes Hormon *nt*, melanozytenstimulierendes

Hormon *nt*
parathyroid hormone: Parathormon *nt*, Parathyrin *nt*
peptide hormone: Peptidhormon *nt*
pituitary hormones: *pl* Hypophysenhormone *pl*
placental hormones: Plazentahormone *pl*
placental growth hormone: humanes Plazenta-Laktogen *nt*, Chorionsomatotropin *nt*
polypeptide hormone: Proteohormon *nt*, Polypeptidhormon *nt*
sex hormones: Geschlechtshormone *pl*, Sexualhormone *pl*
somatotropic hormone: Somatotropin *nt*, somatotropes Hormon *nt*, Wachstumshormon *nt*
somatotropin release inhibiting hormone: Somatostatin *nt*
somatotropin releasing hormone: Somatoliberin *nt*, Somatotropin-releasing-Faktor *m*, growth hormone releasing factor *nt*, growth hormone releasing hormone *nt*
steroid hormones: Steroidhormone *pl*
thyroid hormones: Schilddrüsenhormone *pl*
thyroid-stimulating hormone: Thyrotropin *nt*, Thyreotropin *nt*, thyreotropes Hormon *nt*
thyrotropic hormone: Thyr(e)otropin *nt*, thyreotropes Hormon *nt*
tissue hormone: Gewebshormon *nt*
hormone-dependent *adj*: hormonabhängig
hormone-sensitive *adj*: hormonsensitiv
hor|mon|o|gen ['hɔːrmənədʒən] *noun*:
Prohormon *nt*, Hormonogen *nt*, Hormogen *nt*
hor|mo|no|gen|ic [ˌhɔːrmənəʊ'dʒenɪk]
adj: hormonbildend, hormonogen
hor|mo|no|poi|et|ic [ˌhɔːrmənəʊpɔɪ'etɪk] *adj*: hormonbildend, hormonogen
horn [hɔːrn] *noun*: **1.** Horn *nt*; (*anatom.*) Cornu *nt* **2.** (*chem.*) Horn *nt*, Keratin *nt*
Ammon's horn: **1.** Ammonshorn *nt*, Hippocampus *m* **2.** (eigentliches) Ammonshorn *nt*, Cornu ammonis, Pes hippocampi
anterior horn of lateral ventricle: Cornu frontale ventriculi lateralis
anterior horn of spinal cord: Cornu anterius medullae spinalis
cutaneous horn: Hauthorn *nt*, Cornu cutaneum, Keratoma giganteum
posterior horn of lateral ventricle: Cornu posterius ventriculi lateralis

posterior horn of spinal cord: Cornu posterius medullae spinalis

temporal horn of lateral ventricle: Cornu temporale ventriculi lateralis

horned [hɔ:rnd] *adj*: gehörnt, Horn-

hor|ni|fi|ca|tion [,hɔ:rnəfɪ'keɪʃn] *noun*: Verhornung *f*, Verhornen *nt*, Keratinisation *f*

hos|pi|tal ['hɑspɪtl] *noun*: **1.** Krankenhaus *nt*, Klinik *f* **2.** Lazarett *nt* **3.** Pflegehaus *nt*, Hospital *nt*

hospital-acquired *adj*: nosokomial

hos|pi|tal|ism ['hɑspɪtlɪzəm] *noun*: Hospitalismus *m*

host [həʊst] *noun*: Wirt *m*; Wirtszelle *f*

accidental host: Fehlwirt *m*

definitive host: Endwirt *m*

final host: Endwirt *m*

intermediate host: Zwischenwirt *m*

paratenic host: Wartewirt *m*, paratenischer Wirt *m*

host of predilection: Hauptwirt *m*

transfer host: → *paratenic host*

transport host: → *paratenic host*

hu|man [(h)ju:mən] **I** *noun* Mensch *m* **II** *adj* **1.** human, Human- **2.** menschlich, menschenwürdig, human, Menschen-

hu|mer|al ['(h)ju:mərəl] *adj*: **1.** humeral, Humerus- **2.** Schulter-

hu|mer|o|ra|di|al [,(h)ju:mərəʊ'reɪdɪəl] *adj*: humeroradial, radiohumeral

hu|mer|o|scap|u|lar [,(h)ju:mərəʊ'skæpjələr] *adj*: humeroskapular, skapulohumeral

hu|mer|o|ul|nar [,(h)ju:mərəʊ 'ʌlnər] *adj*: humeroulnar

hu|mer|us ['(h)ju:mərəs] *noun, plural* **-ri** [-raɪ]: Oberarmknochen *m*, Humerus *m*

greater and lesser tuberosity of humerus: Tuberculum majus, minus

hu|mid ['(h)ju:mɪd] *adj*: feucht

hu|mid|i|ty [(h)ju:'mɪdətɪ] *noun*: (Luft-) Feuchtigkeit *f*; Feuchtigkeitsgehalt *m*

hu|mor ['(h)ju:mər] *noun*: **1.** (Körper-) Flüssigkeit *f*, Humor *m* **2.** (Gemüts-) Verfassung *f*, Stimmung *f*, Laune *f*

crystalline humor: **1.** Humor vitreus **2.** Glaskörper *m*, Corpus vitreum

vitreous humor: Glaskörper *m*, Corpus vitreum

hu|mor|al ['(h)ju:mərəl] *adj*: humoral

hun|ger ['hʌŋgər]: **I** *noun* Hunger *m*, Hungergefühl *nt* **II** *v* Hunger haben, hungern

air hunger: Lufthunger *m*, Kussmaul (-Kien)-Atmung *f*

hun|gry ['hʌŋgrɪ] *adj*: hungrig **be/feel**

hungry Hunger haben, hungrig sein

get hungry Hunger bekommen

hy|a|line [n 'haɪəli:n, -lɪn; *adj* -lɪn]: **I** *noun* Hyalin *nt* **II** *adj* **1.** Hyalin- **2.** transparent, durchscheinend; glasartig, glasig, hyalin **3.** amorph, nicht kristallin

hy|a|li|no|sis [haɪəlɪ'nəʊsɪs] *noun*: Hyalinose *f*

splenic capsular hyalinosis: (Milz-) Kapselhyalinose *f*

hy|a|li|nu|ria [,haɪəlɪ'n(j)ʊərɪə] *noun*: Hyalinurie *f*

hy|a|li|tis [haɪə'laɪtɪs] *noun*: Glaskörperentzündung *f*, Hyalitis *f*, Hyaloiditis *f*

hy|a|lo|plasm ['haɪələplæzəm] *noun*: Grundzytoplasma *nt*, Hyaloplasma *nt*

hy|a|lo|plas|mat|ic [,haɪələplæz'mætɪk] *adj*: hyaloplasmatisch

hy|a|lo|se|ro|si|tis [,haɪələsɪrəʊ'saɪtɪs] *noun*: Hyaloserositis *f*

hy|a|lu|ron|i|dase [,haɪəlʊ'rɑnɪdaɪz] *noun*: Hyaluronidase *f*

hy|brid|i|za|tion [,haɪbrɪdɪ'zeɪʃn] *noun*: **1.** Hybridisierung *f*, Hybridisation *f* **2.** Hybridisation *f*, Bastardisierung *f* **3.** Hybridisierung *f*, Hybridisierungstechnik *f*

hy|dan|to|in [haɪ'dæntəwɪn] *noun*: Hydantoin *nt*, Glykolylharnstoff *m*

hy|da|tid ['haɪdətɪd] *noun*: **1.** (*anatom.*) Hydatide *f* **2.** (*patholog.*) Echinokokkenblase *f*, Hydatide *f*

hy|da|ti|di|form [haɪdə'tɪdəfɔːrm] *adj*: hydatidenähnlich, hydatidenartig, hydatidenförmig, hydatidiform

hy|da|tid|o|cele [haɪdə'tɪdəsiːl] *noun*: Hydatidozele *f*

hy|da|ti|do|sis [,haɪdətɪ'dəʊsɪs] *noun*: Echinokokkose *f*

hy|da|toid ['haɪdətɔɪd]: **I** *noun* Kammerwasser *nt*, Humor aquosus **II** *adj* Kammerwasser-

hy|dra|de|nol|ma [,haɪdrædɪ'nəʊmə] *noun*: → *hidradenoma*

hy|dram|ni|on [haɪ'dræmnɪɑn] *noun*: Hydramnion *nt*

hy|drar|gy|rism [haɪ'drɑːrdʒərɪzəm] *noun*: Quecksilbervergiftung *f*, Hydrargyrie *f*, Hydrargyrose *f*, Merkurialismus *m*

hy|drar|thro|sis [haɪdrɑːr'θrəʊsɪs] *noun*: seröser Gelenkerguss *m*, Hydarthros(e *f*) *m*

hy|drase ['haɪdreɪz] *noun*: → *hydratase*

hy|dra|tase ['haɪdrəteɪz] *noun*: Hydratase *f*

hy|drate ['haɪdreɪt]: **I** *noun* Hydrat *nt* **II** *v* hydratisieren

H

hy|dra|tion [haɪ'dreɪʃn] *noun*: **1.** Wasseranlagerung *f*, Hydratbildung *f*, Hydration *f*, Hydratation *f* **2.** Wasseraufnahme *f*, Hydratation *f*, Hydration *f*

hy|dre|mia [haɪ'driːmɪə] *noun*: Hydrämie *f*, Hydroplasmie *f*

hy|dri|at|ric [,haɪdrɪ'ætrɪk] *adj*: hydrotherapeutisch, hydriatrisch

hy|dri|at|rics [,haɪdrɪ'ætrɪks] *plural*: Hydrotherapie *f*

hy|dric ['haɪdrɪk] *adj*: Wasserstoff-, Hydro-

hy|droa [haɪ'drəwə] *noun*: Hidroa *f*, Hydroa *f*

hy|dro|car|bon [,haɪdrəʊ'kɑːrbən] *noun*: Kohlenwasserstoff *m*

hy|dro|cele ['haɪdrəʊsiːl] *noun*: **1.** Wasserbruch *m*, Hydrozele *f* **2.** Hydrocele testis

hy|dro|ce|phal|ic [,haɪdrəʊsɪ'fælɪk] *adj*: hydrozephal

hy|dro|ceph|al|us [,haɪdrəʊ'sefələs] *noun*: Wasserkopf *m*, Hydrozephalus *m*

hy|dro|chol|e|cys|tis [,haɪdrəʊ,kəʊlə'sɪstɪs] *noun*: Gallenblasenhydrops *m*, Hydrops vesicae felleae

hy|dro|chol|e|re|sis [,haɪdrəʊ,kəʊlɪ'riːsɪs] *noun*: Hydrocholerese *f*

hy|dro|col|pos [,haɪdrəʊ'kalpəs] *noun*: Scheidenretentionszyste *f*, Hydrokolpos *m*

hy|dro|cor|ti|sone [,haɪdrəʊ'kɔːrtɪzəʊn] *noun*: Kortisol *nt*, Cortisol *nt*, Hydrocortison *nt*

hy|dro|cyst ['haɪdrəʊsɪst] *noun*: seröse Zyste *f*, Hydrozyste *f*

hy|dro|cys|tad|e|no|ma [haɪdrəʊ,sɪstædə-'nəʊmə] *noun*: papilläres Hidradenom *nt*, Hidrozystadenom *nt*

hy|dro|cys|to|ma [,haɪdrəʊsɪs'təʊmə] *noun*: Hydrozystom *nt*

hy|dro|di|u|re|sis [,haɪdrəʊdaɪə'riːsɪs] *noun*: Wasserdiurese *f*

hy|dro|en|ceph|al|o|cele [,haɪdrəʊen-'sefələsiːl] *noun*: Enzephalozystozele *f*, Hydroenzephalozele *f*

hy|dro|gen ['haɪdrəʊdʒən] *noun*: Wasserstoff *m*; *(chem.)* Hydrogenium *nt*; heavy hydrogen: schwerer Wasserstoff *m*, Deuterium *nt*

hy|dro|hel|ma|to|ne|phro|sis [,haɪdrəʊ,hiːməʊtəʊnɪ'frəʊsɪs] *noun*: Hydrohäm(at)onephrose *f*

hy|dro|lase ['haɪdrəʊleɪz] *noun*: Hydrolase *f*

hy|dro|ly|sis [haɪ'drɑlɪsɪs] *noun, plural* **-ses** [-siːz]: Hydrolyse *f*

hy|dro|lyt|ic [,haɪdrəʊ'lɪtɪk] *adj*: hydrolytisch

hy|dro|men|in|gi|tis [,haɪdrəʊmenɪn-'dʒaɪtɪs] *noun*: seröse Meningitis *f*, Hydromeningitis *f*

hy|dro|me|nin|go|cele [,haɪdrəʊmɪ'nɪŋgəsiːl] *noun*: Hydromeningozele *f*

hy|dro|my|el|ia [,haɪdrəʊ'maɪˈiːlɪə] *noun*: Hydromyelie *f*

hy|dro|my|e|lo|cele [,haɪdrəʊ'maɪələʊsiːl] *noun*: Hydromyelozele *f*

hy|dro|my|e|lo|me|nin|go|cele [,haɪdrəʊ,maɪələʊmɪ'nɪŋgəsiːl] *noun*: Hydromyelomeningozele *f*, Meningomyelozele *f*

hy|dro|my|lo|ma [,haɪdrəʊmaɪ'əʊmə] *noun*: zystisches Leiomyom *nt*, Hydromyom *nt*

hy|dro|ne|phro|sis [,haɪdrəʊnɪ'frəʊsɪs] *noun*: Harnstauungs-, Wassersackniere *f*, Hydronephrose *f*, Uronephrose *f*

hy|dro|per|i|car|di|tis [,haɪdrəʊ,perɪkɑːr-'daɪtɪs] *noun*: seröse Perikarditis *f*, Hydroperikarditis *f*

hy|dro|per|i|car|di|um [,haɪdrəʊ,perɪ-'kɑːrdɪəm] *noun*: Herzbeutelwassersucht *f*, Hydroperikard *nt*

hy|dro|phil|ia [,haɪdrəʊ'fiːlɪə, -jə] *noun*: Hydrophilie *f*

hy|dro|phil|ic [,haɪdrəʊ'fɪlɪk] *adj*: wasserliebend, hydrophil

hy|dro|pho|bia [,haɪdrəʊ'fəʊbɪə] *noun*: Wasserscheu *f*, Hydrophobie *f*

hy|dro|pho|bic [,haɪdrəʊ'fəʊbɪk] *adj*: wasserscheu, hydrophob

hy|droph|thal|mos [,haɪdraf'θælməs] *noun*: Ochsenauge *nt*, angeborenes Glaukom *nt*, Hydrophthalmus *m*, Buphthalmus *m*

hy|dro|phy|so|me|tra [,haɪdrəʊ,faɪzə-'miːtrə] *noun*: Physohydrometra *f*

hy|drop|ic [haɪ'drɑpɪk] *adj*: hydropisch, hydroptisch

hy|dro|pneu|ma|to|sis [,haɪdrəʊn(j)uːmə-'təʊsɪs] *noun*: Hydropneumatosis *f*

hy|dro|pneu|mo|per|i|car|di|um [,haɪdrəʊ,n(j)uːmə,perɪ'kɑːrdɪəm] *noun*: Hydropneumoperikard *nt*, Pneumohydroperikard *nt*

hy|dro|pneu|mo|per|i|to|ne|um [,haɪdrəʊ,n(j)uːmə,perɪtə'niːəm] *noun*: Hydropneumoperitoneum *nt*, Pneumohydroperitoneum *nt*

hy|dro|pneu|mo|tho|rax [,haɪdrəʊ,n(j)uːmə'θɔːræks] *noun*: Hydropneumothorax *m*, Pneumohydrothorax *m*

hy|drops ['haɪdrɑps] *noun*: Wassersucht *f*, Hydrops *m*

fetal hydrops: Hydrops fetalis, Hydrops congenitus/fetus universalis

hydrops of gallbladder: Gallenblasen-

hydrops *m*, Hydrops vesicae felleae
hy|dro|pylo|ne|phro|sis [ˌhaɪdrəʊˌpaɪənɪ-
'frəʊsɪs] *noun*: Hydropyonephrose *f*
hy|dror|rhea [ˌhaɪdrəʊ'rɪə] *noun*: Hy-
drorrhoea *f*
hy|dro|sal|pinx [ˌhaɪdrəʊ'sælpɪŋks]
noun: Hydrosalpinx *f*, Hydrops tubae,
Sactosalpinx serosa
hy|dro|sy|rin|go|my|el|lia [ˌhaɪdrəʊsɪˌrɪŋ-
gəʊmaɪ'iːlɪə] *noun*: Syringomyelie *f*
hy|dro|ther|a|peu|tic [ˌhaɪdrəʊθerə'pjuː-
tɪks] *adj*: hydrotherapeutisch, hydria-
trisch
hy|dro|ther|a|peu|tics [ˌhaɪdrəʊˌθerə-
'pjuːtɪks] *plural*: Hydrotherapie *f*
hy|dro|ther|a|py [ˌhaɪdrəʊ'θerəpɪ] *noun*:
Hydrotherapie *f*
hy|dro|tho|rax [ˌhaɪdrəʊ'θɔːræks] *noun*:
Brustwassersucht *f*, Hydrothorax *m*
hy|dro|u|re|ter|o|ne|phro|sis [ˌhaɪdrəʊjʊə-
ˌriːtərəʊnɪ'frəʊsɪs] *noun*: Hydroure-
teronephrose *f*
hy|dro|u|re|ter|o|sis [ˌhaɪdrəʊjʊəˌriːtə-
'rəʊsɪs] *noun*: Hydroureter *m*
hy|dro|u|ria [ˌhaɪdrəʊ'(j)ʊərɪə] *noun*:
Hydrurie *f*
hy|drox|ide [haɪ'drɒksaɪd, -sɪd] *noun*:
Hydroxid *nt*
hy|drox|o|col|ba|la|min [haɪˌdrɒksəʊkəʊ-
'bæləmɪn] *noun*: Hydroxocobalamin
nt, Aquocobalamin *nt*, Vitamin B₁₂b *nt*
hy|droxy|l|a|pa|tite [haɪˌdrɒksɪə'æpə-
taɪt] *noun*: Hydroxy(l)apatit *nt*
25-hy|drox|y|chole|cal|cif|e|rol [haɪ-
ˌdrɒksɪəˌkəʊləkæl'sɪfərɒl] *noun*: 25-
Hydroxycholecalciferol *nt*, Calcidiol *nt*
17-hy|drox|y|cor|ti|co|ste|roid [haɪˌdrɒksɪə-
ˌkɔːrtɪkəʊ'sterɔɪd] *noun*: 17-Hydro-
xikortikosteroid *nt*, 17-Hydroxicorti-
costeroid *nt*
17-hy|drox|y|cor|ti|co|ste|rone [haɪˌdrɒksɪə-
ˌkɔːrtɪ'kɑstərəʊn] *noun*: Kortisol *nt*,
Cortisol *nt*, Hydrocortison *nt*
25-hy|drox|y|er|go|cal|cif|e|rol [haɪˌdrɒksɪə-
ˌɜrɡəkæl'sɪfərɒl] *noun*: 25-Hydroxy-
ergocalciferol *nt*
hy|droxy|l|a|pa|tite [haɪˌdrɒksɪl'æpə-
taɪt] *noun*: → hydroxyapatite
hy|droxy|l|ase [haɪ'drɒksɪleɪz] *noun*:
Hydroxylase *f*
hy|droxy|l|pro|line [haɪˌdrɒksɪ'prəʊliːn,
-lɪn] *noun*: Hydroxyprolin *nt*
hy|droxy|l|pro|li|ne|mia [haɪˌdrɒksɪprəʊ-
lɪ'niːmɪə] *noun*: Hydroxyprolinämie *f*
hy|droxy|l|pro|li|nu|ria [haɪˌdrɒksɪprəʊ-
lɪ'n(j)ʊərɪə] *noun*: Hydroxyprolinurie *f*
17-hy|drox|y|ste|roid [haɪˌdrɒksɪ'stɪə-
rɔɪd] *noun*: 17-Hydroxysteroid *nt*
5-hy|drox|y|tryp|ta|mine [haɪˌdrɒksɪə-

'trɪptəmiːn] *noun*: 5-Hydroxytrypta-
min *nt*, Serotonin *nt*
hy|droxy|ty|ra|mine [haɪˌdrɒksɪə'taɪrə-
miːn] *noun*: Dopamin *nt*, Hydroxyty-
ramin *nt*
hy|dru|ria [haɪ'dr(j)ʊərɪə] *noun*: Hydru-
rie *f*; Polyurie *f*
hy|dru|ric [haɪ'd(j)ʊərɪk] *adj*: hydru-
risch
hy|giene ['haɪdʒiːn] *noun*: Hygiene *f*
hy|gi|en|ic [haɪdʒɪ'enɪk, haɪ'dʒen-, haɪ-
'dʒiː-] *adj*: hygienisch
hy|gric ['haɪɡrɪk] *adj*: Feuchtigkeits-,
Hygro-
hy|gro|ma [haɪ'ɡrəʊmə] *noun, plural*
-mas, -ma|ta [-mətə]: Wassergeschwulst
f, Hygrom(a) *nt*
hy|grom|e|ter [haɪ'ɡramɪtər] *noun*: Luft-
feuchtigkeitsmesser *m*, Hygrometer *nt*
hy|gro|scop|ic [haɪˌɡrəʊ'skɑpɪk] *adj*: hy-
groskopisch
hy|men ['haɪmən] *noun*: Jungfernhäut-
chen *nt*, Hymen *m/nt*
hy|men|al ['haɪmənl] *adj*: hymenal
hy|men|ec|to|my [ˌhaɪmə'nektəmɪ] *noun*:
Hymenexzision *f*, Hymenektomie *f*
hy|men|i|tis [haɪmə'naɪtɪs] *noun*: Hy-
menentzündung *f*, Hymenitis *f*
hy|men|oid ['haɪmənɔɪd] *adj*: hymen-
ähnlich, hymenartig, hymenoid; häutig, membranartig, membranös
hy|men|ol|le|pi|a|sis [ˌhaɪmənəʊlə'paɪə-
sɪs] *noun*: Hymenolepiasis *f*
hy|men|or|rha|phy [ˌhaɪmə'narəfɪ] *noun*:
Hymennaht *f*, Hymenorrhaphie *f*
hy|men|ot|o|my [haɪmɪ'natəmɪ] *noun*:
Hymendurchtrennung *f*, Hymenoto-
mie *f*
hy|o|ep|i|glot|tic [ˌhaɪəʊepɪ'ɡlatɪk] *adj*:
hyoepiglottisch
hy|o|glos|sal [ˌhaɪəʊ'ɡlasl, -'ɡlɔ-] *adj*:
glossohyal
hy|oid ['haɪɔɪd]: I *noun* Zungenbein *nt*,
Os hyoideum II *adj* Zungenbein-
hy|o|thy|roid [ˌhaɪəʊ'θaɪrɔɪd] *adj*: thyre-
ohyoid, thyrohyoid
hyp|a|cu|sis [ˌhɪpə'k(j)uːsɪs] *noun*:
Hypakusis *f*
hyp|al|bu|min|e|mia [ˌhɪpælˌbjuːmɪ'niː-
mɪə] *noun*: Hypalbuminämie *f*, Hypo-
albuminämie *f*
hyp|al|ge|sia [ˌhɪpæl'dʒiːzɪə, -dʒiːʒə,
ˌhaɪp-] *noun*: Hypalgesie *f*
hyp|al|ge|sic [ˌhɪpæl'dʒiːzɪk] *adj*: hypal-
getisch, hypalgisch
hyp|al|get|ic [ˌhɪpæl'dʒetɪk] *adj*: hypal-
getisch, hypalgisch
hyp|al|gia [ˌhɪp'æld3(ɪ)ə] *noun*: Hypal-
gesie *f*

hy|per|ac|an|tho|sis [ˌhaɪpərˌækənˈtəʊ-sɪs] *noun*: Akanthose *f*, Acanthosis *f*

hy|per|ac|id [ˌhaɪpərˈæsɪd] *adj*: super-azid, hyperazid

hy|per|ac|id|am|lin|u|ria [ˌhaɪpərˌæsɪd-ˌæmɪˈn(j)ʊərɪə] *noun*: Hyperaminoazidurie *f*

hy|per|ac|id|i|ty [ˌhaɪpərəˈsɪdətɪ] *noun*: Hyperazidität *f*
gastric hyperacidity: Hyperchlorhydrie *f*

hy|per|ac|tive [ˌhaɪpərˈæktɪv] *adj*: hyperkinetisch, hyperaktiv

hy|per|a|cu|sis [ˌhaɪpərəˈk(j)uːsɪs] *noun*: Hyperakusis *f*

hy|per|a|cute [ˌhaɪpərəˈkjuːt] *adj*: (*Verlauf, Reaktion*) extrem akut, perakut, hyperakut

hy|per|ad|e|no|sis [ˌhaɪpərædɪˈnəʊsɪs] *noun*: Drüsenvergrößerung *f*; Hyperadenosis *f*, Hyperadenie *f*

hy|per|ad|re|nal|cor|ti|cal|ism [ˌhaɪpərəˌdriːnlˈkɔːrtɪkəlɪzəm] *noun*: Hyperkortizismus *m*

hy|per|a|ku|sis [ˌhaɪpərəˈk(j)uːsɪs] *noun*: Hyperakusis *f*

hy|per|al|bu|min|e|mia [ˌhaɪpərælˌbjuːmɪˈniːmɪə] *noun*: Hyperalbuminämie *f*

hy|per|al|bu|mi|no|sis [ˌhaɪpərælˌbjuːmɪˈnəʊsɪs] *noun*: Hyperalbuminose *f*

hy|per|al|do|ster|on|e|mia [ˌhaɪpərˌældəʊˌstɪərəˈniːmɪə] *noun*: Hyperaldosteronämie *f*

hy|per|al|do|stel|ro|nism [ˌhaɪpərˌældəʊˈsterənɪzəm] *noun*: Hyperaldosteronismus *m*, Aldosteronismus *m*

hy|per|al|do|ster|o|nu|ria [ˌhaɪpərˌældəʊˌstɪərəˈn(j)ʊərɪə] *noun*: Hyperaldosteronurie *f*

hy|per|al|ge|sia [ˌhaɪpərælˈdʒiːzɪə, -dʒiːʒə] *noun*: Hyperalgesie *f*

hy|per|al|get|ic [ˌhaɪpərælˈdʒetɪk] *adj*: hyperalgetisch

hy|per|al|gia [ˌhaɪpərˈældʒ(ɪ)ə] *noun*: Hyperalgesie *f*

hy|per|al|i|men|ta|tion [ˌhaɪpərˌælɪmenˈteɪʃn] *noun*: Hyperalimentation *f*

hy|per|al|pha|li|po|pro|tein|e|mia [ˌhaɪpərˌælfəˌlɪpəˌprəʊtɪˈniːmɪə] *noun*: Hyperalphalipoproteinämie *f*

hy|per|am|i|no|ac|id|e|mia [ˌhaɪpərəˌmiːnəʊˌæsɪˈdiːmɪə] *noun*: Hyperaminoazidämie *f*

hy|per|am|i|no|ac|id|u|ria [ˌhaɪpərəˌmiːnəʊˌæsɪˈd(j)ʊərɪə] *noun*: Hyperaminoazidurie *f*

hy|per|am|mo|ne|mia [ˌhaɪpərˌæməˈniːmɪə] *noun*: Hyperammonämie *f*

hy|per|am|mo|nil|e|mia [ˌhaɪpərəˌməʊnɪ-

'iːmɪə] *noun*: Hyperammonämie *f*

hy|per|am|mo|nu|ria [ˌhaɪpərˌæməˈn(j)ʊərɪə] *noun*: Hyperammonurie *f*

hy|per|am|yl|las|e|mia [ˌhaɪpərˌæmələɪsˈiːmɪə] *noun*: Hyperamylasämie *f*

hy|per|ar|gi|nin|e|mia [ˌhaɪpərˌɑːrdʒənɪˈniːmɪə] *noun*: Argininämie *f*

hy|per|az|o|tu|ria [ˌhaɪpəræzəˈt(j)ʊərɪə] *noun*: Hyperazoturie *f*

hy|per|bar|ic [ˌhaɪpərˈbærɪk] *adj*: hyperbar

hy|per|bas|o|phil|ic [ˌhaɪpərˌbeɪsəˈfɪlɪk] *adj*: hyperbasophil

hy|per|be|ta|al|la|nin|e|mia [ˌhaɪpərˌbeɪtəˌælənɪˈniːmɪə] *noun*: Hyperbeta-alaninämie *f*, β-Alaninämie *f*

hy|per|be|ta|li|po|pro|tein|e|mia [ˌhaɪpərˌbeɪtəˌlɪpəprəʊtiːnˈiːmɪə] *noun*: Hyperbetalipoproteinämie *f*

hy|per|bi|car|bo|nat|e|mia [ˌhaɪpərbaɪˌkɑːrbəneɪˈtiːmɪə] *noun*: Hyperbicarbonatämie *f*, Bicarbonatämie *f*

hy|per|bil|i|ru|bin|e|mia [ˌhaɪpərˌbɪləˌruːbɪˈniːmɪə] *noun*: Hyperbilirubinämie *f*

hy|per|bil|i|ru|bin|u|ria [ˌhaɪpərˌbɪləˌruːbɪˈn(j)ʊərɪə] *noun*: Hyperbilirubinurie *f*

hy|per|brad|y|ki|nin|e|mia [ˌhaɪpərˌbrædɪˌkaɪnɪˈniːmɪə] *noun*: Hyperbradykininämie *f*

hy|per|cal|ce|mia [ˌhaɪpərkælˈsiːmɪə] *noun*: Hyperkalzämie *f*

hy|per|cal|ce|mic [ˌhaɪpərkælˈsiːmɪk] *adj*: hyperkalzämisch, hyperkalziämisch

hy|per|cal|ci|ne|mia [ˌhaɪpərˌkælsɪˈniːmɪə] *noun*: Hyperkalzämie *f*

hy|per|cal|ci|nu|ria [ˌhaɪpərˌkælsɪˈn(j)ʊərɪə] *noun*: Hyperkalzurie *f*

hy|per|cal|ci|to|nin|e|mia [ˌhaɪpərˌkælsɪˌtəʊnɪˈniːmɪə] *noun*: Hyperkalzitoninämie *f*, Kalzitoninämie *f*, Hypercalcitoninämie *f*, Calcitoninämie *f*

hy|per|cal|ci|u|ria [ˌhaɪpərˌkælsɪˈ(j)ʊərɪə] *noun*: Hyperkalzurie *f*

hy|per|cal|cu|ria [ˌhaɪpərkælˈk'(j)ʊərɪə] *noun*: Hyperkalzurie *f*

hy|per|cap|nia [ˌhaɪpərˈkæpnɪə] *noun*: Hyperkapnie *f*

hy|per|car|bia [ˌhaɪpərˈkɑːrbɪə] *noun*: Hyperkapnie *f*

hy|per|car|o|tel|ne|mia [ˌhaɪpərkærətɪˈniːmɪə] *noun*: Hyperkarotinämie *f*

hy|per|car|o|til|ne|mia [ˌhaɪpərkærətɪˈniːmɪə] *noun*: Hyperkarotinämie *f*

hy|per|ce|men|to|sis [ˌhaɪpərsimenˈtəʊsɪs] *noun*: Hypercementose *f*, Zementhyperplasie *f*

hy|per|chlo|re|mia [ˌhaɪpərkləʊˈriːmɪə]

H

945

noun: Hyperchloridämie *f*
hy|per|chlo|re|mic [ˌhaɪpərkləʊˈriːmɪk] *adj*: hyperchlorämisch
hy|per|chlor|hy|dria [ˌhaɪpərklɔːrˈhaɪdrɪə] *noun*: (*Magen*) Hyperazidität *f*, Hyperchlorhydrie *f*
hy|per|chlor|u|ria [ˌhaɪpərkləʊˈr(j)ʊərɪə] *noun*: Hyperchlorurie *f*
hy|per|cho|les|ter|e|lmia [ˌhaɪpərkəˌlestəˈriːmɪə] *noun*: → *hypercholesterolemia*
hy|per|cho|les|ter|in|e|lmia [ˌhaɪpərkəˌlestərɪˈniːmɪə] *noun*: → *hypercholesterolemia*
hy|per|cho|les|ter|ol|e|lmia [ˌhaɪpərkəˌlestərəˈliːmɪə] *noun*: Hypercholesterinämie *f*
hy|per|cho|les|ter|ol|e|lmic [ˌhaɪpərkəˌlestərəˈliːmɪk] *adj*: hypercholesterinämisch
hy|per|cho|lia [ˌhaɪpərˈkəʊlɪə] *noun*: Hypercholie *f*
hy|per|chro|ma|sia [ˌhaɪpərkrəʊˈmeɪʒ(ɪ)ə] *noun*: → *hyperchromatism*
hy|per|chro|mat|ic [ˌhaɪpərkrəʊˈmætɪk] *adj*: hyperchromatisch
hy|per|chro|ma|tism [ˌhaɪpərˈkrəʊmətɪzəm] *noun*: Hyperchromatose *f*
hy|per|chro|ma|to|sis [ˌhaɪpərˌkrəʊməˈtəʊsɪs] *noun*: **1.** Hyperchromasie *f* **2.** Hyperchromatose *f*
hy|per|chro|me|mia [ˌhaɪpərkrəʊˈmiːmɪə] *noun*: Hyperchromasie *f*
hy|per|chro|mia [ˌhaɪpərˈkrəʊmɪə] *noun*: → *hyperchromatism*
hy|per|chro|mic [ˌhaɪpərˈkrəʊmɪk] *adj*: **1.** hyperchromatisch **2.** hyperchrom
hy|per|chy|lia [ˌhaɪpərˈkaɪlɪə] *noun*: Hyperchylie *f*
hy|per|chy|lo|mi|cro|ne|mia [haɪpərˌkaɪləˌmaɪkrəˈniːmɪə] *noun*: Hyperchylomikronämie *f*, Chylomikronämie *f*
hy|per|co|ag|u|la|bil|li|ty [ˌhaɪpərkəʊˌægjələˈbɪlətɪ] *noun*: Hyperkoagulabilität *f*
hy|per|cor|ti|cal|lism [ˌhaɪpərˈkɔːrtɪkəlɪzəm] *noun*: Hyperkortizismus *m*
hy|per|cor|ti|sol|e|lmia [ˌhaɪpərkɔːrtɪsəʊˈliːmɪə] *noun*: Hyperkortisolämie *f*
hy|per|cor|ti|sol|lism [ˌhaɪpərˈkɔːrtɪsəʊlɪzəm] *noun*: Hyperkortizismus *m*
hy|per|cre|a|tin|e|lmia [ˌhaɪpərkrɪətɪˈniːmɪə] *noun*: Hyperkreatinämie *f*
hy|per|cri|nia [ˌhaɪpərˈkrɪnɪə] *noun*: Hyperkrinie *f*
hy|per|cy|the|mia [ˌhaɪpərsaɪˈθiːmɪə] *noun*: Erythrozythämie *f*, Erythrozytose *f*, Hypererythrozythämie *f*, Hyperzythämie *f*
hy|per|cy|to|sis [ˌhaɪpərsaɪˈtəʊsɪs] *noun*: **1.** Hyperzytose *f* **2.** Leukozytose *f*

hy|per|dac|ty|ly [ˌhaɪpərˈdæktəlɪ] *noun*: Polydaktylie *f*
hy|per|den|se [ˈhaɪpərdens] *adj*: (*Film*) hyperdens
hy|per|dy|nam|ia [ˌhaɪpərdaɪˈnæmɪə] *noun*: übermäßige Muskelaktivität *f*, Hyperdynamie *f*
hy|per|e|lec|tro|ly|te|mia [ˌhaɪpərɪˌlektrəlaɪˈtiːmɪə] *noun*: Hyperelektrolytämie *f*
hy|per|em|e|sis [ˌhaɪpərˈeməsɪs] *noun*: Hyperemesis *f*
hy|per|e|met|ic [ˌhaɪpərəˈmetɪk] *adj*: hyperemetisch
hy|per|e|mia [haɪpərˈiːmɪə] *noun*: vermehrte Blutfülle *f*, Hyperämie *f*
decompression hyperemia: Entlastungshyperämie *f*
reactive hyperemia: reaktive Hyperämie *f*
hy|per|e|mic [haɪpərˈiːmɪk] *adj*: hyperämisch
hy|per|ep|i|neph|ri|ne|mia [ˌhaɪpərepɪˌnefrɪˈniːmɪə] *noun*: Hyperadrenalinämie *f*
hy|per|er|gy [ˈhaɪpərɜrdʒɪ] *noun*: verstärkte Reaktionsbereitschaft *f*, Hyperergie *f*
hy|per|es|the|sia [ˌhaɪpəresˈθiːʒ(ɪ)ə] *noun*: Hyperästhesie *f*
hy|per|es|thet|ic [ˌhaɪpəresˈθetɪk] *adj*: überempfindlich, hyperästhetisch
hy|per|ex|cit|a|bil|li|ty [ˌhaɪpərɪkˌsaɪtəˈbɪlətɪ] *noun*: Übererregbarkeit *f*, Hyperexzitabilität *f*
hy|per|ex|cit|a|ble [ˌhaɪpərɪkˈsaɪtəbl] *adj*: übererregbar, hyperexzitabel
hy|per|ex|tend|i|bil|li|ty [ˌhaɪpərɪkstendəˈbɪlətɪ] *noun*: (*Gelenk*) Überstreckbarkeit *f*, Hyperextendibilität *f*
hy|per|ex|tend|i|ble [ˌhaɪpərɪkˈstendɪbl] *adj*: (*Gelenk*) überstreckbar, hyperextendierbar
hy|per|fi|brin|ol|ge|ne|mia [ˌhaɪpərfaɪˈbrɪnədʒəˈniːmɪə] *noun*: Hyperfibrinogenämie *f*
hy|per|gal|lac|tia [ˌhaɪpərgəˈlækʃɪə] *noun*: übermäßige Milchsekretion *f*, Hypergalaktie *f*
hy|per|gam|ma|glob|u|li|ne|mia [haɪpərˌgæməˌglʊbjəlɪˈniːmɪə] *noun*: Hypergammaglobulinämie *f*
hy|per|gas|trin|e|lmia [ˌhaɪpərgæstrɪˈniːmɪə] *noun*: Hypergastrinämie *f*
hy|per|gia [haɪˈpɜrdʒɪə] *noun*: Hypergie *f*
hy|per|gic [haɪˈpɜrdʒɪk] *adj*: hyperg, hypergisch
hy|per|glob|u|lia [ˌhaɪpərglɑˈbjuːlɪə] *noun*: Hyperglobulie *f*

hy|per|glob|u|lin|e|mia [haɪpər‚glɑbjəlɪ-
'niːmɪə] *noun*: Hyperglobulinämie *f*
hy|per|gly|ce|mia [‚haɪpərglaɪ'siːmɪə]
noun: Hyperglykämie *f*
hy|per|gly|ce|mic [‚haɪpərglaɪ'siːmɪk]
adj: hyperglykämisch
hy|per|glyc|er|i|de|mia [‚haɪpərglɪsərɪ-
'diːmɪə] *noun*: Hyperglyceridämie *f*
hy|per|gly|ci|ne|mia [‚haɪpərglaɪsə'niː-
mɪə] *noun*: Hyperglycinämie *f*
hy|per|gly|ci|nu|ria [‚haɪpərglaɪsə-
'n(j)ʊərɪə] *noun*: Hyperglyzinurie *f*,
Hyperglycinurie *f*
hy|per|gly|co|se|mia [‚haɪpər‚glaɪkə'siː-
mɪə] *noun*: Hyperglykämie *f*
hy|per|gly|co|su|ria [‚haɪpər‚glaɪkə-
's(j)ʊərɪə] *noun*: Hyperglykosurie *f*
hy|per|gly|ke|mia [‚haɪpərglaɪ'kiːmɪə]
noun: Hyperglykämie *f*
hy|per|go|nad|ism [‚haɪpər'gəʊnæd-
ɪzəm] *noun*: Hypergonadismus *m*
hy|per|go|nad|o|trop|ic [‚haɪpər‚gəʊnə-
dəʊ'trɑpɪk] *adj*: hypergonadotrop,
hypergonadotroph, hypergonadotro-
phisch
hy|per|he|mo|glo|bi|ne|mia [‚haɪpər‚hiː-
məʊgləʊbɪ'niːmɪə] *noun*: extreme
Hämoglobinämie *f*, Hyperhämoglobi-
nämie *f*
hy|per|hi|dro|sis [‚haɪpərhaɪ'drəʊsɪs]
noun: Hyperhidrose *f*
hy|per|hi|drot|ic [‚haɪpərhaɪ'drɑtɪk] *adj*:
hyperhidrotisch, polyhidrotisch
hy|per|hy|dra|tion [‚haɪpərhaɪ'dreɪʃn]
noun: Hyperhydratation *f*
hy|per|im|mune [‚haɪpərɪ'mjuːn] *adj*:
hyperimmun
hy|per|im|mu|ni|za|tion [haɪpər‚ɪmjənɪ-
'zeɪʃn] *noun*: Hyperimmunisierung *f*
hy|per|im|mu|no|glob|u|lin|e|mia [‚haɪpər-
‚ɪmjənəʊ‚glɑbjəlɪ'niːmɪə] *noun*: Hy-
perimmunglobulinämie *f*
hy|per|in|su|lin|e|mia [‚haɪpər‚ɪn(t)sjəlɪ-
'niːmɪə] *noun*: Hyperinsulinämie *f*
hy|per|in|su|lin|ism [‚haɪpər'ɪn(t)sjə-
lɪnɪzəm] *noun*: **1.** Hyperinsulinismus
m **2.** Insulinschock *m* **3.** Hyperinsulinämie *f*
hy|per|in|vo|lu|tion [‚haɪpərɪnvə'luːʃn]
noun: Hyper-, Superinvolution *f*, Superinvolutio *f*
hy|per|i|so|ton|ic [‚haɪpəraɪsə'tɑnɪk] *adj*:
hypertonisch, hyperton
hy|per|ka|le|mia [‚haɪpərkə'liːmɪə] *noun*:
Hyperkaliämie *f*
hy|per|ka|le|mic [‚haɪpərkə'liːmɪk] *adj*:
hyperkaliämisch
hy|per|kal|i|e|mia [‚haɪpər‚kælɪ'iːmɪə]
noun: Hyperkaliämie *f*

hy|per|ker|a|to|sis [‚haɪpər‚kerə'təʊsɪs]
noun: Hyperkeratose *f*
hy|per|ker|a|tot|ic [‚haɪpər‚kerə'tɑtɪk]
adj: hyperkeratotisch
hy|per|ke|to|ne|mia [‚haɪpərkiːtə'niː-
mɪə] *noun*: Hyperketonämie *f*, Ketonämie *f*
hy|per|ke|to|nu|ria [‚haɪpərkiːtə'n(j)ʊə-
rɪə] *noun*: Hyperketonurie *f*
hy|per|ke|to|sis [‚haɪpərkɪ'təʊsɪs] *noun*:
Hyperketose *f*
hy|per|ke|tot|ic [‚haɪpərkɪ'tɑtɪk] *adj*:
hyperketotisch
hy|per|ki|ne|sia [‚haɪpərkɪ'niːʒ(ɪ)ə, -kaɪ-]
noun: **1.** (*neurol.*) übermäßige Bewe-
gungsaktivität *f*, gesteigerte Spontan-
motorik *f*, Hyperkinese *f*, Hypermoti-
lität *f* **2.** (*psychiat.*) Bewegungsunruhe
f, Hyperkinese *f*
hy|per|ki|net|ic [‚haɪpərkɪ'netɪk] *adj*:
hyperkinetisch
hy|per|lact|aci|de|mia [‚haɪpər‚læktæsɪ-
'diːmɪə] *noun*: Hyperlaktazidämie *f*
hy|per|leci|thi|ne|mia [‚haɪpər‚lesɪθɪ-
'niːmɪə] *noun*: Hyperlezithinämie *f*
hy|per|leu|ko|cy|to|sis [‚haɪpər‚luːkəsaɪ-
'təʊsɪs] *noun*: Hyperleukozytose *f*,
leukämoide Reaktion *f*, Pseudoleukä-
mie *f*
hy|per|li|pe|mia [‚haɪpərlaɪ'piːmɪə] *noun*:
Hyperlipämie *f*, Lipämie *f*
hy|per|li|pe|mic [‚haɪpərlaɪ'piːmɪk] *adj*:
hyperlipämisch, lipämisch
hy|per|lip|i|de|mia [‚haɪpərlɪpə'diːmɪə]
noun: Hyperlipidämie *f*
hy|per|li|poi|de|mia [‚haɪpərlaɪpɔɪ'diː-
mɪə] *noun*: Hyperlipidämie *f*
hy|per|li|po|pro|tein|e|mia [‚haɪpərlɪpə-
prəʊtɪ'niːmɪə] *noun*: Hyperlipoproteinämie *f*
hy|per|li|the|mia [‚haɪpərlɪ'θiːmɪə] *noun*:
Hyperlithämie *f*
hy|per|li|thu|ria [‚haɪpərlɪ'θ(j)ʊərɪə]
noun: Hyperlithurie *f*
hy|per|lor|do|sis [‚haɪpərlɔːr'dəʊsɪs]
noun: extreme Lordose *f*, Hyperlordose *f*
hy|per|lor|dot|ic [‚haɪpərlɔːr'dɑtɪk] *adj*:
hyperlordotisch
hy|per|mag|ne|se|mia [‚haɪpər‚mægnɪ-
'siːmɪə] *noun*: Hypermagnesiämie *f*
hy|per|mas|tia [‚haɪpər'mæstɪə] *noun*:
1. Hypermastie *f*, Polymastie *f* **2.** Brust-
(drüsen)hypertrophie *f*, Hypermastie
f, Makromastie *f*
hy|per|mela|no|sis [‚haɪpərmelə'nəʊsɪs]
noun: Hypermelanose *f*
hy|per|men|or|rhea [‚haɪpərmenə'rɪə]
noun: Hypermenorrhoe *f*
hy|per|me|tab|o|lism [‚haɪpərmɪ'tæbə-

H

947

lizəm] *noun*: Hypermetabolismus *m*
hy|per|me|tro|pia [,haɪpərmɪ'trəʊpɪə]
noun: Weitsichtigkeit *f*, Hypermetropie
f, Hyperopie *f*
hy|per|me|trop|ic [,haɪpərmɪ'trɒpɪk]
adj: weitsichtig, hyperop, hypermetropisch
hy|per|na|tre|mia [,haɪpərnə'triːmɪə]
noun: Hypernatriämie *f*
hy|per|na|tre|mic [,haɪpərnə'triːmɪk]
adj: hypernatriämisch
hy|per|na|tro|ne|mia [,haɪpərnætrə'niː-
mɪə] *noun*: Hypernatriämie *f*
hy|per|ne|o|cy|to|sis [haɪpər,nɪəsaɪ'təʊ-
sɪs] *noun*: Hyperleukozytose *f* mit
starker Linksverschiebung
hy|per|neph|roid [,haɪpər'nefrɔɪd] *adj*:
hypernephroid
hy|per|ne|phro|ma [,haɪpərɪ'frəʊmə]
noun: **1.** hypernephroides Karzinom
nt, klarzelliges Nierenkarzinom *nt*,
(maligner) Grawitz-Tumor *m*, Hypernephrom *nt* **2.** benigner Grawitz-Tumor *m*, Hypernephrom *nt*
hy|per|nor|mal [,haɪpər'nɔːrml] *adj*:
übermäßig, übernormal, hypernormal
hy|per|o|don|tia [,haɪpərə'dɒntʃ(ɪ)ə]
noun: Hyperodontie *f*
hy|per|o|pia [,haɪpər'əʊpɪə] *noun*: Weitsichtigkeit *f*, Hyperopie *f*, Hypermetropie *f*
hy|per|o|pic [,haɪpər'əʊpɪk] *adj*: weitsichtig, hyperop, hypermetropisch
hy|per|o|rex|ia [,haɪpərəʊ'reksɪə] *noun*:
1. Heißhunger *m*, Esssucht *f*, Hyperorexie *f*, Bulimie *f* **2.** Bulimia nervosa *f*, Bulimarexie *f*, Ess-Brechsucht *f*
hy|per|or|tho|cy|to|sis [haɪpər,ɔːrθəsaɪ-
'təʊsɪs] *noun*: Hyperleukozytose *f* ohne Linksverschiebung
hy|per|os|mia [,haɪpər'ɒzmɪə] *noun*:
Hyperosmie *f*
hy|per|os|mo|lar [,haɪpəraz'məʊlər] *adj*:
hyperosmolar
hy|per|os|mo|lar|ity [,haɪpərazmə'leər-
ətɪ] *noun*: Hyperosmolarität *f*
hy|per|os|to|sis [,haɪpərɒs'təʊsɪs] *noun*:
1. Knochenhypertrophie *f*, Hyperostose *f*, Hyperostosis *f* **2.** Exostose *f*
hy|per|ox|al|le|mia [,haɪpərɒksə'liːmɪə]
noun: Hyperoxalämie *f*
hy|per|ox|al|u|ria [,haɪpərɒksə'l(j)ʊərɪə]
noun: Hyperoxalurie *f*, Oxalurie *f*
hy|per|ox|e|mia [,haɪpərɒk'siːmɪə] *noun*:
Hyperoxämie *f*
hy|per|ox|ia [haɪpər'ɒksɪə] *noun*: Hyperoxie *f*
hy|per|ox|ic [haɪpər'ɒksɪk] *adj*: hyperoxisch

948

hy|per|par|a|thy|roid|ism [,haɪpər,pærə-
'θaɪrɔɪdɪzəm] *noun*: Hyperparathyreoidismus *m*
hy|per|phen|yl|al|a|nin|e|mia [,haɪpər-
fenl,ælənɪ'niːmɪə] *noun*: Hyperphenylalaninämie *f*
hy|per|phos|pha|ta|se|mia [,haɪpər,fɒs-
fəteɪ'siːmɪə] *noun*: Hyperphosphatasämie *f*, Hyperphosphatasie *f*
hy|per|phos|pha|te|mia [,haɪpərfɒsfə'tiː-
mɪə] *noun*: Hyperphosphatämie *f*
hy|per|phos|pha|tu|ria [,haɪpərfɒsfə-
't(j)ʊərɪə] *noun*: Hyperphosphaturie *f*
hy|per|pig|men|ta|tion [,haɪpərpɪgmən-
'teɪʃn] *noun*: Hyperpigmentierung *f*
hy|per|pi|tu|i|tar|ism [,haɪpərpɪ't(j)uː-
ətərɪzəm] *noun*: Hyperpituitarismus *m*
hy|per|pla|sia [haɪpər'pleɪʒ(ɪ)ə] *noun*:
Hyperplasie *f*
adaptation hyperplasia: Anpassungs-,
Adaptationshyperplasie *f*
adrenal hyperplasia: 1. Nebennierenhyperplasie *f* **2.** Nebennierenrindenhyperplasie *f*
adrenocortical hyperplasia: Nebennierenrindenhyperplasie *f*, NNR-Hyperplasie *f*
cementum hyperplasia: Hyperzementose *f*, Zementhyperplasie *f*, Zahnzementhyperplasie *f*, Zahnzementhypertrophie *f*
endometrial hyperplasia: Endometriumhyperplasie *f*, Hyperplasia endometrii
gingival hyperplasia: Zahnfleischhyperplasie *f*, Gingiva hyperplastica, Gingivahyperplasie *f*
islet cell hyperplasia: Inselhyperplasie *f*, Inselzellhyperplasie *f*
thymus hyperplasia: Thymushyperplasie *f*
thyroid hyperplasia: Schilddrüsenhyperplasie *f*
hy|per|plas|tic [haɪpər'plæstɪk] *adj*: hyperplastisch
hy|per|pnea [,haɪpərp'nɪə, ,haɪpər'nɪə]
noun: Hyperpnoe *f*
hy|per|pre|be|ta|lip|o|pro|tein|e|mia [,haɪ-
pərprɪ,beɪtə,lɪpəprəʊtɪ'niːmɪə] *noun*:
Hyperpräbetalipoproteinämie *f*
hy|per|pro|lac|tin|e|mia [,haɪpərprəʊ-
,læktɪ'niːmɪə] *noun*: Hyperprolaktinämie *f*
hy|per|pro|li|ne|mia [,haɪpərprəʊlɪ'niː-
mɪə] *noun*: Hyperprolinämie *f*
hy|per|pty|al|ism [,haɪpər'taɪəlɪzəm]
noun: Speichelfluss *m*, Ptyalismus *m*,
Sialorrhoe *f*, Hypersalivation *f*
hy|per|py|ret|ic [,haɪpərpaɪ'retɪk] *adj*:

hyperpyretisch

hy|per|py|rex|ia [ˌhaɪpərpaɪˈreksɪə] *noun*: Hyperpyrexie *f*

heat **hyperpyrexia**: Hitzschlag *m*, Wärmestauung *f*

hy|per|py|rex|i|al [ˌhaɪpərpaɪˈreksɪəl] *adj*: hyperpyretisch

hy|per|re|ac|tive [ˌhaɪpərriˈæktɪv] *adj*: hyperreaktiv

hy|per|re|flex|ia [ˌhaɪpərriˈfleksɪə] *noun*: Hyperreflexie *f*

hy|per|se|cre|tion [ˌhaɪpərsɪˈkriːʃn] *noun*: Hypersekretion *f*

hy|per|sen|si|bil|i|ty [ˌhaɪpərsensəˈbɪlətɪ] *noun*: **1.** (*neurol.*) Überempfindlichkeit *f*, Hyperästhesie *f* **2.** Reizüberempfindlichkeit *f*, Hypersensibilität *f*

hy|per|sen|si|tive [haɪpərˈsensətɪv] *adj*: **1.** überempfindlich, hypersensibel **2.** überempfindlich, allergisch (*to* gegen)

hy|per|sen|si|tiv|i|ty [haɪpərˌsensəˈtɪvətɪ] *noun*: **1.** Reizüberempfindlichkeit *f*, Hypersensitivität *f*, Hypersensitation *f*, Hypersensibilität *f* **2.** Überempfindlichkeit *f*, Allergie *f*

hy|per|sen|si|ti|za|tion [haɪpərˌsensətɪˈzeɪʃn] *noun*: Allergisierung *f*

hy|per|se|ro|to|ne|mia [ˌhaɪpərˌsɪərətəʊˈniːmɪə] *noun*: Hyperserotonismus *f*

hy|per|so|mia [ˌhaɪpərˈsəʊmɪə] *noun*: Riesenwuchs *m*, Hypersomie *f*, Gigantismus *m*

hy|per|son|ic [ˌhaɪpərˈsɑnɪk] *adj*: hypersonisch

hy|per|sper|mia [ˌhaɪpərˈspɜrmɪə] *noun*: Hyper(zoo)spermie *f*

hy|per|splen|ism [ˌhaɪpərˈspliːnɪzəm] *noun*: Milzüberfunktion *f*, Hypersplenismus *m*

hy|per|ste|a|to|sis [ˌhaɪpərstɪəˈtəʊsɪs] *noun*: Hypersteatose *f*

hy|per|sthen|u|ria [ˌhaɪpərsθɪˈn(j)ʊərɪə] *noun*: Hypersthenurie *f*

hy|per|te|lia [ˌhaɪpərˈtiːlɪə] *noun*: Überentwicklung *f*, Hypertelie *f*

hy|per|te|lor|ism [ˌhaɪpərˈtelərɪzəm] *noun*: **1.** Hypertelorismus *m* **2.** Greig-Syndrom *nt*, okulärer Hypertelorismus *m*

hy|per|te|ly [ˌhaɪpərˈtiːlɪ] *noun*: Überentwicklung *f*, Hypertelie *f*

hy|per|ten|sion [haɪpərˈtenʃn] *noun*: Bluthochdruck *m*, (arterielle) Hypertonie *f*, Hypertension *f*, Hypertonus *m*, Hochdruckkrankheit *f*

borderline **hypertension**: labile Hypertonie *f*

cardiac-output **hypertension**: Minutenvolumenhochdruck *m*

Goldblatt **hypertension**: Drosselungs-

hochdruck *m*, Goldblatt-Mechanismus *m*

malignant **hypertension**: maligne Hypertonie *f*

neurogenic **hypertension**: Entzügelungshochdruck *m*, neurogener Hochdruck *m*

portal **hypertension**: portale Hypertonie *f*

renal **hypertension**: renale Hypertonie *f*

resistance **hypertension**: Widerstandshochdruck *m*, -hypertonie *f*

hy|per|ten|sive [ˌhaɪpərˈtensɪv] *adj*: hypertensiv

hy|per|the|lia [ˌhaɪpərˈθiːlɪə] *noun*: überzählige Brustwarzen *pl*, Hyperthelie *f*, Polythelie *f*

hy|per|ther|mia [ˌhaɪpərˈθɜrmɪə] *noun*: Hyperthermie *f*

hy|per|throm|bin|e|mia [haɪpərˌθrɑmbɪˈniːmɪə] *noun*: Hyperthrombinämie *f*

hy|per|thy|re|o|sis [ˌhaɪpərθaɪriˈəʊsɪs] *noun*: Hyperthyreose *f*

hy|per|thy|roid [ˌhaɪpərˈθaɪrɔɪd] *adj*: hyperthyreot

hy|per|thy|roid|ism [ˌhaɪpərˈθaɪrɔɪdɪzəm] *noun*: Hyperthyreose *f*

senile **hyperthyroidism**: Altershyperthyreose *f*

hy|per|thy|rox|i|ne|mia [ˌhaɪpərθaɪˌrɑksɪˈniːmɪə] *noun*: Hyperthyroxinämie *f*

hy|per|to|nia [ˌhaɪpərˈtəʊnɪə] *noun*: Hypertonie *f*, Hypertonus *m*

hy|per|ton|ic [ˌhaɪpərˈtɑnɪk] *adj*: hypertonisch, hyperton

hy|per|tri|cho|sis [ˌhaɪpərtrɪˈkəʊsɪs] *noun*: Hypertrichose *f*

hy|per|tri|glyc|er|id|e|mia [ˌhaɪpərtraɪˌglɪsərɪˈdiːmɪə] *noun*: Hypertriglyzeridämie *f*, Hypertriglyceridämie *f*

hy|per|troph|ic [haɪpərˈtrɑfɪk] *adj*: hypertroph, hypertrophisch

hy|per|tro|phy [haɪˈpɜrtrəfɪ]: **I** *noun* übermäßige Volumenzunahme *f*, Hypertrophie *f* **II** *v* hypertrophieren, sich (übermäßig) vergrößern

adenomatous prostatic **hypertrophy**: → *benign prostatic hypertrophy*

benign prostatic **hypertrophy**: (benigne) Prostatahypertrophie *f*, (benigne) Prostatahyperplasie *f*, Prostataadenom *nt*

cardiac **hypertrophy**: Herzhypertrophie *f*

gum **hypertrophy**: Zahnfleischhypertrophie *f*

left-ventricular **hypertrophy**: Linksherzhypertrophie *f*, linksventrikuläre Hypertrophie *f*

myocardial **hypertrophy**: Herzmuskel-,

Myokardhypertrophie f
nodular prostatic hypertrophy: → *benign prostatic hypertrophy*
pyloric hypertrophy: Pylorushypertrophie f
right-ventricular hypertrophy: Rechtsherzhypertrophie f, rechtsventrikuläre Hypertrophie f
ventricular hypertrophy: (*Herz*) Ventrikelhypertrophie f
work hypertrophy: Arbeits-, Aktivitätshypertrophie f
hy|per|tro|pia [ˌhaɪpərˈtrəʊpɪə] *noun*: Höhenschielen nt, Hypertropie f, Strabismus verticalis
hy|per|ty|ro|sin|e|mia [ˌhaɪpərtaɪrəsɪˈniːmɪə] *noun*: Tyrosinämie f
hy|per|u|ric|ac|id|e|mia [ˌhaɪpərjʊərɪkˌæsɪˈdiːmɪə] *noun*: Hyperurikämie f
hy|per|u|ric|ac|id|u|ria [ˌhaɪpərjʊərɪkˌæsɪˈd(j)ʊərɪə] *noun*: Hyperurikämie f
hy|per|u|ri|ce|mia [ˌhaɪpərjʊərɪˈsiːmɪə] *noun*: Hyperurikämie f
hy|per|u|ri|cu|ria [ˌhaɪpərjʊərɪˈk(j)ʊərɪə] *noun*: Hyperurikurie f, Hyperurikosurie f
hy|per|vac|ci|na|tion [haɪpərˌvæksəˈneɪʃn] *noun*: **1.** Auffrischungsimpfung f, Hypervakzination f **2.** Hyperimmunisierung f, Hypervakzination f
hy|per|val|ine|mia [haɪpərvælɪˈniːmɪə] *noun*: Hypervalinämie f, Valinämie f
hy|per|vas|cu|lar [ˌhaɪpərˈvæskjələr] *adj*: hypervaskularisiert
hy|per|vas|cu|lar|i|ty [ˌhaɪpərvæskjəˈlærətɪ] *noun*: Hypervaskularisation f
hy|per|ven|ti|la|tion [ˌhaɪpərventɪˈleɪʃn] *noun*: Hyperventilation f
hy|per|vi|ta|min|o|sis [ˌhaɪpərˌvaɪtəmɪˈnəʊsɪs] *noun*: Hypervitaminose f
hy|per|vo|le|mia [ˌhaɪpərvəʊˈliːmɪə] *noun*: Hypervolämie f
hy|per|vo|le|mic [ˌhaɪpərvəʊˈliːmɪk] *adj*: hypervolämisch
hyp|es|the|sia [haɪpesˈθiːʒ(ɪ)ə] *noun*: Hypästhesie f
hy|pha [ˈhaɪfə] *noun, plural* **-phae** [-faɪ, -fiː]: Pilzfaden m, Hyphe f
hy|phe|mia [haɪˈfiːmɪə] *noun*: Hyphäma nt
hyp|hi|dro|sis [ˌhaɪphɪˈdrəʊsɪs, -haɪ-] *noun*: Hypohidrose f
Hy|pho|my|ce|tes [ˌhaɪphəʊmaɪˈsiːtiːz] *plural*: Fadenpilze pl, Hyphomyzeten pl
hyp|i|so|ton|ic [ˌhɪpˌaɪsəˈtɑnɪk, -ˌɪsə-] *adj*: hypoton, hypotonisch
hyp|na|gog|ic [hɪpnəˈɡɑdʒɪk] *adj*: schlaferzeugend, hypnagog
hyp|na|gogue [ˈhɪpnəɡɔɡ, -ɡɑɡ] *adj*:

schlaferzeugend, hypnagog
hyp|nal|gia [hɪpˈnældʒ(ɪ)ə] *noun*: Schlafschmerz m, Hypnalgie f
hyp|no|an|es|the|sia [ˌhɪpnəʊˌænəsˈθiːʒə] *noun*: Hypnoanästhesie f
hyp|no|an|es|thet|ic [ˌhɪpnəʊˌænəsˈθʌtɪk] *adj*: hypnoanästhetisch
hyp|no|gen|ic [ˌhɪpnəʊˈdʒenɪk] *adj*: schlaferzeugend, hypnoseerzeugend, hypnogen
hyp|no|sis [hɪpˈnəʊsɪs] *noun, plural* **-ses** [-siːz]: Hypnose f
hyp|no|ther|a|py [ˌhɪpnəʊˈθerəpɪ] *noun*: **1.** Schlaftherapie f, Hypnotherapie f **2.** Hypnotherapie f
hyp|not|ic [hɪpˈnɑtɪk] *adj*: hypnotisch
hyp|no|toid [ˈhɪpnətɔɪd] *adj*: hypnoseähnlich, hypnotoid, hypnoid
hy|po|ac|id|i|ty [ˌhaɪpəʊəˈsɪdətɪ] *noun*: Säuremangel m, Hyp(o)azidität f, Subazidität f
hy|po|ac|tive [ˌhaɪpəʊˈæktɪv] *adj*: hypoaktiv
hy|po|ac|tiv|i|ty [ˌhaɪpəʊækˈtɪvətɪ] *noun*: Hypoaktivität f
hy|po|a|cu|sis [ˌhaɪpəʊəˈk(j)uːsɪs] *noun*: Hypakusis f
hy|po|a|dre|nal|ism [ˌhaɪpəʊəˈdriːnəlɪzəm] *noun*: **1.** Nebenniereninsuffizienz f, Hyp(o)adrenalismus m **2.** Nebennierenrindeninsuffizienz f, NNR-Insuffizienz f, Hypoadrenokortizismus m, Hypokortikalismus m, Hypokortizismus m
hy|po|a|dre|no|cor|ti|cism [ˌhaɪpəʊəˈdriːnəʊˈkɔːrtɪsɪzəm] *noun*: Nebennierenrindeninsuffizienz f, NNR-Insuffizienz f, Hypoadrenokortizismus m, Hypokortikalismus m, Hypokortizismus m
hy|po|al|bu|min|e|mia [ˌhaɪpəʊælˌbjuːmɪˈniːmɪə] *noun*: Hypalbuminämie f
hy|po|al|bu|mi|no|sis [ˌhaɪpəʊælˌbjuːmɪˈnəʊsɪs] *noun*: Hyp(o)albuminose f
hy|po|al|do|ste|ro|ne|mia [ˌhaɪpəʊˌældəʊˌstɪərəˈniːmɪə] *noun*: Hypoaldosteronämie f
hy|po|al|do|ste|ro|nism [ˌhaɪpəʊˌældəʊˈsterənɪzəm] *noun*: Aldosteronmangel m, Hypoaldosteronismus m
hy|po|al|do|ste|ro|nu|ria [ˌhaɪpəʊˌældəʊˌstɪərəˈn(j)ʊərɪə] *noun*: Hypoaldosteronurie f
hy|po|al|ge|sia [ˌhaɪpəʊælˈdʒiːzɪə, -dʒiːʒə] *noun*: Hypalgesie f
hy|po|al|ka|line [ˌhaɪpəʊˈælkəlaɪn, -lɪn] *adj*: hypalkalisch, hypoalkalisch
hy|po|al|ka|lin|i|ty [ˌhaɪpəʊˌælkəˈlɪnətɪ] *noun*: Hyp(o)alkalität f
hy|po|bar|ic [ˌhaɪpəʊˈbærɪk] *adj*: **1.** hy-

pobar, Unterdruck- **2.** (*Flüssigkeit*) hypobar

hy|po|be|ta|li|po|pro|tein|e|mia [haɪpər-ˌbeɪtəˌlɪpəprəʊtiːn'iːmɪə] *noun*: Hypobetalipoproteinämie *f*

hy|po|bil|i|ru|bin|e|mia [ˌhaɪpəʊˌbɪləˌruːbɪ'niːmɪə] *noun*: Hypobilirubinämie *f*

hy|po|cal|ce|mia [ˌhaɪpəʊkæl'siːmɪə] *noun*: Hypokalzämie *f*

hy|po|cal|ce|mic [ˌhaɪpəʊkæl'siːmɪk] *adj*: hypokalzämisch, hypokalziämisch

hy|po|cal|ci|fi|ca|tion [ˌhaɪpəʊˌkælsəfɪ-'keɪʃn] *noun*: Hypokalzifizierung *f*, -kalzifikation *f*

hy|po|cal|ci|pex|y [ˌhaɪpəʊ'kælsɪpeksɪ] *noun*: Hypokalzipexie *f*, Hypokalzistie *f*

hy|po|cal|ci|u|ria [ˌhaɪpəʊˌkælsɪ'(j)ʊərɪə] *noun*: Hypokalzurie *f*

hy|po|cap|nia [ˌhaɪpəʊ'kæpnɪə] *noun*: Hypokapnie *f*

hy|po|cap|nic [ˌhaɪpəʊ'kæpnɪk] *adj*: hypokapnisch

hy|po|car|bia [ˌhaɪpəʊ'kɑːrbɪə] *noun*: Hypokapnie *f*

hy|po|chlo|re|mia [ˌhaɪpəʊkləʊ'riːmɪə] *noun*: Hypochloridämie *f*

hy|po|chlo|re|mic [ˌhaɪpəʊkləʊ'riːmɪk] *adj*: hypochlorämisch

hy|po|chlor|hy|dria [ˌhaɪpəʊkləʊr'haɪdrɪə] *noun*: Hypochlorhydrie *f*

hy|po|chlor|i|de|mia [ˌhaɪpəʊkləʊrɪ'diːmɪə] *noun*: Hypochloridämie *f*

hy|po|cho|les|ter|ol|e|mia [ˌhaɪpəʊkə-ˌlestərəʊ'liːmɪə] *noun*: Hypocholesterinämie *f*

hy|po|cho|les|ter|ol|e|mic [ˌhaɪpəʊkə,les-tərəʊ'liːmɪk] *adj*: hypocholesterinämisch

hy|po|cho|lia [ˌhaɪpəʊ'kəʊlɪə] *noun*: Hypocholie *f*, Oligocholie *f*

hy|po|chol|u|ria [ˌhaɪpəʊkəʊl'jʊərɪə] *noun*: Hypocholurie *f*

hy|po|chon|dria [ˌhaɪpəʊ'kɑndrɪə] *noun*: Hypochondrie *f*, Krankheitswahn *m*

hy|po|chon|dri|ac [ˌhaɪpəʊ'kɑndrɪæk] *adj*: hypochondrisch

hy|po|chon|dri|um [ˌhaɪpəʊ'kɑndrɪəm] *noun*: Hypochondrium *nt*, Regio hypochondriaca

hy|po|chro|ma|sia [ˌhaɪpəʊkrəʊ'meɪʒ(ɪ)ə] *noun*: **1.** Hypochromasie *f* **2.** Hypochromie *f*

hy|po|chro|mat|ic [ˌhaɪpəʊkrəʊ'mætɪk] *adj*: hypochromatisch

hy|po|chro|ma|tism [ˌhaɪpəʊ'krəʊmə-tɪzəm] *noun*: Hypochromie *f*

hy|po|chro|ma|to|sis [ˌhaɪpəʊˌkrəʊmə-'təʊsɪs] *noun*: Hypochromatose *f*

hy|po|chro|me|mia [ˌhaɪpəʊkrə'miːmɪə]

---

noun: hypochrome Anämie *f*

hy|po|chro|mia [ˌhaɪpəʊ'krəʊmɪə] *noun*: **1.** Hypochromie *f* **2.** Hypochromatose *f*

hy|po|chro|mic [ˌhaɪpəʊ'krəʊmɪk] *adj*: **1.** hypochrom **2.** hypochromatisch

hy|po|chro|sis [ˌhaɪpəʊ'krəʊsɪs] *noun*: Hypochromasie *f*

hy|po|chy|lia [ˌhaɪpəʊ'kaɪlɪə] *noun*: Hypochylie *f*, Oligochylie *f*

hy|po|ci|tra|te|mia [ˌhaɪpəʊsɪtrə'tiːmɪə] *noun*: Hypozitratämie *f*

hy|po|ci|tra|tu|ria [ˌhaɪpəʊsɪtrə't(j)ʊərɪə] *noun*: Hypozitraturie *f*

hy|po|co|ag|u|la|bil|i|ty [ˌhaɪpəʊkəʊˌægjələ'bɪlətɪ] *noun*: Hypokoagulabilität *f*

hy|po|co|ag|u|la|ble [ˌhaɪpəʊkəʊ'ægjə-ləbl] *adj*: hypokoagulabel

hy|po|com|ple|men|te|mia [haɪpəʊˌkɑmpləmən'tiːmɪə] *noun*: Hypokomplementämie *f*

hy|po|cor|ti|ca|lism [ˌhaɪpəʊ'kɔːrtɪkəl-ɪzəm] *noun*: Hypokortizismus *m*, Nebennierenrindeninsuffizienz *f*

hy|po|cor|ti|cism [ˌhaɪpəʊ'kɔːrtəsɪzəm] *noun*: Hypokortizismus *m*, Nebennierenrindeninsuffizienz *f*

hy|po|dac|ty|ly [ˌhaɪpəʊ'dæktəlɪ] *noun*: Hypodaktylie *f*

hy|po|dense ['haɪpədens] *adj*: (*Film*) hypodens

hy|po|derm ['haɪpəʊdɜrm] *noun*: Unterhautzellgewebe *nt*, Subkutis *f*, Hypodermis *f*, Tela subcutanea

hy|po|der|mic [ˌhaɪpəʊ'dɜrmɪk] *adj*: subkutan, hypodermal, subdermal

hy|po|dip|loid [ˌhaɪpəʊ'dɪplɔɪd] *adj*: hypodiploid

hy|po|dip|sia [ˌhaɪpəʊ'dɪpsɪə] *noun*: Hypodipsie *f*

hy|po|don|tia [ˌhaɪpəʊ'dɑnʃɪə] *noun*: Hypodontie *f*

hy|po|dy|nam|ic [ˌhaɪpəʊdaɪ'næmɪk] *adj*: kraftlos, schwach, hypodynam, hypodynamisch

hy|po|e|lec|tro|lyt|e|mia [ˌhaɪpəʊɪˌlektrəlaɪ'tiːmɪə] *noun*: Hyp(o)elektrolytämie *f*

hy|po|e|pi|neph|ri|ne|mia [ˌhaɪpəʊepɪˌnefrɪ'niːmɪə] *noun*: Hyp(o)adrenalinämie *f*

hy|po|er|gic [ˌhaɪpəʊ'ɜrdʒɪk] *adj*: hyperg, hypergisch

hy|po|es|the|sia [ˌhaɪpəʊes'θiːʒ(ɪ)ə] *noun*: Hypästhesie *f*

hy|po|es|thet|ic [ˌhaɪpəʊes'θetɪk] *adj*: hypoästhetisch, hypästhetisch

hy|po|fer|re|mia [ˌhaɪpəʊfə'riːmɪə] *noun*: Hypoferrämie *f*

hy|po|fer|ric [ˌhaɪpəʊ'ferɪk] *adj*: sidero-

H

951

penisch

hy|po|fer|til|li|ty [ˌhaɪpəʊfɜr'tɪlətɪ] *noun*: verminderte Fruchtbarkeit *f*, Hypofertilität *f*

hy|po|fi|brin|o|ge|ne|mia [ˌhaɪpəʊfaɪ-'brɪnədʒə'niːmɪə] *noun*: Fibrinogenmangel *m*, Hypofibrinogenämie *f*

hy|po|gal|ac|tia [ˌhaɪpəʊgə'lækʃɪə, -tɪə] *noun*: verminderte Milchsekretion *f*, Hypogalaktie *f*

hy|po|gam|ma|glo|bin|e|mia [haɪpəʊ-ˌgæmə,gləʊbə'niːmɪə] *noun*: Gammaglobulinmangel *m*, Hypogammaglobulinämie *f*

hy|po|gam|ma|glob|u|li|ne|mia [ˌhaɪpəʊ-ˌgæmə,glʊbjəlɪ'niːmɪə] *noun*: Gammaglobulinmangel *m*, Hypogammaglobulinämie *f*

hy|po|gas|tric [ˌhaɪpəʊ'gæstrɪk] *adj*: hypogastrisch, Unterbauch-

hy|po|gas|tri|um [ˌhaɪpəʊ'gæstrɪəm] *noun*: Unterbauch(gegend *f*) *m*, Scham(-beinregion *f*) *f*, Hypogastrium *nt*, Regio pubica

hy|po|gas|tros|chi|sis [ˌhaɪpəʊgæs'trɑskəsɪs] *noun*: Hypogastroschisis *f*

hy|po|gen|i|tal|ism [ˌhaɪpəʊ'dʒenɪtəlɪzəm] *noun*: Hypogenitalismus *m*

hy|po|glob|u|lia [ˌhaɪpəʊglɑ'bjuːlɪə] *noun*: Hypoglobulie *f*

hy|po|glos|sal [ˌhaɪpəʊ'glɑsl, haɪpəʊ-'glɔsl]: I *noun* →*hypoglossus* II *adj* sublingual, Unterzungen-; Hypoglossus-

hy|po|glos|sus [ˌhaɪpəʊ'glɑsəs] *noun*: Hypoglossus *m*, XII. Hirnnerv *m*, Nervus hypoglossus

hy|po|glu|ca|gon|e|mia [ˌhaɪpəʊglu:kəgɑ'niːmɪə] *noun*: Hypoglukagonämie *f*

hy|po|gly|ce|mia [ˌhaɪpəʊglaɪ'siːmɪə] *noun*: Hypoglykämie *f*, Glukopenie *f*

hy|po|gly|ce|mic [ˌhaɪpəʊglaɪ'siːmɪk]: I *noun* blutzuckersenkendes Mittel *nt*, Hypoglykämikum *nt* II *adj* hypoglykämisch

hy|po|gnath|ia [ˌhaɪpəʊ'næθɪə] *noun*: Hypognathie *f*

hy|po|gnath|ous [haɪ'pɑgnəθəs] *adj*: hypognath

hy|po|go|nad|ism [ˌhaɪpəʊ'gəʊnædɪzəm, -'gɑ-] *noun*: Hypogonadismus *m*

hy|po|gon|a|do|trop|ic [haɪpəʊ,gɑnədəʊ-'trɑpɪk, -'trəʊ-] *adj*: hypogonadotrop

hy|po|gran|u|lo|cy|to|sis [ˌhaɪpəʊ,grænjələʊsaɪ'təʊsɪs] *noun*: Granulozytenverminderung *f*, Granulozytopenie *f*

hy|po|hi|dro|sis [ˌhaɪpəʊhɪ'drəʊsɪs] *noun*: Hypohidrose *f*

hy|po|hi|drot|ic [ˌhaɪpəʊhɪ'drɑtɪk] *adj*:

hypohidrotisch

hy|po|hy|dra|tion [ˌhaɪpəʊhaɪ'dreɪʃn] *noun*: **1.** Wassermangel *m*, Dehydration *f*, Dehydratation *f*, Hypohydration *f* **2.** Entwässerung *f*, Dehydratation *f*

hy|po|in|su|lin|e|mia [ˌhaɪpəʊɪn(t)sjəlɪ-'niːmɪə] *noun*: Insulinmangel *m*, Hypoinsulinämie *f*, Insulinämie *f*

hy|po|i|so|ton|ic [ˌhaɪpəʊaɪsə'tɑnɪk] *adj*: hypoton, hypotonisch

hy|po|ka|le|mia [ˌhaɪpəʊkə'liːmɪə] *noun*: Hypokaliämie *f*

hy|po|ka|le|mic [ˌhaɪpəʊkə'liːmɪk] *adj*: hypokalämisch, hypokaliämisch

hy|po|kal|i|le|mia [ˌhaɪpəʊ,kælɪ'iːmɪə] *noun*: Hypokaliämie *f*

hy|po|ki|ne|sia [ˌhaɪpəʊkɪ'niːʒ(ɪ)ə] *noun*: Hypokinese *f*

hy|po|ki|ne|sis [ˌhaɪpəʊkɪ'niːsɪs] *noun*: Hypokinese *f*

hy|po|ki|net|ic [ˌhaɪpəʊkɪ'netɪk] *adj*: hypokinetisch

hy|po|leu|ke|mia [ˌhaɪpəʊluː'kiːmɪə] *noun*: subleukämische Leukämie *f*

hy|po|li|pe|mia [ˌhaɪpəʊlɪ'piːmɪə] *noun*: Hypolipidämie *f*

hy|po|li|po|pro|tein|e|mia [ˌhaɪpəʊ,lɪpə,prəʊtɪ'niːmɪə] *noun*: Hypolipoproteinämie *f*

hy|po|li|quor|rhea [ˌhaɪpəʊlɪkwɔː'rɪə] *noun*: Liquormangel *m*, Hypoliquorrhoe *f*

hy|po|lym|phe|mia [ˌhaɪpəʊlɪm'fiːmɪə] *noun*: Lymphozytenmangel *m*, Lympho(zyto)penie *f*

hy|po|mag|ne|se|mia [ˌhaɪpəʊ,mægnɪ-'siːmɪə] *noun*: Hypomagnesiämie *f*

hy|po|ma|nia [ˌhaɪpəʊmeɪnɪə] *noun*: Hypomanie *f*

hy|po|man|ic [ˌhaɪpəʊ'mænɪk] *adj*: hypomanisch

hy|po|mas|tia [ˌhaɪpəʊ'mæstɪə] *noun*: Hypomastie *f*

hy|po|ma|zia [ˌhaɪpəʊ'meɪzɪə] *noun*: Hypomastie *f*

hy|po|mel|a|no|sis [ˌhaɪpəʊmelə'nəʊsɪs] *noun*: Hypomelanose *f*, Hypomelanosis *f*

hy|po|mel|a|not|ic [ˌhaɪpəʊmelə'nɑtɪk] *adj*: hypomelanotisch

hy|po|men|or|rhea [ˌhaɪpəʊmenə'rɪə] *noun*: Hypomenorrhoe *f*

hy|po|na|tre|mia [ˌhaɪpəʊnə'triːmɪə] *noun*: Hyponatriämie *f*
depletional hyponatremia: Verlusthyponatr(i)ämie *f*
dilutional hyponatremia: Verdünnungshyponatr(i)ämie *f*

hy|po|na|tru|ria [ˌhaɪpəʊnə'tr(j)ʊərɪə]

noun: Hyponatriurie f

hy|po|ne|o|cy|to|sis [ˌhaɪpəʊˌnɪəsaɪˈtəʊsɪs] *noun*: Leukopenie f mit Linksverschiebung

hy|po|nych|i|al [ˌhaɪpəʊˈnɪkɪəl] *adj*: **1.** hyponychal, subungual **2.** Nagelbett-

hy|po|nych|i|um [ˌhaɪpəʊˈniːkɪəm] *noun*: Nagelbettepithel nt, Hyponychium nt

hypo-oncotic *adj*: hyponkotisch, hypoonkotisch

hypo-osmolar *adj*: hypoosmolar, hyposmolar

hy|po|par|a|thy|roid|ism [ˌhaɪpəʊˌpærəˈθaɪrɔɪdɪzəm] *noun*: Hypoparathyreoidismus m

hy|po|per|fu|sion [ˌhaɪpəʊpɜrˈfjuːʒn] *noun*: Minder-, Mangeldurchblutung f, Hypoperfusion f

hy|po|per|i|stal|sis [ˌhaɪpəʊperɪˈstɔːlsɪs] *noun*: Hypoperistaltik f

hy|po|pha|ryn|ge|al [ˌhaɪpəfəˈrɪndʒɪəl] *adj*: hypopharyngeal

hy|po|phar|yn|gos|co|py [ˌhaɪpəʊfærɪŋˈgɑskəpɪ] *noun*: Hypopharyngoskopie f

hy|po|phar|ynx [ˌhaɪpəʊˈfærɪŋks] *noun*: Hypopharynx m, Pars laryngea pharyngis

hy|po|pho|ne|sis [ˌhaɪpəʊfəʊˈniːsɪs] *noun*: Schalldämpfung f, Hypophonie f, Hypophonesie f

hy|po|pho|nia [ˌhaɪpəʊˈfəʊnɪə] *noun*: Stimmschwäche f, Hypophonie f, Phonasthenie f

hy|po|pho|ria [ˌhaɪpəʊˈfəʊrɪə] *noun*: Hypophorie f

hy|po|phos|pha|ta|se|mia [ˌhaɪpəʊfɑsfəteɪˈsiːmɪə] *noun*: Hypophosphatasie f, Phosphatasemangelrachitis f, Rathbun-Syndrom nt

hy|po|phos|pha|ta|sia [ˌhaɪpəʊfɑsfəˈteɪzɪə] *noun*: Hypophosphatasie f

hy|po|phos|pha|te|mia [ˌhaɪpəʊfɑsfəˈtiːmɪə] *noun*: Hypophosphatämie f

hy|po|phos|pha|tu|ria [ˌhaɪpəʊfɑsfəˈt(j)ʊərɪə] *noun*: Hypophosphaturie f

hy|po|phos|pho|re|mia [ˌhaɪpəʊfɑsfəˈriːmɪə] *noun*: Hypophosphatämie f

hy|po|phre|nia [ˌhaɪpəʊˈfriːnɪə] *noun*: Schwachsinn m, Hypophrenie f, Oligophrenie f

hy|po|phren|ic [ˌhaɪpəʊˈfrenɪk] *adj*: **1.** hypophrenisch, subdiaphragmal, subdiaphragmatisch, subphrenisch, infradiaphragmal, infradiaphragmatisch **2.** schwachsinnig, oligophren

hy|po|phy|se|al [haɪˌpɑfəˈziːəl, ˌhaɪpəˈfiːz-] *adj*: pituitär, hypophysär

hy|po|phy|sec|to|my [haɪˌpɑfəˈsektəmɪ] *noun*: Hypophysenentfernung f, Hypo-

physektomie f

hy|po|phys|e|o|priv|ic [ˌhaɪpəʊˌfɪzɪəˈprɪvɪk] *adj*: hypophyseopriv, hypophysiopriv

hy|po|phys|e|o|trop|ic [ˌhaɪpəʊˌfɪzɪəʊˈtrɑpɪk] *adj*: hypophyseotrop, hypophysiotrop

hy|po|phys|i|al [haɪˌpɑfəˈziːəl, ˌhaɪpəˈfiːz-] *adj*: hypophysär, pituitär

hy|po|phys|i|o|priv|ic [ˌhaɪpəʊˌfɪzɪəˈprɪvɪk] *adj*: hypophyseopriv, hypophysiopriv

hy|po|phys|i|o|trop|ic [ˌhaɪpəʊˌfɪzɪəʊˈtrɑpɪk] *adj*: hypophyseotrop, hypophysiotrop

hy|po|phy|sis [haɪˈpɑfəsɪs] *noun, plural* **-ses** [-siːz]: Hirnanhangsdrüse f, Hypophyse f, Hypophysis cerebri, Glandula pituitaria

hy|po|pig|men|ta|tion [ˌhaɪpəʊˌpɪgmənˈteɪʃn] *noun*: Hypopigmentierung f

hy|po|pi|tu|i|tar|ism [ˌhaɪpəʊpɪˈt(j)uːətərɪzəm] *noun*: HVL-Insuffizienz f, Simmonds-Syndrom nt, Hypopituitarismus m

hy|po|pla|sia [ˌhaɪpəʊˈpleɪʒ(ɪ)ə, -zɪə] *noun*: (Organ-)Unterentwicklung f, Hypoplasie f

hy|po|plas|tic [ˌhaɪpəʊˈplæstɪk] *adj*: unterentwickelt, hypoplastisch

hy|po|pnea [ˌhaɪpəʊˈniːə] *noun*: Hypopnoe f

hy|po|pne|ic [ˌhaɪpəʊˈniːɪk] *adj*: hypopnoisch

hy|po|pot|as|se|mia [ˌhaɪpəʊpʌtəˈsiːmɪə] *noun*: Hypokaliämie f

hy|po|pot|as|se|mic [ˌhaɪpəʊpʌtəˈsiːmɪk] *adj*: hypokalämisch, hypokaliämisch

hy|po|prax|ia [ˌhaɪpəʊˈpræksɪə] *noun*: Hypopraxie f

hy|po|pro|ac|cel|er|in|e|mia [haɪpəʊˌprəʊækˌselərɪˈniːmɪə] *noun*: Owren-Syndrom nt, Faktor-V-Mangel m, Parahämophilie f Hypoproakzelerinämie f

hy|po|pro|con|ver|tin|e|mia [haɪpəʊˌprəʊkənˌvɜrtəˈniːmɪə] *noun*: Faktor-VII-Mangel m, Parahämophilie B f, Hypoprokonvertinämie f

hy|po|pro|tein|e|mia [haɪpəʊˌprəʊtɪ(ɪ)nˈiːmɪə] *noun*: Hypoproteinämie f

hy|po|pro|tein|o|sis [haɪpəʊˌprəʊtɪ(ɪ)nˈəʊsɪs] *noun*: Proteinmangelerkrankung f, Hypoproteinose f

hy|po|pro|throm|bi|ne|mia [ˌhaɪpəʊprəʊˌθrɑmbɪˈniːmɪə] *noun*: Faktor-II-Mangel m, Hypoprothrombinämie f

953

hy|po|py|on [haɪˈpəʊpɪɑn] *noun*: Hypopyon *nt*

hy|po|sar|ca [ˌhaɪpəʊˈsɑːrkə] *noun*: Anasarka *f*

hy|po|scle|ral [ˌhaɪpəʊˈsklɪərəl, -ˈskle-] *adj*: hyposkleral, subskleral

hy|po|se|cre|tion [ˌhaɪpəʊsɪˈkriːʃn] *noun*: Hyposekretion *f*

hy|po|sen|si|tive [haɪpəʊˈsensətɪv] *adj*: **1.** hyposensibel **2.** hyperg, hypergisch

hy|po|sen|si|tiv|i|ty [haɪpəʊˌsensəˈtɪvətɪ] *noun*: verminderte Reaktionsfähigkeit *f*, Hypergie *f*

hy|po|sen|si|ti|za|tion [haɪpəʊˌsensətɪˈzeɪʃn] *noun*: Hyposensibilisierung *f*, Desensibilisierung *f*

hy|po|ske|lo|cy|to|sis [haɪpəʊˌskɪəsaɪˈtəʊsɪs] *noun*: Leukopenie *f* mit Linksverschiebung

hy|pos|mia [haɪˈpɑzmɪə] *noun*: Hyposmie *f*

hy|pos|mo|sis [ˌhaɪpɑzˈməʊsɪs] *noun*: Hyposmose *f*

hy|po|spa|di|as [ˌhaɪpəʊˈspeɪdɪəs] *noun*: Hypospadie *f*

hy|po|sper|mia [ˌhaɪpəʊˈspɜrmɪə] *noun*: Hypospermie *f*

hy|pos|ta|sis [haɪˈpɑstəsɪs] *noun, plural* **-ses** [haɪ pɑstəsiːz]: **1.** Senkung *f*, Hypostase *f* **2.** (*patholog.*) passive Blutfülle *f*, Senkungsblutfülle *f* **3.** (*genet.*) Überdeckung *f*, Hypostase *f*, Hypostasie *f*

hy|po|stat|ic [haɪpəˈstætɪk] *adj*: hypostatisch

hy|pos|the|nia [ˌhaɪpɑsˈθiːnɪə] *noun*: allgemeine Schwäche *f*, Hyposthenie *f*

hy|pos|then|ic [ˌhaɪpɑsˈθenɪk] *adj*: schwach, geschwächt, hyposthenisch

hy|pos|then|u|ria [ˌhaɪpɑsθɪˈn(j)ʊərɪə] *noun*: Hyposthenurie *f*

hy|pos|to|sis [ˌhaɪpɑsˈtəʊsɪs] *noun*: Hypostose *f*

hy|po|sys|to|le [ˌhaɪpəʊˈsɪstəlɪ] *noun*: Hyposystole *f*

hy|po|ten|sion [ˌhaɪpəʊˈtenʃn] *noun*: **1.** niedriger Blutdruck *m*, Hypotonie *f*, Hypotonus *m*, Hypotension *f* **2.** Druck-, Spannungs-, Tonuserniedrigung *f*, Hypotonie *f*, Hypotonus *m*
orthostatic hypotension: orthostatische Hypotonie *f*

hy|po|ten|sive [ˌhaɪpəʊˈtensɪv] *adj*: hypotensiv

hy|po|thal|am|ic [ˌhaɪpəʊθəˈlæmɪk] *adj*: hypothalamisch, Hypothalamus-

hy|po|thal|a|mus [ˌhaɪpəʊˈθæləməs] *noun, plural* **-mi** [-maɪ]: Hypothalamus *m*

hy|po|the|nar [haɪˈpɑθənər, -ˌnɑːr]: **I** *noun* Kleinfingerballen *m*, Hypothenar *nt*, Eminentia hypothenaris **II** *adj* Hypothenar-

hy|po|ther|mia [ˌhaɪpəʊˈθɜrmɪə] *noun*: **1.** Unterkühlung *f*, Hypothermie *f* **2.** (künstliche/kontrollierte Hypothermie *f*

hy|po|ther|mic [ˌhaɪpəʊˈθɜrmɪk] *adj*: unterkühlt, hypothermal

hy|po|throm|bin|e|mia [haɪpəʊˌθrɑmbəˈniːmɪə] *noun*: Thrombinmangel *m*, Hypothrombinämie *f*

hy|po|thy|re|o|sis [ˌhaɪpəʊθaɪrɪˈəʊsɪs] *noun*: Hypothyreose *f*

hy|po|thy|roid [ˌhaɪpəʊˈθaɪrɔɪd] *adj*: hypothyreot

hy|po|thy|roid|ism [ˌhaɪpəʊˈθaɪrɔɪdɪzəm] *noun*: Hypothyreose *f*
senile hypothyroidism: Altershypothyreose *f*

hy|po|to|nia [ˌhaɪpəʊˈtəʊnɪə] *noun*: **1.** Druck-, Spannungs-, *f*, Hypotonie *f*, Hypotonus *m* **2.** verminderter/reduzierter Muskeltonus *m*, Muskelhypotonie *f*

hy|po|ton|ic [ˌhaɪpəʊˈtɑnɪk] *adj*: hypoton(isch)

hy|po|tri|chi|a|sis [ˌhaɪpəʊtrɪˈkaɪəsɪs] *noun*: **1.** Alopecia/Atrichia congenita **2.** Haarmangel *m*, Hypotrichose *f*

hy|po|tro|phy [haɪˈpɑtrəfɪ] *noun*: Hypotrophie *f*

hy|po|tro|pia [ˌhaɪpəˈtrəʊpɪə] *noun*: Hypotropie *f*, Strabismus deorsum vergens

hy|po|tym|pa|not|o|my [ˌhaɪpəʊˌtɪmpəˈnɑtəmɪ] *noun*: Hypotympanoneröffnung *f*, Hypotympanotomie *f*

hy|po|tym|pa|num [ˌhaɪpəʊˈtɪmpənəm] *noun*: Hypotympanon *nt*, Hypotympanum *nt*, Hypotympanicum *nt*

hy|po|u|re|mia [ˌhaɪpəʊjəˈriːmɪə] *noun*: Hypourämie *f*

hy|po|u|re|sis [ˌhaɪpəʊjəˈriːsɪs] *noun*: Oligurie *f*

hy|po|u|ri|ce|mia [ˌhaɪpəʊjʊərɪˈsiːmɪə] *noun*: Hypourikämie *f*, -urikosämie *f*

hy|po|u|ri|cu|ria [ˌhaɪpəʊjʊərɪˈk(j)ʊərɪə] *noun*: Hypourikurie *f*, -urikosurie *f*

hy|po|ven|ti|la|tion [ˌhaɪpəʊventəˈleɪʃn] *noun*: Hypoventilation *f*

hy|po|vi|ta|min|o|sis [haɪpəʊˌvaɪtəmɪˈnəʊsɪs] *noun*: Vitaminmangelkrankheit *f*, Hypovitaminose *f*

hy|po|vo|le|mia [ˌhaɪpəʊvəʊˈliːmɪə] *noun*: Hypovolämie *f*

hy|po|vo|le|mic [haɪpəʊvəʊˈliːmɪk] *adj*: hypovolämisch

hy|po|xan|thine [ˌhaɪpəʊˈzænθiːn, -θɪn] *noun*: Hypoxanthin *nt*, 6-Hydroxypurin *nt*

hy|pox|e|mia [haɪˌpɑkˈsiːmɪə] *noun*: **1.** arterielle Hypoxie *f*, Hypoxämie *f* **2.** →*hypoxia*

hy|pox|e|mic [haɪˌpɑkˈsiːmɪk] *adj*: hypoxämisch

hy|pox|ia [haɪˈpɑksɪə] *noun*: Sauerstoffmangel *m*, Hypoxie *f*
diffusion hypoxia: Diffusionshypoxie *f*
ischemic hypoxia: ischämische Hypoxie *f*, Stagnationshypoxie *f*
stagnant hypoxia: ischämische Hypoxie *f*, Stagnationshypoxie *f*

hy|pox|ic [haɪˈpɑksɪs] *adj*: hypoxisch

hy|pox|i|do|sis [haɪˌpɑksɪˈdəʊsɪs] *noun*: Hypoxidose *f*, Hypoxydose *f*

hyp|sar|rhyth|mia [ˌhɪpsəˈrɪθmɪə] *noun*: Hypsarrhythmie *f*

hyp|si|ce|phal|ic [ˌhɪpsəsəˈfælɪk] *adj*: hypsizephal, spitzschädelig, turmschädelig

hyp|si|ce|phal|ous [ˌhɪpsəˈsefələs] *adj*: →*hypsicephalic*

hyp|si|ce|phal|y [ˌhɪpsəˈsefəlɪ] *noun*: Turm-, Spitzschädel *m*, Hypsizephalie *f*

hyp|si|loid [ˈhɪpsəlɔɪd] *adj*: Y-förmig

hyp|so|ceph|al|ous [ˌhɪpsəˈsefələs] *adj*: →*hypsicephalic*

hyp|so|ceph|al|y [ˌhɪpsəˈsefəlɪ] *noun*: →*hypsicephaly*

hys|ter|al|gia [ˌhɪstərˈældʒ(ɪ)ə] *noun*: Gebärmutterschmerz(en *pl*) *m*, Hysteralgie *f*, Metralgie *f*

hys|ter|a|tre|sia [ˌhɪstərəˈtriːʒ(ɪ)ə] *noun*: Gebärmutteratresie *f*

hys|ter|ec|to|mize [hɪstəˈrektəmaɪz] *v*: hysterektomieren

hys|ter|ec|to|my [hɪstəˈrektəmɪ] *noun*: Gebärmutterentfernung *f*, Hysterektomie *f*
radical hysterectomy: radikale Hysterektomie *f*
supravaginal hysterectomy: partielle/subtotale Hysterektomie *f*, Hysterectomia partialis
total hysterectomy: totale Hysterektomie *f*, Hysterectomia totalis
vaginal hysterectomy: transvaginale Hysterektomie *f*, Hysterectomia vaginalis

hys|te|ria [hɪˈstɪərɪə] *noun*: Hysterie *f*

hys|ter|i|cal [hɪˈsterɪkl] *adj*: leicht erregbar, übernervös, hysterisch

hys|ter|i|form [hɪˈsterɪfɔːrm] *adj*: hysterieförmig, hysteriform, hysteroid

hys|ter|o|car|ci|no|ma [ˌhɪstərəʊˌkɑːrsɪˈnəʊmə] *noun*: Endometriumkarzinom *nt*, Carcinoma endometriale

hys|ter|o|cele [ˈhɪstərəʊsiːl] *noun*: Hysterozele *f*

hys|ter|o|clei|sis [ˌhɪstərəʊˈklaɪsɪs] *noun*: Hysterokleisis *f*

hys|ter|o|col|pec|to|my [ˌhɪstərəʊkalˈpektəmɪ] *noun*: Hysterokolpektomie *f*

hys|ter|o|col|pos|co|py [ˌhɪstərəʊkalˈpaskəpɪ] *noun*: Hysterokolposkopie *f*

hys|te|rog|ra|phy [hɪstəˈragrəfɪ] *noun*: **1.** (*radiolog.*) Hysterographie *f*, Uterographie *f*, Hysterografie *f*, Uterografie *f* **2.** (*gynäkol.*) Hysterographie *f*, Hysterografie *f*

hys|ter|ol|y|sis [hɪstəˈralɪsɪs] *noun*: Gebärmutterlösung *f*, Hysterolyse *f*

hys|ter|o|my|o|ma [ˌhɪstərəʊmaɪˈəʊmə] *noun*: Gebärmuttermyom *nt*, Uterusmyom *nt*

hys|ter|o|my|o|mec|to|my [ˌhɪstərəʊˌmaɪəˈmektəmɪ] *noun*: Hysteromyomektomie *f*

hystero-oophorectomy *noun*: Hysterooophorektomie *f*, Hysteroovariektomie *f*

hys|ter|o|path|y [hɪstəˈrapəθɪ] *noun*: Gebärmuttererkrankung *f*, Hysteropathie *f*

hys|ter|o|pex|y [ˈhɪstərəʊpeksɪ] *noun*: Gebärmutterfixierung *f*, Hysteropexie *f*
abdominal hysteropexy: transabdominelle Hysteropexie *f*, Laparohysteropexie *f*

hys|ter|op|to|sis [ˌhɪstərapˈtəʊsɪs] *noun*: Gebärmuttersenkung *f*

hys|ter|or|rha|phy [hɪstəˈrɔrəfɪ] *noun*: **1.** Gebärmutternaht *f*, Hysterorrhaphie *f* **2.** Gebärmutterfixierung *f*, Hysteropexie *f*

hys|ter|or|rhex|is [ˌhɪstərəʊˈreksɪs] *noun*: Gebärmutterriss *m*, Hysterorrhexis *f*

hys|ter|o|sal|pin|gec|to|my [ˌhɪstərəʊsælpɪŋˈdʒektəmɪ] *noun*: Hysterosalpingektomie *f*

hys|ter|o|sal|pin|gog|ra|phy [ˌhɪstərəʊsælpɪŋˈgagrəfɪ] *noun*: Hysterosalpingographie *f*, Hysterosalpingografie *f*

hysterosalpingo-oophorectomy *noun*: Hysterosalpingo-oophorektomie *f*, Hysterosalpingooovariektomie *f*

hys|ter|o|sal|pin|gos|to|my [ˌhɪstərəˌsælpɪŋˈgastəmɪ] *noun*: Hysterosalpingostomie *f*

hys|ter|os|co|py [hɪstəˈraskəpɪ] *noun*: Hysteroskopie *f*

hys|ter|o|spasm [ˈhɪstərəspæzəm] *noun*: Gebärmutterkrampf *m*, Hysteroospasmus *m*

hys|te|rot|o|my [hɪstəˈratəmɪ] *noun*: Hysterotomie *f*
abdominal hysterotomy: transabdominelle Hysterotomie *f*, Abdominohysterotomie *f*, Laparohysterotomie *f*, Zö-

H

liohysterotomie f

hys|ter|o|trach|e|lo|plas|ty [ˌhɪstərəʊ-'trækələʊplæstɪ] *noun*: Gebärmutterhals-, Zervixplastik f

hys|ter|o|tu|bog|ra|phy [ˌhɪstərəʊt(j)uː-'bɑgrəfɪ] *noun*: Hysterosalpingographie f, Hysterosalpingografie f

I

i|at|ric [aɪˈætrɪk] *adj*: ärztlich; internistisch, medizinisch

i|at|ro|gen|ic [aɪˌætrəˈdʒenɪk] *adj*: iatrogen

i|chor|ous [ˈaɪkərəs] *adj*: eiterbildend, eitrig, eiternd, purulent, suppurativ

ich|thy|ism [ˈɪkθɪɪzəm] *noun*: Fischvergiftung *f*

ich|thy|is|mus [ɪkθɪˈɪzməs] *noun*: Fischvergiftung *f*

ich|thy|oid [ˈɪkθɪɔɪd] *adj*: fischähnlich, fischartig, fischförmig, ichthyoid

ich|thy|o|si|form [ˌɪkθɪˈəʊsɪfɔːrm] *adj*: ichthyosiform

ich|thy|o|sis [ˌɪkθɪˈəʊsɪs] *noun, plural* **-ses** [-siːz]: Ichthyose *f*

ich|thy|o|tox|ism [ˌɪkθɪˈtɑksɪzəm] *noun*: Fischvergiftung *f*

ic|ter|e|pa|ti|tis [ɪktərˌepəˈtaɪtɪs] *noun*: ikterische Hepatitis *f*

ic|ter|ic [ɪkˈterɪk] *adj*: gelbsüchtig, ikterisch

ic|ter|o|a|ne|mia [ˌɪktərəʊəˈniːmɪə] *noun*: Widal-Anämie *f*, Widal-Abrami-Ikterus *m*

ic|ter|o|gen|ic [ˌɪktərəʊˈdʒenɪk] *adj*: ikterogen

ic|ter|o|he|pa|ti|tis [ɪktərəʊˌhepəˈtaɪtɪs] *noun*: ikterische Hepatitis *f*

ic|ter|us [ˈɪktərəs] *noun*: Gelbsucht *f*, Ikterus *m*

biliverdin icterus: Verdinikterus *m*
hemolytic icterus: hämolytische Gelbsucht *f*, hämolytischer Ikterus *m*
obstructive icterus: Obstruktions-, Verschlussikterus *m*
scleral icterus: Sklerenikterus *m*

ic|tus [ˈɪktəs] *noun*: **1.** plötzlicher Anfall *m*, Attacke *f*, Synkope *f*, plötzlich auftretendes Symptom *nt*, Iktus *m*, Ictus *m* **2.** Schlag *m*, Stoß *m*, Ictus *m*

i|de|a|tion [ˌaɪdɪˈeɪʃn] *noun*: Ideation *f*

i|den|ti|ty [aɪˈdentɪtɪ, ɪˈden-] *noun*: **1.** Identität *f*, Persönlichkeit *f* **2.** Nachweis *m* **3.** (*biolog.*) Artgleichheit *f*; Gleichheit *f*, Identität *f*, Übereinstimmung *f*

i|de|o|kil|net|ic [ˌaɪdɪəʊkɪˈnetɪk, ˌɪd-] *adj*: psychomotorisch

i|de|o|mo|tion [ˌaɪdɪəʊˈməʊʃn] *noun*: Ideo-, Psychomotorik *f*

i|de|o|vas|cu|lar [ˌaɪdɪəʊˈvæskjələr] *adj*: ideovaskulär

id|i|o|chro|mo|some [ˌaɪdɪəʊˈkrəʊməsəʊm] *noun*: Geschlechts-, Sexchromosom *nt*, Gonosom *nt*, Heterosom *nt*

id|i|o|cy [ˈɪdɪəsɪ] *noun*: Idiotie *f*

id|i|o|gen|e|sis [ˌɪdɪəʊˈdʒenəsɪs] *noun*: idiopathische Krankheitsentstehung *f*, Idiogenese *f*

id|i|o|hyp|no|tism [ˌɪdɪəʊˈhɪpnətɪzəm] *noun*: Selbst-, Idio-, Autohypnose *f*

id|i|o|mus|cu|lar [ˌɪdɪəʊˈmʌskjələr] *adj*: idiomuskulär

id|i|o|no|dal [ˌɪdɪəʊˈnəʊdl] *adj*: idionodal

id|i|o|pa|thet|ic [ˌɪdɪəʊpəˈθetɪk] *adj*: idiopathisch, selbständig, protopathisch, essentiell, primär, genuin; angeboren, ursprünglich

id|i|op|a|thy [ɪdɪˈɑpəθɪ] *noun*: idiopathische Erkrankung *f*

id|i|o|syn|crat|ic [ˌɪdɪəʊsɪnˈkrætɪk] *adj*: idiosynkratisch

id|i|o|typ|ic [ˌɪdɪəˈtɪpɪk] *adj*: idiotypisch

id|i|o|var|i|a|tion [ɪdɪəʊˌveərɪˈeɪʃn] *noun*: **1.** Idiovariation *f* **2.** Mutation *f*

id|i|o|ven|tric|u|lar [ˌɪdɪəʊvenˈtrɪkjələr] *adj*: idioventrikulär

il|e|ac [ˈɪlɪæk] *adj*: **1.** ileal **2.** ileusartig

il|e|al [ˈɪlɪəl] *adj*: ileal

il|e|ec|to|my [ɪlɪˈektəmɪ] *noun*: Ileumresektion *f*, Ileektomie *f*

il|e|it|ic [ɪlɪˈaɪtɪk] *adj*: ileitisch

il|e|i|tis [ɪlɪˈaɪtɪs] *noun*: Ileitis *f*, Ileumentzündung *f*

distal ileitis: → *regional ileitis*
regional ileitis: Crohn-Krankheit *f*, Morbus Crohn *m*, Enteritis regionalis, Ileocolitis regionalis/terminalis, Ileitis regionalis/terminalis
terminal ileitis: → *regional ileitis*

il|e|o|ce|cal [ˌɪlɪəʊˈsiːkl] *adj*: ileozäkal, ileozökal

il|e|o|ce|cos|to|my [ˌɪlɪəʊsɪˈkɑstəmɪ] *noun*: Ileozäkostomie *f*, Zäkoileostomie *f*

il|e|o|col|ic [ˌɪlɪəʊˈkɑlɪk] *adj*: ileokolisch

il|e|o|col|li|tis [ˌɪlɪəʊkəˈlaɪtɪs] *noun*: Ileokolitis *f*, Ileocolitis *f*

granulomatous ileocolitis: → *regional ileitis*

il|e|o|col|on|ic [ˌɪlɪəʊkəʊˈlɑnɪk] *adj*: ileokolisch

il|e|o|col|los|to|my [ˌɪlɪəʊkəˈlɑstəmɪ] *noun*: Ileokolostomie *f*

il|e|o|col|lot|o|my [ˌɪlɪəʊkəˈlɑtəmɪ] *noun*: Ileokolotomie *f*

957

illeolocysltosltolmy [ˌɪliəʊsɪs'tɑstəmɪ] *noun*: Ileozystostomie *f*

illeoilillelal [ˌɪliəʊ'ɪliəl] *adj*: ileoileal

illeoilllelosltolmy [ˌɪliəʊɪlɪ'ɑstəmɪ] *noun*: Ileoileostomie *f*

illeoljeljulniltis [ˌɪliəʊdʒɪdʒuː'naɪtɪs] *noun*: Ileojejunitis *f*

illeoljeljulnosltolmy [ˌɪliəʊˌdʒɪdʒuː'nɑstəmɪ] *noun*: Jejunoileostomie *f*

illeolpexly ['ɪliəʊpeksɪ] *noun*: Ileumfixierung *f*, Ileopexie *f*

illeolprocltoltolmy [ˌɪliəʊprɑ'tɑstəmɪ] *noun*: Ileorektostomie *f*

illeolrecltal [ˌɪliəʊ'rektəl] *adj*: ileorektal

illeolrecltosltolmy [ˌɪliəʊrek'tɑstəmɪ] *noun*: Ileorektostomie *f*

illeorlrhalphy [ɪlɪ'ɔrəfɪ] *noun*: Ileumnaht *f*, Ileorrhaphie *f*

illeolsiglmoildosltolmy [ˌɪliəʊˌsɪgmɔɪ'dɑstəmɪ] *noun*: Ileosigmoidostomie *f*

illeolsltolmy [ɪlɪ'ɑstəmɪ] *noun*: Ileostomie *f*

illeoltolmy [ɪlɪ'ɑtəmɪ] *noun*: Ileumeröffnung *f*, Ileotomie *f*

illeoltranslverslosltolmy [ˌɪliəʊtrænsↄvers'ɑstəmɪ] *noun*: Ileotransversostomie *f*

illeum ['ɪliəm] *noun*: Ileum *nt*, Intestinum ileum

illeus ['ɪliəs] *noun*: Darmverschluss *m*, Ileus *m*

compression ileus: Kompressionsileus *m*

gallstone ileus: Gallensteinileus *m*

meconium ileus: Mekoniumileus *m*

obstructive ileus: Obstruktionsileus *m*

occlusive ileus: Okklusionsileus *m*

paralytic ileus: paralytischer Ileus *m*, Ileus paralyticus

strangulation ileus: Strangulationsileus *m*

illilac ['ɪliæk] *adj*: iliakal

illiloldocloclcylgelal [ˌɪliəʊkɑk'sɪdʒiəl] *adj*: iliokokzygeal

illiloldcosltal [ˌɪliəʊ'kɑstl] *adj*: iliokostal

illiloldfemlorlal [ˌɪliəʊ'femərəl] *adj*: iliofemoral

illiloldumlbar [ˌɪliəʊ'lʌmbər, -bɑr] *adj*: iliolumbal

illiloldpeclltinlelal [ˌɪliəʊpek'tɪnɪəl] *adj*: iliopubisch, iliopektineal

illiloldpellvic [ˌɪliəʊ'pelvɪk] *adj*: iliopelvin

illiloldpulbic [ˌɪliəʊ'pjuːbɪk] *adj*: iliopubisch, iliopektineal

illiloldsalcral [ˌɪliəʊ'seɪkrəl] *adj*: iliosakral, sakroiliakal

illiloldspilnal [ˌɪliəʊ'spaɪnl] *adj*: iliospinal

illilum ['ɪliəm] *noun*, *plural* **illia** ['ɪliə]: Darmbein *nt*, Ilium *nt*, Os ilium

ill [ɪl]: **I** *noun* Krankheit *f*, Erkrankung *f*,

Leiden *nt* **II** *adj* krank, erkrankt **be taken ill/fall ill** krank werden, erkranken (*with* an)

illllaclrilmalltion [ˌɪlækrə'meɪʃn] *noun*: Tränenträufeln *nt*, Dakryorrhoe *f*, Epiphora *f*

illlness ['ɪlnɪs] *noun*: Krankheit *f*, Erkrankung *f*, Leiden *nt*

summer minor illness: Sommergrippe *f*

imlaglling ['ɪmədʒɪŋ] *noun*: (bildliche) Darstellung *f*

magnet resonance imaging: Kernspinresonanztomographie *f*, Kernspinresonanztomografie *f*, NMR-Tomographie *f*, NMR-Tomografie *f*, MR-Tomographie *f*, MR-Tomografie *f*

imlbelcile ['ɪmbəsɪl] *adj*: mittelgradig schwachsinnig, imbezil

imlmalture ['ɪmətʃʊər, -'t(j)ʊər] *adj*: jugendlich, jung; unreif, juvenil

imlmaltulrilty [ˌɪmə'tʃʊərətɪ] *noun*: Immaturität *f*

imlmeldillate [ɪ'mɪdɪɪt] *adj*: **1.** unmittelbar, direkt **2.** (*zeitlich*) unmittelbar, sofort, nächste(r, s), Sofort-, Immediat-

imlmeldillclalble [ɪ'medɪkəbl] *adj*: (*Krankheit*) unheilbar, nicht heilbar, inkurabel

imlmolbile [ɪ'məʊbl, -biːl] *adj*: unbeweglich; starr, immobil

imlmolbilllilzalltion [ɪˌməʊbəlaɪ'zeɪʃn] *noun*: **1.** Ruhigstellung *f*, Immobilisierung *f*, Immobilisation *f* **2.** Feststellen *nt*, Immobilisieren *nt*

imlmovlalble [ɪ'muːvəbl] *adj*: unbeweglich; bewegungslos; starr, fest, immobil

imlmune [ɪ'mjuːn] *adj*: immun (*against*, *to* gegen); Immun(o)-

imlmulnilty [ɪ'mjuːnətɪ] *noun*: Immunität *f*, Unempfänglichkeit *f* (*from*, *against* gegen)

acquired immunity: erworbene Immunität *f*

cell-mediated immunity: zellvermittelte Immunität *f*, zelluläre Immunität *f*

cellular immunity: → *cell-mediated immunity*

humoral immunity: humorale Immunität *f*

T cell-mediated immunity: → *cell-mediated immunity*

imlmulnilzalltion [ˌɪmjənə'zeɪʃn, ɪˌmjuː-] *noun*: Immunisierung *f*, Immunisation *f*

active immunization: aktive Immunisierung *f*

occult immunization: stille Feiung *f*

passive immunization: passive Immunisierung *f*

imlmulnize ['ɪmjənaɪz, ɪ'mjuː-] *v*: im-

munisieren, immun machen (*against*
gegen)

im|mu|niz|ing [ˌɪmjə'naɪzɪŋ] *adj*: eine
Immunität hervorrufend, immunisie-
rend

im|mu|no|ad|ju|vant [ˌɪmjənəʊ'ædʒə-
vənt] *noun*: Immunadjuvans *nt*

im|mu|no|ad|sor|bent [ˌɪmjənəʊæd'sɔːr-
bənt] *noun*: Immunadsorbens *nt*

im|mu|no|ad|sorp|tion [ˌɪmjənəʊæd-
'sɔːrpʃn] *noun*: Immunadsorption *f*

im|mu|no|ag|glu|ti|na|tion [ˌɪmjənəʊə-
ˌgluːtə'neɪʃn] *noun*: Immunagglutination *f*

im|mu|no|as|say [ˌɪmjənəʊ'æseɪ] *noun*:
Immunoassay *m*

enzyme immunoassay: Enzymimmunoassay *m*

im|mu|no|bi|ol|o|gy [ˌɪmjənəʊbaɪ'ɑlədʒɪ]
noun: Immunbiologie *f*

im|mu|no|blast ['ɪmjənəʊblæst] *noun*:
Immunoblast *m*

im|mu|no|blas|tic [ˌɪmjənəʊ'blæstɪk]
adj: immunoblastisch

im|mu|no|che|mo|ther|a|py [ˌɪmjənəʊ-
ˌkiːməʊ'θerəpɪ] *noun*: Immunchemo-
therapie *f*, Immunochemotherapie *f*

im|mu|no|com|pe|tence [ˌɪmjənəʊ'kɑm-
pətəns] *noun*: Immunkompetenz *f*

im|mu|no|com|pe|tent [ˌɪmjənəʊ'kɑm-
pətənt] *adj*: immunkompetent

im|mu|no|com|plex [ˌɪmjənəʊ'kɑm-
pleks] *noun*: Immunkomplex *m*, Antigen-Antikörper-Komplex *m*

im|mu|no|com|pro|mised [ˌɪmjənəʊ'kɑm-
prəmaɪzd] *adj*: abwehrgeschwächt

im|mu|no|cyte ['ɪmjənəʊsaɪt] *noun*: im-
munkompetente Zelle *f*, Immunozyt *m*

im|mu|no|cy|to|ma [ˌɪmjənəʊsaɪ'təʊmə]
noun: Immunozytom *nt*, lymphoplas-
tozytisches Lymphom *nt*, lympho-
plasmozytoides Lymphom *nt*

im|mu|no|de|fi|cien|cy [ˌɪmjənəʊdɪ'fɪ-
ʃənsɪ] *noun, plural* -cies: Immundefekt
m, Immunmangelkrankheit *f*, Defektimmunopathie *f*, Immundefizienz *f*

severe combined immunodeficiency:
schwerer kombinierter Immundefekt
m, Schweitzer-Typ *m* der Agammaglobulinämie

im|mu|no|de|pres|sant [ˌɪmjənəʊdɪ'pre-
sənt] *noun*: Immunsuppressivum *nt*,
Immunosuppressivum *nt*, Immundepressivum *nt*, Immunodepressivum *nt*

im|mu|no|de|pres|sion [ˌɪmjənəʊdɪ'pre-
ʃn] *noun*: Immunsuppression *f*, Immunosuppression *f*, Immundepression *f*,
Immunodepression *f*

im|mu|no|de|pres|sive [ˌɪmjənəʊdɪ'pre-

siv]: I *noun* →immunodepressant II
adj immunsuppressiv, immunosup-
pressiv, immundepressiv, immunode-
pressiv

im|mu|no|de|pres|sor [ˌɪmjənəʊdɪ'pre-
sər] *noun*: Immunsuppressivum *nt*,
Immunosuppressivum *nt*, Immundepressivum *nt*, Immunodepressivum *nt*

im|mu|no|di|ag|no|sis [ˌɪmjənəʊˌdaɪəg-
'nəʊsɪs] *noun*: Immundiagnose *f*; Se-
rodiagnostik *f*, Serumdiagnostik *f*

im|mu|no|dif|fu|sion [ˌɪmjənəʊdɪ'fjuː-
ʒn] *noun*: Immundiffusion *f*, Immuno-
diffusion *f*

im|mu|no|dom|i|nant [ˌɪmjənəʊ'dɑmɪ-
nənt] *adj*: immundominant, immuno-
dominant

im|mu|no|e|lec|tro|pho|re|sis [ˌɪmjənəʊɪ-
ˌlektrəʊfə'riːsɪs] *noun*: Immunelek-
trophorese *f*, Immunoelektrophorese *f*

countercurrent immunoelectrophore-
sis: Gegenstromelektrophorese *f*, Gegenstromimmunoelektrophorese *f*

im|mu|no|fil|tra|tion [ˌɪmjənəʊfɪl'treɪ-
ʃn] *noun*: Immunofiltration *f*

im|mu|no|ge|net|ic [ˌɪmjənəʊdʒə'netɪk,
ɪˌmjuː-] *adj*: immungenetisch

im|mu|no|ge|net|ics [ˌɪmjənəʊdʒə'net-
ɪks] *plural*: Immungenetik *f*

im|mu|no|gen|ic [ˌɪmjənəʊ'dʒenɪk] *adj*:
immunogen; antigen

im|mu|no|glob|u|lin [ˌɪmjənəʊ'glɑbjə-
lɪn] *noun*: Immunglobulin *nt*

immunoglobulin A: Immunglobulin A *nt*

immunoglobulin D: Immunglobulin D *nt*

immunoglobulin E: Immunglobulin E *nt*

immunoglobulin G: Immunglobulin G *nt*

immunoglobulin M: Immunglobulin
M *nt*

im|mu|no|glob|u|li|nop|a|thy [ɪmjənəʊ-
ˌglɑbjəlɪ'nɑpəθɪ] *noun*: Gammopathie *f*

im|mu|no|he|mol|y|sis [ˌɪmjənəʊhɪ'mɑlɪ-
sɪs] *noun*: Immunhämolyse *f*, Immu-
nohämolyse *f*

im|mu|no|in|com|pe|tence [ˌɪmjənəʊɪn-
'kɑmpətəns] *noun*: Immuninkompe-
tenz *f*

im|mu|no|in|com|pe|tent [ˌɪmjənəʊɪn-
'kɑmpətənt] *adj*: immuninkompetent

im|mu|no|log|ic [ˌɪmjənə'lɑdʒɪk, ɪˌmjuː-]
adj: immunologisch

im|mu|nol|o|gy [ɪmjə'nɑlədʒɪ] *noun*:
Immunologie *f*

transfusion immunology: Transfu-
sionsimmunologie *f*

im|mu|no|mod|u|la|tion [ˌɪmjənəʊmɑd-
ʒə'leɪʃn] *noun*: Immunmodulation *f*

im|mu|no|mod|u|la|tor [ɪmjənəʊ'mɑd-

ʒəleɪtər] *noun*: Immunmodulator *m*
im|mu|no|mod|u|la|to|ry [ˌɪmjənəʊˈmɑd-
ʒələˌtɔːri] *adj*: immunmodulatorisch
im|mu|no|path|o|log|ic [ɪmjənəʊˌpæθə-
ˈlɑdʒɪk] *adj*: immunpathologisch, im-
munopathologisch
im|mu|no|pre|cip|i|ta|tion [ˌɪmjənəʊprɪ-
ˌsɪpəˈteɪʃn] *noun*: Immunpräzipita-
tion *f*
im|mu|no|pro|lif|er|a|tive [ˌɪmjənəʊprə-
ˈlɪfəreɪtɪv] *adj*: immunoproliferativ
im|mu|no|pro|phy|lax|is [ɪmjənəʊˌprəʊ-
fəˈlæksɪs] *noun*: Immunprophylaxe *f*
im|mu|no|re|ac|tion [ˌɪmjənəʊrɪˈækʃn]
noun: Immunantwort *f*, Immunreaktion *f*
im|mu|no|re|ac|tive [ˌɪmjənəʊrɪˈæktɪv]
adj: immunoreaktiv, immunreaktiv
im|mu|no|reg|u|la|tion [ɪmjənəʊˌregjə-
ˈleɪʃn] *noun*: Immunregulation *f*
im|mu|no|scin|tig|ra|phy [ˌɪmjənəʊsɪn-
ˈtɪgrəfɪ] *noun*: Immunszintigraphie *f*,
Immunszintigrafie *f*
im|mu|no|se|lec|tion [ˌɪmjənəʊsɪˈlekʃn]
noun: Immunselektion *f*
im|mu|no|sor|bent [ˌɪmjənəʊˈsɔːrbənt]
noun: Immunadsorbens *nt*, Immuno-
sorbens *nt*
im|mu|no|stim|u|lant [ˌɪmjənəʊˈstɪmjə-
lənt] *noun*: Immunstimulans *nt*
im|mu|no|stim|u|la|tion [ɪmjənəʊˌstɪm-
jəˈleɪʃn] *noun*: Immunstimulation *f*
im|mu|no|stim|u|la|to|ry [ɪmjənəʊˈstɪm-
jələˌtɔːriː] *adj*: immunstimulierend
im|mu|no|sup|pres|sant [ˌɪmjənəʊsə-
ˈpresənt] *noun*: → *immunodepressant*
im|mu|no|sup|pressed [ˌɪmjənəʊsə-
ˈprest] *adj*: immunsupprimiert
im|mu|no|sup|pres|sion [ˌɪmjənəʊsə-
ˈpreʃn] *noun*: Immunsuppression *f*,
Immunosuppression *f*, Immundepression *f*, Immunodepression *f*
im|mu|no|sup|pres|sive [ˌɪmjənəʊsəˈpre-
sɪv]: I *noun* → *immunodepressant* II
adj immunsuppressiv, immunosup-
pressiv, immundepressiv, immunode-
pressiv
im|mu|no|ther|a|py [ˌɪmjənəʊˈθerəpɪ]
noun: Immuntherapie *f*
im|mu|no|tol|er|ance [ˌɪmjənəʊˈtɑlər-
ən(t)s] *noun*: **1.** Immuntoleranz *f* **2.**
Immunparalyse *f*
im|mu|no|trans|fu|sion [ɪmjənəʊˌtrænz-
ˈfjuːʒn] *noun*: Immuntransfusion *f*,
Immunotransfusion *f*
im|pact|ed [ɪmˈpæktɪd] *adj*: eingekeilt,
verkeilt, impaktiert
im|pac|tion [ɪmˈpækʃn] *noun*: Einkei-
lung *f*, Verkeilung *f*, Impaktion *f*

fecal impaction: Koteinklemmung *f*
im|pa|tent [ɪmˈpeɪtənt] *adj*: (*Gang*) ver-
schlossen, nicht durchgängig
im|per|fo|rate [ɪmˈpɜrfərɪt, -reɪt] *adj*:
uneröffnet, ungeöffnet, geschlossen,
atretisch
im|per|me|a|ble [ɪmˈpɜrmɪəbl] *adj*: un-
durchdringbar, undurchlässig, impermeabel
im|per|vi|ous [ɪmˈpɜrvɪəs] *adj*: undurch-
dringbar, undurchlässig, impermeabel
im|pe|tig|i|nous [ˌɪmpəˈtɪdʒənəs] *adj*:
impetigoartig, borkig, impetiginös
im|pe|ti|go [ˌɪmpəˈtiːgəʊ] *noun*: **1.** Ei-
terflechte *f*, feuchter Grind *m*, Impetigo
contagiosa/vulgaris **2.** Schälblasenausschlag *m*, Pemphigoid *nt* der Neugeborenen, Impetigo bullosa, Pemphigus
(acutus) neonatorum
im|pil|la|tion [ˌɪmpaɪˈleɪʃn] *noun*: Geld-
rollenbildung *f*, Rouleau-Bildung *f*
im|plant [*n* ˈɪmplænt; *v* ɪmˈplænt]: I
noun Implantat *nt* II *v* ein-, ver-, über-
pflanzen (*in, into*); implantieren
cochlear implant: Cochlear implant *nt*
im|plan|ta|tion [ˌɪmplænˈteɪʃn] *noun*:
Implantation *f*
lens implantation: Linsenimplantation *f*
im|po|tence [ˈɪmpətəns] *noun*: **1.** Unver-
mögen *nt*, Unfähigkeit *f*, Impotenz *f*;
Schwäche *f*, Kraftlosigkeit *f* **2.** männliche Unfähigkeit *f* zum Geschlechtsverkehr, Impotentia coeundi **3.** Zeugungsunfähigkeit *f*, -unvermögen *nt*, Sterilität *f* des Mannes, Impotentia generandi
erectile impotence: Erektionsstörung
f, Erectio deficiens
im|po|tent [ˈɪmpətənt] *adj*: impotent
im|pulse [ˈɪmpʌls] *noun*: **1.** Stoß *m*, An-
trieb *m* **2.** Impuls *m*; (Strom-, Span-
nungs-)Stoß *m* **3.** (Nerven-)Impuls *m*,
(An-)Reiz *m*
im|pul|sive [ɪmˈpʌlsɪv] *adj*: selbsttätig,
unwillkürlich, spontan
in|ac|ti|vat|ed [ɪnˈæktɪveɪtɪð] *adj*: inak-
tiviert
in|ac|ti|va|tor [ɪnˈæktɪveɪtər] *noun*: in-
aktivierende Substanz *f*, Inaktivator *m*
C1 inactivator: C1-Inaktivator *m*, C1-
Esterase-Inhibitor *m*
in|ac|tive [ɪnˈæktɪv] *adj*: **1.** untätig, nicht
aktiv, inaktiv **2.** unwirksam, inaktiv;
ohne optische Aktivität; nicht radioak-
tiv
in|ad|e|quate [ɪnˈædɪkwɪt] *adj*: unzu-
länglich, ungenügend, inadäquat
in|ap|pa|rent [ɪnəˈpærənt] *adj*: symp-
tomlos, symptomarm, inapparent

in|ap|pe|tence [ɪn'æpɪtəns] *noun*: Inappetenz *f*

in|born ['ɪnbɔːrn] *adj*: angeboren

in|car|cer|at|ed [ɪn'kɑːrsəreɪtɪd] *adj*: eingeklemmt, inkarzeriert

in|car|cer|a|tion [ɪn,kɑːrsə'reɪʃn] *noun*: Einklemmung *f*, Inkarzeration *f*
hernia incarceration: Brucheinklemmung *f*

in|cen|di|a|rism [ɪn'sendɪərɪzəm] *noun*: **1.** Brandstiftung *f* **2.** (*psychiat.*) Pyromanie *f*

in|cest ['ɪnsest] *noun*: Blutschande *f*, Inzest *m*

in|ces|tu|ous [ɪn'sestʃəwəs] *adj*: inzestuös

in|cip|i|ent [ɪn'sɪpɪənt] *adj*: beginnend, anfänglich, inzipient

in|ci|sal [ɪn'saɪzl] *adj*: schneidend, Schneide-

in|ci|sion [ɪn'sɪʒn] *noun*: **1.** Schnittwunde *f*, Schnitt *m* **2.** (Ein-)Schnitt *m*, Eröffnung *f*, Inzision *f*, Incisio *f* **3.** Einschneiden *nt*, Inzidieren *nt*
Pfannenstiel's incision: Pfannenstiel-Schnitt *m*

in|ci|sive [ɪn'saɪzɪv] *adj*: **1.** (ein-)schneidend **2.** Schneide-

in|ci|sor [ɪn'saɪzər] *noun*: Schneidezahn *m*, Incisivus *m*, Dens incisivus

in|ci|sure [ɪn'sɪʒər] *noun*: Einschnitt *m*, Einbuchtung *f*, Inzisur *f*, Incisura *f*
incisure of acetabulum: Incisura acetabuli
anterior incisure of ear: Incisura anterior auriculae
cardiac incisure of left lung: Incisura cardiaca pulmonis sinistri
cardiac incisure of stomach: Incisura cardiaca gastricae
clavicular incisure of sternum: Incisura clavicularis
costal incisures of sternum: Incisurae costales
digastric incisure of temporal bone: Incisura mastoidea
ethmoidal incisure of frontal bone: Incisura ethmoidalis
greater ischial incisure: Incisura ischiadica major
greater semilunar incisure of ulna: Incisura trochlearis ulnae
greater vertebral incisure: Incisura vertebralis inferior
interclavicular incisure: Incisura jugularis sterni
intertragic incisure: Incisura intertragica
ischial incisure: Incisura ischiadica

jugular incisure of occipital bone: Incisura jugularis ossis occipitalis
jugular incisure of temporal bone: Incisura jugularis ossis temporalis
lacrimal incisure of maxilla: Incisura lacrimalis
lesser ischial incisure: Incisura ischiadica minor
lesser semilunar incisure of ulna: Incisura radialis ulnae
lesser vertebral incisure: Incisura vertebralis superior
incisure of mandible: Incisura mandibulae
nasal incisure of frontal bone: Margo nasalis ossis frontalis
palatine incisure: Fissura pterygoidea
palatine incisure of Henle: Incisura sphenopalatina
parietal incisure of temporal bone: Incisura parietalis
patellar incisure of femur: Facies patellaris femoris
peroneal incisure of tibia: Incisura fibularis tibiae
popliteal incisure: Fossa intercondylaris femoris
preoccipital incisure: Incisura preoccipitalis
incisure of scapula: Incisura scapulae
semilunar incisure of radius: Incisura ulnaris radii
semilunar incisure of sternum: Incisura clavicularis sterni
incisure of tentorium of cerebellum: Incisura tentorii
terminal incisure of ear: Incisura terminalis auricularis
ulnar incisure of radius: Incisura ulnaris

in|cli|na|tion [ɪnklɪ'neɪʃn] *noun*: **1.** Neigung *f*; Gefälle *nt*; Neigungswinkel *m*; Inklination *f*, Inclinatio *f* **2.** (*Person*) Neigung *f*, Tendenz *f*, Hang *m*, Anlage *f* (*for, to* zu)
pelvic inclination: Beckenneigung *f*, Inclinatio pelvis

in|co|her|ent [,ɪnkəʊ'hɪərənt] *adj*: unzusammenhängend, unverbunden, zusammenhangslos, inkohärent

in|com|pat|i|bil|i|ty [,ɪnkəm,pætə'bɪlətɪ] *noun*: Unvereinbarkeit *f*, Unverträglichkeit *f*, Gegensätzlichkeit *f*, Inkompatibilität *f*
ABO incompatibility: ABO-Unverträglichkeit *f*, ABO-Inkompatibilität *f*
blood group incompatibility: Blutgruppenunverträglichkeit *f*, Blutgruppeninkompatibilität *f*

961

Rh incompatibility: Rhesus-Blutgruppenunverträglichkeit f, Rhesus-Inkompatibilität f, Rh-Inkompatibilität f

in|com|pat|i|ble [ˌɪnkəm'pætɪbl] *adj*: unvereinbar, unverträglich, nicht zusammenpassend, inkompatibel

in|com|pe|tence [ɪn'kɑmpɪtəns] *noun*: **1.** Unfähigkeit f, Untüchtigkeit f, Inkompetenz f **2.** Unzulänglichkeit f, Insuffizienz f
cervical incompetence: Zervixinsuffizienz f

in|com|pe|tent [ɪn'kɑmpɪtənt] *adj*: unzulänglich, insuffizient

in|con|ti|nence [ɪn'kɑntnens] *noun*: **1.** Unmäßigkeit f, Zügellosigkeit f **2.** (*patholog.*) Inkontinenz f, Incontinentia f
fecal incontinence: Stuhl-, Darminkontinenz f, Incontinentia alvi
rectal incontinence: Stuhl-, Darminkontinenz f, Incontinentia alvi
stress incontinence: Stressinkontinenz f
urge incontinence: Dranginkontinenz f, Urge-Inkontinenz f
urinary incontinence: Harninkontinenz f, Incontinentia urinae

in|con|ti|nent [ɪn'kɑntnənt] *adj*: inkontinent

in|cre|tion [ɪn'kriːʃn] *noun*: **1.** innere Sekretion f, Inkretion f **2.** Inkret nt

in|cre|to|ry ['ɪnkrɪtɔːrɪ] *adj*: inkretorisch, innersekretorisch; endokrin

in|crus|ta|tion [ˌɪnkrʌ'steɪʃn] *noun*: **1.** Kruste f, Grind m, Schorf m **2.** (*patholog.*) Verkrustung f, Inkrustation f

in|cu|ba|tor [ɪn'kjuːbeɪtər] *noun*: **1.** (*mikrobiol.*) Brutschrank m, Inkubator m **2.** (*pädiat.*) Brutkasten m, Inkubator m

in|cu|dal ['ɪnkuːdl, 'ɪŋ-] *adj*: Amboss-, Incus-

in|cu|dec|to|my [ˌɪnkuːdektəmɪ] *noun*: Ambossentfernung f, Inkudektomie f

in|cu|do|mal|le|al [ˌɪnkuːdəʊ'mæliəl] *adj*: inkudomalleolar

in|cu|do|sta|pe|di|al [ˌɪnkuːdəʊstə'pɪdiəl] *adj*: inkudostapedial

in|cur|a|ble [ɪn'kjʊərəbl] *adj*: (*Krankheit*) unheilbar, nicht heilbar, inkurabel

in|cus ['ɪŋkəs, 'ɪn-] *noun, plural* -cu|des [-'kjuːdiːz]: Amboss m, Incus m

in|cy|clo|duc|tion [ɪnˌsaɪkləʊ'dʌkʃn] *noun*: Inzyklovergenz f, Konklination f

in|de|pend|ent [ˌɪndə'pendənt] *adj*: unabhängig (*of* von); selbständig; unbeeinflusst

in|dex ['ɪndeks] *noun, plural* -dex|es, -di|ces [-dɪsiːz]: **1.** Zeigefinger m, Index m, Digitus secundus **2.** Index m, Mess-, ziffer f, Mess-, Vergleichszahl f **3.** (*Uhr-*) Zeiger m; (*Waage*) Zunge f
body mass index: Quetelet-Index m, Körpermasseindex m
cardiac index: Herzindex m
chemotherapeutic index: therapeutische Breite f, therapeutischer Index m
color index: Färbeindex m, Hämoglobinquotient m
contagion index: Infektionsindex m, Kontagionsindex m
DMF caries index: DMF-Index m, EKF-Index m, DMF-Zahl f
erythrocyte color index: Erythrozytenfärbeindex m, Färbeindex m
Karnofsky performance index: Karnofsky-Index m, Karnofsky-Skala f
mitotic index: Mitoseindex m
Pearl index: Pearl-Index m
Quetelet index: Körpermasseindex m, Quetelet-Index m, body mass index
therapeutic index: therapeutische Breite f, therapeutischer Index m

in|di|ca|tion [ˌɪndɪ'keɪʃn] *noun*: **1.** (An-)Zeichen nt (*of* für); Hinweis m (*of* auf) **2.** Heilanzeige f, Indikation f, Indicatio f (*for* für)

in|di|ca|tive [ɪn'dɪkətɪv] *adj*: krankheitskennzeichnend, pathognomonisch, pathognostisch

in|di|ca|tor ['ɪndɪkeɪtər] *noun*: **1.** Zeigefinger m, Index m, Digitus secundus **2.** Musculus extensor indicis **3.** Indikator m **4.** (An-)Zeiger m, Zähler m, Messer m, Mess-, Anzeigegerät nt

in|di|ges|tion [ˌɪndɪ'dʒestʃn] *noun*: **1.** Verdauungsstörung f, Indigestion f **2.** Magenverstimmung f, verdorbener Magen m

in|di|gi|ta|tion [ɪnˌdɪdʒə'teɪʃn] *noun*: Intussuszeption f

in|di|rect [ˌɪndə'rekt, -daɪ-] *adj*: mittelbar, indirekt

in|do|lence ['ɪndəʊləns] *noun*: **1.** (*Schmerz*) Unempfindlichkeit f, Schmerzlosigkeit f, Indolenz f **2.** (*patholog.*) langsamer Verlauf m, langsamer Heilungsprozess m

in|do|lent ['ɪndəʊlənt] *adj*: **1.** schmerzunempfindlich, unempfindlich, indolent **2.** schmerzlos, indolent **3.** langsam voranschreitend, langsam heilend, indolent

in|duced [ɪn'd(j)uːst] *adj*: **1.** induziert **2.** (künstlich) herbeigeführt, induziert **3.** (*physik.*) sekundär, induziert, Induktions-

in|du|cer [ɪn'd(j)uːsər] *noun*: (*genet.*) Induktor m, Inducer m

in|duc|tion [ɪn'dʌkʃn] *noun*: **1.** Herbei-

führung *f*, Auslösung *f*, Einleitung *f*, Induktion *f* **2.** (*genet.*) Induktion *f* **3.** (*physik.*) Induktion *f* **4.** (*biochem.*) (Enzym-)Induktion *f*
induction of an abortion: Abortinduktion *f*
ovulation induction: Ovulationsinduktion *f*

in|du|rat|ed ['ɪnd(j)ʊəreɪtɪd] *adj*: verhärtet, induriert

in|du|ra|tion [ɪnd(j)ʊə'reɪʃn] *noun*: Gewebsverhärtung *f*, Verhärtung *f*, Induration *f*
congestive induration: Stauungsinduration *f*
pulmonary induration: Lungeninduration *f*

in|e|bri|a|tion [ɪn‚ɪbrɪ'eɪʃn] *noun*: (Be-)Trunkenheit *f*

in|ert [ɪ'nɜrt] *adj*: träg(e), lustlos, kraftlos; (*chem.*) (reaktions-)träge, inert

in|er|tia [ɪ'nɜrʃ(j)ə] *noun*: **1.** Trägheit *f*, Langsamkeit *f*, Schwäche *f*, Inertia *f* **2.** (Massen-)Trägheit *f*; Reaktionsträgheit *f*
uterine inertia: Wehenschwäche *f*, Inertia uteri

in|fant ['ɪnfənt] *noun*: Säugling *m*

in|fan|tile ['ɪnfəntaɪl] *adj*: **1.** kindlich, im Kindesalter, infantil **2.** (*psychiat.*) kindisch, zurückgeblieben, unterentwickelt, infantil

in|fan|til|ism ['ɪnfəntlɪzəm] *noun*: Infantilismus *m*

in|farct ['ɪnfɑːrkt] *noun*: Infarkt *m*, infarziertes Areal *nt*
anemic infarct: ischämischer Infarkt *m*, anämischer Infarkt *m*, weißer Infarkt *m*, blasser Infarkt *m*
bone infarct: Knocheninfarkt *m*
hemorrhagic infarct: hämorrhagischer Infarkt *m*, roter Infarkt *m*
renal infarct: Niereninfarkt *m*

in|farc|tion [ɪn'fɑːrkʃn] *noun*: **1.** Infarzierung *f*, Infarktbildung *f* **2.** Infarkt *m*
anterior myocardial infarction: Vorderwandinfarkt *m*
anteroinferior myocardial infarction: Vorderwandspitzeninfarkt *m*
anterolateral myocardial infarction: anterolateraler (Myokard-)Infarkt *m*
cerebral infarction: Hirninfarkt *m*
hemorrhage cerebral infarction: hämorrhagischer Hirninfarkt *m*
intestinal infarction: Darminfarkt *m*
lateral myocardial infarction: Seitenwandinfarkt *m*, Lateralinfarkt *m*
liver infarction: Leberinfarkt *m*
myocardial infarction: Herz(muskel)infarkt *m*, Myokardinfarkt *m*, Infarkt *m*

posterior myocardial infarction: Hinterwandinfarkt *m*
posterolateral myocardial infarction: posterolateraler (Myokard-)Infarkt *m*
pulmonary infarction: Lungeninfarkt *m*

in|faust [ɪn'faʊst] *adj*: ungünstig, aussichtslos, infaust

in|fect|ed [ɪn'fektɪd] *adj*: infiziert (*with* mit)

in|fec|tion [ɪn'fekʃn] *noun*: **1.** Ansteckung *f*, Infektion *f* **2.** Infekt *m*, Infektion *f*, Infektionskrankheit *f*
aerosol infection: Tröpfcheninfektion *f*
blood-borne infection: hämatogene Infektion *f*
contact infection: Kontaktinfektion *f*
cross infection: Kreuzinfektion *f*
cytomegalovirus infection: Zytomegalie *f*, Zytomegalie-Syndrom *nt*, Zytomegalievirusinfektion *f*, zytomegale Einschlusskörperkrankheit *f*
endogenous infection: endogene Infektion *f*
exogenous infection: exogene Infektion *f*
focal infection: Fokal-, Herdinfektion *f*
indirect infection: Schmierinfektion *f*
mixed infection: Mischinfektion *f*
nosocomial infection: nosokomiale Infektion *f*, Nosokomialinfektion *f*
overwhelming post-splenectomy infection: Post-Splenektomiesepsis *f*, Post-Splenektomiesepsissyndrom *nt*, Overwhelming-post-splenectomy-Sepsis *f*, Overwhelming-post-splenectomy-Sepsis-Syndrom *nt*
secondary infection: Sekundärinfektion *f*, Sekundärinfekt *m*
simultaneous infection: Simultaninfektion *f*
slow virus infection: Slow-Virus-Infektion *f*
systemic infection: Allgemeininfektion *f*

in|fec|ti|os|i|ty [ɪn‚fekʃɪ'ɑsətɪ] *noun*: Ansteckungsfähigkeit *f*, Infektiosität *f*

in|fec|tious [ɪn'fekʃəs] *adj*: ansteckungsfähig, ansteckend; übertragbar, infektiös

in|fec|tious|ness [ɪn'fekʃəsnɪs] *noun*: → *infectiosity*

in|fec|tive [ɪn'fektɪv] *adj*: ansteckungsfähig, ansteckend; übertragbar, infektiös

in|fe|cund [ɪn'fiːkənd, -'fekənd] *adj*: unfruchtbar, infertil; steril

in|fe|cun|di|ty [‚ɪnfɪ'kʌndətɪ] *noun*: (weibliche) Unfruchtbarkeit *f*, Infertilität *f*; Sterilität *f*

in|fe|ri|or [ɪn'fɪərɪər] *adj*: **1.** untere(r, s),

963

inferior, Unter- **2.** untergeordnet, niedriger, geringer
in|fer|tile [ɪn'fɜrtl] *adj*: unfruchtbar, infertil
in|fer|til|i|ty [ˌɪn'fɜr'tɪlətɪ] *noun*: **1.** (weibliche) Unfruchtbarkeit *f*, Infertilität *f*, Impotentia generandi **2.** (männliche) Unfruchtbarkeit *f*, Sterilität *f*, Infertilität *f*, Impotentia generandi
in|fes|ta|tion [ɪnfes'teɪʃn] *noun*: Parasitenbefall *m*, Parasiteninfektion *f*, Infestation *f*
flea infestation: Pulikose *f*
in|fest|ed [ɪn'festɪd] *adj*: verseucht, befallen, infiziert
in|fil|trate [ɪn'fɪltreɪt]: **I** *noun* Infiltrat *nt* **II** *v* einsickern (in), eindringen, infiltrieren
in|fil|tra|tion [ˌɪnfɪl'treɪʃn] *noun*: **1.** Infiltration *f*, Infiltrierung *f* **2.** Infiltrat *nt* calcareous infiltration: Kalkinfiltration *f*
pulmonary infiltration: Lungeninfiltrat *nt*
in|fir|ma|ry [ɪn'fɜrmərɪ] *noun*: **1.** Krankenhaus *nt* **2.** Krankenzimmer *nt*; Sanitätsstation *f*
in|flamed [ɪn'fleɪmd] *adj*: **1.** entzündet **2.** brennend
in|flam|ma|tion [ˌɪnflə'meɪʃn] *noun*: Entzündung *f*, Inflammation *f*, Inflammatio *f*
in|flam|ma|to|ry [ɪn'flæmətɔːriː] *adj*: entzündlich, phlogistisch
in|flate [ɪn'fleɪt] *vt*: aufblasen, aufpumpen
in|flu|en|za [ˌɪnflu'enzə] *noun*: Grippe *f*, Influenza *f*
abdominal influenza: Darmgrippe *f*
gastroenteric influenza: Magen- Darmgrippe *f*
gastrointestinal influenza: Magen-Darmgrippe *f*
intestinal influenza: Darmgrippe *f*
in|flu|en|zal [ˌɪnflu'enzl] *adj*: grippeartig
In|flu|en|za|vi|rus [ɪnfluˌenzə'vaɪrəs] *noun*: Influenzavirus *nt*
in|fra|car|di|ac [ˌɪnfrə'kɑːrdɪæk] *adj*: subkardial, infrakardial
in|fra|cer|e|bral [ˌɪnfrə'serəbrəl] *adj*: subzerebral
in|fra|cla|vic|u|lar [ˌɪnfrəklə'vɪkjələr] *adj*: infraklavikulär, subklavikulär
in|frac|tion [ɪn'frækʃn] *noun*: Haarbruch *m*, (Knochen-)Fissur *f*, Infraktion *f*
in|fra|di|a|phrag|mat|ic [ˌɪnfrədaɪə'frægmætɪk] *adj*: infradiaphragmal, subdi-

aphragmal, subdiaphragmatisch, subphrenisch, hypophrenisch, infradiaphragmatisch
in|fra|glot|tic [ˌɪnfrə'glɑtɪk] *adj*: subglottisch, infraglottisch
in|fra|hy|oid [ˌɪnfrə'haɪɔɪd] *adj*: subhyoidal, infrahyoidal, subhyoid
in|fra|mam|ma|ry [ˌɪnfrə'mæmərɪ] *adj*: submammär, inframammär
in|fra|or|bit|al [ˌɪnfrə'ɔːrbɪtl] *adj*: suborbital, infraorbital
in|fra|pa|tel|lar [ˌɪnfrəpə'telər] *adj*: infrapatellar, infrapatellär, subpatellar
in|fra|red [ˌɪnfrə'red]: **I** *noun* **1.** Ultra-, Infrarot *nt* **2.** Infrarot-, Ultrarotlicht *nt*, IR-Licht *nt*, UR-Licht *nt* **II** *adj* ultra-, infrarot
in|fra|scap|u|lar [ˌɪnfrə'skæpjələr] *adj*: subskapulär, subskapular, infraskapular, infraskapulär
in|fra|ten|to|ri|al [ˌɪnfrətən'tɔːrɪəl] *adj*: infratentorial, subtentorial
in|fun|dib|u|lar [ˌɪnfən'dɪbjələr] *adj*: **1.** trichterförmig, infundibulär **2.** infundibulär
in|fun|dib|u|lec|to|my [ˌɪnfəndɪbjə'lektəmɪ] *noun*: Infundibulektomie *f*, Infundibulumresektion *f*
in|fun|dib|u|lum [ˌɪnfən'dɪbjələm] *noun, plural* **-la** [-lə]: **1.** Trichter *m*, Infundibulum *nt* **2.** Conus arteriosus, Infundibulum *nt*
infundibulum of uterine tube: Tubentrichter *m*, Infundibulum tubae uterinae
in|fu|sion [ɪn'fjuːʒn] *noun*: **1.** Infusion *f* **2.** (*pharmakol.*) Aufguss *m*, Infus *nt*, Infusum *nt*; Tee *m*
amniotic fluid infusion: Amnioninfusionssyndrom *nt*
In|fu|so|ria [ˌɪnfjʊ'sɔːrɪə] *plural*: Aufguss-, Wimpertierchen *pl*, Infusorien *pl*, Ciliata *pl*
in|ges|tion [ɪn'dʒestʃn] *noun*: Ingestion *f*
in|gui|nal ['ɪŋgwɪnl] *adj*: inguinal
in|gui|no|ab|dom|i|nal [ˌɪŋgwɪnəʊæb'dɑmɪnl] *adj*: inguinoabdominal
in|gui|no|cru|ral [ˌɪŋgwɪnəʊ'kruərəl] *adj*: inguinokrural, inguinofemoral
in|gui|no|la|bi|al [ˌɪŋgwɪnəʊ'leɪbɪəl] *adj*: inguinolabial
in|gui|no|scro|tal [ˌɪŋgwɪnəʊ'skrəʊtəl] *adj*: inguinoskrotal
in|hal|ant [ɪn'heɪlənt]: **I** *noun* Inhalat *nt* **II** *adj* einatmend, Inhalations-
in|ha|la|tion [ˌɪnhə'leɪʃn] *noun*: Einatmung *f*, Einatmen *nt*, Inhalation
in|ha|la|tion|al [ˌɪnhə'leɪʃnəl] *adj*: inhalativ, Inhalations-

in|hale [ɪn'heɪl] v: einatmen, inhalieren
in|her|ent [ɪn'hɪərənt] adj: innewohnend, innerhalb; endogen, intrinsisch
in|her|it [ɪn'herɪt]: I vt (er-)erben (*from* von) II vi erben
in|her|it|a|ble [ɪn'herɪtəbl] adj: vererbbar, erblich, Erb-
in|her|it|ance [ɪn'herɪtəns] noun: **1.** Vererbung f **by inheritance** erblich, durch Vererbung **2.** Erbgut nt
in|her|it|ed [ɪn'herɪtɪd] adj: ver-, ererbt, Erb-
in|hi|bi|tion [ˌɪn(h)ɪ'bɪʃn] noun: Hemmung f, Inhibition f
 contact inhibition: Kontakthemmung f, Dichtehemmung f
 density inhibition: Kontakthemmung f, Dichtehemmung f
 end-product inhibition: Endprodukthemmung f, Rückkopplungshemmung f, feedback-Hemmung f
 enzyme inhibition: Enzymhemmung f
 feedback inhibition: Endprodukthemmung f, Rückkopplungshemmung f, feedback-Hemmung f
in|hib|i|tor [ɪn'hɪbɪtər] noun: Hemmstoff m, Hemmer m, Inhibitor m
 ACE inhibitor: Angiotensin-Converting-Enzym-Hemmer m, ACE-Hemmer m
 acetylcholinesterase inhibitor: Cholinesterasehemmer m, Cholinesteraseinhibitor m, Acetylcholinesterasehemmer m, Acetylcholinesteraseinhibitor m
 aggregation inhibitors: Aggregationshemmer pl
 aromatase inhibitor: Aromatasehemmer m
 carbonic anhydrase inhibitor: Carboanhydrasehemmstoff m, Carboanhydraseinhibitor m
 cholinesterase inhibitor: Cholinesterasehemmer m, Cholinesteraseinhibitor m
 gestagen inhibitors: Antigestagene pl
 gyrase inhibitor: Gyrasehemmer m
 HMG-CoA reductase inhibitor: CSE-Hemmer m, HMG-CoA-Reduktasehemmer m
 kallikrein inhibitor: Kallikreininhibitor m
 β-lactamase inhibitors: Betalaktamaseninhibitoren pl
 nidation inhibitors: Nidationshemmer pl
 ovulation inhibitors: Ovulationshemmer pl
 protease inhibitors: Proteasehemmer pl
 proton pump inhibitors: Protonenpumpenhemmer pl
 thrombin inhibitors: Thrombininhibitoren pl

 trypsin inhibitor: Trypsininhibitor m
in|jec|tion [ɪn'dʒekʃn] noun: **1.** Injektion f, Einspritzung f, Spritze f **2.** (*pharmakol.*) Injektion f, Injektionsmittel nt, Injektionspräparat nt **3.** (*patholog.*) Gefäßinjektion f **4.** Blutüberfüllung f, Kongestion f; Hyperämie f
 hypodermic injection: subkutane Injektion f
 intra-arterial injection: intraarterielle Injektion f
 intracutaneous injection: intrakutane Injektion f, dermale Injektion f
 intramuscular injection: intramuskuläre Injektion f
in|jured ['ɪndʒərd]: I noun Verletzte m/f II adj verletzt
in|ju|ri|ous [ɪn'dʒʊəriəs] adj: (gesundheits-)schädlich, schädigend, zerstörend, deletär
in|ju|ry ['ɪndʒəri] noun, plural -ries: Verletzung f (*to* an; *from* durch, von); Wunde f, Schaden m, Schädigung f, Trauma nt
 blast injury: Explosions-, Detonation-, Knalltrauma nt
 corrosive injury: Verätzung f
 deceleration injury: Dezelerationstrauma nt
 head injury: 1. Kopfverletzung f, -trauma nt **2.** Schädelverletzung f, -trauma nt
 radiation injury: Strahlenschädigung f, Strahlenschaden m
 whiplash injury: Peitschenschlagphänomen nt, Schleudertrauma nt, Whiplash-Syndrom nt
in|nate [ɪ'neɪt, 'ɪneɪt] adj: **1.** angeboren (*in*); kongenital; hereditär **2.** innewohnend, eigen (*in*)
in|ner|va|tion [ˌɪnər'veɪʃn] noun: nervale Versorgung f, Innervation f
in|noc|u|ous [ɪ'nɑkjəwəs] adj: harmlos
in|oc|u|la|ble [ɪ'nɑkjələbl] adj: inokulierbar, impfbar
in|oc|u|late [ɪ'nɑkjəleɪt] v: **1.** inokulieren **2.** (*mikrobiol.*) impfen, beimpfen, überimpfen, inokulieren
in|oc|u|la|tion [ɪˌnɑkjə'leɪʃn] noun: Beimpfung f, Überimpfung f, Impfung f, Inokulation f
in|op|er|a|ble [ɪn'ɑpərəbl] adj: inoperabel, nicht operierbar
in|or|gan|ic [ˌɪnɔːr'gænɪk] adj: **1.** anorganisch **2.** unorganisch
in|os|cu|la|tion [ɪnˌɑksjə'leɪʃn] noun: Anastomose f
in|o|se|mia [ɪnə'siːmiə] noun: **1.** Inositämie f **2.** Hyperfibrinämie f
in|o|si|tol [ɪ'nəʊsɪtɔl, -təʊl] noun: **1.**

Inosit *nt*, Inositol *nt* **2.** meso-Inosit *m*, meso-Inositol *nt*, myo-Inosit *m*, myo-Inositol *nt*

in|osi|tol|u|ria [ˌɪnəʊˌsaɪtɔˈl(j)ʊərɪə] *noun*: Inositurie *f*, Inositolurie *f*

in|o|si|tu|ria [ˌɪnəsɪˈt(j)ʊərɪə] *noun*: Inositurie *f*, Inositolurie *f*

in|o|su|ria [ɪnəˈs(j)ʊərɪə] *noun*: **1.** Inositurie *f*, Inositolurie *f* **2.** (Hyper-)Fibrinurie *f*

i|no|trop|ic [ˌɪnəˈtrapɪk, -ˈtrəʊp-] *adj*: inotrop

i|not|ro|pism [ɪˈnatrəpɪzəm] *noun*: inotrope Wirkung *f*, Inotropie *f*

in|sal|i|vate [ɪnˈsælɪveɪt] *v*: (*Nahrung*) einspeicheln

in|sal|i|va|tion [ɪnˌsælɪˈveɪʃn] *noun*: (*Nahrung*) Insalivation *f*

in|san|i|ty [ɪnˈsænətɪ] *noun*: **1.** (*psychiat.*) Geisteskrankheit *f*, Irresein *nt*, Irrsinn *m*, Wahnsinn *m*, Insania *f* **2.** Verrücktheit *f*, Tollheit *f*, Wahnsinn *m*

In|sec|ta [ɪnˈsektə] *plural*: Insekten *pl*, Hexapoda *pl*

in|sec|ti|cid|al [ɪnˌsektɪˈsaɪdl] *adj*: insektizid

in|sec|ti|cide [ɪnˈsektɪsaɪd] *noun*: Insektenvertilgungsmittel *nt*, Insektizid *nt*

in|sem|i|na|tion [ɪnˌsemɪˈneɪʃn] *noun*: **1.** Befruchtung *f*, Insemination *f* **2.** (*biolog.*) Befruchtung *f*, Besamung *f*, Insemination *f* **3.** (Ein-)Pflanzen *nt*

artificial insemination: künstliche Befruchtung *f*, artifizielle Insemination *f*

in|sen|si|ble [ɪnˌsensɪbl] *adj*: ohnmächtig, bewusstlos

in|ser|tion [ɪnˈsɜrʃn] *noun*: **1.** (*Muskel*) Ansatz *m*, Insertion *f* **2.** (*genet.*) Einfügung *f*, Insertion *f*

in|so|la|tion [ˌɪnsəʊˈleɪʃn] *noun*: **1.** Sonnenbestrahlung *f*, Insolation *f* **2.** Sonnenstich *m*, Insolation *f*

in|sol|u|ble [ɪnˈsaljəbl] *adj*: unlöslich, insolubel

in|som|nia [ɪnˈsamnɪə] *noun*: Schlaflosigkeit *f*, Insomnie *f*, Insomnia *f*

in|spec|tion [ɪnˈspekʃn] *noun*: äußerliche Untersuchung *f*, Inspektion *f*

in|spi|rate [ˈɪnspɪreɪt] *noun*: eingeatmetes Gas *nt*, Inspirat *nt*; Inhalat *nt*

in|spi|ra|tion [ˌɪnspəˈreɪʃn] *noun*: Einatmung *f*, Inspiration *f*

periodic deep inspiration: Seufzeratmung *f*

in|spi|ra|to|ry [ɪnˈspaɪərətɔːrɪ, -tərɪ] *adj*: inspiratorisch

in|stil|la|tion [ɪnstəˈleɪʃn] *noun*: Einträufelung *f*, Instillation *f*

in|su|da|tion [ˌɪnsjəˈdeɪʃn] *noun*: Insu-

dation *f*

in|suf|fi|cien|cy [ˌɪnsəˈfɪʃənsɪ] *noun, plural -cies*: **1.** Funktionsschwäche *f*, Insuffizienz *f* **2.** Unzulänglichkeit *f*; Untauglichkeit *f*, Unfähigkeit *f*

adrenocortical insufficiency: Nebennierenrindeninsuffizienz *f*, NNR-Insuffizienz *f*, Hypoadrenokortizismus *m*, Hypokortikalismus *m*, Hypokortizismus *m*

basilar insufficiency: Basilarisinsuffizienz *f*

cardia insufficiency: Kardiainsuffizienz *f*

cerebrovascular insufficiency: zerebrovaskuläre Insuffizienz *f*

coronary insufficiency: Koronarinsuffizienz *f*

mitral insufficiency: Mitral(klappen)-insuffizienz *f*

ovarian insufficiency: Ovarialinsuffizienz *f*

pancreatic insufficiency: Pankreasinsuffizienz *f*

placental insufficiency: Plazentainsuffizienz *f*

pulmonary insufficiency: **1.** respiratorische Insuffizienz *f* **2.** (*kardiol.*) Pulmonalisinsuffizienz *f*, Pulmonal(klappen)insuffizienz *f*

renal insufficiency: Niereninsuffizienz *f*

respiratory insufficiency: respiratorische Insuffizienz *f*

testicular insufficiency: Hodeninsuffizienz *f*

in|suf|fi|cient [ˌɪnsəˈfɪʃənt] *adj*: unzulänglich, ungenügend, insuffizient

in|suf|fla|tion [ˌɪnsəˈfleɪʃn] *noun*: **1.** Einblasen *nt*, Insufflation *f* **2.** Einblasung *f*; Ausblasung *f*

in|su|la [ˈɪns(j)ələ] *noun*: Insel *f*, Inselrinde *f*, Lobus insularis

in|su|lar [ˈɪns(j)ələr] *adj*: Insel-

in|su|lin [ˈɪnsələn, ˈɪns(j)ʊ-] *noun*: Insulin *nt*

depot insulin: Depotinsulin *nt*

human insulin: Humaninsulin *nt*

in|su|lin|ase [ˈɪnsəlɪneɪz] *noun*: Insulinase *f*

in|su|lin|e|mia [ˌɪns(j)əlɪˈniːmɪə] *noun*: Hyperinsulinämie *f*

in|su|lin|li|po|dys|tro|phy [ˌɪns(j)əlɪnˌlɪpəˈdɪstrəfɪ] *noun*: Insulinlipodystrophie *f*

in|su|lin|o|ma [ˌɪns(j)əlɪˈnəʊmə] *noun, plural -mas, -ma|ta* [ɪns(j)əlɪˈnəʊmətə]: Insulinom *nt*, B-Zell-Tumor *m*

in|su|lism [ˈɪns(j)əlɪzəm] *noun*: Hyperinsulinismus *m*

in|sul|litis [ɪns(j)ə'laɪtɪs] *noun*: Insulitis *f*

in|sul|loma [ɪns(j)ə'ləʊmə] *noun*: →*insulinoma*

in|teg|ul|ment [ɪn'tegjəmənt] *noun*: **1.** Bedeckung *f*, Hülle *f*, Integument *nt* **2. common integument** äußere Haut *f*, Integumentum commune

in|teg|ul|men|tal [ɪn,tegjə'mentl] *adj*: Haut-

in|tel|li|gent [ɪn'telɪdʒənt] *adj*: **1.** klug, geistig begabt, intelligent **2.** vernünftig, verständig; vernunftbegabt

in|ten|tion [ɪn'tenʃn] *noun*: **1.** Absicht *f*, Vorhaben *nt*, Intention *f* **2.** Heilprozess *m*, Wundheilung *f*, Intention *f*

in|ter|ac|tion [ɪntər'ækʃn] *noun*: Wechselwirkung *f*, Interaktion *f*
drug interaction: Arzneimittelinteraktion *f*, Medikamenteninteraktion *f*

in|ter|ar|y|te|noid [,ɪntərærɪ'tiːnɔɪd, ɪntərə'rɪtnɔɪd] *adj*: interarytänoid

in|ter|a|trial [,ɪntər'eɪtrɪəl] *adj*: (*Herz*) interatrial

in|ter|au|ric|u|lar [,ɪntərɔː'rɪkjələr] *adj*: (*Herz*) interatrial

in|ter|brain ['ɪntərbreɪn] *noun*: Zwischenhirn *nt*, Diencephalon *nt*

in|ter|cal|lar|y [ɪn'tɜrkə,lerɪ, ,ɪntər'kælərɪ] *adj*: eingekeilt, interkaliert, interkalar

in|ter|cap|il|lar|y [,ɪntər'kæpəlerɪ, ɪntərkə'pɪlərɪ] *adj*: interkapillär

in|ter|car|pal [,ɪntər'kɑːrpl] *adj*: interkarpal

in|ter|cel|lu|lar [,ɪntər'seljələr] *adj*: interzellular, interzellulär

in|ter|ce|re|bral [,ɪntər'serəbrəl] *adj*: interzerebral, interhemisphärisch

in|ter|course [,ɪntərkɔːrs, ɪntərkɔʊrs] *noun*: (Geschlechts-)Verkehr *m*, Koitus *m*
intercourse with a condom: Coitus condomatus
first intercourse: Kohabitarche *f*

in|ter|cri|co|thy|rot|o|my [,ɪntər,kraɪkəθaɪ'rɑtəmɪ] *noun*: Interkrikothyreotomie *f*

in|ter|crit|i|cal [,ɪntər'krɪtɪkəl] *adj*: interkritisch

in|ter|cru|ral [,ɪntər'krʊərəl] *adj*: interkrural

in|ter|cu|nei|i|form [,ɪntər'kjuːn(ɪ)ɪfɔːrm] *adj*: intercuneiform

in|ter|cur|rent [,ɪntər'kɜrənt] *adj*: hinzukommend, interkurrent, interkurrierend

in|ter|den|tal [,ɪntər'dentl] *adj*: interdental

in|ter|di|git [,ɪntər'dɪdʒɪt] *noun*: Interdigitalraum *m*

in|ter|dig|i|tal [,ɪntər'dɪdʒɪtl] *adj*: interdigital

in|ter|fer|ence [,ɪntər'fɪərəns] *noun*: **1.** Störung *f*, Behinderung *f*, Hemmung *f* (*with*), Beeinträchtigung *f* (*with*) **2.** Überlagerung *f*, Interferenz *f*
drug interference: Arzneimittelinterferenz *f*
virus interference: Virusinterferenz *f*

in|ter|fer|on [,ɪntər'fɪərɑn] *noun*: Interferon *nt*
interferon-α: Leukozyteninterferon *nt*, α-Interferon *nt*
interferon-γ: Immuninterferon *nt*, γ-Interferon *nt*

in|ter|glu|te|al [,ɪntər'gluːtɪəl] *adj*: interglutäal, intergluteal, internatal

in|ter|hemi|spheric [,ɪntər,hemɪ'sferɪk] *adj*: interhemisphärisch, interzerebral

in|te|ri|or [ɪn'tɪərɪər]: **I** *noun* das Innere; Innenraum *m* **II** *adj* **1.** innen, Innen- **2.** privat, intern

in|ter|leu|kin ['ɪntərluːkɪn] *noun*: Interleukin *nt*

in|ter|lo|bi|tis [,ɪntərləʊ'baɪtɪs] *noun*: Interlobärpleuritis *f*, Pleuritis interlobaris

in|ter|mem|bra|nous [,ɪntər'membrənəs] *adj*: intermembranös

in|ter|men|stru|al [,ɪntər'menstrʊəl, -strəwəl, -strəl] *adj*: intermenstrual, intermenstruell

in|ter|men|stru|um [,ɪntər'menstr(ʊ)əm, -strəwəm] *noun, plural* **-stru|ums,** **-strua** [-str(ʊ)ə, -strəwə]: Intermenstrualphase *f*, Intermenstruum *nt*

in|ter|met|a|car|pal [,ɪntərmetə'kɑːrpəl] *adj*: intermetakarpal

in|ter|met|a|tar|sal [,ɪntər,metə'tɑːrsl] *adj*: intermetatarsal

in|ter|mit|tent [,ɪntər'mɪtnt] *adj*: intermittierend; unzusammenhängend; unterbrochen, diskontinuierlich

in|ter|mus|cu|lar [,ɪntər'mʌskjələr] *adj*: intermuskulär

in|ter|nal [ɪn'tɜrnl]: **I internals** *plural* innere Organe *pl* **II** *adj* **1.** innere(r, s), intern, Innen- **2.** innerlich (anzuwenden)
for internal application/use zum inneren Gebrauch, zur inneren Anwendung

in|ter|na|tal [,ɪntər'neɪtl] *adj*: internatal, interglutäal, intergluteal

in|ter|no|dal [,ɪntər'nəʊdl] *adj*: internodal

in|ter|node ['ɪntərnəʊd] *noun*: internodales Segment *nt*, Internodium *nt*

in|ter|o|ception [,ɪntərəʊ'sepʃn] *noun*: Intero(re)zeption *f*, Entero(re)zeption *f*

in|ter|o|ceptive [,ɪntər'septɪv] *adj*: enterozeptiv, interozeptiv, interorezeptiv, enterorezeptiv

in|ter|oc|ul|ar [ˌɪntər'ɑkjələr] *adj*: interokular

in|ter|os|se|lous [ˌɪntər'ɑsɪəs] *adj*: Knochen verbindend, interossär

in|ter|par|ox|ys|mal [ˌɪntərpærək'sɪzməl] *adj*: interparoxysmal

in|ter|per|son|al [ˌɪntər'pɜrsnəl] *adj*: interpersonell, interpersonal

in|ter|phal|an|ge|al [ˌɪntərfə'lændʒɪəl] *adj*: interphalangeal

in|ter|phase ['ɪntərfeɪz] *noun*: Interphase *f*

in|ter|sex ['ɪntərseks] *noun*: Intersexualität *f*

in|ter|sex|u|al|i|ty [ˌɪntərsekʃə'wælətɪ] *noun*: Intersexualität *f*

in|ter|space ['ɪntərspeɪs] *noun*: Zwischenraum *m*

in|ter|spi|nous [ɪntər'spaɪnəs] *adj*: Dornfortsätze verbindend, interspinal

in|ter|stice [ɪn'tɜrstɪs] *noun*, *plural* **-stic|es** [-stəsɪz]: **1.** (schmale) Lücke oder Spalte *f*; Zwischenraum *m* **2.** (Gewebs-)Zwischenraum *m*, Interstitium *nt*

in|ter|stit|ial [ˌɪntər'stɪʃl] *adj*: interstitiell

in|ter|tar|sal [ˌɪntər'tɑːrsl] *adj*: intertarsal

in|ter|trig|i|nous [ˌɪntər'trɪdʒənəs] *adj*: intertriginös

in|ter|tri|go [ˌɪntər'traɪgəʊ] *noun*: Wundsein *nt*, (Haut-)Wolf *m*, Intertrigo *f*, Dermatitis intertriginosa

in|ter|tro|chan|ter|ic [ˌɪntərtrəʊkən'terɪk] *adj*: intertrochantär

in|ter|val ['ɪntərvəl] *noun*: (zeitlicher und räumlicher) Abstand *m*, Intervall *nt* **at five-minute intervals** in Abständen von fünf Minuten, alle fünf Minuten **at four-hourly intervals** alle vier Stunden, vierstündlich

in|tes|ti|nal [ɪn'testənl] *adj*: intestinal; enterisch, intestinal

in|tes|tine [ɪn'testɪn] *noun*: Darm *m*; (*anatom.*) Intestinum *nt*; **intestines** *plural* Eingeweide *pl*, Gedärme *pl* **blind intestine**: Blinddarm *m*, Zäkum *nt*

empty intestine: Jejunum *nt*

large intestine: Dickdarm *m*, Intestinum crassum

small intestine: Dünndarm *m*, Intestinum tenue

straight intestine: End-, Mastdarm *m*, Rektum *nt*, Rectum *nt*, Intestinum rectum

intestino-intestinal *adj*: intestino-intestinal

in|ti|ma ['ɪntɪmə] *noun*, *plural* **-mae** [-miː]: Intima *f*, Tunica intima

in|ti|mal ['ɪntɪməl] *adj*: Intima-

in|ti|mi|tis [ɪntə'maɪtɪs] *noun*: Intimitis *f*, Intimaentzündung *f*

in|tol|er|ance [ɪn'tɑlərəns] *noun*: Überempfindlichkeit *f* (*to* gegen); Unverträglichkeit *f*, Intoleranz *f*

disaccharide intolerance: Disaccharidintoleranz *f*

fructose intolerance: (erbliche) Fruktoseintoleranz *f*, Fruktoseintoleranzsyndrom *nt*

lactose intolerance: Laktoseintoleranz *f*, -malabsorption *f*

in|tox|i|cant [ɪn'tɑksɪkənt] *noun*: Rauschmittel *nt*

in|tox|i|ca|tion [ɪnˌtɑksɪ'keɪʃn] *noun*: Vergiftung *f*, Intoxikation *f*; Toxikose *f* **alcohol intoxication**: Betrunkenheit *f*, Alkoholrausch *m*

intra-abdominal *adj*: intraabdominell, endoabdominal, intraabdominal

intra-acinous *adj*: intraazinär, intraazinös

intra-alveolar *adj*: intraalveolär

intra-appendicular *adj*: intraappendikular

intra-arterial *adj*: intraarteriell

intra-articular *adj*: intraartikulär

intra-atrial *adj*: (*Herz*) intraatrial

intra-auricular *adj*: (*Herz*) intraatrial

in|tra|bron|chi|al [ˌɪntrə'brɑŋkɪəl] *adj*: intrabronchial, endobronchial

in|tra|can|a|lic|u|lar [ˌɪntrəˌkænə'lɪkjələr] *adj*: intrakanalikulär

in|tra|cap|su|lar [ˌɪntrə'kæps(j)ələr] *adj*: intrakapsulär

in|tra|car|di|ac [ˌɪntrə'kɑːrdɪæk] *adj*: intrakardial, endokardial

in|tra|car|pal [ˌɪntrə'kɑːrpl] *adj*: intrakarpal

in|tra|car|ti|lag|i|nous [ˌɪntrəˌkɑːrtə'lædʒɪnəs] *adj*: intrakartilaginär, endochondral, enchondral

in|tra|cel|lu|lar [ˌɪntrə'seljələr] *adj*: intrazellulär, intrazellular

in|tra|cer|e|bel|lar [ˌɪntrəserə'belər] *adj*: intrazerebellär

in|tra|cer|e|bral [ˌɪntrə'serəbrəl, ˌɪntrəsə'riːbrəl] *adj*: intrazerebral

in|tra|cer|vi|cal [ˌɪntrə'sɜrvɪkl, ˌɪntrəsɜr'vaɪkl] *adj*: intrazervikal, endozervikal

in|tra|chon|dral [ˌɪntrə'kɑndrəl] *adj*: intrakartilaginär, endochondral, enchondral

in|tra|col|ic [ˌɪntrə'kɑlɪk] *adj*: intrakolisch

in|tra|cor|di|al [ˌɪntrəˈkɔːrdɪəl, -dʒəl] *adj*: intrakardial, endokardial

in|tra|cor|po|re|al [ˌɪntrəkɔːrˈpɔːrɪəl] *adj*: intrakorporal

in|tra|cor|pus|cu|lar [ˌɪntrəkɔːrˈpʌskjələr] *adj*: intrakorpuskulär, endoglobulär intraglobulär, intraglobular, endokorpuskulär; intraerythrozytär

in|tra|cra|ni|al [ˌɪntrəˈkreɪnɪəl] *adj*: intrakranial, endokranial, endokraniell, intrakraniell

in|tra|cu|ta|ne|ous [ˌɪntrəkjuˈteɪnɪəs] *adj*: intradermal, intrakutan

in|tra|cy|to|plas|mic [ˌɪntrəsaɪtəˈplæzmɪk] *adj*: intrazytoplasmatisch

in|tra|der|mal [ˌɪntrəˈdɜrməl] *adj*: intradermal, intrakutan

in|tra|duc|tal [ˌɪntrəˈdʌktl] *adj*: intraductal, intraduktal

in|tra|du|o|de|nal [ˌɪntrəˌd(j)uːəʊˈdiːnl] *adj*: intraduodenal

in|tra|du|ral [ˌɪntrəˈd(j)ʊərəl] *adj*: intradural

in|tra|em|bry|on|ic [ˌɪntrəembrɪˈɑnɪk] *adj*: intraembryonal

in|tra|epi|der|mal [ˌɪntrəepɪˈdɜrml] *adj*: intraepidermal, endoepidermal

in|tra|epi|the|li|al [ˌɪntrəepɪˈθiːlɪəl] *adj*: intraepithelial, endoepithelial

in|tra|ery|thro|cyt|ic [ˌɪntrəɪˌrɪθrəˈsɪtɪk] *adj*: intraerythrozytär

in|tra|gas|tric [ˌɪntrəˈɡæstrɪk] *adj*: intragastral, endogastral

in|tra|glan|du|lar [ˌɪntrəˈɡlænʤələr] *adj*: intraglandulär

in|tra|he|pat|ic [ˌɪntrəhɪˈpætɪk] *adj*: intrahepatisch

in|tra|jug|u|lar [ˌɪntrəˈdʒʌɡjələr] *adj*: intrajugular

in|tra|la|ryn|ge|al [ˌɪntrələˈrɪndʒ(ɪ)əl] *adj*: endolaryngeal, intralaryngeal

in|tra|lig|a|men|tous [ˌɪntrəlɪɡəˈmentəs] *adj*: intraligamentär

in|tra|mam|ma|ry [ˌɪntrəˈmæməri] *adj*: intramammär

in|tra|me|a|tal [ˌɪntrəmɪˈeɪtl] *adj*: intrameatal

in|tra|med|ul|lar|ly [ˌɪntrəˈmedjələriː] *adj*: intramedullär

in|tra|mem|bra|nous [ˌɪntrəˈmembrənəs] *adj*: intramembranös

in|tra|me|nin|ge|al [ˌɪntrəmɪˈnɪndʒɪəl] *adj*: intrameningeal

in|tra|mi|to|chon|dri|al [ˌɪntrəˌmaɪtəˈkɑndrɪəl] *adj*: intramitochondrial

in|tra|mu|ral [ˌɪntrəˈmjʊərəl] *adj*: intramural

in|tra|mus|cu|lar [ˌɪntrəˈmʌskjələr] *adj*: intramuskulär

in|tra|myo|car|di|al [ˌɪntrəmaɪəˈkɑːrdɪəl] *adj*: intramyokardial

in|tra|myo|me|tri|al [ˌɪntrəˌmaɪəˈmiːtrɪəl] *adj*: intramyometrial

in|tra|na|sal [ˌɪntrəˈneɪzl] *adj*: intranasal, endonasal

in|tra|neu|ral [ˌɪntrəˈnjʊərəl] *adj*: endoneural, intraneural

in|tra|nu|cle|ar [ˌɪntrəˈn(j)uːklɪər] *adj*: intranukleär, endonuklear, endonukleär

in|tra|oc|u|lar [ˌɪntrəˈɑkjələr] *adj*: intraokular, intraokulär

in|tra|op|er|a|tive [ˌɪntrəˈɑp(ə)rətɪv] *adj*: intraoperativ

in|tra|oral [ˌɪntrəˈɔʊrəl] *adj*: intraoral

in|tra|os|se|ous [ˌɪntrəˈɑsɪəs] *adj*: intraossär, endostal, intraossal

in|tra|pa|ren|chy|ma|tous [ˌɪntrəˌpærənˈkɪmətəs] *adj*: intraparenchymal, intraparenchymatös

in|tra|par|tum [ˌɪntrəˈpɑːrtəm] *adj*: intrapartal, intra partum

in|tra|pel|vic [ˌɪntrəˈpelvɪk] *adj*: intrapelvin, endopelvin

in|tra|peri|car|di|ac [ˌɪntrəˌperɪˈkɑːrdɪæk] *adj*: intraperikardial, endoperikardial

in|tra|peri|to|ne|al [ˌɪntrəˌperɪtəˈniːəl] *adj*: endoperitoneal, intraperitoneal, intraperitonäal

in|tra|pla|cen|tal [ˌɪntrəpləˈsentl] *adj*: intraplazentar

in|tra|pleu|ral [ˌɪntrəˈplʊərəl] *adj*: intrapleural

in|tra|pros|tat|ic [ˌɪntrəprɑsˈtætɪk] *adj*: intraprostatisch

in|tra|pul|mo|nar|ly [ˌɪntrəˈpʌlmənerɪ] *adj*: intrapulmonal

in|tra|rec|tal [ˌɪntrəˈrektl] *adj*: im intrarektal

in|tra|re|nal [ˌɪntrəˈriːnl] *adj*: intrarenal

in|tra|rha|chid|i|an [ˌɪntrərəˈkɪdɪən] *adj*: intraspinal

in|tra|scle|ral [ˌɪntrəˈsklɪərəl] *adj*: intraskleral

in|tra|seg|men|tal [ˌɪntrəseɡˈmentl] *adj*: intrasegmental

in|tra|spi|nal [ˌɪntrəˈspaɪnl] *adj*: intraspinal

in|tra|splen|ic [ˌɪntrəˈsplenɪk] *adj*: innerhalb der Milz

in|tra|the|cal [ˌɪntrəˈθiːkl] *adj*: intrathekal

in|tra|tho|rac|ic [ˌɪntrəθəˈræsɪk] *adj*: endothorakal, intrathorakal

in|tra|ton|sil|lar [ˌɪntrəˈtɑnsɪlər] *adj*: intratonsillar, intratonsillär

in|tra|tra|che|al [ˌɪntrəˈtreɪkɪəl] *adj*: intratracheal, endotracheal in|tra|tu|bal [ˌɪntrə't(j)uːbl] *adj*: intratubar

in|tra|tym|pan|ic [ˌɪntrətɪm'pænɪk] *adj*: intratympanal, intratympanisch

in|tra|u|re|te|ral [ˌɪntrəjʊə'riːtərəl] *adj*: intrauretär, intraureterisch

in|tra|u|re|thral [ˌɪntrəjʊə'riːθrəl] *adj*: intraurethral, endourethral

in|tra|u|ter|ine [ˌɪntrə'juːtərɪn, -raɪn] *adj*: intrauterin, endouterin

in|tra|vag|i|nal [ˌɪntrə'vædʒənl] *adj*: intravaginal

in|tra|vas|cu|lar [ˌɪntrə'væskjələr] *adj*: intravasal, intravaskulär

in|tra|ve|nous [ˌɪntrə'viːnəs] *adj*: intravenös

in|tra|ven|tric|u|lar [ˌɪntrəven'trɪkjələr] *adj*: intraventrikulär, intraventrikular

in|tra|ver|te|bral [ˌɪntrə'vɜrtəbrəl] *adj*: intraspinal

in|tra|ves|i|cal [ˌɪntrə'vesɪkəl] *adj*: intravesikal

in|tra|vi|tal [ˌɪntrə'vaɪtl] *adj*: intravital, intra vitam

intra vitam ['ɪntrə 'vaɪtəm] *adj*: intravital, intra vitam

in|tra|vit|re|ous [ˌɪntrə'vɪtrɪəs] *adj*: intravitreal

in|trin|sic [ɪn'trɪnsɪk] *adj*: endogen, intrinsisch

in|troi|tus [ɪn'trəʊətəs] *noun, plural* in|troi|tus: Eingang *m*, Introitus *m*

vaginal introitus: Scheideneingang *m*, Ostium vaginae

in|tro|spec|tion [ˌɪntrəʊ'spekʃn] *noun*: Introspektion *f*

in|tro|spec|tive [ˌɪntrəʊ'spektɪv] *adj*: introspektiv

in|tro|sus|cep|tion [ˌɪntrəʊsə'sepʃn] *noun*: Intussuszeption *f*

in|tro|ver|sion [ˌɪntrəʊ'vɜrʒn, -ʃn] *noun*: Introversion *f*

in|tro|vert ['ɪntrəʊvɜrt] *adj*: introvertiert

in|tu|ba|tion [ˌɪnt(j)uː'beɪʃn] *noun*: Intubation *f*

in|tu|mes|cence [ˌɪnt(j)uː'mesəns] *noun*: **1.** Anschwellung *f*, Intumeszenz *f* **2.** Anschwellen *nt*

in|tus|sus|cep|tion [ˌɪntəsə'sepʃn] *noun*: Invagination *f*, Indigitation *f*, Intussuszeption *f*

in|tus|sus|cep|tum [ˌɪntəsə'septəm] *noun, plural* -ta [-tə]: Invaginat *nt*, Intussuszeptum *nt*

in|tus|sus|cip|i|ens [ˌɪntəsə'sɪpɪənz] *noun, plural* -en|tes [-sɪpɪ'entiːz]: Invaginans *nt*, Intussuszipiens *nt*

in utero *adj*: intrauterin, endouterin

in|vac|ci|na|tion [ɪnˌvæksə'neɪʃn] *noun*: Invakzination *f*

in|vag|i|na|tion [ɪnˌvædʒə'neɪʃn] *noun*: **1.** Einstülpen *nt*, Einstülpung *f*, Einfaltung *f*, Invagination *f* **2.** (*embryolog.*) Invagination *f* **3.** (*patholog.*) Invagination *f*, Indigitation *f*, Intussuszeption *f*

in|va|sion [ɪn'veɪʒn] *noun*: **1.** (*Erreger*) Eindringen *nt*, Invasion *f* **2.** (*mikrobiol.*) Invasion *f* **3.** (*pharmakol.*) Invasion *f* **4.** (*Tumor*) Invasion *f*; Infiltration *f*

in|va|sive [ɪn'veɪzɪv] *adj*: **1.** (*patholog.*) eindringend, invasiv **2.** (*chirurg.*) invasiv

in|verse [ɪn'vɜrs, 'ɪnvɜrs] *adj*: umgekehrt, entgegengesetzt, invers

in|ver|sion [ɪn'vɜrʃn, -ʒn] *noun*: **1.** Umkehrung *f*, Inversion *f* **2.** (Chromosomen-)Inversion *f*

inversion of chromosome: Chromosomeninversion *f*

inversion of uterus: Inversio uteri *f*

in|vert|ed [ɪn'vɜrtɪd] *adj*: **1.** umgekehrt, invertiert **2.** homosexuell, homophil, homoerotisch

in|vet|er|ate [ɪn'vetərɪt] *adj*: (*Krankheit*) hartnäckig, verschleppt, inveteriert

in|vis|i|ble [ɪn'vɪzəbl] *adj*: unsichtbar, invisibel

in vivo [ɪn 'viːvəʊ] *adj*: intravital, intra vitam

in|vol|un|tar|ly [ɪn'vɑlənˌteri; -təri] *adj*: **1.** unwillkürlich **2.** unfreiwillig **3.** unabsichtlich, unbeabsichtigt, ungewollt

in|vo|lu|tion [ˌɪnvə'luːʃn] *noun*: **1.** Rückbildung *f*, Rückentwicklung *f*, Involution *f* **2.** (*psychiat.*) Involution *f*

postpartum involution of uterus: postpartale Uterusinvolution *f*, Involutio uteri

io|dine ['aɪədaɪn, -dɪn, -diːn] *noun*: Jod *nt*, Iod *nt*

5-io|do|de|ox|y|ur|i|dine [aɪ,əʊdədɪ,ɑksɪ'jʊərɪdiːn] *noun*: Idoxuridin *nt*, Jododesoxyuridin *nt*

io|do|phil ['aɪəʊdəfɪl] *adj*: jodophil

io|dop|sin [aɪə'dɑpsɪn] *noun*: Iodopsin *nt*

io|do|thy|ro|nine [aɪ,əʊdə'θaɪrəniːn] *noun*: Jodthyronin *nt*

io|do|ty|ro|sine [aɪ,əʊdə'taɪrəsiːn] *noun*: Jodtyrosin *nt*

ion ['aɪən, 'aɪɑn] *noun*: Ion *nt*

hydronium ion: Hydroniumion *nt*, Hydroxoniumion *nt*

ion-exchanger *noun*: Ionenaustauscher *pl*

ion|ic [aɪ'ɑnɪk] *adj*: ionisch

ion|o|pho|ret|ic [aɪ,ɑnəfə'retɪk] *adj*: elektrophoretisch

io|no|ther|al|py [ˌaɪənə'θerəpɪ] *noun*: Ionentherapie *f*, Kataphorese *f*, Iontophorese *f*

ion|to|pho|re|sis [aɪˌɒntəfə'riːsɪs] *noun*: Ionentherapie *f*, Kataphorese *f*, Iontophorese *f*

ion|to|pho|ret|ic [aɪˌɒntəfə'retɪk] *adj*: iontophoretisch

I-para *noun*: Erstgebärende *f*, Primipara *f*

ip|si|lat|er|al [ˌɪpsə'lætərəl] *adj*: homolateral, gleichseitig, ipsilateral

ir|i|dal [ɪ'rɪrədl, 'aɪr-] *adj*: Iris-, Irido-

ir|i|dal|gia [ɪrə'dæld3(ɪ)ə] *noun*: Irisschmerz *m*, Iridalgie *f*

ir|i|dec|to|my [ˌɪrɪ'dektəmɪ] *noun*: Iridektomie *f*

ir|i|den|clei|sis [ˌɪrɪden'klaɪsɪs] *noun*: Iridenkleisis *f*

ir|i|di|an [ɪ'rɪdɪən, aɪ'-] *adj*: Iris-, Irido-

ir|i|do|cap|su|li|tis [ˌɪrɪdəʊkæpsə'laɪtɪs] *noun*: Iridokapsulitis *f*

ir|i|do|cho|roid|i|tis [ˌɪrɪdəʊˌkɔːrɔɪ'daɪtɪs] *noun*: Iridochorioiditis *f*

ir|i|do|cor|ne|o|scle|rec|to|my [ˌɪrɪdəʊˌkɔːrnɪəʊsklɪ'rektəmɪ] *noun*: Iridokorneosklerektomie *f*

ir|i|do|cy|clec|to|my [ˌɪrɪdəʊsɪk'lektəmɪ] *noun*: Iridozyklektomie *f*

ir|i|do|cy|cli|tis [ˌɪrɪdəʊsɪk'laɪtɪs, -saɪ-] *noun*: Iridozyklitis *f*, Iridocyclitis *f*

ir|i|do|cy|clo|cho|roid|i|tis [ˌɪrɪdəʊsaɪkləˌkɔːrɔɪ'daɪtɪs] *noun*: Iridozyklochorioiditis *f*

ir|i|do|cys|tec|to|my [ˌɪrɪdəʊsɪs'tektəmɪ] *noun*: Iridozystektomie *f*

ir|i|do|di|ag|no|sis [ˌɪrɪdəʊdaɪəg'nəʊsɪs] *noun*: Augendiagnose *f*, Iridodiagnose *f*

ir|i|do|di|al|y|sis [ˌɪrɪdəʊdaɪ'ælɪsɪs] *noun*: Irisablösung *f* vom Ziliarrand, Iridodialyse *f*

ir|i|do|di|la|tor [ˌɪrɪdəʊdaɪ'leɪtər]: **I** *noun* Musculus dilatator pupillae **II** *adj* pupillenerweiternd

ir|i|do|do|ne|sis [ˌɪrɪdəʊdə'niːsɪs] *noun*: Irisschlottern *nt*, Iridodonesis *f*

ir|i|do|ker|a|tit|ic [ˌɪrɪdəʊkerə'taɪtɪk] *adj*: iridokeratitisch

ir|i|do|ker|a|ti|tis [ˌɪrɪdəʊkerə'taɪtɪs] *noun*: Iridokeratitis *f*, Keratoiritis *f*, Korneoiritis *f*

ir|i|do|pa|thy [ɪrɪ'dɒpəθɪ] *noun*: Iridopathie *f*

ir|i|do|per|i|pha|ki|tis [ˌɪrɪdəʊˌperɪfə'kaɪtɪs, -aɪr-] *noun*: Iridoperiphakitis *f*

ir|i|do|ple|gia [ˌɪrɪdəʊ'pliːd3(ɪ)ə] *noun*: Iridoplegie *f*

ir|i|dop|to|sis [ˌɪrɪdɒp'təʊsɪs, ˌaɪrɪ-] *noun*: Irisprolaps *m*, Iridoptose *f*

ir|i|do|pu|pil|lar|y [ˌɪrɪdəʊ'pjuːpələrɪ,**

-ˌleriː, ˌaɪrɪ-] *adj*: iridopupillär

ir|i|dor|hex|is [ˌɪrɪdəʊ'reksɪs] *noun*: **1.** Irisriss *m*, Iridorrhexis *f* **2.** Irisabriss *m*

ir|i|dos|chi|sis [ˌɪrɪ'dɒskəsɪs, ˌaɪrɪ-] *noun*: Iridoschisis *f*

ir|i|do|scle|rot|o|my [ˌɪrɪdəʊsklɪ'rɒtəmɪ] *noun*: Iridosklerotomie *f*

ir|i|dot|o|my [ˌɪrɪ'dɒtəmɪ, ˌaɪrɪ-] *noun*: Iridotomie *f*

ir|is ['aɪərɪs] *noun*: Regenbogenhaut *f*, Iris *f*

detached iris: Irisablösung *f* vom Ziliarrand, Iridodialyse *f*

umbrella iris: Napfkucheniris *f*, Iris bombans/bombata

iri|sop|sia [aɪrɪs'ɒpsɪə] *noun*: Regenbogenfarbensehen *nt*

irit|ic [aɪ'rɪtɪk, ɪ'r-] *adj*: iritisch

iri|tis [aɪ'raɪtɪs, ɪ'r-] *noun*: Iritis *f*, Regenbogenhautentzündung *f*

hypopyon iritis: Hypopyoniritis *f*

irit|o|my [aɪ'rɪtəmɪ] *noun*: Iridotomie *f*

iron ['aɪərn]: **I** *noun* Eisen *nt*, (*chem.*) Ferrum *nt* **II** *adj* eisern, Eisen-; eisenfarbig

irot|o|my [aɪ'rɒtəmɪ] *noun*: Iridotomie *f*

ir|ra|di|ate [ɪ'reɪdɪeɪt] *v*: (*Licht*) ausstrahlen, verbreiten; (*Strahlen*) aussenden

ir|ra|di|a|tion [ɪˌreɪdɪ'eɪʃn] *noun*: Ausbreitung *f*, Irradiation *f*; (*Licht*) Ausstrahlung *f*, Aussendung *f*; Strahlungsintensität *f*; spezifische Strahlungsenergie *f*

ir|re|du|ci|ble [ˌɪrɪ'd(j)uːsəbl] *adj*: (*Hernie*) nicht reponierbar, (*Fraktur*) nicht einrenkbar, irreponibel

ir|re|ver|si|ble [ɪrɪ'vɜrsəbl] *adj*: **1.** nicht umkehrbar, irreversibel **2.** unwiderruflich, unabänderlich

ir|ri|ga|tion [ɪrɪ'geɪʃn] *noun*: **1.** (Aus-, Durch-)Spülung *f*, Spülen *nt*, Irrigation *f* **2.** (Spül-)Lösung *f*, Irrigans *nt*

bladder irrigation: Blaseninstillation *f*

vaginal irrigation: Vaginalspülung *f*

ir|ri|ta|bil|i|ty [ˌɪrətə'bɪlətɪ] *noun*: **1.** (*physiolog.*) Reiz-, Erregbarkeit *f*, Irritabilität *f* **2.** (*psychol.*) irritierbares Wesen *nt*, Irritierbarkeit *f*

ir|ri|ta|ble ['ɪrɪtəbl] *adj*: reizbar, erregbar, irritabel

ir|ri|tant ['ɪrɪtnt] *noun*: Reizstoff *m*, Irritans *nt*

ir|ri|ta|tion [ɪrɪ'teɪʃn] *noun*: Reiz *m*, Reizung *f*

is|che|mia [ɪ'skiːmɪə] *noun*: Ischämie *f*

is|che|mic [ɪ'skiːmɪk] *adj*: ischämisch

is|chi|ad|ic [ˌɪskɪ'ædɪk] *adj*: ischiatisch

is|chi|al ['ɪskɪəl] *adj*: ischiatisch

is|chi|al|gia [ˌɪskɪˈældʒ(ɪ)ə] *noun*: **1.** Hüftschmerz *m*, Ischialgie *f* **2.** Ischias *m/nt/f*, Ischiassyndrom *nt*

is|chilo|coc|cyg|e|al [ˌɪskɪəʊkɒkˈsɪdʒɪəl] *adj*: ischiokokzygeal

is|chilo|fem|o|ral [ˌɪskɪəʊˈfemərəl] *adj*: ischiofemoral

is|chilo|rec|tal [ˌɪskɪəʊˈrektl] *adj*: ischiorektal

is|chilo|sa|cral [ˌɪskɪəʊˈsækrəl] *adj*: ischiosakral

is|chi|um [ˈɪskɪəm] *noun*, *plural* -chia [-kɪə]: Sitzbein *nt*, Ischium *nt*, Os ischii

is|chu|ret|ic [ˌɪskjəˈretɪk] *adj*: ischurisch

is|chu|ria [ɪsˈk(j)ʊərɪə] *noun*: Ischurie *f*

iso|ag|glu|ti|na|tion [ˌaɪsəˌɡluːtəˈneɪʃn] *noun*: Isoagglutination *f*

iso|an|ti|bod|y [ˌaɪsəˈæntɪbɑdɪ] *noun*: Alloantikörper *m*, Isoantikörper *m*

iso|an|ti|gen [ˌaɪsəˈæntɪdʒən] *noun*: Alloantigen *nt*, Isoantigen *nt*

iso|ca|lor|ic [ˌaɪsəkəˈlɔːrɪk] *adj*: äquikalorisch, isokalorisch

iso|cho|ria [ˌaɪsəˈkəʊrɪə] *noun*: Isokorie *f*

iso|chro|mat|ic [ˌaɪsəkrəʊˈmætɪk] *adj*: isochrom, isochromatisch

iso|chro|mo|some [ˌaɪsəˈkrəʊməsəʊm] *noun*: Isochromosom *nt*

iso|cit|rate [ˌaɪsəˈsaɪtreɪt] *noun*: Isocitrat *nt*, Isozitrat *nt*

iso|cor|tex [ˌaɪsəˈkɔːrteks] *noun*: **1.** Isokortex *m* **2.** Neokortex *m*

iso|e|lec|tric [ˌaɪsəɪˈlektrɪk] *adj*: isoelektrisch

iso|ge|ne|ic [ˌaɪsədʒəˈniːɪk] *adj*: isogen, syngen, isogenetisch, syngenetisch

iso|gen|ic [ˌaɪsəˈdʒenɪk] *adj*: isogen, syngen, isogenetisch, syngenetisch

iso|graft [ˈaɪsəɡræft] *noun*: isogenes Transplantat *nt*, Isotransplantat *nt*

iso|hem|ag|glu|ti|na|tion [ˌaɪsəhiːməˌɡluːtnˈeɪʃn] *noun*: Isoagglutination *f*, Isohämagglutination *f*

iso|he|mol|y|sin [ˌaɪsəhɪˈmɑləsɪn] *noun*: Isohämolysin *f*

iso|im|mu|ni|za|tion [aɪsəˌɪmjənɪˈzeɪʃn] *noun*: Isoimmunisierung *f*, Alloimmunisierung *f*

iso|i|on|ic [ˌaɪsaɪˈɑnɪk] *adj*: isoionisch

iso|late [ˈaɪsəlɪt, -leɪt]: **I** *noun* Isolat *nt* **II** *v* isolieren (*from von*)

iso|la|tion [ˌaɪsəˈleɪʃn] *noun*: **1.** Abtrennen *nt*, Isolieren *nt*; Abtrennung *f*, Isolation *f* **2.** Isolierung *f*, Isolation *f*

iso|leu|cine [ˌaɪsəˈluːsiːn, -sɪn] *noun*: Isoleucin *nt*

iso|lo|gous [aɪˈsaləɡəs] *adj*: syngen, isogen, isogenetisch, syngenetisch

iso|ly|sis [aɪˈsalɪsɪs] *noun*: Isolyse *f*

iso|lyt|ic [ˌaɪsəˈlɪtɪk] *adj*: isolytisch

iso|mer|ase [aɪˈsɑməreɪz] *noun*: Isomerase *f*

iso|mer|ic [ˌaɪsəˈmerɪk] *adj*: isomer

iso|mer|ism [aɪˈsɑmərɪzəm] *noun*: Isomerie *f*
cis-trans isomerism: cis-trans Isomerie *f*, geometrische Isomerie *f*

iso|met|ric [ˌaɪsəˈmetrɪk] *adj*: isometrisch

iso|mor|phous [ˌaɪsəˈmɔːrfəs] *adj*: gleichgestaltig, isomorph

iso|ni|a|zid [aɪsəˈnaɪəzɪd] *noun*: Isoniazid *nt*, Isonicotinsäurehydrazid *nt*, Pyridin-4-carbonsäurehydrazid *nt*

iso-oncotic *adj*: isonkotisch, isoonkotisch

iso-osmotic *adj*: isoosmotisch, isosmotisch

iso|per|i|stal|tic [ˌaɪsəˌperɪˈstɔːltɪk] *adj*: isoperistaltisch

iso|pro|pa|nol [ˌaɪsəˈprəʊpənɒl, -nɑl] *noun*: Isopropanol *nt*, Isopropylalkohol *m*

iso|r|rhea [ˌaɪsəˈrɪə] *noun*: Flüssigkeitshomöostase *f*, Isorrhoe *f*

iso|sen|si|ti|za|tion [aɪsəˈsensətɪˈzeɪʃn] *noun*: Allosensitivierung *f*, Isosensitivierung *f*

iso|se|rum [ˌaɪsəˈsɪərəm] *noun*: Isoserum *nt*

is|os|mot|ic [aɪsɑzˈmɑtɪk] *adj*: isoosmotisch, isosmotisch

isos|po|ri|a|sis [aɪˌsɑspəˈraɪəsɪs] *noun*: Isosporainfektion *f*, Isosporiasis *f*

isos|the|nu|ria [ˌaɪsɑsθɪˈn(j)ʊərɪə] *noun*: Harnstarre *f*, Isosthenurie *f*

iso|ther|mic [ˌaɪsəˈθɜrmɪk] *adj*: gleichwarm, isotherm

iso|ton|ic [ˌaɪsəˈtɑnɪk] *adj*: isoton, isotonisch

iso|top|ic [ˌaɪsəˈtɑpɪk] *adj*: isotop

iso|trans|plant [aɪsəˈtrænzplænt] *noun*: → isograft

iso|trans|plan|ta|tion [aɪsəˌtrænzplænˈteɪʃn] *noun*: isogene Transplantation *f*, Isotransplantation *f*

iso|tro|pous [aɪˈsatrəpəs] *adj*: einfachbrechend, isotrop

iso|vol|u|mia [ˌaɪsəvɒlˈjuːmɪə] *noun*: Volumenkonstanz *f*, Isovolämie *f*

iso|vol|u|mic [ˌaɪsəvɒlˈjuːmɪk] *adj*: isochor, isovolumetrisch

iso|zyme [ˈaɪsəzaɪm] *noun*: Iso(en)zym *nt*

is|sue [ˈɪʃuː] *noun*: **1.** Ausfluss *m*, Eiterausfluss *m*, Blutausfluss *m*, Serumausfluss *m* **2.** eiterndes Geschwür *nt*

isth|mec|to|my [ɪs(θ)ˈmektəmɪ] *noun*: Isthmusresektion *f*, Isthmektomie *f*

isth|mic [ˈɪs(θ)mɪk] *adj*: Isthmus-, Isth-mo-

isth|mi|tis [ɪs(θ)ˈmaɪtɪs] *noun*: Isthmitis *f*

isth|mo|ple|gia [ˌɪs(θ)məˈpliːdʒ(ɪ)ə] *noun*: Schlundlähmung *f*, Isthmoplegie *f*

isth|mus [ˈɪs(θ)məs] *noun, plural* **-mus-es, -mi** [-maɪ]: Verengung *f*, Isthmus *m*
 aortic isthmus: Aortenisthmus *m*, Isthmus aortae
 isthmus of auditory tube: Tubenenge *f*, Isthmus tubae auditivae/auditoriae
 isthmus of eustachian tube: → *isthmus of auditory tube*
 isthmus of fallopian tube: → *isthmus of uterine tube*
 isthmus of fauces: Schlund-, Rachen-enge *f*, Isthmus faucium
 isthmus of prostate (gland): Prostata-isthmus *m*, Isthmus prostatae
 isthmus of thyroid (gland): Schilddrü-senisthmus *m*, Isthmus glandulae thy-roideae
 isthmus of uterine tube: Tubenisthmus *m*, Isthmus tubae uterinae

 isthmus of uterus: Gebärmutteristh-mus *m*, Isthmus uteri

i|su|ria [aɪˈs(j)ʊərɪə] *noun*: Isurie *f*

itch [ɪtʃ]: I *noun* **1.** Jucken *nt*, Juckreiz *m*; Pruritus *m* **2.** Krätze *f*, Scabies *f* II *vt* jdn. jucken, kratzen III *vi* jucken
 grain itch: Getreidekrätze *f*, Akaroder-matitis urticaroides
 swimmer's itch: Schwimmbadkrätze *f*, Weiherhippel *m*, Bade-, Zerkarien11der-matitis *f*

itch|ing [ˈɪtʃɪŋ] *noun*: Hautjucken *nt*, Juckreiz *m*, Pruritus *m*
 anal itching: Analpruritus *m*

Ix|o|des [ɪkˈsəʊdiːz] *noun*: Ixodes *m*
 Ixodes ricinus: Holzbock *m*

ix|o|di|a|sis [ˌɪksəʊˈdaɪəsɪs] *noun*: **1.** Ixodiasis *f* **2.** Zeckenbefall *m*

ix|od|ic [ɪkˈsɑdɪk] *adj*: Zecken-

Ix|o|di|i|dae [ɪkˈsɑdədiː] *plural*: Schildze-cken *pl*, Haftzecken *pl*, Ixodidae *pl*

Ix|o|di|i|des [ɪkˈsɑdədiːz] *plural*: Zecken *pl*, Ixodides *pl*

ix|o|dism [ˈɪksədɪzəm] *noun*: → *ixodiasis*

J

jab [dʒæb] *noun*: **1.** Stich *m*, Stoß *m* **2.** Spritze *f*, Injektion *f*; Impfung *f*
jacltaltion [dʒæk'teɪʃn] *noun*: Jaktation *f*
jaunldice ['dʒɔːndɪs] *noun*: Gelbsucht *f*, Ikterus *m*
cholestatic jaundice: cholestatische Gelbsucht *f*, cholestatischer Ikterus *m*
drug-induced jaundice: Arzneimittel-, Drogenikterus *m*
extrahepatic jaundice: extrahepatischer Ikterus *m*
hepatocellular jaundice: hepatozellulärer Ikterus *m*, Parenchymikterus *m*
infectious spirochetal jaundice: biliöses Typhoid *nt*, Weil-Krankheit *f*
jaundice of the newborn: Neugeborenenikterus *m*, Icterus neonatorum
obstructive jaundice: Verschlussikterus *m*, mechanischer Ikterus *m*
resorption jaundice: Resorptionsikterus *m*
ruby-colored jaundice: Rubinikterus *m*
jaunldiced ['dʒɔːndɪst] *adj*: gelbsüchtig, ikterisch
jaw [dʒɔː] *noun*: **1.** Kiefer *m*, Kinnlade *f* **2.** →*jawbone*
cleft jaw: Kieferspalte *f*, Gnathoschisis *f*
lower jaw: Unterkiefer(knochen *m*) *m*, Mandibula *f*
upper jaw: Oberkiefer(knochen *m*) *m*, Maxilla *f*
jawlbone ['dʒɔːbəʊn] *noun*: Kiefer(knochen *m*) *m*
jeljulnal [dʒɪ'dʒuːnl] *adj*: jejunal
jeljulnecltolmy [,dʒɪdʒuː'nektəmɪ] *noun*: Jejunumexzision *f*, Jejunektomie *f*
jeljulnitis [dʒɪdʒuː'naɪtɪs] *noun*: Jejunitis *f*, Jejunumentzündung *f*
jeljulnolcelcosltolmy [dʒɪ,dʒuːnəʊsɪ'kɑstəmɪ] *noun*: Jejunozäkostomie *f*
jeljulnolcollosltolmy [,dʒɪ,dʒuːnəʊkə-'lɑstəmɪ] *noun*: Jejunokolostomie *f*
jeljulnolillelal [,dʒɪ,dʒuːnəʊ'ɪlɪəl] *adj*: ileojejunal, jejunoileal
jeljulnolillelitis [,dʒɪ,dʒuːnəʊɪlɪ'aɪtɪs] *noun*: Jejunoileitis *f*
jeljulnolillelosltolmy [,dʒɪ,dʒuːnəʊɪlə-'ɑstəmɪ] *noun*: Jejunoileostomie *f*

jeljulnoljeljulnosltolmy [,dʒɪ,dʒuːnəʊ-,dʒɪdʒuː'nɑstəmɪ] *noun*: Jejunojejunostomie *f*
jeljulnorlrhalphy [,dʒɪdʒuː'nɔrəfɪ] *noun*: Jejunumnaht *f*, Jejunorrhaphie *f*
jeljulnosltolmy [,dʒɪ,dʒuː'nɑstəmɪ] *noun*: Jejunostomie *f*
jeljulnotlolmy [,dʒɪ,dʒuː'nɑtəmɪ] *noun*: Jejunumeröffnung *f*, Jejunotomie *f*
jeljulnum [dʒɪ'dʒuːnəm] *noun*: Leerdarm *m*, Jejunum *nt*, Intestinum jejunum
jerk [dʒɜrk]: **I** *noun* Reflex *m*; Zuckung *f*, Zucken *nt* **II** *v* (zusammen-)zucken; sich ruckartig bewegen
Achilles jerk: →*ankle jerk*
ankle jerk: Achillessehnenreflex *m*, Triceps-surae-Reflex *m*
biceps jerk: Bizepssehnenreflex *m*
jaw jerk: Masseter-, Unterkieferreflex *m*
knee jerk: Patellarsehnenreflex *m*, Quadrizepssehnenreflex *m*
quadriceps jerk: Patellarsehnenreflex *m*, Quadrizepssehnenreflex *m*
jiglger ['dʒɪgər] *noun*: Sandfloh *m*, Tunga/Dermatophilus penetrans
joint [dʒɔɪnt]: **I** *noun* **1.** Gelenk *nt*, Articulatio *f* **2.** Verbindung(sstelle *f*) *f*, Fuge *f*, Naht(stelle *f*) *f* **II** *adj* gemeinsam, gemeinschaftlich, Gemeinschafts-; vereint **III** *v* verbinden, zusammenfügen
AC joint: →*acromioclavicular joint*
acromioclavicular joint: äußeres Schlüsselbeingelenk *nt*, Akromioklavikulargelenk *nt*, Schultereckgelenk *nt*, Articulatio acromioclavicularis
amphiarthrodial joint: Wackelgelenk *nt*, straffes Gelenk *nt*, Amphiarthrose *f*
ankle joint: oberes Sprunggelenk *nt*, Talokruralgelenk *nt*, Articulatio talocruralis
arthrodial joint: Arthrodialgelenk *nt*, Articulatio plana
atlantoaxial joint: Atlas-Axisgelenk *nt*
atlanto-occipital joint: oberes Kopfgelenk *nt*, Atlantookzipitalgelenk *nt*, Articulatio atlantooccipitalis
ball-and-socket joint: Kugelgelenk *nt*, Articulatio spheroidea
biaxial joint: biaxiales Gelenk *nt*
bicondylar joint: Articulatio bicondylaris
calcaneocuboid joint: Kalkaneokuboidgelenk *nt*, Articulatio calcaneocuboidea
carpal joints: Interkarpalgelenke *pl*, Articulationes intercarpales
carpometacarpal joint of thumb: Articulatio carpometacarpalis pollicis

cartilaginous joints: Articulationes cartilagineae

Chopart's joint: Chopart-Gelenklinie *f*, Articulatio tarsi transversa

composite joint: Articulatio composita

costocentral joint: Articulatio capitis costae

costochondral joints: Articulationes costochondrales

costotransverse joint: Articulatio costotransversaria

costovertebral joints: Rippenwirbelgelenke *pl*, Kostovertebralgelenke *pl*, Articulationes costovertebrales

cotyloid joint: Nussgelenk *nt*, Articulatio cotylica, Articulatio spheroidea

cricoarytenoid joint: Articulatio cricoarytenoidea

cricothyroid joint: Articulatio cricothyroidea

cubitoradial joint: Articulatio radioulnaris proximalis

cuneocuboid joint: Articulatio cuneocuboidea

cuneonavicular joint: Articulatio cuneonavicularis

diarthrodial joint: echtes Gelenk *nt*, Diarthrose *f*, Articulatio/Junctura synovialis

digital joints: Interphalangealgelenke *pl*, IP-Gelenke *pl*, Articulationes interphalangeae

distal interphalangeal joint: distales Interphalangealgelenk *nt*, DIP-Gelenk *nt*, Articulatio interphalangealis distalis

elbow joint: Ell(en)bogengelenk *nt*, Articulatio cubiti

ellipsoidal joint: Ellipsoid-, Eigelenk *nt*, Articulatio ellipsoidea/condylaris

false joint: Falschgelenk *nt*, Pseudarthrose *f*

fibrocartilaginous joint: Symphyse *f*

fibrous joint: Bandverbindung *f*, Articulatio fibrosa

flail joint: Schlottergelenk *nt*

joints of free inferior limb: Articulationes membri inferioris liberi

joints of free superior limb: Articulationes membri superioris liberi

gliding joint: Articulatio plana

hemophilic joint: Blutergelenk *nt*

hinge joint: Scharniergelenk *nt*, Ginglymus *m*

hip joint: Hüftgelenk *nt*, Articulatio coxofemoralis

humeroradial joint: Humeroradialgelenk *nt*, Articulatio humeroradialis

humeroulnar joint: Humeroulnargelenk *nt*, Articulatio humeroulnaris

iliosacral joint: Kreuzbein-Darmbein-Gelenk *nt*, Iliosakralgelenk *nt*, Articulatio sacroiliaca

incudostapedial joint: Amboss-Steigbügel-Gelenk *nt*, Inkudostapedialgelenk *nt*, Articulatio incudostapedialis

joints of inferior limb: Articulationes membri inferioris

joints of inferior limb girdle: Articulationes cinguli pelvici

intercarpal joints: Interkarpalgelenke *pl*, Articulationes intercarpales

interchondral joints: Articulationes interchondrales

intercuneiform joints: Articulationes intercuneiformes

intermetacarpal joints: Intermetakarpalgelenke *pl*, Articulationes intermetacarpales

intermetatarsal joints: Intermetatarsalgelenke *pl*, Articulationes intermetatarsales

interphalangeal joints: Interphalangealgelenke *pl*, IP-Gelenke *pl*, Articulationes interphalangeae

knee joint: Kniegelenk *nt*, Articulatio genus

knuckle joints: Fingergrundgelenke *pl*, MP-Gelenke *pl*, Articulationes metacarpophalangeae

lateral atlantoaxial joint: unteres Kopfgelenk *nt*, laterales Atlantoaxialgelenk *nt*, Articulatio atlantoaxialis lateralis

Lisfranc's joint: Lisfranc-Gelenklinie *f*, Articulationes tarsometatarsales

lumbosacral joint: Lumbosakralgelenk *nt*, Articulatio lumbosacralis

mandibular joint: Kiefergelenk *nt*, Temporomandibulargelenk *nt*, Articulatio temporomandibularis

manubriosternal joint: Manubriosternalgelenk *nt*, Synchondrosis/Symphysis manubriosternalis

mediocarpal joint: Articulatio mediocarpalis

metacarpophalangeal joint: Fingergrundgelenk *nt*, Metakarpophalangealgelenk *nt*, MP-Gelenk *nt*, Articulatio metacarpophalangea

metatarsophalangeal joints: Articulationes metatarsophalangeales

middle atlantoepistrophic joint: Articulatio atlantoaxialis mediana

new joint: Nearthrose *f*

petro-occipital joint: Synchondrosis petrooccipitalis

pisotriquetral joint: Articulatio ossis pisiformis

pivot joint: Dreh-, Rad-, Zapfengelenk *nt*, Articulatio trochoidea
proximal radioulnar joint: oberes/proximales Radioulnargelenk *nt*, Articulatio radioulnaris proximalis
radiocarpal joint: proximales Handgelenk *nt*, Radiokarpalgelenk *nt*, Articulatio radiocarpalis
radioulnar joint: Radioulnargelenk *nt*
rotary joint: Dreh-, Rad-, Zapfengelenk *nt*, Articulatio trochoidea
sacrococcygeal joint: Kreuzbein-Steißbein-Gelenk *nt*, Sakrokokzygealgelenk *nt*, Articulatio sacrococcygea
sacroiliac joint: Kreuzbein-Darmbein-Gelenk *nt*, Iliosakralgelenk *nt*, Articulatio sacroiliaca
saddle joint: Sattelgelenk *nt*, Articulatio sellaris
shoulder joint: Schultergelenk *nt*, Articulatio humeri/glenohumeralis
sternoclavicular joint: inneres Schlüsselbeingelenk *nt*, Sternoklavikulargelenk *nt*, Articulatio sternoclavicularis
subtalar joint: Subtalargelenk *nt*, Articulatio subtalaris/talocalcanea
joints of superior limb: Articulationes membri superioris
joints of superior limb girdle: Articulationes cinguli pectoralis
suture joint: Sutura *f*
synchondrodial joint: Knochenfuge *f*, Synarthrose *f*
talocalcaneonavicular joint: Talokalkaneonavikulargelenk *nt*, Articulatio talocalcaneonavicularis
talocrural joint: oberes Sprunggelenk *nt*, Talokruralgelenk *nt*, Articulatio talocruralis
tarsometatarsal joints: Tarsometatarsalgelenke *pl*, Articulationes tarsometatarsales
temporomandibular joint: (Unter-)

Kiefergelenk *nt*, Temporomandibulargelenk *nt*, Articulatio temporomandibularis
tibiofibular joint: 1. Schienbein-Wadenbein-Gelenk *nt*, (oberes) Tibiofibulargelenk *nt*, Articulatio tibiofibularis **2.** unteres Tibiofibulargelenk *nt*, Syndesmosis tibiofibularis
uniaxial joint: einachsiges/uniaxiales Gelenk *nt*
vertebral joints: Articulationes columnae vertebralis
xiphosternal joint: Synchondrosis xiphosternalis
zygapophysial joints: Articulationes zygapophysiales
joule [dʒuːl, dʒaʊl] *noun*: Joule *nt*
jug|u|lar [ˈdʒʌgjələr, ˈdʒuːɡjə-]: **I** *noun* →*jugular vein* **II** *adj* jugular, Jugular-
juice [dʒuːs] *noun*: Saft *m*; **juices** *plural* (Körper-)Säfte *pl*
  duodenal juice: Duodenalsaft *m*
  gastric juice: Magensaft *m*, Sucus gastricus
junc|tion [ˈdʒʌŋkʃn]: **I** *noun* Verbindungsstelle *f*, Vereinigungsstelle *f*, Junktion *f* **II** *adj* Verbindungs-, Anschluss-
  occludent junction: Verschlusskontakt *m*, Zonula occludens
  tight junction: Verschlusskontakt *m*, Zonula occludens
junc|tu|ra [dʒʌŋˈtʃʊərə] *noun, plural* **-rae** [-riː]: Verbindung *f*, Junctura *f*
ju|van|tia [dʒuːˈvænʃɪə] *plural*: Heilmittel *pl*, Juvantia *pl*
ju|ve|nile [ˈdʒuːvənl, -naɪl]: **I** *noun* Jugendliche(r *m*) *f* **II** *adj* **1.** jugendlich, jung, juvenil, Jugend-, Juvenil- **2.** unreif, Entwicklungs-; kindisch
jux|ta|pos|i|tion [ˌdʒʌkstəpəˈzɪʃn] *noun*: Apposition *f*, Juxtaposition *f*

J

K

kak|os|mia [kæk'ɑzmɪə] *noun*: Kakosmie *f*

kal|emia [kə'liːmɪə] *noun*: Hyperkaliämie *f*, Kaliämie *f*

kali|emia [kæli'iːmɪə] *noun*: →*kalemia*

kali|o|pe|nia [kælɪəʊ'pɪnɪə] *noun*: Kaliummangel *m*, Kaliopenie *f*; Hypokaliämie *f*

kali|o|pe|nic [kælɪəʊ'pɪnɪk] *adj*: kaliopenisch

kal|i|um ['keɪlɪəm] *noun*: Kalium *nt*

kali|u|re|sis [kælɪjə'riːsɪs] *noun*: Kaliurese *f*

kali|u|ret|ic [kælɪjəʊ'retɪk] *adj*: kaliuretisch

kal|li|din ['kælədɪn] *noun*: Kallidin *nt*

kal|li|krein [kælɪ'kriːɪn] *noun*: Kallikrein *nt*

kal|li|krein|o|gen [kælə'kraɪnədʒən] *noun*: Kallikreinogen *nt*

kal|u|ret|ic [kælju'retɪk] *adj*: kaliuretisch

ka|o|lin|o|sis [keɪəlɪ'nəʊsɪs] *noun*: Kaolinlunge *f*

kap|pa|cism ['kæpəsɪzəm] *noun*: Kappazismus *m*, Kappatismus *m*

kar|y|o|cyte ['kærɪəʊsaɪt] *noun*: kernhaltige Zelle *f*, Karyozyt *m*

kar|y|og|amy [kærɪ'ɑgəmɪ] *noun*: Karyogamie *f*

kar|y|o|gen|e|sis [kærɪəʊ'dʒenəsɪs] *noun*: Zellkernentwicklung *f*, Karyogenese *f*

kar|y|o|gram ['kærɪəʊgræm] *noun*: Karyogramm *nt*, Idiogramm *nt*

kar|y|o|ki|ne|sis [kærɪəʊkɪ'niːsɪs, -kaɪ-] *noun*: 1. mitotische Kernteilung *f*, Karyokinese *f* 2. Mitose *f*

kar|y|o|kla|sis [kærɪ'ɑkləsɪs] *noun*: Kernzerbrechlichkeit *f*, Karyoklasie *f*

kar|y|ol|y|sis [kærɪ'ɑlɪsɪs] *noun*: (Zell-)Kernauflösung *f*, Karyolyse *f*

kar|y|o|lyt|ic [kærɪəʊ'lɪtɪk] *adj*: karyolytisch

kar|y|o|meg|a|ly [kærɪəʊ'megəlɪ] *noun*: Kernvergrößerung *f*, Karyomegalie *f*

kar|y|o|mi|to|sis [kærɪəʊmaɪ'təʊsɪs] *noun*: mitotische Kernteilung *f*, Karyomitose *f*

kar|y|o|mi|tot|ic [kærɪəʊmaɪ'tatɪk] *adj*: karyomitotisch

kar|y|on ['kærɪɑn] *noun*: Zellkern *m*, Nukleus *m*, Karyon *nt*

kar|y|o|plasm ['kærɪəʊplæzəm] *noun*: Karyoplasma *nt*, Nukleoplasma *nt*

kar|y|o|plas|mat|ic [kærɪəʊplæz'mætɪk] *adj*: karyoplasmatisch, nukleoplasmatisch

kar|y|o|plast ['kærɪəʊplæst] *noun*: →*karyon*

kar|y|o|pyk|no|sis [kærɪəʊpɪk'nəʊsɪs] *noun*: Kernverdichtung *f*, (Kern-)Pyknose *f*, Karyopyknose *f*

kar|y|or|rhex|is [kærɪəʊ'reksɪs] *noun*, *plural* -rhex|es [-'reksiːz]: (Zell-)Kernzerfall *m*, Karyo(r)rhexis *f*

kar|y|o|some ['kærɪəʊsəʊm] *noun*: Karyosom *nt*

kar|y|o|the|ca [kærɪəʊ'θiːkə] *noun*: Kernmembran *f*, Karyothek *f*

kar|y|o|type ['kærɪəʊtaɪp] *noun*: Karyotyp *m*

kar|y|o|typ|ing [kærɪəʊ'taɪpɪŋ] *noun*: Chromosomenanalyse *f*

kat|i|on ['kæt,aɪən, -ɑn] *noun*: Kation *nt*

keb|o|ceph|al|ly [kebəʊ'sefəlɪ] *noun*: Affenkopf *m*, Zebozephalie *f*

kel|oid ['kiːlɔɪd] *noun*: Keloid *nt*
cicatricial keloid: Narbenkeloid *nt*

kel|oi|do|sis [kiːlɔɪ'dəʊsɪs] *noun*: Keloidose *f*

kel|ot|o|my [kɪ'lɑtəmɪ] *noun*: Hernien-, Bruchoperation *f*, Herniotomie *f*

ker|a|tal|gia [kerə'tældʒ(ɪ)ə] *noun*: Hornhautschmerz *m*, Keratalgie *f*

ker|a|tec|ta|sia [kerətek'teɪʒ(ɪ)ə] *noun*: Kerektasie *f*

ker|a|tec|to|my [kerə'tektəmɪ] *noun*: Keratektomie *f*

ker|at|ic [kə'rætɪk] *adj*: 1. Keratin- 2. Hornhaut-, Kerato- 3. hornartig, Hornhaut-

ker|a|tin ['kerətɪn] *noun*: Hornstoff *m*, Keratin *nt*

ker|a|tin|i|za|tion [kerətɪnə'zeɪʃn] *noun*: Verhornung *f*, Keratinisation *f*

ker|a|tit|ic [kerə'taɪtɪk] *adj*: keratitisch

ker|a|ti|tis [kerə'taɪtɪs] *noun*: Keratitis *f*, Hornhautentzündung *f*
actinic keratitis: Keratitis actinica
dendriform keratitis: Keratitis dendrica, Herpes-simplex-Keratitis *f*
desiccation keratitis: Keratitis/Keratopathia e lagophthalmo
fascicular keratitis: Gefäßbändchen *nt*, Keratitis fascicularis, Wanderphlyktäne *f*
herpetic keratitis: Herpes-Keratitis *f*, Herpes corneae (simplex)

hypopyon keratitis: Hypopyonkeratitis f, Ulcus corneae serpens

marginal keratitis: Randkeratitis f, Keratitis marginalis

purulent keratitis: eitrige Keratitis f, Keratitis purulenta/suppurativa

ker|a|to|ac|an|tho|ma [ˌkerətəʊæ͵kæn-ˈθəʊmə] *noun*: Keratoakanthom *nt*, selbstheilendes Stachelzellkarzinom *nt*, selbstheilender Stachelzellkrebs *m*

ker|a|to|cele [ˈkerətəʊsiːl] *noun*: Keratozele f, Descemetozele f

ker|a|to|con|junc|ti|vit|ic [ˌkerətəʊkən͵dʒʌŋktəˈvaɪtɪk] *adj*: keratokonjunktivitisch

ker|a|to|con|junc|ti|vi|tis [ˌkerətəʊkən͵dʒʌŋktəˈvaɪtɪs] *noun*: Keratokonjunktivitis f, Keratoconjunctivitis f

herpetic keratoconjunctivitis: herpetische Keratokonjunktivitis f, Herpes-Keratokonjunktivitis f, Keratoconjunctivitis herpetica

ker|a|to|col|nus [ˌkerətəʊˈkəʊnəs] *noun*: Keratokonus *m*

ker|a|to|der|ma [ˌkerətəʊˈdɜrmə] *noun*: **1.** Hautverhornung f, Hornhautbildung f, Keratoderma *nt* **2.** übermäßige Verhornung f, Keratodermantf

ker|a|to|der|ma|ti|tis [ˌkerətəʊ͵dɜrmə-ˈtaɪtɪs] *noun*: Keratodermatitis f

ker|a|to|gen|e|sis [ˌkerətəʊˈdʒenəsɪs] *noun*: Hornbildung f, Keratogenese f

ker|a|to|glo|bus [ˌkerətəˈgləʊbəs] *noun*: Keratoglobus *m*

ker|a|to|hel|co|sis [ˌkerətəʊhelˈkəʊsɪs] *noun*: Keratohelkose f

ker|a|to|hy|a|lin [ˌkerətəʊˈhaɪəlɪn] *noun*: Keratohyalin *nt*, Eleidinkörnchen *nt*

ker|a|to|hy|a|line [ˌkerətəʊˈhaɪəliːn, -laɪn] *adj*: keratohyalin

ker|a|to|id|i|tis [ˌkerətɔɪˈdaɪtɪs] *noun*: Keratitis f, Hornhautentzündung f

ker|a|to|ir|i|do|cyc|li|tis [ˌkerətəʊ͵ɪrɪdəʊ-ˈsɪkˈlaɪtɪs] *noun*: Keratoiridozyklitis f

ker|a|to|ir|i|tis [ˌkerətəʊaɪˈraɪtɪs] *noun*: Keratoiritis f, Iridokeratitis f, Korneoiritis f

ker|a|to|ly|sis [kerəˈtɑlɪsɪs] *noun*: Keratolyse f

ker|a|to|lyt|ic [ˌkerətəʊˈlɪtɪk]: **I** *noun* Keratolytikum *nt* **II** *adj* keratolytisch

ker|a|to|ma [kerəˈtəʊmə] *noun, plural* -mas, -malta [-mətə]: **1.** Hornschwiele f, Kallus *m*, Callositas f **2.** Keratom *nt*

ker|a|to|mal|la|cia [ˌkerətəʊməˈleɪʃɪə, -sɪə] *noun*: Keratomalazie f

ker|a|tom|e|try [kerəˈtɑmətrɪ] *noun*: Keratometrie f

ker|a|to|my|co|sis [ˌkerətəʊmaɪˈkəʊsɪs]

noun: Keratomykose f

ker|a|ton|o|sus [kerəˈtɑnəsəs] *noun*: Keratonose f

ker|a|to|pa|thy [kerəˈtɑpəθɪ] *noun*: Keratopathie f

ker|a|to|plas|ty [ˈkerətəplæstɪ] *noun*: Hornhaut-, Keratoplastik f, Hornhauttransplantation f

ker|a|to|pros|the|sis [ˌkerətəʊprɑsˈθiː-sɪs] *noun*: Keratoprothese f

ker|a|tor|rhex|is [ˌkerətəʊˈreksɪs] *noun*: Hornhautriss *m*, Keratorrhexis f

ker|a|to|scle|ri|tis [kerətəʊsklɪˈraɪtɪs] *noun*: Keratoskleritis f

ker|a|to|scope [ˈkerətəʊskəʊp] *noun*: Placido-Scheibe f, Keratoskop *nt*

ker|a|tos|co|py [kerəˈtɑskəpɪ] *noun*: Hornhautuntersuchung f, Keratoskopie f

ker|a|to|sis [kerəˈtəʊsɪs] *noun*: Verhornungsstörung f, Keratose f

actinic keratosis: → *senile keratosis*

senile keratosis: aktinische/senile/solare Keratose f, Keratosis actinica/solaris/senilis

solar keratosis: → *senile keratosis*

tar keratosis: Teerkeratose f, Teerwarzen *pl*, Pechwarzen *pl*

ker|a|tot|ic [kerəˈtɑtɪk] *adj*: keratotisch

ker|a|tot|o|my [kerəˈtɑtəmɪ] *noun*: Hornhautschnitt *m*, Keratotomie f, Korneotomie f

ker|ec|ta|sis [kəˈrektəsɪs] *noun*: Kerektasie f

ker|ec|to|my [kəˈrektəmɪ] *noun*: Keratektomie f

ke|to|ac|i|de|mia [ˌkiːtəʊæsɪˈdiːmɪə] *noun*: Ketoazidämie f

ke|to|ac|i|do|sis [ˌkiːtəʊ͵æsɪˈdəʊsɪs] *noun*: Ketoazidose f

diabetic ketoacidosis: diabetische Ketoazidose f

ke|to|ac|i|dot|ic [ˌkiːtəʊæsɪˈdɑtɪk] *adj*: ketoazidotisch

ke|to|ac|i|du|ria [ˌkiːtəʊæsɪˈd(j)ʊərɪə] *noun*: Ketoazidurie f

branched-chain ketoaciduria: Ahornsirup-Krankheit f, Valin-Leucin-Isoleucinurie f, Verzweigtkettendecarboxylase-Mangel *m*

ke|to|gen|e|sis [kiːtəʊˈdʒenəsɪs] *noun*: Keto(n)körperbildung f, Ketogenese f

ke|to|gen|ic [ˌkiːtəʊˈdʒenɪk] *adj*: ketogen, ketoplastisch

ke|tol|y|sis [kɪˈtɑlɪsɪs] *noun*: Ketolyse f

ke|to|lyt|ic [ˌkiːtəˈlɪtɪk] *adj*: ketolytisch

ke|tone [ˈkiːtəʊn] *noun*: Keton *nt*

ke|to|ne|mia [ˌkiːtəʊˈniːmɪə] *noun*: Ketonämie f

keltolnelmic [ˌkiːtəʊˈniːmɪk] adj: ketonämisch

keltonlic [kiːˈtɒnɪk] adj: Keton-, Keto-

keltolnulria [ˌkiːtəʊˈn(j)ʊərɪə] noun: Ketonurie f

keltolnulric [ˌkiːtəʊˈn(j)ʊərɪk] adj: ketonurisch

keltolplalsia [ˌkiːtəʊˈpleɪʒ(ɪ)ə, -zɪə] noun: Keto(n)körperbildung f

keltolplasltic [ˌkiːtəʊˈplæstɪk] adj: ketogen, ketoplastisch

keltose [ˈkiːtəʊs] noun: Keto(n)zucker m, Ketose f

keltolsis [kɪˈtəʊsɪs] noun: Ketonämie f, Ketoazidose f, Ketose f

17-keltolsterloid [kɪˈtɑstərɔɪd] noun: 17-Ketosteroid nt, 17-Oxosteroid nt

keltolsulria [ˌkiːtəʊˈs(j)ʊərɪə] noun: Ketosurie f

keltotlic [kɪˈtɑtɪk] adj: ketotisch

kidlney [ˈkɪdnɪ] noun: Niere f; (anatom.) Ren m, Nephros m

cake kidney: Kuchen-, Klumpenniere f

congested kidney: Stauungsniere f

cystic kidney: Zystenniere f

dwarf kidney: Zwergniere f

floating kidney: Wanderniere f, Ren mobilis/migrans

fused kidney: Verschmelzungsniere f

horseshoe kidney: Hufeisenniere f, Ren arcuatus

medullary sponge kidney: Schwammniere f, Cacchi-Ricci-Syndrom nt

pelvic kidney: Beckenniere f

shock kidney: Schockniere f

shrunken kidney: Schrumpfniere f

sponge kidney: Schwammniere f, Cacchi-Ricci-Syndrom nt

kidney-shaped adj: nierenförmig, reniform, nephroid

kinlanlesltheisia [kɪnˌænəsˈθiːʒə] noun: Kinanästhesie f

kilnase [ˈkaɪneɪz, ˈkɪ-] noun: Kinase f

AMP kinase: Adenylatkinase f, AMP-Kinase f

creatine kinase: Creatinkinase f, Creatinphosphokinase f

phosphoglycerate kinase: Phosphoglyceratkinase f

pyruvate kinase: Pyruvatkinase f

ribose-phosphate pyrophosphokinase: Ribosephosphatpyrophosphokinase f, Phosphoribosylpyrophosphatsynthetase f

kilnelmia [kaɪˈniːmɪə] noun: Herzzeitvolumen nt

kinleiplaslty [ˈkɪnəplæstɪ] noun: plastische Amputation f, Kineplastik f

kinlelsimleiter [kɪnəˈsɪmətər] noun: Bewegungsmesser m, Kinesi(o)meter nt

kilnelsilolneulrolsis [kɪˌniːzɪəʊnjʊəˈrəʊsɪs] noun: Bewegungs-, Kinesioneurose f

kilnelsiltherlalpy [kɪˌniːsɪˈθerəpɪ] noun: Bewegungstherapie f, Kinesitherapie f

kinlesltheisia [ˌkɪnəsˈθiːʒ(ɪ)ə, -zɪə] noun: Muskelsinn m, Bewegungsempfindung f, Kinästhesie f

kinleslthetlic [ˌkɪnəsˈθetɪk] adj: kinästhetisch

kilnetlic [kɪˈnetɪk, kaɪ-] adj: kinetisch, Bewegungs-

kinleltolsis [ˌkɪnəˈtəʊsɪs] noun, plural -ses [-siːz]: Bewegungs-, Reisekrankheit f, Kinetose f

kilnolcillium [ˌkɪnəˈsɪliəm] noun, plural -cilia [-ˈsɪlɪə]: (Kino-)Zilie f, Flimmerhaar m

Klebisilellla [ˌklebzɪˈelə] noun: Klebsiella f

Klebsiella friedländeri: → Klebsiella pneumoniae

Klebsiella pneumoniae: Friedländer-Bakterium nt, Klebsiella pneumoniae

kleplolmalnia [ˌkleptəˈmeɪnɪə, -njə] noun: Kleptomanie f

knee [niː] noun: 1. Knie nt; (anatom.) Genu nt 2. Kniegelenk nt, Articulatio genus

knife [naɪf] noun, plural knives [naɪvz]: Messer nt

knock-knee noun: X-Bein nt, Genu valgum

knot [nɑt] noun: 1. knotenförmige Struktur f, Knoten m, Nodus m 2. Knoten m

knot of umbilical cord: Nabelschnurknoten m

knucklle [ˈnʌkl] noun: 1. (Finger-)Knöchel m 2. Fingergrundgelenk nt

knucklleibone [ˈnʌklbəʊn] noun: Mittelhand-, Metakarpalknochen m

koillolnychlia [ˌkɔɪləˈnɪkɪə] noun: Löffel-, Hohlnagel m, Koilonychie f

kollylpepltic [ˌkɑlɪˈpeptɪk] adj: verdauungshemmend, kolypeptisch

kollytlic [kəˈlɪtɪk] adj: hemmend, hindernd, inhibitorisch

kolroslcolpy [kəˈrɑskəpɪ] noun: Koroskopie f, Retinoskopie f, Skiaskopie f

kraulrolsis [krɔːˈrəʊsɪs] noun: Kraurose f, Kraurosis f, Craurosis f

kraurosis penis: Craurosis penis, Lichen sclerosus et atrophicus penis

kraurosis vulvae: Breisky-Krankheit f, Craurosis vulvae

kraulrotlic [krɔːˈrɑtɪk] adj: kraurotisch

krelaltin [ˈkrɪətɪn] noun: Creatin nt, α-

K

981

Methylguanidinoessigsäure f
ky|mog|ra|phy [kaɪˈmɑgrəfɪ] *noun*: Ky-
mographie f, Kymografie f

ky|pho|sis [kaɪˈfəʊsɪs] *noun, plural* **-ses**
[-siːz]: Kyphose f
ky|phot|ic [kaɪˈfɑtɪk] *adj*: kyphotisch

K

982

L

la|bi|al ['leɪbɪəl] *adj*: labial

la|bile ['leɪbəl, -baɪl] *adj*: unbeständig; (*chem.*) labil

la|bio|lin|gual [ˌleɪbɪəʊ'lɪŋgwəl] *adj*: labiolingual, labioglossal

la|bio|men|tal [ˌleɪbɪəʊ'mentl] *adj*: labiomental

la|bio|plas|ty ['leɪbɪəʊplæstɪ] *noun*: Lippen-, Labio-, Cheiloplastik *f*

la|bio|vel|lar [ˌleɪbɪə'viːlər] *adj*: labiovelar

la|bi|um ['leɪbɪəm] *noun, plural* **-bia** [-bɪə]: Lippe *f*, Labium *nt*
labium duplex: Doppellippe *f*
pudendal labia: Schamlippen *pl*, Labia pudendi

la|bor ['leɪbər] **II** *noun* **1.** Wehen *pl*, Labores (parturientium) **be in labor** in den Wehen liegen, kreißen **go into labor/enter labor** Wehen bekommen **2.** (schwere) Arbeit *f* **3.** Anstrengung *f*, Mühe *f* **II** *v* **4.** in den Wehen liegen, kreißen
false labor: Senkwehen *pl*
precipitate labor: überstürzte Geburt *f*, Partus praecipitatus
tedious labor: Wehenschwäche *f*, Bradytokie *f*

la|bo|ra|to|ry ['læbrətɔ:rɪ] *noun*: Laboratorium *nt*, Labor *nt*

la|bro|cyte ['læbrəsaɪt] *noun*: Mastzelle *f*, Mastozyt *m*

la|brum ['leɪbrəm] *noun, plural* **-bra** [-brə]: Lippe *f*, Rand *m*, Labrum *nt*
acetabular labrum: Pfannenlippe *f*, Labrum acetabuli
glenoid labrum: Labrum glenoidale scapulae

lab|y|rinth ['læbɪrɪnθ] *noun*: **1.** Labyrinth *nt*, (*anatom.*) Labyrinthus *m* **2.** Innenohr(labyrinth *nt*) *nt*, Labyrinth *nt*
kinetic labyrinth: kinetisches Labyrinth *nt*, Bogengangsapparat *m*

lab|y|rin|thec|to|my [ˌlæbɪrɪn'θektəmɪ] *noun*: Labyrinthexzision *f*, Labyrinthektomie *f*

lab|y|rin|thine [ˌlæbɪ'rɪnθɪn, -θiːn] *adj*: labyrinthär, labyrinthisch

lab|y|rin|thi|tis [ˌlæbɪrɪn'θaɪtɪs] *noun*: Labyrinthitis *f*, Labyrinthentzündung *f*

lab|y|rin|thot|o|my [ˌlæbɪrɪn'θɑtəmɪ] *noun*: Labyrintheröffnung *f*, Labyrinthotomie *f*

lac [læk] *noun, plural* **lac|ta** ['læktə]: **1.** Milch *f*, Lac *nt* **2.** milchartige Flüssigkeit *f*, Milch *f*

lac|er|ate ['læsəreɪt, -ɪt] **I** *adj* →*lacerated* **II** *v* ein-, aufreißen, lazerieren

lac|er|at|ed ['læsəreɪtɪd] *adj*: eingerissen, aufgerissen, lazeriert

lac|er|a|tion [læsə'reɪʃn] *noun*: **1.** Zerreißen *nt*, Lazerieren *nt* **2.** Riss-, Platzwunde *f*, Riss-, Platzverletzung *f*, Lazeration *f*
perineal laceration: Dammriss *m*, Scheidendammriss *m*
vaginal laceration: Scheidenriss *m*, Kolporrhexis *f*

lach|ry|mal ['lækrɪml] *adj*: lakrimal

lack [læk] *noun*: Mangel *m* (*of* an)
chronic lack of sexual desire: Alibidinie *f*
lack of desire: Inappetenz *f*

lac|ri|mal ['lækrɪml] *adj*: lakrimal

lac|ri|ma|tion [lækrɪ'meɪʃn] *noun*: Tränensekretion *f*, Lakrimation *f*

lac|ri|ma|to|ry ['lækrɪmətɔ:ri:] *adj*: lakrimogen

lac|ri|mo|na|sal [ˌlækrɪməʊ'neɪzl] *adj*: nasolakrimal

lac|ri|mot|o|my [lækrɪ'mɑtəmɪ] *noun*: Tränensackeröffnung *f*, Trängengangseröffnung *f*, Lakrimotomie *f*

lac|tac|i|de|mia [læk,tæsɪ'diːmɪə] *noun*: Hyperlaktazidämie *f*

lac|tac|i|du|ria [læk,tæsɪ'd(j)ʊərɪə] *noun*: Lakt-, Lactazidurie *f*, Laktatazidurie *f*

lac|ta|gogue ['læktəgɔg] **I** *noun* Laktagogum *nt*, Galaktogogum *nt* **II** *adj* milchtreibend

lac|tal|bu|min [ˌlæktæl'bjuːmɪn] *noun*: Laktalbumin *nt*, Lactalbumin *nt*

β-lac|tam|ase ['læktəmeɪz] *noun*: β-Laktamase *f*, β-Lactamase *f*

β-lactamase-resistant *adj*: β-Lactamasefest, β-Lactamase-resistent

lac|tase ['lækteɪz] *noun*: Laktase *f*, Lactase *f*, β-Galaktosidase *f*

lac|tate ['lækteɪt] **I** *noun* Laktat *nt*, Lactat *nt* **II** *v* Milch absondern, laktieren

lac|ta|tion [læk'teɪʃn] *noun*: **1.** Milchsekretion *f*, Laktation *f* **2.** Laktationsperiode *f*, Laktation *f*

lac|te|al ['læktɪəl] **I** *noun* (*Darm*) Lymphkapillare *f* **II** *adj* milchig, Lakt(o)-, Lact(o)-, Milch-

lac|te|ous ['læktɪəs] *adj*: milchig,

Lakt(o)-, Lact(o)-, Milch

lac|tes|cent [læk'tesənt] *adj*: laktierend

lac|tic ['læktɪk] *adj*: Milch-, Lakt(o)-, Lact(o)-, Galakt(o)-, Galact(o)-

lac|tic|ac|id|e|mia [ˌlæktɪkˌæsɪ'diːmɪə] *noun*: Hyperlaktazidämie *f*

lac|tif|er|ous [læk'tɪfərəs] *adj*: milchführend, laktifer

lac|ti|fuge ['læktɪfjuːdʒ]: **I** *noun* Milchsekretion-hemmendes Mittel *nt*, Lakti-, Lactifugum *nt* **II** *adj* milchvermindernd, milchhemmend

Lac|to|ba|cil|lus [ˌlæktəʊbə'sɪləs] *noun*, *plural* **-li** [læktəʊbə'sɪlaɪ]: Milchsäurestäbchen *nt*, Lactobacillus *m*
  Lactobacillus acidophilus: Lactobacillus acidophilus
  Lactobacillus bifidus: Bifidus-Bakterium *nt*, Bifidobacterium bifidum

lac|to|cele ['læktəʊsiːl] *noun*: Galaktozele *f*

lac|to|fer|rin [læktəʊ'ferɪn] *noun*: Laktoferrin *nt*, Laktotransferrin *nt*

lac|to|gen ['læktəʊdʒən] *noun*: Prolaktin *nt*, laktogenes Hormon *nt*
  human placental lactogen: humanes Plazenta-Laktogen *nt*, Chorionsomatotropin *nt*

lac|to|gen|e|sis [ˌlæktəʊ'dʒenəsɪs] *noun*: Milchbildung *f*, Laktogenese *f*

lac|to|gen|ic [ˌlæktəʊ'dʒenɪk] *adj*: laktogen

lac|to|glob|u|lin [ˌlæktəʊ'glɒbjəlɪn] *noun*: Lakto-, Lactoglobulin *nt*

lac|tose ['læktəʊs] *noun*: Milchzucker *m*, Laktose *f*

lac|to|si|do|sis [ˌlæktəʊsaɪ'dəʊsɪs] *noun*, *plural* **-ses** [læktəʊsaɪ'dəʊsiːz]: Laktosidspeicherkrankheit *f*, Laktosidose *f*

lac|to|su|ria [ˌlæktə's(j)ʊərɪə] *noun*: Laktosurie *f*

lac|to|syl|cer|a|mi|do|sis [ˌlæktəʊsɪlˌserəmaɪ'dəʊsɪs] *noun*: Lactosylceramidose *f*, neutrale β-Galaktosidase-Defekt *m*

lac|to|trop|ic [ˌlæktəʊ'trɒpɪk, -'trəʊ-] *adj*: laktotrop

lac|tu|lose ['læktjələʊs] *noun*: Lactulose *f*

la|cu|na [læk'(j)uːnə] *noun*, *plural* **-nae** [-niː]: Hohlraum *m*, Spalt(e *f*) *m*, Lücke *f*, Lacuna *f*
  urethral lacunae: Urethrallakunen *pl*, -buchten *pl*, Lacunae urethrales

la|cu|nar [lə'k(j)uːnər] *adj*: lakunar, lakunär

lag|oph|thal|mos [ˌlægɒf'θælməs] *noun*: Hasenauge *nt*, Lagophthalmus *m*

lake ['leɪk] *noun*: Lacus *m*
  lacrimal lake: Lacus lacrimalis

lal|lo|pa|thy [læ'lɒpəθɪ] *noun*: Sprach-, Sprechstörung *f*, Lalopathie *f*

lal|lo|pho|bic [ˌlælə'fəʊbɪk] *adj*: lalophob, glossophob

lal|lo|ple|gia [ˌlælə'pliːdʒ(ɪ)ə] *noun*: Sprachlähmung *f*, Laloplegie *f*

lam|bli|a|sis [læm'blaɪəsɪs] *noun*: Lamblia-Infektion *f*, Lambliasis *f*

la|mel|la [lə'melə] *noun*, *plural* **-las**, **-lae** [-liː, -laɪ]: Lamelle *f*

la|mel|lar [lə'melər] *adj*: lamellär, lamellar

lam|el|late ['læmələt, lə'meleɪt, -lɪt] *adj*: lamellär, lamellar

lam|i|na ['læmɪnə] *noun*, *plural* **-nas**, **-nae** [-niː]: **1.** Blättchen *nt*, Lamina *f* **2.** → *lamina of vertebra*
  accessory medullary lamina: Lamina medullaris accessoria corpori striati
  lamina affixa: Lamina affixa
  anterior limiting lamina: Bowman-Membran *f*, vordere Basalmembran *f*, Lamina elastica anterior (Bowmani), Lamina limitans anterior corneae
  basal lamina of ciliary body: Lamina basalis corporis ciliaris
  basilar lamina of cochlear duct: Lamina basilaris ductus cochleari
  bony spiral lamina: Lamina spiralis ossea
  choriocapillary lamina: Choriocapillaris *f*, Lamina choroidocapillaris
  cribriform lamina: Fascia cribrosa
  cribriform lamina of transverse fascia: Septum femorale
  lamina of cricoid cartilage: Ringknorpelplatte *f*, Lamina cartilaginis cricoideae
  lamina densa: Lamina densa
  external lamina of pterygoid process: Lamina lateralis processus pterygoidei
  lamina fibroreticularis: Lamina fibroreticularis
  lamina fusca: Lamina fusca sclerae
  hamulus of bony spiral lamina: Hamulus laminae spiralis
  horizontal lamina of palatine bone: Lamina horizontalis ossis palatini
  inferior lamina of sphenoid bone: Processus pterygoideus ossis sphenoidalis
  internal lamina of pterygoid process: Lamina medialis processus pterygoidei
  limbus of spiral lamina: Limbus laminae spiralis osseae
  membranous lamina of auditory tube: Lamina membranacea tubae auditivae
  lamina of modiolus: Lamina modioli cochleae

orbital lamina: Lamina orbitalis ossis ethmoidalis
palatine lamina of maxilla: Processus palatinus maxillae
perpendicular lamina of ethmoid bone: Lamina perpendicularis ossis ethmoidale
posterior limiting lamina: Descemet-Membran f, hintere Basalmembran f, Lamina elastica posterior Descemeti, Lamina limitans posterior corneae
lamina propria: Lamina propria mucosae
lamina rara externa: Lamina rara externa
lamina rara interna: Lamina rara interna
rostral lamina: Lamina rostralis
secondary spiral lamina: Lamina spiralis secundaria
lamina of septum pellucidum: Lamina septi pellucidi
spinal laminae: Laminae spinales
superficial lamina of cervical fascia: Lamina superficialis fasciae cervicalis
suprachoroid lamina: Lamina suprachoroidea
terminal lamina: Lamina terminalis
terminal lamina of hypothalamus: Lamina terminalis hypothalami
lamina tragi: Lamina tragi
vascular lamina of choroid: Haller-Membran f, Lamina vasculosa
lamina of vertebra: Wirbel(bogen)platte f, Lamina arcus vertebrae
lamiinagiralphy [læmɪ'nægrəfɪ] *noun*: Schichtröntgen *nt*, Tomographie f, Schichtröntgen *nt*, Tomografie f
lamiinar ['læmɪnər] *adj*: lamellenförmig, lamellenartig, laminar, laminal
lamiinatled ['læmɪneɪtɪd] *adj*: lamellär, lamellar
lamiinecitolmy [læmɪ'nektəmɪ] *noun*: Wirbelbogenresektion f, Laminektomie f
lamiinogiralphy [læmɪ'nɑgrəfɪ] *noun*: Schichtaufnahmeverfahren *nt*, Tomographie f, Tomografie f
lamiinotolmy [læmɪ'natəmɪ] *noun*: Wirbelbogendurchtrennung f, Laminotomie f
lanidinatling ['lænsɪneɪtɪŋ] *adj*: (*Schmerz*) bohrend, stechend, lanzinierend
lalnulgilnous [lə'n(j)uːdʒɪnəs] *adj*: lanugoartig, lanuginös
lalnulgo [lə'n(j)uːgəʊ] *noun, plural* **-gos**: Flaum *m*, Wollhaar(kleid *nt*) *nt*, Lanugo f
laplalrecitolmy [læpə'rektəmɪ] *noun*:

Bauchwandexzision f, Bauchdeckenplastik f, Laparektomie f
laplalroicele ['læpərəsiːl] *noun*: Bauch(wand)hernie f, Laparozele f, Hernia abdominalis/ventralis
laplalroichollelcysitotlolmy [læpərəʊˌkəʊləsɪs'tatəmɪ] *noun*: Gallenblaseneröffnung f, Cholezystotomie f
laplalroicollecitolmy [læpərəʊkə'lektəmɪ] *noun*: Dickdarmentfernung f, Kolonentfernung f, Kolektomie f
laplalroicollositolmy [læpərəʊkə'lastəmɪ] *noun*: Laparokolostomie f; Kolostomie f
laplalroicolltollolmy [læpərəʊkə'latəmɪ] *noun*: Dickdarmeröffnung f, Koloneröffnung f, Kolotomie f
laplalroicysitecitolmy [læpərəʊsɪs'tektəmɪ] *noun*: transabdominelle Zystektomie f, Laparozystektomie f
laplalroicysitildotlolmy [læpərəʊsɪstə'datəmɪ] *noun*: **1.** transabdominelle Zystotomie f, Laparozystotomie f **2.** suprapubischer Blasenschnitt *m*, Laparozystotomie f
laplalroienitelrositolmy [læpərəʊentə'rastəmɪ] *noun*: Laparoenterostomie f
laplalroienitelrotlolmy [læpərəʊentə'ratəmɪ] *noun*: Laparoenterotomie f
laplalroigasitrositolmy [læpərəʊgæs'trastəmɪ] *noun*: Laparo-, Zöliogastrostomie f
laplalroigasitrotlolmy [læpərəʊgæs'tratəmɪ] *noun*: Laparo-, Zöliogastrotomie f
laplalroihelpaltolmy [læpərəʊhepə'tatəmɪ] *noun*: Laparohepatotomie f
laplalroihysiterlecitolmy [læpərəʊhɪstə'rektəmɪ] *noun*: transabdominelle Hysterektomie f, Laparohysterektomie f, Hysterectomia abdominalis
laparohystero-oophorectomy *noun*: Laparohystero-oophorektomie f, Laparohystero-ovariektomie f
laplalroihysiterlolpexly [læpərəʊ'hɪstərəpeksɪ] *noun*: transabdominelle Hysteropexie f, Laparohysteropexie f
laparohysterosalpingo-oophorectomy *noun*: Laparohysterosalpingo-oophorektomie f, Laparohysterosalpingo-ovariektomie f
laplalroihysiteirotlolmy [læpərəʊhɪstə'ratəmɪ] *noun*: transabdominelle Hysterotomie f, Abdomino-, Laparo-, Zöliohysterotomie f
laplalroillelotlolmy [læpərəʊɪlɪ'atəmɪ] *noun*: Laparoileotomie f
laplalroimyliitis [læpərəʊmaɪ'aɪtɪs] *noun*: Laparomyositis f
laplalroimylolmecitolmy [læpərəʊmaɪə-

'mektəmı] *noun*: transabdominelle Myomektomie *f*, Laparomyomektomie *f*
la|pa|ro|my|o|mo|to|my [ˌlæpərəʊmaɪə-'mɑtəmı] *noun*: transabdominelle Myomotomie *f*, Laparomyomotomie *f*
la|pa|ro|my|o|si|tis [ˌlæpərəʊmaɪə'saɪtıs] *noun*: Laparomyositis *f*
la|pa|ror|rha|phy [læpə'rɔrəfı] *noun*: Bauchwandnaht *f*, Zölio-, Laparorrhaphie *f*
la|pa|ro|sal|pin|gec|to|my [ˌlæpərəˌsælpın'dʒektəmı] *noun*: transabdominelle Salpingektomie *f*, Zölio-, Laparosalpingektomie *f*
laparosalpingo-oophorectomy *noun*: transabdominelle Salpingo-oophorektomie *f*, Laparosalpingo-oophorektomie *f*, Laparosalpingo-ovariektomie *f*
la|pa|ro|sal|pin|go|to|my [ˌlæpərəʊsælpın'dʒektəmı] *noun*: transabdominelle Salpingotomie *f*, Zölio-, Laparosalpingotomie *f*
la|pa|ro|scop|ic ['læpərəskɑpık] *adj*: laparoskopisch
la|pa|ros|co|py [ˌlæpə'rɑskəpı] *noun*: Bauchspiegelung *f*, Laparoskopie *f*
la|pa|ro|sple|nec|to|my [ˌlæpərəsplı'nektəmı] *noun*: Laparosplenektomie *f*
la|pa|ro|sple|not|o|my [ˌlæpərəʊsplı'natəmı] *noun*: Laparosplenotomie *f*
la|pa|rot|o|my [læpə'rɑtəmı] *noun*: (operative) Bauchhöhleneröffnung *f*, Laparotomie *f*
explorative laparotomy: explorative Laparotomie *f*, Probelaparotomie *f*
la|pa|ro|u|te|rot|o|my [ˌlæpərəˌjuːtə'rɑtəmı] *noun*: transabdominelle Hysterotomie *f*, Abdominohysterotomie *f*, Laparohysterotomie *f*, Zöliohysterotomie *f*
lar|da|ceous [lɑr'deıʃəs] *adj*: fettartig, fettähnlich
lar|vat|ed ['lɑːrveıtıd] *adj*: (*Krankheit, Symptom*) versteckt, verkappt, maskiert, larviert; verdeckt, verborgen, larviert, maskiert
lar|vi|ci|dal [ˌlɑːrvə'saıdl] *adj*: larven-(ab)tötend, larvizid
lar|yn|gal|gia [lærın'gældʒ(ı)ə] *noun*: Larynx-, Kehlkopfschmerz *m*, Laryngalgie *f*
la|ryn|ge|al [lə'rındʒ(ı)əl, ˌlærın'dʒiːəl] *adj*: laryngeal
lar|yn|gec|to|my [ˌlærın'dʒektəmı] *noun*: Laryngektomie *f*
lar|yn|git|ic [ˌlærın'dʒıtık] *adj*: laryngitisch
lar|yn|gi|tis [ˌlærın'dʒaıtıs] *noun, plural* -git|i|des [-'dʒıtədiːz]: Laryngitis *f*, Larynxentzündung *f*, Kehlkopfentzün-

dung *f*
croupous laryngitis: kruppöse Laryngitis *f*
membranous laryngitis: membranöse Laryngitis *f*
subglottic laryngitis: falscher Krupp *m*, Pseudokrupp *m*, subglottische Laryngitis *f*
la|ryn|go|cele [lə'rıŋgəʊsiːl] *noun*: Luftsack *m*, Laryngozele *f*
la|ryn|go|cen|te|sis [ˌlə,rıŋgəʊsen'tiːsıs] *noun*: Kehlkopfpunktion *f*, Laryngozentese *f*
la|ryn|go|fis|sure [ˌlə,rıŋgəʊ'fıʃər] *noun*: Laryngofissur *f*
lar|yn|gog|ra|phy [ˌlærın'gɑgrəfı] *noun*: Laryngographie *f*, Laryngografie *f*
la|ryn|go|ma|la|cia [lə,rıŋgəʊmə'leıʃ(ı)ə] *noun*: Kehlkopferweichung *f*, Laryngomalazie *f*
la|ryn|go|pa|ral|y|sis [lə,rıŋgəʊpə'rælısıs] *noun*: Kehlkopflähmung *f*, Laryngoparalyse *f*, Laryngoplegie *f*
lar|yn|go|pa|thy [ˌlærın'gɑpəθı] *noun*: Kehlkopferkrankung *f*, Laryngopathie *f*
la|ryn|go|pha|ryn|ge|al [lə,rıŋgəʊfə'rınd3(ı)əl] *adj*: laryngopharyngeal, pharyngolaryngeal
la|ryn|go|phar|yn|gec|to|my [lə,rıŋgəʊˌfærıŋ'dʒektəmı] *noun*: Laryngopharyngektomie *f*
la|ryn|go|phar|yn|git|ic [ˌlə,rıŋgəʊˌfærıŋ'dʒaıtık] *adj*: laryngopharyngitisch
la|ryn|go|phar|yn|gi|tis [ˌlə,rıŋgəʊˌfærıŋ'dʒaıtıs] *noun*: Laryngopharyngitis *f*
la|ryn|go|phar|ynx [lə,rıŋgəʊ'færıŋks] *noun*: Laryngopharynx *m*, Pars laryngea pharyngis
lar|yn|goph|o|ny [ˌlærın'gɑfənı] *noun*: Laryngophonie *f*
la|ryn|go|plas|ty [lə'rıŋgəʊplæstı] *noun*: Larynx-, Kehlkopfplastik *f*
la|ryn|gop|to|sis [lə,rıŋgəʊ'təʊsıs] *noun*: Kehlkopfsenkung *f*, Laryngoptosis *f*
la|ryn|go|py|o|cele [lə,rıŋgəʊ'paıəsiːl] *noun*: Laryngopyozele *f*
lar|yn|gor|rha|gia [lə,rıŋgəʊ'rædʒ(ı)ə] *noun*: Laryngorrhagie *f*
lar|yn|gor|rha|phy [ˌlærın'gɔrəfı] *noun*: Kehlkopfnaht *f*, Laryngorrhaphie *f*
lar|yn|gor|rhea [lə,rıŋgə'rıə] *noun*: Laryngorrhoe *f*
la|ryn|go|scop|ic [lə,rıŋgəʊ'skɑpık] *adj*: laryngoskopisch
lar|yn|gos|co|py [ˌlærın'gɑskəpı] *noun*: Kehlkopfspiegelung *f*, Laryngoskopie *f*
la|ryn|go|spasm [lə'rıŋgəspæzəm] *noun*: Stimmritzenkrampf *m*, Laryngospasmus *m*

L

la|ryn|go|stel|no|sis [lə,rɪŋɡəʊstɪˈnəʊsɪs] *noun*: Larynxverengung *f*, Kehlkopfverengung *f*, Laryngostenose *f*

la|ryn|go|stro|bos|co|py [,lə,rɪŋɡəʊstrəʊ-ˈbɑskəpɪ] *noun*: Laryngostroboskopie *f*

la|ryn|go|tol|my [,lærɪnˈɡɑtəmɪ] *noun*: Laryngotomie *f*

la|ryn|go|tra|che|al [lə,rɪŋɡəʊˈtreɪkɪəl] *adj*: laryngotracheal

la|ryn|go|tra|che|i|tis [,lə,rɪŋɡəʊtreɪkɪ-ˈaɪtɪs] *noun*: Laryngotracheitis *f*

la|ryn|go|tra|che|o|bron|chi|tis [,lə,rɪŋ-ɡəʊ,treɪkɪəʊbraŋˈkaɪtɪs] *noun*: Laryngotracheobronchitis *f*

la|ryn|go|tra|che|o|bron|chos|co|py [,lə-,rɪŋɡəʊ,treɪkɪəʊbrɑŋˈkɑskəpɪ] *noun*: Laryngotracheobronchoskopie *f*

la|ryn|go|tra|che|os|co|py [,lə,rɪŋɡəʊ-,treɪkɪˈɑskəpɪ] *noun*: Laryngotracheoskopie *f*

la|ryn|go|tra|che|ot|o|my [,lə,rɪŋɡəʊ,treɪkɪˈɑtəmɪ] *noun*: Laryngotracheotomie *f*

la|ryn|go|ves|ti|bul|li|tis [,lə,rɪŋɡəʊ,vestɪbjəˈlaɪtɪs] *noun*: Laryngovestibulitis *f*

la|ryn|go|xe|ro|sis [,lə,rɪŋɡəʊzɪˈrəʊsɪs] *noun*: Laryngoxerose *f*, -xerosis *f*

lar|ynx [ˈlærɪŋks] *noun, plural* **-ynx|es, -yn|ges** [ləˈrɪndʒiːz]: Kehlkopf *m*, Larynx *m*

la|ser [ˈleɪzər] *noun*: Laser *m*
argon laser: Argonlaser *m*
Excimer laser: Excimer-Laser *m*

lat|er|al [ˈlætərəl] *adj*: lateral, seitlich, seitwärts

lat|er|o|po|si|tion [,lætərəʊpəˈzɪʃn] *noun*: Seitwärtsverlagerung *f*, Lateroposition *f*

lat|er|o|pul|sion [,lætərəʊˈpʌlʃn] *noun*: Lateropulsion *f*

lat|er|o|ter|mi|nal [,lætərəʊˈtɜrmnəl] *adj*: lateroterminal, Seit-zu-End-

la|tex [ˈleɪteks] *noun, plural* **-tex|es, lat|i|ces** [ˈlætəsiːz]: Latex *m*
RF latex: Latex-Rheumafaktor-Test *m*

lath|y|rism [ˈlæθərɪzəm] *noun*: Lathyrismus *m*

la|vage [ləˈvɑːʒ, ˈlævɪdʒ] *noun*: (Aus-)Waschen *nt*, (Aus-)Spülen *nt*, Spülung *f*, Lavage *f*, Lavement *nt*
bronchial lavage: Bronchiallavage *f*, Bronchuslavage *f*
colonic lavage: Kolonlavage *f*, rektale Instillation *f*
peritoneal lavage: Peritoneallavage *f*

lax|a|tion [lækˈseɪʃn] *noun*: Darmentleerung *f*, Stuhlgang *m*, Defäkation *f*

lax|a|tive [ˈlæksətɪv] *adj*: abführend, laxativ, laxierend

lax|ness [ˈlæksnɪs] *noun*: **1.** (*Gelenk, Band*) Schlaffheit *f*, Laxheit *f*, Lockerheit *f* **2.** Unklarheit *f*, Verschwommenheit *f*

lay|er [ˈleɪər] *noun*: Schicht *f*, Lage *f*, Blatt *nt*; (*anatom.*) Lamina *f*, Stratum *nt* **in layers** schicht-, lagenweise
adamantine layer: (Zahn-)Schmelz *m*, Adamantin *nt*, Substantia adamantina, Enamelum *nt*
anterior layer of rectus sheath: Lamina anterior vaginae musculi recti abdominis
basal layer of endometrium: Basilaris *f*, Lamina basalis, Stratum basale endometrii
basal layer of epidermis: Basal(zell)schicht *f*, Stratum basale epidermidis
cambium layer: Kambiumschicht *f*
Chievitz's layer: Chievitz-Schicht *f*
circular layer of muscular coat: Stratum circulare tunicae muscularis
circular layer of muscular tunic of female urethra: Stratum circulare tunicae muscularis urethrae
circular layer of muscular tunic of male urethra: Stratum circulare tunicae muscularis urethrae prostaticae
clear layer of epidermis: Stratum lucidum epidermidis
compact layer of endometrium: Kompakta *f*, Lamina/Pars compacta, Stratum compactum endometrii
layers of cortex of lens: Linsenschalen *pl*
cortical layer: Rindenschicht *f*
cuticular layer: kutikulare Schicht *f*
deep layer of thoracolumbar fascia: Lamina profunda fasciae thoracolumbalis
embryonic layer: Keimschicht *f*
epithelial layer of mucous membrane: Lamina epithelialis mucosae
layer of fat: Fettschicht *f*
fibromusculocartilaginous layer: Tunica fibromusculocartilaginea
functional layer of endometrium: Funktionalis *f*, Lamina/Pars functionalis, Stratum functionale endometrii
ganglion cell layer: (*Auge*) Optikus-Ganglienzellschicht *f*
germ layer: Keimblatt *nt*
granular layer: Stratum granulosum
granular layer of epidermis: Stratum granulosum epidermidis
granular layer of olfactory bulb: Lamina granularis bulbi olfactorii
horny layer of epidermis: epidermale Hornschicht *f*, Stratum corneum epidermidis
longitudinal layer of muscular coat: Stratum longitudinale tunicae muscu-

laris

longitudinal layer of muscular tunic of colon: Stratum longitudinale tunicae muscularis coli

longitudinal layer of muscular tunic of female urethra: Stratum longitudinale tunicae muscularis urethrae prostaticae

longitudinal layer of muscular tunic of male urethra: Stratum longitudinale tunicae muscularis urethrae

longitudinal layer of muscular tunic of rectum: Stratum longitudinale tunicae muscularis recti

longitudinal layer of muscular tunic of small intestine: Stratum longitudinale tunicae muscularis intestini tenuis

longitudinal layer of muscular tunic of stomach: Stratum longitudinale tunicae muscularis gastris

mantle layer: Mantelschicht *f*

mitral layer of olfactory bulb: Lamina mitralis bulbi olfactorii

molecular layer of cerebellum: Stratum moleculare corticis cerebelli

molecular layer of hippocampus: Stratum moleculare hippocampi

muscular layer of bladder: Tunica muscularis vesicae

muscular layer of colon: Tunica muscularis coli

muscular layer of fallopian tube: Tunica muscularis tubae uterinae

muscular layer of gallbladder: Tunica muscularis vesicae biliaris/felleae

muscular layer of intermediate urethra: Tunica muscularis urethrae intermediae

muscular layer of large intestine: Tunica muscularis intestini crassi

muscular layer of mucosa: Lamina muscularis mucosae

muscular layer of prostatic urethra: Tunica muscularis urethrae prostaticae

muscular layer of small intestine: Tunica muscularis intestini tenuis

muscular layer of spongy urethra: Tunica muscularis urethrae spongiosae

muscular layer of stomach: Tunica muscularis gastricae

muscular layer of ureter: Tunica muscularis ureteris

muscular layer of urethra: Tunica muscularis urethrae

muscular layer of vagina: Tunica muscularis vaginae

Nitabuch's layer: Nitabuch-Fibrinstreifen *m*

papillary layer of dermis: Papillar(körper)schicht *f*, Stratum papillare dermis

parietal layer of tunica vaginalis testis: Lamina parietalis tunicae vaginalis testis

pigmented layer of ciliary body: Stratum pigmenti corporis ciliaris

pigmented layer of iris: Stratum pigmenti iridis

posterior layer of rectus sheath: Lamina posterior vaginae musculi recti abdominis

regenerative layer of epidermis: Regenerationsschicht *f*, Stratum germinativum epidermidis

spinous layer of epidermis: Stachelzellschicht *f*, Stratum spinosum epidermidis

spongy layer of endometrium: Spongiosa *f*, Lamina/Pars spongiosa, Stratum spongiosum endometrii

spongy layer of urethra: Tunica spongiosa urethrae

spongy layer of vagina: Tunica spongiosa vaginae

submucous layer: Submukosa *f*, Tela *f* submucosa

submucous layer of bladder: Tela submucosa vesicae urinariae

submucous layer of bronchus: Tela submucosa bronchi

submucous layer of colon: Tela submucosa coli

submucous layer of esophagus: Tela submucosa oesophageae

submucous layer of large intestine: Tela submucosa intestini crassi

submucous layer of small intestine: Tela submucosa intestini tenuis

subodontoblastic layer: Weil-Basalschicht *f*

subserous layer: subseröse Bindegewebsschicht *f*, Subserosa *f*, Tela subserosa

subserous layer of bladder: Tela subserosa vesicae

subserous layer of esophagus: Tela subserosa oesophageae

subserous layer of gallbladder: Tela subserosa vesicae biliaris

subserous layer of large intestine: Tela subserosa intestini crassi

subserous layer of liver: Tela subserosa hepatis

subserous layer of parietal pleura: Tela subserosa pleurae parietalis

subserous layer of peritoneum: Tela subserosa peritonei

subserous layer of serous pericardium: Tela subserosa pericardii
subserous layer of small intestine: Tela subserosa intestini tenuis
subserous layer of stomach: Tela subserosa gastricae
subserous layer of testis: Tela subserosa testis
subserous layer of uterine tube: Tela subserosa tubae uterinae
subserous layer of uterus: Tela subserosa uteri
subserous layer of visceral pleura: Tela subserosa pleurae visceralis
substriate layer of cerebral cortex: Lamina substriata
superficial layer of levator muscle of upper eyelid: Lamina superficialis musculi levatoris palpebrae superioris
Tomes' granular layer: Tomes-Körnerschicht *f*
visceral layer of pelvic fascia: Fascia pelvis visceralis
visceral layer of tunica vaginalis testis: Lamina visceralis tunicae vaginalis testis
wax layer: Wachshülle *f*
white layers of cerebellum: Laminae albae cerebelli
L-dopa *noun*: L-Dopa *nt*, Levodopa *nt*
lead [li:d]: **I** *noun* (*EKG*) Ableitung*f* **II** *adj* Führungs-, Leit-, Haupt-
chest leads: Brustwandableitungen *pl*
Goldberger's augmented limb leads: Goldberger-(Extremitäten-)Ableitungen *pl*, Ableitungen *pl* nach Goldberger
limb lead: Extremitätenableitung *f*
Nehb's leads: Nehb-Ableitungen *pl*
precordial leads: präkardiale Ableitungen *pl*
Wilson's precordial leads: Brustwandableitungen *pl* nach Wilson
lead [led] *noun*: Blei *nt*; Plumbum *nt*
leclithin ['lesɪθɪn] *noun*: Lecithin *nt*, Phosphatidylcholin *nt*
leclilthilnelmia [ˌlesəθɪ'ni:mɪə] *noun*: Lecithinämie *f*
leclin ['lektɪn] *noun*: Lectin *nt*
leechles [li:tʃəs] *plural*: Blutegel *pl*, Hirudinea *pl*
left-handed *adj*: **1.** linkshändig **2.** linksdrehend, lävorotatorisch
left-handedness *noun*: Linkshändigkeit *f*
left-ventricular *adj*: (*Herz*) linksventrikulär
leftlward ['leftwərd] *adj*: nach links (gerichtet), Links-
leg [leg] *noun*: **1.** (Unter-)Schenkel *m*; (*anatom.*) Crus *nt* **2.** Bein *nt*

bow leg: O-Bein *nt*, Genu varum
lelgal ['li:gəl] *adj*: gerichtlich, Gerichts-, Rechts-, forensisch
Lelgionlellolsis [li:dʒə'nelə] *noun*: Legionella *f*
lelgionlellolsis [ˌli:dʒəne'ləʊsɪs] *noun*: **1.** Legionelleninfektion *f*, Legionellose *f* **2.** Legionärskrankheit *f*, Veteranenkrankheit *f*
leglumes ['legju:mz, lɪ'gju:mz] *plural*: Hülsenfrüchte *pl*, Leguminosen *pl*
leilolderlmia [ˌlaɪə'dɜrmɪə] *noun*: Glanzhaut *f*, Leiodermie *f*
leilolmylolma [ˌlaɪəmaɪ'əʊmə] *noun*, *plural* **-mas, -malta** [laɪəmaɪ'əʊmətə]: Leiomyom *nt*
uterine leiomyoma: Uterusmyom *nt*, Uterusleiomyom *nt*, Leiomyoma uteri
leilolmylolmaltolsis [laɪəˌmaɪəmə'təʊsɪs] *noun*: Leiomyomatose *f*
leilolmylomlaltous [ˌlaɪəmaɪ'ɑmətəs] *adj*: leiomyomatös
leilolmylolsarlcolma [laɪəˌmaɪəsɑːr'kəʊmə] *noun*: Leiomyosarkom *nt*
leishlmalnia [li:ʃ'mænɪə] *noun*: Leishmanie *f*
leishlmalnilal [li:ʃ'mænɪəl] *adj*: Leishmanien-
leishlmalnilalsis [ˌli:ʃmə'naɪəsɪs] *noun*: Leishmanieninfektion *f*, Leishmaniasis *f*
leishlmanlilcidal [li:ʃmænɪ'saɪdl] *adj*: leishmanienabtötend, leishmanizid
leishlmanliolsis [li:ʃˌmænɪ'əʊsɪs] *noun*: →*leishmaniasis*
leishlmalnoid ['li:ʃmənɔɪd] *noun*: Leishmanoid *nt*
lemlmolcyte ['leməsaɪt] *noun*: Lemnozyt *m*, Mantelzelle *f*
lemlnislcus [lem'nɪskəs] *noun, plural* **-nislci** [-'nɪsaɪ, -'nɪski:]: Lemniscus *m*
lemlnolcyte ['lemnəsaɪt] *noun*: Lemnozyt *m*, Mantelzelle *f*
lelmolstelnolsis [ˌli:məʊstɪ'nəʊsɪs] *noun*: Ösophagusstenose *f*
length [leŋkθ, leŋθ, lenθ] *noun*: **1.** Länge *f* **2.** (zeitliche) Länge *f*, Dauer *f*
lens [lenz] *noun*: **1.** Linse *f*, Objektiv *nt* **2.** (Augen-)Linse *f*, Lens *f* **3.** (Brillen-)Glas *nt* **4.** Vergrößerungsglas *nt*, Lupe *f*
collecting lens: Sammellinse *f*
concave lens: konkave Linse *f*, Konkavlinse *f*, (Zer-)Streuungslinse *f*
contact lens: Kontaktlinse *f*, Kontaktschale *f*
convex lens: konvexe Linse *f*, Konvexlinse *f*, Sammellinse *f*
crystalline lens: (Augen-)Linse *f*, Lens *f*
cylindrical lens: Zylinderglas *nt*
diverging lens: konkave Linse *f*, Kon-

989

kavlinse f, (Zer-)Streuungslinse f
eye lens: Okular(linse f) nt
trifocal lens: Dreistärkenlinse f, Trifokallinse f
len|ti|co|nus [ˌlentɪ'kəʊnəs] noun: Lenticonus m
len|ti|cu|la [len'tɪkjələ] noun: Linsenkern m, Nucleus lentiformis
len|ti|cu|lar [len'tɪkjələr] adj: 1. linsenförmig, lentikular, lentikulär; bikonvex 2. (Auge) lental, Linsen-
len|ti|cu|lus [len'tɪkjələs] noun, plural -li [-laɪ]: 1. (dermatol.) Lenticula f, Lenticulus m 2. (ophthal.) Linsenprothese f, intraokulare (Kunststoff-)Linse f
len|ti|form ['lentɪfɔːrm] adj: linsenförmig, lentiform
len|ti|gi|no|sis [len,tɪdʒə'nəʊsɪs] noun: Lentiginose f, Lentiginosis f
len|ti|gi|nous [len'tɪdʒɪnəs] adj: lentiginös
len|ti|go [len'taɪgəʊ] noun, plural len|tigi|nes [len'tɪdʒəniːz]: Linsenmal nt, Linsenfleck m, Leberfleck m, Lentigo f
senile lentigo: Altersflecke pl, Alterspigmentierungen pl, Lentigo senilis
Len|ti|vi|ri|nae [lentɪ'vɪərəniː] plural: Lentiviren pl, Lentivirinae pl
le|on|ti|a|sis [lɪən'taɪəsɪs] noun: Leontiasis f, Facies leontina, Löwengesicht nt
lep|i|do|sis [lepə'dəʊsɪs] noun, plural -ses [-siːz]: Schuppenbildung f, Lepidosis f
lep|o|thrix ['lepəθrɪks] noun, plural -thrixes [-θrɪksɪz]: Trichobacteriosis/Trichomycosis axillaris, Trichonocardiosis f
lep|ra ['leprə] noun: → leprosy
lep|re|chaun|ism ['leprəkɒnɪzəm] noun: Leprechaunismus m
lep|ro|ma [lep'rəʊmə] noun, plural -mas, -ma|ta [lep'rəʊmətə]: Lepraknoten m, Leprom nt
lep|ro|ma|tous [lep'rɑmətəs] adj: lepromatös
lep|ro|min ['leprəmɪn] noun: Lepromin nt, Mitsuda-Antigen nt
lep|rose ['leprəʊs] adj: leprös, lepros
lep|ro|stat|ic [leprə'stætɪk]: I noun Leprostatikum nt II adj leprostatisch
lep|ro|sy ['leprəsɪ] noun: Lepra f, Aussatz m, Hansen-Krankheit f
cutaneous leprosy: → tuberculoid leprosy
lepromatous leprosy: lepromatöse Lepra f, Lepra lepromatosa
nodular leprosy: → tuberculoid leprosy
smooth leprosy: → tuberculoid leprosy
tuberculoid leprosy: tuberkuloide Lepra f, Lepra tuberculoides
lep|rot|ic [lep'rɑtɪk] adj: leprös, lepros
lep|rous ['leprəs] adj: leprös, lepros
lep|to|ceph|al|lous [ˌleptəʊ'sefələs] adj: schmalköpfig, leptozephal
lep|to|ceph|al|ly [ˌleptəʊ'sefəlɪ] noun: Schmalköpfigkeit f, Leptozephalie f
lep|to|cytes ['leptəʊsaɪtz] plural: Leptozyten pl
lep|to|cy|to|sis [ˌleptəʊsaɪ'təʊsɪs] noun: Leptozytose f
lep|to|dac|ty|ly [ˌleptəʊ'dæktəlɪ] noun: Schmalfingrigkeit f, Leptodaktylie f
lep|to|me|nin|ge|al [ˌleptəmɪ'nɪndʒɪəl] adj: leptomeningeal
lep|to|me|nin|gi|o|ma [ˌleptəʊmɪˌnɪndʒɪ'əʊmə] noun: Leptomeningiom nt
lep|to|men|in|gi|tis [ˌleptəʊmenɪn'dʒaɪtɪs] noun: Leptomeningitis f
lep|to|men|in|go|pa|thy [ˌleptəʊmenɪn'gɑpəθɪ] noun: Leptomeningopathie f
lep|to|me|ninx [ˌleptə'miːnɪŋks] noun, plural -nin|ges [-mɪ'nɪndʒiːz]: Leptomeninx f
lep|to|mo|nad [lep'tɑmənæd, ˌleptə'məʊnæd]: I noun → leptomonas II adj Leptomonaden-, Leptomonas-
lep|to|mo|nas [lep'tɑmənəs, ˌleptə'məʊnæs] noun: 1. Leptomonade f, Leptomonas f 2. Leptomonas-Form f
lep|to|pro|sop|ia [ˌleptəprə'səʊpɪə] noun: Schmalgesichtigkeit f, Leptoprosopie f
lep|to|pro|sop|ic [ˌleptəʊprə'səʊpɪk] adj: schmalgesichtig, leptoprosop
lep|to|so|mat|ic [ˌleptəʊsəʊ'mætɪk] adj: schmalwüchsig, leptosom
lep|to|so|mic [ˌleptəʊ'səʊmɪk] adj: schmalwüchsig, leptosom
Lep|to|spi|ra [leptəʊ'spaɪrə] noun: Leptospira f
lep|to|spi|ral [leptəʊ'spaɪrəl] adj: Leptospiren-
lep|to|spi|ro|sis [ˌleptəʊspaɪ'rəʊsɪs] noun: Leptospirenerkrankung f, Leptospirose f
lep|to|spi|ru|ria [ˌleptəʊspaɪ'r(j)ʊərɪə] noun: Leptospirurie f
lep|to|thri|co|sis [ˌleptəʊθraɪ'kəʊsɪs] noun: Leptothrix-Infektion f, Leptotrichose f
les|bi|an|ism ['lezbɪənɪzəm] noun: weibliche Homosexualität f, Lesbianismus m, Sapphismus m
le|sion ['liːʒn] noun: 1. Verletzung f, Wunde f, Schädigung f, Läsion f 2. Funktionsstörung f, Funktionsausfall m, Läsion f
coin lesion: (Lunge) Rundherd m
prearthritic lesions: Präarthrose f

precancerous lesion: Präkanzerose f, Präneoplasie f, Krebsvorstufe f
primary lesion: **1.** Primärläsion f **2.** Ghon-Primärkomplex m
pyramidal-tract lesion: Pyramidenbahnschädigung f
le**thal** ['li:θəl] *adj*: tödlich, letal, Todes-, Letal-

le**thar**|**gic** [lə'θɑ:rdʒɪk] *adj*: teilnahmslos, träge, stumpf, lethargisch; träge, schwerfällig, phlegmatisch
leth|**ar**|**gy** ['leθərdʒɪ] *noun*: Lethargie f
leu|**cine** ['lu:si:n, -sɪn] *noun*: Leuzin nt, α-Aminoisocapronsäure f
leu**ci**|**no**|**sis** [lu:sɪ'nəʊsɪs] *noun*: Leucinose f
leu**ci**|**nu**|**ria** [lu:sɪ'n(j)ʊərɪə] *noun*: Leuzinurie f, Leucinurie f
leu**ci**|**tis** [lu:'saɪtɪs] *noun*: Skleritis f, Lederhautentzündung f
leu|**co**|**cyte** ['lu:kəʊsaɪt] *noun*: →*leukocyte*
leu**co**|**vo**|**rin** [lu:'kɑvərɪn] *noun*: N10-Formyl-Tetrahydrofolsäure f, Leukovorin nt, Citrovorum-Faktor m
leu**ka**|**phe**|**re**|**sis** [,lu:kəfɪ'ri:sɪs] *noun*: Leukapherese f
leu**ke**|**mia** [lu:'ki:mɪə] *noun*: Leukämie f, Leukose f
  aleukemic leukemia: aleukämische Leukämie f
  basophilic leukemia: Basophilenleukämie f, Blutmastzell-Leukämie f
  eosinophilocytic leukemia: Eosinophilenleukämie f
  hairy cell leukemia: Haarzellenleukämie f, leukämische Retikuloendotheliose f
  lymphatic leukemia: lymphatische Leukämie f, lymphozytische Leukämie f
  lymphoblastic leukemia: akute lymphoblastische Leukämie f, Lymphoblastenleukämie f
  megakaryocytic leukemia: Megakaryozytenleukämie f, megakaryozytäre Myelose f, hämorrhagische/essentielle Thrombozythämie f
  meningeal leukemia: leukämische Hirnhautinfiltration f, Meningitis/Meningiosis leucaemica
  monocytic leukemia: (akute) Monozytenleukämie f
  myeloblastic leukemia: Myeloblastenleukämie f
  myelocytic leukemia: myeloische Leukämie f, granulozytäre Leukämie f
  myelomonocytic leukemia: (akute) myelomonozytäre Leukämie f, (akute) Myelomonozytenleukämie f

plasma cell leukemia: Plasmazellenleukämie f
promyelocytic leukemia: (akute) Promyelozytenleukämie f, (akute) promyelozytäre Leukämie f
stem cell leukemia: Stammzellenleukämie f, akute undifferenzierte Leukämie f
subleukemic leukemia: subleukämische Leukämie f
leu**ke**|**mic** [lu:'ki:mɪk] *adj*: leukämisch
leu**ke**|**moid** [lu:'ki:mɔɪd]: **I** *noun* leukämoide Reaktion f, Leukämoid nt **II** *adj* leukämieartig, leukämieähnlich, leukämoid
leu**ken**|**ceph**|**al**|**i**|**tis** [,lu:kən,sefə'laɪtɪs] *noun*: Leukenzephalitis f, Leukoenzephalitis f
leu|**kin** ['lu:kɪn] *noun*: Leukin nt
leu|**ko**|**blast** ['lu:kəʊblæst] *noun*: Leukoblast m
leu**ko**|**blas**|**to**|**sis** [,lu:kəʊblæs'təʊsɪs] *noun*: Leukoblastose f
leu**ko**|**ci**|**din** [,lu:kəʊ'saɪdɪn] *noun*: Leukozidin nt
leu|**ko**|**crit** ['lu:kəʊkrɪt] *noun*: Leukokrit m
leu**ko**|**cy**|**tac**|**tic** [,lu:kəʊsaɪ'tæktɪk] *adj*: leukotaktisch
leu**ko**|**cy**|**tax**|**is** [,lu:kəʊsaɪ'tæksɪs] *noun*: →*leukotaxis*
leu|**ko**|**cyte** ['lu:kəʊsaɪt] *noun*: weiße Blutzelle f, weißes Blutkörperchen nt, Leukozyt m
  basophilic leukocyte: basophiler Leukozyt m, Basophiler m
  eosinophilic leukocyte: eosinophiler Leukozyt m, Eosinophiler m
  granular leukocyte: Granulozyt m, granulärer Leukozyt m
  neutrophilic leukocyte: neutrophiler Leukozyt m; Neutrophiler m
leu**ko**|**cyt**|**ic** [,lu:kəʊ'sɪtɪk] *adj*: leukozytär
leu**ko**|**cy**|**to**|**clas**|**tic** [,lu:kəʊ,saɪtə'klæstɪk] *adj*: leukozytenauflösend, leukozytoklastisch
leu**ko**|**cy**|**to**|**gen**|**e**|**sis** [,lu:kəʊ,saɪtə'dʒənəsɪs] *noun*: Leukozytenbildung f, Leukozytogenese f
leu**ko**|**cy**|**toid** ['lu:kəʊsaɪtɔɪd] *adj*: leukozytenartig, leukozytoid
leu**ko**|**cy**|**tol**|**y**|**sis** [,lu:kəʊsaɪ'tɑlɪsɪs] *noun*: Leukozytenauflösung f, Leukolyse f, Leukozytolyse f
leu**ko**|**cy**|**tol**|**yt**|**ic** [,lu:kəʊ,saɪtə'lɪtɪk]: **I** *noun* leukolytische Substanz f **II** *adj* leukolytisch, leukozytolytisch
leu**ko**|**cy**|**to**|**ma** [,lu:kəʊsaɪ'təʊmə] *noun*: Leukozytom nt
leu**ko**|**cy**|**to**|**pe**|**nia** [lu:kəʊ,saɪtə'pi:nɪə]

L

noun: → *leukopenia*

leu|ko|cy|to|phag|y [ˌluːʊsaɪ'tɒfədʒɪ]
noun: Leukozytophagie *f*, Leukophago-
zytose *f*

leu|ko|cy|to|poi|e|sis [luːʊˌsaɪtəpɔɪ-
'iːsɪs] *noun:* → *leukopoiesis*

leu|ko|cy|to|sis [ˌluːʊsaɪt'əʊsɪs] *noun:*
Leukozytose *f*

absolute leukocytosis: absolute Leukozytose *f*

digestive leukocytosis: Verdauungs-
leukozytose *f*, postprandiale Leukozytose *f*

emotional leukocytosis: Stressleuko-
zytose *f*

physiologic leukocytosis: physiologische Leukozytose *f*

relative leukocytosis: relative Leukozytose *f*

terminal leukocytosis: terminale Leukozytose *f*

toxic leukocytosis: toxische Leukozytose *f*

work leukocytosis: Arbeitsleukozytose *f*

leu|ko|cy|to|tax|is [ˌluːʊˌsaɪtə'tæksɪs]
noun: → *leukotaxis*

leu|ko|cy|to|ther|a|py [luːʊˌsaɪtə'θerə-
pɪ] *noun:* Leukozytotherapie *f*

leu|ko|cy|to|tox|in [luːʊˌsaɪtə'tɒksɪn]
noun: Leukotoxin *nt*, Leukozytotoxin *nt*

leu|ko|cy|to|trop|ic [ˌluːʊˌsaɪtə'trɒp-
ɪk] *adj:* leukozytotrop

leu|ko|cy|tu|ria [ˌluːʊsaɪ't(j)ʊərɪə]
noun: Leukozyturie *f*

leu|ko|der|ma [luːʊ'dɜrmə] *noun:*
Leukoderm *nt*, Leukoderma *nt*

congenital leukoderma: Weißsucht *f*,
Albinismus *m*

leu|ko|dys|tro|phy [luːʊ'dɪstrəfɪ] *noun:*
Leukodystrophie *f*

globoid cell leukodystrophy: Krabbe-
Syndrom *nt*, Globoidzellen-Leukodys-
trophie *f*, Galaktozerebrosidlipidose *f*,
Galaktozerebrosidose *f*

Krabbe's leukodystrophy: → *globoid
cell leukodystrophy*

leu|ko|en|ceph|al|it|ic [ˌluːʊen,sefə-
'laɪtɪk] *adj:* leukenzephalitisch, leu-
koenzephalitisch

leu|ko|en|ceph|al|i|tis [ˌluːʊen,sefə-
'laɪtɪs] *noun:* Leukenzephalitis *f*, Leu-
koenzephalitis *f*

leu|ko|en|ceph|al|op|a|thy [ˌluːʊen-
,sefə'lɒpəθɪ] *noun:* Leukoenzephalopathie *f*

leu|ko|en|ceph|al|y [ˌluːʊen'sefəlɪ]
noun: → *leukoencephalopathy*

leu|ko|e|ryth|ro|blas|tic [ˌluːʊɪˌrɪθrə-
'blæstɪk] *adj:* leukoerythroblastisch

leu|ko|e|ryth|ro|blas|to|sis [ˌluːʊɪˌrɪθ-
rəblæs'təʊsɪs] *noun:* leukoerythro-
blastische Anämie *f*, Leukoerythro-
blastose *f*

leu|ko|ki|ne|sis [ˌluːʊkɪ'niːsɪs, -kaɪ-]
noun: Leukokinese *f*

leu|ko|krau|ro|sis [ˌluːʊkɔː'rəʊsɪs]
noun: Breisky-Krankheit *f*, Kraurosis
vulvae

leu|ko|lym|pho|sar|co|ma [luːʊˌlɪmfə-
saːr'kəʊmə] *noun:* Lymphosarkom-
zellenleukämie *f*

leu|ko|ly|sis [luː'kɒlɪsɪs] *noun:* → *leuko-
cytolysis*

leu|ko|ma [luː'kəʊmə] *noun:* Leukom *nt*

leu|ko|my|e|li|tis [ˌluːʊmaɪə'laɪtɪs]
noun: Leukomyelitis *f*

leu|ko|my|e|lop|a|thy [ˌluːʊmaɪə'lɒpə-
θɪ] *noun:* Leukomyelopathie *f*

leu|ko|nych|ia [ˌluːʊ'nɪkɪə] *noun:* Leu-
konychie *f*

leu|ko|pe|de|sis [ˌluːʊpɪ'diːsɪs] *noun:*
Leukopedese *f*, Leukozytendiapedese *f*,
Leukodiapedese *f*

leu|ko|pe|nia [luːʊ'piːnɪə] *noun:* Leu-
kopenie *f*, Leukozytopenie *f*

leu|ko|pe|nic [luːʊ'piːnɪk] *adj:* leuko-
penisch

leu|ko|phe|re|sis [ˌluːʊfə'riːsɪs] *noun:*
Leukopherese *f*

leu|ko|pla|kia [ˌluːʊ'pleɪkɪə] *noun:* **1.**
Weißschwielenkrankheit *f*, *f* **2.** orale
Leukoplakie *f*, Leukoplakia oris

hairy leukoplakia: Haarleukoplakie *f*,
orale haarförmige Leukoplakie *f*

leu|ko|pla|kic [ˌluːʊ'pleɪkɪk] *adj:* leu-
koplakisch

leu|ko|poi|e|sis [ˌluːʊpɔɪ'iːsɪs] *noun:*
Leukozytenbildung *f*, Leukopoese *f*,
Leukozytopoese *f*

leu|ko|poi|et|ic [ˌluːʊpɔɪ'etɪk] *adj:*
leukozytopoetisch, leukopoetisch

leu|kor|rhag|ia [ˌluːʊ'rædʒ(ɪ)ə] *noun:*
starke Leukorrhoe *f*, Leukorrhagie *f*

leu|kor|rhea [ˌluːʊ'kɔːrɪə] *noun:* Leukor-
rhoe *f*, Fluor albus

leu|ko|sis [luː'kəʊsɪs] *noun, plural* -ses
[luː'kəʊsiːz]: **1.** Leukose *f* **2.** → *leukemia*

leu|ko|tac|tic [luːʊ'tæktɪk] *adj:* leu-
kotaktisch

leu|ko|tax|is [ˌluːʊ'tæksɪs] *noun:* Leu-
kotaxis *f*, Leukozytotaxis *f*

leu|ko|tox|ic [luːʊ'tɒksɪk] *adj:* leuko-
zytenzerstörend, leukozytotoxisch, leu-
kotoxisch

leu|ko|tox|in [luːʊ'tɒksɪn] *noun:* Leu-
kotoxin *nt*, Leukozytotoxin *nt*

leu|ko|trich|ia [ˌluːʊ'trɪkɪə] *noun:*

Leukotrichose *f*

le|va|tor [lɪˈveɪtər, -tɔr] *noun, plural* **-to|res** [levəˈtɔːrɪz, -ˈtəʊr-]: Levator *m*, Musculus levator

lev|el [ˈlevəl] *noun*: Spiegel *m*, Gehalt *m*, Konzentration *f*
blood level: Blutspiegel *m*, Blutkonzentration *f*
blood glucose level: Blutzuckerspiegel *m*, Blutzuckerwert *m*, Glukosespiegel *m*
tissue level: Gewebespiegel *f*

le|vo|car|di|o|gram [ˌliːvəʊˈkɑːrdɪəgræm] *noun*: Lävokardiogramm *nt*

le|vo|car|di|og|ra|phy [ˌliːvəʊˈkɑːrdɪˈɑɡræfɪ] *noun*: Lävokardiographie *f*, Lävokardiografie *f*

le|vo|do|pa [ˌliːvəʊˈdəʊpə] *noun*: Levodopa *nt*

lev|u|lol|se|mia [ˌlevjələʊˈsiːmɪə] *noun*: Fruktosämie *f*

lev|u|lo|su|ria [ˌlevjələʊˈs(j)ʊərɪə] *noun*: Fruktosurie *f*

li|bid|i|nous [lɪˈbɪdnəs] *adj*: triebhaft, libidinös

li|bi|do [lɪˈbiːdəʊ, -ˈbaɪ-] *noun*: **1.** Geschlechts-, Sexualtrieb *m*, Libido *f* **2.** (*psychiat.*) Libido *f*, Lebenswille *m*, Lebenskraft *f*

lice [ˈlaɪz] *plural noun*: Läuse *pl*

li|chen [ˈlaɪkən] *noun*: (*dermatol.*) Lichen *m*, Flechte *f*
lichen planus: Knötchenflechte *f*, Lichen ruber planus

li|chen|i|fi|ca|tion [laɪˌkenəfɪˈkeɪʃn] *noun*: Lichenifikation *f*

li|chen|oid [ˈlaɪkənɔɪd] *adj*: lichenartig, flechtenähnlich, lichenoid

lid [lɪd] *noun*: (Augen-)Lid *nt*, Palpebra *f*
lower lid: Unterlid *nt*, Palpebra inferior
upper lid: Oberlid *nt*, Palpebra superior

li|en [ˈlaɪən] *noun*: Milz *f*; (*anatom.*) Splen *m*, Lien *m*

li|e|nal [laɪˈiːnl, ˈlaɪənl] *adj*: splenisch, lienal

li|en|cu|lus [laɪˈeŋkjələs] *noun, plural* **-li** [-laɪ]: Nebenmilz *f*, Lienculus *m*, Lien accessorius

li|en|ec|to|my [laɪəˈnektəmɪ] *noun*: Milzentfernung *f*, Splenektomie *f*

li|e|ni|tis [laɪəˈnaɪtɪs] *noun*: Splenitis *f*

li|e|nog|ra|phy [laɪəˈnɑɡrəfɪ] *noun*: Splenographie *f*, Splenografie *f*

li|e|no|me|dul|lary [laɪənəʊˈmedəˌleriː] *adj*: splenomedullär

li|e|no|pan|cre|at|ic [ˌlaɪənəʊpæŋkrɪˈætɪk] *adj*: splenopankreatisch, lienopankreatisch

li|e|nop|a|thy [laɪəˈnɑpəθɪ] *noun*: Milz-

erkrankung *f*, Splenopathie *f*

li|e|no|re|nal [ˌlaɪənəʊˈriːnl] *adj*: lienorenal

li|en|ter|y [ˈlaɪənteriː] *noun*: Lienterie *f*

life [laɪf] *noun, plural* **lives**: **1.** Leben *nt* **2.** (Menschen-)Leben *nt* **3.** Lebensdauer *f*, Leben *nt*
postnatal life: Postnatalperiode *f*
prenatal life: Pränatalperiode *f*

life|less [ˈlaɪflɪs] *adj*: **1.** leblos, tot **2.** unbelebt

life-sustaining *adj*: lebenserhaltend

life-threatening *adj*: lebensbedrohlich, lebensgefährlich

lig|a|ment [ˈlɪɡəmənt] *noun*: Band *nt*, Ligament *nt*, Ligamentum *nt*
accessory ligament of humerus: Ligamentum coracohumerale
acromioclavicular ligament: Ligamentum coracoacromiale
acromiocoracoid ligament: Ligamentum coracoacromiale
annular ligament of base of stapes: Ligamentum anulare stapediale
annular radial ligament: Ligamentum anulare radii
annular ligament of radius: Ligamentum anulare radii
annular ligaments of trachea: Ligamenta anularia trachealia
anococcygeal ligament: Ligamentum anococcygeum
anterior and posterior talofibular ligament: Ligamentum talofibulare anterius, posterius
anterior atlanto-occipital ligament: **1.** Membrana atlantooccipitalis anterior **2.** Ligamentum atlantooccipitale anterius
anterior cervical ligament: Membrana tectoria
anterior ligament of colon: Taenia omentalis
anterior costocentral ligament: Ligamentum capitis costae radiatum
anterior cruciate ligament: vorderes Kreuzband *nt*, Ligamentum cruciatum anterius
anterior fibrous ligament: Ligamentum sternoclaviculare anterius
anterior ligament of head of fibula: Ligamentum capitis fibulae anterius
anterior iliosacral ligaments: Ligamenta sacroiliaca anteriora
anterior ligament of malleus: Ligamentum mallei anterius
anterior meniscofemoral ligament: Ligamentum meniscofemorale anterius
anterior sacrococcygeal ligament: Li-

gamentum sacrococcygeum anterius

anterior talofibular ligament: Ligamentum talofibulare anterius

anterior talotibial ligament: Pars tibiotalaris anterior ligamenti medialis

anterior tibiofibular ligament: Ligamentum tibiofibulare anterius

apical dental ligament: Ligamentum apicis dentis

Arantius' ligament: Ligamentum venosum

arcuate ligament of knee: Ligamentum popliteum arcuatum

arcuate ligament of pubis: Ligamentum arcuatum pubis

Bérard's ligament: Bérard-Band nt

Berry's ligament: Ligamentum thyrohyoideum laterale

ligament of Botallo: Ligamentum arteriosum

Bourgery's ligament: Ligamentum popliteum obliquum

brachiocubital ligament: Ligamentum collaterale ulnare

brachioradial ligament: Ligamentum collaterale radiale

broad ligament of lung: Ligamentum pulmonale

broad ligament of uterus: breites Mutter-/Uterusband nt, Ligamentum latum uteri

Burns' ligament: 1. Margo falciformis (hiatus saphenus) 2. Cornu superius hiatus saphenus

calcaneocuboid ligament: Ligamentum calcaneocuboideum

calcaneofibular ligament: Ligamentum calcaneofibulare

calcaneonavicular ligament: Ligamentum calcaneonaviculare

calcaneotibial ligament: Pars tibiocalcanea ligamenti mediale

Caldani's ligament: Ligamentum coracoclaviculare

canthal ligament: Ligamentum palpebrale laterale

capsular ligaments: Kapselbänder pl, Ligamenta capsularia

Carcassonne's ligament: Ligamentum puboprostaticum

cardinal ligament: Kardinalband nt, Ligamentum cardinale

carpometacarpal ligaments: Ligamenta carpometacarpalia

Casser's ligament: Ligamentum mallei laterale

ceratocricoid ligament: Ligamentum ceratocricoideum

cervical ligament of sinus tarsi: Ligamentum talocalcaneum interosseum

check ligament of lateral rectus muscle: Lacertus musculi recti lateralis bulbi oculi

chondrosternal ligament: Ligamentum sternocostale

chondroxiphoid ligaments: Ligamenta costoxiphoidea

Civinini's ligament: Ligamentum pterygospinale

collateral ligament: Seitenband nt, Kollateralband nt, Ligamentum collaterale

collateral ligaments of interphalangeal joints of foot: Ligamenta collateralia articulationes interphalangeae pedis

collateral ligaments of interphalangeal joints of hand: Ligamenta collateralia articulationes interphalangeae manus

collateral ligaments of metacarpophalangeal joints: Ligamenta collateralia articulationes metacarpophalangeae

collateral ligaments of metatarsophalangeal joints: Ligamenta collateralia articulationes metatarsophalangeae

Colles' ligament: Ligamentum inguinale reflexum

conoid ligament: Ligamentum conoideum

Cooper's suspensory ligaments: Ligamenta suspensoria mammaria

coracoacromial ligament: Ligamentum coracoacromiale

coracoclavicular ligament: Ligamentum coracoclaviculare

coracohumeral ligament: Ligamentum coracohumerale

coracoid ligament of scapula: Ligamentum transversum scapulae superius

cordiform ligament of diaphragm: Centrum tendineum

coronary ligament of liver: Ligamentum coronarium hepatis

costoclavicular ligament: Ligamentum costoclaviculare

costocolic ligament: Ligamentum phrenicocolicum

costosternal ligaments: Ligamenta sternocostalia

costotransverse ligament: Ligamentum costotransversarium

cotyloid ligament: Labrum acetabuli

cricothyroid ligament: Ligamentum cricothyroideum

cricotracheal ligament: Ligamentum cricotracheale

cruciate ligament of atlas: Ligamentum cruciforme atlantis

cruciate ligaments of knee: Kreuzbänder *pl*, Ligamenta cruciata

Cruveilhier's ligaments: Ligamenta plantaria

cuneocuboid ligament: Ligamentum cuneocuboideum

cuneonavicular ligaments: Ligamenta cuneonavicularia

deep dorsal sacrococcygeal ligament: Ligamentum sacrococcygeum posterius profundum

deep transverse metacarpal ligament: Ligamentum metacarpale transversum profundum

deep transverse metatarsal ligament: Ligamentum metatarsale transversum profundum

deltoid ligament: Deltaband *nt*, Innenknöchelband *nt*, Ligamentum deltoideum, Ligamentum mediale articulationis talocruralis

dentate ligament of spinal cord: Ligamentum denticulatum

denticulate ligament: Ligamentum denticulatum

dorsal calcaneocuboid ligament: Ligamentum calcaneocuboideum dorsale

dorsal carpal ligaments: Ligamenta intercarpalia dorsalia

dorsal carpometacarpal ligaments: Ligamenta carpometacarpalia dorsalia

dorsal cuboideonavicular ligament: Ligamentum cuboideonaviculare dorsale

dorsal cuneocuboid ligament: Ligamentum cuneocuboideum dorsale

dorsal cuneonavicular ligaments: Ligamenta cuneonavicularia dorsalia

dorsal intercuneiform ligaments: Ligamenta intercuneiformia dorsalia

dorsal intertarsal ligaments: Ligamenta tarsi dorsalia

dorsal metacarpal ligaments: Ligamenta metacarpalia dorsalia

dorsal metatarsal ligaments: Ligamenta metatarsalia dorsalia

dorsal radiocarpal ligament: Ligamentum radiocarpale dorsale

dorsal tarsometatarsal ligaments: Ligamenta tarsometatarsalia dorsalia

dorsal ulnocarpal ligament: Ligamentum ulnocarpale dorsale

duodenohepatic ligament: Ligamentum hepatoduodenale

duodenorenal ligament: Ligamentum duodenorenale

epihyal ligament: Ligamentum stylohyoideum

external annular ligament of ankle: Retinaculum musculorum peroneorum superius

external coracoclavicular ligament: Ligamentum trapezoideum

external intermuscular ligament of arm: Septum intermusculare brachii laterale

external intermuscular ligament of thigh: Septum intermusculare femoris laterale

fibular collateral ligament: Ligamentum collaterale fibulare

fibular intermuscular ligament: Septum intermusculare cruris anterius

fundiform ligament of clitoris: Ligamentum fundiforme clitoridis

fundiform ligament of penis: Ligamentum fundiforme penis

gastrocolic ligament: Ligamentum gastrocolicum

gastrohepatic ligament: Ligamentum hepatogastricum

gastrophrenic ligament: Ligamentum gastrophrenicum

genitoinguinal ligament: Ligamentum genito-inguinale

glenohumeral ligaments: Ligamenta glenohumeralia

glenoid ligaments of Cruveilhier: Ligamenta plantaria articulationis metatarsophalangeae

glenoid ligament of humerus: Labrum glenoidale scapulae

great posterior pelvic ligament: Ligamentum sacrotuberale

ligament of head of femur: Ligamentum capitis femoris

hepatocolic ligament: Ligamentum hepatocolicum

hepatoesophageal ligament: Ligamentum hepatooesophageale

hepatophrenic ligament: Ligamentum hepatophrenicum

hepatorenal ligament: Ligamentum hepatorenale

hepatoumbilical ligament: Ligamentum teres hepatis

Hueck's ligament: Hueck-, Stenon-Band *nt*, iridokorneales Balkenwerk *nt*, Reticulum trabeculare, Ligamentum pectinatum

hyoepiglottic ligament: Ligamentum hyoepiglotticum

iliocostal ligament: Ligamentum lumbocostale

iliofemoral ligament: Bigelow-Band *nt*, Ligamentum iliofemorale iliolumbar ligament: Ligamentum iliolumbale

iliosacral ligaments: Ligamenta sacroiliaca

inferior ligament of epididymis: Ligamentum epididymidis inferius

inferior transverse ligament of scapula: Ligamentum transversum scapulae inferius

infundibulopelvic ligament: Ligamentum suspensorium ovarii

inguinal ligament: Leistenband *nt*, Ligamentum inguinale, Arcus inguinale

interarticular ligament of head of rib: Ligamentum capitis costae intraarticulare

intercarpal ligaments: Ligamenta intercarpalia

interclavicular ligament: Ligamentum interclaviculare

interfoveolar ligament: Ligamentum interfoveolare

intermetacarpal ligament: Ligamentum metacarpale

intermetatarsal ligament: Ligamentum metatarsale

intermuscular ligament: Septum intermusculare

internal annular ligament of ankle: Retinaculum musculorum flexorum pedis

internal intermuscular ligament of arm: Septum intermusculare brachii mediale

interosseous cuneocuboid ligament: Ligamentum cuneocuboideum interosseum

interosseous cuneometatarsal ligaments: Ligamenta cuneometatarsalia interossea

interosseous iliosacral ligaments: Ligamenta sacroiliaca interossea

interosseous intercarpal ligaments: Ligamenta intercarpalia interossea

interosseous intercuneiform ligaments: Ligamenta intercuneiformia interossea

interosseous intertarsal ligaments: Ligamenta tarsi interossea

interosseous metacarpal ligaments: Ligamenta metacarpalia interossea

interosseous metatarsal ligaments: Ligamenta metatarsalia interossea

interspinal ligaments: Ligamenta interspinalia

interspinous ligaments: Ligamenta interspinalia

intertarsal ligaments: Ligamenta tarsi

intertransverse ligaments: Ligamenta intertransversaria

intra-articular sternocostal ligament: Ligamentum sternocostale intraarticulare

ischiocapsular ligament: Ligamentum ischiofemorale

ischiofemoral ligament: Ligamentum ischiofemorale

joint ligaments: Gelenkbänder *pl*

Krause's ligament: Ligamentum transversum perinei

lacunar ligament: Ligamentum lacunare

lateral ligament: Außen-, Lateralband *nt*, Ligamentum laterale/collaterale

lateral arcuate ligament: Quadratusarkade *f*, Ligamentum arcuatum laterale, Arcus lumbocostalis lateralis (Halleri)

lateral atlanto-occipital ligament: Ligamentum atlantooccipitale laterale

lateral costotransverse ligament: Ligamentum costotransversarium laterale

lateral maxillary ligament: Ligamentum laterale articulationis temporomandibularis

lateral pubovesical ligament: Ligamentum laterale pubovesicale

lateral radial ligament: Ligamentum collaterale carpi radiale

lateral radiate ligament: Ligamentum collaterale carpi ulnare

lateral sacrococcygeal ligament: Ligamentum sacrococcygeum laterale

lateral talocalcaneal ligament: Ligamentum talocalcaneum laterale

lateral umbilical ligament: Ligamentum umbilicale mediale

lateral vesical ligament: Ligamentum laterale vesicae

Lauth's ligament: Ligamentum transversum atlantis

left triangular ligament of liver: Ligamentum triangulare sinistrum hepatis

lienophrenic ligament: Ligamentum splenorenale/lienorenale/phrenicosplenicum

long iliosacral ligaments: Ligamenta sacroiliaca posteriora

long plantar ligaments: Ligamentum plantare longum

Luschka's ligaments: Ligamenta sternopericardiaca

Mackenrodt's ligament: Plica rectouterina

Mayer's ligament: Ligamentum carpi radiatum

medial ligament: Innenband *nt*, mediales Ligament *nt*, Ligamentum mediale

medial arcuate ligament: Psoasarkade

f, Ligamentum arcuatum mediale, Arcus lumbocostalis medialis (Halleri)
medial intermuscular ligament of thigh: Septum intermusculare femoris mediale
medial ligament of knee: Ligamentum collaterale tibiale
medial puboprostatic ligament: Ligamentum mediale puboprostaticum
medial pubovesical ligament: Ligamentum mediale pubovesicale
medial talocalcaneal ligament: Ligamentum talocalcaneum mediale
medial temporomandibular ligament: Ligamentum mediale articulationis temporomandibularis
median cricothyroid ligament: Ligamentum cricothyroideum medianum
median thyrohyoid ligament: Ligamentum thyrohyoideum medianum
median umbilical ligament: Urachus (-strang *m*) *m,* Chorda urachi, Ligamentum umbilicale medianum
metacarpophalangeal ligaments: Ligamenta palmaria
nuchal ligament: Nackenband *nt,* Ligamentum nuchae
oblique cuboideonavicular ligament: Ligamentum cuboideonaviculare plantare
palmar carpometacarpal ligaments: Ligamenta carpometacarpalia palmaria
palmar intercarpal ligaments: Ligamenta intercarpalia palmaria
palmar metacarpal ligaments: Ligamenta metacarpalia palmaria
palmar radiocarpal ligament: Ligamentum radiocarpale palmare
palmar ulnocarpal ligament: Ligamentum ulnocarpale palmare
pancreaticocolic ligament: Ligamentum pancreaticocolicum
pancreaticosplenic ligament: Ligamentum pancreaticosplenicum
pectineal ligament: Ligamentum pectineum
petrosphenoid ligament: 1. Synchondrosis sphenopetrosa **2.** Synchondrosis sphenooccipitalis
phrenico-esophageal ligament: Ligamentum phrenicooesophagealis
pisohamate ligament: Ligamentum pisohamatum
pisometacarpal ligament: Ligamentum pisometacarpale
plantar accessory ligaments: Ligamenta accessoria plantaria
plantar calcaneocuboid ligament: Ligamentum calcaneocuboideum plantare
plantar calcaneonavicular ligament: Ligamentum calcaneonaviculare plantare
plantar cuneocuboid ligament: Ligamentum cuneocuboideum plantare
plantar cuneonavicular ligaments: Ligamenta cuneonavicularia plantaria
plantar intercuneiform ligaments: Ligamenta intercuneiformia plantaria
plantar intertarsal ligaments: Ligamenta tarsi plantaria
plantar metatarsal ligaments: Ligamenta metatarsalia plantaria
plantar tarsometatarsal ligaments: Ligamenta tarsometatarsalia plantaria
posterior atlanto-occipital ligament: Membrana atlantooccipitalis posterior
posterior cruciate ligament: hinteres Kreuzband *nt,* Ligamentum cruciatum posterius
posterior fibrous ligament: Ligamentum sternoclaviculare posterius
posterior ligament of head of fibula: Ligamentum capitis fibulae posterius
posterior meniscofemoral ligament: Ligamentum meniscofemorale posterius
posterior talofibular ligament: Ligamentum talofibulare posterius
posterior talotibial ligament: Pars tibiotalaris posterior ligamenti medialis
posterior tibiofibular ligament: Ligamentum tibiofibulare posterius
pubocapsular ligament: Ligamentum pubofemorale
pubocervical ligament: Ligamentum pubocervicale
pubofemoral ligament: Ligamentum pubofemorale
pubovesical ligament: Ligamentum pubovesicale
quadrate ligament: Ligamentum quadratum
radiate costosternal ligaments: Ligamenta sternocostalia radiata
reflected ligament: Ligamentum reflexum
rhomboid ligament of wrist: Ligamentum radiocarpeum dorsale
right triangular ligament of liver: Ligamentum triangulare dextrum hepatis
round ligament of liver: Ligamentum teres hepatis
round ligament of uterus: rundes Mutterband *nt,* Ligamentum teres uteri
sacrococcygeal ligament: Ligamentum

sacrococcygeum

sacroiliac ligaments: Ligamenta sacroiliaca

sacrospinal ligament: Ligamentum sacrospinale

salpingopharyngeal ligament: Plica salpingopharyngea

short posterior pelvic ligament: Ligamentum sacrospinale

sphenomandibular ligament: Ligamentum sphenomandibulare

splenocolic ligament: Ligamentum splenocolicum

sternoclavicular ligament: Ligamentum sternoclaviculare

stylomandibular ligament: Ligamentum stylomandibulare

subflaval ligaments: Ligamenta flava

superficial dorsal sacrococcygeal ligament: Ligamentum sacrococcygeum posterius superficiale

superficial transverse metacarpal ligament: Ligamentum metacarpale transversum superficiale

superficial transverse metatarsal ligament: Ligamentum metatarsale transversum superficiale

superior coccygeal ligament: Ligamentum iliofemorale

superior costotransverse ligament: Ligamentum costotransversarium superius

superior ligament of epididymis: Ligamentum epididymidis superius

superior ligament of pinna: Ligamentum auriculare superius

superior pubic ligament: Ligamentum pubicum superius

supraspinal ligament: Ligamentum supraspinale

suspensory ligament: Stütz-, Halteband *nt*, Ligamentum suspensorium

suspensory ligament of bladder: Plica umbilicalis mediana

suspensory ligament of clitoris: Ligamentum suspensorium clitoridis

suspensory ligament of lens: Zonula ciliaris

suspensory ligament of liver: Ligamentum falciforme hepatis

talocalcaneal ligament: Ligamentum talocalcaneum

talofibular ligament: Ligamentum talofibulare

talonavicular ligament: Ligamentum talonaviculare

tarsometatarsal ligaments: Ligamenta tarsometatarsalia

thyroepiglottic ligament: Ligamentum

thyroepiglotticum

tibial collateral ligament: inneres/mediales Knieseitenband *nt*, Ligamentum collaterale tibiale

tibiocalcanean ligament: Pars tibiocalcanea ligamenti medialis

tibionavicular ligament: Pars tibionavicularis ligamenti medialis

transverse acetabular ligament: Ligamentum transversum acetabuli

transverse ligament of ankle: Retinaculum musculorum extensorum pedis superius

transverse ligament of carpus: Retinaculum flexorum manus

transverse ligament of knee: Ligamentum transversum genus

transverse ligament of scapula: Ligamentum transversum scapulae

Treitz's ligament: Musculus suspensorius duodeni

triangular ligament of linea alba: Adminiculum lineae albae

triquetral ligament: **1.** Ligamentum coracoacromiale **2.** Ligamentum cricoarytenoideum posterius

vaginal ligament: Ligamentum vaginale

venous ligament of liver: Ligamentum venosum

vestibular ligament: Taschenband *nt*, Ligamentum vestibulare

vocal ligament: Stimmband *nt*, Ligamentum vocale

volar accessory ligaments: Ligamenta accessoria volaria

volar capitular ligament: Ligamentum metacarpeum transversum profundum

yellow ligaments: gelbe Bänder *pl*, Ligamenta flava

lig|a|men|to|pex|y [lɪgə'mentəpeksɪ] *noun*: Ligamentopexie *f*

lig|a|men|tous ['lɪgəmentəs] *adj*: **1.** bandartig, ligamentär **2.** bindegewebsartig, bandartig, sehnenartig, desmoid

li|gase ['laɪgeɪz] *noun*: Ligase *f*, Synthetase *f*

li|ga|tion [laɪ'geɪʃn] *noun*: Ligatur *f*, Unterbindung *f*

lig|a|ture ['lɪgətʃər, -tʃʊər] *noun*: Ligatur *f*, Unterbindung *f*

light [laɪt]: **I** *noun* Licht *nt*, Helligkeit *f*; Beleuchtung *f*, Licht(quelle *f*) *nt*; (Tages-)Licht *nt* **II** *adj* hell, licht
  cold light: Kaltlicht *nt*

light-induced *adj*: lichtinduziert

light-sensitive *adj*: lichtempfindlich

limb [lɪm] *noun*: Glied *nt*, Gliedmaße *f*, Extremität *f*

artificial limb: Prothese f, Kunstglied nt
lower limbs: untere Gliedmaßen/Extremitäten pl, Beine pl
upper limbs: obere Gliedmaßen/Extremitäten pl, Arme pl
lim|bic ['lɪmbɪk] adj: **1.** limbisch **2.** marginal, randständig, wandständig
lim|bus ['lɪmbəs] noun, plural -**bi** [-baɪ]: Saum m, Rand m, Kante f, Limbus m
lime [laɪm] noun: Kalk m
chlorinated lime: Chlorkalk m, Calcaria chlorata
li|men ['laɪmən] noun, plural -**mens**, **lim|i|na** ['lɪmənə]: Grenze f, Schwelle f, Limen nt
lim|i|nal ['lɪmənl] adj: Grenz-, Schwellen-, Limen-
lim|it ['lɪmɪt]: **I** noun **1.** Grenze f; Begrenzung f, Beschränkung f, Limit nt **2.** Grenzlinie f, Grenze f **II** v begrenzen, ein-, beschränken (to auf); limitieren
resuscitation limit: Wiederbelebungs-, Strukturerhaltungszeit f
limp|ling ['lɪmpɪŋ] noun: Hinken nt, Claudicatio f
line [laɪn] noun: **1.** Linie f, Grenzlinie f, Linea f **2.** (Hand-)Linie f; (Gesichts-)Falte f, Runzel f; (Gesichts-)Zug m **3.** (Abstammungs-)Linie f, Geschlecht nt
Langer's lines: Langer-Linien pl, Hautspalt-, Hautspannungslinien pl
lead line: Bleisaum m
medioclavicular line: Medioklavikularlinie f, Linea medioclavicularis
pectineal line: **1.** Pecten ossis pubis **2.** Linea pectinea (femoris)
terminal line of pelvis: Linea terminalis pelvis
white line: Linea alba
lin|ea ['lɪnɪə] noun, plural **lin|e|ae** [-niː]: Linie f, Linea f
lin|e|age ['lɪnɪɪdʒ] noun: Geschlecht nt, Abstammung f
lin|gua ['lɪŋgwə] noun, plural -**guae** [-gwiː]: Zunge f; (anatom.) Lingua f, Glossa f
lin|gual ['lɪŋgwəl] adj: zungenförmig, lingual
Lin|guat|u|la [lɪŋ'gwætʃələ] noun: Zungenwürmer pl
lin|guat|u|li|a|sis [lɪŋˌgwætʃə'laɪəsɪs] noun: Linguatula-Infektion f, Linguatuliasis f
lin|gu|la ['lɪŋgjələ] noun, plural -**lae** [-liː]: Zünglein nt, Lingula f
lin|gu|lar ['lɪŋgjələr] adj: zungenförmig, Lingular-
lin|gu|lec|to|my [lɪŋgjə'lektəmɪ] noun: Lingulektomie f

lin|guo|den|tal [ˌlɪŋgwə'dentl] adj: linguodental
lin|guo|pa|pil|li|tis [ˌlɪŋgwəpæpɪ'laɪtɪs] noun: Linguopapillitis f
lin|i|ment ['lɪnəmənt] noun: Linimentum nt
lin|ing ['laɪnɪŋ] noun: Belag m, Überzug m; Auskleidung f; Deckschicht f
lip [lɪp] noun: **1.** Lippe f; (anatom.) Labium oris **2.** Labium nt, Labrum nt
articular lip: Gelenklippe f, Labrum articulare
cleft lip: Hasenscharte f, Lippenspalte f, Cheiloschisis f
glazed lips: Lacklippen pl
greater lip of pudendum: große Schamlippe f, Labium majus pudendi
lesser lip of pudendum: kleine Schamlippe f, Labium minus pudendi
lower lip: Unterlippe f, Labium inferius oris
pudendal lips: Schamlippen pl, Labium majus et minus pudendi
upper lip: Oberlippe f, Labium superius oris
lip|ac|i|de|mia [lɪpæsə'diːmɪə] noun: Hyperlipazidämie f
lip|ac|i|du|ri|a [lɪpæsə'd(j)ʊərɪə] noun: Lipazidurie f
lip|ar|o|cele [lɪp'ærəsiːl] noun: **1.** Fettbruch m, Liparozele f, Lipozele f, Adipozele f **2.** (urolog.) Liparozele f, Lipozele f
lip|a|roid ['lɪpərɔɪd] adj: fettartig, fettähnlich, lipoid
li|pase ['laɪpeɪz, 'lɪ-] noun: **1.** Lipase f **2.** Triacylglycerinlipase f, Triglyceridlipase f
lipoprotein lipase: Lipoproteinlipase f
lip|as|u|ria [ˌlɪpeɪ's(j)ʊərɪə] noun: Lipasurie f
lip|ec|to|my [lɪ'pektəmɪ] noun: Fett(gewebs)entfernung f, Lipektomie f
lip|e|de|ma [lɪpɪ'diːmə] noun: Lipödem nt
li|pe|mia [lɪ'piːmɪə] noun: Lipämie f, Hyperlipämie f
lip|id ['lɪpɪd, 'laɪ-] noun: Lipid nt
total lipid: Gesamtlipide pl
lip|ide ['lɪpaɪd, 'laɪ-, -ɪd] noun: → lipid
lip|i|de|mia [lɪpɪ'diːmɪə] noun: Lipidämie f, Hyperlipidämie f
li|pid|ic [lɪ'pɪdɪk] adj: Lipid-, Lipo-
lip|i|dol|y|sis [lɪpɪ'dɑlɪsɪs] noun: Lipidspaltung f, Lipidolyse f
lip|i|do|lyt|ic [ˌlɪpɪdə'lɪtɪk] adj: liplidspaltend, lipidolytisch
lip|i|do|sis [lɪpɪ'dəʊsɪs] noun: Lipidspeicherkrankheit f, Lipidose f
sulfatide lipidosis: metachromatische

999

Leukodystrophie *f*, Sulfatidlipidose *f*

li|pid|u|ria [lɪpɪ'd(j)ʊərɪə] *noun*: Lipurie *f*

li|po|ar|thri|tis [ˌlɪpəʊɑːr'θraɪtɪs] *noun*: Lipoarthritis *f*

li|po|a|tro|phic [ˌlɪpəʊ'trəʊfɪk] *adj*: lipatrophisch

li|po|at|ro|phy [ˌlɪpəʊ'ætrəfɪ] *noun*: Lipodystrophie *f*

li|po|cal|ci|gran|u|lo|ma|to|sis [ˌlɪpəʊˌkælsɪgrænjəˌləʊmə'təʊsɪs] *noun*: Lipokalzinogranulomatose *f*, Calcinosis universalis interstitialis

li|po|cat|a|bol|ic [ˌlɪpəʊkætə'bɑlɪk] *adj*: lipokatabol, lipokatabolisch

li|po|cele ['lɪpəʊsiːl] *noun*: Fettbruch *m*, Liparozele *f*, Lipozele *f*, Adipozele *f*

li|po|chon|dro|dys|tro|phy [ˌlɪpəʊkɑndrə'dɪstrəfɪ] *noun*: Hurler-Krankheit *f*, von Pfaundler-Hurler-Krankheit *f*, Lipochondrodystrophie *f*, Dysostosis multiplex, Mukopolysaccharidose I-H *f*

li|po|chon|dro|ma [ˌlɪpəʊkɑn'drəʊmə] *noun*: Lipochondrom *nt*, benignes Mesenchymom *nt*

li|po|chrome ['lɪpəʊkrəʊm] *noun*: Lipochrom *nt*, Lipoidpigment *nt*

li|po|cla|sis [lɪ'pɑkləsɪs] *noun*: →*lipolysis*

li|po|cyte ['lɪpəʊsaɪt] *noun*: **1.** Fett(gewebs)zelle *f*, Lipozyt *m*, Adipozyt *m* **2.** (*Leber*) Fettspeicherzelle *f*

li|po|dys|tro|phy [lɪpəʊ'dɪstrəfɪ] *noun*: Lipodystrophie *f*
intestinal lipodystrophy: intestinale Lipodystrophie *f*, Whipple-Krankheit *f*, Morbus Whipple *m*, lipophage Intestinalgranulomatose *f*, Lipodystrophia intestinalis

li|po|fi|bro|ma [ˌlɪpəʊfaɪ'brəʊmə] *noun*: Lipofibrom *nt*

li|po|fus|cin [ˌlɪpəʊ'fʌsɪn, lɪpə'fjuːsɪn] *noun*: Abnutzungspigment *nt*, Lipofuszin *nt*

li|po|fus|ci|no|sis [ˌlɪpəʊˌfjuːsə'nəʊsɪs] *noun*: Lipofuszinose *f*

li|po|gen|e|sis [ˌlɪpəʊ'dʒenəsɪs] *noun*: Fett(bio)synthese *f*, Lipogenese *f*

li|po|gen|ic [ˌlɪpəʊ'dʒenɪk] *adj*: fettbildend, lipogen

li|po|gran|u|lo|ma [lɪpəʊˌgrænjə'ləʊmə] *noun*: Lipogranulom *nt*, Oleogranulom *nt*

li|po|gran|u|lo|ma|to|sis [ˌlɪpəʊgrænjəˌləʊmə'təʊsɪs] *noun*: Lipogranulomatose *f*

li|po|hel|mia [ˌlɪpəʊ'hiːmɪə] *noun*: Hyperlipämie *f*, Lipämie *f*

li|poid ['lɪpɔɪd, 'laɪ-]: **I** *noun* **1.** Lipoid *nt* **2.** →*lipid* **II** *adj* fettartig, lipoid

li|poi|do|sis [lɪpɔɪ'dəʊsɪs] *noun*: **1.** Lipidspeicherkrankheit *f*, Lipoidose *f* **2.** Lipoidose *f*

li|poid|pro|tein|o|sis [ˌlɪpɔɪdˌprəʊti'nəʊsɪs] *noun*: Lipidproteinose *f*, Urbach-Wiethe-Syndrom *nt*, Hyalinosis cutis et mucosae

li|poid|u|ria [lɪpɔɪ'd(j)ʊərɪə] *noun*: Lipurie *f*

li|pol|y|sis [lɪ'pɑlɪsɪs] *noun*: Fettspaltung *f*, -abbau *m*, Lipolyse *f*

li|po|lyt|ic [lɪpəʊ'lɪtɪk] *adj*: fettspaltend, lipolytisch, steatolytisch

li|po|ma [lɪ'pəʊmə] *noun, plural* **-mas, -ma|ta** [lɪ'pəʊmətə]: Fettgeschwulst *f*, Fettgewebsgeschwulst *f*, Fetttumor *m*, Lipom *nt*

li|po|ma|toid [lɪ'pɑmətɔɪd] *adj*: lipomähnlich, lipomartig, lipomatös

li|po|ma|to|sis [lɪˌpəʊmə'təʊsɪs] *noun*: Lipomatose *f*, Lipomatosis *f*

li|po|ma|tous [lɪ'pɑmətəs] *adj*: lipomähnlich, lipomartig, lipomatös

li|po|met|a|bol|ic [ˌlɪpəʊmetə'bɑlɪk] *adj*: lipometabolisch

li|po|me|tab|o|lism [ˌlɪpəʊmə'tæbəlɪzəm] *noun*: Fettstoffwechsel *m*

li|po|mi|cron [ˌlɪpəʊ'maɪkrɑn] *noun*: Lipomikron *nt*, Chylomikron *nt*

li|po|mu|co|pol|y|sac|cha|ri|do|sis [ˌlɪpəʊmjuːkəʊˌpɑlɪsækərɪ'dəʊsɪs] *noun*: Lipomukopolysaccharidose *f*

li|po|myx|o|ma [ˌlɪpəʊmɪks'əʊmə] *noun*: Lipomyxom *nt*

li|po|pa|thy [lɪ'pɑpəθɪ] *noun*: Fettstoffwechselstörung *f*, Lipopathie *f*

li|po|pe|nia [lɪpəʊ'piːnɪə] *noun*: Lipidmangel *m*, Lipopenie *f*

li|po|pex|ia [ˌlɪpəʊ'peksɪə] *noun*: Fettspeicherung *f*, Lipopexie *f*

li|po|phan|er|o|sis [ˌlɪpəʊˌfænə'rəʊsɪs] *noun*: Fett-, Lipophanerose *f*

li|po|phil|ia [ˌlɪpəʊ'fiːlɪə] *noun*: Fettlöslichkeit *f*, Lipophilie *f*

li|po|phil|ic [ˌlɪpəʊ'fɪlɪk] *adj*: lipophil

li|po|pol|y|sac|cha|ride [ˌlɪpəʊˌpɑlɪ'sækəraɪd, -rɪd] *noun*: Lipopolysaccharid *nt*

li|po|pro|tein [ˌlɪpəʊ'prəʊtiːn, -tiːɪn] *noun*: Lipoprotein *nt*
α-lipoprotein: Lipoprotein *nt* mit hoher Dichte, α-Lipoprotein *nt*
β-lipoprotein: Lipoprotein *nt* mit geringer Dichte, β-Lipoprotein *nt*
high-density lipoprotein: Lipoprotein *nt* mit hoher Dichte, α-Lipoprotein *nt*
very low-density lipoprotein: Lipoprotein *nt* mit sehr geringer Dichte, prä-β-Lipoprotein *nt*

li|po|pro|tein|e|mia [lɪpəʊˌprəʊtɪ'niː-

mɪə] *noun*: Lipoproteinämie *f*
lilprolteinlolsis [ˌlɪpəʊˌprəʊtɪɪˈnəʊsɪs] *noun*: Urbach-Wiethe-Syndrom *nt*, Lipoidproteinose (Urbach-Wiethe) *f*, Hyalinosis cutis et mucosae
lilpolsarlcolma [ˌlɪpəʊsɑːˈkəʊmə] *noun*: Liposarkom *nt*
lilpolsis [lɪˈpəʊsɪs] *noun*: Lipomatose *f*
lilpolsolluible [ˌlɪpəʊˈsɑljəbl] *adj*: fettlöslich
lilpolsucltion [ˈlɪpəʊsʌkʃn] *noun*: Liposuktion *f*
lilpoltrophlic [ˌlɪpəʊˈtrɑfɪk, -ˈtrəʊ-] *adj*: lipotroph(isch)
lilpotlrolphy [lɪˈpɑtrəfɪ] *noun*: Lipotrophie *f*
lilpoltroplic [ˌlɪpəʊˈtrɑpɪk, -ˈtrəʊ-] *adj*: lipotrop
lilpoltrolpism [lɪˈpɑtrəpɪzəm] *noun*: Lipotropie *f*
lilpoxlylgelnase [lɪˈpɑksɪdʒɪneɪz] *noun*: Lipoxygenase *f*
liplpa [ˈlɪpə] *noun*: Lippitudo *f*, Triefauge *nt*, Blepharitis *f* marginalis
lilpulria [lɪˈp(j)ʊərɪə] *noun*: Lipurie *f*
lilpulric [lɪˈp(j)ʊərɪk] *adj*: lipurisch
liqluelfacltion [ˌlɪkwəˈfækʃn] *noun*: Verflüssigung *f*, Liquefaktion *f*
liqluelfy [ˈlɪkwəfaɪ] I *vt* verflüssigen, liqueszieren II *vi* sich verflüssigen, liqueszieren
liqluid [ˈlɪkwɪd] I *noun* Flüssigkeit *f* II *adj* **1.** flüssig, liquid(e), Flüssigkeits- **2.** klar, wässrig, durchsichtig, transparent **Cotunnius's liquid**: Cotunnius-Flüssigkeit *f*, Perilymphe *f*, Liquor Cotunnii
liqluor [ˈlɪkər; ˈlɪkwɔːr] *noun*: **1.** Flüssigkeit *f* **2.** Liquor *m*
lisp [lɪsp] I *noun* Lispeln *nt*, Sigmatismus *m m* II *v* **1.** lispeln **2.** stammeln
Lisltelria [lɪˈstɪərɪə] *noun*: Listeria *f*
lisltelrilal [lɪˈstɪərɪəl] *adj*: Listerien-, Listeria-
lisltelrilolsis [lɪˌstɪərɪˈəʊsɪs] *noun, plural* **-ses** [lɪˌstɪərɪˈəʊsiːz]: Listerieninfektion *f*, Listeriose *f*
perinatal listeriosis: Neugeborenenlisteriose *f*, Granulomatosis infantiseptica
litlerlal [ˈlɪtərəl] *adj*: literal
lilthecltolmy [lɪˈθektəmɪ] *noun*: **1.** Steinschnitt *m*, Lithotomie *f* **2.** Blasensteinschnitt *m*; Blasenschnitt *m*
lilthilalsis [lɪˈθaɪəsɪs] *noun*: Lithiasis *f*
lithlic [ˈlɪθɪk] *adj*: Lithium-
lithlilum [ˈlɪθɪəm] *noun*: Lithium *nt*
litholcysltoltolmy [ˌlɪθəsɪsˈtɑtəmɪ] *noun*: Blasensteinschnitt *m*, Lithozystotomie *f*
litholdilallylsis [ˌlɪθədaɪˈælɪsɪs] *noun*: Steinauflösung *f*, Lithodialyse *f*

litholgenlelsis [ˌlɪθəˈdʒenəsɪs] *noun*: Stein-, Konkrementbildung *f*, Lithogenese *f*
litholgenlic [ˌlɪθəˈdʒenɪk] *adj*: lithogen
litholllylsis [lɪˈθɑlɪsɪs] *noun*: Litholyse *f*
litholllytlic [ˌlɪθəˈlɪtɪk] *adj*: litholytisch
litholnelphroltolmy [ˌlɪθənɪˈfrɑtəmɪ, -ne-] *noun*: Nephrolithotomie *f*
lilthotlolmy [lɪˈθɑtəmɪ] *noun*: **1.** Steinschnitt *m*, Lithotomie *f* **2.** **vesical lithotomy** Blasensteinschnitt *m*, Lithozystotomie *f*
litholtriplsy [ˌlɪθəˈtrɪpsɪ] *noun*: Lithotripsie *f*
extracorporeal shock wave lithotripsy: extrakorporale Stoßwellenlithotripsie *f*
litholtriplltor [ˈlɪθətrɪptər] *noun*: Lithotripter *m*
lilthotlrilty [lɪˈθɑtrətɪ] *noun*: Lithotripsie *f*
lithlous [ˈlɪθəs] *adj*: kalkulös
lithlulrelsis [ˌlɪθəjəˈriːsɪs] *noun*: Blasengrießabgang *m*, Lithurese *f*
lithlulrila [lɪθˈ(j)ʊərɪə] *noun*: Lithurie *f*
litlmus [ˈlɪtməs] *noun*: Lackmus *nt*
litltrltis [ˈlɪtraɪtɪs] *noun*: Littré-Abszess *m*, Littritis *f*, Littréitis *f*
lilveldo [lɪˈviːdəʊ] *noun*: Livedo *f*
postmortem livedo: Totenflecke *pl*, Livor mortis, Livores *pl*
livler [ˈlɪvər] *noun*: Leber *f*; (*anatom.*) Hepar *nt*
congested liver: Stauungsleber *f*
fatty liver: Fettleber *m*, Hepar adiposum
floating liver: Lebersenkung *f*, Wanderleber *f*, Hepatoptose *f*, Hepar migrans/mobile
wandering liver: Lebersenkung *f*, Wanderleber *f*, Hepatoptose *f*, Hepar migrans/mobile
livlid [ˈlɪvɪd] *adj*: fahl, livide, livid
lilvidlilty [lɪˈvɪdətɪ] *noun*: bläuliche Hautverfärbung *f*, Lividität *f*
postmortem lividity: Totenflecke *pl*, Livor mortis, Livores *pl*
load [ləʊd]: I *noun* Belastung *f*; Last *f* II *v* laden, beladen, belasten (*with* mit); (*Magen*) überladen
radiation load: Strahlenbelastung *f*, Strahlenexposition *f*
lolalilalsis [laɪəˈaɪəsɪs] *noun*: Loiasis *f*
lolbar [ˈləʊbər] *adj*: lobär
lolbate [ˈləʊbeɪt] *adj*: gelappt, lappig
lobe [ləʊb] *noun*: (Organ-)Lappen *m*, Lobus *m*
anterior lobe of hypophysis: → *anterior lobe of pituitary*
anterior lobe of pituitary: Adenohypo-

L

physe *f*, Hypophysenvorderlappen *m*, Adenohypophysis *f*, Lobus anterior hypophysis

caudate lobe of liver: Spieghel-Leberlappen *m*, Lobus caudatus

cerebral lobes: Hirnlappen *pl*, Lobi cerebri

frontal lobe: Frontal-, Stirnlappen *m*, Lobus frontalis

glandular lobe of hypophysis: → *anterior lobe of pituitary*

glandular lobe of pituitary (gland): → *anterior lobe of pituitary*

inferior pulmonary lobe: Lobus inferior pulmonis

lobe of lung: Lungenlappen *m*, Lobus pulmonis

neural lobe of neurohypophysis: Lobus nervosus neurohypophysis

occipital lobe: Okzipital-, Hinterhauptslappen *m*, Lobus occipitalis

parietal lobe: Parietal-, Scheitellappen *m*, Lobus parietalis

posterior lobe of hypophysis: Neurohypophyse *f*, Hypophysenhinterlappen *m*, Neurohypophysis *f*, Lobus posterior hypophysis

posterior lobe of pituitary (gland): → *posterior lobe of hypophysis*

quadrate lobe of liver: viereckiger Leberlappen *m*, Lobus quadratus (hepatis)

Spigelius' lobe: Spiegehl-Leberlappen *m*, Lobus caudatus

temporal lobe: Temporal-, Schläfenlappen *m*, Lobus temporalis

lo|bec|to|my [ləʊ'bektəmɪ] *noun*: Lobektomie *f*

hepatic lobectomy: Leberlappenresektion *f*, Leberlobektomie *f*

lo|bi|tis [ləʊ'baɪtɪs] *noun*: Lobitis *f*, Lappenentzündung *f*

lo|bo|my|co|sis [,ləʊbəmaɪ'kəʊsɪs] *noun*: Lobomykose *f*, Keloidblastomykose *f*, Blastomycosis queloidana

lob|u|lar ['lɑbjələr] *adj*: läppchenförmig, lobulär

lob|u|lat|ed ['lɑbjəleɪtɪd] *adj*: gelappt, lappig

lob|ule ['lɑbjuːl] *noun*: 1. (Organ-, Drüsen-)Läppchen *nt*, Lobulus *m* 2. → *lobule of auricle*

lobule of auricle: Ohrläppchen *nt*, Lobulus auriculae

lo|cal ['ləʊkəl] *adj*: örtlich (begrenzt), lokal

lo|cal|i|za|tion [,ləʊkəlɪ'zeɪʃn] *noun*: Lokalisation *f*

lo|chia ['ləʊkɪə, 'lɑkɪə] *noun*: Wochen-

fluss *m*, Lochien *pl*

lo|chi|o|me|tra [,ləʊkɪəʊ'miːtrə] *noun*: Lochiometra *f*

lo|chi|o|me|tri|tis [,ləʊkɪəʊmɪ'traɪtɪs] *noun*: Metritis puerperalis

lo|chi|o|py|ra [,ləʊkɪəʊ'paɪrə] *noun*: Puerperalfieber *nt*, Wochenbett-, Kindbettfieber *nt*, Febris puerperalis

lo|cho|me|tri|tis [,ləʊkəʊmɪ'traɪtɪs] *noun*: Metritis puerperalis

lock|jaw ['lɑkdʒɔː] *noun*: Kiefersperre *f*, Trismus *m*

lo|co|mo|tion [,ləʊkəʊ'məʊʃn] *noun*: Bewegung *f*, Fortbewegung(sfähigkeit *f*) *f*, Ortsveränderung *f*, Lokomotion *f*

lo|co|mo|tor [,ləʊkəʊ'məʊtər] *adj*: lokomotorisch

lo|cus ['ləʊkəs] *noun, plural* -ca, -ci [-kə,-saɪ, -kaɪ]: 1. Ort *m*, Platz *m*, Stelle *f*; (*anatom.*) Lokus *m*, Locus *m* 2. (*genet.*) Genlocus *m*

lo|go|kol|pho|sis [,lɑgəʊkəʊ'fəʊsɪs] *noun*: Worttaubheit *f*, akustische Aphasie *f*

lo|go|pa|thy [ləʊ'gɑpəθɪ] *noun*: Sprachstörung *f*, Logopathie *f*

lo|go|ple|gia [,lɑgəʊ'pliːdʒ(ɪ)ə] *noun*: Logoplegie *f*

lo|gor|rhea [,lɑgəʊ'rɪə] *noun*: Redesucht *f*, Polyphrasie *f*, Zungendelirium *nt*, Logorrhö *f*

lo|ia|sis [ləʊ'aɪəsɪs] *noun*: Loa-loa-Infektion *f*, Loiasis *f*

loin [lɔɪn] *noun*: Lende *f*, Lumbus *m*

long-chain *adj*: langkettig

long-headed *adj*: langköpfig, dolichokephal

long-headedness *noun*: Langköpfigkeit *f*, Dolichozephalie *f*

long-sighted *adj*: weitsichtig, hypermetropisch, hyperop

long-sightedness *noun*: Weitsichtigkeit *f*, Hyperopie *f*, Hypermetropie *f*

long-term *adj*: langfristig, Dauer-, Langzeit-

loop [luːp] *noun*: Schlinge *f*, Schleife *f*, Schlaufe *f*; Öse *f*; (*anatom.*) Ansa *f*

subclavian loop: Ansa subclavia

lo|phot|ri|chous [lə'fɑtrɪkəs] *adj*: (*Bakterium*) lophotrich

lor|do|scol|i|o|sis [,lɔːrdəʊskəʊlɪ'əʊsɪs] *noun*: Lordoskoliose *f*

lor|do|scol|i|ot|ic [,lɔːrdəʊskəʊlɪ'ɑtɪk] *adj*: lordoskoliotisch

lor|do|sis [lɔːr'dəʊsɪs] *noun, plural* -ses [-siːz]: Lordose *f*

lumbar lordosis: Lendenlordose *f*

lor|dot|ic [lɔːr'dɑtɪk] *adj*: lordotisch

loss [lɔːs, lɑs] *noun*: Verlust *m*, Schaden *m*, Einbuße *f* conduction hearing loss: Schallleitungsstörung f, Mittelohrschwerhörigkeit f

extraglandular water loss: extraglanduläre Wasserabgabe f, Perspiratio insensibilis

glandular water loss: glanduläre Wasserabgabe f, Schwitzen nt, Transpiration f, Perspiratio sensibilis

hearing loss: (Ge-)Hörverlust m, Hörstörung f, Schwerhörigkeit f

louse [laʊs] *noun, plural* **lice** [laɪs]: Laus f

crab louse: Filzlaus f, Phthirus pubis, Pediculus pubis

head louse: Kopflaus f, Pediculus humanus capitis

human louse: Menschenlaus f, Pediculus humanus

louse-borne *adj*: Läuse-

lous|i|cide ['laʊsɪsaɪd]: I *noun* Pedikulizid nt II *adj* läusetötend, läuseabtötend, pedikulizid

lous|i|ness ['laʊzɪnɪs] *noun*: Pedikulose f

lous|y ['laʊzɪ] *adj*: mit Läusen infestiert, von Läusen befallen

low-molecular-weight *adj*: niedermolekular

lu|bri|cant ['luːbrəkənt] *noun*: Gleitmittel nt, Lubrikans nt; Schmiermittel nt

lu|es ['luːiːz] *noun*: harter Schanker m, Morbus Schaudinn m, Schaudinn-Krankheit f, Syphilis f, Lues f

lu|et|ic [luːˈetɪk] *adj*: luetisch, syphilitisch

lum|bag|o [lʌmˈbeɪgəʊ] *noun*: Hexenschuss m, Lumbago f

lum|bar ['lʌmbər] *adj*: lumbal

lum|bo|dor|sal [ˌlʌmbəʊˈdɔːrsl] *adj*: lumbodorsal

lum|bo|sa|cral [ˌlʌmbəʊˈseɪkrəl] *adj*: lumbosakral, sakrolumbal

lum|bri|ci|dal [ˌlʌmbrɪˈsaɪdl] *adj*: spulwurmtötend, askarizid

lum|bri|coid ['lʌmbrɪkɔɪd]: I *noun* Spulwurm m, Ascaris lumbricoides II *adj* wurmförmig, wurmartig

lum|bri|co|sis [ˌlʌmbrɪˈkəʊsɪs] *noun*: Askariasis f

lump [lʌmp] *noun*: **1.** Schwellung f, Beule f, Geschwulst f, Knoten m **2.** Klumpen m, Brocken m

lump in the throat: Globusgefühl nt, Globussymptom nt

lum|pec|to|my [lʌmˈpektəmɪ] *noun*: Lumpektomie f, Quadrantenresektion f, Tylektomie f

lu|nate ['luːneɪt]: I *noun* Mondbein nt, Os lunatum II *adj* (halb-)mondförmig

lu|na|tism ['luːnətɪzəm] *noun*: Mondsüchtigkeit f, Lunatismus m

lu|na|to|mal|la|cia [ˌluːnətəʊməˈleɪʃ(ɪ)ə] *noun*: Lunatummalazie f, Kienbeck-Krankheit f, Morbus Kienbeck m

lung [lʌŋ] *noun*: Lunge f, Lungenflügel m; (*anatom.*) Pulmo m

arcwelder lung: Lungensiderose f, Siderosis pulmonum

bird-breeder's lung: Vogelzüchterlunge f, Taubenzüchterlunge f

congested lung: Stauungslunge f

corundum smelter's lung: Korundschmelzerlunge f

farmer's lung: Farmerlunge f, Drescherkrankheit f, Dreschfieber nt

harvester's lung: → farmer's lung

humidifier lung: Befeuchterlunge f

left lung: linke Lunge f, linker Lungenflügel m, Pulmo sinister

malt-worker's lung: Malzarbeiterlunge f

pigeon-breeder's lung: Vogel-, Taubenzüchterlunge f

pumice lung: Bimsstein-, Tuffsteinlunge f, metastatische Lungenkalzinose f

right lung: rechte Lunge f, rechter Lungenflügel m, Pulmo dexter

saccular lung: Sacklunge f

shock lung: Schocklunge f, adult respiratory distress syndrome nt

thresher's lung: → farmer's lung

lung|worms ['lʌŋwɜrmz] *plural*: Lungenwürmer pl

lu|nu|la ['luːnjələ] *noun, plural* -lae [-liː]: **1.** Lunula f **2.** Nagelhalbmond m, Lunula unguis

lunula of nail: Nagelhalbmond m, Lunula unguis

lunulae of semilunar valves: Lunulae valvularum semilunarium

lu|nu|lar ['luːnjələr] *adj*: halbmondförmig, lunular, semilunar

lu|poid ['luːpɔɪd] *adj*: lupusähnlich, lupoid, lupös

lu|po|ma [luːˈpəʊmə] *noun*: Lupusknötchen nt, Lupom nt

lu|pous ['luːpəs] *adj*: lupusähnlich, lupoid, lupös

lu|pus ['luːpəs] *noun*: Lupus m

chilblain lupus: Lupus pernio

discoid lupus erythematosus: Discoid-Lupus erythematosus m, Lupus erythematodes chronicus discoides

drug-induced lupus: medikamentenbedingter Lupus erythematodes visceralis

lupus erythematodes: Lupus erythematodes

lupus erythematosus: Lupus erythematodes, Lupus erythematosus, Ery-

thematodes *m*
systemic lupus erythematosus: systemischer Lupus erythematodes, Systemerythematodes *m*, Lupus erythematodes visceralis, Lupus erythematodes integumentalis et visceralis
lupus vulgaris: Lupus vulgaris
lu|te|al ['lu:tɪəl] *adj*: luteal
lu|te|in|ic [lu:tɪ'ɪnɪk] *adj*: **1.** luteal **2.** Lutein- **3.** luteinisierend
lu|te|in|i|za|tion [,lu:tɪənɪ'zeɪʃn] *noun*: Luteinisation *f*, Luteinisierung *f*
lu|te|i|no|ma [lu:tɪə'nəʊmə] *noun*: Luteom *nt*, Luteinom *nt*
lu|te|o|hor|mone [,lu:tɪə'hɔ:rməʊn] *noun*: Gelbkörperhormon *nt*, Progesteron *nt*, Corpus-luteum-Hormon *nt*
lu|te|o|ma [lu:tɪ'əʊmə] *noun, plural* -mas, -ma|ta [lu:tɪ'əʊmətə]: **1.** →*luteinoma* **2.** Luteoma gravidarum
lu|te|o|tropic [,lu:tɪə'trɑpɪk] *adj*: luteotrop
lu|ti|lib|er|lin|er|gic [,lu:tɪ,lɪbərɪ'nɜrdʒɪk] *adj*: lu(ti)liberinerg
lux|a|tion [lʌk'seɪʃn] *noun*: Verrenkung *f*, Luxation *f*
ly|ase ['laɪeɪz] *noun*: Lyase *f*, Synthase *f*
lye [laɪ]: **I** *noun* Lauge *f* **II** *v* ablaugen
potash lye: Kalilauge *f*
ly|ing-in *noun*: **1.** Niederkunft *f*, Entbindung *f* **2.** Kindbett *nt*, Wochenbett *nt*, Puerperium *nt*
lymph [lɪmf] *noun*: **1.** Lymphe *f*, Lymphflüssigkeit *f* **2.** lymphähnliche Flüssigkeit *f*
lym|pha ['lɪmfə] *noun*: →*lymph*
lymph|a|den ['lɪmfədən] *noun*: Lymphknoten *m*, Nodus lymphoideus, Lymphonodus *m*
lymph|ad|e|nec|ta|sis [lɪm,fædə'nektəsɪs] *noun*: Lymphknotenvergrößerung *f*, Lymphadenektasie *f*
lymph|ad|e|nec|to|my [lɪm,fædə'nektəmɪ] *noun*: Lymphknotenentfernung *f*, Lymphknotenexstirpation *f*, Lymphadenektomie *f*
lymph|ad|en|hy|per|tro|phy [lɪm,fædənhaɪ'pɜrtrəfɪ] *noun*: Lymphknotenhypertrophie *f*
lymph|a|de|nia [lɪmfə'di:nɪə] *noun*: **1.** →*lymphadenhypertrophy* **2.** →*lymphadenopathy*
lymph|ad|e|ni|tis [lɪm,fædə'naɪtɪs] *noun*: Lymphknotenentzündung *f*, Lymphadenitis *f*
mesenteric lymphadenitis: Mesenteriallymphadenitis *f*, Lymphadenitis mesenterica, Lymphadenitis mesenterialis
lymph|ad|e|nog|ra|phy [lɪm,fædɪ'nɑgrəfɪ]

noun: Lymphadenographie *f*, Lymphadenografie *f*
lymph|ad|e|noid [lɪm'fædɪnɔɪd] *adj*: lymphknotenähnlich, lymphadenoid
lymph|ad|e|no|ma [,lɪmfædɪ'nəʊmə] *noun*: **1.** Lymphadenom *nt* **2.** →*lymphoma*
lymph|ad|e|nop|a|thy [lɪm,fædɪ'nɑpəθɪ] *noun*: Lymphknotenerkrankung *f*, Lymphadenopathie *f*
immunoblastic lymphadenopathy: angioimmunoblastische Lymphadenopathie *f*, immunoblastische Lymphadenopathie *f*, Lymphogranulomatosis X *f*
lymph|ad|e|no|sis [lɪm,fædɪ'nəʊsɪs] *noun*: Lymphknotenschwellung *f*, Lymphadenose *f*
lymph|ad|e|not|o|my [lɪm,fædɪ'nɑtəmɪ] *noun*: Lymphadenotomie *f*
lymph|an|gei|i|tis [,lɪmfændʒɪ'aɪtɪs] *noun*: →*lymphangitis*
lymph|an|gi|ec|ta|sis [lɪm,fændʒɪ'ektəsɪs] *noun*: Lymphgefäßerweiterung *f*, Lymphangiektasie *f*
lymph|an|gi|ec|tat|ic [lɪm,fændʒɪek'tætɪk] *adj*: lymphangiektatisch
lymph|an|gi|ec|to|my [lɪm,fændʒɪ'ektəmɪ] *noun*: Lymphgefäßresektion *f*, Lymphangiektomie *f*
lymph|an|gi|i|tis [lɪm,fændʒɪ'aɪtɪs] *noun*: →*lymphangitis*
lymph|an|gi|o|ad|e|nog|ra|phy [lɪm,fændʒɪəʊædə'nɑgrəfɪ] *noun*: →*lymphography*
lymph|an|gi|o|en|do|the|li|o|blas|to|ma [lɪm,fændʒɪəʊ,endəʊ,θi:lɪəblæs'təʊmə] *noun*: Lymphangioendotheliom *nt*, Lymphoendotheliom *nt*
lymph|an|gi|o|en|do|the|li|o|ma [lɪm,fændʒɪəʊ,endəʊ,θi:lɪ'əʊmə] *noun*: Lymphangioendotheliom *nt*, Lymphoendotheliom *nt*
lymph|an|gi|o|fi|bro|ma [lɪm,fændʒɪəʊfaɪ'brəʊmə] *noun*: Lymphangiofibrom *nt*
lymph|an|gi|og|ra|phy [lɪm,fændʒɪ'ɑgrəfɪ] *noun*: →*lymphography*
lymph|an|gi|o|ma [lɪm,fændʒɪ'əʊmə] *noun*: Lymphangiom *nt*
lymph|an|gi|om|a|tous [lɪm,fændʒɪ'amətəs] *adj*: lymphangiomatös
lymph|an|gi|o|my|o|ma|to|sis [lɪm,fændʒɪəʊ,maɪəmə'təʊsɪs] *noun*: Lymphangiomyomatosis *f*, Lymphangiomyomatosis-Syndrom *nt*
lymph|an|gi|op|a|thy [lɪm,fændʒɪ'apəfɪ] *noun*: Lymphangiopathie *f*, Lymphgefäßerkrankung *f*
lymph|an|gi|o|phle|bi|tis [lɪm,fændʒɪəʊ-

flı'baıtıs] noun: Lymphangiophlebitis f

lym|phan|gi|o|sar|co|ma [lım‚fændʒıəʊ-saːr'kəʊmə] noun: Lymphangiosarkom nt

lym|phan|gi|o|sis [lım‚fændʒı'əʊsıs] noun: Lymphangiosis f

lym|phan|git|ic [‚lımfæn'dʒaıtık] adj: lymphangitisch, lymphangiitisch

lym|phan|gi|tis [‚lımfæn'dʒaıtıs] noun: Lymphgefäßentzündung f, Lymphangitis f, Lymphangiitis f

lym|phal|phe|re|sis [‚lımfəfə'riːsıs] noun: →lymphocytapheresis

lym|phat|ic [lım'fætık]: I noun 1. Lymphgefäß nt, Vas lymphaticum 2. **lymphatics** plural Lymphgefäße pl, Lymphsystem nt II adj lymphatisch, Lymph(o)-

lym|phat|i|cos|to|my [lım‚fætı'kastəmı] noun: Lymphatikostomie f

lym|phat|ics [lım'fætıks] plural: Lymphgefäße pl, Lymphsystem nt

lym|pha|tism ['lımfətızəm] noun: Lymphatismus m, lymphatische Diathese f

lym|phat|i|tis [lımfə'taıtıs] noun: →lymphangitis

lym|pha|tol|y|sis [lımfə'talısıs] noun: Lymphatolyse f

lymph|e|de|ma [‚lımfı'diːmə] noun: Lymphödem nt

lymph|epi|i|the|li|o|ma [lımf‚epı‚θılı'əʊmə] noun: →lymphoepithelioma

lymph|no|di|tis [‚lımfnəʊ'daıtıs] noun: →lymphadenitis

lym|pho|blast ['lımfəblæst] noun: Lymphoblast m, Lymphozytoblast m

lym|pho|blas|tic [‚lımfə'blæstık] adj: lymphoblastisch

lym|pho|blas|to|ma [‚lımfəblæs'təʊmə] noun: Lymphoblastom nt

lym|pho|blas|to|sis [‚lımfəblæs'təʊsıs] noun: Lymphoblastose f

lym|pho|cap|il|lary [‚lımfə'kæpəlerı, lımfəkə'pılərı] adj: lymphokapillär

lym|pho|cele ['lımfəsiːl] noun: Lymphozele f

lym|pho|cy|ta|phe|re|sis [lımfə‚saıtəfə-'riːsıs] noun: Lymphozytenpherese f, Lymphopherese f, Lymphozytopherese f

lym|pho|cyte ['lımfəsaıt] noun: Lymphozyt m

atypical lymphocytes: Lymphoidzellen pl, atypische Lymphozyten pl, Virozyten pl

thymus-dependent lymphocytes: T-Lymphozyten pl, T-Zellen pl

lymphocyte-dependent adj: lymphozytenabhängig

lymphocyte-independent adj: lymphozy-tenunabhängig

lym|pho|cy|the|mia [‚lımfəsaı'θiːmıə] noun: →lymphocytosis

lym|pho|cyt|ic [‚lımfə'sıtık] adj: lymphozytär

lym|pho|cy|to|blast [‚lımfə'saıtəblæst] noun: →lymphoblast

lym|pho|cy|to|ma [‚lımfəsaı'təʊmə] noun: Lymphozytom nt

Castleman's lymphocytoma: Castleman-Tumor m, Castleman-Lymphozytom nt, hyalinisierende plasmazelluläre Lymphknotenhyperplasie f

lym|pho|cy|to|pe|nia [lımfə‚saıtə'pınıə] noun: Lymphopenie f, Lymphozytopenie f

acute lymphocytopenia: Lymphozytensturz m

lym|pho|cy|to|phe|re|sis [lımfə‚saıtəfə-'riːsıs] noun: →lymphocytapheresis

lym|pho|cy|to|poi|e|sis [‚lımfə‚saıtəpɔı-'iːsıs] noun: Lymphozytenbildung f, Lymphopoese f, Lymphopoiese f, Lymphozytopoese f, Lymphozytopoiese f

lym|pho|cy|to|poi|et|ic [‚lımfə‚saıtəpɔı-'etık] adj: lymphozytopoetisch, Lymphozytopoese

lym|pho|cy|to|sis [‚lımfəsaı'təʊsıs] noun: Lymphozytose f, Lymphozythämie f

lym|pho|cy|to|tox|ic [lımfə‚saıtə'taksık] adj: lymphozytotoxisch

lym|pho|di|a|pe|de|sis [‚lımfədaıəpı-'diːsıs] noun: Lympho(zyten)diapedese f

lym|pho|duct ['lımfədʌkt] noun: Lymphgefäß nt, Vas lymphaticum

lym|pho|epi|i|the|li|o|ma [lımfə‚epı‚θılı-'əʊmə] noun: Lymphoepitheliom nt, lymphoepitheliales Karzinom nt, Schmincke-Tumor m

lym|pho|gen|e|sis [‚lımfə'dʒenəsıs] noun: Lymphbildung f, Lymphogenese f

lym|pho|gen|ic [‚lımfə'dʒenık] adj: lymphogen

lym|pho|ge|nous [lım'fadʒənəs] adj: lymphogen

lym|pho|glan|du|la [lımfə'glændʒələ] noun, plural -lae [lımfə'glændʒəliː]: Lymphknoten m, Nodus lymphoideus, Lymphonodus m

lym|pho|gran|u|lo|ma [lımfə‚grænjə-'ləʊmə] noun: 1. Lymphogranulom nt 2. Hodgkin-Krankheit f, Hodgkin-Lymphom nt, Lymphogranulomatose f, maligne Lymphogranulomatose f, Morbus m Hodgkin, Lymphogranulomatosis maligna

lym|pho|gran|u|lo|ma|to|sis [lımfə‚grænjə‚ləʊmə'təʊsıs] noun: 1. Lympho-

granulomatose f, Lymphogranulomatosis f **2.** → *lymphogranuloma*

malignant lymphogranulomatosis:
Hodgkin-Krankheit f, Hodgkin-Lymphom nt, Morbus m Hodgkin, Lymphogranulomatose f, maligne Lymphogranulomatose f, Lymphogranulomatosis maligna

lym|phog|ra|phy [lɪm'fɑgrəfɪ] noun:
Lymphographie f, Lymphangiographie
f, Lymphografie f, Lymphangiografie f

lym|pho|hel|ma|to|ge|nous [ˌlɪmfəˌhiːmə-
'tadʒənəs] adj: lymphohämatogen

lym|pho|his|ti|o|cyt|ic [ˌlɪmfə‚hɪstɪə'sɪt-
ɪk] adj: lympho-histiozytär

lym|phoid ['lɪmfɔɪd] adj: lymphartig,
lymphähnlich; lymphozytenähnlich;
lymphatisch

lym|pho|kine ['lɪmfəkaɪn] noun: Lym-
phokin nt

lym|pho|ki|ne|sis [ˌlɪmfəkɪ'niːsɪs, -kaɪ-]
noun: Lymphzirkulation f

lym|phol|y|sis [lɪm'fɑlɪsɪs] noun: Lym-
phozytenauflösung f, Lympholyse f,
Lymphozytolyse f

lym|pho|lyt|ic [ˌlɪmfə'lɪtɪk] adj: lympho-
lytisch, lymphozytolytisch

lym|pho|ma [lɪm'fəʊmə] noun, plural
-mas, -ma|ta [lɪm'fəʊmətə]: **1.** Lymph-
knotenschwellung f, Lymphknotentu-
mor m, Lymphom nt **2.** → *lymphogranuloma* **3.** non-Hodgkin-Lymphom nt

African lymphoma: → *Burkitt's lymphoma*

B-cell lymphoma: B-Zelllymphom nt,
B-Zellenlymphom nt

Burkitt's lymphoma: Burkitt-Lymphom nt, Burkitt-Tumor m, epidemisches Lymphom nt, B-lymphoblastisches Lymphom nt

centroblastic lymphoma: Zentroblas-
tom nt

granulomatous lymphoma: → *Hodgkin's
lymphoma*

Hodgkin's lymphoma: Hodgkin-Krankheit f, Hodgkin-Lymphom nt, Morbus
m Hodgkin, Lymphogranulomatose f,
maligne Lymphogranulomatose f, Lymphogranulomatosis maligna

Lennert's lymphoma: lymphoepithe-
lioides Lymphom nt, Lennert-Lymphom nt

non-Hodgkin's lymphomas: Non-Hodgkin-Lymphome pl

plasmacytoid lymphocytic lymphoma: Immunozytom nt, lymphoplasma-
zytisches Lymphom nt, lympho-plas-
mozytoides Lymphom nt

lym|pho|ma|toid [lɪm'fəʊmətɔɪd] adj:

lymphomähnlich, lymphomartig, lym-
phomatoid

lym|pho|ma|to|sis [lɪmˌfəʊmə'təʊsɪs]
noun, plural -ses [lɪmˌfəʊmə'təʊsiːz]:
Lymphomatose f, Lymphomatosis f

lym|pho|ma|tous [lɪm'fəʊmətəs] adj:
lymphomartig, lymphomatös

lym|pho|myx|o|ma [ˌlɪmfəmɪk'səʊmə]
noun: Lymphomyxom nt

lym|pho|pa|thy [lɪm'fɑpəθɪ] noun: Lym-
phopathie f, Lymphopathia f

lym|pho|pe|nia [lɪmfə'pɪnɪə] noun: Lym-
phopenie f, Lymphozytopenie f

lym|pho|pla|sia [ˌlɪmfə'pleɪʒ(ɪ)ə, -zɪə]
noun: Lymphoplasie f

cutaneous lymphoplasia: Bäfverstedt-
Syndrom nt, multiples Sarkoid nt,
Lymphozytom nt, Lymphocytoma cu-
tis, Lymphadenosis benigna cutis

lym|pho|plas|ma|cel|lu|lar [ˌlɪmfə‚plæz-
mə'seljələr] adj: lympho-plasmazel-
lulär

lym|pho|poi|e|sis [ˌlɪmfəpɔr'iːsɪs] noun:
1. Lymphbildung f **2.** Lymphozytenbil-
dung f, Lymphopo(i)ese f, Lymphozy-
topo(i)ese f

lym|pho|poi|et|ic [ˌlɪmfəpɔr'etɪk] adj:
lymphopoetisch, lymphozytopoetisch

lym|pho|pro|lif|er|a|tive [ˌlɪmfəprə'lɪfə-
‚reɪtɪv] adj: lymphoproliferativ

lym|pho|re|tic|u|lar [ˌlɪmfərɪ'tɪkjələr]
adj: lymphoretikulär

lym|pho|re|tic|u|lo|sis [ˌlɪmfərɪ‚tɪkjə-
'ləʊsɪs] noun: Lymphoretikulose f

lym|phor|rha|gia [lɪmfə'rædʒ(ɪ)ə] noun:
→ *lymphorrhea*

lym|phor|rhea [lɪmfə'rɪə] noun: Lym-
phorrhagie f, Lymphorrhö f

lym|pho|sar|co|ma [ˌlɪmfəsɑːr'kəʊmə]
noun: Lymphosarkom nt

lym|pho|sar|co|ma|to|sis [lɪmfəˌsɑːrkəʊ-
mə'təʊsɪs] noun: Lymphosarkomato-
se f

lym|phos|ta|sis [lɪm'fɑstəsɪs] noun:
Lymphstauung f, Lymphostase f

lym|pho|tax|is [ˌlɪmfə'tæksɪs] noun:
Lymphotaxis f

lym|phous ['lɪmfəs] adj: lymphhaltig,
Lymph-

lymph-vascular adj: lympho-vaskulär

ly|on|i|za|tion [ˌlaɪənaɪ'zeɪʃn] noun:
Lyonisierung f

ly|o|nized ['laɪənaɪzd] adj: lyonisiert

ly|o|phil|ic [laɪə'fɪlɪk] adj: lyophil

ly|o|phil|i|za|tion [laɪˌəfəlɪ'zeɪʃn] noun:
Gefriertrocknung f, Lyophilisation f,
Lyophilisierung f

ly|o|phil|ize [laɪ'əfəlaɪz] v: gefriertrock-
nen, lyophilisieren

ly|sin ['laɪsɪn] *noun*: Lysin *nt*
ly|si|nu|ria [ˌlaɪsə'n(j)ʊərɪə] *noun*: Lysinurie *f*
ly|sis ['laɪsɪs] *noun, plural* -**ses** ['laɪsiːz]:
1. (*patholog.*) Lyse *f*, Lysis *f* **2.** (*Fieber*) Lyse *f*, lytische Deferveszenz *f*, allmählicher Fieberabfall *m* **3.** (*chem.*) Auflösung *f*, Lyse *f* **4.** (*chirurg.*) Lösung *f*, Lyse *f*
ly|so|gen|ic [laɪsə'dʒenɪk] *adj*: lysogen
ly|so|so|mal [laɪsə'səʊml] *adj*: lysosomal
ly|so|some ['laɪsəsəʊm] *noun*: Lysosom *nt*

ly|so|zyme ['laɪsəzaɪm] *noun*: Lysozym *nt*
ly|so|zy|mu|ria [ˌlaɪsəzaɪ'm(j)ʊərɪə] *noun*: Lysozymurie *f*
lys|sa ['lɪsə] *noun*: Tollwut *f*, Rabies *f*, Lyssa *f*
Lys|sa|vi|rus ['lɪsəvaɪrəs] *noun*: Lyssavirus *nt*
lys|sic ['lɪsɪk] *adj*: Tollwut-, Rabies-, Lyssa-
lyt|ic ['lɪtɪk] *adj*: **1.** Lyse- **2.** Lysin- **3.** lytisch
lyt|ta ['lɪtə] *noun*: → *lyssa*

M

maclerialtion [ˌmæsəˈreɪʃn] *noun*: Mazeration *f*

maclroladelnolma [mækrəʊædəˈnəʊmə] *noun*: Makroadenom *nt*

maclrolbacltelrium [ˌmækrəʊbækˈtɪəriəm] *noun*: Makrobakterium *nt*, Megabakterium *nt*

maclrolcelllular [ˌmækrəʊˈseljələr] *adj*: makrozellulär, großzellig

maclrolcelphallic [ˌmækrəʊsɪˈfælɪk] *adj*: makrozephal, großköpfig

maclrolcelphlaly [ˌmækrəʊˈsefəli] *noun*: Großköpfigkeit *f*, Makrozephalie *f*

maclrolcheillia [ˌmækrəʊˈkeɪliə] *noun*: Makrocheilie *f*

maclrolclitlolris [ˌmækrəʊˈklɪtərɪs] *noun*: Klitorishypertrophie *f*

maclrolcyte [ˈmækrəʊsaɪt] *noun*: Makrozyt *m*

maclrolcylthelmia [ˌmækrəʊsaɪˈθiːmiə] *noun*: → *macrocytosis*

maclrolcytlic [ˌmækrəʊˈsɪtɪk] *adj*: makrozytisch

maclrolcyltolsis [ˌmækrəʊsaɪˈtəʊsɪs] *noun*: Makrozytose *f*

maclroldactlylly [ˌmækrəʊˈdæktəli] *noun*: Makrodaktylie *f*

maclroldonltia [ˌmækrəʊˈdɑnʃiə] *noun*: Makrodontie *f*

maclrolelrythlrolcyte [ˌmækrəʊɪˈrɪθrəsaɪt] *noun*: Makrozyt *m*

maclrolfolllicllular [ˌmækrəʊfəˈlɪkjələr] *adj*: makrofollikulär

maclrolgalmeltolcyte [ˌmækrəʊgəˈmiːtəsaɪt] *noun*: Makrogametozyt *m*, Makrogamont *m*

maclrolgenliltolsolmia [ˌmækrəʊˌdʒenɪtəʊˈsəʊmiə] *noun*: Makrogenitosomie *f*

maclrogllia [məˈkrɑgliə] *noun*: Makroglia *f*, Astroglia *f*

maclrolgloblullin [ˌmækrəʊˈglɑbjəlɪn] *noun*: Makroglobulin *nt*

maclrolgloblullinelmia [mækrəʊˌglɑbjəlɪˈniːmiə] *noun*: Makroglobulinämie *f*
Waldenström's macroglobulinemia: Waldenström-Krankheit *f*, Morbus Waldenström *m*, Makroglobulinämie Waldenström *f*

maclrolgloslsia [ˌmækrəʊˈglɑsiə] *noun*: Makroglossie *f*

maclrolgnalthia [ˌmækrəʊˈneɪθiə] *noun*: Makrognathie *f*

maclrollymlpholcyte [mækrəʊˈlɪmfəsaɪt] *noun*: Makrolymphozyt *m*

maclrollymlpholcyltolsis [mækrəʊˌlɪmfəsaɪˈtəʊsɪs] *noun*: Makrolymphozytose *f*

maclrolmalnia [ˌmækrəʊˈmeɪniə, -jə] *noun*: **1.** (*psychiat.*) expansiver Wahn *m*, Größenwahn *m*, Megalomanie *f* **2.** (*neurol.*) Makromanie *f*

maclrolmellia [ˌmækrəʊˈmiːliə, -ljə] *noun*: Großgliedrigkeit *f*, Makromelie *f*

maclrolmollelcullar [ˌmækrəʊməˈlekjələr] *adj*: makromolekular

maclrolmollelcule [ˌmækrəʊˈmɑlɪkjuːl] *noun*: Makromolekül *nt*

maclrolmonlolcyte [mækrəʊˈmɑnəsaɪt] *noun*: Makromonozyt *m*

maclrolnodlullar [mækrəʊˈnɑdʒələr] *adj*: makronodulär, großknotig

maclrolnylchia [ˌmækrəʊˈnɪkiə] *noun*: Makronychie *f*, Megalonychie *f*

maclrolphage [ˈmækrəʊfeɪdʒ] *noun*: Makrophag(e) *m*
alveolar macrophage: Alveolarmakrophage *m*, -phagozyt *m*
tissue macrophage: Gewebsmakrophag *m*, Histiozyt *m*

maclrolphaglolcyte [ˌmækrəʊˈfægəsaɪt] *noun*: Makrophag(e) *m*

maclrolplaslia [ˌmækrəʊˈpleɪʒ(i)ə] *noun*: Makroplasie *f*

maclrolpollylcyte [mækrəʊˈpɑlɪsaɪt] *noun*: Makropolyzyt *m*

maclrolprolmylellolcyte [ˌmækrəʊprəʊˈmaɪələsaɪt] *noun*: Makropromyelozyt *m*

malcroplsia [məˈkrɑpsiə] *noun*: Makropsie *f*, Megalopsie *f*

maclrolrhinlia [ˌmækrəˈrɪniə] *noun*: Makrorhinie *f*

maclrolscoplic [ˌmækrəʊˈskɑpɪk] *adj*: makroskopisch

malcroslcolpy [məˈkrɑskəpi] *noun*: Makroskopie *f*

maclrolstolmia [ˌmækrəʊˈstəʊmiə] *noun*: Makrostomie *f*

maclrolthromlbolcyte [mækrəʊˈθrɑmbəsaɪt] *noun*: Riesenthrombozyt *m*, Makrothrombozyt *m*

maclulla [ˈmækjələ] *noun, plural* -las, -lae [-liː]: **1.** Fleck *m*, Verdickung *f*; (*anatom.*) Macula *f* **2.** → *macula lutea*
macula adherens: Haftplatte *f*, Macula adhaerens, Desmosom *nt*
macula lutea: gelber Fleck *m*, Makula *f*,

Macula *f*, Macula lutea/retinae

macular ['mækjələr] *adj*: **1.** gefleckt, fleckig, Flecken- **2.** makulös, makulär

macule ['mækjuːl] *noun*: Fleck *m*, Verdickung *f*; (*anatom.*) Macula *f*

maculopapular [ˌmækjələʊ'pæpjələr] *adj*: makulopapulös

madarosis [ˌmædə'rəʊsɪs] *noun, plural* -ses [-siːz]: Madarosis *f*

madness ['mædnɪs] *noun*: Wahnsinn *m*; Tollheit *f*, Verrücktheit *f*

maduromycosis [ˌmædjʊərəʊmaɪ-'kəʊsɪs] *noun*: Maduramykose *f*, Myzetom *nt*, Mycetoma *nt*

magnesemia [mægnə'siːmɪə] *noun*: Magnesämie *f*

magnesium [mæg'niːzɪəm, -ʒəm, -ʃɪəm] *noun*: Magnesium *nt*

magnetic [mæg'netɪk] *adj*: magnetisch, Magnet-

magnetism ['mægnɪtɪzəm] *noun*: Magnetismus *m*

magnetocardiography [ˌmægnətəʊ-'kɑːrdɪ'ɑɡrəfɪ] *noun*: Magnetokardiographie *f*, Magnetokardiografie *f*

magnetoencephalography [ˌmægnə-təʊen,sefə'lɑɡrəfɪ] *noun*: Magnetoenzephalographie *f*, Magnetoenzephalografie *f*

magnicellular [ˌmægnɪ'seljələr] *adj*: großzellig, magnozellular

magnification [ˌmægnəfɪ'keɪʃn] *noun*: Vergrößerung *f*; (*physik.*) Verstärkung *f*; (*physik.*) Vergrößerung(sstärke *f*) *f*

magnocellular [ˌmægnəʊ'seljələr] *adj*: großzellig, magnozellular

maidenhead ['meɪdnhed] *noun*: Jungfernhäutchen *nt*, Hymen *m/nt*

maidism ['meɪdɪzəm] *noun*: Pellagra *f*, Vitamin-B₂-Mangelsyndrom *nt*, Niacinmangelsyndrom *nt*

thalassemia major: Cooley-Anämie *f*, homozygote β-Thalassämie *f*, Thalassaemia major

major ['meɪdʒər] *adj*: Haupt-; größere(r, s); bedeutend, wichtig

mala ['meɪlə] *noun, plural* -lae [-liː]: **1.** Wange *f*, Mala *f* **2.** Jochbein *nt*, Os zygomaticum

malabsorption [ˌmæləb'zɔːrpʃn] *noun*: Malabsorption *f*

carbohydrate malabsorption: Kohlenhydratmalabsorption *f*

congenital sucrase-isomaltase malabsorption: Saccharoseintoleranz *f*, Stärkeintoleranz *f*

malacia [mə'leɪʃ(ɪ)ə] *noun*: (krankhafte) Erweichung *f*, Malazie *f*

lunate malacia: Kienböck-Krankheit *f*,

Lunatummalazie *f*

malacial [mə'leɪʃ(ɪ)əl] *adj*: Erweichungs-

malar ['meɪlər]: **I** *noun* Jochbein *nt*, Os zygomaticum **II** *adj* Wangen-, Backen-

malaria [mə'leərɪə] *noun*: Sumpffieber *nt*, Wechselfieber *nt*, Malaria *f*

malariacidal [məˌleərɪə'saɪdl] *adj*: plasmodienabtötend, plasmodizid

malarial [mə'leərɪəl] *adj*: Malaria-

malassimilation [mæləˌsɪmə'leɪʃn] *noun*: Malassimilation *f*

maldigestion [mældɪ'dʒestʃn] *noun*: Maldigestion *f*

male [meɪl]: **I** *noun* Mann *m* **II** *adj* männlich, Männer-

malformation [mælfɔːr'meɪʃn] *noun*: Fehl-, Missbildung *f*, Malformation *f*

arrested development malformation: Hemmungsfehlbildung *f*

double malformation: Doppelmissbildung *f*

malfunction [mæl'fʌŋkʃn] *noun*: Funktionsstörung *f*, Dysfunktion *f*

maliasmus [mælɪ'æsməz] *noun*: Rotz *m*, Malleus *m*, Maliasmus *m*

malign [mə'laɪn] *adj*: bösartig, maligne

malignancy [mə'lɪɡnənsɪ] *noun, plural* -cies: **1.** Malignität *f* **2.** Malignom *nt*

malignant [mə'lɪɡnənt] *adj*: bösartig, maligne

malignity [mə'lɪɡnətɪ] *noun*: → *malignancy*

malingerer [mə'lɪŋɡərər] *noun*: Simulant *m*

malingering [mə'lɪŋɡərɪŋ] *noun*: Simulation *f*

mallear ['mælɪər] *adj*: (*Ohr*) mallear

malleoincudal [ˌmælɪə'ɪnkjədl] *adj*: (*Ohr*) inkudomalleolar

malleolar [mə'lɪələ(r)] *adj*: **1.** malleolar, Knöchel- **2.** (*Ohr*) malleolar

malleolus [mə'lɪələs] *noun, plural* -li [-laɪ]: (Fuß-)Knöchel *m*, Malleolus *m*

fibular malleolus: → *lateral malleolus*

lateral malleolus: Außenknöchel *m*, Malleolus lateralis

medial malleolus: Innenknöchel *m*, Malleolus medialis

outer malleolus: → *lateral malleolus*

tibial malleolus: → *medial malleolus*

malleotomy [mælɪ'ɑtəmɪ] *noun*: Malleotomie *f*

malleus ['mælɪəs] *noun, plural* **mallei** [-lɪaɪ]: (*Ohr*) Hammer *m*, Malleus *m*

malnourished [mæl'nɜrɪʃt] *adj*: fehlernährt, mangelernährt, unterernährt

malnutrition [ˌmæln(j)uː'trɪʃn] *noun*: Fehlernährung *f*, Mangelernährung *f*,

Unterernährung f, Malnutrition f
chronic malnutrition: Nährschaden m
protein-calorie malnutrition: Eiweißmangeldystrophie f, Protein-Energie-
Mangelsyndrom nt

mal|po|si|tion [mælpə'zıʃn] noun: Stel-
lungs-, Lageanomalie f, Malposition f
mal|ro|ta|tion [mælrəʊ'teıʃn] noun:
Malrotation f
mal|tase ['mɔːlteız] noun: Maltase f, α-
D-Glucosidase f
mal|tose ['mɔːltəʊz] noun: Malzzucker
m, Maltose f
mal|to|su|ria [ˌmɔːltəʊ's(j)ʊərıə] noun:
Maltosurie f
mal|to|tri|lose [ˌmɔːltəʊ'traıəʊs] noun:
Maltotriose f
ma|mil|la [mə'mılə, mæ-] noun, plural
-lae [-liː]: **1.** Brustwarze f, Mamille f, Papilla mammae **2.** Mamille f, Mamilla f
ma|mil|lar|ly ['mæmə,lerıː] adj: mamil-
lenförmig, warzenförmig, brustwar-
zenähnlich, mamillar, mamillär
ma|mil|li|form [mə'mıləfɔːrm] adj:
(brust-)warzenförmig
ma|mil|li|plas|ty [mə'mıləplæstı] noun:
Mamillenplastik f
ma|mil|li|tis [mæmə'laıtıs] noun: Theli-
tis f, Brustwarzenentzündung f, Mamillitis f
mam|ma ['mæmə] noun, plural **-mae**
[-miː]: (weibliche) Brust f, Brustdrüse
f, Mamma f
mam|mal|li|an [mə'meılıən, -ljən]: I
noun Säugetier nt, Säuger m II adj Säuge-
tier-
mam|ma|plas|ty ['mæməplæstı] noun:
Mammaplastik f
augmentation mammaplasty: Mammaaugmentation f
mam|ma|ry ['mæmərı] adj: Mamma-,
Brust(warzen)-, Milch(drüsen)-
mam|mec|to|my [mə'mektəmı] noun:
Brustentfernung f, Mammaamputation
f, Mastektomie f
mam|mi|form ['mæmıfɔːrm] adj: brust-
förmig
mam|mil|la [mə'mılə, mæ-] noun: → ma-
milla
mam|mil|la|plas|ty [mə'mıləplæstı]
noun: Mamillenplastik f
mam|mil|lary ['mæmı,lerıː] adj: mamil-
lenförmig, warzenförmig, brustwar-
zenähnlich, mamillar, mamillär
mam|mil|li|form [mə'mıləfɔːrm] adj:
(brust-)warzenförmig
mam|mil|li|tis [ˌməmı'laıtız] noun: Ma-
millitis f, Brustwarzenentzündung f,
Thelitis f

mam|mil|pla|sia [ˌmæmı'pleɪʒ(ı)ə, -zıə]
noun: → mammoplasia
mam|mi|tis [mæ'maıtıs] noun: Mastitis
f, Brustdrüsenentzündung f, Mamma-
entzündung f, Mastadenitis f
mam|mo|gen|e|sis [ˌmæmə'dʒenəsıs]
noun: Brustdrüsenentwicklung f,
Mammogenese f
mam|mo|gen|ic [ˌmæmə'dʒenık] adj:
mammogen
mam|mog|ra|phy [mə'mɑgrəfı] noun:
Mammographie f, Mammografie f
ultrasound mammography: Ultra-
schallmammographie f, Ultraschall-
mammografie f
mam|mo|pla|sia [ˌmæmə'pleɪʒ(ı)ə, -zıə]
noun: Brustentwicklung f, Mammopla-
sie f, Mastoplasie f
mam|mo|plas|ty ['mæməplæstı] noun:
Mammaplastik f
mam|mot|o|my [mæ'mɑtəmı] noun:
Brustdrüsenschnitt m, Mastotomie f
mam|mo|trop|ic [ˌmæmə'trɑpık] adj:
mammotrop

man|di|ble ['mændıbl] noun: Unterkie-
fer(knochen m) m, Mandibel f, Mandibula f
man|dib|u|la [mæn'dıbjələ] noun: Un-
terkiefer(knochen m) m, Mandibel f,
Mandibula f
man|dib|u|lar [mæn'dıbjələr] adj: man-
dibular
man|dib|u|lec|to|my [mæn,dıbjə'lektə-
mı] noun: Unterkieferentfernung f,
Mandibulektomie f
man|dib|u|lo|pha|ryn|ge|al [mæn,dıbjə-
ləʊfə'rındʒıəl] adj: mandibulopha-
ryngeal
man|drel ['mændrıl] noun: Mandrin m
man|drin ['mændrın] noun: Mandrin m
ma|neu|ver [mə'nuːvər] noun: Methode
f, Technik f, Manöver nt
Bracht's maneuver: Bracht-Handgriff m
Credé's maneuver: Credé-Handgriff m,
Credé-Prophylaxe f
Heiberg-Esmarch maneuver: Esmarch-
Heiberg-Handgriff m, Heiberg-Handgriff m
Heimlich maneuver: Heimlich-Hand-
griff m
Leopold's maneuvers: Leopold-Hand-
griffe pl
Ritgen's maneuver: Ritgen-Handgriff m
Valsalva's maneuver: **1.** Valsalva-Ver-
such m **2.** (kardiol.) Valsalva-Press-
druckversuch m
man|ga|nese ['mæŋɡəniːz] noun: Man-
gan nt
man|ga|nism ['mæŋɡənızəm] noun:

Manganvergiftung f, Manganismus m

malnia ['meɪnɪə] noun: Manie f

malnic ['mænɪk]: I noun Maniker(in f) m II adj manisch

malnipullaltion [mə,nɪpjə'leɪʃn] noun: 1. Handlung f, Tätigkeit f, Hantierung f, Manipulation f 2. (Hand-)Griff m, Verfahren nt, Manipulation f

Hippocrates manipulation: Schulter-(gelenk)reposition f nach Hippokrates

manlnite ['mænaɪt] noun: → mannitol

manlniltol ['mænɪtɔl, -tɑl] noun: Mannit nt, Mannitol nt

manlnosalmine ['mænəʊsəmiːn] noun: Mannosamin nt

manlnose ['mænəʊs] noun: Mannose f

manlnolsildolsis [,mænəsɪ'dəʊsɪs] noun: Mannosidasemangel m, Mannosidosis f

Manlsonleilla [,mænsə'nelə] noun: Mansonella f

manlsolnelllolsis [,mænsəne'ləʊsɪs] noun: Mansonellainfektion f, Mansonelliasis f

Manlsolnia [mæn'səʊnɪə] noun: Mansonia f

manlulal ['mænjuːəl] adj: manuell

malnulbrilolsterlnal [mə,n(j)uːbrɪəʊ-'stɜrnl] adj: manubriosternal

malnulbrilum [mə'n(j)uːbrɪəm] noun, plural -bria, -briums [-brɪə]: Schwertgriff m, Manubrium nt, Manubrium sterni

manubrium of malleus: Hammergriff m, Manubrium mallei

malranltic [mə'ræntɪk] adj: abgezehrt, verfallen, marantisch, marastisch

malraslmic [mə'ræzmɪk] adj: abgezehrt, verfallen, marantisch, marastisch

malraslmus [mə'ræzməs] noun: 1. Verfall m, Kräfteschwund m, Marasmus m 2. Säuglingsdystrophie f, Marasmus m

marlgarliltolma [,mɑːrgərɪ'təʊmə] noun: Perlgeschwulst f, Cholesteatom nt

marlgin ['mɑːrdʒɪn] noun: 1. Rand m, Saum f, Kante f; (anatom.) Margo m 2. Grenze f

free margin of nail: vorderer/freier Nagelrand m, Schnitt-, Abnutzungskante f, Margo liber unguis

free margin of ovary: freier/konvexer Eierstockrand m, Margo liber ovarii

hidden margin of nail: hinterer Nagelrand m, Margo occultus unguis

mesovarial margin of ovary: Margo mesovaricus ovarii

marlginlal ['mɑːrdʒɪnl] adj: 1. marginal, randständig, wandständig, am Rand(e), Rand- 2. unwesentlich, geringfügig, nebensächlich, Grenz-

marlginlaltion [,mɑːrdʒə'neɪʃn] noun: (patholog.) Margination f

mark [mɑːrk] noun: 1. Mal nt, Fleck m, Nävus m 2. Markierung f, Bezeichnung f, Mal nt, Marke f 3. Strieme f, Schwiele f, Mal nt 4. Kerbe f, Einschnitt m

port-wine mark: Feuer-, Gefäßmal nt, Portwein-, Weinfleck m, Naevus flammeus

stretch marks: Schwangerschaftsstreifen pl, Stria gravidarum

markler ['mɑːrkər] noun: 1. Kennzeichen nt, Markierung f 2. Marker m, Markersubstanz f, Markierungsgen nt

tumor marker: Tumormarker m

marlrow ['mærəʊ] noun: 1. Mark nt, Medulla f 2. Knochenmark nt, Medulla ossium

adrenal marrow: Nebennierenmark nt, Medulla glandulae suprarenalis

bone marrow: Knochenmark nt, Medulla ossium

fat marrow: gelbes/fetthaltiges Knochenmark nt, Fettmark nt, Medulla ossium flava

fatty marrow: → fat marrow

fatty bone marrow: → fat marrow

red marrow: rotes/blutbildendes Knochenmark nt, Medulla ossium rubra

red bone marrow: → red marrow

spinal marrow: Knochenmark nt, Medulla ossium

suprarenal marrow: Nebennierenmark nt, Medulla glandulae suprarenalis

yellow marrow: → fat marrow

yellow bone marrow: → fat marrow

maslcullline ['mæskjəlɪn]: I noun Mann m II adj 1. männlich, Männer- 2. männlich, mannhaft, maskulin

maslcullinlilty [mæskjə'lɪnətɪ] noun: Männlichkeit f, Mannhaftigkeit f

maslcullinlilzaltion [,mæskjəlɪnaɪ'zeɪʃn] noun: Vermännlichung f, Maskulinisierung f, Maskulinierung f, Virilisierung f

masked [mæskt, mɑːskt] adj: (Krankheit, Symptom) versteckt, verkappt, maskiert, larviert; verdeckt, verborgen, larviert, maskiert

maslochlism ['mæsəkɪzəm] noun: Masochismus m

maslochlisltic [mæsə'kɪstɪk] adj: masochistisch

mass [mæs] noun: Stoff m, Substanz f; Masse f; (physik.) Masse f; Volumen nt, Inhalt m

maslselter [mæ'siːtər] noun: Masseter m, Musculus masseter

mas|sel|ter|ic [ˌmæsə'terɪk] *adj*: Masseter-

mas|tad|el|ni|tis [ˌmæstædɪ'naɪtɪs] *noun*: Mastitis *f*, Brustdrüsenentzündung *f*, Mammaentzündung *f*, Mastadenitis *f*

mas|tad|e|nol|ma [ˌmæstædɪ'nəʊmə] *noun*: Brustadenom *nt*, Brustdrüsenadenom *nt*

mas|tal|gia [mæs'tældʒ(ɪ)ə] *noun*: Mastalgie *f*, Mastodynie *f*

mas|tat|ro|phy [mæs'tætrəfɪ] *noun*: Brustdrüsenatrophie *f*, Mastatrophie *f*

mas|tec|to|my [mæs'tektəmɪ] *noun*: Brustentfernung *f*, Mammaamputation *f*, Mastektomie *f*

Halsted's mastectomy: →*radical mastectomy*

Meyer mastectomy: →*radical mastectomy*

radical mastectomy: Halstedt-Operation *f*, radikale Mastektomie *f*, Mammaamputation *f*, Ablatio mammae

segmental mastectomy: Segment-, Quadrantenresektion *f*, Lumpektomie *f*, Tylektomie *f*

mas|ti|ca|tion [ˌmæstɪ'keɪʃn] *noun*: (Zer-)Kauen *nt*, Mastikation *f*

mas|ti|ca|to|ry ['mæstɪkətɔːrɪ, -tərɪ] *adj*: mastikatorisch

Mas|ti|goph|o|ra [ˌmæstɪ'gɑf(ə)rə] *plural*: Geißelinfusorien *pl*, Flagellaten *pl*, Flagellata *pl*, Mastigophora *pl*

mas|ti|tis [mæs'taɪtɪs] *noun*: Mastitis *f*, Brustdrüsenentzündung *f*, Mammaentzündung *f*, Mastadenitis *f*

mastitis neonatorum: Neugeborenenmastitis *f*, Mastitis neonatorum

mastitis in the newborn: Mastitis neonatorum

puerperal mastitis: Mastitis *f* der Wöchnerinnen, Mastitis puerperalis

stagnation mastitis: Stauungsmastitis *f*

mas|to|car|ci|no|ma [ˌmæstəʊˌkɑːrsɪ'nəʊmə] *noun*: Brustkrebs *m*, Brustkarzinom *nt*, Mammakarzinom *nt*

mas|toc|cip|i|tal [mæstɑk'sɪpɪtl] *adj*: masto-okzipital

mas|to|chon|dro|ma [ˌmæstəʊkɑn'drəʊmə] *noun*: Brustchondrom *nt*, Brustdrüsenchondrom *nt*

mas|to|cyte ['mæstəsaɪt] *noun*: Mastzelle *f*, Mastozyt *m*

mas|to|cy|to|ma [ˌmæstəʊsaɪ'təʊmə] *noun*: Mastzelltumor *m*, Mastozytom *nt*

mas|to|cy|to|sis [ˌmæstəʊsaɪ'təʊsɪs] *noun*: Mastozytose *f*

mas|tog|ra|phy [mæs'tɑgrəfɪ] *noun*: →*mammography*

mas|toid ['mæstɔɪd]: I *noun* Warzen-

fortsatz *m*, Mastoid *nt*, Processus mastoideus II *adj* 1. brust(warzen)förmig, warzenähnlich 2. mastoid

mas|toid|al|gia [ˌmæstɔɪ'dældʒ(ɪ)ə] *noun*: Mastoidalgie *f*

mas|toil|dea [mæs'tɔɪdɪə] *noun*: Warzenfortsatz *m*, Mastoid *nt*, Processus mastoideus

mas|toid|ec|to|my [ˌmæstɔɪ'dektəmɪ] *noun*: Mastoidektomie *f*

mas|toid|i|tis [ˌmæstɔɪ'daɪtɪs] *noun*: Mastoiditis *f*, Warzenfortsatzentzündung *f*

mas|toid|ot|o|my [ˌmæstɔɪ'dɑtəmɪ] *noun*: Mastoidotomie *f*

masto-occipital *adj*: masto-okzipital

mas|to|pa|ri|e|tal [ˌmæstəʊpə'raɪɪtl] *adj*: mastoparietal

mas|top|a|thia [mæstəʊ'pæθɪə] *noun*: Brustdrüsenerkrankung *f*, Mastopathie *f* benign/cystic mastopathia: zystische/ fibrös-zystische Mastopathie *f*, Zystenmamma *f*, Mammadysplasie *f*, Mastopathia chronica cystica

mas|to|pex|y ['mæstəpeksɪ] *noun*: Mastopexie *f*

mas|to|plas|ty ['mæstəʊplæstɪ] *noun*: Mammaplastik *f*

mas|top|to|sis [ˌmæstə(p)'təʊsɪs] *noun*: Hängebrust *f*, Mastoptose *f*, Mamma pendulans

mas|tor|rha|gia [ˌmæstə'rædʒ(ɪ)ə] *noun*: blutende Mamma *f*, Mastorrhagie *f*

mas|tos|to|my [mæs'tɑstəmɪ] *noun*: Mastostomie *f*

mas|tot|o|my [mæs'tɑtəmɪ] *noun*: Brustdrüsenschnitt *m*, Mastotomie *f*

mas|tur|ba|tion [mæstər'beɪʃn] *noun*: Masturbation *f*, Onanie *f*

match|ing ['mætʃɪŋ] *noun*: Matching *nt* cross matching: 1. Kreuzprobe *f* 2. Crossmatching *nt*

ma|te|ri|al [mə'tɪərɪəl]: I *noun* Material *nt*, Substanz *f* II *adj* materiell, physisch, körperlich; stofflich, Material-

ma|ter|nal [mə'tɜrnl] *adj*: 1. mütterlich, maternal, Mutter- 2. mütterlicherseits

ma|ter|ni|ty [mə'tɜrnətɪ]: I *noun* Mutterschaft *f*, Maternität *f* II *adj* Schwangerschafts-, Umstands-, Wöchnerin(nen)-

ma|tri|cal ['mætrɪkəl] *adj*: matrikal

ma|tri|cli|nous [ˌmætrɪ'klaɪnəs, ˌmeɪ-] *adj*: matroklin

ma|tri|lin|e|al [ˌmætrɪ'lɪnɪəl] *adj*: durch die mütterliche Linie vererbt

ma|tri|mo|ni|al [ˌmætrɪ'məʊnɪəl] *adj*: ehelich, matrimoniell

ma|trix ['meɪtrɪks, 'mæ-] *noun, plural* **ma|trix|es, ma|trices** [-trɪsiːz]: 1. Nähr-,

Grundsubstanz f, Matrix f; Mutterboden m **2.** Vorlage f, Modell nt, Matrize f

mat|ro|cli|nous [ˌmætrəˈklaɪnəs] adj: matroklin

mat|ro|cli|ny [ˈmætrəklaɪnɪ, ˈmeɪ-] noun: Matroklinie f

mat|ter [ˈmætər] noun: Material nt, Substanz f

gray matter: graue Gehirn- und Rückenmarkssubstanz f, graue Substanz f, Substantia grisea

myelinated matter: weiße Hirn- und Rückenmarkssubstanz f, Substantia alba

white matter: → myelinated matter

mat|u|ra|tion [ˌmætʃəˈreɪʃn] noun: **1.** (Heran-)Reifen nt, Reifung f; Maturation f; Entwicklung f **2.** (Zell-)Reifung f

follicle maturation: Follikelreifung f

ma|ture [məˈt(j)ʊər]: I adj reif, (aus-)gereift, vollentwickelt, ausgewachsen II vt (aus-)reifen lassen; reif werden lassen; reifer machen III vi (aus-)reifen, reif werden; heranreifen

max|il|la [mækˈsɪlə] noun, plural -lae [-liː]: Oberkiefer(knochen m) m, Maxilla f

max|il|lar|y [ˈmæksəˌleriː, mækˈsɪlərɪ]: I noun → maxilla II adj maxillär, maxillar, (Ober-)Kiefer-

max|il|lec|to|my [ˌmæksɪˈlektəmɪ] noun: Oberkieferresektion f, Maxillektomie f

max|il|li|tis [mæksɪˈlaɪtɪs] noun: Oberkieferentzündung f, Maxillitis f

max|il|lo|fa|cial [mækˌsɪləʊˈfeɪʃl] adj: maxillofazial

max|il|lo|ju|gal [mækˌsɪləʊˈdʒuːgl] adj: maxillojugal

max|il|lo|man|dib|u|lar [mækˌsɪləʊmænˈdɪbjələr] adj: maxillomandibulär

max|il|lo|pal|a|tine [mækˌsɪləʊˈpælətaɪn] adj: maxillopalatinal

max|il|lot|o|my [mæksɪˈlatəmɪ] noun: Maxillotomie f

mas|to|path|ia [ˌmeɪzəʊˈpæθɪə] noun: Mastopathie f

meal [miːl] noun: Mahl nt, Mahlzeit f, Essen nt

barium meal: Bariumbrei m

mean [miːn]: I noun Mitte f, Mittel nt, Durchschnitt m; Mittel(wert m) m II adj mittel, durchschnittlich, mittlere(r, s), Durchschnitts-, Mittel-

mea|sles [ˈmiːzəlz] plural: Masern pl, Morbilli pl

me|a|tal [mɪˈeɪtəl] adj: meatal

me|a|tor|rha|phy [mɪəˈtɔrəfɪ] noun: Meatorrhaphie f

me|a|tot|o|my [mɪəˈtatəmɪ] noun: Meatotomie f

me|a|tus [mɪˈeɪtəs] noun, plural -tus, -tus|es: Gang m, Kanal m, Öffnung f, Meatus m

acoustic meatus: Gehörgang m, Meatus acusticus

common nasal meatus: Meatus nasi communis

nasal meatus: Nasengang m, Meatus nasi

mech|a|nism [ˈmekənɪzəm] noun: Mechanismus m

mech|a|no|car|di|og|ra|phy [ˌmekənəʊˌkɑːrdɪˈagrəfɪ] noun: Mechanokardiographie f, Mechanokardiografie f

mech|a|no|re|cep|tor [ˌmekənəʊrɪˈseptər] noun: Mechanorezeptor m

me|co|ni|um [mɪˈkəʊnɪəm] noun: Kindspech nt, Mekonium nt

me|dia [ˈmiːdɪə]: I noun, plural -di|ae Media f, Tunica media II pl → medium

culture media: Nährböden pl

nutrient media: Nährböden pl

me|di|al [ˈmiːdɪəl] adj: **1.** medial, Mittel- **2.** Media-

me|di|an [ˈmiːdɪən] adj: median

me|di|as|ti|nal [ˌmiːdɪæˈstaɪnl] adj: mediastinal

me|di|as|ti|ni|tis [mɪdɪˌæstɪˈnaɪtɪs] noun: Mediastinitis f

me|di|as|ti|nog|ra|phy [ˌmɪdɪæstɪˈnagrəfɪ] noun: Mediastinographie f, Mediastinografie f

me|di|as|ti|no|per|i|car|di|tis [ˌmɪdɪˌæstɪnəʊˌperɪkɑːrˈdaɪtɪs] noun: Mediastinoperikarditis f, Perikardiomediastinitis f

me|di|as|ti|nos|co|py [ˌmɪdɪˌæstɪˈnaskəpɪ] noun: Mediastinoskopie f

me|di|as|ti|not|o|my [ˌmɪdɪˌæstɪˈnatəmɪ] noun: Mediastinotomie f

me|di|as|ti|num [ˌmɪdɪæˈstaɪnəm] noun, plural -na [-nə]: **1.** Mittelfell nt **2.** Mittelfell-, Mediastinalraum m, Mediastinum nt, Cavum mediastinale

anterior mediastinum: vorderes Mediastinum nt, Mediastinum anterius

inferior mediastinum: unteres Mediastinum nt, Mediastinum inferius

middle mediastinum: mittleres Mediastinum nt, Mediastinum medium

posterior mediastinum: hinteres Mediastinum nt, Mediastinum posterius

superior mediastinum: oberes Mediastinum nt, Mediastinum superius

me|di|ate [ˈmiːdɪət] adj: **1.** indirekt, mittelbar **2.** Mittel-

me|di|a|tor [ˈmiːdɪeɪtər] noun: Mediator m, Mediatorsubstanz f

M

me|di|ca|ble ['medɪkəbl] *adj*: heilbar
me|di|cal ['medɪkl]: **I** *noun* **1.** Arzt *m* **2.**
ärztliche Untersuchung *f* **II** *adj* **3.** medizinisch, ärztlich, Kranken- **on medi-**
cal grounds aus gesundheitlichen
Gründen **4.** internistisch
me|di|ca|ment [mə'dɪkəmənt]: **I** *noun*
Medikament *nt*, Arzneimittel *nt*, Heilmittel *nt* **II** *v* medikamentös behandeln
me|di|ca|men|tous [mə,dɪkə'mentəs]
adj: medikamentös
me|di|cate ['medɪkeɪt] *v*: medizinisch
behandeln, medikamentös behandeln
me|di|cat|ed ['medɪkeɪtɪd] *adj*: heilend,
heilkräftig, medizinal
me|di|ca|tion [medɪ'keɪʃn] *noun*: **1.** Arz-
neimittelverordnung *f*, Verordnung *f*,
Verschreibung *f*, Medikation *f* **2.** Medikament *nt*, Arzneimittel *nt*, Heilmittel
nt
me|di|cin|al [mɪ'dɪsɪnl] *adj*: **1.** heilend,
heilkräftig, medizinisch, medizinal,
Heil-, Medizinal-, Medizin- **2.** medizinisch, ärztlich, Kranken- **3.** internistisch
me|di|cine ['medɪsən] *noun*: **1.** Medizin
f, Heilkunde *f* **2.** Medikament *nt*, Medizin *f*, Heilmittel *nt*, Arznei *f*, Arzneimittel *nt* **3.** Innere Medizin *f*
nuclear medicine: Nuklearmedizin *f*
preventive medicine: Präventivmedi-
zin *f*, Vorsorgemedizin *f*
veterinary medicine: Tier-, Veterinär-
medizin *f*, Tierheilkunde *f*
me|di|col|chi|rur|gi|cal [,medɪkəʊkaɪ-
'rɜrdʒɪkəl] *adj*: medizinisch-chirur-
gisch
me|di|col|le|gal [,medɪkəʊ'liːgəl] *adj*:
rechtsmedizinisch, medikolegal
me|dio|car|pal [,miːdɪəʊ'kɑːrpl] *adj*:
karpokarpal
me|dio|lat|er|al [,miːdɪəʊ'lætərəl] *adj*:
mediolateral
me|dio|ne|cro|sis [,miːdɪəʊnɪ'krəʊsɪs]
noun: Medianekrose *f*
me|dio|tar|sal [,miːdɪəʊ'tɑːrsl] *adj*: tar-
sotarsal
me|di|um ['miːdɪəm]: **I** *noun, plural* **-di-**
ums, -dia [-dɪə] **1.** Medium *nt*, (Hilfs-)
Mittel *nt*; Medium *nt*, Träger *m* **2.**
Durchschnitt *m*, Mittel *nt* **II** *adj* mittel-
mäßig, mittlere(r, s), Mittel-, Durch-
schnitts-
contrast medium: Kontrastmittel *nt*,
Röntgenkontrastmittel *nt*
differential medium: Differentialnähr-
boden *m*, Differentialmedium *nt*
enrichment media: Anreicherungs-
nährmedien *pl*

me|dul|la [me'dʌlə, mɪ-] *noun, plural*
-las, -lae [-liː]: **1.** Mark *nt*, Medulla *f* **2.**
→ *medulla oblongata* **3.** Knochenmark
nt, Medulla ossium
medulla oblongata: Markhirn *nt*, Medulla oblongata
renal medulla: Nierenmark *nt*, Medulla renalis
spinal medulla: Rückenmark *nt*, Medulla spinalis
suprarenal medulla: Nebennierenmark *nt*, Medulla glandulae suprarenalis
me|dul|lar|ly ['medələrɪ, 'medjʊ-, me-
'dʌlərɪ] *adj*: medullar, medullär, Mark-
me|dul|lat|ed ['medleɪtɪd, 'medʒə-, mə-
'dʌleɪtɪd] *adj*: **1.** → *myelinated* **2.**
markhaltig
me|dul|la|tion [,medə'leɪʃn, -medjʊ-]
noun: Markscheidenbildung *f*, *f*
me|dul|lec|to|my [,med(j)ə'lektəmɪ]
noun: Markexzision *f*, Medullektomie *f*
me|dul|li|tis [med(j)ə'laɪtɪs] *noun*: **1.**
Myelitis *f* **2.** Myelitis *f*, Knochenmark-
entzündung *f*, Osteomyelitis *f*
me|dul|lo|ad|re|nal [mɪ,dʌlʊə'driːnl,
,med(j)ələʊ-] *adj*: Nebennierenmark-,
NNM-
me|dul|lo|blas|to|ma [,med(j)ələʊblæs-
'təʊmə] *noun*: Medulloblastom *nt*
me|dul|lo|en|ce|phal|lic [mɪ,dʌlʊʊ,ensɪ-
'fælɪk] *adj*: spinozerebral, zerebrospinal
me|dul|lo|ep|i|the|li|o|ma [,med(j)ələʊ-
epɪ,θɪlɪ'əʊmə] *noun*: Neuroepitheliom *nt*
me|dul|lo|my|o|blas|to|ma [,med(j)ələʊ-
,maɪəblæs'təʊmə] *noun*: Medullomy-
oblastom *nt*
me|dul|lo|su|pra|re|no|ma [,med(j)ələʊ-
,suːprərɪ'nəʊmə] *noun*: Phäochromozytom *nt*
meg|a|blad|der [,megə'blædər] *noun*:
Megazystis *f*
meg|a|ce|cum [,megə'siːkəm] *noun*:
Megazäkum *nt*
meg|a|chol|ledo|chus [,megəkə'ledəkəs]
noun: Megacholedochus *m*
meg|a|col|lon [,megə'kəʊlən] *noun*: Me-
gakolon *nt*
meg|a|cys|tis [,megə'sɪstɪs] *noun*: Me-
gazystis *f*
meg|a|do|li|cho|col|lon [,megə,dʌlɪkəʊ-
'kəʊlən] *noun*: Megadolichokolon *nt*
meg|a|du|o|de|num [,megəd(j)uːəʊ'diː-
nəm] *noun*: Megaduodenum *nt*
meg|a|e|soph|al|gus [,megəɪ'sɑfəgəs]
noun: Megaösophagus *m*
meg|a|kar|y|o|blast [megə'kærɪəblæst]

M

noun: Megakaryoblast *m*
me|ga|kar|yo|cyte [megə'kærɪəsaɪt]
noun: Knochenmarksriesenzelle *f*, Megakaryozyt *m*
me|ga|kar|y|o|cyt|ic [ˌmegəˌkærɪə'sɪtɪk]
adj: megakaryozytär
me|ga|kar|y|o|cy|to|poi|e|sis [megə,kærɪə,saɪtəpɔɪ'iːsɪs] *noun*: Megakaryozytopoese *f*, Megakaryozytopoiese *f*
me|ga|kar|y|o|cy|to|sis [megə,kærɪəsaɪ'təʊsɪs] *noun*: Megakaryozytose *f*
me|ga|len|ceph|al|ly [ˌmegəlen'sefəlɪ] *noun*: Megalenzephalie *f*, Makroenzephalie *f*, Makrenzephalie *f*
me|ga|ler|y|the|ma [ˌmegələrə'θiːmə] *noun*: Megalerythem *nt*
meg|a|lo|blast ['megələʊblæst] *noun*: Megaloblast *m*
meg|a|lo|blas|tic [ˌmegələʊ'blæstɪk] *adj*: megaloblastisch
meg|a|lo|car|y|o|cyte [megələʊ'kærɪəsaɪt] *noun*: Knochenmarksriesenzelle *f*, Megakaryozyt *m*
meg|a|lo|cys|tis [ˌmegələʊ'sɪstɪs] *noun*: Megazystis *f*
meg|a|lo|cyte ['megələʊsaɪt] *noun*: Megalozyt *m*
large megalocyte: Gigantozyt *m*
meg|a|lo|cy|the|mia [ˌmegələʊsaɪ'θiːmɪə] *noun*: → *macrocytosis*
meg|a|lo|cy|to|sis [ˌmegələʊsaɪ'təʊsɪs] *noun*: → *macrocytosis*
meg|a|lo|gas|tria [ˌmegələʊ'gæstrɪə] *noun*: Megalo-, Megagastrie *f*
meg|a|lo|kar|y|o|cyte [megələʊ'kærɪəsaɪt] *noun*: → *megakaryocyte*
meg|a|lo|ma|nia [ˌmegələʊ'meɪnɪə, -jə] *noun*: expansiver Wahn *m*, Größenwahn *m*, Megalomanie *f*
meg|a|lo|man|ic [ˌmegələʊ'meɪnɪk] *adj*: größenwahnsinnig, megaloman, megalomanisch
meg|a|lo|ny|chia [ˌmegələʊ'nɪkɪə] *noun*: Megalonychie *f*, Makronychie *f*
meg|a|lo|syn|dac|ty|ly [ˌmegələʊsɪn'dæktəlɪ] *noun*: Megalosyndaktylie *f*
meg|a|lo|u|re|ter [ˌmegələʊ'jʊrətər, megələʊjʊə'riːtər] *noun*: Megaureter *m*
meg|a|sig|moid [megə'sɪgmɔɪd] *noun*: Megasigmoideum *nt*
meg|a|throm|bo|cyte [megə'θrɒmbəsaɪt] *noun*: Megathrombozyt *m*
meg|a|u|re|ter [ˌmegə'jʊrətər, megəjʊə'riːtər] *noun*: Megaureter *m*
mei|bo|mi|tis [ˌmaɪbəʊ'maɪtɪs] *noun*: Meibomitis *f*
mei|o|sis [maɪ'əʊsɪs] *noun*: Reduktion (-steilung *f*) *f*, Meiose *f*
mei|ot|ic [maɪ'ɒtɪk] *adj*: meiotisch

mel|al|gia [mɪ'læld3(ɪ)ə] *noun*: Gliederschmerz(en *pl*) *m*, Melalgie *f*
mel|an|cho|lia [ˌmelən'kəʊlɪə, -jə] *noun*: **1.** (*psychiat.*) endogene Depression *f*, Melancholie *f* **2.** Depression *f*, Gemütskrankheit *f*; Schwermut *f*, Trübsinn *m*, Melancholie *f*
mel|an|chol|ic [ˌmelən'kɒlɪk] *adj*: schwermütig, depressiv
mel|a|ne|mia [melə'niːmɪə] *noun*: Melanämie *f*
mel|an|i|dro|sis [ˌmelənɪ'drəʊsɪs] *noun*: Melanidrosis *f*
mel|a|nin ['melənɪn] *noun*: Melanin *nt*
mel|a|nism ['melənɪzəm] *noun*: Melanosis *f*
mel|a|no|a|can|tho|ma [ˌmelənəʊækæn'θəʊmə] *noun*: Melanoakanthom *nt*
mel|a|no|am|e|lo|blas|to|ma [ˌmelənəʊˌæmələʊblæs'təʊmə] *noun*: Melanoameloblastom *nt*
mel|a|no|blas|to|ma [ˌmelənəʊblæs'təʊmə] *noun*: → *malignant melanoma*
mel|a|no|blas|to|sis [ˌmelənəʊblæs'təʊsɪs] *noun*: Melanoblastose *f*
mel|a|no|car|ci|no|ma [ˌmelənəʊˌkɑːrsɪ'nəʊmə] *noun*: → *malignant melanoma*
mel|a|no|cyte ['melənəʊsaɪt] *noun*: Melanozyt *m*
mel|a|no|cyt|ic [ˌmelənəʊ'sɪtɪk] *adj*: melanozytär, melanozytisch
mel|a|no|cy|to|ma [ˌmelənəʊsaɪ'təʊmə] *noun*: Melanozytom *nt*
mel|a|no|cy|to|sis [ˌmelənəʊsaɪ'təʊsɪs] *noun*: Melanozytose *f*
mel|a|no|der|ma|ti|tis [ˌmelənəʊdɜrmə'taɪtɪs] *noun*: Melanodermatitis *f*
mel|a|no|gen [mə'lænədʒən] *noun*: Melanogen *nt*
mel|a|no|gen|e|sis [ˌmelənəʊ'dʒenəsɪs] *noun*: Melaninbildung *f*, Melanogenese *f*
mel|a|no|gen|ic [ˌmelənəʊ'dʒenɪk] *adj*: melaninbildend
mel|a|no|glos|sia [ˌmelənəʊ'glɒsɪə] *noun*: schwarze Haarzunge *f*, Melanoglossie *f*, Glossophytie *f*, Lingua pilosa/villosa nigra
mel|a|noid ['melənɔɪd]: **I** *noun* Melanoid *nt* **II** *adj*: melaninartig, melanoid
mel|a|no|ma [melə'nəʊmə] *noun*, *plural* -mas, -malta [melə'nəʊmətə]: **1.** Melanom *nt* **2.** → *malignant melanoma*
amelanotic melanoma: amelanotisches Melanom *nt*, amelanotisches malignes Melanom *nt*
benign juvenile melanoma: Spindelzellnävus *m*, Spitz-Tumor *m*, Nävus *m* Spitz, Epitheloidzellnävus *m*, benignes juveniles Melanom *nt*

lentigo maligna melanoma: Lentigo-maligna-Melanom *nt*

malignant melanoma: malignes Melanom *nt*, Melanoblastom *nt*, Melanozytoblastom *nt*, Nävokarzinom *nt*, malignes Nävoblastom *nt*

nodular melanoma: noduläres Melanom *nt*, knotiges malignes Melanom *nt*, primär knotiges Melanom *nt*, nodöses Melanomalignom *nt*

superficial spreading melanoma: oberflächlich/superfiziell spreitendes Melanom *nt*, pagetoides malignes Melanom *nt*

mellalnolmalto|sis [ˌmeləˌnəʊməˈtəʊsɪs] *noun, plural* -ses [-siːz]: Melanomatose *f*

mellalnolmaltous [meləˈnəʊmətəs] *adj*: melanomartig, melanomatös

mellalnor|rhea [ˌmelənəʊˈriə] *noun*: Teerstuhl *m*, Melaena *f*

mellalnolsis [meləˈnəʊsɪs] *noun*: Melanose *f*

circumscribed precancerous melanosis of Dubreuilh: prämaligne Melanose *f*, melanotische Präkanzerose *f*, Dubreuilh-Krankheit *f*, Melanosis circumscripta praecancerosa Dubreuilh

heat melanosis: Hitzemelanose *f*, Cutis marmorata pigmentosa

neurocutaneous melanosis: neurokutane Melanose *f*, neurokutanes Melanoblastosesyndrom *nt*, Melanosis neurocutanea

precancerous melanosis of Dubreuilh: →circumscribed precancerous melanosis of Dubreuilh

mellalnotlic [meləˈnɑtɪk] *adj*: melanotisch

mellalnoltroplic [ˌmelənəʊˈtrɑpɪk] *adj*: melanotrop

mellalnulria [meləˈn(j)ʊəriə] *noun*: Melanurie *f*

mellalnulric [meləˈn(j)ʊərɪk] *adj*: melanurisch

mellaslma [məˈlæzmə] *noun*: Melasma *nt*, Chloasma *nt*

mellaltolnin [ˌmeləˈtəʊnɪn] *noun*: Melatonin *nt*

mellelna [məˈliːnə] *noun*: **1.** Teerstuhl *m*, Melaena *f* **2.** dunkelbraunes Erbrochenes *nt*

melliloildolsis [ˌmelɪɔɪˈdəʊsɪs] *noun*: Whitmore-Krankheit *f*, Pseudomalleus *m*, Pseudorotz *m*, Melioidose *f*, Melioidosis *f*, Malleoidose *f*

mellitose [ˈmelɪtəʊs] *noun*: Raffinose *f*, Melitose *f*, Melitriose *f*

mellitulria [ˌmelɪˈt(j)ʊəriə] *noun*: Mel-

liturie *f*

mellilitulria [ˌmelɪˈt(j)ʊəriə] *noun*: Mellliturie *f*

mellonloplaslty [mɪˈlɑnəplæstɪ] *noun*: Wangenplastik *f*

mellos|chi|sis [mɪˈlɑskəsɪs] *noun*: Wangenspalte *f*, Meloschisis *f*

memlber [ˈmembər] *noun*: Glied(maße *f*) *nt*, Membrum *nt*

virile member: (männliches) Glied *nt*, Penis *m*, Phallus *m*, Membrum virile

memlbralnalceous [ˌmembrəˈneɪʃəs] *adj*: häutig, membranartig, membranös

memlbrane [ˈmembreɪn] *noun*: **1.** Häutchen *nt*, Membran(e) *f* **2.** Membran(e) *f*

basal membrane: Basalmembran *f*

Bowman's membrane: Bowman-Membran *f*, vordere Basalmembran *f*, Lamina elastica anterior, Lamina limitans anterior corneae

cell membrane: Zellmembran *f*, -wand *f*, Plasmalemm *nt*

cricovocal membrane: Conus elasticus, Membrana cricovocalis

Descemet's membrane: Descemet-Membran *f*, hintere Basalmembran *f*, Lamina elastica posterior Descemeti, Lamina limitans posterior corneae

Duddell's membrane: →*Descemet's membrane*

fetal membranes: Eihäute *pl*

fibroelastic membrane of larynx: (fribroelastische) Kehlkopfmembran *f*, Membrana fibroelastica laryngis

fibrous membrane of articular capsule: Fibrosa *f*, Membrana fibrosa, Stratum fibrosum

Haller's membrane: Haller-Membran *f*, Lamina vasculosa

mucous membrane: Schleimhaut *f*, Mukosa *f*, Tunica mucosa

secondary tympanic membrane: Membrana tympanica secundaria

Shrapnell's membrane: Shrapnell-Membran *f*, Pars flaccida membranae tympanicae

synovial membrane (of articular capsule): Synovialis *f*, Membrana synovialis, Stratum synoviale

tectorial membrane: Membrana tectoria

thyrohyoid membrane: Membrana thyrohyoidea

tympanic membrane: Trommelfell *nt*, Membrana tympanica

vestibular membrane of cochlear duct: Reissner-Membran *f*, Membrana vestibularis, Paries vestibularis ductus

M

cochlearis

vitreous membrane: Glaskörpermembran f, Membrana vitrea

membrane-bound adj: membrangebunden, -ständig

mem|bra|nec|to|my [membrə'nektəmı] noun: Membranentfernung f, Membranektomie f

mem|bra|noid ['membrənɔıd] adj: membranartig, membranförmig, membranoid

mem|bra|nous ['membrənəs] adj: häutig, membranartig, membranös

mem|o|ry ['memərı] noun, plural -ries: 1. Gedächtnis nt, Erinnerung(svermögen nt) f, Merkfähigkeit f **from/by memory** aus dem Gedächtnis/Kopf 2. Erinnerung f (of an)

men|al|di|one [,menə'daıəʊn] noun: Menadion nt, Vitamin K₃ nt

me|naph|thone [mə'næfθəʊn] noun: → menadione

men|al|qui|none [,menə'kwınəʊn] noun: Menachinon nt, Vitamin K₂ nt

men|ar|chal [mə'nɑːrkl] adj: Menarche betreffend

men|ar|che ['menɑːrkı, me'nɑːrkı, mə-] noun: Menarche f

men|hi|dro|sis [menhı'drəʊsıs] noun: Menhidrosis f, Menidrosis f

me|nin|ge|al [mı'nındʒıəl] adj: meningeal

me|nin|ge|o|ma [mı,nındʒı'əʊmə] noun: Meningeom nt

me|nin|ges [mı'nındʒiːz] plural, sing **me|ninx** ['miːnıŋks]: Hirn- und Rückenmarkshäute pl, Meningen pl, Meninges pl

men|in|gin|i|tis [,menındʒı'naıtıs] noun: Leptomeningitis f

me|nin|gi|o|ma [mı,nındʒı'əʊmə] noun, plural -mas, -ma|ta [mı,nındʒı'əʊmətə]: Meningiom nt, Meningeom nt

me|nin|gi|o|ma|to|sis [mı,nındʒı,əʊmə-'təʊsıs] noun: Meningiomatose f

me|nin|gism [mə'nındʒızəm, 'menındʒızəm] noun: Meningismus m

men|in|git|ic [,menın'dʒıtık] adj: meningitisch

men|in|gi|tis [menın'dʒaıtıs] noun, plural -git|i|des [menın'dʒıtədiːz]: Meningitis f, Hirnhautentzündung f, Rückenmarkshautentzündung f

acute aseptic meningitis: lymphozytäre Meningitis f

bacterial meningitis: bakterielle Meningitis f

basilar meningitis: Basalmeningitis f

carcinomatous meningitis: Meningealkarzinose f, Meningitis carcinomatosa

cerebral meningitis: Hirnhautentzündung f, Meningitis cerebralis

cerebrospinal meningitis: Meningitis cerebrospinalis

epidemic cerebrospinal meningitis: Meningokokkenmeningitis f, Meningitis cerebrospinalis epidemica

fungal meningitis: Pilzmeningitis f

Haemophilus influenzae meningitis: Influenzabazillenmeningitis f, Haemophilus-influenzae-Meningitis f

helmet meningitis: Haubenmeningitis f

lymphocytic meningitis: lymphozytäre Meningitis f

meningococcal meningitis: Meningokokkenmeningitis f, Meningitis cerebrospinalis epidemica

pneumococcal meningitis: Pneumokokkenmeningitis f

purulent meningitis: eitrige Meningitis f, Meningitis purulenta

spinal meningitis: Rückenmarkshautentzündung f, Meningitis spinalis

staphylococcal meningitis: Staphylokokkenmeningitis f

streptococcal meningitis: Streptokokkenmeningitis f

viral meningitis: Virusmeningitis f, virale Meningitis f

zoster meningitis: Zoster-Meningitis f

me|nin|go|cele ['mı,nıŋgəʊsiːl] noun: Meningozele f

cranial meningocele: Hirnhautbruch m, kraniale Meningozele f

me|nin|go|ceph|al|li|tis [mı,nıŋgəʊ,sefə-'laıtıs] noun: Meningoenzephalitis f, Encephalomeningitis f, Meningoencephalitis f, Enzephalomeningitis f

me|nin|go|cer|e|bri|tis [mı,nıŋgəʊserə-'braıtıs] noun: Meningoenzephalitis f, Encephalomeningitis f, Meningoencephalitis f, Enzephalomeningitis f

me|nin|go|coc|ce|mia [mı,nıŋgəʊkɒk-'siːmıə] noun: Meningokokkensepsis f, Meningokokkämie f

me|nin|go|coc|co|sis [mı,nıŋgəʊkɒ'kəʊ-sıs] noun: Meningokokkeninfektion f, Meningokokkose f

me|nin|go|coc|cus [mı,nıŋgəʊ'kɒkəs] noun: Meningokokke f, Neisseria meningitidis

me|nin|go|cor|ti|cal [mı,nıŋgəʊ'kɔːrtıkl] adj: meningeokortikal, meningokortikal

me|nin|go|en|ceph|al|lit|ic [mı,nıŋgəʊen-,sefə'laıtık] adj: meningoenzephalitisch, enzephalomeningitisch

me|nin|go|en|ceph|al|li|tis [mı,nıŋgəʊen-

,sefə'laɪtɪs] *noun*: Meningoenzephalitis *f*, Enzephalomeningitis *f*

herpetic meningoencephalitis: Herpesmeningoenzephalitis *f*, Meningoencephalitis herpetica

Listeria meningoencephalitis: Listerienmeningoenzephalitis *f*

mumps meningoencephalitis: Mumps-Meningoenzephalitis *f*

me|nin|go|en|ceph|al|o|cele [mɪ,nɪŋgəʊen'sefələsi:l] *noun*: Meningoenzephalozele *f*, Enzephalomeningozele *f*

me|nin|go|en|ceph|al|o|my|el|i|tis [mɪ,nɪŋgəʊen,sefələʊmaɪə'laɪtɪs] *noun*: Meningoenzephalomyelitis *f*

me|nin|go|en|ceph|al|o|my|el|op|a|thy [mɪ,nɪŋgəʊen,sefələʊmaɪə'lɒpəθɪ] *noun*: Meningoenzephalomyelopathie *f*

me|nin|go|en|ceph|al|op|a|thy [mɪ,nɪŋgəʊen,sefə'lɒpəθɪ] *noun*: Meningoenzephalopathie *f*, Enzephalomeningopathie *f*

me|nin|go|fi|bro|blas|to|ma [mɪ,nɪŋgə,faɪbrəblæs'təʊmə] *noun*: →*meningioma*

me|nin|go|gen|ic [mɪ,nɪŋgə'dʒenɪk] *adj*: meningogen

me|nin|go|ma [menɪn'gəʊmə] *noun*: →*meningioma*

me|nin|go|my|el|i|tis [,mɪ,nɪŋgəʊmaɪə'laɪtɪs] *noun*: Meningomyelitis *f*, Myelomeningitis *f*

me|nin|go|my|el|o|cele [,mɪ,nɪŋgəʊ'maɪələʊsi:l] *noun*: Meningomyelozele *f*

me|nin|go|my|el|o|en|ceph|al|i|tis [,mɪ,nɪŋgəʊ,maɪələʊen,sefə'laɪtɪs] *noun*: Meningoenzephalomyelitis *f*

me|nin|go|my|el|o|ra|dic|u|li|tis [,mɪ,nɪŋgəʊ,maɪələʊrə,dɪkjə'laɪtɪs] *noun*: Meningomyeloradikulitis *f*, Radikulomeningomyelitis *f*

me|nin|gop|a|thy [,menɪn'gɑpəθɪ] *noun*: Hirnhauterkrankung *f*, Meningopathie *f*

me|nin|go|ra|dic|u|lar [mɪ,nɪŋgəʊrə'dɪkjələr] *adj*: meningoradikulär

me|nin|go|ra|dic|u|li|tis [,mɪ,nɪŋgəʊrə,dɪkjə'laɪtɪs] *noun*: Meningoradikulitis *f*

me|nin|gor|rha|gia [,mɪ,nɪŋgəʊ'rædʒ(ɪ)ə] *noun*: Meningorrhagie *f*

me|nin|go|sis [,menɪn'gəʊsɪs] *noun*: Meningose *f*

me|nin|go|the|li|o|ma [mɪ,nɪŋgə,θi:lɪ'əʊmə] *noun*: →*meningioma*

me|nin|go|vas|cu|lar [mɪ,nɪŋgə'væskjələr] *adj*: meningovaskulär

me|ninx ['mi:nɪŋks] *noun*: →*meninges*

me|nis|cal [mɪ'nɪskəl] *adj*: Meniskus-, Menisko-

me|nis|cec|to|my [,menɪ'sektəmɪ] *noun*: Meniskektomie *f*

me|nis|ci|tis [menɪ'saɪtɪs] *noun*: Meniskitis *f*, Meniszitis *f*

me|nis|co|cyte [mɪ'nɪskəsaɪt] *noun*: Sichelzelle *f*

me|nis|co|cy|to|sis [mɪ,nɪskəʊsaɪ'təʊsɪs] *noun*: Sichelzellenanämie *f*, Herrick-Syndrom *nt*

me|nis|coid [mɪ'nɪskɔɪd] *adj*: meniskusähnlich, meniskusförmig, meniskoid

me|nis|co|syn|o|vi|al [mɪ,nɪskəsɪn'əʊvɪəl] *adj*: meniskosynovial

me|nis|cus [mɪ'nɪskəs] *noun, plural* **-cus|es, -nis|ci** [-'nɪs(k)aɪ, -ki:]: **1.** Meniskus *m*, Meniscus articularis **2.** (*Flüssigkeit*) Meniskus *m* **3.** konkav-konvexe Linse *f*, Meniskus *m*

articular meniscus: Meniskus *m*, Meniscus articularis

joint meniscus: →*articular meniscus*

lateral meniscus of knee: Außenmeniskus *m*, Meniscus lateralis

medial meniscus of knee: Innenmeniskus *m*, Meniscus medialis

me|no|me|tror|rhal|gia [,menə,mi:trə'rædʒ(ɪ)ə] *noun*: Menometrorrhagie *f*

men|o|pau|sal [,menə'pɔ:zl] *adj*: menopausal

men|o|pause ['menəpɔ:z] *noun*: Menopause *f*

iatrogenic menopause: Menolyse *f*

men|or|rhal|gia [,menə'reɪdʒ(ɪ)ə] *noun*: Menorrhagie *f*

men|or|rhal|gia [,menə'rældʒ(ɪ)ə] *noun*: Dysmenorrhoe *f*

men|or|rhea [,menə'rɪə] *noun*: Menorrhoe *f*

me|nos|che|sis [mə'nɑskəsɪs] *noun*: Menoschesis *f*

men|o|sta|sis [,menə'steɪsɪs] *noun*: Amenorrhoe *f*

men|o|stax|is [,menə'stæksɪs] *noun*: Hypermenorrhoe *f*

men|ses ['mensi:z] *plural*: →*menstruation*

men|stru|al ['menstrʊəl, -strəwəl, -strəl] *adj*: menstrual

men|stru|ate ['menstrəweɪt, -streɪt] *v*: menstruieren

men|stru|a|tion [,menstrə'weɪʃn] *noun*: Monatsblutung *f*, Periode *f*, Menstruation *f*

men|stru|um ['menztr(əw)əm] *noun, plural* **-ums, -strua** [-ztr,əw)ə]: Lösungsmittel *nt*

men|su|al ['menʃəwəl] *adj*: monatlich, mensual

men|ta|gra [men'tægrə] *noun*: Haarfollikelentzündung f, Sykose f

men|tal ['mentl] adj: **1.** mental, geistig, innerlich, Geistes- **2.** mental, Kinn-

men|to|la|bi|al [ˌmentəʊ'leɪbɪəl] adj: mentolabial

men|to|plas|ty ['mentəʊplæstɪ] noun: Kinnplastik f, Mentoplastik f

me|ral|gia [məˈrældʒ(ɪ)ə] noun: Oberschenkelschmerz(en pl) m, Meralgia f

mer|cu|ri|al [mərˈkjʊərɪəl]: **I** noun Quecksilberzubereitung f **II** adj Quecksilber-; quecksilberhaltig

mer|cu|ri|al|ism [mərˈkjʊərɪəlɪzəm] noun: Quecksilbervergiftung f, Merkurialismus m

mer|cu|ry ['mɜrkjərɪ] noun: **1.** Quecksilber nt, (chem.) Hydrargyrum nt **2.** Quecksilber(säule f) f nt **3.** → mercurial I

me|ro|cox|al|gia [ˌmerəʊkak'sældʒ(ɪ)ə] noun: Merokoxalgie f

me|ro|crine ['merəʊkraɪn] adj: (Drüse) merokrin

me|ro|cyte ['merəʊsaɪt] noun: Merozyte f

me|ro|mel|ia [ˌmerəʊ'miːlɪə] noun: Gliedmaßendefekt m, Meromelie f

me|sal [mezl, 'miː-] adj: mesial

mes|an|gi|al [mes'ændʒɪəl] adj: mesangial

mes|an|gi|o|cap|il|lar|y [mes,ændʒɪəʊ-'kæpə'lerɪː] adj: mesangiokapillar, mesangiokapillär

mes|an|gi|o|pro|lif|er|a|tive [mes,ændʒɪ-əʊprə'lɪfə,reɪtɪv] adj: mesangioproliferativ

mes|an|gi|um [mes'ændʒɪəm] noun: Mesangium nt

mes|a|or|tit|ic [ˌmeseɪɔːr'taɪtɪk] adj: mesaortitisch

mes|a|or|ti|tis [ˌmeseɪɔːr'taɪtɪs] noun: Mesaortitis f

mes|ar|te|ri|tis [mesɑːrtə'raɪtɪs] noun: Mediaentzündung f, Mesarteritis f

mes|en|ce|phal [mes'ensəfæl] noun: → mesencephalon

mes|en|ce|phal|ic [mes,ensə'fælɪk] adj: mesenzephal, mesenzephalisch

mes|en|ce|phal|i|tis [mes,ensefə'laɪtɪs] noun: Mittelhirnentzündung f, Mesenzephalitis f

mes|en|ce|phal|on [ˌmesən'sefələn] noun: Mittelhirn nt, Mesenzephalon nt

mes|en|ceph|a|lot|o|my [ˌmesən,sefə-'latəmɪ] noun: Mesenzephalotomie f

mes|en|chy|ma [mɪˈzeŋkɪmə] noun: Mesenchym nt

mes|en|chy|mal [mes'eŋkɪməl] adj: mesenchymal

mes|en|chy|mo|ma [ˌmesənkaɪ'məʊmə] noun: Mesenchymom nt

mes|en|te|rec|to|my [ˌmesəntə'rektəmɪ] noun: Mesenteriumresektion f, Mesenterektomie f

mes|en|ter|ic [ˌmesən'terɪk] adj: mesenterial, mesenterisch

mes|en|ter|i|o|pexy [ˌmesən'terɪəʊpeksɪ] noun: Mesenteriumfixation f, Mesenteriopexie f

mes|en|ter|i|or|rha|phy [ˌmesən,terɪ'ɔrə-fɪ] noun: Mesenteriumnaht f, Mesenteriorrhaphie f, Mesorrhaphie f

mes|en|ter|i|tis [ˌmesəntə'raɪtɪs] noun: Mesenteritis f, Mesenteriumentzündung f

mes|en|ter|y ['mesən,terɪ] noun, plural -ter|ies: **1.** (Dünndarm-)Gekröse nt, Mesenterium nt **2.** Bauchfellduplikatur f

meso-aortitis noun: Mesaortitis f

mes|o|ap|pen|di|ci|tis [ˌmezəʊə,pendə-'saɪtɪs] noun: Mesoappendicitis f, Mesoappendizitis f

mes|o|ap|pen|dix [ˌmezəʊə'pendɪks] noun, plural -dix|es, -di|ces [-dɪsiːz]: Mesoappendix f

mes|o|ar|i|um [ˌmezəʊ'eərɪəm] noun: → mesovarium

mes|o|blast ['mezəʊblæst] noun: Mesoblast m, Mesoderm nt

mes|o|blas|tic [ˌmezəʊ'blæstɪk] adj: mesoblastisch, mesodermal

mes|o|col|ic [ˌmezəʊ'kalɪk] adj: mesokolisch

mes|o|col|on [ˌmezəʊ'kəʊlən] noun, plural -lons, -la [-lə]: Mesokolon nt

mes|o|co|lo|pex|y [ˌmezəʊ'kəʊləpeksɪ] noun: Mesokolonfixation f, Mesokolopexie f

mes|o|derm ['mezəʊdɜrm] noun: Mesoderm nt; Mesoblast m

mes|o|der|mic [ˌmezəʊ'dɜrmɪk] adj: mesodermal, mesoblastisch

mes|o|di|as|tol|ic [ˌmezəʊdaɪə'stalɪk] adj: mesodiastolisch

mes|o|me|tri|tis [ˌmezəʊmɪ'traɪtɪs] noun: Myometritis f, Myometriumentzündung f

mes|o|me|tri|um [ˌmezəʊ'mɪtrɪəm] noun: **1.** Mesometrium nt **2.** → myometrium

mes|o|neph|ric [ˌmezə'nefrɪk] adj: mesonephrogen

mes|o|neph|ros [ˌmezəʊ'nefras] noun, plural -roi [-rɔɪ]: Urniere f, Wolff-Körper m, Mesonephron nt, Mesonephros m

mes|or|chi|um [mɪˈsɔːrkɪəm] noun, plural -chia [-kɪə]: Mesorchium nt

mes|o|sal|pinx [ˌmezəʊ'sælpɪŋks] noun, plural -pinges [-sæl'pɪndʒiːz]: Mesosalpinx f

mes|o|sys|tol|ic [ˌmezəʊsɪs'talɪk] adj:

mesosystolisch

mesoltenldilnelum [ˌmezəʊten'dɪnɪəm] *noun*: Mesotendineum *nt*, Mesotenon *m*

mesolthelliltal [ˌmezəʊ'θiːlɪəl] *adj*: mesothelial

mesolthellilolma [mezəʊˌθiːlɪ'əʊmə] *noun*: Mesotheliom *nt*

pleural mesothelioma: Pleuramesotheliom *nt*

mesolthellilum [ˌmezəʊ'θiːlɪəm] *noun*: Mesothel *nt*

mesoltymlpalnum [ˌmezəʊ'tɪmpənəm] *noun*: Mesotympanum *nt*

mesolvarilum [ˌmezəʊ'veərɪəm] *noun, plural* **-varlia** [-'veərɪə]: Mesovarium *nt*

meslsenlger ['mesɪndʒər]: I *noun* Bote *m* II *adj* Boten-

metalbollic [ˌmetə'bɑlɪk] *adj*: stoffwechselbedingt, metabolisch, Stoffwechsel-

meltabollism [mə'tæbəlɪzəm] *noun*: Stoffwechsel *m*, Metabolismus *m*

basal metabolism: Grundumsatz *m*

energy metabolism: Energiestoffwechsel *m*

postaggression metabolism: Postaggressionsstoffwechsel *m*

meltabollite [mə'tæbəlaɪt] *noun*: Stoffwechsel(zwischen)produkt *nt*, Metabolit *m*

meltabollize [mə'tæbəlaɪz] *v*: verstoffwechseln, metabolisieren

metalcarlpal [ˌmetə'kɑːrpl]: I → *metacarpals* II *adj* metakarpal, Mittelhand-, Metakarpal-

metalcarlpals [ˌmetə'kɑːrplz] *plural*: Mittelhandknochen *pl*, Metakarpalknochen *pl*

metalcarlpolcarlpal [ˌmetə,kɑːrpəʊ-'kɑːrpl] *adj*: karpometakarpal

metalcarlpolphallanlgelal [ˌmetə,kɑːrpəʊfə'lændʒɪəl] *adj*: metakarpophalangeal

metalcarlpus [ˌmetə'kɑːrpəs] *noun, plural* **-pi** [-paɪ]: Mittelhand *f*, Metakarpus *m*

metalcenltric [ˌmetə'sentrɪk] *adj*: metazentrisch

metalcerlcaria [ˌmetəsɜr'keərɪə] *noun, plural* **-riae** [-rɪˌiː]: Metazerkarie *f*

metalchrolmalsia [ˌmetəkrəʊ'meɪzɪə] *noun*: Metachromasie *f*

metalchrolmatlic [ˌmetəkrəʊ'mætɪk, -krə-] *adj*: metachromatisch

metalchrolmaltism [ˌmetə'krəʊmətɪzəm] *noun*: → *metachromasia*

meltachrolnous [mə'tækrənəs] *adj*: metachron

metalhelmolglolbin [metə'hiːməɡləʊ-

bɪn] *noun*: → *methemoglobin*

metlalilcterlic [ˌmetaɪk'terɪk] *adj*: metaikterisch

metlalinlfecltive [ˌmetaɪn'fektɪv] *adj*: metainfektiös

metlalkilnelsis [ˌmetəkɪ'niːsɪs] *noun*: **1.** Metakinese *f* **2.** Prometaphase *f*

metlal ['metl]: I *noun* Metall *nt* II *adj* metallen, Metall-

alkali metals: Alkalimetalls *pl*

alkaline earth metals: Erdalkalimetalle *pl*

heavy metals: Schwermetalle *pl*

meltallic [mə'tælɪk] *adj*: metallisch, metallen, Metall(o)-

meltalllolenlzyme [məˌtæləʊ'enzaɪm] *noun*: Metall(o)enzym *nt*

metlallloid ['metlɔɪd]: I *noun* Halbmetall *nt*, Metalloid *nt* II *adj* metallähnlich, metalloid(isch)

metlalmerlic [ˌmetə'merɪk] *adj*: metamer(isch)

metlalmorlpholsis [ˌmetəmɔːr'fəʊsɪs, metə'mɔːrfəsɪs] *noun*: Umgestaltung *f*, Metamorphose *f*

metlalmylellolcyte [ˌmetə'maɪələsaɪt] *noun*: jugendlicher Granulozyt *m*, Metamyelozyt *m*

metlalnephlros [ˌmetə'nefrɑs] *noun, plural* **-roi** [-rɔɪ]: Nachniere *f*, Metanephros *nt*

metlalphase ['metəfeɪz] *noun*: Metaphase *f*

meltaphlylsilal [mə'tæfəsɪəl, ˌmetə'fiːzɪəl] *adj*: metaphysär

meltaphlylsis [mə'tæfəsɪs] *noun, plural* **-ses** [-siːz]: Knochenwachstumszone *f*, Metaphyse *f*

metlalphylsiltis [ˌmetəfɪ'saɪtɪs, mə,tæfɪ-] *noun*: Metaphysitis *f*, Metaphysenentzündung *f*

metlalplalsia [ˌmetə'pleɪʒ(ɪ)ə] *noun*: Metaplasie *f*

squamous metaplasia: Plattenepithelmetaplasie *f*, squamöse Metaplasie *f*

metlalpneulmonlic [ˌmetən(j)uː'mɑnɪk] *adj*: metapneumonisch, postpneumonisch

meltasltalsis [mə'tæstəsɪs] *noun, plural* **-ses** [mə'tæstəsiːz]: **1.** Absiedelung *f*, Tochtergeschwulst *f*, Metastase *f*, Metastasis *f* **2.** Metastasierung *f*, Filialisierung *f* **3.** Abszedierung *f*, Metastasierung *f*

brain metastases: Hirnmetastasen *nt*

contact metastasis: Kontaktmetastase *f*

distant metastases: Fernmetastasen *pl*

hematogenous metastasis: hämatogene Metastase *f*

M

implantation metastasis: Implantationsmetastase *f*

local metastasis: lokale Metastase *f*

lymphatic metastasis: lymphogene Metastase *f*

peritoneal metastasis: Bauchfellmetastase *f*, Peritonealmetastase *f*

regional metastasis: regionäre Metastase *f*

me|tas|ta|size [mə'tæstəsaɪz] *v*: metastasieren

met|a|stat|ic [metə'stætɪk] *adj*: metastatisch

met|a|tar|sal [ˌmetə'tɑːrsl] *adj*: metatarsal, Mittelfuß-, Metatarsal-

met|a|tar|sal|gia [ˌmetətɑːr'sældʒ(ɪ)ə] *noun*: Metatarsalgie *f*

met|a|tar|sals [ˌmetə'tɑːrsls] *plural*: Mittelfußknochen *pl*, Ossa metatarsi, Metatarsalia *pl*

met|a|tar|sec|to|my [ˌmetətɑːr'sektəmɪ] *noun*: Metatarsalknochenexzision *f*, Metatarsektomie *f*

met|a|tar|so|phal|an|ge|al [ˌmetəˌtɑːrsəʊfə'lændʒɪəl] *adj*: metatarsophalangeal

met|a|tar|sus [ˌmetə'tɑːrsəs] *noun, plural* -**si** [-saɪ]: Mittelfuß *m*, Metatarsus *m*

Met|a|zoa [metə'zəʊə] *plural*: Mehrzeller *pl*, Metazoen *pl*

met|a|zo|ic [ˌmetə'zəʊɪk] *adj*: metazoisch

met|a|zo|on [ˌmetə'zəʊɑn] *noun, plural* -**zoa** [-'zəʊə]: Mehrzeller *m*, Metazoon *nt*

met|en|ceph|al [ˌmeten'sefələn] *noun*: → *metencephalon*

met|en|ce|phal|ic [ˌmet,ensɪ'fælɪk] *adj*: Metenzephalon-

met|en|ceph|a|lon [ˌmeten'sefələn] *noun*: **1.** Brücke *f*, Pons *m* cerebri **2.** Nachhirn *nt*, Metenzephalon *nt*, Metencephalon *nt*

me|te|or|ism ['miːtɪərɪzəm] *noun*: Blähsucht *f*, Meteorismus *m*, Tympania *f*

me|ter ['miːtər]: **I** *noun* **1.** Meter *m/nt* **2.** Meter *nt*, Messer *m* **II** *v* messen

meth|ane ['meθeɪn] *noun*: Grubengas *nt*, Methan *nt*

meth|a|nol ['meθənɔl, -nɑl] *noun*: Methanol *nt*, Methylalkohol *m*

met|hem|al|bu|mi|ne|mia [ˌmethemælˌbjuːmɪ'niːmɪə] *noun*: Methämalbuminämie *f*

met|he|mo|glo|bin [met'hiːməgləʊbɪn, -'hemə-] *noun*: Methämoglobin *nt*, Hämiglobin *nt*

met|he|mo|glo|bi|ne|mia [met,hiːməˌgləʊbɪ'niːmɪə] *noun*: Methämoglobinämie *f*

met|he|mo|glo|bi|ne|mic [met,hiːməˌgləʊbɪ'niːmɪk] *adj*: methämoglobinämisch

met|he|mo|glo|bin|u|ria [met,hiːməˌgləʊbɪ'n(j)ʊərɪə] *noun*: Methämoglobinurie *f*

meth|od ['meθəd] *noun*: Methode *f*, Verfahren *nt*; System *nt*

Billing's method: Billings-Ovulationsmethode *f*, Ovulationsmethode *f*, Zervixschleimmethode *f*

Bobath method: Bobath-Methode *f*

Credé's method: **1.** Credé-Prophylaxe *f*, Credéisieren *nt* **2.** Credé-Handgriff *m*

Duke's method: Duke-Methode *f*

dye dilution method: Farbstoffverdünnungsmethode *f*

rhythm method: Knaus-Ogino-Methode *f*

Smellie-Veit method: Veit-Smellie-Handgriff *m*

Vojta's method: Vojta-Methode *f*

meth|o|trex|late [meθə'trekseɪt] *noun*: Methotrexat *nt*

8-meth|oxy|psor|al|en [mə,θɑksɪ'sɔːrəlen] *noun*: 8-Methoxypsoralen *nt*

meth|yl|en|o|phil|ic [ˌmeθɪlenə'fɪlɪk, -'liːnə-] *adj*: methylenophil

meth|yl|gly|cine [ˌmeθɪl'glaɪsiːn] *noun*: Sarkosin *nt*, Methylglykokoll *nt*

meth|yl|mor|phine [meθɪl'mɔːrfiːn] *noun*: Kodein *nt*, Methylmorphin *nt*

me|top|ic [mɪ'tɑpɪk] *adj*: stirnwärts, stirnseitig; frontal

met|o|pod|ynia [ˌmetəpəʊ'diːnɪə] *noun*: frontale Kopfschmerzen *pl*, Metopodynie *f*

me|tra ['miːtrə] *noun, plural* -**trae** [-triː]: Gebärmutter *f*, Uterus *m*, Metra *f*

me|tral|gia [mɪ'trældʒ(ɪ)ə] *noun*: Gebärmutterschmerz(en *pl*) *m*, Hysteralgie *f*, Metralgie *f*

me|tra|tro|phia [ˌmɪtræ'trəʊfɪə] *noun*: Gebärmutteratrophie *f*

me|trec|to|my [mɪ'trektəmɪ] *noun*: Hysterektomie *f*

me|tri|tis [mɪ'traɪtɪs] *noun*: Metritis *f*, Gebärmutterentzündung *f*

puerperal metritis: Metritis puerperalis

me|tro|car|ci|no|ma [ˌmiːtrəʊ,kɑːrsɪ'nəʊmə] *noun*: Endometriumkarzinom *nt*, Carcinoma endometriale

me|tro|en|do|me|tri|tis [ˌmiːtrəʊ,endəʊmɪ'traɪtɪs] *noun*: Metroendometritis *f*

me|trog|ra|phy [mɪ'tɑgrəfɪ] *noun*: **1.** (*radiolog.*) Hysterographie *f*, Uterographie *f*, Hysterografie *f*, Uterografie *f* **2.**

(*gynäkol.*) Hysterographie *f*, Hysterografie *f*

me|tro|ni|da|zole [ˌmetrəˈnaɪdəzəʊl, -ˈnɪdə-] *noun*: Metronidazol *nt*

me|tro|pa|thy [mɪˈtrɑpəθɪ] *noun*: Gebärmuttererkrankung *f*, Metropathie *f*

me|tro|per|i|to|ni|tis [ˌmiːtrəʊˌperɪtəʊ-ˈnaɪtɪs] *noun*: Metroperitonitis *f*

me|tro|phle|bi|tis [ˌmiːtrəʊfliˈbaɪtɪs] *noun*: Metrophlebitis *f*, Phlebometritis *f*

me|tro|plas|ty [ˈmetrəʊplæstɪ, ˈmiː-] *noun*: Metroplastik *f*

me|tro|pto|sis [ˌmiːtrəʊˈtəʊsɪs, -trɑp-] *noun*: Gebärmuttersenkung *f*

me|tror|rha|gia [ˌmiːtrəʊˈreɪdʒ(ɪ)ə] *noun*: Metrorrhagie *f*

me|tror|rhea [ˌmiːtrəʊˈrɪə] *noun*: Metrorrhoe *f*

me|tror|rhex|is [ˌmiːtrəʊˈreksɪs] *noun*: Gebärmutterruptur *f*, Metrorrhexis *f*

me|tro|sal|pin|gi|tis [ˌmiːtrəʊˌsælpɪn-ˈdʒaɪtɪs] *noun*: Metrosalpingitis *f*, Hysterosalpingitis *f*

me|tro|sal|pin|gog|ra|phy [ˌmiːtrəʊˌsælpɪnˈɡɑɡrəfɪ] *noun*: Hysterosalpingographie *f*, Hysterosalpingografie *f*

me|tro|ste|no|sis [ˌmiːtrəʊstɪˈnəʊsɪs] *noun*: Metrostenose *f*

me|tro|to|my [mɪˈtrɑtəmɪ] *noun*: Hysterotomie *f*

me|tro|tu|bog|ra|phy [ˌmiːtrɑtjuːˈbɑɡrəfɪ] *noun*: Hysterosalpingographie *f*, Hysterosalpingografie *f*

mi|celle [mɪˈsel, maɪ-] *noun*: Mizelle *f*, Micelle *f*

mi|cren|ce|phal|ly [ˌmaɪkrənˈsefəlɪ] *noun*: → *microencephaly*

mi|cro|ad|e|no|ma [ˌmaɪkrəʊædəˈnəʊmə] *noun*: Mikroadenom *nt*

mi|cro|a|nas|to|mo|sis [ˌmaɪkrəʊəˌnæstəˈməʊsɪs] *noun*: Mikroanastomose *f*

mi|cro|a|nat|o|my [ˌmaɪkrəʊəˈnætəmɪ] *noun*: Mikroanatomie *f*, Histologie *f*

mi|cro|an|eu|rysm [ˌmaɪkrəʊˈænjəˌrɪzəm] *noun*: Mikroaneurysma *nt*

mi|cro|an|gi|o|path|ic [maɪkrəʊˌændʒɪəʊˈpæθɪk] *adj*: mikroangiopathisch

mi|cro|an|gi|op|a|thy [maɪkrəʊˌændʒɪ-ˈɑpəθɪ] *noun*: Mikroangiopathie *f*

mi|cro|an|gi|os|co|py [maɪkrəʊˌændʒɪ-ˈɑskəpɪ] *noun*: Kapillarmikroskopie *f*, Kapillaroskopie *f*

mi|cro|bac|te|ri|um [ˌmaɪkrəʊbækˈtɪərɪəm] *noun, plural* -ria [ˌmaɪkrəʊbækˈtɪərɪə]: **1.** Mikrobakterium *nt*, Microbacterium *nt* **2.** Mikroorganismus *m*

mi|crobe [ˈmaɪkrəʊb] *noun*: Mikrobe *f*, Mikroorganismus *m*, Mikrobion *nt*

mi|cro|bic [maɪˈkrəʊbɪk] *adj*: mikrobiell, mikrobisch

mi|cro|bi|ci|dal [ˌmaɪkrəʊbɪˈcaɪdl] *adj*: mikrobenabtötend, mikrobizid

mi|cro|bi|cide [maɪˈkrəʊbɪsaɪd] *adj*: mikrobenabtötend, mikrobizid

mi|cro|bi|o|log|ic [ˌmaɪkrəbaɪəˈlɑdʒɪk] *adj*: mikrobiologisch

mi|cro|bi|ol|o|gy [ˌmaɪkrəbaɪˈɑlədʒɪ] *noun*: Mikrobiologie *f*

mi|cro|bi|ot|ic [ˌmaɪkrəʊbaɪˈɑtɪk] *adj*: mikrobiell, mikrobisch

mi|cro|ble|pha|ria [ˌmaɪkrəʊbləˈfærɪə] *noun*: Mikroblepharie *f*

mi|cro|bod|y [ˈmaɪkrəʊbɑdɪ] *noun*: Peroxisom *nt*, Microbody *m*

mi|cro|bra|chia [ˌmaɪkrəʊˈbreɪkɪə] *noun*: Mikrobrachie *f*

mi|cro|car|ci|no|ma [maɪkrəˌkɑːrsəˈnəʊmə] *noun*: Mikrokarzinom *nt*

mi|cro|ceph|a|lous [ˌmaɪkrəʊˈsefələs] *adj*: mikrozephal

mi|cro|ceph|a|ly [ˌmaɪkrəʊˈsefəlɪ] *noun*: Mikrozephalie *f*

mi|cro|chei|lia [ˌmaɪkrəʊˈkeɪlɪə] *noun*: Mikrocheilie *f*, Mikrochilie *f*

mi|cro|chei|ria [ˌmaɪkrəʊˈkaɪrɪə] *noun*: Mikrocheirie *f*, Mikrochirie *f*

mi|cro|cir|cu|la|tion [ˌmaɪkrəʊˌsɜrkjə-ˈleɪʃn] *noun*: Mikrozirkulation *f*

mi|cro|coc|cus [maɪkrəˈkɑkəs] *noun, plural* -ci [maɪkrəˈkɑksaɪ]: Mikrokokke *f*, Micrococcus *m*

mi|cro|co|ria [ˌmaɪkrəʊˈkɔːrɪə] *noun*: Mikrokorie *f*

mi|cro|cyte [ˈmaɪkrəsaɪt] *noun*: Mikrozyt *m*

mi|cro|cy|the|mia [ˌmaɪkrəsaɪˈθiːmɪə] *noun*: → *microcytosis*

mi|cro|cyt|ic [ˌmaɪkrəʊˈsɪtɪk] *adj*: mikrozytär

mi|cro|cy|to|sis [ˌmaɪkrəsaɪˈtəʊsɪs] *noun*: Mikrozytose *f*

mi|cro|dac|ty|ly [ˌmaɪkrəʊˈdæktəlɪ] *noun*: Mikrodaktylie *f*

mi|cro|don|tia [ˌmaɪkrəʊˈdɑnʃɪə] *noun*: Mikrodontie *f*

mi|cro|don|tism [ˌmaɪkrəʊˈdɑntɪzəm] *noun*: Mikrodontie *f*

mi|cro|dre|pa|no|cy|to|sis [maɪkrəʊˌdrepənəʊsaɪˈtəʊsɪs] *noun*: Sichelzellenthalassämie *f*, Mikrodrepanozytenkrankheit *f*, HbS-Thalassämie *f*

mi|cro|em|bo|li [ˌmaɪkrəʊˈembəlaɪ] *plural*: Mikroembolien *pl*

mi|cro|en|ceph|a|ly [ˌmaɪkrəʊenˈsefəlɪ] *noun*: Mikr(o)enzephalie *f*

mi|cro|e|ryth|ro|cyte [ˌmaɪkrəʊˈrɪθrəsaɪt] *noun*: → *microcyte*

mi|cro|fil|a|ment [ˌmaɪkrəʊˈfɪləmənt]

noun: Mikrofilament *nt*

mi|cro|fi|la|re|mia [ˌmaɪkrəʊˌfɪlə'riːmɪə]
noun: Mikrofilariensepsis *f*, Mikrofilarämie *f*

mi|cro|fi|lar|ia [ˌmaɪkrəʊfɪ'leərɪə] *noun*,
plural **-ae** [-'leərɪˌiː]: Mikrofilarie *f*

mi|cro|fol|li|cu|lar [ˌmaɪkrəʊfə'lɪkjələr]
adj: mikrofollikulär

mi|cro|gas|tria [ˌmaɪkrə'gæstrɪə] *noun*:
Mikrogastrie *f*

mi|cro|gen|e|sis [ˌmaɪkrəʊ'dʒenəsɪs]
noun: Mikrogenese *f*

mi|cro|gen|ia [ˌmaɪkrəʊ'dʒiːnɪə] *noun*:
Mikrogenie *f*

mi|cro|glos|sia [ˌmaɪkrəʊ'glɑsɪə] *noun*:
Mikroglossie *f*

mi|cro|gnath|ia [ˌmaɪkrəʊ'neɪθɪə] *noun*:
Mikrognathie *f*

mi|cro|gra|phy [maɪ'krɑɡrəfɪ] *noun*: Mikrographie *f*, Mikrografie *f*

mi|cro|hem|or|rhage [maɪkrə'hemərɪdʒ]
noun: Mikroblutung *f*

mi|cro|lar|yn|gos|co|py [ˌmaɪkrəʊlærɪn-
'ɡɑskəpɪ] *noun*: Mikrolaryngoskopie *f*

mi|cro|lith|i|a|sis [ˌmaɪkrəʊlɪ'θaɪəsɪs]
noun: Mikrolithiasis *f*

mi|cro|mas|tia [ˌmaɪkrəʊ'mæstɪə] *noun*:
Mikromastie *f*

mi|cro|me|lia [ˌmaɪkrəʊ'miːlɪə] *noun*:
Mikromelie *f*

mi|cro|me|tas|ta|sis [ˌmaɪkrəmɪ'tæstə-
sɪs] *noun*: Mikrometastase *f*

mi|cro|nu|cle|us [ˌmaɪkrəʊ'n(j)uːklɪəs]
noun, plural **-cle|us|es, -cle|i** [-klaɪ]:
Kernkörperchen *nt*, Nukleolus *m*

micro-orchidism *noun*: Mikrorchidie *f*,
Mikrorchie *f*

mi|cro|or|gan|ism [maɪkrə'ɔːrɡənɪzəm]
noun: Mikroorganismus *m*

mi|cro|phage ['maɪkrəfeɪdʒ] *noun*: Mikrophage *m*

mi|cro|phag|o|cyte [maɪkrə'fæɡəsaɪt]
noun: → *microphage*

mi|cro|phal|lus [ˌmaɪkrəʊ'fæləs] *noun*:
Mikrophallus *m*

mi|croph|thal|mos [maɪkrəf'θælmɒs]
noun: Mikrophthalmie *f*, Mikrophthalmus *m*

mi|cro|pla|sia [ˌmaɪkrəʊ'pleɪʒ(ɪ)ə, -zɪə]
noun: Minder-, Zwergwuchs *m*

mi|cro|pro|lac|ti|no|ma [ˌmaɪkrəprəʊ-
ˌlæktɪ'nəʊmə] *noun*: Mikroprolaktinom *nt*

mi|crop|sia [maɪ'krɑpsɪə] *noun*: Mikropsie *f*

mi|cro|ra|di|og|ra|phy [maɪkrəˌreɪdɪ-
'ɑɡrəfɪ] *noun*: Mikroradiographie *f*,
Mikroradiografie *f*

mi|cro|rhin|ia [ˌmaɪkrəʊ'rɪnɪə] *noun*:

Mikrorhinie *f*

mi|cro|scope ['maɪkrəskəʊp]: **I** *noun*
Mikroskop *nt* **II** *v* mikroskopisch untersuchen

binocular microscope: binokulares
Mikroskop *nt*, Binokularmikroskop *nt*

electron microscope: Elektronenmikroskop *nt*

laser microscope: Laser-Scan-Mikroskop *nt*

light microscope: Lichtmikroskop *nt*

polarizing microscope: Polarisationsmikroskop *nt*

scanning electron microscope: Elektronenrastermikroskop *nt*, Rasterelektronenmikroskop *nt*

slit lamp microscope: Spaltlampenmikroskop *nt*

stereoscopic microscope: Stereomikroskop *nt*

mi|cro|scop|ic [ˌmaɪkrəʊ'skɑpɪk] *adj*: **1.**
mikroskopisch **2.** mikroskopisch, Mikroskop-

mi|cros|co|py [maɪ'krɑskəpɪ, 'maɪkrə-
ˌskəʊpɪ] *noun*: Mikroskopie *f*

mi|cro|so|ma [ˌmaɪkrə'səʊmə] *noun*:
Kleinwuchs *m*, Mikrosomie *f*

mi|cro|so|mal [ˌmaɪkrəʊ'səʊməl] *adj*:
mikrosomal

mi|cro|so|mia [ˌmaɪkrəʊ'səʊmɪə] *noun*:
Kleinwuchs *m*, Mikrosomie *f*

mi|cro|sphe|ro|cyte [maɪkrə'sfɪərəsaɪt]
noun: Kugelzelle *f*, Sphärozyt *m*

mi|cro|sphe|ro|cy|to|sis [maɪkrəˌsfɪərə-
saɪ'təʊsɪs] *noun*: Sphärozytose *f*

Mi|cros|po|ron [maɪ'krɑspərən] *noun*:
Microsporum *nt*

mi|cro|sto|mia [ˌmaɪkrə'stəʊmɪə] *noun*:
Mikrostomie *f*

mi|cro|sur|ger|y [ˌmaɪkrəʊ'sɜrdʒərɪ]
noun: Mikrochirurgie *f*

mi|cro|sur|gi|cal [ˌmaɪkrəʊ'sɜrdʒɪkl]
adj: mikrochirurgisch

mi|cro|the|lia [ˌmaɪkrəʊ'θiːlɪə] *noun*:
Mikrothelie *f*

mi|cro|throm|bo|sis [ˌmaɪkrəθrəm'bəʊ-
sɪs] *noun*: Mikrothrombose *f*

mi|cro|throm|bus [maɪkrə'θrɑmbəs]
noun, plural **-bi** [maɪkrə'θrɑmbaɪ]:
Mikrothrombus *m*

mi|cro|tia [maɪ'krəʊʃɪə] *noun*: Mikrotie *f*

mi|cro|tu|bule [ˌmaɪkrəʊ't(j)uːbjuːlz]
plural: Mikrotubuli *pl*

mic|tion ['mɪkʃn] *noun*: Harnen *nt*, Blasenentleerung *f*, Urinieren *nt*, Miktion *f*

mic|tu|ri|tion [ˌmɪkʃə'rɪʃn] *noun*: → *miction*

mid|brain ['mɪdbreɪn] *noun*: Mittelhirn
nt, Mesencephalon *nt*

mid|foot ['mɪdfʊt] *noun*: Mittelfuß *m*
mid|gut ['mɪdgʌt] *noun*: Mitteldarm *m*, Mesenteron *nt*
mid|pain ['mɪdpeɪn] *noun*: Mittelschmerz *m*, Intermenstrualschmerz *m*
mi|graine ['maɪgreɪn] *noun*: Migräne *f*
ocular migraine: →*ophthalmic migraine*
ophthalmic migraine: Augenmigräne *f*, Hemicrania ophthalmoplegica, Migraine ophtalmique
mi|grate ['maɪgreɪt] *v*: wandern, migrieren
mi|gra|tion [maɪ'greɪʃn] *noun*: **1.** Wanderung *f*, Migration *f* **2.** Leukozytenwanderung *f*, Leukozytenmigration *f*
cell migration: Zellwanderung *f*
mi|gra|to|ry ['maɪgrətɔːriː, -təʊ-] *adj*: migratorisch
mil|i|ar|ia [mɪlɪ'eərɪə] *plural*: Schweißfrieseln *pl*, Hitzepickel *pl*, Schweißbläschen *pl*, Miliaria *pl*
mil|i|ar|y ['mɪlɪˌeriː, 'mɪljəri] *adj*: hirsekorngroß, miliar
mi|lieu [mɪl'jʊ, miːl-] *noun, plural* -lieus: Milieu *nt*, Umgebung *f*
mil|i|um ['mɪlɪəm] *noun, plural* milia ['mɪlɪə]: Hautgrieß *m*
colloid milium: Kolloidmilium *nt*
milk [mɪlk] *noun*: Milch *f*
breast milk: Brust-, Frauen-, Muttermilch *f*
cancer milk: Krebsmilch *f*
mother's milk: → *breast milk*
witch's milk: Hexenmilch *f*, Lac neonatorum
milk|y ['mɪlkɪ] *adj*: **1.** milchig, milchartig, Milch- **2.** milchweiß
mil|li|mol|lar [ˌmɪlɪ'məʊlər] *adj*: millimolar
mil|li|os|mol [ˌmɪlɪ'ɑsməʊl, -mɑl] *noun*: Milliosmol *nt*
mind [maɪnd] *noun*: Sinn *m*, Gemüt *nt*; Seele *f*, Verstand *m*, Geist *m*
min|er|al ['mɪn(ə)rəl]: I *noun* Mineral *nt* II *adj* **1.** mineralisch, Mineral- **2.** anorganisch, mineralisch
min|er|al|i|za|tion [ˌmɪn(ə)rəlaɪ'zeɪʃn, -lɪ'z-] *noun*: Mineralisation *f*
min|er|al|o|coid ['mɪn(ə)rələʊkɔɪd] *noun*: → *mineralocorticoid*
min|er|al|o|cor|ti|coid [ˌmɪn(ə)rələʊ'kɔːrtɪkɔɪd] *noun*: Mineralokortikoid *nt*
thalassemia minor: heterozygote β-Thalassämie *f*, Thalassaemia minor
mi|nor ['maɪnər] *adj*: **1.** kleiner, geringer; minor **2.** Unter-, Neben-, Hilfs-
mi|o|sis [maɪ'əʊsɪs] *noun, plural* -ses [-siːz]: **1.** Pupillenverengung *f*, Pupillenengstellung *f*, Miosis *f* **2.** → *meiosis*

mi|ot|ic [maɪ'ɑtɪk] *adj*: **1.** miotisch **2.** → *meiotic*
mir|ror ['mɪrər]: I *noun* **1.** Spiegel *m* **2.** Reflektor *m* II *v* spiegeln, widerspiegeln; reflektieren
mis|car|riage [mɪs'kærɪdʒ, 'mɪskærɪdʒ] *noun*: (gynäkol.) Spontanabort *m*, Fehlgeburt *f*, Abort *m*
mis|di|ag|no|sis [ˌmɪsdaɪəg'nəʊsɪs] *noun*, *plural* -ses [-siːz]: Fehldiagnose *f*
mi|sog|y|nous [mɪ'sɑdʒənəs] *adj*: frauenfeindlich, misogyn
mite [maɪt] *noun*: Milbe *f*
house dust mites: Hausstaubmilben *pl*
itch mite: Krätzmilbe *f*, Sarcoptes/Acarus scabiei
mit|i|ci|dal [ˌmaɪtɪ'saɪdl] *adj*: milben(ab)tötend, mitizid
mit|i|gat|ed ['mɪtɪgeɪtɪd] *adj*: abgeschwächt, gemildert, mitigiert
mit|i|ga|to|ry ['mɪtɪgəˌtɔːriː, -təʊ-] *adj*: lindernd, mildernd, abschwächend, mitigierend
mi|to|chon|dri|al [maɪtə'kɑndrɪəl] *adj*: mitochondrial
mi|to|chon|dri|on [ˌmaɪtə'kɑndrɪən] *noun, plural* -dria [-drɪə]: Mitochondrie *f*, Chondriosom *nt*
mi|to|sis [maɪ'təʊsɪs] *noun, plural* -ses [-siːz]: Mitose *f*, mitotische Zellteilung *f*
mi|tot|ic [maɪ'tɑtɪk, mɪ-] *adj*: mitotisch
mi|tral ['maɪtrəl] *adj*: **1.** mitralförmig, mitral **2.** mitral, Mitral(klappen)-
mne|men|ic [niː'menɪk] *adj*: mnestisch, mnemisch
mod|el ['mɑdl]: I *noun* Modell *nt*, Muster *nt*, Vorlage *f*, (anatom.) Phantom *nt* II *adj* vorbildlich, musterhaft, Muster- III *v* formen, nachbilden, modellieren
mod|i|fi|ca|tion [ˌmɑdəfɪ'keɪʃn] *noun*: (Ab-, Ver-)Änderung *f*, Ab-, Umwandlung *f*; (auch genet.) Modifikation *f*
mo|di|o|lus [məʊ'daɪələs, mə-] *noun*: Schneckenachse *f*, Modiolus *m*
moist [mɔɪst] *adj*: feucht
mo|lal ['məʊlæl] *adj*: molal
mo|lal|i|ty [məʊ'læləti] *noun*: Molalität *f*
mo|lar ['məʊlər]: I *noun* Mahlzahn *m*, großer Backenzahn *m*, Molar *m*, Dens molares II *adj* **1.** molar, Backen-, Molar-, Mahl- **2.** (physik.) Massen- **3.** (chem.) molar, Mol(ar)-
third molar: Weisheitszahn *m*, dritter Molar *m*, Dens sapiens, Dens serotinus
mo|lar|i|ty [məʊ'lærəti] *noun*: Molarität *f*
mold [məʊld] *noun*: Schimmel *m*, Moder *m*; Schimmelpilz *m*
slime molds: Schleimpilze *pl*, Myxomy-

mole

zeten *pl*

mole [məʊl] *noun*: **1.** Grammmolekül *nt*, Mol *nt* **2.** Mole *f*, Mola *f* **3.** (kleines) Muttermal *nt*, Mal *nt*, Leberfleck *m*, Pigmentfleck *m*, Nävus *m*
  blood mole: **1.** Blutmole *f*, Mola sanguinolenta **2.** Fleischmole *f*, Mola carnosa
  hydatid mole: Blasenmole *f*, Mola hydatidosa

mol|ec|lu|lar [mə'lekjələr] *adj*: molekular

mol|e|cule ['mɑləkjuːl] *noun*: Molekül *nt*, Molekel *nt/f*

mol|lus|cum [mə'lʌskəm] *noun, plural* -ca [mə'lʌskə]: **1.** weicher Hauttumor *m*, Molluscum *nt* **2. molluscum contagiosum** Dellwarze *f*, Molluscum contagiosum, Epithelioma contagiosum/molluscum

mon|ac|id [man'æsɪd]: I *noun* einbasische/einwertige Säure *f* II *adj* einbasisch

mon|am|i|ner|gic [ˌmɑn̩æmɪ'nɜrdʒɪk] *adj*: monoaminerg

mon|ar|thrit|ic [ˌmɑnɑːr'θrɪtɪk] *adj*: **1.** monartikulär, monoartikulär **2.** monarthritisch

mon|ar|thri|tis [ˌmɑnɑːr'θraɪtɪs] *noun*: Monarthritis *f*

mon|ar|tic|u|lar [ˌmɑnɑːr'tɪkjələr] *adj*: monartikulär, monoartikulär

mon|a|tom|ic [ˌmɑnə'tɑmɪk] *adj*: **1.** einatomig **2.** einbasisch **3.** →*monavalent*

mon|au|ral [man'ɔːrəl] *adj*: monaural, monoaural

mon|a|va|lent [ˌmɑnə'veɪlənt] *adj*: univalent, einwertig, monovalent

mon|ax|i|al [ˌmɑn'æksɪəl] *adj*: einachsig, uniaxial, monaxial

mo|nile|thrix [mə'nɪləθrɪks] *noun*: Spindelhaare *pl*, Monilethrichie *f*, Aplasia pilorum intermittens

Mo|nil|ia [mə'nɪlɪə] *noun*: Candida *f*, Monilia *f*

mon|il|i|a|sis [ˌmɑnɪ'laɪəsɪs] *noun, plural* -ses [ˌmɑnɪ'laɪəsiːz]: Kandidamykose *f*, Candidose *f*, Moniliasis *f*

mo|nil|i|o|sis [məˌnɪlɪ'əʊsɪs] *noun*: →*moniliasis*

mon|ac|id [ˌmɑnəʊ'æsɪd]: I *noun* einbasische/einwertige Säure *f* II *adj* einbasisch

mon|o|am|i|ner|gic [ˌmɑnəʊˌæmɪ'nɜrdʒɪk] *adj*: monoaminerg

mon|o|an|es|the|sia [ˌmɑnəʊˌænəs'θiːʒə] *noun*: Mononarkose *f*

mon|o|ar|tic|u|lar [ˌmɑnəʊɑːr'tɪkjələr] *adj*: monartikulär, monoartikulär

mon|o|a|tom|ic [ˌmɑnəʊə'tɑmɪk] *adj*: **1.** einatomig **2.** einbasisch **3.** →*monovalent*

mon|o|ba|sic [ˌmɑnəʊ'beɪsɪk] *adj*: einbasisch, -basig

mon|o|bra|chia [ˌmɑnəʊ'breɪkɪə] *noun*: Monobrachie *f*

mon|o|cel|lu|lar [ˌmɑnəʊ'seljələr] *adj*: monozellulär, einzellig, unizellulär

mon|o|cho|ri|al [ˌmɑnəʊ'kɔːrɪəl] *adj*: (*Zwillinge*) monochorial

mon|o|cho|ri|on|ic [ˌmɑnəʊkɔrɪ'ɑnɪk] *adj*: (*Zwillinge*) monochorial

mon|o|chro|ma|sy [ˌmɑnəʊ'krəʊməsɪ] *noun*: Farbenblindheit *f*, Monochromasie *f*, Achromatopsie *f*

mon|o|chro|mat|ic [ˌmɑnəʊkrəʊ'mætɪk] *adj*: einfarbig, monochrom, monochromatisch

mon|o|chro|mat|o|phil [ˌmɑnəʊkrə'mætəfɪl]: I *noun* monochromatophile Zelle *f* II *adj* monochromatophil

mon|o|chrom|ic [ˌmɑnəʊ'krɑmɪk] *adj*: einfarbig, monochromatisch, monochrom

mon|o|clo|nal [ˌmɑnə'kləʊnl] *adj*: monoklonal

mon|oc|u|lar [man'ɑkjələr] *adj*: **1.** einäugig, monokular, monokulär **2.** (*Mikroskop*) monokular

mon|oc|u|lus [man'ɑkjələs] *noun*: **1.** (*ophthal.*) einseitiger Augenverband *m*, Monoculus *m* **2.** (*embryolog.*) Zyklop *m*, Synophthalmus *m*

mon|o|cyte ['mɑnəʊsaɪt] *noun*: mononukleärer Phagozyt *m*, Monozyt *m*

mon|o|cyt|ic [ˌmɑnəʊ'sɪtɪk] *adj*: monozytär

mon|o|cy|toid [ˌmɑnəʊ'saɪtɔɪd] *adj*: monozytenartig, monozytoid

mon|o|cy|to|pe|nia [mɑnəʊˌsaɪtə'piːnɪə] *noun*: Monozytenverminderung *f*, Monozytopenie *f*

mon|o|cy|to|poi|e|sis [ˌmɑnəʊˌsaɪtəpɔɪ'iːsɪs] *noun*: Monozytenbildung *f*, Monozytopo(i)ese *f*

mon|o|cy|to|sis [ˌmɑnəʊsaɪ'təʊsɪs] *noun*: Monozytenvermehrung *f*, Monozytose *f*

mon|o|dac|tyl|y [ˌmɑnəʊ'dæktəlɪ] *noun*: Monodaktylie *f*

mon|o|en|er|get|ic [ˌmɑnəˌenər'dʒetɪk] *adj*: monoenergetisch

mon|o|el|no|lic [ˌmɑnəʊɪ'nəʊɪk] *adj*: einfachungesättigt

mon|o|fac|to|ri|al [ˌmɑnəʊfæk'tɔːrɪəl] *adj*: unifaktoriell, monofaktoriell

mon|o|fil|a|ment [ˌmɑnəʊ'fɪləmənt] *adj*: einfädig, monofil

mon|o|ger|mi|nal [ˌmɑnəʊ'dʒɜrmɪnl]

1026

adj: (*Zwillinge*) monovular, monovulär, eineiig

mon|o|in|fec|tion [,manəʊɪn'fekʃn] *noun*: Reininfektion *f*, Monoinfektion *f*

mon|o|lat|er|al [,manəʊ'lætərəl] *adj*: einseitig, halbseitig, unilateral

mon|o|lay|er [,manəʊ'leɪər]: I *noun* Monolayer *m* II *adj* einlagig, -schichtig

mon|o|neph|rous [,manəʊ'nefrəs] *adj*: monorenal

mon|o|neu|ral [,manəʊ'njʊərəl] *adj*: mononeural

mon|o|neu|ral|gia [,manəʊnjʊə'ræld3(ɪ)ə] *noun*: Mononeuralgie *f*

mon|o|neu|ri|tis [,manəʊnjʊə'raɪtɪs] *noun*: Mononeuritis *f*

mon|o|neu|rop|a|thy [,manəʊnjʊə'rapəθɪ] *noun*: Mononeuropathie *f*

mon|o|nu|cle|ar [,manəʊ'n(j)u:klɪər]: I *noun* einkernige Zelle *f* II *adj* mononukleär

mon|o|nu|cle|ate [,manəʊ'n(j)u:klɪeɪt] *adj*: mononukleär

mon|o|nu|cle|o|sis [manəʊ,n(j)u:klɪ-'əʊsɪs] *noun*: **1.** Mononukleose *f* **2.** →*infectious mononucleosis*

cytomegalovirus mononucleosis: Zytomegalievirusmononukleose *f*, CMV-Mononukleose *f*, Paul-Bunnel-negative infektiöse Mononukleose *f*

infectious mononucleosis: Pfeiffer-Drüsenfieber *nt*, infektiöse Mononukleose *f*, Monozytenangina *f*, Mononucleosis infectiosa

mon|o|oxy|gen|ase [,manəʊ'aksɪdʒəneɪz] *noun*: Mon(o)oxygenase *f*

monophenol monooxygenase: Monophenolmonooxygenase *f*, Monophenyloxidase *f*

mon|o|pa|re|sis [,manəʊpə'ri:sɪs] *noun*: Monoparese *f*

mon|o|pe|nia [manə'pi:nɪə] *noun*: →*monocytopenia*

mon|oph|thal|mus [,manaf'θælməs] *noun*: Zyklop *m*, Synophthalmus *m*

mon|o|ple|gia [,manə'pli:dʒ(ɪ)ə] *noun*: Monoparalyse *f*

mon|o|po|dia [,manəʊ'pəʊdɪə] *noun*: Monopodie *f*, monopodale Symmelie *f*

mon|o|poi|e|sis [,manəʊpɔɪ'i:sɪs] *noun*: →*monocytopoiesis*

mon|or|chid [man'ɔ:rkɪd] *adj*: monorchid

mon|or|chism [man'ɔ:rkɪzəm] *noun*: Monorchie *f*

mon|o|sac|cha|ride [,manə'sækəraɪd, -rɪd] *noun*: Einfachzucker *m*, Monosaccharid *nt*

mon|ose ['manəʊz, 'məʊn-] *noun*:

→*monosaccharide*

mon|o|so|mous [,manə'səʊməs] *adj*: monosom

mon|o|so|my ['manəʊsəʊmɪ] *noun*: Monosomie *f*

mon|o|spe|cif|ic [,manəʊspə'sɪfɪk] *adj*: monospezifisch

mon|os|tot|ic [,manas'tatɪk] *adj*: monostotisch

mon|o|symp|to|mat|ic [,manəʊ,sɪm(p)-tə'mætɪk] *adj*: monosymptomatisch

mon|o|syn|ap|tic [,manəʊsɪ'næptɪk] *adj*: monosynaptisch

mo|not|o|nous [mə'natnəs] *adj*: eintönig, gleichförmig, monoton

mon|ot|ri|chous [mə'natrɪkəs] *adj*: (*biolog.*) monotrich

mon|o|un|sat|u|rat|ed [,manʌn'sætʃəreɪtɪd] *adj*: einfachungesättigt

mon|o|va|lent [,manə'veɪlənt] *adj*: univalent, einwertig, monovalent

mon|ox|ide [man'aksaɪd, mə'nak-] *noun*: Monoxid *nt*

carbon monoxide: Kohlenmonoxid *nt*, Kohlenoxid *nt*; Kohlensäureanhydrid *nt*

mon|oxy|gen|ase [man'aksɪdʒəneɪz] *noun*: Mon(o)oxygenase *f*

mon|o|zy|got|ic [,manəzaɪ'gatɪk] *adj*: (*Zwillinge*) monovular, monovulär, eineiig

mon|o|zy|gous [,manə'zaɪgəs] *adj*: (*Zwillinge*) monovular, monovulär, eineiig

mons [manz] *noun*, *plural* **mon|tes** ['mantɪz]: Hügel *m*, Berg *m*, Mons *m*

mons pubis: Schamhügel *m*, Venushügel *m*, Mons pubis/veneris

mons veneris: →*mons pubis*

mon|ster ['manstər] *noun*: Missbildung *f*, Monstrum *nt*

mood [mu:d] *noun*: Stimmung *f*, Laune *f*; Gemüt *nt*

Mor|ax|el|la [,mɔ:ræk'selə] *noun*: Moraxella *f*

mor|bid ['mɔ:rbɪd] *adj*: erkrankt, krankhaft, pathologisch, morbid; anormal, ungewöhnlich; nicht normal, abartig

mor|bid|i|ty [mɔ:r'bɪdətɪ] *noun*: Krankheitshäufigkeit *f*, Erkrankungsrate *f*, Morbidität *f*

mor|bif|ic [mɔ:r'bɪfɪk] *adj*: krankheitserregend, krankheitsverursachend, pathogen

mor|big|e|nous [mɔ:r'bɪdʒənəs] *adj*: krankheitserregend, pathogen, krankheitsverursachend

mor|bil|i|ty [mɔ:r'bɪlətɪ] *noun*: Morbidität *f*

mor|bil|li [mɔ:r'bɪlaɪ] *plural*: Masern *pl*, Morbilli *pl*

morlbillilform [mɔːrˈbɪləfɔːrm] *adj*: masernähnlich, morbilliform
Morlbillilvilrus [mɔːrˌbɪlɪˈvaɪrəs] *noun*: Morbillivirus *nt*
morlilbund [ˈmɔːrɪbʌnd, ˈmɑr-] *adj*: sterbend, moribund
morlphine [ˈmɔːrfiːn] *noun*: Morphin *nt*
morlphinlism [ˈmɔːrfənɪzəm] *noun*: Morphinsucht *f*, Morphinismus *m*
morlpholgenlelsis [ˌmɔːrfəˈdʒenəsɪs] *noun*: Morphogenese *f*
morlpholgelnetlic [ˌmɔːrfədʒəˈnetɪk] *adj*: morphogenetisch
morltal [ˈmɔːrtl] *adj*: tödlich, todbringend (*to* für); Tod-, Todes-; sterblich, Sterbe-
morltallity [mɔːrˈtæləti] *noun*: **1.** Sterblichkeit *f*, Mortalität *f* **2.** Sterberate *f*, -ziffer *f*, Mortalitätsrate *f*, -ziffer *f*
infant mortality: Säuglingssterblichkeit *f*, Erstjahressterblichkeit *f*
maternal mortality: mütterliche Mortalität *f*, Müttersterblichkeit *f*
neonatal mortality: Neugeborenensterblichkeit *f*
morltilfilcaltion [mɔːrtəfɪˈkeɪʃn] *noun*: Gangrän *f*, Brand *m*
morltified [ˈmɔːrtɪfaɪd] *adj*: gangränös
morlula [ˈmɔːr(j)ʊlə] *noun*, *plural* **-las**, **-lae** [-liː]: Morula *f*
moslquilto [məˈskiːtəʊ] *noun*: Stechmücke *f*, Moskito *m*
tiger mosquito: Gelbfieberfliege *f*, Aedes aegypti
yellow-fever mosquito: → *tiger mosquito*
mothler [ˈmʌðər] *noun*: Mutter *f*
surrogate mother: Ersatzmutter *f*, Leihmutter *f*
moltillity [məʊˈtɪləti] *noun*: Motilität *f*
sperm motility: Spermienmotilität *f*
moltion [ˈməʊʃn] *noun*: **1.** Bewegung *f*
in motion in Bewegung, sich bewegend **2.** Bewegungsablauf *m*, Gang *m* **3.** Stuhlgang *m*; Stuhl *m*
moltolneulron [ˌməʊtəˈnjʊərən] *noun*: motorische Nervenzelle *f*, Motoneuron *nt*
moltor [ˈməʊtər] *adj*: motorisch
mount [maʊnt]: **I** *noun* (*Mikroskop*) Objektträger *m* **II** *v* (*Präparat*) fixieren
mouse [maʊs] *noun*, *plural* **mice** [maɪs]: Maus *f*
joint mouse: Gelenkmaus *f*, freier Gelenkkörper *m*, Corpus liberum
mouth [maʊθ] *noun*: Mund *m*; (*anatom.*) Os *nt*, Ostium *nt*
sore mouth: Orf *f*, Ethyma contagiosum/infectiosum, Steinpocken *pl*, aty-

pische Schafpocken *pl*, Stomatitis pustulosa contagiosa
movlalble [ˈmuːvəbl] *adj*: beweglich, bewegbar
movelment [ˈmuːvmənt] *noun*: **1.** Bewegung *f* **2.** Stuhlgang *m*; Stuhl *m*
bowel movement: **1.** Darmentleerung *f*, Stuhlgang *m*, Defäkation *f* **2.** Stuhl *m*, Kot *m*, Fäzes *pl*, Faeces *pl*, Fäkalien *pl*
peristaltic movement: Peristaltik *f*
mulcilferlous [mjuːˈsɪfərəs] *adj*: → *mucigenous*
mulciglelnous [mjuːˈsɪdʒənəs] *adj*: muzinogen, schleimbildend
mulcilaglilnous [ˌmjuːsɪˈlædʒɪnəs] *adj*: muzinogen, schleimbildend
mulcin [ˈmjuːsɪn] *noun*: Muzin *nt*, Mukoid *nt*
mulcilnoid [ˈmjuːsɪnɔɪd] *adj*: **1.** muzinartig **2.** → *mucoid* II
mulcilnolsis [ˌmjuːsɪˈnəʊsɪs] *noun*: Muzinose *f*, Myxodermie *f*
mulcilnous [ˈmjuːsɪnəs] *adj*: **1.** muzinartig, muzinös **2.** → *mucoid* II
mulcilnulria [ˌmjuːsɪˈn(j)ʊərɪə] *noun*: Muzinurie *f*
mulcilpalrous [mjuːˈsɪpərəs] *adj*: muciparus, schleimproduzierend
mulciltis [mjuːˈsaɪtɪs] *noun*: Schleimhautentzündung *f*, Mukositis *f*
mulcolcele [ˈmjuːkəʊsiːl] *noun*: **1.** Schleimzyste *f*, Mukozele *f* **2.** schleimbildender/muköser Polyp *m*
mulcolcillilarly [ˌmjuːkəʊˈsɪlɪˌeriː, ˈsɪlɪərɪ] *adj*: mukoziliär
mulcolcollitis [ˌmjuːkəʊkəˈlaɪtɪs] *noun*: Colica mucosa/mucomembranacea, Colitis mucosa
mulcolcultalnelous [mjuːˈkəʊkjuːˈteɪnɪəs] *adj*: mukokutan
mulcolfilbrous [mjuːˈkəʊˈfaɪbrəs] *adj*: mukofibrös
mulcoid [ˈmjuːkɔɪd]: **I** *noun* Mukoid *nt*, Mucoid *nt* **II** *adj* schleimähnlich, schleimig, mukoid, mukös
mulcollilpildolsis [mjuːkəˌlɪpɪˈdəʊsɪs] *noun*: Mukolipidose *f*
mulcollytic [ˌmjuːkəʊˈlɪtɪk] *adj*: schleimlösend, mukolytisch
mulcolmemlbralnous [ˌmjuːkəʊˈmembrənəs] *adj*: Schleimhaut-, Mukosa-
mulcolpepltide [ˌmjuːkəʊˈpeptaɪd] *noun*: Mukopeptid *nt*
mulcolpollylsacichalride [ˌmjuːkəʊˌpɑlɪˈsækəraɪd, -rɪd] *noun*: Mukopolysaccharid *nt*, Glykosaminoglykan *nt*
mulcolpollylsacichalrildolsis [mjuːkəʊˌpɑlɪsækərɪˈdəʊsɪs] *noun*, *plural* **-ses** [-siːz]: Mukopolysaccharidose *f*, Mu-

kopolysaccharid-Speicherkrankheit f
mulcolpollylsacicharilduliria [ˌmjuːkəʊ-
ˌpɑlɪsækərɪ'd(j)ʊərɪə] *noun*: Muko-
polysaccharidurie f
mulcolproltein [ˌmjuːkəʊ'prəʊtiːn] *noun*:
Mukoprotein nt
mulcolpulrullent [ˌmjuːkəʊ'pjʊər(j)ə-
lənt] *adj*: schleimig-eitrig, mukopuru-
lent
Mulcor ['mjuːkər, -kɔːər] *noun*: Köpf-
chenschimmel m, Mucor m
mulcorlmylcolsis [ˌmjuːkərmaɪ'kəʊsɪs]
noun: Mukor-, Mucormykose f
mulcolsa [mjuː'kəʊzə] *noun, plural* -sae
[-ziː]: Schleimhaut f, Mukosa f, Tunica
mucosa
  olfactory mucosa: Riechschleimhaut f,
  -feld nt, Regio olfactoria
mulcolsal [mjuː'kəʊzl] *adj*: Schleim-
haut-, Mukosa-
mulcolsanlguinlelous [ˌmjuːkəʊsæŋ-
'gwɪnɪəs] *adj*: blutig-schleimig
mulcolselrous [mjuː'kəʊ'sɪərəs] *adj*: mu-
koserös, mukös-serös, seromukös
mulcolsiltis [ˌmjuːkə'saɪtɪs] *noun*: Mu-
kosa-, Schleimhautentzündung f, Mukositis f
mulcolsolcultalnelous [mjuːˌkəʊsəʊkjuː-
'teɪnɪəs] *adj*: mukokutan
mulcolsullfaltildolsis [ˌmjuːkəʊˌsʌlfətaɪ-
'dəʊsɪs] *noun*: Mukosulfatidose f
mulcous ['mjuːkəs] *adj*: 1. schleimartig,
mukoid, mukös, Schleim- 2. schleim-
bedeckt, schleimig 3. schleimbildend,
mukös
mulcolvislcildolsis [ˌmjuːkəʊˌvɪsɪ'dəʊ-
sɪs] *noun*: Mukoviszidose f, zystische
(Pankreas-)Fibrose f, Fibrosis pancreatica cystica
mulcus ['mjuːkəs] *noun*: Schleim m,
Mucus m
  cervical mucus: Zervixschleim m
mullitilarlticlullar [ˌmʌltɪɑː'tɪkjələr]
adj: polyartikulär, multiartikulär
mullitilaxilial [ˌmʌltɪ'æksɪəl] *adj*: multiaxial, mehrachsig, vielachsig
mullitilcaplsullar [ˌmʌltɪ'kæpsələr] *adj*:
multikapsulär, multikapsular
mullitilcelllullar [ˌmʌltɪ'seljələr] *adj*:
multizellulär, vielzellig, polyzellulär
mullitilcenltric [ˌmʌltɪ'sentrɪk] *adj*: po-
lyzentrisch
mullitilcollored [ˌmʌltɪ'kʌlərd] *adj*: mehr-
farbig, Mehrfarben-
mullitilcysltic [ˌmʌltɪ'sɪstɪk] *adj*: poly-
zystisch
mullitilfacltolrilal [ˌmʌltɪfæk'tɔːrɪəl,
-'təʊr-] *adj*: 1. multifaktoriell 2. multifaktoriell

mullitilfolcal [ˌmʌltɪ'fəʊkl] *adj*: multifo-
kal
mullitilform ['mʌltɪfɔːrm] *adj*: polymorph, multiform, vielgestaltig, multi-
morph, pleomorph
mullitiglanldullar [ˌmʌltɪ'glændʒələr]
adj: multiglandulär, pluriglandulär,
polyglandulär
mullitigravlilda [ˌmʌltɪ'grævɪdə] *noun,
plural* -das, -dae [-diː]: Multi-, Plurigravida f
mullitillaylered [ˌmʌltɪ'leɪərd] *adj*: mehrschichtig, mehrreihig
mullitilloclullar [mʌltɪ'lɑkjələr] *adj*: viel-
kammrig, multilokulär
mullitilnodlullate [ˌmʌltɪ'nɑdʒəleɪt] *adj*:
multinodulär
mullitilnulclelate [ˌmʌltɪ'n(j)uːklɪɪt,
-eɪt] *adj*: multinuklear, multinukleär,
vielkernig, mehrkernig, polynukleär
mullitiplalra [mʌl'tɪpərə] *noun, plural*
-ras, -rae [-riː]: Mehrgebärende f, Multi-,
Pluripara f
mullitivaclulollar [ˌmʌltɪˌvækjuː'əʊlər,
-'vækjələr] *adj*: pluriglandulär, multiglandulär, polyglandulär
mullitivallent [ˌmʌltɪ'veɪlənt, mʌl'tɪvə-
lənt] *adj*: 1. mehrwertig, multivalent 2.
multi-, polyvalent
mumlmilfilcaltion [ˌmʌməfɪ'keɪʃn] *noun*:
1. Mumifikation f, Mumifizierung f 2.
trockene Gangrän f, Mumifizierung f
mumlmilfied ['mʌməfaɪd] *adj*: 1. mumi-
fiziert 2. vertrocknet, eingetrocknet
mumps [mʌmps] *noun*: Mumps m/f,
Ziegenpeter m, Parotitis epidemica
mulral ['mjʊərəl] *adj*: mural; intramural
mulrein ['mjʊəriːn] *noun*: Murein nt,
Mukopeptid nt, Peptidoglykan nt
mulrine ['mjʊəraɪn, 'mjʊərɪn] *adj*: murin
murlmur ['mɜrmər] *noun*: 1. Geräusch
nt, Herzgeräusch nt 2. Rauschen, Mur-
meln nt, Geräusch nt
  arterial murmur: Arteriengeräusch nt
  cardiac murmurs: Herzgeräusche pl
  diastolic murmur: diastolisches Geräusch nt, Diastolikum nt
  distant murmur: Distanzgeräusch nt
  ejection murmurs: Austreibungstöne pl
  Flint's murmur: Austin Flint-Geräusch
  nt, Flint-Geräusch nt
  Graham Steell's murmur: Graham
  Steell-Geräusch nt, Steell-Geräusch nt
  heart murmurs: Herzgeräusche pl
  holosystolic murmur: pansystolisches/
  holosystolisches Geräusch nt
  humming-top murmur: Nonnensau-

M

sen *nt*, Kreiselgeräusch *nt*, Bruit de diable

nun's murmur: Nonnensausen *nt*, Kreiselgeräusch *nt*, Bruit de diable

presystolic murmur: präsystolisches/spät-diastolisches Geräusch *nt*

Steell's murmur: Graham Steell-Geräusch *nt*, Steell-Geräusch *nt*

stenosal murmur: Stenosegeräusch *nt*

systolic murmur: systolisches Geräusch *nt*, Systolikum *nt*

tricuspid murmur: Trikuspidal(klappen)geräusch *nt*

vascular murmur: Gefäßgeräusch *nt*

Mus|ca ['mʌskə] *noun*: Musca *f*

Musca domestica: Haus-, Stubenfliege *f*, Musca domestica

mus|ca|rine ['mʌskərɪn, -riːn] *noun*: Muskarin *nt*, Muscarin *nt*

mus|ca|rin|ic [mʌksə'rɪnɪk] *adj*: muskarinartig

mus|cle ['mʌsəl] *noun*: Muskel *m*, Muskelgewebe *nt*; (*anatom.*) Musculus *m*

muscles of abdomen: Bauchmuskeln *pl*, -muskulatur *f*, Musculi abdominis

accessory exspiratory muscles: Hilfsausatmer *pl*

accessory inspiratory muscles: Hilfseinatmer *pl*

accessory respiratory muscles: Atemhilfsmuskeln *pl*, -muskulatur *f*

Aeby's muscle: Musculus depressor labii inferioris

agonistic muscle: Antagonist *m*, Gegenmuskel *m*

Albinus' muscle: 1. Musculus risorius 2. Musculus scalenus medius

antitragicus muscle: Musculus antitragicus

autochthonous muscles: autochthone Muskeln/Muskulatur *f*

autochthonous back muscles: autochthone Rückenmuskulatur *f*

back muscles: Rückenmuskeln *pl*, -muskulatur *f*, Musculi dorsi

biceps brachii muscle: Bizeps *m* (brachii), Musculus biceps brachii

biceps femoris muscle: Bizeps *m* femoris, Musculus biceps femoris

biventer muscle: Musculus biventer

brachialis muscle: Brachialis *m*, Musculus brachialis

brachioradialis muscle: Oberarm-Speichen-Muskel *m*, Brachioradialis *m*, Musculus brachioradialis

Braune's muscle: Musculus puborectalis

bronchoesophageus muscle: Musculus bronchooesophageus

canine muscle: Musculus levator anguli oris

cardiac muscle: Herzmuskel *m*, Herzmuskelgewebe *nt*; Myokard *nt*

ceratopharyngeus muscle: Pars ceratopharyngea musculi constrictoris pharyngis medii

cervical muscles: Halsmuskeln *pl*, -muskulatur *f*, Musculi colli/cervicis

Coiter's muscle: Musculus corrugator supercilii

coracobrachial muscle: → *coracobrachialis muscle*

coracobrachialis muscle: Korakobrachialis *m*, Musculus coracobrachialis

cremaster muscle: Hodenheber *m*, Kremaster *m*, Musculus cremaster

deep muscles: tiefe Muskeln *pl* oder Muskulatur *f*

deep back muscles: tiefe oder tiefere Rückenmuskulatur *f*

deep neck muscles: tiefe Nackenmuskulatur *f*

deep transverse muscle of perineum: Musculus transversus perinei profundus

deep trigone muscle: Musculus trigoni vesicae profundus

deltoid muscle: → *deltoideus muscle*

deltoideus muscle: Deltamuskel *m*, Deltoideus *m*, Musculus deltoideus

depressor muscle: Depressor *m*, Musculus depressor

detrusor muscle of bladder: → *detrusor vesicae muscle*

detrusor vesicae muscle: Blasenwandmuskulatur *f*, Detrusor *m* vesicae, Musculus detrusor vesicae

dilatator pupillae muscle: Pupillenöffner *m*, Dilatator *m* pupillae, Musculus dilatator pupillae

dilator muscle of pupil: → *dilatator pupillae muscle*

Duverney's muscle: Pars lacrimalis musculi orbicularis oculi

erector spinae muscle: Erektor *m* spinae, Sakrospinalis *m*, Musculus sacrospinalis, Musculus erector spinae

erector muscle of spine: → *erector spinae muscle*

eustachian muscle: Musculus tensor tympani

extrinsic muscles: von außen einstrahlende Muskeln/Muskulatur *f*

facial muscles: Gesichtsmuskulatur *f*, mimische Muskulatur *f*, Musculi faciei

gastrocnemius muscle: Gastrocnemius *m*, Musculus gastrocnemius

gluteus maximus muscle: Glutäus *m*

maximus, Musculus gluteus maximus

gluteus medius muscle: Glutäus *m* medius, Musculus gluteus medius

greater muscle of helix: Musculus helicis major

greater zygomatic muscle: Musculus zygomaticus major

Guthrie's muscle: Musculus sphincter urethrae

hamstring muscles: ischiokrurale Muskeln/Muskulatur *f*

muscles of head: Kopfmuskeln *pl*, -muskulatur *f*, Musculi capitis

helicis minor muscle: Musculus helicis minor

Hilton's muscle: Musculus aryepiglotticus

hyoglossal muscle: →*hyoglossus muscle*

hyoglossus muscle: Hyoglossus *m*, Musculus hyoglossus

iliopsoas muscle: Iliopsoas *m*, Musculus iliopsoas

incisurae helicis muscle: Musculus incisurae terminalis auriculae

inferior longitudinal muscle of tongue: Musculus longitudinalis inferior linguae

inferior rectus muscle of eye: Musculus rectus inferior bulbi

infrahyoid muscles: infrahyoidale Muskulatur *f*, Musculi infrahyoidei

intercostal muscles: Zwischenrippen-, Interkostalmuskeln *pl*, -muskulatur *f*, Musculi intercostales

internal sphincter muscle: innerer Schließmuskel *m*

involuntary muscles: unwillkürliche Muskulatur *f*

involuntary vesical sphincter muscle: unwillkürlicher Blasenschließmuskel *m*

muscles of larynx: Kehlkopfmuskeln *pl*, -muskulatur *f*, Musculi laryngis

lateral anconeus muscle: Caput laterale musculi tricipitis brachii

lateral rectus muscle of eye: Musculus rectus lateralis bulbi

lingual muscles: Zungenmuskeln *pl*, -muskulatur *f*, Musculi linguae

long back muscles: lange Rücken-/Wirbelsäulenmuskulatur *f*

long flexor muscle of thumb: Musculus flexor pollicis longus

long levator muscles of ribs: Musculi levatores costarum longi

masticatory muscles: Kaumuskeln *pl*, -muskulatur *f*, Musculi masticatorii

medial anconeus muscle: Caput mediale musculi tricipitis brachii

medial rectus muscle of eye: Musculus rectus medialis bulbi

Merkel's muscle: Musculus ceratocricoideus

multifidus cervicis muscle: Musculus multifidus cervicis/colli

multifidus lumborum muscle: Musculus multifidus lumborum

multifidus thoracis muscle: Musculus multifidus thoracis

multisegmental muscle: multisegmentaler Muskel *m*

neck muscles: Halsmuskeln *pl*, Nackenmuskulatur *f*, Musculi colli/cervicis

nonstriated muscles: glatte oder unwillkürliche Muskeln/Muskulatur *f*

obliquus auriculae muscle: Musculus obliquus auriculae

opponens digiti minimi manus muscle: Musculus opponens digiti minimi manus

opponens digiti minimi pedis muscle: Musculus opponens digiti minimi pedis

opponens muscle of little finger: Musculus opponens digiti minimi

opposing muscle of thumb: Musculus opponens pollicis

orbicular muscle of eye: →*orbicularis oculi muscle*

orbicularis oculi muscle: Ringmuskel *m* des Auges, Orbikularis *m* okuli, Musculus orbicularis oculi

orbicularis oris muscle: Ringmuskel *m* des Mundes, Orbikularis *m* oris, Musculus orbicularis oris

orbicular muscle of mouth: →*orbicularis oris muscle*

pectoralis major muscle: Pektoralis *m* major, Musculus pectoralis major

pectoralis minor muscle: Pektoralis *m* minor, Musculus pectoralis minor

perineal muscles: Dammmuskulatur *f*, Musculi perinei

peroneus brevis muscle: Peronäus *m* brevis, Musculus peroneus/fibularis brevis

peroneus longus muscle: Peronäus *m* longus, Musculus peroneus/fibularis longus

peroneus tertius muscle: Peronäus *m* tertius, Musculus peroneus/fibularis tertius

pharyngoglossus muscle: Pars glossopharyngea musculi constrictoris pharyngis superioris

pleuroesophageal muscle: Musculus pleurooesophageus

pronator quadratus muscle: Pronator

M

m quadratus, Musculus pronator quadratus

pronator teres muscle: Pronator *m* teres, Musculus pronator teres

pupillomotor muscles: pupillomotorische Muskeln *pl*

pyramidalis auricularis muscle: Musculus pyramidalis auricularis

quadrate muscle: Musculus quadratus

quadriceps muscle: Musculus quadriceps femoris

rectus abdominis muscle: Rektus *m* abdominis, Musculus rectus abdominis

rectus femoris muscle: Rektus *m* femoris, Musculus rectus femoris

Riolan's muscle: **1.** Musculus cremaster **2.** Riolan-Muskel *m*

Ruysch's muscle: Ruysch-Muskel *m*

Santorini's muscle: Musculus risorius

sartorius muscle: Sartorius *m*, Musculus sartorius

semimembranosus muscle: Semimembranosus *m*, Musculus semimembranosus

semimembranous muscle: → *semimembranosus muscle*

semitendinosus muscle: Semitendinosus *m*, Musculus semitendinosus

semitendinous muscle: → *semitendinosus muscle*

short back muscles: kurze Rücken-/ Wirbelsäulenmuskulatur *f*

short levator muscles of ribs: Musculi levatores costarum breves

short neck muscles: kurze Nackenmuskulatur *f*

shoulder girdle muscles: Schultergürtelmuskulatur *f*

Soemmering's muscle: Musculus levator glandulae thyroideae

soleus muscle: Soleus *m*, Musculus soleus

sphincter ani externus muscle: äußerer Afterschließmuskel *m*, Sphinkter *m* ani externus, Musculus sphincter ani externus

sphincter ani internus muscle: innerer Afterschließmuskel *m*, Sphinkter *m* ani internus, Musculus sphincter ani internus

sphincter palatopharyngeus muscle: Musculus sphincter palatopharyngeus

sphincter muscle of urethra: → *sphincter urethrae muscle*

sphincter urethrae muscle: Harnröhren-, Urethralsphinkter *m*, Sphinkter *m* urethrae, Musculus sphincter urethrae

spinal muscle: Musculus spinalis

spinotransversales muscles: Musculi spinotransversales

stapedius muscle: Musculus stapedius

sternocleidomastoid muscle: → *sternocleidomastoideus muscle*

sternocleidomastoideus muscle: Sternokleidomastoideus *m*, Musculus sternocleidomastoideus

styloglossus muscle: Styloglossus *m*, Musculus styloglossus

stylohyoid muscle: → *styloglossus muscle*

superficial muscles: oberflächliche Muskeln/Muskulatur *f*

superficial back muscles: oberflächliche Rückenmuskulatur *f*

superficial extensor muscles: oberflächliche Streckmuskeln/-muskulatur *f*

superficial trigone muscle: Musculus trigoni vesicae superficialis

superior oblique muscle of eye: Musculus obliquus superior bulbi

superior oblique muscle of head: Musculus obliquus capitis superior

superior rectus muscle of eye: Musculus rectus superior bulbi

suprahyoid muscles: obere Zungenbeinmuskeln, Suprahyoidalmuskulatur *f*, Musculi suprahyoidei

temporal muscle: → *temporalis muscle*

temporalis muscle: Schläfenmuskel *m*, Temporalis *m*, Musculus temporalis

Theile's muscle: Musculus transversus perinei superficialis

thoracic muscles: Brust(korb)muskeln *pl*, -muskulatur *f*, Musculi thoracis

tibialis anterior muscle: Tibialis *m* anterior, Musculus tibialis anterior

tibialis posterior muscle: Tibialis *m* posterior, Musculus tibialis posterior

tragicus muscle: Musculus tragicus

transverse muscle of abdomen: → *transversus abdominis muscle*

transversus abdominis muscle: Transversus *m* abdominis, Musculus transversus abdominis

transversus auriculae muscle: Musculus transversus auriculae

trapezius muscle: Trapezius *m*, Musculus trapezius

triceps muscle: Trizeps *m*

triceps muscle of arm: → *triceps brachii muscle*

triceps brachii muscle: Trizeps *m* (brachii), Musculus triceps brachii

triceps muscle of calf: → *triceps surae muscle*

triceps surae muscle: Trizeps *m* surae,

Musculus triceps surae
trigonal muscles: Musculi trigoni vesicae
unisegmental muscle: unisegmentaler Muskel m
urethrovaginal sphincter muscle: Musculus sphincter urethrovaginalis
vesicoprostaticus muscle: Musculus vesicoprostaticus
vesicovaginalis muscle: Musculus vesicovaginalis
voluntary muscles: willkürliche quergestreifte Muskulatur f

mus|cul|lar ['mʌskjələr] *adj*: **1.** muskulär, Muskel- **2.** stark, kräftig, muskulös
mus|cul|la|ture ['mʌskjulətʃər, -,tʃʊər] *noun*: Muskulatur f, Muskelapparat m
respiratory musculature: Atemmuskeln pl, -muskulatur f
mus|cul|lo|cu|ta|ne|ous [,mʌskjələʊkju:-'teɪnjəs, -nɪəs] *adj*: Haut-Muskel-
mus|cul|lo|skel|le|tal [,mʌskjələʊ'skelɪtl] *adj*: Knochenskelett und Muskulatur betreffend, Skelettmuskulatur betreffend
mu|ta|gen ['mju:tədʒən] *noun*: Mutagen nt
mu|ta|gen|ic [,mju:tə'dʒenɪk] *adj*: mutagen
mu|tant ['mju:tnt]: I *noun* Mutante f II *adj* mutiert, mutant
mu|ta|tion [mju:'teɪʃn] *noun*: (Ver-)Änderung f, Umwandlung f; Erbänderung f, Mutation f
chromosomal mutation: Chromosomenmutation f
gene mutation: Genmutation f
point mutation: Punktmutation f
spontaneous mutation: Spontanmutation f
mute [mju:t]: I *noun* Stumme(r m) f II *adj* **1.** stumm **2.** still, stumm; wort-, sprachlos
mute|ness ['mju:tnɪs] *noun*: **1.** Stummheit f **2.** Lautlosigkeit f
my|al|gia [maɪ'ældʒ(ɪ)ə] *noun*: Muskelschmerz(en pl) m, Myalgie f, Myodynie f
my|as|the|nia [,maɪəs'θi:nɪə] *noun*: Myasthenie f, Myasthenia f
my|as|then|ic [,maɪəs'θʒenɪk] *adj*: myasthenisch
my|cel|li|um [maɪ'si:lɪəm] *noun, plural* -lia [-lɪə]: Myzel nt
my|ce|tes [maɪ'si:ti:z] *plural*: Pilze f, Fungi, Myzeten pl
my|ce|the|mia [,maɪsə'θi:mɪə] *noun*: Pilzsepsis f, Fungiämie f, Myzethämie f
my|ce|tism ['maɪsətɪzəm] *noun*: Myzetismus m, Pilzvergiftung f

my|ce|to|gen|ic [,maɪ,si:tə'dʒenɪk] *adj*: myzetogen
my|ce|to|ma [maɪsə'təʊmə] *noun, plural* -mas, -ma|ta [maɪsə'təʊmətə]: Madurafuß m, Maduramykose f, Myzetomnt
my|cid ['maɪsɪd] *noun*: Mykid nt
My|co|bac|te|ri|al|ce|lae [,maɪkəʊbæk,tɪə-rɪ'eɪsɪ,i:] *plural*: Mycobacteriaceae pl
my|co|bac|te|ri|o|sis [,maɪkəʊbæk,tɪərɪ-'əʊsɪs] *noun*: Mykobakteriose f
My|co|bac|te|ri|um [,maɪkəʊbæk'tɪə-rɪəm] *noun*: Mycobacterium nt
Mycobacterium bovis: Rindertuberkelbakterien pl, Mycobacterium bovis
Mycobacterium leprae: Hansen-Bazillus m, Leprabazillus m, Mycobacterium leprae
Mycobacterium tuberculosis: Tuberkelbazillus m, TB-Bazillus m, TB-Erreger m, Mycobacterium tuberculosis
My|co|plas|ma [maɪkəʊ'plæzmə] *noun*: Mycoplasma nt
Mycoplasma pneumoniae: Eatonagent nt, Mycoplasma pneumoniae
my|co|plas|mal [maɪkəʊ'plæzməl] *adj*: Mykoplasma-, Mykoplasmen-
my|co|sis [maɪ'kəʊsɪs] *noun*: Pilzerkrankung f, Mykose f
deep mycosis: tiefe Mykose f, Systemmykose f
mycosis fungoides: Mycosis fungoides
subcutaneous mycosis: subkutane Mykose f
systemic mycosis: tiefe Mykose f, Systemmykose f
my|co|stat|ic [maɪkəʊ'stætɪk] *adj*: fungistatisch
my|cot|ic [maɪ'kɑtɪk] *adj*: **1.** mykotisch, Mykose- **2.** mykotisch, Pilz-
my|co|tox|i|co|sis [,maɪkə,tɑksɪ'kəʊsɪs] *noun, plural* -ses [maɪkə,tɑksɪ'kəʊsi:z]: Mykotoxikose f
my|co|tox|in [maɪkəʊ'tɑksɪn] *noun*: Pilztoxin nt, Mykotoxin nt
my|dri|a|sis [mɪ'draɪəsɪs, maɪ-] *noun*: Pupillenweitstellung f, Mydriasis f
my|dri|at|ic [mɪdrɪ'ætɪk, maɪ-] *adj*: mydriatisch
my|ec|to|my [maɪ'ektəmɪ] *noun*: operative Muskel(teil)entfernung f, Myektomie f
my|el|lap|o|plex|ly [,maɪel'æpəpleksɪ] *noun*: Rückenmarks(ein)blutung f, Hämatomyelie f
my|el|len|ceph|al|li|tis [,maɪələn,sefə'laɪtɪs] *noun*: Enzephalomyelitis f, Myeloenzephalitis f
my|el|ic [maɪ'elɪk] *adj*: **1.** Rückenmark(s)- **2.** Knochenmark(s)-

my|e|lin ['maɪəlɪn] *noun*: Myelin *nt*
my|e|lin|at|ed ['maɪəlɪneɪtɪd] *adj*: markhaltig, myelinisiert
my|e|lin|a|tion [ˌmaɪəlɪ'neɪʃn] *noun*: Markscheidenbildung *f*, Myelinisation *f*, Myel(in)ogenese *f*
my|e|lin|ic [maɪə'lɪnɪk] *adj*: Myelin-
my|e|lin|i|za|tion [ˌmaɪəlɪnə'zeɪʃn] *noun*: Markscheidenbildung *f*, Myelinisation *f*, Myel(in)ogenese *f*
my|e|lin|ol|y|sis [maɪəlɪ'nɑlɪsɪs] *noun*: Myelinauflösung *f*, Myelinolyse *f*
my|e|lin|o|pa|thy [maɪəlɪ'nɑpəθɪ] *noun*: Myelinopathie *f*
my|e|lin|o|tox|ic [ˌmaɪəlɪnə'tɑksɪk] *adj*: myelinschädigend, myelintoxisch
my|e|lit|ic [maɪə'lɪtɪk] *adj*: myelitisch
my|e|li|tis [maɪə'laɪtɪs] *noun*: **1.** Rückenmarkentzündung *f*, Myelitis *f* **2.** Knochenmarkentzündung *f*, Myelitis *f*, Osteomyelitis *f*
neuro-optic myelitis: Devic-Syndrom *nt*, Neuromyelitis optica
radiation myelitis: Strahlenmyelitis *f*
transverse myelitis: Querschnittsmyelitis *f*, Myelitis transversa
my|e|lo|blast ['maɪələʊblæst] *noun*: Myeloblast *m*
my|e|lo|blas|te|mia [ˌmaɪələʊblæs'tiːmɪə] *noun*: Myeloblastämie *f*
my|e|lo|blas|to|ma [ˌmaɪələʊblæs'təʊmə] *noun*: Myeloblastom *nt*
my|e|lo|blas|to|ma|to|sis [maɪələʊˌblæstəʊmə'təʊsɪs] *noun*: Myeloblastomatose *f*
my|e|lo|blas|to|sis [ˌmaɪələʊblæs'təʊsɪs] *noun*: Myeloblastose *f*
my|e|lo|cele ['maɪkəʊsiːl] *noun*: Myelozele *f*
my|e|lo|cys|to|cele [ˌmaɪkəʊ'sɪstəsiːl] *noun*: Myelozystozele *f*
my|e|lo|cys|to|me|nin|go|cele [ˌmaɪkəʊˌsɪstəmɪ'nɪŋgəsiːl] *noun*: Myelozystomeningozele *f*
my|e|lo|cyte ['maɪələʊsaɪt] *noun*: Myelozyt *m*
my|e|lo|cy|the|mia [ˌmaɪələʊsaɪ'θiːmɪə] *noun*: Myelozytämie *f*, Myelozythämie *f*
my|e|lo|cyt|ic [ˌmaɪələʊ'sɪtɪk] *adj*: Myelozyten-
my|e|lo|cy|to|ma [ˌmaɪələʊsaɪ'təʊmə] *noun*: Myelozytom *nt*
my|e|lo|cy|to|sis [ˌmaɪələʊsaɪ'təʊsɪs] *noun*: Myelozytose *f*
my|e|lo|dys|pla|sia [ˌmaɪələʊdɪs'pleɪʒ(ɪ)ə, -zɪə] *noun*: Myelodysplasie *f*
my|e|lo|en|ce|phal|ic [ˌmaɪələʊˌensɪ'fælɪk] *adj*: spinozerebral, zerebrospinal, enzephalospinal

my|e|lo|en|ceph|a|li|tis [ˌmaɪələʊenˌsefə'laɪtɪs] *noun*: Enzephalomyelitis *f*, Myeloenzephalitis *f*
my|e|lo|fi|bro|sis [ˌmaɪələʊfaɪ'brəʊsɪs] *noun*: Knochenmarkfibrose *f*, Myelofibrose *f*, Osteomyelofibrose *f*
my|e|lo|gen|e|sis [ˌmaɪələʊ'dʒenəsɪs] *noun*: **1.** Rückenmarksentwicklung *f*, Myelogenese *f* **2.** Markscheidenbildung *f*, Myelinisation *f*, Myel(in)ogenese *f*
my|e|lo|ge|nous [maɪə'lɑdʒənəs] *adj*: myelogen, osteomyelogen
my|e|lo|gram ['maɪələgræm] *noun*: Myelogramm *nt*, Hämatomyelogramm *nt*
my|e|log|ra|phy [maɪə'lɑgrəfɪ] *noun*: Myelographie *f*, Myelografie *f*
my|e|loid ['maɪələɪd] *adj*: **1.** markartig, myeloid, Knochenmark(s)- **2.** Rückenmark(s)-
my|e|lo|ma [maɪə'ləʊmə] *noun, plural* **-mas, -a|ta** [maɪə'ləʊmətə]: Myelom *nt*, Myeloma *nt*
Bence-Jones myeloma: Bence-Jones-Plasmozytom *nt*, L-Ketten-Krankheit *f*, Leichte-Ketten-Krankheit *f*
multiple myeloma: Morbus *m* Kahler, multiples Myelom *nt*, Plasmozytom *nt*, plasmozytisches Immunozytom *nt*, plasmozytisches Lymphom *nt*
plasma cell myeloma: → *multiple myeloma*
my|e|lo|ma|la|cia [ˌmaɪələʊmə'leɪʃ(ɪ)ə] *noun*: Myelomalazie *f*
my|e|lo|ma|to|sis [maɪəˌləʊmə'təʊsɪs] *noun, plural* **-ses** [-siːz]: → *multiple myeloma*
my|e|lo|men|in|git|ic [maɪələʊˌmenɪn'dʒaɪtɪk] *adj*: myelomeningitisch, meningomyelitisch
my|e|lo|men|in|gi|tis [maɪələʊˌmenɪn'dʒaɪtɪs] *noun*: Myelomeningitis *f*, Meningomyelitis *f*
my|e|lo|me|nin|go|cele [ˌmaɪələʊmɪ'nɪŋgəsiːl] *noun*: Myelomeningozele *f*, Meningomyelozele *f*
my|e|lo|mon|o|cyt|ic [ˌmaɪələʊˌmɑnə'sɪtɪk] *adj*: myelomonozytär
my|e|lo|neu|ri|tis [ˌmaɪələʊnjʊə'raɪtɪs, -nʊ-] *noun*: Neuromyelitis *f*
my|e|lo|path|ic [ˌmaɪələʊ'pæθɪk] *adj*: myelopathisch
my|e|lo|pa|thy [maɪə'lɑpəθɪ] *noun*: **1.** Rückenmarkerkrankung *f*, Myelopathie *f* **2.** Knochenmarkerkrankung *f*, Myelopathie *f*
compression myelopathy: Kompressionsmyelopathie *f*
my|e|lo|phthi|sis [ˌmaɪələʊ'tiːsɪs] *noun*: **1.** Rückenmarkschwund *m*, Myelo-

phthise f **2.** Knochenmark(s)schwund m, Panmyelophthise f

my|el|lo|poi|e|sis [ˌmaɪələʊpɔɪˈiːsɪs] noun: Myelopoese f

my|el|lo|poi|et|ic [ˌmaɪələʊpɔɪˈetɪk] adj: myelopoetisch

my|el|lo|pro|lif|er|a|tive [ˌmaɪələʊprəʊˈlɪfəreɪtɪv] adj: myeloproliferativ

my|el|lo|ra|dic|u|li|tis [ˌmaɪələʊrəˌdɪkjəˈlaɪtɪs] noun: Myeloradikulitis f, Radikulomyelitis f

my|el|lo|sar|co|ma|to|sis [ˌmaɪələʊˌsɑːrkəməˈtəʊsɪs] noun: →multiple myeloma

my|el|los|chi|sis [maɪəˈlɑskəsɪs] noun: Myeloschisis f

my|el|lo|scin|ti|gra|phy [ˌmaɪələʊsɪnˈtɪɡrəfɪ] noun: Myeloszintigraphie f, Myeloszintigrafie f

my|el|lo|scle|ro|sis [ˌmaɪələʊsklɪˈrəʊsɪs] noun: **1.** → myelofibrosis **2.** Myelosklerose f

my|el|lo|sis [maɪəˈləʊsɪs] noun: Myelose f; Myelozytose f

erythremic myelosis: Erythromyelose f

my|el|lo|sup|pres|sion [ˌmaɪələʊsəˈpreʃn] noun: Knochenmarkdepression f, Knochenmarkhemmung f

my|el|lo|sup|pres|sive [ˌmaɪələʊsəˈpresɪv] I noun myelodepressive Substanz f II adj knochenmarkshemmend, myelodepressiv

my|el|lo|sy|rin|go|sis [ˌmaɪələʊsɪrɪŋˈɡəʊsɪs] noun: Syringomyelie f

my|el|lo|to|mog|ra|phy [ˌmaɪələʊtəˈmɑɡrəfɪ] noun: Myelotomographie f, Myelotomografie f

my|el|lot|o|my [maɪəˈlɑtəmɪ] noun: Myelotomie f

my|el|lo|tox|ic [ˌmaɪələʊˈtɑksɪk] adj: knochenmarkstoxisch, myelotoxisch

my|el|lo|tox|ic|i|ty [ˌmaɪələʊtɑkˈsɪsətɪ] noun: Knochenmarksschädlichkeit f, Myelotoxizität f

my|i|a|sis [ˈmaɪ(j)əsɪs, maɪˈaɪəsɪs] noun, plural -ses [-siːz]: Fliegenmadenkrankheit f, Madenkrankheit f, Myiasis f

my|lo|hy|oid [ˌmaɪləʊˈhaɪɔɪd] adj: Kiefer und Zungenbein betreffend

my|o|as|the|nia [ˌmaɪəʊæsˈθiːnɪə] noun: Muskelschwäche f, Myasthenie f

my|o|blas|tic [ˌmaɪəʊˈblæstɪk] adj: Myoblasten-

my|o|blas|to|ma [ˌmaɪəʊblæsˈtəʊmə] noun: Myoblastom nt, Abrikossoff-Geschwulst f, Myoblastenmyom nt, Granularzelltumor m

my|o|blas|to|my|o|ma [maɪəʊˌblæstəmaɪˈəʊmə] noun: → myoblastoma

my|o|car|di|ac [ˌmaɪəʊˈkɑːrdɪæk] adj:

myokardial

my|o|car|di|op|a|thy [ˌmaɪəʊkɑːrdɪˈɑpəθɪ] noun: Myokardiopathie f, Kardiomyopathie f

my|o|car|di|o|sis [ˌmaɪəʊkɑːrdɪˈəʊsɪs] noun: Myokardose f

my|o|car|dit|ic [ˌmaɪəʊkɑːrˈdɪtɪk] adj: myokarditisch

my|o|car|di|tis [ˌmaɪəʊkɑːrˈdaɪtɪs] noun: Myokarditis f, Herzmuskelentzündung f

giant cell myocarditis: Riesenzellmyokarditis f

infectious-allergic myocarditis: infektiös-allergische Myokarditis f, infektallergische Myokarditis f

infectious-toxic myocarditis: infekttoxische Myokarditis f

rheumatic myocarditis: rheumatische Myokarditis f, Myocarditis rheumatica

toxic myocarditis: toxische Myokarditis f

viral myocarditis: Virusmyokarditis f

my|o|car|di|um [ˌmaɪəʊˈkɑːrdɪəm] noun, plural -dia [-dɪə]: Herzmuskulatur f, Myokard nt

my|o|car|do|sis [ˌmaɪəʊkɑːrˈdəʊsɪs] noun: Myokardose f

my|o|cele [ˈmaɪəsiːl] noun: Muskelhernie f, Myozele f

my|o|chor|di|tis [ˌmaɪəʊkɔːrˈdaɪtɪs] noun: Stimmuskelentzündung f, Myochorditis f

my|o|clo|nus [maɪˈɑklənəs] noun: Myoklonus m

my|o|col|pi|tis [maɪəkɑlˈpaɪtɪs] noun: Myokolpitis f

my|o|cyte [ˈmaɪəʊsaɪt] noun: Muskelzelle f, Myozyt m

my|o|cy|tol|y|sis [ˌmaɪəsʌɪˈtɑlɪsɪs] noun: Muskelfaserauflösung f, Myozytolyse f

my|o|cy|to|ma [ˌmaɪəʊsaɪˈtəʊmə] noun: Myozytom nt

my|o|dyn|ia [ˌmaɪəʊˈdiːnɪə] noun: Muskelschmerz(en pl) m, Myodynie f, Myalgie f

my|o|en|do|car|di|tis [ˌmaɪəʊˌendəʊkɑːrˈdaɪtɪs] noun: Myoendokarditis f

my|o|ep|i|the|li|oid [ˌmaɪəʊˌepɪˈθiːlɪɔɪd] adj: epithelähnlich, epitheloid

my|o|ep|i|the|li|o|ma [maɪəʊˌepɪˌθɪlɪˈəʊmə] noun: Myoepitheliom nt

my|o|fas|ci|tis [ˌmaɪəʊfəˈsaɪtɪs] noun: Myositis fibrosa

my|o|fi|bril [ˌmaɪəʊˈfaɪbrəl, -fɪb-] noun: Muskelfaser f, Myofibrille f

my|o|fi|bril|lar [ˌmaɪəʊˈfaɪbrələr, -ˈfɪb-] adj: myofibrillär

my|o|fi|bro|ma [ˌmaɪəʊfaɪˈbrəʊmə] noun: Myofibrom nt, Fibromyom nt

M

my|o|fi|bro|sis [ˌmaɪəʊfaɪˈbrəʊsɪs] *noun*: Myofibrosis *f*

my|o|fi|bro|si|tis [ˌmaɪəʊˌfaɪbrəˈsaɪtɪs] *noun*: Perimysitis *f*, Perimysiumentzündung *f*, Perimysiitis *f*

my|o|gel|lo|sis [ˌmaɪəʊdʒɪˈləʊsɪs] *noun*: Myogelose *f*

my|o|gen|ic [ˌmaɪəʊˈdʒenɪk] *adj*: **1.** muskel(gewebe)bildend, myogen **2.** myogen

my|o|glob|in [ˌmaɪəˈgləʊbɪn] *noun*: Myoglobin *nt*

my|o|glo|bin|u|ria [ˌmaɪəʊˌgləʊbɪˈn(j)ʊərɪə] *noun*: Myoglobinurie *f*

my|o|glo|bin|u|ric [ˌmaɪəʊˌgləʊbɪˈn(j)ʊərɪk] *adj*: myoglobinurisch

my|o|glob|ul|in|e|mia [ˌmaɪəʊˌglʌbjəlɪˈniːmɪə] *noun*: Myoglobulinämie *f*

my|o|glob|ul|in|u|ria [ˌmaɪəʊˌglʌbjəlɪˈn(j)ʊərɪə] *noun*: Myoglobulinurie *f*

my|og|ra|phy [maɪˈagrəfɪ] *noun*: Myographie *f*, Myografie *f*

my|o|he|mo|glob|in [maɪəʊˈhiːməgləʊbɪn] *noun*: → *myoglobin*

my|o|hy|per|pla|sia [ˌmaɪəʊˌhaɪpərˈpleɪʒ(ɪ)ə] *noun*: Muskelhyperplasie *f*, Myohyperplasie *f*

my|o|hy|per|tro|phia [ˌmaɪəʊˌhaɪpərˈtrəʊfɪə] *noun*: Muskelhypertrophie *f*

my|oid [ˈmaɪɔɪd] *adj*: myoid

my|o|ki|nase [ˌmaɪəʊˈkaɪneɪz, -ˈkɪ-] *noun*: Myokinase *f*, AMP-Kinase *f*

my|o|lem|ma [ˌmaɪəʊˈlemə] *noun*: Myolemm *nt*, Sarkolemm *nt*

my|o|li|po|ma [ˌmaɪəʊlaɪˈpəʊmə] *noun*: Myolipom *nt*

my|ol|y|sis [maɪˈalɪsɪs] *noun*: Myolyse *f*

my|o|ma [maɪˈəʊmə] *noun, plural* **-ma|ta** [maɪˈəʊmətə]: Myom *nt*

my|o|mal|a|cia [ˌmaɪəməˈleɪʃ(ɪ)ə] *noun*: Muskelerweichung *f*, Myomalazie *f*

my|o|mal|tec|to|my [ˌmaɪəʊməˈtektəmɪ] *noun*: Myomenukleation *nt*

my|o|ma|to|sis [ˌmaɪəʊməˈtəʊsɪs] *noun*: Myomatose *f*

my|om|a|tous [maɪˈamətəs] *adj*: myomatös

my|o|mec|to|my [maɪəˈmektəmɪ] *noun*: Myomenukleation *nt*

my|o|me|tri|tis [ˌmaɪəmɪˈtraɪtɪs] *noun*: Myometritis *f*, Myometriumentzündung *f*

my|o|me|tri|um [ˌmaɪəʊˈmiːtrɪəm] *noun*: Uterusmuskulatur *f*, Myometrium *nt*, Tunica muscularis uteri

my|o|mot|o|my [maɪəˈmatəmɪ] *noun*: Myomotomie *f*

my|o|ne|cro|sis [ˌmaɪəʊnɪˈkrəʊsɪs] *noun*: Muskelnekrose *f*, Myonekrose *f*

my|o|neu|ral [ˌmaɪəʊˈnjʊərəl, -ˈnʊr-] *adj*: myoneural, myoneuronal, neuromuskulär

my|o|neu|ral|gia [ˌmaɪəʊnjʊˈrældʒ(ɪ)ə] *noun*: **1.** Muskelschmerz(en *pl*) *m*, Myalgie *f*, Myodynie *f* **2.** Muskelneuralgie *f*

my|o|pa|ral|y|sis [ˌmaɪəʊpəˈrælɪsɪs] *noun*: Myoparalyse *f*

my|o|pa|re|sis [ˌmaɪəʊpəˈriːsɪs] *noun*: Muskelschwäche *f*, Myoparese *f*

my|o|path|ic [ˌmaɪəʊˈpæθɪk] *adj*: myopathisch

my|op|a|thy [maɪˈapəθɪ] *noun*: Muskelerkrankung *f*, Myopathie *f*

my|o|peri|car|di|tis [maɪəˌperɪkɑːˈdaɪtɪs] *noun*: Myoperikarditis *f*, Perimyokarditis *f*

my|o|pia [maɪˈəʊpɪə] *noun*: Kurzsichtigkeit *f*, Myopie *f*

my|o|pic [maɪˈapɪk, -ˈəʊp-] *adj*: myop, kurzsichtig

my|o|plasm [ˈmaɪəplæzəm] *noun*: Myoplasma *nt*

my|o|plas|tic [ˌmaɪəʊˈplæstɪk] *adj*: myoplastisch

my|or|rha|phy [maɪˈɔrəfɪ] *noun*: Muskelnaht *f*, Myorrhaphie *f*

my|or|rhex|is [maɪəˈreksɪs] *noun*: Muskelriss *m*, Myorrhexis *f*

my|o|sal|pin|gi|tis [ˌmaɪəʊˌsælpɪŋˈdʒaɪtɪs] *noun*: Myosalpingitis *f*

my|o|sar|co|ma [ˌmaɪəʊsɑːrˈkəʊmə] *noun*: Myosarkom *nt*

my|o|schwan|no|ma [ˌmaɪəʊʃwɑˈnəʊmə] *noun*: Schwannom *nt*, Neurinom *nt*, Neurilem(m)om *nt*

my|o|scle|ro|sis [ˌmaɪəʊsklɪˈrəʊsɪs] *noun*: Muskelverhärtung *f*, Myosklerose *f*

my|o|sin [ˈmaɪəsɪn] *noun*: Myosin *nt*

my|o|sis [maɪˈəʊsɪs] *noun*: Pupillenverengung *f*, Miosis *f*

my|o|si|tis [maɪəˈsaɪtɪs] *noun*: Myositis *f*, Muskelentzündung *f*, Myitis *f*

my|o|spasm [ˈmaɪəspæzəm] *noun*: Myospasmus *m*

my|o|tat|ic [ˌmaɪəˈtætɪk] *adj*: myotatisch

my|o|ten|on|to|plas|ty [ˌmaɪətenˈɑntəplæstɪ] *noun*: Tenomyoplastik *f*

my|o|ten|o|si|tis [ˌmaɪəˌtenəˈsaɪtɪs] *noun*: Myotendinitis *f*

my|o|te|not|o|my [ˌmaɪətəˈnɑtəmɪ] *noun*: Myotenotomie *f*

my|ot|o|my [maɪˈatəmɪ] *noun*: Myotomie *f*

my|o|ton|ic [ˌmaɪəˈtɑnɪk] *adj*: myotonisch

my|ot|ro|phy [maɪˈatrəfɪ] *noun*: Muskelernährung *f*, Myotrophie *f*

M

my|o|tro|pic [ˌmaɪə'trɑpɪk] *adj*: myotrop

myr|in|gec|to|my [ˌmɪrən'dʒektəmɪ] *noun*: Myringektomie *f*

myr|in|git|ic [ˌmɪrən'dʒaɪtɪk] *adj*: myringitisch, tympanitisch

myr|in|gi|tis [ˌmɪrən'dʒaɪtɪs] *noun*: Trommelfellentzündung *f*, Myringitis *f*

my|rin|go|dec|to|my [mɪˌrɪŋgəʊ'dektəmɪ] *noun*: Myringektomie *f*

my|rin|go|der|mal|ti|tis [mɪˌrɪŋgəʊˌdɜrmə'taɪtɪs] *noun*: Myringodermatitis *f*

my|rin|go|my|col|sis [mɪˌrɪŋgəʊmaɪ'kəʊsɪs] *noun*: Myringomykose *f*

my|rin|go|plas|ty [ˈmɪˌrɪŋgəʊplæstɪ] *noun*: Myringoplastik *f*

my|rin|go|rup|ture [ˌmɪˌrɪŋgəʊ'rʌptʃər] *noun*: Trommelfellruptur *f*

myr|in|got|o|my [mɪrən'gɑtəmɪ] *noun*: Trommelfellschnitt *m*, Myringotomie *f*, Parazentese *f*

my|rinx [ˈmaɪrɪŋks, 'mɪr-] *noun*: Trommelfell *nt*, Membrana tympanica

myx|ad|e|nit|ic [mɪksˌædə'naɪtɪk] *adj*: myxadenitisch

myx|ad|e|ni|tis [mɪksˌædə'naɪtɪs] *noun*: Schleimdrüsenentzündung *f*, Myxadenitis *f*

myx|ad|e|no|ma [mɪksˌædə'nəʊmə] *noun*: Myxadenom *nt*

myx|e|del|ma [mɪksə'diːmə] *noun*: Myxödem *nt*, Myxoedema *nt*

myx|e|dem|a|tous [mɪksə'demətəs, -'diːm-] *adj*: myxödemähnlich, myxödematös

myx|o|ad|e|no|ma [ˌmɪksəʊˌædɪ'nəʊmə] *noun*: Myxadenom *nt*

myx|o|blas|to|ma [ˌmɪksəʊblæs'təʊmə] *noun*: → myxoma

myx|o|chon|dro|fi|bro|sar|co|ma [mɪksəʊˌkandrəʊˌfaɪbrəsɑːr'kəʊmə] *noun*: malignes Mesenchymom *nt*

myx|o|chon|dro|ma [ˌmɪksəʊkɑn'drəʊmə] *noun*: Myxochondrom *nt*

myx|o|chon|dro|os|te|o|sar|co|ma [mɪksəʊˌkɑndrəʊˌɑstɪəʊsɑːr'kəʊmə] *noun*: malignes Mesenchymom *nt*

myx|o|chon|dro|sar|co|ma [mɪksəʊˌkandrəʊsɑːr'kəʊmə] *noun*: malignes Mesenchymom *nt*

myx|o|cys|to|ma [ˌmɪksəʊsɪs'təʊmə] *noun*: Myxokystom *nt*, Myxozystom *nt*

myx|o|cyte [ˈmɪksəsaɪt] *noun*: Schleimzelle *f*, Myxozyt *f*

myx|o|en|chon|dro|ma [mɪksəʊˌenkɑn'drəʊmə] *noun*: Myxoenchondrom *nt*

myx|o|en|do|thel|li|o|ma [mɪksəʊˌendəʊˌθɪlɪ'əʊmə] *noun*: Myxoendotheliom *nt*

myx|o|fi|bro|ma [ˌmɪksəʊfaɪ'brəʊmə] *noun*: Fibromyxom *nt*, Myxofibrom *nt*

myx|o|fi|bro|sar|co|ma [mɪksəʊˌfaɪbrəsɑːr'kəʊmə] *noun*: Myxofibrosarkom *nt*

myx|o|li|no|ma [ˌmɪksəʊɪn'əʊmə] *noun*: → myxofibroma

myx|o|li|po|ma [ˌmɪksəʊlɪ'pəʊmə] *noun*: Myxolipom *nt*, Myxoma lipomatosum

myx|o|ma [mɪk'səʊmə] *noun*, *plural* **-mas, -ma|ta** [mɪk'səʊmətə]: Myxom *nt*

myx|o|ma|to|sis [ˌmɪksəʊmə'təʊsɪs] *noun*: **1.** Myxomatose *f* **2.** myxomatöse Degeneration *f*

myx|om|a|tous [mɪk'sɑmətəs] *adj*: schleimbildend, schleimig, myxomatös, myxomartig

Myx|o|my|ce|tes [ˌmɪksəʊmaɪ'siːtiːz] *plural*: Myxomyzeten *pl*

myx|or|rhea [ˌmɪksəʊ'rɪə] *noun*: Schleimfluss *m*, Myxorrhoe *f*

myx|o|sar|co|ma [ˌmɪksəʊsɑːr'kəʊmə] *noun*: Myxosarkom *nt*, Myxoma sarcomatosum

myx|o|sar|com|a|tous [ˌmɪksəʊsɑːr'kɑmətəs] *adj*: myxosarkomatös

myx|o|vi|rus|es [ˌmɪksəʊ'vaɪrəsɪs] *plural*: Myxoviren *nt*

N

nail [neɪl] *noun*: Nagel *m*, Unguis *m*
dystrophic nails: Krümelnägel *pl*
hippocratic nails: Uhrglasnägel *pl*, Unguis hippocraticus
ingrown nail: eingewachsener Nagel *m*, Unguis incarnatus
spoon nail: Löffel-, Hohlnagel *m*, Koilonychie *f*
nail|ing ['neɪlɪŋ] *noun*: Nagelung *f*, Nageln *nt*
intramedullary nailing: Marknagelung *f*
Küntscher nailing: Küntscher-Marknagelung *f*
marrow nailing: Marknagelung *f*
medullary nailing: Marknagelung *f*
Na⁺-K⁺-ATPase *noun*: Natrium-Kalium-ATPase *f*, Na⁺-K⁺-ATPase *f*
na|nism ['neɪnɪzəm, 'næn-] *noun*: Zwergwuchs *m*, Nan(n)ismus *m*, Nan(n)osomie *f*
nan|o|ceph|al|lous [,nænə'sefələs] *adj*: mikrozephal, mikrokephal
nan|o|mel|lia [,nænə'mi:lɪə] *noun*: Nano-, Mikromelie *f*
nan|oph|thal|mus [,nænəf'θælməs] *noun*: Mikrophthalmie *f*, Mikrophthalmus *m*
nape [neɪp] *noun*: Nacken *m*
nar|cism ['nɑːrsɪzəm] *noun*: Narzissmus *m*
nar|co|hyp|no|sis [,nɑːrkəʊhɪp'nəʊsɪs] *noun*: Narkohypnose *f*
nar|co|lep|sy ['nɑːrkəʊlepsɪ] *noun*: Narkolepsie *f*
nar|co|lep|tic [,nɑːrkəʊ'leptɪk] *adj*: narkoleptisch
nar|cose ['nɑːrkəʊs] *adj*: stuporös
nar|co|sis [nɑːr'kəʊsɪs] *noun, plural* -ses [-siːz]: Narkose *f*, Vollnarkose *f*, Allgemeinanästhesie *f*
carbon dioxide narcosis: Kohlensäurenarkose *f*
nar|cot|ic [nɑːr'kɑtɪk]: I *noun* **1.** Betäubungsmittel *nt*, Narkotikum *nt* **2.** Rauschgift *nt* II *adj* **3.** narkotisch, Narkose- **4.** berauschend, betäubend, narkotisch
nar|co|tism ['nɑːrkəʊtɪzəm] *noun*: **1.**
Narkose *f*, Vollnarkose *f*, Allgemeinanästhesie *f* **2.** Narkotismus *m*
nar|cous ['nɑːrkəs] *adj*: stuporös
na|sal ['neɪzl] *adj*: nasal, Nasen-, Nasal-
nas|cent ['næsənt, 'neɪsənt] *adj*: entstehend, freiwerdend, naszierend
na|so|an|tral [,neɪzəʊ'æntrəl] *adj*: nasoantral
na|so|an|tri|tis [,neɪzəʊæn'traɪtɪs] *noun*: Nasoantritis *f*
na|so|la|bi|al [,neɪzəʊ'leɪbɪəl] *adj*: nasolabial, labionasal
na|so|lac|ri|mal [,neɪzəʊ'lækrɪməl] *adj*: nasolakrimal
na|so|max|il|lar|y [,neɪzəʊ'mæksə,leriː, -mæk'sɪlərɪ] *adj*: nasomaxillär
naso-oral *adj*: oronasal
na|so|phar|yn|ge|al [,neɪzəʊfə'rɪndʒ(ɪ)əl, -,færɪn'dʒiːəl] *adj*: nasopharyngeal
na|so|phar|yn|gi|tis [,neɪzəʊ,færən'dʒaɪtɪs] *noun*: Nasopharyngitis *f*, Nasenrachenentzündung *f*
na|so|phar|yn|go|lar|yn|go|scope [,neɪzəʊfə,rɪŋgəʊlə'rɪŋgəskəʊp] *noun*: Nasopharyngolaryngoskop *nt*
na|so|phar|yn|go|scope [,neɪzəʊfə'rɪŋgəskəʊp] *noun*: Nasopharyngoskop *nt*
na|so|phar|ynx [,neɪzəʊ'færɪŋks] *noun, plural* -ryn|ges [-fə'rɪndʒiːz]: Nasenrachenraum *m*, Nasoharynx *m*, Pars nasalis pharyngis
na|so|sep|tal [,neɪzəʊ'septəl] *adj*: Septum-
na|so|si|nus|i|tis [,neɪzəʊ,saɪnə'saɪtɪs] *noun*: Sinusitis *f*
na|so|tra|che|al [,neɪzəʊ'treɪkɪəl] *adj*: nasotracheal
na|tal ['neɪtl] *adj*: **1.** natal, Geburts-, Geburten- **2.** Gesäß-, After-
na|tal|i|ty [neɪ'tælətɪ, nə-] *noun*: Geburtenziffer *f*, Natalität *f*
na|tive ['neɪtɪv] *adj*: natürlich, unverändert, nativ
na|tre|mia [neɪ'triːmɪə] *noun*: Hypernatriämie *f*
na|tri|e|mia [neɪtrɪ'iːmɪə] *noun*: →*natremia*
na|tri|um ['neɪtrɪəm] *noun*: Natrium *nt*
na|tri|u|re|sis [,neɪtrɪjə'riːsɪs, ,næ-] *noun*: Natriurese *f*, Natriurie *f*
na|tri|u|ret|ic [,neɪtrɪjə'retɪk] *adj*: natriuretisch
na|trum ['neɪtrəm] *noun*: →*natrium*
na|tru|re|sis [,nætrə'riːsɪs] *noun*: →*natriuresis*
nat|u|ral ['nætʃ(ə)rəl] *adj*: **1.** natürlich, naturgegeben, Natur- **die a natural death** eines natürlichen Todes sterben **2.** angeboren, natürlich (*to*)

naltulroplalthy [,neɪtʃə'rapəθɪ, ,nætʃ-] *noun*: Naturheilkunde *f*

naulpathlia [nɔː'pæθɪə] *noun*: Seekrankheit *f*, Naupathia *f*

naulsea ['nɔːzɪə, -ʒə, -ʃə] *noun*: Nausea *f*

nalvel ['neɪvl] *noun*: Nabel *m*, Umbilikus *m*

nalviclullar [nə'vɪkjələr]: I *noun* Kahnbein *nt*, Os naviculare II *adj* boot-, kahnförmig, navikular

nearlsightled ['nɪərsaɪtɪd] *adj*: myop, kurzsichtig

nearlsightledlness [,nɪərsaɪtɪdnɪs] *noun*: Kurzsichtigkeit *f*, Myopie *f*

nelarlthrolsis [nɪɑːr'θrəʊsɪs] *noun*: **1.** Gelenkneubildung *f*, Nearthrose *f* **2.** Gelenkersatz *m*, künstliches Gelenk *nt*

neblullilzaltion [,nebjələr'zeɪʃn] *noun*: Aerosoltherapie *f*

nelcaltolrilalsis [nɪ,keɪtə'raɪəsɪs] *noun*: **1.** Necator-Befall *mf* **2.** Hakenwurmbefall *m*, Ankylostomiasis *f*

neck [nek] *noun*: Hals *m*; (*anatom.*) Collum *nt*, Cervix *f*

anatomical neck of humerus: anatomischer Humerushals *m*, Collum anatomicum humeri

neck of femur: (Ober-)Schenkelhals *m*, Collum femoris

neck of thigh bone: → *neck of femur*

neck of tooth: Zahnhals *m*, Cervix dentis

neck of urinary bladder: (Harn-)Blasenhals *m*, Cervix vesicae

nelcrecltolmy [nek'rektəmɪ] *noun*: Nekroseexzision *f*, Nekroseentfernung *f*

nelcrolbilolsis [,nekrəʊbaɪ'əʊsɪs] *noun*: Nekrobiose *f*

nelcrolbilotlic [,nekrəʊbaɪ'ɑtɪk] *adj*: nekrobiotisch

nelcrolcyltolsis [,nekrəʊsaɪ'təʊsɪs] *noun*: Zelltod *m*, Zytonekrose *f*

nelcrolgenlic [nekrəʊ'dʒenɪk] *adj*: nekrogen

nelcrollylsis [nɪ'krɑlɪsɪs] *noun*: Nekrolyse *f*

nelcrolphillic [,nekrəʊ'fɪlɪk] *adj*: nekrophil

nelcroplsy ['nekrɑpsɪ] *noun*: Autopsie *f*, Obduktion *f*, Nekropsie *f*

nelcrose [ne'krəʊs] *v*: absterben, brandig werden, nekrotisieren

nelcrolsis [nɪ'krəʊsɪs] *noun, plural* -ses [nɪ'krəʊsiːz]: Nekrose *f*

aseptic necrosis: aseptische Nekrose *f*

avascular necrosis: aseptische/spontane/avaskuläre Nekrose *f*

bone necrosis: Knochennekrose *f*, Osteonekrose *f*

coagulation necrosis: Koagulationsnekrose *f*

colliquative necrosis: Kolliquationsnekrose *f*

cutaneous necrosis: Hautnekrose *f*

epiphyseal necrosis: Epiphysennekrose *f*, Epiphyseonekrose *f*

necrosis of the femoral head: Hüftkopfnekrose *f*

ischemic necrosis: ischämische Nekrose *f*

liquefaction necrosis: Kolliquationsnekrose *f*

liver necrosis: Lebernekrose *f*

myocardial necrosis: Herzmuskel-, Myokardnekrose *f*

pancreatic necrosis: Pankreasnekrose *f*

parenchymal necrosis: Parenchymnekrose *f*

piecemeal necrosis: Mottenfraßnekrose *f*

pressure necrosis: Drucknekrose *f*

radiation necrosis: Strahlennekrose *f*

renal cortical necrosis: Nierenrindennekrose *f*

septic necrosis: septische Nekrose *f*

shrinkage necrosis: Schrumpfnekrose *f*

tracheal necrosis: Tracheanekrose *f*

tubular necrosis: (*Niere*) Tubulusnekrose *f*

nelcrosltelolsis [nɪ,krɑstɪ'əʊsɪs] *noun*: Knochen-, Osteonekrose *f*

nelcrotlic [nɪ'krɑtɪk] *adj*: nekrotisch, brandig, abgestorben; nekrotisierend, absterben

nelcroltizling ['nekrətaɪzɪŋ] *adj*: nekrotisierend, absterben

nelcrotlolmy [nɪ'krɑtəmɪ] *noun*: **1.** (*chirurg.*) Zerschneidung *f*, Aufspaltung *f*, Dissektion *f* **2.** Nekrotomie *f*, Sequesterotomie *f*

nelcrolzololsperlmia [,nekrəʊ,zəʊə'spɜrmɪə] *noun*: Akinospermie *f*, Nekrozoospermie *f*

Neislselria [naɪ'sɪərɪə] *noun*: Neisseria *f*

Neisseria gonorrhoeae: Gonokokkus *m*, Neisseria gonorrhoeae

Neisseria meningitidis: Meningokokkus *m*, Neisseria meningitidis

neislselrilal [naɪ'sɪərɪəl] *adj*: Neisserien-

Nemlalthellminlthes [,neməθel'mɪnθiːz] *plural*: Schlauchwürmer *pl*, Nemathelminthes *pl*

nelmatlilcide [nə'mætəsaɪd] *adj*: nematoden(ab)tötend, nematozid

nemlaltilzaltion [,nemətaɪ'zeɪʃn] *noun*: Nematodeninfektion *f*

nemlaltolcide ['nemə'təsaɪd] *adj*: nematoden(ab)tötend, nematozid

Nem|al|to|da [nemə'təudə] *plural*: Fadenwürmer *pl*, Nematoden *pl*
nem|al|to|di|al|sis [,nemətəʊ'daɪəsɪs] *noun*: Nematodeninfektion *f*
nem|al|to|sis [,nemə'təʊsɪs] *noun*: Nematodeninfektion *f*
ne|o|cer|e|bel|lum [,ni:əʊserə'beləm] *noun*: Neocerebellum *nt*
ne|o|cor|tex [,ni:əʊ'kɔːrteks] *noun*: Neocortex *m*
ne|o|cy|to|sis [,ni:əʊsaɪ'təʊsɪs] *noun*: Neozytose *f*
ne|o|for|ma|tion [,ni:əʊfɔːr'meɪʃn] *noun*: Neubildung *f*, Neoplasma *nt*
ne|o|gen|e|sis [,ni:əʊ'dʒenəsɪs] *noun*: Neubildung *f*, Regeneration *f*, Neogenese *f*
ne|o|lo|gism [nɪ'ɑlədʒɪzəm] *noun*: Wortneubildung *f*, Neologismus *m*
ne|o|na|tal [ni:əʊ'neɪtl] *adj*: neonatal, neugeboren
ne|o|nate ['ni:əʊneɪt]: I *noun* Neugeborene *nt* II *adj* neugeboren
ne|o|pla|sia [ni:əʊ'pleɪʒ(ɪ)ə] *noun*: Gewebeneubildung *f*, Neoplasie *f*
multiple endocrine neoplasia: multiple endokrine Adenopathie *f*, multiple endokrine Neoplasie *f*, pluriglanduläre Adenomatose *f*
ne|o|plasm ['ni:əʊplæzəm] *noun*: Neubildung *f*, Neoplasma *nt*
malignant neoplasm: maligne Geschwulst *f*, malignes Neoplasma *nt*, Malignom *nt*
ne|o|plas|tic [,ni:əʊ'plæstɪk] *adj*: neoplastisch
ne|o|vas|cu|lar|i|za|tion [ni:əʊ,væskjələrɪ'zeɪʃn] *noun*: **1.** (*Tumor*) Gefäßneubildung *f* **2.** Kapillareinsprossung *f*, Revaskularisation *f*
neph|rad|e|no|ma [,nefrædɪ'nəʊmə] *noun*: Nierenadenom *nt*
neph|ral|gia [nɪ'fræld(ɪ)ə] *noun*: Nierenschmerz(en *pl*) *m*, Nephralgie *f*
neph|rec|to|my [nɪ'frektəmɪ] *noun*: Nephrektomie *f*
neph|re|mia [nɪ'fri:mɪə] *noun*: Stauungsniere *f*
neph|ric ['nefrɪk] *adj*: renal, nephrogen
neph|rit|ic [nɪ'frɪtɪk] *adj*: **1.** nephritisch **2.** renal, nephrogen
neph|ri|tis [nɪ'fraɪtɪs] *noun*: Nephritis *f*, Nierenentzündung *f*
arteriosclerotic nephritis: arteriosklerotische Nephritis *f*
Balkan nephritis: Balkan-Nephropathie *f*, chronische endemische Nephropathie *f*
interstitial nephritis: interstitielle Nephritis *f*

Löhlein's focal embolic nephritis: Löhlein-Herdnephritis *f*
lupus nephritis: Lupusnephritis *f*, Lupusnephropathie *f*
nephritis of pregnancy: Schwangerschaftsnephritis *f*, Nephritis gravidarum
salt-losing nephritis: Thorn-Syndrom *nt*, Salzverlustnephritis *f*
neph|rit|o|gen|ic [nɪ,frɪtəʊ'dʒenɪk] *adj*: nephritogen
neph|ro|ab|dom|i|nal [,nefrəʊæb'damɪnl] *adj*: renoabdominal, nephroabdominal
neph|ro|an|gi|op|a|thy [,nefrəʊændʒɪ'apəθɪ] *noun*: Nephroangiopathie *f*
neph|ro|an|gi|o|scle|ro|sis [,nefrəʊ,ændʒɪəʊsklɪ'rəʊsɪs] *noun*: Nephroangiosklerose *f*
neph|ro|blas|to|ma [,nefrəblæs'təʊmə] *noun*: Wilms-Tumor *m*, embryonales Adenosarkom *nt*, Adenomyosarkom *nt*, Nephroblastom *nt*
neph|ro|cal|ci|no|sis [,nefrəʊkælsɪ'nəʊsɪs] *noun*: Nephrokalzinose *f*
neph|ro|cap|sec|to|my [,nefrəʊkæp'sektəmɪ] *noun*: Nierendekapsulation *f*, Nephrokapsulektomie *f*
neph|ro|car|di|ac [,nefrə'kɑːrdɪæk] *adj*: renokardial, kardiorenal
neph|ro|col|ic [,nefrəʊ'kalɪk] *adj*: kolorenal
neph|ro|gas|tric [,nefrə'gæstrɪk] *adj*: gastrorenal, renogastral
neph|ro|ge|nous [nə'frɑgənəs, ne-] *adj*: renal, nephrogen
neph|rog|ra|phy [nə'frɑgrəfɪ] *noun*: Nephrographie *f*, Nephrografie *f*
radioisotope nephrography: Nierensequenzszintigraphie *f*, Radioisotopennephrographie *f*, Nierensequenzszintigrafie *f*, Radioisotopennephrografie *f*
neph|ro|hel|mia [,nefrə'hi:mɪə] *noun*: Nierenstauung *f*, Stauungsniere *f*
neph|ro|hy|dro|sis [,nefrəʊhaɪ'drəʊsɪs] *noun*: Harnstauungs-, Wassersackniere *f*, Hydronephrose *f*, Uronephrose *f*
neph|ro|hy|per|tro|phy [,nefrəʊhaɪ'pɜrtrəfɪ] *noun*: Nierenhypertrophie *f*
neph|roid ['nefrɔɪd] *adj*: nierenförmig, nierenartig, nephroid, reniform
neph|ro|lith ['nefrəlɪθ] *noun*: Nierenstein *m*, Nephrolith *m*, Calculus renalis
neph|ro|li|thi|a|sis [,nefrəʊlɪ'θaɪəsɪs] *noun*: Nephrolithiasis *f*
neph|ro|li|thol|y|sis [,nefrəʊlɪ'θɑlɪsɪs] *noun*: Nephrolitholyse *f*, Nierensteinauflösung *f*
neph|ro|li|thot|o|my [,nefrəʊlɪ'θɑtəmɪ]

N

noun: Nephrolithotomie *f*

ne|phrol|y|sis [nǝ'frɑlɪsɪs] *noun*: **1.** (*patholog.*) Nephrolyse *f* **2.** Nierenlösung *f*, Nephrolyse *f*, Nephroliberation *f*

ne|phro|ma [nǝ'frǝʊʊmǝ] *noun*: Nierengeschwulst *f*, Nephrom *nt*

nephrolmalacia [ˌnefrǝʊmǝ'leɪʃ(ɪ)ǝ] *noun*: Nierenerweichung *f*, Nephromalazie *f*

nephrolmeglally [ˌnefrǝʊ'megǝlɪ] *noun*: Nierenvergrößerung *f*, Nephromegalie *f*

nephlron ['nefrɑn] *noun*: Nephron *nt*

ne|phrolplalthy [nǝ'frɑpǝθɪ] *noun*: Nierenerkrankung *f*, Nierenschädigung *f*, Nephropathie *f*, Nephropathia *f*

gout nephropathy: Gicht-, Uratnephropathie *f*

urate nephropathy: Gicht-, Uratnephropathie *f*

nephlrolpexly ['nefrǝpeksɪ] *noun*: Nephropexie *f*

ne|phroph|thi|sis [nǝ'frɑfθǝsɪs] *noun*: Nierentuberkulose *f*

nephlropltolsis [ˌnefrɑp'tǝʊsɪs] *noun*: Nierensenkung *f*, Nephroptose *f*

nephlrolpylellitis [ˌnefrǝʊˌpaɪǝ'laɪtɪs] *noun*: Pyelonephritis *f*

nephlrolpylelloglralphy [ˌnefrǝʊˌpaɪǝ'lagrǝfɪ] *noun*: Nephropyelographie *f*, Nephropyelografie *f*

nephlrolpylellollithotlolmy [ˌnefrǝʊˌpaɪǝlǝʊlɪ'θatǝmɪ] *noun*: Nephropyelolithotomie *f*

nephlrolpylolsis [ˌnefrǝʊpaɪ'ǝʊsɪs] *noun*: Niereneiterung *f*, Nephropyose *f*

nephlrorlrhalgia [ˌnefrǝʊ'reɪdʒ(ɪ)ǝ] *noun*: Nierenblutung *f*, Nephrorrhagie *f*

nelphrorlrhalphy [ne'frɔːrǝfɪ] *noun*: Nierennaht *f*, Nephrorrhaphie *f*

nephlrolsclerolsis [ˌnefrǝʊsklɪ'rǝʊsɪs] *noun*: Nephrosklerose *f*

diabetic nephrosclerosis: diabetische Glomerulosklerose *f*, diabetische Nephropathie *f*, Kimmelstiel-Wilson-Syndrom *nt*

malignant nephrosclerosis: Fahr-Volhard-Nephrosklerose *f*, maligne Nephrosklerose *f*

anterior ampullar nerve: Nervus ampullaris anterior

nephrolsis [nǝ'frǝʊsɪz] *noun, plural* -ses [nǝ'frǝʊsiːz]: **1.** Nephrose *f* **2.** →*nephropathy* **3.** nephrotisches Syndrom *nt*

amyloid nephrosis: Amyloidnephrose *f*

chromoproteinuric nephrosis: chromoproteinurische Nephrose *f*, Chromoproteinniere *f*; Crush-Niere *f*

lipoid nephrosis: Lipoidnephrose *f*, Lipidnephrose *f*, Minimal-change-Glomerulonephritis *f*

tubular nephrosis: Tubulo-, Tubulus-

nephrose *f*

ne|phro|so|ne|phri|tis [nǝˌfrǝʊsǝʊnɪ'fraɪtɪs] *noun*: Nephrosonephritis *f*

nephlrolsolnoglralphy [ˌnefrǝsǝ'nagrǝfɪ] *noun*: Nierensonographie *f*, Nierensonografie *f*

nelphrosltolmy [nǝ'frastǝmɪ] *noun*: Nephrostomie *f*

nelphrotic [nǝ'frɑtɪk] *adj*: nephrotisch

nephlroltolmoglralphy [ˌnefrǝʊtǝ'magrǝfɪ] *noun*: Nephrotomographie *f*, Nephrotomografie *f*

nephlroltoxlic [ˌnefrǝ'taksɪk] *adj*: nierenschädigend, nierengiftig, nephrotoxisch

nephlroltoxliclity [ˌnefrǝʊtak'sɪsǝtɪ] *noun*: Nierenschädlichkeit *f*, Nephrotoxizität *f*

nephlroltoxlin [ˌnefrǝʊ'taksɪn] *noun*: Nierengift *nt*, Nephrotoxin *nt*

nephlroltroplic [ˌnefrǝʊ'trapɪk] *adj*: nephrotrop, renotrop

nephlroltulberlcullolsis [ˌnefrǝʊtǝˌbɜːkjǝ'lǝʊsɪs] *noun*: Nierentuberkulose *f*

nephlrolulrelterlecltolmy [ˌnefrǝʊjǝˌriːtǝ'rektǝmɪ] *noun*: Nephroureterektomie *f*

nephlrolulrelterlolcysltecltolmy [ˌnefrǝʊjǝˌriːtǝrǝʊsɪs'tektǝmɪ] *noun*: Nephroureterozystektomie *f*

nerve [nɜːrv] *noun*: Nerv *m*; (*anatom.*) Nervus *m*

abducent nerve: Abduzens *m*, VI. Hirnnerv *m*, Nervus abducens

accessory nerve: Akzessorius *m*, XI. Hirnnerv *m*, Nervus accessorius

accessory phrenic nerves: Nervi phrenici accessorii

acoustic nerve: Akustikus *m*, VIII. Hirnnerv *m*, Nervus vestibulocochlearis

afferent nerve: afferenter Nerv *m*

Andersch's nerve: Nervus tympanicus

anococcygeal nerve: Nervus anococcygeus

anterior ampullar nerve: Nervus ampullaris anterior

anterior ethmoidal nerve: Nervus ethmoidalis anterior

anterior interosseous nerve of forearm: Nervus interosseus antebrachii anterior

anterior nerve of lesser curvature: Nervus curvaturae minoris anterior

Arnold's nerve: Ramus auricularis nervi vagi

autonomic nerve: Eingeweide-, Viszeralnerv *m*, Nervus autonomicus/visceralis

Bell's nerve: Nervus thoracicus longus

caroticotympanic nerves: Nervi caroticotympanici

carotid sinus nerve: Karotissinusnerv *m*, Hering-Blutdruckzügler *m*, Ramus sinus carotici nervi glossopharyngei

centrifugal nerve: efferenter/zentrifugaler Nerv *m*

centripetal nerve: afferenter/zentripetaler Nerv *m*

cervical nerves: Hals-, Zervikalnerven *pl*, Nervi cervicales

cochlear nerve: Hörnerv *m*, Cochlearis *m*, Nervus cochlearis

common fibular nerve: Nervus fibularis/peroneus communis

common plantar digital nerves of lateral plantar nerve: Nervi digitales plantares communes nervi plantaris lateralis

common plantar digital nerves of medial plantar nerve: Nervi digitales plantares communes nervi plantaris medialis

nerve of Cotunnius: Nervus nasopalatinus

cutaneous nerve: Hautnerv *m*, Nervus cutaneus

deep fibular nerve: Nervus fibularis/peroneus profundus

deep petrosal nerve: Nervus petrosus profundus

deep radial nerve: Ramus profundus nervi radialis

depressor nerve: depressorischer Nerv *m*

descending cervical nerve: Radix inferior ansae cervicalis

digital nerve: Finger- oder Zehennerv *m*

dorsal nerve of clitoris: Nervus dorsalis clitoridis

dorsal digital nerves of lateral surface of great toe and of medial surface of second toe: Nervi digitales dorsales hallucis lateralis et digiti secundi medialis

dorsal nerve of penis: Nervus dorsalis penis

efferent nerve: efferenter Nerv *m*

encephalic nerves: Kopf-, Hirnnerven *pl*, Nervi craniales/encephalici

nerve of external acoustic meatus: Nervus meatus acustici externi

external carotid nerves: Nervi carotici externi

facial nerve: Fazialis *m*, VII. Hirnnerv *m*, Nervus facialis

femoral nerve: Femoralis *m*, Nervus femoralis

gastric nerves: Trunci vagales anterior et posterior

genitofemoral nerve: Genitofemoralis *m*, Nervus genitofemoralis

glossopharyngeal nerve: Glossopharyngeus *m*, IX. Hirnnerv *m*, Nervus glossopharyngeus

great auricular nerve: Nervus auricularis magnus

greater occipital nerve: Nervus occipitalis major

greater petrosal nerve: Nervus petrosus major

Hering's nerve: Hering-Blutdruckzügler *m*, Karotissinusnerv *m*, Ramus sinus carotici nervi glossopharyngei

Hering's sinus nerve: → *Hering's nerve*

hypogastric nerve: Nervus hypogastricus

hypoglossal nerve: Hypoglossus *m*, XII. Hirnnerv *m*, Nervus hypoglossus

inferior cardiac nerve: Nervus cardiacus cervicalis inferior

inferior gluteal nerve: Nervus gluteus inferior

inferior laryngeal nerve: Nervus laryngeus inferior

infraoccipital nerve: Nervus suboccipitalis

infraorbital nerve: Infraorbitalis *m*, Nervus infraorbitalis

intercostal nerves: Interkostalnerven *pl*, Nervi intercostales

intercostobrachial nerve: Nervus intercostobrachialis

intermediate supraclavicular nerves: Nervi supraclaviculares intermedii

internal carotid nerve: Nervus caroticus internus

internal obturator nerve: Nervus musculi obturatorii interni

interosseous nerve of leg: Nervus interosseus cruris

jugular nerve: Nervus jugularis

lacrimal nerve: Nervus lacrimalis

lateral ampullar nerve: Nervus ampullaris lateralis

lateral pectoral nerve: Nervus pectoralis lateralis

lateral posterior cutaneous nerve of arm: Nervus cutaneus brachii lateralis posterior

lateral pterygoid nerve: Nervus pterygoideus lateralis

lateral supraclavicular nerves: Nervi supraclaviculares laterales

left hypogastric nerve: Nervus hypogastricus sinister

lesser petrosal nerve: Nervus petrosus minor

N

lingual nerve: Lingualis *m*, Nervus lingualis

long nasopalatine nerve: Nervus nasopalatinus longus

lumbar nerves: Lendennerven *pl*, Nervi lumbales

Luschka's nerve: **1.** Nervus ethmoidalis posterior **2.** Ramus meningeus nervorum spinalium

mandibular nerve: Nervus mandibularis

masseteric nerve: Nervus massetericus

maxillary nerve: Nervus maxillaris

medial cutaneous nerve of foot: Nervus cutaneus dorsalis intermedius

medial palatine nerve: Nervus palatinus medius

medial palatine nerves: Nervi palatini minores

medial pectoral nerve: Nervus pectoralis medialis

medial supraclavicular nerves: Nervi supraclaviculares mediales

median nerve: Medianus *m*, Nervus medianus

nerve of smell: → *olfactory nerve*

mental nerve: Nervus mentalis

middle cardiac nerve: Nervus cardiacus cervicalis medius

mixed nerve: gemischter Nerv *m*, Nervus mixtus

motor nerve: motorischer Nerv *m*, Nervus motorius

musculocutaneous nerve: Nervus musculocutaneus

musculocutaneous nerve of foot: Nervus fibularis/peroneus superficialis

mylohyoid nerve: Nervus mylohyoideus

oculomotor nerve: Okulomotorius *m*, III. Hirnnerv *m*, Nervus oculomotorius

olfactory nerve: Riechnerv *m*, Olfaktorius *m*, Nervus olfactorius, I. Hirnnerv *m*

ophthalmic nerve: Ophthalmikus *m*, Nervus ophthalmicus

optic nerve: Sehnerv *m*, Optikus *m*, II. Hirnnerv *m*, Nervus opticus

palatine nerve: Nervus palatinus

parasympathetic nerve: parasympathischer Nerv *m*

perforating cutaneous nerve: Nervus cutaneus perforans

peripheral nerve: peripherer Nerv *m*

petrosal nerve: Nervus petrosus

pharyngeal nerve: Nervus pharyngeus

phrenic nerve: Phrenikus *m*, Nervus phrenicus

pineal nerve: Nervus pinealis

posterior ampullar nerve: Nervus am-

pullaris posterior

posterior ethmoidal nerve: Nervus ethmoidalis posterior

posterior interosseous nerve of forearm: Nervus interosseus antebrachii posterior

posterior nerve of lesser curvature: Nervus curvaturae minoris posterior

posterior palatine nerve: Nervus palatinus posterior

presacral nerve: Plexus hypogastricus superior

proper plantar digital nerves of lateral plantar nerve: Nervi digitales plantares proprii nervi plantaris lateralis

proper plantar digital nerves of medial plantar nerve: Nervi digitales plantares proprii nervi plantaris medialis

pterygopalatine nerves: Nervi pterygopalatini

radial nerve: Radialis *m*, Nervus radialis

recurrent laryngeal nerve: Rekurrens *m*, Nervus laryngeus recurrens

right hypogastric nerve: Nervus hypogastricus dexter

saccular nerve: Nervus saccularis

sacral nerves: Sakral-, Kreuzbeinnerven *pl*, Nervi sacrales

saphenous nerve: Nervus saphenus

sciatic nerve: Ischiasnerv *m*, Nervus ischiadicus

sensory nerve: sensibler/sensorischer Nerv *m*, Nervus sensorius

short nasopalatine nerves: Nervi nasopalitini breves

sinus nerve: Ramus sinus carotici nervi glossopharyngei

small sciatic nerve: Nervus cutaneus femoris posterior

splanchnic nerve: Eingeweidenerv *m*, Splanchnikus *m*, Nervus splanchnicus

stapedial nerve: Nervus stapedius

subclavian nerve: Nervus subclavius

subscapular nerves: Nervi subscapulares

superficial radial nerve: Ramus superficialis nervi radialis

superior cardiac nerve: Nervus cardiacus cervicalis superior

superior gluteal nerve: Nervus gluteus superior

superior laryngeal nerve: Nervus laryngeus superior

supraorbital nerve: Nervus supraorbitalis

nerve of tensor tympani muscle: Nervus musculi tensoris tympani

nerve of tensor veli palatini muscle:

Nervus musculi tensoris veli palatini
terminal nerve: Nervus terminalis
thoracic nerves: Brust-, Thorakalner-
ven *pl*, Nervi thoracici
thoracic cardiac nerves: Nervi cardiaci
thoracici
thoracodorsal nerve: Nervus thoracodorsalis
tibial nerve: Tibialis *m*, Nervus tibialis
transverse cervical nerve: Nervus
transversus colli
trigeminal nerve: Trigeminus *m*, V.
Hirnnerv *m*, Nervus trigeminus
trochlear nerve: Trochlearis *m*, IV.
Hirnnerv *m*, Nervus trochlearis
ulnar nerve: Ulnaris *m*, Nervus ulnaris
utricular nerve: Nervus utricularis
utriculoampullar nerve: Nervus utri-
culoampullaris
vagus nerve: Vagus *m*, X. Hirnnerv *m*,
Nervus vagus
vasoconstrictor nerve: vasokonstrik-
torischer Nerv *m*
vasodilator nerve: vasodilatorischer
Nerv *m*
vasomotor nerve: vasomotorischer
Nerv *m*
vasosensory nerve: vasosensorischer
Nerv *m*
vertebral nerve: Nervus vertebralis
vestibulocochlear nerve: Vestibulo-
kochlearis *m*, VIII. Hirnnerv *m*, Nervus
vestibulocochlearis
zygomatic nerve: Nervus zygomaticus
ner|vous ['nɜrvəs] *adj*: **1.** nerval, neural,
Nerven- **2.** nervös, aufgeregt; überempfindlich
ne|si|di|o|blast [nə'sɪdɪəblæst] *noun*:
(*Pankreas*) Inselzelle *f*
ne|si|di|o|blas|to|ma [nə͵sɪdɪəblæs'təʊ-
mə] *noun*: Inselzelladenom *nt*, Nesidioblastom *nt*
ne|si|di|o|blas|to|sis [nə͵sɪdɪəblæs'təʊ-
sɪs] *noun*: (*Pankreas*) diffuse Inselzellhyperplasie *f*
net [net] *noun*: → network
net|tle ['netl] *noun*: Quaddel *f*, Urtika *f*
net|work ['netwɜrk] *noun*: Netz *nt*;
Netz-, Maschenwerk *nt*, (*anatom.*) Rete
nt
arterial network: Arteriennetz *nt*, Arteriengeflecht *nt*, Rete arteriosum
neu|ral ['njʊərəl, 'nʊ-] *adj*: nerval, neu-
ral, Nerven-
neu|ral|gia [njʊə'ræld3(ɪ)ə, nʊ-] *noun*:
Neuralgie *f*
geniculate neuralgia: Genikulatumneuralgie *f*, Ramsay Hunt-Syndrom *nt*,
Neuralgia geniculata, Zoster oticus,

Herpes zoster oticus
Hunt's neuralgia: → *geniculate neuralgia*
intercostal neuralgia: Interkostalneur-
algie *f*
trigeminal neuralgia: Trigeminusneuralgie *f*, Neuralgia trigeminalis
neu|ral|gic [njʊə'ræld3ɪk, nʊ-] *adj*: neur-
algisch
neu|ral|gi|form [njʊə'ræld3ɪfɔ:rm, nʊ-]
adj: neuralgieartig, neuralgiform
neur|ar|thro|pa|thy [͵njʊərɑ:r'θrɑpəθɪ]
noun: Neuroarthropathie *f*
neur|as|the|nia [͵njʊərəs'θi:nɪə, ͵nʊ-]
noun: Beard-Syndrom *nt*, Nerven-
schwäche *f*, nervöse Übererregbarkeit
f, Neurasthenie *f*, Neurasthenia *f*
neur|as|then|ic [͵njʊərəs'θenɪk] *adj*:
neurasthenisch
neur|ax|i|al [njʊə'ræksɪəl, nʊ-] *adj*:
Axon-, Achsen-
neur|ax|on [njʊə'ræksɑn, nʊ-] *noun*:
Achsenzylinder *m*, Neuraxon *nt*, Axon
nt, Neurit *m*
neur|ec|to|my [njʊə'rektəmɪ, nʊ-] *noun*:
Neurektomie *f*
neur|ep|i|the|li|um [͵njʊər͵epɪ'θi:lɪəm]
noun: → *neuroepithelium*
neur|ex|er|e|sis [njʊərek'serəsɪs] *noun*:
Neurexhärese *f*, Neurexhairese *f*
neu|ri|lem|ma [njʊərɪ'lemə, nʊ-] *noun*:
Schwann-Scheide *f*, Neurolemm *nt*,
Neurilemma *nt*
neu|ri|lem|mi|tis [͵njʊərɪle'maɪtɪs] *noun*:
Neurolemmitis *f*, Neurilemmitis *f*
neu|ri|lem|mo|ma [͵njʊərɪlə'məʊmə]
noun: → *neurilemoma*
neu|ri|le|mo|ma [͵njʊərɪlə'məʊmə]
noun: Neurilemom *nt*, Neurilemmom *nt*,
Neurinom *nt*, Schwannom *nt*
neu|ri|no|ma [͵njʊərɪ'nəʊmə] *noun*:
→ *neurilemoma*
neu|rite ['njʊəraɪt, 'nʊ-] *noun*: → *neura-
xon*
neu|rit|ic [njʊə'rɪtɪk, nʊ-] *adj*: neuri-
tisch
neu|ri|tis [͵njʊərɪ'raɪtɪs] *noun*: Nerven-
entzündung *f*, Neuritis *f*
optic neuritis: Optikusneuritis *f*, Neuritis nervi optici
radiation neuritis: Strahlenneuritis *f*,
Radioneuritis *f*
retrobulbar neuritis: Retrobulbärneu-
ritis *f*, Neuritis optica retrobulbaris
neu|ro|am|e|bi|a|sis [͵njʊərəʊ͵æmə'baɪ-
əsɪs] *noun*: Amöbenneuritis *f*
neu|ro|blas|to|ma [͵njʊərəʊblæs'təʊmə]
noun: Neuroblastom *nt*
neu|ro|car|di|ac [͵njʊərəʊ'kɑ:rdɪæk] *adj*:

N

neurokardial, kardioneural

neurochorioretinitis [ˌnjʊərəʊˌkəʊrɪəʊretɪ'naɪtɪs] *noun*: Neurochorioretinitis *f*

neurochoroidiitis [ˌnjʊərəʊˌkɔːrɔɪ'daɪtɪs] *noun*: Neurochorioiditis *f*

neurocirculatory [ˌnjʊərəʊ'sɜːrkjələˌtəʊrɪ] *adj*: neurozirkulatorisch

neurocranial [ˌnjʊərəʊ'kreɪnɪəl] *adj*: neurokranial

neurocranium [ˌnjʊərəʊ'kreɪnɪəm] *noun*: Hirnschädel *m*, Neurocranium *nt* cartilaginous neurocranium: Knorpelschädel *m*, Chondrocranium *nt*

neurocrine ['njʊərəʊkraɪn] *adj*: neuroendokrin, neurokrin

neurocutaneous [ˌnjʊərəʊkjuː'teɪnɪəs] *adj*: neurokutan

neurocyte ['njʊərəʊsaɪt] *noun*: Nervenzelle *f*, Neurozyt *m*, Neuron *nt*

neurocytolysis [ˌnjʊərəʊsaɪ'tɑlɪsɪs] *noun*: Neuronauflösung *f*, Neurozytolyse *f*

neurocytoma [ˌnjʊərəʊsaɪ'təʊmə] *noun*: **1.** Neurozytom *nt*, Ganglioneurom *nt* **2.** Neuroepitheliom *nt*

neurodermatitic [njʊərəʊˌdɜːrmə'taɪtɪk] *adj*: neurodermitisch

neurodermatitis [ˌnjʊərəʊˌdɜːrmə'taɪtɪs] *noun*: **1.** Neurodermitis *f* **2.** → *disseminated neurodermatitis* **3.** → *circumscribed neurodermatitis* circumscribed neurodermatitis: Vidal-Krankheit *f*, Lichen Vidal *m*, Lichen simplex chronicus (Vidal), Neurodermitis circumscriptus disseminated neurodermatitis: endogenes Ekzem *nt*, konstitutionelles Ekzem *nt*, Ekzemkrankheit *f*, neurogene Dermatose *f* localized neurodermatitis: → *circumscribed neurodermatitis*

neurodermatosis [ˌnjʊərəʊˌdɜːrmə'təʊsɪs] *noun*: Neurodermitis *f*, Neurodermatose *f*

neuroectodermal [ˌnjʊərəʊˌektəʊ'dɜːrml] *adj*: neuroektodermal

neuroectomy [ˌnjʊərəʊ'ektəmɪ] *noun*: Neurektomie *f*

neuroencephalomyelopathy [ˌnjʊərəʊenˌsefələʊmaɪə'lɑpəθɪ] *noun*: Neuroenzephalomyelopathie *f*

neuroendocrine [ˌnjʊərəʊ'endəkrɪn, -kraɪn, -kriːn] *adj*: neuroendokrin, neurokrin

neuroepidermal [ˌnjʊərəʊepɪ'dɜːrml] *adj*: neuroepidermal

neuroepithelial [ˌnjʊərəʊepɪ'θiːlɪəl] *adj*: neuroepithelial

neuroepithelioma [ˌnjʊərəʊepɪˌθiːlɪ'əʊmə] *noun*: Neuroepitheliom *nt*

neuroepithelium [ˌnjʊərəʊepɪ'θiːlɪəm] *noun*: Sinnes-, Neuroepithel *nt*

neurofiber [ˌnjʊərəʊ'faɪbər] *noun*: Nervenfaser *f*

neurofibrillar [ˌnjʊərəʊfaɪ'brɪlər] *adj*: neurofibrillär

neurofibroma [ˌnjʊərəʊfaɪ'brəʊmə] *noun*: Neurofibrom *nt*

neurofibromatosis [ˌnjʊərəʊˌfaɪbrəmə'təʊsɪs] *noun*: von Recklinghausen-Krankheit *f*, Neurofibromatosis generalisata

neurogangliitis [ˌnjʊərəʊgæŋglɪ'aɪtɪs] *noun*: Ganglionitis *f*, Gangliitis *f*

neuroganglion [ˌnjʊərəʊ'gæŋglɪən] *noun*: Nervenknoten *m*, Ganglion *nt*

neurogelnous [njʊə'rɑdʒənəs, nʊ-] *adj*: neurogen

neuroglandular [njʊərə'glændʒələr, nʊ-] *adj*: neuroglandulär

neuroglia [njʊə'rɑglɪə, nʊ-] *noun*: Neuroglia *f*, Glia *f*

neuroglial [njʊə'rɑglɪəl] *adj*: neuroglial, glial, gliär neuroglial

neurogliocyte [njʊə'rɑglɪəsaɪt, nʊ-] *noun*: Neurogliazelle *f*, Neurogliozyt *m*

neurogliocytoma [njʊə,rɑglɪəsaɪ'təʊmə] *noun*: → *neuroglioma*

neuroglioma [ˌnjʊərəʊglaɪ'əʊmə] *noun*: Neurogliom *nt*, Gliom *nt*

neurogliomatosis [ˌnjʊərəʊˌglaɪəmə'təʊsɪs] *noun*: Gliomatose *f*

neurohormone [ˌnjʊərəʊ'hɔːrməʊn] *noun*: Neurohormon *nt*

neurohypophyseal [ˌnjʊərəʊhaɪˌpɑfə'siːəl, njʊərəʊˌhaɪpə'fiːzɪəl] *adj*: neurohypophysär

neurohypophysectomy [ˌnjʊərəʊˌhaɪpəfɪ'sektəmɪ] *noun*: Neurohypophysektomie *f*

neurohypophysial [ˌnjʊərəʊhaɪˌpɑfə'siːəl, njʊərəʊˌhaɪpə'fiːzɪəl] *adj*: neurohypophysär

neurohypophysis [ˌnjʊərəʊhaɪ'pɑfəsɪs] *noun*: Neurohypophyse *f*, Hypophysenhinterlappen *m*, Neurohypophysis *f*, Lobus posterior hypophysis

neuroimmunology [ˌnjʊərəʊˌɪmjə'nɑlədʒɪ] *noun*: Neuroimmunologie *f*

neurolabyrinthitis [ˌnjʊərəʊlæbərɪn'θaɪtɪs] *noun*: Neurolabyrinthitis *f*

neurolathyrism [ˌnjʊərəʊ'læθərɪzəm] *noun*: Kichererbsenvergiftung *f*, Lathyrismus *m*

neurolemma [ˌnjʊərəʊ'lemə] *noun*: → *neurilemma*

neurolemmitis [ˌnjʊərəʊlə'maɪtɪs]

neulrollemImolma [‚njʊərəʊlə'məʊmə] *noun*: → *neurilemoma*

neulrolleptlanlallgelsila [‚njʊərəʊ‚leptænl'dʒi:zɪə] *noun*: Neuroleptanalgesie *f*

neulrolleptlanlallgelsic [‚njʊərəʊ‚leptænl'dʒi:zɪk] *adj*: neuroleptanalgetisch, neuroleptanästhetisch

neulrollepltic [‚njʊərəʊ'leptɪk]: I *noun* Neuroleptikum *nt*, Antipsychotikum *nt* II *adj* neuroleptisch

neulrollolgic [‚njʊərəʊ'lɑdʒɪk] *adj*: neurologisch

neulrollollgy [njʊə'rɑlədʒɪ] *noun*: Neurologie *f*

neulrollylsis [njʊə'rɑlɪsɪs, nʊ-] *noun*: Neurolyse *f*

neulrollyltic [‚njʊərə'lɪtɪk, ‚nʊ-] *adj*: neurolytisch

neulrolma [njʊə'rəʊmə] *noun*: Neurom *nt*

neulrolmaltolsis [‚njʊərəʊmə'təʊsɪs] *noun*: Recklinghausen-Krankheit *f*, Fibroma molluscum multiplex, Neurofibromatosis generalisata

neulrolmuslcullar [‚njʊərəʊ'mʌskjələr] *adj*: myoneural, myoneuronal

neulrolmyellilitis [‚njʊərəʊmaɪə'laɪtɪs] *noun*: Neuromyelitis *f*

neulrolmylolsitis [‚njʊərəʊmaɪə'saɪtɪs] *noun*: Neuromyositis *f*

neulron ['njʊərɑn, 'nʊ-] *noun*: Nervenzelle *f*, Neuron *nt*

neulronlal ['njʊərənl, njʊə'rəʊnl, nʊ-] *adj*: neuronal

neulronlitlic [‚njʊərə'naɪtɪk nʊ-] *adj*: neuronitisch

neulronliltis [‚njʊərə'naɪtɪs, nʊ-] *noun*: **1.** Neuron(en)entzündung *f*, Neuronitis *f* **2.** Guillain-Barré-Syndrom *nt*, (Poly-)Radikuloneuritis *f*, Neuronitis *f* vestibular neuronitis: akuter unilateraler Vestibularisausfall *m*, Vestibularisneuronitis *f*, Neuronitis vestibularis

neulronloltroplic [‚njʊərənəʊ'trɑpɪk, -'trəʊp-, ‚nʊ-] *adj*: neuronotrop

neulrolpaplillilitis [‚njʊərəʊ‚pæpə'laɪtɪs, ‚nʊ-] *noun*: Optikusneuritis *f*, Neuritis nervi optici

neulrolpathlic [‚njʊərəʊ'pæθɪk] *adj*: neuropathisch

neulroplalthy [njʊə'rɑpəθɪ] *noun*: **1.** nicht-entzündliche Nervenerkrankung *f*, Neuropathie *f* **2.** Nervenleiden *nt*, Neuropathie *f* isoniazid neuropathy: Isoniazidneuropathie *f*, INH-Polyneuropathie *f*

neulrolpil ['njʊərəʊpɪl] *noun*: Nervenfilz *m*, Neuropil *nt*

neulrolplaslty ['njʊərəʊplæstɪ] *noun*:

Nerven-, Neuroplastik *f*

neulrolplexlus [‚njʊərəʊ'pleksəs] *noun*: Nervenplexus *m*

neulrolretlilnilltis [‚njʊərəʊretɪ'naɪtɪs] *noun*: Neuroretinitis *f*

neulrolretlilnoplalthy [‚njʊərəʊretɪ'nɑpəθɪ] *noun*: Neuroretinopathie *f*

neulrolroentlgenloglralphy [‚njʊərəʊrentɡə'nɑɡrəfɪ] *noun*: Neuroradiologie *f*

neulrorlrhalphy [njʊə'rɔ:rəfɪ, nʊ-] *noun*: Nervennaht *f*, Neurorrhaphie *f*

neulrolschwanlnolma [‚njʊərəʃwɑ'nəʊmə] *noun*: → *neurilemoma*

neulrolsclelrolsis [‚njʊərəʊsklɪ'rəʊsɪs] *noun*: Nerven-, Neurosklerose *f*

neulrolselcreltion [‚njʊərəʊsɪ'kri:ʃn] *noun*: **1.** Neurosekretion *f* **2.** Neurosekret *nt*

neulrolselcreltolry [‚njʊərəʊsɪ'kri:tərɪ] *adj*: neurosekretorisch

neulrolsenlsolry [‚njʊərəʊ'sensərɪ] *adj*: sensorisch, neurosensorisch

neulrolsis [njʊə'rəʊsɪs, nʊ-] *noun, plural* -ses [-si:z]: Neurose *f* cardiac neurosis: Herzneurose *f* character neurosis: Charakterneurose *f*, Kernneurose *f* compensation neurosis: Renten-, Unfall-, Entschädigungsneurose *f*, Rentenbegehren *nt* hysterical neurosis: Konversionsreaktion *f*, -neurose *f* organ neurosis: Organneurose *f* pension neurosis: Renten-, Unfall-, Entschädigungsneurose *f*, Rentenbegehren *nt* postconcussion neurosis: Kommotionsneurose *f* post-traumatic neurosis: → *pension neurosis* transference neurosis: Übertragung *f*, Übertragungsneurose *f*

neulrolsplanchlnic [‚njʊərəʊ'splæŋknɪk] *adj*: neuroviszeral

neulrolsponlgilolma [njʊərə‚spʌndʒɪ'əʊmə] *noun*: Gliageschwulst *f*, Gliom *nt*

neulrolsurlgerly [‚njʊərəʊ'sɜrdʒərɪ] *noun*: Neurochirurgie *f*

neulrolsyphlillis [‚njʊərəʊslɪ'sɪf(ə)lɪs] *noun*: Neurosyphilis *f*, Neurolues *f*

neulrotlic [njʊə'rɑtɪk, nʊ-] *adj*: neurotisch

neulrotlmelsis [‚njʊərɑt'mi:sɪs, ‚nʊ-] *noun*: Neurotmesis *f*

neulrotlolmy [njʊə'rɑtəmɪ, nʊ-] *noun*: Neurotomie *f* retrogasserian neurotomy: retroganglionäre Neurotomie *f*

N

neu|ro|tox|ic [ˌnjʊərə'tɑksɪk, ˌnʊ-] *adj*: nervenschädigend, neurotoxisch

neu|ro|tox|ic|i|ty [ˌnjʊərəʊtɑk'sɪsəti] *noun*: Nervengiftigkeit *f*, Neurotoxizität *f*

neu|ro|tox|i|co|sis [ˌnjʊərəʊ'tɑksɪkəʊsɪs] *noun*: Neurotoxikose *f*

neu|ro|tox|in [ˌnjʊərəʊ'tɑksɪn] *noun*: Nervengift *nt*, Neurotoxin *nt*

neu|ro|trans|mit|ter [ˌnjʊərəʊ'trænzmɪtər] *noun*: Neurotransmitter *m*

neu|ro|trop|ic [ˌnjʊərə'trɑpɪk, ˌnʊ-] *adj*: neurotrop

neu|ro|vas|cu|lar [ˌnjʊərəʊ'væskjələr] *adj*: neurovaskulär

neu|ro|veg|e|ta|tive [ˌnjʊərəʊ'vedʒəteɪtɪv] *adj*: neurovegetativ

neu|ro|vir|u|lence [ˌnjʊərə'vɪr(j)ələns] *noun*: Neurovirulenz *f*

neu|ro|vir|u|lent [ˌnjʊərə'vɪr(j)ələnt] *adj*: neurovirulent

neu|ro|vis|cer|al [ˌnjʊərəʊ'vɪsərəl] *adj*: neuroviszeral

neu|tro|cyte ['n(j)uːtrəsaɪt] *noun*: neutrophiler Granulozyt *m*, Neutrophiler *m*

neu|tro|cy|to|pe|nia [n(j)uːtrə,saɪtə'piːnɪə] *noun*: →*neutropenia*

neu|tro|cy|to|sis [ˌn(j)uːtrəsaɪ'təʊsɪs] *noun*: →*neutrophilia*

neu|tron ['n(j)uːtrɑn] *noun*: Neutron *nt*

neu|tro|pe|nia [ˌn(j)uːtrə'piːnɪə] *noun*: Neutropenie *f*, Neutrozytopenie *f*

neu|tro|pe|nic [ˌn(j)uːtrə'piːnɪk] *adj*: neutropenisch

neu|tro|phil ['n(j)uːtrəfɪl]: I *noun* neutrophiler Granulozyt *m*, Neutrophiler *m* II *adj* neutrophil

neu|tro|phil|ia [ˌn(j)uːtrə'fɪlɪə] *noun*: Neutrophilie *f*, Neutrozytose *f*

neu|tro|phil|ic [ˌn(j)uːtrə'fɪlɪk] *adj*: neutrophil

ne|vo|cyte ['niːvəʊsaɪt] *noun*: Nävuszelle *f*, Nävozyt *m*

ne|vo|cyt|ic [niːvəʊ'sɪtɪk] *adj*: nävozytisch

ne|void ['niːvɔɪd] *adj*: nävusähnlich, nävusartig, nävoid

ne|vo|li|po|ma [ˌniːvəʊlaɪ'pəʊmə] *noun*: Nävolipom *nt*, Naevus lipomatosus

ne|vous ['niːvəs] *adj*: nävusähnlich, nävusartig, nävoid

ne|vo|xan|tho|en|do|the|li|o|ma [ˌniːvə,zænθə,endəʊ,θiːlɪ'əʊmə] *noun*: juveniles Riesenzellgranulom *nt*, Naevoxanthoendotheliom *nt*, Naevoxanthom *nt*

ne|vus ['niːvəs] *noun, plural* ne|vi ['niːvaɪ]: **1.** Muttermal *nt*, Nävus *m*, Naevus *m* **2.** →*nevus cell nevus*

achromic nevus: hypomelanotischer Nävus *m*, Naevus achromicus/depigmentosus/albus

amelanotic nevus: amelanotischer Nävus *m*

bathing trunk nevus: Badehosennävus *m*, Schwimmhosennävus *m*

nevus cell nevus: Nävuszellnävus *m*, Nävuszellennävus *m*, Naevus naevocellularis

cellular nevus: →*nevus cell nevus*

connective tissue nevus: Bindegewebsnävus *m*

epithelioid cell nevus: Spitz-Nävus *m*, Epitheloidzellnävus *m*, Spindelzellnävus *m*, benignes juveniles Melanom *nt*

flammeous nevus: Gefäßmal *nt*, Weinfleck *m*, Naevus flammeus

halo nevus: Halo-Nävus *m*, Sutton-Nävus *m*, perinaevische Vitiligo *f*, Leucoderma centrifugum acquisitum, Vitiligo circumnaevalis

nevocellular nevus: →*nevus cell nevus*

nevocytic nevus: →*nevus cell nevus*

nuchal nevus: Storchenbiss *m*, Unna-Politzer-Nackennävus *m*, Nävus Unna *m*

Ota's nevus: Nävus Ota *m*, okulodermale Melanozytose *f*, Naevus fuscocoeruleus ophthalmomaxillaris

pigmented nevus: Pigmentnävus *m*, Naevus pigmentosis

nevus pigmentosus et papillomatosus: Tierfellnävus *m*, Naevus pigmentosus et papillomatosus

spider nevus: Gefäßspinne *f*, Spinnennävus *m*, Sternnävus *m*, Spider naevus, Naevus araneus

spindle cell nevus: →*Spitz nevus*

Spitz nevus: Spitz-Nävus *m*, Epitheloidzellnävus *m*, Spindelzellnävus *m*, benignes juveniles Melanom *nt*

Spitz-Allen nevus: →*Spitz nevus*

Sutton's nevus: Sutton-Nävus *m*, Halo-Nävus *m*, perinaevische Vitiligo *f*, Leucoderma centrifugum acquisitum, Vitiligo circumnaevalis

verrucous nevus: hyperkeratotischer Nävus *m*, harter Nävus *m*, harter epidermaler Nävus *m*, Naevus verrucosus

new|born ['n(j)uːbɔːrn]: I *noun* Neugeborene(s) *nt* II *adj* neugeboren

nex|us ['neksəs] *noun, plural* nex|us: Nexus *m*, gap junction *nt*

ni|a|cin ['naɪəsɪn] *noun*: Niacin *nt*, Nicotinsäure *f*

ni|a|cin|a|mide [ˌnaɪə'sɪnəmaɪd] *noun*: →*nicotinamide*

nick|el ['nɪkl] *noun*: Nickel *nt*

ni|co|tin|a|mide [ˌnɪkə'tɪnəmaɪd] *noun*:

Nicotin(säure)amid *nt*

nic|o|tine ['nɪkəti:n] *noun*: Nikotin *nt*, Nicotin *nt*

nic|o|tin|ic [nɪkə'ti:nɪk] *adj*: nicotinerg, nikotinerg

nic|ta|tion [nɪk'teɪʃn] *noun*: Niktation *f*

ni|dal ['naɪdl] *adj*: Nidus-

ni|da|tion [naɪ'deɪʃn] *noun*: Nidation *f*, Implantation *f*

ni|dus ['naɪdəs] *noun, plural* -di [-daɪ]: **1.** Nest *nt*, Nidus *m* **2.** (*patholog.*) Fokus *m*, Nidus *m* **3.** Kern *m*, Zentrum *nt*

night|shade ['naɪtʃeɪd] *noun*: Nachtschattengewächs *nt*, Solanum *nt*
deadly nightshade: Tollkirsche *f*, Atropa belladonna

nip|ple ['nɪpl] *noun*: Brustwarze *f*, Mamille *f*, Papilla mammaria
inverted nipple: Hohl-, Schlupfwarze *f*

ni|trate ['naɪtreɪt] *noun*: Nitrat *nt*

ni|tre|mia [naɪ'tri:mɪə] *noun*: Azotämie *f*

ni|tro|gen ['naɪtroʊdʒən] *noun*: Stickstoff *m*, Nitrogen *nt*
nitrogen monoxide: Stickoxid *nt*, Stickstoffmonoxid *nt*
nonprotein nitrogen: → *rest nitrogen*
rest nitrogen: Reststickstoff *m*, nichtproteingebundener Stickstoff *m*

nits ['nɪts] *plural*: Nissen *pl*

No|car|dia [noʊ'ka:rdɪə] *noun*: Nocardia *f*

no|car|di|o|sis [noʊ,ka:rdɪ'oʊsɪs] *noun*: Nokardieninfektion *f*, Nokardiose *f*

no|ci|cep|tive [,noʊsɪ'septɪv] *adj*: nozirezeptiv, nozizeptiv

no|ci|cep|tor [,noʊsɪ'septər] *noun*: Nozi(re)zeptor *m*

no|ci|per|cep|tion [,noʊsɪpər'sepʃn] *noun*: Nozi(re)zeption *f*, Noziperzeption *f*

no|ci|re|cep|tor [,noʊsɪrɪ'septər] *noun*: → *nociceptor*

no|ci|sen|si|tive [,noʊsɪ'sensətɪv] *adj*: schmerzempfindlich, nozisensitiv

noc|tam|bu|la|tion [nɑk,tæmbjə'leɪʃn] *noun*: Schlafwandeln *nt*, Noktambulismus *m*

noc|tu|ria [nɑk't(j)ʊərɪə] *noun*: Nykturie *f*

noc|tur|nal [nɑk't3rnl] *adj*: nächtlich, Nacht-

nod|al ['noʊdl] *adj*: nodal

node [noʊd] *noun*: Knoten *m*, Nodus *m*
accessory lymph nodes: Nodi lymphoidei accessorii
atrioventricular node: Atrioventrikularknoten *m*, AV-Knoten *m*, Aschoff-Tawara-Knoten *m*, Nodus atrioventricularis
AV node: → *atrioventricular node*
axillary lymph nodes: Achsellymph-

knoten *pl*, Nodi lymphoidei axillares
Babès' nodes: Babès-Knötchen *pl*, Wutknötchen *pl*
Bouchard's nodes: Bouchard-Knoten *pl*
brachial axillary lymph nodes: → *brachial lymph nodes*
brachial lymph nodes: Oberarmlymphknoten *pl*, Nodi lymphoidei brachiales
brachiocephalic lymph nodes: Nodi lymphoidei brachiocephalici
central axillary lymph nodes: Nodi lymphoidei axillares centrales
cervical lymph nodes: Hals-, Zervikallymphknoten *pl*, Nodi lymphoidei cervicales
collecting lymph nodes: Sammellymphknoten *pl*
common intermediate iliac lymph nodes: Nodi lymphoidei iliaci communes intermedii
common lateral iliac lymph nodes: Nodi lymphoidei iliaci communes laterales
common medial iliac lymph nodes: Nodi lymphoidei iliaci communes mediales
common promontory iliac lymph nodes: Nodi lymphoidei iliaci communes promontorii
external interiliac iliac lymph nodes: Nodi lymphoidei interiliaci
external intermediate iliac lymph nodes: Nodi lymphoidei iliaci externi intermedii
external lateral iliac lymph nodes: Nodi lymphoidei iliaci externi laterales
external medial iliac lymph nodes: Nodi lymphoidei iliaci externi mediales
Hensen's node: Primitivknoten *m*
hilar lymph nodes: Hiluslymphknoten *pl*, Nodi lymphoidei bronchopulmonales, Nodi lymphoidei hilares
infrahyoidal lymph nodes: Nodi lymphoidei infrahyoidei
inguinal lymph nodes: Leisten-, Inguinallymphknoten *pl*, Nodi lymphoidei inguinales
interphalangeal nodes: Interphalangealarthrose *f*
jugulo-omohyoid lymph node: Nodus lymphoideus juguloomohyoideus
Keith's node: → *Keith-Flack's node*
Keith-Flack's node: Sinus-Knoten *m*, Sinoatrial-Knoten *m*, SA-Knoten *m*, Keith-Flack-Knoten *m*, Nodus sinuatrialis
lymph node: Lymphknoten *m*, Nodus

N

lymphoideus, Lymphonodus *m*
lymph node of arch of azygous vein:
Nodus lymphoideus arcus venae azygos
lymph nodes of the head: Nodi lymphoidei capitis
mandibular lymph node: Unterkieferlymphknoten *m*, Nodus lymphoideus mandibularis
milker's node: Melkerknoten *m*, Nebenpocken *pl*, Paravakzineknoten *m*, Paravaccinia *f*
Osler's nodes: Osler-Knötchen *pl*
paramammary lymph nodes: seitliche Mammalymphknoten *pl*, Nodi lymphoidei paramammarii
pectoral lymph nodes: Nodi lymphoidei pectorales
pelvic lymph nodes: Beckenlymphknoten *pl*, Nodi lymphoidei pelvis
preaortic lymph nodes: präaortale Lymphknoten *pl*, Nodi lymphoidei preaortici
pretracheal lymph nodes: prätracheale Lymphknoten *pl*, Nodi lymphoidei pretracheales
prevertebral lymph nodes: prävertebrale Lymphknoten *pl*, Nodi lymphoidei prevertebrales
pulmonary lymph nodes: Lungenlymphknoten *pl*, Nodi lymphoidei pulmonales
nodes of Ranvier: Ranvier-Schnürringe *pl*
regenerative node: Regeneratknoten *m*
regional lymph nodes: regionale Lymphknoten *pl*, Nodi lymphoidei regionales
singer's nodes: Sängerknötchen *pl*, Schreiknötchen *pl*, Noduli vocales
sinoatrial node: Sinusknoten *m*, SA-Knoten *m*, Keith-Flack-Knoten *m*, Nodus sinuatrialis
sinuatrial node: →*sinoatrial node*
sinus node: →*sinoatrial node*
submandibular lymph nodes: submandibuläre Lymphknoten *pl*, Nodi lymphoidei submandibulares
superficial cubital lymph nodes: Nodi lymphoidei cubitales superficiales
superior central lymph nodes: Nodi lymphoidei superiores centrales
superolateral superficial inguinal lymph nodes: Nodi lymphoidei inguinales superficiales superolaterales
superomedial superficial inguinal lymph nodes: Nodi lymphoidei inguinales superficiales superomediales
supraclavicular lymph nodes: supraklavikuläre Lymphknoten *pl*, Nodi

lymphoidei supraclaviculares
variceal node: Varixknoten *m*
no**dose** ['nəʊdəʊs, nəʊ'dəʊs] *adj*: knötchenförmig, nodulär, knotig, nodös
nod**ul**lar ['nadʒələr] *adj*: **1.** knotenförmig, nodulär, Knoten- **2.** knotig
nod**ule** ['nadʒuːl] *noun*: Knötchen *nt*, Nodulus *m*
Aschoff's nodules: Aschoff-Knötchen *pl*
cold nodule: (*Schilddrüse*) kalter Knoten *m*
hot nodule: (*Schilddrüse*) heißer Knoten *m*
rheumatic nodule: Rheumaknötchen *nt*, Nodulus rheumaticus
vocal nodules: Sängerknötchen *pl*, Schreiknötchen *pl*, Stimmlippenknötchen *pl*, Noduli vocales
nod**ul**lous ['nadʒələs] *adj*: knötchenförmig, nodulär; knotig, nodös
no**ma** ['nəʊmə] *noun*: Noma *f*, Wangenbrand *m*, Stomatitis gangraenosa
nom**o**top**lic** [,nəʊmə'tapɪk] *adj*: am regelrechten Ort, nomotop
non-**agglutinating** *adj*: nicht-agglutinierend
non**lan**til**gen**lic [nɑn,æntɪ'dʒenɪk] *adj*: nicht-antigen
non-**antigen-specific** *adj*: nicht-antigenspezifisch
non**lbac**telri**lal** [nɑnbæk'tɪərɪəl] *adj*: bakterienfrei, abakteriell
non**lchro**lmaf**lfin** [nɑn'krəʊməfɪn] *adj*: nichtchromaffin
non**lcrush**ling [nɑn'krʌʃɪŋ] *adj*: nichtgewebeschädigend, atraumatisch
non**lde**lpol**lar**liz**ler** [nɑndɪ'pəʊləraɪzər] *noun*: nicht-depolarisierendes Muskelrelaxans *nt*
non**les**len**ltial** [nɑnɪ'senʃl] *adj*: nichtessentiell, unwesentlich
non**lhe**lmol**lyt**lic [nɑn,hiːmə'lɪtɪk] *adj*: (*Bakterien*) gamma-hämolytisch, γ-hämolytisch
non**lin**lval**sive** [nɑnɪn'veɪsɪv] *adj*: nichtinvasiv
non**lke**ltot**lic** [nɑnkiː'tɑtɪk] *adj*: nichtketotisch
non**lme**dul**llat**led [nɑn'medleɪtɪd] *adj*: markfrei, markscheidenfrei, myelinlos
non**lmy**lel**li**lnat**led** [nɑn'maɪələnɛtɪd] *adj*: markfrei, markscheidenfrei, myelinlos
non-**nucleated** *adj*: kernlos, anukleär
non**lpath**lol**gen** [nɑn'pæθədʒən] *noun*: apathogener Mikroorganismus *m*
non**lpath**lol**gen**lic [nɑn,pæθə'dʒenɪk] *adj*: nicht krankheitserregend, apathogen

non-phagocytic adj: nichtphagozytär, nichtphagozytierend

non|res|pi|ra|to|ry [nɑnrɪ'spaɪrətɔːriː, -təʊ-] adj: metabolisch, stoffwechselbedingt

non|self [nɑn'self] adj: (immunolog.) nicht-selbst, nonself

non|spe|ci|fic [ˌnɑnspə'sɪfɪk] adj: unspezifisch

non|tox|ic [nɑn'tɑksɪk] adj: ungiftig, nicht-giftig; atoxisch

non|un|ion [nɑn'juːnjən] noun: Pseudarthrose f

non|va|llent [nɑn'veɪlənt] adj: nullwertig

non|vi|tal [nɑn'vaɪtl] adj: nicht-vital

nor|a|dren|al|lin [ˌnɔːrə'drenlɪn] noun: →norepinephrine

nor|a|dren|er|gic [nɔːrˌædrə'nɜrdʒɪk] adj: noradrenerg

nor|ep|i|nephrine [nɔːrˌepɪ'nefrɪn, -riːn] noun: Noradrenalin nt, Norepinephrin nt

nor|mo|blast ['nɔːrməʊblæst] noun: Normoblast m

nor|mo|blas|tic [nɔːrməʊ'blæstɪk] adj: normoblastisch

nor|mo|cal|ce|mia [ˌnɔːrməʊkæl'siːmiə] noun: Normokalzämie f, Normokalziämie f

nor|mo|cal|ce|mic [ˌnɔːrməʊkæl'siːmɪk] adj: normokalzämisch, normokalziämisch

nor|mo|choles|ter|ol|e|mia [ˌnɔːrməʊkəˌlestərə'liːmiə] noun: Normocholesterinämie f

nor|mo|chro|mic [ˌnɔːrməʊ'krəʊmɪk] adj: normochrom

nor|mo|cyte ['nɔːrməʊsaɪt] noun: (reifer) Erythrozyt m, Normozyt m

nor|mo|cyt|ic [ˌnɔːrməʊ'sɪtɪk] adj: normozytär

nor|mo|e|ryth|ro|cyte [ˌnɔːrməʊɪ'rɪθrəsaɪt] noun: →normocyte

nor|mo|gly|ce|mia [ˌnɔːrməʊglaɪ'siːmiə] noun: Normoglykämie f

nor|mo|gly|ce|mic [ˌnɔːrməʊglaɪ'siːmɪk] adj: normoglykämisch, euglykämisch

nor|mo|ka|le|mia [ˌnɔːrməʊkə'liːmiə] noun: Normokal(i)ämie f

nor|mo|ka|le|mic [ˌnɔːrməʊkə'liːmɪk] adj: normokalämisch, normokaliämisch

nor|mo|ka|li|e|mia [ˌnɔːrməʊˌkælɪ'iːmiə] noun: Normokaliämie f, Normokaliämie f

nor|mo|phos|phate|mia [ˌnɔːrməʊfɑsfə'tiːmiə] noun: Normophosphatämie f

nor|mo|sper|mia [ˌnɔːrməʊ'spɜrmiə] noun: Normo(zoo)spermie f

nor|mo|ten|sive [ˌnɔːrməʊ'tensɪv] adj: normotensiv, normoton, normotonisch

nor|mo|ton|ic [ˌnɔːrməʊ'tɑnɪk] adj: **1.** euton, normotonisch **2.** normotonisch, normotensiv, normoton

nor|mo|top|ic [ˌnɔːrməʊ'tɑpɪk] adj: normotop, eutop, orthotop

nor|mo|vol|e|mia [ˌnɔːrməʊvəʊ'liːmiə] noun: Normovolämie f

nor|mo|vol|e|mic [ˌnɔːrməʊvəʊ'liːmɪk] adj: normovolämisch

nose [nəʊz]: **I** noun Nase f; (anatom.) Nasus m **II** v **1.** riechen **2.** näseln

bulbous nose: Knollennase f, Rhinophym nt

saddle nose: Sattelnase f

nose|bleed ['nəʊzbliːd] noun: Nasenbluten nt, Epistaxis f **have a nosebleed** Nasenbluten haben

nos|o|co|mi|al [ˌnɑsə'kəʊmiəl] adj: nosokomial

nos|o|gen|ic [ˌnɑsə'dʒenɪk] adj: krankheitserregend, pathogen

nos|o|log|ic [ˌnɑsə'lɑdʒɪk] adj: nosologisch

nos|ol|o|gy [nəʊ'sɑlədʒɪ] noun: Krankheitslehre f, Nosologie f

nos|o|poi|et|ic [ˌnɑsəʊpɔɪ'etɪk] adj: krankheitserregend, pathogen

nos|tril ['nɑstrəl] noun: Nasenloch nt; (anatom.) Naris f

no|tal ['nəʊtl] adj: dorsal, notal; posterior

notch [nɑtʃ] noun: Kerbe f, Einschnitt m, Fissur f, Inzisur f; (anatom.) Incisura f

tentorial notch: Tentoriumschlitz m, Incisura tentorii

no|to|chord ['nəʊtəkɔːrd] noun: Rückensaite f, Chorda dorsalis

no|to|chor|do|ma [ˌnəʊtəkɔːr'dəʊmə] noun: Chordom nt

nox|a ['nɑksə] noun, plural **nox|ae** ['nɑksiː]: Schadstoff m, Noxe f

nox|ious ['nɑkʃəs] adj: (gesundheits-) schädlich, schädigend

nu|cha ['n(j)uːkə] noun, plural **-chae** [-kiː]: Nacken m, Nucha f

nu|chal ['n(j)uːkl] adj: nuchal

nu|cle|ar ['n(j)uːklɪər] adj: **1.** nukleär, nuklear, Zellkern-, Kern- **2.** nuklear, (Atom-)Kern-, Nuklear-

nu|cle|ase ['n(j)uːklɪeɪz] noun: Nuklease f

nu|cle|at|ed ['n(j)uːklɪeɪtɪd] adj: kernhaltig

nu|cle|o|cap|sid [ˌn(j)uːklɪəʊ'kæpsɪd] noun: Nukleokapsid nt

N

nu|cle|oid ['n(j)u:klɪɔɪd]: I *noun* Nukle-
oid *nt*, Nucleoid *nt* II *adj* kernartig, nu-
kleoid
nu|cle|o|lar [n(j)u:'klɪələr] *adj*: Nukleo-
len-, Nukleolus-
nu|cle|o|lus [n(j)u:'klɪələs] *noun, plural*
-li [-laɪ]: Kernkörperchen *nt*, Nucleolus *m*
nu|cle|o|phil ['n(j)u:klɪəfɪːl] *adj*: nukle-
ophil
nu|cle|o|plasm ['n(j)u:klɪəplæzəm] *noun*:
Kernprotoplasma *nt*, Nukleoplasma *nt*
nu|cle|o|pro|tein [,n(j)u:klɪə'prəʊtiːn,
-tiːɪn] *noun*: Nukleo-, Nucleoprotein
nt
nu|cle|o|tid|ase [,n(j)u:klɪə'taɪdeɪz]
noun: Nukleo-, Nucleotidase *f*
nu|cle|o|tid|yl|ex|o|trans|fer|ase [,n(j)u:klɪə-
'taɪdɪl,eksəʊ'transfəreɪz] *noun*: Nu-
kleotidylexotransferase *f*
nu|cle|o|tid|yl|trans|fer|ase [n(j)u:klɪə-
,taɪdɪl'transfəreɪz] *noun*: Nukleoti-
dyltransferase *f*
nu|cle|us ['n(j)u:klɪəs] *noun, plural*
-cle|us|es, -clei [-klaɪ]: **1.** (Zell-)Kern *m*,
Nukleus *m*, Nucleus *m*; (Atom-)Kern *m*
2. (*ZNS*) Kern *m*, Kerngebiet *nt*, Nucleus *m*
abducens nucleus: Abduzenskern *m*,
Nucleus abducens, Nucleus nervi abducentis
nucleus of accessory nerve: Akzessoriuskern *m*, Nucleus nervi accessorii,
Nucleus accessorius
accessory oculomotor nucleus: Edin-
ger-Westphal-Kern *m*, Nucleus oculomotorius accessorius
accessory nucleus of optic tract: Nuclei accessorii tractus optici
ambiguous nucleus: Nucleus ambi-
guus
anterior and posterior paraventricular
nuclei: Nuclei paraventriculares anteriores et posteriores
anterior dorsal nucleus: Nucleus dorsalis anterior
anterior paraventricular nucleus: Nucleus paraventricularis anterior
anterior nucleus of pons: Nucleus anterior pontis
anterior pretectal nucleus: Nucleus
pretectalis anterior
anterior pulvinar nucleus: Nucleus
pulvinaris anterior
anterior solitary nucleus: Nucleus solitarius anterior
anterior nucleus of spinal cord: Nucleus anterior medullae spinalis
anterior tegmental nuclei: Nuclei teg-
mentales anteriores

anterior nucleus of trapezoid body:
Nucleus corporis trapezoidei anterior
anterior ventral nucleus: Nucleus ventrales anterior
anterior ventral nucleus of thalamus:
Nucleus ventralis anterior thalami
anterior ventrolateral nucleus: Nucleus anterior ventrolateralis
anterodorsal nucleus of thalamus: Nucleus anterodorsalis thalami
anterolateral solitary nucleus: Nucleus
solitarius anterolateralis
anterolateral nucleus of spinal cord:
Nucleus anterolateralis medullae spinalis
anteromedial nucleus of spinal cord:
Nucleus anteromedialis medullae spinalis
anteromedial nucleus of thalamus:
Nucleus anteromedialis thalami
anteroventral nucleus of thalamus:
Nucleus anteroinferior thalami
arcuate nucleus of hypothalamus: Nucleus arcuatus hypothalami
atomic nucleus: Atomkern *m*
basal nuclei: Basalganglien *pl*, Nuclei
basales
basal nucleus of amygdaloid body:
Nucleus basalis corporis amygdaloidei
basal nucleus of Meynert: Nucleus basalis Meynert
basal ventral medial nucleus: Nucleus
basalis ventralis medialis
Béclard's nucleus: Béclard-Knochenkern *m*
nucleus caeruleus: Nucleus caeruleus
cartwheel nucleus: Radspeichenkern *m*
nucleus of caudal colliculus: Nucleus
colliculi inferioris
caudal pontine reticular nucleus: Nucleus reticularis pontis caudalis
caudal salivatory nucleus: Nucleus salivarius inferior
central nucleus of amygdaloid body:
Nucleus centralis corporis amygdaloidei
central nucleus of inferior colliculus:
Nucleus centralis colliculi inferioris
central median nucleus of thalamus:
Nucleus centromedianus thalami
central reticular nucleus: Nucleus reticularis centralis
central nucleus of spinal cord: Nucleus
centralis medullae spinalis
central nucleus of ventral column of
spinal cord: Nucleus centralis
nuclei of cerebellum: Kleinhirnkerne
pl, Nuclei cerebelli
cleavage nucleus: Zygotenkern *m*

commissural nucleus: Nucleus commissuralis

cortical nucleus of amygdaloid body: Nucleus corticalis corporis amygdaloidei

cranial salivatory nucleus: Nucleus salivarius superior

cuneiform nucleus: Nucleus cuneiformis

daughter nucleus: Tochterkern *m*

dorsal accessory olivary nucleus: Nucleus olivarius accessorius posterior

dorsal column nuclei: Hinterstrangkerne *pl*

dorsal nucleus of glossopharyngeal nerve: Nucleus dorsalis nervi glossopharyngei

dorsal lateral nucleus of thalamus: Nucleus lateralis dorsalis thalami

dorsal nucleus of medial geniculate body: Nucleus dorsalis corporis geniculati medialis

dorsal paramedian nucleus: Nucleus paramedianus posterior

dorsal premammillary nucleus: Nucleus premammillaris dorsalis

dorsal tegmental nucleus: Nucleus dorsalis tegmenti

dorsolateral nucleus (of ventral column of spinal cord): Nucleus posterolateralis

dorsomedial nucleus of thalamus: Nucleus medialis dorsalis thalami

dorsomedial nucleus of ventral column of spinal cord: Nucleus posteromedialis

emboliform nucleus: Nucleus emboliformis

embryonic nucleus of lens: Embryonalkern *m*

end-nuclei: Nuclei terminationis

entopeduncular nucleus: Nucleus endopeduncularis

epiphysial ossification nucleus: Epiphysenkern *m*

external nucleus of inferior colliculus: Nucleus externus colliculi inferioris

nucleus of facial nerve: motorischer Fazialiskern *m*, Nucleus nervi facialis

fastigial nucleus: Nucleus fastigii

fusion nucleus: Verschmelzungskern *m*

gelatinous nucleus: Gallertkern *m*, Nucleus pulposus

gelatinous solitary nucleus: Nucleus gelatinosus solitarius

gigantocellular nucleus: Nucleus gigantocellularis

Goll's nucleus: Nucleus gracilis

gustatory nucleus: Nucleus solitarius

nuclei of habenula: Nuclei habenulares

habenular nuclei: Nuclei habenulae medialis et lateralis

hydrogen nucleus: Wasserstoffkern *m*

hypoglossal nucleus: Hypoglossuskern *m*, Nucleus nervi hypoglossi, Nucleus hypoglossalis

inferior pulvinar nucleus: Nucleus pulvinaris inferior

inferior rapheal nuclei: untere Raphekerne *pl*

integrational nucleus: Integrationskern *m*

intercalated nucleus: Nucleus intercalatus

interfascicular nucleus of hypoplossal nerve: Nucleus interfascicularis nervi hypoglossi

interfascicular tegmental nucleus: Nucleus interfascicularis tegmenti

intermediate nuclei of auditory tract: Zwischenkerne *pl* der Hörbahn

intermediate linear nucleus: Nucleus linearis intermedius

intermediate reticular nucleus: Nucleus reticularis intermedius

intermediate solitary nucleus: Nucleus intermedius solitarius

intermediate ventral nucleus: Nucleus ventralis intermedius

intermediate ventral nucleus of thalamus: Nucleus ventralis intermedius thalami

intermediolateral nucleus: Nucleus intermediolateralis

intermediomedial nucleus: Nucleus intermediomedialis

interpeduncular nucleus: Nucleus interpeduncularis

interstitial solitary nucleus: Nucleus interstitialis solitarius

intralaminar nuclei: Nuclei intralaminares thalami

nucleusi of rhombencephalon: Rautenhirnkerne *pl*

lacrimal nucleus: Nucleus lacrimalis

large-cell reticular nuclei: Nuclei reticulares magnocellulares

lateral nucleus of amygdaloid body: Nucleus lateralis corporis amygdaloidei

lateral and medial nuclei of mamillary body: Nuclei corporis mammillaris medialis et lateralis

lateral and medial preoptic nuclei: Nuclei preoptici lateralis et medialis

lateral central nucleus of thalamus: Nucleus centralis lateralis thalami

lateral cervical nucleus: Nucleus la-

N

teralis cervicalis

lateral dorsal nuclei: Nuclei laterales dorsalis

lateral gigantocellular nucleus: Nucleus gigantocellularis lateralis

lateral habenular nucleus: Nucleus habenulae lateralis

lateral nucleus of inferior colliculus: Nucleus lateralis colliculi inferioris

nuclei of lateral lemniscus: Nuclei lemnisci lateralis

lateral nucleus of mammillary body: Nucleus mammillaris lateralis

lateral paragigantocellular nucleus: Nucleus paragigantocellularis lateralis

lateral posterior nuclei: Nuclei laterales posterior

lateral posterior pontine nucleus: Nucleus posterior lateralis pontis

lateral preoptic nucleus: Nucleus preopticus lateralis

lateral pulvinar nucleus: Nucleus pulvinaris lateralis

lateral reticular nucleus: Nucleus reticularis lateralis

lateral superior olivary nucleus: Nucleus olivaris superior lateralis

lateral nucleus of trapezoid body: Nucleus lateralis corporis trapezoidei

lateral tuberal nuclei: Nuclei tuberales laterales

lateral ventral nuclei: Nuclei ventrales laterales

lateral ventral nuclei of thalamus: Nuclei ventrales laterales thalami

nucleus of lens: (*Auge*) Linsenkern *m*, Nucleus lentis

nucleus limitans: Nucleus limitans

nucleus magnus: Nucleus magnus

main olivary nucleus: Nucleus olivaris principalis

marginal nucleus of spinal cord: Nucleus marginalis medullae spinalis

medial habenular nucleus: Nucleus habenulae medialis

medial accessory olivary nucleus: Nucleus olivarius accessorius medialis

medial nucleus of amygdaloid body: Nucleus medialis corporis amygdaloidei

medial central nucleus of thalamus: Nucleus centralis medialis thalami

medial magnocellular nucleus: Nucleus medialis magnocellularis corporis geniculati medialis

medial nucleus of mammillary body: Nucleus mammillaris medialis

medial posterior pontine nucleus: Nucleus posterior lateralis medialis

medial preoptic nucleus: Nucleus preopticus medialis

medial pulvinar nucleus: Nucleus pulvinaris medialis

medial reticular nucleus: Nucleus reticularis medialis

medial solitary nucleus: Nucleus medialis solitarius

medial superior olivary nucleus: Nucleus medialis olivae superioris

medial nucleus of trapezoid body: Nucleus medialis corporis trapezoidei

medial ventral nuclei: Nuclei ventrales mediales

medial ventral nucleus of thalamus: Nucleus ventralis medialis thalami

median nucleus of pons: Nucleus medianus pontis

median preoptic nucleus: Nucleus preopticus medianus

nuclei of median raphe: Nuclei raphes

mediodorsal nucleus: Nucleus mediodorsalis thalami

medioventral nucleus: Nucleus medioventralis thalami

mesencephalic nucleus: Nucleus mesencephalicus

metathalamic nuclei: Nuclei metathalami

motor nucleus: motorischer Kern *m*

nucleus obscurus: Nucleus obscurus

oculomotor nucleus: Okulomotoriuskern *m*, Nucleus nervi oculomotorii, Nucleus oculomotorius

nucleus of oculomotor nerve: → *oculomotor nucleus*

olivary pretectal nucleus: Nucleus pretectalis olivaris

ossification nucleus: Verknöcherungs-, Knochenkern *m*, Centrum ossificationis

pallidal nucleus: Nucleus pallidus

parabrachial pigmented nucleus: Nucleus pigmentosus parabrachialis

paracentral nucleus of thalamus: Nucleus paracentralis thalami

paracommissural solitary nucleus: Nucleus paracommissuralis solitarius

paralemniscal nucleus: Nucleus paralemniscalis

paramedian pontine nucleus: Nucleus paramedianus pontis

paramedian reticular nucleus: Nucleus reticularis paramedianus

paranigral nucleus: Nucleus paranigralis

parapeduncular nucleus: Nucleus parapeduncularis

paratenial nucleus: Nucleus parateani-

alis
paraventricular nucleus: Nucleus paraventricularis
parvocellular reticular nucleus: Nucleus reticularis parvocellularis
peduncular pontine nucleus: Nucleus peduncularis pontis
pedunculopontine tegmental nucleus: Nucleus tegmentalis pedunculopontinus
pericentral nucleus of inferior colliculus: Nucleus pericentralis colliculi inferioris
perihypoglossal nuclei: Nuclei perihypoglossales
nucleus of Perlia: Perlia-Kern *m*
pontine nuclei: Brückenkerne *pl*, Nuclei pontis
posterior nucleus: Nucleus posterior
posterior accessory olivary nucleus: Nucleus olivaris accessorius posterior
posterior dorsal nucleus: Nucleus dorsalis posterior
posterior gigantocellular nucleus: Nucleus gigantocellularis posterior
posterior inferior ventral nucleus: Nucleus ventralis posterior inferior
posterior internal ventral nucleus: Nucleus ventralis posterior internus
posterior lateral nucleus of thalamus: Nucleus lateralis posterior thalami
posterior paraventricular nucleus: Nucleus paraventricularis posterior
posterior periventricular nucleus: Nucleus periventricularis posterior
posterior pontine nucleus: Nucleus posterior pontis
posterior pretectal nucleus: Nucleus pretectalis posterior
posterior solitary nucleus: Nucleus solitarius posterior
posterior tegmental nucleus: Nucleus tegmentalis posterior
posterior nucleus of trapezoid body: Nucleus corporis trapezoidei posterior
posterior ventral nuclei of thalamus: Nuclei ventrales posteriores thalami
posterolateral solitary nucleus: Nucleus solitarius posterolateralis
posterolateral nucleus of spinal cord: Nucleus posterolateralis medullae spinalis
posterolateral tegmental nucleus: Nucleus tegmentalis posterolateralis
posterolateral ventral nucleus: Nucleus ventralis posterolateralis
posterolateral ventral nucleus of thalamus: Nucleus ventralis posterolateralis thalami

posteromedial nucleus of spinal cord: Nucleus posteromedialis medullae spinalis
posteromedial ventral nucleus: Nucleus ventralis posteromedialis
posteromedial ventral nucleus of thalamus: Nucleus ventralis posteromedialis thalami
premamillary nucleus: Nucleus premammillaris
prepositus nucleus: Nucleus prepositus
pretectal nuclei: Nuclei pretectales
pricipal sensory nucleus of trigeminal nerve: Nucleus principalis nervi trigemini
principal nucleus: Hauptkern *m*
principal ventral medial nucleus: Nucleus principalis ventralis medialis
proper nucleus of spinal cord: Nucleus proprius medullae spinalis
nucleus proprius: Nucleus proprius
pulvinar nuclei: Nuclei pulvinares
rapheal nuclei of medulla oblongata: Nuclei raphes in medulla oblongata
rapheal reticular nuclei: Nuclei reticulares raphae
rapheal nuclei of tegmentum of pons: Nuclei raphes in tegmentum pontis
relay nucleus: Relaiskern *m*
reticular nuclei: Nuclei reticulares
nucleus reticularis intermedius gigantocellularis: Nucleus reticularis intermedius gigantocellularis
nucleus reticularis intermedius medullae oblongatae: Nucleus reticularis intermedius medullae oblongatae
nucleus reticularis intermedius pontis inferioris: Nucleus reticularis intermedius pontis inferioris
nucleus reticularis intermedius pontis superioris: Nucleus reticularis intermedius pontis superioris
nucleus reticularis lateralis medullae oblongatae: Nucleus reticularis lateralis medullae oblongatae
nucleus reticularis lateralis pontis: Nucleus reticularis lateralis pontis
nucleus reticularis lateralis precerebelli: Nucleus reticularis lateralis precerebelli
nucleus reticularis paramedianus precerebelli: Nucleus reticularis paramedianus precerebelli
nucleus reticularis tegmentalis pedunculo-pontinus: Nucleus reticularis tegmentalis pedunculo-pontinus
nucleus reticularis tegmentalis pontinus: Nucleus reticularis tegmentalis

N

pontinus
reticular nuclei of medulla oblongata:
Nuclei reticulares in medulla oblongata
reticular nuclei of tectum of midbrain:
Nuclei reticulares in mesencephale
reticular nuclei of tegmentum of pons:
Nuclei reticulares in tegmento pontis
reticular nucleus of thalamus: Nucleus
reticularis thalami
retrofacial nucleus: Nucleus retrofaci-
alis
retroposterolateral nucleus: Nucleus
retroposterolateralis medullae spinalis
nucleus reuniens: Nucleus reuniens
nucleus reuniens thalami: Nucleus
reuniens thalami
rhomboid commissural nucleus: Nucleus commisuralis rhomboidalis
rostral olivary nucleus: Nucleus olivaris rostralis
rostral pontine reticular nucleus: Nucleus reticularis pontis rostralis
Sappey's nucleus: Nucleus ruber
small-cell reticular nuclei: Nuclei reticulares parvocellulares
solitary nucleus: Nucleus tractus soli-
tarii
somatomotor nuclei: somatomotori-
sche Kerne pl
spinal nuclei: Rückenmarkskerne pl
spinal nucleus of accessory nerve: Nucleus spinalis nervi accessorii
steroid nucleus: Steroidkern m
nucleus subcaeruleus: Nucleus subcaeruleus
subcortical nuclei: subkortikale Kerne
pl
subcuneiform nucleus: Nucleus sub-
cuneiformis
subhypoplossal nucleus: Nucleus sub-
hypoplossalis
submedial nucleus: Nucleus submedi-
alis
superior central nucleus: Nucleus centralis superior
superior linear nucleus: Nucleus linearis superior
superior olivary nucleus: 1. Nucleus
dorsalis corporis trapezoidei 2. Nucleus olivaris rostralis
nucleus of superior olive: Nucleus olivaris superioris
superior rapheal nuclei: obere Raphekerne pl
suprageniculate nucleus: Nucleus su-
pragericulatus
supramammillary nucleus: Nucleus
supramammillaris
supraoptic nucleus: Nucleus supraop-

ticus
supraoptic nucleus (of hypothalamus):
Nucleus supraopticus hypothalami
tegmental nuclei of midbrain: Hau-
benkerne pl des Mittelhirns
tegmental pontine reticular nucleus:
Nucleus reticularis tegmenti pontis
thalamic nuclei: Thalamuskerne pl,
Nuclei thalami
thoracic nucleus: Clarke-Säule f, Nucleus thoracicus, Columna thoracica
trochlear nucleus: Nucleus nervi
trochlearis
nucleus of trochlear nerve: Trochleariskern m, Nucleus nervi trochlearis
ventral nucleus of medial geniculate
body: Nucleus ventralis corporis geniculati medialis
ventral premammillary nucleus: Nucleus premammillaris ventralis
ventrobasal nuclei: Nuclei ventrobasa-
les
ventrolateral posterior nucleus: Nucleus posterior ventrolateralis
ventrolateral nucleus of ventral column of spinal cord: Nucleus anterolateralis
ventromedial nucleus: Nucleus ventro-
medialis
ventromedial nucleus of ventral column of spinal cord: Nucleus anteromedialis
ventroposterior parvocellular nucleus:
Nucleus ventroposterior parvocellularis
visceromotor nuclei: viszeromotori-
sche Kerne pl
nuclide ['n(j)uːklaɪd] noun: Nuklid nt
nulligravida [nʌlɪ'grævɪdə] noun:
Nulligravida f
nullipara [nøˈlɪpərə] noun, plural -ras,
-rae [-riː]: Nullipara f
number ['nʌmbər] noun: 1. Zahl f, Ziffer f 2. Anzahl f (of an)
atomic number: Ordnungszahl nt
charge number: Ordnungszahl nt
numerical [n(j)uː'merɪkl] adj: nume-
risch, Zahlen-
nummular ['nʌmjələr] adj: münzen-
förmig, nummulär
nurseling ['nɜrslɪŋ] noun: Säugling m
nursling ['nɜrslɪŋ] noun: Säugling m
nutrient ['n(j)uːtrɪənt]: I noun Nähr-
stoff m II adj 1. nahrhaft; (er-)nährend
2. Ernährungs-, Nähr-
nutriment ['n(j)uːtrɪmənt] noun: Nahrung f, Nutriment nt
nutrimental [ˌn(j)uːtrɪ'mentl] adj:
nahrhaft, nährend, nutritiv

N

nu|tri|tion [n(j)uː'trɪʃn] *noun*: **1.** Ernährung *f*, Nutrition *f* **2.** →*nutriment* **3.** Nahrungsaufnahme *f*, Ernähren *nt*

nu|tri|tion|al [n(j)uː'trɪʃnl] *adj*: Ernährungs-, Nähr-

nu|tri|tious [n(j)uː'trɪʃəs] *adj*: nahrhaft, nährend, nutritiv

nu|tri|tive ['n(j)uːtrətɪv]: **I** *noun* Nahrung *f*, Diätetikum *nt* **II** *adj* **1.** nahrhaft, nährend, nutritiv **2.** ernährend, Nähr-, Ernährungs-

nyc|tal|gia [nɪk'tældʒ(ɪ)ə] *noun*: nächtlicher Schmerz *m*, Nyktalgie *f*

nyc|tal|o|pia [ˌnɪk'ləʊpɪə] *noun*: Nachtblindheit *f*, Hemeralopie *f*

nyc|ter|ine ['nɪktəraɪn] *adj*: **1.** nachts, nächtlich **2.** unklar, obskur

nyc|ter|o|hem|er|al [ˌnɪktərəʊ'hemərəl] *adj*: nykthemeral, nyktohemeral

nyc|to|hem|er|al [ˌnɪktəʊ'hemərəl] *adj*: nykthemeral, nyktohemeral

nyc|tu|ria [nɪk't(j)ʊərɪə] *noun*: Nykturie *f*

nym|pha ['nɪmfə] *noun, plural* -phae [-fiː]: kleine Schamlippe *f*, Nympha *f*

nym|phec|to|my [nɪm'fektəmɪ] *noun*: Nymphektomie *f*

nym|pho|ma|nia [ˌnɪmfəʊ'meɪnɪə, -jə] *noun*: Nymphomanie *f*

nym|pho|ma|ni|ac [ˌnɪmfəʊ'meɪnɪæk] *adj*: nymphoman, nymphomanisch

nym|phot|o|my [nɪm'fɑtəmɪ] *noun*: Nymphotomie *f*

nys|tag|mic [nɪ'stægmɪk] *adj*: nystagtisch

nys|tag|mog|ra|phy [ˌnɪstæg'mɑgræfɪ] *noun*: Nystagmographie *f*, Nystagmografie *f*

nys|tag|moid [nɪ'stægmɔɪd] *adj*: nystagmusartig, nystagmoid

nys|tag|mus [nɪ'stægməs] *noun*: Nystagmus *m*

optokinetic nystagmus: optokinetischer Nystagmus *m*

railroad nystagmus: **1.** Eisenbahnnystagmus *m* **2.** optokinetischer Nystagmus *m*

spontaneous nystagmus: Spontannystagmus *m*

nys|ta|tin ['nɪstətɪn] *noun*: Nystatin *nt*

nyx|is ['nɪksɪs] *noun, plural* -es [-siːz]: Punktion *f*

N

O

oaΙriΙum [əʊˈeərɪəm] *noun*: → *ovary*

obΙducΙtion [ɑbˈdʌkʃn] *noun*: Obduktion *f*, Autopsie *f*

oΙbese [əʊˈbiːs] *adj*: beleibt, füllig, korpulent

oΙbeΙsiΙty [əʊˈbiːsətɪ] *noun*: Fettleibigkeit *f*, Korpulenz *f*, Adipositas *f*

obΙjecΙtive [əbˈdʒektɪv]: I *noun* Objektiv(linse *f*) *nt* II *adj* sachlich, unpersönlich, objektiv

obΙligΙaΙtoΙry [əˈblɪgətɔːrɪ, -təʊ-] *adj*: obligatorisch, verpflichtend (*on, upon* für); Zwangs-, Pflicht-

obΙliΙquΙiΙty [ɑbˈlɪkwətɪ] *noun*: Schiefe *f*, Obliquität *f*

pelvic obliquity: Beckenschiefstand *m*

obΙlitΙerΙatΙing [əˈblɪtəreɪtɪŋ] *adj*: verschließend, obliterierend, obliterativ

obΙlitΙerΙaΙtion [ə,blɪtəˈreɪʃn] *noun*: Verschluss *m*, Verödung *f*, Obliteration *f*

obΙlonΙgaΙtal [,ɑblɒŋˈgɑːtl] *adj*: Oblongata-

obΙsesΙsion [əbˈseʃn] *noun*: Besessenheit *f*, Zwangsvorstellung *f*, fixe Idee *f*, Obsession *f*

obΙsesΙsionΙal [əbˈseʃnl] *adj*: zwanghaft, obsessiv-kompulsiv, anankastisch, obsessiv

obsessive-compulsive *adj*: zwanghaft, obsessiv-kompulsiv, anankastisch

obΙstiΙpaΙtion [,ɑbstəˈpeɪʃn] *noun*: (Stuhl-)Verstopfung *f*, Obstipation *f*

obΙstrucΙtion [əbˈstrʌkʃn] *noun*: Verlegung *f*, Verschluss *m*, Obstruktion *f*

bowel obstruction: Darmverlegung *f*; Ileus *m*

incomplete intestinal obstruction: Subileus *m*

intestinal obstruction: Darmverlegung *f*; Ileus *m*

small bowel obstruction: Dünndarmverschluss *m*

obΙtuΙraΙtor [ˈɑbt(j)əreɪtər] *noun*: **1.** Verschluss *m*, Verlegung *f* **2.** Verschlussprothese *f*, künstliche Gaumenplatte *f*, Obturator *m*

ocΙcipΙiΙtal [ɑkˈsɪpɪtl] *adj*: okzipital, Hinterhaupt(s)-

occipito-atlantal *adj*: atlanto-okzipital, atlanto-occipital

ocΙcipΙiΙtoΙaxΙiΙal [ɑk,sɪpɪtəʊˈæksɪəl] *adj*: Os occipitale und Dens axis betreffend

ocΙcipΙiΙtoΙcerΙviΙcal [ɑk,sɪpɪtəʊˈsɜrvɪkl] *adj*: okzipitozervikal

ocΙcipΙiΙtoΙmasΙtoid [ɑk,sɪpɪtəʊˈmæstɔɪd] *adj*: Os occipitale und Processus mastoideus betreffend

ocΙcipΙiΙtoΙpaΙriΙeΙtal [ɑk,sɪpɪtəʊpəˈraɪtl] *adj*: okzipitoparietal, parieto-okzipital

ocΙcipΙiΙtoΙtemΙpoΙral [ɑk,sɪpɪtəʊˈtemp(ə)rəl] *adj*: okzipitotemporal

ocΙciΙput [ˈɑksɪpʌt] *noun, plural* **-puts,** **ocΙcipΙiΙta** [ɑkˈsɪpɪtə]: Hinterhaupt *nt*, Occiput *nt*

ocΙcluΙsal [əˈkluːzl] *adj*: okklusal, Biss-, Okklusions-

ocΙcluΙsion [əˈkluːʒn] *noun*: **1.** Verschließung *f*, Verstopfung *f*; Ein-, Ausschließung *f*, Umschließung *f* **2.** (*patholog.*) Verschluss *m*, Okklusion *f* **3.** Zahnreihenschluss *m*, Okklusion *f* **4.** (*chem.*) Absorption *f*, Okklusion *f*

neutral occlusion: Neutralbiss *m*, Neutrogenie *f*, Regelbiss *m*

terminal occlusion: Schlussbiss *m*

ocΙcluΙsive [əˈkluːsɪv] *adj*: okklusiv

ocΙcult [əˈkʌlt, ˈɑkʌlt] *adj*: verborgen, versteckt; okkult; kryptisch

ochΙroΙnoΙsis [,əʊkrəˈnəʊsɪs] *noun, plural* **-ses** [-siːz]: Ochronose *f*

ocΙuΙlar [ˈɑkjələr]: I *noun* Okular *nt*, Okularlinse *f* II *adj* okular, Augen-, Okulo-

ocΙuΙloΙauΙriΙcuΙlar [,ɑkjələɔːˈrɪkjələr] *adj*: okuloaurikulär

ocΙuΙloΙceΙphalΙic [,ɑkjələʊsɪˈfælɪk] *adj*: okulozephal, okuloenzephalisch

ocΙuΙloΙceΙreΙbral [,ɑkjələʊsəˈriːbrəl, -ˈserə-] *adj*: okulozerebral

ocΙuΙloΙenΙceΙphalΙic [,ɑkjələʊɔensɪˈfælɪk] *adj*: okuloenzephalisch, okulozephal

ocΙuΙloΙfaΙcial [,ɑkjələʊɔˈfeɪʃl] *adj*: okulofazial

ocΙuΙloΙnaΙsal [,ɑkjələʊɔˈneɪzl] *adj*: okulonasal

ocΙuΙloΙpuΙpilΙlarΙy [,ɑkjələʊˈpjuːpə,leriː, -lərɪ] *adj*: okulopupillär, pupillär, pupillar

ocΙyΙtoΙcin [əʊsɪˈtəʊsɪn] *noun*: Ocytocin *nt*, Oxytocin *nt*

odΙonΙtalΙgia [,əʊdɑnˈtældʒ(ɪ)ə] *noun*: Zahnschmerz(en *pl*) *m*, Odontalgie *f*

odΙonΙtiΙaΙsis [,əʊdɑnˈtaɪəsɪs] *noun*: Zahnen *nt*, Zahndurchbruch *m*, Dentition *f*

odΙonΙtiΙtis [əʊˈdɑntaɪtɪs] *noun*: Pulpitis

f, Pulpaentzündung *f*, Zahnmarkentzündung *f*

oldon|to|am|e|lo|blas|to|ma [əʊˌdɑntəʊˌæmələʊblæs'təʊmə] *noun*: Odontoadamantinom *nt*, Odontoameloblastom *nt*, ameloblastisches Fibroodontom *nt*, ameloblastisches Odontom *nt*

oldon|to|am|e|lo|blas|to|sar|co|ma [əʊˌdɑntəʊˌæmələʊˌblæstəsɑːr'kəʊmə] *noun*: Odontoameloblastosarkom *nt*

oldon|to|blast ['əʊˌdɑntəʊblæst] *noun*: Odontoblast *m*, Dentinoblast *m*

oldon|to|blas|to|ma [əʊˌdɑntəʊblæs'təʊmə] *noun*: Odontoblastom *nt*

oldon|to|gen|e|sis [əʊˌdɑntəʊ'dʒenəsɪs] *noun*: Zahnentwicklung *f*, Odontogenese *f*

oldon|to|gen|ic [əʊˌdɑntəʊ'dʒenɪk] *adj*: 1. odontogen, dentogen 2. zahnbildend

oldon|to|lith [əʊ'dɑntəlɪθ] *noun*: Zahnstein *m*, Odontolith *m*, Calculus dentalis

oldon|to|ma [əʊdən'təʊmə] *noun*: 1. Odontom *nt* 2. odontogener Tumor *m*

oldon|to|pa|thy [əʊdən'tɑpəθɪ] *noun*: Zahnerkrankung *f*, Odontopathie *f*

oldor ['əʊdər] *noun*: Geruch *m*, Odor *m*

oldyn|o|pha|gia [əʊˌdɪnəʊ'feɪdʒ(ɪ)ə] *noun*: Odynophagie *f*

oe|soph|al|go|sto|mi|a|sis [ɪˌsɑfəgəʊstə'maɪəsɪs] *noun*: Oesophagostomum-Infektion *f*, Oesophagostomiasis *f*

of|fic|ial [ə'fɪʃl] *adj*: als Heilmittel anerkannt, arzneilich, offizinal, offizinell

of|fic|i|nal [ə'fɪʃənl] *adj*: 1. offizinal, offizinell 2. arzneikundlich, pharmazeutisch

oil [ɔɪl]: I *noun* Öl *nt*, Oleum *nt* II *v* (ein-)ölen, einfetten, schmieren

oil|y ['ɔɪlɪ] *adj*: 1. ölig, ölhaltig, Öl- 2. fettig, schmierig, voller Öl

oint|ment ['ɔɪntmənt] *noun*: Salbe *f*; (*pharmakol.*) Unguentum *nt*

ol|ec|ra|nal [əʊ'lekrənl] *adj*: Olekranon-

ol|ec|ra|non [əʊ'lekrənən, ˌəʊlɪ'kreɪnɑn] *noun*: Ell(en)bogenfortsatz *m*, Olekranon *nt*, Olecranon *nt*

ol|e|o|gran|u|lo|ma [ˌəʊlɪəʊˌgrænjə'ləʊmə] *noun*: Oleogranulom *nt*, Lipogranulom *nt*

ol|e|o|ma [ˌəʊlɪ'əʊmə] *noun*: Oleom *nt*, Oleosklerom *nt*, Oleogranulom *nt*, Elaiom *nt*

ol|fac|tion [ɑl'fækʃn, əʊl-] *noun*: 1. Riechen *nt* 2. Geruchssinn *m*; (*anatom.*) Olfactus *m*

ol|fac|tom|e|try [ɑlˌfæk'tɑmətrɪ] *noun*: Olfaktometrie *f*

ol|fac|to|ry [ɑl'fækt(ə)rɪ, əʊl-] *adj*: ol-

faktorisch

ol|ig|ak|i|su|ria [ˌɑlɪgækɪ's(j)ʊərɪə] *noun*: Oligakisurie *f*

ol|ig|e|mia [ɑlɪ'giːmɪə] *noun*: Hypovolämie *f*, Oligämie *f*

ol|ig|e|mic [ɑlɪ'giːmɪk] *adj*: hypovolämisch

ol|ig|hi|dria [ɑlɪg'hɪdrɪə] *noun*: Oligohidrosis *f*

ol|ig|o|am|ni|os [ˌɑlɪgəʊ'æmnɪəs] *noun*: Oligoamnion *nt*

ol|ig|o|ar|thri|tis [ˌɑlɪgəʊɑːr'raɪtɪs] *noun*: Oligoarthritis *f*

ol|ig|o|cho|lia [ˌɑlɪgəʊ'kəʊlɪə] *noun*: Hypocholie *f*, Oligocholie *f*

ol|ig|o|chy|lia [ˌɑlɪgəʊ'kaɪlɪə] *noun*: Hypochylie *f*, Oligochylie *f*

ol|ig|o|cy|the|mia [ˌɑlɪgəʊsaɪ'θiːmɪə] *noun*: Oligozythämie *f*

ol|ig|o|cy|to|sis [ˌɑlɪgəʊsaɪ'təʊsɪs] *noun*: →*oligocythemia*

ol|ig|o|dac|ty|ly [ˌɑlɪgəʊ'dæktəlɪ] *noun*: Oligodaktylie *f*

ol|ig|o|den|dro|blas|to|ma [ɑlɪgəʊˌdendrəʊblæs'təʊmə] *noun*: Oligodendrogliom *nt*

ol|ig|o|den|dro|cyte [ˌɑlɪgəʊ'dendrəsaɪt] *noun*: Oligodendrogliazelle *f*, Oligodendrozyt *m*

ol|ig|o|den|dro|gli|o|ma [ɑlɪgəʊˌdendrəʊglaɪ'əʊmə] *noun*: Oligodendrogliom *nt*

ol|ig|o|dip|sia [ˌɑlɪgəʊ'dɪpsɪə] *noun*: Oligodipsie *f*

ol|ig|o|don|tia [ˌɑlɪgəʊ'dɑnʃ(ɪ)ə] *noun*: Oligodontie *f*

ol|ig|o|ga|lac|tia [ˌɑlɪgəʊgə'lækʃɪə] *noun*: Oligogalaktie *f*

ol|ig|o|he|mia [ˌɑlɪgəʊ'hiːmɪə] *noun*: Hypovolämie *f*

ol|ig|o|hy|per|men|or|rhea [ˌɑlɪgəʊˌhaɪpərmenə'rɪə] *noun*: Oligohypermenorrhoe *f*

ol|ig|o|hy|po|men|or|rhea [ˌɑlɪgəʊˌhaɪpəʊmenə'rɪə] *noun*: Oligohypomenorrhoe *f*

ol|ig|o|men|or|rhea [ˌɑlɪgəʊmenə'rɪə] *noun*: Oligomenorrhoe *f*

ol|ig|o|pep|sia [ˌɑlɪgəʊ'pepsɪə] *noun*: Hypopepsie *f*, Oligopepsie *f*

ol|ig|o|pep|tide [ˌɑlɪgəʊ'peptaɪd] *noun*: Oligopeptid *nt*

ol|ig|o|pty|al|ism [ˌɑlɪgəʊ'taɪəlɪzəm] *noun*: Oligosialie *f*

ol|ig|o|sac|cha|ride [ˌɑlɪgəʊ'sækəraɪd, -rɪd] *noun*: Oligosaccharid *nt*

ol|ig|o|si|a|lia [ˌɑlɪgəʊsaɪ'eɪlɪə] *noun*: Oligosialie *f*

ol|ig|o|sper|mia [ˌɑlɪgəʊ'spɜrmɪə] *noun*: Oligozoospermie *f*

ollilgolsympltolmatlic [ˌɑlɪgəʊˌsɪmptə-'mætɪk] *adj*: oligosymptomatisch
ollilgolsynlaplitic [ˌɑlɪgəʊsɪ'næptɪk] *adj*: oligosynaptisch
ollilgoltrichlia [ˌɑlɪgəʊ'trɪkɪə] *noun*: Hypotrichose *f*
ollilgulria [ɑlɪ'g(j)ʊərɪə] *noun*: Oligurie *f*
ollilgulric [ɑlɪ'g(j)ʊərɪk] *adj*: oligurisch
ollilvalry ['ɑləverɪ] *adj*: 1. olivenartig 2. Oliven-
ollive ['ɑlɪv]: I *noun* (*ZNS*) Olive *f* II *adj* oliv, oliv(en)farben, Oliven-; olivenartig
olmallgia [əʊ'mæld3(ɪ)ə] *noun*: Schulterschmerz(en *pl*) *m*, Omalgie *f*
olmarlthritlis [əʊmɑːr'θraɪtɪs] *noun*: Omarthritis *f*, Schulterentzündung *f*, Omitis *f*
olmenltal [əʊ'mentl] *adj*: omental, epiploisch
olmenltecltolmy [ˌəʊmen'tektəmɪ] *noun*: Omentumresektion *f*, Omentektomie *f*
olmenltiltis [ˌəʊmen'taɪtɪs] *noun*: Bauchnetzentzündung *f*, Omentitis *f*, Epiploitis *f*
olmenltolfixlaltion [əʊˌmentəʊfɪk'seɪʃn] *noun*: Omentopexie *f*
olmenltolpexly ['əʊmentəʊpeksɪ] *noun*: Omentopexie *f*
olmenltolplaslty ['əʊmentəʊplæstɪ] *noun*: Netz-, Omentoplastik *f*
olmenltorlrhalphy [ˌəʊmen'tɔːrəfɪ] *noun*: Netznaht *f*, Omentorrhaphie *f*
olmenltoltolmy [ˌəʊmen'tatəmɪ] *noun*: Omentotomie *f*
olmenltum [əʊ'mentəm] *noun, plural* -ta [-tə]: (Bauch-)Netz *nt*, Omentum *nt*, Epiploon *nt*
olmiltis [əʊ'maɪtɪs] *noun*: Omarthritis *f*, Schulterentzündung *f*, Omitis *f*
olmoldynlia [ˌəʊməʊ'diːnɪə] *noun*: Schulterschmerz(en *pl*) *m*, Omodynie *f*
omlphallecltolmy [amfə'lektəmɪ] *noun*: Nabelexzision *f*, Omphalektomie *f*
omlphallic [am'fælɪk] *adj*: umbilikal
omlphalliltis [ˌamfə'laɪtɪs] *noun*: Nabelentzündung *f*, Omphalitis *f*
purulent omphalitis: Omphalophlegmone *f*
omlphallolcele ['amfæləʊsiːl] *noun*: Nabelschnurbruch *m*, Omphalozele *f*
omlphallolenlterlic [ˌmfæləʊen'terɪk] *adj*: omphaloenterisch
omlphallolmeslenlterlic [ˌmfæləʊmesən-'terɪk] *adj*: omphalomesenterisch
omlphallolphlelbiltis [ˌamfæləʊflɪ'baɪtɪs] *noun*: Nabelvenenentzündung *f*, Omphalophlebitis *f*, Thrombophlebitis umbilicalis

omlphallorlrhalgia [ˌamfæləʊ'reɪd3(ɪ)ə] *noun*: Nabelblutung *f*
omlphallorlrhea [ˌamfæləʊ'rɪə] *noun*: Omphalorrhoe *f*
omlphallorlrhexlis [ˌamfæləʊ'reksɪs] *noun*: Nabelschnurriss *m*, Omphalorrhexis *f*
omlphallotlolmy [amfə'latəmɪ] *noun*: Abnabelung *f*
olnanlism ['əʊnənɪzəm] *noun*: 1. Selbstbefriedigung *f*, Onanie *f*, Masturbation *f* 2. Koitus/Coitus interruptus
Onlcholcerlca [ˌaŋkəʊ'sɜrkə] *noun*: Onchocerca *f*
Onchocerca volvulus: Knäuelfilarie *f*, Onchocerca volvulus
onlcholcerlcilalsis [ˌaŋkəʊsɜr'kaɪəsɪs] *noun*: Onchozerkose *f*, Onchocerciasis *f*
onlcolcildal [ˌaŋkə'saɪdl] *adj*: onkozid
onlcolcyte ['aŋkəsaɪt] *noun*: Onkozyt *m*
onlcolcytlic [aŋkə'sɪtɪk] *adj*: onkozytär
onlcolcyltolma [ˌaŋkəsar'təʊmə] *noun*: 1. Onkozytom *nt*, Hürthle-Tumor *m*, Hürthle-Zelladenom *nt*, Hürthle-Struma *f*, oxyphiles Schilddrüsenadenom *nt* 2. Hürthle-Zell-Karzinom *nt*, malignes Onkozytom *nt*
onlcolfeltal [ˌaŋkəʊ'fiːtl] *adj*: onkofetal, onkofötal
onlcolgene ['aŋkəd3iːn] *noun*: Onkogen *nt*
onlcolgenlelsis [aŋkə'd3enəsɪs] *noun*: Tumorbildung *f*, Onkogenese *f*
onlcolgelnetlic [ˌaŋkəd3ə'netɪk] *adj*: onkogenetisch
onlcolgenlic [aŋkə'd3enɪk] *adj*: onkogen, geschwulsterzeugend
onlcoglelnous [aŋ'kad3ənəs] *adj*: onkogen, geschwulsterzeugend
onlcollolgy [aŋ'kalədɜɪ] *noun*: Geschwulstlehre *f*, Onkologie *f*
onlcollylsis [aŋ'kalɪsɪs] *noun*: Geschwulstauflösung *f*, Onkolyse *f*
onlcollytlic [aŋkə'lɪtɪk] *adj*: onkolytisch
onlcolma [aŋ'kəʊmə] *noun*: Geschwulst *f*, Tumor *m*
onlcorlnalvilrus [aŋ'kɔːrnəvaɪrəs] *noun*: Oncornavirus *nt*
onlcolstatlic [aŋkəʊ'statɪk] *adj*: onkostatisch
onlcoltherlalpy [aŋkə'θerəpɪ] *noun*: Tumortherapie *f*, Onkotherapie *f*
onlcotlic [an'katɪk] *adj*: onkotisch
onlcoltoxlic [aŋkə'θaksɪk] *adj*: onkotoxisch
onlcoltroplic [ˌaŋkə'trapɪk] *adj*: tumoraffin, onkotrop
onlcolvilrus [aŋkə'vaɪrəs] *noun*: Onkovirus *nt*, Oncovirus *nt*

oneirodynia [,əʊnaɪˈrəʊˈdiːnɪə] *noun*: Oneirodynia *f*, Alptraum *m*

oniomania [,əʊnɪəʊˈmeɪnɪə] *noun*: Oniomanie *f*

ontogenesis [,ɒntəˈdʒenəsɪs] *noun*: Ontogenese *f*

ontogenetic [,ɒntədʒəˈnetɪk] *adj*: ontogenetisch, entwicklungsgeschichtlich

onychalgia [ɒnɪˈkældʒ(ɪ)ə] *noun*: Nagelschmerz(en *pl*) *m*, Onychalgie *f*

onychatrophia [,ɒnɪkəˈtrəʊfɪə] *noun*: Nagelatrophie *f*, Onychatrophie *f*

onychauxis [ɒnɪˈkɔːksɪs] *noun*: Onychauxis *f*

onychectomy [ɒnɪˈkektəmɪ] *noun*: Nagelexzision *f*, Onychektomie *f*

onychia [əʊˈnɪkɪə] *noun*: Nagelbettentzündung *f*, Onychie *f*

onychoclasis [ɒnɪˈkɑkləsɪs] *noun*: Onychoklasie *f*

onychocryptosis [,ɒnɪkəʊkrɪpˈtəʊsɪs] *noun*: Onychokryptosis *f*

onychodystrophy [,ɒnɪkəʊˈdɪstrəfɪ] *noun*: Onychodystrophie *f*

onychogryposis [,ɒnɪkəʊgrɪˈpəʊsɪs] *noun*: Krallnagel *m*, Onychogrypose *f*

onycholysis [ɒnɪˈkɑlɪsɪs] *noun*: Onycholysis *f*

onychomadesis [,ɒnɪkəʊməˈdiːsɪs] *noun*: Onychomadesis *f*, Onychomadose *f*, Onycholysis totalis

onychomalacia [,ɒnɪkəʊməˈleɪʃ(ɪ)ə] *noun*: Nagelerweichung *f*, Onychomalazie *f*

onychomycosis [,ɒnɪkəʊmaɪˈkəʊsɪs] *noun*: Nagelmykose *f*, Onychomykose *f*, Tinea unguium

onycho-osteodysplasia *noun*: Nagel-Patella-Syndrom *nt*, Onycho-osteodysplasie *f*

onychopathic [ɒnɪˈkəpəθɪ] *adj*: onychopathisch

onychopathy [ɒnɪˈkɑpəθɪ] *noun*: Nagelerkrankung *f*, Onychopathie *f*

onychophyma [,ɒnɪkəʊˈfaɪmə] *noun*: Nagelhypertrophie *f*, Onychophym *nt*

onychorrhexis [,ɒnɪkəʊˈreksɪs] *noun*: Onychorrhexis *f*

onychoschizia [,ɒnɪkəʊˈskɪzɪə] *noun*: Onychoschisis *f*

onychotillomania [,ɒnɪkəʊ,tɪləˈmeɪnɪə] *noun*: Nägelreißen *nt*, Onychotillomanie *f*

onychotomy [ɒnɪˈkɑtəmɪ] *noun*: Onychotomie *f*

onyx [ˈɒnɪks, ˈəʊ-] *noun*: Nagel *m*, Ungus *m*, Onyx *m*

oocyte [ˈəʊəʊsaɪt] *noun*: Eizelle *f*, Oozyt(e *f*) *m*, Ovozyt *m*, Ovocytus *m*

oogamous [əʊəʊˈɑgəməs] *adj*: 1. oogam 2. hetero-, anisogam

oogamy [əʊˈɑgəmɪ] *noun*: Eibefruchtung *f*, Oogamie *f*

oogenesis [,əʊəʊˈdʒenəsɪs] *noun*: Eireifung *f*, Oogenese *f*

oogenic [,əʊəʊˈdʒenɪk] *adj*: oogenetisch

oogonium [,əʊəʊˈgəʊnɪəm] *noun*, *plural* -nia [-nɪə]: Urei(zelle *f*) *nt*, Oogonie *f*

oolemma [,əʊəʊˈlemə] *noun*: Eihülle *f*, Oolemma *nt*, Zona/Membrana pellucida

oophoralgia [,əʊəfəˈrældʒ(ɪ)ə] *noun*: Eierstockschmerz(en *pl*) *m*, Ovarialgie *f*

oophorectomy [,əʊəʊfəˈrektəmɪ] *noun*: Ovarektomie *f*

oophoritis [,əʊəʊfəˈraɪtɪs] *noun*: Eierstockentzündung *f*, Oophoritis *f*

oophorocystectomy [əʊ,ɑfərəʊsɪsˈtektəmɪ] *noun*: Oophorozystektomie *f*

oophorohysterectomy [əʊ,ɑfərəʊhɪstəˈrektəmɪ] *noun*: Oophorohysterektomie *f*, Ovariohysterektomie *f*

oophoroma [əʊ,ɑfəˈrəʊmə] *noun*: Ovarialschwellung *f*, Ovarialtumor *m*, Eierstockschwellung *f*, Eierstocktumor *m*, Oophorom *nt*

oophoron [əʊˈɑfərən] *noun*: → *ovary*

oophoropathy [əʊ,ɑfəˈrɑpəθɪ] *noun*: Eierstockerkrankung *f*, Oophoropathie *f*

oophorosalpingectomy [,əʊ,ɑfərəʊˌsælpɪŋˈdʒektəmɪ] *noun*: Ovariosalpingektomie *f*, Oophorosalpingektomie *f*

oophorosalpingitis [,əʊ,ɑfərəʊsælpɪŋˈdʒaɪtɪs] *noun*: Oophorosalpingitis *f*, Ovariosalpingitis *f*

oophorostomy [əʊ,ɑfəˈrɑstəmɪ] *noun*: Oophorostomie *f*, Ovariostomie *f*

oophorotomy [əʊ,ɑfəˈrɑtəmɪ] *noun*: Eierstockschnitt *f*, Ovariotomie *f*

ooplasm [ˈəʊəʊplæzəm] *noun*: Eiplasma *nt*, Ooplasma *nt*

opacification [əʊ,pæsəfɪˈkeɪʃn] *noun*: Opakifikation *f*

opalescence [,əʊpælˈlesəns] *noun*: Opaleszenz *f*

opalescent [,əʊpælˈlesənt] *adj*: opaleszierend, opalisierend, opaleszent

opalgia [əʊˈpældʒ(ɪ)ə] *noun*: Trigeminusneuralgie *f*, Neuralgia trigeminalis

opaque [əʊˈpeɪk] *adj*: (strahlen-, licht-) undurchlässig, opak

opening [ˈəʊpənɪŋ]: I *noun* 1. Öffnung *f*, (Ein-)Mündung *f*, Loch *nt*; (*anatom.*) Orificium *nt*, Ostium *nt* 2. Eröffnung *f*; Öffnen *nt*, Aufmachen *nt* II *adj* (Er-) Öffnungsaortic opening: Aortenöffnung f, Ostium aortae

cardiac opening: Speiseröhrenmündung f, Ostium cardiacum, Cardia f

external urethral opening: Harnröhrenmündung f, Ostium urethrae externum

ileocecal opening: Ostium valvae ilealis

opening of inferior vena cava: Ostium venae cavae inferioris

internal urethral opening: Harnröhrenanfang m, Ostium urethrae internum

left atrioventricular opening: Ostium atrioventriculare sinistrum

pharyngeal opening of auditory tube: Ostium pharyngeum tubae auditivae/auditoriae

opening of pulmonary trunk: Pulmonalisöffnung f, Ostium trunci pulmonalis

right atrioventricular opening: Ostium atrioventriculare dextrum

opening of superior vena cava: Ostium venae cavae superioris

tympanic opening of auditory tube: Ostium tympanicum tubae auditivae/auditoriae

opening of uterus: (äußerer) Muttermund m, Ostium uteri

op|er|a|bil|i|ty [ˌɑpərə'bɪlətɪ] noun: Operabilität f

op|er|a|ble ['ɑp(ə)rəbl] adj: operierbar, operabel

op|er|ant ['ɑpərənt] adj: nicht reizgebunden, operant

op|er|a|tion [ɑpə'reɪʃn] noun: 1. (chirurgischer) Eingriff m, Operation f 2. Operation f, Technik f, Verfahren nt

Albert's operation: Albert-Operation f, Kniegelenksarthrodese f nach Albert

antireflux operation: Antirefluxoperation f

Bassini's operation: Bassini-Operation f, Herniotomie f nach Bassini

Billroth's operation: Billroth-Magenresektion f

Coffey operation: Coffey-Mayo-Operation f

Dana's operation: Dana-Operation f, Rhizotomia posterior

fertility operation: Sterilitätsoperation f

Halsted's operation: 1. Halsted-Operation f, radikale Mastektomie f, Mammaamputation f, Ablatio mammae 2. (chirurg.) Herniotomie f nach Halsted(-Ferguson)

Heller's operation: Heller-Kardiomyo-

tonie f

Lagrange's operation: Lagrange-Operation f, Sklerektoiridektomie f

radical operation: Radikaloperation f

second-look operation: Second-look-Operation f

Torkildsen's operation: Torkildsen-Operation f, Ventrikulozisternostomie f

Trendelenburg's operation: Trendelenburg-Operation f, transthorakale pulmonale Embolektomie f

Weber-Ramstedt operation: Weber-Ramstedt-Operation f, Ramstedt-Operation f, Pyloro(myo)tomie f

op|er|a|tive ['ɑpərətɪv, 'ɑprə-, -,reɪtɪv] adj: operativ, chirurgisch

o|phid|ism ['əʊfɪdɪzəm] noun: Schlangengiftvergiftung f, Ophidismus m

oph|thal|mal|gra [ˌɑfθæl'mægrə] noun: plötzlicher Augenschmerz m, Ophthalmagra f

oph|thal|mal|gia [ˌɑfθæl'mældʒ(ɪ)ə] noun: Augenschmerz(en pl) m, Ophthalmodynie f

oph|thal|mia [ɑf'θælmɪə] noun: Ophthalmia f

caterpillar-hair ophthalmia: Ophthalmia nodosa/pseudotuberculosa

oph|thal|mic [ɑf'θælmɪk] adj: okulär, okular, ophthalmisch

oph|thal|mi|tis [ˌɑfθæl'maɪtɪs] noun: Augenentzündung f, Ophthalmitis f

oph|thal|mo|blen|nor|rhea [ɑf,θælmoʊ-,blenə'rɪə] noun: Augentripper m, Ophthalmoblennorrhoe f, Conjunctivitis gonorrhoica

oph|thal|mom|e|try [ˌɑfθælmoʊ'mɑmətrɪ] noun: Ophthalmometrie f

oph|thal|mo|my|co|sis [ɑf,θælmoʊmaɪ-'kəʊsɪs] noun: Ophthalmomykose f

oph|thal|mo|my|i|a|sis [ɑf,θælmoʊ'maɪ-(j)əsɪs] noun: Ophthalmomyiasis f

oph|thal|mo|my|i|tis [ɑf,θælmoʊmaɪ'aɪtɪs] noun: Ophthalmomyitis f

oph|thal|mo|my|ot|o|my [ɑf,θælmoʊmaɪ-'ɑtəmɪ] noun: Ophthalmomyotomie f

oph|thal|mo|neu|ro|my|e|li|tis [ɑf,θælmoʊ,njʊərəmaɪə'laɪtɪs] noun: Devic-Krankheit f, Neuromyelitis optica

oph|thal|mop|a|thy [ˌɑfθæl'mɑpəθɪ] noun: Augenleiden nt, Ophthalmopathie f

oph|thal|moph|thi|sis [ˌɑfθæl'mɑfθəsɪs] noun: Augapfelschwund m, Ophthalmophthisis f, Phthisis bulbi

oph|thal|mo|ple|gia [ɑf,θælmoʊ'pliːdʒ(ɪ)ə] noun: Augenmuskellähmung f, Ophthalmoplegie f

oph|thal|mo|ple|gic [ɑf,θælmoʊ'pliːdʒɪk] adj: ophthalmoplegisch

O

oph|thal|mop|to|sis [αf,θælmαp'təυsıs] *noun*: Exophthalmus *m*, Exophthalmie *f*, Protrusio/Protopsis bulbi

ophthal|mo|re|ac|tion [αf,θælməυrı-'ækʃn] *noun*: Ophthalmotest *m*

ophthal|mor|rha|gia [αf,θælməυ'reıdʒ(ı)ə] *noun*: Augenblutung *f*, Ophthalmorrhagie *f*

ophthal|mor|rhoe *f*

ophthal|mor|rhea [αf,θælməυ'rıə] *noun*: Ophthalmorrhea *f*

ophthal|mor|rhexis [αf,θælməυ'reksıs] *noun*: Bulbuszerreißung *f*, Ophthalmorrhexis *f*

ophthal|mo|scopic [αf,θælməυskəυpık] *adj*: ophthalmoskopisch

oph|thal|mos|co|py [αfθæl'mαskəpı] *noun*: Augenspiegelung *f*, Ophthalmoskopie *f*, Funduskopie *f*

ophthal|mo|spec|tros|co|py [αf,θælməυspek'trαskəpı] *noun*: Ophthalmospektroskopie *f*

ophthal|mot|o|my [,αfθæl'mαtəmı] *noun*: Bulbusinzision *f*, Ophthalmotomie *f*

ophthal|mo|to|nom|e|try [αf,θælməυtəυ'nαmətrı] *noun*: Ophthalmotonometrie *f*, Tonometrie *f*

ophthal|mo|xe|ro|sis [αf,θælməυzı'rəυsıs] *noun*: Xerophthalmie *f*

o|pi|late ['əυpıeıt]: **I** *noun* **1.** Opiat *nt*, Opiumpräparat *nt*, Opioid *nt* **2.** Schlafmittel *nt*, Hypnotikum *nt*, Beruhigungsmittel *nt*, Sedativum *nt*, Betäubungsmittel *nt*, Narkotikum *nt* **II** *adj* **3.** opiumhaltig **4.** einschläfernd; beruhigend; sedierend; betäubend

o|pi|oid ['əυpıɔıd] *noun*: **1.** Opioid *nt* **2.** (endogenes) Opioid *nt*, Opioid-Peptid *nt*

o|pis|thog|e|nia [əυ,pısθə'dʒı:nıə] *noun*: Opisthogenie *f*

o|pis|thog|na|thism [əυpıs'θαgnəθızəm] *noun*: Opisthognathie *f*

o|pis|thor|chi|a|sis [ə,pısθɔ:r'kaıəsıs] *noun*: Opisthorchiasis *f*

Op|is|thor|chis [,αpıs'θɔ:rkıs] *noun*: Opisthorchis *m*

o|pis|thor|cho|sis [ə,pısθɔ:r'kəυsıs] *noun*: Opisthorchiasis *f*

o|pi|um ['əυpıəm] *noun*: Opium *nt*, Laudanum *nt*, Meconium *nt*

op|si|al|gia [αpsı'æld3(ı)ə] *noun*: Genikulatumneuralgie *f*, Ramsay Hunt-Syndrom *nt*, Neuralgia geniculata, Zoster oticus, Herpes zoster oticus

op|sin ['αpsın] *noun*: Opsin *nt*

op|son|ic [αp'sαnık] *adj*: opsonisch

op|so|nin ['αpsənın] *noun*: Opsonin *nt*

op|so|ni|za|tion [,αpsənaı'zeıʃn] *noun*: Opsonisierung *f*

op|tic ['αptık]: **I** *noun* **1.** Auge *nt* **2.** Op-

tik *f*; Objektiv *nt* **II** *adj* visuell, okulär, okular, Gesichts-, Augen-, Seh-

op|ti|cal ['αptıkl] *adj*: **1.** optisch **2.** →*optic II*

op|to|me|ninx [,αptə'mi:nıŋks] *noun*: Netzhaut *f*, Retina *f*

op|tom|e|try [αp'tαmətrı] *noun*: **1.** Sehprüfung *f*, Augenuntersuchung *f* **2.** Optometrie *f*, Sehkraftmessung *f* **3.** Optometrie *f*

op|to|type [αp'tαtaıp] *noun*: Optotype *f*, Sehzeichen *nt*

o|ra ['ɔ:rə, 'əυrə] *noun, plural* **o|ras, o|rae** ['ɔ:ri:, 'əυri:]: Rand *m*, Saum *m*, Ora *f*

o|ral ['ɔ:rəl, 'əυrəl] *adj*: **1.** vom Mund her, oral, Oral-, Mund- **for oral use** zum Einnehmen **2.** mündlich

or|bic|u|lar [ɔ:r'bıkjələr] *adj*: **1.** rund, kreisförmig, zirkulär **2.** kugelförmig **3.** ringförmig, Ring-

or|bit ['ɔ:rbıt] *noun*: **1.** Augenhöhle *f*, Orbita *f*, Cavitas orbitalis **2.** →*orbital I*

or|bit|al ['ɔ:rbıtl]: **I** *noun* Orbital *nt*, Bahn *f* **II** *adj* orbital, Augenhöhlen-, Orbita-

or|bi|to|na|sal [,ɔ:rbıtəυ'neızl] *adj*: orbitonasal

or|bi|tot|o|my [ɔ:rbı'tatəmı] *noun*: Orbitotomie *f*

or|chec|to|my [ɔ:r'kektəmı] *noun*: Orchiektomie *f*

or|chi|al|gia [,ɔ:rkı'æld3(ı)ə] *noun*: Hodenschmerz(en *pl*) *m*, Orchialgie *f*

or|chi|at|ro|phy [,ɔ:rkı'ætrəfı] *noun*: Hodenatrophie *f*

or|chic ['ɔ:rkık] *adj*: →*orchidic*

or|chi|dec|to|my [,ɔ:rkı'dektəmı] *noun*: Orchiektomie *f*

or|chid|ic [ɔ:r'kıdık] *adj*: Hoden-, Orchid(o)-, Orchi(o)-

or|chi|di|tis [ɔ:rkı'daıtıs] *noun*: Orchitis *f*, Hodenentzündung *f*, Didymitis *f*

or|chi|do|ep|i|did|y|mec|to|my [,ɔ:rkıdəυ,epıdıdə'mektəmı] *noun*: Orchidoepididymektomie *f*

or|chi|dop|to|sis [,ɔ:rkıdαp'təυsıs] *noun*: Hodensenkung *f*, Orchidoptose *f*

or|chi|dot|o|my [,ɔ:rkı'datəmı] *noun*: Orchiotomie *f*

or|chi|ec|to|my [,ɔ:rkı'ektəmı] *noun*: Orchiektomie *f*

or|chi|en|ceph|a|lo|ma [ɔ:rkı,ensəfə'ləυmə] *noun*: embryonales Hodenkarzinom *nt*, Orchioblastom *nt*

or|chi|ep|i|did|y|mi|tis [,ɔ:rkı,epıdıdə-'maıtıs] *noun*: Orchiepididymitis *f*

or|chi|o|cele ['ɔ:rkısı:l] *noun*: **1.** Hodentumor *m* **2.** Leisten-, Inguinalhoden *m* **3.** Hodenbruch *m*, Skrotalhernie *f*, Hernia scrotalis

or|chi|op|al|thy [ˌɔːrkɪ'apəθɪ] *noun*: Hodenerkrankung f, Orchidopathie f

or|chi|ol|pex|y ['ɔːrkɪəpeksɪ] *noun*: Orchidopexie f

or|chi|ot|ol|my [ˌɔːrkɪ'atəmɪ] *noun*: Orchiotomie f

or|chis ['ɔːrkɪs] *noun*: Hoden m, Orchis m, Testis m

or|chit|ic [ɔːr'kɪtɪk] *adj*: orchitisch, didymitisch

or|chi|tis [ɔːr'kaɪtɪs] *noun*: Orchitis f, Hodenentzündung f, Didymitis f
  mumps orchitis: Mumps-Orchitis f

or|chot|ol|my [ɔːr'katəmɪ] *noun*: Orchiotomie f

orf [ɑrf] *noun*: Orf f, Ecthyma contagiosum, Stomatitis pustulosa contagiosa

or|gan ['ɔːrgn] *noun*: **1.** Organ nt, Organum nt **2.** Stimme f, Organ nt
  Corti's organ: Corti-Organ nt, Organum spirale
  organ of equilibrium: Gleichgewichtsorgan nt
  generative organs: Geschlechtsorgane pl, Genitalien pl, Organa genitalia
  genital organs: Geschlechtsorgane pl, Genitalien pl, Organa genitalia
  glomus organ: Glomusorgan nt, Masson-Glomus m, Glomus neuromyoarteriale, Anastomosis arteriovenosa glomeriformis
  gustatory organ: Geschmacksorgan nt, Organum gustatorium/gustus
  internal organs: innere Organe pl
  olfactory organ: Riechorgan nt, Organum olfactorium/olfactus
  sense organs: Sinnesorgane pl, Organa sensuum
  sensory organs: Sinnesorgane pl, Organa sensuum
  spiral organ: Corti-Organ nt, Organum spirale
  urinary organs: uropoetisches System nt, Harnorgane pl, Organa urinaria
  vestibulocochlear organ: Gehör- und Gleichgewichtsorgan nt, Organon auditus, Organum vestibulocochlearis
  visual organ: Sehorgan nt, Organum visus/visuale

or|gan|ic [ɔːr'gænɪk]: **I** *noun* organische Substanz f **II** *adj* **1.** organisch **2.** organisch, somatisch **3.** (*chem.*) organisch

or|gan|ism ['ɔːrgənɪzəm] *noun*: Organismus m

or|gan|is|mal [ˌɔːrgən'nɪzml] *adj*: organismisch

or|ga|no|gen|e|sis [ˌɔːrgənəʊ'dʒenəsɪs] *noun*: Organentwicklung f, Organoge-

nese f

or|ga|no|gen|ic [ˌɔːrgənəʊ'dʒenɪk] *adj*: organogen

or|ga|no|pex|y ['ɔːrgənəʊpeksɪ] *noun*: Organopexie f

or|ga|no|phil|ic [ˌɔːrgənəʊ'fɪlɪk] *adj*: organotrop

or|ga|no|phil|ism [ɔːrgə'nafəlɪzəm] *noun*: Organotropie f

or|ga|no|trop|ic [ˌɔːrgənəʊ'trapɪk, -'trəʊp-] *adj*: organotrop

or|ga|not|ro|pism [ˌɔːrgə'natrəpɪzəm] *noun*: Organotropie f

or|ga|not|ro|py [ˌɔːrgə'natrəpɪ] *noun*: → organotropism

or|gasm ['ɔːrgæzəm] *noun*: (sexueller) Höhepunkt m, Orgasmus m

or|i|fice ['ɔːrɪfɪs, 'ɑr-] *noun*: Mund m, Mündung f, Öffnung f; (*anatom.*) Orificium nt, Ostium nt
  ureteric orifice: Harnleiter(ein)mündung f, Ostium ureteris

or|ni|thine ['ɔːrnəθiːn, -θɪn] *noun*: Ornithin nt

or|ni|thi|ne|mia [ˌɔːrnəθɪ'niːmɪə] *noun*: Ornithinämie f

or|ni|thi|nu|ria [ɔːrnəθɪ'n(j)ʊərɪə] *noun*: Ornithinurie f

or|ni|tho|sis [ˌɔːrnɪ'θəʊsɪs] *noun*: Ornithose f, Papageienkrankheit f, Psittakose f

o|ro|fa|cial [ˌɔːrəʊ'feɪʃl] *adj*: orofazial

o|ro|lin|gual [ˌɔːrəʊ'lɪŋgwəl] *adj*: orolingual

o|ro|na|sal [ˌɔːrəʊ'neɪzl] *adj*: oronasal

o|ro|pha|ryn|ge|al [ˌɔːrəʊfə'rɪndʒ(ɪ)əl] *adj*: oropharyngeal, pharyngo-oral, mesopharyngeal

o|ro|phar|ynx [ˌɔːrəʊ'færɪŋks] *noun*: Oropharynx m, Pars oralis pharyngis

o|ro|tra|che|al [ˌɔːrəʊ'treɪkɪəl, ˌəʊrəʊ-] *adj*: orotracheal

or|rho|men|in|gi|tis [ˌɔːrəʊˌmenɪn'dʒaɪtɪs, ˌəʊrəʊ-] *noun*: Serositis f, Serosaentzündung f

or|the|sis [ɔːr'θiːsɪs] *noun, plural* -ses [-siːs]: Orthese f

or|tho|ceph|al|ous [ˌɔːrθəʊ'sefələs] *adj*: orthozephal, orthokephal

or|tho|chro|mat|ic [ˌɔːrθəʊkrəʊ'mætɪk, -krə-] *adj*: orthochromatisch, orthochromophil

or|tho|cy|to|sis [ˌɔːrθəʊsaɪ'təʊsɪs] *noun*: Orthozytose f

or|tho|don|tics [ˌɔːrθəʊ'dantɪks] *plural*: Kieferorthopädie f, Orthodontie f

or|tho|drom|ic [ˌɔːrθəʊ'dramɪk] *adj*: orthodrom

or|tho|gly|ce|mic [ˌɔːrθəʊglaɪ'siːmɪk]

adj: normoglykämisch, euglykämisch

or|tho|grade [ˈɔːrθəʊɡreɪd] *adj*: orthograd

or|tho|ker|a|to|sis [ˌɔːrθəʊkerəˈtəʊsɪs] *noun*: Orthokeratose *f*

or|tho|ker|a|tot|ic [ˌɔːrθəʊkerəˈtɒtɪk] *adj*: orthokeratotisch

Or|tho|myx|o|vir|i|dae [ˌɔːrθəʊˌmɪksəʊˈvɪrədiː] *plural*: Orthomyxoviren *pl*, Orthomyxoviridae *pl*

or|tho|pan|tog|ra|phy [ˌɔːrθəʊpænˈtɒɡrəfɪ] *noun*: Orthopantomographie *f*, Orthopantomografie *f*

or|tho|pe|dic [ˌɔːrθəʊˈpiːdɪk] *adj*: orthopädisch

or|tho|pne|a [ɔːrˈθɒpnɪə, ɔːrˌθɒpˈnɪə] *noun*: Orthopnoe *f*

or|tho|pne|ic [ˌɔːrθɒpˈniːɪk] *adj*: orthopnoisch

Or|tho|pox|vi|rus [ˌɔːrθəʊˈpɒksvaɪrəs] *noun*: Orthopoxvirus *nt*

Orthopoxvirus bovis: Orthopoxvirus bovis, Kuhpockenvirus *nt*

or|thop|tic [ɔːrˈθɒptɪk] *adj*: orthoptisch

or|thop|tics [ɔːrˈθɒptɪks] *plural*: Orthoptik *f*

or|tho|sis [ɔːrˈθəʊsɪs] *noun, plural* **-ses** [-siːz]: Orthese *f*

or|tho|stat|ic [ˌɔːrθəˈstætɪk] *adj*: orthostatisch

or|tho|stat|ism [ˈɔːrθəʊstætɪzəm] *noun*: Orthostase *f*

or|tho|sym|pa|thet|ic [ˌɔːrθəʊˌsɪmpəˈθetɪk] *adj*: orthosympathisch, sympathisch

or|tho|top|ic [ˌɔːrθəʊˈtɒpɪk] *adj*: (*Organ*) orthotop, normotop, eutop

or|thu|ria [ɔːrˈθʊərɪə] *noun*: Orthurie *f*

o|ryz|oid [əʊˈraɪzɔɪd] *adj*: reiskornähnlich, oryzoid

os [ɑs]: **I** *noun, plural* **o|ra** [ˈɔːrə, ˈəʊrə] (Körper-)Öffnung *f*, Mündung *f*; Mund *m*, Os *nt* **I** *noun, plural* **os|sa** [ˈɑsə] Knochen *m*, (Ge-)Bein *nt*, Os *nt*

os|chel|al [ˈɑskɪəl] *adj*: skrotal

os|che|li|tis [ɑskɪˈaɪtɪs] *noun*: Skrotitis *f*, Hodensackentzündung *f*, Skrotumentzündung *f*

os|chel|e|phan|ti|a|sis [ˌɑskeləfənˈtaɪəsɪs] *noun*: Skrotalelephantiasis *f*

os|che|o|cele [ˈɑskɪəʊsiːl] *noun*: **1.** Hodenbruch *m*, Skrotalhernie *f*, Hernia scrotalis **2.** Skrotaltumor *m*

os|che|o|hy|dro|cele [ˌɑskɪəʊˈhaɪdrəsiːl] *noun*: Hydrozele *f*, Hydrocele testis

os|chi|tis [ɑsˈkaɪtɪs] *noun*: Skrotitis *f*, Hodensackentzündung *f*, Skrotumentzündung *f*

os|mi|dro|sis [ɑzməˈdrəʊsɪs] *noun*: Bromhidrose *f*

os|mi|um [ˈɑzmɪəm] *noun*: Osmium *nt*

os|mol [ɑzməʊl, -mɒl] *noun*: Osmol *nt*

os|mo|lal [ˈɑzmələl] *adj*: osmolal

os|mo|lal|i|ty [ˌɑzməʊˈlælətɪ] *noun*: Osmolalität *f*

os|mo|lar [ɑzˈməʊlər] *adj*: osmolar

os|mo|lar|i|ty [ˌɑzməʊˈlærətɪ] *noun*: Osmolarität *f*

os|mom|e|try [ɑzˈmɑmətrɪ] *noun*: Osmometrie *nt*

os|mo|re|cep|tor [ˌɑzməʊrɪˈseptər] *noun*: **1.** Osmorezeptor *m* **2.** Geruchs-, Osmorezeptor *m*

os|mo|reg|u|la|tion [ˌɑzməʊreɡjəˈleɪʃn] *noun*: Osmoregulation *f*

os|mo|reg|u|la|to|ry [ˌɑzməʊˈreɡjələtɔːrɪ] *adj*: osmoregulatorisch

os|mo|sis [ɑzˈməʊsɪs] *noun*: Osmose *f*

os|mo|ther|a|py [ˌɑzməʊˈθerəpɪ] *noun*: Osmotherapie *f*

os|mot|ic [ɑzˈmɑtɪk] *adj*: osmotisch

os|phret|ic [ɑzˈfretɪk] *adj*: olfaktorisch

os|phy|ar|thro|sis [ˌɑsfɪɑːrˈθrəʊsɪs] *noun*: Hüftgelenksentzündung *f*, Koxitis *f*, Coxarthritis *f*

os|se|o|car|ti|lag|i|nous [ˌɑsɪəʊˌkɑːrtɪˈlædʒɪnəs] *adj*: osteochondral, chondro-ossär, osteokartilaginär

os|se|o|fi|brous [ˌɑsɪəʊˈfaɪbrəs] *adj*: osteofibrös

os|se|ous [ˈɑsɪəs] *adj*: ossär, knöchern, ossal

os|si|cle [ˈɑsɪkl] *noun*: Knöchelchen *nt*, Ossiculum *nt*

ear/auditory ossicles: Gehörknöchelchen *pl*, Ossicula auditus/auditoria

os|sic|u|lar [əˈsɪkjələr] *adj*: ossikulär

os|sic|u|lec|to|my [ˌɑsɪkjəˈlektəmɪ] *noun*: Ossikulektomie *f*

os|sic|u|lot|o|my [ˌɑsɪkjəˈlɑtəmɪ] *noun*: Ossikulotomie *f*

os|si|des|mo|sis [ˌɑsɪdesˈməʊsɪs] *noun*: Sehnenverknöcherung *f*

os|si|fer|ous [əˈsɪfərəs] *adj*: knochenbildend

os|si|fi|ca|tion [ˌɑsɪfɪˈkeɪʃn] *noun*: Knochenbildung *f*, Ossifikation *f*, Osteogenese *f*

cartilaginous ossification: Ersatzknochenbildung *f*, indirekte Ossifikation *f*, chondrale Ossifikation *f*, Osteogenesis cartilaginea

endochondral ossification: en(do)chondrale Knochenbildung/Verknöcherung/Ossifikation *f*

intramembranous ossification: direkte/desmale Knochenbildung *f*, Osteogenesis membranacea perichondral ossification: perichondrale Ossifikation *f*

os|si|fy|ing ['ɒsəfaɪɪŋ] *adj*: verknöchernd, ossifizierend

os|te|al ['ɒstɪəl] *adj*: ossär, knöchern, ossal

os|te|al|gia [ˌɒstɪˈældʒ(ɪ)ə] *noun*: Knochenschmerz(en *pl*) *m*, Ostealgie *f*, Osteodynie *f*

os|tec|to|my [ɒsˈtektəmɪ] *noun*: Osteoektomie *f*

os|te|it|ic [ˌɒstɪˈɪtɪk] *adj*: ostitisch, osteitisch

os|te|itis [ˌɒstɪˈaɪtɪs] *noun*: Ostitis *f*, Knochenentzündung *f*, Osteitis *f*
   suppurative osteitis: Ostitis purulenta

os|te|o|al|cu|sis [ˌɒstɪəʊəˈkjuːsɪs] *noun*: Knochenleitung *f*, Osteoakusis *f*, Osteophonie *f*

os|te|o|ar|thrit|ic [ˌɒstɪəʊɑːˈθraɪtɪk] *adj*: osteoarthritisch

os|te|o|ar|thri|tis [ˌɒstɪəʊɑːˈθraɪtɪs] *noun*: degenerative Gelenkerkrankung *f*, Osteoarthrose *f*, Gelenk(s)arthrose *f*, Arthrosis deformans

os|te|o|ar|throp|a|thy [ˌɒstɪəʊɑːˈθrɒpəθɪ] *noun*: Osteoarthropathie *f*

os|te|o|ar|tic|u|lar [ˌɒstɪəʊɑːˈtɪkjələr] *adj*: osteoartikulär

os|te|o|blas|tic [ˌɒstɪəʊˈblæstɪk] *adj*: 1. osteoblastisch 2. osteoplastisch

os|te|o|blas|to|ma [ˌɒstɪəʊblæsˈtəʊmə] *noun*: Osteoblastom *nt*

os|te|o|car|ci|no|ma [ɒstɪəʊˌkɑːrsɪˈnəʊmə] *noun*: Knochenkrebs *m*

os|te|o|car|ti|lag|i|nous [ˌɒstɪəʊkɑːrtəˈlædʒɪnəs] *adj*: osteochondral, chondro-ossär, osteokartilaginär

os|te|o|chon|dral [ˌɒstɪəʊˈkandrəl] *adj*: osteochondral, chondro-ossär, osteokartilaginär

os|te|o|chon|drit|ic [ˌɒstɪəʊkanˈdraɪtɪk] *adj*: osteochondritisch

os|te|o|chon|dri|tis [ˌɒstɪəʊkanˈdraɪtɪs] *noun*: Osteochondritis *f*

os|te|o|chon|dro|dys|pla|sia [ˌɒstɪəʊˌkandrəʊdɪsˈpleɪʒ(ɪ)ə, -ɪə] *noun*: Osteochondrodysplasie *f*

os|te|o|chon|dro|dys|tro|phy [ˌɒstɪəʊˌkandrəʊˈdɪstrəfɪ] *noun*: 1. Morquio-Ullrich-Syndrom *nt*, spondyloepiphysäre Dysplasie *f*, Mukopolysaccharidose *f* Typ IV 2. Osteochondrodystrophie *f*, Chondroosteodystrophie *f*

os|te|o|chon|dro|ly|sis [ˌɒstɪəʊkanˈdralɪsɪs] *noun*: Osteochondrosis dissecans

os|te|o|chon|dro|ma [ˌɒstɪəʊkanˈdrəʊmə] *noun*: Osteochondrom *nt*, knorpelige Exostose *f*, kartilaginäre Exostose

f, Chondroosteom *nt*

os|te|o|chon|dro|mal|to|sis [ˌɒstɪəʊˌkandrəməˈtəʊsɪs] *noun*: Osteochondromatosis *f*

os|te|o|chon|dro|pal|thy [ˌɒstɪəʊkanˈdrapəθɪ] *noun*: Knochen-Knorpel-Erkrankung *f*, Osteochondropathie *f*

os|te|o|chon|dro|sar|co|ma [ɒstɪəʊˌkandrəsɑːrˈkəʊmə] *noun*: Osteochondrosarkom *nt*, Osteochondrosarcoma *nt*

os|te|o|chon|dro|sis [ˌɒstɪəʊkanˈdrəʊsɪs] *noun*: Osteochondrose *f*
   osteochondrosis dissecans: Osteochondrosis dissecans

os|te|o|chon|drous [ˌɒstɪəʊˈkandrəs] *adj*: aus chondro-ossär, osteokartilaginär

os|te|o|cla|sis [ˌɒstɪˈakləsɪs] *noun*: 1. Osteoklase *f*, Osteoklasie *f* 2. (*patholog.*) vermehrte Osteoklastentätigkeit *f*, Osteoklasie *f*, Osteoklase *f*

os|te|o|clas|tic [ˌɒstɪəʊˈklæstɪk] *adj*: osteoklastisch

os|te|o|clas|to|ma [ˌɒstɪəʊklæsˈtəʊmə] *noun*: Osteoklastom *nt*

os|te|o|cys|to|ma [ˌɒstɪəʊsɪsˈtəʊmə] *noun*: Knochenzyste *f*

os|te|o|cyte ['ɒstɪəʊsaɪt] *noun*: Osteozyt *m*

os|te|o|des|mo|sis [ˌɒstɪəʊdezˈməʊsɪs] *noun*: Bandverknöcherung *f*, Osteodesmose *f*

os|te|o|dys|tro|phy [ˌɒstɪəʊˈdɪstrəfɪ] *noun*: Knochendystrophie *f*, Osteodystrophie *f*

os|te|o|en|chon|dro|ma [ˌɒstɪəʊenkanˈdrəʊmə] *noun*: Osteochondrom *nt*

os|te|o|fi|bro|chon|dro|sar|co|ma [ɒstɪəʊˌfaɪbrəˌkandrəsɑːrˈkəʊmə] *noun*: malignes Mesenchymom *nt*

os|te|o|fi|bro|ma [ˌɒstɪəʊfaɪˈbrəʊmə] *noun*: Knochenfibrom *nt*, Osteofibrom *nt*

os|te|o|fi|bro|mal|to|sis [ˌɒstɪəʊˌfaɪbrəmaˈtəʊsɪs] *noun*: Osteofibromatose *f*

os|te|o|fi|bro|sar|co|ma [ɒstɪəʊˌfaɪbrəsɑːrˈkəʊmə] *noun*: Osteofibrosarkom *nt*, Osteofibrosarcoma *nt*

os|te|o|fi|bro|sis [ˌɒstɪəʊfaɪˈbrəʊsɪs] *noun*: Knochen-, Osteofibrose *f*

os|te|o|gen|e|sis [ˌɒstɪəʊˈdʒenəsɪs] *noun*: Knochenbildung *f*, Osteogenese *f*
   osteogenesis imperfecta: Osteogenesis imperfecta, Osteopsathyrosis *f*

os|te|o|ge|net|ic [ˌɒstɪəʊdʒəˈnetɪk] *adj*: osteogenetisch, knochenbildend, osteogen

os|te|o|gen|ic [ˌɒstɪəʊˈdʒenɪk] *adj*: 1. osteogen 2. → *osteogenetic*

os|te|oid ['ɒstɪɔɪd]: I *noun* Osteoid *nt* II *adj* knochenartig, osteoid

os|te|ol|y|sis [ɒstɪˈalɪsɪs] *noun*: Osteolyse *f*

os|te|o|ly|tic [ɑstɪə'lɪtɪk] *adj*: osteolytisch, knochenauflösend

os|te|o|ma [ɑstɪ'əʊmə] *noun*: (benigne) Knochengeschwulst *f*, Osteom *nt*

osteoid osteoma: Osteoidosteom *nt*

os|te|o|ma|la|cia [ˌɑstɪəʊmə'leɪʃ(ɪ)ə] *noun*: Knochenerweichung *f*, Osteomalazie *f*

os|te|o|ma|la|cic [ˌɑstɪəʊmə'leɪsɪk] *adj*: osteomalazisch

os|te|o|ma|to|sis [ˌɑstɪəʊmə'təʊsɪs] *noun*: Osteomatose *f*

os|te|o|my|e|lit|ic [ˌɑstɪəˌmaɪə'lɪtɪk] *adj*: osteomyelitisch

os|te|o|my|e|li|tis [ˌɑstɪəʊmaɪə'laɪtɪs] *noun*: Knochenmark(s)entzündung *f*, Osteomyelitis *f*

zygomatic osteomyelitis: Zygomatizitis *f*, Zygomatitis *f*

os|te|o|my|e|lo|fi|bro|sis [ɑstɪəʊˌmaɪələʊfaɪ'brəʊsɪs] *noun*: Knochenmarksfibrose *f*, Myelofibrose *f*, Osteomyelofibrose *f*

os|te|o|my|e|log|ra|phy [ˌɑstɪəʊmaɪə'lɑgrəfɪ] *noun*: Osteomyelographie *f*, Osteomyelografie *f*

os|te|o|my|e|lo|re|tic|u|lo|sis [ɑstɪəʊˌmaɪəʊˌrɪtɪkjə'ləʊsɪs] *noun*: Osteomyeloretikulose *f*

os|te|o|my|e|lo|scle|ro|sis [ɑstɪəʊˌmaɪələʊsklɪ'rəʊsɪs] *noun*: → *osteomyelofibrosis*

os|te|o|myx|o|chon|dro|ma [ɑstɪəʊˌmɪksəkan'drəʊmə] *noun*: Osteochondromyxom *nt*

os|te|on [ˈɑstɪɑn] *noun*: Havers-System *nt*, Osteon *nt*

os|te|o|ne|cro|sis [ˌɑstɪəʊnɪ'krəʊsɪs] *noun*: Knochen-, Osteonekrose *f*

radiation osteonecrosis: Strahlungsosteonekrose *f*, Radioosteonekrose *f*, Osteoradionekrose *f*

spontaneous osteonecrosis: spontane/ aseptische Knochennekrose *f*

os|te|o|ne|crot|ic [ˌɑstɪəʊnɪ'krɑtɪk] *adj*: osteonekrotisch

os|te|o|path|ic [ˌɑstɪəʊ'pæθɪk] *adj*: osteopathisch

os|te|op|a|thy [ˌɑstɪ'ɑpəθɪ] *noun*: **1.** Knochenerkrankung *f*, Osteopathie *f* **2.** (*Therapie*) Osteopathie *f*

dialysis osteopathy: Dialyse-Osteopathie *f*

hunger osteopathy: alimentäre/nutritive Osteopathie *f*, Hungerosteopathie *f*

os|te|o|per|i|os|te|al [ˌɑstɪəʊˌperɪ'ɑstɪəl] *adj*: osteoperiostal

os|te|o|per|i|os|ti|tis [ˌɑstɪəʊˌperɪɑs'taɪ-

tɪs] *noun*: Osteoperiostitis *f*

os|te|o|pe|tro|sis [ˌɑstɪəʊpe'trəʊsɪs] *noun*: Marmorknochenkrankheit *f*, Albers-Schöneberg-Krankheit *f*, Osteopetrose *f*

os|te|o|phage [ˈɑstɪəʊfeɪdʒ] *noun*: Osteoklast *m*, Osteophage *m*

os|te|o|phyte [ˈɑstɪəʊfaɪt] *noun*: Osteophyt *m*

os|te|o|plas|tic [ˌɑstɪəʊ'plæstɪk] *adj*: osteogenetisch, knochenbildend, osteogen

os|te|o|poi|kil|o|sis [ˌɑstɪəʊˌpɔɪkɪ'ləʊsɪs] *noun*: Osteopoikilose *f*, Osteopathia condensans disseminata

os|te|o|po|ro|mal|a|cia [ˌɑstɪəʊpərəʊmə-'leɪʃ(ɪ)ə] *noun*: Osteoporomalazie *f*

os|te|o|po|ro|sis [ˌɑstɪəʊpə'rəʊsɪs] *noun*: Osteoporose *f*

disuse osteoporosis: Inaktivitätsosteoporose *f*

involutional osteoporosis: Involutionsosteoporose *f*

postmenopausal osteoporosis: postmenopausale/klimakterische Osteoporose *f*, präsenile Involutionsosteoporose *f*

senile osteoporosis: Altersosteoporose *f*, senile Osteoporose *f*

starvation osteoporosis: Hungerosteoporose *f*

os|te|o|po|rot|ic [ˌɑstɪəʊpə'rɑtɪk] *adj*: osteoporotisch

os|te|o|ra|di|o|ne|cro|sis [ˌɑstɪəʊˌreɪdɪəʊnɪ'krəʊsɪs] *noun*: Strahlenosteonekrose *f*, Osteoradionekrose *f*, Radioosteonekrose *f*

os|te|o|sar|co|ma [ˌɑstɪəʊsɑːr'kəʊmə] *noun*: Knochensarkom *nt*, Osteosarkom *nt*, Osteosarcoma *nt*, osteogenes Sarkom *nt*, osteoplastisches Sarkom *nt*

os|te|o|scle|ro|sis [ˌɑstɪəʊsklɪ'rəʊsɪs] *noun*: Knochen-, Osteosklerose *f*

os|te|o|scle|rot|ic [ˌɑstɪəʊsklɪ'rɑtɪk] *adj*: osteosklerotisch

os|te|o|syn|the|sis [ˌɑstɪəʊ'sɪnθəsɪs] *noun*: Osteosynthese *f*

compression osteosynthesis: Druckosteosynthese *f*

os|te|o|throm|bo|sis [ˌɑstɪəʊθram'bəʊsɪs] *noun*: Osteothrombose *f*

os|te|ot|o|my [ˌɑstɪ'ɑtəmɪ] *noun*: Osteotomie *f*

corrective osteotomy: Korrekturosteotomie *f*

displacement osteotomy: Umstellungsosteotomie *f*

pelvic osteotomy: Becken(ring)osteotomie *f*

valgus osteotomy: Valgusosteotomie f
varus osteotomy: Varusosteotomie f
wedge osteotomy: Keilosteotomie f
os|ti|tis [as'taɪtɪs] noun: Ostitis f, Knochenentzündung f, Osteitis f
os|ti|um ['ɒstɪəm] noun, plural -tia [-tɪə]: Mündung f, Eingang m, Ostium nt
uterine ostium of uterine tube: Tubenmündung f, Ostium uterinum tubae uterinae
ot|al|gia [əʊ'tældʒ(ɪ)ə] noun: Ohrenschmerz(en pl) m, Otalgie f
ot|al|gic [əʊ'tældʒɪk] adj: otalgisch
ot|he|ma|to|ma [əʊ'θiːmətəʊmə, əʊt-'hiːmə-] noun: Othämatom nt
ot|ic ['əʊtɪk, 'ɑtɪk] adj: Ohr-
o|tit|ic [əʊ'tɪtɪk] adj: otitisch
o|ti|tis [əʊ'taɪtɪs] noun: Ohrentzündung f, Otitis f
  otitis externa: Otitis externa
  furuncular otitis: Ohr-, Gehörgangsfurunkel m, Otitis externa furunculosa/circumscripta
  influenzal otitis: Grippeotitis f
  otitis interna: Otitis interna, Innenohrentzündung f
  measles otitis: Masernotitis f
  otitis media: Mittelohrentzündung f, Otitis media
  symptomatic otitis: Begleitotitis f
oto|blen|nor|rhea [,əʊtəblenə'rɪə] noun: muköser Ohr(en)ausfluss m, Otoblennorrhoe f
oto|clei|sis [,əʊtə'klaɪsɪs] noun: Otokleisis f, Otoklisis f
oto|co|nia [,əʊtə'kəʊnɪə] plural, sing -ni|um [-nɪəm]: Ohrkristalle pl, Otokonien pl, Statokonien pl
oto|gen|ic [,əʊtə'dʒenɪk] adj: otogen
oto|lites ['əʊtəlaɪts] plural: 1. (physiolog.) Ohrkristalle pl, Otokonien pl, Statokonien pl 2. Otolithen pl
oto|li|thi|a|sis [,əʊtəlɪ'θaɪəsɪs] noun: Otolithiasis f
oto|liths ['əʊtəlɪθs] plural: → otolites
oto|mas|toi|di|tis [,əʊtə,mæstɔɪ'daɪtɪs] noun: Otomastoiditis f
oto|my|co|sis [,əʊtəmaɪ'kəʊsɪs] noun: Otomykose f
oto|my|cot|ic [,əʊtəmaɪ'kɑtɪk] adj: otomykotisch
oto|my|i|a|sis [,əʊtə'maɪ(j)əsɪs] noun: Otomyiasis f
oto|pal|a|to|dig|i|tal [,əʊtə,pælətəʊ'dɪdʒɪtl] adj: otopalatodigital
oto|path|y [əʊ'tɑpəθɪ] noun: Ohrenerkrankung f, Otopathie f
oto|pha|ryn|ge|al [,əʊtəfə'rɪndʒ(ɪ)əl] adj: otopharyngeal

oto|pyo|r|rhea [,əʊtə,paɪə'rɪə] noun: eitriger Ohrenausfluss m, Otopyorrhoe f
oto|rhi|nol|lar|yn|gol|o|gy [,əʊtə,raɪnəʊlærɪn'gɑlədʒɪ] noun: Hals-Nasen-Ohrenheilkunde f, Otorhinolaryngologie f
oto|r|hal|gia [,əʊtə'reɪdʒ(ɪ)ə] noun: Ohrblutung f, Otorrhagie f
oto|r|rhea [,əʊtə'rɪə] noun: Ohren(aus)fluss m, Otorrhoe f
oto|sal|pinx [,əʊtə'sælpɪŋks] noun: Ohrtrompete f, Eustach-Röhre f, Tuba auditiva/auditoria
oto|scle|ro|sis [,əʊtəsklɪ'rəʊsɪs] noun: Otosklerose f
oto|scle|rot|ic [,əʊtəsklɪ'rɑtɪk] adj: otosklerotisch
oto|scope ['əʊtəskəʊp] noun: Otoskop nt; Ohrenspekulum nt
  Siegle's otoscope: Siegle-Ohrtrichter m
oto|scop|ic [,əʊtə'skɑpɪk] adj: otoskopisch
oto|scol|py [əʊ'tɑskəpɪ] noun: Ohrspiegelung f, Otoskopie f
oto|tox|ic [,əʊtə'tɑksɪk] adj: ototoxisch
oto|tox|ic|i|ty [,əʊtətɑk'sɪsətɪ] noun: Ototoxizität f
out|growth ['aʊtgrəʊθ] noun: Auswuchs m, Exkreszenz f
out|put ['aʊtpʊt] noun: Output m; Abgabe f; (Arbeits-, Produktions-)Leistung f
  basal acid output: (Magen) basale Säuresekretion f, Basalsekretion f
  cardiac output: 1. Herzzeitvolumen nt 2. Herzminutenvolumen nt
o|val|lo|cyte ['əʊvələʊsaɪt] noun: Elliptozyt m, Ovalozyt m
o|val|lo|cyt|ic [əʊvələʊ'sɪtɪk] adj: elliptozytär, ovalozytär
o|val|lo|cy|to|sis [,əʊvələʊsaɪ'təʊsɪs] noun: hereditäre Elliptozytose f, Ovalozytose f, Dresbach-Syndrom nt
o|var|i|an [əʊ'veərɪən] adj: ovarial, ovariell
o|var|i|ec|to|my [əʊ,veərɪ'ektəmɪ] noun: Ovarektomie f
o|var|i|o|ab|dom|i|nal [əʊ,veərɪəʊæb'dɑmɪnl] adj: ovarioabdominal
o|var|i|o|cen|te|sis [əʊ,veərɪəʊsen'tiːsɪs] noun: Eierstockpunktion f, Ovariozentese f
o|var|i|o|gen|ic [əʊ,veərɪəʊ'dʒenɪk] adj: ovariogen
o|var|i|o|hys|ter|ec|to|my [əʊ,veərɪəʊhistə'rektəmɪ] noun: Ovariohysterektomie f, Oophorohysterektomie f
o|var|i|o|pexy [əʊ,veərɪəʊ'peksɪ] noun: Eierstockfixierung f, Ovariopexie f
o|var|i|o|sal|pin|gec|to|my [əʊ,veərɪəʊ-

,sælpɪŋ'dʒektəmɪ] *noun*: Ovariosalpingektomie *f*, Oophorosalpingektomie *f*
o|var|i|o|sal|pin|gi|tis [əʊ,veərɪəʊ,sæl-
pɪŋ'dʒaɪtɪs] *noun*: Ovariosalpingitis *f*,
Oophorosalpingitis *f*
o|var|i|o|tes|tis [əʊ,veərɪəʊ'testɪs] *noun*:
→ *ovotestis*
o|var|i|ot|o|my [əʊ,veərɪ'atəmɪ] *noun*:
Eierstockschnitt *m*, Ovariotomie *f*,
Ovaritomie *f*
o|var|ri|tis [əʊvə'raɪtɪs] *noun*: Eierstock-
entzündung *f*, Oophoritis *f*
o|var|ry ['əʊvərɪ] *noun, plural* -ries: Eier-
stock *m*, Ovarium *nt*, Ovar *nt*, Oophoron *nt*
o|ver|bite ['əʊvərbaɪt] *noun*: Überbiss *m*
o|ver|dose [,əʊvər'dəʊs]: I *noun* Über-
dosis *f*, Überdosierung *f* II *v* überdosie-
ren
o|ver|hy|dra|tion [,əʊvərhaɪ'dreɪʃn] *noun*:
Überwässerung *f*, Hyperhydratation *f*
o|ver|sen|si|tiv|i|ty [,əʊvərsensə'tɪvətɪ]
noun: Überempfindlichkeit *f*
o|ver|ven|ti|la|tion [,əʊvər,ventɪ'leɪʃn]
noun: Überbeatmung *f*, Hyperventilation *f*
o|vi|duct ['əʊvɪdʌkt] *noun*: Eileiter *m*,
Tube *f*, Ovidukt *m*, Tuba uterina
o|vi|duc|tal [,əʊvɪ'dʌktl] *adj*: Eileiter-,
Tuben-
o|vi|gen|e|sis [,əʊvɪ'dʒenəsɪs] *noun*:
→ *oogenesis*
o|vo|cyte ['əʊvəsaɪt] *noun*: → *oocyte*
o|vo|gen|e|sis [,əʊvə'dʒenəsɪs] *noun*:
→ *oogenesis*
o|vo|tes|tis [,əʊvə'testɪs] *noun*: Ovotes-
tis *m*
o|vu|la|tion [,ʌvjə'leɪʃn, ,əʊv-] *noun*:
Eisprung *m*, Ovulation *f*
o|vu|la|to|ry ['ʌvjələtɔːriː, -təʊ-] *adj*:
ovulatorisch
o|vum ['əʊvəm] *noun, plural* o|va
['əʊvə]: Ei(zelle *f*) *nt*, Ovum *nt*
blighted ovum: Abortivei *nt*, Molenei
nt, Windei *nt*
ox|a|cil|lin [aksə'sɪlɪn] *noun*: Oxacillin *nt*
ox|a|late ['aksəleɪt] *noun*: Oxalat *nt*
ox|a|le|mia [,aksə'liːmɪə] *noun*: Hyper-
oxalämie *f*
ox|a|lo|sis [aksə'ləʊsɪs] *noun*: Oxalose *f*
ox|al|u|ria [,aksəl'jʊərɪə] *noun*: Oxalu-
rie *f*, Hyperoxalurie *f*
ox|id ['aksɪd] *noun*: → *oxide*

ox|i|dant ['aksɪdənt] *noun*: Oxidations-
mittel *nt*, Oxidans *nt*
ox|i|dase ['aksɪdeɪz] *noun*: Oxidase *f*
monoamine oxidase: Monoamin(o)-
oxidase *f*
ox|i|date ['aksɪdeɪt] *v*: oxidieren
ox|i|da|tion [aksɪ'deɪʃn] *noun*: Oxida-
tion *f*, Oxidieren *nt*
oxidation-reduction *noun*: Oxidations-
Reduktions-Reaktion *f*, Redox-Reaktion *f*
ox|i|da|tive [aksɪ'deɪtɪv] *adj*: oxidie-
rend, oxidativ
ox|ide ['aksaɪd] *noun*: Oxid *nt*
ox|i|diz|er ['aksɪdaɪzər] *noun*: Oxida-
tionsmittel *nt*, Oxidans *nt*
ox|i|do|re|duc|tase [,aksɪdəʊrɪ'dʌkteɪz]
noun: Oxidoreduktase *f*
ox|i|do|re|duc|tion [,aksɪdəʊrɪ'dʌkʃn]
noun: Oxidations-Reduktions-Reaktion *f*, Redox-Reaktion *f*
5-ox|o|pro|lin|u|ria [aksəʊ,prəʊlɪ'n(j)ʊə-
rɪə] *noun*: Pyroglutaminazidurie *f*
ox|y|ceph|al|lous [,aksɪ'sefələs] *adj*: oxy-
zephal, spitzschädelig, turmschädelig
ox|y|ceph|al|ly [,aksɪ'sefəlɪ] *noun*: Spitz-,
Turmschädel *m*, Oxyzephalie *f*
ox|y|gen ['aksɪdʒən] *noun*: Sauerstoff
m; Oxygen *nt* *nt*
ox|y|gen|ase ['aksɪdʒəneɪz] *noun*: Oxy-
genase *f*, Oxigenase *f*
ox|y|gen|a|tion [,aksɪdʒə'neɪʃn] *noun*:
Oxygenisation *f*, Oxygenation *f*, Oxyge-
nieren *nt*, Oxygenierung *f*
ox|y|gen|a|tor [,aksɪdʒə'neɪtər] *noun*:
Oxygenator *m*
ox|y|he|mo|glo|bin [,aksɪ'hiːmə,gləʊ-
bɪn] *noun*: oxygeniertes Hämoglobin
nt, Oxyhämoglobin *nt*
ox|y|phil ['aksɪfɪl]: I *noun* oxyphile Zel-
le *f* II *adj* oxyphil, azidophil
ox|y|phil|lic [,aksɪ'fɪlɪk] *adj*: oxyphil, azi-
dophil
ox|y|te|tra|cy|cline [aksɪ,tetrə'saɪkliːn]
noun: Oxytetracyclin *nt*
ox|y|to|cia [,aksɪ'təʊʃ(ɪ)ə] *noun*: Sturz-
geburt *f*
ox|y|to|cin [,aksɪ'təʊs(ɪ)n] *noun*: Oxy-
tozin *nt*, Oxytocin *nt*
ox|y|u|ri|a|sis [,aksɪjʊə'raɪəsɪs] *noun*:
Oxyuriasis *f*; Enterobiasis *f*
o|ze|na [əʊ'ziːnə] *noun*: Ozäna *f*, Stink-
nase *f*
o|zone ['əʊzəʊn] *noun*: Ozon *nt*

P

pace|mak|er ['peɪsmeɪkər] *noun*: Reizbildungszentrum *nt*, Schrittmacher *m*, Pacemaker *m*
　artificial pacemaker: künstlicher Herzschrittmacher *m*, Pacemaker *m*
　cardiac pacemaker: Herzschrittmacher *m*, Pacemaker *m*
　demand pacemaker: Demand-Herzschrittmacher *m*, Demand-Pacemaker *m*
　fixed-rate pacemaker: Festfrequenzschrittmacher *m*
pach|y|ceph|al|y [ˌpækɪˈsefəlɪ] *noun*: Pachyzephalie *f*
pach|y|chei|lia [ˌpækɪˈkaɪlɪə] *noun*: Pachycheilie *f*, -chilie *f*
pach|y|chi|lia [ˌpækɪˈkaɪlɪə] *noun*: Pachycheilie *f*, -chilie *f*
pach|y|cho|lia [ˌpækɪˈkəʊlɪə] *noun*: Pachycholie *f*
pach|y|chro|mat|ic [ˌpækɪkrəʊˈmætɪk] *adj*: pachychromatisch, pachychrom
pach|y|dac|ty|ly [ˌpækɪˈdæktəlɪ] *noun*: Pachydaktylie *f*
pach|y|der|ma [ˌpækɪˈdɜrmə] *noun*: Pachydermie *f*
pach|y|der|mic [ˌpækɪˈdɜrmɪk] *adj*: pachyderm
pach|y|der|mo|per|i|os|to|sis [ˌpækɪˌdɜrmə,perɪasˈtəʊsɪs] *noun*: Pachydermoperiostose *f*, Touraine-Solente-Golé-Syndrom *nt*, familiäre Pachydermoperiostose
pach|y|lep|to|men|in|gi|tis [ˌpækɪˌleptəmenɪnˈdʒaɪtɪs] *noun*: Meningitis *f*
pach|y|men|in|git|ic [ˌpækɪmenɪnˈdʒaɪtɪk] *adj*: pachymeningitisch
pach|y|men|in|gi|tis [ˌpækɪmenɪnˈdʒaɪtɪs] *noun*: Pachymeningitis *f*, Dura mater-Entzündung *f*
pach|y|men|in|gop|a|thy [ˌpækɪmenɪnˈgapəθɪ] *noun*: Pachymeningopathie *f*
pach|y|me|ninx [ˌpækɪˈmiːnɪŋks] *noun, plural* **-nin|ges** [-mɪˈnɪndʒiːz]: Dura *f*, Dura mater
pach|y|o|nych|ia [ˌpækɪəʊˈnɪkɪə] *noun*: Pachyonychie *f*
pach|y|os|to|sis [ˌpækɪəstəʊsɪs] *noun*: Pachyostose *f*

pach|y|per|i|os|ti|tis [ˌpækɪˌperɪasˈtaɪtɪs] *noun*: proliferative Periostitis *f*, Pachyperiostitis *f*
pach|y|per|i|to|ni|tis [ˌpækɪperɪtəˈnaɪtɪs] *noun*: Pachyperitonitis *f*
pach|y|pleu|ri|tis [ˌpækɪpluːˈraɪtɪs] *noun*: 1. Fibrothorax *m* 2. Pleuritis *f* fibroplastica
pach|y|sal|pin|gi|tis [ˌpækɪˌsælpɪnˈdʒaɪtɪs] *noun*: 1. chronisch interstitielle Salpingitis *f* 2. parenchymatöse Salpingitis *f*
pad [pæd]: I *noun* 1. (Schutz-)Polster *nt*, Kissen *nt*; (Knie-)Schützer *m* 2. (Fuß-)Ballen *m*; Fettkörper *m*, (Fett-)Polster *nt* II *v* (aus-)polstern, wattieren, füttern
　buccal fat pad: Wangenfettpfropf *m*, Bichat-Fettfpropf, *m* Corpus adiposum buccae
　knuckle pads: Fingerknöchelpolster *pl*
　sucking pad: → *buccal fat pad*
　suctorial pad: → *buccal fat pad*
pain [peɪn] *noun*: 1. Schmerz *m*, Schmerzen *pl*, Schmerzempfindung *f*
　be in pain Schmerzen haben 2. Wehen *pl*, Geburtswehen *pl*
　dilating pains: Schmerzen *pl* während der Eröffnungsphase
　false pains: Senkwehen *pl*
　growing pains: Wachstumsschmerzen *pl*
　intermenstrual pain: Mittelschmerz *m*, Intermenstrualschmerz *m*
　labor pains: Geburtsschmerzen *pl*, Schmerzen *pl* unter der Geburt
　pain on palpation: Druckschmerz *m*
pain|ful ['peɪnfəl] *adj*: 1. schmerzend, schmerzhaft, schmerzhaft 2. beschwerlich, mühsam
pain|kill|er ['peɪnkɪlər] *noun*: Schmerzmittel *nt*, Analgetikum *nt*
pain|less ['peɪnlɪs] *adj*: (schmerz-)unempfindlich; schmerzlos, indolent
pain|less|ness ['peɪnlɪsnɪs] *noun*: Schmerzlosigkeit *f*
pal|lae|o|cor|tex [ˌpeɪlɪəʊˈkɔːrteks] *noun*: Paleocortex *m*
pal|la|tal ['pælətl] *adj*: palatal
pal|late ['pælət] *noun*: Gaumen *m*, Palatum *nt*
　bony palate: knöcherner Gaumen *m*, Palatum osseum
　cleft palate: Gaumenspalte *f*, Palatoschisis *f*, Palatum fissum
　hard palate: harter Gaumen *m*, Palatum durum
　osseous palate: knöcherner Gaumen *m*, Palatum osseum
　soft palate: weicher Gaumen *m*, Pala-

tum molle, Gaumensegel *nt*, Velum palatinum

pal|al|tine ['pælətaɪn, -tɪn] *adj*: palatal

pal|a|ti|tis [pælə'taɪtɪs] *noun*: Gaumenentzündung *f*, Uranitis *f*

pal|a|to|glos|sal [ˌpælətəʊ'glɑsəl] *adj*: palatolingual, glossopalatinal

pal|a|tog|ra|phy [ˌpælə'tɑgrəfɪ] *noun*: Palatographie *f*, Palatografie *f*

pal|a|to|max|il|lar|y [ˌpælətəʊ'mæksɪlərɪ] *adj*: palatomaxillär

pal|a|to|my|og|ra|phy [ˌpælətəʊmaɪ'ɑgrəfɪ] *noun*: Palatomyographie *f*, Palatomyografie *f*

pal|a|to|na|sal [ˌpælətəʊ'neɪzl] *adj*: palatonasal

pal|a|to|pha|ryn|ge|al [ˌpælətəʊfə'rɪndʒ(ɪ)əl, -ˌfærɪn'dʒɪːəl] *adj*: palatopharyngeal, pharyngopalatinal

pal|a|to|plas|ty ['pælətəʊplæstɪ] *noun*: Gaumen-, Palatoplastik *f*

pal|a|tos|chi|sis [pælə'tɑskəsɪs] *noun*: Gaumenspalte *f*, Palatoschisis *f*, Palatum fissum

pal|e|o|cer|e|bel|lum [ˌpeɪlɪəʊserə'beləm, ˌpælɪəʊ-] *noun*: Paleocerebellum *nt*

pal|e|o|cor|tex [ˌpeɪlɪəʊ'kɔːrteks] *noun*: Paläokortex *m*, Paleocortex *m*

pal|in|dro|mic [ˌpælɪn'drɑmɪk] *adj*: palindromisch

pal|lan|es|the|sia [pælˌænəs'θiːʒə] *noun*: Pallanästhesie *f*

pall|es|the|sia [ˌpæləs'ʒiːʒ(ɪ)ə] *noun*: Vibrationsempfindung *f*, Pallästhesie *f*

pal|li|a|tion [pælɪ'eɪʃn] *noun*: Milderung *f*, Linderung *f*, Palliation *f*

pal|li|a|tive ['pælɪətɪv]: **I** *noun* Linderungsmittel *nt*, Palliativum *nt*, Palliativ *nt* **II** *adj* mildernd, lindernd, palliativ, Palliativ-

pal|li|dec|to|my [ˌpælɪ'dektəmɪ] *noun*: Pallidumexzision *f*, Pallidektomie *f*

pal|li|do|hy|po|thal|am|ic [ˌpælɪdəʊˌhaɪpəʊθə'læmɪk] *adj*: pallidohypothalamisch

pal|li|dot|o|my [pælɪ'dɑtəmɪ] *noun*: Pallidotomie *f*

pal|li|dum ['pælɪdəm] *noun*: Globus pallidus, Pallidum *nt*

pal|li|um ['pælɪəm] *noun, plural* **-li|ums, -lia** [-lɪə]: **1.** (Groß-)Hirnrinde *f*, Pallium *nt*, Cortex cerebri **2.** Hirnmantel *m*, Pallium *nt*

palm [pɑː(l)m] *noun*: Handteller *m*, Hand(innen)fläche *f*; (*anatom.*) Palma *f*

pal|mar ['pælmər, 'pɑː(l)m-] *adj*: palmar, volar

pal|mo|plan|tar [ˌpælmə'plæntər] *adj*: palmoplantar

pal|mus ['pælməs] *noun, plural* **-mi** [-maɪ]: **1.** Palpitation *f*, Palpitatio *f* **2.** Bell-Spasmus *m*, Fazialiskrampf *m*, mimischer Gesichtskrampf *m*, Tic convulsif/facial **3.** Herzschlag *m* **4.** Bamberger-Krankheit *f*, saltatorischer Reflexkrampf *m*

pal|pa|ble ['pælpəbəl] *adj*: palpabel, palpierbar

pal|pate ['pælpeɪt] *v*: abtasten, befühlen, palpieren

pal|pa|tion [pæl'peɪʃn] *noun*: Abtasten *nt*, Palpation *f*, Palpieren *nt*

pal|pa|to|ry ['pælpətəʊriː] *adj*: palpatorisch

pal|pe|bra ['pælpɪbrə, pæl'piː-] *noun, plural* **-brae** [-briː]: (Augen-)Lid *nt*, Palpebra *f*

lower palpebra: Unterlid *nt*, Palpebra inferior

upper palpebra: Oberlid *nt*, Palpebra superior

pal|pe|bral ['pælpəbrəl, pæl'piː-] *adj*: palpebral

pal|pe|bri|tis [ˌpælpə'braɪtɪs] *noun*: Blepharitis *f*, Lidentzündung *f*, Augenlidentzündung *f*

pal|pi|ta|tion [ˌpælpɪ'teɪʃn] *noun*: **1.** Palpitation *f* **2.** Herzklopfen *nt*, Palpitatio cordis, Palpitation *f*, Kardiopalmus *m*

pal|sy ['pɔːlzɪ] *noun*: (vollständige) Lähmung *f*, Paralyse *f*

accessory nerve palsy: Akzessoriuslähmung *f*

Bell's palsy: einseitige Fazialisparese *f*, Bell-Lähmung *f*

birth palsy: Geburtslähmung *f*, kindliche Entbindungslähmung *f*

brachial palsy: Armplexuslähmung *f*

diver's palsy: Druckluft-, Caissonkrankheit *f*

Erb's palsy: Brachialislähmung *f*, Duchenne-Erb-Lähmung *f*, Erb-Duchenne-Lähmung *f*

facial palsy: Fazialislähmung *f*, Gesichtslähmung *f*

facial nerve palsy: Fazialislähmung *f*, Gesichtslähmung *f*

femoral palsy: Femoralislähmung *f*

glossopharyngeal palsy: Glossopharyngeuslähmung *f*

Klumpke's palsy: Klumpke-Déjérine-Lähmung *f*, Klumpke-Lähmung *f*, untere Armplexuslähmung *f*

Landry's palsy: Landry-Paralyse *f*, Paralysis spinalis ascendens acuta

median palsy: Medianuslähmung *f*

median nerve palsy: Medianuslähmung *f*

P

pseudobulbar palsy: Pseudobulbärparalyse f

radial palsy: Radialislähmung f

recurrent nerve palsy: Rekurrensparese f

shaking palsy: Parkinson-Krankheit f, Morbus Parkinson m, Paralysis agitans

tardy median palsy: Karpaltunnelsyndrom nt

ulnar nerve palsy: Ulnarislähmung f

pam|pin|i|form [pæm'pɪnəfɔːrm] adj: rankenförmig, gewunden

pan|ag|glu|ti|na|tion [,pænə,gluːtə'neɪʃn] noun: Panagglutination f

pan|an|gi|i|tis [,pænændʒɪ'aɪtɪs] noun: Panangiitis f

pan|a|ris ['pænərɪs, pə'nærɪs] noun: Panaritium nt

pan|ar|te|ri|i|tis [,pænɑːrtə'raɪtɪs] noun: Panarteriitis f

pan|ar|thri|tis [,pænɑːr'θraɪtɪs] noun: Panarthritis f

pan|car|di|tic [,pænkɑːr'daɪtɪk] adj: pankarditisch

pan|car|di|tis [,pænkɑːr'daɪtɪs] noun: Pankarditis f

pan|chro|mat|ic [,pænkrəʊ'mætɪk] adj: panchromatisch

pan|co|lec|to|my [pænkə'lektəmɪ] noun: totale Kolektomie f, Pankolektomie f

pan|cre|as ['pænkrɪəs, 'pæŋ-] noun, plural -cre|a|ta [pæŋ'krɪətə, pænkrɪ-'eɪtə]: Bauchspeicheldrüse f, Pankreas nt

accessory pancreas: Nebenpankreas nt, Pancreas accessorium

pan|cre|a|tal|gia [,pæŋkrɪə'tældʒ(ɪ)ə] noun: Pankreasschmerz m, Pankreatealgie f, Pankreatalgie f

pan|cre|a|tec|to|my [,pæŋkrɪə'tektəmɪ] noun: Pankreatektomie f

pan|cre|at|ic [,pænkrɪ'ætɪk, ,pæŋ-] adj: pankreatisch

pan|cre|a|ti|co|du|o|de|nal [,pænkrɪ,ætɪkəʊd(j)uːə'diːnl, -d(j)uː'ɑdnəl, ,pæŋ-] adj: pankreatikoduodenal

pan|cre|a|ti|co|du|o|de|nec|to|my [,pænkrɪ,ætɪkəʊ,d(j)uːədɪ'nektəmɪ] noun: Duodenopankreatektomie f

pan|cre|a|ti|co|du|o|de|nos|to|my [,pænkrɪ,ætɪkəʊ,d(j)uːədɪ'nɑstəmɪ] noun: Pankreat(ik)oduodenostomie f

pan|cre|a|ti|co|en|ter|os|to|my [,pænkrɪ,ætɪkəʊ,entə'rɑstəmɪ] noun: Pankreat(ik)oenterostomie f

pan|cre|a|ti|co|gas|tros|to|my [,pænkrɪ,ætɪkəʊgæs'trɑstəmɪ] noun: Pankreat(ik)ogastrostomie f

pan|cre|a|ti|co|je|ju|nos|to|my [,pænkrɪ-

,ætɪkəʊ,dʒɪdʒuː'nɑstəmɪ] noun: Pankreatojejunostomie f

pan|cre|a|ti|tic [,pæŋkrɪə'taɪtɪk] adj: pankreatitisch

pan|cre|a|ti|tis [,pæŋkrɪə'taɪtɪs, ,pæn-] noun: Pankreatitis f, Bauchspeicheldrüsenentzündung f

alcoholic pancreatitis: alkoholische Pankreatitis f

enzymatic pancreatitis: tryptische Pankreatitis f, Pankreasnekrose f

gallstone pancreatitis: Gallensteinpankreatitis f

pan|cre|a|to|du|o|de|nec|to|my [,pænkrɪə-təʊ,d(j)uːədɪ'nektəmɪ, pæŋ-] noun: Duodenopankreatektomie f

pan|cre|a|to|du|o|de|nos|to|my [,pænkrɪə-təʊ,d(j)uːədɪ'nɑstəmɪ] noun: Pankreatikoduodenostomie f, Pankreatoduodenostomie f

pan|cre|a|to|en|ter|os|to|my [,pænkrɪə-təʊ,entə'rɑstəmɪ] noun: Pankreatoenterostomie f, Pankreatikoenterostomie f

pan|cre|a|to|gas|tros|to|my [,pænkrɪətəʊ-gæs'trɑstəmɪ] noun: Pankreatogastrostomie f, Pankreatikogastrostomie f

pan|cre|a|to|gen|ic [,pænkrɪətəʊ'dʒen-ɪk] adj: pankreatogen

pan|cre|a|tog|ra|phy [pænkrɪə'tɑgrəfɪ, pæŋ-] noun: Pankreatographie f, Pankreatografie f

endoscopic retrograde pancreatography: endoskopische retrograde Pankreatographie f, endoskopische retrograde Pankreatografie f

pan|cre|a|to|lith|ec|to|my [,pænkrɪətəʊlɪ-'θektəmɪ] noun: Pankreatolithektomie f

pan|cre|a|to|lith|i|a|sis [,pænkrɪətəʊlɪ-'θaɪəsɪs] noun: Pankreolithiasis f

pan|cre|a|to|lith|ot|o|my [,pænkrɪətəʊlɪ-'θatəmɪ] noun: Pankreatolithotomie f

pan|cre|a|tol|o|my [pænkrɪ'ætəmɪə] noun: Pankreatotomie f

pan|cre|a|top|a|thy [,pænkrɪə'tɑpəθɪ] noun: Pankreaserkrankung f, Pankreatopathie f, Pankreopathie f

pan|cre|a|tot|o|my [,pænkrɪə'tatəmɪ] noun: Pankreatotomie f

pan|cre|a|to|trop|ic [,pænkrɪətəʊ'trapɪk, -'trəʊp-, ,pæŋ-] adj: pankreatotrop, pankreotrop

pan|cre|ec|to|my [pænkrɪ'ektəmɪ, pæŋ-] noun: Pankreatektomie f

pan|cre|o|lith ['pænkrɪəʊlɪθ] noun: Pankreasstein m, Pankreatolith m

pan|cre|o|lith|ot|o|my [,pænkrɪəʊlɪ'θatə-mɪ] noun: Pankreatolithotomie f

pan|cre|o|lyt|ic [ˌpænkrɪəʊ'lɪtɪk, ˌpæŋ-] *adj*: pankreatolytisch, pankreolytisch

pan|cre|o|priv|ic [ˌpænkrɪəʊ'prɪvɪk, ˌpæŋ-] *adj*: pankreopriv

pan|cre|o|trop|ic [ˌpænkrɪəʊ'trɑpɪk, -'trəʊp-] *adj*: pankreatotrop, pankreotrop

pan|cre|o|zy|min [ˌpænkrɪəʊ'zaɪmɪn] *noun*: Pankreozymin *nt*, Cholezystokinin *nt*

pan|cys|ti|tis [ˌpænsɪs'taɪtɪs] *noun*: Panzystitis *f*

pan|cy|to|pe|nia [pænˌsaɪtə'piːnɪə] *noun*: Panzytopenie *f*

pan|de|mia [pæn'diːmɪə] *noun*: Pandemie *f*

pan|dem|ic [pæn'demɪk]: I *noun* Pandemie *f* II *adj* pandemisch

pan|en|ceph|a|lit|ic [ˌpænenˌsefə'laɪtɪk] *adj*: panenzephalitisch

pan|en|ceph|a|li|tis [ˌpænen,sefə'laɪtɪs] *noun*: Panenzephalitis *f*
progressive rubella panencephalitis: progressive Rötelnpanenzephalitis *f*

pan|hel|ma|to|pe|nia [pænˌhiːmətəʊ'piːnɪə] *noun*: → *pancytopenia*

pan|hy|po|gam|ma|glob|u|lin|e|mia [pænˌhaɪpəʊˌgæmə,glɑbjəlɪn'iːmɪə] *noun*: Hypogammaglobulinämie *f*

pan|hy|po|go|nad|ism [ˌpænˌhaɪpəʊ'gəʊnædɪzəm] *noun*: Panhypogonadismus *m*

pan|hy|po|pi|tu|i|ta|rism [ˌpænˌhaɪpəʊpɪ't(j)uːɪtərɪzəm] *noun*: Panhypopituitarismus *m*

pan|hys|ter|ec|to|my [ˌpænˌhɪstə'rektəmɪ] *noun*: Uterusexstirpation *f*, Hysterektomie *f*

pan|my|el|oid [pæn'maɪəlɔɪd] *adj*: panmyeloid

pan|my|e|lop|a|thy [pænˌmaɪə'lɑpəθɪ] *noun*: Panmyelopathie *f*

pan|my|e|loph|thi|sis [pænˌmaɪə'lɑfθəsɪs] *noun*: **1.** Knochenmarkschwund *m*, Knochenmarksschwund *m*, Panmyelophthise *f* **2.** aplastische Anämie *f*

pan|my|e|lo|sis [pænˌmaɪə'ləʊsɪs] *noun*: Panmyelose *f*

pan|nic|u|lal|gia [pəˌnɪkjə'lældʒ(ɪ)ə] *noun*: Adiposalgie *f*

pan|nic|u|lec|to|my [pəˌnɪkjə'lektəmɪ] *noun*: Pannikulektomie *f*

pan|nic|u|lit|ic [pəˌnɪkjə'laɪtɪk] *adj*: pannikulitisch

pan|nic|u|li|tis [pəˌnɪkjə'laɪtɪs] *noun*: Pannikulitis *f*, Fettgewebsentzündung *f*

pan|nus ['pænəs] *noun, plural* **-ni** [-naɪ]: Unterhautfettgewebe *nt*, Panniculus adiposus

pan|oph|thal|mi|tis [ˌpænɑfθæl'maɪtɪs] *noun*: Panophthalmie *f*, Panophthalmitis *f*

pan|op|tic [pæn'ɑptɪk] *adj*: (*Färbung*) panoptisch

pan|os|te|i|tis [ˌpænɑstɪ'aɪtɪs] *noun*: Panostitis *f*

pan|os|ti|tis [ˌpænɑs'taɪtɪs] *noun*: Panostitis *f*

pan|o|ti|tis [ˌpænəʊ'taɪtɪs] *noun*: Panotitis *f*

pan|ple|gia [ˌpæn'pliːdʒ(ɪ)ə] *noun*: Panplegie *f*

pan|proc|to|col|lec|to|my [ˌpænˌprɑktəʊkəʊ'lektəmɪ] *noun*: Panproktokolektomie *f*

pan|scle|ro|sis [ˌpænsklɪ'rəʊsɪs] *noun*: Pansklerose *f*

pan|si|nu|si|tis [ˌpænsaɪnə'saɪtɪs] *noun*: Pansinusitis *f*

pan|sys|tol|ic [ˌpænsɪs'tɑlɪk] *adj*: pansystolisch, holosystolisch

pan|tal|gia [pæn'tældʒ(ɪ)ə] *noun*: Pantalgie *f*

pan|to|mog|ra|phy [ˌpæntə'mɑgrəfɪ] *noun*: Pantomographie *f*, Pantomografie *f*

pan|to|trop|ic [ˌpæntəʊ'trɑpɪk, -'trəʊp-] *adj*: pantotrop, pantrop

pan|trop|ic [pæn'trɑpɪk, -'trəʊp-] *adj*: pantotrop, pantrop

pan|u|ve|i|tis [pænˌjuːvɪ'aɪtɪs] *noun*: Panuveitis *f*

pa|pil|la [pə'pɪlə] *noun, plural* **-lae** [-liː]: Wärzchen *nt*, Papille *f*
caliciform papillae: → *vallate papillae*
capitate papillae: → *vallate papillae*
circumvallate papillae: → *vallate papillae*
dental papilla: mesenchymale Zahnpapille *f*, Papilla dentis
dermal papillae: Hautpapillen *pl*, Papillae dermis
filiform papillae: fadenförmige Papillen *pl*, Papillae filiformes
foliate papillae: blattförmige Papillen *pl*, Papillae foliatae
fungiform papillae: pilzförmige Papillen *pl*, Papillae fungiformes
hair papilla: Haarpapille *f*, Papilla pili
interdental papilla: Interdentalpapille *f*, Papilla gingivalis/interdentalis
lacrimal papilla: Tränenpapille *f*, Papilla lacrimalis
lentiform papillae: linsenförmige Papillen *pl*, Papillae lentiformes
lingual papillae: Zungenpapillen *pl*, Papillae linguales
major duodenal papilla: Vater-Papille

f, Papilla duodeni major, Papilla Vateri
mammary papilla: Brustwarze *f*, Mamille *f*, Papilla mammaria
minor duodenal papilla: kleine Duo-
denalpapille *f*, Papilla duodeni minor
optic nerve papilla: (Sehnerven-)Pa-
pille *f*, Discus/Papilla nervi optici
parotid papilla: Papilla ductus parotidei
renal papillae: Nierenpapillen *pl*, Papillae renales
vallate papillae: Wallpapillen *pl*, Papillae vallatae
Vater's papilla: Vater-Papille *f*, Papilla
duodeni major, Papilla Vateri
pap|il|lar|y ['pæpɪ,leriː, pə'pɪlərɪ] *adj*: **1.**
papillenförmig, warzenförmig, papil-
lär, papillar, Papillen-, Warzen- **2.** war-
zig
pap|il|lec|to|my [,pæpɪ'lektəmɪ] *noun*:
Papillenexzision *f*, Papillektomie *f*
pap|il|li|form [pə'pɪləfɔːrm] *adj*: papil-
lar, papillenförmig, warzenförmig, pa-
pilliform
pap|il|li|tis [,pæpɪ'laɪtɪs] *noun*: **1.** Papil-
lenentzündung *f*, Papillitis *f* **2.** (*ophthal.*) Optikusneuritis *f*, Neuritis nervi
optici
pap|il|lo|ad|e|no|cys|to|ma [,pæpɪləʊ,æd-
nəʊsɪs'təʊmə] *noun*: papilläres Zysta-
denom *nt*
pap|il|lo|car|ci|no|ma [pæpɪləʊ,kɑːrsɪ-
'nəʊmə] *noun*: papilläres Karzinom
nt, Carcinoma papillare
pap|il|lo|ma [pæpɪ'ləʊmə] *noun*: Papill-
lom *nt*
bladder papilloma: Harnblasenpapill-
lom *nt*, Blasenpapillom *nt*
plexus papilloma: Plexuspapillom *nt*
pap|il|lo|ma|to|sis [,pæpɪləʊmə'təʊsɪs]
noun: Papillomatose *f*, Papillomatosis *f*
laryngeal papillomatosis: Larynx-,
Kehlkopfpapillomatose *f*
pap|il|lom|a|tous [pæpɪ'ləʊmətəs] *adj*:
papillomartig, papillomatös
Pap|il|lo|ma|vi|rus [pæpɪ'ləʊməvaɪrəs]
noun: Papillomavirus *nt*
pap|il|lo|ret|i|ni|tis [,pæpɪləʊ,retə'naɪ-
tɪs, pə,pɪləʊ-] *noun*: Papilloretinitis *f*,
Retinopapillitis *f*
pap|il|lose ['pæpɪləʊz] *adj*: papillar, pa-
pillenförmig, warzenförmig, papilli-
form
pap|il|lo|sphinc|ter|ot|o|my [,pæpɪləʊ-
,sfɪŋktə'rɑtəmɪ] *noun*: Papillosphink-
terotomie *f*, Papillotomie *f*, Sphinkterotomie *f*
pap|il|lot|o|my [pæpɪ'lɑtəmɪ] *noun*: Pa-
pillotomie *f*

Pal|po|val|vir|i|dae [pə,pəʊvə'vɪrədiː]
plural: Papovaviridae *pl*
pap|ul|lar ['pæpjʊlər] *adj*: papulös
pap|ule ['pæpjuːl] *noun*: Papel *f*
pap|ul|loid ['pæpjʊlɔɪd] *adj*: papelartig,
papuloid
pap|ul|lo|pus|tul|lar [,pæpjʊləʊ'pʌstʃə-
lər] *adj*: papulopustulös
pap|ul|lo|sis [,pæpjʊ'ləʊsɪs] *noun*: Papu-
lose *f*, Papulosis *f*
para-appendicitis *noun*: Paraappendizi-
tis *f*, Periappendizitis *f*
par|al|blep|sia [,pærə'blepsɪə] *noun*: Pa-
rablepsie *f*
par|al|bul|lia [,pærə'bjuːlɪə] *noun*: Para-
bulie *f*
par|al|car|ci|no|ma|tous [,pærə,kɑːrsɪ-
'nəʊmətəs] *adj*: paraneoplastisch
par|al|car|di|lac [,pærə'kɑːrdɪæk] *adj*: pa-
rakardial
par|al|cel|lul|lar [,pærə'seljələr] *adj*: pa-
razellulär
par|al|cen|te|sis [,pærəsen'tiːsɪs] *noun*:
1. (*chirurg.*) Stichinzision *f*, Parazente-
se *f* **2.** Trommelfellschnitt *m*, Parazen-
tese *f*
par|al|cen|tral [,pærə'sentrəl] *adj*: para-
zentral
par|al|cer|vi|cal [,pærə'sɜrvɪkl] *adj*: para-
zervikal
par|al|cer|vix [,pærə'sɜrvɪks] *noun*: Pa-
razervix *f*
par|al|cet|a|mol [pærə'setəməʊl] *noun*:
Paracetamol *nt*
par|al|coc|cid|i|oi|do|my|co|sis [,pærəkak-
sɪdɪ,ɔɪdəʊmaɪ'kəʊsɪs] *noun*: Para-
coccidioides-Mykose *f*, Granuloma
brasiliense
par|al|col|lic [,pærə'kɑlɪk] *adj*: parako-
lisch
par|al|col|li|tis [,pærəkə'laɪtɪs] *noun*: Pa-
rakolitis *f*
par|al|col|pi|tis [,pærəkal'paɪtɪs] *noun*:
Parakolpitis *f*, Paravaginitis *f*
par|al|col|pi|um [,pærə'kalpɪəm] *noun*:
Parakolpium *nt*
par|al|cor|tex [,pærə'kɔːrteks] *noun*:
(*Lymphknoten*) thymusabhängige/pa-
rakortikale Zone *f*
par|al|cor|ti|cal [,pærə'kɔːrtɪkl] *adj*: pa-
rakortikal
par|al|crine ['pærəkrɪn] *adj*: (*Hormon*)
parakrin
par|al|cul|sis [,pærə'k(j)uːsɪs] *noun*: Hör-
störung *f*, Parakusis *f*
par|al|cy|le|sis [,pærəsaɪ'iːsɪs] *noun*: Ex-
trauteringravidität *f*
par|al|cys|tic [,pærə'sɪstɪk] *adj*: paravesi-
kal, parazystisch

P

par|a|cys|ti|tis [ˌpærəsɪs'taɪtɪs] *noun*: Parazystitis *f*

par|a|cys|ti|um [ˌpærə'sɪstɪəm] *noun, plural* **-tia** [-tɪə]: Paracystium *nt*

par|a|den|ti|tis [ˌpærədən'taɪtɪs] *noun*: Wurzelhautentzündung *f*, Periodontitis *f*; Parodontitis *f*

par|a|den|ti|um [ˌpærə'dentɪəm, -tʃ(ɪ)əm] *noun*: Wurzelhaut *f*, Desmodontium *nt*, Periodontium *nt*

par|a|den|to|sis [ˌpærədən'təʊsɪs] *noun*: Parodontose *f*

par|a|did|y|mis [ˌpærə'dɪdəmɪs] *noun, plural* **-did|ym|i|des** [-dɪ'dɪmədiːz]: Beihoden *m*, Paradidymis *f*

par|a|du|o|de|nal [ˌpærəˌd(j)uːəʊ'diːnl, -d(j)uː'ɑdnəl] *adj*: paraduodenal

par|a|e|soph|a|ge|al [ˌpærəɪˌsɑfə'dʒiːəl] *adj*: paraösophageal

par|af|fi|no|ma [ˌpærəfɪ'nəʊmə] *noun*: Paraffinom *nt*

par|a|fol|lic|u|lar [ˌpærəfə'lɪkjələr] *adj*: parafollikulär

par|a|func|tion [ˌpærə'fʌŋkʃn] *noun*: Dysfunktion *f*

par|a|gan|gli|o|ma [pærəˌgæŋglɪ'əʊmə] *noun*: Paragangliom *nt*

par|a|gan|gli|on [ˌpærə'gæŋglɪən] *noun, plural* **glions, -glia** [-glɪə]: Paraganglion *nt*

par|a|geu|sia [ˌpærə'g(j)uːzɪə] *noun*: Parageusie *f*

par|a|gon|i|mi|a|sis [ˌpærəˌgɑnɪ'maɪəsɪs] *noun*: Lungenegelbefall *m*, Paragonimiasis *f*

Par|a|gon|i|mus [ˌpærə'gɑnɪməs] *noun*: Paragonimus *m*

par|a|gram|ma|tism [ˌpærə'græmətɪzəm] *noun*: Paragrammatismus *m*

par|a|gran|u|lo|ma [pærəˌgrænjə'ləʊmə] *noun*: Hodgkin-Paragranulom *nt*, Paragranulom *nt*

par|a|he|mo|phil|ia [pærəˌhiːmə'fɪlɪə] *noun*: Parahämophilie *f*, Owren-Syndrom *nt*, Faktor-V-Mangel *m*, Hypoproakzelerinämie *f*

par|a|he|pat|ic [ˌpærəhɪ'pætɪk] *adj*: **1.** perihepatisch **2.** parahepatisch

par|a|he|pa|ti|tis [ˌpærəˌhepə'taɪtɪs] *noun*: Perihepatitis *f*

par|a|hi|dro|sis [ˌpærəhaɪ'drəʊsɪs] *noun*: Parahidrosis *f*, Paridrosis *f*

par|a|ker|a|to|sis [ˌpærəkerə'təʊsɪs] *noun*: Parakeratose *f*

par|a|ker|a|tot|ic [ˌpærəkerə'tɑtɪk] *adj*: parakeratotisch

par|a|la|lia [ˌpærə'leɪlɪə] *noun*: Sprachstörung *f*, Paralalie *f*

par|a|lamb|da|cism [ˌpærə'læmdəsɪzəm] *noun*: Paralambdazismus *m*

par|a|lex|ia [ˌpærə'leksɪə] *noun*: Lesestörung *f*, Paralexie *f*

par|a|ler|gy [pær'ælərdʒɪ] *noun*: Parallergie *f*

par|a|lo|gia [ˌpærə'ləʊdʒ(ɪ)ə] *noun*: Paralogie *f*

par|a|ly|sis [pə'rælɪsɪs] *noun, plural* **-ses** [pə'rælɪsiːz]: Lähmung *f*, Paralyse *f*, Plegie *f*; Parese *f*

abducens paralysis: Abduzensparese *f*

paralysis of accommodation: Akkommodationslähmung *f*

brachial paralysis: Armplexuslähmung *f*

compression paralysis: Druck-, Kompressionslähmung *f*

convergence paralysis: Konvergenzlähmung *f*

diaphragmatic paralysis: Zwerchfelllähmung *f*

Erb-Duchenne paralysis: obere Armplexuslähmung *f*, Erb-Lähmung *f*

eye-muscle paralysis: Augenmuskellähmung *f*

paralysis of gaze: Blicklähmung *f*

immune paralysis: Immunparalyse *f*

myopathic paralysis: myopathische/myogene Lähmung *f*

oculomotor paralysis: Okulomotoriuslähmung *f*

organic paralysis: organische/neurogene Lähmung *f*

peripheral paralysis: periphere Lähmung *f*

peroneal paralysis: Fibularis-, Peronäuslähmung *f*

phrenic paralysis: Phrenikuslähmung *f*

plexus paralysis: Plexuslähmung *f*

pressure paralysis: Druck-, Kompressionslähmung *f*

progressive bulbar paralysis: (progressive) Bulbärparalyse *f*, Duchenne-Syndrom *nt*

rucksack paralysis: Rucksacklähmung *f*

spastic spinal paralysis: Erb-Charcot-Syndrom *nt*, spastische Spinalparalyse *f*

spinal paralysis: Spinalparalyse *f*

trigeminal paralysis: Trigeminuslähmung *f*

par|a|lyt|ic [ˌpærə'lɪtɪk] *adj*: gelähmt, paralytisch

par|a|lyt|o|gen|ic [ˌpærəˌlɪtə'dʒenɪk] *adj*: lähmend, paralytisch, paralytogen

par|a|lyzed ['pærəlaɪzd] *adj*: gelähmt, paralytisch

par|a|me|di|an [ˌpærə'miːdɪən] *adj*: paramedian

par|a|me|nia [ˌpærə'miːnɪə] *noun*: Menstruationsstörung f, Paramenie f

par|a|me|tris|mus [ˌpærəmə'trɪzməs] *noun*: Parametropathia spastica, Pelvipathia vegetativa

par|a|me|tri|tis [ˌpærəmɪ'traɪtɪs] *noun*: Parametritis f

par|a|me|tri|um [ˌpærə'miːtrɪəm] *noun, plural* **-tria** [-trɪə]: Parametrium nt

par|am|ne|sia [ˌpæræm'niːʒə] *noun*: Erinnerungsverfälschung f, Paramnesie f

par|am|phi|sto|mi|a|sis [pær͵æmfɪstə-'maɪəsɪs] *noun*: Paramphistomiasis f

par|am|yl|loid|o|sis [pær͵æmɪlɔɪ'dəʊsɪs] *noun*: Paramyloidose f

par|a|my|o|to|nia [ˌpærə͵maɪə'təʊnɪə] *noun*: Paramyotonie f

Par|a|myx|o|vir|i|dae [ˌpærə͵mɪksəʊ-'vɪrədiː] *plural*: Paramyxoviridae pl

par|a|myx|o|vi|rus [ˌpærə͵mɪskə'vaɪrəs] *noun*: Paramyxovirus nt

par|a|na|sal [ˌpærə'neɪzl] *adj*: paranasal

par|a|ne|o|plas|tic [ˌpærə͵niːə'plæstɪk] *adj*: paraneoplastisch

par|a|neph|ric [ˌpærə'nefrɪk] *adj*: **1.** pararenal **2.** paranephritisch, epinephritisch

par|a|ne|phri|tis [ˌpærənɪ'fraɪtɪs] *noun*: Paranephritis f

par|a|ne|phro|ma [ˌpærənɪ'frəʊmə] *noun*: Nebennierentumor m

par|a|neph|ros [ˌpærə'nefrɒs] *noun, plural* **-roi** [-rɔɪ]: Nebenniere f, Glandula suprarenalis

par|a|neu|ral [ˌpærə'njʊərəl] *adj*: paraneural

par|a|no|dal [ˌpærə'nəʊdl] *adj*: paranodal

par|a|noia [ˌpærə'nɔɪə] *noun*: Paranoia f

par|a|no|iac [ˌpærə'nɔɪæk] *adj*: wahnhaft, paranoisch

par|a|noid ['pærənɔɪd] *adj*: wahnhaft, paranoid

par|a|nor|mal [ˌpærə'nɔːrml] *adj*: paranormal, übersinnlich, parapsychisch

par|a|nu|cle|ar [ˌpærə'n(j)uːklɪər] *adj*: paranukleär

par|a|om|phal|ic [ˌpærəɑm'fælɪk] *adj*: paraumbilikal, parumbilikal

par|a|o|ral [ˌpærə'ɔːrəl] *adj*: paraoral

par|a|os|se|ous [ˌpærə'ɑsɪəs] *adj*: paraossal

par|a|pan|cre|at|ic [ˌpærə͵pænkr'ætɪk] *adj*: parapankreatisch

par|a|pa|re|sis [ˌpærəpə'riːsɪs] *noun*: Paraparese f

par|a|pa|ret|ic [ˌpærəpə'retɪk] *adj*: paraparetisch

par|a|per|i|to|ne|al [ˌpærə͵perətə'niːəl] *adj*: paraperitoneal

par|a|per|tus|sis [ˌpærəpər'tʌsɪs] *noun*: Parapertussis f

par|a|pha|ryn|ge|al [ˌpærəfə'rɪn'dʒ(ɪ)əl] *adj*: parapharyngeal

par|a|phi|mo|sis [ˌpærəfaɪ'məʊsɪs] *noun*: Paraphimose f, Capistratio f

par|a|phre|nia [ˌpærə'friːnɪə] *noun*: Paraphrenie f

par|a|phre|ni|tis [ˌpærəfrɪ'naɪtɪs] *noun*: Paraphrenitis f

par|a|plasm ['pærəplæzəm] *noun*: **1.** Hyaloplasma nt, Grundzytoplasma nt, zytoplasmatische Matrix f **2.** Paraplasma nt, Alloplasma nt

par|a|plas|mat|ic [ˌpærəplæz'mætɪk] *adj*: paraplasmatisch

par|a|ple|gia [ˌpærə'pliːdʒ(ɪ)ə] *noun*: Paraparalyse f, Paraplegie f, Querschnittslähmung f

Pott's paraplegia: Pott-Lähmung f

par|a|ple|gic [ˌpærə'pliːdʒɪk] *adj*: paraplegisch, querschnittsgelähmt

par|a|pleu|ri|tis [ˌpærəplu:'raɪtɪs] *noun*: Parapleuritis f

par|a|pneu|mon|ic [ˌpærən(j)uː'mɑnɪk] *adj*: parapneumonisch

Par|a|pox|vi|rus [ˌpærə'pɑksvaɪrəs] *noun*: Parapoxvirus nt

par|a|proc|ti|tis [ˌpærəprɑk'taɪtɪs] *noun*: Paraproktitis f

par|a|proc|ti|um [ˌpærə'prɑktɪəm] *noun*: Paraproctium nt

par|a|pros|ta|ti|tis [ˌpærə͵prɑstə'taɪtɪs] *noun*: Paraprostatitis f

par|a|pro|tein [ˌpærə'prəʊtiːn, -'tiːɪn] *noun*: Paraprotein nt

par|a|pro|tein|e|mia [pærə͵prəʊtɪ'niːmɪə] *noun*: Paraproteinämie f

par|a|pso|ri|a|sis [ˌpærəsə'raɪəsɪs] *noun*: Parapsoriasis f

par|a|psy|chic [ˌpærə'saɪkɪk] *adj*: parapsychisch, übersinnlich, paranormal

par|a|psy|cho|log|i|cal [ˌpærəsaɪkə'lɑd-ʒɪkl] *adj*: parapsychologisch

par|a|rec|tal [ˌpærə'rektl] *adj*: pararektal

par|a|re|nal [ˌpærə'riːnl] *adj*: pararenal

par|ar|rhyth|mia [ˌpærə'rɪðmɪə] *noun*: Pararhythmie f

par|a|sa|cral [ˌpærə'seɪkrəl] *adj*: parasakral

par|a|sal|pin|gi|tis [ˌpærə͵sælpɪn'dʒaɪtɪs] *noun*: Parasalpingitis f

par|a|sep|tal [ˌpærə'septl] *adj*: paraseptal

par|a|sex|u|al|i|ty [ˌpærə͵seksʃə'wælətɪ] *noun*: Parasexualität f

par|a|sig|ma|tism [ˌpærə'sɪgmətɪzəm] *noun*: Lispeln nt

par|a|site ['pærəsaɪt] *noun*: **1.** Schmarotzer *m*, Parasit *m* **2.** (*embryolog.*) Parasit *m*

par|a|sit|e|mia [,pærəsaɪ'tiːmɪə] *noun*: Parasitämie *f*

par|a|sit|ic [pærə'sɪtɪk] *adj*: schmarotzend, parasitär, parasitisch

par|a|sit|i|ci|dal [pærə,sɪtɪ'saɪdl] *adj*: parasitenabtötend, parasitizid

par|a|sit|i|cide [pærə'sɪtɪsaɪd]: **I** *noun* Parasitizid *nt* **II** *adj* → *parasiticidal*

par|a|sit|ism ['pærəsɪtɪzm] *noun*: **1.** Schmarotzertum *nt*, Parasitismus *m*, Parasitie *f* **2.** → *parasitization*

par|a|sit|i|za|tion [,pærəsɪtə'zeɪʃn] *noun*: Parasitenbefall *m*, Parasiteninfektion *f*

par|a|sit|ize ['pærəsɪtaɪz] *v*: schmarotzen, parasitieren

par|a|sit|o|gen|ic [pærə,saɪtə'dʒenɪk] *adj*: parasitogen

par|a|sit|o|sis [,pærəsaɪ'təʊsɪs] *noun*: Parasitenerkrankung *f*, Parasitose *f*

par|a|sit|o|tropic [,pærə,saɪtə'trʊpɪk] *adj*: parasitotrop

par|a|som|nia [,pærə'sʊmnɪə] *noun*: Parasomnie *f*

par|a|spa|di|as [,pærə'speɪdɪəs] *noun*: Paraspadie *f*

par|a|spasm ['pærəspæzəm] *noun*: Paraspastik *f*

par|a|ster|nal [,pærə'stɜːnl] *adj*: parasternal

par|a|sym|pa|thet|ic [,pærə,sɪmpə'θetɪk] *adj*: parasympathisch

par|a|sym|path|i|co|to|nia [,pærəsɪm-,pæθɪkəʊ'təʊnɪə] *noun*: Vagotonie *f*

par|a|sym|path|ol|lyt|ic [,pærə,sɪmpəθəʊ-'lɪtɪk] *adj*: parasympatholytisch, anticholinerg, vagolytisch

par|a|sym|path|o|mi|met|ic [,pærə,sɪmpə-θəʊmɪ'metɪk] *adj*: parasympathomimetisch, vagomimetisch

par|a|sym|path|o|par|al|lyt|ic [,pærə,sɪm-pəθəʊ,pærə'lɪtɪk] *adj*: parasympatholytisch, anticholinerg, vagolytisch

par|a|sys|to|le [,pærə'sɪstəlɪ] *noun*: Parasystolie *f*

par|a|sys|tol|ic [,pærəsɪs'tɑlɪk] *adj*: parasystolisch

par|a|ten|on [,pærə'tenən] *noun*: Paratenon *nt*, Paratendineum *nt*

par|a|ten|o|ni|tis [,pærətenə'naɪtɪs] *noun*: Paratendinitis *f*, Paratenonitis *f*

par|a|thor|mone [,pærə'θɔːrməʊn] *noun*: Parathormon *nt*, Parathyrin *nt*

par|a|thy|roid [,pærə'θaɪrɔɪd]: **I** *noun* Nebenschilddrüse *f*, Epithelkörperchen *nt*, Parathyr(e)oidea *f*, Glandula parathyroidea **II** *adj* parathyr(e)oidal

par|a|thy|roid|ec|to|my [,pærəθaɪrɔɪ-'dektəmɪ] *noun*: Epithelkörperchenentfernung *f*, Parathyr(e)oidektomie *f*

par|a|thy|roid|o|ma [,pærə,θaɪrɔɪ'dəʊmə] *noun*: **1.** Nebenschilddrüsenadenom *nt*, Epithelkörperchenadenom *nt*, Parathyreoidom *nt* **2.** Nebenschilddrüsenkarzinom *nt*, Epithelkörperchenkarzinom *nt*

par|a|thy|ro|pri|vic [,pærə,θaɪrə'prɪvɪk] *adj*: parathyreopriv

par|a|thy|ro|pa|thy [,pærəθaɪ'rɑpəθɪ] *noun*: Parathyreopathie *f*

par|a|thy|ro|tropic [,pærə,θaɪrə'trɑpɪk] *adj*: parathyreotrop

par|a|tope ['pærətəʊp] *noun*: Paratop *nt*

par|a|tra|che|al [,pærə'treɪkɪəl] *adj*: paratracheal

par|a|tra|cho|ma [,pærətrə'kəʊmə] *noun*: Paratrachom *nt*

par|a|tu|ber|cu|lo|sis [,pærətə,bɜːrkjə-'ləʊsɪs] *noun*: Pseudotuberkulose *f*

par|a|typh|lit|ic [,pærətɪf'laɪtɪk] *adj*: paratyphlitisch, epithyphlitisch

par|a|typh|li|tis [,pærətɪf'laɪtɪs] *noun*: Paratyphlitis *f*, Epityphlitis *f*

par|a|ty|phoid [pærə'taɪfɔɪd] *noun*: **1.** Paratyphus *m* **2.** Salmonellenenteritis *f*; Salmonellose *f*

par|a|um|bil|i|cal [,pærəʌm'bɪlɪkl] *adj*: paraumbilikal, parumbilikal

par|a|u|re|thral [,pærəjʊə'riːθrəl] *adj*: paraurethral

par|a|u|re|thri|tis [,pærə,jʊərə'θraɪtɪs] *noun*: Paraurethritis *f*

par|a|u|ter|ine [,pærə'juːtərɪn, -raɪn] *adj*: parauterin

par|a|vag|i|nal [,pærə'vædʒənl] *adj*: paravaginal

par|a|vag|i|ni|tis [,pærə,vædʒə'naɪtɪs] *noun*: Parakolpitis *f*, Paravaginitis *f*

par|a|ve|nous [,pærə'viːnəs] *adj*: paravenös

par|a|ven|tric|u|lar [,pærəven'trɪkjələr] *adj*: paraventrikulär, periventrikulär

par|a|ver|te|bral [,pærə'vɜːrtəbrəl] *adj*: paravertebral

par|a|ves|i|cal [,pærə'vesɪkl] *adj*: paravesikal, parazystisch

par|a|ves|i|cu|lar [,pærəvə'sɪkjələr] *adj*: paravesikal, parazystisch

par|a|zon [pærə'zəʊən] *noun*: tierischer Parasit *m*, Parazoon *nt*

par|en|chy|ma [pə'reŋkɪmə] *noun*: Parenchym *nt*

par|en|chy|mal [pə'reŋkɪml] *adj*: parenchymatös

par|ent ['peərənt, 'pær-]: **I** *noun* **parents** *plural* Eltern *pl* **II** *adj* Stamm-,

Mutter; ursprünglich, Ur-

par|ent|age [ˈpeərəntɪdʒ, ˈpær-] *noun*: Herkunft *f*, Abstammung *f*

pa|ren|tal [pəˈrentl] *adj*: elterlich, Eltern-

par|en|ter|al [pæˈrentərəl] *adj*: parenteral

pa|re|sis [pəˈriːsɪs, ˈpærəsɪs] *noun, plural* **-ses** [-siːz]: motorische Schwäche *f*, Parese *f*

par|es|the|sia [pæresˈθiːʒ(ɪ)ə] *noun*: Parästhesie *f*

par|es|thet|ic [pæresˈθetɪk] *adj*: parästhetisch

pa|ret|ic [pəˈretɪk, -ˈrɪtɪk] *adj*: paretisch

pa|ri|e|tal [pəˈraɪɪtl] *adj*: **1.** seitlich, parietal, Wand-, Parietal- **2.** parietal

parieto-occipital *adj*: parieto-okzipital, okzipitoparietal

pa|ri|e|to|sphe|noid [pə,raɪətəʊˈsfiːnɔɪd] *adj*: parietosphenoidal, sphenoparietal

pa|ri|e|to|splanch|nic [pə,raɪətəʊˈsplæŋknɪk] *adj*: parietoviszeral

pa|ri|e|to|tem|po|ral [pə,raɪətəʊˈtemprəl] *adj*: parietotemporal, temporoparietal

pa|ri|e|to|vis|cer|al [pə,raɪətəʊˈvɪsərəl] *adj*: parietoviszeral

par|kin|son|ism [ˈpɑːrkɪnsənɪzəm] *noun*: **1.** Parkinson-Krankheit *f*, Morbus Parkinson *m*, Paralysis agitans **2.** Parkinsonoid *nt*

par|o|don|tal [ˈpærədəntl] *adj*: parodontal

par|o|don|ti|tis [,pærədanˈtaɪtɪs] *noun*: Parodontitis *f*; Wurzelhautentzündung *f*, Periodontitis *f*

par|o|don|ti|um [,pærəˈdanʃɪəm] *noun*: Zahnbett *nt*, Parodont *nt*, Parodontium *nt*

par|om|phal|o|cele [pærˈamfələʊsiːl] *noun*: Paromphalozele *f*

par|o|nych|ia [,pærəʊˈnɪkɪə] *noun*: Nagelfalzentzündung *f*, Umlauf *m*, Paronychie *f*

par|o|loph|o|ri|tis [,pærəʊafəˈraɪtɪs] *noun*: Paroophoritis *f*, Parophoritis *f*

par|o|loph|o|ron [,pærəˈafərən] *noun*: Beieierstock *m*, Paroophoron *nt*

par|os|mia [pærˈazmɪə] *noun*: Geruchstäuschung *f*, Parosmie *f*, Parosphresie *f*

par|os|te|al [pærˈastɪəl] *adj*: **1.** periostal **2.** parosteal

par|os|te|i|tis [pær,astɪˈaɪtɪs] *noun*: Parostitis *f*

par|os|ti|tis [pærasˈtaɪtɪs] *noun*: Parostitis *f*

par|os|to|sis [pærasˈtəʊsɪs] *noun*: Par-

ostosis *f*

pa|rot|ic [pəˈrəʊtɪk] *noun*: Ohrspeicheldrüse *f*, Parotis *f*, Glandula parotidea

pa|rot|id [pəˈratɪd]: I *noun* Ohrspeicheldrüse *f*, Parotis *f*, Glandula parotidea II *adj* Parotis-, Ohrspeicheldrüsen-

pa|rot|i|dec|to|my [pə,ratɪˈdektəmɪ] *noun*: Parotidektomie *f*

pa|rot|id|i|tis [pə,ratɪˈdaɪtɪs] *noun*: Parotitis *f*, Parotisentzündung *f*

par|o|ti|tis [,pærəˈtaɪtɪs] *noun*: Parotitis *f*, Parotisentzündung *f*

epidemic parotitis: Mumps *f*, Ziegenpeter *m*, Parotitis epidemica

par|o|var|i|an [,pærəˈveərɪən] *adj*: **1.** parovarial **2.** paraovarial

par|o|var|i|um [,pærəˈveərɪəm] *noun*: Nebeneierstock *m*, Rosenmüller-Organ *nt*, Parovarium *nt*, Epoophoron *nt*

par|ox|ys|mal [pærəkˈsɪzməl] *adj*: paroxysmal, anfallsartig

pars [pɑːrz] *noun, plural* **par|tes** [ˈpɑːrtiːz]: Teil *m*, Abschnitt *m*, Pars *f*

part [pɑːrt] *noun*: **1.** Teil *m*, Abschnitt *m*, Stück *nt* **2.** Körperteil *m/nt*, Glied *nt*

abdominal part of aorta: Bauchschlagader *f*, Abdominalaorta *f*, Aorta abdominalis, Pars abdominalis aortae

abdominal part of autonomic nervous system: Pars abdominalis systematis autonomici, Pars abdominalis autonomica

abdominal part of pectoralis major muscle: Pars abdominalis musculi pectoralis major

acral parts: Akren *pl*

acromial part of deltoid muscle: Pars acromialis musculi deltoidei

alveolar part of mandible: Pars alveolaris mandibulae

anterior tibiotalar part: Pars tibiotalaris anterior

anular part of fibrous sheaths: Pars anularis vaginae fibrosae

ascending part of aorta: aufsteigende Aorta *f*, Aorta ascendens, Pars ascendens aortae

ascending part of trapezius: Pars ascendens musculi trapezii

blind part of retina: Pars caeca retinae

buccopharyngeal part: Pars buccopharyngea

bulboventricular part of heart tube: bulboventrikulärer Abschnitt *m* des Herzschlauchs

cardiac part of stomach: Kardia *f*, Magenmund *m*, Pars cardiaca gastricae

caudal part of spinal nucleus of trigeminal nerve: Pars caudalis nuclei spinalis nervi trigeminalis

central part of cuneate nucleus: Pars centralis nuclei cuneati

ceratopharyngeal part: Pars ceratopharyngea

cervical part of spinal cord: Hals-, Zervikalsegmente *pl*, Halsmark *nt*, cervicalis medullae spinalis

chondropharyngeal part: Pars chondropharyngea

clavicular part of deltoid muscle: Pars clavicularis musculi deltoidei

clavicular part of pectoralis major muscle: Pars clavicularis musculi pectoralis major

coccygeal part of spinal cord: Steißbein-, Kokzygealsegmente *pl*, Pars coccygea medullae spinalis

compact part of substantia nigra: Pars compacta substantiae nigrae

connecting part: Verbindungsstück *nt*

corneoscleral part: Pars corneoscleralis

costal part of diaphragm: Pars costalis diaphragmatis

cranial part: Pars cranialis

craniocervical part: Pars craniocervicalis

cruciform part of fibrous sheaths: Pars cruciformis vaginae fibrosae

cuneiform part: Pars cuneiformis vomeris

deep part of external sphincter muscle of anus: Pars profunda musculi sphincteris ani externus

deep part of flexor compartment of forearm: Pars profunda compartimenti antebrachii flexorii

deep part of masseter muscle: Pars profunda musculi masseterica

deep part of palpebral part: Pars profunda partis palpebralis musculi orbicularis oculi

deep part of parotid gland: Pars profunda glandulae parotideae

descending part of aorta: absteigende Aorta *f*, Aorta descendens, Pars descendens aortae

descending part of trapezius: Pars descendens musculi trapezii

distal part of prostate: Pars distalis prostatae

distal part of prostatic urethra: Pars distalis urethrae prostaticae

dorsal part of cerebral peduncle: Pars dorsalis/posterior pedunculi cerebri

dorsomedial part of red nucleus: Pars dorsomedialis nuclei rubri

dural part of terminal filum: Pars du-

ralis fili terminalis

endocrine part of pancreas: endokrines Pankreas *nt*, Langerhans-Inseln *pl*, Inselorgan *nt*, Pars endocrina pancreatis

extraocular part: Pars extraocularis venae centralis retinae

extraocular part of central retinal artery: Pars extraocularis arteriae centralis retinae

extrapyramidal part of medial longitudinal fasciculus: extrapyramidaler Anteil *m* des Fasciculus longitudinalis medialis

fetal part of placenta: Pars fetalis placentae

funicular part of deferent duct: Pars funicularis ductus deferentis

glossopharyngeal part: Pars glossopharyngea

iliac part: Pars iliaca

iliac part of iliac fascia: Pars iliaca fasciae iliacae

part in canal: Pars canalis nervi optici

infundibular part of adenohypophysis: Trichterlappen *m*, Pars infundibularis adenohypophysis, Pars tuberalis adenohypophysis

inguinal part of deferent duct: Pars inguinalis ductus deferentis

intercartilaginous part: Pars intercartilaginea

intermediate part of adenohypophysis: Hypophysenmittellappen *m*, Pars intermedia adenohypophysis

intermediate part of bulbus of vestibule: Pars intermedia bulborum

intermembranous part: Pars intermembranacea

interpolar part of spinal nucleus of trigeminal nerve: Pars interpolaris nuclei spinalis nervi trigeminalis

intramural part of female urethra: Pars intramuralis urethrae feminiae

intramural part of ureter: Pars intramuralis ureteris

intraocular part of central retinal artery: Pars intraocularis arteriae centralis retinae

intraocular part of central retinal vein: Pars intraocularis venae centralis retinae

labial part: Pars labialis musculi orbicularis oris

lateral part of biventral lobule: Pars lateralis lobuli biventralis

lateral part of left lobe of liver: Divisio lateralis sinistra hepatis

lateral part of occipital bone: Pars lateralis ossis occipitalis

lateral parvocellular part: Pars parvo-cellularis lateralis

lateral part of right lobe of liver: Divi-sio lateralis dextra hepatis

lateral part of substantia nigra: Pars lateralis substantiae nigrae

left part of liver: Pars hepatis sinistra

lenticulothalamic part of internal cap-sule: Pars thalamolenticularis capsulae internae

lumbar part of diaphragm: Pars lum-balis diaphragmatis

lumbar part of spinal cord: Lenden-, Lumbalsegmente *pl*, Lendenmark *nt*, Pars lumbaris medullae spinalis

major part of mandibular nerve: Por-tio major nervi mandibularis

marginal part: Pars marginalis muscu-li orbicularis oris

medial part of biventral lobule: Pars medialis lobuli biventralis

medial part of left lobe of liver: Divisio medialis sinistra hepatis

medial magnocellular part: Pars mag-nocellularis medialis

medial part of right lobe of liver: Divi-sio medialis dextra hepatis

middle part: Mittelstück *nt*

minor part of mandibular nerve: Por-tio minor nervi mandibularis

mobile part of nasal septum: Pars mo-bilis septi nasi

mylopharyngeal part: Pars mylopha-ryngea

neural part of neurohypophysis: Pars nervosa neurohypophysi

occluded part of umbilical artery: Pars occlusa

orbital part: Pars orbitalis musculi or-bicularis oculi

orbital part of inferior frontal gyrus: Pars orbitalis gyrus frontalis inferioris

palpebral part: Pars palpebralis mus-culi orbicularis oculi

paralaminar part: Pars paralaminaris

patent part of umbilical artery: Pars patens

pelvic part of defernt duct: Pars pelvi-ca ductus deferentis

pial part of terminal filum: Pars pialis fili terminalis

pigmented part of retina: Stratum pig-mentosum retinae, Pars pigmentosa retinae

postcommunical part of posterior ce-rebral artery: Pars postcommunicalis arteriae cerebri posterioris

posterior tibiotalar part: Pars tibiota-laris posterior

posteromedial part of nucleus ruber: Pars posteromedialis nuclei rubri

postsulcal part of tongue: Pars post-sulcalis

precommunical part of anterior cere-bral artery: Pars precommunicalis ar-teriae cerebri anterioris

precommunical part of posterior cere-bral artery: Pars precommunicalis ar-teriae cerebri posterioris

presulcal part of tongue: Pars presul-calis

proximal part of prostate: Pars proxi-malis prostatae

proximal part of prostatic urethra: Pars proximalis urethrae prostaticae

psoatic part of iliac fascia: Pars psoati-ca fasciae iliacae

pterygopharyngeal part: Pars pterygo-pharyngea

pubic part: Pars pubica

radial part of extensor compartment of forearm: Pars lateralis comparti-menti antebrachii extensorii

radiate part of renal cortex: Pars radi-ata

reticular part of substantia nigra: Pars reticularis substantiae nigrae

retrorubral part of substantia nigra: Pars retrorubralis substantiae nigrae

right part of liver: Pars hepatis dextra

rostral part of cuneate nucleus: Pars rostralis nuclei cuneati

sacral part of spinal cord: Sakralmark *nt*, Kreuzbein-, Sakralsegmente *pl*, Pars sacralis medullae spinalis

scrotal part: Pars scrotalis ductus defe-rentis

soft parts: Weichteile *pl*

sphenoidal part of middle cerebral ar-tery: Pars sphenoidalis arteriae cerebri medii

spinal part of deltoid muscle: Pars spi-nalis musculi deltoidei

spinal part of terminal filum: Pars spi-nalis fili terminalis

sternal part of diaphragm: Pars ster-nalis diaphragmatis

sternocostal part of pectoralis major muscle: Pars sternocostalis musculi pectoralis major

subcutaneous part of external sphinc-ter muscle of anus: Pars subcutanea musculi sphincteris ani externus

superficial part of external sphincter muscle of anus: Pars superficialis mus-culi sphincteris ani externus

superficial part of flexor compart-

P

ment of forearm: Pars superficialis compartimenti antebrachii flexorii
superficial part of masseter muscle: Pars superficialis musculi masseterica
superficial part of parotid gland: Pars superficialis glandulae parotidis
supravaginal part of cervix uteri: Portio supravaginalis cervicis
terminal part: Pars terminalis
thalamolenticular part of internal capsule: Pars thalamolenticularis/thalamolentiformis
thoracic part of aorta: Brustschlagader f, Aorta thoracica, Pars thoracica aortae
thoracic part of autonomic nervous system: Pars thoracica autonomica
thoracic part of spinal cord: Brust-, Thorakalsegmente pl, Brustmark nt, Pars thoracica medullae spinalis
tibiocalcaneal part: Pars tibiocalcanea
tibionavicular part: Pars tibionavicularis
transverse part of trapezius: Pars transversa musculi trapezii
triangular part of inferior frontal gyrus: Pars triangularis
tubular part of adenohypophysis: Trichterlappen m, Pars infundibularis/tuberalis adenohypophyseos
umbilical part of left branch of portal vein: Pars umbilicalis rami sinistri venae portae hepatis
umbilical part of portal vein: Pars umbilicalis
uveal part: Pars uvealis
vaginal part of cervix uteri: Portio f, Portio vaginalis cervicis
vaginal part of uterus: → vaginal part of cervix uteri
vestibular part of medial longitudinal fasciculus: vestibulärer Anteil m des Fasciculus longitudinalis medialis

par|tial ['pɑːrʃl] adj: teilweise, partiell, Teil-, Partial-
par|ti|cle ['pɑːrtɪkl] noun: (auch physik.) Teilchen nt, Körperchen nt, Partikel nt
par|tic|u|late [pər'tɪkjəlɪt, -leɪt] adj: Teilchen-, Partikel-, Korpuskel-
par|tu|ri|tion [,pɑːrt(j)ʊə'rɪʃn] noun: Geburt f, Partus m
rapid parturition: Sturzgeburt f
pa|ru|lis [pə'ruːlɪs] noun: Parulis f
par|um|bil|i|cal [pɑːrʌm'bɪlɪkl] adj: paraumbilikal, parumbilikal
par|vi|cel|lu|lar [,pɑːrvɪ'seljələr] adj: kleinzellig
Par|vo|vir|i|dae [pɑːrvəʊ'vɪrədiː] plural: Parvoviren pl, Parvoviridae pl

pas|sage ['pæsɪdʒ] noun: 1. Passage f, (Durch-, Verbindungs-)Gang m 2. Gang m, Weg m; (passages plural) Trakt m, Wege pl 3. (Darm-)Entleerung f, (Urin-)Ausscheidung f
lacrimal passages: Tränenwege pl
paste [peɪst] noun: 1. (teigartige oder breiige) Masse f, Salbe f, Paste f, Brei m 2. Klebstoff m, Kleister m 3. (pharmakol.) Paste f, Pasta f
Pas|teu|rel|la [pæstə'relə] noun: Pasteurella f
pas|teu|rel|lo|sis [,pæstʃərə'ləʊsɪs] noun: Pasteurellainfektion f, Pasteurellose f
pas|teu|ri|za|tion [,pæstʃəraɪ'zeɪʃn] noun: Pasteurisierung f
pas|ty ['peɪstɪ] adj: (Haut) teigig, gedunsen, aufgeschwemmt, pastös
patch [pætʃ] noun: 1. Fleck m, Flecken m, Flicken m, Lappen m 2. (chirurg.) Lappen m, Gewebelappen m, Läppchen nt 3. Pflaster nt, Heftpflaster nt; Augenklappe f, Augenbinde f
pa|tel|la [pə'telə] noun, plural -lae [-liː]: Kniescheibe f, Patella f
pa|tel|lar [pə'telər] adj: patellar
pat|el|lec|to|my [,pætə'lektəmɪ] noun: Patellaresektion f, Patellektomie f
pa|tel|lo|fem|o|ral [pə,teləʊ'femərəl] adj: patellofemoral
pa|tent ['pætnt, 'peɪ-] adj: (Gang) offen, durchgängig, nicht-verschlossen
pa|ter|nal [pə'tɜːrnl] adj: väterlich, väterlicherseits
path [pæθ, pɑːθ] noun, plural paths [pæðz, pɑːðs]: Bahn f, Weg m; Leitung f
path|o|an|a|tom|i|cal [,pæθəʊ,ænə'tɑːmɪkl] adj: pathologisch-anatomisch
path|o|a|nat|o|my [,pæθəʊə'nætəmɪ] noun: pathologische Anatomie f
path|o|gen ['pæθəʊdʒən] noun: Krankheitserreger m
path|o|gen|e|sis [pæθəʊ'dʒenəsɪs] noun: Krankheitsentstehung f, Pathogenese f
path|o|ge|net|ic [,pæθəʊdʒə'netɪk] adj: 1. pathogenetisch 2. → pathogenic
path|o|gen|ic [pæθəʊ'dʒenɪk] adj: krankheitserregend, pathogen
pa|thog|no|mon|ic [pə,θɑ(g)nə'mɑmɪk] adj: pathognomonisch, pathognostisch
pa|thog|nos|tic [,pæθəg'nɑstɪk] adj: pathognomonisch, pathognostisch
path|o|log|ic [pæθə'lɑdʒɪk] adj: krankhaft, pathologisch; erkrankt, krank, morbid
pa|thol|o|gy [pə'θɑlədʒɪ] noun: 1. Krankheitslehre f, Pathologie f 2. pathologischer Befund m
path|o|phys|i|ol|o|gy [pæθəʊ,fɪzɪ'ɑlədʒɪ]

P

noun: Pathophysiologie *f*

path|o|psy|cho|sis [ˌpæθəʊsaɪˈkəʊsɪs]
noun: organische/symptomatische Psychose *f*

path|way [ˈpæθweɪ, ˈpɑːθ-] *noun*: Bahn
f, Weg *m*; Leitung *f*

pentose phosphate pathway: Pentosephosphatzyklus *m*, Phosphogluconatweg *m*

phosphogluconate pathway: →*pentose phosphate pathway*

pa|tient [ˈpeɪʃənt]: I *noun* Patient *m*,
Kranke *m/f* II *adj* **1.** geduldig **2.** zulassend, gestattend

patient in rehabilitation: Rehabilitand *m*

pa|tri|lin|e|al [ˌpætrɪˈlɪnɪəl] *adj*: patrilinear, patrilineal

pat|ro|cli|nous [ˌpætrəʊˈklaɪnəs] *adj*:
patroklin

pa|vor [ˈpeɪvəʊr] *noun*: Pavor *m*

pavor nocturnus: Nachtangst *f*, Pavor nocturnus

pec|cant [ˈpekənt] *adj*: krankheitserregend, pathogen

pec|ten [ˈpektən] *noun, plural* **-tens, -ti-nes** [-təˌniːz]: Kamm *m*, Pecten *m*

pecten of pubis: Pecten ossis pubis

pec|te|ni|tis [ˌpektɪˈnaɪtɪs] *noun*: Pektenitis *f*

pec|ti|nal [ˈpektɪnəl] *adj*: pubisch

pec|tin|e|al [pekˈtɪnɪəl] *adj*: **1.** kammartig **2.** pubisch, pektineal, Schambein-

pec|to|ral [ˈpektərəl] *adj*: pektoral, thorakal

pe|dal [ˈpedl, ˈpiːdl] *adj*: Fuß-

pe|dat|ro|phia [pedəˈtrəʊfɪə] *noun*: Pädatrophie *f*

ped|er|as|tic [ˌpedəˈræstɪk, ˌpiː-] *adj*:
päderastisch

ped|er|as|ty [ˈpedəræstɪ, ˈpiː-] *noun*:
Päderastie *f*

pe|di|at|ric [piːdɪˈætrɪk] *adj*: pädiatrisch, Kinderheilkunde-

ped|i|cle [ˈpedɪkl] *noun*: Füßchen *nt*,
Stiel *m*, Pediculus *m*

ped|i|cled [ˈpedɪkəld] *adj*: gestielt

pe|dic|u|la|tion [pɪˌdɪkjəˈleɪʃn] *noun*:
Läusebefall *m*, Verlausung *f*

pe|dic|u|li|cide [pɪˈdɪkjələsaɪd] *adj*: läuseabtötend, pedikulizid

pe|dic|u|lo|sis [pəˌdɪkjəˈləʊsɪs] *noun*:
Pedikulose *f*

pediculosis capitis: Kopflausbefall *m*,
Pediculosis capitis

pediculosis corporis: Körper-, Kleiderlausbefall *m*, Pediculosis corporis/vestimentorum

pediculosis pubis: Filzlausbefall *m*, Pediculosis pubis, Phthiriase *f*, Phthiriasis *f*

Pe|dic|u|lus [pɪˈdɪkjələs] *noun*: Pediculus *m*

Pediculus humanus: Menschenlaus *f*,
Pediculus humanus

Pediculus humanus capitis: Kopflaus *f*,
Pediculus (humanus) capitis

Pediculus humanus corporis: Kleider-,
Körperlaus *f*, Pediculus (humanus)
corporis, Pediculus humanus vestimentorum, Pediculus vestimenti

pe|do|phil|ia [ˌpiːdəʊˈfɪlɪə] *noun*: Pädophilie *f*

pe|dun|cle [pɪˈdʌŋkl] *noun*: Stiel *m*,
Stamm *m*, Pedunculus *m*

cerebellar peduncles: Pedunculi cerebellares

cerebral peduncle: Hirnstiel *m*, Pedunculus cerebri

pe|dun|cu|lar [pɪˈdʌŋkjələr] *adj*: gestielt, stielförmig, Stiel-

pe|jo|ra|tive [pɪˈdʒɔːrətɪv, ˈpedʒəreɪtɪv] *adj*: verschlechternd, pejorativ

pe|lade [pəˈlɑːd] *noun*: Pelade *f*, Alopecia areata, Area celsi

pel|i|o|sis [ˌpəlɪˈəʊsɪs] *noun*: Purpura *f*

pel|la|gra [pəˈlægrə, -ˈleɪ-] *noun*: Pellagra *nt/f*

pel|lu|cid [pəˈluːsɪd] *adj*: (licht-)durchlässig, durchsichtig, transparent

pel|vic [ˈpelvɪk] *adj*: pelvin

pel|vi|cal|i|ce|al [pelvɪˌkæləˈsɪəl] *adj*:
Nierenbecken und Kelche betreffend

pel|vi|cel|lu|li|tis [ˌpelvɪˌseljəˈlaɪtɪs]
noun: Parametritis *f*

pel|vi|fem|o|ral [ˌpelvɪˈfemərəl] *adj*: pelvifemoral

pel|vi|lith|ot|o|my [ˌpelvɪlɪˈθɑtəmɪ] *noun*:
Pyelolithotomie *f*

pel|vi|log|ra|phy [ˌpelvɪˈɑgrəfɪ] *noun*:
Pelvigraphie *f*, Pelvigrafie *f*

pel|vi|o|ne|os|to|my [ˌpelvɪəʊnɪˈɑstəmɪ]
noun: Ureteropyeloneostomie *f*, Uretero(neo)pyelostomie *f*

pel|vi|o|per|i|to|ni|tis [ˌpelvɪəʊˌperɪtəʊ-ˈnaɪtɪs] *noun*: Pelvioperitonitis *f*, Beckenbauchfellentzündung *f*, Pelveoperitonitis *f*

pel|vi|o|ra|di|og|ra|phy [ˌpelvɪəʊˌreɪdɪ-ˈɑgrəfɪ] *noun*: Pelvigraphie *f*, Pelvigrafie *f*

pel|vi|os|co|py [ˌpelvɪˈɑskəpɪ] *noun*: Pelviskopie *f*

pel|vi|os|to|my [ˌpelvɪˈɑstəmɪ] *noun*:
Pyelostomie *f*

pel|vi|ot|o|my [ˌpelvɪˈɑtəmɪ] *noun*: **1.**
Pelviotomie *f*, Pubeotomie *f* **2.** (*urolog.*)
Pyelotomie *f*

pel|vi|per|i|to|ni|tis [ˌpelvɪˌperɪtəˈnaɪtɪs]

noun: Pelvioperitonitis *f*, Beckenbauchfellentzündung *f*, Pelveoperitonitis *f*

pel|vi|ra|di|og|ra|phy [ˌpelvɪˌreɪdɪ'ɑgrəfɪ] *noun*: Pelvigraphie *f*, Pelvigrafie *f*

pel|vi|rec|tal [ˌpelvɪ'rektəl] *adj*: pelvirektal

pel|vis ['pelvɪs] *noun, plural* **-ves, -vis|es** [-viːz]: Becken *nt*, Pelvis *f*

funnel-shaped pelvis: Trichterbecken *nt*

kyphoscoliotic pelvis: Kyphoskoliosebecken *nt*

kyphotic pelvis: Kyphosebecken *nt*

lordotic pelvis: Lordosebecken *nt*

Naegele's pelvis: Naegele-Becken *nt*

renal pelvis: Nierenbecken *nt*, Pelvis renalis, Pyelon *nt*

pel|vi|sa|cral [ˌpelvɪ'sækrəl, -'seɪ-] *adj*: pelvisakral

pel|vis|col|py [ˌpelvɪs'kɑpɪ] *noun*: Pelviskopie *f*

pel|vit|o|my [pel'vɪtəmɪ] *noun*: Pelvi(o)tomie *f*

pel|vi|u|re|te|rog|ra|phy [ˌpelvɪjəˌriːtə'rɑgrəfɪ] *noun*: Pyelographie *f*, Pyelografie *f*

pem|phi|goid ['pem(p)fɪgɔɪd]: I *noun* Pemphigoid *nt* II *adj* pemphigusartig, pemphigoid

pem|phi|gus ['pem(p)fɪgəs, pem'faɪgəs] *noun*: **1.** Blasensucht *f*, Pemphigus *m* **2.** Pemphigus vulgaris

pemphigus neonatorum: Schälblasenausschlag *m*, Pemphigoid *nt* der Neugeborenen, Impetigo bullosa, Pemphigus (acutus) neonatorum

pemphigus vulgaris: Pemphigus vulgaris

pe|nec|to|my [pɪ'nektəmɪ] *noun*: Penisentfernung *f*, Penektomie *f*, Phallektomie *f*

pen|e|trance ['penɪtrəns] *noun*: Penetranz *f*

pen|e|tra|tion [ˌpenɪ'treɪʃn] *noun*: **1.** Ein-, Durchdringen *nt* (*into* in); Penetration *f*, Penetrierung *f* **2.** Schärfe *f*, Auflösungsvermögen *nt*

tissue penetration: Gewebe-Eindringtiefe *f*

pe|ni|al ['piːnɪəl] *adj*: penil, phallisch

pen|i|cil|la|mine [penə'sɪləmiːn] *noun*: Penizillamin *nt*, Penicillamin *nt*

pen|i|cil|lin [penə'sɪlɪn] *noun*: Penizillin *nt*, Penicillin *nt*

depot penicillins: Depotpenicilline *pl*

pen|i|cil|lin|ase [penə'sɪləneɪz] *noun*: Penicillinase *f*, Penicillin-Beta-Lactamase *f*

penicillinase-resistent *adj*: penicillinase-

fest

penicillin-fast *adj*: penicillinfest

penicillin-resistant *adj*: penicillinresistent

pen|i|cil|li|o|sis [penəˌsɪlɪ'əʊsɪs] *noun*: Penicillium-Infektion *f*

Pen|i|cil|li|um [penə'sɪlɪəm] *noun*: Pinselschimmel *m*, Penicillium *nt*

pe|nile ['piːnl, 'piːnaɪl] *adj*: penil, phallisch

pe|nis ['piːnɪs] *noun*: (männliches) Glied *nt*, Penis *m*

pe|nis|chi|sis [pɪ'nɪskəsɪs] *noun*: Harnröhren-, Penisspalte *f*

pe|ni|tis [pɪ'naɪtɪs] *noun*: Penisentzündung *f*, Penitis *f*

pe|no|scro|tal [ˌpiːnəʊ'skrəʊtl] *adj*: penoskrotal

pen|ta|lo|gy [pen'tælədʒɪ] *noun*: Pentalogie *f*

pen|ta|sto|mi|a|sis [ˌpentəstəʊ'maɪəsɪs] *noun*: Zungenwurmbefall *m*, Pentastomiasis *f*

pen|ta|va|lent [ˌpentə'veɪlənt] *adj*: fünfwertig, pentavalent

pen|tose ['pentəʊs] *noun*: Pentose *f*, C_5-Zucker *m*

pen|to|se|mia [ˌpentəʊ'siːmɪə] *noun*: Pentosämie *f*

pen|to|su|ria [ˌpentəʊ's(j)ʊərɪə] *noun*: Pentosurie *f*

pen|to|su|ric [ˌpentəʊ'sʊərɪk] *adj*: pentosurisch

pe|lo|til|lo|ma|nia [ˌpɪəˌtɪlə'meɪnɪə] *noun*: Peotillomanie *f*, Pseudomasturbation *f*

pep|sic ['pepsɪk] *adj*: verdauungsfördernd, peptisch, Verdauungs-

pep|sin ['pepsɪn] *noun*: Pepsin *nt*

pep|sin|o|gen [pep'sɪnədʒən] *noun*: Pepsinogen *nt*

pep|si|nu|ria [pepsɪ'n(j)ʊərɪə] *noun*: Pepsinurie *f*

pep|tic ['peptɪk] *adj*: verdauungsfördernd, peptisch, Verdauungs-

pep|tid ['peptɪd] *noun*: →*peptide*

pep|ti|dase ['peptɪdeɪz] *noun*: Peptidase *f*, Peptidhydrolase *f*

pep|tide ['peptaɪd] *noun*: Peptid *nt*

pep|ti|der|gic [ˌpeptɪ'dɜrdʒɪk] *adj*: peptiderg

pep|ti|do|gly|can [ˌpeptɪdəʊ'glaɪkæn] *noun*: Peptidoglykan *nt*, Mukopeptid *nt*

Pep|to|coc|cus [peptəʊ'kɑkəs] *noun*: Peptococcus *m*

pep|to|gen|ic [ˌpeptə'dʒenɪk] *adj*: **1.** pepsinbildend, peptogen **2.** peptonbildend, peptogen

Pep|to|strep|to|coc|cus [peptəʊˌstreptəʊ'kɑkəs] *noun*: Peptostreptococcus *m*

per|a|cute [pərə'kju:t] *adj*: (*Verlauf, Reaktion*) extrem akut, hyperakut, perakut

per|cep|ti|ble [pər'septɪbl] *adj*: wahrnehmbar, spürbar, perzeptibel

per|cep|tion [pər'sepʃn] *noun*: **1.** (Reiz-) Wahrnehmung *f*, Empfindung *f*, Perzeption *f* **2.** Wahrnehmungsvermögen *nt*, Auffassungsgabe *f*, Perzeptibilität *f*

per|cep|tive [pər'septɪv] *adj*: wahrnehmend, perzeptiv, perzeptorisch

per|con|dy|lar [pər'kɑndɪlər] *adj*: perkondylär

per|cuss [pər'kʌs] *v*: perkutieren

per|cus|sion [pər'kʌʃn] *adj*: perkutorisch, perkussorisch

per|cu|ta|ne|ous [pɜrkju:'teɪnɪəs] *adj*: perkutan, transdermal, transkutan

per|en|ni|al [pə'renɪəl] *adj*: perennial

per|fo|ra|tion [ˌpɜrfə'reɪʃn] *noun*: Perforation *f*
bowel perforation: Darmperforation *f*
ulcer perforation: Ulkusperforation *f*

per|fu|sion [pər'fju:ʒn] *noun*: **1.** Durchblutung *f*, Perfusion *f* **2.** Perfusionsflüssigkeit *f*
impaired perfusion: Durchblutungsstörung *f*

per|i|aci|nous [ˌperɪ'æsɪnəs] *adj*: periazinär, periazinös

per|i|ade|ni|tis [ˌperɪˌædɪ'naɪtɪs] *noun*: Periadenitis *f*

per|i|ad|ven|ti|tial [ˌperɪˌædven'tɪʃ(ɪ)əl] *adj*: periadventitial

per|i|am|pul|la|ry [ˌperɪæm'pʌlərɪ] *adj*: periampullär

per|i|a|nal [ˌperɪ'eɪnl] *adj*: perianal, zirkumanal

per|i|a|nas|to|mot|ic [ˌperɪəˌnæstə'mɑtɪk] *adj*: perianastomotisch

per|i|an|gi|i|tis [ˌperɪændʒɪ'aɪtɪs] *noun*: Periangitis *f*, Periangiitis *f*, Perivasculitis *f*, Perivasculitis *f*

per|i|an|gi|o|chol|li|tis [ˌperɪˌændʒɪəʊkəʊ'laɪtɪs] *noun*: Pericholangitis *f*

per|i|an|gi|tis [ˌperɪæn'dʒaɪtɪs] *noun*: Periangitis *f*, Periangiitis *f*, Perivasculitis *f*, Perivasculitis *f*

per|i|a|or|tic [ˌperɪeɪ'ɔːrtɪk] *adj*: periaortal

per|i|a|or|ti|tis [ˌperɪˌeɪɔːr'taɪtɪs] *noun*: Periaortitis *f*

per|i|ap|i|cal [ˌperɪ'eɪpɪkl] *adj*: periapikal

per|i|ap|pen|di|ce|al [ˌperɪˌæpən'dɪʃl, ˌperɪəˌpendɪ'siːəl] *adj*: periappendikal, periappendizeal

per|i|ap|pen|di|cit|ic [ˌperɪəˌpendɪ'saɪtɪk] *adj*: **1.** periappendizitisch, paraappendizitisch **2.** paraappendizitisch, periappendizitisch

per|i|ap|pen|di|ci|tis [ˌperɪəˌpendɪ'saɪtɪs] *noun*: Periappendizitis *f*, Paraappendizitis *f*; Perityphlitis *f*

per|i|ap|pen|di|cu|lar [ˌperɪˌæpən'dɪkjələr] *adj*: periappendikal, periappendizeal

per|i|aq|ue|duc|tal [ˌperɪˌækwɪ'dʌktl] *adj*: periaquäduktal

per|i|are|o|lar [ˌperɪə'rɪələr] *adj*: periareolar

per|i|ar|te|ri|al [ˌperɪɑːr'tɪərɪəl] *adj*: periarteriell

per|i|ar|te|ri|tis [ˌperɪˌɑːrtə'raɪtɪs] *noun*: Periarteriitis *f*

per|i|ar|thric [ˌperɪ'ɑːrθrɪk] *adj*: periartikulär, zirkumartikulär

per|i|ar|thri|tis [ˌperɪɑːr'θraɪtɪs] *noun*: Periarthritis *f*

per|i|ar|tic|u|lar [ˌperɪɑːr'tɪkjələr] *adj*: zirkumartikulär, periartikulär

per|i|a|tri|al [ˌperɪ'eɪtrɪəl] *adj*: (*Herz*) periatrial, periaurikulär

per|i|au|ric|u|lar [ˌperɪɔː'rɪkjələr] *adj*: →*periatrial*

per|i|ax|i|al [ˌperɪ'æksɪəl] *adj*: periaxial

per|i|ax|il|lar|y [ˌperɪ'æksɪlerɪ] *adj*: periaxillär, zirkumaxillär

per|i|bron|chi|al [ˌperɪ'brɑŋkɪəl] *adj*: peribronchial

per|i|bron|chi|o|lar [ˌperɪˌbrɑŋkɪ'əʊlər] *adj*: peribronchiolar, peribronchiolär

per|i|bron|chi|o|li|tis [ˌperɪˌbrɑŋkɪəʊ'laɪtɪs] *noun*: Peribronchiolitis *f*

per|i|bron|chi|tis [ˌperɪbrɑŋ'kaɪtɪs] *noun*: Peribronchitis *f*

per|i|bul|bar [ˌperɪ'bʌlbər] *adj*: peribulbär, zirkumbulbär

per|i|ca|nal|ic|u|lar [ˌperɪˌkænə'lɪkjələr] *adj*: perikanalikulär

per|i|cap|il|la|ry [ˌperɪkə'pɪlərɪ, perɪ'kæpə,lerɪ] *adj*: perikapillär

per|i|cap|su|lar [ˌperɪ'kæpsələr] *adj*: perikapsulär

per|i|car|dec|to|my [ˌperɪkɑːr'dektəmɪ] *noun*: Perikardektomie *f*

per|i|car|di|ac [ˌperɪ'kɑːrdɪæk] *adj*: perikardial

per|i|car|di|ec|to|my [ˌperɪˌkɑːrdɪ'ektəmɪ] *noun*: Perikardektomie *f*

per|i|car|di|o|cen|te|sis [ˌperɪˌkɑːrdɪəʊsen'tiːsɪs] *noun*: Perikardpunktion *f*

per|i|car|di|ol|y|sis [ˌperɪˌkɑːrdɪ'ɑlɪsɪs] *noun*: Perikardiolyse *f*

per|i|car|di|o|me|di|as|ti|ni|tis [ˌperɪˌkɑːrdɪəʊmɪdɪˌæstɪ'naɪtɪs] *noun*: Mediastinoperikarditis *f*, Perikardiomediastinitis *f*

per|i|car|di|o|pleu|ral [ˌperɪˌkɑːrdɪəʊ-
'plʊərəl] adj: perikardiopleural
per|i|car|di|or|rha|phy [ˌperɪkɑːrdɪ'ɔrəfɪ]
noun: Herzbeutelnaht f, Perikardior-
rhaphie f
per|i|car|di|os|to|my [ˌperɪˌkɑːrdɪ'ɑstə-
mɪ] noun: Perikardfensterung f, Peri-
kardiostomie f
per|i|car|di|ot|o|my [ˌperɪˌkɑːrdɪ'ɑtəmɪ]
noun: Perikardiotomie f
per|i|car|dit|ic [ˌperɪkɑːr'dɪtɪk] adj: pe-
rikarditisch
per|i|car|di|tis [ˌperɪkɑːr'daɪtɪs] noun:
Herzbeutelentzündung f, Perikarditis f
adhesive pericarditis: adhäsive/verkle-
bende Perikarditis f, Pericarditis adhaesiva
dry pericarditis: trockene Perikarditis
f, Pericarditis sicca
fibrinous pericarditis: fibrinöse Perikarditis f, Pericarditis fibrinosa
rheumatic pericarditis: rheumatische
Perikarditis f, Pericarditis rheumatica
serous pericarditis: seröse/exsudative
Perikarditis f, Pericarditis exsudativa
per|i|car|di|um [ˌperɪ'kɑːrdɪəm] noun,
plural -dia [-dɪə]: Herzbeutel m, Perikard nt
per|i|car|dot|o|my [ˌperɪkɑːr'dɑtəmɪ]
noun: Perikardiotomie f
per|i|ce|cal [ˌperɪ'siːkəl] adj: perizäkal,
perizökal
per|i|cel|lu|lar [ˌperɪ'seljələr] adj: peri-
zellulär
per|i|ce|men|tum [ˌperɪsɪ'mentəm] noun:
Wurzelhaut f, Desmodont nt, Peri-
odontium nt
per|i|cen|tral [ˌperɪ'sentrəl] adj: perizen-
tral
per|i|chol|an|gi|o|lar [ˌperɪkəʊlæn'dʒɪə-
lər] adj: um pericholangiolär
per|i|chol|an|gi|tis [ˌperɪˌkəʊlæn'dʒaɪ-
tɪs] noun: Pericholangitis f
per|i|chol|e|cys|tic [ˌperɪˌkəʊlə'sɪstɪk]
adj: pericholezystisch, pericholezysti-
tisch
per|i|chol|e|cys|ti|tis [ˌperɪˌkəʊləsɪs'taɪ-
tɪs] noun: Pericholezystitis f
per|i|chon|dral [ˌperɪ'kɑndrəl] adj: peri-
chondral
per|i|chon|dri|tis [ˌperɪkɑn'draɪtɪs] noun:
Perichondritis f, Perichondriument-
zündung f
per|i|chon|dri|um [ˌperɪ'kɑndrɪəm] noun:
Knorpelhaut f, Perichondrium nt
per|i|cho|ri|oi|dal [ˌperɪkɔːrɪ'ɔɪdl, kəʊr-]
adj: (Auge) perichorioidal, perichoroidal
per|i|cho|roi|dal [ˌperɪkə'rɔɪdl] adj: (Au-

ge) perichorioidal, perichoroidal
per|i|col|ic [ˌperɪ'kɑlɪk] adj: perikolisch
per|i|col|li|tis [ˌperɪkə'laɪtɪs] noun: Peri-
kolitis f
per|i|col|lon|i|tis [ˌperɪˌkəʊlə'naɪtɪs] noun:
Perikolitis f
per|i|col|pi|tis [ˌperɪkɑl'paɪtɪs] noun: Pe-
rivaginitis f, Perikolpitis f
per|i|cor|ne|al [ˌperɪ'kɔːrnɪəl] adj: (Auge)
zirkumkorneal, perikorneal
per|i|cor|o|nal [ˌperɪkə'rəʊnl, perɪ'kɔːr-
ənl] adj: perikoronal
per|i|cox|i|tis [ˌperɪkɑk'saɪtɪs] noun: Pe-
ricoxitis f, Perikoxitis f
per|i|cra|ni|al [ˌperɪ'kreɪnɪəl] adj: peri-
kranial
per|i|cra|ni|tis [ˌperɪkreɪ'naɪtɪs] noun:
Perikranitis f
per|i|cra|ni|um [ˌperɪ'kreɪnɪəm] noun,
plural -nia [-nɪə]: Perikranium nt, Peri-
cranium nt
per|i|cys|tic [ˌperɪ'sɪstɪk] adj: perivesi-
kal, perizystisch
per|i|cys|ti|tis [ˌperɪsɪs'taɪtɪs] noun: Pe-
rizystitis f
per|i|cyte ['perɪsaɪt] noun: Perizyt m,
Adventitiazelle f
per|i|dec|to|my [ˌperɪ'dektəmɪ] noun:
Peridektomie f, Periektomie f, Peritomie f
per|i|de|fer|en|ti|tis [ˌperɪˌdefərən'taɪ-
tɪs] noun: Perideferentitis f
per|i|den|tal [ˌperɪ'dentl] adj: peridental
per|i|den|ti|um [ˌperɪ'dentʃɪəm, -tɪəm]
noun: Zahnbett nt, Parodont nt, Parodontium nt
per|i|der|mic [ˌperɪ'dɜrmɪk] adj: peri-
dermal
per|i|di|as|tol|ic [ˌperɪˌdaɪə'stɑlɪk] adj:
prädiastolisch
per|i|did|y|mi|tis [ˌperɪˌdɪdə'maɪtɪs]
noun: Perididymitis f, Perididymisent-
zündung f, Vaginitis f testis
per|i|di|ver|tic|u|lit|ic [ˌperɪˌdaɪvər tɪkjə-
'laɪtɪk] adj: peridivertikulitisch
per|i|di|ver|tic|u|li|tis [ˌperɪˌdaɪvər tɪkjə-
'laɪtɪs] noun: Peridivertikulitis f
per|i|duc|tal [ˌperɪ'dʌktəl] adj: periduk-
tal
per|i|du|o|de|ni|tis [ˌperɪˌd(j)uːədɪ'naɪ-
tɪs] noun: Periduodenitis f
per|i|du|ral [ˌperɪ'd(j)ʊərəl] adj: epidu-
ral, supradural; peridural, extradural
per|i|en|ceph|a|li|tis [ˌperɪenˌsefə'laɪtɪs]
noun: Perienzephalitis f
per|i|en|ter|ic [ˌperɪen'terɪk] adj: periin-
testinal, perienteral, zirkumintestinal
per|i|en|ter|i|tis [ˌperɪˌentə'raɪtɪs] noun:
Perienteritis f, Peritonitis visceralis

peri|epen|dy|mal [ˌperɪə'pendɪməl]
adj: periependymal
peri|epi|the|li|o|ma [ˌperɪepɪˌθɪlɪ'əʊmə]
noun: Nebennierenrindenkarzinom *nt*,
NNR-Karzinom *nt*
peri|e|soph|a|ge|al [ˌperɪˌsʌfə'dʒiːəl]
adj: periösophageal
peri|e|soph|a|gi|tis [ˌperɪˌsʌfə'dʒaɪtɪs]
noun: Periösophagitis *f*
peri|fas|ci|c|u|lar [ˌperɪfə'sɪkjələr] *adj*:
perifaszikulär
peri|fo|cal [ˌperɪ'fəʊkl] *adj*: perifokal
peri|fol|lic|u|lar [ˌperɪfə'lɪkjələr] *adj*:
perifollikulär
peri|fol|lic|u|li|tis [ˌperɪfəˌlɪkjə'laɪtɪs]
noun: Perifolliculitis *f*, Perifollikulitis *f*
peri|gan|gli|on|ic [ˌperɪgæŋglɪ'ɑnɪk]
adj: periganglionär
peri|gas|tric [ˌperɪ'gæstrɪk] *adj*: peri-
gastral, perigastrisch, periventral
peri|gas|tri|tis [ˌperɪgæs'traɪtɪs] *noun*:
Perigastritis *f*
peri|gem|mal [ˌperɪ'dʒeml] *adj*: peri-
gemmal, zirkumgemmal
peri|glan|du|lar [ˌperɪ'glændʒələr] *adj*:
periglandulär
peri|glan|du|li|tis [ˌperɪˌglændʒə'laɪtɪs]
noun: Periglandulitis *f*
peri|gli|al [ˌperɪ'glaɪəl] *adj*: periglial
peri|glo|mer|u|lar [perɪgləʊ'mer(j)ələr]
adj: periglomerulär
peri|glot|tic [ˌperɪ'glɑtɪk] *adj*: periglot-
tisch, perilingual
peri|glot|tis [ˌperɪ'glɑtɪs] *noun*: Zun-
genschleimhaut *f*, Periglottis *f*
peri|he|pat|ic [ˌperɪhɪ'pætɪk] *adj*: peri-
hepatisch
peri|he|pa|ti|tis [ˌperɪˌhepə'taɪtɪs] *noun*:
Perihepatitis *f*
peri|her|ni|al [ˌperɪ'hɜrnɪəl] *adj*: peri-
hernial
peri|hi|lar [ˌperɪ'haɪlər] *adj*: perihilär
peri-islet *adj*: (*Pankreas*) periinsulär
peri|je|ju|ni|tis [ˌperɪˌdʒɪdʒuː'naɪtɪs]
noun: Perijejunitis *f*
peri|kar|y|on [ˌperɪ'kærɪˌɑn, -ən] *noun*,
plural -kar|ya [-'kærɪə]: Perikaryon *nt*
peri|ke|rat|ic [ˌperɪkə'rætɪk] *adj*: (*Auge*)
perikorneal, zirkumkorneal
peri|la|by|rin|thi|tis [ˌperɪˌlæbərɪn'θaɪ-
tɪs] *noun*: Perilabyrinthitis *f*
peri|la|ryn|ge|al [ˌperɪlə'rɪndʒ(ɪ)əl] *adj*:
perilaryngeal
peri|la|ryn|gi|tis [ˌperɪˌlærɪn'dʒaɪtɪs]
noun: Perilaryngitis *f*
peri|len|tic|u|lar [ˌperɪlen'tɪkjələr] *adj*:
perilental, perilentikulär, zirkumlental,
zirkumlentikulär
peri|li|ga|men|tous [ˌperɪlɪgə'mentəs]

adj: periligamentär
peri|lo|bar [ˌperɪ'ləʊbər] *adj*: perilobär,
perilobar
peri|lob|u|lar [ˌperɪ'lɑbjələr] *adj*: peri-
lobulär, perilobular
peri|lob|u|li|tis [ˌperɪˌlɑbjə'laɪtɪs] *noun*:
Perilobulitis *f*
peri|lu|nar [ˌperɪ'luːnər] *adj*: perilunär
peri|lymph ['perɪlɪmf] *noun*: Cotun-
nius-Flüssigkeit *f*, Perilymphe *f*, Liquor
cotunnii
peri|lymph|ad|e|ni|tis [ˌperɪlɪmˌfædɪ-
'naɪtɪs] *noun*: Perilymphadenitis *f*
peri|lym|phan|gi|tis [perɪˌlɪmfæn'dʒaɪ-
tɪs] *noun*: Perilymphangitis *f*
peri|lym|phat|ic [ˌperɪlɪm'fætɪk] *adj*:
perilymphatisch
peri|mas|ti|tis [ˌperɪmæs'taɪtɪs] *noun*:
Perimastitis *f*
peri|ma|trix [ˌperɪ'meɪtrɪks] *noun*: Pe-
rimatrix *f*
peri|med|ul|lar|y [ˌperɪ'medəˌlerɪ] *adj*:
perimedullär
peri|men|in|gi|tis [ˌperɪˌmenɪn'dʒaɪtɪs]
noun: Dura-Entzündung *f*, Pachymeningitis *f*
peri|met|ric [ˌperɪ'metrɪk] *adj*: Perime-
trium-
peri|me|tri|tis [ˌperɪmɪ'traɪtɪs] *noun*: **1.**
Perimetritis *f*, Perimetriumentzün-
dung *f* **2.** Metroperitonitis *f*
peri|me|tri|um [ˌperɪ'miːtrɪəm] *noun*,
plural -tria [-trɪə]: Perimetrium *nt*, Tunica serosa uteri
peri|me|tro|sal|pin|gi|tis [ˌperɪˌmetrəʊ-
ˌsælpɪn'dʒaɪtɪs] *noun*: Perimetrosal-
pinitis *f*
pe|rim|e|try [pə'rɪmətrɪ] *noun*: Perime-
trie *f*
peri|my|e|li|tis [ˌperɪmaɪə'laɪtɪs] *noun*:
1. Endostentzündung *f*, Endostitis *f* **2.**
Rückenmarkshautentzündung *f*, Meningitis spinalis
peri|my|o|car|di|tis [ˌperɪˌmaɪəkɑːr'daɪ-
tɪs] *noun*: Myoperikarditis *f*, Perimyo-
karditis *f*
peri|my|o|en|do|car|di|tis [ˌperɪˌmaɪəˌen-
dəʊkɑr'daɪtɪs] *noun*: Pankarditis *f*,
Endoperimyokarditis *f*, Endomyoperi-
karditis *f*
peri|my|o|si|tis [ˌperɪmaɪə'saɪtɪs] *noun*:
Perimyositis *f*
peri|my|si|al [ˌperɪ'mɪzɪəl] *adj*: perimy-
sial
peri|my|si|i|tis [ˌperɪˌmɪsɪ'aɪtɪs] *noun*:
1. Perimysitis *f*, Perimysiumentzün-
dung *f*, Perimysiitis *f* **2.** Perimyositis *f*
peri|my|si|um [ˌperɪ'miːzɪəm] *noun*,
plural -sia [-zɪə]: Muskelhüllgewebe *nt*,

P

Perimysium *nt*
per|i|na|tal [ˌperɪˈneɪtl] *adj*: perinatal
per|i|na|tol|o|gy [ˌperɪneɪˈtɑlədʒɪ] *noun*:
Perinatalmedizin *f*
per|i|ne|al [ˌperɪˈniːəl] *adj*: perineal
per|i|ne|o|plas|ty [ˌperɪˈniːəplæstɪ] *noun*:
Perineoplastik *f*
per|i|ne|or|rha|phy [ˌperɪnɪˈɔrəfɪ] *noun*:
Dammnaht *f*, Perineorrhaphie *f*
per|i|ne|o|scro|tal [ˌperɪˌniːəˈskrəʊtl]
adj: perineoskrotal
per|i|ne|ot|o|my [ˌperɪnɪˈɑtəmɪ] *noun*:
Dammschnitt *m*
per|i|ne|o|vag|i|nal [ˌperɪniːəʊˈvædʒɪnl]
adj: perineovaginal, vaginoperineal
per|i|ne|o|vag|i|no|rec|tal [ˌperɪniːə-
ˌvædʒɪnəʊˈrektəl] *adj*: perineovagi-
norektal
per|i|ne|o|vul|var [ˌperɪˌniːəʊˈvʌlvər]
adj: perineovulvar, perineovulvär
per|i|ne|phri|al [ˌperɪˈnefrɪəl] *adj*: peri-
nephrial
per|i|ne|phric [ˌperɪˈnefrɪk] *adj*: **1.** → *pe-
rinephrial* **2.** perirenal
per|i|ne|phrit|ic [ˌperɪnɪˈfrɪtɪk] *adj*: peri-
nephritisch
per|i|ne|phri|tis [ˌperɪnɪˈfraɪtɪs] *noun*:
Perinephritis *f*, Nierenkapselentzün-
dung *f*
per|i|ne|phri|um [ˌperɪˈnefrɪəm] *noun*,
plural **-ria** [-rɪə]: Perinephrium *nt*
per|i|ne|um [ˌperɪˈniːəm] *noun*: Damm
m, Perineum *nt*
per|i|neu|ral [ˌperɪˈnjʊərəl] *adj*: peri-
neural, Perineural-
per|i|neu|ri|al [ˌperɪˈnjʊərɪəl] *adj*: **1.** pe-
rineur(i)al **2.** → *perineural*
per|i|neu|ri|tis [ˌperɪnjʊəˈraɪtɪs] *noun*:
Perineuritis *f*, Perineumentzündung *f*
per|i|neu|ri|um [ˌperɪˈnjʊərɪəm] *noun*,
plural **-ria** [-rɪə]: Perineurium *nt*
per|i|nu|cle|ar [ˌperɪˈn(j)uːklɪər] *adj*:
zirkumnukleär, perinukleär
per|i|oc|u|lar [ˈnɑdʒələrˈakjələr] *adj*:
periokular, periokulär, zirkumokulär,
periophthalmisch
pe|ri|od [ˈpɪərɪəd] *noun*: **1.** Periode *f*, Zy-
klus *m*; Zeitspanne *f* **for the period of**
für die Dauer von **2.** Monats-, Regelblutung *f*, Menstruation *f*, Menses *pl*,
Periode *f*
ejection period: (*Herz*) Austreibungsphase *f*
embryonal period: Embryonalperiode *f*
fetal period: Fötal-, Fetalperiode *f*
filling period: Füllungsphase *f*
incubation period: **1.** (*patholog.*) Inkubationszeit *f* **2.** (*mikrobiol.*) Inkubationszeit *f*, Latenzperiode *f* **3.** (*mikro-*

biol.) äußere Inkubationszeit *f*, Inkubationszeit *f* im Vektor
neonatal period: Neugeborenenperiode *f*
perinatal period: Perinatalperiode *f*
postnatal period: Nachgeburtsperiode *f*
prepatent period: Präpatentperiode *f*,
Präpatenz *f*
prodromal period: Prodromalstadium
nt, Prodromalphase *f*, Vorläuferstadium *nt*
refractory period: Refraktärphase *f*
S period: S-Phase *f*
pe|ri|od|ic [ˌpɪərɪˈɑdɪk] *adj*: **1.** perio-
disch, phasenhaft (ablaufend), zy-
klisch; in Schüben verlaufend **2.** per-
jodsauer
per|i|o|don|tal [ˌperɪəʊˈdɑntl] *adj*: **1.** pe-
ridental, periodontal **2.** periodontal
per|i|o|don|ti|tis [ˌperɪdɑnˈtaɪtɪs] *noun*:
Parodontitis *f*; Wurzelhautentzündung
f, Periodontitis *f*
per|i|o|don|ti|um [ˌperɪəʊˈdɑnʃ(ɪ)əm]
noun, *plural* **-tia** [-ʃ(ɪ)ə]: **1.** Zahnbett *nt*,
Parodont *nt*, Parodontium *nt* **2.** Wurzelhaut *f*, Desmodontium *nt*, Periodon-
tium *nt*
per|i|o|don|to|sis [ˌperɪdɑnˈtəʊsɪs] *noun*:
Parodontose *f*
per|i|om|phal|ic [ˌperɪɑmˈfælɪk] *adj*: pe-
riumbilikal
per|i|o|nych|i|um [ˌperɪəʊˈniːkɪəm] *noun*,
plural **-nychia** [-ˈniːkɪə]: Nagelhaut *f*,
Perionychium *nt*
per|i|o|o|pho|ri|tis [ˌperɪəʊəfəˈraɪtɪs]
noun: Perioophoritis *f*
per|i|o|oph|o|ro|sal|pin|gi|tis [ˌperɪəʊˌɑfə-
rəʊˌsælpɪnˈdʒaɪtɪs] *noun*: Perisalpingoovaritis *f*, Perioophorosalpingitis *f*
per|i|o|o|the|ci|tis [ˌperɪˌəʊəθɪˈsaɪtɪs]
noun: Perioophoritis *f*
per|i|op|er|a|tive [perɪˈɑp(ə)rətɪv] *adj*:
perioperativ
per|i|oph|thal|mia [ˌperɪɑfˈθælmɪə] *noun*:
Periophthalmitis *f*
per|i|oph|thal|mic [ˌperɪɑfˈθælmɪk] *adj*:
periokular, periokulär, zirkumokulär,
periophthalmisch
per|i|oph|thal|mi|tis [ˌperɪɑfθælˈmaɪtɪs]
noun: Periophthalmitis *f*
per|i|o|ral [ˌperɪˈɔːrəl, perɪˈəʊrəl] *adj*:
zirkumoral, perioral
per|i|or|bi|ta [ˌperɪˈɔːrbɪtə] *noun*: Peri-
orbita *f*, Orbitaperiost *nt*
per|i|or|bit|al [ˌperɪˈɔːrbɪtl] *adj*: zirkum-
orbital, periorbital
per|i|or|bi|ti|tis [ˌperɪˌɔːrbəˈtaɪtɪs] *noun*:
Periorbititis *f*
per|i|or|chi|tis [ˌperɪɔːrˈkaɪtɪs] *noun*: Pe-

riorchitis f, Hodenhüllenentzündung f
perilorlchilum [ˌperɪˈɔːrkɪəm] *noun*: Periorchium *nt*, Lamina parietalis tunicae vaginalis testis
perilost [ˈperɪast] *noun*: → periosteum
perilositelal [ˌperɪˈastɪəl] *adj*: periostal
perilositeliitis [ˌperɪˌastɪˈaɪtɪs] *noun*: Periostitis f, Knochenhautentzündung f, Periostentzündung f
perilositeloima [ˌperɪastɪˈəʊmə] *noun*: Periosteom *nt*
perilositelolmedlulliitis [ˌperɪˌastɪəʊmedəˈlaɪtɪs] *noun*: Periosteomyelitis f
perilositelolmyleliitis [ˌperɪˌastɪəʊmaɪəˈlaɪtɪs] *noun*: Periosteomyelitis f
perilositeloplalthy [ˌperɪastɪˈapθɪ] *noun*: Periosterkrankung f, Periostopathie f
perilositelolsis [ˌperɪastɪˈəʊsɪs] *noun*: Periostose f
perilositelotolomy [ˌperɪastɪˈatəmɪ] *noun*: Periosteotomie f
perilositelum [ˌperɪˈastɪəm] *noun, plural* -tea [-tɪə]: (äußere) Knochenhaut f, Periost *nt*, Periosteum *nt*
perilositiitis [ˌperɪasˈtaɪtɪs] *noun*: Periostitis f, Knochenhautentzündung f, Periostentzündung f
perilositolmedlulliitis [ˌperɪˌastəʊˌmedəˈlaɪtɪs] *noun*: Periosteomyelitis f
perilositolsis [ˌperɪasˈtəʊsɪs] *noun*: Periostose f
perilositosteliitis [ˌperɪasˌtastɪˈaɪtɪs] *noun*: Osteoperiostitis f
perilolvairitis [ˌperɪˌəʊvəˈraɪtɪs] *noun*: Perioophoritis f
perilolvullar [ˌperɪˈavjələr] *adj*: periovulär
perilpanlcrelatlic [ˌperɪˌpæŋkrɪˈætɪk] *adj*: peripankreatisch
perilpanlcrelaltiltis [ˌperɪˌpæŋkrɪəˈtaɪtɪs] *noun*: Peripankreatitis f
perilpaplilllarly [ˌperɪˈpæpɪlərɪ] *adj*: peripapillär
perilparltal [ˌperɪˈpaɪrtl] *adj*: peripartal
perilparltum [ˌperɪˈpaɪrtəm] *adj*: peripartal
perilpaltelllar [ˌperɪpəˈtelər] *adj*: peripatellär
perilphalkiltis [ˌperɪfəˈkaɪtɪs] *noun*: Periphakitis f
perilphalrynlgelal [ˌperɪfəˈrɪndʒ(ɪ)əl] *adj*: peripharyngeal
pelriphlerlal [pəˈrɪfərəl] *adj*: peripher
perilphlelbiltis [ˌperɪflɪˈbaɪtɪs] *noun*: Periphlebitis f
perilphrelniltis [ˌperɪfrɪˈnaɪtɪs] *noun*: Periphrenitis f
perilplaslmic [ˌperɪˈplæzmɪk] *adj*: periplasmatisch

perilpleulral [ˌperɪˈplʊərəl] *adj*: peripleural
perilpleulriltis [ˌperɪplʊəˈraɪtɪs] *noun*: Peripleuritis f
perilpneulmolnia [ˌperɪn(j)uːˈməʊnɪə] *noun*: Lungenentzündung f, Pneumonie f, Pneumonia f
perilpneulmolniltis [ˌperɪˌn(j)uːməˈnaɪtɪs] *noun*: Lungenentzündung f, Pneumonie f
perilpolriltis [ˌperɪpəˈraɪtɪs] *noun*: Periporitis f
perilporltal [ˌperɪˈpɔːrtl] *adj*: periportal
perilprocltic [ˌperɪˈpraktɪk] *adj*: perianal, zirkumanal
perilproctiltis [ˌperɪprakˈtaɪtɪs] *noun*: Periproktitis f
perilprosltatlic [ˌperɪprasˈtætɪk] *adj*: periprostatisch
perilprosltaltiltis [ˌperɪˌprastəˈtaɪtɪs] *noun*: Periprostatitis f
perilpylelphlelbiltis [ˌperɪˌpaɪləflɪˈbaɪtɪs] *noun*: Peripylephlebitis f
perilpylloric [ˌperɪˈpaɪˈlɔːrɪk] *adj*: peripylorisch
perilraldiclular [ˌperɪrəˈdɪkjələr] *adj*: periradikulär
perilrectal [ˌperɪˈrektəl] *adj*: perirektal
perilrectiltis [ˌperɪrekˈtaɪtɪs] *noun*: Periproktitis f
perilrelnal [ˌperɪˈriːnl] *adj*: zirkumrenal, perirenal
perilrhilnal [ˌperɪˈraɪnl] *adj*: perinasal
perilsallpinlgiltis [ˌperɪˌsælpɪnˈdʒaɪtɪs] *noun*: Perisalpingitis f
perisalpingo-ovaritis *noun*: Perisalpingoovaritis f, Perioophorosalpingitis f
perilsallpinx [ˌperɪˈsælpɪŋks] *noun*: Perisalpinx f
perilsiglmoildiltis [ˌperɪsɪgmɔɪˈdaɪtɪs] *noun*: Perisigmoiditis f
perilsinuliltis [ˌperɪˌsaɪnəˈwaɪtɪs] *noun*: Perisinusitis f
perilsinulous [ˌperɪˈsɪnjəwəs] *adj*: perisinuös, perisinös, perisinusoidal
perilsinulsiltis [ˌperɪˌsaɪnəˈsaɪtɪs] *noun*: Perisinusitis f
perilsperlmaltiltis [ˌperɪˌspɜrməˈtaɪtɪs] *noun*: Perispermatitis f
perilsplanchlnic [ˌperɪˈsplæŋknɪk] *adj*: periviszeral
perilsplanchlniltis [ˌperɪsplæŋkˈnaɪtɪs] *noun*: Perisplanchnitis f
perilsplenlic [ˌperɪˈspliːnɪk] *adj*: perisplenisch, perilienal
perilspleiniltis [ˌperɪsplɪˈnaɪtɪs] *noun*: Perisplenitis f, Milzkapselentzündung f, Episplenitis f
perilsponldyllic [ˌperɪspanˈdɪlɪk] *adj*:

P

perivertebral

per|i|spon|dy|li|tis [ˌperɪspɒndə'laɪtɪs]
noun: Perispondylitis *f*

per|i|stal|sis [ˌperɪ'stɔːlsɪs] *noun, plural*
-ses [-siːz]: Peristaltik *f*
slow peristalsis: Bradystaltik *f*

per|i|stal|tic [ˌperɪ'stɔːltɪk] *adj*: peristaltisch

per|i|staph|y|line [ˌperɪ'stæfəliːn] *adj*:
periuvulär

per|i|staph|y|li|tis [ˌperɪˌstæfə'laɪtɪs]
noun: Peristaphylitis *f*

pe|ris|ta|sis [pə'rɪstəsɪs] *noun*: Peristase *f*

per|i|stat|ic [ˌperɪ'stætɪk] *adj*: peristaltisch

pe|ris|to|le [pə'rɪstəʊlɪ] *noun*: Peristole *f*

per|i|stol|ic [ˌperɪ'stɒlɪk] *adj*: peristolisch

per|i|stom|al [ˌperɪ'stəʊməl] *adj*: **1.** perioral, zirkumoral **2.** peristomal

per|i|stru|mi|tis [ˌperɪstruː'maɪtɪs] *noun*:
Perithyreoiditis *f*, Perithyroiditis *f*

per|i|stru|mous [ˌperɪ'struːməs] *adj*: peristrumal

per|i|syn|o|vi|al [ˌperɪsɪ'nəʊvɪəl] *adj*: perisynovial

per|i|sy|rin|gi|tis [ˌperɪˌsɪrɪn'dʒaɪtɪs]
noun: Perisyringitis *f*

per|i|sys|tol|ic [ˌperɪsɪs'tɒlɪk] *adj*: präsystolisch

per|i|ten|din|e|um [ˌperɪten'dɪːnɪəm]
noun, plural **-nea** [-nɪə]: Sehnengleitgewebe *nt*, Peritendineum *nt*, Peritenonium *nt*

per|i|ten|di|ni|tis [ˌperɪˌtendə'naɪtɪs]
noun: Sehnenscheidenentzündung *f*,
Tendovaginitis *f*, Tendosynovitis *f*, Tenosynovitis *f*

per|i|ten|di|nous [ˌperɪ'tendɪnəs] *adj*:
peritendinös

per|i|ten|o|ni|tis [ˌperɪˌtenə'naɪtɪs] *noun*:
Sehnenscheidenentzündung *f*, Tendovaginitis *f*, Tendosynovitis *f*, Tenosynovitis *f*

per|i|ten|on|ti|tis [ˌperɪˌtenən'taɪtɪs]
noun: Sehnenscheidenentzündung *f*,
Tendovaginitis *f*, Tendosynovitis *f*, Tenosynovitis *f*

per|i|the|li|o|ma [ˌperɪˌθɪlɪ'əʊmə] *noun*:
Peritheliom *nt*

per|i|the|li|um [ˌperɪ'θiːlɪəm] *noun, plural*
-lia [-lɪə]: Perithelium *nt*

per|i|tho|rac|ic [ˌperɪθə'ræsɪk] *adj*: perithorakal

per|i|thy|re|oid|i|tis [ˌperɪθaɪrɔɪ'daɪtɪs]
noun: Perithyreoiditis *f*, Perithyroiditis *f*

per|i|thy|roid|i|tis [ˌperɪˌθaɪrɔɪ'daɪtɪs]
noun: Perithyreoiditis *f*, Perithyroiditis *f*

pe|ri|to|my [pə'rɪtəmɪ] *noun*: **1.** (*urolog.*)

Beschneidung *f*, Zirkumzision *f* **2.**
(*ophthal.*) Peritektomie *f*, Periektomie
f, Peritomie *f*

per|i|to|ne|al [ˌperɪtəʊ'niːəl] *adj*: peritoneal

per|i|to|ne|o|cen|te|sis [ˌperɪtəˌnɪəsen-
'tiːsɪs] *noun*: **1.** Bauchhöhlenpunktion
f, Zöliozentese *f* **2.** Peritoneozentese *f*

per|i|to|ne|o|cly|sis [ˌperɪtənɪ'aklɪsɪs]
noun: Abdominallavage *f*

per|i|to|ne|op|a|thy [ˌperɪtənɪ'apəθɪ]
noun: Bauchfellerkrankung *f*, Peritoneopathie *f*

per|i|to|ne|o|per|i|car|di|al [perɪtəˌnɪəˌpe-
rɪ'kaːrdɪəl] *adj*: peritoneoperikardial

per|i|to|ne|o|pexy [perɪ'təʊnɪəpeksɪ]
noun: Peritoneopexie *f*

per|i|to|ne|o|plas|ty [perɪ'təʊplæstɪ]
noun: Bauchfell-, Peritoneoplastik *f*

per|i|to|ne|os|co|py [perɪˌtəʊnɪ'askəpɪ]
noun: Peritoneoskopie *f*

per|i|to|ne|ot|o|my [perɪˌtəʊ'atəmɪ]
noun: Peritoneotomie *f*

per|i|to|ne|o|ve|nous [perɪtəˌnɪə'viːnəs]
adj: peritoneovenös

per|i|to|ne|um [ˌperɪtə'niːəm] *noun, plu-
ral* **-neums, -nea** [-'niːə]: Bauchfell *nt*,
Peritoneum *nt*

per|i|to|nism ['perɪtəʊnɪzəm] *noun*: **1.**
(*patholog.*) Peritonismus *m* **2.** (*psychiat.*) Pseudoperitonitis *f*

per|i|to|nit|ic [ˌperɪtə'naɪtɪk] *adj*: peritonitisch

per|i|to|ni|tis [ˌperɪtə'naɪtɪs] *noun*: Peritonitis *f*, Bauchfellentzündung *f*
bile peritonitis: gallige Peritonitis *f*,
Choleperitonitis *f*
chemical peritonitis: Reizperitonitis *f*
meconium peritonitis: Mekoniumperitonitis *f*
perforation peritonitis: Perforationsperitonitis *f*
permeation peritonitis: Durchwanderungsperitonitis *f*

per|i|to|ni|za|tion [ˌperɪtəʊnaɪ'zeɪʃn]
noun: Bauchfelldeckung *f*, Peritoneoplastik *f*

per|i|ton|sil|li|tis [ˌperɪˌtɑn(t)sə'laɪtɪs]
noun: Peritonsillitis *f*

per|i|tra|che|al [ˌperɪ'treɪkɪəl] *adj*: peritracheal

pe|rit|ri|chous [pə'rɪtrɪkəs] *adj*: (*biolog.*)
völlig begeißelt, peritrich

per|i|tro|chan|ter|ic [ˌperɪˌtrəʊkən'terɪk]
adj: peritrochantär

per|i|tu|ber|cu|lo|sis [ˌperɪtəˌbɜrkjə'ləʊ-
sɪs] *noun*: Pseudotuberkulose *f*

per|i|typh|lic [ˌperɪ'tɪflɪk] *adj*: perizäkal,
perizökal

P

per|i|ty|phli|tic [ˌperɪtɪfˈlaɪtɪk] *adj*: perityphlitisch

per|i|ty|phli|itis [ˌperɪtɪfˈlaɪtɪs] *noun*: Periappendizitis *f*, Paraappendizitis *f*; Perityphlitis *f*

per|i|um|bi|li|cal [ˌperɪʌmˈbɪlɪkl] *adj*: periumbilikal

per|i|un|gual [ˌperɪˈʌŋgwəl] *adj*: periungual

per|i|u|re|ter|al [ˌperɪjəˈriːtərəl] *adj*: periureteral

per|i|u|re|ter|ic [ˌperɪˌjuərəˈterɪk] *adj*: periureteral

per|i|u|re|ter|i|tis [ˌperɪjəˌriːtəˈraɪtɪs] *noun*: Periureteritis *f*

per|i|u|re|thral [ˌperɪjəˈriːθrəl] *adj*: periurethral

per|i|u|re|thri|tis [ˌperɪˌjuərəˈθraɪtɪs] *noun*: **1.** Periurethritis *f* **2.** Spongiitis *f*, Schwellkörperentzündung *f*, Spongitis *f*, Spongiositis *f*

per|i|u|ter|ine [ˌperɪˈjuːtərɪn, -raɪn] *adj*: periuterin

per|i|vag|i|nal [ˌperɪˈvædʒənl] *adj*: perivaginal

per|i|vag|i|ni|tis [ˌperɪˌvædʒəˈnaɪtɪs] *noun*: Perikolpitis *f*, Perivaginitis *f*

per|i|vas|cu|lar [ˌperɪˈvæskjələr] *adj*: zirkumvaskulär, perivasal, perivaskulär

per|i|vas|cu|lit|ic [ˌperɪˌvæskjəˈlaɪtɪk] *adj*: perivaskulitisch, periangiitisch

per|i|vas|cu|li|tis [ˌperɪˌvæskjəˈlaɪtɪs] *noun*: Perivaskulitis *f*, Periangitis *f*, Periangiitis *f*

per|i|ve|nous [ˌperɪˈviːnəs] *adj*: perivenös

per|i|ven|tric|u|lar [ˌperɪvenˈtrɪkjələr] *adj*: periventrikulär, paraventrikulär

per|i|ver|te|bral [ˌperɪˈvɜːrtəbrəl] *adj*: perivertebral

per|i|ves|i|cal [ˌperɪˈvesɪkl] *adj*: perivesikal, perizystisch

per|i|ve|sic|u|lar [ˌperɪvəˈsɪkjələr] *adj*: perivesikulär

per|i|ve|sic|u|li|tis [ˌperɪvəˌsɪkjəˈlaɪtɪs] *noun*: Perivesikulitis *f*

per|i|vis|cer|al [ˌperɪˈvɪsərəl] *adj*: periviszeral

per|i|vis|cer|i|tis [ˌperɪˌvɪsəˈraɪtɪs] *noun*: Perisplanchnitis *f*

per|i|vi|tel|line [ˌperɪvaɪˈtelɪn, -liːn] *adj*: perivitellin

per|lèche [perˈleʃ, pɜr-] *noun*: Perlèche *f*, Faulecken *pl*, Mundwinkelcheilitis *f*, Cheilitis/Stomatitis angularis, Angulus infectiosus oris/candidamycetica

per|me|a|bil|i|ty [ˌpɜrmɪəˈbɪlətɪ] *noun*: Durchlässigkeit *f*, Durchdringlichkeit *f*,

Permeabilität *f*

per|me|a|ble [ˈpɜrmɪəbl] *adj*: durchlässig, durchdringbar, permeabel

per|na|sal [pərˈneɪzl] *adj*: pernasal

per|ni|cious [pərˈnɪʃəs] *adj*: bösartig, perniziös

per|ni|o|nes [ˌpɜrnɪˈəʊniːz] *plural*: Frostbeulen *pl*, Pernionen *pl*

per|ni|o|sis [ˌpɜrnɪˈəʊsɪs] *noun*: Frostbeulen *pl*, Pernionen *pl*

pe|ro|bra|chi|us [ˌpɪrəʊˈbreɪkɪəs] *noun*: Perobrachius *m*

pe|ro|ceph|a|lus [ˌpɪrəʊˈsefələs] *noun*: Perozephalus *m*

pe|ro|chi|rus [ˌpɪrəʊˈkaɪrəs] *noun*: Peroch(e)irus *m*

pe|ro|dac|ty|ly [ˌpɪrəʊˈdæktəlɪ] *noun*: Stummelfingrigkeit *f*, Perodaktylie *f*

pe|ro|me|lia [ˌpɪrəʊˈmiːlɪə] *noun*: Stummelgliedrigkeit *f*, Peromelie *f*

pe|ro|ne|al [ˌperəʊˈniːəl] *adj*: peronäal, peroneal, fibular

pe|ro|ne|o|tib|i|al [perəˌnɪəˈtɪbɪəl] *adj*: peroneotibial, fibulotibial, tibiofibular

per|o|ral [pərˈɔːrəl, -ˈraʊr-] *adj*: peroral, per os, oral

per|ox|i|dase [pərˈaksɪdeɪz] *noun*: Peroxidase *f*

per|ox|ide [pərˈaksaɪd] *noun*: Peroxid *nt* benzoyl peroxide: Benzoylperoxid *nt*

per|ox|i|some [pərˈaksɪsəʊm] *noun*: Peroxisom *nt*, Microbody *m*

per|pen|dic|u|lar [ˌpɜrpənˈdɪkjələr]: **I** *noun* Senkrechte *f* **II** *adj* lot-, senkrecht, vertikal, perpendikular, perpendikulär (*to* zu)

per|pet|u|al [pərˈpetʃəwəl] *adj*: fortwährend, unaufhörlich, perpetuell

per|sev|er|a|tion [pərˌsevəˈreɪʃn] *noun*: Perseveration *f*

per|sis|ten|cy [pərˈsɪstənsɪ] *noun*: Persistenz *f*

persistency of follicle: Follikelpersistenz *f*

per|sis|tent [pərˈsɪstənt] *adj*: anhaltend, andauernd, persistent; beharrlich, hartnäckig, ausdauernd, persistierend

per|son|al|i|ty [ˌpɜrsəˈnælətɪ] *noun*: **1.** Persönlichkeit *f*, Person *f*; Charakter *m*; persönliche Ausstrahlung *f*; Individualität *f* **2.** (*psychol.*) Persönlichkeit(sstörung *f*) *f*, Psychopathie *f*, Charakterneurose *f*

per|spi|ra|tion [ˌpɜrspəˈreɪʃn] *noun*: **1.** Hautatmung *f*, Perspiration *f*, Perspiratio *f* **2.** Schwitzen *nt*, funktionelle Schweißsekretion *f* **3.** Schweiß *m*, Sudor *m*

per|spi|ra|to|ry [pərˈspaɪrətɔːrɪ, -təʊ-,

P

'pɜrspə-] *adj*: perspiratorisch

per|troch|an|ter|ic [pər,trəʊkən'terɪk] *adj*: pertrochantär

per|tu|ba|tion [,pɜrtju:'beɪʃn] *noun*: Pertubation *f*, Persufflation *f*, Tubenperflation *f*, Insufflation *f*

per|tus|sis [pər'tʌsɪs] *noun*: Keuchhusten *m*, Pertussis *f*, Tussis convulsiva

per|tus|soid [pər'tʌsɔɪd]: I *noun* Pertussoid *m* II *adj* keuchhustenartig, pertussisartig, pertussoid

per|ver|sion [pər'vɜrʒn, -ʃn] *noun*: Perversion *f*

per|vi|ous ['pɜrvɪəs] *adj*: durchlässig, durchdringbar, permeabel

pes [pi:s, peɪs] *noun, plural* pe|des ['pi:di:z, 'pedi:z]: Fuß *m*, Pes *m*

pes adductus: Sichelfuß *m*, Pes adductus, Metatarsus varus

pes equinus: Spitzfuß *m*, Pes equinus

pes|sa|ry ['pesərɪ] *noun*: **1.** Pessar *nt* **2.** Vaginalzäpfchen *nt*

cup pessary: Portiokappe *f*

diaphragm pessary: Diaphragmapessar *nt*, Diaphragma *nt*

Hodge's pessary: Hodge-Pessar *nt*

pest [pest] *noun*: **1.** Pest *f*, Pestis *f*; schwarzer Tod *m* **2.** Seuche *f*, Plage *f*

pes|ti|cel|mia [,pestɪ'si:mɪə] *noun*: Pestsepsis *f*, septische/septikämische Pest *f*

pes|ti|cid|al [,pestɪ'saɪdl] *adj*: schädlingsbekämpfend, pestizid

pes|ti|cide ['pestəsaɪd] *noun*: Schädlingsbekämpfungsmittel *nt*, Pestizid *nt*, Biozid *nt*

pe|te|chia [pɪ'ti:kɪə, pɪ'tekɪə] *noun, plural* -chiae [pɪ'ti:kɪ,i:]: Punktblutung *f*, Petechie *f*

pe|te|chi|al [pɪ'ti:kɪəl, pɪ'tekɪəl] *adj*: (*Blutung*) punktförmig, fleckförmig, petechienartig, petechial

peth|i|dine ['peθədi:n] *noun*: Pethidin *nt*

pet|i|o|late ['petɪəleɪt] *adj*: gestielt

pet|i|ole ['petɪəʊl] *noun*: Stiel *m*, Petiolus *m*

petit mal *noun*: Absence *f*, Petit mal *nt*

retropulsive petit mal: Retropulsiv-Petit-mal *nt*

pet|ri|fac|tion [,petrə'fækʃn] *noun*: Petrifikation *f*

pe|troc|cip|i|tal [pə,trɑk'sɪpɪtl] *adj*: petrookzipital

pet|ro|mas|toid [,petrəʊ'mæstɔɪd] *noun*: petromastoid

petro-occipital *adj*: petrookzipital

pe|tro|sal [pɪ'trəʊsl] *adj*: Felsenbein-

pet|ro|si|tis [,petrəʊ'saɪtɪs] *noun*: Felsenbeinentzündung *f*, Petrositis *f*

pet|ro|so|mas|toid [pə,trəʊsə'mæstɔɪd]

adj: petromastoid

pet|ro|sphe|noid [,petrəʊ'sfi:nɔɪd] *adj*: petrosphenoidal

pet|ro|sphe|noi|dal [,petrəʊsfi:'nɔɪdl] *adj*: petrosphenoidal

pet|ro|squa|mo|sal [,petrəʊskwə'məʊzl] *adj*: Pars petrosa und squamosa des Schläfenbeins betreffend

pet|ro|squa|mous [,petrəʊ'skweɪməs] *adj*: Pars petrosa und squamosa des Schläfenbeins betreffend

pet|ro|tym|pan|ic [,petrəʊtɪm'pænɪk] *adj*: Felsenbein und Paukenhöhle betreffend

pet|rous ['petrəs, 'pi:-] *adj*: **1.** felsig, (stein-)hart, steinig **2.** → *petrosal*

pet|rous|i|tis [,petrə'saɪtɪs] *noun*: Felsenbeinentzündung *f*, Petrositis *f*

pH *noun*: pH (-Wert *m*) *m*

pha|ci|tis [fə'saɪtɪs] *noun*: Lentitis *f*, Linsenentzündung *f*, Phakitis *f*

phac|o|cele ['fækəʊsi:l] *noun*: Linsenhernie *f*

phac|o|cys|tec|to|my [,fækəʊsɪs'tektəmɪ] *noun*: Linsenkapselresektion *f*, Phakozystektomie *f*

phac|o|cys|ti|tis [,fækəʊsɪs'taɪtɪs] *noun*: Phakozystitis *f*, Linsenkapselentzündung *f*

phac|o|e|mul|si|fi|ca|tion [,fækəʊɪ,mʌlsəfɪ'keɪʃn] *noun*: Phakoemulsifikation *f*

phac|o|er|ly|sis [,fækəʊ'erəsɪs] *noun*: Linsenextraktion *f*, Phakoeresis *f*

phac|o|hy|me|ni|tis [,fækəʊ,haɪmə'naɪtɪs] *noun*: Phakozystitis *f*, Linsenkapselentzündung *f*

phac|oid ['fækɔɪd] *adj*: linsenförmig, phakoid

phac|oid|i|tis [,fækɔɪ'daɪtɪs] *noun*: Phakitis *f*, Linsenentzündung *f*, Phacitis *f*, Lentitis *f*

pha|col|y|sis [fə'kɑlɪsɪs] *noun*: Linsenauflösung *f*, Phakolyse *f*

phac|o|lyt|ic [,fækə'lɪtɪk] *adj*: phakolytisch

phac|o|mal|a|cia [,fækəʊmə'leɪʃ(ɪ)ə] *noun*: Linsenerweichung *f*, Phakomalazie *f*

phac|o|ma|to|sis [,fækəmə'təʊsɪs] *noun*: Phakomatose *f*, neurokutanes Syndrom *nt*

phac|o|tox|ic [,fækəʊ'tɑksɪk] *adj*: phakotoxisch

phage [feɪdʒ] *noun*: Bakteriophage *m*, Phage *m*

phag|e|de|na [,fædʒə'di:nə] *noun*: Phagedaena *f*

phag|e|den|ic [,fædʒə'denɪk] *adj*: fortschreitend, phagedänisch

phagolcytlable [ˌfægəˈsaɪtəbl] *adj*: phagozytierbar

phagolcyte [ˈfægəsaɪt] *noun*: Fresszelle *f*, Phagozyt *m*

phagolcytlic [ˌfægəˈsɪtɪk] *adj*: phagozytär, phagozytisch

phagolcytollylsis [ˌfægəsaɪˈtɑlɪsɪs] *noun*: Phago(zyto)lyse *f*

phagolcytollytlic [fægəʊˌsaɪtəˈlɪtɪk] *adj*: phagozytolytisch, phagolytisch

phagolcytolsis [ˌfægəʊsaɪˈtəʊsɪs] *noun, plural* **-ses** [ˌfægəʊsaɪˈtəʊsiːz]: Phagozytose *f*

phagolcytotlic [ˌfægəsaɪˈtɑtɪk] *adj*: phagozytisch

phalgollylsis [fəˈgɑlɪsɪs] *noun, plural* **-ses** [-siːz]: Phago(zyto)lyse *f*

phagollylsolsome [ˌfægəˈlaɪsəsəʊm] *noun*: Phagolysosom *nt*

phagollytlic [fægəʊˈlɪtɪk] *adj*: phagozytolytisch, phagolytisch

phagolsome [ˈfægəsəʊm] *noun*: Phagosom *nt*

phalkiltis [fəˈkaɪtɪs] *noun*: Lentitis *f*, Linsenentzündung *f*, Phakitis *f*

phaklolmaltolsis [ˌfækəməˈtəʊsɪs] *noun*: Phakomatose *f*, neurokutanes Syndrom *nt*

phallange [ˈfæləndʒ, ˈfeɪ-, fəˈlændʒ] *noun*: →*phalanx*

phallanlgelal [fəˈlændʒɪəl] *adj*: phalangeal

phallanlgeclolmy [ˌfælənˈdʒektəmɪ] *noun*: Phalangenexzision *f*, Phalangektomie *f*

phallanlgiltis [ˌfælənˈdʒaɪtɪs] *noun*: Phalangitis *f*, Phalangenentzündung *f*

phallanx [ˈfeɪlæŋks, ˈfæ-] *noun, plural* **-lanxles, -lanlges** [fəˈlændʒiːz, fæ-]: Phalanx *f*, Finger-, Zehenglied *nt*
distal phalanx: distales Glied *nt*, Endglied *nt*, Nagelglied *nt*, Phalanx distalis
middle phalanx: mittleres Glied *nt*, Mittelglied *nt*, Phalanx media
proximal phalanx: proximales Glied *nt*, Grundglied *nt*, Phalanx proximalis

phalllic [ˈfælɪk] *adj*: phallisch

phalllitis [fæˈlaɪtɪs] *noun*: Penisentzündung *f*, Penitis *f*, Phallitis *f*

phallloldynia [ˌfæləˈdiːnɪə] *noun*: Penisschmerz *m*, Phallodynie *f*

phalllolplaslty [ˈfæləplæstɪ] *noun*: Penis-, Phalloplastik *f*

phalllotlolmy [fæˈlɑtəmɪ] *noun*: Phallotomie *f*

phalllus [ˈfæləs] *noun, plural* **-lusles, -li** [-laɪ]: (erigiertes) männliches Glied *nt*, Phallus *m*

phanlerlolsis [ˌfænəˈrəʊsɪs] *noun*: Pha-

nerose *f*
fat phanerosis: Lipo-, Fettphanerose *f*

phanltaslmic [fænˈtæzmɪk] *adj*: eingebildet; erfunden, imaginär

pharlmalceultic [fɑːrməˈsuːtɪk] *adj*: pharmazeutisch, arzneikundlich

pharlmalceultilcal [fɑːrməˈsuːtɪkl]: I *noun* Arzneimittel *nt*, Pharmazeutikum *nt* II *adj* →*pharmaceutic*

pharlmalceultics [fɑːrməˈsuːtɪks] *plural*: Arzneikunde *f*, Arzneilehre *f*, Pharmazeutik *f*, Pharmazie *f*

pharlmalcist [ˈfɑːrməsɪst] *noun*: **1.** Pharmazeut *m*, Apotheker *m* **2.** pharmazeutischer Chemiker *m*

pharlmalcoldilaglnolsis [ˌfɑːrməkəʊˌdaɪəgˈnəʊsɪs] *noun*: Pharmakodiagnostik *f*

pharlmalcoldylnamlic [ˌfɑːrməkəʊdaɪˈnæmɪk] *adj*: pharmakodynamisch

pharlmalcoldylnamlics [ˌfɑːrməkəʊdaɪˈnæmɪks] *plural*: Pharmakodynamik *f*

pharlmalcolkilnetlic [ˌfɑːrməkəʊkɪˈnetɪk] *adj*: pharmakokinetisch

pharlmalcolkilnetlics [ˌfɑːrməkəʊkɪˈnetɪks] *plural*: Pharmakokinetik *f*

pharlmalcolloglic [ˌfɑːrməkəʊˈlɑdʒɪk] *adj*: pharmakologisch

pharlmalcollolgy [fɑːrməˈkɑlədʒɪ] *noun*: Arzneimittellehre *f*, Pharmakologie *f*

pharlmalcolmalnila [ˌfɑːrməkəʊˈmeɪnɪə, -jə] *noun*: Arzneimittelsucht *f*

pharlmalcon [ˈfɑːrməkɑn] *noun*: Arzneimittel *nt*, Wirkstoff *m*, Pharmakon *nt*

pharlmalcolpeia [ˌfɑːrməkəʊˈpeɪ(j)ə] *noun*: Arzneibuch *nt*, Pharmakopoe *f*

pharlmalcolpsylcholsis [ˌfɑːrməkəʊsaɪˈkəʊsɪs] *noun*: Pharmakopsychose *f*

pharlmalcolraldilolglralphy [ˌfɑːrməkəʊˌreɪdɪˈɑgrəfɪ] *noun*: Pharmakoradiographie *f*, Pharmakoradiografie *f*

pharlmalcolroentlgenlolglralphy [ˌfɑːrməkəʊrentgəˈnɑgrəfɪ] *noun*: Pharmakoradiographie *f*, Pharmakoradiografie *f*

pharlmalcoltherlalpy [ˌfɑːrməkəʊˈθerəpɪ] *noun*: Pharmakotherapie *f*

pharlmalcy [ˈfɑːrməsɪ] *noun, plural* **-cies**: **1.** →*pharmaceutics* **2.** Apotheke *f*

pharlynlgallgia [ˌfærɪnˈgældʒ(ɪ)ə] *noun*: Pharynxschmerz *m*, Pharyngalgie *f*, Pharyngodynie *f*

pharlynlgelal [fəˈrɪndʒ(ɪ)əl, færɪnˈdʒiːəl] *adj*: pharyngeal

pharlynlgeclolmy [færɪnˈdʒektəmɪ] *noun*: Pharyngektomie *f*

pharlynlgislmus [ˌfærɪnˈdʒɪzməs] *noun*: Schlundkrampf *m*, Pharyngismus *m*, Pharyngospasmus *m*

pharlynlgitlic [ˌfærɪnˈdʒɪtɪk] *adj*: pha-

P

ryngitisch

pha|ryn|gi|tis [ˌfærɪnˈdʒaɪtɪs] *noun*: Rachenkatarrh *m*, Pharyngitis *f*
lateral pharyngitis: Seitenstrangangina *f*, Pharyngitis lateralis, Angina lateralis

pha|ryn|go|cele [fəˈrɪŋgəʊsiːl] *noun*: Pharynxdivertikel *nt*

pha|ryn|go|cer|a|to|sis [fəˌrɪŋgəʊˌserəˈtəʊsɪs] *noun*: Pharynxkeratose *f*

pha|ryn|go|con|junc|ti|vi|tis [fəˌrɪŋgəʊkənˌdʒʌŋktəˈvaɪtɪs] *noun*: Pharyngokonjunktivitis *f*

pha|ryn|go|ep|i|glot|tic [fəˌrɪŋgəʊepɪˈglɑtɪk] *adj*: pharyngoepiglottisch

pha|ryn|go|e|soph|a|ge|al [fəˌrɪŋgəʊɪˌsɑfəˈdʒiːəl, -ˌɪsəˈfædʒɪəl] *adj*: pharyngoösophageal, ösophagopharyngeal

pha|ryn|go|glos|sal [fəˌrɪŋgəʊˈglɑsl, -ˈglɒs-] *adj*: glossopharyngeal

pha|ryn|go|ker|a|to|sis [fəˌrɪŋgəʊˌkerəˈtəʊsɪs] *noun*: Pharynxkeratose *f*

pha|ryn|go|lar|yn|ge|al [fəˌrɪŋgəʊləˈrɪndʒɪəl, -ˌlærɪnˈdʒiːəl] *adj*: pharyngolaryngeal, laryngopharyngeal

pha|ryn|go|lar|yn|gi|tis [fəˌrɪŋgəʊˌlærɪnˈdʒaɪtɪs] *noun*: Pharyngolaryngitis *f*

pha|ryn|go|max|il|lar|y [fəˌrɪŋgəʊˈmæksəˌleriː, -mækˈsɪləriː] *adj*: pharyngomaxillär, pharyngomaxillar, maxillopharyngeal

pha|ryn|go|my|co|sis [fəˌrɪŋgəʊmaɪˈkəʊsɪs] *noun*: Pharynxmykose *f*, Pharyngomykose *f*

pha|ryn|go|na|sal [fəˌrɪŋgəʊˈneɪzl] *adj*: pharyngonasal, epipharyngeal, nasopharyngeal, rhinopharyngeal

pha|ryn|go|e|soph|a|ge|al [fəˌrɪŋgəʊɪˌsɑfəˈdʒiːəl, -ˌɪsəˈfædʒɪəl] *adj*: pharyngoösophageal, ösophagopharyngeal

pha|ryn|go|o|ral [fəˌrɪŋgəʊˈɔːrəl, -ˈəʊr-] *adj*: oropharyngeal, pharyngo-oral, mesopharyngeal

pha|ryn|go|pal|a|tine [fəˌrɪŋgəʊˈpælətaɪn, -tɪn] *adj*: pharyngopalatinal, palatopharyngeal

pha|ryn|go|pa|thy [ˌfærɪnˈgɑpəθɪ] *noun*: Rachenerkrankung *f*, Pharyngopathie *f*

pha|ryn|go|plas|ty [fəˈrɪŋgəʊplæstɪ] *noun*: Rachen-, Pharyngoplastik *f*

pha|ryn|go|ple|gia [fəˌrɪŋgəʊˈpliːdʒ(ɪ)ə] *noun*: Schlundlähmung *f*

pha|ryn|go|rhi|ni|tis [fəˌrɪŋgəʊraɪˈnaɪtɪs] *noun*: Pharyngorhinitis *f*

pha|ryn|go|rhi|nos|co|py [fəˌrɪŋgəʊraɪˈnɑskəpɪ] *noun*: Pharyngorhinoskopie *f*

pha|ryn|gor|rha|gia [fəˌrɪŋgəʊˈreɪdʒ(ɪ)ə] *noun*: Rachenblutung *f*, Pharyngorrhagie *f*

pha|ryn|gor|rhea [fəˌrɪŋgəʊˈrɪə] *noun*: Pharyngorrhoe *f*

pha|ryn|go|sal|pin|gi|tis [fəˌrɪŋgəʊˌsælpɪnˈdʒaɪtɪs] *noun*: Pharyngosalpingitis *f*

pha|ryn|gos|co|py [ˌfærɪnˈgɑskəpɪ] *noun*: Pharyngoskopie *f*

pha|ryn|gos|to|my [ˌfærɪnˈgɑstəmɪ] *noun*: Pharyngostomie *f*

pha|ryn|got|o|my [ˌfærɪnˈgɑtəmɪ] *noun*: Pharyngotomie *f*

pha|ryn|go|ton|sil|li|tis [fəˌrɪŋgəˌtɑnsəˈlaɪtɪs] *noun*: Pharyngotonsillitis *f*

phar|ynx [ˈfærɪŋks] *noun, plural* **-ynx|es, -ryn|ges** [fəˈrɪndʒiːz]: Rachen *m*, Schlund *m*, Pharynx *m*
nasal pharynx: Nasenrachenraum *m*, Nasopharynx *m*
oral pharynx: Mundrachen *m*, Oropharynx *m*, Pars oralis pharyngis

phase [feɪz]: I *noun* Phase *f*, Abschnitt *m*; (Entwicklungs-)Stufe *f*, Stadium *nt* II *v* in Phase bringen
alpha phase: → *estrogenic phase*
beta phase: → *gestagenic phase*
desquamative phase: Desquamationsphase *f*
estrogenic phase: östrogene/proliferative Phase *f*, Proliferations-, Follikelreifungsphase *f*
follicle-maturation phase: → *estrogenic phase*
follicular phase: → *estrogenic phase*
G_1 phase: G_1-Phase *f*
G_2 phase: G_2-Phase *f*
gestagenic phase: gestagene Phase *f*, Sekretions-, Lutealphase *f*
latency phase: 1. (*psychol.*) Latenzphase *f* 2. (*mikrobiol.*) Latenzzeit *f*, Inkubationszeit *f*
luteal phase: → *gestagenic phase*
menstrual phase: Menses *pl*, Menstruation *f*, Periode *f*, Regelblutung *f*
proliferative phase: → *estrogenic phase*
secretory phase: → *gestagenic phase*
synthesis phase: Synthesephase *f*

phen|a|ce|tin [fɪˈnæsətɪn] *noun*: Phenacetin *nt*

phe|no|cop|y [ˈfiːnəʊkɑpɪ] *noun*: Phänokopie *f*

phe|nol [ˈfiːnɒl, -nɑl] *noun*: 1. Phenol *nt*, Karbolsäure *f*, Monohydroxybenzol *nt* 2. **phenols** *plural* Phenole *pl*

phe|no|late [ˈfiːnəleɪt]: I *noun* Phenolat *nt* II *v* mit Phenol behandeln oder sterilisieren

phe|no|le|mia [ˌfiːnəʊˈliːmɪə] *noun*: Phenolämie *f*

phe|no|lic [fɪˈnəʊlɪk] *adj*: phenolisch

phe|nol|u|ria [ˌfiːnɔlˈ(j)ʊəriə] *noun*: Phenolurie *f*

phe|nom|e|non [fɪˈnɑmə,nɑn] *noun*, *plural* **-na** [fɪˈnɑmənə]: Erscheinung *f*, Zeichen *nt*, (objektives) Symptom *nt*, Phänomen *nt*

Arthus phenomenon: Arthus-Phänomen *nt*

d'Herelle phenomenon: Bakteriophagie *f*, d'Herelle-Phänomen *nt*, Twort-d'Herelle-Phänomen *nt*

drawer phenomenon: Schubladenphänomen *nt*

fern phenomenon: Arborisationsphänomen *nt*, Farnkrautphänomen *nt*

Holmes' phenomenon: → *rebound phenomenon*

Holmes-Stewart phenomenon: → *rebound phenomenon*

Hübener-Thomsen-Friedenreich phenomenon: Thomsen-Phänomen *nt*, T-Agglutinationsphänomen *nt*

rebound phenomenon: Holmes-Phänomen *nt*, Reboundphänomen *nt*

satellite phenomenon: Ammenphänomen *nt*, Satellitenphänomen *nt*

steal phenomenon: Anzapfsyndrom *nt*, Steal-Phänomen *nt*

Thomsen phenomenon: Thomsen-Phänomen *nt*, T-Agglutinationsphänomen *nt*

Twort phenomenon: → *d'Herelle phenomenon*

phe|no|type [ˈfiːnətaɪp] *noun*: (äußeres) Erscheinungsbild *nt*, Phänotyp *m*

phe|no|typ|ic [ˌfiːnəˈtɪpɪk] *adj*: phänotypisch

phen|yl|al|a|nine [ˌfenɪlˈæləniːn] *noun*: Phenylalanin *nt*

phen|yl|al|a|ni|ne|mia [ˌfenɪl,æləniˈniːmiə] *noun*: Hyperphenylalaninämie *f*

phen|yl|ke|to|nu|ria [ˌfenɪl,kiːtəˈn(j)ʊəriə] *noun*: Fölling-Krankheit *f*, Phenylketonurie *f*, Brenztraubensäureschwachsinn *m*

phen|yl|pyr|u|vic|ac|i|du|ria [ˌfenɪlpaɪˈruːvɪkæsɪˈd(j)ʊəriə] *noun*: Fölling-Krankheit *f*, Phenylketonurie *f*, Brenztraubensäureschwachsinn *m*

phen|y|to|in [fenɪˈtəʊɪn, fəˈnɪtəʊɪn] *noun*: Phenytoin *nt*, Diphenylhydantoin *nt*

phe|o|chrome [ˈfiːəkrəʊm] *adj*: phäochrom, chromaffin, chromaphil

phe|o|chro|mo|blas|to|ma [fiːə,krəʊməblæsˈtəʊmə] *noun*: → *pheochromocytoma*

phe|o|chro|mo|cy|to|ma [fiːə,krəʊməsaɪˈtəʊmə] *noun*: Phäochromozytom *nt*

phe|re|sis [fəˈriːsɪs] *noun*: Pherese *f*, Apherese *f*

phil|trum [ˈfɪltrəm] *noun*, *plural* **-tra** [-trə]: Oberlippenrinne *f*, Philtrum *nt*

phi|mo|sis [faɪˈməʊsɪs, fɪ-] *noun*: Phimose *f*

phleb|al|gia [flɪˈbældʒ(ɪ)ə] *noun*: Venenschmerz *m*, Phlebalgie *f*

phleb|ec|ta|sia [ˌflɪbekˈteɪʒ(ɪ)ə] *noun*: Venenerweiterung *f*, Phlebektasie *f*, Venektasie *f*

phleb|ec|to|my [flɪˈbektəmɪ] *noun*: Phlebektomie *f*

phleb|ex|ai|re|sis [ˌflebekˈsaɪrəsɪs] *noun*: Phlebex(h)airese *f*, Venenexhärese *f*

phle|bit|ic [flɪˈbɪtɪk] *adj*: phlebitisch

phle|bi|tis [flɪˈbaɪtɪs] *noun*: Phlebitis *f*, Venenentzündung *f*

phle|bo|fi|bro|sis [ˌflebəʊfaɪˈbrəʊsɪs] *noun*: Phlebofibrose *f*

phle|bog|e|nous [fləˈbɑdʒənəs] *adj*: phlebogen

phle|bog|ra|phy [fləˈbɑgrəfɪ] *noun*: **1.** (*radiolog.*) Phlebographie *f*, Phlebografie *f*, Venographie *f*, Venografie *f* **2.** (*kardiol.*) Phlebographie *f*, Phlebografie *f*

phleb|o|lith [ˈflebəlɪθ] *noun*: Venenstein *m*, Phlebolith *m*

phleb|o|li|thi|a|sis [ˌflɪbəʊlɪˈθaɪəsɪs] *noun*: Phlebolithiasis *f*

phleb|o|me|tri|tis [ˌflɪbəʊmɪˈtraɪtɪs] *noun*: Phlebometritis *f*, Metrophlebitis *f*

phleb|o|phle|bos|to|my [ˌflɪbəʊflɪˈbɑstəmɪ] *noun*: Venen-Venen-Anastomose *f*, Phlebophlebostomie *f*, Venovenostomie *f*

phleb|o|plas|ty [ˈflɪbəʊplæstɪ] *noun*: Venen-, Phleboplastik *f*

phleb|or|rha|phy [fləˈbɔrəfɪ] *noun*: Venennaht *f*, Phleborrhaphie *f*

phleb|or|rhex|is [ˌflebəˈreksɪs] *noun*: Venenruptur *f*, Phleborrhexis *f*

phleb|o|scle|ro|sis [ˌflɪbəʊsklɪˈrəʊsɪs] *noun*: Phlebosklerose *f*

phleb|o|throm|bo|sis [ˌflɪbəʊθrɑmˈbəʊsɪs] *noun*: Phlebothrombose *f*

phlebothrombosis of the leg: Beinvenenthrombose *f*

Phle|bot|o|mus [fləˈbɑtəməs] *noun*: Phlebotomus *m*

phle|bot|o|my [fləˈbɑtəmɪ] *noun*: **1.** Venenschnitt *m*, Phlebotomie *f*, Venaesectio *f* **2.** Venenpunktion *f* **3.** Veneneröffnung *f*, Venaesectio *f*

phlegm [flem] *noun*: Schleim *m*

phleg|ma|sia [flegˈmeɪʒ(ɪ)ə] *noun*: Entzündung *f*, Fieber *nt*, Phlegmasie *f*

phleg|mat|ic [flegˈmætɪk] *adj*: träge, schwerfällig, phlegmatisch

P

phleglmon ['flegmɑn] *noun*: Phlegmone *f*
orbital phlegmon: Orbita(l)phlegmone *f*
phleglmolnolsis [ˌflegmə'nəʊsɪs] *noun*: Entzündung *f*, Fieber *nt*, Phlegmasie *f*
phleglmonlous ['flegmənəs] *adj*: phlegmonös
phlolgisltic [fləʊ'dʒɪstɪk] *adj*: entzündlich, phlogistisch
phloIgoglelnous [fləʊ'gɑdʒənəs] *adj*: phlogogen
phlyclteIna [flɪk'tiːnə] *noun, plural* -nae [-niː]: Phlyktaena *f*
pholbia ['fəʊbɪə] *noun*: Phobie *f*
AIDS phobia: AIDS-Phobie *f*
pholbic ['fəʊbɪk] *adj*: ängstlich, phobisch
pholcolmellia [ˌfəʊkəʊ'miːlɪə, -ljə] *noun*: Robbengliedrigkeit *f*, Phokomelie *f*
pholcolmellic [ˌfəʊkəʊ'miːlɪk] *adj*: robbengliedrig, phokomel
phonIaslthelnia [ˌfəʊnæs'θiːnɪə] *noun*: Stimmschwäche *f*, Phonasthenie *f*
pholnaltion [fəʊ'neɪʃn] *noun*: Laut-, Stimmbildung *f*, Phonation *f*
phonIenIdolscope [fəʊ'nendəskəʊp] *noun*: Phonendoskop *nt*
pholnetlics [fə'netɪks] *plural*: Laut(bildungs)lehre *f*, Phonetik *f*
phonlic ['fɑnɪk] *adj*: phonisch
pholnolanlgiloglralphy [ˌfəʊnəʊændʒɪ'ɑgrəfɪ] *noun*: Phonoangiographie *f*, Phonoangiografie *f*
pholnolcarldilolgraphic [ˌfəʊnəʊˌkɑːrdɪə'græfɪk] *adj*: phonokardiographisch, phonokardiografisch
pholnolcarldiloglralphy [ˌfəʊnəʊˌkɑːrdɪ'ɑgrəfɪ] *noun*: Phonokardiographie *f*, Phonokardiografie *f*
pholnogIralphy [fəʊn'ɑgrəfɪ] *noun*: Phonographie *f*, Phonografie *f*
pholnolmylogIralphy [ˌfəʊnəʊmaɪ'ɑgrəfɪ] *noun*: Phonomyographie *f*, Phonomyografie *f*
pholnoslcolpy [fəʊ'nɑskəpɪ] *noun*: Phonoskopie *f*
phorlolcyte ['fɔːrəsaɪt] *noun*: Bindegewebszelle *f*, Fibrozyt *m*
phoslphaltase ['fɑsfəteɪz] *noun*: Phosphatase *f*
acid phosphatase: saure Phosphatase *f*
alkaline phosphatase: alkalische Phosphatase *f*
phoslphate ['fɑsfeɪt] *noun*: Phosphat *nt*
phoslphaltelmia [ˌfɑsfə'tiːmɪə] *noun*: Phosphatämie *f*
phoslphaltildolsis [ˌfɑsfətɪ'dəʊsɪs] *noun*: Phosphatidspeicherkrankheit *f*, Phos-

phatidose *f*
phoslphaltildyllcholline [ˌfɑsfəˌtaɪdl'kəʊliːn] *noun*: Phosphatidylcholin *nt*, Cholinphosphoglycerid *nt*, Lecithin *nt*
phoslphaltulria [ˌfɑsfət(j)ʊərɪə] *noun*: Phosphaturie *f*
phoslphene ['fɑsfiːn] *noun*: Phosphen *nt*
phoslpholcrelaltine [ˌfɑsfə'krɪətiːn, -tɪn] *noun*: Phosphokreatin *nt*, Kreatinphosphat *nt*
phoslpholglulcolmultase [ˌfɑsfəˌgluːkəʊ'mjuːteɪz] *noun*: Phosphoglucomutase *f*
phoslpholglyclerlide [ˌfɑsfə'glɪsəraɪd, -ɪd] *noun*: Phosphoglycerid *nt*, Glycerophosphatid *nt*, Phospholipid *nt*, Phosphatid *nt*
choline phosphoglyceride: Phosphatidylcholin *nt*, Cholinphosphoglycerid *nt*, Lecithin *nt*
phoslpholnelcrolsis [ˌfɑsfənɪ'krəʊsɪs] *noun*: Phosphornekrose *f*
phoslpholreslcence [ˌfɑsfə'resəns] *noun*: Phosphoreszenz *f*
phoslpholreslcent [ˌfɑsfə'resənt] *adj*: phosphoreszierend
phoslpholrilbolisomerlase [ˌfɑsfəˌraɪbəʊaɪ'sɑməreɪz] *noun*: Ribosephosphatisomerase *f*, Phosphoriboisomerase *f*
phoslpholrollylsis [ˌfɑsfə'rɑlɪsɪs] *noun*: Phosphorolyse *f*
phoslpholrollytlic [ˌfɑsfərəʊ'lɪtɪk] *adj*: phosphorolytisch
phoslpholrous ['fɑsf(ə)rəs] *adj*: phosphorhaltig
phoslphorluria [ˌfɑsfə'(j)ʊərɪə] *noun*: Phosphaturie *f*
phoslpholrus ['fɑsf(ə)rəs] *noun*: Phosphor *m*
phoslpholryllase [fɑs'fɔrəleɪz, 'fɑsfɔrə-] *noun*: **1.** Phosphorylase *f* **2.** Glykogen-, Stärkephosphorylase *f*
phoslphulrelsis [ˌfɑsfjə'riːsɪs] *noun*: Phosphurese *f*
phoslphulria [fɑs'fjʊərɪə] *noun*: Phosphaturie *f*
pholtolalllerlgic [ˌfəʊtəʊə'lɜrdʒɪk] *adj*: photoallergisch, fotoallergisch
pholtolalllerlgy [fəʊtəʊ'ælərdʒɪ] *noun*: Photoallergie *f*, Fotoallergie *f*, Lichtallergie *f*
pholtolchelmoltherlalpy [fəʊtəʊˌkiːmə'θerəpɪ] *noun*: Photochemotherapie *f*, Fotochemotherapie *f*
pholtolcolaglullaltion [ˌfəʊtəʊkəʊˌægjə'leɪʃn] *noun*: Lichtkoagulation *f*, Photokoagulation *f*, Fotokoagulation *f*
pholtolderlmaltiltis [ˌfəʊtəʊˌdɜrmə'taɪ-

tɪs] *noun*: Photodermatitis *f*
pho|to|der|mal|to|sis [ˌfəʊtəʊˌdɜrməˈtəʊsɪs] *noun*: Licht-, Photodermatose *f*
pho|to|e||lec|tro|nys|tag|mog|ra|phy [ˌfəʊtəʊɪˌlektrəʊnɪˈstægˈmagrəfɪ] *noun*: Photoelektronystagmografie *f*, Photoelektronystagmographie *f*, Fotoelektronystagmographie *f*, Fotoelektronystagmografie *f*
pho|to|es|thet|ic [ˌfəʊtəʊesˈθetɪk] *adj*: lichtempfindlich, photästhetisch, photoästhetisch
pho|to|gen|ic [ˌfəʊtəʊˈdʒenɪk] *adj*: photogen, fotogen
pho|tom|e|try [fəʊˈtamətrɪ] *noun*: Photometrie *f*, Fotometrie *f*
pho|ton [ˈfəʊtan] *noun*: Photon *nt*, Licht-, Strahlungsquant *nt*, Quant *nt*
pho|top|a|thy [fəʊˈtapəθɪ] *noun*: Photopathie *f*, Fotopathie *f*
pho|to|pho|bia [ˌfəʊtəʊˈfəʊbɪə] *noun*: Lichtscheu *f*, Photophobie *f*, Fotophobie *f*
pho|to|pia [fəʊˈtəʊpɪə] *noun*: Tages-(licht)sehen *nt*, photopisches Sehen *nt*
pho|top|sia [fəʊˈtapsɪə] *noun*: Photopsie *f*
pho|to|re|cep|tive [ˌfəʊtəʊrɪˈseptɪv] *adj*: photorezeptiv, fotorezeptiv
pho|to|ret|i|ni|tis [ˌfəʊtəʊretəʊˈreɪˈnaɪtɪs] *noun*: aktinische Retinopathie *f*
pho|to|ret|i|nop|a|thy [ˌfəʊtəʊˌretɪˈnapəθɪ] *noun*: Retinopathia actinica, Retinopathia solaris
pho|tos|co|py [fəʊˈtaskəpɪ] *noun*: Durchleuchtung *f*, Röntgendurchleuchtung *f*, Fluoroskopie *f*
pho|to|sen|si|tive [fəʊtəʊˈsensɪtɪv] *adj*: lichtempfindlich
pho|to|sen|si|tiv|i|ty [fəʊtəˌsensəˈtɪvətɪ] *noun*: Lichtempfindlichkeit *f*
pho|to|sen|so|ry [fəʊtəʊˈsensərɪ] *adj*: lichtsensibel; lichtempfindlich, photosensibel, fotosensibel
pho|to|ther|a|py [ˌfəʊtəˈθerəpɪ] *noun*: Licht-, Foto-, Phototherapie *f*
pho|to|tox|ic [fəʊtəˈtaksɪk] *adj*: phototoxisch, fototoxisch
phren|al|gia [frɪˈnældʒ(ɪ)ə] *noun*: Zwerchfellschmerz *m*, Phrenikodynie *f*
phre|nec|to|my [frɪˈnektəmɪ] *noun*: Zwerchfellresektion *f*, Phrenektomie *f*
phren|ic [ˈfrenɪk] *adj*: 1. diaphragmal, Zwerchfell-, Phreniko- 2. Geistes-, Seelen-, Phren(o)-, Psycho-
phren|i|cec|to|my [frenɪˈsektəmɪ] *noun*: Phrenikusexhairese *f*
phren|i|co|col|lic [ˌfrenɪkəʊˈkalɪk] *adj*: phrenikokolisch

phren|i|co|cos|tal [ˌfrenɪkəʊˈkastl] *adj*: phrenikokostal, kostodiaphragmal, kostophrenisch
phren|i|co|le|soph|a|ge|al [ˌfrenɪkəʊɪˌsafəˈdʒiːəl, frenɪkəʊˌɪsəˈfædʒɪəl] *adj*: phrenikoösophageal
phren|i|co|gas|tric [ˌfrenɪkəʊˈgæstrɪk] *adj*: phrenikogastral, gastrodiaphragmal, gastrophrenisch
phren|i|col|li|e|nal [ˌfrenɪkəʊlaɪˈiːnl, -ˈlaɪənl] *adj*: phrenikolienal
phren|i|co|me|di|as|ti|nal [ˌfrenɪkəʊˌmɪdɪəˈstaɪnl] *adj*: phrenikomediastinal
phren|i|co|neu|rec|to|my [ˌfrenɪkəʊnjʊəˈrektəmɪ] *noun*: Phrenikusexhairese *f*
phren|i|co|pleu|ral [ˌfrenɪkəʊˈplʊərəl] *adj*: phrenikopleural; pleurodiaphragmal
phren|i|co|splen|ic [ˌfrenɪkəʊˈspliːnɪk] *adj*: phrenikolienal
phren|i|cot|o|my [frenɪˈkatəmɪ] *noun*: Phrenikusdurchtrennung *f*, Phrenikotomie *f*
phren|i|co|trip|sy [ˌfrenɪkəʊˈtrɪpsɪ] *noun*: Phrenikusquetschung *f*, Phrenikotripsie *f*
phre|ni|tis [frɪˈnaɪtɪs] *noun*: 1. Zwerchfellentzündung *f*, Diaphragmitis *f* 2. Delirium *nt*, Delir *nt*
phren|o|car|dia [ˌfrenəʊˈkaːrdɪə] *noun*: DaCosta-Syndrom *nt*, Effort-Syndrom *nt*, Phrenikokardie *f*, neurozirkulatorische Asthenie *f*, Soldatenherz *nt*
phren|o|col|ic [ˌfrenəʊˈkalɪk] *adj*: phrenikokolisch
phren|o|cos|tal [ˌfrenəʊˈkastl] *adj*: phrenikokostal, kostodiaphragmal, kostophrenisch
phren|o|le|soph|a|ge|al [ˌfrenəʊɪˌsafəˈdʒiːəl, frenəʊɪsəˈfædʒɪəl] *adj*: phrenikoösophageal
phren|o|gas|tric [ˌfrenəʊˈgæstrɪk] *adj*: phrenikogastral, gastrodiaphragmal, gastrophrenisch
phren|o|glot|tic [ˌfrenəʊˈglatɪk] *adj*: phrenikoglottisch
phren|o|he|pat|ic [ˌfrenəʊhɪˈpætɪk] *adj*: phrenikohepatisch, hepatodiaphragmal
phren|o|per|i|car|di|tis [ˌfrenəʊˌperɪkaːrˈdaɪtɪs] *noun*: Phrenoperikarditis *f*
phren|op|to|sia [ˌfrenapˈtəʊsɪə] *noun*: Zwerchfelltiefstand *m*
phren|o|splen|ic [ˌfrenəʊˈspliːnɪk] *adj*: phrenikolienal
phry|no|der|ma [ˌfrɪnəˈdɜrmə, ˌfraɪ-] *noun*: Krötenhaut *f*, Phrynoderm *nt*
phthir|i|a|sis [θaɪˈraɪəsɪs] *noun, plural* -ses [-siːz]: Phthiriasis *f*

P

Phthirus pubis ['θaɪrəs]: Filzlaus *f*,
Phthirus/Pediculus pubis
phthisis ['θaɪsɪs, 'taɪ-] *noun, plural* **-ses**
[-siːz]: **1.** (Parenchym-)Schwund *m*,
Schrumpfung *f*, Phthise *f* **2.** Schwindsucht *f*, Auszehrung *f*, Phthise *f* **3.** Lun-
genschwindsucht *f*, Phthisis pulmo-
num
pulmonary phthisis: Lungenschwind-
sucht *f*, Phthisis pulmonum
Phyl|co|my|cel|tes [,faɪkəʊmaɪ'siːtiːz]
plural: niedere Pilze *pl*, Phykomyzeten
pl
phyl|co|my|col|sis [,faɪkəʊmaɪ'kəʊsɪs]
noun: Phykomykose *f*, Mukormykose *f*
phyl|lac|tic [fɪ'læktɪk] *adj*: phylaktisch,
schützend
phyl|lo|qui|none [,fɪləʊkwɪ'nəʊn] *noun*:
Phyllochinon *nt*
phyl|lo|ge|net|ic [,faɪlədʒə'netɪk] *adj*:
phylogenetisch, stammesgeschichtlich
phyl|lum ['faɪləm] *noun, plural* **phyl|la**
['faɪlə]: Stamm *m*, Phylum *nt*
phys|i|at|rics [,fɪzɪ'ætrɪks] *plural*: Natur-
heilkunde *f*
phys|si|al|try [fɪ'zaɪətrɪ] *noun*: **1.** Natur-
heilkunde *f*, Physiatrie *f* **2.** Bewegungstherapie *f*, Kranken-, Heilgymnastik *f*
3. physikalische Therapie *f*, Physiotherapie *f*
phys|ic ['fɪzɪk] *noun*: **1.** Abführmittel *nt*,
Laxans *nt*, Laxativ(um) *nt* **2.** Arznei
(-mittel *nt*) *f*, Medikament *nt*
phys|i|cal ['fɪzɪkl] *adj*: **1.** physisch, kör-
perlich, Körper-, Physio- **2.** physika-
lisch; naturwissenschaftlich
phys|i|o|chem|i|cal [,fɪzɪəʊ'kemɪkl] *adj*:
biochemisch
phys|i|ol|log|ic [,fɪzɪəʊ'lɒdʒɪk] *adj*: **1.**
normal, natürlich, physiologisch **2.**
physiologisch
phys|i|ol|lo|gy [,fɪzɪəʊ'ɒlədʒɪ] *noun*:
Physiologie *f*
phys|i|o|ther|a|py [,fɪzɪəʊ'θerəpɪ] *noun*:
Bewegungstherapie *f*, Kranken-, Heilgymnastik *f*
phy|sique [fɪ'ziːk] *noun*: Körperbau *m*,
Konstitution *f*, Statur *f*
phys|so|hel|ma|to|me|tra [,faɪzəʊ,hemətə-
'miːtrə] *noun*: Physohämatometra *f*
phy|so|hy|dro|me|tra [,faɪzəʊhaɪdrə-
'miːtrə] *noun*: Physohydrometra *f*
phy|so|me|tra [,faɪzəʊ'miːtrə] *noun*:
Physometra *f*, Uterustympanie *f*, Tympania uteri
phy|so|py|ol|sal|pinx [,faɪzəʊ,paɪə'sæl-
pɪŋks] *noun*: Physopyosalpinx *f*
phy|so|stig|min|ism [,faɪzəʊ'stɪgmən-
ɪzəm] *noun*: Physostigminvergiftung *f*,

Physostigminismus *m*, Eserismus *m*
phy|to|bel|zoar [,faɪtəʊ'biːzɔːr] *noun*:
Phytobezoar *m*
phy|to|hor|mone [,faɪtəʊ'hɔːrməʊn]
noun: Pflanzenhormon *nt*, Phytohor-
mon *nt*
phy|to|men|al|di|one [faɪtəʊ,menə'daɪəʊn]
noun: → *phytonadione*
phy|to|nal|di|one [,faɪtəʊnə'daɪəʊn] *noun*:
Phyto(me)nadion *nt*, Vitamin K₁ *nt*
phy|ton|ol|sis [faɪ'tɒnəsɪs] *noun*: Phyto-
nose *f*
phy|to|phol|tol|der|mal|ti|tis [,faɪtə,fəʊtəʊ-
,dɜːrmə'taɪtɪs] *noun*: **1.** Phytophoto-
dermatitis *f* **2.** Wiesengrasdermatitis *f*,
Phyto-Photodermatitis *f*, Photodermatitis phytogenica
phy|tos|te|rol [faɪ'tɒstərɒl, -rɑl] *noun*:
Phytosterol *nt*, -sterin *nt*
phy|to|ther|al|py [,faɪtə'θerəpɪ] *noun*:
Phytotherapie *f*
phy|to|tox|lin [,faɪtəʊ'tɒksɪn] *noun*:
Phytotoxin *nt*
phy|to|trich|ol|be|zoar [,faɪtəʊ,trɪkə'biː-
zɔːr] *noun*: Phytotrichobezoar *m*
pia ['paɪə, 'piːə]: **I** *noun* Pia mater **II** *adj*
weich
cranial pia mater: Pia mater cranialis/
encephali
pia mater: Pia *f*, Pia mater
spinal pia mater: Pia mater spinalis
pia-arachnitis *noun*: Leptomeningitis *f*
pia-arachnoid *noun*: weiche Hirn- und
Rückenmarkshaut *f*, Leptomeninx *f*
pi|al ['paɪəl, 'piː-] *adj*: pial
pi|al|ma|tral [,paɪə'meɪtrəl] *adj*: pial
pi|al|rach|in|itis [,paɪə,ræk'naɪtɪs] *noun*:
Leptomeningitis *f*
pi|al|rach|noid [,paɪə'ræknɔɪd] *noun*:
→ *pia-arachnoid*
pica ['paɪkə] *noun*: Pica-Syndrom *nt*,
Pikazismus *m*
Pi|cor|na|vir|i|dae [paɪ,kɔːrnə'vɪrədiː]
plural: Picornaviren *pl*, Picornaviridae
pl
pic|ture ['pɪktʃər] *noun*: Bild *nt*; foto-
grafische Aufnahme *f*; Illustration *f*
blood picture: Blutbild *nt*
clinical picture: klinisches (Krank-
heits-)Bild *nt*, Befund *m*
pie|bal|dism ['paɪbɔːldɪzəm] *noun*: par-
tieller/umschriebener Albinismus *m*,
Piebaldismus *m*
pie|dra [pɪ'eɪdrə, 'pjeɪ-] *noun*: Haar-
knötchenkrankheit *f*, Piedra *f*, Trichosporie *f*, Trichosporose *f*
pig|ment ['pɪgmənt]: **I** *noun* Farbe *f*,
Farbstoff *m*, Pigment *nt* **II** *v* pigmentie-
ren, färben

P

bile pigments: Gallenfarbstoffe *pl*
blood pigment: 1. hämoglobinogenes Pigment *nt* 2. Blutfarbstoff *m*, Hämoglobin *nt*
pig|men|tar|y ['pɪgmən,teriː, -tərɪ] *adj*: pigmentär
pig|men|ta|tion [,pɪgmən'teɪʃn] *noun*: Färbung *f*, Pigmentierung *f*, Pigmentation *f*
pig|ment|ed ['pɪgmentɪd] *adj*: pigmentiert, pigmenthaltig
pig|men|tol|y|sis [,pɪgmentɑlɪsɪs] *noun*: Pigmentauflösung *f*, Pigmentolyse *f*
pig|men|to|phages [pɪg'mentəfeɪdʒɪz] *plural*: Pigmentophagen *pl*
pil|lar ['paɪlər] *adj*: haarig, pilar
piles [paɪlz] *plural*: Hämorrhoiden *pl*
pill [pɪl] *noun*: Pille *f*
    birth-control pill: (Antibaby-)Pille *f*
pil|lar ['pɪlər] *noun*: Säule *f*, Pfeiler *m*
pil|o|e|rec|tion [,paɪləʊɪ'rekʃn] *noun*: Piloarrektion *f*, Pilo(motoren)reaktion *f*
pilo|ma|tri|co|ma [paɪlə,mætrɪ'kəʊmə] *noun*: →pilomatrixoma
pilo|ma|trix|o|ma [paɪlə,meɪtrɪk'səʊmə] *noun*: Pilomatrixom *nt*, verkalktes Epitheliom *nt*, Epithelioma calcificans
pilo|mo|tor|func|tion [,paɪləʊ,məʊtər-'fʌŋkʃn] *noun*: Pilomotorik *f*
pil|ose [paɪləʊs] *adj*: haarig
pil|o|se|bal|ceous [,paɪləʊsɪ'beɪʃəs] *adj*: Haarfollikel und Talgdrüsen betreffend
pim|el|li|tis [,pɪmə'laɪtɪs] *noun*: Fettgewebsentzündung *f*, Pannikulitis *f*, Pimelitis *f*
pim|el|lo|ma [pɪmə'ləʊmə] *noun*: Fettgeschwulst *f*, Fettgewebstumor *m*, Lipom *nt*
pim|el|lo|sis [,pɪmə'ləʊsɪs] *noun*: 1. (*patholog.*) fettige Degeneration *f*, Degeneratio adiposa 2. Fettleibigkeit *f*, Fettsucht *f*, Adipositas *f*
pi|ne|al ['pɪnɪəl, 'paɪ-]: I *noun* Zirbeldrüse *f*, Pinea *f*, Corpus pineale, Glandula pinealis, Epiphysis cerebri II *adj* pineal, Pineal(o)-
pi|ne|al|lec|to|my [pɪnɪə'lektəmɪ] *noun*: Pinealektomie *f*
pi|ne|al|lo|blas|to|ma [,pɪnɪæləʊblæs-'təʊmə] *noun*: Pinealoblastom *nt*
pi|ne|al|lo|cyte ['pɪnɪələsaɪt] *noun*: Pinealozyt *m*, Pinealzelle *f*
pi|ne|al|lo|cy|to|ma [,pɪnɪæləʊsaɪ'təʊmə] *noun*: →pinealoma
pi|ne|al|lo|ma [pɪnɪə'ləʊmə] *noun*: Pinealom *nt*, Pinealozytom *nt*
pi|ne|al|lo|pa|thy [pɪnɪə'lɑpəθɪ] *noun*: Pinealopathie *f*

pin|e|ol|blas|to|ma [,pɪnɪəʊblæs'təʊmə] *noun*: Pinealoblastom *nt*
pin|e|ol|cy|to|ma [,pɪnɪəʊsaɪ'təʊmə] *noun*: →pinealoma
pink|eye ['pɪŋkaɪ] *noun*: Koch-Weeks-Konjunktivitis *f*, akute kontagiöse Konjunktivitis *f*
pink puffer: Pink puffer *m*, PP-Typ *m*
pi|no|cyte ['paɪnəsaɪt, 'pɪnə-] *noun*: Pinozyt *m*
pi|no|cyt|ic [,paɪnə'sɪtɪk] *adj*: pinozytär, Pinozyten-
pi|no|cy|to|sis [,pɪnəsaɪ'təʊsɪs] *noun*: Pinozytose *f*
pi|no|cy|tot|ic [,pɪnəsaɪ'tɑtɪk] *adj*: pinozytotisch
pi|lo|ne|mia [paɪə'niːmɪə] *noun*: Lipämie *f*, Lipaemia *f*, Hyperlipämie *f*
pir|i|form ['pɪrɪfɔːrm] *adj*: birnenförmig, piriform
pir|o|plas|mo|sis [,pɪrɪplæz'məʊsɪs] *noun*: Piroplasmose *f*, Babesiose *f*, Babesiasis *f*
pis|i|form ['pɪsɪfɔːrm, 'paɪ-]: I *noun* Erbsenbein *nt*, Os pisiforme II *adj* erbsenförmig, Erbsen-; pisiform
pi|so|un|ci|nate [,pɪsəʊ'ʌnsənɪt, -neɪt] *adj*: Os pisiforme und Os hamatum betreffend oder verbindend
pit [pɪt] *noun*: (*auch anatom.*) Grube *f*, Vertiefung *f*
    gastric pits: Magengrübchen *pl*, Foveolae gastricae
pith [pɪθ] *noun*: Knochenmark *m*
pi|tu|i|cyte [pɪ't(j)uːsaɪt] *noun*: Pituizyt *m*
pi|tu|i|cy|to|ma [pɪ,t(j)uːəsaɪ'təʊmə] *noun*: Pituizytom *nt*
pi|tu|i|ta [pɪ't(j)uːɪtə] *noun*: Pituita *f*
pi|tu|i|tar|y [pɪ't(j)uːə,terɪ]: I *noun* Hirnanhangdrüse *f*, Hypophyse *f*, Pituitaria *f*, Glandula pituitaria II *adj* hypophysär, pituitär, Hypophysen-
    anterior pituitary: Adenohypophyse *f*, Hypophysenvorderlappen *m*, Adenohypophysis *f*, Lobus anterior hypophysis
    posterior pituitary: Neurohypophyse *f*, Hypophysenhinterlappen *m*, Neurohypophysis *f*, Lobus posterior hypophysis
pi|tu|i|tec|to|my [pɪ,t(j)uːə'tektəmɪ] *noun*: Hypophysenentfernung *f*, Hypophysektomie *f*
pi|tu|i|tous [pɪ't(j)uːətəs] *adj*: schleimig, pituitös
pit|y|ri|al|sis [,pɪtɪ'raɪəsɪs] *noun*: Pityriasis *f*
    pityriasis rosea: Pityriasis rosea
    pityriasis rubra pilaris: Pityriasis rubra pilaris
    pityriasis simplex: Pityriasis alba, Pi-

P

tyriasis simplex
pityriasis versicolor: Kleienpilzflechte *f*, Eichstedt-Krankheit *f*, Willan-Krankheit *f*, Pityriasis/Tinea versicolor
pivlot ['pɪvət] *noun:* (Dreh-)Zapfen *m*; Achse *f*, Spindel *f*; Stift *m*
pivlotlal ['pɪvətl] *adj:* Zapfen-, Angel-
plalcelbo [plə'siːbəʊ] *noun:* Plazebo *nt*, Placebo *nt*
plalcenlta [plə'sentə] *noun, plural* -tas, -tae [-tiː]: Mutterkuchen *m*, Plazenta *f*; Nachgeburt *f*
annular placenta: Ring-, Gürtelplazenta *f*, Placenta anularis
lobed placenta: gelappte Plazenta *f*, Lappenplazenta *f*, Placenta lobata
placenta previa: Placenta praevia
retained placenta: Plazentaretention *f*, Retentio placentae
supernumerary placenta: 1. akzessorische Planzenta *f*, Placenta accessoria **2.** Nebenplazenta *f*, Placenta succenturiata
plalcenltal [plə'sentəl] *adj:* plazentar, plazental
placlenltaltion [plæsən'teɪʃn] *noun:* Plazentation *f*
placlenltiltis [ˌplæsən'taɪtɪs] *noun:* Plazentaentzündung *f*, Plazentitis *f*
placlenltoglralphy [ˌplæsən'tɑgrəfɪ] *noun:* Plazentographie *f*, Plazentografie *f*
placlenltolma [ˌplæsən'təʊmə] *noun:* Plazentom *nt*, Placentoma *nt*
placlenltolpalthy [ˌplæsən'tɑpəθɪ] *noun:* Plazentaerkrankung *f*, Plazentopathie *f*
plague [pleɪg] *noun:* **1.** Pest *f* **2.** Seuche *f*, Pest *f*, Plage *f*
plane [pleɪn] *noun:* (ebene) Fläche *f*, Ebene *f*; (*anatom.*) Planum *nt*
bite plane: Biss-, Okklusionsebene *f*
occlusal plane: Biss-, Okklusionsebene *f*
plalniglralphy [plə'nɪgrəfɪ] *noun:* Schichtaufnahmetechnik *f*, Planigraphie *f*, Planigrafie *f*
plalnoglralphy [plə'nɑgrəfɪ] *noun:* Planigraphie *f*, Tomographie *f*, Planigrafie *f*, Tomografie *f*
planltallgia [plæn'tældʒ(ɪ)ə] *noun:* (Fuß-)Sohlenschmerz *m*, Plantalgie *f*
planltar ['plæntər] *adj:* plantar
plaque [plæk] *noun:* **1.** (*patholog.*) Fleck *m*, Plaque *f* **2.** (*mikrobiol.*) Plaque *f*, Phagenloch *nt*
dental plaque: Zahnbelag *m*, Plaque *f*
Peyer's plaques: Peyer-Plaques *pl*, Noduli lymphoidei aggregati
plaslma ['plæzmə] *noun:* **1.** Blutplasma *nt*, Plasma *nt* **2.** Zell-, Zytoplasma *nt* **3.** zellfreie Lymphe *f* **4.** (*physik.*) Plasma *nt*

blood plasma: Blutplasma *nt*, zellfreie Blutflüssigkeit *f*
cell plasma: Zell-, Zytoplasma *nt*
citrated plasma: Zitratplasma *nt*, Citratplasma *nt*
plaslmalcelllullar [ˌplæzmə'seljələr] *adj:* plasmazellulär, plasmozytisch
plaslmalcyte ['plæzməsaɪt] *noun:* Plasmazelle *f*, Plasmozyt *m*
plaslmalcyltic [ˌplæzmə'sɪtɪk] *adj:* plasmazellulär, plasmozytisch
plaslmalcyltolma [ˌplæzməsaɪ'təʊmə] *noun:* **1.** solitärer Plasmazelltumor *m* **2.** Kahler-Krankheit *f*, Plasmozytom *nt*, multiples Myelom *nt*
plaslmalcyltolsis [ˌplæzməsaɪ'təʊsɪs] *noun:* Plasmazellvermehrung *f*, Plasmozytose *f*
plaslmallemlma [ˌplæzmə'lemə] *noun:* Zellmembran *f*, Plasmalemm *nt*
plaslmallemlmal [ˌplæzmə'leməl] *adj:* Plasmalemm betreffend, aus Plasmalemm bestehend
plaslmalpherlelsis [plæzməfə'riːsɪs] *noun:* Plasmapherese *f*
plaslmaltherlalpy [plæzmə'θerəpɪ] *noun:* Plasmatherapie *f*
plaslmaltic [plæz'mætɪk] *adj:* plasmatisch, Plasma-
plaslmin ['plæzmɪn] *noun:* Plasmin *nt*, Fibrinolysin *nt*
plaslminlolgen [plæz'mɪnədʒən] *noun:* Plasminogen *nt*, Profibrinolysin *nt*
plaslmolcyte ['plæzməsaɪt] *noun:* Plasmazelle *f*, Plasmozyt *m*
plaslmolcyltolma [ˌplæzməsaɪ'təʊmə] *noun:* → *plasmacytoma*
plaslmoldilal [plæz'məʊdɪəl] *adj:* Plasmodien-
plaslmoldildlal [ˌplæzmədɪ'saɪdl] *adj:* plasmodienabtötend, plasmodizid
Plaslmoldilum [plæz'məʊdɪəm] *noun:* Plasmodium *nt*
Plasmodium falciparum: Plasmodium falciparum
Plasmodium malariae: Plasmodium malariae
Plasmodium ovale: Plasmodium ovale
Plasmodium vivax: Plasmodium vivax
plaslmolgalmy [plæz'mɑgəmɪ] *noun:* Plasmaverschmelzung *f*, Plasmogamie *f*
plaslter ['plæstər, 'plɑːs-]: **I** *noun* **1.** (Heft-)Pflaster *nt* **2.** Gips *m*, Calciumsulfat(-dihydrat *nt*) *nt* **3.** (*britisch*) Gips(verband *m*) *m* **II** *v* **4.** (**put in plaster**) (ein-)gipsen, in Gips legen, einen Gipsverband anlegen **5.** ein (Heft-)Pflaster auflegen **6.** (*Salbe*) dick auftragen

plate [pleɪt] *noun*: (Glas-, Metall-)Platte *f*; Platte *f*
agar plate: Agarplatte *f*
blood plate: Blutplättchen *nt*, Thrombozyt *m*
blood agar plate: Blutagarplatte *f*
cribriform plate of ethmoid bone: Siebbeinplatte *f*, Lamina cribrosa ossis ethmoidalis
Ishihara plates: Ishihara-Tafeln *pl*
nail plate: Nagelplatte *f*, Corpus unguis
tarsal plate: Lidknorpel *m*, Lidplatte *f*, Tarsalplatte *f*, Tarsus *m*
platellet ['pleɪtlɪt] *noun*: **1.** Plättchen *nt* **2.** → *blood platelet*
blood platelet: Blutplättchen *nt*, Thrombozyt *m*
platling ['pleɪtɪŋ] *noun*: Plattenosteosynthese *f*
platlinum ['plætnəm] *noun*: Platin *nt*
platlylbalsia [ˌplætɪ'beɪsɪə] *noun*: Platybasie *f*, basilare Impression *f*
platlylcephlallous [ˌplætɪ'sefələs] *adj*: platyzephal, flachköpfig
platlylcephlally [ˌplætɪ'sefəlɪ] *noun*: Platt-, Breitköpfigkeit *f*, Platyzephalie *f*
platlycinelmia [ˌplætɪ(k)'niːmɪə] *noun*: Platyknemie *f*
platlylcralnia [ˌplætɪ'kreɪnɪə] *noun*: → *platycephaly*
Platlylhellminlthes [ˌplætɪhel'mɪnθiːz] *plural*: Plattwürmer *pl*, Plathelminthes *pl*
platlylmorlphia [ˌplætɪ'mɔːrfɪə] *noun*: Platymorphie *f*
plaltyslma [plə'tɪzmə] *noun*: Platysma *nt*
plaltyslmal [plə'tɪzməl] *adj*: Platysma-
platlylsponldyllia [ˌplætɪspɑn'dɪlɪə] *noun*: Platyspondylie *f*
plecltrum ['plektrəm] *noun, plural* **-trums, tra** [-trə]: **1.** Zäpfchen *nt*, Uvula *f* **2.** (Gaumen-)Zäpfchen *nt*, Uvula *f*
pleiloltroplic [ˌplaɪ'trɑpɪk, -'trəup-] *adj*: pleiotrop, polyphän
pleilotlrolpy [plaɪə'ɑtrəpɪ] *noun*: Pleiotropie *f*, Polyphänie *f*
plelolchrolmatlic [ˌpliːəkrə'mætɪk] *adj*: pleochrom, pleiochrom
plelolcyltolsis [ˌpliːəusaɪ'təusɪs] *noun*: Pleozytose *f*
plelolcyltoltic [ˌpliːəusaɪ'tɑtɪk] *adj*: pleozytotisch
plelolkarlyolcyte [ˌpliːəu'kærɪəsaɪt] *noun*: Pleo-, Polykaryozyt *m*
plelolmorlphic [ˌpliːəu'mɔːrfɪk] *adj*: polymorph, vielförmig, vielgestaltig, pleomorph
plelolmorlphism [ˌpliːəu'mɔːrfɪzəm] *noun*: Mehrgestaltigkeit *f*, Pleo-, Poly-

morphismus *m*
pleslsimlelter [ple'sɪmətər] *noun*: Plessimeter *nt*
plesisilmetlric [ˌplesɪ'metrɪk] *adj*: plessimetrisch
plethloira ['pleθərə] *noun*: Überfüllung *f*, Blutüberfüllung *f*, Plethora *f*
plethlolric ['pleθərɪk, plə'θɔːrɪk] *adj*: Plethora-
plethlyslmolgralphy [pleθɪz'mɑgrəfɪ] *noun*: Plethysmographie *f*, Plethysmografie *f*
pleulra ['pluərə] *noun, plural* **-rae** [-riː]: Brustfell *nt*, Pleura *f*
costal pleura: Rippenfell *nt*, Pleura costalis
pulmonary pleura: Lungenfell *nt*, Pleura visceralis/pulmonalis
pleulralcenltelsis [ˌpluərəsen'tiːsɪs] *noun*: Pleurapunktion *f*, Thorakozentese *f*
pleulralcotlolmy [ˌpluərə'kɑtəmɪ] *noun*: Thorakotomie *f*
pleulral ['pluərəl] *adj*: pleural
pleurlallgia [pluə'rældʒ(ɪ)ə] *noun*: Pleuraschmerz *m*, Pleuralgie *f*, Pleurodynie *f*
pleurlallgic [pluə'rældʒɪk] *adj*: pleuralgisch
pleurlecltolmy [pluə'rektəmɪ] *noun*: Rippenfell-, Pleuraresektion *f*, Pleurektomie *f*
pleurlilsy ['pluərəsɪ] *noun*: Pleuritis *f*
adhesive pleurisy: verklebende/adhäsive Pleuritis *f*
dry pleurisy: trockene Pleuritis *f*, Pleuritis sicca
exudative pleurisy: exsudative Pleuritis *f*, Pleuritis exsudativa
fibrinous pleurisy: fibrinöse Pleuritis *f*, Pleuritis fibrinosa
parapneumonic pleurisy: parapneumonische Pleuritis *f*
pulmonary pleurisy: Lungenfellentzündung *f*
pleurlitlic [pluə'rɪtɪk] *adj*: pleuritisch
pleurlitis [pluə'raɪtɪs] *noun*: → *pleurisy*
pleulrolbronlchitlic [ˌpluərəubrɑŋ'kaɪtɪk] *adj*: pleurobronchitisch
pleulrolbronlchiltis [ˌpluərəubrɑŋ'kaɪtɪs] *noun*: Pleurobronchitis *f*
pleulrolcenltelsis [ˌpluərəusen'tiːsɪs] *noun*: Pleurapunktion *f*, Thorakozentese *f*
pleulroldynlia [ˌpluərəu'diːnɪə] *noun*: **1.** Pleurodynie *f* **2.** Pleuraschmerz *m*, Pleuralgie *f*, Pleurodynie *f*
epidemic pleurodynia: Bornholmer-Krankheit *f*, epidemische Pleurodynie *f*, Myalgia epidemica
pleulrolgenlic [ˌpluərəu'dʒenɪk] *adj*:

P

pleurogen

pleulrolgralphy [pluə'rɑgrəfɪ] *noun*: Pleurographie *f*, Pleurografie *f*

pleulrolheplaltiltis [ˌpluərəυhepə'taɪtɪs] *noun*: Pleurohepatitis *f*

pleulrollylsis [pluə'ralɪsɪs] *noun*: Pleurolyse *f*

pleulrolpalrileltolpexly [ˌpluərəυpə'raɪətəυpeksɪ] *noun*: Pleuroparietopexie *f*

pleulrolperilicarldilal [ˌpluərəυˌperɪ-'kɑːrdɪəl] *adj*: pleuroperikardial

pleulrolperilicarldiltis [ˌpluərəυˌperɪkɑːr'daɪtɪs] *noun*: Pleuroperikarditis *f*, Pericarditis *f* externa

pleulrolperlitolnelal [ˌpluərəυˌperɪtəυ-'niːəl] *adj*: pleuroperitoneal

pleulrolpneulmolnia [ˌpluərəυn(j)uː-'məυnɪə] *noun*: Pleuropneumonie *f*

pleulrolpneulmolnollylsis [ˌpluərəυˌn(j)uːmə'nalɪsɪs] *noun*: Pleuropneumonolyse *f*

pleulrolpullmolnarly [ˌpluərəυ'pʌlməneriː, -nərɪ] *adj*: pleuropulmonal

pleulrosicolpy [pluə'raskəpɪ] *noun*: Pleuroskopie *f*

pleulrotlolmy [pluə'ratəmɪ] *noun*: Thorakotomie *f*

pleulrolvislcerlal [ˌpluərəυ'vɪsərəl] *adj*: pleuroviszeral, viszeropleural

plexlal ['pleksəl] *adj*: Plexus-

plexlecltolmy [plek'sektəmɪ] *noun*: Plexusresektion *f*, Plexektomie *f*

plelxilform ['pleksɪfɔːrm] *adj*: geflechtartig, plexiform

plexlilmetlric [ˌpleksɪ'metrɪk] *adj*: plessimetrisch

plexlolplalthy [plek'sapəθɪ] *noun*: Plexuserkrankung *f*, Plexopathie *f*

plexlus ['pleksəs] *noun, plural* -us, -usles: Plexus *m*, Geflecht *nt*

Auerbach's plexus: Auerbach-Plexus *m*, Plexus nervosus myentericus

autonomic plexus: autonomer/vegetativer (Nerven-)Plexus *m*, Plexus nervosus autonomicus

brachial plexus: Armgplexus *m*, Plexus nervosus brachialis

cardiac plexus: vegetatives Herzgeflecht *nt*, Plexus nervosus cardiacus

celiac plexus: 1. Sonnengeflecht *nt*, Plexus solaris, Plexus nervosus coeliacus 2. lymphatischer Plexus coeliacus

cervical plexus: Halsplexus *m*, Plexus nervosus cervicalis

choroid plexus: Plexus venosus choroideus

enteric plexus: enterischer Plexus *m*, Plexus nervosus entericus

lumbar plexus: 1. Lenden-, Lumbalplexus *m*, Plexus nervosus lumbalis 2. lymphatischer Lendenplexus *m*, Plexus lumbalis

lumbosacral plexus: Plexus nervosus lumbosacralis

Meissner's plexus: Meissner-Plexus *m*, Plexus nervosus submucosus

myenteric plexus: Auerbach-Plexus *m*, Plexus nervosus myentericus

pampiniform plexus: Plexus venosus pampiniformis

rectal venous plexus: rektaler Venenplexus *m*, Hämorrhoidalplexus *m*, Plexus hemorrhoidalis, Plexus venosus rectalis

sacral plexus: 1. Kreuzbein-, Sakralplexus *m*, Plexus nervosus sacralis 2. Plexus venosus sacralis

solar plexus: Sonnengeflecht *nt*, Plexus solaris, Plexus nervosus coeliacus

spinal nerve plexus: Plexus spinalium

submucous plexus: Meissner-Plexus *m*, Plexus nervosus submucosus

subserous plexus: seröser Peritonealplexus *m*, Plexus nervosus subserosus

vascular plexus: Gefäßgeflecht *nt*, Plexus nervosus vasculosus

venous plexus: venöser Plexus *m*, Plexus venosus

plilca ['plaɪkə] *noun, plural* -cae [-siː]: Falte *f*, Plica *f*

gastric plicae: Magenschleimhautfalten *pl*, Plicae gastricae

plilcaltion [plɪ'keɪʃn] *noun*: 1. Falte *f*; Faltenbildung *f*, Faltung *f* 2. (*chirurg.*) Plikation *f*

plulrilcauslal [ˌpluərɪ'kɔːzəl] *adj*: zwei oder mehr Ursachen habend, plurikausal

plulrilglanldullar [ˌpluərɪ'glændələr] *adj*: multiglandulär, pluriglandulär, polyglandulär

plulrilgraviilda [ˌpluərɪ'grævɪdə] *noun*: Pluri-, Multigravida *f*

plulrilnulclelar [ˌpluərɪ'n(j)uːklɪər] *adj*: polynukleär, vielkernig, mehrkernig, multinukleär, multinuklear

plulrilpollar [ˌpluərɪ'pəυlər] *adj*: pluripolar, multipolar

plulrilpoltent [ˌpluərɪ'pəυtnt, pluə'rɪpətənt] *adj*: (*Zelle, Gewebe*) omnipotent, totipotent

pneulmarlthrolgralphy [ˌn(j)uːmɑːr-'θragrəfɪ] *noun*: Pneumarthrographie *f*, Pneumarthrografie *f*

pneulmarlthrolsis [ˌn(j)uːmɑːr'θrəυsɪs] *noun*: Pneumarthrosis *f*

pneulmalthelmia [ˌn(j)uːmə'θiːmɪə] *noun*: Luftembolie *f*

pneu|mat|ic [nju:'mætɪk, nʊ-] *adj*: luft-
haltig, pneumatisch
pneu|ma|ti|nu|ria [ˌn(j)u:mətɪ'n(j)ʊə-
rɪə] *noun*: Pneumaturie *f*
pneu|ma|ti|za|tion [nju:ˌmætɪ'zeɪʃn]
noun: (*Knochen*) Pneumatisation *f*
pneu|ma|to|car|dia [ˌn(j)u:mətəʊ'kɑ:r-
dɪə] *noun*: Pneumatokardie *f*
pneu|ma|to|cele ['n(j)u:mətəʊsi:l] *noun*:
1. Luftgeschwulst *f*, Pneumatozele *f* **2.**
Lungenhernie *f*, Pneumatozele *f*, Pneu-
mozele *f* **3.** Aerozele *f*
pneu|ma|to|he|mia [ˌn(j)u:mətəʊ'hi:-
mɪə] *noun*: Luftembolie *f*
pneu|ma|to|sis [ˌn(j)u:mətəʊ'təʊsɪs]
noun: Pneumatose *f*, Pneumatosis *f*
intestinal pneumatosis: Darm(wand)-
emphysem *nt*, Pneumatosis cystoides
intestini
pneu|ma|to|tho|rax [ˌn(j)u:mətəʊ'θɔ:-
ræks] *noun*: Pneumothorax *m*
pneu|ma|tu|ria [ˌn(j)u:mə't(j)ʊərɪə]
noun: Pneumaturie *f*
pneu|mec|to|my [n(j)u:'mektəmɪ] *noun*:
Lungenresektion *f*, Pneumektomie *f*
pneu|men|ceph|al|log|ra|phy [ˌn(j)u:men-
ˌsefə'lɑgrəfɪ] *noun*: Pneumenzepha-
lographie *f*, Pneumenzephalografie *f*
pneu|mo|lar|throg|ra|phy [ˌn(j)u:məʊɑr-
'θrɑgrəfɪ] *noun*: Pneumarthrographie
f, Pneumarthrografie *f*
pneu|mo|ba|cil|lus [ˌn(j)u:məʊbə'sɪləs]
noun: → *Friedländer's pneumobacillus*
Friedländer's pneumobacillus: Friedländer-Bacillus *m*, Klebsiella pneumoniae
pneu|mo|bil|ia [ˌn(j)u:məʊ'bɪlɪə] *noun*:
Pneumobilie *f*
pneu|mo|car|di|al [ˌn(j)u:məʊ'kɑ:rdɪəl]
adj: pneumokardial, kardiopulmonal
pneu|mo|ceph|al|us [ˌn(j)u:məʊ'sefələs]
noun: Pneumatozephalus *m*
pneu|mo|cis|ter|nog|ra|phy [ˌn(j)u:məʊ-
ˌsɪstər'nɑgrəfɪ] *noun*: Pneumozister-
nographie *f*, Pneumozisternografie *f*
pneu|mo|coc|cal [n(j)u:məʊ'kɑkl] *adj*:
Pneumokokken-
pneu|mo|coc|ce|mia [ˌn(j)u:məʊkɑk'si:-
mɪə] *noun*: Pneumokokkensepsis *f*,
Pneumokokkämie *f*
pneu|mo|coc|cic [n(j)u:məʊ'kɑksɪk] *adj*:
Pneumokokken-
pneu|mo|coc|co|sis [ˌn(j)u:məʊkə'kəʊ-
sɪs] *noun*: Pneumokokkeninfektion *f*,
Pneumokokkose *f*
pneu|mo|coc|co|su|ria [ˌn(j)u:məʊˌkɑkə-
's(j)ʊərɪə] *noun*: Pneumokokkosurie *f*
pneu|mo|coc|cus [n(j)u:məʊ'kɑkəs]
noun, *plural* **-ci** [n(j)u:məʊ'kɑkaɪ,

n(j)u:məʊ'kɑsaɪ]: Pneumokokkus *m*,
Fränkel-Pneumokokkus *m*, Streptococcus pneumoniae, Diplococcus pneumoniae
pneu|mo|col|lon [ˌn(j)u:məʊ'kəʊlən]
noun: Pneumokolon *nt*
pneu|mo|co|ni|lo|sis [ˌn(j)u:məʊˌkəʊnɪ-
'əʊsɪs] *noun*: Staublungenerkrankung
f, Pneumokoniose *f*
pneu|mo|cys|tic [n(j)u:məʊ'sɪstɪk] *adj*:
Pneumocystis-
Pneu|mo|cys|tis [n(j)u:məʊ'sɪstɪs] *noun*:
Pneumocystis *f*
pneu|mo|cys|tog|ra|phy [ˌn(j)u:məʊsɪs-
'tɑgrəfɪ] *noun*: Pneumozystographie
f, Pneumozystografie *f*
pneu|mo|cys|to|sis [ˌn(j)u:məʊsɪs'təʊ-
sɪs] *noun*: interstitielle plasmazelluläre
Pneumonie *f*, Pneumocystis-carinii-
Pneumonie *f*
pneu|mo|en|ceph|al|log|ra|phy [ˌn(j)u:-
məʊenˌsefə'lɑgrəfɪ] *noun*: Pneumen-
zephalographie *f*, Pneumenzephalografie *f*
pneu|mo|en|ceph|al|lo|my|el|log|ra|phy
[ˌn(j)u:məʊenˌsefələʊˌmaɪə'lɑgrəfɪ]
noun: Pneum(o)enzephalomyelographie *f*, Pneum(o)enzephalomyelografie *f*
pneu|mo|en|ter|i|tis [ˌn(j)u:məʊentə-
'raɪtɪs] *noun*: Pneumoenteritis *f*
pneu|mo|gas|trog|ra|phy [ˌn(j)u:məʊ-
gæs'trɑgrəfɪ] *noun*: Pneumogastro-
graphie *f*, Pneumogastrografie *f*
pneu|mo|gra|phy [n(j)u:'mɑgrəfɪ] *noun*:
Pneumographie *f*, Pneumografie *f*
pneu|mo|he|mia [ˌn(j)u:məʊ'hi:mɪə] *noun*:
Luftembolie *f*
pneu|mo|he|mo|per|i|car|di|um [ˌhi:mə-
ˌperɪ'kɑ:rdɪəm] *noun*: Pneumohämo-
perikard *nt*, Hämopneumoperikard *nt*
pneu|mo|he|mo|tho|rax [ˌn(j)u:məʊˌhi:-
mə'θɔ:ræks] *noun*: Hämatopneumo-
thorax *m*
pneu|mo|hy|dro|me|tra [ˌn(j)u:məʊˌhaɪ-
drə'mi:trə] *noun*: Pneumohydrometra *f*
pneu|mo|hy|dro|per|i|car|di|um [ˌn(j)u:-
məʊˌhaɪdrəˌperɪ'kɑ:rdɪəm] *noun*:
Pneumohydroperikard *nt*, Hydropneu-
moperikard *nt*
pneu|mo|hy|dro|per|i|to|ne|um [ˌn(j)u:-
məʊˌhaɪdrəˌperɪtən'i:əm] *noun*: Pneumohydroperitoneum *nt*, Hydropneu-
moperitoneum *nt*
pneu|mo|hy|dro|tho|rax [ˌn(j)u:məʊˌhaɪ-
drə'θɔ:ræks] *noun*: Pneumohydrothorax *m*, Hydropneumothorax *m*
pneu|mo|li|poi|do|sis [ˌn(j)u:məʊlɪpɔɪ-
'dəʊsɪs] *noun*: Lipidpneumonie *f*, Fettaspirationspneumonie *f*

P

pneu|mol|lith ['n(j)u:məʊlɪθ] *noun*: Lungenstein *m*, Pneumolith *m*

pneu|mol|lith|ia|sis [ˌn(j)u:məʊlɪ'θaɪəsɪs] *noun*: Pneumolithiasis *f*

pneu|mol|lo|gy [n(j)u:'mɑlədʒɪ] *noun*: Pneumologie *f*, Pulmonologie *f*

pneu|mo|me|di|as|ti|nog|ra|phy [ˌn(j)u:məʊˌmɪdɪæstaɪ'nɑgrəfɪ] *noun*: Pneumomediastinographie *f*, Pneumomediastinografie *f*

pneu|mo|me|di|as|ti|num [ˌn(j)u:məʊˌmɪdɪə'staɪnəm] *noun*: (spontanes) Mediastinalemphysem *nt*, Hamman-Syndrom *nt*, Pneumomediastinum *nt*

pneu|mo|mel|la|no|sis [ˌn(j)u:məʊnˌmeləˈnəʊsɪs] *noun*: Pneumo-, Pneumonomelanose *f*

pneu|mo|my|co|sis [ˌn(j)u:məmaɪ'kəʊsɪs] *noun*: Lungen-, Pneumomykose *f*

pneu|mo|my|e|log|ra|phy [ˌn(j)u:məʊmaɪə'lɑgrəfɪ] *noun*: Pneumomyelographie *f*, Pneumomyelografie *f*

pneu|mo|ne|mia [ˌn(j)u:məˈni:mɪə] *noun*: Lungenstauung *f*

pneu|mo|nia [n(j)u:'məʊnɪə] *noun*: Pneumonie *f*, Lungenentzündung *f*, Pneumonia *f*

aspiration pneumonia: Aspirationspneumonie *f*

atypical pneumonia: atypische/primär-atypische Pneumonie *f*

focal pneumonia: Herd-, Fokalpneumonie *f*, Bronchopneumonie *f*

Friedländer's pneumonia: Friedländer-Pneumonie *f*, Klebsiellenpneumonie *f*

interstitial plasma cell pneumonia: Pneumocystis-Pneumonie *f*, interstitielle Plasmazellpneumonie *f*, Pneumocystose *f*

Klebsiella pneumonia: Klebsiellenpneumonie *f*, Friedländer-Pneumonie *f*

lipid pneumonia: Lipidpneumonie *f*, Fettaspirationspneumonie *f*

lobar pneumonia: Lobär-, Lappenpneumonie *f*

oil pneumonia: Fettaspirationspneumonie *f*, Lipidpneumonie *f*

oil-aspiration pneumonia: Fettaspirationspneumonie *f*, Lipidpneumonie *f*

Pneumocystis pneumonia: Pneumocystis-Pneumonie *f*, interstitielle Plasmazellpneumonie *f*, Pneumocystose *f*

viral pneumonia: Viruspneumonie *f*

pneu|mon|ic [n(j)u:'mɑnɪk] *adj*: 1. pulmonal, Lungen- 2. pneumonisch

pneu|mo|nit|ic [ˌn(j)u:məˈnaɪtɪk] *adj*: pneumonitisch

pneu|mo|ni|tis [ˌn(j)u:məˈnaɪtɪs] *noun*: Lungenentzündung *f*, Pneumonie *f*, Pneumonitis *f*

radiation pneumonitis: Strahlenpneumonitis *f*, -pneumonie *f*

pneu|mo|no|cir|rho|sis [ˌn(j)u:məʊnəʊsɪ'rəʊsəs] *noun*: Lungenfibrose *f*, -zirrhose *f*

pneu|mo|no|col|ni|lo|sis [ˌn(j)u:məʊnəʊˌkəʊnɪ'əʊsɪs] *noun*: Staublungenerkrankung *f*, Pneumokoniose *f*

pneu|mon|o|cytes [ˌn(j)u:məʊnəʊ'saɪt] *plural*: Pneumozyten *pl*

pneu|mo|no|en|ter|i|tis [ˌn(j)u:mənəʊˌentə'raɪtɪs] *noun*: Pneumoenteritis *f*

pneu|mo|nog|ra|phy [ˌn(j)u:mə'nɑgrəfɪ] *noun*: Pneumographie *f*, Pneumografie *f*

pneu|mo|no|lip|oi|do|sis [ˌn(j)u:məʊnəʊˌlɪpɔɪ'dəʊsɪs] *noun*: Lipidpneumonie *f*, Fettaspirationspneumonie *f*

pneu|mo|no|pla|thy [ˌn(j)u:mə'nɑpəθɪ] *noun*: Lungenerkrankung *f*, Pneumopathie *f*

pneu|mo|noph|thi|sis [ˌn(j)u:mɑnɑf'θaɪsɪs] *noun*: Lungentuberkulose *f*

pneu|mo|no|pleu|ri|tis [ˌn(j)u:mənəʊpluə'raɪtɪs] *noun*: Pleuropneumonie *f*

pneu|mo|nor|rha|phy [ˌn(j)u:məʊ'nɔrəfɪ] *noun*: Lungennaht *f*, Pneumorrhaphie *f*

pneu|mo|no|sis [ˌn(j)u:məʊ'nəʊsɪs] *noun*: Pneumonose *f*

pneu|mo|not|o|my [ˌn(j)u:məʊ'nɑtəmɪ] *noun*: Lungenschnitt *m*, Pneumotomie *f*

pneu|mop|a|thy [n(j)u:'mɑpəθɪ] *noun*: Lungenerkrankung *f*, Pneumopathie *f*

pneu|mo|peri|car|dium [ˌn(j)u:məˌperɪ'ka:rdɪəm] *noun*: Pneumoperikard *nt*

pneu|mo|peri|to|neum [ˌn(j)u:məˌperɪtə'ni:əm] *noun*: Pneumoperitoneum *nt*

pneu|mo|peri|to|ni|tis [ˌn(j)u:məˌperɪtə'naɪtɪs] *noun*: Pneumoperitonitis *f*

pneu|mo|pleu|ri|tis [ˌn(j)u:məʊplu:'raɪtɪs] *noun*: Pleuropneumonie *f*

pneu|mo|py|e|log|ra|phy [ˌpaɪə'lɑgrəfɪ] *noun*: Pneumopyelographie *f*, Pneumopyelografie *f*

pneu|mo|py|o|peri|car|dium [ˌn(j)u:məʊˌpaɪəˌperɪ'ka:rdɪəm] *noun*: Pneumopyoperikard *nt*

pneu|mo|py|o|tho|rax [ˌn(j)u:məʊˌpaɪə'θɔ:ræks] *noun*: Pneumopyothorax *m*

pneu|mo|ra|di|og|ra|phy [ˌn(j)u:məʊˌreɪdɪ'ɑgrəfɪ] *noun*: Pneumographie *f*, Pneumografie *f*

pneu|mo|retro|peri|to|neum [ˌn(j)u:məʊˌretrəʊperɪtə'ni:əm] *noun*: Pneumoretroperitoneum *nt*

pneu|mo|roent|gen|og|ra|phy [ˌn(j)u:-

maurentgə'nagrəfɪ] *noun*: Pneumographie *f*, Pneumografie *f*
pneulmorlrhalchis [n(j)uː'mɔːrəkɪs] *noun*: Pneumorrhachis *f*
pneulmorlrhalgia [,n(j)uːmə'reɪdʒ(ɪ)ə] *noun*: Lungenblutung *f*, Pneumorrhagie *f*
pneulmolselroltholrax [,n(j)uːmə∪ˌsɪərə-'θɔːræks] *noun*: Pneumoserothorax *m*, Hydropneumothorax *m*
pneulmolsilliicolsis [,n(j)uːmə∪ˌsɪlɪ'kəʊsɪs] *noun*: Silikose *f*
pneulmoltholrax [,n(j)uːmə∪'θɔːræks] *noun*: Pneumothorax *m*
  spontaneous pneumothorax: Spontanpneu(mothorax *m*) *m*
  valvular pneumothorax: Ventilpneumothorax *m*
pneulmoltroplic [,n(j)uːmə'trapɪk] *adj*: pneumotrop
pneulmoltymlpalnum [,n(j)uːmə'tɪmpənəm] *noun*: Pneumotympanum *nt*
pneulmolulria [,n(j)uːmə∪'(j)∪ərɪə] *noun*: Pneumaturie *f*
pneulmolvenltrilcle [,n(j)uːmə∪'ventrɪkl] *noun*: Pneumoventrikel *m*
pneulmolvenltriclulloglralphy [,n(j)uːməʊvenˌtrɪkjə'lagrəfɪ] *noun*: Pneumoventrikulographie *f*, Pneumoventrikulografie *f*
poldalgIra [pə∪'dægrə, 'pɑdəgrə] *noun*: Podagra *nt/f*
poldalgIral [pə∪'dægrəl] *adj*: podagrisch
poldallgia [pə∪'dæld3(ɪ)ə] *noun*: Fußschmerz(en *pl*) *m*, Podalgie *f*, Pododynie *f*
podlarlthrIltis [,pɑdɑːr'θraɪtɪs] *noun*: Podarthritis *f*, Fußgelenkentzündung *f*
podlolcyte ['pɑdəsaɪt] *noun*: Füßchen-, Deckzelle *f*, Epizyt *m*, Podozyt *m*
podlolspasm [ˈpɑdəʊspæzəm] *noun*: Fuß(muskel)krampf *m*, Podospasmus *m*
poilkillolcyte ['pɔɪkɪlə∪saɪt] *noun*: Poikilozyt *m*
poilkillolcylthelmia [,pɔɪkɪlə∪saɪ'θiːmɪə] *noun*: → poikilocytosis
poilkillolcyltolsis [,pɔɪkɪlə∪saɪ'tə∪sɪs] *noun*: Poikilozytose *f*, Poikilozythämie *f*
poilkillolcyltotlic [,pɔɪkɪlə∪saɪ'tɑtɪk] *adj*: poikilozytotisch, poikilozythämisch
poilkillolderlma [,pɔɪkɪlə∪'dɜrmə] *noun*: Poikilodermie *f*
poilkillolthromlbolcyte [pɔɪkɪlə∪'θrɑmbəsaɪt] *noun*: Poikilothrombozyt *m*
point [pɔɪnt] *noun*: (Messer-, Nadel-) Spitze *f*; (Dezimal-)Punkt *m*, Komma *nt*; (geometrischer) Punkt *m*; (*Thermometer*) Grad *m*; (*anatom.*) Punctum *nt*
  auscultation point: Punctum maxi-

mum
  far point: Fernpunkt *m*, Punctum remotum
  freezing point: Gefrierpunkt *m*
  isoelectric point: isoelektrischer Punkt *m*
  lacrimal point: Tränenpünktchen *nt*, Punctum lacrimale
  Lanz's point: Lanz-Punkt *m*
  McBurney's point: McBurney-Punkt *m*
  melting point: Schmelzpunkt *m*
  near point: Nahpunkt *m*, Punctum proximum
  pressure points: Druckpunkte *pl*
  trigger point: Triggerpunkt *m*
poilson ['pɔɪzn]: **I** *noun* Gift *nt* **II** *adj* gift-, Gift- **III** *v* **1.** vergiften **2.** infizieren
  mitotic poison: Mitosegift *nt*
poilsonling ['pɔɪzənɪŋ] *noun*: Vergiftung *f*, Vergiften *nt*
  blood poisoning: Blutvergiftung *f*; Sepsis *f*, Septikämie *f*
  carbon monoxide poisoning: Kohlenmonoxidvergiftung *f*, CO-Vergiftung *f*
  cheese poisoning: Käsevergiftung *f*, Tyrotoxikose *f*
  CO poisoning: Kohlenmonoxidvergiftung *f*, CO-Vergiftung *f*
  food poisoning: Lebensmittelvergiftung *f*
  meat poisoning: Fleischvergiftung *f*
  mushroom poisoning: Pilzvergiftung *f*, Myzetismus *m*
  sausage poisoning: Wurstvergiftung *f*, Allantiasis *f*
poilsonlous ['pɔɪzənəs] *adj*: giftig, toxisch
pollar [pə∪lər] *adj*: polar
pollilenlcephlalliltis [,pə∪lɪenˌsefə'laɪtɪs] *noun*: Polioencephalitis *f*, Polioenzephalitis *f*
pollilenlcephlallolmyelliltis [,pə∪lɪenˌsefələ∪ˌmaɪə'laɪtɪs] *noun*: Polioenzephalomyelitis *f*, Poliomyeloenzephalitis *f*
pollioldysltrolphy [,pə∪lɪə∪'dɪstrəfɪ] *noun*: Poliodystrophie *f*
pollilolenlcephlallitis [,pə∪lɪə∪enˌsefə-'laɪtɪs] *noun*: Polioenzephalitis *f*, Polioencephalitis *f*
pollilolenlcephlallolmelninlgolmyelliltis [,pə∪lɪə∪enˌsefələ∪mˌnɪŋgə∪ˌmaɪə-'laɪtɪs] *noun*: Polioenzephalomeningomyelitis *f*
pollilolenlcephlallolmyelliltis [,pə∪lɪə∪en-ˌsefələ∪ˌmaɪə'laɪtɪs] *noun*: Polioenzephalomyelitis *f*, Poliomyeloenzephalitis *f*
pollilolenlcephlallolpalthy [,pə∪lɪə∪en-ˌsefə'lapəθɪ] *noun*: Polioenzephalo-

pathie *f*, Polioencephalopathia *f*

po|lio|my|el|en|ceph|a|li|itis [,pəʊlɪəʊ-,maɪələn,sefə'laɪtɪs] *noun*: Poliomyeloenzephalitis *f*, Polioenzephalomyelitis *f*

po|lio|my|el|it|ic [pəʊlɪəʊ,maɪə'laɪtɪk] *adj*: poliomyelitisch

po|lio|my|el|itis [pəʊlɪəʊ,maɪə'laɪtɪs] *noun*: Poliomyelitis *f*, Polio *f*

acute anterior poliomyelitis: Kinderlähmung *f*, Heine-Medin-Krankheit *f*, Poliomyelitis (epidemica) anterior acuta

nonparalytic poliomyelitis: aparalytische Poliomyelitis *f*

po|lio|my|el|ol|en|ceph|a|li|itis [,pəʊlɪəʊ-,maɪələʊen,sefə'laɪtɪs] *noun*: Poliomyeloenzephalitis *f*, Polioenzephalomyelitis *f*

po|lio|my|el|op|a|thy [,pəʊlɪəʊ,maɪə-'lɒpəθɪ] *noun*: Poliomyelopathie *f*

po|li|o|sis [pəlɪ'əʊsɪs] *noun*: Poliose *f*, Poliosis (circumscripta) *f*

po|lio|vi|rus [pəʊlɪəʊ'vaɪrəs] *noun*: Poliomyelitis-Virus *nt*, Polio-Virus *nt*

pol|la|ki|u|ria [,pɒləkɪ'(j)ʊərɪə] *noun*: häufige Blasenentleerung *f*, Pollakisurie *f*, Pollakiurie *f*

pol|len ['pɒlən] *noun*: Blütenstaub *m*, Pollen *m*

pol|le|no|sis [pɒlɪ'nəʊsɪs] *noun*: →*pollinosis*

pol|lex ['pɒleks] *noun, plural* **pol|li|ces** ['pɒləsiːz]: Daumen *m*, Pollex *m*

pol|li|ci|za|tion [,pɒlɪsɪ'zeɪʃn] *noun*: plastischer Daumenersatz *m*, Pollizisation *f*

pol|li|no|sis [pɒlɪ'nəʊsɪs] *noun*: Pollinose *f*; Pollenallergie *f*; Heuschnupfen *m*, Heufieber *nt*

pol|y|ad|e|ni|itis [,pəʊlɪ,ædə'naɪtɪs] *noun*: Polyadenitis *f*

pol|y|ad|e|no|ma [pɒlɪ,ædə'nəʊmə] *noun*: Polyadenom *nt*

pol|y|ad|e|no|ma|to|sis [,pəʊlɪ,ædənəʊmə'təʊsɪs] *noun*: Polyadenomatose *f*

pol|y|ad|e|nop|a|thy [,pəʊlɪædə'nɒpəθɪ] *noun*: Polyadenopathie *f*

pol|y|ad|e|no|sis [,pəʊlɪædə'nəʊsɪs] *noun*: Polyadenose *f*

pol|y|ad|e|nous [,pəʊlɪ'ædənəs] *adj*: polyglandulär, multiglandulär, pluriglandulär

pol|y|an|gi|itis [,pəʊlɪ,ændʒɪ'aɪtɪs] *noun*: Polyvaskulitis *f*, Polyangiitis *f*

pol|y|ar|te|ri|itis [,pəʊlɪ,ɑːrtə'raɪtɪs] *noun*: Panarteriitis *f*

pol|y|ar|thric [,pɒlɪ'ɑːrθrɪk] *adj*: multiartikulär, polyartikulär

pol|y|ar|thri|tis [,pɒlɪɑːr'θraɪtɪs] *noun*: Polyarthritis *f*

pol|y|ar|throp|a|thy [,pɒlɪɑːr'θrɒpəθɪ] *noun*: Polyarthrose *f*

pol|y|ar|tic|u|lar [,pɒlɪɑːr'tɪkjələr] *adj*: multiartikulär, polyartikulär

pol|y|a|vi|ta|min|o|sis [,pəʊlɪeɪ,vaɪtəmɪ-'nəʊsɪs] *noun*: Polyavitaminose *f*

pol|y|ax|i|al [,pɒlɪ'æksɪəl] *adj*: multiaxial, mehrachsig, vielachsig

pol|y|cel|lu|lar [,pɒlɪ'seljələr] *adj*: polyzellulär, vielzellig, multizellulär

pol|y|cen|tric [,pɒlɪ'sentrɪk] *adj*: polyzentrisch

pol|y|che|mo|ther|a|py [pɒlɪ,kiːmə'θerəpɪ] *noun*: Polychemotherapie *f*

pol|y|chon|dri|itis [,pəʊlɪkɒn'draɪtɪs] *noun*: Polychondritis *f*

pol|y|chon|drop|a|thy [,pəʊlɪkɒn'drɒpə-θɪ] *noun*: (von) Meyenburg-Altherr-Uehlinger-Syndrom *nt*, rezidivierende Polychondritis *f*, systematisierte Chondromalazie *f*

pol|y|chro|mat|ic [,pɒlɪkrəʊ'mætɪk] *adj*: vielfarbig, polychromatisch, polychrom

pol|y|chro|mat|o|cyte [,pɒlɪkrəʊ'mætə-saɪt] *noun*: polychromatische Zelle *f*

pol|y|chro|mat|o|sis [,pəʊlɪ,krəʊmə'təʊsɪs] *noun*: Polychromatophilie *f*, Polychromasie *f*

pol|y|chro|mic [,pɒlɪ'krəʊmɪk] *adj*: vielfarbig, polychromatisch, polychrom

pol|y|clo|nal [,pɒlɪ'kləʊnl] *adj*: polyklonal

pol|y|co|ria [,pəʊlɪ'kɔːrɪə] *noun*: Polykorie *f*

pol|y|crot|ic [,pəʊlɪ'krɒtɪk] *adj*: polykrot, mehrgipfelig

pol|y|cys|tic [,pəʊlɪ'sɪstɪk] *adj*: polyzystisch

pol|y|cy|the|mia [,pɒlɪsaɪ'θiːmɪə] *noun*: **1**. Polyzythämie *f* **2**. Polyglobulie *f*

benign polycythemia: Gaisböck-Syndrom *nt*, Polycythaemia hypertonica, Polycythaemia rubra hypertonica

secondary polycythemia: Reizpolyglobulie *f*, sekundäre Polyzythämie *f*

pol|y|dac|tyl|ous [,pəʊlɪ'dæktɪləs] *adj*: polydaktyl, mehrfingrig

pol|y|dac|ty|ly [,pəʊlɪ'dæktəlɪ] *noun*: Polydaktylie *f*

pol|y|dip|sia [pəʊlɪ'dɪpsɪə] *noun*: Polydipsie *f*

pol|y|dys|pla|sia [,pəʊlɪdɪs'pleɪʒ(ɪ)ə] *noun*: Polydysplasie *f*

pol|y|dys|troph|ic [,pəʊlɪdɪs'trɒfɪk] *adj*: polydystrophisch

pol|y|dys|tro|phy [,pəʊlɪ'dɪstrəfɪ] *noun*: Polydystrophie *f*, Polydystrophia *f*

P

pol|y|em|bry|o|ny [,pɑlɪem'braɪənɪ] *noun*:
Polyembryonie *f*
pol|y|en|do|crine [,pɑlɪ'endəʊkraɪn,
-krɪn] *adj*: polyendokrin
pol|y|en|do|cri|nol|ma [pɑlɪ,endəkraɪ-
'nəʊmə] *noun*: multiple endocrine
Adenopathie *f*, multiple endocrine Neoplasie *f*, pluriglanduläre Adenomatose *f*
pol|y|en|do|cri|nop|a|thy [,pəʊlɪendəʊ-
krɪ'nɑpəθɪ] *noun*: Polyendokrinopa-
thie *f*
pol|y|en|oic [,pɑlɪɪ'nəʊɪk] *adj*: mehrfach
ungesättigt
pol|y|ga|lac|tia [,pəʊlɪgə'lækʃɪə] *noun*:
übermäßige Milchsekretion *f*, Polyga-
laktie *f*
pol|y|glan|du|lar [,pɑlɪ'glændʒələr] *adj*:
pluriglandulär, multiglandulär, polyglandulär
pol|y|gra|phy [pəʊ'lɪgræf]ɪ] *noun*: Poly-
graphie *f*, Polygrafie *f*
pol|y|hy|dram|ni|os [,pəʊlɪhaɪ'dræmnɪ-
ɑs] *noun*: Polyhydramnie *f*, Polyhy-
dramnion *nt*, Hydramnion *nt*
pol|y|hy|per|men|or|rhea [,pəʊlɪ,haɪpər-
menə'rɪə] *noun*: Polyhypermenorrhoe *f*
pol|y|hy|po|men|or|rhea [,pəʊlɪ,haɪpəʊ-
menə'rɪə] *noun*: Polyhypomenorrhoe *f*
pol|y|id|ro|sis [,pəʊlɪɪd'rəʊsɪs] *noun*:
Hyperhidrose *f*
pol|y|kar|y|o|cyte [,pəʊlɪ'kærɪəsaɪt] *noun*:
Polykaryozyt *m*
pol|y|mas|tia [,pɑlɪ'mæstɪə] *noun*: Poly-
mastie *f*, Mammae accessoriae
pol|y|me|lia [,pɑlɪ'miːlɪə, -ljə] *noun*:
Polymelie *f*
pol|y|me|nia [,pɑlɪ'miːnɪə] *noun*: Poly-
menorrhoe *f*
pol|y|men|or|rhea [,pəʊlɪmenə'rɪə] *noun*:
Polymenorrhoe *f*
pol|y|mer|ase [pə'lɪməreɪz] *noun*: Poly-
merase *f*
DNA polymerase: DNA-Polymerase *f*
RNA-directed DNA polymerase: RNA-
abhängige DNA-Polymerase *f*, reverse
Transkriptase *f*
pol|y|mi|cro|bi|al [,pɑlɪmaɪ'krəʊbɪəl]
adj: durch mehrere Mikroorganismen
hervorgerufen
pol|y|mor|phic [,pɑlɪ'mɔːrfɪk] *adj*: pleo-
morph, vielförmig, vielgestaltig, polymorph
pol|y|mor|phism [,pɑlɪ'mɔːrfɪzəm] *noun*:
Polymorphismus *m*, Polymorphie *f*
pol|y|mor|pho|cel|lu|lar [,pɑlɪ,mɔːrfəʊ-
'seljələr] *adj*: polymorphzellig
pol|y|mor|pho|nu|cle|ar [,pɑlɪ,mɔːrfə-
'n(j)uːklɪər] *adj*: polymorphkernig

pol|y|my|al|gia [,pəʊlɪmaɪ'ældʒ(ɪ)ə]
noun: Polymyalgie *f*
pol|y|my|op|a|thy [,pəʊlɪmaɪ'ɑpəθɪ]
noun: Polymyopathie *f*
pol|y|my|o|si|tis [,pəʊlɪmaɪə'saɪtɪs]
noun: Polymyositis *f*
pol|y|myx|in [pɑlɪ'mɪksɪn] *noun*: Poly-
myxin *nt*, Polymyxinantibiotikum *nt*
pol|y|neu|ral [,pɑlɪ'njʊərəl] *adj*: Poly-
neuro-
pol|y|neu|ral|gia [,pəʊlɪnjʊə'rældʒ(ɪ)ə]
noun: Polyneuralgie *f*
pol|y|neu|rit|ic [,pəʊlɪ,njʊə'rɪtɪk] *adj*:
polyneuritisch
pol|y|neu|ri|tis [pɑlɪ,njʊə'raɪtɪs] *noun*:
Polyneuritis *f*
pol|y|neu|ro|my|o|si|tis [,pəʊlɪ,njʊərə-
,maɪə'saɪtɪs] *noun*: Polyneuromyosi-
tis *f*
pol|y|neu|ro|ni|tis [,pəʊlɪ,njʊərə'naɪtɪs]
noun: Polyneuronitis *f*
pol|y|neu|rop|a|thy [,pɑlɪnjʊə'rɑpəθɪ]
noun: Polyneuropathie *f*
pol|y|neu|ro|ra|dic|u|li|tis [,pəʊlɪ,njʊə-
rərə,dɪkjə'laɪtɪs] *noun*: Polyneurora-
dikulitis *f*
pol|y|nu|cle|ar [,pɑlɪ'n(j)uːklɪər] *adj*:
polynukleär, vielkernig
pol|y|nu|cle|o|tide [,pɑlɪ'n(j)uːklɪətaɪd]
noun: Polynukleotid *nt*, -nucleotid *nt*
pol|y|o|nych|ia [,pəʊlɪəʊ'nɪkɪə] *noun*:
Polyonychie *f*
pol|y|o|pia [,pəʊlɪ'əʊpɪə] *noun*: Polyo-
pie *f*
pol|y|op|sia [,pəʊlɪ'ɑpsɪə] *noun*: Polyo-
pie *f*
pol|y|or|chid|ism [,pəʊlɪ'ɔːrkədɪzəm]
noun: Polyorchidie *f*, Polyorchie *f*
pol|y|os|tot|ic [,pəʊlɪɑs'tɑtɪk] *adj*: poly-
ostotisch
pol|y|o|tia [,pəʊlɪ'əʊʃɪə] *noun*: Polyotie *f*
pol|y|ov|u|lar [,pəʊlɪ'ɑvjələr] *adj*: poly-
ovulär
pol|y|ov|u|la|tion [,pəʊlɪ,ɑvjə'leɪʃn]
noun: Polyovulation *f*
pol|yp ['pɑlɪp] *noun*: Polyp *m*, Polypus *m*
anal polyp: hypertrophe Analpapille *f*,
Analpolyp *m*
bronchial polyp: Bronchialpolyp *m*
cardiac polyp: Herzpolyp *m*
cervical polyp: Zervixpolyp *m*
choanal polyp: Choanalpolyp *m*
colonic polyp: Dickdarm-, Kolonpolyp *m*
endometrial polyp: Korpusadenom *nt*,
Korpuspolyp *m*
intestinal polyp: Darmpolyp *m*
urethral polyp: Harnröhrenpolyp *m*,
Urethralpolyp *m*
uterine polyp: Gebärmutterpolyp *m*,

Uteruspolyp *m*
pol|y|path|ia [ˌpɔʊlɪˈpæθɪə] *noun*: Mehrfachleiden *nt*, Multimorbidität *f*, Polypathie *f*
pol|y|pec|to|my [ˌpɔʊlɪˈpektəmɪ] *noun*: Polypenabtragung *f*, Polypektomie *f*
pol|y|pep|tide [ˌpalɪˈpeptaɪd, -tɪd] *noun*: Polypeptid *nt*
pol|y|pep|tid|e|mia [ˌpɔʊlɪˌpeptɪˈdiːmɪə] *noun*: Polypeptidämie *f*
pol|y|pha|gia [ˌpɔʊlɪˈfeɪdʒ(ɪ)ə] *noun*: krankhafte Gefräßigkeit *f*, Polyphagie *f*
pol|y|phal|lan|gia [ˌpɔʊlɪfəˈlændʒ(ɪ)ə] *noun*: Vielgliedrigkeit *f*, Poly-, Hyperphalangie *f*
pol|y|pi|form [pəʊˈlɪpəfɔːrm] *adj*: polypenartig, polypös, polypoid
pol|y|ple|gia [ˌpɔʊlɪˈpliːdʒ(ɪ)ə] *noun*: Polyplegie *f*
pol|y|ploid [ˈpalɪplɔɪd] *adj*: polyploid
pol|y|ploi|dy [ˈpalɪplɔɪdɪ] *noun*: Polyploidie *f*, Polyploidisierung *f*
pol|y|pnea [palɪpˈnɪə] *noun*: Tachypnoe *f*
pol|y|po|dia [ˌpalɪˈpəʊdɪə] *noun*: Polypodie *f*
pol|y|poid [ˈpalɪpɔɪd] *adj*: polypenartig, polypös, polypoid
pol|y|po|sis [palɪˈpəʊsɪs] *noun*: Polyposis *f*
   familial polyposis: familiäre Polypose *f*, Polyposis familiaris, Adenomatosis coli
pol|y|pous [ˈpalɪpəs] *adj*: polypenartig, polypös, polypoid
pol|y|prag|ma|sy [ˌpɔʊlɪˈprægməsɪ] *noun*: Polypragmasie *f*
pol|y|ra|di|cu|li|tis [ˌpalɪrəˌdɪkjəˈlaɪtɪs] *noun*: Polyradikulitis *f*
pol|y|ra|di|cu|lo|neu|ri|tis [ˌpɔʊlɪrəˌdɪkjələʊnjʊəˈraɪtɪs] *noun*: Polyradikuloneuritis *f*
pol|y|ra|di|cu|lo|neu|rop|a|thy [ˌpɔʊlɪrəˌdɪkjələʊnjʊəˈrapəθɪ] *noun*: Guillain-Barré-Syndrom *nt*, (Poly-)Radikuloneuritis *f*, Neuronitis *f*
pol|y|ri|bo|some [ˌpalɪˈraɪbəsəʊm] *noun*: Poly(ribo)som *nt*, Ergosom *nt*
pol|y|r|rhea [ˌpɔʊlɪˈrɪə] *noun*: Polyrrhoe *f*
pol|y|sac|cha|ride [ˌpalɪˈsækəraɪd, -rɪd] *noun*: Polysaccharid *nt*, hochmolekulares Kohlenhydrat *nt*
pol|y|sac|cha|rose [ˌpalɪˈsækərəʊs] *noun*: → *polysaccharide*
pol|y|se|ro|si|tis [ˌpɔʊlɪˌsɪrəʊˈsaɪtɪs] *noun*: Polyserositis *f*, Polyseritis *f*
pol|y|si|al|ia [ˌpɔʊlɪsaɪˈeɪlɪə] *noun*: vermehrter Speichelfluss *m*, Polysialie *f*, Ptyalismus *m*
pol|y|sin|u|li|tis [ˌpɔʊlɪˌsɪnjəˈwaɪtɪs] *noun*: Polysinusitis *f*
pol|y|si|nu|si|tis [ˌpɔʊlɪˌsaɪnəˈsaɪtɪs] *noun*: Polysinusitis *f*
pol|y|some [ˈpalɪsəʊm] *noun*: → *polyribosome*
pol|y|so|my [palɪˈsəʊmɪ] *noun*: Polysomie *f*
pol|y|sper|mia [ˌpɔʊlɪˈspɜrmɪə] *noun*: Polyspermie *f*
pol|y|sple|nia [ˌpɔʊlɪˈspliːnɪə] *noun*: Polysplenie *f*
pol|y|syn|dac|ty|ly [ˌpɔʊlɪsɪnˈdæktəlɪ] *noun*: Polysyndaktylie *f*
pol|y|syn|o|vi|tis [ˌpɔʊlɪˌsɪnəˈvaɪtɪs] *noun*: Polysynovitis *f*
pol|y|ten|di|ni|tis [ˌpɔʊlɪˌtendɪˈnaɪtɪs] *noun*: Polytendinitis *f*
pol|y|ten|o|syn|o|vi|tis [ˌpɔʊlɪˌtenəʊˌsɪnəˈvaɪtɪs] *noun*: Polytenosynovitis *f*
pol|y|the|lia [ˌpalɪˈθiːlɪə] *noun*: Polythelie *f*
pol|y|to|mog|ra|phy [ˌpɔʊlɪtəˈmagrəfɪ] *noun*: Polytomographie *f*, Polytomografie *f*
pol|y|trich|ia [ˌpɔʊlɪˈtrɪkɪə] *noun*: Polytrichie *f*, Hypertrichie *f*, Hypertrichose *f*
pol|y|un|sat|u|rat|ed [ˌpalʌnˈsætʃəreɪtɪd] *adj*: mehrfach ungesättigt
pol|y|u|ria [ˌpɔʊlɪˈ(j)ʊərɪə] *noun*: Polyurie *f*
pol|y|u|ric [ˌpɔʊlɪˈ(j)ʊərɪk] *adj*: polyurisch
pol|y|va|lence [ˌpalɪˈveɪləns] *noun*: Vielwertigkeit *f*, Polyvalenz *f*
pol|y|va|lent [ˌpalɪˈveɪlənt, pəˈlɪvələnt] *adj*: polyvalent, mehrwertig, multivalent
pol|y|zy|got|ic [ˌpɔʊlɪzaɪˈgatɪk] *adj*: polyovulär
pom|phol|lyx [ˈpɑm(p)fəlɪks] *noun*: Pompholyx *f*, dyshidrotisches Ekzem *nt*, Dyshidrose *f*, Dyshidrosis *f*, Dyshidrose-Syndrom *nt*
pon|tile [ˈpantaɪl] *adj*: pontin
pon|tine [ˈpantiːn, -taɪn] *adj*: pontin
pon|to|bul|bar [ˌpantəʊˈbʌlbər, -baːr] *adj*: pontobulbär
pon|to|cer|e|bel|lar [ˌpantəʊserəˈbelər] *adj*: pontozerebellar, pontozerebellär
pon|to|med|ul|lar|y [ˌpantəʊˈmedəleriː, -məˈdʌlərɪ] *adj*: pontomedullär, pontobulbär
pon|to|mes|en|ce|phal|ic [ˌpantəʊmesənsəˈfælɪk] *adj*: pontomesenzephal
pool [puːl]: I *noun* 1. Pool *m*; (*hämatolog.*) Pool *m*, Mischserum *nt* 2. Ansammlung *f*, Blutansammlung *f*, Flüssigkeitsansammlung *f* II *v* poolen
pool|ing [ˈpuːlɪŋ] *noun*: Poolen *nt*, Poo-

lung *f*
poorly-myelinated *adj*: markarm, markscheidenarm, myelinarm
poplles ['pɒpliːz] *noun*: Kniekehle *f*, Fossa poplitea
poplliltelal [pɒp'lɪtɪəl, ˌpɒplə'tiː-] *adj*: popliteal
poplullaltion [pɒpjə'leɪʃn] *noun*: **1.** Bevölkerung *f* **2.** Bevölkerungszahl *f*, Einwohnerzahl *f*; Gesamtzahl *f*, Bestand *m*, Population *f*
porladelnilltis [pɔːrˌædə'naɪtɪs] *noun*: Poradenitis *f*
porladelnollymlphiltis [pɔːrˌædnəʊlɪm-'faɪtɪs] *noun*: Nicolas-Durand-Favre-Krankheit *f*, Lymphogranuloma inguinale, Lymphogranuloma venereum, Lymphopathia venerea, Morbus Durand-Nicolas-Favre *m*, klimatischer Bubo *m*, vierte Geschlechtskrankheit *f*, Poradenitis inguinalis
porlal ['pəʊrəl, 'pɔːr-] *adj*: Poren-
pore [pɔːr, pəʊr] *noun*: kleine Öffnung *f*, Pore *f*; (*anatom.*) Porus *m*
 external acoustic pore: Porus acusticus externus
 internal acoustic pore: Porus acusticus internus
 sudoriferous pore: Schweißdrüsenpore *f*, Porus sudoriferus
 taste pore: Geschmackspore *f*, Porus gustatorius
porlenlcephlallitis [ˌpɔːrenˌsefə'laɪtɪs] *noun*: Porenzephalitis *f*
porlilolmalnia [ˌpəʊriəʊ'meɪnɪə, -jə, pɔː-] *noun*: Poriomanie *f*
porolkerlaltolsis [ˌpərəʊkerə'təʊsɪs] *noun*: Mibelli-Krankheit *f*, Porokeratosis Mibelli *f*, Keratoatrophodermie *f*
porolkerlaltotlic [ˌpərəʊkerə'tɑtɪk] *adj*: porokeratotisch
porolsis [pə'rəʊsɪs] *noun, plural* **-ses** [-siːz]: Porose *f*
porlotlolmy [pə'rɑtəmɪ] *noun*: Meatotomie *f*
porlpholbillinlolgenlulria [ˌpɔːrfəʊbaɪˌlɪnədʒə'n(j)ʊərɪə] *noun*: Porphobilinogenurie *f*
porlphyrlia [pɔːr'fɪərɪə] *noun*: Porphyrie *f*
porlphylrinlelmia [ˌpɔːrfɪrɪ'niːmɪə] *noun*: Porphyrinämie *f*
porlphyrlinlolpalthy [ˌpɔːrfɪrɪ'nɑpəθɪ] *noun*: Porphyrinopathie *f*
porlphylrinlulria [ˌpɔːrfɪrɪ'n(j)ʊərɪə] *noun*: Porphyrinurie *f*
porlphyrlulria [ˌpɔːrfɪ'(j)ʊərɪə] *noun*: Porphyrinurie *f*
porltalcalval [ˌpɔːrtə'keɪvl] *adj*: porto-

kaval
porltal ['pɔːrtl, 'pəʊr-]: **I** *noun* **1.** Pforte *f*, Portal *nt*; (*anatom.*) Porta *f* **2.** Pfortader *f*, Vena portae **II** *adj* portal, Portal-
 hepatic portal: Leberpforte *f*, Porta hepatis
porltion ['pɔːrʃn, 'pəʊ-] *noun*: **1.** (An-)Teil *m* (*of* an); Abschnitt *m*, Stück *nt* **2.** Menge *f*, Quantum *nt*; Portion *f*
porltolcalval [ˌpɔːrtəʊ'keɪvl] *adj*: portokaval
porltoglralphy [pɔːr'tɑgrəfɪ, pəʊr-] *noun*: Portographie *f*, Portografie *f*
porltolsysltemlic [ˌpɔːrtəʊsɪs'temɪk] *adj*: portokaval
porltolvelnoglralphy [ˌpɔːrtəʊvɪ'nɑgrəfɪ] *noun*: Portographie *f*, Portografie *f*
polsiltion [pə'zɪʃn] *noun*: **1.** Lage *f*, Anordnung *f*, Stellung *f*, Haltung *f*, Position *f* **2.** (*gynäkol.*) Stellung *f* **3.** (*chirurg.*) Lage *f*, Lagerung *f*, Stellung *f*; (körperliche) Haltung *f*
 lithotomy position: Steinschnittlage *f*
 Trendelenburg's position: Trendelenburg-Lagerung *f*
 position of the uterus: Positio uteri
postlablsorpltive [ˌpəʊstæb'sɔːrptɪv] *adj*: postabsorptiv, -resorptiv
post-acute *adj*: postakut
postlaldollesicence [ˌpəʊstædə'lesəns] *noun*: Postadoleszenz *f*, Postpubertät *f*
postlanleslthetlic [ˌpəʊstænəs'θetɪk] *adj*: postanästhetisch
postlaplolplecltic [ˌpəʊstæpə'plektɪk] *adj*: postapoplektisch
postlaulriclullar [ˌpəʊstɔː'rɪkjələr] *adj*: retroaurikulär, postaurikulär
postlaxlilal [ˌpəʊst'æksɪəl] *adj*: postaxial
postlbralchilal [ˌpəʊst'breɪkɪəl] *adj*: postbrachial
postlbullbar [ˌpəʊst'bʌlbər, -bɑːr] *adj*: postbulbär
postlcaplillllarly [ˌpəʊst'kæpəˌlerɪː]: **I** *noun* venöse Kapillare *f* **II** *adj* postkapillär
postlcalval [ˌpəʊst'keɪvl] *adj*: retrokaval, retrocaval
postlcenltral [ˌpəʊst'sentrəl] *adj*: postzentral, retrozentral
postlcilbal [ˌpəʊst'caɪbl] *adj*: postzenal, postzönal, postalimentär, postprandial
postlcomlmislsulral [ˌpəʊstkə'mɪʃərəl, pəʊstˌkəmə'ʃʊərəl] *adj*: postkommissural
postlconlcuslsionlal [ˌpəʊstkən'kʌʃənl] *adj*: postkommotionell
postlcorlnu [ˌpəʊst'kɔːrn(j)uː] *noun*: Hinterhorn *nt*, Cornu posterius ventriculi lateralis

post|di|as|to|lic [ˌpəʊstˌdaɪə'stəlɪk] *adj*: postdiastolisch

post|diph|the|ric [ˌpəʊstdɪf'θerɪk] *adj*: postdiphtherisch

post|em|bry|on|ic [ˌpəʊstembrɪ'ɑnɪk] *adj*: postembryonal

post|en|ceph|al|lit|ic [ˌpəʊsten,sefə'lɪtɪk] *adj*: postenzephalitisch

post|e|pi|lep|tic [ˌpəʊstepɪ'leptɪk] *adj*: postiktal, postepileptisch

pos|te|ri|or [pɑ'stɪərɪər, pəʊ-]: I *noun* Hintern *m*, Hinterteil *nt* II *adj* 1. hinten, hintere(r, s), posterior, Hinter- 2. hinter, später (*to* als)

pos|ter|o|an|te|ri|or [ˌpɑstərəʊæn'tɪərɪər] *adj*: posterior-anterior, posteroanterior

post|ex|tra|sys|tol|ic [ˌpəʊst,ekstrəsɪ'stɑlɪk] *adj*: postextrasystolisch

post|gan|gli|on|ic [ˌpəʊst,gæŋglɪ'ɑnɪk] *adj*: postganglionär

post|glo|mer|u|lar [ˌpəʊstgləʊ'merjələr] *adj*: postglomerulär

post|gon|o|coc|cal [ˌpəʊstgɑnə'kɑkəl] *adj*: postgonorrhoisch

post|hem|or|rhal|gic [ˌpəʊsthemə'rædʒɪk] *adj*: posthämorrhagisch

post|he|pat|ic [ˌpəʊsthɪ'pætɪk] *adj*: posthepatisch

post|he|pa|tit|ic [ˌpəʊsthepə'taɪtɪk] *adj*: posthepatitisch

pos|thet|o|my [pɑs'θetəmɪ] *noun*: Beschneidung *f*, Zirkumzision *f*

post|hu|mous ['pʌstʃəməs] *adj*: nach posthum

post|hyp|not|ic [ˌpəʊsthɪp'nɑtɪk] *adj*: posthypnotisch

post|in|fec|tious [ˌpəʊstɪn'fekʃəs] *adj*: postinfektiös

post|in|fec|tive [ˌpəʊstɪn'fektɪv] *adj*: postinfektiös

post|in|flam|ma|to|ry [ˌpəʊstɪn'flæmətɔːriː] *adj*: postentzündlich

post|ma|ture [ˌpəʊstmə'tʃʊər] *adj*: (*Säugling*) übertragen, postmatur

post|mei|ot|ic [ˌpəʊstmaɪ'ɑtɪk] *adj*: postmeiotisch

post|men|in|git|ic [ˌpəʊst,menɪn'dʒɪtɪk] *adj*: postmeningitisch

post|men|o|pau|sal [ˌpəʊst,menə'pɔːzl] *adj*: postmenopausal

post|men|o|pause [ˌpəʊst,menə'pɔːz] *noun*: Postmenopause *f*

post|men|stru|al [ˌpəʊst'menstr(ʊ)əl, -strəwəl] *adj*: postmenstrual, postmenstruell

post|men|stru|um [ˌpəʊst'menstr(ʊ)əm, -strəwəm] *noun, plural* -**stru|ums,** -**stru|a** [-str(ʊ)ə, -strəwə]: Postmenstrual-

phase *f*, Postmenstruum *nt*

post|mes|en|ter|ic [ˌpəʊstmesən'terɪk] *adj*: postmesenterial, retromesenterial

post|mi|ot|ic [ˌpəʊstmaɪ'atɪk] *adj*: postmeiotisch

post|mi|tot|ic [ˌpəʊstmaɪ'tatɪk] *adj*: postmitotisch

post|mor|tal [ˌpəʊst'mɔːrtl] *adj*: postmortal, post mortem

post|mor|tem [ˌpəʊst'mɔːrtəm]: I *noun* Leicheneröffnung *f*, Obduktion *f*, Autopsie *f* II *adj* postmortal, post mortem

post|na|sal [ˌpəʊst'neɪzl] *adj*: postnasal

post|na|tal [ˌpəʊst'neɪtl] *adj*: postnatal, nachgeburtlich, postpartal

post|ne|crot|ic [ˌpəʊstnə'krɑtɪk] *adj*: postnekrotisch

post|op|er|a|tive [pəʊst'ɑp(ə)rətɪv] *adj*: postoperativ

post|par|tal [ˌpəʊst'pɑːrtl] *adj*: postpartal, post partum, postpartual, postnatal

post|par|tum [ˌpəʊst'pɑːrtəm] *adj*: postpartal, post partum, postpartual, postnatal

post|pneu|mon|ic [ˌpəʊstnjuː'mɑnɪk] *adj*: postpneumonisch, metapneumonisch

post|pran|di|al [ˌpəʊst'prændɪəl] *adj*: postprandial, postzenal, postzönal

post|pu|ber|al [ˌpəʊst'pjuːbərəl] *adj*: postpubertär, postpuberal, postpubertal

post|pu|ber|tal [ˌpəʊst'pjuːbərtəl] *adj*: postpubertär, postpuberal, postpubertal

post|pu|ber|ty [ˌpəʊst'pjuːbərtɪ] *noun*: Postpubertät *f*

post|pu|bes|cence [ˌpəʊstpjuː'besəns] *noun*: Postpubertät *f*

post|pu|bes|cent [ˌpəʊstpjuː'besnt] *adj*: postpubertär, postpuberal, postpubertal

post|re|nal [ˌpəʊst'riːnl] *adj*: postrenal

post|splen|ic [ˌpəʊst'spliːnɪk] *adj*: postsplenisch

post|ste|not|ic [ˌpəʊststɪ'natɪk] *adj*: poststenotisch

post|sur|gi|cal [pəʊst'sɜrdʒɪkl] *adj*: postoperativ

post|syn|ap|tic [ˌpəʊstsɪ'næptɪk] *adj*: postsynaptisch

post-term *adj*: postmatur, übertragen

post-thrombotic *adj*: postthrombotisch

post-traumatic *adj*: posttraumatisch, traumatisch

pos|tur|al ['pʌstʃərəl] *adj*: postural

pos|ture ['pʌstʃər] *noun*: (Körper-)Haltung *f*, Stellung *f*; Lage *f*; Pose *f*, Positur *f*

post|vac|ci|nal [ˌpəʊst'væksənəl] *adj*:

postvakzinal

post|val|var [ˌpəʊstˈvælvər] *adj*: postvalvulär

post|val|vul|lar [ˌpəʊstˈvælvjələr] *adj*: postvalvulär

pot|ash [ˈpɒtæʃ] *noun*: Pottasche *f*, Kaliumkarbonat *nt*

pot|as|se|mia [pɒtəˈsiːmɪə] *noun*: Hyperkaliämie *f*

pot|as|sic [pəˈtæsɪk] *adj*: kaliumhaltig, Kalium-, Kali-

pot|as|si|um [pəˈtæsɪəm] *noun*: Kalium *nt*

potassium chloride: Kaliumchlorid *nt*

potassium cyanide: Kaliumcyanid *nt*, Cyankali *nt*

potassium iodide: Kaliumjodid *nt*, Kaliumiodid *nt*

potassium permanganate: Kaliumpermanganat *nt*

po|tence [ˈpəʊtəns] *noun*: **1.** Potenz *f*, Potentia coeundi **2.** Wirksamkeit *f*, Stärke *f*, Kraft(entfaltung *f*) *f*; Wirkung *f*

po|ten|cy [ˈpəʊtənsɪ] *noun*: →*potence*

po|tent [ˈpəʊtənt] *adj*: **1.** potent **2.** wirksam, stark

po|ten|tial [pəˈtenʃəl]: **I** *noun* **1.** Potential *nt*, Potenzial *nt*; (*physik.*) Spannung *f* **2.** Reserven *pl*, (Kraft-)Vorrat *m*, Potential *nt*, Potenzial *nt*; Leistungsfähigkeit *f* **II** *adj*: möglich, potentiell, potenziell, Potential-, Potenzial-; (*physik.*) potentiell, potenziell

action potential: Aktionspotential *nt*, Aktionspotenzial *nt*

evoked potential: evoziertes Potenzial *nt*

redox potential: Redoxpotential *nt*, Redoxpotenzial *nt*

resting potential: Ruhepotential *nt*, Ruhepotenzial *nt*

po|to|mai|nia [ˌpəʊtəˈmeɪnɪə] *noun*: **1.** Trunksucht *f*, Potomanie *f* **2.** Dilirium tremens

pouch [paʊtʃ] *noun*: Beutel *m*, Tasche *f*, (kleiner) Sack *m*

pow|er [ˈpaʊər] *noun*: **1.** Kraft *f*, Stärke *f*, Energie *f* **2.** (*mathemat.*) Potenz *f* **3.** Vergrößerung(skraft) *f*, (Brenn-)Stärke *f*

Pox|vir|i|dae [pɒksˈvɪrədiː] *plural*: Pockenviren *pl*, Poxviridae *pl*

prag|mat|ag|no|sia [ˌprægmætægˈnəʊʒ(ɪ)ə] *noun*: Pragmatagnosie *f*

pran|di|al [ˈprændɪəl] *adj*: prandial

pre|ad|o|les|cence [ˌpriːædəˈlesəns] *noun*: Präadoleszenz *f*, späte Kindheit *f*

pre|ad|o|les|cent [ˌpriːædəˈlesənt] *adj*: präadoleszent, Präadoleszenten-, Präadoleszenz-

pre|aor|tic [ˌpriːeɪˈɔːrtɪk] *adj*: präaortal

pre|ar|thrit|ic [ˌpriːɑːrˈθrɪtɪk] *adj*: präarthrotisch

pre|au|ric|u|lar [ˌpriːɔːˈrɪkjələr] *adj*: präaurikulär

pre|ax|i|al [priːˈeɪksɪəl] *adj*: präaxial

pre|be|ta|li|po|pro|tein|e|mia [prɪˌbiːtəˌlɪpəˌprəʊtɪˈniːmɪə] *noun*: Hyperpräbetalipoproteinämie *f*

pre-calciferols *plural*: Präcalciferole *pl*

pre|can|cer [prɪˈkænsər] *noun*: Präkanzerose *f*, prämaligne Läsion *f*

pre|can|cer|o|sis [ˌprɪkænsəˈrəʊsɪs] *noun*: →*precancer*

pre|can|cer|ous [prɪˈkænsərəs] *adj*: prämaligne, präkanzerös, präneoplastisch

pre|cap|il|lar|y [prɪˈkæpəˌlerɪ, -kəˈpɪlərɪ]: **I** *noun* Präkapillare *f*, End-, Metarteriole *f* **II** *adj* präkapillar, präkapillär

pre|car|ci|no|mal|tous [prɪˌkɑːrsɪˈnəʊmətəs] *adj*: prämaligne, präkanzerös, präneoplastisch

pre|car|di|ac [prɪˈkɑːrdɪæk] *adj*: präkordial, präkardial

pre|car|ti|lag|i|nous [prɪˌkɑːrtɪˈlædʒənəs] *adj*: präkartilaginär

pre|ca|val [prɪˈkeɪvl] *adj*: präkaval

pre|ce|cal [prɪˈsiːkl] *adj*: präzäkal

pre|cen|tral [prɪˈsentrəl] *adj*: präzentral

pre|cip|i|tate [prɪˈsɪpɪtət, -teɪt]: **I** *noun* Präzipitat *nt*, Niederschlag *m*, Kondensat *nt* **II** *v* (aus-)fällen, niederschlagen, präzipitieren

pre|cip|i|ta|tion [prɪˌsɪpɪˈteɪʃn] *noun*: (Aus-)Fällung *f*, Ausflockung *f*, Präzipitation *f*; Ausfällen *nt*, Präzipitieren *nt*

pre|cip|i|tin [prɪˈsɪpɪtɪn] *noun*: Präzipitin *nt*

pre|clin|i|cal [prɪˈklɪnɪkl] *adj*: präklinisch

pre|co|ma [prɪˈkəʊmə] *noun*: Präkoma *nt*

pre|cor|di|al [prɪˈkɔːrdɪəl] *adj*: **1.** →*precardiac* **2.** präkordial, Präkordial-

pre|cor|di|al|gia [ˌprɪkɔːrdɪˈældʒ(ɪ)ə] *noun*: Präkordialschmerz *m*

pre|cor|di|um [prɪˈkɔːrdɪəm] *noun, plural* -dia [-dɪə]: Precordium *nt*, Präkordialregion *f*

pre|cos|tal [prɪˈkɒstl, -ˈkɔːstl] *adj*: präkostal

pre|cur|sor [prɪˈkɜrsər] *noun*: Vorläufer *m*, Vorstufe *f*, Präkursor *m*

pre|di|a|be|tes [prɪˌdaɪəˈbiːtəs] *noun*: Prädiabetes *m*

pre|di|as|tole [ˌprɪdaɪˈæstəlɪ] *noun*: Prädiastole *f*

pre|di|as|tol|ic [prɪˌdaɪəˈstɑlɪk] *adj*: prädiastolisch

P

pre|dis|po|si|tion [prɪˌdɪspə'zɪʃn] *noun*: Veranlagung *f*, Neigung *f*, Anfälligkeit *f*

pred|nis|o|lone [pred'nɪsələʊn] *noun*: Prednisolon *nt*

pred|ni|sone ['prednɪsəʊn] *noun*: Prednison *nt*

pre|duc|tal [prɪ'dʌktəl] *adj*: präduktal

pre|ec|lamp|sia [prɪɪ'klæmpsɪə] *noun*: **1.** Präeklampsie *f* **2.** EPH-Gestose *f*
superimposed preeclampsia: Pfropfgestose *f*

pre|epi|glot|tic [prɪˌepɪ'glɑtɪk] *adj*: präepiglottisch

pre|e|rup|tive [prɪɪ'rʌptɪv] *adj*: präeruptiv

pre|e|ryth|ro|cyt|ic [prɪɪˌrɪθrə'sɪtɪk] *adj*: präerythrozytär

pre|ex|ci|ta|tion [prɪˌeksaɪ'teɪʃn] *noun*: **1.** Präexzitation *f* **2. ventricular preexcitation** WPW-Syndrom *nt*, Wolff-Parkinson-White-Syndrom *nt*

pre|fron|tal [prɪ'frʌntl] *adj*: präfrontal

pre|gan|gli|on|ic [prɪˌgæŋglɪ'ɑnɪk] *adj*: präganglionär

preg|nan|cy ['pregnənsɪ] *noun*: Schwangerschaft *f*, Gravidität *f*, Graviditas *f*
abdominal pregnancy: Bauchhöhlenschwangerschaft *f*, Abdominalschwangerschaft *f*, abdominale Schwangerschaft *f*, Graviditas abdominalis
ectopic pregnancy: ektope Schwangerschaft *f*, Extrauteringravidität *f*, Graviditas extrauterina
eutopic pregnancy: eutopische/intrauterine Schwangerschaft *f*
extrauterine pregnancy: Extrauterinschwangerschaft *f*, ektopische Schwangerschaft *f*, Graviditas extrauterina
fallopian pregnancy: Eileiter-, Tubenschwangerschaft *f*, Tubargravidität *f*, Graviditas tubaria
heterotopic pregnancy: **1.** → *extrauterine pregnancy* **2.** kombinierte uterine und extrauterine Schwangerschaft *f*
high-risk pregnancy: Risikoschwangerschaft *f*
intraperitoneal pregnancy: → *abdominal pregnancy*
intrauterine pregnancy: eutopische/intrauterine Schwangerschaft *f*
ovarian pregnancy: Eierstockschwangerschaft *f*, Ovarialgravidität *f*, Graviditas ovarica
phantom pregnancy: Scheinschwangerschaft *f*, Pseudokyesis *f*, Pseudogravidität *f*
tubal pregnancy: Eileiter-, Tubenschwangerschaft *f*, Tubargravidität *f*, Graviditas tubaria

uterine pregnancy: (intra-)uterine/eutopische Schwangerschaft/Gravidität *f*

preg|nane|di|ol [ˌpregneɪn'daɪɔl, -ɑl] *noun*: Pregnandiol *nt*

preg|nant ['pregnənt] *adj*: schwanger, gravid

preg|nen|o|lone [preg'niːnələʊn] *noun*: Pregnenolon *nt*

pre|he|pat|ic [ˌprɪhɪ'pætɪk] *adj*: prähepatisch, antehepatisch

pre|in|va|sive [ˌprɪɪn'veɪzɪv] *adj*: präinvasiv

pre|la|ryn|ge|al [prɪlə'rɪndʒ(ɪ)əl, ˌlærɪn'dʒiːəl] *adj*: prälaryngeal

pre|leu|ke|mia [ˌprɪluː'kiːmɪə] *noun*: Präleukämie *f*, präleukämisches Syndrom *nt*

pre|leu|ke|mic [ˌprɪluː'kiːmɪk] *adj*: präleukämisch

pre|load ['prɪləʊd] *noun*: Last *f*, Vorbelastung *f*, Preload *nt*

pre|ma|lig|nant [ˌprɪmə'lɪgnənt] *adj*: prämaligne, präkanzerös, präneoplastisch

pre|ma|ture [ˌprɪmə'tʃʊər, -'t(j)ʊər] *adj*: prämatur, vorzeitig, frühzeitig

pre|ma|tu|ri|ty [ˌprɪmə'tʃʊərətɪ] *noun*: **1.** Früh-, Vorzeitigkeit *f* **2.** Frühreife *f*, Prämaturität *f*

pre|max|il|la [ˌprɪmæk'sɪlə] *noun*: Prämaxilla *f*

pre|max|il|lar|y [prɪ'mæksəleri, -mæk'sɪlərɪ]: **I** *noun* Zwischenkiefer *m*, Os incisivum *II* *adj* prämaxillär

pre|med|i|ca|tion [ˌprɪmedɪ'keɪʃn] *noun*: Prämedikation *f*

pre|mei|ot|ic [ˌprɪmaɪ'ɑtɪk] *adj*: prämeiotisch

pre|men|o|pau|sal [prɪˌmenə'pɔːzl] *adj*: prämenopausal, präklimakterisch

pre|men|o|pause [prɪˌmenə'pɔːz] *noun*: Prämenopause *f*

pre|men|stru|al [prɪ'menstr(ʊ)əl, -strəwəl] *adj*: prämenstrual, prämenstruell

pre|men|stru|um [prɪ'menstr(ʊ)əm, -strəwəm] *noun, plural* **-stru|ums, -stru|a** [-str(ʊ)ə, -strəwə]: Prämenstrualstadium *nt*, Prämenstruum *nt*

pre|mi|tot|ic [ˌprɪmaɪ'tɑtɪk] *adj*: prämitotisch

pre|mo|lar [prɪ'məʊlər]: **I** *noun* vorderer/kleiner Backenzahn *m*, Prämolar (-zahn *m*) *m*, Dens premolaris II *adj* prämolar

pre|mon|i|to|ry [prɪ'mɑnɪtɔːriː] *adj*: vorangehend, prodromal; (vor-)warnend, prämonitorisch

pre|mon|o|cyte [prɪ'mɑnəsaɪt] *noun*: → *promonocyte*

pre|mor|bid [prɪ'mɔːrbɪd] *adj*: prämorbid

pre|mor|tal [prɪ'mɔːrtl] *adj*: prämortal, präfinal, präterminal

pre|mu|ni|tion [ˌprəmjuː'nɪʃn] *noun*: begleitende Immunität *f*, Präimmunität *f*, Prämunition *f*

pre|my|el|o|cyte [prɪ'maɪələsaɪt] *noun*: Promyelozyt *m*

pre|nar|col|sis [ˌprɪnɑːr'kəʊsɪs] *noun*: Pränarkose *f*

pre|nar|cot|ic [ˌprɪnɑːr'kɑtɪk] *adj*: pränarkotisch

pre|na|tal [prɪ'neɪtl] *adj*: pränatal, antenatal

pre|op|er|a|tive [prɪ'ɑpərətɪv] *adj*: vor einer Operation, präoperativ

pre|op|tic [prɪ'ɑptɪk] *adj*: präoptisch, prächiasmal, prächiasmatisch

pre|ov|u|la|to|ry [prɪ'ɑvjələtɔːriː] *adj*: präovulatorisch

pre|par|tal [prɪ'pɑːrtəl] *adj*: präpartal, vorgeburtlich, antepartal

pre|pa|tel|lar [ˌprɪpə'telər] *adj*: präpatellar

pre|per|i|car|di|al [prɪˌperɪ'kɑːrdɪəl] *adj*: präperikardial

pre|per|i|to|ne|al [ˌprɪperɪtə'niːəl] *adj*: präperitoneal

pre|pran|di|al [prɪ'prændɪəl] *adj*: präprandial

pre|pu|ber|al [prɪ'pjuːbərəl] *adj*: präpubertär, präpuberal, präpubertal

pre|pu|ber|ty [prɪ'pjuːbərtɪ] *noun*: Präpubertät *f*

pre|pu|bes|cence [ˌprɪpjuː'besəns] *noun*: Präpubertät *f*

pre|pu|bes|cent [ˌprɪpjuː'besnt] *adj*: präpubertär, präpuberal, präpubertal

pre|puce ['priːpjuːs] *noun*: **1.** Präputium *nt* **2.** prepuce of penis Vorhaut *f*, Präputium *nt*, Preputium penis

pre|pu|tial [prɪ'pjuːʃl] *adj*: präputial

pre|py|lor|ic [ˌprɪpaɪ'lɔrɪk, -'lɑr] *adj*: präpylorisch

pre|re|nal [prɪ'riːnl] *adj*: prärenal

pre|sa|cral [prɪ'seɪkrəl] *adj*: präsakral

pres|by|at|rics [ˌprezbɪ'ætrɪks] *plural*: Geriatrie *f*

pres|by|car|dia [ˌprezbɪ'kɑːrdɪə] *noun*: Altersherz *nt*, senile Herzkrankheit *f*, Presbykardie *f*

pres|by|cu|sis [ˌprezbɪ'kjuːsɪs] *noun*: Altersschwerhörigkeit *f*, Presbyakusis *f*

pres|by|e|soph|a|gus [ˌprezbɪɪ'sɑfəgəs] *noun*: Presbyösophagus *m*

pres|by|o|phre|nia [ˌprezbɪəʊ'friːnɪə] *noun*: senile Demenz *f*, Altersdemenz *f*, Presbyophrenie *f*

pres|by|o|pia [ˌprezbɪ'əʊpɪə] *noun*: Altersichtigkeit *f*, Presbyopie *f*

pres|by|op|ic [ˌprezbɪ'ɑpɪk] *adj*: presbyop, presbyopisch

pre|scle|rot|ic [ˌprɪsklɪ'rɑtɪk] *adj*: präsklerotisch

pre|se|cre|to|ry [ˌprɪsɪ'kriːtərɪ] *adj*: präsekretorisch

pre|se|nile [prɪ'sɪnaɪl, -nɪl] *adj*: präsenil

pre|se|nil|i|ty [ˌprɪsɪ'nɪlətɪ] *noun*: vorzeitige Alterung *f*, Präsenilität *f*

pre|sen|ta|tion [preznˈteɪʃn] *noun*: Präsentation *f*

breech presentation: Beckenendlage *f*; Steißlage *f*

brow presentation: Stirnlage *f*

cephalic presentation: Kopf-, Schädellage *f*

complete breech presentation: vollkommene Steißfußlage *f*

face presentation: Gesichtslage *f*

fetal presentation: Kindslage *f*

funis presentation: Nabelschnurvorfall *m*

head presentation: Kopf-, Schädellage *f*

knee presentation: Knielage *f*

oblique presentation: Querlage *f*

pelvic presentation: Beckenendlage *f*; Steißlage *f*

shoulder presentation: Schulterlage *f*

vertex presentation: Hinterhauptslage *f*

pres|so|re|cep|tor [ˌpresəʊrɪ'septər] *noun*: Presso(re)zeptor *m*

pres|so|sen|si|tive [ˌpresəʊ'sensətɪv] *adj*: pressorezeptiv, pressozeptiv, pressosensorisch

pres|sure ['preʃər] *noun*: **1.** Druck *m* **under pressure** unter Druck **2.** Drücken *nt*, Pressen *nt*, Druck *m* **apply pressure** drücken, Druck ausüben

alveolar pressure: Alveolardruck *m*

blood pressure: Blutdruck *m*

capillary pressure: Kapillardruck *m*

central venous pressure: zentralvenöser Druck *m*, zentraler Venendruck *m*

colloid osmotic pressure: kolloidosmotischer Druck *m*

high-blood pressure: Bluthochdruck *m*, (arterielle) Hypertonie *f*, Hypertension *f*, Hypertonus *m*, Hochdruckkrankheit *f*

hydrostatic pressure: hydrostatischer Druck *m*

intraabdominal pressure: intraabdomineller Druck *m*

intra-alveolar pressure: intraalveolärer Druck *m*

intracranial pressure: intrakranialer Druck *m*, Hirndruck *m*

intraocular pressure: intraokulärer

Druck *m*, Augeninnendruck *m*
intrapleural pressure: intrapleuraler Druck *m*
intrathoracic pressure: intrathorakaler Druck *m*
intraventricular pressure: intraventrikulärer Druck *m*, Ventrikel-, Kammerdruck *m*
intravesical pressure: intravesikaler Druck *m*
low blood pressure: niedriger Blutdruck *m*, Hypotonie *f*, Hypotonus *m*, Hypotonia *f*, Hypotension *f*
O_2 **partial pressure:** → *oxygen partial pressure*
osmotic pressure: osmotischer Druck *m*
oxygen partial pressure: Sauerstoffpartialdruck *m*, O_2-Partialdruck *m*
partial pressure: Partialdruck *m*
precordial pressure: Präkordialangst *f*
venous pressure: Venendruck *m*, venöser Blutdruck *m*
pre|sump|tion [prɪ'zʌmpʃn] *noun:* **1.** Vermutung *f*, Annahme *f*, Präsumtion *f* **2.** Wahrscheinlichkeit *f*
pre|sump|tive [prɪ'zʌmptɪv] *adj:* wahrscheinlich, erwartungsgemäß, präsumtiv
pre|sur|gi|cal [prɪ'sɜrdʒɪkl] *adj:* präoperativ
pre|syn|ap|tic [ˌprɪsɪ'næptɪk] *adj:* präsynaptisch
pre|sys|to|le [prɪ'sɪstəlɪ] *noun:* Präsystole *f*
pre|sys|tol|ic [ˌprɪsɪs'tɑlɪk] *adj:* präsystolisch
pre|thy|roid [prɪ'θaɪrɔɪd] *adj:* präthyroidal, präthyreoidal
pre|tib|i|al [prɪ'tiːbɪəl] *adj:* prätibial
pre|tra|che|al [prɪ'treɪkɪəl] *adj:* prätracheal
pre-transplant *adj:* prätransplantär
prev|a|lence ['prevələns] *noun:* Prävalenz *f*
pre|vent [prɪ'vent] *v:* verhindern, verhüten, vorbeugen
pre|ven|tion [prɪ'venʃn] *noun:* **1.** Verhinderung *f*, Verhütung *f* **2.** Vorbeugung *f*, Verhütung *f*, Prävention *f*; Prophylaxe *f*
pre|ven|tive [prɪ'ventɪv] *I noun* **1.** Vorbeugungsmittel *nt*, Schutzmittel *nt*, Präventivmittel *nt* **2.** Schutzmaßnahme *f*, Vorsichtsmaßnahme *f* *II adj* verhütend, vorbeugend, präventiv, Vorbeugungs-, Schutz-; prophylaktisch
pre|ver|te|bral [prɪ'vɜrtəbrəl] *adj:* prävertebral
pre|ves|i|cal [prɪ'vesɪkl] *adj:* prävesikal

pre|zy|got|ic [ˌprɪzaɪ'gɑtɪk] *adj:* präzygot
pri|a|pism ['praɪəpɪzəm] *noun:* Priapismus *m*
pri|a|pi|tis [ˌpraɪə'paɪtɪs] *noun:* Penisentzündung *f*, Penitis *f*
prick [prɪk] *I noun* **1.** Stich *m*, Insektenstich *m*, Nadelstich *m* **2.** Stechen *nt*, stechender Schmerz *m* **3.** Dorn *m*, Stachel *m* *II vt* stechen, einstechen, aufstechen, durchstechen; punktieren *III vi* stechen, schmerzen
prick|le ['prɪkl] *I noun* **1.** Stachel *m*, Dorn *m* **2.** Stechen *nt*, Jucken *nt*, Kribbeln *nt*, Prickeln *nt* *II v* stechen, jucken, kribbeln
pri|ma|ry ['praɪˌmeriː, -məri] *adj:* **1.** wichtigste(r, s), wesentlich, primär, Haupt-; elementar, Grund- **2.** erste(r, s), ursprünglich, Ur-, Erst-, Anfangs- **3.** (*chem.*) primär, Primär-
pri|mi|grav|i|da [ˌpraɪmɪ'grævɪdə] *noun, plural* **-das, -dae** [-diː]: erstmals Schwangere *f*, Primigravida *f*
pri|mi|pa|ra [praɪ'mɪpərə] *noun, plural* **-ras, -rae** [-riː]: Erstgebärende *f*, Primipara *f*
pri|mi|pa|rous [praɪ'mɪpərəs] *adj:* erstgebärend, primipar
prim|i|tive ['prɪmətɪv] *adj:* erste(r, s), ursprünglich, primitiv, Ur-, Primitiv-
pri|mor|di|al [praɪ'mɔːrdɪəl, -dʒəl] *adj:* **1.** ursprünglich, primordial, Ur- **2.** im Ansatz vorhanden, im Keim angelegt, primordial, Ur-
pri|mor|di|um [praɪ'mɔːrdɪəm] *noun, plural* **-dia** [-dɪə]: Embryonalanlage *f*, Primordium *nt*
prin|ci|pal ['prɪnsɪpl] *adj:* wichtigste(r, s), erste(r, s), hauptsächlich, Haupt-
prin|ci|ple ['prɪnsɪpl] *noun:* **1.** Prinzip *nt*, (Grund-)Satz *m*, (Grund-)Regel *f*, Lehre *f*; Gesetz *nt*, Gesetzmäßigkeit *f* **in/on principle** in/aus Prinzip **2.** (*chem.*) Wirkstoff *m*, wirksamer Bestandteil *m*; Grundbestandteil *m*
pri|on ['praɪɑn] *noun:* Prion *nt*
pro|ac|cel|er|in [ˌprəʊæk'selərɪn] *noun:* Proakzelerin *f*, Acceleratorglobulin *nt*, labiler Faktor *m*, Faktor V *m*
prob|a|bil|i|ty [prɑbə'bɪlətɪ] *noun:* Wahrscheinlichkeit *f* **in all probability** aller Wahrscheinlichkeit nach, höchstwahrscheinlich
prob|a|ble ['prɑbəbl] *adj:* wahrscheinlich
pro|band ['prəʊbænd] *noun:* Testperson *f*, Versuchsperson *f*, Proband *m*
probe [prəʊb]: *I noun* **1.** Sonde *f* **2.** Gen-

P

sonde *f* **3.** Untersuchung *f* II *v* **4.** son-
dieren **5.** erforschen, untersuchen
proc|ess ['prɑses]: I *noun, plural* **-ess|es**
['prɑsesɪz] **1.** (*anatom.*) Fortsatz *m*,
Vorsprung *m*, Processus *m* **2.** Prozess
m, Verfahren *nt*; Vorgang *m*, Verlauf *m*
II *v* be-, verarbeiten, behandeln, einem
Verfahren unterwerfen

accessory process: Processus accessorius

alar process: Ala cristae galli

alveolar process of maxilla: Processus
alveolaris maxillae

anterior clinoid process: Processus clinoideus anterior

articular process: Gelenkfortsatz *m*,
Processus articularis

calcaneal process of cuboid (bone):
Processus calcaneus ossis cuboidei

caudate process: Processus caudatus
lobi caudati hepatis

ciliary processes: Ziliarfortsätze *pl*,
Processus ciliares

Civinini's process: Processus pterygo-
spinosus

clinoid process: Processus clinoideus

cochleariform process: Processus
cochleariformis

condylar process: Unterkieferköpfchen
nt, Processus condylaris mandibularis

coracoid process: Rabenschnabelfort-
satz *m*, Processus coracoideus

coronoid process of mandible: Processus coronoideus mandibulae

coronoid process of ulna: Processus
coronoideus ulnae

ethmoidal process: Processus ethmoidalis conchae nasalis inferioris

falciform process: Processus falciformis

intrajugular process: Processus intrajugularis

intrajugular process of occipital bone:
Processus intrajugularis ossis occipitalis

intrajugular process of temporal bone:
Processus intrajugularis ossis temporalis

jugular process: Processus jugularis

**lacrimal process of inferior nasal con-
cha:** Processus lacrimalis conchae nasalis inferioris

lateral process of calcaneal tuberosity:
Processus lateralis tuberis calcanei

**lateral process of cartilage of nasal
septum:** Processus lateralis cartilaginis
septi

lateral process of talus: Processus lateralis tali

lenticular process of incus: Processus
lenticularis incudis

mamillary process: Processus mammillaris

mastoid process: Warzenfortsatz *m*,
Mastoid *nt*, Processus mastoideus

**maxillary process of inferior nasal
concha:** Processus maxillaris conchae
nasalis inferioris

medial process of calcaneal tuberosity:
Processus medialis tuberis calcanei

medial clinoid process: Processus clinoideus medius

mental process: 1. Denkprozess *m* **2.**
(*anatom.*) Protuberantia mentalis

muscular process of arytenoid cartilage:
Processus muscularis

nasal process of frontal bone: Pars nasalis ossis frontalis

orbital process of palatine bone: Processus orbitalis ossis palatini

paramastoid process: Processus para-
mastoideus

**posterior process of cartilage of nasal
septum:** Processus posterior/sphenoi-
dalis

posterior clinoid process: Processus
clinoideus posterior

posterior process of talus: Processus
posterior tali

pyramidal process of palatine bone:
Processus pyramidalis ossis palatini

regeneration process: Regenerations-
prozess *m*

rejection process: Abstoßungsprozess *m*

replication process: Replikationspro-
zess *m*

process of selection: Ausleseprozess *m*

**sphenoidal process of cartilage of na-
sal septum:** Processus sphenoidalis

sphenoid process of palatine bone:
Processus sphenoidalis ossis palatini

spinous process: Dornfortsatz *m*, Processus spinosus vertebrae

styloid process of temporal bone: Processus styloideus ossis temporalis

**styloid process of third metacarpal
bone:** Processus styloideus ossis metacarpalis tertii

superior articular process of sacrum:
Processus articularis superior

supracondylar process: Processus su-
pracondylaris

temporal process of zygomatic bone:
Processus temporalis ossis zygomatici

transport process: Transportprozess *m*

transverse process: Querfortsatz *m*,
Processus transversus vertebrae

vaginal process of sphenoid bone: Pro-

P

cessus vaginalis ossis sphenoidalis
vaginal process of testis: Processus vaginalis testis
vocal process of arytenoid cartilage: Processus vocalis cartilaginis arytaenoideae
xiphoid process: Schwertfortsatz *m*, Processus xiphoideus

prolcolllalgen [prəʊˈkalədʒən] *noun:* Prokollagen *nt*

prolconlverltin [ˌprəʊkənˈvɜrtɪn] *noun:* Prokonvertin *nt*, Faktor VII *m*, Autothrombin I *nt*, stabiler Faktor *m*

procltaglra [prakˈtægrə] *noun:* Proktalgie *f*

procltallgia [prakˈtældʒ(ɪ)ə] *noun:* Proktalgie *f*

procltecltolmy [prakˈtektəmɪ] *noun:* Rektumresektion *f*

procltitlic [prakˈtaɪtɪk] *adj:* proktitisch, rektitisch

procltiltis [prakˈtaɪtɪs] *noun:* Proktitis *f*, Rektumentzündung *f*, Mastdarmentzündung *f*, Rektitis *f*
gonococcal proctitis: Gonokokkenproktitis *f*
radiation proctitis: Strahlenproktitis *f*, aktinische Proktitis *f*

procltolcele [ˈpraktəʊsiːl] *noun:* Proktozele *f*, Rektozele *f*

procltolcollecltolmy [ˌpraktəʊkəˈlektəmɪ] *noun:* Proktokolektomie *f*

procltolcolliltic [ˌpraktəʊkəʊˈlaɪtɪk] *adj:* proktokolitisch, koloproktitisch, rektokolitisch

procltolcolliltis [ˌpraktəʊkəʊˈlaɪtɪs] *noun:* Rektokolitis *f*, Proktokolitis *f*, Koloproktitis *f*

procltolcolloniloslcolpy [ˌpraktəʊˌkəʊlənˈaskəpɪ] *noun:* Proktokoloskopie *f*

procltoldynlia [ˌpraktəʊˈdiːnɪə] *noun:* Proktalgie *f*

procltolpexly [ˈpraktəʊpeksɪ] *noun:* Rektopexie *f*

procltolplaslty [ˈpraktəʊplæstɪ] *noun:* Proktoplastik *f*

procltolpollylpus [ˌpraktəʊˈpalɪpəs] *noun:* Rektumpolyp *m*

procltoslcolpy [prakˈtaskəpɪ] *noun:* Mastdarmspiegelung *f*, Proktoskopie *f*, Rektoskopie *f*

procltolsiglmoidlecltolmy [ˌpraktəʊˌsɪgmɔɪˈdektəmɪ] *noun:* Proktosigmoidektomie *f*

procltolsiglmoildiltis [ˌpraktəʊˌsɪgmɔɪˈdaɪtɪs] *noun:* Proktosigmoiditis *f*

procltolsiglmoildoslcolpy [ˌpraktəˌsɪgmɔɪˈdaskəpɪ] *noun:* Proktosigmoidoskopie *f*, Proktosigmoideoskopie *f*, Rektosigmoidoskopie *f*, Rektosigmoideoskopie *f*

procltolspasm [ˈpraktəʊspæzəm] *noun:* Proktospasmus *m*

procltosltolmy [prakˈtastəmɪ] *noun:* Rekto-, Proktostomie *f*

procltotlolmy [prakˈtatəmɪ] *noun:* Rekto-, Proktotomie *f*

proldrolmal [prəˈdrəʊməl, ˈpradrəməl] *adj:* ankündigend, vorangehend, prodromal

proldrome [ˈprəʊdrəʊm] *noun:* Prodromalerscheinung *f*, Prodrom *nt*

proldromlic [prəˈdramɪk] *adj:* ankündigend, vorangehend, prodromal

prodluct [ˈpradʌkt] *noun:* **1.** Erzeugnis *nt*, Produkt *nt* **2.** Ergebnis *nt*, Resultat *nt*, Werk *nt*, Produkt *nt*
fibrin degradation products: →*fibrinolytic split products*
fibrinogen degradation products: →*fibrinolytic split products*
fibrinolytic split products: Fibrinogen-, Fibrinspaltprodukte *pl*, Fibrin-, Fibrinogendegradationsprodukte *pl*

prolenlcephallon [ˌprəʊenˈsefələn] *noun:* →*prosencephalon*

prolenlzyme [prəʊˈenzaɪm] *noun:* Enzymvorstufe *f*, Proenzym *nt*, Zymogen *nt*

prolerlythrolblast [ˌprəʊɪˈrɪθrəblæst] *noun:* Proerythroblast *m*, Pronormoblast *m*

prolerlythrolcyte [ˌprəʊɪˈrɪθrəsaɪt] *noun:* Erythrozytenvorläufer *m*, Erythrozytenvorläuferzelle *f*

prolferlment [prəʊˈfɜrment] *noun:* →*proenzyme*

prolgenlelsis [prəʊˈdʒenəsɪs] *noun:* Progenese *f*

prolgenliltive [prəʊˈdʒenətɪv] *adj:* zeugungsfähig, Zeugungs-

prolgenliltor [prəʊˈdʒenɪtər] *noun:* **1.** Vorläufer *m*; Vorfahr *m* **2.** Vorläuferzelle *f*

proglelny [ˈpradʒənɪ] *noun:* Nachkommen(schaft *f*) *pl*, Abkömmlinge *pl*, Kinder *pl*, Progenitur *f*

prolgelria [prəʊˈdʒɪərɪə] *noun:* Progerie *f*

prolgesltaltionlal [prəʊdʒeˈsteɪʃənl] *adj:* Lutealphase betreffend

prolgeslterlone [prəʊˈdʒestərəʊn] *noun:* Gelbkörperhormon *nt*, Progesteron *nt*, Corpus-luteum-Hormon *nt*

proglnalthism [ˈpragnəθɪzəm] *noun:* Prognathie *f*, Prognathismus *m*

proglnalthous [ˈpragnəθəs] *adj:* prognath

prolgranlullolcyte [prəʊˈgrænjələsaɪt] *noun:* →*promyelocyte*

P

prolhorlmone [prəʊˈhɔːrməʊn] *noun*: Prohormon *nt*
prolinlsullin [prəʊˈɪnsələn] *noun*: Proinsulin *nt*
prolkarlyolte [prəʊˈkærɪəʊt, -ɪət] *noun*: Prokaryo(n)t *m*
prolkarlyoltlic [prəʊˌkærɪˈɒtɪk] *adj*: prokaryontisch, prokaryotisch
prollacltin [prəʊˈlæktɪn] *noun*: Prolaktin *nt*, laktogenes Hormon *nt*
prollacltilnolma [prəʊˌlæktɪˈnəʊmə] *noun*: Prolaktinom *nt*
prollapse [ˈprəʊlæps]: I *noun* Vorfall *m*, Prolaps *m*, Prolapsus *m* II *v* vorfallen, hervortreten, prolabieren
anal prolapse: Analprolaps *m*, Prolapsus ani
bowel prolapse: Darmvorfall *m*
cerebral prolapse: Hirnprolaps *m*
disk prolapse: Bandscheibenprolaps *m*
rectal prolapse: Mastdarmprolaps *m*, Rektumprolaps *m*, Prolapsus recti
prolapse of umbilical cord: Omphaloproptosis *f*
urethral prolapse: Harnröhrenschleimhautprolaps *m*
prolapse of the uterus: Gebärmutterprolaps *m*, Uterusprolaps *m*, Prolapsus uteri
prolleulkolcyte [prəʊˈluːkəsaɪt] *noun*: Leukozytenvorläufer *m*, Leukozytenvorläuferzelle *f*
prolline [ˈprəʊliːn, -lɪn] *noun*: Prolin *nt*
prolilnelmia [ˌprəʊlɪˈniːmɪə] *noun*: Hyperprolinämie *f*
prollymlpholcyte [prəʊˈlɪmfəsaɪt] *noun*: Prolymphozyt *m*
prolmelgalkarlylolcyte [prəʊˌmegəˈkærɪəsaɪt] *noun*: Promegakaryozyt *m*
prolmelgalolblast [prəʊˈmegələblæst] *noun*: Promegaloblast *m*
prolmilnence [ˈprɑmɪnəns] *noun*: Vorsprung *m*, (Vor-)Wölbung *f*, Prominentia *f*
laryngeal prominence: Adamsapfel *m*, Prominentia laryngea
prolmislculilty [ˌprɑmɪˈskjuːɪtɪ, ˌprəʊ-] *noun*: Promiskuität *f*
prolmislculous [prəˈmɪskjəwəs] *adj*: promiskuitiv, promiskuos, promiskuös
prolmonlolcyte [prəʊˈmɑnəsaɪt] *noun*: Promonozyt *m*
promlonltolry [ˈprɑməntɔːriː] *noun*: Promontorium *nt*
prolmoltler [prəˈməʊtər] *noun*: Promotor *m*, Aktivator *m*
prolmylellolcyte [prəʊˈmaɪələsaɪt] *noun*: Promyelozyt *m*
prolmylellolcytlic [prəʊˌmaɪələʊˈsɪtɪk] *adj*: promyelozytär

prolnaltion [prəʊˈneɪʃn] *noun*: Pronation *f*
prolnaltor [prəˈneɪtər, ˈprəʊneɪ-] *noun*: Pronator *m*, Musculus pronator
prone [prəʊn] *adj*: proniert; (flach) hingestreckt liegend
prolnephlros [prəʊˈnefrəs, -rɑs] *noun, plural* **-ra, -roi** [-rə, -rɔɪ]: Vorniere *f*, Pronephros *m*
prolnorlmolblast [prəʊˈnɔːrməblæst] *noun*: Proerythroblast *m*, Pronormoblast *m*
prolnulclelus [prəʊˈn(j)uːklɪəs] *noun, plural* **-clei** [-klɪaɪ]: Vorkern *m*, Pronukleus *m*
prolperldin [prəʊˈpɜrdɪn, ˈprəʊpərdɪn] *noun*: Properdin *nt*
prolphage [ˈprəʊfeɪdʒ] *noun*: Prophage *m*
prolphyllacltic [ˌprəʊfɪˈlæktɪk]: I *noun* **1.** vorbeugendes Mittel *nt*, Prophylaktikum *nt* **2.** vorbeugende Maßnahme *f* **3.** Präservativ *nt*, Kondom *nt* II *adj* vorbeugend, prophylaktisch, Vorbeugungs-, Schutz-
prolphyllaxlis [ˌprəʊfɪˈlæksɪk] *noun*: vorbeugende Behandlung *f*, Präventivbehandlung *f*, Vorbeugung *f*, Prophylaxe *f*
antibiotic prophylaxis: Antibiotikaprophylaxe *f*
anti-D prophylaxis: Anti-D-Prophylaxe *f*, Rhesus-Desensibilisierung *f*
decubitus prophylaxis: Dekubitusprophylaxe *f*
serum prophylaxis: Serumprophylaxe *f*
Prolpilonlilbacltelrium [ˌprəʊpɪɑnɪbækˈtɪərɪəm] *noun*: Propionibacterium *nt* Propionibacterium acnes: Corynebacterium acnes
prolprilolcepltion [ˌprəʊprɪəˈsepʃn] *noun*: Tiefensensibilität *f*, Proprio(re)zeption *f*
prolprilolcepltive [ˌprəʊprɪəˈseptɪv] *adj*: proprio(re)zeptiv
propltolsis [prɑpˈtəʊsɪs] *noun*: Glotzauge *nt*, Exophthalmus *m*, Ophthalmoptose *f*, Proptosis/Protrusio bulbi
prolpullsion [prəˈpʌlʃn] *noun*: Antrieb *m*; Antriebskraft *f*; Vorwärts-, Fortbewegung *f*
prolpullsive [prəˈpʌlsɪv] *adj*: vorantreibend, propulsiv
proslenlcephlallon [ˌprɑsənˈsefələn, -lɑn] *noun, plural* **-la** [-lə]: Vorderhirn *nt*, Prosencephalon *nt*
prosloplaglnolsia [ˌprɑsəpægˈnəʊʒ(ɪ)ə, -zɪə] *noun*: Prosopagnosie *f*
proslolpallgia [ˌprɑsəˈpældʒ(ɪ)ə] *noun*: Gesichtsneuralgie *f*, Prosopalgie *f*

proslolpolalnoslchilsis [ˌprasəpəuəˈnas-
kɪsɪs] *noun*: Wangenspalte *f*, Meloschisis *f*

proslolpoldiplelgia [ˌprasəpəuədaɪˈpliː-
dʒ(ɪ)ə] *noun*: beidseitige Fazialislähmung *f*, Prosopodiplegie *f*

proslolpolplelgia [ˌprasəpəuˈpliːdʒ(ɪ)ə]
noun: Fazialislähmung *f*

proslolposlchisis [prasəˈpaskəsɪs] *noun*:
Gesichtsspalte *f*, Prosoposchisis *f*

prosltalcylclin [ˌprastəˈsaɪklɪn] *noun*:
Prostazyklin *nt*, Prostaglandin I₂ *nt*

proslalglanldin [ˌrastəˈɡlændɪn] *noun*:
Prostaglandin *nt*

prostaglandin E₁: Prostaglandin E₁ *nt*,
Alprostadil *nt*

prostaglandin E₂: Prostaglandin E₂ *nt*,
Dinoproston *nt*

prostaglandin F₂ₐ: Prostaglandin F₂ₐ,
Dinoprost *nt*

prostaglandin I₂: →*prostacyclin*

proslate [ˈprasteɪt]: **I** *noun* Vorsteher-
drüse *f*, Prostata(drüse *f*), Glandula
prostatica **II** *adj* →*prostatic*

proslaltecltolmy [ˌprastəˈtektəmɪ] *noun*:
Prostataentfernung *f*, Prostatektomie *f*

proslatlic [prasˈtætɪk] *adj*: prostatisch

proslaltiltis [ˌprastəˈtaɪtɪs] *noun*: Prostatitis *f*

proslaltolcysltiltis [ˌprastətəusɪsˈtaɪtɪs]
noun: Prostatozystitis *f*

proslaltolcysltotlolmy [ˌprastətəusɪs-
ˈtatəmɪ] *noun*: Prostatozystotomie *f*

proslaltoldynlia [ˌprastətəuˈdiːnɪə]
noun: Prostataschmerz *m*, Prostatody-
nie *f*

proslatlollilthotlolmy [ˌprastətəulɪˈθat-
əmɪ] *noun*: Prostatolithotomie *f*

proslatlolmy [prasˈtætəmɪ] *noun*: Prostatotomie *f*

proslaltoplalthy [ˌprastəˈtapəfɪ] *noun*:
Prostatopathie *f*

proslaltorlrhela [ˌprastətəˈrɪə] *noun*:
Prostatorrhoe *f*

proslaltotlolmy [prastəˈtatəmɪ] *noun*:
Prostatotomie *f*

proslthelsis [prasˈθiːsɪs, ˈprasθɪsɪs]
noun, *plural* -ses [-siːz]: Prothese *f*,
Gliedersatz *m*, Kunstglied *nt*

bifurcated prosthesis: Bifurkations-
prothese *f*

femoral head prosthesis: Hüftkopfpro-
these *f*

hip prosthesis: Hüftgelenkprothese *f*,
künstliche Hüfte *f*

vascular prosthesis: Gefäßprothese *f*

proslthetlic [prasˈθetɪk] *adj*: prothetisch

proslthetlics [prasˈθetɪks] *plural*: Prothetik *f*, Zahnersatz-, Gliederersatz-

kunde *f*

prosltholdonltics [ˌprasθəˈdantɪks] *plural*: Zahntechnik *f*, Zahnersatzkunde *f*,
zahnärztliche Prothetik *f*

prosltraltion [prəuˈstreɪʃn] *noun*: Prostration *f*

proltan [ˈprəutæn] *adj*: **1.** protanop, rotblind **2.** protanomal

protlalnomlallous [ˌprəutəˈnamələs]
adj: protanomal

protlalnomlally [ˌprəutəˈnaməlɪ] *noun*:
Protanomalie *f*, Rotschwäche *f*

protlalnoplic [ˌprəutəˈnapɪk] *adj*: protanop, rotblind

protlalnoplsia [ˌprəutəˈnapsɪə] *noun*:
Anerythropsie *f*, Protanopie *f*, Rot-
blindheit *f*

proltelase [ˈprəutɪeɪz] *noun*: →*proteinase*

proltelid [ˈprəutɪːd, -tiːɪd] *noun*: Eiweiß
nt, Protein *nt*

proltelidlic [prəutɪˈɪdɪk] *adj*: Protein-

proltelin [ˈprəutiːn, -tiːɪn]: **I** *noun* Eiweiß *nt*, Protein *nt* **II** *adj* Protein-, Ei-
weiß-

acute-phase proteins: Akute-Phase-
Proteine *pl*

gestational proteins: Schwanger-
schaftsproteine *pl*

globular proteins: Sphäroproteine *pl*

structural proteins: Strukturproteine *pl*

total serum protein: Gesamteiweiß *nt*

proltelinlalceous [ˌprəutɪ(ɪ)ˈneɪʃəs] *adj*:
proteinartig, Protein-, Eiweiß-

proltelinlase [ˈprəutɪ(ɪ)neɪz] *noun*: Proteinase *f*, Protease *f*

proltelinlelmia [ˌprəutɪ(ɪ)ˈniːmɪə] *noun*:
Proteinämie *f*

proltelinlic [prəuˈtiːnɪk, ˌprəutɪˈɪnɪk]
adj: Eiweiß-, Protein-

proltelinoglelnous [ˌprəutɪ(ɪ)ˈnadʒənəs]
adj: proteinogen

proltelinolsis [prəutɪ(ɪ)ˈnəusɪs] *noun*:
Proteinose *f*

protein-polysaccharide *noun*: Proteinpolysaccharid *nt*

proltelinlulria [prəutɪ(ɪ)ˈn(j)uərɪə] *noun*:
Proteinurie *f*, Albuminurie *f*

effort proteinuria: Marschproteinurie
f, Anstrengungsproteinurie *f*

febrile proteinuria: Fieberalbuminurie
f, Fieberproteinurie *f*, febrile Proteinurie *f*

functional proteinuria: funktionelle/
physiologische/intermittierende Pro-
teinurie/Albuminurie *f*

gestational proteinuria: Schwanger-
schaftsproteinurie *f*

orthostatic proteinuria: lordotische/
orthostatische Proteinurie *f*

true proteinuria: intrinsische Proteinurie *f*

pro|tein|u|ric [ˌprəʊtiː(ɪ)'n(j)ʊərɪk] *adj*:
proteinurisch, albuminurisch

pro|te|o|clas|tic [ˌprəʊtɪəʊ'klæstɪk] *adj*:
eiweißspaltend, proteoklastisch

pro|te|o|gly|can [ˌprəʊtɪəʊ'ɡlaɪkæn]
noun: Proteoglykan *nt*

pro|te|o|hor|mone [ˌprəʊtɪəʊ'hɔːrməʊn]
noun: Proteo-, Polypeptidhormon *nt*

pro|te|ol|y|sis [prəʊtɪ'ɑlɪsɪs] *noun*: Pro-
teinspaltung *f*, Eiweißspaltung *f*, Proteolyse *f*

pro|te|o|lyt|ic [ˌprəʊtɪəʊ'lɪtɪk]: I *noun*
proteolytisches Enzym *nt*; Proteinase *f*,
Protease *f* II *adj* eiweißspaltend, prote-
olytisch

pro|te|o|met|a|bol|ic [ˌprəʊtɪəʊˌmetə-
'bɑlɪk] *adj*: Eiweißstoffwechsel betreffend

pro|te|o|me|tab|o|lism [ˌprəʊtɪəʊmə-
'tæbəlɪzəm] *noun*: Proteinstoffwech-
sel *m*, Eiweißstoffwechsel *m*

pro|te|o|pep|tic [ˌprəʊtɪəʊ'peptɪk] *adj*:
proteopeptisch, eiweißverdauend

Pro|te|us ['prəʊtɪəs, -tjuːs] *noun*: Pro-
teus *m*

Proteus mirabilis: Proteus mirabilis

Proteus vulgaris: Proteus vulgaris

pro|throm|bin [prəʊ'θrɑmbɪn] *noun*:
Prothrombin *nt*, Faktor II *m*

pro|tist ['prəʊtɪst] *noun*: Einzeller *m*,
Protist *m*

pro|to|di|a|stol|ic [ˌprəʊtəʊˌdaɪə'stɑlɪk]
adj: protodiastolisch, frühdiastolisch

pro|ton [prəʊtɑn] *noun*: Proton *nt*

proto-oncogene *noun*: Protoonkogen *nt*

pro|to|path|ic [ˌprəʊtə'pæθɪk] *adj*: **1.**
selbstständig, idiopathisch; essentiell,
primär, genuin **2.** gestört, entdifferenziert; protopathisch

pro|to|plasm ['prəʊtəʊplæzəm] *noun*:
Protoplasma *nt*

pro|to|plas|mat|ic [ˌprəʊtəʊplæz'mæt-
ɪk] *adj*: protoplasmatisch

pro|to|plas|mic [ˌprəʊtəʊ'plæzmɪk] *adj*:
protoplasmatisch

pro|to|por|phy|rin|u|ria [ˌprəʊtəʊˌpɔːr-
fərɪ'n(j)ʊərɪə] *noun*: Protoporphyrin-
urie *f*

Pro|to|zo|a [prəʊtə'zəʊə] *plural*: Urtier-
chen *pl*, Protozoen *pl*

pro|to|zo|o|sis [ˌprəʊtəzəʊ'əʊsɪs] *noun*:
Protozoeninfektion *f*

pro|tract|ed [prəʊ'træktɪd, prə-] *adj*:
protrahiert, verzögert, verlängert, aufgeschoben

pro|tru|sion [prə'truːʒn] *noun*: Protru-
sion *f*, Protusio *f*

protrusion of the bulb: Glotzauge *nt*,
Exophthalmus *m*, Ophthalmoptose *f*,
Proptosis/Protrusio bulbi

intrapelvic protrusion: Protrusio acetabuli

pro|tu|ber|ance [prəʊ't(j)uːbərəns, prə-]
noun: **1.** Vorsprung *m* **2.** (*anatom.*) Höcker *m*, Beule *f*, Protuberanz *f*; (*Knochen*) Apophyse *f*

mental protuberance: Kinn *nt*, Kinnvorsprung *m*, Protuberantia mentalis

tubal protuberance: Torus tubarius

pro|vi|ral [prəʊ'vaɪrəl] *adj*: proviral

pro|vi|rus [prəʊ'vaɪrəs] *noun*: Provirus *nt*

pro|vi|ta|min [prəʊ'vaɪtəmɪn] *noun*:
Provitamin *nt*

prox|i|mal ['prɑksɪməl] *adj*: proximal

pru|rig|i|nous [prʊə'rɪdʒənəs] *adj*: ju-
ckend, pruriginös

pru|ri|go [prʊə'raɪɡəʊ] *noun*: Juckblat-
tersucht *f*, Prurigo *f*

Besnier's prurigo: Besnier-Prurigo *f*,
Prurigo Besnier

summer prurigo: polymorphe Lichtdermatose (Haxthausen) *f*, polymorpher Lichtausschlag *m*, Lichtekzem *nt*,
Sommerprurigo *f*

pru|ri|tus [prʊə'raɪtəs] *noun*: (Haut-)Ju-
cken *nt*, Juckreiz *m*, Pruritus *m*

anal pruritus: Afterjucken *nt*, Pruritus
ani

psam|mo|car|ci|no|ma [sæməˌkɑːrsɪ-
'nəʊmə] *noun*: Psammokarzinom *nt*

psam|mo|ma [sæ'məʊmə] *noun*, *plural*
-mas, **-ma|ta** [sæ'məʊmətə]: Sandge-
schwulst *f*, Psammom *nt*

psel|lism ['selɪzəm] *noun*: Stammeln *nt*,
Stottern *nt*, Psellismus *m*

pseud|al|bu|min|u|ria [ˌsuːdælˌbjuːmɪ-
'n(j)ʊərɪə] *noun*: zyklische/intermit-
tierende Albuminurie *f*

pseud|an|ky|lo|sis [suːˌdæŋkə'ləʊsɪs]
noun: Pseud(o)ankylose *f*

pseud|ar|thro|sis [ˌsuːdɑːr'θrəʊsɪs] *noun*:
Scheingelenk *nt*, Pseudarthrose *f*

pseu|do|a|can|tho|sis [ˌsuːdəʊˌækən-
'θəʊsɪs] *noun*: Pseudoakanthose *f*

pseu|do|a|chon|dro|pla|sia [ˌsuːdəʊeɪ-
ˌkɑndrəʊ'pleɪʒ(ɪ)ə, -ʒɪə] *noun*: Pseu-
doachondroplasie *f*

pseu|do|ag|glu|ti|na|tion [ˌsuːdəʊəˌɡluː-
tə'neɪʃn] *noun*: **1.** Pseudoagglutination *f* **2.** Geldrollenbildung *f*, Pseudoagglutination *f*, Pseudohämagglutination *f*

pseu|do|al|ler|gic [ˌsuːdəʊə'lɜrdʒɪk] *adj*:
pseudoallergisch

pseu|do|an|a|phy|lax|is [suːdəʊˌænəfɪ-
'læksɪs] *noun*: anaphylaktoide Reaktion *f*

pseu|do|a|ne|mia [ˌsuːdəʊəˈniːmɪə] *noun*: Pseudoanämie *f*

pseu|do|ap|pen|di|ci|tis [ˌsuːdəʊəˌpendəˈsaɪtɪs] *noun*: Pseudoappendizitis *f*

pseu|do|cast [ˈsuːdəʊkæst, -kɑːst] *noun*: Zylindroid *nt*

pseu|do|chol|e|cys|ti|tis [ˌsuːdəʊˌkəʊləsɪsˈtaɪtɪs] *noun*: Pseudocholezystitis *f*

pseu|do|cho|lin|es|ter|ase [ˌsuːdəʊˌkəʊliˈnestəreɪz] *noun*: unspezifische/unechte Cholinesterase *f*, Pseudocholinesterase *f*, Typ II-Cholinesterase *f*, β-Cholinesterase *f*, Butyrylcholinesterase *f*

pseu|do|chrom|hi|dro|sis [ˌsuːdəʊəkrəʊmhaɪˈdrəʊsɪs] *noun*: Pseudochrom(h)idrose *f*

pseu|do|chy|lous [ˌsuːdəʊəˈkaɪləs] *adj*: pseudochylös

pseu|do|cir|rho|sis [ˌsuːdəʊəsɪˈrəʊsɪs] *noun*: Cirrhose cardiaque

pseu|do|clau|di|ca|tion [ˌsuːdəʊə,klɔːdɪˈkeɪʃn] *noun*: Claudicatio intermittens *f* des Rückenmarks/der Cauda equina

pseu|do|cow|pox [ˌsuːdəʊəˈkaʊpʌks] *noun*: Melkerknoten *m*, Nebenpocken *pl*, Paravaccinia *f*, Melkerpocken *pl*, Paravakzineknoten *pl*

pseu|do|cox|al|gia [ˌsuːdəʊəkɑkˈsældʒ(ɪ)ə] *noun*: Coxa plana

pseu|do|croup [ˈsuːdəkruːp] *noun*: falscher Krupp *m*, Pseudokrupp *m*, subglottische Laryngitis *f*, Laryngitis subglottica

pseu|do|cy|e|sis [ˌsuːdəʊsaɪˈiːsɪs] *noun*: Scheinschwangerschaft *f*, Pseudokyesis *f*, Pseudogravidität *f*

pseu|do|cy|lin|droid [ˌsuːdəʊəsɪlɪnˈdrɔɪd] *noun*: Pseudozylindroid *nt*

pseu|do|cyst [ˈsuːdəʊəsɪst] *noun*: Pseudozyste *f*

pancreatic pseudocyst: Pankreaspseudozyste *f*

pseu|do|cys|tic [ˌsuːdəʊəˈsɪstɪk] *adj*: pseudozystisch

pseu|do|di|ver|tic|u|lum [ˌsuːdəʊədaɪvərˈtɪkjələm] *noun*: Pseudodivertikel *nt*

pseu|do|dom|i|nant [ˌsuːdəʊˈdɑmɪnənt] *adj*: quasidominant

pseu|do|en|do|cri|nop|a|thy [ˌsuːdəʊəendəkrɪˈnɑpəθɪ] *noun*: Pseudoendokrinopathie *f*

pseu|do|er|y|sip|e|las [ˌsuːdəʊəˌerɪˈsɪpələs] *noun*: Schweinerotlauf *m*, Pseudoerysipel *nt*, Erysipeloid *nt*, Rosenbach-Krankheit *f*, Erythema migrans

pseu|do|es|the|sia [ˌsuːdəʊəsˈθiːʒ(ɪ)ə] *noun*: Phantomschmerz *m*

pseu|do|fol|lic|u|li|tis [ˌsuːdəʊəfəˌlɪkjəˈlaɪtɪs] *noun*: Pseudofolliculitis barbae, Pili incarnati/recurvati

pseu|do|gene [ˈsuːdədʒiːn] *noun*: Pseudogen *nt*

pseu|do|ges|ta|tion [ˌsuːdəʊədʒeˈsteɪʃn] *noun*: Scheinschwangerschaft *f*, Pseudokyese *f*, Pseudogravidität *f*

pseu|do|gli|o|ma [ˌsuːdəʊɡlaɪˈəʊmə] *noun*: Pseudogliom *nt*

pseu|do|gout [ˈsuːdəʊəgaʊt] *noun*: Pseudogicht *f*, Chondrokalzinose *f*

pseu|do|gyn|e|co|mas|tia [ˌsuːdəʊə,dʒɪnɪkəʊˈmæstɪə] *noun*: Pseudogynäkomastie *f*

pseu|do|he|mag|glu|ti|na|tion [suːdəʊ,hiːmə,gluːtnˈeɪʃn] *noun*: Geldrollenbildung *f*, Pseudoagglutination *f*, Pseudohämagglutination *f*

pseu|do|he|ma|tu|ria [ˌsuːdəʊə,hiːməˈt(j)ʊərɪə] *noun*: Pseudohämaturie *f*

pseu|do|he|mo|phil|ia [suːdəʊ,hiːməˈfɪlɪə] *noun*: von Willebrand-Jürgens-Syndrom *nt*, konstitutionelle Thrombopathie *f*, hereditäre Pseudohämophilie *f*

pseu|do|he|red|i|tar|y [ˌsuːdəʊəˈredɪtərɪ] *adj*: pseudohereditär

pseu|do|her|maph|ro|di|tism [ˌsuːdəʊəhɜrˈmæfrədaɪtɪzəm] *noun*: Pseudohermaphroditismus *m*

pseu|do|her|nia [ˌsuːdəʊəˈhɜrnɪə] *noun*: Pseudohernie *f*, Scheinbruch *m*, Hernia spuria

pseu|do|hy|dro|ne|phro|sis [ˌsuːdəʊə,haɪdrənɪˈfrəʊsɪs] *noun*: Pseudohydronephrose *f*, pararenale/paranephritische Zyste *f*

pseu|do|hy|per|par|a|thy|roid|ism [ˌsuːdəʊə,haɪpər,pærəˈθaɪrɔɪdɪzəm] *noun*: Pseudohyperparathyreoidismus *m*

pseu|do|hy|per|troph|ic [ˌsuːdəʊə,haɪpərˈtrɑfɪk] *adj*: pseudohypertrophisch, pseudohypertroph

pseu|do|hy|per|tro|phy [ˌsuːdəʊəhaɪˈpɜrtrəfɪ] *noun*: Pseudohypertrophie *f*

pseu|do|hy|po|par|a|thy|roid|ism [ˌsuːdəʊə,haɪpəʊ,pærəˈθaɪrɔɪdɪzəm] *noun*: Pseudohypoparathyreoidismus *m*

pseu|do|ic|ter|us [ˌsuːdəʊəˈɪktərəs] *noun*: Pseudogelbsucht *f*, Pseudoikterus *m*

pseu|do|i|so|chro|mat|ic [ˌsuːdəʊə,aɪsəkrəʊˈmætɪk] *adj*: pseudoisochromatisch

pseu|do|jaun|dice [ˌsuːdəʊəˈdʒɔːndɪz] *noun*: Pseudogelbsucht *f*, Pseudoikterus *m*

pseu|do|leu|ke|mia [ˌsuːdəʊluːˈkiːmɪə] *noun*: Pseudoleukämie *f*

pseu|do|li|po|ma [ˌsuːdəʊlɪˈpəʊmə] *noun*: Pseudolipom *nt*

pseuldollymlpholma [ˌsuːdəʊlɪmˈfəʊmə]
noun: Pseudolymphom *nt*
pseuldolmasltoidlitis [ˌsuːdəʊəˌmæstɔɪ-
ˈdaɪtɪs] *noun*: Pseudomastoiditis *f*
pseuldolmaslturlbaltion [ˌsuːdəʊəmæs-
tərˈbeɪʃn] *noun*: Peotillomanie *f*, Pseu-
domasturbation *f*
pseuldolmellalnolma [ˌsuːdəʊmeləˈnəʊ-
mə] *noun*: Pseudomelanom *nt*
pseuldolmellalnolsis [ˌsuːdəʊəmeləˈnəʊ-
sɪs] *noun*: Pseudomelanose *f*
pseuldolmemlbrane [ˌsuːdəʊˈmem-
braɪn] *noun*: Pseudomembran *f*
pseuldolmemlbralnous [ˌsuːdəʊəˈmem-
brənəs] *adj*: entzündlich-fibrinös,
pseudomembranös
pseuldolmenlinlgitlic [ˌsuːdəʊəˌmenɪn-
ˈdʒaɪtɪk] *adj*: pseudomeningitisch
pseuldolmenlinlgiltis [ˌsuːdəʊəˌmenɪn-
ˈdʒaɪtɪs] *noun*: Meningismus *f*
pseuldolmenlstrulaltion [ˌsuːdəʊəˌmen-
struˈeɪʃn] *noun*: Pseudomenstruation *f*
pseuldolmetlalplalsia [ˌsuːdəʊˌmetə-
ˈpleɪʒ(ɪ)ə, -ziə] *noun*: Pseudometa-
plasie *f*
pseuldolmnelsia [ˌsuːdɑmˈniːziə] *noun*:
Pseudomnesie *f*
Pseuldolmolnas [ˌsuːdəˈməʊnəs] *noun*:
Pseudomonas *f*
Pseudomonas aeruginosa: Pseudomonas aeruginosa, Pyozyaneusbakterium *nt*
Pseudomonas mallei: Rotzbakterien
pl, Pseudomonas mallei
Pseudomonas pseudomallei: Pseudomonas pseudomallei
Pseudomonas pyocyanea: → *Pseudomonas aeruginosa*
pseuldolmulcin [ˌsuːdəʊˈmjuːsɪn] *noun*:
Pseudomuzin *nt*, Metalbumin *nt*
pseuldolmulcilnous [ˌsuːdəʊˈmjuːsənəs]
adj: pseudomuzinös
pseuldolmylcellilum [ˌsuːdəʊəmaɪˈsiː-
lɪəm] *noun*: Pseudomyzel *nt*
pseuldolmylcolsis [ˌsuːdəʊəmaɪˈkəʊsɪs]
noun: Pseudomykose *f*
pseuldolmylialsis [ˌsuːdəʊəˈmaɪ(j)əsɪs]
noun: Pseudomyiasis *f*
pseuldolmylolpia [ˌsuːdəʊəmaɪˈəʊpɪə]
noun: Pseudomyopie *f*
pseuldolmyxlolma [ˌsuːdəmɪkˈsəʊmə]
noun: Pseudomyxom *nt*
pseuldolneulritis [ˌsuːdəʊənjʊəˈraɪtɪs]
noun: Pseudoneuritis (optica) *f*
pseuldolneulrolma [ˌsuːdənjʊəˈrəʊmə]
noun: Pseudoneurom *nt*
pseuldolneulrolsis [ˌsuːdəʊənjʊəˈrəʊ-
sɪs] *noun*: Pseudoneurose *f*
pseuldolpaplillleldelma [ˌsuːdəʊəˌpæpə-
lɪˈdiːmə] *noun*: Pseudostauungspapil-

le *f*, Pseudopapillitis vascularis
pseuldolparlalplelgia [ˌsuːdəʊəˌpærə-
ˈpliːdʒ(ɪ)ə] *noun*: Pseudoparaplegie *f*
pseuldolpalrelsis [ˌsuːdəʊəpəˈriːsɪs]
noun: **1.** Scheinlähmung *f*, Pseudopara-
lyse *f* **2.** psychogene Parese *f*, Pseudo-
parese *f*
pseuldolpellade [ˌsuːdəʊəpɪˈlɑːd, suː-
dəʊəˈpiːleɪd] *noun*: Alopecia atrophi-
cans, Pseudopelade *f*, Pseudopelade
Brocq *f*
pseuldolperliltolniltis [ˌsuːdəʊəˌperɪtə-
ˈnaɪtɪs] *noun*: Pseudoperitonitis *f*, Peritonismus *m*
pseuldolpollylcylthelmia [suːdəˌpɑlɪsaɪ-
ˈθiːmɪə] *noun*: Pseudopolyglobulie *f*,
relative Polyglobulie *f*
pseuldolpollylpolsis [ˌsuːdəʊəˌpɑlɪˈpəʊ-
sɪs] *noun*: entzündliche Polypose *f*,
Pseudopolyposis *f*
pseuldopltolsis [ˌsuːdɑpˈtəʊsɪs] *noun*:
Pseudoptose *f*
pseuldolralbies [suːdəˈreɪbiːz] *noun*:
Pseudowut *f*, Pseudorabies *f*, Aujeszky-
Krankheit *f*
pseuldolrelducltion [ˌsuːdəʊrɪˈdʌkʃn]
noun: Pseudoreduktion *f*
pseuldolrheulmaltism [ˌsuːdəʊəˈruːmə-
tɪzəm] *noun*: Pseudorheumatismus *m*
pseuldolrulbella [ˌsuːdəruːˈbelə] *noun*:
Pseudorubella *f*, Dreitagefieber *nt*,
sechste Krankheit *f*, Exanthema subitum, Roseola infantum
pseuldolsarlcolma [ˌsuːdəsɑːrˈkəʊmə]
noun: Pseudosarkom *nt*
pseuldolsarlcomlaltous [ˌsuːdəsɑːrˈkɑm-
ətəs] *adj*: pseudosarkomatös
pseuldolsclelrelma [ˌsuːdəʊəsklɪˈriːmə]
noun: Adiponecrosis subcutanea neonatorum
pseuldolsclelrolsis [ˌsuːdəʊəsklɪəˈrəʊ-
sɪs] *noun*: **1.** Pseudosklerose *f* **2.** West-
phal-Strümpell-Pseudosklerose *f*
pseuldolsmalllpox [ˌsuːdəˈsmɔːlpɑks]
noun: weiße Pocken *pl*, Alastrim *nt*, Variola minor
pseuldoslmia [suːˈdɑzmɪə] *noun*: osmi-
sche Halluzination *f*, Geruchshalluzi-
nation *f*, Pseudosmie *f*
pseuldolstralbislmus [ˌsuːdəstrəˈbɪz-
məs] *noun*: Pseudostrabismus *m*
pseuldoltulberlcle [ˌsuːdəʊəˈt(j)uːbərkl]
noun: Pseudotuberkel *nt*
pseuldoltulberlcullolsis [ˌsuːdəʊət(j)uː-
ˌbɜrkjəˈləʊsɪs] *noun*: Pseudotuberkulose *f*
pseuldoltulmor [ˌsuːdəˈt(j)uːmər] *noun*:
Scheingeschwulst *f*, Pseudotumor *m*
pseuldolulnilpollar [ˌsuːdəʊˌjuːnɪˈpəʊ-

lər] *adj*: pseudounipolar

psi|lo|sis [saɪ'ləʊsɪs] *noun*: Psilosis *f*

psoas ['səʊəs] *noun*: Psoas *m*, Musculus psoas

pso|i|tis [səʊ'aɪtɪs] *noun*: Psoitis *f*

psolra ['sɔːrə] *noun*: Psoriasis *f*, Schuppenflechte *f*

pso|ral|lens ['sɔːrələnz] *plural*: Psoralene *pl*

pso|ri|as|lic [sɔːrɪ'æsɪk] *adj*: psoriatisch, psoriasiform

pso|ri|al|si|form [səʊ'raɪəsɪfɔːrm, ˌsəʊraɪ-'æsɪ-] *adj*: psoriasisartig, psoriasiform, psoriatisch

pso|ri|al|sis [sə'raɪəsɪs] *noun*: Schuppenflechte *f*, Psoriasis (vulgaris) *f*

pso|ri|at|lic [sɔːrɪ'ætɪk] *adj*: psoriatisch, psoriasiform

psyl|chal|gia [saɪ'kældʒ(ɪ)ə] *noun*: psychogener Schmerz *m*, Psychalgie *f*

psych|as|the|nia [ˌsaɪkæs'θiːnɪə] *noun*: Psychasthenie *f*

psy|che ['saɪkiː] *noun*: Psyche *f*

psych|e|del|lic [ˌsaɪkɪ'delɪk] *adj*: psychedelisch, rauschartig, psychodelisch

psy|chi|at|ric [ˌsaɪkɪ'ætrɪk] *adj*: psychiatrisch

psy|chi|al|try [saɪ'kaɪətrɪ] *noun*: Psychiatrie *f*

psy|chic ['saɪkɪk] *adj*: psychisch, seelisch, geistig; mental, psychogen

psy|cho|an|al|lep|tic [ˌsaɪkəʊˌænə'leptɪk] *adj*: psychoanaleptisch

psy|cho|a|nal|ly|sis [ˌsaɪkəʊ'nælɪsɪs] *noun*: Psychoanalyse *f*

psy|cho|an|al|ly|tic [ˌsaɪkəʊˌænə'lɪtɪk] *adj*: psychoanalytisch

psy|cho|cat|har|sis [ˌsaɪkəʊkə'θɑːrsɪs] *noun*: Katharsis *f*

psy|cho|del|lic [ˌsaɪkəʊ'delɪk] *adj*: psychedelisch, rauschartig, psychodelisch

psy|cho|di|lag|no|sis [ˌsaɪkəʊˌdaɪəg'nəʊsɪs] *noun*: Psychodiagnostik *f*

psy|cho|dra|ma [ˌsaɪkəʊ'drɑːmə, -'dræmə] *noun*: Psychodrama *nt*

psy|cho|dy|nam|ics [ˌsaɪkəʊdaɪ'næmɪks] *plural*: Psychodynamik *f*

psy|cho|dys|lep|tic [ˌsaɪkəʊdɪs'leptɪk] *adj*: halluzinogen, psychodysleptisch

psy|cho|gen|el|tic [ˌsaɪkəʊdʒɪ'netɪk] *adj*: **1.** → *psychogenic* **2.** psychogenetisch

psy|cho|gen|ic [ˌsaɪkəʊ'dʒenɪk] *adj*: psychisch, seelisch, geistig; mental, psychogen

psy|cho|ger|li|at|rics [ˌsaɪkəʊˌdʒɪərɪ'ætrɪks] *plural*: Psychogeriatrie *f*

psy|cho|log|ic [ˌsaɪkəʊ'lɑdʒɪk] *adj*: psychologisch

psy|chol|lol|gy [saɪ'kɑlədʒɪ] *noun*: Psychologie *f*

psy|chom|e|try [saɪ'kɑmətrɪ] *noun*: Psychometrie *f*

psy|cho|mol|tor [ˌsaɪkə'məʊtər] *adj*: psychomotorisch

psy|cho|neu|ro|sis [ˌsaɪkəʊnjʊə'rəʊsɪs] *noun*: **1.** Psychoneurose *f* **2.** Neurose *f*

psy|cho|neu|rot|ic [ˌsaɪkəʊnjʊə'rɑtɪk] *adj*: psychoneurotisch

psy|cho|path|ic [ˌsaɪkəʊ'pæθɪk] *adj*: seelisch-charakterlich gestört, psychopathisch

psy|cho|pal|thol|lo|gy [ˌsaɪkəʊpə'θɑlədʒɪ] *noun*: Psychopathologie *f*

psy|cho|phar|ma|col|lo|gy [ˌsaɪkəˌfɑːrmə-'kɑlədʒɪ] *noun*: Psychopharmakologie *f*

psy|cho|phys|i|cal [ˌsaɪkəʊ'fɪzɪkl] *adj*: psychosomatisch, seelisch-leiblich, seelisch-körperlich, psychophysisch

psy|cho|phys|i|ol|lo|gy [ˌsaɪkəʊˌfɪzɪ'ɑlədʒɪ] *noun*: physiologische Psychologie *f*, Psychophysiologie *f*

psy|cho|ple|gic [ˌsaɪkəʊ'pliːdʒɪk] *noun*: Psychoplegikum *nt*

psy|cho|sed|al|tive [ˌsaɪkəʊ'sedətɪv] *adj*: psychosedativ

psy|cho|sex|lu|al [ˌsaɪkəʊ'sekʃəwəl] *adj*: psychosexuell

psy|cho|sis [saɪ'kəʊsɪs] *noun, plural* -ses [-siːz]: Psychose *f*

affective psychosis: affektive Psychose *f*

alcoholic psychosis: Alkoholpsychose *f*

amnestic psychosis: → *Korsakoff's psychosis*

drug psychosis: Drogenpsychose *f*

dysmnesic psychosis: → *Korsakoff's psychosis*

endogenous psychosis: endogene Psychose *f*

exogenous psychosis: exogene Psychose *f*

gestational psychosis: Schwangerschaftspsychose *f*

involutional psychosis: Involutionspsychose *f*

Korsakoff's psychosis: Korsakow-Psychose *f*, Korsakow-Syndrom *nt*

organic psychosis: organische Psychose *f*

polyneuritic psychosis: → *Korsakoff's psychosis*

postconcussional psychosis: Kommotionspsychose *f*

postconcussional organic psychosis: Kontusionspsychose *f*

postpartum psychosis: Wochenbett-, Puerperalpsychose *f*

puerperal psychosis: Wochenbett-, Puerperalpsychose *f*

toxic psychosis: toxische Psychose *f*

P

psy|cho|so|mat|ic [ˌsaɪkəʊsəˈmætɪk,
-səʊ-] *adj*: psychosomatisch, seelisch-
leiblich, seelisch-körperlich, psychophysisch
psy|cho|stim|u|lant [ˌsaɪkəʊˈstɪmjələnt]
adj: psychotonisch
psy|cho|ther|a|peu|tic [ˌsaɪkəʊˌθerə-
ˈpjuːtɪk] *adj*: psychotherapeutisch
psy|cho|ther|a|py [ˌsaɪkəʊˈθerəpɪ] *noun*:
Psychotherapie *f*
psy|chot|ic [saɪˈkɑtɪk] *adj*: psychotisch
psy|cho|to|mi|met|ic [saɪˌkɑtəʊmɪˈmet-
ɪk] *adj*: halluzinogen, psychodyslep-
tisch
psy|chral|gia [ˌsaɪkrəʊˈældʒ(ɪ)ə] *noun*:
Psychroalgie *f*, Psychrohyperästhesie *f*
psy|chro|phil|ic [ˌsaɪkrəʊˈfɪlɪk] *adj*: käl-
teliebend, psychrophil
psy|chro|ther|a|py [ˌsaɪkrəʊˈθerəpɪ]
noun: Kryotherapie *f*
ptar|mus [ˈtɑːrməs] *noun*: Nieskrampf
m, Ptarmus *m*
pter|yg|i|um [təˈrɪdʒɪəm] *noun, plural*
-gi|ums, -gia [-dʒɪə]: Nagelhäutchen *nt*,
Pterygium *nt*
scar pterygium: Pseudopterygium *nt*
pter|y|goid [ˈterɪɡɔɪd] *adj*: flügelähn-
lich, Flügel-
pti|lo|sis [təˈləʊsɪs, taɪ-] *noun, plural*
-ses [-siːz]: Ptilosis *f*
ptosed [təʊst] *adj*: herabhängend, pto-
tisch
pto|sis [ˈtəʊsɪs] *noun*: **1.** (Organ-)Sen-
kung *f*, Ptose *f*, Ptosis *f* **2. palpebral
ptosis** (Lid-)Ptose *f*, Ptosis (palpebrae)
f, Blepharoptose *f*
ptot|ic [ˈtɑtɪk] *adj*: herabhängend, pto-
tisch
pty|a|la|gogue [taɪˈæləɡɑɡ] *adj*: sialagog
pty|a|lec|ta|sis [taɪəˈlektəsɪs] *noun, plu-
ral* -ses [-siːz]: Sialektasie *f*
pty|a|lin [ˈtaɪəlɪn] *noun*: Ptyalin *nt*,
Speicheldiastase *f*
pty|a|lism [ˈtaɪəlɪzəm] *noun*: Ptyalismus
m, Sialorrhoe *f*, Hypersalivation *f*
pty|a|log|ra|phy [taɪəˈlɑɡrəfɪ] *noun*: Sia-
lographie *f*, Sialografie *f*
pty|a|lo|lith|i|a|sis [ˌtaɪələʊlɪˈθaɪəsɪs]
noun: Sialolithiasis *f*
pty|a|lo|lith|ot|o|my [ˌtaɪələʊlɪˈθɑtəmɪ]
noun: Sialolithotomie *f*
pub|arche [pjuːˈbɑːrkɪ] *noun*: Pubarche *f*
pu|ber|al [ˈpjuːbərəl] *adj*: pubertär, pu-
bertierend, puberal
pu|ber|tal [ˈpjuːbərtl] *adj*: pubertär, pu-
bertierend, puberal
pu|ber|ty [ˈpjuːbərtɪ] *noun*: Geschlechts-
reife *f*, Pubertät *f*
delayed puberty: Pubertas tarda

precocious puberty: Pubertas praecox
pu|bes|cence [pjuːˈbesəns] *noun*: Ge-
schlechtsreifung *f*, Pubeszenz *f*
pu|bes|cent [pjuːˈbesənt] *adj*: pubes-
zent
pu|bic [ˈpjuːbɪk] *adj*: pubisch
pu|bi|o|plas|ty [ˈpjuːbɪəʊplæstɪ] *noun*:
Pubeo-, Pubioplastik *f*
pu|bi|ot|o|my [ˌpjuːbɪˈɑtəmɪ] *noun*: Pu-
beo-, Pubiotomie *f*, Beckenringosteo-
tomie *f*
pu|bo|pros|tat|ic [ˌpjuːbəʊprɑˈstætɪk]
adj: puboprostatisch
pu|bo|rec|tal [ˌpjuːbəʊˈrektl] *adj*: pubo-
rektal
pu|bo|vag|i|nal [ˌpjuːbəʊˈvædʒənl] *adj*:
pubovaginal
pu|bo|ves|i|cal [ˌpjuːbəʊˈvesɪkl] *adj*: pu-
bovesikal
pu|den|dal [pjuːˈdendl] *adj*: pudendal
pu|den|dum [pjuːˈdendəm] *noun, plural*
-da [-də]: Vulva *f*, Pudendum *nt*
pu|dic [ˈpjuːdɪk] *adj*: → *pudendal*
pu|er|il|ism [ˈpjuːərəlɪzəm, ˈpjʊər-]
noun: Puerilismus *m*
pu|er|per|a [pjuːˈɜrpərə] *noun, plural*
-per|ae [-pəriː]: Wöchnerin *f*, Puerpera *f*
pu|er|per|al [pjuːˈɜrpərəl] *adj*: puerpe-
ral
pu|er|pe|ri|um [pjuːərˈpɪərɪəm] *noun*:
Wochenbett *nt*, Kindbett *nt*, Puerpe-
rium *nt*
puff|i|ness [ˈpʌfɪnɪs] *noun*: **1.** Aufge-
blähtsein *nt*, Aufgeblasenheit *f*, Gedun-
senheit *f*; Schwellung *f* **2.** Kurzatmigkeit *f*
puff|y [ˈpʌfɪ] *adj*: (Haut) teigig, gedun-
sen, aufgeschwemmt, pastös
Pu|lex [ˈpjuːleks] *noun*: Pulex *m*; Floh *m*
Pulex cheopis: Pestfloh *m*, Xenopsylla
cheopis
Pulex irritans: Menschenfloh *m*, Pulex
irritans
pul|mo [ˈpʌlməʊ] *noun, plural* -mo|nes
[-ˈməʊniːz]: Lunge *f*, (*anatom.*) Pulmo *m*
pul|mo|a|or|tic [ˌpʌlməʊeɪˈɔːrtɪk] *adj*:
aortikopulmonal, aortopulmonal
pul|mo|lith [ˈpʌlməʊlɪθ] *noun*: Lungen-
stein *m*, Pulmolith *m*, Pneumolith *m*
pul|mo|nary [ˈpʌlmə,nerɪ:, -nərɪ, ˈpʊl-]
adj: pulmonal
pul|mon|ic [pʌlˈmɑnɪk, pʊl-] *adj*: pul-
monal
pul|mo|ni|tis [ˌpʌlməˈnaɪtɪs] *noun*: Lun-
genentzündung *f*, Pneumonie *f*
pul|mo|no|per|i|to|ne|al [ˌpʌlmənəʊ-
ˌperɪtəˈniːəl] *adj*: pulmoperitoneal
pulp [pʌlp] *noun*: (*Organ*) Mark *nt*, Parenchym *nt*, Pulpa *f*

coronal pulp: Cavitas coronae

dental pulp: (Zahn-)Pulpa *f*, Pulpa dentis

finger pulp: Fingerkuppe *f*, -beere *f*

radicular pulp: Pulpa radicularis

red pulp: → *pulp of spleen*

pulp of spleen: rote Pulpa *f*, Milzpulpa *f*, Pulpa splenica/lienis

splenic pulp: → *pulp of spleen*

tooth pulp: (Zahn-)Pulpa *f*, Pulpa dentis

white pulp: weiße Pulpa *f*, Noduli lymphoidei splenici

pul|pal ['pʌlpəl] *adj*: Pulpa-, Mark-

pul|pal|gia [pʌl'pæld3(ı)ə] *noun*: Pulpalgie *f*

pul|pi|tis [pʌl'paıtıs] *noun*: Pulpitis *f*, Pulpaentzündung *f*, Zahnmarkentzündung *f*

pul|p|y ['pʌlpı] *adj*: weich, breiig, markig, pulpös

pul|sa|tile ['pʌlsətıl, -taıl] *adj*: pochend, pulsierend, pulsatil

pul|sa|tion [pʌl'seıʃn] *noun*: 1. Schlagen *nt*, Pochen *nt*, Pulsieren *nt*, Pulsation *f* 2. Pulsschlag *m* 3. Vibrieren *nt*

pulse [pʌls] *noun*: 1. Puls *m*, Pulsschlag *m* 2. Impuls *m*

capillary pulse: Kapillarpuls *m*, Quincke-Zeichen *nt*

carotid pulse: Karotispuls *m*

nail pulse: Nagelpuls *m*

pressure pulse: Druckpuls *m*

Quincke's pulse: Kapillarpuls *m*, Quincke-Zeichen *nt*

radial pulse: Radialispuls *m*

pump [pʌmp]: I *noun* Pumpe *f* II *v* pumpen

calcium pump: Kalziumpumpe *f*, Ca-Pumpe *f*

proton pump: Protonenpumpe *f*

punc|tu|la|tion [pʌŋktʃə'weıʃn] *noun*: Tüpfelung *f*

punc|ture ['pʌŋktʃər]: I *noun* 1. Stich *m*, Einstich *m*, Loch *nt* 2. Punktion *f*, Punktur *f*, Punctio *f* II *v* punktieren

cisternal puncture: Zisternen-, Hirnzisternenpunktion *f*

iliac crest puncture: Beckenkammpunktion *f*

lumbar puncture: Lumbalpunktion *f*

sternal puncture: Brustbein-, Sternumpunktion *f*

suboccipital puncture: Subokzipital-, Zisternen-, Hirnzisternenpunktion *f*

pu|pil ['pju:pl, -pıl] *noun*: (*Auge*) Pupille *f*, Pupilla *f*

fixed pupil: starre/fixierte Pupille *f*, Pupillenstarre *f*

pu|pil|lar|ly ['pju:pə,lerı:, -lərı] *adj*: pupillär, pupillar, okulopupillär

pu|pil|la|to|nia [,pju:pılə'təʊnıə] *noun*: Adie-Pupille *f*, Pupillotonie *f*

pu|pil|log|ra|phy [,pju:pı'lɑgrəfı] *noun*: Pupillographie *f*, Pupillografie *f*

pu|pil|lo|mo|tor [,pju:pıləʊ'məʊtər] *adj*: pupillomotorisch

pu|pil|los|co|py [,pju:pı'lɑskəpı] *noun*: Retinoskopie *f*, Skiaskopie *f*

pu|pil|lo|to|nia [,pju:pılə'təʊnıə] *noun*: Adie-Pupille *f*, Pupillotonie *f*

pur|ga|tion [pɜr'geıʃn] *noun*: (Darm-)Reinigung *f*, (Darm-)Entleerung *f*

pur|ga|tive ['pɜrgətıv]: I *noun* Abführmittel *nt*, Purgativ *nt*, Purgativum *nt* II *adj* reinigend, abführend, purgierend, Abführ-

purge [pɜrd3]: I *noun* 1. Reinigung *f*, Säuberung *f* 2. Darmentleerung *f*, -reinigung *f* II *v* 3. reinigen, säubern, befreien (*of, from* von); (*Flüssigkeit*) klären 4. (*Darm*) entleeren, reinigen, entschlacken

pu|ri|form ['pjʊərıfɔ:rm] *adj*: eiterartig, eitrig, puriform, pyoid

pu|rine ['pjʊərı:n, -rın] *noun*: Purin *nt*

pur|pu|ra ['pɜrpjʊərə] *noun*: Purpura *f*

acute vascular purpura: → *Henoch-Schönlein purpura*

allergic vascular purpura: → *Henoch-Schönlein purpura*

brain purpura: Hirnpurpura *f*, Purpura cerebri

Henoch-Schönlein purpura: Schoenlein-Henoch-Syndrom *nt*, Purpura *f* Schoenlein-Henoch, rheumatoide Purpura *f*, Immunkomplexpurpura *f*

idiopathic thrombocytopenic purpura: idiopathische thrombozytopenische Purpura *f*, idiopathische Thrombozytopenie *f*, Morbus *m* Werlhof

Schönlein's purpura: → *Henoch-Schönlein purpura*

pur|pu|ric [pɜr'pjʊərık] *adj*: purpurisch

pu|ru|lent ['pjʊər(j)ələnt] *adj*: eiterbildend, eitrig, eiternd, purulent, suppurativ

pu|ru|loid ['pjʊər(j)ələɪd] *adj*: eiterartig, eitrig, puriform, pyoid

pus [pʌs] *noun*: Eiter *m*

pus-forming *adj*: eiterbildend, eiternd, suppurativ, purulent, pyogen, pyogenetisch

pus|tu|lar ['pʌstʃələr] *adj*: pustulös

pus|tule ['pʌstʃʊl] *noun*: Eiterbläschen *nt*, Pustel *f*

pus|tu|lo|sis [pʌstʃə'ləʊsıs] *noun*: Pustulose *f*

pul|tre|fac|tion [ˌpjutreˈfækʃn] *noun*: **1.** Fäulnis *f*, Verwesung *f*, Putrefaktion *f*; Faulen *nt*, Putreszieren *nt* **2.** Verfall *m*
pul|tres|cence [pjuːˈtresəns] *noun*: Faulen *nt*, Fäulnis(vorgang *m*) *f*; Putreszenz *f*
pul|trid [ˈpjuːtrɪd] *adj*: faulig, übelriechend, putrid
py|ar|thro|sis [ˌpaɪɑːrˈθrəʊsɪs] *noun*: **1.** eitrige Gelenkentzündung *f*, Pyarthrose *f* **2.** Gelenkeiterung *f*, Pyarthrose *f*
py|el|ec|ta|sis [ˌpaɪəlˈektəsɪs] *noun*: Nierenbeckenerweiterung *f*, Pyelektasie *f*, Pyelokaliektasie *f*
py|el|ic [paɪˈelɪk] *adj*: Nierenbecken-, Pyel(o)-
py|el|it|ic [ˌpaɪəˈlɪtɪk] *adj*: pyelitisch
py|el|it|is [ˌpaɪəˈlaɪtɪs] *noun*: Pyelitis *f*, Nierenbeckenentzündung *f*
py|el|o|cal|i|ec|ta|sis [ˌpaɪələʊˌkælɪˈektəsɪs] *noun*: **1.** Nierenbeckenerweiterung *f*, Pyelektasie *f*, Pyelokaliektasie *f* **2.** Nierenkelchdilatation *f*, Kaliektasie *f*
py|el|o|cys|ti|tis [ˌpaɪələʊsɪsˈtaɪtɪs] *noun*: Pyelozystitis *f*
py|el|og|ra|phy [paɪəˈlɑgrəfɪ] *noun*: Pyelographie *f*, Pyelografie *f*
  antegrade pyelography: ante(ro)grade Pyelographie *f*, ante(ro)grade Pyelografie *f*
  pyelography by elimination: → *intravenous pyelography*
  excretion pyelography: → *intravenous pyelography*
  intravenous pyelography: Ausscheidungspyelographie *f*, intravenöse Pyelographie *f*, Ausscheidungspyelografie *f*, intravenöse Pyelografie *f*
  retrograde pyelography: retrograde Pyelographie *f*, retrograde Pyelografie *f*
py|el|o|li|thot|o|my [ˌpaɪələʊlɪˈθɑtəmɪ] *noun*: Pyelolithotomie *f*
py|el|o|ne|phrit|ic [ˌpaɪələʊnɪˈfrɪtɪk] *adj*: pyelonephritisch
py|el|o|ne|phri|tis [ˌpaɪələʊnɪˈfraɪtɪs] *noun*: Pyelonephritis *f*
  pyelonephritis of pregnancy: Pyelonephritis gravidarum
py|el|o|ne|phro|sis [ˌpaɪələʊnɪˈfrəʊsɪs] *noun*: Pyelonephrose *f*
py|el|op|a|thy [paɪəˈlɑpəθɪ] *noun*: Nierenbeckenerkrankung *f*, Pyelopathie *f*
py|el|o|phle|bit|ic [ˌpaɪələʊflɪˈbɪtɪk] *adj*: pyelophlebitisch
py|el|o|plas|ty [ˈpaɪələʊplæstɪ] *noun*: Nierenbecken-, Pyeloplastik *f*
py|el|os|co|py [paɪəˈlɑskəpɪ] *noun*: Pyeloskopie *f*
py|el|os|to|my [paɪəˈlɑstəmɪ] *noun*: Pye-

lostomie *f*
py|el|ot|o|my [paɪəˈlɑtəmɪ] *noun*: Pyelotomie *f*
py|el|o|u|re|ter|ec|ta|sis [ˌpaɪələʊjʊəˌriːtərˈektəsɪs] *noun*: Pyeloureterektasie *f*
py|el|o|u|re|te|rog|ra|phy [ˌpaɪələʊjʊəˌriːtəˈrɑgrəfɪ] *noun*: Pyelographie *f*, Pyelografie *f*
py|el|o|u|re|te|rol|y|sis [ˌpaɪələʊjʊəˌriːtəˈrɑlɪsɪs] *noun*: Pyeloureterolyse *f*
py|el|o|u|re|ter|o|plas|ty [ˌpaɪələʊjʊəˈriːtərəplæstɪ] *noun*: Pyeloureteroplastik *f*
py|el|mia [paɪˈiːmɪə] *noun*: Pyämie *f*
py|el|mic [paɪˈiːmɪk] *adj*: pyämisch
py|el|sis [paɪˈiːsɪs] *noun*: Eiterung *f*, Suppuration *f*
py|gal [ˈpaɪgəl] *adj*: Gesäß-, Pygo-
py|go|did|y|mus [ˌpaɪgəˈdɪdəməs] *noun*: Pygodidymus *m*
py|go|mel|us [paɪˈgɑmələs] *noun*: Pygomelus *m*
py|go|pa|gus [paɪˈgɑpəgəs] *noun*: Pygopagus *m*
py|ic [ˈpaɪɪk] *adj*: purulent, eitrig
pyk|no|cyte [ˈpɪknəsaɪt] *noun*: Pyknozyt *m*
pyk|no|cy|to|ma [ˌpɪknəsaɪˈtəʊmə] *noun*: Onkozytom *nt*, Hürthle-Tumor *m*, Hürthle-Zelladenom *nt*, Hürthle-Struma *f*, oxyphiles Schilddrüsenadenom *nt*
pyk|no|cy|to|sis [ˌpɪknəsaɪˈtəʊsɪs] *noun*: Pyknozytose *f*
pyk|no|dys|os|to|sis [ˌpɪknədɪsɑsˈtəʊsɪs] *noun*: Pyknodysostose *f*
pyk|no|sis [pɪkˈnəʊsɪs] *noun*: (Kern-)Verdichtung *f*, Verdickung *f*, Pyknose *f*, Karyo-, Kernpyknose *f*
pyk|not|ic [pɪkˈnɑtɪk] *adj*: pyknotisch, karyopyknotisch
py|le|phle|bit|ic [ˌpaɪləflɪˈbaɪtɪk] *adj*: pylephlebitisch
py|le|phle|bi|tis [ˌpaɪləflɪˈbaɪtɪs] *noun*: Pylephlebitis *f*, Pfortaderentzündung *f*
py|le|throm|bo|phle|bi|tis [ˌpaɪləˌθrɑmbəʊflɪˈbaɪtɪs] *noun*: Pylethrombophlebitis *f*
py|le|throm|bo|sis [ˌpaɪləθrɑmˈbəʊsɪs] *noun*: Pfortaderthrombose *f*
py|lic [ˈpaɪlɪk] *adj*: Pfortader-, Pyle-
py|lo|rec|to|my [ˌpaɪləˈrektəmɪ] *noun*: Pylorusresektion *f*, Pylorektomie *f*
py|lor|ic [paɪˈlɔːrɪk] *adj*: pylorisch
py|lo|ri|ste|no|sis [paɪˌlɔːrɪstɪˈnəʊsɪs] *noun*: Pylorusstenose *f*
py|lo|ri|tis [ˌpaɪləˈraɪtɪs] *noun*: Pyloritis *f*, Pylorusentzündung *f*
py|lo|ro|du|o|de|ni|tis [paɪˌlɔːrəʊˌd(j)uːədɪˈnaɪtɪs] *noun*: Pyloroduodenitis *f*
py|lo|ro|gas|trec|to|my [paɪˌlɔːrəʊˌgæs-

'trektəmı] *noun*: Gastropylorektomie *f*

pyloromyotomy [paı‚lɔːrəʊ‚maɪ'atə-mı] *noun*: Weber-Ramstedt-Operation *f*, Pyloro(myo)tomie *f*, Ramstedt-Operation *f*

pyloroplasty ['paılɔːrəʊ‚plæstı] *noun*: Pyloroplastik *f*

pylorospasm ['paılɔːrəʊspæzəm] *noun*: Magenpförtnerkrampf *m*, Pylorospasmus *m*

pylorostenosis [‚paılɔːrəʊstı'nəʊsıs] *noun*: Pylorusstenose *f*
hypertrophic pylorostenosis: hypertrophe Pylorusstenose *f*

pylorostomy [‚paılɔː'rastəmı] *noun*: Pylorostomie *f*

pylorus [paı'lɔːrəs, -'ləʊr-, pı-] *noun, plural* **-ruses, -ri** [-raı]: (Magen-)Pförtner *m*, Magenausgang *m*, Pylorus *m*

pyocele ['paıəʊsiːl] *noun*: Pyozele *f*

pyocephalus [‚paıəʊ'sefələs] *noun*: Pyozephalus *m*

pyococcus [paıəʊ'kakəs] *noun, plural* **-cocci** [paıəʊ'kaksaı]: Eiterkokkus *m*, Pyokokkus *m*

pyocolpos [‚paıəʊ'kalpɒs] *noun*: Pyokolpos *m*

pyocyanin [paıəʊ'saıənın] *noun*: Pyozyanin *nt*, Pyocyanin *nt*

pyocyst ['paıəʊsıst] *noun*: Eiter-, Pyozyste *f*

pyoderma [‚paıəʊ'dɜrmə] *noun*: Eiterausschlag *m*, Pyodermie *f*

pyogenic [paıə'dʒenık] *adj*: eiterbildend, pyogen, pyogenetisch, suppurativ, purulent

pyohemia [‚paıəʊ'hiːmıə] *noun*: Pyämie *f*

pyohemothorax [‚paıəʊ‚hiːmə'θɔːræks] *noun*: Pyohämothorax *m*

pyohydronephrosis [‚paıəʊ‚haıdrənı-'frəʊsıs] *noun*: Pyohydronephrose *f*

pyoid ['paıɔıd] *adj*: eiterartig, eitrig, pyoid, puriform

pyometra [‚paıəʊ'miːtrə] *noun*: Pyometra *f*

pyometritis [‚paıəʊmı'traıtıs] *noun*: Pyometritis *f*

pyomyositis [‚paıəʊ‚maıə'saıtıs] *noun*: Myositis *f* purulenta

pyonephritis [‚paıəʊnı'fraıtıs] *noun*: Pyonephritis *f*

pyonephrolithiasis [‚paıəʊ‚nefrəʊlı-'θaıəsıs] *noun*: Pyonephrolithiasis *f*

pyonephrosis [‚paıəʊnı'frəʊsıs] *noun*: Pyonephrose *f*

pyonephrotic [‚paıəʊnı'fratık] *adj*: pyonephrotisch

pyo-ovarium *noun*: Pyoovar(ium *nt*) *nt*, Pyovar *nt*

pyopericarditis [‚paıəʊ‚perıkaːr'daıtıs] *noun*: Pyoperikarditis *f*

pyopericardium [‚paıəʊperı'kaːrdıəm] *noun*: Pyoperikard *nt*

pyoperitoneum [‚paıəʊ‚perıtəʊ-'niːəm] *noun*: Pyoperitoneum *nt*

pyoperitonitis [‚paıəʊ‚perıtə'naıtıs] *noun*: eitrige Peritonitis *f*, Pyoperitonitis *f*

pyophthalmitis [‚paıəfθæl'maıtıs] *noun*: Pyophthalmie *f*

pyophysometra [‚paıəʊ‚faısə'miːtrə] *noun*: Pyopneumometra *f*

pyopneumocyst [‚paıəʊ'n(j)uːməsıst] *noun*: Pyopneumozyste *f*

pyopneumopericardium [‚paıəʊ-‚n(j)uːmə‚perı'kaːrdıəm] *noun*: Pyopneumoperikard *nt*

pyopneumoperitoneum [‚paıəʊ-‚n(j)uːmə‚perıtəʊ'niːəm] *noun*: Pyopneumoperitoneum *nt*

pyopneumoperitonitis [‚paıəʊ-‚n(j)uːmə‚perıtə'naıtıs] *noun*: Pyopneumoperitonitis *f*

pyopneumothorax [‚paıəʊ‚n(j)uːmə-'θɔːræks] *noun*: Pyopneumothorax *m*

pyopoiesis [‚paıəʊpɔı'iːsıs] *noun*: Eiterbildung *f*, Pyogenese *f*

pyopoietic [‚paıəʊpɔı'etık] *adj*: eiterbildend, pyogen, pyogenetisch, suppurativ, purulent

pyoptysis [paı'aptısıs] *noun*: Eiterspucken *nt*, Pyoptyse *f*

pyorrhea [‚paıəʊ'rıə] *noun*: **1.** Eiterfluss *m*, Pyorrhoe *f* **2.** Alveolarpyorrhoe *f*, Parodontitis marginalis

pyosalpingitis [‚paıəʊ‚sælpın'dʒaıtıs] *noun*: Salpingitis purulenta, Pyosalpingitis *f*

pyosalpingo-oophoritis *noun*: Pyosalpingo-Oophoritis *f*

pyosalpinx [paıəʊ'sælpıŋks] *noun*: Pyosalpinx *f*

pyosepticemia [paıə‚septı'siːmıə] *noun*: Pyoseptikämie *f*, Pyosepsis *f*

pyosis [paı'əʊsıs] *noun*: Eiterung *f*, Pyosis *f*

pyospermia [‚paıəʊ'spɜrmıə] *noun*: Pyospermie *f*

pyostomatitis [‚paıəʊ‚stəʊmə'taıtıs] *noun*: Stomatitis *f* purulenta, Pyostomatitis *f*

pyothorax [‚paıəʊ'θɔːræks] *noun*: Pyothorax *m*

pyotoxinemia [‚paıəʊ‚taksı'niːmıə] *noun*: Pyotoxinämie *f*

pyoureter [‚paıəʊjʊə'riːtər] *noun*: Pyureter *m*

Pyovar *nt*

pyr|a|mid ['pɪrəmɪd] *noun*: Pyramide *f*;
(*anatom.*) Pyramis *f*
petrous pyramid: Felsenbein(pyrami-
de *f*) *nt*, Pyramis ossis temporalis, Pars
petrosa ossis temporalis
renal pyramids: Nierenpyramiden *pl*,
Pyramides renales
pyr|am|i|dal [pɪ'ræmɪdl] *adj*: pyramidal
pyr|am|i|dot|o|my [pɪ,ræmɪ'dɑtəmɪ]
noun: Pyramidenbahndurchtrennung
f, Pyramidotomie *f*
pyr|a|nose ['paɪrənəʊz] *noun*: Pyranose *f*
pyr|et|ic [paɪ'retɪk] *adj*: **1.** fieberhaft,
fiebernd, fiebrig, fieberig, fieberkrank,
febril **2.** fiebererzeugend, pyretisch, pyrogen
pyr|e|to|ge|net|ic [,paɪrətəʊdʒə'netɪk]
adj: fieberauslösend, pyretogen, pyrogen; fiebererzeugend, pyrogen, pyretisch
pyr|e|to|gen|ic [,paɪrətəʊ'dʒenɪk] *adj*:
fieberauslösend, pyrogen, pyretogen
pyr|e|tog|e|nous [paɪrə'tɑdʒənəs, paɪre-]
adj: fieberauslösend, pyrogen, pyretogen
pyr|ex|ia [paɪ'reksɪə] *noun*: Fieber *nt*,
fieberhafte Erkrankung *f*, Pyrexie *f*

pyr|ex|i|o|gen|ic [paɪ,reksɪəʊ'dʒenɪk]
adj: fieberauslösend, pyrogen, pyretogen
pyr|i|dine ['pɪrɪdiːn, -dɪn] *noun*: Pyridin
nt
pyr|i|dox|al [,pɪrə'dɑksəl, -sæl] *noun*:
Pyridoxal *nt*
pyridoxal phosphate: Codecarboxyla-
se *f*, Pyridoxalphosphat *nt*
pyr|i|dox|a|mine [,pɪrɪ'dɑksəmiːn] *noun*:
Pyridoxamin *nt*
pyr|i|dox|ine [,pɪrɪ'dɑksiːn, -sɪn] *noun*:
Pyridoxin *nt*, Vitamin B₆ *nt*
pyr|i|mi|dine [paɪ'rɪmɪdiːn, 'pɪrəmɪdiːn]
noun: Pyrimidin *nt*
pyr|o|gen|ic [,paɪrəʊ'dʒenɪk] *adj*: fie-
berauslösend, pyrogen, pyretogen
pyr|o|ma|nia [,paɪrə'meɪnɪə, -jə] *noun*:
Pyromanie *f*
pyr|o|phos|phate [,paɪrəʊ'fɑsfeɪt] *noun*:
Pyrophosphat *nt*
pyr|o|sis [paɪ'rəʊsɪs] *noun*: Sodbrennen
nt, Pyrosis *f*
pyr|u|vate [paɪ'ruːveɪt, pɪ-] *noun*: Pyru-
vat *nt*
pyu|ria [paɪ'jʊərɪə] *noun*: Pyurie *f*

P

Q

quadꞏranꞏtaꞏnoꞏpia [ˌkwɑdrᴂntəˈnəʊpɪə] *noun*: Quadrantenanopsie *f*
quadꞏriꞏceps [ˈkwɑdrɪseps]: **I** *noun, plural* **-ceps, -cepsꞏes** [-ˌsepsɪz] Quadrizeps *m*, Musculus quadriceps femoris **II** *adj* vierköpfig
quadꞏriꞏcipꞏiꞏtal [ˌkwɑdrɪˈsɪpɪtl] *adj*: Quadrizeps-
quadꞏriꞏpleꞏgia [ˌkwɑdrɪˈpliːdʒ(ɪ)ə] *noun*: hohe Querschnittslähmung *f*, Quadriplegie *f*
quaꞏdriꞏpleꞏgic [ˌkwɑdrɪˈpliːdʒɪk] *adj*: quadriplegisch, tetraplegisch

quaꞏsiꞏdomꞏiꞏnant [ˌkweɪzɪˈdɑmɪnənt] *adj*: quasidominant
quatꞏerꞏnarꞏy [ˈkwɑtərneriː, kwəˈtɜːrnərɪ] *adj*: quarternär
quick [kwɪk] *noun*: **1.** Nagelhäutchen *nt*, Eponychium *nt* **2.** Nagelhaut *f*, Cuticula *f*, Perionychium *nt*, Perionyx *m*
quickꞏsilꞏver [ˈkwɪksɪlvər] *noun*: Quecksilber *nt*; (*chem.*) Hydrargyrum *nt*
quinꞏiꞏdine [ˈkwɪnɪdiːn, -dɪn] *noun*: Chinidin *nt*
quiꞏnine [ˈkwɪnɪn, kwɪˈniːn] *noun*: Chinin *nt*
quiꞏninꞏism [ˈkwaɪnɪnɪzəm, ˈkwɪn-] *noun*: Chininvergiftung *f*, Chinchonismus *m*
quinꞏoꞏlines [ˈkwɪnəliːnz] *plural*: Chinoline *pl*
quinꞏoꞏlones [ˈkwɪnələʊnz] *plural*: Chinolone *pl*
quoꞏtidꞏiꞏan [kwəʊˈtɪdɪən] *adj*: täglich
quoꞏtient [ˈkwəʊʃnt] *noun*: Quotient *m*
blood quotient: Färbeindex *m*, Hämoglobinquotient *m*

Q

R

rab|id ['ræbɪd] *adj*: **1.** tollwütig **2.** rasend, wütend

ra|bies ['reɪbiːz] *noun*: Tollwut *f*, Rabies *f*, Lyssa *f*

ra|bi|form ['reɪbɪfɔːrm] *adj*: tollwutähnlich, rabiform

race [reɪs] *noun*: Rasse *f*; Gattung *f*, Unterart *f*

rac|e|mose ['ræsəməʊz] *adj*: traubenförmig, Trauben-

ra|chi|al ['reɪkɪəl] *adj*: → rachidial

ra|chi|al|gia [ˌreɪkɪ'ældʒ(ɪ)ə] *noun*: Wirbelsäulenschmerz *m*, Rachi(o)algie *f*

ra|chid|i|al [rə'kɪdɪəl] *adj*: Wirbelsäulen-, Rückgrat-, Spinal-, Rachi(o)-, Rhachi(o)-

ra|chid|i|an [rə'kɪdɪən] *adj*: → rachidial

ra|chi|o|pla|thy [ˌreɪkɪ'apəθɪ] *noun*: Wirbelsäulenerkrankung *f*, Spondylopathie *f*

ra|chi|ot|o|my [ˌreɪkɪ'atəmɪ] *noun*: **1.** Kolumnotomie *f*, Rhachi(o)tomie *f* **2.** Laminektomie *f*

ra|chip|a|gus [rə'kɪpəgəs] *noun*: R(h)achipagus *m*

ra|chis ['reɪkɪs] *noun, plural* **-es, ra|chi|des** ['rækədiːz]: Wirbelsäule *f*, Columna vertebralis

ra|chis|chi|sis [rə'kɪskəsɪs] *noun*: R(h)achischisis *f*

ra|chit|ic [rə'kɪtɪk] *adj*: rachitisch

ra|chi|tis [rə'kaɪtɪs] *noun*: **1.** Rachitis *f* **2.** entzündliche Wirbelsäulenerkrankung *f*

rach|i|to|gen|ic [ˌrækɪtəʊ'dʒenɪk] *adj*: Rachitis rachitogen

ra|chit|o|my [rə'kɪtəmɪ] *noun*: Kolumnotomie *f*, Rhachiotomie *f*

ra|cial ['reɪʃl] *adj*: rassisch, Rassen-

ra|di|al ['reɪdɪəl, -jəl] *adj*: **1.** (*anatom.*) radial, Radial-, Radius-, Speichen- **2.** radial, strahlenförmig, strahlig, Strahlen-, Radial-

ra|di|ant ['reɪdɪənt]: **I** *noun* Strahl *m*, Strahlungspunkt *m* **II** *adj* (aus-)strahlend, aussendend, Strahlungs-

ra|di|a|tion [reɪdɪ'eɪʃn] *noun*: **1.** (Aus-)Strahlung *f*, (Aus-)Strahlen *nt*, Radiation *f* **contaminated with radiation**

strahlenverseucht **2.** (*anatom.*) Strahlung *f*, Radiatio *f*

acoustic radiation: Hörstrahlung *f*, Radiatio acustica

beta radiation: Betastrahlung *f*, β-Strahlung *f*

corpuscular radiation: Teilchen-, Korpuskelstrahlung *f*

gamma radiation: Gammastrahlung *f*, γ-Strahlung *f*

optic radiation: Gratiolet-Sehstrahlung *f*, Radiatio optica

particulate radiation: Teilchen-, Korpuskularstrahlung *f*

preoperative radiation: Vorbestrahlung *f*, präoperative Bestrahlung *f*

ra|di|a|tion|al [reɪdɪ'eɪʃnl] *adj*: Strahlungs-

ra|dic|u|lar [rə'dɪkjələr] *adj*: **1.** radikulär, Wurzel-, Radikul(o)- **2.** (*chem.*) Radikal

ra|dic|u|lec|to|my [rəˌdɪkjə'lektəmɪ] *noun*: **1.** Wurzelresektion *f*, Radikulektomie *f* **2.** Rhizotomie *f*, Rhizotomia *f*, Radikulotomie *f*

ra|dic|u|li|tis [rəˌdɪkjə'laɪtɪs] *noun*: Radikulitis *f*, Wurzelentzündung *f*

ra|dic|u|lo|gan|gli|on|li|tis [rəˌdɪkjələʊˌgæŋglɪ'naɪtɪs] *noun*: Radikuloganglionitis *f*

ra|dic|u|lo|me|nin|go|my|el|li|tis [rəˌdɪkjələʊmɪˌnɪŋgəʊmaɪə'laɪtɪs] *noun*: Radikulomeningomyelitis *f*, Meningomyeloradikulitis *f*

ra|dic|u|lo|my|el|lo|pla|thy [rəˌdɪkjələʊmaɪə'lapəθɪ] *noun*: Radikulomyelopathie *f*

ra|dic|u|lo|neu|ri|tis [rəˌdɪkjələʊnjʊə'raɪtɪs, -nʊ-] *noun*: Radikulitis *f*, Wurzelentzündung *f*

ra|dic|u|lo|neu|rop|a|thy [rəˌdɪkjələʊnjʊə'rapəθɪ] *noun*: Radikuloneuropathie *f*

ra|dic|u|lop|a|thy [rəˌdɪkjə'lapəθɪ] *noun*: Radikulopathie *f*

ra|di|o|ac|tion [ˌreɪdɪəʊ'ækʃn] *noun*: → radioactivity

ra|di|o|ac|tive [ˌreɪdɪəʊ'æktɪv] *adj*: radioaktiv

ra|di|o|ac|tiv|i|ty [ˌreɪdɪəʊæk'tɪvətɪ] *noun*: Radioaktivität *f*

ra|di|o|au|tog|ra|phy [ˌreɪdɪəʊɔː'tagrəfɪ] *noun*: Autoradiographie *f*, Autoradiografie *f*, Autohistoradiographie *f*, Autohistoradiografie *f*

ra|di|o|bi|ol|o|gy [ˌreɪdɪəʊbaɪ'alədʒɪ] *noun*: Strahlungsbiologie *f*, Radiobiologie *f*

ra|di|o|car|bon [ˌreɪdɪəʊ'kaːrbən] *noun*:

Radiokohlenstoff *m*, Radiokarbon *nt*
ra|di|o|car|di|o|gra|phy [ˌreɪdɪəʊˌkɑːrdɪ-
'agrəfɪ] *noun*: Radiokardiographie *f*,
Radiokardiografie *f*
ra|di|o|car|pal [ˌreɪdɪəʊ'kɑːrpl] *adj*: ra-
diokarpal
ra|di|o|cur|al|ble [ˌreɪdɪəʊ'kjʊərəbl] *adj*:
durch Strahlentherapie heilbar
ra|di|o|cys|ti|tis [ˌreɪdɪəʊsɪs'taɪtɪs] *noun*:
Strahlen-, Radiozystitis *f*
ra|di|o|dense ['reɪdɪəʊdens] *adj*: strah-
lendicht
ra|di|o|den|si|ty [ˌreɪdɪəʊ'densətɪ] *noun*:
Strahlendichte *f*, Strahlenundurchlässigkeit *f*
ra|di|o|der|ma|ti|tis [reɪdɪəʊˌdermə'taɪ-
tɪs] *noun*: Strahlendermatitis *f*, Radiodermatitis *f*
ra|di|o|di|ag|no|sis [reɪdɪəʊˌdaɪəg'nəʊ-
sɪs] *noun*: Radiodiagnose *f*
ra|di|o|dig|it|al [ˌreɪdɪəʊ'dɪdʒɪtl] *adj*: ra-
diodigital
ra|di|o|e|lec|tro|car|di|o|gra|phy [ˌreɪdɪəʊ-
ˌlektrəˌkɑːrdɪ'agrəfɪ] *noun*: Radio-
elektrokardiographie *f*, Radioelektrokardiografie *f*
ra|di|o|en|ceph|al|log|ra|phy [ˌreɪdɪəʊen-
ˌsefə'lagrəfɪ] *noun*: Radioenzephalo-
graphie *f*, Radioenzephalografie *f*
ra|di|o|gen|ic [ˌreɪdɪəʊ'dʒenɪk] *adj*: ra-
diogen
ra|di|o|gram ['reɪdɪəʊgræm] *noun*:
Röntgenbild *nt*, Röntgenaufnahme *f*
ra|di|o|graph ['reɪdɪəʊgræf] *noun*: I *noun*
Röntgenbild *nt*, Röntgenaufnahme *f* II
v ein Radiogramm machen; röntgen
ra|di|o|graph|ic [ˌreɪdɪəʊ'græfɪk] *adj*:
radiographisch, radiografisch
ra|di|og|ra|phy [reɪdɪ'agrəfɪ] *noun*:
Röntgen *nt*, Röntgenuntersuchung *f*,
Radiographie *f*, Radiografie *f*
contrast radiography: Röntgenkontrastdarstellung *f*
double-contrast radiography: Doppelkontrastmethode *f*, Bikontrastmethode *f*
ra|di|o|hu|mer|al [ˌreɪdɪəʊ'(h)juːmərəl]
adj: radiohumeral, humeroradial
ra|di|o|im|mu|no|as|say [ˌreɪdɪəʊˌɪmjʊ-
nəʊ'æseɪ] *noun*: Radioimmunoassay *m*
ra|di|o|im|mu|no|de|tec|tion [ˌreɪdɪəʊ-
ˌɪmjənəʊdɪ'tekʃn] *noun*: Radioim-
mundetektion *f*
ra|di|o|im|mu|no|dif|fu|sion [ˌreɪdɪəʊˌɪm-
jənəʊdɪ'fjuːʒn] *noun*: Radioimmun-
diffusion *f*, Radioimmunodiffusion *f*
ra|di|o|im|mu|no|e|lec|tro|pho|re|sis [reɪ-
dɪəʊˌɪmjənəʊɪˌlektrəʊfə'riːsɪs] *noun*:
Radioimmunoelektrophorese *f*
ra|di|o|i|so|tope [ˌreɪdɪəʊ'aɪsətəʊp] *noun*:

radioaktives Isotop *nt*, Radioisotop *nt*
ra|di|o|ky|mog|ra|phy [ˌreɪdɪəʊkaɪ'mag-
rəfɪ] *noun*: Flächenkymographie *f*,
Röntgenkymographie *f*, Flächenkymo-
grafie *f*, Röntgenkymografie *f*
ra|di|o|la|belled [ˌreɪdɪəʊ'leɪbəlt] *adj*:
radioaktivmarkiert
ra|di|o|log|ic [ˌreɪdɪəʊ'ladʒɪk] *adj*: ra-
diologisch
ra|di|ol|o|gy [reɪdɪ'alədʒɪ] *noun*: Strah-
lenkunde *f*, Strahlenheilkunde *f*, Ra-
diologie *f*
ra|di|o|lu|cen|cy [ˌreɪdɪəʊ'luːsnsɪ] *noun*:
Strahlendurchlässigkeit *f*
ra|di|o|lu|cent [ˌreɪdɪəʊ'luːsənt] *adj*:
strahlendurchlässig
ra|di|o|mus|cu|lar [ˌreɪdɪəʊ'mʌskjələr]
adj: radiomuskulär
ra|di|o|ne|cro|sis [ˌreɪdɪəʊnɪ'krəʊsɪs]
noun: Strahlen-, Radionekrose *f*
ra|di|o|neu|ri|tis [ˌreɪdɪəʊnjʊə'raɪtɪs]
noun: Strahlen-, Radioneuritis *f*
ra|di|o|nu|clide [ˌreɪdɪəʊ'n(j)uːklaɪd]
noun: radioaktives Nuklid *nt*, Radio-
nuklid *id*
radio-opacity *noun*: Strahlendichte *f*,
Strahlenundurchlässigkeit *f*
ra|di|o|pac|i|ty [ˌreɪdɪəʊ'pæsətɪ] *noun*:
Strahlendichte *f*, Strahlenundurchlässigkeit *f*
ra|di|o|paque [ˌreɪdɪəʊ'peɪk] *adj*: strah-
lendicht, strahlenundurchlässig; rönt-
gendicht
ra|di|o|par|ent [reɪdɪəʊ'pærənt] *adj*:
strahlendurchlässig
ra|di|o|pa|thol|o|gy [ˌreɪdɪəʊpə'θalədʒɪ]
noun: Strahlenpathologie *f*
ra|di|o|phar|ma|ceu|ti|cals [ˌreɪdɪəʊˌfɑːr-
mə'suːtɪkls] *plural*: Radiopharmaka *pl*
ra|di|o|re|sis|tant [ˌreɪdɪəʊrɪ'zɪstənt]
adj: strahlenunempfindlich, strahlen-
resistent
ra|di|o|scop|ic [ˌreɪdɪəʊ'skapɪk] *adj*: ra-
dioskopisch
ra|di|os|co|py [ˌreɪdɪ'askəpɪ] *noun*: Rönt-
genuntersuchung *f*, Röntgendurchleuchtung *f*, Radioskopie *f*
ra|di|o|sen|si|bil|i|ty [ˌreɪdɪəʊˌsensə'bɪl-
ətɪ] *noun*: Strahlenempfindlichkeit *f*
ra|di|o|sen|si|tive [ˌreɪdɪəʊ'sensətɪv]
adj: strahlenempfindlich
ra|di|o|sen|si|tive|ness [ˌreɪdɪəʊ'sensə-
tɪvnɪs] *noun*: Strahlenempfindlichkeit *f*
ra|di|o|sen|si|tiv|i|ty [ˌreɪdɪəʊsensɪ'tɪvə-
tɪ] *noun*: Strahlenempfindlichkeit *f*
ra|di|o|ther|a|py [ˌreɪdɪəʊ'θerəpɪ] *noun*:
Bestrahlung *f*, Strahlentherapie *f*, Radiotherapie *f*
short-distance radiotherapy: Brachy-

R

therapie f

supervoltage radiotherapy: Supervolt-therapie f, Hochvolttherapie f, Megavolttherapie f

ra|di|o|tracer ['reɪdɪəʊtreɪsər] *noun:* radioaktiver Tracer m, Radiotracer m

ra|di|o|trans|par|en|cy [reɪdɪəʊ,træns-'peərənsɪ] *noun:* Strahlendurchlässigkeit f

ra|di|o|trans|par|ent [reɪdɪəʊ,træns-'pærənt] *adj:* strahlendurchlässig

ra|di|o|ul|nar [,reɪdɪəʊ'ʌlnər] *adj:* radioulnar, ulnoradial

ra|di|um ['reɪdɪəm] *noun:* Radium nt

ra|di|us ['reɪdɪəs] *noun, plural* **-di|us|es, -di|i** [-dɪaɪ]: **1.** Radius m **2.** (*anatom.*) Speiche f, Radius m

rage [reɪdʒ] *noun:* Wut f, Raserei f, Wutanfall m

ra|go|cyte ['rægəsaɪt] *noun:* Ragozyt m, Rhagozyt m

rales [ræls, rɑːlz] *plural:* Rasselgeräusche pl

cavernous rales: Kavernenjauchzen nt

dry rales: trockene Rasselgeräusche pl

moist rales: feuchte Rasselgeräusche pl

ra|mi|fi|ca|tion [,ræmɪfɪ'keɪʃn] *noun:* **1.** Verzweigung f, Verästelung f, Aufzweigung f **2.** Zweig m, Spross m

ra|mi|sec|tion [,ræmɪ'sekʃn] *noun:* Ramikotomie f, Ramisektion f

ra|mus ['reɪməs] *noun, plural* **-mi** [-maɪ]: Ast m, Zweig m, Ramus m

ramus of ischium: Sitzbeinast m, Ramus ossis ischii

ramus of mandible: Unterkieferast m, Ramus mandibulae

pubic ramus: Schambeinast m, Ramus ossis pubis

range [reɪndʒ] *noun:* **1.** (Aktions-)Radius m; Reichweite f; (Mess-, Skalen-) Bereich m; (*Gelenk*) Spiel-, Freiraum m **2.** Streuungsbreite f, Bereich m

ra|phe ['reɪfɪ] *noun, plural* **-phae** [-fiː]: Naht f, Verwachsungsnaht f, Raphe f, Rhaphe f

raphe of penis: Penisnaht f, Raphe penis

perineal raphe: Perinealraphe f, Raphe perinei

rap|ture ['ræptʃər] *noun:* Entzückung nt, Verzückung f, Begeisterung f; Begeisterungstaumel m, Ekstase f

rar|e|fac|tion [reərə'fækʃn] *noun:* **1.** (*physik.*) Verdünnung f **2.** (*patholog.*) Rarefizierung f, Rarefactio f, Rarefactio f

rash [ræʃ] *noun:* **1.** Ausschlag m, Exanthem nt **2.** Vorexanthem nt, Rash m/nt

butterfly rash: Schmetterlingserythem nt

diaper rash: Windeldermatitis f, Dermatitis ammoniacalis

heat rash: Roter Hund m, tropische Flechte f, Miliaria rubra

influenza rash: Grippeexanthem nt

measles rash: Masernexanthem nt

nettle rash: Nesselausschlag m, Nesselfieber nt, Urtikaria f

ras|pa|to|ry ['ræspətɔːriː] *noun:* Raspatorium nt

rat [ræt] *noun:* Ratte f

rate [reɪt] *noun:* Quote f, Rate f; Geschwindkeit f, Tempo nt **at the rate of** im Verhältnis von

basal metabolic rate: Basal-, Grundumsatz m

baseline heart rate: Basalfrequenz f, Basisfrequenz f

birth rate: Geburtenziffer f, Natalität f

death rate: Sterbe-, Sterblichkeitsziffer f

dose rate: Dosisleistung f

erythrocyte sedimentation rate: Blutkörperchensenkung f, Blutkörperchensenkungsgeschwindigkeit f, Blutsenkung f

fatality rate: Sterbe-, Sterblichkeitsziffer f

heart rate: Herzfrequenz f

maternal mortality rate: maternale Mortalität f

mitotic rate: Mitoserate f

morbidity rate: Morbidität f

mortality rate: Mortalitätsrate f, -ziffer f

neonatal mortality rate: neonatale Mortalität f

perinatal mortality rate: perinatale Mortalität f

pulse rate: Pulsfrequenz f; Puls m

respiration rate: Atemfrequenz f

ra|tio ['reɪʃ(ɪ)əʊ] *noun, plural* **-tios:** Verhältnis nt; Verhältniszahl f; Quotient m

A-G ratio: → *albumin-globulin ratio*

albumin-globulin ratio: Albumin-Globulin-Quotient m, Eiweißquotient m

calcium/phosphorus ratio: Calcium/Phosphor-Quotient m

energy ratio: Energiequotient m

ra|tio|nal|i|za|tion [,ræʃənəlɪ'zeɪʃn] *noun:* Rationalisierung f

ray [reɪ]: **I** *noun* Strahl m; Lichtstrahl m **II** *v* ausstrahlen

alpha rays: α-Strahlen pl, Alphastrahlen pl

beta rays: Betastrahlen pl, β-Strahlen pl

Bucky's rays: Bucky-Strahlen pl, Grenzstrahlen pl

cathode rays: Kathodenstrahlen pl

roentgen rays: Röntgenstrahlen pl,

Röntgenstrahlung *f*

re|ac|tant [rɪ'æktənt] *noun*: Reaktions-
partner *m*, Reaktant *m*

re|ac|tion [rɪ'ækʃn] *noun*: Reaktion *f* (*to*
auf; *against* gegen); Rück-, Gegenwir-
kung *f* (*on* auf)

acute-phase reaction: Akute-Phase-
Reaktion *f*

alarm reaction: Alarmreaktion *f*

Berlin blue reaction: Berliner-Blau-Reaktion *f*, Ferriferrocyanid-Reaktion *f*

complement binding reaction: → *complement fixation reaction*

complement fixation reaction: Komplementbindungsreaktion *f*

conversion reaction: Konversionshys-
terie *f*, Konversionsneurose *f*, Konversionsreaktion *f*

graft-versus-host reaction: Transplantat-Wirt-Reaktion *f*, Graft-versus-Host-
Reaktion *f*, GvH-Reaktion *f*

GVH reaction: → *graft-versus-host reaction*

hemolytic transfusion reaction: hämolytischer Transfusionszwischenfall *m*

host-versus-graft reaction: Wirt-anti-
Transplantat-Reaktion *f*, Host-versus-
Graft-Reaktion *f*

HVG reaction: → *host-versus-graft reaction*

immune reaction: Immunantwort *f*,
Immunreaktion *f*

immunological reaction: → *immune
reaction*

late reaction: Spätreaktion *f*

leukemic reaction: → *leukemoid reaction*

leukemoid reaction: leukämoide Reaktion *f*, Leukämoid *nt*

oxidation-reduction reaction: → *redox
reaction*

Pándy's reaction: Pandy-Test *m*

Paul-Bunnell reaction: Paul-Bunnell-
Reaktion *f*

polymerase chain reaction: Polymera-
sekettenreaktion *f*

pseudoallergic reaction: pseudoallergische Reaktion *f*

redox reaction: Oxidations-Reduk-
tionsreaktion *f*, Redoxreaktion *f*

secondary reaction: Sekundärreaktion
f, Sekundärantwort *f*

transfusion reactions: Transfusionszwischenfälle *pl*

tuberculin reaction: Tuberkulinreak-
tion *f*

Wassermann reaction: Wassermann-
Reaktion *f*

Weil-Felix reaction: Weil-Felix-Reak-

tion *f*

Widal's reaction: Gruber-Widal-Reaktion *f*

re|ac|tive [rɪ'æktɪv] *adj*: rückwirkend,
gegenwirkend; empfänglich, reaktiv

re|a|gent [rɪ'eɪdʒənt] *noun*: Reagenz *nt*,
Reagens *nt*

re|a|gin [riː'eɪdʒɪn, -gɪn] *noun*: Reagin
nt, IgE-Antikörper *m*

re|cal|ci|fi|ca|tion [rɪˌkælsəfɪ'keɪʃn]
noun: Rekalzifizierung *f*, Rekalzifika-
tion *f*

re|can|al|i|za|tion [rɪˌkænəlɪ'zeɪʃn] *noun*:
Rekanalisierung *f*

re|cep|tive [rɪ'septɪv] *adj*: **1.** aufnahme-
fähig, empfänglich (*to, of* für) **2.** rezep-
tiv, sensorisch, Rezeptoren-, Reiz-, Sin-
nes-

re|cep|tor [rɪ'septər] *noun*: Rezeptor *m*

alpha receptors: Alpharezeptoren *pl*

beta receptors: Betarezeptoren *pl*

insulin receptors: Insulinrezeptoren *pl*

receptor-mediated *adj*: rezeptor-gesteu-
ert, rezeptor-vermittelt

re|cess [rɪ'ses, 'riːses] *noun*: Nische *f*,
Recessus *m*

accessory recess of elbow: Recessus
sacciformis articulationis cubiti

axillary recess: Recessus axillaris

chiasmatic recess: Recessus opticus

cochlear recess: Recessus cochlearis

elliptical recess (of vestibule): Recessus ellipticus

epitympanic recess: Kuppelraum *m*,
Epitympanum *nt*, Recessus epitympanicus

Hyrtl's recess: → *epitympanic recess*

inferior ileocecal recess: Recessus ileocaecalis inferior

infundibular recess: Recessus infundi-
bularis/infundibuli

recess of infundibulum: Recessus in-
fundibularis/infundibuli

lateral recess of fourth ventricle: Recessus lateralis ventriculi quarti

omental recess: Recessus omentalis

optic recess: Recessus opticus

pineal recess: Recessus pinealis

piriform recess: Recessus piriformis

pleural recess: Pleurasinus *pl*, Recessus pleurales

preoptic recess: Recessus preopticus

retrocecal recess: Retrozäkalgrube *f*,
Recessus retrocaecalis

sacciform recess of distal radioulnar
joint: Recessus sacciformis articulationis radioulnaris distalis

sphenoethmoidal recess: Recessus
sphenoethmoidalis

spherical recess: Recessus sphericus

splenic recess: Recessus lienalis bursae omentalis

subhepatic recess: Recessus subhepaticus

subphrenic recess: Recessus subphrenicus

subpopliteal recess: Recessus subpopliteus

supraoptic recess: Recessus supraopticus

suprapineal recess: Recessus suprapinealis

Tarini's recess: Recessus anterior fossae interpeduncularis

recesses of tympanic membrane: Trommelfelltaschen pl, Recessus membranae tympanicae

vertebromediastinal recess: Recessus vertebromediastinalis

re|ces|sive [rɪ'sesɪv] adj: (genet.) rezessiv

re|cip|i|ent [rɪ'sɪpɪənt]: I noun Empfänger m II adj empfänglich, aufnahmefähig (to, of für); aufnehmend

general recipient: Universalempfänger m

universal recipient: Universalempfänger m

re|cir|cu|la|tion [rɪˌsɜrkjə'leɪʃn] noun: Rezirkulation f, Kreislauf m

re|con|sti|tu|ent [ˌriːkən'stɪtʃəwənt] noun: Kräftigungs-, Stärkungsmittel nt, Roborans nt

re|con|sti|tu|tion [riːˌkɒnstɪ't(j)uːʃn] noun: Wiederherstellung f, Neubildung f, Rekonstitution f

re|con|struc|tion [riːkən'strʌkʃn] noun: Wiederaufbau m, Rekonstruktion f

re|con|struc|tive [riːkən'strʌktɪv] adj: (Operation) wiederaufbauend, rekonstruktiv

re|cord|ing [rɪ'kɔːrdɪŋ] noun: 1. Aufzeichnung f, Registrierung f; (Band-)Aufnahme f 2. (EKG) Ableitung f

limb recording: Extremitätenableitung f

re|cov|er [rɪ'kʌvər]: I vt (Bewusstsein) wiedererlangen II vi 1. genesen, gesunden; sich erholen (from, of von) 2. (Bewusstsein) wiedererlangen, wieder zu sich kommen

re|cov|er|y [rɪ'kʌvərɪ] noun: 1. (Bewusstsein) Wiedererlangung f 2. Genesung f, Gesundung f, Rekonvaleszenz f; Erholung f make a quick recovery sich schnell erholen (from von); past/beyond recovery unheilbar

full recovery: vollständige/komplette Wiederherstellung f, Restitutio ad integrum

re|cru|des|cence [ˌriːkruː'desəns] noun: 1. Wiederverschlimmerung f, Rekrudeszenz f 2. Rückfall m, Rezidiv nt

re|cru|des|cent [ˌriːkruː'desənt] adj: rekrudeszent; rezidivierend

rec|tal ['rektl] adj: rektal

rec|tal|gia [rek'tældʒ(ɪ)ə] noun: Proktalgie f

rec|tec|to|my [rek'tektəmɪ] noun: Rektumresektion f

rec|ti|tic [rek'taɪtɪk] adj: rektitisch, proktitisch

rec|ti|tis [rek'taɪtɪs] noun: Proktitis f, Mastdarmentzündung f, Rektitis f

rec|to|ab|dom|i|nal [ˌrektəʊæb'dɑmɪnl] adj: rektoabdominal

rec|to|a|nal [ˌrektəʊ'eɪnl] adj: anorektal

rec|to|cele ['rektəʊsiːl] noun: Rektozele f, Hernia rectovaginalis

rec|to|coc|cy|ge|al [ˌrektəʊkɑk'siːdʒɪəl] adj: rektokokzygeal

rec|to|col|it|ic [ˌrektəʊkə'laɪtɪk] adj: rektokolitisch, koloproktitisch, proktokolitisch

rec|to|co|li|tis [ˌrektəʊkə'laɪtɪs] noun: Proktokolitis f, Koloproktitis f, Rektokolitis f

rec|to|per|i|ne|al [ˌrektəʊˌperɪ'niːəl] adj: rektoperineal

rec|to|pex|y ['rektəʊpeksɪ] noun: Rektopexie f

rec|to|plas|ty ['rektəʊplæstɪ] noun: Proktoplastik f

rec|to|ro|ma|nos|co|py [ˌrektəʊrəʊmə'nɑskəpɪ] noun: Rektosigmoid(e)oskopie f

rec|tos|co|py [rek'tɑskəpɪ] noun: Mastdarmspiegelung f, Rektoskopie f

rec|to|sig|moid [ˌrektəʊ'sɪgmɔɪd]: I noun Rektum und Sigma, Rektosigma nt II adj rektosigmoidal

rec|to|sig|moi|dec|to|my [rektəˌsɪgmɔɪ'dektəmɪ] noun: Rektosigmoidektomie f

rec|to|ste|no|sis [ˌrektəʊstɪ'nəʊsɪs] noun: Mastdarm-, Rektumstenose f

rec|tos|to|my [rek'tɑstəmɪ] noun: Rekto-, Proktostomie f

rec|tot|o|my [rek'tɑtəmɪ] noun: Rekto-, Proktotomie f

rec|to|u|re|thral [ˌrektəʊjʊə'riːθrəl] adj: rektourethral

rec|to|u|ter|ine [ˌrektəʊ'juːtərɪn, -raɪn] adj: rektouterin, uterorektal

rec|to|vag|i|nal [ˌrektəʊ'vædʒənl, -və'dʒaɪnl] adj: rektovaginal

rec|to|ves|i|cal [ˌrektəʊ'vesɪkl] adj: rektovesikal, vesikorektal

rec|to|vul|var [ˌrektəʊ'vʌlvər] adj: rek-

R

tovulvär, rektovulvar, vulvorektal

rec|tum ['rektəm] *noun, plural* **-tums, -ta**
[-tə]: End-, Mastdarm *m*, Rektum *nt*,
Intestinum rectum

re|cu|per|a|tion [rɪˌk(j)uːpəˈreɪʃn] *noun*:
Genesung *f*

re|cur|rence [rɪˈkɜrəns] *noun*: Wieder-
kehr *f*, Wiederauftreten *nt*; Rückfall *m*,
Rezidiv *nt*

suture line recurrence: Anastomosen-
rezidiv *nt*

re|cur|rent [rɪˈkɜrənt] *adj*: (regelmäßig
oder ständig) wiederkehrend, rezidivierend, rekurrent; periodisch, inter-
mittierend; gewohnheitsmäßig, rezidivierend, habituell, habitual

re|cur|ring [rɪˈkɜrɪŋ] *adj*: wiederauftre-
tend, rezidivierend, palindromisch

red|den|ing ['rednɪŋ] *noun*: Rötung *f*

re|dia ['riːdɪə] *noun, plural* **-di|ae** [dɪˌiː]:
Redia *f*, Redie *f*, Stablarve *f*

red|ness ['rednɪs] *noun*: Röte *f*; Rötung *f*

re|dox ['riːdɑks] *noun*: Oxidation-Re-
duktion *f*, Redox(-Reaktion *f*)

re|dresse|ment [rɪdresˈment] *noun*: Re-
dressement *nt*

re|duce [rɪˈd(j)uːs] *v*: **1.** herabsetzen,
verringern, vermindern, verkleinern,
reduzieren (*by* um; *to* auf); drosseln,
senken; (*Schmerz*) lindern; (*Lösung*)
schwächen, verdünnen **2.** reduzieren

re|du|ci|ble [rɪˈd(j)uːsɪbl] *adj*: (*Fraktur*)
einrenkbar, einrichtbar, reponibel, reponierbar

re|duc|tase [rɪˈdʌkteɪz] *noun*: Redukta-
se *f*

re|flec|tion [rɪˈflekʃn] *noun*: **1.** Reflexion
f, Reflektierung *f*; (Wieder-)Spiegelung
f; Spiegelbild *nt* **2.** (*anatom.*) Zurück-
biegung *f* **3.** (*anatom.*) Umschlagsfalte
f, Duplikatur *f*

re|flec|tor [rɪˈflektər] *noun*: Beleuch-
tungs-, Reflektorspiegel *m*, Reflektor *m*

re|flex ['riːfleks]: **I** *noun* **1.** Reflex *m* **2.**
→*reflection 1.* **II** *adj* **3.** reflektorisch,
Reflex- **4.** (*Licht*) zurückgeworfen, reflektiert **5.** (*anatom.*) zurückgebogen,
reflektiert

accommodation reflex: Naheinstellungsreaktion *f*, Akkommodationsreflex *m*

Achilles tendon reflex: Achillessehnenreflex *m*

adductor reflex: Adduktorenreflex *m*

anal reflex: Analreflex *m*

ankle reflex: Achillessehnenreflex *m*

aortic reflex: Depressorreflex *m*

Aschner's reflex: Aschner-Dagnigni-
Bulbusreflex *m*, okulokardialer Reflex

m, Bulbusdruckreflex *m*

attitudinal reflexes: Stellreflexe *pl*

axon reflex: Axonreflex *m*

Bainbridge reflex: Bainbridge-Reflex *m*

behavior reflex: erworbener/bedingter
Reflex *m*

Bezold-Jarisch reflex: Bezold-Jarisch-
Reflex *m*

biceps reflex: Bizeps(sehnen)reflex *m*

blink reflex: Korneal-, Blinzel-, Lidreflex *m*

brachioradial reflex: Radius-, Radiusperiostreflex *m*

bulbocavernous reflex: Bulbocavernosus-Reflex *m*

carotid sinus reflex: **1.** Karotissinusreflex *m* **2.** Karotissinussyndrom *nt*,
hyperaktiver Karotissinusreflex *m*,
Charcot-Weiss-Baker-Syndrom *nt*

carpometacarpal reflex: Karpometa-
karpalreflex *m*

conditioned reflex: erworbener/be-
dingter Reflex *m*

conjunctival reflex: Konjunktivalreflex *m*

corneal reflex: **1.** (*neurol.*) Korneal-,
Blinzel-, Lidreflex *m* **2.** (*ophthal.*)
Hornhautreflex *m*, -reflexion *f*

corticopupillary reflex: Haab-Reflex
m, Rindenreflex *m* der Pupille

cremasteric reflex: Hoden-, Kremas-
terreflex *m*

defense reflexes: Abwehrreflexe *pl*

depressor reflex: Depressorreflex *m*

elbow reflex: Trizepssehnenreflex *m*

embrace reflex: Moro-Reflex *m*

escape reflex: Fluchtreflex *m*

Euler-Liljestrand reflex: (von) Euler-
Liljestrand-Reflex *m*

extrinsic reflex: Fremdreflex *m*

eyeball compression reflex: →*eyeball-
heart reflex*

eyeball-heart reflex: okulokardialer
Reflex *m*, Bulbusdruckreflex *m*, Asch-
ner-Dagnigni-Bulbusdruckversuch *m*

Haab's reflex: Haab-Reflex *m*, Rindenreflex *m* der Pupille

inborn reflex: angeborener Reflex *m*

intrinsic reflex: Eigenreflex *m*

knee reflex: Patellarsehnenreflex *m*,
Quadrizepssehnenreflex *m*

learned reflex: erlernter Reflex *m*

lid reflex: Korneal-, Blinzel-, Lidreflex *m*

light reflex: **1.** Trommelfellreflex *m*, Lichtreflex *m* **2.** (*ophthal.*) Lichtreflex *m*

masseter reflex: Masseter-, Unterkieferreflex *m*

monosynaptic reflex: monosynapti-
scher Reflex *m*

Moro's reflex: Moro-Reflex *m*

near reflex: Naheinstellungsreaktion *f*, Konvergenzreaktion *f*, Akkommodationsreflex *m*
nose-bridge-lid reflex: Orbicularis-oculi-Reflex *m*
opticofacial reflex: Blinzelreflex *m*
orbicularis oculi reflex: Orbicularis-oculi-Reflex *m*
palatal reflex: Gaumenreflex *m*
palatine reflex: Gaumenreflex *m*
patellar reflex: → *patellar tendon reflex*
patellar tendon reflex: Patellarsehnenreflex *m*, Quadrizepsreflex *m*
penile reflex: Bulbocavernosus-Reflex *m*
perianal reflex: Analreflex *m*
pharyngeal reflex: **1.** Würg(e)reflex *m* **2.** Schluckreflex *m*
proprioceptive reflex: propriozeptiver Reflex *m*, Eigenreflex *m*
pupillary reflex: **1.** Pupillenreflex *m* **2.** (*Pupille*) Lichtreaktion *f*
pupillary accommodation reflex: Akkommodationsreaktion *f*, Naheinstellungsreaktion *f*
quadriceps reflex: Patellarsehnenreflex *m*, Quadrizepssehnenreflex *m*
radial reflex: → *radioperiostal reflex*
radioperiostal reflex: Periostreflex *m*, Radiusperiostreflex *m*
righting reflexes: Stellreflexe *pl*
spinator reflex: → *radioperiostal reflex*
stretch reflex: Muskeldehnungsreflex *m*
styloradial reflex: → *radioperiostal reflex*
sucking reflex: Saugreflex *m*
triceps reflex: Trizepssehnenreflex *m*
triceps surae reflex: Achillessehnenreflex *m*
unconditioned reflex: unbedingter Reflex *m*
withdrawal reflex: **1.** Wegziehreflex *m*, Fluchtreflex *m* **2.** Beuge-, Flexorreflex *m*
re|flex|o|gen|ic [ˌrɪfleksə'dʒenɪk] *adj*: reflexogen
re|flux ['riːflʌks] *noun*: Reflux *m*
duodenogastric reflux: duodenogastrischer Reflux *m*
gastroesophageal reflux: gastroösophagealer Reflux *m*
intrarenal reflux: intrarenaler Reflux *m*
vesicoureteral reflux: vesikoureteraler Reflux *m*
re|frac|tion [rɪ'frækʃn] *noun*: **1.** (*Licht, Wellen*) Brechung *f*, Refraktion *f* **2.** Brechkraft *f* des Auges, Refraktion(svermögen *nt*) *f*
re|frac|tiv|i|ty [ˌrɪfræk'tɪvətɪ] *noun*: Brech(ungs)kraft *f*, Refraktionskraft *f*
re|frac|tom|e|try [ˌrɪfræk'tɑmətrɪ] *noun*:

Refraktometrie *f*
re|frac|to|ry [rɪ'fræktərɪ] *adj*: therapierefraktär
re|gen|er|a|tion [rɪˌdʒenə'reɪʃn] *noun*: Neubildung *f*, Erneuerung *f*, Regeneration *f*
re|gen|er|a|tive [rɪ'dʒenərətɪv, -ˌreɪtɪv] *adj*: regenerationsfähig, regenerativ
re|gion ['riːdʒn] *noun*: Region *f*, (Körper-)Gegend *f*, Regio *f*
abdominal regions: Bauchwandfelder *pl*, Regiones abdominales
axillary region: Achselgegend *f*, Regio axillaris
regions of the body: Körperregionen *pl*, Regiones corporis
dorsal regions: Rückenfelder *pl*, Regiones dorsales
epigastric region: Oberbauch(gegend *f*) *m*, Epigastrium *nt*, Regio epigastrica
frontal region: Stirngegend *f*, Frontalregion *f*, Regio frontalis
gluteal region: Gesäßregion *f*, Regio glutealis
lumbar region: Lende *f*, Lendengegend *f*, Regio lumbalis
occipital region: Hinterhauptsgegend *f*, Okzipitalregion *f*, Regio occipitalis
perineal region: Damm *m*, Dammgegend *f*, Regio perinealis
pubic region: Scham *f*, Schambeinregion *f*, Pubes *f*
umbilical region: Nabelgegend *f*, Regio umbilicalis
re|gress [rɪ'gres]: **I** *noun* → *regression* **II** *v* sich rückläufig entwickeln, sich zurückentwickeln
re|gres|sion [rɪ'greʃn] *noun*: **1.** Rückbildung *f*, Rückentwicklung *f*, rückläufige Entwicklung *f*, Regression *f* **2.** Rückwärtsbewegung *f*, Regression *f*
re|gres|sive [rɪ'gresɪv] *adj*: **1.** regressiv, Regressions- **2.** zurückgehend, rückläufig
re|gur|gi|ta|tion [rɪˌgɜrdʒɪ'teɪʃn] *noun*: Regurgitation *f*; Insuffizienz *f*
aortic regurgitation: Aorteninsuffizienz *f*, Aortenklappeninsuffizienz *f*
pulmonary regurgitation: Pulmonalisinsuffizienz *f*, Pulmonal(klappen)insuffizienz *f*
tricuspid regurgitation: Trikuspidalisinsuffizienz *f*, Trikuspidal(klappen)-insuffizienz *f*
valvular regurgitation: (Herz-)Klappeninsuffizienz *f*
re|ha|bil|i|ta|tion [ˌriː(h)ə,bɪlə'teɪʃn] *noun*: Rehabilitation *f*
re|im|plan|ta|tion [ˌriːɪmplæn'teɪʃn]

R

1137

noun: Wiedereinpflanzung *f*, Reimplantation *f*
tooth reimplantation: Zahnreplantation *f*
re|in|farc|tion [ri:ɪn'faːrkʃn] *noun*: Reinfarkt *m*
re|in|fec|tion [ri:ɪn'fekʃn] *noun*: **1.** Reinfektion *f* **2.** Reinfekt *m*
re|ject [rɪ'dʒekt] *v*: **1.** (*Transplantat*) abstoßen **2.** zurückweisen, abschlagen, ablehnen
re|jec|tion [rɪ'dʒekʃn] *noun*: Abstoßung *f*, Abstoßungsreaktion *f*
re|lapse ['ri:læps]: **I** *noun* Rückfall *m*, Relaps *m*; Rezidiv *nt* **II** *v* einen Rückfall erleiden
late relapse: Spätrezidiv *nt*
re|laps|ing [rɪ'læpsɪŋ] *adj*: wiederkehrend, rezidivierend
re|la|tive ['relətɪv]: **I** *noun* **1.** Verwandte(r *m*) *f* **2.** (verwandtes) Derivat *nt* **II** *adj* **3.** vergleichsweise, relativ, Verhältnis- **4.** bezüglich, Bezugs-
re|lax|ant [rɪ'læksənt] *noun*: Muskelrelaxanz *nt*
central muscle relaxants: zentrale Muskelrelaxanzien *pl*
peripheral muscle relaxants: periphere Muskelrelaxanzien *pl*
re|lax|a|tion [‚rɪlæk'seɪʃn] *noun*: Ent-, Ausspannung *f*; Erschlaffung *f*, Relaxation *f*
muscle relaxation: Muskelerschlaffung *f*, -entspannung *f*, -relaxation *f*
re|laxed [rɪ'lækst] *adj*: schlaff, kraftlos, atonisch
re|lease [rɪ'liːs]: **I** *noun* Ausschüttung *f*, Abgabe *f*; Freisetzung *f*, Freigabe *f* **II** *v* ausschütten, abgeben; freisetzen; auslösen
re|me|di|a|ble [rɪ'miːdɪəbl] *adj*: heilend, heilungsfördernd, kurativ
re|me|di|al [rɪ'miːdɪəl] *adj*: heilend, heilungsfördernd, kurativ
rem|e|dy ['remɪdɪ]: **I** *noun, plural* reme|dies Heilmittel *nt*, Arzneimittel *nt*, Arznei *f*, Remedium *nt*, Kur *f* (*for, against* gegen) **II** *v* heilen, kurieren (*for, against* gegen)
re|min|er|al|i|za|tion [rɪ‚mɪn(ə)rəlɪ'zeɪʃn] *noun*: Remineralisation *f*
re|mis|sion [rɪ'mɪʃn] *noun*: vorübergehende Besserung *f*, Remission *f*
complete remission: Vollremission *f*, komplette Remission *f*
partial remission: Teilremission *f*, partielle Remission *f*
re|mit|tent [rɪ'mɪtnt] *adj*: (vorübergehend) nachlassend, remittierend

rem|nant ['remnənt] *noun*: Residuum *nt*
re|mov|al [rɪ'muːvəl] *noun*: Ablösung *f*; Abnahme *f*, Abnehmen *nt*; (*chirurg.*) Ausräumung *f*, Ablation *f*, Abtragung *f*
disk removal: Nukleotomie *f*
re|nal ['riːnl] *adj*: renal, nephrogen
ren|i|form ['renɪfɔːrm] *adj*: nierenförmig, nierenartig, nephroid, reniform
re|nin ['riːnɪn] *noun*: Renin *nt*
ren|i|pel|vic [‚renɪ'pelvɪk] *adj*: Nierenbecken-
re|no|cor|ti|cal [‚riːnəʊ'kɔːrtɪkl] *adj*: Nierenrinden-
re|no|gas|tric [‚riːnəʊ'gæstrɪk] *adj*: renogastral, gastrorenal
re|no|gen|ic [‚riːnəʊ'dʒenɪk] *adj*: **1.** renal, nephrogen **2.** nephrogen
re|nog|ra|phy [rɪ'nɑgrəfɪ] *noun*: Nephrographie *f*, Nephrografie *f*
re|no|in|tes|ti|nal [‚riːnəʊɪn'testɪnl] *adj*: enterorenal, intestinorenal, renointestinal
re|no|pa|ren|chy|mal [‚riːnəʊpə'reŋkɪml] *adj*: renoparenchymal
re|nop|a|thy [rɪ'nɑpəθɪ] *noun*: Nierenerkrankung *f*, Renopathie *f*, Nephropathie *f*
re|no|trop|ic [‚riːnəʊ'trɑpɪk] *adj*: renotrop, nephrotrop
re|no|vas|cu|lar [‚riːnəʊ'væskjələr] *adj*: renovaskulär
Re|o|vir|i|dae [‚riːəʊ'vɪrədiː] *plural*: Reoviridae *pl*
re|pair [rɪ'peər]: **I** *noun* **1.** operative Versorgung *f*, Operation *f*; Technik *f*; Naht *f* **2.** Wiederherstellung *f*, Reparatur *f* **II** *v* **3.** operativ versorgen **4.** reparieren, ausbessern
re|pe|ti|tion [repɪ'tɪʃn] *noun*: Wiederholung *f*, Repetition *f*
re|pet|i|tive [rɪ'petɪtɪv] *adj*: (sich) wiederholend, repetitiv
re|place|ment [rɪ'pleɪsmənt] *noun*: Prothese *f*
hip replacement: Hüftendoprothese *f*, Hüftgelenkersatz *f*
total hip replacement: Hüfttotalendoprothese *f*, Hüft-TEP *f*
total joint replacement: Totalendoprothese *f*
re|plan|ta|tion [‚riːplæn'teɪʃn] *noun*: Replantation *f*
rep|li|case ['replɪkeɪz] *noun*: Replikase *f*, Replicase *f*
re|pro|duce [‚rɪprə'd(j)uːs] *v*: sich vermehren, sich fortpflanzen
re|pro|duc|tion [‚rɪprə'dʌkʃn] *noun*: **1.** Fortpflanzung *f*, Vermehrung *f*, Reproduktion *f* **2.** Replikation *f*, Duplikation

f, Reproduktion *f*; Vervielfältigung *f*; Kopie *f*

re|pro|duc|tive [rɪprə'dʌktɪv] *adj*: reproduzierend, (sich) fortpflanzend, (sich) vermehrend, Fortpflanzungs-, Reproduktions-

rep|til|ase ['reptɪleɪz] *noun*: Reptilase *f*

re|sect [rɪ'sekt] *v*: weg-, ausschneiden, resezieren

re|sec|tion [rɪ'sekʃn] *noun*: Resektion *f*

re|serve [rɪ'zɜrv] *noun*: **1.** Reserve *f*, Vorrat *m* **2.** Ersatz *m*

  alkali reserve: Alkalireserve *f*

  breathing reserve: Atemreserve *f*

  coronary reserve: Koronarreserve *f*

re|sid|u|al [rɪ'zɪdʒəwəl, -dʒəl] **I** *noun* **1.** Rückstand *m*, Rest *m*, Überbleibsel *nt*, Residuum *nt* **2.** Rest(wert *m*) *m*; Abweichung *f*, Variation *f* **II** *adj* übrig, übriggeblieben, restlich, Residual-, Rest-

res|i|due ['rezɪd(j)uː] *noun*: Rest *m*, Überbleibsel *nt*, Rückstand *m*, Residuum *nt*

res|in ['rez(ɪ)n] *noun*: **1.** Harz *nt*, Resina *f* **2.** Ionenaustauscher(harz *nt*) *m*, Resin *nt*

re|sis|tance [rɪ'zɪstəns] *noun*: **1.** Widerstand *m* (*to* gegen) **2.** Widerstandskraft *f*, Abwehr(kraft *f*) *f* (*to* gegen); Resistenz *f*

  airway resistance: Atemwegswiderstand *m*, Resistance *f*

  antibiotic resistance: Antibiotikaresistenz *f*

  capillary resistance: Kapillarresistenz *f*

  erythrocyte resistance: Erythrozytenresistenz *f*

  insulin resistance: Insulinresistenz *f*

re|sis|tant [rɪ'zɪstənt] *adj*: widerstandsfähig, immun, resistent

res|o|lu|tion [,rezə'luːʃn] *noun*: **1.** Auflösung(svermögen *nt*) *f*, Resolution *f* **2.** (*chem.*) Auflösung *f*, Zerlegung (*into* in) optical resolution: Auflösung(svermögen *nt*) *f*, Resolution *f*

res|o|nance ['rezənəns] *noun*: Mitschwingen *nt*, Resonanz *f*

  magnetic resonance: Magnetresonanz *f*

  nuclear magnetic resonance: Kernresonanz *f*, Kernspinresonanz *f*

res|o|nant ['rezənənt] *adj*: resonant

re|sorp|tion [rɪ'zɔːrpʃn] *noun*: Resorption *f*, Reabsorption *f*

res|pi|ra|ble ['respɪrəbl, rɪ'spaɪə-] *adj*: **1.** atembar, respirabel **2.** atemfähig

res|pi|ra|tion [,respɪ'reɪʃn] *noun*: **1.** Lungenatmung *f*, (äußere) Atmung *f*, Atmen *nt*, Respiration *f* **2.** (innere) Atmung *f*, Zell-, Gewebeatmung *f*

  amphoric respiration: amphorisches Atmen *nt*, Amphorophonie *f*, Krugatmen *nt*

  artificial respiration: künstliche Beatmung *f*

  assisted respiration: assistierte Beatmung *f*

  Biot's respiration: Biot-Atmung *f*

  bronchial respiration: Bronchialatmen *nt*, bronchiales Atmen *nt*

  cell respiration: innere Atmung *f*, Zell-, Gewebeatmung *f*

  Cheyne-Stokes respiration: Cheyne-Stokes-Atmung *f*, periodische Atmung *f*

  diffusion respiration: Diffusionsatmung *f*

  external respiration: äußere Atmung/ Respiration *f*, Lungenatmung *f*

  internal respiration: innere Atmung *f*, Zell-, Gewebeatmung *f*

  pulmonary respiration: Lungenatmung *f*, (äußere) Atmung *f*, Atmen *nt*, Respiration *f*

  thoracic respiration: Brustatmung *f*

  tissue respiration: innere Atmung *f*, Zell-, Gewebeatmung *f*

res|pi|ra|tor ['respəreɪtər] *noun*: **1.** Beatmungs-, Atemgerät *nt*, Respirator *m* **2.** Atemfilter *m*

res|pi|ra|to|ry ['respɪrətɔːriː, rɪ'spaɪərə-] *adj*: respiratorisch, atmungsbedingt

re|sponse [rɪ'spɑns] *noun*: **1.** Antwort *f* (*to* auf) **2.** Reaktion *f*, Reizantwort *f*, Response *f* (*to* auf)

  convergence response: Naheinstellungs-, Konvergenzreaktion *f*

  immune response: Immunantwort *f*, immunologische Reaktion *f*

  immunological response: → *immune response*

  primary response: Primärreaktion *f*, -antwort *f*

  secondary response: → *secondary reaction*

res|ti|tu|tion [restɪ't(j)uːʃn] *noun*: Wiederherstellung *f*, Restitution *f*

rest|less|ness ['restlɪsnɪs] *noun*: Nervosität *f*, (nervöse) Unruhe *f*, Unrast *f*, Ruhelosigkeit *f*; Schlaflosigkeit *f*

res|to|ra|tion [,restəʊ'reɪʃn] *noun*: Wiederherstellung *f*

re|sus|ci|tate [rɪ'sʌsɪteɪt] **I** *vt* wieder beleben, reanimieren **II** *vi* das Bewusstsein wiedererlangen

re|sus|ci|ta|tion [rɪ,sʌsɪ'teɪʃn] *noun*: **1.** Wiederbelebung *f*, Reanimation *f* **2.** Notfalltherapie *f*, Reanimationstherapie *f*

R

cardiopulmonary resuscitation: kardiopulmonale Reanimation f, kardiopulmonale Wiederbelebung f

re|sus|ci|ta|tive [rɪ'sʌsɪteɪtɪv] adj: reanimierend, Wiederbelebungs-, Reanimations-

re|sus|ci|ta|tor [rɪ'sʌsɪteɪtər] noun: Reanimator m

re|tar|da|tion [ˌrɪtɑːr'deɪʃn] noun: Verlangsamung f, (Entwicklungs-)Hemmung f, Verzögerung f, Retardierung f, Retardation f

mental retardation: Geistesschwäche f

re|tard|ed [rɪ'tɑːrdɪd] adj: (geistig oder körperlich) zurückgeblieben, verspätet, verzögert, retardiert

re|te ['riːtɪ] noun, plural re|tia ['riː∫(ɪ)ə, -tɪə]: Netz nt, Netzwerk nt, Rete f

rete mirabile: Wundernetz nt, Rete mirabile

venous rete: Venengeflecht nt, Rete venosum

re|ten|tion [rɪ'tenʃn] noun: Retention f

urinary retention: Harnstauung f, -verhalt m

re|te|the|li|o|ma [ˌrɪtəˌθɪlɪ'əʊmə] noun:
1. Hodgkin-Krankheit f, Morbus m Hodgkin, (maligne) Lymphogranulomatose f, Lymphogranulomatosis maligna 2. non-Hodgkin-Lymphom nt

re|ti|al ['riː∫ɪəl] adj: Rete betreffend

re|tic|u|lar [rɪ'tɪkjələr] adj: netzförmig, netzartig, retikulär, retikular

re|tic|u|lo|cyte [rɪ'tɪkjələʊsaɪt] noun: Retikulozyt m

re|tic|u|lo|cy|to|sis [rɪ,tɪkjələʊsaɪ'təʊsɪs] noun: Retikulozytose f

re|tic|u|lo|en|do|the|li|al [rɪ,tɪkjələʊ,endəʊ'θiːlɪəl] adj: retikuloendothelial, retikulohistiozytär

re|tic|u|lo|en|do|the|li|o|sis [rɪ,tɪkjələʊ-,endəʊ,θiːlɪ'əʊsɪs] noun: Retikuloendotheliose f

re|tic|u|lo|en|do|the|li|um [rɪ,tɪkjələʊ,endəʊ'θiːlɪəm] noun: retikuloendotheliales Gewebe nt

re|tic|u|lo|his|ti|o|cyt|ic [rɪ,tɪkjələʊ,histɪə'sɪtɪk] adj: retikulohistiozytär

re|tic|u|lo|his|ti|o|cy|to|ma [rɪ,tɪkjələʊ-,histɪəʊsaɪ'təʊmə] noun: retikulohistiozytisches Granulom nt, Riesenzellhistiozytom nt, Retikulohistiozytom (Cak) nt

re|tic|u|lo|his|ti|o|cy|to|sis [rɪ,tɪkjələʊ-,histɪəʊsaɪ'təʊsɪs] noun: Retikulohistiozytose f

re|tic|u|loid [rɪ'tɪkjələɪd] noun: I noun Retikuloid nt II adj Retikulose-ähnlich, retikuloid

re|tic|u|lo|pe|nia [rɪ,tɪkjələʊ'piːnɪə] noun: Retikulopenie f, Retikulozytopenie f

re|tic|u|lo|sis [rɪ,tɪkjə'ləʊsɪs] noun: Retikulose f

familial hemophagocytic reticulosis:
→ histiocytic medullary reticulosis

histiocytic medullary reticulosis: maligne Histiozytose f, histiozytäre medulläre Retikulose f

re|tic|u|lum [rɪ'tɪkjələm] noun, plural -la [-lə]: 1. Retikulum nt 2. retikuläres Bindegewebe nt

agranular reticulum: → smooth endoplasmic reticulum

agranular endoplasmic reticulum:
→ smooth endoplasmic reticulum

granular endoplasmic reticulum:
→ rough endoplasmic reticulum

rough endoplasmic reticulum: raues/granuläres endoplasmatisches Retikulum nt, Ergastoplasma nt

sarcoplasmic reticulum: sarkoplasmatisches Retikulum nt

smooth endoplasmic reticulum: glattes endoplasmatisches Retikulum nt

re|ti|form ['riːtəfɔːrm, 'retə-] adj: netzförmig

ret|i|na ['retɪnə] noun: Netzhaut f, Retina f

detached retina: Netzhautablösung f, Ablatio retinae

ret|i|nac|u|lum [ˌretə'nækjələm] noun, plural -la [-lə]: Halteband nt, Retinaculum nt

carpal retinaculum: Retinaculum flexorum manus, Ligamentum carpi transversum

extensor retinaculum of hand: Retinaculum extensorum manus, Ligamentum carpi dorsale

ret|i|nal ['retɪnəl] adj: retinal

ret|i|nit|ic [retɪ'naɪtɪk] adj: retinitisch

ret|i|ni|tis [retɪ'naɪtɪs] noun: Netzhautentzündung f, Retinitis f

apoplectic retinitis: Zentralarterienthrombose f, Apoplexia retinae

ret|i|no|blas|to|ma [ˌretɪnəʊblæs'təʊmə] noun: Retinoblastom nt, Glioma retinae

ret|i|no|cho|roid [ˌretɪnəʊ'kɔːrɔɪd, -'kəʊr-] adj: chorioretinal

ret|i|no|cho|roid|i|tis [ˌretɪnəʊ,kɔːrɔɪ-'daɪtɪs] noun: Chorioretinitis f, Retinochorioiditis f

ret|i|nog|ra|phy [retɪ'nɑgrəfɪ] noun: Retinographie f, Retinografie f

ret|i|noid ['retɪnɔɪd]: I noun Retinoid nt II adj harzartig, Harz-

ret|i|nol ['retɪnɔl, -nɑl] noun: Retinol nt, Vitamin A₁ nt, Vitamin-A-Alkohol m reti|ino|pap|il|li|tis [ˌretɪnəʊpæpə'laɪtɪs] *noun*: Retinopapillitis *f*, Papilloretinitis *f*

reti|ino|pa|thy [retɪ'napəθɪ] *noun*: (nicht-entzündliche) Netzhauterkrankung *f*, Retinopathie *f*, Retinose *f*

arteriosclerotic retinopathy: arterio-sklerotische Retinopathie *f*, Retinopa-thia arteriosclerotica

diabetic retinopathy: diabetische Reti-nopathie *f*, Retinopathia diabetica

pigmentary retinopathy: Retinitis/Re-tinopathia pigmentosa

retinopathy of prematurity: retrolen-tale Fibroplasie *f*, Frühgeborenenreti-nopathie *f*, Terry-Syndrom *nt*, Retino-pathia praematurorum

sickle cell retinopathy: Sichelzellenre-tinopathie *f*

reti|i|nos|chi|sis [ˌretɪ'naskəsɪs] *noun*: Retinoschisis *f*

reti|i|nos|co|py [ˌretɪ'naskəpɪ] *noun*: Re-tinoskopie *f*, Skiaskopie *f*

reti|i|no|sis [ˌretɪnəʊ'nəʊsɪs] *noun*: Reti-nopathia *f*

reti|i|no|tox|ic [ˌretɪnəʊ'taksɪk] *adj*: netz-hautschädlich, netzhautschädigend, re-tinotoxisch

reto|the|li|al [ˌriːtəʊ'θiːlɪəl] *adj*: reto-thelial

reto|the|li|um [ˌretəʊ'θiːlɪəm] *noun*: Retothel *nt*

re|tract [rɪ'trækt]: I *vt* zurück-, zu-sammenziehen, kontrahieren II *vi* sich zurück- oder zusammenziehen, kon-trahieren

re|trac|tion [rɪ'trækʃn] *noun*: Zurück-, Zusammenziehen *nt*; Schrumpfung *f*, Verkürzung *f*, Retraktion *f*

re|trans|plan|ta|tion [rɪˌtrænsplæn'teɪ-ʃn] *noun*: Retransplantation *f*

retro|ac|tive [ˌretrəʊ'æktɪv] *adj*: umge-kehrt wirkend, retroaktiv

retro|au|ric|u|lar [ˌretrəʊɔː'rɪkjələr] *adj*: retroaurikulär, postaurikulär

retro|buc|cal [ˌretrəʊ'bʌkəl] *adj*: retro-bukkal

retro|bul|bar [ˌretrəʊ'bʌlbər, -baːr] *adj*: retrobulbär

retro|cal|ca|ne|o|bur|si|tis [ˌretrəʊkæl-ˌkeɪnɪəʊbɜr'saɪtɪs] *noun*: Achillobur-sitis *f*, Bursitis *f* achillea

retro|car|di|ac [ˌretrəʊ'kɑːrdɪæk] *adj*: retrokardial

retro|ce|cal [ˌretrəʊ'siːkəl] *adj*: retrozä-kal, retrozökal

retro|cer|vi|cal [ˌretrəʊ'sɜrvɪkl, retrəʊ-sɜr'vaɪkl] *adj*: retrozervikal

retro|coch|le|ar [ˌretrəʊ'kɑklɪər] *adj*: retrokochleär, retrokochlear

retro|col|lic [ˌretrəʊ'kɑlɪk] *adj*: retroko-lisch

retro|cur|sive [ˌretrəʊ'kɜrsɪv] *adj*: re-trokursiv

retro|du|o|de|nal [ˌretrəʊd(j)uːəʊ'diːnl, retrəʊd(j)uː'adnəl] *adj*: retroduode-nal

retro|e|soph|a|ge|al [ˌretrəʊɪˌsafə'dʒiːəl] *adj*: retroösophageal

retro|flec|ted ['retrəʊflektɪd] *adj*: zu-rückgebogen, retroflektiert, retroflex

retro|flexed ['retrəʊflekst] *adj*: zurück-gebogen, retroflektiert, retroflex

retro|flex|ion [ˌretrəʊ'flekʃn] *noun*: Rückwärtsbiegung *f*, Retroflexion *f*

retroflexion of the gravid uterus: Re-troflexio uteri gravidi

retro|gnath|ia [ˌretrəʊ'næθɪə] *noun*: Retrognathie *f*

retro|gnath|ic [ˌretrəʊ'næθɪk] *adj*: re-trognath

retro|grade ['retrəʊgreɪd]: I *adj* rück-läufig, retrograd, Rückwärts-; rückwir-kend II *v* entarten, degenerieren

retro|gress ['retrəʊgres] *v*: zurückent-wickeln; zurückgehen, -weichen

retro|gres|sion [ˌretrəʊ'greʃn] *noun*: Kataplasie *f*, Rückbildung *f*, Regression *f*

retro|gres|sive [ˌretrəʊ'gresɪv] *adj*: re-gressiv, retrogressiv

retro|il|e|al [ˌretrəʊ'ɪlɪəl] *adj*: retroileal

retro|in|fec|tion [ˌretrəʊɪn'fekʃn] *noun*: Retroinfektion *f*

retro|in|gui|nal [ˌretrəʊ'ɪŋgwɪnl] *adj*: retroinguinal

retro|in|hi|bi|tion [ˌretrəʊˌɪn(h)ɪ'bɪʃn] *noun*: Rückkopplungshemmung *f*, Feedback-Hemmung *f*

retro|len|tal [ˌretrəʊ'lentl] *adj*: retro-lental, retrokristallin

retro|mam|ma|ry [ˌretrəʊ'mæmərɪ] *adj*: retromammär

retro|man|dib|u|lar [ˌretrəʊmæn'dɪbjə-lər] *adj*: retromandibular

retro-ocular *adj*: retrobulbär

retro|per|i|to|ne|al [retrəʊˌperɪtə'niːəl] *adj*: retroperitoneal

retro|per|i|to|ne|um [ˌretrəʊˌperɪtə-'niːəm] *noun*: Retroperitonealraum *m*, Spatium retroperitoneale

retro|per|i|to|ni|tis [ˌretrəʊˌperɪtə'naɪ-tɪs] *noun*: Retroperitonitis *f*

retro|pha|ryn|ge|al [ˌretrəʊfə'rɪn'dʒ(ɪ)əl, retrəʊˌfærɪn'dʒiːəl] *adj*: retropharyn-geal

retro|pha|ryn|gi|tis [ˌretrəʊˌfærɪn'dʒaɪ-tɪs] *noun*: Retropharyngitis *f*

retro|pla|cen|tal [ˌretrəʊplə'sentəl] *adj*: retroplazentar

R

1141

retilrolpolsiltion [,retrəpə'zɪʃn] *noun*:
Rückwärtsverlagerung *f*, Retroposition *f*
retroposition of uterus: Retropositio
uteri

retilrolpulbic [,retrəʊ'pjuːbɪk] *adj*: re-
tropubisch

retilrolpullsion [,retrəʊ'pʌlʃn] *noun*:
Retropulsion *f*

retilrolpyllolric [,retrəʊpaɪ'lɔːrɪk] *adj*:
retropylorisch

retilrolspecltive [,retrəʊ'spektɪv] *adj*:
zurückblickend, retrospektiv

retilrolsterlnal [,retrəʊ'stɜrnl] *adj*: retrosternal, substernal

retilroltonlsilllar [,retrəʊ'tɒnsɪlər] *adj*:
retrotonsillär

retilrolulterline [,retrəʊ'juːtərɪn, -raɪn]
adj: retrouterin

retilrolvasiculiar [,retrəʊ'væskjələr] *adj*:
retrovaskulär

retilrolvertled [,retrəʊ'vɜrtɪd] *adj*: rück-
wärtsverlagert, retrovertiert

Retilrolvirlildae [retrəʊ'vɪrədiː] *plural*:
Retroviren *pl*, Retroviridae *pl*

retilrolvilrus [retrəʊ'vaɪrəs] *noun*: Retrovirus *nt*

reltrulsion [rɪ'truːʃn, -ʒn] *noun*: Zu-
rückverlagerung *f*, Retrusion *f*

relvaclcilnaltion [rɪ,væksə'neɪʃn] *noun*:
Wiederholungsimpfung *f*, Wiederimp-
fung *f*, Revakzination *f*

relvasiculiarlilzaltion [rɪ,væskjələrɪ'zeɪ-
ʃn] *noun*: **1.** (*patholog*.) Kapillarein-
sprossung *f*, Revaskularisierung *f*, Re-
vaskularisation *f* **2.** (*chirurg*.) Revasku-
larisation *f*, Revaskularisierung *f*

rhabldolcyte ['ræbdəsaɪt] *noun*: Metamyelozyt *m*

rhabldolmylolblasltolma [ræbdəʊ,maɪə-
blæs'təʊmə] *noun*: Rhabdosarkom *nt*,
Rhabdomyosarkom *nt*

rhabldolmylolchonldrolma [ræbdəʊ,maɪ-
əkɑn'drəʊmə] *noun*: benignes Mesen-
chymom *nt*

rhabldolmylollylsis [,ræbdəʊmaɪ'ɑlɪsɪs]
noun: Rhabdomyolyse *f*

rhabldolmylolma [,ræbdəʊmaɪ'əʊmə]
noun: Rhabdomyom *nt*

rhabldolmylolmyxlolma [ræbdəʊ,maɪə-
mɪk'səʊmə] *noun*: benignes Mesen-
chymom *nt*

rhabldolmylolsarlcolma [ræbdəʊ,maɪə-
sɑːr'kəʊmə] *noun*: Rhabdosarkom *nt*,
Rhabdomyosarkom *nt*

rhabldolsarlcolma [,ræbdəʊsɑːr'kəʊmə]
noun: Rhabdosarkom *nt*, Rhabdomyosarkom *nt*

Rhabldolvirlildae [,ræbdəʊ'vɪrədiː] *plural*: Rhabdoviridae *pl*

rhalphe ['reɪfɪ] *noun*: Raphe *f*, Rhaphe *f*

rhelosltolsis [,riːɒs'təʊsɪs] *noun*: Rheo-
stose *f*, Melorheostose *f*

rheloltaclitc [,riːəʊ'tæktɪk] *adj*: rheo-
taktisch

rheloltaxlis [,riːəʊ'tæksɪs] *noun*: Rheo-
taxis *f*

rheulmatlic [ruː'mætɪk]: **I** *noun* Rheu-
matiker *m* **II** *adj* rheumatisch, Rheuma-

rheulmaltism ['ruːmətɪzəm] *noun*: Rheumatismus *m*, Rheuma *nt*
Heberden's rheumatism: Heberden-
Polyarthrose *f*
soft tissue rheumatism: extraartikulärer Rheumatismus *m*, Weichteilrheumatismus *m*

rheulmaltolcellis [,ruːmətəʊ'siːlɪs] *noun*:
Schoenlein-Henoch-Syndrom *nt*, Immunkomplexpurpura *f*, Purpura rheumatica (Schoenlein-Henoch)

rheulmaltoid ['ruːmətɔɪd] *adj*: **1.** rheu-
maähnlich, rheumatoid, Rheuma- **2.**
rheumatisch, Rheuma-

rhilnal ['raɪnl] *adj*: nasal

rhinlallgia [raɪ'nældʒɪə] *noun*: Nasen-
schmerz(en *pl*) *m*, Rhinalgie *f*, Rhinodynie *f*

rhinlalllerlgolsis [,raɪnælər'gəʊsɪs] *noun*:
allergische Rhinitis/Rhinopathie *f*, Rhi-
nitis/Rhinopathia allergica, Rhinaller-
gose *f*

rhinlenlcephlallon [,raɪnən'sefələn] *noun,
plural* -lons, -la [-lə]: Riechhirn *nt*,
Rhinencephalon *nt*

rhilniltis [raɪ'naɪtɪs] *noun*: Rhinitis *f*,
Nasenschleimhautentzündung *f*, Rhinitis *f*
acute rhinitis: Nasenkatarrh *m*, Koryza
f, Coryza *f*, Rhinitis acuta
acute catarrhal rhinitis: → *acute rhinitis*
allergic rhinitis: allergische Rhinitis *f*,
Rhinopathia vasomotorica allergica
allergic vasomotor rhinitis: → *allergic
rhinitis*
anaphylactic rhinitis: → *allergic rhinitis*
atopic rhinitis: perenniale Rhinitis *f*,
perenniale allergische Rhinitis *f*
nonseasonal allergic rhinitis: → *atopic
rhinitis*
perennial rhinitis: → *atopic rhinitis*
seasonal allergic rhinitis: allergische
saisongebundene Rhinitis *f*; Heuschnupfen *m*, Heufieber *nt*
vasomotor rhinitis: vasomotorische
Rhinitis *f*, Rhinitis vasomotorica

rhilnoldynlia [,raɪnəʊ'diːnɪə] *noun*: Nasenschmerz(en *pl*) *m*, Rhinodynie *f*, Rhinalgie *f*

rhi|no|en|to|moph|tho|ro|my|co|sis [ˌraɪnəʊ-ˌentəʊˌmɑfθərəʊmaɪˈkəʊsɪs] *noun*: Entomophthoro-Mykose *f*

rhi|no|gen|ic [ˌraɪnəˈdʒenɪk] *adj*: rhinogen

rhi|no|lal|lia [ˌraɪnəʊˈleɪlɪə] *noun*: näselnde Sprache *f*, Näseln *nt*, Rhinolalie *f*

rhi|no|lar|yn|gi|tis [ˌraɪnəʊˌlærɪnˈdʒaɪtɪs] *noun*: Rhinolaryngitis *f*, Nasen-Rachen-Kntzündung *m*

rhi|no|lith [ˈraɪnəʊlɪθ] *noun*: Nasenstein *m*, Rhinolith *m*

rhi|no|lith|ia|sis [ˌraɪnəʊlɪˈθaɪəsɪs] *noun*: Rhinolithiasis *f*

rhi|no|my|co|sis [ˌraɪnəʊmaɪˈkəʊsɪs] *noun*: Rhinomykose *f*

rhi|no|path|y [raɪˈnɑpəθɪ] *noun*: Nasenerkrankung *f*, Rhinopathie *f*
allergic rhinopathy: → *allergic rhinitis*

rhi|no|pha|ryn|ge|al [ˌraɪnəʊfəˌrɪn-ˈdʒ(ɪ)əl] *adj*: nasopharyngeal

rhi|no|phar|yn|gi|tis [ˌraɪnəʊˌfærɪnˈdʒaɪtɪs] *noun*: Rhinopharyngitis *f*

rhi|no|phar|yn|go|cele [ˌraɪnəʊfəˈrɪŋgəsiːl] *noun*: Rhinopharyngozele *f*

rhi|no|phar|ynx [ˈraɪnəʊfærɪŋks] *noun*: Rhinopharynx *m*, Pars nasalis pharyngis

rhi|no|phy|co|my|co|sis [ˌraɪnəʊˌfaɪkəʊmaɪˈkəʊsɪs] *noun*: Entomophthorose *f*, Entomophthora-Phykomykose *f*, Rhinophykomykose *f*

rhi|no|phy|ma [ˌraɪnəʊˈfaɪmə] *noun*: Knollennase *f*, Rhinophym *nt*

rhi|no|plas|tic [ˌraɪnəʊˈplæstɪk] *adj*: rhinoplastisch

rhi|no|plas|ty [ˈraɪnəʊplæstɪ] *noun*: Nasen-, Rhinoplastik *f*

rhi|nor|rha|gia [ˌraɪnəʊˈreɪdʒ(ɪ)ə] *noun*: (starkes) Nasenbluten *nt*, Rhinorrhagie *f*, Epistaxis *f*

rhi|nor|rhea [ˌraɪnəˈrɪə] *noun*: Nasen-(aus)fluss *m*, Rhinorrhoe *f*

rhi|no|sal|pin|gi|tis [ˌraɪnəʊˌsælpɪn-ˈdʒaɪtɪs] *noun*: Rhinosalpingitis *f*

rhi|no|scle|ro|ma [ˌraɪnəʊsklɪˈrəʊmə] *noun*: Rhinosklerom *nt*

rhi|no|scope [ˈraɪnəʊskəʊp] *noun*: Nasenspekulum *nt*

rhi|no|scop|ic [ˌraɪnəʊˈskɑpɪk] *adj*: rhinoskopisch

rhi|nos|co|py [raɪˈnɑskəpɪ] *noun*: Nasen(höhlen)spiegelung *f*, Rhinoskopie *f*
posterior rhinoscopy: Postrhinoskopie *f*, Epipharyngoskopie *f*, Rhinoscopia posterior

rhi|no|spo|rid|i|o|sis [ˌraɪnəʊspəˌrɪdɪ-

'əʊsɪs] *noun*: Rhinosporidiose *f*

rhi|no|ste|no|sis [ˌraɪnəʊstɪˈnəʊsɪs] *noun*: Rhinostenose *f*

rhi|not|o|my [raɪˈnɑtəmɪ] *noun*: Rhinotomie *f*

rhi|no|tra|che|li|tis [ˌraɪnəʊˌtreɪkɪˈaɪtɪs] *noun*: Rhinotracheitis *f*

rhi|no|vi|rus [ˌraɪnəʊˈvaɪrəs] *noun*: Rhinovirus *nt*

Rhi|pi|ce|phal|lus [ˌraɪpɪˈsefələs] *noun*: Rhipicephalus *m*

rhi|zol|y|sis [raɪˈzɑlɪsɪs] *noun*: Rhizolyse *f*

rhi|zo|me|nin|go|my|e|li|tis [ˌraɪzəʊmɪˌnɪŋgəʊmaɪəˈlaɪtɪs] *noun*: Radikulomeningomyelitis *f*, Meningomyeloradikulitis *f*

Rhi|zop|o|da [raɪˈzɑpədə] *plural*: Wurzelfüßler *pl*, Rhizopoden *pl*

rhi|zot|o|my [raɪˈzɑtəmɪ] *noun*: Rhizotomie *f*, Rhizotomia *f*, Radikulotomie *f*

rho|dop|sin [rəʊˈdɑpsɪn] *noun*: Sehpurpur *nt*, Rhodopsin *nt*

rhom|ben|cephal|lic [ˌrɑmbənsəˈfælɪk] *adj*: rhombenzephalisch

rhom|ben|cephal|lon [ˌrɑmbənˈsefələn] *noun, plural* -**lons, -la** [-lə]: Rautenhirn *nt*, Rhombencephalon *nt*

rhom|boid [ˈrɑmbɔɪd]: **I** *noun* Rhomboid *nt* **II** *adj* rhombisch, rhomboidisch, Rauten-

rhon|chi [ˈrɑŋkaɪ] *plural*: Rasselgeräusche *pl*

rhythm [ˈrɪðəm] *noun*: Rhythmus *m*
atrioventricular rhythm: → *AV rhythm*
atrioventricular nodal rhythm: → *AV rhythm*
AV rhythm: Atrioventrikulararrhythmus *m*, AV-Rhythmus *m*, Knotenrhythmus *m*
A-V nodal rhythm: → *AV rhythm*
Berger's rhythm: α-Rhythmus *m*, Alpha-, Berger-Rhythmus *m*
biological rhythm: biologischer Rhythmus *m*, Biorhythmus *m*
circadian rhythm: zirkadianer Rhythmus *m*, 24-Stunden-Rhythmus *m*
diurnal rhythm: Tagesrythmus *m*, tageszyklischer/tagesperiodischer Rhythmus *m*
escape rhythm: Ersatzrhythmus *m*
idioventricular rhythm: idioventrikuläre Erregungsbildung *f*, Kammerautomatie *f*
nodal rhythm: → *AV rhythm*
normal cardiac rhythm: Herzautomatismus *m*
parasystolic rhythm: Parasystolie *f*
sinus rhythm: Sinusrhythmus *m*

rhythm|less [ˈrɪðəmlɪs] *adj*: arrhythmisch, arhythmisch

R

1143

rhy|ti|dec|to|my [ˌrɪtɪ'dektəmɪ] *noun*: Face-Lifting *f*, Rhytidektomie *f*

rib [rɪb] *noun*: Rippe *f*; (*anatom.*) Costa *f*
bruised ribs: Brustkorbprellung *f*, Contusio thoracis
cervical rib: Halsrippe *f*, Costa cervicalis
false ribs: falsche Rippen *pl*, Costae spuriae
floating ribs: Costae fluitantes
true ribs: echte Rippen *pl*, Costae verae

ri|bo|fla|vin [ˌraɪbəʊ'fleɪvɪn, ˌrɪb-] *noun*: Ribo-, Laktoflavin *nt*, Vitamin B$_2$ *nt*

ri|bo|nu|cle|o|pro|tein [ˌraɪbəʊˌn(j)uːklɪəʊ'prəʊtiːn, -tiːɪn] *noun*: Ribonukleoprotein *nt*

ri|bo|nu|cle|o|side [ˌraɪbəʊ'n(j)uːklɪəsaɪd] *noun*: Ribonukleosid *nt*

ri|bo|nu|cle|o|tide [ˌraɪbəʊ'n(j)uːklɪətaɪd] *noun*: Ribonukleotid *nt*, -nucleotid *nt*

ri|bose ['raɪbəʊs] *noun*: Ribose *f*

ribose-5-phosphate *noun*: Ribose-5-phosphat *nt*

ri|bo|so|mal [ˌraɪbə'səʊml] *adj*: ribosomal

ri|bo|some ['raɪbəʊsəʊm] *noun*: Ribosom *nt*, Palade-Granula *pl*

ri|bo|su|ria [rɪbəʊ's(j)ʊərɪə] *noun*: Ribosurie *f*

rick|ets ['rɪkɪts] *plural*: Rachitis *f*
pseudodeficiency rickets: Pseudomangelrachitis *f*
vitamin D deficiency rickets: Vitamin-D-Mangel-Rachitis *f*, Englische Krankheit *f*, Glisson-Krankheit *f*

rick|ett|sia [rɪ'ketsɪə] *noun, plural* -siae [rɪ'ketsɪˌiː]: Rickettsie *f*, Rickettsia *f*

rick|ett|si|al [rɪ'ketsɪəl] *adj*: Rickettsien-

rick|ett|si|al|pox [rɪ'ketsɪəlpaks] *plural*: Rickettsienpocken *pl*

rick|ett|si|ci|dal [rɪˌketsɪ'saɪdl] *adj*: rickettsienabtötend, rickettsizid

rick|ett|si|o|sis [rɪˌketsɪ'əʊsɪs] *noun*: Rickettsienerkrankung *f*, Rickettsiose *f*

rick|ett|si|o|stat|ic [rɪˌketsɪə'stætɪk] *adj*: rickettsiostatisch

rick|et|y ['rɪkətɪ] *adj*: rachitisch

ridge [rɪdʒ] *noun*: Kamm *m*, Grat *m*, Kante *f*
dermal ridges: Hautleisten *pl*, Cristae cutis
skin ridges: Hautleisten *pl*, Cristae cutis

ri|fa|my|cin [rɪfə'maɪsɪn] *noun*: Rifamycin *nt*

ri|gid|i|ty [rɪ'dʒɪdətɪ] *noun*: **1.** Starre *f*, Starrheit *f* **2.** (*neurol.*) Rigor *m*, Rigidität *f*

postmortem rigidity: Leichen-, Totenstarre *f*, Rigor mortis

rig|or ['rɪɡər] *noun*: Rigor *m*
death rigor: Leichen-, Totenstarre *f*, Rigor mortis

ri|mose ['raɪməʊs, raɪ'məʊs] *adj*: rissig, zerklüftet, furchig

ri|mous ['raɪməs] *adj*: rissig, zerklüftet, furchig

ring [rɪŋ] *noun*: Ring *m*, Kreis *m*; (*anatom.*) Anulus *m*
Bandl's ring: Bandl-Kontraktionsring *m*
Kayser-Fleischer ring: Kayser-Fleischer-Ring *m*
umbilical ring: Nabelring *m*, Anulus umbilicalis

ring-shaped *adj*: ringförmig, zirkulär, anulär; cricoid, krikoid

ring|worm ['rɪŋwɜrm] *noun*: Tinea *f*; Trichophytie *f*, Trichophytia *f*
crusted ringworm: Erbgrind *m*, Favus *m*, Tinea (capitis) favosa, Dermatomycosis favosa

ro|bo|rant ['rɑbərənt]: **I** *noun* Stärkungsmittel *nt*, Roborans *nt* **II** *adj* stärkend

rod [rɑd] *noun*: **1.** Zapfen *m*; Stab *m*, Stange *f* **2. retinal rods** *plural* (*Auge*) Stäbchen(zellen *pl*) *pl*

ro|dent ['rəʊdnt]: **I** *noun* Nager *m*, Nagetier *nt* **II** *adj* (*Ulcus*) fressend, exulzerierend

ro|den|ti|cide [rəʊ'dentɪzaɪd] *adj*: rodentizid

ro|do|nal|gia [rəʊdɑn'ældʒɪə] *noun*: (Mitchell-)Gerhardt-Syndrom *nt*, Erythromelalgie *f*, Erythralgie *f*

roent|gen ['rentgən]: **I** *noun* Röntgen *nt*, Röntgeneinheit *f* **II** *adj* Röntgen-

roent|gen|ky|mog|ra|phy [ˌrentgənkaɪ'mɑɡrəfɪ] *noun*: Röntgenkymographie *f*, Röntgenkymografie *f*

roent|gen|o|graph|ic [ˌrentgənəʊ'ɡræf-ɪk] *adj*: radiographisch, radiografisch

roent|gen|og|ra|phy [ˌrentgə'nɑɡrəfɪ] *noun*: **1.** Röntgenfotografie *f* **2.** Röntgenuntersuchung *f*, Röntgen *nt*

roent|gen|o|paque [ˌrentgənə'peɪk] *adj*: strahlendicht, strahlenundurchlässig; röntgendicht

roent|gen|o|par|ent [ˌrentgənəʊ'peər-ənt] *adj*: strahlendurchlässig

roent|gen|os|co|py [ˌrentgə'nɑskəpɪ] *noun*: Röntgenuntersuchung *f*, Röntgendurchleuchtung *f*, Röntgenoskopie *f*, Fluoroskopie *f*

roent|gen|o|ther|a|py [ˌrentgənəʊ'θerəpɪ] *noun*: Röntgentherapie *f*; Strahlentherapie *f*

R

roof [ruːf] *noun*: Dach *nt*, Gewölbe *nt*
root [ruːt] *noun*: Wurzel *f*, Radix *f*
anterior root: vordere Spinalnervenwurzel *f*, Radix anterior
clinical root: klinische Zahnwurzel *f*,
Radix (dentis) clinica
dental root: Zahnwurzel *f*, Radix dentis
dorsal root: hintere Spinalnervenwurzel *f*, Radix sensoria nervi spinalis
hair root: Haarwurzel *f*, Radix pili
root of lung: Lungenwurzel *f*, Radix
pulmonis
motor root: Radix motoria, motorische
Wurzel *f*
nail root: Nagelwurzel *f*, Radix unguis
nasal root: Nasenwurzel *f*, Radix nasi
nerve root: Nervenwurzel *f*
sensory root: sensorische Wurzel *f*, Radix sensoria
ro|sa|cea [rəʊˈzeɪʃɪə, -zɪə] *noun*: Kupferfinnen *pl*, Rosacea *f*, Rotfinnen *pl*
rose [rəʊz] *noun*: Wundrose *f*, Rose *f*,
Erysipel *nt*
ro|se|o|la [rəʊˈzɪələ] *noun*: **1.** Roseola *f*
2. → *roseola infantum*
roseola infantum: Dreitagefieber *nt*,
Exanthema subitum, Roseola infantum
ros|tral [ˈrɑstrəl] *adj*: **1.** kopfwärts, rostral **2.** (*ZNS*) rostral
ros|trum [ˈrɑstrəm] *noun, plural* **-trums,**
-tra [-trə]: Rostrum sphenoidale
rostrum of corpus callosum: Balkenschnabel *m*, Rostrum corporis callosi
Ro|ta|vi|rus [ˈrəʊtəvaɪrəs] *noun*: Rotavirus *nt*
rot|lauf [ˈrɑtlaʊf] *noun*: Rosenbach
Krankheit *f*, Rotlauf *m*, Erysipeloid *nt*,
Pseudoerysipel *nt*
rot|ten [ˈrɑtn] *adj*: faulig, übelriechend,
putrid
rough|age [ˈrʌfɪdʒ] *noun*: Ballaststoffe *pl*

round|worm [ˈraʊndwɜrm] *noun*: Rundwurm *m*, Nematode *f*
common roundworm: Spulwurm *m*,
Ascaris lumbricoides
rub [rʌb] *noun*: Reibegeräusch *nt*
pleural rub: Pleurareiben *nt*
ru|be|fa|cient [ruːbəˈfeɪʃənt] *adj*: hyperämisierend
ru|bel|la [ruːˈbelə] *noun*: Röteln *pl*, Rubella *f*
ru|be|o|la [ruːˈbɪələ, ˌruːbɪˈəʊlə] *noun*:
Masern *pl*, Morbilli *pl*
ru|be|o|sis [ˌruːbɪˈəʊsɪs] *noun*: Rötung *f*,
Rubeose *f*
ru|big|i|nose [ruːˈbɪdʒənəʊs] *adj*: rostfarben, rubiginös
ru|di|men|tal [ˌruːdɪˈmentl] *adj*: zurückgebildet, verkümmert, rudimentär
ru|ga [ˈruːgə] *noun, plural* **-gae** [-dʒiː]:
Runzel *f*, Falte *f*, Ruga *f*
rugae of stomach: Magenfalten *pl*, Rugae gastricae
rugae of vagina: Rugae vaginales
ru|gose [ˈruːgəʊs] *adj*: faltig, runz(e)lig
rule [ruːl] *noun*: Regel *f*, Gesetz *nt*
Naegele's rule: Naegele-Regel *f*
rule of nines: Neunerregel *f*
Ogino-Knaus rule: Knaus-Ogino-Methode *f*
ru|mi|na|tion [ruːmɪˈneɪʃn] *noun*: Rumination *f*
run|ning [ˈrʌnɪŋ] *adj*: purulent, eiternd
rup|ture [ˈrʌptʃər]: **I** *noun* **1.** Bruch *m*,
Riss *m*, Ruptur *f* **2.** Brechen *nt*, Zerplatzen *nt*, Zerreißen *nt* **3.** Bruch *m*, Hernie
f, Hernia *f* **II** *v* zerspringen, zerreißen,
bersten, rupturieren
follicular rupture: Ei-, Follikelsprung
m, Ovulation *f*
splenic rupture: Milzriss *m*, -ruptur *f*

R

S

sac [sæk] *noun:* Sack *m*, Aussackung *f*, Beutel *m*, Saccus *m*
alveolar sacs: Alveolar-, Alveolensäckchen *pl*, Sacculi alveolares
conjunctival sac: Bindehautsack *m*, Saccus conjunctivalis
hernial sac: Bruchsack *m*
lacrimal sac: Tränensack *m*, Saccus lacrimalis
sac|cade [sæ'kɑːd, sə-] *noun:* Sakkade *f*
sac|cad|ic [sæ'kɑːdɪk, sə-] *adj:* ruckartig, stoßartig, sakkadisch, sakkadiert
sac|cha|ride ['sækəraɪd, -rɪd] *noun:* Kohlenhydrat *nt*, Saccharid *nt*; Zucker *m*
sac|cha|rine ['sækərɪn, -riːn, -raɪn] *adj:* süß, zuck(e)rig, Zucker-
sac|cha|rol|lyt|ic [,ækərəʊ'lɪtɪk] *adj:* zuckerspaltend, saccharolytisch
sac|cha|ro|met|a|bol|ic [,ækərəʊ,metə-'balɪk] *adj:* Zuckerstoffwechsel betreffend
sac|cha|ro|me|tab|o|lism [,ækərəʊmə'tæ-bəlɪzəm] *noun:* Zuckerstoffwechsel *m*
Sac|cha|ro|my|ces [,sækərəʊ'maɪziːz] *noun:* Saccharomyces *m*
sac|cha|ro|sul|ria [,sækərəʊ's(j)ʊərɪə] *noun:* Saccharosurie *f*, Sucrosuria *f*
sac|cha|rum ['sækərəm] *noun:* **1.** Zucker *m*, Saccharum *nt* **2.** Rüben-, Rohrzucker *m*, Saccharose *f*
sac|ci|form ['sæk(s)ɪfɔːrm] *adj:* sackförmig, -artig
sac|cu|lar ['sækjələr] *adj:* sackförmig, -artig
sac|cu|la|tion [,sækjə'leɪʃn] *noun:* Aussackung *f*, Sacculation *f*, Sacculatio *f*
sac|cule ['sækjuːl] *noun:* **1.** Säckchen *nt*, Sacculus *m* **2.** (*Ohr*) Sakkulus *m*, Sacculus *m*
sac|cu|lo|coch|le|ar [,sækjələʊ'kɑklɪər] *adj:* sacculokochlear
sac|cu|lus ['sækjələs] *noun, plural* -li [-laɪ]: Säckchen *nt*, Sacculus *m*
laryngeal sacculus: Kehlkopfblindsack *m*, Sacculus laryngis, Appendix ventriculi laryngis
sac|ral ['sækrəl, 'seɪ-] *adj:* sakral
sac|ral|gia [seɪ'krældʒ(ɪ)ə] *noun:* Kreuz-

beinschmerz *m*, Sakralgie *f*, Sakrodynie *f*
sac|ral|i|za|tion [,seɪkrəlɪ'zeɪʃn] *noun:* Sakralisation *f*
sac|rec|to|my [seɪ'krektəmɪ] *noun:* Kreuzbeinresektion *f*, Sakrektomie *f*
sac|ro|coc|cyg|e|al [,seɪkrəʊkɑk'sɪdʒ(ɪ)əl] *adj:* sakrokokzygeal
sac|ro|coc|cyx [,seɪkrəʊ'kɑksɪks] *noun:* Kreuzbein und Steißbein *nt*, Sacrococcyx *f*
sac|ro|cox|al|gia [,seɪkrəʊkɑk'sældʒ(ɪ)ə] *noun:* Sakrokoxalgie *f*
sac|ro|cox|i|tis [,seɪkrəʊkɑk'saɪtɪs] *noun:* Sakrokoxitis *f*, Sakrocoxitis *f*
sac|ro|il|i|ac [,seɪkrəʊ'ɪlɪæk] *adj:* sakroiliakal, iliosakral
sac|ro|il|i|i|tis [,seɪkrəʊ,ɪlɪ'aɪtɪs] *noun:* Sakrokoxitis *f*, Sakrocoxitis *f*
sac|ro|lum|bar [,seɪkrəʊ'lʌmbər] *adj:* sakrolumbal, lumbosakral
sac|ro|per|i|ne|al [,seɪkrəʊperɪ'niːəl] *adj:* sakroperineal, perineosakral
sac|ro|sci|at|ic [,seɪkrəʊsaɪ'ætɪk] *adj:* ischiosakral
sac|ro|spi|nal [,seɪkrəʊ'spaɪnl] *adj:* sakrospinal, spinosakral
sac|ro|spi|nous [,seɪkrəʊ'spaɪnəs] *adj:* sakrospinal, spinosakral
sac|rot|o|my [seɪ'krɑtəmɪ] *noun:* Sakrotomie *f*
sac|ro|ver|te|bral [,seɪkrəʊ'vɜrtəbrəl] *adj:* sakrovertebral, vertebrosakral
sac|rum ['seɪkrəm, 'sæk-] *noun, plural* sac|ra [-krə]: Kreuzbein *nt*, Sakrum *nt*, Os sacrum
sac|to|sal|pinx [,sæktəʊ'sælpɪŋks] *noun:* Saktosalpinx *f*
sad|ism ['seɪdɪzəm, 'sæd-] *noun:* Sadismus *m*
sad|is|tic [seɪ'dɪstɪk] *adj:* sadistisch
sad|o|mas|o|chism [,seɪdəʊ'mæsəkɪzəm, ,sæd-] *noun:* Sadomasochismus *m*
sad|o|mas|o|chis|tic [,seɪdəʊ,mæsə'kɪstɪk] *adj:* sadomasochistisch
sal|i|cyl|e|mia [,sæləsɪli:mɪə] *noun:* Salizylämie *f*
sal|i|cyl|ism ['sæləsɪlɪzəm] *noun:* Salicyl(säure)vergiftung *f*, Salizylismus *m*
sa|line ['seɪliːn, -laɪn]: **I** *noun* Salzlösung *f*; physiologische Kochsalzlösung *f* **II** *adj* salzig, salzhaltig, salinisch, Salz-
sal|i|va [sə'laɪvə] *noun:* Speichel(flüssigkeit *f*) *m*, Saliva *f*
sal|i|var|y ['sælə,veriː, -vəri] *adj:* Speichel-, Sial(o)-
sal|i|va|tion [,sælɪ'veɪʃn] *noun:* **1.** Speichelbildung *f*, Salivation *f* **2.** übermäßiger Speichelfuß *m*, Hypersalivation *f*,

Sialorrhoe f
sali|vo|li|thi|a|sis [,sælɪvəʊlɪ'θaɪəsɪs]
noun: Sialolithiasis f
Sal|mo|nel|la [sælmə'nelə] *noun*: Salmonella f
Salmonella enteritidis: Gärtner-Bazillus *m*, Salmonella enteritidis
Salmonella typhi: Typhusbazillus *m*, Typhusbacillus *m*, Salmonella typhi
Salmonella typhosa: → *Salmonella typhi*
sal|mo|nel|lal [sælmə'neləl] *adj*: Salmonellen-
sal|mo|nel|lo|sis [,sælmənə'ləʊsɪs] *noun*: Salmonellose f
sal|pin|gec|to|my [,sælpɪŋ'dʒektəmɪ] *noun*: Salpingektomie f
sal|pin|gi|an [sæl'pɪndʒɪən] *adj*: **1.** Salping(o)-, Syring(o)- **2.** (*gynäkol.*) Eileiter-, Salping(o)-, Tuben-
sal|pin|git|ic [,sælpɪn'dʒɪtɪk] *adj*: salpingitisch
sal|pin|gi|tis [,sælpɪn'dʒaɪtɪs] *noun*: **1.** (*gynäkol.*) Eileiterentzündung f, Salpingitis f **2.** Syringitis f, Salpingitis f
eustachian salpingitis: Syringitis f, Salpingitis f
sal|pin|go|cele [sæl'pɪŋgəʊsiːl] *noun*: Salpingozele f
sal|pin|gog|ra|phy [,sælpɪŋ'gɑgrəfɪ] *noun*: Salpingographie f, Salpingografie f
sal|pin|go|li|thi|a|sis [sæl,pɪŋgəʊlɪ'θaɪəsɪs] *noun*: Salpingolithiasis f
sal|pin|gol|y|sis [,sælpɪŋ'gɑlɪsɪs] *noun*: Salpingolyse f
salpingo-oophorectomy *noun*: Salpingoophorektomie f
salpingo-oophoritis *noun*: Salpingo-Oophoritis f, Ovariosalpingitis f, Oophorosalpingitis f
salpingo-oophorocele *noun*: Salpingo-Oophorozele f
salpingo-oothecitis *noun*: Salpingo-Oophoritis f, Ovariosalpingitis f, Oophorosalpingitis f
salpingo-ovariectomy *noun*: Salpingoophorektomie f
sal|pin|go|pal|a|tine [sæl,pɪŋgəʊ'pælətaɪn] *adj*: Ohrtrompete und Gaumen betreffend oder verbindend
sal|pin|go|per|i|to|ni|tis [sæl,pɪŋgəʊ,perɪtə'naɪtɪs] *noun*: Salpingoperitonitis f
sal|pin|go|pex|y [sæl'pɪŋgəʊpeksɪ] *noun*: Eileiterfixation f, Salpingopexie f
sal|pin|go|pha|ryn|ge|al [sæl,pɪŋgəʊfə'rɪn'dʒ(ɪ)əl] *adj*: Ohrtrompete und Rachen betreffend oder verbindend
sal|pin|go|plas|ty [sæl'pɪŋgəʊplæstɪ] *noun*: Eileiter-, Salpingoplastik f

sal|pin|gor|rha|gia [sæl,pɪŋgəʊ'reɪdʒ(ɪ)ə] *noun*: Eileiterblutung f, Salpingorrhagie f
sal|pin|gor|rha|phy [,sælpɪŋ'gɔrəfɪ] *noun*: Eileiter-, Tubennaht f, Salpingorrhaphie f
sal|pin|gos|co|py [,sælpɪŋ'gɑskəpɪ] *noun*: Salpingoskopie f
sal|pin|go|sto|ma|to|my [sæl,pɪŋgəʊstəʊ'mætəmɪ] *noun*: Salpingostoma(to)tomie f, Salpingostomatoplastik f
sal|pin|go|sto|mat|o|plas|ty [sæl,pɪŋgəʊstəʊ'mætəplæstɪ] *noun*: Salpingostomatoplastik f
sal|pin|gos|to|my [,sælpɪŋ'gɑstəmɪ] *noun*: **1.** (*gynäkol.*) Salpingostoma(to)tomie f, Salpingostomatoplastik f **2.** Salpingostomie f
sal|pin|got|o|my [,sælpɪŋ'gɑtəmɪ] *noun*: Salpingotomie f
sal|pinx ['sælpɪŋks] *noun*: **1.** Salpinx f **2.** Eileiter *m*, Salpinx f, Tube f, Tuba uterina **3.** Ohrtrompete f, Tuba auditiva/auditoria, Salpinx f
salt [sɔːlt]: **I** *noun* **1.** Salz *nt* **2.** Koch-, Tafelsalz *nt*, Natriumchlorid *nt* **II** *adj* salzig, Salz-
salt-losing *adj*: salzverlierend
salt|y ['sɔːltɪ] *adj*: salzig, salzhaltig, salinisch
sal|u|bri|ous [sə'luːbrɪəs] *adj*: gesund, bekömmlich, heilsam, saluber
sal|u|re|sis [,sæljə'riːsɪs] *noun*: Salurese f, Salidiurese f
sal|u|ret|ic [,sæljə'retɪk] *adj*: saluretisch
salve [sæv, sɑːv] *noun*: Salbe f, Unguentum *nt*
sam|ple ['sæmpəl, 'sɑːm-]: **I** *noun* **1.** Probe f **2.** Stichprobe f, Probeerhebung f, Sample *nt* **II** *adj* Muster-, Probe-
sam|pling ['sæmplɪŋ] *noun*: **1.** Stichprobenerhebung f **2.** Muster *nt*, Probe f
san|a|tive ['sænətɪv] *adj*: heilend, heilungsfördernd, kurativ
san|a|to|ry ['sænətɔːriː, -təʊ-] *adj*: heilend, heilungsfördernd, kurativ
san|gui|fa|cient [,sæŋgwə'feɪʃnt] *adj*: blutbildend, hämopoetisch
san|guif|er|ous [sæŋ'gwɪfərəs] *adj*: bluthaltig, blutig
san|gui|fi|ca|tion [,sæŋgwɪfɪ'keɪʃn] *noun*: Blutbildung f, Hämatopo(i)ese f, Hämopo(i)ese f
san|guin|e|ous [sæŋ'gwɪnɪəs] *adj*: blutig, Blut-
san|guin|o|lent [sæŋ'gwɪnələnt] *adj*: blutig, sanguinolent
san|gui|no|poi|et|ic [,sæŋgwɪnəʊpɔɪ'etɪk] *adj*: blutbildend, hämopoetisch

S

san|guil|nous ['sæŋgwɪnəs] *adj*: blutig, Blut-

san|i|tar|y ['sænɪterɪ] *adj*: sauber, hygienisch

san|i|ti|za|tion [ˌsænɪtɪ'zeɪʃn] *noun*: Sanitization *f*, Sanitation *f*

san|i|tize ['sænətaɪz] *v*: keimfrei machen, sterilisieren

saph|e|nec|to|my [sæfɪ'nektəmɪ] *noun*: Saphenaexzision *f*, Saphenektomie *f*

sap|phism ['sæfɪzəm] *noun*: weibliche Homosexualität *f*, Lesbianismus *m*, Sapphismus *m*

sar|co|car|ci|no|ma [saːrkəʊˌkaːrsɪ'nəʊmə] *noun*: Sarcocarcinoma *nt*, Carcinosarcoma *nt*

sar|co|cele ['saːrkəʊsiːl] *noun*: Sarkozele *f*

Sar|co|cys|tis [ˌsaːrkəʊ'sɪstɪs] *noun*: Sarcocystis *f*

sar|co|cys|to|sis [ˌsaːrkəʊsɪs'təʊsɪs] *noun*: Sarcocystis-Infektion *f*, Sarkozystose *f*

sar|co|gen|ic [ˌsaːrkəʊ'dʒenɪk] *adj*: sarkogen

sar|co|hy|dro|cele [ˌsaːrkəʊ'haɪdrəsiːl] *noun*: Sarkohydrozele *f*

sar|coid ['saːrkɔɪd]: I *noun* **1.** →*sarcoidosis* **2.** sarkomähnlicher Tumor *m*, Sarkoid *nt* II *adj* sarkoid

sar|coi|do|sis [ˌsaːrkɔɪ'dəʊsɪs] *noun*: Sarkoidose *f*, Morbus *m* Boeck, Boeck-Sarkoid *nt*, Besnier-Boeck-Schaumann-Krankheit *f*, Lymphogranulomatosa benigna

sar|col|lem|ma [ˌsaːrkəʊ'lemə] *noun*: Sarkolemm *nt*

sar|col|lem|mal [ˌsaːrkəʊ'leməl] *adj*: sarkolemmal

sar|co|ma [saːr'kəʊmə] *noun, plural* **-mas, -mata** [saːr'kəʊmətə]: Sarkom *nt*, Sarcoma *nt*

  endometrial sarcoma: Endometriumsarkom *nt*

  Ewing's sarcoma: Ewing-Sarkom *nt*, endotheliales Myelom *nt*

  gastric sarcoma: Magensarkom *m*

  idiopathic multiple pigmented hemorrhagic sarcoma: →*Kaposi's sarcoma*

  Kaposi's sarcoma: Kaposi-Sarkom *nt*, Morbus *m* Kaposi, Retikuloangiomatose *f*

  multiple idiopathic hemorrhagic sarcoma: →*Kaposi's sarcoma*

  pseudo-Kaposi sarcoma: Pseudo-Kaposi-Syndrom *nt*, Akroangiodermatitis *f*

  reticulocytic sarcoma: →*reticulum cell sarcoma*

  reticuloendothelial sarcoma: →*reticulum cell sarcoma*

  reticulum cell sarcoma: Retikulosarkom *nt*, Retikulumzellsarkom *nt*

  retothelial sarcoma: →*reticulum cell sarcoma*

  round cell sarcoma: rundzelliges Sarkom *nt*, Rundzellensarkom *nt*

  spindle cell sarcoma: spindelzelliges Sarkom *nt*, Spindelzellsarkom *nt*

  stromal sarcoma: Stromasarkom *nt*

sar|co|mal|toid [saːr'kəʊmətɔɪd] *adj*: sarkomatös

sar|co|mal|to|sis [saːrˌkəʊmə'təʊsɪs] *noun*: Sarkomatose *f*, Sarcomatosis *f*

sar|co|mal|tous [saːr'kamətəs] *adj*: sarkomatös, Sarkom-

sar|co|plasm ['saːrkəplæzəm] *noun*: Sarkoplasma *nt*

sar|co|plas|mic [ˌsaːrkəʊ'plæzmɪk] *adj*: sarkoplasmatisch

Sar|cop|tes [saːr'kaptiːz] *noun*: Sarcoptes *f*

  Sarcoptes scabiei: Krätzmilbe *f*, Sarcoptes/Acarus scabiei

sat|el|li|to|sis [ˌsætlɪ'təʊsɪs] *noun*: Satellitose *f*

sat|u|rat|ed ['sætʃəreɪtɪd] *adj*: **1.** (ab-)gesättigt, saturiert **2.** durchtränkt

sat|u|ra|tion [ˌsætʃə'reɪʃn] *noun*: **1.** (Ab-, Auf-)Sättigung *f*, Saturation *f* **2.** (Ab-, Auf-)Sättigen *nt*, Saturieren *nt*

sat|ur|nism ['sætər'nɪzəm] *noun*: (chronische) Bleivergiftung *f*, Saturnismus *m*, Saturnialismus *m*

sat|y|ri|a|sis [seɪtə'raɪəsɪs] *noun*: Satyriasis *f*, Satyrismus *m*

sau|ri|a|sis [sɔː'raɪəsɪs] *noun*: Ichthyose *f*

scab [skæb] *noun*: (Wund-)Schorf *m*, Grind *m*, Kruste *f*

scab|et|ic [skə'betɪk] *adj*: krätzig, skabiös

sca|bies ['skeɪbiːz] *noun*: Krätze *f*, Skabies *f*, Acariasis *f*

sca|bi|et|ic [ˌskeɪbɪ'etɪk] *adj*: krätzig, skabiös

sca|bi|ous ['skeɪbɪəs] *adj*: krätzig, skabiös

scal|la ['skeɪlə] *noun, plural* **-lae** [-liː]: Treppe *f*, Scala *f*

scal|lar ['skeɪlər]: I *noun* Skalar *m*, skalare Größe *f* II *adj* ungerichtet, skalar

scald [skɔːld] *noun*: Verbrühung *f*

scale [skeɪl] *noun*: Skala *f*, Grad-, Maßeinteilung *f*

  Apgar scale: Apgar-Index *m*, -Schema *nt*

sca|lene [skeɪ'liːn] *adj*: **1.** ungleichseitig; schief **2.** Skalenus-

scal|le|nec|to|my [ˌskeɪlɪ'nektəmɪ] *noun*:

Skalenusresektion *f*, Skalenektomie *f*
scalleInotloImy [ˌskeɪlɪ'nɑtəmɪ] *noun*:
Skalenusdurchtrennung *f*, Skalenotomie *f*
scall [skɔːl] *noun*: (Kopf-)Grind *m*,
Schorf *m*
milk scall: Milchschorf *m*
scalp [skælp]: **I** *noun* Skalp *m* **II** *v* skal-
pieren
scallpel ['skælpəl] *noun*: Skalpell *nt*
scally ['skeɪlɪ] *adj*: **1.** schuppig, ge-
schuppt, Schuppen-; schuppenartig;
squamös **2.** sich (ab-)schuppend, abschilfernd, abblätternd
scan [skæn]: **I** *noun* **1.** Abtastung *f*, Scan
m, Scanning *nt* **2.** Szintigramm *nt*, Scan
m **II** *v* abtasten, scannen
bone scan: Knochenszintigraphie *f*,
Knochenszintigrafie *f*, Knochenscan *m*
thyroid scan: Schilddrüsenszintigra-
phie *f*, Schilddrüsenszintigrafie *f*
scanlner ['skænər] *noun*: Scanner *m*;
Szintiscanner *m*
scanlning ['skænɪŋ] *noun*: Scanning *nt*,
Szintigraphie *f*, Szintigrafie *f*, Scan *m*
nuclear resonance scanning: Kernspinresonanztomographie *f*, Kernspinresonanztomografie *f*, NMR-Tomographie *f*, NMR-Tomografie *f*, MR-Tomographie *f*, MR-Tomografie *f*
scapholocephallous [ˌskæfə'sefələs] *adj*:
skaphozephal, skaphokephal
scapholcephally [ˌskæfə'sefəlɪ] *noun*:
Kahn-, Leistenschädel *m*, Skaphozephalie *f*
scaphoid ['skæfɔɪd]: **I** *noun* Kahnbein
nt, Os scaphoideum **II** *adj* boot-, kahnförmig, navikular
scaplula ['skæpjələ] *noun, plural* -**las**,
-**lae** [-liː]: Schulterblatt *nt*, Skapula *f*
scaplullallgia [skæpjə'lældʒ(ɪ)ə] *noun*:
Skapulodynie *f*, Skapulalgie *f*
scaplullar ['skæpjələr] *adj*: skapular
scaplulleclolmy [skæpjə'lektəmɪ] *noun*:
Schulterblattentfernung *f*, Skapulektomie *f*
scaplullolclalviclullar [ˌskæpjələʊklə-
'vɪkjələr] *adj*: Schulterblatt und
Schlüsselbein betreffend
scaplullolcoslltal [ˌskæpjələʊ'kɑstl,
skæpjələʊ'kɔstl] *adj*: skapulokostal,
kostoskapular
scaplullolldynllia [ˌskæpjələʊ'diːnɪə]
noun: Skapulodynie *f*, Skapulalgie *f*
scaplullolhulmerlal [ˌskæpjələʊ'(h)juː-
mərəl] *adj*: skapulohumeral, humero-
skapular
scaplullolpexly ['skæpjələʊpeksɪ] *noun*:
Schulterblattfixierung *f*, Skapulopexie *f*

scar [skɑːr] *noun*: Narbe *f*, Cicatrix *f*
scarlilfilcaltion [skærəfɪ'keɪʃn] *noun*:
Hautritzung *f*, Skarifikation *f*
scarlilfy ['skærəfaɪ] *v*: (Haut) ritzen,
skarifizieren
scarlilaltilnilform [ˌskɑːrlə'tɪnəfɔːrm]
adj: skarlatiniform, skarlatinös, skarlatinoid
scarlilaltilnoid [ˌskɑːrlə'tɪnɔɪd, skɑːr-
'lætnɔɪd] *adj*: skarlatiniform, skarlatinös, skarlatinoid
scarllet ['skɑːrlət]: **I** *noun* Scharlach *m*,
Scharlachrot *nt* **II** *adj* scharlachrot,
scharlachfarben
scaltolma [skə'təʊmə] *noun*: Kotgeschwulst *f*, Sterkorom *nt*, Koprom *nt*,
Fäkalom *nt*
scent [sent] *noun*: **1.** Geruch *m*; Duft *m*
2. Geruchsinn *m*
schisltolcephlallus [ˌskɪstəʊ'sefələs]
noun: Schisto-, Schizozephalus *m*
schisltolcoellia [ˌskɪstəʊ'siːlɪə] *noun*:
Bauchspalte *f*, Schistocoelia *f*
schisltolcyslltis [ˌskɪstəʊ'sɪstɪs] *noun*:
Blasenspalte *f*, Schistozystis *f*; Spaltblase *f*
schisltolcyte ['skɪstəʊsaɪt] *noun*: Schistozyt *m*
schisltolcyltolsis [ˌskɪstəʊsaɪ'təʊsɪs]
noun: Schistozytose *f*
schisltolglosslia [ˌskɪstəʊ'glɒsɪə] *noun*:
Zungenspalte *f*, Schistoglossia *f*
schisltolmellia [ˌskɪstəʊ'miːlɪə] *noun*:
Schistomelie *f*
schisltolprolsolpia [ˌskɪstəprəʊ'səʊpɪə]
noun: Gesichtsspalte *f*, Schistoprosopie
f, Schizoprosopie *f*
schisltolsolma [ˌskɪstə'səʊmə] *noun*:
Pärchenegel *m*, Schistosoma *nt*, Bilharzia *f*
schisltolsolmalcildal [ˌskɪstəʊˌsəʊmə-
'saɪdl] *adj*: schistosomenabtötend,
schistosomizid
schisltolsolmal [skɪstəʊ'səʊməl] *adj*:
Schistosomen-
schisltolsolmilalsis [ˌskɪstəʊsəʊ'maɪə-
sɪs] *noun*: Schistosomiasis *f*, Bilharzio-
se *f*
schisltolsolmilcildal [ˌskɪstəʊˌsəʊmɪ-
'saɪdl] *adj*: schistosomenabtötend,
schistosomizid
schisltolsterlnia [ˌskɪstəʊ'stɜrnɪə] *noun*:
Schisto-, Schizosternia *f*
schisltolthorlax [ˌskɪstəʊ'θɔːræks] *noun*:
Schisto-, Schizothorax *m*
schizlolcyte ['skɪzəʊsaɪt] *noun*: →*schisto-
tocyte*
schizlolcyltolsis [ˌskɪzəʊsaɪ'təʊsɪs] *noun*:
→*schistocytosis*

schiz|oid ['skɪtsɔɪd] *adj*: schizophrenie-ähnlich, schizoid

schiz|o|nychia [ˌskɪzə'nɪkɪə] *noun*: Schizoonychie f

schiz|o|phre|nia [ˌskɪzə'fri:nɪə, -jə] *noun*: Schizophrenie f
  borderline schizophrenia: latente Schizophrenie f, Borderline-Schizophrenie f
  latent schizophrenia: → *borderline schizophrenia*
  prepsychotic schizophrenia: → *borderline schizophrenia*
  pseudoneurotic schizophrenia: pseudoneurotische Schizophrenie f

schiz|o|phren|ic [ˌskɪzə'frenɪk] *adj*: schizophren

schiz|o|pro|sol|pia [ˌskɪzəprə'səupɪə] *noun*: → *schistoprosopia*

schiz|o|trich|ia [ˌskɪzə'trɪkɪə] *noun*: Schizotrichie f

schiz|o|try|pa|no|so|mi|al|sis [ˌskɪzə,trɪpənəusəu'maɪəsɪs] *noun*: Chagas-Krankheit f, amerikanische Trypanosomiasis f

schwan|no|gli|ol|ma [ˌʃwɑnəglaɪ'əumə] *noun*: → *schwannoma*

schwan|nol|ma [ʃwɑ'nəumə] *noun*: Schwannom nt, Neurinom nt

sci|at|ic [saɪ'ætɪk] *adj*: 1. ischiatisch, Ischias- 2. Ischias-, Sitzbein-

sci|at|il|ca [saɪ'ætɪkə] *noun*: 1. Ischiassyndrom nt, Cotunnius-Syndrom nt 2. Ischias f, Ischiasbeschwerden pl, Ischialgie f

sci|ence ['saɪəns] *noun*: Wissenschaft f; Naturwissenschaft f

sci|en|tif|ic [saɪən'tɪfɪk] *adj*: 1. (natur-)wissenschaftlich 2. systematisch, exakt

sci|en|tist ['saɪəntɪst] *noun*: Wissenschaftler(in f) m, Forscher(in f) m

scin|ti|graph|ic [sɪntɪ'græfɪk] *adj*: szintigraphisch, szintigrafisch

scin|tig|ra|phy [sɪn'tɪɡrəfɪ] *noun*: Szintigraphie f, Szintigrafie f; Scanning nt
  total body scintigraphy: Ganzkörperszintigraphie f, Ganzkörperszintigrafie f

scin|til|la|tor ['sɪntɪleɪtə] *noun*: Szintillationszähler m, Szintillator m

scin|ti|scan ['sɪntɪskæn] *noun*: Szintigramm nt, Scan m

scin|ti|scan|ner [sɪntɪ'skænər] *noun*: Szintiscanner m

scin|ti|scan|ning [sɪntɪ'skænɪŋ] *noun*: Szintigraphie f, Szintigrafie f, Scanning nt

scir|rho|ma [skɪə'rəumə] *noun*: szirrhöses Karzinom nt, Szirrhus m, Carcinoma scirrhosum

scir|rhous ['skɪrəs] *adj*: szirrhös

scir|rhus ['skɪrəs] *noun*: → *scirrhoma*

scle|ra ['sklɪərə] *noun, plural* -ras, -rae [-ri:, -raɪ]: Lederhaut f, Sklera f, Sclera f

scler|ad|e|nit|ic [ˌsklɪrædɪ'naɪtɪk] *adj*: skleradenitisch

scler|ad|e|ni|tis [ˌsklɪrædɪ'naɪtɪs] *noun*: Skleradenitis f

scle|ral ['sklɪərəl, 'skle-] *adj*: skleral

scle|ra|ti|tis [ˌsklɪrə'taɪtɪs] *noun*: Skleraentzündung f, Skleritis f

scle|ra|tog|e|nous [ˌsklɪrə'tɑdʒənəs] *adj*: sklerogen

scle|rec|ta|sia [sklɪrek'teɪʒ(ɪ)ə] *noun*: Sklerektasie f

scle|rec|to|ir|i|dec|to|my [sklɪ'rektəu,ɪrɪ-'dektəmɪ] *noun*: Lagrange-Operation f, Sklerektoiridektomie f

scle|rec|to|my [sklɪ'rektəmɪ] *noun*: Sklerektomie f

scler|e|de|ma [ˌsklɪrə'di:mə] *noun*: Buschke-Sklerödem nt, Scleroedema adultorum (Buschke), Scleroedema Buschke

scle|re|ma [sklɪ'ri:mə] *noun*: 1. Sklerem nt, Sclerema nt 2. Underwood-Krankheit f, Sclerema adiposum neonatorum

scle|ri|a|sis [sklɪ'raɪəsɪs] *noun*: Skleriasis f, Scleriasis f

scle|ri|rit|ol|my [ˌsklɪrɪ'rɪtəmɪ] *noun*: Skleriritomie f

scle|rit|ic [sklɪ'raɪtɪk] *adj*: skleritisch

scle|ri|tis [sklɪ'raɪtɪs] *noun*: Skleraentzündung f, Skleritis f, Scleritis f

scle|ro|cho|roid|i|itis [ˌsklɪrəukəʊrɔɪ'daɪtɪs, -,kəʊ-] *noun*: Sklerochorioiditis f

scle|ro|con|junc|ti|val [ˌsklɪrəu,kəndʒʌŋk'taɪvl] *adj*: sklerokonjunktival

scle|ro|con|junc|ti|vi|tis [ˌsklɪrəukən-,dʒʌŋktə'vaɪtɪs] *noun*: Sklerokonjunktivitis f

scle|ro|cor|nea [ˌsklɪrəu'kɔːrnɪə] *noun*: Sklerokornea f

scle|ro|cor|ne|al [ˌsklɪrəu'kɔːrnɪəl] *adj*: sklerokorneal, korneoskleral

scle|ro|dac|ty|ly [ˌsklɪrəu'dæktəlɪ] *noun*: Sklerodaktylie f

scle|ro|der|ma [ˌsklɪrəu'dɜrmə] *noun*: Sclerodermia f

scle|rog|e|nous [sklɪ'rɑdʒənəs] *adj*: sklerogen

scle|roid ['sklɪərɔɪd] *adj*: verhärtet, hart, sklerotisch

scle|ro|ir|i|tis [ˌsklɪrəuaɪ'raɪtɪs, ˌskle-] *noun*: Iridoskleritis f, Skleroiritis f

scle|ro|ker|a|ti|tis [ˌsklɪrəu,kerə'taɪtɪs] *noun*: Keratoskleritis f, Sklerokeratitis f

scle|ro|ker|a|to|ir|i|tis [ˌsklɪrəu,kerətəu-aɪ'raɪtɪs] *noun*: Sklerokeratoiritis f

scle|ro|ker|a|to|sis [ˌsklɪrəukerə'təusɪs] *noun*: Korneoskleritis f, Sklerokeratitis f

S

sclelrolma [skli'rəʊmə] *noun*: Sklerom *nt*

sclelrolmallalcia [ˌsklirəʊmə'leiʃ(i)ə, ˌskle-] *noun*: Skleromalazie *f*

sclelrolmyxleldelma [ˌsklirəʊmiksə'di:mə] *noun*: **1.** Arndt-Gottron-Syndrom *nt*, Skleromyxödem *nt* **2.** Lichen myxoedematosus/fibromucinoidosus, Mucinosis papulosa/lichenoides, Myxodermia papulosa

sclelrolnychlia [ˌsklirəʊ'nikiə] *noun*: Skleronychie *f*

sclelrolnyxlis [ˌsklirəʊ'niksis] *noun*: Sklerapunktion *f*, Skleronyxis *f*

sclelrophlthallmia [ˌsklirɑf'θælmiə] *noun*: Sklerophthalmie *f*

sclelrolproltein [ˌsklirə'prəʊti:n, -ti:in, ˌskle-] *noun*: Gerüsteiweiß *nt*, Skleroprotein *nt*

sclelrosed [skli'rəʊst, 'kliərəʊzd] *adj*: verhärtet, hart, sklerotisch

sclelrolsis [skliə'rəʊsis] *noun, plural* **-ses** [skliə'rəʊsi:z]: Sklerose *f*

amyotrophic lateral sclerosis: amyotrophische/myatrophische Lateralsklerose *f*

bone sclerosis: Knochensklerosierung *f*, Osteosklerose *f*

choroidal sclerosis: Chorioideasklerose *f*

fat tissue sclerosis: Fettsklerose *f*

Mönckeberg's sclerosis: Mönckeberg-Sklerose *f*, Mediakalzinose *f*

multiple sclerosis: multiple Sklerose *f*, Polysklerose *f*, Sclerosis multiplex, Encephalomyelitis disseminata

pulmonary sclerosis: Lungensklerose *f*

sclerosis of the pulmonary artery: Pulmonalsklerose *f*

sphincteral sclerosis: Sphinktersklerose *f*

systemic sclerosis: systemische Sklerose *f*, Systemsklerose *f*, progressive/diffuse/systemische Sklerodermie *f*, Sclerodermia diffusa/progressiva

valvular sclerosis: (Herz-)Klappensklerose *f*

sclelrolsteinolsis [ˌsklirəʊsti'nəʊsis] *noun*: Sklerostenose *f*

sclelrositolmy [skli'rɑstəmi] *noun*: Sklerostomie *f*

sclelroltherlalpy [ˌsklirəʊ'θerəpi, ˌskle-] *noun*: Verödung *f*, Sklerosierung *f*, Sklerotherapie *f*

sclelrotlic [skli'rɑtik] *adj*: **1.** skleral **2.** verhärtet, hart, sklerotisch

sclelrotlilcolchoroidliltis [skliˌrɑtikəʊˌkɔːrɔi'daitis, -ˌkəʊ-] *noun*: Sklerochorioiditis *f*

sclelroltiltis [ˌskliə'taitis] *noun*: Skleraentzündung *f*, Skleritis *f*, Scleritis *f*

sclelrotlolmy [skli'rɑtəmi] *noun*: Sklerotomie *f*

sclelrous ['skliərəs] *adj*: verhärtet, hart, sklerotisch

scollex ['skəʊleks] *noun, plural* **-lelces**, **-lilces** [skəʊ'li:si:z]: Bandwurmkopf *m*, Skolex *m*, Scolex *m*

scollilolkylpholsis [ˌskəʊliəʊkai'fəʊsis] *noun*: Skoliokyphose *f*

scollilolsis [ˌskəʊli'əʊsis, ˌskɑ-] *noun, plural* **-ses** [-si:z]: Skoliose *f*

adolescent scoliosis: Adoleszentenskoliose *f*

cicatricial scoliosis: Narbenskoliose *f*

lumbar scoliosis: Lendenskoliose *f*

scollilotlic [ˌskəʊli'ɑtik] *adj*: skoliotisch

scoplullarilolpsolsis [ˌskɑpjə,leəriəp-'səʊsis] *noun*: Scopulariopsosis *f*

scorlbultic [skɔːr'bju:tik] *adj*: skorbutisch

score [skɔːr] *noun*: Score *m*

Apgar score: Apgar-Index *m*

scoltolma [skə'təʊmə] *noun, plural* **-mas**, **-malta** [-mətə]: Gesichtsfeldausfall *m*, Skotom *nt*

color scotoma: Farbskotom *nt*

scintillating scotoma: Flimmerskotom *nt*, Scotoma scintillans

scoltolphoblic [ˌskəʊtəʊ'fɑbik] *adj*: skotophob, nyktalophob, nyktophob

scoltolpia [skə'təʊpiə] *noun*: Nachtsehen *nt*, Skotop(s)ie *f*

scoltoplic [skə'tɑpik] *adj*: Dunkel-

scraplie [skrei'pi] *noun*: Scrapie *f*

screen [skri:n] *noun*: **1.** Schutzschirm *m*, Schirm *m* **2.** Filter *m/nt*, Blende *f* **3.** (*radiolog.*) Schirm *m*, Screen *nt*

screenling ['skri:niŋ] *noun*: **1.** Screening *nt* **2.** Vortest *m*, Suchtest *m*, Siebtest *m*, Screeningtest *m*

scroflullar ['skrɑfjələr] *adj*: tuberkulös

scroflulolderlma [ˌskrɑfjələ'dɜrmə] *noun*: Skrofuloderm *nt*

scroflullous ['skrɑfjələs] *adj*: tuberkulös

scroltal ['skrəʊtəl] *adj*: skrotal

scroltecltolmy [skrəʊ'tektəmi] *noun*: Hodensackexzision *f*, Skrotektomie *f*

scroltiltis [skrəʊ'taitis] *noun*: Skrotitis *f*, Hodensackentzündung *f*

scroltum ['skrəʊtəm] *noun, plural* **-tums**, **-ta** [-tə]: Hodensack *m*, Skrotum *nt*

scurlvy ['skɜrvi] *noun*: Scharbock *m*, Skorbut *m*

scultilform ['sk(j)u:tifɔːrm] *adj*: schildförmig

scyblallum ['sibələm] *noun, plural* **-la** [-lə]: Skybalum *nt*

seam [si:m] *noun*: Saum *m*, Naht *f*

sea|sick|ness ['si:ˌsɪknɪs] *noun*: See-krankheit *f*, Naupathie *f*, Nausea marina

seat|worm ['si:twɜrm] *noun*: Madenwurm *m*, Enterobius vermicularis, Oxyuris vermicularis

se|ba|ceous [sɪ'beɪʃəs] *adj*: **1.** talgartig, talgig, Talg- **2.** talgbildend, -absondernd

seb|or|rhea [ˌsebəʊ'rɪə] *noun*: **1.** Seborrhoe *f* **2.** Unna-Krankheit *f*, seborrhoisches Ekzem *nt*, Dermatitis seborrhoides

seb|or|rhe|al [ˌsebəʊ'rɪəl] *adj*: seborrhoisch

seb|or|rhe|ic [ˌsebəʊ'rɪɪk] *adj*: seborrhoisch

seb|or|rhi|a|sis [ˌsebəʊ'raɪəsɪs] *noun*: **1.** Seborrhiasis *f* **2.** Psoriasis inversa

se|bum ['si:bəm] *noun*: (Haut-)Talg *m*, Sebum *nt*

se|cre|ta|gogue [sɪ'kri:təgɑg] *adj*: sekretorisch, sekretagog

se|cre|tion [sɪ'kri:ʃn] *noun*: **1.** Absondern *nt*, Sezernieren *nt* **2.** Absonderung *f*, Sekretion *f* **3.** Absonderung *f*, Sekret *nt*

se|cre|to|gogue [sɪ'kri:təgɑg] *adj*: sekretorisch, sekretagog

se|cre|to|in|hib|i|to|ry [sɪˌkri:təʊɪn'hɪbətɔːriː] *adj*: sekretionshemmend, antisekretorisch

se|cre|to|mo|tor [ˌsi:krɪtəʊ'məʊtər] *adj*: sekretomotorisch

se|cre|tor [sɪ'kri:tər] *noun*: Sekretor *m*, Ausscheider *m*

se|cre|to|ry [sɪ'kri:tərɪ] *adj*: sekretorisch

sec|tion ['sekʃn]: **I** *noun* **1.** Schnitt *m*, Einschnitt *m*, Inzision *f* **2.** (mikroskopischer) Schnitt *m* **II** *v* inzidieren

cesarean section: Kaiserschnitt *m*, Schnittentbindung *f*, Sectio caesarea

frozen section: Gefrierschnitt *m*

se|cun|di|na [ˌsekən'daɪnə] *noun, plural* **-nae** [-niː]: Nachgeburt *f*

se|cun|dines ['sekəndaɪnz] *plural*: Nachgeburt *f*

se|cun|dip|a|rous [ˌsekən'dɪpərəs] *adj*: zweitgebärend, sekundipar

se|da|tive ['sedətɪv] *adj*: beruhigend, sedierend, sedativ

se|da|tives ['sedətɪvz] *plural*: Sedativa *pl*

sed|i|ment ['sedɪmənt] *noun*: Niederschlag *m*, (Boden-)Satz *m*, Sediment *nt*

urine sediment: Harnsediment *nt*

seed [siːd] *noun*: **1.** Same(n *pl*) *m* **2.** männliche Keimzelle *f*, Spermium *nt*, Spermie *f*, Samenfaden *m*, Spermatozoon *nt* **3.** Seed *nt*

seg|ment ['segmənt] *noun*: Teil *m*, Abschnitt *m*, Segment *nt*; (*anatom.*) Segmentum *nt*

bronchopulmonary segments: Lungensegmente *pl*, Segmenta bronchopulmonalia

cervical segments of spinal cord: Hals-, Zervikalsegmente *pl*, Halsmark *nt*, Pars cervicalis medullae spinalis

coccygeal segments of spinal cord: Steißbein-, Kokzygealsegmente *pl*, Pars coccygea medullae spinalis

hepatic segments: Lebersegmente *pl*, Segmenta hepatis

sacral segments of spinal cord: Sakralmark *nt*, Kreuzbein-, Sakralsegmente *pl*, Pars sacralis medullae spinalis

thoracic segments of spinal cord: Brust-, Thorakalsegmente *pl*, Brustmark *nt*, Pars thoracica medullae spinalis

sei|zure ['si:ʒər] *noun*: **1.** (plötzlicher) Anfall *m*, Iktus *m*, Ictus *m* **2.** epileptischer Anfall *m*

petit mal seizures: Petit-mal(-Epilepsie) *f*

salaam seizures: Blitz-Nick-Salaam-Krämpfe *pl*, BNS-Krämpfe *pl*, West-Syndrom *nt*

se|lec|tin [sɪ'lektɪn] *noun*: Selektin *nt*

se|lec|tion [sɪ'lekʃn] *noun*: Auslese *f*, Selektion *f*

se|lec|tive [sɪ'lektɪv] *adj*: auswählend, abgetrennt, selektiv

self [self] *noun, plural* **selves**: Selbst *nt*, Ich *nt*

self-analysis *noun*: Selbstanalyse *f*

self-destruction *noun*: Autodestruktion *f*, Selbstzerstörung *f*; Selbstmord *m*

self-destructive *adj*: selbstmordgefährdet, suizidal, suicidal

self-digestion *noun*: Selbstverdauung *f*, Autodigestion *f*

self-hypnosis *noun*: Autohypnose *f*

self-infection *noun*: Selbstansteckung *f*, Selbstinfizierung *f*, Autoinfektion *f*

self-mutilation *noun*: Selbstverstümmelung *f*

self-treatment *noun*: Eigen-, Selbstbehandlung *f*, Autotherapie *f*

se|men ['siːmən, -men] *noun, plural* **-mens**, **se|mi|na** ['semɪnə, 'siː-]: Samen *m*, Sperma *nt*, Semen *m*

se|me|nu|ria [ˌsiːmə'n(j)ʊərɪə] *noun*: Spermaturie *f*

se|mi|ca|nal [ˌsemɪkə'næl] *noun*: Halbkanal *m*, Rinne *f*; (*anatom.*) Semicanalis *m*

se|mi|cir|cu|lar [ˌsemɪ'sɜrkjələr] *adj*:

halbbogenförmig, halbkreisförmig, semizirkulär

semi|flu|id [ˌsemiˈfluːɪd]: **I** *noun* zähflüssige Substanz *f* **II** *adj* zähflüssig

semi|liq|uid [ˌsemiˈlɪkwɪd]: **I** *noun* zähflüssige Substanz *f* **II** zähflüssig

semi|lu|nar [ˌsemiˈluːnər] *adj*: halbmondförmig, semilunar, lunular

semi|lux|a|tion [ˌsemɪlʌkˈseɪʃn] *noun*: Subluxation *f*

semi|ma|lig|nant [ˌsemɪməˈlɪɡnənt] *adj*: semimaligne

semi|mem|bra|nous [ˌsemiˈmembrənəs] *adj*: semimembranös

semi|nal [ˈseminl] *adj*: seminal, spermatisch

semi|na|tion [ˌsemɪˈneɪʃn] *noun*: Befruchtung *f*, Insemination *f*

semi|nif|er|ous [ˌsemɪˈnɪfərəs] *adj*: samenführend, seminifer

semi|no|ma [semɪˈnəʊmə] *noun*: Seminom *nt*

semi|nu|ria [ˌsiːmɪˈn(j)ʊərɪə, ˌsemɪ-] *noun*: Spermaturie *f*

semi|per|me|a|ble [ˌsemɪˈpɜrmɪəbl] *adj*: halbdurchlässig, semipermeabel

semi|ten|di|nous [ˌsemiˈtendɪnəs] *adj*: semitendinös

semi|trans|par|ent [ˌsemɪtrænsˈpeərənt] *adj*: halbdurchsichtig, halbtransparent

se|nile [ˈsɪnaɪl, ˈsenaɪl] *adj*: **1.** altersschwach, greisenhaft, senil, Alters-**2.** altersschwach, senil

se|nil|ism [ˈsiːnɪlɪzəm] *noun*: Senilismus *m*

se|nil|i|ty [sɪˈnɪlətɪ] *noun*: **1.** → *senium* **2.** Altern *nt*, Älterwerden *nt*, Vergreisung *f*, Altersschwäche *f*, Senilität *f*, Senilitas *f*
precocious senility: Senilitas praecox

se|ni|um [ˈsɪnɪəm] *noun*: (Greisen-)Alter *nt*, Senium *nt*, Senilitas *f*

sense [sens]: **I** *noun* **1.** Sinn *m*, Sinnesorgan *nt* **2. senses** *plural* (klarer) Verstand *m*; Vernunft *f* **3.** Sinnes-, Empfindungsfähigkeit *f*; Empfindung *f*; Gefühl *nt* (*of* für); Gespür *nt*

sense|less [ˈsenslɪs] *adj*: besinnungslos; ohnmächtig, bewusstlos

sen|si|bil|i|ty [ˌsensɪˈbɪlətɪ] *noun*: Empfindung(svermögen *nt*, -fähigkeit *f*) *f*, Sensibilität *f*

sen|si|bil|i|za|tion [ˌsensɪˌbɪlɪˈzeɪʃn] *noun*: Sensibilisierung *f*

sen|si|ble [ˈsensɪbl] *adj*: empfänglich, (reiz-)empfindlich, sensibel (*to* für); sensuell, sensual

sen|si|tive [ˈsensɪtɪv] *adj*: **1.** empfänglich, (reiz-)empfindlich, sensibel **2.** sensorisch, sensoriell **3.** (über-)empfindlich, sensitiv

sen|si|tiv|i|ty [ˌsensɪˈtɪvətɪ] *noun*: **1.** Sensibilität *f* (*to*); Empfindsamkeit *f*, Feinfühligkeit *f*, Feingefühl *nt* **2.** Sensitivität *f*, (Über-)Empfindlichkeit *f* (*to* gegen) **3.** Empfindlichkeit *f* (*to*); Lichtempfindlichkeit *f*, Sensibilität *f*

sen|si|ti|za|tion [ˌsensətɪˈzeɪʃn] *noun*: Sensibilisierung *f*

sen|si|tiz|er [ˈsensɪtaɪzər] *noun*: Allergen *nt*

sen|so|mo|tor [ˌsensəʊˈməʊtər] *adj*: sensomotorisch, sensorisch-motorisch

sen|sor [ˈsensər] *noun*: **1.** Sensor *m* **2.** (Mess-)Fühler *m*, Sensor *m*

sen|so|ri|al [senˈsɔːrɪəl] *adj*: sensorisch, sensoriell

sen|so|ri|mo|tor [ˌsensərɪˈməʊtər] *adj*: sensomotorisch, sensorisch-motorisch

sen|so|ri|um [senˈsɔːrɪəm] *noun, plural* -**ri|ums**, -**ria** [-rɪə]: **1.** Bewusstsein *nt*, Sensorium *nt* **2.** sensorisches Nervenzentrum *nt*, Sensorium *nt*

sen|so|ry [ˈsensərɪ] *adj*: **1.** sensorisch, sensoriell, Sinnes-**2.** (*Nerv*) sensibel

sep|a|ra|tion [ˌsepəˈreɪʃn] *noun*: Trennung *f*, Spaltung *f*; Separation *f*
plasma separation: Plasmaseparation *f*

sep|sis [ˈsepsɪs] *noun*: Blutvergiftung *f*, Sepsis *f*
catheter sepsis: Kathetersepsis *f*
sepsis lenta: Lentasepsis *f*, Sepsis lenta
overwhelming post-splenectomy sepsis: Post-Splenektomiesepsis *f*, Post-Splenektomiesepsissyndrom *nt*, Overwhelming-post-splenectomy-Sepsis *f*
tuberculous sepsis: Tuberkulosesepsis *f*, Sepsis tuberculosa

sep|tal [ˈseptl] *adj*: septal

sep|tate [ˈsepteɪt] *adj*: septiert

sep|tec|to|my [sepˈtektəmɪ] *noun*: Septumexzision *f*, Septektomie *f*

sep|te|mia [sepˈtiːmɪə] *noun*: → *septicemia*

sep|tic [ˈseptɪk] *adj*: **1.** septisch **2.** nichtkeimfrei, septisch

sep|ti|ce|mia [septəˈsiːmɪə] *noun*: Septikämie *f*, Septikhämie *f*, Blutvergiftung *f*

sep|ti|ce|mic [septəˈsiːmɪk] *adj*: septikämisch

sep|ti|co|py|e|mia [ˌseptɪkəʊpaɪˈiːmɪə] *noun*: Septikopyämie *f*

sep|ti|co|py|e|mic [ˌseptɪkəʊpaɪˈiːmɪk] *adj*: septikopyämisch

sep|tile [ˈseptaɪl] *adj*: septal

sep|ti|me|tri|tis [ˌseptɪmɪˈtraɪtɪs] *noun*: Septimetritis *f*

sep|to|na|sal [ˌseptəʊˈneɪzl] *adj*: Septum-

sep|to|plas|ty ['septəʊplæstɪs] *noun*: Septumplastik *f*

sep|tos|to|my [sep'tɑstəmɪ] *noun*: Septostomie *f*

sep|tot|o|my [sep'tɑtəmɪ] *noun*: Septotomie *f*

sep|tum ['septəm] *noun, plural* **-ta** [-tə]: Trennwand *f*, (Scheide-)Wand *f*, Septum *nt*
atrioventricular septum (of heart): (*Herz*) Vorhofkammerseptum *nt*, Septum atrioventriculare
interalveolar septa: 1. interalveolare Trennwände *pl*, Septa interalveolaria **2.** (*Lunge*) (Inter-)Alveolarsepten *pl*
interatrial septum (of heart): Vorhofseptum *nt*, Septum interatriale
interventricular septum: Kammer-, Ventrikelseptum *nt*, Septum interventriculare
lingual septum: Zungenseptum *nt*, Septum linguale
nasal septum: Nasenscheidewand *f*, Nasenseptum *nt*, Septum nasi
osseous nasal septum: Pars ossea septi nasi
pellucid septum: Septum pellucidum
septum of penis: Penistrennwand *f*, Septum pectiniforme corporis callosi, Septum penis
testicular septa: Hodenscheidewände *pl*, -septen *pl*, Septula testis
ventricular septum: Kammer-, Ventrikelseptum *nt*, Septum interventriculare

se|quence ['si:kwəns] *noun*: Reihe *f*, Folge *f*, Sequenz *f*
base sequence: Basensequenz *f*

se|ques|tral [sɪ'kwestrəl] *adj*: Sequester-

se|ques|tra|tion [,sɪkwəs'treɪʃn] *noun*: Sequesterbildung *f*, Sequestrierung *f*, Sequestration *f*, Dissektion *f*, Demarkation *f*

se|ques|trec|to|my [,sɪkwəs'trektəmɪ] *noun*: Sequesterentfernung *f*, Sequestrektomie *f*

se|ques|trot|o|my [,sɪkwəs'trɑtəmɪ] *noun*: → *sequestrectomy*

se|ques|trum [sɪ'kwestrəm] *noun, plural* **-tra** [sɪ'kwestrə]: **1.** Sequester *nt* **2.** Knochensequester *nt*

ser|an|gi|tis [,sɪəræn'dʒaɪtɪs] *noun*: Cavernitis *f*, Kavernitis *f*

se|ri|al ['sɪərɪəl]: **I** *noun* (Veröffentlichungs-)Reihe *f*, Serie *f* **II** *adj* Serien-, Reihen-

se|ries ['sɪəri:z, -rɪz] *noun, plural* **-ries**: Serie *f*, Reihe *f*, Folge *f*; homologe Reihe *f*

se|rine ['seri:n, -ɪn, 'sɪər-] *noun*: Serin *nt*

se|ro|al|bu|mi|nous [,sɪərəʊæl'bju:mɪnəs] *adj*: seroalbuminös

se|ro|col|li|tis [,sɪərəʊkə'laɪtɪs] *noun*: Perikolitis *f*

se|ro|con|ver|sion [,sɪərəʊkən'vɜrʒn] *noun*: Serokonversion *f*

se|ro|di|ag|no|sis [sɪərəʊ,daɪəg'nəʊsɪs] *noun*: Serodiagnostik *f*, Serumdiagnostik *f*

se|ro|di|ag|nos|tic [sɪərəʊ,daɪəg'nɑstɪk] *adj*: serodiagnostisch

se|ro|en|ter|i|tis [,sɪərəʊentə'raɪtɪs] *noun*: Perienteritis *f*, Peritonitis *f* visceralis

se|ro|fast ['sɪərəʊfæst] *adj*: serum-fest

se|ro|fi|brin|ous [,sɪərəʊ'faɪbrɪnəs] *adj*: serofibrinös, serös-fibrinös

se|ro|fi|brous [sɪərəʊ'faɪbrəs] *adj*: serofibrös, fibroserös, fibrös-serös

se|ro|group ['sɪərəʊgru:p] *noun*: Serogruppe *f*

se|ro|log|ic [sɪərəʊ'lɑdʒɪk] *adj*: serologisch

se|rol|o|gy [sɪ'rɑlədʒɪ] *noun*: Serumkunde *f*, Serologie *f*

se|ro|ma [sɪ'rəʊmə] *noun*: Serom *nt*

se|ro|mem|bra|nous [sɪərəʊ'membrənəs] *adj*: seromembranös, serös-membranös

se|ro|mu|cous [,sɪərəʊ'mju:kəs] *adj*: seromukös, mukoserös, mukös-serös

se|ro|neg|a|tive [sɪərəʊ'negətɪv] *adj*: nicht-reaktiv, seronegativ

se|ro|neg|a|tiv|i|ty [sɪərəʊ,negə'tɪvətɪ] *noun*: Seronegativität *f*

se|ro|phil|ic [sɪərəʊ'fɪlɪk] *adj*: serophil

se|ro|plas|tic [sɪərəʊ'plæstɪk] *adj*: serofibrinös, serös-fibrinös

se|ro|pneu|mo|tho|rax [,sɪərəʊ,n(j)u:mə'θɔ:ræks] *noun*: Seropneumothorax *m*

se|ro|pos|i|tive [sɪərəʊ'pɑsətɪv] *adj*: reaktiv, seropositiv

se|ro|pos|i|tiv|i|ty [sɪərəʊ,pɑsə'tɪvətɪ] *noun*: Seropositivität *f*

se|ro|pu|ru|lent [sɪərəʊ'pjʊər(j)ələnt] *adj*: seropurulent, eitrig-serös, seröseitrig

se|ro|re|ac|tion [,sɪərəʊrɪ'ækʃn] *noun*: Seroreaktion *f*

se|ro|re|sist|ant [,sɪərəʊrɪ'zɪstənt] *adj*: seroresistent

se|ro|sa [sɪə'rəʊsə, -zə] *noun, plural* **-sas, -sae** [-si:]: seröse Haut *f*, Serosa *f*, Tunica serosa

se|ro|sal [sɪə'rəʊsl] *adj*: Serosa-

se|ro|san|guin|e|ous [,sɪərəʊsæŋ'gwɪnɪəs] *adj*: serosanguinös, blutig-serös

se|ro|se|rous [,sɪərəʊ'sɪərəs] *adj*: seroserös

S

se|ro|si|tis [ˌsɪərəʊ'saɪtɪs] *noun*: Serositis *f*, Serosaentzündung *f*
se|ro|syn|o|vi|al [ˌsɪərəʊsɪn'əʊvɪəl] *adj*: serosynovial
se|ro|ther|a|py [sɪərəʊ'θerəpɪ] *noun*: Serotherapie *f*, Serumtherapie *f*
se|ro|tho|rax [ˌsɪərəʊ'θɔːræks] *noun*: Sero-, Hydrothorax *m*
se|ro|to|ner|gic [ˌserətə'nɜrdʒɪk, ˌsɪər-] *adj*: serotoninerg, serotonerg
se|ro|to|nin [ˌserə'təʊnɪn, ˌsɪər-] *noun*: Serotonin *nt*, 5-Hydroxytryptamin *nt*
se|ro|to|nin|er|gic [serə,təʊnɪ'nɜrdʒɪk] *adj*: serotoninerg, serotonerg
se|ro|type ['sɪərəʊtaɪp] *noun*: → serovar
se|rous ['sɪərəs] *adj*: 1. serumhaltig, serös, Sero-, Serum- 2. serös
se|ro|vac|ci|na|tion [sɪərəʊ,væksə'neɪʃn] *noun*: Serovakzination *f*, Simultanimpfung *f*
se|ro|var ['sɪərəʊvær] *noun*: Serotyp *m*, Serovar *m*
ser|pig|i|nous [sər'pɪdʒɪnəs] *adj*: girlandenförmig, schlangenförmig, serpiginös
se|rum ['sɪərəm, 'serəm] *noun, plural* -rums,-ra [-rə]: 1. Serum *nt* 2. (Blut-)Serum *nt*
  antilymphocyte serum: Antilymphozytenserum *nt*
  anti-RH immune serum: Anti-Rh-Serum *nt*
  antitoxic serum: 1. (*pharmakol.*) Gegengift *nt*, Antitoxin *nt* 2. (*immunolog.*) Antitoxinantikörper *m*, Toxinantikörper *m*, Antitoxin *nt*
  blood serum: (Blut-)Serum *nt*
  convalescence serum: → *convalescent human serum*
  convalescent serum: → *convalescent human serum*
  convalescent human serum: Rekonvaleszentenserum *nt*
  convalescents' serum: → *convalescent human serum*
  diphtheria immune serum: Diphtherieserum *nt*
  heterologous serum: heterologes Serum *nt*
  immune serum: Immunserum *nt*, Antiserum *nt*
  monovalent serum: monovalentes Serum *nt*, spezifisches Serum *nt*
  polyvalent serum: polyvalentes Serum *nt*
se|ru|mal ['sɪərəməl, 'ser-] *adj*: Serum-
serum-fast *adj*: serum-fest
ses|sile ['sesəl, -aɪl] *adj*: (*Polyp*) breit aufsitzend, sessil

se|vere [sə'vɪər] *adj*: (*Krankheit*) schlimm, schwer; (*Schmerz*) heftig, stark
sex [seks]: I *noun* 1. Geschlecht *nt* 2. Geschlechtstrieb *m*, Sexualität *f* 3. Sex *m*, Gechlechtsverkehr *m*, Koitus *m* 4. Geschlecht *nt*, Geschlechtsteile *pl* II *adj* Sex-, Sexual-
  chromosomal sex: chromosomales/genetisches Geschlecht *nt*
  genetic sex: chromosomales/genetisches Geschlecht *nt*
sex|u|al ['sekʃəwəl] *adj*: sexuell, geschlechtlich, sexual
sex|u|al|i|ty [seksʃə'wælətɪ] *noun*: Sexualität *f*
shaft [ʃæft, ʃɑːft] *noun*: 1. Schaft *m*, Stiel *m*, Stamm *m*; Mittelteil *m* 2. Knochenschaft *m*, Diaphyse *f* 3. (Licht-)Strahl *m*
  shaft of bone: Knochenschaft *m*, Diaphyse *f*
  hair shaft: Haarschaft *m*, Scapus pili
shag|gy ['ʃægɪ] *adj*: zottig, zottenförmig, villös
shakes [ʃeɪks] *plural*: Schüttelfrost *m*
shape [ʃeɪp] *noun*: 1. Form *f*, Gestalt *f*; Figur *f* 2. (körperliche oder geistige) Verfassung *f*, Form *f* in (good) shape in (guter) Form, in gutem Zustand in bad shape in schlechter Verfassung/Form, in schlechtem Zustand 3. (Guss-)Form *f*, Formstück *nt*, Modell *nt*
sharp [ʃɑːrp] *adj*: scharf; (*Messer*) scharf; (*Nadel*) spitz; (*Geruch, Geschmack*) scharf, beißend; (*Schmerz*) heftig, stechend
sheath [ʃiːθ] *noun, plural* sheaths [ʃiːðz]: Scheide *f*; Hülle *f*, Mantel *m*, Ummantelung *f*
  carotid sheath: Karotisscheide *f*, Vagina carotica
  fibrous tendon sheath: fibröse Sehnenscheide *f*, Vagina fibrosa tendinis
  myelin sheath: Mark-, Myelinscheide *f*
  rectus sheath: Rektusscheide *f*, Vagina musculi recti abdominis
  Schwann's sheath: Schwann-Scheide *f*, Neurolemm *nt*, Neurilemma *nt*
  synovial sheath: Sehnenscheide *f*, Vagina synovialis tendinis
  tendon sheath: Sehnenscheide *f*, Vagina tendinis
shell [ʃel] *noun*: 1. Schale *f*; Hülse *f*, Rinde *f*; Muschel *f* 2. Gerüst *nt*, Gerippe *nt*
  electron shell: Elektronenschale *f*
shield [ʃiːld]: I *noun* 1. Schild *m* 2. Schutzschild *m* II *v* (be-)schützen, (be-)schirmen (*from* vor); (*physik.*) abschirmen

gonadal shield: Gonadenschutz *m*

shift [ʃɪft]: **I** *noun* Verlagerung *f*, Verschiebung *f*; Wechsel *m*, Veränderung *f* **II** *v* verlagern, verschieben

antigenic shift: Antigenshift *f*

shift to the left: Linksverschiebung *f*

leftward shift: Linksverschiebung *f*

shift to the right: Rechtsverschiebung *f*

rightward shift: Rechtsverschiebung *f*

Shilgellla [ʃɪ'gelə] *noun*: Shigella *f*

Shigella ceylonsis: → *Shigella sonnei*

Shigella dysenteriae: Shigella dysenteriae

Shigella dysenteriae type 1: Shiga-Kruse-Ruhrbakterium *nt*, Shigella dysenteriae Typ 1

Shigella flexneri: Flexner-Bazillus *m*, Shigella flexneri

Shigella sonnei: Kruse-Sonne-Ruhrbakterium *nt*, E-Ruhrbakterium *nt*, Shigella sonnei

shigelllolsis [ʃɪgə'ləʊsɪs] *noun*: Shigellainfektion *f*, Shigellose *f*; Bakterienruhr *f*

shin [ʃɪn] *noun*: Schienbein *nt*, Schienbeinregion *f*

saber shin: Säbelscheidentibia *f*

shinlbone ['ʃɪnbəʊn] *noun*: Schienbein *nt*, Tibia *f*

shinlgles ['ʃɪŋgəls] *plural*: Gürtelrose *f*, Zoster *m*, Zona *f*, Herpes zoster

shock [ʃɑk] *noun*: **1.** Schock *m*, Schockzustand *m*, Schockreaktion *f* **be in (a state of) shock** einen Schock haben, unter Schock stehen **2.** elektrischer Schlag *m*; Elektroschock *m*, Schock *m* allergic shock: allergischer Schock *m*, anaphylaktischer Schock *m*, Anaphylaxie *f*

anaphylactic shock: allergischer Schock *m*, anaphylaktischer Schock *m*, Anaphylaxie *f*

anaphylactoid shock: anaphylaktoide Reaktion *f*

cardiac shock: kardialer/kardiogener/kardiovaskulärer Schock *m*, Kreislaufschock *m*

cardiogenic shock: → *cardiac shock*

cardiovascular shock: → *cardiac shock*

electric shock: **1.** elektrischer Schlag *m*, Stromschlag *m* **2.** (*physiolog.*) Elektroschock *m*

endotoxic shock: Endotoxinschock *m*

hematogenic shock: Volumenmangelschock *m*, hypovolämischer Schock *m*

hemorrhagic shock: hämorrhagischer Schock *m*, Blutungsschock *m*

hypoglycemic shock: hypoglykämischer Schock *m*, hypoglykämisches

Koma *nt*, Coma hypoglycaemicum

hypovolemic shock: Volumenmangelschock *m*, hypovolämischer Schock *m*

insulin shock: Insulinschock *m*

neurogenic shock: neurogener Schock *m*

oligemic shock: Volumenmangelschock *m*, hypovolämischer Schock *m*

oliguric shock: hypovolämischer Schock *m*, Volumenmangelschock *m*

osmotic shock: osmotischer Schock *m*

toxic shock: toxischer Schock *m*

shortlsightled ['ʃɔːrtsaɪtɪd] *adj*: myop, kurzsichtig

shortlsightledlness ['ʃɔːrtsaɪtɪdnɪs] *noun*: Kurzsichtigkeit *f*, Myopie *f*

short-winded *adj*: dyspnoisch, kurzatmig

shot [ʃɑt] *noun*: Impfung *f*, Injektion *f*

shoullder ['ʃəʊldər] *noun*: Schulter *f*; Schultergelenk *nt*

frozen shoulder: schmerzhafte Schultersteife *f*, Periarthritis/Periarthropathia humeroscapularis

shunt [ʃʌnt]: **I** *noun* **1.** Nebenschluss *m*, Shunt *m*; Bypass *m* **2.** (*physik.*) Nebenschluss *m*, Nebenwiderstand *m*, Shunt *m* **II** *v* **3.** (*chirurg.*) einen Shunt anlegen, shunten **4.** (*physik.*) nebenschließen, shunten

arteriovenous shunt: arteriovenöser Shunt/Bypass *m*

hexose monophosphate shunt: Pentosephosphatzyklus *m*, Phosphogluconatweg *m*

jejunolileal shunt: Ileumausschaltung *f*

left-to-right shunt: Links-Rechts-Shunt *m*

right-to-left shunt: Rechts-Links-Shunt *m*

Warburg-Lipmann-Dickens shunt: Pentosephosphatzyklus *m*, Phosphogluconatweg *m*

sialladlelnitlic [ˌsaɪəlˌædə'naɪtɪk] *adj*: sialadenitisch, sialoadenitisch

sialladlelniltis [ˌsaɪəlˌædə'naɪtɪs] *noun*: Sialadenitis *f*

sialladlelnolsis [ˌsaɪəlˌædə'nəʊsɪs] *noun*: **1.** Speicheldrüsenentzündung *f*, Sial(o)-adenitis *f* **2.** Speicheldrüsenerkrankung *f*, Sialadenose *f*

sialialgogue [saɪ'æləgɔg, -gɑg] *adj*: sialagog

sialllemlelsis [ˌsaɪə'eməsɪs] *noun*: Speichelerbrechen *nt*, Sialemesis *f*

sialllic [saɪ'ælɪk] *adj*: Speichel-, Sial(o)-, Ptyal(o)-

sialline ['saɪəlaɪn, -liːn] *adj*: Speichel-, Sial(o)-

sialism ['saɪəlɪzəm] *noun*: Sialorrhoe *f*, Ptyalismus *m*, Hypersalivation *f*

S

si|al|lo|ad|le|nec|to|my [ˌsaɪələʊˌædə-'nektəmɪ] *noun*: Speicheldrüsenexzision *f*, Sial(o)adenektomie *f*

si|al|lo|ad|le|nit|ic [ˌsaɪələʊædə'naɪtɪk] *adj*: sialadenitisch, sialoadenitisch

si|al|lo|ad|le|ni|tis [ˌsaɪələʊædə'naɪtɪs] *noun*: Sialadenitis *f*, Speicheldrüsenentzündung *f*

si|al|lo|ad|le|not|lo|my [ˌsaɪələʊædə'nɑtə-mɪ] *noun*: Sial(o)adenotomie *f*

si|al|lo|aer|lo|phal|gia [ˌsaɪələʊˌeərə'feɪ-dʒ(ɪ)ə] *noun*: Sialoaerophagie *f*

si|al|lo|an|gi|lec|ta|sis [ˌsaɪələʊˌændʒɪ'ek-təsɪs] *noun*: Sial(o)angiektasie *f*

si|al|lo|an|gi|li|tis [ˌsaɪələʊændʒɪ'aɪtɪs] *noun*: Sialangitis *f*, Sialductitis *f*, Sialoductitis *f*

si|al|lo|an|gi|log|ra|phy [ˌsaɪələʊændʒɪ-'agrəfɪ] *noun*: Sial(o)angiographie *f*, Sial(o)angiografie *f*

si|al|lo|an|gi|tis [ˌsaɪələʊæn'dʒaɪtɪs] *noun*: Sialangitis *f*, Sialductitis *f*, Sialoductitis *f*

si|al|lo|cele ['saɪələʊsiːl] *noun*: Sialozele *f*

si|al|lo|do|chi|tis [ˌsaɪələʊdəʊ'kaɪtɪs] *noun*: Sialangitis *f*, Sialductitis *f*, Sialoductitis *f*

si|al|lo|duc|ti|tis [ˌsaɪələʊdʌk'taɪtɪs] *noun*: Sialangitis *f*, Sialductitis *f*, Sialoductitis *f*

si|al|log|le|nous [saɪə'lɑdʒənəs] *adj*: speichelbildend, sialogen

si|al|lo|gogue [saɪ'æləgɔg, -gɑg] *adj*: sialagog

si|al|log|ra|phy [saɪə'lɑgrəfɪ] *noun*: Sialographie *f*, Sialografie *f*

si|al|lo|lith ['saɪələʊlɪθ] *noun*: Speichelstein *m*, Sialolith *m*

si|al|lo|li|thi|a|sis [ˌsaɪələʊlɪ'θaɪəsɪs] *noun*: Sialolithiasis *f*

si|al|lo|li|thot|lo|my [ˌsaɪələʊlɪ'θɑtəmɪ] *noun*: Sialolithotomie *f*

si|al|lo|ma [saɪə'ləʊmə] *noun*: Speicheldrüsengeschwulst *f*, Sialom(a) *nt*

si|al|lo|phal|gia [ˌsaɪələʊ'feɪdʒ(ɪ)ə] *noun*: (übermäßiges) Speichelverschlucken *nt*, Sialophagie *f*

si|al|lo|sis [saɪə'ləʊsɪs] *noun*: 1. Speichelfluss *m* 2. (übermäßiger) Speichelfluss *m*, Sialorrhoe *f*, Ptyalismus *m*, Hypersalivation *f*

si|al|lo|ste|no|sis [ˌsaɪələʊstɪ'nəʊsɪs] *noun*: Sialostenose *f*

sick [sɪk]: I *noun* 1. the sick *plural* die Kranken 2. Übelkeit *f* II *adj* 3. krank (*of an*); fall sick krank werden, erkranken 4. schlecht, übel; feel sick einen Brechreiz verspüren 5. Kranken-, Krankheits-

sick|len|ing ['sɪkənɪŋ] *adj*: Übelkeit erregend

sick|le|mia [sɪk'liːmɪə] *noun*: Sichelzellenanämie *f*, Herrick-Syndrom *nt*

sickle-shaped *adj*: sichelförmig, falciform

sick|ness ['sɪknɪs] *noun*: 1. Krankheit *f*, Erkrankung *f*; Leiden *nt* 2. Übelkeit *f*, Erbrechen *nt*
motion sickness: Bewegungs-, Reisekrankheit *f*, Kinetose *f*
radiation sickness: Strahlenkrankheit *f*
serum sickness: Serumkrankheit *f*

sid|er|lo|cyte ['sɪdərəʊsaɪt] *noun*: Siderozyt *m*

sid|er|lo|fi|bro|sis [ˌsɪdərəʊfaɪ'brəʊsɪs] *noun*: Siderofibrose *f*

sid|er|lo|pe|nia [sɪdərəʊ'piːnɪə] *noun*: (systemischer) Eisenmangel *m*, Sideropenie *f*

sid|er|lo|pe|nic [sɪdərəʊ'piːnɪk] *adj*: sideropenisch

sid|er|lo|phil ['sɪdərəʊfɪl] *adj*: eisenliebend, siderophil

sid|er|lo|phil|lin [ˌsɪdə'rəfəlɪn] *noun*: Transferrin *nt*, Siderophilin *nt*

sid|er|lo|phil|lous [sɪdə'rɑfɪləs] *adj*: eisenliebend, siderophil

sid|er|lo|sil|i|lco|sis [ˌsɪdərəʊsɪlɪ'kəʊsɪs] *noun*: Siderosilikose *f*, Silikosiderose *f*

sid|er|lo|sis [sɪdə'rəʊsɪs] *noun*: Siderose *f*
hepatic siderosis: Lebersiderose *f*
myocardial siderosis: Herzmuskel-, Myokardsiderose *f*
pulmonary siderosis: Eisen(staub)lunge *f*, Lungensiderose *f*, Siderosis pulmonum

sid|er|lot|ic [sɪdə'rɑtɪk] *adj*: siderotisch

sid|er|lous ['sɪdərəs] *adj*: eisenhaltig, Eisen-

sie|vert ['siːvərt] *noun*: Sievert *nt*

sight [saɪt] *noun*: 1. Sehvermögen *nt*; Sehkraft *f*, Sehen *nt*, Augenlicht *nt* 2. (An-)Blick *m*, Sicht *f*
day sight: Nachtblindheit *f*, Hemeralopie *f*
far sight: Weitsichtigkeit *f*, Hyperopie *f*, Hypermetropie *f*
long sight: Weitsichtigkeit *f*, Hyperopie *f*, Hypermetropie *f*
near sight: Kurzsichtigkeit *f*, Myopie *f*
night sight: Tagblindheit *f*, Nykteralopie *f*, Nyktalopie *f*
old sight: Alterssichtigkeit *f*, Presbyopie *f*
short sight: Kurzsichtigkeit *f*, Myopie *f*

sig|ma|tism ['sɪgmətɪzəm] *noun*: Lispeln *nt*, Sigmatismus *m*

sig|moid ['sɪgmɔɪd]: I *noun* Sigma *nt*, Sigmoid *nt*, Colon sigmoideum II *adj* 1. Σ-förmig, s-förmig, sigmaförmig 2.

sigmoid, Sigma-, Sigmoid-

sigImoidIecItoImy [ˌsɪgmɔɪˈdektəmɪ] *noun*: Sigmaresektion f, Sigmoidektomie f

sigImoiIdiItis [ˌsɪgmɔɪˈdaɪtɪs] *noun*: Sigmoiditis f, Sigmaentzündung f

sigImoiIdoIpexIy [sɪgˈmɔɪdəʊpeksɪ] *noun*: Sigmaanheftung f, Sigmoidopexie f

sigImoiIdoIprocItosItoImy [ˌsɪgmɔɪdəʊprɑkˈtɑstəmɪ] *noun*: Sigmoid(e)oproktostomie f, -rektostomie f

sigImoiIdosIcoIpy [sɪgmɔɪˈdɑskəpɪ] *noun*: Sigmoidoskopie f

sigImoiIdoIsigImoiIdosItoImy [sɪgˌmɔɪdəˌsɪgmɔɪˈdɑstəmɪ] *noun*: Sigmoidosigmoid(e)ostomie f

sigImoiIdosItoImy [sɪgmɔɪˈdɑstəmɪ] *noun*: **1.** Sigmoid(e)ostomie f **2.** Sigmaafter m, Sigmoid(e)ostomie f

sigImoiIdotIoImy [sɪgmɔɪˈdɑtəmɪ] *noun*: Sigmaeröffnung f, Sigmoid(e)otomie f

sigImoiIdoIveIsiIcal [sɪgˌmɔɪdəˈvesɪkl] *adj*: sigmoidovesikal, sigmoideovesikal, vesikosigmoid

sign [saɪn] *noun*: **1.** Zeichen nt, Symptom nt **2.** Zeichen nt, Symbol nt, Kennzeichen nt

Biermer's sign: Biermer-Schallwechsel m, Gerhardt-Schallwechsel m

Blumberg's sign: Loslassschmerz m, Blumberg-Zeichen nt, -Symptom nt

Chvostek's sign: Chvostek-Zeichen nt, Fazialiszeichen nt

death signs: Leichenerscheinungen pl, Todeszeichen pl, Signa mortis

Lasègue's sign: Lasègue-Zeichen nt

Ortolani's sign: Ortolani-Zeichen nt

Romberg's sign: Romberg-Zeichen nt

silIiIca [ˈsɪlɪkə] *noun*: Siliziumdioxid nt

silIiIcaItoIsis [ˌsɪlɪkəˈtəʊsɪs] *noun*: Silikatose f

silIiIcoIanIthraIcoIsis [ˌsɪlɪkəʊˌænθrəˈkəʊsɪs] *noun*: Anthrakosilikose f

silIiIcon [ˈsɪlɪkən, -kɑn] *noun*: Silicium nt

silIiIcone [ˈsɪlɪkəʊn] *noun*: Silikon nt

silIiIcoIsidIerIoIsis [ˌsɪlɪkəʊˌsɪdəˈrəʊsɪs] *noun*: Silikosiderose f, Siderosilikose f

silIiIcoIsis [sɪləˈkəʊsɪs] *noun*: Quarz-, Steinstaublunge f, Silikose f

silIiIcotIic [sɪləˈkɑtɪk] *adj*: silikotisch

silIiIcoItuIberIcuIloIsis [ˌsɪlɪkəʊtəˌbɜrkjəˈləʊsɪs] *noun*: Silikotuberkulose f

silIver [ˈsɪlvər]: I *noun* Silber nt, (chem.) Argentum nt II *adj* silbern, Silber-

simIuIlate [ˈsɪmjəleɪt] *v*: **1.** vortäuschen, vorspiegeln, simulieren **2.** nachahmen, imitieren, simulieren; nachbilden

SimIuIliIiIdae [ˌsɪmjəˈlaɪəˌdiː] *plural*: Kriebelmücken pl, Simuliidae pl

silInal [ˈsaɪnl] *adj*: Sinus-, Sin(o)-

silInIciIput [ˈsɪnsɪpət] *noun*, *plural* -puts, **silInIcipIiIta** [sɪnˈsɪpɪtə]: Vorderkopf m, Sinciput nt

silInIew [ˈsɪnjuː] *noun*: (Muskel-)Sehne f

silInIgle [ˈsɪŋgəl] *adj*: einzige(r, s), einzel(n), einfach, Einzel-, Einfach-; ledig

silInIisItral [ˈsɪnəstrəl]: I *noun* Linkshänder(in f) m II *adj* **1.** linkshändig **2.** linksseitig, Links-

silInoIalItriIal [ˌsaɪnəʊˈeɪtrɪəl] *adj*: sinuatrial, sinuaurikulär

silInoIauIriIcuIlar [ˌsaɪnəʊɔːˈrɪkjələr] *adj*: sinuatrial, sinuaurikulär

silInoIbronIchiIal [ˌsaɪnəʊˈbraŋkɪəl] *adj*: sinupulmonal, sinubronchial

silInoIbronIchiItis [ˌsaɪnəʊbraŋˈkaɪtɪs] *noun*: Sino-, Sinubronchitis f, sinubronchiales/sinupulmonales Syndrom nt

silInogIraIphy [saɪˈnɑgrəfɪ] *noun*: Sinographie f, Sinografie f

silInoIpulImoInarIy [ˌsaɪnəˈpʌlməˌneriː] *adj*: sinupulmonal, sinubronchial

silInosIcoIpy [saɪˈnɑskəpɪ] *noun*: Sinuskopie f

silInoIvenItricIuIlar [ˌsaɪnəvenˈtrɪkjələr] *adj*: sinuventrikulär

silInuIalItriIal [ˌsaɪn(j)uːˈeɪtrɪəl] *adj*: sinuatrial, sinuaurikulär

silInIuIauIriIcuIlar [ˌsaɪn(j)uːˈrɪkjələr] *adj*: sinuatrial, sinuaurikulär

silInus [ˈsaɪnəs] *noun*, *plural* **silInus**, **-nusIes**: **1.** Höhle f, Bucht f, Sinus m **2.** Knochenhöhle f, Markhöhle f, Sinus m; (Nase) Nebenhöhle f; (Gehirn) venöser Sinus m

anal sinuses: Morgagni-Krypten pl, Analkrypten pl, Sinus anales

bony maxillary sinus: Sinus maxillaris osseus

Breschet's sinus: Sinus sphenoparietalis

carotid sinus: Carotissinus m, Sinus caroticus

cavernous sinus: Sinus cavernosus

cervical sinus: Sinus cervicalis

coronary sinus: Sinus coronarius

costodiaphragmatic sinus: Kostodiaphragmalsinus m, Sinus phrenicocostalis, Recessus costodiaphragmaticus

cranial sinuses: Durasinus pl, Hirnsinus pl, Sinus venosi durales, Sinus durae matris

sinuses of dura mater: → cranial sinuses

Englisch's sinus: Sinus petrosus inferior

ethmoidal sinuses: Sinus ethmoidales

frontal sinus: Stirnhöhle f, Sinus fron-

talis
inferior longitudinal sinus: Sinus sagittalis inferior
intercavernous sinuses: Sinus intercavernosi
intermediate sinuses: Intermediärsinus *pl*
intervavernous sinus: Sinus intercavernosus
lactiferous sinuses: Milchsäckchen *pl*, Sinus lactiferi
lymphatic sinus: Lymph(knoten)sinus *m*
maxillary sinus: (Ober-)Kieferhöhle *f*, Sinus maxillaris
medullary sinus: Marksinus *m*
nail sinus: Nageltasche *f*, Sinus unguis
nasal sinuses: (Nasen-)Nebenhöhlen *pl*, Sinus paranasales
oblique sinus of pericardium: Sinus obliquus pericardii
occipital sinus: Sinus occipitalis
paranasal sinuses: (Nasen-)Nebenhöhlen *pl*, Sinus paranasales
petrosquamous sinus: Sinus petrosquamosus
pilonidal sinus: Pilonidalsinus *m*, Sinus pilonidalis
pleural sinuses: Pleurasinus *pl*, Recessus pleurales
posterior sinus of tympanic cavity: Sinus posterior cavi tympani
sinuses of pulmonary trunk: Sinus trunci pulmonalis
sigmoid sinus: Sinus sigmoideus
sphenoidal sinus: Keilbeinhöhle *f*, Sinus sphenoidalis
straight sinus: Sinus rectus
superior longitudinal sinus: Sinus sagittalis superior
superior petrosal sinus: Sinus petrosus superior
tarsal sinus: Tarsalkanal *m*, Sinus tarsi
transverse sinus: Sinus transversus
transverse sinus of pericardium: Sinus transversus pericardii
tympanic sinus: Sinus tympani
urachal sinus: Urachussinus *m*
venous sinus: venöser Sinus *m*, Sinus venosus
venous sinus of sclera: Schlemm-Kanal *m*, Sinus venosus sclerae
si|nus|al ['saɪnəsəl] *adj*: Sinus-, Sino-
si|nus|it|ic [saɪnə'saɪtɪk] *adj*: sinusitisch, sinuitisch
si|nus|i|tis [saɪnə'saɪtɪs] *noun*: Nebenhöhlenentzündung *f*, Sinusitis *f*, Sinuitis *f*
ethmoidal sinusitis: Ethmoiditis *f*, Sinusitis ethmoidalis

frontal sinusitis: Stirnhöhlenentzündung *f*, Sinusitis frontalis
maxillary sinusitis: Kieferhöhlenentzündung *f*, Sinusitis maxillaris
paranasal sinusitis: (Nasen-)Nebenhöhlenentzündung *f*, Sinusitis *f*
sphenoidal sinusitis: Sphenoiditis *f*, Keilbeinhöhlenentzündung *f*, Sinusitis sphenoidalis
si|nus|oid ['saɪnəsɔɪd]: **I** *noun* sinusartige Struktur *f*, Sinusoid *nt* **II** *adj* sinusartig, sinusoid, sinusoidal, Sinus-
si|nus|ot|o|my [saɪnə'sɑtəmɪ] *noun*: Sinusotomie *f*
si|nu|ven|tric|u|lar [saɪnəven'trɪkjələr] *adj*: sinuventrikulär
si|re|no|mel|ia [saɪrənəʊ'miːlɪə] *noun*: Sirenenbildung *f*, Sirene *f*, Sirenomelie *f*, Sympodie *f*
si|tus ['saɪtəs] *noun, plural* **-tus:** Lage *f*, Situs *m*
skel|e|tal ['skelɪtl] *adj*: skelettal
skel|e|tog|e|nous [skelɪ'tɑdʒənəs] *adj*: skeletogen
skel|e|to|mo|tor [skelɪtəʊ'məʊtər] *adj*: skeletomotorisch
skel|e|ton ['skelɪtn] *noun*: Skelett *nt*, Knochengerüst *nt*
ske|ne|i|tis [skɪnɪ'aɪtɪs] *noun*: Skenitis *f*, Skeneitis *f*
ske|o|cy|to|sis [skɪəʊsaɪ'təʊsɪs] *noun*: Linksverschiebung *f*
ski|as|col|py [skaɪ'ɑskəpɪ] *noun*: **1.** (*ophthal.*) Retinoskopie *f*, Skiaskopie *f* **2.** (*radiolog.*) Röntgendurchleuchtung *f*, Fluoroskopie *f*
skin [skɪn] *noun*: **1.** Haut *f*; (*anatom.*) Integumentum commune **2.** äußere Haut *f*; (*anatom.*) Kutis *f*, Cutis *f*
bone skin: Knochenhaut *f*, Periost *nt*
farmer's skin: Farmer-, Seemannshaut *f*
glossy skin: Glanzhaut *f*, Atrophoderma neuriticum
lax skin: Schlaff-, Fallhaut *f*, Dermatochalasis *f*, Cutis laxa-Syndrom *nt*, Zuviel-Haut-Syndrom *nt*
leopard skin: Leopardenhaut *f*
loose skin: → *lax skin*
marble skin: Cutis marmorata, Livedo reticularis
orange skin: Orangen(schalen)haut *f*, Apfelsinen(schalen)haut *f*, Peau d'orange
piebald skin: Weißfleckenkrankheit *f*, Scheckhaut *f*, Vitiligo *f*
sailor's skin: Farmer-, Seemannshaut *f*
skull [skʌl] *noun*: Schädel *m*; Schädeldach *nt*, -decke *f*, Hirnschale *f*
caoutchouc skull: Kautschukschädel *m*, Caput membranaceum

S

fractured skull: Schädel(dach)fraktur *f*
steeple skull: Spitz-, Turmschädel *m*,
Akrozephalie *f*
tower skull: → *steeple skull*
skull|cap [skʌl'kæp] *noun*: Calvaria *f*,
Kalotte *f*
sleep [sliːp]: I *noun* Schlaf *m* II *v* schla-
fen
active sleep: → *REM sleep*
desynchronized sleep: → *REM sleep*
dreaming sleep: → *REM sleep*
fast wave sleep: → *REM sleep*
paradoxical sleep: → *REM sleep*
REM sleep: paradoxer/desynchroni-
sierter Schlaf *m*, Traumschlaf *m*, REM-
Schlaf *m*
sleep|i|ness ['sliːpɪnɪs] *noun*: (krankhaf-
te) Schläfrigkeit *f*, Verschlafenheit *f*,
Müdigkeit *f*, Somnolenz *f*
sleep|less|ness ['sliːplɪsnɪs] *noun*: Schlaf-
losigkeit *f*, Wachheit *f*, Insomnie *f*
sleep|talk|ing ['sliːptɔːkɪŋ] *noun*: Som-
niloquie *f*
sleep|walk|ing ['sliːpwɔːkɪŋ] *noun*: Schlaf-,
Nachtwandeln *nt*, Somnambulismus *m*
slide [slaɪd] *noun*: Objektträger *m*
slit [slɪt] *noun*: Schlitz *m*, Ritz(e *f*) *m*
pudendal/vulvar slit: Schamspalte *f*,
Rima pudendi
slough [slʌf]: I *noun* Schorf *m*, abge-
schilferte Haut *f*, tote Haut *f* II *v* (*Haut*)
abstreifen, abwerfen
sludg|ing [slʌdʒɪŋ] *noun*: Sludge-Phä-
nomen *nt*, Sludging *nt*; Geldrollenbildung *f*
small|pox ['smɔːlpɑks] *noun*: Pocken *pl*,
Blattern *pl*, Variola *pl*
smear [smɪər] *noun*: (Zell-)Ausstrich *m*;
Abstrich *m*
Papanicolaou's smear: Papanicolaou-
Abstrich *m*
vaginal smear: Vaginalabstrich *m*,
Scheidenabstrich *m*, Vaginalsmear *m*
smeg|ma ['smegmə] *noun*: Vorhauttalg
m, Smegma *nt* (preputii)
smeg|mat|ic [smeg'mætɪk] *adj*: Smeg-
ma-
smell [smel]: I *noun* **1.** Geruchsinn *m* **2.**
Geruch *m*; Duft *m*; Gestank *m* **3.** Riechen *nt* II *vt* riechen an III *vi* riechen
(*at* an); duften; riechen (*of* nach)
soap [səʊp] *noun*: Seife *f*
sock|et ['sɑkɪt] *noun*: **1.** Höhle *f*, Aus-
höhlung *f*; (Gelenk-)Pfanne *f*; Zahnhöhle *f* **2.** Steckdose *f*; Sockel *m*, Fas-
sung *f*
eye socket: Augenhöhle *f*, Orbita *f*, Cavitas orbitalis
so|di|um ['səʊdɪəm] *noun*: Natrium *nt*

sodium chloride: Kochsalz *nt*, Natri-
umclorid *nt*
sod|o|my ['sɑdəmɪ] *noun*: **1.** Sodomie *f*,
Zoophilie *f* **2.** Analverkehr *m*, Sodomie *f*
soft [sɔːft, sɑft] *adj*: weich; (*Geräusch*)
leise; (*Haut*) zart; (*Wasser*) enthärtet;
(*Metall*) ungehärtet; (*Farben, Licht*)
gedämpft
soft|en|er ['sɔːfənər] *noun*: Weichma-
cher; (Wasser-)Enthärter *m*; Enthär-
tungsmittel *nt*, Enthärter *m*
fecal softener: Stuhlerweichungsmittel
nt, Laxans *nt*
soft|en|ing ['sɔːfənɪŋ] *noun*: Erweichen
nt, Erweichung *f*; (*patholog.*) Malazie *f*
so|la|nine ['səʊləniːn, -nɪn] *noun*: Sola-
nin *nt*
so|lar ['səʊlər] *adj*: solar
so|lar|i|za|tion [,səʊlərɪ'zeɪʃn] *noun*:
Lichtbehandlung *f*
sole [səʊl]: I *noun* **1.** (Fuß-)Sohle *f*;
(*anatom.*) Planta pedis, Regio plantaris
2. (Schuh-)Sohle *f* II *adj* einzig, allein,
Allein-
sol|id ['sɑlɪd]: I *noun* **1. solids** *plural*
feste Bestandteile *pl* (*in Flüssigkeiten*)
2. solids *plural* feste Nahrung *f* **3.** Fest-
körper *m* II *adj* **4.** fest, hart, kompakt;
dicht **5.** stabil (gebaut), massiv; (*Körperbau*) kräftig; (*Essen*) kräftig
sol|i|tar|y ['sɑlə,terɪ:, -tərɪ] *adj*: allein,
abgesondert, vereinzelt, einzeln, solitär
sol|u|ble ['sɑljəbl] *adj*: löslich, (auf-)lös-
bar, solubel
sol|u|tion [sə'luːʃn] *noun*: **1.** Lösung *f* **2.**
Auflösen *nt* **3.** (Auf-)Lösung *f* (*to, of*)
ammonia solution: Salmiakgeist *m*,
wässrige Ammoniaklösung *f*
formaldehyde solution: Formalin *nt*
glucose-insulin-kalium solution: Glucose-Insulin-Kalium-Lösung *f*
so|ma ['səʊmə] *noun, plural* -mas, -ma|ta
[-mətə]: **1.** Körper *m*, Soma *nt* **2.** Zellkörper *m*, Soma *nt*
so|mal ['səʊməl] *adj*: somatisch, kör-
perlich
so|mat|al|gia [,səʊmə'tældʒ(ɪ)ə] *noun*:
1. Körperschmerz *m*, Somatalgie *f* **2.**
somatischer Schmerz *m*
so|mat|es|thet|ic [,səʊmətes'θetɪk] *adj*:
somat(o)ästhetisch
so|mat|ic [səʊ'mætɪk, sə-] *adj*: soma-
tisch, körperlich
so|mat|i|co|splanch|nic [səʊ,mætɪkəʊ-
'splæŋknɪk] *adj*: somatoviszeral
so|mat|i|co|vis|cer|al [,səʊ,mætɪkəʊ-
'vɪsərəl] *adj*: somatoviszeral
so|mat|o|ge|net|ic [sə,mætədʒɪ'netɪk]
adj: **1.** somatogenetisch **2.** → *somato-*

S

genic
so|mato|gen|ic [ˌsəʊmətə'dʒenɪk] *adj*:
somatogen
so|mato|me|din [ˌsəʊmətəʊ'miːdn] *noun*:
Somatomedin *nt*
so|mato|meg|al|ly [ˌsəʊmətəʊ'megəlɪ]
noun: Riesenwuchs *m*, Somatomegalie *f*
so|mato|mo|tor [ˌsəʊmətəʊ'məʊtər]
adj: somatomotorisch
so|mato|psy|chic [ˌsəʊmətəʊ'saɪkɪk]
adj: psychosomatisch, seelisch-leiblich, seelisch-körperlich, psychophysisch
so|mato|stat|in [ˌsəʊmətəʊ'stætɪn] *noun*:
Somatostatin*nt*
so|mato|stat|i|no|ma [ˌsəʊmətəʊˌstætɪ-
'nəʊmə] *noun*: Somatostatinom *nt*
so|mato|top|ic [ˌsəʊmətəʊ'tɑpɪk] *adj*:
somatotopisch
so|mato|troph|ic [ˌsəʊmətəʊ'trəʊfɪk]
adj: somatotrop
so|mato|tro|phin [ˌsəʊmətəʊ'trəʊfɪn]
noun: → *somatotropin*
so|mato|trop|ic [ˌsəʊmətəʊ'trɑpɪk] *adj*:
somatotrop
so|mato|tro|pin [ˌsəʊmətəʊ'trəʊpɪn]
noun: Somatotropin *nt*, Wachstumshormon *nt*
so|mato|vis|cer|al [ˌsəʊmətəʊ'vɪsərəl]
adj: somatoviszeral
so|mat|ro|pin [səʊ'mætrəpɪn] *noun*:
→ *somatotropin*
som|es|thet|ic [ˌsəʊmes'θetɪk] *adj*: so-
mat(o)ästhetisch
som|nam|bul|ism [sɑm'næmbjəlɪzəm]
noun: Nacht-, Schlafwandeln *nt*, Somnambulismus *m*
som|ni|fa|cient [ˌsɑmnɪ'feɪʃənt]: I *noun*
Schlafmittel *nt*, Hypnotikum *nt* II *adj*
einschläfernd, hypnotisch
som|nif|er|ous [sɑm'nɪfərəs] *adj*: hyp-
notisch
som|nil|o|quism [sɑm'nɪləkwɪzəm] *noun*:
Somniloquie *f*
som|no|lence ['sɑmnələns] *noun*: **1.**
Schlaftrunkenheit *f* **2.** (krankhafte)
Schläfrigkeit *f*, Benommenheit *f*, Somnolenz *f*
som|no|lent ['sɑmnələnt] *adj*: schläfrig;
bewusstseinseingetrübt, bewusstseinsbeeinträchtigt, somnolent
son|ic ['sɑnɪk] *adj*: Schall-
son|o|graph ['sɑnəʊgræf] *noun*: Ultra-
schallgerät *nt*, Sonograph *m*, Sonograf *nt*
so|no|graph|ic [ˌsɑnəʊ'græfɪk] *adj*: so-
nographisch, sonografisch
so|nog|ra|phy [sɑ'nɑgrəfɪ] *noun*: Ultra-
schalldiagnostik *f*, Sonographie *f*, Sonografie *f*

so|no|rous [sə'nəʊrəs, 'sɑnə-] *adj*: tö-
nend, resonant, klangvoll, sonor
sol|por ['səʊpər, -pɔːr] *noun*: Sopor *m*
so|po|rif|ic [ˌsəʊpə'rɪfɪk]: I *noun* Schlaf-
mittel *nt*, Hypnotikum *nt* II *adj* einschläfernd, hypnotisch
sorb|el|fa|cient [sɔːrbə'feɪʃnt] *adj*: ab-
sorptionsfördernd, absorbierend
sorb|ent ['sɔːrbənt] *noun*: Sorptions-
mittel *nt*, Sorbens *nt*
sore [səʊr; sɔːr]: I *noun* Wunde *f*, wunde Stelle *f* II *adj* weh, wund, schmerz-
haft; entzündet
cold sores: Herpes simplex (febrilis),
Fieberbläschen *pl*
pressure sore: Wundliegen *nt*, Dekubitus *m*, Decubitus *m*, Dekubitalulkus *nt*
sound [saʊnd] *noun*: Ton *m*, Klang *m*,
Laut *m*, Schall *m*; Geräusch *nt*
abnormal heart sounds: Herzgeräusche *pl*
additional heart sounds: Extratöne *pl*
anvil sound: Münzenklirren *nt*
bowel sounds: Darmgeräusche *pl*
cardiac sounds: Herztöne *pl*
ejection sounds: Austreibungsgeräu-
sche, -töne *pl*
friction sound: Reibegeräusch *nt*, Reiben *nt*
heart sounds: Herztöne *pl*
respiratory sound: respiratorisches
Geräusch *nt*, Atemgeräusch *nt*
source ['səʊərs, 'sɔːrs] *noun*: Quelle *f*;
Ursprung *m*, Ursache *f*
space [speɪs] *noun*: Raum *m*, Platz *m*;
Spalt *m*; Zeitraum *m*
anatomical dead space: anatomischer
Totraum *m*
dead space: Totraum *m*
epidural space: Epiduralraum *m*, Spatium epidurale
extracellular space: extrazellulärer Raum
m, Extrazellularraum *m*
extradural space: → *epidural space*
Holzknecht's space: Holzknecht-Raum
m, Retrokardialraum *m*
intercostal space: Interkostalraum *m*,
Spatium intercostale
intracellular space: intrazellulärer
Raum *m*, Intrazellularraum *m*
peridural space: Periduralraum *m*
perinuclear space: perinukleäre Zisterne *f*, Cisterna caryothecae/nucleo-
lemmae
perivascular space: Perivaskulärraum *m*
physiological dead space: physiologi-
scher/funktioneller Totraum *m*
Proust's space: Proust-Raum *m*, Excavatio rectovesicalis

retroinguinal space: Bogros-Raum *m*, Retroinguinalraum *m*
retroperitoneal space: Retroperitonealraum *m*, Spatium retroperitoneale
retropharyngeal space: Retropharyngealraum *m*, Spatium retropharyngeum
retrosternal space: Retrosternalraum *m*
Retzius' space: Retzius-Raum *m*, Spatium retropubicum
subdural space: Subduralraum *m*, Spatium subdurale
Tenon's space: Tenon-Raum *m*, Spatium intervaginale/episclerale
zonular spaces: Petit-Kanal *m*, Spatia zonularia

spasm ['spæzəm] *noun*: 1. Krampf *m*, Verkrampfung *f*, Spasmus *m*; Konvulsion *f* 2. Muskelkrampf *m*
accommodation spasm: Akkommodationskrampf *m*
Bell's spasm: Bell-Spasmus *m*, Fazialiskrampf *m*, Fazialis-Tic *m*, Gesichtszucken *nt*, mimischer Gesichtskrampf *m*, Tic convulsif/facial
bronchial spasm: Bronchospasmus *m*
carpopedal spasms: Karpopedalspasmen *pl*
coronary spasm: Koronarspasmus *m*
esophageal spasm: Speiseröhrenkrampf *m*, Ösophagospasmus *m*
facial spasm: Bell-Spasmus *m*, Fazialiskrampf *m*, Tic convulsif/facial
glottic spasm: Stimmritzenkrampf *m*, Laryngospasmus *m*
laryngeal spasm: Glottiskrampf *m*, Laryngospasmus *m*, Stimmritzenkrampf *m*, Spasmus glottidis
saltatory spasm: Bamberger-Krankheit *f*, saltatorischer Reflexkrampf *m*
vaginal spasm: Scheiden-, Vaginalkrampf *m*
spaslmodlic [spæz'mɑdɪk] *adj*: krampfartig, spasmisch, spasmodisch
spaslmolgenlic [ˌspæzmə'dʒenɪk] *adj*: krampfauslösend, krampferzeugend, spasmogen
spaslmollylgmus [ˌspæzmə'lɪgməs] *noun*: krampfartiger Schluckauf *m*, Spasmolygmus *m*
spaslmollylsant [spæz'mɑlɪsənt]: I *noun* Antispasmodikum *nt*; Spasmolytikum *nt* II *v* krampflösend, -mildernd
spaslmollylsis [spæz'mɑlɪsɪs] *noun*: Spasmolyse *f*
spaslmollytlic [ˌspæzmə'lɪtɪk] *adj*: krampflösend, krampfmildernd, spasmolytisch
spaslmolphillia [ˌspæzmə'fɪlɪə] *noun*: Spasmophilie *f*

spaslmolphillic [ˌspæzmə'fɪlɪk] *adj*: spasmophil
spasltic ['spæstɪk] *adj*: krampfartig, spastisch
spaslticlilty [spæs'tɪsəti] *noun*: Spastik *f*
spaltial ['speɪʃl] *adj*: räumlich, Raum-
spelcies ['spiːʃiːz, -siːz] *noun, plural* -cies: 1. Art *f*, Spezies *f*, Species *f*; Gattung *f* 2. the species die Menschheit/ menschliche Rasse
species-specific *adj*: spezies-, artspezifisch
spelciflic [spɪ'sɪfɪk] *adj*: 1. artspezifisch, Arten- 2. spezifisch (wirkend), gezielt
specilmen ['spesɪmən] *noun*: 1. Probe *f*, Untersuchungsmaterial *nt* 2. Exemplar *nt*, Muster *nt*, Probe(stück *nt*) *f*
specltral ['spektrəl] *adj*: spektral
specltroglralphy [spek'tɑgrəfɪ] *noun*: Spektrographie *f*, Spektrografie *f*
specltrolpholtomleltry [ˌspektrəfəʊ-'tɑmətrɪ] *noun*: Spektrophotometrie *f*, Spektrofotometrie *f*
specltrolscoplic [ˌspektrə'skɑpɪk] *adj*: spektroskopisch
specltrolscolpy [spek'trɑskəpɪ] *noun*: Spektroskopie *f*
specltrum ['spektrəm] *noun, plural* -trums, -tra [-trə]: 1. (*physik.*) Spektrum *nt* 2. Spektrum *nt*, Bandbreite *f*
speclullum ['spekjələn] *noun, plural* -lums, -la [-lə]: Spiegel *m*, Speculum *nt*
ear speculum: Ohrtrichter *m*
eye speculum: Lidhalter *m*, Blepharostat *m*
nasal speculum: Nasenspekulum *nt*, Rhinoskop *nt*
vaginal speculum: Scheidenspekulum *nt*, Vaginoskop *nt*
speech [spiːtʃ] *noun*: 1. Sprache *f*; Sprachvermögen *nt* lose one's speech die Sprache verlieren 2. Sprechen *nt*; Sprechweise *f*; Rede *f*
sperm [spɜrm] *noun, plural* sperm, sperms: 1. Samen(flüssigkeit *f*) *m*, Sperma *nt*, Semen *nt* 2. → *spermatozoon*
sperlmaltellilolsis [ˌspɜrmə,tiːlɪ'əʊsɪs] *noun*: Spermiogenese *f*
sperlmatlic [spɜr'mætɪk] *adj*: seminal, spermatisch
sperlmaltiltis [ˌspɜrmə'taɪtɪs] *noun*: Funikulitis *f*
sperlmaltolcele ['spɜrmətəʊsiːl] *noun*: Spermatozele *f*
sperlmaltolcellecltolmy [ˌspɜrmətəʊsɪ-'lektəmɪ] *noun*: Spermatozelenexzision *f*, Spermatozelektomie *f*
sperlmaltolcildal [ˌspɜrmətəʊ'saɪdl] *adj*: spermienabtötend, spermizid

S

sper|ma|to|cyst ['spɜrmətəυsɪst] *noun*: Samenblase *f*, Spermatozystis *f*, Vesicula seminalis

sper|ma|to|cys|tec|to|my [ˌspɜrmətəυsɪs-'tektəmɪ] *noun*: Spermatozystektomie *f*

sper|ma|to|cys|ti|tis [ˌspɜrmətəυsɪs'taɪtɪs] *noun*: Spermatozystitis *f*, Samenblasenentzündung *f*, Vesiculitis *f*

sper|ma|to|cys|tot|o|my [ˌspɜrmətəυsɪs-'tektəmɪ] *noun*: Spermatozystotomie *f*

sper|ma|to|cyte ['spɜrmətəsaɪt] *noun*: Samenmutterzelle *f*, Spermatozyt *m*

sper|ma|to|cyt|ic [ˌspɜrmətəυ'sɪtɪk] *adj*: spermatozytisch

sper|ma|to|gen|e|sis [ˌspɜrmətə'dʒenəsɪs] *noun*: Samen(zell)bildung *f*, Spermatogenese *f*

sper|ma|toid ['spɜrmətɔɪd] *adj*: samenähnlich, spermatoid

sper|ma|tol|y|sis [ˌspɜrmə'talɪsɪs] *noun*: Spermatolyse *f*

sper|ma|to|lyt|ic [ˌspɜrmətə'lɪtɪk] *adj*: spermatolytisch

sper|ma|to|lo|vum [ˌspɜrmətə'gəυnɪəm] *noun, plural* -**ol|va** [-ˌəυvə]: Zygote *f*, Spermov(i)um *nt*

sper|ma|to|pa|thy [ˌspɜrmə'tapəθɪ] *noun*: Spermatopathie *f*

sper|ma|to|poi|et|ic [ˌspɜrmətəpɔɪ'etɪk] *adj*: spermatopoetisch, spermatopoietisch

sper|ma|tor|rhea [ˌspɜrmətəυ'rɪə] *noun*: Samenfluss *m*, Spermatorrhoe *f*

sper|ma|to|some [spɜr'mætəsəυm] *noun*: → *spermatozoon*

sper|ma|to|zo|al [ˌspɜrmətə'zəυəl] *adj*: Spermatozoen-

sper|ma|to|zo|on [ˌspɜrmətə'zəυən, -ɑn] *noun, plural* -**zo|a** [-'zəυə]: Spermium *nt*, Samenfaden *m*, Spermatozoon *nt*

sper|ma|tu|ria [ˌspɜrmə't(j)υərɪə] *noun*: Spermaturie *f*

sper|mi|ci|dal [ˌspɜrmɪ'saɪdl] *adj*: spermienabtötend, spermizid

sper|mi|cide ['spɜrmɪsaɪd] *noun*: Spermizid *nt*

sper|mine ['spɜrmiːn] *noun*: Spermin *nt*

sper|mi|o|gen|e|sis [ˌspɜrmɪəυ'dʒenəsɪs] *noun*: Spermio(histo)genese *f*

sper|mi|o|gram ['spɜrmɪəυgræm] *noun*: Spermiogramm *nt*

sper|mi|o|tel|e|lo|sis [ˌspɜrmɪəυˌtiːlɪ'əυsɪs] *noun*: Spermio(histo)genese *f*

sper|mi|um ['spɜrmɪəm] *noun*: → *spermatozoon*

sper|mo|cy|to|ma [ˌspɜrməυsɑrɪ'təυmə] *noun*: Seminom *nt*

sper|mo|lyt|ic [ˌspɜrmə'lɪtɪk] *adj*: spermatolytisch

sphac|el|lat|ed ['sfæsəleɪtɪd] *adj*: gangränös; nekrotisch, brandig

sphac|el|la|tion [sfæsə'leɪʃn] *noun*: **1.** Gangrän-, Sphakelusbildung *f* **2.** Sphakelus *m*, feuchter Brand *m*, Gangrän *f* **3.** Nekrose *f*

sphac|el|lous ['sfæsələs] *adj*: gangränös

sphac|el|lus ['sfæsələs] *noun*: Sphakelus *m*, feuchter Brand *m*, Gangrän *f*

sphe|no|ceph|al|ly [ˌsfiːnəυ'sefələs] *noun*: Sphenozephalie *f*

sphe|no|eth|moi|dal [ˌsfiːnəυeθ'mɔɪdl] *adj*: sphenoethmoidal

sphe|no|fron|tal [ˌsfiːnəυ'frʌntl] *adj*: sphenofrontal

sphe|noid ['sfiːnɔɪd]: **I** *noun* Keilbein *nt*, Flügelbein *nt*, Os sphenoidale **II** *adj* keilförmig; sphenoid

sphe|noid|i|i|tis [ˌsfiːnɔɪ'daɪtɪs] *noun*: Sphenoiditis *f*, Sinusitis *f* sphenoidalis

sphe|noid|os|to|my [ˌsfiːnɔɪ'dɑstəmɪ] *noun*: Sphenoidostomie *f*

sphe|noid|ot|o|my [ˌsfiːnɔɪ'dɑtəmɪ] *noun*: Sphenoidotomie *f*

sphe|no|man|di|bu|lar [ˌsfiːnəυmæn-'dɪbjələr] *adj*: sphenomandibular

sphe|no|max|il|lar|ly [ˌsfiːnəυ'mæksəˌleriː, -mæk'sɪlərɪ] *adj*: sphenomaxillär

sphe|no|oc|cip|i|tal [ˌsfiːnəυɑk'sɪpɪtl] *adj*: sphenookzipital

sphe|no|pal|a|tine [ˌsfiːnəυ'pælətaɪn, -tɪn] *adj*: sphenopalatinal

sphe|no|pa|ri|e|tal [ˌsfiːnəυpə'raɪɪtl] *adj*: sphenoparietal, parietosphenoidal

sphe|no|pe|tro|sal [ˌsfiːnəυpɪ'trəυsəl] *adj*: sphenopetrosal

sphe|nor|bit|al [sfɪ'nɔːrbɪtl] *adj*: sphenoorbital, sphenorbital

sphe|no|squa|mo|sal [ˌsfiːnəυskwə-'məυzl] *adj*: sphenosquamös, squamosphenoidal

sphe|no|tem|po|ral [ˌsfiːnəυ'temp(ə)rəl] *adj*: sphenotemporal

sphe|no|zy|go|mat|ic [ˌsfiːnəυzaɪgə-'mætɪk] *adj*: sphenozygomatisch

sphe|ro|cyte ['sfɪərəsaɪt] *noun*: Kugelzelle *f*, Sphärozyt *m*

sphe|ro|cyt|ic [sfɪərə'sɪtɪk] *adj*: Sphärozyten-

sphe|ro|cy|to|sis [ˌsfɪərəsaɪ'təυsɪs] *noun*: Sphärozytose *f*

hereditary spherocytosis: Minkowski-Chauffard-Syndrom *nt*, hereditäre Sphärozytose *f*, konstitutionelle hämolytische Kugelzellanämie *f*

sphe|ro|phak|ia [ˌsfɪərə'feɪkɪə] *noun*: Sphärophakie *f*

sphinc|ter ['sfɪŋktər] *noun*: Schließ-

S

muskel *m*, Sphinkter *m*, Musculus sphincter

sphincter ampullae hepatopancreaticae: Oddi-Sphinkter *m*, Musculus sphincter ampullae hepatopancreaticae

sphincter of hepatopancreatic ampulla: → *sphincter ampullae hepatopancreaticae*

hypertonic sphincter: Sphinkterhypertonie *f*

Oddi's sphincter: → *sphincter ampullae hepatopancreaticae*

sphinclterlial ['sfɪŋktərəl] *adj*: Sphinkter-

sphinclterlallgia [sfɪŋktə'rældʒ(ɪ)ə] *noun*: Sphinkteralgie *f*

sphinclterlecltolmy [sfɪŋktə'rektəmɪ] *noun*: Sphinkterektomie *f*

sphinclteriliitis [ˌsfɪŋk'raɪtɪs] *noun*: Sphinkteritis *f*, Sphinkterentzündung *f*

sphinclterlollylsis [ˌsfɪŋk'rɑlɪsɪs] *noun*: Sphinkterolyse *f*

sphinclterloiplaslty ['sfɪŋktərəplæstɪ] *noun*: Sphinkterplastik *f*

sphinclterloslcolpy [ˌsfɪŋktə'rɑskəpɪ] *noun*: Sphinkteroskopie *f*

sphinclterlotlolmy [ˌsfɪŋktə'rɑtəmɪ] *noun*: Sphinkterotomie *f*

sphinlgolliplildolsis [ˌsfɪŋɡəʊˌlɪpɪ'dəʊsɪs] *noun*: **1.** Sphingolipidose *f* **2.** Niemann-Pick-Krankheit *f*, Sphingomyelinose *f*, Sphingolipidose *f*

sphinlgolliploldysltrolphy [ˌsfɪŋɡəʊˌlɪpɪ-'dɪstrəfɪ] *noun*: Niemann-Pick-Krankheit *f*, Sphingolipidose *f*, Sphingomyelinose *f*

sphinlgolmylellin [ˌsfɪŋɡəʊ'maɪəlɪn] *noun*: Sphingomyelin *nt*

sphinlgolmylelliinolsis [ˌsfɪŋɡəʊmaɪəlɪ-'nəʊsɪs] *noun*: Niemann-Pick-Krankheit *f*, Sphingomyelinose *f*

sphyglmic ['sfɪɡmɪk] *adj*: Puls-, Sphygm(o)-

sphyglmolgralphy [sfɪɡ'mɑɡrəfɪ] *noun*: Pulsschreibung *f*, Sphygmographie *f*, Sphygmografie *f*

sphyglmoslcolpy [sfɪɡ'mɑskəpɪ] *noun*: Pulsuntersuchung *f*, Sphygmoskopie *f*

spilca ['spaɪkə] *noun, plural* **-cas, -cae** [-siː]: Kornährenverband *m*, Spica *f*

spilder ['spaɪdər] *noun*: **1.** (*biolog.*) Spinne *f* **2. vascular spider** Sternnävus *m*, Spider naevus, Naevus araneus

spider-burst *noun*: Besenreiservarizen *pl*

spin [spɪn] *noun*: Drehimpuls *m*, Spin *m*

spilnal ['spaɪnl] *adj*: spinal

spinldle ['spɪndl] *noun*: **1.** Spindel *f* **2.** Spindel(form *f*) *f* **3.** Muskelspindel *f* **4.** Kern-, Mitosespindel *f*

spine [spaɪn] *noun*: **1.** Dorn *m*, Fortsatz

m, Stachel *m*, Spina *f* **2.** Wirbelsäule *f*, Rückgrat *nt*, Columna vertebralis

cleft spine: Spondyloschisis *f*, R(h)achischisis posterior

ischial spine: Spina ischiadica

spine of scapula: Schulterblattgräte *f*, Spina scapulae

spilnolbullbar [ˌspaɪnəʊ'bʌlbər] *adj*: spinobulbär, bulbospinal

spilnolcerlelbellar [ˌspaɪnəʊˌserə'belər] *adj*: spinozerebellar, spinozerebellär

spilnolcerlelbelllum [ˌspaɪnəʊˌserə-'beləm] *noun, plura* **-lums, -la** [-lə]: Spinocerebellum *nt*

spilnolcorltilcal [ˌspaɪnəʊ'kɔːrtɪkl] *adj*: kortikospinal

spilnolsalcral [ˌspaɪnəʊ'sækrəl] *adj*: spinosakral, sakrospinal

spilnose ['spaɪnəʊs] *adj*: dornig, stachelförmig

spilnous ['spaɪnəs] *adj*: dornig, stachelförmig

spinltherlism ['spɪnθərɪzəm] *noun*: Funkensehen *nt*, Spintherismus *m*, Spintheropie *f*, Glaskörperglitzern *nt*, Synchisis scintillans

spilradlelniltis [spaɪˌrædɪ'naɪtɪs] *noun*: Schweißdrüsenabszess *m*

spilradlelnolma [spaɪˌrædɪ'nəʊmə] *noun*: Schweißdrüsenadenom *nt*, Spiradenom *nt*, Adenoma sudoriparum

spilral ['spaɪrəl]: **I** *noun* Spirale *f*; Windung *f* **II** *adj* gewunden, schneckenförmig, spiral(förmig), spiralig, in Spiralen, Spiral-

Curschmann's spirals: Curschmann-Spiralen *pl*

spilrillliclidal [spaɪˌrɪlə'saɪdl] *adj*: spirillenabtötend, spirillizid

spilrillilcide [spaɪ'rɪləsaɪd] *adj*: spirillenabtötend, spirillizid

spilrilllolsis [ˌspaɪrə'ləʊsɪs] *noun*: Spirillenkrankheit *f*, Spirillose *f*

Spilrilllum [spaɪ'rɪləm] *noun, plural* **-la** [-lə]: Spirillum *nt*

spirlit ['spɪrɪt] *noun*: **1.** Spiritus *m*, Destillat *nt*; Geist *m*, Spiritus *m* **2.** Äthylalkohol *m*, Äthanol *nt*, Ethanol *nt*, Spiritus (aethylicus) *m*

spirlitlulous ['spɪrɪtʃ(ə)wəs] *adj*: alkoholhaltig, alkoholisch

Spilrolchaelta [ˌspaɪrə'kiːtə] *noun*: Spirochaeta *f*

spilrolchetlal [spaɪrə'kiːtl] *adj*: Spirochäten-

spilrolchete ['spaɪrəkiːt] *noun*: **1.** Spirochäte *f* **2.** schraubenförmiges Bakterium *nt*

spilrolcheltilcidal [ˌspaɪrəˌkiːtə'saɪdl]

S

adj: spirochätenabtötend, spirochäti-
zid

spilrolcheltolsis [ˌspaɪrəkɪˈtəʊsɪs] *noun*:
Spirochäteninfektion *f*, Spirochätose *f*

spilrolchetlulria [ˌspaɪrəkɪˈt(j)ʊərɪə]
noun: Spirochäturie *f*

spilrolgralphy [spaɪˈrɑgrəfɪ] *noun*: Spi-
rographie *f*, Spirografie *f*

spilrolma [spaɪˈrəʊmə] *noun*: Schweißdrüsenadenom *nt*

spilrolmetlric [ˌspaɪrəˈmetrɪk] *adj*: spi-
rometrisch

spilrolmeltry [spaɪˈrɑmətrɪ] *noun*: Spi-
rometrie *f*

spittle [spɪtl] *noun*: Speichel *m*

splanchlnic [splæŋknɪk] *adj*: Splanchno-,
Eingeweide-

splanchlnilcecltolmy [ˌsplæŋknɪˈsektə-
mɪ] *noun*: Splanchnikusresektion *f*,
Splanchnikektomie *f*

splanchlnilcotlolmy [ˌsplæŋknɪˈkɑtəmɪ]
noun: Splanchnikusdurchtrennung *f*,
Splanchnikotomie *f*

splanchlnolcele [ˈsplæŋknəsiːl] *noun*:
Eingeweidebruch *m*, Splanchnozele *f*

splanchlnolcralnilum [ˌsplæŋknəˈkreɪ-
nɪəm] *noun*: Eingeweideschädel *m*,
Viszerokranium *nt*, Splanchnokra-
nium *nt*

splanchlnollith [ˈsplæŋknəlɪθ] *noun*:
Darmstein *m*

splanchlnolmeglally [ˌsplæŋknəˈmegəlɪ]
noun: Eingeweidevergrößerung *f*,
Splanchno-, Viszeromegalie *f*

splanchlnolpalthy [splæŋkˈnɑpəθɪ] *noun*:
Eingeweideerkrankung *f*, Splanchno-
pathie *f*

splanchlnolpleulral [ˌsplæŋknəˈplʊərəl]
adj: splanchnopleural

splanchlnopltolsis [ˌsplæŋknɑpˈtəʊsɪs]
noun: Eingeweidesenkung *f*, Splanch-
no-, Viszeroptose *f*

splanchlnolsclelrolsis [ˌsplæŋknəʊsklɪ-
ˈrəʊsɪs] *noun*: Eingeweide-, Splanch-
nosklerose *f*

splanchlnolsolmatlic [ˌsplæŋknəsəʊ-
ˈmætɪk] *adj*: splanchnosomatisch, vis-
zerosomatisch

spleen [spliːn] *noun*: Milz *f*; (*anatom.*)
Splen *m*, Lien *m*

accessory spleen: Nebenmilz *f*, Lien accessorius

congested spleen: Stauungsmilz *f*

wandering spleen: Wandermilz *f*, Lien
migrans/mobilis

splen [spliːn] *noun*: →*spleen*

splenladlelnolma [ˌspliːnædɪˈnəʊmə]
noun: Pulpahyperplasie *f*, Splenade-
nom *nt*

splenlatlrolphy [splenˈætrəfɪ] *noun*:
Milzatrophie *f*, Splenatrophie *f*

splelnecltolmize [splɪˈnektəmaɪz] *v*:
splenektomieren

splelnecltolmy [splɪˈnektəmɪ] *noun*:
Milzentfernung *f*, Splenektomie *f*

splelnelollus [splɪˈnɪələs] *noun*: Nebenmilz *f*, Splen/Lien accessorius

splelnilal [ˈspliːnɪəl] *adj*: **1.** Musculus
splenius betreffend **2.** Splenium betreffend

splenlic [ˈspliːnɪk, ˈsplen-] *adj*: lienal,
splenisch

splelniltis [splɪˈnaɪtɪs] *noun*: Splenitis *f*

splelnilum [ˈspliːnɪəm] *noun, plural* -nia
[-nɪə]: Wulst *m*, Splenium *nt*

splelnilus [ˈspliːnɪəs] *noun, plural* -nii
[-nɪaɪ]: Splenius *m*, Musculus splenius

splelnolcele [ˈspliːnəsiːl] *noun*: Splenom
nt

splelnolcollic [ˌspliːnəʊˈkɑlɪk] *adj*: sple-
nokolisch

splelnoldynlia [ˌspliːnəʊˈdiːnɪə] *noun*:
Milzschmerzen *pl*, Splenodynie *f*,
Splenalgie *f*

splelnoglelnous [splɪˈnɑdʒənəs] *adj*:
splenogen

splelnolgralphy [splɪˈnɑgrəfɪ] *noun*:
Splenographie *f*, Splenografie *f*

splelnolhelpaltolmeglally [ˌspliːnəʊˌhe-
pətəʊˈmegəlɪ] *noun*: Splenohepato-
megalie *f*, Hepatosplenomegalie *f*

splelnollaplalrotlolmy [ˌspliːnəʊlæpə-
ˈrɑtəmɪ] *noun*: Laparosplenotomie *f*

splelnolma [splɪˈnəʊmə] *noun*: Milztumor *m*, Splenom *nt*

splelnolmeldullarly [ˌspliːnəʊˈmedleriː]
adj: splenomedullär

splelnolmeglallic [ˌspliːnəʊmɪˈgælɪk]
adj: splenomegal

splelnolmeglally [spliːnəˈmegəlɪ] *noun*:
Milzvergrößerung *f*, Milztumor *m*,
Splenomegalie *f*

splelnolmylellolgelnous [ˌspliːnəˌmaɪə-
ˈlɑdʒənəs] *adj*: splenomedullär

splelnolnephlric [ˌspliːnəˈnefrɪk] *adj*:
splenorenal, lienorenal

splelnolnephlropltolsis [ˌspliːnəʊˌnefrəp-
ˈtəʊsɪs] *noun*: Splenonephroptose *f*

splelnolpanlcrelatlic [ˌspliːnəʊpæŋkrɪ-
ˈætɪk] *adj*: lienopankreatisch, sple-
nopankreatisch

splelnolpalthy [splɪˈnɑpəθɪ] *noun*: Milz-
erkrankung *f*, Splenopathie *f*

splelnolpexly [ˈspliːnəʊpeksɪ] *noun*:
Splenopexie *f*

splelnolporltal [ˌspliːnəʊˈpɔːrtl] *adj*:
splenoportal

splelnolporltolgralphy [ˌspliːnəʊpɔːr-

'tagrəfı] *noun*: Splenoportographie *f*, Splenoportografie *f*

sple|no|to|sis [ˌsplinap'təusis] *noun*: Milzsenkung *f*, Splenoptose *f*

sple|no|re|nal [ˌspliːnəu'riːnl] *adj*: lieno-renal, splenorenal

sple|nor|rha|gia [ˌspliːnəu'reidʒ(ɪ)ə] *noun*: Milzblutung *f*, Splenorrhagie *f*

sple|nor|rha|phy [spliˈnɔrəfı] *noun*: Milznaht *f*, Splenorrhaphie *f*

sple|no|sis [spliˈnəusis] *noun*: peritoneale Splenose *f*

sple|not|o|my [spliˈnatəmı] *noun*: Splenotomie *f*

splint [splint]: I *noun* Schiene *f* II *vt* schienen **put on a splint** (*Bruch*) schienen

dynamic splint: Bewegungsschiene *f*, Motorschiene *f*

spo|di|o|my|e|li|itis [ˌspəudɪəu'maɪəlaɪtɪs] *noun*: Kinderlähmung *f*, Heine-Medin-Krankheit *f*, Poliomyelitis (epidemica) anterior acuta

spon|dyl|al|gia [ˌspandı'læld ʒ(ɪ)ə] *noun*: Wirbelschmerz(en *pl*) *m*, Spondylalgie *f*, Spondylodynie *f*

spon|dyl|ar|thrit|ic [ˌspandılaːr'θraɪtık] *adj*: spondylarthritisch

spon|dyl|ar|thri|tis [ˌspandılaːr'θraɪtıs] *noun*: Spondylarthritis *f*

spon|dyl|ar|throp|a|thy [ˌspandılaːr'θrapəθı] *noun*: Spondylarthropathie *f*

spon|dy|lit|ic [ˌspandı'lıtık] *adj*: spondylitisch

spon|dy|li|tis [ˌspandı'laıtıs] *noun*: Wirbelentzündung *f*, Spondylitis *f*

ankylosing spondylitis: Morbus Bechterew *m*, Spondylarthritis/Spondylitis ankylopoetica/ankylosans

Marie-Strümpell spondylitis: →*ankylosing spondylitis*

rheumatoid spondylitis: →*ankylosing spondylitis*

tuberculous spondylitis: Wirbeltuberkulose *f*, Spondylitis tuberculosa

spon|dy|lo|lis|the|sis [ˌspandıləulıs'θiːsis] *noun*: Wirbelgleiten *nt*, Spondylolisthese *f*

spon|dy|lo|lis|thet|ic [ˌspandıləulıs'θetık] *adj*: spondylolisthetisch

spon|dy|lol|y|sis [spandı'lalısıs] *noun*: Spondylolyse *f*

spon|dy|lo|mal|a|cia [ˌspandıləumə'leıʃ(ı)ə] *noun*: Spondylomalazie *f*

spon|dy|lop|a|thy [ˌspandı'lapəθı] *noun*: Wirbelerkrankung *f*, Spondylopathie *f*

spon|dy|lop|to|sis [ˌspandılap'təusis] *noun*: Spondyloptose *f*

spon|dy|los|chi|sis [ˌspandı'laskəsis]

noun: Spondyloschisis *f*, R(h)achischisis posterior

spon|dy|lo|sis [ˌspandı'ləusis] *noun*: **1.** Wirbelsäulenversteifung *f*, Spondylose *f*, Spondylosis *f* **2.** degenerative Spondylopathie *f*

intervertebral spondylosis: →*uncovertebral spondylosis*

lateral spondylosis of the vertebral body: →*uncovertebral spondylosis*

uncovertebral spondylosis: Unkovertebralarthrose *f*, Spondylosis intervertebralis/uncovertebralis

spon|dy|lo|syn|de|sis [ˌspandıləusın'diːsis] *noun*: Spondylodese *f*

spon|dy|lot|ic [ˌspandı'latık] *adj*: spondylotisch

spon|dy|lot|o|my [ˌspandı'latəmı] *noun*: **1.** Kolumnotomie *f*, Rhachi(o)tomie *f* **2.** Laminektomie *f*

spon|dy|lous ['spandıləs] *adj*: vertebral

spon|ge|li|itis [ˌspandʒı'aıtıs] *noun*: Spongiitis *f*, Spongitis *f*

spon|gi|form ['spandʒıfɔːrm] *adj*: spongiform, schwammartig, schwammförmig

spon|gi|itis [ˌspandʒı'aıtıs] *noun*: Spongiitis *f*, Spongitis *f*

spon|gi|o|blas|to|ma [ˌspandʒıəublæs'təumə] *noun*: Spongioblastom *nt*

spon|gi|o|cyte ['spandʒıəusaıt] *noun*: **1.** (*ZNS*) Gliazelle *f*, Spongiozyt *m* **2.** (*NNR*) Spongiozyt *m*

spon|gi|o|cy|to|ma [ˌspandʒıəusaı'təumə] *noun*: Spongioblastom *nt*

spon|gi|oid ['spandʒıɔıd] *adj*: schwammartig, schwammförmig, spongiform

spon|gi|o|sa [ˌspandʒı'əusə, ˌspan-] *noun*: **1.** Spongiosa *f*, Lamina/Pars spongiosa, Stratum spongiosum endometrii **2.** Spongiosa *f*, Substantia spongiosa/trabecularis

spon|gi|o|si|tis [ˌspandʒıə'saıtıs] *noun*: Spongiitis *f*, Spongitis *f*

spon|gy ['spandʒı] *adj*: schwammartig, schwammförmig, spongiös

spon|ta|ne|ous [span'teınıəs] *adj*: spontan, unwillkürlich; selbsttätig, automatisch; selbsttätig, unwillkürlich, spontan

spo|ran|gi|um [spə'rændʒıəm] *noun*, *plural* **-gia** [-dʒıə]: Sporen-, Fruchtbehälter *m*, Sporangium *nt*

spo|ra|tion [spə'reıʃn] *noun*: Sporulation *f*

spore [spəuər, spɔːr] *noun*: Spore *f*, Spora *f*

spo|ri|ci|dal [ˌspəurı'saıdl] *adj*: sporenzerstörend, sporenabtötend, sporizid

spolriplalrous [spə'rɪpərəs] *adj*: sporen-
bildend, sporogen
spolrogleinous [spə'rɑdʒənəs] *adj*: spo-
renbildend, sporogen
spolroltrilcholsis [ˌspəʊərəʊtraɪ'kəʊsɪs,
ˌspɔːrə-] *noun*: Sporothrix-Mykose *f*
Spolrolzoa [ˌspəʊərə'zəʊə, ˌspɔːrə-]
plural: Sporentierchen *pl*, Sporozoen *pl*
sporlullaltion [ˌspəʊərə'leɪʃn] *noun*: Sporulation *f*
spot [spɑt] *noun*: **1.** Fleck(en *m*) *m* **2.**
(Leber-)Fleck *m*, Hautmal *nt*; Pickel *m*,
Pustel *f*
blind spot: blinder Fleck *m*, Discus
nervi optici
blue spots: Maculae coeruleae, Tâches
bleues
café au lait spots: Milchkaffeeflecken
pl, Café au lait-Flecken *pl*
cotton wool spots: Cotton-wool-Herde *pl*
heat spots: Schweißfrieseln *pl*, Hitzepi-
ckel *pl*, Schwitzbläschen *pl*, Miliaria *pl*
Koplik spots: Koplik-Flecke *pl*
liver spot: Leberfleck *m*
psoriatic oil spots: Ölfleckphänomen *nt*
yellow spot: gelber Fleck *m*, Makula *f*,
Macula lutea
spotlting ['spɑtɪŋ] *noun*: Schmierblu-
tung *f*
spouslal ['spaʊzl] *adj*: Hochzeits-, Ehe-,
Gatten-
spouse [spaʊz] *noun*: (Ehe-)Gatte *m*,
(Ehe-)Gattin *f*
sprain [spreɪn] *noun*: Verstauchung *f*,
Zerrung *f*
spread [spred] *noun*: Aussaat *f*, Streuung *f*
bronchogenic spread: bronchogene
Aussaat *f*
hematogenous spread: hämatogene
Aussaat *f*
lymphatic spread: lymphogene Aussaat *f*
spree-drinking *noun*: Dipsomanie *f*
spulturn ['spjuːtəm] *noun, plural* -ta
[-tə]: Auswurf *m*, Sputum *nt*
squalma ['skweɪmə] *noun, plural* -mae
[-miː]: Schuppe *f*, Squama *f*
squalmate ['skeɪmeɪt] *adj*: schuppig
squalmaltizaltion [ˌskweɪməti'zeɪʃn]
noun: Squamatisation *f*
squalmolcellluilar [ˌskweɪməʊ'seljələr]
adj: Plattenepithel-
squalmolfronltal [ˌskweɪməʊ'frʌntl]
adj: squamofrontal
squalmolmasltoid [ˌskweɪməʊ'mæs-
tɔɪd] *adj*: squamomastoid
squamo-occipital *adj*: squamookzipital
squalmolpalrileltal [ˌskweɪməʊpə'raɪɪtl]

adj: squamoparietal
squalmolsal [skwə'məʊsl] *adj*: schuppig, schuppenförmig, squamös
squalmose ['skeɪməʊs, skə'məʊs] *adj*:
schuppig, schuppenförmig, squamös
squalmolsolpalrileltal [ˌskweɪməʊpə-
'raɪɪtl] *adj*: squamoparietal
squalmolsphelnoid [ˌskeɪməʊ'sfɪnɔɪd]
adj: squamosphenoidal, sphenosqua-
mös
squalmoltemlpolral [ˌskweɪməʊ'temp-
(ə)rəl] *adj*: squamotemporal
squalmous ['skweɪməs] *adj*: **1.** schuppig, schuppenförmig, squamös **2.**
schuppig
squatlting ['skɑtɪŋ] *noun*: Hockerstel-
lung *f*, Squatting *nt*
squint [skwɪnt]: **I** *noun* Schielen *nt*,
Strabismus *m* **II** *v* schielen
stalbile ['steɪbɪl] *adj*: beständig, kon-
stant, gleichbleibend; widerstandsfähig, stabil
stalble ['steɪbl] *adj*: → stabile
stage [steɪdʒ] *noun*: **1.** Stadium *nt*, Phase *f*, Stufe *f*, Grad *m*; Abschnitt *m* by/in
stages schritt-, stufenweise **2.** (*Mikroskop*) Objekttisch *m*
stage of dilatation: Eröffnungsphase,
Eröffnungsperiode *f*
expulsive stage: Austreibungsperiode
f, Austreibungsphase *f*
latency stage: Latenzperiode *f*
staglling ['steɪdʒɪŋ] *noun*: Staging *nt*
staglnant ['stægnənt] *adj*: stockend,
stillstehend, stagnierend
staglnaltion [stæg'neɪʃn] *noun*: Stockung *f*, Stillstand *m*, Stagnation *f*;
Stauung *f*
stain [steɪn]: **I** *noun* **1.** Mal *nt*, Fleck *m* **2.**
Farbe *f*, Farbstoff *m*, Färbemittel *nt* **3.**
Färbung *f* **II** *vt* (an-)färben **III** *vi* sich
(an-, ver-)färben; Flecken bekommen
Giemsa stain: Giemsa-Färbung *f*
Pappenheim's stain: Pappenheim-Färbung *f*
stainling ['steɪnɪŋ] *noun*: Färben *nt*,
Färbung *f*
supravital staining: Supravitalfärbung *f*
vital staining: Intravital-, Vitalfärbung *f*
stalk [stɔːk] *noun*: Stengel *m*, Stiel *m*,
Stamm *m*
hypophysial stalk: Hypophysenstiel *m*,
Infundibulum hypophysis
stalltic ['stɔːltɪk] *adj*: blutstillend, styptisch, hämostyptisch, adstringierend
stamlmer ['stæmər]: **I** *noun* Stammeln
nt, Dyslalie *f* **II** *v* stammeln; stottern
stalpeldecltolmy [ˌstæpə'dektəmɪ] *noun*:
Stapedektomie *f*

stalpeldilal [stə'piːdɪəl] adj: Steigbügel-
stalpeldilollylsis [stə,piːdɪ'alɪsɪs] noun:
Stapediolyse f
stalpeldiolplaslty [stə,piːdɪəʊ'plæstɪ]
noun: Stapesplastik f
stalpeldioltelnotlolmy [stə,piːdɪəʊtɪ-
'natəmɪ] noun: Stapediotenotomie f
stalpes ['steɪpiːz] noun, plural -pes,
-peldes [stæ'piːdiːz, 'steɪpə-]: Steigbügel m, Stapes m
staphlylllecltolmy [,stæfɪ'lektəmɪ] noun:
Zäpfchenentfernung f, Uvulektomie f
staphlylline ['stæfɪlaɪn, -liːn] adj: 1.
uvulär, Zäpfchen-, Uvulo-, Staphyl(o)-
2. traubenförmig
staphlyllitis [,stæfɪ'laɪtɪs] noun: Staphylitis f, Zäpfchenentzündung f, Uvu-
litis f
staphlyllolcoclcal [,stæfɪləʊ'kakəl] adj:
Staphylokokken-
staphlyllolcoclcelmia [,stæfɪləʊkak'siː-
mɪə] noun: Staphylokokkensepsis f,
Staphylokokkämie f
staphlyllolcoclcolsis [,stæfɪləʊkə'kəʊsɪs]
noun: Staphylokokkeninfektion f, Staphylokokkose f
staphlyllolcoclcus [,stæfɪləʊ'kakəs] noun,
plural -cocci [stæfɪləʊ'kaksaɪ]: Trau-
benkokkus m, Staphylococcus m
Staphlyllolcoclcus [,stæfɪləʊ'kakəs] noun:
Staphylococcus m
Staphylococcus aureus: Staphylococcus aureus
Staphylococcus epidermidis: Staphylococcus epidermidis
staphlyllolderlma [,stæfɪləʊ'dɜrmə]
noun: Staphylodermie f
staphlyllolhelmia [,stæfɪləʊ'hiːmɪə]
noun: Staphylokokkensepsis f, Staphylokokkämie f
staphlyllolkilnase [,stæfɪləʊ'kaɪneɪs]
noun: Staphylokinase f
staphlyllollylsin [,stæfɪ'laləsɪn] noun:
Staphylolysin nt, Staphylokokkenhä-
molysin nt
staphlyllolma [,stæfɪ'ləʊmə] noun: Staphyloma nt
staphlyllomlaltous [,stæfɪləʊ'lamətəs]
adj: staphylomatös
staphlyllolpharlynlgorlrhalphy [,stæfɪlə-
,færɪn'gɔrəfɪ] noun: Staphylopharyn-
gorrhaphie f, Palatopharyngorrhaphie f
staphlyllolplaslty ['stæfɪləʊplæstɪ] noun:
Staphyloplastik f
staphlyllorlrhalphy [,stæfɪ'lɔrəfɪ] noun:
Gaumennaht f, Staphylorrhaphie f
staphlyllolschilsis [stæfɪ'laskəsɪs] noun:
Staphyloschisis f
staphlyllotlolmy [stæfɪ'latəmɪ] noun: 1.

(HNO) Uvulotomie f, Staphylotomie f
2. (ophthal.) Staphylotomie f
staphlyllloltoxlins [,stæfɪlə'taksɪnz] plural: Staphylotoxine pl
starch [staːrtʃ] noun: Stärke f, Amylum nt
stalsis ['steɪsɪs] noun, plural -ses ['steɪ↓
siːz]: Stauung f, Stillstand f, Stase f
state [steɪt] noun: 1. Zustand m; Status
m in a good/bad state in gutem/
schlechtem Zustand 2. Lage f, Stand m,
Situation f
epileptic state: Status epilepticus
steady state: Fließgleichgewicht nt, dy-
namisches Gleichgewicht nt
statlic ['stætɪk] adj: (still-, fest-)ste-
hend; gleichbleibend, statisch
staltionlarly ['steɪʃə,nerɪ] adj: 1. orts-
fest, (fest-, still-)stehend, stationär 2.
gleichbleibend, stagnierend, stationär
statolalcousltic [,stætəʊə'kuːstɪk] adj:
statoakustisch, vestibulokochleär
statolcolnia [,stætəʊkəʊnɪə] plural,
sing -nilum [-nɪəm]: Ohrkristalle pl,
Otokonien pl, Statokonien pl
statollithlic [,stætəʊ'lɪθɪk] adj: Statoli-
then-
statolliths ['stætəʊlɪθs] plural: Ohrkristalle pl, Otokonien pl, Statokonien pl
staltus ['steɪtəs, 'stætəs] noun: Zustand m, Lage f, Situation f, Stand m
(der Dinge), Status m
clinical status: klinischer Status m
physical status: Allgemeinzustand m,
Status m
present status: Status praesens
staxlis ['stæksɪs] noun: Sickerblutung f,
Blutung f, Staxis f
steadly ['stedɪ] adj: 1. unveränderlich,
gleichmäßig, stet(ig), beständig 2.
(stand-)fest, stabil
steal [stiːl] noun: Anzapf-, Entzugsef-
fekt m, Steal-Phänomen nt
subclavian steal: Subclavian-Steal-
Syndrom nt
steam [stiːm]: I noun (Wasser-)Dampf
m II v dampfen; verdampfen
stelaltiltis [stɪə'taɪtɪs] noun: Fettge-
websentzündung f, Steatitis f
stelatlolcele [stɪ'ætəsiːl] noun: Steatoze-
le f
stelaltolcysltolma [,stɪətəsɪs'təʊmə]
noun: 1. Steatocystoma nt 2. falsches
Atherom nt, Follikelzyste f, Ölzyste f,
Talgretentionszyste f, Sebozystom nt,
Steatom nt
stelaltoglelnous [stɪə'tadʒənəs] adj:
fettbildend, lipogen
stelaltollylsis [stɪə'talɪsɪs] noun: Steato-
lyse f

stelaltollytic [ˌstɪətə'lɪtɪk] *adj*: fettspaltend, steatolytisch

stelaltolma [stɪə'təʊmə] *noun, plural* -mas, -malta [stɪə'təʊmətə]: **1.** Fettgeschwulst *f*, Fetttumor *m*, Lipom *nt* **2.** falsches Atherom *nt*, Follikelzyste *f*, Ölzyste *f*, Talgretentionszyste *f*, Sebozystom *nt*, Steatom *nt*

stelaltolmaltolsis [ˌstɪətəʊmə'təʊsɪs] *noun*: Sebozystomatose *f*

stelaltolnelcrolsis [ˌstɪətəʊnɪ'krəʊsɪs] *noun*: Steatonekrose *f*

stelaltorlrhea [ˌstɪətəʊ'rɪə] *noun*: Fettdurchfall *m*, Steatorrhoe *f*

stelaltolsis [stɪə'təʊsɪs] *noun, plural* -ses [-siːz]: **1.** Verfettung *f*, Fettsucht *f*, Adipositas *f*, Steatosis *f* **2.** degenerative Verfettung *f*, fettige Degeneration *f*

stem [stem] *noun*: Stamm *m*, Stengel *m*, Stiel *m*

brain stem: Hirnstamm *m*, Truncus encephali

stenlolcarldia [ˌstenə'kɑːrdɪə] *noun*: Stenokardie *f*, Angina pectoris

stenlolcephallous [ˌstenə'sefələs] *adj*: stenozephal, stenokephal

stenlolcephlally [ˌstenə'sefəlɪ] *noun*: Stenocephalie *f*, Kraniostenose *f*

stenlolpelic [ˌstenə'piːɪk] *adj*: (Brille) engsichtig, stenopäisch

stelnolsal [stɪ'nəʊsl] *adj*: stenotisch

stelnosling [stɪ'nəʊsɪŋ] *adj*: verengend, einengend, stenosierend

stelnolsis [stɪ'nəʊsɪs] *noun*: Einengung *f*, Verengung *f*, Stenose *f*

ampullary stenosis: Ampullenstenose *f*

stenosis of the anterior interventricular branch: RIVA-Stenose *f*

aortic stenosis: **1.** Aortenstenose *f* **2.** Aortenklappenstenose *f*, valvuläre Aortenstenose *f*

aortic isthmus stenosis: Aortenisthmusstenose *f*, Aortenkoarktation *f*

aqueductal stenosis: Aquäduktstenose *f*

bronchial stenosis: Bronchusstenose *f*

carotid stenosis: Karotisstenose *f*

coronary stenosis: Koronarstenose *f*

duodenal stenosis: Duodenalstenose *f*

esophageal stenosis: Speiseröhrenverengerung *f*, Ösophagusstenose *f*

infundibular pulmonary stenosis: Infundibulumstenose *f*, subvalvuläre/infundibuläre Pulmonalstenose *f*

intestinal stenosis: Darmstenose *f*

isthmus stenosis: → *aortic isthmus stenosis*

laryngeal stenosis: Kehlkopfstenose *f*

meatal stenosis: Meatusstenose *f*

mitral stenosis: Mitral(klappen)steno-se *f*

muscular subaortic stenosis: idiopathische hypertrophische subaortale Stenose *f*, Subaortenstenose *f*

stenosis of the papilla of Vater: Papillenstenose *f*, Sphinktersklerose *f*, Papillitis stenosans, Odditis *f*

pulmonary stenosis: Pulmonalis-, Pulmonal(klappen)stenose *f*

renal artery stenosis: Nierenarterienstenose *f*

respiratory tracheobronchial stenosis: respiratorische Ventilstenose *f*

supravalvular pulmonary stenosis: supravalvuläre Pulmonalisstenose *f*

tricuspid stenosis: Trikuspidal(klappen)stenose *f*

ureteral stenosis: Ureterstenose *f*

valvular stenosis: (Herz-)Klappenstenose *f*

valvular pulmonary stenosis: valvuläre Pulmonalisstenose *f*

stelnotlic [stɪ'nɑtɪk] *adj*: stenotisch

stent [stent] *noun*: Stent *m*

sterlcolbillin [ˌstɜrkəʊ'baɪlɪn] *noun*: Sterko-, Stercobilin *nt*

sterlcolbillinlolgen [ˌstɜrkəbaɪ'lɪnədʒən] *noun*: Sterko-, Stercobilinogen *nt*

sterlcollith ['stɜrkəʊlɪθ] *noun*: Kotstein *m*, Koprolith *m*

sterlcolral ['stɜrkərəl] *adj*: kotig, fäkal, fäkulent, sterkoral

sterlcolrolma [ˌstɜrkə'rəʊmə] *noun*: Kotgeschwulst *f*, Fäkalom *nt*, Koprom *nt*, Sterkorom *nt*

sterlcolrous ['stɜrkərəs] *adj*: kotig, fäkal, fäkulent, sterkoral

sterleolaglnolsis [ˌsterɪəʊæg'nəʊsɪs] *noun*: Stereoagnosie *f*

sterleolcillilum [ˌsterɪəʊ'sɪlɪəm] *noun, plural* -cilia [-'siːlɪə]: Stereozilie *f*, Stereocilium *nt*

sterleolglnolsis [ˌsterɪɑg'nəʊsɪs] *noun*: Stereognosie *f*

stereo-ophthalmoscope *noun*: binokuläres Ophthalmoskop *nt*, Stereophthalmoskop *nt*

sterleolraldiloglralphy [ˌsterɪəʊˌreɪdɪ'ɑgrəfɪ] *noun*: Stereoradiographie *f*, Röntgenstereographie *f*, Stereoradiografie *f*, Röntgenstereografie *f*

sterleolscoplic [ˌsterɪə'skɑpɪk] *adj*: stereoskopisch

sterleoslcolpy [ˌsterɪ'ɑskəpɪ] *noun*: Stereoskopie *f*

sterlic ['sterɪk, 'stɪər-] *adj*: räumlich, sterisch

Stelriglmaltolcyslitis [stəˌrɪgmətə'sɪstɪs] *noun*: Kolben-, Gießkannenschimmel *m*, Aspergillus *m*

ster|ile ['sterɪl] *adj*: **1.** keimfrei, steril; aseptisch **2.** unfruchtbar, steril, infertil

ste|ril|i|ty [stə'rɪlətɪ] *noun*: **1.** Keimfreiheit *f*, Sterilität *f*; Asepsis *f* **2.** Unfruchtbarkeit *f*, Sterilität *f*

ster|il|i|za|tion [ˌsterɪlə'zeɪʃn] *noun*: **1.** Entkeimung *f*, Sterilisierung *f*, Sterilisation *f* **2.** (*gynäkol., urolog.*) Sterilisation *f*, Sterilisierung *f*
steam sterilization: Dampfsterilisation *f*
tubal sterilization: Tubensterilisation *f*

ster|il|ize ['sterɪlaɪz] *v*: **1.** entkeimen, keimfrei machen, sterilisieren **2.** (*gynäkol., urolog.*) unfruchtbar machen, sterilisieren

ster|il|iz|er ['sterɪlaɪzər] *noun*: Sterilisator *m*, Sterilisierapparat *m*

ster|nal ['stɜrnl] *adj*: sternal

ster|nal|gia [stɜr'næld3(ɪ)ə] *noun*: **1.** Brustbeinschmerz *m*, Sternalgie *f* **2.** (*kardiol.*) Stenokardie *f*, Angina pectoris

ster|no|cla|vic|u|lar [ˌstɜrnəʊklə'vɪkjələr] *adj*: sternoklavikulär

ster|no|cleid|al [ˌstɜrnəʊ'klaɪdəl] *adj*: sternoklavikulär

ster|no|cos|tal [ˌstɜrnəʊ'kɒstl, -'kɔstl] *adj*: kostosternal

ster|no|dyn|ia [ˌstɜrnə'diːnɪə] *noun*: **1.** Brustbeinschmerz *m*, Sternodynie *f*, Sternalgie *f* **2.** (*kardiol.*) Stenokardie *f*, Angina pectoris

ster|no|hy|oid [ˌstɜrnəʊ'haɪɔɪd] *adj*: sternohyoid

ster|no|peri|car|di|al [ˌstɜrnəʊperɪ'kɑːrdɪəl] *adj*: sternoperikardial

ster|no|scap|u|lar [ˌstɜrnəʊ'skæpjələr] *adj*: sternoskapular, skapulosternal

ster|no|schi|sis [stɜr'nɑːskəsɪs] *noun*: Brustbein-, Sternumspalte *f*, Sternoschisis *f*

ster|no|thy|roid [ˌstɜrnəʊ'θaɪrɔɪd] *adj*: sternothyroid, sternothyreoid

ster|not|o|my [stɜr'nɑːtəmɪ] *noun*: Sternotomie *f*

ster|no|tra|che|al [ˌstɜrnə'treɪkɪəl] *adj*: sternotracheal

ster|no|ver|te|bral [ˌstɜrnəʊ'vɜrtəbrəl] *adj*: sternovertebral, vertebrosternal

ster|num ['stɜrnəm] *noun, plural* **-nums, -na** [-nə]: Brustbein *nt*, Sternum *nt*

ster|nu|ta|tion [ˌstɜrnjə'teɪʃn] *noun*: Sternutatio *f*

ste|roid ['stɪərɔɪd, 'ster-] *noun*: Steroid *nt*

steroid-induced *adj*: steroidinduziert, Steroid-

ste|roid|o|gen|ic [ˌsterɔɪdəʊ'd3enɪk] *adj*: steroidogen

ster|tor ['stɜrtər] *noun*: röchelnde/stertoröse Atmung *f*, Stertor *m*

ster|to|rous ['stɜrtərəs] *adj*: röchelnd, stertorös

steth|o|gra|phy [steθ'ɑgrəfɪ] *noun*: **1.** Stethographie *f*, Stethografie *f* **2.** Phonokardiographie *f*, Phonokardiografie *f*

steth|o|my|li|tis [ˌsteθəʊmaɪ'aɪtɪs] *noun*: Stethomyositis *f*

steth|o|my|o|si|tis [ˌsteθəʊmaɪə'saɪtɪs] *noun*: Stethomyositis *f*

steth|o|scope ['steθəskəʊp] *noun*: Stethoskop *nt*

steth|o|scop|ic [ˌsteθə'skɑpɪk] *adj*: stethoskopisch

ste|thos|co|py [ste'θɑskəpɪ] *noun*: Stethoskopie *f*, stethoskopische Untersuchung *f*

stim|u|lant ['stɪmjələnt] *noun*: **1.** Anregungs-, Aufputschmittel *nt*, Stimulans *nt* **2.** Anreiz *m*, Antrieb *m*, Anregung *f*, Stimulanz *f*

stim|u|lat|ing ['stɪmjəleɪtɪŋ] *adj*: belebend, anregend, stärkend; analeptisch

stim|u|la|tion [ˌstɪmjə'leɪʃn] *noun*: **1.** Anregung *f*, Belebung *f*, Anreiz *m*, Antrieb *m*, Stimulation *f* **2.** Reiz *m*, Reizung *f*, Stimulation *f*
electrical nerve stimulation: Elektrostimulationsanalgesie *f*

stim|u|lus ['stɪmjələs] *noun, plural* **-li** [-laɪ, -liː]: **1.** Reiz *m*, Stimulus *m* **2.** Anreiz *m*, Ansporn *m*

sting [stɪŋ]: **I** *noun* **1.** Stachel *m* **2.** Stich *m*, Biss *m* **II** *v* stechen; brennen, beißen; schmerzen, wehtun

stir|rup ['stɜrəp, 'stɪr-] *noun*: Steigbügel *m*, Stapes *m*

sto|chas|tic [stə'kæstɪk] *adj*: dem Zufall unterworfen, stochastisch

sto|ma [stəʊmə] *noun, plural* **-mas, -ma|ta** ['stəʊmətə, stəʊ'mɑtə]: Öffnung *f*, Mund *m*, Stoma *nt*

stom|ach ['stʌmək] *noun*: **1.** Magen *m*; (*anatom.*) Gaster *f*, Ventriculus *m* **on an empty stomach** auf leeren/nüchternen Magen **on a full stomach** mit vollem Magen **2.** Bauch *m*
hourglass stomach: Sanduhrmagen *m*
leather bottle stomach: entzündlicher Schrumpfmagen *m*, Brinton-Krankheit *f*, Magenszirrhus *m*, Linitis plastica
sclerotic stomach: →*leather bottle stomach*

sto|mach|ic [stəʊ'mækɪk] *adj*: gastrisch, Magen-, Gastro-

sto|mal ['stəʊməl] *adj*: Mund-, Stoma-

sto|ma|tal ['stɑmətəl, 'stəʊm-] *adj*: Mund-, Stoma-

S

sto|ma|tal|gia [ˌstəʊmə'tældʒ(ı)ə] *noun*: Stomatalgie *f*, Stomatodynie *f*

sto|mat|ic [stə'mætɪk] *adj*: oral, Mund-, Stomat(o)-

sto|ma|tit|ic [ˌstəʊmə'taɪtɪk] *adj*: stomatitisch

sto|ma|ti|tis [ˌstəʊmə'taɪtɪs] *noun*: Stomatitis *f*, Mundschleimhautentzündung *f*

angular stomatitis: Perlèche *f*, Mundwinkelcheilitis *f*, Angulus infectiosus oris/candidamycetica, Cheilitis/Stomatitis angularis

aphthobulbous stomatitis: → *epidemic stomatitis*

aphthous stomatitis: **1.** aphthöse Stomatitis *f*, Mundfäule *f*, Gingivostomatitis/Stomatitis herpetica **2.** rezidivierende aphthöse Stomatitis *f*

epidemic stomatitis: (echte) Maul- und Klauenseuche *f*, Febris aphthosa, Stomatitis epidemica, Aphthosis epizootica

epizootic stomatitis: → *epidemic stomatitis*

herpetic stomatitis: Gingivostomatitis herpetica

sto|ma|to|cytes ['stəʊmətəsaɪtz] *plural*: Stomatozyten *pl*

sto|ma|to|cy|to|sis [ˌstəʊmətəsaɪ'təʊsɪs] *noun*: Stomatozytose *f*

sto|ma|to|glos|si|tis [ˌstəʊmətəglə'saɪtıs] *noun*: Stomatoglossitis *f*

sto|mat|o|my [stəʊ'mætəmı] *noun*: Stomatotomie *f*, Stomatomie *f*

sto|ma|to|my|co|sis [ˌstəʊmətəmaɪ'kəʊsɪs] *noun*: Stomatomykose *f*

sto|ma|to|no|ma [ˌstəʊmətə'nəʊmə] *noun*: Noma *f*, Wangenbrand *m*, Stomatitis gangraenosa

sto|ma|to|p|a|thy [ˌstəʊmə'tɑpəθı] *noun*: Munderkrankung *f*, Stomatopathie *f*

sto|ma|to|plas|ty ['stəʊmətəplæstı] *noun*: Stomatoplastik *f*

sto|ma|tor|rha|gia [ˌstəʊmətə'reɪdʒ(ı)ə] *noun*: Stomatorrhagie *f*

sto|ma|tos|chi|sis [ˌstəʊmə'tɑskəsıs] *noun*: Stomatoschisis *f*

sto|ma|tot|o|my [ˌstəʊmə'tatəmı] *noun*: Stomatotomie *f*, Stomatomie *f*

stone [stəʊn] *noun*: Stein *m*, Calculus *m*

biliary stone: Gallenstein *m*, Cholelith *m*, Calculus biliaris/felleus

bladder stone: Blasenstein *m*, Harnblasenstein *m*, Calculus vesicae

cystic duct stone: Zystikusstein *m*, Stein *m* im Ductus cysticus

kidney stone: Nierenstein *m*, Nephrolith *m*, Calculus renalis

oxalate stones: Oxalatsteine *pl*

renal stone: Nierenstein *m*, Nephrolith *m*, Calculus renalis

skin stones: Hautkalzinose *f*, Calcinosis cutis

urinary stone: Harnstein *m*, Urolith *m*

vein stone: Venenstein *m*, Phlebolith *m*

stool [stu:l] *noun*: Kot *m*, Fäkalien *pl*, Faeces *pl*

bloody stool: Blutstuhl *m*, blutiger Stuhl *m*; Hämatochezie *f*

fatty stool: Fettstuhl *m*

putty stool: Kalkseifenstuhl *m*, Seifenstuhl *m*

ribbon stool: Bleistiftkot *m*

rice-water stools: Reiswasserstühle *pl*

tarry stool: Teerstuhl *m*, Melaena *f*

stra|bis|mus [strə'bızməs] *noun*: Schielen *nt*, Strabismus *m*

concomitant strabismus: Begleitschielen *nt*, Strabismus concomitans

convergent strabismus: Einwärtsschielen *nt*, Isotropie *f*, Strabismus convergens/internus

divergent strabismus: Auswärtsschielen *nt*, Exotropie *f*, Strabismus divergens

manifest strabismus: manifestes Schielen *nt*, manifester Strabismus *m*, Heterotropie *f*

paralytic strabismus: Lähmungsschielen *nt*, Strabismus paralyticus

stra|bot|o|my [strə'batəmı] *noun*: Schieloperation *f*, Strabotomie *f*, Strabismotomie *f*

strain [streın] *noun*: **1.** Rasse *f*, Art *f*; Stamm *m* **2.** (Erb-)Anlage *f*, Veranlagung *f*; Charakterzug *m*, Merkmal *nt*

stran|gu|la|tion [ˌstræŋgjə'leıʃn] *noun*: Strangulation *f*

adhesive strangulation of intestines: Adhäsions-, Bridenileus *m*

stran|gu|ry ['stræŋgjərı] *noun*: (schmerzhafter) Harnzwang *m*, Strangurie *f*

stra|ti|gra|phy [strə'tıgrəfı] *noun*: Tomographie *f*, Tomografie *f*

stra|tum ['streıtəm, 'stræ-, 'strɑ-] *noun*, *plural* **-tums**, **-ta** [-tə]: Lage *f*, Schicht *f*, Stratum *nt*

stream [stri:m]: **I** *noun* Strom *m*, Strömung *f* **II** *v* strömen, fließen

blood stream: Blutstrom *m*, Blutkreislauf *m*

strength|en ['streŋθn, -ŋkθn]: **I** *vt* stark machen, (ver-)stärken; verbessern; Kraft geben, kräftigen; festigen **II** *vi* sich verstärken, stark oder stärker werden, erstarken

strep|to|ba|cil|lus [ˌstreptəʊbə'sıləs]

noun, plural **-cilli** [ˌstreptəʊbəˈsɪlaɪ]: Streptobacillus m

strepltolcoclcal [streptəʊˈkʌkl] adj: Streptokokken-

strepltolcoclcelmia [ˌstreptəʊkʌkˈsiːmɪə] noun: Streptokokkensepsis f, Streptokokkämie f

strepltolcoclcic [streptəʊˈkʌk(s)ɪk] adj: Streptokokken-

strepltolcoclcolsis [ˌstreptəʊkəˈkəʊsɪs] noun: Streptokokkeninfektion f, Streptokokkose f

strepltolcoclcus [streptəʊˈkʌkəs] noun, plural **-olcci** [streptəʊˈkʌkaɪ, streptəʊˈkʌsaɪ]: Streptokokke f, Streptokokkus m, Streptococcus m

group A streptococci: Streptococcus pyogenes, Streptococcus haemolyticus, A-Streptokokken pl

Strepltolcoclcus [streptəʊˈkʌkəs] noun: Streptococcus m

Streptococcus agalactiae: B-Streptokokken pl, Streptococcus agalactiae

Streptococcus equisimilis: Streptococcus equisimilis

Streptococcus pneumoniae: Fränkel-Pneumokokkus m, Pneumococcus m, Streptococcus pneumoniae

Streptococcus pyogenes: Streptococcus pyogenes, Streptococcus haemolyticus, A-Streptokokken pl

Streptococcus viridans: Streptococcus viridans, vergrünende Streptokokken pl, viridans Streptokokken pl

strepltolderlma [ˌstreptəʊˈdɜrmə] noun: Streptodermie f

strepltoldorlnase [streptəʊˈdɔːrneɪs] noun: Streptodornase f, Streptokokken-Desoxyribonuclease f

streptodornase-streptokinase noun: Streptokinase-Streptodornase f

strepltolkilnase [streptəʊˈkaɪneɪz] noun: Streptokinase f

streptokinase-streptodornase noun: Streptokinase-Streptodornase f

strepltollylsin [strepˈtaləsɪn] noun: Streptolysin m

Strepltolmylces [streptəˈmaɪsiːz] noun: Streptomyces m

strepltolmylcin [streptəʊˈmaɪsn] noun: Streptomycin nt

strepltolmylcolsis [ˌstreptəʊmaɪˈkəʊsɪs] noun: Streptomyces-Infektion f, Streptomykose f

strepltolsepltilcelmia [streptəʊˌseptɪˈsiːmɪə] noun: Streptokokkensepsis f

strepltoltrilcholsis [ˌstreptəʊtraɪˈkəʊsɪs] noun: **1.** Streptotrichose f **2.** Strahlenpilzkrankheit f, Aktinomykose f, Ac-

tinomycosis f

strila [ˈstraɪə] noun, plural **-ae** [ˈstraɪˌiː]: **1.** Streifen m, Stria f **2.** Streifen m, Linie f, Furche f

strilate [ˈstraɪɪt, -eɪt]: **I** adj → striated **II** vt streifen, furchen

strilatled [ˈstraɪeɪtɪd] adj: gestreift, streifig, streifenförmig, striär

strilaltion [straɪˈeɪʃn] noun: **1.** Streifen m, Furche f; Streifenbildung f, Furchung f **2.** (Muskel) (Quer-)Streifung f

striclture [ˈstrɪktʃər] noun: (hochgradige) Verengung f, Striktur f

anastomotic stricture: Anastomosenstriktur f

urethral stricture: Harnröhren-, Urethrastriktur f

striclturlotolmy [strɪktʃəˈrɑtəmɪ] noun: Strikturotomie f

strildor [ˈstraɪdər] noun: Stridor m

stridullous [ˈstrɪdʒələs] adj: stridorös, stridulös

strilolmuslcullar [ˌstraɪəˈmʌskjələr] adj: quergestreifte Muskulatur betreffend

strip [strɪp]: **I** noun Strip m **II** v (Vene) strippen

stripe [straɪp] noun: Streifen m, Strich m, Strieme(n m) f

striplper [ˈstrɪpər] noun: (Venen-)Stripper m

vein stripper: Venenstripper m

striplping [ˈstrɪpɪŋ] noun: (Venen-)Stripping nt

strolboslcolpy [strəˈbɑskəpɪ] noun: Stroboskopie f

stroke [strəʊk] noun: **1.** Schlag m, Stoß m, Hieb m **2.** (Herz-)Schlag m

apoplectic stroke: Schlaganfall m, Gehirnschlag m, apoplektischer Insult m, Apoplexie f

heart stroke: **1.** Herzschlag m **2.** Stenokardie f, Angina pectoris

heat stroke: Hitzschlag m, Sonnenstich m

strolma [ˈstrəʊmə] noun, plural **-malta** [-mətə]: Stroma nt

strolmal [ˈstrəʊməl] adj: stromal

stronltilum [ˈstranʃ(ɪ)əm] noun: Strontium nt

strolphanlthin [strəʊˈfænθɪn] noun: Strophanthin nt

strulma [ˈstruːmə] noun: Kropf m, Struma f

strulmecltolmy [struːˈmektəmɪ] noun: Strumektomie f

strulmilform [ˈstruːməfɔːrm] adj: kropfartig, strumös

strulmiltis [struːˈmaɪtɪs] noun: Strumitis f, Kropfentzündung f

stullpor [ˈst(j)uːpər] noun: Stupor m

stulporlous ['st(j)uːpərəs] *adj*: stuporös
stutiter ['stʌtər]: I *noun* Stottern *nt*, Dysphemie *f*, Ichnophonie *f* II *v* stottern
stutlterling ['stʌtərɪŋ] *adj*: stotternd; stammelnd
stye [staɪ] *noun*: 1. Gerstenkorn *nt*, Zilienabszess *m*, Hordeolum *nt* 2. Hordeolum externum
stylolhyloid [,staɪləʊ'haɪɔɪd] *adj*: stylohyoid
stylloid ['staɪlɔɪd] *adj*: griffelförmig, styloid
stylloildiltis [,staɪlɔɪ'daɪtɪs] *noun*: Styloiditis *f*
stype [staɪp] *noun*: Tampon *m*
styplsis ['stɪpsɪs] *noun*: Blutstillung *f*, Stypsis *f*
stypltic ['stɪptɪk]: I *noun* 1. Hämostyptikum *nt*, Styptikum *nt* 2. Adstringens *nt* II *adj* 3. blutstillend, hämostyptisch, styptisch 4. zusammenziehend, adstringierend
sublabldomlilnal [,sʌbæb'damɪnl] *adj*: subabdominal
sublabldomlilnolperliltolnelal [,sʌbæb-,damɪnəʊ,perɪtəʊ'nɪəl] *adj*: subperitoneal
sublaceltablullar [sʌb,æsɪ'tæbjələr] *adj*: subazetabulär, subazetabular
sublaclid [sʌb'æsɪd] *adj*: schwach sauer, subazid
sublalcidlilty [,sʌbə'sɪdətɪ] *noun*: Subazidität *f*
sublalcrolmilal [,sʌbə'krəʊmɪəl] *adj*: subakromial
sublalcute [,sʌbə'kjuːt] *adj*: subakut
sublalnal [sʌb'eɪnl] *adj*: subanal
sublaplilcal [sʌb'æpɪkl] *adj*: subapikal
sublaplolneurlotlic [sʌb,æpənjʊə'rɑtɪk] *adj*: subaponeurotisch
sublarlachlnoildal [sʌb,æræk'nɔɪdl] *adj*: subarachnoidal
sublalrelollar [,sʌbə'rɪələr] *adj*: subareolär, subareolar
sublasltraglallar [,sʌbæ'strægələr] *adj*: subtalar
sublaulriclullar [,sʌbɔː'rɪkjələr] *adj*: subaurikulär
sublaxlilal [sʌb'æksɪəl] *adj*: subaxial
sublaxlillarly [sʌb'æksə,lerɪ; -,æk-'sɪlərɪ] *adj*: subaxillär, infraaxillär, subaxillar
sublbalsal [sʌb'beɪsl] *adj*: subbasal
sublcallcalnelal [,sʌbkæl'keɪnɪəl] *adj*: subkalkaneal
sublcapliltal [sʌb'kæpɪtl] *adj*: subkapital
sublcaplsullar [sʌb'kæpsələr] *adj*: subkapsulär

sublcarltillagliinous [sʌb,kɑːrtə'lædʒɪnəs] *adj*: subchondral, subkartilaginär
sublchonldral [sʌb'kɑndrl] *adj*: subchondral, subkartilaginär
sublchronlic [sʌb'krɑnɪk] *adj*: (*Krankheit*) subchronisch
sublclalvilan [sʌb'kleɪvɪən] *adj*: subklavikulär, infraklavikulär
sublclinlilcal [sʌb'klɪnɪkl] *adj*: subklinisch
sublconljuncltilval [sʌb,kɑndʒʌŋk'taɪvl] *adj*: subkonjunktival
sublconlscious [sʌb'kɑnʃəs]: I *noun* Unterbewusstsein *nt*, das Unterbewusste II *adj* unterbewusst; halbbewusst
sublconlsciouslness [sʌb'kɑnʃəsnɪs] *noun*: Unterbewusstsein *nt*
sublcorlalcoid [sʌb'kɔːrəkɔɪd] *adj*: subkorakoid
sublcorlnelal [sʌb'kɔːrnɪəl] *adj*: subkorneal
sublcorltilcal [sʌb'kɔːrtɪkl] *adj*: subkortikal, infrakortikal
sublcosltal [sʌb'kɑstəl] *adj*: infrakostal, subkostal
sublcultalnelous [,sʌbkjuː'teɪnɪəs] *adj*: hypodermal, subkutan, subdermal
sublcultliclullar [,sʌbkjuː'tɪkjələr] *adj*: subepidermal
sublcultis [sʌb'kjuːtɪs] *noun*: Unterhaut *f*, Subkutis *f*, Tela subcutanea
subldelltoid [sʌb'deltɔɪd] *adj*: subdeltoid
subldenltal [sʌb'dentl] *adj*: subdental
subldilalphraglmatlic [sʌb,daɪəfræg-'mætɪk] *adj*: subdiaphragmal, subdiaphragmatisch, infradiaphragmal, infradiaphragmatisch
subldulral [sʌb'djʊərəl] *adj*: subdural
sublenldolcarldilal [sʌb,endəʊ'kɑːrdɪəl] *adj*: subendokardial
sublenldolthellilal [sʌb,endəʊ'θiːlɪəl] *adj*: subendothelial
subleplenldylmal [,sʌbə'pedɪməl] *adj*: subependymal, subependymär
subleplilcarldilal [sʌb,epɪ'kɑːrdɪəl] *adj*: subepikardial
subleplilderlmic [sʌb,epɪ'dɜrmɪk] *adj*: subepidermal
subleplilglotltic [sʌb,epɪ'glɑtɪk] *adj*: subepiglottisch
subleplilthellilal [sʌb,epɪ'θiːlɪəl, -jəl] *adj*: subepithelial
sublerlolsis [suːbə'rəʊsɪs] *noun*: Korkstaublunge *f*, Suberosis *f*
sublfaslcial [sʌb'fæʃ(ɪ)əl] *adj*: subfaszial
sublfeblrile [sʌb'febrɪl] *adj*: leicht fieberhaft; (*Temperatur*) subfebril
sublferltile [sʌb'fɜrtl, -taɪl] *adj*: subfertil

S

sub|gal|le|al [sʌb'geɪlɪəl] *adj*: unter der Galea aponeurotica

sub|ge|nus [sʌb'dʒiːnəs] *noun, plural* -gen|er|a, -ge|nus|es [-'dʒenərə]: Untergattung *f*

sub|gin|gi|val [sʌb'dʒɪndʒəvəl] *adj*: subgingival

sub|gle|noid [sʌb'glenɔɪd] *adj*: subglenoidal, infraglenoidal

sub|glos|sal [sʌb'glɑsəl] *adj*: sublingual

sub|glos|si|tis [ˌsʌbglə'saɪtɪs] *noun*: Subglossitis *f*

sub|glot|tic [sʌb'glɑtɪk] *adj*: infraglottisch, subglottisch

sub|gran|u|lar [sʌb'grænjələr] *adj*: feingranuliert, subgranulär

sub|he|pat|ic [ˌsʌbhɪ'pætɪk] *adj*: subhepatisch

sub|hy|oid [sʌb'haɪɔɪd] *adj*: infrahyoidal, subhyoidal

sub|ic|ter|ic [ˌsʌbɪk'terɪk] *adj*: leicht ikterisch, subikterisch

sub|il|i|ac [sʌb'ɪlɪæk] *adj*: subiliakal, subilisch

sub|in|ti|mal [sʌb'ɪntɪməl] *adj*: subintimal

sub|in|vo|lu|tion [sʌbˌɪnvə'luːʃn] *noun*: **1.** unvollständige Involution *f*, Subinvolution *f* **2.** (*gynäkol.*) Subinvolutio uteri

sub|jec|tive [səb'dʒektɪv] *adj*: nicht sachlich, persönlich, subjektiv

sub|le|thal [sʌb'liːθəl] *adj*: nicht tödlich, sublethal

sub|leu|ke|mic [ˌsʌblu:'kiːmɪk] *adj*: (*Leukämie*) subleukämisch

sub|li|mate ['sʌbləmɪt, -meɪt] **I** *noun* Sublimat *nt* **II** *adj* sublimiert **III** *v* sublimieren

sub|lim|i|nal [sʌb'lɪmɪnl] *adj*: unterschwellig, subliminal

sub|lin|gual [sʌb'lɪŋgwəl] *adj*: sublingual

sub|lin|gui|tis [ˌsʌblɪŋ'gwaɪtɪs] *noun*: Sublinguitis *f*

sub|lux|a|tion [ˌsʌblʌk'seɪʃn] *noun*: Subluxation *f*

sub|lym|phe|mia [ˌsʌblɪm'fiːmɪə] *noun*: Lymphopenie *f*, Lymphozytopenie *f*

sub|mam|ma|ry [sʌb'mæmərɪ] *adj*: **1.** submammär **2.** inframammär

sub|man|di|bu|lar [ˌsʌbmæn'dɪbjələr] *adj*: inframandibulär, submandibulär

sub|mar|gin|al [sʌb'mɑːrdʒɪnl] *adj*: submarginal, inframarginal

sub|max|il|lari|i|tis [sʌbˌmæksɪlə'raɪtɪs] *noun*: Submaxillaritis *f*, Submaxillitis *f*

sub|max|il|lary [sʌb'mæksəˌlerɪː, -mæk'sɪlərɪ] *adj*: **1.** submaxillär, inframaxil-

lar, inframaxillär, submaxillar **2.** mandibular

sub|max|il|li|itis [sʌbˌmæksə'laɪtɪs] *noun*: Submaxillaritis *f*, Submaxillitis *f*

sub|men|tal [sʌb'mentl] *adj*: submental

sub|mi|cro|scop|ic [sʌbˌmaɪkrə'skɑpɪk] *adj*: submikroskopisch, ultravisibel, ultramikroskopisch

sub|mu|co|sa [ˌsʌbmju:'kəʊzə] *noun*: Submukosa *f*, Tela *f* submucosa

sub|mu|co|sal [ˌsʌbmju:'kəʊzl] *adj*: submukös

sub|mus|cu|lar [sʌb'mʌskjələr] *adj*: submuskulär

sub|nar|cot|ic [ˌsʌbnɑ:r'kɑtɪk] *adj*: subnarkotisch

sub|na|sal [sʌb'neɪzl] *adj*: subnasal

sub|neu|ral [sʌb'nʊrəl] *adj*: subneural

sub|nor|mal [sʌb'nɔ:rml] *adj*: subnormal

sub|oc|cip|i|tal [ˌsʌbɑk'sɪpɪtl] *adj*: suboccipital

sub|op|ti|mal [sʌb'ɑptɪməl] *adj*: suboptimal

sub|or|bit|al [sʌb'ɔːrbɪtl] *adj*: infraorbital, suborbital

sub|pap|il|lar|y [ˌsʌb'pæpəˌlerɪː] *adj*: subpapillär

sub|pa|tel|lar [ˌsʌbpə'telər] *adj*: infrapatellar, infrapatellär, subpatellar

sub|pec|to|ral [sʌb'pektərəl] *adj*: subpektoral

sub|peri|i|car|di|al [sʌbˌperɪ'kɑːrdɪəl] *adj*: subperikardial

sub|peri|i|os|te|al [sʌbˌperɪ'ɑstɪəl] *adj*: subperiostal

sub|peri|i|to|ne|al [sʌbˌperɪtə'niːəl] *adj*: subperitoneal

sub|peri|i|to|ne|o|ab|dom|i|nal [ˌsʌbperɪtəˌni:əʊæb'dɑmɪnl] *adj*: subperitoneal

sub|pha|ryn|ge|al [ˌsʌbfə'rɪndʒɪəl] *adj*: subpharyngeal

sub|phren|ic [sʌb'frenɪk] *adj*: subdiaphragmal, subphrenisch

sub|pla|cen|tal [ˌsʌbplə'sentl] *adj*: subplazentar

sub|pleu|ral [sʌb'plʊərəl] *adj*: subpleural

sub|pre|pu|tial [ˌsʌbprɪ'pju:ʃl] *adj*: unterhalb der Vorhaut

sub|pu|bic [sʌb'pju:bɪk] *adj*: subpubisch

sub|pul|mo|nar|y [sʌb'pʌlməˌnerɪː, -nərɪ] *adj*: subpulmonal, infrapulmonal

sub|pul|pal [sʌb'pʌlpəl] *adj*: subpulpal

sub|rec|tal [sʌb'rektl] *adj*: infrarektal, subrektal

sub|ret|i|nal [sʌb'retɪnl] *adj*: subretinal

sub|scap|u|lar [sʌb'skæpjələr] *adj*: in-

S

fraskapulär, subskapular, subskapulär, infraskapular

sub|scle|ral [sʌb'sklɪərəl] *adj*: subskleral, hyposkleral

sub|se|ro|sa [ˌsʌbsɪə'rəʊzə] *noun*: Subserosa *f*, Tela subserosa

sub|se|rous [sʌb'sɪərəs] *adj*: subserös

sub|spe|cies ['sʌbspiːʃiːz] *noun, plural* -cies: Unterart *f*, Subspezies *f*

sub|spi|nous [sʌb'spaɪnəs] *adj*: subspinal, infraspinal

sub|stance ['sʌbstəns] *noun*: Substanz *f*, Stoff *m*, Materie *f*, Masse *f*; (*anatom.*) Substantia *f*

adamantine substance of tooth: (Zahn-) spongiform Schmelz *m*, Adamantin *nt*, Substantia adamantina, Enamelum *nt*

compact substance of bone: Kompakta *f*, Substantia compacta

cortical substance of bone: Kortikalis *f*, Substantia corticalis

intercellular substance: Zwischenzell-, Interzellular-, Grund-, Kittsubstanz *f*

interstitial substance: Zwischenzell-, Interzellular-, Grund-, Kittsubstanz *f*

substance of lens: Linsensubstanz *f*, Substantia lentis

medullary substance: Marksubstanz *f*

spongy bone substance: Spongiosa *f*, Substantia spongiosa/trabecularis

sub|ster|nal [sʌb'stɜrnl] *adj*: 1. sub-, infrasternal 2. retrosternal

sub|sti|tute ['sʌbstɪt(j)uːt] *noun*: Ersatz *m*, Ersatzstoff *m*, Surrogat *nt*

blood substitute: Blutersatz *m*; Plasmaersatz *m*, Plasmaexpander *m*

sub|sti|tu|tion [ˌsʌbstɪ't(j)uːʃn] *noun*: 1. Ersatz *m*, Austausch *m*, Substitution *f*, Substituieren *nt* 2. (*chem.*) Substitution *f*

sub|strate ['sʌbstreɪt] *noun*: Substrat *nt*

sub|syn|ap|tic [ˌsʌbsɪ'næptɪk] *adj*: subsynaptisch

sub|syn|ov|ial [ˌsʌbsɪ'nəʊvɪəl] *adj*: subsynovial

sub|tal|lar [sʌb'teɪlər] *adj*: subtalar

sub|tar|sal [sʌb'tɑːrsl] *adj*: subtarsal

sub|tem|po|ral [sʌb'temp(ə)rəl] *adj*: subtemporal

sub|ten|di|nous [sʌb'tendɪnəs] *adj*: subtendinös

sub|ten|to|ri|al [ˌsʌbten'tɔːrɪəl] *adj*: subtentorial, infratentorial

sub|thal|am|ic [ˌsʌbθə'læmɪk] *adj*: subthalamisch

sub|thresh|old [sʌb'θreʃ(h)əʊld] *adj*: unterschwellig

sub|tro|chan|ter|ic [sʌbˌtrəʊkən'terɪk] *adj*: subtrochantär

1176

sub|lum|bil|i|cal [ˌsʌbʌm'bɪlɪkl] *adj*: infraumbilikal, subumbilikal

sub|un|gual [sʌb'ʌŋgwəl] *adj*: subungual, hyponychial

sub|u|re|thral [ˌsʌbjʊə'riːθrəl] *adj*: suburethral

sub|vag|i|nal [sʌb'vædʒɪnl] *adj*: subvaginal

sub|val|vu|lar [sʌb'vælvjələr] *adj*: subvalvulär

suc|ci|nate ['sʌksɪneɪt] *noun*: Succinat *nt*

suc|cor|rhea [sʌkə'rɪə] *noun*: Sukorrhoe *f*

su|crose ['suːkrəʊs] *noun*: Rüben-, Rohrzucker *m*, Saccharose *f*

su|cro|sel|mia [ˌsuːkrəʊ'siːmɪə] *noun*: Saccharosämie *f*

su|cro|sul|ria [ˌsuːkrəʊ's(j)ʊərɪə] *noun*: Saccharosurie *f*, Sucrosuria *f*

su|dam|i|na [suː'dæmɪnə] *plural*: Sudamina *pl*

su|dan|o|phil|lic [suː'dænə'fɪlɪk] *adj*: sudanophil

su|da|tion [suː'deɪʃn] *noun*: Schwitzen *nt*, Schweißsekretion *f*, Perspiration *f*

su|do|mo|tor [ˌs(j)uːdə'məʊtər] *adj*: sudomotorisch

su|do|rif|er|ous [ˌs(j)uːdə'rɪfərəs] *adj*: 1. schweißbildend 2. schweiß(ab)leitend, Schweiß-

su|do|rif|ic [ˌs(j)uːdə'rɪfɪk] *adj*: schweißtreibend, diaphoretisch, sudorifer

su|do|rip|a|rous [ˌs(j)uːdə'rɪpərəs] *adj*: schweißbildend

suf|fo|ca|tion [ˌsʌfə'keɪʃn] *noun*: Erstickung *f*, Ersticken *nt*, Suffokation *f*

suf|fu|sion [sə'fjuːʒn] *noun*: Suffusion *f*

sug|ar ['ʃʊgər] *noun*: Zucker *m*

blood sugar: Blutzucker *m*, Glukose *f*, Glucose *f*

cane sugar: Rüben-, Rohrzucker *m*, Saccharose *f*

deoxy sugar: Desoxyzucker *m*

milk sugar: Milchzucker *m*, Laktose *f*, Lactose *f*, Laktobiose *f*

sug|gil|la|tion [sʌ(g)jə'leɪʃn, sʌdʒə-'leɪʃn] *noun*: 1. Suggillation *f* 2. Livedo *f* 3. postmortem suggillation Totenflecke *pl*, Livor mortis, Livores *pl*

su|i|ci|dal [suːə'saɪdl] *adj*: selbstmordgefährdet, suizidal

su|i|cide ['suːəsaɪd] *noun*: Selbstmord *m*, Freitod *m*, Suizid *m/nt*

sul|ci|form ['sʌlsəfɔːrm] *adj*: furchenartig, faltenartig

sul|cus ['sʌlkəs] *noun, plural* -ci [-saɪ]: Furche *f*, Rinne *f*, Sulcus *m*

anterior occipital sulcus: Sulcus occipitalis anterior

arterial sulci: Sulci arteriosi

bulbopontine sulcus: Sulcus bulbo-
pontinus
calcaneal sulcus: Sulcus calcanei
carpal sulcus: Sulcus carpi
central sulcus of cerebrum: Rolando-
Fissur *f*, Sulcus centralis cerebri
central sulcus of insula: Sulcus centralis insulae
sulci of cerebrum: Großhirnfurchen *pl*,
Sulci cerebri
coronary sulcus of heart: (Herz-)
Kranzfurche *f*, Sulcus coronarius
costal sulcus: Rippenfurche *f*, Sulcus
costae
fimbriodentate sulcus: Sulcus fimbrio-
dentatus
gingival sulcus: Zahnfleischtasche *f*,
Sulcus gingivalis
gluteal sulcus: Gesäßfurche *f*, Sulcus
glutealis
greater palatine sulcus of maxilla: Sulcus palatinus major maxillae
greater palatine sulcus of palatine
bone: Sulcus palatinus major ossis palatini
sulcus of habenula: Sulcus habenularis
hippocampal sulcus: Sulcus hippo-
campalis
sulcus of inferior petrosal sinus of occipital bone: Sulcus sinus petrosi inferioris ossis occipitalis
sulcus of inferior petrosal sinus of
temporal bone: Sulcus sinus petrosi inferioris ossis temporalis
interarticular sulcus of talus: Sulcus
tali
Jacobson's sulcus: 1. Sulcus promontorii tympani 2. Sulcus tympanicus
lateral cerebral sulcus: Sylvius-Furche
f, Sulcus lateralis cerebri
sulcus of lesser petrosal nerve: Sulcus
nervi petrosi minoris
limiting sulcus of Reil: Sulcus circula-
ris insulae
malleolar sulcus of fibula: Sulcus malleolaris fibulae
malleolar sulcus of tibia: Sulcus malleolaris tibiae
median sulcus of fourth ventricle: Sulcus medianus ventriculi quarti
median sulcus of tongue: mediane
Zungenlängsfurche *f*, Sulcus medianus
linguae
mentolabial sulcus: Lippenkinnfurche
f, Sulcus mentolabialis
sulcus of middle temporal artery: Sulcus arteriae temporalis mediae
muscular sulcus of tympanic cavity:
Semicanalis musculi tensoris tympani

mylohyoid sulcus of mandible: Sulcus
mylohyoideus
sulcus of nail matrix: Nagelfalz *m*, Sulcus matricis unguis
nasolabial sulcus: Nasolabialfurche *f*,
Sulcus nasolabialis
occipitotemporal sulcus: Sulcus occipitotemporalis
olfactory sulcus of nose: Sulcus olfactorius nasi
orbital sulci of frontal lobe: Sulci orbitales
palatine sulcus: Sulcus palatinus
palatine sulcusi of maxilla: Sulci palatini maxillae
palatovaginal sulcus: Sulcus palatovaginalis
paracentral sulcus: Sulcus paracentralis
paraolfactory sulci: Sulci paraolfacto-
rii
parieto-occipital sulcus: 1. Sulcus parietooccipitalis 2. Sulcus intraparieta-
lis
postcentral sulcus: Sulcus postcentralis
posterior intermediate sulcus of spinal cord: Sulcus intermedius posterior
posterior median sulcus of medulla
oblongata: Sulcus medianus posterior
medullae oblongatae
precentral sulcus: Sulcus precentralis
pre-olivary sulcus: Sulcus preolivaris
promontory sulcus of tympanic cavity:
Sulcus promontorii tympani
pterygopalatine sulcus of palatine bone:
1. Sulcus palatinus major ossis palatini
2. Sulcus pterygopalatinus ossis palatini
pterygopalatine sulcus of pterygoid
process: Sulcus pterygopalatinus processus pterygoidei
pulmonary sulcus: Sulcus pulmonalis
retro-olivary sulcus: Sulcus retrooliva-
ris
rhinal sulcus: Sulcus rhinalis
secondary sulci: Sekundärfurchen *pl*
sulcus of sigmoid sinus of occipital
bone: Sulcus sinus sigmoidei ossis occipitalis
sulcus of sigmoid sinus of parietal
bone: Sulcus sinus sigmoidei ossis parietalis
spinal nerve sulcus: Sulcus nervi spinalis
sulcus of subclavian vein: Sulcus venae
subclaviae
subparietal sulcus: Sulcus subparieta-
lis
supra-acetabular sulcus: Sulcus supra-

S

acetabularis

telodiencephalic sulcus: Sulcus telodiencephalicus

sulcus of tendon of flexor hallucis longus of calcaneus: Sulcus tendinis musculi flexoris longi calcanei

sulcus of tendon of flexor hallucis longus of talus: Sulcus tendinis musculi flexoris hallucis longi tali

transverse sulcus of anthelix: Sulcus anthelicis transversus

transverse occipital sulcus: Sulcus occipitalis transversus

transverse temporal sulcus: Sulcus temporalis transversus

tympanic sulcus: Sulcus tympanicus

sulcus of umbilical vein: Sulcus venae umbilicalis

sulcus of vena cava: Sulcus venae cavae

sulcus of vertebral artery: Sulcus arteriae vertebralis

sullfate ['sʌlfeɪt] *noun*: Sulfat *nt*

sullfatleImia [ˌsʌlfeɪ'tiːmɪə] *noun*: Sulfatämie *f*

sullfaltides ['sʌlfətaɪdz] *plural*: Sulfatide *pl*

sullfatliIdolsis [sʌlˌfætɪ'dəʊsɪs] *noun*: metachromatische Leukodystrophie/Leukoenzephalopathie *f*, Sulfatidlipidose *f*

sulfheImolgloIbin [sʌlf'hiːməgləʊbɪn] *noun*: Sulfhämoglobin *nt*

sulfheImolgloIbinIeImia [sʌlf,hiːməgləʊbɪ'niːmɪə] *noun*: Sulfhämoglobinämie *f*

sullfide ['sʌlfaɪd] *noun*: Sulfid *nt*

hydrogen sulfide: Schwefelwasserstoff *m*

sulfImetIheImolgloIbin [sʌlf,met'hiːməgləʊbɪn] *noun*: → *sulfhemoglobin*

sullfonIaImide [sʌl'fɑnəmaɪd] *noun*: Sulfonamid *nt*

sulfIoxlide [sʌlf'ɑksaɪd] *noun*: Sulfoxid *nt*

dimethyl sulfoxide: Dimethylsulfoxid *nt*

sullfur ['sʌlfər] *noun*: Schwefel *m*, Sulfur *nt*

sulfur dioxide: Schwefeldioxid *nt*

sunIburn ['sʌnbərn] *noun*: Sonnenbrand *m*, Dermatitis solaris

sunIstroke ['sʌnstrəʊk] *noun*: Sonnenstich *m*, Heliosis *f*

sulperIaclid [ˌsuːpər'æsɪd] *adj*: hyperazid, superazid

sulperIalcidliIty [ˌsuːpərə'sɪdətɪ] *noun*: Hyperazidität *f*, Hyperchlorhydrie *f*

sulperIalcute [ˌsuːpərə'kjuːt] *adj*: (*Verlauf, Reaktion*) hyperakut, perakut

sulperIalliImenItaltion [ˌsuːpər,ælɪmen'teɪʃn] *noun*: Hyperalimentation *f*

sulperIanItiIgen [suːpər'æntɪdʒən] *noun*: Superantigen *nt*

sulperIcilliIarly [ˌsuːpər'sɪlɪˌerɪː] *adj*: superziliär

sulperIcilliIum [ˌsuːpər'sɪlɪəm] *noun, plural* -cillia [-'sɪlɪə]: **1.** Augenbraue *f*, Supercilium *nt* **2. supercilia** *plural* Augenbrauenhaare *pl*, Superzilien *pl*

sulperIfelcunIdaltion [ˌsuːpər,fiːkən'deɪʃn] *noun*: Superfecundatio *f*

sulperIfelmale [ˌsuːpər'fiːmeɪl] *noun*: Überweibchen *nt*, Superfemale *f*

sulperIfeltaltion [ˌsuːpərfɪ'teɪʃn] *noun*: Überbefruchtung *f*, Superfetation *f*

sulperIfilclal [ˌsuːpər'fɪʃl] *adj*: oberflächlich, äußerlich, superfiziell

sulperIimIpregInaltion [ˌsuːpər,ɪmpreg'neɪʃn] *noun*: Überbefruchtung *f*, Superfetatio *f*

sulperIinIfectIed [ˌsuːpərɪn'fektɪd] *adj*: superinfiziert

sulperIinIfecItion [ˌsuːpərɪn'fekʃn] *noun*: Superinfektion *f*

sulperIinIvoIluItion [ˌsuːpər,ɪnvə'luːʃn] *noun*: **1.** übermäßige Involution *f*, Superinvolution *f* **2.** (*gynäkol.*) Superinvolutio uteri

sulpeIriIor [suː'pɪərɪər] *adj*: **1.** höhere(r, s), obere(r, s), superior, Ober- **2.** (*Qualität*) überragend; hervorragend

sulperInuImerIarIy [ˌsuːpər'n(j)uːməˌrerɪː, -rərɪ] *adj*: zusätzlich, überzählig, extra

sulperInuItriltion [ˌsuːpərn(j)uː'trɪʃn] *noun*: Überernährung *f*, Hyperalimentation *f*

sulperIoxIide [ˌsuːpər'ɑksaɪd, -sɪd] *noun*: Super-, Hyper-, Peroxid *nt*

sulperIpigImenItaltion [ˌsuːpər,pɪgmən'teɪʃn] *noun*: Hyperpigmentierung *f*

sulperIselcreItion [ˌsuːpərsɪ'kriːʃn] *noun*: Super-, Hypersekretion *f*

sulperIsenIsiltive [suːpər'sensɪtɪv] *adj*: überempfindlich; allergisch

sulperIsenIsiltivliIty [suːpər,sensə'tɪvətɪ] *noun*: Hypersensitivität *f*, Supersensitivität *f*

sulpiInate ['s(j)uːpɪneɪt] *v*: supinieren, auswärtsdrehen (*um die Längsachse*)

sulpiInaltion [ˌs(j)uːpɪ'neɪʃn] *noun*: Auswärtsdrehung *f* (*um die Längsachse*), Supination *f*

sulpiInaltor ['s(j)uːpɪneɪtər] *noun*: Supinator *m*, Musculus supinator

sulpine [suː'paɪn, sə-] *adj*: nach außen gedreht; supiniert

suplposliItoIry [sə'pɑzɪtɔːriː] *noun*: Suppositorium *nt*

suplpresIsant [sə'presənt]: **I** *noun* Hemmer *m*, Suppressor *m* **II** *adj* hemmend

appetite suppressant: Appetitzügler *m*

sup|pres|sion [sə'preʃn] *noun*: Unterdrückung *f*, Hemmung *f*, Suppression *f*
sup|pres|sive [sə'presɪv] *adj*: unterdrückend, repressiv, hemmend
sup|pres|sor [sə'presər] *noun*: Hemmer *m*, Suppressor *m*
sup|pu|ra|tion [sʌpjə'reɪʃn] *noun*: Eiterbildung *f*, Vereiterung *f*, Eiterung *f*, Suppuration *f*
sup|pu|ra|tive ['sʌpjəreɪtɪv] *adj*: eiterbildend, eitrig, eiternd, purulent, suppurativ
supra-acetabular *adj*: supraazetabulär
supra-acromial *adj*: supraakromial
supra-anal *adj*: supraanal
su|pra|an|co|ne|al [ˌsuːprəæŋ'kəʊnɪəl] *adj*: suprakubital
supra-auricular *adj*: supraaurikulär
supra-axillary *adj*: supraaxillär
su|pra|car|di|ac [ˌsuːprə'kɑːrdɪæk] *adj*: suprakardial
su|pra|cla|vic|u|lar [ˌsuːprəklə'vɪkjələr] *adj*: supraklavikulär
su|pra|con|dy|lar [ˌsuːprə'kɑndɪlə(r)] *adj*: suprakondylär
su|pra|cos|tal [ˌsuːprə'kɑstl] *adj*: suprakostal
su|pra|cot|yl|loid [ˌsuːprə'kɑtlɔɪd] *adj*: supraazetabulär
su|pra|epi|con|dy|lar [ˌsuːprəepɪ'kɑndlər] *adj*: supraepikondylär
su|pra|gin|gi|val [ˌsuːprədʒɪn'dʒaɪvl] *adj*: supragingival
su|pra|gle|noid [ˌsuːprə'gliːnɔɪd] *adj*: supraglenoidal
su|pra|glot|tic [ˌsuːprə'glɑtɪk] *adj*: supraglottisch
su|pra|he|pat|ic [ˌsuːprəhɪ'pætɪk] *adj*: suprahepatisch
su|pra|hyoid [ˌsuːprə'haɪɔɪd] *adj*: suprahyoidal
su|pra|in|gui|nal [ˌsuːprə'ɪŋgwɪnl] *adj*: suprainguinal
su|pra|in|tes|ti|nal [ˌsuːprəɪn'testɪnl] *adj*: supraintestinal
su|pra|lim|i|nal [ˌsuːprə'lɪmɪnl] *adj*: überschwellig
su|pra|lum|bar [ˌsuːprə'lʌmbər] *adj*: supralumbal
su|pra|mal|le|o|lar [ˌsuːprəmə'lɪələr] *adj*: supramalleolär
su|pra|mam|ma|ry [ˌsuːprə'mæmərɪ] *adj*: supramammär
su|pra|man|dib|u|lar [ˌsuːprəmæn'dɪbjələr] *adj*: supramandibulär
su|pra|men|tal [ˌsuːprə'mentl] *adj*: supramental
su|pra|na|sal [ˌsuːprə'neɪzl] *adj*: supranasal

su|pra|nu|cle|ar [ˌsuːprə'n(j)uːklɪər] *adj*: supranukleär
su|pra|oc|cip|i|tal [ˌsuːprɑk'sɪpɪtl] *adj*: supraokzipital
su|pra|oc|u|lar [ˌsuːprə'ɑkjələr] *adj*: supraokulär
su|pra|op|ti|mal [ˌsuːprə'ɑptɪməl] *adj*: supraoptimal
su|pra|or|bit|al [ˌsuːprə'ɔːrbɪtl] *adj*: supraorbital
su|pra|pa|tel|lar [ˌsuːprəpə'telər] *adj*: suprapatellar
su|pra|pel|vic [ˌsuːprə'pelvɪk] *adj*: suprapelvin
su|pra|pu|bic [ˌsuːprə'pjuːbɪk] *adj*: suprapubisch
su|pra|re|nal [ˌsuːprə'riːnl]: I *noun* Nebenniere *f*, Glandula suprarenalis II *adj* suprarenal
su|pra|re|nal|ec|to|my [ˌsuːprəˌriːnə'lektəmɪ] *noun*: Adrenalektomie *f*
su|pra|scap|u|lar [ˌsuːprə'skæpjələr] *adj*: supraskapular
su|pra|scle|ral [ˌsuːprə'sklɪərəl] *adj*: supraskleral
su|pra|sel|lar [ˌsuːprə'selər] *adj*: suprasellär
su|pra|sep|tal [ˌsuːprə'septəl] *adj*: supraseptal
su|pra|spi|nal [ˌsuːprə'spaɪnl] *adj*: supraspinal
su|pra|spi|nous [ˌsuːprə'spaɪnəs] *adj*: supraspinal
su|pra|ster|nal [ˌsuːprə'stɜrnl] *adj*: suprasternal, episternal
su|pra|ten|to|ri|al [ˌsuːprəten'tɔːrɪəl] *adj*: supratentorial
su|pra|tho|rac|ic [ˌsuːprəθə'ræsɪk] *adj*: suprathorakal
su|pra|thresh|old [ˌsuːprə'θreʃ(h)əʊld] *adj*: überschwellig
su|pra|ton|sil|lar [ˌsuːprə'tɑnsɪlər] *adj*: supratonsillär
su|pra|tym|pan|ic [ˌsuːprətɪm'pænɪk] *adj*: supratympanal, supratympanisch
su|pra|um|bil|i|cal [ˌsuːprʌm'bɪlɪkl] *adj*: supraumbilikal
su|pra|vag|i|nal [ˌsuːprə'vædʒɪnl] *adj*: supravaginal
su|pra|val|var [ˌsuːprə'vælvər] *adj*: supravalvulär
su|pra|val|vu|lar [ˌsuːprə'vælvjələr] *adj*: supravalvulär
su|pra|vas|cu|lar [ˌsuːprə'væskjələr] *adj*: supravaskulär
su|pra|ven|tric|u|lar [ˌsuːprəven'trɪkjələr] *adj*: supraventrikulär
su|pra|vi|tal [ˌsuːprə'vaɪtl] *adj*: überlebend, supravital

S

su|preme [sə'pri:m, sʊ-] *adj*: **1.** höchs-te(r, s), oberste(r, s), äußerste(r, s), Ober- **2.** kritisch, entscheidend

su|ral ['sʊrəl, 'sjʊə-] *adj*: sural

sur|al|li|men|ta|tion [ˌsɜr,ælımen'teıʃn] *noun*: Hyperalimentation *f*

sur|di|mu|tism [ˌsɜrdı'mjuːtızəm] *noun*: Taubstummheit *f*, Surdomutitas *f*

sur|di|ty ['sɜrdətı] *noun*: Taubheit *f*, Sur-ditas *f*

sur|face ['sɜrfıs]: **I** *noun* Oberfläche *f*, Außenfläche *f* **II** *adj* Oberflächen-

anterior articular surface of dens: Fa-cies articularis anterior dentis

anterior calcaneal articular surface of talus: Facies articularis calcanea ante-rior tali

anterior surface of kidney: Facies an-terior renis

anterior surface of maxilla: Facies an-terior corporis maxillae

anterior surface of patella: Facies ante-rior patellae

anterior surface of radius: Facies ante-rior radii

anterior surface of sacral bone: Facies pelvica ossis sacri

anterior surface of scapula: Facies cos-talis/anterior scapulae

anterior surface of suprarenal gland: Facies anterior glandulae suprarenalis

anterior talar articular surface of cal-caneus: Facies articularis talaris ante-rior calcanei

anterior surface of ulna: Facies ante-rior ulnae

anterolateral surface of arytenoid car-tilage: Facies anterolateralis cartilagi-nis arytenoideae

anterolateral surface of humerus: Fa-cies anterolateralis humeri

anteromedial surface of humerus: Fa-cies anteromedialis humeri

articular surface: Facies articularis

articular surface of acetabulum: Fa-cies lunata acetabuli

articular surface of arytenoid carti-lage: Facies articularis cartilaginis ary-tenoidea

articular surface of head of fibula: Fa-cies articularis capitis fibulae

articular surface of head of rib: Facies articularis capitis costae

articular surface of mandibular fossa: Facies articularis fossa mandibularis

articular surface of of patella: Facies articularis patellae

arytenoid articular surface of crocoid cartilage: Facies articularis arytenoi-dea

auricular surface of ilium: Facies auri-cularis ossis ilii

brachial surface: Regio brachialis

buccal surface: Facies buccalis dentis

carpal articular surface: Facies articu-laris carpi

colic surface of spleen: Facies colica splenica

costal surface of lung: Facies costalis pulmonis

cuboidal articular surface of calca-neus: Facies articularis cuboidea calca-nei

diaphragmatic surface of liver: Facies diaphragmatica hepatis

diaphragmatic surface of lung: Facies diaphragmatica pulmonis

diaphragmatic surface of spleen: Fa-cies diaphragmatica splenica

distal surface of tooth: Facies distalis dentis

external surface of frontal bone: Facies externa ossis frontalis

fibular articular surface of tibia: Fa-cies articularis fibularis tibiae

gastric surface of spleen: Facies gastrica splenica

gluteal surface of ilium: Facies glutea ossis ilii

inferior articular surface of tibia: Fa-cies articularis inferior tibiae

infratemporal surface of maxilla: Fa-cies infratemporalis corporis maxillae

interlobar surface of lung: Facies in-terlobaris pulmonis

internal surface of frontal bone: Facies interna ossis frontalis

intervertebral surface of vertebra: Fa-cies intervertebralis

labial surface of tooth: Facies labialis dentis

lateral surface: Facies lateralis

lateral surface of ovary: Facies lateralis ovarii

lateral surface of radius: Facies latera-lis radii

lateral surface of testis: Facies lateralis testis

lateral surface of tibia: Facies lateralis tibiae

malleolar articular surface of fibula: Facies articularis malleoli fibulae

malleolar articular surface of tibia: Facies articularis malleoli tibiae

medial surface of arytenoid cartilage: Facies medialis cartilaginis arytenoi-deae

medial surface of ovary: Facies media-lis ovarii

medial surface of testis: Facies medialis testis

medial surface of tibia: Facies medialis tibiae

medial surface of ulna: Facies medialis ulnae

mediastinal surface of lung: Facies mediastinalis pulmonis

mesial surface of tooth: Facies mesialis dentis

middle calcaneal articular surface of talus: Facies articularis calcanea media tali

middle talar articular surface of calcaneus: Facies articularis talaris media calcanei

nasal surface of maxilla: Facies nasalis corporis maxillae

navicular articular surface of talus: Facies articularis navicularis tali

orbital surface of maxilla: Facies orbitalis corporis maxillae

palatal surface of tooth: Facies palatinalis dentis

palmar surface: Facies palmaris digitorum

pancreatic surface of spleen: Facies pancreatica splenica

plantar surface: Facies plantaris digitorum

popliteal surface of femur: Facies poplitea femoris

posterior surface: Facies posterior

posterior articular surface of dens: Facies articularis posterior dentis

posterior surface of arytenoid cartilage: Facies posterior cartilaginis arytenoideae

posterior surface of fibula: Facies posterior fibulae

posterior surface of humerus: Facies posterior humeri

posterior surface of kidney: Facies posterior renis

posterior surface of radius: Facies posterior radii

posterior surface of sacral bone: Facies dorsalis ossis sacri

posterior surface of suprarenal gland: Facies posterior glandulae suprarenalis

posterior talar articular surface: Facies articularis calcanea posterior

posterior talar articular surface of calcaneus: Facies articularis talaris posterior calcanei

posterior surface of tibia: Facies posterior tibiae

posterior surface of ulna: Facies posterior ulnae

renal surface of spleen: Facies renalis splenica

renal surface of suprarenal gland: Facies renalis glandulae suprarenalis

sacropelvic surface of ilium: Facies sacropelvica ossis ilii

superior articular surface of atlas: Facies articularis superior atlantis

superior articular surface of tibia: Facies articularis superior tibiae

superior surface of talus: Facies superior tali

temporal surface of frontal bone: Facies temporalis ossis frontalis

thyroid articular surface of crocoid cartilage: Facies articularis thyroidea

vestibular surface of tooth: Facies vestibularis dentis

visceral surface of liver: Facies visceralis hepatis

visceral surface of spleen: Facies visceralis splenica

surlfacltant [sər'fæktənt] *noun*: **1.** Detergens *nt* **2.** (*Lunge*) Surfactant *nt*, Antiatelektasefaktor *m*

surlgeon ['sɜrdʒən] *noun*: Chirurg *m*

surlgerly ['sɜrdʒərɪ] *noun, plural* **-ies**: **1.** Chirurgie *f* **2.** chirurgischer Eingriff *m*, Operation *f* **3.** Operationssaal *m* **4.** Sprechzimmer *nt*, Praxis *f*

coronary surgery: Koronarchirurgie *f*

cosmetic surgery: kosmetische Chirurgie *f*, Schönheitschirurgie *f*

esthetic surgery: kosmetische Chirurgie *f*, Schönheitschirurgie *f*

minimal invasive surgery: minimal-invasive Chirurgie *f*

plastic surgery: plastische Chirurgie *f*

reflux surgery: Refluxplastik *f*

surlgilcal ['sɜrdʒɪkl] *adj*: **1.** chirurgisch **2.** operativ, Operations-

suslceptibillity [sə,septə'bɪlətɪ] *noun*: Empfindlichkeit *f* (*to* gegen); Anfälligkeit *f*, Empfänglichkeit *f*, Reizbarkeit *f*, Suszeptibilität *f* (*to* für)

suslceptible [sə'septɪbl] *adj*: empfindlich; anfällig, empfänglich, suszeptibel; verwundbar, verletzbar, verletzlich, anfällig, vulnerabel

suslpenlsolry [sə'spensərɪ]: I *noun, plural* **-ries** Stütze *f*; Suspensorium *nt* II *adj* (ab-)stützend, hängend, Hänge-, Stütz-, Halte-

susltenltaclullar [,sʌstən'tækjələr] *adj*: stützend, Stütz-

susltenltaclullum [,sʌstən'tækjələm] *noun, plural* **-la** [-lə]: Stütze *f*, Sustentaculum *nt*

S

su|tur|al [ˈsuːtʃərəl] *adj*: Naht-
su|ture [ˈsuːtʃər] *noun*: **1.** Naht *f*, Knochennaht *f*, Sutura *f* **2.** Naht *f*
coronal suture: Kranznaht *f*, Sutura coronalis
cranial sutures: Schädelnähte *pl*, Suturae cranii
frontal suture: Sutura frontalis/metopica
lambdoid suture: Lambdanaht *f*, Sutura lambdoidea
sagittal suture: Pfeilnaht *f*, Sutura sagittalis
swab [swɑb]: I *noun* **1.** Tupfer *m*, Wattebausch *m* **2.** Abstrichtupfer *m* **3.** Abstrich *m* **take a swab** einen Abstrich machen II *v* abtupfen, betupfen
swal|low [ˈswɑləʊ]: I *noun* Schluck *m*; Schlucken *nt* II *vt* (ver-, hinunter-) schlucken III *vi* schlucken
sweat [swet]: I *noun* **1.** Schweiß *m*, Sudor *m* **2.** Schwitzen *nt*, Schweißausbruch *m*, Perspiration *f* II *vt* (aus-) schwitzen III *vi* schwitzen
sweat|ing [ˈswetɪŋ]: I *noun* Schwitzen *nt*; Schweißsekretion *f*, -absonderung *f*, Perspiration *f* II *adj* schwitzend, Schwitz-
swell [swel]: I *noun* (An-)Schwellen *nt*; Schwellung *f*, Geschwulst *f*; Vorwölbung *f*, Ausbuchtung *f* II *v* (an-)schwellen (*into, to* zu); sich (auf-)blähen
swell|ing [ˈswelɪŋ] *noun*: **1.** Anschwellen *nt*, Anwachsen *nt*; Aufquellen *nt*, Quellen *nt* **2.** Schwellung *f*; Geschwulst *f*, Beule *f*
swol|len [ˈswəʊlən] *adj*: (Haut) teigig, gedunsen, pastös
sych|nu|ria [sɪkˈn(j)ʊərɪə] *noun*: häufige Blasenentleerung *f*, Pollakisurie *f*
sy|co|sis [saɪˈkəʊsɪs] *noun*: Sycosis *f*
sym|bi|on|ic [ˌsɪmbɪˈɑnɪk] *adj*: symbiotisch, symbiontisch
sym|bi|o|sis [sɪmbɪˈəʊsɪs] *noun, plural* **-ses** [-siːz]: Symbiose *f*
sym|bi|ot|ic [ˌsɪmbɪˈɑtɪk] *adj*: symbiotisch, symbiontisch
sym|bleph|a|ron [sɪmˈblefərɑn] *noun*: Symblepharon *f*
sym|brach|y|dac|ty|ly [sɪmˌbrækəˈdæktəlɪ] *noun*: Symbrachydaktylie *f*
sym|me|lia [sɪˈmiːlɪə] *noun*: Symmelie *f*
sym|pa|thec|to|my [ˌsɪmpæˈθektəmɪ] *noun*: Grenzstrangresektion *f*, Sympathektomie *f*
sym|pa|thet|ic [ˌsɪmpəˈθetɪk] *adj*: **1.** sympathisch **2.** sympathetisch, sympathisch, miterkrankend
sym|pa|thet|i|co|mi|met|ic [ˌsɪmpæˌθetɪ-

kəʊmɪˈmetɪk] *adj*: adrenomimetisch, sympathomimetisch
sym|pa|thet|o|blas|to|ma [ˌsɪmpæˌθetə-blæsˈtəʊmə] *noun*: Sympathoblastom *nt*
sym|path|ic [sɪmˈpæθɪk] *adj*: **1.** sympathisch **2.** sympathetisch, sympathisch, miterkrankend
sym|path|i|co|blas|to|ma [sɪmˌpæθɪkəʊ-blæsˈtəʊmə] *noun*: →*sympathoblastoma*
sym|path|i|co|lyt|ic [ˌsɪmˌpæθɪkəʊˈlɪtɪk] *adj*: sympatholytisch, antiadrenerg, adrenolytisch
sym|path|i|co|mi|met|ic [sɪmˌpæθɪkəʊmɪ-ˈmetɪk] *adj*: sympathomimetisch, adrenomimetisch
sym|path|i|co|pa|thy [sɪmˌpæθɪˈkɑpəθɪ] *noun*: Sympathiko-, Sympathopathie *f*
sym|path|i|co|to|nia [sɪmˌpæθɪkəʊˈtəʊ-nɪə] *noun*: Sympathikotonie *f*
sym|path|i|co|trop|ic [sɪmˌpæθɪkəʊˈtrɑp-ɪk] *adj*: sympathotrop, sympathikotrop
sym|pa|tho|ad|re|nal [ˌsɪmpəθəʊəˈdriːnl] *adj*: sympatho-, sympathikoadrenal
sym|pa|tho|blas|to|ma [ˌsɪmpəθəʊblæs-ˈtəʊmə] *noun*: Sympathoblastom *nt*, Sympathogoniom *nt*
sym|pa|tho|go|ni|o|ma [sɪmˌpæθɪkəʊ-ˌgəʊnɪˈəʊmə] *noun*: Sympathoblastom *nt*, Sympathogoniom *nt*
sym|pa|tho|lyt|ic [sɪmˌpæθɪkəʊˈlɪtɪk] *adj*: sympatholytisch, antiadrenerg, adrenolytisch
sym|pa|tho|mi|met|ic [sɪmˌpæθɪkəʊmɪ-ˈmetɪk] *adj*: sympathomimetisch, adrenomimetisch
sym|pa|tho|par|a|lyt|ic [sɪmˌpæθɪkəʊ-ˌpærəˈlɪtɪk] *adj*: sympatholytisch, antiadrenerg, adrenolytisch
sym|pa|thy [ˈsɪmpəθɪ] *noun*: **1.** Sympathie *f*, Zuneigung *f* (*for* für) **2.** **sympathies** *plural* (An-)Teilnahme *f*, Beileid *nt* **3.** Mitleidenschaft *f*
sym|phys|e|al [sɪmˈfiːzɪəl] *adj*: Symphysen-
sym|phys|i|al [sɪmˈfiːzɪəl] *adj*: Symphysen-
sym|phys|i|ol|y|sis [sɪmˌfiːzɪˈɑlɪsɪs] *noun*: Symphysenlösung *f*, Symphisiolyse *f*
sym|phys|i|or|rha|phy [sɪmˌfiːzɪˈɔrəfɪ] *noun*: Symphysennaht *f*, Symphysiorrhaphie *f*
sym|phys|i|ot|o|my [sɪmˌfiːzɪˈɑtəmɪ] *noun*: Symphysensprengung *f*
sym|phy|sis [ˈsɪmfəsɪs] *noun, plural* **-ses** [-siːz]: Knorpelfuge *f*, Symphyse *f*
intervertebral symphysis: Intervertebralverbindung *f*, Symphysis interver-

tebralis

manubriosternal symphysis: Manubriosternalgelenk nt, Synchondrosis/Symphysis manubriosternalis

pubic symphysis: Scham(bein)fuge f, Symphysis pubica

sym|port [sɪm'pɔːrt] *noun*: Cotransport m, Symport m

symp|tom ['sɪmptəm] *noun*: Zeichen nt, Krankheitszeichen nt, Symptom nt (*of* für, von)

Bárány's symptom: **1.** Bárány-Drehstarkreizprüfung f **2.** Bárány-Kalorisation f

Wartenberg's symptom: **1.** Wartenberg-Reflex m, Daumenzeichen nt **2.** idiopathische Akroparästhesie f, Wartenberg-Syndrom nt, Brachialgia statica paraesthetica

symp|to|mat|ic [,sɪmptə'mætɪk] *adj*: symptomatisch

syn|a|del|phus [,sɪnə'delfəs] *noun*: Synadelphus m

syn|al|gia [sɪ'nældʒ(ɪ)ə] *noun*: Synalgie f

syn|aph|y|men|i|tis [sɪ,næfɪme'naɪtɪs] *noun*: Bindehautentzündung f, Konjunktivitis f

syn|apse ['sɪnæps, sɪ'næps]: **I** *noun*, *plural* **-aps|es** [-siːz] Synapse f **II** *v* eine Synapse bilden

syn|ap|sis [sɪ'næpsɪs] *noun*, *plural* **-ses** [-siːz]: Chromosomenpaarung f, Synapsis f

syn|ap|tic [sɪ'næptɪk] *adj*: synaptisch

syn|ar|thro|sis [,sɪnɑːr'θrəʊsɪs] *noun*, *plural* **-ses** [-siːz]: Knochenfuge f, Synarthrose f, Articulatio/Junctura fibrosa

syn|chei|lia [sɪn'kaɪlɪə] *noun*: Synchilia f

syn|chon|drec|to|my [,sɪnkɑn'drektəmɪ] *noun*: Synchondrektomie f

syn|chon|dro|sis [,sɪnkɑn'drəʊsɪs] *noun*, *plural* **-ses** [-siːz]: Knorpelfuge f, Synchondrose f

syn|chon|drot|o|my [,sɪnkɑn'drɑtəmɪ] *noun*: Synchondrotomie f

syn|chro|nous ['sɪŋkrənəs] *adj*: gleichzeitig, gleichlaufend, synchron

syn|chy|sis ['sɪnkəsɪs] *noun*: **1.** (*patholog.*) Verflüssigung f, Synchisis f **2.** (*ophthal.*) Glaskörperverflüssigung f, Synchisis corporis vitrei

syn|clit|ic [sɪn'klɪtɪk] *adj*: synklitisch

syn|clit|ism ['sɪnklɪtɪzəm] *noun*: Synklitismus m

syn|co|pal ['sɪŋkəpəl] *adj*: synkopisch

syn|co|pe ['sɪŋkəpɪ] *noun*: Synkope f

tussive syncope: Hustenschlag m

syn|cop|ic [sɪŋ'kɑpɪk] *adj*: synkopisch

syn|cre|tio [sɪn'krɪʃɪəʊ] *noun*: Zusam-

menwachsen nt, Syncretio f

syn|cy|tial [sɪn'sɪtɪəl, -'sɪʃ(ɪ)əl] *adj*: synzytial

syn|cy|tium [sɪn'sɪtɪəm, -'sɪʃ(ɪ)əm] *noun*, *plural* **-tia** [-tɪə,-ʃ(ɪ)ə]: Synzytium nt

syn|dac|ty|lous [sɪn'dæktɪləs] *adj*: syndaktyl

syn|dac|ty|ly [sɪn'dæktəlɪ] *noun*: Syndaktylie f

syn|des|mec|to|my [,sɪndez'mektəmɪ] *noun*: Banddurchtrennung f, Ligamentdurchtrennung f, Syndesmektomie f

syn|des|mi|tis [,sɪndez'maɪtɪs] *noun*: Bindehautentzündung f, Konjunktivitis f

syn|des|mo|pex|y [sɪn'dezməpeksɪ] *noun*: Syndesmopexie f

syn|des|mo|phytes [sɪn'dezməfaɪtz] *plural*: Syndesmophyten pl

syn|des|mo|plas|ty [sɪn'dezməplæstɪ] *noun*: Bänder-, Syndesmoplastik f

syn|des|mor|rha|phy [,sɪndez'mɔrəfɪ] *noun*: Bändernaht f, Syndesmorrhaphie f

syn|des|mo|sis [,sɪndez'məʊsɪs] *noun*, *plural* **-ses** [-siːz]: Bandhaft f, Syndesmose f

radioulnar syndesmosis: Syndesmosis radioulnaris

tibiofibular syndesmosis: unteres Tibiofibulargelenk nt, Syndesmosis tibiofibularis

syn|des|mot|o|my [,sɪndez'mɑtəmɪ] *noun*: Bänder-, Ligamentdurchtrennung f, Syndesmotomie f

syn|drome ['sɪndrəʊm] *noun*: Syndrom nt, Symptomenkomplex m

acquired immune deficiency syndrome: →*acquired immunodeficiency syndrome*

acquired immunodeficiency syndrome: erworbenes Immundefektsyndrom nt

adaptation syndrome: Anpassungs-, Adaptationssyndrom nt

adult respiratory distress syndrome: Schocklunge f

afferent loop syndrome: Afferent-loop-Syndrom nt

Albright's syndrome: **1.** Albright(-McCune)-Syndrom nt, McCune-Albright-Syndrom nt, polyostotische fibröse Dysplasie f **2.** Martin-Albright-Syndrom nt

Alport's syndrome: Alport-Syndrom nt

amnestic syndrome: amnestisches Syndrom nt, Korsakow-Syndrom nt, -Psychose f

amniotic infection syndrome: Amnioninfektionssyndrom nt, Fruchtwas-

S

serinfektion *f*

antibody deficiency syndrome: Antikörpermangelsyndrom *nt*

Anton's syndrome: 1. Anton-Zeichen *nt* **2.** Anton-Babinski-Syndrom *nt*, Hemiasomatognosie *f*

Bäfverstedt's syndrome: Bäfverstedt-Syndrom *nt*, multiples Sarkoid *nt*, Lymphozytoma cutis, Lymphadenosis benigna cutis

Ballantyne-Runge syndrome: Ballantyne-Runge-Syndrom *nt*, Clifford-Syndrom *nt*

Barlow syndrome: Barlow-Syndrom *nt*, Mitralklappenprolaps-Syndrom *nt*

battered child syndrome: Batteredchild-Syndrom *nt*

battered parents syndrome: Batteredparents-Syndrom *nt*

Bazex's syndrome: Bazex-Syndrom *nt*, paraneoplastische Akrokeratose *f*

Bearn-Kunkel syndrome: → *Bearn-Kunkel-Slater syndrome*

Bearn-Kunkel-Slater syndrome: Bearn-Kunkel-Syndrom *nt*, lupoide Hepatitis *f*

Bernard-Soulier syndrome: Bernard-Soulier-Syndrom *nt*

blind-loop syndrome: Blind-loop-Syndrom *nt*, Syndrom *nt* der blinden Schlinge

Boerhaave's syndrome: Boerhaave-Syndrom *nt*, spontane Ösophagusruptur *m*

borderline syndrome: Borderline-Syndrom *nt*

Bouillaud's syndrome: Bouillaud-Syndrom *nt*

Brachmann-de Lange syndrome: Cornelia de Lange-Syndrom *nt*, Amsterdamer Degenerationstyp *m*

Brenneman's syndrome: Brenneman-Syndrom *nt*

Bürger-Grütz syndrome: Bürger-Grütz-Syndrom *nt*, Hyperlipoproteinämie Typ I *f*, familiärer C-II-Apoproteinmangel *m*

Burnett's syndrome: Milchalkalisyndrom *nt*, Burnett-Syndrom *nt*

burning feet syndrome: Gopalan-Syndrom *nt*, Syndrom *nt* der brennenden Füße

Caplan's syndrome: Caplan-Syndrom *nt*, Silikoarthritis *f*

carcinoid syndrome: Flushsyndrom *nt*, Karzinoidsyndrom *nt*, Biörck-Thorson-Syndrom *nt*

cardiophobia syndrome: Herzangstsyndrom *nt*

carotid sinus syndrome: Karotissinus-

syndrom *nt*, Charcot-Weiss-Baker-Syndrom *nt*

carpal tunnel syndrome: Karpaltunnelsyndrom *nt*

cat's cry syndrome: Katzenschrei-Syndrom *nt*, Lejeune-Syndrom *nt*

cauda equina syndrome: Kauda-Syndrom *nt*, Cauda-equina-Syndrom *nt*

cervical rib syndrome: Skalenus-Syndrom *nt*, Naffziger-Syndrom *nt*

cervicobrachial syndrome: Halsrippensyndrom *nt*, kostozervikales Syndrom *nt*, zervikales Vertebralsyndrom *nt*, Zervikobrachialsyndrom *nt*

Charcot's syndrome: 1. (*neurol.*) Charcot-Krankheit *f*, myatrophische Lateralsklerose *f* **2.** (*chirurg.*) intermittierendes Fieber *nt* bei Cholelithiasis **3.** (*kardiol.*) Charcot-Syndrom *nt*, Angina cruris, Claudicatio intermittens

Charcot-Weiss-Baker syndrome: Charcot-Weiss-Baker-Syndrom *nt*, Karotissinussyndrom *nt*, hyperaktiver Karotissinusreflex *m*

Chilaiditi's syndrome: Chilaiditi-Syndrom *nt*, Interpositio coli/hepatodiaphragmatica

chronic fatigue syndrome: chronisches Erschöpfungssyndrom *nt*

click syndrome: Klick-Syndrom *nt*

Clifford's syndrome: Clifford-Syndrom *nt*

Cockayne-Touraine syndrome: Epidermolysis bullosa (hereditaria) dystrophica dominans, Cockayne-Touraine-Syndrom *nt*

colloid syndrome: Kolloidsyndrom *nt*

compartment syndrome: Kompartmentsyndrom *nt*

Cornelia de Lange syndrome: Cornelia de Lange-Syndrom *nt*, Amsterdamer Degenerationstyp *m*

corpus luteum deficiency syndrome: Corpus-luteum-Insuffizienz *f*

Costen's syndrome: Costen-Syndrom *nt*, temporomandibuläres Syndrom *nt*

Couvelaire syndrome: Couvelaire-Uterus *m*, Apoplexia uteroplacentaris

cri-du-chat syndrome: Katzenschreisyndrom *nt*

Crigler-Najjar syndrome: Crigler-Najjar-Syndrom *nt*, familiärer Ikterus Crigler-Najjar *mm*

crush syndrome: Crush-Syndrom *nt*

Cushing's syndrome: Cushing-Syndrom *nt*

Danlos' syndrome: Ehlers-Danlos-Syndrom *nt*

dead fetus syndrome: Dead-fetus-Syndrom *nt*

defibrination syndrome: Defibrinationssyndrom *nt*, Defibrinisierungssyndrom *nt*

Del Castillo syndrome: del Castillo-Syndrom *nt*, Sertoli-cell-only-Syndrom *nt*

depersonalization syndrome: (neurotisches) Depersonalisationssyndrom *nt*

deprivation syndrome: Deprivationssyndrom *nt*

dialysis disequilibrium syndrome: Dysäquilibriumsyndrom *nt*, zerebrales Dialysesyndrom *nt*

Diamond-Blackfan syndrome: Blackfan-Diamond-Anämie *f*

DiGeorge syndrome: DiGeorge-Syndrom *nt*, Thymusaplasie *f*

disk syndrome: Bandscheibensyndrom *nt*

Down's syndrome: Down-Syndrom *nt*, Trisomie 21(-Syndrom *nt*) *f*

Dresbach's syndrome: Dresbach-Syndrom *nt*, hereditäre Elliptozytose *f*

Dressler's syndrome: Dressler-Myokarditis *f*, Postmyokardinfarktsyndrom *nt*

dysraphia syndromes: Dysrhaphiesyndrome *nt*

Edwards' syndrome: Edwards-Syndrom *nt*, Trisomie 18-Syndrom *nt*

efferent loop syndrome: Syndrom *nt* der abführenden Schlinge

effort syndrome: Effort-Syndrom *nt*, neurozirkulatorische Asthenie *f*, Phrenikokardie *f*

Ehlers-Danlos syndrome: Ehlers-Danlos-Syndrom *nt*

FAMMM syndrome: FAMMM-Syndrom *nt*, Nävusdysplasie-Syndrom *nt*

Farber's syndrome: Farber-Krankheit *f*, disseminierte Lipogranulomatose *f*

fetal alcohol syndrome: Alkoholembryopathie(syndrom *nt*) *f*

floppy mitral valve syndrome: Barlow-Syndrom *nt*, Mitralklappenprolaps-Syndrom *nt*

fragile X syndrome: Marker-X-Syndrom *nt*, Martin-Bell-Syndrom *nt*

Friderichsen-Waterhouse syndrome: Waterhouse-Friderichsen-Syndrom *nt*

galactorrhea-amenorrhea syndrome: Galaktorrhö-Amenorrhö-Syndrom *nt*

Ganser's syndrome: Ganser-Syndrom *nt*, Pseudodemenz *f*

Gasser's syndrome: Gasser-Syndrom *nt*, hämolytisch-urämisches Syndrom *nt*

gastrocardiac syndrome: gastrokardialer Symptomenkomplex *m*, Roemheld-Symptomenkomplex *m*

Goodpasture's syndrome: Goodpasture-Syndrom *nt*

Gopalan's syndrome: Gopalan-Syndrom *nt*, Burning-feet-Syndrom *nt*

gray syndrome: Gray-Syndrom *nt*

Guillain-Barré syndrome: Guillain-Barré-Syndrom *nt*, (Poly-)Radikuloneuritis *f*

hand-and-foot syndrome: Hand-Fuß-Syndrom *nt*, Sichelzellendaktylitis *f*

hemangioma-thrombocytopenia syndrome: Kasabach-Merritt-Syndrom *nt*, Thrombozytopenie-Hämangiom-Syndrom *nt*

hemolytic-uremic syndrome: Gasser-Syndrom *nt*, hämolytisch-urämisches Syndrom *nt*

Holt-Oram syndrome: Holt-Oram-Syndrom *nt*

Horton's syndrome: 1. Bing-Horton-Syndrom *nt*, Erythroprosopalgie *f*, Histaminkopfschmerz *m* **2.** Horton-Magath-Brown-Syndrom *nt*, Riesenzellarteriitis *f*, Arteriitis temporalis

Hutchinson-Gilford syndrome: Hutchinson-Gilford-Syndrom *nt*, Gilford-Syndrom *nt*, Progerie *f*

hyperventilation syndrome: Hyperventilationssyndrom *nt*

hyperviscosity syndrome: Hyperviskositätssyndrom *nt*

hypoplastic left-heart syndrome: Linkshypoplasie-Syndrom *nt*

iliopsoas syndrome: Iliopsoassyndrom *nt*

Imerslund-Graesbeck syndrome: Imerslund-Gräsbeck-Syndrom *nt*

irritable bowel syndrome: irritables Kolon *nt*, Reizkolon *nt*

Jadassohn-Lewandowsky syndrome: Jadassohn-Lewandowsky-Syndrom *nt*, Pachyonychia congenita

Kanner's syndrome: Kanner-Syndrom *nt*, frühkindlicher Autismus *m*

Kawasaki syndrome: Kawasaki-Syndrom *nt*, mukokutanes Lymphknotensyndrom *nt*

Klinefelter's syndrome: Klinefelter-Syndrom *nt*

Klippel-Feil syndrome: Klippel-Feil-Syndrom *nt*

late postprandial dumping syndrome: postalimentäres Spätsyndrom *nt*, Spät-Dumping *nt*, reaktive Hypoglykämie *f*

Lawrence-Seip syndrome: Lawrence-Syndrom *nt*, lipatrophischer Diabetes *m*

Legg-Calvé-Perthes syndrome: Osteochondrosis deformans juvenilis, Perthes-Calvé-Legg-Krankheit *f*

S

Leriche's syndrome: Leriche-Syndrom *nt*, Aortenbifurkationssyndrom *nt*

Léri-Weill syndrome: Léri-Layani-Weill-Syndrom *nt*

Lesch-Nyhan syndrome: Lesch-Nyhan-Syndrom *nt*, Automutilationssyndrom *nt*

Libman-Sacks syndrome: Libman-Sacks-Syndrom *nt*, Sacks-Krankheit *f*

Lignac's syndrome: Lignac-Fanconi-Erkrankung *f*, Aberhalden-Fanconi(-Lignac)-Syndrom *f*, Zystinose *f*

Lignac-Fanconi syndrome: →*Lignac's syndrome*

Looser-Milkman syndrome: Looser-Milkman-Syndrom *nt*

Lown-Ganong-Levine syndrome: Lown-Ganong-Levine-Syndrom *nt*

Lucey-Driscoll syndrome: Lucey-Driscoll-Syndrom *nt*, Muttermilchikterus *m*

malformation syndrome: Missbildungssyndrom *nt*, Fehlbildungssyndrom *nt*

Mallory-Weiss syndrome: Mallory-Weiss-Syndrom *nt*

Marchiafava-Micheli syndrome: Marchiafava-Micheli-Anämie *f*, paroxysmale nächtliche Hämoglobinurie *f*

Maroteaux-Lamy syndrome: Maroteaux-Lamy-Syndrom *nt*, Mukopolysaccharidose VI *f*

Martorell's syndrome: Martorell-Krankheit *f*, Takayasu-Syndrom *nt*, Arteriitis brachiocephalica

mastocytosis syndrome: Mastozytose-Syndrom *nt*

medullary conus syndrome: Konussyndrom *nt*, Conus-medullaris-Syndrom *nt*

Ménétrier's syndrome: Morbus Ménétrier *m*, Riesenfaltengastritis *f*

menopausal syndrome: Menopausensyndrom *nt*

methionine malabsorption syndrome: Methioninmalabsorptionssyndrom *nt*

milk-alkali syndrome: Burnett-Syndrom *nt*, Milch-Alkali-Syndrom *nt*

Minkowski-Chauffard syndrome: Minkowski-Chauffard-Syndrom *nt*, hereditäre Sphärozytose *f*

mitral valve prolapse syndrome: Barlow-Syndrom *nt*, Mitralklappenprolapssyndrom *nt*

Mounier-Kuhn syndrome: Tracheobronchomegalie *f*, Mounier-Kuhn-Syndrom *nt*

mucocutaneous lymph node syndrome: Kawasaki-Syndrom *nt*, mukokutanes Lymphknotensyndrom *nt*

Munchausen syndrome: Münchhausen-Syndrom *nt*

nail-patella syndrome: Nagel-Patella-Syndrom *nt*, Onycho-osteodysplasie *f*

nephrotic syndrome: nephrotisches Syndrom *nt*

orbital apex syndrome: Orbitaspitzensyndrom *nt*, Apex-orbitae-Syndrom *nt*

organic brain syndrome: (hirn-)organisches Psychosyndrom *nt*

Ormond's syndrome: retroperitoneale Fibrose *f*, Ormond-Syndrom *nt*

overwhelming post-splenectomy sepsis syndrome: Post-Splenektomiesepsis *f*, Overwhelming-post-splenectomy-Sepsis *f*

painful bruising syndrome: Erythrozytenautosensibilisierung *f*, schmerzhafte Ekchymosen-Syndrom *nt*

paraneoplastic syndrome: paraneoplastisches Syndrom *nt*

paraplegic syndrome: Querschnittssyndrom *nt*

parkinsonian syndrome: Parkinson-Syndrom *nt*

Paterson's syndrome: Plummer-Vinson-Syndrom *nt*, Paterson-Brown-Syndrom *nt*

Paterson-Brown-Kelly syndrome: →*Paterson's syndrome*

Paterson-Kelly syndrome: →*Paterson's syndrome*

Peutz-Jeghers syndrome: Peutz-Jeghers-Syndrom *nt*, Polyposis intestini Peutz-Jeghers

Pfaundler-Hurler syndrome: von Pfaundler-Hurler-Syndrom *nt*, Hurler-Syndrom *nt*, Dysostosis multiplex, Lipochondrodystrophie *f*, Mukopolysaccharidose I-H *f*

pickwickian syndrome: Pickwick-Syndrom *nt*, kardiopulmonales Syndrom *nt* der Adipösen

placental transfusion syndrome: feto-fetale Transfusion *f*

Plummer-Vinson syndrome: Plummer-Vinson-Syndrom *nt*, Paterson-Brown-Syndrom *nt*

polycystic ovary syndrome: Stein-Leventhal-Syndrom *nt*, Syndrom *nt* der polyzystischen Ovarien

postgastrectomy syndrome: 1. Postgastrektomiesyndrom *nt* 2. Dumpingsyndrom *nt*

postmyocardial infarction syndrome: Dressler-Myokarditis *f*, Postmyokardinfarktsyndrom *nt*

postpericardiotomy syndrome: Postperikardiotomie-Syndrom *nt*

S

post-thrombotic syndrome: postthrombotisches Syndrom *nt*
preinfarction syndrome: Präinfarkt (-Syndrom *nt*) *m*
protein-losing syndrome: Eiweißverlustsyndrom *nt*
pterygium colli syndrome: Bonnevie-Ullrich-Syndrom *nt*, Pterygium-Syndrom *nt*
Ramsey Hunt syndrome: 1. Genikulatumneuralgie *f*, Ramsey Hunt-Syndrom *nt*, Herpes zoster oticus 2. Hunt-Syndrom *nt*, Dyssynergia cerebellaris myoclonica 3. Hunt-Syndrom *nt*, Dyssynergia cerebellaris progressiva
Raynaud's syndrome: Raynaud-Syndrom *nt*, sekundäre Raynaud-Krankheit *f*
Reiter's syndrome: Reiter-Krankheit *f*, urethro-okulo-synoviales Syndrom *nt*
reperfusion syndrome: Reperfusionssyndrom *nt*, Tourniquet-Syndrom *nt*
root compression syndrome: Wurzelkompressionssyndrom *nt*
Rosenthal syndrome: Rosenthal-Krankheit *f*
Rotor's syndrome: Rotor-Syndrom *nt*
salt-depletion syndrome: Salzmangelsyndrom *nt*
Sertoli-cell-only syndrome: del Castillo-Syndrom *nt*, Sertoli-Zell-Syndrom *nt*, Sertoli-cell-only-Syndrom *nt*, Germinalzellaplasie *f*
Sheehan syndrome: Sheehan-Syndrom *nt*, postpartale Hypophysenvorderlappeninsuffizienz *f*
shoulder hand syndrome: Schulter-Arm-Syndrom *nt*
sick sinus syndrome: Sick-Sinus-Syndrom *nt*, Sinusknotensyndrom *nt*
Simmonds' syndrome: Simmonds-Syndrom *nt*, Hypophysenvorderlappeninsuffizienz *f*
staphylococcal scalded skin syndrome: Ritter-Krankheit *f*, Morbus Ritter von Rittershain *m*, Syndrom *nt* der verbrühten Haut, staphylogenes Lyell-Syndrom *nt*
Stein-Leventhal syndrome: Stein-Leventhal-Syndrom *nt*, Syndrom *nt* der polyzystischen Ovarien
stroke syndrome: Hirnschlag *m*, Schlaganfall *m*, apoplektischer Insult *m*, Apoplexia cerebri
subclavian steal syndrome: Subclavian-Steal-Syndrom *nt*
sudden infant death syndrome: plötzlicher Kindstod *m*, Mors subita infantum

Sudeck's syndrome: Sudeck-Syndrom *nt*
Takayasu's syndrome: Martorell-Krankheit *f*, Takayasu-Syndrom *nt*, Arteriitis brachiocephalica
tarsal tunnel syndrome: Tarsaltunnel-Syndrom *nt*
Taussig-Bing syndrome: Taussig-Bing-Syndrom *nt*
Terry's syndrome: retrolentale Fibroplasie *f*, Terry-Syndrom *nt*
toxic shock syndrome: toxisches Schocksyndrom *nt*
transfusion syndrome: fetofetale Transfusion *f*
transitory syndrome: Durchgangssyndrom *nt*
Treacher-Collins syndrome: Treacher-Collins-Syndrom *nt*, Dysostosis mandibulo-facialis
trisomy 13 syndrome: → *trisomy D syndrome*
trisomy 18 syndrome: → *trisomy E syndrome*
trisomy 21 syndrome: Down-Syndrom *nt*, Trisomie 21(-Syndrom *nt*) *f*
trisomy D syndrome: Trisomie 13 (-Syndrom *nt*) *f*, Patau-Syndrom *nt*, D₁-Trisomie-Syndrom *nt*
trisomy E syndrome: Edwards-Syndrom *nt*, Trisomie 18(-Syndrom *nt*) *f*
Turner's syndrome: Ullrich-Turner-Syndrom *nt*
Verner-Morrison syndrome: Verner-Morrison-Syndrom *nt*, pankreatische Cholera *f*
von Willebrand's syndrome: von Willebrand-Jürgens-Syndrom *nt*, konstitutionelle Thrombopathie *f*
Waterhouse-Friderichsen syndrome: Waterhouse-Friderichsen-Syndrom *nt*
WDHA syndrome: pankreatische Cholera *f*, Verner-Morrison-Syndrom *nt*
Weber-Christian syndrome: Weber-Christian-Syndrom *nt*, rezidivierende fieberhafte nicht-eitrige Pannikulitis *f*
Werner syndrome: Werner-Syndrom *nt*, Progeria adultorum, Pangerie *f*
Wernicke's syndrome: Wernicke-Enzephalopathie *f*, Wernicke-Syndrom *nt*, Polioencephalitis haemorrhagica superior (Wernicke)
Wilson's syndrome: Morbus Wilson *m*, hepatolentikuläre/hepatozerebrale Degeneration *f*
Wilson-Mikity syndrome: Wilson-Mikity-Syndrom *nt*, bronchopulmonale Dysplasie *f*
Wiskott-Aldrich syndrome: Wiskott-Aldrich-Syndrom *nt*

S

withdrawal syndrome: Abstinenzerscheinungen *pl*, Entzugssyndrom *nt*

Wolff-Parkinson-White syndrome: Wolff-Parkinson-White-Syndrom *nt*

XO syndrome: Ullrich-Turner-Syndrom *nt*

XYY syndrome: XYY-Syndrom *nt*, YY-Syndrom *nt*

Zollinger-Ellison syndrome: Ellison-Syndrom *nt*, Zollinger-Ellison-Syndrom *nt*

syn|dromic [sɪn'drɑmɪk, sɪn'drəʊmɪk] *adj*: Syndrom betreffend, als Syndrom auftretend

syn|echia [sɪ'nekɪə] *noun, plural* -echiae [-kiɪ, -kaɪɪ]: Synechie *f*

syn|echi|ot|o|my [sɪ,nekɪ'atəmɪ] *noun*: Synech(i)otomie *f*

syn|ech|ot|o|my [,sɪnə'kɑtəmɪ] *noun*: Synech(i)otomie *f*

syn|er|get|ic [,sɪnər'dʒetɪk] *adj*: synergetisch

syn|er|gism ['sɪnərdʒɪzəm] *noun*: Synergismus *m*

syn|er|gis|tic [,sɪnər'dʒɪstɪk] *adj*: zusammenwirkend, synergistisch

syn|er|gy ['sɪnərdʒɪ] *noun*: Zusammenwirken *nt*, Synergie *f*

syn|es|the|sia [,sɪnəs'θiːʒ(ɪ)ə] *noun*: Synästhesie *f*

syn|ga|my ['sɪŋgəmɪ] *noun*: Gametenverschmelzung *f*, Syngamie *f*

syn|ge|ne|ic [,sɪndʒə'niːk] *adj*: syngen, isogen, isogenetisch, syngenetisch; genetisch-identisch, artgleich, isolog, homolog

syn|ge|net|ic [,sɪndʒə'netɪk] *adj*: 1. syngenetisch 2. →*syngeneic*

syn|graft ['sɪŋgræft] *noun*: syngenes Transplantat *nt*, Isotransplantat *nt*

syn|oph|thal|mia [,sɪnɑf'θælmɪə] *noun*: Synophthalmie *f*

syn|oph|thal|mus [,sɪnɑf'θælməs] *noun*: Zyklop *m*, Zyklozephalus *m*, Synophthalmus *m*

syn|or|chism ['sɪnɔːrkɪzəm] *noun*: Hodenverschmelzung *f*, Synorchidie *f*

syn|os|che|os [sɪn'ɑskɪəs] *noun*: Synoscheos *m*

syn|os|to|sis [,sɪnɑs'təʊsɪs] *noun, plural* -ses [-siːz]: Synostose *f*, Synostosis *f*

sagittal synostosis: Kahnschädel *m*, Skaphozephalus *m*

syn|os|tot|ic [,sɪnɑs'tɑtɪk] *adj*: synostotisch

syn|o|vec|to|my [,sɪnə'vektəmɪ] *noun*: Synovektomie *f*

syn|o|via [sɪ'nəʊvɪə] *noun*: Gelenkschmiere *f*, Synovia *f*

syn|o|vi|al [sɪ'nəʊvɪəl] *adj*: synovial

syn|o|vi|al|o|ma [sɪ,nəʊvɪə'ləʊmə] *noun*: →*synovioma*

syn|o|vi|o|cyte [sɪ'nəʊvɪəsaɪt] *noun*: Synoviozyt *m*

syn|o|vi|o|ma [sɪ,nəʊvɪ'əʊmə] *noun*: Synoviom *nt*, Synovialom *nt*

syn|o|vi|or|the|sis [sɪ,nəʊvɪɔːr'θiːsɪs] *noun*: Synoviorthese *f*

syn|o|vi|o|sar|co|ma [sɪ,nəʊvɪəʊsɑːr'kəʊmə] *noun*: Synovialsarkom *nt*

syn|o|vit|ic [sɪnə'vaɪtɪk] *adj*: synovitisch, synovialitisch, synoviitisch

syn|o|vi|tis [sɪnə'vaɪtɪs] *noun*: Synovitis *f*, Synoviitis *f*, Synovialitis *f*

rheumatoid synovitis: rheumatoide Synovitis *f*

suppurative synovitis: Gelenkempyem *nt*, Pyarthrose *f*

syn|o|vi|um [sɪ'nəʊvɪəm] *noun*: Synovialis *f*, Membrana synovialis, Stratum synoviale

syn|te|ret|ic [,sɪntə'retɪk] *adj*: vorbeugend, prophylaktisch

syn|thase ['sɪnθeɪz] *noun*: Synthase *f*

syn|the|tase ['sɪnθəteɪz] *noun*: Ligase *f*, Synthetase *f*

syn|thet|ic [sɪn'θetɪk]: I *noun* Kunststoff *m* II *adj* 1. synthetisch 2. künstlich, artifiziell, synthetisch, Kunst-

syn|tho|rax [sɪn'θɔːræks] *noun*: Synthorax *m*, Thorakopagus *m*

syn|ton|ic [sɪn'tɑnɪk] *adj*: synton

syn|trop|ic [sɪn'trɑpɪk] *adj*: syntrop, syntropisch

syn|tro|py ['sɪntrəpɪ] *noun*: Syntropie *f*

syn|u|lo|sis [,sɪnjə'ləʊsɪs] *noun*: Narbenbildung *f*, Synulosis *f*

syph|i|lid ['sɪfəlɪd] *noun*: Syphilid *nt*

syph|i|lis ['sɪf(ə)lɪs] *noun*: harter Schanker *m*, Schaudinn-Krankheit *f*, Syphilis *f*, Lues *f*

early syphilis: Frühsyphilis *f*

late syphilis: Spätsyphilis *f*, Tertiärstadium *nt*, Lues III *f*

primary syphilis: Primärstadium *nt*

secondary syphilis: Sekundärstadium *nt*, Lues *f* II

tertiary syphilis: Spätsyphilis *f*, Tertiärstadium *nt*, Lues III *f*

syph|i|lit|ic [,sɪfɪ'lɪtɪk] *adj*: luetisch, syphilitisch

syph|i|lo|derm ['sɪfɪləʊdɜrm] *noun*: →*syphilid*

syph|i|loid ['sɪfɪlɔɪd] *adj*: syphilisähnlich, syphilisartig, syphiloid

syph|i|lo|ma [,sɪfɪ'ləʊmə] *noun, plural* -mas, -ma|ta [sɪfə'ləʊmətə]: Gummiknoten *m*, Syphilom *nt*, Gumme *f*

S

syr|ing|ad|e|no|ma [,sɪrɪŋ(g)ædɪ'nəʊmə] *noun*: → *syringoadenoma*

sy|ringe [sə'rɪndʒ, 'sɪrɪndʒ]: I *noun* Spritze *f* II *v* spritzen, einspritzen

syr|in|gec|to|my [,sɪrɪŋ'dʒektəmi] *noun*: Syringektomie *f*

syr|in|gi|tis [,sɪrɪŋ'dʒaɪtɪs] *noun*: Syringitis *f*, Salpingitis *f*

sy|rin|go|ad|e|no|ma [sə,rɪŋɡəʊædɪ'nəʊmə] *noun*: Syringadenom *nt*, Syringoadenom *nt*

sy|rin|go|bul|bia [sə,rɪŋɡəʊ'bʌlbɪə] *noun*: Syringobulbie *f*

sy|rin|go|car|ci|no|ma [sə,rɪŋɡəʊ,kɑːrsə-'nəʊmə] *noun*: Schweißdrüsenkarzinom *nt*

sy|rin|go|cyst|ad|e|no|ma [sə,rɪŋɡəʊ,sɪst-ædɪ'nəʊmə] *noun*: → *syringoadenoma*

sy|rin|go|cys|to|ma [sə,rɪŋɡəʊsɪs'təʊmə] *noun*: Syringozystom *nt*, Hidrozystom *nt*

sy|rin|go|en|ce|phal|lia [sə,rɪŋɡəʊensɪ-'feɪljə] *noun*: Syringoenzephalie *f*

sy|rin|go|en|ceph|a|lo|my|e|lia [sə,rɪŋɡəʊ-en,sefələʊmaɪ'iːlɪə] *noun*: Syringoenzephalomyelie *f*

syr|in|go|ma [,sɪrɪŋ'ɡəʊmə] *noun*: Schweißdrüsenadenom *nt*, Syringom *nt*

sy|rin|go|my|e|lia [sə,rɪŋɡəʊmaɪ'iːlɪə] *noun*: Syringomyelie *f*

sy|rin|got|o|my [,sɪrɪŋ'ɡɑtəmi] *noun*: Syringotomie *f*

syr|inx ['sɪrɪŋks] *noun, plural* **syr|in|ges** [sə'rɪndʒiːz]: **1.** Tube *f*, Syrinx *f* **2.** Ohrtrompete *f*, Tuba auditoria

sys|tal|tic [sɪs'tɔltɪk] *adj*: systaltisch

sys|tem ['sɪstəm] *noun*: **1.** System *nt*; Aufbau *m*, Gefüge *nt* **2.** (Organ-)System *nt*, Systema *f* **3.** System *nt*, Ordnung *f*

ABO system: ABO-System *nt*

alimentary system: Verdauungsapparat *m*, Apparatus digestorius, Systema alimentarium

autonomic nervous system: autonomes/vegetatives Nervensystem *nt*, Pars autonomica systematis nervosi, Systema nervosum autonomicum

buffer system: Puffersystem *nt*

cardiac conducting system: kardiales Erregungsleitungssystem *nt*, Systema conducente cordis

cardiovascular system: Herz-Kreislauf-System *nt*, kardiovaskuläres System *nt*, Systema cardiovasculare

central nervous system: Zentralnervensystem *nt*, Systema nervosum centrale, Pars centralis systemae nervosi

cerebrospinal nervous system: → *central nervous system*

defense system: Immunabwehr *f*

digestive system: Verdauungsapparat *m*, Apparatus digestorius, Systema alimentarium

enteric nervous system: Darmnervensystem *nt*

extrapyramidal motor system: extrapyramidal-motorisches System *nt*

genitourinary system: Urogenitaltrakt *m*, Apparatus urogenitalis, Systema urogenitalis

HLA system: HLA-System *nt*

hypothalamic-pituitary system: Hypothalamus-Hypophysen-System *nt*, Hypophysenzwischenhirnsystem *nt*

hypothalamic-posterior pituitary system: Hypothalamus-Neurohypophysen-System *nt*, hypothalamisch-neurohypophysäres System *nt*

immune system: Immunsystem *nt*

kallikrein system: → *kallikrein-kinin system*

kallikrein-kinin system: Kallikrein-Kinin-System *nt*

kinin system: → *kallikrein-kinin system*

low-pressure system: Niederdrucksystem *nt*

lymphatic system: lymphatisches System *nt*, Systema lymphoideum

macrophage system: Makrophagensystem *nt*

nervous system: Nervensystem *nt*, Systema nervosum

parasympathetic nervous system: Parasympathikus *m*, Pars parasympathica divisionis autonomici systematis nervosi

periodic system: Periodensystem *nt* (der Elemente)

peripheral nervous system: peripheres Nervensystem *nt*, Systema nervosum peripherium, Pars peripherica

properdin system: Properdin-System *nt*, alternativer Weg *m* der Komplementaktivierung

redox system: Redoxsystem *nt*

renin-angiotensin-aldosterone system: Renin-Angiotensin-Aldosteron-System *nt*

respiratory system: Atemwege *pl*, Apparatus respiratorius, Systema respiratorium

reticuloendothelial system: retikuloendotheliales System *nt*, retikulohistiozytäres System *nt*

reticulohistiocytic system: → *reticuloendothelial system*

Rh system: Rhesussystem *nt*, Rh-System *nt*

S

rhesus system: Rhesussystem *nt*, Rh-System *nt*

sympathetic nervous system: **1.** → *autonomic nervous system* **2.** Sympathikus *m*, sympathisches System, Pars sympathica divisionis autonomici systematis nervosi

TNM system: TNM-System *nt*

TNM staging system: → *TNM system*

vegetative nervous system: autonomes/vegetatives Nervensystem *nt*, Pars autonomica systematis nervosi, Systema nervosum autonomicum

sys|tem|at|ic [sɪstə'mætɪk] *adj*: systematisch, methodisch; plan-, zweckmäßig, -voll

sys|tem|ic [sɪs'temɪk] *adj*: generalisiert, systemisch

sys|to|le ['sɪstəlɪ] *noun*: Systole *f*

sys|to|lic [sɪs'tɑlɪk] *adj*: systolisch

T

ta|bes ['teɪbiːz] *noun*: **1.** Auszehrung *f*, Schwindsucht *f*, Tabes *f* **2. tabes dorsalis** Duchenne-Syndrom *nt*, Tabes dorsalis

ta|bet|ic [tə'betɪk] *adj*: tabisch

tab|ic ['tæbɪk] *adj*: tabisch

tache [tæʃ] *noun*: Fleck(en *m*) *m*, Mal *nt*, Tache *f*

tach|y|ar|rhyth|mia [ˌtækɪə'rɪðmɪə] *noun*: Tachyarrhythmie *f*

tach|y|car|dia [ˌtækɪ'kɑːrdɪə] *noun*: Herzjagen *nt*, Tachykardie *f*
  atrial tachycardia: Vorhoftachykardie *f*, atriale Tachykardie *f*
  A-V nodal tachycardia: AV-Knoten-Tachykardie *f*
  nodal tachycardia: AV-Knoten-Tachykardie *f*
  paroxysmal tachycardia: Bouveret-Syndrom *nt*, paroxysmale Tachykardie *f*
  sinus tachycardia: Sinustachykardie *f*
  ventricular tachycardia: ventrikuläre Tachykardie *f*

tach|y|car|di|ac [ˌtækɪ'kɑːrdɪæk] *adj*: tachykard

tach|y|me|tab|o|lism [ˌtækɪmə'tæbəlɪzəm] *noun*: Tachymetabolismus *m*

tach|y|pha|gia [ˌtækɪ'feɪdʒɪə] *noun*: Tachyphagie *f*

tach|y|phyl|lax|is [ˌtækɪfɪ'læksɪs] *noun*: Tachyphylaxie *f*

tach|y|pne|a [ˌtækɪ(p)'niːə] *noun*: Tachypnoe *f*

tach|y|tro|phism [ˌtækɪ'trəʊfɪzəm] *noun*: Tachymetabolismus *m*

tac|tile ['tæktɪl, -taɪl] *adj*: **1.** taktil, Tast- **2.** fühl-, tast-, greifbar

tae|nia ['tiːnɪə] *noun, plural* **-nias, -niae** [-nɪ,iː; -nɪaɪ]: Tänie *f*, Taenia *f*
  colic taeniae: Kolontänien *pl*, Taeniae coli
  free taenia of colon: freie Kolontänie *f*, Taenia libera coli

Tae|nia ['tiːnɪə] *noun*: Taenia *f*
  Taenia echinococcus: Blasenbandwurm *m*, Hundebandwurm *m*, Echinococcus granulosus, Taenia echinococcus

Taenia saginata: Rinderbandwurm *m*, Rinderfinnenbandwurm *m*, Taenia saginata, Taeniarhynchus saginatus
  Taenia solium: Schweinebandwurm *m*, Schweinefinnenbandwurm *m*, Taenia solium

tae|ni|a|cide ['tiːnɪəsaɪd]: I *noun* Bandwurmmittel *nt*, Taenizid *nt* II *adj* taenizid, taeniatötend, taeniaabtötend

tae|ni|a|fuge [ˌtiːnɪə'fjuːdʒ] *noun*: Taeniafugum *nt*

tae|ni|a|sis [tɪ'naɪəsɪs] *noun*: Taeniasis *f*

tag [tæg] *noun*: Zipfel *m*, Fetzen *m*, Lappen *m*
  anal tags: hypertrophe Analfalten *pl*, Marisken *pl*
  skin tag: Stielwarze *f*, Akrochordon *nt*, Acrochordon *nt*

tail [teɪl] *noun*: **1.** Schwanz *m*, *(anatom.)* Cauda *f* **2.** Hinterteil *nt*
  tail of pancreas: Pankreasschwanz *m*, Cauda pancreatis

tail|bone ['teɪlbəʊn] *noun*: Steißbein *nt*, Coccyx *f*, Os coccygis

tal|al|gia [tə'lældʒ(ɪ)ə] *noun*: Fersenschmerz *m*, Talalgie *f*

ta|lar ['teɪlər] *adj*: talar

talc [tælk] *noun*: Talkum *nt*

tal|co|sis [tæl'kəʊsɪs] *noun*: Talkumlunge *f*, Talkose *f*

ta|li|pes ['tælpiːz] *noun*: **1.** angeborene Fußdeformität *f* **2.** Klumpfuß *m*, Pes equinovarus (excavatus et adductus)
  talipes calcaneocavus: Hackenhohlfuß *m*, Pes calcaneocavus
  talipes calcaneovalgus: Knick-Hackenfuß *m*, Pes calcaneovalgus
  talipes calcaneus: Hackenfuß *m*, Pes calcaneus
  talipes cavus: Hohlfuß *m*, Pes cavus
  talipes planovalgus: Knickplattfuß *m*, Pes planovalgus
  talipes transversoplanus: Platt-Spreizfuß *m*, Pes transversoplanus
  talipes valgus: Knickfuß *m*, Pes valgus

ta|lo|cal|ca|ne|al [ˌteɪləʊkæl'keɪnɪəl] *adj*: talokalkaneal

ta|lo|cru|ral [ˌteɪləʊ'kruərəl] *adj*: talokrural

ta|lo|fib|u|lar [ˌteɪləʊ'fɪbjələr] *adj*: talofibular

ta|lo|met|a|tar|sal [ˌteɪləʊˌmetə'tɑːrsl] *adj*: talometatarsal

ta|lo|na|vic|u|lar [ˌteɪləʊnə'vɪkjələr] *adj*: talonavikular

ta|lo|scaph|oid [ˌteɪləʊ'skæfɔɪd] *adj*: talonavikular

ta|lo|tib|i|al [ˌteɪləʊ'tɪbɪəl] *adj*: talotibial

ta|lus ['teɪləs] *noun, plural* **-li** [-laɪ]:

Sprungbein *nt*, Talus *m*

ta|mox|i|fen [təˈmɑksɪfen] *noun*: Tamoxifen *nt*

tam|pon [ˈtæmpɑn] *noun*: Tampon *m*

tam|pon|ade [ˌtæmpəˈneɪd] *noun*: Tamponade *f*
  bladder tamponade: Blasentamponade *f*
  pericardial tamponade: Herzbeutel-, Perikardtamponade *f*

tam|pon|age [ˈtæmpɑnɪdʒ] *noun*: Tamponade *f*

tan|y|cyte [ˈtænɪsaɪt] *noun*: Tanyzyt *m*

tape|worm [ˈteɪpwɜrm] *noun*: **1.** Bandwurm *m* **2. tapeworms** *plural* Bandwürmer *pl*, Zestoden *pl*, Cestoda *pl*, Cestodes *pl*
  beef tapeworm: Rinderbandwurm *m*, Rinderfinnenbandwurm *m*, Taenia saginata, Taeniarhynchus saginatus
  broad tapeworm: → *broad fish tapeworm*
  broad fish tapeworm: (breiter) Fischbandwurm *m*, Grubenkopfbandwurm *m*, Diphyllobothrium latum, Bothriocephalus latus
  dog tapeworm: Blasenbandwurm *m*, Hundebandwurm *m*, Echinococcus granulosus, Taenia echinococcus
  hydatid tapeworm: Blasenbandwurm *m*, Hundebandwurm *m*, Echinococcus granulosus, Taenia echinococcus
  pork tapeworm: Schweine(finnen)bandwurm *m*, Taenia solium
  rat tapeworm: Ratten-, Mäusebandwurm *m*, Hymenolepis diminuta

tars|ad|e|ni|tis [ˌtɑrˌsædɪˈnaɪtɪs] *noun*: Tarsadenitis *f*

tar|sal [ˈtɑrsl] *adj*: **1.** tarsal, Fußwurzel-, Tarsus- **2.** tarsal, Lidknorpel-

tar|sal|gia [tɑrˈsældʒ(ɪ)ə] *noun*: Tarsalgie *f*, Fersenschmerz *m*

tar|sa|lia [tɑrˈseɪlɪə] *plural*: Fußwurzel-, Tarsalknochen *pl*, Tarsalia *pl*, Ossa tarsi

tar|sec|to|my [tɑrˈsektəmɪ] *noun*: **1.** Tarsektomie *f* **2.** (*ophthal.*) Tarsusexzision *f*, Tarsektomie *f*

tar|si|tis [tɑrˈsaɪtɪs] *noun*: Tarsitis *f*, Lidknorpelentzündung *f*

tar|so|meg|a|ly [ˌtɑrsəʊˈmegəlɪ] *noun*: Tarsomegalie *f*

tar|so|met|a|tar|sal [ˌtɑrsəʊˌmetəˈtɑrsl] *adj*: tarsometatarsal

tarso-orbital *adj*: tarsoorbital

tar|so|pha|lan|ge|al [ˌtɑrsəʊfəˈlændʒɪəl] *adj*: tarsophalangeal

tar|so|plas|ty [ˈtɑrsəplæstɪ] *noun*: Blepharoplastik *f*

tar|sor|rha|phy [tɑrˈsɔrəfɪ] *noun*: Tarso-, Blepharorrhaphie *f*

tar|so|tar|sal [ˌtɑrˈsəˈtɑrsl] *adj*: tarso-tarsal

tar|so|tib|i|al [ˌtɑrsəʊˈtɪbɪəl] *adj*: Fußwurzel und Schienbein betreffend oder verbindend, tarsotibial

tar|so|to|my [tɑrˈsɑtəmɪ] *noun*: Lidknorpeldurchtrennung *f*, Tarsotomie *f*

tar|sus [ˈtɑrsəs] *noun, plural* **-si** [-saɪ]: **1.** Fußwurzel *f*, Tarsus *m* **2.** Lidknorpel *m*, Lidplatte *f*, Tarsalplatte *f*, Tarsus *m*

tar|tar [ˈtɑrtər] *noun*: Zahnstein *m*

taste [teɪst]: **I** *noun* Geschmack *m*; Geschmackssinn *m*, Schmecken *nt* **II** *v* schmecken (*of* nach); kosten, probieren (*of* von)

tax|is [ˈtæksɪs] *noun, plural* **tax|es** [ˈtæksiːz]: **1.** (*biolog.*) Taxis *f* **2.** (*chirurg.*) Reposition *f*, Taxis *f*

T-dependent *adj*: T-abhängig, T-Zell-abhängig

tear [tɪər] *noun*: Träne *f*; Tropfen *m*

tear [teər] *noun*: Riss *m*
  bucket-handle tear: Korbhenkelriss *m*
  cervical tear: Zervixriss *m*
  meniscal tear: Meniskusriss *m*

tech|nique [tekˈniːk] *noun*: Technik *f*, Verfahren *nt*, Arbeitsverfahren *nt*; Methode *f*; Operation *f*, Operationsmethode *f*
  air-block technique: Air-bloc-Technik *f*
  augmentation technique: Augmentationsplastik *f*
  Bellocq's technique: Bellocq-Tamponade *f*, Choanaltamponade *f*
  double-contrast barium technique: Bariumdoppelkontrastmethode *f*, Bikontrastmethode *f*

tec|tal [ˈtektəl] *adj*: tektal

tec|tum [ˈtektəm] *noun, plural* **-tums, -ta** [-tə]: **1.** Dach *nt*, Tectum *nt* **2. tectum of mesencephalon** Mittelhirndach *nt*, Tectum mesencephali

teeth [tiːθ] *plural*: → *tooth*

teethe [tiːð] *v*: zahnen

teeth|ing [ˈtiːðɪŋ] *noun*: Zahnen *nt*

teg|men [ˈtegmən] *noun, plural* **-mi|na** [-mɪnə]: **1.** Decke *f*, Dach *nt*, Tegmen *nt* **2.** Hülle *f*, Decke *f*

teg|men|tal [tegˈmentl] *adj*: tegmental

teg|men|tum [tegˈmentəm] *noun, plural* **-ta** [-tə]: Decke *f*, Tegmentum *nt*

tei|cho|pia [taɪˈkɑpɪə] *noun*: Teichopsie *f*

te|la [ˈtiːlə] *noun, plural* **-lae** [-liː]: (Binde-)Gewebe *nt*, Gewebsschicht *f*, Tela *f*

tel|an|gi|ec|ta|sia [tel,ændʒɪekˈteɪʒ(ɪ)ə] *noun*: Telangiektasie *f*, Teleangiektasie *f*

tel|an|gi|ec|ta|sis [tel,ændʒɪˈektəsɪs] *noun*: → *telangiectasia*

tel|an|gi|ec|tat|ic [tel,ændʒɪek'tætɪk] *adj*: teleangiektatisch

tel|ar|che [te'lɑːrkɪ] *noun*: → *thelarche*

tele|car|di|og|ra|phy [,telə,kɑːrdɪ'ɑgrəfɪ] *noun*: Tele(elektro)kardiographie *f*, Tele(elektro)kardiografie *f*

tele|cu|rie|ther|a|py [telə,kjʊərɪ'θerəpɪ] *noun*: Telecurietherapie *f*, Telegammatherapie *f*

tel|e|di|ag|no|sis [telə,daɪəg'nəʊsɪs] *noun*: Ferndiagnose *f*

tel|e|di|as|tol|ic [,telədaɪ'stɑlɪk] *adj*: enddiastolisch

tel|e|lec|tro|car|di|og|ra|phy [,telɪ,lektrəkɑːrdɪ'ɑgrəfɪ] *noun*: Telekardiographie *f*, Teleelektrokardiographie *f*, Telekardiografie *f*, Teleelektrokardiografie *f*

tel|em|e|try [tə'lemətrɪ] *noun*: Telemetrie *f*

tel|en|ceph|al|ic [,telənsɪ'fælɪk] *adj*: telenzephal

tel|en|ceph|al|i|za|tion [,telən,səfæli'zeɪʃn] *noun*: Telenzephalisation *f*

tel|en|ceph|al|on [,telən'sefələn, -lən] *noun*: Endhirn *nt*, Telencephalon *nt*

tel|e|o|mi|to|sis [,telɪəmaɪ'təʊsɪs] *noun*: Teleomitose *f*

tel|e|op|sia [,telɪ'ɑpsɪə] *noun*: Teleopsie *f*

tel|e|o|roent|gen|og|ra|phy [,telɪə,rentgə'nɑgrəfɪ] *noun*: Teleröntgengraphie *f*, Teleröntgengrafie *f*

tel|e|ra|di|og|ra|phy [telə,reɪdɪ'ɑgrəfɪ] *noun*: → *teleroentgenography*

tel|e|roent|gen|og|ra|phy [telə,rentgə'nɑgrəfɪ] *noun*: Teleröntgengraphie *f*, Teleröntgengrafie *f*

tel|e|roent|gen|ther|a|py [telə,rentgən'θerəpɪ] *noun*: Teleröntgentherapie *f*

tel|es|thet|o|scope [,teles'θetəskəʊp] *noun*: Telesthetoskop *nt*

tel|e|sys|tol|ic [,teləsɪs'talɪk] *adj*: endsystolisch

tel|e|ther|a|py [telə'θerəpɪ] *noun*: Teletherapie *f*, Telestrahlentherapie *f*

tel|oi|den|dri|on [,telə'dendrɪən] *noun*: → *telodendron*

tel|o|den|dron [,telə'dendrɑn] *noun*: Endbäumchen *nt*, Telodendrion *nt*

tel|o|gen ['telədʒən]: I *noun* (Haar) Ruhe-, Telogenphase *f* II *adj* telogen

tem|per|an|tia [,tempə'rænʃɪə] *plural*: Beruhigungsmittel *pl*, Sedativa *pl*, Temperantia *pl*

tem|per|ate ['temp(ə)rɪt] *adj*: gemäßigt, maßvoll, temperent

tem|per|a|ture ['temprətʃər, 'tempər-,tʃʊər] *noun*: 1. Temperatur *f* 2. Körpertemperatur *f*, -wärme *f*

basal body temperature: basale Körpertemperatur *f*, Basaltemperatur *f*

rectal temperature: Rektaltemperatur *f*

temperature-insensitive *adj*: temperaturunempfindlich

temperature-sensitive *adj*: temperaturempfindlich, temperatursensitiv

tem|ple [templ] *noun*: Schläfe *f*, Schläfenregion *f*

tem|po|ral ['temp(ə)rəl]: I *noun* Schläfenbein *nt*, Os temporale II *adj* 1. zeitlich, vorübergehend, temporär, Zeit- 2. temporal, Schläfenbein-, Schläfen-

tem|po|rar|ly ['tempərerɪ] *adj*: 1. vorübergehend, vorläufig, zeitweilig, temporär 2. provisorisch, Hilfs-, Aushilfs-

tem|po|ro|fa|cial [,tempərəʊ'feɪʃl] *adj*: temporofazial

tem|po|ro|fron|tal [,tempərəʊ'frʌntl] *adj*: temporofrontal

tem|po|ro|man|dib|u|lar [,tempərəʊmæn'dɪbjələr] *adj*: temporomandibular, mandibulotemporal

tem|po|ro|max|il|lar|y [,tempərəʊ'mæksə,lerɪ; -mæk'sɪlərɪ] *adj*: temporomaxillär

temporo-occipital *adj*: temporookzipital

tem|po|ro|pa|ri|e|tal [,tempərəʊpə'raɪɪtl] *adj*: temporoparietal, parietotemporal

tem|po|ro|pon|tine [,tempərəʊ'pɑntaɪn, -tiːn] *adj*: temporopontin

tem|po|ro|sphe|noid [,tempərəʊ'sfɪnɔɪd] *adj*: temporosphenoidal

tem|po|ro|zy|go|mat|ic [,tempərəʊ,zaɪgəʊ'mætɪk] *adj*: zygomatikotemporal

te|nac|i|ty [tə'næsətɪ] *noun*: 1. Zähigkeit *f*, Tenazität *f* 2. Klebrigkeit *f*, Zähigkeit *f*, Tenazität *f* 3. (*psychol.*) Hartnäckigkeit *f*, Tenazität *f* 4. (*physik.*) Zähigkeit *f*, Tenazität *f*

te|nal|gia [tə'nældʒ(ɪ)ə] *noun*: Sehnenschmerz *m*, Tenalgie *f*, Tenodynie *f*

ten|den|cy ['tendnsɪ] *noun, plural* **-cies**: Neigung *f* (*to* für); Hang *m* (*to* zu); Anlage *f*

suicidal tendency: Suizidalität *f*

thrombotic tendency: Thromboseneigung *f*, Thrombophilie *f*

ten|der ['tendər] *adj*: schmerzhaft, schmerzend, dolorös

ten|di|ni|tis [,tendɪ'naɪtɪs] *noun*: Tendinitis *f*

ten|di|no|su|ture [,tendɪnəʊ'suːtʃər] *noun*: Sehnennaht *f*, Tenorrhaphie *f*

ten|di|nous ['tendɪnəs] *adj*: sehnenartig, sehnig, Sehnen-

ten|do ['tendəʊ] *noun, plural* **-di|nes** ['tendɪniːz]: Sehne *f*, Tendo *m*

ten|do|my|o|gen|ic [,tendəʊ,maɪə'dʒenɪk] *adj*: tendomyogen

ten|don ['tendən] *noun*: Sehne *f*, Tendo *m*
Achilles tendon: Achillessehne *f*, Tendo calcaneus
patellar tendon: Kniescheibenband *nt*, Ligamentum patellae

ten|do|ni|itis [tendəʊ'naɪtɪs] *noun*: Tendinitis *f*

ten|do|plas|ty ['tendəʊplæstɪ] *noun*: Sehnen-, Tendoplastik *f*

ten|do|to|my [ten'datəmɪ] *noun*: Tenotomie *f*

ten|do|vag|i|nal [ˌtendəʊ'vædʒɪnl] *adj*: Sehnenscheiden-

ten|do|vag|i|nit|ic [ˌtendəʊˌvædʒɪ'naɪt-ɪk] *adj*: tendovaginitisch, tendosynovitisch, tenosynovitisch, tenovaginitisch

ten|do|vag|i|ni|tis [ˌtendəʊˌvædʒɪ'naɪtɪs] *noun*: Sehnenscheidenentzündung *f*, Tendovaginitis *f*, Tenosynovitis *f*

te|nec|to|my [tə'nektəmɪ] *noun*: Sehnenexzision *f*, Tenonektomie *f*

te|nes|mus [tə'nezməs] *noun*: Tenesmus *m*

te|nia ['tɪnɪə] *noun*: → Taenia

te|ni|a|cide ['tiːnɪəsaɪd] *adj*: taeniaabtötend, taenizid

te|ni|a|fuge [ˌtiːnɪə'fjuːdʒ] *noun*: Taeniafugum *nt*

te|ni|cide ['tenɪsaɪd] *adj*: taeniaabtötend, taenizid

te|ni|fuge ['tenɪfjuːdʒ] *noun*: Taeniafugum *nt*

ten|o|de|sis [ˌtenə'diːsɪs, te'nadəsɪs] *noun*: Tenodese *f*

ten|ol|y|sis [te'nalɪsɪs] *noun*: Tendolyse *f*

ten|o|my|o|plas|ty [ˌtenə'maɪəplæstɪ] *noun*: Tenomyoplastik *f*

ten|o|my|ot|o|my [ˌtenəmaɪ'atəmɪ] *noun*: Tenomyotomie *f*

ten|o|ni|itis [ˌtenə'naɪtɪs] *noun*: Tenonitis *f*

ten|on|ti|tis [ˌtenəntaɪtɪs] *noun*: Tendinitis *f*

ten|o|my|ot|o|my [teˌnantəmaɪ'atə-mɪ] *noun*: Tenomyotomie *f*

ten|on|to|the|ci|tis [teˌnantəθɪ'saɪtɪs] *noun*: Sehnenscheidenentzündung *f*, Tendovaginitis *f*, Tenosynovitis *f*

ten|on|tot|o|my [ˌtenən'tatəmɪ] *noun*: Tenotomie *f*

ten|o|plas|tic [ˌtenə'plæstɪk] *adj*: tenoplastisch

ten|o|plas|ty ['tenəplæstɪ] *noun*: Sehnen-, Tendoplastik *f*

ten|or|rha|phy [te'nɔrəfɪ] *noun*: Sehnennaht *f*, Tenorrhaphie *f*

ten|o|si|tis [ˌtenə'saɪtɪs] *noun*: Tendinitis *f*

ten|o|syn|o|vec|to|my [ˌtenəˌsɪnə'vektə-**

mɪ] *noun*: Sehnenscheidenexzision *f*, Tenosynov(ial)ektomie *f*

ten|o|syn|o|vi|tis [ˌtenəˌsɪnə'vaɪtɪs] *noun*: Sehnenscheidenentzündung *f*, Tendosynovitis *f*, Tendovaginitis *f*
stenosing tenosynovitis: De Quervain-Krankheit *f*, Tendovaginitis stenosans

te|not|o|my [te'natəmɪ] *noun*: Tenotomie *f*

ten|o|vag|i|ni|tis [ˌtenəˌvædʒə'naɪtɪs] *noun*: Sehnenscheidenentzündung *f*, Tendovaginitis *f*, Tenosynovitis *f*

ten|sile ['tensɪl] *adj*: dehn-, streckbar, Dehnungs-, Spannungs-, Zug-

ten|sor ['tensər] *noun*: Tensor *m*, Musculus tensor

ten|to|ri|al [ten'tɔːrɪəl] *adj*: tentorial, tentoriell

ten|to|ri|um [ten'tɔːrɪəm] *noun, plural* **-ria** [-rɪə]: Zelt *nt*, Tentorium *nt*
tentorium of cerebellum: Kleinhirnzelt *nt*, Tentorium cerebelli

te|ras ['terəs] *noun, plural* **ter|a|ta** [tə-'rætə]: Missbildung *f*, Teras *nt*

ter|a|to|blas|to|ma [ˌterətəʊblæs'təʊ-mə] *noun*: Teratoblastom *nt*

ter|a|to|car|ci|no|ma [ˌterətəʊˌkɑːrsɪ-'nəʊmə] *noun*: Teratokarzinom *nt*

ter|a|to|gen|e|sis [ˌterətəʊ'dʒenəsɪs] *noun*: Teratogenese *f*

ter|a|to|ge|net|ic [ˌterətəʊdʒə'netɪk] *adj*: teratogenetisch

ter|a|to|gen|ic [ˌterətəʊ'dʒenɪk] *adj*: teratogen

ter|a|toid ['terətɔɪd] *adj*: teratoid

ter|a|to|ma [terə'təʊmə] *noun, plural* **-mas, -ma|ta** [terə'təʊmətə]: teratoide Geschwulst *f*, Teratom *nt*

ter|a|to|ma|tous [ˌterətəʊ'təʊmətəs] *adj*: teratomartig, teratomatös

ter|a|to|sper|mia [ˌterətəʊ'spɜrmɪə] *noun*: Teratozoospermie *f*

ter|mi|nal ['tɜrmɪnl]: **I** *noun* Ende *nt*, Endstück *nt*, Spitze *f* **II** *adj* **1.** endständig, End-, terminal, Grenz- **2.** unheilbar, terminal

ter|mi|na|tion [ˌtɜrmɪ'neɪʃn] *noun*: **1.** Ende *nt*; Einstellung *f*; Abschluss *m*, Termination *f* **2.** Endung *f*, Endigung *f*

ter|mi|no|lat|er|al [ˌtɜrmɪnəʊ'lætərəl] *adj*: terminolateral, End-zu-Seit-

ter|mi|no|ter|mi|nal [ˌtɜrmɪnəʊ'tɜrmɪnl] *adj*: terminoterminal, End-zu-End-

ter|tian ['tɜrʃn] *adj*: tertian

ter|ti|ary ['tɜrʃərɪ, -ʃɪ,erɪ:] *adj*: drittgradig, tertiär

test [test]: **I** *noun* **1.** Test *m*, Versuch *m* **2.** Prüfung *f*, Kontrolle *f*; Analyse *f*, Test *m*, Reaktion *f* **3.** Prüfung *f*, Test *m* **II** *vt*

4. prüfen, untersuchen; analysieren, testen (*for* auf) **III** *vi* untersuchen (*for* auf)

agar diffusion test: Agardiffusionsmethode *f*, Agardiffusionstest *m*

antibody screening test: Antikörpersuchtest *m*

conjunctival test: Konjunktivalprobe *f*, Ophthalmoreaktion *f*

Coombs test: Antiglobulintest *m*, Coombs-Test *m*

Donath-Landsteiner test: Donath-Landsteiner-Reaktion *f*

flocculation test: Flockungstest *m*

fluorescent treponemal antibody absorption test: Fluoreszenz-Treponemen-Antikörper-Absorptionstest *m*, FTA-Abs-Test *m*

FTA-Abs test: → *fluorescent treponemal antibody absorption test*

galactose tolerance test: Galaktosetoleranztest *m*, Bauer-Probe *f*

glucose tolerance test: Glukosetoleranztest *m*

Gruber-Widal test: Gruber-Widal-Reaktion *f*

guaiac test: Guajaktest *m*, Guajakprobe *f*

Guthrie test: Guthrie-Hemmtest *m*

Huhner test: Huhner-Sims-Test *m*, postkoitaler Spermakompatibilitätstest *m*

Kurzrok-Miller test: Kurzrok-Miller-Test *m*, Invasionstest *m*

Kveim test: Kveim-Hauttest *m*, Kveim-Nickerson-Test *m*

latex agglutination test: Latextest *m*, Latexagglutinationstest *m*

latex fixation test: → *latex agglutination test*

lepromin test: Lepromintest *m*

Mantoux test: Mendel-Mantoux-Probe *f*, Mendel-Mantoux-Test *m*

Miller-Kurzrok test: Kurzrok-Miller-Test *m*, Invasionstest *m*

Pap test: → *Papanicolaou's test*

Papanicolaou's test: Papanicolaou-Test *m*, Pap-Test *m*

Pirquet's test: Pirquet-Reaktion *f*, Pirquet-Tuberkulinprobe *f*

prothrombin-consumption test: Prothrombin-Konsumptionstest *m*

provocative test: Provokation *f*, Provokationstest *m*, Provokationsprobe *f*

radioallergosorbent test: Radio-Allergen-Sorbent-Test *m*

radioimmunosorbent test: Radioimmunosorbenttest *m*

Rinne's test: Rinne-Test *m*, -Versuch *m*

Rorschach test: Rorschach-Test *m*

Rose-Waaler test: Rose-Waaler-Test *m*

Rumpel-Leede test: Rumpel-Leede-Test *m*

scarification test: Kratztest *m*, Skarifikationstest *m*

Schellong test: Schellong-Test *m*

Schirmer's test: Schirmer-Test *m*

scratch test: Kratztest *m*, Skarifikationstest *m*

screening test: Vortest *m*, Suchtest *m*, Siebtest *m*, Screeningtest *m*

Sims' test: Sims-Huhner-Test *m*, postkoitaler Spermakompatibilitätstest *m*

skin test: Hauttest *m*

Snellen's test: **1.** Snellen-Sehschärfentest *m* **2.** Snellen-Farbentest *m*

Staub-Traugott test: Staub-Traugott-Versuch *m*, Glucose-Doppelbelastung *f*

three-glass test: Dreigläserprobe *f*

Tiffeneau's test: (Ein-)Sekundenkapazität *f*, Atemstoßtest *m*, Tiffeneau-Test *m*

tine test: Tine-Test *m*, Nadeltest *m*, Stempeltest *m*, Multipunkturtest *m*

tine tuberculin test: → *tine test*

TPI test: → *Treponema pallidum immobilization test*

Trendelenburg's test: Trendelenburg-Test *m*

Treponema pallidum immobilization test: TPI-Test *m*, Nelson-Test *m*

tuberculin test: Tuberkulintest *m*

Waaler-Rose test: Rose-Waaler-Test *m*

tes|tal|gia [tes'tæld ʒ(ı)ə] *noun*: Hodenschmerz(en *pl*) *m*, Orchialgie *f*

tes|tec|to|my [tes'tektəmı] *noun*: Orchiektomie *f*

tes|ti|cle ['testıkl] *noun*: → *testis*

retained/undescended testicle: Hodenretention *f*, Kryptorchismus *m*, Retentio/Maldescensus testis

tes|tic|u|lar [te'stıkjələr] *adj*: testikulär

tes|tis ['testıs] *noun, plural* **-tes** [-ti:z]: Hode(n) *m*, Testikel *m*, Orchis *m*

abdominal testis: Bauch-, Abdominalhoden *m*

inguinal testis: Leisten-, Inguinalhoden *m*

retractile testis: Gleithoden *m*, Pendelhoden *m*, Wanderhoden *m*, Testis mobilis

tes|ti|tis [tes'taıtıs] *noun*: Orchitis *f*, Hodenentzündung *f*, Didymitis *f*

tes|to|pa|thy [tes'tapəθı] *noun*: Hodenerkrankung *f*, Orchio-, Orchidopathie *f*

tes|tos|ter|one [tes'tɑstərəʊn] *noun*: Testosteron *nt*

te|tan|ic [tə'tænık] *adj*: tetanisch, Tetanus-

te|tan|i|form [te'tænıfɔːrm] *adj*: teta-

nieartig, tetanusartig, tetaniform, tetanoid
tet|ai|nig|e|nous [tetə'nɪdʒənəs] adj: te-
tanigen
tet|ai|noid ['tetənɔɪd] adj: tetanieartig,
tetanusartig, tetaniform, tetanoid
tet|ai|nus ['tetənəs] noun: Tetanus m,
Tetanie f
delayed tetanus: Spättetanus m
neonatal tetanus: Neugeborenenteta-
nus m, Tetanus neonatorum
uterine tetanus: Tetanus uteri
tet|ai|ny ['tetənɪ] noun: **1.** (physiolog.)
Tetanus m, Tetanie f **2.** neuromuskulä-
re Übererregbarkeit f, Tetanie f
hyperventilation tetany: Hyperventila-
tionstetanie f
tet|ar|tai|no|pia [tə,tɑːrtə'nəʊpɪə] noun:
Quadrantenanopsie f
tet|ra|cyc|line [tetrə'saɪkliːn] noun: Te-
trazyklin nt
tet|rad ['tetræd] noun: **1.** (genet.) Tetra-
de f **2.** (chem.) vierwertiges Element nt
Fallot's tetrad: Fallot-Tetralogie f
tet|ra|dac|ty|lous [,tetrə'dæktɪləs] adj:
tetradaktyl
tet|ra|dac|ty|ly [,tetrə'dæktəlɪ] noun:
Tetradaktylie f
tet|ra|li|o|do|thy|ro|nine [,tetrəaɪ,əʊdə-
'θaɪrəniːn, -nɪn] noun: Thyroxin nt,
Tetrajodthyronin nt
tet|ral|o|gy [te'trælədʒɪ] noun: Tetralo-
gie f
Eisenmenger's tetralogy: Eisenmen-
ger-Komplex m
tet|ra|mas|tia [,tetrə'mæstɪə] noun: Te-
tramastie f
tet|ra|nop|sia [,tetrə'nɑpsɪə] noun:
Quadrantenanopsie f
tet|ra|ple|gia [,tetrə'pliːdʒ(ɪ)ə] noun:
Tetra-, Quadriplegie f
tet|ra|pleg|ic [,tetrə'pliːdʒɪk] adj: tetra-
plegisch, quadriplegisch
tet|ra|ploid ['tetrəplɔɪd] adj: tetraploid
tet|ra|ploi|dy ['tetrəplɔɪdɪ] noun: Tetra-
ploidie f
tet|ra|so|mic [,tetrə'səʊmɪk] adj: tetra-
som
tet|ra|so|my ['tetrəsəʊmɪ] noun: Tetra-
somie f
tet|ra|va|lent [,tetrə'veɪlənt] adj: vier-
wertig, tetravalent
tet|rose ['tetrəʊz] noun: Tetrose f, C₄-
Zucker m
tet|ter ['tetər] noun: Flechte f; Ekzem
nt; Tinea f
crusted tetter: Eiterflechte f, Impetigo
contagiosa/vulgaris
milk tetter: Milchschorf m, konstitu-

tionelles Säuglingsekzem nt, Eccema
infantum
tex|tur|al ['tekstʃərəl] adj: strukturell,
Gewebe-, Struktur-
tex|ture ['tekstʃər] noun: **1.** Gewebe nt
2. Struktur f, Aufbau m, Textur f
thal|a|mec|to|my [θælə'mektəmɪ] noun:
Thalamotomie f
thal|am|ic [θə'læmɪk] adj: thalamisch
thal|a|mo|cor|ti|cal [,θæləməʊ'kɔːrtɪkl]
adj: thalamokortikal
thal|a|mo|teg|men|tal [,θæləməʊteg-
'mentl] adj: thalamotegmental
thal|a|mot|o|my [θælə'mɑtəmɪ] noun:
Thalamotomie f
thal|a|mus ['θæləməs] noun, plural -mi
[-maɪ]: Sehhügel m, Thalamus m
thal|as|sal|ne|mia [θə,læsə'niːmɪə] noun:
→thalassemia
thal|as|se|mia [θælə'siːmɪə] noun: Mit-
telmeeranämie f, Thalassämie f
β-thalassemia: β-Thalassämie f
heterozygous β-thalassemia: →thalas-
semia minor
heterozygous form of β-thalassemia:
→thalassemia minor
homozygous β-thalassemia: →thalas-
semia major
homozygous form of β-thalassemia:
→thalassemia major
hemoglobin C-thalassemia: Hämoglobin-C-Thalassämie f, HbC-Thalassämie f
hemoglobin E-thalassemia: Hämoglobin-E-Thalassämie f, HbE-Thalassämie f
sickle-cell thalassemia: Hämoglobin-
S-Betathalassämie f, Sichelzellen-Beta-
thalassämie f
thal|as|so|ther|a|py [θə,læsəʊ'θerəpɪ]
noun: Thalassotherapie f
than|a|to|bi|o|log|ic [,θænətəʊbaɪə'lɑdʒ-
ɪk] adj: thanatobiologisch
than|a|tog|no|mon|ic [,θænətəʊnəʊ-
'mɑnɪk] adj: thanatognomonisch, tha-
natognostisch
than|a|tol|o|gy [θænə'tɑlədʒɪ] noun:
Thanatologie f
than|a|to|phob|ic [,θænətəʊnəʊ'fɑbɪk]
adj: thanatophob
than|a|to|phor|ic [θænətəʊ'fɔʊrɪk] adj:
tödlich, letal, thanatophor
than|a|to|sis [θænə'təʊsɪs] noun: Gan-
grän f, Nekrose f
the|ca ['θiːkə] noun, plural -cae [-siː]:
Hülle f, Kapsel f, Theka f
the|cal ['θiːkl] adj: thekal
the|ci|tis [θɪ'saɪtɪs] noun: Sehnenschei-
denentzündung f

the|col|ma [θɪˈkəʊmə] *noun*: → *theca cell tumor*
the|col|ma|to|sis [ˌθɪkəʊməˈtəʊsɪs] *noun*: Thekomatose *f*
thei|le|ri|al|sis [ˌθaɪlɪˈraɪəsɪs] *noun*: Theileriainfektion *f*, Theileriose *f*
thel|al|gia [θɪˈlældʒ(ɪ)ə] *noun*: Thelalgie *f*
thel|ar|che [θɪˈlɑːrkɪ] *noun*: Thelarche *f*
thel|az|i|a|sis [ˌθeləˈzaɪəsɪs] *noun*: Thelaziasis *f*
thel|e|plas|ty [ˈθiːlɪplæstɪ] *noun*: Brustwarzenplastik *f*, Mamillenplastik *f*
thel|i|tis [θɪˈlaɪtɪs] *noun*: Brustwarzenentzündung *f*, Thelitis *f*
thel|i|um [ˈθiːlɪəm] *noun, plural* -li|a [-lɪə]: 1. Papille *f* 2. Brustwarze *f*, Mamille *f*, Papilla mammae
thel|or|rha|gia [ˌθiːləʊˈreɪdʒ(ɪ)ə] *noun*: Thelorrhagie *f*
the|nar [ˈθiːnɑːr, -nər]: I *noun* Daumenballen *m*, Thenar *nt* II *adj* Daumenballen-, Thenar-
the|o|ry [ˈθɪərɪ] *noun*: 1. Theorie *f*, Lehre *f* 2. Hypothese *f* **in theory** in der Theorie, theoretisch
ther|a|peu|tic [θerəˈpjuːtɪk] *adj*: 1. therapeutisch, Behandlungs-, Therapie- 2. heilend, kurativ, therapeutisch
ther|a|peu|tist [θerəˈpjuːtɪst] *noun*: Therapeut *m*, Therapeutin *f*
ther|a|pist [ˈθerəpɪst] *noun*: Therapeut *m*, Therapeutin *f*
ther|a|py [ˈθerəpɪ] *noun*: Behandlung *f*, Therapie *f*; Heilverfahren *nt*
aerosol therapy: Aerosoltherapie *f*
autoserum therapy: Eigenserumbehandlung *f*, Autoserotherapie *f*
behavior therapy: Verhaltenstherapie *f*
combination therapy: Kombinationsbehandlung *f*, Kombinationstherapie *f*
conditioning therapy: Verhaltenstherapie *f*
digitalis therapy: Digitalistherapie *f*, Digitalisierung *f*
embolic therapy: (therapeutische) Embolisation *f*; Katheterembolisation *f*
eradication therapy: Eradikationstherapie *f*
exercise therapy: Bewegungstherapie *f*
gene therapy: Gentherapie *f*
hyperbaric oxygen therapy: hyperbare (Sauerstoff-)Therapie/Oxygenation *f*
immunosuppressive therapy: Immunsuppression *f*
insulin therapy: Insulintherapie *f*
light therapy: Licht-, Phototherapie *f*
megavoltage therapy: Megavoltstrahlentherapie *f*, Hochenergiestrahlentherapie *f*

motion therapy: Bewegungstherapie *f*
occupational therapy: Beschäftigungstherapie *f*
oxygen therapy: Sauerstofftherapie *f*
particle beam radiation therapy: Korpuskulartherapie *f*
physical therapy: 1. Bewegungstherapie *f*, Kranken-, Heilgymnastik *f* 2. physikalische Therapie *f*, Physiotherapie *f*
radiation therapy: Bestrahlung *f*, Strahlentherapie *f*, Strahlenbehandlung *f*, Radiotherapie *f*
radioiodine therapy: Radiojod-, Radioiodtherapie *f*
roentgen therapy: Röntgentherapie *f*; Strahlentherapie *f*
sclerosing therapy: Sklerosierung *f*, Sklerotherapie *f*, Verödung *f*
serum therapy: Serotherapie *f*, Serumtherapie *f*
speech therapy: Logopädie *f*
x-ray therapy: Röntgentherapie *f*, Röntgenbehandlung *f*
ther|mal [ˈθɜrml] *adj*: warm, heiß, thermal, thermisch
ther|mal|gia [θɜrˈmældʒ(ɪ)ə] *noun*: Thermalgie *f*
therm|an|es|the|sia [ˌθɜrmænəsˈθiːʒə] *noun*: Thermanästhesie *f*
therm|es|the|sia [ˌθɜrmesˈθiːʒ(ɪ)ə] *noun*: Temperatursinn *m*, Therm(o)ästhesie *f*
therm|hyp|es|the|sia [ˌθɜrmhaɪpesˈθiːʒ(ɪ)ə] *noun*: Therm(o)hypästhesie *f*
ther|mic [ˈθɜrmɪk] *adj*: warm, heiß, thermal, thermisch
therm|o|laes|the|sia [ˌθɜrməʊesˈθiːʒ(ɪ)ə] *noun*: → *thermesthesia*
therm|o|lan|es|the|sia [ˌθɜrməʊænəsˈθiːʒə] *noun*: Thermanästhesie *f*
therm|o|col|ag|lul|la|tion [ˌθɜrməʊkəʊˌægjəˈleɪʃn] *noun*: Thermokoagulation *f*
therm|o|les|the|sia [ˌθɜrməʊesˈθiːʒ(ɪ)ə] *noun*: → *thermesthesia*
therm|o|gen|e|sis [ˌθɜrməʊˈdʒenəsɪs] *noun*: Wärmebildung *f*, Thermogenese *f*
therm|o|ge|net|ic [ˌθɜrməʊdʒəˈnetɪk] *adj*: wärmebildend, thermogenetisch
therm|o|gen|ic [ˌθɜrməʊˈdʒenɪk] *adj*: 1. wärmebildend, thermogenetisch 2. thermogen
therm|o|ge|nous [θɜrˈmɑdʒənəs] *adj*: wärmebildend, thermogenetisch
therm|o|graph|ic [ˌθɜrməˈgræfɪk] *adj*: thermographisch, thermografisch
therm|o|gra|phy [θɜrˈmɑgrəfɪ] *noun*: Thermographie *f*, Thermografie *f*
therm|o|hy|pes|the|sia [ˌθɜrməʊˌhaɪpes-

T

'θiːʒ(ɪ)ə] *noun*: Thermohypästhesie f, Thermhypästhesie f

ther|mo|hy|po|es|the|sia [ˌθɜrməʊˌhaɪpəʊes'θiːʒ(ɪ)ə] *noun*: Thermohypästhesie f, Thermhypästhesie f

ther|mo|in|ac|ti|va|tion [ˌθɜrməʊɪnˌæktə'veɪʃn] *noun*: Wärmeinaktivierung f, Hitzeinaktivierung f

ther|mo|in|sen|si|tive [ˌθɜrməʊɪn'sensɪtɪv] *adj*: thermoinsensitiv

ther|mo|la|bile [ˌθɜrməʊ'leɪbɪl, -baɪl] *adj*: hitzeunbeständig, wärmeunbeständig, wärmeempfindlich, thermolabil

ther|mo|lyt|ic [ˌθɜrmə'lɪtɪk] *adj*: thermolytisch

ther|mo|mas|tog|ra|phy [ˌθɜrməʊmæs'tɑgrəfɪ] *noun*: Thermomammographie f, Thermomammografie f

ther|mom|e|ter [θər'mɑmɪtər] *noun*: Thermometer nt

ther|mo|met|ric [ˌθɜrmə'metrɪk] *adj*: thermometrisch

ther|mo|pen|e|tra|tion [ˌθɜrməʊˌpenə'treɪʃn] *noun*: Thermopenetration f

ther|mo|ple|gia [ˌθɜrməʊ'pliːdʒ(ɪ)ə] *noun*: Hitzschlag m

ther|mo|pre|cip|i|ta|tion [ˌθɜrməʊprɪˌsɪpɪ'teɪʃn] *noun*: Thermopräzipitation f

ther|mo|ra|di|o|ther|a|py [θɜrməʊˌreɪdɪəʊ-'θerəpɪ] *noun*: Thermoradiotherapie f

ther|mo|re|cep|tion [ˌθɜrməʊrɪ'sepʃn] *noun*: Temperatursinn m, Thermorezeption f

ther|mo|re|cep|tor [ˌθɜrməʊrɪ'septər] *noun*: Thermorezeptor m

ther|mo|reg|u|la|tion [ˌθɜrməʊˌregjə-'leɪʃn] *noun*: Wärme-, Temperaturregelung f, Thermoregulation f

ther|mo|reg|u|la|tor [ˌθɜrməʊ'regjəleɪtər]: I *noun* Thermostat nt II *adj* → thermoregulatory

ther|mo|reg|u|la|to|ry [ˌθɜrməʊ'regjələtɔːriː] *adj*: thermoregulatorisch

ther|mo|re|sist|ance [ˌθɜrməʊrɪ'zɪstəns] *noun*: Wärme-, Hitzebeständigkeit f, Thermoresistenz f

ther|mo|re|sist|ant [ˌθɜrməʊrɪ'zɪstənt] *adj*: thermoresistent

ther|mo|re|spon|sive [ˌθɜrməʊrɪ'spɑnsɪv] *adj*: thermoresponsiv

ther|mo|sen|si|tive [ˌθɜrməʊ'sensɪtɪv] *adj*: temperaturempfindlich, thermosensitiv

ther|mo|sen|si|tiv|i|ty [ˌθɜrməʊsensə-'tɪvətɪ] *noun*: Temperaturempfindlichkeit f, Thermosensibilität f

ther|mo|sta|ble [ˌθɜrməʊ'steɪbl] *adj*:

wärmebeständig, hitzebeständig, thermostabil

ther|mo|sta|sis [ˌθɜrməʊ'steɪsɪs] *noun*: Thermostase f

ther|mo|stat|ic [ˌθɜrməʊ'stætɪk] *adj*: thermostatisch

ther|mo|tac|tic [θɜrməʊ'tæktɪk] *adj*: thermotaktisch

ther|mo|ther|a|py [θɜrməʊ'θerəpɪ] *noun*: Wärmetherapie f, Wärmeanwendung f, Thermotherapie f

ther|mo|tol|er|ant [θɜrməʊ'tɑlərənt] *adj*: thermotolerant

the|saur|is|mo|sis [θəˌsɔːrɪz'məʊsɪs] *noun*: Speicherkrankheit f, Thesaurismose f

the|saur|o|sis [θəsɔː'rəʊsɪs] *noun*: Thesaurose f; Speicherkrankheit f

thi|a|di|a|zides [ˌθaɪə'daɪəzaɪdz] *plural*: Thiaziddiuretika pl, Thiazide pl

thi|a|min ['θaɪəmɪn] *noun*: → thiamine

thi|a|mine ['θaɪəmiːn, -mɪn] *noun*: Thiamin nt, Vitamin B₁ nt

thi|a|zides ['θaɪəzaɪdz] *plural*: Thiaziddiuretika pl, Thiazide pl

thigh [θaɪ] *noun*: (Ober-)Schenkel m, Oberschenkelregion f; (anatom.) Regio femoris

thirst [θɜrst]: I *noun* Durst m, Durstempfindung f II v durstig sein

thirst|y ['θɜrstɪ] *adj*: durstig

tho|ra|cal ['θɔːrəkl] *adj*: thorakal

tho|rac|ic [θɔː'ræsɪk, θə-] *adj*: thorakal

tho|rac|i|co|ab|dom|i|nal [θəˌræsɪkəʊæb-'dɑmɪnl, θəʊ-] *adj*: thorakoabdominal, abdominothorakal

tho|rac|i|co|lum|bar [θəˌræsɪkəʊ'lʌmbər] *adj*: thorakolumbal, lumbothorakal

tho|ra|co|ab|dom|i|nal [ˌθɔːrəkəʊæb-'dɑmɪnl] *adj*: thorakoabdominal, abdominothorakal

tho|ra|co|a|cro|mi|al [ˌθɔːrəkəʊə'krəʊmɪəl] *adj*: thorakoakromial

tho|ra|co|cen|te|sis [ˌθɔːrəkəʊsen'tiːsɪs] *noun*: Pleurapunktion f, Thorakozentese f

tho|ra|co|del|phus [ˌθɔːrəkəʊ'delfəs] *noun*: Thora(ko)delphus m

tho|ra|co|did|yl|mus [ˌθɔːrəkəʊ'dɪdəməs] *noun*: Thorakodidymus m

tho|ra|co|dyn|ia [ˌθɔːrəkəʊ'diːnɪə] *noun*: Thorakodynie f, Thorakalgie f

tho|ra|co|lap|a|rot|o|my [ˌθɔːrəkəʊˌlæpə-'rɑtəmɪ] *noun*: Thorakolaparotomie f

tho|ra|co|lum|bar [ˌθɔːrəkəʊ'lʌmbər, -baːr] *adj*: thorakolumbal, lumbothorakal

tho|ra|col|y|sis [ˌθɔːrə'kɑlɪsɪs] *noun*: Tho-

rakolyse f
tholracomellus [ˌθɔːrəkəʊˈkamələs]
noun: Thorakomelus m
tholracolmylodynlia [ˌθɔːrəkəʊˌmaɪə-
ˈdiːnɪə] noun: Brustmuskelschmerzen
pl, Thorakomyodynie f
tholracolpalgus [ˌθɔːrəˈkapəgəs] noun:
Thorakopagus m, Synthorax m
tholracolparlalcephlallus [ˌθɔːrəkəʊ-
ˌpærəˈsefələs] noun: Thorakoparaze-
phalus m
tholracolpalthy [ˌθɔːrəˈkapəθɪ] noun:
Brustkorberkrankung f, Thorakopa-
thie f
tholracolplasity [ˈθɔːrəkəʊplæstɪ] noun:
Thorakoplastik f
tholracolpneulmolgraph [ˌθɔːrəkəʊ-
ˈn(j)uːməgræf] noun: Thorako(pneumo)graph m, Thorako(pneumo)graf m
tholracolschlisis [ˌθɔːrəˈkaskəsɪs] noun:
Thorakoschisis f
tholracolcoipy [ˌθɔːrəˈkaskəpɪ] noun:
Thorakoskopie f
tholracolstolmy [ˌθɔːrəkəʊˈkastəmɪ]
noun: Thorakostomie f
tholracotlolmy [ˌθɔːrəkəʊˈkatəmɪ] noun:
Thorakotomie f
exploratory thoracotomy: explorative
Thorakotomie f, Probethorakotomie f
tholradellphus [ˌθɔːrəkəʊˈdelfəs] noun:
→ thoracodelphus
tholrax [ˈθɔːræks, ˈθəʊər-] noun, plural
-raxles, -ralces [-rəsiːz]: Brust(korb m) f,
Thorax m
thread [θred] noun: Faden m, fadenförmige Struktur f, Faser f, Fiber f
threadlworm [ˈθredwɜrm] noun: 1. Fadenwurm m, Strongyloides m 2. Ma-
denwurm m, Enterobius vermicularis,
Oxyuris vermicularis
threadly [ˈθredɪ] adj: fadenförmig, faserig, faserartig, filiform
threlolnine [ˈθriːəniːn] noun: Threonin
nt, α-Amino-β-hydroxybuttersäure f
threshlold [ˈθreʃəʊld, ˈθreʃh-]: I noun
Grenze f, Schwelle f II adj Schwellen-
glucose threshold: (Niere) Glukose-
schwelle f
renal threshold: Nierenschwelle f, renale Schwelle f
throat [θrəʊt]: I noun 1. Rachen m, Pharynx m 2. Rachenenge f, Schlund m,
Fauces f, Isthmus faucium 3. Kehle f,
Gurgel f II adj Hals-, Rachen-
sore throat: Halsentzündung f; Angina f
spotted sore throat: Kryptentonsillitis
f, Angina follicularis
throblbing [ˈθrabɪŋ] adj: pochend, pulsierend, pulsatil

thromlbalphelrelsis [ˌθrambəfəˈriːsɪs]
noun: → thrombocytapheresis
thromlbaslthelnia [ˌθrambæsˈθiːnɪə]
noun: Thrombasthenie f, Glanzmann-
Naegeli-Syndrom nt
thromlbecltolmy [θramˈbektəmɪ] noun:
Thrombusentfernung f, Thrombekto-
mie f
thromlbellasltoglralphy [θrambˌɪlæs-
ˈtagrəfɪ] noun: → thromboelastogra-
phy
thromlbemlbollia [ˌθrambemˈbəʊlɪə]
noun: → thromboembolism
thromlbin [ˈθrambɪn] noun: Thrombin
nt, Faktor IIa m
thromlbolaglglultilnaltion [ˌθrambəʊə-
ˌgluːtəˈneɪʃn] noun: Thrombaggluti-
nation f, Thrombozytenagglutination f
thromlbolanlgitlic [θrambəʊˌænˈdʒaɪt-
ɪk] adj: thrombangiitisch, thromboan-
giitisch
thromlbolanlgiltis [θrambəʊˌænˈdʒaɪ-
tɪs] noun: Thrombangiitis f, Thromb-
angitis f, Thromboangiitis f
thromlbolarlterliltis [ˌθrambəʊˌɑːrtə-
ˈraɪtɪs] noun: Thrombarteriitis f,
Thromboarteriitis f
thromlbolaslthelnila [ˌθrambəʊæsˈθiː-
nɪə] noun: → thrombasthenia
thromlbolclasltic [θrambəʊˈklæstɪk]
adj: thrombolytisch
thromlbolcytlalphelrelsis [θrambəʊˌsaɪ-
təfəˈriːsɪs] noun: Thrombopherese f,
Thrombozytopherese f
thromlbolcyte [ˈθrambəʊsaɪt] noun:
(Blut-)Plättchen nt, Thrombozyt m
thromlbolcylthelmia [θrambəʊsaɪˈθiː-
mɪə] noun: Thrombozythämie f
thromlbolcytlic [ˌθrambəʊˈsɪtɪk] adj:
thrombozytär
thromlbolcytlollylsis [ˌθrambəʊsaɪˈtalɪ-
sɪs] noun: Thrombozytenauflösung f,
Thrombozytolyse f
thromlbolcytlolpathlia [θrambəʊˌsaɪtə-
ˈpæθɪə] noun: Thrombopathie f,
Thrombozytopathie f
thromlbolcytlolpathlic [θrambəʊˌsaɪtə-
ˈpæθɪk] adj: thrombopathisch, throm-
bozytopathisch
thromlbolcytlolpalthy [ˌθrambəʊsaɪ-
ˈtapəθɪ] noun: → thrombocytopathia
thromlbolcytlolpelnia [θrambəʊˌsaɪtə-
ˈpiːnɪə] noun: Plättchenmangel m,
Thrombopenie f, Thrombozytopenie f
thromlbolcytlolpelnic [ˌθrambəʊˌsaɪtə-
ˈpiːnɪk] adj: thrombozytopenisch,
thrombopenisch
thromlbolcytlolpoilelsis [ˌθrambəʊˌsaɪtə-
pɔɪˈiːsɪs] noun: Thrombozytenbil-

dung f, Thrombo(zyto)poese f

throm|bo|cy|to|poi|et|ic [,θrɑmbəʊ,saɪtə-pɔɪ'etɪk] *adj*: thrombopoetisch, thrombozytopoetisch

throm|bo|cy|to|sis [,θrɑmbəʊsaɪ'təʊsɪs] *noun*: Thrombozytose f

throm|bo|e|las|tog|ra|phy [θrɑmbəʊ,ɪlæs-'tɑgrəfɪ] *noun*: Thrombelastographie f, Thrombelastografie f

throm|bo|em|bol|lec|to|my [θrɑmbəʊ,embə'lektəmɪ] *noun*: Thrombembolektomie f, Thromboembolektomie f

throm|bo|em|bol|lism [θrɑmbəʊ'embəlɪzəm] *noun*: Thrombembolie f, Thromboembolie f

throm|bo|en|dar|ter|lec|to|my [,θrɑmbəʊen-,dɑːrtə'rektəmɪ] *noun*: Thrombendarteriektomie f, Thromboendarteriektomie f

throm|bo|en|do|car|dit|ic [θrɑmbəʊ,endəʊkɑːr'daɪtɪk] *adj*: thrombendokarditisch, thromboendokarditisch

throm|bo|en|do|car|di|tis [θrɑmbəʊ,endəʊkɑːr'daɪtɪs] *noun*: Thrombendokarditis f, Thromboendokarditis f

throm|bo|gen|e|sis [θrɑmbəʊ'dʒenəsɪs] *noun*: Thrombusbildung f, Thrombogenese f

throm|bo|gen|ic [θrɑmbəʊ'dʒenɪk] *adj*: thrombogen

throm|boid ['θrɑmbɔɪd] *adj*: thrombusartig, thromboid

throm|bo|kin|ase [,θrɑmbəʊ'kaɪneɪz] *noun*: Thrombokinase f, Prothrombinaktivator m

throm|bo|lym|phan|gi|tis [θrɑmbəʊ,lɪmfæn'dʒaɪtɪs] *noun*: Thrombolymphangitis f

throm|bol|y|sis [θrɑm'bɑlɪsɪs] *noun*: Thrombusauflösung f, Thrombolyse f

throm|bol|yt|ic [θrɑmbəʊ'lɪtɪk]: **I** *noun* Thrombolytikum nt **II** *adj* thrombolytisch

throm|bo|path|y [θrɑm'bɑpəθɪ] *noun*: → *thrombocytopathia*

constitutional thrombopathy: **1.** von Willebrand-Jürgens-Syndrom nt, hereditäre Pseudohämophilie f **2.** Glanzmann-Naegeli-Syndrom nt, Thrombasthenie f

throm|bo|pe|nic [,θrɑmbəʊ'piːnɪk] *adj*: thrombozytopenisch, thrombopenisch

throm|bo|pe|ny ['θrɑmbəʊpiːnɪ] *noun*: → *thrombocytopenia*

throm|bo|phil|ia [θrɑmbəʊ'fɪlɪə] *noun*: Thromboseneigung f, Thrombophilie f

throm|bo|phil|ic [θrɑmbəʊ'fɪlɪk] *adj*: thrombophil

throm|bo|phle|bit|ic [,θrɑmbəʊflə'bɪtɪk]

adj: thrombophlebitisch

throm|bo|phle|bi|tis [,θrɑmbəʊflə'baɪtɪs] *noun*: **1.** Thrombophlebitis f **2.** blande nicht-eitrige Venenthrombose f, nicht-eitrige Thrombose f

throm|bo|plas|tic [θrɑmbəʊ'plæstɪk] *adj*: thromboplastisch

throm|bo|plas|tid [,θrɑmbəʊ'plæstɪd] *noun*: → *thrombocyte*

throm|bo|plas|tin [,θrɑmbəʊ'plæstɪn] *noun*: → *thrombokinase*

tissue thromboplastin: Gewebsfaktor m, Faktor III m

throm|bo|poi|e|sis [,θrɑmbəʊpɔɪ'iːsɪs] *noun*: **1.** → *thrombogenesis* **2.** → *thrombocytopoiesis*

throm|bo|poi|e|tin [,θrɑmbəʊpɔɪ'etɪn] *noun*: Thrombopo(i)etin nt

throm|bosed ['θrɑmbəʊst] *adj*: **1.** geronnen, koaguliert **2.** thrombosiert

throm|bo|sin ['θrɑmbəsɪn] *noun*: → *thrombin*

throm|bo|si|nus|i|tis [,θrɑmbəʊ,saɪnə'saɪtɪs] *noun*: Hirnsinusthrombose f, Thrombosinusitis f

throm|bo|sis [θrɑm'bəʊsɪs] *noun, plural* -ses [θrɑm'bəʊsiːz]: Thrombusbildung f, Thrombose f

coronary thrombosis: Koronar(arterien)thrombose f

deep vein thrombosis: tiefe Venenthrombose f

pelvic venous thrombosis: Beckenvenenthrombose f

renal vein thrombosis: Nierenvenenthrombose f

sinus thrombosis: Sinusthrombose f

stagnant thrombosis: Stagnationsthrombose f

venous thrombosis: Venenthrombose f; Phlebothrombose f

throm|bot|ic [θrɑm'bɑtɪk] *adj*: thrombotisch

throm|box|ane [θrɑm'bɑkseɪn] *noun*: Thromboxan nt

throm|bo|zyme ['θrɑmbəzaɪm] *noun*: → *thrombokinase*

throm|bus ['θrɑmbəs] *noun, plural* -bi ['θrɑmbaɪ]: Blutpfropf m, Thrombus m

atrial thrombus: Vorhofthrombus m

bile thrombi: Gallenzylinder pl, -thromben pl

blood platelet thrombus: Plättchenthrombus m, Thrombozytenthrombus m

coagulation thrombus: Gerinnungsthrombus m, Schwanzthrombus m, roter Thrombus m

conglutination-agglutination thrombus: → *white thrombus*

plate thrombus: Plättchenthrombus *m*, Thrombozytenthrombus *m*

platelet thrombus: → *plate thrombus*

red thrombus: → *coagulation thrombus*

white thrombus: Abscheidungsthrombus *m*, Konglutinationsthrombus *m*, weißer Thrombus *m*

thrush [θrʌʃ] *noun*: **1.** Mundsoor *m* **2.** vaginaler Soor *m*

thumb [θʌm] *noun*: Daumen *m*; (*anatom.*) Pollex *m*

skier's thumb: Skidaumen *m*

thylmecltolmy [θaɪ'mektəmɪ] *noun*: Thymusentfernung *f*, Thymektomie *f*

thylmic [θaɪmɪk] *adj*: Thym(o)-, Thymus-

thylmilcollymlphatlic [ˌθaɪmɪkəʊlɪm-'fætɪk] *adj*: thymikolymphatisch

thylmildine ['θaɪmədiːn, -dɪn] *noun*: **1.** Thymidin *nt* **2.** Desoxythymidin *nt*

thylmin ['θaɪmɪn] *noun*: → *thymopoietin*

thylmine ['θaɪmiːn, -mɪn] *noun*: Thymin *nt*

thylmilolsis [θaɪmɪ'əʊsɪs] *noun*: Frambösie *f*, Pian *f*

thylmiltis [θaɪ'maɪtɪs] *noun*: Thymusentzündung *f*, Thymitis *f*

thylmolcyte ['θaɪməsaɪt] *noun*: Thymozyt *m*

thylmolgenlic [ˌθaɪmə'dʒenɪk] *adj*: psychogen

thylmolkilnetlic [ˌθaɪməkɪ'netɪk] *adj*: thymokinetisch

thylmolleptic [ˌθaɪmə'leptɪk] *adj*: (*Mittel*) stimmungsaufhellend, thymoleptisch

thylmolma [θaɪ'məʊmə] *noun*: Thymustumor *m*, Thymom *nt*

thylmolpalthy [θaɪ'mɑpəθɪ] *noun*: Thymuserkrankung *f*, Thymopathie *f*

thylmolpoiletin [ˌθaɪmə'pɔɪətɪn] *noun*: Thymopo(i)etin *nt*, Thymin *nt*

thylmolprivlic [θaɪmə'prɪvɪk] *adj*: thymopriv

thylmolsin ['θaɪməsɪn] *noun*: Thymosin *nt*

thylmoltrophlic [θaɪmə'trɑfɪk] *adj*: thymotroph

thylmus ['θaɪməs] *noun, plural* -mulses, -mi [-maɪ]: Thymus *m*

thylmuslecltolmy [ˌθaɪməs'ektəmɪ] *noun*: → *thymectomy*

thylroladelniltis [ˌθaɪrəʊˌædɪ'naɪtɪs] *noun*: Thyreoiditis *f*

thylrolalplalsia [ˌθaɪrəʊə'pleɪʒ(ɪ)ə] *noun*: Schilddrüsenaplasie *f*, Thyreoaplasia *f*

thylrolarlyltelnoid [ˌθaɪrəʊˌærɪ'tiːnɔɪd] *adj*: thyreoarytänoid

thylrolcallciltolnin [ˌθaɪrəʊˌkælsɪ'təʊnɪn] *noun*: (Thyreo-)Calcitonin *nt*, Kalzitonin *nt*

thylrolcarldilac [ˌθaɪrəʊ'kɑːrdɪæk] *adj*: thyreokardial

thylrolcele ['θaɪrəʊsiːl] *noun*: **1.** Schilddrüsenvergrößerung *f*, Thyrozele *f* **2.** Kropf *m*, Struma *f*

thylrolchonldroltolmy [ˌθaɪrəʊkɑn'drɑtəmɪ] *noun*: Thyreochondrotomie *f*, Thyreotomie *f*

thylrolcrilcotlolmy [ˌθaɪrəʊkraɪ'kɑtəmɪ] *noun*: Thyreokrikotomie *f*

thylrolepliglotltic [ˌθaɪrəʊepɪ'glɑtɪk] *adj*: thyreoepiglottisch, thyroepiglottisch

thylrolgenlic [θaɪrəʊ'dʒenɪk] *adj*: thyreogen

thylroglelnous [θaɪ'rɑdʒənəs] *adj*: thyreogen

thylrolgloblullin [ˌθaɪrəʊ'glɑbjəlɪn] *noun*: Thyreoglobulin *nt*

thylrolhyloid [ˌθaɪrəʊ'haɪɔɪd] *adj*: thyreohyoid, thyrohyoid

thylroid ['θaɪrɔɪd]: **I** *noun* Schilddrüse *f*, Thyr(e)oidea *f*, Glandula thyroidea **II** *adj* **1.** schildförmig, Schild- **2.** Schilddrüsen-, Thyro-

thylroidlecltolmy [ˌθaɪrɔɪ'dektəmɪ] *noun*: Thyreoidektomie *f*

thylroidliltis [θaɪrɔɪ'daɪtɪs] *noun*: Schilddrüsenentzündung *f*, Thyroiditis *f*

autoimmune thyroiditis: **1.** Autoimmunthyroiditis *f*, Immunthyreoiditis *f* **2.** Hashimoto-Thyreoiditis *f*, Struma lymphomatosa

chronic lymphadenoid thyroiditis: → *Hashimoto thyroiditis*

chronic lymphocytic thyroiditis: → *Hashimoto thyroiditis*

de Quervain's thyroiditis: de Quervain-Thyreoiditis *f*, subakute nicht-eitrige Thyreoiditis *f*, Riesenzellthyreoiditis *f*

giant cell thyroiditis: → *de Quervain's thyroiditis*

granulomatous thyroiditis: → *de Quervain's thyroiditis*

Hashimoto thyroiditis: Hashimoto-Thyreoiditis *f*, Struma lymphomatosa

immune thyroiditis: → *Hashimoto thyroiditis*

lymphocytic thyroiditis: → *Hashimoto thyroiditis*

lymphoid thyroiditis: → *Hashimoto thyroiditis*

pseudotuberculous thyroiditis: → *de Quervain's thyroiditis*

subacute granulomatous thyroiditis: → *de Quervain's thyroiditis*

T

thylroidlotlolmy [,θaɪrɔɪ'datəmɪ] *noun*:
Thyreochondrotomie *f*, Thyreotomie *f*
thylrolinltoxlilcaltion [,θaɪrəʊɪn,taksə-
'keɪʃn] *noun*: Hyperthyreose *f*, Thyreotoxikose *f*
thylrollibllelrin [,θaɪrəʊ'lɪbərɪn] *noun*:
Thyroliberin *nt*, Thyreotropin-releas-
ing-Hormon *nt*
thylrollytlic [,θaɪrəʊ'lɪtɪk] *adj*: thyreolytisch
thylrolparlalthylroidlecltolmy [,θaɪrəʊ-
,pærə,θaɪrɔɪ'dektəmɪ] *noun*: Thyr-
(e)oparathyr(e)oidektomie *f*
thylrolparlalthylrolprilvic [,θaɪrəʊ,pærə-
,θaɪrə'prɪvɪk] *adj*: thyreoparathyreo-
priv
thylroplalthy [θaɪ'rapəθɪ] *noun*: Schilddrüsenerkrankung *f*, Thyreopathie *f*
thylrolprilvic [,θaɪrəʊ'prɪvɪk] *adj*: thyre-
opriv
thylrolproltein [,θaɪrə'prəʊtiːn, -tiːɪn]
noun: → *thyroglobulin*
thylroptolsis [θaɪrap'təʊsɪs] *noun*: Schilddrüsensenkung *f*, Thyr(e)optose *f*
thylrotlolmy [θaɪ'ratəmɪ] *noun*: **1.**
Schildknorpelspaltung *f*, Thyreochondrotomie *f*, Thyreotomie *f* **2.** Laryngo-
fissur *f* **3.** Schilddrüsenbiopsie *f*
thylroltoxlic [θaɪrəʊ'taksɪk] *adj*: thyreo-
toxisch
thylroltoxlilcolsis [θaɪrəʊ,taksɪ'kəʊsɪs]
noun: Schilddrüsenüberfunktion *f*,
Thyreotoxikose *f*; Hyperthyreose *f*
thylroltrophlic [,θaɪrəʊ'trafɪk] *adj*: thy-
reotrop, thyrotrop
thylroltrolphin [,θaɪrəʊ'trəʊfɪn, θaɪ-
'ratrəfɪn] *noun*: → *thyrotropin*
thylroltroplic [,θaɪrəʊ'trapɪk] *adj*: thy-
reotrop, thyrotrop
thylroltrolpin [,θaɪrəʊ'trəʊpɪn, θaɪ-
'ratrəpɪn] *noun*: Thyr(e)otropin *nt*,
thyreotropes Hormon *nt*
thylroxlin [θaɪ'raksɪn] *noun*: → *thyroxine*
thylroxline [θaɪ'raksiːn, -sɪn] *noun*:
Thyroxin *nt*, Tetrajodthyronin *nt*
tiblia ['tɪbɪə] *noun, plural -as, -ae* [-bɪ-
,iː]: Schienbein *nt*, Tibia *f*
tiblilal ['tɪbɪəl] *adj*: tibial
tiblilolcallcalnelal [,tɪbɪəʊkæl'keɪnɪəl]
adj: tibiokalkaneal, kalkaneotibial
tiblilolfemlorlal [,tɪbɪəʊ'feməfəl] *adj*: tibiofemoral, femorotibial
tiblilolfiblullar [,tɪbɪəʊ'fɪbjələr] *adj*: tibiofibular, fibulotibial, peroneotibial
tiblilolnalviclullar [,tɪbɪəʊnə'vɪkjələr]
adj: tibionavikular
tiblilolperlolnelal [,tɪbɪəʊperə'niːəl] *adj*:
tibiofibular, fibulotibial, peroneotibial
tiblilolscaphloid [,tɪbɪəʊ'skæfɔɪd] *adj*:

tibionavikular
tibliloltarlsal [,tɪbɪəʊ'taːrsl] *adj*: tibiotarsal
tic [tɪk] *noun*: Tic *m*
convulsive tic: → *facial tic*
facial tic: Bell-Spasmus *m*, Fazialiskrampf *m*, Fazialis-Tic *m*
mimic tic: → *facial tic*
tick-borne *adj*: Zecken-
ticks [tɪkz] *plural*: Zecken *pl*
hard ticks: Schild-, Haftzecken *pl*,
Holzböcke *pl*, Ixodidae *pl*
hard-bodied ticks: → *hard ticks*
soft ticks: Lederzecken *pl*, Argasidae *pl*
soft-bodied ticks: → *soft ticks*
tidlal ['taɪdl] *adj*: Tiden-, Tidal-
tilgrollylsis [taɪ'grɑlɪsɪs] *noun*: Chromatinauflösung *f*, Chromatolyse *f*, Tigro-
lyse *f*
time [taɪm]: I *noun* **1.** Zeit *f* all the time
die ganze Zeit from time to time dann
und wann, von Zeit zu Zeit **2.** Uhrzeit *f*
3. Zeit(dauer *f*) *f*; Zeitabschnitt *m* **4.**
Zeit(punkt *m*) *m* **5.** Mal *nt* time and
again; time after time immer wieder
many times viele Male the first time
das erste Mal this time diesmal **(the)**
last time letztes Mal II *v* **6.** (*Zeit*) messen, (ab-)stoppen **7.** timen, den (richti-
gen) Zeitpunkt bestimmen oder ab-
warten; die Zeit festsetzen für
bleeding time: Blutungszeit *f*
clotting time: (Blut-)Gerinnungszeit *f*
prothrombin time: Thromboplastinzeit *f*, Quickwert *m*, Quick *m*, Prothrombinzeit *f*
recalcification time: Rekalzifizierungszeit *f*
reptilase clotting time: Reptilase-Zeit *f*
thrombin time: → *thrombin clotting time*
thrombin clotting time: Plasmathrombinzeit *f*, Thrombinzeit *f*, Antithrombinzeit *f*
thromboplastin time: → *prothrombin
time*

tin [tɪn]: I *noun* Zinn *nt*, (*chem.*) Stan-
num *nt* II *adj* Zinn-
tincltablle ['tɪŋkteɪbl] *adj*: tingibel
T-independent *adj*: T-unabhängig, T-
Zell-unabhängig
tinlea ['tɪnɪə] *noun*: Tinea *f*; Trichophytie *f*
tinea amiantacea: Asbestgrind *m*, Tinea amiantacea (Alibert)
asbestos-like tinea: → *tinea amiantacea*
tinea favosa: Erbgrind *m*, Favus *m*, Tinea favosa
tinea furfuracea: → *tinea versicolor*

tinea nodosa: **1.** Tinea inguinalis, Ekzema marginatum Hebra **2.** Haarknötchenkrankheit f, Piedra f, Trichosporie f
tinea pedis: Fußpilz m, Tinea pedis, Epidermophytia pedis/pedum
tinea unguium: Nagel-, Onychomykose f, Tinea unguium
tinea versicolor: Kleienpilzflechte f, Tinea/Pityriasis versicolor
tin|gi|ble ['tɪndʒəbl] adj: tingibel
tin|ni|tus [tɪ'naɪtəs] noun: Ohrenklingen nt, Tinnitus (aurium) m
tinnitus aurium: Ohrenklingen nt, Tinnitus (aurium) m
tip [tɪp] noun: Spitze f, (äußerstes) Ende nt, Zipfel m
root tip: Apex radicis dentis
tip|toe ['tɪptəʊ]: **I** noun Zehenspitze f **II** adj **on tiptoe(s)** auf Zehenspitzen **III** v auf Zehenspitzen gehen
tis|sue ['tɪʃuː] noun: Gewebe nt
bone tissue: Knochengewebe nt
connective tissue: Bindegewebe nt, Binde- und Stützgewebe nt
fat tissue: Fettgewebe nt
fatty tissue: →fat tissue
germ tissue: Keimgewebe nt
granulation tissue: Granulationsgewebe nt
soft tissue: Weichteile pl
supporting tissue: Stützgewebe nt
ti|ter ['taɪtər] noun: Titer m
T-lymphocytes plural: T-Lymphozyten pl, T-Zellen pl
toad|skin ['təʊdskɪn] noun: Krötenhaut f, Phrynoderm nt
to|col|y|sis [təʊ'kɑlɪsɪs] noun: Tokolyse f, Wehenhemmung f
to|col|yt|ic [təʊkə'lɪtɪk] noun: Tokolytikum nt
to|coph|er|ols [təʊ'kɑfərɔlz] plural: Tocopherole pl
toe [təʊ] noun: Zeh m, Zehe f
big toe: Großzehe f, Hallux m
claw toe: Krallenzeh(e f) m
hammer toe: Hammerzehe f, Digitus malleus
little toe: Kleinzehe f, Digitus minimus pedis, Digitus quintus pedis
stiff toe: Hallux rigidus
toe|nail ['təʊˌneɪl] noun: Zehennagel m, Unguis pedis
Tol|ga|vir|i|dae [ˌtəʊgə'vɪrədiː, -'vaɪr-] plural: Togaviridae pl
to|kog|ra|phy [təʊ'kɑgrəfɪ] noun: Tokographie f, Tokografie f
tol|er|ance ['tɑlərəns] noun: Widerstandsfähigkeit f, Toleranz f (of gegen); Verträglichkeit f, Toleranz f

glucose tolerance: Glukosetoleranz f
impaired glucose tolerance: pathologische Glukosetoleranz f
ischemic tolerance: Ischämietoleranz f
tissue tolerance: Gewebeverträglichkeit f
tol|er|o|gen|e|sis [ˌtɑlərəʊ'dʒenəsɪs] noun: Tolerogenese f
tol|er|o|gen|ic [tɑlərəʊ'dʒenɪk] adj: tolerogen
to|mo|gram ['təʊməgræm] noun: Schichtaufnahme f, Tomogramm nt
to|mog|ra|phy [tə'mɑgrəfɪ] noun: Schichtröntgen nt, Tomographie f, Tomografie f
computed tomography: →computerized axial tomography
computer-assisted tomography: →computerized axial tomography
computerized tomography: →computerized axial tomography
computerized axial tomography: Computertomographie f, Computertomografie f
emission computed tomography: Emissionscomputertomographie f, Emissionscomputertomografie f
positron-emission tomography: Positronemissionstomographie f, Positronemissionstomografie f
whole body tomography: Ganzkörpertomographie f, Ganzkörpertomografie f
tone [təʊn]: **I** noun **1.** Ton m, Laut m, Klang m; Stimme f **2.** (Farb-)Ton m, Tönung f **3.** Spannung(szustand m) f, Spannkraft f, Tonus m **II** v **4.** einfärben, (ab-)tönen, abstufen; kolorieren **5.** Spannkraft verleihen, stärken
basal tone: Basistonus m, basaler Tonus m
heart tones: Herztöne pl
sphincter tone: Sphinktertonus m
Traube's double tone: Traube-Doppelton m
tongue [tʌŋ] noun: **1.** Zunge f; (anatom.) Lingua f, Glossa f **bite one's tongue** sich auf die Zunge beißen **stick one's tongue out** die Zunge herausstrecken **2.** zungenförmige Struktur f, Lingula f
bifid tongue: gespaltene Zunge f, Lingua bifida
black tongue: →black hairy tongue
black hairy tongue: schwarze Haarzunge f, Glossophytie f, Melanoglossie f
burning tongue: Zungenbrennen nt, Glossopyrosis f
cerebriform tongue: →plicated tongue
crocodile tongue: →plicated tongue
fissured tongue: →plicated tongue

T

furrowed tongue: → *plicated tongue*
geographic tongue: Landkartenzunge
f, Wanderplaques *pl*, Lingua geographica
grooved tongue: → *plicated tongue*
hairy tongue: Haarzunge *f*, Glossotrichie *f*, Trichoglossie *f*
mappy tongue: → *geographic tongue*
plicated tongue: Faltenzunge *f*, Lingua plicata/scrotalis
raspberry tongue: Himbeerzunge *f*, rote Zunge *f*
scrotal tongue: → *plicated tongue*
strawberry tongue: Erdbeerzunge *f*, hypertrophische Zunge *f*
sulcated tongue: → *plicated tongue*
wrinkled tongue: → *plicated tongue*
ton|ic ['tɑnɪk] *adj*: tonisch
to|nog|ra|phy [təʊ'nɑgrəfɪ] *noun*: Tonographie *f*, Tonografie *f*
to|nom|e|ter [təʊ'nɑmɪtər] *noun*: Tonometer *nt*
applanation tonometer: Applanationstonometer *nt*
Schiötz tonometer: Schiötz-Tonometer *nt*
to|nom|e|try [təʊ'nɑmətrɪ] *noun*: Tonometrie *f*
ton|sil ['tɑnsəl] *noun*: **1.** mandelförmiges Organ *nt*, Mandel *f*, Tonsille *f* **2.** Gaumenmandel *f*, Tonsilla palatina
adenoid tonsil: Rachenmandel *f*, Tonsilla pharyngea/pharyngealis
faucial tonsil: Gaumenmandel *f*, Tonsilla palatina
lingual tonsil: Zungen(grund)mandel *f*, Tonsilla lingualis
palatine tonsil: Gaumenmandel *f*, Tonsilla palatina
pharyngeal tonsil: Rachenmandel *f*, Tonsilla pharyngealis/pharyngea
tubal tonsil: Tubenmandel *f*, Tonsilla tubaria
ton|sil|lar ['tɑnsɪlər] *adj*: tonsillär, tonsillar
ton|sil|lar|ly ['tɑnsɪleriː] *adj*: tonsillär, tonsillar
ton|sil|lec|to|my [ˌtɑnsə'lektəmɪ] *noun*: Tonsillektomie *f*
ton|sil|lit|ic [ˌtɑnsɪ'lɪtɪk] *adj*: tonsillitisch
ton|sil|li|tis [ˌtɑnsɪ'laɪtɪs] *noun*: Mandelentzündung *f*, Tonsillitis *f*; Angina *f*
catarrhal tonsillitis: katarrhalische Tonsillitis *f*, Tonsillitis/Angina catarrhalis
follicular tonsillitis: Kryptentonsillitis *f*, Angina follicularis
lacunar tonsillitis: Angina/Tonsillitis lacunaris
ton|sil|lo|ade|noid|ec|to|my [ˌtɑnsɪləʊˌædənɔɪ'dektəmɪ] *noun*: Tonsilloadenoidektomie *f*
ton|sil|lo|my|co|sis [tɑnˌsɪləʊmaɪ'kəʊsɪs] *noun*: Mandel-, Tonsillenmykose *f*
ton|sil|lop|a|thy [ˌtɑnsɪ'lɑpəθɪ] *noun*: Tonsillenerkrankung *f*, Tonsillopathie *f*
ton|sil|lot|o|my [ˌtɑnsɪ'lɑtəmɪ] *noun*: Tonsillotomie *f*
to|nus ['təʊnəs] *noun*: (An-)Spannung *f*, Tonus *m*
tooth [tuːθ] *noun, plural* teeth [tiːθ]: Zahn *m*; (*anatom.*) Dens *m*
anterior teeth: Frontzähne *f*
baby teeth: Milchzähne *pl*, Dentes decidui
buccal teeth: Backenzähne *pl*
canine tooth: → *cuspidate tooth*
cuspid tooth: → *cuspidate tooth*
cuspidate tooth: Eckzahn *m*, Reißzahn *m*, Dens caninus
deciduous tooth: Milchzahn *m*, Dens deciduus
eye tooth: → *cuspidate tooth*
green teeth: Chlorodontie *f*
incisor tooth: Schneidezahn *m*, Dens incisivus
milk teeth: Milchzähne *pl*, Dentes decidui
molar tooth: Mahlzahn *m*, Dens molaris
permanent tooth: bleibender Zahn *m*, Dens permanens
premolar tooth: Prämolar(zahn *m*) *m*, Dens premolaris
wisdom tooth: Weisheitszahn *m*, Dens serotinus
tooth|ache ['tuːθˌeɪk] *noun*: Dentalgie *f*
to|phus ['təʊfəs] *noun, plural* -phi ['təʊfaɪ]: **1.** Knoten *m*, Tophus *m* **2.** Gichtknoten *m*, Tophus *m* arthriticus
top|ic ['tɑpɪk] *adj*: örtlich, lokal; äußerlich (wirkend), topisch
top|o|nar|co|sis [ˌtɑpənɑːr'kəʊsɪs] *noun*: Lokalanästhesie *f*
to|po|pho|bia [ˌtəpəʊ'fəʊbɪə] *noun*: Topophobie *f*; Situationsangst *f*
tor|pid ['tɔːrpɪd] *adj*: träge, schlaff, apathisch, stumpf, torpid
tor|pid|i|ty [tɔːr'pɪdətɪ] *noun*: Trägheit *f*, Schlaffheit *f*, Torpidität *f*, Torpor *m*
tor|sion ['tɔːrʃn] *noun*: **1.** (Ver-)Drehung *f*; Drehen *nt* **2.** Drehung *f*, Torsion *f*
testicular torsion: Hodentorsion *f*
tor|ti|col|lis [ˌtɔːrtɪ'kɑlɪs] *noun*: Schiefhals *m*, Torticollis *m*
tor|tu|os|i|ty [ˌtɔːrtʃə'wɑsətɪ] *noun*: Krümmung *f*, Windung *f*; Schlängelung *f*, Tortuositas *f*

to|ri|tulous ['tɔːrtʃəwəs] adj: gewunden, gekrümmt, gedreht, geschlängelt

tor|u|lop|so|sis [ˌtɔːr(j)ə'lɑpsəsɪs] noun: Torulopsosis f

tor|u|lo|sis [ˌtɔːr(j)ə'ləʊsɪs] noun: europäische Blastomykose f, Kryptokokkose f, Torulose f

to|rus ['tɔːrəs, 'təʊr-] noun, plural -ri [-raɪ]: Wulst m, Torus m
  torus levatorius: Levatorwulst m, Torus levatorius
  torus tubarius: Tubenwulst m, Torus tubarius

to|ti|po|tent [təʊ'tɪpətənt] adj: (Zelle, Gewebe) totipotent, omnipotent

touch [tʌtʃ]: I noun 1. Berührung f; Berühren nt at a touch beim Berühren 2. Tastsinn m, Gefühl nt II v anfassen, berühren, angreifen, betasten

tour|ni|quet ['tɜrnɪkɪt, 'tʊər-] noun: (Abschnür-)Binde f, Tourniquet nt; Manschette f

tox|a|ne|mia [tɑksə'niːmɪə] noun: hämotoxische Anämie f, toxische Anämie f

tox|e|mia [tɑk'siːmɪə] noun: 1. Blutvergiftung f, Toxikämie f, Toxämie f 2. Toxinämie f, Toxemia f
  eclamptic toxemia: Schwangerschaftstoxikose f, Gestose f
  preeclamptic toxemia: EPH-Gestose f, Präeklampsie f, Spätgestose f

tox|e|mic [tɑk'siːmɪk] adj: toxikämisch

tox|ic ['tɑksɪk]: I noun Gift nt, Toxikon nt II adj giftig, toxisch, Gift-

tox|i|cant ['tɑksɪkənt] adj: giftig, toxisch

tox|i|ca|tion [tɑksɪ'keɪʃn] noun: Vergiftung f; Intoxikation f; Vergiften nt

tox|i|ce|mia [tɑksə'siːmɪə] noun: → toxemia

tox|ic|i|ty [tɑk'sɪsətɪ] noun: Giftigkeit f, Toxizität f

tox|i|co|gen|ic [tɑksɪkəʊ'dʒenɪk] adj: toxinbildend, toxigen, toxogen

tox|i|co|he|mia [tɑksɪkəʊ'hiːmɪə] noun: → toxemia

tox|i|coid ['tɑksɪkɔɪd] adj: giftartig, toxoid

tox|i|col|o|gy [ˌtɑksɪ'kɑlədʒɪ] noun: Toxikologie f

tox|i|co|path|ic [ˌtɑksɪkəʊ'pæθɪk] adj: toxikopathisch

tox|i|co|path|y [tɑksɪ'kɑpəθɪ] noun: Vergiftung f, Toxikopathie f

tox|i|co|sis [tɑksɪ'kəʊsɪs] noun: Toxikose f, Toxicosis f
  gestational toxicosis: Gestose f, Schwangerschaftstoxikose f
  retention toxicosis: Retentionstoxikose f

tox|i|gen|ic [tɑksɪ'dʒenɪk] adj: toxinbildend, toxigen, toxogen

tox|in ['tɑksɪn] noun: Gift nt, Toxin nt
  botulinus toxin: Botulinustoxin nt

tox|i|ne|mia [tɑksɪ'niːmɪə] noun: Blutvergiftung f, Toxinämie f

tox|i|no|gen|ic [ˌtɑksɪnəʊ'dʒenɪk] adj: toxinbildend, toxigen, toxogen

tox|i|no|sis [tɑksɪ'nəʊsɪs] noun: Toxinose f

tox|i|path|ic [tɑksɪ'pəθɪk] adj: toxikopathisch

tox|i|path|y [tɑk'sɪpəθɪ] noun: → toxicopathy

Tox|o|ca|ra [ˌtɑksə'kærə] noun: Toxocara f
  Toxocara canis: Hundespulwurm m, Toxocara canis

tox|o|ca|ri|a|sis [ˌtɑksəʊkə'raɪəsɪs] noun: Toxocariasis f

tox|oid ['tɑksɔɪd] noun: Toxoid nt, Anatoxin nt
  diphtheria toxoid: Diphtherie-Anatoxin nt, Diphtherieformoltoxoid nt
  formol toxoid: Formoltoxoid nt

tox|o|no|sis [tɑksə'nəʊsɪs] noun: → toxicosis

tox|oph|o|rous [tɑk'sɑfərəs] adj: gifttragend, toxophor

Tox|o|plas|ma [tɑksə'plæzmə] noun: Toxoplasma nt
  Toxoplasma gondii: Toxoplasma gondii f

tox|o|plas|mic [tɑksə'plæzmɪk] adj: toxoplasmotisch

tox|o|plas|min [tɑksə'plæzmɪn] noun: Toxoplasmin nt

tox|o|plas|mo|sis [ˌtɑksəplæz'məʊsɪs] noun: Toxoplasmose f

tox|u|ria [tɑk's(j)ʊərɪə] noun: Harnvergiftung f, Urämie f

tra|bec|u|la [trə'bekjələ] noun, plural -lae [-liː]: Bälkchen nt, Trabekel f
  trabeculae of cavernous bodies: Trabeculae corporum cavernosum
  fleshy trabeculae of heart: Herztrabekel pl, Trabeculae carneae cordis
  muscular trabeculae of heart: Herztrabekel pl, Trabeculae carneae cordis
  septomarginal trabecula: Trabecula septomarginalis
  splenic trabeculae: Milzbalken pl, Trabeculae lienis/splenicae
  trabeculae of spongy body: Trabeculae corporis spongiosi

tra|bec|u|lar [trə'bekjələr] adj: trabekulär

tra|bec|u|lec|to|my [trəˌbekjə'lektəmɪ] noun: Trabekulektomie f, Trabekulotomie *f*

tra|bec|ul|o|plas|ty [trə'bekjələυplæstɪ] *noun*: Gonio-, Trabekuloplastik *f*

tra|chea ['treɪkiːə trə'kiːə] *noun, plural* -che|as, -che|lae [-kiː]: Luftröhre *f*, Trachea *f*

scabbard trachea: Säbelscheidentrachea *f*

tra|che|al ['treɪkɪəl] *adj*: tracheal

tra|che|al|gia [ˌtreɪkɪ'ældʒ(ɪ)ə] *noun*: Luftröhrenschmerz *m*, Trachealgie *f*, Tracheodynie *f*

tra|che|lit|ic [ˌtreɪkɪ'aɪtɪk] *adj*: tracheitisch

tra|che|li|tis [ˌtreɪkɪ'aɪtɪs] *noun*: Tracheitis *f*, Luftröhrenentzündung *f*

tra|che|li|an [trə'kiːlɪən] *adj*: **1.** zervikal, Hals-, Zervikal-, Nacken- **2.** zervikal, Gebärmutterhals-, Zervix-, Cervix-

tra|che|li|tis [ˌtrɒki:'laɪtɪs] *noun*: Zervizitis *f*, Zervixentzündung *f*

trach|e|lo|cyr|to|sis [ˌtrækələυsɜr'təυsɪs] *noun*: **1.** Halswirbelsäulenkyphose *f*, Trachelokyphose *f* **2.** Wirbeltuberkulose *f*, Spondylitis tuberculosa

trach|e|lo|cys|ti|tis [ˌtrækələυsɪs'taɪtɪs] *noun*: Blasenhalsentzündung *f*, Trachelozystitis *f*

trach|e|lo|dyn|ia [ˌtrækələ'diːnɪə] *noun*: Nackenschmerzen *pl*, Zervikodynie *f*

trach|e|lo|my|li|tis [ˌtrækələmaɪ'aɪtɪs] *noun*: Halsmuskelentzündung *f*, Trachelomyitis *f*

trach|e|lo|pex|y ['trækələυpeksɪ] *noun*: Trachelo-, Zervikopexie *f*

trach|e|lo|plas|ty ['trækələυplæstɪ] *noun*: Zervixplastik *f*

tra|che|lor|rha|phy [ˌtreɪkɪ'lɔrəfɪ] *noun*: Zervixnaht *f*, Zervikorrhaphie *f*

tra|che|lo|schi|sis [ˌtrækələυ'lɑskəsɪs] *noun*: Tracheloschisis *f*

tra|che|lo|bron|chi|al [ˌtreɪkɪəυ'brɒŋkɪəl] *adj*: tracheobronchial, bronchotracheal

tra|che|lo|bron|chit|ic [ˌtreɪkɪəυ'brɒŋ-'kaɪtɪk] *adj*: tracheobronchitisch

tra|che|lo|bron|chi|tis [ˌtreɪkɪəυ'brɒŋ-'kaɪtɪs] *noun*: Tracheobronchitis *f*

tra|che|lo|bron|chos|co|py [ˌtreɪkɪəυbrɒŋ-'kɑskəpɪ] *noun*: Tracheobronchoskopie *f*

tra|che|lo|cele ['treɪkɪəυsiːl] *noun*: Tracheozele *f*

tra|che|lo|e|soph|a|ge|al [ˌtreɪkɪəυɪˌsɑfə-'dʒiːəl, -ˌɪsə'fædʒɪəl] *adj*: ösophagotracheal, tracheoösophageal

tra|che|lo|fis|tul|i|za|tion [ˌtreɪkɪəυfɪstʃə-lɪ'zeɪʃn] *noun*: Luftröhrenfistelung *f*

tra|che|lo|gen|ic [ˌtreɪkɪəυ'dʒenɪk] *adj*: tracheogen

tra|che|lo|la|ryn|ge|al [ˌtreɪkɪəυlə'rɪn-dʒ(ɪ)əl] *adj*: tracheolaryngeal

tra|che|lo|ma|la|cia [ˌtreɪkɪəυmə'leɪʃ(ɪ)ə] *noun*: Tracheomalazie *f*

tra|che|lo|pa|thy [ˌtreɪkɪ'ɑpəθɪ] *noun*: Luftröhrenerkrankung *f*, Tracheopathie *f*

tra|che|lo|pha|ryn|ge|al [ˌtreɪkɪəυfə'rɪn-dʒ(ɪ)əl] *adj*: tracheopharyngeal, pharyngotracheal

tra|che|lo|plas|ty ['treɪkɪəυplæstɪ] *noun*: Luftröhren-, Tracheoplastik *f*

tra|che|lor|rha|gia [ˌtreɪkɪəυ'reɪdʒ(ɪ)ə] *noun*: Luftröhrenblutung *f*, Tracheorrhagie *f*

tra|che|lor|rha|phy [ˌtreɪkɪ'ɔrəfɪ] *noun*: Luftröhrennaht *f*, Tracheorrhaphie *f*

tra|che|lo|scop|ic [ˌtreɪkɪəυ'skɑpɪk] *adj*: tracheoskopisch

tra|che|los|co|py [ˌtreɪkɪ'ɑskəpɪ] *noun*: Tracheoskopie *f*

tra|che|lo|ste|no|sis [ˌtreɪkɪəstɪ'nəυsɪs] *noun*: Trachealstenose *f*

tra|che|lo|sto|ma [ˌtreɪkɪɑs'təυmə] *noun*: Tracheostoma *nt*

tra|che|lo|sto|my [ˌtreɪkɪəυ'ɑstəmɪ] *noun*: **1.** Tracheostomie *f* **2.** Tracheostoma *nt*

tra|che|lot|o|my [ˌtreɪkɪəυ'ɑtəmɪ] *noun*: Luftröhrenschnitt *m*, Tracheotomie *f*

tra|chi|tis [trə'kaɪtɪs] *noun*: Tracheitis *f*, Luftröhrenentzündung *f*

tra|cho|ma [trə'kəυmə] *noun, plural* -ma|ta [-mətə]: Trachom(a) *nt*, ägyptische Körnerkrankheit *f*

tra|chom|a|tous [trə'kɑmətəs] *adj*: trachomatös

tract [trækt] *noun*: **1.** Trakt *m*, System *m* **2.** Strang *m*, Bahn *f*, Tractus *m*

tracts of anterior funiculus: Vorderstrangbahnen *pl*

anterior reticulospinal tract: Tractus reticulospinalis anterior

anterior spinothalamic tract: Tractus spinothalamicus anterior

tracts of anterolateral funiculus: Vorderseitenstrangbahnen *pl*

ascending tract: (*ZNS*) aufsteigende Bahn *f*

bulboreticulospinal tract: Tractus bulboreticulospinalis

bulbothalamic tract: Tractus bulbothalamicus

cerebellar tracts: Kleinhirnbahnen *pl*

cerebellar tracts of lateral funiculus: Kleinhirnseitenstrangbahnen *pl*

cerebral tracts: (Groß-)Hirnbahnen *pl*

cerulospinal tract: Tractus caerulospinalis

corticohypothalamic tract: Tractus

T

corticohypothalamicus
corticopontine tract: Tractus corticopontinus
corticospinal tract: Pyramidenbahn *f*, Tractus corticospinalis
corticotectal tract: Tractus corticotectalis
cuneocerebellar tract: Tractus cuneocerebellaris
dentorubral tract: Tractus dentorubralis
descending tract: absteigende Bahn *f*
tracts of dorsal funiculus: Hinterstrangbahnen *pl*
dorsolateral tract: Lissauer-Randbündel *nt*, Fasciculus dorsolateralis
fiber tract: Faserbahn *f*
gastrointestinal tract: Magen-Darm-Trakt *m*, Gastrointestinaltrakt *m*
hypothalamohypophysial tract: Tractus hypothalamohypophysialis
iliopubic tract: Tractus iliopubicus
tracts of lateral funiculus: Seitenstrangbahnen *pl*
lateral spinothalamic tract: Tractus spinothalamicus lateralis
lateral vestibulospinal tract: Tractus vestibulospinalis lateralis
Lissauer's tract: Lissauer-Randbündel *nt*, Fasciculus dorsolateralis
lower urinary tract: ableitende Harnwege *pl*
medial vestibulospinal tract: Tractus vestibulospinalis medialis
tract of Münzer and Wiener: Tractus tectopontinus
nucleocerebellar tract: Tractus nucleocerebellaris
olivocochlear tract: Tractus olivocochlearis
optic tract: Tractus opticus
pallidorubral tract: Tractus pallidorubralis
paraventriculohypophysial tract: Tractus paraventriculohypophysialis
parependymal tract: Tractus parependymalis
parietopontine tract: Tractus parietopontinus
perforating tract: Tractus perforans
pontoreticulospinal tract: Tractus pontoreticulospinalis
projection tracts: Projektionsbahnen *pl*
pyramidal tract: Großhirnbrückenbahn *f*, Pyramidenbahn *f*
reflex tract: Reflexbahn *f*
respiratory tract: Atemwege *pl*, Apparatus respiratorius, Systema respiratorium

reticulocerebellar tract: Tractus reticulocerebellaris
reticulospinal tract: Tractus reticulospinalis
rubroreticulospinal tract: Tractus rubroreticulospinalis
sensory tract: sensible/sensorische Bahn *f*
solitary tract of medulla oblongata: Tractus solitarius
spinocervicothalamic tract: Tractus spinocervicothalamicus
spinoolivary tract: Tractus spinoolivaris
spinoreticular tract: Tractus spinoreticularis
spinotectal tract: Tractus spinotectalis
spinothalamic tract: Tractus spinothalamicus
spinovestibular tract: Tractus spinovestibularis
tract of spiral foramen: Tractus spiralis foraminosus
strionigral tract: Tractus strionigrales
supraopticohypophysial tract: Tractus supraopticohypophysialis
tectocerebellar tract: Tractus tectocerebellaris
tectorubral tract: Tractus tectorubralis
thalamoolivary tract: Tractus thalamoolivaris
trigeminospinal tract: Tractus trigeminospinalis
vestibular tracts: vestibuläre Bahnen *pl*
vestibulocerebellar tract: Tractus vestibulocerebellaris
trac|tion ['trækʃn] *noun*: **1.** Ziehen *nt* **2.** (*physik.*) Zug *m* **3.** (*physiolog.*) Zug *m*, Traktion *f* **4.** Zug *m*, Extension *f*, Traktion *f*
trac|to|to|my [træk'tɑtəmɪ] *noun*: Traktotomie *f*
tra|gi ['treɪdʒaɪ] *plural*: Büschelhaare *pl*, Tragi *pl*
tra|gus ['treɪgəs] *noun, plural* -gi [-dʒaɪ]: Tragus *m*
trait [treɪt] *noun*: Merkmal *nt*, Eigenschaft *f*
tran|quil|iz|er ['træŋkwəlaɪzər] *noun*: Tranquilizer *m*
trans|ab|dom|i|nal [,trænsæb'dɑmɪnl, ,trænz-] *adj*: transabdominal, transabdominell
trans|am|i|nase [,træns'æmɪneɪz] *noun*: Aminotransferase *f*, Transaminase *f*
alanine transaminase: Alaninaminotransferase *f*, Glutamatpyruvattransaminase *f*
aspartate transaminase: Aspartatami-

notransferase *f*, Glutamatoxalacetattransaminase *f*

glutamic-oxaloacetic transaminase: Glutamatoxalacetattransaminase *f*, Aspartataminotransferase *f*

glutamic-pyruvic transaminase: Glutamatpyruvattransaminase *f*, Alaninaminotransferase *f*

translamiilnaltion [ˌtrænsæmiˈneɪʃn] *noun*: Transaminierung *f*

translanliilmaltion [ˌtrænsænɪˈmeɪʃn] *noun*: 1. Mund-zu-Mund-Beatmung *f* 2. (*pädiat.*) Reanimation *f* eines totgeborenen Säuglings

translaorltic [ˌtrænseɪˈɔːrtɪk] *adj*: transaortal

translaltrilal [ˌtrænsˈeɪtrɪəl] *adj*: transatrial

translbalsal [ˌtrænsˈbeɪsl] *adj*: transbasal

translcaplilllarly [ˌtrænsˈkæpə,leriː, -kəˈpɪləri] *adj*: transkapillär

translcelllullar [ˌtrænsˈseljələr] *adj*: transzellulär

translcerlvilcal [ˌtrænsˈsɜrvɪkl] *adj*: transzervikal

translcolballalmin [ˌtrænskəʊˈbæləmɪn] *noun*: Transcobalamin *nt*, Vitamin-B$_{12}$-bindendes Globulin *nt*

translconldyllar [ˌtrænsˈkʌndɪlər] *adj*: transkondylär

translcorltilcal [ˌtrænsˈkɔːrtɪkl] *adj*: transkortikal

translcorltin [ˌtrænsˈkɔːrtɪn] *noun*: Transkortin *nt*, Cortisol-bindendes Globulin *nt*

tranlscriptase [trænˈskrɪpteɪz] *noun*: Transkriptase *f*

reverse transcriptase: reverse Transkriptase *f*

translcultalnelous [ˌtrænskjuˈteɪnɪəs] *adj*: perkutan, transdermal, transkutan

translderlmic [ˌtrænsˈdɜrmɪk] *adj*: transkutan, transdermal, perkutan

translducliible [ˌtrænsˈd(j)uːsɪbl] *adj*: transduzierbar

translduloldelnal [ˌtrænsd(j)uːəʊˈdiːnl] *adj*: transduodenal

transldulral [ˌtrænsˈd(j)ʊərəl] *adj*: transdural

transleplilderlmal [ˌtrænsepɪˈdɜrml, ˌtrænz-] *adj*: transepidermal

translethlmoildal [ˌtrænseθˈmɔɪdl] *adj*: transethmoidal

translfer [*n* ˈtrænsfər; *v* trænsˈfɜr]: I *noun* Übertragung *f*, Transfer *m* (*to* auf) II *v* übertragen, verlagern, transferieren (*to* auf)

embryo transfer: Embryo(nen)trans

---

fer *m*, Embryonenübertragung *f*

translferlase [ˈtrænsfəreɪz] *noun*: Transferase *f*

peptidyl transferase: Peptidyltransferase *f*

translferlence [trænsˈfərəns, ˈtrænsfər-] *noun*: 1. Übertragung *f*, Transfer *m* (*to* auf) 2. (*Patient*) Verlegung *f* (*to* nach, zu; *in*, *into* in) 3. (*psychol.*) Übertragung *f*

translferlrin [trænsˈferɪn] *noun*: Transferrin *nt*, Siderophilin *nt*

transfer-RNA *noun*: Transfer-RNA *f*

translfuse [trænzˈfjuːz] *v*: (*Blut*) übertragen, transfundieren

translfulsion [trænzˈfjuːʒn] *noun*: Bluttransfusion *f*, Transfusion *f*

exchange transfusion: Austauschtransfusion *f*, Blutaustausch *m*

exsanguination transfusion: →*exchange transfusion*

fetomaternale transfusion: fetomaternale Transfusion *f*

replacement transfusion: →*exchange transfusion*

substitution transfusion: →*exchange transfusion*

total transfusion: →*exchange transfusion*

translgenlic [trænsˈdʒenɪk] *adj*: transgen

translhelpatlic [ˌtrænshɪˈpætɪk] *adj*: transhepatisch

translhilaltal [ˌtrænshaɪˈeɪtl] *adj*: transhiatal

translsient [ˈtrænʃənt, -zɪənt] *adj*: vergänglich, flüchtig, kurz(dauernd), unbeständig, vorübergehend, transient, transitorisch

translilllilac [ˌtrænsˈɪliæk, ˌtrænz-] *adj*: transiliakal

translilllulmilnaltion [ˌtrænsɪˌluːməˈneɪʃn] *noun*: Durchleuchten *nt*, Transillumination *f*

translinlsullar [ˌtrænsˈɪns(j)ələr] *adj*: transinsulär

translsiltionlal [trænˈsɪʒnl] *adj*: vorübergehend, Übergangs-, Überleitungs-, Zwischen-

translsiltionlalry [trænˈzɪʃə,neriː, -ʃnəri] *adj*: vorübergehend, Übergangs-, Zwischen-

translsiltolry [ˈtrænsɪtɔːriː] *adj*: vergänglich, flüchtig, transient, transitorisch

translablylrinlthine [ˌtrænsˌlæbəˈrɪnθɪn, -θiːn, ˌtrænz-] *adj*: translabyrinthär

translulcent [ˌtrænsˈluːsnt] *adj*: (licht-)durchlässig, durchscheinend, transluzent, transluzent

T

trans|max|il|lar|ly [ˌtræns'mæksəˌleriː, -mæk'sɪlərɪ] *adj*: transmaxillär
trans|mem|brane [ˌtræns'membreɪn] *adj*: transmembranös
trans|mi|gra|tion [ˌtrænsmaɪ'greɪʃn] *noun*: Transmigration *f*
trans|mis|sion [ˌtræns'mɪʃn] *noun*: **1.** (*genet.*) Übertragung *f*, Transmission *f* **2.** (*physiolog.*) Über-, Weiterleitung *f*, Fortpflanzung *f*; (*physik.*) Übertragung *f*, Transmisssion *f*
hereditary transmission: **1.** Vererbung *f*, Erbgang *m* **2.** Erblichkeit *f*, Heredität *f*
trans|mit|ter [ˌtræns'mɪtər] *noun*: Überträgersubstanz *f*, Transmitter *m*
trans|mu|ral [ˌtræns'mjʊərəl] *adj*: transmural
trans|na|sal [ˌtræns'neɪzl] *adj*: transnasal
trans|neu|ron|al [ˌtræns'njʊərənl] *adj*: transneuronal
trans|oc|u|lar [ˌtræns'ɑkjələr] *adj*: transokulär
trans|or|bit|al [ˌtræns'ɔːrbɪtl, ˌtrænz-] *adj*: transorbital
trans|o|var|i|an [ˌtrænsəʊ'veərɪən] *adj*: transovarial
trans|par|ent [ˌtræns'peərənt] *adj*: (licht-)durchlässig, transparent
trans|pa|ri|e|tal [ˌtrænspə'raɪɪtl] *adj*: transparietal
trans|per|i|ne|al [ˌtrænsperɪ'niːəl] *adj*: transperineal
trans|per|i|to|ne|al [ˌtrænsˌperɪtəʊ'niːəl] *adj*: transperitoneal
trans|phos|pho|ry|la|tion [ˌtrænsfɑsˌfɔːrə'leɪʃn] *noun*: Transphosphorylierung *f*
tran|spi|ra|tion [ˌtrænspɪ'reɪʃn] *noun*: Diaphorese *f*, Transpiration *f*
tran|spire [træn'spaɪər] *v*: schwitzen, transpirieren
trans|pla|cen|tal [ˌtrænsplə'sentl, ˌtrænz-] *adj*: transplazentar, diaplazentar
trans|plant [*n* 'trænsplænt; *v* træns'plænt]: **I** *noun* **1.** Transplantat *nt* **2.** →*transplantation* **II** *v* verpflanzen, übertragen, transplantieren
cadaveric transplant: Leichentransplantat *nt*, Kadavertransplantat *nt*
trans|plant|a|ble [trænz'plæntəbl] *adj*: transplantierbar, transplantabel
trans|plan|ta|tion [ˌtrænzplæn'teɪʃn] *noun*: Verpflanzung *f*, Transplantation *f*, Übertragung *f*
autochthonous transplantation: →*autologous transplantation*
autologous transplantation: Autotransplantation *f*, autogene Transplantation *f*

bone marrow transplantation: Knochenmarktransplantation *f*
cadaveric transplantation: Kadavertransplantation *f*, Transplantation *f* von Leichenorganen
heart transplantation: Herztransplantation *f*, Herzverpflanzung *f*
heterologous transplantation: heterogene Transplantation *f*, Heterotransplantation *f*
heteroplastic transplantation: →*heterologous transplantation*
homologous transplantation: homologe Transplantation *f*, Homotransplantation *f*
islet-cell transplantation: Inselzelltransplantation *f*
organ transplantation: Organtransplantation *f*, Organverpflanzung *f*
xenogeneic transplantation: →*heterologous transplantation*
trans|pleu|ral [ˌtræns'plʊərəl, ˌtrænz-] *adj*: transpleural
trans|port ['trænspɔːrt, træns,pəʊrt]: **I** *noun* Transport *m*, Beförderung *f* **II** *v* transportieren, befördern
exchange transport: Austauschtransport *m*, Countertransport *m*
trans|po|si|tion [ˌtrænspə'zɪʃn] *noun*: **1.** (*genet.*) Umstellung *f*, Transposition *f* **2.** (*chem.*) Umlagerung *f*, Transposition *f* **3.** (Gewebe-, Organ-)Verlagerung *f*, Transposition *f*, Translokation *f*
trans|pu|bic [ˌtræns'pjuːbɪk] *adj*: transpubisch
trans|pul|mo|nar|y [ˌtræns'pʌlməˌneriː] *adj*: transpulmonal
trans|sa|cral [ˌtræns'seɪkrəl] *adj*: transsakral
trans|scro|tal [ˌtræns'skrəʊtəl] *adj*: transskrotal
trans|sep|tal [ˌtræns'septl] *adj*: transseptal
trans|sex|u|al [ˌtræns'sekʃəwəl] *adj*: transsexuell
trans|sex|u|al|ism [ˌtræns'sekʃəwælɪzəm] *noun*: Transsexualität *f*
trans|sphe|noi|dal [ˌtrænssfiː'nɔɪdl] *adj*: transsphenoidal
trans|ster|nal [ˌtræns'stɜrnl] *adj*: transsternal
trans|syn|ap|tic [ˌtrænssɪ'næptɪk] *adj*: transsynaptisch
trans|tem|po|ral [ˌtræns'temp(ə)rəl] *adj*: transtemporal
trans|tho|rac|ic [ˌtrænsθə'ræsɪk] *adj*: transthorakal
trans|tra|che|al [ˌtræns'treɪkɪəl] *adj*:

transtracheal

trans|tym|pan|ic [ˌtrænstɪm'pænɪk] adj: transtympanal

tran|sul|date ['trænsʊdeɪt] noun: Transsudat nt

tran|sul|da|tion [ˌtrænsʊ'deɪʃn] noun: **1.** Transsudat nt **2.** Transsudation f

trans|u|re|thral [ˌtrænsjʊə'riːθrəl] adj: transurethral

trans|vag|i|nal [ˌtræns'vædʒɪnl] adj: transvaginal

trans|ven|tric|u|lar [ˌtrænsven'trɪkjələr] adj: transventrikulär

trans|ver|sec|to|my [ˌtrænsvər'sektəmɪ] noun: Transversektomie f

trans|ver|so|cos|tal [ˌtræns,vɜrsəʊ'kɑstl] adj: kostotransversal

trans|ver|sot|o|my [ˌtrænsvɜr'sɑtəmɪ] noun: Transversotomie f

trans|ves|i|cal [ˌtræns'vesɪkl] adj: transvesikal

tra|pe|zoid ['træpɪzɔɪd]: **I** noun Os trapezoideum, Os multangulum minus **II** adj trapezförmig, trapezoid

trau|ma ['traʊmə, 'trɔː-] noun, plural -mas, -ma|ta [-mətə]: **1.** (körperliche) Verletzung f, Wunde f, Trauma nt **2.** (seelisches) Trauma nt, seelische Erschütterung f, Schock m

birth trauma: Geburtsschäden pl, Geburtstrauma nt

trau|mat|ic [trɔː'mætɪk, traʊ-] adj: traumatisch; posttraumatisch

trau|ma|to|gen|ic [ˌtrɔːmətəʊ'dʒenɪk] adj: traumatogen

trau|ma|to|py|ra [ˌtrɔːmətə'paɪrə, ˌtraʊ-] noun: Wundfieber nt, Febris traumatica

tra|vail [trə'veɪl, 'træveɪl] noun: (Geburts-)Wehen pl, Kreißen nt

treat|ment ['triːmənt] noun: **1.** Behandlung f, Behandlungstechnik f, Therapie f **2.** Heilmittel nt, Arzneimittel nt

causal treatment: Kausalbehandlung f

high-frequency treatment: Diathermie f

light treatment: Lichtbehandlung f, Lichttherapie f

physical treatment: physikalische Therapie f

preventive treatment: Präventivbehandlung f, vorbeugende Behandlung f

radiation treatment: Bestrahlung f, Strahlentherapie f, Strahlenbehandlung f, Radiotherapie f

ray treatment: → radiation treatment

solar treatment: Heliotherapie f

tree [triː] noun: baumartige Struktur f, Baum m

bronchial tree: Bronchialbaum m, Arbor bronchialis

tree-shaped adj: Dendriten betreffend, verästelt, verzweigt, dendritisch

trel|ma ['triːmə] noun: **1.** Öffnung f, Loch nt, Foramen nt **2.** (weibliche) Scham oder Schamgegend f, äußere (weibliche) Geschlechtsorgane pl, Vulva f

Trem|al|tolda [ˌtremə'təʊdə, ˌtriːmə-] plural: Saugwürmer pl, Trematoden pl

trem|or ['tremər, 'tremɔʊr] noun: (unwillkürliches) Zittern nt, Tremor m

action tremor: Intentionstremor m

flapping tremor: Flattertremor m, Flapping-tremor m, Asterixis f

intention tremor: Intentionstremor m

passive tremor: Ruhetremor m

rest tremor: Ruhetremor m

volitional tremor: Intentionstremor m

tre|pan [trɪ'pæn] noun: Trepan m

trep|a|na|tion [trepə'neɪʃn] noun: Trepanation f

dental trepanation: Wurzeltrepanation f, Wurzelspitzentrepanation f

treph|i|na|tion [trefɪ'neɪʃn] noun: Trepanation f

Trep|o|ne|ma [trepə'niːmə] noun: Treponema nt

Treponema pallidum: Syphilisspirochäte f, Treponema pallidum

Treponema pallidum subspecies pertenue: → Treponema pertenue

Treponema pertenue: Frambösie-Spirochäte f, Treponema pertenue

trep|o|ne|mal [trepə'niːml] adj: Treponema-, Treponemen-

trep|o|ne|ma|to|sis [trepə,niːmə'təʊsɪs] noun: Treponemainfektion f, Treponematose f

trep|o|ne|mi|a|sis [ˌtrepənɪ'maɪəsɪs] noun: **1.** → treponematosis **2.** harter Schanker m, Syphilis f, Lues f

trep|o|ne|mi|ci|dal [trepə,nɪmə'saɪdl] adj: treponemazid, treponemizid

tre|tin|o|in [trɪ'tɪnjəwɪn] noun: Retinsäure f, Vitamin A_1-Säure f, Tretinoin nt

tri|a|cyl|glyc|er|ol [ˌtraɪ,æsɪl'glɪsərɑl, -rɔl] noun: Triacylglycerin nt, Triglycerid nt

tri|ad ['traɪəd, -æd] noun: **1.** Dreiergruppe f, Trias f **2.** dreiwertiges Element nt, Triade f

tri|al ['traɪəl, traɪl]: **I** noun Versuch m (of mit); Probe f, Prüfung f, Test m, Erprobung f on trial auf/zur Probe, probeweise by way of trial versuchsweise **II** adj Versuchs-, Probe-

double-blind trial: Doppelblindstudie f

tri|an|gle ['traɪæŋgl] noun: Dreieck nt (anatom.) Trigonum nt anterior triangle: vorderes Halsdreieck *nt*, Regio cervicalis anterior, Trigonum cervicale anterius

anterior cervical triangle: → *anterior triangle*

carotid triangle: Karotisdreieck *nt*, Trigonum caroticum

Lieutaud's triangle: Lieutaud-Dreieck *nt*, Blasendreieck *nt*, Trigonum vesicae

omoclavicular triangle: Fossa supraclavicularis major, Trigonum omoclaviculare

posterior cervical triangle: seitliches Halsdreieck *nt*, Regio cervicalis lateralis, Trigonum cervicale posterius

submandibular triangle: Unterkieferdreieck *nt*, Trigonum submandibulare

vesical triangle: Blasendreieck *nt*, Lieutaud-Dreieck *nt*, Trigonum vesicae

tri|an|gu|lar [traɪˈæŋɡjələr] *adj*: dreieckig, triangulär

trib|al|dism [ˈtrɪbədɪzəm] *noun*: Tribadie *f*, Tribadismus *m*

tri|bal|sic [traɪˈbeɪsɪk] *adj*: drei-, tribasisch

tribe [traɪb] *noun*: Tribus *m*

tri|ceps [ˈtraɪseps] *noun, plural* -ceps, -cep|ses: dreiköpfiger Muskel *m*; Musculus triceps brachii

trich|al|gia [trɪkˈældʒ(ɪ)ə] *noun*: Trichalgie *f*

tri|chi|a|sis [trɪˈkaɪəsɪs] *noun*: Trichiasis *f*

Trich|i|nel|la spi|ral|lis *noun*: Trichine *f*, Trichinella spiralis

trich|i|nel|li|a|sis [ˌtrɪkaɪneˈlaɪəsɪs] *noun*: Trichinose *f*

trich|i|nel|lo|sis [ˌtrɪkaɪneˈləʊsɪs] *noun*: Trichinose *f*

trich|i|ni|a|sis [ˌtrɪkaɪˈnaɪəsɪs] *noun*: Trichinose *f*

trich|i|no|sis [ˌtrɪkɪˈnəʊsɪs] *noun*: Trichinose *f*

tri|chi|tis [trɪˈkaɪtɪs] *noun*: Haarbalgentzündung *f*, Trichitis *f*

tri|chlo|ro|meth|ane [ˌtraɪˌklɔːrəʊˈmeθeɪn] *noun*: Chloroform *nt*, Trichlormethan *nt*

trich|o|be|zoar [ˌtrɪkəʊˈbiːzɔːr, -zəʊr] *noun*: Trichobezoar *m*

trich|o|dyn|ia [ˌtrɪkəʊˈdiːnɪə] *noun*: Trichalgie *f*

trich|o|ep|i|the|li|o|ma [ˌtrɪkəʊepɪˌθɪliˈəʊmə] *noun*: Trichoepitheliom *nt*, Brooke-Krankheit *f*

trich|o|glos|sia [ˌtrɪkəʊˈɡlɑsɪə] *noun*: Haarzunge *f*, Glossotrichie *f*, Trichoglossie *f*

trich|oid [ˈtrɪkɔɪd] *adj*: haarähnlich, trichoid

trich|o|leu|ko|cyte [trɪkəʊˈluːkəsaɪt] *noun*: Haarzelle *f*

tri|chol|ma [trɪˈkəʊmə] *noun*: 1. Trichiasis *f* 2. Trichom *nt*, Trichoadenom *nt*

trich|om|a|tous [trɪˈkɑmətəs] *adj*: trichomartig, trichomatös

trich|o|meg|al|ly [ˌtrɪkəʊˈmeɡəlɪ] *noun*: Trichomegalie *f*

trich|o|mo|na|cid|al [ˌtrɪkəʊˌmɒnəˈsaɪdl, -ˌmɒʊ-] *adj*: trichomonadenabtötend, trichomonazid

trich|o|mo|ni|ad [trɪkəʊˈmɒnæd] *noun*: Trichomonade *f*, Trichomonas *f*

Trich|o|mo|ni|as [ˌtrɪkəʊˈmɒnəs, '-məʊ-] *noun*: Trichomonas *f*

Trichomonas vaginalis: Trichomonas vaginalis

trich|o|mo|ni|a|sis [ˌtrɪkəʊməˈnaɪəsɪs] *noun*: Trichomoniasis *f*

trich|o|my|ce|to|sis [ˌtrɪkəʊmaɪsəˈtəʊsɪs] *noun*: → *trichomycosis*

trich|o|my|co|sis [ˌtrɪkəʊmaɪˈkəʊsɪs] *noun*: Trichomykose *f*

trich|o|no|car|di|o|sis [ˌtrɪkəʊnəʊˌkɑːrdiˈəʊsɪs] *noun*: Trichonokardiose *f*

trich|o|no|do|sis [ˌtrɪkəʊnəʊˈdəʊsɪs] *noun*: 1. Trichonodose *f* 2. Haarknötchenkrankheit *f*, Trichorrhexis nodosa, Nodositas crinium

trich|o|no|sis [ˌtrɪkəʊˈnəʊsɪs] *noun*: Trichose *f*

trich|o|phy|tid [trɪˈkɑfətɪd] *noun*: Trichophytid *nt*

Trich|o|phy|ton [trɪˈkɑfətən] *noun*: Trichophyton *nt*

trich|o|phy|to|sis [ˌtrɪkəfaɪˈtəʊsɪs] *noun*: Trichophytie *f*

trich|op|ti|lo|sis [ˌtrɪkəʊtɪˈləʊsɪs, trɪˌkɑptɪˈləʊsɪs] *noun*: Haarspaltung *f*, Trichoptilose *f*, Trichoschisis *f*

trich|or|rhex|is [ˌtrɪkəʊˈreksɪs] *noun*: Trichorrhexis *f*

trichorrhexis invaginata: Trichorrhexis invaginata

trichorrhexis nodosa: Haarknötchenkrankheit *f*, Trichorrhexis nodosa, Nodositas crinium

trich|os|chi|sis [trɪkˈɑskəsɪs] *noun*: 1. Haarspaltung *f*, Trichoptilose *f*, Trichoschisis *f* 2. Trichorrhexis *f*

tri|chos|co|py [trɪˈkɑskəpɪ] *noun*: Haaruntersuchung *f*, Trichoskopie *f*

tri|cho|sis [trɪˈkəʊsɪs] *noun*: Trichose *f*

Tri|chos|po|ron [ˌtrɪkəʊˈspəʊrɑn, trɪˈkɑspərən] *noun*: Trichosporon *nt*

trich|o|spo|ro|sis [ˌtrɪkəʊspəˈrəʊsɪs] *noun*: 1. Trichosporoninfektion *f*, Trichosporose *f* 2. Haarknötchenkrankheit *f*, Piedra *f*, Trichosporose *f*

T

Tri|cho|spo|rum [ˌtrɪkəʊˈspəʊrəm] *noun*: Trichosporon *nt*

trich|o|stron|gyl|i|a|sis [ˌtrɪkəʊˌstrɒndʒə-ˈlaɪəsɪs] *noun*: Trichostrongyliasis *f*

trich|o|stron|gy|lo|sis [ˌtrɪkəʊˌstrɒndʒɪ-ˈləʊsɪs] *noun*: Trichostrongyliasis *f*

Trich|o|stron|gy|lus [ˌtrɪkəʊˈstrɒndʒɪləs] *noun*: Trichostrongylus *m*

trich|o|til|lo|ma|nia [ˌtrɪkəʊtɪləˈmeɪnɪə, -jə] *noun*: Trichotillomanie *f*

tri|chro|mal|sy [traɪˈkrəʊməsɪ] *noun*: normales Farbensehen *nt*, Trichromasie *f*, Euchromasie *f*

tri|chro|mat [ˈtraɪkrəmæt] *noun*: Trichromater *m*, Euchromater *m*

tri|chro|mat|ic [ˌtraɪkrəʊˈmætɪk] *adj*: normalsichtig, euchrom, trichrom

tri|chro|ma|tism [traɪˈkrəʊmətɪzəm] *noun*: → trichromasy

tri|chro|mic [traɪˈkrəʊmɪk] *adj*: (*Farbensehen*) normalsichtig, euchrom, trichrom

trich|u|ri|a|sis [ˌtrɪkjəˈraɪəsɪs] *noun*: Peitschenwurmbefall *m*, Trichuriasis *f*

Trich|u|ris trich|i|u|ra *noun*: Peitschenwurm *m*, Trichuris trichiura

tri|cip|i|tal [traɪˈsɪpɪtl] *adj*: **1.** dreiköpfig **2.** Trizeps-, Triceps-

tri|cus|pid [traɪˈkʌspɪd] *adj*: **1.** dreizipfelig, trikuspidal **2.** Trikuspidalis-, Trikuspidalklappen-

tri|dac|ty|lism [traɪˈdæktəlɪzəm] *noun*: Tridaktylie *f*

tri|dac|ty|lous [traɪˈdæktɪləs] *adj*: tridaktyl

tri|fa|cial [traɪˈfeɪʃl] *adj*: dreifach; trigeminal

tri|fur|ca|tion [ˌtraɪfərˈkeɪʃn] *noun*: Dreiteilung *f*, Trifurkation *f*

tri|gem|i|nal [traɪˈdʒemɪnl]: **I** *noun* Trigeminus *m*, V. Hirnnerv *m*, Nervus trigeminus **II** *adj* dreifach; trigeminal, Trigeminus-

tri|gem|i|nus [traɪˈdʒemɪnəs] *noun*: Trigeminus *m*

tri|gem|i|ny [traɪˈdʒemənɪ] *noun*: Trigeminie *f*

trig|ger [ˈtrɪɡər] *noun*: Auslöser *m*, Trigger *m*

tri|glyc|er|ide [traɪˈɡlɪsəraɪd, -ɪd] *noun*: → triacylglycerol

trig|o|nal [ˈtrɪɡənl] *adj*: **1.** dreieckig **2.** Trigonum-

tri|gone [ˈtraɪɡəʊn] *noun*: Dreieck *nt*, Trigonum *nt*

vesical trigone: Lieutaud-Dreieck *nt*, Blasendreieck *nt*, Trigonum vesicae

trigon|ec|to|my [ˌtraɪɡəʊˈnektəmɪ] *noun*: Trigonektomie *f*

tri|go|ni|tis [ˌtraɪɡəˈnaɪtɪs] *noun*: Trigonitis *f*

tri|go|no|ce|phal|lic [ˌtraɪɡənəʊsɪˈfælɪk] *adj*: trigonozephal

tri|go|no|ceph|a|ly [ˌtraɪɡənəʊˈsefəlɪ] *noun*: Trigonozephalie *f*

tri|i|o|do|thy|ro|nine [traɪˌaɪədəˈθaɪrəniːn, -nɪn] *noun*: Trijodthyronin *nt*, Triiodthyronin *nt*

tri|lam|i|nate [traɪˈlæmɪneɪt, -nɪt] *adj*: dreischichtig, trilaminär

tri|me|non [traɪˈmiːnɑn] *noun*: Trimenon *nt*

tri|men|su|al [traɪˈmenʃəwəl] *adj*: trimensual, trimensuell

tri|mer|ic [traɪˈmerɪk] *adj*: trimer

tri|mes|ter [traɪˈmestər] *noun*: Trimenon *nt*

tri|nu|cle|ate [traɪˈn(j)uːklɪeɪt] *adj*: dreikernig

tri|oph|thal|mos [ˌtraɪɑfˈθælməs] *noun*: Triophthalmus *m*

tri|or|chid|ism [traɪˈɔːrkədɪzəm] *noun*: Triorchidie *f*, Triorchismus *m*

tri|ose [ˈtraɪəʊs] *noun*: Triose *f*, C_3-Zucker *m*

tri|pa|re|sis [ˌtraɪpəˈriːsɪs] *noun*: Triparese *f*

tri|par|tite [traɪˈpɑːrtaɪt] *adj*: dreiteilig, dreigeteilt

tri|pep|tide [traɪˈpeptaɪd] *noun*: Tripeptid *nt*

tri|phal|an|ge|al [ˌtraɪfəˈlændʒɪəl] *adj*: dreigliedrig, triphalangeal

tri|phal|an|gism [traɪˈfælændʒɪzəm] *noun*: Triphalangie *f*

tri|ple [ˈtrɪpl]: **I** *noun* das Dreifache **II** *adj* dreifach, drei-, tripel, Drei-, Tripel-

tri|ple|gia [traɪˈpliːdʒ(ɪ)ə] *noun*: Triplegie *f*

tri|plet [ˈtrɪplɪt] *noun*: **1.** Dreiergruppe *f*, Triplett *nt* **2.** Drilling *m*

triple-X *noun*: **1.** Metafemale *f* **2.** Triplo-X-Syndrom *nt*, XXX-Syndrom *nt*

trip|loid [ˈtrɪplɔɪd] *adj*: triploid

trip|loi|dy [ˈtrɪplɔɪdɪ] *noun*: Triploidie *f*

trip|lo|pia [trɪpˈləʊpɪə] *noun*: Dreifachsehen *nt*, Triplopie *f*

tri|que|trum [traɪˈkwiːtrəm] *noun*: Dreiecksbein *nt*, Os triquetrum

tris|mus [ˈtrɪzməs] *noun*: Kieferklemme *f*, Trismus *m*

tri|so|mia [traɪˈsəʊmɪə] *noun*: → trisomy

tri|so|mic [traɪˈsəʊmɪk] *adj*: trisom

tri|so|my [ˈtraɪsəʊmɪ] *noun*: Trisomie *f*

tri|stich|ia [traɪˈstɪkɪə] *noun*: Tristichiasis *f*

tri|ta|nom|al|lous [ˌtraɪtəˈnɒmələs] *adj*: tritanomal

tri|tai|nom|al|ly [ˌtraɪtə'nɒməlɪ] *noun*: Tritanomalie *f*

tri|tai|nol|pia [ˌtraɪtə'nəʊpɪə] *noun*: Tritanopie *f*, Blaublindheit *f*

tri|tai|nol|pic [ˌtraɪtə'nɒpɪk] *adj*: tritanop, blaublind

tri|til|ce|lum [trə'tiːʃ(ɪ)əm] *noun, plural* -cei [-ʃɪaɪ]: Weizenknorpel *m*, Cartilago triticea

tri|til|um ['trɪtɪəm, 'trɪʃ-] *noun*: Tritium *nt*

tri|val|lent [traɪ'veɪlənt] *adj*: trivalent

tro|car ['trəʊkɑːr] *noun*: Trokar *m*

tro|chan|ter [trəʊ'kæntər] *noun*: Trochanter *m*

tro|chan|ter|ic [trəʊkən'terɪk] *adj*: trochantär

troch|lea ['trɑklɪə] *noun, plural* -le|as, -le|ae [-liː]: Walze *f*, Trochlea *f*

trochlea of humerus: Trochlea humeri
trochlea of talus: Talusrolle *f*, Trochlea tali

troch|le|ar ['trɑklɪər] *adj*: 1. walzen-, rollenförmig 2. Trochlea-

troch|o|cel|phal|ia [ˌtrɑkəsɪ'feɪlɪə] *noun*: →trochocephaly

troch|o|ceph|al|ly [ˌtrɑkə'sefəlɪ] *noun*: Trochozephalie *f*

trol|choid ['trəʊkɔɪd] *adj*: rad-, zapfenförmig

Trom|bic|ul|la [trɑm'bɪkjələ] *noun*: Trombicula *f*

trom|bic|ul|li|al|sis [trɑmˌbɪkjə'laɪəsɪs] *noun*: Erntekrätze *f*, Herbstkrätze *f*, Trombidiose *f*

troph|el|del|ma [trɑfɪ'diːmə] *noun*: Trophödem *nt*

troph|ic ['trɑfɪk, 'trəʊ-] *adj*: trophisch

troph|o|blast ['trɑfəblæst, 'trəʊ-] *noun*: Trophoblast *m*

troph|o|blas|tic [ˌtrɑfə'blæstɪk] *adj*: Trophoblasten-

troph|o|blas|tol|ma [ˌtrɑfəblæs'təʊmə] *noun*: Chorioblastom *nt*, Chorionkarzinom *nt*, fetaler Zottenkrebs *m*

troph|o|cyte ['trɑfəsaɪt] *noun*: Nährzelle *f*, Trophozyt *m*

troph|o|derm ['trɑfədɜrm] *noun*: →trophoblast

troph|o|der|ma|to|neu|rol|sis [ˌtrɑfəˌdɜrmətənjʊə'rəʊsɪs, -nʊ-] *noun*: Feer-Krankheit *f*, Rosakrankheit *f*, vegetative Neurose *f* der Kleinkinder, Akrodynie *f*

trol|phol|lol|gy [trəʊ'fɑlədʒɪ] *noun*: Ernährungslehre *f*, Trophologie *f*

troph|o|neu|rol|sis [ˌtrɑfənjʊə'rəʊsɪs, -nʊ-, ˌtrəʊfə-] *noun*: Trophoneurose *f*

troph|o|neu|rot|ic [ˌtrɑfənjʊə'rɑtɪk] *adj*: trophoneurotisch

trol|phol|pal|thy [trəʊ'fɑpəθɪ] *noun*: Ernährungsfehler *m*, Trophopathie *f*

trol|phol|trol|pic [ˌtrɑfə'trɑpɪk] *adj*: trophotrop

trol|pism ['trəʊpɪzəm] *noun*: Tropismus *m*

trol|pol|nin ['trɑpənɪn, 'trəʊ-] *noun*: Troponin *nt*

trun|cal ['trʌŋkl] *adj*: trunkulär

trun|col|thal|al|mus [ˌtrʌŋkəʊ'θæləməs] *noun, plural* -mi [-maɪ]: Trunkothalamus *m*

trun|cus ['trʌŋkəs] *noun, plural* -ci [-saɪ]: **1.** Stamm *m*, Rumpf, Leib *m*, Torso *m*; (*anatom.*) Truncus *m* **2.** Gefäßstamm *m*, Nervenstamm *m*

truncus arteriosus: Truncus arteriosus

trunk [trʌŋk] *noun*: **1.** Stamm *m*, Rumpf *m*, Leib *m*; (*anatom.*) Truncus *m* **2.** Gefäßstamm *m*, Nervenstamm *m*

trunk of atrioventricular bundle: Truncus fasciculi atrioventricularis
brachiocephalic trunk: Truncus brachiocephalicus
bronchomediastinal trunk: Truncus bronchomediastinalis
celiac trunk: Truncus coeliacus
costocervical trunk: Truncus costocervicalis
intestinal trunks: intestinale Lymphstämme *pl*, Trunci intestinales
lymphatic trunks: Lymphstämme *pl*, Trunci lymphatici
pulmonary trunk: Tuncus pulmonalis
sympathetic trunk: Grenzstrang *m*, Truncus sympathicus
thyrocervical trunk: Truncus thyrocervicalis

try|pan|o|cid|al [trɪˌpænə'saɪdl] *adj*: trypanosomizid, trypanozid

try|pan|o|lyt|ic [ˌtrɪpənəʊ'lɪtɪk, trɪˌpænə-] *adj*: trypanolytisch

Try|pan|o|sol|ma [trɪˌpænə'səʊmə] *noun*: Trypanosoma *nt*

try|pan|o|sol|mal [trɪˌpænə'səʊməl] *adj*: Trypanosomen-

try|pan|o|some [trɪ'pænəsəʊm, 'trɪpənəsəʊm] *noun*: Trypanosoma *nt*

try|pan|o|sol|mi|al|sis [trɪˌpænəsəʊ'maɪəsɪs] *noun*: Trypanosomainfektion *f*, Trypanosomiasis *f*

try|pan|o|sol|mi|cid|al [trɪˌpænəˌsəʊmə'saɪdl] *adj*: trypanosomizid, trypanozid

try|pan|o|sol|mi|cide [trɪˌpænə'səʊməsaɪd]: **I** *noun* Trypanosomizid *nt* **II** *adj* trypanosomizid

tryp|sin ['trɪpsɪn] *noun*: Trypsin *nt*

tryp|sin|ol|gen [trɪp'sɪnədʒən] *noun*: Trypsinogen *nt*

T

trypt|a|mine ['trɪptəmiːn, trɪp'tæmɪn] *noun*: Tryptamin *nt*
tryp|tic ['trɪptɪk] *adj*: tryptisch
tryp|to|phan ['trɪptəfæn] *noun*: Tryptophan *nt*
tset|se ['tsetsiː, 'tsiːtsiː] *noun*: Tsetsefliege *f*, Glossina *f*
tu|bal ['t(j)uːbəl] *adj*: tubal, tubar, tubär
tube [t(j)uːb] *noun*: **1.** Röhre *f*, Röhrchen *nt*, Kanal *m* **2.** Sonde *f*, Tubus *m* **3.** Eileiter *m*, Tube *f*
   auditory tube: Ohrtrompete *f*, Eustach-Röhre *f*, Tuba auditiva/auditoria
   cathode-ray tube: Kathodenstrahlröhre *f*
   collecting tubes: (*Niere*) Sammelröhrchen *pl*
   culture tube: Kulturröhrchen *nt*
   double balloon-tipped tube: Doppelballonsonde *f*
   double-lumen tube: Doppellumentubus *m*
   drainage tube: Drainagerohr *nt*
   endobronchial tube: Endobronchialtubus *m*
   endotracheal tube: Endotrachealtubus *m*
   eustachian tube: Ohrtrompete *f*, Eustach-Röhre *f*, Tuba auditiva/auditoria
   nasopharyngeal tube: Nasopharyngealtubus *m*
   nasotracheal tube: Nasotrachealtubus *m*
   neural tube: Neuralrohr *nt*
   oral tube: Orotubus *m*
   oropharyngeal tube: Oropharyngealtubus *m*
   orotracheal tube: Orotrachealtubus *m*
   pus tube: Pyosalpinx *f*
   rectal tube: Rektumsonde *f*
   Schachowa's spiral tube: (*Niere*) proximales Konvolut *nt*
   Sengstaken-Blakemore tube: Sengstaken-Blakemore-Sonde *f*
   test tube: Reagenzglas *nt*, -röhrchen *nt*
   tracheal tube: Trachealtubus *m*
   uterine tube: Eileiter *m*, Tube *f*, Tuba uterina
   Westergren tube: Westergren-Röhrchen *nt*
   x-ray tube: Röntgenröhre *f*
tu|bec|to|my [t(j)uː'bektəmɪ] *noun*: Salpingektomie *f*
tu|ber ['t(j)uːbə(r)] *noun, plural* -bers, -be|ra [-berə]: Höcker *m*, Wulst *m*, Tuber *nt*
   calcaneal tuber: Fersenbeinhöcker *m*, Tuber calcanei
   frontal tuber: Stirnhöcker *m*, Tuber frontale, Eminentia frontalis
tu|ber|cle ['t(j)uːbərkl] *noun*: Höcker

m, Schwellung *f*, Tuberculum *nt*
   acoustic tubercle: Tuberculum acusticum
   adductor tubercle of femur: Tuberculum adductorium femoris
   anomal tubercle: Tuberculum anomale dentis
   anterior tubercle of atlas: Tuberculum anterius atlantis
   anterior tubercle of cervical vertebrae: Tuberculum anterius vertebrae cervicalis
   anterior tubercle of humerus: Tuberculum minus
   anterior obturator tubercle: Tuberculum obturatorium anterius
   tubercle of anterior scalene muscle: Tuberculum musculi scaleni anterioris
   anterior tubercle of thalamus: Tuberculum anterius thalami
   calcaneal tubercle: Tuberculum calcanei
   carotid tubercle: Tuberculum caroticum
   Chassaignac's tubercle: Tuberculum caroticum/anterius vertebra cervicalis VI
   conoid tubercle: Tuberculum conoideum
   corniculate tubercle: Tuberculum corniculatum
   cuneate tubercle: Tuberculum cuneatum
   dental tubercle: Tuberculum dentis
   dorsal tubercle of radius: Tuberculum dorsale
   epiglottic tubercle: Epiglottishöckerchen *nt*, Tuberculum epiglotticum
   external tubercle of humerus: Tuberculum majus humeri
   gracile tubercle: Tuberculum gracile
   gray tubercle: **1.** Tuber cinerum **2.** Tuberculum trigeminale
   greater tubercle of humerus: Tuberculum majus
   infraglenoid tubercle: Tuberculum infraglenoidale
   internal tubercle of humerus: Tuberculum minus humeri
   intervenous tubercle: Tuberculum intervenosum
   lateral intercondylar tubercle: Tuberculum intercondylare laterale
   lateral tubercle of posterior process of talus: Tuberculum laterale tali
   Luschka's tubercle: Carina urethralis vaginae
   mamillary tubercle of hypothalamus: Corpus mammillare

marginal tubercle of zygomatic bone: Tuberculum marginale

medial intercondylar tubercle: Tuberculum intercondylare mediale

medial tubercle of posterior process of talus: Tuberculum mediale tali

miliary tubercle: Miliartuberkel *nt*

nuchal tubercle: Vertebra prominens

orbital tubercle: Tuberculum orbitale

paramesonephric tubercle: Müller-Hügel *m*

posterior tubercle of atlas: Tuberculum posterius atlantis

posterior tubercle of cervical vertebrae: Tuberculum posterius vertebrae cervicalis

posterior tubercle of humerus: Tuberculum major humeri

posterior obturator tubercle: Tuberculum obturatorium posterius

pubic tubercle: Tuberculum pubicum

quadrate tubercle of femur: Tuberculum quadratum

tubercle of Rolando: Tuberculum trigeminale

scaphoid tubercle: Tuberculum ossis scaphoidei

supraglenoid tubercle: Tuberculum supraglenoidale

supratragic tubercle: Tuberculum supratragicum

tubercle of trapezium: Tuberculum ossis trapezii

zygomatic tubercle: Tuberculum articulare

tu|ber|cu|lar [t(j)uːˈbɜrkjələr] *adj*: tuberkular

tu|ber|cu|late [t(j)uːˈbɜrkjəleɪt] *adj*: tuberkular

tu|ber|cu|la|tion [ˌt(j)uːbɜrkjəˈleɪʃn] *noun*: Tuberkelbildung *f*

tu|ber|cu|lid [t(j)uːˈbɜrkjəlɪd] *noun*: Tuberkulid *nt*

tu|ber|cu|lin [t(j)uːˈbɜrkjəlɪn] *noun*: Tuberkulin *nt*

tu|ber|cu|li|tis [ˌt(j)uːbɜrkjəˈlaɪtɪs] *noun*: Tuberkulitis *f*

tu|ber|cu|lo|ci|dal [t(j)uːˌbɜrkjələˈsaɪdl] *adj*: tuberkulozid

tu|ber|cu|lo|der|ma [ˌt(j)uːˌbɜrkjələˈdɜrmə] *noun*: 1. Tuberkuloderm *nt* 2. Hauttuberkulose *f*, Tuberculosis cutis

tu|ber|cu|loid [t(j)uːˈbɜrkjələɪd] *adj*: 1. tuberkelähnlich, tuberkuloid 2. tuberkuloseartig, tuberkuloid

tu|ber|cu|lo|ma [t(j)uːˌbɜrkjəˈləʊmə] *noun*: Tuberkulom *nt*

tu|ber|cu|lo|si|li|co|sis [t(j)uːˌbɜrkjələsɪlɪˈkəʊsɪs] *noun*: Tuberkulosilikose *f*

tu|ber|cu|lo|sis [t(j)uːˌbɜrkjəˈləʊsɪs] *noun*: Tuberkulose *f*

apical tuberculosis: (Lungen-)Spitzentuberkulose *f*

bone tuberculosis: Knochentuberkulose *f*, Knochen-Tb *f*

bovine tuberculosis: Rindertuberkulose *f*

bronchial tuberculosis: Bronchustuberkulose *f*

cutaneous tuberculosis: Hauttuberkulose *f*, Tuberculosis cutis

disseminated tuberculosis: 1. disseminierte Tuberkulose *f* 2. Miliartuberkulose *f*, miliare Tuberkulose *f*, Tuberculosis miliaris

genital tuberculosis: Genitaltuberkulose *f*

genitourinary tuberculosis: Urogenitaltuberkulose *f*

hilar tuberculosis: Bronchiallymphknotentuberkulose *f*

iliocecal tuberculosis: Ileozökaltuberkulose *f*

inactive tuberculosis: inaktive/vernarbte/verheilte Tuberkulose *f*

inhalation tuberculosis: Inhalationstuberkulose *f*

intestinal tuberculosis: Darm-, Intestinaltuberkulose *f*

laryngeal tuberculosis: Larynx-, Kehlkopftuberkulose *f*, Laryngophthise *f*

miliary tuberculosis: Miliartuberkulose *f*, Tuberculosis miliaris

open tuberculosis: offene (Lungen-)Tuberkulose *f*

orificial tuberculosis: Tuberculosis cutis orificialis, Tuberculosis miliaris ulcerosa cutis

postprimary tuberculosis: postprimäre Tuberkulose *f*

pulmonary tuberculosis: Lungentuberkulose *f*, Lungen-Tb *f*

renal tuberculosis: Nierentuberkulose *f*

septic tuberculosis: Landouzy-Sepsis *f*, Sepsis tuberculosa acutissima

spinal tuberculosis: Wirbelsäulentuberkulose *f*, Spondylitis tuberculosa

warty tuberculosis: Wilk-Krankheit *f*, Leichentuberkel *m*, Tuberculosis cutis verrucosa

tu|ber|cu|lo|stat [t(j)uːˈbɜrkjələstæt] *noun*: Tuberkulostatikum *nt*

tu|ber|cu|lo|stat|ic [t(j)uːˌbɜrkjələʊˈstætɪk]: I *noun* Tuberkulostatikum *nt* II *adj* tuberkulostatisch

tu|ber|cu|lot|ic [t(j)uːˌbɜrkjəˈlɑtɪk] *adj*: tuberkulös

tu|ber|cu|lous [t(j)uːˈbɜrkjələs] *adj*: tuberkulös

tu|ber|ose ['t(j)u:bərəʊs] *adj*: knotig, tuberös

tu|ber|os|i|ty [ˌt(j)u:bə'rɑsətɪ] *noun*, *plural* **-ties**: Vorsprung *m*, Tuberositas *f*

bicipital tuberosity: Tuberositas radii

tuberosity of calcaneus: Fersenbeinhöcker *m*, Tuber calcanei

tuberosity of cuboid bone: Tuberositas ossis cuboidei

tuberosity of distal phalanx: Tuberositas phalangis distalis

external tuberosity of femur: Epicondylus lateralis femoris

tuberosity of fifth metatarsal: Tuberositas ossis metatarsalis quinti

tuberosity of first metatarsal: Tuberositas ossis metatarsalis primi

tuberosity for anterior serratus muscle: Tuberositas musculi serrati anterioris

iliac tuberosity: Tuberositas iliaca

internal tuberosity of femur: Epicondylus medialis femoris

ischial tuberosity: Sitzbeinhöcker *m*, Tuber ischiadicum

masseteric tuberosity: Tuberositas masseterica

tuberosity of navicular bone: Tuberositas ossis navicularis

pronator tuberosity: Tuberositas pronatoria

pterygoid tuberosity: Tuberositas pterygoidea

pterygoid tuberosity of mandible: Tuberositas pterygoidea mandibulae

sacral tuberosity: Tuberositas ossis sacralis

scaphoid tuberosity: **1.** Tuberculum ossis scaphoidei **2.** Tuberositas ossis navicularis

scapular tuberosity of Henle: Processus coracoideus

tuberosity of tibia: Tuberositas tibiae

tuberosity of ulna: Tuberositas ulnae

tu|ber|ous ['t(j)u:bərəs] *adj*: knotig, tuberös

tu|bo|ab|dom|i|nal [ˌt(j)u:bəʊæb'dɑmɪnl] *adj*: tuboabdominal, tuboabdominell

tubo-ovarian *adj*: Tuboovarial-

tubo-ovariotomy *noun*: Salpingoophorektomie *f*

tubo-ovaritis *noun*: Salpingo-Oophoritis *f*, Ovariosalpingitis *f*, Oophorosalpingitis *f*

tu|bo|per|i|to|ne|al [ˌt(j)u:bəʊperɪtəʊ'ni:əl] *adj*: tuboperitoneal

tu|bo|plas|ty ['t(j)u:bəʊplæstɪ] *noun*: Ei-

leiter-, Tubenplastik *f*

tu|bor|rhea [ˌt(j)u:bə'rɪə] *noun*: Tuborrhoe *f*

tu|bo|tym|pa|nal [ˌt(j)u:bəʊ'tɪmpənl] *adj*: tubotympanal

tu|bo|u|ter|ine [ˌt(j)u:bəʊ'ju:tərɪn, -raɪn] *adj*: tubouterin

tu|bo|vag|i|nal [ˌt(j)u:bəʊ'vædʒɪnl] *adj*: tubovaginal

tu|bu|lar ['t(j)u:bjələr] *adj*: röhrenförmig, tubulös, tubulär

tu|bule ['t(j)u:bju:l] *noun*: Röhrchen *nt*, Tubulus *m*

renal tubules: Nierentubuli *pl*, Tubuli renales

seminiferous tubules: Hodenkanälchen *pl*, Tubuli seminiferi

tu|bu|li|form ['t(j)u:bjəlɪfɔ:rm] *adj*: tubulär, tubulös

tu|bu|lo|aci|nar [ˌt(j)u:bjələʊ'æsɪnər] *adj*: tubuloazinär, tubuloazinös

tu|bu|lop|a|thy [t(j)u:bjə'lɑpəθɪ] *noun*: Tubulopathie *f*

tu|la|re|mia [ˌtu:lə'ri:mɪə] *noun*: Tularämie *f*, Nagerpest *f*, Franciskrankheit *f*

tu|me|fac|tion [ˌt(j)u:mə'fækʃn] *noun*: **1.** (An-)Schwellung *f* **2.** (diffuse) Anschwellung/Schwellung *f*, Tumeszenz *f*

tu|mes|cence [tju:'mesəns] *noun*: (diffuse) Anschwellung/Schwellung *f*, Tumeszenz *f*

tu|mid ['t(j)u:mɪd] *adj*: ödematös

tu|mor ['t(j)u:mər] *noun*: **1.** Schwellung *f*, Tumor *m* **2.** Geschwulst *f*, Neubildung *f*, Tumor *m*

B cell tumor: (*Pankreas*) B-Zelltumor *m*, Insulinom *nt*

beta cell tumor: → B cell tumor

Brenner's tumor: Brenner-Tumor *m*

Codman's tumor: Chondroblastom *nt*, Codman-Tumor *m*

collision tumor: Kollisionstumor *m*

giant cell tumor: Riesenzelltumor *m*

Grawitz's tumor: Grawitz-Tumor *m*, Hypernephrom *nt*, hypernephroides Karzinom *nt*, klarzelliges Nierenkarzinom *nt*

Hürthle cell tumor: Hürthle-Tumor *m*, oxyphiles Schilddrüsenadenom *nt*

Krukenberg's tumor: Krukenberg-Tumor *m*

Leydig cell tumor: Leydig-Zelltumor *m*

Lindau's tumor: Lindau-Tumor *m*, Hämangioblastom *nt*, Angioblastom *nt*

malignant tumor: Krebs *m*, maligner Tumor *m*, Malignom *nt*

mixed tumor: Mischtumor *m*

mucoepidermoid tumor: Mukoepidermoidtumor *m*

T

Pancoast's tumor: Pancoast-Tumor *m*, apikaler Sulkustumor *m*

phantom tumor: Scheingeschwulst *f*, Phantomtumor *m*

Pinkus tumor: Pinkus-Tumor *m*, prämalignes Fibroepitheliom *nt*

primary tumor: Primärtumor *m*, -geschwulst *f*

Schmincke tumor: Schmincke-Tumor *m*, Lymphoepitheliom *nt*

superior sulcus tumor: Pancoast-Tumor *m*, apikaler Sulkustumor *m*

theca tumor: → *theca cell tumor*

theca cell tumor: Thekazelltumor *m*, Thekom *nt*, Priesel-Tumor *m*

Warthin's tumor: Warthin-Tumor *m*, Adenolymphom *nt*

Wilms' tumor: Wilms-Tumor *m*, embryonales Adenosarkom *nt*, Adenomyorhabdosarkom *nt* der Niere

tu|mor|af|fin [ˌt(j)uːməˈræfɪn] *adj*: tumoraffin, onkotrop

tu|mor|li|ci|dal [ˌt(j)uːmərɪˈsaɪdl] *adj*: tumorizid

tu|mor|i|gen|e|sis [ˌt(j)uːmərɪˈdʒenəsɪs] *noun*: Tumorentstehung *f*, Tumorgenese *f*

tu|mor|ous [ˈt(j)uːmərəs] *adj*: tumorartig, tumorös

Tun|ga [ˈtʌŋgə] *noun*: Tunga *f*

tun|gi|a|sis [tʌŋˈgaɪəsɪs] *noun*: Sandflohbefall *m*, Tungiasis *f*

tu|nic [ˈt(j)uːnɪk] *noun*: Hülle *f*, Haut *f*, Tunica *f*

internal nervous tunic of eye: innere Augenhaut *f*, Tunica interna bulbi

tun|nel [ˈtʌnl] *noun*: Gang *m*, Kanal *m*, Tunnel *m*

carpal tunnel: Handwurzelkanal *m*, Karpalkanal *m*, Canalis carpi

tarsal tunnel: Tarsaltunnel *m*

tur|bid [ˈtɜrbɪd] *adj*: (*Flüssigkeit*) wolkig; undurchsichtig, milchig, unklar, trüb(e)

tur|bid|im|e|try [tɜrbɪˈdɪmətrɪ] *noun*: Trübungsmessung *f*, Turbidimetrie *f*

tur|bi|nate [ˈtɜrbənɪt, -neɪt]: I *noun* Nasenmuschel *f*, Concha nasalis II *adj* gewunden, schnecken-, muschelförmig

tur|bi|nec|to|my [ˌtɜrbɪˈnektəmɪ] *noun*: Nasenmuschelresektion *f*, Turbinektomie *f*

tur|bi|not|o|my [ˌtɜrbɪˈnɑtəmɪ] *noun*: Turbinotomie *f*

tur|ges|cence [tɜrˈdʒesns] *noun*: (An-)Schwellung *f*, Geschwulst *f*, Turgeszenz *f*

tur|gor [ˈtɜrgər] *noun*: Spannungs-, Quellungszustand *m*, Turgor *m*

skin turgor: Hautturgor *m*

tu|ris|ta [tʊəˈrɪstə] *noun*: Reisediarrhoe *f*

turn|o|ver [ˈtɜrnəʊvər] *noun*: Umsatz *m*, Umsatzrate *f*

energy turnover: Energieumsatz *m*

tur|ri|ceph|al|ly [tɜrəˈsefəlɪ] *noun*: Spitz-, Turmschädel *m*, Turrizephalie *f*

tus|si|gen|ic [ˌtʌsəˈdʒenɪk] *adj*: hustenerregend, tussigen, tussipar

twin [twɪn]: I *noun* Zwilling *m*, Geminus *m* II *adj* Zwillings-; doppelt, Doppel-

dichorial twins: → *dizygotic twins*

dissimilar twins: → *dizygotic twins*

dizygotic twins: binovuläre/dizygote/ erbungleiche Zwillinge *pl*

enzygotic twins: eineiige/erbgleiche/ identische/monozygote Zwillinge *pl*

false twins: → *dizygotic twins*

fraternal twins: → *dizygotic twins*

heterologous twins: → *dizygotic twins*

hetero-ovular twins: → *dizygotic twins*

monochorial twins: → *enzygotic twins*

monochorionic twins: →*enzygotic twins*

mono-ovular twins: → *enzygotic twins*

monovular twins: → *enzygotic twins*

monozygotic twins: → *enzygotic twins*

nonidentical twins: → *dizygotic twins*

uniovular twins: → *enzygotic twins*

ty|lec|to|my [taɪˈlektəmɪ] *noun*: Lumpektomie *f*, Quadrantenresektion *f*, Tylektomie *f*

ty|lo|ma [taɪˈləʊmə] *noun*: Schwiele *f*, Tyloma *nt*; Kallus *m*, Callus *m*, Callositas *f*

tym|pa|nal [ˈtɪmpənəl] *adj*: tympanal

tym|pa|nec|to|my [tɪmpəˈnektəmɪ] *noun*: Trommelfellentfernung *f*, Tympanektomie *f*

tym|pan|ic [tɪmˈpænɪk] *adj*: 1. tympanal, Trommelfell-, Paukenhöhlen-, Tympano- 2. (*Schall*) tympanitisch, tympanisch

tym|pa|ni|tes [ˌtɪmpəˈnaɪtiːz] *noun*: Tympanie *f*, Tympania *f*

uterine tympanites: Physometra *f*, Uterustympanie *f*, Tympania uteri

tym|pa|nit|ic [tɪmpəˈnɪtɪk] *adj*: 1. tympanitisch 2. (*Schall*) tympanisch, tympanitisch

tym|pa|ni|tis [ˌtɪmpəˈnaɪtɪs] *noun*: Mittelohrentzündung *f*, Otitis media

tym|pa|no|cen|te|sis [ˌtɪmpənəʊsenˈtiːsɪs] *noun*: Myringotomie *f*, Parazentese *f*

tym|pa|no|eu|sta|chi|an [ˌtɪmpənəʊjuːˈsteɪʃən, -kɪən] *adj*: Paukenhöhle und Eustach-Röhre betreffend

tym|pa|no|gen|ic [ˌtɪmpənəʊˈdʒenɪk] *adj*: tympanogen

tym|pa|no|mal|le|al [ˌtɪmpənəʊ'mælɪəl] *adj:* tympanomalleal

tym|pa|no|man|dib|u|lar [ˌtɪmpənəʊmæn-'dɪbjələr] *adj:* Paukenhöhle und Unterkiefer/Mandibula betreffend

tym|pa|no|mas|toi|di|tis [ˌtɪmpənəʊmæs-tɔɪ'daɪtɪs] *noun:* Tympanomastoiditis *f*

tym|pa|no|mela|to|mas|toi|dec|to|my [ˌtɪm-pənəʊmɪˌeɪtəʊˌmæstɔɪ'dektəmɪ] *noun:* radikale Mastoidektomie *f*

tym|pa|no|plas|tic [ˌtɪmpənəʊ'plæstɪk] *adj:* tympanoplastisch

tym|pa|no|plas|ty ['tɪmpənəʊplæstɪ] *noun:* Tympanoplastik *f*

tym|pa|no|scle|ro|sis [ˌtɪmpənəʊsklɪ-'rəʊsɪs] *noun:* Pauken(höhlen)sklerose *f*, Tympanosklerose *f*

tym|pa|no|sta|pe|di|al [ˌtɪmpənəʊstə-'piːdɪəl] *adj:* tympanostapedial

tym|pa|no|tem|po|ral [ˌtɪmpənəʊ'temp(ə)rəl] *adj:* tympanotemporal

tym|pa|not|o|my [tɪmpə'nɑtəmɪ] *noun:* Parazentese *f*

tym|pa|nous ['tɪmpənəs] *adj:* tympanisch, tympanitisch; gebläht

tym|pa|ny ['tɪmpənɪ] *noun:* Tympanie *f*

type [taɪp]: **I** *noun* Typ *m* *m* **II** *v* (*Gentyp*) bestimmen

ty|phic ['taɪfɪk] *adj:* Typhus-

typh|lec|to|my [tɪf'lektəmɪ] *noun:* Blinddarm-, Zäkumresektion *f*, Typhlektomie *f*

typh|len|ter|i|tis [tɪfˌlentə'raɪtɪs] *noun:* Typhlitis *f*, Zäkumentzündung *f*

typh|lit|ic [tɪf'laɪtɪk] *adj:* typhlitisch

typh|li|itis [tɪf'laɪtɪs] *noun:* **1.** Typhlitis *f*, Zäkumentzündung *f* **2.** Wurmfortsatzentzündung *f*, Blinddarmentzündung *f*

typh|lo|co|lit|ic [ˌtɪfləkə'laɪtɪk] *adj:* typhlokolitisch

typh|lo|co|li|itis [ˌtɪfləkə'laɪtɪs] *noun:* Typhlokolitis *f*

typh|lo|en|ter|i|tis [ˌtɪfləentə'raɪtɪs] *noun:* Typhlitis *f*, Zäkumentzündung *f*

typh|lo|meg|al|ly [ˌtɪflə'megəlɪ] *noun:* Zäkumvergrößerung *f*, Typhlomegalie *f*

typh|lon ['tɪflɑn] *noun:* Blinddarm *m*, Zäkum *nt*, Caecum *nt*

typh|lop|to|sis [ˌtɪflɑp'təʊsɪs] *noun:* Zäkumsenkung *f*, Typhloptose *f*

typh|lo|sis [tɪf'ləʊsɪs] *noun:* Erblindung *f*, Blindheit *f*

typh|los|to|my [tɪf'lɑstəmɪ] *noun:* Zäkumfistel *f*, Typhlostomie *f*

typh|lo|ter|i|tis [ˌtɪflətə'raɪtɪs] *noun:* Typhlitis *f*, Zäkumentzündung *f*

typh|lot|o|my [tɪf'lɑtəmɪ] *noun:* Zäkumeröffnung *f*, Typhlotomie *f*

ty|phoid ['taɪfɔɪd]: **I** *noun* Bauchtyphus *m*, Typhus *m* abdominalis **II** *adj* **1.** Fleckfieber- **2.** typhusartig, typhös

abdominal typhoid: Bauchtyphus *m*, Typhus (abdominalis) *m*

lower abdominal typhoid: Kolotyphus *nt*

ty|phoi|dal [taɪ'fɔɪdl] *adj:* typhusartig, typhös

ty|phous ['taɪfəs] *adj:* typhusartig, typhös

ty|phus ['taɪfəs] *noun:* Fleckfieber *nt*, Typhus *m*

classic typhus: epidemisches/klassisches Fleckfieber *nt*, Läusefleckfieber *nt*

endemic typhus: endemisches/murines Fleckfieber *nt*, Flohfleckfieber *nt*

epidemic typhus: → *classic typhus*

European typhus: → *classic typhus*

exanthematous typhus: → *classic typhus*

flea-borne typhus: → *endemic typhus*

louse-borne typhus: → *classic typhus*

Mexican typhus: → *endemic typhus*

murine typhus: → *endemic typhus*

tick typhus: Zeckenbissfieber *nt*

typ|ing ['taɪpɪŋ] *noun:* Typing *nt*, Typisierung *f*

DNA typing: DNA-Fingerprint-Methode *f*

phage typing: Lysotypie *f*

ty|ra|mine ['taɪrəmiːn] *noun:* Tyramin *nt*, Tyrosamin *nt*

ty|ro|gen|ous [taɪ'rɑdʒənəs] *adj:* tyrogen

ty|ro|ma [taɪ'rəʊmə] *noun:* käsiger Tumor *m*, Tyrom *nt*

ty|ros|a|mine [taɪ'rɑsəmiːn] *noun:* → *tyramine*

ty|ro|sin|ase ['taɪrəsɪneɪz, 'tɪr-] *noun:* Tyrosinase *f*

ty|ro|sine ['taɪrəsɪn, -siːn] *noun:* Tyrosin *nt*

ty|ro|sin|e|mia [ˌtaɪrəsɪ'niːmɪə] *noun:* Tyrosinämie *f*

ty|ro|si|no|sis [ˌtaɪrəsɪ'nəʊsɪs] *noun:* Tyrosinose *f*

ty|ro|si|nu|ria [ˌtaɪrəsɪ'n(j)ʊərɪə] *noun:* Tyrosinurie *f*

ty|ro|sis [taɪ'rəʊsɪs] *noun:* Verkäsung *f*, Tyrosis *f*

ty|ro|tox|i|co|sis [ˌtaɪrəˌtɑksɪ'kəʊsɪs] *noun:* Käsevergiftung *f*, Tyrotoxikose *f*

tzet|ze ['tsetsiː, 'tsiːtsiː] *noun:* → *tsetse*

U

u|bi|qui|none [ju:'bɪkwɪnəʊn, ˌju:bɪkwɪ-'nəʊn] noun: Ubichinon nt

u|bi|qui|tous [ju:'bɪkwɪtəs] adj: überall vorkommend, ubiquitär

ul|cer ['ʌlsər] noun: Geschwür nt, Ulkus nt, Ulcus nt

anastomotic ulcer: Anastomosenulkus nt

chronic leg ulcer: Ulcus cruris

corneal ulcer: Hornhautgeschwür nt, Ulcus corneae

dentition ulcer: Dentitionsgeschwür nt

duodenal ulcer: Zwölffingerdarmgeschwür nt, Duodenalulkus nt, Ulcus duodeni

esophageal ulcer: Speiseröhren-, Ösophagusulkus nt

gastric ulcer: Magengeschwür nt, Ulcus ventriculi

hard ulcer: Ulcus durum

peptic ulcer: peptisches Ulkus nt, Ulcus pepticum

pyloric ulcer: Ulcus pyloricum, Ulcus ad pylorum

senile gastric ulcer: Altersulkus des Magens m

ul|cer|ate ['ʌlsəreɪt] v: ulzerieren; exulzerieren

ul|cer|at|ed ['ʌlsəreɪtɪd] adj: ulzeriert; exulzeriert

ul|cer|a|tion [ʌlsə'reɪʃn] noun: 1. Geschwür nt, Geschwürsbildung f, Ulzeration f; Exulzeration f 2. → ulcer

bladder ulceration: Blasengeschwür nt, Ulcus vesicae

ul|cer|a|tive ['ʌlsəreɪtɪv] adj: 1. geschwürig, ulzerativ, ulzerös, Geschwür(s)- 2. ulzerogen

ul|cer|o|car|ci|no|ma [ˌʌlsərəʊˌkɑːrsɪ-'nəʊmə] noun: Ulkuskarzinom nt, Carcinoma ex ulcere

ul|cer|o|gan|gre|nous [ˌʌlsərəʊ'gæŋgrə-nəs] adj: ulzerös-gangrenös

ul|cer|o|gen|e|sis [ˌʌlsərəʊ'dʒenəsɪs] noun: Ulkusentstehung f, Ulzerogenese f

ul|cer|o|gen|ic [ˌʌlsərəʊ'dʒenɪk] adj: ulzerogen

ul|cer|o|mem|bra|nous [ˌʌlsərəʊ'mem-brənəs] adj: ulzerös-membranös, ul-

zeromembranös

ul|cer|o|phleg|mon|ous [ˌʌlsərəʊ'fleg-mənəs] adj: ulzerophlegmonös

ul|cer|ous ['ʌlsərəs] adj: ulzerogen; ulzerativ, ulzerös, ulzerativ

ul|ec|to|my [ju:'lektəmɪ] noun: Gingivektomie f

ul|na ['ʌlnə] noun, plural -nas, -nae [-niː]: Ulna f, Elle f

ul|nar ['ʌlnər] adj: ulnar

ul|no|car|pal [ˌʌlnə'kɑːrpəl] adj: ulnokarpal, karpoulnar

ul|no|ra|di|al [ˌʌlnə'reɪdɪəl] adj: radioulnar, ulnoradial

ul|tra|brach|y|ce|phal|ic [ˌʌltrəˌbrækɪsə-'fælɪk] adj: ultrabrachyzephal

ul|tra|cen|tri|fu|ga|tion [ˌʌltrəsenˌtrɪfjə-'geɪʃn] noun: Ultrazentrifugation f

ul|tra|fil|tra|tion [ˌʌltrəfɪl'treɪʃn] noun: Ultrafiltration f

ul|tra|mi|cro|scope [ˌʌltrə'maɪkrəskəʊp] noun: Ultramikroskop nt

ul|tra|mi|cro|scop|ic [ˌʌltrəˌmaɪkrə-'skɑpɪk] adj: 1. ultramikroskopisch 2. (Größe) ultramikroskopisch, submikroskopisch, ultravisibel

ul|tra|mi|cros|co|py [ˌʌltrəmaɪ'krɑskəpɪ] noun: Ultramikroskopie f

ul|tra|red [ˌʌltrə'red]: I noun Ultrarot nt, Infrarot nt II adj infrarot, ultrarot

ul|tra|son|ic [ˌʌltrə'sɑnɪk] adj: Ultraschall-, Ultrasono-

ul|tra|son|o|graph|ic [ˌʌltrəˌsɑnə'græfɪk] adj: sonographisch, sonografisch

ul|tra|so|nog|ra|phy [ˌʌltrəsə'nɑgrəfɪ] noun: Ultraschalldiagnostik f, Sonographie f, Sonografie f

Doppler ultrasonography: Doppler-Sonographie f, Doppler-Sonografie f

ul|tra|sound ['ʌltrəsaʊnd] noun: Ultraschall m, Ultraschallstrahlen pl

ul|tra|struc|tur|al [ˌʌltrə'strʌktʃərəl] adj: ultra-, feinstrukturell

ul|tra|vi|o|let [ˌʌltrə'vaɪəlɪt]: I noun Ultraviolett nt, UV-Licht nt II adj ultraviolett, Ultraviolett-, UV-

ul|tra|vis|i|ble [ˌʌltrə'vɪzəbl] adj: ultravisibel, submikroskopisch, ultramikroskopisch

um|bil|i|cal [ʌm'bɪlɪkl]: I noun Nabelschnur f, Funiculus umbilicalis II adj umbilikal, Nabel-, Umbilikal-

um|bil|i|cus [ʌm'bɪlɪkəs, ˌʌmbɪ'laɪkəs] noun, plural -cus|es, -ci [-kaɪ, -saɪ]: Nabel m, Umbilikus m

um|bo ['ʌmbəʊ] noun: Nabel m, Umbilikus m, Umbo m

umbo of tympanic membrane: Trommelfellnabel m, Umbo membranae tympani

um|bras|co|py [ʌm'bræskəpɪ] *noun*: Retinoskopie *f*, Skiaskopie *f*

un|a|dul|ter|at|ed [ʌnə'dʌltəreɪtɪd] *adj*: rein, pur, echt, unverfälscht, unverdünnt

un|cal ['ʌŋkəl] *adj*: Unkus-

un|car|thro|sis [ʌŋkɑːr'θrəʊsɪs] *noun*: Unkarthrose *f*

un|ci|nal ['ʌnsənl] *adj*: **1.** hakenförmig, gekrümmt **2.** Uncus-

Un|ci|nar|ia [ˌʌnsə'neərɪə] *noun*: Uncinaria *f*

un|ci|na|ri|a|sis [ˌʌnsɪnə'raɪəsɪs] *noun*: Uncinariasis *f*

un|ci|nate ['ʌnsɪnɪt, -neɪt] *adj*: **1.** hakenförmig, gekrümmt **2.** Uncus-

un|com|mu|ni|ca|ble [ʌnkə'mjuːnɪkəbl] *adj*: (*Krankheit*) nicht ansteckend oder übertragbar

un|con|di|tioned [ˌʌnkən'dɪʃənd] *adj*: angeboren, unbedingt

un|con|scious [ʌn'kɑnʃəs]: I *noun* **the unconscious** das Unbewusste II *adj* **1.** unbewusst, unwillkürlich **2.** bewusstlos, besinnungslos, ohnmächtig

un|con|scious|ness [ʌn'kɑnʃəsnɪs] *noun*: **1.** Unbewusstheit *f* **2.** Bewusstlosigkeit *f*, Besinnungslosigkeit *f*, Ohnmacht *f*

un|con|tam|i|nat|ed [ʌnkən'tæmɪneɪtɪd] *adj*: nicht verunreinigt oder verseucht oder infiziert oder vergiftet

un|co|ver|te|bral [ˌʌnkəʊ'vɜrtəbrəl] *adj*: unkovertebral

un|crossed [ʌn'krɔst, -'krɑst] *adj*: ungekreuzt

unc|tion ['ʌŋkʃn] *noun*: **1.** Einreibung *f*, (Ein-)Salbung *f*, Unktion *f* **2.** (*pharmakol.*) Salbe *f* **3.** Trost *m*, Balsam *m* (*to* für)

un|cus ['ʌŋkəs] *noun*, *plural* **un|ci** ['ʌnsaɪ]: **1.** Haken *m*, Häkchen *nt*, Uncus *m* **2.** (*ZNS*) Uncus *m*

un|der|arm ['ʌndɑrɑrm]: I *noun* Achselhöhle *f* II *adj* Unterarm-

un|der|de|vel|oped [ˌʌndərdɪ'veləpt] *adj*: **1.** (*radiolog.*) unterentwickelt **2.** zurückgeblieben, unterentwickelt

un|der|de|vel|op|ment [ˌʌndərdɪ'veləpmənt] *noun*: Unterentwicklung *f*, Unreife *f*

un|der|dose ['ʌndərdəʊs]: I *noun* Unterdosierung *f* II *v* unterdosieren; jdm. eine zu geringe Dosis verabreichen

un|der|ex|pose [ˌʌndərɪk'spəʊz] *v*: unterbelichten

un|der|horn ['ʌndərhɔrn] *noun*: Unterhorn *nt*, Cornu temporale ventriculi lateralis

un|der|lip ['ʌndərlɪp] *noun*: Unterlippe *f*

un|der|nour|ished [ʌndər'nɜrɪʃt] *adj*: unterernährt, mangelernährt, fehlernährt

un|der|nour|ish|ment [ʌndər'nɜrɪʃmənt] *noun*: Unterernährung *f*, Mangelernährung *f*, Fehlernährung *f*

un|der|nu|tri|tion [ˌʌndərn(j)uː'trɪʃn] *noun*: Unterernährung *f*, Mangelernährung *f*, Fehlernährung *f*

un|der|per|fused [ˌʌndərpər'fjuːzd] *adj*: minderdurchblutet, hypoperfundiert

un|der|ven|ti|la|tion [ˌʌndərventə'leɪʃn] *noun*: Hypoventilation *f*

un|der|weight ['ʌndərweɪt]: I *noun* Untergewicht *nt* II *adj* untergewichtig

un|de|vel|oped [ˌʌndɪ'veləpd] *adj*: unterentwickelt, schlecht entwickelt

un|dif|fer|en|ti|at|ed [ʌnˌdɪfə'renʃɪeɪtɪd] *adj*: gleichartig, homogen, undifferenziert

un|di|lut|ed [ˌʌndaɪ'luːtɪd] *adj*: unverdünnt; rein, pur

un|du|lant ['ʌndʒələnt, 'ʌnd(j)ə-] *adj*: wellig, wellenförmig, undulierend

un|du|lat|ing ['ʌndərleɪtɪŋ] *adj*: wellig, wellenförmig, undulierend

un|es|ter|i|fied [ʌne'sterəfaɪd] *adj*: unverestert

un|gual ['ʌŋgwəl] *adj*: Nagel-

un|guent ['ʌŋgwənt] *noun*: Salbe *f*, Unguentum *nt*

un|guis ['ʌŋgwɪs] *noun*, *plural* **-gues** [-gwiːz]: Nagel *m*, Unguis *m*

u|ni|ar|tic|u|lar [ˌjuːnɪɑr'tɪkjələr] *adj*: monartikulär, monoartikulär

u|ni|au|ral [ˌjuːnɪ'ɔːrəl] *adj*: monaural, monoaural

u|ni|cam|er|al [juːnɪ'kæm(ə)rəl] *adj*: (*Zyste*) einkammerig, unikameral

u|ni|cel|lu|lar [ˌjuːnɪ'seljələr] *adj*: unizellulär, einzellig

u|ni|cen|tral [ˌjuːnɪ'sentrəl] *adj*: unizentral, unizentrisch

u|ni|cen|tric [ˌjuːnɪ'sentrɪk] *adj*: unizentral, unizentrisch

u|ni|con|dy|lar [ˌjuːnɪ'kɑndɪlər] *adj*: monokondylär

u|ni|fo|cal [ˌjuːnɪ'fəʊkl] *adj*: unifokal

u|ni|form ['juːnɪfɔːrm] *adj*: einheitlich; gleichförmig; konstant, uniform

u|ni|glan|du|lar [ˌjuːnɪ'glændʒələr] *adj*: monoglandulär

u|ni|grav|i|da [ˌjuːnɪ'grævɪdə] *noun*: Primigravida *f*

u|ni|lo|bar [ˌjuːnɪ'ləʊbər] *adj*: unilobar

u|ni|loc|u|lar [ˌjuːnɪ'lɑkjələr] *adj*: (*Zyste*) unilokulär, unilokular

un|im|paired [ʌnɪm'peərd] *adj*: **1.** un-

U

vermindert **2.** unbeschädigt, intakt
un|in|hib|it|ed [ˌʌnɪn'hɪbətɪd] *adj*: ungehemmt
u|ni|nu|cle|ar [ˌjuːnɪ'n(j)uːklɪər] *adj*: mononukleär
u|ni|oc|u|lar [ˌjuːnɪ'ɑkjələr] *adj*: uniokulär, einäugig
u|ni|ov|u|lar [ˌjuːnɪ'ɑvjələr] *adj*: (*Zwillinge*) aus einer Eizelle/einem Ovum entstanden, monovulär, eineiig
u|ni|pa|ra [juː'nɪpərə] *noun*, *plural* **-ras**, **-rae** [-riː]: Erstgebärende *f*, Primipara *f*
u|nip|a|rous [juː'nɪpərəs] *adj*: erstgebärend, primipar
u|ni|po|lar [ˌjuːnɪ'pəʊlər] *adj*: einpolig, unipolar
u|ni|port ['juːnɪpɔːrt] *noun*: Uniport *m*, Uniportsystem *nt*
u|nit ['juːnɪt] *noun*: (Grund-, Maß-) Einheit *f*
bread exchange unit: Broteinheit *f*
enzyme unit: Enzymeinheit *f*
insulin unit: Insulineinheit *f*
SI units: SI-Einheiten *pl*
u|ni|vac|u|o|lar [ˌjuːnɪˌvækjuː'əʊlər] *adj*: univakuolär
u|ni|va|lence [ˌjuːnɪ'veɪləns] *noun*: Einwertigkeit *f*, Univalenz *f*
u|ni|va|lent [ˌjuːnɪ'veɪlənt, juː'nɪvə-] *adj*: einwertig, univalent
un|med|ul|lat|ed [ʌn'medʒəleɪtɪd] *adj*: markscheidenfrei, myelinfrei
un|mye|li|nat|ed [ʌn'maɪəlɪˌneɪtɪd] *adj*: markscheidenfrei, myelinfrei
un|phys|i|o|log|ic [ʌnˌfɪzɪə'lɑdʒɪk] *adj*: nicht physiologisch; unphysiologisch
un|re|spon|sive [ˌʌnrɪ'spɑnsɪv] *adj*: unempfänglich (*to* für)
un|re|spon|sive|ness [ʌnrɪ'spɑnsɪvnɪs] *noun*: Nichtreaktivität *f*
un|rest [ʌn'rest] *noun*: (innere) Unruhe *f*, Nervosität *f*; Ruhelosigkeit *f*
un|sat|u|rat|ed [ʌn'sætʃəreɪtɪd] *adj*: ungesättigt
un|spe|cif|ic [ˌʌnspɪ'sɪfɪk] *adj*: nicht spezifisch, unspezifisch
un|sta|ble [ʌn'steɪbl] *adj*: **1.** (*chem.*) instabil **2.** schwankend, wechselnd; unbeständig **3.** nicht stabil, nicht fest
un|stead|y [ʌn'stedɪ] *adj*: schwankend, unsicher, unbeständig; (*chem.*) zersetzlich, labil
u|ra|chal ['jʊərəkəl] *adj*: Urachus-
u|ra|chus ['jʊərəkəs] *noun*: Harngang *m*, Urachus *m*
u|ra|cil ['jʊərəsɪl] *noun*: Uracil *nt*
u|ra|nis|co|chasm [jʊərə'nɪskəkæzəm] *noun*: → *uranoschisis*
u|ra|nis|co|ni|tis [jʊərəˌnɪskə'naɪtɪs]

noun: Gaumenentzündung *f*, Uranitis *f*
u|ra|nis|co|plas|ty [jʊərəˌnɪskəplæstɪ] *noun*: Staphyloplastik *f*, Uranoplastik *f*
u|ra|no|plas|ty ['jʊərənəʊplæstɪ] *noun*: Gaumenplastik *f*, Uranoplastik *f*
u|ra|nor|rha|phy [ˌjʊərə'nɔrəfɪ] *noun*: Gaumennaht *f*, Uranorrhaphie *f*
u|ra|nos|chi|sis [ˌjʊəræ'nɑkəsɪs] *noun*: Gaumenspalte *f*, Uranoschisis *f*
u|ra|no|schism [jʊə'rænəskɪzəm] *noun*: → *uranoschisis*
u|ra|no|staph|y|lo|plas|ty [ˌjʊərənəʊˌstæfɪləʊplæstɪ] *noun*: Uranostaphyloplastik *f*
u|ra|no|staph|y|los|chi|sis [ˌjʊərənəʊstæfɪ'lɑskəsɪs] *noun*: Uranostaphyloschisis *f*
u|ra|no|vel|os|chi|sis [ˌjʊərənəʊvɪ'lɑskəsɪs] *noun*: → *uranostaphyloschisis*
u|rar|thri|tis [ˌjʊərɑːr'θraɪtɪs] *noun*: Arthritis urica, Arthropathia urica
u|rate ['jʊəreɪt] *noun*: Urat *nt*
u|ra|tel|mia [ˌjʊərə'tiːmɪə] *noun*: Uratämie *f*
u|rat|ic [jə'rætɪk] *adj*: uratisch
u|ra|tol|y|sis [ˌjʊərə'tɑlɪsɪs] *noun*: Uratauflösung *f*, Uratolyse *f*
u|ra|tol|yt|ic [ˌjʊərətəʊ'lɪtɪk] *adj*: uratauflösend, uratolytisch
u|ra|to|ma [ˌjʊərə'təʊmə] *noun*: (Urat-, Gicht-)Tophus *m*
u|ra|tu|ria [ˌjʊərə't(j)ʊərɪə] *noun*: Uraturie *f*
u|rea [jʊ'riːə, 'jʊərɪə] *noun*: Harnstoff *m*, Urea *f*
u|re|al [jʊ'riːəl, 'jʊərɪəl] *adj*: Harnstoff-
u|re|a|poi|e|sis [jə,rɪəpɔɪ'iːsɪs] *noun*: Harnstoffbildung *f*
u|re|ase ['jʊərɪeɪz] *noun*: Urease *f*
u|rel|co|sis [ˌjʊərel'kəʊsɪs] *noun*: Harnwegsgeschwür *nt*, Urelkosis *f*
u|re|mia [jə'riːmɪə] *noun*: Harnvergiftung *f*, Urämie *f*
u|re|mic [jə'riːmɪk] *adj*: urämisch
u|re|mi|gen|ic [jə,riːmɪ'dʒenɪk] *adj*: **1.** urämisch **2.** urämigen
u|re|ol|y|sis [jʊərɪ'ɑlɪsɪs] *noun*: Harnstoffspaltung *f*, Ureolyse *f*
u|re|ol|yt|ic [ˌjʊərɪəʊ'lɪtɪk] *adj*: harnstoffspaltend, ureolytisch
u|re|sis [jə'riːsɪs] *noun*: **1.** Harnen *nt*, Urese *f* **2.** → *urination*
u|re|tal [jə'riːtl] *adj*: ureterisch
u|re|ter ['jʊərətər, jʊə'riːtər] *noun*: Harnleiter *m*, Ureter *m*
u|re|te|ral [jʊə'riːtərəl, jə-] *adj*: ureterisch
u|re|ter|al|gia [jʊˌriːtə'rældʒ(ɪ)ə] *noun*: Harnleiterschmerz *m*, Ureteralgie *f*

u|re|ter|ec|ta|sia [ju͜ə,ri:tərek'teɪʒ(ɪ)ə] *noun*: Ureterektasie *f*

u|re|ter|ec|to|my [,ju,ri:tər'ektəmɪ] *noun*: Ureterektomie *f*

u|re|ter|ic [,ju͜ərə'terɪk] *adj*: ureterisch

u|re|ter|i|tis [ju,ri:tə'raɪtɪs] *noun*: Harnleiterentzündung *f*, Ureteritis *f*

u|re|ter|o|cele [jə'ri:tərə͜usi:l] *noun*: Ureterozele *f*

u|re|ter|o|cer|vi|cal [ju͜ə,ri:tərə͜u'sɜrvɪkl] *adj*: ureterozervikal

u|re|ter|o|col|lic [ju͜ə,ri:tərə͜u'kɑlɪk] *adj*: ureterokolisch

u|re|ter|o|col|los|to|my [ju͜ə,ri:tərə͜ukə'lɑstəmɪ] *noun*: Ureterokolostomie *f*

u|re|ter|o|cu|ta|ne|os|to|my [ju͜ə,ri:tərə͜ukju:,teɪnɪ'ɑstəmɪ] *noun*: Ureterokutaneostomie *f*

u|re|ter|o|cu|ta|ne|ous [ju͜ə,ri:tərə͜ukju:'teɪnɪəs] *adj*: ureterokutan

u|re|ter|o|cys|t|a|nas|to|mo|sis [ju͜ə,ri:tərə͜u,sɪstə,næstə'mə͜usɪs] *noun*: Ureterozystostomie *f*

u|re|ter|o|cys|to|scope [ju͜ə,ri:tərə͜u'sɪstəskə͜up] *noun*: Ureterozystoskop *nt*

u|re|ter|o|cys|tos|to|my [ju͜ə,ri:tərə͜usɪs'tɑstəmɪ] *noun*: Ureterozystostomie *f*

u|re|ter|o|du|o|de|nal [ju͜ə,ri:tərə͜ud(j)u:ə͜u'di:nl] *adj*: ureteroduodenal

u|re|ter|o|en|ter|ic [ju͜ə,ri:tərə͜uen'terɪk] *adj*: ureterointestinal

u|re|ter|o|en|ter|o|a|nas|to|mo|sis [ju͜ə,ri:tərə͜uentərə͜uə,næstə'mə͜usɪs] *noun*: Ureteroenteroanastomose *f*

u|re|ter|o|en|ter|os|to|my [ju͜ə,ri:tərə͜u,entə'rɑstəmɪ] *noun*: Ureteroenteroanastomose *f*

u|re|ter|og|ra|phy [jə,ri:tə'rɑgrəfɪ] *noun*: Ureterographie *f*, Ureterografie *f*

u|re|ter|o|hy|dro|ne|phro|sis [jə,ri:tərə͜u,haɪdrənɪ'frə͜usɪs] *noun*: Ureterohydronephrose *f*

u|re|ter|o|il|e|o|ne|o|cys|tos|to|my [ju͜ə,ri:tərə͜uɪlɪə͜u,ni:ə͜usɪs'tɑstəmɪ] *noun*: Ureteroileoneozystostomie *f*

u|re|ter|o|il|e|os|to|my [ju͜ə,ri:tərə͜uɪlɪ'ɑstəmɪ] *noun*: Ureteroileostomie *f*

u|re|ter|o|in|tes|ti|nal [ju͜ə,ri:tərə͜uɪn'testɪnl] *adj*: ureterointestinal

u|re|ter|o|lith [ju͜ə'ri:tərə͜u lɪθ] *noun*: Harnleiterstein *m*

u|re|ter|o|li|thi|a|sis [ju͜ə,ri:tərə͜ulɪ'θaɪəsɪs] *noun*: Ureterolithiasis *f*

u|re|ter|o|li|thot|o|my [ju͜ə,ri:tərə͜ulɪ'θɑtəmɪ] *noun*: Ureterolithotomie *f*

u|re|ter|ol|y|sis [jə,ri:tə'rɑlɪsɪs] *noun*: Ureterolyse *f*

u|re|ter|o|me|a|tot|o|my [jə,ri:tərə,mɪeɪ'tɑtəmɪ] *noun*: Ureteromeatotomie *f*

u|re|ter|o|ne|o|cys|tos|to|my [ju͜ə,ri:tərə͜uni:ə͜usɪs'tɑstəmɪ] *noun*: Ureterozystostomie *f*

u|re|ter|o|ne|o|py|e|los|to|my [ju͜ə,ri:tərə͜uni:ə͜u,paɪə'lɑstəmɪ] *noun*: Ureteropyeloneostomie *f*, Ureteropyelostomie *f*

u|re|ter|o|ne|phrec|to|my [ju͜ə,ri:tərə͜uni'frektəmɪ] *noun*: Ureteronephrektomie *f*, Nephroureterektomie *f*

u|re|ter|op|a|thy [jə,ri:tə'rɑpəθɪ] *noun*: Harnleitererkrankung *f*, Ureteropathie *f*

u|re|ter|o|pel|vic [ju͜ə,ri:tərə͜u'pelvɪk] *adj*: ureteropelvin

u|re|ter|o|pel|vi|o|ne|os|to|my [ju͜ə,ri:tərə͜u,pelvɪə͜uni'ɑstəmɪ] *noun*: Ureteropyeloneostomie *f*, Ureteropyelostomie *f*

u|re|ter|o|plas|ty [ju͜ə'ri:tərə͜uplæstɪ] *noun*: Harnleiter-, Ureterplastik *f*

u|re|ter|o|proc|tos|to|my [ju͜ə,ri:tərə͜uprak'tɑstəmɪ] *noun*: Ureteroproktostomie *f*, Ureterorekto(neo)stomie *f*

u|re|ter|o|py|e|lit|ic [ju͜ə,ri:tərə͜upaɪə'laɪtɪk] *adj*: ureteropyelitisch, ureteropyelonephritisch

u|re|ter|o|py|e|li|tis [ju͜ə,ri:tərə͜upaɪə'laɪtɪs] *noun*: Ureteropyelitis *f*, Ureteropyelonephritis *f*

u|re|ter|o|py|e|log|ra|phy [ju͜ə,ri:tərə͜upaɪə'lɑgrəfɪ] *noun*: Pyelographie *f*, Pyelografie *f*

u|re|ter|o|py|e|lo|ne|os|to|my [ju͜ə,ri:tərə͜upaɪələ͜uni'ɑstəmɪ] *noun*: Ureteropyeloneostomie *f*, Uretero(neo)pyelostomie *f*

u|re|ter|o|py|e|lo|ne|phrit|ic [ju͜ə,ri:tərə͜upaɪələ͜uni'fraɪtɪk] *adj*: ureteropyelitisch, ureteropyelonephritisch

u|re|ter|o|py|e|lo|ne|phri|tis [ju͜ə,ri:tərə͜upaɪələ͜uni'fraɪtɪs] *noun*: Ureteropyelitis *f*, Ureteropyelonephritis *f*

u|re|ter|o|py|e|lo|ne|phros|to|my [ju͜ə,ri:tərə͜upaɪələ͜uni'frastəmɪ] *noun*: Ureteropyelonephrostomie *f*

u|re|ter|o|rec|tal [ju͜ə,ri:tərə͜u'rektl] *adj*: ureterorektal

u|re|ter|o|rec|to|ne|os|to|my [ju͜ə,ri:tərə͜urektə͜uni'ɑstəmɪ] *noun*: Ureteroproktostomie *f*, Ureterorektostomie *f*, Ureterorektoneostomie *f*

u|re|ter|o|rec|tos|to|my [ju͜ə,ri:tərə͜urek'tɑstəmɪ] *noun*: Ureteroproktostomie *f*, Ureterorektostomie *f*, Ureterorektoneostomie *f*

u|re|ter|or|rha|gia [ju͜ə,ri:tərə͜u'reɪdʒ(ɪ)ə] *noun*: Harnleiterblutung *f*, Ureterorrhagie *f*

u|re|ter|or|rha|phy [jə,ri:tə'rɔrəfɪ] *noun*: Harnleiternaht *f*, Ureterorrhaphie *f*

U

u|re|ter|o|sig|moid|os|to|my [jə,ri:tərə-,sigmɔɪ'dastəmɪ] *noun*: Ureterosigmoid(e)ostomie *f*

u|re|ter|o|steg|no|sis [jə,ri:tərəusteg-'nəusɪs] *noun*: Harnleiterstenose *f*

u|re|ter|o|stel|no|sis [jə,ri:tərəustɪ'nəu-sɪs] *noun*: Harnleiterstenose *f*

u|re|ter|os|tol|ma [jə,ri:tər'astəmə] *noun*: Ureterfistel *f*

u|re|ter|os|tol|my [jə,ri:tər'astəmɪ] *noun*: Ureterostomie *f*

u|re|ter|ot|ol|my [jə,ri:tər'atəmɪ] *noun*: Ureterotomie *f*

u|re|ter|o|tri|gol|no|en|ter|os|tol|my [jə,ri:-tərəutraɪ,gəunəu,entə'rastəmɪ] *noun*: Ureterotrigonoenterostomie *f*

u|re|ter|o|tri|gol|no|sig|moid|os|tol|my [jə-,ri:tərəutraɪ,gəunəusɪgmɔɪ'dastə-mɪ] *noun*: Ureterotrigonosigmoid(e)o-stomie *f*

u|re|ter|o|u|re|ter|al [juə,ri:tərəujə'ri:-tərəl] *adj*: ureteroureteral

u|re|ter|o|u|re|ter|os|tol|my [jə,ri:tərəujə-,ri:tə'rastəmɪ] *noun*: Ureteroureter-ostomie *f*

u|re|ter|o|u|ter|ine [jə,ri:tərəu'ju:tərɪn, -raɪn] *adj*: ureterouterin

u|re|ter|o|vag|il|nal [jə,ri:tərəu'vædʒɪnl] *adj*: ureterovaginal

u|re|ter|o|ves|il|cal [juə,ri:tərəu'vesɪkl] *adj*: ureterovesikal

u|re|ter|o|ves|il|col|plas|ty [jə,ri:tərəu'ves-ɪkəuplæstɪ] *noun*: Ureterovesikoplas-tik *f*

u|re|ter|o|ves|il|cos|tol|my [jə,ri:tərəuvesɪ-'kastəmɪ] *noun*: Ureterovesikostomie *f*

u|re|thra [juə'ri:θrə] *noun, plural* -thras, -thrae [-θri:]: Harnröhre *f*, Urethra *f*
female urethra: Urethra feminina
male urethra: Urethra masculina

u|re|thral [juə'ri:θrəl] *adj*: urethral

u|re|thral|gia [juərə'θrældʒ(ɪ)ə] *noun*: Harnröhrenschmerz *m*, Urethralgie *f*, Urethrodynie *f*

u|re|thra|tre|sia [juə,ri:θrə'tri:ʒ(ɪ)ə] *noun*: Harnröhren-, Urethraatresie *f*

u|re|thrit|lic [,juərə'θraɪtɪk] *adj*: urethri-tisch

u|re|thri|tis [,juərə'θraɪtɪs] *noun*: Ure-thritis *f*, Harnröhrenentzündung *f*
gonorrheal urethritis: gonorrhoische Urethritis *f*, Urethritis gonorrhoica
nongonococcal urethritis: unspezifi-sche/nicht-gonorrhoische Urethritis *f*
postgonococcal urethritis: postgonor-rhoische Urethritis *f*

u|re|thro|blen|nor|rhea [jə,ri:θrəu,blenə-'rɪə] *noun*: Urethroblennorrhoe *f*

u|re|thro|bul|bar [jə,ri:θrəu'bʌlbər] *adj*:

urethrobulbär, bulbourethral

u|re|thro|cele [jə'ri:θrəusi:l] *noun*: 1. Harnröhrendivertikel *nt*, Urethrozele *f* 2. (*gynäkol.*) Harnröhrenprolaps *m*, Urethrozele *f*

u|re|thro|cys|tit|lic [jə,ri:θrəusɪs'taɪtɪk] *adj*: urethrozystitisch

u|re|thro|cys|tiltis [jə,ri:θrəusɪs'taɪtɪs] *noun*: Urethrozystitis *f*

u|re|thro|cys|tog|ral|phy [,jə,ri:θrəusɪs-'tagrəfɪ] *noun*: Urethrozystographie *f*, Urethrozystografie *f*

u|re|thro|dyn|ia [,jə,ri:θrəu'di:nɪə] *noun*: Harnröhrenschmerz *f*, Urethralgie *f*, Urethrodynie *f*

u|re|throg|ral|phy [,juərə'θragrəfɪ] *noun*: Urethrographie *f*, Urethrografie *f*

u|re|thro|pel|nile [jə,ri:θrə'pi:nl, -naɪl] *adj*: Harnröhre und Penis betreffend

u|re|thro|per|il|ne|al [jə,ri:θrəperɪ'ni:əl] *adj*: urethroperineal

u|re|thro|per|il|ne|ol|scro|tal [,jə,ri:θrəu-perɪ,ni:ə'skrəutl] *adj*: urethroperine-oskrotal

u|re|thro|plas|ty ['jə,ri:θrəuplæstɪ] *noun*: Urethroplastik *f*

u|re|thro|pros|tat|lic [jə,ri:θrəpras'tætɪk] *adj*: urethroprostatisch

u|re|thro|rec|tal [jə,ri:θrəu'rektl] *adj*: urethrorektal

u|re|thror|rhal|gia [jə,ri:θrə'reɪdʒ(ɪ)ə] *noun*: Harnröhrenblutung *f*, Urethror-rhagie *f*

u|re|thror|rha|phy [,juərə'θrɔrəfɪ] *noun*: Harnröhrennaht *f*, Urethrorrhaphie *f*

u|re|thror|rhea [jə,ri:θrə'rɪə] *noun*: Harnröhrenausfluss *m*, Urethrorrhoe *f*

u|re|thro|scop|ic [jə,ri:θrə'skapɪk] *adj*: urethroskopisch

u|re|thros|col|py [,juərə'θraskəpɪ] *noun*: Harnröhrenspiegelung *f*, Urethrosko-pie *f*

u|re|thro|scro|tal [jə,ri:θrə'skrəutl] *adj*: urethroskrotal

u|re|thro|stel|no|sis [jə,ri:θrəustɪ'nəusɪs] *noun*: Harnröhrenverengung *f*

u|re|thros|tol|my [juərɪ'θrastəmɪ] *noun*: Urethrostomie *f*

u|re|throt|ol|my [juərɪ'θratəmɪ] *noun*: Harnröhreneröffnung *f*, Urethrotomie *f*

u|re|thro|vag|il|nal [jə,ri:θrə'vædʒɪnl] *adj*: urethrovaginal

u|re|thro|ves|il|cal [jə,ri:θrə'vesɪkl] *adj*: urethrovesikal

ur|hi|dro|sis [,juərhɪ'drəusɪs] *noun*: Ur-hidrosis *f*

u|ric ['juərɪk] *adj*: Urin-, Harn-

u|ric|ac|il|del|mia [,(j)uərɪk,æsɪ'di:mɪə] *noun*: Hyperurikämie *f*

ulriclaclildulria [,(j)υərιkæsι'd(j)υərιə]
noun: Hyperurikurie f

ulrilcase ['jυərιkeιz] *noun*: Uratoxidase
f, Urikase f

ulrilcelmia [,jυərι'si:mιə] *noun*: Hyper-
urikämie f

ulrilcolchollia [,jυərιkəυ'kəυlιə] *noun*:
Urikocholie f

ulrilcollylsis [,jυərι'kɑlιsιs] *noun*: Harnsäurespaltung f, Urikolyse f

ulrilcollytlic[,jυrιkəυ'lιtιk] *adj*: urikoly-
tisch

ulrilcolpoilelsis [,jυrιkəυpɔι'i:sιs] *noun*:
Harnsäurebildung f, Urikopo(i)ese f

ulrilcolsulria [,jυrιkəυ's(j)υərιə] *noun*:
1. Harnsäureausscheidung f, Urikosu-
rie f 2. Hyperurikosurie f, Hyperurikurie f

ulrilcolsulric [,jυrιkəυ's(j)υərιk] *adj*:
urikosurisch

ulrildine ['jυərιdi:n, -dιn] *noun*: Uridin
nt

uridine monophosphate: Uridinmonophosphat nt, Uridylsäure f

ulrildrolsis [,jυərι'drəυsιs] *noun*: Ur(h)i-
drosis f

ulrilnal ['jυərιnl] *noun*: Urinal nt

ulrilnarly ['jυərι,neri:, -nərι] *adj*: Harn-,
Urin-

ulrilnate ['jυərιneιt] *v*: harnen, urinieren

ulrilnaltion [,jυərι'neιʃn] *noun*: Harn-,
Wasserlassen nt, Urinieren nt, Blasenentleerung f, Miktion f

precipitant urination: imperative Miktion f

stuttering urination: Blasenstottern
nt, Harnstottern nt

ulrilnaltive ['jυərιneιtιv] *adj*: harntreibend, diuresefördernd, diuretisch

ulrine ['jυərιn] *noun*: Harn m, Urin m,
Urina f

catheter urine: Katheterurin m, K-Urin m

residual urine: Restharn m

ulrilnelmia [,jυərι'ni:mιə] *noun*: Harn-
vergiftung f, Urämie f

ulrinlildrolsis [,jυərιnι'drəυsιs] *noun*:
Ur(h)idrosis f

ulrilniflerlous [,jυərə'nιfərəs] *adj*: harn-
führend, urinifer

ulrilniflic [,jυərənι'nιfιk] *adj*: harnproduzierend, -bildend

ulrilniplalrous [,jυərənι'nιpərəs] *adj*:
harnproduzierend, -bildend

ulrilnolgenliltal [,jυərənəυ'dʒenιtl] *adj*:
urogenital

ulrilnoglelnous [,jυərι'nɑdʒənəs] *adj*: 1.
harnbildend, urinbildend, urogen 2.
urinogen

ulrilnoslcolpy [,jυərι'nɑskəpι] *noun*:
Harnuntersuchung f, Uroskopie f

ulrilnolsexlulal [,jυərιnəυ'sekʃəwəl] *adj*:
urogenital

ulrilnous ['jυərιnəs] *adj*: harnartig, uri-
nös

ulrolbillin [,jυərəυ'baιlιn, -'bιlιn] *noun*:
Urobilin nt

ulrolbillinlelmia [,jυərəυbιlə'ni:mιə]
noun: Urobilinämie f

ulrolbillinlolgen [,jυərəυbaι'lιnədʒən]
noun: Urobilinogen nt

ulrolbillinlolgenlelmia [,jυərəυbaι,lιnə-
dʒə'ni:mιə] *noun*: Urobilinogenämie f

ulrolbillinlolgenlulria [,jυərəυbaι,lιnə-
dʒə'n(j)υərιə] *noun*: Urobilinogenu-
rie f

ulrolbillilnoid [,jυərəυ'bιlənɔιd, -'baιlι-
] *adj*: urobilinartig, urobilinoid

ulrolbillinlulria [,jυərəυbιlə'n(j)υərιə,
-'baιlι-] *noun*: Urobilinurie f

ulrolcele ['jυərəυsi:l] *noun*: Urozele f,
Uroscheozele f

ulrolcysltic [,jυərəυ'sιstιk] *adj*: Harn-
blasen-, Blasen-

ulrolcyslitis [,jυərəυ'sιstιs] *noun*: Harnblase f, Blase f, Vesica urinaria

ulrolcysltiltis [,jυərəυsιs'taιtιs] *noun*:
Blasenentzündung f, Zystitis f

ulroldynlia [,jυərəυ'di:nιə] *noun*: schmerzhaftes Wasserlassen nt, Urodynie f

ulrolgenliltal [,jυərəυ'dʒenιtl] *adj*: urogenital

ulroglelnous [jυə'rɑdʒənəs] *adj*: 1. urinbildend 2. urogen

ulroglralphy [jυə'rɑgrəfι] *noun*: Urographie f, Urografie f

antegrade urography: antegrade Urographie f, antegrade Urografie f

descending urography: → *excretion
urography*

excretion urography: Ausscheidungs-
urographie f, Ausscheidungsurografie f

excretory urography: → *excretion urography*

infusion urography: Infusionsurogra-
phie f, Infusionsurografie f

intravenous urography: → *excretion
urography*

retrograde urography: retrograde Urographie f, retrograde Urografie f

ulrolhelmaltolnephrolsis [,jυərəυhemə-
təυnι'frəυsιs] *noun*: Urohämatoneph-
rose f

ulrolkilnase [,jυərəυ'kaιneιz, -'kι-] *noun*:
Urokinase f

ulrolkilnetlic [,jυərəυkι'netιk] *adj*: uro-
kinetisch

ulrollith ['jυərəυlιθ] *noun*: Harnstein m,

U

Urolith *m*

u|ro|lith|i|al|sis [ˌjʊərəʊlɪˈθaɪəsɪs] *noun*: Urolithiasis *f*

u|ro|log|ic [ˌjʊərəʊˈlɒdʒɪk] *adj*: urologisch

u|rol|o|gy [jəˈrɒlədʒɪ] *noun*: Urologie *f*

u|ro|ne|phro|sis [ˌjʊərənɪˈfrəʊsɪs] *noun*: Harnstauungs-, Wassersackniere *f*, Hydro-, Uronephrose *f*

u|ro|nos|co|py [ˌjʊərəˈnɒskəpɪ] *noun*: Harnuntersuchung *f*, Uroskopie *f*

u|rop|a|thy [jəˈrɒpəθɪ] *noun*: Harnwegserkrankung *f*, Uropathie *f*

u|ro|pe|nia [ˌjʊərəˈpiːnɪə] *noun*: Uropenie *f*

u|ro|poi|e|sis [ˌjʊərəʊpɔɪˈiːsɪs] *noun*: Harnbereitung *f*, Uropoese *f*

u|ro|poi|et|ic [ˌjʊərəʊpɔɪˈetɪk] *adj*: harnbildend, uropoetisch

u|ro|py|o|ne|phro|sis [ˌjʊərəʊpaɪənɪˈfrəʊsɪs] *noun*: Uropyonephrose *f*

u|ro|py|o|ne|phrot|ic [ˌjʊərəʊpaɪənɪˈfrɒtɪk] *adj*: uropyonephrotisch, hydropyonephrotisch

u|ro|rec|tal [ˌjʊərəʊˈrektl] *adj*: urorektal

u|ro|scop|ic [ˌjʊərəˈskɒpɪk] *adj*: uroskopisch

u|ros|co|py [jəˈrɒskəpɪ] *noun*: Harnuntersuchung *f*, Uroskopie *f*

u|ro|sep|sis [ˌjʊərəˈsepsɪs] *noun*: Urosepsis *f*, Harnsepsis *f*

u|ro|sep|tic [ˌjʊərəˈseptɪk] *adj*: uroseptisch

u|ro|the|li|um [ˌjʊərəˈθiːlɪəm] *noun*: Urothel *nt*

ur|ti|ca [ˈɜrtɪkə] *noun*: Quaddel *f*, Urtika *f*

ur|ti|car|ia [ɜrtɪˈkeərɪə] *noun*: Nesselausschlag *m*, Nesselsucht *f*, Urtikaria *f*
  cholinergic urticaria: Anstrengungs-, Schwitzurtikaria *f*, cholinergische Urtikaria *f*
  cold urticaria: Kälteurtikaria *f*, Urticaria e frigore
  contact urticaria: Kontakturtikaria *f*
  heat urticaria: Wärmeurtikaria *f*, Urticaria e calore
  solar urticaria: Sonnen-, Sommer-, Lichturtikaria *f*, Urticaria solaris/photogenica

ur|ti|car|i|al [ɜrtɪˈkeərɪəl] *adj*: urtikariell

ur|ti|car|i|ous [ˌɜrtɪˈkeərɪəs] *adj*: urtikariell

ur|ti|ca|tion [ˌɜrtɪˈkeɪʃn] *noun*: **1.** Nesselbildung *f*, Quaddelbildung *f* **2.** Brennen *nt*

u|ter|al|gia [ˌjuːtəˈrældʒ(ɪ)ə] *noun*: Gebärmutterschmerz(en *pl*) *m*, Hysteralgie *f*, Metralgie *f*

u|ter|ec|to|my [ˌjuːtəˈrektəmɪ] *noun*:

Gebärmutterentfernung *f*, Hysterektomie *f*

u|ter|ine [ˈjuːtərɪn, -raɪn] *adj*: uterin

u|ter|o|ab|dom|i|nal [ˌjuːtərəʊæbˈdɒmɪnl] *adj*: uteroabdominal, uteroabdominell

u|ter|o|cer|vi|cal [ˌjuːtərəʊˈsɜrvɪkəl] *adj*: uterozervikal

u|ter|o|dyn|ia [ˌjuːtərəʊˈdiːnɪə] *noun*: Gebärmutterschmerz *m*, Hysteralgie *f*, Metralgie *f*

u|ter|o|fix|a|tion [ˌjuːtərəʊfɪkˈseɪʃn] *noun*: Gebärmutterfixierung *f*, Hysteropexie *f*

u|ter|o|gen|ic [ˌjuːtərəʊˈdʒenɪk] *adj*: uterogen

u|ter|o|ges|ta|tion [ˌjuːtərəʊdʒesˈteɪʃn] *noun*: intrauterine/eutopische Schwangerschaft/Gravidität *f*

u|ter|og|ra|phy [ˌjuːtəˈrɒɡrəfɪ] *noun*: **1.** (*radiolog.*) Hysterographie *f*, Uterographie *f*, Hysterografie *f*, Uterografie *f* **2.** (*gynäkol.*) Hysterographie *f*, Hysterografie *f*

u|ter|o|o|var|i|an [ˌjuːtərəʊˈveərɪən] *adj*: Gebärmutter und Eierstock betreffend

u|ter|o|per|i|to|ne|al [ˌjuːtərəʊˌperɪtəʊˈniːəl] *adj*: metroperitoneal, uteroperitoneal

u|ter|o|pex|y [ˈjuːtərəʊpeksɪ] *noun*: Gebärmutterfixierung *f*, Uteropexie *f*

u|ter|o|pla|cen|tal [ˌjuːtərəʊpləˈsentl] *adj*: uteroplazentar, uteroplazentär

u|ter|o|rec|tal [ˌjuːtərəʊˈrektl] *adj*: uterorektal, rektouterin

u|ter|o|sa|cral [ˌjuːtərəʊˈseɪkrəl] *adj*: uterosakral, sakrouterin

u|ter|o|sal|pin|gog|ra|phy [ˌjuːtərəʊsælpɪŋˈɡɒɡrəfɪ] *noun*: Hysterosalpingographie *f*, Hysterosalpingografie *f*

u|ter|o|scle|ro|sis [ˌjuːtərəʊsklɪˈrəʊsɪs] *noun*: Gebärmuttersklerose *f*

u|ter|os|co|py [ˌjuːtəˈrɒskəpɪ] *noun*: Hysteroskopie *f*

u|ter|ot|o|my [ˌjuːtəˈrɒtəmɪ] *noun*: Hysterotomie *f*

u|ter|o|trop|ic [ˌjuːtərəʊˈtrɒpɪk] *adj*: uterotrop

u|ter|o|tu|bal [ˌjuːtərəʊˈtjuːbl] *adj*: uterotubal

u|ter|o|tu|bog|ra|phy [ˌjuːtərəʊtjuːˈbɒɡrəfɪ] *noun*: Hysterosalpingographie *f*, Hysterosalpingografie *f*

u|ter|o|vag|i|nal [ˌjuːtərəʊˈvædʒɪnl] *adj*: uterovaginal

u|ter|o|ves|i|cal [ˌjuːtərəʊˈvesɪkl] *adj*: uterovesikal, vesikouterin

u|ter|us [ˈjuːtərəs] *noun, plural* u|ter|us-

U

es, u|teri ['ju:tərai]: Gebärmutter *f*, Uterus *m*

u|tri|cle ['ju:trɪkl] *noun*: (*Ohr*) Vorhofbläschen *nt*, Utriculus vestibularis
prostatic utricle: Prostatablindsack *m*, Utrikulus *m*, Utriculus prostaticus
u|tric|u|lar [ju:'trɪkjələr] *adj*: **1.** schlauch-, beutelförmig **2.** Utrikulus-
u|tric|u|lit|ic [ju:ˌtrɪkjə'laɪtɪk] *adj*: utrikulitisch
u|tric|u|li|tis [ju:ˌtrɪkjə'laɪtɪs] *noun*: Utriculitis *f*
u|tric|u|lus [ju:'trɪkjələs] *noun, plural* **-li** [-laɪ]: Utriculus *m*
u|vea ['ju:vɪə] *noun*: mittlere Augenhaut *f*, Uvea *f*, Tunica vasculosa bulbis
u|ve|al ['ju:vɪəl] *adj*: uveal
u|ve|it|ic [ˌju:vɪ'ɪtɪk] *adj*: uveitisch
u|ve|i|tis [ˌju:vɪ'aɪtɪs] *noun*: Uveitis *f*, Uveaentzündung *f*
u|ve|o|par|o|ti|tis [ˌju:vɪəʊpærə'taɪtɪs] *noun*: Uveoparotitis *f*
u|ve|o|scle|ri|tis [ˌju:vɪəʊsklɪ'raɪtɪs] *noun*: Uveoskleritis *f*
u|ve|ous ['ju:vɪəs] *adj*: uveal
u|vi|o|fast ['ju:vɪəʊfæst] *adj*: UV-resis-

tent
u|vi|o|re|sis|tant [ˌju:vɪəʊrɪ'zɪstənt] *adj*: UV-resistent
u|vi|o|sen|si|tive [ju:vɪəʊ'sensɪtɪv] *adj*: UV-empfindlich
u|vu|la ['ju:vjələ] *noun, plural* **-las, -lae** [-li:]: **1.** Zäpfchen *nt*, Uvula *f* **2.** (Gaumen-)Zäpfchen *nt*, Uvula palatina
uvula of bladder: Blasenzäpfchen *nt*, Uvula vesicae
palatine uvula: (Gaumen-)Zäpfchen *nt*, Uvula *f* palatina
u|vu|lar ['ju:vjələr] *adj*: uvulär
u|vu|lec|to|my [ˌju:vjə'lektəmɪ] *noun*: Zäpfchenentfernung *f*, Uvulektomie *f*
u|vu|lit|ic [ˌju:vjə'laɪtɪk] *adj*: uvulitisch, staphylitisch
u|vu|li|tis [ˌju:vjə'laɪtɪs] *noun*: Zäpfchenentzündung *f*, Uvulitis *f*, Staphylitis *f*
u|vu|lop|to|sis [ˌju:vələp'təʊsɪs] *noun*: Zäpfchensenkung *f*, Uvuloptose *f*
u|vu|lo|tome ['ju:vələtəʊm] *noun*: Uvulotom *nt*, Staphylotom *nt*
u|vu|lot|o|my [ˌju:və'lɑtəmɪ] *noun*: Uvulotomie *f*, Staphylotomie *f*

V

vaclcilna [væk'sɪnə] *noun*: Impfpocken *pl*, Vaccinia *f*
vaclcilnal ['væksɪnl] *adj*: vakzinal
vaclcilnate ['væksɪneɪt] *v*: impfen, vakzinieren (*against* gegen)
vaclcilnaltion [,væksɪ'neɪʃn] *noun*: **1.** Schutzimpfung *f*, Impfung *f*, Vakzination *f* **2.** Pockenschutzimpfung *f*, Vakzination *f*
   BCG vaccination: BCG-Impfung *f*
   MMR vaccination: MMR-Impfung *f*
   oral vaccination: Schluckimpfung *f*
   Salks vaccination: Salk-Impfung *f*
   triple vaccination: Tripelimpfung *f*
vaclcine [væk'si:n, 'væksi:n]: **I** *noun* Impfstoff *m*, Vakzine *f* **II** *adj* →*vaccinal*
   combination vaccine: Kombinationsimpfstoff *m*
   live vaccine: Lebendvakzine *f*
   Sabin's vaccine: Sabin-Vakzine *f*, oraler Lebendpolioimpfstoff *m*
   split-protein vaccine: →*subvirion vaccine*
   split-virus vaccine: →*subvirion vaccine*
   subunit vaccine: →*subvirion vaccine*
   subvirion vaccine: Spaltimpfstoff *m*, Spaltvakzine *f*
vaclcinee [væksə'ni:] *noun*: Geimpfter *m*, Impfling *m*
vaclcinia [væk'sɪnɪə] *noun*: Impfpocken *pl*, Vaccinia *f*
vaclcinilial [væk'sɪnɪəl] *adj*: Vaccinia-, Vakzine-
vaclcinililform [væk'sɪnəfɔːrm] *adj*: vacciniaähnlich, vaccinoid
vaclcilnogelnous [væksɪ'nɑdʒənəs] *adj*: vakzine-bildend
vaclcilnoid ['væksɪnɔɪd] *adj*: vacciniaähnlich, vaccinoid
vaclcilnum ['væksɪnəm] *noun*: Impfstoff *m*, Vakzine *f*
vaclulollar ['vækjə,əʊlər, 'vækjələr] *adj*: vakuolenartig; vakuolenhaltig, vakuolär
vaclulollate ['vækjə(wə)lɪt, -leɪt] *adj*: vakuolenartig; vakuolenhaltig, vakuolär
vaclulollaltion [,vækjʊə'leɪʃn, ,vækjə-]

noun: Vakuolenbildung *f*, Vakuolisierung *f*
vaclulole ['vækjʊəʊl] *noun*: Vakuole *f*
vaclulum ['vækj(əw)əm]: **I** *noun* Vakuum *nt* **II** *adj* Vakuum-
valgal ['veɪgl] *adj*: vagal
valgecltolmy [veɪ'dʒektəmɪ] *noun*: Vagusresektion *f*, Vagektomie *f*
valgilna [və'dʒaɪnə] *noun, plural* -nas, -nae [-niː]: **1.** Scheide *f*, Hülle *f*, Vagina *f* **2.** Scheide *f*, Vagina *f*
vagiilnal ['vædʒənl; və'dʒaɪnl] *adj*: vaginal
vagiilnallecltolmy [,vædʒɪnə'lektəmɪ] *noun*: Kolpektomie *f*
vagiilnalliltis [,vædʒɪnə'laɪtɪs] *noun*: Vaginalitis *f*, Hodenscheidenentzündung *f*
vagiilnecltolmy [vædʒɪn'nektəmɪ] *noun*: Kolpektomie *f*
vagiilnism ['vædʒɪnɪzəm] *noun*: Scheidenkrampf *m*, Vaginismus *m*
vagiilnislmus [,vædʒɪ'nɪzməs] *noun*: Scheidenkrampf *m*, Vaginismus *m*
vagiilniltic [,vædʒɪ'naɪtɪk] *adj*: vaginitisch, kolpitisch
vagiilniltis [,vædʒɪ'naɪtɪs] *noun*: Scheidenentzündung *f*, Kolpitis *f*, Vaginitis *f*
vagiilnolabldomlilnal [,vædʒɪnəʊæb-'dəmɪnl] *adj*: vaginoabdominal
vagiilnolcele ['vædʒɪnəʊsiːl] *noun*: Scheidenbruch *m*, Kolpozele *f*
vagiilnolcultalnelous [,vædʒɪnəʊkjuː-'teɪnɪəs] *adj*: vaginokutan
vagiilnoldynlia [,vædʒɪnəʊ'diːnɪə] *noun*: Scheidenschmerz *m*, Kolpalgie *f*, Vaginodynie *f*
vagiilnolfixlaltion [,vædʒɪnəʊfɪk'seɪʃn] *noun*: Scheidenanheftung *f*, Vaginofixation *f*
vagiilnoglralphy [,vædʒɪ'nɑgrəfɪ] *noun*: Kolpographie *f*, Kolpografie *f*
vagiilnollablbial [,vædʒɪnəʊ'leɪbɪəl] *adj*: vaginolabial
vagiilnolmylcolsis [,vædʒɪnəʊmaɪ'kəʊsɪs] *noun*: Kolpo-, Vaginomykose *f*
vagiilnoplalthy [,vædʒɪ'nɑpəθɪ] *noun*: Scheidenerkrankung *f*, Kolpopathie *f*
vagiilnolperlilnelal [,vædʒɪnəʊperɪ'niːəl] *adj*: vaginoperineal, perineovaginal
vagiilnolperlilnelolplaslty [,vædʒɪnəʊperɪ'niːəplæstɪ] *noun*: Kolpoperineoplastik *f*
vagiilnolperlilnelorlrhalphy [,vædʒɪnəʊperɪnɪ'ɔrəfɪ] *noun*: Kolpo-, Vaginoperineorrhaphie *f*
vagiilnolperliltolnelal [,vædʒɪnəʊperɪtəʊ'niːəl] *adj*: vaginoperitoneal
vagiilnolpexly ['vædʒɪnəʊpeksɪ] *noun*:

Scheidenanheftung f, Vaginopexie f

vagi|no|plas|ty ['vædʒɪnəʊplæstɪ] *noun*: Scheiden-, Kolpo-, Vaginoplastik f

vagi|nos|co|py [,vædʒɪ'nɑskəpɪ] *noun*: Kolposkopie f

vagi|no|sis [,vædʒɪ'nəʊsɪs] *noun*: Scheidenerkrankung f, Vaginose f

bacterial vaginosis: bakterielle Vaginose f

vagi|not|o|my [,vædʒɪ'nɑtəmɪ] *noun*: Scheidenschnitt m, Kolpo-, Vaginotomie f

vagi|no|ves|i|cal [,vædʒɪnəʊ'vesɪkl] *adj*: vaginovesikal, vesikovaginal

vagi|no|vul|var [,vædʒɪnəʊ'vʌlvəl] *adj*: vulvovaginal

va|go|gram ['veɪgəʊgræm] *noun*: (Elektro-)Vagogramm nt

va|gol|y|sis [veɪ'gɑlɪsɪs] *noun*: Vagolyse f

va|go|lyt|ic [,veɪgəʊ'lɪtɪk] *adj*: vagolytisch, parasympatholytisch, anticholinerg

va|go|mi|met|ic [,veɪgəʊmaɪ'metɪk] *adj*: vagomimetisch, parasympathomimetisch

va|go|splanch|nic [,vædʒɪnəʊ'splæŋknɪk] *adj*: vagosympathisch

va|go|sym|pa|thet|ic [,vædʒɪnəʊsɪmpə-'θetɪk] *adj*: vagosympathisch

va|got|o|my [veɪ'gɑtəmɪ] *noun*: Vagotomie f

parietal cell vagotomy: selektive proximale Vagotomie f

selective vagotomy: selektiv gastrale Vagotomie f

truncal vagotomy: trunkuläre Vagotomie f

va|go|ton|ic [,veɪgəʊ'tɑnɪk] *adj*: vagoton

va|got|o|ny [veɪ'gɑtəmɪ] *noun*: Vagotonie f

va|go|trop|ic [,veɪgəʊ'trɑpɪk] *adj*: vagotrop

va|go|va|gal [,veɪgəʊ'veɪgl] *adj*: vagovagal

va|gus ['veɪgəs] *noun, plural* **-gi** [-dʒaɪ, -gaɪ]: Vagus m, X. Hirnnerv m, Nervus vagus

va|lence ['veɪləns] *noun*: Wertigkeit f, Valenz f

va|len|cy ['veɪlənsɪ] *noun*: → valence

hallux valgus: Ballengroßzehe f, X-Großzehe f, Hallux valgus

val|gus ['vælgəs] *adj*: krumm, valgus

va|lid|i|ty [və'lɪdətɪ] *noun*: Gültigkeit f, Validität f

va|line ['væli:n, 'veɪl-, -ɪn] *noun*: Valin nt, α-Aminoisovaleriansäure f

va|lin|e|mia [vælɪ'ni:mɪə] *noun*: Valin-

ämie f

val|lec|u|la [və'lekjələ] *noun, plural* **-lae** [-li:]: **1.** kleine Ritze f, Spalt(e f) m, Furche f, Vallecula f **2.** → epiglottic vallecula

epiglottic vallecula: Vallecula epiglottica

va|lue ['vælju:] *noun*: Gehalt m, Grad m; (Zahlen-)Wert m

blood glucose value: Blutzuckerspiegel m, Glukosespiegel m

caloric value: Kalorienwert m

fasting value: Nüchternwert m

Quick value: Thromboplastinzeit f, Quickwert m, Quick m, Prothrombinzeit f

val|val ['vælvl] *adj*: valvulär

val|var ['vælvər] *adj*: valvulär

valve [vælv] *noun*: Klappe f, Valva f, Valvula f

aortic valve: Aortenklappe f, Valva aortae

atrioventricular valve: Atrioventrikularklappe f, Valva atrioventricularis

auriculoventricular valve: → atrioventricular valve

Bauhin's valve: Bauhin-Klappe f, Ileozökalklappe f, Valva ileocaecalis/ilealis

cardiac valves: Herzklappen pl

coronary valve: Thebesius-Klappe f, Sinusklappe f, Valvula sinus coronarii

eustachian valve: Eustachio-Klappe f, Valvula venae cavae inferioris

Hasner's valve: Hasner-Klappe f, Plica lacrimalis

heart valves: Herzklappen pl

ileocecal valve: Bauhin-Klappe f, Ileozökalklappe f, Valva ileocaecalis/ilealis

valve of inferior vena cava: Eustachio-Klappe f, Valvula venae cavae inferioris

left atrioventricular valve: Mitralklappe f, Valvula bicuspidalis, Valva atrioventricularis sinistra

lymphatic valve: Lymph(gefäß)klappe f, Valvula lymphatica

mitral valve: Mitralklappe f, Valvula bicuspidalis, Valva atrioventricularis sinistra

prosthetic valve: Herzklappenprothese f, -ersatz m, künstliche Herzklappe f

prosthetic heart valve: künstliche Herzklappe, Herzklappenersatz m

pulmonary valve: Pulmonal(is)klappe f, Valva trunci pulmonalis

valve of Sylvius: Eustachio-Klappe f, Valvula venae cavae inferioris

thebesian valve: Sinusklappe f, Thebesius-Klappe f, Valvula sinus coronarii

tricuspid valve: Trikuspidalklappe f, Valva tricuspidalis, Valva atrioventricularis dextra

val|vi|form ['vælvɪfɔːrm] *adj*: klappenförmig

val|vo|plas|ty ['vælvəʊplæstɪ] *noun*: Valvuloplastik *f*

val|vot|o|my [væl'vɑtəmɪ] *noun*: Valvulotomie *f*

val|vu|la ['vælvjələ] *noun, plural* -lae [-liː]: Valvula *f*

val|vu|lar ['vælvjələr] *adj*: klappenförmig, valvulär

val|vule ['vælvjuːl] *noun*: Valvula *f*

val|vu|li|tis [ˌvælvjə'laɪtɪs] *noun*: **1.** Klappenentzündung *f*, Valvulitis *f* **2.** Herzklappenentzündung *f*

val|vu|lo|plas|ty ['vælvjələʊplæstɪ] *noun*: Valvuloplastie *f*, Valvuloplastik *f*
balloon valvuloplasty: Ballonvalvuloplastie *f*

val|vu|lot|o|my [ˌvælvjə'lɑtəmɪ] *noun*: Valvulotomie *f*

van|co|my|cin [vænkəʊ'maɪsɪn] *noun*: Vancomycin *nt*

va|por ['veɪpər] *noun*: **1.** Dampf *m*; Vapor *m* **2.** Gas(gemisch *nt*) *nt*

va|por|iz|er ['veɪpəraɪzər] *noun*: Zerstäuber *m*; Verdampfer *m*, Vaporizer *m*

va|por|ous ['veɪpərəs] *adj*: dunstig, neblig

va|por|y ['veɪpərɪ] *adj*: dunstig, dampfig, neblig

var|i|al|tion [ˌveərɪ'eɪʃn] *noun*: **1.** Abweichung *f*, Variation *f* **2.** Variation *f*, Variante *f*

var|i|ca|tion [værɪ'keɪʃn] *noun*: **1.** Varixbildung *f* **2.** Varikosität *f* **3.** → *varix*

var|i|ce|al [værɪ'siːəl, və'rɪsɪəl] *adj*: Varizen-, Varik(o)-

var|i|cel|la [værɪ'selə] *noun*: Windpocken *pl*, Wasserpocken *pl*, Varizellen *pl*

var|i|cel|li|form [værɪ'selɪfɔːrm] *adj*: varicelliform

var|i|cel|loid [værɪ'seloɪd] *adj*: varicelliform

var|i|ces ['veərəsiːz] *plural*: → *varix*
esophageal varices: Ösophagusvarizen *pl*

var|i|ci|form [və'rɪsəfɔːrm] *adj*: varizenähnlich, varikös

var|i|co|cele [væ'rɪkəʊsiːl] *noun*: Krampfaderbruch *m*, Varikozele *f*, Hernia varicosa

var|i|cog|ra|phy [ˌværɪ'kɑgrəfɪ] *noun*: Varikographie *f*, Varikografie *f*

var|i|coid ['værɪkɔɪd] *adj*: varizenähnlich, varikös

var|i|co|phle|bit|ic [ˌværɪkəʊflɪ'baɪtɪk] *adj*: varikophlebitisch

var|i|co|phle|bi|tis [ˌværɪkəʊflɪ'baɪtɪs]

var|i|co|phle|bi|tis [ˌværɪkəʊflɪ'baɪtɪs] *noun*: Varikophlebitis *f*, Krampfaderentzündung *f*, Varizenentzündung *f*

var|i|cose ['værɪkəʊs] *adj*: varizenähnlich, varikös

var|i|co|sis [værɪ'kəʊsɪs] *noun*: Varikose *f*, Varicosis *f*

var|i|cos|i|ty [værɪ'kɑsətɪ] *noun*: **1.** Varikosität *f* **2.** → *varix*

var|i|cot|o|my [ˌværɪ'katəmɪ] *noun*: Varikotomie *f*

va|ri|e|ty [və'raɪətɪ] *noun, plural* -ties: Varietät *f*, Stamm *m*, Variante *f*

va|ri|o|la [və'raɪələ] *plural*: Pocken *pl*, Variola *f*

va|ri|o|li|form [værɪ'ɑlɪfɔːrm] *adj*: pockenähnlich, varioliform

va|ri|o|loid ['veərɪələɪd]: **I** *noun* Variola benigna **II** *adj* pockenähnlich, varioliform

va|rix ['veərɪks] *noun, plural* **var|i|ces** ['veərəsiːz]: Varix *f*, Varixknoten *m*, Varize *f*, Krampfader *f*

var|us ['veərəs] *adj*: varus, Varus-, O-

vas ['væs] *noun, plural* **va|sa** ['veɪsə, -zə]: Gefäß *nt*, Vas *nt*

va|sal ['veɪzl] *adj*: Gefäß-, Vas(o)-

va|sal|gia [və'sældʒ(ɪ)ə] *noun*: Gefäßschmerz *m*, Vasalgie *f*, Vasodynie *f*

vas|cu|lar ['væskjələr] *adj*: vaskulär, vaskular

vas|cu|lar|i|ty [ˌvæskjə'lærətɪ] *noun*: Gefäßreichtum *m*, Vaskularität *f*

vas|cu|lar|i|za|tion [ˌvæskjələrɪ'zeɪʃn] *noun*: Gefäßbildung *f*, Vaskularisation *f*, Vaskularisierung *f*

vas|cu|lar|ize ['væskjələraɪz]: **I** *vt* vaskularisieren **II** *vi* Blutgefäße (aus-)bilden

vas|cu|lit|ic [ˌvæskjə'lɪtɪk] *adj*: vaskulitisch, angiitisch

vas|cu|li|tis [væskjə'laɪtɪs] *noun*: Angiitis *f*, Gefäßwandentzündung *f*, Vasculitis *f*

allergic vasculitis: → *hypersensitivity vasculitis*

hypersensitivity vasculitis: Immunkomplexvaskulitis *f*, leukozytoklastische Vaskulitis *f*, Vasculitis allergica

leukocytoclastic vasculitis: → *hypersensitivity vasculitis*

vas|cu|lo|car|di|ac [ˌvæskjələʊ'kɑːrdɪæk] *adj*: kardiovaskulär

vas|cu|lo|gen|ic [ˌvæskjələʊ'dʒenɪk] *adj*: Blutgefäße ausbildend

vas|cu|lo|mo|tor [ˌvæskjələʊ'məʊtər] *adj*: vasomotorisch

vas|cu|lo|pa|thy [ˌvæskjə'lɑpəθɪ] *noun*: (Blut-)Gefäßerkrankung *f*, Vaskulopathie *f*

vas|cu|lo|tox|ic [ˌvæskjələʊ'tɑksɪk] *adj*:

V

vaskulotoxisch
vas|ec|to|my [væ'sektəmɪ] noun: Vasektomie f, Vasoresektion f
vas|il|fac|tive ['væzɪfæktɪv] adj: angiopoetisch
vas|i|form ['væsɪfɔ:rm] adj: vasiform
va|si|tis [və'saɪtɪs] noun: Deferentitis f, Samenleiterentzündung f
va|so|ac|tive [,væsəu'æktɪv, ,veɪzəu-] adj: vasoaktiv
va|so|con|ges|tion [,veɪzəukən'dʒestʃn] noun: Vasokongestion f
va|so|con|stric|tion [,veɪzəukən'strɪkʃn] noun: Vasokonstriktion f
va|so|con|stric|tive [,væsəukən'strɪktɪv] adj: vasokonstriktorisch
va|so|con|stric|tor [,væsəukən'strɪktər]: I noun Vasokonstriktor m II adj vasokonstriktorisch
va|so|de|pres|sion [,væsəudɪ'preʃn] noun: Vasodepression f
va|so|de|pres|sor [,væsəudɪ'presər] adj: vasodepressiv, vasodepressorisch
va|so|di|la|ta|tion [,væsəudɪlə'teɪʃn] noun: → vasodilation
va|so|di|la|tion [,væsəudaɪ'leɪʃn] noun: Gefäßerweiterung f, Vasodilatation f
va|so|di|la|tive [,væsəudaɪ'leɪtɪv] adj: gefäßerweiternd, vasodilatatorisch
va|so|di|la|tor [,væsəudaɪ'leɪtər]: I noun Vasodilatator m, Vasodilatans nt II adj gefäßerweiternd, vasodilatatorisch
va|so|epi|did|y|mos|to|my [,væsəuepɪ-,dɪdə'mastəmɪ] noun: Vasoepididymostomie f
va|so|fac|tive [,væsəu'fæktɪv] adj: angiopoetisch
va|so|for|ma|tion [,væsəufɔ:r'meɪʃn] noun: Angiopoese f
va|so|for|ma|tive [,væsəu'fɔ:rmətɪv] adj: angiopoetisch
va|so|gen|ic [,væsəu'dʒenɪk] adj: vasogen
va|sog|ra|phy [væ'sagrəfɪ, veɪ-] noun: 1. (radiolog.) Vasographie f, Vasografie f 2. (urolog.) Vasographie f, Vasografie f
va|so|hy|per|ton|ic [,væzəu,haɪpər'tanɪk, ,veɪz-] adj: vasokonstriktorisch
va|so|hy|po|ton|ic [,væsəuhaɪpəu'tanɪk] adj: vasodilatatorisch
va|so|li|ga|tion [,væsəulaɪ'geɪʃn] noun: Vasoligatur f
va|so|mo|tion [væsəu'məuʃn] noun: Vasomotion f
va|so|mo|tor [,væsəu'məutər]: I noun Vasomotor m II adj vasomotorisch
va|so|mo|tor|y [,væsəu'məutərɪ] adj: vasomotorisch
va|so|neu|rop|a|thy [,væsəunjuə'rapəθɪ]

noun: Vasoneuropathie f
va|so|neu|ro|sis [,væsəunjuə'rəusɪs] noun: Gefäßneurose f, Vasoneurose f
va|so|neu|rot|ic [,væsəunjuə'ratɪk] adj: vasoneurotisch
vaso-orchidostomy noun: Vasoorchidostomie f
va|so|pa|ral|y|sis [,væsəupə'rælɪsɪs] noun: Gefäßlähmung f, Angioparalyse f
va|so|pres|sin [,væsəu'presɪn] noun: Vasopressin nt, Antidiuretin nt
va|so|pres|si|ner|gic [,væsəu,presɪ'nɜrdʒɪk] adj: vasopressinerg
va|so|pres|sor [,væsəu'presər] adj: vasopressorisch
va|so|punc|ture [,væsəu'pʌŋktʃər] noun: 1. Gefäßpunktion f 2. (urolog.) Vasopunktur f
va|so|re|lax|a|tion [,væsəurɪlæk'seɪʃn] noun: Vasorelaxation f
va|so|re|sec|tion [,væsəurɪ'sekʃn] noun: Vasektomie f, Vasoresektion f
va|sor|rha|phy [væ'sɔrəfɪ] noun: Vasorrhaphie f
va|so|sec|tion [,væzəu'sekʃn, ,veɪz-] noun: Vasotomie f
va|so|sen|so|ry [,væsəu'sensərɪ] adj: vasosensorisch
va|so|spasm ['væsəuspæzəm] noun: Gefäß-, Angiospasmus m
va|so|spas|tic [,væsəu'spæstɪk] adj: vasospastisch, angiospastisch
va|so|to|my [væ'satəmɪ] noun: Vasotomie f
va|so|to|nia [,væzəu'təunɪə] noun: Gefäßtonus m, Vasotonus m
va|so|ton|ic [,væsəu'tanɪk] adj: vasotonisch
va|so|troph|ic [,væsəu'trafɪk] adj: vasotrophisch, angiotrophisch
va|so|va|gal [,væsəu'veɪgl] adj: vasovagal
va|so|vas|os|to|my [,væsəuvæ'sastəmɪ] noun: Vasovasostomie f
va|so|ve|sic|u|lec|to|my [,væsəuvə,sɪkjə'lektəmɪ] noun: Vasovesikulektomie f
va|so|ve|sic|u|li|tis [,væsəuvə,sɪkjə'laɪtɪs] noun: Vasovesikulitis f
vault [vɔ:lt] noun: Gewölbe nt, Wölbung f; Dach nt, Kuppel f
vec|tion ['vekʃn] noun: Krankheitsübertragung f, Übertragung f, Vektion f
vec|tor ['vektər] noun: 1. (mikrobiol.) Überträger m, Träger m, Vektor m; Carrier m 2. (genet.) Vektor m, Carrier m
vec|tor|car|di|og|ra|phy [,vektərka:rdɪ'agrəfɪ] noun: Vektorkardiographie f, Vektorkardiografie f
vec|to|ri|al [vek'tɔ:rɪəl] adj: vektoriell,

Vektor-

ve|ga|nism ['vedʒənɪzəm] *noun*: streng
vegetarische Lebensweise *f*

veg|e|ta|ble ['vedʒ(ɪ)təbl] *adj*: pflanz-
lich, vegetabil, vegetabilisch

veg|e|tal ['vedʒɪtl] *adj*: pflanzlich, vege-
tabil, vegetabilisch

veg|e|tar|i|an [,vedʒɪ'teərɪən] *adj*: vege-
tarisch

veg|e|tar|i|an|ism [,vedʒɪ'teərɪənɪzəm]
noun: Vegetarianismus *m*, Vegetaris-
mus *m*

veg|e|tate ['vedʒɪteɪt] *v*: wuchern

veg|e|ta|tion [,vedʒɪ'teɪʃn] *noun*: Wu-
cherung *f*, Gewächs *nt*
  adenoid vegetation: Adenoide *pl*, adenoide Vegetationen *pl*

veg|e|ta|tive ['vedʒɪteɪtɪv] *adj*: unab-
hängig, selbständig (funktionierend);
selbstgesteuert; vegetativ, autonom

vein [veɪn] *noun*: (Blut-)Ader *f*, Blutgefäß *nt*, Vene *f*
  anteromedian pontine vein: Vena pontis anteromediana
  accessory cephalic vein: Vena cephalica accessoria
  accessory hemiazygos vein: Vena hemiazygos accessoria
  accessory saphenous vein: Vena saphena accessoria
  accessory vertebral vein: Vena vertebralis accessoria
  accompanying vein: Begleitvene *f*, Vena comitans
  accompanying vein of hypoglossal
  nerve: Vena comitans nervi hypoglossi
  allantoic vein: Allantoisvene *f*
  angular vein: Augenwinkelvene *f*, Vena
  angularis
  anonymous veins: Venae brachioce-
  phalicae
  anterior basal vein: Vena basalis anterior
  anterior cerebral veins: Venae anteriores cerebri
  anterior circumflex vein of humerus:
  Vena circumflexa humeri anterior
  anterior interosseous veins: Venae
  interosseae anteriores
  anterior interventricular vein: Vena
  interventricularis anterior
  anterior jugular vein: Vena jugularis
  anterior
  anterior vein of right ventricle: Vena
  ventriculi dextri anterior
  anterior vein of septum pellucidum:
  Vena anterior septi pellucidi
  anterior vein of superior lobe: Vena
  anterior lobi superioris

anterior temporal diploic vein: Vena
diploica temporalis anterior
anterior vertebral vein: Vena vertebralis anterior
anterior vestibular vein: Vena vestibularis anterior
anterolateral medullary vein: Vena
medullaris anterolateralis
anterolateral pontine vein: Vena pontis
anterolateralis
anteromedian medullary vein: Vena
medullaris anteromediana
apical vein: Vena apicalis
apicoposterior vein: Vena apicoposterior
vein of aqueduct of cochlea: Vena
aqueductus cochleae
axillary vein: Achselvene *f*, Vena axillaris
azygos vein: Vena azygos
basilic vein: Vena basilica
basilic vein of forearm: Vena basilica
antebrachii
Boyd's veins: Boyd-Venen *pl*
brachial veins: Oberarmvenen *pl*, Venae brachiales
brachiocephalic vein: Vena brachiocephalica
bronchial veins: Bronchialvenen *pl*, Venae bronchiales
vein of canaliculus of cochlea: Vena
aqueductus vestibuli
capsular veins: Venae capsulares
cardiac veins: *pl* Herzvenen *pl*, Venae
cordis
central vein: Zentralvene *f*
central veins of liver: Zentralvenen *pl*,
Venae centrales hepatis
central vein of retina: Zentralvene *f*,
Vena centralis retinae
cephalic vein: Vena cephalica
cephalic vein of forearm: Vena cephalica antebrachii
cerebellar veins: Kleinhirnvenen *pl*,
Venae cerebelli
cerebral veins: Großhirnvenen *pl*, Venae cerebri
circumflex vein of scapula: Vena circumflexa scapulae
Cockett's veins: Cockett-Venen *pl*
common basal vein: Vena basalis communis
common digital veins of foot: Venae
digitales communes pedis
contractile vein: Drosselvene *f*
cutaneous vein: Hautvene *f*, Vena cutanea
cystic vein: Gallenblasenvene *f*, Vena
cystica

V

deep vein: Vena profunda

deep circumflex iliac vein: Vena circumflexa ilium profunda

deep dorsal vein of clitoris: Vena dorsalis profunda clitoridis

deep femoral vein: tiefe Oberschenkelvene *f*, Vena profunda femoris

deep veins of head: tiefe Kopfvenen *pl*

deep veins of inferior limbs: Venae profundae membri inferioris

deep middle cerebral vein: Vena media profunda cerebri

deep veins of superior limbs: Venae profundae membri superioris

digital vein: Finger- oder Zehenvene *f*

diploic vein: Diploëvene *f*, Breschet-Vene *f*, Vena diploica

Dodd's perforating veins: Dodd-Venen *pl*

dorsal medullary veins: Venae medullares dorsales

dorsal scapular vein: Vena scapularis dorsalis

emissary vein: Emissarium *nt*, Vena emissaria

episcleral veins: Episkleralvenen *pl*, Venae episclerales

esophageal veins: Speiseröhrenvenen *pl*, Venae oesophageales

external jugular vein: Jugularis externa *f*, Vena jugularis externa

facial vein: Gesichtsvene *f*, Vena facialis

femoral vein: Oberschenkelvene *f*, Vena femoralis

fibular veins: Wadenbeinvenen *pl*, Venae fibulares

frontal diploic vein: Vena diploica frontalis

Galen's vein: Galen-Vene *f*, Vena magna cerebri

great cerebral vein: Galen-Vene *f*, Vena magna cerebri

great saphenous vein: Saphena *f* magna, Magna *f*, Vena saphena magna

hepatic veins: Leber(binnen)venen *pl*, Venae hepaticae

veins of hypophyseoportal circulation: Venae portales hypophysiales

iliolumbar vein: Vena iliolumbalis

inferior gluteal veins: Venae gluteae inferiores

veins of inferior limbs: Venae membri inferioris

inferior mesenteric vein: untere Mesenterialvene *f*, Vena mesenterica inferior

inferior thalamostriate veins: Venae thalamostriatae inferiores

inferior ventricular vein: Vena ventricularis inferior

infraorbital vein: Vena infraorbitalis

intercapitular veins of foot: Venae intercapitulares pedis

intercapitular veins of hand: Venae intercapitulares manus

intermedian antebrachial vein: Vena mediana antebrachii

intermedian basilic vein: Vena mediana basilica

intermedian cephalic vein: Vena mediana cephalica

intermedian cubital vein: Vena mediana cubiti

intermediate hepatic veins: Venae hepaticae intermediae

internal jugular vein: Jugularis interna *f*, Vena jugularis interna

interosseous metacarpal veins: Venae metacarpales dorsales

jugular vein: Drosselvene *f*, Jugularis *f*, Vena jugularis

Kohlrausch veins: Kohlrausch-Venen *pl*

lateral atrial vein: Vena ateralis ventriculi lateralis

lateral circumflex femoral veins: Venae circumflexae femoris laterales

lateral marginal vein: Vena marginalis lateralis

lateral pontine vein: Vena pontis lateralis

vein of lateral recess of fourth ventricle: Vena recessus lateralis ventriculi quarti

lateral thoracic vein: Vena thoracica lateralis

left atrial veins: Venae atriales sinistrae

left brachiocephalic vein: Vena brachiocephalica sinistra

left coronary vein: Vena coronaria sinistra

left epiploic vein: Vena gastroomentalis sinistra

left hepatic veins: Venae hepaticae sinistrae

left marginal vein: Vena marginalis sinistra

left superior intercostal vein: Vena intercostalis superior sinistra

left umbilical vein: Vena umbilicalis sinistra

left ventricular veins: Venae ventriculares sinistrae

lienal vein: Milzvene *f*, Lienalis *f*, Vena lienalis/splenica

lingual vein: Zungenvene *f*, Vena lingualis

lingular vein: Vena lingularis

masseteric veins: Venae massetericae

medial atrial vein: Vena medialis ventriculi lateralis

medial circumflex femoral veins: Venae circumflexae femoris mediales

medial marginal vein: Vena marginalis medialis

median antebrachial vein: Vena mediana antebrachii

median cubital vein: Vena mediana cubiti

meningeal veins: Duravenen *pl*, Venae meningeae

mother vein: Muttervarize *f*

musculophrenic veins: Venae musculophrenicae

nasofrontal vein: Vena nasofrontalis

nutrient vein: Nährvene *f*

occipital diploic vein: Vena diploica occipitalis

vein of olfactory gyrus: Vena gyri olfactorii

ophthalmomeningeal vein: Vena ophthalmomeningea

orbital veins: Venae orbitae

pancreaticoduodenal veins: Venae pancreaticoduodenales

pelvic veins: Beckenvenen *pl*

perforating veins: Verbindungs-, Perforansvenen *pl*, Venae perforantes

pericardicophrenic veins: Venae pericardicophrenicae

pontomesencephalic vein: Vena pontomesencephalica

portal veins of hypophysis: Portalsystem *nt* der Hypophyse

portal vein (of liver): Pfortader *f*, Porta *f*, Vena portae hepatis

posterior circumflex vein of humerus: Vena circumflexa humeri posterior

posterior facial vein: Vena retromandibularis

posterior interosseous veins: Venae interosseae posteriores

posterior interventricular vein: Vena interventricularis posterior

posterior vein of left ventricle: Vena ventriculi sinistri posterior

posterior vein of septum pellucidum: Vena posterior septi pellucidi

posterior vein of superior lobe: Vena posterior lobi superioris

posterior temporal diploic vein: Vena diploica temporalis posterior

posterior vestibular vein: Vena vestibularis posterior

posteromedian medullary vein: Vena medullaris posteromediana

vein of pterygoid canal: Vena pterygoidea

pulmonary vein: Lungenvene *f*, Vena pulmonalis

pulmonary veins: Venae pulmonales

pulp veins: Pulpavenen *pl*

radial veins: Venae radiales

renal veins: (intrarenale) Nierenvenen *pl*, Venae renales

Retzius' veins: Retzius-Venen *pl*

right atrial veins: Venae atriales dextrae

right brachiocephalic vein: Vena brachiocephalica dextra

right coronary vein: Vena coronaria dextra

right epiploic vein: Vena gastroomentalis dextra

right hepatic veins: Venae hepaticae dextrae

right marginal vein: Vena marginalis dextra

right superior intercostal vein: Vena intercostalis superior dextra

right ventricular veins: Venae ventriculares dextrae

Rosenthal's vein: Rosenthal-Vene *f*, Basalis *f*, Vena basalis

saphenous vein: Vena saphena

veins of Sappey: Sappey-Venen *pl*, Venae paraumbilicales

scleral veins: Skleravenen *pl*, Venae sclerales

small saphenous vein: Parva *f*, Vena saphena parva

splenic vein: Milzvene *f*, Lienalis *f*, Vena lienalis/splenica

sternocleidomastoid vein: Vena sternocleidomastoidea

stylomastoid vein: Vena stylomastoidea

subcardinal veins: Subkardinalvenen *pl*

subclavian vein: Subklavia *f*, Vena subclavia

subcostal vein: Vena subcostalis

sublobular veins of liver: Sammelvenen *pl* der Leber

subscapular vein: Vena subscapularis

superficial vein: oberflächliche Vene *f*, Vena superficialis

superficial circumflex iliac vein: Vena circumflexa ilium superficialis

superficial veins of head: oberflächliche Kopfvenen *pl*

superficial veins of inferior limbs: Venae superficiales membri inferioris

superficial middle cerebral veins: Venae mediae superficiales cerebri

superficial veins of superior limbs: Venae superficiales membri superioris

V

superior gluteal veins: Venae gluteae superiores

superior vein of inferior lobe: Vena superior lobi inferioris

veins of superior limbs: Venae membri superioris

superior posterior pancreaticoduodenal vein: Vena pancreaticoduodenalis superior posterior

supracardinal veins: Suprakardinalvenen *pl*

suprarenal vein: Nebennierenvene *f*, Vena suprarenalis

suprascapular vein: Vena suprascapularis

sural veins: Venae surales

temporomandibular articular veins: Venae articulares

veins of Thebesius: kleinste Herzvenen *pl*, Thebesi-Venen *pl*, Venae cordis minimae

thoracoacromial vein: Vena thoracoacromialis

thoracodorsal vein: Vena thoracodorsalis

trabecular vein: (*Milz*) Balkenvene *f*

transverse cervical veins: Venae transversae cervicis/colli

transverse medullary veins: Venae medullares transversae

transverse pontine veins: Venae pontis transversae

ulnar veins: Venae ulnares

vein of uncus: Vena uncalis

ventricular veins: Ventrikelvenen *pl*, Venae ventriculares

vertebral vein: Vena vertebralis

veins of vertebral column: Venae columnae vertebralis

veinlous ['veɪnəs] *adj*: 1. ad(e)rig, geädert 2. →*venous*

vella|men [və'leɪmən] *noun, plural* -lamli|na [-'læmɪnə]: Membran *f*, Velamen *nt*

vella|men|tum [ˌvələ'mentəm] *noun, plural* -ta [-tə]: Hülle *f*, Velamentum *nt*

vellar ['viːlər] *adj*: Velum-

velllus ['veləs] *noun*: Vellushaar *nt*

vellocli|ty [və'lasətɪ] *noun, plural* -ties: Geschwindigkeit *f*

vello|phalrynlgelal [ˌveləʊfə'rɪndʒɪəl] *adj*: velopharyngeal

vellum ['viːləm] *noun, plural* -la [-lə]: Segel *nt*, Velum *nt*

velna|calvog|ralphy [ˌviːnəkeɪ'vagrəfɪ] *noun*: Kavographie *f*, Kavografie *f*

velnec|talsia [ˌvɪnek'teɪʒ(ɪ)ə] *noun*: Venenerweiterung *f*, Venektasie *f*

velnec|tolmy [vɪ'nektəmɪ] *noun*: Phleb-

ektomie *f*

venlel|nous ['venənəs] *adj*: giftig, venenös

velnelnum [və'niːnəm] *noun*: Gift *nt*, Venenum *nt*

velne|relal [və'nɪərɪəl] *adj*: 1. geschlechtlich, sexuell, Geschlechts-, Sexual 2. venerisch, Geschlechts-; geschlechtskrank

velne|rellol|olgy [və,nɪərɪ'alədʒɪ] *noun*: Venerologie *f*

venle|ry ['venərɪ] *noun*: Geschlechtsverkehr *m*, Koitus *m*

venle|section [ˌvenə'sekʃn] *noun*: 1. Venenschnitt *m*, Phlebotomie *f*, Venaesectio *f* 2. Venenpunktion *f* 3. Veneneröffnung *f*, Venaesectio *f*

velno|altrial [ˌviːnə'eɪtrɪəl] *adj*: venoatrial

velno|aulricular [ˌviːnɔː'rɪkjələr] *adj*: venoatrial

velnog|ralphy [vɪ'nagrəfɪ] *noun*: Venographie *f*, Venografie *f*

venlom ['venəm] *noun*: (tierisches) Gift *nt*

velno|per|ito|nelos|tolmy [ˌviːnə,perɪ,təʊnɪ'astəmɪ] *noun*: Venoperitoneostomie *f*

velno|sclelrolsis [ˌviːnəsklɪ'rəʊsɪs] *noun*: Phlebosklerose *f*

velno|sinal [ˌviːnə'saɪnl] *adj*: venoatrial

velnos|talsis [vɪ'nastəsɪs] *noun*: Venostase *f*

velnot|olmy [vɪ'natəmɪ] *noun*: Phlebotomie *f*, Venae sectio *f*

velnous ['viːnəs] *adj*: venös

velno|velnos|tolmy [ˌviːnəvɪ'nastəmɪ] *noun*: Venovenostomie *f*, Phlebophlebostomie *f*

velno|velnous [viːnə'viːnəs] *adj*: venovenös

venltillaltion [ˌventə'leɪʃn] *noun*: Ventilation *f*, Beatmung *f*

dead space ventilation: Totraumventilation *f*

long-term ventilation: Dauerbeatmung *f*

minute ventilation: Atemzeitvolumen *nt*, Atemminutenvolumen *nt*

positive pressure ventilation: Überdruckbeatmung *f*

venltral ['ventrəl] *adj*: ventral, anterior; bauchwärts, ventral

venltrilcle ['ventrɪkl] *noun*: 1. Kammer *f*, Ventrikel *m* 2. Magen *m*, Ventriculus *m*, Gaster *m* 3. (Hirn-)Kammer *f*, Ventrikel *m* 4. (Herz-)Kammer *f*, Ventrikel *m*

ventricle of brain: Hirnventrikel *m*, Ventriculus cerebri

fourth ventricle: vierter Ventrikel *m*,

Ventriculus quartus

laryngeal ventricle: Morgagni-Ventrikel *m*, Kehlkopf-Tasche *f*, Ventriculus laryngis

lateral ventricle: Seitenventrikel *m*, Ventriculus lateralis

Morgagni's ventricle: → *laryngeal ventricle*

third ventricle: dritter Ventrikel *m*, Ventriculus tertius

ven|tri|cor|nu|al [ˌventrɪˈkɔːrn(j)əwəl] *adj*: Vorderhorn-

ven|tric|u|lar [venˈtrɪkjələr] *adj*: ventrikulär, ventrikular

ven|tric|u|li|tis [venˌtrɪkjəˈlaɪtɪs] *noun*: Ventrikulitis *f*, Ventrikelentzündung *f*

ven|tric|u|lo|a|tri|al [venˌtrɪkjələʊˈeɪtriəl] *adj*: atrioventrikular, ventrikuloaurikulär

ven|tric|u|lo|a|tri|os|to|my [venˌtrɪkjələʊeɪtriˈɑstəmɪ] *noun*: Ventrikuloaurikulostomie *f*

ven|tric|u|lo|cis|ter|nos|to|my [venˌtrɪkjələʊsɪstərˈnɑstəmɪ] *noun*: Ventrikulozisternostomie *f*

ven|tric|u|log|ra|phy [venˌtrɪkjəˈlɑgrəfɪ] *noun*: Ventrikulographie *f*, Ventrikulografie *f*

ven|tric|u|lo|my|ot|o|my [venˌtrɪkjələʊmaɪˈɑtəmɪ] *noun*: Ventrikulomyotomie *f*

ven|tric|u|lo|punc|ture [venˈtrɪkjələʊˌpʌŋktʃər] *noun*: Ventrikelpunktion *f*

ven|tric|u|los|co|py [venˌtrɪkjəˈlɑskəpɪ] *noun*: Ventrikuloskopie *f*

ven|tric|u|los|to|my [venˌtrɪkjələʊˈlɑstəmɪ] *noun*: Ventrikulostomie *f*

ven|tric|u|lot|o|my [venˌtrɪkjələʊˈlɑtəmɪ] *noun*: Ventrikulotomie *f*

ven|tric|u|lo|ve|nos|to|my [venˌtrɪkjələʊvɪˈnɑstəmɪ] *noun*: Ventrikulovenostomie *f*, ventrikulovenöser Shunt *m*

ven|trop|to|sis [ˌventrɑpˈtəʊsɪs] *noun*: Magensenkung *f*, Gastroptose *f*

ven|trot|o|my [venˈtrɑtəmɪ] *noun*: **1.** Zölio-, Laparotomie *f* **2.** Bauch(decken)schnitt *m*

ven|u|lar [ˈvenjələr] *adj*: Venulen-

ven|ule [ˈvenjuːl] *noun*: Venole *f*, Venule *f*

ven|u|lous [ˈvenjələs] *adj*: Venulen-

ver|bal [ˈvɜrbl] *adj*: wörtlich; mündlich, verbal

ver|big|er|a|tion [vərˌbɪdʒəˈreɪʃn] *noun*: Verbigeration *f*

ver|di|he|mo|glo|bin [ˌvɜrdɪˈhiːməgləʊbɪn] *noun*: Verdiglobin *nt*

ver|do|glo|bin [ˌvɜrdəʊˈgləʊbɪn] *noun*: Verdoglobin *nt*

ver|do|he|mo|glo|bin [ˌvɜrdəʊˈhiːmə-gləʊbɪn] *noun*: Choleglobin *nt*, Verdohämoglobin *nt*

ver|i|fi|ca|tion [ˌverəfɪˈkeɪʃn] *noun*: Verifikation *f*

ver|mi|ci|dal [ˌvɜrmɪˈsaɪdl] *adj*: wurmabtötend, vermizid

ver|mi|cide [ˈvɜrmɪsaɪd] *noun*: Vermizid *nt*

ver|mic|u|lar [vɜrˈmɪkjələr] *adj*: wurmartig, wurmförmig, vermiform

ver|mi|form [ˈvɜrmɪfɔːrm] *adj*: wurmartig, wurmförmig, vermiform

ver|mi|fu|gal [vɜrˈmɪfjəgəl] *adj*: wurmabtreibend, vermifug

ver|mi|fuge [ˈvɜrmɪfjuːdʒ] *noun*: Vermifugum *nt*

ver|mi|nal [ˈvɜrmɪnl] *adj*: Wurm-

ver|mi|no|sis [ˌvɜrmɪˈnəʊsɪs] *noun*: **1.** Wurmbefall *m* **2.** Ektoparasitenbefall *m*

ver|mi|nous [ˈvɜrmɪnəs] *adj*: Wurm-

ver|mis [ˈvɜrmɪs] *noun*: **1.** (*biolog.*) Wurm *m*, Vermis *m* **2. vermis cerebelli** (Kleinhirn-)Wurm *m*, Vermis cerebelli

ver|mix [ˈvɜrmɪks] *noun*: Appendix vermiformis

ver|ru|ca [vəˈruːkə] *noun*, *plural* **-cae** [-siː]: **1.** Warze *f*, Verruca *f* **2.** warzenähnliche Hautveränderung *f*

plantar verruca: Sohlen-, Dornwarze *f*, Verruca plantaris

ver|ru|cose [ˈverəkəʊs, vəˈruːkəʊs] *adj*: warzenartig, warzig, verrukös

ver|ru|co|sis [ˌverəˈkəʊsɪs] *noun*: Verrucosis *f*

ver|ru|cous [vəˈruːkəs] *adj*: warzenartig, verrukös

ver|ru|ga [vəˈruːgə] *noun*: Warze *f*, Verruca *f*

ver|sion [ˈvɜrʒn] *noun*: **1.** (*gynäkol.*) Gebärmutterneigung *f*, Versio uteri **2.** (*gynäkol.*) Wendung *f*, Drehung *f* **3.** (*ophthal.*) Version *f*

spontaneous version: Selbstwendung *f*, Versio spontanea

ver|te|bra [ˈvɜrtəbrə] *noun*, *plural* **-bras**, **-brae** [-briː]: Wirbel *m*, Vertebra *f*

block vertebrae: Blockwirbel *pl*

caudal vertebrae: → *coccygeal vertebrae*

caudate vertebrae: → *coccygeal vertebrae*

cervical vertebrae: Halswirbel *pl*, Vertebrae cervicales

cleft vertebra: Spaltwirbel *m*, Wirbelspalt *m*, Spina bifida

coccygeal vertebrae: Steiß(bein)wirbel *pl*, Vertebrae coccygeae

cod fish vertebra: Fischwirbel *m*

eburnated vertebra: Elfenbeinwirbel *m*

flat vertebra: Plattwirbel *m*

ivory vertebra: Elfenbeinwirbel *m*

V

lumbar vertebrae: Lenden-, Lumbalwirbel *pl*, Vertebrae lumbales

prominent vertebra: VII. Halswirbel *m*, Vertebra prominens

sacral vertebrae: Sakralwirbel *pl*, Vertebrae sacrales

thoracic vertebrae: Brustwirbel *pl*, Vertebrae thoracicae

transitional vertebra: Übergangswirbel *m*, Assimilationswirbel *m*

wedge shaped vertebra: Keilwirbel *m*

ver|te|bral ['vɜrtəbrəl] *adj*: vertebral

ver|te|brar|te|ri|al [ˌvɜrtəbrɑːr'tɪərɪəl] *adj*: Vertebralis-

ver|te|bro|ar|te|ri|al [ˌvɜrtəbrəʊɑːr'tɪərɪəl] *adj*: Vertebralis-

ver|te|bro|chon|dral [ˌvɜrtəbrəʊ'kɑndrəl] *adj*: Wirbelvertebrochondral

ver|te|bro|cos|tal [ˌvɜrtəbrəʊ'kɑstl] *adj*: vertebrokostal, kostovertebral, kostozentral

ver|te|bro|il|i|ac [ˌvɜrtəbrəʊ'ɪlɪæk] *adj*: vertebroiliakal

ver|te|bro|sa|cral [ˌvɜrtəbrəʊ'seɪkrəl] *adj*: vertebrosakral, sakrovertebral

ver|te|bro|ster|nal [ˌvɜrtəbrəʊ'stɜrnl] *adj*: vertebrosternal, sternovertebral

ver|tex ['vɜrteks] *noun, plural* -tex|es, -ti|ces [-tɪsiːz]: Scheitel *m*, Vertex *m*

ver|ti|cal ['vɜrtɪkl]: I *noun* Senkrechte *f* II *adj* 1. senkrecht, vertikal 2. Scheitel-

ver|tig|i|nous [vər'tɪdʒənəs] *adj*: schwind(e)lig, vertiginös

ver|ti|go ['vɜrtɪgəʊ] *noun*: Schwindel *m*, Vertigo *f*

ocular vertigo: Gesichtsschwindel *m*, Vertigo ocularis

ver|u|mon|ta|ni|tis [ˌverjuːˌmɑntə'naɪtɪs] *noun*: Kollikulitis *f*, Samenhügelentzündung *f*

ver|u|mon|ta|num [ˌverjuːmɑn'teɪnəm] *noun*: Samenhügel *m*, Colliculus seminalis

ves|i|cal ['vesɪkl] *adj*: 1. vesikal, Vesiko-, Blasen- 2. vesikulär, bläschenartig, Vesikular-, Vesikulo-

ves|i|cant ['vesɪkənt]: I *noun* Vesikans *nt*, Vesikatorium *nt* II *adj* blasenziehend, blsentreibend

ves|i|ca|tion [ˌvesɪ'keɪʃn] *noun*: 1. Blasenbildung *f*, Vesikation *f* 2. Blase *f*

ves|i|cle ['vesɪkl] *noun*: Bläschen *nt*, Vesikel *nt*

Naboth's vesicles: Naboth-Eier *pl*, Ovula Nabothi

pulmonary vesicles: Lungenalveolen *pl*, Alveoli pulmonis

seminal vesicle: Bläschendrüse *f*, Samenblase *f*, Spermatozystis *f*, Vesicula

seminalis

ves|i|co|ab|dom|i|nal [ˌvesɪkəʊæb'dɑmɪnl] *adj*: vesikoabdominal, abdominovesikal

ves|i|co|cele ['vesɪkəʊsiːl] *noun*: Blasenvorfall *m*, Zystozele *f*

ves|i|co|cer|vi|cal [ˌvesɪkəʊ'sɜrvɪkl] *adj*: vesikozervikal

ves|i|co|col|ic [ˌvesɪkəʊ'kɑlɪk] *adj*: vesikokolisch

ves|i|co|col|lon|ic [ˌvesɪkəʊkəʊ'lɑnɪk] *adj*: vesikokolisch

ves|i|co|cul|ta|ne|ous [ˌvesɪkəʊkju:'teɪnɪəs] *adj*: vesikokutan

ves|i|co|en|ter|ic [ˌvesɪkəʊen'terɪk] *adj*: vesikointestinal

ves|i|co|fix|a|tion [ˌvesɪkəʊfɪk'seɪʃn] *noun*: Blasenanheftung *f*, Zystopexie *f*

ves|i|co|in|tes|ti|nal [ˌvesɪkəʊɪn'testənl] *adj*: vesikointestinal

ves|i|co|lith|i|a|sis [ˌvesɪkəʊlɪ'θaɪəsɪs] *noun*: Blasensteinleiden *nt*, Zystolithiasis *f*

ves|i|co|per|i|ne|al [ˌvesɪkəʊperɪ'niːəl] *adj*: vesikoperineal

ves|i|co|pros|tat|ic [ˌvesɪkəʊprɑs'tætɪk] *adj*: vesikoprostatisch

ves|i|co|pu|bic [ˌvesɪkəʊ'pju:bɪk] *adj*: vesikopubisch

ves|i|co|rec|tal [ˌvesɪkəʊ'rektl] *adj*: vesikorektal, rektovesikal

ves|i|co|rec|tos|to|my [ˌvesɪkəʊrek'tɑstəmɪ] *noun*: Vesikorektostomie *f*

ves|i|co|re|nal [ˌvesɪkəʊ'riːnl] *adj*: vesikorenal

ves|i|co|sig|moid [ˌvesɪkəʊ'sɪgmɔɪd] *adj*: vesikosigmoid, sigmoidovesikal, sigmoideovesikal

ves|i|co|sig|moid|os|to|my [ˌvesɪkəʊsɪg'mɔɪ'dɑstəmɪ] *noun*: Vesikosigmoid(e)ostomie *f*

ves|i|co|spi|nal [ˌvesɪkəʊ'spaɪnl] *adj*: vesikospinal

ves|i|cos|to|my [vesɪ'kɑstəmɪ] *noun*: äußere Blasenfistel *f*, Vesikostomie *f*

ves|i|cot|o|my [vesɪ'kɑtəmɪ] *noun*: Blasenschnitt *m*, Zystotomie *f*

ves|i|co|um|bil|i|cal [ˌvesɪkəʊʌm'bɪlɪkl] *adj*: vesikoumbilikal

ves|i|co|u|re|ter|al [ˌvesɪkəʊjʊə'riːtərəl] *adj*: vesikoureterisch

ves|i|co|u|re|ter|ic [ˌvesɪkəʊˌjʊərɪ'terɪk] *adj*: vesikoureterisch

ves|i|co|u|re|thral [ˌvesɪkəʊjʊə'riːθrəl] *adj*: vesikourethral

ves|i|co|u|ter|ine [ˌvesɪkəʊ'ju:tərɪn, -raɪn] *adj*: vesikouterin

ves|i|co|u|ter|o|vag|i|nal [ˌvesɪkəʊˌju:təˌrəʊ'vædʒɪnl] *adj*: vesikouterovaginal

V

ves|i|co|vag|i|nal [ˌvesɪkəʊˈvædʒənl] *adj*: vesikovaginal

ves|i|co|vag|i|no|rec|tal [ˌvesɪkəʊ͵vædʒɪnəʊˈrektl] *adj*: vesikovaginorektal

ve|sic|u|lar [vəˈsɪkjələr] *adj*: blasig, vesikulär

ve|sic|u|late [vəˈsɪkjəleɪt, -lɪt] *adj*: blasig, vesikulär

ve|sic|u|la|tion [vəˌsɪkjəˈleɪʃn] *noun*: Bläschenbildung *f*, Vesikulation *f*

ve|sic|u|lec|to|my [vəˌsɪkjəˈlektəmɪ] *noun*: Samenblasenresektion *f*, Vesikulektomie *f*

ve|sic|u|lit|ic [vəˌsɪkjəˈlaɪtɪk] *adj*: vesikulitisch

ve|sic|u|li|tis [vəˌsɪkjəˈlaɪtɪs] *noun*: Vesikulitis *f*, Samenblasenentzündung *f*

ve|sic|u|lo|bron|chi|al [vəˌsɪkjələʊˈbraŋkɪəl] *adj*: bronchoalveolär, bronchioloalveolär, bronchovesikulär

ve|sic|u|log|ra|phy [vəˌsɪkjəˈlɑgrəfɪ] *noun*: Vesikulographie *f*, Vesikulografie *f*

ve|sic|u|lot|o|my [vəˌsɪkjəˈlɑtəmɪ] *noun*: Vesikulotomie *f*

ves|sel [ˈvesl] *noun*: Gefäß *nt*; Ader *f*

afferent vessel: afferentes/zuführendes Gefäß *nt*

afferent vessels of lymph node: Vasa afferentia nodi lymphatici

anastomotic vessel: Vas anastomoticum

blood vessels: Blutgefäße *pl*, Vasa sanguinea

capacitance vessel: Kapazitätsgefäß *nt*

capillary vessel: Kapillargefäß *nt*, Vas capillare

chyliferous vessel: (*Darm*) Lymphkapillare *f*

collateral vessel: Kollateralgefäß *nt*, Vas collaterale

culture vessel: Kulturgefäß *nt*

deep lymph vessel: tiefes Lymphgefäß *nt*, Vas lymphaticum profundum

efferent vessel: ableitendes/efferentes Gefäß *nt*

efferent vessel of lymph node: Vas efferens nodi lymphatici

intrapulmonary blood vessels: Vasa sanguinea intrapulmonalia

lymph vessel: Lymphgefäß *nt*, Vas lymphaticum

mesenteric vessels: Mesenterialgefäße *pl*

pancreatic vessels: Pankreasgefäße *pl*

pulmonary vessels: Lungengefäße *pl*

renal vessels: Nierengefäße *pl*

resistance vessel: Widerstandsgefäß *nt*

silver-wire vessels: Silberdrahtarterien *pl*

sinusoidal vessel: Sinusoid *nt*, Sinusoidgefäß *nt*, Vas sinusoideum

sphincter vessel: Sphinktergefäß *nt*

splenic vessel: Milzgefäße *pl*

superficial lymph vessel: oberflächliches Lymphgefäß *nt*, Vas lymphaticum superficiale

umbilical vessels: Nabel(schnur)gefäße *pl*

villous blood vessel: Zottengefäß *nt*

Volkmann's perforating vessels: (perforierende) Volkmann-Gefäße *pl*

ves|tib|u|lar [vəˈstɪbjələr] *adj*: vestibulär, Vestibular-, Vestibulo-

ves|tib|ule [ˈvestɪbjuːl] *noun*: Vorhof *m*, Vestibulum *nt*

vestibule of ear: Innenohrvorhof *m*, Vestibulum auris

laryngeal vestibule: Kehlkopfvorhof *m*, Vestibulum laryngis

nasal vestibule: Nasenvorhof *m*, Vestibulum nasi

oral vestibule: Mundvorhof *m*, Vestibulum oris

vestibule of vagina: Scheidenvorhof *m*, Vestibulum vaginae

ves|tib|u|lo|coch|le|ar [vəˌstɪbjələʊˈkɒklɪər] *adj*: statoakustisch, vestibulokochleär

ves|tib|u|lo|cor|ti|cal [vəˌstɪbjələʊˈkɔːrtɪkl] *adj*: vestibulokortikal

ves|tib|u|lot|o|my [vəˌstɪbjəˈlɑtəmɪ] *noun*: Vestibulotomie *f*

ves|tib|u|lo|u|re|thral [vəˌstɪbjələʊjuəˈriːθrəl] *adj*: vestibulourethral

ves|tib|u|lum [vəˈstɪbjələm] *noun*: Vorhof *m*, Vestibulum *nt*

ves|tig|i|al [veˈstɪdʒ(ɪ)əl] *adj*: zurückgebildet, verkümmert

vi|bex [ˈvaɪbeks] *noun, plural* **vi|bi|ces** [ˈvaɪbəsiːz]: Strieme *f*, Vibex *f*

vib|rio [ˈvɪbrɪəʊ] *noun, plural* **vib|ri|os**: Vibrio *m*

Vib|rio [ˈvɪbrɪəʊ] *noun*: Vibrio *m*

Vibrio cholerae: Komma-Bazillus *m*, Vibrio cholerae, Vibrio comma

Vibrio comma: → *Vibrio cholerae*

vib|ri|o|ci|dal [ˌvɪbrɪəʊˈsaɪdl] *adj*: vibrionenabtötend, vibriozid

vi|bris|sae [vaɪˈbrɪsiː] *plural*: Nasenhaare *pl*, Vibrissae *pl*

vi|car|i|ous [vaɪˈkeərɪəs] *adj*: ersatzweise, vikariierend

vid|ar|a|bine [vaɪˈdærəbiːn] *noun*: Vidarabin *nt*, Adenin-Arabinosid *nt*

vig|i|lance [ˈvɪdʒələns] *noun*: **1.** Aufmerksamkeit *f*, Vigilanz *f*, Vigilität *f* **2.** Schlaflosigkeit *f*, Wachheit *f*, Insomnie *f*

vig|i|lant [ˈvɪdʒələnt] *adj*: aufmerksam, vigilant

vig|or [ˈvɪgər] *noun*: Vitalität *f*

vig|or|ous [ˈvɪgərəs] *adj*: tätig; rege, leb-

V

haft; wirksam, wirkend, aktiv

villi ['vɪlaɪ] *plural*: → *villus*
  intestinal villi: Darmzotten *pl*, Villi intestinales

villoma [vɪ'ləʊmə] *noun*: Papillom *nt*

villose ['vɪləʊs] *adj*: zottig, villös

villolsiltis [vɪləʊ'saɪtɪs] *noun*: Villositis *f*, Zottenentzündung *f*

villous ['vɪləs] *adj*: zottig, villös

villus ['vɪləs] *noun, plural* **-li** [-laɪ]: Zotte *f*, Villus *m*
  arachnoidal villi: Arachnoidalzotten *pl*
  synovial villi: Synovialzotten *pl*, Villi synoviales

villluslecltolmy [vɪlə'sektəmɪ] *noun*: Synovektomie *f*

vinlblasltine [vɪn'blæstiːn] *noun*: Vinblastin *nt*, Vincaleukoblastin *nt*

vinlcalleulkolblasltine [ˌvɪŋkə,luːkə-'blæstiːn] *noun*: → *vinblastine*

vinlcrisltine [vɪn'krɪstiːn] *noun*: Vincristin *nt*

vinldelsine ['vɪndəsiːn] *noun*: Vindesin *nt*

vilpolma [vɪ'pəʊmə] *noun*: Vipom *nt*, VIP-produzierendes Inselzelladenom *nt*

vilral ['vaɪrəl] *adj*: viral

vilrelmia [vaɪ'riːmɪə] *noun*: Virämie *f*

virlgin ['vɜrdʒɪn]: I *noun* Jungfrau *f* II *adj* → *virginal*

virlginlal ['vɜrdʒɪnl] *adj*: jungfräulich, Jungfern-

virlginliltly [vər'dʒɪnətɪ] *noun*: Unschuld *f*; Jungfräulichkeit *f*, Virginität *f*

vilrilcildal [vaɪrɪ'saɪdl] *adj*: virenabtötend, viruzid

vilrilcide ['vaɪrɪsaɪd] *noun*: → *virucide*

virlile ['vɪraɪl] *adj*: männlich, maskulin, viril

virlilleslcence [vɪrə'lesəns] *noun*: Maskulinisierung *f*, Vermännlichung *f*, Virilisierung *f*

virlilliltly [və'rɪlətɪ] *noun*: Potenz *f*

virlililzaltion [ˌvɪrələ'zeɪʃn] *noun*: Vermännlichung *f*, Virilisierung *f*, Maskulinisierung *f*

vilrilon ['vaɪrɪɑn, 'vɪrɪɑn] *noun*: Viruspartikel *m*, Virion *nt*

vilrolgelnetlic [ˌvaɪrədʒɪ'netɪk] *adj*: virogen

vilroid ['vaɪrɔɪd] *noun*: nacktes Minivirus *nt*, Viroid *nt*

vilrolpexlis [vaɪrə'peksɪs] *noun*: Viropexis *f*

vilrolsis [vaɪ'rəʊsɪs] *noun*: Viruserkrankung *f*, Virose *f*

vilrolstatlic [vaɪrə'stætɪk]: I *noun* Virostatikum *nt*, Virustatikum *nt* II *adj* virostatisch

virltulal ['vɜrtʃəwəl] *adj*: scheinbar, virtuell, virtual

vilrulcildal [ˌvaɪrə'saɪdl] *adj*: virenabtötend, viruzid

vilrulcide ['vaɪrəsaɪd] *noun*: Viruzid *nt*

vilrulcolpria [ˌvaɪrə'kəʊprɪə] *noun*: Virukoprie *f*

virlullence ['vɪr(j)ələns] *noun*: Virulenz *f*

virlullent ['vɪr(j)ələnt] *adj*: infektionsfähig, virulent; ansteckungsfähig, ansteckend; übertragbar, infektiös

vilrulria [vaɪ'r(j)ʊərɪə] *noun*: Virurie *f*

vilrus ['vaɪrəs] *noun, plural* **-rusles**: Virus *nt*
  Brunhilde virus: Brunhilde-Stamm *m*, Brunhilde-Virus *nt*, Poliovirus Typ I *nt*
  cold viruses: → *common cold viruses*
  common cold viruses: Schnupfenviren *pl*
  Coxsackie virus: Coxsackievirus *nt*
  delta virus: Deltaagens *nt*, Hepatitis-Delta-Virus *nt*
  DNA viruses: DNA-Viren *pl*
  EB virus: → *Epstein-Barr virus*
  ECHO viruses: ECHO-Viren *nt*
  Epstein-Barr virus: Epstein-Barr-Virus *nt*, EB-Virus *nt*
  hepatitis A virus: Hepatitis-A-Virus *nt*
  hepatitis B virus: Hepatitis-B-Virus *nt*
  hepatitis C virus: Hepatitis-C-Virus *nt*
  hepatitis delta virus: Deltaagens *nt*, Hepatitis-Delta-Virus *nt*
  herpes simplex virus: Herpes-simplex-Virus *nt*, Herpesvirus hominis
  influenza virus: Grippevirus *nt*, Influenzavirus *nt*
  influenzal virus: → *influenza virus*
  parainfluenza viruses: Parainfluenzaviren *pl*
  poliomyelitis virus: Poliomyelitis-Virus *nt*, Polio-Virus *nt*
  RNA viruses: RNA-Viren *pl*
  RS virus: RS-Virus *nt*, Respiratory-syncitial-Virus *nt*
  rubella virus: Rötelnvirus *nt*
  satellite virus: Satellitenvirus *nt*
  slow virus: Slow-Virus *nt*
  tumor viruses: Tumorviren *pl*, onkogene Viren *pl*
  varicella-zoster virus: Varicella-Zoster-Virus *nt*

vilruslelmia [ˌvaɪrə'siːmɪə] *noun*: → *viremia*

virus-induced *adj*: virusinduziert

virus-infected *adj*: virusinfiziert, virusbefallen

virlulstatlic [vɪrə'stætɪk] *adj*: virostatisch, virustatisch

vislcerla ['vɪsərə] *plural, sing* **vislcus** ['vɪskəs]: Eingeweide *pl*, Viszera *pl*

vislcerlal ['vɪsərəl] *adj*: viszeral

V

vis|cer|al|gia [ˌvɪsə'rældʒ(ɪ)ə] *noun*: Eingeweideschmerz *m*, Viszeralgie *f*
vis|cer|i|mo|tor [ˌvɪsərɪ'məʊtər] *adj*: viszeromotorisch
vis|cer|o|car|di|ac [ˌvɪsərəʊ'kɑːrdiæk] *adj*: viszerokardial
vis|cer|o|cep|tion [ˌvɪsərəʊ'septʃn] *noun*: Viszero-, Interozeption *f*
vis|cer|o|cra|ni|um [ˌvɪsərəʊ'kreɪnɪəm] *noun*: Eingeweideschädel *m*, Viszerokranium *nt*
vis|cer|o|gen|ic [ˌvɪsərəʊ'dʒenɪk] *adj*: viszerogen
vis|cer|o|meg|al|ly [ˌvɪsərəʊ'megəlɪ] *noun*: Eingeweidevergrößerung *f*, Viszeromegalie *f*
vis|cer|o|mo|tor [ˌvɪsərəʊ'məʊtər] *adj*: viszeromotorisch
vis|cer|o|pa|ri|e|tal [ˌvɪsərəʊpə'raɪɪtl] *adj*: viszeroparietal
vis|cer|o|per|i|to|ne|al [ˌvɪsərəʊperɪtəʊ'niːəl] *adj*: viszeroperitoneal
vis|cer|o|pleu|ral [ˌvɪsərəʊ'pluərəl] *adj*: pleuroviszeral, viszeropleural
vis|cer|op|to|sis [ˌvɪsərɑp'təʊsɪs] *noun*: Eingeweidesenkung *f*, Viszeroptose *f*
vis|cer|o|sen|so|ry [ˌvɪsərəʊ'sensərɪ] *adj*: viszerosensorisch
vis|cer|o|skel|e|tal [ˌvɪsərəʊ'skelɪtl] *adj*: viszeroskelettal
vis|cer|o|so|mat|ic [ˌvɪsərəʊsəʊ'mætɪk] *adj*: splanchnosomatisch, viszerosomatisch
vis|cer|o|trop|ic [ˌvɪsərəʊ'trɑpɪk] *adj*: viszerotrop, splanchnotrop
vis|cid ['vɪsɪd] *adj*: zäh, zähflüssig, viskös, viskos
vis|cid|i|ty [vɪ'sɪdətɪ] *noun*: Zähflüssigkeit *f*, Klebrigkeit *f*
vis|ci|do|sis [vɪsə'dəʊsɪs] *noun*: zystische (Pankreas-)Fibrose *f*, Mukoviszidose *f*
vis|cose ['vɪskəʊs] *adj*: zäh, zähflüssig, viskös, viskos
vis|co|sim|et|ric [ˌvɪskəʊsɪ'metrɪk] *adj*: viskosimetrisch
vis|co|sim|e|try [ˌvɪskəʊ'sɪmətrɪ] *noun*: Viskositätsmessung *f*, Viskosimetrie *f*
vis|cos|i|ty [vɪs'kɑsətɪ] *noun*: Zähigkeit *f*, Viskosität *f*
vis|cous ['vɪskəs] *adj*: **1.** zäh, zähflüssig, viskös, viskos, viskos **2.** klebrig, leimartig
vis|i|ble ['vɪzəbl] *adj*: sichtbar; Sicht-
vis|ile ['vɪzaɪl] *adj*: optisch, visuell
vi|sion ['vɪʒn] *noun*: **1.** Sehen *nt*, Vision *f*; Sehvermögen *nt*, Sehkraft *f* **2.** Sehschärfe *f*, Visus *m*
  blue vision: Blausehen *nt*, Zyanop(s)ie *f*
  chromatic vision: Chromatopsie *f*,

Chromopsie *f*, Farbensehen *nt*
  cloudy vision: Nebelsehen *nt*, Nephelopsie *f*
  color vision: Farbensehen *nt*, Chromatopsie *f*, Chromopsie *f*
  night vision: Dämmerungssehen *nt*, skotopes Sehen *nt*, Skotop(s)ie *f*
  photopic vision: Tages(licht)sehen *nt*, photopisches Sehen *nt*
  red vision: Rotsehen *nt*, Erythrop(s)ie *f*
  scotopic vision: Dämmerungssehen *nt*, skotopes Sehen *nt*, Skotop(s)ie *f*
  stereoscopic vision: stereoskopisches Sehen *nt*
  twilight vision: Dämmerungssehen *nt*, skotopes Sehen *nt*, Skotop(s)ie *f*
vis|u|al ['vɪʒəwəl, -ʒəl] *adj*: optisch, visuell
vis|u|o|au|di|to|ry [ˌvɪʒəwəʊ'ɔːdɪt(ə)rɪ] *adj*: audiovisuell
vi|tag|o|nist [vaɪ'tægənɪst] *noun*: Vitaminantagonist *m*
vi|tal ['vaɪtl]: **I** vitals *plural* lebenswichtige Organe *pl* **II** *adj* vital, (lebens-) wichtig (*to* für); wesentlich, grundlegend, Lebens-, Vital-
vi|tal|i|ty [vaɪ'tælətɪ] *noun*: Vitalität *f*
vi|tals ['vaɪtls] *plural*: lebenswichtige Organe *pl*
vi|ta|min ['vaɪtəmɪn, 'vɪtə-] *noun*: Vitamin *nt*
  vitamin A: **1.** Vitamin A *nt* **2.** →*vitamin A₁*
  vitamin A₁: Retinol *nt*, Vitamin A₁ *nt*, Vitamin A-Alkohol *m*
  vitamin A₂: (3-)Dehydroretinol *nt*, Vitamin A₂ *nt*
  vitamin B₁: Thiamin *nt*, Vitamin B₁ *nt*
  vitamin B₁₂: Cyanocobalamin *nt*, Vitamin B₁₂ *nt*
  vitamin B₁₂ᵦ: Hydroxocobalamin *nt*, Aquocobalamin *nt*, Vitamin B₁₂ᵦ *nt*
  vitamin B₂: Ribo-, Lactoflavin *nt*, Vitamin B₂ *nt*
  vitamin B₆: Vitamin B₆ *nt*
  vitamin C: Askorbin-, Ascorbinsäure *f*, Vitamin C *nt*
  vitamin D: Calciferol *nt*, Vitamin D *nt*
  vitamin D₂: Ergocalciferol *nt*, Vitamin D₂ *nt*
  vitamin D₃: Cholecalciferol *nt*, Vitamin D₃ *nt*
  vitamin D₄: Dihydrocalciferol *nt*, Vitamin D₄ *nt*
  vitamin E: α-Tocopherol *nt*, Vitamin E *nt*
  vitamin H: Biotin *nt*, Vitamin H *nt*
  vitamin K: Phyllochinone *pl*, Vitamin K *nt*
  vitamin K₁: Phytomenadion *nt*, Vitamin K₁ *nt*

vitamin K₂: Menachinon *nt*, Vitamin K₂ *nt*

vitamin K₃: Menadion *nt*, Vitamin K₃ *nt*

vi|tal|min|ize ['vaɪtəmɪnaɪz] *v*: vitaminisieren, vitaminieren

vit|ami|in|o|gen|ic [vaɪ,tæmɪnəʊ'dʒenɪk] *adj*: vitaminogen

vit|tel|la|ry ['vaɪtəleriː, vaɪ'telərɪ] *adj*: vitellin

vi|tel|line [vaɪ'telɪn, vɪ-, -liːn] *adj*: vitellin

vi|tel|lus [vaɪ'teləs, vɪ-] *noun, plural* -lus|es: (Ei-)Dotter *m*, Vitellus *m*

vit|il|lig|i|nous [vɪtə'lɪdʒənəs] *adj*: vitiliginös

vit|il|li|go [vɪtə'laɪgəʊ] *noun*: Weißfleckenkrankheit *f*, Vitiligo *f*

vit|i|um ['vɪʃɪəm] *noun, plural* -tia [-ʃɪə]: 1. Fehler *m*, Vitium *nt* 2. Herzfehler *m*, (Herz-)Vitium *nt*, Vitium cordis

vit|rec|to|my [vɪ'trektəmɪ] *noun*: Vitrektomie *f*

vit|re|o|cap|su|li|tis [,vɪtrɪəʊ,kæpsə'laɪtɪs] *noun*: Vitreokapsulitis *f*

vit|re|o|ret|i|nal [,vɪtrɪəʊ'retɪnl] *adj*: vitreoretinal

vit|re|ous ['vɪtrɪəs]: I *noun* → vitreum II *adj* gläsern, hyalin, Glas-

vit|re|um ['vɪtrɪəm] *noun*: Glaskörper *m*, Corpus vitreum

viv|i|sec|tion [,vɪvɪ'sekʃn] *noun*: Vivisektion *f*

viv|i|sec|tion|al [,vɪvɪ'sekʃnl] *adj*: vivisektorisch

vo|cal ['vəʊkl] *adj*: vokal

voice [vɔɪs] *noun*: Stimme *f*

vo|lar ['vəʊlər] *adj*: volar, palmar

vo|lar|dor|sal [,vəʊlər'dɔːrsl] *adj*: volardorsal

vol|a|tile ['vɒlətaɪl] *adj*: (leicht) flüchtig, ätherisch, volatil

volt [vəʊlt] *noun*: Volt *nt*

volt|age ['vəʊltɪdʒ] *noun*: elektrische Spannung *f* (*in Volt*)

vol|ume ['vɒljuːm, -jəm] *noun*: 1. (Raum-)Inhalt *m*, Volumen *nt* 2. Lautstärke *f*

blood volume: Blutvolumen *nt*

expiratory reserve volume: exspiratorisches Reservevolumen *nt*

forced expiratory volume: (Ein-)Sekundenkapazität *f*, Atemstoßtest *m*, Tiffeneau-Test *m*

inspiratory reserve volume: inspiratorisches Reservevolumen *nt*

minute volume: 1. (*Lunge*) Atemzeitvolumen *nt*, Atemminutenvolumen *nt* 2. Minutenvolumen *nt*, Herzminutenvolumen *nt*

red cell volume: totales Erythrozytenvolumen *nt*

reserve volume: 1. (*Herz*) Reserve-, Restvolumen *nt* 2. (*Lunge*) Reserve-, Residualvolumen *nt*, Residualluft *f*

residual volume: (*Lunge*) Reserve-, Residualvolumen *nt*, Residualluft *f*

stroke volume: Herzschlagvolumen *nt*, Schlagvolumen *nt*

tidal volume: (*Lunge*) Atem(zug)volumen *nt*, Atemhubvolumen *nt*

vo|lu|mi|nal [və'luːmɪnl] *adj*: Volumen-, Umfangs-

vol|un|tar|y ['vɒlən,terɪ; -trɪ] *adj*: 1. freiwillig, spontan 2. willkürlich, willentlich

vo|lu|tin ['vɒljətɪn] *noun*: Volutin *nt*

vol|vu|lo|sis [,vɒlvjə'ləʊsɪs] *noun*: Knotenfiliarose *f*, Onchozerkose *f*

vol|vu|lus ['vɒlvjələs] *noun*: 1. Achsendrehung *f*, Verschlingung *f*, Volvulus *m* 2. Darmverschlingung *f*, Volvulus intestini

gastric volvulus: Magenvolvulus *m*, Volvulus ventriculi

ileocecal volvulus: Ileozökalvolvulus *m*

intestinal volvulus: Darmverschlingung *f*, Volvulus intestini

vo|mer ['vəʊmər] *noun*: Flugscharbein *nt*, Vomer *m*

vo|mer|al ['vəʊmərəl] *adj*: Vomer-, Vomero-

vom|it ['vɒmɪt]: I *noun* 1. Erbrechen *nt*, Vomitus *m* 2. Erbrochene(s) *nt* II *v* sich erbrechen, sich übergeben

coffee-ground vomit: kaffeesatzartiges Erbrechen *nt*, Kaffeesatzerbrechen *nt*

vom|it|ing ['vɒmɪtɪŋ] *noun*: (Er-)Brechen *nt*, Vomitus *m*

bilious vomiting: galliges Erbrechen *nt*, Galleerbrechen *nt*, Vomitus biliosus

blood vomiting: Bluterbrechen *nt*, Hämatemesis *f*, Vomitus cruentus

vomiting of pregnancy: Schwangerschaftserbrechen *nt*

vom|i|tive ['vɒmətɪv] *adj*: emetisch

vom|i|to|ry ['vɒmətɔːrɪ] *adj*: emetisch

vom|i|tous ['vɒmətəs] *adj*: emetisch

vor|tex ['vɔːrteks] *noun, plural* -tex|es, -ti|ces [-tɪsiːz]: Wirbel *m*, Vortex *m*

vortex of heart: Herzwirbel *m*, Vortex cordis

vor|ti|cose ['vɔːrtɪkəʊs] *adj*: wirbelig, wirbelbildend, Wirbel-

voy|eur|ism [vwɑː'jɜːrɪzəm] *noun*: Voyeurismus *m*, Voyeurtum *nt*

vul|ner|a|ble ['vʌlnərəbl] *adj*: verwundbar, verletzbar, vulnerabel

vul|va ['vʌlvə] *noun, plural* -vas, -vae

[-viː]: (weibliche) Scham f, äußere (weibliche) Genitalien pl, Vulva f

vul|var ['vʌlvər] adj: Scham(lippen)-, Vulvo-, Vulva-

vul|vec|to|my [vʌl'vektəmɪ] noun: Vulvektomie f

vul|vit|ic [vʌl'vaɪtɪk] adj: vulvitisch

vul|vi|tis [vʌl'vaɪtɪs] noun: Vulvitis f, Vulvaentzündung f
diabetic vulvitis: diabetische Vulvovaginitis f, Vulvovaginitis diabetica

vul|vo|cru|ral [ˌvʌlvə'kruərəl] adj: vulvokrural

vul|vo|pa|thy [vʌl'vɑpəθɪ] noun: Vulvaerkrankung f, Vulvopathie f

vul|vo|rec|tal [ˌvʌlvə'rektl] adj: vulvorektal, rektovulvär

vul|vo|u|ter|ine [ˌvʌlvə'juːtərɪn, -raɪn] adj: vulvouterin

vul|vo|vag|i|nal [ˌvʌlvə'vædʒɪnl] adj: vulvovaginal

vul|vo|vag|i|nit|ic [ˌvʌlvə,vædʒə'naɪtɪk] adj: vulvovaginitisch

vul|vo|vag|i|ni|tis [ˌvʌlvə,vædʒə'naɪtɪs] noun: Vulvovaginitis f
candidal vulvovaginitis: Candida-Vulvovaginitis f
gonococcal vulvovaginitis: Vulvovaginitis gonorrhoica
herpetic vulvovaginitis: Vulvovaginitis herpetica

W

wake|ful|ness ['weɪkfəlnɪs] *noun*: **1.** Wachen *nt* **2.** Schlaf-, Ruhelosigkeit *f* **3.** Wachsamkeit *f*

wall [wɔːl] *noun*: Wand *f*, Wall *m*; (*anatom.*) Paries *m*
nail wall: Nagelwall *m*, Vallum unguis

wall|eye ['wɔːlaɪ] *noun*: Exotropie *f*

war|fa|rin ['wɔːrfərɪn] *noun*: Warfarin *nt*

wart [wɔːrt] *noun*: **1.** (virusbedingte) Warze *f*, Verruca *f* **2.** warzenähnliche Hautveränderung *f*
acuminate wart: Feigwarze *f*, Feuchtwarze *f*, spitzes Kondylom *nt*, Condyloma acuminatum
anatomical wart: → *necrogenic wart*
common warts: Verrucae vulgares
fig wart: Feigwarze *f*, Feuchtwarze *f*, spitzes Kondylom *nt*, Condyloma acuminatum
filiform warts: Verrucae filiformes
flat warts: Verrucae planae juveniles
genital wart: → *fig wart*
moist wart: → *fig wart*
mosaic warts: Mosaikwarzen *pl*
necrogenic wart: Wilk-Krankheit *f*, Leichentuberkel *m*, Tuberculosis cutis verrucosa, Verruca necrogenica
pointed wart: → *fig wart*
postmortem wart: → *necrogenic wart*
prosector's wart: → *necrogenic wart*
senile wart: seborrhoische Alterswarze/Keratose *f*, Verruca seborrhoica/senilis
tuberculous wart: → *necrogenic wart*
venereal wart: → *fig wart*

wast|ing ['weɪstɪŋ] *noun*: **1.** Verfall *m*, Verschleiß *m*, Schwund *m* **2.** Auszehrung *f*, Kräftezerfall *m*; Schwund *m*

watch|ful|ness ['wɑtʃfəlnɪs] *noun*: Wachsamkeit *f*

wa|ter ['wɔːtər] *noun*: **I** *noun* **1.** Wasser *nt* **2.** Wasserlösung *f* **3.** Wasser *nt*, Sekret *nt* **II** *v* (*Mund*) wässrig werden (*for* nach); (*Auge*) tränen
chlorine water: Chlorwasser *nt*, Aqua chlorata
distilled water: destilliertes Wasser *nt*, Aqua destillata

water of oxidation: Oxidations-, Verbrennungswasser *nt*
total body water: Gesamtkörperwasser *nt*

wa|ter|pox ['wɔːtərpɑks] *noun*: Varizellen *pl*, Windpocken *pl*

watt [wɑt] *noun*: Watt *nt*

watt|age ['wɑtɪdʒ] *noun*: Wattleistung *f*

wave [weɪv] *noun*: Welle *f*
alpha waves: α-Wellen *pl*, alpha-Wellen *pl*
beta waves: β-Wellen *pl*, beta-Wellen *pl*
brain waves: Hirnströme *pl*
delta waves: delta-Wellen *pl*, δ-Wellen *pl*
f waves: F-Wellen *pl*
P wave: P-Welle *f*, P-Zacke *f*
Q wave: Q-Zacke *f*, Q-Welle *f*
R wave: R-Zacke *f*
T wave: T-Welle *f*, -Zacke *f*
ultrashort waves: Ultrakurzwellen *pl*

wave|length ['weɪvˌleŋ(k)θ] *noun*: Wellenlänge *f*

wax [wæks]: **I** *noun* **1.** (Bienen-, Pflanzen-)Wachs *nt*, Cera *f* **2.** Ohr(en)schmalz *nt*, Zerumen *nt* **3.** (*chem.*) Wachs *nt* **II** *adj* wächsern, Wachs- **III** *v* (ein-)wachsen

weak [wiːk] *adj*: schwach, geschwächt, hyposthenisch

weak|en ['wiːkən] *v*: (*Gesundheit*) angreifen; (*Wirkung*) abschwächen; attenuieren; schwach/schwächer werden, nachlassen; (*Kraft*) erlahmen

weak|ness ['wiːknɪs] *noun*: **1.** Schwäche *f* **2.** Kränklichkeit *f*, Schwächlichkeit *f* **3.** (Charakter-)Schwäche *f*

weak-sighted *adj*: amblyop, schwachsichtig

weak-sightedness *noun*: Schwachsichtigkeit *f*

wean|ing ['wiːnɪŋ] *noun*: Entwöhnung *f*; Abstillen *nt*

wear [weər]: **I** *noun* **1.** Tragen *nt* **2.** Abnutzung *f*, Verschleiß *m* **II** *vt* abtragen, abnutzen **III** *vi* sich abnutzen oder verbrauchen

web [web] *noun*: Gewebe *nt*, Netz *nt*, Gespinst *nt*

weight [weɪt] *noun*: **1.** Gewicht *nt*, Last *f* **2.** (Körper-)Gewicht *nt* **3.** Schwere *f*, (Massen-)Anziehungskraft *f*

well-being *noun*: Wohlbefinden *nt*, Gesundheit *f*, Wohl *nt*

wen [wen] *noun*: **1.** piläre Hautzyste *f* **2.** Epidermoid *nt*, Epidermalzyste *f*, (echtes) Atherom *nt*, Talgretentionszyste *f*

wet [wet]: **I** *noun* Nässe *f*, Feuchtigkeit *f* **II** *adj* nass, feucht, durchnäßt (*with* von); Nass- **III** *v* anfeuchten, nassmachen, benetzen

wheal [(h)wiːl] *noun*: Quaddel *f*
whip|lash ['(h)wɪplæʃ] *noun*: Schleudertrauma *nt*, whiplash injury *nt*
whip|worm ['(h)wɪpwɜrm] *noun*: Peitschenwurm *m*, Trichuris trichiura
white [(h)waɪt]: I *noun* (*Farbe*) Weiß *nt*; (*Rasse*) Weiße(r *m*) *f* II *adj* weiß, Weiß-; hell(farbig), licht; blass, bleich
white|head ['(h)waɪthed] *noun*: Hautgrieß *m*, Milie *f*
white|leg ['(h)waɪtleg] *noun*: Milchbein *nt*, Leukophlegmasie *f*
white|ness ['(h)waɪtnɪs] *noun*: **1.** Weiße *f* **2.** Blässe *f*
white|pox ['(h)waɪtpɑks] *noun*: weiße Pocken *pl*, Alastrim *nt*, Variola minor
win|dow ['wɪndəʊ] *noun*: Fenster(öffnung *f*) *nt*; (*anatom.*) Fenestra *f*
cochlear window: rundes Fenster *nt*, Fenestra cochleae/rotunda
oval window: → *vestibular window*
round window: → *cochlear window*
vestibular window: ovales Fenster *nt*, Fenestra ovalis/vestibuli
wind|pipe ['wɪndpaɪp] *noun*: Luftröhre *f*; (*anatom.*) Trachea *f*
wing [wɪŋ] *noun*: Flügel *m*; (*anatom.*) Ala *f*
nasal wing: Nasenflügel *m*, Ala nasi
with|draw|al [wɪð'drɔːəl, wɪθ-] *noun*: **1.** (Blut-)Entnahme *f* **2.** Coitus interruptus **3.** (*Drogen*) Entzug *m*, Entziehung *f* (*from*)
wom|an ['wʊmən] *noun, plural* **wom|en**

['wɪmɪn]: Frau *f*
nulliparous woman: Nullipara *f*
primiparous woman: Erstgebärende *f*, Primipara *f*
womb [wuːm] *noun*: Gebärmutter *f*, Uterus *m*, Metra *f*
work [wɜrk]: I *noun* Arbeit *f*, Beschäftigung *f*, Tätigkeit *f*; Aufgabe *f*; Leistung *f*; (*physik.*) Arbeit *f* II *v* arbeiten (*at, on an*)
worm [wɜrm] *noun*: Wurm *m*, Vermis *m*
bilharzia worm: Pärchenegel *m*, Schistosoma *nt*, Bilharzia *f*
eye worm: Augenwurm *m*, Taglarvenfilarie *f*, Loa loa *f*
maw worm: Spulwurm *m*, Askaris *f*
tongue worms: Zungenwürmer *pl*, Pentastomida
wound [wuːnd]: I *noun* **1. the wounded** die Verwundeten **2.** (*patholog.*) Wunde *f*, Vulnus *nt*; Verletzung *f* **3.** (*chirurg.*) (Operations-)Wunde *f* II *v* verwunden, verletzen
wrist [rɪst] *noun*: **1.** Handwurzel *f*, Carpus *m* **2.** Handgelenk *nt*, Articulatio radiocarpalis
wrist|drop ['rɪstdrɑp] *noun*: Fallhand *nt*
wry|neck ['raɪnek] *noun*: Schiefhals *m*, Torticollis *m*
Wuch|er|e|ria [vʊkə'rɪrɪə] *noun*: Wuchereria *f*
wuch|er|e|ri|al|sis [ˌvʊkərɪ'raɪəsɪs] *noun*: Wuchereriose *f*, Wuchereriasis *f*

X

xan|chro|mat|ic [ˌzænkrəʊˈmætɪk] *adj*: gelb, xanthochrom

xan|thel|as|ma [ˌzænθeˈlæzmə] *noun*: Xanthelasma *nt*, Xanthom *nt*

xan|thel|as|ma|to|sis [ˌzænθeˌlæzmə-ˈtəʊsɪs] *noun*: Xanthomatose *f*

xan|the|mia [zænˈθiːmɪə] *noun*: Karotinämie *f*, Carotinämie *f*

xan|thic [ˈzænθɪk] *adj*: **1.** gelb **2.** Xanthin-

xan|thine [ˈzænθiːn, -θɪn] *noun*: 2,6-Di-hydroxypurin *nt*, Xanthin *nt*

xan|thin|u|ria [ˌzænθɪˈn(j)ʊərɪə] *noun*: Xanthinurie *f*

xan|thin|u|ric [ˌzænθɪˈn(j)ʊərɪk] *adj*: xanthinurisch

xan|thi|u|ria [ˌzænθɪˈ(j)ʊərɪə] *noun*: Xanthinurie *f*

xan|tho|chro|mat|ic [ˌzænθəʊkrəʊˈmæt-ɪk] *adj*: xanthochrom

xan|tho|chro|mia [ˌzænθəʊˈkrəʊmɪə] *noun*: Xanthochromie *f*

xan|tho|chro|mic [ˌzænθəʊˈkrəʊmɪk] *adj*: xanthochrom

xan|tho|der|ma [ˌzænθəʊˈdɜrmə] *noun*: Xanthodermie *f*, Xanthosis *f*

xan|tho|fi|bro|ma [ˌzænθəʊfaɪˈbrəʊmə] *noun*: Xanthofibrom *nt*

xan|tho|gran|u|lo|ma [ˌzænθəʊˌgrænjə-ˈləʊmə] *noun*: Xanthogranulom *nt*

xan|tho|ma [zænˈθəʊmə] *noun*: Xanthom *nt*

xan|tho|ma|to|sis [ˌzænθəməˈtəʊsɪs] *noun*: Xanthomatose *f*

xan|tho|ma|tous [zænˈθɑmətəs] *adj*: xanthomatös

xan|tho|pla|thy [zænˈθɑpəθɪ] *noun*: Xanthochromie *f*

xan|thop|sia [zænˈθɑpsɪə] *noun*: Gelbsehen *nt*, Xanthop(s)ie *f*

xan|thop|sin [zænˈθɑpsɪn] *noun*: Sehgelb *nt*, Xanthopsin *nt*

xan|tho|sar|co|ma [ˌzænθəʊsɑːrˈkəʊmə] *noun*: pigmentierte villonoduläre Synovitis *f*, Tendosynovitis nodosa

xan|tho|sis [zænˈθəʊsɪs] *noun*: Xanthose *f*

xan|thu|ria [zænˈθ(j)ʊərɪə] *noun*: Xan-

thinurie *f*

xen|o|di|ag|no|sis [ˌzenəˌdaɪəgˈnəʊsɪs] *noun*: Xenodiagnose *f*, Xenodiagnostik *f*

xen|o|di|ag|nos|tic [ˌzenəˌdaɪəgˈnɑstɪk] *adj*: xenodiagnostisch

xen|o|ge|ne|ic [ˌzenədʒəˈniːɪk] *adj*: heterogen, xenogen

xen|o|gen|ic [ˌzenəˈdʒenɪk] *adj*: **1.** → *xenogeneic* **2.** → *xenogenous*

xe|nog|e|nous [zəˈnɑdʒənəs] *adj*: heterogen, xenogen

xen|o|graft [ˈzenəgræft] *noun*: xenogenes Transplantat *nt*, Xenotransplantat *nt*

xen|o|pho|bic [ˌzenəʊˈfɑbɪk] *adj*: xenophob

xen|o|trans|plan|ta|tion [ˌzenəˌtræns-plænˈteɪʃn] *f*: xenogene Transplantation *f*, Xenotransplantation *f*

xe|ro|chil|ia [ˌzɪərəˈkaɪlɪə] *noun*: Xeroch(e)ilie *f*

xe|ro|der|ma [ˌzɪərəˈdɜrmə] *noun*: Xerodermie *f*

xe|rog|ra|phy [zɪˈrɑgrəfɪ] *noun*: Xerographie *f*, Xerografie *f*

xe|ro|ma [zɪˈrəʊmə] *noun*: Xerophthalmie *f*

xe|ro|mam|mog|ra|phy [ˌzɪərəməˈmɑg-rəfɪ] *noun*: Xeromammographie *f*, Xeromammografie *f*

xe|roph|thal|mia [ˌzɪərəfˈθælmɪə] *noun*: Xerophthalmie *f*

xe|roph|thal|mus [ˌzɪərəfˈθælməs] *noun*: Xerophthalmie *f*

xe|ro|ra|di|og|ra|phy [ˌzɪərəˌreɪdɪˈɑgrəfɪ] *noun*: Xero(radio)graphie *f*, Röntgenphotographie *f*, Xero(radio)grafie *f*, Röntgenphotografie *f*

xe|ro|sis [zɪˈrəʊsɪs] *noun, plural* -ses [-siːz]: Xerosis *f*

xe|ro|sto|mia [ˌzɪərəˈstəʊmɪə] *noun*: Xerostomie *f*

xe|rot|ic [zɪˈrɑtɪk] *adj*: xerotisch

xiph|i|ster|nal [ˌzɪfɪˈstɜrnl] *adj*: xiphosternal

xiph|i|ster|num [ˌzɪfɪˈstɜrnəm] *noun*: Schwertfortsatz *m*, Processus xiphoideus

xiph|o|cos|tal [ˌzɪfəʊˈkɑstl] *adj*: xiphokostal

xiph|oid [ˈzɪfɔɪd, ˈzaɪ-]: **I** *noun* Schwertfortsatz *m*, Processus xiphoideus **II** *adj* schwertförmig, Schwertfortsatz-

xiph|oid|i|tis [ˌzɪfɔɪˈdaɪtɪs] *noun*: Xiphoiditis *f*

xiph|o|ster|nal [ˌzɪfəˈstɜrnl, ˌzaɪ-] *adj*: xiphosternal

X-linked *adj*: X-chromosomal, X-gebunden

x-radiation *noun*: Röntgenstrahlen *pl*,

X

Röntgenstrahlung *f*
x-ray ['eksraɪ]: **I** *noun* **1.** Röntgenstrahl *m* **2.** Röntgenaufnahme *f*, -bild *nt* **II** *adj* Röntgen- **III** *v* **3.** röntgen; durchleuch-ten **4.** bestrahlen

xyl̲o̲su̲ria [ˌzaɪləˈs(j)ʊərɪə] *noun*: Xylosurie *f*

Y

yaws [jɔːz] *noun*: Frambösie *f*, Pian *f*, Yaws *f*
yeast [jiːst] *noun*: Hefe *f*, Sprosspilz *m*
imperfect yeasts: unechte Hefen *pl*, imperfekte Hefen *pl*

medicinal yeast: Faex medicinalis
perfect yeasts: echte Hefen *pl*, perfekte Hefen *pl*
Yer|sin|ia [jerˈsɪnɪə] *noun*: Yersinia *f*
Yersinia enterocolitica: Yersinia enterocolitica
Yersinia pestis: Pestbakterium *nt*, Yersinia pestis
yer|sin|i|o|sis [jersɪnɪˈəʊsɪs] *noun*: Yersinia-Infektion *f*, Yersiniose *f*
yoke [jəʊk] *noun*: Jugum *nt*
yolk [jəʊk] *noun*: (Ei-)Dotter *m*, Eigelb *nt*, Vitellus *m*
young [jʌŋ] *adj*: jugendlich, jung; unreif, juvenil

Z

zi|do|vu|dine [zaɪ'dəʊvju:di:n] *noun*: Azidothymidin *nt*

zinc [zɪŋk] *noun*: Zink *nt*, (*chem.*) Zincum *nt*

zo|na ['zəʊnə] *noun*: **1.** (*anatom.*) (Körper-)Gegend *f*, Bereich *m*, Zona *f* **2.** Gürtelrose *f*, Zoster *m*, Zona *f*, Herpes zoster

zon|al ['zəʊnl] *adj*: zonen-, gürtelförmig, Zonen-, Zonular-

zo|na|ry ['zəʊnərɪ] *adj*: zonen-, gürtelförmig, Zonen-, Zonular-

zone [zəʊn] *noun*: **1.** (Körper-)Gegend *f*, Bereich *m*, Zona *f* **2.** Zone *f*, Bereich *m*, Gürtel *m*
anelectrotonic zone: Polarzone *f*
cartilage breakdown zone: Eröffnungszone *f*
cutaneous zone: Zona cutanea
disturbance zones: Störzonen *pl*
dolorogenic zone: Triggerzone *f*
equivalence zone: Äquivalenzzone *f*
glomerular zone: Zona glomerulosa
Head's zones: Head-Zonen *pl*
hemorrhoidal zone: Hämorrhoidalzone *f*, Zona hemorrhoidalis
inner zone of renal medulla: Zona interna medullae renalis
internodal zone: internodale Zone *f*
isoelectric zone: isoelektrische Zone *f*
lateral parvocellular zone: laterale parvozelluäre Zone *f*
Liley's zones: Liley-Zonen *pl*
Looser's transformation zone: Looser-Umbauzone *f*
medial magnocellular zone: mediale magnozelluläre Zone *f*
median zone: mediane Zone *f*
nuclear zone: **1.** (*ZNS*) Kerngebiet *nt* **2.** Vortex lentis
orbicular zone of hip joint: Zona orbicularis
ossification zone: Verknöcherungszone *f*
outer zone of renal medulla: Zona externa medullae renalis
paracortical zone: parakortikale Zone *f*
paranodal zone: paranodale Zone *f*

pellucid zone: Eihülle *f*, Oolemma *nt*, Zona/Membrana pellucida
proliferation zone: Proliferationszone *f*
resorption zone: Resorptionszone *f*
respiratory zone: Respirationszone *f*
reticular zone: (*NNR*) Zona reticularis
root entry zone: (*ZNS*) Wurzeleintrittszone *f*
sudanophobic zone: (*NNR*) sudanophobe Zone *f*
transitional zone: Übergangszone *f*
trigger zone: Triggerzone *f*
vesicular cartilage zone: Zone *f* des Blasenknorpels

zo|nes|the|sia [,zəʊnes'θi:ʒ(ɪ)ə] *noun*: Gürtelgefühl *nt*, Zonästhesie *f*

zon|u|la ['zəʊnjələ] *noun, plural* **-las,** **-lae** [-li:, -laɪ]: Zonula *f*
zonula adherens: Haftzone *f*, Zonula adherens
zonula occludens: Verschlusskontakt *m*, Zonula occludens

zo|nu|lar ['zəʊnjʊlər] *adj*: zonen-, gürtelförmig, Zonen-, Zonular-

zon|ule ['zəʊnju:l, 'zɑn-] *noun*: Zonula *f*
ciliary zonule: Zinn-Zone *f*, Zonula ciliaris
lens zonule: → ciliary zonule
zonule of Zinn: → ciliary zonule

zo|nu|li|tis [,zəʊnjə'laɪtɪs, ,zɑn-] *noun*: Zonulitis *f*

zo|nu|lot|o|my [,zəʊnjə'lɑtəmɪ] *noun*: Zonulotomie *f*

zo|o|an|thro|po|no|sis [zəʊə,ænθrəpə-'nəʊsɪs] *noun*: Anthropozoonose *f*, Zooanthroponose *f*

zo|o|no|sis [zəʊə'nəʊsɪs] *noun, plural* **-ses** [-nəʊsi:z]: Zoonose *f*

zo|o|not|ic [zəʊə'nɑtɪk] *adj*: Zoonose betreffend

zo|o|par|a|site [zəʊə'pærəsaɪt] *noun*: tierischer Parasit *m*, Zooparasit *m*

zo|o|par|a|sit|ic [zəʊə,pærə'sɪtɪk] *adj*: Zooparasiten-

zo|o|phil|ia [,zəʊə'fɪlɪə] *noun*: **1.** Zoophilie *f* **2.** Zoophilia erotica; Zoophilie *f*; Sodomie *f*

zos|ter ['zɑstər] *noun*: Gürtelrose *f*, Zoster *m*, Zona *f*, Herpes zoster
ophthalmic zoster: Zoster ophthalmicus, Herpes zoster ophthalmicus

zos|ter|i|form [zɑs'terɪfɔ:rm] *adj*: zosterähnlich, zosterartig

zos|ter|oid ['zɑstərɔɪd] *adj*: zosterähnlich, zosterartig

zyg|a|po|phys|i|al [,zaɪgəpəʊ'fɪzɪəl, ,zɪg-] *adj*: Zygapophysis betreffend

zyg|a|poph|y|sis [,zaɪgə'pɑfəsɪs] *noun, plural* **-ses** [-si:z]: Zygapophysis *f*, Pro-

1249

Z

cessus articularis vertebrarum

zyglilon ['zɪgɪɑn, 'zɪdʒ-] *noun, plural* **-gia** [-gɪə, -dʒɪə]: Zygion *nt*

zylgolmatlic [ˌzaɪgəʊ'mætɪk] *adj*: zygomatisch

zylgolmatlilcolfalcial [zaɪgəˌmætɪkəʊ-'feɪʃl] *adj*: zygomatikofazial

zylgolmatlilcolfronltal [zaɪgəˌmætɪkəʊ-'frʌntl] *adj*: zygomatikofrontal

zylgolmatlilcolmaxlilllary [zaɪgəˌmætɪkəʊ'mæksɪleri:] *adj*: zygomatikomaxillär

zygomatico-orbital *adj*: zygomatikoorbital

zylgolmatlilcolsphelnoid [zaɪgəˌmætɪkəʊ'sfɪnɔɪd] *adj*: zygomatikosphenoidal

zylgolmatlilcoltemlporlal [zaɪgəˌmætɪkəʊ'temp(ə)rəl] *adj*: zygomatikotemporal

zylgolmaxlilllarly [ˌzaɪgəʊ'mæksəˌleri:] *adj*: zygomatikomaxillär

Zylgolmylceltes [ˌzaɪgəʊmaɪ'si:ti:z] *plural*: Zygomycetes *pl*

zylgolmylcolsis [ˌzaɪgəʊmaɪ'kəʊsɪs] *noun*: Zygomyzeteninfektion *f*, Zygomykose *f*

zylgolsis [zaɪ'gəʊsɪs] *noun*: Zygose *f*, Zygosis *f*

zylgote ['zaɪgəʊt] *noun*: befruchtete Eizelle *f*, Zygote *f*

zylgotlic [zaɪ'gɑtɪk] *adj*: zygotisch

zyme [zaɪm] *noun*: Enzym *nt*

zylmolgram ['zaɪməgræm] *noun*: Zymogramm *nt*

zylmoid ['zaɪmɔɪd]: I *noun* Zymoid *nt* II *adj* enzymartig, zymoid

Anhang
Appendix

Maße und Gewichte	**Weights and Measures**

I. Längenmaße

I. Linear Measures

1. Amerikanische Längenmaße

1. American Linear Measure

1 yard = 3 feet = 0,9144 m = 91,44 cm
1 foot = 12 inches = 0,3048 m = 30,48 cm
1 inch = 2,54 cm = 25,4 mm

2. Deutsche Längenmaße

2. German Linear Measure

1 m = 100 cm = 1.0936 yards = 3.2808 feet
1 cm = 10 mm = 0.3937 inch

3. Umrechnungstabelle

3. Conversion Table

Zentimeter/centimeters	in/to	inches	0.394
		feet	0.0328
		Millimeter/millimeters	10
		Meter/meter	0.01
Meter/meters	in/to	Millimeter/millimeters	1000
		Zentimeter/centimeters	100
		inches	39.37
		feet	3.281
		yards	1.093
inches	in/to	Zentimeter/centimeters	2.54
		Meter/meters	0.0254
		feet	0.0833
		yards	0.0278
yards	in/to	inches	36
		feet	3
		Zentimeter/centimeters	91.44
		Meter/meters	0.914

II. Hohlmaße

II. Measures of Capacity

1. Amerikanische Flüssigkeitsmaße

1. American Liquid Measures

1 gallon = 4 quarts = 8 pints = 3,7853 l
1 quart = 2 pints = 0,9464 l = 946,4 ml
1 pint = 4 gills = 0,4732 l = 473,2 ml
1 cup = 8 fluid ounces = 236,8 ml
1 fluid ounce = 29,6 ml

2. Britische Flüssigkeitsmaße	2. British Liquid Measures

1 (imperial) gallon = 4 quarts = 8 pints = 4,5459 l
1 quart = 2 pints = 1,136 l = 1136 ml
1 pint = 4 gills = 20 fluid ounces = 0,568 l = 568 ml
1 fluid ounce = 28,4 ml

3. Deutsche Flüssigkeitsmaße	3. German Liquid Measures

1 l = 10 dl = 1.056 quarts (US) = 1.76 pints (British)
1 dl = 10 cl = 100 ml = 3.38 fluid ounces (US) = 3.52 fluid ounces (British)
1 cl = 10 ml = 0.338 fluid ounce (US) = 0.352 fluid ounce (British)

III. Gewichte	III. Weights

1. Amerikanische Handelsgewichte	1. American Avoirdupois Weight

1 pound = 16 ounces = 453,59 g
1 ounce = 16 drams = 28,35 g
1 dram = 1,772 g

2. German Weight	2. Deutsche Handelsgewichte

1 kg = 1000 g = 2.205 pounds
100 g = 3.5273 ounces
1 g = 0.564 dram

3. Umrechnungstabelle					**3. Conversion Table**				
amerikanische Pfund in Kilogramm					Pounds into Kilograms				

pounds	0	1	2	3	4	5	6	7	8	9
0		0,45	0,91	1,36	1,81	2,27	2,72	3,18	3,63	4,08
10	4,54	4,99	5,44	5,90	6,35	6,80	7,26	7,71	8,16	8,62
20	9,07	9,53	9,98	10,43	10,89	11,34	11,79	12,25	12,70	13,15
30	13,61	14,06	14,51	14,97	15,42	15,88	16,33	16,78	17,24	17,69
40	18,14	18,60	19,05	19,50	19,96	20,41	20,87	21,32	21,77	22,23
50	22,68	23,13	23,59	24,04	24,49	24,95	25,40	25,85	26,31	26,76
60	27,22	27,67	28,12	28,58	29,03	29,48	29,94	30,39	30,84	31,30
70	31,75	32,21	32,66	33,11	33,57	34,02	34,47	34,93	35,38	35,83
80	36,29	36,74	37,19	37,65	38,10	38,56	39,01	39,46	39,92	40,37
90	40,82	41,28	41,73	42,18	42,64	43,09	43,54	44,00	44,45	44,91
100	45,36	45,81	46,27	46,72	47,17	47,63	48,08	48,53	48,99	49,44
110	49,90	50,35	50,80	51,26	51,71	52,16	52,62	53,07	53,52	53,98
120	54,43	54,88	55,34	55,79	56,25	56,70	57,15	57,61	58,06	58,51
130	58,97	59,42	59,87	60,33	60,78	61,23	61,69	62,14	62,60	63,05
140	63,50	63,96	64,41	64,86	65,32	65,77	66,22	66,68	67,13	67,59
150	68,04	68,49	68,95	69,40	69,85	70,31	70,76	71,21	71,67	72,12
160	72,57	73,03	73,48	73,94	74,39	74,84	75,30	75,75	76,20	76,66
170	77,11	77,56	78,02	78,47	78,93	79,38	79,83	80,29	80,74	81,19
180	81,65	82,10	82,55	83,01	83,46	83,91	84,37	84,82	85,28	85,37
190	86,18	86,64	87,09	87,54	88,00	88,45	88,90	89,36	89,81	90,26
200	90,72	91,17	91,63	92,08	92,53	92,99	93,44	93,89	94,35	94,80
210	95,25	95,71	96,16	96,62	97,07	97,52	97,98	98,43	98,88	99,34
220	99,79	100,24	100,70	101,15	101,60	102,06	102,51	102,97	103,42	103,87
230	104,33	104,78	105,23	105,69	106,14	106,59	107,05	107,50	107,96	108,41
240	108,86	109,32	109,77	110,22	110,68	111,13	111,58	112,04	112,49	112,94
250	113,40	113,85	114,31	114,76	115,21	115,67	116,12	116,57	117,03	117,48
260	117,93	118,39	118,84	119,29	119,75	120,20	120,66	121,66	121,56	122,02
270	122,47	122,92	123,38	123,83	124,28	124,74	125,19	125,65	126,10	126,55
280	127,01	127,46	127,91	128,37	128,82	129,27	129,73	130,18	130,63	131,09
290	131,54	132,00	132,45	132,90	133,36	133,81	134,26	134,72	135,17	135,62
300	136,08	136,53	136,98	137,44	137,89	138,35	138,80	139,25	139,71	140,16

Umrechnungstabellen für Temperaturen

Conversion Tables for Temperatures

Grad Fahrenheit
in Grad Celsius

Grad Celsius
in Grad Fahrenheit

Degrees Fahrenheit
into Degrees Celsius

Degrees Celsius
into Degrees Fahrenheit

Fahrenheit	Celsius	Celsius	Fahrenheit
110	43,3	50	122.0
109	42,8	45	113.0
108	42,2	44	111.2
107	41,7	43	109.4
106	41,1	42	107.6
105	40,6	41	105.8
104	40,0	40	104.0
103	39,4	39	102.2
102	38,9	38	100.4
101	38,3	37	98.6
100	37,8	36	96.8
99	37,2	35	95.0
98	36,7	34	93.2
97	36,1	33	91.4
96	35,6	32	89.6
95	35,0	31	87.8
94	34,4	30	86.0
93	33,9	29	84.2
92	33,3	28	82.4
91	32,8	27	80.6
90	33,2	26	78.8
85	29,4	25	77
80	26,7	20	68
70	21,1	15	59
60	15,6	10	50
50	10,0	5	41
40	4,4	0	32
32	0	- 5	23
20	- 6,7	- 10	14
10	- 12,2	- 15	5
0	- 17,8	- 20	- 4

Normalwerte klinisch wichtiger Laborparameter

Laboratory Reference Range Values

Normalwerte sind methoden- und laborabhängig, d.h., die Referenzbereiche für Parameter können je nach verwendeter Labormethode verschieden sein. Die hier aufgeführten Werte beziehen sich auf Standardmethoden, die in den meisten Labors verwendet werden.

Blut/Plasma/Serum

ALAT [Alaninaminotransferase]		→ GPT	
Albumin	Serum		35–55 g/l
alkalische Phosphatase [AP]	Serum	Jugendliche	110–700 U/l
		Erwachsene	65–220 U/l
Ammoniak	Plasma		45–65 µmol/l
Antithrombin III	Plasma		85–125%
α_1-Antitrypsin	Serum		1,9–3,5 g/l
ASAT [Aspartataminotransferase]		→ GOT	
Basenexzess [BE]	Blut		-3–+3 mmol/l
Basenüberschuss		→ Basenexzess	
Bicarbonat		→ Standardbicarbonat	
Bilirubin	Serum	gesamt	3,4–17 µmol/l
		direkt	0,9–5,1 µmol/l
Blutungszeit	Blut		2–9 min
Blutzucker	Plasma	nüchtern	3,1–6,4 mmol/l
	kapillar	nüchtern	3,3–5,6 mmol/l
Calcium	Serum	gesamt	2,1–2,8 mmol/l
		ionisiert	1,2–1,3 mmol/l
Chlorid	Serum		98–112 mmol/l
Cholesterin	Serum	< 20 Jahre	< 4,7 mmol/l
		20–30 Jahre	< 5,4 mmol/l
		30–40 Jahre	< 6,0 mmol/l
		> 40 Jahre	< 6,5 mmol/l
Cholinesterase [CHE]	Serum		2.300–8.500 U/l
CK [Creatinkinase]	Serum	Frauen	10–70 U/l
		Männer	10–80 U/l
Coeruloplasmin	Serum		0,20–0,45 g/l
CRP [C-reaktives Protein]	Serum		< 10 mg/l
Eisen	Serum	Frauen	11–25 µmol/l
		Männer	12–30 µmol/l
Eisenbindungskapazität [EKB]	Serum		45–73 µmol/l
Eiweiß, gesamt	Serum		6–8,5 g/dl
			60–85 g/l
Erythrozyten	Blut	Frauen	$4,2–5,4 \times 10^{12}$/l
		Männer	$4,5–6,2 \times 10^{12}$/l

Ferritin	Serum		20–300 nmol/l
Fibrinogen	Plasma		1,8–4,5 g/l
Gesamtcholesterin		→Cholesterin	
Gesamteiweiß	Serum		6–8,5 g/dl
			60–85 g/l
GLDH [Glutamatdehydrogenase]	Serum		< 5 U/l
α_1-Globuline	Serum		1–4 g/l
α_2-Globuline	Serum		5–9 g/l
β-Globuline	Serum		6–11 g/l
γ-Globuline	Serum		8–15 g/l
GOT [Glutamatoxalacetat-transaminase]	Serum	Frauen	3–15 U/l
		Männer	3–18 U/l
GPT [Glutamatpyruvat-transaminase]	Serum	Frauen	3–17 U/l
		Männer	3–22 U/l
Hämatokrit [Hkt]	Blut	Frauen	0,37–0,47
		Männer	0,45–0,52
Hämoglobin [Hb]	Blut	Frauen	7,5–10,2 mmol/l
		Männer	8,7–11,2 mmol/l
Haptoglobin	Serum		0,5–2,2 g/l
Harnsäure	Serum		155–400 µmol/l
Harnstoff	Serum		2–8 mmol/l
HBDH [α-Hydroxybutyrat-dehydrogenase]	Serum		55–140 U/l
HbE		→MCH	
HDL-Cholesterin	Serum		< 1 mmol/l
HGH [human growth hormone]		→STH	
Immunglobulin A	Serum		0,7–4 g/l
Immunglobulin G	Serum		7–16 g/l
Immunglobulin M	Serum		0,4–2,4 g/l
Insulin	Serum	nüchtern	60–175 pmol/l
Kalium	Serum		3,5–5,0 mmol/l
Kreatinin	Serum		40–100 µmol/l
Kupfer	Serum		12–24 µmol/l
LAP [Leucinaminopeptidase]	Serum		11–35 U/l
LDH [Lactatdehydrogenase]	Serum		40–240 U/l
LDL-Cholesterin	Serum		< 3,5 mmol/l
Leukozyten	Blut		$4–11 \times 10^9$/l
Lipase	Serum		< 190 U/l
Lymphozyten	Blut		1.000–4.800/µl
Magnesium	Serum		0,7–1,1 mmol/l
MCH [mittleres korpuskuläres Hämoglobin]	Blut		1,7–2 mmol/l
MCHC [mittlere Hämoglobin-konzentration der Erythrozyten]	Blut		20–22 mmol/l
MCV [mittleres Erythrozyten-volumen]	Blut		80–98 µm³
Natrium	Serum		135–145 mmol/l
O_2-Sättigung	Blut		95–98%

Osmolalität	Serum		275–300 mOsm/l
pCO_2	Blut		4,7–5,9 kPa
pH	Blut		7,35–7,45
Phosphat	Serum		0,8–1,5 mmol/l
pO_2	Blut		9,3–13,3 kPa
PTT [partielle Thromboplastinzeit]	Plasma		< 40 s
Quick		→TPZ	
Standardbicarbonat	Blut		22–26 mmol/l
STH [somatotropes Hormon]	Serum		< 5 µg/l
Thrombozyten	Blut		150.000–450.000/µl
Thyroxin [T_4]	Serum	gesamt [TT_4]	65–155 nmol/l
		freies [FT_4]	10–30 pmol/l
TPZ [Tromboplastinzeit]	Plasma		> 70%
Transferrin	Serum		2–3,6 g/l
Triglyceride	Serum		< 2 mmol/l
Triiodthyronin [T_3]	Serum		1,1–2,9 nmol/l
TSH	Serum		0,4–4 mU/l
TZ [Thrombinzeit]	Plasma		17–21 s
Wachstumshormon		→STH	

Urin

Albumin		< 40 mg/24 h
Calcium		< 6 mmol/24 h
Chlorid		110–260 mmol/24 h
Erythrozyten		< 5/µl
Harnsäure		0,6–6,0 mmol/24 h
Harnstoff		330–580 mmol/24 h
Kreatinin	Frauen	7–13 mmol/24 h
	Männer	13–22 mmol/24 h
Natrium		120–220 mmol/24 h
Osmolalität		750–1.400 mOsm/l
pH		4,8–7,4
spezifisches Gewicht		1.002–1.040 g/l

Liquor

Eiweiß	0,2–0,5 g/l
Glucose	2,2–3, 9 mmol/l
Lactat	1–2 mmol/l
pH	7,31–7,34
Zellen	3/µl

Abkürzungen und Akronyme/
Abbreviations and Acronyms

A
=

A 1. Acetum **2.** Acidum **3.** Adenin **4.** Adenosin **5.** Adrenalin **6.** Akkommodation **7.** Akzeleration **8.** Akzeptor **9.** Alanin **10.** Albumin **11.** Ampere **12.** Amphetamin **13.** Ampicillin **14.** Androsteron **15.** Anode
a anterior
A. Arteria
A⁻ Anion
A. 1. Aqua **2.** Arterie
AA 1. Aortenaneurysma **2.** aplastische Anämie
AÄ Atemäquivalent
ÄA Äthylalkohol
A.a. Alopecia areata
AAC Antibiotika-assoziierte Colitis
AAF Antiatelektasefaktor
AAK 1. Anti-Antikörper **2.** Antigen-Antikörper-Komplex **3.** Autoantikörper
AAS Anpassungssyndrom, allgemeines
AAT Aspartataminotransferase
AB 1. Akkommodationsbreite **2.** Antibiotikum **3.** Atembeutel
Ab. Abortus
Abd. 1. Abdomen **2.** Abduktion **3.** Abduktor
A.br. Asthma bronchiale
AC 1. Acetylcholin **2.** Amniozentese
Ac. Acidum
A.c.c. Arteria carotis communis
AcCh Acetylcholin
A.c.d. Arteria coronaria dextra
ACE 1. Acetylcholinesterase **2.** Angiotensin-Converting-Enzym
A.c.e. Arteria carotis externa
ACh Acetylcholin
AChE Acetylcholinesterase
A.c.i. Arteria carotis interna
ACTH adrenocorticotropes Hormon
ACTN Adrenokortikotropin
AD Alkoholdehydrogenase
Add. 1. Adduktion **2.** Adduktor
Ade Adenin
ADH 1. Alkoholdehydrogenase **2.** antidiuretisches Hormon
ADM Adriamycin
ADP Adenosindiphosphat
ADT Adenosintriphosphat
AE Arzneimittelexanthem
AF 1. Amaurosis fugax **2.** Atemfrequenz

3. Auswurffraktion
A.f. Arteria femoralis
AFL Antifibrinolysin
AFP α₁-Fetoprotein
AG 1. Angiografie **2.** Antiglobulin **3.** Arteriografie **4.** Atemgeräusch
Ag 1. Allergen **2.** Antigen
AGG Agammaglobulinämie
AGW Atemgrenzwert
AH 1. akute Hepatitis **2.** Antihistamin **3.** arterielle Hypertonie
AHF Antihämophiliefaktor
AHT arterielle Hypertonie
AI Aorteninsuffizienz
AIL angioimmunoblastische Lymphadenopathie
AIS Aortenisthmusstenose
AK Aortenklappe
Ak Antikörper
AKB aortokoronarer Bypass
AKG 1. Angiokardiografie **2.** Apexkardiografie
Al Aluminium
A.l. Arteria lienalis
Ala Alanin
ALAT Alaninaminotransferase
ALD Aldolase
ALDH Aldehyddehydrogenase
ALG Antilymphozytenglobulin
Alk. 1. Alkalose **2.** Alkohol
ALL Allorhythmie
ALS 1. Antilymphozytenserum **2.** Lateralsklerose, amyotrophe
ALSK Abt-Letterer-Siwe-Krankheit
ALT Alaninaminotransferase
Alu Aluminium
AM 1. Aktinomykose **2.** Aktomyosin
Am Ametropie
AMA antimitochondriale Antikörper
AMAK antimitochondriale Antikörper
AMC Amoxicillin
A.m.i. Arteria mesenterica inferior
AMP 1. Adenosinmonophosphat **2.** Amphetamin **3.** Ampicillin
Amp. 1. Ampere **2.** Amputation
AMS Antikörpermangelsyndrom
A.m.s. Arteria mesenterica superior
AMV Atemminutenvolumen
AN Akustikusneurinom
A.n. Anorexia nervosa
ANA antinukleäre Antikörper
ANF 1. antinukleäre Faktoren **2.** atrialer natriuretischer Faktor
ANS 1. Atemnotsyndrom des Neugebo-

renen 2. autonomes Nervensystem
ÄO Äthylenoxid
AOC Amoxicillin
AOG Aortografie
AP 1. Aktionspotential 2. alkalische Phosphatase 3. Appendektomie 4. Arthritis psoriatica
A.p. Angina pectoris
APC Ampicillin
APh alkalische Phosphatase
App. 1. Apparatus 2. Appendektomie 3. Appendix 4. Appendix vermiformis 5. Appendizitis
Aq. Aqua
Aq. dest. Aqua destillata
AR 1. Alarmreaktion 2. Alkalireserve 3. Antirheumatikum 4. Atemreserve
Arg Arginin
ARP Antirefluxplastik
Arrh. Arrhythmie
AS 1. Aktionsstrom 2. Aminoessigsäure 3. Aminosäuren 4. Antiserum 5. Aortenstenose 6. Arteriosklerose 7. Ascorbinsäure 8. Asystolie 9. Atherosklerose
As 1. Arsen 2. Astigmatismus
ASAT Aspartataminotransferase
ASD Atriumseptumdefekt
Asn Asparagin
ASP Asparaginase
Asp 1. Asparaginsäure 2. Aspergillus
ASPAT Aspartataminotransferase
ASR Achillessehnenreflex
ASS Acetylsalicylsäure
AST 1. Aspartataminotransferase 2. Atemstoßtest
Ast. Astigmatismus
Asth. Asthenopie
AT 1. Adenotomie 2. Anaphylatoxin 3. Austauschtransfusion
AT III Antithrombin III
ATE Adenotonsillektomie
ATP Adenosintriphosphat
Atr. 1. Atrium 2. Atrophie
ATZ Antithrombinzeit
Au 1. Aurum 2. Gold
AUG Ausscheidungsurografie
AV 1. Atemvolumen 2. atrioventrikulär
av arteriovenös
AV-Block atrioventrikulärer Block
AVA arteriovenöse Anastomose
AVD atrioventrikuläre Dissoziation
AVK Atrioventrikularknoten
AVR AV-Knotenrhythmus
AVS arteriovenöser Shunt
AZ Atemzentrum
AZK Alveolarzellkarzinom
AZV 1. Atemzeitvolumen 2. Atemzugvolumen

B

B Basis
β⁺ Positron
B. Bacillus
BA 1. Beckenausgang 2. Bronchialasthma
BAC Bacitracin
Bac. Bacillus
Bact. Bacterium
bakt. bakteriell
BB 1. Beckenboden 2. Blutbild
BBR Berliner-Blau-Reaktion
BC Bronchialkarzinom
BD 1. Basendefizit 2. Blutdruck
BE 1. Basenexzess 2. Beckeneingang 3. Beckenendlage 4. Bohr-Effekt 5. Broteinheit
Be Beryllium
BEKG Belastungselektrokardiografie
BEL Beckenendlage
BG 1. Bindegewebe 2. Blutgruppe
BGA Blutgasanalyse
BGF Blutgerinnungsfaktor
BGZ Blutgerinnungszeit
BHA Blasenhalsadenom
BHC Benzolhexachlorid
BHWZ biologische Halbwertzeit
BIL Bilirubin
BJR Bezold-Jarisch-Reflex
BK Bradykinin
BKE Brechkrafteinheit
BKS Blutkörperchensenkung
Bkt. Bakterien
BL Burkitt-Lymphom
Blk. Blutkörperchen
BLS Blut-Liquor-Schranke
BM Basalmembran
BMD Becker-Muskeldystrophie
BP 1. Benzpyren 2. Blutplasma 3. Bulbärparalyse 4. Bypass
BPG Benzathin-Penicillin G
Bq Becquerel
BS 1. Bandscheibe 2. Blutserum
BSG Blutkörperchensenkung
BSP 1. Bandscheibenprolaps 2. Blepharospasmus
Bsp Bronchospasmus
BSR 1. Bizepssehnenreflex 2. Blutkörperchensenkung
BSV Bandscheibenvorfall
BT 1. Basaltemperatur 2. Beschäftigungstherapie
BTA Blalock-Taussig-Anastomose
BTS 1. Bradykardie-Tachykardie-Syndrom 2. Brenztraubensäure
BV 1. Bleivergiftung 2. Blutvolumen

BW Brustwirbel
BWA Brustwandableitungen
BWT Bewegungstherapie
BZ 1. Belegzellen 2. Blutungszeit
BZL Benzol

C

C 1. Chloramphenicol 2. Clearance 3. Compliance 4. Cortex 5. Costa 6. Coulomb 7. Cystein 8. Cystin 9. Cytidin 10. Cytosin 11. Kohlenstoff 12. Komplement 13. Konzentration
CA 1. Carboanhydrase 2. Carcinoma 3. Cytarabin
Ca Calcium
Ca. Carcinoma
C.a. Conus arteriosus
CAH 1. Carboanhydrase 2. chronisch-aggressive Hepatitis
cal Kalorie
CAM 1. Chlorambucil 2. Chloramphenicol
cAMP Cyclo-AMP
CAP 1. Carbamylphosphat 2. Chloramphenicol
CAT Computertomografie
Cb Cerebellum
CBl Citratblut
CC 1. Cholecalciferol 2. Cloxacillin 3. Commotio cerebri 4. Cortex cerebri
CCK Cholezystokinin
cd Candela
CE 1. California-Enzephalitis 2. Cholesterinester
CES Erschöpfungssyndrom, chronisches
CF 1. Christmas-Faktor 2. zystische Fibrose
CG Choriongonadotropin
CGT Choriongonadotropin
CH Chorea Huntington
Ch 1. Charrière 2. Cholin
CHA Chlorambucil
ChE Cholinesterase
ChEH Cholinesterasehemmer
CHK Herzkrankheit, koronare
Chl. Chloramphenicol
Chol. Cholesterin
CHT Chemotherapie
ChTr Chymotrypsin
CI Claudicatio intermittens
CIS Carcinoma in situ
CJE Creutzfeldt-Jakob-Erkrankung
CK 1. Creatinkinase 2. Kreatinkinase 3.

Zervikalkanal
CKG Kardiokymografie
CL 1. Corpus luteum 2. Zitratlyase
Cl 1. Chlor 2. Clearance
CLH Corpus-luteum-Hormon
CLI Corpus-luteum-Insuffizienz
CM 1. Capreomycin 2. Kardiomegalie 3. Kardiomyopathie
CMP Kardiomyopathie
CMS Müdigkeitssyndrom, chronisches
CO Kohlenmonoxid
Co 1. Cobalt 2. Kobalt
CO$_2$ Kohlendioxid
CoA Coenzym A
CoA-SH Coenzym A
CO-Hb Carboxyhämoglobin
CoQ Coenzym Q
CP 1. Caeruloplasmin 2. Cor pulmonale 3. Creatinphosphat 4. Koproporphyrin 5. Kreatinphosphat
CPH chronisch-persistierende Hepatitis
CPK Creatinphosphokinase
CPM 1. Capreomycin 2. Cyclophosphamid
CPS Carbamylphosphatsynthetase
CR 1. komplette Remission 2. Koronarreserve
Cr 1. Chrom 2. Creatinin
CrP Kreatinphosphat
CS 1. Corticosteroid 2. Cushing-Syndrom 3. Koronarsklerose 4. zerebrospinal
CT 1. Calcitonin 2. Chemotherapie 3. Computertomografie 4. Coombs-Test 5. Calcitonin
CTG Cardiotokogramm
CTL Clotrimazol
CTM Computertomografie
CTS Karpaltunnelsyndrom
CTX Cyclophosphamid
CU Colitis ulcerosa
Cu Kupfer
CV Kardioversion
CX Cortex
CYC Cyclophosphamid
Cyd Cytidin
Cys Cystein
Cys-S Cystin
Cys-SH Cystein
CZB Chorionzottenbiopsie

D

D 1. Brechkraft 2. Dalton 3. Diameter 4. Diastole 5. Dioptrie 6. Dopamin 7.

Dosis
d 1. Deci- **2.** Dezi-
D_cur Dosis curativa
DA Dopamin
dA Desoxyadenosin
DAA Ductus arteriosus apertus
DAB Deutsches Arzneibuch
DAL Deltaaminolävulinsäure
DALA Deltaaminolävulinsäure
DAM Diacetylmorphin
dAMP Desoxyadenosinmonophosphat
DAO Diaminoxidase
DÄS Diäthylstilböstrol
DAT Demenz vom Alzheimer-Typ
DAUN Daunorubicin
dB Dezibel
DBB Differentialblutbild
DBV Doppelblindversuch
DC Decarboxylase
dC Desoxycytidin
D.C. Dosis curativa
DCC Dicloxacillin
DCG Dakryozystografie
dCMP Desoxycytidinmonophosphat
DCX Dicloxacillin
DD 1. Differentialdiagnose **2.** Differentialdiagnostik **3.** Duodenaldivertikel
ddC Dideoxycytidin
ddI Dideoxyinosin
DE Dosis effectiva
DE_50 Dosis effectiva media
DEA Dehydroepiandrosteron
deA Desoxyadenosin
deGMP Desoxyguanosinmonophosphat
DETM Dihydroergotamin
Dex Dexamethason
DF Dorsalflexion
DFA Deferoxamin
DFO Deferoxamin
dG Desoxyguanosin
dGMP Desoxyguanosinmonophosphat
DGS DiGeorge-Syndrom
dGUO Desoxyguanosin
DHA Dehydroepiandrosteron
DHC Dihydrocodein
DHCC 1,25-Dihydroxycholecalciferol
DHD Dermatitis herpetiformis Duhring
DHE 1. Dehydroepiandrosteron **2.** Dihydroergotamin
DHEA Dehydroepiandrosteron
DHFR Dihydrofolatreduktase
DHT Dihydrotachysterol
DI 1. Diabetes insipidus **2.** Dosis infectiosa **3.** Initialdosis
Di Diphtherie
DIC disseminierte intravasale Koagulation
DIG disseminierte intravasale Gerinnung

DIM Dosis infectiosa media
DIP distales Interphalangealgelenk
1,3-DIPG 1,3-Diphosphoglycerat
2,3-DIPG 2,3-Diphosphoglycerat
DIT Diiodtyrosin
DJT Dijodtyrosin
DK 1. Dauerkatheter **2.** Dupuytren-Kontraktur
DL Dosis letalis
DL_50 Dosis letalis media
DL-Ak Donath-Landsteiner-Antikörper
DLE Discoid-Lupus erythematosus
DLM Dosis letalis minima
DLR Donath-Landsteiner-Reaktion
DM 1. Dermatomyositis **2.** Dexamethason **3.** Diabetes mellitus **4.** Dopamin
D.m. Diabetes mellitus
DMD Duchenne-Muskeldystrophie
DMP Dystrophia musculorum progressiva
DMPE 3,4-Dimethyloxyphenylessigsäure
DMPS Dimercaptopropansulfonsäure
DMS 1. Dermatomyositis **2.** Dexamethason
DMSO Dimethylsulfoxid
DNR Daunorubicin
DNS Desoxyribonucleinsäure
DO 1. Desobliteration **2.** Diaminoxidase
DOC 1. Desoxycorticosteron **2.** Desoxycorton
Dos. Dosis
Dos.tol. Dosis tolerata
Dos.tox. Dosis toxica
DOX 1. Digoxin **2.** Doxorubicin
DPH Diphenylhydantoin
DPN Diphosphopyridinnucleotid
dpt Dioptrie
dptr Dioptrie
Dq Äquivalentdosis
DR Dammriss
dR Desoxyribose
DRB Daunorubicin
dRib Desoxyribose
DS 1. Desmosom **2.** Doppler-Sonografie **3.** Down-Syndrom **4.** Duodenalsonde **5.** Durchblutungsstörung **6.** Durchgangssyndrom
DSA Subtraktionsangiografie, digitale
DSTE Diethylstilbestrol
DSTÖ Diäthylstilböstrol
DT 1. Delirium tremens **2.** Digitoxin
dTMP Desoxythymidinmonophosphat
Dtox Dosis toxica
DTX Digitoxin
DU Duodenalulkus
DXM Dexamethason
DZ 1. Dämmerzustand **2.** dizygot

E

E **1.** Ektropion **2.** Elastance **3.** Elektron **4.** Emmetropie **5.** Epinephrin **6.** Erythem **7.** Escherichia **8.** Ester

e⁺ Positron

e⁻ Elektron

E. **1.** Echinococcus **2.** Entamoeba

EA Enteroanastomose

EAG Elektroatriogramm

EAP Elektroakupunktur

EB Erythroblast

EBK Eisenbindungskapazität

EBV Epstein-Barr-Virus

EC Escherichia coli

ECT Emissionscomputertomografie

ED 1. Effektivdosis **2.** Einfalldosis **3.** Einzeldosis **4.** Elektrodiagnostik **5.** epidural **6.** Erhaltungsdosis

E.d. Encephalomyelitis disseminata

ED$_{max}$ Einzelmaximaldosis

EDH epidurales Hämatom

EDS Ehlers-Danlos-Syndrom

EDTA Ethylendiamintetraessigsäure

EE 1. endogenes Ekzem **2.** Enzymeinheit

EEG 1. Elektroenzephalogramm **2.** Elektroenzephalografie

EF Ejektionsfraktion

eF elastische Faser

EfD Einfalldosis

EFE Endokardfibroelastose

EG Echinococcus granulosus

EH Entamoeba histolytica

E$_h$ Redoxpotential

EK 1. Einschwemmkatheter **2.** Elektrokoagulation **3.** Elementarkörperchen **4.** Endokarditis

EKG Elektrokardiogramm

EKY Elektrokymografie

EL Erythroleukämie

ElK Elementarkörperchen

ELP Elektrophorese

ELS Erregungsleitungssystem

EM 1. Elektronenmikroskop **2.** Erythromycin

Em. Emmetropie

EMB Ethambutol

EMC 1. Encephalomyocarditis **2.** Erythromycin

EMD Einzelmaximaldosis

EMF Endomyokardfibrose

EMG Elektromyografie

Empl. Emplastrum

EMW Embden-Meyerhof-Weg

EN Endotrachealnarkose

ENG Elektroneurografie

ENoG Elektroneurografie

EO Ethylenoxid

EP 1. Elektrophorese **2.** Erythropoetin **3.** exsudative Perikarditis

EPO Erythropoetin

Eq Äquivalent

EQ 1. Eiweißquotient **2.** Energiequotient

ER 1. Eigenreflex **2.** Elektroresektion

ERC Enteritis regionalis Crohn

ERG Ergastoplasma

ERV exspiratorisches Reservevolumen

ES 1. Elektroschock **2.** Extrasystole

ESA Elektrostimulationsanalgesie

ESWL Stoßwellenlithotripsie, extrakorporale

ET 1. Elektrotherapie **2.** Embryonentransfer **3.** Endotrachealnarkose **4.** Endotrachealtubus **5.** Ergotherapie

ETN Endotrachealnarkose

ETT Endotrachealtubus

EU 1. Energieumsatz **2.** Extrauteringravidität

EUG Extrauteringravidität

EV 1. Erythrozytenvolumen **2.** extravasal

EVG Elektroventrikulogramm

Ext. Extraktion

Extr. Extrakt

EZ 1. eineiige Zwillinge **2.** extrazellulär

EZF Extrazellulärflüssigkeit

EZR Extrazellulärraum

F

F **1.** Farad **2.** Fertilität **3.** Fett **4.** Fluor **5.** Fokus **6.** Foramen **7.** French **8.** Phenylalanin

f feminin

F$_1$ F$_1$-Generation

F$_2$ F$_2$-Generation

FA Formaldehyd

Fab Fab-Fragment

FAD Flavinadenindinucleotid

FADN Flavinadenindinucleotid

Fb Fibroblast

FBA Fetalblutanalyse

Fc Fc-Fragment

FCC Flucloxacillin

FDP 1. Fibrindegradationsprodukte **2.** Fibrinogendegradationsprodukte **3.** Fructose-1,6-diphosphat

FDP-ALD Fructosediphosphataldolase

FDPase Fructose-1,6-diphosphatase

FE 1. fetale Erythroblastose **2.** Fettembolie

Fe 1. Eisen **2.** Ferrum

FF 1. Femurfraktur **2.** Fleckfieber
FFV Finger-Finger-Versuch
FG 1. Frühgeborenes **2.** Frühgeburt
FGG Fließgleichgewicht
FH₂ Dihydrofolsäure
FH₄ Tetrahydrofolsäure
FI 1. Färbeindex **2.** Foramen interverte-brale
FK 1. Fremdkörper **2.** Fructokinase
FKE Fremdkörperembolie
FL Fettleber
FN Fibronektin
FNV Finger-Nase-Versuch
FP 1. Fazialisparese **2.** Fernpunkt
F-1-P Fructose-1-phosphat
F-1,6-P Fructose-1,6-diphosphat
F-6-P Fructose-6-phosphat
FPE First-pass-Effekt
FRK Residualkapazität, funktionelle
FRS Furosemid
Fru Fructose
FS 1. Fettsäuren **2.** Fettsucht
FSE Frühsommer-Enzephalitis
FSH follikelstimulierendes Hormon
FSP 1. Fibrinogenspaltprodukte **2.** Fi-brinspaltprodukte
FT 1. Fallot-Tetralogie **2.** Formoltoxoid
FW Fruchtwasser
FWA Fruchtwasseraspiration
FWE Fruchtwasserembolie

G

G 1. Ganglioside **2.** Gastrin **3.** Giga- **4.** Glucose **5.** Guanin **6.** Guanosin
G. 1. Ganglion **2.** Glandula
GA Golgi-Apparat
GAG Glykosaminoglykane
Gal Galaktose
Gal-1-P Galaktose-1-phosphat
GalTT Galaktosetoleranztest
GB 1. Gallenblase **2.** Gasbrand **3.** Gluko-sebelastung
GBS Guillain-Barré-Syndrom
GCDA Glykochenodesoxycholsäure
GCDS Glykochenodesoxycholsäure
GD 1. Gastroduodenostomie **2.** Gesamt-dosis
GDP Guanosindiphosphat
GE 1. Gastroenteritis **2.** Gastroenterosto-mie **3.** Gesamteiweiß
GER granuläres endoplasmatisches Reti-kulum
GF 1. Gesichtsfeld **2.** Griseofulvin

GG Gammaglobuline
Ggl. Ganglion
GGT 1. Gammaglutamyltransferase **2.** Gammaglutamyltranspeptidase
GGTP Gammaglutamyltranspeptidase
GH Gingivahyperplasie
GHD Gesamtherddosis
GI gastrointestinal
GIK Glucose-Insulin-Kalium-Lösung
GIT Gastrointestinaltrakt
GK 1. Geschlechtskrankheit **2.** Gewebe-kultur **3.** Glucokinase
Gk Glaskörper
GKW Gesamtkörperwasser
GL Gesichtslage
Gl. Glandula
Glc Glucose
Glc-N Glucosamin
Gln Glutamin
Glu Glutaminsäure
Gly 1. Glykogen **2.** Glykokoll
GM Grand mal
GN Glomerulonephritis
Gn-RH Gonadotropin-releasing-Hormon
Go Gonorrhoe
GOD Glucoseoxidase
GÖR gastroösophagealer Reflux
GP Glykoproteine
G-1-P Glucose-1-phosphat
G-1,6-P Glucose-1,6-diphosphat
G-6-P Glucose-6-phosphat
G-6-Pase Glucose-6-phosphatase
GPI Glucosephosphatisomerase
GPS Goodpasture-Syndrom
Gr. Gravida
GRH Gonadotropin-releasing-Hormon
GS 1. Gallensäuren **2.** Goodpasture-Syn-drom
GT 1. Geburtstermin **2.** Glukosetoleranz
γ-GT Gammaglutamyltransferase
GTH Glutathion
GTP Guanosintriphosphat
GU Grundumsatz
GvHR GvH-Reaktion
GW Generationswechsel
GWH Grenzwerthypertonie
Gy Gray

H

H 1. Heparin **2.** Heroin **3.** Histamin **4.** Histidin **5.** human **6.** Hypermetropie **7.** Hyperopie **8.** Wasserstoff
HA 1. Hämadsorption **2.** Hämagglutina-

tion **3.** hämolytische Anämie **4.** Hämophilie A **5.** Hepatitis A **6.** Hydroxyapatit
HACC Hexachlorcyclohexan
HAd Hämadsorption
HAP Hydroxyapatit
HAS hypertensive Arteriosklerose
HAV Hepatitis-A-Virus
HB 1. Hepatitis B **2.** Herzblock **3.** His-Bündel
Hb Hämoglobin
Hb. Herba
HB III Hämiglobin
HbA Hämoglobin A
HbA₁ glykosyliertes Hämoglobin
Hb_E Färbekoeffizient
Hb_F 1. fetales Hämoglobin **2.** Hämoglobin F
Hbl Hemiblock
HbM Methämoglobin
HbO₂ Oxyhämoglobin
Hb_S Sichelzellenhämoglobin
HB₅Ag Hepatitis B surface-Antigen
HBV Hepatitis-B-Virus
HC 1. Hepatitis C **2.** Histokompatibilität **3.** Hydrocortison
25-HCC 25-Hydroxycholecalciferol
HCCH Hexachlorcyclohexan
HCH 1. Hexachlorcyclohexan **2.** Hypercholesterinämie
HCl Salzsäure
HCN 1. Blausäure **2.** Cyanwasserstoffsäure
HCT Hämatokrit
HCV Hepatitis-C-Virus
HD 1. Hämodialyse **2.** hämorrhagische Diathese **3.** Hautdosis **4.** Herddosis
HDC Hydrocortison
HDF Hämodiafiltration
HDK Hochdruckkrankheit
HDL high-density lipoprotein
HDV Hepatitis-Delta-Virus
HE Hypophysektomie
He Heparin
HF 1. Hageman-Faktor **2.** Hämofiltration **3.** hämorrhagisches Fieber **4.** Herzfehler **5.** Herzfrequenz **6.** Heufieber **7.** Hydrops fetalis
HG 1. Herzgeräusche **2.** Hüftgelenk **3.** Hypoglykämie
Hg 1. Hydrargyrum **2.** Quecksilber
Hgb Hämoglobin
HH 1. Hiatushernie **2.** Hornhaut
HHL Hypophysenhinterlappen
HI 1. Harninkontinenz **2.** Herzindex **3.** Herzinfarkt **4.** Herzinsuffizienz
5-HIE 5-Hydroxyindolessigsäure
5-HIES 5-Hydroxyindolessigsäure
His Histidin

HK 1. Hämatokrit **2.** Hexokinase
HKN Hüftkopfnekrose
HKR Holzknecht-Raum
HKS Herz-Kreislauf-Stillstand
Hkt Hämatokrit
HL 1. Harnleiter **2.** Hodgkin-Lymphom
HLW Herz-Lungen-Wiederbelebung
HM Herzmassage
HML Hypophysenmittellappen
HMP Hexosemonophosphat
HMV Herzminutenvolumen
Hom. Homöopathie
HOP Hydroxyprolin
5-HOT 5-Hydroxytryptamin
HP 1. Hämatoporphyrin **2.** Hämoperfusion **3.** Heparin **4.** Hydroxyprolin **5.** Hyperphorie
Hp 1. Haptoglobin **2.** Helicobacter pylori
HPL Plazentalaktogen, humanes
HPN Hypertension
HPT Hyperparathyreoidismus
HS 1. Harnsäure **2.** Herpes simplex **3.** Hyposensibilisierung
HSE Herpes-simplex-Enzephalitis
HSG Hysterosalpingografie
HSM Herzschrittmacher
HSS Herzspitzenstoß
HSV Herpes-simplex-Virus
HT 1. Herztöne **2.** Hydrotherapie **3.** Hyperthermie **4.** Hyperthyreose **5.** Hypothalamus
5-HT 5-Hydroxytryptamin
HTG Hypertriglyzeridämie
HUS hämolytisch-urämisches Syndrom
HV 1. Herpesviridae **2.** Hyperventilation
HVG Host-versus-Graft-Reaktion
HVGR Host-versus-Graft-Reaktion
HVL Hypophysenvorderlappen
HVS 1. Homovanillinsäure **2.** Hyperventilationssyndrom
HW Halswirbel
HWI Hinterwandinfarkt
HWZ Halbwertzeit
HX Hypoxanthin
Hy 1. Hyperopie **2.** Hysterie
Hyl Hydroxylysin
Hylys Hydroxylysin
HYP 1. Hypertonie **2.** Hypertrophie
Hyp Hydroxyprolin
Hy-Sa Hysterosalpingografie
HZ Hauptzellen
Hz Hertz
HZV 1. Herpes-zoster-Virus **2.** Herzzeitvolumen

I

I 1. Index 2. Infiltrationsanästhesie 3. Inhibition 4. Inhibitor 5. intestinal 6. Iod 7. Isoleucin
IA Infiltrationsanästhesie
i.a. 1. intraarteriell 2. intraartikulär 3. intraatrial
IAB intraatrialer Block
IAT Ionenaustauscher
IC 1. Immunkomplex 2. interkostal 3. intrazellulär
i.c. 1. intrakardial 2. intrakranial 3. intrazerebral
ICF Intrazellularflüssigkeit
ID 1. Infektionsdosis 2. Initialdosis
Id Idiotyp
i.d. intradermal
ID$_{50}$ mittlere Infektionsdosis
IE Insulineinheit
IEC intraepitheliales Karzinom
IF Intrinsic-Faktor
Ig Immunglobuline
IgA Immunglobulin A
IgD Immunglobulin D
IgE Immunglobulin E
IgG Immunglobulin G
IgM Immunglobulin M
IH Inguinalhernie
IK Immunkomplex
IKR Interkostalraum
IKZ Inkubationszeit
Il Interleukine
Ile Isoleucin
Ileu Isoleucin
i.m. intramuskulär
IN 1. Icterus neonatorum 2. interstitielle Nephritis
i.n. intranasal
Inf. 1. Infektion 2. Infusion
INH Isonikotinsäurehydrazid
IOS Innenohrschwerhörigkeit
i.p. intraperitoneal
IPA Isopropylalkohol
IR 1. Infrarot 2. Insulinresistenz
IS 1. Immunserum 2. Immunsuppression 3. intraspinal
ISC Interstitialzellen
ISG Iliosakralgelenk
IT 1. Immuntherapie 2. Immuntoleranz 3. intrathorakal 4. Intubation
i.th. intrathekal
ITP idiopathische thrombozytopenische Purpura
ITr intratracheal
i.u. intrauterin
IUP Intrauterinpessar

IV 1. interventrikulär 2. intervertebral 3. intraventrikulär
i.v. intravenös
IVF In-vitro-Fertilisation
IZ Interzellularsubstanz
IZSH Interstitialzellen-stimulierendes Hormon

J

J 1. Jod 2. Joule
JBE B-Enzephalitis, japanische

K

K 1. Kalium 2. Kathode 3. Kelvin
k Kilo-
K$_m$ Michaelis-Konstante
KA 1. Ketoazidose 2. Knochenalter 3. Kontaktallergie
KAG 1. Karotisangiografie 2. Koronarangiografie
kat Katal
KAVB kompletter AV-Block
KBR Komplementbindungsreaktion
KCl Kaliumchlorid
KE 1. Kontaktekzem 2. Kontrasteinlauf
Kfo Kieferorthopädie
KG 1. Kiefergelenk 2. Kryoglobulin
KH Kohlenhydrate
KHE Herzerkrankung, koronare
KHK Herzkrankheit, koronare
KI 1. Karnofsky-Index 2. Koronarinsuffizienz
KJ Kaliumjodid
KKK Katzenkratzkrankheit
KKS Kallikrein-Kinin-System
KKT Körperkerntemperatur
KM 1. Kernmembran 2. Knochenmark 3. Kontrastmittel
KMnO$_4$ Kaliumpermanganat
KMP Kardiomyopathie
KOD kolloidosmotischer Druck
KOH Kalilauge
KP 1. Karotispuls 2. Kreatinphosphat
KPK Kreatinphosphokinase
KPR kardiopulmonale Reanimation
KR 1. Kolonresektion 2. Koronarreserve
KRK kolorektales Karzinom
KS 1. Kaposi-Sarkom 2. Kawasaki-Syn-

drom **3.** Keratansulfat **4.** Kreislaufstill-stand
KT 1. Kammertachykardie **2.** Kerntemperatur **3.** konnatale Toxoplasmose
KTG 1. Kardiotokogramm **2.** Kardiotokografie
KTS Karpaltunnelsyndrom
KW Kammerwinkel
KWS Kimmelstiel-Wilson-Syndrom

L

L 1. Leitungsanästhesie **2.** Leucin **3.** Liquor **4.** Lues
L. 1. Lactobacillus **2.** Ligamentum
LA 1. Laktatazidose **2.** Leeraufnahme **3.** Leitungsanästhesie **4.** Leucinaminopeptidase **5.** Lokalanästhesie
LAK Leukozytenantikörper
LAP Leucinaminopeptidase
Lap. 1. Laparoskopie **2.** Laparotomie
lat. lateral
LBL Lymphoblastenleukämie
LC Leberzirrhose
LCAT Lecithin-Cholesterin-Acyltransferase
LCS Liquor cerebrospinalis
LD 1. Dosis letalis **2.** Laktatdehydrogenase **3.** larvierte Depression **4.** Letaldosis **5.** Lipodystrophie
LDH Laktatdehydrogenase
LE 1. Lungenembolie **2.** Lupus erythematodes
Le Lewis-Blutgruppen
L.e. Lupus erythematodes
L-EKG Langzeitelektrokardiografie
Leu Leucin
LEV Lupus erythematodes visceralis
LF 1. Laktoferrin **2.** Ligamenta flava **3.** Lungenfibrose
LG 1. Lymphogranulomatose **2.** Lymphografie
LGH laktogenes Hormon
LH 1. Lungenhämosiderose **2.** luteinisierendes Hormon
LHH Linksherzhypertrophie
LHI Linksherzinsuffizienz
LHK Linksherzkatheter
LI Lateralinfarkt
Li Lithium
Lig. Ligamentum
Lin. Linimentum
Liq. Liquor
LK Lymphknoten

LL 1. lepromatöse Lepra **2.** lymphatische Leukämie
LLF Laki-Lorand-Faktor
LM 1. Lichtmikroskop **2.** Lincomycin **3.** Lunarmonat
lm Lumen
LMM Lentigo-maligna-Melanom
LNS Lesch-Nyhan-Syndrom
long. longitudinal
LP 1. Lumbalpunktion **2.** Lymphopoese **3.** Lymphozytopoese
LPL Lipoproteinlipase
LPS Lipopolysaccharid
LR Lichtreaktion
LRS Links-Rechts-Shunt
LRSh Links-Rechts-Shunt
LS 1. Laparoskopie **2.** lumbosakral **3.** Lymphosarkom **4.** Lymphoszintigrafie
LSB Linksschenkelblock
LSD Lysergsäurediäthylamid
LT Lichttherapie
LTB Laryngotracheobronchitis
Lu Lutheran-Blutgruppen
LV 1. linker Ventrikel **2.** linksventrikulär
LW Lendenwirbel
lx Lux
Ly 1. Lymphozyten **2.** Lysin
Lys Lysin
LZ Leberzirrhose
LZM Lysozym

M

M 1. Fernmetastasen **2.** maligne **3.** Mega- **4.** Metabolit **5.** Metaphase **6.** Methionin **7.** Mitose **8.** Mol **9.** Molar **10.** Molarität **11.** Morphin **12.** Myopie **13.** Myosin
m 1. maskulin **2.** Mikro- **3.** Milli- **4.** molar
M. 1. Morbus **2.** Morphium **3.** Musculus
MAC Membranangriffskomplex
Man Mannose
MAO Monoaminoxidase
MAOH MAO-Hemmer
MB Methylenblau
Mb Myoglobin
mb Millibar
MBL Myeloblastenleukämie
MC Myocarditis
McB McBurney-Punkt
MCG 1. Magnetokardiografie **2.** Mechanokardiografie
MD 1. Maximaldosis **2.** Meckel-Divertikel **3.** Muskeldystrophie
MDP manisch-depressive Psychose

MDT Magen-Darm-Trakt
ME Meningoenzephalitis
MEA multiple endokrine Adenopathie
MEB Methylenblau
MEG Magnetoenzephalografie
MEN multiple endokrine Neoplasie
MEP Endplatte, motorische
MER Muskeleigenreflex
Met Methionin
Met-Hb Methämoglobin
MF 1. Mycosis fungoides **2.** Myelofibrose **3.** Myokardfibrose
Mg Magnesium
MGN membranöse Glomerulonephritis
MH maligne Hypertonie
MHF Morbus haemolyticus fetalis
MHN Morbus haemolyticus neonatorum
MI 1. Mitralinsuffizienz **2.** Myokardinfarkt
M.i. Mononucleosis infectiosa
MID Multiinfarktdemenz
min. minor
MK 1. Mammakarzinom **2.** Myokinase
MKG Mechanokardiografie
MKL Medioklavikularlinie
MKP Myokardiopathie
MKS Maul- und Klauenseuche
ML myeloische Leukämie
MM 1. malignes Melanom **2.** Muttermund
MMC Metamyelozyt
MN 1. Maskennarkose **2.** mononukleär **3.** Mononukleose **4.** myoneural
Mn Mangan
MNA Metronidazol
MNZ Miconazol
mol Mol
mol. molar
MOSH Mittelohrschwerhörigkeit
MP 1. Mukopeptid **2.** Multipara **3.** Myelopathie
MPGN membranoproliferative Glomerulonephritis
MPS 1. Mukopolysaccharide **2.** Mukopolysaccharidose
MR Magnetresonanz
mRNA 1. Matrizen-RNA **2.** Messenger-RNA
MRT Magnetresonanztomografie
MS 1. Milchsäure **2.** Mitralstenose **3.** multiple Sklerose **4.** Muskelspindel **5.** Myokardszintigrafie
MSG Myeloszintigrafie
MSH melanozytenstimulierendes Hormon
MSK Mediastinoskopie
MST Mitralstenose
MSU Mittelstrahlurin
MSZ Myokardszintigrafie

MT 1. metatarsal **2.** Mycobacterium tuberculosis
MTX Methotrexat
Muc. Mucilago
MÜS Münchhausen-Syndrom
MV 1. Minutenvolumen **2.** Mukoviszidose
MW Makroglobulinämie Waldenström
MWS Mallory-Weiss-Syndrom
My 1. Mydriasis **2.** Myopie
MZ monozygot
MZL Mastzellenleukämie

N

N 1. Nausea **2.** Newton **3.** Nitrogenium **4.** Noradrenalin **5.** Stickstoff
n 1. Nano- **2.** nasal
N. Nervus
n. neutral
N₂O 1. Distickstoffoxid **2.** Lachgas
NA Noradrenalin
Na Natrium
NaCl Natriumchlorid
NANB Non-A-Non-B-Hepatitis
NANBH Non-A-Non-B-Hepatitis
NaOH Natriumhydroxid
NAS Nierenarterienstenose
NAST Nierenarterienstenose
Nc. Nucleus
NE Norepinephrin
NF Neutralfette
N.g. Neisseria gonorrhoeae
NGU nicht-gonorrhoische Urethritis
NH₃ Ammoniak
NH₄ Ammonium
NH₄Cl Salmiak
NHK Naturheilkunde
NI Niereninsuffizienz
NK natürliche Killerzellen
NL Neuroleptanalgesie
Nl. Nodus lymphaticus
NLA 1. Neuroleptanalgesie **2.** Neuroleptanästhesie
NM 1. neuromuskulär **2.** noduläres Melanom **3.** Nuklearmedizin
NN Nebenniere
NNH Nasennebenhöhlen
NNR Nebennierenrinde
NO Stickoxid
NOR Noradrenalin
NP Nasopharynx
NRN Nierenrindennekrose
NS 1. nephrotisches Syndrom **2.** Nerven-

system **3.** Nierenszintigrafie
NSD Nebenschilddrüse
NT 1. nasotracheal **2.** Nelson-Test **3.** normotensiv **4.** Normotonie **5.** Nystatin
Nucl. Nucleus
NVT Nierenvenenthrombose
NW 1. Nebenwirkung **2.** Nüchternwert
NZN Nävuszellnävus

O

O 1. Oberflächenanästhesie **2.** Oberflächendosis **3.** okklusal **4.** Opium **5.** oral **6.** Ordnungszahl **7.** Osmose **8.** Oxygenium **9.** Sauerstoff
o oral
O₃ Ozon

Ω Ohm
OA Osteoarthritis
O-Ag O-Antigen
Obd. Obduktion
OC Oxacillin
OCG orales Cholezystogramm
OD 1. Oberflächendosis **2.** Osteochondrosis dissecans
Oe östrogen
OF okzipitofrontal
O₂-Hb Oxyhämoglobin

OI Osteogenesis imperfecta
OK Oberkiefer
OKN optokinetischer Nystagmus
Ol. Oleum
OM 1. Osteomyelitis **2.** Otitis media
OMF Osteomyelofibrose
OMS Osteomyelosklerose
OOR Orbicularis-oculi-Reflex
OP Operation
OPTG Orthopantomografie
ORN Osteoradionekrose
Orn Ornithin
OS 1. Oberschenkel **2.** Osteosarkom **3.** Otosklerose
OSH Oberschenkelhals
Osm osmotischer Druck
OT 1. Organtoleranzdosis **2.** orotracheal
OTD Organtoleranzdosis
OV Ovulationshemmer
OXC Oxacillin
Oxy-Hb Oxyhämoglobin
OZ Ordnungszahl

P

P 1. Paralyse **2.** Parese **3.** Partialdruck **4.** Perkussion **5.** Permeabilität **6.** Phosphor **7.** Plasma **8.** Presbyopie **9.** Prolaktin **10.** Protein **11.** Puls **12.** Pupille
p 1. Druck **2.** Pico-
P. 1. Pars **2.** Pasteurella **3.** Processus
PA 1. Paralysis agitans **2.** Periduralanästhesie **3.** perniziöse Anämie **4.** posteroanterior **5.** Primäraffekt **6.** Pseudomonas aeruginosa **7.** Psychoanalyse
Pa Pascal
p.a. 1. posterior-anterior **2.** posteroanterior
PAA Poliomyelitis anterior acuta
PAG Phonoangiografie
PB 1. Platzbauch **2.** Pufferbasen
Pb 1. Blei **2.** Presbyopie
PBG Porphobilinogen
PBR Paul-Bunnell-Reaktion
PC 1. Pedunculus cerebri **2.** Penicillin **3.** Phosphatidylcholin **4.** Phosphokreatin **5.** Plasmozyt **6.** portokaval **7.** Pyruvatcarboxylase
PCA portokavale Anastomose
PCB Parazervikalblockade
PCC Phäochromozytom
PCE Pseudocholinesterase
PCF Pharyngokonjunktivalfieber
PCH Phäochromozytom
PCh Phosphatidylcholin
PCHE Pseudocholinesterase
PCN Penicillin
pCO₂ CO_2-Partialdruck
PD 1. Partialdruck **2.** peridural **3.** Peritonealdialyse **4.** Prädiabetes
PDA Periduralanästhesie
PDH Pyruvatdehydrogenase
PDM progressive Muskeldystrophie
PDS Prednison
PE 1. Palmarerythem **2.** Perikarderguss **3.** Probeexzision **4.** psychomotorische Epilepsie
PEG Pneumenzephalografie
Per Perchloräthylen
PF 1. Plantarflexion **2.** Pulsfrequenz **3.** Purkinje-Fasern
PF₄ Plättchenfaktor 4
PG 1. Peptidoglykan **2.** Phlebografie **3.** Pneumografie **4.** Progesteron **5.** Proteoglykan
Pg Phlebografie
PGA patientengesteuerte Analgesie
PGI Phosphoglucoseisomerase
PGK Phosphoglyzeratkinase
PGLUM Phosphoglucomutase

PGM Phosphoglucomutase
PGU postgonorrhoische Urethritis
PGX Prostazyklin
Ph₁ Philadelphia-Chromosom
PHA Phenylalanin
Phe Phenylalanin
PHI Phosphohexoseisomerase
PHP Pseudohypoparathyreoidismus
PHS Periarthropathia humeroscapularis
PHT Phenytoin
PI 1. Pankreasinsuffizienz **2.** Pearl-Index **3.** Prostazyklin **4.** Proteaseinhibitoren **5.** Pulmonalinsuffizienz
PJS Peutz-Jeghers-Syndrom
PK Pyruvatkinase
PKA portokavale Anastomose
PKG Phonokardiografie
PKR Phosphokreatin
PKU Phenylketonurie
PL 1. Phospholipide **2.** Probelaparotomie
PLAP Pyridoxalphosphat
PLI Posterolateralinfarkt
PLP Pyridoxalphosphat
PM 1. Panmyelopathie **2.** perinatale Mortalität **3.** Poliomyelitis **4.** Polymyositis **5.** Prämolar
p.m. 1. post mortem **2.** Punctum maximum
PMC Promyelozyt
PMD progressive Muskeldystrophie
PMI Postmyokardinfarktsyndrom
PMR Polymyalgia rheumatica
PMS Postmyokardinfarktsyndrom
PN 1. Panarteriitis nodosa **2.** Periarteriitis nodosa **3.** postnatal **4.** Psychoneurose **5.** Pyelonephritis
Pn Pneumonie
p.n. postnatal
PNC Penicillin
Pneu Pneumothorax
PNP Polyneuropathie
PnP Pneumoperitoneum
PNS paraneoplastisches Syndrom
Pnx Pneumothorax
p.o. per os
pO₂ Sauerstoffpartialdruck
POM Polymyxine
post. posterior
PP 1. Pluripara **2.** Polypeptid **3.** Primipara **4.** Pyrophosphat
pp postprandial
p.p. post partum
PPase Pyrophosphatase
PPC Pentosephosphatzyklus
PPS Proteinpolysaccharid
PR 1. partielle Remission **2.** Pressorezeptor
Pr 1. Presbyopie **2.** Prolaktin
PRL Prolaktin

Pro Prolin
Proc. Processus
PRP Rötelnpanenzephalitis, progressive
PRS Proktorektosigmoidoskopie
PS 1. Parkinson-Syndrom **2.** Polysaccharid **3.** Pulmonalstenose
Ps. Pseudomonas
PSAn Psychoanalyse
PSR Patellarsehnenreflex
PST Pulmonalstenose
PT 1. Parathyreoidea **2.** paroxysmale Tachykardie **3.** physikalische Therapie **4.** Primärtumor **5.** Psychotherapie
PTA 1. Peritonsillarabszess **2.** Plasmathromboplastinantecedent
Ptase Phosphatase
PTB Prothrombin
PTH 1. Parathormon **2.** Parathyreoidea **3.** Posttransfusionshepatitis
PTS postthrombotisches Syndrom
PTx Parathyreoidektomie
PTZ 1. Plasmathrombinzeit **2.** Prothrombinzeit
PV 1. paraventrikulär **2.** Pemphigus vulgaris **3.** Polyomavirus
PWS Pickwick-Syndrom
PX Pyridoxin
Px Pneumothorax
Py Polyomavirus
PYA Psychoanalyse
PyK Pyruvatkinase
PYP Pyrophosphat
Pyr Pyridin
PZ Pankreozymin
PZA Parazervikalanästhesie

Q

Q Quarantäne
QL 1. Querlage **2.** Querschnittslähmung
QSR Quadrizepssehnenreflex
QuL Querlage

R

R 1. Radikal **2.** Ribose
r Radius
R. 1. Radix **2.** Ramus **3.** Rickettsia
RA rheumatoide Arthritis
Ra Radium

RAAS Renin-Angiotensin-Aldosteron-System
Rad. Radix
RAST Radio-Allergen-Sorbent-Test
Rcor Koronarreserve
RCR Retrokardialraum
RCS Retikulumzellensarkom
RD Retinopathia diabetica
RDS Respiratory-distress-Syndrom des Neugeborenen
RECG Radioelektrokardiografie
REM Rasterelektronenmikroskop
Rem. Remedium
RES retikuloendotheliales System
RF 1. Releasingfaktor **2.** Residualfraktion **3.** Rheumafaktor **4.** rheumatisches Fieber **5.** Riboflavin
RG Rasselgeräusche
RH 1. reaktive Hyperämie **2.** Rechtshypertrophie **3.** Releasinghormon
rH Redoxpotential
Rh Rhesus-Blutgruppen
RhA rheumatoide Arthritis
RHH Rechtsherzhypertrophie
RHS retikulohistiozytäres System
RI respiratorische Insuffizienz
Rib Ribose
RIN Radioisotopennephrografie
RKG Radiokardiografie
RKM Röntgenkontrastmittel
RKR Retrokardialraum
RKZ Rekalzifizierungszeit
RL Residualluft
RLS 1. Reizleitungsstörungen **2.** Reizleitungssystem
RLSh Rechts-Links-Shunt
RM 1. Rachenmandel **2.** radikale Mastektomie
RMP Ruhemembranpotential
RN Reststickstoff
RNA 1. Radionuklidangiografie **2.** Ribonucleinsäure
RNase Ribonuclease
RNP Ribonucleoprotein
RNS Ribonucleinsäure
RP 1. Radialispuls **2.** Refraktärphase **3.** Rektumprolaps **4.** Rhinopharyngitis
R-5-P Ribose-5-phosphat
RPh Refraktärphase
RPM Retropulsiv-Petit-mal
RPP 1. Retropneumoperitoneum **2.** Radiusperiostreflex
RS Reststickstoff
RSB Rechtsschenkelblock
RSR Retrosternalraum
RT 1. Radiotherapie **2.** Reduktionsteilung **3.** Rektaltemperatur **4.** Retransfusion **5.** reverse Transkriptase
RV 1. rechter Ventrikel **2.** Reservevolumen **3.** Residualvolumen **4.** Restvolumen
RVG Renovasografie
RZ 1. Rekalzifizierungszeit **2.** Reptilasezeit
RZT Riesenzelltumor

S

S 1. Schwefel **2.** Sehschärfe **3.** Septum **4.** Serum **5.** Siemens **6.** Sinus **7.** Substrat **8.** Sulfur **9.** Syndrom **10.** Synthese **11.** Systole
S. Sutura
SA 1. Salicylamid **2.** sinuatrial **3.** Sinusarrhythmie
Sa. Sarkom
SAB Subarachnoidalblutung
SAR Subarachnoidalraum
SARS 1. schweres akutes respiratorisches Syndrom **2.** severe acute respiratory syndrome
SAS 1. Schlafapnoesyndrom **2.** Subaortenstenose
SAST Subaortenstenose
SB Sinusbradykardie
SBH Säure-Basen-Haushalt
SC 1. Sectio caesarea **2.** Sexchromatin **3.** Subclavia
S.c. Sinus coronarius
s.c. subkutan
SCG Sternoklavikulargelenk
SD 1. Schilddrüse **2.** senile Demenz **3.** Septumdefekt **4.** Sklerodermie **5.** Streptodornase
SDH subdurales Hämatom
Se Selen
sek. sekundär
S-ER glattes endoplasmatisches Retikulum
Ser Serin
SH 1. Serumhepatitis **2.** somatotropes Hormon
Sh. Shigella
SH-IF Somatotropin-inhibiting-Faktor
Shig. Shigella
SHT 1. Schädelhirntrauma **2.** Sims-Huhner-Test
SI 1. sakroiliakal **2.** Septum interventriculare
Si Silizium
SIG Sakroiliakalgelenk
SIV Septum interventriculare
SK 1. Sinusknoten **2.** Streptokinase

Sk Skotom
SKS Sinusknotensyndrom
SL Sympathikolytikum
s.l. sublingual
SLE systemischer Lupus erythematodes
SLS Stein-Leventhal-Syndrom
SM 1. Schrittmacher **2.** Stereomikroskop
3. Streptomycin **4.** Sympathikomimetikum
s.m. submukös
Sn Zinn
SO Salpingo-Oophorektomie
SO₂ Schwefeldioxid
SOD Superoxiddismutase
SOH Schmelzoberhäutchen
Sol. Solutio
SOP Subokzipitalpunktion
SP 1. saure Phosphatase **2.** suprapubisch
Sp. 1. Species **2.** Spina **3.** Spirillum
sp. spinal
Spec. Species
SPG Splenoportografie
Spp. Species
SpPn Spontanpneumothorax
SPV selektive proximale Vagotomie
SR 1. sarkoplasmatisches Retikulum **2.** Sinusrhythmus
SRF Somatotropin-releasing-Faktor
SR-IF Somatotropin-release-inhibiting-Faktor
SS 1. Salicylsäure **2.** Schwangerschaft
SSM superfiziell spreitendes Melanom
SSPE subakute sklerosierende Panenzephalitis
SSS Sick-Sinus-Syndrom
SST Somatostatin
SSt Säuglingssterblichkeit
Staph. Staphylococcus
STBG Sterkobilinogen
STH somatotropes Hormon
STP 1. Stauungspapille **2.** Sternalpunktion
Str. Streptokokken
Strept. Streptokokken
Supp. Suppositorium
SV 1. Satellitenvirus **2.** Schlagvolumen **3.** Sinus venosus
Sv Sievert
SVI Slow-Virus-Infektion
SW Sakralwirbel
Sympt. 1. Symptom **2.** Symptomatik
SZI Szintigrafie

T

T 1. Primärtumor **2.** Testosteron **3.** thorakal **4.** Threonin **5.** Thymidin **6.** Thymin **7.** Toxizität **8.** Translokation **9.** Transplantation **10.** Tritium **11.** Tubulus **12.** Tumor
t temporal
T. 1. Taenia **2.** Tuberculum
T₃ Triiodthyronin
T₄ 1. Tetraiodthyronin **2.** Thyroxin
T½ Halbwertzeit
t½ Halbwertzeit
T½_biol biologische Halbwertzeit
T½_eff effektive Halbwertzeit
TB 1. tracheobronchial **2.** Tracheobronchitis **3.** Tuberkelbazillus
Tb Tuberkulose
TBa Tuberkelbazillus
TbB Tuberkelbazillus
Tbc Tuberculosis
Tbk Tuberkulose
TBS Tuberkulostatikum
TC 1. Thyreocalcitonin **2.** Transcobalamin
Tc Technetium
TCC Truncus costocervicalis
TCM Trichlormethan
TCT Thyreocalcitonin
TD 1. Tagesdosis **2.** Tiefendosis
TE 1. Tetanus **2.** Tonsillektomie **3.** Totalexstirpation
Te Tetanus
TEA Thrombendarteriektomie
TEF Tracheoösophagealfistel
TEG Thrombelastografie
TEP Totalendoprothese
Tf Transferrin
TG 1. Thyreoglobulin **2.** Tokografie
Th. Therapie
Thd Thymidin
ThE Thromboembolie
Ther. Therapie
THF Tetrahydrofolsäure
THFS Tetrahydrofolsäure
Thi Thiamin
thor. thorakal
Thr Threonin
THTH thyreotropes Hormon
Thx Thyroxin
Thy Thymin
Thz Thrombozyten
TI Trikuspidalinsuffizienz
TIM Triosephosphatisomerase
TIT Triiodthyronin
TITH Triiodthyronin
TK Totalkapazität

TL tuberkuloide Lepra
TLE Temporallappenepilepsie
TLK totale Lungenkapazität
Tm Tumor
TN Trigeminusneuralgie
TNF Tumor-Nekrose-Faktor
TO tracheoösophageal
TOE tracheoösophageal
ToE Tonsillektomie
TÖT Trikuspidalöffnungston
TP 1. Thrombopoetin 2. Treponema pallidum 3. Triosephosphat
TPHA Treponema-Pallidum-Hämagglutinationstest
TPI Triosephosphatisomerase
TPZ Thromboplastinzeit
TR 1. Teilremission 2. Totraum 3. Trübungsreaktion
Tr. 1. Tractus 2. Tremor
TRIT Triiodthyronin
tRNA Transfer-RNA
Trp Tryptophan
Try Tryptophan
TS 1. Takayasu-Syndrom 2. Trikuspidalstenose
TSF Trommelschlegelfinger
TSR Trizepssehnenreflex
TSS Schocksyndrom, toxisches
TT Thrombinzeit
TTC Truncus thyrocervicalis
TTH thyreotropes Hormon
TTS Tarsaltunnelsyndrom
Tu Tumor
TV trunkuläre Vagotomie
TVT tiefe Venenthrombose
TW Tränenwege
Tyr Tyrosin
TZ Thrombinzeit

U

U 1. Uracil 2. Urea 3. Uridin 4. Urtikaria
UAW unerwünschte Arzneimittelwirkung
Ub Urobilin
Ubg Urobilinogen
UD 1. Ulcus duodeni 2. Uridindiphosphat
UDP Uridindiphosphat
UG urogenital
UGT Urogenitaltuberkulose
UK Urokinase
UKG Ultraschallkardiografie
UKW Ultrakurzwellen

UMP Uridinmonophosphat
Ungt. Unguentum
UR 1. Ultrarot 2. unbedingter Reflex
Ur Urin
Urd Uridin
US Ultraschall
USCG Ultraschallkardiografie
UTP Uridintriphosphat
UV 1. Ulcus ventriculi 2. Ultraviolett

V

V 1. Atemvolumen 2. Sehschärfe 3. Ventilation 4. Vertex 5. Virulenz 6. Virus 7. Volt 8. Vomitus
v ventrikulär
V. Vena
V. Vibrio
VA 1. ventrikuloatrial 2. Vesikuläratmen
VAG Vertebralisangiografie
Val Valin
Var. Varietas
VB Vinblastin
VBL Vinblastin
VC 1. Vernix caseosa 2. Vinylchlorid 3. Vitalkapazität
VCI Vena cava inferior
VCM Vancomycin
VCR Vincristin
VCS Vena cava superior
VE Vakuumextraktion
vet. veterinär
VF Vorhofflattern
VG Ventrikulografie
VH Virushepatitis
VK 1. Verbrauchskoagulopathie 2. Vitalkapazität
VKG Vektorkardiografie
VKP Verbrauchskoagulopathie
VLB Vincaleukoblastin
VMA Vanillinmandelsäure
VMS Vanillinmandelsäure
VP Ventrikelpunktion
VR Vollremission
VS 1. Venae sectio 2. Ventrikelseptum
VSD 1. Ventrikelseptumdefekt 2. Vorhofseptumdefekt
VSM Vena saphena magna
VSP Vena saphena parva
VT 1. Vagotomie 2. ventrikuläre Tachykardie 3. Verhaltenstherapie
VUR vesikoureteraler Reflux
VV vulvovaginal
VVG Vasovesikulografie

vWF von Willebrand-Faktor
VWI Vorderwandinfarkt
vWJS von Willebrand-Jürgens-Syndrom
Vx Vertex
VZIG Varicella-Zoster-Immunglobulin
VZV Varicella-Zoster-Virus

Xan Xanthin
XO Xanthinoxidase
XOD Xanthinoxidase
XOX Xanthinoxidase
XR Xeroradiografie
XT Exotropie

W

W Watt
WaR Wassermann-Reaktion
WAS Wiskott-Aldrich-Syndrom
WBS Wirbelsäule
WChS Weber-Christian-Syndrom
WD 1. Waller-Degeneration **2.** Wirkdosis
WDB Wechseldruckbeatmung
WFR Weil-Felix-Reaktion
WFS Waterhouse-Friderichsen-Syndrom
WG Wegener-Granulomatose
WH Wachstumshormon
WPW Wolff-Parkinson-White-Syndrom
WR 1. Wassermann-Reaktion **2.** Widal-
Reaktion
WRT Waaler-Rose-Test
WS Wirbelsäule
WSR Wurzelspitzenresektion

Y

Y. Yersinia

X

X Xanthin
Xa Chiasma

Z

Z 1. Kernladungszahl **2.** Ordnungszahl **3.**
Zahn
Z. Zona
ZAE Zentralarterienembolie
ZE Zeckenenzephalitis
Z_E Erythrozytenzahl
ZES Zollinger-Ellison-Syndrom
ZH Zwischenhirn
ZIG Zosterimmunglobulin
ZK Zellkern
ZN Zentralnervensystem
Zn Zink
ZNS Zentralnervensystem
ZSZ Zitronensäurezyklus
ZVD 1. zentraler Venendruck **2.** zentral-
venöser Druck
ZVI zerebrovaskuläre Insuffizienz
ZVK zentraler Venenkatheter

Knochenskelett

Knochenskelett, von vorne

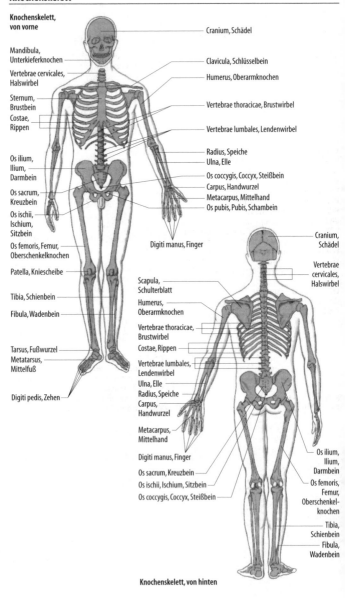

Cranium, Schädel

Mandibula, Unterkieferknochen

Vertebrae cervicales, Halswirbel

Sternum, Brustbein

Costae, Rippen

Clavicula, Schlüsselbein

Humerus, Oberarmknochen

Vertebrae thoracicae, Brustwirbel

Vertebrae lumbales, Lendenwirbel

Radius, Speiche

Ulna, Elle

Os coccygis, Coccyx, Steißbein

Carpus, Handwurzel

Metacarpus, Mittelhand

Os pubis, Pubis, Schambein

Os ilium, Ilium, Darmbein

Os sacrum, Kreuzbein

Os ischii, Ischium, Sitzbein

Os femoris, Femur, Oberschenkelknochen

Patella, Kniescheibe

Tibia, Schienbein

Fibula, Wadenbein

Tarsus, Fußwurzel

Metatarsus, Mittelfuß

Digiti pedis, Zehen

Digiti manus, Finger

Scapula, Schulterblatt

Humerus, Oberarmknochen

Vertebrae thoracicae, Brustwirbel

Costae, Rippen

Vertebrae lumbales, Lendenwirbel

Ulna, Elle

Radius, Speiche

Carpus, Handwurzel

Metacarpus, Mittelhand

Digiti manus, Finger

Os sacrum, Kreuzbein

Os ischii, Ischium, Sitzbein

Os coccygis, Coccyx, Steißbein

Cranium, Schädel

Vertebrae cervicales, Halswirbel

Os ilium, Ilium, Darmbein

Os femoris, Femur, Oberschenkelknochen

Tibia, Schienbein

Fibula, Wadenbein

Knochenskelett, von hinten

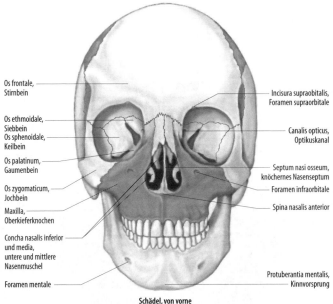

Os frontale, Stirnbein

Os ethmoidale, Siebbein
Os sphenoidale, Keilbein

Os palatinum, Gaumenbein

Os zygomaticum, Jochbein

Maxilla, Oberkieferknochen

Concha nasalis inferior und media, untere und mittlere Nasenmuschel

Foramen mentale

Incisura supraobitalis, Foramen supraorbitale

Canalis opticus, Optikuskanal

Septum nasi osseum, knöchernes Nasenseptum

Foramen infraorbitale

Spina nasalis anterior

Protuberantia mentalis, Kinnvorsprung

Schädel, von vorne

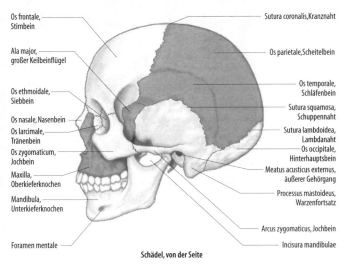

Os frontale, Stirnbein

Ala major, großer Keilbeinflügel

Os ethmoidale, Siebbein

Os nasale, Nasenbein

Os larcimale, Tränenbein

Os zygomaticum, Jochbein

Maxilla, Oberkieferknochen

Mandibula, Unterkieferknochen

Foramen mentale

Sutura coronalis, Kranznaht

Os parietale, Scheitelbein

Os temporale, Schläfenbein

Sutura squamosa, Schuppennaht

Sutura lambdoidea, Lambdanaht

Os occipitale, Hinterhauptsbein

Meatus acusticus externus, äußerer Gehörgang

Processus mastoideus, Warzenfortsatz

Arcus zygomaticus, Jochbein

Incisura mandibulae

Schädel, von der Seite

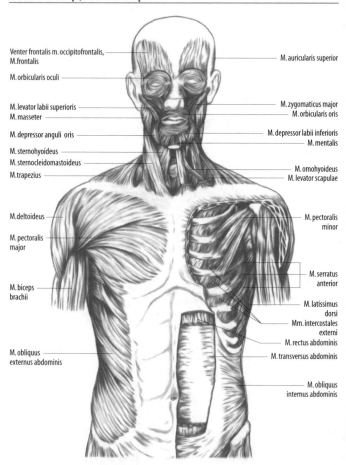

Venter frontalis m. occipitofrontalis, M.frontalis

M.orbicularis oculi

M.levator labii superioris
M.masseter

M.depressor anguli oris

M.sternohyoideus
M.sternocleidomastoideus
M.trapezius

M.deltoideus

M.pectoralis major

M.biceps brachii

M.obliquus externus abdominis

M.auricularis superior

M.zygomaticus major
M.orbicularis oris

M.depressor labii inferioris
M.mentalis

M.omohyoideus
M.levator scapulae

M.pectoralis minor

M.serratus anterior

M.latissimus dorsi
Mm.intercostales externi
M.rectus abdominis

M.transversus abdominis

M.obliquus internus abdominis

Muskeln von Kopf, Hals und Rumpf, von vorne

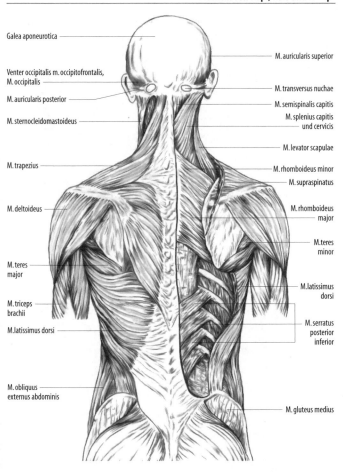

Galea aponeurotica

Venter occipitalis m. occipitofrontalis,
M. occipitalis

M. auricularis posterior

M. sternocleidomastoideus

M. trapezius

M. deltoideus

M. teres
major

M. triceps
brachii

M. latissimus dorsi

M. obliquus
externus abdominis

M. auricularis superior

M. transversus nuchae

M. semispinalis capitis

M. splenius capitis
und cervicis

M. levator scapulae

M. rhomboideus minor

M. supraspinatus

M. rhomboideus
major

M. teres
minor

M. latissimus
dorsi

M. serratus
posterior
inferior

M. gluteus medius

Muskeln von Kopf, Hals und Rumpf, von hinten

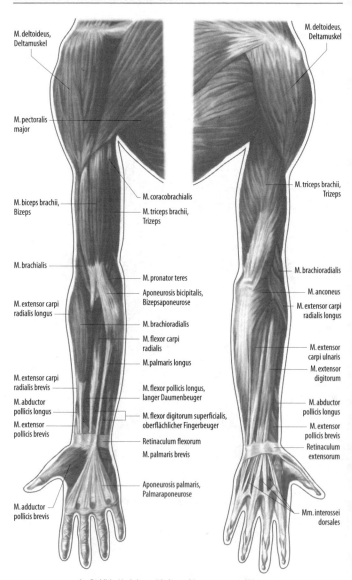

oberflächliche Muskeln von Schulter und Arm, von vorne und hinten

Left arm (anterior view) labels:
- M. deltoideus, Deltamuskel
- M. pectoralis major
- M. biceps brachii, Bizeps
- M. brachialis
- M. extensor carpi radialis longus
- M. extensor carpi radialis brevis
- M. abductor pollicis longus
- M. extensor pollicis brevis
- M. adductor pollicis brevis
- M. coracobrachialis
- M. triceps brachii, Trizeps
- M. pronator teres
- Aponeurosis bicipitalis, Bizepsaponeurose
- M. brachioradialis
- M. flexor carpi radialis
- M. palmaris longus
- M. flexor pollicis longus, langer Daumenbeuger
- M. flexor digitorum superficialis, oberflächlicher Fingerbeuger
- Retinaculum flexorum
- M. palmaris brevis
- Aponeurosis palmaris, Palmaraponeurose

Right arm (posterior view) labels:
- M. deltoideus, Deltamuskel
- M. triceps brachii, Trizeps
- M. brachioradialis
- M. anconeus
- M. extensor carpi radialis longus
- M. extensor carpi ulnaris
- M. extensor digitorum
- M. abductor pollicis longus
- M. extensor pollicis brevis
- Retinaculum extensorum
- Mm. interossei dorsales

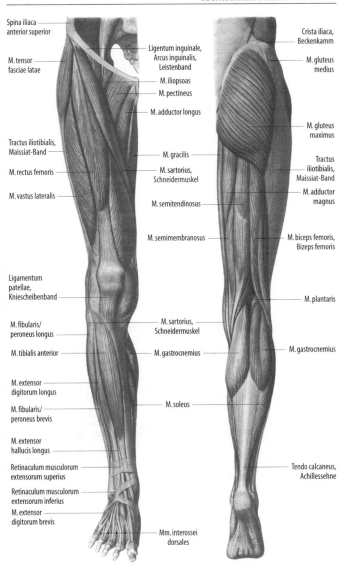

oberflächliche Muskeln des Beines, von vorne und von hinten

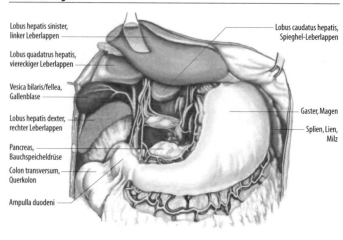

Lobus hepatis sinister, linker Leberlappen

Lobus quadratus hepatis, viereckiger Leberlappen

Vesica bilaris/fellea, Gallenblase

Lobus hepatis dexter, rechter Leberlappen

Pancreas, Bauchspeicheldrüse

Colon transversum, Querkolon

Ampulla duodeni

Lobus caudatus hepatis, Spieghel-Leberlappen

Gaster, Magen

Splien, Lien, Milz

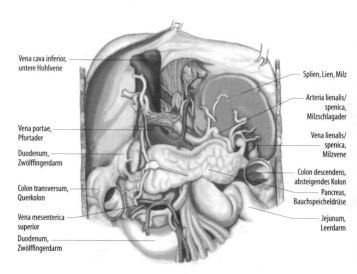

Vena cava inferior, untere Hohlvene

Vena portae, Pfortader

Duodenum, Zwölffingerdarm

Colon transversum, Querkolon

Vena mesenterica superior

Duodenum, Zwölffingerdarm

Splien, Lien, Milz

Arteria lienalis/ spenica, Milzschlagader

Vena lienalis/ spenica, Milzvene

Colon descendens, absteigendes Kolon

Pancreas, Bauchspeicheldrüse

Jejunum, Leerdarm

Oberbauchorgane

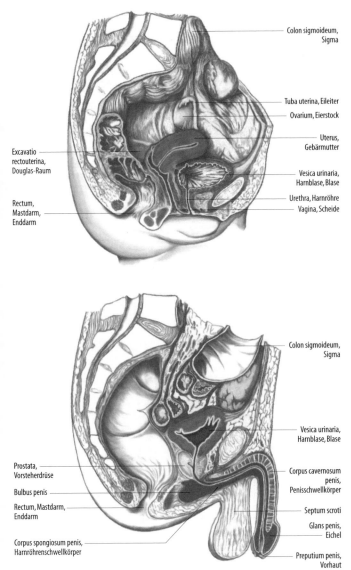

weibliches und männliches Becken im Medianschnitt